GRONEMEYER
July 1983
Erlangen

Bunjes

Wörterbuch der
Medizin und Pharmazeutik

Deutsch–Englisch

Titel der Englisch–Deutschen Ausgabe:
Medical and Pharmaceutical Dictionary
English–German
Werner E. Bunjes
4th Edition 1981
Georg Thieme Verlag Stuttgart · New York

Wörterbuch der Medizin und Pharmazeutik

Deutsch–Englisch

Von Werner E. Bunjes

3., neubearbeitete Auflage

1981
Georg Thieme Verlag Stuttgart · New York

Werner E. Bunjes
An der Lünette 3
6728 Germersheim

CIP-Kurztitelaufnahme der Deutschen Bibliothek

Bunjes, Werner E.:
Wörterbuch der Medizin und Pharmazeutik : dt.–
engl. / von Werner E. Bunjes. – 3., neubearb.
Aufl. – Stuttgart ; New York : Thieme, 1981.
  Engl.–dt. Ausg. u. d. T.: Bunjes, Werner E.:
  Medical and Pharmaceutical Dictionary
  – Bis 2. Aufl. u. d. T.: Lejeune, Fritz:
  Wörterbuch für Ärzte ; Bd. 1
NE: HST

1. Auflage 1951: F. Lejeune   } unter dem Titel:
2. Auflage 1968: F. Lejeune u. W. E. Bunjes   Wörterbuch für Ärzte,
                                     Bd. I Deutsch–Englisch

Geschützte Warennamen (Warenzeichen) werden *nicht* besonders kenntlich gemacht. Aus dem Fehlen eines solchen Hinweises kann also nicht geschlossen werden, daß es sich um einen freien Warennamen handele.

– Printed in Yugoslavia –
Satz: ASCO Trade Typesetting Ltd., Hongkong, gesetzt auf Monophoto ACE/2000
Druck: DELO, Ljubljana
ISBN 3-13-370503-2

Vorwort zur 3. Auflage

Diese dritte, völlig neu bearbeitete Auflage bringt das Wörterbuch auf den Stand der gleichzeitig erscheinenden 4. Auflage des englisch-deutschen Teils. In erster Linie ging es um die Erfassung des allgemeinmedizinischen Neuwortschatzes, der seit der letzten Bearbeitung entstanden ist, um die aus dem erweiterten Titel ersichtliche Aufnahme des Wortschatzes von Pharmazeutik und Pharmakologie, und um die Ergänzung des Grundwortschatzes um die Fachtermini einer Reihe von Spezialgebieten, die in der Einleitung aufgeführt sind. Auch über die Quellen wird in der Einleitung berichtet.

Ein aus der Praxis für die Praxis geschriebenes Wörterbuch darf entgegen landläufiger Meinung kein reines Glossar sein – es muß die erforderlichen Übersetzungshilfen bieten, es muß den Schwierigkeiten der Aussprache Rechnung tragen, und es kann nicht ohne die immer häufiger werdenden Abkürzungen auskommen.

Da das Buch sich nicht nur an Ärzte, sondern vor allem auch an Übersetzer wendet, ist es verständlich, daß ich von diesen auch die umfangreichsten Beiträge erhalten habe. Viele von ihnen sind Absolventen des Auslands- und Dolmetscher-Instituts Germersheim, jetzt Fachbereich für Angewandte Sprachwissenschaft der Universität Mainz, und einige von ihnen Verfasser medizinischer Diplomarbeiten. Einigen der vielen Mitarbeiter möchte ich hier noch einmal persönlich danken: Dipl.-Übers. Karl-Wilhelm Schmand, Dipl.-Übers. Ursula Reck, Dipl.-Dolm. Kurt Kuchlenz, P. M. Stell F. R. C. S., und ganz besonders Dipl.-Übers. Ingo Hohnhold, Dr. Kurt Gingold und David R. Jenkins, BA.

Auch meine engste Mitarbeiterin, Frau Dipl.-Übers. Johanna Matteucci, ist eine Absolventin unseres Instituts. Wie schon für die letzte Auflage des englisch-deutschen Teils schrieb sie das gesamte Manuskript nach einer äußerst schwierigen Vorlage und las alle Korrekturen mit bewundernswerter Akribie.

Germersheim, im Dezember 1980   Werner E. Bunjes

Einleitung

Umfang
Zum erstenmal ist es gelungen, Neuauflagen des deutsch-englischen wie auch des englisch-deutschen Bandes gleichzeitig herauszubringen. Die Änderungen und Ergänzungen im vorliegenden Band sind naturgemäß wesentlich umfangreicher: erfaßt wurde der Wortschatz des englisch-deutschen Bandes von 1974 und des jetzt erschienenen Anhangs dazu, mit besonderer Berücksichtigung von Immunologie, Genetik, Psychologie, Psychiatrie, Radiologie und der Syndrome und Eponyme. Wesentliche Ergänzungen sind die Pharmazeutik und Pharmakologie und die lateinische anatomische Nomenklatur, die in der englischen medizinischen Literatur überwiegend in einer englischen oder einer anglisierten Form erscheint und in dieser Form aufgenommen werden mußte.

Quellen
Der größte Teil der Einträge entstammt einem sorgfältigen Vergleich deutscher und englischer medizinischer Literatur und der einsprachigen Nachschlagewerke, ein geringerer Teil meiner eigenen Kartei und der befreundeter Übersetzer. Es wäre daher wenig sinnvoll, ein Quellenverzeichnis vorzustellen. Ich habe jedoch eine Bibliographie gängiger Nachschlagewerke beigefügt.

Alphabetische Anordnung
Wie in den bisherigen Auflagen ist die Anordnung der Einträge streng alphabetisch ohne Rücksicht auf Umlaute, Etymologie, Bindestriche usw. Im Gegensatz zur Praxis mancher anderer deutscher Wörterbücher werden feststehende Zusammensetzungen zwischen Adjektiv und Substantiv stets unter dem Substantiv aufgeführt: harter Gaumen, hoher Gaumen und weicher Gaumen stehen alle unter Gaumen.
Umlaute bleiben in allen Sprachen unberücksichtigt. Das gleiche gilt für Präpositionen vor Eigennamen (von Graefe unter G) und für Präfixe in der Chemie, z. B. α, β, δ, d-, l-, p-, m-, o-, 17-, 3,5- usw.

Bedeutungsunterschiede
Auch das umfangreichste Fachwörterbuch ist für den Benutzer unergiebig, wenn es ihm nur eine Liste undifferenzierter Übersetzungsmöglichkeiten bietet. Abgesehen von vielen anderen Kriterien liegt der eigentliche Wert eines Fachwörterbuchs darin, daß es für die mannigfaltigen Bedeutungen eines Stichworts die jeweils zutreffende Übersetzung anbieten kann.
Der Versuch ist hier gemacht worden.
Zunächst werden die Fachdisziplinen durch klare Hinweise identifiziert: *anat, chir, imm* usw. Innerhalb einer Disziplin werden verschiedene Bedeutungen eines Stichworts durch das Zeichen / getrennt und durch eine Erläuterung in runden Klammern definiert:
> **Band** *n* ribbon (i), tape / *anat* (Ligamentum (PNA)) ligament (i) / (Binde) bandage (æ) / *dent* collar / (Strang, *bes anat*) cord, chord / (Spektrum) band / *chrom* band / (Gefäßband) fascicle (æ) / (Bindeglied) tie / *chem* link

Synonyme werden durch Komma voneinander getrennt; ein Semikolon wird nur dann benutzt, wenn ein gewisser Bedeutungsunterschied hervorgehoben werden soll, der sich ohne allzu umständliche Erklärungen nicht definieren läßt.
Syndrome und Eponyme werden oft kurz definiert, weil der Sprachgebrauch keineswegs einheitlich ist.
Grundsätzlich werden die englischen Übersetzungen eines Wortes, wenn sie als mehr oder weniger synonym betrachtet werden können, in der Reihenfolge ihrer Häufigkeit im praktischen Sprachgebrauch aufgeführt; die erste Übersetzung ist die wichtigste und gebräuchlichste.

Britisches und amerikanisches Englisch
Die terminologischen Unterschiede sind in der medizinischen Fachsprache verhältnismäßig gering. Sie sind stets berücksichtigt und durch US gekennzeichnet worden.
Auch in der Rechtschreibung werden die Unterschiede berücksichtigt, und zwar in der Mehrzahl der Fälle durch Einklammerung des im Amerikanischen nicht geschriebenen Buchstabens:

labo[u]r   = *Br* labour, *US* labor
diarrh[o]ea   = *Br* diarrhoea, *US* diarrhea
gyn[a]ecology = *Br* gynaecology, *US* gynecology
label[l]ing   = *Br* labelling, *US* labeling
physiologic[al] = *Br* physiological, *US* physiologic

Auf andere orthographische Unterschiede wird hingewiesen: Br sulph-, US sulf-, Br centre, US center, Br leuco-, US leuko- usw.

Tildung
Zur Platzersparnis werden alle Wortableitungen und Zusammensetzungen getildet und in Nestern zusammengefaßt. ⸜ vertritt Stichwörter oder durch | abgetrennte Teile davon mit großen Anfangsbuchstaben, ~ solche mit kleinen Anfangsbuchstaben. Die in einem Nest sich wiederholenden englischen Wörter wurden auf den Anfangsbuchstaben mit Punkt gekürzt:
    Leber *f* liver / höckerige *od* knotige ⸜ nodular l.
    Thymus *m* thymus ('Θaiməs), thymus gland / ⸜- thymic, thymo- (Vors) ⸜**aplasie** *f* thymic aplasia ~**bedingt** thymus dependent (TD)
    halb|seitig unilateral ~**sichtig** hemianopic (ɔ) ⸜**sichtigkeit** *f* hemianopia (ou)
Nur bei der lateinischen Anatomie wurde zur weiteren Platzersparnis mit einer Doppeltilde gearbeitet.

Grammatische Angaben
Das Geschlecht der deutschen Stichwörter wird mit *m* (männlich), *f* (weiblich) und *n* (sächlich) angegeben.
Unregelmäßige Plurale werden in beiden Sprachen gegeben und durch *pl* gekennzeichnet.
Bei den Verben wird transitiver *(vt)*, intransitiver *(vi)* und reflexiver *(v refl)* Gebrauch angegeben.
Präpositionen werden bei Verben, Substantiven und Adjektiven angegeben, wenn sie erfahrungsgemäß Schwierigkeiten machen.

Besondere Hinweise
Bei erfahrungsgemäß schwierigen Übersetzungsproblemen habe ich Hinweise gegeben, die sonst in Fachwörterbüchern nicht üblich sind: Hinweise auf häufige Fehlübersetzungen, auf Verwechslungsmöglichkeiten, auf terminologische Unklarheiten in der einen oder der anderen Sprache:
    löslich soluble (ɔ) / (Entsprechungen nach *DAB, EP, USP*) sehr leicht ~ very s. / leicht
    ~ freely s. / löslich soluble / wenig ~ sparingly s. / schwer ~ slightly s. / sehr schwer ~ very slightly s. / praktisch unlöslich practically insoluble
Wo keine genaue Entsprechung geboten werden kann, wird der Übersetzungsvorschlag durch *etwa* gekennzeichnet.

Silbentrennung
Der sehr kompresse Satz in drei Spalten je Seite mußte zwangsläufig zu Trennungsschwierigkeiten führen, zumal die Regeln in den beiden Sprachen völlig verschieden sind. Der Computer hat mit etwas Nachhilfe sein Bestes getan.
Bei zusammengesetzten Wörtern mit Bindestrich, die am Ende der Zeile getrennt werden müssen, wird zur Unterscheidung vom Trennungsstrich der Bindestrich zu Anfang der Folgezeile wiederholt.

Klammern

Runde Klammern ( ) werden für grammatische Zusätze, für die phonetische Umschrift, für Erläuterungen der Bedeutungsunterschiede und bei pharmazeutischen Einträgen zur Quellenangabe verwendet (*DAB, EP, BP, USP* usw.). Eckige Klammern [ ] werden für Alternativformen gebraucht: [Da] Costa-Syndrom = Da Costa-Syndrom oder Costa-Syndrom. Deltoides *m* deltoid [muscle] = deltoid oder deltoid muscle. Ihre Rolle bei der Kennzeichnung britischer und amerikanischer Schreibweisen wurde schon erwähnt.

Abkürzungen

Ohne Kenntnis einer Unzahl von Abkürzungen bleiben viele medizinische Texte oft unverständlich. Ein medizinisches Fachwörterbuch muß die gängigen Abkürzungen verzeichnen, nach Möglichkeit mit ihrem Äquivalent in der anderen Sprache. Nicht aufgenommen wurden Ad-hoc-Abkürzungen einzelner Autoren, die amerikanische Abkürzungswörterbücher füllen.

Aussprache

Die richtige Aussprache medizinischer und pharmazeutischer Fachtermini ist selbst für den englischen oder amerikanischen Arzt eine ständige Quelle der Unsicherheit. Nicht umsonst enthalten alle großen englischen und amerikanischen medizinischen Wörterbücher ausführliche Ausspracheangaben. Für den deutschen Benutzer sind die Schwierigkeiten um so größer. Im englisch-deutschen Teil dieses Wörterbuchs wird jedes Stichwort vollständig umschrieben. Im deutsch-englischen Teil habe ich mich in den meisten Fällen auf die Umschreibung des Tonvokals beschränkt – in schwierigen Fällen wird allerdings das ganze Wort umschrieben. Im Gegensatz zur vorhergehenden Auflage habe ich zur Beruhigung des Schriftbildes die Tonvokale nicht mit Akzent versehen, sondern unterstrichen.

Bei einigen ständig wiederkehrenden Wörtern wurde auf die Umschrift verzichtet:

abscess	('æbsis)	injury	('indʒəri)	region	('ri:dʒən)
acid	('æsid)	method	('meθəd)	syndrome	('sindrəmi)
bandage	('bændidʒ)	muscle	('mʌsl)	system	('sistəm)
cartilage	('ka:tilidʒ)	nucleus	('nju:kliəs)	therapy	('θerəpi)
disease	(di'zi:z)	patient	('peiʃənt)	tissue	('tisju:, 'tiʃu:)
fever	('fi:və)	puncture	('pʌŋktʃə)	tube	(tju:b)
fracture	('fræktʃə)	reflex	('ri:fleks)	tumo[u]r	('tju:mə)
				unit	('ju:nit)

Aus diesen Beispielen wird klar, daß das Betonungszeichen vor der hauptbetonten Silbe steht. Da im Englischen das Verständnis eines Wortes nicht nur von der Hauptbetonung, sondern auch von der richtigen Nebenbetonung abhängt, wird diese Nebenbetonung in allen schwierigen Fällen angegeben, z.B. choledochoduodenostomy (kə'ledəko,dju:odi'nɔstəmi), wo der Nebenakzent auf dem ‚u‘ durch das Zeichen ˌ angegeben wird.

Den Eponymen wurde besondere Sorgfalt gewidmet. Bei Namen wie z.B. Simon wird je nach Herkunft die deutsche, französische oder englische Aussprache angegeben.

Aussprache

Umschriftzeichen Erläuterung   Beispiele

Vokale und Diphthonge

a:	langes a Deutsch: Vater, lahm	father ('fa:ðə), far (fa:), heart (ha:t)
ʌ	kurzes, dunkles a, kommt im Deutschen nicht vor. Ähnlich Deutsch: Matte, Katze (mit gespreizten Lippen)	but (bʌt), come (kʌm), blood (blʌd)
æ	kurzes, sehr offenes ä, offener als Deutsch: plätten, hätte	matter ('mætə), fat (fæt)
e	kurzes, halboffenes e, etwas geschlossener als Deutsch: Bett, Wetter	bed (bed), head (hed), friend (frend), less (les)
ə	flüchtiger Murmellaut Deutsch: haben, gebe	alone (ə'loun), nation ('neiʃən)
i:	langes i Deutsch: wieder, Knie, tief	spleen (spli:n), machine (mə'ʃi:n), sea (si:)
i	kurzes i Deutsch: Riß, Kitt	split (split), city ('siti)
ɔ:	langes, offenes o Deutsch: Morgen, Korn (norddeutsche Aussprache ohne r)	all (ɔ:l), call (kɔ:l), court (kɔ:t)
ɔ	kurzes, offenes o Deutsch: Frost, Motte	pot (pɔt), not (nɔt), wash (wɔʃ)
o	mittellanges, geschlossenes o (nur in unbetonter Silbe) Deutsch: Modell, Geometrie	gastro- ('gæstro-), menopause ('menopɔ:z)
u:	langes u Deutsch: Schule, Buch	too (tu:), shoe (ʃu:), you (ju:)
u	kurzes u Deutsch etwa: Nuß, Mutter	hook (huk), good (gud), full (ful)
ə:	langes, offenes ö Deutsch etwa: Mörder	sir (sə:), word (wə:d), bird (bə:d)
ɛə	halblanges, offenes ä mit nachfolgendem ə	hair (hɛə), care (kɛə)
ai	helles a mit nachklingendem i	my (mai), eye (ai)
au	helles a mit nachklingendem u	how (hau), louse (laus)
ei	halboffenes e mit nachklingendem i	pain (pein), navel ('neivəl), gave (geiv)
iə	halboffenes, kurzes i mit nachklingendem ə; kürzer als Deutsch: Bier, dir	ear (iə), clear (kliə)
ɔi	Deutsch: Eule, Bäume	oil (ɔil), boy (bɔi)
ou	langes, geschlossenes o mit nachklingendem u	cold (kould), most (moust), toe (tou)
uə	halboffenes, kurzes u mit nachklingendem ə; kürzer als Deutsch: Tour	poor (puə), sure (ʃuə), urine ('juərin)

Konsonanten

l	am Silbenanfang wie deutsches l; am Silbenende dunkel	life (laif), lull (lʌl), all (ɔ:l)
r	englisches r, nur am Silbenanfang gesprochen	rare (rɛə), rule (ru:l)
z	weiches, stimmhaftes s Deutsch: sicher, Nase	to lose (lu:z), zero ('ziərou)
s	scharfes, stimmloses s Deutsch: Straße, hassen	see (si:), house (haus), cylinder ('silində)
w	flüchtiges, mit Lippenrundung gesprochenes w Deutsch etwa: Quelle	quantitiy ('kwɔntiti), ward (wɔ:d)
ʒ	weiches, stimmhaftes sch Deutsch etwa: Etage, Genie	lesion ('li:ʒən), jeep (dʒi:p), page (peidʒ)
ʃ	scharfes, stimmloses sch Deutsch: Schiff, waschen	motion ('mouʃən), ship (ʃip), pressure ('preʃə)
ð	stimmhaftes, gelispeltes s	this (ðis), father ('fa:ðə)
θ	stimmloses, gelispeltes s	bath (ba:θ), thin (θin)
ŋ	Nasallaut wie in Deutsch: singen, Halunke	gang (gæŋ), tongue (tʌŋ), monkey ('mʌŋki)

Bibliographie einschlägiger Nachschlagewerke

Alvaro, M.: Lexicon Ophthalmologicum. Karger, Basel 1959

Angerstein, W.: Lexikon der radiologischen Technik in der Medizin, 3. Aufl. Thieme, Stuttgart 1980

Beigel, H. G.: Dictionary of Psychology. German–English. Harrap, London 1971

Braconi, R. L.: Hematology. Elsevier, Amsterdam 1964

British Pharmaceutical Codex. Pharmaceutical Press, London 1973. Supplement 1976. Jetzt als: The Pharmaceutical Codex, 11th ed. Pharmaceutical Press, London 1979

British Pharmacopoeia. HMSO, London 1980

Bunjes, W.: English–German Medical and Pharmaceutical Dictionary, 4th ed. Thieme, Stuttgart 1981

Burkhardt, D.: Wörterbuch der Neurophysiologie. VEB G. Fischer, Jena 1969

Butterworths Medical Dictionary, 2nd ed. Butterworths, London 1978

Christie: A Dictionary of Drugs. Paladin, Frogmore 1975

Deutsches Arzneibuch, 8. Aufl. Deutscher Apotheker Verlag, Stuttgart 1978

Dietrich, G., H. Walter: Grundbegriffe der psychologischen Fachsprache. Ehrenwirth, München 1970

Documenta Geigy. Wissenschaftliche Tabellen, 7. Ausg. Geigy, Basel 1968

Dorland, W. A. N.: Dorland's Illustrated Medical Dictionary, 25th ed. Saunders, Philadelphia 1974

Dorsch, F.: Psychologisches Wörterbuch. Huber, Bern 1970

Drever, J.: A Dictionary of Psychology. Penguin, Harmondsworth 1955

Duden. Wörterbuch medizinischer Fachausdrücke, 3. Aufl. Bibliogr. Institut, Mannheim; Thieme, Stuttgart 1979

Europäisches Arzneibuch. Bd. I–III. Deutscher Apotheker Verlag, Stuttgart

European Pharmacopoeia. Vols I to III and supplements. Council of Europe 1969–77

Fairpo, J., C. G. Fairpo-Heinemann: Modern Dictionary for dental students, 2nd ed. Heinemann, London 1973

Falconer, N. W.: Current Drug Handbook. Saunders, Philadelphia 1972

Gomez, Joan: A Dictionary of Symptoms. Paladin, London 1970

Herbert, W. J., P. C. Wilkinson: A Dictionary of Immunology. Blackwell, Oxford 1971

Hinsie, L. E., R. J. Campbell: Psychiatric Dictionary. Oxford Press, London 1970

Horder: British Encyclopaedia of Medical Practice, 2nd ed., 12 vols. Butterworths, London 1955

Hughes, H. K.: Dictionary of Abbreviations in Medicine and the Health Sciences. Lexington, Heath 1977

Hunnius, C.: Pharmazeutisches Wörterbuch, 5. Aufl. de Gruyter, Berlin 1975

Ippen, H.: Index Pharmacorum. Thieme, Stuttgart 1968

Jablonski, S.: Illustrated Dictionary of eponymic syndromes and diseases. Saunders, Philadelphia 1969

King, R. C.: Dictionary of Genetics. Oxford University Press, London 1972

Larrauris, A.: Wörterbuch der Oto-Rhino-Laryngologie. Librairie Maloine, Paris 1971

Law, J. W., H. J. Oliver: Glossary of Histopathological Terms. Butterworths, London 1973

Leader, R. W., I. Leader: Dictionary of Comparative Pathology and Experimental Biology. Saunders, Philadelphia 1971

Leiber, R. W., G. Olbrich: Die klinischen Syndrome. Urban & Schwarzenberg, München 1966

Lexikon Biochemie. Verlag Chemie, Weinheim 1977

Louros, N. C.: Glossaire des termes obstétricaux et gynécologiques. Elsevier, Amsterdam 1964

MacNalty, Sir A. S.: Butterworths Medical Dictionary. Butterworths, London 1965

Magalini, S.: Dictionary of Medical Syndromes. Lippincott, Philadelphia 1971

Manual of the International Statistical Classification of Diseases, Injuries and Causes of Death. WHO, Geneva 1967

Melloni's Illustrated Medical Dictionary. Williams & Wilkins, Baltimore 1978

The Merck Index of Chemicals and Drugs, 7th ed. Merck, Rahway 1960

Meuder, G. F., H. M. Ullrich: Dictionary of Radiological Engineering. Siemens AG, München; Pitman, London 1973

Niemand, H. G.: Arzneimittel-Synonyma. Parey, Berlin 1963

Peters, U. H.: Wörterbuch der Psychiatrie und medizinischen Psychologie, 2. Aufl. Urban & Schwarzenberg, München 1977

The Pharmacopeia of the United States, 18th revision 1970

Pschyrembel, W.: Klinisches Wörterbuch, 253. Aufl. de Gruyter, Berlin 1977

Reallexikon der Medizin und ihrer Grenzgebiete. Bd. 1–6. Urban & Schwarzenberg, München 1967–77

Roody, P.: Medical Abbreviations and Acronyms. MacGraw-Hill, New York 1977

Sampson, P.: Glossary of Haematological and Serological Terms. Butterworths, London 1972

Schertel, A.: Abkürzungen in der Medizin. Verlag Dokumentation, Pullach 1974

Sliosberg, A.: Elsevier's Medical Dictionary. Elsevier, Amsterdam 1964

Stedman's Medical Dictionary, 22nd ed. Williams & Wilkins, Baltimore 1972

Steen, E. B.: Abbreviations in Medicine, 4th ed. Baillière, London 1978

Thielmann, K. et al.: Wörterbuch der Biochemie. Deutsch, Thun 1977

Trilingual Psychological Dictionary. Huber, Bern 1975

The United States Dispensary, 27th ed. Lippincott, Philadelphia 1973

Veillon-Nobel: Medizinisches Wörterbuch, 5th ed. Huber, Bern 1969

Wilken-Jensen, K.: Lexicon Allergologicum, 2. Aufl. Barth, Leipzig 1966

Zetkin-Schaldach: Wörterbuch der Medizin, 6. Aufl. Thieme, Stuttgart 1978

Verzeichnis der benutzten Abkürzungen

adj	Adjektiv	adjective
adv	Adverb	adverb
allg	allgemein	generally
anat	anatomisch, Anatomie	anatomical, anatomy
attr	attributiv	attributive
av	avoirdupois (Handelsgewicht)	avoirdupois
bakt	bakteriologisch, Bakteriologie	bacteriological, bacteriology
bes	besonders	especially, particularly
betr	betreffend	concerning
biol	biologisch, Biologie	biological, biology
bot	botanisch, Botanik	botanical, botany
BP	British Pharmacopoeia	
BPC	British Pharmaceutical Codex	
BPCA	British Pharmacopoeia Commission Approved	
Br	britisches Englisch	British usage
chem	chemisch, Chemie	chemical, chemistry
chir	chirurgisch, Chirurgie	surgical, surgery
chrom	chromatographisch, Chromatographie	chromatographic, chromatography
cyt[ol]	zytologisch, Zytologie	cytological, cytology
DAB	Deutsches Arzneibuch	German Parmacopoeia
dent	zahnärztlich, Zahnheilkunde	dental, dentistry
dtsch	deutsch	German
elektr	elektrisch, Elektrizität	electrical, electricity
embr	embryonal, Embryologie	embryonal, embryology
EP	Europäisches Arzneibuch	European Pharmacopoeia
etw	etwas	something
f	weiblich	feminine
F	familiär	colloquial
fig	figurativ	figurative
for	forensisch, Gerichtsmedizin	forensic medicine
fotogr	fotografisch, Fotografie	photographic, photography
genet	genetisch, Genetik	genetic, genetics
histol	histologisch, Histologie	histological, histology
histor	historisch	historical
hyg	hygienisch, Hygiene	hygienic, hygiene
imm	immunologisch, Immunologie	immunological, immunology
jdm	jemandem	to somebody
jem	jemanden	somebody
kos	kosmetisch, Kosmetik	cosmetic, cosmetics
Lab	Laboratorium	laboratory
m	männlich	masculine
med	medizinisch, Medizin	medical, medicine
mikrosk	mikroskopisch, Mikroskopie	microscopic, microscopy
n	sächlich	neuter
(Nachs)	Nachsilbe	suffix
neur	neurologisch, Neurologie	neurological, neurology
NF	National Formulary	
od	oder	or
ophth	ophthalmologisch, Augenheilkunde	ophthalmological, ophthalmology
opt	optisch, Optik	optical, optics
orthop	orthopädisch, Orthopädie	orthopaedic, orthopaedics
o.s.	oneself = sich	
österr.	österreichisch	Austrian
otol	otologisch, Ohrenheilkunde	otological, otology
p	person, jemand	
Pat	Patient	patient
path	pathologisch, Pathologie	pathological, pathology

pharm	pharmazeutisch, Arzneikunde	pharmaceutical, pharmaceutics
phil	philosophisch, Philosophie	philosophical, philosophy
phys	physikalisch, Physik	physical, physics
physiol	physiologisch, Physiologie	physiological, physiology
P Int	International Pharmacopoeia	
pl	Plural, Mehrzahl	plural
pred	prädikativ	predicative
ps	psychologisch, Psychologie	psychological, psychology
radiol	radiologisch, Radiologie	radiological, radiology
röntg	röntgenologisch, Röntgenologie	roentgenological, radiology
s	sich	oneself
	siehe	see
sanit	sanitär	sanitary
serol	serologisch, Serologie	serological, serology
sex	sexual, Sexualwissenschaft	sexual
sg	Singular	singular
sl	Slang	slang
stat	statistisch, Statistik	statistical, statistics
südd	süddeutsch	South-German usage
th	etwas	thing
tox	toxikologisch, Toxikologie	toxicological, toxicology
u	und	and
US	amerikanischer Sprachgebrauch	American usage
USAN	United States Adopted Name	
USD	United States Dispensary	
USP	United States Pharmacopeia	
usw	und so weiter	etc.
vet	Veterinärmedizin	veterinary science
vi	intransitives Verb	intransitive verb
(Vors)	Vorsilbe	prefix
v refl	reflexives Verb	reflexive verb
vt	transitives Verb	transitive verb
z B	zum Beispiel	e.g.
zool	zoologisch	zoological
zytol	zytologisch	cytological

SI-Einheiten

Vorsätze für dezimale Vielfache und Teile von Einheiten

Tera	T	Billionenfaches	10^{12}
Giga	G	Milliardenfaches	10^{9}
Mega	M	Millionenfaches	10^{6}
Kilo	k	Tausendfaches	10^{3}
Hekto	h	Hundertfaches	10^{2}
Deka	da	Zehnfaches	10^{1}
Dezi	d	Zehntel	10^{-1}
Zenti	c	Hundertstel	10^{-2}
Milli	m	Tausendstel	10^{-3}
Mikro	µ	Millionstel	10^{-6}
Nano	n	Milliardstel	10^{-9}
Piko	p	Billionstel	10^{-12}
Femto	f	Billiardstel	10^{-15}
Atto	a	Trillionstel	10^{-18}

Abkürzungen von SI-Einheiten

A	=	Ampere
Bq	=	Becquerel
C	=	Coulomb
cd	=	Candela
F	=	Farad
Gr	=	Gray
Hz	=	Hertz
H	=	Henry
J	=	Joule
K	=	Kelvin
latm	=	Literatmosphäre
lm	=	Lumen
lx	=	Lux
MPa	=	Megapascal
N	=	Newton
Pa	=	Pascal
Pas	=	Pascalsekunde
R	=	Röntgen
S	=	Siemens
T	=	Tesla
W	=	Watt
Wb	=	Weber

SI-Umrechnungsfaktoren

bar	in	Pa	100000		mCi	in	MBq	37
cmH$_2$O	in	Pa	98,07		mg%	in	g/l	0,01
cmH$_2$O/l	in	Pa/l	98,07		mGy	in	rd	0,1
Ci	in	GBq	37		mJ/kg	in	rd	10
dyns/cm^5	in	k/Pas/l	0,1		mJ/kg	in	rem	0,1
GBq	in	Ci	0,02703		ml/cmH$_2$O	in	µl/Pa	10,2
g/l	in	mg%	100		ml/cmH$_2$O	in	ml/Pa	0,0102
Gy	in	rd	100		ml/min	in	ml/s	0,01667
J	in	kpm	0,102		ml/min Torr	in	µl/Pa	0,125
J	in	latm	0,009869		ml/Pa	in	ml/cmH$_2$O	98,07
J	in	lcmH$_2$O	10,2		ml/s	in	ml/min	60
J/kg	in	rd	0,01		mmHg	in	kPa	0,1333
J/kg	in	rem	100		mmHg	in	mbar	1,333
J/m^{2}s	in	kcal/m^{2}h	0,8598		mmol/l	in	mval/l	1
kBq	in	µCi	0,02703		mval/l	in	mmol/l	1
kcal	in	kJ	4,1868		µCi	in	kBq	37
kcal/m^{2}h	in	J/m^{2}s	1,163		µl/Pa	in	ml/cmH$_2$O	0,09807
kcal/min	in	W	69,78		µl/Pas	in	ml/min Torr	7,999
kJ	in	kcal	0,2388		Pa	in	cmH$_2$O	0,0102
kPa	in	mmHg	7,501		Pa/l	in	cmH$_2$O	0,0102
kPas/l	in	dyns/cm^5	10		PS	in	kW	0,7355
kpm	in	J	9,807		R	in	mC/kg	0,238
kpm/min	in	W	0,1634		rd	in	Gy	0,01
kpm/s	in	W	9,807		rd	in	J/kg	0,01
kW	in	PS	1,36		rd	in	mGy	10
latm	in	J	101,3		rd	in	mJ/kg	10
lcmH$_2$O	in	J	0,09807		rem	in	J/kg	0,01
l/min	in	l/s	0,1667		rem	in	mJ/kg	10
l/s	in	l/min	60		W	in	kcal/min	0,01433
mbar	in	mmHg	0,7501		W	in	kpm/min	6,118
MBq	in	mCi	0,02703		W	in	kpm/s	0,102
mC/kg	in	R	3,876					

Umrechnungsfaktoren

I. Gewichte

1. Handelsgewicht

1 grain (gr.)			=	0,064799 Gramm (g)
1 dram (dr.)	= 27^{11}/$_{32}$ grains		=	1,771845 g
	= 27,344 grains			
1 ounce (oz.)	= 16 drams		=	28,34953 g
1 pound (lb).	= 16 ounces		=	453,592 g
	= 7000 grains		=	0,453592 Kilogramm (kg)
1 stone	= 14 pounds*		=	6,350294 kg
1 quarter (qr.)	= 2 stones		=	12,700588 kg
1 hundredweight (cwt.)	= 4 quarters = (Br.) 112 lb.,		=	50,80235 kg
	(US) 100 lb.		=	45,3592 kg
1 (long) ton (l. t.)	= 20 cwt. = 2240 lb.		=	1,016047 Tonnen (t)
	= 1,12 short tons		=	1016,47 kg
1 (short) ton (sh. t.)	= 2000 lb.		=	0,907185 t
	= 0,8929 long tons		=	907,185 kg
1 Milligramm (mg)			=	0,015432 grains av.
1 Gramm (g)	= 1000 Milligramm		=	0,564383 drams av.
			=	15,4324 grains av.
1 Kilogramm (kg)	= 1000 Gramm		=	2,204622 lb. av.
			=	35,27396 oz. av.
1 Zentner (ztn.)	= 100 Pfund		=	0,9842 cwt. (British)
	= 50 kg		=	1,1023 cwt. (US)
1 Tonne (t)	= 1000 kg		=	0,98421 (long) tons
			=	1,10231 (short) tons

* für Körpergewicht; bei Waren verschiedene Werte

2. Edelsteingewicht

1 grain (gr.)		=	0,064799 g
1 pennyweight (dwt.)	= 24 grains	=	1,555174 g
1 troy ounce	= 20 pennyweights	=	31,10348 g
	= 1,09714 oz. av.		
1 troy pound	= 12 troy ounces	=	373,2418 g
	= 5760 grains		
	= 0,82286 lb. av.		
1 Gramm (g)		=	15,43236 grains troy
		=	0,643015 pennyweights
1 Kilogramm (kg)	= 1000 Gramm	=	32,15074 ounces troy
	= 2 Pfund	=	2,679229 pounds troy

3. Apothekergewicht

1 grain (gr. ap.)	= 0,05 scruples	=	64,79891 Milligramm (mg)
	= 0,016667 dr. ap.	=	0,0647989 Gramm (g)
1 scruple (scr.)	= 20 grains ap.	=	1,295978 g
1 drachm (dr.)	= 3 scruples	=	3,887935 g
1 ounce ap. (oz.)	= 8 drachms	=	31,10348 g
	= 1,09714 oz. av.		
1 pound ap. (lb.)	= 12 ounces ap.	=	373,2418 g
	= 0,82286 lb. av.		
1 Milligramm		=	0,0154324 grains ap.
1 Gramm	= 1000 mg	=	0,771617 scruples
		=	15,4324 grains ap.
		=	0,03214 oz. ap.
		=	0,257206 drachms
1 Kilogramm		=	2,679229 lb. ap.

II. Längenmaße

1 inch (in.)		=	2,539998 Zentimeter (cm) (amtlich 2,54 cm)
1 foot (ft.)	= 12 inches	=	30,47997 cm
1 yard (yd.)	= 3 feet	=	0,9043992 Meter (m)
1 mile (mi.)	= 1760 yards	=	1,60934 Kilometer (km)
1 Millimeter (mm)		=	0,03937 inch
1 Zentimeter (cm)	= 10 mm	=	0,39370 inch
1 Meter (m)	= 100 cm	=	1,093614 yards
		=	3,280843 feet
		=	39,37011 inch
1 Kilometer (km)	= 1000 m	=	0,621372 mile
		=	1093,637 yards

III. Flächenmaße

1 square inch (sq. in.)		=	6,45159 Quadratzentimeter (cm^2)
1 square foot (sq. ft.)	= 144 sq. in.	=	0,09290 Quadratmeter (m^2)
1 square yard (sq. yd.)	= 9 sq. ft.	=	0,836126 m^2
1 acre	= 4840 sq. yd.	=	0,404685 Hektar (ha)
		=	4046,849 m^2
1 square mile (sq. mi.)	= 640 acres	=	2,58998 Quadratkilometer (km^2)
1 Quadratmillimeter (mm^2)		=	0,001550 sq. in.
1 Quadratzentimeter (cm^2)	= 100 mm^2	=	0,155000 sq. in.
1 Quadratdezimeter (dm^2)	= 100 cm^2	=	0,107639 sq. ft.
1 Quadratmeter	= 10000 cm^2	=	1,195992 sq. yd.
		=	10,76392 sq. ft.
		=	1550,005 sq. in.
1 Hektar (ha)	= 10000 m^2	=	2,47106 acres
1 Quadratkilometer (km^2)	= 100 ha	=	0,386103 sq. mi.

IV. Hohlmaße

1. Handelsmaße

1 cubie inch (cu. in.)		=	0,0163866 Liter (l)
		=	16,38662 Kubikzentimeter (cm³)

1 cubie inch (cu. in.) = 0,0163866 Liter (l)
= 16,38662 Kubikzentimeter (cm^3)

1 gill (Br.) = 8,66938 cu. in. = 0,1420613 l
1 gill (US) = 7,21882 cu. in. = 0,1182916 l
1 pint (pt.) (Br.) = 4 gills, 0,125 gal. = 0,568245 l
= 1,20094 pints (US)
1 pint (US) = 4 gills, 0,125 gal. = 0,473166 l
= 0,83268 pints (Br.)
1 quart (qt.) (Br.) = 2 pints = 1,136491 l
= 1,20094 quarts (US)
= 69,35 cu. in.
1 quart (US) = 2 pints (US) = 0,946333 l
= 0,83268 quarts (Br.)
= 57,749 cu. in.
1 gallon (gal.) (Br.) = 4 quarts = 4,545963 l
= 0,160544 cu. ft.
= 1,20095 gal. (US)
1 gallon (US) = 4 quarts (US) = 3,785332 l
= 0,13368 cu. ft.
= 0,83268 gal. (Br.)
1 Milliliter (ml) = 0,061026 cu. in.
1 Liter (l) = 1000 ml = 1,759803 pints (Br.)
= 2,11342 pints (US)
= 0,879902 quarts (Br.)
= 1,056710 quarts (US)
= 0,219975 gal. (Br.)
= 0,264178 gal. (US)

2. Apothekermaße

1 minim (Br.) = ¹⁄₆₀ fluid drachm = 0,059122 ml
= 0,961 minim (US)
1 minim (US) = ¹⁄₆₀ fluid drachm = 0,0616102 ml
= 1,041 minims (Br.)
1 fluid drachm (Br.) = 60 minims = 3,55153 ml
= 0,96055 fl. dr. (US)
1 fluid drachm (US) = 60 minims (US) = 3,69661 ml
= 1,0411 fl. dr. (Br.)
1 fluid ounce (Br.) = 8 fl. dr. = 0,02841231 l
1 fluid ounce (US) = 8 fl. dr. = 0,029573 l
1 Milliliter = 16,894 minims (Br.)
= 16,231 minims (US)
1 Liter = 35,196 fl. oz. (Br.)
= 33,815 fl. oz. (US)

Umrechnungstabellen

Kilogramm in Lbs. (av.)

1 kg = 2,204622341 lbs.

kg	0	1	2	3	4	5	6	7	8	9
0	. . .	2,2	4,4	6,6	8,8	11,0	13,2	15,4	17,6	19,8
10	22,0	24,3	26,5	28,7	30,9	33,1	35,3	37,5	39,7	41,9
20	44,1	46,3	48,5	50,7	52,9	55,1	57,3	59,5	61,7	63,9
30	66,1	68,3	70,5	72,8	75,0	77,2	79,4	81,6	83,8	86,0
40	88,2	90,4	92,6	94,8	97,0	99,2	101,4	103,6	105,8	108,0
50	110,2	112,4	114,6	116,8	119,0	121,3	123,5	125,7	127,9	130,1
60	132,4	134,5	136,7	138,9	141,1	143,3	145,5	147,7	149,9	152,1
70	154,3	156,5	158,7	160,9	163,1	165,3	167,6	169,8	172,0	174,2
80	176,4	178,6	180,8	183,0	185,2	187,4	189,6	191,8	194,0	196,2
90	198,4	200,6	202,8	205,0	207,2	209,4	211,6	213,8	216,1	218,3
100	220,5	222,7	224,9	227,1	229,3	231,5	233,7	235,9	238,1	240,3
110	242,5	244,7	246,9	249,1	251,3	253,5	255,7	257,9	260,1	262,4
120	264,6	266,8	269,0	271,2	273,4	275,6	277,8	280,0	282,2	284,4
130	286,6	288,8	291,0	293,3	295,4	297,6	299,8	302,0	304,2	306,4
140	308,6	310,9	313,1	315,3	317,5	319,7	321,9	324,1	326,3	328,5
150	330,7	332,9	335,1	337,3	339,5	341,7	343,9	346,1	348,3	350,5

Lbs. (av.) in Kilogramm

1 lb. = 0,45359 kg

Lbs.	0	1	2	3	4	5	6	7	8	9
0	. . .	0,45	0,91	1,36	1,81	2,27	2,72	3,18	3,63	4,08
10	4,54	4,99	5,44	5,90	6,35	6,80	7,26	7,71	8,16	8,62
20	9,07	9,53	9,98	10,43	10,89	11,34	11,79	12,25	12,70	13,15
30	13,61	14,06	14,51	14,97	15,42	15,88	16,33	16,78	17,24	17,69
40	18,14	18,60	19,05	19,50	19,96	20,41	20,87	21,32	21,77	22,23
50	22,68	23,13	23,59	24,04	24,49	24,95	25,40	25,85	26,31	26,76
60	27,22	27,67	28,12	28,58	29,03	29,48	29,94	30,39	30,84	31,30
70	31,75	32,21	32,66	33,11	33,57	34,02	34,47	34,93	35,38	35,83
80	36,29	36,74	37,19	37,65	38,10	38,56	39,01	39,46	39,92	40,37
90	40,82	41,28	41,73	42,18	42,64	43,09	43,54	44,00	44,45	44,91
100	45,36	45,81	46,27	46,72	47,17	47,63	48,08	48,53	48,99	49,44
110	49,90	50,35	50,80	51,26	51,71	52,16	52,62	53,07	53,52	53,98
120	54,43	54,88	55,34	55,79	56,25	56,70	57,15	57,61	58,06	58,51
130	58,97	59,42	59,87	60,33	60,78	61,23	61,69	62,14	62,60	63,05
140	63,50	63,96	64,41	64,86	65,32	65,77	66,22	66,68	67,13	67,59
150	68,04	68,49	68,95	69,40	69,85	70,31	70,76	71,21	71,67	72,12
160	72,57	73,03	73,48	73,94	74,39	74,84	75,30	75,75	76,20	76,66
170	77,11	77,56	78,02	78,47	78,93	79,38	79,83	80,29	80,74	81,19
180	81,65	82,10	82,55	83,01	83,46	83,91	84,37	84,82	85,28	85,73
190	86,18	86,64	87,09	87,54	88,00	88,45	88,90	89,36	89,81	90,26
200	90,72	91,17	91,63	92,08	92,53	92,99	93,44	93,89	94,35	94,80
210	95,25	95,71	96,16	96,62	97,07	97,52	97,98	98,43	98,88	99,34
220	99,79	100,24	100,70	101,15	101,60	102,06	102,51	102,97	103,42	103,87
230	104,33	104,78	105,23	105,69	106,14	106,59	107,05	107,50	107,96	108,41
240	108,86	109,32	109,77	110,22	110,68	111,13	111,58	112,04	112,49	112,94
250	113,40	113,85	114,31	114,76	115,21	115,67	116,12	116,57	117,03	117,48
260	117,93	118,39	118,84	119,29	119,75	120,20	120,66	121,11	121,56	122,02
270	122,47	122,92	123,38	123,83	124,28	124,74	125,19	125,65	126,10	126,55
280	127,01	127,46	127,91	128,37	128,82	129,27	129,73	130,18	130,63	131,09
290	131,54	132,00	132,45	132,90	133,36	133,81	134,26	134,72	135,17	135,62
300	136,08	136,53	136,98	137,44	137,89	138,35	138,80	139,25	139,71	140,16

Grains in Gramm

1 Grain = 0,0647989 g

Grains	0	1	2	3	4	5	6	7	8	9
0	. . . . .	0,0648	0,1296	0,1944	0,2592	0,3240	0,3888	0,4536	0,5184	0,5823
10	0,6480	0,7128	0,7776	0,8424	0,9072	0,9720	1,0368	1,1016	1,1664	1,2312
20	1,2960	1,3608	1,4256	1,4904	1,5552	1,6200	1,6848	1,7496	1,8144	1,8792
30	1,9440	2,0088	2,0736	2,1384	2,2032	2,2680	2,3328	2,3976	2,4624	2,5272
40	2,5920	2,6568	2,7216	2,7864	2,8512	2,9160	2,9808	3,0455	3,1103	3,2751
50	3,2399	3,3047	3,3695	3,4343	3,4991	3,5639	3,6287	3,6935	3,7583	3,8231
60	3,8879	3,9527	4,0175	4,0823	4,1471	4,2119	4,2767	4,3415	4,4063	4,4711
70	4,5359	4,6007	4,6655	4,7303	4,7951	4,8599	4,9247	4,9895	5,0543	5,1191
80	5,1839	5,2487	5,3135	5,3783	5,4431	5,5079	5,5727	5,6375	5,7023	5,7671
90	5,8319	5,8967	5,9615	6,0263	6,0911	6,1559	6,2207	6,2855	6,3503	6,4151

Gramm in Grains

1 g = 15,4324 Grains

Gramm	0	1	2	3	4	5	6	7	8	9
0	. . . . .	15,43	30,86	46,30	61,73	77,16	92,59	108,03	123,46	138,89
10	154,32	169,76	185,19	200,62	216,05	231,49	246,92	262,35	277,78	293,21
20	308,65	324,08	339,51	354,94	370,38	385,81	401,24	416,67	432,11	447,54
30	462,97	478,40	493,84	509,27	524,70	540,13	555,56	571,00	586,43	601,86
40	617,29	632,73	648,16	663,59	679,02	694,46	709,89	725,32	740,75	756,19
50	771,62	787,05	802,48	817,91	833,35	848,78	864,21	879,64	895,08	910,51
60	925,94	941,37	956,81	972,24	987,67	1003,10	1018,54	1033,97	1049,40	1064,83
70	1080,26	1095,70	1111,13	1126,56	1141,99	1157,43	1172,86	1188,29	1203,72	1219,16
80	1234,59	1250,02	1265,45	1280,89	1296,32	1311,75	1327,18	1342,61	1358,05	1373,48
90	1388,91	1404,34	1419,78	1435,21	1450,64	1466,07	1481,51	1496,94	1512,37	1527,80

Bruchteile von Grains in Gramm

Grains	Gramm	Grains	Gramm	Grains	Gramm
1/150	0,0004	1/32	0,002	1/5	0,013
1/120	0,0005	1/30	0,0022	1/4	0,016
1/100	0,0006	1/25	0,0026	1/3	0,02
1/90	0,0007	1/20	0,003	2/5	0,03
1/80	0,0008	1/16	0,004	1/2	0,032
1/64	0,001	1/12	0,005	3/5	0,04
1/60	0,0011	1/10	0,006	2/3	0,043
1/50	0,0013	1/9	0,007	3/4	0,05
1/48	0,0014	1/8	0,008	7/8	0,057
1/40	0,0016	1/7	0,009	1	0,065
1/36	0,0018	1/6	0,01		

Milligramm in Grains

Milligramm	Grains	Milligramm	Grains	Milligramm	Grains
1	0,015432	8	0,123456	35	0,540120
2	0,030864	9	0,138888	40	0,617280
3	0,046296	10	0,154320	45	0,694440
4	0,061728	15	0,231480	50	0,777160
5	0,077160	20	0,308640	100	1,543240
6	0,092592	25	0,385800		
7	0,108024	30	0,462960		

Inches in Zentimeter (1 inch = 2,540 cm)

in.	0	1	2	3	4	5	6	7	8	9
0	. . . .	2,540	5,080	7,620	10,160	12,700	15,240	17,780	20,320	22,860
10	25,400	27,940	30,480	33,020	35,560	38,100	40,640	43,180	45,720	48,260
20	50,800	53,340	55,880	58,420	60,960	63,500	66,040	68,580	71,120	73,660
30	76,200	78,740	81,280	83,820	86,360	88,900	91,440	93,980	96,520	99,060
40	101,600	104,140	106,680	109,220	111,760	114,300	116,840	119,380	121,920	124,460
50	127,000	129,540	132,080	134,620	137,160	139,700	142,240	144,780	147,320	149,860
60	152,400	154,940	157,480	160,020	162,560	165,100	167,640	170,180	172,720	175,260
70	177,800	180,340	182,880	185,420	187,960	190,500	193,040	195,580	198,120	200,660
80	203,200	205,740	208,280	210,820	213,360	215,900	218,440	220,980	223,520	226,060
90	228,600	231,140	233,680	236,220	238,760	241,300	243,840	246,380	248,920	251,460

Zentimeter in Inches (1 cm = 0,3937 inch)

cm	0	1	2	3	· 4	5	6	7	8	9
0	. . . .	0,3937	0,7874	1,1811	1,5748	1,9685	2,3622	2,7559	3,1496	3,5433
10	3,9370	4,3307	4,7244	5,1181	5,5118	5,9055	6,2992	6,6929	7,0866	7,4803
20	7,8740	8,2677	8,6614	9,0551	9,4488	9,8425	10,2362	10,6299	11,0236	11,4173
30	11,8110	12,2047	12,5984	12,9921	13,3858	13,7795	14,1732	14,5669	14,9606	15,3543
40	15,7480	16,1417	16,5354	16,9291	17,3228	17,7165	18,1102	18,5039	18,8976	19,2913
50	19,6850	20,0787	30,4724	20,8661	21,2598	21,6535	22,0472	22,4409	22,8346	23,2283
60	23,6220	24,0157	24,4094	24,8031	25,1968	25,5905	25,9842	26,3779	26,7716	27,1653
70	27,5590	27,9527	28,3464	28,7404	29,1338	19,5275	29,9212	30,3149	30,7086	31,1023
80	31,4960	31,8897	32,2834	32,6771	33,0708	33,4645	33,8582	34,2519	34,6456	35,0393
90	35,4330	35,8267	36,2204	36,6141	37,0078	37,4015	37,7952	38,1889	38,5826	38,9763

Inches in mm (1 inch = 25,400 000 mm)

in.	mm	in.	mm	in.	mm	in.	mm	in.	mm
0,001	0,0254	0,041	1,0414	0,081	2,0574	0,31	7,8740	0,71	18,0340
0,002	0,0508	0,042	1,0668	0,082	2,0828	0,32	8,1280	0,72	18,2880
0,003	0,0762	0,043	1,0922	0,083	2,1082	0,33	8,3820	0,73	18,5420
0,004	0,1016	0,044	1,1176	0,084	2,1336	0,34	8,6360	0,74	18,7960
0,005	0,1270	0,045	1,1430	0,085	2,1590	0,35	8,8900	0,75	19,0500
0,006	0,1524	0,046	1,1684	0,086	2,1844	0,36	9,1440	0,76	19,3040
0,007	0,1778	0,047	1,1938	0,087	2,2098	0,37	9,3980	0,77	19,5580
0,008	0,2032	0,048	1,2192	0,088	2,2352	0,38	9,6520	0,78	19,8120
0,009	0,2286	0,049	1,2446	0,089	2,2606	0,39	9,9060	0,79	20,0660
0,010	0,2540	0,050	1,2700	0,090	2,2860	0,40	10,1600	0,80	20,3200
0,011	0,2794	0,051	1,2954	0,091	2,3114	0,41	10,4140	0,81	20,5740
0,012	0,3048	0,052	1,3208	0,092	2,3368	0,42	10,6680	0,82	20,8280
0,013	0,3302	0,053	1,3462	0,093	2,3622	0,43	10,9220	0,83	21,0820
0,014	0,3556	0,054	1,3716	0,094	2,3876	0,44	11,1760	0,84	21,3360
0,015	0,3810	0,055	1,3970	0,095	2,4130	0,45	11,4300	0,85	21,5900
0,016	0,4064	0,056	1,4224	0,096	2,4384	0,46	11,6840	0,86	21,8440
0,017	0,4318	0,057	1,4478	0,097	2,4638	0,47	11,9380	0,87	22,0980
0,018	0,4572	0,058	1,4732	0,098	2,4892	0,48	12,1920	0,88	22,3520
0,019	0,4826	0,059	1,4986	0,099	2,5146	0,49	12,4460	0,89	22,6060
0,020	0,5080	0,060	1,5240	0,10	2,5400	0,50	12,7000	0,90	22,8600
0,021	0,5334	0,061	1,5494	0,11	2,7940	0,51	12,9540	0,91	23,1140
0,022	0,5588	0,062	1,5748	0,12	3,0480	0,52	13,2080	0,92	23,3680
0,023	0,5842	0,063	1,6002	0,13	3,3020	0,53	13,4620	0,93	23,6220
0,024	0,6096	0,064	1,6256	0,14	3,5560	0,54	13,7160	0,94	23,8760
0,025	0,6350	0,065	1,6510	0,15	3,8100	0,55	13,9700	0,95	24,1300
0,026	0,6604	0,066	1,6764	0,16	4,0640	0,56	14,2240	0,96	24,3840
0,027	0,6858	0,067	1,7018	0,17	4,3180	0,57	14,4780	0,97	24,6380
0,028	0,7112	0,068	1,7272	0,18	4,5720	0,58	14,7320	0,98	24,8920
0,029	0,7366	0,069	1,7526	0,19	4,8260	0,59	14,9860	0,99	25,1460
0,030	0,7620	0,070	1,7780	0,20	5,0800	0,60	15,2400	1,00	25,4000
0,031	0,7874	0,071	1,8034	0,21	5,3340	0,61	15,4940	1	25,4000
0,032	0,8128	0,072	1,8288	0,22	5,5880	0,62	15,7480	2	50,8000
0,033	0,8382	0,073	1,8542	0,23	5,8420	0,63	16,0020	3	76,2000
0,034	0,8636	0,074	1,8796	0,24	6,0960	0,64	16,2560	4	101,6000
0,035	0,8890	0,075	1,9050	0,25	6,3500	0,65	16,5100	5	127,0000
0,036	0,9144	0,076	1,9304	0,26	6,6040	0,66	16,7640	6	152,4000
0,037	0,9398	0,077	1,9558	0,27	6,8580	0,67	17,0180	7	177,8000
0,038	0,9652	0,078	1,9812	0,28	7,1120	0,68	17,2720	8	203,2000
0,039	0,9906	0,079	2,0066	0,29	7,3660	0,69	17,5260	9	228,6000
0,040	1,0160	0,080	2,0320	0,30	7,6200	0,70	17,7800	10	254,0000

Millimeter in Inches

1 mm = 0,03937 inch

mm	inches	mm	inches	mm	inches	mm	inches	mm	inches
0,01	0,000394	0,46	0,018110	0,91	0,035827	8	0,314961	17	0,66929
0,02	0,000787	0,47	0,018504	0,92	0,036220	8,2	0,322835	17,2	0,67716
0,03	0,001181	0,48	0,018898	0,93	0,036614	8,4	0,330709	17,4	0,68504
0,04	0,001575	0,49	0,019291	0,94	0,037008	8,6	0,338583	17,6	0,69291
0,05	0,001968	0,50	0,019685	0,95	0,037402	8,8	0,346457	17,8	0,70079
0,06	0,002362	0,51	0,020079	0,96	0,037795	9	0,354331	18	0,70866
0,07	0,002756	0,52	0,020472	0,97	0,038189	9,2	0,362205	18,2	0,71653
0,08	0,003150	0,53	0,020866	0,98	0,038583	9,4	0,370079	18,4	0,72441
0,09	0,003543	0,54	0,021260	0,99	0,038976	9,6	0,377953	18,6	0,73228
0,10	0,003937	0,55	0,021654	1,00	0,039370	9,8	0,385827	18,8	0,74016
0,11	0,004331	0,56	0,022047	1	0,039370	10	0,39370	19	0,74803
0,12	0,004724	0,57	0,022441	1,2	0,047244	10,2	0,40157	19,2	0,75590
0,13	0,005118	0,58	0,022835	1,4	0,055118	10,4	0,40945	19,4	0,76378
0,14	0,005512	0,59	0,023228	1,6	0,062992	10,6	0,41732	19,6	0,77165
0,15	0,005906	0,60	0,023622	1,8	0,070866	10,8	0,42520	19,8	0,77953
0,16	0,006299	0,61	0,024016	2	0,078740	11	0,43307	20	0,78740
0,17	0,006693	0,62	0,024409	2,2	0,086614	11,2	0,44094	20,2	0,79527
0,18	0,007087	0,63	0,024803	2,4	0,094488	11,4	0,44882	20,4	0,80315
0,19	0,007480	0,64	0,025197	2,6	0,102362	11,6	0,45669	20,6	0,81102
0,20	0,007874	0,65	0,025591	2,8	0,110236	11,8	0,46457	20,8	0,81890
0,21	0,008268	0,66	0,025984	3	0,118110	12	0,47244	21	0,82677
0,22	0,008661	0,67	0,026378	3,2	0,125984	12,2	0,48031	21,2	0,83464
0,23	0,009055	0,68	0,026772	3,4	0,133858	12,4	0,48819	21,4	0,84252
0,24	0,009449	0,69	0,027166	3,6	0,141732	12,6	0,49606	21,6	0,85039
0,25	0,009843	0,70	0,027559	3,8	0,149606	12,8	0,50394	21,8	0,85827
0,26	0,010236	0,71	0,027953	4	0,157480	13	0,51181	22	0,86614
0,27	0,010630	0,72	0,028346	4,2	0,165354	13,2	0,51968	22,2	0,87401
0,28	0,011024	0,73	0,028740	4,4	0,173228	13,4	0,52756	22,4	0,88189
0,29	0,011417	0,74	0,029134	4,6	0,181102	13,6	0,53543	22,6	0,88976
0,30	0,011811	0,75	0,029528	4,8	0,188976	13,8	0,54331	22,8	0,89774
0,31	0,012205	0,76	0,029921	5	0,196850	14	0,55118	23	0,90551
0,32	0,012598	0,77	0,030315	5,2	0,204724	14,2	0,55905	23,2	0,91338
0,33	0,012992	0,78	0,030709	5,4	0,212598	14,4	0,56693	23,4	0,92126
0,34	0,013386	0,79	0,031102	5,6	0,220472	14,6	0,57480	23,6	0,92913
0,35	0,013780	0,80	0,031496	5,8	0,228346	14,8	0,58268	23,8	0,93701
0,36	0,014173	0,81	0,031890	6	0,236220	15	0,59055	24	0,94488
0,37	0,014567	0,82	0,032283	6,2	0,244094	15,2	0,59842	24,2	0,95275
0,38	0,014961	0,83	0,032677	6,4	0,251968	15,4	0,60630	24,4	0,96063
0,39	0,015354	0,84	0,033071	6,6	0,259842	15,6	0,61417	24,6	0,96850
0,40	0,015748	0,85	0,033465	6,8	0,267716	15,8	0,62205	24,8	0,97638
0,41	0,016142	0,86	0,033858	7	0,275591	16	0,62992	25	0,98425
0,42	0,016535	0,87	0,034252	7,2	0,283465	16,2	0,63779	25,2	0,99212
0,43	0,016929	0,88	0,034646	7,4	0,291339	16,4	0,64567	25,4	1,00000
0,44	0,017323	0,89	0,035039	7,6	0,299213	16,6	0,65354		
0,45	0,017717	0,90	0,035433	7,8	0,307087	16,8	0,66142		

Bruchteile eines Inch in Millimeter

Inches						Inches	Millimeter
					1/64	= 0,015625	= 0,3969
				1/32		= 0,03125	= 0,7938
					3/64	= 0,046875	= 1,1906
			1/16			= 0,0625	= 1,5875
					5/64	= 0,078125	= 1,9844
				3/32		= 0,09375	= 2,3812
					7/64	= 0,109375	= 2,7781
		1/8				= 0,125	= 3,1750
					9/64	= 0,140625	= 3,5719
				5/32		= 0,15625	= 3,9688
					11/64	= 0,171875	= 4,3656
			3/16			= 0,1875	= 4,7625
					13/64	= 0,203125	= 5,1594
				7/32		= 0,21875	= 5,5562
					15/64	= 0,234375	= 5,9531
	1/4					= 0,25	= 6,3500
					17/64	= 0,265625	= 6,7469
				9/32		= 0,28125	= 7,1438
					19/64	= 0,296875	= 7,5406
			5/16			= 0,3125	= 7,9375
					21/64	= 0,328125	= 8,3344
				11/32		= 0,34375	= 8,7312
					23/64	= 0,359375	= 9,1281
		3/8				= 0,375	= 9,5250
					25/64	= 0,390625	= 9,9219
				13/32		= 0,40625	= 10,3188
					27/64	= 0,421875	= 10,7156
			7/16			= 0,4375	= 11,1125
					29/64	= 0,453125	= 11,5094
				15/32		= 0,46875	= 11,9062
					31/64	= 0,484375	= 12,3031
1/2						= 0,5	= 12,7000
					33/64	= 0,515625	= 13,0969
				17/32		= 0,53125	= 13,4938
					35/64	= 0,546875	= 13,8906
			9/16			= 0,5625	= 14,2875
					37/64	= 0,578125	= 14,6844
				19/32		= 0,59375	= 15,0812
					39/64	= 0,609375	= 15,4781
		5/8				= 0,625	= 15,8750
					41/64	= 0,640625	= 16,2719
				21/32		= 0,65625	= 16,6688
					43/64	= 0,671875	= 17,0656
			11/16			= 0,6875	= 17,4625
					45/64	= 0,703125	= 17,8594
				23/32		= 0,71875	= 18,2562
					47/64	= 0,734375	= 18,6531
	3/4					= 0,75	= 19,0500
					49/64	= 0,765625	= 19,4469
				25/32		= 0,78125	= 19,8438
					51/64	= 0,796875	= 20,2406
			13/16			= 0,8125	= 20,6375
					53/64	= 0,828125	= 21,0344
				27/32		= 0,84375	= 21,4312
					55/64	= 0,859375	= 21,8261
		7/8				= 0,875	= 22,2250
					57/64	= 0,890625	= 22,6219
				29/32		= 0,90625	= 23,0188
					59/64	= 0,921875	= 23,4156
			15/16			= 0,9375	= 23,8125
					61/64	= 0,953125	= 24,2094
				31/32		= 0,96875	= 24,6062
					63/64	= 0,984375	= 25,0031
						= 1	= 25,4

Millimeter in Inches

mm	in.	0	1	2	3	4	5	6	7	8	9
0	0	.....	3/64	5/64	1/8	5/32	13/64	15/64	9/32	5/16	23/64
10		25/64	7/16	15/32	33/64	35/64	19/32	5/8	43/64	45/64	3/4
20		25/32	53/64	55/64	29/32	15/16	63/64	.....	.....	.....	.....
	1	.....	.....	.....	.....	.....	.....	1/32	1/16	7/64	9/64
30		3/16	7/32	17/64	19/64	11/32	3/8	27/64	29/64	1/2	17/32
40		37/64	39/64	21/32	11/16	47/64	49/64	13/16	27/32	57/64	59/64
50		31/32	.....	.....							
	2	.....	1/64	3/64	3/32	1/8	11/64	13/64	1/4	9/32	21/64
60		23/64	13/32	7/16	31/64	33/64	9/16	19/32	41/64	43/64	23/32
70		3/4	51/64	53/64	7/8	29/32	61/64	63/64	.....	.....	.....
	3	.....	.....	.....	.....	.....	.....	1/32	5/64	7/64	
80		5/32	3/16	15/64	17/64	5/16	11/32	25/64	27/64	15/32	1/2
90		35/64	37/64	5/8	21/32	45/64	47/64	25/32	13/16	55/64	57/64
100		15/16	31/32	.....	.....						
	4	.....	.....	1/64	1/16	3/32	9/64	11/64	7/32	1/4	19/64
110		21/64	3/8	13/32	29/64	31/64	17/32	9/16	39/64	41/64	11/16
120		23/32	49/64	51/64	27/32	7/8	59/64	61/64	.....	.....	.....
	5	.....	.....	.....	.....	.....	.....	0	3/64	5/64	
130		1/8	5/32	13/64	15/64	9/32	5/16	23/64	25/64	7/16	15/32
140		33/64	35/64	19/32	5/8	43/64	45/64	3/4	25/32	53/64	55/64
150		29/32	15/16	63/64	.....	.....					
	6	.....	.....	1/32	1/16	7/64	9/64	3/16	7/32	17/64	
160		19/64	11/32	3/8	27/64	29/64	1/2	17/32	37/64	39/64	21/32
170		11/16	47/64	49/64	13/16	27/32	57/64	59/64	31/32	.....	.....
	7	.....	.....	.....	.....	.....	.....			1/64	3/64
180		3/32	1/8	11/64	13/64	1/4	9/32	21/64	23/64	13/32	7/16
190		31/64	33/64	9/16	19/32	41/64	43/64	23/32	3/4	51/64	53/64
200		7/8	29/32	61/64	63/64	.....	.....	.....	.....		
	8	.....	.....	.....	.....	1/32	5/64	7/64	5/32	3/16	15/64

Minims in cm³ (= ml)

minims	US cm³	Br. cm³	minims	US cm³	Br. cm³	minims	US cm³	Br. cm³
1/120	0,000513	0,000493	1/8	0,007703	0,007395	5	0,308091	0,296025
1/100	0,000616	0,000592	1/6	0,010271	0,009849	6	0,369708	0,355230
1/60	0,001027	0,000985	1/4	0,015105	0,014790	7	0,431326	0,414435
1/50	0,001232	0,001184	1/3	0,020542	0,019718	·8	0,492944	0,473640
1/30	0,002054	0,001971	1/2	0,030809	0,029601	9	0,554562	0,532845
1/25	0,002164	0,002368	1	0,061618	0,059205	10	0,616181	0,592050
1/20	0,003081	0,002961	2	0,123236	0,118410	15	0,924272	0,888075
1/12	0,005135	0,004934	3	0,184854	0,177615	20	1,232362	1,184100
1/10	0,006161	0,005920	4	0,246472	0,236820	30	1,848543	1,776150

cm³ (= ml) in Minims

cm³	US minims	Br. minims	cm³	US minims	Br. minims	cm³	US minims	Br. minims
0,001	0,01623	0,01689	0,05	0,81171	0,84455	0,8	12,98729	13,51289
0,002	0,03246	0,03378	0,06	0,97404	1,01346	0,9	14,61071	15,20200
0,003	0,04871	0,05067	0,07	1,13638	1,18237	1,0	16,23412	16,89112
0,004	0,06493	0,06756	0,08	1,29872	1,35128	2,0	32,46824	33,78224
0,005	0,08117	0,08445	0,09	1,46107	1,52020	3,0	48,70236	50,67336
0,006	0,09741	0,10134	0,1	1,62341	1,68911	4,0	64,93648	67,56448
0,007	0,11363	0,11823	0,2	3,24682	3,37822	5,0	81,17061	84,45560
0,008	0,12987	0,13512	0,3	4,87023	5,06733	6,0	97,40473	101,34672
0,009	0,14611	0,15202	0,4	6,49364	6,75644	7,0	113,63885	118,23784
0,01	0,16234	0,16891	0,5	8,11706	8,44556	8,0	129,87297	135,12896
0,02	0,32468	0,33782	0,6	9,74047	10,13467	9,0	146,10709	152,02008
0,03	0,48702	0,50673	0,7	11,36388	11,82378	10,0	162,34122	168,91123
0,04	0,64936	0,67564						

C		F	C		F	C		F	C		F
− 73,3	− 100	− 148	− 3,33	26	78,8	16,7	62	143,6	36,7	98	208,4
− 67,8	− 90	− 130	− 2,78	27	80,6	17,2	63	145,4	37,2	99	210,2
− 62,2	− 80	− 112	− 2,22	28	82,4	17,8	64	147,2	37,8	100	212,0
− 56,7	− 70	− 94	− 1,67	29	84,2	18,3	65	149,0	38	100	212
− 51,1	− 60	− 76	− 1,11	30	86,0	18,9	66	150,8	43	109	230
− 45,6	− 50	− 58	− 0,56	31	87,8	19,4	67	152,6	49	120	248
− 40,0	− 40	− 40	0	32	89,6	20,0	68	154,4	54	130	266
− 34,4	− 30	− 22	0,56	33	91,4	20,6	69	156,2	60	140	284
− 28,9	− 20	− 4	1,11	34	93,2	21,1	70	158,0	66	150	302
− 23,3	− 10	14	1,67	35	95,0	21,7	71	159,8	71	160	320
− 17,8	0	32	2,22	36	96,8	22,2	72	161,6	77	170	338
− 17,2	1	33,8	2,78	37	98,6	22,8	73	163,4	82	180	356
− 16,7	2	35,6	3,33	38	100,4	23,3	74	165,2	88	190	374
− 16,1	3	37,4	3,89	39	102,2	23,9	75	167,0	93	200	392
− 15,6	4	39,2	4,44	40	104,0	24,4	76	168,8	99	210	410
− 15,0	5	41,0	5,00	41	105,8	25,0	77	170,6	100	212	413
− 14,4	6	42,8	5,56	42	107,6	25,6	78	172,4	104	220	428
− 13,9	7	44,6	6,11	43	109,4	26,1	79	174,2	110	230	446
− 13,3	8	46,4	6,67	44	111,2	26,7	80	176,0	116	240	464
− 12,8	9	48,2	7,22	45	113,0	27,2	81	177,8	121	250	482
− 12,2	10	50,0	7,78	46	114,8	27,8	82	179,6	127	260	500
− 11,7	11	51,8	8,33	47	116,6	28,3	83	181,4	132	270	518
− 11,1	12	53,6	8,89	48	118,4	28,9	84	183,2	138	280	536
− 10,6	13	55,4	9,44	49	120,2	29,4	85	185,0	143	290	554
− 10,0	14	57,2	10,0	50	122,0	30,0	86	186,8	149	300	572
− 9,44	15	59,0	10,6	51	123,8	30,6	87	188,6	154	310	590
− 8,89	16	60,8	11,1	52	125,6	31,1	88	190,4	160	320	608
− 8,33	17	62,6	11,7	53	127,4	31,7	89	192,2	166	330	626
− 7,78	18	64,4	12,2	54	129,2	32,2	90	194,0	171	340	644
− 7,22	19	66,2	12,8	55	131,0	32,8	91	195,8	177	350	662
− 6,67	20	68,0	13,3	56	132,8	33,3	92	197,6	182	360	680
− 6,11	21	69,8	13,9	57	134,6	33,9	93	199,4	188	370	698
− 5,56	22	71,6	14,4	58	136,4	34,4	94	201,2	193	380	716
− 5,00	23	73,4	15,0	59	138,2	35,0	95	203,0	199	300	734
− 4,44	24	75,2	15,6	60	140,0	35,6	96	204,8	204	400	752
− 3,89	25	77,0	16,1	61	141,8	36,1	97	206,6			

Lateinische und griechische Vorsilben

Vorsilbe	Aussprache	Bedeutung	
a-; an-	ei, ə; æn, ən	gegen-, un-, ohne	not, without
a-; ab-	æ, ə; æb	fort von, weg	away from, off
acro-	'ækro	Spitzen betr.	at the point or extremity
ad-	æd	zu, bei, neben	to, direction to
aden-	'ædən	Drüsen betr.	gland-
ambi-	'æmbi	beiderseits	on both sides
ante-	'ænti	vor, früher	before
anti-	'ænti	gegen	against, opposite
apo-	'æpo	fort von; getrennt	away from; detached
arthro-	'a:θro	Gelenk betr.	joint-
auto-	'ɔ:to	selbst	self
bi-	bai	doppelt, zwei	double, twice
bio-	'baio	Leben betr.	life-
bleph-	blef	Augenlider-	lid-
blepharo-	'blefəro	Augenlider-	lid-
brachy-	'bræki	kurz	short
brady-	'brædi	kurz	short
caco-	'kæko	schlecht	bad, mal-
cardi-	'ka:di	Herz-	heart-
cardio-	'ka:dio	Herz-	heart-
cephalo-	'sefəlo	Kopf-	head-
chole-	'kɔli	Gallen-	gallbladder-
chondro-	'kɔndro	Knorpel-	cartilage-
circum-	'sə:kəm	um, um herum	around
colp-	kɔlp	Vagina-, Scheiden-	vagina-
contra-	'kɔntrə	gegen	against
copro-	'kɔpro	Kot-	faeces-
cost-	kɔst	Rippen-	rib-
counter-	'kauntə	gegen	against
cranio-	'kreinio	Schädel-	skull-
cry-	krai	Kälte-	cold-
crypt-	kript	verborgen	hidden
cyan-	'saiən	blau	blue
cyst-	sist	Zysten-; Blasen-	cyst-; bladder-
cysto-	'sisto	Zysten-; Blasen-	cyst-; bladder-
cyt-	sait	Zellen-	cell-
cyto-	'saito	Zellen-	cell-
dacry-	'dækri	Tränen-	tear-
dacryo-	'dækrio	Tränen-	tear-
dactyl-	'dæktil	Finger-	finger-
derm-	də:m	Haut-	skin-
dermato-	'də:məto	Haut-	skin-
dermo-	'də:mo	Haut-	skin-
di-	dai	doppelt	double
dia-	'daiə	durch	through
dis-	dis	ent-, weg von	apart, away from
dors-	dɔ:s	Rücken-	back-
dys-	dis	schlecht, gestört	bad, improper
e-	i	aus, heraus aus	out from
encephalo-	en'sefəlo	Gehirn-	brain-
ecto-	'ekto	außerhalb	outside
end-	end	innerhalb	inside
endo-	'endo	innerhalb	inside
enter-	'entə	Darm-	intestinal
entero-	'entəro	Darm-	intestinal
epi-	'epi	auf, oben, darüber	upon, in addition
erythro-	e'riθro	rot	red
eu-	ju:	gut, richtig	good, normal
ex-	eks	aus, heraus aus	out of
exo-	'ekso	außerhalb	outside

Vorsilbe	Aussprache	Bedeutung	
extra-	'ekstrə	außerhalb	outside
galact-	gə'lækt	Milch-	milk-
galacto-	gə'lækto	Milch-	milk-
gastr-	gæstr	Magen-	stomach-
gastro-	'gæstro	Magen-	stomach-
gloss-	glɔs	Zungen-	tongue-
glott-	glɔt	Zungen-	tongue-
glyco-	'glaiko	Zucker-	sugar-
gnath-	næθ	Kiefer-	jaw-
gynaeco-	'gainiko	Frauen-	women-
gyneco-, US	'dʒiniko	Frauen-	women-
haem-	hi:m, hem	Blut-	blood-
haemato-	'hi:məto, US 'heməto	Blut-	blood-
haemo-	'hi:mo	Blut-	blood-
hemato-	s. haemato-		
hemi-	'hemi	halb	half
hemo-	s. haemo-		
hepat-	'hepət	Leber-	liver-
hepato-	'hepəto	Leber-	liver-
hetero-	'hetəro	anders	other, different
hidr-	haidr	Schweiß-	sweat-
homo-	'hɔmo	gleich-	common, same
hyper-	'haipə	über, übermäßig	above, extreme
hypn-	hipn	Schlaf-	sleep-
hypo-	'haipo	unter, unterhalb	under, below
hyster-	'histə	Uterus-	womb-
hystero-	'histəro	Uterus-	womb-
infra-	'infrə	unterhalb	below
inter-	'intə	zwischen	among, between
intra-	'intrə	innerhalb	inside
kary-	'kæri	Kern-	nucleus-
kerato-	'kerəto	Horn-	horn-
kine-	'kaini	Bewegungs-	move-
lact-	lækt	Milch-	milk-
laryngo-	læ'riŋgo	Kehlkopf-	larynx-
leuco-, leuko-	'lju:ko	weiß	white-
lipo-	'lipo	Fett-	fat-
macro-	'mækro	groß	large, long
mal-	mæl	schlecht	bad
mast-	mæst	Brust-	breast-
mega-	'megə	groß	great, large
mesa-, meso-	'mesə, 'meso	mittel	middle
meta-	'metə	zwischen, über	between, beyond
metro-	'metro	Uterus-	womb-
micro-	'maikro	klein	small
morph-	mɔ:f	Gestalt-	form-, shape-
my-	mai	Muskel-	muscle-
mycet-	'maisət	Pilz-	fungus-
myco-	'maiko	Pilz-	fungus-
myel-	'maiəl	Mark-	marrow-
myo-	'maio	Muskel-	muscle-
myx-	miks	Schleim-	mucus-
necro-	'nekro	Leichen-	corpse-
neo-	'ni:o	neu	new
nephro-	'nefro	Nieren-	kidney-

Vorsilbe	Aussprache	Bedeutung	
neur-	njuər	Nerven-	nerve-
odonto-	o'dɔnto	Zahn-	tooth-
oligo-	'ɔligo	klein, wenig	little, small
omo-	'ɔmo	Schulter-	shoulder-
oo-	'ouo	Ei-	egg-
ophthalmo-	ɔf'θælmo	Augen-	eye-
orchi-	'ɔ:ki	Hoden-	testicle-
ortho-	'ɔ:θo	gerade, richtig	straight, normal
osseo-	'ɔsio	Knochen-	bone-
osteo-	'ɔstio	Knochen-	bone-
ot-, oto-	out, 'outo	Ohr-	ear-
ovario-	o'vɛərio	Eierstock-	ovary-
para-	'pærə	neben, um herum	beside, beyond
path-	pæθ	Krankheit-	sickness-
pedi-, pedo-	'pi:di, 'pi:do, 'pedi	Kind-	child-
per-	pə:(r)	durch, übermäßig	through, excessive
peri-	'peri	um, um herum	around
pharyngo-	fæ'riŋgo	Schlund-	throat-
phleb-	fleb	Ader-	vein-
pneum-	nju:m	Lungen-	lung-
pneumo-	'nju:mo	Lungen-	lung-
polio-	'poulio	graues Mark betr.	concerning the gray matter
poly	'pɔli	viel, zahlreich	much, many
post-	poust	nach	after
pre-	pri	vor	before
pro-	pro	vorher	before
proct-	prɔkt	Anus-	anus-
pseudo-	'sju:do	falsch, unwirklich	false
psych-	saik	Seelen-	soul-, mind-
psycho-	'saiko	Seelen-	soul-, mind-,
pulmo-	'pʌlmo	Lungen-	lung-
py-, pyo-	pai, 'paio	Eiter-	pus-
pyelo-	'paiəlo	Nierenbecken-	concerning the pelvis of the kidney
rach-	ræk	Wirbelsäule-	spine-
retro-	'retro, 'ri:tro	rückwärtig, zurück	backwards
rhino-	'raino	Nasen-	nose-
salpingo-	sæl'piŋgo	Eileiter-	tube-
sapro-	'sæpro	Fäulnis-	rotten, putrid
sarc-	sa:k	Fleisch-	flesh
semi-	'semi	halb	half
septico-	'septiko	septisch, vergiftend	septic
sial-	'saiəl	Speichel-	saliva-
splanchn-	splæŋkn	Eingeweide-	viscera-
splen-	splen	Milz-	spleen-
sterco-	'stə:ko	Kot-	faeces-
sub-	sʌb	unter	under, below
super-	'sju:pə(r)	über	above, beyond, extreme
supra-	'sju:prə	über	above, beyond
sym-, syn-	sim, sin	mit, zusammen	with, together
tachy-	'tæki	schnell	quick
tele-	'teli	fern	at a distance
therm-	θə:m	Wärme-	heat-
thi-	θai	Schwefel-	sulphur-
thorac-	'θɔ:ræk	Brust-	chest-

Vorsilbe	Aussprache	Bedeutung	
tox-	tɔks	giftig	poison-
toxic-	'tɔksik	giftig	poison-
tracheo-	'treikio	Trachea-	windpipe-
trans-	træns	jenseits	across, beyond
tri-	trai	drei	three
trich-	trik	Haar-	hair-
uni-	'ju:ni	ein, einzig	one, single
zoo-	'zouo	Tier-	animal-

Lateinische und griechische Nachsilben

Nachsilbe	Aussprache	Bedeutung oder Beispiel
-ae	i:	(plural of Latin fem. nouns) fasciae ('fæsii:)
-aemia	-'i:miə	(Blut, blood) anaemia (ə'ni:miə), cholesteraemia (kɔ,lestə'ri:miə)
-aesthesia	-es'θi:ziə	s. esthesia
-algia	-'ældʒiə	(Schmerz, pain) cardialgia (ka:di'ældʒiə)
-ality	-'æliti	(Eigenschaft, quality) sexuality (seksju'æliti)
-aria	-'ɛəriə	filaria (fi'lɛəriə)
-ase	-eis	(Ferment, enzyme) galactase (gæ'lækteis)
-asis	-'eisis	galactasis (gælak'teisis)
-asthenia	-æs'θi:niə	(Schwäche, weakness) neurasthenia (njuəræs'θi:niə)
-atrophy	-'ætrəfi	(Schwund, wasting) hemiatrophy (hemi'ætrəfi)
-blast	-blæst	(Keim, germ, bud) endoblast ('endoblæst)
-cele	-si:l	(Bruch, hernia) gastrocele ('gæstrosi:l)
-cephaly	-'sefəli	(Kopf, head) hydrocephaly (haidro'sefəli)
-clysis	-klisis	(Einlauf, enema) proctoclysis (prɔk'tɔklisis)
-coccus	-'kɔkəs	gonococcus (gɔno'kɔkəs)
-cyte	-sait	(Zelle, cell) leucocyte ('lju:kosait)
-derma	-'də:mə	(Haut, Hautkrankheit, skin, skin disease) scleroderma (skliəro'də:mə)
-dynia	-'diniə	(Schmerz, pain) rectodynia (rekto'diniə)
-eal, -eal	-iəl, -'i:əl	(adj. Endung, adj. suffix) laryngeal (læ'rindʒiəl)
-ectasia	-ek'teiziə	(Erweiterung, dilatation) venectasia (vi:nek'teiziə)
-ectasis	-'ektəsis	(Erweiterung, dilatation) venectasis (vi'nektəsis)
-ectomy	-'ektəmi	(Ausschneidung, excision) hysterectomy (histə'rektəmi)
-emia	-'i:miə	(Blut, blood) anemia (əni:miə)
-esis	-'i:sis	(Vorgang, process of action) poiesis (pɔi'i:sis)
-esthesia	-es'θi:ziə	(Gefühl, sensation) par[a]esthesia (pæres'θi:ziə)
-facient	-'feiʃənt	(bildend, producing) calefacient (kæli'feiʃənt)
-form	-fɔ:m	(förmig, having the form of) ossiform ('ɔsifɔ:m)
-genesis	-'dʒenisis	(Bildung, formation) abiogenesis (æbio'dʒenisis)
-genic	-'dʒenik	(bildend, forming) pyogenic (paio'dʒenik)
-genous	-dʒinəs	(verursacht durch, caused by) pyogenous (pai'ɔdʒinəs)
-graft	-gra:ft	heterograft ('hetərogra:ft)
-gram	-græm	(Aufnahme, record) cardiogram ('ka:diogræm)
-graph	-gra:f	(Aufzeichnungsgerät, recorder) barograph ('bærogra:f)
-graphy	-grəfi	(Aufzeichnung, recording) radiography (reidi'ɔgrəfi)
-iasis	-'aiəsis	(krankhafter Zustand, diseased condition) filariasis (filə'raiəsis), helminthiasis (helmin'θaiəsis)
-iatrics	-ai'ætriks	(Behandlung, treatment) pediatrics (pi:di'ætriks)
-ility	-'iliti	(Eigenschaft, quality) fragility (frə'dʒiliti)
-ism	-izm	(Zustand, condition) cocainism (ko'kainizm)

Nachsilbe	Aussprache	Bedeutung oder Beispiel
-itis	-'aitis	(Entzündung, inflammation) appendicitis (ə,pendi'saitis), gastritis (gæs'traitis)
-ivorous	-'ivərəs	(sich ernährend von, feeding on) herbivorous (hə:'bivərəs), carnivorous (ka:'nivərəs)
-logy	-lədʒi	(Wissenschaft, science) pathology (pə'θɔlədʒi)
-lysis	-lisis	(Auflösung, dissolution) cytolysis (sai'tɔlisis), analysis (ə'nælisis)
-malacia	-mə'leiʃiə	(Erweichung, softening) osteomalacia ('ɔstiomə'leiʃiə)
-mania	-'meiniə	(Sucht, mania) kleptomania (klepto'meiniə)
-oid	-ɔid	(Form, form) rhomboid ('rɔmbɔid)
-oidal	-'ɔidl	(förmig, in the form of) thyroidal (θaiə'rɔidl)
-ol	-ɔl	alcohol ('ælkəhɔl), glycol ('glaikɔl)
-oma	-'oumə	(Tumor, tumour) sarcoma (sa:'koumə), fibroma (fai'broumə)
-omatous	-'oumətəs	(Adj. of -oma) sarcomatous (sa:'koumətəs)
-opia	-'oupiə	(Augendefekt, defect of the eye) myopia (mai'oupiə)
-opsia	-'ɔpsiə	(Sicht, condition of vision) anopsia (æ'nɔpsiə)
-osis	-'ousis	(Erkrankungszustand, diseased condition) varicosis (væri'kousis); (Bildung, formation) leucocytosis (,lju:kosai'tousis)
-ostomy	-'ɔstəmi	(Anastomosebildung, formation of an anastomosis) gastrostomy (gæ'strɔstəmi)
-otomy	-'ɔtəmi	(Einschnitt, incision) gastrotomy (gæ'strɔtəmi)
-pathy	-pəθi	(Krankheit, disease) gastropathy (gæ'strɔpəθi)
-penia	-'pi:niə	(Mangel, lack) leucopenia (lju:ko'pi:niə)
-pexy	-peksi	(Befestigung, fixing) gastropexy ('gæstropeksi)
-phage	-feidʒ	(Esser, one that eats) bacteriophage (bæk'tiərofeidʒ)
-phagia	-'feidʒiə	(Essen, eating) cytophagia (saito'feidʒiə)
-phagy	-fedʒi	s. -phagia
-phasia	-'feiziə	(Sprechstörung, disordered speech) aphasia (æ'feiziə)
-phobia	-'foubiə	(Angst, fear) claustrophobia (klɔ:stro'foubiə)
-plasia	-'pleiziə	(Bildung, formation) metaplasia (metə'pleiziə)
-plasty	-plæsti	(Bildung, formation) chiroplasty ('kaiəroplæsti)
-pn[o]ea	-'pniə	(Atmen, breathing) dyspn[o]ea (dis'pniə)
-poiesis	-pɔi'i:sis	(Bildung, formation) h[a]ematopoiesis ('hemətopɔi'i:sis)
-poietic	-pɔi'etik	(bildend, forming) h[a]ematopoietic ('hemətopɔi'etik)
-ptosis	-'tousis	(Senkung, fall) blepharoptosis (,blefəro'tousis)
-rrhagia	-'reidʒiə	(Fluß, flow) h[a]emorrhagia (hemo'reidʒiə)
-rrhapy	-rəfi	(Naht, suture) gastrorrhaphy (gæ'strɔrəfi)
-rrh[o]ea	-'riə	(Ausfluß, discharge) otorrh[o]ea (outo'riə)
-rrhexis	-'reksis	(Bruch, rupture) cardiorrhexis (ka:dio'reksis)
-schisis	-skisis	(Loslösung, breaking up of adhesions) cardioschisis (ka:di'ɔskisis)
-sthenia	-'sθi:niə	(Stärke, strength) asthenia (æs'θi:niə)
-taxia	-'tæksiə	(Anordnung, arrangement) heterotaxia ('hetəro'tæksiə)
-taxis	-'tæksis	(Anordnung, arrangement) heterotaxis ('hetəro'tæksis)
-taxy	-tæksi	(Anordnung, arrangement) heterotaxy ('hetərotæksi)
-tomy	-təmi	(Schneiden, incision) arteriotomy (a:,tiəri'ɔtəmi)
-trophia	-'troufiə	(Ernährung, nutrition) cacotrophia (kæko'troufiə)
-trophy	-trəfi	(Ernährung, nutrition) nosotrophy (no'sɔtrəfi)
-vorous	-vərəs	(sich ernährend, feeding from) carnivorous (ka:'nivərəs)
-uria	-'juəriə	(Anwesenheit im Urin, presence in the urine) peptonuria (pepto'njuəriə)

A

A = Arteria *f* arteria, artery, A / = Akkommodation *f* accommodation, a

AAR = Antigen-Antikörper-Reaktion *f* antigen-antibody reaction

Aas *n* carcass, carrion (æ) / ~ **fressen** to feed on carrion ~**artig** carrionlike ~**fressend** (von Aas lebend) necrophagous (ɔ)

abakteriell abacterial (iə)

A-Bande *f anat* A band *od* fascicle

Abarognosis *f* baragnosis, abaragnosis

Abart *f* variety (ai), variant (εə) / *biol* variation

Abarthrosis *f* abarthrosis

abartig abnormal, anomalous (ɔ), irregular (e) / (Formen) aberrant (e) ~**keit** *f ps* abnormality, anomaly (ɔ) / abnormity

Abartung *f* abnormality

Aba|sie *f* (psychisch bedingte Gehunfähigkeit) abasia (ə'beiziə) ~- abasia, abatic (æ) ~**tisch** (gehunfähig) *s* ~**sie**abätzen** (Granulationen) to remove by cautery, to cauterise

abaxial abaxial

Abb. = Abbildung *f* figure (fig.)

Abbau *m chem* break-down, decomposition, analysis (æ), splitting / (enzymatischer) degradation / (Zerfall) disintegration / *ps* intellectual degeneration / *physiol* catabolism (æ), dissimilation, disassimilation ~**bakterien** *n pl* heterotrophic bacteria ~**en** *chem* to break down, to analyse (æ), to split, to decompose / (enzymatisch) to degrade / to disintegrate ~**end** (Stoffwechsel) catabolic (ɔ) ~**ernährung** *f bakt* heterotrophy ~**fähig** metabolisable ~**ferment** *n* splitting ferment ~**größe** *f* rate of decomposition ~-**Intoxikation** *f* endogenous auto-intoxication ~**krankheit** *f* degenerative disease ~**mechanismus** *m physiol* catabolism (æ) ~**produkt** *n physiol* catabolite (æ), catabolic (ɔ) product (ɔ) / *chem* break-down *od* degradation *od* decomposition product ~**stoff** *m s* ~**produkt** ~**stoffwechsel** *m* catabolism (æ), destructive (ʌ) metabolism (æ) ~**weg** *m* break-down pathway (a:) ~**zellen** *f pl* phagocytes (æ)

Abbe ('abə)-**Beleuchtungsapparat** *m* Abbe's condenser ~**Fadenmethode** *f* Abbe's string method ~**Ringe** *m pl* Abbe's rings ~**Zeiss** ('abə-'tsais)-**Zählkammer** Abbe-Zeiss apparatus *od* counting cell, Thoma-Zeiss counting cell

Abbeugen *n* bending

Abbild *n* image ('imidʒ), picture

Abbildung *f* figure ('figə) (fig.), picture, illustration / (Skizze) sketch / (Bild) image / (Zeichnung) drawing / optische ~ optical image ~**smaßstab** *m mikrosk* image scale

abbinden *vt* (Gefäße) to ligature ('ligətʃə), to ligate (ai), to tie / (mit Schlauch) to strap / to apply a tourniquet ('tuənikei) / *v refl* (Gips) to set / ~ *n* (Unterbindung) (Gefäße) ligation, ligature ('ligətʃə), tying / (Gips) setting / ~ eines durchgetrennten Gefäßes terminal ligature

Abbindetuch *n* (Tuch mit Stock) Spanish (æ) windlass

Abbindung *f* ligature, ligation, tying /

vorübergehende ~ provisional (i) ligature

abblass|en to pale, to grow *od* become pale / (Exanthem) to fade [away], to pale ~**ung** *f (bes* Papille) pallor (æ) [of the disk] / (Blaßwerden) paling / temporale ~ temporal pallor

abblättern (sich schälen) (Haut) to peel, to scale [off], to exfoliate (ou), to desquamate / (in Schichten) to laminate (æ) / (Schuppen) to scale ~**d** (Haut) exfoliative (ou), desquamative, scaling, peeling, laminating

Abblätterung *f* (Haut) exfoliation, peeling, desquamation, scaling, lamination

Abbot ('æbət)-**Paste** *f* Abbot's paste

Abbott ('æbət)-**Färbemethode** *f* Abbott's [staining] method ~-**Skoliosebehandlung** *f* Abbott's method

abbrausen to douche (du:ʃ) down

abbrechen (Behandlung) to stop, to discontinue (i) / (Zahn usw.) to break off / (Fieber) to terminate abruptly (ʌ)

abbröckeln (Knochen) to crumble (ʌ)

Abbruchblutung *f* (Menopause) withdrawal (ɔ:) bleeding

ABC = Antigenbindungskapazität *f* antigen-binding capacity, ABC

abdach|en *vi anat* to slant, to slope, to decline ~**ung** *f anat* slope, clivus (ai)

abdämmen to tamp ~ *n* tamping (æ)

abdampfen *Lab* to evaporate (æ) ~ *n Lab* evaporation

abdämpfen (nur *pharm*) to calm (a:)

Abdampf|gefäß *n Lab* evaporating vessel *od* basin (ei) *od* dish *od* pan ~**rückstand** *m* residue ('rezidju:) on evaporation ~**schale** *f* evaporating dish

Abdämpfung *f* (nur *pharm*) calming (a:), sedation

Abdampfvorrichtung *f Lab* evaporator (æ)

abdauen (Fermente) to digest

abdeck|eln to cover over ~**mittel** *n pharm* protective agent (ei) ~**tuch** *n chir* sheet, cover (ʌ), drape, *am* sterile (e) towel (au) ~**ung** *f*, antibiotische ~ antibiotic coverage (ʌ)

Abderhalden ('aptərhaldən)|-**Abwehrfermente** *n pl* protective enzymes *od* ferments ~-**Fanconi** (fan'koni)-**Syndrom** *n* cystine storage disease, Abderhalden-Kaufman-Lignac syndrome, cystine diathesis ~-**Reaktion** *f* Abderhalden's test

abdestillieren *vi Lab* to distil[l] off / *vt* to remove by distillation

abdicht|en *chir* to pack, to plug, to tampon (æ) / (Gefäß) to seal ~**ung** *f chir* plugging (ʌ), packing, tamponade (ei) / (Gefäß) sealing

Abdomen *n* (Unterleib) abdomen (ou), belly / akutes ~ acute a. ~- abdominal (ɔ) ~ u. Vagina betr. abdominovaginal (ai)

abdominal (den Bauch *od* die Bauchhöhle betr.) abdominal (ɔ), c[o]eliac (i:) / (Vors) abdomino- (ɔ), c[o]elio- (i:) ~**atmung** *f* abdominal breathing / ~**auftreibung** *f* abdominal distension / (durch Gase oder Blähungen) meteorism ('mi:tiərizm) ~**bereich** *m* abdominal region ~**blutung** *f* h[a]ematoperitoneum ('heməto,perito'ni:əm), bleeding into the abdominal cavity (æ), abdominal h[a]emorrhage (e) ~**chirurgie** *f* abdominal sur-

gery ~**epilepsie** *f* abdominal epilepsy, Moore's (muəz) syndrome ~**gegend** *f* abdominal region ~**gesicht** *n* abdominal face, facies abdominalis

Abdominalgie *f* abdominal pain, abdominalgia

Abdominal|hoden *m* cryptorchism ~**migräne** *f* abdominal migraine (i:) ~**migräne-Syndrom** *n* abdominal migraine *od* periodic syndrome ~**prozeß** *m* abdominal process *od* involvement ~**quadrant** *m* abdominal quadrant (ɔ) ~**reflex** *m* abdominal reflex ~**schall** *m* tympany (i) ~**schwangerschaft** *f* intraperitoneal (i) *od* abdominal *od* ectopic (ɔ) pregnancy (e) ~**syndrom** *n* abdominal syndrome ~**tuberkulose** *f* abdominal phthisis ('θaisis) ~**typhus** *m* (Typhus) typhoid (ai) fever, enteric (e) fever, abdominal typhus (ai) ~**zyste** *f* abdominal cyst

abdominell abdominal (ɔ)

abdomino|anterior abdomino (ɔ)-anterior (iə) ~**genital** abdominogenital ('dʒe) ~**perineal** abdominoperineal (i) ~**posterior** abdominoposterior (iə) ~**skop** *n* abdominoscope ~**skopie** *f* abdominoscopy (ɔ), ventroscopy ~**skrotal** abdominoscrotal (ou) ~**thorakal** abdominothoracic (θɔ:'ræsik) ~**vaginal** abdominovaginal (ai) ~**vesikal** abdominovesical (e) ~**zentese** *f s* Bauchpunktion ~**zystisch** (Bauchhöhle u. Gallenblase betr.) abdominocystic (i)

abdrängen (Organ) to displace / *chir* to push aside

abdrehen (Gefäß, Nerv) to avulse (ʌ) ~**ung** *f* (Gefäß) avulsion (ʌ) / (Drehung) torsion

abdrosseln to ligate

Abdruck *m* (z B in Wachs) impression / (Abguß) cast / (Finger) print / (Gips) plaster (a:) cast ~**gips** *m* impression plaster (a:) ~**löffel** *m dent* impression tray ~**masse** *f dent* impression compound, Stent's mass *od* composition ~**paste** *f dent* impression paste ~**platte** *f dent* bite plate

Abducens *m* (Nerv) abducent (ju:) nerve, abducens ~**kern** *m* nucleus abducens ~**lähmung** *f* abducens paralysis ~**parese** *f s* ~**lähmung**

Abduktion *f* abduction (ʌ)

Abduktions|defekt *m* (Augapfel) defective abduction ~**fraktur** *f* abduction fracture ~**schiene** *f chir* abduction splint ~**stellung** *f* abducted (ʌ) position (i), abduction

Abduktor *m* (Abziehmuskel) abductor (ʌ) ~**enlähmung** *f* abductor paralysis

abdunst|en *Lab* to evaporate (æ) ~**ung** *f Lab* evaporation

Abduzens *m* (Nerv) abducent nerve, abducens ~**brücke** *f* petrosphenoid (i:) ligament ~**lähmung** *f* abducens paralysis ~**parese** *f* abducens nerve palsy (ɔ:)

abduzieren to abduct (ʌ), to put into abduction

Abe-Nährboden *m* Abe's culture (ʌ) medium (i:)

Abebben *n* (Epidemie) retrogression

Abegg ('a:bek)-**Regel** *f od* -**Gesetz** *n* Abegg's rule

Abel-Loewenberg ('a:bəl'lø:vənberk)-**Bazillus** *m* Abel's bacillus, Klebsiella ozaenae

Abelin ('a:bəli:n)-**Salvarsannachweis** *m* Abelin's reaction

Abendanstieg *m* (Fieber) evening rise of temperature

Abercrombie (æbə'krʌmbi)-**Syndrom** *n* Abercrombie's degeneration *od* syndrome

Abernethy (æbə'neθi)|-**Faszie** *f* Abernethy's fascia ε-**Operation** *f* Abernethy's operation

aberr|ans (von der gewöhnlichen Form abweichend, abartig) aberrant (e) ~**ant** aberrant (e)

Aberratio *f anat* aberration, aberratio ε **lactis** aberratio lactis ε **mammae** aberratio mammae ε **menstruorum** vicarious menstruation ε **testis** aberratio testis

Aberration *f opt* aberration **chromatische** ε chromatic a. **chromosomale** ε chromosome *od* chromosomal a. **distantielle** ε distantial a. **sphärische** ε spherical (e) a.

Aberrationsmesser *m opt* aberrometer

aberrierend aberrant (e)

Abetalipoprotein|ämie *f* ε-Syndrom ε-**Syndrom** *n* a-beta-lipoprotein[a]emia, Bassen-Kornzweig ('bæsən-'kɔːntsvaik) syndrome

Abfall *m* (Schuppen) falling ' off / (Gewicht) loss of weight / (Fieber) fall / (Ebene) slope, declivity (i) / (Rückstand) residue (e) / (Verlust) waste / radioaktiver ε radioactive waste / (Rückgang) drop (von from, auf to) / ε**beseitigung** *f* disposal (ou) of refuse *od* waste

abfallen (mager werden) to lose weight / (Schuppen) to drop *od* to fall off / (Fieber) to fall, to subside (ai) / (Knochenfläche) to slope, to incline (ai) / (Leukozytenzahl) to fall / (weniger werden) to decrease / (Druck) to go down, to drop, to sink / (Nabelschnur) to drop off / (Kurve) to flatten ~**d** (Knochenfläche) sloping (ou) / (Schuppen) falling off, scaling, peeling, desquamative, exfoliative (ou) / (Fieber) decreasing / (Geschwürsrand) shelving

Abfall|produkt *n* waste product (ɔ) / (Nebenprodukt) by-product ε**schale** *f* waste-pan, waste-dish ε**stoff** *m* waste product (ɔ) *od* material (iə) / *phys* waste matter (æ)

ab|fangen (ausgleichen, abfedern) to cushion (u) off / (Begleitwirkung) to screen out ~**färben** to lose colo[u]r / (Exanthem) to fade [away], to pale ~**faulen** (Zahn) to decay (ei), to rot off *F* ~**feilen** (Zahn) to file off ~**fetten** (Flüssigkeit) to remove *od* skim off the fat *od* grease ~**fiebern** (Patient) to return to normal [the patient's temperature] ε**fieberung** *f* decline (ai) of temperature, defervescence / (langsame) lysis (ai) / (schnelle) crisis (ai) ~**filtern** *Lab* to filter off ε**filterung** *f Lab* filtration, filtering off ~**filtrieren** *Lab s* ~filtern ~**flachen** *vi* to slope, to flatten, to decline (ai) / *vt* to flatten, to applanate (æ) ε**flachung** *f* (auch anat) slope, decline, applanation, flattening / (EKG) flattening / (T-Zacke) lowering and broadening T wave ~**flauen** (nachlassen) to subside (ai) / (Fieber) to decline / (Exanthem) to fade ε**flauen** *n* (Nachlassen) (Krankheit) subsiding (ai), subsidence (ʌ) / (Fieber) decline (ai), fall / (Exanthem) fading ~**fließen** to run off, to drain [off] / (Blut) to

---

drain off / (Fruchtwasser) to escape (ei), to run off / ~ lassen to drain

Abfluß *m* outflow, flowing (ou) off / *chir* drainage (ei), discharge / (starker Abgang) defluxion (ʌ) / (Abgang *z B* Urin) passage, passing (a:) / menstrueller ε menstrual flow / ε der Aktivität discharge of activity ε**behinderung** *f* obstruction ε**hemmung** *f* (*z B* Galle) blocked drainage, obstruction (ʌ) ε**hindernis** *n* (*z B* Galle) obstruction, barrier (æ), obstructed (ʌ) secretion (i:) ε**öffnung** *f chir* passage, issue / *Lab* outlet / *anat* opening, passage ε**störung** *f* flow impairment ε**verzweigung** *f* tributary (i) vessel ε**weg** *m* excretory (i:) duct (ʌ) *od* way *od* passage

Abformmassen *f pl dent* impression compounds

abfrieren (Zeh, Ohr) to be frostbitten (ɔ) / (völlig) to drop off [from frostbite]

Abfuhr *f* **der Affekte** affective discharge

Abführemulsion *f pharm* laxative emulsion (ʌ).

abführen to carry off / (laxieren) to open *od* move *od* loosen (u:) the bowels (au), to produce evacuation, to purge / to give a laxative *od* purgative / mäßig *od* mild ~ to keep the bowels moderately (ɔ) open / tüchtig ~ to open the bowels freely ε *n südd s* Darmkatarrh / moving of the bowels, purgation, catharsis / übermäßiges ε hypercatharsis ε **u.** Erbrechen *n* (zugleich) emetocatharsis ~**d** *pharm* aperient (iə), purgative, laxative, cathartic / (Nervenbahn) efferent / (Drüsengang) excretory (i:) / übermäßig ~ hypercathartic

Abführ|kur *f* aperient (iə) treatment ε**mittel** *n pharm* purgative, aperient / (mildes) opening medicine, laxative / (schnell wirkendes) rapid-acting laxative / (starkes) cathartic / *mil sl* number nine ε**pillen** *f pl pharm* laxative pills / pflanzliche ε vegetable (e) cathartic pills ε**salz** *n pharm* saline (ei) cathartic *od* purge, laxative salt ε**tabletten** *f pl pharm* laxative tablets (æ) / pflanzliche *od* vegetabilische ε vegetable (e) laxative tablets ε**tee** *m pharm* laxative tea ε**wässer** *n pl* saline (ei) laxatives

abfüllen to fill into ampoules *od* bottles

abfüttern (polstern) to pad

Abgabe *f* output; excretion (i:); production (ʌ) / (Urin) urinary (juə) output / (Drüse) output, secretion, production, excretion / *chem* release (Strahlen) dissipation, emission, emanation / (Wärme) dissipation / (Arzneimittel) dispensing ε**ort** *m* (Plastik) *chir* donor (ou)-site

Abgang *m* (Blut) loss, drainage (ei) / (Schleim, Eiter) discharge / (Arterie) exit; origin (Stein) passage, discharge / (Sekret) secretion, excretion / (Urin) passing (a:), micturition (i) / (Stuhl) passage, evacuation / (Tod) exit, decease (i:) / (Geburt) expulsion (ʌ) / (Fruchtwasser) passage / (Liquor) leak / ε von (durch Pigmente) dunkelgefärbtem Stuhl melanorrhagia (ei)

abgearbeitet worn out, run down *F*

abgeben to deliver / (Sekret) to secrete (i:) / (ausscheiden) to excrete (i:), to give off / (Gefäßzweig usw) to give off, to branch off / *chem physiol* to release

abgebogen (Sonde) elbowed

abgebrochen (Knochen) broken (ou)

---

abgeflacht (Knochen, Schädel) flattened, flat / (T-Welle) flattened

Abgeflogensein *n pathol* (Aeroneurose) aeroneurosis, aerasthenia

abgegrenzt (*Tumor usw*) walled off, encapsulated / (umschrieben) delimited (i), circumscribed, localised / (bestimmt) defined (ai) / (wie in einem Sack liegend) sacculated / klar ~ (gut zu unterscheiden) well-defined (ai)

abgehackt (Sprache) staccato (a:)

abgehen (Stein) to be discharged *od* evacuated (æ) / (Gefäß, Nerv) to branch off, to give off / (mit dem Urin) to be passed in the urine (juə)

abgekapselt encapsulated, encysted, sacculated, walled off

abgeknickt (Knochen, Gefäß) kinked / (Knochen) partially fractured

abgeleitet derived (ai) (von from) (der.)

abgemagert (abgezehrt) emaciated (ei) / er ist ~ he has got thin, has lost weight / zum Skelett ~ reduced (ju:) to a skeleton (e)

abgeplattet flattened

abgerissen (Sprache) incoherent (iə)

abgesackt sacculated / (heruntergeglitten, gesunken) sagged (sægd), dropped, sunken

abgeschirmt *röntg* screened, shielded (i:) / (geschützt) protected

abgeschlagen tired out, exhausted (ɔ:), fatigued (i:), weary (iə) ε**heit** *f* exhaustion (ɔ:), weariness (iə), fatigue (i:), lassitude, languor, languidness, weakness ε**sein** *n s* ε heit

abgeschwächt (Atemgeräusch) diminished (i) / (Schmerz) mitigated (i) / (Säure) diluted / (Wirkung) weakened / (verdünnt) attenuated (e) / (Viren) weakened, weak

abgesetzt *röntg* outlined, well defined (ai) / (scharf abgesetzt) clearly outlined

abgesondert secreted (i:), excreted (i:) / (Patient) isolated (ai) *s* absondern

abgespalten split [off], separated

abgespannt tired out, exhausted (ɔ:), fatigued (i:), worn out ε**heit** *f* exhaustion (ɔ:), lassitude, tiredness, fatigue (i:) ε**sein** *n s* ε heit

abgesprengt (Knochenstück) detached, burst [off], broken off

abgestorben lifeless (ai), dead / (Nerv) devitalised (ai) / (Glieder) numb (nʌm) / (Gewebe) dead, necrotic (ɔ), necrosed (e) ε**sein** *n* (Gewebe) necrosis / (Eingeschlafensein) numbness ('nʌmnis) / (Erstarrung) torpor

abgestoßen cast off, desquamated

abgestuft graduated (æ), graded (ei)

abgestumpft *ps* dull, indifferent, apathetic (e) ε**sein** *n ps* dullness (ʌ), apathy (æ), indifference

abgetötet (Viren) dead (e), killed

abgezehrt emaciated (ei)

abgießen *Lab* to decant, to pour off / (in Gips) to cast

abgleiten to slip ε *n* (Bulbus) deviation

abgraten *chir* to trim off

Abgrenz|barkeit *f* (bes Tumor) possibility (i) to palpate (æ) the borders of a tumo[u]r ~**en** to mark the limits (i), to outline, to demarcate (i:), to define (ai) / (Diagnose) to differentiate / (Organ) to delimit (i), to outline ε**ung** *f* marking the limits (i), demarcation, defining (ai) / (Diagnose) differentiation, elimination

Abguß *m* (Gips, Wachs) mo[u]ld (ou),

cast, copy (ɔ) / (Harnkanälchen) cast / (Abgießen) pouring out, decanting

Abhang m (Neigung, Clivus) anat incline (ai), clivus (ai), slope

abhängig (Arzneimittel) dependent (e) (von on) ₂**keit** f dependence / ₂ von Arzneimitteln drug dependence ₂**keitsambivalenz** f ps affective ambivalence

Abhärtung f hardening, inuring (injuərin) (gegen to) ₂**skur** f toning-up od hardening treatment

abhäuten vt to skin / (Frucht) to peel / vi (abschilfern, bes Haut) to desquamate (e)

abheb|bar (Häutchen) detachable, separable ~**en** (Haut) to lift / (mit Pipette) to siphon (ai) / (sich abheben gegen Umgebung) to become marked od defined (ai), to contrast (a:), to stand out / (sich unterscheiden) to differ ₂**en** n (Nägel) looseness

abheil|en to heal [completely] / derm to clear / (Wunde) to close / (mit Narbe) to scar over ~**end** (nur Geschwür) healthy ₂**ung** f [complete] healing / (Wunde) healing up / ganz zur ₂ bringen to produce a complete cure

Abhilfe f help, relief (i:), redress / (Fehler) correction / (Erleichterung) alleviation / (Mittel) remedy (e) ₂**maßnahmen** f pl remedial (i:) measures

abhorchen to listen ('lisn) (etwas to) / (Herztöne usw) to auscultate (ɔ:), to sound ₂ n auscultation (von of), listening ('lisnin) (von to)

abhören (Lunge) to auscultate (ɔ:), to examine (æ) ₂ n (Lunge) stethoscopy (ɔ), auscultation

abhusten to cough (kɔf) up, to cough out, to expectorate

Abietin n abietin (ai), coniferin (i) ₂**säure** f abietic acid

Abio|genese f abiogenesis, spontaneous generation ~**genetisch** abiogenetic (e), abiogenous (ɔ) ₂**physiologie** f (Lehre von den chemischen Vorgängen im Körper, bes anorganischer Art) abiophysiology (ɔ) ₂**se** f, ₂**sis** f (Fehlen der Lebensvorgänge, Tod, Unbelebtsein) abiosis ~**tisch** abiotic (ɔ) ₂**trophia** f (fehlende od mangelnde Widerstandskraft, Nachlassen der Lebenskraft) abiotrophy (ɔ), abionergy (ɔ), hypotrophy (ɔ) / ₂ retinae retinal abiotrophy ₂**trophie** f abiotrophy (ɔ), trophic (ɔ) failure (ei) ~**trophisch** abiotrophic

abirren (Strahlen) to deviate (i:) / to stray

Abirritans n pharm abirritant

Abirrung f deviation, aberrance (e), aberrancy (e), aberration

abiuret (biuretnegativ) abiuretic (e), abiuret (ei'baijuəret)

abkappen chir to cut off, to top off, to resect

abkapsel|n vt (z B Eiterherd) to seal off, to wall off / v refl to become encapsulated od walled off / (Parasit) to get encysted ₂**ung** f encapsulation, encystment

Abkauen n dent abrasion, abrasio dentium

abklär|en Lab vt to clarify (æ) / to filter, to strain / vi to clear ₂**gefäß** n Lab decanter, decanting vessel od flask (a:) ₂**mittel** n Lab clarifying agent (ei) ₂ **ung** f Lab clarification / filtration, straining

Abklatsch|geschwür n kissing ulcer (ʌ) ₂**karzinom** n contact cancer ₂**knoten** m kissing nodule (ɔ) ₂**krebs** m contact cancer ₂**metastase** f contact metastasis ₂**präparat** n klatsch (æ) preparation, impression preparation ₂**ulkus** n kissing ulcer

abklemmen to clamp, to strangulate (æ) / (Blutung) to control (ou) ₂ n clamping, squeezing, strangulation / control (ou) / (völlig) cross-clamping, total occlusion

abklingen (Krankheit) to subside (ai), to pass off / (Ekzem, Symptom) to fade [away], to disappear / (Schmerz) to ease off / (Anästhesie) to wear (ɛə) off / (Fieber) to decrease, to go down / (Ton) to fade ₂ n catabasis (æ), subsiding (ai), subsidence (ai) / (Exanthem) deflorescence / (Fieber) defervescence / (Schwellung) decrease (i:) / (Infekton) decubation / zum ₂ bringen to check gradually (æ) ~**d** subsiding (ai), catabatic (æ) [s abklingen]

Abkling|quote f subsidence rate ₂**vorgang** m (Isotopen) decay process ₂**zeit** f time constant

abklopfen (Lunge) to percuss (ʌ), to tap ₂ n percussion

abknick|en to crack, to snap off / (Darm) to kink ₂**ung** f (Knochen) cracking, snapping / (Darm) doubling (ʌ), kinking / (Winkelbildung) angulation / (Knochenbruch) greenstick fracture / (Uterus) flexion / ₂ des Ductus cysticus kinking of the cystic duct ₂**sfraktur** f greenstick fracture

abkoch|en pharm to decoct / (Milch) to boil, to scald (ɔ:) / (Instrumente) to sterilise (e), to boil / (Wasser) to boil ₂ n decoction (ɔ) ₂**ung** f pharm decoction (ɔ), apozem (æ)

Abkömmling m chem derivative (i)

abkratzen (mit Instrument) to scrape off

Abkühl|apparat m Lab cooler ~**en** vt to cool [down]; (nach Kochen) to cool; (unter Zimmertemperatur) to chill; (nahe Gefrierpunkt) to refrigerate / vi ps to calm down ₂ s vt; nach ₂ on cooling ₂**mittel** n s Abkühlungsmittel ₂**ung** f cooling [down], refrigeration / (eines Menschen) exposure (ou), chilling

Abkühlungs|fläche f cooling surface ₂**mittel** n pharm refrigerant (i), cooling agent ₂**raum** m refrigerating (i) room od chamber (ei) ₂**zeit** f cooling period (iə) od time

Abl. = Ableitung f (EKG) lead

Ablactatio f s Ablaktation

ablager|n vt to deposit (ɔ), to store [up] / vi to be deposited od stored ₂**ung** f deposition, deposit (ɔ) / (Steine) concretion (i:) / (Farbstoff) absorption / (Kalziumsalze) calcinosis (ɔ) / (Vorgang) sedimentation; (Satz) sediment (e) ~**ungskrankheit** f deposition disease

Ablaktation f ablactation, weaning (i:)

ablassen (Eiter, Exsudat) to remove, to drain, to let off / (Erguß, Aszites) to tap ₂ n (z B Exsudat) puncture, tapping, puncturing, syringing (i), withdrawal (ɔ:)

Ablastin n ablastin

Ablatio f (Absetzen) chir ablation, removal (u:), amputation, extirpation / (Netzhaut) detachment / s Absetzen / ₂ mammae mastectomy / ₂ placentae ablatio placentae / ₂ retinae detachment of the retina

Ablauf m (Krankheit) course / Lab sink,

waste-pipe / (Vorgang) process (ou), development / (Reihenfolge) sequence (i:) / (Ausgang) result

Ableger m (Schößling) shoot / (Tumor) metastasis, secondary growth, daughter-growth

ableiten to derive (ai) / (herleiten) to deduce (ju:) / (Richtung) to divert, to lead off / ps to re-channel (æ) / (Eiter) to drain / (auf den Darm) to drain [through the bowels] / chem to derive / (Flüssigkeit) to draw off, to drain / (EKG) to lead / anat to derive ~**d** pharm antileptic, derivative (i), revulsive (ʌ) / (Harnweg) efferent

Ableitmittel n pharm revulsant (ʌ)

Ableitung f chem derivation / (Eiter) drainage / (EKG) lead (i:) / (Extremitäten) limb lead / (Psychoanalyse) abreaction (æ) **bipolare** ₂ bipolar lead ₂ **auf dem Darm** elimination through the bowels (au) **direkte** ₂ direct lead **indirekte** ₂ indirect lead **präkordiale** ₂ precordial lead, chest lead **unipolare** ₂ unipolar lead ₂ **vom linken Unterschenkel** left-foot lead

Ableitungs|mittel n pharm derivative (i), derivant (e), revulsive (ʌ) ₂**punkt** m (EEG) lead position ₂**therapie** f treatment by derivatives od revulsives, derivative treatment

ablenk|en to divert / (Strahlen) to deflect (von from, nach to) ₂**barkeit** f ps distractibility ₂**er** m elektr deflector ₂**ung** f deviation / (der Blickrichtung) vergence (ɔ:), vergency / (Strahlen) deflection / ps distraction / (nach außen) exodeviation ₂**ungstherapie** f diversional therapy

Ablepharie f ablepharon (e), ablepharia (εə), ablephary

Ablepsie f ablepsia, blindness

ablesen (Skala, Fieber) to read [off] / (Läuse) to gather, to pick off / (von den Lippen) to lip-read ₂ n reading / (vom Mund) lip-reading, labiomancy (ei)

Ablesung f reading

Ablochvorlage f computerised case sheet

ablösbar separable / (Verwachsung) detachable

ablösen vt chir to cut off, to amputate, to sever (e) / (ersetzen) to replace / (Haut) remove, to strip / (Verwachsung) to loosen, to detach / (Nachtwache) to relieve (i:) / stumpf ~ chir to free without cutting / v refl (Haut) to peel [off], to scale; (Schicht) to detach

Ablösung f (Retina) detachment / loosening / (Haut) peeling / (Exkoriation) excoriation / chir amputation, sublation, ablation / (Placenta) separation / partielle ₂ partial separation / vorzeitige ₂ premature separation / (Ei) detachment, shedding

abmager|n to grow od get thin, to lose weight ₂**ung** f loss of weight, weight reduction (ʌ) / (starke) emaciation / (äußerste) ₂ skeletisation

Abmagerungs|diät f reducing diet (ai) ₂**kost** f reducing diet ₂**kur** f hunger (ʌ) cure, slimming cure ₂**mittel** n pharm weight-reducing od slimming preparation

abmeißeln to chisel (i) off

abnabeln to tie and cut the umbilical (i) cord

Abnabelung f omphalotomy, ligation and severance (e) of the cord

abnagen (auch pathol) to gnaw (nɔ:) off

3

Abnahme f chir amputation, cutting off / (von Blut) withdrawal / (Erregung) remission / (Fieber) decline, remission, fall / (Gedächtnis) failing / (Gesundheit) decline (ai) / (Gewicht) loss / (Körper [nach Wachstum]) degrowth / (Kraft) loss / (Schwellung) decrease / (Verband) removal (u:) / (Verringerung) decrease, diminution, drop

abnehmen chir to amputate, to cut off, to sever (e) / (dahinsiechen) to waste / (Epidemie) to be on the decline, to subside (ai) / (Fieber) to decline (ai), to fall / (Gedächtnis) to be failing / (Geschwulst) to go down, to decrease / (Gesundheit) to fail / (Gewicht) to lose weight / (Immunität) to wear (ɛə) off / (Körper) to grow thin od thinner / (Proben) to obtain / (Schmerz) to lessen, to abate (ei) / (Verband) to remove, to take off ʒ n (Gewicht) weight reduction (ʌ) ~d decreasing / (Kurve) descending, falling / (Fieber) subsiding (ai), falling

Abneigung f ps dislike (gegen of), disinclination, aversion (gegen to), antipathy (i) (gegen to) / ʒ gegen junge Mädchen ps parthenophobia / ʒ gegen Kinder ps p[a]edophobia

abnorm abnormal, anomalous (ɔ), irregular, exceptional ʒalität, geistige f abnormality of mind ʒität f anomaly (ɔ), abnormality, abnormity / (Wachstum) deformity / ps perversion

Abnutzung f wear (ɛə) / (Knorpel, Zähne) detrition (i) / (Gelenk) attrition (i) / ʒ erzeugend (bes Haut) abrasive (ei)

Abnutzungs|arteriosklerose f sclerosis due to overstrain ʒeffekt m fall-off in effect ʒerscheinung f sign of overstraining / (Gelenk) appearance of attrition ʒpigment n lipochrome (i), wear (ɛə) and tear (ɛə) pigment ʒprozeß m (Gelenke) wearing process ʒquote f wasting (ei) quota, coefficient of wear

aboral aboral, remote from the mouth

Abort m lavatory (æ), privy (i) / (Latrine) latrine (i:) (lat)

Abort m (Fehlgeburt) abortion, miscarriage / (Tiere) warping (ɔ:) / abgelaufener ʒ complete a. ampullärer ʒ ampullar (ʌ) a. angezeigter ʒ therapeutic (ju:) od justified a. artifizieller ʒ artificial a. aufeinanderfolgende ʒe consecutive (e) a. beginnender ʒ incipient a. drohender ʒ imminent od impending a. embryonaler ʒ embryonic a. einsetzender ʒ incipient (i) a. fetaler ʒ f[o]etal a. fieberfreier od fieberloser ʒ afebrile (e) a. früher (i) a. habitueller ʒ habitual (i) a. indizierter ʒ justifiable (ʌ) od therapeutic (ju:) a. induzierter ʒ induced od artificial a. infektiöser ʒ infectious a. / vet infectious od epizootic a. ʒ innerhalb der ersten drei Empfängniswochen ovular (ou) a. krimineller ʒ criminal (i) a. künstlicher ʒ artificial (i) a., induced (ju:) a. ovulärer ʒ ovular (ou) a. protrahierter ʒ protracted a. provozierter ʒ induced a. septischer ʒ septic a. spontaner ʒ natural od spontaneous (ei) a. therapeutischer ʒ therapeutic a. tubarer ʒ ampullar (ʌ) od tubal a. unfallbedingter ʒ accidental a. unvermeidbarer ʒ inevitable a. unvollständiger ʒ incomplete a. verhaltener ʒ missed a. vollständiger ʒ (Abortus completus) complete a. vorsätzlicher ʒ criminal a.

zervikaler ʒ cervical abortion / einen ʒ herbeiführen od einleiten to induce od produce an abortion / einen ʒ haben to have a miscarriage, to miscarry

Abort|auslösung f induction of abortion ʒausräumung f curettage (kjuə'retidʒ), curetting ~einleitung f induction (ʌ) of abortion

abortieren (fehlgebären, eine Fehlgeburt haben) to miscarry, to have an abortion od a miscarriage, (selten) to abort ~d causing abortion, abortifacient (ei), abortive

abortiv abortive ʒbehandlung f abortive treatment ʒform f abortive form ʒkur f abortive treatment ʒmittel n pharm abortifacient (ei), abortive / ecbolic (ɔ) ʒum n pharm s ʒ mittel

Abort|kürette f ovum curette ʒlöffel m abortion scoop ʒneigung f tendency to abortion

Abortus m s Abort ʒ Bang (baŋ) m vet Bang's disease, contagious abortion of cattle

abort|verursachend abortive, ecbolic (ɔ) ʒzange f ovum ('ouvəm) forceps pl / Winter's forceps pl ʒzeit f initiation-to-abortion time, I-A time, IAT

ABO|-System n (Blutgruppen) ABO [blood group] system ʒ-Unverträglichkeit f ABO incompatibility

abpipettieren to draw off od remove by means of a pipet[te]

abplatt|en (auch anat) to flatten ʒung f flattening

abpräparieren to remove

abpressen (Gefäß) to compress ʒ n (Gefäß) compression

Abpufferung f buffering (ʌ)

abpumpen to pump off, to draw off, to drain / (hebern) to siphon (ai) off / (Milch aus Brust) to pump off

Abpunktieren n (Bluterguß) tapping [of a h[a]ematoma]

Abquetsch|bruch m crush (ʌ) fracture ʒpunkt m (Gefäß) pressure point

Abrachie f abrachia (ei), armlessness

Abrachiozephalie f abrachiocephalia

Abraham ('eibrəhəm)-**Zeichen** n Abraham's sign

Abrams ('eibrəms)-**Reflex** m (Herz) Abrams' heart reflex / (Lunge) Abrams' [lung] reflex

Abrasio f abrasion, abrasio ('reiʃiou), scraping off / (Uterus) curettage (kjuə'retidʒ) / eine ʒ vornehmen to do an abrasion / ʒ corneae (Hornhautabschabung) abrasion of the cornea, corneal abrasion / ʒ dentium tooth abrasion, abrasio dentium

Abräumfunktion f physiol clearing function

abreagier|en to abreact ʒ n abreaction ʒung f ps abreaction

Abreaktion f abreaction ʒ- abreactive

abreiben vt v refl to rub off / (abschürfen) to chafe, to abrade (ei) / (mit Tupfer) chir to swab (ɔ) / (Körper) to apply a friction, to rub down / (kalt abreiben) to give a cold rubbing down

Abreibung f rubbing down, friction, sponging (ʌ) / (mit Alkohol) alcohol (æ) rub / (mit Schnee) snow-friction / (Knorpel) attrition (i) / warme ʒ warm sponge-bath

Abreissband n tear-off strip

abreißen vi (Faden) to break / (Sehne) to tear (ɛə), to avulse (ʌ) / (Thrombus) to

dislodge (ɔ) / (Verband) vt to tear off ʒ n (Iris) iridodialysis (æ)

Abrieb m abrasion

Abriß m tear (ɛə), rupture (ʌ), detachment, separation / (Nabelschnur) rupture ʒbruch m s ʒfraktur ʒfraktur f chir strain fracture, avulsion (ʌ) fracture ʒstelle f chir zone (zoun) of detachment

abrollen (Fuss beim Gehen) to walk in heel-to-toe fashion

ABR-Probe = Abortus-Bang-Ringprobe f abortus-Bang-ring test, ABR test

abrunden chir to round

Abrutsch m (Knochen, Fraktur) slipping [off] ~en (Knochenenden) to slip off, to glide off

abs = absolut absolute, abs

absacken (abteilen) (bes anat u pathol) to encyst, to sacculate / (Kreislauf) to get feeble, to break down / (sinken) to sag

Absackung f anat, pathol sacculation, encystment / (Eiterung) sacculation / (Kreislauf) breaking down / (Sinken) sagging

absägen (Knochen) to saw off / schräg ~ (Knochen) to bevel (e)

absättig|en chem to saturate (æ) / to neutralise (ju:) ʒung f saturation ʒungsversuch m nach Castellani Castellani's absorption test

absäuern chem to acidify (i), to acidulate (i)

Absaug|drainage f suction (ʌ) drainage ~en (z B Exsudat) to draw off, to withdraw, to aspirate, to drain, to remove by suction / (Flüssigkeit) to draw off / (Magensaft) to aspirate (æ) / (mit Pumpe) to pump off / (auch Lab) to siphon (ai) off ʒen n (Exsudat usw) aspiration, withdrawal (ɔ:) / (z B aus Trachea) suction, suctioning / (aus dem Thorax) aspiration of the chest / (mit Mund) sucking / pumping off

absäugen (entwöhnen, Kind absetzen) to wean ʒ n (Kind) ablactation

Absaug|er m (Absaugvorrichtung) hyg exhauster (ɔ:) / suction device, suction pump ʒgerät n aspirator ʒpumpe f aspirating pump ʒung f aspiration / ʒ aus der Trachea tracheal aspiration / ʒ (als Produkt) aspirate

abschab|en (Knochen) to scrape, to abrade (ei) / (Schuppen) to scrape off ʒ n scraping / (Trachom) grattage (græ'ta:ʒ) ʒsel n (zur mikrosk. Untersuchung) scrapings (pl) ʒung f chir scraping, abrasion

abschäl|en v refl to peel [off], to exfoliate (ou) ʒ n s Abschälung ʒfraktur f s Abschälungsfraktur ʒung f (Haut) peeling [off], exfoliation ʒungsfraktur f cleavage (i:) fracture ʒverfahren n feathering od peeling-off method

abscheiden vt (trennen) to separate / chem to precipitate (i), to separate, to deposit (ɔ) / (Drüse) to secrete (i:), to excrete (i:), to produce / (ausscheiden) to eliminate (i) / v refl to separate

Abscheidung f chem precipitation, depositing (ɔ) / physiol excretion (i:), secretion (i:) / (Trennung) separation / (Ausscheidung) elimination

Abscherung f avulsion

Abscheu m ps aversion (ə:), antipathy (i) (gegen, vor to)

abscheuern (Haut) to chafe, to excoriate (ɔ:), to abrade (ei)

abschienen (Schiene abnehmen) *chir* to take off a splint

abschilfer|n to exfoliate, to scale [off], to desquamate, to flake [off], to peel [off], to laminate (æ) **⁓ung** *f* scaling, desquamation, exfoliation, peeling, lamination / „nadelöhrförmige" ⁓ (bei Scharlach) "pin-hole" peeling **⁓ungszytologie** *f* exfoliative (ou) cytology

Abschirm|effekt *m* röntg screening effect **⁓en** *röntg* to screen, to shield, to protect (*gegen against*) / (Strahlen) to screen off (*gegen, vor from*) / (antibiotisch) to cover

Abschirmung *f röntg* screening, shielding (i:), protection (*gegen against*)

abschleifen (Zahn) *dent* to grind down

abschlingen (Polyp) to snare

Abschnitt *m anat* section, region, segment / halluzinatorischer ⁓ spell of hallucination

Abschnür|binde *f* tourniquet ('tuəˈnikei) **⁓en** (abbinden) (Gefäß) to ligature (i), to ligate (ai), to tie off / (Warze) to tie off / (Glied) to put a tourniquet ('tuəˈnikei) on a limb / (mit Schlinge) to snare / (zusammenschnüren) to constrict **⁓phänomen** *n* (Petechien nach Abbinden) bandage sign **⁓ung** *f* (Gefäß) ligature (i) / (Warze) tying off / (mit Schlinge) snaring / (Darm) strangulation / (Glied) compression by tourniquet ('tuəˈnikei) / (Zusammenschnürung) constriction / *embr* segmentation / amniotische ⁓ amniotic constriction **⁓ungsnekrose** *f* ischämische necrosis

abschräg|en (Knochen) *chir* to bevel (e), to slope, to chamfer **⁓ung** *f anat chir* bevel (e), slope, chamfer

abschrammen (Haut) to graze, to scrape

Abschreckungsmittel *n* deterrent (e), repulsive (ʌ) agent (ei) / (Insekten) repellent

Abschreibunfähigkeit *f ps* optic agraphia (æ)

abschupp|en to scale [off], to flake [off], to exfoliate (ou), to desquamate, to laminate (æ) **⁓ung** *f* scaling, desquamation, exfoliation, lamination / kleienartige ⁓ defurfuration, branlike scales ⁓- desquamative (æ), scaling, exfoliative (ou)

abschürf|en (*bes Haut*) to graze, to scrape, to excoriate (ɔ:) **⁓ung** *f* (*bes Haut*) abrasion, grazing, excoriation

abschwäch|en to weaken / (mindern) to lessen, to diminish (ʌ) / (Virus) to attenuate (e) **⁓er** *m chem* reducer / (Strahler) fader **⁓ung** *f* weakening, decrease / *chem, fotogr* reduction (ʌ) / (Schmerz) alleviation, mitigation / (Virus) attenuation / ⁓ des Stimmfremitus diminished vocal (ou) fremitus

abschwellen to subside (ai), to decrease, to shrink / (Geschwulst) to detumesce ⁓ *n* (Nachlassen einer Schwellung) detumescence, shrinking / subsidence (ʌ) **⁓d** subsiding (ai), decreasing, detumescent

Abschwemmung *f Lab* rinse

abseifen to clean with soap, to soap down

abseihen *Lab* to strain [off], to filter [off] ⁓ *n Lab* straining, filtration

Absence *f ps* absentia (æbˈsenʃiə), absence

absengen to singe (sindʒ) off

Absentia *f ps* absence (æ)

Absenz *f ps s* Absence

absetzen *vt chir* to remove, to amputate, to sever (e), to cut off / (im Gelenk) to disarticulate, to disjoint / (Behandlung) to discontinue, to stop / (Kind) to wean / (Mittel) to discontinue / *v refl* (Niederschlag) to deposit (ɔ), to precipitate, to settle ⁓ *n chir* removal, amputation, severing (e), ablative (ei) operation / (Kind) weaning, ablactation / (Niederschlag) precipitation, sedimentation, settling / (Mittel) discontinuation, withdrawal ⁓ **im Bereich der Diaphyse** amputation in continuity (ju:) ⁓ **im Gelenk** disarticulation, exarticulation, amputation in contiguity (ju:) ⁓ **im Knie** through-knee amputation ⁓ **im Lisfranc-Gelenk** Lisfranc's disarticulation *od* amputation

Absetz|ung *f s* Absetzen **⁓versuch** *m* withdrawal trial

abs. feb. = absente febre, ohne Fieber in the absence of fever, abs feb

absinken to sink, to drop, to descend / (absacken) to sag / (nachlassen) to subside (ai) / (Blutspiegel) to drop, to sink / (Druck) to decrease, to fall / zur Norm ⁓ to revert to normal ⁓ *n* (Seuche) downward trend / (Blutdruck) fall, falling, sinking / (Abnehmen) decrease / (Temperatur) drop, fall / (Absacken) sagging, sinking down

Absinth *m* absinth (æ), [artemisia (i)] absinthium **⁓ismus** *m s* ⁓vergiftung **⁓vergiftung** *f* absinthism (æ), absinth poisoning

absol. = absolut absolute, abs

absolut absolute **⁓werte** *m pl* absolute values (æ) *od* figures ('figəz)

absondern *vi* to suppurate (ʌ), to run *F* / *vt* (Drüse) to secrete (i:), to excrete (i:), to produce / (abteilen) to separate, to divide / (Filter) to discharge / (loslösen) to detach / (Patienten) to segregate, to isolate (ai) / (Exsudat) to exude (igˈzjuːd) **⁓d** (Drüsen) secretory (i:), secreting / (Eiter) excretory (i:) / (Eiter) discharging; suppurative (ʌ), running (ʌ) *F*

Absonderung *f* (Patient) isolation, segregation / (Drüse) secretion / (Eiter) discharge / (Ausscheidung) excretion / (Exsudat) exudation / (durch Membranen) transudation / merokrine ⁓ merocrine (e) secretion ⁓en aus der Nase nasal (ei) *od* nose secretion (i:) / schleimigeitrige ⁓ mucopus ('mjuː-kopəs) / wässrige ⁓ rheum (ru:m) **⁓stätigkeit** *f* secretory activitiy

Absorbens *n, pl* Absorbentia (absorbierendes Mittel) *pharm* absorbent, sorbefacient (ei)

absorbier|bar absorbable / nicht ⁓ non--absorbable **⁓barkeit** *f* absorbability **⁓en** to absorb **⁓end** absorbent

Absorption *f* absorption / schlechte ⁓ malabsorption / ungerichtete ⁓ random absorption / verzögerte ⁓ malabsorption

Absorptions|bereich *m phys* absorption band **⁓fähig** absorptive, capable of absorbing, absorbent **⁓fähigkeit** *f* power *od* capacity (æ) of absorption, absorbing capacity *od* power **⁓flüssigkeit** *f* absorption liquid (i) **⁓fördernd** sorbefacient (ei) **⁓hemmung** *f* malabsorption **⁓koeffizient** *m* coefficient (i) of absorption **⁓kurve** *f* absorption curve **⁓küvette** *f* absorption cell **⁓material** *n* absorbing material (iə) **⁓messung** *f*

absorptometry ⁓mittel *n pharm* absorbent **⁓spektrum** *n* absorption spectrum **⁓streifen** *m* absorption line **⁓vermögen** *n s* ⁓fähigkeit **⁓wärme** *f* absorption heat **⁓wert** *m* value of absorption

abspalt|en *chem* to split off; to set free **⁓ung** *f chem* splitting, fission ('fiʃən) / *embr* delamination / *ps* dissociation

abspann|en *ps* to relax **⁓ung** *f* fatigue (i:), exhaustion (ɔ:) / (Entspannung) relaxation, rest **⁓ungsgefühl** *n* [feeling of] lassitude

absplittern to splinter, to chip [off]

abspreizen (Muskel) to abduct (ʌ)

absprengen (Knochen) to divulse (ʌ), to splinter, to split off

Absprengung *f* (Knochen) divulsion (ʌ), splitting, splintering **⁓sbruch** *m* chip fracture

abspülen *Lab* to rinse under running water; to wash down with water

Abstammung *f* descent / (Stamm) strain / (Elternschaft) parentage (εə) / (Quelle) source / (Ursprung) origin (ɔ) / *chem* derivation **⁓slehre** *f* genetics (e) **⁓swahn** *m* delusion of grandeur, Mignon delusion

Abstand *m* (örtlich) distance / (zeitlich) interval / in größeren Abständen at longer intervals / in regelmäßigen Abständen at regular (e) intervals / ⁓ von Crista zu Crista intercristal distance / ⁓ zwischen den Spinae iliacae interspinous (ai) distance **⁓faktor** *m röntg* distance factor **⁓gleich** equidistant **⁓sgesetz** *n* inverse square law

abstehend *anat* prominent (ɔ), projecting / (Ohren) sticking *od* standing out

Absteppnaht *f* quilted [en pique] suture

Absterbe|faktor *m* lethal (i:) factor **⁓form** *f* form of necrosis

absterben (Gewebe, Glied) to become necrotic (ɔ) *od* devitalised (ai) / (Pflanze) to die / (gefühllos werden) to get numb (nʌm) ⁓ *n* (Tod) death / (Gewebe) necrosis / (Taubwerden) numbness (ʌ) / (Verfall) decay (ei) **⁓d** dying / (Gewebe) becoming necrotic (ɔ) / (verfallend) decaying (ei) / (gefühllos werdend) getting numb

Abstergens *n, pl* Abstergentia *pharm* abstergent

Abstill|dyspepsie *f* diarrh[o]ea ablactorum, dyspepsia in the weaning period (iə) **⁓en** (entwöhnen) (Kind) to wean **⁓en** *n* (Absetzen eines Säuglings) ablactation, weaning **⁓präparat** *n pharm* lactation inhibitor **⁓ung** *f s* Abstillen

abstimmen (*auch physiol*) to tune (*auf* to), to adjust (*auf* to) ⁓ *n* (*auch physiol*) tuning

abstinent abstinent, abstemious (i:), teetotal (ou) / ⁓ leben to be an abstainer (ei) *od* teetotaller (ou), to abstain

Abstinenz *f* abstinence / (Alkohol) temperance, teetotalism (ou) / sexuelle ⁓ sexual continence **⁓delir** *n ps* detoxication [delirium] **⁓erscheinung** *f* (*z B bei Morphiumentzug*) abstinence *od* withdrawal (ɔ:) symptom **⁓ler** *m* [total (ou)] abstainer, teetotaller **⁓syndrom** *n* abstinence syndrome, withdrawal symptoms

abstoßen to cast off, to shed / (Zähne) to push out / (Ei aus Follikel) to discharge / (Haut, *bes* Schlange) to slough (slʌf) /

(Transplantat) to reject / (Zellen) to shed / sich ~ to separate
Abstoßung f (Abstoßen) (Dezidua) deciduation / (Gewebe) casting off, shedding / (Haut) desquamation / (Schorf) separation, sloughing ('slʌfiŋ) / *ps* repulsion (ʌ) / (Rückstoß) rebound (au) / (Transplantat) rejection / immunologische ≈ immunological rejection
Abstraktion f *dent* abstraction
abstreichen (mit Tupfer) to swab (ɔ) / (mit Tuch) to wipe off
Abstrich m *mikrosk* smear (iə) / (Mandel) swab (ɔ) / (Vagina) smear ≈**öse** f platinum loop ≈**röhrchen** n throat-swab tube, culture (ʌ) tube, specimen (e) tube ≈**stäbchen** n throat spill ≈**tupfer** m swab
abströmen (Blut, Lymphe) to flow off
Abstufung f *Lab* serial dilution
Abstumpfung f (auch *ps*) dulling (ʌ), blunting (ʌ) / (Kegel) truncation / (Zustand) indifference
Absturz m rapid (æ) fall
abstützen (Patienten) to prop up / (Orthopädie) to support
Absud m *pharm* decoction, extract
abszedier|en to suppurate (ʌ), to form an abscess ~**end** abscess-forming ≈**ung** f formation of an abscess, abscess--formation, suppuration
Abszeß m abscess / (Furunkel) furuncle ('fjuərʌŋkəl), boil *ein vor dem Durchbruch stehender* ≈ a mature[d] (juə) a. ≈ *der Bartholin-Drüse* bartholinian a. ≈ *der Brustdrüse* mammary a. ≈ *im äußeren Gehörgang* aural (ɔ:) a. *anorektaler* ≈ anorectal a. *appendizitischer* ≈ appendiceal *od* appendicular a. *Bartholini-*≈ bartholinian a. *bilharziöser* ≈ bilharziasis a. *biliärer, biliogener, cholangiogener od cholangitischer* ≈ cholangitic a. *epiduraler* ≈ epidural a. *epiploischer* ≈ epiploic a. *extraduraler* ≈ extradural a. *follikulärer* ≈ follicular a. *gangränöser* ≈ gangrenous a. *helminthischer* ≈ helminthic a. *heißer* ≈ hot a. *hypostatischer* ≈ gravitation *od* hypostatic a. intradural *od* intradural a. *ischiorektaler* ≈ ischiorectal a. *kalter* ≈ cold a., tuberculous a.; *kalter* ≈ *nach Spondylitis tuberculosa* a. from Pott's disease of the spine *käsiger* ≈ caseous ('keisjəs) a. *metastatischer* ≈ metastatic a. *otogener* ≈ otic (ou) a. *palatinaler* ≈ palatal a. *paradentaler* ≈ paradental a. *parametraner* ≈ parametric (e) a. *paranephritischer* ≈ paranephritic (i) a. *parasitenenthaltender* ≈ verminous (ə:) a. *periapikaler* ≈ periapical (æ) a. *perinephritischer* ≈ perinephritic a. *periodontitischer* ≈ periodontal a. *periproktischer od periproktitischer* ≈ periproctic a. *perisinuöser* ≈ perisinu[ou]s (ai) a. *perityphlitischer* ≈ perityphlitic a. *periureteraler* ≈ periureteral a. *periurethraler* ≈ periurethral a. *retropharyngealer* ≈ retropharyngeal a. *retrozökaler* ≈ retroc[a]ecal (i:) a. *septischer* ≈ metastatic a. *skrophulöser* ≈ tuberculous a. *steriler* ≈ sterile a. *subareolarer* ≈ subareolar a. *subdiaphragmatischer* ≈ subdiaphragmatic a. *subduraler* ≈ subdural (ju) a. *subkutaner* ≈ subcutaneous a. *submammärer* ≈ submammary a. *submuköser* ≈ submucous a. *subperiostaler* ≈ subperiosteal a. *subphrenischer* ≈ subdiaphrag-

matic *od* subphrenic (e) a. *sympathischer* ≈ sympathetic a. *tuberkulöser* ≈ tuberculous a., cold a. *tympan[it]ischer* ≈ tympanitic a. ~**bildend** abscess-forming ≈**bildung** f suppuration, abscess formation ≈**höhle** f abscess cavity (æ) ≈**kern** m centre [*US* center] of an abscess ≈**lanzette** f abscess lancet (a:) ≈**membran** f s ≈**wand** ≈**messer** n abscess knife ≈**wand** f pyogenic (e) membrane, wall of an abscess
abtast|en to palpate (æ) / (mit dem Finger) to feel (*nach for*) ≈**ung** f *radiol* scan[ning]
„**Abtau“-Zeichen** n melting sign
Abteilung f department (dept), division (i) / (Krankenhaus) department, ward *ambulante* ≈ outpatient department (OPD) *chirurgische* ≈ department of surgery (ə:) *geburtshilfliche* ≈ department of obstetrics (e) *innere* ≈ medical department *neurochirurgische* ≈ neuro (juə)-surgical department *orthopädische* ≈ department of orthop[a]edics (i:) *pathologische* ≈ department of pathology (ɔ) *poliklinische* ≈ outpatient department (OPD) *werkärztliche* ≈ factory medical centre *od* department
Abteilungs|- departmental ≈**arzt** m chief physician (i) *od* surgeon (ə:) [of a department], ward physician *od* surgeon, senior house officer ≈**schwester** f ward nurse ≈**visite** f ward round
Abt-Letterer-Siwe ('abt-'letərər-'zi:və)-**Syndrom** n Letterer-Siwe syndrome
abtöt|en (Bakterien, Würmer) to kill, to destroy (ɔi) / (Schmerz) to deaden (e) / (Nerv) *dent* to kill / (betäuben) to an[a]esthetise (æ'ni:sθitaiz) ≈**ung** f killing, destruction (ʌ), deadening (e) [*s* abtöten]
abtrag|bar *chir* resectable ~**en** *chir* to remove (u:), to cut away / (Glied) to amputate (æ), to ablate (ei) / (Gelenk) to resect ≈ *s* Abtragung ≈**ung** f *chir* removal (u:), ablation, resection, amputation, sublation
Abtransport m evacuation / *physiol* removal (u:)
abtreib|en (Abort) to induce (ju:) *od* to cause abortion, to start *od* bring on a miscarriage / (Würmer) to expel ~**end** (Abtreibung verursachend) abortive, inducing miscarriage, abortifacient (ei), ecbolic (ɔ) ≈**er[in]** m (f) abortionist ≈**ung** f (Abort) abortion (*s* Abort) / (Würmer) expulsion (ʌ) ≈**ungsmittel** n *pharm* abortifacient (ei), abortive, ecbolic (ɔ) / (Würmer) expulsive (ʌ) drug, vermicide (ə:)
abtrenn|bar *chir* separable, severable (e) ~**en** to separate / (Glied) to remove, to cut off, to amputate / (im Gelenk) to disarticulate (i), to disjoint / (Strang, Adhäsion) to detach, to resect, to cut, to sever (e) / (teilen) to disconnect, to separate the connection / (mit Zentrifuge) to separate [by centrifuging] / ≈ *n s* Abtrennung ≈**ung** f separation / (Glied, Organ) removal (u:), abscission (æb-'siʒən), cutting off, amputation, resection, severing (e) / (im Gelenk) disarticulation / (Lösung) detachment
Abtropf|schale f *Lab* draining dish ≈**ständer** m *Lab* drip-tray, draining rack
abtupfen to dab, to swab (ɔ)
Abulia f *s* Abulie

Abulie f (Willensschwäche) abulia (ju:), loss *od* deficiency (i) of will power
abundant abundant (ʌ)
Abus[us] m (Mißbrauch) abuse (ju:), excessive *od* indiscriminate use
abwander|n (Zellen, Bakterien *usw*) to emigrate (e), to move away, to migrate ≈**ung** outward migration
abwarten *chir* to adopt a conservative attitude ~**d** (Behandlung) conservative, expectant
Abwärts|beugung f (*bes* Blick) deorsumversion (di,ɔ:səm'və:ʃn) ~**schielen** to squint downwards ≈**schielen** n vertical *od* downward squint
Abwaschung f sponge (ʌ)-bath
Abwehr f *bakt* resistance, defence*, combat (ɔ) (*von against*) / (vorbeugend) prophylaxis / (Transplantat) rejection; reaction ≈- defensive, defence*, preventive, prophylactic ≈**aktion** f defence* ≈**apparat** m *physiol* defence* mechanism ≈**bereitschaft** f power of resistance ≈**bewegung** f defensive movement ≈**eiweiß** n protective *od* defensive protein ('prouti:n) ~**en** toward off / (abwenden) to avert / (verzögern) to stave off / (Anfall) to ward off / (Insekten) to fight off / (Erreger) to resist ≈**erscheinung** f rejection phenomenon ≈**fähigkeit** f defence* *od* defensive power ≈**ferment** n protective *od* defensive ferment ≈-**Fermentreaktion** f protective ferment reaction, Abderhalden's ('aptərhaldənz) reaction ≈**funktion** f defence* function (ʌ), defensive mechanism (e) ≈**kampf** m campaign (kæm'pein), defence*, combat (ɔ), struggle (ʌ) (*gegen against*) ≈**körper** m antibody ≈**körpervermehrung** f antibody rise ≈**kraft** f defensive power, power of resistance *od* defence*, resistance (gegen to) ≈**lage** f (Körper) defensive condition (i) ≈**maßnahme** f (Gewebe) protective reaction, defence* reaction / (Vorbeugung) defensive measure (e) (*gegen against*) ≈**mechanismus** m defence* mechanism ≈**methode** f method of defence* ≈**mittel** n *pharm* repellent ≈**neurose** f defence* neurosis ≈**periode** f (Infektion) defensive state ≈**proteinase** f s ≈**ferment** ≈**prozeß** m defence* process ≈**psychoneurose** f defence* psychoneurosis ≈**reaktion** f defensive *od* defence* reaction (æ); rejection episode ≈**reflex** n defensive *od* defence* reflex, withdrawal (ɔ:) reflex ≈**schwäche** lowered (ou) resistance ≈**spannung** f (der Muskeln) muscular (ʌ) defence*; (der Bauchdecken) abdominal (ɔ) resistance *od* defence* / tonic (ɔ) defence* ≈**stoff** m antitoxin, antibody / (Blutbakterizid) alexin, complement ≈**titer** m *bakt* antibody titre (ai) [*US* titer] ≈**verhalten** n defensive behavio[u]r ≈**vorgang** m defence* process
abweichen to deviate (i:), to depart, to diverge (*von from*) / (Verband) to soak off ~**d** divergent, deviating, different
Abweichung f deviation, divergence, difference ≈ *vom Normalen* abnormality (æ), deviation from normal ≈ *nach aussen* exodeviation ≈ *nach links* sinistrodeviation ≈ *nach rechts* dextrodeviation ≈ *krankhafte* ≈ *des Geschlechtstriebes* perversion *laterale* ≈ s

---

*US defense

lateral angulation *mittlere* ⟨ *stat* mean deviation (MD) ⟨squadrate, mittlere Summe der ⟨ error mean square
abweis|en (Transplantat) to reject ⟨ung *f* (Transplantat) rejection
abwerfen (Schuppen, Haare) to shed / (Haut) to cast off, to slough (slʌf)
abwesend absent / ~ sein, fehlen (*bes* Reflexe) to be absent
Abwesenheit *f* (Fehlen) absence / komplette ⟨ complete a. / partielle ⟨ incomplete a.
abwickeln (Verband, Binde) to take off, to wind off
abwiegen to measure (e) out, to weigh out
abzapf|en to tap / (*z B Exsudat*) to puncture (ʌ), to draw [off], to drain [off] ⟨ung *f* tapping, puncture (ʌ), drawing, drainage
Abzehrung *f* consumption (ʌ) / emaciation, marasmus (æ)
abzentrifugieren to separate by centrifuging *od* centrifugation
abziehen to pull off, to take off / (Bett) to strip / (Exsudat) to draw off / (Aufmerksamkeit) to divert / (Flüssigkeit) to tap, to draw [off], to drain [off] / (auf Flaschen) to bottle / (Muskel) to abduce (ju:), to abduct (ʌ) / (Haut) to strip, to skin / (Skalpell) to strop, to sharpen / (Aszites) to puncture (ʌ), to tap, to draw off ~d *anat* abducting (ʌ), abducent (ju:)
Abzieh|muskel *m* abductor (ʌ) [muscle] ⟨ung *f* (Muskel) abduction
Abzug *m* (Röntgenbild) print, copy (ɔ) / (Reduktion) reduction (ʌ) / *Lab* [fume] hood (u)
abzweig|en *anat* to branch off ⟨ung *f anat* branch, ramification / (Blutbahn) shunt
Ac = Acidum *n* acid / = Aktinium *n* actinium, Ac / = alizyklisch alicyclic (i)
a. c. = ante cibos, ante cenam, vor dem Essen before meals, a.c.
Acaciae gummi (*EP*) (Arabisches Gummi, Gummi arabicum) acacia (ə'keiʃə) (*EP, BP*)
Acanthamoeba hyalina Hartmanella (e) hyalina (i:)
Acantho|cheilonemiasis *f* (Befall mit Acanthocheilonema perstans) acanthocheilonemiasis (ai), dipetalonemiasis (ai) ⟨lyse *f* acantholysis (ɔ) ⟨ma *n* acanthoma / ⟨ malignum (Plattenepithelkarzinom) malignant a. ⟨pelvis *f* (Stachelbecken) acanthopelvis ⟨sis nigricans *f* (Schwarzwucherhaut) papillary (i) and pigmentary (i) dystrophy (i)
Acariasis *f* acariasis (ai), acarinosis
Acaridae (Milben der Ordnung Acarina) *zool* Acaridae (ə'kæridi)
Acarina (Milben und Zecken der Ordnung Arachnoides) *zool* Acarina (ækə'rainə)
Acarinose *f*, Acarinosis *f* (Milbenbefall) acarinosis, acariasis (ai)
Acarodermatitis *f* (Milbendermatitis) acarodermatitis / urticarioides (Gerstenkrätze, Getreidekrätze) barley *od* grain itch, mattress itch, millers' itch, prairie (ɛə) itch, straw itch
Acarus *m* (Gattung der Milben) Acarus (æ) / ⟨ scabiei *m* (Krätzemilbe) Sarcoptes scabiei
Acatama *f* (afrikanische Polyneuritis) akatama (a:)
Accouchement forcé *n* forcible delivery (i)
Accretio *f* (Anwachsen, Verwachsung)

accretio (i:) / ⟨ pericardi accretio cordis
ACD|-Lösung *f* ACD solution (u:) (anticoagulant acid citrate dextrose solution) ⟨-Stabilisator *m* ACD solution
Acenocoumarol (*WHO*) nicoumalone (ni'kouməloun) (*BP*), acenocoumarol (æ'sino'ku:mərol)
Acepromazin *n* (*WHO*) (Acetylpromazin) acepromazine (æsi'prouməzi:n) (*BPCA*)
Acervulus [cerebri] *m* (Hirnsand) acervulus [cerebri], brain sand
Acet...s Azet...
Acetabulum *n* (Gelenkpfanne) acetabulum (æ), cotyle (ɔ) ⟨- acetabular (æ), cotyloid (ɔ)
Acetanhydrid *n* (Essigsäureanhydrid) (*EP*) acetic anhydride (*EP*)
Acetum *n chem* (Essig) acetum (i:), vinegar ('vinigə)
Ac-Globulin *n* (Acceleransglobulin) accelerator globulin, Ac-globulin (ɔ)
Achalasia achalasia (ei) / ⟨ ani anal a.
Achalasie *f* achalasia (ei) / ⟨ des Ösophagus cardial spasm
Achard|-Castaigne (a'ʃar-ka'stɛn)-Methylenblauprobe *f* Achard-Castaigne test ⟨-Marfan (mar'fɑ̃)-Syndrom *n* Marfan's syndrome, Achard's syndrome ⟨-Thiers ('tjɛrz)-Syndrom *n* (Diabetes bärtiger Frauen) Achard-Thiers syndrome, diabetes in bearded women
Acheilie *f* (angeb. Lippendefekt) acheilia (æ'kailiə)
Achenbach ('axənbax)-Syndrom *n* (paroxysmales Handhämatom) Achenbach's syndrome
Achillea *f* (Schafgarbe) milfoil (i)
Achilles|ferse *f* Achilles (ə'kili:z) heel ⟨sehne *f* (Tendo calcaneus (*PNA*)) Achilles tendon, heel tendon, tendo calcaneus (kæl'keiniəs)
Achillessehnen|durchtrennung *f* achillotomy, achillotenotomy ⟨naht *f* achillorrhaphy (ɔ) ⟨reflex *m* Achilles jerk, ankle jerk *od* reflex ⟨relaxationszeit *f* ankle-jerk relaxation time ⟨schleimbeutelentzündung *f* achillobursitis
Achillo|bursitis *f* achillobursitis ⟨dynie *f* (Schmerz in der Achillessehne) achillodynia (i) ⟨rrhaphie *f* achillorrhaphy (ɔ) ⟨[teno]tomie *f* achillotomy, achillotenotomy
Achirie *f* (angeb. Handlosigkeit) ach[ei]ria (æ'kairiə)
Achiropodie *f* (angeborenes Fehlen von Händen *u* Füssen) acheiropodia (æ'kaiərə'poudiə)
Achlor|hydrie *f* achlorhydria (ai) ~hydrisch achlorhydric (ai)
Achloroblepsie, Achloropsie *f* (Grünblindheit) achloropsia
Achol|ie *f* (Gallenmangel) acholia (ou), lack of bile ~isch acholic (ɔ)
Acholur|ie *f* acholuria (juə) ~isch acholuric (juə)
Achondro|genesis *f* achondrogenesis ('dʒenisis) ⟨plasie *f* achondroplasia ('pleiziə), flo[e]tal (i:) rickets (i)
achrestisch achrestic
Achroazytose *f* (Gewebslymphozytose) achro-acytosis
Achroma|sie *f* achromatosis, achromasia (ei) ⟨t *m opt* achromat ⟨tin *n* achromatin ~tisch (nicht anfärbbar) achromatic; (ohne chromatische Aberration) achromatic; (farblos) achro-

matous, colourless, achromic ~tisieren to achromatise (ou) ⟨tismus *m* achromatism (ou) ⟨topsie *f* (totale Farbenblindheit) achromatopsia (ɔ) ⟨tose *f* (Haut) achromia ⟨tozyt *m* achromatocyte (æ), achromacyte (ou)
Achromia *f* (Haut) achromia (ou) / ⟨ unguium *Br* leuconychia (i) [*US* leuko-]
Achromie *f* (Haut) achromia (ou) / kongenitale ⟨ albinism (æ) / kortikale ⟨ cortical achromia / parasitäre ⟨ achromia parasitica (i)
achromisch achromic (ou), colo[u]rless (ʌ) *s a* achromatisch
Achromo|bacter *hakt Br* Achromobacterium, *US* Achromobacter ⟨trichie *f* (Pigmentlosigkeit *od* Pigmentmangel der Haare) achromotrichia (i) ⟨trichiefaktor *m* antichromotrichia factor ⟨zyt *m* achromacyte (ou), achromatocyte (æ)
Achromycin *n* achromycin (ai)
Achroodextrin *n* achroodextrin
Achroozytose *f* (Lymphozytose) lymphocytosis
Achse *f* axis ('æksis), *pl* axes ('æksi:z)
Achsel *f* shoulder / axilla, *pl* axillae (æk'sili:) ⟨- axillary ⟨arterie *f* (Arteria axillaris (*PNA*)) axillary artery ⟨bein *n* (Schulterblatt) shoulderblade ⟨bogen *m* axillary arch ⟨drüse *f* axillary gland ⟨drüsenabszeß *m* abscess of the axillary glands ⟨drüsenentzündung *f* inflammation of the axillary glands ⟨falte *f* axillary fold (ou) / hintere ⟨ (Plica axillaris posterior (*PNA*)) posterior axillary fold / vordere ⟨ (Plica axillaris anterior (*PNA*)) anterior axillary fold ⟨faszie *f* (Fascia axillaris (*PNA*)) axillary fascia ⟨furche *f* axillary groove ⟨gegend *f* axillary region ⟨gelenk *n* (Schultergelenk) shoulder-joint ⟨grube *f* (Fossa axillaris (*PNA*)) armpit, axilla, *pl* axillae, axillary fossa ⟨haar *n* axillary hair, hircus (ə:), *pl* hirci ('hə:sai) ⟨höhle *f* armpit, axilla ⟨höhlenmessung *f* underarm measurement (e) of temperature ⟨höhlentemperatur *f* axillary temperature ⟨kissen *n* axillary pad ⟨krücke *f* axillary crutch ⟨linie *f anat* axillary line ⟨lymphknoten *m* axillary gland ⟨nerv *m* (Nervus axillaris (*PNA*)) circumflex nerve ⟨riemen *m* (Prothese) shoulder-strap ⟨schlagader *f* axillary artery ⟨schweiß *m* underarm perspiration *od* sweat (e) ⟨schweißgeruch *m* hircismus (ʌ) (unangenehmer) tragomaschalia (æ) ⟨stütze *f* (der Krücke) axillary rest ⟨temperatur *f* axillary *od* underarm temperature ⟨träger *m* (Prothese) shoulder-strap ⟨vene *f* (Vena axillaris (*PNA*)) axillary vein ⟨venensperre, akute *f* (Claudicatio venosa intermittens) Paget-Schrötter syndrome, intermittent venous claudication ⟨venenthrombose *f* thrombosis of the axillary vein
Achsen|- axial ⟨abweichung *f* axis shift ⟨ametropie *f* axial ametropia (ou) ⟨beleuchtung *f* axial illumination ⟨drehung *f* axis rotation ⟨faden *m* (Spermatozoon) axial *od* spermatic filament (i) ~fern *anat* abaxial ~flüchtig axofugal (ju:), axifugal, centrifugal (i) ~gedreht *dent* malturned (ə:) ⟨hügel *m* axon hillock ⟨hyperopsie *f* (Übersichtigkeit) axial hyper[metr]opia (ɔ) ⟨knickung *f* (Knochenschaft) angulation

⌐kreuz n röntg axial cross ⌐länge f (Auge) length of the axis of the eye ⌐myopie f axial myopia ⌐skelett n axial skeleton (e) / primitives ⌐ notochord (ou), chordoskeleton (ɔ:), chorda dorsalis (ei) ⌐symptom n ps fundamental symptom ⌐ursprung m s ⌐hügel ⌐verschiebung f axis shift, axial malalignment (ai) ⌐zug m gyn axis traction ⌐zugzange f axis-traction forceps ⌐zylinder m axis cylinder (i), Remak's ('re:maks) band ⌐zylinderfortsatz m axis cylinder process
achsial axial
Achter|figur f figure ('figə) of eight ⌐naht f figure-of-eight od harelip (εə) od pin suture ⌐tour f (Binde) figure-of-eight ⌐tourenpflasterverband m figure-of-eight strapping ⌐tourenverband m figure-of-eight bandage
Acht|füßler m (Insekt) octopod, pl octopoda (ɔ) ⌐gebärende f octipara (ɔk'tipərə) ⌐monatskind n baby born before term, eight-months baby ⌐tage- (alle acht Tage wiederkehrend) octan ~**wertig** chem octavalent (æ)
Achyl|ia f achylia (ə'kailiə), achylosis, absence of chyle (kail) / ⌐ gastrica achylia gastrica / ⌐ pancreatica (Pankreasachylie) achylia pancreatica ⌐ie f s Achylia ⌐iker m achylic (ə'kailik) person od patient ~**isch** achylic (ai), achylous
Achymie f achymia (ə'kaimiə), achymosis, insufficiency (i) of chyme (kaim)
Acidität f s Azidität
Acidose f (Azidose, Säurevergiftung) acidosis
Acidum n (Säure) acid (æ) ⌐ **aceticum** (DAB) (Essigsäure) acetic (i:) a. (BP, USP); ⌐ **aceticum anhydricum** (Essigsäureanhydrid, Azetanhydrid) acetic anhydride (ai); ⌐ **aceticum aromaticum** (aromatische Essigsäure) aromatic acetic a.; ⌐ **aceticum dilutum** (DAB) dilute acetic a. (BP); ⌐ **aceticum glaciale** glacial ('gleiʃəl) acetic a. (BP) ⌐ **acetrizoicum** (WHO) (Azetrizoessigsäure) acetrizoic a. (BP) ⌐ **acetylaminooxyphenylarsonicum** (DAB) acetarsol ('a:sɔl) (BP), 3-acetamido-4-hydrophenylarsonic a. ⌐ **acetylosalicylicum** (EP, DAB) acetylsalicylic ('æsitil-,sæli'silik) a. (EP, BP) aspirin (BP, USP) ⌐ **aconiticum** (Akonitsäure) aconitic (i) a., achilleic (æki'li:ik) acid ⌐ **adipinicum** (Adipinsäure) adipinic a, adipic a. ⌐ **aethylisoamyl-barbituricum** (Amobarbital, q v) iso-amylethylbarbituric a. ⌐ **agaricinicum** (Agarizinsäure, d-Cetyl-Zitronensäure) agaric od agaricic a. ⌐ **allyl-isopropyl-barbituricum** allyl isopropyl barbituric a. ⌐ **amidotrizoicum** (WHO) (Amidotrizoat) sodium diatrizoate (i) (BP, USP), meglumin diatrizoate (USP) ⌐ **aminoaceticum** (Glykokoll) aminoacetic (i:) a. ⌐ **aminobenzoicum** (Aminobenzoesäure) aminobenzoic a. ⌐ **o-aminobenzoicum** (Anthranilsäure) o-aminobenzoic od anthranilic a. ⌐ **p-aminobenzoicum** (p--Aminobenzoesäure) para-aminobenzoic a. (PAB) ⌐ **aminocaproicum** (WHO) (ε-Aminokapronsäure) aminocaproic a. (BP, NF) ⌐ **amygdalicum** (DAB) (Mandelsäure, DL-Phenylglykolsäure) amygdalic (æ) a., mandelic (e) a., phenylglycollic a. ⌐ **anthranilicum** ⌐ o-aminobenzoicum ⌐ **arachi-**

cum (Arachinsäure) arachic od arachidic a. ⌐ **arachidonicum** (Arachidonsäure) arachidonic a. ⌐ **arsanilicum** (Arsanilsäure, p-Aminophenylarsonsäure) arsanilic a., aminophenylarsonic a. ⌐ **arsenicicum** arsenic (e) a. ⌐ **arsenicosum** arsenous a. ⌐ **ascorbicum** (EP, DAB) (Askorbinsäure) ascorbic a. (EP, BP, USP), vitamin C (BP) ⌐ **asparaginicum** od **asparticum** (Asparaginsäure) aspartic a. ⌐ **auricum** (Aurum oxydatum) auric (ɔ:) a. ⌐ **azelaicum** (Azelainsäure) azelaic a., azelainic a.
⌐ **barbituricum** barbituric (juə) a. ⌐ **behenicum** (Behensäure) behenic a. ⌐ **benzoicum** (DAB) benzoic (ou) a. (BP, USP) ⌐ **boricum** (EP, DAB) boric (ɔ:) a. (EP, BP, USP) ⌐ **bromicum** (Bromsäure) bromic (ou) a. ⌐ **butyl--aethyl-barbituricum** butylethylbarbituric a., butobarbitone (BP) ⌐ **butyl--bromallyl-barbituricum** (DAB) Butyl--bromallyl-barbitursäure (DAB)) 5-(2--bromo-allyl)-5-sec.-butylbarbituric a. ⌐ **butyricum** (Buttersäure) butyric (i) a. ⌐ **camphoricum** (Kampfersäure) camphoric (ɔ) a. ⌐ **camphosulfonicum** (Camphersulfonsäure) camphosulphonic* a. ⌐ **capri[ni]cum** (Kaprinsäure) capric a., caprinic a. ⌐ **caproicum** (Kapronsäure) caproic (ou) od capronic (ɔ) a. ⌐ **caprylicum** (Kaprylsäure) caprylic (i) a. ⌐ **carbamicum** (Karbaminsäure) carbamic (æ) a. ⌐ **carbazoticum** s picrinicum ⌐ **carbolicum** ((DAB) Phenol, Karbolsäure) carbolic (ɔ) a., phenol (i:) (BP, USP) ⌐ **carminicum** (Karminsäure) carminic (i) a. ⌐ **cerotinicum** (Cerotinsäure) cerotic a., cerotinic a. ⌐ **cetraricum** (Cetrarsäure) cetraric a. ⌐ **chaulmoogricum** (Chaulmoograsäure) chaulmoogric (tʃɔ:l'mu:grik) a. ⌐ **chinaldinicum** (Chinaldinsäure) quinaldic a. ⌐ **chinicum** (Chinasäure) kinik ('kinik) a. quinic ('kwinik) a., ⌐ **chloricum** (Chlorsäure) chloric (ɔ:) a. ⌐ **chlorogenicum** (Chlorogensäure) chlorogenic a. ⌐ **chloronitrosum** (Aqua regia, Königswasser) nitrohydrochloric a., nitromuriatic a., aqua regia ⌐ **chlorsulfonicum** (Chlorsulfonsäure) chlorsulphonic* a. ⌐ **cholacicum** s cholalicum ⌐ **cholalicum** (Cholalsäure, Cholsäure) cholalic a., cholic (ou) a. ⌐ **cholicum** s cholalicum ⌐ **chromicum** (Chromsäure) chromic (ou) a. ⌐ **chrysophanicum** (Chrysophansäure) chrysophanic a. ⌐ **cinnamylicum** (Zimtsäure) cinnamic a., cinnamylic a., β-phenylacrylic (i) a. ⌐ **citraconicum** (cis-Zitrakonsäure) citraconic a. ⌐ **citricum** ((DAB) Zitronensäure (DAB)) citric a. (EP, BP, USP) ⌐ **citricum monohydricum** (EP) (Zitronen-Monohydrat) citric a. monohydrate (EP) ⌐ **clamidoxicum** (WHO) clamidoxic a. ⌐ **clupanodonicum** (Klupanodonsäure) clupanodonic a. ⌐ **cresolsulfonicum** (Kresolsulfonsäure) cresolsulphonic* a. ⌐ **p-cresotinicum** (para-Kresotinsäure) cresotic a., cresotinic a. ⌐ **cyclohexenyl-aethylbarbituricum** (Äthylzyklohexenyl-barbitursäure, Cyclobarbital) cyclohexenylethylbarbituric a. ⌐ **dehydroascorbicum** (Dehydroascorbinsäure) dehydroascorbic a. ⌐ **dehydrocholicum** (Dehydrocholsäure)

Natriumdehydrocholat) dehydrocholic (ɔ) a. (BP), sodium dehydrocholate ⌐ **desoxychol[al]icum** (Desoxycholsäure) desoxycholic (ou) a. ⌐ **diaethylbarbituricum** ((DAB) Diäthylbarbitursäure, Barbital) diethylbarbituric a., barbitone (BP), barbital (USP) ⌐ **diallylbarbituricum** (Diallylbarbitursäure) diallylbarbituric (juə) a. ⌐ **diazobenzolsulfonicum** (Diazobenzolsulfonsäure) diazobenzenesulphonic* a. ⌐ **dichloraceticum** (Dichloressigsäure) dichlor[o]acetic (i:) a. ⌐ **dijodsalicylicum** (3,5-Dijodsalizylsäure)di-iodosalicylic a. ⌐ **dithiosalicylicum** (Dithiosalizylsäure) dithiosalicylic (i) a. ⌐ **djenkolicum** (Djenkolsäure) [d]jenkolic (dʒen'kɔlik) a. ⌐ **doisynolicum** (Doisynolsäure) doisynolic (dɔisi'nɔlik) a. ⌐ **edeticum** (WHO) (Äthylendiamintetraessigsäure, EDTA) ethylenediaminetetra-acetic a., edetic (e) a., EDTA ⌐ **elaidicum** (Elaidinsäure) elaidic (elei'idik) a. ⌐ **embelicum** (Embelinsäure) embelic a. ⌐ **etacrynicum** (EP) (Etacrynsäure) ethacrynic (i) a. (EP, BP) ⌐ **erucicum** (Erukasäure) erucic a. ⌐ **ferrohydrocyanicum** (Ferrozyanwasserstoffsäure) hydroferrocyanic (æ) a. ⌐ **folicum** (WHO, DAB) (Folsäure) folic (ou) a. (BP, USP) ⌐ **formicicum** ((DAB) Ameisensäure, Methansäure) formic a., methanoic a.; ⌐ **formicicum anhydricum** ((DAB) wasserfreie Ameisensäure (DAB)) anhydrous formic a. ⌐ **fumaricum** (Fumarsäure) fumaric a. ⌐ **fusidicum** (Fusidinsäure) fusidic (i) a. (BPCA) ⌐ **gallicum** (Gallussäure) gallic (æ) a. ⌐ **gentisinicum** (Dihydroxybenzoesäure, Gentisinsäure) gentisic od gentisinic a., dihydroxybenzoic a. ⌐ **gluconicum** (Dextronsäure, D-Glukonsäure) od --gluconic (ɔ) a. ⌐ **glutam[in]icum** (Glutaminsäure) glutamic (æ) od glutaminic (i) a. ⌐ **glutaricum** (Glutarsäure) glutaric a. ⌐ **glycerinophosphoricum** (Glyzerinphosphorsäure) glycerophosphoric a. ⌐ **glycocholicum** (Glykocholsäure) glycocholic (gliko'kɔlik) a. ⌐ **glycolicum** (Äthanolsäure, Glykolsäure) glycollic a. ⌐ **guajacolcarbolicum** guaiacolcarbonic od guaiacolcarboxylic a.
⌐ **hexuronicum** (Hexuronsäure) hexuronic a. ⌐ **hippuricum** (Hippursäure) hippuric a., benzoylamino-acetic a. ⌐ **hydnocarpicum** (Hydnocarpussäure) hydnocarpic a., cyclopentenylundecylic a. ⌐ **hydrobromicum** (Bromwasserstoff-[säure]) hydrobromic (ou) a. ⌐ **hydrochloricum** (Salzsäure, Chlorwasserstoffsäure) hydrochloric (ɔ:) od muriatic (æ) a.; ⌐ **hydrochloricum concentratum** (EP) (konzentrierte Salzsäure) concentrated hydrochloric a. (EP), hydrochloric a. (BP) ⌐ **hydrochloricum dilutum** ((EP, DAB) verdünnte Salzsäure) dilute hydrochloric a. (EP, BP) ⌐ **hydrocyanicum** (Blausäure, Zyanwasserstoffsäure) hydrocyanic a., prussic (ʌ) a. ⌐ **hydrofluoricum** (Fluorwasserstoffsäure, Flußsäure) hydrofluoric a. ⌐ **hydrosilicofluoricum** (Kieselfluorwasserstoffsäure) hydrofluosilicic a. ⌐ **hydroxybutyricum** (Hydroxybuttersäure) hydroxybutyric a. ⌐ **hypophosphorosum** (unterphosphorige Säure) hypophosphorous a.

~ *indolyl-3-aceticum* (Indolyl-3-essigsäure) indole-acetic a. ~ *iodopanoicum s* ~ iopanoicum ~ *iopanoicum* (*WHO*) (Iodopansäure, Jopanoesäure) iopanoic a. (*BP*) ~ *isopropyl-bromallyl--barbituricum* (*DAB*) 5-(2-bromoallyl)-5-isopropylbarbituric a. ~ *jodicum* (Jodsäure) iodic (ai'ɔdik) a. ~ *jodoxychinolinsulfonicum* ((*DAB*) Jod-oxychinolin-sulfonsäure) iodoxyquinolinesulphonic* a. ~ *kakodylicum* (Dimethylarsinsäure) cacodylic a. ~ *kojicum* (Kojisäure) kojic ('koudʒik) a. ~ *lacticum* ((*EP*, *DAB*) Milchsäure) lactic a. (*EP*, *BP*), oxypropionic (ɔ) a. ~ *lauricum* (Laurinsäure) lauric (ɔ:) *od* laurostearic a. ~ *linolenicum* (Linolensäure) linolenic (e) a. ~ *linolicum* (Linolsäure) linoleic (i:) a. ~ *maleinicum* (Maleinsäure) maleic (mæ'li:ik) a. ~ *malicum* (Apfelsäure) malic (æ) a. ~ *malonicum* malonic (ɔ) a. ~ *meconicum* (Mekonsäure) meconic (ɔ) a. ~ *mesotartaricum* (Antiweinsäure, Mesoweinsäure) mesotartaric a. ~ *mesoxalicum* (Ketomalonsäure, Oxomalonsäure) mesoxalic a. ~ *methyl-cyclohexenyl-methyl-barbituricum* ((*DAB*) Hexobarbital (*DAB*), Methyl-cyclohexenyl-methylbarbitursäure) hexobarbital (*US Disp*), 5-(1--cyclohexen-1-yl)-1, 5-dimethylbarbituric a. ~ *methyl-phenyl-aethyl-barbituricum* ((*DAB*) 5-Äthyl-1-methyl-5--phenylbarbitursäure, Methylphenobarbital (*WHO*)) 5-ethyl-1-methyl-5--phenylbarbituric a. ~ *molybdaenicum* (Molybdänsäure) molybdic (i) a. ~ *monochloraceticum* (Monochloressigsäure) monochloracetic (i:) a. ~ *monojodsalicylicum* (3-Jodsalizylsäure, Monojodsalizylsäure) mono-iodosalicylic a. ~ *mucicum* (Schleimsäure) mucic (ju:) a. ~ *muconicum* (Mukonsäure) muconic (ɔ) a. ~ *naphthalinsulfonicum* (Naphthalinsulfonsäure) naphthalinsulphonic* a. ~ *nicotinicum* ((*EP*, *DAB*) Niacin, Nikotinsäure) nicotinic a. (*EP*, *BP*), niacin ('naiəsin) (*NF*) ~ *nitricum* (Aqua fortis) nitric (ai) a.; ~ *nitricum fumans* fuming nitric (ai) a., nitrosonitric (ai) a. ~ *nitrosum* (salpetrige Säure) nitrous (ai) a.

~ *octoicum* (Kaprylsäure) octoic a. (*BPC*), caprylic a. ~ *oleinicum* (Elainsäure, Ölsäure, 9-Octadecensäure) oleinic (i) *od* oleic (i:) a. ~ *oroticum* (Orotsäure) orotic a. ~ *osmicum* (Osmiumsäure) osmic (ɔ) a. ~ *oxalicum* (Oxalsäure, Äthandisäure, Kleesäure) oxalic a. ~ *oxaloaceticum* (Oxalessigsäure) oxaloacetic (i:) a. ~ *palmitinicum* (Palmitinsäure) palmitic (i) a. ~ *pangamicum* (Pangamsäure, Vitamin B$_{15}$, Antianoxiefaktor) pangamic a. ~ *pantothenicum* ((*WHO*) Pantothensäure) pantothenic (e) a. ~ *para-aminosalicylicum* ((*DAB*) Para-Aminosalizylsäure, PAS) para-aminosalicylic a. (PAS) ~ *parabanicum* (Parabansäure, Oxalylharnstoff) parabanic a. ~ *para-cresotinicum s* ~ p--cresotinicum ~ *perchloricum* (Perchlorsäure, Überchlorsäure) perchloric (ɔ:) a. ~ *perosmicum* (Überosmiumsäure) perosmic (ɔ) a. ~ *phenolsulfonicum* (~ sozolicum, Phe-

nolsulfonsäure, Sozolsäure) phenolsulphonic* a. ~ *phenylaethylbarbituricum* ((*DAB*) Phenobarbital, Phenyläthylbarbitursäure) phenylethylbarbituric a., phenobarbitone (*BP*), phenobarbital (*BP*, *USP*) ~ *phenylchinolincarbonicum* (Cinchophen, Phenylchinolinkarbonsäure) phenylcincholincarbonic *od* phenylcinchoninic a., cinchophen ~ *phenylcinchoninicum s* ~ phenylchinolincarbonicum ~ *phosphinicum* (phosphinige Säure) phosphinous a. ~ *phosphomolybdaenicum* (Phosphormolybdänsäure) phosphomolybdic (i) a. ~ *phosphoricum* ((*DAB*), verdünnte Phosphorsäure (*DAB*)) dilute phosphoric a.; ~ *phosphoricum concentratum* ((*EP*, *DAB*) konzentrierte Phosphorsäure (*DAB*)) concentrated phosphoric a. (*EP*), phosphoric a. (*BP*); ~ *phosphoricum dilutum* (*EP*) (verdünnte Phosphorsäure) dilute phosphoric a.; ~ *phosphoricum glaciale* (~ metaphosphoricum, Metaphosphorsäure) glacial phosphoric a., metaphosphoric a. ~ *phosphorosum* (phosphorige Säure) phosphorous a. ~ *phosphowolframicum* (Phosphorwolframsäure, PWS) phosphotungstic (ʌ) a. ~ *phthalicum* (Phthalsäure) phthalic ('θælik) a. ~ *picraminicum* (Pikraminsäure) picraminic (æ) a. ~ *picricum* picrinic a. ~ *picrinicum* (~ carbazoticum, ~ picronitricum, Pikrinsäure, Trinitrophenol) picric a. (*BP*), carbazotic a., trinitrophenol (*BP*) ~ *picrolonicum* picrolonic a. ~ *picronitricum s* ~ picrinicum ~ *propionicum* (Propionsäure) propionic (ɔ) a. ~ *pyrogallicum* (Pyrogallol) pyrogallic a. (*BP*) ~ *pyrophosphoricum* (Pyrophosphorsäure) pyrophosphoric (ɔ) a. ~ *pyr[o]uvicum* (Brenztraubensäure) pyruvic a. ~ *racemicum* (Traubensäure) racemic (i:) a. ~ *ricinolicum* (Rizinolsäure) ricinoleic (i:) *od* ricinolic (ɔ) a. ~ *rosolicum* (Rosolsäure) rosolic a. ~ *salicylicum* (*EP*, *DAB*) (Salizylsäure, 2-Hydroxybenzoesäure, ortho-Oxybenzoesäure) salicylic (i) a. (*EP*, *BP*, *USP*) ~ *salicylosum* (Salizylaldehyd) salicylous (i) a. ~ *santoninicum* (Santoninsäure) santonic *od* santoninic a. ~ *sarkolacticum* (Fleischmilchsäure) sarcolactic *od* dextrolactic a. ~ *sebacicum* (Sebazinsäure) sebacic a. ~ *selenicum* (Selensäure) selenic (e) a. ~ *selenosum* (selenige Säure) selenious (i:) a. ~ *silicicum* (Kieselsäure) silicic (i) a. ~ *silicicowolframicum* (Kieselwolframsäure) silicotungstic (ʌ) a. ~ *sorbinicum* (Sorbinsäure) sorbic a. ~ *sozojodolicum* (Sozojodolsäure) sozojodolic ('souzo,aiə'dɔlik) a., di--iodophenolsulphonic* a. ~ *sozolicum* (~ phenolsulfonicum, Sozolsäure, Phenolsulfonsäure) sozolic a., phenolsulphonic* a. ~ *spiricum s* ~ salicylicum ~ *stearicum s* ~ stearinicum ~ *stearinicum* (Stearinsäure, Talgsäure) stearic a. ~ *subericum* (Korksäure) suberic (e) a. ~ *succinicum* (Bernsteinsäure) succinic (sʌk'sinik) a. ~ *sulfaminicum* (Sulfaminsäure) sulphaminic* a. ~ *sulfanilicum* (p--Aminobenzolsulfonsäure) sulphanilic* *od* aminobenzenesulphonic* a. ~ *sulfosalicylicum* (Sulfosalizylsäure) sulphosalicylic* ('sʌlfo,sæli'silik) a. ~

sulfuricum (Schwefelsäure) sulphuric* (juə) a.; ~ *sulfuricum fumans* (rauchende Schwefelsäure, Nordhäuser Vitriolöl) fuming sulphuric* (juə) a. ~ *sulfurosum* (schweflige Säure) sulphurous (ʌ) a. ~ *tannicum* ((*DAB*) Gerbsäure, Tannin) tannic a. (*BPC*), tannin (*BP*) ~ *tartaricum* ((*EP*, *DAB*) Weinsäure (*DAB*), Weinsteinsäure, Dihydroxybernsteinsäure) tartaric a. (*EP*, *BP*), dihydroxysuccinic a. ~ *taurocholicum* (Taurocholsäure) taurocholic (ɔ) a. ~ *telluricum* (Tellursäure) telluric (juə) a. ~ *thioaceticum* (Thioessigsäure) thioacetic (,θaiɔə'si:tik) a. ~ *thioglykolicum* (Thioglykolsäure) thioglycollic (ɔ) a. ~ *thiosulfuricum* (Thioschwefelsäure) thiosulphuric* (juə) a. ~ *thymonucleinicum* (Thymonukleinsäure) thymonucleic a., thymus nucleic a. ~ *p-toluolsulfonicum* (p-Toluolsulfonsäure) p-toluene-sulphonic* a., cresolsulphuric a. ~ *trichloraceticum* (*EP*, *DAB*) Trichloressigsäure, TCE) trichlor[o]acetic a. (*EP*, *BP*), TCA ~ *undecanoicum s* ~ undecylenicum ~ *undecylenicum* (*EP*) (~ undecenoicum, Undezylensäure) undecylenic a. (*EP*), undecenoic (,ʌndeci'nouik) a. ~ *uricum* (Harnsäure) uric ('juərik) a. ~ *urocaninicum* (Urokaninsäure) urocanic a. ~ *uvicum s* ~ racemicum ~ *valerianicum* ((*DAB*) Baldriansäure, n-Valeriansäure) valerianic (və,liəri'ænik) *od* valeric (iə) a. ~ *violuricum* (Violursäure) violuric (vaiə'ljuərik) a. ~ *wolframicum* (Wolframsäure) tungstic (ʌ) *od* wolframic (æ) a.

Aciglumínum *n* (Glutaminsäurehydrochlorid) glutamic acid hydrochloride (*NF*)

acinós acinous (æ), acinar (æ)

Acinus *m* acinus (æ), *pl* acini

Ackergauchheil *m bot* pimpernel

Ackermann ('akərman)-**Winkel** *m* (Neigungswinkel der Schädelbasis) Ackermann's angle

Acladiosis *f derm* (Akladiose) acladiosis

Acne *f* acne ('ækni) ~ *bromica* bromide a. ~ *hypertrophica* a. hypertrophica (ɔ) ~ *juvenilis* a. vulgaris (ɛə) ~ *necroticans* necrotica *od* varioliformis, necrotic a. ~ *pustulosa* pustular (ʌ) a. ~ *rosacea* a. rosacea ('seiʃiə), brandy nose ~ *telangiectodes* disseminated follicular lupus ~ *vulgaris* common a., a. vulgaris [*s a* Akne] ~*ähnlich* acneform (i:), acneiform (i:)

Acnitis *f* acnitis (ai)

Aconit *n s* Akonit

Aconitin *n pharm* aconitin (ɔ)

Acorus *m* Acorus calamus, sweet-flag

Acrel ('akrel)-**Ganglion** *n* Acrel's ganglion

Acremoniosis *s* Akremoniose

Acriflavin *n* (*WHO*) acriflavine (ei) (*BPC*)

Acrocyanose *f* acrocyanosis

Acrodermatitis atrophicans chronica *f* (Herxheimer-Syndrom) Pick-Herxheimer ('pik-'herkshaimər) disease

Acromion *n s* Akromion

ACS (= antiretikulär-zytotoxisches Serum *n*) anticytotoxic (ɔ) serum (iə)

ACTH = adrenokortikotropes Hormon *n* (Kortikotropin) adrenocorticotrophic hormone, ACTH, corticotro-

phin ≈-Einheit f unit of corticotrophin 'activity
Actinium n chem actinium (i)
Actino|bacillus mallei m (Rotzbazillus) Loefflerella mallei (æ) ≈myces m Actinomyces ('maisi:z) / ≈ madurae (Madurapilz) Madurella ≈mycin n actinomycin (ai) / ≈ D dactinomycin (USP) ≈mycose f actinomycosis
Actomyosin m (Muskelprotein) physiol actomyosin (ai) (AM)
Acusticus (= Nervus acusticus) acoustic nerve
Acyltransferase f acyltransferase
AcZ = Azetylzahl f acetyl number
ADA = Adenosin-Desaminase f adenosine deaminase
Adair-Dighton (ə'deə-'daitn)-Syndrom n Adair-Dighton syndrome
Adaktylie f absence of fingers or toes, adactylia (i), adactyly (æ), adactylism (æ)
Adamantin n dent dental od tooth enamal ≈om n adamantoma, adamantinoma, ameloblastoma
Adamantoblast m (Schmelzzelle) adamantoblast, ameloblast (e), ganoblast (æ), enamel (æ) builder (i), emailloblast (ei)
Adami-Biophorentheorie f Adami's theory
Adamkiewicz (adam'kje:vitʃ)|-Halbmonde demilunes of Adamkiewicz ≈-Hopkins-Tryptophan-Reaktion Adamkiewicz's reaction od test
Adams ('ædəmz)-Bogen m Shenton's ('ʃentənz) arch od line ≈-Kershner-Syndrom m (chronisch-interstitielle Pneumonie) chronic non-specific suppurative (ʌ) pneumonitis ≈-Lidplastik f (Adams-Osteotomie) Adams' operation ≈-Milchfettprobe f Adams' method ≈-Osteotomie f chir Adams' operation ≈-Säge f Adams' saw ≈-Stokes ('ædəmz-'stouks)-Anfall m Stokes-Adams seizure ('si:ʒə) od attack ≈-Stokes-Symptomenkomplex m Adams-Stokes syndrome
Adams|apfel m Adam's (æ) apple, pomum (ou) Adami (ei), laryngeal (i) prominence (ɔ), thyroid (ai) eminence (e)
Adamson ('ædəmsən)-Technik f radiol Kienboeck-Adamson method
Adaptabilität f (Anpassungsfähigkeit) adaptability
Adaptation f adaptation / ≈ des Auges retinal a. / mangelhafte od schlechte ≈ maladaptation / negative ≈ negative a.
Adaptations|apparat m adaptor ≈brille f röntg fluoroscopic (ɔ) od adaptation goggles ≈fähigkeit f adaptability ≈krankheit f adaptation disease ≈syndrom n adaptation syndrome / allgemeines ≈ (Selye) general adaptation syndrome ≈verhalten n ps adaptation behavio[u]r ≈wirkung f adaptation action
adaptier|en to adapt, to accustom (ʌ) to the dark / (Wundränder, Haut, Knochenstücke) to appose (ou), to bring in apposition, to approximate the skin-edges of a wound ≈pinzette f adapting od adaptation forceps pl ~t (Auge) adapted (an to) / nicht ~ unadapted (an to)
Adaption f (Wundränder) skin-edge approximation, apposition (i), approximation of the edges

Adaptions|schiene f coaptation splint ≈symptom n adaptation symptom
adaptiv adaptive (æ)
Adaptometer n adaptometer (ɔ)
Ad[d]ephagie f (Gefräßigkeit) ad[d]ephagia (ei)
Addis| ('ædis)-Count m od -Sediment s ≈-Hamburger-Verfahren ≈-Hamburger-Verfahren Addis count od method
Addisin n addisin
Addison ('ædisən)|-Anämie f Addison's an[a]emia (i:), pernicious (pə:'niʃəs) an[a]emia ≈-Ebenen f pl Addison's planes ≈-Krankheit f Addison's disease, morbus addisoni ('souniai), chronic adrenal insufficiency, hypo-adrenia (i:), hypo-adrenocorticism ≈-Krise f (akute Nebennierreninsuffizienz) addisonian crisis ≈-Punkt m Addison's point
Addison|ismus m addisonism ≈oid addisonoid ('ædisənɔid)
additiv additive (æ), cumulative
Adductor femoris riders' muscle (ʌ)
Adduktion f adduction (ʌ) ≈sbeschränkung f limitation of adduction (ʌ)
Adduktor m (Anziehmuskel) adductor
Adduktoren|kanal m Hunter's canal (æ), subsartorial canal, adductor (ʌ) canal ≈reflex m adductor reflex (i:) ≈schlitz m (Hiatus tendineus (PNA)) opening in the adductor magnus [muscle], tendinous opening ≈tenotomie f tenotomy of the adductor muscles
adduzieren (anziehen) to adduct (ʌ)
Adelmann ('a:dəlman)|-Blutleere f (Manöver n, Methode f) Adelmann's manoevre [US maneuver] od method ≈-Operation f Adelmann's operation
adelomorph adelomorphous
Aden|algie f (Drüsenschmerz) adenalgia, adenodynia (i) ≈ektomie f adenectomy ≈ie f leuk[a]emic adenia (i:) ≈in n adenine (æ) ≈itis f (Drüsenentzündung) adenitis ~itisch adenitic (i)
Adeno|- (Vors) (Drüse betr) adeno-('ædino) (Vors), glandular ≈akanthom n adeno-acanthoma, adenocarcinoid ≈angiosarkom n adeno-angiosarcoma ≈blast m adenoblast (æ), glandular cell ≈chondrom n adenochondroma ≈chondrosarkom n adenochondrosarcoma ≈fibrom n adenofibroma ≈ fibrosis f (fibröse od bindegewebige Degeneration einer Drüse) adenofibrosis ≈hypophyse f anterior (iə) [lobe of the] hypophysis (ɔ), adenohypophysis
adenoid adenoid ('ædinɔid) ≈e n pl (adenoide Wucherungen) adenoids, hypertrophy (ə:) of adenoid tissue ('tisju:) ≈ektomie f adenoidectomy, excision (i) of the adenoids
Adenoiden|bildung f lymphatism (i) ≈entfernung f adenoidectomy ≈entzündung f adenoiditis ≈messer n lymphotome
Adenoid|ismus m adenoidism (æ) ≈itis f adenoiditis ≈krebs m adenoid cancer
Adeno|kankroid n (Adenoakanthom) adenocancroid ≈karzinom n adenocarcinoma, malignant (i) adenoma ≈kystom n adenocystoma, cyst[o-]adenoma ≈lipom n adenolipoma ≈lipomatose f adenolipomatosis, diffuse (ju:) symmetrical (e) lipomatosis ≈lymphom n (Lymphadenom) adenolymphoma ≈lymphozele f adenolymphocele (i)
Adenom n adenoma, adenoid (æ) tumo[u]r basophiles ≈ basophilic (i)

adenoma chromophobes ≈ chromophobe a. eosinophiles ≈ eosinophil (i) a. tubuläres ≈ tubular a.
Adenoma f adenoma ≈ alveolare alveolar a. ≈ malignum malignant a. ≈ polyposum a. polyposum (ou) ≈ sudoriparum sudoriparous a. ≈ umbilicale umbilical a.
Adeno|malazie f (Drüsenerweichung) adenomalacia (mə'leiʃiə), softening of a gland ~matös adenomatous (ou), adenomatoid (ou) ≈matose f adenomatosis
Adenomknoten m adenomatous (ou) node
Adeno|myom n adenomyoma, endometrioma ≈myomatose f adenomyomatosis ≈myometritis f adenomyometritis ≈myosarkom n adenomyosarcoma ≈myosis f adenomyosis ≈myxosarkom n adenomyxosarcoma
Adenomzellen f pl adenomatous (ou) cells
Adeno|pathia, ≈pathie f (Drüsenleiden) adenopathy (ɔ) ≈sarkom n adenosarcoma, sarco-adenoma
Adenosin n chem adenosine (e) ≈ase f adenosinase (ɔ) ≈diphosphat n chem adenosine (e) diphosphate (ɔ) ≈-3'-phosphat-5'-phosphosulfat n (Phosphoadenylphosphosulfat) adenosine-3'-phosphate-5'-sulphatophosphate (PAPS) ≈-3'-5'-phosphorsäure f cyclic (ai) adenosine (e) monophosphate (ɔ) (cAMP) ≈triphosphat n chem adenosine triphosphate ≈-triphosphatase f (ATPase) adenosine triphosphatase ≈triphosphorsäure f adenosine triphosphoric (ɔ) acid
Adeno|sis f (Adenopathie) adenosis ≈sklerose f (Drüsenverhärtung) adenosclerosis, hardening of a gland ≈tom n adenotome (æ) ≈tomie f adenotomy, adenoidectomy ≈tonsillektomie f chir adenotonsillectomy ≈virus n adeno--virus (aiə), adenoidopharyngoconjunctival (ai) virus, APC virus ≈zele f adenocele (æ), cystic (i) tumo[u]r of a gland
Adenyl|atcyclase f adenyl[ate] cyclase ≈säure f adenylic (i) acid
Adeps m pharm adeps (æ) ≈ anserinus (Gänsefett) a. anserinus (ai), goose grease ≈ benzo[in]atus a. benzoinatus, benzoinated lard ≈ lanae (Wollfett) a. lanae (ei), wool fat ≈ lanae anhydricus (Wollwachs (DAB)) anhydrous lanolin (BP) ≈ lanae hydrosus a. lanae hydrosus, hydrous (ai) wool fat (BP), lanolin (æ) ≈ ovillus (Hammeltalg) sheep tallow (æ) ≈ porci a. suillus, hog lard ≈ renis (Nierenfett) a. renis (i:) ≈ solidus ((EP, DAB) Hartfett (DAB)) hard fat (EP) (mixture of mono, di, and triglycerides of saturated fatty acids) ≈ suillus ((DAB) Schweineschmalz) a. suillus, hog lard
Ader f vein, blood vessel / (Schlagader) artery / (Vene) vein / zur ≈ lassen to bleed, to venesect, to phlebotomise (ɔ) ≈bruch m varicocele (æ)
Äderchen n small blood vessel
Ader|entzündung f arteritis / (Vene) phlebitis (ai) ≈erschlaffung f arterio-atony (æ) ≈geflecht n vascular (æ) plexus ≈gewebe n tela (i:) choroidea (ɔi) ≈haut f (Chorioidea (PNA)) (Auge) choroid (ɔ:), black layer (leə), choroid membrane ≈hautablösung choroidal

(ɔi) detachment **ᴢhautentzündung** *f* (Chorioiditis) choroiditis (ai) **ᴢhautkolobom** *n* coloboma of the choroid **ᴢknoten** *m* varicose (æ) vein
Aderlaß *m* blood-letting, bleeding, venesection, phlebotomy (ɔ) / einen **ᴢ** machen to do a venesection, to venesect, to bleed **ᴢbecken** *n* bleeding-basin (ei) **ᴢbinde** *f* blood-letting bandage (æ) **ᴢgerät** *n* (Schröpfkopf) h[a]emospast (i:) **ᴢnadel** *f* bleeding-lancet (a:), fleam **ᴢschnäpper** *m* blood-letting lancet, phlebotome (e)
aderlos avascular
Adermin *n* (Vitamin B₆) pyridoxine (pairi'dɔksin)
Ader|netz *n* venous (i:) network **ᴢpresse** *f* tourniquet ('tuənikei) **~reich** veined **ᴢsystem** *n* vascular system
Aderung *f* venation
Ader|unterbindung *f* tying (ai) of a vessel, ligature (i) **ᴢverstopfung** *f* obstruction (ʌ) of a blood vessel **ᴢwand** *f* wall of a vessel
ad exitum resulting in death / **~** kommen to die
Adgo = Allgemeine Deutsche Gebührenordnung *f* (*etwa*) Official (i) German Fee Scale
ADH = Alkohol-dehydrogenase *f* alcohol dehydrogenase, ADH / = antidiuretisches Hormon *n* antidiuretic hormone, ADH
Adhaesio interthalamica *f* (*PNA*) connexus interthalamicus
adhärent adherent (iə)
Adhäsion *f* adhesion (æd'hi:ʒən) / eine **ᴢ** durchtrennen to sever (e) *od* to cut an a. / eine **ᴢ** lösen to free *od* detach *od* loosen an a.
adhäsions|fähig adhesive (i:) **ᴢfähigkeit** *f* adhesive power, adhesiveness **ᴢileus** *m* adhesion ileus (i) **ᴢkraft** *f* adhesive power **ᴢlösung** *f* *chir* detachment *od* freeing of adhesions / (Darm) enterolysis (ɔ) **ᴢprothese** *f* *dent* adhesive plate **ᴢ-Syndrom** *n*, **neuroenterochordales** duplication of the alimentary tract
adhäsiv adhesive (i:)
ADH|-Methode *f od* **-Test** *m* (enzymatische Alkoholbestimmung im Blut mit Alkoholdehydrogenase) alcohol dehydrogenase test
adiabetisch adiabetic (e)
Adiadochokinese *f* adiadochokinesia (kai'ni:ziə)
adia|phan (nicht durchscheinend) adiaphanous (æ), non-transparent **ᴢphorese** *f* adiaphoresis (i:), absence of perspiration **~therman** (wärmeundurchlässig) adiathermic
Adicillin *n* (*WHO*) adicillin (*BPCA*)
Adie ('eidi)**-Syndrom** *n* (pupillotonische Pseudotabes) Adie's syndrome (i), Holmes-Adie syndrome, pupillotonia (ou)
Adiphenin *n* (*WHO*) adiphenine (ædi'feni:n)
Adipinsäure *f* (Acidum adipinicum) adipic *od* adipinic (i) acid
Adipiodon *n* (*WHO*) iodipamide (aio-'dipəmaid) (*BPCA*) [meglumine (*BP*)]
Adipo|cire *f* (Leichenwachs) adipocere (ædipo'siə), grave wax **ᴢcire-** adipoceratous (e) **ᴢnekrose** *f* adiponecrosis (der Neugeborenen) subcutaneous (ei) fat necrosis of the newborn
adipös adipose (æ)

Adiposalgie *f s* Adipositas dolorosa
Adipositas *f* (Fettsucht) adiposity (ɔ), adiposis, obesity (i:) **ᴢ cerebralis** adiposis cerebralis **ᴢ cordis** *s* Herzverfettung **ᴢ dolorosa** adiposis dolorosa, neurolipomatosis ('njuərɔ,lipomə'tousis) dolorosa, Dercum's (ə:) disease **ᴢ hypogenitalis** dystrophia adiposogenitalis, adiposogenital dystrophy
Adiposurie *f* (Lipurie) lipuria (juə), adiposuria
Adipo|zele *f* (Fettbruch) adipocele (æ) **ᴢzire** *f* adipocere (iə)
Adipsie *f* (Durstmangel) adipsia, absence of thirst
Aditus *m* (*PNA*) aditus (æ), inlet / **ᴢ laryngis** (*PNA*) inlet of the larynx / **ᴢ orbitae** (*PNA*) orbital opening
Adiuretin *n* antidiuretic (e) hormone of the hypophysis (ɔ)
Adjuvans *n* *pharm* adjuvant, adjuvant, auxiliary agent **ᴢ-Krankheit** *f* adjuvant disease **ᴢwirkung** *f* adjuvant effect
Adler ('a:dlər)**-Blutnachweis** Adler's test
Adler|nase *f* aquiline (æ) nose **~schnabelförmig** aquiline
Adnex *m* appendage **ᴢa** *n pl* adnexa, appendages / **ᴢ** bulbi *od* oculi adnexa oculi / **ᴢ** uteri (weibliche Adnexe) adnexa uteri, uterine appendages **ᴢanheftung** *f chir* [tubo-]adnexopexy (ɔ) **ᴢe** *m pl s* Adnexa / weibliche **ᴢ** *s* Adnexa uteri **ᴢentfernung** *f chir* adnexectomy, salpingo-ovariotripsy (εə) **ᴢitis** *f* adnexitis / inflammation of the appendages / eitrige **ᴢ** inflammation of the appendages with pus (ʌ) formation / tuberkulöse **ᴢ** tuberculous inflammation of the appendages **ᴢopathie** *f* adnexal disease **ᴢopexie** *f s* Adnexanheftung **ᴢtumor** *m* adnexal tumo[u]r
Ado = Adenosin adenosine, Ado
Adoleszenten|krise *f ps* adolescent crisis **ᴢkyphose** *f* kyphosis of young people, Scheuermann's ('ʃɔiərmanz) disease, osteochondropathia (æ) deformans juvenilis (ai)
Adonidin *n pharm* adonidin (ɔ)
Adonisröschen *n pharm* pheasant's (e) eye, Adonis [vernalis]
adoral adoral (ɔ:), near the mouth
ADP = Adenosindiphosphat *n* adenosine diphosphate / = Adenosindiphosphorsäure *f* adenosine (e) diphosphoric acid (æ) (*ADP*) / = anti-diuretisches Prinzip *n* vasopressin **ᴢ-desaminase** *f* ADP deaminase **ᴢ-phosphomutase** *f* (Adenylat-kinase) adenylate kinase
adrenal adrenal (i:) **ᴢektomie** *f chir* adrenalectomy, excision (i) of an adrenal gland **~ektomieren** to adrenalectomise
Adrenalinum hydrochloricum *n pharm* epinephrine (e) hydrochloride (ɔ:)
Adrenalon *n* (*WHO*) adrenalone (e)
Adrenal|steroid *n* adrenal steroid (iə) **ᴢsystem** *n* adrenal (i:) *od* chromaffin system (i)

Adrenerg|ikum *n pharm* adrenergic (ə:) **~isch** adrenergic
Adreno|- (Nebennieren-) (*Vors*) adreno- **ᴢdontie** *f dent* adrenodontia ('dɔnʃiə) **~gen** adrenogenous (ɔ) **~genital** adrenogenital (e) **~kortikal** adrenocorticotrophic (ɔ) [*s* ACTH] **~lytisch** adrenolytic (i) **~mimetisch** sympathomimetic **ᴢmimetikum** *n* sympathomimetic **~priv** (nebennierenlos) adrenoprival (ai) **ᴢsteron** *n pharm* adrenosterone (ɔ) **ᴢtoxin** *n* adrenotoxin (ɔ) **~trop** adrenotrop[h]ic (ɔ) **ᴢtrophin** *n* adrenotrop[h]in (ɔ)
Adson ('ædsən)**|-Operation** *f* Adson's operation **ᴢ-Syndrom** *n* Naffziger's ('næfzigəz) syndrome
Adsorb|at *n* adsorbate **ᴢendum** *n* substance (ʌ) to be adsorbed **ᴢens** *n pharm* adsorbent, US adsorbant **~ierbar** adsorbable **ᴢierbarkeit** *f* adsorbability (i) **~ieren** to adsorb
Adsorption *f* adsorption
Adsorptions|chromatographie *f* adsorption chromatography **~fähig** adsorbable **ᴢfähigkeit** *f* adsorptive capacity (æ) *od* power, adsorbability (i) **ᴢindikator** *m* adsorption indicator **ᴢisotherme** *f* adsorption isotherm ('aisoθə:m) **ᴢmittel** *n s* Adsorbens
adsorptiv adsorptive
Adstring|ens *n pharm* astringent **ᴢenz** *f* astringency, astringent power **~ieren** to astringe **~ierend** astringent / leicht **~** mildly (ai) a.
ÄDTA = Äthylendiamintetraessigsäure *f* (EDTA) ethylenediaminetetra-acetic acid, EDTA **ᴢ-Test** *m* (nach Kaiser und Ponsold) EDTA test
Adventitia *f* adventitia ('tiʃiə) **ᴢ-** adventitial (i) **ᴢdegeneration** *f* adventitial degeneration **ᴢscheide** *f* adventitial sheath (i:) **ᴢzelle** *f* histiocyte, adventitial cell
AD-Virus *n* = Adenovirus adenoidal, pharyngeal, conjunctival virus, APC virus
Adynamie *f* adynamia (æ), lack of vital (ai) powers, asthenia (i:)
adynamisch adynamic (æ)
AE = Ångström-Einheit *f* Ångström unit, AU / = Antitoxin-Einheit *f* antitoxin (ɔ) unit (ju:), AU / = Aureomyzin-Einheiten *f pl* aureomycin (ai) units / = Avenaeinheit *f* avena unit
Ae = Äther *m* ether
Aëdesmücke *f* Aëdes aegypti (Gelbfiebermücke) Aëdes (æ'i:di:z) [aegypti (i:'dʒiptai)], yellow-fever mosquito
AEDH = Malat-dehydrogenase *f* (Aepfelsäuredehydrogenase) malate dehydrogenase, MDH
AeDTE = Äthylendiamintetraessigsäure *f* ethylenediaminetetra-acetic acid, EDTA
AEE = Apoerythein-Einheit *f* apoerythein unit
AEK-Diät = alkalische Eiweiss-Kohlehydrat-Diät alkalising protein carbohydrate diet
Aequator| bulbi (Bulbusäquator) equator of the eyeball / **ᴢ** lentis (Linsenäquator) e. of the lens
Aerämie *f* (Luftembolie) air embolism, aeroembolism, aer[a]emia (i:), pneumath[a]emia (i:)
Aerasthenie *f* (psychisch bedingte Nervenschwäche bei Flugzeugführern) aerasthenia (i:)

Aero- (Luft-) (*Vors*) aero- ('εəro-, 'eiəro-)
aerob *bakt* aerobic (ɔ)
Aero|bacter (Gattung) Aerobacter ~**bier**
m pl bakt aerobes ('eiəroubz), aerobic
(ɔ) bacteria (iə) ~**biologie** *f* aerobiology
~**biose** *f* (Leben bei Sauerstoffan-
wesenheit) aerobiosis ~**chir** *m* (Flugzeug mit chirurgischer und röntgenolo-
gischer Ausrüstung) aerochir ('eiərokiə)
~**dontalgie** *f* (Zahnschmerzen bei
Höhenflügen) *dent* aero-odontalgia,
aerodontalgia ~**embolismus** *m* (Gasbläschen in Blut *u* Gewebe) air embolism;
(Druckfall-Krankheit) caisson disease
~**gastrie** *f* (Luftmagen) aerogastria
~**gen** (Infektion) air-borne ~**gramm** *n*
röntg aerogram (εə) ~**graphie** *f röntg*
aerography (ɔ) ~**kolie** *f* (Kolonmeteo-
rismus) aerocoly (ɔ) ~**mammographie** *f*
röntg aeromammography (ɔ) ~**meter** *n*
aerometer (ɔ), hydrometer ~**neurose** *f*
(Abgeflogensein) aeroneurosis, aerasthenia ~**otitis** *f* (Fliegerotitis) aero-
-otitis ~**phagie** *f* (Luftschlucken) aero-
phagia ('eiəro'feidʒiə), aerophagy
(eiə'rɔfədʒi), magenblase syndrome ~
phil *bakt* aerophilic (i), aerophilous (ɔ)
~**phobie** *f* aerophobia ~**sinusitis** *f*
(Fliegersinusitis) aerosinusitis ~**sol** *n*
aerosol ('eiərosol), medicated gas ~**sol-**
spray *m* aerosol spray ~**soltherapie** *f*
treatment with aerosols *od* dispersions
of drugs in a fine mist ~**solverabrei-**
chung *f* aerosol administration ~
therapie *f* aerotherapy ~**thorax** *m s*
Pneumothorax ~**tropismus** *m* aerotro-
pism (ɔ) ~ **tympanal** aerotympanal
~**zyste** *f* bronchocele ~**zystoskopie** *f*
aerocystoscopy
Aesculap[ius] Aesculapius (i:skju'leipiəs)
AET = Aminoäthylisothiouronium-
chlorid   amino-ethylisothiouronium
chloride, AET
Aethacrynsäure *f* ethacrynic (eθə'krinik)
acid (*USP*)
Aether *m pharm* (*s a* Äther) ether ('i:θə)
~ **anaestheticus** (*EP*) (Äther zur
Narkose) anaesthetic ether (*EP, BP*) ~
chloratus *m* (*DAB*) (Chloräthan) ethyl
chloride (*BP, USP*) ~ **isopropyli-**
cus (Isopropyläther) isopropyl (ou)
ether (*BPC*) ~ **jodatus** (*DAB*)
(Jodäther) ethyl iodide ('eθil 'aiədaid)
~ **petrolei** (Petroläther) petroleum (ou)
ether
Aethinyloestradiolum (*EP*) (Äthinylöstradiol) ethinyloestradiol (*EP, BP*)
Aethyl|hydrocupreinum *n* (*DAB*) ethyl-
hydrocupreine (haidro'kju:prii:n) ~**is**
biscoumacetas (*P Int*) ethyl biscoumacetate (*BP, NF*) ~**ium nitrosum**
(Äthylnitrit) ethyl nitrite, nitrous ether
(*BP, USP*) ~**morphini hydrochloridum**
(*EP*) *s* ~morphinum hydrochloricum
~**morphinum hydrochloricum** (*DAB*)
ethylmorphine hydrochloride (*BP*) ~
-**nor-adrenalin** ethyl-nor-epinephrine
('eθil,nɔ:epi'nefri:n)
A-Fasern *f pl neur* A fibres
afebril (fieberlos) feverless, afebrile (i:)
A-Fermente = Abwehrfermente *n pl*
protective ferments
Affe *m* monkey (ʌ) / (Menschenaffe) ape
Affekt *m ps* emotion, affect / disturbance
~- *ps* emotional (ou), affective ~**ab-**
stumpfung *f ps* blunted affect ~**anämie** *f*
emotional an[a]emia (i:) ~**ausbruch** *m*
ps affective explosion *od* crisis (ai),
discharge of affect ~**betont** *ps* emo-

tional, affective / affectively stressed
~**entzugssyndrom** *n* anaclytic depression ~**epilepsie** *f ps* affective epilepsy
~**erythem** *n* emotional blush (ʌ) ~**fär-**
bung *f ps* emotional colo[u]ring ~**ge-**
bunden emotional ~**geneigt** (leicht
erregbar) hyperthymic (ai) ~**handlung** *f*
ps emotional *od* affective act ~**ibilität** *f*
ps affectibility ~**inversion** *f* inversion of
affect, counter-affect ~**ion** *f* affection,
involvement, condition / allergische ~
allergic disturbance ~**iv** affective,
emotional (ou) ~**ivität** *f* affectivity,
emotivity ~**jargon** *n s* Organsprache
~**krampf** *m ps* emotional spasm ~**labi-**
lität *f ps* affective instability ~**leben** *n*
affective life ~**losigkeit** *f ps* apathy (æ)
~**neigung** *f* (gesteigerte) *ps* hyperthymia
('θaimiə) ~**psychose** *f* affective psychosis, affective *od* emotional insanity
(æ) ~**reaktion** *f* affective reaction
~**reflex** *m ps* affective reflex ~**rötung** *f*
ps emotional coloration ~**schock** *m*
emotional *od* affective stupor ~**stauung**
f affect block ~**störung** *f ps* affective *od*
emotional disturbance ~**stupor** *m s*
~schock ~**zustand** *m ps* affective
condition
Affen|- simian (i), pithecoid ('piθikɔid)
~**ähnlich** *s* ~artig ~**artig** apelike,
simian (i), monkey (ʌ)-like, pithecoid
~**furche** *f* (Hand) simian crease, four-
-finger line *od* crease ~**hand** *f* (Hand
bei Ausfall der Daumenopposition)
monkey-paw ~**kopf** cebocephalia (ei)
~**malaria** *f* simian malaria (εə) ~**nie-**
renzelle *f bakt* monkey kidney cell
~**zelle** *f* monkey cell (MC)
affer|ent afferent ~**enz** *f neur* afference
affinieren *chem* to refine
Affinität *f* affinity (i) (zu for), chemical
attraction
affizieren to affect, to involve / to infect
Afflux *m* (Zufluß) afflux, affluxion (ʌ)
Affodill[wurz] *m* (*f*) (Goldwurz) *pharm*
asphodel
Afibrinogenämie *f* (Faktor-I-Mangel)
afibrinogen[a]emia (æ'faibrinodʒi'ni:-
miə), lack of fibrinogen (i) in the blood,
factor I deficiency syndrome
AFL = Antifibrinolysin *n* antifibrinolysin
Aflatoxin *n* aflatoxin
AFT = Antifibrinolysin-Test *m* antifibrinolysin test
After *m* anus (ei), rear passage (æ) /
(Fische, Vögel) vent / künstlicher ~
pr[a]eternatural *od* artificial (i) anus ~-
anal (ei) ~**bucht** *f embr* proctod[a]eum
~**drüse** *f* anal gland ~**entzündung** *f*
anusitis ~**fistel** *f* anal fistula ~**furche**
(Crena ani (*PNA*)) anal *od* gluteal cleft
~**gegend** *f* anal region ~**geschwür** *n*
perianal (ei) abscess ~**grübchen** *n*
(Foveola coccygea (*PNA*)) coccygeal
foveola ~**heber** *m* (Musculus levator
ani (*PNA*)) levator ani muscle ~**jucken**
n pruritus (ai) ani ('einai), itching of the
anus ~**kanal** *m* (Canalis analis (*PNA*))
anal canal ~- *u* **Mastdarmplastik** (Rek-
toplastik) *chir* proctoplasty (ɔ) ~**mem-**
bran *f* cloacal membrane ~**muskel** *m*
anal sphincter, sphincter ani ~**mus-**
kellähmung *f* proctoparalysis, paralysis
of the anal sphincter ~**öffnung** *f* anal
aperture (æ) *od* orifice *od* opening
~**reflex** *m* anal reflex ~**ring** *m* anal ring
~**rohr** *n* rectal tube ~**schließmuskel** *m*
anal sphincter / äusserer ~ (Musculus

sphincter ani externus (*PNA*)) sphincter ani externus muscle / innerer ~
(Musculus sphincter, ani internus
(*PNA*)) sphincter ani internus muscle
~**schmerz** *m* proctalgia, sphincteralgia
~**schrunde** *f* anal fissure ('fiʃə) ~**sperrer**
m procteurynter (i), anal dilator ~-
-**Steissbeinnerven** *m pl* (Nervi anococcygei (*PNA*)) anococcygeal nerves
~**striktur** *f* anal constriction, procten-
cleisis (ai), proctenclisis (ai) ~**verschluß**
m anal atresia (i:) ~**vorfall** *m* anal
prolapse
AG = Antigen *n* antigen, Ag
Ag = Silber (Argentum) silver, Ag
Agalaktie *f* (Milchflußstauung) agalactia, agalaxia, agalaxy (æ), disturbed
milk secretion (i:)
A-Galle *f* (Galle aus Gallengang) A-bile
Agamet *m* agamete (ei)
agamisch agamic (æ), sexless, partheno-
genetic
Agammaglobulinämie *f* agammaglobulin[a]emia / [autosomale rezessive]
alymphozytäre ~ [autosomal recessive]
alymphocytic a. / primäre ~ Bruton-
-type a., congenital *od* infantile sex-
-linked a. / Schweizerische ~ Swiss-
-type a.
Agamo|genesis *f*, ~**gonie** *f* (unge-
schlechtliche Fortpflanzung, Partheno-
genese) parthenogenesis, monogenesis,
monogony (ɔ)
Agar|[-Agar] *m* agar[-agar] ('eiga:['eiga:]),
Ceylon moss, Japanese isinglass (ai) ~-
-**Diffusionstest** *m* agar diffusion test
Agaricin *s* Agarizin
Agaricus *m* (Blätterpilz) *bot* agaricus (æ),
agaric (æ) ~ **albus** (Lärchenschwamm,
Purgierschwamm) larch *od* purging *od*
white agaric ~ **campestris** (Feldcham-
pignon) agaricus campestris ~ **chirur-**
gorum (Wundschwamm) agaricus chirurgorum, surgeon's agaric ~ **musca-**
rius (Fliegenpilz) agaricus muscarius,
fly agaric
Agarizin *n* agaricin (æ) ~**sauer** *chem*
agaric (æ) ~**säure** *f* (Acidum agaricinicum, d-Cetyl-Zitronensäure, Agaricin)
chem agaric *od* agaricic (i) acid
Agar|lösung *f* solution of agar ('eiga:)
~**platte** *f* agar plate / behustete ~
cough plate ~**propf** *m od* -**säule** *f* agar
column ~**tang** *m* Ceylon moss
agastrisch agastric
Agave *f pharm* agave (ə'geivi)
Agenesie *f* (fehlende Anlage *u* Entwicklung) agenesia (i:), agenesis (e)
agenetisch agenetic
Agenitalismus *m* (Fehlen *od* mangelhafte Entwicklung der Geschlechtsorgane) agenitalism (e)
Agens *n* agent (ei)
Ageusie *f* (Geschmacksverlust) ageusia
(ei'gju:siə), ageustia (ei'gju:stiə), loss of
the sense of taste, taste blindness
Agglomer|at *n* conglomeration, accumu-
lation, agglomeration ~**ieren** to agglomerate (ɔ), to cluster (ʌ)
Agglutin *n* agglutinogen (i)
agglutin|abel agglutinable (u:) ~**at** *n*
agglutinate ~**ation** *f* agglutination,
clumping (ʌ) / makroskopische ~ gross
(ou) agglutination
Agglutinations|erscheinung *f* agglutina-
tion phenomenon (ɔ) ~**fähig** agglutinable (u:) ~**fähigkeit** *f* agglutinablility
~**hemmend** anti-agglutinating (u:)
~**probe** *f od* -**test** *m* agglutination test

⸖titer *m* agglutinating titre [*US* titer] (ai) **~verhindernd** anti-agglutinating
agglutinierbar agglutinable (u:) / mit jedem Serum ~ panagglutinable **⸖keit** *f* agglutinability (i)
agglutinieren to agglutinate (u:), to clump (ʌ) **~d** agglutinative (u:) / leicht ⸖ agglutinophilic (i)
Agglutinin *n* agglutinin (u:); agglutinant (u:) **~erzeugend** agglutinogenic (e) **~frei** agglutinin-free **⸖probe** *f* agglutinin test **⸖test** *m s* **⸖probe**
Agglutino|gen *n* agglutinogen (i) **⸖gramm** *n* agglutinogram (u:) **⸖id** *n* agglutinoid (u:)
Aggravation *f* aggravation
Aggravationsneigung *f* tendency to aggravation
aggravieren to aggravate **~d** aggravating
Aggregat *n* aggregate **⸖ion** *f* aggregation **⸖zustand** *m* physical (i) state, state of aggregation
Aggressin *n* aggressin **⸖bildner** *m* aggressinogen (i)
Aggression *f* aggression
Aggressions|instinkt *m ps* aggressive instinct **⸖trieb** *m ps* aggressive instinct
aggressiv *chem* corrosive / *ps* aggressive **⸖haltung** *f ps* aggressivity **⸖ität** *f* aggressiveness, aggressivity (i)
Agieren *n ps* acting out
Agitatio *f*, **Agitation** *f ps* agitation
agitiert agitated (æ) **⸖heit** *f ps* agitation
Agito|graphie *f ps* (hastiges Schreiben mit Defekten) agitographia ('ædʒito-'græfiə) **⸖phasie** *f ps* agitophasia (ei), agitolalia
AGKT = Antiglobulinkonsumptionstest *m s* AGK-Test
AGK-Test = Antiglobulinkonsumptionstest *m* antiglobulin consumption test
aglandulär aglandular
Aglobulie *f* aglobulia (ju:)
aglomerulär (ohne Glomeruli, glomerulilos) aglomerular
Aglossie *f* (Fehlen der Zunge) aglossia
Aglukon *m* aglucon[e]
Aglutition *f* (Schluckunfähigkeit, Schluckbeschwerden) aglutition
Aglykäm|ie *f* aglyc[a]emia **~isch** aglyc[a]emic (i:)
Aglykosurie *f* aglycosuria
Agmatologie *f* (Frakturenlehre) agmatology
agnath agnathous **⸖ie** *f* (angeborenes Fehlen des [Unter]Kiefers) agnathia (ei), agnathy (æ), absence of the lower jaw
Agnosie *f* (agnostische Störungen) *ps* agnosia (ou) / akustische ⸖ auditory a. / geometrisch-optische ⸖ visual-spatial a. / optische ⸖ visual a. / räumliche ⸖ visual-spatial a. / soziale ⸖ social a. / taktische ⸖ tactile a.
agnostisch agnostic
Agomphiasis *f dent* agomphiasis (ai), looseness of the teeth, agomphosis
Agonadismus *m* (Germinalzellenaplasie, Aplasia germinalis) germinal *od* gonadal aplasia
agonal agonal (æ)
Agone *f s* Agonie
Agonie *f* (Todeskampf) agony (æ), death-struggle
Agonist *m* (im Gegensatz zum Antagonisten) agonist (æ)

Ägophonie *f* (Meckerstimme) [a]egophony (ɔ)
Agoraphobie *f ps* (Platzangst) agoraphobia (,ægərə'foubiə), dread of open spaces
Agrammatismus *m ps* agrammatism, acataphasia, syntactical aphasia
agranulo|plastisch agranuloplastic **⸖zyt** *m* agranulocyte (æ) **~zytär** agranulocytic (i) **⸖zytose** *f* agranulocytosis, malignant (i) *od* pernicious (i) leucopenia (i:), agranulocytic (i) angina (ai), agranulocytopenia, Schultz angina, disease *od* syndrome **~zy[to]tisch** agranulocytic (i)
Agraphie *f ps* agraphia (æ), inability to write, logagraphia (æ) *akustische* ⸖ acoustic (u:) a. *anamnestische* ⸖ amnemonic (ɔ) a. *ataktische* absolute ⸖ *leichte* ⸖ (Schreibstörung) *ps* dysgraphia (æ) *motorische* ⸖ anorthography (ɔ), motor (ou) a. *optische* ⸖ optical a. *völlige* ⸖ absolute *od* atactic (æ) *od* literal (i) a. *zerebrale* ⸖ cerebral (e) *od* mental a.
agraphisch *ps* agraphic (æ)
Agrimoniawurz *f* (Agrimonia eupatoria) agrimony (æ)
Agrypnia *f*, **Agrypnie** *f* (Schlaflosigkeit) agrypnia (i), insomnia, sleeplessness
AGS = adrenogenitales Syndrom *n* adrenogenital syndrome
AGW = Atemgrenzwert *m* maximum breathing capacity
Agyiophobie *f* (Stressangst) agyiophobia
AHC = antihämophiler Faktor C antih[a]emophilic factor C, AHC
AHD = Antihyaluronidase *f* antihyaluronidase
AHE = Antihyaluronidase-Einheit *f* antihyaluronidase unit
AHF = Antihämophiliefaktor *m*, Faktor VIII der Blutgerinnung antih[a]emophilic factor, AHF
AHG = antihäm[at]ophiles Globulin *n* antih[a]emophilic (i) globulin (ɔ), AHG
Ahlfeld ('a:lfelt)|**-Desinfektion** *f* Ahlfeld's method **⸖-Methode** *f* (intrauterine Längenmessung) Ahlfeld's method
Ähnlichkeits|gesetz *n homöop* law of similitude (i) **⸖lehre** *f* hom[o]eopathic (æ) doctrine
AHOP-Syndrom *n* (Adipositas-Hyperthermie-Oligomenorrhoe-Parotis-Syndrom *n*) adiposity-hyperthermia--oligomenorrh[o]ea-parotid syndrome
Ahorn *m* maple (ei) **⸖[rinden]-schälerkrankheit** *f* maple [bark] strippers' disease **⸖sirupkrankheit** *f* maple syrup (i) disease, branched--chain oxoacid aciduria
AHR = Agglutinationshemmungsreaktion *f* agglutination inhibiting reaction / = Antihyaluronidase-Reaktion *f* antihyaluronidase reaction
A-H-Reihe = Ammon-Hottinger-Reihe *f* Ammon-Hottinger culture substrate series
ähren|förmig spicate (ai), spicular (i) **⸖verband** *m* spica (ai), spica bandage (æ)
AHT = Antihyaluronidase-Test *m* antihyaluronidase test
Ahypnia *f* (Ahypnie, Schlaflosigkeit) ahypnia (i), ahypnosis, insomnia
Ailurophobie *f* (krankhafte Furcht vor Katzen) ailurophobia (eil'ju:ro'foubiə)

Ainhum ('einhʌm) **[-Syndrom]** (Dactylolysis spontanea) ainhum syndrome
Air-Block|-Syndrom *n* (Dyspnoe *u* Zyanose) air block syndrome ⸖-Technik *f* (Vorinjektion einer kleinen Menge Luft *od* Schaum bei Varizenverödung) air block technique
AIT = Analytischer Intelligenztest *m* analytic intelligence test
Aitken ('eitkin)|**-Operation** *f* Aitken's operation ⸖-Pille Aitken's pill
Ajmalin *n* ajmaline ('ædʒ)
Ajmalinum (*EP*) (Ajmalin) ajmaline ⸖ **monoaethanolum** (*EP*) ajmaline mono--ethanolate (*EP*) ⸖ **monohydricum** (*EP*) ajmaline monohydrate
Ajowanöl *n pharm* ajowan ('ædʒəwæn) oil
AK = Azetat-Kinase *f* acetate kinase / = Antikörper *m* antibody, Ab
Ak = Antikörper *m* antibody, Ab
Akalkulie *f ps* acalculia (ju:), inability to do calculations
Akanthästhesie *f* (Nadelstechen, Nadelgefühl, Nadelprickeln) *ps* acanth[a]esthesia (i:)
Akantho|lyse *f* acantholysis (ɔ) ⸖m *n* acanthoma ⸖pelvis *n* acanthopelvis ⸖sis *f* acanthosis, papillary (æ) and pigmentary dystrophy ⸖zyt *m* acanthocyte
Akapnie *f* acapnia
akapnisch acapnial
Akarbie *f* (verminderter Karbongehalt des Bluts) acarbia
Akardie *f embr* acardia, absence of the heart
Akariasis *f*, **Akaridiasis** *f s* Akarinose
Akarinose *f* (Milbenbefall) acarinosis, acariasis (ai)
Akaririckettsie *f* rickettsia akari ('ækərai)
Akaro|dermatitis *f* (Milbendermatitis, milbenbedingte Hautentzündung) acarodermatitis ⸖phobie *f ps* (Krätzeangst) acarophobia **~toxisch** (milbentötend) acarotoxic
Akatalepsie *f* (Unvermögen, etwas zu verstehen; Unsicherheit von Diagnose oder Prognose) acatalepsy
Akata|mathesie *f* acatamathesia (i:) ⸖phasie *f ps* acataphasia (i:)
Akathisie *f* ("Nicht-Stillhalten Können") acathisia (i)
Akelei *f bot* columbine (ɔ)
Åkerlund ('o:kerlunt)**-Deformität** *f* Åkerlund deformity
Akinästhesie *f* akin[a]esthesia (i:), absence of the movement sense, absence of kinesia (i:)
Akinesia algera *f* akinesia algera
Akinesie *f* (Bewegungsarmut) akinesia (i:), akinesis (i:)
akinetisch (bewegungsarm) akinetic (e)
Akkommodation *f* accommodation, adjustment / (der Nerven) nerve accommodation
Akkommodations|apparat *m* mechanism (e) of adjustment / focus[s]ing (ou) apparatus (ei) **⸖breite** *f* range *od* amplitude of accommodation **⸖differenz** *f* aniso (ai)-accommodation **~fähig** capable of accommodation **⸖fähigkeit** *f* accommodative capacity / Mangel an ⸖ dysadaptation, dysaptation **⸖gebiet** *n* accommodation range **⸖hemmung** *f* impairment of accommodation **⸖konstante** *f neur* accommodation constant **⸖krampf** *m* accommo-

dation spasm **≳lähmung** f accommodation paralysis, cycloplegia (i:), iridoplegia ('airido-) **≳messung** f accommodation measurement **≳muskel** m ciliary (i) od focus[s]ing muscle **≳prüfung** f accommodation test **≳reflex** m accommodation reflex **≳schwäche** f dysaptation, dysadaptation **≳stärkemesser** m accommodometer (ɔ) **≳starre** f s ≳lähmung **≳störung** f difficulty in focus[s]ing, accommodation difficulty, disturbance of accommodation, hypocyclosis **≳verlust** m loss of accommodation **≳zentrum** n centre [US center] of accommodation
akkommod|ativ accommodative ~**ieren** to accommodate, to focus (ou) / sich ~ to adapt o.s. (an to) / schlecht akkommodiert unfocused ('ʌn'fouksst) **≳dieren** n accommodation, focus[s]ing (ou) ≳ **ometer** n accommodometer
Akkretion f (Grössenzunahme; Aneinanderhaften; Fremdkörperansammlung) accretion (i:)
Akkumulation f accumulation / pharm cumulative effect
akkumulier|en to accumulate (ju:) ~**t** (Dosis) cumulative
Akladiose f (eiternde Pilzerkrankung der Haut) acladiosis
Aklasie f aclasis / diaphysäre ≳ diaphysial a.
Akme f (Höhepunkt) acme ('ækmi), crisis (ai)
Akne f acne ('ækni) ≳ **albida** (Milium) milium (i), a. albida ≳ **artificialis** a. artificialis (ei) ≳ **atrophicans** a. atrophica (ɔ) ≳ **bromica** (Bromakne) bromine od bromide a. ≳ **chlorica** (Chlorakne) chloric od chlorine a. ≳ **ciliaris** a. ciliaris ≳ **conglobata** a. conglobata ≳ **contagiosa** vet Canadian horsepox, contagious a. ≳ **cornea** (≳ keratosa, ≳ vulgaris mit Hornperle) a. keratosa, a. cornea ≳ **cystica** cystic a. ≳ **decalvans** (Folliculitis decalvans) folliculitis decalvans ≳ **dorsalis** a. dorsalis, a. vulgaris of the back ≳ **ephebica** a. ephebica, a. vulgaris in adolescents ≳ **epileptica** epileptic a. ≳ **erythematosa** (Rosacea) rosacea, a. erythematosa ≳ **excoriata** a. excoriée des jeunes filles; (bei männlichen Jugendlichen) excoriated a. ≳ **Halowax** halowax a., chloracne ≳ **hordeolaris** (≳ hordeolans) a. hordeolaris ≳ **hypertrophica** a. hypertrophica ≳ **indurata** a. indurata ≳ **jodica** (Jodakne) iodine ('aiɔdi:n) a. ≳ **kachekticorum** (Zehrfinnen) a. cachecticorum ≳ **keratosa** ≳ cornea ≳ **medicamentosa** a. medicamentosa (ou) ≳ **mentagra** (Sycosis barbae) a. mentagra, coccogenic sycosis ≳ **necrotica miliaris** a. necrotica miliaris ≳ **necroticans** (≳ varioliformis Hebra) a. varioliformis, necrotic a. ≳ **papulosa** a. papulosa (ou) ≳ **picea[lis** a. picealis (æ), tar a. ≳ **professionalis** (Gewerbeakne, Industrieakne) trade a. ≳ **punctata** a. punctata; ≳ **punctata albida** a. punctata albida ≳ **rosacea** (Rosacea) rosacea (ei), a. rosacea ≳ **scrofulosorum** a. od lichen ('laikɔn) scrofulosorum ≳ **sebacea** (Seborrhoe) a. sebacea, seborrh[o]ea; ≳ **sebacea cornea** keratosis follicularis contagiosa, a. sebacea cornea ≳ **seborrhoica** (Seborrhoea oleosa) a. seborrhoica ≳ **simplex** s ≳ vulgaris ≳ **skorbutica** a. scorbutica ≳

superficialis (acné excoriée des jeunes filles) (Brocq)) excoriated a. ≳ **syphilitica** syphilitic a. ≳ **tarsi** a. tarsi ≳ **teleangiectodes** (Kapozi) a. teleangiectodes (Kapozi) ≳ **urticata** (Kapozi) a. urticata (Kapozi) ≳ **varioliformis** (Hebra) a. varioliformis, a. rodens ≳ **vulgaris** a. vulgaris, common a. ~**ähnlich,** ~**förmig** acneform, acneiform (i:) **≳haut** f skin affected with acne ~**iform** s ~förmig
Aknemie f (Fehlen der Beine) acnemia (i)
Akne-Vakzine f acne vaccine
Aknitis f acnitis
Ako|- (Vors) (Heilmittel betr) aco- ('æko) (Vors), pharmaco- **≳asma** n (Gehörhalluzination) acousma (u:), acoasma (æ), auditory (ɔ:) hallucination
A-Kohle = Aktivkohle f activated charcoal
Akologie f (Heilmittellehre) acology (ɔ), (besser) pharmacology
Akonit n (m) (Eisenhut) pharm, bot monk's (ʌ) hood, aconite (æ), wolf's (u) bane **≳in** n pharm aconitine (ɔ) ~**sauer** chem aconitic (i) **≳säure** f (Acidum aconiticum) chem aconitic acid, propenetricarboxylic ('proupi:n'traika:bɔk'silik) acid **≳tinktur** f pharm tincture of aconite **≳vergiftung** f (Eisenhutvergiftung) aconitism (ɔ), aconite poisoning
Akorie f (Fehlen der Pupille) acorea (i) / (Polyphagie) acoria (ɔ:), polyphagia ('feidʒiɔ)
Akra, pl Akren acra (æ), distal part of the extremities
akral acral (æ)
Akran|ie f embr acrania (ei) **≳ius** m (Mißgeburt) acranius (ei)
Akrasie f (fehlende Selbstbeherrschung) ps acrasia, intemperance
Akrato|- (Vors) (ungemischt) acrato- ('ækrɔto) (Vors) **≳pege** f s Quelle **≳therme** f s Quelle
Akren s Akra
Akremoniose f (Schimmelpilzdermatose) acremoniosis
Akridin n chem acridine (æ) **≳orangediagnose** f (Krebs) acridine-orange diagnosis **≳orangetechnik** f (Zweifarbenfluoreszenztest zum Nachweis von Krebszellen) acridine-orange technique (AO technique)
Akro|- (Vors) (Spitze betr) acro- ('ækro) (Vors) **≳agnosie** f ps acro-agnosis **≳agonin** n acro-agonine **≳anästhesie** f acro-an[a]esthesia (i:) **≳asphyxie** f acro-asphyxia (i), Raynaud's (rɛ'noz) disease od gangrene, acrocyanosis **≳ästhesie** f acro[a]esthesia (i:) **≳blast** m genet acroblast **≳brachyzephalie** f anat (Hochkurzschädeligkeit) acrobrachycephaly **≳chordon** n (Stielwarze) skin tag **≳cyanosis** f acrocyanosis **≳dermatitis** f acrodermatitis, dermatitis of the extremities (e) ≳ **chronica atrophicans** (Pick-Herxheimer) acrodermatitis chronica atrophicans, Pick-Herxheimer disease ≳ **continua** acrodermatitis continua, Mallopeau's acrodermatitis ≳ **enteropathica** acrodermatitis enteropathica [syndrome], Brandt's syndrome ≳ **hiemalis** (Hartzell) acrodermatitis hiemalis ≳ **perstans** acrodermatitis perstans ≳ **suppurativa continua** s ≳ continua **≳dolichomelie** f acrodolichomelia (i:) **≳dynie** f (Feer-Krankheit) acrodynia

(i), erythr[o]edema (i:), pink disease, polyneuropathy (ɔ), Swift's disease, Feer's (fe:rz) disease od syndrome / epidemic (e) erythema (i:) **≳dysplasie** f acrodysplasia **≳dystonie** f acrodystonia **≳erythrose** f acro-erythrosis **≳gnosie** f (Empfindung für 'spitz' und 'stumpf') acm[a]esthesia (ækmes'θi:ziɔ) (nota: acrognosis = Lageempfindung) **≳hyperhidrose** f acrohyper[h]idrosis **≳hypothermie** f (Kälte der Hände od Füsse) acrohypothermy **≳hysterosalpingektomie** f (Exstirpation der Eileiter u eines Teils des Fundus uteri) chir acrohysterosalpingectomy **≳kinesie** f acrokinesia (i:) **≳lein** n chem acrolein (ou) **≳manie** f (Manie mit starkem Bewegungsdrang) ps acromania (ei) ~**megal** acromegalic (æ) **≳megalie** f acromegalia (ei), acromegaly (e), Marie's (ma'ri:z) disease / (falsche) pachyacria (æ) ~**megalisch** acromegalic (æ) ~**megaloid** acromegaloid (e) **≳megaloidismus** m acromegaloidism **≳melalgie** f erythromelalgia, acromelalgia, Weir Mitchell disease ~**mial** acromial (ou) **≳mikrie** f acromicria (i), Brugsch's ('brukʃis) disease **akromio|humeral** acromiohumeral (ju:) ~**kapsulär** acromiocapsular ~**klavikulär** acromioclavicular (i) **≳klavikulargelenk** n (Articulatio acromioclavicularis (PNA)) acromioclavicular joint ~**korakoidal** acromiocoracoid (ɔ:)
Akromion n acromion (ou), acromial od acromion process **≳reflex** m acromial reflex
akromio|skapular acromioscapular (æ) ~**thorakal** acromiothoracic (æ)
Akro|neurose f acroneurosis **≳osteolyse--Syndrom** f (progressive Akroosteolyse) neurogenic acro-osteolysis (ɔ) **≳pachie** f acropachy (æ) **≳pachydermie** f acropachyderma (ɔ:), pseudo (sju:dou)-acromegaly (e), Brugsch's ('brukʃiz) syndrome **≳parästhesie** f acropar[a]esthesia (i:) / idiopathische ≳ (Wartenburg-Syndrom I) nocturnal arm dys[a]esthesia, Wartenburg's syndrome **≳phobie** f (Höhenangst) acrophobia **≳postitis** f (Entzündung der distalen Vorhaut) acropostitis (pɔs-'θaitis) **≳sklerose** f acrosclerosis **≳som** n acrosome (æ), apical (æ) body
akrot acrotic (ɔ)
Akro|thymiose f (Condyloma acuminatum) acrothymion (ai), acrothymiosis, acrothymum (ai) **≳tie** f, **≳tismus** m (Pulslosigkeit) acrotism (æ) **≳trophodynie** f acrotrophodynia (i) **≳trophoneurose** f acrotrophoneurosis **≳zephal** (turmschädelig) acrocephalic (æ), acrocephalous (o) **≳zephaler** m acrocephalous **≳zephalie** f acrocephaly (e), acrocephalia (ei), oxycephalia, tower--head, steeple-head, turricephaly (e) ~**zentrisch** genet acrocentric **≳zephalosyndaktylie** f (Apert-Syndrom I) acrocephalosyndactylia, Apert's (a'pɛrz) syndrome **≳zyanose** f acrocyanosis ~**zyanotisch** acrocyanotic (ɔ)
Akryl|aldehyd m chem acrylic (i) aldehyde (æ), acrolein (ou) **≳nitril** n tox acrylonitrile (ai), vinyl (ai) cyanide (ai) ~**sauer** chem acrylic ~**säure** f chem acrylic acid
Aktin n chem actin / ɣ-≳ globular (ɔ) a. (G-actin)
Aktinin n (ɣ-Butyrobetain) actinine
aktinisch actinic (i)

Aktinismus m (Lichtstrahlenwirkung) actinism
Aktinium n chem actinium (i) ⌁-
-**Emanation** f (Aktinon) radiol actinon
Aktino|bazillose f (Strahlenpilzkrankheit) vet actinobacillosis ⌁**dermatitis** f (Lichtdermatitis) actinodermatitis ⌁**dermatose** f actinodermatosis ~**gen** actinogenic ⌁**gramm** n actinogram ⌁**graph** m (Gerät zur Aufzeichnung der Sonneneinstrahlung) actinograph (i) ⌁**meter** n actinometer ⌁**metrie** f actinometry ⌁**mykom** n actinomycoma (ou) ⌁**mykose** f actinomycosis, lumpy (ʌ) jaw, clams, clyers (ai) / disseminierte ⌁ der Lunge disseminated pulmonary a. / ⌁ des Kiefers beim Rind vet bigjaw ('bigdʒɔ:) ~**mykotisch** actinomycotic (ɔ) ⌁**myzes** m Actinomyces ('maisi:z) ⌁**myzesdrüsen** f pl granules (æ) of actinomyces ⌁**myzespilz** m (Strahlenpilz) actinomyces, ray fungus (ʌ) ⌁**myzesschwellung** f actinomycoma ⌁**myzeten** m pl Actinomycetes (mai'si:ti:z) ~**myzetisch** actinomycetic (e), actinomycetous (i:) ⌁**n** n (Aktinium-Emanation) radiol actinon ~**therapeutisch** actinotherapeutic (ju:) ⌁**therapie** f actinotherapy (e), actinotherapeutics (ju:)
Aktions|gruppe f (WHO) field team ⌁**potential** n (AP) neur action potential / Dauer des ⌁ action potential duration (APD) ⌁**schema** n ps action schedule ('ʃedju:l, US 'skedju:l) ⌁**spannung** f action tension ⌁**stoff** m active substance (ʌ), activator ⌁**störung** f (Herz) disordered action of the heart (DAH) ⌁**strom** m elektr action current
aktiv active ⌁**ator** m chem biol dent activator / serol accessory factor ~**ieren** to render active, to activate / chrom to activate
Aktivierung f activation ⌁**smittel** n activator ⌁**ssystem** n action system / ⌁ der Formatio reticularis reticular activating system
Aktivität f activity **antibakterielle** ⌁ antibacterial a. **antibiotische** ⌁ antibiotic a. **insulinähnliche** ⌁ insulin-like a. "**kortikale**" ⌁ cortical a. **psychische** ⌁ mental activity **optische** ⌁ optical a. **spezifische** ⌁ specific a.
Aktivitäts|abfall m activity decrease ⌁**anreicherung** f activity enrichment ⌁**hypertrophie** f work hypertrophy ⌁**kurve** f radiologic[al] and biologic[al] decay curve ⌁**therapie** f ps group activity ⌁**verlust** m deactivation
Aktivkohle f pharm activated charcoal, activated carbon (EP)
Aktographie f ps actography
Aktor m chem actor
aktual|isiert werden (Konfliktspannungen) to acquire a significance which bears no relation to the patient's reaction to the situation under normal circumstances ⌁**neurose** f ps actual neurosis
Aku- (Vors) (Spitzen-, Nadel-, spitz) acu- ('ækju:)
Akuität f acuteness (ju:)
Aku|meter m (Hörschärfemesser) acumeter (u:), audiometer (ɔ) ⌁**pressur** f acupressure, acupression ⌁**punktur** f acupuncture
Akusma n s Akoasma
Akusmatagnosie f (Unfähigkeit, einen Klang zu erkennen) acousmatagnosis

Akustik f acoustics (u:)
akustiko|motorisch acousticomotor ⌁**phobie** f ps acousticophobia
Akustikus m (Nervus acusticus, Hörnerv) acusticus (u:), auditory (ɔ:) nerve ⌁**funktion** f vestibulocochlear function ⌁**taubheit** f eighth-nerve deafness
akustisch acoustic (u:)
akut acute / ganz ~ superacute ⌁**-Phase-Protein** n acute phase protein ⌁**e-Phase-Reaktion** f acute phase reaction ⌁**kranke[r]** f [m] patient suffering from an acute disease ⌁**sein** n acuteness
Akzeler|ation f acceleration ⌁**ans** n (z B Ac-globulin) ⌁**ator** m (Herzbeschleuniger) accelerator (e) ⌁**atorenzentrum** n cardio-accelerator centre [US center], accelerating centre ⌁**in** n accelerin (e), factor VI, serum (iə) accelerator globulin (ɔ)
Akzentu|ation f (Herztöne) accentuation ~**iert** (betont, bes Herztöne) accentuated
Akzeptor m acceptor
akzessor|isch accessory ⌁**ius** m accessory nerve
akzidentell (bes Herzgeräusch) accidental / inorganic
Ala = Alanin n alanine, Ala
Ala f anat ala ('eilə), pl alae ⌁ **auris** (Ohrmuschel) a. auris, auricle (ɔ:) ⌁ **cerebelli** a. of the central lobule ⌁ **cristae galli** (PNA) (Hahnenkammflügel) a. of the crista galli ⌁ **lobuli centralis** a. of the central lobule ⌁ **major ossis sphenoidalis** (PNA) (grosser Keilbeinflügel) greater wing of the sphenoid bone ⌁ **minor ossis sphenoidalis** (PNA) (kleiner Keilbeinflügel) lesser wing of the sphenoid bone ⌁ **nasi** (PNA) (Nasenflügel) a. of the nose ⌁ **ossis ilii** (PNA) (Darmbeinschaufel) a. of the ilium ⌁ **sacralis** (Kreuzbeinflügel) a. of the sacrum ⌁ **vomeris** (PNA) (Pflugscharflügel) a. of the vomer
Alabastergips m dent alabaster (a:)
Alaktie f agalactia (æ), agalaxia, agalaxy (æ)
Alalie f (Artikulationsunfähigkeit) alalia ⌁ **cophica** s ⌁ physiologica a ⌁ **logographica** (Agraphie) logographic a. ⌁ **mentalis** (Sprachscheuheit) mental od relative a. ⌁ **organica** a. organica ⌁ **physiologica** deaf-mutism ⌁ **prolongata** (verzögerte Sprachentwicklung) a. prolongata, delayed speech ⌁ **relativa** (mentale Alalie) mental od mental a.
Alalie f s Alalia ⌁- alalic (æ)
A.L. anhydricus = Adeps lanae anhydricus anhydrous wool fat
Alanin n (Aminopropionsäure) alanine (æ), aminopropionic acid
Alant m pharm elecampane (ei), inula (i)
alarm|ierend (bes Symptom) alarming, ominous (ɔ) ⌁**reaktion** f alarm reaction
Alastrim n alastrim, milk pox, glass pox, white pox, paravariola (ai), pseudosmallpox, pseudovariola, kaffir (æ) pox, Cuban (ju:) itch
Alaun m chem alum ('æləm) / gebrannter od trockener ⌁ burnt alum ⌁**bad** n alum bath ⌁**glyzerin** n pharm glycerin (i) of alum ~**haltig** aluminous (u:) ⌁**hämatoxylin** n alum haematoxylin ⌁**präzipitat** n precipitated alum, alum-precipitated toxoid (APT) ⌁**stift** m pharm styptic (i) pencil ⌁**wasser** n

pharm aluminous water ⌁**zucker** m chem alum sugar
alb = albus weiss white, alb.
Albarran (al'baran)|-**Drüse** f Albarran's gland ⌁-**Krankheit** f Albarran's disease, Bacterium coli bacilluria (juə) ⌁-**Test** m Albarran's test
Albaspidin n pharm albaspidin
Albdruck m, **Albdrücken** n s Alpdruck
Albedo f phys albedo (i:) / ⌁ retinae (weissliches Ödem der Netzhaut) albedo retinae, [o]edema of the retina / ⌁ unguis lunula of a nail, albedo unguis
Albee ('ɔ:lbi:)|-**Knochensäge** f Albee's saw ⌁-**Operation** f Albee's operation
Albers-Schönberg ('albərs-'ʃø:nbɛrk)-**Krankheit** f Albers-Schönberg's disease, osteopetrosis, marble od ivory (ai) bones
Albert ('ælbət)|-**Färbemethode** f (Diphtherie-Bakterien) Albert's stain ⌁-('albɛrt)-**Krankheit** f od -**Syndrom** n Albert's disease, achillobursitis ⌁-**Naht** f Albert's suture ('sju:tʃə) ⌁-**Operation** f (Kniegelenk) Albert's operation ⌁-**Syndrom** n s ⌁-Krankheit
Albini (al'bi:ni)-**Knötchen** n pl Albini's nodules (ɔ)
Albinismus m albinism (æ), leukasmus (æ), albinoism (i), congenital (e) achromia (ou) od leucodermia [US leuko] / ⌁ totalis od universalis total albinism ⌁ - albinic (i), albinotic (ɔ) ⌁-**Syndrom** n (Weisssucht) albinism syndrome
Albino m (Weißling) albino (i:) ~**id** albinoid (æ) ⌁**ratte** f albino rat ~**tisch** albinic (i), albinotic (ɔ)
Albinurie f albiduria (juə), albinuria
Albomycin n pharm albomycin (ai)
Albrecht ('albrɛçt)-**Knochen** m Albrecht's bone
Albright ('ɔ:lbrait)-**Syndrom** n od -**Krankheit** f Albright [McCune-Sternberg (məˈkju:n 'stə:nbə:g)] syndrome
Albuginea f albuginea (i) ⌁- albugineous (i)
Albugineotomie f chir albugineotomy ('ælbu,dʒini'ɔtəmi)
Albuginitis f urol albuginitis / ophth scleritis
Albugo ophth albugo, leucoma [US leukoma]
Albumen n (Eiweiß) albumen (ju:)
Albumin n chem albumin (ju:), protein ('prouti:n) / mit ⌁ präparieren (z B Objektträger) to albuminise ~**artig** albuminoid (ju:) ⌁**at** n chem albuminate (ju:) ⌁**ausscheidung** f albuminuria (juə) ~**erzeugend** albuminogenic (e), albuminogenous (i) ⌁**-Globulin-Quotient** m (Eiweissquotient) albumin--globulin ratio ⌁**imeter** n albuminimeter (i) ⌁**makroaggregat** n macro-aggregated albumin ⌁**mangel** m (im Blut) hypoalbumin[a]emia
Albumino|cholie f albuminocholia ~**id** albuminoid (ju:) ⌁**id** n chem albuminoid ⌁**lyse** f (Eiweißzerfall) albuminolysis (ɔ), albuminoclasia ⌁**meter** n albuminometer (ɔ) ⌁**metrie** f albuminometry
albuminös albuminous (ju:)
Albumin|ose f albuminosis ⌁**stoff** m chem protein ('prouti:n)
Albuminurie f albuminuria (juə), proteinuria, proteuria ⌁ **akzidentelle** ⌁ accidental od adventitious od false ⌁. **alimentäre** ⌁ alimentary od dietetic a. **anoxämische** ⌁ anox[a]emic (i:) a. **echte**

ᴢ true *od* intrinsic a. *extrarenale* ᴢ adventitious *od* accidental a. *falsche* ᴢ false a. *febrile* ᴢ febrile (i:) a. *funktionelle* ᴢ functional (ʌ) *od* physiologic[al] (ɔ) a., a. of adolescence *intermittierende* ᴢ intermittent a. *lordotische* ᴢ lordotic a. *nächtliche* ᴢ noctalbuminuria *orthotische od orthostatische* ᴢ orthotic (ɔ) *od* orthostatic *od* postural (ɔ) a. *palpatorische* ᴢ palpatory a. *paroxysmale* ᴢ cyclic (i) a. *postrenale* ᴢ postrenal a. *prärenale* ᴢ prerenal a. *regulatorische* ᴢ regulatory a. *renale* ᴢ renal (i:) a. [*reno*]*pal-patorische* ᴢ palpatory a. *zyklische* ᴢ intermittent *od* cyclic (i) *od* recurrent (ʌ) a. ᴢ- proteinuric (jua), albuminuric ᴢ- erzeugend albuminuretic (e)
albuminurisch albuminuric (jua)
Albumoid *n chem* albumoid (æ), albuminoid (ju:)
Albumose *f chem* albumose (æ), proteose (ou)
Albumosenausscheidung *f s* Albumosurie
Albumosurie *f* albumosuria (jua), peptonuria (jua), proteosuria
Albuzid *n pharm* albucid (æ), sulphacetimide (e)
Alcaligenes (Gattung der Schizomycetes) *bakt* Alcaligenes (ælkə'lidʒini:z)
Alcock ('ælkɔk)-**Kanal** *m* (Canalis pudendalis (*PNA*)) pudendal canal
Alcohol *m* alcohol ᴢ *absolutus* (absoluter Alkohol, Spiritus absolutus) absolute alcohol ᴢ *aethylicus* (Äthylalkohol, Äthanol) ethl ('eθil) alcohol ᴢ *allylicus* (Allylalkohol) allyl alcohol ᴢ *amylicus* (Amylalkohol) amyl alcohol ᴢ *benzylicus* (Benzylalkohol) benzyl alcohol (*BP*, *NF*) ᴢ *butylicus* (Butylalkohol, Butanol) butyl alcohol ᴢ *cetylicus* (Cetylalkohol) cetyl (i:) alcohol ᴢ *cetylstearylicus* ((*DAB*) Cetylstearylalkohol (*DAB*)) cetostearyl alcohol (*BP*) ᴢ *cinnamylicus* (Zimtalkohol) cinnamic *od* cinnamylic alcohol ᴢ *isopropylicus* (Isopropylalkohol) isopropyl alcohol, isopropanol (ou) (*BPC*) ᴢ *es Lanae* (*DAB*) (Wollwachsalkohole) wool [wax] alcohols (*BP*) ᴢ *methylicus* (Methylalkohol, Methanol) methyl ('meθil) alcohol ᴢ *propylicus* (Propylalkohol, n-Propanol) propyl alcohol ᴢ *trichlorisobutylicus* chlorbutanol, chlorbutol (*BP*)
ALD = Aldolase *f* aldolase (ALD) / = Fruktose-1, 6-diphosphat-aldolase fructose-1, 6-diphosphate aldolase
Aldehyd *m chem* aldehyde ('ældihaid) ᴢ**alkohol** *m chem* aldehyde alcohol (æ), aldol (æ) ᴢ**dehydrogenase** *f* aldehyde dehydrogenase (ɔ) ᴢ**gruppe** *f chem* aldehyde group ᴢ**lyase** *f* aldehyde lyase (ai) ᴢ**probe** *f nach Ehrlich* Ehrlich's test (for urobilinogen) ~**sauer** *chem* aldehydic (i) ᴢ**säure** *f chem* aldehyde *od* aldehydic acid (æ) ᴢ**test nach Napier** ('neipiə) Napier's aldehyde test ᴢ**zucker** *m chem* aldose (æ)
Alder ('aldər)-**Granulationsanomalie** *f* Alder's anomaly (ɔ)
Aldesulfon-Natrium *n* (*WHO*) sulfoxone sodium (*USP*)
Aldobionsäure *f* aldobionic (ɔ) acid
Aldohexose *f chem* aldohexose (e)
Aldol *n chem* aldol (æ)
Aldolase *f chem* aldolase (æ)
Aldopentose *f* aldopentose
Aldose *f chem* aldose (æ)

Aldosteron *n* (*WHO*) aldosterone (iə) (*BPCA*) ᴢ**ausscheidungsgeschwindig-keit** *f* aldosterone secretion rate (ASR) ᴢ**ismus** *m* (übermässige Aldosteronbildung) aldosteronism (iə) / primärer ᴢ (Conn-Sydrom) primary (ai) aldosteronism
Aldotetrose *f chem* aldotetrose (e)
Aldoxim *n chem* aldoxime
Aldrich ('ɔːldritʃ)-**Farblösung** *f* (zur Behandlung von Verbrennungen) Aldrich's mixture ᴢ[-**McClure** (mə'kluə)]-**Test** *m* (Hautresorptionstest) McClure-Aldrich test
Aldridge ('ɔːldridʒ)-**Operation** *f* (reversible Sterilisation; Faszienschlinge) Aldridge's operation
Aldrin *n* aldrin (æ)
Aleppobeule *f* cutaneous (ei) leishmaniasis (,li:ʃmən'aiəsis), Aleppo boil, oriental sore *od* boil, Bagdad (æ) sore, Biskra (i) button (ʌ), Aleppo evil (i:), tropical (ɔ) sore, Delhi ('deli:) boil
Aleukämie *f* aleuk[a]emia (i:)
aleukämisch aleuk[a]emic (i:)
Aleukie *f* (Leukozytenmangel) aleukia (ju:), aleuk[a]emic (i:) myelosis (ou) *od* lymphadenosis (ou), hypoleucocytosis [*US* -leuko-], hypoleukia (lju:) / hämorrhagische ᴢ malignant (i) thrombocytopenia (i:), myelophthisis ('maiəlo'θaisis)
aleukozythämisch aleukocyth[a]emic (i:)
Aleuron *n* aleurone (æ)
Alexander|-Adams (ælig'zæ:ndə-'ædəmz)-**Operation** *f* Alexander-Adams operation, shortening of the round ligaments ᴢ-**Gold** *n dent* Alexander's gold ᴢ-**Krone** *f dent* Alexander's crown ᴢ-**Syndrom** *n od* -**Krankheit** *f* Alexander's syndrome, fibrinoid (ai) degeneration of astrocytes
Alexia *f* alexia (i) / ᴢ corticalis cortical a. / ᴢ subcorticalis subcortical a.
Alexie *f* (Buchstabenblindheit) *ps* alexia / motorische ᴢ motor a. / musikalische ᴢ musical a. / sensorische ᴢ sensory a. ᴢ- alexia
Alexin *n* alexin (e)
Alexipharmakon *n pharm* alexipharmacon
alezithal (dotterfrei) alecithal (e)
AlFT = aluminiumhydroxidgebundenes Formoltoxoid *n* aluminium-adsorbed formol toxoid
Alganästhesie *f s* Analgesie
Alge *f* alga ('ælgə), *pl* algae ('ældʒi:) / seaweed
Algenbekämpfungsmittel *n* (Algizid) algicide ('ældʒisaid)
Algesie *f* (Schmerzempfindlichkeit) algesia (i:), alg[a]esthesia (i:)
Algesimeter *n* algesimeter (ældʒi'simitə)
Algesimetrie *f* (Schmerzmessung) algometry (ɔ)
algetisch algesic (æl'dʒi:sik), algetic (e)
Alginat *n* (Salz der Alginsäure) *chem* alginate ('ældʒinit)
Alginsäure *f chem* alginic (i) acid
Algizid *n* algicide ('ældʒisaid)
Algo|lagnie *f* (Schmerzwollust) *sex* algolagnia (æ) ᴢ**menorrhoe** *f* algomenorrh[o]ea (i) ᴢ**phobie** *f ps* algophobia
Algor mortis *m* (Leichenkälte) algor (æ) mortis
Algose *f* disease due to algae ('ældʒi:)
Algo|spasmus *m* algospasm (æ) ~**spastisch** algospastic

Alibert (ali'bɛr)-**Keloid** *n* Alibert's keloid ('ki:lɔid) ᴢ-**Krankheit** *f* (Alibert-Bazin--Krankheit, Mycosis fungoides) Alibert's disease
Alice im Wunderland-Syndrom *n* (Depersonalisations-Syndrom) "Alice in Wonderland" syndrome
Alienie *f* (Milzmangel) alienia (i:)
Alimemazin *n* (*WHO*) trimeprazine (trai'meprəzi:n) (*BPCA*) ᴢ-**Tartrat** *n* (*WHO*) trimeprazine tartrate (*NF*, *BPC*)
aliment|är alimentary, nutritional ᴢ-**ation** *f* alimentation ᴢ**otherapie** *f* (Ernährungstherapie) alimentary therapy *od* therapeutics (ju:), alimentotherapy
aliphatisch aliphatic (æ)
Aliquorrhoe *f*, akute (Liquorunterdruck--Syndrom) spontaneous hypoliquor-rh[o]ea syndrome, aliquorrh[o]ea syndrome
aliquot *chem* aliquot
Alizarin *n* (Krapprot) *chem* alizarin (æ'lizərin)
Alkaleszenz *f chem* alkalescence
Alkali *n chem* alkali ('ælkəlai) ᴢ**ämie** *f* (echte Alkalose) alkal[a]emia ~**artig** alkaloid (æ) ᴢ**bad** *n* alkaline bath ~**beständig** *chem* alkali-resistant ~**bildend** *chem* alkaligenous (i) ᴢ**defizit** *n* alkali deficit (e), alkalipenia (i:) ᴢ**erde** *f chem* alkaline earth ᴢ**gehalt** *m* alkaline strength *od* percentage *od* content / (erhöhter) hyperalkalescence, hyperalkalinity ~**haltig** *chem* containing alkali ᴢ**lauge** *f chem* solution of alkali hydroxides ~**löslich** alkali-soluble (ɔ) ᴢ**löslichkeit** *f* alkali-solubility ᴢ**mangel** *m* alkali-deficiency (i), hypo-alkalinity, alkalipenia (i:) ᴢ**metall** *n* alkali metal ᴢ**meter** *n* alkalimeter (i) ᴢ**metrie** *f* alkalimetry (i) ~**metrisch** alkalimetric (e) ~**nisch** alkaline (æ) ᴢ**nität** *f* alkalinity ᴢ[**ni**]**sierung** *f chem* alkalinisation ᴢ**nurie** *f* alkalinuria (jua) ᴢ**penie** *f* alkalipenia (i:), alkali deficit (e) ᴢ**reserve** *f* alkali reserve ᴢ**resistenz** *f* alkali resistance ᴢ**rückstand** *m* alkali residue (e) ᴢ**salz** *n chem* alkaline (æ) salt ᴢ**sation** *f chem* alkalisation, alkalinisation
alkalisch alkaline (æ) / schwach ~ faintly alkaline / stark ~ strongly alkaline / ~ machen to make *od* to render alkaline, to alkalise, to alkalinise ~**erdig** (Mineralwässer) alkaline-earthy ~**machend** alkalogenic (e), alkalising ~-**muriatisch** alkaline-muriatic
Alkali|seife *f* alkali ('ælkəlai) soap ~**sierbar** *chem* alkalisable ~**sieren** *chem* to alkalise (æ), to alkalinise (æ), to render alkaline ~**sierend** *chem* alkalising ᴢ**sierung** *f chem* alkalisation, alkalinisation ᴢ**sulfid** *n chem* alkali-sulphide (ʌ) [*US* sulfide] ᴢ**tät** *f* alkalinity ᴢ**testzeit** *f* (ATZ) alkali test time (ATT) ᴢ**therapie** *f* alkali-therapy ᴢ**toleranzversuch** *m* alkali tolerance (ɔ) test ᴢ**überschuss** *m* excess alkalinity ᴢ**verarmung** *f* alkalipenia (i:) ᴢ**zität** *f chem* alkalinity / zu geringe ᴢ hypo-alkalinity
Alkaloid *n chem* alkaloid ('ælkəlɔid)
Alkalopenie *f* alkalipenia (i:)
Alkalose *f* alkalosis / akapnische ᴢ acapnial (æ) a. / gasbedingte ᴢ gaseous (æ) a. ᴢ- alkalotic
alkalotisch alkalotic
Alkalurie *f* alkaluria (jua)

Alkapton n chem alkapton, homogentisic (i) acid ⌐urie f homogentisuria (juə), alkaptonuria (juə) ⌐urie-Syndrom n (endogene Ochronose) ochronosis syndrome, Garrod's ('gærədz) syndrome
Alkin n chem alkine ('ælkain)
Alkoform n A.C.E. mixture (1 Teil Alkohol, 2 Teile Chloroform, 3 Teile Äther)
Alkohol m chem alcohol ('ælkəhɔl) *absoluter* ⌐ absolute od dehydrated (ai) a. *denaturierter* ⌐ s vergällter ⌐ *fester* ⌐ solidified (i) a. ⌐ *zum Desinfizieren* rinsing a. *vergällter* ⌐ denatured (ei) od methylated (e) a. ⌐abreibung f alcohol rub ⌐abus m (Alkoholmißbrauch) abuse (ju:) of od overindulgence (ʌ) in alcohol ⌐ämie f alcohol[a]emia ⌐amblyopie f alcoholic amblyopia ⌐ase f alcoholase (æ) ⌐at n chem alcoholate (æ) ⌐ataxie f alcoholic ataxia ⌐auszug m pharm alcoholic (ɔ) extract ⌐bestimmung f determination of the alcohol content, percentage of alcohol / normaler ⌐ von Getränken chem proof [nota: 100 proof = 50% Alkoholgehalt; reiner Alkohol ist 200 proof spirit] ⌐genuß m consumption (ʌ) of alcoholic beverages (e) / (übermäßiger) overindulgence (ʌ) in alcohol ⌐getränkt (Tupfer) soaked in alcohol (æ) ⌐gruppe f alcohol group ⌐halluzinose f ps alcoholic hallucinosis ⌐haltig alcoholic ⌐iker m alcoholic, alcohol addict, dipsomaniac (ei) ⌐intoxikation f s Alkoholvergiftung ⌐isch alcoholic / (Getränk) spirituous (i) ⌐isieren to alcoholise ⌐isierung f alcoholisation ⌐ismus m alcoholism / chronischer ⌐ chronic (ɔ) a. ⌐koma n alcoholic coma ⌐leber f gin-drinkers' liver (i), hobnail liver ⌐löslich soluble (ɔ) in alcohol, alcohol-soluble ⌐lösung f alcohol solution ⌐messer m alcoholometer ⌐mißbrauch m abuse (ju:) of alcohol ⌐neuritis f alcoholic neuritis ⌐niere f alcoholic od pigback kidney ⌐ometer n s Alkoholmesser ⌐paralyse f alcoholic paralysis ⌐paranoia f ps alcoholic paranoia (ɔi) ⌐parese f alcoholic paresis (i:) ⌐polyneuritis f alcoholic polyneuritis ⌐polyneuropathie f alcoholic (ɔ) polyneuritis ⌐probemahlzeit f alcohol test meal ⌐psychose f ps alcoholic psychosis (sai'kousis) ⌐rausch m alcoholic intoxication ⌐sucht f dipsomania (ei) ⌐test m breathalyser test ⌐thermometer n alcohol od spirit (i) thermometer ⌐tupfer m alcohol swab (ɔ) ⌐überempfindlichkeit f alcoholic intolerance ⌐umschlag m alcohol od spirit dressing od pack od bandage od compress ⌐unverträglichkeit f alcohol intolerance, inability to tolerate alcohol ⌐verband m alcohol dressing od ⌐vergällung f denaturation ⌐vergiftung f alcohol od alcoholic poisoning / akute ⌐ acute alcoholism ⌐wahnsinn m ps

acute (ju:) hallucinosis ⌐yse f chem alcoholysis (ɔ) ⌐zirrhose f alcoholic cirrhosis ⌐zusatz m pharm addition (i) of alcohol
Alkometer n (Intoxikometer) intoxicometer
Alkyl n chem alkyl (æ) ~ieren chem to alkylate (æ) ⌐ierungsmittel n alkylating agent ⌐radikal n chem alkyl ⌐rest m chem alkyl residue (e)
Allachästhesie f allach[a]esthesia (i:), all[a]esthesia, alloch[a]esthesia
Allantiasis f (Wurstvergiftung) allantiasis (ai), sausage poisoning
Allantochorion n allantochorion (ɔ:)
allantoidisch allantoic (ou)
Allantoin n allantoin (æ) ⌐säure f allantoic acid, dicarbamido-acetic (i:) acid
Allantois f allantois (æ) ⌐blase f allantoic (ou) vesicle od sac
allantoisch allantoic, allantoid
Allantois|flüssigkeit f allantoic (ou) fluid (u) ⌐gang m allantoic duct (ʌ) ⌐höhle f allantois ⌐kreislauf m allantoic (ou) circulation ⌐wulst m allantoic eminence (e) ⌐zyste f allantoic cyst
Allantotoxin n (Wurstgift) allantotoxin
Allantursäure f (Glyoxalharnstoff) allanturic (juə) acid
Allästhesie f (Allachästhesie) all[a]esthesia (i:)
Allegorisation f ps allegorisation (‚æligɔrai'zeiʃn)
Allein|futter n vet complete food ⌐kind n only child
Allel n allele (ə'li:l), allelomorph (i:) / multiple ⌐e multiple allelomorphs ⌐mutante f mutant allele
Allelo|gen n s Allel ~morph allelomorphic, allelic (i:) ⌐morph n s Allel ⌐morphie f allelomorphism ⌐morphismus m allelomorphism
Allen ('ælən)-Diät f (bei Diabetes) Allen's treatment ⌐-Doisy ('dɔizi)- -Hormon n Allen-Doisy hormone ⌐- -Doisy-Test m Allen-Doisy test ⌐- -Gesetz n od ⌐-Regel f Allen's paradoxical law ⌐-Grube f Allen's fossa ⌐- -Test m Allen's test ⌐-Trakt m (Tractus solitarius) tract of Allen ⌐-Zement m dent Allen's cement
Allenthese f chir allenthesis (æ'lenθisis)
Allergen n allergen (æ) ⌐extrakt m allergenic extract ~frei free from allergens ⌐ität f allergenicity
Allergie f allergy (æ) *alimentäre* ⌐ food a. *bakteriell bedingte* ⌐ focal a. *bakterielle* ⌐ bacterial (iə) a. *drogenbedingte* ⌐ drug a. *endokrine* ⌐ endocrine a. *enterale* ⌐ (Magen-Darm- -Allergie) gastro-intestinal a. ⌐ *gegen Kälte* hypersensitiveness to cold *heilmittelbedingte* ⌐ drug a. *kontaktbedingte* ⌐ contact a. *nahrungsmittelbedingte* ⌐ food a. *nutritive* ⌐ food a. *physikalische* ⌐ physical a. [to heat, cold, light] *polyvalente* ⌐ polyvalent a. *provozierte* ⌐ induced (ju:) a. *schnell auftretende* ⌐ immediate a. *stille od latente* ⌐ latent (ei) a. *vererbte* ⌐ hereditary (e) a. *verzögerte* ⌐ delayed (ai) a. *zellvermittelte* ⌐ cell-mediated a. ⌐-dermatitis f allergic od atopic (ɔ) eczema od dermatosis ⌐diät f elimination diet (ai) ⌐entstehung f development od appearance of an allergy ⌐erscheinung f (Haut) allergid (ælə:dʒid) ~erzeugend allergenic (e) ⌐familie f family

suffering from hereditary (e) allergy ⌐komplex m (Ekzem, Asthma, Heufieber) eczema ('eksimə)-asthma ('æsmə)- hayfever complex (EAHF) ⌐körper m allergic body ⌐neigung f allergic tendency ⌐rate f allergy potential ⌐- steigerung f allergy-recrudescence od increase ⌐stoff m allergen ⌐umkehr f allergic inversion ⌐veranlagung f allergic constitution (ju:)
Allerg|iker m allergic person od subject, allergy sufferer ⌐in n allergin (æ) ~inisierend allergenic (e) ~isch allergic; (nervös bedingt) autopathic (æ) ~isieren to allergise (æ) ⌐isierung f allergisation, sensitisation ⌐odermatose f (Allergodermie) allergodermia ⌐ologie f allergiology ⌐metrie f allergometry (ɔ) ⌐ose f allergosis, allergic disease
Allerwelts|diagnose f trivial (i) diagnosis ⌐mittel n heal-all
alles|[fr]essend (omnivor) omnivorous (i) ⌐[fr]esser m (Omnivore) omnivore ('ɔmnivɔ:)
Alles-oder-Nichts-Gesetz n all-or-none law, Bowditch's ('bauditʃiz) law
allgemein general (e) / (Krankheit) generalised ⌐- (Vors) general, constitutional (ju:), systemic (e), routine (i:), common (ɔ) ⌐anästhetikum n general an[a]esthetic (e) ⌐arzt m (praktischer Arzt) general practitioner (i) (GP) ⌐ausbreitung f (z B Ekzem) generalisation ⌐aussehen n general appearance
Allgemeinbefinden n general state of health, general condition / Beeinträchtigung des ⌐s malaise (mæ'leiz) / gestörtes ⌐ disturbance in the patient's general well-being / Hebung des ⌐s improvement in the general condition
Allgemein|behandlung f general od systemic (e) treatment ⌐bestrahlung f total-body od whole-body irradiation ⌐betäubung f general an[a]esthesia (i:) ⌐chirurgie f general surgery ⌐erkrankung f general od systemic illness od disorder, generalised (e) disease ⌐erscheinung f general appearance / (Symptom) constitutional (ju:) od systemic symptom, systemic (e) manifestation ⌐hyperthermie f general hyperthermia, hyperthermia of the whole body ⌐infektion f systemic (e) infection, septic[a]emia (i:) ⌐medizin f general medicine ⌐narkose f general an[a]esthesia (i:) ⌐praktiker m (praktischer Arzt) general practitioner (GP) ⌐praxis f general practice ⌐reaktion f (des Körpers) general od systemic (e) reaction ⌐störung f systemic (e) disturbance ⌐symptom n general symptom ⌐untersuchung f general (e) [physical] examination, physical (i) examination ⌐vergiftung f general intoxication od poisoning ⌐wirkung f general effect, systemic action ⌐zustand m (A. Z.) general condition od state of health
Allgruppen|empfänger m (Blutübertragung) universal recipient (i) ⌐spender m (Blutspender) universal donor (ou)
Allheilmittel n polychrest, panacea (pænə'siə), universal remedy (e), cure- all, heal-all
Allingham ('ælinəm)-Operation f Allingham's operation, inguinal colostomy
Allis ('ælis)-Zange f Allis' forceps ⌐- -Zeichen n Allis' sign

Allium n (Knoblauch) bot allium, garlic
Allo|antigen n allo-antigen ₂**antikörper** m allo-antibody ₂**arthroplastik** f allo--arthroplasty ₂**barbital** n (WHO) (Acidum diallylbarbituricum) allobarbitone (BP) ₂**biose** f allobiosis ~**biotisch** allobiotic (ɔ) ₂**cheirie** f (Allochirie) neur allocheiria ('kaiəriə) ₂**chezie** f allochezia ('ki:ziə), allochetia (i:) ₂**chirie** f s Allocheirie ₂**chromasie** f, ₂**chromie** f histol allochromasia (ei) ~**chromatisch** histol allochromatic ₂**cortex** m anat allocortex ₂**dromie** f (Herz) nervous arrhythmia (i) of the heart, allodromy (ɔ) ₂**erotismus** m sex allo-erotism, allo-eroticism (ɔ) ~**gen|isch]** allogeneic, allogenic ₂**gamie** f allogamy (ɔ), cross fertilisation ~**gamisch** Allogamie (æ), allogamous (ɔ) ₂**iogenesis** f zool heterogenesis (e), heterogeny (ɔ) ₂**kinese** f heterocinesia (i:), allocinesia ~**kinetisch** heterokinetic, allocinetic ~**krin** heterocrine, allocrine ('ælokrain) ₂**lalie** f(Fehlsprechen) ps allolalia (ei) ₂**methadion** m (WHO) allomethadione ('ælomeθəˈdaioun), aloxidone (BPCA) ₂**metrie** f (Allomorphose, inkongruentes Wachstum) allomorphosis ~**morph** allomorphous, allomorphic, heteromorphic ₂**morphie** f(Allomorphismus) chem (unterschiedliche Kristallform), biol (Zellformänderung) allomorphism ('mɔ:fizm) ₂**morphismus** m s ₂morphie ₂**morphose** f s ₂metrie ₂**path** m (Arzt) allopath ('ælopæθ), allopathist (ɔ) ₂**pathie** f allopathy, heteropathy (ɔ) ~**pathisch** allopathic ₂**phansäure** f allophanic acid, urea carbonic acid ₂**plasie** f (Heteroplasie) alloplasia (ei), heteroplasia ₂**plastik** f (Heteroplastik) chir alloplasty (æ), heteroplasty ~**plastisch** alloplastic, heteroplastic ~**psychisch** allopsychic ₂**psychose** f ps allopsychosis ₂**purinol** n (WHO) allopurinol ('pjuərinɔl) (BP, USP) ₂**rhythmie** f (Herz, Puls) allorhythmia (i), irregularity (æ) in rhythm ~**rhythmisch** allorhythmic (i) ₂**som** n genet allosome, accessory od sex chromosome ~**therm** s poikilotherm ₂**topie** f (Verlagerung) dystopia (ou), dystopy (i) ₂**transplantat** n allograft ₂**triogeusie** f (Geschmackstäuschung) allotriogeusia ('gju:), allotriogeustia (gju:) ₂**triophagie** f allotriophagia (ei), allotriophagy (ɔ) ₂**triosmie** f (Geruchstäuschung) allotriosmia (ɔ) ~**trop** allotropic (ɔ) ₂**tropie** f allotropy (ɔ), allotropism (ɔ) ~**tropisch** heterotropic (ɔ), allotropic (ɔ) ₂**tropismus** m allotropism (ɔ), allotropy (ɔ) ₂**typ** m allotype ~**typisch** allotypic

Alloxan n chem alloxan (ɔ), mesoxalyl (æ) urea (i) ₂**diabetes** m alloxan diabetes (daiə'bi:ti:z) ~**diabetisch** alloxan-diabetic (e) ₂**säure** f alloxanic acid ₂**t[h]in** n chem alloxantin (ælɔk'sæntin)
Alloxazin n chem alloxazine (æ'lɔksəzi:n)
Alloxur|ie f alloxuria (juə) ~**isch** alloxuric (juə) ₂**basen** f pl od ₂**körper** m pl alloxur bases od bodies, purine (juə) bodies
Alloxyproteinsäure f alloxyproteic (i:) acid
allo|zentrisch ps (Gegenteil von egozentrisch) allocentric ₂**zyklie** f genet allocycly

Allyl n chem allyl (æ) ₂**alkohol** m chem allyl alcohol (æ) ₂**estranol** n (WHO) (Allylöstranol) allyl[o]estranol ('i:strənɔl) (BPCA) ₂**-isopropylbaritursäure** f (Acidum allyl-isopropyl-barbituricum) allyl isopropyl barbituric acid p-₂**phenol** n pharm (Chavicol) p-allylphenol, chavicol ₂**prodin** n (WHO) allylprodine ('proudi:n) (BPCA) ₂**senföl** n (DAB) allyl (æ) mustard (ʌ) oil ₂**thioharnstoff** m chem thiosinamine (i), allylthiourea (ˌθaiə-juə'riə)
Allzweck- general purpose
Almeida (al'meida)-**Krankheit** f (südamerikanische Blastomykose) [Lutz--Splendore-]Almeida disease, South--American blastomycosis
Almén|-Blutprobe f Almén's test [for blood] ₂**-Glukoseprobe** f Almén's test [for dextrose] ₂**-Tanninlösung** f Almén's reagent
Aloe f bot aloe ('ælou) pharm aloes / ₂ barbadensis (EP) (Curaçao-Aloe) Barbadensis aloes / ₂ capensis (EP) (Kap--Aloe) cape aloes ~**artig** aloetic (e) ₂**-Emodin** n pharm aloe-emodin ₂**extrakt** m pharm extract of aloe ~**haltig** pharm aloetic ₂**- u. Myrrhentinktur** f pharm Paracelsus' elixir ₂**tinktur** f pharm aloe tincture
Aloetinsäure f aloetic od aloitinic acid
Alogie f ps aphasia (ei), alogia (ou)
Aloin n pharm aloin ('æloin)
Alopecia f alopecia (i:) ₂ **acquisita** a. acquisita ₂ **adnata** a. adnata, congenital baldness ₂ **areata** a. areata (ei) ₂ **atrophicans** a. atrophicans (ɔ) ₂ **cachectica** cachectic a. ₂ **cicatrisata** (narbige ₂) a. cicatrisata, cicatricial a. ₂ **congenita** a. congenita, congenital a. ₂ **diffusa** a. disseminata ₂ **follicularis** folliculitis decalvans ₂ **localisata** a. localis ₂ **[areata] maligna** a. maligna od totalis ₂ **mechanica** mechanical a. ₂ **peronealis** peroneal a. ₂ **praematura** premature (juə) a. ₂ **psychotraumatica** emotional shock a. ₂ **seborrhoica** seborrh[o]eic (i:) a. ₂ **senilis** senile (i:) a. ₂ **symptomatica** symptomatic a. ₂ **syphilitica** a. syphilitica, moth-eaten a., syphilitic od luetic (e) a.
Alopezie f (Haarausfall) alopecia (i:), baldness ₂ Alopecia
Aloxiprin n pharm (Aluminium-acetyl-salicylat) aloxiprin (BPCA), aspirin (NF)
Alp|druck m nightmare, night terrors, incubus ₂**drücken** n s ₂druck
Alpen|klima n alpine (æ) climate (ai) ₂**stich** m (epidemische Pneumonie) alpenstich ('ælpənstik), epidemic pneumonia
Alpers ('ælpə:s)-**Syndrom** n (diffuse progressive Grosshirnrindendegeneration) diffuse progressive cerebrocortical atrophy
Alpha|cetyl-methadol n (WHO) alphacetylmethadol (ælfə,si:til'meθədɔl) (BPCA) ₂**-Faser** f alpha fibre ₂**globulin** n chem alpha-globulin (ɔ) ₂**-Hämolyse** f α-h[a]emolysis ₂**methyldopa** n alphamethyldopa ₂**milchsäure** f chem alpha lactic acid ₂**prodin** n (WHO) alphaprodine ('proudi:n), prisilidene hydrochloride (pri'silidi:n) ₂**-Rezeptor** m alpha receptor ₂**rhythmus** m alpha rhythm od wave ₂**strahlen** m pl alpha rays ₂**strahler** m alpha emitter ₂-

-Test m (Intelligenztest) ps alpha test ₂**welle** f s ₂rhythmus ₂**-Zelle** f alpha cell
Alport ('ælpɔ:t)-**Syndrom** n (hereditäres Nephropathie-Taubheits-Syndrom) Alport's syndrome, hereditary h[a]ematuria-nephropathy-deafness syndrome
Alraune f pharm mandrake
ALS = δ-Aminolävulinsäure δ-aminolaevulic acid, ALA / = amyotrophische Lateralsklerose amyotrophic lateral sclerosis, ALS / = Antilymphozyten-serum n antilymphocyte serum, ALS
Alsberg ('alsberk)|**-Dreieck** n röntg Alsberg's triangle ₂**-Winkel** m röntg Alsberg's angle
Alsever-Lösung f Alsever's solution
Alsol n chem alsol (æ)
Alstonin n (Chlorogenin) pharm alstonine (æls'touni:n)
Alter n age gebärfähiges ₂ reproductive (ʌ) age hohes ₂ old od advanced age kritisches ₂ climacteric (e), change of life mittleren ₂s middle-aged **Alteration** f ps excitement
altern to grow old, to age ₂ n aging (ei), growing old, senescence / vorzeitiges ₂ progeria (juə) premature (juə) [onset of] old age
Alternans m (Herz) alternans ~ adj (abwechselnd) alternating (ɔ:)
Alternativ|hypothese f alternative hypothesis (ɔ) ₂**linse** f opt alternative lens
Alternieren n alternation ~ to alternate (ɔ:) ~**d** alternate, alternating
Alters|- senile ('si:nail, US 'si:nil) ₂**abnutzung** f (bes Gelenke) senile attrition (i) ₂**atrophie** f senile atrophy (æ) od involution ₂**aufbau** m (Volk) age structure (ʌ) ~**bedingt** caused by old age ₂**beschwerden** f pl signs od infirmities of old age, geriatric (æ) complaints ₂**blödsinn** m ps senile dementia / (Vergreisen) dotage (ou) ₂**bogen** m (Arcus senilis) arcus senilis (ai) ₂**brand** m senile od Pott's gangrene, gangrene of old age ₂**chirurgie** f geriatric (æ) surgery ₂**degeneration** f senile degeneration od decay / (Zelle) catabiosis ₂**demenz** f ps senile dementia ₂**diabetes** m adult-onset od maturity--onset diabetes ₂**diabetiker** m elderly od (e) maturity-onset diabetic ₂**einfluß** m effect of age ₂**emphysem** n senile emphysema (i:), senile (i:) lung ₂**entartung** f senile decay od degeneration ~**entsprechend** age-appropriate ₂**erscheinungen** f pl (geistige und körperliche) manifestations od symptoms of old age, signs of senility (i), senile phenomena (ɔ) ₂**flecke** m pl senile keratosis ₂**fraktur** f senile fracture ₂**gangrän** n senile gangrene ~**gemäss** age--appropriate ₂**geschwätzigkeit** f ps garrulity (u:) od garrulousness (æ) of old people ₂**grenze** f age limit ₂**gruppe** f age group ₂**heilkunde** f geriatrics (æ), gerontology ₂**heim** n old people's home, eventide (i:) home, home for the aged ₂**heiminsassen** pl institutionalised elderly persons ₂**herz** n (Greisenherz) senile heart, geriatric heart ₂**hochdruck** m senile hypertension ₂**hygiene** f (Hygiene der alten Leute) gerocomia (ou), gerocomy (ɔ) ₂**insuffizienz** f organic weakness of old persons ₂**involution** f senile involution ₂**jucken** n pruritus (ai) senilis (ai) ₂**katarakt** f s ₂star ₂**katarrh** m senile catarrh ₂**keratose** f senile kera-

tosis ᴢkern m (Linse) senile changes in the lens ᴢklasse f age group ᴢkrankheit f disease of old people od of old age ᴢkyphose f senile kyphosis ᴢmarasmus m geromarasmus (æ), marasmus of old people, senile (i:) marasmus ᴢneuritis f senile neuritis (ai) ᴢosteoporose f senile (i:) osteoporosis ᴢpatient m aged patient ᴢproblem n geriatric problem (ɔ) ᴢpruritus m pruritus (ai) senilis, senile pruritus ᴢpsychiatrie f geriatric psychiatry ᴢpsychose f ps senile psychosis od insanity (æ), geriopsychosis ᴢpurpura f purpura senilis (ai) ᴢreflex m senile reflex ᴢrückbildung f senile involution ᴢrundrücken m (ᴢkyphose) senile kyphosis ᴢschrumpfniere f atrophic (ɔ) kidney of old age ~schwach senile, decrepit (e) ᴢschwäche senile debility, weakness of old age, senile decay, senile marasmus (æ) / (geistige) dotage (ou) / senility, anility ᴢschwachsinn m ps senility / (Greisenhaftigkeit) dotage (ou) / (Blödsinn) senile dementia ᴢschwatzhaftigkeit f ps leresis (lə'ri:sis), senile loquacity (æ) od garrulousness (æ) ~schwerhörig suffering from senile deafness ᴢschwerhörigkeit f (Presbyakusis) presby[a]cusis (ju:), presbyacusia ~sichtig presbyopic (ɔ) ᴢsichtiger m presbyope ('presbioup) ᴢsichtigkeit f presbyopia (ou) / (schwere) hyperpresbyopia ᴢsklerose f sclerosis of old age ᴢstar m phacosclerosis, senile cataract (æ), cataract of old people ᴢstruktur f s ᴢaufbau ᴢtuberkulose f tuberculosis of old people od of old age, senile tuberculosis ᴢveränderung f senile change ᴢvorgang m process of aging (ei) od growing old, insenescence ᴢwarze f (Greisenwarze) senile wart, verruca (u:) senilis (ai) ᴢzittern n senile tremor (e) ᴢzunahme f (Volk) aging (ei) of the population ᴢzusammensetzung f s ᴢaufbau
Alterung f senescence, aging (ei), growing old ᴢsvorgang m s Altersvorgang
Altgedächtnis n ps long-term memory; memory (e) for past events / Verlust des ᴢses retroactive amnesia (i:)
Althee f (Eibisch) bot marshmallow, Althaea (i:) / pharm marshmallow tea ᴢblätter n pl pharm marshmallow leaves ᴢblättertee m pharm marshmallow tea
Altinsulin n unmodified (ɔ) insulin, soluble i. (SI)
Altmann ('altman)|-**Bioblasten** m pl Altmann's granules ᴢ-**Flüssigkeit** f od -**Lösung** f Altmann's fluid ᴢ-**Gefriertechnik** f Altmann-Gersh ('gə:ʃ) method ᴢ-**Theorie** f Altmann's theory
Altrose f chem altrose ('æltrous)
Alt|tuberkulin n pharm human old tuberculin (HOT), old tuberculin (BP), original tuberculin (OT) ᴢwerden n (Altern) growing old, aging (ei), senescence
Alumen n (s Alaun) alumen (EP), alum (BP)
Aluminii sulfas (EP) (Aluminiumsulfat) aluminium sulphate (EP, BPC)
Aluminium n chem aluminium (i), US aluminum (u:) ᴢ **acetico-tartaricum** al. acetotartrate ᴢ **aceticum solutum** al. acetate (æ) solution ᴢ **boricotartaricum** al. boricotartrate ᴢ **oxydatum** (Aluminiumoxyd) al. oxide (ɔ) ᴢ **sulfuricum** (DAB) al. sulphate (ʌ) [US sulf-] (BPC,

USP) ᴢazetat n pharm aluminium acetate (æ) ᴢazetattartrat-Lösung f ((DAB) Liquor Aluminii aceticotartarici) aluminium acetate solution (BPC) [nota: enthält Weinsäure] ᴢazetylsalizylat n (Aloxiprin) aloxiprin (BPCA) ᴢhydroxyd n chem aluminium hydroxide (ɔ) od hydrate (ai) ᴢkrone f s ᴢzahnkrone ᴢoxyd n chem aluminium oxide (ɔ), alumina (USP) / aktiviertes ᴢ activated alumina (USP) ᴢsalz n chem aluminium salt ᴢschädigung f aluminosis ᴢstaublunge f aluminosis ᴢsulfat n (DAB) aluminium sulphate (ʌ) [US sulfate] (BPC, USP) ᴢ[zahn]krone f dent aluminium crown (AlCr)
Aluminose f aluminosis
Alurat n alurate (æ)
Alveobronchiolitis f alveobronchiolitis
Alveolar (alveolär) alveolar (i) ᴢabszeß m dent alveolar abscess ᴢblutung f dent phatnorrhagia (ei), bleeding from an alveolar socket ᴢbogen m alveolar arch ᴢektasie f alveolar ectasia (ei), [alveolar] emphysema (i:) ᴢentzündung f alveolitis ᴢepithel n respiratory (aiə) epithelium (i:) ᴢeröffnung f dent alveolotomy ᴢfortsatz m dent alveolar process; (des Oberkiefers) (Processus alveolaris maxillae (PNA)) alveolar process of the maxilla ᴢgang m alveolar duct ᴢgänge m pl (Ductuli alveolares (PNA)) alveolar ducts ᴢgewebe n (Lunge) alveolar od spongy (ʌ) tissue ᴢhöcker m pl (Juga alveolaria (PNA)) alveolar juga ᴢkanal m alveolar canal (æ) ᴢprozeß m dent alveolar process ᴢpunkt m alveolar point ᴢpyorrhoe f dent pyorrh[o]ea (i) alveolaris (ɛə), phatnorrh[o]ea (i), alveolar pyorrh[o]ea (i) ᴢrand m dent alveolar margin ᴢraum m alveolar space ᴢresektion f dent alveolectomy ᴢrippen f pl (Septa interradicularia (PNA)) inter-radicular septa ᴢsäckchen n alveolar sac, air sac ᴢschicht f alveolar layer ('lɛə) ᴢtasche f dent periodontal pocket ᴢzange f dent alveolar forceps ᴢzellkarzinom n alveolar cell carcinoma
Alveol|e f (Alveolus dentalis) dent alveolus (i), pl alveoli (æl'viəlai), tooth socket / (Alveolus pulmonis, Lungenbläschen) air cell, air sac, alveolus / trockene ᴢ dent dry socket ᴢe u. Lippen betr. labioalveolar ᴢektomie f (Abtragung der Zahnalveole) chir dent alveolectomy ᴢitis f alveolitis ᴢodental dent alveolectomy ᴢotomie f alveolotomy ᴢus m s Alveole ᴢysis f (Schwund des Alveolarknochens) alveolysis (ɔ)
Alveolardarstellung f radial alveolography
Alvus m (Unterleib) abdomen (ou), alvus (æ)
Alymphie f alymphia (i), absence of lymph
Alymphozytose f (Lymphozytenmangel im peripheren Blut) alymphocytosis
Alzheimer ('altshaimər)|-**Demenz** f s ᴢ-Syndrom ᴢ-**Fibrillen** f pl Alzheimer's baskets (a:) ᴢ-**Krankheit** f s ᴢ-Syndrom ᴢ-**Mann-Färbung** f (Methylenblau-Eosinlösung) Alzheimer's stain ᴢ-**Syndrom** n (ᴢ-Krankheit, ᴢ-Demenz) Alzheimer's disease, syndrome od dementia (di'menʃiə), presenile dementia syndrome ᴢ-**Zellen** f pl Alzheimer's cells

Am = Americium n americium, Am
amakrin amacrine (æ)
Amalgam n chem amalgam (æ) ᴢbildung f chem physik dent amalgamation ~ieren to amalgamate (æ) ᴢierung f amalgamation ᴢmodell n dent amalgam die ᴢstopfer m dent amalgam plugger ᴢträger m dent amalgam carrier
Amalinsäure f (Tetramethylalloxantin) amalic od amalinic (i) acid
Amanita f (Pilzgattung) Amanita (ai) ᴢ muscaria (Fliegenpilz) A. muscaria, fly agaric ᴢ phalloides (grüner Knollenblätterpilz) A. phalloides, death-head ᴢ verna (Frühlingsknollenblätterpilz, weisser Knollenblätterschwamm) A. verna, fool's mushroom ᴢ virosa (weisser Herbstknollenblätterpilz) A. virosa, destroying angel
Amantadin-Hydrochlorid n (WHO) amantadine (ə'mæntədi:n) hydrochloride (NF)
Amara [remedia] n pl pharm bitters
Amaranth m (roter Lebensmittelfarbstoff) chem amaranth (æ)
Amastie f (Fehlen der Brustdrüsen) amastia, amazia (ei), absence of the mammary glands
Amato (a'ma:to)-**Körperchen** n pl Amato [inclusion] bodies
Amaurose f (Blindheit) amaurosis, blindness / hysterische ᴢ hysterical a.
Amaurosis f (Amaurose) amaurosis ᴢ atonica amaurosis atonica ᴢ centralis central a. ᴢ congestiva congestive a. ᴢ fugax a. fugax ᴢ partialis fugax a. partialis fugax ᴢ spinalis spinal a.
amaurotisch (blind) amaurotic (ɔ), blind
Amazie f s Amastie
Ambazon n (WHO) ambazone ('æmbəzoun) (BPCA)
Ambenonium n (WHO) (Ambestigminum) ambenonium
Amber m (Bernstein) amber
Amberg ('æmbə:g)-**Linie** f anat Amberg's line
Amberlit m amberlite
Ambestigminum n pharm ambenonium
Ambi|dexter (Beidhänder) ambidexter ~dexter adj ambidextrous ᴢdextrie f ambidexterity (e) ᴢtendenz ps ambitendency ~valent ambivalent (i) ᴢvalenz f ambivalence (i), ambivalency (i) ᴢversion f ps ambiversion
Amblygeusie f (verminderte Geschmackswahrnehmung) amblygeustia (æmbli'gju:stiə)
Amblyomma (Buntzecken) zool Amblyomma
Amblyopia f (Schwachsichtigkeit) amblyopia (s a Amblyopie) ᴢ alcoholica od crapulosa alcoholic od crapulous ᴢ arsenica arsenic a. ᴢ crapulosa s ᴢ alcoholica ᴢ ex anopsia a. ex anopsia ᴢ nicotinica tobacco a. ᴢ nocturna nocturnal a. ᴢ uraemica ur[a]emic a.
Ambly|o|pie f (Schwachsichtigkeit) amblyopia (ou) (s a Amblyopia) hysterische ᴢ hysterical a. toxische ᴢ toxic a. traumatische ᴢ traumatic a. ᴢpiebehandlung f amblyopiatrics ('æmbliopi'ætriks) ~pisch (schwachsichtig, sehschwach) amblyopic (ɔ) ᴢpsie f s ᴢpia ᴢskop n amblyoscope
Amboß m (Incus (PNA)) (Ohr) incus, anvil ᴢ-incudal ᴢkörper m (Corpus incudis (PNA)) body of the incus ᴢresektion f (Amboßentfernung) in-

cudectomy ℒ-Steigbügelgelenk n (Articulatio incudostapedia (PNA)) incudostapedial joint ℒstiel m (Ohr) process of the incus, incudal process
Ambozeptor m amboceptor, immune (ju:) body, intermediary (i:) body, sensitiser, sensibiliser, fixator, interbody / ℒ mit zwei komplementbindenden Gruppen biceptor / ℒ der mehrere Komplemente bindet polyceptor / hämolytischer ℒ h[a]emolytic amboceptor ℒeinheit f amboceptor unit
Ambozeptorenerzeuger m ambozeptorgen
Ambra f pharm ambergris (gri:s)
Ambrettolsäure f ambrettolic acid
Ambrosiagewächse n pl bot ragweed
ambulant ambulant (æ), ambulatory (æ), outpatient / in ~er Behandlung stehen to attend the outpatient department / ~ behandeln to treat as an outpatient
Ambulanz f (Krankenwagen) ambulance / (Unfallstation) casualty ('kæʒuəlti) ward / (Poliklinik) outpatient department (OPD) od clinic (OPC)
ambulatorisch ambulatory, outpatient
Ambulatorium n outpatient department, (US auch) ambulatorium (ɔ:)
Ambutoniumbromid n ambutonium bromide ('broumaid) (BPCA)
AMCHA = Aminomethylzyklohexankapronsäure aminomethyl cyclohexane carboxylic acid, AMCHA
amedullär amedullary (e)
Ameisen|geist m (Spiritus Formicarum) pharm spirit of formic acid ℒkriechen n formication, cocaine (ei) bugs F ℒlaufen n formication ~sauer chem formic ℒsäure f (Acidum formicicum (DAB)) formic acid (BP, USP), methanoic acid ℒsäureverbindung f chem formate, formic compound ℒspiritus m pharm s ℒgeist
amelanotisch amelanotic (ɔ)
Amelie f (angeborenes Fehlen eines Glieds od mehrerer Glieder) amelia (i:); (Apathie, Ameleia) ameleia (æmi'laiə)
Amelo|blast m s Adamantoblast ℒblastom n ameloblastoma ℒgenesis f (Schmelzbildung) dent amelogenesis
Amenorrhoe f amenorrh[o]ea (i), absence od cessation of menstruation **funktionelle** ℒ functional amenorrh[o]ea **hyperhormonale** ℒ hyperhormonal a. **physiologische** ℒ physiologic[al] a. **primäre** ℒ primary (ai) a. **sekundäre** ℒ secondary (e) a. **vorübergehende** ℒ temporary a.
amenorrhoisch amenorrh[o]eic
Amentia f ps amentia (ə'menʃiə) ℒ **agitata** a. agitata [Stearns (stɔ:nz)] **alkoholische** ℒ Stearns' alcoholic a. ℒ **attonita** a. attonita (ɔ) **nävoide** ℒ (Sturge-Weber-Syndrom) n[a]evoid ('ni:vɔid) a., Weber's disease, Brushfield-Wyatt ('brʌʃfi:ld-'waiət) disease
Americium n chem americium (æmə'risiəm)
Amerisie f ps amerisia (i)
ametabol ametabolic, ametabolous (æ)
Amethocain n (Tetracainhydrochlorid (DAB, WHO), Butylaminobenzoyl-dimethylamino-äthanol-hydrochlorid (DAB)) tetracaine [hydrochloride] (USP), amethocaine ('æmiθokein) hydrochloride (BP)
Amethopterin n amethopterin (ɔ)
Ametrie f (Fehlen des Uterus) ametria (i:), congenital (e) absence of the uterus (ju:)

ametrop ametropic (ɔ) ℒie f (Brechungsschwäche) ametropia (ou), imperfect refractive power of the eye ~isch ametropic
Amfepramon n (WHO) (Diäthylpropion) diethylpropion ('proupiɔn) (BPCA) [hydrochloride (NF)]
Amfomycin n (WHO) (Amphomycin) amphomycin (ai)
Amici (a'mitʃi)-**Linie** f anat (Krause-Membran) Amici's disk, line od stria (ai), Krause's ('krauziz) membrane
Amid n chem amide ('æmaid, 'æmid) ℒase f chem amidase (æ) ~ieren chem to amidise (æ) ℒin n chem amidine ('æmidi:n)
Amido|- (Vors) chem amido-('æmido, æ'mi:do) ℒgruppe f chem amido group, amide group ℒpyrin n (WHO) (Aminophenazon (DAB), Dimethylaminophenyldimethylpyrazolon (DAB)) amidopyrine ('paiəri:n) (BPC), dimethyl-amino-phenyl-dimethylpyrazolone ℒ-**pyrin-Chloralhydrat** n (Dichloralphenazon) dichloralphenazone (dai-,klɔ:rəl'fenəzoun) (BPCA) ℒpyrin--**Chloralhydrat-Sirup** m dichloralphenazone (e) elixir (i) (BPC) ℒtrizoat n (Acidum amidotrizoicum (WHO)) meglumin diatrizoate (daiə'trizoeit) (BP, USP), sodium diatrizoate (BP) ℒtrizoesäure f (s a ℒtrizoat) amidotrizoic acid ℒverbindung f chem amido compound
Amimie f (Mimikarmut) amimia (i)
Amin n chem amine ('æmin) / ℒ mit mehreren NH$_2$-Gruppen chem polyamine (æ) / sekundäres ℒ secondary amine / tertiäres ℒ tertiary amine
Aminase f chem aminase (æ)
Aminitrozol n (WHO) acinitrazole (æsi-'naitrəzoul) (BPCA)
Amino|- (Vors) chem amino ('æmino) ℒacetophenon n (DAB) amino-acetophenone ℒacridin-**Hydrochlorid** n (WHO) aminacrine hydrochloride (æ'minəkri:n haidro'klɔ:raid) (BP) ℒ-**alkohol** m chem amino-alcohol ℒäthansulfonsäure f (Taurin) amido-ethylsulphonic od amido-isethionic (ai-,seθi'ɔnik) acid **4-(2'-ℒ-äthyl)-imidazol--dihydrochlorid** ((DAB) Histamindihydrochlorid (DAB)) 4-(2'-aminoethyl)-imidazole dihydrochloride, histamine dihydrochloride (USP) ℒazidämie f (Blut) amino-acid[a]emia ℒazidurie f amino-aciduria (juə) **p-ℒbenzensulfonsäure** f para-aminobenzenesulphonic od sulphanilic acid **2-ℒbenzoesäure** f (Acidum o-aminobenzoicum, Acidum anthranilicum) o-aminobenzoic od anthranilic acid **4-ℒbenzoesäure** s p--ℒbenzoesäure **p-ℒbenzoesäure** f (PAB) para-aminobenzoic acid (PAB) **p--ℒbenzoesäureäthylester** m (DAB) benzocaine ('benzokein) (BP), ethyl aminobenzoate **p-ℒbenzolsulfonamid** n (Sulfanilamid) p-aminobenzene sulphonamide [US sulf-] **p-ℒbenzolsulfonsäure** f (DAB) (Acidum sulfanilicum (DAB), Sulfanilsäure) sulphanilic (BP, USP) [US sulf-] od p-aminobenzene--sulphonic acid **ℒbenzoylameisensäure** f (Isatinsäure) aminobenzoylformic acid **p-ℒbenzoyl-diäthylamino-äthanol-hydrochlorid** ((DAB) Procainhydrochlorid (DAB)) 2-diethylaminoethyl p--aminobenzoate, procaine hydrochlo-

ride (BP, USP) ℒbenzylpenicillin n ampicillin (BPCA) ℒbernsteinsäure f chem (Asparaginsäure) aminosuccinic (sʌk'sinik) acid ℒbuttersäure f aminobutyric (i) acid β-ℒbuttersäure f beta--aminobutyric acid γ-ℒbuttersäure f (Piperidinsäure) γ-aminobutyric acid (GABA) **7-ℒ-Cephalosporansäure** f 7--aminocephalosporanic acid (7-ACA) **L-2-ℒ-1-(3',4'-dihydroxy-phenyl)-äthan-l-ol-L-hydrogentartrat** n ((DAB) Noradrenalinhydrogentartrat (DAB)) noradrenaline acid tartrate (BP), levarterenol bitartrate (BP, USP), (-)-2-amino--1-(3,4-dihydroxy-phenyl) ethanol hydrogen tartrate monohydrate (BPC) ~**essigsauer** chem amino-acetic (i:) ℒessigsäure f amino-acetic acid ℒfluor n aminofluorine (u:) ℒglutarsäure f aminoglutaric acid ℒgruppe f chem amino group ℒgruppenherausnahme f chem deamination ℒgruppenumstellung f chem transamination ℒguanidinovaleriansäure f (Arginin) aminoguanidinevalerianic acid **p-ℒhippursäure** f (PAH) para-aminohippuric acid (PAH) **4-ℒ-2-hydroxy-benzoesäure** f (DAB) s p-ℒsalizylsäure / ℒ, Natriumsalz (DAB) sodium aminosalicylate (BP, USP) **α-ℒ-β-hydroxypropionsäure** f (Serin) α-amino-β-hydroxypropionic acid ℒimidazolribonukleotid n amino--imidazole ribonucleotide ℒindolpropionsäure f amino-indolepropionic acid **β-ℒisobuttersäure** f beta-aminoisobutyric (i) acid ℒisokapronsäure f (Leuzin) amino-isocaproic acid ℒisovaleriansäure f isopropylamino-acetic od amino--isovalerianic acid od ℒ-ℒkapronsäure f (Acidum aminocaproicum (WHO)) aminocaproic acid (BP, NF) **δ-ℒlävulinat-dehydrase** f δ-aminolaevulic acid dehydrase δ-ℒlävulinsäure f δ-amino-laevulic (li'vju:lik) acid **DL-2-ℒ-4'-methyl-mercapto-buttersäure** f ((DAB) Methionin (DAB)) methionine (NF) ℒmetradin n (WHO) aminometradine ('metradin) (BPCA) ℒoxydase f amino oxidase **6-ℒpenicillansäure** f 6-amino-penicillanic acid (6-APA) **5-ℒpentanosäure** f (Homopiperidinsäure) homopiperidic od homopiperidinic acid ℒpeptidase f aminopeptidase ('peptideis) ℒphenazol n diaminophenyldithiazole (ai) ℒphenazon n (DAB) s Amidopyrin ℒphenazonum (EP) (Aminophenazon, Dimethylamino-phenyldimethylpyrazolonum) aminophenazone (e) (EP, BP) **p-ℒphenylarsonsäure** f arsanilic acid, aminophenylarsonic acid ℒphenylglyoxylsäure f (Isatinsäure) aminophenylglyoxylic (i) acid ℒphenylpropionsäure f (Phenylalanin) phenylaminopropionic acid, phenylalanine ℒphyllin n (WHO) (Theophyllin--Aethylen-diaminum (DAB)) aminophylline (æmi'nɔfili:n) (BP, USP) ~**pro-pionsauer** chem aminopropionic (ɔ) ℒpropionsäure f (Alanin) chem aminopropionic acid ℒprotease f chem aminoprotease (ou)
Aminopterin n (WHO) aminopterin (ɔ) ℒ-**Na** sodium aminopterin
Amino|pherase f aminotransferase ℒ **pyrin** n s Amidopyrin **p-ℒsalicylsäure** f (DAB) (PAS) p-aminosalicylic (i) acid, aminosalicylic acid (USP) ℒsalizylat n aminosalicylate (sæ'lisileit) ℒsäure f chem amino acid; **D-ℒsäure, L-ℒsäure**

D-amino acid, L-amino acid ⸗säureausscheidung f (Urin) amino-aciduria (juə) ⸗säuredehydrogenase f amino acid oxidoreductase (ʌ) ⸗säuregehalt m (Urin) acidaminuria (juə) ⸗säure--Lehre f amino-acid theory ⸗säuremangel m (im Blut) hypoaminoacid[a]emia D-⸗säure-Oxydase f D-amino-acid oxidase ⸗säure-Oxydoreduktase f (Aminosäuredehydrogenase) amino acid oxidoreductase ⸗sidin n pharm amisidine (æmi'nɔsidiːn) ⸗surie f (Aminosäuren im Harn) aminosuria, aminuria ⸗thiazol n chem aminothiazole ('θaiəzoul) ⸗transferase f aminotransferase ⸗valeriansäure f aminovalerianic od aminovaleric (iə) acid ⸗verbindung f chem amino compound
Aminurie f aminuria (juə), aminosuria
Amipaque n (Metrizamid) röntg amipaque, metrizamide
Amiphenazol n (WHO) amiphenazole (æmi'fenəzoul) (BPCA)
Amitose f genet amitosis, direct cell division (i), holoschisis (hɔ'lɔskisis) **amitotisch** amitotic (ɔ)
Amitriptylin n (WHO) amitriptyline (BPCA) ⸗hydrochlorid n amitriptyline hydrochloride
Ammon ('amɔn)|-**Filament** n filament of Ammon ⸗-**Fissur** f anat Ammon's fissure ('fiʃə)
Ammoniak n chem ammonia (ou) ~alisch chem ammoniacal (ai), ammoniated (ou) ⸗ämie f (Ammoniämie) (Ammoniak im Blut) ammoni[a]emia (i:) ⸗ausscheidung f (Urin) ammoniuria (juə) ~bindend chem combining with ammonia ⸗dampf m chem ammonia fumes ⸗fäulnis f ammoniacal decomposition ⸗gärung f chem ammoniacal fermentation ~haltig chem ammoniacal, ammoniated ⸗lösung f ((DAB), Liquor Ammonii caustici) ammonia solution / konzentrierte ⸗ strong ammonia solution ((BPC), Liquor Ammoniae fortis (BPC)) / wässrige ⸗ ammonium hydroxide ⸗-N ammonia nitrogen ⸗salz n ammonia salt ⸗vergiftung f ammonia poisoning ⸗zersetzung f ammoniacal decomposition (i)
Ammoniämie f ammoni[a]emia
Ammonii chloridum (EP) ammonium chloride (EP, BP)
Ammonium n chem ammonium (ou) / ⸗ **bromatum** (DAB) a. bromide (ou) / ⸗ **carbonicum** (Hirschhornsalz, Ammoniumkarbonat) a. carbonate (BPC), hartshorn salt, sal volatile (æ) / ⸗ **chloratum** (DAB), Ammoniumchlorid (DAB)) a. chloride (ɔ:), sal ammoniac / doppelkohlensaures ⸗ a. bicarbonate ⸗ nitricum a. nitrate (i) ⸗ **phenylglycolicum** (Ammoniummandelat) a. mandelate / phosphorsaures ⸗ a. phosphate (ɔ) (BPC) / ⸗ salicylicum a. salicylate / salpetersaures ⸗ a. nitrate / salzsaures ⸗ a. chloride / ⸗ sulfuricum (Ammoniumsulfat) a. sulphate (ʌ) (BP) zyansaures ⸗ a. cyanate (ai) ⸗azetat n (DAB) ammonium acetate (æ) (BP) ⸗biuratkristall m chem ammonium biurate (juə) crystal (i) ⸗bromid n (DAB) ammonium bromide (ou) ⸗chlorid n s ⸗ chloratum ⸗chloridlösung f ammonium chloride (ɔ:) solution ⸗eisen (II)-sulfat n (DAB) ferric ammonium

sulphate [US sulf-] (BP, USP) ⸗eisen (III)-sulfat (DAB) ferrous ammonium sulphate [US sulf-] (BP, USP) ⸗hypophosphit n chem ammonium hypophosphite (ɔ) ⸗jodid n chem ammonium iodide ('aiədaid) ⸗-Kalium-Natriumbromid-Elixir n three bromides elixir ⸗karbonat n chem ammonium carbonate, sal volatile (æ) ⸗mandelat n (Ammonium phenylglycolicum) pharm ammonium mandelate ⸗molybdat n (DAB) ammonium molybdate (BP, USP) ⸗nitrat n chem ammonium nitrate (ai) ⸗oxalat n (DAB) ammonium oxalate (BP, USP) ⸗polysulfidlösung (DAB) ammonium polysulphide [US -sulf-] solution ⸗Pufferlösung f ammonia buffer solution ⸗rest m chem ammonium radical (æ) ⸗rhodanid n (DAB) (Ammoniumthiozyanat (DAB)) ammonium thiocyanate (θaio'saiəneit) (BP, USP) ⸗salizylat n (Ammonium salicylicum (DAB)) pharm ammonium salicylate ⸗salz n chem ammonium salt ⸗stickstoff m ammonium nitrogen (ai) ⸗sulfat n (DAB) ammonium sulphate (ʌ) [US sulf-] (BP, USP) ⸗sulfid n chem ammonium sulphide (ʌ) [US sulfide] ⸗sulphhydrat n chem ammonium sulph-hydrate [US sulf-] (ai) ⸗thiozyanat n s ⸗rhodanid ⸗uratkristall m thornapple crystal (i) ⸗verbindung f chem ammonium compound
Ammonshorn n anat Ammon's horn / hippocampus (æ) [major ('meidʒə)]
Ammotherapie f ammotherapy, psammotherapy ('sæmo)
Amnesie f amnesia (i:) anterograde ⸗ anterograde ⸗. autohypnotische ⸗ hypnotic a. episodische ⸗ episodic (ɔ) a. epochale ⸗ epochal (ɔ) a. infantile ⸗ infantile a. katathyme ⸗ catathymic a. lakunäre ⸗ episodic (ɔ) a. posthypnotische ⸗ posthypnotic a. posttraumatische ⸗ post-traumatic a. retroaktive ⸗ retroactive a. retrograde ⸗ (retroaktive ⸗, Verlust des Altgedächtnisses) retroactive od retrograde a. visuelle ⸗ visual ('vizjuəl) a. ~erzeugend amnestic
amnesisch, amnestisch amnestic, amnesic (i:)
amniogen amniogenous (ɔ)
Amniographie f röntg amniography
Amnion n amnion ⸗- amniotic (ɔ), amnionic (ɔ) ⸗abschnürung f amniotic amputation ⸗falte f (Fet) amniotic (ɔ) fold ⸗flüssigkeit f amniotic fluid (u) od liquid (i), liquor ('likə) amnii, the waters F ⸗gewebe n amniotic tissue ⸗höhle f amniotic cavity (æ) ⸗hülle f amniotic sac ⸗infektion f amniotic infection ⸗itis f (Entzündung des Amnions) amnionitis (æmniɔ'naitis) ~los anamniotic ⸗punktur f amniotomy ⸗ruptur f (Blasensprung) amniorrhexis, rupture (ʌ) of the amnion ⸗sack m amniotic sac od bag ⸗strang m amniotic band od thread ⸗tiere n pl zool Amniota ⸗transplantation f amniotic graft (a:) ⸗wasser n amniotic fluid (u)
Amnioten m pl Amniota
amniotisch amniotic (ɔ)
Amniotom n chir amniotome
Amobarbital [-Natrium] n (WHO) amobarbital [sodium] (USP), amylobarbitone [sodium] (BP)
Amobarbitalum natricum (EP) amylobarbitone sodium (EP, BP)

Amoeba f am[o]eba (i:), pl am[o]ebae (ə'miːbiː) / ⸗ Gruberi Dimastigamoeba / ⸗ histolytica (Ruhramöbe) Endam[o]eba histolytica (i)
Amöbe f am[o]eba (i:), pl am[o]ebae (ə'miːbiː)
Amöben|- am[o]ebic (i:) ⸗abszess m am[o]ebic abscess ~ähnlich am[o]eboid (i:) ⸗ausscheidung f (Urin) am[o]eburia (juə) ⸗befall m endam[o]ebiasis (ai) ⸗bewegung f am[o]eboid movement ⸗dysenterie f am[o]ebic dysentery ('disntri) ⸗granulom n (Amöbom) am[o]eboma (æmi'boumə) ⸗hepatitis f am[o]ebic hepatitis ⸗infektion f am[o]ebiasis (ai), am[o]ebiasis ⸗kolitis f am[o]ebic od dysenteric colitis ⸗krankheit f am[o]ebiasis (ai) ⸗natur f am[o]eboidism (i:) ⸗ruhr f am[o]ebic dysentery ('disntri) od colitis, intestinal am[o]ebiasis (ai) ⸗ruhrgangrän f am[o]ebic gangrene ~vernichtend am[o]ebicidal (ai) ⸗zyste f am[o]ebic cyst
Amöb|iasis f (Amöbenruhr, Tropenruhr, echte Ruhr) am[o]ebiasis (ai), entam[o]ebiasis (ai) / ⸗ intestinalis intestinal a. ~isch am[o]ebic (i:) ⸗izid (Amöbenvernichtungsmittel) am[o]ebicide ~izid (amöbentötend) am[o]ebicidal (ai) ~oid am[o]eboid (i:) ⸗om n (Kolongranulom) path am[o]eboma ⸗urie f am[o]eburia (juə)
Amodiachin s Amodiaquin
Amodiaquin[-Hydrochlorid] n (WHO) amodiaquine [hydrochloride] (BP, USP)
Amönomanie f am[o]enomania (ei)
amorph amorphous ⸗ismus m amorphism ⸗sein n amorphia, amorphism
Amoss ('eimɔs)-**Zeichen** n Amoss' sign
Amp = Ampere ampere, Amp. / = Ampulle f ampoule, amp
AMP = Adenosinmonophosphat n adenosine monophosphate, AMP
AMP|-aminase f AMP deaminase ⸗aminohydrolase f AMP deaminase ⸗desaminase f AMP deaminase ⸗-kinase f (Adenylat-kinase) adenylate kinase ⸗nukleosidase f AMP nucleosidase ⸗-pyrophosphorylase f (Adeninphosphoribosyltransferase) adenine phosphoribosyl-transferase, APRT
Ampelotherapie f (Traubenkur) ampelotherapy
Ampfer m bot sorrel (ɔ), dock
Amphenidon n (WHO) amphenidone
Amphetamin n pharm amphetamine (e) ⸗-sulfat n (EP) (Amphetamini sulfas (P Int)) amphetamine sulphate [US sulf-] (EP, BP, NF)
Amphetamini sulfas (EP) amphetamine sulphate (EP)
amphi- (Vors) (doppelt, beider- od mehrseitig) amphi- (Vors) ⸗arthrose f (Wackelgelenk) secondary (e) cartilaginous (æ) joint, amphiarthrosis ⸗aster m genet amphiaster ~bol (Prognose) amphibolic (ɔ), uncertain ~chromatisch (wechselfarbig) amphichromatic, amphichromatous (ou) ~gen amphigenetic (e) ⸗gonie f amphigony (i), sexual reproduction (ʌ), gamogenesis (e) ⸗mixis f amphimixis, germ plasm mingling ⸗nukleolus m amphinucleolus
Amphiole f small ampoule
Amphi|oxus m (Lanzettfischchen) amphioxus, lancelet (a:) ⸗stoma n (Trema-

tode) amphistoma ~zöl (bikonkav) amphic[o]elous (i:), biconcave

Ampho|lyt *m* ampholyte ~**lytisch** ampholytic **mycin** *n* (Amfomycin (*WHO*)) amphomycin (ai) ~**phil** amphophilic (i) / *histol* (mit basischen und sauren Farbstoffen färbbar) dichromophil (ou)

Amphorenrasseln *n* amphoric (ɔ) râles (a:)

amphorisch amphoric (ɔ); cavernous

Amphorophonie *f* (Krugschall) amphoric (ɔ) resonance (e), amphorophony (ɔ)

amphoter (zweisinning) amphoteric (e), amphoterous (ɔ)

Amphotericin *n* (*WHO*) amphotericin B (æmfo'terisin bi:) (*BPCA, USP*)

amphoton amphotonic (ɔ)

Amphotonie *f* (Vagus-Sympathikus) amphotony (ɔ)

Ampicillin *n* (Aminobenzylpenicillin) ampicillin (*BPCA*) **-Natrium** *n* sodium a.

Amplitude *f* (Ausschlagsbreite) amplitude / thermische   thermal a.

Amplituden|breite *f s* weite **modulation** *f* amplitude modulation (AM) **vergrößerung** *f* extension of the amplitudes **verkleinerung** *f* decrease of the amplitudes **weite** *f* extent of the amplitude

Ampulla *f anat* ampulla (ʌ), *pl* ampullae   canaliculi lacrimalis (*PNA*) a. of the lacrimal canaliculus   *ductus deferentis* (*PNA*) a. of the vas deferens *e membranaceae* (*PNA*) *f pl* (häutige Bogengangampullen) membranous ampullae *e osseae* (*PNA*) (knöcherne Bogengangampullen) bony ampullae   *recti* rectal a.   *tubae uterinae* (*PNA*), Ampulle der Tube) a. of the uterine tube

ampullär ampullar (ʌ), ampullary

Ampulle *f* ampoule (æ) /   mit sterilem Inhalt sterule (e)

Ampullen|flasche *f* vial (ai) ~**förmig** ampulliform (ʌ) **hals** *m* neck of the ampoule **kuppel** *f* (Cupula ampullaris (*PNA*)) cupula of the ampullary crest ~**mäßig** (verpackt) in [hermetically sealed] ampoules

Ampullitis (Entzündung einer Ampulle) *anat* ampullitis

Amputatio spontanea (beim Fetus) *embr* congenital *od* spontaneous amputation

Amputation *f* amputation, removal, cutting off, resection **aperiostale**   (Bunge-) aperiosteal a., Bunge's ('bunəz) a. **endgültige** final (ai) a. **mit Greifstumpf** digitation   **im Knie** through-knee a.   **über dem Knie** above-knee a.   **unter dem Knie** below-knee a.   **der oberen Extremität** upper extremity (e) a. **kongenitale**   congenital (e) a.   **der unteren Extremität** lower extremity a. / sich einer   unterziehen to undergo an a. / eine   vornehmen *od* ausführen to do *od* perform an a., to amputate

Amputations|- amputation **besteck** *n chir* amputation case **fläche** *f* amputation wound **höhe** *f* level (e) of [the] amputation **lappen** *m* amputation flap **messer** *n chir* amputating *od* amputation knife / (kleines) catling (æ), catlin (æ) **neuralgie** *f* stump (ʌ) neuralgia **neurom** *n* traumatic neuroma, stump *od* amputation neuroma **säge** *f chir* amputating *od* amputation saw **schmerz** *m* (Stumpfschmerz) phantom

---

(æ)-limb (lim) pain **stumpf** *m* amputation stump, stump **täuschung** *f* stump hallucination **wunde** *f* amputation wound

amputier|en to amputate, to resect, to cut off, to remove, to ablate **ter** *m* amputee (i:)

AMS = Antikörpermangelsyndrom *n* antibody deficiency syndrome

Amsler ('amslər)**-Gitter** *n ophth* Amsler's marker

Amtsarzt *m* medical officer of health (MOH), health officer /   eines Bezirks district medical officer /   für Ausländer medical inspector of aliens (ei)

amtsärztlich (*z B Zeugnis*) by the medical officer of health

Amursat (amyr'sa)**|-Klappe** *f* Amursat's valve / **-Operation** *f* (Kolostomie) Amursat's operation

Amusie *f ps* amusia (ju:)

Amychophobie *f* (Kratzangst) *ps* amychophobia

Amydricain *n* (Benzopropyl) *pharm* amydricaine (æ'maidrikein)

Amyelenzephalie *f* amyelencephalia (ei)

Amyelie *f* (Fehlen des Rückenmarks) amyelia (i:)

Amygdalae *f pl* (Mandeln) *bot anat* amygdalae (i) /   amarae *pharm* bitter almonds ('a:məndz) /   dulces (süsse Mandeln) amygdalae dulces (ʌ), sweet almonds

Amygdal|ektomie *f* tonsillectomy (e), amygdalectomy **in** *n* (Bittermandelstoff) *pharm* amygdalin (i) **itis** *f* (Tonsillitis) amygdalitis, tonsillitis, angina (ai) **olith** *m* (Mandelstein) amygdalolith (i), tonsillolith (i), tonsillar (ɔ) calculus (æ)

Amyla *n pl* (*EP*) (Stärken) amyla (*EP*), starches (*EP*)

Amyl|alkohol *m* (*DAB*) amyl (æ) alcohol (æ) (*BP, USP*), fusel (ju:) oil **alkoholvergiftung** *f* amylism **ase** *f chem* amylase (æ) **asurie** *f* diastasuria (,daiəstei'sjuəriə) **azetat** *n* (*DAB*) **azetat-lampe** *f* amyl-acetate lamp **en** *n* (Pentylen) *chem* amylene ('æmili:n) **enhydrat** *n* (*WHO*) (Amylenum hydratum (*DAB*)) amylene hydrate (*BP, USP*) **ismus** *m* (Amylalkoholvergiftung) amylism ('æmilizm) **gruppe** *f* (C₅H₁₁-) *chem* amyl group *od* radical (æ) **ium nitrosum** *s* nitrit **nitrit** *n* amyl nitrite (ai) (*BP, NF*)

Amylocainhydrochlorid *n* (Amylocainum hydrochloricum) *pharm* amylocaine ('æmilokein) hydrochloride

Amylogen *n* (Amylum solubile) soluble starch

Amyloid *n* amyloid (æ) **degeneration** *f* amyloid degeneration, lardaceous (ei) disease, amyloidosis, waxy (æ) degeneration **entartung** *f s* degeneration **geschwulst** *f* amyloid tumo[u]r **körper** *m pl* (Corpora amylacea) amyloid bodies **leber** *f* amyloid [infiltration of the] liver **milz** *f* amyloid spleen, bacon *od* lardaceous spleen **nephrose** *f* amyloid nephrosis **niere** *f* amyloid *od* lardaceous (ei) *od* waxy kidney **ose** *f* amyloid degeneration, amyloidosis / generalisierte   Abercrombie's (ʌ) degeneration *od* syndrome **schrumpfniere** *f* amyloid (æ) kidney **speicherung** *f* amyloid thesaur[ism]osis, amyloidosis **steine** *m*

---

pl (Corpora amylacea) amyloid bodies **tumor** *m* amyloid tumo[u]r

amylo|klastisch (stärkespaltend) amyloclastic **lyse** *f* amylolysis (ɔ) ~**lytisch** (stärkeauflösend) amylolytic (i) **pektin** *n* amylopectin **plast** *m cyt* amyloplast **psin** *n* (Pankreasamylase) pancreatic (æ) amylase (æ) **rrhexis** *f* amylorrhexis **rrhoe** *f* amylorrh[o]ea (i) **se** *f* (Stärkekörper) *chem* amylose (æ)

Amylum *n* (Stärke) *chem* amylum (æ), starch   jodatum (Jodamylum) iodised (ai) starch   *Maydis n* (*EP, DAB*) (Maisstärke) maize (meiz) starch (*EP, BP*), corn starch   *Oryzae* (*EP, DAB*) (Reisstärke) rice starch (*EP, BP*)   *Solani* (*EP, DAB*) (Kartoffelstärke) potato starch (*EP, BP*)   *solubile* (Amylogen) soluble starch   *Tritici* (*EP, DAB*) (Weizenstärke) wheat starch (*EP, BP*)

Amyo|plasia congenita *f* (Sheldon) arthrogryposis multiplex congenita ~**plastisch** amyoplastic ~**statisch** amyostatic **sthenie** *f* (Myasthenie) amyosthenia (i:) ~**taktisch** amyotaxic **taxie** *f* amyotaxy (ai), amyotaxia **tonia congenita** *f* Oppenheim's syndrome, amyotonia congenita **trophie** *f* amyotrophy (ɔ), amyotrophia (ou), muscular (ʌ) atrophy (æ)~**trophisch** amyotrophic

Amyxie *f* (Schleimarmut) amyxia (i), amyxorrh[o]ea (i)

An = Aceton *n* acetone / = Actinium-Emanation (Actinon) actinon, An

Ana|biose *f* anabiosis ~**biotisch** anabiotic (ɔ) **bolikum** *n pharm* anabolic preparation *od* agent ~**bol[isch]** anabolic (ɔ) **bolismus** *m* (Aufbau) *physiol* anabolism (æ) **chlorhydrie** *f* achlorhydria **chorese** *f* (Aufsaugung) anachoresis (i:) ~**choretisch** anachoretic (e), anachoric (ɔ:) **denie** *f* (Drüsenschwund) anadenia (i:) ~**dikrot** anadicrotic (ɔ) **dikrotie** *f* anadicrotism (i) **dipsie** *f* (unstillbarer Durst) anadipsia (i)

Anaemia *f* (Anämie, *q v*) an[a]emia (i:)   **achlorhydrica** (achlorhydrische Anämie) achlorhydric a., Faber's ('fa:bərz) a. *od* syndrome   **acuta** (Sammelbezeichnung für alle akut auftretenden Anämien) acute a.   **aregeneratoria** (aplastische Anämie) aplastic a.   **Cooley** ('ku:li) Cooley's a   **haemolytica** (Kugelzellenanämie) icteroh[a]emolytic (i) a.   **maligna** pernicious a.   **montana** miners' a.   **myelopathica** myelopathic a.   **myelophthisica** (Anämie bei Panmyelophthise) myelophthisic a.   **tropica** tropical a.;   **tropica macrocytaria** tropical macrocytic (i) a.

anaerob anaerobic (ou), anoxybiontic, anaerobiotic (ɔ) / bedingt   partially a. **ier** *m* anaerobe (ei), anaerobian (ou), anaerobion (ou) / fakultativer   facultative (æ) anaerobe / obligater   obligate (ɔ) anaerobe **ierkultur** *f* culture (ʌ) of anaerobes **iont** *m* anaerobic (ou) organism ~**iontisch** living without oxygen, anoxybiontic **iose** *f bakt* anaerobiosis (ou), anaerobism (ei), anoxybiosis (bai'ousis) ~**isch** anaerobic (ou)

Anaesthesia *f* (Empfindungslosigkeit; *s a* Anästhesie) an[a]esthesia (i:)   **angiospastica** angiospastic a.   **centralis**

central a. ² *dolorosa* a. dolorosa, painful a. ² *sexualis* (Anaphrodisie) sexual a.

ana|gogisch *ps* anagogic ²**kardsäure** *f* anacardic acid ²**klise** *f* anaclisis *ps* ²**koluthie** *f* anacoluthia (u:) ~**krot** anacrotic (ɔ) ²**krotie** *f* anacrotism (æ) ²**krotismus** *m s* ²**krotie** ²**kusis** *f* (Taubheit) anac[o]usis (u:), anacusia

anal anal (ei) ²**atresie** *f* proctatresia (i:), anal atresia, aproctia ²**ausfluß** *m* (Proktorrhoe) proctorrh[o]ea (i) ²**blutung** *f* anal h[a]emorrhage (e), proctorrhagia (ei)

Analbuminämie-Syndrom *n* analbumin[a]emia syndrome

Anal|dilator *m* anal dilator (ei), procteurynter (‚prɔktjuə'rintə) ²**dreieck** *n* anal *od* rectal triangle (ai) ²**drüse** *f* anal gland ²**ekzem** *n* anal eczema

Ana|leptikum *n* (Stärkungsmittel) *pharm* analeptic [agent (ei) *od* remedy (e)], restorative (ɔ:) ~**leptisch** analeptic

Anal|erotik *f sex* anal (ei) eroticism *od* erotism ²**fissur** *f* fissure ('fiʃə) of the anus (ei), anal fissure ²**fistel** *f* anal fistula, archosyrinx (i) ²**gegend** *f* anal region

Analgesia *f* (Schmerzlosigkeit) analgesia (i:) ² *paretica* paretic a. ² *segmentalis* segmental an[a]esthesia ² *visceralis* visceral an[a]esthesia

Analgesie *f s* Analgesia / ² in der Geburtshilfe obstetrical (e) analgesia ²**dauer** *f* duration of analgesia

Analgetikum *n* (schmerzlinderndes Mittel) *pharm* analgesic (i:), antalgic (æ)

analgetisch analgesic (i:), analgetic

Analgie *f* analgesia (i:), analgia

Anal|krisis *f* anal (ei) crisis (ai) ²**krypten** *f pl* (Sinus anales (*PNA*)) anal sinuses

Analmembran *f* anal (ei) membrane

Analog *n*, **Analogon** *n pharm* analogue

anallergisch anallergic

Anal|plastik *f* anoplasty (ei) ²**platte** *f* anal plate ²**prolaps** *m* prolapsus ani ('einai), prolapse of the lower rectum ²**querfalte** *f* anal (ei) valve ²**rand** *m* anal rim ²**reflex** *m* (Rektalreflex) anal *od* rectal reflex ²**region** *f* (Analgegend) anal region ²**sadismus** *m* anal sadism (æ) ²**schleimhaut** *f* anal mucosa *od* mucous membrane ²**schmerz** *m* proctalgia (æ), rectalgia, proctodynia, anal pain ²**spasmus** *m* ppoctospasm ²**spekulum** *n* anal speculum ²**sphinkter** *m* anal sphincter ²**striktur** *f* anal stricture (i) *od* constriction, proctencleisis (ai)

Analys|and *m ps* analysand ²**ator** *m* analyser (ə)

Analyse *f* analysis, *pl* analyses (ə'nælisi:z) *zur* ² (z. A.) (p. A.) analytical grade *aktive* ² *ps* active a. *anamnestische* ² *ps* anamnestic a. *didaktische* ² *ps* tuitional a. *direkte* ² *ps* direct a.; direct analytic[al] therapy *gezielte* ² selective *od* focussed a. *passive* ² passive a. *qualitative* ² qualitative (ɔ) a. *quantitative* ² quantitative (ɔ) a.

Analysen|befund *m* analysis result ~**gerecht** meeting analytical requirements ²**methode** *f* analytical method, method of analysis ²**qualität** *f* analytical grade ~**rein** analytical grade ²**waage** *f Lab* analytical (i) balance (æ)

analysierbar analysable (æ)

analysieren to analyse, to assay (ei)

Analytik *f* analytic[al] (i) procedure *od* technique, analytics

analytisch analytic[al]

Anämie *f* an[a]emia (i:) *achlorhydrische* ² achlorhydric (ai) a., Faber's (a:) a. *od* syndrome *achrestische* ² achrestic a., Wilkinson's ('wilkinsənz) a. *achylische* ² achylic (ai) a. *agastrische* ² agastric (æ) a. *akute hämolytische* ² (Lederer-Brill-Syndrom) acute h[a]emolytic (i) a. *alimentäre* ² alimentary a., deficiency (i) a., nutritional (i) a. *aplastische* ² aplastic *od* aregenerative (e) a., pancytopenia (i:) *chronische hyporegeneratorische* ² (Diamond-Blackfan-Syndrom) chronic aregenerative a. *diphasische* ² diphasic (ei) a. *familiäre hämolytische* ² familial h[a]emolytic (i) a. *familiäre hypoplastische* ² familial hypoplastic a. *hämoglobinurische* ² h[a]emoglobinuric (juə) a. *hämolytische* ² h[a]emolytic (i) a. *hyperchrome* ² hyperchromic (ou) a. *hypochrome* ² hypochromic (ou) *od* hypochromatic a. *hypoplastische* ² hypoplastic *od* hyporegenerative a. *²bei Infektionen* infectious a. *kongenitale aplastische* ² (Diamond-Blackfan-Syndrom) congenital hypoplastic a. *leukoerythroblastische* ² leuco-erythroblastic a. *makrozytäre* ² macrocytic (i) *od* macroblastic a. *megaloblastische* ² megaloblastic a. *megalozytäre* ² megalocytic (i) a. *mikrozytäre* ² microcytic (i) [hypochromic] a. *okkulte* ² occult (ʌ) a. *osteosklerotische* ² osteosclerotic (ɔ) a. *² bei Panmyelophthise* myelophthisic a. *perniziöse* ² pernicious (i) a., essential *od* idiopathic a., [Addison-]Biermer syndrome *posthämorrhagische* ² posth[a]emorrhagic (æ) a. *primäre* ² primary (ai) a. *pseudomakrozytäre* ² pseudomacrocytic (i) a. *refraktäre* ² refractory a. *sekundäre* ² secondary (i) a. *siderochrestische* ² siderochrestic a. *sideropenische* ² sideropenic (i:) a. *splenogene* ² splenic (e) a. *symptomatische* ² (Begleitanämie) secondary a. *toxische* ² toxic a. *tropische* ² tropical a. *² auf Grund gestörter Erythrozytenbildung* h[a]emophthisis (hi:'mɔfθisis) ² *der Neugeborenen* (Anaemia neonatorum) congenital (æ) a. of the newborn

Anämie|faktor *m* extrinsic factor ²**geräusch** *n* h[a]emic (i:) *od* an[a]emic murmur

anämisch an[a]emic (i:) / ~ machen to an[a]ematise (i:), to an[a]emise (i:)

anämisieren to produce isch[a]emia

Anamnese *f* [case] history; anamnesis (i:) / ² nach Angaben des Patienten (Autoanamnese) auto-anamnesis / ² der vorliegenden Krankheit history of present illness / jetzige ² history of present illness (HPI)

anamnestisch anamnestic; historical

Anamnier *m pl* anamniotic (ɔ) animals

anamniotisch (amnionlos) anamniotic (ɔ)

Anamorphose *f* (Umbildung) anamorphosis

Anandrie *f* (Fehlen männlicher Geschlechtsmerkmale) anandria

anangisch, anangoid (gefäßlos) anangioid (æ)

Anankas|mus *m ps* anancastia, anancasm ~**tisch** *ps* anancastic

---

Anankologie *f*, dialektische *ps* Schicksal analysis

Anaphase *f* anaphase ²**brücke** *f genet* anaphase bridge

Anaphia *f* (Tastsinnverlust) anaphia (ei)

Ana|phorese *f* anaphoresis (i:) ~**phoretisch** anaphoretic (e)

Anaphrodisiakum *n pharm* anaphrodisiac (‚ænəfro'diziæk)

Anaphrodisie *f* anaphrodisia (i), sexual an[a]esthesia

anaphylakt|isch anaphylactic ~**isieren** to sensitise ~**ogen** anaphylactogenic (e) ²**ogen** *n* anaphylactogen ~**oid** pseudo-anaphylactic (æ), anaphylactoid

Anaphylatoxin *n* (Histaminliberator) anaphylatoxin

Anaphylaxie *f* anaphylaxis, anaphylactic condition *od* state / aktive ² active a. / passive ² passive a. / umgekehrt passive *od* invers-passive kutane ² reversed passive cutaneous a. / ² hervorrufend anaphylactogenic ²**reaktion** *f* anaphylactic reaction ²**typ** *m* anaphylactic-type hyper-sensitivity

Anaphylaxin *n* anaphylaxin, sensibilisin (i)

Anaplasie *f* anaplasia (ei), undifferentiation

Anaplasmose *f* (Gallenseuche, Gallsucht) *vet* anaplasmosis

Ana|plastik *f* plastic surgery, anaplasty (æ) ~**plastisch** anaplastic

anarchisch (Entwicklung) *anat* disorganised

Anarthrie *f* anarthria

anarthrisch anarthric

Anasarka *f* (Hautwassersucht) anasarca, [o]edema of the skin

Anaspadie *f anat* anaspadia[s]

anastaltisch anastaltic

anastatisch (genesend) anastatic, tending toward[s] recovery

Anästhesie *f* an[a]esthesia (ænis'θi:ziə) ² *beider Beine* para-a. ² *mit Hilfe von Morphium u Skopolamin* narco-a. *dissoziierte* ² dissociated *od* dissociation a. *lokale* ² local a. *optische* ² optic a. *paravertebrale* ² paravertebral block *rektale* ² rectal a. *spinale* ² (Spinalanästhesie) spinal (ai) a. *taktile* ² (Aufhebung der Berührungsempfindlichkeit) tactile a. *terminale* ² (periphere Lokalanästhesie) terminal a. *thalamische hyperästhetische* ² (Déjerine-Roussy-Syndrom) thalamic hyper[a]esthetic a. *zentrale* ² central a. ²**abteilung** *f* an[a]esthesia department ²**fenster** *n* non-an[a]esthetic (e) zones in peridural (juə) an[a]esthesia ²**kunde** *f* an[a]esthesiology (ɔ) ²**lehre** *f s* ²**kunde**

anästhesier|en to an[a]esthetise (i:) ²**ung** *f* an[a]esthetisation / (mit Kokain) cocainisation

Anästhesiologie *f s* Anästhesiekunde

Anästhesist *m* an[a]esthetist (i:), an[a]esthesiologist (ɔ)

Anästhetiker *m* (Facharzt für Narkosekunde) an[a]esthetist (i:)

Anästhetikum *n pharm* an[a]esthetic [agent (ei)]

anästhetisch an[a]esthetic (ænis'θetik)

anästhetisierend an[a]esthetic (e)

anastigmatisch anastigmatic

Anastomose *f* (angeborene *od* operative Verbindung zweier Hohlorgane; *s a* Anastomosis) anastomosis (ɔ) *antiperistaltische* ² antiperistaltic a. *arteriove-*

23

nöse ~ arterio-venous a. (AVA) *gastro-
-ösophageale* ~ [o]esophagogastric a.
isoperistaltische ~ isoperistaltic a.
laterolaterale ~ side-to-side a.
lateroterminale ~ side-to-end a.
ösophago-jejunale ~[o]esophagojejunal
a. *portokavale* ~ portacaval a. *spleno-
renale* ~ splenorenal a. *terminolaterale*
~ end-to-side a. *terminoterminale* ~
end-to-end a. *uretero-intestinale* ~
(Harnleiterdarmanastomose) uretero-
-intestinal a. ~ *zwischen zwei Ileum-
schlingen chir* ileo-ileostomy (ɔ) ~
zwischen Sigma u Rektum chir sigmoidoproctostomy, sigmoidorectostomy
~geschwür n marginal ulcer (ʌ)
Anastomosen|- anastomotic (ɔ) ~bildung
f chir anastomotic operation ~klemme f
chir anastomosis clamp ~quetsche f chir
Mikulicz's ('mikulitʃiz) clamp
anastomosier|en to anastomose ~ung f
chir short-circuiting operation; anastomosis
Anastomosis f (s Anastomose) anastomosis ~ *cruralis* crucial a. ~
intersubcardinalis embr intersubcar-
dinal a. ~ *intestinalis* (Enteroanastomose) intestinal a.
anastomotisch anastomotic
anatmen to breathe (i:) (*etwas on a th*)
Anatom m anatomist (æ)
Anatomie f (Wissenschaft) anatomy (æ) /
(Gebäude) anatomy department *allgemeine* ~ general a. *angewandte* ~
applied a. *deskriptive* ~ descriptive od
systematic a. *makroskopische* ~ gross
od macroscopic[al] (ɔ) a. *pathologische*
~ pathologic[al] (ɔ) a., patho-anatomy
topographische ~ topographic[al] (æ) a.,
topology *vergleichende* ~ comparative
(æ) a. ~ren to dissect ~saal m
dissecting room
anatomisch anatomic[al] (ɔ)
Anatoxin n (abgeschwächtes Toxin)
anatoxin
Anatrikrotie f (Puls) anatricrotism (i)
anatrisch without the atria (ei)
anatrophisch (einer Atrophie entgegenwirkend) anatrophic
anazid anacid ~ität f anacidity, lack of
acidity / (Magen) achlorhydria (ai),
anachlorhydria ~urie f anaciduria (juə)
Anazoturie f (fehlende Stickstoffaus-
scheidung) anazoturia
Anbau|linien f pl dent accretion (i:) lines
~stoffwechsel m anabolism (æ)
anbehandeln to give initial treatment
ANBN = α-Nitroso-β-naphthol α-
-nitroso-β-naphthol
anbohren to pierce, to puncture, to
perforate [by a drill] / (Zahn) to open, to
drill open
Anchusasäure f anchusic acid
Ancylostoma n (Ankylostoma, Hakenwurm) Ancylostoma [s Ankylostoma]
andauen to partly digest
Andernach ('andərnax)**|-Ganglion** n
(Ganglion inferius nervi glossopharyngei (PNA)) inferior ganglion [of the
glossopharyngeal nerve] ~-Knöchelchen
n pl (Ossa suturarum) Andernach's
ossicles
anders|artig heterogenic (e), different
Anders ('ændəs)-**Krankheit** f (Adipositas
dolorosum) Anders's disease
Andersch ('andərʃ)**|-Ganglion** n (Gang-
lion inferius nervi glossopharyngei
(PNA)) inferior ganglion [of the glossopharyngeal nerve], Andersch's ganglion

~-**Nerv** m (Nervus tympanicus) Andersch's nerve
Andersen ('ændəsən)-**Syndrom** n od
-**Trias** f (zystische Pankreasfibrose)
Andersen's syndrome, cystic fibrosis of
pancreas-bronchopulmonary-vitamin
A deficiency syndrome
Anderson ('ændəsən)**|-Extensionsapparat**
m Roger ('rɔdʒər)-Anderson well-leg
traction ~-**Färbung** f Anderson's stain
~-**MacSween** (məkˈswi:n)-**Nährboden**
m Anderson and MacSween silica-gel
medium ~-**Schiene** f Anderson's splint
~-**Test** m ps Kuhlmann ('ku:lman)-
-Anderson test
anderseitig contralateral (æ) / hetero-
lateral
Andrade ('ændreid)-**Indikator** m
Andrade's indicator
Andral (ã'dral)-**Zeichen** n od -**Lage** f
Andral's sign od decubitus
Andrang m (bes Blut) congestion /
(Zellen) accumulation / (Sprechstunde,
Klinik) rush
André-Thomas (ã'dre tɔ'ma)-**Zeichen** n
André Thomas sign
Andrewes ('ændru:z)-**Urämie-Reaktion** f
Andrewes' test
Andrews ('ændru:z)**|-Operation** f An-
drews' operation ~-**Syndrom** n od
-**Krankheit** f Andrews' disease
Andro- (Vors) (Männer betr, männlich)
andro- (æ) (Vors)
Androgen n androgen ('ændrodʒən) ~
androgenic (e) ~ese f genet andro-
genesis ~mangel m hypo-androgenism
(ɔ)
andro|gyn androgynous (ɔ) ~gynie f
androgynism (ɔ), androgyny (ɔ), andro-
gyneity ('ændrodʒi'ni:iti) ~id
(mannähnlich) android, androidal (ɔi)
~logie f andrology (ɔ) ~logisch
andrologic[al] (ɔ) ~manie f (Männer-
tollheit) sex andromania (ei) ~phobie f
(Männerscheu) sex androphobia ~pho-
nomanie f (Mordsucht) ps androphono-
mania (ei), homicidal (ai) insanity
(æ) ~standiol n (Steroidhormon)
androstanediol ('steindaiɔl) ~standion
n (Steroidhormon) androstanedione
('steindaioun) ~stanolon n (WHO)
androstanolone (ændro'stænoloun),
dihydrotestosterone (iə) ~stendiol n
(Steroidhormon) androstenediol
('sti:ndaiɔl) ~stendion n (Steroidhormon) androstenedione ('sti:ndaioun)
~steron n androsterone (ɔ), orchidic (i)
hormone
Aneinander|lagerung f apposition (i) /
(gegenüber) juxtaposition ~legen
(Haut, Knochenstücke usw) to appose,
to bring in apposition, to adapt ~legen
n (Haut, Knochen usw) apposition,
adaptation, bringing edge-to-edge
~liegen (Organe) to be adjacent (ei)
~liegend anat adjacent / (Wundränder)
fitting, apposed (ou) ~passen (Bruchenden) to match ~passen n (z B
Wundränder) coaptation ~vorbeiglei-
ten n (Dislocatio ad longitudinem)
(Knochenstücke) overriding (ai)
Anelektrotonus m neur anelectrotonus
Anel (a'nɛl)-**Operation** ophth Anel's
operation
Anemo|- (Vors) (Wind od Luft betr)
anemo- (æ) ~nismus m tox anemonism
(e)
anenzephal (hirnlos) anencephalous (e),
anencephalic (æ) ~ie f (Hirnlosigkeit)

anencephaly (e), anencephalia (ei) ~us
m anencephalus (e), anencephalic (æ)
monster
Aneosinophilie f aneosinophilia ('æni:-
o,sino'filiə)
anephrisch anephric (e)
Anergasie f (Intelligenzdefekt) anergasia, anergasis
anerg|etisch anergic ~ie f (Energieman-
gel) anergy (æ), anergia ~isch anergic
anerkannt, staatlich registered (Reg)
aneroid aneroid ' (æ) ~barometer n
aneroid barometer
Anerosie f want of libido (ai)
Anerotik f aneroticism (ɔ)
Anerythropoiese f (fehlerhafte Erythrozytenbildung) anerythropoiesis (i:) ~-
anerythropoietic (e)
Anerythropsie f (Rotblindheit) aneryth-
ropsia (ɔ), anerythroblepsia
Anethol n (Aniskampfer) anethole
('æniθoul) (USP), p-propenyl-anisole
Anetodermie f anetoderma
aneuploid (Embryo) aneuploid (ə'nju:-
plɔid) ~ie f aneuploidy, aneuploid
state
Aneurin n thiamine (ai), aneurine ~-
chloridhydrochlorid n s Aneurinum
hydrochloricum ~nitrat n ((DAB)
Vitamin-B$_1$-nitrat (DAB)) thiamine
[mono]nitrate (USP) ~um hydrochloricum n ((DAB) Aneurinchloridhydrochlorid (DAB)) thiamine hydrochloride (BP, USP), aneurine hydrochloride (BP)
Aneurysma n aneurysm ('ænjuərizm),
aneurism (æ) *arteriovenöses* ~ arterio
(iə)-venous (i:) a. *echtes* ~ true a.
embolisches ~ embolic a. *falsches* ~
spurious (juə) od false a. *intramurales* ~
intramural (juə) a. *partielles* ~ partial
a. *rankenförmiges* ~ racemose (æ) od
cirsoid a. *sackartiges* ~ sacculated (æ)
a. *spindelförmiges* ~ fusiform (ju:) a. ~
spurium s falsches a. *traumatisches* ~
traumabedingtes ~ exogenous (ɔ) od
traumatic a. ~- aneurysmal (i), aneurysmatic, aneurysm (æ) ~ausbuchtung f
aneurysmal dilatation ~ektomie f chir
aneurysmectomy ~erweiterung f aneurysmal dilatation ~exstirpation f aneurysmectomy ~ruptur f rupture od
bursting of an aneurysm ~sack m
aneurysm (i) sac ~tisch aneurysmal
(i), aneurysmatic ~zeichen n nach Hall
(hɔ:l) Hall's sign
Aneurysmen|geräusch n aneurysmal
murmur ~nadel f aneurysm needle
~operation f aneurysmorrhaphy (ɔ)
~plastik f aneurysmoplasty (ɔ) ~schwir-
ren n aneurysmal thrill
Aneurysmorrhaphie f chir aneurysmorrhaphy (ɔ)
ANF = antinuklearer Faktor m imm
antinuclear factor, ANF
AN-Faktor m (1-Biotinsulfoxid) biotin
sulphoxide
Anfall m attack, bout (au), fit, paroxysm,
(æ) / (Rückfall) relapse / (Krampfanfall) cramp, spasm *Anfälle von Atemnot*
paroxysms of dyspn[o]ea ~ *bei Jackson-
-Epilepsie* (Jacksonanfall) Jacksonian
fit od attack *apoplektischer* ~ aplopexy,
apoplectic fit od seizure *audiogener*
~ audiogenic seizure *dienzephal-
autonomer* ~ diencephalic autonomic
attack *epileptischer* ~ epileptic fit od
seizure *grosser epileptischer* ~ grand (æ)
mal (æ) *fokaler* ~ Jacksonian fit od

attack *hysterischer* ⸰ hysterical fit *od* attack, hysterics F *leichter* ⸰ (Grippe) touch *leichter epileptischer* ⸰ petit mal *paralytischer* ⸰ paralytic fit *plötzlicher* ⸰ seizure *psychomotorischer* ⸰ psychomotor attack *psychosensorischer* ⸰ psychosensory attack *synkopaler* ⸰ vasovagal attack *od* syncope *tonischer* ⸰ cerebellar fit *tonischer epileptischer* ⸰ tonic epileptic seizure *vaso-vagale Anfälle* (Gowers-Syndrom) paroxysmal vasovagal attacks

anfallen (befallen) to attack / (Parasiten) to invade

anfällig delicate (e) / (schwach) weak / (Krankheit) susceptible, disposed, prone (*für to*) ~ machen to predispose (ou) (*für to*) ⸰**keit** *f* predisposition, susceptibility (i), disposition (*für to*)

Anfälligkeitszahl *f* attack rate

anfalls|artig paroxysmal (i) ⸰**asthma** *n* extrinsic asthma ⸰**auslösung** *f* production of provocation of an attack *od* fit ⸰**bereitschaft** *f* tendency to fits *od* attacks, predisposition ⸰**form** *f ps* type of convulsion (ʌ) *od* attack ~**frei** free from attacks ⸰**frequenz** *f* frequency (i:) of attacks ⸰**geschehen** *n* nature (ei) and development of attacks ⸰**glaukom** *n* episodic glaucoma ⸰**häufigkeit** *f* frequency (i:) of attacks ⸰**kalender** *f* seizure ('si:ʒə) chart ⸰**kupierung** *f* interruption (ʌ) of a spasm *od* an attack *od* a fit ⸰**leiden** *n*, zerebrales convulsive (ʌ) disorder ⸰**präparat** *n* symptom-relieving drug ⸰**provokation** *f* provocation of an attack ⸰**rhythmik** *f* rhythm of attacks

Anfang *m* (Krankheit) onset, start, initial (i) stage, beginning, outbreak

anfänglich *adv* in the initial (i) stages, initially

Anfangs|dosis *f pharm* initial *od* priming (ai) dose (dous) ⸰**gewicht** *n* initial weight ⸰**schwanken** *n* (EKG) initial complex ⸰**stadium** *n* initial *od* early stage *od* phase, incipience (i) ⸰**symptom** *n* initial symptom *od* sign *od* phenomenon (ɔ) ⸰**wert** *m* initial value ⸰**zustand** *m* initial stage

Anfärbereagenz *n* colo[u]r[-forming] reagent (*USP*), staining reagent

anfaulen [to begin] to rot

anfertigen (Abstrich) to prepare / (Rezept) to dispense, to make up

anfeucht|en to moisten, to damp, to humidify ⸰**er** *m pharm* humectant

Anflugkeim *m* air-borne organism

Anforderungsschein *m* (für Medikamente *usw*) requisition (i) blank *od* form

angeboren inborn, inherited (e), innate ('i'neit), congenital (e) / (erblich) hereditary (e)

angebrochen (*z B* Ampulle) partially empty, in use

angebrütet (Ei) embryonated

angedaut (Verdauung) lightly digested

angefressen (Tierversuch) partially eaten by cage mates

angegriffen (Gesundheit) in a bad condition (i) / (Organ) affected, involved / ~ aussehen to look poorly

angehbar *chir* accessible, approachable (ou) / nicht ~ inaccessible, unapproachable; (Organ) *chir* unapproachable ⸰**keit** *f chir* accessibility, approachability

angehen *chir* to operate (ɔ) (*etwas on*) / (beseitigen, exstirpieren) to remove / (Problem) to tackle / (behandeln) to treat

Angehöriger *m* relative (e) / (*pl*) next of kin

angekeimt partially germinated

angelagert *chem* complexed (an to)

angelegt (vorgebildet) *embr* preformed

Angelhaken|form *f* (Magen) fish-hook form ⸰**magen** *m* fish-hook stomach (ʌ) ⸰**verlagerung** *f* (Magen) fish-hook displacement

Angelika|öl *n* oil of angelica ⸰**säure** *f* angelic (æn'dʒelik) acid ⸰**wurzel** *f pharm* angelica (e) root

Angelpunkt *m* (Gelenk) pivot (i)

Angelucci (andʒe'lutʃi)-**Syndrom** *n* Angelucci's syndrome

angeordnet arranged

angereichert (*z B mit Vitaminen*) enriched (i) / (konzentriert) concentrated

angesäuert acidified (i), acidulated (i)

angeschimmelt [grown] mo[u]ldy

angeschoppt congested

angeschwollen swollen (ou)

angesteckt (infiziert) infected (*mit with, durch by*) / nicht ~ uninfected, non-infected / ~ werden to be *od* become infected

Angestellten|-Krankenkasse *f* Salaried (æ) Employees Sick Fund ⸰**versicherung** *f* Salaried Employees' Insurance (uə) ⸰**versicherungsgesetz** *n* (AnVG) Salaried Employees Insurance Law

angewachsen (*z B Pleura*) adherent (iə), attached

angewandt (*z B Chemie*) applied

angewöhnen *v refl* to accustom oneself (*etwas to sth*), to get into the habit (æ) of

Angewohnheit *f* habit / (Rauschgift) addiction

Angewöhnung *f* habituation

angezeigt (indiziert) (*z B Behandlungsart*) indicated, advisable (ai)

Angi|- (*Vors*) (Gefäss-) angi- (ændʒi-) (*Vors*) angi-if (Gefäßschmerz) angiodynia ('ændʒio'diniə), angialgia (æ) ⸰**asthenie** *f* (Gefäßschwäche) angiasthenia (i:) ⸰**ektasie** *f* (Gefäßerweiterung) angiectasis (e), angiectasia (ei) ~**ektatisch** angiectatic ⸰**ektomie** *f chir* angiectomy ⸰**itis** *f* (Gefäßentzündung) angiitis ~**itisch** angiitic (i)

Angina *f* (Mandel- *od* Halsentzündung) angina (æn'dʒainə), quinsy ('kwinzi), tonsillitis, [septic] sore throat ⸰ *abdominalis* abdominal *od* intestinal a. ⸰ *abscedens* suppurative (ʌ) tonsillitis, quinsy ⸰ *agranulocytotica* agranulocytic (i) a., agranulocytosis *akute* ⸰ acute a.; *akute fiebrige* ⸰ erythematous (i:) tonsillitis ⸰ *aphthosa* aphthous ('æfθəs) a. ⸰ *apostematosa* suppurative (ʌ) a. ⸰ *catarrhalis* catarrhal (kə'taːrəl) pharyngitis *chronisch-eitrige* ⸰ tonsillitis lenta ⸰ *crouposa* (Kruppangina) a. crouposa, croupous sore throat ⸰ *cruris* a. cruris, intermittent claudication ⸰ *decubitus* a. decubitus ⸰ *diphtheritica* diphtheritic (i) a. ⸰ *dyspeptica* a. dyspeptica *eitrige* ⸰ phlegmonous (e) a. ⸰ *epiglottica* (Epiglottitis) a. epiglottidea ⸰ *exsuda-*

tiva exudative *od* fibrinous a. ⸰ *fibrinosa* s ⸰ exsudativa *follikuläre* ⸰ (⸰ follicularis) follicular (i) a. *od* tonsillitis ⸰ *fusospirillaris* Vincent's tonsillitis, fusospiroch[a]etal (i:) a. ⸰ *gangraenosa* gangrenous tonsillitis ⸰ *herpetica* herpetic (e) tonsillitis *kruppöse* ⸰ (Angina crouposa) croupous (u:) sore throat *lakunäre* ⸰ lacunar (juː) a., follicular tonsillitis ⸰ *lingualis* lingual tonsillitis ⸰ *Ludovici* Ludwig's ('luːdviçs) a., a. ludovici (ai) ⸰ *maligna* malignant a. ⸰ *mycotica* mycotic (ɔ) tonsillitis, tonsillomycosis ⸰ *necroticans* necrotic (ɔ) a. ⸰ *parenchymatosa* parenchymatous (i) tonsillitis ⸰ *parotidea* (Parotitis epidemica) a. parotidea, epidemic parotitis ⸰ *pectoris* stenocardia, a. pectoris; ⸰ *pectoris vasomotorica* a. pectoris vasomotoria *phlegmonöse* ⸰ phlegmonous (e) a. *pilzbedingte* ⸰ mycotic (ɔ) tonsillitis ⸰ *Plaut-Vincenti* Vincent's angina, ulceromembranous angina, trench throat ⸰ *pseudomembranacea* pseudomembranous a. *pustulöse* ⸰ pustular (ʌ) tonsillitis ⸰ *retronasalis* postnasal (ei) catarrh, nasopharyngeal (i) catarrh ⸰ *scarlatinosa* angina scarlatinosa *septische* ⸰ epidemic (e) *od* septic *od* streptococcus sore throat ⸰ *simplex* simple sore throat *streptokokkenbedingte* ⸰ streptococcus a. *od* superficialis* superficial ('fiʃəl) tonsillitis ⸰ *thymica* thymic (ai) angina ⸰ *tonsillaris* quinsy ⸰ *ulceromembranacea* ulceromembranous a. ⸰ *ulcerosa* Plaut's ('plauts) angina *ulcerosae* ⸰ ulcerated (ʌ) sore throat ⸰ *Vincenti* fusospirillosis, fuso-spiroch[a]etosis, Vincent's infection, trench mouth ~**ähnlich** anginoid ('ændʒinɔid) ~**artig** anginiform (ai) ⸰**pastillen** *f pl pharm* throat tablets ⸰**rezediv** *n* recurring (əː) angina, relapse of angina, recurrent (ʌ) tonsillitis ⸰**schmerz** *m* anginal (ai) pain ⸰**syndrom** *n* (Herz) anginal (ai) syndrome

Anginophobie *f ps* anginophobia

anginös anginal (æn'dʒainəl), anginoid, tonsillitic (i)

Anginose *f* anginosis

Angio|- (*Vors*) (Gefäß betr.) angio- ('ændʒio) (*Vors*) ⸰**blast** *m* angioblast ~**blastisch** angioblastic (æ) ⸰**blastom** *n* angioblastoma ~**blastomatös** angioblastomatous (ou) ⸰**cholitis** *f* cholangitis ⸰**chondrom** *n* angiochondroma, chondroangioma ⸰**derma pigmentosum** *n* xeroderma pigmentosum ⸰**dynie** *f* (Gefäßschmerz) angiodynia, angialgia ('ændʒi'ældʒiə) ⸰**dystrophie** *f* (mangelhafte Gefäßernährung) angiodystrophy (i) ⸰**elephantiasis** *f* angio-elephantiasis (,elifən'taiəsis) ⸰**endotheliom** *n* angioendotheliomma ⸰**fibrom** *n* angiofibroma ⸰**fibromatose** *f* angiofibromatosis ⸰**gramm** *n röntg* angiogram ⸰**graphie** *f röntg* angiography (ɔ) / renale ⸰ nephro-angiography / selektive ⸰ (mit Katheter) selective angiocardiography / serienmäßige ⸰ serial (iə) ⸰ / zerebrale ⸰ cerebral angiography, encephalo-arteriography (ɔ) ~**graphisch** angiographic (æ) ⸰**hämophilie[-Syndrom]** *f* [*n*] vascular h[a]emophilia ~**id** (gefäßähnlich) angioid ('ændʒiɔid) ⸰**idstreifen** *m* (gefässähnlicher Streifen) angioid streak ⸰**itis** *f* (Gefäßwandentzündung)

angiitis, angitis **kardiogramm** n röntg angiocardiogram **kardiographie** f röntg angiocardiography ~**kardiographisch** angiocardiographic (æ) **kardiopathie** f angiocardiopathy (ɔ) **kavernom** n angiocavernoma **keratom** n (Blutwarze) angiokeratoma, angiokeratosis, telangiectatic wart **kymograph** m angiokymograph (ai) **lipom** n angiolipoma **lith** m (Phlebolith) angiolith, phlebolith (e) **loge** m angiologist, expert in angiology **logie** f (Gefäßlehre) angiology ~**logisch** angiologic[al] **lupoid** n angiolupoid (u:) **lymphom** n angiolymphoma **lyse** f angiolysis (ɔ)
Angiom n (Gefäßgeschwulst) angioma
Angioma n angioma **arteriale racemosum** plexiform a., a. arteriale racemosum **capillare** capillary a. **cavernosum** cavernous a. **cutis** cutaneous a., a. cutis **fissurale** fissural a. **haemorrhagicum hereditarium** (Osler--Syndrom (I)) hereditary h[a]emorrhagic telangiectasis, Rendu-Osler-Weber (rā'dy-'ɔslə-'ve:bər) disease, hereditary h[a]emorrhagic a. **infectiosum** infective a.; **infectiosum serpiginosum** serpiginous a. **lymphaticum** (Lymphangiom) lymphangioma, a. lymphaticum **senile** senile ('si:nail) a. **stellatum** (Naevus araneus) n[a]evus (i:) araneus, stellate od spider a. **teleangiectaticum** (**teleangiectodes**, Kapillarhämangiom) telangiectatic a. **venosum racemosum** (venöses Rankenangiom) a. venosum racemosum
Angio|malazie f angiomalacia (mə'leiʃiə) ~**matös** angiomatous (ou) **matose** f angiomatosis / enzephalotrigeminale **encephalotrigeminal vascular syndrome, Sturge[-Weber] syndrome **megalie** f angiomegaly (e), enlargement of blood vessels **myom** n angiomyoma **myoneurom** n angiomyoneuroma (,maionjuə'roumə), glomangioma (glo-,mændʒi'oumə) **myopathie** f angiomyopathy (mai'ɔpəθi) **myosarkom** n angiomyosarcoma **myositis** f angiomyositis **nekrose** f (Gefässnekrose) angionecrosis **neurom** n angioneuroma **neuromyom** n (Glomustumor) angioneuromyoma (,njuəromai'oumə) **neurose** f (Gefäßneurose) angioneurosis ~**neurotisch** (gefäßneurotisch) angioneurotic (ɔ) **ödem** n (Quincke--Ödem) Quincke's ('kwiŋkəz) [o]edema (i:) od disease, angioneurotic [o]edema **paralyse** f (Gefäßlähmung) angioparalysis, vasomotor (ou) paralysis ~**paralytisch** angioparalytic (i) **parese** f angioparesis (i:) ~**paretisch** angioparetic (e) **pathie** f (Gefäßleiden) angiopathy (ɔ) ~**pathisch** (Gefäßerkrankung betr.) angiopathic **pathologie** f angiopathology **philie** f angiophilia (i) **plast** m s **blast** **plastik** f (Gefäßplastik) angioplasty ~**plastisch** angioplastic **plazentographie** f angioplacentography (ɔ) **pneumographie** f röntg angiopneumography **psathyrose** f angiopsathyrosis ('andʒiosæθi'rousis) **rrhaphie** f (Gefäßnaht) angiorrhaphy (ɔ) **rrhexis** f (Gefäßriß) angiorrhexis **sarkom** n (Gefäßsarkom) angiosarcoma **se** f (degenerative Gefässwandveränderung) angiosis **sklerose** f angiosclerosis ~**sklerotisch** angiosclerotic (ɔ) **-**

skop n (Kapillarmikroskop) angioscope **skotom** n angioscotoma **skotometrie** f angioscotometry (ɔ) **spasmus** m (Gefäßkrampf) angiospasm, vasospasm (ei) ~**spastisch** (Gefäßkrampf betr.) angiospastic, vasospastic **stenose** f (Gefäßstriktur) angiostenosis **stomie** f angiostomy (ɔ) **tensin** n angiotensin, hypertensin **tensinamid** n (WHO) angiotensin amide ('æmaid) (BPC, NF) **thriptor** m (Gefässquetscher) chir angiotribe **thrypsie** f s **tripsie** **tomie** f angiotomy (ɔ) **tomographie** f radiol angiotomography **tonikum** n pharm angiotonic (ɔ) **tonin** n hypertensin, angiotonin (ɔ) **tripsie** f angiotripsy **triptor** m chir angiotribe **trophoneurose** f angiothrophoneurosis ~**tropisch** angiotrophic **zyste** f angiocyst
Angitis f (Gefäßentzündung) angiitis (ændʒi'aitis)
Angle ('æŋgəl)|-**Bogen** m dent Angle's arch **-Klassifikation** f dent Angle's classification
Anglesey ('æŋglsi)-**Bein** n (Kunstbein) Anglesey leg
Angophrasie f angophrasia (ei)
Angor| animi m (Todesangst) angor animi **nocturnus** (Pavor nocturnus) pavor nocturnus **pectoris** angina pectoris
Angostura f pharm angustura (juə), angostura **rinde** f pharm angustura od angostura bark
angreifen, die Gesundheit ~ to affect health / pharm to act on / bakt to attack
Angriff m attack, assault (ɔ:), invasion
Angriffs|kraft f bakt aggressivity **punkt** m site of action **sucht** f aggressiveness
Angst f ps anxiety (æŋ'zaiəti), fear (iə), fright / (krankhafte) phobia (ou) **freiflottierende** free-floating anxiety **vor dem Alleinsein** monophobia **vor Bienen u Wespen** melissophobia **zu erröten** erythrophobia, fear of blushing (ʌ) **vor Fremden** ps xenophobia **vor Geräuschen** ps phonophobia **vor geschlechtlicher Ansteckung** venereophobia **vor Hautkrankheiten** dermatophobia **vor Hitze** ps thermophobia **vor Hunden od Tollwut** kynophobia **vor Katzen** ailurophobia (ei'lu:ro-), gatophobia **krankhafte** ps pantophobia **vor dem Sprechen** ps phonophobia **vor Ungeziefer** verminophobia **vor Würmern** verminophobia **anfall** m anxiety attack ~**bedingt** conditioned (i) od caused by anxiety (æŋ'zaiəti) ~**besetzte** Symptomatik f ps anxiety-cathected symptoms ~**dämpfend** anxiety-relieving **depression** f anxiety depression **erregungszustand** m anxiety fit **erscheinungen** f pl anxiety states **gefühl** n feeling of anxiety **hysterie** f anxiety hysteria (iə) **komplex** m ps anxiety complex **komponente** f ps anxiety component (ou) ~**lösend** anxiolytic (æŋksio'litik) **melancholie** f anxiety depression **neurose** f ps anxiety neurosis **reaktion** f ps anxiety reaction
Angströmeinheit f Angström (æ) unit
Angst|schweiß m cold sweat (e) **spannungszustand** m anxiety (æŋ'zaiəti) psychosis, anxiety tension state (ATS) **-Syndrom** n anxiety syndrome **traum** m ps nightmare (ai), anxiety

dream **zustand** m anxiety condition od state
Anguillul|a f Anguillula (i) / **aceti** (Turbatrix aceti, Essigälchen) A. aceti, vinegar worm / **intestinalis** od stercoralis (Strongyloides stercoralis, Darmälchen des Menschen) A. intestinalis od stercoralis, strongyloides stercoralis **iasis** f s Anguillulose **ose** f anguilluliasis ('æŋgwilju-'laiəsis)
angulär angular
Angularis-Syndrom n Gerstmann's ('gɛrstmanz) syndrome
Angularkonjunktivitis f (Conjunctivitis angularis) angular conjunctivitis
anguloskapulär anguloscapular
Angulus m (PNA) (Winkel) angulus, angle **acromialis** (PNA) acromial angle **costae** ((PNA) Rippenwinkel) posterior angle of a rib **frontalis ossis parietalis** (PNA) frontal angle of the parietal bone **infectiosus** (Perlèche, Faulecke) perlèche (æ) **inferior scapulae** ((PNA) Schulterblattspitze) inferior angle of the scapula **iridocornealis** ((PNA) Kammerbucht) iridocorneal angle **lateralis scapulae** (PNA) lateral angle of the scapula **mandibulae** ((PNA) [Unter]Kieferwinkel) angle of the mandible **mastoideus ossis parietalis** (PNA) mastoid angle of the parietal bone **oris** ((PNA) Mundwinkel) angle of the mouth **sterni** (PNA) sternal angle, angle of the sternum **sphenoidalis ossis parietalis** (PNA) sphenoidal angle of the parietal bone **subpubicus** (PNA) subpubic angle **venosus** (PNA) angle venous (i:) angle
anhalten (Wirkung) to persist / (Atem, Urin) to hold ~**d** (Wirkung) persistent, prolonged, sustained
Anhaltspunkt m evidence (für of)
anhämolytisch non-h[a]emolytic (i)
Anhang m appendage, appendix, pl appendices (ə'pendisi:z)
Anhängsel n anat appendage, appendix
Anhangsgebilde n pl s Adnexe
anhäufen v refl to accumulate (ju:)
Anhedonie f anhedonia (ou)
anheften (Pflaster) to fasten, to stick / chir to affix, to attach, to sew (ou) (an on, upon) / (mit Nadeln) to pin
Anheftstelle f (Muskel) insertion / chir place of attachment
anheilen to heal up od together / (Knochen) to set
anhepatisch anhepatic, anhepatogenic
Anhidrose f (mangelhafte Schweissbildung) anhidrosis [s a Anhidrosis] / tropische **heat od postmiliarial od tropical anhidrosis
Anhidrosis f anhidrosis / **congenita congenital anhidrosis / **hypotrichotica hereditary ectodermal dysplasia, Siemens' ('zi:mɔns) syndrome
anhidrotisch anhidrotic (ɔ)
Anhydr|ämie f (Wassermangel im Blut) anhydr[a]emia, deficiency of water in the blood ~**ämisch** anhydr[a]emic (i:) **ase** f chem anhydrase (ai) / kohlensaure **carbonic a. **id** n chem anhydride (ai) ~**isch** (wasserfrei) anhydrous (ai) ~**isieren** chem to anhydrate (ai), to dehydrate **isierung** f (Wasserentzug) chem anhydration, dehydration **it** n chem anhydrite (ai)
Anhydro|- (Vors) (unter Wasseraustritt

entstehend *od* entstanden) anhydro-
(æn'haidro) (*Vors*) ⟨biose *f* (Trocken-
starre) anhydrobiosis ⟨hydroxyproges-
teron *n* ethisterone (e'θistəroun) (*BP*,
NF), anhydrohydroxyprogesterone
Anhydroxyd *n chem* anhydrous (ai)
oxide, anhydride
Anidrose *f* anhidrosis
anikterisch anicteric (e)
Anileridin *n* (*WHO*) anileridine (æni-
'leridi:n)
Anilid *n chem* anilid[e] ('ænilid)
Anilin *n* (*DAB*) aniline ('ænilain, -lin)
(*BP*, *USP*) ⟨blau *n* aniline blue ⟨braun
n (Bismarckbraun) *chem* Bismarck
brown, aniline brown ~**färbbar**
anilinophil[e] (i), anilinophilic (i), ani-
linophilous (ɔ) ⟨farbstoff *m* aniline dye
Anilingus *m sex* anilinction (eini-
'liŋkʃən), anilinctus
Anilin|ismus *m* (Anilinvergiftung) ani-
lism (æ) ⟨krebs *m* aniline cancer
Anilino-Benzenkarbonsäure *f* (N-Phenyl-
anthranilsäure) phenylaminobenzoic
od phenylanthranilic acid
Anilin|vergiftung *f* aniline poisoning,
anilism, anilinism ⟨wasser-Gentia-
naviolettlösung *f* aniline gentian violet
(AGV)
Anima *f* (Seele) anima, *pl* animae
('ænimi:), soul
animal|isch (tierisch, tierischer Her-
kunft) animal ~**isieren** to animalise
⟨isierung *f* animalisation ⟨ismus *m*
animalism
Animis|mus *m* animism (æ) ~**tisch**
animistic
Anion *n* anion ('ænaiən) ~**aktiv** anionic
(ɔ) ⟨enaustauscher *m* anion-exchange
resin (e)
Aniridie *f* (Fehlen der Iris) aniridia (i),
irideremia (i:), congenital (e) absence of
the iris ('aiəris)
Anirie *f s* Aniridie
Anis *m bot* (*DAB*) aniseed, anise ('ænis)
⟨at *n chem* anisate
Anischurie *f* (Inkontinenz) enuresis (i:),
anischuria (æni'kjuəriə), incontinence
of the urine (juə)
Aniseikonie *f* (Ungleichheit der
Netzhautbilder) *ophth* aniseikonia
(ˌænisai'kouniə)
Anisi fructus (*EP*) aniseed (*EP*)
Anisindion *n* (*WHO*) anisindione (æni-
'sindaioun) (*BPCA*, *NF*)
Aniso|- (*Vors*) aniso- (ən'aiso-) (*Vors*)
⟨chromasie *f s* ⟨chromie ~**chromatisch**
anisochromatic, anisochromic (ou)
⟨chromie *f* anisochromia (ou) ~**dont**
dent anisodont ⟨dontie *f dent* aniso-
dontia ('dɔnʃiə), heterodontia ⟨gamie
f anisogamy (ɔ) ~**gnath** *dent* anisogna-
thous (ænai'sɔgnəθəs) ⟨gnathie *f dent*
anisognathia (æ) ⟨hypoleukozytose *f*
anisohypocytosis ⟨karyose *f* (Aniso-
nukleose) anisokaryosis ⟨korie *f*
(Pupillendifferenz) anisocoria (ɔ:)
Anisöl *n* ((*DAB*) Oleum Anisi (*DAB*))
anise *od* aniseed (æ) oil (*BP*), anise oil
(*BP*, *USP*)
Aniso|makrozytose *f* anisomacrocytosis
⟨mastie *f* anisomastia ~**mer** (nicht
isomer) anisomeric (e) ⟨merie *f* an-
isomeria ~**metrop** anisometropic (ɔ)
⟨metroper *m* anisometrope (e) ⟨metro-
pie *f* anisometropia (ou) ⟨mikrozytose *f*
anisomicrocytosis ⟨nukleose *f* (Aniso-
karyose) anisokaryosis ⟨phorie *f* (latentes Höhenschielen) *ophth* anisophoria

⟨**pie** *f* (ungleiche Sehschärfe) *ophth*
anisopia ⟨poikilozytose *f* anisopoikilo-
cytosis (ˌpɔikilosai'tousis) ⟨sphygmie *f*
(Pulsdifferenz) anisosphygmia ⟨throm-
bozytose *f* anisothrombocytosis
~**ton[isch]** anisotonic (ɔ) ~**trop** aniso-
tropic (ɔ), anisotropal (ɔ), anisotropous
(ɔ), heterotropic (ɔ) ⟨tropie *f* aniso-
tropy (ɔ) ⟨zytose *f* anisocytosis
anis|sauer *chem* anisic (i) ⟨säure *f chem*
anisic acid
Anisurie *f* anisuria (juə)
Anitis *f* (Afterentzündung) anusitis
Anitschkow (a'nitʃkɔf)-**Myozyten** *m pl*
od -**Zellen** *f pl* Anitschkow's cells *od*
myocytes (ɔ)
anklammern *chir* to clamp, to fasten with
clamps (*an to*), to attach with clips (*an
to*)
anknicken (Knochen) to fracture partially
ankratzen (Gefäß) to nick
Ankylo|blepharon *n* (Lidverwachsung)
ankyloblepharon (e) ⟨chilie *f* (Lippen-
verwachsung) ankylochilia (ai), adhesion (i:) of the lips ⟨daktylie *f*
(Syndaktylie) ankylodactylia (i), syndactylism, syndactyly ⟨dontie *f dent*
ankylodontia ('dɔnʃiə) ⟨glossie *f*
(Zungenverwachsung) ankyloglossia,
tongue-tie ~**poetisch** *s* ankyloseverursachend
Ankylose *f* ankylosis [*s a* Ankylosis]
Ankylosenbildung *f* formation of ankyloses ('lousi:z)
ankyloseverursachend ankylopoietic
(pɔi'etik), forming ankyloses
ankylosieren to ankylose ~**d** ankylopoietic (e), ankylosing
Ankylosis *f* (Ankylose, Gelenksteife)
ankylosis ⟨ **artificialis** artificial a.,
arthrodesis (ɔ) ⟨ **centralis** (intraartiku-
läre) central a. ⟨ **fibrosa** fibrous (ai) a.
⟨ **ligamentosa** ligamentous a.
Ankylostoma| americanum *n* Necator (ei)
americanus (ei), American hookworm
⟨ **duodenale** *n* hookworm, Ancylostoma (ɔ) ⟨dermatitis *f* foot itch, ground
itch ⟨dermatose *f* creeping eruption (ʌ),
sandworm disease
Ankylostomiasis *f* ancylostomiasis (ai),
hookworm disease, tunnel (ʌ) *od*
miners' an[a]emia (i:), Egyptian (i)
chlorosis
Ankylotie *f* (Gehörgangsverschluß) ankylotia ('loutiə), closure (klouʒə) of the
external auditory (ɔ:) meatus (ei)
ankylotisch (versteift) ankylosed, ankylotic (ɔ)
Anlage *f* (Krankheit) tendency, predisposition (*zu to*) / *embr* anlage, primordium, proton (ou) / (Neigung) disposition / ⟨ haben to be disposed, to tend
(*zu to*), to have a tendency (*zu to*);
(Krankheit) to be predisposed (*für to*)
~**bedingt** constitutional (ju:) / protonic
(ɔ) ~**mäßig** *embr* rudimental, rudimentary
Anlagenschwäche *f* constitutional (ju:)
weakness
anlager|n to accumulate (ju:); to deposit
(ɔ) / *chem* to complex (an to) ⟨ung *f*
accumulation
anlauf|en (blau) to turn blue ⟨zeit *f*
(*Verfahren usw*) preparatory (æ) stage /
(Kultur) lag-phase / (Test) run-in
period
anlegen *vt* (Verband) to dress *od*
bandage a wound, to apply a bandage /

(Gipsverband) to put into plaster (a:) /
(Pflasterverband) to strap / (Schiene) to
apply / (Fistel) to establish / (Kultur) to
prepare, to set up / (Kind) to put to the
breast, to give a child the breast /
(Geburtszange) *gyn* to apply [the blades
of the forceps] ~ *v refl* (eng) to fit snugly
(ʌ) (*an to*, *um around*) ⟨ *n* (Verband)
dressing, bandaging, application of a
bandage / (Pflasterverband) strapping /
(Kind) feeding, nursing / (Zange)
application
Anlehnungsdepression *f ps* anaclitic depression
anliegen to lie close (*an to*), to be adjacent
(ei) / eng ~ (Verband, Binde) to fit well
od snugly (ʌ) ~**d** adjacent
anmeld|en to announce / (Krankheit) to
report, to notify (ou) / sich ~
(Sprechstunde) to make an appointment ~**epflichtig** notifiable (ou) ⟨ung
f (Krankheit) notification
anmengen (Gips, Zement) to mix
anmessen (Prothese) to measure ('meʒə)
for
anmodelliert (gut ~) well-fitting
Anmutung *f*, paranoide ⟨ *ps* apparent
paranoid symptom ⟨squalität *f ps*
impression quality
annageln (Knochen) to fasten (a:) with
nails
annähen *chir* to sew (ou), to suture, to
attach (*an to*, *auf on*)
Annäherungs|reflex *m* eyelid-closure
('klouʒə) reflex ⟨trieb *m sex ps* contrectation
Annahme *f* (Transplantat) acceptance
Annandale ('ænəndeil)-**Operation** *f*
(Meniskopexie) Annandale's operation
annehmen (Farbe) to take on / (Transplantat) *chir* to adopt ⟨ *n* (des
Männchens durch das Weibchen) *zool*
acceptance [of the male]
Annelid *m* (Ringelwurm) *zool* Annelid, *pl*
Annelida (ɔ)
annular (ringförmig) annular, ring-
-shaped
Anode *f elektr* anode (æ), positive (ɔ) pole
Anoden|batterie *f elektr* anode battery
⟨beschießung *f* anode bombardment
⟨erregung *f* anode excitation ⟨hals *m*
anode neck ⟨haube *f röntg* anode shield
⟨kreis *m* anode circuit ('sə:kit) ⟨öff-
nungsbild *n* anodal opening picture
(AOP) ⟨öffnungsgeruch *m* anodal
opening odour (AOO) ⟨öffnungsklonus
anodal opening clonus ⟨öffnungsteta-
nus *m* anodal opening tetanus (AOTe)
⟨öffnungston *m* anodal opening sound
⟨öffnungszuckung *f* (AÖZ *od* AnÖZ)
anodal opening contraction (AOC)
⟨schliessung *f* anodal closure (AC)
⟨schliessungsgeruch *m* anodal closing
odour (ACO) ⟨schliessungstetanus *m*
anodal closure tetanus ⟨schliessungs-
ton *m* anodal closing sound (ACS)
⟨schliessungszuckung *f* (ASZ *od* AnSZ)
anodal closure contraction (ACC)
⟨spannung *f* anode voltage (ɔ) ⟨
strahlen *m pl* anode rays ⟨strom *m*
anode current (ʌ)
Anodontie *f* (Aplasia dentalis) *dent*
anodontia ('dɔnʃiə), anodontism,
dental aplasia
Anodynum *n pharm* anodyne (æ)
Anoia *f ps* anoia (ɔi), idiocy (i), anoesia
(i:)
anomal anomalous (ɔ), abnormal /
geistig ~ mentally abnormal

Anomalie f anomaly (ɔ), abnormality **≈winkel** m ophth angle of anomaly
Anomaloskop n anomaloscope (ɔ) / ≈ nach Nagel ('na:gəl) anomaloscope type Nagel
Anonychie f (Fehlen der Nägel) loss od absence of nails, anonychia (i)
Anonyma f anonyma (ɔ), innominate (ɔ) artery
anoperineal anoperineal (i)
Anopheles|- anopheline (ɔ) **≈mittel** n anophelifuge (æno'felifju:dʒ) **≈mücke** f anopheles (ə'nɔfili:z) mosquito (i:) **≈vernichtungsmittel** n anophelicide **≈verseuchung** f anophelism (ɔ)
Anopheliden f pl Anophelini (fi'lainai)
Anophthalm|ie f (Fehlen des Augapfels) anophthalmia (æ), anophthalmos (æ), congenital (e) absence of the eyes **≈us** m s Anophthalmie
Anopie f s Anopsie
Anopsie f (Netzhautblindheit) anopsia (ɔ), anopia (ou)
Anorch|idie f s Anorchie **≈ie** f (Fehlen der Hoden) anorchia, anorchism, anorchidism **≈ismus** m s Anorchie
Anordnung f (Versuch) pharm design
anorektal anorectal
Anorektikum n (Appetitzügler) pharm anorectic, anorexiant, appetite suppressor
Anorexia nervosa f anorexia nervosa (ou)
Anorexie f (Appetitlosigkeit) anorexia, absence of appetite, inappetence / nervöse ≈ anorexia nervosa
anorganisch inorganic (æ)
Anorgasmie f sex (Ausbleiben des Orgasmus beim Koitus) anorgasmy
anormal (fälschlich für:) anomal
Anortho|graphie f (motorische Agraphie) ps anorthography (ɔ) **~ploid** cyt aneuploid
Anoskop n anoscope (ei), proctoscope **≈pie** f anoscopy (ɔ), proctoscopy (ɔ) **~isch** anoscopic (ɔ)
Anosm|ia f s Anosmie / ≈ centralis central anosmia / ≈ preferentialis preferential a., merosmia **≈ie** f (Fehlen des Geruchsinnes) anosmia (ɔ), absence of the sense of smell **afferente** ≈ afferent a. **elektive** ≈ (Anosmia preferentialis) preferential a., merosmia **gustatorische** ≈ a. gustatoria **periphere** ≈ peripheral a. **respiratorische** ≈ respiratory a. **zentrale** ≈ central a. **~isch** anosmatic, anosmic
Anosognosie f (Uneinsichtigkeit) ps anosognosia (ou)
Anostose f (Knochenschwund) anostosis
Anöstrus m (Brunstpause) an[o]estrus (i:)
Anotie f (Fehlen der Ohrmuscheln) anotia (æn'ouʃiə), absence of the ears
Anovarie f (Fehlen der Eierstöcke) angvarism (ou), anovaria (εə)
anovesikal anovesical (e)
Anovulat|ion f (fehlende Ovulation) anovulation, anovulia (ju:) **~orisch** anovulatory (ɔ), anovular (ɔ)
Anoxämie f (Anoxyhämie, Sauerstoffmangel im Blut) anox[a]emia, anoxia, oxygen want, anoxy[a]emia / (Bergkrankheit, Höhenkrankheit) hypobaropathy (ɔ)
anox|ämisch (sauerstoffarm) anox[a]emic (i:) **≈ie** f (Sauerstoffmangel) anoxia, anoxy[a]emia, oxygen deficiency / anämische ≈ an[a]emic anoxia / zerebrale ≈ cerebral anoxia **~isch** anoxic

Anoxy|biose f anoxybiosis, anaerobiosis **≈hämie** f s Anoxämie
AnÖZ = Anodenöffnungszuckung anodal opening contraction (AOC)
anpass|en to fit, to adjust / (Auge) to adapt, to accommodate (an to) / (Prothese) to fit **≈ung** f adaptation, adjustment / (Klima) acclimatisation / phys assimilation / (Auge) accommodation, adaptation / (Verband) fitting / schlechte ≈ maladaptation
anpassungs|fähig adaptable **≈fähigkeit** f adaptability **≈hypertrophie** f adaptive hypertrophy **≈niveau** n adaptation level (e) **≈reaktion** f reaction of adaptation, adaptive response **≈schwierigkeiten** f pl adaptive difficulties **≈tüchtigkeit** f high degree of adaptability **≈verfahren** n (Menschen) conditioning procedure **≈vermögen** n adaptability **≈vorgang** m process of adaptation **≈zeit** f (Herz) presphygmic (i) interval od phase
Anprall m (Aufprall) impact (gegen, auf on) collision (i) (gegen with)
anrauhen (Knochen) to roughen (ʌ)
anreg|bar excitable (ai), capable of being stimulated (i) od excited **~en** to excite, to stimulate (i) / (Appetit) to promote, to whet / (Diurese) to bring about / (Peristaltik, Kreislauf) to promote / (Schlaf) to induce, to encourage (ʌ) / (Heilung) to encourage **~end** stimulating (i), stimulative (i) / ps animating **≈ung** f stimulation, stimulus (i), impulse
Anregungs|mittel n pharm stimulant (i), analeptic **≈strahlung** f exciting od excitation radiation **≈wellenlänge** f exciting wavelength
anreiben pharm (mit Wasser) to rub (with water)
anreicher|n bakt chem to enrich, to concentrate / (mit Vitaminen) to vitaminise / v refl to accumulate **≈ung** f bakt chem enrichment, concentration / (passive) accumulation **≈ungsverfahren** n enrichment method, concentration method
Anreiz m impulse, stimulus (i); stimulation, incitement / provocation, inducement (ju:) **~en** (anregen) to stimulate (i) / (hervorrufen) to provoke / (reizen) to irritate (i) / ps to excite
anritzen (Haut) to scratch
anrühren (berühren) to touch / (Gips) to mix / pharm to make into a paste / (umrühren) to stir
anrußen (Kurventrommel) to soot od to cover with soot (u) od carbon black
Ansa f (Schlinge, Schleife) anat ansa, pl ansae ('ænsi:), loop ≈ **capitis** zygomatic arch ≈ **cervicalis** ((PNA) Hypoglossusschlinge) a. hypoglossi ≈ **Halleri** (Haller-Schlinge) Haller's ('halərz) a. ≈ **lenticularis** ((PNA) Linsenkernschlinge) a. lenticularis, lenticular loop ≈ **nervorum spinalium** (PNA) ansae nervi spinalis, loops of spinal nerves ≈ **peduncularis** (PNA) a. peduncularis, Reil's ('railz) a., peduncular loop ≈ **subclavia** (PNA) (Ansa Vieussenii, Vieussens-Schlinge) a. subclavia, subclavian loop, Vieussens' (viø'sɑsiz) a. ≈ **Vieussenii** s subclavia
ansamm|eln v refl (Exsudat, Eiter) to collect, to gather / (anhäufen) to accumulate (ju:) **≈lung** f (Eiter, Flüssigkeit) collection, accumulation; pool /

(Bakterien) (auch) crowd, concentration
Ansatz m anat insertion, attachment / (Niederschlag) deposit (ɔ) / chem preparation / (Neigung) tendency (zu to) / (Spritze) nozzle **≈fläche** f anat plane of insertion **≈punkt** m point of influence **≈rohr** n nozzle **≈stelle** f (Muskel, Sehne) insertion, point of attachment **≈störung** f (Säugling) dystrophy (i), disturbed growth **≈stück** n (Spritze) nozzle
ansäuer|n chem to acidify (i), to acidulate (i) **≈ung** f acidulation, acidification, acidifying
ansaug|en to suck, to aspirate / (Blutegel) to take **≈en** (Fremdkörper, Mageninhalt) aspiration **≈rohr** n (Apparat) suction tube **≈ung** f suction, aspiration / (Watte, Zellstoff) adsorption, absorption
Ansbacher ('ansbaxər)-**Einheit** f (Vitamin K) Ansbacher unit
Anschauungs|bilder n pl, eidetische ps eidetic images, primary memory images **≈material** n illustrative material **≈vermögen** n ps power of intuition (intju'iʃən), intuitive (ju:) faculty (æ)
anschichten to stratify (æ); to pile up
anschielen to squint (jdn at a p)
anschlagen (z B Impfung) to take
anschlämm|en pharm to slurry (ʌ), to make into a slurry **≈ung** f pharm slurry (ʌ)
anschlingen (in eine Schlinge legen) to support in a sling / chir to snare
anschmiegsam (Elektrode) contour following
anschnall|en to strap (an, auf to), to buckle (ʌ) (an to), to fasten (an auf to) **≈gurt** m (od Anschnallriemen) (Operationstisch) strap / (Säugling) safety strap / (Auto) safety belt
anschneiden to cut [into], to incise (ai)
Anschnitt m cut surface
anschopp|en (Blut) to congest / (Eiter) to gather / (Exsudat) to engorge, to congest **≈ung** f stasis (ei), engorgement, congestion, gathering **≈ungserkrankung** f (Erkrankung infolge von übermäßiger Speicherung von Fett, Eiweiss, Wasser usw) thesaurismosis (θi,sɔ:riz'mousis), thesaurosis, storage (ɔ:) disease
anschwell|en to swell / (sich vorwölben) to bulge / (Drüsen) to swell, to enlarge **≈ung** f thickening / swelling, tumefaction, enlargement, intumescence / (Vorbuchtung) protrusion (u:), bulging (ʌ)
anschwemm|en (z B in Leber) to deposit (ɔ), to store **≈ung** f deposit (ɔ), accumulation, storage (ɔ:)
ansengen (Haar) to singe (sindʒ)
Anserin n histol anserine ('ænsəri:n)
ansetzen vt (Tinktur) to prepare (εə) / (annähen, z B Darm) to join, to sew (ou) (an on, to) / (Fett) to put on / chir to transplant / (Muskel, Sehne) to insert, to attach (an to) / (Operationstermin) to fix / vi chem to settle down, to be deposited (ɔ) / (an Gefäßwänden) to incrust (ʌ), to form incrustations
ansiedeln (auch bakt) to settle; to invade
ansitzen (Muskel, Sehne) to be attached od fixed (an to)
anspann|en (Muskel) to contract, to flex / (anstrengen) to strain / (Bauchdecken) to distend / (Binde, Gurt) to tighten **≈er** m (Spannmuskel) tensor, tensor

muscle ~ung f (Muskel) tension, stretch, stretching / (Bauchdecken) distension / (Anstrengung) straining, strain ~ungszeit f presphygmic (i) phase od period (iə) od interval, period of isometric (e) contraction

ansprech|bar physiol responsive, reacting / excitable ~barkeit f reactivity (i) (auf to) / (Reflex) responsiveness, degree of response / excitability ~en physiol to react, to respond, to be responsive (auf to) / nicht ~ (Mittel) to be ineffective; (Behandlung) tô be resistant (auf to); (Patient) to fail to respond / schlecht ~ to react badly od unsatisfactorily ~ n response, reaction / ps responsiveness

anspruchsberechtigt (Kassenleistung) entitled (ai) to claim

Anstalt f institution (ju:), establishment / (Krankenhaus) hospital, clinic

Anstalts|arzt m resident (e) physician (i) ~behandlung f hospital od institutional (ju:) treatment ~einweisung f assignment (ai) to a [mental] institution ~geistlicher m chaplain ~insasse m inpatient ~packung f pharm hospital pack ~psychiatrie f asylum psychiatry

anstäuben to dust od to powder lightly

anstau|en v refl to congest, to accumulate (ju:) / (Exsudat) to be dammed up ~ung f congestion, accumulation / damming up

anstechen to prick, to pierce, to lance (a:), to puncture, to open

anstecken (jdn.) to infect / (Krankheit) to be infectious od contagious (ei) od catching F / sich ~ to infect o. s., to catch, to become infected ~d (indirekt) infectious, (direkt) contagious (ei), catching F / communicable (ju:), transmissible

Ansteckung f infection, contamination, transmission / (Parasiten) infestation / ~ von Mensch zu Mensch man-to-man transmission

Ansteckungs|bereich m area ('ɛəriə) of infection ~empfindlichkeit f sensitivity to infection ~fähig infectious, contagious (ei), transmissible ~fähigkeit f infectivity, contagiousness ~frei free from infection (F F I) ~gefahr f danger od risk of infection od (mit Parasiten) of infestation ~grad m degree of infectivity, contagiosity (ɔ) ~herd m focus, pl foci ('fousai) ~mittel n infective agent (ei) ~quelle f source of infection ~stoff m contagium (ei), morbific (i) matter, virus (aiə) ~träger m carrier [of contagion (ei)] ~verdächtig suspected of infection ~verhindernd anti-infectious, anti-infective ~vermögen n pathogenicity (i), infectiousness, capacity (æ) of infecting, contagiousness (ei)

ansteigen (Temperatur, Blutdruck) to rise, to increase, to go up ~ n rise, increase

Anstie ('ænsti)-Alkoholnachweis m Anstie's test

Anstieg m rise, increase / ~ und Abstieg physiol tide

anstoßen (mit der Zunge) to stammer (æ), to stutter (ʌ) ~d (auch anat) adjoining, adjacent (ei), contiguous (i)

Anstrengung f effort, exertion / bei ~ on exertion ~salbuminurie f (regulatorische Albuminurie) regulatory albuminuria

anströmen (Zellen) to crowd toward[s]

AnSZ = Anodenschließungszuckung anodal closing contraction (ACC)

Antabus n pharm antabus[e] (æ)

Antacidum n pharm antacid

Antagon|ismus m (Gegenwirkung) antagonism (æ), antergia, antergy / mikrobieller ~ (Antibiose) antibiosis ~ist m antagonist (æ), antagonistic muscle / chem antagonist

Antagonisten|durchtrennung f chir equilibrating (i) operation ~reflex m, paradoxer ~ anticus reflex od sign, Piotrowski's (pio'trɔfskiz) sign

antagonistisch (entgegenwirkend) antagonistic, opposing, antergic

Ant|algikum n pharm analgesic ('dʒi:sik) od analgetic (e) [drug], anodyne (æ) ~aphrodisiakum n pharm antaphrodisiac (i) ~arthriticum n pharm (Mittel gegen Gicht) antarthritic (i) ~azid antacid ~azidum n (Mittel gegen Magensäure) pharm antacid

Antazolin n [Hydrochlorid] (WHO) antazoline (æn'tæzoli:n) [hydrochloride] (BP)

Ante|brachium n (PNA) antebrachium, forearm ~fixatio f ventrofixation, antefixation ~flektieren to anteflect ~flektiert anteflexed ~flexio uteri f anteflexion of the uterus, anteflexio uteri ~flexion f anteflexion

anteigen pharm to make into a paste

Anteil m, intravaskulärer, extravaskulärer imm intravascular, extravascular pool

Anteilswert m rate

antekolisch antecolic

antemenstruell premenstrual

Antemetikum n pharm antemetic (e), US antiemetic

ante mortem ante mortem, before death

antenatal gyn antenatal, prenatal

Antenne f zool antenna, pl antennae

Antephase f genet antephase

Antepileptikum n (Antikonvulsivum) pharm anticonvulsive

Antepositio f anteposition, forward displacement / ~ uteri (Vorverlagerung des Uterus) anteposition of the uterus

anterior anterior (iə)

antero|grad anterograde ~inferior antero-inferior (iə) ~lateral anterolateral ~posterior anteroposterior (iə) ~superior anterosuperior (iə)

Anterotikum n (Anaphrodisiakum) pharm anaphrodisiac (i)

Ante|systolie f Wolff-Parkinson-White ('wulf 'pa:kinsən 'wait) syndrome, WPW syndrome, pre-excitation syndrome ~versio f (Neigung nach vorne) anteversion ~vertebral (vor der Wirbelsäule gelegen) hypochordal ~vertieren to antevert ~zedentien f pl antecedents (i:)

Anthelix f anthelix (i:)

Anthelmintika n pl (Wurmmittel) pharm anthelmintics, vermifuges ('və:mifju:dʒiz)

anthelmintisch anthelmintic

Anthelon n (hypothetischer Anti-Ulkus-Faktor) anthelone ('ænθiloun)

Anthemidis flos (EP) (römische Kamille) Roman chamomile flowers (EP)

Anthidrotikum n pharm antihidrotic

Anthony ('æntəni)-Kapselfärbung f Hiss' method

Anthra|chinon n chem anthraquinone (ou) ~kose f (Kohlenstaublunge) anthracosis, pneumoconiosis, miners' (ai) lung ~kosilikose f anthracosilicosis,

miners' asthma ~kotisch anthracotic (ɔ) ~lin n (Dithranol (WHO)) anthralin ('ænθrəlin) (USP), dithranol (i) (BP) ~nilsäure f (2-Aminobenzoesäure, Acidum o-aminobenzoicum) anthranilic (i) acid ~robin n chem anthrarobin (ou) ~sol n anthrasol

Anthrax m (Rauschbrand der Rinder, Milzbrand) anthrax (æ) / vet rauschbrand (au) ~ contagiosus (Hautmilzbrand, Pustula maligna) contagious a., malignant pustule (ʌ) ~ intestinalis (Darmmilzbrand) intestinal a. ~ malignus malignant a., ragsorters' disease / (Karbunkel) anthrax [carbuncle] ~- anthracic (æ) ~ähnlich anthracoid ~bazillus m anthrax bacillus ~pneumonie f woolsorters' pneumonia, pulmonary (ʌ) anthrax

Anthrazen n chem anthracene ~blau n chem alizarin blue

Anthropo|biologie f anthropobiology ~desoxycholsäure f (Chenodesoxycholsäure) chenodesoxycholic acid ~genese f anthropogeny (ɔ), evolution of man ~graphie f anthropography ~id anthropoid ~iden m pl (Menschenaffen) anthropoid apes ~loge m anthropologist ~logie f anthropology ~logisch anthropologic[al] ~meter n anthropometer ~metrie f anthropometry ~metrik f anthropometrics ('metriks) ~morph anthropomorphic ~phag anthropophagous (ɔ) ~phagie f anthropophagy (ɔ) ~phil anthropophilic ~phobie f ps anthropophobia ~tomie f anthropotomy ~zentrisch anthropocentric ~zoisch anthropozoic (ou) ~zoonose f anthropozoonosis

Anti|abrin n (Antikörper gegen Abrin) ~abrin (ei) ~adiposita n pl anorexigenic drugs ~adrenergikum n sympathicolytic ~adrenergisch sympathicolytic (i) ~agglutinin f anti-agglutinin (u:) ~aggressin n anti-aggressin ~Akrodyniefaktor m (Vitamin B₆) vitamin B₆, antiacrodynia factor ~alexin n anti-alexin ~alkoholiker f total abstainer, teetotaler (ou) ~allergikum n pharm anti-allergic agent (ei) ~allergisch anti-allergic ~alopezie-Vitamin n (Inosit) inositol (ɔ), inosite ~ambozeptor m anti-immune (ju:) body, anti-amboceptor ~anämika n pl anti-an[a]emic drugs ~anämisch anti-an[a]emic (i:) ~anaphylaktisch antianaphylactic ~anaphylaxie f anti-anaphylaxis ~androgen n anti-androgen ~androgen adj anti-androgenic ~anoxiefaktor m (Acidum panganicum, Vitamin B₁₅) pangamic acid, vitamin B₁₅ ~-Antikörper m (Wirkstoff gegen Antikörper) anti-antibody ~-Antitoxin n (gegen ein Antitoxin wirksamer Stoff) anti-antitoxin ~aphrodisiakum n pharm antaphrodisiac (i) ~arrhythmikum n pharm anti-arrhythmic drug od agent ~arthriticum n antarthritic, anti-arthritic ~asthmatikum n pharm anti-asthmatic ~asthmatisch anti-asthmatic ~auxin n anti-auxin ~bakteriell anti-bacterial (iə), bactericidal (ai) ~-Beriberi-Vitamin n thiamine ~beschlagmittel n anti-fogging agent ~biogramm n antibiotic sensitivity pattern, antibiogram, antibiotic sensitivity test ~biont n (antibiotisch wirkender Organismus) antibiont (ai) ~biose f antibiosis ~biotikamedikation f treatment with antibiotics (ɔ) ~biotikaplätt-

29

chen *n* antibiotic disk ~biotikaresistent resistant to antibiotics ~biotikaschutz *m* antibiotic cover ℒbiotikum *n pharm* antibiotic ℒbiotin *n* antibiotin (ai) ~biotisch antibiotic ~blastisch antiblastic ~blastomatös antiblastomatous (ou) ℒ-Botulismus-Serum *n* botulism *od* botulinum *od* botulinus antitoxin ℒbrachialindex *m* (Ober- *u* Unterarm--Index) brachial index ~chlorotisch antichlorotic (ɔ) ℒ-Cholera-Serum *n* (Cholera-Serum) anticholera serum (iə) ℒcholinergikum *n* anticholinergic [drug] ~cholinergisch anticholinergic (koli'naːdʒik) ℒcholinesterase *f* (Azetylcholinesterase-Hemmer) anticholinesterase (kouli'nestəreis) ~depressiv *ps* antidepressive, antidepressant ℒ- depressivum *n pharm* antidepressant, thymoleptic ℒ-Dermatitis-Vitamin *n* (Vitamin B₆), anti-dermatitis-vitamin ℒdiabetikum *n pharm* antidiabetic (e) [agent *od* drug] ℒdiarrhoicum *n* antidiarrh[o]eal agent *od* drug ~diarrhoisch antidiarrh[o]eal ℒdiphtherieserum *n* antidiphtheric (e) serum (iə) ~diphtherisch antidiphtheric (e), antidiphtheritic (i) ℒdiurese *f* antidiuresis (iː) ℒdiuretikum *n pharm* antidiuretic (e) ℒdiuretin *n* vasopressin ~diuretisch antidiuretic
Antidot, Antidotum *n* (Gegengift) *pharm* antidote ℒum Arsenici (Arsen-Gegengift) arsenical antidote ℒum nach Fantus ('fæntəs) Fantus' antidote ℒum universale universal antidote / als ℒ dienend antidotal
anti|drom (gegenläufig) *neur* antidromic (ɔ) ℒ-D-Serum *n* anti-D serum ~dynamisch antidynamic (æ) ℒdysenterieserum *n* antidysenteric serum ℒdysenterikum *n pharm* antidysenteric (e) drug ~dysenterisch antidysenteric ℒdyskratikum *n pharm* remedy for all kinds of dyscrasia (ei) ℒemetikum *n* anti-emetic ~emetisch anti-emetic (e) ℒ-Endotoxin *n* anti-endotoxin ℒenzym *n* anti-enzyme ('enzaim) ℒepileptikum *n pharm* anti-epileptic ℒerotikum *n* anaphrodisiac (i) ~erythrozytär anti--erythrocytic (i) ℒerythrozytenserum *n* anti-erythrocyte (i) serum (iə) ~febril antifebrile (iː) ℒfebrin *n pharm* antifebrin (e) ℒferment *n* antiferment (ɔ), anti-enzyme (e) ~fermentativ antifermentative ~fibrillant antifibrillatory ℒfibrinolysin *n* antifibrinolysin (ɔ) ℒfibrinolytikum *n pharm* antifibrinolytic agent ~folisch antifolic (ou) ℒformin *n pharm* antiformin ~fungal antifungal (ʌ)
Antigen *n* antigen / (bei Hautkrankheiten) dermatogen (æ) / heterogenetisches *od* heterophiles ℒ (Heteroantigen, Forssman-Antigen) heterogenetic *od* heterophile ℒ. / karzinoembryogenes ℒ (CEA) carcinoembryonic a., CEA / konjugiertes ℒ conjugated a. / körpereigenes ℒ self-antigen / sensibilisierendes ℒ sensitizogen (i) ~ *adj* antigenic ℒAntikörperreaktion *f* antigen-antibody reaction ℒbehandlung *f* antigenotherapy ℒcharakter *m* antigenicity (i) ℒeinheit *f* antigen unit ℒexposition *f* antigen challenge
Antigenität *f* (Antigenwirkung) antigenicity (i)
Antigen|körper *m* antigen ℒkörpertherapie *f* antigen treatment *od* therapy

ℒnachweis *m* antigen provocation test ℒtätigkeit *f* antigen activity ℒwirkung *f* antigenicity (i)
Anti|globulin *n* antiglobulin (ɔ) ℒglobulinkonsumptions- *od* -verbrauchstest *m* antiglobulin consumption test ℒglobulintest *m* Coombs' ('kuːmziz) test ℒgonadotropin *n* antigonadotrophin (,gɔnədo'troufin) ℒgonorrhoikum *n pharm* antigonorrh[o]eic (iː) agent (ei) ~gonorrhoisch antigonorrh[o]eic, antiblennorrhagic (æ) ℒgraufaktor *m* anti-gray [hair] factor, pantothenic (e) acid ℒhämagglutinin *n* anti-h[a]emagglutinin ℒhämolysin *n* antih[a]emolysin (ɔ) ~hämolytisch antih[a]emolytic (i), h[a]emosozic (ou) ~ hämophil antih[a]emophilic (i) ℒhämorrhagikum *n* (blutstillendes Mittel) antih[a]emorrhagic ~hämorrhagisch antih[a]emorrhagic (æ) ℒhämorrhoidalia *n pl* pile remedies ℒhelix *f* antihelix (iː), anthelix (iː) ℒhidrotikum *n* (schweißhemmendes Mittel) *pharm* anhidrotic (ɔ) ~hidrotisch anhidrotic
Antihistamin *n pharm* antihistamine ℒ- antihistaminic (i) ℒikum *n pharm* antihistamine [drug], antihistaminic ~isch antihistaminic ℒstoff *m* antihistamine
Anti|hormon *n* antihormone ℒhumanglobulin *n* anti-human globulin, Coombs' ('kuːmziz) serum ℒhyaluronidase *f* antihyaluronidase (,haiəljuə'rɔnideis) ℒhydropikum *n pharm* antihydropic (ɔ) agent (ei) ℒhydrotikum *n pharm* anti-hidrotic ℒhyperlikämikum *n* antilipid[a]emic agent, lipid-lowering agent ℒhypertonikum *n* antihypertensive [agent], blood-pressure lowering agent ~hypertonisch antihypertensive ~hysterikum *n pharm* antihysteric (e) agent (ei) ~ikterisch anti-icteric (e) ℒimmunkörper *m* antibody ~infektiös anti-infectious, anti-infective ℒinfektiosum *n pharm* (infektionsverhinderndes Mittel) anti-infective (e) ℒinvasin *n immun* anti-invasin (ei) ~karzinogen anticarcinogenic (e), anticarcinogenous (ɔ) ℒkatalysator *m* anticatalyser (æ), anticatalyst (æ) ℒkathode *f elektr* anticathode (æ) ℒkephalin *n* (Antikinase) antikinase (ai) ~ketogen antiketogenic (e), antiketogenetic (e) ℒkinase *f* antikinase (ai) ℒkinese *f ps* antikinesis ℒklimax *f* anticlimax (ai) ℒkoagulans *n* anticoagulant (æ) ~koagulierend anticoagulative (æ) ℒkomplement *n* anti-complement ~komplementär anticomplementary ~konvulsiv anticonvulsive (ʌ) ℒkonvulsivum *n pharm* anticonvulsant (ʌ), anticonvulsive (ʌ) ~konzeptionell (empfängnisverhütend) contraceptive ℒkonzipiens *n* contraceptive, anticoncipiens (i)
Antikörper *m* antibody ~anaphylaktischer ℒ anaphylactic a. *blockierender* ℒ blocking *od* inhibiting a. *fluoreszierender* ℒ fluorescent a. *heterogenetischer* ℒ heterogenetic a. *heterozytotroper* ℒ heterocytotropic a. *homozytotroper* ℒ homocytotropic a. *humoraler* ℒ humoral a. *inkompletter* ℒ incomplete a. ℒ *vom Kochsalztyp* saline--type a. *kompletter* ℒ complete a. *monovalenter* ℒ blocking a. *natürlicher od normaler* ℒ natural *od* normal a. *nichtagglutinierender* ℒ non-agglutinating a. *nichtpräzipitierender* ℒ non-

-precipitable a. *sessiler* ℒ sessile a. *steigernder* ℒ enhancing a. *zellgebundener od zellständiger* ℒ cell-bound *od* cell-fixed a. *zirkulierender* ℒ circulating *od* circulatory a. *zytophiler* ℒ cytophilic a. *zytotroper* ℒ cytotropic a. ℒbildung *f* antibody formation ℒdiathese *f* (allergische Diathese) allergic diathesis ~haltig containing antibodies ℒmangelsyndrom *n* antibody deficiency (di'fiʃənsi) syndrome, Bruton's ('bruːtənz) syndrome, agammaglobulin[a]emia ℒtiter *m* antibody titre (ai) [*US* titer]
Antikusreflex *m* (Piotrowski-Reflex), paradoxer Antagonistenreflex) anticus reflex *od* sign, Piotrowski's (pio'trɔfskiz) sign
Anti|leprotikum *n* antileprotic (ɔ) ~leukozytär antileucocytic (i) ℒlewisit *n pharm* antilewisite (uː) ℒluetikum *n pharm* antiluetic (e), antisyphilitic (i) ~luetisch antiluetic, antisyphilitic ~luisch *s* ~luetisch ℒlymphozytenserum *n* (ALS) antilymphocyte serum, ALS ℒlyssaserum *n* (Tollwutserum) antirabic (ei) serum (iə) ℒlysin *n* antilysin (ai) ℒlysinwirkung *f* antilysis (i) ℒmalariamittel *n* antimalarial drug ~manisch (gegen Manie gerichtet) antimaniacal (ai) ℒmegaloblastisch antimegaloblastic ℒmeningitis- *od* -meningokokkenserum *n* antimeningococcic serum ℒmer *n* antimere ℒmetabolit *n* antimetabolite (æ) ~metabolitisch antimetabolitic (i) ℒmeteoristikum *n pharm* antiflatulence *od* antiflatulent agent ~mikrobiell antimicrobial ℒ-Milzbrand-Serum *n* anti-anthrax serum (iə) ~mitotisch antimitotic (ɔ) ℒmitotikum *n* antimitotic (ɔ)
Antimon *n chem* antimony ℒ- antimonial (ou), (3-wertig) antimonious (ou), (5--wertig) antimonic (ɔ) ℒbutter *f chem* antimony butter ℒ(III)-chlorid *n* (*DAB*) antimony trichloride (ɔː) [*BP, USP*) ~haltig *chem* antimonial ~ig *chem* antimonious ℒlähmung *f* printers' palsy (ɔː) ℒsalbe *f pharm* antimony ointment ℒsäure *f chem* antimonic (ou) acid ℒspiegel *m* (bei Marsh-Arsenprobe) antimonial mirror ℒtest *m* (Chopra-Probe) Chopra's ('tʃouprəz) [antimony] test ℒverbindung *f* antimony compound ℒvergiftung *f* antimony poisoning, stibialism (i)
Anti|mykotikum *n pharm* antimycotic (ɔ) [agent (ei)], fungicide (ʌ) ~mykotisch antimycotic ~myzetisch antifungal ~narkotisch antinarcotic (ɔ) ~nekrogen antinecrogenic (e) ~neoplastisch (Tumor) antineoplastic ~nephritisch antinephritic (i) ℒneuralgikum *n pharm* analgesic (dʒiːsik) ~neuralgisch antineuralgic ~neuritisch antineuritic (i) ~neurotisch antineurotic ~nociceptiv antinociceptive ℒoxidans *n* (oxydationshemmender Stoff) *chem* anti--oxidant (ɔ), anti-oxygen ~paralytisch antiparalytic (i) ~parasitär antiparasitic (i) ℒparasitikum *n* parasiticide (i), antiparasitic ~parasitisch antiparasitic (i) ℒparkinsonmittel *n pharm* antiparkinson[ian] drug ℒpathie *f* (Abneigung) *ps* antipathy (i), aversion (*gegen to*), dislike (*gegen of*) ~pathisch antipathic ~pektanginös anti-anginose ℒpellagrafaktor *m* antipellagra (ei) factor ℒperiodikum *n pharm* anti-

periodic (ɔ) **ꝫperistaltik** f (rückläufige Peristaltik) antiperistalsis (æ) ~**peristaltisch** antiperistaltic (æ) **ꝫpermeabilitätsvitamin** n (Vitamin P) vitamin P

Antiperniziosa|faktor m (Vitamin B₁₂) anti-pernicious an[a]emia factor, cyanocobalamin **ꝫprinzip** n anti-an[a]emia (i:) principle **ꝫwirkstoff** m erythrocyte (i)-maturation factor

Anti|phlogistikum n (entzündungshemmendes Mittel) antiphlogistic [agent (ei)] **ꝫphlogistin** n pharm antiphlogistine ~**phlogistisch** antiphlogistic **ꝫphon** n (Lärmschutzmittel) antiphone **ꝫplasmin** n (Antifibrinolysin) antifibrinolysin (ɔ), antiplasmin **ꝫplasmodikum** n pharm malariacidal (ai) od antiplasmodial (ou) agent **ꝫplättchen** n antiplatelet ('pleitlit) **ꝫ-Pneumokokken-** antipneumococcic **ꝫpneumokokkenserum** n antipneumococcus serum (iə) ~**pneumokokkisch** antipneumococcic ~**pod** s ~**podisch** ~**podisch** antipodal (i), antipodean **ꝫpode** m antipode (æ) **ꝫprothrombin** n antiprothrombin ~**pruriginös** antipruriginous (i), antipruritic (i) **ꝫpruriginosa** n pl pharm antipruritics (i) **ꝫpsorikum** n pharm antipsoric ('sɔ:rik) **ꝫpyrese** f (Fieberbekämpfung) antipyresis (i:) **ꝫpyretikum** n (Fiebermittel) pharm antipyretic (e), febrifuge (e) ~**pyretisch** antipyretic (e), antifebrile (i:) **ꝫpyrin** n pharm antipyrin[e] (ai), phenazone (e) **ꝫpyrinbenzoat** n (Benzopyrin) benzopyrine (benzo'paiɔri:n) **ꝫrabikum** n (Rabiesod. Tollwutmittel) pharm antilyssic (i) od antirabic (ei) [agent (ei)] ~**rabisch** antirabic (ei) ~**rachitisch** antirachitic (i), rickets-preventing **ꝫ-Ratten-Reaktion** f anti-rat response **ꝫresistenzbehandlung** f immunosuppressive treatment "**ꝫretentional**"-Diät f antiretentional diet ~**retikulär** antireticular (i) **ꝫrhesusserum** n anti-rhesus (i:) serum (iə) **ꝫrheumatikum** n (Rheumamittel) pharm antirheumatic agent (ei) ~**rheumatisch** antirheumatic **ꝫricin** n immun antiricin (ai) **ꝫ-Rotlauf-Serum** n anti-erysipeloid (i) serum **ꝫschaummittel** n antifoam agent, antifrothicant ('frɔθikɔnt) ~**seborrhoisch** antisebaceous (ei), antiseborrhoic (ou) **ꝫsensibilisierung** f immun antisensitisation **ꝫsepsis** f antisepsis **ꝫseptik** f antisepsis **ꝫseptikum** n pharm antiseptic ~**septisch** antiseptic / leicht ~ mildly (ai) a.

Anti|serum n antiserum (iə) **ꝫskabiosum** n (Krätzemittel) pharm antiscabetic (e), scabicide (ei), scabieticide (e) **ꝫ-Skorbut-Faktor** m vitamin C, antiscorbutic factor ~**skorbutisch** antiscorbutic (ju:), scurvy-preventive **ꝫsomatogen** n antigen **ꝫspasmodikum** n (Krampfmittel) pharm antispasmodic (ɔ), spasmolysant (ɔ) ~**spasmodisch** antispasmodic, antispastic ~**spastisch** s ~spasmodic **ꝫspirochätenmittel** n pharm antispiroch[a]etal (i:) agent (ei) **ꝫstaphylolysin** n (AStL) antistaphylolysin, antistaphylo[a]emolysin ('stæfilohi'mɔlisin) **ꝫstenokardiakum** n pharm antistenocardiac **ꝫsterilitätsvitamin** n vitamin (ai) E, antisterility vitamin **ꝫ-Stiffness-Faktor** m antistiffness factor **ꝫstreptokinase** f antistreptokinase (ai) **ꝫstreptokokkenserum** n antistreptococcus serum (iə)

ꝫstreptolysin n antistreptolysin (ɔ) (ASL); **ꝫ** O antistreptolysin-O (ASLO) **ꝫstreptolysintiter** m antistreptolysin titre [US titer] **ꝫsyphilitikum** n pharm antiluetic (e) od antisyphilitic (i) [agent (ei)] ~**syphilitisch** antisyphilitic, antiluetic, antitreponemal (i) ~**tetanisch** antitetanic (æ) **ꝫtetanus** m antitetany **ꝫtetanusserum** n antitetanic serum (iə) (ATS) **ꝫtetanusspritze** f antitetanus injection **ꝫthenar** m antithenar (i) od hypothenar eminence (e) ~**thermisch** antithermic / (antipyretisch) antipyretic (e), antifebrile (i:) **ꝫthrombin** n antithrombin **ꝫthrombinfaktor** m antithrombinic (i) factor **ꝫthromboplastin** n antithromboplastin **ꝫthrombosin** n antithrombosin **ꝫthrombotikum** n antithrombotic agent ~**thyreoid[al]** antithyroid (ai) **ꝫthyreoidin** n antithyroidin (aiə)

Antitoxin n antitoxin, immunotoxin, toxolysin (ɔ) ~**bildend** antitoxinogenic (e) **ꝫbildner** m antitoxigen, antitoxinogen (i) **ꝫeinheit** f (AE) immunising od antitoxic unit

anti|toxisch antitoxic **ꝫtragus** m antitragus (ei) ~**trop** antitropic (ɔ) **ꝫtrypsin** n antitrypsin (i) **ꝫtrypsin-Test** m antitrypsin test, Fuld-Goss ('fult-'gɔs) test, Müller-Jochmann test ~**tryptisch** antitryptic (i) ~**tuberkulös** antituberculotic (ɔ), antituberculous **ꝫtuberkulotikum** n pharm antituberculosis agent (ei) **ꝫtussivum** n pharm antitussive (ʌ) ~**typhös** antityphoid (ai) **ꝫtypikum** n pharm antiperiodic **ꝫvaricosa** n pl pharm varicose vein remedies **ꝫvenenum** n antivenene (e), antivenin (e) **ꝫvirus** n antivirus (aiə) ~**virus-** antiviral (aiə) **ꝫvitamin** n antivitamin (ai) **ꝫweinsäure** f (Acidum mesotartaricum) mesotartaric acid **ꝫwirkstoff** m (Antimetabolit) antimetabolite **ꝫwuchsstoff** n anti-growth substance **ꝫzipation** f genet anticipation

Antodontalgikum n (Zahnschmerzmittel) pharm anti-odontalgic, toothache remedy

Anton|-Babinsky ('anto:n-ba'binski)- **-Syndrom** n Anton's syndrome, denial--vision hallucination syndrome **ꝫ-Balkenstich** m (Anton(-Bramann)- -Operation) chir puncture of the corpus callosum **ꝫ-Zeichen** n Anton's symptom

Antoniusfeuer n (Rose, Erysipel) St. Anthony's fire, erysipelas (i)

Antoxyproteinsäure f antoxyproteic acid

Antrektomie f antrectomy

Antrieb m ps drive / (Trieb, Drang) ps urge (ə:dʒ) / (Impuls) impulse / ohne **ꝫ** ps apathetic (e)

Antriebs|armut f ps lack of drive **ꝫlage** ps drive situation ~**los** lacking in initiative (i) **ꝫlosigkeit** f lack of drive, athymia (ai)

Antrieb-Stimmung-Relation f ps drive--mood relation

Antritis f antritis

antro|nasal antronasal (ei) **ꝫskop** n antroscope **ꝫskopie** f antroscopy **ꝫstomie** f antrostomy **ꝫtomie** f antrotomy **ꝫtomie-Instrument** n antrotome ~**tympanisch** antrotympanic (æ) **ꝫtympanitis** f antrotympanitis **ꝫzele** f antrocele

Antrum n antrum, cavity (æ), sinus (ai) **ꝫ** *Highmori* a. of Highmore ('haimɔ:) **ꝫ**

mastoideum (PNA) tympanic od mastoid a. **ꝫ** *pyloricum* (PNA) pyloric (ɔ:) a. **ꝫ** *tympanicum* tympanic od mastoid a. **ꝫ** *ventriculi* pyloric a. **ꝫdränage** f antrostomy **ꝫempyem** n empyema (i:) of the antrum **ꝫeröffnung** f (Ohr) mastoidotomy / (Kiefer) antrotomy **ꝫgastritis** f antrum gastritis **ꝫkarzinom** n carcinoma of the antrum **ꝫpunktion** f puncture of the antrum **ꝫraspel** f chir antrum rasp **ꝫspülung** f antral irrigation **ꝫteil** m (Magen) antrum of the stomach (ʌ) **ꝫtrokar** m antrum trocar (ou)

anuklear anuclear

anular (ringförmig) annular, ring-shaped **Anulus** m (PNA) annulus, ring **ꝫ** *conjunctivae* (PNA) a. conjunctivae, conjunctival ring **ꝫ** *femoralis* (PNA) femoral (e) ring **ꝫ** *fibrocartilagineus membranae tympani* (PNA) fibrocartilaginous ring of the tympanic membrane *Anuli fibrosi cordis* (PNA) fibrous rings of the heart **ꝫ** *fibrosus* fibrous (ai) ring of the intervertebral disk **ꝫ** *haemorrhoidalis* h[a]emorrhoidal (ɔi) ring **ꝫ** *inguinalis profundus* (PNA) (innerer Leistenring) deep inguinal ring; **ꝫ** *inguinalis superficialis* (PNA) (äusserer Leistenring) superficial inguinal ring **ꝫ** *tendineus communis musculorum oculi* (PNA) common tendinous ring of the muscles of the orbit **ꝫ** *tympanicus* (PNA) tympanic ring **ꝫ** *umbilicalis* (PNA) (Nabelring) umbilical ring **ꝫ** *urethralis* urethral (i:) ring

Anurese f s Anurie

anuretisch anuretic (e), anuric (juə)

Anurie f (Harnverhaltung) anuria (juə), anuresis (i:), total suppression of urine formation *kalkulöse* **ꝫ** (Anuria calculosa, Steinanurie) calculous anuria *postrenale* **ꝫ** postrenal anuria *prärenale* **ꝫ** prerenal anuria *renale* **ꝫ** renal anuria *subrenale* **ꝫ** postrenal anuria *vasoreflektorische* **ꝫ** angioneurotic anuria

anurisch anuric (juə)

Anus m (After) anus (ei), anal (ei) orifice (ɔ) **ꝫ** *arteficialis* artificial a. **ꝫ** *cerebri* a. cerebri, Bartholin's a. **ꝫ** *imperforatus* (Atresia ani) anal atresia **ꝫ** *praeter* [*naturalis*] artificial (i) od abdominal (ɔ) od preternatural (æ) a. **ꝫ** *vestibularis* (Anus vulvovaginalis) vestibular od vulvovaginal (ai) a. **ꝫ-** anal, ano- ('eino-) **ꝫentzündung** f anusitis

anwachsen (festwachsen) to grow, to adhere (iə) (an to) / (größer werden) to increase (i:) / (Transplantation) to take **ꝫ** n (Festwachsen) adhesion (i:) / (Größerwerden) increase

Anwandlung f fit, slight attack

Anwendung f employment, application, administration, use

Anwendungs|bereich m range of application **ꝫbreite** f pharm range of application **ꝫform** f method of application **ꝫgebiet** n field od range of application **ꝫmodus** m mode of application **ꝫweise** f method od mode of application od administration

Anxietas tibiarum f (Wittmaak-Ekbom--Syndrom) anxietas tibiarum, restless legs syndrome, Wittmaak-Ekbom syndrome

Anxiolyse f (Angstlösung) ps anxiolysis

Anxiolytikum n ps anxiolytic (i) [agent od drug]

anzapfen to tap

Anzapf-Syndrom n (der Arteria vertebralis, Subklavia-Entzugssyndrom) subclavian steal syndrome
Anzeichen n symptom, sign [*nota:* symptom ist das subjektive Symptom, z B Schmerz, Skotom *usw* gegenüber dem objektiven "sign", z B Bauchdeckenspannung, gesteigerter *od* fehlender Reflex *usw*], indication, evidence (e)
anzeichnen (auf der Haut) to mark
Anzeige f (Infektionskrankheit) notification (ei) / (Indikation) indication
anzeigepflichtig notifiable (ou), certifiable
anzieh|en (hochziehen, z B Beine) to draw up, to pull up / (festziehen) to tighten (ai) / (Muskel) to adduct (ʌ) ~**end** (Muskel) adducent (ju:) z**er** m (Muskel) adductor (ʌ) [muscle] / z der Grosszehe (Musculus adductor hallucis (*PNA*)) adductor hallucis muscle z**muskel** m s Anzieher *grosser* z (Musculus adductor magnus (*PNA*)) adductor magnus muscle *kurzer* z (Musculus adductor brevis (*PNA*)) adductor brevis muscle *langer* z (Musculus adductor longus (*PNA*)) adductor longus muscle z**ung** f attraction / (Muskel) adduction (ʌ) / (Anachorese) anachoresis (i:)
anzüchten *Lab* to culture
anzuckern (z B Pillen) *pharm* to sprinkle with sugar
AO-Instrumentarium n AO Original Instruments
Aorta f (Körperschlagader) aorta z **abdominalis** (*PNA*) (Bauchaorta) abdominal a. z **ascendens** (*PNA*) ascending a. z **descendens** (*PNA*) descending a. z **primitiva** primitive a. z **thoracica** (*PNA*) (Brustaorta) descending thoracic a. **absteigende** z (z descendens) descending a. **aufsteigende** z (z ascendens) ascending a. **ausladende** z bulging (ʌ) a. z- aortic, aortal z**klemme** f aortic clamp
aortal aortic
Aortalgie f (Aortenschmerz) aortalgia
Aortaverkalkung f aortosclerosis
Aortektasie f (Aortenerweiterung) aortectasia (ei)
Aorten|aneurysma n aortic aneurysm z**ast** m branch of an aorta z**aufnahme** f *röntg* aortogram z**bifurkations-Syndrom** n Leriche's (ləˈriːʃəz) syndrome, aorto-iliac occlusive disease z**bogen** m (Arcus aortae (*PNA*)) arch of the aorta, aortic arch z**bogensyndrom** n (Pulsloskrankheit, Takayasu-Syndrom) aortic arch syndrome, thoracicocervical occlusive disease z**darstellung** f *röntg* aortography z**druck** m aortic pressure (AP) z**endarteritis** f endaortitis z**enge** f (Isthmus aortae (*PNA*)) aortic isthmus ('isməs) z**entzündung** f aortitis z**erweiterung** f dilatation of the aorta, aortic dilatation, aortectasia (ei) z**geflecht** n aortic plexus z**geräusch** n aortic murmur z**herz** n s aorta (æ) heart, wooden-shoe heart z**innenhautentzündung** f endaortitis z**insuffizienz** f aortic insufficiency (i) *od* incompetence, Corrigan's ('kɔrigənz) disease z**insuffizienzzeichen** n Quincke's ('kwiŋkəz) sign z**isthmus** m aortic isthmus ('isməs) z**isthmusstenose** f coarctation of the aorta, stenosis of the aortic isthmus z**klappe** f (Valva aortae (*PNA*)) aortic

valve z**klappenerkrankung** f aortic valvular disease z**klappeninsuffizienz** f aortic valve insufficiency, aortic regurgitation, Corrigan's ('kɔrigənz) disease z**klappenstenose** f aortic valve stenosis z**knopf** m aortic knob (nɔb) z**konfiguration** f aortic configuration z**leiden** n aortopathy (ɔ) z**lues** f [Heller-]Doehle aortitis ('hela 'døːlə eiɔː'taitis) *od* disease z**mitteldruck** m mean aortic pressure z**-Mitralvitium** n aortic and mitral (ai) vitium ('viʃiəm) z**naht** f *chir* aortorrhaphy (eiɔː'tɔrəfi) z**nerv** m depressor nerve z**öffnung** f aortic orifice (ɔ) *od* opening z**ostium** n aortic orifice z**punktion** f puncture of the aorta z**rückstauung** f aortic regurgitation z**ruptur** f rupture of the aorta z**schlitz** m (Hiatus aorticus (*PNA*)) aortic opening [of the diaphragm ('daiəfræm)] z**schwirren** n aortic thrill z**sklerose** f sclerosis of the aorta, aortic sclerosis z**spalt** s z**schlitz** z**spindel** f aortic spindle z**stamm** m aortic trunk z**stenose** f aortic stenosis *od* obstruction (ʌ) / supravalvuläre z supravalvular aortic stenosis z**thrombose** f, terminale s Aortenbifurkations-Syndrom z**verengerung** f narrowing of the aorta z**wand** f aortic wall z**wanderweichung** f aortomalacia (məˈleiʃiə) z**wurzel** f root of an aorta z**zipfel** m aortic cusp z**zwiebel** f (Bulbus aortae (*PNA*)) bulb of the aorta, aortic bulb
aortisch aortic, aortal
Aortismus m, abdominaler ("Phantom-Aneurysma") aortismus abdominalis, phantom aneurysm
Aortitis f aortitis / z nummularis nummular (ʌ) a. z syphilitica obliterans a. syphilitica obliterans
Aorto|gramm n (Röntgenbild bei Aortographie) aortogram z**graphie** f *röntg* aortography (ɔ) ~**iliakal** aorto-iliac z**ptose** f aortoptosis, dropping of the abdominal (ɔ) aorta z**tomie** f (Eröffnung der Aorta) *chir* aortotomy
AOZ = Anodenöffnungszuckung anodal opening contraction, AOC / = Arm-Ohr-Zeit f arm-to-ear circulation time
AÖZ = Anodenöffnungszuckung anodal opening contraction, AOC
AP = alkalische Phosphatase f alkaline phosphatase, AP
a.p. = ante partum / = ante prandium (vor dem Essen) before dinner, ante prandium, a.p. / = antero-posterior antero-posterior, A-P
6-APA = 6-Aminopenicillansäure 6-aminopenicillanic acid, 6-APA
aparalytisch aparalytic (i)
Aparathyreose f aparathyrosis
Apareunie f *sex* apareunia (u:), inability to perform coitus
Apath|ie f apathy (æ), inertia (i'nəːʃiə) ~**isch** apathetic (e), languid, listless
apathogen non-pathogenic (e)
Apatit m apatite (æ)
APC-Viren = Adenoidal-Pharyngeal-Conjunctival-Viren (Adenoviren) adenoidal, pharyngeal, conjunctival viruses, APC
Apepsie f apepsia
Aperientia n pl (Abführmittel) *pharm* aperients (iə), opening medicines
aperiodisch aperiodic (ɔ)
aperiostal aperiosteal
Aperistalsis f (Aperistaltik) aperistalsis

/ z oesophagi achalasia of the [o]esophagus
Aperistaltik f aperistalsis
Aperitivmittel n (Abführmittel) *pharm* aperient (iə), laxative / (Appetitmittel) aperitive (e)
Apert (a'pɛr)-**Syndrom** n (Akrozephalosyndaktylie) Apert's syndrome, acrocephalosyndactylia ('sefəlosindæk'tiliə), van der Hoeve's ('hu:vəz) syndrome
Apertognathie f anterior open bite
Apertur f (Öffnung) aperture ('æpətjuə), orifice (ɔ), mouth, opening, meatus (ei) / *röntg* aperture; *bewegliche* z moving a. *illuminierende* z illuminating (u:) a. *numerische* z numerical a.
Apertura f (*PNA*) aperture z *externa aqueductus vestibuli* (*PNA*) external opening of the aqueduct of the vestibule z *externa canaliculi cochleae* (*PNA*) external opening of the cochlear canaliculus z *pelvis inferior* (*PNA*) outlet of the pelvis z *piriformis* (*PNA*) anterior bony aperture of the nose z *sinus frontalis* (*PNA*) aperture of the frontal sinus z *sinus sphenoidalis* (*PNA*) aperture of the sphenoidal sinus z *thoracis inferior* (*PNA*) outlet of the thorax z *tympanica canaliculi chordae tympani* (*PNA*) tympanic aperture of the canaliculus for the chorda tympani
Apertur|scheibe f aperture disc z**stenose** f (Freund-Anomalie) Freund's ('frɔints) anomaly
Apex m (Spitze, Gipfel) apex (ei), pl apices ('eipisi:z), top z *auriculae* (*PNA*) a. of the auricle z *capitis fibulae* (*PNA*) styloid process of the fibula z *cordis* (*PNA*) a. of the heart z *cornu posterioris* (*PNA*) a. of the posterior horn z *linguae* (*PNA*) (Zungenspitze) tip of the tongue z *nasi* (*PNA*) (Nasenspitze) a. of the nose z *ossis sacri* (*PNA*) (Kreuzbeinspitze) a. of the sacrum z *partis petrosae* (*PNA*) (Felsenbeinspitze) a. of the petrous (e) part z *patellae* (*PNA*) a. of the patella z *prostatae* (*PNA*) a. of the prostate z *pulmonis* (*PNA*) (Lungenspitze) a. of the lung z *radicis dentis* (*PNA*) root a.
APF = animal (æ) protein ('prouti:n) factor (APF) = Alkoholprobefrühstück n alcohol (æ) test meal
Apfel|diät f apple diet (ai) ~**förmig** pomiform (ou), apple-shaped ~**gelee-farben** colo[u]red like apple-jelly ~**groß** apple-sized ~**sauer** *chem* malic (æ) z**säure** f (Acidum malicum) *chem* malic acid z**säuresalz** n (Malat) *chem* malate (æ)
Apfelsinenschalenöl n *pharm* essence of orange peel
Apgar ('æpga:)-**Index** m Apgar score
A-Ph = Arthus-Phänomen n *imm* Arthus reaction
Aphagie f aphagia (ei), loss of the ability to swallow
Aphakie f aphakia (ei), absence of the lens of the eye / bei z in aphakic eyes
aphakisch (linsenlos) aphakic (ei)
Aphalangiasis f (Gliederverlust bei Lepra) aphalangiasis (ai)
Aphalangie f aphalangia (ai)
Aphalgesie f *ps* aphalgesia
Aphanisis f *ps* aphanisis (ai)
Aphasia f (Sprechstörung) aphasia [s Aphasie] / z auditoria auditory a. / z centralis central a. / z visualis (Alexie) alexia

Aphasie f aphasia (ei) *amnestische* ~ amnestic (e) *od* amnesic (i:) a. *ataktische* ~ ataxic (æ) a. *kortikale* ~ global a. *kortikale motorische* ~ motor a., word dumbness ~ *kortikale sensorische* ~ sensory a. *Lichtheim* ('liçthaim) Lichtheim's a. *motorische* ~ motor a., logaphasia *musikalische* ~ paramusia (ju:), musical a., tonaphasia (ei) *optische* ~ optic a. *semantische* ~ semantic a. *sensorische* ~ sensory *od* receptive a., logamnesia (i:) *totale* ~ total (ou) *od* complete (i:) a.; *totale* ("*kortikale*") *sensorische* ~ (Bastian--Wernicke-Aphasie) cortical sensory a. *verbale* ~ a. universalis, verbal a. ~**prüfung** f test for aphasia

aphasisch aphasic (ei), aphemic (e)
Aphem|ie f (Sprachverlust) aphemia (i:) ~**isch** aphemic (e)
aphlogistisch aphlogistic
Aphonia f (Aphonie) aphonia / ~ clericorum a. clericorum, clergymen's sore throat / ~ spastica (spastische Dysphonie) spastic a.
Aphon|ie f (Stimmverlust) aphonia (ou), loss of voice ~**isch** aphonic (ɔ)
Aphoria f (Unfruchtbarkeit) aphoria
Aphrasie f (Satztaubheit) ps aphrasia (ei)
Aphrenie ps dementia
Aphrodisiakum n pharm aphrodisiac (i)
Aphrodisie f (krankhaft gesteigerter Geschlechtstrieb) erotomania, aphrodisiomania, aphrodisia
Aphtha f, pl **Aphthae** aphtha ('æfθə), pl aphthae ('æfθi) [s a Aphthe] ~e **Bednari** (Bednar-Aphthen) Bednar's aphthae ~e **epizooticae** (Maul-u. Klauenseuche) foot-and-mouth disease, contagious aphthae ~e **pecorinae** (Maul-u. Klauenseuche) foot-and--mouth disease, contagious aphthae
Aphthe f aphtha ('æfθə) ~**n Cardarelli** s ~n Riga *chronisch rezidivierende* (habituelle) ~n (Mikulicz-Aphthen) chronic intermittent recurrent aphthae *kachektische* ~n s ~n Riga ~**n Riga** ('ri:ga) (Aphthen Cardarelli, kachektische Aphthen) Riga's aphthae, cachectic aphthae, Cardarelli's aphthae *tropische* ~n (Sprue) aphthae tropicae
aphthen|artig aphthous ('æfθəs) ~**seuche** f (Maul-u. Klauenseuche) foot--and-mouth disease, contagious aphthae
Aphthongie f ps aphthongia
aphthös aphthous
Aphthose f, **Aphthosis** f aphthosis
Apicitis f (Entzündung im Spitzenbereich) apicitis
apikal apical (æ) ~**abszeß** m dent apical abscess ~**öffnung** f dent apical foramen (ei) ~**raum** m apical space
Apiko|ektomie f (Wurzelspitzenresektion) apico-ectomy, (auch) apiceotomy, apicotomy, apicectomy ~**kaudal** apico-caudal (ɔ:) ~**lyse** f (Lunge) apicolysis (ɔ) ~**stomie** f apicostomy ~**tomie** f s ~ektomie
Apinealismus m (Fehlen der Zirbeldrüse) apinealism (i)
Apiol n (Petersilienkampfer) pharm apiole ('eipioul), parsley camphor
Apiphobie f apiphobia
Apisinum n (Apis virus, Apitoxin, Apium virus) apisin, bee venom (e), apitoxin
Apis virus s Apisinum

Apitoxin n s Apisinum
Apituitarismus m apituitarism (ju)
Apium virus s Apisinum
Apizitis f (Lunge) apicitis
Aplanatie f aplanatism (æ)
aplanatisch aplanatic (æ)
Aplasia f (fehlende od unvollständige Entwicklung) aplasia [s a Aplasie] ~ *axialis extracorticalis congenita* (Pelizaeus-Merzbacher-Syndrom) familial centrolobar sclerosis, Merzbacher-Pelizaeus ('mertsbaxər-peli'tsɛ:us) disease, aplasia axialis extracorticalis congenita ~ *dentalis* dental a. ~ *germinalis* (Agonadismus) germinal od gonadal a.
Aplasie f aplasia (ei), defective development / congenital (e) atrophy
aplastisch aplastic
aplazentar (plazentalos) aplacental
Apneumatose f apneumatosis, atelectasis
Apneusis f (experimentelle Atemnot) apneusis (u:)
Apnoe f apn[o]ea (i) / (*fälschlich für*) asphyxia (i) / *traumatische* ~ traumatic apn[o]ea od asphyxia / *weisse* ~ (Asphyxia pallida) asphyxia pallida, pale asphyxia
apnoisch apn[o]eic (æp'ni:ik)
Apo|atropin n pharm apo-atropine ~**chromatisch** apochromatic ~**codeinum** n (Apomorphin-3-methyläther) pharm apocodeine ('koudii:n) ~**daktyl** apodactylic (i) ~**demialgie** f apodemialgia
Apodie f (angeborene Fußlosigkeit) apodia (ou)
Apo|enzym n apo-enzyme ('enzaim) ~**erythein** n apoerythein (i) ~**ferment** n (Zwischenferment) apoferment, apo--enzyme ~**ferritin** n apoferritin ~**gam** apogamic (æ), apogamous (ɔ) ~**gamie** f s Parthenogenese ~**krin** apocrine (æ)
apolar apolar (ou)
Apo|meiose f genet apomixia, parthenogenesis ~**mixis** f parthenogenesis ~**morphin** n pharm apomorphine, emetomorphine ~**morphinhydrochlorid** n ((DAB) Apomorphinum hydrochloricum (DAB), Apomorphini hydrochloridum (EP)) apomorphine hydrochloride (EP, BP) ~**morphin-3-methyläther** m (Apocodeinum) apocodeine ('koudii:n) ~**neurektomie** f (Aponeurosenexstirpation) chir aponeurectomy ~**neurose** f (Sehnenplatte) aponeurosis / unter der ~ gelegen subaponeurotic (ɔ) ~ aponeurotic
Aponeurosen|entzündung f aponeurositis ~**exstirpation** f aponeurectomy ~**naht** f aponeurorrhaphy (ɔ) ~**spaltung** f aponeurotomy ~**wechselschnitt** m (Pfannenstiel-Schnitt) chir Pfannenstiel's ('pfanənsti:lz) incision
Aponeurosis f aponeurosis [s a Aponeurose] ~ *abdominalis* (Bauchaponeurose) abdominal a. ~ *linguae* (PNA) (Zungenaponeurose) a. of the tongue ~ *musculi bicipitis* (PNA) bicipital a. ~ *palmaris* (PNA) (Palmaraponeurose) palmar a. ~ *plantaris* (PNA) plantar a. ~ *temporalis* temporal fascia
aponeurotisch aponeurotic (ɔ)
apo|physär apophyseal (i), apophysary (ɔ), apophysiary (i) ~**physe** f apophysis (ɔ) ~**physenentzündung** f apophysitis (ɔ) ~**physenlyse** f apophysial listesis ~**physenpunkte** m pl (Trousseau) Trousseau's (tru'so:z) apophysiary points ~**physeolyse** f (Apophysenlö-

sung) apophysial fracture ~**physis** f (PNA) (seitlicher Auswuchs) apophysis / ~ cerebralis (Apophysis cerebri, Corpus pineale) pineal body, cerebral apophysis ~**physitis** f apophysitis / ~ calcanei (Haglund-Syndrom I) Haglund's ('haglundz) disease / ~ tibialis adolescentium (Osgood-Schlatter-Syndrom) Osgood-Schlatter ('ɔzgud-'ʃlatər) disease ~**plektiform** apoplectiform, apoplectoid
apoplektisch apoplectic
Apoplexia f (Schlaganfall) apoplexy ~ *abdominalis* abdominal a. ~ *bulbaris* bulbar a. *cataleptica* catalepsy ~ *cerebelli* cerebellar a. ~ *fulminans* fulminating (ʌ) a. ~ *neonatorum* neonatal a. ~ *pancreatica* (Pankreasapoplexie) acute h[a]emorrhagic pancreatitis ~ *retinalis* retinal (e) embolism ~ *retroplacentaris* uteroplacental a. ~ *sanguinea* sanguineous a. ~ *spinalis* spinal (ai) a. ~ *uteroplacentaris* uteroplacental a.
Apoplexie f (Schlaganfall) apoplexy (æ), cerebral stroke, apoplectic fit od seizure ('si:ʒə), apoplexia / *falsche od unechte* ~ (Pseudoapoplexie) pseudo--apoplexy / *funktionelle od hysterische* ~ functional (ʌ) apoplexy ~**artig** apoplectoid, apoplectiform ~**form** s ~artig ~**verhindernd** anti-apoplectic
Aporinosis f (Mangelkrankheit) aporinosis, deficiency disease
Apostasis f (Krankheitsende) apostasis, end of an illness
Apostema n s Abszeß
Apotheke f chemist's [shop], US drugstore / (Werksapotheke, Krankenhausapotheke) pharmacy, dispensary
apothekenpflichtig ethical
Apotheker m allg chemist, (zur Unterscheidung von Chemiker) dispensing od pharmaceutical (ju:) chemist / (Titel) pharmacist / (veraltet) apothecary (ɔ) ~**buch** n (Pharmakopoe) pharmacop[o]eia (iə) ~**gefäß** n (für Drogen) gallipot (æ) ~**gewicht** n apothecaries' (ɔ) weight [s Gewichtstabelle] ~**topf** m gallipot (æ) ~**waren** f pl pharmaceutical products (ɔ), pharmaceuticals, drugs ~**wissenschaft** f pharmacology, pharmaceutical science (ai)
Apotropismus m negative (e) tropism (ou)
Apozema n (Decoctum) pharm decoction
Apparat m apparatus (ei), device (ai), appliance (ai) / anat system / glomerulärer ~ glomerular system / juxtaglomerulärer ~ juxtaglomerular (e) apparatus / ~ zur Entnahme von Probeexzisionen celectome ('si:lektoum) / ~ zur gleichzeitigen graphischen Aufzeichnung von Blutdruck, Pulsfrequenz u Atmung polygraph / ~ zur Messung der Empfindlichkeit sensimeter (i)
Apparateturnen n mechanogymnastics
Apparatus m apparatus ~ *acusticus* (Gehörapparat) anat auditory od acoustic (u:) apparatus ~ *digestorius* (PNA) digestive system ~ *lacrimalis* (PNA) lacrimal apparatus ~ *respiratorius* (PNA) (Atmungsorgane, Atmungssystem) respiratory system ~ *urogenitalis* (PNA) (Urogenitalapparat od -system) urogenital system ~ *vocalis* vocal apparatus

Appelbaum-v. Recklinghausen ('apl-baum reklin'hauzən) -Krankheit f (Eisenspeicherkrankheit) Recklinghausen-Appelbaum disease, h[a]emochromatosis

Appendalgie f (Pseudoappendizitis) pseudoappendicitis

Appendektomie f (Wurmfortsatzentfernung) appendectomy, appendicectomy / ᴢ mit dem Kauter electro-appendectomy ᴢschnitt m McBurney (mæk'bə:ni) incision (i)

Appendices| epiploicae f pl (PNA) epiploic (ou) appendages ᴢ vesiculosae (PNA) vesicular appendages, hydatids of Morgagni

Appendicitis f (Wurmfortsatzentzündung) appendicitis ᴢ acuta acute a. ᴢ catarrhalis catarrhal a. ᴢ chronica chronic a. ᴢ gangraenosa gangrenous a. ᴢ granulosa a. granulosa ᴢ iliolumbalis retroc[a]ecal (i:) a. ᴢ larvata masked a. ᴢ lumbalis lumbar (ʌ) a. ᴢ myxoglobulosa (Mukozele der Appendix) myxoglobulosis ᴢ obliterans a. obliterans, obliterative a. ᴢ pelvica (Becken-Appendizitis) pelvic a. ᴢ perforans od perforata od perforativa perforating od perforative a. ᴢ purulenta (eitrige Appendizitis) suppurative (ʌ) od purulent (juə) a. ᴢ retrocoecalis (Appendicitis iliolumbalis) retroc[a]ecal a. ᴢ sinistra (linksseitige Appendizitis) left-side a. ᴢ subacuta subacute a. ᴢ subperitonealis subperitoneal a. ᴢ verminosa (Appendicopathia verminosa) verminous od helminthic a.

Appendicopathia verminosa f (wurmbedingte Appendizitis) helminthic od verminous appendicitis

Appendiko|lyse f (Ausschälen des Wurmfortsatzes) chir appendicolysis (ɔ) ᴢpathie f (Blinddarmleiden) appendicopathy (ɔ) ᴢstomie f appendicostomy ᴢtomie f appendicotomy

appendikulär appendicular (i)

Appendix f, pl Appendices (Anhängsel, Wurmfortsatz) appendix, pl appendices (ə'pendisi:z) ᴢ auricularis (Auricula atrii, Herzohr) auricular a., auricle ᴢ epididymidis (PNA) (Nebenhodenanhängsel) a. of the epididymis, a. epididymidis ᴢ fibrosa hepatis fibrous a. of the liver ᴢ pelvina (ins Becken verlagerter Wurmfortsatz) pelvic a. ᴢ testis (PNA) (Hodenanhängsel) a. testis ᴢ vermiformis (PNA) (Wurmfortsatz) vermiform a. ᴢ-appendicular (i) ᴢauftreibung f appendicectasis ᴢdarstellung f röntg appendiculoradiography, appendiculoroentgenography (rʌntjə'nɔgrəfi) ᴢerscheinungen f pl appendicism ᴢkolik f appendicular od vermicular colic (ɔ)

Appendizismus m pseudoappendicitis (ai)

Appendizitis f (Wurmfortsatzentzündung) [s Appendicitis] appendicitis, inflammation of the appendix ᴢ akut-eitrige ᴢ gangrenous a. ᴢ blitzartig auftretende ᴢ fulminating (ʌ) a. ᴢchronische ᴢ chronic a. ᴢchronisch rezidivierende ᴢ recurrent (ʌ) a. ᴢ eitrige ᴢ suppurative (ʌ) a. ᴢ fulminante ᴢ fulminating (ʌ) a. ᴢ linksseitige ᴢ left-side a. ᴢ phlegmonöse ᴢ phlegmonous (e) a. ᴢ retrozökale ᴢ retroc[a]ecal a. ᴢ verschleppte ᴢ neglected a. ᴢ mit Lumenverschluss obstructive a. Appersonierung f ps appersonification

Apper|zeption f ps apperception ᴢzeptionstest m, thematischer ps (TAT) thematic apperception test, Murray's ('mʌriz) test, Murray-Harvard test ~zeptiv apperceptive ~zipieren to apperceive (i:)

Appetenz f appetency

Appetit m appetite (auf for) absonderlicher ᴢ dysorexia fehlender ᴢ loss of a., failing a., inappetence gestörter ᴢ impaired a. schwacher ᴢ poor a. ~anregend aperitive (e), inducing (ju:) appetite ᴢhemmer m s ᴢzügler ~los without any appetite, anorectic (e) ᴢlosigkeit f anorexia, loss od lack of appetite, inappetence, failing od impaired appetite ᴢmangel m s ᴢlosigkeit ᴢmittel n pharm appetite stimulant ᴢsaft m appetite juice ᴢzügler m pharm appetite depressant od suppressor, anorexiant, anorectic

Applanatio corneae f ophth corneal applanation

Applikation f (Anwendung) application, administration, medication kataphoretische ᴢ cataphoresis (i:) orale ᴢ oral medication perlinguale ᴢ perlingual medication subkutane ᴢ hypodermic administration sublinguale ᴢ sublingual medication ᴢsart f mode of application, method of administration ᴢweg m route (ru:t)

Applikator m applicator, medicator (e)

applizieren to apply, to administer / intranasal ~ (Medikamente) to insufflate into the nose

Apposition f apposition (i) / (Nebeneinanderstellung) juxtaposition (i) ᴢswachstum n growth by apposition

Approbation f (Arzt) [medical] registration / die ᴢ abgesprochen bekommen to be struck off the Medical Register (e)

approbiert registered (e)

approxim|al approximal, approximate ~ativ (annähernd) approximate ᴢator m (zur Annäherung von Wundrändern) chir approximator

APR = Abwehrproteinasenreaktion f Abderhalden's test

Apragmatismus m apragmatism (æ)

Apraxie f (Bewegungsunfähigkeit) apraxia amnestische ᴢ amnestic a. gliedkinetische ᴢ limb-kinetic a. ideatorische ᴢ ideational a. ideokinetische ᴢ ideokinetic a. ideomotorische ᴢ ideomotor od ideokinetic a. konstruktive ᴢ constructional od constructive a. kortikale od motorische ᴢ cortical od motor (ou) apraxia okulomotorische ᴢ oculomotor a. optische ᴢ optical a. transkortikale ᴢ transcortical a.

apraxisch apraxic

Aprikosendysenterie f, syrische ᴢ mish disease

Aprobarbital n (WHO) aprobarbital (NF)

Aprosexia nasalis f (Citelli-Syndrom) aprosexia nasalis, Citelli's (tʃi'teliz) syndrome

Aprosexie f aprosexia

Aprosopie f (Gesichtsverkümmerung) aprosopia (ou)

APS = Adenosinphosphosulfat adenosine phosphosulphate, APS / = 6-Aminopenicillansäure f 6-aminopenicillanic acid, 6-APA

Apselaphesie f (Tastlähmung) apselaphesia (i:)

Apsithyrie f (komplette Aphonie) apsithyria

Apsychosis f ps (Denkschwäche) apsychosis

Aptyalismus m (Speichelmangel) aptyalism (ai), asialia (ei), aptyalia (ei)

apyretisch (fieberlos) afebrile, apyretic

Apyrexie f (Fieberlosigkeit) apyrexia

Aq. = Aqua aqua, aq

Aq. bidest. = Aqua bidestillata double distilled water

Aq. dest. = Aqua destillata distilled water, aq dest

Aqua f (Wasser) aqua (ei), water ᴢ acuta (Acidum nitricum) nitric (ai) acid ᴢ ad iniectabilia (EP) (Wasser für Injektionszwecke) water for injection (EP, BP) ᴢ ad injectionem (Wasser zur Injektion) a. pro injectione ᴢ aromatica aromatic w., a. aromatica ᴢ bidest. double distilled water ᴢ Calcariae (Aqua Calcis, Kalkwasser, Calcium hydricum solutum, Calcium hydroxydatum solutum) calcium hydroxide solution, lime w. ᴢ Calcis s ᴢ Calcariae ᴢ Camphorae (Kampferwasser) camphor w. ᴢ carbolisata (Aqua phenolata, Karbolwasser) a. phenolata ᴢ chlorata (Chlorwasser) chlorine (ɔ:) w. ᴢ Chloroformii (Chloroformwasser) chloroform w. (BP), a. chloroformi ᴢ Cinnamomi (Zimtwasser) cinnamon w. ᴢ demineralisata (DAB) demineralised w. ᴢ destillata (destilliertes Wasser) distilled w. ᴢ dissolutiva (Acidum nitricum) nitric (ai) acid ᴢ Foeniculi (Fenchelwasser) fennel w. ᴢ fortis (Acidum nitricum) nitric (ai) acid, a. fortis ᴢ Laurocerasi (Kirschlorbeerwasser) Laurocerasi ᴢ Menthae piperitae (Pfefferminzwasser) peppermint w. (BP) ᴢ phenolata (Phenolwasser) carbolic od phenolated w., a. phenolata ᴢ Plumbi (Bleiwasser) Goulard's (gu:'larz) w., lead w. ᴢ pro injectione ((DAB) Wasser für Injektionszwecke (DAB) water for injections (BP), Aqua pro injectionibus (BP), sterile water for injection (USP) ᴢ pura (chemisch reines Wasser) a. pura ᴢ purificata (EP) (gereinigtes Wasser) purified water ᴢ regia (Acidum chloronitrosum) nitrohydrochloric acid, a. regia ᴢ Rosae (Rosenwasser) rose w. ᴢ redestillata double (ʌ) distilled w. ᴢ sterilisata (sterilisiertes Wasser) sterilised w., a. sterilisata

Aquaeductus m aquaeductus (ʌ), aqueduct (æ) ᴢ cerebri (PNA) od mesencephalis od Sylvii aqueduct of the midbrain, Sylvian aqueduct ᴢ vestibuli ((PNA) Aquaeductus Cotunnii) aqueduct of the vestibule

Äquationsteilung f genet equational division

äquatorial equatorial (ɔ:) ᴢebene f equatorial plane ᴢplatte f (bei Zellteilung) genet equatorial plate ᴢstaphylom n equatorial staphyloma

äquilibrier|en chrom to equilibrate ~end (Therapie) ps equilibrating ᴢung f chrom equilibration

äqui|molar chem equimolar ~molekular chem equimolecular (ɔ) ~potential ~potentiell equipotential ~toxisch equitoxic ᴢvalent n equivalent balneotherapeutisches ᴢ (Balneoäquivalent) balneotherapeutic e. epileptisches ᴢ epileptic e. *isodynamisches* ⟨ isodynamic e. *psychisches* ⟨ psychical *od* psychomotor e. *toxisches* ⟨ toxic e. ~**valent** equivalent ⟨**valentdosis** *f radiol* equivalent dose ⟨**valentgewicht** *n* equivalent weight ⟨**valenz** *f* equivalence (i) ⟨**valenzpunkt** *m pharm* equivalence point ⟨**valenzzone** *f od* -**bereich** *m imm* equivalence zone

Äquiv.-Gew. = Äquivalentgewicht *n* equivalent weight

Aquocapsulitis *f ophth* aquacapsulitis, serous iritis

Aquocobalamin *n* (Vitamin B_{12b}) aquocobalamin, vitamin B_{12b}

Aquula| externa *f* (Perilymphe) aqula (æ'kwu:lə) externa, perilymph / ⟨ **interna** (Endolymphe) a. interna, endolymph

A.R. = Abderhalden-Reaktion *f* Abderhalden's test

Ar = Argon *n* argon, Ar

ar = aromatisch aromatic

Ara = Arabinose *f* arabinose

Araban *n chem* araban

Arabinose *f* arabinose, gum sugar

Arabinosurie *f* arabinosuria (juə)

Arabonsäure *f* arabic *od* arabonic acid

Arachinsäure *f* (Acidum arachicum) arachic acid

Arachidonsäure *f* (Acidum arachidonicum) arachidonic acid

Arachisöl *n* (Oleum Arachidis (*DAB*), Erdnussöl (*DAB*)) arachis oil (*BP*), oleum arachidis, peanut oil

Arachnephobie *f* (krankhafte Furcht vor Spinnen) arachnephobia

Arachnitis *f* arachnitis

Arachnodaktylie *f* (Spinnenfinger) arachnodactyly, spider (ai)-fingers, arachnodactylia (i), Marfan's (mar'fāz) syndrome

arachnoidal arachnoidal (ɔi), arachnoid (æ), arachno- (æ) (Vors) ⟨**anhang** *m* arachnoid villus (i) ⟨**blutung** *f* (Subarachnoidalblutung) subarachnoid h[a]emorrhage ⟨**raum** *m* arachnoid *od* subarachnoid space ⟨**zotten** *f pl* (Granulationes arachnoidales [Pacchionii] (*PNA*)) arachnoid granulations ⟨**zyste** *f* arachnoid cyst

Arachnoidea *f* (Spinngewebshaut) *anat* arachnoid (æ) [membrane], arachnoidea (ɔi) / ⟨ encephali (*PNA*) arachnoid mater of the brain / ⟨ spinalis (*PNA*) spinal arachnoid mater ⟨- arachnoidal

Arachnoidealsack *m s* Arachnoidalraum

Arachnoiditis *f* arachnoiditis / ⟨ spinalis spinal meningitis, rachidian *od* spinal arachnoiditis

Arachno|lysin *n tox* arachnolysin (æræk'nɔlisin) ⟨**phobie** *f ps* (Spinnenfurcht) arachnophobia ⟨**pia** *f* (Leptomeninx) *anat* arachnopia ⟨**theliom** *n* (Meningeom) meningioma

Aran (a'rã)|-**Duchenne** *s* Duchenne--Aran ⟨-**Gesetz** *n* Aran's law ⟨-**Krebs** *m* ([Chlorom-] Chloroleukämie) Aran's green cancer

Aräometer *n* hydrometer, areometer

aräometrisch hydrometric (e), areometric (e)

Ara-Reaktion *f* Takata-Ara-reaction

Araroba *f pharm* araroba (ou), Goa powder / ⟨ depurata (Chrysarobin) chrysarobin

Arbeits|angst *f ps* ergasiophobia, ergophobia ⟨**äquivalent** *n* mechanical equivalent (i) ⟨**arm** (Prothese) utility arm

⟨**belastungsprobe** *f* effort tolerance test ⟨**biss** *m dent* check bite ⟨**elektrokardiogramm** *n* electrocardiogram of effort *od* after exercise ~**fähig** fit *od* able to work / ~**fähig** geschrieben werden to be passed fit to work ⟨**fähigkeit** *f* working capacity, fitness for work

Arbeitsfähigkeits|bescheinigung *f* certificate of fitness ⟨**festsetzung** *f* evaluation of working capacity ⟨**wiederherstellung** *f* rehabilitation, restoration of working capacity

Arbeits|gemeinschaft *f* **für Osteosynthesefragen** (AO) Association for the Study of Internal Fixation ⟨**hand** (Prothese) utility hook ⟨**hygiene** *f* industrial hygiene ('haidʒi:n) ⟨**hyperämie** *f* active hyper[a]emia ⟨**hyperkeratose** *f* occupational hyperkeratosis ⟨**hyperplasie** *f* active hyperplasia, hypertrophy through overstrain ⟨**hypertrophie** *f* compensatory hypertrophy, hypertrophy of activity (i) ⟨**kapazität** *f* working capacity ⟨**kraft** *f* working power / energy (e) ⟨**kur** *f* (Beschäftigungstherapie) work cure ⟨**kurve** *f* ergogram ⟨**leben** *n* working life ⟨**leistung** *f* performance ⟨**lösung** *f pharm* working solution ⟨**medizin** *f* occupational (ei) *od* industrial medicine ⟨**mediziner** *m* occupational physician ⟨**messer** *m* ergometer, dynamometer ⟨**neurose** *f ps* occupational neurosis ⟨**parese** *f* occupational (ei) paresis (i:) ⟨**physiologie** *f* physiology of effort ⟨**platzkonzentration, maximale** *f* industrial threshold limit value (TLV) ⟨**prothese** *f* artificial (i) limb (lim) for workers ⟨**psychologe** *m ps* industrial psychologist ⟨**psychologie** *f* industrial psychology ⟨**puls** *m* pulse (ʌ) after work ⟨**scheu** *f* aversion to work / (krankhafte) ergasiophobia (ɔ:ˌgeisio-'foubiə), ergophobia ⟨**schwiele** *f* occupational (ei) hyperkeratosis ⟨**seite** *f dent* working side ⟨**therapie** *f* (nicht Beschäftigungstherapie) ergotherapy, work therapy

arbeitsunfähig incapable of working, unfit for work, disabled / ~ machen to incapacitate (æ), to render unfit for work / ~ machend disabling ⟨**keit** *f* inability to work, disablement (ei), incapacity, disability / die ⟨ schätzen to assess the degree of disablement ⟨**keitsbescheinigung** *f* certificate (i) of disablement

Arbeits|unfall *m* industrial *od* occupational (ei) accident ⟨**unlust** *f* distaste for work, disinclination to work ⟨**versuch** *m* work-test ⟨**wut** *f ps* ergasiomania, ergomania

Arbor vitae *m* (Lebensbaum) arbor vitae ('vaiti:)

Arborisation *f* arborisation ⟨**block** *m* (Astblock) arborisation block

ARBO-Viren arbo (=arthropod-borne) viruses

Arbutin *n pharm* arbutin

Arcain *n tox* arcaine (a:'keii:n)

Arcanum *n* nostrum, arcanum (ei)

Arc de cercle *m ps* arc de cercle

Arche|biose *f* (Urzeugung) archebiosis ('a:kibai'ousis), archegenesis (e) ⟨**genese** *f s* ⟨biose ⟨**gonie** *f s* ⟨biose

arch|enteral archenteric (e) ⟨**enteron** *n* (Urdarm) archenteron, c[o]elenteron, gastrocele ~**enzephal** archencephalic

(æ) ⟨**enzephalon** *n* (Urhirn) archencephalon (e)

Archibald ('a:tʃibɔ:ld)-**Fieber** *n* Archibald's fever

Archi|cerebellum *n anat* (Urkleinhirn) archicerebellum ⟨**cortex** *m anat* archicortex ⟨**genesis** *f* (Abiogenese) abiogenesis ⟨**gonie** *f s* Archebiose ⟨-**nephron** *n anat* (Vorniere) archinephron ⟨**neuron** *n neur* archineuron ⟨**pallium** *n anat* archipallium ⟨**tektonik** *f* structure, *Br* architecture, *US* architectonic[s]

Archo|plasma *n* archoplasm ⟨**zele** *f* (Mastdarmbruch) archocele

arcual arcual

Arcus *m* (*PNA*) (Bogen) arcus, arch, arc ⟨ **alveolaris mandibulae** (*PNA*) alveolar arch of the mandible ⟨ **anterior atlantis** (*PNA*) anterior arch of the atlas ⟨ **aortae** (*PNA*) (Aortenbogen) arch of the aorta ⟨ **cartilaginis cricoideae** (*PNA*) arch of the cricoid (ai) cartilage ⟨ **dentalis inferior** (*PNA*) (unterer Zahnbogen) inferior dental arch; ⟨ ~ **superior** (*PNA*) (oberer Zahnbogen) superior dental arch ⟨ **iliopectineus** (*PNA*) iliopectineal arch ⟨ **lumbocostalis lateralis** (*PNA*) (Quadratusarkade) lateral arcuate ligament of the diaphragm; ⟨ ~ **medialis** (*PNA*) (Psoasarkade) medial arcuate ligament of the diaphragm ⟨ **palatoglossus** (*PNA*) (vorderer Gaumenbogen) palatoglossal arch ⟨ **palatopharyngeus** (*PNA*) (hinterer Gaumenbogen) palatopharyngeal arch ⟨ **palmaris profundus** (*PNA*) deep palmar arch; ⟨ ~ **superficialis** (*PNA*) superficial palmar arch ⟨ **palpebralis inferior** (*PNA*) inferior palpebral arch; ⟨ ~ **superior** (*PNA*) superior palpebral arch ⟨ **plantaris** (*PNA*) plantar arch ⟨ **posterior atlantis** (*PNA*) posterior arch of the atlas ⟨ **pubis** (*PNA*) pubic arch ⟨ **superciliaris** (*PNA*) superciliary arch ⟨ **tendineus** (*PNA*) tendinous arch; ⟨ ~ **fasciae pelvis** (*PNA*) tendinous arch of the fascia of pelvic muscles; ⟨ ~ **musculi levatoris ani** (*PNA*) tendinous arch of the levator ani muscle; ⟨ ~ **musculi solei** (*PNA*) tendinous arch of the soleus muscle ⟨ **venosus dorsalis pedis** (*PNA*) dorsal venous arch of the foot; ⟨ ~ **juguli** (*PNA*) jugular (ʌ) arch; ⟨ ~ **palmaris profundus** (*PNA*) deep palmar venous arch; ⟨ ~ **palmaris superficialis** (*PNA*) superficial palmar venous arch; ⟨ ~ **plantaris** (*PNA*) plantar venous arch ⟨ **vertebralis** (*PNA*) vertebral arch ⟨ **zygomaticus** (*PNA*) (Jochbogen) zygomatic arch

Ardor *m* (Brennen) ardor / ⟨ **urinae** (Harnbrennen) ardor urinae (ai) / ⟨ **ventriculi** (Sodbrennen) heartburn, ardor ventriculi, pyrosis

Area *f* (Gebiet) area ('ɛəriə) / (Hirn) area ⟨ **cochleae** (*PNA*) cochlear a. ⟨ **cribrosa** (*PNA*) cribriform a. ⟨ **gastricae** (*PNA*) gastric areas ⟨ **germinativa** (Fruchthof) germinal (ə:) spot ⟨ **intercondylaris anterior tibiae** (*PNA*) anterior intercondylar area of the tibia; ⟨ ~ **posterior tibiae** (*PNA*) posterior intercondylar a. of the tibia ⟨ **nervi facialis** (*PNA*) facial nerve a. ⟨ **subcallosa** (*PNA*) parolfactory a. of the cerebral cortex ⟨ **vestibularis** (*PNA*) vestibular a.; ⟨ ~ **inferior** (*PNA*) inferior vestibular a.

Arecolin-hydrobromid n (Arecolinum hydrobromicum) pharm arecoline hydrobromide (æ'rekoli:n haidro'broumaid)
Areflexie f (Reflexlosigkeit) areflexia
Areol|a f (Hof, Umkreis) areola (i:) / ⟋ mammae (PNA) (Brustwarzenhof) a. of the breast ~är areolar (i:) ⟋itis f (Warzenhofentzündung) areolitis
ARES = antiretikulo-endotheliales Serum n (Bogomoletz-Serum) antireticulo-endothelial serum, ARES
Arg = Arginin n arginin, Arg
Argasiden f pl (Zecken) Argasidae (æ)
Argaszecke f miana (æ) bug, fowl tick
argentaffin argentaffin[e] ⟋om n argentaffinoma
Argentamin n chem argentamine
Argenti nitras (EP) (Silbernitrat) silver nitrate (EP, BP)
argentophil argentophil[e], argyrophil[e] (aiə)
Argentum| nitricum n (DAB) (Höllenstein) pharm silver nitrate (ai), lunar (u:) caustic (ɔ:), lapis infernalis od imperialis ⟋ proteinicum n (Protargol) pharm protein ('prouti:n) silver
Argilla f (Ton) clay, argil
Arginase f arginase
Arginin n chem arginine, aminoguanidinevalerianic acid
Argon n chem argon
Argyll-Robertson (a:'gail-'rɔbətsən)-**Phänomen** n (reflektorische Pupillenstarre) Argyll-Robertson pupil (ju:) od syndrome
Argyr|ie f (Silbersalzvergiftung) argyria (iə), argyrosis, argyrism ⟋ismus m s Argyrie ⟋ose f s Argyrie
argyrophil (leicht mit Silberpräparaten färbbar) histol argentophil
Arhythmie f s Arrhythmie
Ariboflavinose f ariboflavinosis
Aristolochia f (Osterluzei) bot aristolochia (ou), viperine (ai)
Arithmomanie f (Zahlenzwang) ps arithmomania, morbid impulse to count
Arkadenvenen f pl (Venae arcuatae (PNA)) arciform veins
Arkanum n nostrum, arcanum (ei)
arkual (bogenförmig) arcual, arcuate, arc-shaped
Arlt|-Blaskovics ('arlt 'blaskovits)-**Operation** f (Blepharoplastik) Arlt-Blaskovics operation ⟋-**Gaillard** (ga'ja:r)-**Naht** f Gaillard-Arlt suture (ˌsju:tʃə) ⟋-**Operation** f Arlt's operation ⟋-**Rezessus** m (Arlt-Sinus) Arlt's sinus od recess ⟋-**Sinus** s ⟋-Rezessus ⟋-**Trachom** n (Conjunctivitis granularis) Arlt's trachoma, follicular trachoma
arm low- (z B salzarm low-salt), deficient (z B vitaminarm vitamin--deficient)
Arm m arm / den ⟋ in der Binde tragen to wear one's a. in a sling **atrophischer** ⟋ bei Poliomyelitis bird-arm **künstlicher** ⟋ artificial a. **kurzer** ⟋ (Chromosom) short arm **zweiter** ⟋ (Geburt) rear (iə) a. ⟋- arm, brachial (ei) ⟋**absetzung** f brachiotomy, amputation of an arm ~**ähnlich** brachiform (ei), arm-shaped, arm-like ⟋**amputation** f brachiotomy ⟋**arterie** f (Brachialis) brachial artery
Armanni-Ebstein (ar'mani-'ɛpstain)-**Zellen** f pl Armanni-Ebstein cells ⟋-**Ehrlich** ('e:rliç)-**Degeneration** f Armanni-Ehrlich degeneration

Armaturentisch m röntg [control (ou)] panel (æ)
Arm|bad n arm-bath ⟋**bandfurche** f (Handgelenksfurche) bracelet crease ⟋**bein** n (Oberarmknochen) humerus (ju:) ⟋**beinkopf** m head of the humerus ⟋**beuge** f (Ellenbeuge) bend of the elbow ⟋**beuger** m brachial muscle ⟋**bewegung** f arm-swing ('a:mswiŋ) / einseitig herabgesetzte ⟋ diminished a. on one side ⟋**binde** f sling ⟋**bruch** m fracture of the arm od of the humerus ⟋**dreieckstuch** n (Mitella) mitella, triangular sling ⟋**ersatz** m arm substitute (ʌ) ~**förmig** brachiform (ei), arm-shaped ⟋**geflecht** n (Plexus brachialis) brachial plexus
Arm- und Gehschule f school for training in the use of artificial legs and arms
Arm|gelenk n brachial joint ⟋**grube** f (Achselhöhle) armpit, axilla ⟋**heber** m deltoid muscle ⟋**höcker** m (Tuberositas deltoidea) deltoid tuberosity (ɔ) / (Ellbogen) olecranon (e) ⟋ **index** m (Chromosomen) arm ratio ⟋**knochen** m (Oberarmknochen) humerus (ju:) ⟋**lähmung** f brachial palsy (ɔ:) ⟋**längenverhältnis** n (Chromosomen) arm ratio ~**los** armless ⟋**losigkeit** f (angeborene) abrachia (ei) ⟋**lösung** f (Geburt) freeing of the arms, arm manipulation / ⟋ nach Løvset ('lø:vset) Løvset manoeuver, US maneuver (məˈnu:və) ⟋-**Lunge-Zeit** f (Ätherzeit) arm-to-lung time ⟋**muskel** m (Musculus brachialis (PNA)) brachialis muscle / dreiköpfiger ⟋ (Musculus triceps brachii (PNA)) triceps brachii muscle ⟋**muskulatur** f muscles of the arm, brachial muscles, arm muscles ⟋**nerv** m brachial nerve ⟋**nervengeflecht** m brachial plexus ⟋**neuralgie** f brachialgia (æ) ⟋**plexuslähmung** f paresis (i:) of the plexus brachialis (ei), brachial palsy (ɔ:) ⟋**prothese** f artificial arm ⟋**schiene** f arm splint ⟋**schlinge** f mitella, armsling ⟋**schmerz** m brachialgia ⟋**speiche** f (Speiche, Radius) radius (ei) ⟋**strecker** m s ⟋**streckmuskel** ⟋**streckmuskel** m triceps (ai) [brachii (ei)]
Armstrong ('a:mstrɔŋ)-**Krankheit** f (lymphozytäre Choriomeningitis) Armstrong's disease, lymphocytic choriomeningitis
Arm|stütze f arm-rest ⟋**tragetuch** n armsling, bandage-sling / (Dreieckstuch) triangular armsling, mitella ⟋**vene** f brachial vein ⟋**vorfall** m (Fet) arm presentation, prolapse of an arm
Arm-zu-Arm|-Lappen m chir cross-arm flap ⟋-**Transplantation** f chir cross-arm transplant, transplantation od grafting
Arnaud (ar'no:)-**Syndrom** n Waterhouse-Friderichsen ('wɔ:təhaus-'fri:dəriçzən) syndrome
Arndt-Schulz ('a:rnt-'ʃults)-**Grundgesetz** n Arndt-Schulz law
Arneth ('a:nɛt)-**Schema** n Arneth's formula
Arnika f pharm arnica ⟋**blüten** f pl (DAB) arnica flowers ⟋**tinktur** f (DAB) tincture of arnica ⟋**wurzel** f arnica root
Arning ('arniŋ)-**Lösung** f tincture of anthrarobin
Arnold ('arnɔlt)-**Band** n (Ligamentum incudis superius (PNA)) superior ligament of the incus ⟋-**Bündel** n (Tractus

frontopontinus (PNA)) frontopontine tract ⟋-**Chiari** (ki'a:ri)-**Syndrom** n od -**Missbildung** f (Dysraphie des Kleinhirns) Arnold-Chiari deformity, malformation od syndrome ⟋-**Kanal** m (Canaliculus mastoideus (PNA)) mastoid canaliculus ⟋-**Lipliawski** (lipli'afski)-**Azetessigsäureprobe** f Arnold's test ⟋-**Membran** f (Pars iridica retinae (PNA)) iridial part of the retina
Arnott ('a:nɔt)|-**Anästhesie** f Arnott's an[a]esthesia (ænes'θi:ziə) ⟋-**Bett** n Arnott's bed ⟋-**Dilatator** m Arnott's dilator
Arnoux (ar'nu:)-**Zeichen** n (Zwillingsschwangerschaft) Arnoux's sign
Aroma|stoffe m pl aromatics ⟋**ten** m pl chem aromatics ⟋**tika** n pl pharm aromatics
Aron ('a:rɔn)-**Krebsreaktion** f od -**Test** m Aron's test
Aronson ('a:rɔnzoun)-**Agar** m Aronson's culture medium ('kʌltʃə ˌmi:djəm)
Aronstab m bot arum (εə), cuckoo-pint, wake-robin (ɔ)
Arousal n neur arousal (ə'rauzl)
Arrangement n, neurotisches ps neurotic arrangement
Arrector m arrector
Arrestantenlähmung f paralysis of an arm due to pressure upon a nerve
arrhenisch arrhenic (e)
Arrhenius (a're:nius)-**Theorie** f (Dissoziation) Arrhenius' doctrine
Arrheno|blastom n arrhenoblastoma ⟋**tokie** f arrhenotoky (ɔ), arrhenotocia ('toufiə)
Arrhythmia perpetua f continuous arrhythmia (i)
Arrhythmie f (Rhythmusstörung) [cardiac] arrhythmia (i) /(Puls) irregularity of pulse **absolute** ⟋ continuous (i) od perpetual a. **inotrope** ⟋ inotropic a. **nodale** ⟋ nodal a. **respiratorische** ⟋ respiratory a. **vagusbedingte** ⟋ vagal (ei) a.
arrhythmisch arrhythmic (i)
arrhythmo|gen arrhythmogenic ⟋**kinese** f arrhythmokinesis (i:)
arrodieren to erode (ou)
Arrosion f (Arrodierung) arrosion, erosion, gnawing ('nɔ:iŋ)
Arrosions|blutung f arrosion bleeding, h[a]emorrhage (e) due to arrosion ⟋**geschwür** n arrosion ulcer (ʌ)
Arroyo (a'roujo)-**Zeichen** n (Asthenokorie) Arroyo's sign, asthenocoria
Arruga (a'ru:ga)-**Spekulum** n Arruga's eye speculum
arsanil|sauer chem arsanilic (i) ⟋**säure** f (Acidum arsanilicum, p-Aminophenylarsonsäure) chem arsanilic acid, aminophenylarsonic acid ⟋**säuresalz** n chem arsanilate (æ)
Arsacetin n pharm arsacetin (æ)
Arsen n chem arsenic ('a:snik), arsenium (i:) ⟋- chem (5-wertig) arsenic (e), (3--wertig) arsenious (i:), arsenous - (Vors) ⟋**amblyopie** f arsenic amblyopia (ou)
Arsenat n chem arsenate
Arsen|ausschlag m derm arsenical dermatitis ⟋**bad** n (z B Levico) arsenic (e) spa (a:) ⟋**behandlung** f arsenotherapy, treatment with arsenic preparations ⟋**bestimmungsapparat** m arsenic test apparatus ⟋**blende** f chem (gelbe) orpiment / (rote) realgar (ri'ælga:) ⟋**blüte** f chem flowers of arsenic

ꝣchlorid n chem arsenic chloride (ɔ:)
ꝣ-Dermatitis f arsenical dermatitis
ꝣdisulfid n chem s ꝣblende ꝣeisen n
chem iron ('aiən) ꝣarsenide ꝣessen n
arsenicophagy (ɔ), arsenophagy ꝣesser
m arsenic eater ꝣfestigkeit f resistance
to arsenic preparations ꝣ-Gegengift n
arsenical antidote ꝣgehalt m arsenic
content ~haltig chem arseniferous (i),
containing arsenic ꝣid n chem arsenide
~ig chem arsenious (i:)
Arsenik n chem arsenic ('a:snik) [trio-
xide (ɔ)] ꝣbutter f chem arsenic chloride (ɔ:) ꝣessen n s Arsenessen ~haltig
containing arsenic ~sauer chem s
arsensauer ꝣsäure f chem s Arsensäure
Arsen|it n chem arsenite ꝣizismus m s
Arsenvergiftung ꝣkeratose f arsenical
(e) keratosis ꝣkrebs m carcinoma
caused by arsenic ('a:snik) ꝣkur f
arsenisation, arsenic treatment ꝣläh-
mung f arsenical paralysis ꝣmelanose f
arsenical melanosis ꝣophagie f s
Arsenessen ꝣ (III)-Oxyd n (DAB)
arsenic trioxide (BP, USP) ꝣozeptor m
arsenoceptor ꝣpräparat n pharm arsenical (e) preparation ꝣprobe f arsenic
test for arsenic ~resistent arsenoresist-
ant ꝣsalz n chem arsenic salt ~sauer
arsenic ꝣsäure f chem arsenic acid
ꝣspiegel m arsenic mirror (i) ꝣtherapie
f arsenotherapy (e) ꝣtrioxyd n chem
arsenic trioxide ꝣtrisulfid n chem s
Auripigment ꝣvergiftung f arsenic
poisoning, arsenicalism (e), arsenism,
arseniasis (ai) ꝣwasserstoff m chem
arsene, arseniuretted (e) hydrogen (ai),
arsenious (i:) hydride (ai)
Arsin n chem arsine ('a:si:n, a:'si:n)
~sauer chem arsinic (i) ꝣsäure f chem
arsinic acid
Arsonsäure f arsonic acid
Arsonvalisation f (Hochfrequenzbe-
handlung) d'arsonvalisation
Arsphenamin n (Salvarsan) pharm
arsphenamine (e), salvarsan (æ)
Arsthinenol n pharm (Arsthinol (WHO))
arsthinol ('a:θinɔl)
Arsthinol n (WHO) (Arsthinenol) arsthinol
Art f kind, sort / species ('spi:ʃi:z) /
(Rasse) race / (Zuchtart) breed /
(Abart) variety (ai) ꝣantigen n specific
(i) antigen ꝣbildung f biol evolution
ꝣdiagnose f differential diagnosis
Artefakt m artefact ~isch (künstlich
erzeugt) artefactitious (i)
artefiziell artificial
arteigen peculiar to a species ('spi:ʃi:z),
characteristic, homologous
Artemisia f bot artemisia (i), sage (seidʒ)
brush (ʌ) / ꝣ abrotanum (Eberraute)
pharm southern (ʌ) wood
arten (schlagen) to take (nach after)
Art|erhaltung f propagation of the
species ('spi:ʃi:z) ꝣerhaltungsfunktion f
procreative function (ʌ)
Arteria f (PNA) artery ꝣ alveolaris inferior (PNA) (Unterkieferarterie) inferior dental a.; ꝣ ~ superior anterior
(PNA) (vordere Oberkieferarterie) anterior superior dental a.; ꝣ ~ superior
posterior (PNA) posterior superior
dental a. ꝣ angularis (PNA) (Augen-
winkelarterie) angular a. ꝣ appendicis
vermiformis (PNA) appendicular a. ꝣ
arcuata pedis (PNA) arcuate a. ꝣe
arcuatae renis (PNA) arciform arteries
ꝣ auricularis posterior (PNA) posterior

auricular a.; ꝣ ~ profunda (PNA)
(tiefe Ohrarterie) deep auricular a. ꝣ
axillaris (PNA) (Achselarterie) axillary
a.
ꝣ basilaris (PNA) (Basisarterie) basilar
a. ꝣ brachialis (PNA) brachial a.; ꝣ
~ superficialis (PNA) superficial
brachial a. ꝣ buccalis (PNA) buccal a.
ꝣ bulbi penis (PNA) a. of the bulb of
the penis; ꝣ ~ vestibuli vaginae (PNA)
a. of the vestibule
ꝣ canalis pterygoidei (PNA) a. of the
pterygoid canal ꝣ carotis communis
(PNA) (Kopfschlagader) common
carotid a.; ꝣ ~ externa (PNA) external carotid a.; ꝣ ~ interna (PNA)
internal carotid a. ꝣ centralis retinae
(PNA) (Zentralarterie der Netzhaut,
Zinn-Arterie) central a. of the retina ꝣ
cerebelli inferior anterior (PNA) anterior inferior cerebellar a.; ꝣ ~ inferior
posterior (PNA) posterior inferior cerebellar a.; ꝣ ~ superior (PNA) superior
cerebellar a. ꝣ cerebri anterior (PNA)
anterior cerebral a.; ꝣ ~ media (PNA)
middle cerebral a.; ꝣ ~ posterior
(PNA) posterior cerebral a. ꝣ cervicalis
ascendens (PNA) ascending cervical a.;
ꝣ ~ profunda (PNA) (tiefe Nacken-
schlagader) deep cervical a.; ꝣ ~
superficialis (PNA) superficial cervical
a. ꝣ chorioidea (PNA) choroid a. ꝣe
ciliares anteriores (PNA) anterior
ciliary arteries; ꝣe ~ posteriores breves
(PNA) short posterior ciliary arteries;
ꝣe ~ posteriores longae (PNA) long
posterior ciliary arteries ꝣ circumflexa
femoris lateralis (PNA) (seitliche Oberschenkelkranzarterie) lateral circumflex a.; ꝣ ~ femoris medialis (PNA)
(innere Oberschenkelkranzarterie) medial circumflex a.; ꝣ ~ humeri anterior
(PNA) (vordere Oberarmkranzarterie)
anterior circumflex humeral a.; ꝣ ~
humeri posterior (PNA) (hintere Oberarmkranzarterie) posterior circumflex
humeral a.; ꝣ ~ ilium profunda (PNA)
(tiefe Hüftkranzarterie) deep circumflex iliac a.; ꝣ ~ ilium superficialis
(PNA) (oberflächliche Hüftkranzarterie) superficial circumflex iliac a.; ꝣ
~ scapulae (PNA) (Schulterblattkranz-
arterie) circumflex scapular a. ꝣ
colica dextra (PNA) (rechte Dickdarmarterie) right colic a.; ꝣ ~ media
(PNA) middle colic a.; ꝣ ~ sinistra
(PNA) (linke Dickdarmarterie) superior left colic a. ꝣ collateralis media
(PNA) posterior descending branch of
the profunda brachii a.; ꝣ ~ radialis
(PNA) anterior descending branch of
the profunda brachii a.; ꝣ ~ ulnaris
inferior (PNA) supratrochlear a.; ꝣ ~
ulnaris superior (PNA) ulnar collateral
a. ꝣ comitans nervi ischiadici (PNA)
companion a. of the sciatic nerve ꝣ
communicans anterior (PNA) anterior
communicating a.; ꝣ ~ posterior
(PNA) posterior communicating a. ꝣe
conjunctivales anteriores (PNA) (vordere Bindehautarterien) anterior conjunctival arteries; ꝣe ~ posteriores
(PNA) (hintere Bindehautarterien)
posterior conjunctival arteries ꝣ coronaria cordis dextra (PNA) (rechte
Herzkranzarterie) right coronary a.; ꝣ
~ cordis sinistra (PNA) (linke Herzkranzarterie) left coronary a. ꝣ
cremasterica (PNA) (Samenstrang-

arterie) a. to the cremaster ꝣ cystica
(PNA) (Gallenblasenarterie) cystic a.
ꝣe digitales dorsales manus (PNA)
dorsal digital arteries of the hand; ꝣe
~ dorsales pedis (PNA) dorsal digital
arteries of the foot; ꝣe ~ palmares
communes (PNA) common palmar
digital arteries; ꝣe ~ palmares propriae (PNA) proper palmar digital
arteries; ꝣe ~ plantares communes
(PNA) plantar digital arteries; ꝣe ~
propriae pedis (PNA) proper plantar
digital arteries ꝣ dorsalis clitoridis
(PNA) dorsal a. of the clitoris; ꝣ ~
nasi (PNA) (Nasenrückenarterie) dorsalis nasi a.; ꝣ ~ pedis (PNA)
(Fussrückenarterie) dorsalis pedis a.;
ꝣ ~ penis (PNA) dorsal a. of the penis
ꝣ ductus deferentis (PNA) (Samenlei-
terarterie) a. of the vas deferens
ꝣ epigastrica inferior (PNA) (untere
Bauchwandarterie) inferior epigastric
a.; ꝣ ~ superficialis (PNA) superficial
epigastric a.; ꝣ ~ superior (PNA)
(obere Bauchwandarterie) superior
epigastric a. ꝣe episclerales (PNA)
(Lederhautarterien) episcleral arteries
ꝣ ethmoidalis anterior (PNA) anterior
ethmoidal a.; ꝣ ~ posterior (PNA)
posterior ethmoidal a.
ꝣ facialis (PNA) (Gesichtsarterie)
facial a.; ꝣ femoralis (PNA) (Ober-
schenkelarterie) femoral a.
ꝣe gastricae breves (PNA) short gastric
arteries ꝣ gastrica dextra (PNA)
(rechte Magenarterie) right gastric a.;
ꝣ ~ sinistra (PNA) (linke Magenarterie) left gastric a. ꝣ gastroduodenalis
(PNA) (Magen-u Zwölffingerdarmarterie) common hepatic a. ꝣ gastroepi-
ploica dextra (PNA) (rechte
Magennetzarterie) right gastroepiploic
a.; ꝣ ~ sinistra (PNA) (linke Magennetzarterie) left gastroepiploic a. ꝣ
genus descendens (PNA) descending
genicular a.; ꝣ ~ inferior lateralis
(PNA) (untere laterale Kniearterie)
lateral inferior genicular a.; ꝣ ~ inferior medialis (PNA) (untere mediale
Kniearterie) medial inferior genicular
a.; ꝣ ~ media (PNA) (mittlere
Kniearterie) middle genicular a.; ꝣ ~
superior lateralis (PNA) (obere laterale
Kniearterie) lateral superior genicular
a.; ꝣ ~ superior medialis (PNA) (obere
mediale Kniearterie) medial superior
genicular a.; ꝣ ~ glutea inferior (PNA)
(untere Gesässarterie) inferior gluteal
a.; ꝣ ~ superior (PNA) (obere Gesäß-
arterie) superior gluteal a.
ꝣe helicinae (PNA) (Rankenarterien)
helicine arteries ꝣ hepatica communis
(PNA) (gemeinsame Leberarterie)
common hepatic a.; ꝣ ~ propria
(PNA) proper hepatic a. ꝣ hyaloidea
(PNA) (Glaskörperarterie) hyaloid a.
ꝣ iliaca communis (PNA) (gemeinsame
Hüftarterie) common iliac a.; ꝣ ~
externa (PNA) (äussere Hüftarterie)
external iliac a.; ꝣ ~ interna (PNA)
internal iliac a. ꝣ iliolumbalis (PNA)
(Hüftlendenarterie) iliolumbar a. ꝣ
infra-orbitalis (PNA) (untere Augen-
höhlenarterie) infra-orbital a. ꝣe intercostales posteriores (PNA) posterior
intercostal arteries ꝣ intercostalis
suprema (PNA) (oberste Zwischenrip-
penarterie) superior intercostal a. ꝣ
interlobares renis (PNA) (Zwischen-

lappenarterien der Niere) interlobar arteries of the kidney; ≳e *interlobulares hepatis* (*PNA*) interlobular arteries of the liver; ≳e *interlobulares renis* (*PNA*) interlobular arteries of the kidney ≳ *labialis inferior* (*PNA*) (Unterlippenarterie) inferior labial a.; ≳ ~ *superior* (*PNA*) (Oberlippenarterie) superior labial a. ≳e *labiales posteriores* (*PNA*) labial branches of the internal pudendal a. ≳ *labialis superior* (*PNA*) superior labial a. ≳ *labyrinthi* (*PNA*) (Innenohrarterie) internal auditory a. ≳ *lacrimalis* (*PNA*) (Tränendrüsenarterie) lacrimal a. ≳ *laryngea inferior* (*PNA*) inferior laryngeal a.; ≳ ~ *superior* (*PNA*) superior laryngeal a. ≳ *lienalis* (*PNA*) (Milzarterie) splenic a. ≳ *ligamenti teretis uteri* (*PNA*) a. to the round ligament of the uterus ≳ *lingualis* (*PNA*) (Zungenarterie) lingual a. ≳e *lumbales* (*PNA*) lumbar arteries ≳ *lumbalis ima* (*PNA*) fifth lumbar a. ≳ *malleolaris anterior lateralis* (*PNA*) lateral anterior malleolar a.; ≳ ~ *anterior medialis* (*PNA*) medial anterior malleolar a. ≳ *masseterica* (*PNA*) masseteric a. ≳ *maxillaris* (*PNA*) (Oberkieferarterie) maxillary a. ≳ *mediana* (*PNA*) median a. ≳ *meningea anterior* (*PNA*) meningeal branch of the ophthalmic a.; ≳ ~ *media* (*PNA*) middle meningeal a.; ≳ ~ *posterior* (*PNA*) meningeal branch of the ascending pharyngeal a. ≳ *mentalis* (*PNA*) (Kinnarterie) mental a. ≳ *mesenterica inferior* (*PNA*) inferior mesenteric a.; ≳ ~ *superior* (*PNA*) superior mesenteric a. ≳e *metacarpeae dorsales* (*PNA*) (obere Mittelhandarterien) dorsal metacarpal arteries ≳e ~ *palmares* (*PNA*) palmar metacarpal arteries ≳e *metatarseae dorsales* (*PNA*) dorsal metatarsal arteries; ≳e ~ *plantares* (*PNA*) plantar metatarsal arteries ≳ *musculophrenica* (*PNA*) musculophrenic a. ≳e *nasales laterales, posteriores, et septi* (*PNA*) lateral, posterior, and septal nasal branches of the sphenopalatine a. ≳ *obturatoria* (*PNA*) obturator a. ≳ *occipitalis* (*PNA*) occipital a. ≳ *ophthalmica* (*PNA*) (Augenarterie) ophthalmic a. ≳ *ovarica* (*PNA*) (Eierstockarterie) ovarian a. ≳ *palatina ascendens* (*PNA*) ascending palatine a.; ≳ ~ *descendens* (*PNA*) descending palatine a.; ≳ ~ *major* (*PNA*) greater palatine a. ≳e *palatinae minores* (*PNA*) lesser palatine arteries ≳e *palpebrales laterales* (*PNA*) lateral palpebral arteries; ≳e ~ *mediales* (*PNA*) medial palpebral arteries ≳ *pancreaticoduodenalis inferior* (*PNA*) inferior pancreaticoduodenal a.; ≳ ~ *superior* (*PNA*) superior pancreaticoduodenal a. ≳e *perforantes* (*PNA*) perforating arteries ≳ *pericardiacophrenica* (*PNA*) pericardiacophrenic a. ≳ *perinealis* (*PNA*) transverse perineal a. ≳ *peronea fibularis* (*PNA*) (Wadenbeinarterie) peroneal a. ≳ *pharyngea ascendens* (*PNA*) ascending pharyngeal a. ≳ *phrenica* (*PNA*) phrenic a. ≳e *phrenicae superiores* (*PNA*) phrenic branches of the thoracic aorta ≳ *plantaris lateralis* (*PNA*) lateral plantar a.; ≳ ~ *medialis* (*PNA*) medial plantar a. ≳ *poplitea* (*PNA*) popliteal a. ≳

princeps pollicis (*PNA*) princeps pollicis a. ≳ *profunda brachii* (*PNA*) profunda brachii a.; ≳ ~ *clitoridis* (*PNA*) deep a. of the clitoris; ≳ ~ *femoris* (*PNA*) profunda femoris a.; ≳ ~ *linguae* (*PNA*) profunda a. of the tongue; ≳ ~ *penis* (*PNA*) deep a. of the penis ≳e *pudendae externae* (*PNA*) external pudendal arteries ≳ *pudenda interna* (*PNA*) internal pudendal a. ≳ *pulmonalis dextra* (*PNA*) (rechte Lungenarterie) right pulmonary a.; ≳ ~ *sinistra* (*PNA*) (linke Lungenarterie) left pulmonary a. ≳ *radialis* (*PNA*) (Speichenarterie) radial a.; ≳ ~ *indicis* (*PNA*) (radiale Zeigefingerarterie) radialis indicis a. ≳ *rectalis inferior* (*PNA*) (untere Mastdarmarterie) inferior rectal a.; ≳ ~ *media* (*PNA*) (mittlere Mastdarmarterie) middle rectal a.; ≳ ~ *superior* (*PNA*) (obere Mastdarmarterie) superior rectal a. ≳ *recurrens radialis* (*PNA*) (rückläufige Speichenarterie) radial recurrent a.; ≳ ~ *ulnaris* (*PNA*) (rückläufige Ellenarterie) ulnar recurrent a. ≳ *renalis* (*PNA*) (Nierenarterie) renal a. ≳e *renis* (*PNA*) arteries of the kidney ≳e *sacrales laterales* (*PNA*) lateral sacral arteries ≳ *sphenopalatina* (*PNA*) sphenopalatine a. ≳ *spinalis anterior* (*PNA*) anterior spinal a.; ≳ ~ *posterior* (*PNA*) posterior spinal a. ≳ *stylomastoidea* (*PNA*) stylomastoid a. ≳ *subclavia* (*PNA*) (Unterschlüsselbeinarterie) subclavian a. ≳ *subcostalis* (*PNA*) subcostal a. ≳ *sublingualis* (*PNA*) (Unterzungenarterie) sublingual branch of the lingual a. ≳ *submentalis* (*PNA*) submental a. ≳ *subscapularis* (*PNA*) subscapular a. ≳ *supra-orbitalis* (*PNA*) supra-orbital a. ≳ *suprarenalis inferior* (*PNA*) (untere Nebennierenarterie) inferior suprarenal a.; ≳ ~ *media* (*PNA*) (mittlere Nebennierenarterie) middle suprarenal a.; ≳ ~ *superior* (*PNA*) (obere Nebennierenarterie) superior suprarenal a. ≳ *suprascapularis* (*PNA*) (obere Schulterblattarterie) suprascapular a. ≳ *supratrochlearis* (*PNA*) (Stirnarterie) supratrochlear a. ≳e *surales* (*PNA*) (Wadenarterien) sural arteries ≳ *tarsea lateralis* (*PNA*) tarsal a. ≳e *tarseae mediales* (*PNA*) medial tarsal arteries ≳ *temporalis media* (*PNA*) middle temporal a. ≳e *temporales profundae* (*PNA*) deep temporal arteries ≳ *temporalis superficialis* (*PNA*) superficial temporal a. ≳ *testicularis* (*PNA*) (Hodenarterie) testicular a. ≳ *thoracica lateralis* (*PNA*) (seitliche Brustkorbarterie) lateral thoracic a.; ≳ ~ *interna* (*PNA*) (Brustarterie) internal mammary a.; ≳ ~ *suprema* (*PNA*) (obere Brustkorbarterie) superior thoracic a. ≳ *thoraco-acromialis* (*PNA*) acromiothoracic a. ≳ *thoracodorsalis* (*PNA*) thoracodorsal a. ≳ *thyreoidea ima* (*PNA*) (Neubauer-Arterie) thyroidea ima a.; ≳ ~ *inferior* (*PNA*) inferior thyroid a.; ≳ ~ *superior* (*PNA*) superior thyroid a. ≳ *tibialis anterior* (*PNA*) (vordere Schienbeinarterie) anterior tibial a.; ≳ ~ *posterior* (*PNA*) (hintere Schienbeinarterie) posterior tibial a. ≳ *transversa colli* (*PNA*) (quere Halsarterie) transverse cervical a.; ≳ ~ *faciei* (*PNA*) (quere Ge-

sichtsarterie) transverse facial a. ≳ *tympanica anterior* (*PNA*) anterior tympanic a.; ≳ ~ *inferior* (*PNA*) inferior tympanic a.; ≳ ~ *posterior* (*PNA*) posterior tympanic a. ≳ *ulnaris* (*PNA*) (Ellenarterie) ulnar a. ≳ *umbilicalis* (*PNA*) (Nabelarterie) umbilical a. ≳ *urethralis* (*PNA*) (Harnröhrenarterie) urethral a. ≳ *uterina* (*PNA*) (Gebärmutterarterie) uterine a. ≳ *vaginalis* (*PNA*) (Scheidenarterie) vaginal branch of the uterine a. ≳ *vertebralis* (*PNA*) (Wirbelarterie) vertebral a. ≳ *vesicalis inferior* (*PNA*) (untere Harnblasenarterie) inferior vesical a. ≳e *vesicales superiores* (*PNA*) (obere Harnblasenarterien) superior vesical arteries ≳ *zygomatico-orbitalis* (*PNA*) zygomatic branch of the superficial temporal a.
Arterial|isation *f* arterialisation ~**isieren** to arterialise (iə) ≳**rückfluss** *m* arterial reflux
Arterie *f* (Schlagader) artery
Arteriektasie *f* arteriectasis, arteriectasia (ei)
Arteriektomie *f* (Arterienresektion) arteriectomy
arteriell (arteriös) arterial (iə), arterio- (iə) (*Vors*), arterious (iə) ≳**werden** *n* (Blut) arterialisation
Arterien|- arterial (iə) ≳**ast** *m* arterial branch ≳**bildung** *f* arteriogenesis (e) ≳**druck** *m* arterial blood pressure ≳**embolie** *f* arterial embolism ≳**entartung** *f* (fibröse) arteriofibrosis ≳**entzündung** *f* arteritis, inflammation of an artery ≳**erkrankung** *f* arteriopathy (ɔ) ≳**eröffnung** *f* arteriotomy ≳**erschlaffung** *f* arterio-atony (æ) ≳**erweichung** *f* arteriomalacia (məˈleiʃiə) ~**erweiternd** arteriodilating ≳**erweiterung** *f* arterial dilatation, arteriectasis, aneurysm ≳**exzision** *f* arteriectomy ≳**geräusch** *n* arterial murmur
Arterienklemme *f chir* artery forceps *pl*, h[a]emostatic forceps, *US* hemostat (i:) **gebogene** ≳ Péan's (peˈäz) forceps **gerade** ≳ straight forceps **gewinkelte** ≳ angled forceps **grosse** ≳ bulldog clip **sehr kleine und schwache** ≳ mosquito (i:) forceps, Halsted's ('hælstedz) mosquito forceps
Arterien|krampf *m* arteriospasm (aːˈtiəriospæzm) ≳**ligatur** *f* ligature ('ligətʃə) of an artery ≳**lumen** *n* lumen (u:) of an artery ≳**naht** *f* arteriorrhaphy (ɔ), suture of an artery ≳**pinzette** *f* arterial forceps ≳**plastik** *f* arterioplasty (iə) ≳**puls** *m* arterial pulse ≳**punktion** *f* arterial puncture ≳**rauschen** *n* arterial murmur ≳**riß** *m* arteriorrhexis ≳**scheide** *f* (Gefäßscheide) arterial sheath ≳**schnitt** *m* arteriotomy ≳**stein** *m* arteriolith (iə), arterial calculus ≳**striktur** *f* arteriostenosis ≳**system** *n* arterial system ≳**unterbindung** *f* ligature (i) of an artery ≳**verengerung** *f* narrowing of an artery ≳**verkalkung** *f* arterial sclerosis, arteriosclerosis, arterial calcification ≳**verlagerung** *f* arteriectopia (ou) ≳**verschluß** *m* artery od arterial occlusion ≳**verstopfung** *f* obstruction (ʌ) of an artery ≳**verzweigung** *f* arterial ramification ≳**zeichen** *n* (Schwangerschaft) Osiander's (oːziˈandɔrz) sign
Arteriitis *f* (Arterienentzündung) arteritis **hyperergische** ≳ polyarteritis nodosa, Kussmaul's ('kusmaulz) disease ≳

obliterans (Endangiitis obliterans, Winiwarter-Buerger-Krankheit) endarteriitis obliterans ⊾ *temporalis* temporal arteritis ⊾ *umbilicalis* arteritis umbilicalis
Arterio|gramm *n* (Gefäßaufnahme) arteriogram (iə), roentgenogram ('rantjənəgræm) of an artery ⊾**graph** *m* arteriograph (iə) ⊾**graphie** *f* arteriography (ɔ) ~**graphisch** arteriographic (æ) ~**kapillar** arteriocapillary
Arteriola *f* (*PNA*) arteriole (iə) ⊾ *medialis retinae* (*PNA*) medial retinal branch of the central artery of the retina ⊾ *nasalis retinae inferior* (*PNA*) inferior nasal branch of the central artery of the retina ⊾ *nasalis retinae superior* (*PNA*) superior nasal branch of the central artery of the retina ⊾*e rectae* (*PNA*) arteriolae rectae ⊾ *temporalis retinae inferior* (*PNA*) inferior temporal branch of the central artery of the retina ⊾ *temporalis retinae superior* (*PNA*) superior temporal branch of the central artery of the retina
arteriolär (Arteriolen betr.) arteriolar (ai)
Arteriole *f* (kleinste Arterie) arteriole (a:'tiərioul)
Arterio|lith *m* arteriolith (iə) ⊾**litis** *f* arteriolitis ⊾**logie** *f* arteriology (ɔ) ~**logisch** arteriologic[al] ⊾**losklerose** *f* (Verkalkung der kleinen Schlagadern) arteriolosclerosis ~**losklerotisch** arteriolosclerotic ⊾**meter** *n* arteriometer ⊾**nekrose** *f* arterionecrosis ⊾**pathie** *f* arteriopathy (ɔ) ~**plastisch** arterioplastic ⊾**rrhaphie** *f* (Gefässnaht) arteriorrhaphy (ɔ)
arteriös (arteriell) arterial (iə)
Arteriosclerosis obliterans *f* arteriosclerosis obliterans
Arterio|sklerose *f* (Schlagaderverkalkung) arterial (iə) sclerosis, arteriosclerosis / obliterierende ⊾ (Arteriosclerosis obliterans) arteriosclerosis obliterans ~**sklerotisch** arteriosclerotic ⊾**spasmus** *m* (arterieller Gefässkrampf) arteriospasm (iə) ~**spastisch** arteriospastic ⊾**tomie** *f* arteriotomy (ɔ), arterial bleeding ⊾**tripsie** *f* arterio[s]trepsis (e) ~**venös** arteriovenous (i:)
art|fremd foreign ('fɔrin), heterozoic (ou), heterogenous (ɔ), alien (ei) ~**gleich** homozoic (ou), homogenous (ɔ), identical, of the same species ('spi:ʃi:z)
Arthr|algie *f* (Gelenkschmerz) arthralgia (a:'θrældʒiə), arthrodynia, pain in a joint ~**algisch** arthralgic ⊾**ästhesie** *f* (Gelenkempfindung) arthr[a]esthesia (a:θres'θi:ziə) ⊾**ektomie** *f* (Gelenkresektion) arthrectomy, resection of a joint ⊾**itiker** *m* arthritic (i), arthritis patient
Arthritis *f* (Gelenkentzündung) arthritis ⊾ *allergica* allergic a. *atypische infantile rheumatoide* ⊾ (Still-Syndrom) Still's ('stilz) syndrome, Chauffard-Still (ʃo'far) syndrome, acute juvenile rheumatoid a. ⊾ *chronica* (chronisch verlaufende Arthritis) chronic (ɔ) a. ⊾ *deformans* a. deformans, atrophic (ɔ) a. ⊾ *dysenterica* dysenteric a. *eitrige* ⊾ (Arthritis purulenta *od* suppurativa) suppurative a. ⊾ *fungosa* a. fungosa ⊾ *gonorrhoica, gonorrhoische* ⊾ (Arthritis

gonorrhoica) gonococcal *od* gonorrh[o]eal (i) a. *hämophile* ⊾ h[a]emophilic a. ⊾ *hyperergica* allergic a. ⊾ *psoriatica* (Psoriasis arthropathica) psoriatic a. ⊾ *purulenta* suppurative (ʌ) a. ⊾ *rheumatica* rheumatoid (u:) a. ⊾ *sicca* a. sicca ⊾ *suppurativa* (eitrige Arthritis) suppurative (ʌ) a. ⊾ *syphilitica* (Gelenkmanifestation der Syphilis) syphilitic a. ⊾ *traumatica* traumatic a. ⊾ *tuberculosa* (tuberkulöse Arthritis) tuberculous a. ⊾ *urica* (Gichtarthritis) gouty *od* uratic a. ⊾ *villosa* villous a. ⊾ *der Wechseljahre* menopausal a.
arthritisch arthritic (i)
Arthritis|faktor *m* rheumatoid factor ⊾**mittel** *n pharm* antarthritic (i)
Arthritismus *m* (Veranlagung zu Gelenkleiden) arthritism / (Gicht) gouty (au) a., uratic (æ) diathesis (æ)
Arthro|- (*Vors*) (Gelenk betr.) arthro-(*Vors*) ⊾**bacter** *bakt* Arthrobacter ⊾**chondritis** *f* (Gelenkknorpelentzündung) arthrochondritis, inflammation of the cartilages of a joint ⊾**dese** *f* arthrodesis (ɔ), artificial (i) ankylosis, arthrodesia (i:), surgical fixation of a joint ⊾**die** *f* (Gleitgelenk) arthrodia (ou) ⊾**dose** *f* artificial ankylosis ⊾**dynie** *f* arthrodynia ⊾**empyesis** *f* arthr[o-]empyesis (i:) ~**gen** (gelenkbedingt) arthrogenous (ɔ) ⊾**graphie** *f röntg* arthrography ⊾**gryposis** *f* (Gelenkversteifung in Flexionsstellung) arthrogryposis / *multiplex congenita* (Stern) Guérin-Stern-Syndrom) congenital multiple arthrogryposis, amyoplasia congenita ⊾**katadysis** *f* arthrokatadysis, protrusio acetabuli ⊾**kaze** *f* arthrocace (a:'θrɔkəsi) ⊾**kleisis** *f* arthrokleisis (ai) ⊾**lith** *m* (Gelenkkörper) arthrolith ⊾**logie** *f* (Gelenklehre) arthrology ⊾**lyse** *f* arthrolysis (ɔ) ⊾**meter** *n* arthrometer ⊾**nose** *f* arthronosis, joint disease ⊾**nosis deformans** *s* Arthrosis deformans ⊾**-Ophthalmopathie** *f*, **hereditäre** hereditary arthro-ophthalmopathy (ɔfθæl'mɔpəθi) ⊾**-Osteo-Onycho-Dysplasie** *f*, **hereditäre** ⊾ **mit Beckenhörnern** (Turner-Kieser-Syndrom) nail patella syndrome, hereditary osteo-onychodysplasia
Arthropathia *f* (Gelenkleiden) arthropathy (ɔ) ⊾ *climacterica* ⊾ ovaripriva ⊾ *neuropathica* (Neuroarthropathie) neurogenic *od* neuropathic a. ⊾ *ovaripriva* (Arthritis der Wechseljahre) menopausal *od* climacteric arthritis, arthropathia ovaripriva ⊾ *tabica* (Charcot-Gelenk) tabetic a., Charcot's (ʃa'koz) joint
Arthro|pathie *f* (Gelenkleiden) arthropathy (ɔ) ⊾**phyt** *m* (Gelenkkörper) arthrophyte ⊾**plastik** *f* (Gelenkplastik) arthroplasty ~**plastisch** arthroplastic ⊾**pneumographie** *f* pneumo[-] arthrography ⊾**pode** *m zool* arthropod ⊾**podenwirt** *m* arthropod host (ou) ⊾**rise** *f* (Sperrung der Gelenkbeweglichkeit) *chir* arthro-ereisis (ai), arthrorisis (ai) ⊾**se** *f* arthrosis / deformierende ⊾ arthritis deformans, chronic (ɔ) osteo-arthrosis ⊾**sis** *f* (Arthrose) arthrosis / ⊾ deformans arthritis deformans ⊾**skop** *n* arthroscope ⊾**skopie** *f* arthroscopy ⊾**tom** *n* arthrotome ⊾**tomie** *f* (Gelenkeröffnung) arthro-

tomy ⊾**typhus** *m* arthrotyphoid ('taifɔid) ⊾**zentese** *f* arthrocentesis (i:), puncture of a joint
Arthus (ar'tys)-**Phänomen** *n* (Allergie) Arthus' phenomenon *od* reaction
Articulatio *f* (*PNA*) articulation, joint ⊾ *acromioclavicularis* (*PNA*) (Akromioklavikulargelenk, Schultergelenk) acromioclavicular joint ⊾ *atlantoaxialis lateralis* (*PNA*) lateral atlanto-axial joint; ⊾ *atlantoaxialis mediana* (*PNA*) median atlanto-axial joint; ⊾ ~ *occipitalis* (*PNA*) (Atlanto-okzipitalgelenk, erstes *od* oberes Kopfgelenk) atlanto-occipital joint ⊾ *calcaneocuboidea* (*PNA*) (Kalkaneokuboidgelenk) calcaneocuboid j. ⊾ *capitis costae* (*PNA*) (Rippenkopfgelenk) j. of the head of a rib ⊾*nes carpometacarpeae* (*PNA*) (Karpometakarpalgelenke, Handwurzel-Mittelhandgelenke) carpometacarpal joints ⊾ *carpometacarpea pollicis* (*PNA*) carpometacarpal j. of the thumb ⊾ *composita* (*PNA*) compound j. ⊾ *condylaris* (*PNA*) condyloid j. ⊾ *costotransversaria* (*PNA*) costotransverse j. ⊾*nes costovertebrales* (*PNA*) (Kostovertebralgelenke, Rippen-Wirbelgelenke) costovertebral joints ⊾ *cotylica* (*PNA*) (Napfgelenk, Nussgelenk) ball-and-socket j. ⊾ *coxae* (*PNA*) (Hüftgelenk) hip j. ⊾ *crico-arytaenoidea* (*PNA*) (Kriko-arytänoidgelenk) crico-arytenoid j. ⊾ *cricothyreoidea* (*PNA*) (Krikothyreoidgelenk) cricothyroid j. ⊾ *cubiti* (*PNA*) (Ellenbogengelenk) elbow j. ⊾ *cuneonavicularis* (*PNA*) (Keilbein-Schiffbeingelenk) cuneonavicular j. ⊾ *genus* (*PNA*) (Kniegelenk) knee j. ⊾ *humeri* (*PNA*) (Schultergelenk) shoulder j. ⊾ *humeroradialis* (*PNA*) (Humeroradialgelenk, Oberarm-Speichengelenk) humeroradial j. ⊾ *humero-ulnaris* (*PNA*) (Humero-Ulnargelenk, Oberarm-Ellengelenk) humero-ulnar j. ⊾ *incudomallearis* (*PNA*) (Hammer-Ambossgelenk) incudomalleolar j. ⊾ *incudostapedia* (*PNA*) (Amboss-Steigbügelgelenk) incudostapedial j. ⊾ *intercarpea* (*PNA*) (Interkarpalgelenk, distales Handgelenk, Zwischenhandwurzelgelenk) intercarpal j. ⊾*nes interchondrales* (*PNA*) (Rippenknorpelgelenke) interchondral joints ⊾*nes intermetacarpeae* (*PNA*) (Intermetakarpalgelenke, Mittelhand-Zwischengelenke) intermetacarpal joints ⊾*nes intermetatarseae* (*PNA*) (Intermetatarsalgelenke, Mittelfuss-Zwischengelenke) intermetatarsal joints ⊾*nes interphalangeae manus* (*PNA*) interphalangeal joints of the hand; ⊾*nes ~ pedis* (*PNA*) interphalangeal joints of the toes ⊾*nes intertarseae* (*PNA*) (Intertarsalgelenke, Zwischenfusswurzelgelenke) intertarsal joints ⊾ *mediocarpea* (*PNA*) midcarpal j. ⊾*nes metacarpophalangeae* (*PNA*) (Metakarpophalangealgelenke, Fingergrundgelenke) metacarpophalangeal joints ⊾*nes metatarsophalangeae* (*PNA*) (Metatarsophalangealgelenke, Zehengrundgelenke) metatarsophalangeal joints ⊾*nes ossiculorum auditus* (*PNA*) joints of the auditory ossicles ⊾ *ossis pisiformis* (*PNA*) (Erbsenbeingelenk) pisiform joint ⊾ *plana* (*PNA*) plane j. ⊾

radiocarpea (*PNA*) (Radiokarpalgelenk, proximales Handgelenk) radiocarpal j. ℓ *radio- ulnaris distalis* (*PNA*) (distales Radioulnargelenk) inferior radio-ulnar j. ℓ *radio-ulnaris proximalis* (*PNA*) (proximales Radioulnargelenk) superior radio-ulnar j. ℓ *sacro-iliaca* (*PNA*) (Sakroiliacalgelenk, Ileo--Sakralgelenk) sacro-iliac j. ℓ *sellaris* (*PNA*) (Sattelgelenk) saddle j. ℓ *simplex* (*PNA*) (einfaches Gelenk) simple j. ℓ *sphaeroidea* (*PNA*) (kugelähnliches Gelenk, Kugelgelenk) spheroid j. ℓ *sternoclavicularis* (*PNA*) (Sternoklavikulargelenk) sternoclavicular j. ℓ*nes sternocostales* (*PNA*) (Sternokostalgelenke, Brustbein-Rippengelenke) sternocostal joints ℓ *subtalaris* (*PNA*) (Subtalargelenk, hinteres Sprunggelenk) talocalcanean j. ℓ *talocalcaneonavicularis* (*PNA*) (vorderes Sprunggelenk) talocalcaneonavicular j. ℓ *talocruralis* (*PNA*) (Talokruralgelenk, oberes Sprunggelenk, Knöchelgelenk) ankle j. ℓ *tarsi transversa* (*PNA*) (queres Fusswurzelgelenk) transverse tarsal joint ℓ*nes tarsometatarseae* (*PNA*) (Fusswurzel-Mittelfuss-Gelenke) tarsometatarsal joints ℓ *temporomandibularis* (*PNA*) (Mandibulargelenk, Kiefergelenk) mandibular joint ℓ *tibiofibularis* (*PNA*) (Tibiofibulargelenk, Schienbein-Wadenbeingelenk) superior tibiofibular j. ℓ *trochoidea* (*PNA*) (Radgelenk) pivot (i) j.

artifiziell artificial (i)

-artig (*Nachs*) -like, *z B* amin~ amine--like

artikulär (Gelenk betr) articular (i)

Artikulation *f dent* articulation / schlechte ℓ malarticulation

Artikulations|- articular (i) ℓ**fläche** *f dent* articular surface ~**gestört** dysarthric ℓ**papier** *n dent* articulating paper ℓ**störung** *f* (Sprache) logophasia (ei), disturbed articulation

Artikul|ator *m dent* articulator (i) ~**atorisch** articulatory (i) ~**ieren** to articulate (i)

Art|kreuzung *f* cross-breeding, hybridisation ~**spezifisch** specific to the species ('spi:ʃi:z), species-specific

Ary- = arytaenoideus arytenoid

aryepiglottisch aryepiglottidian ('æri-,epiglɔ'tidən), aryepiglottic, aryteno--epiglottic

Aryknorpel *m* (Cartilago arytaenoidea (*PNA*) Gießbeckenknorpel) arytenoid (i:) cartilage ℓ**entzündung** *f* arytenoiditis ('æri,ti:nɔi'daitis) ℓ**fixierung** *f chir* arytenoidopexy (ɔi)

arytänoid (Gießbeckenknorpel betr.) arytenoid (i:) ℓ**ektomie** *f* (Gießbeckenknorpelentfernung) arytenoidectomy ~**itis** *f* (Gießbeckenknorpelentzündung) arytenoiditis ℓ**opexie** *f* (Befestigung des Giessbeckenknorpels) *chir* arytenoidopexy ℓ**winkel** *m* arytenoid space

Arzberger ('artsbεrgər)-**Birne** *f* (Mastdarmkühler) Arzberger's pear ('εɔ)

Arznei *f* drug (ʌ), remedy (e), medicament (i), pharmaceutical product *od* preparation, *US* pharmaceutic[al], medicine / (Trank) draught (dra:ft), potion (ou); *vet* drench *äußerlich zu gebrauchende* ℓ remedy for external *od* topical application *od* use *innerlich zu nehmende* ℓ remedy *od* medicine for

internal application *od* use *nervenstärkende* ℓ tonic (ɔ) *spezifische* ℓ specific remedy *stärkende* ℓ restorative (ɔ:) remedy *unangenehm schmeckende* ℓ nauseous (ɔ:) drug ℓ**abhängigkeit** *f* drug dependence ℓ**ausschlag** *m* drug rash, drug eruption (ʌ) ℓ**behandlung** *f* medicinal (i) treatment, medication ℓ**bereitung** *f* making up *od* preparation of prescriptions (i) ℓ**bougie** *f* medicated bougie ℓ**buch** *n* (Pharmakopoe) pharmacop[o]eia (iə) ℓ**essig** *m pharm* acetum (i:) medicatum (ei) ℓ**exanthem** *n s* ausschlag ℓ**flasche** *f pharm* medicine bottle ℓ**formel** *f* formula, prescription ℓ**gabe** *f* dose (dous) ℓ**geschmack** *m* medicinal (i) taste ℓ**glas** *n* medicine bottle ℓ**kapsel** *f* capsule, capsula, *pl* ~e ℓ**kombination** *f pharm* compound remedy (e) ℓ**kraut** *n* medicinal (i) *od* officinal (i) herb, drug ℓ**kunde** *f* (Pharmakologie) pharmacology / (Pharmazeutik) pharmaceutics (ju:) ~**kundlich** pharmaceutic[al] (ju:) ~**lich** medicinal (i), medical, officinal (i), pharmaceutic[al] ℓ**lösung** *f pharm* liquor ('likə), solution

Arzneimittel *n s* Arznei ℓ *zur äusseren Anwendung* topical (ɔ) *freiverkäufliches od rezeptfreies* ℓ over-the-counter drug *Gewöhnung erzeugendes* ℓ habit (æ)-forming drug *radioaktive* ℓ radiopharmaceutical preparations (*EP*) *verschreibungspflichtiges* ℓ ethical [drug] ℓ**abhängigkeit** *f* drug dependence / zur ℓ führend habit-forming ℓ**akne** *f* drug acne, drug rash ℓ**allergie** *f* drug allergy ℓ**äquivalenz** *f* drug equivalence ℓ**ausscheidung** *f* drug excretion (i:) ℓ**ausschlag** *m* drug rash, medicinal (i) rash ~**bedingt** drug-induced ℓ**behandlung** *f* pharmacotherapy, pharmaceutical (ju:) treatment, drug therapy / fortgesetzte ℓ sustained medication (SM) ℓ**dermatitis** *f* dermatitis medicamentosa, drug eruption (ʌ), medicinal eruption ℓ**exanthem** *n* drug rash *od* eruption ℓ**fieber** *n* drug fever ℓ**forschung** *f* pharacologic[al] research (ə:) ℓ**gift** *n* drug poison ℓ**kunde** *f* pharmacology, pharmaceutics (ju:), materia (i) medica (e) ℓ**lehre** *f* (Pharmakologie) pharmacology / (Pharmazeutik) pharmaceutics (ju:) ℓ**mißbrauch** *m* drug abuse (ju:) ℓ**reaktion** *f* drug reaction ℓ**resistenz** *f* drug resistance ℓ**sicherheit** *f* safety of drugs ℓ**standardisierung** *f* standardisation of drugs ℓ**sucht** *f* drug addiction (i), pharmacomania, pharmacophilia (i) ℓ**vergiftung** *f* drug poisoning, drug intoxication

Arznei|pflanze *f* medicinal (i) *od* officinal (i) plant *od* herb ℓ**probe** *f* sample (a:) ℓ**schrank** *m* (Medikamentenschrank) medicine cupboard ℓ**stoff** *m* medicinal agent ℓ**stoffwechsel** *m* drug metabolism ℓ**taxe** *f* official (i) price of drugs ℓ**träger** *m pharm* vehicle (i:) ℓ**trank** *m* potion (ou), draught (dra:ft) ℓ**verschreibung** *f* prescription ℓ**waren** *f pl* drugs, medicaments ℓ**warenkunde** *f* pharmacognosy (ɔ) ℓ**wein** *m* (Medizinalwein) medicinal (i) *od* medicated wine

Arzt *m* physician (fi'ziʃn), doctor, medical (e) man *F* / (Hausarzt) family doctor, medical adviser (ai) / (Chirurg) surgeon *approbierter* ℓ registered (e)

medical practitioner *beamteter* ℓ, *Amtsarzt* medical officer *behandelnder* ℓ attending physician *beratender* ℓ consultant (ʌ) [physician] *diensttuender* ℓ doctor on duty, duty doctor *leitender* ℓ senior (i:) physician *niedergelassener* ℓ physician in private practice *praktischer* ℓ, ℓ *mit Allgemeinpraxis* general practitioner (G P) *Totenschauhaltender* ℓ medical examiner (ig'zæminə) [nota: nichtärztlicher Leichenbeschauer = coroner (ɔ)] *überweisender* ℓ referring (ə:) physician ℓ**behandlung** *f* medical care *od* treatment ℓ**bericht** *m* medical report ℓ**beruf** *m* medical profession ℓ**besuch** *m* consultation [in the consulting-room] / visit [of the doctor in the patient's house] ℓ**besucher** *m* medical representative ℓ**gebühr** *f* (Honorar) doctor's fee ℓ**helferin** *f* consulting--room assistant ℓ**honorar** *n* doctor's fee

Ärzte|berater *m* medical adviser ℓ**besucher** *m* medical representative ℓ**muster** *n pharm* [doctor's] sample (a:), professional sample ℓ**personal** *n* (ärztliches Personal) medical staff ℓ**register** *n* Medical Register ℓ**schaft** *f* medical profession ℓ**stab** *m* (in Klinik) active medical staff ℓ**stand** *m* medical profession ℓ**verzeichnis** *n* panel (æ)

Ärztin *f* doctor, lady doctor *od* physician (i)

Arzt|kontrolle *f* medical supervision ℓ--**Patient-Verhältnis** *n* doctor-patient relationship ℓ**pflicht** *f* doctor's duty ℓ**praxis** *f* medical practice ℓ**rechnung** *f* doctor's bill ℓ**stand** *m s* Ärztestand ℓ**tasche** *f* doctor's bag *od* case / (Instrumententasche) instrument case ℓ**vertreter** *m* locum (ou) [tenens (i:)] ℓ**wahl** *f*, freie free choice of physician, freedom to choose one's own doctor

As = Aminosäure *f* amino acid / = Arsen *n* arsenic, As / = Astigmatismus *m* astigmatism, As

Asa foetida *f bot* asaf[o]etida (e)

Asant *m pharm* wohlriechender ℓ benzoin / stinkender ℓ asaf[o]etida (e)

Asarkie *f* (Abmagerung) emaciation, losing weight

asb = Apostilb (Leuchtdichteeinheit) apostilb

Asbest *m* asbestos ℓ**lunge** *f* asbestosis, amianthosis

Asbestose *f* (Asbeststaublunge) asbestosis, steam-fitters' asthma ('æsmə)

Asbeststaublunge *f* asbestosis

Ascaridae (Spulwürmer) Ascaridae (æ)

Ascaris *m s* Askaris

Asch *f* [ℓ]-**Operation** *f* Asch's operation ℓ-**Splint** *m* Asch's splint

Asche *f*, säureunlösliche acid-insoluble ash

Aschen|analyse *f chem* ash analysis (æ) ℓ**bestandteil** *m* ash constituent ℓ**bild** *n* spodogram (ou)

Ascherson ('aʃərzɔn)-**Membran** *f* (Kaseinhülle) Ascherson's membrane

Ascher ('aʃər)-**Syndrom** *n* Ascher's syndrome

Ascherückstand *m* ignition residue (e) *od* residue on ignition

A-Sch-E-Verband *m* (mnemotechnische Bezeichnung für Desault-Verband (Bindentouren über Achsel, Schulter, Ellenbogen)) Desault's (də'soz) bandage

aschgrau ashen

40

Aschheim-Zondek ('aʃhaim-'tsɔndek)|-
-Hormon n (Choriongonadotropin)
Aschheim-Zondek hormone ℒ-Probe
od -Schwangerschaftsreaktion f Aschheim-Zondek test (AZ-test od AZT)
Aschner [-Dagnini] ('aʃnər-da'nini)-Test
m Aschner's phenomenon od reflex
Aschoff ('aʃɔf)-Knötchen n Aschoff's
node, nodule od body
Aschoff-Tawara ('aʃɔf-ta'va:ra)-Knoten
m node of Tawara, atrioventricular (i)
od auriculoventricular node
Ascites m s Aszites
Ascoli (as'koli)|-Meiostagmin-Reaktion
f miostagmin reaction, Ascoli's reaction ℒ-Reaktion f (Milzbrand) Ascoli's
test
ASE = Antistreptolysin-Einheit f antistreptolysin unit
As-Einlage f dent arsenic ('a:snik) filling
Asemie f (Verständigungsunfähigkeit)
ps asemia (i:)
Asepsis f (Keimfreiheit) asepsis, aseptic
state / die ℒ brechen to break the
aseptic chain / tadellose ℒ unbroken
aseptic chain
Aseptik f aseptic technique (i:), asepti-
cism
aseptisch aseptic, sterilised (e) / ~
machen to asepticise, to render aseptic,
to sterilise
Asexualität f ps asexuality
asexuell ps asexual, sexless
Asherman ('æʃəmən)-Syndrom n
Asherman's syndrome, traumatic
intra-uterine synechia
Ashhurst ('æʃhə:st)-Schiene f Ashhurst's
splint
Asialie f (Speichelmangel) asialia (ei),
aptyalism (ai), absence of salivary
secretion
Asiderose f asiderosis
Askariasis f (Askarisbefall) ascariasis
(ai), ascaridosis, ascariosis
Askaridiasis f s Askariasis
Askaridose f s Askariasis
Askaris m (Ascaris, Rundwurm) (pl
Askariden) Ascaris, pl Ascarides
(æs'kæridi:z) od Ascaridae (æs-
'kæridi:z), roundworm ℒbefall m s
Askariasis
askarizid (spulwurmtötend) ascaricide
(æ)
ASKE = Antistreptokinase-Einheit f
antistreptokinase unit
Asklepiadenschwur m histor hippocratic
oath
Asko|mykose f s Blastomykose ℒmyze-
ten m pl Ascomycetes (i:)
Askomyzetesschimmelpilz m (Penicil-
lium) Penicillium (i:)
Askorbat n chem ascorbate
askorbin|sauer chem ascorbic ℒsäure f
(Acidum ascorbicum (WHO, DAB))
chem ascorbic acid (BP, USP), cevitamic (æ) acid, vitamin (ai) C ℒsäurefak-
tor m ascorbic acid factor
Äskulapstab m staff of Aesculapius (ei),
caduceus (ju:), rod and serpent
ASL = Antistreptolysin n antistreptoly-
sin, ASL
ASLO = Antistreptolysin O antistrep-
tolysin O
asomatisch asomatous (ɔ)
Asomnie f (Schlaflosigkeit) insomnia
Asp = Asparaginsäure f aspartic acid,
Asp
Asparacemsäure f asparacemic (i:) acid
Asparagin n chem asparagine (æ) ℒase

f asparaginase ~sauer chem asparagi-
nic (i), aspartic ℒsäure f chem asparagi-
nic od aspartic acid, amidosuccinic
(sʌk'sinik) acid
Asparamid n asparagine
Aspartataminotransferase f aspartate
aminotransferase
aspastisch aspastic
Aspergill|in n aspergillin ℒom n aspergil-
loma ℒose f aspergillosis ℒsäure f
aspergillic (æspə'dʒilik) acid ℒus[pilz]
m bot Aspergillus
Asperm|atie f s Aspermie ℒatismus m s
Aspermie ℒatogenese f (fehlende Bildung von Spermatozoen) aspermatogenesis (e) ℒie f aspermatism, ℒ
aspermia
asphärisch opt aspherical (e)
Asphygmie f ([vorübergehende] Pulslo-
sigkeit) asphygmia, temporary absence
of pulse (ʌ)
asphyktisch asphyxial (i)
Asphyxia f [s a Asphyxie] asphyxia / ℒ
livida (blaue Apnoe) blue a., a. livida /
ℒ pallida pale a., a. pallida, ℒfoetal
distress
Asphyxie f asphyxia (i), asphyxiation
blaue ℒ blue asphyxia bleiche ℒ pale
asphyxia intrauterine ℒ intrauterine
(ju:) asphyxia lokale ℒ local asphyxia
ℒ der Neugeborenen asphyxia of the
newborn traumatische ℒ traumatic
asphyxia
Aspiphenin n pharm aspiphenin (e)
Aspiration f aspiration, breathing (i:) /
(Fremdkörper, Mageninhalt) aspiration
Aspirations|apparat m aspirator ℒbiop-
sie f aspiration biopsy ℒdränage f
[continuous] siphon (ai) drainage ℒin-
filtrat n aspiration infiltrate ℒpneumonie f aspiration pneumonia ℒspritze f
aspirator syringe (i) ℒstreuung f dissemination by aspiration
Aspirator m aspirator
aspirieren to aspirate, to apply suction
Aspirin n pharm aspirin
Asplenie f asplenia (i:), absence of the
spleen
Asp-NH₂ = Asparagin n Asparagine,
Asp (NH₂), Asn
Aspontaneität f ps abulia
asporogen asporogenic (e), asporoge-
nous (ɔ)
ASR = Achillessehnenreflex m ankle
jerk, AJ / = Antistreptolysin-Reaktion
f antistreptolysin reaction
ASS = Azetylsalizylsäure f acetylsalicylic acid, ASA
assanier|en to improve sanitary condi-
tions, to render hygienic ℒung f
sanitation, assanation
Assézat (ase:'za)-Dreieck n Assézat's
triangle (ai)
Assimilation f assimilation / ℒ des
Speisebreis secondary (i) digestion
Assimilations|apparat m digestive or-
gans (pl) ~fähig assimilable (i) / nicht
~ unassimilable ℒgrenze f assimilation od saturation limit (i) ℒstörung f
malassimilation
assimilatorisch assimilatory (i), assimila-
tive (i)
assimilier|bar assimilable / nicht ~
unassimilable ℒbarkeit f assimilability
~en to assimilate (i) ℒung f assimilation
Assistent[in] m [f] (Arzt) assistant /
medizinisch-technischer ℒ (MTA) me-

dical laboratory (ɔ) assistant od technician (i)
Assistenz f assistance ℒarzt m medical
assistant, resident (e) house physician
(i) od surgeon, US intern
Assmann ('asman)|-Aspirationspsychro-
meter m Assmann's psychrometer (ɔ)
ℒ-Frühinfiltrat n Assmann's focus od
infiltrate
Assoziation f association / freie od
ungeordnete ℒ free a.
Assoziations|- associative (ou) ℒbahn f
association tract od path ℒexperiment
n ps association experiment ℒfaser f
association fibre [US fiber] (ai) ℒfeld n
association field ℒlähmung f association paralysis ℒneuron n association
neuron[e] (juə) ℒreaktion f associative
(ou) reaction (æ) ℒstörung f disturbance (ə:) of association, dissociation
ℒverlust m (Hirnzentren) diaschisis
(dai'æskisis), loss of functional (ʌ)
connection between brain-centres, US
centers ℒversuch m association experiment ℒzentrum n association centre
[US center]
assozi|ativ associative (ou) ~ieren to
associate (ou), ~iert associated (ou),
conjugate
Assyrerfuß m forward luxation of the
foot
AST = Antistreptolysin-Test m antistreptolysin test, AST / = Anti-
streptolysin-Titer m antistreptolysin
titre, ASO titre [US titer]
Ast m (Gefäss, Nerv) branch, ramus, pl
rami ('reimai)
Astakus m astacus
Astasie f (Unfähigkeit zu stehen) astasia
(ei) ℒ-Abasie-Syndrom n ps astasia
abasia
Astasobasophobie f ps astasibasiphobia
astatisch astatic
Astblock m (Herz) intraventricular
block, arborisation block
Ästchen n anat ramulus (æ), pl ramuli
(-lai)
Asteatose f, Asteatosis f (gestörte Talg-
produktion der Hautdrüsen) asteatosis
Astereognosie f s Tastlähmung
Asterion n asterion
asteroid asteroid, star-shaped
Asthen|ie f asthenia (æs'θi:niə), debility /
neurozirkulatorische ℒ neurocircula-
tory a. (NCA) ℒiker m asthenic (e)
person ~isch asthenic (e) ~isch-hyper-
ästhetisch asthenic and hyper-
[a]esthetic
Asthenokorie f ophth asthenocoria
Asthenop|ie m asthenope ℒie f astheno-
pia (ou) akkommodative od optische ℒ
accommodative a. muskuläre ℒ muscular (ʌ) a. nervöse ℒ nervous a.
optische ℒ accommodative a. retinale
ℒ retinal a. tarsale ℒ tarsal a. ~isch
asthenopic (ɔ)
Astheno|spermie f asthenospermia
ℒzoospermie f asthenozoospermia
Ästhesiodermie f (Hautveränderung mit
Nervendysfunktion) [a]esthesiodermia
(es,θi:zio'də:miə)
Asthma n asthma ('æsmə) ℒ abdominale
od dyspepticum abdominal od dyspep-
tic a. allergisch bedingtes ℒ allergic a.
ℒ atopicum (atopisches Asthma) atopic a. ℒ bronchiale bronchial a.
cardiale cardiac a., heart a. ℒ catarrhale catarrhal a. ℒ convulsivum a.
convulsivum ℒ emphysematicum em-

physematous (e) a. *endogenes* ~ intrinsic a. ~ *essentiale* (Asthma bronchiale) essential a. *exogenes* ~ extrinsic a. ~ *humidum* (Bronchitis pituitosa) humid a. *infektallergisches* ~ intrinsic a. *inhalationsallergisches* ~ (umweltbedingtes Asthma, exogenes Asthma) extrinsic a. ~ *Millari* Millar's ('miləz) a. ~ *nervosum* (Asthma bronchiale) nervous a. *sekundäres* ~ symptomatic a. ~ *sexuale* sexual a. ~ *symptomaticum* (sekundäres Asthma) symptomatic a. ~ *thymica* pseudocroup (ju:) *umweltbedingtes* ~ extrinsic a. ~ *uraemicum* uraemic a. ~ *verum* (Asthma bronchiale) true a. ~ähnlich asthmoid ('æsmɔid) ~anfall m asthmatic attack, attack of asthma ~kraut n bot antiasthmatic herb ~kristalle m pl Charcot-Leyden (ʃar'ko'leidən) crystals (i), asthma crystals ~papier n (Nitratpapier) asthma paper ~pulver n pharm asthma powder ~tiker m asthmatic [patient] ~tisch asthmatic ~toid n asthmatic bronchitis ~toid asthmatoid ~zigarette f asthma cigarette [US cigaret]

asthmo|gen asthmogenic (e) ~**id** (asthmaähnlich) asthmoid ('æsmɔid) ~**lysin** n pharm asthmolysin (ɔ) ~**lytikum** n pharm antiasthmatic

Astigmat|iker m astigmatic ~**isch** astigmatic, astigmic (i)

Astigmatismus m astigmatism (i) *angeborener* ~ congenital a. ~ *compositus* (zusammengesetzter Astigmatismus) compound a. *einfacher, myopischer* ~ simple myopic a. *erworbener* ~ acquired (ai) a. *gemischter* ~ mixed a. *gemischt myopischer* ~ compound myopic a. *gerader* ~ a. with the rule *hypermetroper* ~ hypermetropic a. (Ah) ~ *hyperopicus* hyperopic a. *hypertropher* ~ hypertrophic a. (AsH) ~ *inversus* (Astigmatismus gegen die Regel) inverse a. *irregulärer* ~ irregular a. *kornealer* ~ corneal a. ~ *mixtus* (gemischter Astigmatismus) mixed a. ~ *myopicus* myopic (ɔ) a. ~ *obliquus* oblique (i:) a. *physiologischer* ~ physiologic[al] a. ~ *rectus* (gerader Astigmatismus, Astigmatismus nach der Regel) a. with the rule ~ *gegen die Regel* inverse a. ~ *nach der Regel* a. with the rule *regulärer* ~ regular a. *zusammengesetzter* ~ compound a. ~**bestimmung** f astigmatoscopy (ɔ), astigmoscopy ~**messung** f astigmatometry

Astigmatoskop n astigmatoscope (æ), astigmatometer, astigmoscope (i), astigmometer

Astigmometer n astigmometer, astigmatometer

Ästivoautumnalfieber n s Pappatacifieber

AStL = Antistaphylolysin n antistaphylolysin

Astomie f astomia (ou)

AStR = Antistaphylolysinreaktion f antistaphylolysin reaction

Astragalektomie f (Entfernung des Sprungbeins) chir astragalectomy, removal of the talus

Astringens n pharm astringent

Astro|blast m astroblast ~**blastom** n astroblastoma ~**glia** f (Makroglia) neur astroglia (æs'trɔgliə) ~**id** (sternförmig) astroid, star-shaped ~**phobie** f

(Gewitterfurcht) ps astrophobia ~**physik** f astrophysics (i) ~**sphäre** f astrosphere ~**zyt** m astrocyte, spider (ai) cell, Cajal (kæ'hæl) cell / protoplasmatischer ~ protoplasmic astrocyte ~**zytom** n astrocytoma

AStT = Antistaphylolysin-Test m antistaphylolysin test / = Antistaphylolysin-Titer m antistaphylolysin titre [US titer]

Asyllabie f (Unvermögen, Silben zu bilden) ps asyllabia

Asymbolie f ps asymbolia, asemia (i:)

Asymmetr|ie f asymmetry (i), dyssymmetry (i) ~**isch** asymmetric[al] (e)

asymptomatisch asymptomatic, symptomless

asymptotisch asymptotic (ɔ)

asynchron asynchronous (i) ~**ie** f, ~**ismus** m asynchronism (i)

Asynerg|ie f (Koordinationsstörung) [s a Asynergie] asynergia ~ *appendicularis* (auf Extremitäten beschränkte Asynergie) appendicular asynergy ~ *axialis* (auf den Rumpf beschränkte Asynergie) axial asynergy ~ *axio-appendicularis* axio-appendicular asynergy ~**ie** f asynergy (i), asynergia, lack of coordination ~**isch** asynergic

Asynklit|ismus m asynclitism (i) / (hinterer) Litzmann's ('litsmanz) obliquity / (vorderer) Naegele's ('neigələz) obliquity (i) ~**isch** asynclitic (i)

Asystol|ie f asystole (ei'sistəli), asystolia (ou), asystolism (i), incomplete systole (i) ~**isch** asystolic (ɔ)

ASZ = Anodenschließungszuckung anodal closing contraction, ACC

Aszendent m (Vorfahr) ancestor ~**ens** m (Colon ascendens (*PNA*)) ascending colon ~**ierend** (aufsteigend) ascending, ascendent

Aszites m (Bauchwassersucht) ascites (æ'saiti:z), hydroperitoneum, hydroperitonia, seroperitoneum, water in the belly F ~ ascitic (i) ~**agar** m bakt ascitic agar ('eiga:) ~**erzeugend** ascitogenous (ɔ) ~**flüssigkeit** f ascitic (i) fluid (u), abdominal (ɔ) fluid (u) od exudate ~**frei** anascitic (i) ~**karzinom** n ascitic carcinoma ~**punktion** f abdominal (ɔ) puncture

aszitisch ascitic (i)

At = Astat n astatine, At

A. T. = Alttuberkulin n original tuberculin, OT / = Aortenton m aortic sound

at = Atmosphäre f phys atmosphere, atm

Ataktilie f atactilia (i), loss of the tactile sense

ataktisch ataxic, atactic

Ataraktikum n pharm ataractic, tranquil[l]iser

ataraktisch ataractic

Ataraxie f ps ataraxy, ataraxia, calmness of mind

Ataraxikum n s Ataraktikum

Ataxia f (Koordinationsstörung) [s a Ataxie] ataxia (i) ~ *ocularis* nystagmus, ocular a. / ~ *teleangiectatica* a. telangiectasia

Ataxie f ataxia *akute* ~ (Westphal-von Leyden-Syndrom) acute a. *alkoholische* ~ alcoholic (i) a. ~ *familiäre* ~ Friedreich's ('fri:draiçs) a. *frontale* ~ (Stirnhirnataxie) frontal a. *halbseitige* ~ hemiataxia (æ) *hereditäre* ~ Friedreich's a. *intrapsychische* ~ intra-

psychic (ai) a. *kongenitale zerebellare* ~ Marie's (ma'riz) a. *lokomotorische* ~ locomotor a. *motorische* ~ locomotor a. *optische* ~ optic a. *partielle* ~ dystaxia (æ) *sensorische* ~ sensory a. *spinale* ~ (Hinterstrangataxie) spinal a. *statische* ~ static a. *vasomotorische* ~ (Gefässataxie) vasomotor a. *vestibuläre* ~ vestibular a. *zentrale* ~ cerebral a. *zerebellare* ~ cerebellar a. *zerebrale* ~ cerebral a. ~ähnlich atactiform

ataxisch ataxic

Ataxo|phasie f (Unfähigkeit, Sätze zu bilden) ps ataxaphasia (ei) ~**phemie** f (Koordinationsschwäche der Sprachmuskeln) ps atax[i]ophemia (i:)

atd-Winkel m (Handfläche) atd angle

Ateleiosis f (Zwergwuchs) ateleiosis, atelia (i:)

Atelektase f atelectasis, lung collapse

Atelektasenknistern n atelectatic (æ) râle (a:), marginal od border râle

atelektatisch atelectatic

Atelie f (Infantilismus) atelia (æ'ti:liə)

Atelo- (*Vors*) (defekt, fehlend) atelo-('ætilo) (*Vors*), defective, missing, maldeveloped ~**zentrisch** genet atelocentric

Atem m breath (e) / außer ~ out of breath / den ~ anhalten to hold one's breath / ~ holen to take a breath, to fetch breath / kurzer ~ shortness of breath / stinkender ~ fetid (i:) breath, bromopn[o]ea (i), ozostomia, ozostomy ~- respiratory (aiə) ~**apparat** m respirator, pulmotor (ʌ), lungmotor (ʌ) / anat respiratory system ~**balg** m pulmotor (ʌ) ~**bar** respirable (aiə), breathable (i:) / nicht ~ irrespirable ~**behinderung** f respiratory (aiə) obstruction (ʌ) ~**beklemmung** f difficulty in breathing ~**beschleunigung** f acceleration of respiration, increase of the respiratory rate ~**beschwerden** f pl difficulty of breathing, heavy od difficult breathing ~**beutel** m respiratory od breathing bag ~**bewegung** f respiratory od breathing movement (u:) ~**depression** f respiratory depression, slowing of respiration ~**dynamik** f pneodynamics (æ), pneumodynamics ~**einziehen** n inspiration ~**epithel** n respiratory (aiə) epithelium (i:) ~**enzym** n respiratory enzyme ('enzaim) ~**exkursion** f respiratory od breathing excursion od movement ~**filter** m respirator ~**fläche** f respiratory surface ~**frequenz** f respiratory rate, rate of breathing ~**funktion** f respiratory function (ʌ) od action ~**gasanalyse** f respiratory gas analysis (æ) ~**gassystem** n, geschlossenes (Raumfahrt) closed respiratory gas system ~**gerät** n / ~ mit kontinuierlichem Sauerstoffstrom continuous flow oxygen system

Atemgeräusch n respiratory (aiə) od breathing sounds, lung sounds *fehlendes* ~ absent respiration ~ *mit bronchialem Beiklang* bronchovesical (e) respiration *grunzendes* ~ expiratory (aiə) grunting *sakkadiertes* ~ interrupted breathing, jerky breathing *tubuläres* ~ bronchial breathing sounds *vesikulotubuläres* ~ vesiculo (i)-tubular (ju:) breathing

Atem|geruch m breath odo[u]r ~**grenzwert** m (AGW) maximal od maximum breathing capacity (MBC), maximal voluntary ventilation (MVV) ᴢgymnastik f breathing od respiratory (aiə) exercises ᴢhindernis n disturbance of respiration ᴢholen n respiration, breathing, to fetch breath ᴢkapazität f breathing capacity (BC); höchste ᴢ maximum breathing capacity (MBC) ᴢkoeffizient m respiratory coefficient ᴢkrampf m respiratory spasm ᴢ-und Kreislaufdepression f, schwere severe central depression ᴢkrise f respiratory crisis (ai) ᴢkurve f pneumatogram (æ), spirogram (aiə) ᴢkurvenherstellung f pneumatography ᴢkurvenschreiber m pneumatograph ᴢlähmung f respiratory paralysis ᴢlehre f pneumatology ~los breathless (e) ᴢlosigkeit f breathlessness (e) / (Kurzatmigkeit) shortness of breath, apn[o]ea (i) ᴢluft f (Atmungsluft) breathing od tidal (ai) od respiration od respiratory air ᴢluftmessung f pneumatometry, spirometry ᴢmaske f breathing mask ᴢmechanik f mechanics of breathing ᴢmessung f pneumography, pneumonography ᴢminutenvolumen n (AMV) [respiratory] minute ('minit) volume (ɔ), minute ventilation ᴢmuskel m respiratory muscle ᴢ[muskel]lähmung f paralysis of the respiratory muscles ᴢmuskulatur f inspiratory (aiə) muscles (pl)

Atemnot f dyspn[o]ea (i), shortness of breath (e), difficult breathing (i:), anhelation / (bei Emphysem) pneumatodyspn[o]ea (i) / (bei Fettleibigkeit) pimelorthopn[o]ea (i) / hochgradige ᴢ marked respiratory distress; asthma (æ) ᴢsyndrom n respiratory distress syndrome / idiopathisches ᴢ (Membransyndrom) idiopathic respiratory distress syndrome

Atem|organe n pl respiratory organs od tract ᴢoberfläche f (der Alveolen) respiratory surface ᴢphase f respiratory phase (feiz) ᴢprozeß m respiratory function (ʌ), breathing ᴢquotient m respiratory quotient ('kwouʃənt) ᴢraum m respiratory space ᴢreizmittel n pharm respiratory stimulant (i) ᴢreserve f respiratory reserve ᴢreservevolumen f, exspiratorisches n expiratory reserve volume (ERV) ᴢrohr n (Anopheleslarve) respiratory od breathing tube ᴢschwierigkeiten f pl (bes Schock) respiratory emergency ᴢsekundenvolumen, maximales n forced expiration volume ᴢstillstand m cessation of breathing, apn[o]ea (i), respiratory standstill od arrest, respirations have ceased (RHC) / (exspiratorischer) expiratory standstill / (inspiratorischer) inspiratory standstill ᴢstimulans n pharm respiratory stimulant (i) ᴢstockung f apn[o]ea (i) ᴢstörung f disorder of breathing, respiration embarrassment (æ) ᴢstosskurve f forced expiratory spirogram ᴢstosswert m forced expiratory volume (for 1 second), FEV₁ ᴢstrom m respiratory flow ᴢstromstärke f, maximale exspiratorische (MEAS) (Pneumometerwert) maximal expiratory flow rate (MEFR), peak flow rate / maximale inspiratorische ᴢ (MIAS) maximal inspiratory flow rate ᴢtätigkeit f respiratory activity ᴢtherapie f respiratory therapy ᴢtiefe f depth of respiration ᴢtöne m pl breath sounds ᴢübung

f breathing od respiratory exercise ᴢunregelmäßigkeit f irregular (e) breathing ~untauglich (Gas) irrespirable (aiə) ᴢvolumen n (AV) tidal volume ᴢvorgang m process of breathing ᴢwege m pl respiratory system (i) (RS), air passages, respiratory passages od tract; obere ᴢ upper respiratory tract; untere ᴢ lower respiratory tract ᴢwegserkrankung f respiratory tract disease ᴢwegswiderstand m airway resistance ᴢwelle f airway respiratory wave ᴢwiderstand m airway resistance ᴢzahl f (je Minute) respiratory rate ᴢzeit f respiratory period (iə) ᴢzeitquotient n breathing time quotient (ou) ᴢzentrum n respiratory od breathing centre [US center] ᴢzentrumslähmung f paralysis of the respiratory centre [US center] ᴢzug m breath (e), inspiration ᴢzugvolumen n tidal volume

Äthan n ethane ('eθein), ethyl (e) hydride (ai) ᴢ-1, 2-diol n (DAB) Äthylenglykol (DAB) ethylene glycol ᴢdisäure f (Acidum oxalicum) oxalic acid ᴢdisulfonsäure f ethylene sulphonic acid, ethionic acid

Äthanol n (DAB) ethyl od alcohol (æ), ethanol (e) ~isch ethanolic (Lösung) containing alcohol ᴢsäure f (Acidum glycolicum) glycolic acid

Äthansäure f (Acidum aceticum (DAB)) acetic acid

Athelie f (Brustwarzenmangel) athelia (i:), absence of nipples

Äther m (DAB) ether ('i:θə) / ᴢ pro narcosi, ᴢ zur Narkose od an[a]esthetic (e) ether (BP); peroxydfreier ᴢ (DAB) an[a]esthetic ether ᴢanwendung f application of ether, etherisation ~artig chem ethereal (iə) ᴢauszug m ethereal extract ᴢbildung f chem etherification ᴢbronchitis f ether bronchitis ᴢdampf m ethereal vapo[u]r (ei) ~haltig chem containing ether ᴢinhalation f ether inhalation ᴢinhalator m ether inhaler (ei) ~isch ethereal (iə) / essential, volatile (ɔ) ~isierbar chem etherisable (i:) ~isieren chem to etherise (i:) ᴢismus m ethermania, etherism ᴢlösung f ether solution ᴢmaske f (Narkosenmaske) mask for general an[a]esthesia (i:) ᴢnarkose f ether an[a]esthesia, etherisation

Atherom n atheroma / sebaceous (ei) cyst ~atös atheromatous (ou) ᴢatose f atheromatosis ᴢzyste f atheromatous cyst

Athero|sklerose f (Arteriosklerose) arteriosclerosis, atherosclerosis ~sklerotisch atherosclerotic (ɔ), atheromatous (ou)

Äther|rausch m rausch (rauʃ) narcosis, etherrausch ('i:θərauʃ) ᴢreflex m ether (i:) reflex ᴢsäure f chem ether acid ᴢschwefelsäure f chem ethylsulphuric [US -sulf-] (juə) acid ᴢspray m ether spray ᴢtischchen n an[a]esthetic (e) table ᴢ[umlauf]zeit f (Arm-Lunge-Zeit) arm-to-lung time ᴢvergiftung f ether poisoning ᴢweingeist m chem spirit (i) of ether ᴢwelle f ether wave

Athetose f athetosis, posthemiplegic (i:) chorea (i) ᴢ-Syndrom n (Hammond-Sondrom) ᴢ ('æθitɔid) od Hammond's ('hæmǝndz) syndrome

Athetosis f [s a Athetose] / ᴢ duplex f

double athetosis / ᴢ pupillaris (Pupillenspringen) pupillary athetosis athetotisch athetotic (ɔ), athetosic, athetoid

Äthinyl|ierung f ethinylation (,eθini-'leiʃn) ᴢöstradiol n ethinyl[o]estradiol (ai) (BP, USP) ᴢöstrenol n lynoestrenol (li'ni:strǝnɔl) (BP)

Äthionsäure f (Äthandisulfonsäure) ethylene sulphonic [US -sulf-] od ethionic acid

Athletenherz n athletic heart

4-Äthoxy-acetanilid n ((DAB) Phenacetin (DAB)) phenacetin (BP)

Äthoxyanilin n ethoxyaniline, phenetidine

Äthoxychrysoidin n ethoxychrysoidine (EP)

Athrepsie f athrepsia, athrepsy athreptisch athreptic

Äthyl n chem ethyl (e) ᴢalkohol m chem ethyl alcohol (æ), ethanol (e), alcohol (USP) ᴢalkoholvergiftung f tox ethylism (e), poisoning by ethyl alcohol ᴢamin n chem ethylamine (æ) ᴢäther m chem ethyl ether (i:) ᴢazetat n (WHO) ethyl acetate ᴢbenzol n chem ethyl benzene ᴢbiscumacetat n (Aethylis bis-coumacetas (P Int)) ethyl biscoumacetate (BP, NF) 2-ᴢ-2-brombutyryl-harnstoff m ((DAB) Carbromal (DAB)) ᴢbromid n chem ethyl bromide (ou), bromoethane (e) ᴢchlorid n ((DAB) Aether chloratus (DAB)) ethyl chloride (ɔ:) (BP, USP), chloroethane ᴢdiamin n ethyldiamine (æ) ᴢdichlorarsin n (Dickkampfgas) mil ethyldichlorarsine (E D), dick

Äthylen n chem ethylene (e) ᴢacrylsäure f hydracrylic acid ᴢchlorid n ethylene dichloride ᴢdiamin n chem ethylenediamine ('daiəmi:n) ᴢdiamintetraessigsäure f (EDTA) (Acidum edeticum (WHO)) ethylenediaminetetraacetic od edetic acid, EDTA ᴢdikarbonsäure f ethylenedicarboxylic acid ᴢglykol n ((DAB) Äthan-1, 2-diol (DAB)) ethylene glycol ᴢglykolmonosalizylat n ethylene glycol monosalicylate, monoglycol salicylate ᴢlactinsäure f (Hydracrylsäure) ethylenelactic od hydracrylic acid ᴢperjodid n ethylene periodide (pɔ:'aiədaid), di-iodoform (dai-ai'oudofɔ:m)

Äthyl|gruppe f chem ethyl (e) group ᴢhydrocuprein n (Aethylhydrocupreinum) ethylhydrocupreine ('kju:prii:n) ᴢhydrogensulfat n (Äthylschwefelsäure) sulphovinic (i) acid, ethyl hydrogen sulphate ᴢidenmilchsäure f ethylidene lactic acid ~ieren chem to ethylate (e) ᴢieren n chem ethylation ᴢjodid n chem ethyl iodide ('aiədaid) ᴢmerkaptan n chem ethyl mercaptane (æ) ᴢmethylketon n methylethylketone (EP) ᴢmorphinhydrochlorid n (DAB) ethylmorphine hydrochloride (BPC) ᴢnitrat n chem ethyl nitrate (ai) ᴢnitrit n (Aethylicum nitrosum) pharm ethyl nitrite (ai), nitrous (ai) ether (i:) ᴢnortestosteron n (Norethandrolon (WHO)) norethandrolone (BP, NF) ᴢoleat n ethyl oleate (BP) ᴢöstrenol n ethyl[o]estrenol ('i:strǝnɔl) (BPCA) ᴢpapaverin n (Ethaverin (WHO)) ethaverine hydrochloride 1-ᴢpiperidin n (DAB) 1-ethylpiperidine ᴢsalizylat n chem ethyl salicylate (i) ᴢschwefelsäure f (Äthylhydrogensulfat) chem

ethyl sulphuric (juə) [*US* sulf-] acid, sulphovinic acid **≈sulfonsäure** *f* ethylsulphonic acid [*US* -sulf-] **≈urethan** *n* ethylurethane ('juəriθein) **≈wasserstoff** *m chem* ethyl hydride (ai) **≈zellulose** *f* ethyl (e) cellulose (*NF*)
Athymie *f ps* athymia (i)
Äthynilnortestosteron *n* (Norethisteron (*WHO*)) norethindrone (nɔ:re'θindroun) (*BPC*, *USP*)
Athyreodismus *m* (Athyreosis congenita) congenital athyreosis
Athyreose *f* (Fehlen der Schilddrüse) athyrea (ai), athyroidism (ai)
athyreot athyreotic **≈** *m* athyreotic individual
Ätiolog|ie *f* [a]etiology (i:ti'ɔlədʒi) **~isch** [a]etiologic[al] (ɔ) / ~ ungeklärt agnogenic (e)
Ätioporphyrin *n* [a]etioporphyrin (,i:tio-)
ATK = Alttuberkulin Koch original tuberculin, OT
Atkinson-Kendall ('ætkinsən-'kendəl)-**-Test** *m* (Blutnachweis) Atkinson and Kendall test
atlantookzipital atlanto-occipital (i) **≈gelenk** *n* (Articulatio atlanto-occipitalis (*PNA*)) atlanto-occipital joint
Atlas *m anat* (Wirbel) atlas, first cervical vertebra / geburtshilflicher **≈** atlas of pregnancy (e) **≈-** atlantal **≈ u. Dens betr.** atlanto-odontoid **≈ u. Epistropheus betr.** atlanto-axial (æ) **≈bogen** *m* arch of the atlas *od* first cervical vertebra (ə:)
Atmen *n* breathing (i:), respiration **amphorisches ≈** amphoric b. **angestrengtes ≈** forced r. **bronchiales ≈** bronchial *od* tubular r. **bronchovesikuläres ≈** (≈ mit bronchialem Beiklang) bronchovesicular (i) r. **Cheyne--Stokes** ('tʃein 'stouks) -**≈** Cheyne--Stokes r. **erschwertes ≈** hampered *od* impeded (i:) *od* labo[u]red (ei) r., difficult b. **hohles ≈** hollow r. **keuchendes ≈** wheezing r. **meningitisches ≈** meningitic (i) r. **mühsames ≈** labo[u]red (ei) r. **oberflächliches ≈** shallow (æ) r. **paradoxes ≈** paradoxical r. **pfeifendes ≈** hissing b. **pueriles ≈** puerile (juə) r. *od* b. **röchelndes ≈** stertorous r. **sakkadiertes ≈** cogwheel b., interrupted (ʌ) *od* jerky r. **schnelles ≈** (hohe Atemfrequenz) tachypn[o]ea; (bei großer Hitze) thermopolypn[o]ea (i); (Polypnoe) polypn[o]ea (i) **schweres ≈** labo[u]red (ei) r. **tiefes ≈** deep b. **unbestimmtes ≈** indefinite r. **verlangsamtes ≈** slow r. **vesikuläres ≈** vesicular r. / ~ to breathe (bri:θ), to respire (aiə) / (einatmen) to inhale (ei), to inspire (aiə) / durch den Mund ~ to breathe through one's mouth / schwer ~ to breathe heavily
Atmiatrie *f* treatment by medicated vapo[u]rs (ei), atmiatrics
Atmo|kausis *f* (Dampfanwendung) atmocausis (ɔ:) **≈sphäre** *f* (auch *Lab*) atmosphere (æ) **~sphärisch** atmospheric (e) **≈sphärose** *f* affection due to atmospheric conditions (i)
Atmung *f* (*s a* Atmen) breathing (i:), respiration **aerobe ≈** (Sauerstoffatmung) aerobic (ɔ) r. **angestrengte ≈** labo[u]red (ei) r. **assistierte ≈** mechanical r. **äussere ≈** external r. **beschleunigte ≈** accelerated r. **beschleunigte ≈ bei Hitze** thermopolypn[o]ea (i) **bläschenförmige ≈** vesicular r. **elektro-**

phrenische ≈ electrophrenic r. *erschwerte ≈* impeded (i:) *od* labo[u]red (ei) r., difficult b. *flache ≈* shallow (æ) r., hypopn[o]ea (i); *flache und schnelle ≈* hypopn[o]ea (i) *gehemmte ≈* hampered r. *glossopharyngeale ≈* glossopharyngeal b. *grosse ≈* Kussmaul's r. *od* b. *intermittierende ≈* meningitic r. *keuchende ≈* gasping (a:) r., wheezing *kollaterale ≈* collateral r. *kontrollierte ≈* controlled diaphragmatic r. *künstliche ≈* artificial r.; *künstliche ≈* bei Flachlage des Körpers prone pressure method / künstliche ≈ machen to give *od* carry out *od* perform artificial r. *langsame od träge ≈* slow r. *meningitische ≈* meningitic r. *mühsame ≈* labo[u]red (ei) r. *oberflächliche ≈* shallow (æ) r. *paradoxe ≈* paradoxical (ɔ) r. *periodische ≈* (Cheyne-Stokes- ≈) periodic r. *pfeifende ≈* wheezing r. *puerile ≈* puerile (juə) r. *regelmäßige ≈* regular (e) r. *schnappende ≈* spasmodic (ɔ) r. *schnarrende od schnarchende ≈* stertorous r. *schnelle ≈* rapid (æ) r. *thorakale ≈* thoracic r. *tiefe ≈* deep r. *tracheale ≈* tracheal (ei) r. *träge ≈* slow r. *unregelmäßige ≈* irregular (e) r. *verhaltene ≈* suppressed r. *verlangsamte ≈* spanopn[o]ea (i) *vesikuläre od bläschenförmige ≈* vesicular (i) r. *vertiefte ≈* bathypn[o]ea (i) *wogende ≈* wavy r. *ziehende ≈* (Asthma, Keuchhusten) sighing (ai) r.

Atmungs|- respiratory (aiə), breathing / (Einatmen) inspiratory / (Ausatmen) expiratory **≈ansatz** *m* (an Apparaten) inhaler (ei) **≈apparat** *m anat* respiratory system *od* apparatus (ei) / (Gerät) respirator **≈behinderung** *f* respiratory embarrassment **≈bewegung** *f* respiratory *od* breathing movement **≈blocker** *m* respiratory (aiə) inhibitor **≈depression** *f* respiratory depression **≈druckmesser** *m* pneumatometer **≈enzym** *n s* **≈ferment ≈ferment** *n* respiratory enzyme / gelbes **≈** Warburg's yellow enzyme *od* ferment / **≈ von Warburg** ('varburk) Warburg's respiratory enzyme **≈form** *f* form of respiration **≈frequenz** *f* respiratory frequency (i:) **≈gebiet** *n* respiratory area ('ɛəriə) **≈gerät** *n* respirator **≈geräusch** *n* breathing sounds *pl* **≈gift** *n* respiratory poison **≈größe** *f* respiration quotient (ou), vital (ai) capacity **≈insuffizienz** *f* respiratory insufficiency **≈kammer** *f s* Alveole **≈kette** *f* respiratory chain **≈kurve** *f* pneumatogram (æ) **≈lehre** *f* pneumology, pneumatology **≈luft** *f* tidal (ei) air **≈organ** *n* organ of respiration, respiratory organ **≈pigment** *n* respiratory (aiə) pigment **≈prozeß** *m* respiratory process **≈quotient** *m* respiratory quotient (ou) (R Q) **≈stimulans** *n* respiratory stimulant **≈stillstand** *m* asphyxia (i) **≈stoffwechsel** *m* respiratory exchange (ei) **≈system** *n* respiratory apparatus **≈tetanie** *f* respiratory tetany (e) **≈tiefe** *f* depth of breathing **≈vorgang** *m* process of breathing *od* respiration **≈wege** *m pl s* Atemwege **≈werkzeuge** *n pl* respiratory apparatus (ei) *od* tract *od* organs **≈zentrum** *n* respiratory centre [*US* center]
Atom *n* atom (æ) **≈-** atomic (ɔ) **≈abfall** *m* atomic waste **~ar** atomic (ɔ) **≈aufbau** *m* atomic structure (ʌ)

≈bestrahlung *f* atomic radiation **≈bindung** *f* atomic bond **≈energie** *f* atomic (ɔ) energy **≈gewicht** *n* atomic weight **≈gruppe** *f* atom *od* atomic group **≈isation** *f* atomisation **~isch** atomic (ɔ) **~isieren** to atomise (æ) **≈ismus** *m* atomism (æ)-**≈ist** *m* atomist (æ) **≈istik** *f* atomic (ɔ) theory (i) **~istisch** atomistic **≈izität** *f* atomicity **≈kern** *m* atomic nucleus **≈kernspaltung** *f* nuclear fission ('fiʃən) **~krank** injured by atomic rays **≈kranker** *m* atomic case **≈medizin** *f* atomic medicine **≈müll** *m* atomic *od* radioactive waste **≈müllbeseitigung** *f* removal of atomic waste **≈physik** *f* nuclear *od* atomic physics (i) **≈physiker** *m* nuclear physicist (i) **≈regen** *m* radioactive fall-out **≈schaden** *m* atomic injury **≈schutt** *m* radioactive waste **≈spaltung** *f* nuclear (ju:) *od* atomic fission ('fiʃən) **≈staub** *m* atomic dust, fall-out **≈strahlung** *f* atomic radiation **≈strahlungsschäden** *m pl* injury caused by atomic radiation, radiation injury **≈verpestung** *f* (der Atmosphäre) atmospheric *od* contamination **≈wertigkeit** *f* atomic valence (ei) **≈zahl** *f* atomic number (ʌ) **≈zerfall** *m* nuclear decay *od* disintegration
Aton|ie *f* atony (æ), atonia, weakness, debility, lack of strength **~isch** atonic (ɔ), feeble **≈izität** *f* atonicity (i)
Atopen *n physiol* atopen ('ætopən)
Atop|ie *f* atopy (æ) **~isch** atopic (ɔ), displaced
atoxisch non-toxic (ɔ), atoxic, non--poisoning
Atoxyl *n chem* atoxyl
ATP = Adenosintriphosphat *n* adenosine triphosphate (ATP)
ATP-ase = Adenosin-triphosphatase *f* adenosine triphosphatase (ATPase)
ATP-zitrat-lyase *f* [citrate (i)-] cleavage (i:) enzyme
Atrauma-Herz-und Gefässklemme *f* atraumatic cardiovascular clamp
atraumatisch atraumatic
Atremie *f ps* atremia
Atrepsie *f* (Marasmus; Unterernährung; atreptische Immunität) athrepsia
Atresie *f* (Verschluss) atresia (i:), imperforation / **≈ des Anus a. ani** (ei) / **≈ der Blase** atretocystia / **≈ des Hymens** imperforate hymen (ai) / **≈ der Iris** atretopsia / **≈ des Uterus** atretometria (e) / **≈-** atresic (i:), atretic (e), atreto- (i:) (*Vors*)
atrial atrial (ei)
Atrich|iasis *f s* Atrichie **≈ie** *f* (Haarlosigkeit) atrichia (i), atrichosis, absence of hair **≈ose** *f path* atrichosis
Atrio|septopexie *f* atrioseptopexy **≈tomie** *f chir* atriotomy **~ventrikulär** atrioventricular
Atrioventrikular|block *m* atrioventricular block **≈bündel** *n* (Fasciculus atrioventricularis (*PNA*)) atrioventricular bundle (ʌ), bundle of His **≈furche** *f* auriculo-ventricular furrow (ʌ) **≈kanal** *m* atrioventricular canal (æ) **≈klappe** *f* atrioventricular valve **≈knoten** *m* (Nodus atrioventricularis (*PNA*)) atrioventricular *od* auriculoventricular node **≈öffnung** *f s* **≈ostium ≈ostium** *n* atrioventricular *od* auriculoventricular orifice (ɔ) **≈ring** *m* auricular ring **≈rhythmus** *m* (Knotenrhythmus) auriculoventricular rhythm

Atriplizismus m (Ufermelden-Krankheit) path atriplicism (i)
Atrium n atrium (ei) ʒ *cordis* (*PNA*) a. of the heart ʒ *dextrum* (*PNA*) right a. ʒ *laryngis* (Vestibulum laryngis (*PNA*)) vestibule of the larynx ʒ *meatus medii* (cavi nasi (*PNA*)) a. of the middle meatus ʒ *pulmonale* pulmonary (ʌ) a. ʒ *sinistrum* (*PNA*) left a.
ʒ- atrial (ei) **ʒzacke** f (des EKG) auricular wave
Atrolaktinsäure f átrolactic od atrolactinic (i) acid
Atropasäure f (α-Phenylacrylsäure) atropic (ɔ) acid
atroph s atrophisch
Atrophia f (Gewebeschwund) [s a Atrophie] atrophy ('ætrəfi), atrophia ʒ *adiposa* (Schwund des Fettgewebes) adipose atrophy ʒ *alba* (weisse Atrophie) white atrophy ʒ *bulbi* (Bulbusschrumpfung) phthisis (ai) of the eyeball ʒ *cutis diffusa idiopathica* (Atrophia cutis universalis) diffuse idiopathic atrophy of the skin; ʒ ~ *maculosa* anetoderma, atrophia maculosa cutis; ʒ ~ *universalis* diffuse idiopathic atrophy of the skin ʒ *dolorosa* atrophia dolorosa ʒ *fusca* brown atrophy ʒ *gyrata chorioideae et retinae* atrophia gyrata of the choroid and retina ʒ *infantum* (Säuglingsstrophie) atrophia infantum ʒ *linearis* (streifenförmige Hautatrophie) linear (i) atrophy ʒ *maculosa cutis* [idiopathica] anetoderma, atrophia maculosa cutis ʒ *maculosa varioliformis cutis* folliculitis ulerythematosa reticulata, atrophoderma vermiculatum ʒ *musculorum* (muskuläre Atrophie) muscular atrophy ʒ *musculorum* [*peronealis*] *progressiva neurotica sive neuralis* progressive neuropathic [peroneal] muscular atrophy, Charcot--Marie-Tooth type disease ʒ *vermiculata* folliculitis ulerythematosa reticulata, atrophoderma vermiculatum
Atrophie f atrophy (æ), atrophia [s a Atrophia] *akute gelbe* ʒ acute yellow a. *allgemeine* ʒ panatrophy *arthritische* ʒ arthritic atrophy *braune* ʒ brown atrophy *chronische spinale muskuläre* ʒ Aran-Duchenne (a'rã-dy'ʃɛn) syndrome *dentale* ʒ dental atrophy *einfache* ʒ simple atrophy *exzentrische* ʒ eccentric atrophy *fettige* ʒ fatty atrophy *granuläre* ʒ granular atrophy of the kidney *halisteretische* ʒ (Halisteresis) halisteretic (ɛ) atrophy *hemilinguale* ʒ (v.-Romberg-Syndrom) hemilingual atrophy ʒ *eines Hohlorgans* concentric atrophy *hypoglossale* ʒ hypoglossal atrophy *idiopathische muskuläre* ʒ idiopathic muscular atrophy (ʌ) *interstitielle* ʒ interstitial a. *konzentrische* ʒ (Atrophie eines Hohlorgans) concentric atrophy *muskuläre* ʒ muscular atrophy *neuritische muskuläre* ʒ neuritic muscular (ʌ) atrophy *neuropathische* ʒ neuropathic atrophy *neurotrophische* ʒ neurotrophic atrophy *numerische* ʒ numeric[al] atrophy *olivo-pontozerebelläre* ʒ Déjerine-Thomas (de:ʒɔ'ri:n-to'ma) syndrome, olivopontocerebellar atrophy *ossäre* ʒ bone atrophy *pathische* ʒ (Letterer) pathologic[al] atrophy *pathologische* ʒ (pathische Atrophie (Letterer)) pathologic[al] atrophy

physiologische ʒ (Involutionsatrophie) physiologic[al] atrophy *progressive*, *nervöse* ʒ progressive nervous atrophy *rote* ʒ red atrophy ʒ *des Sehnervs* (Sehnervenatrophie, Optikusatrophie) optic [nerve] atrophy *sekundäre* ʒ *des Sehnervs* secondary optic atrophy *senile* ʒ senile atrophy *spinale* ʒ spinal atrophy *spinoneurale* ʒ spinoneural (juə) atrophy *springende* ʒ leaping atrophy *syphilitische spinale muskuläre* ʒ syphilitic spinal (ai) muscular (ʌ) atrophy *weisse* ʒ (Atrophia alba) white atrophy
atrophieren to atrophy (æ)
atrophieverhindernd antatrophic
atrophisch atrophic (ɔ) / (Nerven) neuratrophic (ɔ)
Atrophoderma n (Atrophodermia) f atrophoderma, atrophy of the skin ʒ *erythematosum maculosum* anetoderma ʒ *erythematosum reticulare* poikiloderma vascularis atrophicans, atrophoderma erythematodes reticulare ʒ *idiopathicum* idiopathic atrophoderma of Pasini and Pierini ʒ *neuriticum* (Glanzhaut, Lioderma) neuritic atrophoderma, glossy skin ʒ *neuroticum* folliculitis ulerythematosa reticulata, atrophoderma vermiculatum ʒ *pigmentosum* xeroderma pigmentosum, atrophoderma pigmentosum ʒ *progressives idiopathisches* ʒ (Pasini-Pierini--Syndrom) idiopathic atrophoderma of Pasini and Pierini ʒ *reticulatum symmetricum faciei* folliculitis ulerythematosa reticulata ʒ *vermiculatum* folliculitis ulerythematosa reticulata, atrophoderma vermiculatum
Atropin n (DL-Hyoszyamin, Atropinum) pharm atropine ('ætropi:n) ʒ-**brommethylat** n atropine methylbromide (ou) ~**isieren** to atropinise (ɔ) ʒ**isierung** f atropinisation ʒ**methylbromid** n (Atropin-brommethylat) atropine methylbromide (ou) ʒ-**methylnitrat** n atropine methylnitrate (ai), atropine methonitrate (ai) (*BP*) ʒ-**sucht** f atropinism (æ), atropism ʒ**sulfat** n (*DAB*) (Atropinum sulfuricum (*DAB*), Atropini sulfas (*EP*)) atropine sulphate (*EP*, *BP*, *USP*) [*US* sulf-] ʒ-**Test** m atropine test ʒ**um** n pharm atropine (ɔ) ʒ **sulfuricum** (*DAB*) atropine sulphate (*BP*, *USP*) [*US* sulf-] ʒ**vergiftung** f atropine od belladonna poisoning
ATS = Anti-Tetanus-Serum n antitetanic serum, ATS
Attacke f (Anfall) attack / psychomotorische ʒ psychomotor a.
Attenuieren to attenuate (e)
Attest n certificate / ärztliches ʒ medical (e) c., doctor's line / ein ʒ ausstellen to issue ('isju:) a certificate
Attiko-Antrotomie f (Eröffnung der Paukenhöhle u des Proc. mastoideus) chir attico-antrotomy, antro-atticotomy
Attikotomie f atticotomy
Attikus (Kuppelraum) attic, epitympanum
AT-Titer m (Antitoxintiter) antitoxin titre [*US* titer]
Attitüde f ps attitude (æ)
Attizitis f (Entzündung des Paukenhöhlendaches) atticitis
Attonität f attonity (ɔ)

Attraktion f attraction ʒ**ssphäre** f genet cytaster, attraction sphere
at. vol. = Atomvolumen n atomic volume
Atwater-Benedict ('ætwɔ:tə-'benidikt)-**Respirationskalorimeter** n Atwater's calorimeter
Atypie f atypia (i)
atypisch atypical (i), paratypical
ATZ = Alkalitzeit f alkali test time, ATT
Ätz|ammoniak n chem caustic (ɔ:) ammonia (ou) ~**bar** corrodible (ou) ʒ**barkeit** f corrodibility ʒ**behandlung** f caustic (ɔ:) treatment ʒ**bougie** f armed od caustic bougie ('bu:ʒi:) ʒ**eigenschaft** f corrosiveness, causticity
ätzen to corrode (ɔ:) / (Therapie) to cauterise (ɔ:) ʒ n corrosion / (Therapie) cauterisation ~**d** caustic (ɔ:), pyrotic (ɔ) / corrosive
Ätz|flüssigkeit f caustic (ɔ:) liquid (i) ʒ**gastritis** f corrosive gastritis ʒ**gift** n corrosive [poison] ʒ**kali** n chem caustic potash (ɔ), potassium (æ) hydrate (ai) ʒ**kalk** m chem quicklime, caustic od unslaked (ei) lime ʒ**körper** m corrosive ʒ**kraft** f corrosive power, corrosiveness, causticity (i) ʒ**lösung** f caustic solution ʒ**mittel** n pharm pyrotic (ɔ), cauterising agent, caustic / corrosive ʒ**mittelhalter** m caustic holder ʒ-**natron** n chem caustic soda, sodium hydroxide ʒ**paste** f pharm caustic paste, Vienna paste ʒ**salbe** f pharm caustic paste, Vienna caustic / (arsenhaltig) arsenical (e) paste ʒ**schorf** m slough (slʌf) [from caustic], eschar ('eska:) ʒ**sonde** f armed bougie ('bu:ʒi:) ʒ**stift** m caustic stick od pencil, stick of nitrate (ai) of silver ʒ**stifthalter** m (Ätzstiftträger) caustic holder ʒ**stoff** m corrosive / (Therapie) caustic ʒ**stoffvergiftung** f corrosive poisoning ʒ**sublimat** n chem corrosive sublimate (ʌ) ʒ**ung** f (Säure usw) corrosion / (Therapie) cautery (ɔ:), cauterisation ʒ**wirkung** f corrosive power / pharm causticity (i)
Au = Gold n gold, Au
AU = Arbeitsunfähigkeit
Aub-Dubois ('oub dy'bwa)-**Standardtabelle** f (Grundumsatz) Aub-Dubois standards od table
Aubert (o'bɛ:r)-**Phänomen** n Aubert's phenomenon
Audimutitas f (motorische Hörstummheit) audimutism (ju:)
Audio|analgesie f (Schmerzausschaltung durch Schallwellen) audioanalgesia ~**gen** (durch Töne verursacht od ausgelöst) audiogenic (e) ʒ**gramm** n audiogram (ɔ:) ʒ**meter** (ɔ) ʒ**logie** f (Wissenschaft von der Schwerhörigkeit) audiology ʒ**metrie** f audiometry ~**metrisch** audiometric (e)
Auditio f (Hörvermögen) audition ʒ *chromatica* (Farbwahrnehmung beim Hören) chromatic a. ʒ *colorata* chromatic a. ʒ *gustatoria* (Geschmackswahrnehmung beim Hören) gustatory a. ʒ *solerata* chromatic a.
auditiv auditive (ɔ:), auditory (ɔ:) audio- (*Vors*)
auditorisch auditory
Auenbrugger ('auənbrugər)-**Zeichen** n Auenbrugger's phenomenon (ɔ)
Auerbach ('auəbax)|-**Ganglion** n

45

Auerbach's ganglion ℒ-Plexus *m* Auerbach's plexus
Auer ('auər)-Körperchen *od* -Stäbchen *n pl* Auer's bodies
aufästeln *v refl anat* to ramify (æ), to branch (a:)
Aufästelung *f anat* ramification, branching
Aufbau *m* structure (ʌ), composition (i) / (Stoffwechsel) anabolism (æ) / *chem* synthesis / (Chromosomen) organisation / (Prothese) alignment ℒdiät *f* body-building diet (ai) ℒeffekt *m röntg* build-up effect
aufbauen to build up / *chem* to synthesise ~d constructive (ʌ) / *pharm* restorative (ɔ:) / (Stoffwechsel) anabolic (ɔ)
Aufbau|funktion *f* constructive (ʌ) function (ʌ) ℒkraft *f* constructive power ℒmechanismus *m biol* metabolism (æ) ℒmittel *n pharm* restorative (ɔ:), roborans (ou), body-builder *F* ℒprozeß *m* building-up process ℒstoff *m* building material *od* substance, builder ℒstoffwechsel *m* constructive *od* developmental metabolism (æ), anabolism (æ) ℒtätigkeit *f* restorative action
aufbereit|en (Wurzelkanal) *dent* to prepare (ɛə) ℒung *f* (Wurzelkanal) *dent* preparation / chemische ℒ *physiol* chemical digestion
aufbersten to burst
aufbewahren to keep, to store / kühl ~ to keep cool *od* in a cool place
Aufbiss *m dent* occlusal overlay
aufblähen to distend, to swell, to inflate; *v refl* to swell up ~d flatulent (æ)
Aufblähung *f* intumescence, inflation, swelling, distension
aufblas|bar inflatable (ei) ~en to inflate, to blow up ℒung *f* (Tube) insufflation, Rubin's ('ru:binz) test
aufblätter|n (Haut) to exfoliate (ou) / (entfalten) to unfold ℒung *f* (Haut) exfoliation / (Entfalten) unfolding
aufbohren (Zahn) *dent* to drill open, to open ℒ *n* (Zahn) *dent* drilling, odontotrypy (ɔ)
Aufbrauch|erscheinung *f* (Knochen, Gelenke) sign of wear (ɛə) ℒkrankheit *f* wasting (ei) disease, over-use disease
aufbrausen (Flüssigkeit) to effervesce / *ps* to get into a rage ~d *chem* effervescent / *ps* irritable (i), irascible (æ)
aufbrechen (Abszess) to break, to open, to rupture (ʌ), to burst
aufbringen *Lab* to apply (auf to) / (Kultur) to plate, to place (auf on)
Aufbruch *m* breaking [open], rupture (ʌ), bursting
aufbrühen *pharm* to infuse, to decoct
aufdrücken (*z B* Pickel) to squeeze *od* press open
aufeinander|folgend consecutive (e) ~liegend overlapping / (Knochenfragmente) overriding ~passend (Fragmente) fitting
Auffächerung *f ps* break-down
auffallend (Licht) incident
auffangen (*z B* Blut) to collect, to catch, to gather (æ) / (Strahlen) to intercept ℒ *n* (Strahlen) interception
Auffang|schale *f* pus basin (ei), drainage (ei) basin ℒtechnik *f* trapping technique
auffaser|n *v refl histol* to fibrillate (ai) / *vt* to tease ℒung *f* fibrillation

Auffassung *f ps* comprehension, understanding
Auffassungs|fähigkeit *f* perceptivity (i), power of comprehension ℒgabe *f ps* comprehension, perceptivity, perceptiveness
aufflackern to flare (ɛə) up / (wieder) to restart
Auffrisch|- booster ~en to freshen [up] / (Gewebe) to regenerate (e), to renew (ju:) / (Kräfte) to restore ℒreaktion *f imm* booster response ℒung *f* freshening, revival (ai), regeneration, restoration
Auffrischungs|antwort *f imm* booster response ℒmittel *n pharm* restorative (ɔ:), roborans (ou)
auffüllen *Lab* to top up; auf 100 ml ~ to add to produce 100 ml ℒ *n* (Darm) filling
aufgebläht (*bes* Darm) distended, inflated (ei) ℒsein *n* distension, inflation
aufgedunsen puffed (ʌ) up, puffy (ʌ), swollen (ou), bloated, turgid ℒheit *f* puffiness (ʌ), bloatedness
aufgehen (Abszess) to break, to rupture (ʌ), to burst / (Naht) to become unstitched / (Verband) to work loose, to come undone
aufgelaufen (geschwollen) swollen (ou), bloated
aufgelegen (wundgelegen) bed-sore, sore
aufgepfropft (Krankheit) superimposed
aufgequollen (Gewebe) tumefied (ju:), spongy (ʌ)
aufgerieben (Haut) sore
aufgerollt *histol* volute (ɔ)
aufgeschwemmt (*bes* Gesicht) puffy (ʌ), bloated
aufgesprungen (Haut) chapped, cracked
aufgetrieben (geschwollen) turgid, swollen (ou) / (Bauch) distended / (Gesicht) bloated, puffy (ʌ) *F* ℒsein *n* distension, turgidity (i), intumescence, tumidity (i), swelling, puffiness *F* / (Bauch durch Flatulenz) flatulent (æ) distension
aufgewachsen grown up / (festgewachsen) attached; adhesive (i:) (*an to*)
Aufgliederung *f stat* break-down
Aufguß *m pharm* infusion / einen ℒ machen to infuse (ju:) ℒtierchen *n zool* infusorium, *pl* infusoria
Aufhänge|apparat *m orthop* suspension apparatus (ei) ℒband *n* suspensory ligament (i) ℒdraht *m chir* suspension wire ℒmuskel *m* suspensory muscle ℒvorrichtung *f* suspension [apparatus (ei) *od* device (ai)]
Aufhängung *f* suspension
Aufhebemuskel *m* lifting muscle, levator (ei)
aufheb|en to lift, to raise / (Reflex) to abolish (ɔ) / (zu hohen Blutdruck) to relieve (i:) / (Wirkung) to cancel, to make inoperative (ɔ) / (kompensieren) to compensate ℒer *m* (Hebemuskel) levator (ei) ℒung *f* (Reflex) abolition (i) / (Druck) relief (i:), release / (gegenseitige) cancelling / (Kompensieren) compensation
aufheil|en *vt* to clear up, to clarify (æ) / *v refl* to become clear, to clear ℒmittel *n* clarifier (æ), clearing (iə) agent (ei) ℒung *f röntg* translucence (u:) / vorübergehende ℒ des Bewusstseins *ps* lucid (u:) interval ℒungsherd *m* area ('ɛəriə) of increased translucence ℒungsmittel *n s* ℒmittel

aufkeim|en to sprout, to bud ℒ *n* budding (ʌ), sprouting (au) ~end budding, sprouting ℒzeit *f* (Zeit zwischen Beschickung einer Kultur und den ersten Wachstumszeichen) lag [phase]
aufklaffen (Wunde) to gape
Aufklärung *f* (Klarwerden) clearing (iə), clarification / (sexuelle) sexual education / (gesundheitliche) health education
aufkochen *pharm* to bring to a boil
Aufkochung *f pharm* decoction (ɔ)
aufkratzen to scratch open
Auflagegeschwür *n* decubitus ulcer (ʌ)
Auflagerung *f* (Niederschlag) deposit (ɔ) / (Knochen) apposition (i) / (Schichtung) layer ('lɛə), stratification
Auflegen *n* (der Hände zu Heilzwecken) *histor* imposition
Aufleuchten *n* (*z B* des Bariumzyanürschirms) *röntg* radioluminescence ~ (*z B* Augenhintergrund) to light up
aufliegen *vi* (liegen auf) to rest, to lie (*auf on*) / *anat* to ride (auf on) / *v refl* (wundliegen) to become bedsore / fest ~ to weigh (*auf on*), to press (*auf, gegen: on, against*) ℒ *n* (Durchliegen) bedsores (*pl*), decubitus (ju:)
Auflockerung *f* loosening / (Gewebe, Fasern) relaxation / (Anhäufung) disaggregation / (Cervix) cervical softening / (Knochen) porosity (ɔ), porousness (ɔ:), disintegration ℒsmittel *n pharm* desintegrating substance (ʌ)
auflös|bar (löslich) soluble (ɔ), dissolvable (ɔ) / (Zellen) plasmolysable (ai)~en (Gefäße) to break up / (Salz, Zucker) to dissolve (di'zɔlv) / (Lysis erzeugen) to lyse, to lyze / (resorbieren, *z B* Knochen) to disintegrate / (Phagozyten) to break down / (Stein) to dissolve (di'zɔlv) / (verflüssigen) to liquefy (i), to dissolve / sich ~ to dissolve / (Zellen) to plasmolyse, to break down / (durch Wasseraufnahme) *chem* to deliquesce ℒkoeffizient *m chem* dissociation coefficient ℒung *f* dissolution; lysis (ai) / *chem* solution (u:) / (durch chemische Reaktionen) chemolysis (ɔ) / (Knochen) disintegration / (Gewebe) solution, decomposition, decay, disintegration / (Zerfall) disaggregation, decay / *chrom* resolution / (Tablette) dissolution; disintegration ℒungsmittel *n s* Lösungsmittel ℒungsvermögen *n opt* resolving power, resolution
aufmeißel|n to chisel (i) open, to open with a chisel / (Schädel) to trephine (tri'fain) ℒung *f* (Knochen) opening / (Schädel) trephinement (ai), trephination, trepanation
Aufmerksamkeitsreflex *m* psychomotor (ou) reflex, attention reflex
Aufnahme *f* (im Klinik) admission / (Aufnahmeraum) reception / *röntg* radiograph (ei), film, picture (i); study / (Stoffwechsel) assimilation / (Lazarett) hospitalisation / (im Körper) uptake (ʌ); (Nahrung, Flüssigkeit) intake / (Anamnese) taking the history / (Nahrung) ingestion / (Aufsaugung) absorption (ɔ:) / (Feuchtigkeit) uptake / dorsoventrale ℒ *röntg* postero-anterior (iə) view / ℒ des Herzens u. der großen Gefäße cardioangiography, angiocardiography / ℒ radioaktiven Jods radioactive iodine uptake (RAIU) ℒap-

parat *m* (Registrierapparat) recording instrument, recorder ⸳**arzt** *m* (Klinik) reception officer, duty (ju:) doctor ⸳**befund** *m* findings on admission, condition on admittance (COA) ⸳**bereitschaft** *f* susceptibility / erhöhte ⸳ increased s. ⸳**fähig** (Erreger) susceptible (*für* to) / (resorptionsfähig) absorbable / *ps* receptive ⸳**fähigkeit** *f* susceptibility / (Aufsaugbarkeit) absorbability / *ps* receptivity ⸳**organ** *n biol* receptor ⸳**ort** *m* (Plastik) recipient (i) site *od* bed ⸳**personal** *n* (in Klinik) reception staff ⸳**quote** *f* (im Krankenhaus) rate of admission ⸳**schein** *m* (Klinik) admission slip ⸳**schwester** *f* reception sister ⸳**technik** *f röntg* radiographic technique (i:) / gezielte ⸳ directed r. t. ⸳**tubus** *m röntg* director cone, radiographic cone ⸳**untersuchung** *f* (Krankenhaus) initial (i) examination ⸳**vermögen** *n* receptivity, capacity

aufnehmen to take up / (in Klinik) to admit, to hospitalise / *physiol* to ingest / *chem* to absorb / *röntg* to radiograph (ei), to X-ray ('eks'rei) / (fotografieren) to photograph (ou)

Aufpflanzung *f* (Aufpfropfung eines Leidens auf ein anderes) superimposition (i)

aufpfropf|en *chir* to graft (a:), to transplant (a:) / aufgepfropft *od* überlagert sein to be engrafted (a:) (*auf on*) / (Leiden) to superimpose ⸳**ung** *f* grafting (a:), transplantation / superimposition

aufplatzen (*z B* Zyste) to burst [open], to break

aufpulvern *F* to pep up

aufpumpen (*z B* Binde am Blutdruckapparat) to inflate

aufquell|en to swell ⸳**ung** *f* (Geschwulst) swelling / (Verbreiterung, Auftreibung) distension

Aufrahmung *f* (Emulsion) creaming

aufrauhen (Knochen) *chir* to roughen (ʌ)

Aufräumzelle *f* scavenger cell

aufreib|en (Haut) to chafe ⸳**er** *m chir* reamer / *dent* broach / ⸳ für Oberschenkel femur (i:) hand reamer

aufricht|bar (erektil) erectile ⸳**barkeit** *f* (Erektilität) erectility ⸳**en** *n* (im Bett) sitting up / *anat* erection / (Haare) pilo-erection ⸳**er** *m* (Muskel) erector / (des Haares) arrector ⸳**ezügel** *m chir* trapeze (i:) ⸳**ung** *f* (Uterus) replacement (ei) / (Penis *usw*) erection ⸳**ungsosteotomie** *f* linear ostegotomy

aufritzen to slit / *chir* to lance (a:)

Aufrollung *f* (Fasern, Gefäße) convolution (u:)

aufsägen (Schädel) to saw open

aufsättig|en *chem* to saturate (æ) ⸳**ung** *f chem* saturation

aufsäuern *chem* to acidify (i)

aufsaugbar absorbable ⸳**keit** *f* absorbability

aufsaug|en to absorb, to take up / (Spritze) to draw up, to aspire (aiə) ⸳**en** *n* absorption / (Spritze) drawing up, aspiration ⸳**end** absorbent ⸳**fähig** absorptive ⸳**fähigkeit** *f* absorptivity ⸳**mittel** *n pharm* absorbent ⸳**ung** *f* (Absorption) absorption ⸳**ungsvermögen** *n* absorptive capacity, absorptivity

aufscheuern (Haut) to chafe

aufschicht|en to stratify (æ) ⸳**ung** *f histol* stratification

---

aufschießen (Effloreszenz) to spring up, to appear, to effloresce

Aufschlag *m* (Stoß) impact / (Umschlag) compress, fomentation

Aufschlemmung *f Lab* slurry (ʌ)

aufschließbar *chem* decomposable (ou), capable (ei) of being split

aufschließen *chem physiol* to split, to decompose, to disintegrate, to break down ⸳ *n chem physiol* breaking down, decomposition / disintegration / (Hydrolyse) hydrolysis (ɔ) / *ps* opening up the patient's mind

aufschlitzen to slit / *chir* to lance (a:)

Aufschluß *m*, enzymatischer ⸳ enzymatic (æ) digestion

aufschmieren (Salbe) to spread (e), to smear (iə) (*auf on*)

aufschneiden *chir* to cut open / (Abszeß) to lance (a:), to incise (ai) / (Bauch) to laparotomise (ɔ) / (Leiche) to dissect

aufschnupfen to sniff up

Aufschrecken *n* (nächtliches, *bes* der Kinder) night start, night terrors (*pl*)

Aufschrei *m* outcry, scream ⸳**en** *n* (im Schlaf) night cry, night terrors, pavor (ei) nocturnus (ə:)

Aufschubperiode *f ps* latency period

aufschürf|en (Haut) to excoriate (ɔ:), to chafe ⸳**ung** *f* (Haut) excoriation, abrasion, chafing (ei)

aufschütteln to shake

aufschwellen (schwellen) to swell [up]

aufschwemm|en *pharm* to suspend ⸳**ung** *f pharm chem* suspension / *chrom* slurry

aufsitzen *anat* to rest (*auf on*) / (im Bett) to sit up ~**d** (Organ) resting (*auf on*) / (Bruchstück, Tumor) riding (*auf on*)

aufspalt|en *chem physiol vt* to split, to break up / *vi* (Erblehre) to split, to follow the Mendelian (i:) law / (Nerven, Gefässe) to subdivide (ai) / to decompose ⸳**ung** *f chem physiol* splitting [up], breaking up, analysis (æ), decomposition, disintegration, dissociation

aufspeicher|n (*z B* Leber) to store [up], to accumulate (ju:) ⸳**ung** *f* storage (ɔ:), accumulation

aufspießen (Knochen) to impale / (mit Nadel) to put on a needle, to pin up

Aufsplittern *n* (Nägel) onychorrhexis / ~ (Knochen) to splinter

aufsprengen (Hülle) to break [open], to burst

aufsprießen (Exanthem) to break out, to appear

aufspringen (Haut) to chap, to crack, to fissure ('fiʃə), to burst / (Wunde) to burst / (Sporen, Samen) to dehisce (i) / (Naht) to separate ⸳ *n* (Haut) cracking, fissuring, bursting / (Wunde) bursting

aufstau|en to dam up / (im Gewebe) to congest ⸳**ung** *f* damming up / (im Gewebe) congestion

aufstechen (Abszeß) to lance (a:), to open, to incise (ai), to pierce / (Blase) to break ⸳ *n* (Abszeß) lancing, opening, incision (i), piercing, stab incision / ⸳ mit glühenden Nadeln (Ignipunktur) ignipuncture (i)

aufsteigen (Kurve) to ascend, to rise / (Spermatozoen) to travel ~**d** (auch *chrom*) ascending / (Nerv) centripetal

Aufstieg *m* ascent (*zu* to) ⸳**sneurose** *f* promotion neurosis

aufstoßen (Magen) to repeat, to belch, to eruct (ʌ) / (aufschrammen) to chafe,

---

to graze / *pharm* to tap on a hard surface ⸳ *n* repeating, eructation, belching / saures ⸳ acid eructation

aufstreichen (Salbe) to spread

aufstreuen (Pulver) to strew, to sprinkle, to powder, to dust

Aufstrich *m* (Objektträger) smear (iə), film / (Schrift) upstroke

Aufsud *m pharm* concoction

Auftrag *m*, posthypnotischer posthypnotic suggestion ~**en** (*z B* Salbe) to apply, to spread (e) / punktförmig ~ *chrom* to spot ⸳**gerät** *n chrom* spreader ⸳**sforschung** *f* contract research ⸳**sstelle** *f* point of application

aufträufeln (*z B* Äther) to drop

auftreffen (Strahlen) to hit, to strike

auftreib|en to distend, to dilate / (Knochen) to tumefy (ju:) ⸳**ung** *f* distension / (Erweiterung, *z B* Gefäß) dilation, dilatation / (Darm) flatulent (æ) distension, flatulence (æ) / (durch Darmgase) tympanism (i), tympanites (ai), meteorism ('mi:tjərizm)

auftrenn|en (Naht) to unpick, to undo ⸳**ung** *f* (Gemisch) fractionation

auftreten (Krankheit) to appear, to occur (ə:), to develop, to arise (ai) / (Eiweiß *usw*) to be present ⸳ *n* (Krankheit) appearance, occurrence (ʌ); (Häufigkeit) incidence; erneutes ⸳ recurrence (ʌ); seltenes ⸳ infrequency (i:) / (Beginn) onset, outbreak / (Eiweiß) presence

Auftrieb *m ps* impetus / ⸳ geben *ps* to encourage (ʌ), to give a fresh impetus

auftropfen to drop (*auf on*)

auftupfen (Jodtinktur) to dab on / (*z B* mit Fließpapier) to blot off

Aufwach|epilepsie *f* matutinal (ai) epilepsy ⸳**halluzination** *f ps* hypnagogic (ɔ) hallucination

Aufwärts|-und Auswärtsschielen *n* [latentes] hyperexophoria (ɔ:) ⸳**bewegung** *f* (*z B* Auge) upward movement, sursumversion ~**gekrümmt** *anat* bent upward[s] ~**schielen** to squint upward[s] ⸳**schielen** *n* strabismus, sursum vergens, upward squint, anoopsia (ɔ)

aufweichen (weichmachen) to soften (ɔ) / (in Flüssigkeit) to soak ~**d** *pharm* emollient

Aufwicklung *f* (Chromosom) coiling / spiralige ⸳ spiral c. / schraubige ⸳ helical c.

aufwiegen (*z B* Sekretausfall) to compensate, to counterbalance

Aufzehrung *f* consumption (ʌ) / (Absorption) absorption

Aufzeichnung *f* (Ergebnis) record / (Tätigkeit) recording / (in Kurvenform) graph (æ)

aufziehen (Spitze) to draw up

Aufziehmuskel *m* elevator (e)

Augapfel *m* (Bulbus oculi (*PNA*)) eyeball ⸳**abweichung** *f* deviation of the eyeballs ⸳**achse** *f* axis of the eyeball ⸳**atrophie** *f* ophthalmatrophy (æ) ⸳**bindehaut** *f* bulbar (ʌ) conjunctiva (ai) ⸳**blutung** *f* ophthalmorrhagia (ei) ⸳**drehung** *f* ocular (ɔ) torsion ⸳**eröffnung** *f* ophthalmotomy ⸳**erweichung** *f* ophthalmomalacia (mə'leiʃiə) ⸳**exstirpation** *f* ophthalmectomy ⸳**halter** *m* eyeball forceps ⸳**kleinheit** *f* microphthalmia, microphthalmus ⸳**krebs** *m* ophthalmocarcinoma ⸳**phthise** *f* phthisis ('θaisis) of the eyeball ⸳**punktion**

f ophthalmocentesis (i:) ~ruptur f ophthalmorrhexis ~schmerz m ophthalmodynia ~schrumpfung f ophthalmophthisis (‚ɔfθæl'mɔfθisis) ~schwund m eyeball atrophy (æ) ~überzug m s Sklera ~vergrößerung f ophthalmacrosis
Auge n eye / (Sehkraft) sight / (Knospe) bud *blaues ~* black eye *mit bloßem ~* with the naked (ei) eye *eingefallene ~n* sunken (ʌ) eyes *glänzende ~n* shining eyes *glanzloses ~* pale eye *künstliches ~* (Augenprothese) artificial (i) eye, glass eye *linkes ~* left eye (LE), oculus sinister (OS) *rechtes ~* right eye (RE), oculus dexter (OD) *reduziertes ~* reduced eye *schematisches ~* schematic eye *sympathisches ~* sympathiser *verschiedene ~n* heterophthalmia (æ) / *gute ~n haben* to have good sight / *schwache ~n haben* to be weak-sighted
Augen|- ocular (ɔ), ophthalmic, visual ('vizjuəl), ophthalmo- (*Vors*), oculo- (ɔ) (*Vors*), optic[al] ~ u. Gesicht betr. oculofacial (ei) ~ u. Jochbogen betr. oculozygomatic ~ u. Nase betr. oculonasal (ei) ~ u. Rückenmark betr. oculospinal (ai) ~ablenkung f strabismus ~abstand m interpupillary distance ~abteilung f ophthalmology department ~abweichung f deviation of the eyeballs; assoziierte ~ conjugate deviation ~achse f axis of the eye[ball] ~anatomie f ophthalmography (ɔ) ~anlage f primordium of the eye, eye rudiment (u:) *od* anlage (ʌ) ~arterie f (Arteria ophthalmica (*PNA*)) ophthalmic artery ~arzt m ophthalmologist, eye specialist (e) ~ast m (Gefäß, Nerv) ocular branch ~bad n eye bath, eye douche (du:ʃ) ~badewanne f eyecup ~ballottement n ocular ballottement, ballottement of the eye ~balsam m eye ointment, eye salve (sa:v) ~bank f eye bank ~becher m (Caliculus ophthalmicus (*PNA*)) optic cup ~befund m status (ei) of the eyes, ophthalmic findings ~bewegend oculomotor (ou) ~bewegung f oculogyration, ocular movement; schnelle ~ (REM) rapid eye movement; schnelle ~ im Schlaf rapid eye movement in sleep ~bewegungsfähigkeit f oculogyration ~binde f eye patch *od* bandage ~bindehaut f conjunctiva (ai) of the eyeball ~bindehautsack m (Saccus conjunctivae (*PNA*)) conjunctival (ai) sac ~bläschen n embr s ~blase ~blase f embr ocular *od* ophthalmic *od* optic vesicle (e) ~blenorrhoe f blenorrh[o]ea
Augenblick m moment / lichte ~e lucid (u:) intervals *od* moments ~sbefunde m pl immediate findings ~sbelastung f (z B Systole) momentary (ou) load *od* stress
Augenblinzeln n blinking
Augenbraue f eyebrow ('aibrau), supercilium / überhängende ~ beetle--brow (au)
Augenbrauen|- superciliary (i) ~bogen m superciliary arch, eyebrow arch ~linie f brow (au) hairline ~runzler m anat corrugator muscle
Augen|chirurgie f ophthalmic surgery ~dach n (Orbitaldach) roof of the orbit ~darre f xerophthalmia, xerophthalmus ~diagnose f (Irisdiagnose) iridodiagnosis, iridiagnosis ~diagnostiker

m iridologist ~druck m intra-ocular pressure ~druckmesser m ophthalmotonometer ~druckmessung f (Messung des intraokularen Drucks *od* der Augapfelspannung) ophthalmotonometry ~druckversuch m Aschner's ('aʃnərz) phenomenon (ɔ) ~dusche f eye douche (du:ʃ) ~eiterung f purulent (juə) ophthalmia, suppuration of the eye ~entzündung f inflammation of the eye, ophthalmitis, ophthalmia / eitrige ~ (Pyophthalmie) pyophthalmia (æ) ~erkrankung f eye disease ~farbe f colo[u]r of the eyes ~faserhaut f (Tunica fibrosa) fibrous (ai) tunica (ju:) *od* coat of the eye ~fehler m eye defect ~fell n pterygium (te'rigiəm), film of the eye ~F ~fliege f (d h die Augen anfliegende Fliege *od* Mücke) (Hippelates, Siphunculina) eye fly, frit fly ~flimmern n flickering *od* spots in front of one's eyes ~fluß m catarrh *od* watering of the eye ~flüssigkeit f (Humor vitreus) vitreous (i) humo[u]r (hju:) / (Humor aqueus) aqueous (ei) humo[u]r ~förmig *od* -shaped, oculiform (ɔ) ~gefäß n ophthalmic *od* ocular vessel ~gefäßophthalmovascular ~gegend f ocular region, eye region ~glas n eye-glass / (Brille) [a pair of] glasses / (Okular) eye-piece ~gonorrhoe f gonorrh[o]eal (i) ophthalmia (æ) *od* blenorrh[o]ea (i) ~grübchen n embr orbital cavity ~grund m eye-ground ~gymnastik f (zur Behandlung des Schielens) orthoptic exercises ~haut f membrane *od* tunic (ju:) *od* coat of the eyeball / harte ~ (Kornea, Hornhaut) cornea ~heilanstalt f ophthalmic *od* eye hospital ~heilkunde f ophthalmology [selten: oculistics] ~hemikranie f (Migraine ophthalmique) ophthalmic migraine ('mi:grein) ~hintergrund m eye--ground, fundus (ʌ) of the eye, ocular fundus ~hintergrunduntersuchung f funduscopic (ɔ) examination, funduscopy (ʌ) ~höhle f (Orbita (*PNA*)) eye socket, orbit, orbital cavity
Augenhöhlen|arterie f, untere (Arteria infra-orbitalis (*PNA*)) infra-orbital artery ~boden m floor of the orbit ~dach n roof of the orbit ~knochenhaut f periorbita ~muskel m (Musculus orbitalis (*PNA*)) orbitalis muscle ~periost n periorbital membrane ~vene f, obere, untere (Vena ophthalmica superior, inferior) superior, inferior, ophthalmic vein
Augen|hüllenentzündung f periophthalmia ~innendruck m intra-ocular pressure ~inneres n interior (iə) part of the eyeball
Augenkammer f chamber (ei) of the eye / hintere ~ (Camera bulbi posterior (*PNA*)) posterior (iə) chamber of the eye / vordere ~ (Camera bulbi anterior (*PNA*)) anterior (iə) *od* aqueous (ei) chamber of the eye ~wasser n aqueous humo[u]r (hju:)
Augen|kapsel f capsule of the eye ~katarrh m catarrh of the conjunctiva (ai) ~klappe f eyeshade, eye-patch / monokulare ~ monocular eye-patch ~klinik f ophthalmic *od* eye hospital *od* clinic (i) ~knorpel m tarsal cartilage ~kopfschmerz m headache (e) due to an eye disease ~krank suffering from an eye disease ~krankheit f eye *od*

ophthalmic disease / ägyptische ~ trachoma, granular conjunctivitis ~krise f ocular crisis (ai) ~lähmung f ocular paralysis *od* paresis (i:) ~lampe f ophthalmic lamp ~laufen n ophthalmorrh[o]ea (i) ~leiden n eye trouble, eye complaint ~licht n eye--sight
Augenlid n (Palpebra (*PNA*)) blepharon (e), *pl* blephara, eyelid, palpebra (æ), *pl* palpebrae ~-palpebral (æ) ~affektion f eyelid affection *od* disease ~bindehaut f palpebral membrane ~drüse f s Lidranddrüse
Augenliderentzündung f inflammation of the eyelids, blepharitis
Augenlid|halter m eyelid holder, blepharostat (e) ~kanten f pl (Limbi palpebrales) borders of the eyelids ~knorpel m tarsus ~krampf m s Lidkrampf ~lähmung f blepharoplegia (i:), blepharoptosis ('tousis), ptosis ('tousis) ~muskel m, oberer, unterer ~ (Musculus tarsalis superior, inferior (*PNA*)) superior, inferior tarsal muscle ~plastik f canthoplasty, blepharoplasty (e) ~platte f tarsal plate
Augen|linse f (Linse) crystalline (i) *od* eye lens / getrübte ~ bei Star cataracous (æ) lens ~linsenkern m (Nucleus lentis (*PNA*)) nucleus of the lens ~loch n (Schloch) opening of the iris (aiə), pupil (ju:) ~los eyeless ~lotion f pharm eyewash ~madenfrass m ophthalmomyasis ('maiəsis) ~magnet m eye magnet ~migräne f (Migraine ophthalmique) ophthalmic migraine ('mi:grein) ~mittel n eye preparation / (äußerliches) eye lotion (ou) ~modell n (zum Unterricht) ophthalmophantom ('fæntəm), model (ɔ) of the eye
Augenmuskel m ocular muscle, muscle of the eye, eye muscle ~äussere ~n extra--ocular muscles (EOM) *innerer gerader ~* (Musculus rectus medialis (*PNA*)) medial rectus muscle [of the orbit] *oberer gerader ~* (Musculus rectus superior (*PNA*)) superior rectus muscle [of the orbit] *oberer schräger ~* (Musculus obliquus superior (*PNA*)) superior oblique muscle [of the orbit] *temporaler gerader ~* Musculus rectus lateralis (*PNA*)) lateral rectus muscle [of the orbit] *unterer gerader ~* (Musculus rectus inferior (*PNA*)) inferior rectus muscle [of the orbit] *unterer schräger ~* (Musculus obliquus inferior (*PNA*)) inferior oblique muscle [of the orbit] ~durchtrennung f ophthalmomyotomy (mai'ɔtəmi) ~entzündung f ophthalmomyitis (mai'aitis), ophthalmomyositis ~kern m (Hirn) ocular muscle nucleus ~krampf m ophthalmospasm (æ), readers' cramp ~lähmung f ocular palsy, ophthalmoplegia (i:), oculomotor (ou) paralysis ~phänomen n (bei Basedow) Jendrassik's (jen'drasiks) sign ~ring m circle (ə:) of the eye muscles, ring muscle of the eye, ocular sphincter ~schwäche f weakness of the ocular muscles, ocular muscular (ʌ) imbalance (æ)
Augen|myase f ophthalmyasis (ɔfθæl-'maiəsis) ~nadel f eye-needle ~nasenrinne f orbitonasal (ei) groove ~nerv m (Nervus ophthalmicus (*PNA*)) ophthalmic nerve / (Sehnerv) optic

nerve ~neuralgie f ophthalmalgia ~operation f operation on an eye, eye operation ~optiker m ophthalmic (æ) optician ~paar n pair of eyes ~phantom n ophthalmotrope ~plastik f ophthalmoplasty ~plastik- ophthalmoplastic ~pol m pole of the eyeball ~prothese f artificial eye ~rand m (Orbitalrand) orbital margin ~reaktion f ophthalmic reaction, oculoreaction ~refraktometer n refractometer ~reiz m irritation of an eye ~reizstoff m mil lacrimator / tear (iə) gas ~reizung f irritation of an eye ~ring m circumorbital ring / (Pupillenring) iris (aiə) ~ringmuskel m (Musculus orbicularis oculi (PNA)) orbicularis oculi muscle ~roller m (Augenrollmuskel) trochlear (ə) muscle ~salbe f pharm eye od ophthalmic ointment, oculentum ~schale f (für Bäder) eye-cup ~schere f eye scissors pl ~schirm m eye-shade, eye-protector ~schläfenbeingrube f orbitotemporal fossa ~schlagader f ophthalmic artery ~schmerz m ophthalmalgia, ophthalmodynia, pain in an eye ~schutz m eye guard ~schützer m eye-protector, eye-shade ~schutzglas n (Uhrglas) protecting glass, watch-glass ~schwäche f weakness of the eyes, weak sight ~schwund m retinal abiotrophy ~sonde f lacrimal (æ) probe ~spalte f embr f[o]etal (i:) eye fissure ('fifə) / anat palpebral (i:) od orbital fissure ~spaltnaht f canthorrhaphy (ɔ) ~spezialist m eye specialist, ophthalmologist (ɔ), oculist (ɔ) ~spiegel m ophthalmoscope (æ), eye speculum, ophthalmofunduscope (ʌ), retinoscope (e), funduscope (ʌ) ~spiegeln n funduscopy (ʌ), ophthalmoscopy, retinoscopy ~spülgläschen n undine ('ʌndin, ʌn'di:n) ~spülung f eye douche (du:ʃ) od irrigation ~-Stabmagnet m magnetic eye probe ~station f ophthalmic ward ~stechen n shooting pain in an eye ~stellung f position of the eyes ~stern m F pupil (ju:) ~stiel m eyestalk ('aistɔ:k) ~symptom n ocular symptom ~-Syndrom n, nasoethmoidales Charlin's (tʃar'li:nz) syndrome ~thermometer n ophthalmothermometer ~tränen n running od watering eyes ~triefen n running from an eye ~tripper m ophthalmoblennorrh[o]ea (i), gonoblennorrh[o]ea (i), gonorrh[o]eal (i) ophthalmia od blepharitis ~tropfen m pl pharm eye drops, ophthalmic solution ~tropfglas n eye-drop glass ~trost m bot eyebright ('aibrait), Euphrasia (ei) ~trübung f dimness of vision (i), caligo (ai) ~tumor m eye tumo[u]r, ophthalmic tumo[u]r ~überanstrengung f copiopia (ou), copiopsia (ɔ), eyestrain ~venenpunktion f ophthalmophlebotomy ~verband m eye dressing od bandage ~vereiterung f (Panophthalmie) panophthalmatitis, panophthalmia ~verletzung f eye od ocular lesion ('li:ʒən), eye injury ~vorfall m protrusion (u:) of the eyeball, proptosis ('tousis), exophthalmos ~wanne f eye cup, eye bath ~waschglas n eye cup ~wasser n pharm eye lotion (ou), eyewash, collyrium (i) ~wassersucht f hydrophthalmia, hydrophthalmos ~weiß n (Weiß des Auges) white of the eye, sclera (iə), sclerotica (ɔ), sclerotic (ɔ) coat ~wimper f eyelash /

(pl) cilia (i) ~winkel m canthus, corner of the eye / äusserer ~ outer canthus ~winkel- canthal ~winkelarterie f (Arteria angularis) angular artery ~winkelfalte f epicanthal fold, epicanthus ~wulst m (Orbitalwulst) orbital od optic swelling ~zahn m (Eckzahn) eye-tooth, canine (ei) tooth ~zittern n (Nystagmus) nystagmus (æ) ~zwinkern n blinking -äugig (Nachs) -eyed (aid) **Äugigkeit** f (monokulare Dominanz) ocular dominance **Aujeszky** ('aujeski)-**Krankheit** f (infektiöse Bulbärparalyse) Aujeszky's disease, infectious bulbar (ʌ) paralysis **Aura** f aura ('ɔ:rə), premonitory (ɔ) sensation, signal (i) symptom ~ *ohne Krampfanfall* (leichteste Epilepsie) para-epilepsy (e) *akustische* ~ auditory a. *epigastrische* ~ epigastric a. *hysterische* ~ hysteric a. *motorische* ~ motor a. *olfaktorische* ~ olfactory a. ~ *procursiva* a. procursiva ~ *vertiginosa* a. vertiginosa *vestibuläre* ~ a. vertiginosa **Auramin** n chem auramine (ɔ:) **Aurantiase** f s Xanthose **Aurat** n chem aurate (ɔ:) **Aureomycin, Aureomyzin** n pharm aureomycin ('ɔ:rio'maisin), chlortetracycline (ai) **Auri colloidalis [^{198}Au] solutio iniectabilis** (EP) colloidal gold [^{198}Au] injection (EP, BP) **Auriasis** f (Pigmentatio aurosa) chrysiasis, auriasis **Auricchio-Chieffi** (au'rikio-'kiefi)-**Test** m (Kala-Azar-Probe) Auricchio and Chieffi's test **Auricula** f (PNA) auricle ~ *atrii* (PNA) (Herz- od Vorhofohr) auricular appendix, auricle of the atrium ~ *dextra* (PNA) (rechtes Herz- od Vorhofohr) right a. of the heart ~ *sinistra* (PNA) (linkes Herz- od Vorhofohr) left a. of the heart **Aurikel** m bot auricula (i), bear's (bɛəz) ear, cowslip (au) **aurikular** auricular (i) **Aurikulare** f auricular point **Aurikular|block** m (Herz) sino-auricular block ~höcker m auricular hillock od tubercle ~kanal m atrioventricular canal ~komplex m auricular complex **Aurikularisphänomen** n auricularis (ɛə) phenomenon (ɔ) **Aurikulo|-nasal-Linie** f Camper's ('kampərz) line ~temporal auriculotemporal ~temporalis m (Nervus auriculotemporalis) auriculotemporal nerve ~ventrikulär auriculoventricular (i) **Aurikuloventrikular|bündel** n auriculoventricular (i) bundle (ʌ) ~furche f (Herz) auriculoventricular fold (ou) ~knoten m auriculoventricular node **Auripigment** n chem orpiment, arsenic ('a:snik) trisulphide [US -sulf-] (ʌ), yellow sulphide [US -sulf-] of arsenic **Auripunktur** f s Parazentese **Auris** f (PNA) (Ohr) ear ~ *externa* (PNA) (äusseres Ohr) external e. ~ *interna* (PNA) (Innenohr, Labyrinth) internal e. ~ *media* (PNA) (Mittelohr) middle e. **Auriskop** n auriscope (ɔ:) **auro|palpebral** auropalpebral (æ), otopalpebral ~plastik f otoplasty **Auro|therapie** f (Goldtherapie) chryso-

therapy, aurotherapy ~thioglukose f aurothioglucose ('ɔ:rɔ,θaio'glu:kous) (USP), gold thioglucose **Aurum oxydatum** n (Acidum auricum, Goldsäure) auric (ɔ:) acid **ausatm|en** to breathe (i:) out, to exhale (ei) ~ung f expiration, breathing (i:)-out, exhalation, expiration (aiə) / forcierte ~forced expiration **Ausatmungs|-** expiratory (aiə) ~dyspnoe f expiratory dyspn[o]ea (i) ~luft f expiratory od expired air ~phase f expirium (aiə) ~zentrum n expiratory (aiə) centre [US center] (EC) **ausbauchen** v refl to bulge (ʌ) / (z B Bruchsack) to pouch [out] **ausbeizen** to cauterise (ɔ:) **Ausbeute** f Lab yield **Ausbildungskrankenhaus** n teaching od training hospital **ausbleiben** (Puls) to stop / (Reflex) to be absent / ihre Periode blieb aus she missed a period (iə) ~ n (Regel) amenorrh[o]ea (i) / ~ der Immunantwort immunological unresponsiveness **Ausblendung** f röntg collimation, selection, limitation **ausbluten** to exsanguinate (æ) / (verbluten) to bleed to death ~ n bleeding to death / exsanguination **ausbohren** (Zahn) to drill open **ausbrechen** (Speisen) to vomit (ɔ), to bring up, to throw up / (Krankheit) to break out, to come on suddenly (ʌ), to appear, to start / (Zahn) to break off / (Schweiß) to break out / (in Tränen) to burst into tears / (Ausschlag) to erupt (ʌ), to come out, to appear ~ n (Speisen) vomiting (ɔ), bringing up / (Krankheit) outbreak / (Ausschlag) eruption (ʌ), appearance / ~ der Kammer ventricular escape **Ausbrecherkrebs** m Pancoast's ('pænkousts) tum[o]ur **ausbreiten** vt to spread (e) / v refl to spread, to extend ~ n (Ausbreitung) (Krankheit) spread, spreading (e), propagation, dissemination / (Gefäß, Nerv) ramification / allgemeines ~ path generalisation **Ausbreitung** f, elektronische ~ neur electronic spread ~sgebiet n area ('ɛəriə) of spreading od propagation / (örtlich) regional (i:) spread od spreading ~sgeschwindigkeit f rate of spreading od propagation ~sgrenze f (Seuche) range of an epidemic (e) disease ~sherd m focus (ou) **ausbrennen** (z B Wunde) to cauterise (ɔ:), to destroy by cautery (ɔ:) / (durch Hochfrequenzstrom) to fulgurise (ʌ) / (mit Glüheisen) to burn out ~ n cauterisation, cautery, destroying by cautery / (durch Hochfrequenzstrom) fulguration **Ausbruch** m outbreak, appearance, onset / (Exanthem) eruption (ʌ) / (Nervenimpulse) burst ~stadium n (Erythem) eruptive (ʌ) stage **Ausbuchtung** f anat bulging (ʌ) / (Nebenhöhle) sinus (ai), pl sinuses / (sackartige) pouch (au) / (Rezessus) recess / (Erweiterung) dilation / (Aushöhlung) excavation / (Vorbuchtung) protrusion (u:) / röntg incisure (ai), notch / ~en bilden to form sinuses (ai) **ausdehnbar** (ausdehnungsfähig) distensible, distensile ~keit f extensibility, diffusibility, distensibility

ausdehn|en (in einer Richtung) to extend, (in mehreren Richtungen) to expand, (erweitern) to dilate, (aufblähen) to distend, (ausstrecken) to stretch, (ausbreiten) to spread **~ung** f (vgl Verb) extension, expansion, dilation, spread, distension / (Fläche) expanse, (Weite) extent, spread
ausdehnungs|fähig s ausdehnbar **~fähigkeit** f distensibility, extensibility **~koeffizient** m coefficient of expansion, expansion coefficient **~vermögen** n s **~fähigkeit**
ausdeuten to interpret, to evaluate (æ) **~** n interpretation / evaluation
ausdifferenziert well-differentiated
ausdörren to dry up, to parch / ausgedörrte od trockene Lippen parched lips   `
ausdrücken to squeeze od press out / (Harnröhre) to strip
Ausdrucks|form f manner of expression **~los** (Blick) vacant (ei), vacuous (æ), inexpressive, expressionless **~losigkeit** f ps vacuity (ju) [of expression] **~mittel** n means of expression **~simulation** f mimesis (i:) **~starre** f expressionlessness, vacant (ei) expression **~voll** expressive **~weise** f mode (ou) of expression
ausdunsten, **ausdünsten** to evaporate (æ) / to sweat (e) out, to perspire (aiə)
Ausdunstung, **Ausdünstung** f evaporation / perspiration / body odo[u]r (ou) **~sfähig** perspirable (aiə)
Aus-Effekt m neur off effect
auseinander|drängen (z B Fasern) to dissociate (ou) **~fließen** n chem diffluence (i) **~fließend** physiol diffluent **~gehen** (Gefäße) to diverge, to separate, to divaricate (æ), to bifurcate (ai) **~gehend** divergent **~halten** (z B Wundränder) to keep apart / (unterscheiden) to differentiate **~laufen** (Nerven) to separate, to diverge, to divaricate (æ) **~laufend** divergent **~liegen** to be separated **~liegend** (zeitlich) spaced, interrupted (ʌ) / (örtlich) spaced, separated, distant **~setzungsprozesse** m pl ps conflictual processes **~weichen** (Muskeln) to diverge, to divaricate (æ) **~weichen** n divergence, divergency, divarication **~ziehen** (Wundränder, Bruchstellen) to distract
Aus-Element n (Off-Element) neur off element
Ausfall m (Ergebnis) result / (Mangel) loss, lack, deficit (e) / (Haar) falling out, thinning / (Zähne) loss / (Reflex) absence / (Probe) reaction / (in Flüssigkeit) sediment (e), deposit (ɔ) / (Radioaktivität) fall-out / path defunctionalisation symptom / Patienten mit sensibel and motorisch kompletten Ausfällen patients with complete abolition of the sensory and motoric systems
ausfällbar chem precipitable (i)
ausfallen (sich ergeben) to result; negativ **~** to give negative results / (herausfallen) to fall out / (Haar) to fall out / chem to settle, to be deposited (ɔ), to sediment (e), to precipitate (i) / (Pulsschlag) to drop / (Reflex) to be absent od missing / (radioaktive Teilchen) to fall out
ausfällen chem to precipitate (i)
Ausfällmittel n chem precipitant

Ausfallnystagmus m vestibular nystagmus
Ausfallserscheinung f disturbed function (ʌ), defunctionalisation symptom, outfall symptom (i), deficiency symptom / (endokrine Drüsen) manifestation of endocrine deficiency / (Muskel) atrophy / (Morphiumentzug) withdrawal (ɔ:) symptom, amorphinism
Ausfallsymptom n defunctionalisation symptom
Ausfällung f chem precipitation, sedimentation
ausfertigen (anfertigen) (Rezept) to make up
ausflock|en chem to flocculate (ɔ), to flake out **~ung** f chem flocculation, flaking out / weisse **~** white cloud
Ausflockungs|probe f flocculation test **~reaktion** f flocculation reaction
Ausfluß m outflow, flowing out, effluence, running out / (Eiter. Vagina. Urethra) discharge / (Vagina) flux (ʌ), fluor (u) / (Mündung) orifice (ɔ). outlet, mouth / (Samen) emission, ejaculation / (massiger, kopiöser) polyrrh[o]ea (i) / (Tripper) gleet **blutiger ~** aus einem Ohr oth[a]emorrh[o]ea (i) **eitriger ~** purulent (juə) discharge; **eitriger ~ bei Blennorrhoe** ophthalmorrh[o]ea (i) [seröser] **~ aus dem Nabel** omphalorrh[o]ea (i) **~ aus der Nase** nasal discharge **schleimig-eitriger ~** mucopus (u:) **~ aus einer Tube** (meist Ohrtrompete) tuborrh[o]ea (i) **~behinderung** f obstructed outflow **~öffnung** f outlet, orifice (ɔ)
ausführend (ableitend) effluent, efferent, excretory (i:), secretory (i:)
Ausführungsgang m excretory (i:) duct, efferent duct / **~** der Bauchspeicheldrüse Wirsung's ('virzuŋs) duct (ʌ) od canal (æ) / **~** der Ohrspeicheldrüse (Ductus parotideus) Stensen's ('stensənz) duct / ohne **~** ductless (ʌ) **~los** (Drüse) ductless
ausfüllen (mit Gaze) to stuff, to pad / (Zahn) to fill, to stop **~** n (Gaze, Watte) stuffing, padding, tamponing
ausfüttern (z B mit Fett) to coat, to line / (Prothese) to pad, to bolster (ou)
Ausgang m (Ergebnis) result, outcome / (Krankheit) final stage od picture (i) / (Magen) outlet, pylorus (ɔ:) / (tödlicher) fatal (ei) outcome od termination / seinen **~** nehmen (Epidemie) to originate
Ausgangs|herd m initial focus (ou) **~kultur** f bakt initial od first culture (ʌ) **~lage** f ps initial psychologic[al] condition **~linie** f base line **~los** (ohne Öffnung) anat imperforate / ductless (ʌ) **~material** n starting material, source **~persönlichkeit** f premorbid od primary personality **~pneumonie** f terminal pneumonia **~produkt** n starting material; initial reactant **~punkt** m (Seuche) focus (ou) / starting point **~quantität** f initial (i) quantity (ɔ) **~situation** f initial condition **~stadium** n initial od first stage **~stamm** m bakt basic (ei) strain **~stoff** m Lab primary od starting od original material **~substanz** f pharm parent drug od substance **~wert** m initial value (æ) / pharm baseline ('beislain) value **~wertgesetz** n nach Wilder ('waildə) Wilder's law [of initial value] **~zange** f s Beckenausgangszange

ausgären to ferment / (durch Gärung ausscheiden) to throw off by fermentation
ausgeatmet expired (aiə)
ausgebildet (gut entwickelt) well od fully developed / (beruflich) qualified (ɔ), trained / (Abszeß) grown, gathered, developed / (Kaverne) established
ausgeblutet exsanguinated, exsanguineous (i) / (verblutet) bled to death
ausgebreitet diffuse (ju:), spread
Ausgebrochenes n (Erbrochenes) vomit (ɔ)
ausgebuchtet sinuate (i), pouched (au), bulging (ʌ), protruding / (ausgehöhlt) excavated, hollow
ausgefällt chem precipitated (i)
ausgeflockt chem flocculated
ausgefranst (Wundrand) lacerated (æ), fringed
ausgeglichen (Stoffwechsel) well--balanced (æ)
ausgehöhlt excavated, hollowed out
ausgehungert starved, emaciated (ei), famished (æ)
ausgekerbt crenated (i:), notched, dented, dentate, indented, serrated
ausgekrempelt (Wundrand) everted
ausgemergelt emaciated (ei)
ausgepolstert (Schiene) bolstered (ou), padded
ausgereift ripe, matured (juə)
ausgerenkt dislocated, luxated (ʌ), out of joint
ausgetragen embr mature (juə), carried to full term
ausgewachsen full-grown, adult (ʌ), fully developed (e)
ausgewogen [well] balanced (æ)
ausgezackt (Geschwürsrand) dentate, denticulate (i) / (Wunde) jagged (æ) / (Knochen) crenate (i:), denticulate, serrated
ausgiebig abundant (ʌ), copious (ou), rich / **~** schwitzen to sweat (e) freely
Ausgleich m (Herz) compensation / (Gleichmachen) equalisation
ausgleichen to make good, to balance (æ), to adjust, to correct, to equalise (i:) / (Haltungsfehler) to correct / (kompensieren) to compensate **~d** compensatory, compensative
Ausgleichs|bogen m dent compensating curve **~folie** f röntg compensating screen **~schwäche** f failure of compensation **~störung** f (Herz) decompensation
ausglühen (Platinöse) to heat, to anneal
Ausguß m (Gefäß) [pouring] spout, mouth / Lab sink / (Abguß, z B Nierenkanälchen) cast **~rohr** n Lab waste-pipe **~stein** m (Niere) coral od staghorn calculus
ausheber|n (Magen) to empty, to pump out / (nach Probefrühstück) to remove the test-meal, to siphon (ai) out **~ung** f (Magen) emptying, siphonage ('saifənidʒ) **~ungsschlauch** m [o]esophageal (i) tube
ausheil|en to cure od to heal completely / (Wunde) to heal up **~ung** f healing up, complete cure, complete restoration to health
Ausheilungs|rate f percentage of cures **~vorgang** m healing process (ou)
aushöhl|en to excavate, to hollow out / (rinnenförmig) chir to gutter (ʌ) **~ung** f (Höhle) excavation, hollow, cavity

Aushülsung f (Rippe) subperiosteal removal

aushusten (auswerfen) to cough (kɔf) up, to expectorate, to bring up ᴢ n expectoration, coughing up

auskeimen to germinate

auskerben to notch, to indent

auskernen to enucleate (juː)

auskleid|en (Endothel, Schleimhaut usw) to line, to coat ᴢ**ung** f (Überzug) lining (ai) membrane od coat od layer ('lɛə), coat, lining

ausklinken ps to trigger off

auskochen to boil [out], to scald (ɔː) / pharm to decoct / (Instrumente) to sterilise (e) ᴢ n boiling [out], scalding (ɔː) / (Instrumente) sterilising, sterilisation / pharm decoction

auskratz|en (mit scharfem Löffel) to scrape out, to scoop out / gyn to curet[te] (kjuə'ret) ᴢ**ung** f scraping out / (mit scharfem Löffel) scooping out / (mit Curette) curetting, curettage (kjuə'retidʒ)

auskrempeln chir to turn up, to evert ᴢ n chir eversion

auskristallisieren to crystall[l]ise (i), to form crystals (i) ᴢ n deposition of crystals

Auskugelung f (Gelenk) dislocation, luxation

Auskultation f auscultation, stethoscopy (ɔ), listening [to the heart sounds] / direkte ᴢ immediate a. / indirekte ᴢ mediate a., a. with a stethoscope / stereophonische ᴢ stereo-auscultation

Auskultations|befund m auscultatory findings od result ᴢ**geräusch** n auscultatory sound

auskultatorisch auscultatory (ɔː), stethoscopic (ɔ)

auskultieren to auscultate (ɔː), to listen (etwas to), to auscult (ʌ)

auskurieren to cure, to heal

Auslassversuch m withdrawal trial

Ausläufer m (Nerv, Gefäß) branch, ramification / (Ende) termination

Auslaufzeit f (Viskosimeter) efflux time

auslaug|en to wash out, to leach out, to lixiviate (i) / pharm to extract ᴢ**ung** f pharm extraction / chem lixiviation

ausleer|en to empty / (Darm) to evacuate (æ) / (Blase) to empty ᴢ**ung** f emptying, evacuation

Auslese f, biologische natural selection

auslochen (ausstanzen, z B Geschwür) to punch out

auslöffel|n chir to scoop od scrape out, to excochleate (ɔ) ᴢ**ung** f chir excochleation (eks,kɔkli'eiʃən), scraping out

auslösbar (Reflex) obtainable / chir removable

auslösch|bar (Exanthem) extinguishable ᴢ**phänomen** n Schultz-Charlton ('ʃults-'tʃaːltən) phenomenon (ɔ) od reaction, rash-extinction od blanching (aː) phenomenon ᴢ**reaktion** f blanching reaction ᴢ**ung** f (Exanthem) extinction / genet deletion (di'liːʃn)

Auslösemechanismus m trigger mechanism / neur release mechanism / angeborener ᴢ neur innate release mechanism (IRM)

auslösen (aus dem Gelenk) to disarticulate / (Anfall) to bring on, to start, to cause, to trigger [off] / (Reflex) to produce, to elicit (i) / (provozieren) to provoke, to induce / (Symptom) to produce / (stumpf) chir to free without

---

cutting / (Tumor) to shell out ~d (Nachs) -genic (z B diabetesauslösend diabetogenic)

Auslöser m physiol trigger / fokaler ᴢ focal t.

Auslösevorrichtung f trigger mechanism (e)

ausmeißeln chir to chisel (i) out / (mit Hohlmeißel) to gouge (gaudʒ) out

Ausmerze f natural selection

ausmünd|en (z B Gallengang) to open (in into) ᴢ**ung** f outlet, orifice (ɔ), mouth

ausperkutieren (Dämpfung) to delimit (i) by percussion (ʌ) ᴢ n (Dämpfung) topographic (æ) percussion

auspinseln (Hals) to paint

Auspitz ('auspits)-**Dermatose** f mycosis fungoides, Auspitz's dermatosis

Ausplattieren n Lab plating-out

auspolstern (Schiene) to pad, to bolster (ou), to stuff

Ausprägung f (Symptomatik) intensity

auspressen to squeeze od to press out

Auspuffgasvergiftung f exhaust (ɔː)-gas poisoning

auspumpen to pump out, to evacuate (æ) / (Magen) to pump out, to siphon (ai) off / (Probefrühstück) to remove (uː) the test meal / (Magenspülung) to wash out

ausquetschen to squeeze out, to press out

ausräucher|n to fumigate (juː) ᴢ**ung** f fumigation

ausräum|en chir to remove / (mit scharfem Löffel) to scoop out, to scrape out / (Abort) to curet[te] (kjuə'ret) ᴢ**ung** f chir removal / (Uterus) abrasion, curettage (kjuə-'retidʒ) / digitale ᴢ curage (kuə'raːʒ) / (Orbita) evisceration

ausreif|en to [become] mature (juə), to ripen ᴢ**ung** f maturation, ripening

ausreiß|en to pluck out, to tear (ɛə) out, to pull out / (Zahn) to pull out, to extract / (Fingernagel) to avulse (ʌ) / vi (Naht) to burst ᴢ n s Ausreißung ᴢ**er** m stat outlier / (Zahn) extraction, pulling out / (Naht) burst, bursting / (Fingernagel) avulsion (ʌ)

ausrenk|en to dislocate, to put out of joint, to luxate (ʌ) ᴢ**ung** f dislocation, luxation / (unvollständige) subluxation

ausricht|en to align (ai), to adjust / (Knochenbruch) to set ᴢ**ung** f alignment (ai), adjustment / (Knochenbruch) setting

Ausrühren n Lab absorptive precipitation

Aussaat f (z B Metastasen, Tbc) dissemination; spread[ing] / ᴢ auf dem Blutweg h[a]ematogenous (ɔ) d.

aussäen (bes Tbc) to disseminate (e)

Aussatz m leprosy (e)

aussätzig leprous (e) ᴢ**er** m leper (e)

aussäuern chem to extract od to remove the acid

aussaugen to drain by suction (ʌ), to suck out

ausschab|en s ausräumen ᴢ**ung** f s Ausräumung

ausschäl|bar (enukleierbar) chir enucleable (juː) / nicht ~ inenucleable ~**en** chir to enucleate (juː) / (Tumor) to shell out

Ausschaltungsdiät f elimination diet

Ausschälung f (Tumor) enucleation /

ᴢ eines Überbeins (Ganglionektomie) chir gangliectomy, ganglionectomy

ausscheid|bar excretory (iː), excretable (iː), eliminable (i) ~**en** to eliminate (i) (von from) / (fällen) chem to precipitate (i) / (absondern) to secrete (iː) (aus from) / (Urin usw) to excrete (iː), to discharge, to pass ~**end** excretory (iː), secretory (iː) ᴢ**er** m bakt carrier (æ) / imm secretor ᴢ**ung** f elimination / (Drüse) secretion (iː), excretion (iː) / (Eiter) discharge / (Niere) output / (Flüssigkeit) diuresis (,daijuə'riːsis) / (Saccharose im Urin) sucrosuria (sju:kro'sjuəriə) / (Haare od Schleimfäden im Urin) pilimiction / (pl) (Stuhl, Urin) excreta (iː) / übermässige ᴢ (bes Fäzes) hypereccrisis (e), hyperecrisia (i)

Ausscheidungs|- excretory (iː), secretory (iː) ᴢ**apparat** m excretory system ᴢ**fähigkeit** f excretory capacity ᴢ**geschwindigkeit** f rate of excretion (iː) / secretion rate (SR) ᴢ**kanal** m excretory canal (æ) ᴢ**mittel** n chem precipitant (i) / (Urin) diuretic (e) ᴢ**muster** n excretion pattern ᴢ**organ** n excretive (iː) od excretory organ ᴢ**produkt** n excretory od excretion product (ɔ) / (exokriner Drüsen) exocrin[e] ᴢ**prozeß** m process of elimination ᴢ**pyelographie** f excretion od intravenous (iː) pyelography (ɔ), pyelography by elimination ᴢ**stoff** m physiol waste material ᴢ**störung** f, renale ᴢ renal suppression ᴢ**system** n excretory system ᴢ**urogramm** n excretory urogram (juə) ᴢ**urographie** f excretion od excretory urography ᴢ**verhältnisse** n pl excretory conditions ᴢ**vermögen** n excretory capacity; ability to excrete ᴢ**weg** m physiol route (uː) of elimination

Ausschlag m (Zeiger) Lab deflection / (EKG) deflection / eruption (ʌ), rash, exanthema (iː), efflorescence / (Pickel) pimples / (der Säuglinge) napkin rash / (Bläschen) pustules (ʌ) fleckiger ᴢ rash in blotches gesprenkelter ᴢ mottled rash schuppiger ᴢ scaly (ei) rash ᴢ**eruptive** (ʌ), exanthematous (iː) ~**en** (Exanthem) to break out, to erupt, to come out ~**frei** (Haut) clear

Ausschlags|breite f amplitude ᴢ**krankheit** f eruptive fever

Ausschlämmung f chem elutriation

ausschleichen n gradual reduction [of the dose] ~ to reduce the dose slowly

ausschleudern (zentrifugieren) to centrifuge ('sentrifjuːdʒ) / (Nesselfäden) to emit

Ausschliessungs-Phänomen n mutual--exclusion effect

ausschlüpfen (aus Eiern) to hatch

Ausschluss-Chromatographie f exclusion chromatography

ausschneid|en chir to excise (ai), to extirpate, to cut out, to remove ᴢ n s Ausschneidung ᴢ**ung** f excision (i), extirpation / (bes Nerv) exeresis (e) / (von Narbengewebe) ulectomy

Ausschnitt m (Knochen usw) indentation, notch

Ausschuß m mil wound of exit / (Abfall) waste

ausschütten (Drüse) to secrete (iː), to put out, to release

ausschütteln chem pharm to shake out, to extract / Lab to extract od prepare by shaking

Ausschüttung f (Drüse) secretion (i:), production (ʌ), excretion (i:), release / (Freisetzung) liberation / (Hormon) release
ausschwefeln to fumigate (ju:) with sulphur (ʌ) [*US* sulfur]
ausschwemm|en (Diurese) to mobilise (ou), to flood (ʌ) out ‹ung f (Diurese) mobilisation of fluids (u), flooding (ʌ) out, dehydration / elimination / *pharm* extraction / *chem* lixiviation / *bakt* emigration
ausschwitz|en to exude (ju:) / (Schweiß) to sweat out / (Exsudat) to transude (ju:) ‹ung f perspiration, exudation, sweating (e) / (Exsudat) transudation
Außen- (*Vors*) outer, exterior (iə), outside, superficial (i), external
aussend|en to emit, to radiate (ei) ‹ung f (Strahlen) radiation, emission
Außen|fläche f external surface ‹haut f outer skin, integument (e) / (Hornschicht) epidermis ‹hülle f outer coat *od* membrane *od* cover *od* layer ('lɛə) ‹knöchel m (Malleolus lateralis) lateral malleolus ‹lappen m (Parotis) superficial lobe of the parotid gland ~liegend (oberflächlich) superficial, outer ‹linie f outline, contour ‹parasit m ectoparasite ‹pfeiler m pl outer rods of Corti ('kɔrti) ‹plasma n ectoplasm ‹reize m pl external stimuli (i) ‹rotation f (Gelenk) external rotation ‹schicht f (Gewebe) external *od* outer layer ('lɛə) ‹schielen n divergent squint *od* strabismus ‹schmarotzer m ectoparasite (æ) ‹seite f outside, outer surface, exterior (iə) ‹wand f outer wall ‹welt f (Umwelt) environment (aiə) ‹wunde f *chir* surface wound
Außer|atemsein n breathlessness (e) ~ehelich extramarital (æ)
Äußeres n outward appearance
außergeschlechtlich (Ansteckung) non--venereal (iə)
äusserlich external / *pharm* topical (ɔ)
Äußerung f manifestation
aussetzen to stop / (Puls) to be irregular (e), to skip / (Arznei) to discontinue / (einer Gefahr *usw*) to expose to, to subject to ‹ n (vorübergehend) intermission / stopping / (Puls) irregularity (æ), skipping / (Arznei) discontinuation / (einer Gefahr, Licht, Abkühlung *usw*) exposure (ou) ‹d intermittent, intermitting
aussickern to trickle out, to leak out / (Blut) to extravasate (æ)
aussondern to secrete (i:), to excrete (i:), to discharge ~d discharging, secretory (i:), excretory (i:), eliminating (i), isolating (ai)
Aussonderung f elimination / (Drüse) secretion (i:), excretion (i:), discharge / (Eiterung) discharge / (Urin) passing (a:)
ausspann|en to relax / to take a holiday ‹er m (Spanner) *anat* tensor, extensor ‹ung f relaxation, rest / (vorübergehende) holiday
aussparen *röntg* to form a recess, to notch ‹ung f *anat* recess
ausspateln *Lab* to streak out, to apply with a spatula
ausspeien to spit out, to expectorate / (erbrechen) to bring up, to vomit (ɔ) ‹ n spitting, expectoration / vomiting (ɔ)
ausspreizen to spread (e)

ausspritzen to squirt / to syringe (i) / (Samen) to ejaculate (æ)
ausspucken to spit out, to expectorate / (erbrechen) to vomit
ausspül|en to irrigate (i), to wash out, to flush out / (Mund) to rinse / (Darm) to clear out, to irrigate / (Vagina) to douche (du:ʃ) / (Wunde) to wash, to irrigate / (Hals) to gargle ‹ung f irrigation, wash, washout, clearing out, lavage (lə'va:ჳ), rinse
ausstopfen (Uterus, Höhle) to pack, to plug / (tamponieren) to tampon
Ausstoß m (Blut, Sekret, Hormon) output ~en (Drüse) to secrete (i:) / (Nachgeburt) to expel / (Gallenstein) to dislodge (ɔ), to eject / (Samen) to ejaculate / (Zahn) to knock out / (ausscheiden) to discharge, to pass ‹ung f emission / (Austreibung) expulsion (ʌ) / (Steine) discharge, evacuation / (Nachgeburt) delivery (i) ‹volum[en] n (Herz) output volume (ɔ)
ausstrahlen (Strahlen) to emit, to radiate (ei) / (Schmerz) to radiate / (Emanation) to emanate (e)
Ausstrahlung f emission, radiation, emanation / (Schmerz) radiation ‹s-schmerz m referred (ə:) pain ‹swinkel m angle of radiation
ausstreck|bar extensible, distensible ~en to extend, to stretch out / (dehnen) to distend ‹er m (Extensor) *anat* extensor [muscle], tensor
ausstreichen (glattstreichen) to smooth [down] / (Kultur) to plate out, to smear (iə), to streak [on agar plates] / (Salbe) to spread / (Harnröhre) to strip / (Blut in Extremitäten bei Staubinde) to milk
ausstreu|en (*z B* Metastasen) to spread (e), to scatter, to disseminate ‹er m (Verbreiter, Verschlepper) disseminator, carrier, transmitter ‹ung f dissemination, diffusion / (ju:), scattering, transmission
Ausstrich m (Abstrich) *mikrosk* smear (iə) / einen ‹ färben to stain a smear / einen ‹ machen to take a smear / durch Hitze fixierter ‹ heat-fixed s. ‹kultur f smear culture (ʌ) ‹präparat n smear preparation
Ausströmgut n *biol physiol* effluents (e) *pl*
ausstülp|en to evert, to evaginate (æ), to diverticulate (i) ‹ung f evagination / (Darm) intestinal diverticulum (i) / (Uterus) extroversion / (Vorbuchtung) protuberance (ju:) / (sackartige) sacculation / *anat* extrophy
austamponieren to tampon, to plug, to pack
austapezieren *anat* to line, to cover (*mit with*)
austasten to palpate (æ); to explore ‹ n palpation, manual (æ) examination; exploration
austauschen (*z B* Chromosomen) to exchange (ei), to interchange / (ersetzen) to replace
Austausch|harz n exchange resin ‹kapazität f [ion-]exchange capacity ‹transfusion f exchange *od* substitution (ju:) transfusion (ju:) / (bei akutem Versagen der Niere) replacement transfusion / (zwischen Kranken *u* Rekonvaleszenten) reciprocal (i) transfusion
austern|schalenähnlich ostraceous (ei) ‹vergiftung f oyster poisoning, ostreotoxismus

Austin Flint ('ɔ:stin 'flint)-**Geräusch** n (bei Aorteninsuffizienz) Flint's murmur
austragen (Fet) to carry to full term
austreiben to expel, to drive out ~d expelling, expulsive (ʌ)
Austreibung f *gyn* expulsion (ʌ) / (Herz) systolic (ɔ) discharge (SD)
Austreibungs|arbeit f *gyn* bearing-down efforts ‹kraft f (Geburt) expulsive (ʌ) force ‹periode f, ‹phase f expulsion (ʌ) period (iə), second (e) *od* expulsive (ʌ) stage of birth ‹ton m ejection click ‹wehen f pl expulsive *od* bearing-down pains ‹zeit f (Geburt) expulsion time, second stage of birth / (Herz) ejection time, systolic discharge
Austrennung f dissection / stumpfe ‹ blunt (ʌ) d.
austreten (Blut aus Gefäßen) to extravasate (æ), to issue ('isju:) / (Bruch) to protrude / (Zellen) to emigrate (e) ‹ n (Blut) extravasation / (Bruch) protrusion / (Kindskopf) disengagement / (Gehirnsubstanz) fungus (ʌ) / (aus Zysten) excystation
Austritt m (Bruch *usw*) protrusion, prolapsus, prolapse / (Blut) extravasation, escape / (Dampf) escape / (Nerv, Gefäß *usw*) *anat* exit, emergence / (Gallenflüssigkeit) bile leakage
Austritts|pforte f exit [orifice (ɔ)] ‹phase f (Geburt) third stage, expulsive (ʌ) stage ‹punkt m *anat* point of emergence, exit ‹stelle f point of exit ‹winkel m (Strahlen) angle of emission
austrockn|en to dry [up] / (mit Tuch *usw*) to wipe dry / *pharm* to desiccate (e), to exsiccate, to dehydrate (ai) ~end desiccant (e), desiccative (e) ‹ung f exsiccation, desiccation, drying / dehydration / *pathol* kraurosis
austrocknungs|empfindlich siccolabile ('leibail) ‹mittel n *pharm* exsiccant, siccative ~unempfindlich siccostabile (ei) ~verhindernd antixerotic (ziə-'rɔtik)
austupfen (trockentupfen) to dry with swabs (ɔ)
auswander|n (auch Zellen) to emigrate (e) ‹ung f emigration
auswärts|bewegen to abduce (ju:), to turn outward[s] ‹bewegung f outward movement, abduction (ʌ) ~drehen (umstülpen) to evert / (Füße) to turn out / (Arm) to supinate (ju:) ‹drehen n (Arm) turning out, supination / (Auge) extorsion ‹dreher m (Musculus supinator (*PNA*)) supinator (ju:) [muscle] ‹drehung f supination / (Umstülpung) eversion ~rollen to rotate outward[s] ‹roller m rotator ‹schielen n external *od* divergent squint *od* strabismus / latentes ‹ exophoria (ɔ:) ‹stellung f (des Fußes) turning-out position ~wenden to supinate (ju:) ‹wender m (des Armes) brachioradialis (ei) ‹wendung f supination ~ziehen *anat* to abduct ‹ziehen n *anat* abduction ‹zieher m *anat* abductor
auswasch|en to wash [out] / (Wunde) to bathe (beið), to wash / (Gläser, Flaschen, Mund) to rinse / *chem* to elutriate (u:) / (Auge) to bathe ‹n s Auswaschung ‹ung f washing [out], lavage (lə'va:ჳ), rinsing / *chem* eluation, elutriation
auswerfen (Sekret) to eject / (erbrechen) to vomit (ɔ), to bring up / (Sputum) to

expectorate, to cough (kɔf) up / (Blut aus Herz) to eject, to throw out

auswert|bar, statistisch amenable to statistical analysis **~en** to evaluate (æ) / *röntg* to interpret **₂ung** *f* evaluation, assessment / *röntg* interpretation **₂ungsunterlagen** *f pl* analysis (æ) data (ei)

Auswickelbinde *f* Esmarch's ('esmarçs) bandage

auswickeln to bandage toward[s] the trunk

Auswuchs *m* outgrowth, excrescence, protuberance / (Knoten) knot, knob / (knolliger) phyma (ai) / *path* vegetation (ei)

Auswurf *m* (Sputum) expectoration, sputum (ju:), *pl* sputa (ju:); sputum specimen / (Schlagvolum) output, ejection / (bei Gelbfieber) black vomit (ɔ) / starken **₂** haben to expectorate freely / mit **₂** (Husten) productive / ohne **₂** (Husten) unproductive (ʌ) **₂befund** *m* findings (*pl*) in the sputum **~fördernd** expectorant **₂glas** *n* spit-cup **₂stoffe** *m pl* dejecta (e) **₂zeit** *f* ejection time

Auszackung *f anat* denticulation, indentation, serration

auszählen (Zellen) to count

auszehr|en to consume (ju:), to waste [away] / (an Auszehrung leiden) to suffer from consumption **~end** (Krankheit) consumptive (ʌ), wasting (ei), tabescent **₂ung** *f* (*veraltet*) phthisis ('θaisis), consumption, pulmonary (ʌ) tuberculosis / (Schwindsucht) tabes / (Abmagerung) emaciation / die **₂** haben to be consumptive, to suffer from consumption *od* phthisis **₂ungskrankheit** *f* wasting disease

ausziehen *pharm* to extract / (Zahn) to extract, to pull **₂** *n* (Zahn) extraction, pulling / *pharm* extraction

Ausziehtubus *m* draw-tube

Auszug *m* (Droge) extract, tincture, infusion, distillate, essence / einen **₂** machen (Droge) to extract, to distil[l] (i), to infuse ju:) / ätherischer **₂** (Tinctura aetherea) ethereal tincture / wässeriger **₂** aqueous ('eikwiəs) tincture

Auszugsstoffe *m pl pharm* extractive substances *od* principles

Auszupfen *n* (Haare) trichologia (ou), trichology (ɔ)

auszuschliessen (bei Diagnose) rule out (R/O)

Authämotherapie *f* (Eigenblutbehandlung) autoh[a]emotherapy

Autis|mus *m ps* autism (ɔ:) / frühkindlicher **₂** early infantile a., Kanner's disease **~tisch** autistic

auto|- (*Vors*) auto- ('ɔ:to), self- **₂agglutination** *f* auto-agglutination / (ohne äusseren Anstoss) idio-agglutination **₂agglutinin** *n* auto-agglutinin **₂aggressionskrankheit** *f* auto-aggressive *od* auto-immune (ju:) / [h[a]emolytic (i)] disease **₂allergie** *f* auto-allergy **~allergisch** auto-allergic **₂allergisierung** *f* autosensitisation **₂anamnese** *f* auto--anamnesis (i:) **₂angst** *f ps* amaxophobia **₂antigen** *n* auto-antigen **₂antikörper** *m* auto-antibody **₂bluttransfusion** *f* autotransfusion (ju:) **₂chromosom** *n* autosome **~chthon** autochthonous (ɔ:'tɔkθənəs) **₂coid** *n* (autopharmakologische Substanz) autacoid (ɔ:) **₂di-**

gestion *f* autodigestion, self-fermentation **₂duplikant** *m genet* autoduplicant **~dynamisch** autodynamic **₂echolalie** *f* (stereotype Wiederholung einzelner Wörter) *ps* auto-echolalia (ei) **₂erastie** *f sex* auto-erotism (e), narcissism, narcism **~erastisch** *sex s* **~erotisch** **~erotisch** *sex* auto-erotic (ɔ) **₂erotismus** *m sex* auto-erotism (e), narcissism, narcism **₂fetischismus** *m ps* autofetishism **~gam** autogamous (ɔ) **₂gamie** *f* autogamy (ɔ), self-fertilisation, automixis (i) **~gen** autogenetic, autogenic (e), autogenous (ɔ) **₂genese** *f* autogenesis (e) **₂gnosis** *f* (Selbsterkenntnis) *ps* autognosis (ɔ:tɔg'nousis), self-knowledge (ɔ) **₂graphie** *f* dermographism (ɔ) **₂hämagglutinin** *n* autoh[a]emagglutinin **₂hämolyse** *f* autoh[a]emolysis (ɔ) **~hämolysin** *n* autoh[a]emolysin (ɔ) **~hämolytisch** authoh[a]emolytic (i) **₂hämotherapie** *f* (Eigenblutbehandlung) autoh[a]emotherapy **₂hypnose** *f* autohypnosis, self--hypnosis **~immun** auto-immune (ju:) **₂immunisation** *f* auto-immunisation **₂immunisierung** *f* auto-immunisation, self-immunisation **₂immunität** *f* auto--immunity **₂immunkrankheit** *f* auto--aggressive *od* auto-immune (ju:) [haemolytic (i)] disease, auto-immunopathy **₂immunmechanismus** *m* auto--immune mechanism **₂infektion** *f* (Selbstinfizierung) auto-infection, self--infection **₂infusion** *f* (Zuführung von Blut zu den Zentralorganen durch Einschnüren der Extremitäten) auto--infusion (ju:), autotransfusion **₂inokulation** *f* auto-inoculation **~integral** auto-integral **₂intoxikation** *f* (Selbstvergiftung) auto-intoxication, endogenic (e) toxicosis / **₂** infolge gestörter Leberfunktion (Hepatargie) hepatargia, hepatargy (e) **₂ischias** *f* drivers' thigh **₂katalysator** *m chem* auto-catalyst (æ) **₂katalyse** *f* autocatalysis (æ) **~katalytisch** *chem* autocatalytic (i) **₂katharsis** *f ps* autocatharsis **₂kinese** *f* autokinesis **₂klav** *m* autoclave (ɔ:) / steriliser (e) **~klavieren** to autoclave **₂koid** *n pharm* autacoid (ɔ:)

Autökologie *f* auto-ecology

Auto|konduktion *f* (Form der Arsonvalisation) autoconduction **₂krankheit** *f* motion (ou) sickness, car sickness **~log** autologous (ɔ) **₂lysat** *n* autolysate (ɔ) **₂lyse** *f* (Autodigestion) autolysis (ɔ), self-fermentation, autodigestion **~lysieren** to autolyse (ɔ:) **₂lysin** *n* autolysin (ai) **~lytisch** autolytic (i) **₂masochismus** *m* automasochism

Automat *m ps* autogmaton (ɔ) / *chir* thumb-forceps, self-retaining retractor **₂enhaken** *m chir* self-retaining retractor **₂ie** *f* automatism (ɔ) / (Herz) automaticity **₂ismus** *m ps* automatism (ɔ) / **₂** ambulatorius ambulatory a. / **₂** ambulatorius vigile vigilambulism

Auto|mixis *f* automixis, autogamy (ɔ), self-fertilisation **₂monosexualismus** *m sex s* **₂erotismus** **₂mysophobie** *f ps* automysophobia, fear of personal uncleanliness (e) **₂nephrektomie** *f* (Selbstausschaltung der Niere) autonephrectomy **~nom** autonomic (ɔ), autonomous (ɔ), self-governing (ʌ) / (Nerven) vegetative (e) **₂nomasie** *f* (Form der amnestischen Aphasie) *ps* autonomasia **₂nomie** *f* autonomy (ɔ) **₂nosod**

m s Autovakzine **₂pepsie** *f*, **₂pepsis** *f* autolysis, autodigestion, self-digestion **₂phagie** *f* autophagy (ɔ) **₂philie** *f ps* narcissism, autophilia **₂phobie** *f ps* autophobia **₂phonie** *f* autophony (ɔ), tympanophonia **₂phonomanie** *f* auto-phonomania, suicidal (ai) mania **₂plastik** *f* autoplasty, autoplastic grafting (a:) *od* transplantation, autograft **~plastisch** autoplastic **₂ploidie** *f genet* autoploidy **₂polyploidie** *f genet* autoploidy **₂präzipitin** *n* autoprecipitin (i) **₂protektion** *f* (Selbstschutz, *bes phys u biol*) autoprotection **₂prothrombin** *n* autoprothrombin

Autopsie *f* autopsy (ɔ:), post (ou)-mortem [examination], necropsy **₂befund** *m* post-mortem *od* autopsy findings **₂gewebe** *n* autopsy (ɔ:) tissue

Auto|psychose *f ps* autopsychosis **~psychotisch** *ps* autopsychotic (ɔ) **₂radiographie** *f* (Nachweis radioaktiver Substanzen in Geweben) *radiol* autoradiography (ɔ) / (Aufnahme) autoradiograph **₂sensibilisierung** *f* auto--immunisation, autosensitisation **₂serum** *n* auto-serum (iə) **₂serumtherapie** *f* (Eigenserumbehandlung) autoserotherapy **₂skop** *n* (zur direkten Inspektion des Kehlkopfs) autoscope **₂skopie** *f* autoscopy (ɔ) **₂som** *n* autosome **~somal** autosomal (ou); **~-dominant** dominant autosomal **₂somatognosie** *f* (Phantomgefühl) auto-somatognosis (ɔ:tɔ,soumətɔg'nousis) **₂sterilisation** *f* autosterilisation **₂suggestion** *f ps* autosuggestion / self--induced (ju:) hypnotism (i) **₂tomie** *f* (Selbstverstümmelung) autotomy **₂topagnosie** *f ps* (Verlust der Orientierung über die eigenen Körperteile) autotopagnosia, body-image agnosia **₂toxikose** *f* auto-intoxication **~toxisch** autotoxic **₂transformator** *m röntg* autotransformer **₂transfusion** *f* autotransfusion (ju:) **₂transplantat** *n* autograft (ɔ:) **₂transplantation** *f* autotransplantation, autografting **~troph** autotrophic (ɔ) **₂trophe** *m pl biol* autotroph[e]s **₂troph** *f biol* autotrophy **₂urinprobe** *f* (Wildbolzprobe) Wildbolz ('viltbɔlts) reaction **₂urotherapie** *f* (Eigenharnbehandlung) auto-urotherapy (e) **₂vakzine** *f* autovaccine, autogenous (ɔ) vaccine **₂vakzinebehandlung** *f* autovaccine treatment, treatment with autogenous (ɔ) vaccines **₂zytolysin** *n s* **₂lysin** **₂zytotoxin** *n* (Autoantikörper) autocytotoxin

Autumnal|fieber *n* autumnal (ʌ) fever **₂katarrh** *m* hayfever

Auxanogramm *n* (Wachstumsbild von Mikroorganismen auf Agarplatte) auxanogram (ɔ:k'sænogræm)

Auxin *n* auxin (ɔ:)

Auxo|chrom *n* auxochrome ('ɔ:ksokroum) **~chrom** auxochromous (ɔ) **₂kardie** *f* auxocardia, enlargement of the heart **₂merie** *f* avalanche (ævəla:nf) conduction **~troph** auxotrophic **₂trophie** *f* auxotrophy **₂zyt** *m* (Meiozyt) *genet* auxocyte ('ɔ:ksosait)

AV = atrioventricular atrioventricular (i), auriculoventricular, AV / = auriculoventrikulär auriculoventricular (i)

'a.-v. = arterio-venös arterio-venous, AV

AV-Block = atrioventrikulärer Block *m* atrioventricular block

Aveling ('ævəliŋ)**-Repositorium** *n* Aveling's repositor

Avellis|-Schmidt (a'velis-'ʃmit)**-Syndrom** *n* (thyreo-suprarenales Syndrom) Schmidt's syndrome 2**-Syndrom** *n od* **-Lähmung** *f* Avellis' syndrome *od* paralysis

Avenolith *m* avenolith (i:)

Aversionstherapie *f* aversion therapy

Avertin *n pharm* avertin 2**narkose** *f* avertin narcosis

Avery ('eivəri)**-Nährboden** *m* Avery's sodium oleate agar

Avidin *n chem* avidin

avirulent avirulent (i)

Avitaminose *f* (Vitaminmangelkrankheit) avitaminosis / 2**aus** mehrfachem Vitaminmangel polyavitaminosis

AV-Knoten = atrioventrikulärer Knoten *m* atrioventricular node

AV-Knoten-Rhythmus *m* atrioventricular *od* A-V nodal rhythm

AV-Überleitungszeit *f* AV conduction time

Avulsion *f* avulsion (ʌ)

Axanthopsie *f s* Gelbblindheit

Axenfeld ('æksənfelt)**|-Diplokokkus** *m* Morax (mo'raks)**-**Axenfeld diplococcus (ɔ) 2**-Eiweissprobe** *f* Axenfeld's test

Axerophthol *n* (Retinol, Vitamin A) vitamin A

axial axial 2**ographie** *f* axialography 2**strom** *m* axial stream

Axilemma *n neur* axolemma, axilemma

Axilla *f* (Achselhöhle) axilla, *pl* axillae (æk'sili:), armpit

axillar axillary 2**linie** *f* (Linea axillaris (*PNA*)) axillary line / mittlere 2 midaxillary line 2**lymphknoten** *m* axillary lymph node 2**messung** *f* axillary measurement (e)

axio|buccogingival *dent* axiobuccogingival ('dʒindʒivəl) (ABG) ~**buccolingual** *dent* axiobuccolingual (ABL) ~**bucco-zervikal** *dent* axiobuccocervical (ABC) ~**bukkal** *dent* axiobuccal (ʌ) ~**cervical** *dent* axiocervical (AC) ~**distal** *dent* axiodistal (AD) ~**distozervikal** *dent* axiodistocervical (ADC) ~**labial** *dent* axiolabial (ALa) ~**labiolingual** *dent* axiolabiolingual (ALaL) 2**lemma** *n neur* axolemma, axilemma ~**lingual** *dent* axiolingual (AL) ~**linguocclusal** *dent* axiolinguocclusal (ALO) ~**linguogingival** *dent* axiolinguogingival ('liŋgwo'dʒindʒivəl) (ALG) ~**linguozervikal** *dent* axiolinguocervical (ALC) ~**mesial** *dent* axiomesial (AM) ~**mesiocervical** *dent* axiomesiocervical (AMC) ~**mesiodistal** *dent* axiomesiodistal (AMD) ~**mesiogingival** *dent* axiomesiogingival (AMG) ~**mesio-incisal** *dent* axiomesio-incisal ('mi:zio-in'saizl) (AMI) ~**pulpal** *dent* axiopulpal (ʌ) (AP)

Axis *f* axis 2 **bulbi externus** (*PNA*) external axis of the eye; 2 ~ **internus** (*PNA*) internal axis of the eye 2 **lentis** (*PNA*) (Linsenachse) axis of the lens 2 **opticus** (*PNA*) (Sehachse) optic axis 2 **pelvis** (*PNA*) (Beckenachse) axis of the pelvis

Axolemma *n neur* axolemma, axilemma

Axolotleinheit *f* axolotl unit

Axon *n* axon, neurite (juə), neuraxon

Axonotmesis *f* (Untergang des Achsen-

---

zylinders) *neur* axonotmesis (ˌæksɔnɔt-'mi:sis)

Axon|reflex *m* axon reflex 2**ursprung** *m* *neur* axon hillock

axopetal axopetal (ɔ), axipetal (i), centripetal (i)

Axoplasma *f neur* axoplasm ('æksoplæzm)

Ayala (a'jala)**|-Krankheit** *f* Ayala disease 2**-Quotient** *m* Ayala's equation *od* index *od* quotient ('kwouʃiənt)

Ayer ('εə)**|-Test** *m* (spinaler Block) Ayer's test 2**-Tobey** ('toubi)**-Test** (Thrombose) Tobey-Ayer test

Ayerza (a'jεəθa)**-Syndrom** *n* (Cardiopathia nigra) Ayerza's syndrome

Ayre ('εə)**-T-Stück** *n* Ayre's tube

AZ = Allgemeinzustand *m* general condition / = Azetylzahl *f* acetyl number

Az = Aziditätsgrad *m* degree of acidity

Azacyclonal *n* azacyclonol ('æzəsai-'klounɔl) (*BPCA*)

Azamethoniumbromid *n* (*WHO*) azamethonium bromide ('æzəme'θouniəm 'broumaid) (*BPCA*)

Azan *n* [Azokarmin und Anilinblau] azan ('æzɔn)

Azapetin *n* azapetine (ə'zæpəti:n) (*BPCA*)

Azaserin *n* azaserine (æzə'seri:n)

Azathioprin *n pharm* azathioprin (æzə-'θaiəprin)

Azedie *f* (geistige Stumpfheit) *ps* acedia (ə'si:diə)

Azelainsäure *f* (Acidum azelaicum) azelaic (æzi'leiik) *od* azelainic (ˌæzilei'inik) acid

A-Zellen *f pl* (Pankreas) A cells

azentrisch *genet* acentric

Azephalie *f* acephaly (e), acephalia (ei), acephalism (e)

azephalisch acephalic (æ), headless

Azephalozyste *f* (skolexfreie Echinokokkenzyste *od* Hydatide) acephalocyst (e), sterile hydatid

Azephalus *m* (Missgeburt ohne Kopf) acephalus (e)

azetabulär acetabular (æ)

Azetabulektomie *f chir* excision (i) of the acetabulum (æ), acetabulectomy

Azetabuloplastik *f* acetabuloplasty

Azetabulum *n* (Hüftpfanne) acetabulum (æ) 2- acetabular 2**exzision** *f* (Entfernung der Hüftpfanne) *chir* acetabulectomy

Azet|aldehyd *m chem* acetaldehyde ('æsit'ældihaid) 2**amid** *n chem* acetamide (æ) **p-**2**amidophenol** *n pharm* p-acetamidophenol ('æsi'tæmido'fi:nɔl) 3-2**amino-4-hydro-phenyl-arsonsäure** *f* ((DAB), Azetarsol (*DAB, WHO*) acetarsol (*BP*), 3-acetamido-4--hydrophenylarsonic acid (*BP*) **p-**2**aminophenol** *n* (Paracetamol (*WHO*)) paracetamol (*BP*), acetaminophen (ˌæsi'tæminofen) (*NF*) 2**aminosalol** *n* (*WHO*) (Azetyl-p-aminosalol) acetamidosalol (ˌæmido'sælɔl) 2**anhydrid** *n* (*DAB*) acetic anhydride (*BP*) 2**anilid** *n chem* acetanilid (æ), antifebrin (e) 2**arsol** *n* (*DAB, WHO*) (Acidum acetylaminooxyphenylarsonicum (*DAB*)) acetarsol (*BP*)

Azetat *n chem* acetate (æ) 2**-Pufferlösung** *f* (*DAB*) acetate buffer solution (*BP*)

Azetazolamid *n* (*WHO*) acetazolamide (ˌæsitə'zɔləmaid) (*BP, USP*)

Azetessig|ester *m chem* acetoacetic (i:) ester ~**sauer** *chem* acetoacetic 2**säure** *f chem* acetoacetic acid

Azetohexamid *n* (*WHO*) acetohexamide (*BPCA, NF*)

Azetolamid-Natrium *n* acetazolamide sodium (*USP*)

Azetomeroctol *n pharm* acetomeroctol (me'rɔktɔl)

Azetometer *n* (Essigsäuremessinstrument) acetimeter (i), acetometer (ɔ)

Azeton *n* (*DAB*) acetone (æ) (*BP, USP*), dimethylketone (i:) 2**ämie** *f* aceton[a]emia (i:), keton[a]emia, ketosis ~**ämisch** aceton[a]emic (i:) 2**chloroform** *n* (Chlorobutanol (*WHO*), Alcohol trichlorisobutylicus) chlorbutol (*BP*), chlorobutanol 2**geruch** *m* (Diabetes) acetone breath *od* odo[u]r ('oudə), fruity (u:) breath

Azeto|nitrat *n chem* acetonitrate (ai) 2**nitrilprobe** *f* acetonitrile (ai) test

Azeton|körper *m chem* acetone (æ) body, ketone (i:) body ~**löslich** soluble (ɔ) in acetone 2**probe** *f* acetone test 2**urie** *f* acetonuria (juə)

Azeto|phenazin *n* (*WHO*) acetophenazine ('fenəzi:n) 2**phenetidin** *n chem* acetophenetidin (fə'netidin) 2**phenon** *n pharm* acetophenone (ou) 2**propionsäure** *f* acetylpropionic acid

Azetphenol|isatin *n* (Diphenolisatin) *pharm* acetphenolisatin (ai), oxyphenisatin (ai) acetate 2**pikolin** *n pharm* bisacodyl (*BPCA, NF*)

Azetrizoat *n röntg* sodium acetrizoate (*BPCA*)

Azetyl *n chem* acetyl (e) 2**ase** *f* acetylase ('æsitileis) 2**-p-aminosalol** *n pharm* acetamidosalol (æ) 2**bromsalizylsäure** *f* (Bromoaspirin) acetylbromosalicylic acid 2**cholin** *n chem* acetylcholine (ou) 2**cholinchlorid** *n* acetylcholine chloride 2**cholinesterase** *f* acetylcholinesterase, acetylated cholinesterase 2**cholinesterase-Hemmer** *m* anticholinesterase inhibitor 2**coenzym** *n* acetyl coenzyme (ko'enzaim) 2**digitoxin** *n pharm* acetyldigitoxin (*NF*) 2**en** *n chem* acetylene (e)

azetyl|essigsauer *chem* diacetic ('daiə'setik) 2**essigsäure** *f chem* acetoacetic (i:) acid, diacetic acid 2**esterase** *f* acetylesterase **N-**2**glukosamin** *n* N-acetylglucosamine (glu:ko'sæmi:n) ~**ieren** *chem* to acetylate (e) 2**ierung** *f chem* acetylation 2**ierungsgemisch** *n* acetic anhydride solution 2**ierungsgrad** *m* degree of acetylation

Azetyl|koenzym A *n* acetyl coenzyme A 2**-kresotinsäure** *f* acetylcresotinic (i) acid 2**-o-kresotinsäure** *f* acetylorthocresotinic (i) acid N-2**neuraminsäure** *f* N-acetyl neuraminic acid (NANA) 2**phenylhydrazin** *n* acetylphenylhydrazine ('haidrəzi:n) 2**promazin** *n* acepromazine (*BPCA*) 2**propionsäure** *f* laevulic *od* laevulinic acid 2**pyridin** *n* acetylpyridine ('piridi:n) (AP) 2**salizylsauer** *chem* acetylsalicylic (i) 2**salizylsäure** *f* (*WHO, DAB*) acetylsalicylic acid (ASA) (*BP, USP*), aspirin ('æspirin) (*BP, USP*) 2**salizylsäure-Tabletten** *f pl* (*DAB*) aspirin tablets (*BP, USP*), acetylsalicylic acid tablets (*BP, USP*) 2**schwefelsäure** *f chem* acetylsulphuric (juə) [*US* -furic] acid 2**sulfanilamid** *n pharm* ace-

tylsulphanilamide [*US* -sulf-] ₂**sulfothiazol** *n chem u pharm* acetylsulphathiazole (ai) [*US* -sulf-] ₂**tannin** *n chem* acetyl tannin, acetannin ₂**tanninsäure** *f* diacetyltannic acid ₂**zystein** *n pharm* acetylcysteine ('æsitil'sistii:n)
Azid|albumin *n chem* acidalbumin· (æ) ₂**ämie** *f* acid[al]emia (i:)
azidifizieren *chem* to acidify (i)
Azidimetr|ie *f* acidimetry (i) ~**isch** acidimetric
Azidismus *m* (Sodbrennen) heartburn
Azidität *f* acidity (i) / potentielle ₂ available (ei) *od* titrable (ai) a. / zerebrale ₂ cerebral a. ₂**sgrad** *m* degree of acidity
azido|lytisch acidolytic (i) ~**phil** acidophil (i), acidophilic (i), acidophilous (ɔ) ₂**philie** *f* acidophilia
Azidose *f* acidosis *diabetische* ₂ diabetic a. *hyperchlorämische* ₂ hyperchlor[al]emic a. *kompensierte* ₂ (relative Azidose) compensated a. *metabolische* ₂ metabolic a., non-respiratory a. *pulmonale* ₂ respiratory a. *relative* ₂ compensated a. *renale*, *tubuläre* ₂ renal tubular a. *respiratorische* ₂ (pulmonale Azidose) respiratory (aiə) acidosis

azidotisch acidotic (ɔ)
Azidurie *f* aciduria (juə)
azinös aciniform (i), racemose (æ), acinous (æ)
azinotubulär acinotubular (ju:)
Azinus *m* acinus (æ), glandular alveolus ₂**dystrophie** *f* (Brust) mazoplasia (ei) ₂**zelle** *f* acinic cell
Azo|farbstoff *m* azo ('æzou) dye (ai) ₂**gruppe** *f chem* azo group ~**isch** azoic (ou) ₂**ospermie** *f* azoospermia ₂**rubin** *n chem* azorubin (u:)
Azot|ämie *f* azot[al]emia *chloroprive* ₂ chloropenic *od* hypochlor[al]emic a., Blum's (blu:mz) syndrome *extrarenale* ₂ extrarenal a. *hypochlorämische* ₂ chloropenic *od* hypochlor[al]emic a. ~**ämisch** azot[al]emic (i:)
Azoto|meter *m* azotometer ₂**rrhoe** *f* azotorrh[o]ea (i)
Azot|urie *f* azoturia (juə), increase of urea (juə'riə) in the urine ~**urisch** azoturic (juə)
Azovan-Blau (Evans-Blau) azovan blue (*BP*), Evans ('evənz) blue
Azo|verbindung *f chem* azo ('æzou) compound ~**zyklisch** azocyclic (i)
AZQ = Atemzeitquotient *m* breathing time quotient

AZR = Aschheim-Zondek-Schwangerschaftsreaktion *f* Aschheim-Zondek test, AZT
AZT = Aufzähltest *m* enumeration test
Aztekenohr *n* Aztec ('æztek) ear
Azur *m* azure ('æʒə) ~**färbbar** azurophil (æz'juərəfil)
Azuresin *n* azuresin (æzjuə'rezin) ₂**korn** *n* azuresin granule
azuro|phil azurophilic (ɔ) ₂**philie** *f* azurophilia (i)
AZV = Atemzugvolumen *n* tidal volume
Azyanoblepsie *f* blue-blindness, acyanopsia, acyanoblepsia
Azyanopsie *f s* Azyanoblepsie
Azygographie *f* (Darstellung der Vena azygos) *röntg* azygography (æzi'gɔgrəfi)
Azygos *f* (Vene) azygos (æ)
azygotisch azygous (æ), unpaired
azyklisch acyclic (i)
azylier|en *chem* to acylate (æ) ₂**ung** *f* acylation
Azyltransferase *f* acyltransferase
Azym|ie *f* azymia (ai), absence of a ferment ~**isch** (nicht fermentativ) azymic (ə'zaimik)

B

B

B = Bac**i**llus *m* Bac**i**llus, B / = *physik*
Bel bel / = Bogen *m genet* arch, A / =
Bor boron, B
b = *physik* Barn barn / = *physik* Bel bel
B$_T$ = Vitamin B$_T$ (Karnitin) vitamin B$_T$
BA = Beckenausgang *m* pelvic outlet
Ba = Barium *n* barium, Ba
Baader ('ba:dər)-**Kolben** *m* Baader flask
(a:) (= Erlenmeyer flask with hollow
handle)
Baastrup ('ba:strup)-**Syndrom** *n* (Ost-
eoarthrosis interspinalis) Baastrup's
syndrome, kissing spine syndrome,
kissing osteophytes
Babcock ('bæbkɔk)|-**[Milch]Fettprobe** *f*
Babcock's method ᴕ-**Operation** *f*
Babcock's operation
Babes|-**Ernst** ('ba:bes-'ɛrnst)-**Körper-
chen** *n pl od* -**Körnchen** *n pl* Babes-
-Ernst bodies, corpuscles *od* granules
(æ), metachromatic granules ᴕ-**Therapie** *f* Babes' treatment ᴕ-**Knötchen** *n pl*
Babes' tubercles (ju:)
Babesia *f* Babesia (i:), Piroplasma
Babesieninfektion *f s* Babesiose
Babesiose *f vet* babesiosis (ou), babesiasis
(ai), piroplasmosis
Babinski (ba'binski) Babinski [*s a*
Babinski-Reflex] / beidseitiger ᴕ bilateral Babinski / positiver ᴕ positive B.
[response] [ᴕ]-**Fröhlich** ['frø:liç)-
-**Syndrom** *n* (Dystrophia adiposogenitalis) B.-Fröhlich syndrome ᴕ-**Gesetz**
n s ᴕ-Ohr-Phänomen ᴕ-**Nageotte**
(na'ʒɔt)-**Syndrom** *n* (dorsolaterales
Oblongata-Syndrom) B.-Nageotte syndrome ᴕ-**Ohr-Phänomen** *n* Babinski's
law, Babinski's aural phenomenon ᴕ-
-**Reflex** *m* Babinski's reflex ᴕ-[**Vaquez**
(va'kei)]-**Syndrom** *n* (Spätsyphilis)
B.-[Vaquez] syndrome ᴕ-**Weil**
(vail)-**Blindgang-Versuch** *m* B.-Weil
test
Bac. = Bac**i**llus *m* bac**i**llus, B.
Baccelli (ba'tʃeli)-**Zeichen** *n* (Broncho-
phonie) Baccelli's sign
Bachmann ('bækmæn)-**Bündel** *n* (Inter-
aurikularbündel) Bachmann's bundle
Bachman ('bækmæn) [-**Haut**]-**Test** *m*
(Intrakutan-Reaktion) Bachman reaction *od* test
Bacillus *m* (*pl* Bazillen) bac**i**llus, *pl*
bac**i**lli (bə'silai) ᴕ *botulinus* B. botulinus (ai), Clostridium botulinum (ai) ᴕ
coli Escherichia (i) coli (‚'koulai)
ᴕ *diphtheriae* diphtheria (iə) b.,
Corynebacterium (iə) diphtheriae
(dif'θiərii:), Klebs-Loeffler b. ᴕ *enteritidis* Salmonella enteritidis (i) ᴕ
faecalis alkaligenes B. faecalis (ei)
alcaligenes (ælkə'lidʒini:z) ᴕ *fusiformis* (Fusobacterium plaut-vincenti)
Fusobacterium plauti ('plɔ:tai)-vin-
centi (vin'sentai) ᴕ *Gärtner* Salmonella
enteritidis (i) ᴕ *leprae* Mycobacterium
leprae (e) ᴕ *mallei* Actinobacillus
mallei ('mæliai) ᴕ *oedematis maligni*
Clostridium (i) novyi ('nouviai) ᴕ
paratyphus A Salmonella paratyphi
('taifai) A ᴕ *parathyphosus* B Salmonella paratyphi B ᴕ *pertussis*
H[a]emophilus pertussis (ʌ) ᴕ *pestis*
Pasteurella pestis ᴕ *proteus* Proteus
(ou) vulgaris (eə) ᴕ *pyocyaneus* Pseudomonas (ou) aeruginosa (ou) *od*
pyocyanea (ei) ᴕ *subtilis* (Heubazillus)
B. subtilis (ai) ᴕ *tetani* Clostridium (i)

tetani (e) ᴕ *vaginalis* Döderlein's
('dø:dərlainz) b.
Bacitracin *n* (*WHO*) bacitracin (ei) (*BP,
USP*)
Backe *f* cheek, gena ('dʒi:nə) / eingefallene ᴕn hollow cheeks
Backen|- genal (i:), buccal (ʌ), malar (ei)
ᴕ**bein** *n s* ᴕknochen ᴕ**falte** *f* buccal
fold ᴕ**grübchen** *n* dimple in the cheek
Backenknochen *m* (Backenbein) cheek-
bone, malar (ei) bone, jawbone (ɔ:),
zygomatic bone, zygoma (ou), maxillary bone ᴕ- zygomatic ᴕ**bogen** *m s*
Jochbogen ᴕ**vorsprung** *m* malar eminence (e)
Backen|muskel *m* (Musculus buccinator
(*PNA*), Bläsermuskel) buccinator (ʌ)
[muscle], cheek muscle ᴕ**nerv** *m* (Nervus buccalis (*PNA*)) buccal nerve
ᴕ**schleimhaut** *f* buccal mucous membrane ᴕ**seite** *f* (Zahn) *dent* buccal (ʌ)
surface ᴕ**tasche** *f* cheek pouch (au)
ᴕ**zahn** *m dent* (großer) molar (ou),
molar tooth, (selten) grinder (ai), back
tooth, cheek tooth / (vorderer) premolar *od* bicuspid (ʌ) tooth ᴕ**zahnförmig**
dent molariform ᴕ**zahnokklusion** *f dent*
intercusping (ʌ)
Bäcker|beine *n pl F* knock-knees, in-
-knees ᴕ**ekzem** *n* bakers' itch *od*
eczema ᴕ**krätze** *f s* ᴕekzem
-**backig, -bäckig** -cheeked
Back|natron *n chem* baking soda, so-
dium bicarbonate ᴕ**obst** *n* dried fruit
ᴕ**prozeß** *m* baking process
Backsteinblattern *f pl* (Rotlaufnesselfie-
ber) *vet* brickpox
Back-wash-Phänomen *n* backwash phenomenon
Backzahn *m s* Backenzahn
Bacon ('beikn)-**Operation** *f* (Sigma-
-Rektum) Bacon's operation
Bact. = Bacterium *n* bacterium, Bact
Bacterium *n* (*pl* Bakterien) bacterium
(iə), *pl* bacteria ᴕ *abortus* Brucella
abortus ᴕ *acidophilum* Lactobacillus
acidophilus (ɔ) ᴕ *bovisepticum* Pasteurella boviseptica ᴕ *coli* colon (ou)
bacillus, Escherichia coli ('koulai) ᴕ
dysenteriae Shigella dysenteriae (iə),
Shiga's (i:) bacillus ᴕ *flexneri* Shigella
paradysenteriae ᴕ *friedlaenderi* Klebsiella pneumoniae (ou) ᴕ *fusiformis*
Fusobacterium (iə) plauti (ɔ:) vincenti
(vin'sentai) ᴕ *paradysenteriae* Shigella
paradysenteriae ᴕ *paratyphosum* Salmonella paratyphi ('taifai) ᴕ *pestis*
Pasteurella pestis ᴕ *pneumoniae*
Friedlaender's (i:) bacillus, pneumo-
bacillus, Klebsiella pneumoniae ᴕ
tularense Pasteurella tularensis ᴕ
typhosum Salmonella typhosa
Bacteroides Bacteroides (bæktə'rɔidi:z)
Bacteroidosis *f* (Bakteroidose, durch
Bacteroides verursachte Krankheit)
bacteroidosis
Bactopepton *n* bactopeptone
Bad *n* bath / (Badeort) spa, watering
place, health-resort ᴕ**steigendes** ᴕ
graduated bath ᴕ**stringierendes** ᴕ
astringent bath ᴕ**ntiseptisches** ᴕ antiseptic bath ᴕ**lektrisches** ᴕ [hydro-]-
electric bath ᴕ**rweichendes** ᴕ emollient
bath ᴕ**fiebersenkendes** ᴕ fever bath
bath ᴕ **im Freien** bathe (bei9) ᴕ**galvani-
sches** ᴕ galvanic bath [hydro]-
elektrisches ᴕ [hydro-]electric bath ᴕ
hyperthermisches ᴕ hyperthermal bath
irisch-römisches ᴕ Turkish bath **kine-**

to-therapeutisches ᴕ kinotherapeutic
bath *kolloidales* ᴕ colloid bath *kontinuierliches* ᴕ continuous bath
laues od lauwarmes ᴕ tepid (e)
bath *medizinisches* ᴕ medicinal bath
monopolares ᴕ (Monopolarbad)
monopolar bath *russisches* ᴕ Russian
bath *türkisches* ᴕ Turkish bath / ein
ᴕ nehmen to take *od* to have a bath /
s a Bäder
Badal (ba'dal)-**Operation** *f ophth*
Badal's operation
Badehosen|exanthem *n* (Pocken) exan-
thema (i:) in the form of bathing (ei)-
-pants ᴕ**form** *f* (Pocken) bathing-pants
figuration
Bade|konjunktivitis *f* swimming-pool
conjunctivitis ᴕ**kur** *f* spa *od* balneo-
logic[al] treatment ᴕ**ort** *m* watering-
-place, spa / (Küste) seaside resort ᴕ-
otitis *f* swimmers' ear, swimming-pool
otitis, tank ear
Bäder *n pl*, medizinische medicinal (i)
baths (a:) ᴕ**behandlung** *f* balneotherapy, balneotherapeutics (ju:), balneation, balnear therapy, spa treatment / (Mineralquellen) crenotherapy
ᴕ**beschreibung** *f* balneography
Badereaktion *f* response of the body to
baths (a:)
Bäder|kunde *f* balneology ᴕ**kur** *f* bath *od*
spa treatment ᴕ**lehre** *f* balneology,
crenology ᴕ**technik** *f* (Balneotechnik)
balneotechnics
Badezusätze *m pl*, medizinische medicinal (i) bath salts, essences, *etc*
Ba-Ebene *f* (Beckenausgangsebene) *gyn*
plane of the pelvic outlet
v. Baelz (fon bælts)-**Syndrom** *n od*
-**Krankheit** *f* (Cheilitis glandularis)
Baelz' syndrome, glandular cheilitis
Baer (beə)-**Methode** *f* (Adhäsionspro-
phylaxe) Baer's method
v. Baer (fon beə)]-**Bläschen** *n* Baer's
vesicle ᴕ-**Gesetz** *n* Baer's law ᴕ-
-**Hohlraum** *m od* -**Subgerminalhöhle** *f*
Baer's cavity ('kæviti) ᴕ-**Membran** *f*
(Zona striata) Baer's membrane
v. Baerensprung (fon 'beərənspruŋk)-
-**Krankheit** *f* (Erythrasma) Baerensprung's disease *od* erythrasma
Bäfverstedt-Syndrom *n* Bäfverstedt's
syndrome, benign lymphadenosis
Bagassestaublunge *f* bagassosis
Bagassosis *f* (Bagassestaublunge) bagassosis
Bagatellfall *m* trivial (i) case*
Bagdad|anämie *f* Baghdad (æ) spring
an[a]emia (i:) ᴕ**beule** *f s* Orientbeule
Bahn *f* tract / (Nerv) pathway (a:), tract,
path / motorische ᴕ motor (ou) tract
od pathway ᴕ**hof** *m* (Bettbügel) cradle
ᴕ**kreuzung** *f* (Nerven) decussation,
crossing
Bahnung *f neur* facilitation
Bahre *f* stretcher / ᴕ auf Rollen wheeled
stretcher
Bailey ('beili)-**Infusionsnadel** *f* Bailey's
cannula
Baillarger (baijar'ʒe:)]-**Streifen** *m pl od*
-**Schicht** *f* Baillarger's bands ᴕ-**Syndrom** *n* Frey's syndrome, auriculotemporal syndrome ᴕ-**Zeichen** *n* (Aniso-
korie) Baillarger's sign
Baillie ('beili)-**Pillen** *f pl* Baillie's pills
Bainbridge ('beinbridʒ)-**Reflex** *m* Bainbridge reflex, cardiovascular reflex
Bajonettierknochen *m* cavalry (æ) bone,
riders' bone

Bajonett|stich *m mil* bayonet ('beiənit) wound **≈verschluß** *m* bayonet catch **≈zange** *f* bayonet forceps, angled forceps *pl*
BAK = Blut-Alkohol-Konzentration *f* blood alcohol concentration
Bakandya (Kongofieber, Fleckfieber des Kongo) congolese red fever
Baker ('beikə)|-**Rosenbach** ('ro:zənbax)- -**Krankheit** *f* (Erysipeloid) Baker- -Rosenbach disease, Morrant ('morənt) Baker's disease, Rosenbach's disease **≈-Zyste** *f* Baker's cyst
Bakteri|ämie *f* bacter[a]emia ~**ämisch** bacteri[a]emic
Bakterid *n* (Hautreaktion auf Bakterien) bacterid ('bæktiərid) / pustulöses **≈** pustular (ʌ) bacterid
Bakterie *f* (Bakterium) bacterium (iə), *pl* bacteria
bakteriell bacterial (iə), bacterio- (iə) (*Vors*)
Bakterien|- bacterial (iə), bacterio- (iə) (*Vors*), bacteri- (æ) (*Vors*) ~**ähnlich** bacterioid (iə) **≈allergen** *n* bacterial allergen **≈angst** *f ps* bacillophobia, microphobia **≈ansiedlung** *f* bacterial (iə) settling **≈art** *f* bacterial group, type of bacteria ~**artig** bacterioid (iə) ~**auflösend** bacteriolytic (i), bacteriosolvent **≈aufschwemmung** *f* infusion of bacteria (iə) **≈aussaat** *f* bacterial dissemination ~**bedingt** bacteriogenic (e), bacteriogenous (ɔ), microbic (ou) / nicht ~ amicrobic **≈befall** *m* bacterial invasion (ei) **≈befund** *m* bacterial findings **≈besiedelung** *f* bacterial flora (ɔ:) **≈darstellung** *f* visualisation (,vizjuəlai-'zeiʃn) of bacteria ~**dicht** bacteria- -proof **≈dissoziation** *f* (Bakterienvariation) bacterial dissociation **≈einschleppung** *f* bacterial contamination **≈eiweiß** *n* bacterial protein ('prouti:n) **≈embolie** *f* infective embolism **≈enzym** *n* bacterial enzyme **≈faden** *m* bacterial thread **≈färbung** *f* staining of bacteria ~**feindlich** bactericidal (ai), germicidal (ai), antibacterial **≈ferment** *n* bacterial enzyme **≈flora** *f* bacterial flora (ɔ:), microflora, microbial population ~**förmig** bacteriform (e) **≈forschung** *f* bacterial research ~**frei** germ-proof; bacteria-free **≈furcht** *f ps* bacteriophobia (ou) **≈gehalt** *m* bacterial content, germ-content **≈geißel** *f* bacterial flagellum (fla:'dʒeləm) **≈gift** *n* bacterial toxin, bacteriotoxin, microbial poison **≈gleichgewicht** *n* bacterial balance (æ) ~**haltig** containing od carrying bacteria **≈immunität** *f* antibacterial od antimicrobic immunity **≈impfung** *f* inoculation with bacteria **≈invasion** *f* bacterial invasion **≈kette** *f* bacterial chain **≈konversion** *f* bacterial transformation **≈konvolut** *n* (in einer Lösung) clump [of bacteria] **≈kultur** *f* microbic culture (ʌ), bacterial culture **≈kunde** *f* bacteriology **≈lehre** *f* bacteriology **≈mikroskop** *n* microbioscope (ai) **≈nährlösung** *f* solution for bacterial cultures (ʌ) **≈phagologie** *f* (Bakteriophagenkunde) bacteriophagology (fei'golədʒi) **≈präparate** *n pl* (für therapeutische Zwecke) bacteria (æ) used for therapeutic (ju:) purposes **≈protein** *n* bacterioprotein ('prouti:n) **≈purpurin** *n* bacteriopurpurin ('pə:pjuərin) ~**reich** rich in bacteria od causative (ɔ:) organisms **≈resistenz** *f*

bacteria resistance (i) **≈ruhr** *f* (Shigellose) shigellosis **≈schädigung** *f* bacterial injury **≈stamm** *m* strain of bacteria **≈tätigkeit** *f* bacterial action od activity (i) **≈therapie** *f* bacteriotherapy ~**tötend** bacteria-killing, bacteria-destroying, bactericidal (ai), germicidal (ai) **≈toxin** *n* bacterial toxin **≈träger** *m* carrier, vector **≈transduktion** *f*, **≈transformation** *f* bacterial transformation **≈überimpfung** *f* inoculation of bacteria **≈vakzine** *f* bacterial (iə) vaccine **≈variation** *f* bacterial dissociation **≈vermehrung** *f* growth and development of bacteria, bacterial multiplication ~**verseucht** contaminated with bacteria ~**vertreibend** germifuge ('dʒə:mifju:dʒ) **≈wachstum** *n* bacterial growth ~**wachstumshemmend** bacteriostatic, antiblastic, antimicrobic, antibacterial (iə) **≈wachstumshemmung** *f* bacteriostasis (ɔ) **≈zahl** *f* (*z B* im Wasser) parasite (æ) index **≈zählung** *f* counting bacteria (iə), bacteria count **≈zeitalter** *n* bacterial age **≈zelle** *f* bacterial cell **≈zucht** *f* culture (ʌ) **≈zylinder** *m* (Urin) bacterial cast
Bakterio|cholie *f* bacteriocholia (ou) ~**gen** bacteriogenic (e), bacteriogenous (ɔ) **≈hämolysin** *n* bacterioh[a]emolysin (ɔ) **≈hepatie** *f* bacterial invasion (ei) into the liver **≈loge** *m* bacteriologist, bug-hunter *sl* **≈logie** *f* bacteriology ~**logisch** bacteriologic[al] **≈lyse** *f* bacteriolysis (ɔ) / **≈** erzeugen to bacteriolyse (iə) **≈lysin** *n* bacteriolysin (ɔ) ~**lytisch** bacteriolytic (i) **≈-Opsonin** *n* bacterio-opsonin **≈pexie** *f* bacteriopexia od -pexy ~**phag** bacteriophagous (ɔ), bacteriophagic (æ) **≈phage** *m* bacteriophage (iə) **≈phagenbehandlung** *f* bacteriophage treatment **≈phagenmutanten** *f pl* host range mutants **≈phagie** *f* bacteriophagia (ei), bacteriophagy (ɔ) **≈phobie** *f ps* bacteriophobia ~**phobisch** *ps* bacteriophobic (ou) **≈phytom** *n* (durch Bakterien ausgelöste Geschwulstbildung) bacteriophytoma (fai'toumə) **≈plasmin** *n* bacterioplasmin **≈präzipitin** *n* bacterioprecipitin **≈protein** *n* bacterioprotein **≈purpurin** *n* bacteriopurpurin **≈se** *f* (durch Bakterien hervorgerufene Krankheit) bacteriosis **≈skopie** *f* bacterioscopy ~**skopisch** bacterioscopic (ɔ) **≈stase** *f* bacteriostasis **≈statikum** *n* (Mittel, das Vermehrung und Wachstum von Bakterien hemmt) bacteriostat (iə) ~**statisch** bacteriostatic (iə) **≈therapie** *f* bacillotherapy **≈toxämie** *f* (Toxine im Blut) bacteriotox[a]emia **≈toxin** *n* bacteriotoxin ~**toxisch** bacteriotoxic ~**trop** bacteriotropic (ɔ) **≈tropin** *n* bacteriotropin (ɔ) **≈trypsin** *n* bacteriotrypsin **≈zidin** *n* (Bakterizidin) bactericidin (bæk,tiəri'saidin)
Bakteri|um *n* (*pl* Bakterien) bacterium (iə), *pl* bacteria / (Erreger) causative (ɔ:) organism, germ **≈urie** *f* bacteriuria (juə) **≈zid** *n pharm* bactericide (iə) ~ bactericidal (ai), germicidal, antiseptic **≈zidin** *n* bactericidin (bæk,tiəri'saidin)
Bakteroidose *f* (durch Bacteroides verursachte Krankheit) bacteroidosis
BAL = Antilewisit, Dimercaprolum British anti-lewisite, BAL
Balanceseite *f dent* balancing side
Balanit|is *f* (Vorhautentzündung) balanitis / eitrige **≈** balanorrh[o]ea (i),

balanorrhagia (ei) ~**isch** balanitic (i)
Balano|- (*Vors*) (Eichel *betr*) balano- ('bæləno) (*Vors*) **≈blennorrhoe** *f* balanoblenorrh[o]ea **≈cele** *f* balanocele **≈plastik** *f* (Eichelplastik) balanoplasty **≈posthitis** *f* (Eichelvorhautkatarrh) balanoposthitis (pɔs'θaitis) **≈rrhagie** *f* balanorrhagia (ei) **≈zele** *f* balanocele
Balantidiasis *f* balantidiasis (ai)
Balantidien|infektion *f* balantidiasis (ai), balantidiosis **≈kolitis** *f* balantidial (i) colitis, balantidiasis (ai) **≈ruhr** *f* balantidial (i) dysentery ('disntri), balantidiasis
Balantidiosis *f* balantidiasis (ai)
Balantidium *n* Balantidium (i), Param[o]ecium (i:) **≈** balantidial
Balbiani (balbi'a:ni) [-**Dotter**]-**Kern** *m* od -**Körper** *m* Balbiani's body od nucleus
Baldrian *m pharm* valerian (iə) **≈äther** *m chem* valeric (e) ether (i:) **≈extrakt** *m pharm* extract of valerian, valerian essence **≈öl** *n pharm* valerian oil ~**sauer** *chem* valerianic (æ), valeric (e) **≈säure** *f* (Acidum valerianicum, n-Valeriansäure) *chem* valerianic od valeric (e) acid **≈tee** *m pharm* valerian tea **≈tinktur** *f* (*DAB*) valerian tincture **≈tropfen** *m pl pharm* valerian drops **≈tropfröhrchen** *n* valerian swab tube **≈wurzel** *f* (*EP*, *DAB*) valerian root (*EP*)
Baldwin ('bɔ:ldwin) [-**Mori** ('mo:ri)]- -**Scheidenplastik** *f od* -**Operation** *f* Baldwin's operation
Baldy-Webster ('bɔ:ldi-'webstə)-**Operation** *f gyn* Baldy's operation, Baldy- -Webster operation
Balfour ('bælfə)|-**Kauterisation** *f* Balfour's cautery resection **≈-Krankheit** *f* (Chloroleukämie) Balfour's disease **≈-Operation** *f* (Anastomose) Balfour's operation **≈-Test** *m* (Scheintod) Balfour's test
Balg *m* skin, sac, follicle, cyst **≈follicular** (i) **≈drüse** *f* follicular gland **≈geschwulst** *f* atheroma, sebaceous (ei) od atheromatous (ou) cyst **≈geschwulst**- atheromatous **≈kropf** *m* cystic goitre [*US* goiter] **≈milbe** *f s* Haarbalgmilbe
Balint ('ba:lint)-**Syndrom** *n* (Seelenlähmung des Schauens) Balint's syndrome, psychic paralysis of visual fixation
Balkangrippe *f* (Q-Fieber, Queenslandfieber) Q-fever
Bälkchen *n anat* trabecula (e), *pl* trabeculae **≈**- trabecular (e) **≈bildung** *f* trabeculation ~**versehen** trabeculate
Balken *m* (Gehirn) corpus callosum **≈**- trabecular (e) **≈blase** *f* trabeculated (e) bladder **≈furche** *f* (Sulcus corporis callosi (*PNA*)) callosal sulcus (ʌ) **≈knie** *n* (Genu corporis callosi (*PNA*)) genu of the corpus callosum **≈lipom** *n* lipoma of the corpus callosum **≈schlagader** *f* anterior (i:) artery of the corpus callosum **≈schnabel** *m* (Rostrum corporis callosi (*PNA*)) *anat* rostrum of the corpus callosum **≈stamm** *m* trunk of the corpus callosum **≈star** *m* trabecular cataract **≈stich** *m chir* puncture (ʌ) of the corpus callosum **≈strahlung** *f* (Radiatio corporis callosi (*PNA*)) *neur* radiation of the corpus callosum **≈vene** *f anat* trabecular vein **≈werk** *n histol* (Zelle) trabecular framework **≈zwinge** *f*, hintere (Forceps

major (*PNA*)) forceps major; vordere ⸰ (Forceps minor (*PNA*)) forceps minor
Ballance ('bæləns)-**Zeichen** *n* Ballance's sign
Ballaststoff *m* (*zB* Zellulose) bulk material, bulkage (ʌ), roughage ('rʌfidʒ), dietary (ai) fibre
Ballen *m* anat torus, *pl* tori ('tɔ:rai), prominence / kleiner ⸰ torulus (ɔ:) / (Fuß) ball of the foot / (Daumen) ball of the thumb ⸰schwellung *f* bunion (ʌ) ⸰zeh *m* F intoe
Ballet (ba'le:)-**Zeichen** *n* (exophthalmische Ophthalmoplegie) Ballet's sign *od* disease
Ballingall ('bælingɔ:l)-**Krankheit** *f* (Madurafuss) Ballingall's disease, madura foot
Ballismus *m* (Schleuderbewegung der Arme) ballism (æ)
Ballisto|kardiogramm *n* ballistocardiogram ⸰kardiographie *f* ballistocardiography ~kardiographisch ballistocardiographic ⸰phobie *f ps* ballistophobia
Ballon *m Lab* gas-bag / (Luftballon) balloon (u:), rubber (ʌ) bag / (an Apparaten) inflator / (Geburtshilfe) metreurynter ('mi:truə'rintə) ⸰dilatation *f* bagging of the uterus (ju:), metreurysis (mi'truərisis), ballooning ⸰einschwemmkatheter *m* flow-directed balloon-tipped catheter ⸰ierung *f* acute pulmonary emphysema, ballooning ⸰krankheit *f* (Höhenkrankheit) balloon sickness, air sickness
Ballonnement *n* ballooning (u:)
Ballon|okklusion *f radiol* balloon occlusion ⸰spritze *f* ball syringe (i) ⸰tamponade *f* balloon tamponade (tæmpo'neid) ⸰zelle *f* balloon cell
Ball (bɔ:l)-**Operation** *f* (Afternervendurchtrennung) *chir* Ball's operation
Ballotement *n* ballottement
ballotier|bar ballotable (æ) ~en to ballot ⸰en *n* ballottement
Ballottement *n* ballottement (ɔ) *ab-dominales od indirektes* ⸰ abdominal b. ⸰ *des Auges* b. of the eye, ocular b. *direktes od vaginales* ⸰ direct b. *indirektes od abdominales* ⸰ indirect b. ⸰ *des kindlichen Kopfes* cephalic b. ⸰ *der Niere* renal b. *vaginales od direktes* ⸰ vaginal (ai) b.
Ballspritze *f* ball syringe (i)
Ballung *f* (Zusammenballen) agglomeration, conglomeration, clustering (ʌ) / (Zellen) conglobation, conglomeration ⸰reaktion *f* conglobation reaction
Balme (balm)-**Husten** *m* [-**Syndrom** *n*] Balme's cough (kɔf)
Balneo|- (*Vors*) (*Bäder betr*) balneo-('bælnio) ⸰äquivalent *n* balneotherapeutic equivalent ⸰graphie *f* balneography ~graphisch balneographic ⸰loge *m* balneologist ⸰logie *f* balneology ~logisch balneologic[al] ⸰technik *f* balneotechnics ~therapeutisch balneotherapeutic[al] (ju:) ⸰therapie *f* balneotherapy, balneotherapeutics (ju:)
Baló ('balo:)-**Krankheit** *f* (Enzephalopathie) Baló's disease *od* syndrome, concentric sclerosis
Bals. = Balsam *m* balsam, Bals.
Balsam *m pharm* balsam (ɔ:), balm (ba:m) ⸰duft *m* balsam scent, balsamic (æ) scent ~erzeugend balsamiferous (i) ⸰feige *f bot* balsam fig ⸰fichte *f bot*

---

balsam fir ⸰harz *n* balsamic (æ) resin (e) ~ieren to embalm (a:) ~isch balsamic (æ), balmy (a:) ⸰kraut *n bot* balsam (ɔ:) herb, balsamweed, touch-me-not ⸰strauch *m bot* balsam shrub (ʌ) ⸰um *n pharm* balsam (ɔ:) ⸰ *canadense* Canada (æ) b. ⸰ *Copaivae* copaiba (ei) b. ⸰ *peruvianum* (*DAB*) Peruvian (u:) b., Peru balsam (*BPC*) ⸰ *tolutanum* Tolo (ou) b.
Balser ('balzər)-**Fett[gewebs]nekrose** *f od* -**Syndrom** *n* Balser's [fatty] necrosis
Bamberger ('bambɛrgər)-**Albuminurie** *f* Bamberger's [h[a]ematogenic] albuminuria (,hemato'dʒenik æl,bju:mi'njuəriə) ⸰**Krankheit** *f* (1. saltatorischer Reflexkrampf 2. Polyserositis) Bamberger's disease ⸰-**Puls** *m* Bamberger's [bulbar (ʌ)] pulse (ʌ) ⸰-**Zeichen** *n* Bamberger's sign
Bambus *m* bamboo (u:) ⸰stabwirbelsäule *f* bamboo spine
Bamethan *n* (*WHO*) bamethan ('bæməθæn) (*BPCA*)
Bamipin *n* bamipine ('bæmipi:n) (*BPCA*)
Bancroft ('bænkrɔft)-**Filarienkrankheit** *f* [Bancroft's] filariasis (ai), wuchereriasis (,vukəri'raiəsis)
Bancroftose *f* bancroftosis
Band *n* ribbon, tape / anat (Ligamentum (*PNA*)) ligament (i) / (Binde) bandage / dent collar (Strang, bes anat) cord, chord / (Spektrum) band / chrom band / (Gefäßband) fascicle (æ) / (Bindeglied) tie / chem link ⸰- desmo- (*Vors*), ligamentary, ligamentous / anogenitales ⸰ anogenital band / fibröses ⸰ fibrous (ai) band / gelbes ⸰ (Ligamentum flavum (*PNA*)) yellow ligament
Bandage *f* bandage / (Verband) dressing / (nach Operation) post-operative (ɔ) support / (Prothese) harness
Bandagen|schere *f pl* dressing scissors ⸰schnallen *f pl* bandage clasps and buckles (ʌ) ⸰wickelband *n* bandage winding-up band
bandagieren to bandage, to dress ⸰ *n* bandaging
Bandagist *m* truss maker
band|ähnlich desmoid, ligamentous ⸰anheftung *f chir* ligamentopexy ⸰ansatzstellen *f pl* ligament attachment points ⸰apparat *m* ligamentous apparatus (ei), ligaments (*pl*) ⸰apparatsyndesmo- (*Vors*) ~artig ligamentous, bandlike, ribbon-like
Bändchen *n anat* frenulum (e), small ligament (i)
Banddurchtrennung *f chir* [syn]desmotomy
Bandenspektrum *n* (Bänderspektrum, Viellinienspektrum) band spectrum
Bandentzündung *f* [syn]desmitis
Bänder|durchtrennung *f chir* [syn]desmotomy ⸰lehre *f* desmography, desmology (ɔ), syndesmology ⸰leiden *n* desmopathy, disease of a ligament ⸰riß *m* (Bandriß) rupture of a ligament, desmorrhexis / (Zerrung) tearing (ɛə) of a ligament
Banderschlaffung *f* relaxation of a ligament
Bänderspektrum *n* band spectrum
Band|fixierung *f chir* syndesmopexy ⸰fokus *m* opt line focus ~förmig ligamentous, band-shaped, tapelike, string-shaped ⸰haft *f* (Junctura fibrosa

---

(*PNA*)) fibrous joint, syndesmosis ⸰hautentzündung *f* peridesmitis
Bandi [-**Terni**] ('bandi 'terni)-**Vakzine** *f* Bandi and Terni vaccine
Band|keratitis *f* ribbon-like keratitis ⸰klammer *f* (Prothetik) dent clasp ⸰krone *f* (Ring[hülsen]krone) dent cap crown, shell crown ⸰leiden *n* desmopathy (ɔ)
Bandl (bandl)-**Furche** *f* Bandl's ring ⸰ [-**Kontraktions**]-**Ring** *m* (Bandl-Grenzring *od* -Grenzfurche, Retraktionsfurche) *gyn* Bandl's ring, retraction ring
Band|maß *n* tape-measure (e), measuring tape ⸰naht *f chir* syndesmorrhaphy (ɔ) ⸰plastik *f* syndesmoplasty ⸰riß *m s* Bänderriß
Bandscheiben *f pl* (Disci intervertebrales (*PNA*)) *f* intervertebral disks (IVD) ⸰apparat *m* system of intervertebral disks ~bedingt discogenic ⸰degeneration *f* degeneration (e) process of [od in] an intervertebral disk ⸰erkrankung *f* discogenic disease ⸰gewebe *n* tissue of an intervertebral disk ⸰läsion *f* lesion of an intervertebral disk ⸰prolaps *m s* ⸰vorfall ⸰raum *m* space of the disk ⸰schaden *m* intervertebral disk lesion, damaged intervertebral disk, discopathy (ɔ) ⸰stanze *f chir* intervertebral disk rongeur (rõ'ʒə:) ⸰verkalkung *f* calcification of an intervertebral disk ⸰vorfall *m* dislocation *od* prolapse of the disk, luxation of an intervertebral disk, herniated disk, disk herniation *od* protrusion, slipped disk / intermittierender, inkompletter ⸰ intermittent prolapse
Band|schmerz *m* desmodynia, pain in a ligament (i) ⸰speicher-EKG *n* electro-cardiographic tape monitoring ⸰spektrum *n* band spectrum ⸰striktur *f* bridle (ai) stricture ⸰überdehnung *f* stretching of a ligament ⸰überzug *m* peridesmium ⸰verbindung *f* (der Knochen) syndesmosis
Bandwurm *m* tapeworm (ei), Taenia (i:) / (Plattwurm) flatworm, cestode / der ganze (ausgewachsene) ⸰ strobile (ou), strobila (ai) ⸰- t[a]enial (i:) ~ähnlich t[a]enioid ⸰anämie *f* tapeworm an[a]emia ⸰angst *f* (Taeniophobie) *ps* t[a]eniophobia ~artig cestoid ⸰befall *m* t[a]eniasis (ai) ⸰ei *n* tapeworm egg ⸰embryo *m* plerocercoid ~förmig t[a]eniform (i:) ⸰gift *n* tapeworm poison, t[a]eniotoxin ⸰glied *n* tapeworm segment, proglottis, *pl* proglottides ⸰kopf *m* scolex (ou), head of the tapeworm ⸰krankheit *f* t[a]eniasis (ai), tapeworm infestation ⸰larve *f* cysticercus ⸰larvenbefall *m* (Sparganumlarven) sparganosis ⸰mittel *n pharm* t[a]eniacide (i:), tapeworm remedy (e), t[a]eniafuge (ti:niofju:dʒ) ~tötend t[a]eniacidal (ai) ⸰träger *m* Bandwurmwirt ~vertreibend *pharm* t[a]enifugal (i) ⸰wirt *m* host of the tapeworm
Band|zeichen *n röntg* string sign ⸰zerrung *f* desmectasia (ei), desmectasis, stretching of a ligament
Bang (ban)|-**Bakterium** *n od* -**Bazillus** *m* (Brucella abortus) Bang's bacillus ⸰-**Krankheit** *f* Bang's disease, brucellosis, undulant (ʌ) fever (i:), infectious abortion, Malta (ɔ:) *od* Mediterranean (ei) fever, abortus fever ⸰-**Präventiv-**

methode f vet (Tbc) Bang's method [Ivar]⌐-**Probe** f Bang's method

Bankart ('bæŋka:t)-**Operation** f Bankart's [shoulder dislocation] operation

Bannick ('bænik)-**Syndrom** n Hines ('hainz)-Bannick syndrome

Bannister ('bænistə)-**Krankheit** f angioneurotic [o]edema, Bannister's disease

Banting ('bæntiŋ)[-**Harvey**]-**Kur** f (Entfettungskur durch Kohlehydratentzug) bantingism

Banti ('banti)-**Syndrom** n (Banti-Krankheit) Banti's disease od syndrome, chronic congestive splenomegaly

Barach ('bæræk)-**Index** m Barach's index

Baragnosie f ps baragnosia

Bárány ('barani)|-**Drehstuhl** m Bárány's chair ⌐-**Drehstuhlversuch** m Bárány's chair test ⌐-**Fallversuch** m Bárány's symptom ⌐ **kalorische Prüfung** f Bárány's caloric test ⌐-**Lärmtrommel** f Bárány's noise box ⌐-**Syndrom** n (Hemicrania cerebellaris) Bárány's syndrome, hemicrania cerebellaris ⌐--**Zeigeversuch** m Bárány's pointing test

Barästhesie f (Drucksinn) bar[a]esthesia (i:) ⌐**iometer** n (Drucksinnmesser) bar[a]esthesiometer

Barbadosbein n Barbados (ei) leg, elephantiasis (ai) of a leg

Barbaralalie f (schwer verständliche Sprache) ps barbaralalia

Barberio (bar'be:rio)-**Methode** f (Spermanachweis) Barberio's test

Barbital n (EP, DAB, WHO, Acidum diaethylbarbituricum (DAB), Diäthylbarbitursäure (DAB)) barbitone (EP), barbital, diethylbarbituric acid ⌐-**Natrium** n (EP, DAB, diäthylbarbitursaures Natrium (DAB)) barbitone sodium (BP), barbital sodium (BP) ⌐**ismus** m (Missbrauch von Barbitursäurederivaten) barbiturism ⌐**um** (EP) s Barbital

Barbiturat n pharm barbiturate (juə) ⌐**vergiftung** f barbiturate poisoning

Barbitur|**ismus** m barbiturism ⌐**präparat** n pharm barbiturate (juə) ~**sauer** chem barbituric (juə) ⌐ **säure** f (Malonylharnstoff) pharm barbituric acid, malonylurea (i) ⌐**säurepräparate** (e) pl barbituric acid preparations, barbiturates (juə) ⌐**säureverbindung** f, methylierte methylated (e) barbituric acid compound ⌐**vergiftung** f barbiturism

Barbotage f (besondere Form der Spinalanästhesie) barbotage (a:)

Barclay ('ba:kli)-**Nische** f Barclay's niche (nitʃ)

Barcroft ('ba:krɔft)-**Apparat** m Barcroft's apparatus

Bardach ('bardax)-**Eiweissprobe** f Bardach's test

Bardeleben ('bardələ:bən)-**Binde** f Bardeleben's bandage

Bardenheuer ('bardənhɔiər)|-**Extension** f Bardenheuer's extension ⌐-**Operation** f Bardenheuer's operation ⌐-**Schiene** f Bardenheuer's splint ⌐**verband** m extension bandage

Bardet-Biedl (bar'de-'bi:dl)-**Syndrom** n Laurence-Moon-Biedl syndrome

Bard (bar)-**Parker** ('pa:kə)-**Messer** m Bard-Parker knife ⌐-**Pic** (pi:k)- -**Syndrom** n (Pankreaskopfkarzinom) Bard-Pic syndrome, pancreatic malignant syndrome

Bardinet (bardi'ne)-**Band** n anat Bardinet's ligament

Bären|**fett** n pharm bear's (ɛə) grease ⌐**klau** m bot hogweed, acanthus, bear's breech, brank-ursine ⌐**traubenblätter** n pl (DAB) folia uvae ('ju:vi:) ursi ('ɔ:sai), bearberry (ɛə) leaves, mountain box leaves, bear's bilberry leaves ⌐**traubenblättertee** m pharm bearberry leaves

Baréty (bare'ti)-**Extension** f Baréty's method

Barfoed|-**Reagens** n (Glukosenachweis) Barfoed's reagent ⌐-**Test** m Barfoed's test

Bargen ('ba:gən)|-**Serum** n Bargen's serum ('siərəm) ⌐-**Streptokokkus** m Bargen's streptococcus ⌐-**Therapie** f Bargen's treatment

Barii sulfas (EP) (Bariumsulfat, Barium sulfuricum) barium sulphate (EP, BP)

Barium n chem barium (ɛə) / mit ⌐ versetzen to bariumise ⌐**brei** m röntg barium meal ⌐**chlorid** n (EP, DAB) barium chloride (ɔ:) (EP, BP, USP) ⌐**chlorid-Lösung II** f (DAB) barium chloride solution (BP) ⌐**einlauf** m röntg barium enema (e) ⌐**hydrat** n chem barium hydroxide, barium hydrate (ai) ⌐**hydroxyd** n (EP, DAB) barium hydroxide (EP, BP) ⌐**nitrat** n chem barium nitrate (ai) ⌐**oxyd** n chem barium oxide ⌐**papier** n barium paper ⌐**platinzyanür** n röntg barium platino (æ)-cyanide (ai) ⌐**säure** f chem baric acid ⌐**speise** f röntg barium meal ⌐**sulfat** n (EP, DAB), ⌐ **sulfuricum** (EP, DAB) barium sulphate (ʌ) [US sulfate] (EP, BP, USP) ⌐**superoxyd** n chem peroxide of barium

Barkan ('barkan)-**Operation** f (Goniotomie) Barkan's operation

Barker ('ba:kə)|-**Lösung** f (Anästhesie) Barker's solution ⌐-**Operation** f (Talusexstirpation) Barker's operation ⌐-**Punkt** m Barker's point

Barkman ('barkman)-**Reflex** (thorako-abdominaler Reflex) Barkman's reflex

Bärlapp m bot pharm lycopodium (ou) (BP), wolf's claw, clubmoss, earthmoss (ɔ:) ⌐**samen** m lycopodium, earthmoss-seed ⌐**samenmehl** n lycopodium powder ⌐**sporen** f pl lycopodium (ou) powder

Barlow ('ba:lou)-**Krankheit** f Barlow's disease, infantile scurvy (ɔ:), h[a]emorrhagic (æ) diathesis (ai)

Baro|**agnosis** f baragnosis ⌐**dontalgie** f dent barodontalgia ⌐**gnose** f baragnosis ⌐**makrometer** n (Mess- und Wiegegerät für Säuglinge) baromacrometer ~**phil** bakt barophilic ⌐**rezeptor** m neur pressure receptor, baroceptor ⌐**spirator** m (Beatmungsgerät) barospirator ⌐**taxis** f (Barotropismus) barotaxis, barotropism ⌐**trauma** n (Schädigung durch Luftdruckwechsel) barotrauma (ɔ:) ⌐**tropismus** m (Barotaxis) barotropism, barotaxis

Barr (ba:)|-[**Chromatin**]-**Körper** m Barr body, sex chromatin body

Barraquer (bara'kɛr)|-**Operation** f ophth Barraquer's method od operation ⌐-**Simons** ('zi:mɔns)-**Krankheit** f (progressive umschriebene Lipodystrophie) Barraquer's disease

Barré (ba're:)|-**Beinhalteversuch** m od -**Pyramidenbahnzeichen** n od -**Beinzeichen** n Barré's pyramidal sign ⌐-**Liéou** (lie'u:)-**Syndrom** n (zervikale Migräne,

---

hinteres Sympathikus-Syndrom) Barré-Liéou syndrome, posterior cervical sympathetic syndrome

Barrier (ba'rie:)-**Vakuolen** f pl (peribronchiale Hohlräume) Barrier's vacuoles

Barriere f (auch physiol) barrier, bar

Barry ('bæri)-**Retinacula** n pl Barry's retinacula

Bart. = Bartonella

Bart m beard (iə) / bot barb ⌐**finne** f sycosis of the beard, barbers' itch od rash ⌐**flechte** f tinea (i) barbae ('ba:bi:), trichophytosis, barbers' itch od rash, sycosis / (tropische) dhobi (ou) itch ~**förmig** beardlike

Bartenwerfer ('bartənverfər)-**Krankheit** f Bartenwerfer's syndrome

Barth (bart)-**Hernie** f Barth's hernia

Barthélemy (bartel'mi)-**Krankheit** f (Aknitis) Barthélemy's disease, acnitis

Bartholin ('bartoli:n)-**Abszess** m Bartholin's od Bartholinian abscess ⌐-**Anus** m Bartholin's anus ⌐-**Drüse** f (Glandula vestibularis major (PNA)) Bartholin's gland, greater vestibular (i) gland ⌐-**Gang** m (Ductus sublingualis major (PNA)) principal sublingual duct, Bartholin's duct

Bartholinitis f bartholinitis

bärtig bearded (iə) / bot zool barbate

bart|**los** beardless (iə) ⌐**nelke** f pharm sweet-william

Bartonell|**a** f Bartonella / ⌐ bacilliformis (Erreger des Oroyafiebers od der Carrion-Krankheit) B. bacilliformis ⌐**iasis** f bartonelliasis (ai) ⌐**ose** f bartonellosis

Barton ('ba:tən)|-**Fraktur** f Barton's fracture ⌐-**Verband** m Barton's bandage ('bændidʒ)

Baruch ('ba:ruk)|-**Gesetz** n Baruch's law ⌐-**Zeichen** n Baruch's sign

Barurie f (Produktion von Urin mit hohem spezifischem Gewicht) baruria (uə)

Barwell ('ba:wel)-**Operation** f (Osteotomie) Barwell's operation

Bary|- (Vors) (schwer) bary- ('bæri) (Vors), heavy ⌐**akusie** f partial deafness (e) ⌐**glossie** f (Barylalie) baryglossia, barylalia ⌐**somatie** f (Fettsucht) corpulence, obesity (i:)

Baryt m chem barium (ɛə) oxide, baryta (ai)

basal basilar (æ), basal (ei) ⌐- (Vors) basic (ei), basal, basilar, basi- (ei) (Vors) ⌐**anästhetikum** n basal an[a]esthetic (e) ⌐**ganglien** n pl basal ganglia ⌐**haut** f basement membrane ⌐**höhe** f (Basion-Bregmahöhe) basibregmatic height ⌐**iom** n basiloma, basal cell epithelioma od carcinoma ⌐**knochen** m basal bone ⌐**körperchen** n basal corpuscle od bod of granule (æ), blepharoplast (e) ⌐**membran** f basilemma, basement membrane f (Lamina basalis chorioideae (PNA)) basal lamina of the choroid ⌐**meningitis** f (Basiarachnoiditis) base od basilar meningitis, basi-arachn[oid]itis ⌐**narkose** f s Basisnarkose ⌐**narkotikum** n basal an[a]esthetic (e) ⌐**platte** f embr basal plate ⌐**pleuritis** f basal pleurisy (uə) ⌐**schicht** f basal layer ('leə) od stratum (ei) ⌐**segment** n (Lunge) basal segment ⌐**sekretion** f basal secretion ⌐**stoffwechsel** m (Grundumsatz) basal metabolic (ɔ) rate ⌐**temperatur** f basal

59

[body] temperature ≥zelle f basal od basilar cell
Basalzellen|epitheliom n basal-cell epithelioma ≥hyperplasie f basal cell hyperplasia (BCH) ≥karzinom n basal-cell carcinoma, basaloma ≥krebs m basal-cell carcinoma, basaloma ≥schicht f basal-cell layer ('lɛə) ≥tumor m basal-cell tumo[u]r
Base f chem base
Basedoid n s Basedowoid
Basedow ('ba:zədo) m F exophthalmic goitre [US goiter] (ɔi), Graves' disease ~ähnlich, ~artig basedowiform (ou) ~entartet basedowified (ou) ≥herz n F cardiothyrotoxicosis, thyroid (ai) heart ~id basedowiform (ou) ~ifizieren to basedowify ≥iker[in] m (f) basedowian (ou) ≥ismus m Basedow's syndrome (i) ≥kranker m basedowian (ou) ≥-Krankheit f Basedow's od Graves' disease, exophthalmic goitre [US goiter], toxic goitre syndrome ≥oid n (Basedoid, basedowähnliches Krankheitsbild) basedoid ('bæsidɔid) ≥-Syndrom n s ≥-Krankheit
Basen|austausch m chem base exchange ≥bildner m chem base-former, basifier (ei) ≥einsparung f base economy ≥komponente f base component ≥paarsubstitution f base-pair substitution ~überschüssig chem too rich in bases (ei)
basi|alveolär basi-alveolar ≥arachn[oid]itis f (Basalmeningitis) basi-arachnitis, basi-arachnoiditis ≥chromatin n zytol basichromatin (ou) ≥chromiole f basichromiole
Basic-Spiegel m dent basic mirror
basi|fazial (die untere Gesichtshälfte betr) basifacial (ei) ≥hyoid n (Zungenbeinkörper) anat basihyoid ('haiɔid) ~kranial basicranial ('haiɔid) ~kranial basicranial
basilar basal (ei), basilar (æ) ≥impression f anat basilar (æ) impression ≥membran f basilar membrane ≥meningitis f basilar meningitis
basi|lateral[is] basilateral ≥lemm[a] n (Basalmembran) basilemma, basement membrane
Basilienkraut n pharm [sweet] basil (æ)
Basilikumsalbe f pharm basilicon (i) ointment
Basilom n (Basalzellenkrebs) basiloma
Basion n (Mittelpunkt des vorderen Randes des Foramen magnum) basion (ei) ≥-Bregma-Höhe f (Basalhöhe, Bregmahöhe) basibregmatic height
Basio|thrypsie f gyn basiotripsy ≥thryptor m (Kranioklast) gyn basiothlip, basiotriptor ≥tripsie f gyn basiotripsy ≥triptor m (Kranioklast) gyn basiotribe, basiotriptor
Basi|parachromatin n zyt basiparachromatin ≥paraplastin n zyt basiparaplastin ≥phobie f (Gehangst) ps basiphobia ~[r]rhinal (Schädelbein u Nase betr) basirrhinal (ai)
Basis f (konkret) base / (übertragen) basis (ei) / (PNA) base apikale ≥ apical base ≥ cartilaginis arytaenoidea (PNA) base of the arytenoid cartilage ≥ cerebri (PNA) (Hirnbasis, Gehirnbasis) base of the brain ≥ cochleae (PNA) (Schneckenbasis) base of the cochlea ≥ cordis (PNA) (Herzbasis) base of the heart ≥ cranii (PNA) (Schädelbasis) base of the skull ≥ cranii externa (PNA) lower surface of

the base of the skull ≥ cranii interna (PNA) upper surface of the base of the skull ≥ mandibulae (PNA) (Unterkieferbasis) base of the mandible ≥ modioli (PNA) (Spindelbasis) base of the modiolus (i:) ≥ ossis metacarpalis (PNA) base of the metacarpal bone ≥ ossis metatarsalis (PNA) base of the metatarsal bone ≥ ossis sacri (PNA) (Kreuzbeinbasis) base of the sacrum ≥ patellae (PNA) (Kniescheibenbasis) base of the patella ≥ phalangis manus (PNA) base of the phalanx of a finger ≥ phalangis pedis (PNA) base of the phalanx of a toe ≥ prostatae (PNA) base of the prostate ≥ pulmonis (PNA)·(Lungenbasis) base of the lung ≥ pyramidis (PNA) base of the renal pyramid ≥ stapedis (PNA) base of the stapes ≥arterie f (Arteria basilaris) basilar artery ≥bündel n pl (Fasciculi proprii medullae spinalis (PNA)) intersegmental tracts
basisch chem alkaline ('ælkəlain), basic (ei)
Basis|diurese f basic (ei) diuresis (i:) ≥fraktur f chir fracture of the base of the skull od cranium (ei) ≥lipolyse f basal lipolysis (ɔ) ≥maßnahme f essential measure (e) ≥medikation f basic medication ≥narkose f basal od basic an[a]esthesia (i:), basal narcosis, prenarcosis ≥platte f (Gebissplatte, Wachsplatte zum Anfertigen künstlicher Gebisse) dent base-plate ≥segment n (Lunge) basal segment ~ständig basal (ei) ≥therapeutikum n basic therapeutic (ju:) preparation ≥therapie f basic therapy
basi|temporal[is] anat basitemporal ~vertebral basivertebral
Basizität f chem basicity (i), alkalinity
Baso = Basophile m pl basophils
Baso|erythrozyt m (basophilgetüpfelter Erythrozyt) baso-erythrocyte (i) ≥-Erythrozytose f (starker Anstieg basophiler Erythrozyten) baso-erythrocytosis (e,riθrosai'tousis) ~metachromophil basometachromophil[e] ≥penie f basocytopenia, basopenia ~phil histol basophilic (i), basophilous ≥philenanstieg m basophilism (ɔ) ≥philenleukämie f basophilic leuk[a]emia (i:) ≥philer m basophil (ei) ≥philie f (Basozytose, Vermehrung der basophilen Granulozyten) histol basophilia (i) / (selten) basophilism (ɔ) ≥philismus m, hypophysärer ≥ Cushing's ('kuʃiŋz) disease od syndrome ≥philoblast m basophiloblast (i) ~phob basophobic (ou) ≥phobie f ps basiphobia (ou) ≥plasma n (basisch färbbares Protoplasma) basoplasm (ɔ) ≥zyt m (basophiler Leukozyt) basophil leucocyte [US leuko-] (ju:), basocyte (ei) ≥zytenanstieg m basocytosis ≥zytopenie f basophilic leucopenia [US leuko-] (i:) basocytopenia, basopenia ≥zytose f (Basophilenanstieg im Blut) basocytosis, basophilia (i)
Basset (ba'se:)-Operation f (Vulvakarzinom) chir Basset's operation
Bassini (ba'si:ni)-Operation f Bassini's operation, herniotomy (ɔ)
Bassler ('bæslə)-Zeichen n (Appendix) Bassler's sign
Bass-Watkins (bæs-'wɔtkinz)-Probe f Bass-Watkins test

Bastard m bastard / bot, zool hybrid (ai) / (Hund) mongrel (ʌ) / falscher ≥ false (ɔ:) hybrid ≥bildung f crossbreeding ≥ierung f s Bastardisierung ~isieren to bastardise, to hybridise (ai) ≥isierung f bastardisation, hybridisation, crossbreeding
Bastedo (bæs'ti:dou)-Zeichen n (Appendizitis) Bastedo's sign
Bastian ('bæstiən)|-Bruns (bru:ns)-Gesetz n od -Regel f od -Merkmal n (Areflexie) Bastian-Bruns law od sign ≥-Wernicke ('vernikə)-Aphasie f Wernicke's aphasia, cortical sensory aphasia
Bastianelli (bastia'nelli)-Methode f (Hautdesinfektion) Bastianelli's method
Bateman ('beitmən)|-Krankheit f (Molluscum contagiosum) Bateman's disease (1) ≥-Purpura f Bateman's purpura
Bathmismus m bathmism
bathmotrop bathmotropic (ɔ) ≥ismus m (Herz: Reizänderung) bathmotropism (ɔ)
Bathophobie f (Tiefenangst, Höhenangst) ps bathophobia
Bathy|- (Vors) (tief, Tiefen-) bathy-('bæθi) (Vors) ≥anästhesie f (Verlust der Tiefensensibilität) bathyan[a]esthesia (i:) ≥gastrie f gastroptosis ≥kardie f (Herztiefstand) bathycardia ≥pnoe f bathypn[o]ea (i), deep breathing
Batist m batiste (i:), cambric (æ), lawn (ɔ:)
Batrachoplastik f chir batrachoplasty
Batten-Mayou (-Batin-'meiu:)-Syndrom n [Stock-]Spielmeyer-Vogt ('spi:l-maiər-'fo:kt) syndrome, Batten--Mayou syndrome
Battered-Child-Syndrom n battered child syndrome
Batteriemüdigkeit f vet cage-layer fatigue (i:)
Battey ('bæti) |-Krankheit f Battey's disease ≥-Stämme m pl Battey bacilli
Battle ('bætl)|[-Jaboulay-Kammerer (ʒa-bu'le-'kamərər)]-Bauchschnitt m chir Battle's incision ≥-Operation f (Appendektomie) Battle's operation ≥-Zeichen n (Ekchymose) Battle's sign
Bau m anat structure (ʌ); texture (ʌ) (Körper) frame, body, build, form
Bauch m abdomen (ou); belly / (Wanst) paunch (ɔ:) / (Kindersprache) tummy (ʌ) / (Muskel) belly ≥ u. Leistengegend betr. ventro-inguinal ≥ u. Seite betr. ventro-lateral (æ) ≥- (Vors) ventral, abdominal (ɔ), ventro- (Vors), ventri- (Vors), abdomino- (ɔ) (Vors), laparo- (Vors), c[o]eliac (i:) ≥adergeflecht n (Solarplexus) c[o]eliac (i:) od solar (ou) plexus ≥aorta f (Aorta abdominalis (PNA)) abdominal od ventral aorta ≥aponeurose f abdominal aponeurosis ≥-Arm-Plastik f belly-arm graft ≥atmung f abdominal breathing, diaphragmatic respiration, stomach (ʌ) breathing ≥auftreibung f abdominal distension ≥binde f abdominal bandage od belt / (für Schwangere) prenatal (ei) support / (für Wöchnerinnen) postnatal (ei) support ≥blutung f abdominal apoplexy ≥bruch m abdominal hernia, hernia of the abdominal wall, postoperative (ɔ) hernia, laparo-

cele (æ) ~chirurgie f abdominal surgery ~decke f abdominal wall
Bauchdecken|abszeß m abscess of the abdominal wall ~anheftung f chir ventrofixation / (Uterus) ventrohysteropexy (i) ~dehnung f distension of the abdominal wall ~eiterung f abdominal suppuration ~empfindlichkeit f abdominal tenderness ~emphysem n emphysema (i:) of the abdominal wall, abdominal emphysema ~erschlaffung f relaxation of the abdomen (ou) ~fistel f fistula of the abdominal wall ~haken m abdominal retractor ~halter m abdominal retractor ~massage f abdominal massage (mæ'sa:ʒ) ~myalgie f myalgia abdominis ~naht f abdominal suture, suture of the abdominal wall, laparorrhaphy (ɔ), c[o]eliorrhaphy (ɔ) ~reflex m abdominal wall reflex ~schere f abdominal scissors pl ~schnitt m abdominal section, laparotomy ~spalt m c[o]elioschisis (ɔ) ~spannung f tension od rigidity (i) of the abdominal wall, protective tension, abdominal tension ~vene f, oberflächliche (Vena epigastrica superficialis) superficial epigastric vein ~venen f pl (Venae subcutaneae abdominis (PNA)) subcutaneous veins of the abdomen ~verletzung f injury of the abdominal wall
Bauch|eingeweide n pl abdominal (ɔ) viscera (i) ~einlage f pledget filling ~endoskopie f laparoscopy, abdominoscopy ~epilepsie f abdominal epilepsy, Moore's syndrome
Bauchfell n peritoneum (i) / parietales ~ parietal (ai) p. / viszerales ~ visceral (i) p. ~- peritoneal (i) ~ u. Herzbeutel betr. peritoneopericardial ~ u. Muskulatur betr. peritoneomuscular ~affektion f peritoneopathy (ɔ) ~aufnahme f röntg peritoneography ~blatt n peritoneal (i) layer / parietales ~ parietal (ai) peritoneum (i) / viszerales ~ visceral (i) peritoneum ~blutung f peritoneal (i) od abdominal (ɔ) h[a]emorrhage (e), h[a]emoperitoneum ~duplikatur f s ~falte ~durchtrennung f chir peritoneotomy (ɔ) c[o]eliopyosis (ou), pyoperitonitis ~endoskopie f peritoneoscopy ~entzündung f peritonitis, inflammation of the peritoneum ~falte f peritoneal fold, c[a]ecal plica ~höhle f (Cavum peritonaei) cavity of the peritoneum, peritoneal cavity ~plastik f peritoneoplasty (i:) ~punktion f abdominal paracentesis (i:), peritoneocentesis, tapping of the peritoneal cavity ~raum m peritoneal space od cavity ~reizung f peritonism (e) ~schmerz m peritonealgia (æ) ~schnitt m chir peritoneotomy ~schwarte f peritoneal thickening ~tasche f peritoneal pouch od recess ~tuberkulose f tuberculous peritonitis ~überzug m peritoneal covering od lining od coat ~verdickung f (entzündliche) pachyperitonitis ~wassersucht f ascites (ai), abdominal dropsy, hydroperitoneum
Bauch|fettsucht f s Fettbauch ~fistel f abdominal fistula ~ganglienkette f ventral chain of ganglia ~ganglion n c[o]eliac ganglion ~geflecht n abdominal plexus ~gegend f area (ɛəriə) ~grimmen n belly-ache, gripes ~haken m chir

abdominal retractor ~halter m s ~haken ~haut f abdominal skin, skin of the abdomen od of the belly ~hautreflex m abdominal reflex ~hernie f abdominal od ventral hernia / (Narbenhernie) incisional (i) hernia ~hoden m undescended od retained (ei) testicle, cryptorchism, cryptorchidism ~höhle f abdominal (ɔ) cavity
Bauchhöhlen|affektion f intra-abdominal involvement od affection ~auskleidung f lining of the peritoneal cavity ~durchspülung f peritoneal lavage (lə'va:ʒ) ~endoskop n c[o]elioscope (i:), laparoscope (æ), peritoneoscope (i:) ~endoskopie f c[o]elioscopy, peritoneoscopy ~eröffnung f (Bauchschnitt) c[o]eliotomy / laparotomy / (wiederholte) relaparotomy ~exsudat f peritoneal exudate ~organe n pl intra-abdominal organs; abdominal viscera ~punktion f c[o]eliocentesis (i:) ~schwangerschaft f abdominal od ectopic (ɔ) od extra-uterine (ju:) pregnancy od gravidity / (Tube) tubal (ju:) pregnancy od gestation
bauchig bellied / ~ werden to belly
Bauch|inhalt m abdominal contents (pl) ~innendruck m pressure in the abdominal cavity ~innenraumerkrankung f disease of the abdominal cavity od of the abdominal organs ~kneifen n F gripes F ~knurren n borborygmus (i) ~kolik f intestinal colic ~kollern n borborygmus ~lage f abdominal position / in ~ the patient lying prone od in the prone position, ventricumbent (ʌ) ~lappen m chir trunk flap, abdominal (ɔ) flap ~leiden n c[o]eliopathy (ɔ)
bäuchlings (auf dem Bauche liegend) procumbent (ʌ), prone, ventricumbent
Bauch|linie f, weiße ~ linea (i) alba ~mark n abdominal nervous cord ~muskel m abdominal muscle *äusserer schräger* ~ (Musculus obliquus externus abdominis (PNA)) external oblique muscle *gerader* ~ (Musculus rectus abdominis (PNA)) rectus abdominis muscle *innerer schräger* ~ (Musculus obliquus internus abdominis (PNA)) internal oblique muscle *querer* ~ (Musculus transversus abdominis (PNA)) transverse abdominis muscle ~muskelreflex m abdominal wall reflex ~muskulatur f abdominal muscles ~nabel m F s Nabel ~naht f abdominal suture, laparorrhaphy (ɔ) ~operation f abdominal operation, laparotomy ~organ n abdominal organ / (pl) ~organe abdominal viscera (i) ~presse f abdominal muscular pressure, am ventral press[ure], press, prelum (i:) ~punktion f abdominocentesis (i:), c[o]eliocentesis, c[o]elioparacentesis, puncture of the abdominal cavity od space ~raumeröffnung f chir laparotomy (læpə'rɔtəmi) ~reflex m abdominal reflex ~region f abdominal region ~ring m (Inguinalring) abdominal od inguinal ring ~scheidenschnitt m chir laparocolpotomy ~schlagader f abdominal aorta ~schmerzen m pl abdominal pain, belly-ache F, gripes F
Bauchschnitt m chir laparotomy, c[o]eliotomy, abdominal incision (i) / den ~ ausführen chir to laparotomize (ɔ) *paramedianer* ~ paramedian l.

subkostaler ~ subcostal l. *suprapubischer* ~ suprapubic (ju:) l. *transversaler* ~ transverse l. *vaginaler* ~ vaginal (ai) section
Bauch|schock m shock after abdominal injuries ~schuß m mil abdominal shot od injury ~fall m mil patient with abdominal wounds od injuries, abdomen sl ~schwangerschaft f s ~höhlenschwangerschaft ~seite f ventral side ~seiten- latero-abdominal (ɔ) ~seitenlage f latero-abdominal position ~spalte f gastroschisis (ɔ), abdominal fissure ('fiʃə) ~speichel m pancreatic juice (dʒu:s)
Bauchspeicheldrüse f (Pancreas (PNA)) pancreas ~ u. Milz betr. pancreaticosplenic (e)
Bauchspeicheldrüsen|- pancreatic (æ) ~ausführungsgang m pancreatic duct, Wirsung's ('virzuŋs) duct (ʌ) od canal (æ) ~entzündung f pancreatitis ~erkrankung f pancreopathy (ɔ) ~hormon n insulin ~saft m (Bauchspeichel) pancreatic juice ~stein m pancreatic calculus ~unterfunktion f hypopancreatism ~venen f pl (Venae pancreaticae (PNA)) pancreatic veins
Bauch|sperrhaken m chir abdominal retractor ~spiegelung f laparoscopy ~stich m F (Punktion) tapping ~tampon m abdominal pad ~toilette f abdominal toilet (ɔi) ~trauma n abdominal trauma (ɔ:) ~trokar m abdominal trocar (ou) ~tuberkulose f abdominal phthisis ('θaisis) ~tumor m abdominal tumo[u]r ~typhus m abdominal typhus ~verletzung f abdominal injury od wound ~verwundeter m mil abdominal case
Bauchwand f abdominal wall / vordere ~ anterior (iə) abdominal wall ~ableitung f (EKG) abdominal lead ~abschnitt m abdominal region ~arterie f, obere (Arteria epigastrica superior (PNA)) superior epigastric artery ~bruch m ventral od abdominal hernia, laparocele ~halter m abdominal retractor ~hernie f abdominal hernia ~muskeln m pl abdominal muscles
bauch|wärts ventrad ~wasser n F peritoneal (i) exudate, ascites (ai), abdominal dropsy, water in the belly F ~wassersucht f s Bauchfellwassersucht ~weh n F gripes F, belly-ache, (Kindersprache) tummy-ache ~wirbel m pl (Vertebrae lumbales (PNA)) lumbar (ʌ) vertebrae ~wunde f abdominal wound
Baudelocque (bo:d'lɔk)|-**Beckendurchmesser** m external conjugate diameter (æ), Baudelocque's diameter ~-**Tasterzirkel** m Baudelocque's pelvimeter (i)
Bauhin (bo:'ɛ̃)|-**Klappe** f ileoc[a]ecal (i:) od Bauhin's valve ~[-**Nuhn** ('nu:n)]--**Drüse** f (Glandula lingualis anterior [Blandini, Nuhni] (PNA)) Bauhin's gland, anterior lingual gland
Baum m bot, anat tree / auf Bäumen lebend arboreal (ɔ:) ~artig arboraceous (ei), arboreous (ɔ:), arborescent, arboroid ('a:bɔrɔid)
Baumé (bo'me:)-**Skala** f Baumé's scale
Baumès (bo:'mɛz)-**Zeichen** n (Retrosternalschmerz) Baumès' sign od symptom
baum|förmig dendritic (i), arborescent, tree-shaped, tree-like
v. **Baumgarten** (fɔn 'baumgartən)|-**Drüsen** f pl Baumgarten's glands ~

-**Syndrom** n Cruveilhier (kryvε'je)-
-Baumgarten syndrome od cirrhosis
Baumtest m tree-drawing test
Baumwoll|band n cotton tape ⋜**binde** f
cotton bandage ⋜**fieber** n byssinosis
⋜**gaze** f cotton gauze (ɔ:) ⋜**krätze** f
cottonseed itch ⋜**lunge** f byssinosis
⋜**samenöl** n pharm cottonseed oil
⋜**samenöl-Emulsion** f cottonseed oil
emulsion ⋜**spinnerkrebs** m (Spinnerkrebs) mule-spinners' cancer ⋜**staublunge** od ⋜**staubpneumokoniose** f
byssinosis ⋜**watte** f cotton wadding
(ɔ)
Baum-Zeichentest m ps tree-drawing
test
Baunscheidtismus m baunscheidtism
('baunʃaitizm), Baunscheidt's air-
-puncture treatment
Bausch m swab (ɔ), pledget (e), wad (ɔ)
Bäuschchennaht f chir bolster (ou) od
quilled suture
Baustein m physiol element, [body-]
building (i) substance (ʌ)
Baustoffwechsel m substance metabo-
lism
Bayard (ba:'jar)**-Ekchymosen** f pl
Bayard's ecchymoses
Bayer 205 n (Germanin) pharm surinam
(juə) sodium, Bayer 205, Germanin
Bayer ('baiər)**-Achillotomie** f (Tenoto-
mie) chir Bayer's operation
Bayle (bεl)**-Krankheit** f (Irrenparalyse)
Bayle's disease
Bayley-Cabrera ('beili-ka'brera)**-Kreis**
m (EKG) Bayley's triaxial reference
system
Baynton ('beintən)**-Verband** m
Baynton's bandage
Bazett (ba'zet)**-Formel** f (QT = k√C̄)
Bazett formula od index
Bazilläm|ie f bacill[a]emia ~**isch**
bacill[a]emic (i:)
bazillär bacillary, bacillar
Bazillen m pl (pl von Bazillus) bacilli
(bə'silai) ⋜- bacillary, bacillar, bacil-
lo- (æ), bacilli- ⋜**angst** f ps bacillophobia, microphobia ⋜**art** f kind od type of
bacillus ⋜**aufschwemmung** f emulsion
(ʌ) of bacilli ⋜**ausscheider** m s ⋜träger
⋜**ausscheidung** f elimination of bacilli
~**bedingt** bacillogenic (e), bacillo-
genous (ɔ) ⋜**emulsion** f emulsion (ʌ) of
bacilli ⋜**färbung** f staining of bacilli
~**förmig** baciliform (i) ~**frei** free from
bacilli ⋜**furcht** f ps morbid fear of
bacilli, bacillophobia ⋜**herd** m focus
⋜**kultur** f culture (ʌ), bacilliculture
⋜**lehre** f bacteriology ⋜**reinkultur** f
pure culture ⋜**ruhr** f bacillary dysentery ('disntri) / shigellosis ⋜**stamm**
m strain of bacilli, bacillary strain
⋜**streuer** m carrier ~**tötend** bacillicidic
(i), bacillicidal (ai), germicidic (i)
Bazillenträger m carrier, bacillus (i)
carrier, vector **nicht ansteckender** ⋜
closed c. **noch selbst kranker** ⋜ active c.
diphtherieverbreitender ⋜ diphtheriaphor, diphtheria (iə) carrier **ständiger**
⋜ chronic c. **typhusverbreitender** ⋜
typhoid (ai) c. **vorübergehender** ⋜
temporary od transitory c. ⋜, **der selbst
nie erkrankt** contact od healthy (e) od
passive c. ⋜, **der selbst im Inkubations-
stadium ist** incubatory c. ⋜, **dessen
Stuhl ansteckend ist** intestinal c. ⋜,
dessen Urin ansteckend ist urinary (juə)
c. ⋜, **der nur zeitweise ansteckend ist**
intermittent c. ⋜ **in der Genesung**

convalescent c. ⋜**überwachung** f control of carriers
bazillenvernichtend s bazillentötend
bazilli|form (bazillenförmig) baciliform
(i) ~**zid** (bazillentötend) bacillicidal
(ai)
bazillo|gen bacillogenic (e), bacillo-
genous (ɔ) ⋜**phobie** f bacillophobia,
morbid fear of bacilli ⋜**se** f bacillosis
⋜**skopie** f bacterioscopy ⋜**therapie** f
bacteriotherapy
Bazillurie f bacilluria (juə)
Bazillus m (pl Bazillen) bacillus, pl
bacilli (bə'silai) / säureresistenter ⋜
acid-fast bacillus (AFB)
Bazin (ba'zε̃)**-Krankheit** f (Erythema
induratum Bazin) Bazin's disease
BB = Beckenboden m pelvic floor
BBF-Gipsverband m (Becken-Bein-Fuss-
-Gips) plaster cast pelvis-leg-foot
B-Bild n radiol B-mode scan ⋜**verfahren**
n B-mode ultrasonography (ɔ)
BCg = Ballistokardiogramm n ballisto-
cardiogram, BCG
BCG|-Impfstoff m Bacillus Calmette-
-Guérin (kal'met-ge'rɛ̃) vaccine (æ)
(BP), BCG vaccine, Calmette vaccine
⋜**-Impfung** f BCG inoculation ⋜-
-**Osteomyelitis** f BCG osteomyelitis
BCNU = 1,3-bis[2-Chlor-äthyl]-1-
-Nitroso-Urea n BCNU, 1,3-bis[2-chlo-
roethyl]-1-nitroso-urea
Bdelliumharz n pharm bdellium
('deljəm)
BDR = Bauchdeckenreflex m ab-
dominal (ɔ) wall reflex
bds[t] = beiderseitig bilateral (æ)
BE = Bazillen-Emulsion f emulsion of
bacilli / = Beckeneingang m pelvic
inlet / = Beckenendlage f breech
presentation / = Benzoat-Einheit f
[oestradiol] benzoate unit / = Bodan-‑
sky-Einheit f Bodansky unit, BU / =
Broteinheit f dietetic unit in the
treatment of diabetes, 20 g white
bread
Bé = Beaumé Beaumé, Bé
Be = Beryllium n beryllium, Be
Beachtungswahn m ps mania of being
noticed, delusion of reference
Beale (bi:l)**-Faser** f (Spiralnervenfaser)
neur Beale's fibre ⋜**-Ganglionzelle** f
Beale's [ganglion] cell
Bean (bi:n)**-Syndrom** n Bean's syndrome, blue rubber-bleb n[a]evus syndrome
Beanspruchung f strain / demand
Beard (biəd)**-Syndrom** n (Neurasthenie)
Beard's syndrome
Beatemapparat m oxygen-breathing apparatus (ei)
beatm|en to supply with air od oxygen
⋜**er** m lungmotor ⋜**ung** f (künstliche)
artificial (i) respiration / elektrische
⋜ electrophrenic (e) respiration /
inhalation (mit of)
Beatmungs|balg m inflating bellows
⋜**druck** m (künstlicher) positive (ɔ)
pressure respiration ⋜**gerät** n respirator, breathing apparatus, resuscitator / mit leichtem Überdruck
arbeitendes ⋜ positive pressure respirator ⋜**schlauch** m resuscitation tube
⋜**trachealkanüle** f tracheotomy od
tracheostomy tube ⋜**zentrum** n centre
[US center] of artificial respiration
Beau (bo:)**-Linien** f pl (der Nägel)
Beau's lines ⋜**-Syndrom** n Beau's
syndrome

beben (Kälte) to shake, to tremble, to
shiver (i) / (Brustwand) to thrill ~**d**
tremulous (e), shivering (i), shaking /
thrilling
bebrüt|en to incubate / (Testplatten) Lab
to incubate (trays) ⋜**ung** f bakt
incubation, aerobic (ou) cultivation
⋜**ungstemperatur** f Lab incubation
temperature
Beccari (be'ka:ri)**-Membran** f Beccari's
membrane od stratum ⋜**-Verfahren** n
Beccari process
Becher m beaker (i:), cup / ⋜ mit
aufgeschliffenem Deckel beaker with
ground-in lid / bot anat calyx (ei), pl
calices ('kælisi:z) ⋜ **form** f goblet (ɔ)
shape ~**förmig** goblet-shaped, cup-
-shaped ⋜**glas** n Lab beaker; cup-
-shaped glass, tumbler (ʌ) ⋜**keim** m
gastrula ⋜**kolben** m Lab Erlenmeyer
flask (a:) ⋜**larve** f gastrula ⋜**mensur** f
Lab measuring (e) cup ⋜**zelle** f beaker
cell, goblet cell ⋜**zellenmetaplasie** f
goblet-cell metaplasia (ei)
v. **Bechterew** (fɔn 'bεçtəref)**-Arthrose** f
Bechterew's arthritis ⋜**-Bahnen** f pl
Bechterew's tract ⋜**-Ischiasphänomen** n
Bechterew's test ⋜**-Kern** m Bechterew's
nucleus ⋜**-Krankheit** f Bechterew's
disease, ancylosing spondylitis, Strüm-
pell-Marie ('strympel-ma'ri:) disease,
rheumatoid spondylitis, spondylar-
throsis ankylopoietica (e) ⋜**-Marie-v.
Strümpell** (ma'ri:-'strympel)**-Krankheit**
f od **-Syndrom** n s ⋜**-Krankheit** ⋜-
-**Mendel** ('mendəl)**-Reflex** m Bechte-
rew-Mendel reflex ⋜**-Schicht** f
Bechterew's layer (lεə), Kaes (keis)-
-Bechterew layer ⋜**-v.Strümpell-Marie**-
-**Syndrom** n s ⋜**-Krankheit**
Becken n (Gefäß, Niere) basin (ei) / anat
pelvis, pl pelves **abgeplattetes** ⋜ flat p.
achondroplastisches ⋜ achondroplastic
p. **allgemein verengtes** ⋜ generally
contracted p., p. justo (ʌ) minor (ai)
allseitig erweitertes ⋜ giant ('dʒaiənt)
p., p. justo major (ei) **androides** ⋜
android p. **anthropoides** ⋜ anthropoid
p. **asymmetrisches** ⋜ asymmetrical p.
elastisches ⋜ elastic p. **enges** od
verengtes ⋜ contracted od narrowed p.
durch Exostose verengtes ⋜ abnormal
p. due to exostosis **flaches** ⋜ flat od
platypeloid (e) p. **geradeverengtes** ⋜
Deventer's ('de:vəntərz) p. **gespaltenes**
⋜ split p. **gleichmäßig verengtes** ⋜
generally contracted (æ) p. **großes** ⋜
major (ei) od large od false p.
gynandroides ⋜ gynandroid p. **herz-
förmiges** ⋜ cordiform od cordate p.
infantiles ⋜ infantile p., p. justo (ʌ)
minor (ai) **kindliches** ⋜ infantile od
juvenile ('dʒu:) p. **kleines** ⋜ minor (ai)
od small od true p. **knöchernes** ⋜ bony
p. **koxalgisches** ⋜ coxalgic p. **kypho-
skoliotisches** ⋜ kyphoscoliotic p.
kyphotisches ⋜ kyphotic p. **lordotisches**
⋜ lordotic p. **männliches** ⋜ android od
masculine p. **männliches** ⋜ **weiblichen
Typs** gyn[a]ecoid ('gainikɔid) p. **Naegele** ('neigələ)- ⋜ oblique (i:) p. **ost-
eomalazisches** ⋜ osteomalacic (æ) p.,
India-rubber (ʌ) p., caoutchouc ('kautʃuk) p. **ovales** ⋜ p. ovalis **plattes** ⋜ flat
p., Deventer's ('de:vəntərz) p. **platypel-
loides** ⋜ platypelloid p. **pseudo-osteo-
malazisches** ⋜ pseudo-osteomalacic p.
pseudoschrägovales ⋜ false obliquely
(i:) oval (ou) p. **querverengtes** ⋜

transversely contracted p. *rachitisch verengtes* ⌐ malacosteon (ɔ) *od* rachitic (i) p. *rundes* ⌐ round p. *schrägverengtes* ⌐ (*Naegele~*) oblique *od* Naegele's p., obliquely contracted p. *seitlich verengtes* ⌐ transversely contracted p. *skoliotisches* ⌐ scoliotic p. *symmetrisch verengtes* ⌐ symmetrically contracted p. *verengtes* ⌐ narrowed *od* contracted p. *viriles* ⌐ (männliches Becken) masculine *od* android p. *weiches* ⌐ soft p. *weites od geräumiges* ⌐ ample p.

Becken|- pelvic, pelyco- (e) (*Vors*) ⌐**abszeß** *m* pelvic abscess ⌐**achse** *f* (Axis pelvis (*PNA*), Beckenführungslinie) axis of the pelvis ⌐**anomalie** *f* deformed pelvis ⌐**apertur** *f* pelvic aperture (æ) ⌐**-Appendizitis** *f* pelvic appendicitis ⌐**arteriographie** *f radiol* pelvic arteriography ⌐**aufnahme** *f röntg* pelviogram, pelycogram, pelycograph / pelviradiography (ɔ) ⌐**ausgang** *m* exitus of the pelvis, pelvic outlet, lower aperture of the pelvis ⌐**ausgangsachse** *f* axis of the pelvic outlet ⌐**ausgangsebene** *f* plane of the pelvic outlet ⌐**ausgangsverengerung** *f* narrowing of the pelvic outlet ⌐**ausgangszange** *f* outlet forceps *pl*, low forceps ⌐**bauchfell** *n* pelvic peritoneum (i) ⌐**bauchfellentzündung** *f* pelvic peritonitis, pelvi[o]peritonitis ⌐**bauchfellverdickung** *f* pachypelviperitonitis ⌐**bestrahlung** *f röntg* pelvic irradiation ⌐**bindegewebe** *n* pelvic fibrous (ai) tissue ('tisju:) ⌐**bindegewebsentzündung** *f* pelvic cellulitis ⌐**boden** *m* pelvic floor, floor of the pelvis ⌐ entspannt relaxed pelvic floor (RPF) ⌐**bodenerschlaffung** *f* relaxation of the pelvic floor ⌐**bodenmuskulatur** *f* muscles of the pelvic floor ⌐**bodenplastik** *f* colpoperineoplasty (i:) ⌐**bruch** *m* pelvic fracture ⌐**chirurgie** *f* pelvic surgery ⌐**deformität** *f* pelvic deformity ⌐**durchgang** *m* pelvic canal (æ)

Beckendurchmesser *m* [pelvic] diameter (æ), conjugate *äusserer* ⌐ external conjugate *biparietaler* ⌐ biparietal (ai) d. *gerader* ⌐ conjugate (ɔ) d., median (i:) d., front-to-back d., antero-posterior (iə) d., conjugata *querer* ⌐ transverse d. *schräger* ⌐ oblique (i:) *od* diagonal (æ) conjugate d. *medianer* ⌐ conjugate *od* median d.

Becken|**ebene** *f* pelvic plane, plane of the pelvis ⌐**eingang** *m* aditus (æ) to the pelvis, pelvic inlet, superior aperture (æ) *od* strait of the pelvis

Beckeneingangs|**achse** *f* axis of the pelvic inlet ⌐**ebene** *f* plane of the pelvic inlet ⌐**kippung** *f* pelvic tilt ⌐**koeffizient** *m* pelvic inlet index ⌐**zange** *f* high forceps *pl*

Becken|**eingeweide** *n* pelvic viscera (i) ⌐**einstellung** *f* (Fet) pelvic presentation ⌐**endlage** *f* breech presentation, pelvic presentation *dorsoanteriore* ⌐ sacro (ei)-anterior (iə) *od* dorso-anterior breech presentation *dorsoposteriore* ⌐ sacroposterior (iə) *od* dorso-posterior breech presentation *dorsotransversale* ⌐ sacrotransverse breech presentation *linke hintere* ⌐ sacro-laeva-posterior position (SLP) *linke vordere* ⌐ sacro-laeva-anterior position (SLA) *sakroposteriore* ⌐ sacroposterior breech presentation ⌐**endzange** *f* low forceps *pl* ⌐**enge** *f* narrowness of the pelvis,

plane of least pelvic dimension, pelvic strait ⌐**eviszeration** *f od* -exenteration *f chir* Brunschwig's ('bru:nswigz) operation, pelvic evisceration ⌐**faszie** *f* (Fascia pelvis (*PNA*)) fascia of the pelvic muscles ⌐**form** *f* form *od* shape of the pelvis ~**förmig** basin (ei)-shaped ⌐**fraktur** *f* fracture of the pelvis ⌐**führungslinie** *f* axis of the pelvis ⌐**geflecht** *n* pelvic plexus ⌐**gegend** *f* pelvic region ⌐**grube** *f* (Fossa iliaca (*PNA*)) iliac (i) fossa ⌐**gürtel** *m* (Cingulum membri inferioris (*PNA*)) pelvic girdle ⌐**haltegürtel** *m* (Prothese) pelvic belt ⌐**halter** *m* pelvic support ⌐**hernie** *f* pelvic hernia ⌐**hochlagerung** *f* Trendelenburg's ('trendələnburks) position, elevation of the pelvis ⌐**höhle** *f* pelvic cavity *od* space ⌐**hörner** *n pl* (bei Turner-Kieser-Syndrom) *path* iliac horns ⌐**hörnersyndrom** *n* nail-patella syndrome ⌐**index** *m* pelvic index ⌐[**innen**]**raum**- intrapelvic ⌐**inneres** *n* intrapelvic cavity *od* space ⌐**kamm** *m* iliac (i) crest, crest of the ilium ('iljəm) ⌐**kammbiopsie** *f* iliac crest biopsy ⌐**kammlinie** *f* (Linea intermedia [cristae iliacae] (*PNA*)) intermediate line [of the iliac crista] ⌐**kanal** *m* pelvic canal (æ) ⌐**kelchsystem** *n* pelvicalyceal system ⌐**knochen** *m* pelvic bone, hip bone, innominate (ɔ) bone ⌐**knochendurchtrennung** *f* pelviotomy ⌐**konjugata** *f* conjugate diameter ⌐**krümmung** *f* (der Wirbelsäule) pelvic curvature of the vertebral column (ɔ) ⌐**kunde** *f* pelycology ⌐**lage** *f* pelvic presentation ⌐**maße** *n pl* pelvic measurements (e) / die ⌐ bestimmen to take the measurements of the pelvis ⌐**messer** *m* pelvimeter (i) / schreibender ⌐ pelvigraph (e) ⌐**meßinstrument** *n* pelvimeter ⌐**messung** *f* pelvimetry (i), pelycometry (ɔ) / *röntg* radiopelvimetry (i) ⌐**mitte** *f* mid-pelvic plane / centre [US center] of the pelvis ⌐**mittenquerstand** *m* torso *od* transverse presentation ⌐**neigung** *f* (Inclinatio pelvis (*PNA*)) inclination of the pelvis, pelvic inclination ⌐**neigungsmesser** *m* cliseometer ⌐**neigungswinkel** *m* pelvic inclination ⌐**neuralgie** *f* visceral (i) neuralgia ⌐**niere** *f* pelvic kidney ⌐**obliquität** *f* obliquity (i) of the pelvis ⌐**organ** *n* pelvic organ ⌐**osteotomie** *f chir* pelvic osteotomy ⌐**peritoneum** *n* pelvic peritoneum (i) ⌐**peritonitis** *f* pelviperitonitis ⌐**plastik** *f* pelvioplasty ⌐**rand** *m* pelvic brim ⌐**raum** *m* pelvic cavity *od* space ⌐**ring** *m* pelvic girdle ⌐**röntgen** *n röntg* pelviography (ɔ), pelycography, pelvioradiography ⌐**röntgenaufnahme** *f röntg* pelvioradiography ⌐**schaufel** *f* ala of the ilium (ɔ) ⌐**schiefstand** *m* scoliotic (ɔ) pelvis ⌐**schlinge** *f chir* pelvic hammock ⌐**schmerz** *m* pelycalgia, pelvic pain ⌐**schräge** *f* inclination of the pelvis ⌐**skelett** *n* pelvis ⌐**spaltung** *f* (Pubeotomie, Schambeinschnitt) *chir* pubiotomy, hebetomy (e), hebeosteotomy, hebotomy, cleavage (i:) of the pelvis, pelvisection, pelvitomy (i) ⌐**stein** *m* urinal (juə) disinfecting cake ⌐**stütze** *f* pelvic support ⌐**thrombose** *f* thrombosis of the pelvic veins ⌐**tuberkulose** *f* pelvic tuberculosis ⌐**übersichtsaufnahme** *f röntg* pelvioradiography ⌐**umfang** *m* pelvic circumference (ʌ) ⌐**untersuchung** *f* pelvic examination, pelyco-

scopy, pelvioscopy ⌐**vene** *f* pelvic vein ⌐**verengerung** *f* pelvic contraction *od* narrowing ⌐**verkrümmung** *f* pelvic distortion *od* deformity ⌐**wand** *f* wall of the pelvis, pelvic wall ⌐**weite** *f* pelvic expansion, width of the pelvis ⌐**zellgewebe** *f* parametrium (i:) ⌐**zellgewebsentzündung** *f* parametrial (i:) inflammation, parametritis ⌐**zirkel** *m* pelvimeter (i)

Becker ('bekər)|**-Prüfung** *f ophth* Becker's test [for astigmatism] ⌐**-Reaktion** *f od* -Pikrotoxinnachweis *m* Becker's test [for picrotoxin] ⌐**-Zeichen** *n* Becker's phenomenon *od* sign

Beckmann ('bekman)|**-Kryoskop** *n od* -Apparatur *f* Beckmann's apparatus ⌐**-Ringmesser** *m* Beckmann's adenomatome (ou) ⌐**-Schere** *f* conchotomy scissors ⌐**-Thermometer** *n* Beckmann's thermometer

Beck (bek)**-Trias** *f* Beck's triad ('traiæd)

Beclamid *n* (*WHO*) (Benzchlorpropamid) beclamide ('bekləmaid) (*BPCA*)

Béclard (be:'klar)|**-Dreieck** *n* Béclard's triangle (ai) ⌐**-Hernie** *f* Béclard's hernia ⌐**-[Knochen]Kern** *m od* -Reifezeichen *n* Béclard's nucleus

Beclomethasondipropionat *n* beclomethasone dipropionate (*BD*)

Becquerel (bekə'rel)|**-Scheibe** *f* Becquerel's disk ⌐**-Strahlen** *m pl* Becquerel's rays

Bedarf *m* requirement (aiə) / nach ⌐ as required, according to needs ⌐**sregler** *m* demand regulator

Bedeutungs- und Beziehungserlebnis *n ps* interpretative delusion and delusion of reference

bedingt (*z B* Reflex, Reiz) conditioned (*e g* reflex, stimulus), -genic [*z B* psychisch ~ psychogenic], -induced ~ **durch** conditioned by, produced (ju:) by, caused by, based on, arising from

Bednar ('be:dnar)**-Aphthen** *f pl* Bednar's aphthae ('æfθi:)

Bedside-Methode *f* bedside method

Bedürfnisspannung *f ps* instinctual tension

BE-Ebene = Beckeneingangsebene *f* plane of the pelvic inlet

Beeindruckbarkeit *f ps* impressionability

beeinflußbar (beeindruckbar) *ps* impressionable, easily influenced

beeinflussen, ungünstig ~ to affect detrimentally, to interfere with / günstig ~ to have a favo[u]rable effect on

Beeinflussungsgefühl *n od* -wahn *m ps* delusion (u:) of being influenced

beeinträchtig|**en** (*bes physiol*) to interfere (iə) (*etwas with a th*), to compromise / (stören) to disturb, to impair, to hamper / (schädigen) to damage, to injure, to spoil / (Gedächtnis) to impair / (beschränken) to restrain ⌐**ung** *f* (Störung) disturbance of, interference with / (Schaden) damage to, impairment (ɛə) of, injury of / (Funktion) impairment (ɛə) of ⌐**des Allgemeinbefindens malaise** (mæ'leiz) ⌐**swahn** *m ps* delusion (u:) of being harmed

Beengungsgefühl *n* feeling of restriction (i)

Beer (be:r)|[**-de Wecker** (de ''vekə)]**-Operation** *f ophth* Beer's operation ⌐**-Gesetz** *n* Beer's law ⌐**-Hornhautmesser** *n od* -Starmesser *n ophth* Beer's knife ⌐**-Zilienpinzette** *f chir* Beer's cilia forceps

Beeren|aneurysma n saccular od sacculated aneurysm ~**artig** berrylike / bot bacciform ('bæksifɔ:m) ~**förmig** aciniform (i), berrylike, bacciform ~**tragend** bacciferous (i)

Beevor ('bi:və)-**Zeichen** n od -**Symptom** n Beevor's sign

Befall m attack, involvement / (Parasiten) infestation, invasion, infection, parasitisation ~**en** (Krankheit) to attack, to affect, to involve / (Parasiten) to infest, to invade, to infect / adj affected; nicht ~ (Organ) unaffected **~ener** m infested od affected person ~**fähig** (Parasiten) invasive (ei) **~fähigkeit** f (Parasiten) invasiveness (ei)

befangen ps (schüchtern) embarrassed (æ) / self-conscious **~heit** f ps embarrassment (æ) / self-consciousness

Befehls|automatie f ps command od compulsive (ʌ) automatism (ɔ) **~negativismus** m ps command negativism (e)

befestig|en to fasten, to attach, to affix / (annähen) to suture (an to) . / (mit Stecknadeln) to pin (an to) / (mit Naht) to stitch (an to, auf on, upon) / chir to fix, to keep in place **~ung** f fastening, fixation, attachment (an to) [s befestigen]

Befestigungs|band n (Retinaculum) anat retinaculum (æ) **~mittel** n dent attachment **~schiene** f (Zahnschiene bei Kieferbruch) anchor splint

befimbert fimbriate, fimbriated

Befindlichkeits|beeinträchtigung f ps depression **~störungen** f pl feeling of ill--health

befreien to free (von from), to rid (von of), to cure (von of) / (Schmerzen) to relieve / (von Parasiten) to disparasitise (æ), to disinfest

Befreiung f ps release / **~** der Atemwege clearing (iə) of the respiratory (aiə) passages

Befreiungsgriff m (Schwimmen) releasing od liberating (i) trick

Befriedigung f gratification, satisfaction / (Onanie) onanism (ou), masturbation

befrucht|en to fertilise, to fecundate (i:) / (schwängern) to impregnate, to fertilise ~**et** (bes Ei) fertilised / embryonate **~ung** f fertilisation, fecundation, impregnation, insemination / bot pollination heterologe ~ donor (ou) insemination (AID) homologe ~ homologous insemination (AIH) künstliche ~ artificial (i) insemination [nota: s a KB, KBS, EKB u. EKBS]

Befruchtungs|akt m act of fertilisation ~**fähig** capable of fertilisation od impregnation / (Ei) ready to be fertilised od impregnated **~fähigkeit** f capability of being fertilised od impregnated **~organ** n organ of propagation **~vorgang** m fertilisation process

befühlen to feel, to touch, to examine (ig'zæmin) by touch / med to palpate (æ) **~** n feeling, touching, palpation

Befund m findings (ai) (pl) / evidence / (Ergebnis) result abnormer ~ abnormal findings histologischer ~ histologic[al] evidence (e) laborklinischer ~ accessory clinical findings mikroskopischer ~ microscopic (ɔ) picture, microscopy findings pathologischer ~ pathologic[al] findings objektiver ~ objective findings ohne ~ normal, negative (e), NAD (= no appreciable disease, no abnormality

discovered) positiver ~ positive (ɔ) result **~bericht** m report / erster ~ initial findings (ai) **~blatt** n medical (e) examination form **~buch** n (des Arztes) journal (ə:) **~ung** f (z B Szintigramm) evaluation **~wiedergabe** f recording of findings

begasen Lab to aerate

begatt|en v refl sex to copulate (ɔ), to cohabit (æ) / to mate **~ung** f sex copulation, coitus (ou), coition (i), sexual (e) intercourse, cohabitation / mating

begattungs|bereit sex willing to mate **~bereitschaft** f sex willingness to mate ~**fähig** sex able to copulate (ɔ) od to mate od to have sexual intercourse **~fähigkeit** f sex copulatory (ɔ) ability ~**freudig** sex anxious (æ) to mate ~**organ** n sex (für beide Geschlechter) copulative (ɔ) od generative organ / (männlich) intromittent organ / (weiblich) vagina (ai) / pl genital (e) apparatus (ei), genitals, reproductive (ʌ) organs **~rhythmus** m sex mating rhythm / zeitlich gebundener ~ seasonal (i:) mating rhythm **~trieb** m sex mating instinct **~zeit** f pairing od coupling (ʌ) time od period (iə)

Begbie ('begbi)-**Syndrom** n (Basedow--Krankheit; Dubini-Syndrom) Begbie's disease

Begehrlichkeitsneurose f, **Begehrungsneurose** f ps compensation neurosis, revendication neurosis

begeißelt flagellated (æ)

Beginn m beginning / (Ursprung) origin (ɔ) / (Krankheit) onset (ɔ) / (Ausbruch) outbreak

Begleit|- concomitant (ɔ), accompanying (ʌ) **~anämie** f secondary od symptomatic an[a]emia **~arterie** f collateral (æ) artery **~beschwerden** f pl concomitant complaints **~blutung** f concomitant h[a]emorrhage (e) **~bronchitis** f secondary bronchitis **~empfindung** f (Mitempfindung, Synästhesie) syn[a]esthesia ~**end** (Krankheit, Symptom) concomitant (ɔ), accompanying (ʌ), coexistent, associated (ou), secondary (e), satellite (æ) **~erkrankung** f accompanying (ʌ) illness **~erscheinung** f concomitant phenomenon (ɔ) od symptom od sign, accompanying symptom / pl side-effects **~gefäß** n comes ('koumi:z), satellite **~krankheit** f concomitant affection, associated (ou) disease **~leiden** n s **~krankheit ~meningismus** m (Dupré-Syndrom, Pseudomeningitis) Dupré's (dy'pre:z) syndrome **~ödem** n collateral [o]edema **~parenchym** n border parenchyma **~psychose** f ps associated psychosis **~schielen** n heterotropia, concomitant squint **~stimmen** f pl auditory (ɔ:) hallucination **~symptom** n accompanying od accessory od concomitant sympton od sign **~ulkus** n peptic ulceration **~umstand** m contributing factor **~vene** f (Vena comitans (PNA)) satellite (æ) vein, vena comitans **~verletzung** f concomitant od secondary (e) injury **~wirkung** f side effect

Beglückungserlebnis n ps feeling of elation

begrenz|en to localise / to limit ~**t** localised / well defined (ai) / limited, restricted **~ung** f border, boundary (au), limit (i) / limitation, restriction /

unscharfe ~ röntg ill-defined (ai) margins

Begrenzungs|alter n termination age ~**blende** f röntg limiting (i) slit

begutacht|en to give an [expert] opinion (i) (etwas on a th) **~ung** f [expert] opinion

behaar|t hairy / (übermäßig) hirsute / zool, bot pilose (ai), pilous (ai), piliferous (i) **~ung** f hair, hairiness / (starke) hirsuteness / (übermäßige) hypertrichosis, hypertrichiasis (ai), hirsutism, pilosis **~ungsanomalie** f trichosis

behaftet affected (mit with), infected (mit with) / subject (ʌ) (mit to) / (verseucht) contaminated (æ), infested (mit with)

Behältnis n Lab container

behandel|bar curable (juə), treatable, medicable (e) / ~ mit Strahlen radiocurable **~n** to treat / to attend / psychoanalytisch ~ (psychoanalysieren) to psycho-analyse **~nd** (Arzt) in charge, attending

Behandlung f treatment, therapy, management ableitende ~ antilepsis abwartende ~ expectant tr. ~ des alternden Menschen gerontotherapy ambulante ~ out-patient od ambulatory tr. ärztliche ~ medical (e) care od tr., medical (e) attendance empirische ~ empirical (i) tr. exspektative ~ (abwartende Behandlung) expectant tr. ~ von Frauenleiden gyniatrics (æ), gyniatry (æ) freie od kostenlose ~ free tr. gezielte ~ [target-] specific (i) tr. internistische ~ internal tr. konservative ~ conservative tr. langwierige ~ prolonged tr. magnetische ~ magnetotherapy medikamentöse ~ drug tr., medication medikomechanische ~ mechanicotherapeutics (ju:), mechanicotherapy moralische ~ ps moral treatment naturheilkundliche ~ nature cure ~ von Nervenleiden neurotherapeutics (ju:), neurotherapy (e); ~ von Nervenleiden mit elektrischen Strömen neuro--electrotherapeutics (ju:) offene ~ (Verbrennungen) open method operative ~ surgical tr. orale ~ oral (ɔ:) therapy pneumatische ~ pneumatotherapy protrahierte ~ protracted tr. seelische ~ mental tr. od therapy stationäre ~ hospital tr. tätige ~ active tr. unspezifische ~ non-specific (i) tr. unterstützende ~ supportive od supporting tr. vorbeugende ~ prophylactic tr. ~ der Wahl tr. of choice ~ auf empirischer Grundlage empiric[al] tr. ~ auf lange Sicht long-term tr. ~ mit Arsen arsenical tr. ~ mit Eierstockpräparaten ovarotherapy, ovotherapy (ou) ~ zu Hause od im Hause des Patienten home tr. ~ mit Heteroserum heteroserotherapy (e) ~ durch Körperhaltung[skorrektur] orthotherapy ~ mit Milzgewebe splenotherapy ~ mit mütterlichem Blut maternoh[a]emotherapy ~ mit Plazentapräparaten placentotherapy ~ mit Schilddrüsenpräparaten thyroidotherapy ~ durch Seebäder, ~ an der See (auch Klimakur) marinotherapy ~ des vorzeitigen Alterns gerontotherapy

Behandlungs|- therapeutic[al] (ju:) **~art** f method od form of treatment **~aussicht** f prospect, prognosis **~bedürfnis** n ps desire for treatment ~**bedürftig** in need of treatment ⌂bedürftigkeit f necessity for treatment ⌂beginn m start of treatment ⌂dauer f duration of treatment ⌂erfolg m therapeutic[al] (ju:) result, success of treatment ⌂ergebnis n result of treatment ~fähig s behandelbar ⌂form f therapeutic (ju:) method ⌂gang m course of treatment ⌂gebiet n area to be treated ⌂kosten pl medical fees ⌂lehre f therapeutics (ju:) ⌂methode f method of treatment, therapeutic method, procedure ⌂mittel n pharm remedy (e), medicament (i), preparation, drug ⌂plan m plan of treatment, treatment plan (Tr Pl) ⌂raum m surgery, consulting (ʌ) room / zahnärztlicher ⌂ dentist's surgery ~resistent resistant to treatment ⌂schema n scheme (ski:m) of treatment ⌂technik f clinical procedures ⌂tisch m treatment table ⌂verlauf m course of treatment ⌂versuch m clinical (i) trial (ai) ⌂vorschlag m proposed treatment ⌂weise f method of treatment [s a Behandlung] ⌂zeit f duration of treatment ⌂zentrum n treatment centre [US center] ⌂zimmer n surgery, consulting (ʌ) room ⌂zyklus m treatment cycle

behauchen (z B Agarplatten) to breathe (i:) (etwas on a th)

Behçet ('be:set)|-**Aphthen** f pl od ⌂-**Syndrom** n od -**Krankheit** f (Gilbert--Behçet-Syndrom, Trisymptomenkomplex) Behçet's disease od syndrome ⌂--**Tripelsymptom** n s ⌂-**Syndrom**

Behelfs|- emergency ~**mäßig** improvised, temporary, provisional (i), emergency, makeshift ⌂**prothese** f temporary prosthesis (ɔ) ⌂**schiene** f makeshift od improvised splint

Behensäure f (Acidum behenicum) behenic (bi'henik) acid

beherbergen (Bazillen, Parasiten) to harbo[u]r

beherrsch|bar (Epidemie) control[l]able (ou) ~**en** vt to control (ou) / (meistern) to master (a:) / nicht zu ~ (Infektion) uncontrol[l]able (ou) / v refl ps to control o. s., to keep one's temper ~**end** (Symptom) dominating (ɔ) ⌂**ung** f ps self-control (ou) / (Epidemie) control / (Körperfunktionen) control [of body functions (ʌ)]

Béhier-Hardy (be:hi'e:-'ha:di)-**Symptom** n od -**Phänomen** n Béhier-Hardy sign od symptom

behinder|t (körperlich) handicapped ⌂**ung** f handicap, hindrance, obstruction (ʌ) / körperliche ⌂ (Körperfehler) physical (i) disability (i) od handicap

Behla ('be:la)-**Körperchen** n pl (Plimmer--Körperchen) Behla's bodies

Behn-Rorschach (be:n'ro:ɔʃax)-**Test** ps Behn-Rorschach test, Bero test

behorchen to auscultate (ɔ:), to listen (etwas to a th), to sound

Behr (be:r)-**Syndrom** n (komplizierte heredofamiliäre Optikusatrophie) Behr's syndrome, optic atrophy-ataxia syndrome

Behre-Benedict ('bɛərə-'benidikt)-**Reaktion** f (Azetonkörper) Behre's test

Bei = butanol-extrahierbares Jod n butanol extractable iodine, BEI

beid|armig with both arms ~**äugig** binocular (ɔ) ~**erseitig** bilateral (æ) / (gegenseitig) mutual (ju:) ⌂**händer** m ambidexter ~**händig** ambidextrous,

---

two-handed ⌂**händigkeit** f ambidexterity (e) ~**ohrig** binaural (ɔ:), binotic (ɔ) ~**seitig** bilateral (æ)

Beieierstock m (Paroöphoron (PNA)) paro-ophoron

Beifuß m pharm mugwort (ʌ) / (Wermut) wormwood (ə:)

Beigel ('baigəl)-**Krankheit** f (Piedra) Beigel's disease, piedra (p[a]i'eidrə)

Beigeräusch n accessory murmur (ə:)

Beigeschmack m extraneous (ei) taste, aftertaste (a:)

Beijerinck ('bɛjəriŋk)|-**Cholerareaktion** f Beijerinck's reaction ⌂-**Harnstoffmedium** n Beijerinck's medium

Beiklang m accessory sound / (metallischer) metallic tinkling / (amphorischer) bottle sound

Beimischung f, venöse (intrapulmonales Kurzschlussblutvolumen) intrapulmonary shunt volume

beimpf|en (nur bakt) to inoculate (ɔ) (von from, auf to), to seed ⌂**ung** f (nur bakt) inoculation

Bein n (Glied) leg / (Knochen) bone atrophisches ⌂ bei Poliomyelitis bird--leg gebrochenes od frakturiertes ⌂ fractured od broken leg künstliches ⌂ artificial (i) leg unruhige ⌂e (Anxietas tibiarum) restless legs mit verschränkten od mit gekreuzten ⌂en cross-legged ⌂**amputierter** m legless ⌂**anzieher** m adductor (ʌ) ⌂**arterienthrombose** f thrombosis of a femoral (e) od crural (uə) vessel ⌂**brech** m bot bog-asphodel ⌂**bruch** m fracture of a leg, fractured od broken leg

Beinebennieren f pl (Glandulae suprarenales accessoriae (PNA)) accessory suprarenal glands

Bein|**ersatz** m leg substitute (ʌ) ⌂**extension** f leg extension, lower limb (lim) extension ⌂**geschwür** n ulcer (ʌ) of the leg, varicose (æ) ulcer ⌂**gips** m plaster (a:) cast applied to the leg ⌂**gips** [**verband**] m leg plaster ⌂**halter** m leg support, leg holder ⌂**haut** f periosteum ⌂**hautentzündung** f periostitis ⌂**hautmesser** n periosteal knife ⌂**heben** n (als Übung) leg-raising ⌂**höhle** f (Markhöhle) medullary (ʌ) cavity, marrow cavity ~**ig** (in Zusammensetzungen) legged ⌂**krümmung** f leg bowing (ou) / ⌂--**lähmung** f crural (uə) paralysis ~**los** (ohne Beine) legless / (ohne Knochen) boneless ⌂**mark** n (Knochenmark) bone marrow, medulla (ʌ) of a bone ⌂**muskel** m leg muscle ⌂**muskulatur** f leg muscles ⌂**ödem** n dropsy of the legs ⌂**phänomen** n 1. Pool-Schlesinger (pu:l-'ʃlesindʒə) sign 2. Oppenheim's ('ɔpənhaimz) reflex od sign ⌂**prothese** f artificial leg / provisorische ⌂ pillion ('piljən) ⌂**schiene** f leg splint / leg brace ⌂**schmerz** m skelalgia, pain in the leg ⌂**stumpf** m leg stump ⌂**stützapparat** m leg holder, leg support ⌂**verkrümmung** f curved leg ⌂**verkürzung** f shortening of a leg, shortened leg ⌂**verletzung** f leg injury ⌂**vorfall** m (Fussvorfall) gyn footling presentation ⌂**wurz** f (Schwarzwurz) bot comfrey ('kʌmfri) ⌂-**zu-Bein-Plastik** f cross-limb graft

Beipackzettel m package circular

Beischilddrüse f s Nebenschilddrüse

Beischlaf m coitus (ou), cohabitation, sexual intercourse ~**en** (beiwohnen) to cohabit (æ), to have intercourse ⌂**fähigkeit** f potentia coeundi, sexual

---

potency ⌂**unfähigkeit** f sex apareunia (eipə'ru:niə), inability to perform coitus (ou)

Beisetztisch m (Operationssaal) accessory table

Beiß|beere f bot capsicum ⌂**block** m bite block ⌂**kapsel** f pharm bitable capsule

beiwohn|en sex to cohabit (æ), to have intercourse (jdm. with s o) ⌂**ung** f sex coitus (ou), intercourse, cohabitation

Beiz|e f mordant / caustic (ɔ:) [agent (ei)] ~**en** to corrode / (Wunde) to cauterise (ɔ:) ~**end** mordant, corrosive, pungent (ʌ) / (stechend) stinging / (Mittel) caustic (ɔ:) ⌂**mittel** n pharm caustic [agent]

Bejel|krankheit f (arabische Treponematose) bejel ('bedʒəl), Arabian (ei) treponematosis

Bekämpfungs|maßnahme f control (ou) measure (e) ⌂**methode** f method of control ⌂**mittel** n pharm remedy (e) (gegen for) ⌂**plan** m control program[me] (ou) od project (ɔ) ⌂**trupp** m control team

Bekanntschaftstäuschung f ps déjà-vue phenomenon

bekapselt bakt capsulated

Beklemmung f (Atmen) difficult breathing (i:) / (Herz) oppression ⌂**sgefühl** n (bes Herz) sensation of constriction, feeling of oppression

beklommen uneasy / oppressed

beklopfen to tap / (perkutieren) to percuss (ʌ) / (klapsen) to slap

bekrust|en to crust, to scab, to incrust (ʌ) / v refl (z B Wunde) to get incrusted, to become covered with crust od scab ⌂**ung** f (Krustenbildung) incrustation, scab formation

Bel n phys bel

Belag m (Mandeln) coat, film, fur / (Zunge) fur, furring (ə:), coat, coating / (Zahn) film, tartar / (Diphtherie) membrane / (Oberschicht) layer ('leə) / (Überzug) lining, coat, covering / (Häutchen) pellicle

Belassung f retention

Belast|barkeit f (körperliche) maximum stress / charge maximum, load capacity / exercise tolerance / mangelnde ⌂ ps inability to accept responsibility ~**en** to burden, to load / (überladen) to overload / (Organ) to stress, to strain ~**end** ps imposing a strain ~**et** (erblich) affected with od suffering from a hereditary (e) disease ⌂**ung** f load, charge, burden, strain / physiol load / (erbliche) affliction / (Beine) weight / (seelische) strain / (Organprobe) test, loading test / (Herz) stress / (Organ) stress, demand (a:) / (für Patienten) exercise, exertion; bei ⌂ on exertion / radiol exposure **augenblickliche** ⌂ momentary (ou) load **dauernde** ⌂ permanent load **höchstzulässige** ⌂ maximum load; radiol maximum permissible exposure (mpe) **körperliche** ⌂ physical strain, exercise; bei körperlicher ⌂ on exercise **normale** ⌂ (bes röntg) normal (ɔ:) load **seelische** ⌂ emotional (ou) od psychologic[al] stress **volle** ⌂ full load ⌂**en des Alltags** strain imposed by ordinary day-to-day activities (i)

Belastungs|asthma n exercise-induced asthma ⌂**deformität** f deformity caused by stress od weight ⌂**dyspnoe** f dyspn[o]ea (i) on exertion (ig'zə:ʃən)

(DOE) ʒ-EKG n exercise electrocardiogram ʒfähigkeit f resistance to stress / (z B Knochen) load capacity ʒfaktor m load factor / röntg stress factor ʒfehler m (bes Rücken) defect due to false distribution of weight ʒkurve f (bes röntg) load curve, rating chart (tʃaːt), load diagram (ai) ʒkurzluftigkeit f dyspn[o]ea (i) on exertion ʒmaßnahme f stress measure (e) ʒprobe f (Organ) functional (ʌ) od tolerance (ɔ) test / (Gewicht) loading test ʒschaden m stress damage (æ) ʒschmerz m pain following exercise ʒstadium n stress period (iə) ʒsyndrom n stress syndrome ʒtachykardie f exercise tachycardia ʒurlaub m ps "test of stress" leave ʒversuch m exercise od functional (ʌ) od tolerance (ɔ) test

beleb|en to animate, to enliven (ai), to vivify (i), to vitalise (ai) / (wiederbeleben) to resuscitate (ʌ) ~end restorative (ɔː), invigorative (i) / life--giving ~t animate, living (i)

Belebungs|abteilung f resuscitation ward od department ʒmittel n pharm restorative (ɔː), reviver (ai) F, cordial ʒtrupp m resuscitation team ʒversuch m attempt to restore to life

beleg|en v refl (Mandeln, Zunge) to fur ʒklinik f general practitioner hospital ʒknochen m embr overlying bone ~t (Zunge) furred, coated, dirty / (Stimme) husky ʒung f (Krankenhaus) number of beds occupied ʒzelle f border cell, delomorphous (ɔː) cell

Beleuchtungsspiegel m (Reflektorspiegel) reflector

Belfield ('belfiːld)-Operation f Belfield's operation

belicht|en fotogr to expose ʒung f fotogr exposure

Belichtungs|ausgleich m röntg field compensation ʒautomat m röntg phototimer ʒdauer f exposure time ʒmesser m fotogr exposure meter (iː) ʒregler m phototimer ʒschlitz m röntg exposure slit ʒspielraum m röntg [exposure] latitude (æ) ʒtabelle f exposure table ʒwert m röntg exposure value (æ) ʒzeit f fotogr exposure [time]

Bell (bel)|-Krankheit f od -Delirium n Bell's disease od mania (ei), acute (juː) delirious (i) mania ʒ-Gesetz n Bell's law ʒ-Lähmung f Bell's palsy (ɔː), peripheral (i) facial (ei) paralysis (æ) ʒ-Zeichen n Bell's phenomenon (ɔ)

Belladonna f pharm belladonna, deadly (e) nightshade ʒabus m atropinism (æ), atropism ʒalkaloide n pl belladonna alkaloids (æ) ʒblätter n pl (EP, DAB) (Folia Belladonnae (DAB)) Belladonna herb (BP) od leaf (BP, EP, USP) ʒextrakt m (DAB) (Extractum Belladonnae (DAB)) belladonna dry extract (BP) ʒ-Fluidextrakt m belladonna liquid extract (BPC) ʒgruppe f pharm belladonna family ʒ-Heftpflaster n belladonna [self-adhesive] plaster (BPC) ʒpulver n, eingestelltes (EP) s Belladonnae pulvis normatus ʒtinktur f pharm belladonna tincture (BP) ʒvergiftung f atropinism, atropism

Belladonnae| folium (EP) s Belladonnablätter ʒ pulvis normatus (EP) (ein-

gestelltes Belladonnapulver) prepared belladonna (EP), prepared belladonna herb (BP)

Belladonnin n (Ditropylisatropat) pharm belladonnine

bell|end (Husten) barking ʒhusten m barking cough (kɔf)

Bellini (bɛ'liːni)-Band n (Ligamentum iliofemorale (PNA)) iliofemoral ligament

Bellocq (bɛ'lɔk)-Röhrchen n Bellocq's cannula (æ) od tube

Belonoskiaskopie f ophth belonoskiascopy ('belənoskai'æskəpi)

Belüftungs-Durchblutungs-Verhältnis n ventilation / perfusion ratio

Bemächtigungstrieb m ps possessive instinct

Bemegrid n (WHO) bemegride ('bemigraid) (BPCA, USP)

benachbart (Organ) neighbo[u]ring (ei), adjacent (ei), adjoining

Benactyzin n (WHO) benactyzine (benæk'taizːin) (BPCA)

Benadryl n (Antihistaminikum) pharm benadryl (e)

[Bence-]Jones (bens-dʒounz)-Eiweißkörper m pl Bence-Jones protein ('proutiːn)

Benda (bɛ̃'da)-Test m (Adrenalininjektion) Benda's test

Bender ('bendə)|-Gestalttest m ps Bender visual motor gestalt test ʒ-Körper m pl Bender's bodies

Bendien ('bendiːn)-Reaktion f od -Test m Bendien's test

Bendroflumethiazid n (WHO) bendrofluazide (bendro'fluːəzaid) (BPCA), bendroflumethiazide (flu:me'θaiəzaid) (NF)

Bends (Druckfallkrankheit) bends

Bendz (bendz)-Ganglion n (Ganglion inferius nervi vagi (PNA)) inferior ganglion [of the vagus nerve]

Benedict ('benidikt)|-Denis ('denis)--Verfahren n (Harnschwefel) Benedict and Denis method ʒ-Glukoseprobe f Benedict's test method ʒ-Harnsäurebestimmung f Benedict and Franke ('frankə) method ʒ-Osterberg ('o:stəbəːg)-Methode f (Harnzucker) Benedict and Osterberg method ʒ-Reagens n (Glukosebestimmung) Benedict's solution ʒ-[-Roth]-Kalorimeter n od -Apparat m (Respirationskalorimeter) Benedict's od Benedict-Roth apparatus ʒ-Talbot ('tɔːlbət)-Tabellen f pl (Grundumsatz) Benedict-Talbot standards ʒ-Theis ('θais)-Verfahren n (Phenolkörper im Blut) Benedict and Theis method

Benedikt ('be:nedikt)-Syndrom n (Mittelhirnsyndrom) Benedikt's syndrome, tegmental syndrome

Benediktenkraut n pharm blessed ('blesid) thistle (i)

Benethamin-Penicillin n (WHO) (Penicillin-Benethamin) benethamine (be-'neθəmiːn) penicillin (BPCA)

benetzen to wet / (besprengen) to sprinkle

Bengalrosa n rose bengal, Bengal rose

Benger ('beŋər)-Diät f Benger's food od diet

benign|e (gutartig) benign (bi'nain) ʒ-ität f (Gutartigkeit) benignity (bi'nigniti)

Béniqué (be:ni'ke:)-Sonde f Béniqué's sound

Benjamin ('benjamiːn)-Anämie f od -Syndrom n Benjamin's syndrome

Bennet ('benit)-Körperchen n pl Bennet's corpuscles ('kɔːpʌslz)

Bennett ('benit)|-Fraktur f (1. Mittelhandknochen) Bennett's fracture ʒ--Klassifikation f Bennett's classification ʒ-Operation f (Varikozele) Bennett's operation ʒ-Test m ps mechanical comprehension test

benommen ps confused (juː), dazed (ei) / (schwindelig) giddy ('gidi), dizzy / (delirant) delirious (i) / (schläfrig) drowsy (au) / (stuporös) stuporose, stuporous (juː) / (durch Schlafmittel) dopy (ou), doped ʒheit f ps (Schwindel) giddiness, dizziness / (Schläfrigkeit) drowsiness / (Stupor) stupor (juː) / dopiness (ou)

Bensley ('benzli)-Granula n pl Bensley's granules

Bentonit (EP) n bentonite (EP, BP) ʒum n (EP) s ʒ

Benzaldehyd m chem benzaldehyde (æ) ʒprobe f benzaldehyde reaction

Benzalkonii chloridum n (P Int) benzalkonium chloride (BPCA, USP)

Benzalkonium n chem benzalkonium ʒchlorid n (EP) (Benzalkonii chloridum (P Int)) benzalkonium chloride (BPCA, USP) ʒchlorid-Lösung f (DAB) benzalkonium chloride solution (BP, USP)

Benz|anilid n chem benzanilide ʒathin--Penicillin n (EP) benzathine penicillin (EP, BP) ʒatropin n (WHO) benztropine methanesulphonate (BP), benztropine mesylate (BP) ʒchlorpropamid n pharm beclamide (BPCA) ʒedrin n benzedrine ʒethidin n (WHO) benzethidine (ben'zeθidiːn) (BPCA) ʒethoniumchlorid n (WHO) (Benzethonii chloridum (P Int)) benzethonium chloride (benze'θouniəm 'klɔ:raid) (BPCA, NF) ʒhexol n (Trihexyphenidyl (WHO)) pharm benzhexol [hydrochloride], trihexyphenidyl [hydrochloride] (BP, USP)]

Benzidin n (DAB) benzidine (USP) ʒprobe f benzidine test

Benzilonium-bromid n (WHO) benzilonium bromide (benzi'louniəm 'broumaid) (BPCA)

Benzinum Petrolei n chem benzoline

Benziodaron n (WHO) benziodaron (benzai'oudərɔn) (BPCA)

Benzo|at n chem benzoate ʒcain n (Ettoform (WHO), p-Aminobenzoesäureäthylester (DAB)) benzocaine (BP, EP, NF) ʒcainum (EP) s ʒcain ʒchinon n chem benzoquinone (kwi'noun) ʒdiazepin n pharm benzodiazepine ('benzodai'ezipiːn)

Benzoe n chem benzoin ʒ tonkinensis (EP) Siam benzoin (EP) ʒbaum m tree spicebush, spicewood ʒharz n pharm gum benzoin ~sauer chem benzoic (ou) ʒsäure f (DAB) benzoic acid (BP, USP) ʒsäureester m benzoic acid ester ʒschmalz n pharm benzoinated lard

Benzoestrol n (WHO) benzestrol (benz'iːstrɔl) (NF)

Benzoetinktur f pharm benzoin tincture (BPC)

Benzol n (EP, DAB) benzene (EP, BP), (selten) benzol ʒbindung f chem benzene bond ʒderivat n chem benzene derivative (i) ʒ-Dikarbonsäure f benzenedicarboxylic (i) acid ~gesättigt benzolised **⸗hexachlorid** n benzene hexachloride (BHC) **⸗ieren** chem to benzolate **⸗ismus** m s **⸗**vergiftung **⸗kern** m benzene nucleus **⸗reihe** f benzene series (iə) **⸗rest** m benzene residue (e) **⸗ring** m benzene ring **⸗sulfonsäure** f benzenesulphonic acid (BSA) **⸗sulfonylharnstoff** m benzenesulphonyl-urea (i) [US sulf-] **⸗vergiftung** f benzene poisoning, benzolism

Benzo|naphthol n pharm betanaphthol benzoate **⸗natat** n (WHO) benzonatate (benzo'neiteit) (BPCA, NF) **⸗pyrin** n pharm benzopyrine ('paiəri:n)

Benzoyl n chem benzoyl **⸗aminoessigsäure** f (Hippursäure, Acidum hippuricum) benzoylamino-acetic acid **⸗argininamid** n benzoyl arginine amide (BAA) **⸗chlorid** n (EP, DAB) benzoyl chloride (BP)

Benz|peridol n benzperidol (benz'peridɔl) **⸗phetamin** n benzphetamine (benz'fetəmi:n) (BPCA) [hydrochloride (NF)] **⸗pyren** n benzpyrene (benz'paiəri:n); 3,4-**⸗** n chem 3,4-benzpyrene **⸗pyriniumbromid** (WHO) (Benzstigmin) benzpyrinium (i) bromide **⸗stigmin** n pharm benzpyrinium bromide **⸗thiazid** n (WHO) benzthiazide (benz'θaiəzaid) (BPCA, NF) **⸗traubensäure** f pyruvic acid **⸗tropin** n (WHO) benztropine mesylate (BP)

Benzyl n chem benzyl **⸗alkohol** m (Alcohol benzylicus, Alcoholum benzylicum (WHO)) benzyl alcohol (æ) (EP, BP, USP, NF) **⸗äther** m benzyl ether (i:) **⸗benzoat** n benzyl benzoate (BP) **⸗bromid** n chem benzyl bromide (ou) **⸗chlorid** n chem benzyl chloride (ɔ:) **⸗gruppe** f chem benzyl group od radical (æ) **⸗mandelat** n pharm benzyl mandelate **⸗penicillin** n (WHO) (Penicillin G) benzylpenicillin (BP), penicillin G (BP) / **⸗**-Kalium n ((DAB, EP) Penicillin-G-Kalium) benzylpenicillin potassium (EP, BP, USP), potassium penicillin G (USP) / **⸗**-Natrium n ((DAB) Penicillin-G-Natrium) benzylpenicillin sodium (BPC), sodium penicillin G (BPC) **⸗penicillinum benzathinum** s Benzathin-Benzpenicillin **⸗penicillinum-Kalium** (EP) s penicillin-Kalium **⸗penicillinum-Natrium** (EP) s penicillin-Natrium **⸗penicilloyl** n benzylpenicilloyl **⸗radikal** n chem benzyl radical **⸗schwefelharnstoff** m benzyl thiourea (,θaiojuə'riə) **⸗succinat** n (Bernsteinsäuremonobenzylester) pharm benzyl succinate (ʌ)

Beobachtung f observation / **⸗** von Frischpräparaten microscopic (ɔ) examination in vivo (ai)

Beobachtungs|fehler m error of observation **⸗gut** n patients od cases observed / test material **⸗station** f observation ward **⸗stelle** f observation station **⸗verlauf** m clinical (i) observation **⸗zeit** f observation period (iə)

bepflastern (Wunde) to plaster (a:)

Bephenium-hydroxynaphthoat n (Bephenii hydroxynaphthoas (WHO)) bephenium hydroxynaphthoate (bi'fi:niəm hai'drɔksi'næfθoeit) (BPCA)

bepinseln (z B Mandeln) to paint

bepudern to powder (au), to dust

Bérard (be:'rar)|-**Aneurysma** n Bérard's aneurysm ('ænjuərizm) **⸗**-**Ligament** n Bérard's ligament

Berardinelli (berardi'neli)-**Syndrom** n Berardinelli's syndrome, infantile acromegaloid gigantism

berat|end (Arzt) consulting (ʌ) **⸗er** m adviser (ai), consultant (ʌ) **⸗ung** f (Arzt) consultation

Beratungs|dienst m advisory (ai) service **⸗stelle** f advisory centre [US center]

berausch|en to intoxicate **⸗t** intoxicated / (leicht) tipsy (i) / (stark) drunk / (durch Rauschgift) dopy (ou), doped **⸗ung** f intoxication **⸗ungsmittel** n intoxicant

Berberitze f bot (Sauerdorn) berberis, barberry

berechnet auf (z B getrocknete Substanz) pharm calculated on (e.g. dried substance)

Bereich m range / (Stimme) range / (Körperteil) region, area, part / privilegierter **⸗** imm immunologically privileged site

Bereitschaft f readiness (e) / (Neigung) disposition, tendency (zu to, for) / (innere) readiness, preparedness

Bereitung f preparation / dispensing

Berendes ('berəndis)-**Syndrom** n (maligne Granulomatose im Kindesalter) Berendes-Bridges ('bridʒiz)-Good (gud) syndrome

Berens ('berəns)-**Operation** f (chronisches Glaukom) ophth Berens' operation

berenten to calculate the pension

Bergamotte f bergamot **⸗öl** n pharm bergamot oil

Bergarbeiternystagmus m miners' nystagmus

Bergarnika f pharm bot Arnica montana (ei)

Berger ('bɛrgər)-**Rhythmus** m od -**Wellen** f pl Berger rhythm (riθm) od waves

Bergh (berx)-**Frenulum** n (Frenulum labiorum pudendi (PNA)) frenulum labiorum

Berg|klima n mountain climate (ai) **⸗krankheit** f (Höhenkrankheit) mountain od altitude (æ) sickness, hypobaropathy (ɔ), alpine (æ) climbers' ('klaiməz) disease **⸗kristall** m rock crystal (i)

Bergmann ('bɛrgman)|-**Meyer** ('maiər)-**Probe** f (Antitrypsintest) antitrypsin test **⸗**-**Nadelhalter** m („Bergmann") Bergmann's needle holder **⸗**-**Operation** f (Hydrozele) Bergmann's operation **⸗**-**Syndrom** n Bergmann's syndrome, epiphrenal syndrome

Bergmanns|-Ellbogen m (Grubenarbeiterellbogen) miners' elbow **⸗krankheit** f ancylostomiasis (ai), miners' (ai) disease **⸗lunge** f miners' phthisis ('θaisis) **⸗nystagmus** m miners' nystagmus

Berg|melisse f bot calamint (æ) **⸗salbei** m bot pharm sierra (e) salvia (æ)

Bergstrand ('bærjstrand)-**Syndrom** n (Osteoid-Osteom) osteoid osteoma, Bergstrand's disease

„**Berg- und Talbahn-Syndrom**" n (EKG) roller-coaster syndrome

Beriberi f beriberi (e), rice-eaters' disease **⸗**-**Herz** n beriberi heart disease

Berieselungsvorrichtung f asperser

Berkefeldfilter m Berkefeld filter

Berlin (ber'li:n)-**Krankheit** f od Netzhauttrübung f Berlin's disease od [o]edema, traumatic [o]edema of the retina

Berloque-Dermatitis f (durch ätherische Öle bedingte Dermatitis) berlock od berloque dermatitis

Bernard-Horner (bɛr'na:r-'hɔ:nə)-**Syndrom** n (Horner-Trias, okulopupilläres Syndrom) Bernard-Horner syndrome, cervical sympathetic irritation syndrome, cervical sympathetic paralysis syndrome

Bernheim (bɛr'naim)-**Syndrom** n Bernheim's syndrome, right ventricle obstruction failure ('feiljə) syndrome

Bernreuther ('bɛrnrɔitər)-**Test** m personality inventory

Bernstein m amber, succinum (ʌ) ~**farben** (z B Urin) amber-colo[u]red (ʌ)] ~**sauer** chem succinic (i)

Bernsteinsäure f (Acidum succinicum) succinic acid, ethanedicarboxylic (i) acid **⸗aldehyd** m chem succinic aldehyde (æ) **⸗monobenzylester** m pharm benzyl succinate (ʌ) **⸗salz** n chem succinate (ʌ)

Berry ('beri)-**Kreise** m pl Berry's circles

bersten to burst, to rupture (ʌ), to crack **⸗** n (Zellen) rupture

Berstungsbruch m bursting (ə:) fracture, tuft fracture / (Schädel) indirect fracture of the skull

Bert. = Bertiella

Bertin (bɛr'tɛ̃)-**Band** n (Ligamentum iliofemorale (PNA)) iliofemoral ligament

Bertramwurz f pharm pyrethrum (i:)

berufs|bedingt professional, occupational **⸗dermatose** f occupational (ei) od industrial dermatosis **⸗ekzem** n occupational (ei) dermatitis **⸗hygiene** f occupational hygiene ('haidʒi:n) **⸗krankenkasse** f trade sickness fund **⸗kranker** m person suffering from an occupational disease **⸗krankheit** f occupational disease **⸗krebs** m occupational cancer **⸗neurose** f occupational neurosis, copodyskinesia (i:) **⸗schädigung** f industrial od occupational injury **⸗schwerhörigkeit** f occupational od professional deafness (e) **⸗taubheit** f occupational deafness **⸗unfall** m occupational od industrial accident **⸗verhalten** n professional conduct **⸗verletzung** f industrial injury

beruhig|en to calm [down], to tranquil[l]ise; to give sedatives / (Schmerzen) to alleviate (i:) ~**end** sedative (e), calming / alleviating **⸗ung** f soothing influence / calming, sedation, tranquil[l]isation / psychische **⸗** tranquil[l]ising effect on the psyche ('saiki)

Beruhigungs|bad n sedative (e) bath **⸗maßnahmen** f pl sedation **⸗mittel** n pharm sedative (e), tranquil[l]iser, contrastimulant / zentral wirkendes **⸗** brain sedative **⸗spritze** f sedative injection

Berührung f, direkte **⸗** mit direct contact with

Berührungs|- tactile ('tæktail), haptic, hapto- (Vors) **⸗angst** f ps haphephobia, fear of contact **⸗assoziation** f association of contiguity (ju:) ~**empfindlich** sensitive to touch **⸗empfindlichkeit** f sensitiveness to touch **⸗empfindung** f sensation of touch **⸗fläche** f contact surface **⸗furcht** f ps s **⸗**angst **⸗körperchen** n pl (Corpuscula tactus (PNA)) oval corpuscles **⸗punkt** m point of contact, contact point **⸗reflex** m touch reflex **⸗reiz** m response to touch,

thigmotaxis, thigmotropism (ɔ) **~schmerz** *m* tenderness *od* sensitiveness to touch, haptalgesia (i:) **~stelle** *f* point of contact **~zone** *f chrom* zone of contact
berußen (Trommel) to blacken, to smoke
Berylliose *f* berylliosis (bə,rili'ousis)
Beryllium *n chem* beryllium, glucinium (i) **~fenster** *n röntg* beryllium window
besäen *Lab* to inoculate
besam|en to inseminate **~ung** *f* insemination / künstliche **~** artificial (i) i.; **~ ~** mit Samen des Ehemannes (EKBS) homologous i., artificial i. by husband (AIH); **~ ~** mit Fremdsamen (KBS) artificial i. by donor (AID) / **~** per vaginam internal i.
besänftig|en to appease / to calm [down], to soothe **~ung** *f* appeasing, calming [down], soothing
B-Scan|-Ultrasonographie *f* (des Pankreas) B-scan ultrasound (evaluation of the pancreas) **~-Verfahren** *n* B-scan ultrasound
Beschaffenheit *f*, venöse **~** venosity (ɔ)
Beschäftigungs|- occupational, industrial, professional **~bedingt** occupational **~behandlung** *f* occupational therapy **~delir** *n ps* occupational delirium **~drang** *m ps* ergasiomania (ei) / an **~** Leidender *ps* ergomaniac **~hyperkeratose** *f* occupational hyperkeratosis **~krampf** *m* occupational *od* professional cramp **~krankheit** *f* industrial disease **~lähmung** *f* occupational palsy (ɔ:) **~leiden** *n* occupational disease **~neuralgie** *f* copodyskinesia **~neurose** *f ps* occupational *od* professional *od* craft (a:) neurosis, professional hyperkinesia (i:) *od* hyperkinesis **~parese** *f* occupational paresis (pə'ri:sis) **~schaden** *m* occupational injury **~therapeut** *m* occupational therapist **~therapeutisch** occupational therapy [measures] **~therapie** *f* occupational therapy, remedial occupational therapy (ROT) **~wahn** *m ps* occupational *od* professional delirium
beschall|en to treat with ultrasonic (ɔ) waves **~ung** *f* treatment with ultrasonic waves, ultrasonic therapy, ultrasound therapy
Beschälseuche *f* dourine (du:'ri:n)
beschatt|en *röntg* to overshadow (æ), to cloud **~ung** *f röntg* overshadowing (æ), shadow casting (a:)
Beschau *f vet* inspection **~en** to inspect, to view (vju:), to examine (æ) **~er** *m vet* examiner, inspector
bescheinig|en to certify, to attest, to issue ('isju:) a certificate **~ung** *f* certificate, doctor's line
beschichten *chrom* to coat
beschickt (mit Watte, Salbe *usw*) provided, dressed, charged, loaded / (Kultur) inoculated
beschleunig|en (z B Puls, Herzschlag) to accelerate (e) / (Entwicklung) to speed up / (Heilprozeß) to speed up, to hasten (ei) **~end** accelerating, accelerative, accelerant **~er** *m* (Beschleunigungsnerv) accelerator nerve **~ung** *f* acceleration
Beschleunigungs|anode *f elektr* accelerating anode **~nerv** *m* accelerator nerve **~zentrum** *n* (Herz) accelerating centre [US center]
beschneid|en (Vorhaut) to circumcise

~ung *f* (Vorhaut) circumcision (i) / posthetomy (e), peritomy
beschränken (Überfunktion) to restrain
Beschwerde|bild *n* symptoms **~frei** symptom-free
Beschwerden *f pl* complaints; symptoms / discomfort (ʌ), trouble [nicht: troubles!] / **~** bei der Aufnahme (in Klinik) admission complaints / derzeitige **~** current complaints / rasch fortschreitende **~** rapidly progressive symptoms / rheumatische **~** rheumatic complaints / statische **~** static complaints / stenokardische **~** stenocardia
beschwielt covered with callosities (ɔ), callous (æ)
beseitig|en (Fremdkörper, Parasiten) to remove, to eliminate (i) / (Herd) to clear up / (Schnupfen *usw*) to stop / (Stein, Embolus) to dislodge (ɔ) / (ausscheiden) to eliminate / (Unrat) to dispose of / (ausrotten) to eradicate (æ) **~ung** *f* removal, elimination, eradication
besen|förmig *bakt* broom-shaped **~reiser** *n pl F* small varicose (æ) dilatations of the cutaneous (ei) veins
besessen *ps* possessed (pə'zest), obsessed **~er** *m ps* demonomaniac (ei) **~heit** *f ps* obsession, demonomania / (durch Teufel) diabolepsy (dai'æbəlepsi) **~heitswahn** *m ps* demonomania **~sein** *n ps s* Besessenheit
besetz|en *ps* to cathect **~t**, mit Haaren **~** (behaart) pilose, pilous (ai) **~ung** *f ps* cathexis, investment **~ungsenergie** *f ps* cathectic (e) energy
besichtig|en to inspect, to survey (ei), to examine **~ung** *f* inspection, examination / (Leiche) coroner's inquest / laparoskopische **~** peritoneoscopic (ɔ) inspection
besiedel|n (auch Parasiten) to populate (ɔ), to settle; to colonise **~ung** *f* colonisation
Besinnung *f ps* (Erinnerung) recollection / (Bewußtsein) consciousness / wieder zur **~** kommen to recover consciousness / nicht bei **~** sein to be unconscious / bei **~** bleiben to retain consciousness / zur **~** bringen to bring a person to his senses / bis zum letzten Augenblick bei **~** bleiben to be conscious up to the last moment / die **~** verlieren to lose consciousness
besinnungs|erfüllt *ps* reflective; conscious **~fähigkeit** *f ps* reflective ability **~los** unconscious, without consciousness, senseless **~losigkeit** *f* unconsciousness **~unfähig** *ps* incapable of reflection
Besnier|-Boeck-Schaumann (bezni'e:-'bøk-'ʃauman)-**Krankheit** *f od* -**Syndrom** *n* Besnier-Boeck-Schaumann disease (i:) *od* syndrome **~-Syndrom** *n* (Prurigo-Asthma-Syndrom) Besnier's prurigo (prua'raigo)
Besonderheiten *f pl*, ohne **~** uneventful
Besredka (bes'redka)|-**Antivirus** *n* Besredka's antivirus **~-Probe** *f od* -**Reaktion** *f* Besredka's reaction
Besserung *f* (Befinden) improvement (u:), change for the better
Bessman-Baldwin ('bɛsmən-'bɔ:ldwin)-**Syndrom** *n* (Imidazol-Syndrom) Bessman-Baldwin syndrome, imidazole syndrome
beständig constant, steady (e), permanent / *chem* stable; (z B Farbe) fast (a:)

/ (Wetter) settled / (widerstandsfähig) resistant, stable (ei) / (dauerhaft) durable (jua)
Bestandteil *m* component, part, constituent (i) [part] / (Diät) ingredient (i:) / fremde **~** *Lab* foreign matter
bestäub|en to powder, to dust / *bot* to pollinate **~ung** *f* powdering, dusting / *bot* pollination
Besteck *n* case *od* set of instruments / anatomisches **~** dissecting set / *chir* case of surgical instruments / augenärztliches **~** ophthalmologists' instruments
bestimm|bar determinable, definable (ai) / (feststellbar) ascertainable (ei) / radioimmunologisch **~** radio-immunoassayable **~en** *bot* to determine / *chem* to analyse (æ) / *pharm* to determine; to estimate / (messen) to measure (e) / (Blutgruppe) to type (ai) / (lenken) *physiol* to govern **~end** determinating **~ung** *f* determination / *chem* analysis (æ) / *pharm* assay, estimation / (Blut) typing (ai) / mikroskopische **~** microdetermination
Bestimmungs|kultur *f* determining nutrient (ju:) *od* medium (i:) **~verfahren** *n* determination method
bestrahl|en to irradiate (ei) **~ung** *f* radiation, irradiation, radiotherapy, ray (ei)-treatment, ray-therapy; exposure / (Lichtbehandlung) phototherapy / fraktionierte **~** fractionated irradiation / höchstzulässige **~** maximum permissible exposure (ou) / multifraktionierte **~** multifraction[ated] irradiation / protrahierte **~** protracted irradiation / **~** mit geteilter Serie split-dose irradiation
Bestrahlungs|apparat *m* radiation unit **~behandlung** *f* (Licht) phototherapy / (Röntgen *usw*) radiotherapy, radiation therapy, ray-therapy **~chimäre** *f* irradiation chimera **~dauer** *f röntg* duration of exposure **~feld** *n röntg* irradiation field *od* portal **~krankheit** *f* radiation sickness **~lampe** *f* radiation lamp **~mutation** *f* radiation mutation **~planung** *f* radiation *od* radiotherapy treatment planning (RTP) **~produkt** *n* radiation product (ɔ) **~reaktion** *f* radioreaction **~röhre** *f röntg* radiation tube **~schock** *m* roentgen ('rʌntjən) shock **~syndrom** *n* radiation syndrome (i) **~therapie** *f* radiation *od* irradiation therapy **~tisch** *m röntg* treatment couch **~tubus** *m röntg* radiation cone **~uhr** *f* ray-treatment timer **~zeit** *f* exposure [time]
bestreichen (mit Salbe) to put ointment on, to apply ointment to / (mit Vaseline) to vaseline (æ) / (mit Jodtinktur) to paint
Besuchs|regelung *f* (Krankenhaus) visiting (i) arrangements (pl) **~zeit** *f* (Klinik) visiting hours *od* time / (Arzt) consulting (ʌ) hours **~zimmer** *n* reception room
Beta|-Applikator *m röntg* beta-applicator ('bi:tə 'æplikeitə) **~globulin** *n* beta globulin (ɔ) **~in[um]** *n chem* betain[e] ('bi:tein), oxyneurine (juə) **~inhydrochlorid** *n* betaine hydrochloride (*BPC*) **~meprodin** *n* (*WHO*) betameprodine ('bi:tə'meprodi:n) **~methason** *n* (*WHO*) (Methylfluorprednisolon) betamethasone (,bi:tə'meθəsoun) (*BP*, *NF*) / **~dinatriumphosphat** *n* be-

tamethasone sodium phosphate) (*BP*) / ᴢvalerianat *n* betamethasone valerate (*BP*) ᴢnaphthol *n chem* betanaphthol ('næfθɔl) ~oxybuttersauer *chem* beta--oxybutyric (bju:'tirik) ᴢoxybuttersäure *f chem* beta-oxybutyric acid ᴢprodin *n* (*WHO*) betaprodine ('bi:tə'proudi:n) ᴢ-Rezeptor *m* betareceptor ᴢ-Rezeptorenblocker *m* beta blocker, beta adrenergic blocking agent ᴢrhythmus *m ps* beta rhythm (riϑəm)
betasten to touch / to palpate (æ) ᴢ *n* touching / palpation
Beta|strahl *m* beta (i:) ray ᴢstrahlenverbrennung *f* beta burn ᴢstrahler *m* beta emitter ᴢstrahlung *f röntg* beta radiation
Betätigung *f* operation / (körperlich) exercise, physical (i) activity (i) / (beruflich) practice / sexuelle ᴢ sexual activity
betäuben *ps* to benumb (bi'nʌm) / (Narkose) to an[a]esthetise (i:) / (Schmerz) to dull, to deaden (e) / (mit Chloralpräparaten) to chloralise (ɔ:) / (mit Drogen) to dope / *Lab* to narcotise / (Vieh) to stun / örtlich ~ to give *od* to administer a local (ou) an[a]esthetic (e), to an[a]esthetise locally
Betäubung *f* (Taub- *od* Starrsein) numbness ('nʌmnis) / (Bewußtlosigkeit) unconsciousness / (Narkose) an[a]esthesia (i:) / (in Narkose versetzen) an[a]esthetisation / (Schwindel) dizziness / (Lethargie) lethargy (e) / (Erstarrung, Torpor) torpidity, torpor / (Koma) coma / (Benommensein) stupor (ju:) / (oberflächliche) cocainisation / (lokale) local *od* regional (i:) an[a]esthesia / (Schmerz) dulling (ʌ), deadening (e)
Betäubungs|gifte *n pl* narcotics (ɔ) ᴢmittel *n pharm* an[a]esthetic (e) / (Rauschgift) narcotic (ɔ), drug, dope F. ᴢmittelbuch *n* DDA [Dangerous Drugs Act] Register ᴢmittelgesetz *n* Dangerous Drugs Act
Beta-Welle *f* beta (i:) wave
Beta-Zelle *f* beta cell
Betazol *n* (*WHO*) betazole ('bi:təzoul)
Bête rouge *f* (Trombicula) bête (ei) rouge (u:), Trombicula (i)
beteilig|t (mitaffiziert) involved, affected ᴢung *f path* involvement (ɔ), affection, implication
Betel|kauer *m* betel (i:) chewer ᴢnuß *f bot* betel nut, pinang (i:) ᴢöl *n* betel oil
Bethanechol *n pharm* bethanechol (be-'θeinikɔl) [chloride (*USP*)]
Bethanidin *n* bethanidine (be'θænidi:n) (*BPCA*)
beton|en (Silbe, Wort) to stress / (Herztöne) to accentuate ᴢung *f* stress, emphasis / accentuation
Betrachtungskasten *m röntg* viewing ('vju:iŋ) case
Betreuung *f*, ärztliche medical care
Betriebs|arzt *m* factory *od* works medical officer *od* doctor F ᴢhygiene *f* factory hygiene ('haidʒi:n) ᴢkrankenkasse *f* works sick fund ~sicher reliable (ai), safe / (narrensicher) foolproof ᴢsicherheit *f* reliability, safety (ei) [in operation] ᴢstoffwechsel *n neur* metabolism of activity ᴢunfall *m* factory *od* industrial accident
betroffen (Organ, Körperteil) affected, concerned, involved

betropfen *chrom* to spot
betrübt *ps* dejected
Bett *n* bed / *Lab* bed / (Schicht) layer (lɛə) / „ᴢbad" *n* (Ganzwaschung) sponge (ʌ) bath; blanket bath ᴢbogen *m s* ᴢbügel ᴢbügel *m* (zum Abhalten des Gewichts der Bettdecke) [bed] cradle
betten (einbetten, *z B* Gewebe) to embed
Bettenzahl *f* patient capacity
Bett|flasche *f* hot-water bottle ᴢgalgen *m chir* [extension] frame ᴢgestell *n* bedstead *ᴢ* (zum Hochhalten der Bettwäsche) bed cradle ~lägerig bedridden, confined to bed, laid up, bedfast ᴢlägerigkeit *f* confinement to bed ᴢlungenentzündung *f* hypostatic pneumonia (ou) ᴢnässen *n* bed-wetting, [nocturnal] enuresis (enjuə'ri:sis) ᴢnässer *m* bed-wetter / bed-pisser *sl* ᴢpfanne *f* bed-pan ᴢpfosten *m* bedpost ᴢpisser *m sl* bed-pisser *sl* ᴢrahmen *m* bed frame / *ᴢ* nach Stryker ('straikə) Stryker frame ᴢruhe *f* rest in bed, bed rest / (Therapie) clinotherapy / strenge *ᴢ* rigid (ri'dʒid) confinement to bed ᴢschirm *m* (spanische Wand) bed screen, screen ᴢschüssel *f* bed-pan ᴢsucht *f ps* clinomania ᴢtisch *m* bed table, invalid table ᴢtischchen *n* bed tray ᴢtuchzupfen *n* trichologia (ou), trichology (ɔ) ᴢzeugdruck *m* weight of bedclothes
betupfen to dab, to swab, to paint
Betz (bets)-Pyramidenzelle *f neur* Betz's cell
beugbar flexible
Beuge *f* (Knie, Ellenbogen) bend / (Gymnastik) bending ᴢanomalie *f* flexion anomaly (ɔ) ᴢbewegung *f* flexion, bending [movement] ᴢfurche *f* (Hand) flexion crease ᴢmuskel *m* (Beuger) flexor [muscle] ~n to bend, to flex / (neigen) to incline / (zum Rücken beugen) to dorsiflex / (Strahl) to diffract ᴢnaht *f* flexor suture ᴢr *m s* Beugemuskel ᴢreflex *m* flexion reflex ᴢsehne *f* flexor sinew (i) *od* tendon, bending *od* flexing sinew ᴢsehnenverpflanzung *f chir* flexor tendon grafting (a:) ᴢseite *f* flexor side ᴢstellung *f* flexion *od* bending position / in *ᴢ* in flexion / in halber *ᴢ* semi-flexed
Beugung *f* (Gelenk) flexion, bending / (Rumpf) bending / (Licht) diffraction / *ᴢ* nach hinten dorsiflexion / *ᴢ* nach vorne ventriflexion
Beugungs|diagramm *n* diffraction diagram (ai) ᴢluxation *f* flexion luxation ᴢmesser *m* (Gelenk) arthrometer / ᴢspektrum *n* diffraction spectrum
Beule *f* (äußere Schwellung) bump, lump, swelling / tumo[u]r (ɔ) / (Geschwür) boil (durch Schlagen *usw*) bruise (u:) / (Frostbeule) chilblain (i) / (Pest) bubo (ju:) / (Vorbuchtung) protuberance (ju:) / ägyptische *ᴢ* oriental sore
Beulen|krankheit *f s* Orientbeule ᴢpest *f* bubonic (ɔ) plague (pleig)
Beutel *m* bag, pouch (au), sac, purse / *anat* bursa (ə:), *pl* bursae / (Zyste) cyst ~förmig pouched (au), purse-shaped, saccular, saccule[d] ~ig *s* beutelförmig ᴢnaht *f* purse-string suture ᴢratte *f* pouched rat / opossum

Bevan's operation ᴢ-Schnitt *m* Bevan's incision
Bevölkerungs|abnahme *f* decrease in population ᴢdichte *f* density of population ᴢgenetik *f* population genetics ᴢgruppe *f* population group ᴢstatistik *f* vital (ai) statistics ᴢstruktur *f* population structure (ʌ) ᴢzunahme *f od* -zuwachs *m* increase in population
bewegbar movable (u:), mobile (ou) / (Gelenk) flexible ᴢkeit *f* (Beweglichkeit) mobility, movableness / (Gelenk) flexibility
bewegend (motorisch) motofacient (ei), motor (ou), locomotor / langsam ~ bradykinetic (e)
beweglich movable (u:) / (selbst beweglich) mobile (ou) / *Lab* (Flüssigkeit) mobile / (Spermatozoen *usw*) motile (ou) / (Bakterien) wandering (ɔ), migrating / (Gelenk) flexible / war voll ~ had a full range of motion ᴢkeit *f* mobility, movableness (u:), movability / motility / (Gelenk) flexibility / (Spermatozoen) activity / eingeschränkte *ᴢ* limited mobility / *ᴢ* des Kopfes neck mobility ᴢmachung *f chir* mobilisation
Bewegung *f* movement, motion (ou) / *ps* emotion / (Übung) exercise / (Fortbewegung) locomotion / peristolische *ᴢ* peristole (pe'ristəli) / übertragene *ᴢ* communicated motion / unwillkürliche *ᴢ* involuntary movement
Bewegungs|- motor (ou), kine- ('kini, 'kaini) (*Vors*), kinesio- (kai'ni:sio) (*Vors*) ᴢabläufe *m pl ps* coordinated movements ᴢangst *f ps* ergasiophobia, ergophobia ᴢapparat *m* apparatus (ei) of locomotion, locomotor (ou) system ~arm (hypokinetisch) hypokinetic (e) ᴢarmut *f* hypokinesia (i:), hypokinesis (i:), akinesia (i:) ᴢart *f* (Fortbewegung) kind of locomotion / (normale) eukinesia (i:) ᴢausmaß *n* range of movement ᴢbad *n* kinotherapeutic (u:) bath ᴢbehandlung *f* exercises (*pl*), movement treatment, movement cure, kinesiatrics (kai,ni:si'ætriks), kinesitherapy ᴢbehinderung *f* restricted movement ᴢbeschränkung *f* restriction of movement ᴢbestrahlung *f* (Kineröntgentherapie) cineroentgenotherapy ('rʌntjəno'θerəpi) ᴢbreite *f* range of motion / (Gelenk) joint range ᴢdrang *m ps* hypercinesia (i:), hyperkinesia, hyperkinesis (i:), hyperpraxia, hyperactivity, unrest ᴢdyspnoe *f* exertional dyspn[o]ea (i:) ᴢeinschränkung *f* restricted movement ᴢempfindung *f* kin[a]esthesia (i:) ᴢenergie kinetic energy ~fähig capable of motion, motile (ou) ᴢfähigkeit *f* motility, mobility / kin[a]esthesia (i:) ᴢfeld *n* motor area ('ɛəriə) ᴢfreiheit *f* freedom of movement ᴢfunktion *f* locomotor function (ʌ) ᴢgefühl *n* kin[a]esthesia (i:) ᴢgeräusch *n* grating sound ~hemmend depressomotor (ou) ᴢhemmung *f* motor impairment ᴢimpuls *m* impulse of motion ᴢkoordination *f* coordination of movements, muscular coordination ᴢkraft *f* motivity, motive (ou) force *od* power / (Fortbewegung) locomotive power ᴢkrankheit *f* (Eisenbahn, Auto *usw*) motion sickness, cinesia (i:) ᴢlehre *f* (Körper, Muskeln) kinesiology, kinetics (ki'netiks, kai-) ~los immovable (u:), motionless, fixed, in rest, stationary (ei), immobile (ou), immobilised /

(gelähmt) paralysed (æ) ⸲losigkeit *f* motionlessness, immobility ⸲messer *m* kinesimeter (i), kinesiometer ⸲nerv *m* (motorischer Nerv) motor nerve, locomotor nerve, *US* nerve of expression ⸲neuron *n* motor (ou) neuron[e] (juə) ⸲nystagmus *m* kinetic (e) nystagmus ⸲organ *n* organ of locomotion *od* of motion / (*pl*) locomotor system *od* organs ⸲reflex *m* motion reflex ⸲reiz *m* motor stimulus ⸲richtung *f* direction of motion ⸲schmerz *m* kinesalgia, pain in movement ⸲schwäche *f s* Hypomotilität ⸲sinn *m* movement sense, kin[a]esthesia (i:) ⸲spiele *n pl* out-door games, movement games ⸲spielraum *m* (des Gelenks) range of joint motion ⸲stereotypie *f* stereotyped (e) movements; stereotypy of motion ⸲störung *f* motor disturbance, disturbance of movement / (Muskeln) dyskinesia (i:) ⸲system *n* locomotor system / *röntg* pendulum system ~therapeutisch kinetotherapeutic[al] (ju:) ⸲therapie *f* kinesitherapy, kinetotherapy, motion therapy / ganzheitliche ⸲ holistic kinesitherapy ⸲übung *f* body exercises (*pl*) ~unfähig immobilised (ou), unable to move ⸲unruhe *f ps* hyperkinesia ⸲unvermögen *n* loss of the power of motion *od* locomotion ⸲verlangsamung *f* bradykinesia (i:), bradypragia (ei) ⸲verlust *m ps* akin[a]esthesia (i:) ⸲vermögen *n s* ⸲fähigkeit ⸲verzögernd depressomotor (ou) ⸲vorgang *m* process of motion / (koordinierter) eupraxia ⸲wahrnehmung *f* motion perception ⸲zentrum *n* locomotor centre [*US* center] / *genet* centromere

bewimpert ciliate (i), ciliated

bewußt conscious, aware (*einer Sache of a th*) ~los unconscious, insensible, (*z B durch Schlag*) senseless, (Koma) comatose (ou) / ~ werden to lose consciousness / (ohnmächtig werden) to faint ⸲lose[r] *f* [*m*] unconscious person ⸲losigkeit *f* unconsciousness, senselessness, insensibility, apsychia (ai) / tiefe ⸲ profound u.; coma ⸲loswerden *n* loss of consciousness ⸲sein *n* consciousness / *ps* awareness (ɛə) / das ⸲ wiedererlangen to regain *od* to recover c., to come round *F* / ins ⸲ kommen to enter c. / nicht bei ⸲ sein to be unconscious / das ⸲ verlieren, bewußtlos werden to lose c. / bei Wiedereintreten des ⸲s when c. is restored (ɔ:) / vorübergehende Aufhellung des ⸲s (bei Sterbenden u. Bewußtlosen) lucid (u:) interval / alternierendes ⸲ double consciousness, alternating personality, doppeltes ⸲ alternating personality, dual *od* double consciousness / getrübtes ⸲ clouded consciousness *od* mind / kollektives ⸲ the collective conscious

Bewußtseins|abwandlung *f ps* modification of consciousness ⸲einengung *f ps* narrowed consciousness ⸲feld *n* field of consciousness ⸲helligkeit *f ps* clarity of consciousness ⸲inhalt *m* contents of consciousness ~klar *ps* conscious ⸲klarheit *f* consciousness ⸲lücke *f ps* gap, black-out ⸲oberfläche *f* surface of consciousness ⸲schwelle *f* threshold of consciousness ⸲sphäre *f ps* conscious mind ⸲spaltung *f ps* dissociation *od* splitting of consciousness, schizophrenic (skitso'frenik) condition ⸲störung *f*

ps disturbance of consciousness, change in state of consciousness, clouding of consciousness / (höheren Grades) sopor (ou) / traumhafte ⸲ (im Rahmen eines psychomotorischen Anfalls) dreamy state ⸲trübung *f ps* clouding (au) of consciousness, disorientation / (mit Gedächtnisstörung) fugue (fju:g) ⸲verlust *m ps* loss of consciousness ⸲vigilität *f* vigilance of consciousness

Beziehungs|erlebnis *n ps* delusion of reference ⸲ideen *f pl* ideas of reference (e) ⸲wahn *m ps* delusion[s] (u:) of reference

Bezirk *m* (Haut, Körper) region, area ('ɛəriə), part / der befallene ⸲ (*z B* Haut) the part *od* area affected / *imm* konstanter ~ constant region

Bezoar *m pharm* bezoar ('bi:zouə) ~sauer *chem* bezoardic ⸲säure *f chem* bezoardic acid

bezogen calculated (auf on *od* with reference to) ⸲heit *f* relation (*zu to*)

Bezold ('be:tsɔld)|-Mastoiditis *f* Bezold's disease *od* mastoiditis ⸲-Trias *f* Bezold's triad (ai)

bezuckern *pharm* (Pillen, Dragees) to sugar ('ʃugə), to coat with sugar

Bezug *m* reference (e)

Bezugs|grösse *f* parameter ⸲punkt *m* landmark ⸲rahmen *m ps* frame of reference ⸲system *n ps* frame of reference (e) ⸲wert *m* reference value (æ)

B-Fasern *f pl neur* B fibres [*US* fibers] ('bi: ˌfaibəz)

BFPR = biologisch falsch-positive Reaktion *f* biologically false positive reaction, BFPR

BG = Bindegewebe *n* connective tissue

B-Globulin = Beta-Globulin *n* beta globulin

BGZ = Blutgerinnungszeit *f* clotting time

BHA = Butylhydroxyanisol *n* butylated hydroxyanisole, BHA

BHR = Bauchhautreflex *m* abdominal reflex

BHT = Butylhydroxytoluol *n* butylated hydroxytoluene, BHT

Bi = Bilirubin *n* bilirubin, bili / = Wismuth *n* bismuth, Bi

Bialamicol *n* bialamicol (baiə'læmikɔl) (*BPCA*)

biartikulär biarticular (i)

Bibergeil *n pharm* castoreum (ɔ:), castor (a:) ⸲kampfer *m pharm* castorin (a:) ⸲tinktur *f pharm* castoreum tincture

Bibernell|tinktur *f* Pimpinella tincture ⸲[wurz] *f pharm* Pimpernel [root], Pimpinella / (Wiesensteinbrech) burnet, saxifrage

Biceps *m s* Bizeps

Bichat (bi'ʃa)|-Band *n* (Ligamentum costotransversarium (*PNA*)) inferior costotransverse ligament ⸲-Fettpfropf *m* Bichat's fatty ball, suctorial (ɔ:) *od* sucking (ʌ) pad

Bichlorid *n chem* bichloride (ɔ:), dichloride

Bichromat *n chem* bichromate (ou)

b.i.d. = bis in die zweimal täglich twice daily, b i d

bidest double distilled water

Biederman ('bi:dəmæn)-Zeichen *n* Biederman's sign

biegbar pliable (ai), flexible

Biege|beanspruchung *f* bending stress ⸲festigkeit *f* (Knochen) bending strength, flexibility

biegsam (geschmeidig) pliable (ai), pliant (ai), flexible ⸲keit *f* pliability, flexibility / wachsartige ⸲ *ps* flexibilitas (i) cerea (iə), waxy flexibility

Biegung *f* bend, curvature / flexure, flexion / diffraction / (Bogen) arcuation ⸲schädelbruch *m* depressed fracture

Bielschowsky (bil'ʃɔfski)|-Silberimprägnationsmethode *f* Bielschowsky's method ⸲-Syndrom *n* (1) = Bielschowsky- -Jansky-Schob-Syndrom *n* Dollinger- -Bielschowsky syndrome, early juvenile *od* late infantile amaurotic familial idiocy (2) = Roth-Bielschowsky- -Syndrom *n* Roth-Bielschowsky syndrome (3) = Scholz-Syndrom *n* Greenfield's disease

Bienengift *n* bee poison, apitoxin ⸲behandlung *f* melissotherapy (e), apiotherapy / (mit Bienenstichen) beesting therapy ⸲impfung *f s* behandlung

Bienen|königinnenfuttersaft *m* royal (ɔi) jelly, gelee royale ⸲stich *m* beesting ⸲wachs *n* beeswax

Bier (bi:r)|-Anästhesie *f* Bier's [local] an[a]esthesia (ænes'θi:ziə) ⸲-Flecke *m pl* Bier's spots ⸲Methode *f* Bier's method ⸲-Operation *f* (osteoplastische Unterschenkelamputation) Bier's operation *od* amputation ⸲-Stauung *f* constriction hyper[a]emia (i:), Bier's passive hyper[a]emia

Bier|hefe *f* brewer's (u:) yeast, beer yeast ⸲hefepulver *n* pulverised (ʌ) brewers' yeast ⸲herz *n* beer heart

Biermer ('bi:rmər)|-Anämie *f* Biermer's an[a]emia (i:), pernicious (i) *od* addisonian (ou) an[a]emia ⸲-Schallwechsel *m* Biermer's sign *od* change of note ⸲-Syndrom *n* (perniziöse Anämie) Biermer's syndrome, Addison ('ædisən)-Biermer syndrome

Biesfliege *f* (Östrusschmeissfliege) [O]estrus (i:) hominis (ɔ) / (Dasselfliege) [O]estrida (i:), bot *od* warble (ɔ:) fly

Biesfliegenbefall *m* [o]estriasis (ai)

Bifidumflora *f* bifidus (i) flora (ɔ:)

bifilar bifilar (i), with two threads (e)

bifokal bifocal (ou) ⸲brille *f* bifocal spectacles *pl*, bifocals *pl* / (aus einem Stück) one-piece bifocals / (zusammengesetzt) fused (ju:) bifocals ⸲linse *f* bifocal lens

Bifurcatio tracheae (*PNA*) bifurcation of the trachea

Bifurkation *f* bifurcation ⸲ssporn *m* (Carina tracheae (*PNA*)) carina tracheae ⸲ssyndrom *n* Leriche's (lə'ri:ʃəz) syndrome, aorto-iliac occlusive disease

Bigelow ('bigəlou)-Band *n* (Ligamentum iliofemorale (*PNA*)) iliofemoral (e) *od* Bigelow's ligament (i)

Bigeminie *f* (Doppelschlägigkeit) bigeminal (e) pulse *od* rhythm, bigeminy (e)

Biggs-Douglas (bigz-'dʌgləs)-Probe *f* Biggs-Douglas test

Biguanid *n* biguanide (i)

bikonkav concavo (ei)-concave, biconcave

bikonvex convexo-convex, biconvex

bikorn (Uterus) bicornuate

bikuspidal bicuspid (ʌ), bicuspidal ⸲klappe *f* bicuspid valve

Bikuspidat *m* (kleiner Backenzahn, Prämolar) bicuspid (ʌ), premolar (ou)

bilabial bilabial (ei)

Bilanz *f* balance ⸲untersuchung *f* balance test

bilateral (beidseitig) bilateral (æ)

Bild *n* picture, image (i) [*s* Abbildung] / (Aufnahme) *fotogr*, *röntg* film / (Krankheit) clinical (i) picture *aufrechtes od stehendes* ∠ (Auge) erect i. *echtes* ∠ real i. *geformtes* ∠ formed i. *klinisches* ∠ clinical picture *od* findings *mikroskopisches* ∠ microscopic (ɔ) picture *stereoskopisches* ∠ stereoscopic (ɔ) i. *umgekehrtes* ∠ inverted i. *visuelles* ∠ visual (i) i. ∠**agglutination** *n ps* image agglutination ∠**anordnungstest** *m* picture arrangement test ∠**betrachter** *m röntg* [film] viewer ('vju:ə)
bilden *vt* to constitue (ɔ)
Bilder|ergänzungstest *m* picture completion (i:) test ∠**frustrationstest** *m* picture frustration test ∠**narr** *m ps* iconomaniac (ei) ∠**narrheit** *f ps* iconomania
Bild|größe *f* image (i) size ∠**güte** *f* image quality ∠**helligkeit** *f röntg* screen brightness ∠**kontrast** *m* image contrast ∠**leistung** *f* output ∠**qualität** *f* image quality ∠**schärfe** *f* definition (i), sharpness ∠**speichergerät** *n* image (i) storage (ɔ:) unit ∠**umfang** *m röntg* radiographic (æ) range
Bildung *f* formation, development / (Aufbau) construction (ʌ) / (Hervorbringen) production (ʌ) / (Erziehung) education / *embr* development -∼ (*Nachs*) -poiesis (i:) (*Nachs*)
Bildungs|bläschen *n embr* formative *od* embryonic (ɔ) vesicle (e) ∠**dotter** *m embr* formative yolk (jouk) ∠**fehler** *m* malformation ∠**hemmung** *f embr* arrest of development ∠**störung** *f* disturbance of development ∠**zelle** *f embr* formative *od* embryonic cell
Bild|verstärker *m* image intensifier ∠**vorstellung** *f ps* imagery (i) ∠**wandler** *m* image converter ∠**wiedergabe** *f* reproduction (ʌ) / projection ∠**winkel** *m* angle *od* field of view (vju:)
Bilharzia *f* Bilharzia (bil'ha:ziə), Schistosoma (ou) ∠- bilharzial
Bilharzien|infektion *f s* Bilharziose ∠**mittel** *n pharm* schistosomacide (ou) ∼**tötend** schistosomacidal (ai)
Bilharziose *f* bilharziosis, bilharziasis (ai), schistosomiasis (,skistoso'maiəsis)
bili- (*Vors*) (*Galle betr*) bilious (i)
Biliansäure *f* bilianic acid
biliär biliary (i)
Biliarzirrhose *f* biliary (i) cirrhosis
Bili|flavin *n chem* biliflavin (ei) ∠**fuszin** *n* bilifuscin (ʌ) ∠**genese** *f* biligenesis (e) ∠**graphie** *f* (Gallenblasendarstellung) cholecystography (ɔ)
Bilin *n* bilin (ai)
Bilinogen *n* bilinogen (i)
biliös biliary (i), bilious (i)
Bili|prasin *n* biliprasin (ei) ∠**purpurin** *n* bilipurpurin[e], choleh[a]ematin (e)
Bilirubin *n* bilirubin (u:) / indirektes ∠ indirect ∠. **ämie** *f* bilirubin[a]emia ∠**anstieg** *m* increase of bilirubin ∠**belastungsprobe** *f* bilirubin test (BIL) ∠**enzephalopathie** *f* kernicterus (i) ∠**gehalt** *m* bilirubin content / erhöhter ∠ im Blut hyperbilirubin[a]emia / erhöhter ∠ im Urin hyperbilirubinuria (juə) ∠**mangel** *m* (im Blut) hypobilirubin[a]emia ∠**reaktion** *f* bilirubin reaction ∠**säure** *f* bilirubinic (i) *od* bilirubic acid ∠**spiegel** *m* bilirubin level (e) / erhöhter ∠ (Blut) hyperbilirubin[a]emia ∠**test** *m* bilirubin test (BIL) ∠**urie** *f* bilirubinuria (juə)

Bilis *f* bile (ai)
Bili|verdin *n* biliverdin ∠**verdinsäure** *f* biliverdic *od* biliverdinic acid ∠**xanthin** *n* choletelin (e), bilixanthine (æ) ∠**zyanin** *n* bilicyanin (ai), cholecyanin
Billroth ('bilro:t)|-**Batist** *m* Billroth's cambric (ei) ∠**-Krankheit** (1) (Lymphoma malignum) Billroth's disease (1), malignant lymphoma; (2) (traumatische Meningozele) Billroth's disease (2), pseudomeningocele ∠**-Magenresektion I** *f* Billroth I gastrectomy *od* operation ∠**-Magenresektion II** Billroth II gastrectomy *od* operation
Bilsen|öl *n* henbane oil ∠**samen** *m bot* henbane seed ∠**samenöl** *n pharm* henbane oil
bimanuell bimanual
Bimsstein *m* pumice (ʌ) [stone] ∠**artig** pumiceous (i)
binär binary (ai)
binasal binasal (ei)
binaural binaural (ɔ:), binotic (ɔ)
Binde *f* bandage / (Rollbinde) roller (ou) bandage / (zum Tragen) sling / (Armbinde) armlet, arm band / (zur Stütze) support / (Menstruation) sanitary towel (au) *od* napkin / (zum Stauen) compression bandage, tourniquet ('tuənikei) / elastische ∠ elastic bandage, crêpe (ei) bandage / festkantige ∠ selvedge bandage / geteilte ∠ tailed tourniquet (uə) / mehrzipfelige ∠ split cloth
Bindegewebe *n* connective tissue *elastisches* ∠ elastic tissue *embryonales* ∠ embryonic (ɔ) connective tissue, mesenchymal *od* mucous (ju:) *od* mucoid (ju:) tissue *fibröses* ∠ fibrous [connective] tissue *hyalines* ∠ fibrocartilage *mediastinales* ∠ mediastinal (ai) connective tissue *para- od perivaginales* ∠ paracolpium (ɔ) ∠- syndesmo- (e) (*Vors*)
bindegewebig fibrous (ai), tissue / sich ∼ verändern to fibrose (ai)
Bindegewebs|bildung *f* formation *od* growth of connective tissue, inogenesis (e) ∠**brücke** *f* bridge *od* band of connective tissue, fibrous band *od* bridge ∠**entartung** *f* degeneration of connective tissue, fibrous band *od* bridge ∠**entartung** *f* degeneration of the connective tissue [nota: bindegewebige Entartung = fibroid (ai) degeneration] ∠**entzündung** *f* inflammation of the connective tissue (ICT) ∠**erkrankung** *f* (Kollagenose) connective tissue disease, collagenosis (e) ∠**erweichung** *f* softening of the connective tissue ∠**faser** *f* connective-tissue fibre [*US* fiber] (ai) ∠**gefäß** *n* vessel of the connective tissue ∠**geschwulst** *f* connective-tissue tumo[u]r, fibroma / bösartige ∠ (Sarkom) sarcoma, *pl* sarcomata *u* sarcomas ∠**grundsubstanz** *f* fibroglia (ɔ) ∠**haut** *f* connective-tissue membrane ∠**hülle** *f* connective-tissue envelope *od* sheath *od* membrane ∠**kapsel** *f* fibrous (ai) capsule ∠**knorpel** *m* fibrocartilage ∠**massage** *f* massage (mæ'sa:ʒ) of the connective tissue

∠**membran** *f* connective-tissue membrane ∠**polyp** *m* fibrous (ai) polyp (ɔ) *od* polypus (ɔ) ∼**produzierend** inogenous (ɔ) ∼**reizend** histio-irritative ∠**strang** *m histol* trabecula (e) ∠**tumor** *m* desmoneoplasm (i:), desmoid ∠**veränderung** *f* desmosis, disease of the connective tissue ∠**wachstum** *n* fibroplasia (ei) ∠**wanderzelle** *f* histiocyte, histocyte ∠**wucherung** *f* connective--tissue proliferation, phorocytosis ∠**zelle** *f* connective-tissue cell, inocyte (i), fibroblast (ai), phorocyte (ɔ:) ∠**zerfall** *m* disintegration of connective tissue ∠**zug** *m* (Strang) band *od* bridge of connective tissue / (Zerrung) traction of [the] connective tissue
Bindeglied *n* connecting link
Bindehaut *f* (Auge) (Tunica conjunctiva (*PNA*)) conjunctiva (ai) ∠- conjunctival (ai) ∠**arterie** *f pl*, vordere und hintere (Arteriae conjunctivales anteriores et posteriores) anterior and posterior conjunctival arteries ∠**dekkung** *f s* ∠plastik ∠**entzündung** *f* conjunctivitis / eitrige ∠ (Pyoblennorrhoe) pyoblennorrh[o]ea (i) / epidemische mukopurulente ∠ pinkeye / skrofulöse ∠ phlyctenular (e) c. ∠**gefäß** *n* conjunctival (ai) vessel ∠**katarrh** *m* conjunctivitis, catarrh of the conjunctiva ∠**pinzette** *f* conjunctival (ai) forceps *pl* ∠**plastik** *f* conjunctivoplasty (ai), conjunctival graft ∠**reaktion** *f* (Tierversuch) conjunctival reaction ∠**reflex** *m* conjunctival reflex ∠**ring** *m* limbus of the conjunctiva ∠**sack** *m* (Saccus conjunctivae (*PNA*)) conjunctival sac ∠**saum** *m* margin of the conjunctiva ∠**schwellung** *f* chemosis ∠**schwellungschemotic** (ɔ) ∠**varixknötchen** *n* varicula (i)
Binde|kraft *f* cohesiveness (i:), cohesive force ∠**mittel** *n pharm* binding (ai) substance *od* agent (ei), binder
binden to tie, to fasten, to attach / *chem* to bind / *vi* (Gips) to set
Binden|aufwickler *m* bandage winder (ai) ∠**gürtel** *m* (Menstruation) sanitary belt ∠**klammer** *f* bandage clamp ∠**[kompressions-] lähmung** *f* tourniquet ('tuənikei) paralysis ∠**kopf** *m* roller (ou) of a bandage ∠**putzmaschine** *f* bandage dressing machine ∠**stauung** *f* phlebostasis (ɔ), bloodless phlebotomy ∠**streifen** *m* strip of bandage ∠**tour** *f* turn [of a bandage], layer ('lɛə) ∠**verband** *m* bandage dressing ∠**wickelmaschine** *f* (Bindenwickler) bandage roller (ou) *od* winder (ai) ∠**zug** *m* pull / (gleichmäßiger) steady pull ∠**zügel** *m* compression band, belt compressor
Binde|substanz *f* connective substance ∠**vermögen** *n* absorptive power (au)
Bindung *f* connection / *ps* tie; attachment / (Befestigung) anchorage (*an, mit to*) / *chem* link, bond; binding / (Festmachen) fixation, attachment / (Bindeglied) link / (Band) band / energiereiche ∠ high-energy bond
Bindungs|kapazität *f* binding capacity ∠**ort** *m od* ∠**stelle** *f* binding site ∠**unfähigkeit** *f ps* inability to establish contact ∠**vermögen** *n* binding power, combining power / absorptive power
Binet-Simon-Test *m* Stanford Binet test
Bing (biŋ)|-**Erythroprosopalgie** *f* (Horton-Syndrom) Bing's erythroprosopal-

gia (prouso'pældʒiə), Horton's neuralgia ≈-Neel (ne:l)-Syndrom n Bing-Neel syndrome, neuropsychiatric-macroglobulin[a]emic syndrome
Binitrat n chem dinitrate (ai)
Binnenbündel n pl (Fasciculi proprii medullae spinalis (PNA)) intersegmental tracts
binokular binocular (ɔ) ≈mikroskop n binocular od stereoscopic (ɔ) microscope (ai) ≈sehen n binocular vision ('viʒən)
binominal binominal (ɔ)
Binswanger ('binsvaɲər)-Syndrom n (präsenile Demenz, Typ Binswanger) Binswanger's encephalitis (en,sefə'laitis) od disease
bio|- (Vors) (Leben betr) bio- ('baio) (Vors) ≈akustik f bio-acoustics ≈astronautik f bio-astronautics ≈autogramm n bio-autogram ≈blast m bioblast ≈chemie f biochemistry, biologic[al] od physiologic[al] chemistry ≈chemiker m biochemist ~chemisch biochemical ≈dialyse f biodialysis ≈dynamik f biodynamics ~dynamisch biodynamic ~elektrisch bio-electric ≈elektrizität f bio-electricity ≈energetik f bio-energetics ≈engineering n (Raumfahrt-Biophysik / technologische Veränderung biologischer Prozesse) bio-engineering ≈feedback n biofeedback ~gen biogenic (e), biogenous (ɔ) ≈genese f biogenesis (e) ~genetisch biogenetic (e) ≈geographie f geobiology ≈gewebe n biological tissue ≈implantat n biograft ≈katalysator m biocatalyst, biocatalyser ≈kinetik f biokinetics (e) ≈klimatik f bioclimatology ≈klimatologie f bioclimatology ~klimatologisch bioclimatologic[al] (ɔ) ≈loge m biologist ≈logie f biology (ɔ) ~logisch biologic[al] (ɔ) ≈mechanik f biomechanics ≈medizin f biomedicine ~medizinisch biomedical ~meteorologisch biometeorological ≈metrie f biometry ~metrisch biometric ≈mikroskop n (Mikroskop zur Untersuchung lebender Substanzen) biomicroscope (ai) ≈mikroskopie f biomicroscopy (ɔ) ≈morphose f biomorphosis ≈motor m biomotor (ou) ≈nik f bionics ≈nose f bionosis ≈pathologie f biopathology (ɔ) ≈phoren m pl biophores (ɔ) bioplasts ≈physik f biophysics (i) ~physikalisch biophysical (i) ≈physiker m biophysicist (i) ≈plasma n bioplasm (ai), protoplasm (ou) ≈plasmin n bioplasmin ≈potential n biopotential
Biopsie f (Probeexzision) biopsy (ai) ≈kürette f biopsy curet[te] ≈material n biopsy specimen[s] od material ~ren to biopsy ≈zange f biopsy forceps pl
bioptisch bioptic (ɔ)
Bio|rhythmus m biorhythm (ai) ≈se f chem biose (ai) ≈skopie f bioscopy (ɔ) ~skopisch bioscopic[al] (ɔ) ≈smose f biosmosis ≈sphäre f biosphere ('baiosfiə) ≈statik f biostatics ≈statistik f biostatistics, vital (ai) statistics ≈stimulation f (Filatow) biostimulation ≈synthese f biosynthesis
Biot (bi'o:)-Atmung f Biot's respiration od breathing (i:)
Bio|telemetrie f biotelemetry ≈tin n biotin (ai), bionic od biotic acid, anti-eggwhite [-injury] factor ~tisch biotic ≈transformation f biotransformation ≈tropismus m biotropism (ɔ) ≈typus

m biotype (ai) ≈verfügbarkeit f bio-availability
biovular biovular (bai'ouvjulə)
Bio|wissenschaften f pl life sciences ≈zid n biocide ≈zyklus m biocycle ('baiosaikl)
Bipara f (Zweitgebärende) bipara (i)
biparietal biparietal (ai)
bipennat (doppelt gefiedert) bipenniform
Biperiden n (WHO) biperiden (bai'periden)
Biphenyl n, polychloriertes (PCB) polychlorobiphenyl (PCB)
biplan opt biplanar (ei)
bipolar bipolar (ou) ≈ität f bipolarity
Birken|blätter n pl pharm birch leaves ≈blättertee m pharm birch-tree leaves ≈öl n pharm birch tar ≈teer m birch tar ≈wasser n pharm birch water, birch juice
Birkett ('bə:kit)-Hernie f Birkett's hernia
birnen|förmig pear-shaped, piriform (i) ~groß pear-sized
Bisacodyl n (Azetphenolpikolin) bisacodyl (bisə'koudil) (BPCA, NF)
Bisamgeruch m musk (ʌ) scent
Bisexualität f bisexuality, hermaphroditism (æ)
bisexuell bisexual, ambisexual, ambosexual
Bishop ('biʃəp)-Sphygmoskop n Bishop's sphygmoscope ('sfigmɔskoup)
Bishydroxykumarin n (Dicoumarol (WHO)) bishydroxycoumarin (bishai,drɔksi'ku:mərin)
Biskrabeule f oriental boil od sore, Delhi ('deli) boil, Biskra button (ʌ) od boil
Biskuitform f (Kristall) dumb-bell ('dʌmbel) crystal (i)
Bismarck|braun n Bismarck od aniline (æ) od Manchester brown, vesuvin (u:) ≈pulver n pharm quinine (i:) valerate
Bismut n Bismutum
Bismuthi subcarbonas n (EP) (basisches Wismutcarbonat) bismuth subcarbonate (EP)
Bismutum m chem bismuth ('bizməθ) ≈ bitannicum b. bitannate (æ), tannismut ≈ nitricum b. nitrate (ai) od ≈ oxyjodatum b. oxyiodide (oksi'aiədaid) od ≈ oxyjodogallicum b. oxyiodogallate ('aiədo-'gæleit) od ≈ salicylicum b. salicylate (i) (BP) od ≈ subcarbonicum b. subcarbonate ≈ subgallicum (DAB) b. subgallate (BP), b. oxygallate ≈ subnitricum b. subnitrate (ai) (BPC) od ≈ subsalicylicum b. subsalicylate (i) od ≈ tribromphenylicum b. tribromphenate (i:) (BPC)
Biß m dent bite / (Zahnstellung) occlusion / (Insekten) sting geschlossener ≈ closed bite lutschoffener ≈ anterior open bite due to thumb sucking offener ≈ dent malocclusion, open bite, non-occlusion seitoffener ≈ buccal (ʌ) malocclusion vorstehender ≈ anterior (iə) occlusion ≈[ab]nahme f dent (mit Farbpapier) odontoscopy
Bissakrankheit f bissa
Biß|anomalie f dent occlusion abnormality, malocclusion, abnormal occlusion / kauhinderliche ≈ afunctional (ʌ) occlusion ≈ bild n dent odontogram ≈ebene f dent bite plane, occlusal (u:) plane ≈fläche f dent bite plane, occlusal od morsal surface ≈flügel m, hinterer ≈ posterior bite-wing (PBW) ≈kontrollpapier n dent blueprint (u:) paper

≈nahme f s ≈abnahme ≈narbe f (Zunge) bite scar ≈planum n bite plane ≈probe f (in Wachs) dent mushbite (ʌ), check bite ≈regulierungskunde f dent orthognathia ('neiθiə) ≈skizze f dent odontogram ≈stellung f (Okklusion) dent [dental] occlusion ≈wall m dent occlusal guide ≈wunde f wound caused by a bite, bite-wound, bite
Bistouri m (n) bistoury ('bisturi)
Bi|sulfat n chem disulphate (ʌ), bisulphate (ʌ) [US -sulf-] ≈sulfid n chem disulphide (ʌ), bisulphide [US -sulf-] ≈tartrat n chem bitartrate ~temporal bitemporal
BIT = Berufsinteressentest m vocational interest test
Bitot (bi'to:)-Flecke m pl Bitot's spots
bitter (Geschmack) bitter ≈apfel m colocynth (ɔ) ≈erde f chem magnesium (i:) oxide, burnt magnesia (i:) ≈holz n quassia ('kwɔʃə), quassia wood; bitter-wood ≈klee m bot marsh trefoil (e), bog bean, buck bean ≈kleetee m pharm marsh trefoil od bog bean leaves
Bittermandel f bitter almond ('a:mənd) ≈geist m pharm spirit (i) of bitter almonds ≈öl n oil of bitter almonds ≈wasser n pharm almond water
Bitter|mittel n pharm bitters / aromatisches ≈ aromatic b. ≈salz n pharm Epsom salt, magnesium (i:) sulphate (ʌ) (BP) [US -sulf-] / sodium sulphate (BP) ≈stoff m pharm amaroid (æ) ≈tropfen m pl pharm bitters ≈wurz f pharm gentian ('dʒenʃən) [root]
Bittner ('bitnə)-Milchagens n od -[Milch]-Faktor m od -Virus n Bittner milk factor
Bittorf ('bitɔrf)-Reaktion f (Nierenkolik) Bittorf's reaction
Biuret n chem biuret ('baiəret) ~negativ abjuret (u:) ~positiv giving the biuret reaction ≈reaktion f biuret reaction
Bivalent n dyad (ai), bivalent ~ bivalent (ei)
Bivalenz f bivalence (ei)
Biventer m anat digastric muscle
Bizarrie f ps bizarreness
Bizeps m biceps (ai), bicipital (i) muscle (ʌ) ≈- bicipital ≈kopf m head of the biceps ≈manschette f biceps cuff ≈reflex m biceps reflex od jerk (BJ) ≈rinne f, innere, seitliche (Sulcus bicipitalis medialis, lateralis (PNA)) medial, lateral bicipital groove ≈riß m s ≈ruptur ≈ruptur f rupture of the biceps
bizyklisch bicyclic (i)
BK = Bacillus Koch m (Mycobacterium tuberculosis) Koch's bacillus
Bk = Berkelium n berkelium, Bk
BKE = Brechkrafteinheit f dioptre (ɔ), [US diopter], D
BKG = Ballistokardiogramm n ballistocardiogram, BCG
BKS = Blutkörperchensenkung[sgeschwindigkeit] f erythrocyte (i) sedimentation [rate] (ESR) / = Blutkörperchensenkungsreaktion f erythrocyte sedimentation rate, ESR; blood sedimentation rate, BSR
BKT = Bücherkatalogtest m book catalogue test
Bkt. = Bakterium n bacterium, Bact.
Black (blæk)-Formel f Black's formula ≈-Probe f (Buttersäurenachweis) Black's method
Blackout n (Fliegeramaurose) blackout

bläh|en to inflate, to distend, (Darm) to produce flatulence (æ) ~end flatulent (æ), windy (i), gas-forming ᴢhals m vascular goitre [US goiter] ᴢlunge f [pulmonary (ʌ)] emphysema (i:) ᴢsucht f flatulence (æ); tympanites (ai) ~süchtig flatulent (æ), flatulence (æ), meteorism (i:), wind (i)

Blähungs|mittel n pharm carminative ~treibend pharm carminative

Blair (blɛə)|-Brown (braun)-Transplantat n Blair-Brown graft ᴢ-Messer m Blair knife ᴢ-Operation f Blair--Brown operation

Blalock ('bleilɔk)|-Inzision f Blalock's approach ᴢ-Klemme f Blalock clamp ᴢ-Operation II f Blalock's operation ᴢ-Taussig ('tɔ:sig)-Anastomose f (Blalock-Operation I) Blalock-Taussig operation

Bland-White-Garland (blænd-wait-'ga:-lənd)-Syndrom n Bland-White-Garland syndrome

bland (reizlos) bland (æ) / (Kost) light, mild / (steril) sterile (e), non-infected

Blandin|-[Nuhn] (blã'dẽ-'nu:n)-Drüse f (Glandula lingualis anterior (PNA)) anterior lingual gland, Blandin and Nuhn gland ᴢ-Ganglion n (Ganglion submandibulare (PNA) submandibular od Blandin's ganglion

blankfiltrieren to filter until clear

Bläschen n vesicle (e) / small blister, bleb / (Brandbläschen) phlyctena (i:) /(Luft) bubble (ʌ) / (Bindehautinfiltrat, Phlyktäne) phlyctenula (e), phlyctenule / (Impfung) zentral gedelltes ᴢ umbilicated vesicle / aus ᴢ bestehend vesiculate (i) ~artig blister-like ᴢatmen n vesicular (i) breathing (i:) od respiration ᴢausschlag m herpes (ə:), eruption (ʌ) of small vesicles, phlyctenosis ᴢbildung f vesiculation ᴢekzem n vesicular eczema (e), eczema vesiculosum ᴢflechte f s Herpes ᴢfollikel m Graafian (a:) follicle (ɔ) od vesicle ~förmig vesicular (i), phlyctenoid (i) ᴢkrankheit f epidemic (e) virus (aiə) exanthema (i:) ~ziehend vesicatory (e), vesicating, vesicant (e), blistering

Blase f anat bladder; vesica, pl vesicae / embr vesicle (e) / pathol blister, vesicle, bulla ('bʌlə), bleb / (Luft, Gas) bubble (ʌ) / (Amnion) bag of waters / neurogene ᴢ neurogenic bladder / ᴢ steht f[ɔ]etal membranes intact / ᴢn bilden vi to blister; vt to raise blisters / sich ᴢn laufen to blister one's feet / eine ᴢ platzt a blister breaks od bursts / ᴢn ziehen to blister, to raise blisters ᴢ u. Bauchraum betr. vesico-abdominal (ɔ) ᴢ u. Harnleiter betr. vesico-ureteral (i:) ᴢ u. Harnröhre betr. vesico-urethral ᴢ u. Mastdarm betr. vesicorectal ᴢ u. Niere betr. vesicorenal (i:) ᴢ u. Prostata betr. vesicoprostatic ᴢ u. Schambein betr. vesicopubic (ju:) ᴢ u. Scheide betr. vesicovaginal (ai) ᴢ u. Uterus betr. vesico-uterine (ju:) ᴢ u. Wirbelsäule betr. vesicospinal (ai) ᴢ u. Zervix betr. vesicocervical

Blasebalg m bellows pl ᴢgeräusch n bellows sound

Blasen|- vesical (e), cysto- (Vors) ᴢadernegel m Schistosoma haematobium ~ähnlich vesicular (i) / cystoid (i) ᴢangiophilie f pomphogenic (e) angiophilia (i) ᴢanheftung f cystopexy / (an Bauchwand) ventrocystorrhaphy (æ) ᴢarterie f cystic (i) artery ~artig

bladderlike / cystic, cystoid / vesicular (i) ᴢatonie f string bladder ᴢatresie f atretocystia ᴢaufnahme f röntg cystogram / (nach Luftfüllung) air cystogram / (nach Lufteinblasung) pneumocystogram ᴢausgang m vesical outlet, outlet of the bladder ᴢausschlag m vesicular (i) od bullous (ʌ) eruption (ʌ), eruption of blisters / (Pemphigus) pemphigus ᴢbauchwandwinkel m abdomino (ɔ)-vesical pouch (au) ~bedeckt blistered, bullate (ʌ) ~bildend vesicant (e), vesicatory, blistering ᴢbildung f eruption (ʌ) of blisters, vesication, vesiculation, blistering, bullation / (im Blut) aero (ɛə)-embolism ᴢbilharziose f endemic (e) h[a]ematuria (juə) ᴢblutung f vesical h[a]ematuria od h[a]emorrhage (e), bleeding from the bladder, cystorrhagia (ei) ᴢboden m base of the bladder ᴢbruch m bladder hernia, vesical hernia, vesicocele (e), cystic hernia, cystocele ᴢdarmfistel f rectovesical fistula ᴢdickdarmraum m rectovesical fold ᴢdivertikel n vesical diverticulum (i), bladder diverticulum ᴢdränage f drainage (ei) of the bladder / geschlossene ᴢ closed bladder drainage ᴢdrang m vesical tenesmus / (schmerzhafter) strangury ᴢdreieck n trigone ('traigoun) of the bladder, vesical triangle (ai) ᴢdreiecksentzündung f trigonitis ᴢdruckmessung f cystometry ᴢdrüsen f pl vesical (e) glands ᴢeingang m inlet of the bladder ᴢekstrophie f exstrophy of the bladder, ectopia vesicae ᴢemphysem m bulla emphesema ᴢentleerung f voiding of the bladder, micturition, urination ᴢentleerungsdruck m voiding pressure ᴢentleerungsstörung f disturbed micturition ᴢentzündung f cystitis, inflammation of the bladder ᴢerkältung f chill in od on the bladder, catarrh of the bladder, cystitis ᴢeröffnung f chir cystotomy; vesicotomy ᴢerweiterung f cystectasia (ei), cystectasy, dilatation of the bladder

Blasenfistel f cystic (i) od vesical (e) fistula, fistula of the bladder / eine ᴢ anlegen to make an incision (i) into the bladder ᴢanlegung f cystotomy

Blasen|fixation f cystopexy, vesicofixation ~förmig vesicular (i) / (Ausschlag) bullous ('bʌləs) ~frei pharm bubble--free ᴢgalle f (B-Galle) B-bile ᴢgang m vesical duct ᴢgegend f vesical region (i:) ᴢgrieß m [urinary (juə)] gravel (æ) ᴢgrießabgang m lithuresis (i:) ᴢgrind m impetigo (ai) ᴢgrund m (Fundus vesicae (PNA)) base of the bladder, vesical fundus (ʌ), fundus of the bladder ᴢhals m (Cervix vesicae (PNA)) vesical cervix, neck of the bladder ᴢhalsentzündung f inflammation of the neck of the bladder, trachelocystitis ᴢhalsgebiet n area ('ɛəriə) of the neck of the bladder ᴢhalssperrer m chir bladder neck spreader, meatus clamp ᴢhalsstenose f, kongenitale (Marion-Syndrom) Marion's (mari'ɔz) syndrome, female prostatic obstruction syndrome ᴢharnleiterkatarrh m cysto-ureteritis ᴢharnröhrenaufnahme f röntg cysto-urethrogram (i:) ᴢharnröhrenkatarrh m urethrocystitis ᴢharnröhrenspiegel m cysto-urethroscope (i:) ᴢhautentzündung f (Harnblase) endocystitis ᴢhernie

f cystocele, vesicocele (e), vesical hernia ᴢhirn n path hydranencephaly (e) ᴢinhalt m contents of the bladder ᴢinkontinenz f urinary (juə) incontinence ᴢinnendruck m intravesical (e) pressure ᴢkäfer m cantharis ᴢkatarrh m cystic catarrh (kə'ta:), cystitis, inflammation od catarrh of the bladder, cystorrh[o]ea (i) / aufsteigender ᴢ cysto-ureteropyelitis (paiə'laitis) ᴢ-kolonfistelanlage f cystocolostomy ᴢ-krampf m cystospasm, spasm of the bladder, vesical (e) spasm od tenesmus ᴢkrebs m carcinoma od cancer of the urinary (juə) bladder, bladder cancer / (der Anilinarbeiter) dye-workers' cancer ᴢkrise f vesical crisis (ai) ᴢkuppe f apex (ei) of the bladder ᴢlähmung f cystoplegia (i:), cystoparalysis ᴢleiden n bladder trouble

Blasenmastdarmfistel f path rectovesical fistula ᴢanlage f chir cystorectostomy

Blasen|mole f hydatidiform (i) od cystic (i) od vesicular (i) mole, hydatid (ai) mole ᴢmuskulatur f (Harnblase) muscles of the urinary (juə) bladder (æ) ᴢnaht f chir cystorrhaphy (ɔ) ᴢneuralgie f cystoneuralgia (æ) ᴢniere f cystic kidney ᴢ-Pärchenegel m Schistosoma haematobium ᴢpflaster n pharm emplastrum cantharidis (æ), blistering plaster (a:) ᴢplastik f cystoplasty (i), plastic operation on the bladder ᴢpolyp m polypus (ɔ) in the bladder ᴢprolaps m cystoptosis ᴢpunktion f puncture od paracentesis (i:) of the bladder, vesical (e) paracentesis / suprapubische ᴢ suprapubic (ju:) aspiration ᴢraum m vesicular (i) cavity od space ᴢreizung f irritation of the [urinary (juə)] bladder ᴢrektumfistel f rectovesical fistula ᴢresektion f partial cystectomy ᴢriß m laceration od rupture of the bladder, vesical rupture ᴢröntgen n röntg cystography / (nach Lufteinblasen) pneumocystography ᴢruptur f rupture od bursting of the bladder ᴢsarkom n cystosarcoma ᴢscheidenbruch m colpocystocele ᴢscheidenfistel f vesicovaginal (ai) fistula, colpocystosyrinx (i) ᴢscheidenplastik f colpocystoplasty (i), cysto-elytroplasty (i) ᴢscheidenschnitt m colpocystotomy ᴢscheitel m apex of the bladder ᴢschere f bladder scissors pl / gebogene ᴢ curved bladder scissors pl ᴢschleimhaut f mucosa of the bladder ᴢschließmuskel m (Musculus sphincter vesicae (PNA)) sphincter of the bladder, vesical (e) sphincter ᴢschmerz m cystalgia, cystodynia, pain in the bladder ᴢschnitt m chir cystotomy, incision (i) into the bladder, vesicotomy / hoher ᴢ suprapubic (ju:) cystotomy, epicystotomy ᴢschwäche f atony (æ) of the bladder ᴢsenkung f cystoptosis ᴢsonde f bladder catheter (æ) ᴢspalt m schistocystis (,skisto'sistis) ᴢsphinkter m sphincter of the bladder, vesical sphincter ᴢspiegel m cystoscope (i) ~spiegeln to cystoscope ᴢspiegeln n cystoscopy ᴢsprengung f artificial rupture of the membranes (pl) od of the bag of waters ᴢspritze f bladder syringe (i) ᴢsprung m rupture of the [f[ɔ]etal (i:)] membranes od of the amnion od of the bag of waters, water burst / spontaner ᴢ spontaneous (ei) rupture /

vorzeitiger ⌂ premature (juə) rupture ⌂spülung f bladder rinse od washout od irrigation / intermittierende ⌂ intermittent bladder irrigation (IBI) Blasenstein m cystic od urinary calculus, bladder stone, cystolith ⌂bildung f formation of calculi in the bladder ⌂entfernung f chir cystolithectomy, cystolithotomy ⌂leiden n lithangiuria (juə), cystolithiasis (ai) ~lösend lithotriptic (i) ⌂operation f cystolithectomy ⌂schnitt m chir lithotomy, cystotomy Blasen|stich m puncture of the bladder ⌂tätigkeit f bladder function (ʌ) ⌂tee m pharm diuretic (e) tea ⌂tenesmus m tenesmus of the bladder, strangury ('stræŋjuəri) ~treibend vesicant (e), blistering ⌂tuberkulose f cystophthisis (ɔ), tuberculosis of the bladder ⌂tumor m tumo[u]r of the bladder, bladder neoplasm [cave: cystic tumo[u]r = zystisch degenerierter Tumor] ⌂überdehnung f megabladder ⌂untersuchung f cystologic[al] (ɔ) examination ⌂ureterdarstellung f röntg ureterocystography ⌂ureterenaufnahme f röntg cysto-ureterogram (i:) ⌂urethraaufnahme f röntg cysto-urethrogram (i:) ⌂urin m bladder urine ⌂uterusfistel f vesico-uterine (ju:) fistula ⌂verwundung f (Schuß) bladder wound ⌂vorfall m cystocele (i) ⌂wand f anat vesical wall, wall of a vesicle (e) / (Harnblase) bladder wall ⌂wandentzündung f endocystitis ⌂wasser n amniotic (ɔ) fluid (u) od liquid (i) ⌂-Wundspreizer m bladder retractor ⌂wurm m (Hundebandwurm) Cysticercus, bladder worm ⌂wurmkrankheit f cysticercosis, hydatidosis, echinococciasis (i'kainokɔk'saiəsis) ⌂zange f bladder forceps pl ⌂zentrum n micturition (i) centre [US center], vesical centre [US center] ⌂ziehen n vesication, blistering ~ziehend vesicant (e), blistering, vesicatory, raising blisters Bläsermuskel m buccinator (ʌ), cheek muscle Blasgeräusch n (Herz) cardiac souffle ('su:fl) blasig (bläschenförmig) vesiculose (i), vesicular (i), bullous (ʌ) / (phlyktänulär, phlyktänulös) phlyctenar, phlyctenous (i) / (zystisch) cystic blaß pale, pallid (æ) / (Darm) putty (ʌ) Blässe f paleness, pallor (æ) / fahle ⌂ whiteness / gelbliche ⌂ sallowness blaß|gesichtig pale-faced ~häutig pale-skinned bläßlich palish (ei) blaß|rosa pinkish ~rötlich (Exsudat) salmon ('sæmən)-pink ⌂sein n pallor (æ), paleness ⌂werden n paling Blast m (Sog) blast (a:) Blastem n (Keimstoff) blastema (i:), pl blastemata (i:) ~isch blastemic (e) Blastenschub m blastic crisis Blasto|- (Vors) (Keim-) blasto- (Vors) ⌂derm n embr germ od germinal membrane, blastoderm ~dermal blastodermal, blastodermic ⌂dermzerfall m blastolysis (ɔ) ~gen blastogenic (e), blastogenous (ɔ), blastogenetic (e) ⌂genese f (Knospung) blastogenesis (e), blastogeny (ɔ), germination ⌂kinese f blastokinesis (ki'ni:sis) ⌂lyse f blastolysis (ɔ) ⌂m n blastoma, pl blastomas od blastomata ~matogen blastomatogenic (e) ~matös blastomatous (ou)

⌂matose f blastomatosis ⌂meren n pl blastomeres ⌂myces brasiliensis Paracoccidioides (ɔi) pl ⌂mycin n blastomycin (blæsto'maisin) (USP) ⌂mykose f blastomycosis / europäische ⌂ cryptococcosis / nordamerikanische ⌂ Gilchrist's ('gilkrists) disease, North American blastomycosis / südamerikanische ⌂ paracoccidioidomycosis (,pærəkɔk,sidi'ɔidomai'kousis) ⌂myzespilz m Blastomyces (ai), pl blastomycetes ('si:tiz) ⌂myzeten m pl blastomycetes ⌂myzeten- blastomycetic (e) ⌂phthorie f ps blastophthoria ⌂porus m (Urmund) protostoma (ou), blastopore, primitive mouth, gastropore, archistome ⌂zöl n blastoc[o]ele ⌂zölblastoc[o]elic (i:) ⌂zyste f (Keimbläschen) blastocyst, blastodermic vesicle ⌂zyt m blastocyte Blastula f (Keimblase) blastula, pl blastulae ⌂- blastular ⌂bildung f blastulation ⌂entstehung f blastokinesis (i:) ⌂haut f blastoderm ⌂höhle f blastoc[o]ele blastulär blastular (æ) Blastulation f blastulation Blast|verletzung f blast injury ⌂zelle f blast cell Blatt n (Pflanze) leaf, pl leaves / (Papier) sheet / chrom [chromatographic] sheet / (Messer) blade / anat sheet, layer ('leə), membrane, blade / (Pleura) membrane / (Knochen) lamina (æ), table / parietales ⌂ des Bauchfells parietal peritoneum (i:) / viszerales ⌂ des Bauchfells visceral (i) peritoneum / wandelndes ⌂ zool walking (ɔ:) leaf ~artig foliaceous (ei), leaflike, foliate (ou) / lamellar, laminated Blättchen n Lab disk ⌂test m Lab disk [-sensitivity] test Blatter f pustule (ʌ), pimple, pock [s Blattern] blätterig anat laminar, laminated, lamellar, leafy, leaflike Blattern f pl smallpox, variola (ai) / schwarze ⌂ malignant (i) od black od h[a]emorrhagic (æ) smallpox blättern (abblättern) to laminate, to peel off, to desquamate Blatter|narbe f pockmark ~narbig pockmarked Blattern|epidemie f smallpox epidemic (e) ⌂impfung f (Pockenimpfung) vaccination ⌂vakzine f smallpox (ɔ:) vaccine ('væksi:n) Blätterschwamm m tox white agaric (æ) Blatt|gold n [beaten] leaf gold ⌂grün n chlorophyll (ɔ:) ⌂laus f aphis (æ), plant-louse, pl plant-lice ⌂papillen f pl (Papillae foliatae (PNA)) folia linguae ⌂säge f blade saw ~sauer chem folic (ou) ⌂säure f chem folic acid ⌂silber n leaf silver ⌂tang m bot Laminaria (εə) blau blue / (bei Atemnot) cyanotic (ɔ) / (vor Kälte) blue (vor with) / Berliner ⌂ n Prussian (ʌ) blue, ferric ferrocyanide blau|äugig blue-eyed ⌂ausscheidung f indigocarmine excretion (i:); excretion of methylene blue ⌂beere f (Heidel- od Bickbeere) bilberry, whortleberry (ʌ), blueberry ⌂blindheit f acyanoblepsia (ei'saiəno'blepsiə), blue blindness, tritanopia, tritanopsia ⌂blütigkeit f blueness of the blood, cyan[a]emia Blaud (blo:)-Pillen f pl pharm Blaud's pills, chalybeate (i) pills Blau|eiter m (Pyozyaneuseiter) blue pus

(ʌ) ~eitrig pyocyanic (æ) ~färbend mikrosk cyanophil (æ), cyanophilous (ɔ) ⌂färbung f (Haut) cyanoderma / (durch Stauung) cyanosis, cyanopathy (ɔ) / blueness ⌂gel n (EP, DAB) silica gel with a cobalt indicator ⌂gelbblindheit f erythrochloropia ⌂-Gelbsehen n xanthocyonopia ⌂holz n pharm camp[a]eche (i:) wood, h[a]ematoxylon ⌂kreuzkampfgas n mil sternutator, diphenylchloroarsin bläulich (livide) livid (i), bluish (u:) ⌂ ~weiß bluish-white Blau|lichtbehandlung f blue-light therapy ⌂mal n blue n[a]evus (i:) ⌂papier n dent articulating paper Blausäure f (Zyanwasserstoffsäure) chem prussic acid, hydrocyanic (æ) acid ⌂verbindung f chem cyanide (ai), cyanic compound ⌂vergiftung f hydrocyanic-acid od prussic-acid poisoning, hydrocyanism (ai) Blau|schwäche f tritanomaly (ɔ) ~schwarz blue-black ⌂schweiß m bluish sweat (e) ⌂schweißausscheidung f cyanephidrosis, cyanhidrosis ⌂sehen n cyanopia, cyanopsia ⌂sein n (Zyanose) bluishness, cyanosis ⌂sichtigkeit f ⌂sehen ⌂stein m (Kupfersulfat) chem blue stone, copper sulphate (ʌ) [US sulfate] ⌂stift m blue pencil ⌂sucht f cyanosis, cyanopathy (ɔ), morbus caeruleus ~süchtig cyanosed (ai) Bl.B. = Blutbild n blood count Blegvad-Haxthausen ('blaivad-'haksthauzən)-Syndrom n Blegvad-Haxthausen syndrome Blei n chem lead (e) / mit ⌂ ausgekleidet lead-lined ⌂abdeckung f röntg lead shielding ⌂abschirmung f protection by lead-plates ⌂azetat n (DAB) lead acetate (BP), Goulard's (gu'larz) powder / ⌂lösung f (EP) (I DAB) lead acetate solution (EP, BP), lead acetate test solution (USP) / ⌂papier (EP) n lead acetate test paper (USP), lead paper (BP), lead acetate paper (EP) / ⌂watte f (EP) lead acetate cotton (EP) ⌂alter n radiol lead age ⌂anämie f lead poisoning an[a]emia ⌂arsenat n chem lead arsenate ⌂bariumsulfat n chem lead barium (εə) sulphate (ʌ) [US sulfate] ⌂belag m lead cover (ʌ) bleich pale, pallid (æ) / (blutlos) bloodless / ~ werden to turn od to grow pale, to lose colo[u]r ~en to bleach / (durch Lichtmangel) to etiolate (i:) ⌂erde f fuller's (u) earth ⌂flüssigkeit f bleaching fluid (u) ⌂heit f lividity, lividness (i) ⌂kalk m (Chlorkalk) chem chloride (ɔ:) of lime, bleaching powder, chlorinated (ɔ:) lime Bleichlorid n lead chloride (ɔ:) Bleich|mittel n bleaching agent (ei), bleach ⌂pulver n bleaching powder, chlorinated lime ⌂soda f chem bleaching soda, sodium hypochlorite (ɔ:) ⌂sucht f chlorosis, green-sickness ~süchtig chlorotic (ɔ), an[a]emic, green-sick ⌂ung f bleaching Blei|enzephalitis f lead encephalitis (ai) ⌂enzephalopathie f lead encephalopathy ⌂epilepsie f saturnine epilepsy ⌂essig m chem lead (e) subacetate (æ), Goulard's (gu'larz) extract ⌂farben lead-colo[u]red ⌂folie f lead sheet ⌂gicht f saturnine (æ) gout (au) ⌂gitter n röntg lead grid ⌂glas n röntg lead-glass ⌂glätte f chem litharge ('liθa:dʒ)

(*BPC*), yellow lead oxide (ɔ) ⮢gleichgewicht *n* (Pb-GW) lead equivalent ~grau leaden-grey ⮢gummi *n* lead rubber (ʌ) ⮢gummischutz *n röntg* lead rubber protection ⮢jodid *n* lead iodide (ai) ⮢karbonat *n chem* lead carbonate ⮢kassette *f röntg* lead-lined box *od* container ⮢kolik *f* (Malerkolik) lead colic (ɔ), painters' colic ⮢krampf *m* painters' spasm *od* cramp, saturnine (æ) convulsion (ʌ) ⮢lähmung *f* lead palsy (ɔ:) *od* paralysis, painters' palsy *od* paralysis ⮢nephritis *f* saturnine nephritis ⮢neuritis *f* neuritis saturnina (ai), lead neuritis ⮢nitrat *n* (*DAB*) lead nitrate (ai) (*BP*, *USP*) ⮢oxyd *n chem* lead oxide, lead monoxide *od* / (Mennige) minium (i) ⮢(IV)oxid (*EP*) lead dioxide (*EP*, *BP*) ⮢pflaster *n pharm* lead plaster (a:), diachylon (dai'ækilɔn) *od* litharge ('liθa:dʒ) plaster (a:) ⮢platten *f pl röntg* leads (e), lead sheets ⮢rasterblende *f röntg* lead scanner diaphragm ('daiəfræm) ⮢salbe *f pharm* lead ointment / (Ungt. diachylon) ointment of lead oleate (ou) / (Ungt. plumbi) lead subacetate (æ) ointment ⮢salz *n chem* lead salt ⮢saum *m* lead line, blue line ⮢säure *f chem* plumbic acid ⮢schaden *m* lead poisoning ⮢schirm *m röntg* protective screen ⮢schutz *m* lead protection ⮢standardlösung *f* standard lead solution ⮢stiftähnlich (ʌ) pencil-like, pencil-shaped ⮢stiftstuhl *n chem* lead sulphate (ʌ) [*US* sulfate] ⮢sulfid *n* (Plumbum sulfuratum) *chem* lead sulphide (ʌ) [*US* sulfide] ⮢vergiftung *f* lead poisoning, saturnism (æ), plumbism (ʌ), saturnine (æ) poisoning ⮢vitriol *n* s. ⮢sulfat ⮢wasser *n pharm* Goulard's (gu'larz) solution *od* water, lead [subacetate (æ)] solution ⮢wasserumschlag *m pharm* lead compress ⮢weiß *n chem* ceruse ('siəru:s), white lead ⮢weißvergiftung *f* ceruse poisoning ⮢zucker *m chem* lead acetate (æ) (*BP*), sugar ('ʃuga) of lead

Blende *f fotogr* diaphragm ('daiəfræm), aperture (æ); stop

Blendenöffnung *f* aperture (æ)

Blendung *f* (durch Lichtblitz) flash blindness *direkte* ⮢ (Infeldblendung) direct glare *indirekte* ⮢ indirect glare *physiologische* ⮢ (störende Blendung) disability glare *unangenehme* ⮢ (psychologische Blendung) discomfort glare

Blenno|- (*Vors*) (Schleim-) blenno- (*Vors*) ⮢phthalmie *f* blennophthalmia ⮢rrhagie *f* (Schleimfluß) blennorrhagia ~rrhagisch blennorrhagic (æ) ⮢rrhoe *f* blennorrh[o]ea / ⮢ der Neugeborenen blennorrh[o]ea neonatorum (ɔ:) / ⮢ bei Tripper gonorrh[o]eal (i) ophthalmia ⮢rrhoea neonatorum *f* ophthalmia of the newborn ~rrhoisch blennorrhagic (æ), blennorrh[o]eal (i)

Blephar|adenitis *f* (Liddrüsenentzündung) blephar[o-]adenitis ⮢ektomie *f* (Lidexstirpation) blepharectomy ⮢itis *f* (Lidrandentzündung) blepharitis

Blepharo|- (*Vors*) (Lid-) blepharo- (e) (*Vors*) ⮢blast *m* blepharoblast (e), basal granule (æ) *od* body *od* corpuscle ⮢chalasis *f* blepharochalasis (æ) ⮢klonus *m* (Lidkrampf) blepharoclonus (ou) ⮢konjunktivitis *f* blepharoconjunctivitis ⮢n *n* (Lid) blepharon, *pl*

blephara, eyelid ⮢phimose *f* (Lidspaltverengerung) blepharophimosis ⮢plast *m* ⮢blast ⮢plastik *f* (Lidplastik) blepharoplasty ~plastisch blepharoplastic ⮢plegie *f* (Lidlähmung) blepharoplegia (i:), paralysis of an eyelid ⮢ptose *f* blepharoptosis ('tousis), drooping of the upper eyelid ⮢rrhaphie *f* blepharorrhaphy (ɔ), tarsorrhaphy (ɔ) ⮢rhoe *f* blepharorrh[o]ea (i:) ⮢spasmus *m* (Lidkrampf) blepharospasm, spasm *od* cramp of an eyelid ⮢stat *m* (Lidhalter) blepharostat (e) ⮢stenose *f* blepharosynechia (e) ⮢tomie *f* (Lidspaltung) blepharotomy ⮢xysis *f* blepharoxysis (ai)

Blepsopathia *f* (Folgen der Überanstrengung der Augen) blepsopathia (æ)

Blessig ('blesig)-**Zysten** *f pl* Blessig's cysts *od* spaces

Blick *m* look, glance/ der böse ⮢ the evil eye / ⮢ nach unten infraversion ⮢visual ('vizjuəl) ⮢ebene *f* visual plane ⮢feld *n röntg* viewing (ju:) field / *opt* field of vision (i), visual field ⮢krampf *m* visual spasm; (Parkinsonismus) oculogyric (aiə) crisis ⮢lähmung *f* paralysis of ocular movement / konjugierte ⮢ conjugate paralysis, Parinaud's (pari'no:z) ophthalmoplegia *od* syndrome ⮢linie *f opt* line of fixation ⮢punkt *m opt* fixation point, visual point ⮢richtung *f* line of sight *od* vision (i), line of fixation ⮢richtungsnystagmus *m* nystagmus on deviation [of the eyes]

blind blind, sightless / (Auge) amaurotic (ɔ) / auf einem Auge ~ blind in one eye ~ machen to blind / ~ werden to grow *od* go blind

Blinddarm *m* c[a]ecum (i:), blind gut / (Wurmfortsatz) appendix ⮢ c[a]ecal (i:) ⮢abszeß *m* typhlo-empyema (i:) ⮢anfall *m F* attack (æ) of appendicitis ⮢darstellung *f röntg* appendiculoradography (ɔ), appendiculoroentgenography (rʌntjən'ografi) ⮢druckpunkt *m* McBurney's (mæk'bə:niz) point ⮢entfernung *f s* ⮢operation ⮢entzündung *f* appendicitis / (Typhlitis) typhlitis, perityphlitis / chronische ⮢ chronic a. / eitrige ⮢ purulent *od* suppurative ('sʌpjuəreitiv) a., typhlo-empyema (i:) / perforierende *od* perforierte ⮢ perforating *od* perforative a. / verschleppte ⮢ neglected appendicitis ⮢erweiterung *f* (Zäkum) typhlectasis, typhlectasia (ei) ⮢fistel *f chir* c[a]ecal (i:) fistula ⮢gegend *f* region of the appendix, appendiceal (i) region ⮢klappe *f* (Ileozäkalklappe) ileoc[a]ecal (i:) valve ⮢klemme *f chir* appendix clamp ⮢leiden *n* appendicopathy (ɔ) ⮢operation *f* appendectomy, appendicectomy ⮢schmerz *m* appendalgia, appendicealgia ⮢schnitt *m* gridiron (i'graidaiən) *od* McBurney's (mæk'bə:niz) incision (i) ⮢senkung *f* c[a]ecoptosis, typhloptosis ⮢wand *f* appendiceal wall

Blinden|anstalt *f* home for blind people *od* for the blind, blind-asylum (ai) ⮢fürsorge *f* blind-welfare ⮢hund *m* ⮢anstalt ⮢hund *m* guide dog [for the blind], seeing-eye dog ⮢schrift *f* braille (breil) ⮢schule *f* school for the blind ⮢stock *m* cane for the blind

Blind|gang *m* (gehen) walking with one's eyes shut / (Gang) *anat* blind pouch (au), cul-de-sac ('kul-də-'sæk) /

bakt blind passage ~geboren blind-born, blind from birth ⮢heit *f* blindness, amaurosis, typhlosis / angeborene ⮢ congenital (e) blindness / einseitige ⮢ unilateral (æ) blindness / hysterische ⮢ hysterical blindness / psychogene ⮢ hysterical blindness ⮢-loop-Syndrom *n* (Syndrom der blinden Schlinge, Blindsacksyndrom) blind-loop syndrome, afferent loop syndrome ⮢lösung *f pharm* blank solution ⮢sack *m* c[a]ecal (i:) pouch (au), blind sack, cul-de-sac ('kul-də-'sæk) ⮢sacksyndrom *n s* ⮢-loop-Syndrom ⮢versuch *m* placebo (i:) test, blank test, blind test ⮢wert *m Lab* blank value

B-Linien *f pl* B lines of Kerley ('kə:li)

Blinzel|krampf *m* nictitating *od* winking spasm ~n to blink, to nictitate, to nictate ⮢n *n* blinking, nictitation, nictation ~nd (neurotisch) blink-eyed ⮢reflex *m* blinking *od* conjunctival (ai) reflex

Blitz *m* lightning (ai) ⮢- kerauno- (kə'ro:no) ⮢angst *f* keraunophobia ~artig (Schmerz) fulgurant (ʌ), fulgurating, fulminous (ʌ), fulminating ⮢aufnahme *f röntg* flash radiography ⮢diagnose *f* spot diagnosis

Blitzesehen *n* coruscation

Blitz|figur *f* lightning figure ('figə) ⮢krämpfe *m pl* lightning convulsions ⮢lähmung *f* keraunoparalysis ⮢-Nick-Salaamkrampf *m* salaam spasm ⮢schlag *m* lightning stroke / vom ⮢ getroffen werden to be struck by lightning ⮢schlagneurose *f* keraunoneurosis ⮢verbrennung *f* lightning burn / (Blitzfigur) lightning figure ('figə) ⮢wirkung *f* fulguration

BlK = Blutkörperchen *n* blood corpuscle

Bloch ('blɔx)-**Sulzberger** ('sʌltsbə:gə) -**Syndrom** *n* (Incontinentia pigmenti Bloch-Sulzberger) Bloch-Siemens ('zi:mens) *od* -Sulzberger syndrome

Block *m* block, blocking, blockage / (Rezepte) block, pad / atrioventrikulärer ⮢ atrioventricular *od* auriculoventricular block / sinuaurikulärer ⮢ sino (ai)-auricular (i) block ⮢ade *f* (Herz, Ganglion) blocking, block ⮢adekatheter *m* blocker catheter (æ) ⮢dissoziation *f* auriculoventricular (i) dissociation ⮢er *m* blocking substance (ʌ) / *physiol* blocker, blocking drug ⮢fasern *f pl* (Herz) blocking fibres [*US* fibers] (ai)

blockier|en to block [off] / (Gefäß, Gang) to obstruct (ʌ) ~end (Gefäß) obstruent, blocking ⮢impuls *m* inhibitory pulse ⮢ung *f* block, blockage, blocking, blockade (ei) ⮢ungsmittel *n pharm* blocking agent (ei) ⮢ungsprobe *f* blocking test

Blockschmelzpunkt *m* instantaneous melting point

Bloom (blu:m)-**Syndrom** *n* Bloom's syndrome

bloßlegen *chir* to expose, to lay bare, to uncover

Blot (blo)-**Dolch** *m* Blot's perforator

Blount (blʌnt)-**Syndrom** *n* (Tibia vara) Blount-Barber ('ba:bə) syndrome, non-tibia bowlegs (ou), Erlacher-Blount syndrome

Blue-diaper-Syndrom *n* (familiäre Hy-

perkalzämie mit Nephrokalzinose und Indikanurie) ˙blue-diaper (ai) syndrome
Bluko = Blutkonserve *f* stored blood
Blum (blu:m)|**-Eiweissreagens** *n* Blum's reagent **ᴢ-Syndrom** *n* (chloroprive Azotämie) Blum's syndrome, chloropenic *od* hypochlor[a]emic azot[a]emia
Blumberg ('blu:mberk)|**-Band** *n* (Ligamentum interfoveolare (*PNA*)) interfoveolar ligament **ᴢ-Zeichen** *n* (Appendizitis) Blumberg's sign
Blumenbach ('blu:mɔnbax)**-Klivus** *m* Blumenbach's clivus
Blumenkohl *m* *bot* cauliflower (ɔ) **~ähnlich** cauliflower-like **ᴢgewächs** *n* cauliflower-shaped tumo[u]r **ᴢkrebs** *m* cauliflower carcinoma **ᴢohr** *n* cauliflower ear
Blut *n* blood (ʌ) **arterialisiertes ᴢ** oxygenated (i) b. **arterielles ᴢ** arterial (iə) b. **defibriniertes ᴢ** defibrinated (ai) b. **dunkelrotes ᴢ** dark-red b. **geronnenes ᴢ** coagulated (æ) *od* clotted b., clot **hellrotes ᴢ** bright-red b. **ᴢ einer inkompatiblen Blutgruppe** incompatible (æ) blood **kaltes ᴢ** cold b. **konserviertes ᴢ** stored b. **lackfarbenes ᴢ** laky (ei) b. **oxalsäureversetztes ᴢ** oxalated b. **peripheres ᴢ** peripheral (i) b. **sauerstoffarmes ᴢ** venous (i:) b. **sauerstoffreiches ᴢ** arterial (iə) b. **verhaltenes ᴢ** pent-up b. **ziegelrotes ᴢ** brick-red b. **ᴢ geht ab** b. is passed with the stool **ᴢ brechen** to vomit (ɔ) *od* to bring up b. **ᴢ entnehmen** to withdraw b. **ᴢ spucken** to spit b. / **ᴢ stillen** to stop the bleeding **ᴢ der entsprechenden Blutgruppe** compatible (æ) b. **ᴢ der Wirbellosen** h[a]emolymph (i:) **ᴢ- blood**, h[a]emo- (hi:mo-, *US* also 'hemo-) (Vors), h[a]emato- ('hi:mɔto-, *US* 'hemɔto-) (Vors)
Blut|abgang *m* loss of blood / (Urin) h[a]emuresis (i:), h[a]ematuria (juə) **ᴢader** *f* (Vene) vein, venous (i:) vessel **ᴢaderblut** *n* venous blood **ᴢagar** *m* (*DAB*) blood agar ('eiga:) **ᴢagarplatte** *f* blood agar plate **ᴢagglutination** *f* h[a]emo-[a]gglutination **~ähnlich** h[a]ematoid (i:) **ᴢalbuminprodukt** *n* blood albumin (u:) product (ɔ) **ᴢalkalose** *f* alkalosis **ᴢalkohol** *m* blood alcohol (æ) **ᴢalkoholbestimmung** *f* blood alcohol determination **ᴢalkoholgehalt** *m* blood alcohol concentration **ᴢanalyse** *f* blood analysis, h[a]emanalysis / chemische **ᴢ** blood chemical analysis **ᴢandrang** *m* congestion [of blood (ʌ)] / **ᴢ** erzeugend congestive **ᴢansammlung** *f* h[a]ematoma **ᴢanschoppung** *f* congestion / **ᴢ** in der Milz splenemphraxis **~arm** an[a]emic (i:) (blutlos) bloodless **ᴢarmut** *f* an[a]emia (i:), olig[a]emia (i:) / (Chlorose) green-sickness, chlorosis / (Menge) h[a]ematopenia (i:), deficiency of blood **ᴢausfluß** *m* (blutiger Ausfluß) discharge of blood from the vagina (ai), blood-stained vaginal (ai) discharge **ᴢausstrich** *m* blood smear (iə), blood slide, blood film **ᴢaustritt** *m* extravasation, escape of blood / (ins Gewebe) sanguineous (i) infiltration **ᴢauswurf** *m* expectoration of blood / h[a]emorrhagic (hemo'rædʒik) sputum (ju:) **ᴢazidität** *f* blood acidity **ᴢbahn** *f* blood stream, circulation **ᴢbank** *f*

blood bank **~befleckt** blood-stained **ᴢbefund** *m* h[a]ematologic[al] findings, blood picture **ᴢbehandlung** *f* (mit Blut artgleichem Blut) homoh[a]emotherapy **ᴢbeimengung** *f*, **ᴢbeimischung** *f* admixture of blood **ᴢbeschaffenheit** *f* state of blood **ᴢbestandteil** *m* blood constituent (i) **ᴢbeule** *f* (Hämatom) blood tumo[u]r, h[a]ematoma **ᴢbewegung** *f* circulation *od* movement *od* flow of the blood
Blutbild *n* blood picture, h[a]emogram (i:), h[a]emografico *od* count / grosses **ᴢ** complete blood count / rotes **~** red blood count (RBC), red cell count / weißes **~** white blood count (WBC), white cell count / ein **ᴢ** machen to take a blood count **ᴢdiagnose** *f* h[a]emodiagnosis, h[a]ematologic[al] (ɔ) diagnosis **~end** h[a]ematogenic (e), h[a]ematogenous (ɔ), blood-forming, h[a]ematopoietic (e) **ᴢkontrolle** *f* blood count **ᴢner** *m* (blutbildender Stoff) h[a]ematogen (e) **ᴢung** *f* h[a]emo[cyto]genesis ('hi:mo-,saito'dʒenisis), h[a]emopoiesis (poi'i:-sis), h[a]ematopoiesis, formation of blood *od* blood cells / gestörte **ᴢ** dysh[a]ematopoiesis **ᴢveränderung** *f* change in the blood picture
Blut|bilirubin *n* h[a]emobilirubin (u:) **ᴢblase** *f* blood blister, h[a]ematocyst (e) **ᴢbrechen** *n* vomiting (ɔ) of blood, black vomit (ɔ), h[a]ematemesis (e), melanemesis (e) **ᴢbruch** *m* h[a]ematocele (e) **ᴢchemie** *f* *od* **ᴢchemismus** *m* blood chemistry **ᴢdepot** *n* blood reservoir **ᴢdiagnose** *f* h[a]emodiagnosis **ᴢdichte** *f* blood density
Blutdruck *m* blood pressure, BP, RR (= Riva-Rocci) **absinkender ᴢ** falling b. pr. **anomal niedriger ᴢ** hypopiesia (i:), hypopiesis (i:) b. pr. **dauernd vorhandener ᴢ** customary (ʌ) b. pr. **diastolischer ᴢ** diastolic (ɔ) b. pr. **gesteigerter ᴢ**, **erhöhter ᴢ** increased b. pr. **hoher ᴢ** high b. pr. **mittlerer ᴢ** mean b. pr. (MBP) **niedriger ᴢ** low b. pr. **systolischer ᴢ** systolic (ɔ) b. pr. **ᴢabfall** *m* decrease *od* drop in blood pressure **ᴢamplitude** *f* amplitude of blood pressure **ᴢanstieg** *m* increase *od* rise in blood pressure **ᴢapparat** *m* blood-pressure instrument, sphygmomanometer (ɔ), sphygmo (i) *F* **~erhöhend** pressor, hypertensive **ᴢerhöhung** *f* rise *od* increase in blood pressure **ᴢfeststellung** *f* blood pressure reading **ᴢkranker** *m* patient suffering from hypertension *bzw* hypotension **ᴢkrankheit** *f* (meist im Sinne von Hochdruck) hypertension **ᴢkurve** *f* tonogram (ou) **ᴢmanschette** *f* sphygmomanometer (ɔ) cuff (ʌ) **ᴢmeßapparat** *m* s **ᴢmesser** **ᴢmesser** *m* blood pressure instrument, h[a]emodynamometer (ɔ), sphygmomanometer, tonometer (ɔ), sphygmo (i) *F* **ᴢmessung** *f* measuring (e) of the blood pressure, h[a]emody[na]mometry, tonometry **ᴢreaktion** *f* pressure response (*auf to*) **ᴢregler** *m* blood pressure regulator **~regulierend** regulating the blood pressure **ᴢschwankung** *f* variation in the blood pressure **~senkend** depressant, hypotensive, lowering the blood pressure, anti-hypertensive **ᴢsenker** *m* *pharm* hypotensor **ᴢsenkung** *f* reduction in blood pressure, lowering of the blood pres-

sure, vasodepression / schonende **ᴢ** protective hypotension **~steigernd** vasopressor, hypertensive **ᴢsteigerung** *f* rise *od* increase in blood pressure / hypertension **ᴢstörung** *f* dysarteriotony (ɔ) **ᴢtabelle** *f* blood pressure chart **ᴢtafel** *f* blood pressure chart **ᴢverhältnisse** *n pl* blood pressure conditions **ᴢverminderung** *f* reduction (ʌ) of [the] arterial (iə) tension / decrease *od* fall of the blood pressure **ᴢwert** *m* blood pressure value (æ) / ständig gemessene **ᴢe** *pl* moment-to-moment blood pressure response
Blut|drüse *f* (ohne Ausführungsgang) blood gland, endocrine gland **ᴢdrüsenstörung** *f* (innere Sekretion) incretopathy (ɔ) **ᴢdrüsensystem** *n* endocrine system **~durchsetzt** (*zB* Sputum) blood-stained **~durchtränkt** blood-soaked **~durchzogen** (Sputum) blood-streaked **ᴢdyskrasie** *f* h[a]ematodyscrasia (ei) **ᴢegel** *m* (Hirudo) leech, Hirudo (hi'ru:dou) / **ᴢ** setzen *n* to apply leeches, to leech **ᴢegelsetzen** *n* hirudinisation, leeching **~eigen** h[a]ematogenic (e) **ᴢeindickung** *f* (*zB* nach Flüssigkeitsverlust) h[a]emoconcentration **ᴢeinstrom** *m* inflow of blood **ᴢeisen** *n* blood iron ('aiən) **ᴢeiweiß** *n* blood *od* plasma protein ('prouti:n) **ᴢeiweißkörper** *m s* **ᴢeiweiß ᴢeiweißmangel** *m* hypo-albumin[a]emia **ᴢempfänger** *m* blood recipient (i), donee (i:)
bluten to bleed (*aus from*) / sich zu Tode **~** to bleed to death / innerlich **~** to bleed internally / stark **~** to bleed profusely **ᴢ** *n* bleeding, h[a]emorrhage (e)
Blüten *f pl* *pharm* flowers **ᴢstand** *m*, traubenförmiger raceme (i:) **ᴢstar** *m* *ophth* (Cataracta floriformis) floriform cataract **ᴢstaub** *m* (Pollen) pollen (ɔ) [dust]
Blut|entmischung *f* (Dysämie, veraltet) dys[a]emia **ᴢentnahme** *f* withdrawal of blood, collection of blood, taking of blood samples (a:) **ᴢentnahmegerät** *n* blood-taking set **ᴢentnahmelanzette** *f* blood lancet (a:) **ᴢentnahmenadel** *f* blood-collecting needle **ᴢentzug** *m* blood-letting / deh[a]ematisation **ᴢenzym** *n* sero (iə)-enzyme ('enzaim)
Bluter *m* bleeder, h[a]emophiliac (i), h[a]emophilic (i)
Blut[er]brechen *n* h[a]ematemesis (e)
Blutergelenk *n* h[a]emarthros in h[a]emophilia (i), bleeders' *od* h[a]emophilic joint
Blutguß *m* h[a]emorrhage (e), h[a]ematoma, blood effusion (ju:) / (im Brustraum) h[a]ematothorax (ɔ:) / (Gelenk) h[a]emarthrosis, h[a]emarthros, arthrorrhagia / (unter Haut) bruise (u:), h[a]ematoma
Bluter|knie *n F* gonitis (ai) in h[a]emophilia **~krank** h[a]emophilic (i) **ᴢkrankheit** *f* (Hämophilie) h[a]emophilia (i), bleeders' disease (i:), bleeding *F*
Blutersatz *m* blood substitute (ʌ) **ᴢlösung** *f* physiologic[al] saline solution **ᴢmittel** *n* blood substitute **ᴢpräparat** *n* blood substitute
Blut|extravasat *n* extravasation, bruise (u:) **ᴢfarbe** *f* blood colo[u]r **ᴢfärbeindex** *m* colo[u]r index **~farbig** blood-colo[u]red / tinged with blood

ℓ**farbstoff** m h[a]emoglobin (ou), blood pigment, h[a]ematogenous pigment ℓ**farbstoffderivat** n h[a]emoglobin derivative (i) ℓ**faserstoff** m (Fibrin) fibrin (ai) ℓ**flagellat** m h[a]emoflagellate (æ) ℓ**fleck** m blood stain, blood spot / (Haut) petechia (pə'tekiə) ℓ**fleckenkrankheit** f morbus maculosus Werlhofii (wə:l'houfiai), Werlhof's disease, thrombopenic (i:) purpura (ə:), "purples" (ə:) pl F ℓ**fluß** m h[a]emorrhage (e) ℓ**flüssigkeit** f blood plasma ~**führend** conveying blood, h[a]emophoric (ɔ), ℓ**fülle** f (Plethora) plethora ('pleθərə) / (örtlich) congestion ℓ**gas** n blood gas ℓ**gasanalyse** f blood gas analysis ~**gefärbt** (zB Sputum) tinged with blood, blood-stained

Blutgefäß n blood vessel ℓ- vascular ℓ**drüse** f s Blutdrüse ℓ**erweiterung** f (Hämangiektasie) h[a]emangiectasis, h[a]emangiectasia (ei) ℓ**geschwulst** f h[a]emangioma ~**los** anangioid ℓ**system** n vascular od circulatory system ℓ**wand** f blood vessel wall

Blut|gehalt m blood content ℓ**gemisch** n blood mixture ~**gerinnend** h[a]emocoagulative (æ) ℓ**gerinnsel** n blood clot, coagulum, thrombus ℓ**gerinnsel-Retraktion** f clot retraction ℓ**gerinnung** f blood coagulation, blood clotting ℓ**gerinnungsfaktor** m coagulation factor ~**gerinnungshemmend** anticoagulant ℓ**gerinnungskörperchen** n thrombocyte ℓ**gerinnungskrankheit** f coagulation disease ℓ**gerinnungsstörung** f blood coagulation disease ℓ**gerinnungszeit** f clotting od coagulation time ℓ**geschwindigkeitsmesser** m h[a]emato-tachometer ℓ**geschwulst** f (Hämatom) h[a]ematoma, h[a]ematomata ℓ**geschwür** n boil / (Furunkel) furuncle (juə) / (Phlegmone) phlegmon / (Karbunkel) carbuncle ~**gestreift** streaked with blood ~**getränkt** blood-soaked ℓ**-Gewebe-Austauschhormon** n capillary (æ) hormone ℓ**gift** n systemic (e) poison, blood toxin, h[a]emotoxin ℓ**gruppe** f blood group, blood type / die ℓ feststellen to blood-group, to type a patient's blood

Blutgruppen|abstimmung f (von Spender und Empfänger) blood matching ℓ**antigen** n blood-group antigen ℓ**bestimmung** f blood-typing, blood-grouping ℓ**bezeichnung** f blood-type mark ℓ**dissonanz** f (Unverträglichkeit der Blutgruppen) incompatibility of the blood types ℓ**einteilung** f blood-group classification ℓ**feststellung** f typing (ai) of blood, blood-grouping ℓ**prüfung** f (von Spender und Empfänger) [group] matching ~**spezifisch** [blood-] group-specific (i) ℓ**substanz** f blood-group substance ℓ**system** n blood-group system ℓ**-Testserum** n blood-grouping serum ℓ**unverträglichkeit** f blood-group incompatibility ℓ**verschiedenheit** f difference in blood groups ℓ**verteilung** f biochemical (e) racial (ei) index ℓ**verträglichkeit** f blood-group compatibility

Blutharn m h[a]emorrhagic (æ) urine (juə), blood-tinged urine ℓ**en** n h[a]ematuria (juə), h[a]ematuresis (juə) ℓ**stoff** m blood urea (juə) ℓ**stoffspiegel** m blood-urea level (e) ℓ**stoffwert** m blood urea nitrogen (ai) (BUN)

Blut|hirnschranke f s ℓliquorschranke ℓ**histaminwert** m histaminic (i) value of the blood ℓ**hochdruck** m high blood pressure, hypertension ℓ**hochdruckleiden** n hypertension ℓ**holz** n pharm s Blauholz ℓ**husten** m h[a]emoptysis (ɔ), spitting of blood

blutig sanguineous (i), bloody (ʌ) / (blutend) bleeding / (blutbefleckt) blood-tinged ~**schleimig** mucoh[a]emorrhagic (æ), mucosanguineous (i) ~**serös** serosanguineous

Blut|insel f blood island (ai) ℓ**isoonkotisch** h[a]emiso-oncotic (ɔ) ℓ**kalkspiegel** m s ℓkalziumspiegel ℓ**kalzium** n blood calcium ℓ**kalziumspiegel** m blood-calcium level (e) ℓ**kammerwasserschranke** f blood aqueous (ei) humo[u]r (ju:) barrier ℓ**kapillaren** f pl capillary (æ) vessels, capillaries ℓ**katalysator** m blood catalyser (æ) od catalyst ℓ**klumpen** m blood clot, coagulum (æ) ℓ**koagelembolisation** f blood clot embolisation ℓ**kohle** f blood charcoal ℓ**konserve** f conserved od banked od stored blood / ℓ mit Zitrat- u Glukosezusatz citrated whole human blood ℓ**konservierung** f blood conservation ℓ**kontrolle** f examination of the blood picture

Blutkörperchen n blood corpuscle, blood cell / normales rotes ℓ normo-erythrocyte (i) / rotes ℓ red blood cell od corpuscle, erythrocyte (i), h[a]ematid (e) / weißes ℓ leucocyte [US leuko-] (ju:), white blood cell od corpuscle ℓ**agglutination** f h[a]emagglutination ℓ**agglutinations-**h[a]emagglutinative (u:) ℓ**auflösung** f globulolysis (ɔ) ℓ**ausscheidung** f (im Urin) h[a]ematocyturia (juə) ~**bildend** erythrogenetic (e), erythrogenic (e) ℓ**bildung** f h[a]emacytopoiesis (i:), h[a]ematopoiesis, formation of blood cells ℓ**degeneration** f erythrodegeneration ℓ**entstehung** f erythrocytopoiesis, erythropoiesis, erythrogenesis ℓ**mangel** m erythrocytopenia (i:), erythropenia, lack of erythrocytes (i) ℓ**messer** m erythrocytometer ℓ**messung** f erythrocytometry ℓ**parasit** m (zB Plasmodien) h[a]emocytozoon ('zouɔn), pl -zoa ('zouə) / erythroparasite (æ) ℓ**plasma** n (Diskoplasma) discoplasm, red cell plasma ℓ**quotient** m blood quotient ℓ**schatten** m blood shadow, ghost od phantom corpuscle ℓ**senkung** f blood sedimentation, erythrocyte sedimentation ℓ**senkungsgeschwindigkeit** f (BSG) blood sedimentation rate (BSR) ℓ**senkungsreaktion** f blood sedimentation test ℓ**volumen** n corpuscular (ʌ) volume ℓ**zählapparat** m h[a]emocytometer ℓ**zählkammer** f counting chamber (ei), h[a]emocytometer, h[a]ematimeter (i), counting cell ℓ**zählung** f blood [cell] count, h[a]ematimetry (i), h[a]ematocytometry (ɔ) / (rote) red blood count (RBC) / (weiße) white blood count (WBC) ℓ**zerfall** m h[a]emocytolysis (ɔ), cyth[a]emolysis, erythrocytolysis

Blut|krankheit f blood disease, h[a]emopathy (ɔ) ℓ**kraut** n (Sanguinaria) pharm blood root, sanguinaria (εə) ℓ**kreislauf** m [blood] circulation od flow ℓ**kreislauf-** circulatory ℓ**kristall** m blood crystal (i) ℓ**kruste** f blood crust, crusted (ʌ) blood ℓ**kuchen** m blood clot, coagulum (æ), crassamentum ℓ**kügelchen** n blood globule (ɔ) ℓ**kultur** f blood culture (ʌ), h[a]emoculture (i:) ℓ**kupfergehalt** m cupr[a]emia ℓ**laugensalz** n chem (gelbes) potassium ferrocyanide (ai) (BP), yellow prussiate (ʌ) of potash (ɔ) / (rotes) potassium ferricyanide (BP), red prussiate of potash ~**leer** bloodless, isch[a]emic (i:) / an[a]emic (i:) / ~ machen to restrict blood circulation, to tie up, to apply a tourniquet ('tuənikei) ℓ**leere** f an[a]emia (i:) / isch[a]emia (i:), bloodlessness / (Gehirn) cerebral (e) an[a]emia; depletion of blood / ℓ nach Esmarch exsanguination ℓ**lehre** f (Hämatologie) h[a]ematology (ɔ) ℓ**leiter** m blood conduit ℓ**liquorschranke** f blood-brain od blood-cerebrospinal (ai) od h[a]emato-encephalic (æ) barrier (BBB) ~**los** bloodless, devoid of blood ℓ**mahlzeit** f (Mücke) meal of blood ℓ**mangel** m lack od deficiency of blood, hyp[a]emia, an[a]emia ℓ**mauserung** f F building-up and destruction (ʌ) od death of erythrocytes ℓ**menge** f blood volume (ɔ) / im Umlauf befindliche ℓ circulating blood volume ℓ**mischung** f mixture of different bloods ℓ**mittel** n pharm blood tonic (ɔ) ℓ**mole** f blood mole (ou), vascular mole ℓ**nachweis** m blood test ℓ**neubildung** f h[a]emogenesis (e) ℓ**parasit** m blood parasite, h[a]emosite, h[a]emozoon ('zouɔn), pl h[a]emozoa, h[a]ematozoon, h[a]ematophyte (e), h[a]ematozoic (ou) parasite (æ) ℓ**pest** f septic[a]emic (i:) plague (pleig) ℓ**pfropf** m blood clot, thrombus, coagulum (æ) ℓ**pfropfverschleppung** f embolism ℓ**pigment** n blood pigment, h[a]emoglobin (ou), h[a]ematogenous pigment ℓ**plasma** n blood plasma ℓ**plasmaverminderung** f apoplasmia

Blutplättchen n blood platelet (æ), thrombocyte / normales ℓ orthoplastocyte / sehr großes ℓ megaloplastocyte / sehr kleines ℓ microplastocyte ℓ**abfall** m plastocytopenia (i:) ℓ**anomalie** f thrombopathy (ɔ) ℓ**anstieg** m plastocytosis, thrombocyt[a]emia ~**bildend** thrombopoietic (e) ℓ**bildung** f thrombopoiesis (i:), thrombocytopoiesis ℓ**erhöhung** f (an Zahl) hyperthrombocyth[a]emia ℓ**gehalt** m, erhöhter hyperthrombocyth[a]emia (i:) ℓ**vermehrung** f plastocytosis, plastocyt[a]emia ℓ**zähler** m thrombocytocrit (ai) ℓ**zerfall** m thrombocytolysis (ɔ)

Blut|platte f blood plate (Probe) blood test / (Menge) blood sample (a:), blood specimen (e) / eine ℓ entnehmen to take a blood sample ℓ**puffer** m blood buffer (ʌ) ~**reich** rich in blood, plethoric (ɔ) / (mit Blut überfüllt) congested ~**reinigend** blood-purifying (juə) ℓ**reinigung** f purification of the blood, blood purification ℓ**reinigungsmittel** n pharm blood purification agent, depurative (e), purifier [of the blood], depuration medicine ℓ**reinigungstee** m pharm blood-purifying tea ~**rot** blood-red ℓ**ruhr** f dysentery ('disntri) ℓ**sammelstelle** f (Blutbank) blood bank ℓ**sammelzentrale** f blood-collecting centre [US center] ℓ**sauerstoff** m oxygen contained (ei) in the blood, circulating oxygen ℓ**sauerstoffaustausch** m h[a]emo (i:)-respiratory (aiə) exchange ℓ**saugen** n sanguisuction (ʌ) ~saugend (Insekt) blood-sucking, blood-feeding, h[a]ematophagous (ɔ), blood-eating, sanguivorous (i) &sauger m (Insekt) blood-sucker &säule f blood column (ɔ) &schäden m pl blood dyscrasias ~schädigend h[a]emotoxic &schädigung f (durch Strahlen) radiotox[a]emia &schande f sex incest ~schänderisch incestuous &schatten m blood shadow (æ), phantom cell od corpuscle, shadow corpuscle, achromcyte (ou) &schaum m (blutiger Schaum) frothy (ɔ) blood &scheide f blood division (i) &schlamm m blood sludge &schlammbildung f sludging (ʌ) of blood &schmarotzer m h[a]ematozoon ('zouɔn) &schnäpper m blood lancet (a:) &schöpflöffel m blood scoop &schorf m scab, crust &schrägagar m blood agar slant &schwamm m h[a]emangioma, angioma, vascular polypus (ɔ) &schweiß m bloody sweat (e) / (Menstruation) men[h]idrosis &schwitzen n h[a]emat[h]idrosis, h[a]ematohidrosis, blood sweating (e), sudor (ju:) cruentus &senkung f blood sedimentation, erythrocyte (i) sedimentation / (nach Westergren) Westergren's ('vɛstəgrenz) method Blutsenkungs|apparat m sedimentometer &geschwindigkeit f (BSG) blood od erythrocyte (i) sedimentation rate (BSR od ESR) &geschwindigkeitsmesser m sedimentometer &probe f blood sedimentation test &röhrchen n blood sedimentation tube &zeit f sedimentation time Blutserum n blood serum (iə) &kultur f seroculture (iə) &probe f blood serologic[al] test (BST), seroreaction Blut|sickern n oozing (u:) of blood &speicher m blood reservoir &speien n spitting of blood, h[a]emoptysis (ɔ) &spektroskop n h[a]ematoscope (e), h[a]ematospectroscope &spektroskopie f h[a]ematospectroscopy &spendedienst m blood transfusion service &spenden n blood donation &spender[in] m (f) [blood] donor (ou) &spenderzentrale f blood donor centre [US center] &spendung f donation &sperre f partial deprivation of blood supply &spezialist m blood specialist, specialist for h[a]ematonosis / techn blood technician (i) &spiegel m blood level (e) &spiegelbestimmung f determination of the blood level &spiegelgrenze f blood level ceiling &spiegelkurve f blood level curve &spucken n spitting of blood, h[a]emoptysis (ɔ), blood-spitting &spur f trace of blood / (in Wäsche) blood stain &stammzelle f h[a]emocytoblast (ai) &status m blood picture &stäubchen n (Hämokonie) h[a]emoconia (ou), blood dust &stauung f vascular congestion, blood stasis (ei) / (künstliche) passive hyper[a]emia, Bier's (bi:rz) hyper[a]emia &stein m (Hämolith) h[a]ematolith (e), h[a]emolith (i:) blutstill|end styptic (i), h[a]emostatic (æ), h[a]emostyptic (i), anastaltic (æ) &er m styptic (i) &stift n pharm styptic (i) pencil &ung f control of h[a]emorrhage, h[a]emostasis (ei), stopping a h[a]emorrhage (e) od bleeding, h[a]emostasia (ei) / & durch Fingerdruck digital (i) compression / (durch Elektrokoagulation) electroh[a]emostasis (ei) &ungsmeissel m

h[a]emostatic chisel (i) &ungsmittel n pharm h[a]ematostatic &ungsröhre f epistaxis cannula Blut|stockung f stagnation of blood, blood stasis (ei) / (mit Thrombosenbildung) thrombostasis (ɔ) &streifen m (im Sputum) h[a]emorrhagic (æ) streak &striemen m (Haut) red bruise (u:), suggilation &strom m circulation, blood stream (i:) &strombahn f circulatory pathway &strömung f flow od movement of blood, circulation &stuhl m h[a]emorrhagic (æ) stools, black f[a]eces (i:), mel[a]ena (i:), bloody discharge, blood in the stools &sturz m (Blutung) h[a]emorrhage (e) / (Lunge) pulmonary (ʌ) h[a]emorrhage (e), h[a]emoptysis (ɔ) &suspensionsstabilität f suspension stability of the blood bluts|verwandt related by blood, consanguineous (i) &verwandte m pl blood relations, blood relatives &verwandtschaft f consanguinity (i), blood relationship, kinship Blut|system n blood system &therapie f h[a]emotherapy h[a]ematotherapy, h[a]emotherapeutics (ju:) / & mit Blut von anderen Menschen homoh[a]emotherapy &titer m blood titre [US titer] (ai) &transfusion f blood transfusion (ju:) / (langsame) drip transfusion / direkte & direct transfusion, immediate (i:) transfusion / indirekte & indirect transfusion Bluttransfusions|apparat m blood transfusion apparatus (ei) &ausrüstung f blood transfusion equipment &dienst m blood transfusion service &gerät n s &apparat &spritze f two-way syringe (i) blut|triefend dripping with blood &überfettung f hyperlipid[a]emia, hyperlip[a]emia ~überfüllt congested [with blood] &überfüllung f hyper[a]emia, congestion (Plethora) plethora ('pleθərə) ~überströmt covered with blood &übertragung f blood transfusion Blutübertragungs|besteck n blood transfusion (ju:) instruments (pl) &gerät n blood transfusion apparatus (ei) Blutumlauf m blood circulation Blutung f h[a]emorrhage ('hemɔridʒ), bleeding abundante & abundant (ʌ) od massive od copious (ou) h. arterielle & arterial (iə) h., bleeding from an artery & ins Augeninnere h[a]emophthalmia, h[a]emophthalmos, h[a]emophthalmus äussere & external h. & aus der Brust mastorrhagia & aus einer Brustwarze thelorrhagia (ei) epidurale & extradural (juə) h. extradurale & extradural h. funktionelle & functional (ʌ) h. & aus kleinen Gefässen small-vessel bleeding heftige & abundant (ʌ) od massive od copious (ou) h. innere & internal od occult (ʌ) od concealed h. intestinale & intestinal h. intracranielle & intracranial (ei) h. & intra partum intrapartum h. intraperitoneale & intraperitoneal (i) h. intrazerebrale & intracerebral (e) h. kapillare & capillary (æ) h. klimakterische & menopausal (ɔ:) h. langsame & staxis leichte & minor (ai) h. massive & massive h., h[a]emorrh[o]ea (i) menstruelle & menstrual h. monatliche & menstruation, menstrual od cyclic (i) h. & in der Nachgeburtsperiode h. during delivery of placenta & aus einem Ohr

oth[a]emorrhagia okkulte & concealed od occult (ʌ) h. parenchymatöse & parenchymatous h. petechiale & punctate (ʌ) h. & bei Plazenta praevia unavoidable h. &en in der Postmenopause post-menopausal bleeding postoperative &, & nach Operation, Nachblutung post-operative (ɔ) h. primäre & primary (ai) h. punktförmige & punctate (ʌ) h. retroplazentare & retroplacental h. & aus der Scheide colporrhagia (ei) sichtbare & evident (e) od external h. spritzende & h. in spurts, spurting h. starke & profuse bleeding subarachnoidale & subarachnoid h. subdurale & subdural (juə) h. traumatisch bedingte & primary (ai) h. uterine & uterine (ju:) h. venöse & venous (i:) h. vikariierende & vicarious (εə) h. & im Wochenbett post-partum h. eine & zum Stehen bringen to arrest od stop a bleeding eine & tritt auf a h. sets in od takes place od occurs (ə:) die & fördern, ausbluten lassen to encourage (ʌ) a h. einer & Herr werden to control (ou) a h. Blutungs|- h[a]emorrhagic (æ) &anämie f an[a]emia (i:) after h[a]emorrhage (e), posth[a]emorrhagic an[a]emia &bereitschaft f tendency to bleed od bleeding od h[a]emorrhages (e), bleeding tendency &dauer f duration of [blood] flow &kalender m menstruation chart &krankheit f disease with tendency to h[a]emorrhages (e) &neigung f tendency to bleed od to h[a]emorrhages (e), h[a]emorrhagic (æ) tendency od diathesis (æ) &schock m h[a]emorrhagic shock &stärke f amount of [menstrual] flow &störung f s Regelstörung &verhalten n bleeding pattern ~verhindernd antih[a]emorrhagic (æ), styptic (i) ~verursachend causing bleeding, h[a]emorrhagenic (e) &zeit f bleeding time blut|unterlaufen (Auge) blood-shot / (Haut) extravasated (æ), ecchymosed &unterlaufung f h[a]ematoma, ecchymosis, extravasation, suggillation, suffusion (ju:) [of blood], bruise (u:), black-and-blue spot &untersuchung f blood test, blood study / chemische & blood chemistry (e) / & auf Syphilis serologic[al] test for syphilis (STS) Blutuntersuchungs|apparat m blood-testing appliance (ai) &gerät n blood chemistry outfit Blut|veränderung f change in the blood, blood change &verdickung f thickening of the blood, pykn[a]emia, pyknoh[a]emia, pachyh[a]emia &verdünnung f hydr[a]emia, hydroplasmia, h[a]emodilution (u:) &vergiftung f blood poisoning, tox[a]emia, py[a]emia, septic[a]emia, sept[a]emia, septic intoxication von aussen bedingte & ectotox[a]emia von Darm ausgehende & enterotox[a]emia & bei Eiter im Blut ichor[a]emia & durch Fäulnisbakterien sapr[a]emia von der Leber ausgehende & hepatotox[a]emia &verlust m loss of blood, blood loss / starker & extensive loss of blood &verschmiert bloody &versorgung f blood supply &verteilung f blood distribution &viskosität f blood viscosity / hohe & coll[a]emia &volum[en] n blood volume (ɔ) / Herabsetzung des & blood volume reduction (ʌ) / zentrales zirkulierendes & central circulating blood volume (ɔ)

(CCBV) ⟨vqlum[en]verminderung f hypovol[a]emia (i:) ~warm tepid (e), blood-warm ⟨wärme f blood heat ⟨warze f angiokeratoma ⟨wäsche f s ⟨waschung ⟨waschung f lavage (lə'va:ʒ) of the blood, systemic (e) lavage, h[a]ematocatharsis / washing-out of the blood by means of the artificial kidney ⟨wasser n lymph, blood serum (iə) ⟨wasser- serous (iə) ⟨weg m blood system, circulation, blood stream / auf dem ⟨ verbreitet bloodspread ⟨weinen n dacryoh[a]emorrh[o]ea (i) ⟨welle f (Pulswelle) pulse wave ⟨wert m blood count ⟨wurm m bloodworm ⟨wurzel f bloodwort, rootwort, bloodroot, sanguinaria (εə) ⟨zelle f h[a]emocyte (i:), h[a]ematocyte (e), blood cell, blood corpuscle / (rote) erythrocyte (i), red cell / (weiße) leucocyte (ju:) [US leuko-], white cell

Blutzellen|bildung f h[a]emocytopoiesis (i:) ⟨verminderung f panh[a]ematopenia (i:) ⟨vernichtung f (durch Zellen) h[a]ematophagy (ɔ) ⟨zerfall m h[a]emocytolysis (ɔ)

Blut|zentrifuge f h[a]ematocrit (e) ~zersetzend h[a]emolytic (i) ⟨zersetzung f (Hämolyse) h[a]emolysis (ɔ), h[a]ematolysis (ɔ), decomposition (i) of the blood ⟨zirkulation f flow of blood, circulation / circulating volume •

Blutzucker m blood sugar ('ʃugə) ⟨anstieg m blood-sugar increase, hyperglyc[a]emia ⟨armut f glycopenia (i:) ⟨belastungskurve f glucose (u:) tolerance (ɔ) curve ⟨belastungsprobe f blood sugar od glucose tolerance test ⟨bestimmung f blood-sugar determination ~erhöhend hyperglyc[a]emic ⟨erhöhung f blood-sugar increase, hyperglyc[a]emia ⟨gehalt m sugar content of the blood, blood-sugar content od level (e) / (erhöhter) melit[a]emia, hyperglyc[a]emia ⟨kolorimeter n blood-sugar colorimeter (i) ⟨kontrolle f blood-sugar check ⟨kurve f blood-sugar curve ⟨mangel m (Hypoglykämie) hypoglyc[a]emia, blood-sugar deficiency ⟨meßgerät n blood-sugar outfit ⟨regulation f glycoregulation ~senkend hypoglyc[a]emic, blood-sugar lowering od reducing ~spiegel m blood-sugar level (e) / erhöhter ⟨ hyperglyc[a]emia / niedriger ⟨ glycopenia (i:) ⟨störung f pathoglyc[a]emia ⟨sturz m sudden decrease of the blood-sugar level, sudden hypoglyc[a]emia ⟨toleranz f blood-sugar tolerance (ɔ) ⟨toleranzbestimmung f blood-sugar tolerance estimation ⟨verhalten n blood-sugar reaction ⟨verminderung f hypoglyc[a]emia ⟨wert m blood-sugar value (æ) od rate

Blut|zufuhr f blood supply, flow of blood / Störungen der ⟨ disturbances of blood supply ⟨zufuhrunterbrechung f interruption (ʌ) of the blood supply ⟨zusammensetzung f blood composition; blood constituents ⟨zylinder m (Urin) blood cast ⟨zyste f blood cyst, h[a]ematocyst (e)

BM = Beckenmitte f centre of the pelvis

BNA = Baseler Nomina Anatomica Basle Nomina Anatomica

BNS-Krämpfe = Blitz-Nick-Salaam--Krämpfe m pl infantile nodding spasms

BN-Stoff m tear gas

Boas ('bo:as)|-Algesimeter n Boas' algesimeter (æld͡ʒi'simitə) ⟨-Druckpunkt m Boas' point ⟨-Probe f od -Reaktion f Boas' test ⟨-Reagens n Boas' reagent ⟨-Zeichen n Boas' sign

Bockhart ('bɔkhart) m (Folliculitis Bockhart) Bockhart's impetigo (ai)

Bocksbart m bot goat's beard (iə), salsify (æ)

Bockshorn|klee m F[o]enum (i:) gr[a]ecum (i:) (BPC), fenugreek ('fenju:gri:k) ⟨samen m pharm fenugreek seed

Bocksprungpuls m bounding pulse (ʌ)

Bockstalg m pharm sebum (i:) ovile (ou'vaili)

Bodansky (bo'dænski)|-Einheit f (BE) (Phosphatase) Bodansky unit (BU) ⟨-Methode f (Phosphatase) Bodansky's method

Boden m anat floor / (Basis) base (ei) / (Kultur) medium (i:) / (Organ) fundus (ʌ), floor / (Zählkammer mit Netzeinteilung) ruled platform / theoretischer ⟨ chrom theoretical plate ⟨platte f (Wirbel) lower plate ⟨satz m sediment (e), residuum (i), deposit (ɔ) ~ständig autochthonous (ɔ) ⟨strahlung f earth radiation ⟨verpestung f soil pollution (u:) ⟨verunreinigung f soil pollution ⟨wasser n (Grundwasser) ground water

Boeck ('bœk)|-Krankheit f Boeck's sarcoid (a:) ⟨-Sarkoid n (Sarkoidose, Besnier-Boeck-Schaumann-Syndrom) Boeck's disease od sarcoid ('sa:kɔid)

Boerhaave ('bu:rha:və)-Syndrom n (Spontanruptur des Ösophagus) Boerhaave's syndrome

Boettcher ('bøt͡ʃər)-Kristalle m pl (Samenkristalle) sperm od spermin crystals (i)

Bogen m arch; curve; bow (ou) / (Papier) sheet / (Licht) arc / (Kreis) arc of circle / genet arch, A ⟨biegezange f dent collar-shaping pliers pl ⟨faser f (Großhirn) arcuate fibre, [US fiber] (ai) ~förmig arched, curved, arcuate, arciform ⟨gang m, frontaler ⟨ (Canalis semicircularis anterior (PNA)) superior semicircular canal horizontaler ⟨ (Canalis semicircularis lateralis (PNA)) lateral semicircular canal sagittaler ⟨ (Canalis semicircularis posterior (PNA)) posterior semicircular canal ⟨gänge m pl (Ohr) (knöcherne) (Canales semicirculares ossei (PNA)) semicircular canals (æ) / (häutige) semicircular ducts ⟨gangfistel f pathol labyrinthine fistula ⟨gangsampullen f pl, häutige (Ampullae membranaceae (PNA)) membranous ampullae (ʌ) / knöcherne ⟨ (Ampullae osseae (PNA)) bony ampullae ⟨lampe f arc lamp ⟨niere f horseshoe kidney ⟨ringbruch m fracture of a vertebral arch

Bogomoletz (bɔgo'mɔlets)|-Behandlung f Bogomolets' method ⟨-Serum n (ACS) antireticular cytotoxic serum, anticytotoxic serum

Bogorad ('bɔgɔræd)-Syndrom n (Krokodiltränensyndrom) Bogorad's syndrome

Böhler ('bø:lər)|-Gehbügel m Böhler's stirrup (i) ⟨-Marknagel m Böhler's pin ⟨-Nagelung f Böhler's pin-fixation ⟨-Schiene f Böhler's [wire] splint

bohnen|förmig bean-shaped ~groß bean--sized ⟨kaffee m coffee (ɔ) ⟨krankheit

---

f favism (ei) ⟨vergiftung f favism (ei)

Bohr|draht m drill wire ~en (Loch) to drill / (ausbohren) to bore / (durchbohren) to pierce / in der Nase ~ to pick one's nose / einen Zahn an~ to drill a tooth [open] ~end (Schmerz) boring (ɔ:) ~er m drill, borer (ɔ:), piercer (iə) / dent drill, burr / (Schädel) trepan (iə), trephine (i:) / embr perforator ⟨erfasspinzette f burr grasping forceps pl ⟨erführungszange f drill guide forceps pl ⟨erspitze f dent bit ⟨maschine f dent [dentists'] drill, dental engine ⟨schlauch m dent drill tube ⟨spänespritze f dent chip-syringe (i) ⟨ung f dent chir drilling / chir forage (ɔ:)

Boivin [bwa'vɛ̃]-Antigen n Boivin antigen

Bol. = Bolus m bolus, bol

Bolo|meter n bolometer ⟨skop n boloscope (ou) ⟨skopie f boloscopy ~skopisch boloscopic[al]

Bolus m pharm bolus (ou), big pill / ⟨ alba (DAB) (weisser Ton (DAB)) pipeclay, argilla (a:'dʒilə), kaolin (ei) ~artig bolar (ou) ⟨erde f pharm bole ⟨injektion f bolus injection ⟨tod m (Erstickungstod) asphyxia (i) by alimentary bolus

bolz|en (z B Knochen) to bolt (ou) ⟨ m bolt, pin ⟨ung f chir bolting (ou)

Bombage f s Bombieren

Bomben|schock m bomb shock ⟨splitter m bomb splinter ⟨verletzung f bomb injury

Bombieren n bombage (bɔm'ba:ʒ)

Bongiovanni-Eisenmenger (bɔnd͡ʒo'vani--'aizənmenər)-Syndrom n Bongiovanni--Eisenmenger syndrome

Bonhoeffer ('bo:nhœfər)-Zeichen n Bonhoeffer's symptom

Bonnet (bɔ'nɛ)|-Syndrom n Bonnet syndrome, trigeminosympathetic neuralgia ⟨-Dechaume-Blanc (dɔ'ʃɔːmˈblɑ̃)--Syndrom n Bonnet-Dechaume-Blanc syndrome, neuroretino-angiomatosis syndrome

Bonnier (bɔni'e:)-Syndrom n Bonnier's syndrome, Deiter's ('daitərz) nucleus syndrome

Boopie f (Kuhäugigkeit) boopia (ou)

Booster|antwort f imm booster response ⟨-Dosis f booster dose ⟨-Effekt m booster effect

bootförmig boat-shaped, scaphoid (æ), navicular / biol cymbiform (i)

Bor n chem boron (ɔ:) ⟨ameisensäure f chem boroformic acid ⟨at n chem borate (ɔ:)

Borax n (DAB, EP) borax (ɔ:), sodium tetraborate (BP, EP) ⟨glyzerin n chem glycerin (i) of borax ~haltig chem boracic (æ)

Borborygmus m (Darmkollern) borborygmus (i)

Borchardt ('bɔrxart)|-Beckenstütze f Borchardt's pelvis support ⟨-Lävuloseprobe f Borchardt's test od reaction

Bordapotheke f ship's dispensary

Bordeauxrot n Bordeaux (ou) red

Bordet (bɔr'dɛ)-Antikörper m Bordet's amboceptor

Bordetella pertussis (Erreger des Keuchhustens) Haemophilus (ɔ) pertussis (ʌ), Bordetella pertussis

Bordet-Gengou (bɔr'dɛ-ʒɛ̃'gu:)|-Agar m Bordet-Gengou agar od culture medium ⟨-Bakterium n (Bordetella pertussis) Bordet-Gengou bacillus ⟨-Phä-

nomen n Bordet-Gengou phenomenon
Bor|fluorwasserstoff m chem [hydro] fluoboric (ɔ:) acid ⁊glyzerin n chem glycerin (i) of boric acid ⁊id n chem boride (ɔ:) ⁊kalk m chem calcium (æ) borate (ɔ:)
Borke f (Rinde) bark / (Wunde) scab, crust / (Brandschorf) eschar ('eska:)
Borken|entfernung f decrustation ⁊flechte f (Ringflechte) vet ringworm ⁊krätze f Norwegian (i:) scabies ('skeibii:z)
borkig scabby, crusted (ʌ)
Borneokampher m pharm Borneo camphor
Borneol n (EP) borneol (EP)
Bornholmkrankheit f epidemic (e) pleurodynia (i), Bornholm disease, devil's grip F
Bornylacetat n (EP) bornyl acetate (EP)
Borrelia f bakt Borrelia (i:) ⁊ duttoni Spirochaeta duttoni (ʌ) ⁊ recurrentis Spirochaeta obermeieri (ai) ⁊ vincenti Spirochaeta vincenti ⁊infektion f Borrelia infection
Borrel (bɔ'rel)-Körper m vet Borrel body
Borries ('bɔrjəs)-Syndrom n Borries' syndrome, neurologic[al]-spinal fluid dissociation syndrome
Borrowing-Lending-Phänomen n (Blutverteilungsänderung zugunsten durchblutungsgestörter Gewebe) borrowing--lending phenomenon (ɔ)
Borsalbe f (DAB) (Unguentum Acidi borici (DAB)) boric-acid ointment (ɔi), unguentum acidi borici
Borsalizyl|puder m pharm borosalicylic (i) powder ~sauer chem borosalicylic ⁊säure f chem borosalicylic acid
borsauer chem boracic (æ), boric (ɔ:)
Borsäure f (EP, DAB) boric acid (EP, BP, USP) ⁊lösung f pharm boric acid solution ⁊puder m pharm boracic powder ⁊pulver n pharm boric-acid powder ⁊spülung f boric irrigation
Borste f bristle ('brisl), seta, pl setae ('si:ti:), striga (ai)
Borsten|anhang m setae (pl) ~artig bristly, setaceous (ei) ~besetzt anat setiferous (i) ~förmig bristle-shaped, setiform (i:) ⁊kranz m bot zool circle of setae ~tragend bot zool setiferous (i), bristle-bearing, bristly
Borstickstoff m boron (ɔ:) nitride (ai)
borstig bristly, setaceous (ei) / (Haar) wiry (aiə)
Bor|vaseline f pharm boric-acid vaseline (æ) ⁊wasser n (DAB) boric-acid solution, borated (ɔ:) water, boracic (æ) lotion (ou) ⁊wasserstoff m chem boron (ɔ:) hydride (ai) ⁊wasserumschlag m boracic compress
borwein|stein|sauer chem borotartaric (æ) ⁊säure f chem borotartaric acid
borwolfram|sauer chem borotungstic (ʌ) ⁊säure f chem borotungstic acid
bös|artig ps viscious (i) / (Krankheit) malignant (i) ⁊artigkeit f malignancy
Boswellinsäure f boswellic od boswellinic acid
Bosworth ('bɔswə:θ)-Syndrom n (Supraspinatus-Syndrom) calcareous tendonitis syndrome
Boten|- messenger ('mesindʒə) ⁊-RNS messenger RNA, m-RNA
Bothriocephalosis f (Dibothriozephalusbefall) diphyllobothriasis, dibothriocephaliasis (ai)
Bothriozephalus m bothriocephalus (e),

diphyllobothrium (ɔ) ⁊befall m bothriocephaliasis (ai), diphyllobothriasis (ai)
Botkin ('bɔtkin)-Hepatitis f, -Krankheit f, -Syndrom n Botkin's disease
botryo|id (traubenförmig) botryoid (ɔ) ⁊mykose f vet botryomycosis ~mykotisch vet botryomycotic (ɔ)
Botulinus|bazillus m Botulinus (ai) ⁊-Intoxikation f botulinus (ai) poisoning ⁊toxin n botulinum (ai) toxin
Botulismus m botulism (ɔ) ⁊-Antitoxin n (EP) botulinum antitoxin (EP, BP) ⁊erreger m Clostridium (i) botulinum (ai) ⁊gift n botulin (ɔ), botulinus (ai) toxin ⁊serum n (Anti-Botulismus--Serum) botulism od botulinum od botulinus antitoxin ⁊toxin n s ⁊gift
Bougie f bougie ('bu:ʒi:) / ⁊ mit besonders geformter Spitze tipped b. / ⁊ mit olivenförmigem Ansatz olive (ɔ)--tipped b. ~ren to treat with a bougie ⁊ n (Bougierung) bouginage (bu:ʒi'na:ʒ)
Bouillaud (bui'jo:)-Syndrom n (akuter Gelenkrheumatismus) Bouillaud's syndrome
Bouillon f beeftea, broth / bakt bouillon ('bu:jon), culture broth ⁊kultur f bouillon od broth culture (ʌ)
Bouin (bu'ɛ)-Flüssigkeit f od -Lösung f Bouin's [fixing] fluid od solution
Bourneville (burnə'vil)-Syndrom n (tuberöse Hirnsklerose) Bourneville's disease od syndrome, tuberous sclerosis
Boutonneuse-Fieber n boutonneuse (butɔ'nə:z) fever
Boutons terminaux m pl (Endknöpfe) neur boutons terminaux (bu'tɔ̃ termi'no:)
Bouveret (buvə'rɛ)-Syndrom n (paroxysmale Tachykardie) Bouveret's syndrome, auricular paroxysmal tachycardia ⁊-Ulkus n Bouveret's ulcer[ation] ⁊-Zeichen n (Zäkumblähung) Bouveret's sign
bovin bovine ('bouvain)
Bovist m (Pilz) puffball (ʌ), fuzzball (ʌ)
Bowdenzug m Bowden (au) wire
Bowen ('bouən)-Syndrom n (präkanzeröse Dermatose) Bowen's disease od dermatosis, precancerous dermatosis
Bowles (boulz)-Stethoskop n Bowles' stethoscope
Bowman ('baumən)-Augensonde f Bowman's lacrimal probe ⁊-Critchett ('kritʃət)-Doppellöffel m Bowman-Critchett double-end curette ⁊-Diszisionsnadel f Bowman's discission needle ⁊-Kapsel f Bowman's capsule ⁊-Membran f (Lamina limitans anterior (PNA)) anterior elastic lamina ⁊-Muskel m (Musculus ciliaris (PNA)) ciliary muscle
Box f (in Kinderkliniken) glass-fronted (ʌ) cubicle (ju:)
Boxer|demenz f boxers' dementia ⁊krankheit f F traumatic encephalitis ⁊ohr n cauliflower (ɔ) ear ⁊-Syndrom n boxer's traumatic encephalopathy
Boyle-Mariotte (bɔil-mari'ɔt)-Gesetz n Boyle's law, Mariotte's law
Br = Brom n bromine, Br
Brachet (bra'ʃe:)-Test m Brachet's test
brachial (zum Arm gehörig) brachial (ei)
Brachialgia paraesthetica f brachialgia statica (æ) paraesthetica
Brachialgie f brachialgia
Brachial|neuralgie f brachial (ei) neu-

ralgia, brachialgia ⁊plexus m brachial plexus
Brachio|tomie f brachiotomy ~zephal brachiocephalic (æ)
Brachium n (PNA) (Arm) [upper] arm / ⁊ colliculi inferioris (PNA) inferior brachium of the mid-brain; ⁊ ~ superioris (PNA) superior brachium of the mid-brain
Brachy|- (Vors) (kurz) brachy- (æ) ⁊basia f, ⁊basie f brachybasia (ei), shuffling (ʌ) gait ⁊cheilie f s ⁊chilie ⁊cheirie f (Kurzhändigkeit) brachychiria (i) ⁊chilie f brachycheilia (ai), brachychily (i) ⁊daktylie f brachydactylia (i), shortness of the fingers and toes, brachydactyly ⁊gnathie f brachygnathia (ei), shortness of the lower jaw ⁊metropie f brachymetropia (ou) ⁊pepsie f (verzögerte Verdauung) bradypepsia ⁊phalangie f brachyphalangia ~zephal brachycephalic (æ), brachycephalous (e) ⁊zephalie f brachycephaly (e), brachycephalia (ei)
Brady|- (Vors) brady- (æ) ⁊arrhythmie f bradyarrhythmia ⁊arthrie f s ⁊basie ⁊diastolie f bradydiastole (dai'æstəli) ~kard bradycardic ⁊kardie f bradycardia, oligocardia, bradyrhythmia (i) ~kardisch bradycardic ~kardisierend bradycardic ⁊kinesie f (verlangsamte Bewegungen) bradykinesia (ki'ni:ziə) ~kinetisch bradykinetic (e) ⁊kinin n bradykinin (ai) ⁊lalie f bradylalia (ei), bradyglossia, slow speech ⁊lexie f (langsames Lesen) bradylexia ⁊pepsie f (verzögerte Verdauung) bradypepsia ⁊phagie f (langsames Essen) bradyphagia ('feidʒiə) ⁊phasie f ps bradyphasia (ei), bradylalia (ei) ⁊phemie f ps bradyphemia ⁊phrenie f bradyphrenia (i:), sluggish (ʌ) mental activity ⁊pnoe f (verlangsamte Atmung) bradypn[o]ea (i) ⁊pragie f ps bradypragia ⁊spermie f bradyspermatism ⁊sphygmie f (Pulsverlangsamung) bradysphygmia (i) ⁊teleokinese f ps bradyteleokinesis (i:) ~troph (Gewebe) bradytrophic (ɔ) ⁊trophie f (Gewebe) bradytrophia (ou) ⁊urie f (verlangsamte Urinausscheidung) bradyuria (juə)
Braidismus m ps (Hypnotismus) braidism
branch|ial (Kiemen betr) branchial ~iogen branchiogenic (e), branchiogenous (ɔ) ⁊iostoma n Amphioxus
Brand m (Gangrän) gangrene, necrosis feuchter ⁊ humid (ju:) od moist g., sphacelation (sfæsi-), sphacelism (æ) heißer ⁊ hot g. kalter ⁊ cold g., mortification nasser ⁊ moist g. trockener ⁊ dry g., mummification ~artig (gangränähnlich) gangrenous ⁊binde f bandage od dressing for burns ⁊bindenverband m burn-dressing / ⁊blase f (Haut) burn blister ~ig necrotic (ɔ), gangrenous / ~ werden to sphacelate (æ) ⁊mittel n pharm remedy for burns, burn liniment (i) ⁊öl n pharm burn liniment, carron oil ⁊pflaster n plaster (a:) for burns ⁊salbe f ointment for burns, burn ointment, antipyrotic (ɔ) ⁊schorf m eschar ('eska:), gangrenous crust ⁊stiftungstrieb m ps incendiarism, pyromania
Brandt (brant)-Syndrom n (Acrodermatitis enteropathica) Brandt's syndrome, acrodermatitis enteropathica syndrome

Brand|verletzung f burn [injury] **~wunde** f burn / (Verbrühen) scald / **~** ersten Grades first-degree burn / **~** zweiten Grades second-degree burn / **~** dritten Grades third-degree burn

Brandwunden|balsam m pharm antipyrotic (ɔ) **~verband** m burn dressing

Brandwundöl n pharm burn liniment

Branntwein m [surgical] alcohol (æ) **~nase** f brandy nose, bottle nose, copper nose

Brasilholz n Brazil (brə'zil) wood

Brassidinsäure f (Isoerucasäure) brassic acid, brassidic acid, iso-erucic acid

Brassylsäure f brassylic (i) acid

Bratrostschnitt m (Wechselschnitt) chir s Zickzackschnitt

Braue f eyebrow, brow (au), supercilium (i) / mit überhängenden **~n** beetle--browed

Braunalge f fucus (ju:), pl fuci ('fju:sai)

Bräune f (veraltet) diphtheria (iə) / croup (u:)

Braun (braun)**|-Haken** m Braun's hook (u), decapitation hook **~-Schiene** f Braun's splint **~-Spritze** f Braun's cervical (ɔ:) syringe (i)

Braunstein m chem manganese (i:) dioxide (ɔ)

Brause f (Brausebad) shower (au) [-bath] **~magnesia** f chem effervescent citrate (ai) of magnesia (i:) / **~n** (Ohr) to buzz, to hum / (Wasser mit Brausepulver) to effervesce **~pulver** n effervescent powder **~tablette** f effervescent tablet

Braxton Hicks ('brækstən 'hiks)**-Wendung** f Braxton Hicks' turning od version, combined (ai) turning

Bray-Wever (brei-'wi:və)**-Phänomen** n (Mikrofoneffekt des Corti-Organs) otol Wever-Bray phenomenon (ɔ)

Brech|akt m vomiting (ɔ), act of vomiting **~ampulle** f friable (ai) ampoule **~angst** f ps emetophobia **~arznei** f pharm emetic (e) **~bewegung** f (Würgen) retching (i:) **~durchfall** m cholerine (ɔ), summer cholera, diarrh[o]ea (i) with vomiting (ɔ)

brechen to break / (Knochen) to fracture / (Licht, Strahlen) to refract (æ) / (sich übergeben) to vomit (ɔ) / (knicken) to crack / (Stimme) to break / (einbrechen, anbrechen z B Knochen) to infract **~** n breaking / (Knochen) fracture / (Ausbrechen) vomiting (ɔ) / (Licht) refraction **~d** opt refracting **~erregend** (ekelerregend) nauseous (ɔ:), nauseating (ɔ:) / (Mittel) vomitive (ɔ), emetic (e)

Brech|gefühl n nausea ('nɔ:siə) **~kraft** f opt power of refraction **~krafteinheit** f dioptre [US diopter] (ɔ) **~mittel** n pharm emetic (e), vomitive (ɔ), vomitory **~-** u **Abführmittel** n emetocathartic **~neigung** f tendency to vomit **~nuß** f nux (ʌ) vomica (ɔ) (BP), poison nut, quaker (ei) button (ʌ) am **~nußfluidextrakt** m nux vomica liquid extract (BP) **~nußtinktur** f pharm nux vomica tincture (BP), strychnine tincture **~nußvergiftung** f nux vomica poisoning **~pulver** n pharm emetic powder **~reflex** m vomiting reflex **~reiz** m nausea (ɔ:), retching (i:) / **~reizerregend** nauseating (ɔ:), nauseous (ɔ:) **~ruhr** f s **~durchfall ~schale** f [vomiting] bowl (ou) od basin (ei)

Brecht (breçt)**-Knorpel** m pl (Ossa supra-sternalia (PNA)) suprasternal bones

Brechung f opt refraction

Brechungs|- refractive **~ebene** f plane of refraction **~exponent** m refractive index **~fehler** m error of refraction **~gesetz** n law of refraction **~index** m refractive index **~koeffizient** m opt s **~index ~kraft** f opt refractive power, refractivity (i) **~messer** m refractometer **~messung** f refractometry **~myopie** f curvature myopia **~quotient** m refractive index od coefficient (i) **~schwäche** f (Auge) ametropia **~strahl** m refracted ray **~vermögen** n opt refractive power, refractivity **~winkel** m angle of refraction

Brechweinstein m pharm tartrate of antimony, tartar emetic (e) **~vergiftung** f tartar-emetic poisoning

Brechwurzel f (Ipecacuanha) ipecacuanha (,ipikækju'ænə) (BP) **~sirup** m ipecac ('ipəkæk) syrup (USP) **~tinktur** f pharm ipecacuanha (æ) tincture (BP)

Brechzentrum n vomiting (ɔ) centre [US center]

Bregma n (Scheitel) bregma (e) **~höhe** f basibregmatic height (ai) **~tisch** bregmatic

Brei m chrom slurry

breiig pulpy (ʌ), mushy (ʌ), pappy, pulplike / (Stuhl) pultaceous (ei), doughy ('doui) / (Atherom) atheromatous (ou) **~werden** n (Gewebe) pulpation

breit|aufsitzend (Tumor) sessile ('sesail), not pedunculated (ʌ) **~bandantibiotikum** n pharm broad od wide spectrum antibiotic (ɔ), broad range antibiotic **~brüstig** broad-chested; broad-breasted (e)

Breite f breadth (e) / width / chemotherapeutische **~** chemotherapeutic (ju:) index / therapeutische **~** therapeutic (ju:) range od index; safety margin

Breitenindex m (Kopf) cranial (ei) od cephalic (æ) od length-breadth index

breit|füßig broad-footed (u) **~gefaltet** (Binde) broad-fold **~gaumig** (flachgaumig) platystaphyline ('plæti'stæfilain) **~gesichtig** broad-faced **~hüftig** platypelvic, broad-hipped **~köpfig** platycephalous (e), wide-headed **~köpfigkeit** f brachycephalia (ei), brachycephalism (e) **~nackig** broad-necked **~nase** f broad od squat (ɔ) nose **~nasig** platy[r]rhine ('plætirain), flat-nosed, broad-nosed **~randig** with a wide margin / broad-brimmed **~schädelig** od **~schädeligkeit** f eurycephaly (e) **~schultrig** broad-shouldered **~spektrumantibiotikum** n broad od wide spectrum antibiotic (ɔ), broad range antibiotic **~stirnig** broad-fronted (ʌ) **~wuchs** m eurysomia **~wüchsig** eurysomatic (æ), squat (ɔ)-bodied, thickset

Breiumschlag m poultice (ou) / (heisser) cataplasm, cataplasma

Bremse f (Insekt) gad-fly, horse-fly / (Biesfliege) breeze

brems|en to brake, to retard / (Aktivität) to depress, to inhibit **~gelenk** n (Prothese) brake joint **~strahlung** f bremsstrahlung / (Aktivität) depression, inhibition **~vermögen** n, lineares radiol linear stopping power

Brenn|apparat m galvanocaustic (ɔ:)

apparatus (ei), cauterising (ɔ:) iron ('aiən) **~bar** inflammable, combustible (ʌ), ignitable (ai) **~draht** m cautery (ɔ:)--loop **~eisen** n cauterising (ɔ:) iron ('aiən), cautery

Brenneman ('brenəmən)**-Syndrom** n (Lymphadenitis mesenterialis und retroperinealis) Brenneman's syndrome, mesenteric and retroperineal lymphadenitis

brennen to burn / (Alkohol) to distil / (Brennessel) to sting / (Pfeffer) to bite / (Augen) to smart / chir to cauterise (ɔ:) / (Wunde, Schmerz) to burn, to smart / (jucken) to itch **~** n burning / (Augen) smarting / (Alkohol) distillation / (Brennessel) stinging / (Sodbrennen) heartburn / (Kauterisieren) cauterisation / (Wasserlassen) burning / (Hautjucken) itching / (Urtikaria) urtication

Brenner ('brenər)**-Tumor** m Brenner's tumo[u]r

Brennessel f stinging nettle **~mehl** n nettle meal

Brenn|fleck m röntg focal spot **~fleckfilmabstand** m röntg focus-film distance **~punkt** m opt focal point, focus, pl foci ('fousai) od focuses **~punkt-** focal **~punktabstand** m focal distance **~punktmesser** m focimeter (i) **~schlinge** f cautery (ɔ:) loop **~stoff** m physiol fuel ('fjuəl) **~weite** f focal distance od length / (auch) röntg target distance od **~weitemesser** m focimeter (i) **~wert** m (kalorischer Wert) caloric (ɔ) value, calorific (i) value

Brentano (bren'ta:no)**-Operation** f cholecystentero-anastomosis

Brenzkatechin n (EP) catechol (BP), pyrocatechol (æ) (EP), pyrocatechin (æ) **~methyltransferase** f catechol methyltransferase

brenztraubensauer chem pyruvic (paiə'ru:vik)

Brenztraubensäure f (Acidum pyr[o]uvicum) pyruvic acid, pyrorac[a]emic acid **~-Schwachsinn** m (Phenylketonurie) phenylketonuria, Fölling's ('fœliŋ) syndrome **~verbindung** f pyruvate (aiə)

Breschet (bre'ʃe)**-Kanäle** m pl (Canales diploici (PNA)) diploetic canals

bretthart (Tumor, Bauch) board-like, hard as a board

Bretyl|ium n (WHO) bretylium (bre'tiliəm) **~tosylat** n pharm bretylium tosylate (BPCA)

Breus (brois)**-Mole** f (Hämatomole) h[a]ematomole (i:), Breus' mole

Bréviligne f ps brevilineal type

Brewer ('bru:ə)**-Anaerobieragar** m Brewer's thioglycolate medium (θaio-'glaikəleit 'mi:djəm)

Bricker-Blase f od **-Loop** m Bricker operation od procedure

Brieden|bildung f formation of adhesions od bands **~lösung** f chir freeing of adhesions

Brief|kuvertkristalle m pl oxalic (æ) acid crystals (i), envelope crystals **~umschlagkristalle** m pl s **~kuvertkristalle**

Bries n (Tier) thymus (ai)

Bright (brait)**|-Knarren** n od **-Murmeln** n Bright's murmur **~-Krankheit** f Bright's disease, chronic (ɔ) nephritis

Brill (bril)**|-Krankheit** f Brill's disease **~-Symmers** ('simэ)**-Syndrom** n (grossfollikuläre Lymphadenopathie) Brill-Symmers' syndrome od disease.

81

giant follicular reticulosis *od* lymphadenopathy
Briquet (bri'ke:)-**Syndrom** *n* Briquet's syndrome
Brillant|blau *n* brilliant (i) cresyl (e) blue ᴢ**gelb** *n* brilliant yellow ᴢ**grün** *n* brilliant green (*BP*), ethyl green ᴢ**grünagar** *m bakt* brilliant-green agar ('eiga:) ᴢ**grünlaktosebouillon** *f* brilliant green lactose broth (BGLB) ᴢ**kresylblau** *n* brilliant cresyl (e) blue ᴢ**rot** *n* [brilliant] vital (ai) red ᴢ**schwarz** *n* (*EP*) brilliant black (*EP*)
Brille *f* glasses (*pl*), spectacles (*pl*) / eine ᴢ tragen to wear glasses / dunkle ᴢ smoked glasses / (Schutz) goggles
Brillen|gestell *n* spectacle frame ᴢ**glas** *n* lens, spectacle glass / torisches ᴢ toric lens ᴢ**hämatom** *n* h[a]ematoma round the eyes ᴢ**kasten** *m* spectacle case ᴢ**schlange** *f* cobra (ou) ~**tragend** spectacled ᴢ**träger** *m* person wearing glasses ᴢ**verordnung** *f* prescription for glasses
Brisement forcé *n* forcible breaking (ei) up, brisement (bri:z'mã) forcé (ei)
Brissaud (bri'so:)-**Syndrom** *n* (Tourette-Syndrom des Corpus callosum) Brissaud's syndrome
Bristowe ('bristou)-**Syndrom** *n* (Tumor-Syndrom des Corpus callosum) Bristowe's syndrome, corpus callosum tumo[u]r syndrome
Britisches Rotes Kreuz *n* British Red Cross Society (ai) (BRCS)
Broca ('brouk)-**Aphasie** *f* Broca's aphasia (ei) ᴢ-**Fissur** *f od* -**Graben** *m* (Sulcus frontalis inferior (*PNA*)) inferior frontal sulcus ᴢ-**Gyrus** *m* (Gyrus frontalis inferior (*PNA*)) inferior frontal gyrus, Broca's convolution ᴢ-**Sprachzentrum** *n* Broca's centre [*US* center] of speech ᴢ-**Windung** *f* Broca's convolution
bröckelig (*zB* Knochen) crumbly (ʌ), friable (ai) ᴢ**keit** *f* friableness (ai), friability (i), crumbliness (ʌ)
Brock (brɔk)-**Infundibulumstanze** *f* Brock's punch
Brocq-Pautrier (brɔk-potri'e:)-**Angiolupoid** *n* angiolupoid (u:) of Brocq and Pautrier
Brodie ('broudi)-**Abszess** *m* Brodie's abscess, abscess of the head of the tibia ᴢ-**Krankheit** *f* (1) Brodie's knee *od* disease (1); (2) hysterical pseudofracture of the spine, Brodie's disease (2) ᴢ-**Schleimbeutel** *m* (Bursa subtendinea musculi gastrocnemii medialis (*PNA*)) Brodie's bursa, medial bursa of the gastrocnemius muscle
Brom *n* (*EP, DAB*) bromine ('broumi:n) (*EP, BP, USP*) ᴢ- bromic (ou), bromo- (ou) (*Vors*) ᴢ**akne** *f* bromine *od* bromide acne ('ækni), bromism (ou), rash caused by bromine, bromoderma ᴢ**allyl-butyl-barbitursäure** *f* butylethylbarbituric acid **5-(2'--ᴢallyl)-5-isopropyl-barbitursäure** *f* (*DAB*) (Isopropyl-bromallyl-barbitursäure (*DAB*)) 5-(2'-bromoallyl)-5--isopropylbarbituric acid ᴢ**amid** *n* chem bromamide (æ) ᴢ**ammonium** *n* pharm ammonium bromide (ou) ᴢ**at** *n* chem bromate (ou) ᴢ**äther** *m* chem s ᴢäthyl ᴢ-**äthyl** *n* chem ethyl (e) bromide, bromo-ethane (e), [hydro-] bromic (ou) ether (i:) ᴢ**atik** *f* bromatology ᴢ**ausschlag** *m* s ᴢakne ᴢ**azetanilid** *n* chem bromo-acetanilide (ou)

bromacetone (æ) ᴢ**azin** *n* (*WHO*) (Bromdiphenhydramin) bromazine ('broumzi:n) bromodiphenhydramine (*BPCA*)
Brombeerblättertee *m pharm* tea of blackberry leaves
Brom|behandlung *f* bromine ('broumi:n) therapy (e) ᴢ**benzylcyanid** *n* brombenzylcyanide ('saineid) (BBC) **5-ᴢdesoxyuridin** *n* bromodeoxyuridine ('juridi:n) ᴢ**diäthylacetylcarbamid** *n* (*DAB*) (Carbromal (*DAB*)) carbromal (*BP*), bromdiethylacetyl carbamide ᴢ**diäthylacetylharnstoff** *m* (*DAB*) s ᴢdiäthylacetylcarbamid ᴢ**diphenhydramin** *n* (Bromazin (*WHO*)) bromazine, bromodiphenhydramine (*BPCA*) ᴢ**elin** *n* chem bromelin (bro'melin) ᴢ**exanthem** *n* bromoderma ᴢ**goldsäure** *f* bromauric (ɔ:) acid ~**haltig** *chem* containing bromine ᴢ**hexinhydrochlorid** *n* bromhexine hydrochloride ᴢ**hidrosis** *f s* ᴢidrosis ᴢ**id** *n* chem bromide (ou) ᴢ**idrosis** *f* (Stinkschweiß) brom[h]idrosis, osmidrosis, fetid (i:) perspiration, kakidrosis, bromohyperhidrosis
brom|iert bromated (ou), brominated ᴢ**isierung** *f pharm* bromisation ᴢ**ismus** *m* (Bromvergiftung) bromism (ou), brominism
Brom|isovalerianylcarbamid *n* (*DAB*) (α--Bromisovalerianylharnstoff (*DAB*)) bromvaletone, 2-monobromo-isovalerianylurea ᴢ**it** *n chem* bromite (ou) ᴢ**kali** *n chem* s ᴢkalium ᴢ**kalium** *n chem* potassium bromide (*BP*) ᴢ**kalzium** *n chem* calcium bromide (ou) ᴢ**kampfer** *m pharm* camphor bromate, camphor monobromate, brom[o]camphora ᴢ**kresolgrün** *n* (*DAB*) bromocresol (i:) green (*BPC*) ᴢ**kresolgrün-Lösung** *f* (*DAB*) bromocresol green solution (*BP*- und *USP*-Lösungen entsprechen nicht den *DAB*-Vorschriften) ᴢ**kresolpurpur** *m* (*DAB*) (Dibrom-o-kresol--sulfonphthalein (*DAB*)) bromocresol purple (*BP, USP*) ᴢ**kresolpurpur-Lösung** *f* (*DAB*) bromocresol purple solution ᴢ**lösung I** *f* (*DAB*) bromine solution AsT (*BP*) ᴢ**lösung II** (*DAB*) bromine solution (*BPC, USP*) **2-ᴢ-3-methylbutyryl-harnstoff** *m* (*DAB*) bromvaletone, 2-monobromo-isovalerianylurea ᴢ**natrium** *n chem* sodium bromide
Bromo|aspirin *n* (Azetylbromsalizylsäure) acetylbromosalicylic acid ᴢ**derm** *n* bromoderma ᴢ**form** *n pharm* bromoform (ou) (*BPC*), tribromomethane (ə) **1-Bromo-Mercuri**(^{197}Hg)-2-hydroxy-**propan** *n* (BMHP) Hg^{203}label[l]ed bromomercurihydroxypropane, BMHP ᴢ**uridin** *n* bromouridine
Brom|pheniramin *n* (*WHO*) brompheniramine ('broumfe'nirmi:n) (*BPCA*) ᴢ**phenolblau** *n* (*DAB*) bromophenol (i:) blue ᴢ**phenolblau-Lösung** *f* (*DAB*) bromophenol blue solution (*BP*-und *USP*-Lösungen entsprechen nicht den *DAB*-Vorschriften) ᴢ**präparat** *n pharm* bromide *od* bromine preparation ᴢ**psychose** *f* psychosis due to abuse (ju:) of bromine ᴢ**salz** *n chem* bromate; bromide ~**sauer** *chem* bromic (ou) ᴢ**säure** *f* (Acidum bromicum) *chem* bromic (ou) acid ᴢ**schizophrenie** *f ps* pseudoschizophrenia (i:) due to bromine intoxication ᴢ**silber** *n chem* silver

bromide ᴢ**silbergelatine** *f* silver bromide gelatin (e) ᴢ**sucht** *f* bromomania ᴢ**sulfalein** *n* (Bromsulphthalein) *pharm* bromsulphthalein (,broumsʌlf'θæliin), sulphobromophthalein sodium (SBP) (*BP*), sodium sulfobromophthalein (*USP*) ᴢ**sulphthalein** *n s* Bromsulfalein ᴢ**tetragnost** *m* röntg bromtetragnost (æ) ᴢ**thalein** *s* ᴢsulfalein ᴢ**thymolblau** *n* (*DAB*) bromothymol (ai) blue (*BP, USP*) ᴢ**thymolblau-Lösung** *f* (*DAB*) bromothymol blue solution (*BP*- und *USP*-Lösungen entsprechen nicht den *DAB*-Vorschriften) ᴢ**urazil** *n* bromo-uracil (ju) ᴢ**urea** *f* (*WHO*) bromvaletone (broum'vælitoun) ᴢ**verbindung** *f chem* bromine compound ᴢ**vergiftung** *f* bromism (ou), brominism, bromine *od* bromide poisoning ᴢ**versetzt** bromated, brominated (ou), brominised, bromurated ᴢ**wasser** *n* (*EP*) bromine water
Bromwasserstoff *m* hydrogen bromide (ou) ~**sauer** *chem* hydrobromic (ou) ᴢ**säure** *f* (Acidum hydrobromicum) *chem* hydrobromic acid, bromhydric (ai) acid
Bronchadenitis *f* (Entzündung der Bronchiallymphknoten) bronchadenitis
Bronchi *m pl* bronchi ('brɔŋkai)
bronchial bronchial ᴢ**arterien-system** *n* bronchial arterial (i) system ᴢ**asthma** *n* bronchial asThma ('æsm) ᴢ**atmen** *n* tubular (ju:) *od* bronchial respiration *od* breathing ᴢ**atmung** *f s* ᴢatmen
Bronchialbaum *m* bronchial tree ᴢ**darstellung** *f röntg* bronchography (ɔ) / (Aufnahme) bronchogram ᴢ**eröffnung** *f* bronchotomy (ɔ) ᴢ**röntgen** *n röntg* bronchoradiography
Bronchial|blutung *f* bronchial h[a]emorrhage (e), bronchorrhagia (ei) ᴢ**dehnsonde** *f* bronchodilator ᴢ**drüse** *f* bronchial gland ᴢ**drüsenentzündung** *f* bronchadenitis (ai) ᴢ[**drüsen**]**tuberkulose** *f* bronchial phthisis ('θaisis), tuberculosis of the bronchial glands ᴢ**epithel** *n* respiratory (ai) epithelium (i:) ᴢ**erweiterung** *f* bronchodilatation, dilation of a bronchus / (chronisch) bronchiectasis, bronchiectasia (ei) ᴢ**fistel** *f* bronchial fistula ᴢ**fremitus** *m* rhonchal ('rɔŋkl) *od* bronchial fremitus (e) ᴢ**geräusch** *n* bronchial sounds (*pl*) ᴢ**karzinom** *n* bronchial carcinoma / (bronchogen) bronchogenic carcinoma / kleinzelliges ᴢ cat-cell carcinoma ᴢ**katarrh** *m* bronchitis, bronchial catarrh ᴢ**katheter** *m* bronchial catheter (æ) ᴢ**krampf** *m* bronchial spasm, bronchospasm ᴢ**krebs** *m* bronchial cancer *od* carcinoma ᴢ**krise** *f* (Tabes) bronchial crisis (ai) ᴢ**lähmung** *f* bronchoplegia ('pli:dʒi) ᴢ**leiden** *n* bronchopathy (ɔ) ᴢ**lumen** *n* bronchial lumen (u:) ᴢ**lymphknoten** *m* bronchial lymph node ᴢ**muskulatur** *f* bronchial muscles ᴢ**ödem** *n* bronchoedema (i:) ᴢ**plastik** *f* bronchoplasty ᴢ**reizung** *f* bronchial irritation ᴢ**rohr** *n od* -**röhre** *f* bronchial tube ᴢ**schleim** *m* bronchial mucus (ju:) ᴢ**schleimhaut** *f* bronchial mucosa (ou) ᴢ**sekret** *n* bronchial secretion (i:) ᴢ**sonde** *f* (zur Dehnung) bronchodilator ᴢ**spasmus** *m* bronchospasm, bronchial spasm ᴢ**spiegel** *m s* Bronchoskop ᴢ**spiegeln** *n s* Bronchoskopie ᴢ**stein** *m* bronchial calculus, broncholith ᴢ**steinleiden** *n*

broncholithiasis (ai) ⟨stenose *f* bronchostenosis, bronchial stenosis ⟨stimme *f* bronchophony (ɔ), bronchiloquy (i) ⟨stumpf *m* bronchial stump ⟨toilette *f* cleaning of the respiratory (aiə) tract ⟨verengerung *f* bronch[i]ostenosis, bronchoconstriction ⟨verlegung *f* bronchial obstruction (ʌ) ⟨verschluss *m* bronchial occlusion (u:) ⟨verstopfung *f* bronchial obstruction (ʌ) ⟨weg *m* bronchial passage

Bronchie *f* (Bronchus (*PNA*)) bronchus
Bronchiektase *f* bronchiectasis, bronchiectasia (ei), dilation of the bronchi
Bronchiektasen|bildung *f* dilation of the bronchi ⟨höhle *f* bronchiectatic cavity ⟨lunge *f* turtle lung
Bronchiektasie *f* bronchiectasis
bronchiektatisch bronchiectatic
Bronchien *m pl* bronchi, bronchial system, bronchial tubes ~erweiternd bronchodilating, bronchodilator ⟨erweiterung *f* bronchodilatation ⟨erweiterungsmittel *n pharm* bronchodilator ⟨rest *m* bronchial remnant ⟨verletzung *f* bronchial injury
bronchio|gen bronchiogenic (e) ⟨lar bronchiolar (ai)
Bronchiole *f* bronchiolus (ai), bronchiole
Bronchiolektase *f* (Bronchiolenerweiterung) bronchiolectasis
Bronchiolen|erweiterung *f* bronchiolectasis, bronchiocele ⟨schleimhaut *f* bronchiolar mucous (ju:) membrane
Bronchioli *m pl* (*PNA*) (Bronchiolen) bronchioles / ⟨ respiratorii (*PNA*) terminal b.
Bronchiolitis *f* bronchiolitis / ⟨ fibrosa obliterans obliterating fibrous b.
Bronchiolus *m* bronchiole, bronchiolus (ai)
Bronchismus *m* bronchiospasm, bronchial spasm
Bronchitiker *m* bronchitic (i)
Bronchitis *f* bronchitis, bronchial catarrh ⟨ *mit Auswurf* b. with expectora·tion, productive (ʌ) b. **auswurffreie** ⟨ dry b. **auswurfreiche** ⟨ exudative (ju:) b. ⟨ **capillaris** (Bronchopneumonie) capillary b. **chronische** ⟨ chronic (ɔ) b. **eitrige** ⟨ putrid (ju:) b. **fibrinöse** ⟨ croupous (u:) b. **käsige** ⟨ cheesy b. **kruppöse** ⟨ croupous (u:) b. **laryngotracheale** ⟨ laryngo-tracheal b. **mechanische** ⟨ mechanic[al] b. **obstruktive** ⟨ obstructive b. ⟨ **pituitosa** (Asthma humidum) humid asthma ⟨ **plastica** fibrinous *od* plastic b. **trockene** ⟨ (ohne Auswurf) dry b.
bronchitisch bronchitic (i)
Bronchitiskessel *m* bronchitis kettle, croup kettle
Broncho|adenitis *f* broncho-adenitis ~alveolär broncho-alveolar (i:) ⟨alveolitis *f* broncho-alveolitis ⟨blastomykose *f* bronchoblastomycosis ⟨blennorrhoe *f* bronchoblennorrh[o]ea (i) ⟨dilatator *m* (Bronchienerweiterungsmittel) *pharm* bronchodilator (ei) ⟨fiberendoskopie *f* bronchofiberscopy ~gen bronchogenic (e), bronchiogenic ⟨gramm *n röntg* bronchogram ⟨graphie *f röntg* bronchography, bronchoradiography ~kavernös bronchocavernous (æ) ⟨lith *m* (Bronchial- *od* Bronchusstein) broncholith ⟨lithiasis *f* broncholithiasis (ai) ⟨logie *f* bronchology ⟨lytikum *n* broncholytic (i) ⟨moniliasis *f* bronchomoniliasis (ai) ⟨mykose *f* (Pilzbefall

der Bronchien) bronchomycosis / (Candida albicans) bronchomoniliasis (ai) ⟨-Oesophagoskopiezange *f* broncho-[o]esophagoscopy forceps *pl* ⟨phonie *f* bronchophony (ɔ) ⟨plastik *f* bronchoplasty ⟨plegie *f* (Lähmung des Bronchialtonus) bronchoplegia (i:) ~pleural bronchopleural (uə) ⟨pleuralfistel *f* bronchopleural fistula ⟨pleuropneumonie *f* (Bronchopneumonie *u* Pleuritis *od* Rippenfellentzündung) bronchopleuropneumonia ⟨pneumonie *f* bronchopneumonia, bronchial *od* catarrhal (a:) *od* lobular (ɔ) pneumonia, broncho-alveolitis ⟨pneumonie u. Pleuritis *f* bronchopleuropneumonia ~pneumonisch bronchopneumonic (ɔ) ~pulmonal bronchopulmonary (ʌ) ⟨rrhagie *f* (Bronchial- *od* Bronchusblutung) bronchorrhagia (ei) ⟨rrhoe *f* bronchorrh[o]ea (i) ⟨skop *n* bronchoscope
Bronchoskopie *f* bronchoscopy, laryngotracheobronchoscopy ⟨- bronchoscopic (ɔ) ⟨instrumente *n pl* bronchoscopy instruments ⟨zange *f* bronchoscopic forceps *pl*
broncho|skopisch bronchoscopic (ɔ) ⟨spasmus *m* bronchiospasm, bronchial spasm ~spastisch bronchospastic ⟨spirochaetosis Castellani *f* Castellani's (kaste'laniz) bronchitis *od* disease ⟨spirographie *f* bronchospirography ⟨spirometer *n* bronchospirometer ⟨spirometrie *f* bronchospirometry ⟨stenose *f* bronchostenosis ⟨stomie *f* bronchostomy ⟨tetanie *f* bronchotetany (e) ⟨tomie *f* bronchotomy ~tracheal bronchotracheal (ei) ⟨typhus *m* bronchotyphus (ai) ~vaskulär bronchovascular ~vesikulär bronchovesicular (i) ⟨zele *f* (Luftgeschwulst) bronchocele
Bronchus *m* (*PNA*) bronchus, *pl* bronchi ('brɔŋkai), bronchial tube ⟨ **lingularis inferior lobi superioris sinistri** (*PNA*) lower lingular bronchus; ⟨ ~ **superior lobi superioris sinistri** (*PNA*) upper lingular bronchus ⟨ **lobaris inferior dexter** (*PNA*) lower right lobe bronchus; ⟨ ~ **inferior sinister** (*PNA*) lower left lobe bronchus; ⟨ ~ **medius dexter** (*PNA*) middle lobe bronchus; *Bronchi* **lobares et segmentales** (*PNA*) (Lappen- und Segmentbronchien) lobar and segmental bronchi (intrapulmonary bronchi); ⟨ **lobaris superior dexter** (*PNA*) eparterial bronchus; ⟨ ~ **superior sinister** (*PNA*) left superior bronchus ⟨ **principalis dexter et sinister** (*PNA*) (rechter u. linker Hauptbronchus) right and left bronchus ⟨ **segmentalis anterior lobi superioris dextri** (*PNA*) pectoral anterior bronchus of the upper lobe of the right lung; ⟨ ~ **anterior lobi superioris sinistri** (*PNA*) pectoral bronchus of the upper lobe of the left lung; ⟨ ~ **apicalis lobi superioris dextri** (*PNA*) apical bronchus of the upper lobe of the right lung; ⟨ ~ **apicalis superior lobi inferioris dextri** (*PNA*) apical bronchus of the lower lobe of the right lung; ⟨ ~ **apicalis superior lobi inferioris sinistri** (*PNA*) apical bronchus of the lower lobe of the left lung; ⟨ ~ **apicoposterior lobi superioris sinistri** (*PNA*) apical bronchus of the upper lobe of the left lung; ⟨ ~ **basalis anterior lobi inferioris**

dextri (*PNA*) anterior basal branch of the hyparterial bronchus; ⟨ ~ **basalis anterior lobi inferioris sinistri** (*PNA*) anterior basal bronchus of the lower lobe of the left lung; ⟨ ~ **basalis lateralis lobi inferioris dextri** (*PNA*) axillary basal branch of the hyparterial bronchus; ⟨ ~ **basalis lateralis lobi inferioris sinistri** (*PNA*) axillary basal bronchus of the lower lobe of the left lung; ⟨ ~ **basalis medialis cardiacus lobi inferioris dextri** (*PNA*) cardiac branch of the hyparterial bronchus; ⟨ ~ **basalis medialis cardiacus lobi inferioris sinistri** (*PNA*) cardiac bronchus of the lower lobe of the left lung; ⟨ ~ **basalis posterior lobi inferioris dextri** (*PNA*) posterior basal branch of the hyparterial bronchus; ⟨ ~ **basalis posterior lobi inferioris sinistri** (*PNA*) posterior basal bronchus of the lower lobe of the left lung; ⟨ ~ **lateralis lobi medii dextri** (*PNA*) axillary branch of the middle lobe bronchus; ⟨ ~ **medialis lobi medii dextri** (*PNA*) pectoral branch of the middle lobe bronchus; ⟨ ~ **posterior lobi superioris dextri** (*PNA*) subapical bronchus of the upper lobe of the right lung; ⟨ ~ **subapicalis lobi inferioris dextri** (*PNA*) subapical bronchus of the lower lobe of the right lung; ⟨ ~ **subapicalis subsuperior lobi inferioris sinistri** (*PNA*) subapical bronchus of the lower lobe of the left lung ⟨abbruch *m* bronchial occlusion (u:) ⟨abriß *m* bronchus tear ⟨adenom *n* broncho-adenoma ⟨ausweitung *f*, umschriebene bronchocele (ɔ) ⟨eröffnung *f* (nach Brustkorberöffnung) thoracobronchotomy ⟨fistel *f* bronchial fistula ⟨karzinom *n* bronchogenic (e) *od* bronchial carcinoma ⟨klemme *f* bronchus clamp ⟨krampf *m* bronchospasm ⟨kürette *f* bronchus curet[te] ⟨lähmung *f* bronchoplegia (i:) ⟨naht *f* bronchorrhaphy (ɔ), bronchial suture ⟨plastik *f* bronchoplasty ⟨ruptur *f* ruptured bronchus ⟨stein *m* (Broncholith) broncholith, bronchial calculus ⟨steinleiden *n* broncholithiasis (ai) ⟨stenose *f* bronchostenosis ⟨tumor *m* bronchial neoplasm ⟨verlegung *f* bronchial obstruction ⟨verschluss *m* bronchial occlusion
Brontophobie *f ps* (Gewitterangst) brontophobia
Bronze|diabetes *m* h[a]emochromatosis, iron storage (ɔ:) disease, bronze[d] diabetes (daiə'bi:ti:z), Hanot-Chauffard (a'no-ʃo'far) syndrome ~farben (Addison) bronze / ~ werden to bronze ⟨krankheit *f* Addison's disease, bronzed skin, morbus addisonii ('souniai) ⟨leber *f* malarial (ɛə) *od* bronze liver
Brooke (bruk)-**Krankheit** *f* Brooke's tumo[u]r *od* epithelioma
brot|essend panivorous (i) ⟨frucht *f* bread-fruit ⟨fruchtbaum *m* *bot* bread-fruit tree ⟨getreide *n* bread cereal (iə)
Broussais (bru'sɛ)-**Lehre** *f* broussaisism (bru:'seiizm)
Brown (braun)-|-**Molekularbewegung** *f* brownian (au) movement ⟨-**Pearce**- (piəs)-**Karzinom** *n* Brown-Pearce tumo[u]r ⟨-**Séquard** (se:'ka:r)-**Syndrom** *n od* -**Hemiplegie** *f* Brown-Séquard syndrome, hemiparaplegic (i:) syndrome ⟨-**Symmers** ('siməz)-**Krankheit** *f*

Brown-Symmers disease, acute serous encephalitis
Brownianismus m brunonianism (ou)
Brucella f Brucella / ℒ melitensis (Maltafiebererreger) Micrococcus (ɔ) melitensis
Brucellen|- brucellar ℒ**krankheit** f s Brucellose
Brucellin n pharm brucellin ℒ**-Antigen** n brucellin antigen
Brucellose f (Bang-Krankheit, Mittelmeer- od Maltafieber) brucellosis, brucelliasis (ai), undulant (ʌ) od Malta (ɔ:) od Mediterranean (ei) fever, Bang's (banz) disease / **familiengebundene** ℒ familial Mediterranean fever (FMF)
Bruch m (Knochen) fracture / (Darm) hernia, rupture (ʌ) / (Zahl) fraction / (Riß, Sprung) break, crack **angeborener** ℒ congenital (e) hernia **ausgedehnter** ℒ gross fracture **ausgetretener** ℒ hernial tumo[u]r (ju:) **direkter** ℒ direct hernia **echter** ℒ true hernia od fracture **einfacher od geschlossener** ℒ (Knochen) simple fracture **eingeklemmter** ℒ incarcerated od strangulated od constricted hernia **eingekeilter** ℒ impacted od dentate fracture **endokrinbedingter** ℒ endocrine fracture **epigastrischer** ℒ epigastric hernia **erworbener** ℒ acquired (aiɔ) hernia **extrakapsulärer** ℒ extracapsular fracture **falscher** ℒ false od spurious (juɔ) hernia **fest verwachsener** ℒ dry hernia ℒ **durch das Foramen W nslowi** foraminal (æ) hernia **unter der Geburt erworbener** ℒ congenital (e) fracture **geschlossener od einfacher od unkomplizierter** ℒ (Knochen) simple od non-complicated od closed fracture **indirekter** ℒ indirect od lateral (æ) od oblique (i:) hernia **inkarzerierter** ℒ incarcerated od strangulated hernia **innerer** ℒ internal hernia **durch intraabdominellen Druck entstandener** ℒ pulsion (ʌ) hernia **intrakapsulärer** ℒ intracapsular fracture **irreponibler** ℒ irreducible (ju:) hernia **komplizierter** ℒ complicated od compound od open fracture **krankheitsbedingter** ℒ pathologic[al] fracture **künstlicher** ℒ eines versteiften Gelenks chir arthroclasia (ei) **offener** ℒ (Knochen) open od compound fracture ℒ **ohne Periostläsion** subperiosteal fracture **postoperativer** ℒ post-operative (ɔ) hernia **reponierbarer od reponibler** ℒ reducible (ju:) hernia **spontaner** ℒ secondary (e) od spontaneous (ei) fracture ℒ **mit Substanzverlust** resecting fracture **totaler** ℒ complete hernia **trophisch bedingter** ℒ trophic (ɔ) fracture **tumorbedingter** ℒ neoplastic fracture **unkomplizierter** ℒ simple fracture **unvollständiger** ℒ partial od incomplete fracture **verkeilter** ℒ dentate fracture **versteckter od okkulter** ℒ concealed hernia ℒ **mit Weichteilverletzung** complicated fracture / einen ℒ bilden to herniate / einen ℒ eingipsen to put a fractured limb (lim) in plaster (a:) / einen ℒ einrichten to set a fracture / einen offenen in einen geschlossenen ℒ verwandeln od überführen to convert an open into a closed fracture / einen ℒ schienen to put a fractured limb (lim) on a splint, to splint a fracture
Bruch|- hernial, herniary, hernio- (Vors) **~ähnlich** hernialike, hernioid ℒ**anlage** f predisposition to hernia

Bruchaustritt m (Austreten) coming down of a hernia / (Pforte) orifice (ɔ) of a hernia ℒ**stelle** f s Bruchpforte
Bruchband n truss (ʌ), hernia support / einfaches ℒ plain truss / doppelseitiges ℒ double truss ℒ**feder** f truss spring ℒ**pelotte** f truss pad
Bruch|behandlung f fracture treatment / hernia treatment ℒ**belastung** f (Knochen) breaking load ℒ**bildung** f hernia formation, herniation ℒ**bistouri** n chir hernia bistoury ℒ**dislokation** f fracture dislocation ℒ**einklemmung** f incarceration od strangulation of a hernia ℒ**ende** n end of a fractured bone / (Chromosom) broken end ℒ**festigkeit** f (Knochen) breaking strength, resistance to fracture, tensile strength ℒ**fläche** f surface of a fracture ℒ**hals** m hernial neck
brüchig (Knochen) fragile ('frædʒail), brittle, friable (ai) / (Stimme) cracked ℒ**keit** f (z B Knochen) fragility (i), brittleness / (Haare) trichatrophia (ou), brittleness of the hair ℒ**werden** n (Nägel) onychoclasis (ɔ), (spontan) onychorrhexis
Bruch|inhalt m contents of a hernia ℒ**kanal** m hernial canal (æ) ℒ**klemme** f hernia forceps pl ℒ**lehre** f (Lehre von den Brüchen) herniology ℒ**linie** f fracture line ℒ**messer** n chir hernia bistoury, hernia knife, herniotome ℒ**naht** f (Verschließen der Bruchpforte) chir herniorrhaphy (ɔ) ℒ**neigung** f (Knochen) liability to fracture / (Hernie) liability to hernia ℒ**operation** f chir operation on [od for] a hernia, herniotomy, herniorrhaphy (ɔ) / (bes Durchtrennung des Narbenringes) chir kelotomy / ℒ mit Darm[schlingen]resektion chir hernio-enterotomy ℒ**pforte** f hernial orifice (ɔ) od opening od ring ℒ**pfortenverschluß** m annulorrhaphy (ɔ) ℒ**punktion** f herniopuncture ℒ**reposition** f hernia taxis od reduction (ʌ) ℒ**rille** f (Tablette) score, dividing (ai) groove ℒ**ring** m annulus, hernial opening od orifice (ɔ) od ring ℒ**sack** m hernial sac ℒ**sackartig** herniated ℒ**sackhals** m neck of a hernia od of the hernial sac ℒ**schaden** m hernia, hernial affection ℒ**schiene** f splint ℒ**schnitt** m herniotomy ℒ**sonde** f hernia director ℒ**splitter** m bone splinter ℒ**stelle** f seat od site of a fracture / (Chromosom) break position ℒ**stück** n (Knochen) fragment / abgesprengte od versprengte ℒe shattered fragments / chromosome segments **~stückartig** fragmentary ℒ**stückverlust** m cyt deletion (i:) ℒ**teil** m (Knochen) fragment ℒ**verletzung** f fracture / crash injury ℒ**wasser** n fluid (u) in the sac of a hernia ℒ**weg** m hernial canal (æ)
Brucin n (EP), **Brucinum** n brucine ('bru:si:n) (EP), dimethoxystrychnine (daime'θɔksi'strikni:n)
Brücke f bridge / (Bindeglied) connecting link / dent bridge / (Gehirn) pons / (Zelle) connecting thread (e) / zytoplasmische ℒ cytoplasmic bridge ℒ **betr.** (Gehirn) pontine, pontile ℒ **u. Kleinhirn betr.** pontocerebellar ℒ **u. Medulla betr.** pontobulbar (ʌ) ℒ **u. Rückenmark betr.** pontospinal (ai)
Brücke ('bryka)**-Muskel** m (Fibrae meridionales (PNA)) meridional fibres [of the ciliary muscle]

Brücken|angst f gephyrophobia (dʒe-,faiɔro'foubiɔ) ℒ**arm** m anat median (i:) od middle cerebellar peduncle (ʌ) ℒ**bahn** f anat Türck's (tyrks) bundle (ʌ), pontine tract ℒ**beuge** f (Gehirn) pontine flexure, Varolian (ou) bend ℒ**bildung** f dizentrischer Chromosomen genet criss-cross bridge ℒ**blutung** f pontile apoplexy (æ) od h[a]emorrhage (e) od bleeding ℒ**faser** f tonofibril (ai) ℒ**haubenatrophie** f olivopontocerebellar atrophy ℒ**hauben-Syndrom** n, orales Raymond-Cestan (rɛ'mɔ̃-ses'tã) syndrome, pontine syndrome ℒ**hemiplegie** f pontine hemiplegia (i:) ℒ**kerne** m pl (Nuclei pontis (PNA)) nuclei pontis, nuclei of the pons ℒ**lappen** m chir bridge flap, bipedicled flap ℒ**plastik** f rope graft, tube graft, tunnel (ʌ) graft, double-end graft ℒ**rückenmarksstrang** m anat pontospinal (ai) tract ℒ**säge** f chir Hey's (heiz) saw ℒ**schenkel** m median (i:) cerebellar peduncle (ʌ) ℒ**tumor** m pontine tumo[u]r ℒ**winkel** m cerebellopontine angle, pontine angle ℒ**zahn** m dent pontic
Brugsch (brukʃ)**-Syndrom** n Brugsch's syndrome
Brüh|e f broth (ɔ) **~en** to scald (ɔ:) / (aufbrühen) to boil ℒ**wunde** f (Verbrühung) scald
Bruit| de diable n (Nonnensausen) venous (i:) hum, humming-top murmur ℒ **de pot fêlé** n (Geräusch des gesprungenen Topfes) cracked-pot sound, bruit de pot fêlé
Brüllhusten m F barking cough (kɔf)
brummen to hum, to buzz ℒ n (Brummgeräusch) humming, buzzing
Brumm|schädel m (Kopfschmerz) splitting headache, sore head
Brünauer ('bry:nauɔr)**-Syndrom** n Brünauer's od Unna-Thost syndrome
Brunft f s Brunst
Brunhilde-Infektion f Brunhilde infection
Brunner ('brunɔr)**-Drüsen** f pl (Glandulae duodenales (PNA)) duodenal glands, Brunner's glands
Bruns (bru:ns)**|-Schiene** f Bruns' splint ℒ**-Syndrom** n (Zystizercus im 4. Ventrikel) Bruns' syndrome
Brunschwig ('bru:nswig)**-Operation** f (Beckeneviszeration, Beckenexenteration) Brunschwig's operation, pelvic evisceration / (Duodenopankreatektomie) Brunschwig's operation, pancreatoduodenectomy
Brunst f (Tier) [o]estrus (i:), heat, rut ℒ**-** [o]estral (i:) **~hemmend** [o]estrus-restraining ℒ**hormon** n [o]estral hormone
brünstig (Tier) in heat
Brunst|periode f [o]estrus period (iɔ), mating period ℒ**zeit** f mating season ℒ**zyklus** m [o]estrus cycle (ai)
Brust f breast (e) / (Brustkorb) chest, thorax (ɔ:) / (weibliche) ℒ breast, mamma, od mammae ('mæmi:) / (Busen) bosom ('buzɔm), bust (ʌ) **breite** ℒ large od broad chest **schwache** ℒ weak chest **starke od gesunde** ℒ good od strong chest **überzählige** ℒ supernumerary (ju:) od accessory mamma / die ℒ geben, säugen to give the breast, to feed / der ℒ entwöhnen, absetzen to wean a child / (Brustkorb) thoraco- (ɔ:) (Vors), thoracic (æ), thorax- (ɔ:), pectoral

(Mamma) mammary, masto- (Vors), mazo- (ei) (Vors) ∼ u. Bauch betr. thoraco-abdominal (ɔ), thoracico- -abdominal ∼ u. Epigastrium betr. thoraco-epigastric ∼ u. Lendengegend betr. thoracolumbar (ʌ) ∼ u. Wirbelsäule betr. thoracispinal (ai) ∼ableitung f (EKG) chest lead (i:) ∼absetzung f (Mammaamputation) breast amputation, mammectomy, mastectomy ∼abszeß m milk abscess, mammary abscess, phlegmonous (e) od suppurative (ʌ) mastitis ∼abtragung f chir mastectomy, mammectomy ∼ader f thoracic (æ) vein ∼amputation f mastectomy, mammectomy, breast amputation ∼aorta f (Aorta thoracica (PNA)) descending thoracic aorta ∼aortographie f röntg thoracic aortography ∼arterie f (Arteria thoracica interna (PNA)) internal mammary artery ∼arznei f pharm pectoral ∼atmen n s ∼atmung ∼atmung f thoracic od costal respiration od breathing ∼atrophie f breast atrophy, mastatrophia (ou), mastatrophy (æ) ∼aufnahme f röntg chest X-ray ('eks'rei) ∼balsam m pharm pectoral [remedy (e)] ∼bandage f breast bandage / chest bandage ∼bauchspalt m thoracogastroschisis (gæs'troskisis), fissure ('fiʃə) of chest and abdomen (ou) ∼beere f pharm jujube ('dʒu:dʒu:b) ∼beerenbaum m pharm jujube

Brustbein n breastbone (e), sternum ∼- sternal, sterno-(Vors) ∼ u. Luftröhre betr. sternotracheal (ei) ∼ u. Mastoid betr. sternomastoid ∼ u. Perikard betr. sternopericardial ∼ u. Rippen betr. sternocostal ∼ u. Schildknorpel betr. sternothyroid (ai) ∼ u. Schlüsselbein betr. sternoclavicular (i), sternocleidal (ai) ∼ u. Schulter betr. sternoscapular (æ) ∼ u. Wirbelsäule betr. sternovertebral ∼ u. Zunge betr. sternoglossal ∼ u. Zungenbein betr. sternohyoid (ai) ∼ansatz m sternal insertion ∼ausschnitt m sternal notch ∼drüse f (Thymus) thymus (ai) [gland] ∼gegend f sternal region ∼klavikulargelenk n manubrio (u:)-clavicular (i) junction (ʌ) ∼knorpel m ensiform process, xiphoid (i) cartilage ∼körper m mesosternum ∼mark n sternal marrow ∼muskel m (Musculus sternalis (PNA)) sternalis muscle ∼perforation f chir sternotrypesis (i:) ∼punktion f puncture of the sternum ∼rand m margin of the sternum ∼rippengelenke n pl (Articulationes sternocostales (PNA)) sternocostal joints ∼-Schlüsselbein- manubrio (u:)-clavicular (i) ∼-Schlüsselbein-Band n, vorderes, hinteres ∼ (Ligamentum sternoclaviculare anterius et posterius) anterior, posterior sternoclavicular ligament ∼-Schlüsselbeingelenk n manubrio-clavicular joint od junction ∼- -Schlüsselbeinmuskel m (Musculus sternocleidomastoideus (PNA)) sternocleidomastoid muscle ∼schmerz m sternalgia, sternodynia ∼spalt m sternoschisis (ɔ), cleft sternum ∼spaltung f sternotomy ∼spitze f (Spitze des Schwertfortsatzes) tip of the breast bone od xiphoid ('zifɔid) process ∼winkel m sternal angle ∼-Zungenbeinmuskel m (Musculus sternohyoideus (PNA)) sternohyoid muscle

Brust|beklemmung f, ∼beschwerden f pl

breast complaint, chest complaint ∼bonbon m (Hustenbonbon) [pectoral] lozenge (ɔ) ∼bräune f angina (ai) pectoris, stenocardia ∼chirurgie f thoracic (æ) surgery ∼drüse f (Glandula mammaris (PNA)) mammary gland, mamma, pl mammae ('mæmi:), lactiferous gland

Brustdrüsen|- mammary, masto- (Vors) ∼abszeß m suppurative (ʌ) mastitis, breast abscess ∼atrophie f mastatrophy (æ), mastatrophia (ou) ∼blutung f (bei vikariierender Menstruation) mastomenia (i:), mastorrhagia ∼entzündung f inflammation of the breast, mastitis, mammitis, mastodenitis ∼hyperplasie f mastoplastia ∼körper m (Corpus mammae (PNA)) body of the breast, corpus mammae ∼krebs m mammary cancer, carcinoma of the breast od of the mamma ∼schmerz m mastalgia, mastodynia, mazodynia ∼schwellung f mammary engorgement ∼schwund m mastatrophy (æ), mastatrophia (ou) ∼szirrhus m mastoscirrhus (i) ∼tumor m mastadenoma, tumo[u]r of the mamma

Brust|eingeweide n thoracic organs ∼elixir n pharm succus (ʌ) liquiritiae ∼endoskop n thoracoscope (æ) ∼endoskopie f thoracoscopy (ɔ), thoracic endoscopy ∼enge f angina (ai) pectoris, stenocardia ∼entzündung f mastitis, mammitis, St. Agatha's disease ∼erkältung f (Husten, leichte Angina usw.) chest cold ∼ernährt (Säugling) breast-fed ∼ernährung f breast feeding

Brustfell n pleura (uə) ∼- pleural (uə), pleuro- (Vors) ∼entzündung f pleurisy (uə) ∼erguß m dropsy of the thorax (ɔ:), hydrothorax ∼höhle f (Cavum pleurae) cavity of the pleura, pleural cavity ∼kuppel f cervical pleura ∼reiben n pleural rub ∼schmerz m pleuralgia, pleurodynia

brust|förmig mastoid, mammiform, breast-shaped ∼fremitus m thoracic (æ) fremitus (e) ∼gang m thoracic duct ∼geben n nursing, feeding ∼gefäß n thoracic vessel ∼gegend f thoracic region (i:) / mammary region ∼geschwür n ulcer (ʌ) of the breast ∼glas n (Milchsaugglas) breast- -pump ∼gürtel m pectoral girdle ∼halter m breast support ∼hebung f (Plastik bei Hängebrust) mazopexy (ei) ∼höhe f breast height ∼höhle f chest od thoracic od pleural cavity ∼höhlenpunktion f (Thorakozentese) thora[co]centesis (i:), pleurocentesis, puncture of the pleura ∼hütchen n gum-nipple, nipple-shield ∼hypertrophie f hypertrophy of a breast, hypermastia, hypertrophy of the mammary gland

-brüstig (Nachs) -breasted (e), -chested

Brust|kasten m chest, thorax (ɔ:) ∼kind n breast[-fed] baby

Brustkorb m thorax (ɔ:), chest, costal frame, thoracic cage ∼- thoracic (æ), thoraco-(ɔ:) (Vors) / pectoral ∼ u. Akromion betr. thoracico-acromial (ou) ∼ u. Rücken betr. (thorakodorsal) thoracodorsal ∼ u. Wirbelsäule betr. thoracispinal (ai) ∼arterie f (Arteria thoracica) thoracic artery ∼atmung f chest od thoracic breathing od respiration ∼chirurgie f thoracic

surgery ∼deformität f deformed thorax, thoracocyllosis ∼eröffnung f chir thoracotomy ∼erweiterung f (beim Atmen) widening od extension of the thorax ∼hälfte f hemithorax ∼hebung f rise of the chest ∼meßapparat m thoracometer ∼messung f (Thorakometrie) thoracometry ∼nerv m, langer (Nervus thoracicus longus (PNA)) nerve to the serratus anterior muscle ∼plastik f chir thoracoplasty, plastic surgery of the chest ∼senkung f fall of the chest ∼spalt m thoracoschisis (ɔ) ∼verengerung f thoracostenosis ∼verletzung f thoracic trauma (ɔ:) / offene ∼ sucking chest wound ∼versteifung f stiffening of the chest

Brust|krampf m pectoral spasm ∼krankheit f chest disease / (Lunge) lung disease ∼krebs m masto- carcinoma, carcinoma od cancer of the breast od mamma, breast cancer ∼kunde f mastology, mazology ∼leiden n thoracopathy (ɔ), disease of the chest od breast / (Mamma) mastopathy (ɔ) ∼lymphdrüse f pectoral lymph gland ∼lymphgang m s ∼milchgang ∼mark n thoracic cord ∼maße n pl chest measurements (e) ∼meßapparat m thoracometer ∼milch f breast milk ∼milchgang m thoracic duct ∼milchintoxikation f breast-milk intoxication ∼mittel n pharm pectoral [remedy (e)] / (Hustenmittel) expectorant

Brustmuskel m anat pectoralis (ei) [muscle], pectoral muscle / grosser ∼ (Musculus pectoralis major (PNA)) pectoralis major muscle / kleiner ∼ (Musculus pectoralis minor (PNA)) pectoralis minor muscle / querer ∼ (Musculus transversus thoracis (PNA)) transverse thoracis muscle ∼entzündung f stethomyitis, stethomyositis ∼krampf m stethospasm (e) ∼lähmung f stethoparalysis ∼schmerz m thoracomyodynia

Brust|muskulatur f pectoral muscles ∼nähren n breast-feeding ∼nahrung f breast-feeding ∼nerv m thoracic (æ) nerve ∼neuralgie f (der Frau) mammary neuralgia ∼operation f (Spaltung der Brustdrüse) mastotomy / ∼organ n thoracic organ / (pl) thoracic viscera / ∼e u Brustwand bzw Rippenfell betr visceropleural (uə) ∼pflasterverband m rib-strapping ∼plastik f (nicht Thoraxplastik!) mastoplasty, mammoplasty ∼pulver n pharm compound powder of senna, compound liquorice (i) powder (BPC) ∼pumpe f (Milchpumpe) breast pump ∼punktion f thoracocentesis (i:), puncture of the pleural (uə) cavity ∼raum m chest od thoracic cavity od space ∼raum- thoracic ∼raumendoskop n (Thorakoskop) thoracoscope (æ) ∼raumeröffnung f thoracotomy, pleurotomy, pleuracotomy ∼region f thoracic region ∼reinigend F pharm expectorant ∼saft m F pharm s Hustensaft ∼scheidewand f mediastinum (ai) ∼schild n (der Insekten) thorax, thoracic shield, prothorax ∼schlagader f (Aorta thoracica) thoracic aorta, thoracaorta ∼- -Schlüsselbeingelenk n sternoclavicular joint ∼schmerz m (Thorakalgie) thoracalgia ('kældʒiə), thoracodynia, pain in the chest, pectoral pain, pectoralgia / (der Frau) pain in the

85

breast, mastodynia, mastalgia, mammalgia, mazodynia ~schnitt m (Thoraxeröffnung) thoracotomy / (Mamma) mastotomy ~schrunde f cracked nipple ~-Schulter-Vene f (Vena thoraco-acromialis (PNA)) acromiothoracic vein ~schuß m mil chest wound ~schußverletzter m mil chest wound patient ~schützer m chest protector ~seuche f (der Pferde) contagious (ei) pneumonia of horses ~spalt m thoracoschisis (ɔ) ~stiche m pl stitches in the chest ~stimme f chest voice ~stück n (der Insekten) cephalothorax ~tee m pharm breast tea, species ('spiːʃiːz) ~teil m (Wirbelsäule) thoracic part ~tumor m mammary tumo[u]r ~umfang m circumference (ʌ) of the chest, chest expansion / (bei Ausatmung) minimum chest / (bei Einatmung) maximum chest / ~verband m breast bandage ~vereiterung f suppurative (ʌ) mastitis ~verletzung f chest wound ~verwundeter m mil thoracic case ~wand f chest wall / ~ rechter Arm (EKG-Ableitung) chest and right arm (CR) ~wandableitung f (EKG) precordial lead (iː), chest lead ~wandelektrokardiogramm n chest electro-cardiogram ~wanderöffnung f chir thoracotomy (ɔ) ~wandfistel f thoracic fistula, pulmonary (ʌ) fistula ~wandmobilisation f chir thoracoplasty (ɔ) ~wandschmerz m thoracalgia, thoracodynia ~wandschnitt m chir thoracotomy ~wand-Syndrom n, vorderes anterior chest wall syndrome Brustwarze f (Papilla mammae (PNA)) mamilla, nipple / (Tier) teat (iː), dug eingesunkene ~ mildly inverted n. eingezogene ~ crater (ei) n. gesprungene ~ cracking od cracked n. tief eingezogene ~ deeply inverted n. tiefliegende ~ retracted n. überzählige ~ supernumerary (juː) n. wunde ~ cracked od fissured ('fiʃəd) od sore n. Brustwarzen|- mamillary (æ), nipple ~blutung f thelorrhagia, h[a]emorrhage (e) from a nipple ~entzündung f nipple inflammation, thelitis, mamillitis ~fissur f fissure (' fiʃə) of a nipple ~förmig mamillary ~hof m areola (iː) ~hütchen n nipple protector, nipple shield ~hypoplasie f microthelia (iː), hypoplasia (ei) of the nipples ~kleinheit f s ~hypoplasie ~krusten f pl cakes of the nipples ~linie f nipple line, mamillary (æ) line ~mangel m athelia (iː) ~plastik f mamillaplasty, thelyplasty (e) ~schmerz m thelalgia (θiˈlældʒiə), pain in a nipple ~schrunde f cracked od fissured ('fiʃəd) nipple ~sekret n secretion from a nipple Brust|wassersucht f hydrothorax (ɔː), dropsy of the chest, water in the chest F ~weitenmesser m stethometer ~wirbel m pl (Vertebrae thoracicae (PNA)) (BW) thoracic (æ) od dorsal vertebrae / erster, zweiter ~ first, second dorsal (ɔː) vertebra (əː) (D₁, D₂) ~wirbelsäule f thoracic od dorsal spine ~wunde f chest wound ~wurz f pharm angelica (e) Brut f brood (uː) / (Fisch) spawn (ɔː) ~ (Brüten od Ausbrüten betr.) incubating, incubatory ~apparat m incubator / im ~ halten to incubate ~ei n egg for hatching ~kapsel f (Echinokokkus) brood capsule ~kasten m incubator /

im ~ halten to incubate ~maschine f (für Geflügel) incubator ~ofen m s ~apparat Bruton ('bruːtən)-Krankheit f (primäre Agammaglobulinämie) Bruton-type od infantile sex-linked od congenital sex-linked agammaglobulin[a]emia Brut|pflege f brood-care ~platz m (z B Mücken) breeding ground ~schrank m (für Frühgeburten) couveuse (kuːˈvɜːz) / (Thermostat) thermostat / incubator ~stätte f (Vögel) breeding place / (Infektion) focus, seat of infection, nidus (ai) / fig breeding ground Bruttoformel f (Summenformel) molecular formula Brutwärme f incubation heat Bruxismus m bruxism (ʌ), grinding of the teeth, brygmus (i), odontoprisis (ai), bruxomania, brychomania Bruxomanie f s Bruxismus Bruzin n chem brucine (uː) Bryant ('braiənt)-Dreieck n Bryant's triangle (ai), iliofemoral (e) triangle Brygmus m s Bruxismus BSE = Bourquin-Sherman-Einheit f (Riboflavin) Bourquin-Sherman unit BSG = Blutkörperchensenkungsgeschwindigkeit f blood sedimentation rate, BSR BSP = Bromsulfalein n bromsulphthalein (æ), BSP BSP-Clearance = Bromsulfalein-Clearance f bromsulphthalein clearance BSP-Probe = Bromsulfalein-Probe f bromsulphthalein test BSR = Bizepssehnenreflex m biceps (ai) reflex / = Blut[körperchen]senkungsreaktion f blood sedimentation rate, BSR B-Stoff = Bromazeton n bromacetone B-Strahlen = Beta-Strahlen m pl beta rays BsZ = Buttersäurezahl f butyric acid index B-Tº = Basaltemperatur f basal temperature B-Teilchen n (Beta-Teilchen) beta particle BTM = Betäubungsmittel n pl narcotics BTS = Benztraubensäure f pyruvic acid BT-Salz = Tetrazolblau n blue tetrazolium, BT Bubble-flow m (engl Fremdwort: Bestimmung der Geschwindigkeit, mit der eine in die koronare Strombahn eingebrachte Luftblase fortbewegt wird) bubble (ʌ) flow Bubo m bubo (juː), pl bubones (bjuːˈbouniːz) od buboes (bjuːˈbəuz) indolenter ~ indolent b., syphilitic b. klimatischer ~ climatic b. syphilitischer ~ indolent b., syphilitic b. venerischer ~ venereal (iə) b. Bubonen|- bubonic (ɔ) ~pest f bubonic plague (pleig), pestis bubonica (ɔ) Bubonozele f (unvollkommener Leistenbruch) bubonocele (ɔ) Bucca f (PNA) cheek buccal s bukkal Buccinator m (Trompetenmuskel) buccinator (ʌ) bucco- s bukko- Buchdruckerkrankheit f printers' disease Bucheckernöl n pharm beechnut oil Buchenteer m pharm beech tar Büchner ('byːçnər)-Trichter m Büchner filter

Buchstaben|blindheit f ps alexia, word blindness ~keratitis f striate (ai) od alphabet (æ) keratitis Bucht f anat sinus (ai), pl sinuses / (Einbuchtung) recess / (Lücke) lacuna (juː), pl lacunae / (Grube) fossa ~ig anat sinuous (i), sinuate (i) Buchublätter n pl (Barosmablätter) pharm buchu ('bjuːkuː) leaves, barosma leaves Buckel m hump ~bildung f curving of the back buckelig gibbous (i), humpbacked (ʌ) ~keit f (Buckeligsein) gibbosity (ɔ), humpbackedness, kyphosis Bückversuch m bowing (au) test Bucky ('bʌki)-Blende f röntg Bucky od Potter-Bucky diaphragm ('daiəfræm) ~-Effekt m röntg grid effect, Bucky effect ~-Strahlen m pl röntg Bucky's rays, grenz rays ~-Tisch m röntg tilting couch (au), Bucky [table] Buclizin n (WHO) buclizine ('bjuːkliziːn) (BPCA) Budd-Chiari (bʌd kiˈaːri)-Syndrom n (Lebervenenstenose) Budd-Chiari disease od syndrome, Chiari's syndrome Budenangst f claustrophobia Buelau ('byːlau)-Dränage f (Empyem) siphon (ai) drainage (ei), Buelau's method (e) Buerger[-v. Winiwarter] ('bəːgəfən 'viniˈvartər)-Krankheit f (Thrombangitis obliterans) Buerger's disease, thrombo-angiitis obliterans Buformin n pharm (Butyldiguanidin) buformin Bügel m bow (ou), frame, strap / (zur Extension) chir stirrup (i) / (an Gehgips) stirrup (i) ~halter m chir support bukal s bukkal Bukardie f bucardia, bovine ('bouvain) heart bukkal (wangenwärts gelegen) buccal (ʌ), bucco- (ʌ) (Vors) bukko|axial bucco-axial ~axiogingival bucco-axiogingival ~axiozervikal bucco-axiocervical ~dental buccodental ~distal buccodistal ~gingival bucco-gingival (i) ~labial buccolabial (ei) ~lingual buccolingual, buccilingual ~mesial buccomesial (i) ~nasal bucconasal (ei), oronasal ~nasopharyngeal bucconasopharyngeal (i) ~okklusal bucco-occlusal ~pharyngeal buccopharyngeal (i) ~pulpal buccopulpal (ʌ) ~zervikal buccocervical bulbär bulbar (ʌ) ~apoplexie f bulbar apoplexy ~paralyse f (Duchenne-Syndrom II) progressive bulbar paralysis (æ), Duchenne's (dyˈʃenz) paralysis chronische progressive ~ glossolabiopharyngeal od glossolabiolaryngeal paralysis infektiöse ~ infectious bulbar (ʌ) paralysis, Anjeszky's ('anjeʃkiz) disease myasthenische ~ bulbospinal (ai) od asthenic (e) paralysis ~sklerose f bulbar sclerosis ~sprache f dysarthria Bulbitis f bulbitis, inflammation of the urethral (iː) bulb Bulbo|- (Vors) bulbar (ʌ), bulbo- (ʌ) (Vors) ~kavernosus m (Muskel) bulbocavernosus ~nuklear bulbonuclear bulbös bulbous (ʌ) Bulbourethral bulbo-urethral (iː) ~drüse f bulbo-urethral gland bulboventrikulär bulboventricular (i) Bulbus m anat bulb ~ aortae (PNA) (Aortenzwiebel) b. of the aorta ~

duodeni duodenal (i:) b. ᴢ *oculi* (*PNA*) (Augapfel) eyeball ᴢ *olfactorius* (*PNA*) (Riechkolben) olfactory b. ᴢ *penis* (*PNA*) b. of the penis ᴢ *pili* (*PNA*) (Haarzwiebel) b. of the hair ᴢ *venae jugularis inferior* (*PNA*) (Jugularbulbus) lower b. of the jugular (ʌ) vein ᴢ *venae jugularis superior* (*PNA*) upper b. of the jugular vein ᴢ *vestibuli* (*PNA*) (Vorhofschwellkörper) b. of the vestibule ᴢ**äquator** *m* (Aequator bulbi) *anat* equator of the eyeball ᴢ**atrophie** *f* atrophy of the eyeball ᴢ**bahn** *f anat* bulbar tract ᴢ**deformierung** *f* deformity of the duodenal bulb, bulbar deformity ᴢ**druckreflex** *m* oculocardiac reflex, Aschner's ('aʃnərz) phenomenon (ɔ) ᴢ**druckversuch** *m* Aschner's phenomenon *od* reflex ᴢ**kapsel** *f* eye capsule ᴢ**reliefveränderung** *f* röntg change of the relief (i:) of the bulb ᴢ**schenkel** *m* bulbar limb (lim) ᴢ**schrumpfung** *f* ophthalmomalacia (məˈleiʃiə), essential phthisis ('θaisis) of the eyeball ᴢ**stumpf** *m* stump of the eye ᴢ**symptom** *n* Haenel's ('hɛ:nəlz) sign ᴢ**wulst** *m* bulbar (ʌ) swelling
Bulimǀie *f* (Heißhunger) bulimia (i), hyperorexia, morbidly excessive hunger, cynorexia ~**isch** bulimic (i)
Bulinusschnecke *f* bulinus (ai)
Bulla *f* bulla (ʌ), *pl* bullae, large blister / ᴢ ethmoidalis (*PNA*) ethmoidal bulla
Bulldogklemme *f chir* bulldog (u) clamp
Buller ('bʌlə)-**Schild** *m* (Buller-Augenschutz) Buller's shield, watch glass
bullös bullous (ʌ), bullate (ʌ), blistered, vesiculated (i)
Bullosis *f* epidermolysis (ɔ) bullosa [hereditaria (ɛə)]
Bullrich ('bulriç)-**Salz** *n pharm* bicarbonate of soda
Bumerangnadel *f chir* boomerang (u:) needle
Bumke ('bumkə)-**Zeichen** *n* Bumke's pupil (ju:)
Bündel *n anat* bundle, fascicle, tract / (Strahlen) beam (i:) / (Bund) bunch (ʌ) ~**artig** glomerate (ɔ), glomerular (e) ᴢ**bildung** *f* fasciculation ᴢ**packung** *f pharm* multiple (ʌ) package
Bundesǀgesundheitsamt *n* Federal Board of Health ᴢ**seuchengesetz** *n* Federal Epidemics Law ᴢ**versicherungsanstalt** *f* Federal Insurance (uə) Institution (ju:) ᴢ**versorgungsgesetz** *n* (BVG) Federal Law on War Victims' Pensions
Bunge ('bunə)ǀ-**Amputation** *f* (aperiostale A.) Bunge's amputation, aperiosteal a. ᴢ-**Augenlöffel** *m* Bunge's spoon
Bunsen ('bunzən)ǀ-**Brenner** *m* Bunsen burner ᴢ-**Flamme** *f* Bunsen flame
buntfleckig spotted, variegated (ɛə)
Buphenin *n* [Hydrochlorid] (*WHO*) nylidrin hydrochloride ('nailidrin haidroˈklɔːraid) (*NF*)
Buphthalmǀie *f s* Buphthalmus ᴢ**us** *m* buphthalmos, buphthalmia, hydrophthalmia, keratoglobus (ou)
Burdach ('burdax)ǀ-**Kern** *m* (Nucleus cuneatus (*PNA*)) cuneate nucleus ᴢ- -**Strang** *m od* -**Säule** *f* (Fasciculus cuneatus (*PNA*)) fasciculus (i) cuneatus (ei), Burdach's column (ɔ) *od* tract
Bürette *f Lab* buret[te] (bjuəˈret), dropping-glass
Bürettenständer *m Lab* buret[te] stand
Burkitt ('bəːkit)-**Syndrom** *n od* -**Lym-**

---

phom *n* Burkitt's tumo[u]r, African lymphoma syndrome
Burnett ('bəːnit)-**Syndrom** *n* (Milch- -Alkali-Syndrom, diätetische Hyperkalzämie) Burnett's syndrome, milk- -alkali syndrome, milk-drinkers' syndrome, pathologic[al] calcification syndrome
burning feet-Syndrom *n* (Gopalan- -Syndrom) Gopalan's syndrome (gopaˈlanz 'sindrəmi), burning feet syndrome
Burns (bəːnz)-**Ligament** *n* (Margo falciformis) Burns' ligament
Bursa *f* (Schleimbeutel) bursa (əː), *pl* bursae ᴢ *anserina* (*PNA*) anserine b. ᴢ *bicipitoradialis* (*PNA*) bicipitoradial b. ᴢ *cubitalis* (*PNA*) interosseous cubital b. ᴢ *iliopectinea* (*PNA*) b. of the psoas major tendon ᴢ *infrahyoidea* (*PNA*) infrahyoid b. ᴢ *infrapatellaris profunda* (*PNA*) deep infrapatellar b. ᴢ*e intermusculares musculorum* (*PNA*) gluteofemoral bursae ᴢ *intratendinea olecrani* (*PNA*) intratendinous olecranon b. ᴢ *ischiadica musculi glutei maximi* (*PNA*) ischial b. of the gluteus maximus muscle ᴢ *ischiadica musculi obturatoris interni* (*PNA*) b. of the obturator internus muscle ᴢ *mucosa* mucous (ju.) b. ᴢ *musculi bicipitis femoris superior* (*PNA*) upper b. of the biceps femoris muscle ᴢ ~ *coracobrachialis* (*PNA*) b. of the coracobrachialis muscle ᴢ ~ *extensoris carpi radialis brevi* (*PNA*) b. of the extensor carpi radialis brevis tendon ᴢ ~ *infraspinati subtendinea* (*PNA*) b. of the infraspinatus muscle ᴢ ~ *latissimi dorsi subtendinea* (*PNA*) b. of the latissimus dorsi muscle ᴢ ~ *piriformis* (*PNA*) b. of the piriformis muscle ᴢ ~ *semimembranosi* (*PNA*) b. of the semimembranosus tendon ᴢ ~ *subscapularis subtendinea* (*PNA*) subscapular b. ᴢ ~ *tensoris veli palatini* (*PNA*) b. of the tensor palati muscle ᴢ ~ *teretis majoris subtendinea* (*PNA*) b. of the teres major muscle ᴢ *obturatoria obturatory* (ɔ) b. ᴢ *olecrani* olecranon (e) b. ᴢ *omentalis* (*PNA*) omental b., lesser sac of the peritoneum ᴢ *pharyngea* (*PNA*) (Schlundtasche) pharyngeal (i) b. ᴢ *pharyngica* pharyngeal b. ᴢ *poplitea* popliteal (i) b. ᴢ *praepatellaris* prepatellar b. ᴢ *subfascialis* (*PNA*) subfascial prepatellar b. ᴢ *retrohyoidea* (*PNA*) retrohyoid b. ᴢ *subacromialis* (*PNA*) subacromial (ou) b. ᴢ *subcutanea acromialis* (*PNA*) subcutaneous acromial b. ᴢ ~ *calcanea* (*PNA*) subcutaneous calcanean b. ᴢ ~ *infrapatellaris* (*PNA*) subcutaneous infrapatellar b. ᴢ ~ *malleoli lateralis* (*PNA*) subcutaneous b. of the lateral malleolus; ᴢ ~ *malleoli medialis* (*PNA*) subcutaneous b. of the medial malleolus; ᴢ ~ *olecrani* (*PNA*) subcutaneous olecranon b. ᴢ ~ *praepatellaris* (*PNA*) subcutaneous prepatellar b. ᴢ ~ *prominentiae laryngeae* (*PNA*) b. of the laryngeal prominence ᴢ ~ *tuberositatis tibiae* (*PNA*) subcutaneous b. of the tuberosity of the tibia ᴢ *subdeltoidea* (*PNA*) subdeltoid b. ᴢ *subscapularis* subscapular b. ᴢ *subtendinea iliaca* (*PNA*) subtendinous iliac b. ᴢ ~ *musculi bicipitis femoris inferior* (*PNA*) lower b. of the biceps femoris muscle ᴢ ~ *musculi gastrocne-*

---

mii lateralis lateral b. of gastrocnemius muscle ᴢ ~ *musculi gastrocnemii medialis* (*PNA*) (Brodi-Schleimbeutel) medial b. of the gastrocnemius muscle ᴢ ~ *musculi obturatoris interni* (*PNA*) b. of the obturator internus muscle ᴢ ~ *musculi sartorii* (*PNA*) tibial intertendinous b. ᴢ ~ *musculi tibialis anterioris* (*PNA*) b. of the tibialis anterior tendon ᴢ ~ *musculi tricipitis brachii* (*PNA*) b. of the tendon on the triceps muscle ᴢ ~ *praepatellaris* (*PNA*) subtendinous prepatellar b. ᴢ *suprapatellaris* (*PNA*) suprapatellar b. ᴢ *synovialis* (*PNA*) synovial (ou) b. ᴢ *synovialis subcutanea* (*PNA*) subcutaneous synovial b. ᴢ ~ *subfascialis* (*PNA*) subfascial synovial b. ᴢ ~ *submuscularis* (*PNA*) submuscular synovial b. ᴢ ~ *subtendinea* (*PNA*) subtendinous synovial b. ᴢ ~ *trochlearis* (*PNA*) synovial trochlear b. ᴢ *tendinis calcanei* (*PNA*) b. of the tendo calcaneus, Achilles (əˈkiliːz) b. ᴢ *trochanterica musculi glutei maximi* (*PNA*) trochanteric b. of the gluteus maximus muscle ᴢ ~ *musculi glutei minimi* (*PNA*) trochanteric b. of the gluteus minimus muscle ᴢ ~ *subcutanea* (*PNA*) subcutaneous trochanteric b. *zusätzliche od überzählige* ᴢ adventitious (i) *od* supernumerary (ju:) b. ᴢ-(Schleimbeutel-) bursal
Bursektomie *f* (Schleimbeutelentfernung) *chir* bursectomy
Bursitis *f* (Schleimbeutelentzündung) bursitis ᴢ *der Bursa tuberositatis ischii* lightermen's ('laitəmenz) bottom, weavers' bottom ᴢ *des 5. Metatarsophalangealgelenks* bunionette (bʌnjəˈnet) ᴢ *praepatellaris* beat-knee syndrome, housemaids' knee (ni:) ᴢ *subdeltoidea* (Duplay-Bursitis) subdeltoid b. *chronische* ᴢ *bei Hallux valgus* bunion (ʌ) *präpatellare* ᴢ prepatellar b.
Bursoǀlith *m* (Schleimbeutelstein) bursolith ᴢ**tomie** *f* (Schleimbeuteleröffnung) *chir* bursotomy
Burst *m neur* burst
Bürstenǀbesatz *m* (Zelle) ciliated (i) border, brush border ᴢ**biopsie** *f* brush biopsy ᴢ**elektrode** *f elektr* faradic (æ) brush ~**förmig** *anat u biol* brush- -shaped ᴢ**massage** *f* brush massage (maˈsaː:ʒ) ᴢ**probe** *f*, zytologische TV- -brushing technique ᴢ**saum** *m* cuticular border *od* ridge / (Darm) ciliated border ᴢ**saumenzym** *n* brush border enzyme ᴢ**saummembran** *f* brush border membrane
Bürstung *f* brushing (ʌ)
Büschel *n* tuft (ʌ), bunch (ʌ) / (Strahlen) pencil, beam / *bot* fascicle (æ) ~**artig** *s* ~**förmig** ~**bildend** clustering (ʌ) ᴢ**entladung** *f elektr* brush discharge ~**förmig** penicillate (i), penicilliform (i), tufted (ʌ) / *anat* fascicular (i), fasciculate, fasciculated ~**ig** *s* büschelförmig
Buschgelbfieber *n* jungle yellow fever
buschig bushy (u)
Buschke ('buʃkə)ǀǀ-**Busse** ('busə)- -**Krankheit** *f* Buschke's disease, Busse- -Buschke disease, cryptococcosis ᴢ-**Ollendorf** ('ɔləndɔrf)-**Syndrom** *n* Buschke- -Ollendorf syndrome, dermatifibrosis lenticularis disseminata ᴢ-**Sklerödem** *n* Buschke's scler[o]edema

Busen *m* bosom ('buzəm), breast (e)
-busig (*Nachs*) -bosomed ('buzəmd) /
hoch~ high-bosomed / voll~ full-
-bosomed
Büsten|former *m* bust improver (u:) ⱬ-
halter *m* brassiere ('bræsieə), bra (a:) *F*
Busulfan *n* (*WHO*) busulphan
(bju'sʌlfən) (*BPCA, USP*)
Butabarbital [Natrium] *n* butabarbital
(bju:tə'ba:bitəl) [sodium], secbutobar-
bitone (*BP*)
Butacain[sulfat] *n* (*WHO*) butacaine
('bju:təkein) [sulphate (*BP, USP*)]
Butan *n chem* butane (ju:)
Butandisäure *f* (Acidum succinicum,
Bernsteinsäure) succinic (sʌk'sinik)
acid
Butanol *n* butanol (ju:), butyl (ju:)
alcohol (æ)
Butethaminhydrochlorid *n* butethamine
hydrochloride (bju'teθəmi:n) (*NF*)
Buthalital-Natrium *n* (*WHO*) butha-
litone sodium (bju'θaelitoun 'soudjəm)
(*BPCA*)
Butobarbital[um (*EP*)] *n* (*WHO*) butobarbitone (*EP, BP*)
Butoform *n* (Butylium p-aminobenzoicum) butyl aminobenzoate (*BP*)
Butoxamin *n pharm* butoxamine
(bjutɔk'sæmi:n)
Butter *f* butter (ʌ) ~**ähnlich** butyraceous
(ei) ~**artig** like butter, buttery, butyraceous ⱬ**äther** *m chem* butyric (i) ether
(i:) ⱬ**fett** *n* butter fat ⱬ**gärung** *f* butyric fermentation ⱬ**gelb** *n chem* but-

ter yellow, dimethylaminoazobenzene
(-,æzo'benzi:n) (*BPC*) ~**ig** buttery (ʌ)
ⱬ**milchdiät** *f* butter-milk diet (ai),
Czerny's diet ~**n** (eitern, schwären) *F* to
fester ~**sauer** *chem* butyric (i)
Buttersäure *f chem* butyric acid ⱬ-
bakterien *n pl* butyric acid bacteria (iə)
ⱬ**bazillus** *m* bacillus (i) butyricus (i)
ⱬ**gärung** *f* butyric fermentation ⱬ**salz** *n*
chem butyrate (ju:)
Butterstuhl *m* (Fettstuhl) steatorrh[o]ea
(stiətə'riə)
Butyl|alkohol *m* (Butanol) *chem* butyl
(ju:) alcohol (æ), butanol (ju:) ⱬ**amino-
benzoyl-dimethylamino-äthanol-hydro-
chlorid** *n* (*EP, DAB*) (Tetracainhydrochlorid (*EP, DAB*)) amethocaine
hydrochloride (*BP*), tetracaine hydrochloride (*EP, BP, USP*) ⱬ**äthylbar-
bitursäure** *f chem* butylethylbarbituric
(juə) acid, butylethylmalonyl (æ) urea
(juə'riə) ⱬ**azetat** *n chem* butyl acetate
(æ) ⱬ**chromat** *n* butyl (ju:) chromate
(ou) ⱬ**diguanidin** *n* (Buformin) *pharm*
buformin ⱬ**en** *n chem* butylene
('bju:tili:n) ⱬ**hydroxytoluol** *n* butylated
hydroxytoluene (*BP*) ⱬ**ium p-aminobenzoicum** *n s* Butoform
β-Butyro|betain *n* (Aktinin) actinine
ⱬ**meter** *n* butyrometer ~**metrisch** buty-
rometric (e) ⱬ**phenon** *n pharm* butyro-
phenone (bju:,tiro'fi:noun)
Butyrum Cacao *n* (Kakaobutter) *pharm*
cocoa (ou) butter, oleum theobromatis
(ou)

Butyrylpiperazin *n* butyrylpiperazine
('bju:tərilpi'perəzi:n)
BV = Bildverstärker *m* image amplifier
B.V. = Balneum vaporis (Dampfbad)
vapo[u]r bath, bal vap, bv
BW = Brustwirbel *m* thoracic vertebra,
T
BWA = Brustwandableitung *f* chest
lead
B-Wellen = Beta-Wellen *f pl* beta
waves
BWK = Brustwirbelkörper *m* body of a
thoracic vertebra
BWR = Bordet-Gengou-Wassermann-
-Reaktion *f* Wassermann test
BWS = Brustwirbelsäule *f* thoracic
spine
Bypass *m* (Überleitung, Umleitung)
bypass / vorübergehender ⱬ (bei
Eingriffen an Herz oder Gefässen) tem-
porary b. ⱬ**transplantat** *n* bypass
graft
Byssinose *f* (Baumwollstaubpneumoko-
niose) byssinosis
Bywaters ('baiwɔ:təz)-**Syndrom** *n* By-
waters' syndrome, crush syndrome
BZ = Benzoyl *n* benzoyl, BZ / =
Blutzucker *m* blood sugar, BS
BZ 55 = Carbutamid *n* carbutamide,
BZ 55
BZ-CoA = Benzoyl-CoA *n* benzoyl
CoA
B-Zellen *f pl* b cells, beta cells
Bzl. = Benzol *n* benzene

C

Was unter C nicht verzeichnet ist, läßt sich wahrscheinlich unter K oder Z finden.

C = Celsius Celsius, C / = Coulomb coulomb, C / = Curie Curie, c / = Cytosin cytosin, C / = Dosisleistung f dose rate / = Kohlenstoff m carbon, C / = zervikal cervical

C'1 etc. = Komplementkomponenten f pl components of complements, C'1 etc.

C_1 = costa I (erste Rippe) first rib, C_1

c = Curie Curie, c

Ca = Calcium n, Kalzium n calcium, Ca / med = Carcinoma n, Karzinom n carcinoma, Ca

Cabot ('kæbət)|-Ringe m pl Cabot's rings od ring bodies ℓ-Schiene f Cabot's splint

Cacao m s Kakao

Cachet n (Kapsel) pharm cachet ('kæʃei), capsule

Cache-Valley-Virus n (in Nord- u Äquatorialamerika vorkommendes ARBO -Virus der Gruppe D) Cache--Valley virus ('kæʃ 'væli ,vaiərəs)

Cachexia f s Kachexie u Kachexia

Cachou n pharm cachou (kə'ʃu:)

Cacodyl n chem s Kakodyl ℓat n s Kakodylat

Cadaver n s Kadaver ℓin n (Kadaverin) chem cadaverine (æ)

Cade f bot cade (keid) ℓöl n cade oil (BP), juniper (u:) tar oil

Caderasübel n caderas (iə), mal (æ) de caderas

Cadmium n (Kadmium) chem cadmium ~haltig chem cadmiferous (i), containing cadmium ℓoxyd n cadmium oxide ℓsulfat n chem cadmium sulphate (ʌ) [US sulfate]

Caeco- s Zäko-

Caecum n s Zäkum

Caeno|genese f c[a]enogenesis (e) ~genetisch c[a]enogenetic (e)

Caeruloplasmin n c[a]eruloplasmin (æ)

Caesium f chem c[a]esium (i:)

Caffea f (Kaffeestrauch) bot caffea ('kæfiə)

Caffey [-Silverman] ('kæfi-'silvəmən)--Syndrom n (infantile Kortikalhyperostose) Caffey's syndrome

Caisson n (Taucherglocke) caisson ('keisən), diving-bell ℓkrankheit f caisson disease, decompression sickness, aer[a]emia, divers' paralysis

Cajal (kæ'hæl)-Zellen f pl Cajal's cells

Cajeput n (Kajeput) pharm cajeput ('kædʒipʌt)

Cal = Kilokalorie f large calorie, Cal

cal = Grammkalorie f small calorie, cal

Calabar- s Kalabar-

Calaminhautsalbe f pharm calamine (æ) ointment (ɔi), unguentum calaminae

Calamintha f (Bergmelisse) pharm calamint (æ)

Calamus m (Kalmus) pharm bot Acorus ('ækərəs), calamus (æ), sweet-flag / ℓscriptorius anat calamus scriptorius ℓtinktur f tincture ('tiŋktʃə) of Acorus

Calcaneus m (PNA) (Fersenbein) calcaneum

Calcar m (Sporn) calcar ('kælka:)

Calcaria f (Kalk) pharm lime ℓ chlorata (Chlorkalk) chloride (ɔ:) of lime ℓ hydrata (gelöschter Kalk) calcium hydroxide, slaked lime ℓ usta (ge-

---

brannter Kalk) calcium oxide (BP), unslaked lime, burnt lime

Calcariurie f calcariuria (juə)

Calcein n (EP) calcein ℓ-Mischindikator m (EP) calcein mixed triturate

Calciferol n (WHO), Calciferolum n (EP, DAB) (Vitamin D₂ (DAB)) calciferol (BP), ergocalciferol (,ɔ:gokæl'sifərɔl) (BP, EP, USP)

Calci|fication f chem calcification ~fizieren chem to calcify

Calcii aminosalicylas (EP) (p-Aminosalicylsaures Calcium, Calcium para--aminosalicylicum) calcium aminosalicylate (BP, EP) ℓ carbimidum (WHO) (Kalkstickstoff) calcium cyanamide ℓ carbonas (EP) (Calciumcarbonat, Calcium carbonicum) calcium carbonate (BP, EP) ℓ chloridum (EP) (Calciumchlorid, Calcium chloratum) calcium chloride (BP, EP) ℓ gluconas (EP) (Calciumgluconat) calcium gluconate (BP, EP) ℓ hydrogenophosphas (EP) calcium hydrogen phosphate ℓ lactas (EP) calcium lactate (BP, EP) ℓ pantothenas (EP) calcium pantothenate (EP)

Calci|nation f chem calcination ℓnose f (Kalzinose) calcinosis ℓnsis circumscripta f (Proficheti-Syndrom) calcinosis circumscripta, Proficheti (prɔfi'ʃe:z) syndrome ~phil (kalkanziehend) calciphilic ℓtonin n calcitonin

Calcium n chem calcium (æ) [s a Kalzium] ℓ acetylosalicylicum c. acetylsalicylate (i), soluble aspirin ℓ-p--aminosalicylat n calcium aminosalicylate (BPC) äthyl-cyclohexenyl--barbitursaures ℓ (DAB) cyclobarbitone c. (BP) ℓ benzoicum c. benzoate ℓ carbonicum (DAB) (Kalziumkarbonat) c. carbonate (EP, BP, USP) ℓ chloratum (EP, DAB) (Kalziumchlorid (DAB)) c. chloride (ɔ:) (EP, BP, USP) ℓ cyclohexenyl-aethyl-barbituricum (EP, DAB) (Cyclobarbital-Calcium (DAB)) cyclobarbitone c. (EP, BP) ℓ-dioctyl-sulfosuccinat n dioctyl calcium sulphosuccinate (dai'ɔktil 'kælsiəm sʌlfo'sʌksineit)(NF) ℓ gluconicum (DAB) c. gluconate (BP, USP) ℓ glyceri-nophosphoricum (Kalziumglycerophosphat) c. glycerophosphate (BP) ℓ hydricum solutum (Kalkwasser, Aqua Calcariae) c. hydroxide solution (BPC), limewater ℓ hydroxydatum solutum s ℓ hydricum solutum ℓ lacticum (DAB) (Calciumlactat (DAB)) c. lactate (BP, EP, NF) ℓlactat n (DAB) s ℓ lacticum ℓ laevulinicum c. laevul[in]ate ℓ nitricum c. nitrate (ai) ℓ nitricum (DAB) (Calcium-D--pantothenat (DAB)) c. pantothenate (ou) (USP) ℓ permanganicum c. permanganate ℓ phenylglycolicum (Kalziummandelat) c. mandelate (BPC) ℓ phosphoricum (DAB) dicalcium phosphate, dibasic c. phosphate ℓ salicylicum c. salicylate (i) ℓ sulfuricum ustum (DAB) (gebrannter Gips (DAB)) dried c. sulphate (BP), plaster of Paris

Calciurie f (Ausscheiden von Kalk im Urin) calciuria (juə)

Calcon n calcon

Calculus m (Kalkulus) calculus, pl calculi ('kælkjulai), stone, concretion (i:), concrement

Calendula officinalis f (Ringelblume)

---

pharm calendula officinalis, [pot] marigold (æ)

Caliculus| gustatorius m (PNA) (Geschmacksknospe, Geschmacksbecher, Schmeckbecher) taste bud / ℓ ophthalmicus (PNA) (Augenbecher) optic cup

Californium n chem californium (Cf)

Calisayarinde f pharm Calisaya (ei) bark

Calix s Calyx

Calliphora f (Schmeissfliegengattung) zool Calliphora (i)

Callitroga f zool Cochliomyia (ai) ℓ--Larve f screw-worm

callös s kallös

Callositas f (Hautschwiele) callosity (ɔ)

Callus m s Kallus

Calmette (kal'met)|-Guérin (ge:'rē)--Bazillus m Calmette-Guérin bacillus ℓ-Impfstoff m Calmette od BCG vaccine ('væksi:n) ℓ-Impfung f BCG (= Bacille Calmette-Guérin) vaccination ℓ[-Haut]-Probe f Calmette's test od reaction ℓ-Reaktion f (Tuberkulinreaktion) Calmette reaction ℓ-Serum n Calmette's antivenene (ænti'veni:n) ℓ-Vakzine f BCG vaccine ℓ-Verfahren n Calmette's method od tuberculin test

Calomel n s Kalomel

Calor f (Hitze, Fieber) heat, fever / ℓ febrilis (Fieberhitze) heat of fever / ℓ innatus (natürliche Körperwärme) normal od natural (æ) heat of the body

Calorie f s Kalorie

Calorimeter n s Kalorimeter

calorisch s kalorisch

Calumbawurzel f pharm calumba (ʌ) root

Calvé (kal've:)|- [Legg-] Perthes (leg--'pertes)- Krankheit f osteochondrosis of the capitular (i) epiphysis (i) of the femur (i:), [Legg-Calvé-] Perthes disease ℓ-Syndrom n od -Krankheit f (Plattwirbel, Osteochondritis vertebralis infantilis) Calvé's disease, osteochondrosis of a vertebral body

Calx f lime, chalk / (PNA) heel / ℓ chlorata chlorinated (ɔ:) lime (BPC) / ℓ sulfurata crude calcium sulphide (ʌ) [US sulfide]

Calyx m (Kelch, Becher) calyx (æ), pl calyces ('kælisi:z) / Calyces renales majores (PNA) (große Nierenkelche) greater calyces / Calyces renales minores (PNA) (kleine Nierenkelche) lesser calyces

calzinieren chem to calcine

Calzinose f calcinosis

CAM = Chorioallantoismembran f chorio-allantoic membrane, CAM

Cambogia|gummi n (Cambogiaharz) pharm cambogia (kæm'boudʒiə), gamboge (gæm'boudʒ) ℓsäure f (Gambogiasäure) cambogic (kæm'boudʒik) acid

Cambric- s Kambrik-

Camera f (Auge) chamber (ei) / (Höhle) cavity / ℓ bulbi anterior (PNA) (vordere Augenkammer) anterior chamber of the eye; ℓ ~ posterior (PNA) (hintere Augenkammer) posterior chamber of the eye

Camera ('kamərə)-Syndrom n (entzündliche Osteopathie) Camera's syndrome, malgic osteopathy syndrome

Campecheholz n pharm h[a]ematoxylum (e-ɔ), logwood

Camper (kampər)-Linie f (Aurikulonasal-Linie) Camper's line

Camphen *n chem* camphene (i:)
Campher *m* (*DAB*) (Camphora (*DAB*)) camphor (*BP*, *USP*) ʑöl *n*, starkes ʑ (*DAB*) camphorated oil (*BP*) ʑ**sulfonsäure** *f* (Acidum camphosulfonicum) camphosulphonic acid
Camphoglucuronsäure *f* camphoglycuronic acid
Campholsäure *f* campholic acid
Camphora *f s* Campher
Camphorismus *m* camphor poisoning, camphorism
Camphoronsäure *f* camphoronic acid
Campolon *n* (Leberextrakt) *pharm* campolon
Canadabalsam *m s* Kanadabalsam
Canaliculus *m* (Kanälchen) canaliculus (i), *pl* canaliculi, small canal **Canaliculi caroticotympanici** (*PNA*) caroticotympanic canaliculi ʑ **cochleae** (*PNA*) (Schneckenkanälchen) cochlear canaliculus **Canaliculi dentales** (*PNA*) (Zahnbeinkanälchen, Dentinkanälchen) dental canaliculi ʑ **lacrimalis** (*PNA*) (Tränenkanälchen, Tränenröhrchen) lacrimal canaliculus *od* duct ʑ **mastoideus** (*PNA*) (Arnold-Kanal) mastoid canaliculus ʑ **tympanicus** (*PNA*) (Paukenhöhlenkanälchen) canaliculus for the tympanic nerve
Canalis *m* (*PNA*) (Kanal) canal ʑ **adductorius** (*PNA*) (Adduktorenkanal) subsartorial c., Hunter's (ʌ) canal **Canales alveolares** (*PNA*) dental canals ʑ **analis** (*PNA*) (Afterkanal) anal c. ʑ **auricularis** (Gehörgang) auricular (i) *od* auditory (ɔ:) c. ʑ **caroticus** (*PNA*) (Karotiskanal) carotic (ɔ) c. ʑ **carpi** (*PNA*) (Handwurzelkanal) carpal c. ʑ **centralis medullae spinalis** (*PNA*) central c. of the spinal cord ʑ **cervicis uteri** (*PNA*) (Zervixkanal, Gebärmutterhalskanal) c. of the cervix ʑ **ciliaris** (*PNA*) ciliary (i) c. ʑ **cochlearis** (*PNA*) cochlear c. ʑ **condylaris** (*PNA*) posterior condylar c. **Canales diploici** (*PNA*) (Breschet-Kanäle) diploetic canals ʑ **facialis** (*PNA*) (Fazialiskanal) fallopian c. ʑ **femoralis** (*PNA*) (Schenkelkanal) femoral (e) *od* crural (uǝ) c. ʑ **hyaloideus** (*PNA*) (Stilling-Kanal) hyaloid (ai) c. ʑ **hypoglossi** (*PNA*) (Hypoglossuskanal) anterior condylar c. **Canales incisivi** (*PNA*) (Stensen-Kanäle) incisive (ai) canals ʑ **infra-orbitalis** (*PNA*) infra-orbital c. ʑ **inguinalis** (*PNA*) (Leistenkanal) inguinal c. **Canales longitudinales modioli** (*PNA*) longitudinal canals of the modiolus ʑ **mandibulae** (*PNA*) (Mandibularkanal, Unterkieferkanal) mandibular c. ʑ **musculotubarius** (*PNA*) musculotubal c. ʑ **nasolacrimalis** (*PNA*) (Tränennasenkanal) nasolacrimal c. ʑ **neurentericus** neurenteric (e) c. [of Kovalevsky] ʑ **nutricius** (*PNA*) nutrient c. ʑ **obturatorius** (*PNA*) obturator c. ʑ **olfactorius** olfactory c. ʑ **omphalomesentericus** omphalomesenteric (e) c. ʑ **opticus** (*PNA*) optic (ɔ) foramen **Canales palatini** (*PNA*) (Gaumenkanäle) lesser palatine canals; **Canales palatini majores** (grosse Gaumenkanäle) greater palatine canals ʑ **palatinovaginalis** (*PNA*) palatinovaginal c. ʑ **pterygoideus** (*PNA*) pterygoid ('teriɡɔid) c. ʑ **pudendalis** (*PNA*) (Alcock-Kanal) pudendal c. ʑ **pyloricus** (*PNA*) (Pförtnerkanal) pyloric

c. ʑ **radicis dentis** (*PNA*) (Zahnwurzelkanal, Wurzelkanal) root c. of a tooth ʑ **sacralis** (*PNA*) (Sakralkanal) sacral (ei) c. ʑ **semicircularis** semicircular (ɔ:) c.; ʑ ~ **anterior** (*PNA*) (frontaler Bogengang) superior semicircular c.; ʑ ~ **lateralis** (*PNA*) (horizontaler Bogengang) lateral semicircular c.; **Canales semicirculares ossei** (*PNA*) (knöcherne Bogengänge) semicircular canals; ʑ **semicircularis posterior** (*PNA*) (sagittaler Bogengang) posterior semicircular c. ʑ **spinalis** spinal (ai) c. ʑ **spiralis cochleae** (*PNA*) (Corti-Tunnel, Corti-Kanal, knöcherne Schneckenwindung, Schneckenrohr) spiral (aiǝ) c. of the cochlea (ɔ); ʑ ~ **modioli** (*PNA*) spiral c. of the modiolus **Canales ventriculi** (*PNA*) (Magenkanäle) gastric canals ʑ **vertebralis** (*PNA*) (Rückenmarkskanal, Spinalkanal, Vertebralkanal, Wirbelkanal) vertebral c. ʑ **vomerovaginalis** (*PNA*) vomerovaginal c.
Cancer *m* cancer, carcinoma ~**ogen** cancerogenic (e), carcinogenic ʑ**ogenese** *f* cancerogenesis ~**ös** cancerous, carcinomatous (ou)
Cancr|oid *n* (Hautkrebs, Hornkrebs) cancroid ʑ**ophobie** *f* (Krebsangst) *ps* carcinomatophobia (ou) ʑ**um** *m* (Geschwürbildung, *bes* Lippen, Mund, Schamteile) cancrum, canker
Candicidin *n* candicidin (kæn'disidin) (*NF*)
Candida| albicans *f* candida albicans (æ) ʑ**-Infektion** *f* candida infection ʑ**-Mykid** *n* candidid (æ) ʑ**vaginitis** *f* candidial *od* monilial vaginitis
Candidiasis *f* candidiasis (ai) [nota: fälschlich moniliasis]
Canella *f pharm* canella
Cannabin *n* cannabin[e]
Cannabis *f* (Hanf) *pharm* cannabis, hemp ʑ**mus** *m* (Haschischvergiftung) cannabism, cannabis poisoning
Cannon ('kænǝn)**-Notfallsfunktion** *f od* **-Notfallsreflex** *m* Cannon's syndrome
Cannula *f* (Röhrchen, Kanüle) cannula, *pl* cannulae *od* cannulas, tube [*s* Kanüle]
Cantharid- *s* Kantharid-
Cantharidin[um] *n* cantharidin (æ) (*BPC*)
cantharinsauer *chem* cantharidic
Canthus *m* (Augenwinkel) canthus ('kænθǝs)
Capgras-Syndrom *n* Capgras' syndrome
capill|ar *s* kapillar ʑ**are** *f s* Kapillare ʑ**i** *m pl* (*PNA*) hairs of the head ʑ**itium** *n* capillitium (i), hair of the head
Capistrum *n* (Schädelunterkieferverband) chin bandage, Barton's ('ba:tǝnz) bandage
Capitellum *n* (Humerusköpfchen) capitellum
Capitium *n* (Mützenverband) capitium (kǝ'piʃiǝm)
Capitulum *n anat* capitulum (i), *pl* capitula, head of a bone ʑ **costae** (Rippenköpfchen) head of a rib ʑ **fibulae** (Wadenbeinköpfchen) head of the fibula (i) ʑ **humeri** (*PNA*) capitulum of the humerus, capitellum ʑ **mallei** (Hammerköpfchen) head of the malleus ʑ **mandibulae** (Unterkiefergelenkköpfchen) head of the mandible ʑ **radii** (Radiusköpfchen) head of the

radius (ei) ʑ **stapedis** (Steigbügelköpfchen) head of the stapes ('steipi:z) ʑ **ulnae** (Ulnaköpfchen) head of the ulna (ʌ) ʑ- capitular (i)
Caplan ('kæplǝn) **[-Colinet]-Syndrom** *n* (Silikoarthritis) Caplan's syndrome, silico-arthritis
caprin|sauer *chem* capric (æ) ʑ**säure** *f chem* capric acid
Capron|at *n chem* caproate (æ) ~**sauer** *chem* caproic (ou) ʑ**säure** *f chem* caproic acid
Capryl|at *n chem* caprylate (æ) ~**sauer** *chem* caprylic (i) ʑ**säure** *f chem* caprylic acid
Capsella bursa pastoris *f* (Hirtentäschel) *pharm* shepherd's purse
Capsicum *n pharm* capsicum, Cayenne *od* red pepper
Capsula *f* (*PNA*) (Kapsel) capsula, *pl* capsulae, capsule / (Scheide) sheath (i:) ʑ **adiposa renis** (*PNA*) renal fat ʑ **articularis** (*PNA*) (Gelenkkapsel) articular capsule; ʑ ~ **crico-arytaenoidea** (*PNA*) articular capsule of the crico-arytenoid joint; ʑ ~ **cricothyreoidea** (*PNA*) articular capsule of the cricoid (ai) cartilage ʑ **bulbi** (Tenon-Kapsel) Tenon's (tǝ'nɔz) capsule ʑ **externa** (*PNA*) external capsule ʑ **fibrosa glandulae thyreoideae** (*PNA*) fibrous capsule of the thyroid gland; ʑ ~ **renis** (*PNA*) fibrous capsule of the kidney; ʑ ~ **perivascularis** (*PNA*) hepatobiliary capsule ʑ **glomeruli renis** (*PNA*) capsule of the glomerulus of the kidney ʑ **interna** (*PNA*) (innere Kapsel) internal capsule ʑ **lentis** (*PNA*) (Linsenkapsel) capsule of the lens
Capsul... *s* Kapsul...
Captodiam[um] *n* (*WHO*) captodiame (kæpto'daieim) (*BPCA*)
Caput *n* (*PNA*) (Kopf, Gelenkkopf, Muskelkopf) caput (æ), *pl* capita, head ʑ **breve musculi bicipitis brachii** (*PNA*) short h. of the biceps brachii muscle; ʑ ~ **musculi bicipitis femoris** (*PNA*) short h. of the biceps femoris muscle ʑ **costae** (*PNA*) (Rippenkopf) h. of a rib ʑ **epididymidis** (*PNA*) h. of the epididymis ʑ **femoris** (*PNA*) (Femurkopf, Schenkelkopf) head of the femur (i:) ʑ **fibulae** (*PNA*) (Fibulakopf, Fibulaköpfchen, Wadenbeinkopf) h. of the fibula ʑ **humerale musculi extensoris carpi ulnaris** (*PNA*) humeral h. of the extensor carpi ulnaris muscle; ʑ ~ **musculi flexoris carpi ulnaris** (*PNA*) humeral h. of the flexor carpi ulnaris muscle; ʑ ~ **musculi pronatoris teretis** (*PNA*) humeral h. of the pronator teres muscle ʑ **humeri** (*PNA*) h. of the humerus ʑ **humero-ulnare musculi flexoris digitorum superficialis** (*PNA*) humero-ulnar h. of the flexor digitorum sublimis (ʌ) muscle ʑ **laterale musculi gastrocnemii** (*PNA*) lateral h. of the gastrocnemius muscle; ʑ ~ **musculi tricipitis brachii** (*PNA*) lateral h. of the triceps brachii muscle ʑ **longum musculi bicipitis brachii** (*PNA*) long h. of the biceps brachii muscle; ʑ ~ **musculi bicipitis femoris** (*PNA*) long h. of the biceps femoris muscle; ʑ **musculi tricipitis brachii** (*PNA*) long h. of the triceps brachii muscle ʑ **mallei** (*PNA*) (Hammerköpfchen) h. of the malleus ʑ **mandibulae** (*PNA*) (Unterkieferköpfchen, Mandibulaköpfchen)

h. of the mandible ⋩ *mediale musculi gastrocnemii* (*PNA*) medial h. of the gastrocnemius muscle; ⋩ ~ *musculi tricipitis brachii* (*PNA*) medial h. of the triceps brachii muscle ⋩ *Medusae* (Medusenhaupt) caput medusae (mi'dju:zi:), cirsomphalos ⋩ *musculi* (*PNA*) (Muskelkopf) h. of the muscle ⋩ *nuclei caudati* (*PNA*) h. of the caudate nucleus ⋩ *obliquum musculi adductoris hallucis* (*PNA*) oblique h. of the adductor hallucis muscle; ⋩ ~ *musculi adductoris pollicis* (*PNA*) oblique h. of the adductor pollicis muscle ⋩ *obstipum* (Schiefhals) torticollis, wryneck ('rainek) ⋩ *ossis metacarpalis* (*PNA*) (Mittelhandköpfchen) h. of the metacarpal bone; ⋩ ~ *metatarsalis* (*PNA*) (Mittelfussköpfchen) h. of the metatarsal bone ⋩ *pancreatis* (*PNA*) h. of the pancreas ⋩ *phalangis manus* (*PNA*) h. of the phalanx of a finger; ⋩ ~ *pedis* (*PNA*) h. of the phalanx of a toe ⋩ *radiale musculi flexoris digitorum superficialis* (*PNA*) radial h. of the flexor digitorum sublimis muscle ⋩ *radii* (*PNA*) (Radiuskopf, Speichenkopf) h. of the radius ⋩ *stapedis* (*PNA*) h. of the stapes ⋩ *tali* (*PNA*) (Sprungbeinkopf) h. of the talus ⋩ *transversum musculi adductoris hallucis* (*PNA*) transverse h. of the adductor hallucis muscle; ⋩ ~ *musculi adductoris pollicis* (*PNA*) transverse h. of the adductor pollicis muscle ⋩ *ulnae* (*PNA*) (Ellenkopf) h. of the ulna ⋩ *ulnare musculi extensoris carpi ulnaris* (*PNA*) ulnar h. of the extensor carpi ulnaris muscle; ⋩ ~ *musculi flexoris carpi ulnaris* (*PNA*) ulnar h. of the flexor carpi ulnaris muscle; ⋩ ~ *musculi pronatoris teretis* (*PNA*) ulnar h. of the pronator teres muscle
Carate *f* (Pintakrankheit) carate (ei), pinta
Carbachol *n* (*WHO*) *pharm* carbachol (*BP, USP*)
Carbamid[um] *n* carbamide (æ), urea (juə'riə) (*BP*) **~sauer** *chem* carbamic (æ) ⋩**säure** *f chem* carbamic acid
Carbaminoylcholinchlorid *n* carbaminoylcholine chloride (ɔ:)
carbamin|sauer *chem* carbamic (æ) ⋩**säure** *f chem* carbamic acid, aminoformic acid ⋩**säure-äthylester** *m* (*EP*) urethane (*EP*)
Carbid *n chem* carbide
Carbinazol *n pharm* carbinazole (ka:'binəzoul)
Carbinol *n chem* carbinol
Carbo... *s* Karbo...
Carbo *m* (Kohle) *chem* carbo, charcoal ⋩ *activatus* (*EP*) activated charcoal (*EP, BP*) ⋩ *animalis* (Tierkohle) animal charcoal ⋩ *medicinalis* (*DAB*) medicinal charcoal (*BPC*) ⋩ *vegetalis* (Pflanzenkohle) vegetable charcoal ⋩**anhydrase** *f* (Karbonat-Dehydratase) carbonic (ɔ) anhydrase (ai) ⋩**anhydra-sehemmer** *m* carbonic anhydrase inhibitor (i) ⋩**hydrase** *f* carbohydrase (ai) ⋩**hydrat** *n* carbohydrate (ai)
Carbol... *s* Karbol...
Carbonei dioxidum (*EP*) (Kohlendioxyd) carbon dioxide (*EP, BP*)
Carboneum *n* (Kohlenstoff) *chem* carbon / ⋩ sesquichloratum (Hexachloräthan) *mil, chem* hexachlorethane (e)

Carboxymethylcellulose *f* (*EP*) carboxymethylcellulose (*EP*)
Carbromal *n* (*DAB*) (Bromdiäthylacetylcarbamid (*DAB*)) carbromal (*BP*), bromdiethylacetyl carbamide
Carbunkel *n* (*m*) *s* Karbunkel
Carbutamid *n pharm* carbutamide (*BPC*) (ka:'bju:təmaid)
Carcassonne (karka'sɔn)**-Band** *n* (Ligamentum transversum perinei (*PNA*)) transverse ligament of the pelvis
Carcino... *s* Karzino...
Cardamom *n pharm* cardamom
Cardi... *s* Kardi...
Cardiazol *n pharm* cardiazol (ai), metrozol (e) ⋩**krampf** *m* cardiazol spasm ⋩**provokation** *f* provocation by cardiazol ⋩**schock** *m* cardiazol shock
Caries *f* caries ('kɛərii:z) ⋩ *humida* ⋩ humida ⋩ *insistens* arrested c. ⋩ *secundaria* (Sekundärkaries) secondary c. ⋩ *sicca* dry c. ⋩ *spinalis od columnae vertebralis* spinal (ai) c., Pott's disease ⋩ *tuberculosa* c. tuberculosa [*s a* Karies-]
Carina *f anat* carina (ai), *pl* carinae, ridge / ⋩ *tracheae* (*PNA*) (Karina, Bifurkationssporn) carina tracheae / ⋩ *urethralis vaginae* (*PNA*) (Harnröhrenwulst) urethral ridge of the vagina
Carisoprodol *n* (*WHO*) (Isomeprobamat) carisoprodol (ka:,raiso'proudɔl) (*BPCA*)
Carleton ('ka:ltən)**-Flecken** *m pl* Carleton's spots
Carmalaun *n* (Karmalaun) carmalum (ka:'mælʌm)
Carman ('ka:mæn)**-Meniskus[zeichen]** *n* Carman's sign, Kirklin's ('kə:klinz) sign
Carmelitergeist *m* (Carmeliterwasser) spirit of carmelite
Carmichael ('ka:mikəl)**-Krone** *f* Carmichael crown
Carmin *m* (*EP*) carmine (*EP*) ⋩**grünlösung** *f* (*EP*) carmine green solution (*EP*)
carminativ (blähungstreibend) carminative ⋩**um** *n* (blähungstreibendes Mittel) *pharm* carminative [remedy (e)]
Carminrot *n* (Karminrot) carmine / mit ⋩ färbbar carminophil (i)
Carmody ('ka:mədi)**-Aspirator** *m* Carmody aspirator
Carnauba|säure *f* carnaubic (ɔ:) acid ⋩**wachs** *n* carnauba (ɔ:) wax
Carnett (ka:'net)**-Zeichen** *n* Carnett's sign
Carnification *f* (*bes* Lunge) carnification
Carnisation *f* carnification
Carnismus *m* excessive consumption (ʌ) of meat
Carnitin *n chem* carnitine
carnivor carnivorous (i)
Carnochan ('ka:nəkən)**-Operation** *f* Carnochan's operation
Carno|phobie *f* (Ekel vor Fleischspeisen) *ps* carnophobia ⋩**sin** *n chem* carnosine
Carnot (kar'no)**-Lösung** *f* Carnot's solution ⋩**Probe** *f* Carnot's test ⋩**-Reflex** *m* Carnot's reflex
Carnoy ('karnoi)**-Gemisch** *n od* **-Reagens** *n* Carnoy's fluid (u)
Carnutin *n chem* carnutine (u:)
Caro|tidodynie *f* (Karotisschmerz) carotodynia (kə,rɔto'diniə) ⋩**tin** *n chem* carotin (æ), carotene ⋩**tinämie** *f*

caroten[a]emia ⋩**tinase** *f* carotenase (ɔ) ⋩**tinoid** *n chem* carotinoid (ɔ)
Carotis *f* [*s a* Karotis] carotid (ɔ) ⋩**sinus** *m* carotid sinus (ai) ⋩**-Sinus-Syndrom** *n* carotid sinus (ai) syndrome, Charcot-Weiss-Baker (ʃar'ko-wais-'beikə) syndrome ⋩**schlinge** *f* carotid loop ⋩**thrombose** *f* carotid artery thrombosis
carpal *s* karpal ⋩**ia** *n pl* carpal bones
Carphenazinmaleat *n* carphenazine maleate (ka:'fenəzi:n 'mælieit) (*NF*)
Carpo|kyphose *f* carpokyphosis, Madelung's ('ma:dəluŋks) deformity ⋩**metacarpal** carpometacarpal ⋩**pedal** carpopedal (i:) ⋩**phalangeal** carpophalangeal
Carpue ('ka:pju:)**-Operation** *f* (indische Methode) Carpue's operation, Indian method
Carpule *f* cartridge ampoule (æ), carpule
Carpus *m* (*PNA*) (Handwurzel) carpus, wrist / ⋩ curvus (Carpokyphosis) carpokyphosis, Madelung's ('ma:dəluŋks) deformity ⋩ u. Fuß betr. carpopedal (i:)
Carrag[h]een *n pharm* carrag[h]een [moss], Irish (aiə) moss
Carrel (ka'rɛl)**-Dakin** ('deikin)**-Lösung** *f* (Dakin-Lösung) Dakin's solution ⋩**-Dakin-Methode** *f* (Dakin-Methode) Dakin-Carrel method ⋩**-Flasche** *f* Carrel flask (a:) ⋩**-Lindbergh** ('lindbə:g)**-Apparat** *m od* **-Pumpe** *f* (Lindbergh-Pumpe) Carrel-Lindbergh perfusion apparatus, Lindbergh pump
Carrez (ka'rɛθ)**-Eiweissprobe** *f* Carrez's test (for albumin)
Carrion (kari'ɔn)**-Krankheit** *f* (Verruga Peruviana) Oroya (o'roujə) fever, Carrion's disease, verruga peruana (a:), verruca peruviana (ei) / (Chromomykose) chromomycosis
Carronöl *n* (Brandöl) *pharm* Carron (æ) oil, lime liniment (i)
Carr (ka:)**-Price** (prais)**-Einheit** *f* Carr-Price unit ⋩**-Price Reaktion** *f* Carr-Price test
Carsberg ('karsberg)**-Doppelstethoskop** *n* Carsberg's double stethoscope
Carswell ('ka:swel)**-Trauben** *f pl* (Lungen-Tbk) Carswell's grapes
Carter ('ka:tə)**-Krankheit** *f* (Madurafuss) Carter's disease, Madura foot ⋩**-Operation** *f* (Rhinoplastik bei Sattelnase; transkorneale Iridotomie) Carter's operation ⋩**-Schiene** *f* Carter's splint
Cartilago *f* (*PNA*) (Knorpel) cartilage ⋩ *alaris major* (*PNA*) (Nasenspitzenknorpel) lower nasal c.; *Cartilagines alares minores* (*PNA*) small cartilages of the ala ⋩ *articularis* (*PNA*) (Gelenkknorpel) articular c. ⋩ *arytaenoidea* (*PNA*) (Aryknorpel, Stellknorpel, Giessbeckenknorpel) arytenoid c. ⋩ *auriculae* (*PNA*) (Ohrknorpel, Ohrmuschelknorpel) c. of the auricle ⋩ *corniculata* (*PNA*) (Santorini-Knorpel) corniculate c. ⋩ *costalis* (*PNA*) (Rippenknorpel) costal c. ⋩ *cricoidea* (*PNA*) (Ringknorpel) cricoid c. ⋩ *cuneiformis* (*PNA*) (Morgagni-Knorpel, Wrisberg-Knorpel) cuneiform c. ⋩ *epiglottica* (*PNA*) (Kehldeckelknorpel) epiglottic c. ⋩ *epiphysialis* (*PNA*) (Epiphysenknorpel) epiphyseal c. *Cartilagines laryngis* (*PNA*) (Kehlkopfknorpel, Larynxknorpel) cartilages of

the larynx ⱬ *meatus acustici* (*PNA*) (Gehörgangknorpel) c. of the external auditory meatus *Cartilagines nasales accessoriae* (*PNA*) sesamoid cartilages of the nose *Cartilagines nasi* (*PNA*) (Nasenknorpel) cartilages of the nose; ⱬ *nasi lateralis* (*PNA*) upper nasal c. ⱬ *septi nasi* (*PNA*) (Septumknorpel) septal c. ⱬ *sesamoidea* (*PNA*) sesamoid c. of the larynx ⱬ *thyreoidea* (*PNA*) (Schildknorpel) thyroid c. *Cartilagines tracheales* (*PNA*) (Trachealknorpel, Luftröhrenknorpel) tracheal cartilages ⱬ *triticea* (Weizenknorpel) triticeum (i) ⱬ *tubae auditivae* (*PNA*) (Tuben-knorpel) c. of the pharyngotympanic tube ⱬ *vomeronasalis* (*PNA*) (Jacobson-Knorpel) subvomerine c.
Carum **carvi** n (Kümmel) *pharm* cara-way (æ)
Caruncula *f* (*PNA*) (Karunkel) caruncu-la (ʌ), caruncle (ɛə) ⱬe *hymenales* (*PNA*) (Hymenalkarunkel) carunculae hymenales ⱬ *lacrimalis* (*PNA*) (Tränenwärzchen) lacrimal caruncle ⱬ *sublingualis* (*PNA*) sublingual papilla
Carus m (tiefes Koma) deep coma (ou)
Carus ('ka:rus)-**Krümmung** *f* circle *od* curve of Carus
Carvacrol n *chem* carvacrol
Caryo|coccus m *bakt* Caryococcus (kærio'kokǝs) ⱬ**phanales** *bakt* Caryophanales ⱬ**phyllin** n (Oleanolsäure) caryophyllin (kærio'filin) ⱬ**phyllinsäure** *f* caryophyllinic acid
Casal (ka'sal)-**Halsband** n *od* -**Kollier** n *od* -**Kragen** m Casal's collier *od* necklace
Cascararinde *f* (*EP*) cascara (*EP*, *BP*)
Cascarilla[rinde] *f* *pharm* cascarilla (i) [bark]
Casein n *chem* s Kasein
Caseinogen n caseinogen (i)
Casoni (ka'soni)[-**Botteri** ('bɔteri)]-**Test** m (Echinokokken-Intrakutantest) Casoni's test
Caspar ('kaspar)-**Trübung** *f* Caspar's ring opacity
Casserio (ka'se:rio)|-**Fontanelle** *f* (Fonti-culus posterolateralis (*PNA*)) posterolateral fontanelle, Casserio's fontanelle ⱬ-**Ligament** n Casserio's ligament ⱬ-**Muskel** m Casserio's perforated muscle ⱬ-**Nerv** m Casserio's perforated nerve
Cassia|öl n *pharm* cassia oil ⱬrinde *f* (Kassia) *pharm* cassia bark
Castañeda (kasta'ŋe:da)|-**Färbung** *f* Castañeda's stain ⱬ-**Vakzine** *f* (Ty-phusvakzine) Castañeda's vaccine
Castellani (kaste'la:ni)|-**Bronchitis** *f* (Bronchospirochaetosis Castellani) Castellani's bronchitis (ai) *od* disease ⱬ-**Lösung** *f* Castellani's lotion *od* paint ⱬ-**Low** (lou)-**Zeichen** n Castellani-Low sign ⱬ-**Pyosis** *f* Castellani's pyosis ⱬ-**Vakzine** *f* Castellani's vaccine
Castillo (ka'sti:ljo)-**Syndrom** n (Germi-nalzellaplasie) del Castillo's syndrome, testicular dysgenesis syndrome
Castle ('ka:sl)|-**Faktor** m intrinsic factor (IF) ⱬ-**Versuch** m Castle's test
Castoreum n (Biebergeil) *pharm* casto-reum (ɔ:)
Castoröl n (Rizinusöl) *pharm* castor (a:) oil
Catalepsie *f* s Katalepsie
Cataplasma **kaolini** n *pharm* kaolin (ei) poultice ('poultis)

Cataract *f s* Cataracta, Katarakt
Cataracta *f* (*s* Katarakt) cataract ⱬ *accreta* adherent c. ⱬ *aculeiformis* (Spiesskatarakt) spear-shaped c. ⱬ *brunescens* black c. ⱬ *calcarea* (Kalk-star) gypseous c. ⱬ *calorica* (Hitzestar) glass-blowers' c. ⱬ *capsularis* capsular c. ⱬ *centralis* (Zentralstar) central c.; ⱬ ~ *pulverulenta* (zentraler Pulverstar) embryonal nuclear c. ⱬ *chorioidealis* (Uveitiskatarakt) choroidal c. ⱬ *coeru-lea* punctiform c. ⱬ *complicata* compli-cated c. ⱬ *congenita* congenital c. ⱬ *Coppock* ('kɔpɔk) (Coppock-Kata-rakt) Coppock c. ⱬ *coralliformis* (Korallenstar) coralliform c. ⱬ *corona-ria* coronary c. ⱬ *corticalis* (Rinden-star) cortical c. ⱬ *cuneiformis* cunei-form c. ⱬ *diabetica* (Zuckerstar) diabetic c. ⱬ *dilacerata* dilacerated c. ⱬ *dura* hard c. ⱬ *embryonalis* (Em-bryonalkatarakt) embryonal nuclear c. ⱬ *floriformis* (Blütenstar) floriform c. ⱬ *fusiformis* (Spindelstar) fusiform c. ⱬ *incipiens* incipient c. ⱬ *intumescens* intumescent *od* swollen c. ⱬ *juvenilis* juvenile c. ⱬ *matura* mature c. ⱬ *membranacea* congenital membranous c. ⱬ *nuclearis* (Kernstar) nuclear c. ⱬ *polaris anterior* (vorderer Polstar) an-terior polar c.; ⱬ ~ *posterior* (hinterer Polstar) posterior polar c. ⱬ *punctata* (Punktstar) punctate *od* punctiform c. ⱬ *pyramidalis* (Pyramidalstar) pyrami-dal c. ⱬ *scutellaris posterior* saucer--shaped c. ⱬ *secundaria* (Nachstar) secondary c. ⱬ *senilis* (Altersstar) senile (i:) c.; ⱬ [~] *hypermatura* hypermature c. ⱬ *suturalis* sutural c. ⱬ *syndermatotica* dermatogenous c. ⱬ *tetanica* (Tetaniestar) tetany c. ⱬ *totalis* (Totalstar) total c. ⱬ *tremulosa* tremulous c. ⱬ *viridis* green c. ⱬ *zonularis* (Schichtstar) lamellar c.
Catechin n *chem* catechin (æ)
Catecholamin n catecholamine
Catechu n *s* Katechu
Catgut n *chir* catgut ('kætgʌt) / reines ⱬ plain c.
Cattell (kæ'tel)-**Fragebogen** m *ps* Cattell's culture-free test
Cauda *f* (Schwanz, Schwanzende) cau-da (ɔ:), *pl* caudae, tail ⱬ *epididymidis* (*PNA*) (Nebenhodenschweif) t. of the epididymus ⱬ *equina* (Pferdeschweif) cauda equina (ai) ⱬ *helicis* (*PNA*) t. of the helix ⱬ *nuclei caudati* (*PNA*) t. of the caudate nucleus ⱬ *pancreatis* (*PNA*) (Pankreasschwanz) t. of the pancreas
caudal (kaudal, schwanzwärts) caudal (ɔ)
Cauda-Syndrom n cauda equina syn-drome
Causticum n *pharm* caustic (ɔ:)
Cauter m s Kauter
Cauterium n (Ätzmittel) *pharm* caute-rant (ɔ:), caustic (ɔ:)
Cava *f* vena cava
Cavern|a *f* (*PNA*) *s* Kaverne / ⱬe corporis spongiosi *f pl* (Schwammkör-perhöhlen) venous spaces of the corpus spongiosum / ⱬe corporum cavernoso-rum (*PNA*) venous spaces of the corpora cavernosa ⱬe *f s* Kaverne ⱬitis *f* cavernitis ⱬom n *s* Kavernom ~ös *f* kavernös
Cavitas *f* (Höhle) cavity, cavern (æ) / ⱬ *glenoidalis* (*PNA*) glenoid cavity

Cavographie *f röntg* caval venography, cavography (ɔ)
Cavum n *anat* cavity, cavum (ei) ⱬ *abdominis* (*PNA*) (Bauchhöhle) cavity of the abdomen ⱬ *articulare* (*PNA*) (Gelenkhöhle, Gelenkspalt) joint cavity ⱬ *conchae* (*PNA*) cavity of the concha ⱬ *dentis* (*PNA*) (Zahn- *od* Pulpahöhle) cavity öf a tooth ⱬ *epidurale* (*PNA*) (Epiduralraum) extradural space ⱬ *infraglotticum* (*PNA*) infraglottic cavity ⱬ *laryngis* (*PNA*) cavity of the larynx ⱬ *mediastinale* (*PNA*) (Mediastinal-raum, Mittelfellraum) mediastinum; ⱬ ~ *anterius* (*PNA*) anterior mediasti-num; ⱬ .~ *medium* (*PNA*) middle mediastinum; ⱬ ~ *posterius* (*PNA*) posterior mediastinum; ⱬ ~ *superius* (*PNA*) superior mediastinum ⱬ *medul-lare* (*PNA*) (Markhöhle) medullary ca-vity ⱬ *nasi* (*PNA*) (Nasenhöhle) cavity of the nose ⱬ *oris* (*PNA*) (Mundhöhle) cavity of the mouth; ⱬ ~ *proprium* (*PNA*) oral cavity proper ⱬ *pelvis* (*PNA*) (Beckenhöhle) pelvic cavity ⱬ *pericardii* (*PNA*) (Perikardhöhle) peri-cardial cavity ⱬ *peritonaei* (*PNA*) (Peritonealhöhle) cavity of the peri-toneum ⱬ *pharyngis* (*PNA*) (Schlund-höhle) cavity of the pharynx ⱬ *pleurae* (*PNA*) (Pleurahöhle, Brustfellhöhle) cavity of the pleura ⱬ *septi pellucidi* (*PNA*) cavity of the septum lucidum ⱬ *subarachnoideale* (*PNA*) (Subarachnoi-dalraum) subarachnoid space ⱬ *sub-durale* (*PNA*) (Subduralraum) sub-dural space ⱬ *thoracis* (Brusthöhle, Brustraum) cavity of the thorax
Cazal (kæ'zæl)-**Monozytenretikulose** *f* Cazal's disease
Cb = Columbium n (Niob) columbium, Cb
CC-[Schnupfen-]Virus n Common Cold Virus
Cd = Cadmium n cadmium, Cd
cd = Candela *f* candela, cd
CD₅₀ = mittlere therapeutische Dosis median curative dose
CDE-System n CDE system
CDP = Cytidindiphosphat n cytidindi-phosphate, CDP
Ce = Cer[ium] cerium, Ce
CEA = carzinoembryogenes Antigen n carcinoembryonic antigen
Cedernöl n cedar oil
Ceelen ('tse:lǝn)-**Gellerstedt** ('gelǝrste:t)-**Syndrom** n (idiopathische Lungen-hämosiderose) Ceelen-Gellerstedt syn-drome, essential brown induration of the lung, idiopathic pulmonary h[a]e-mosiderosis
Cefaloridin n (*EP*) cephaloridine (sefǝ'lɔridi:n) (*EP*, *BP*) ⱬum (*EP*) *s* ⱬ
Cefalotin n (*WHO*) cephalothin ('sefǝlo-θin)
Celloidin n celloidin (ɔi)
Cellula *f* (*PNA*) (Zelle) cellula, *pl* cellulae, cell ⱬe *anteriores sinuum ethmoidalium* (*PNA*) anterior cells of the ethmoidal sinuses ⱬe *ethmoidales* (*PNA*) (Siebbeinzellen) ethmoidal cells ⱬe *mastoideae* (*PNA*) (Warzenfort-satzzellen) mastoid air cells ⱬe *mediae sinuum ethmoidalium* (*PNA*) middle cells of the ethmoidal sinuses ⱬe *pneumaticae* (*PNA*) tubal air cells ⱬe *posteriores sinuum ethmoidalium* (*PNA*) posterior cells of the ethmoidal sinuses ⱬe *tympanicae* tympanic air cells

Cellulalgia f pain originating in cell tissue
celluli|fugal cellulifugal (i) ~**petal** cellulipetal (i)
Cellulitis f (Zellgewebsentzündung) cellulitis
Cellulose f cellulose ('seljulous) **Łacetat** n cellulose acetate **Łacetatphthalat** n s Cellulosi ... **Łnitrat** n cellulose nitrate
Cellulosi acetas phtalas (EP) cellulose acetate phthalate (BP), cellacephate (BP)
Celsius|skala f Celsius scale (ei) **Łthermometer** n centigrade thermometer, Celsius thermometer
Celsus ('selsus)-**Entzündungssymptome** n pl Celsus' quadrilateral
Cementum n anat dent cement, cementum
Centesimalpotenz f homöop centesimal potency
Centistoke (cSt) centistoke
Centradiant m centrad
Centrum n centre [US center] / **Ł** tendineum central tendon of the diaphragm ('daiəfræm)
Cephaelin[um] n (Desmethylemetin) pharm cephaeline (se'feiəli:n) **Łdihydrochlorid** n (EP) cephaeline dihydrochloride (EP)
cephal (kephal) cephalic (æ) **Łaea** f (chronischer Kopfschmerz) cephalaea (sefə'liə), chronic (ɔ) headache / **Ł** syphilitica headache during the night [of luetic (e) patients] **Łalgie** f (Kopfschmerz) cephalalgia, headache, cephalodynia **Łexin** n cephalexin **Łgia** f cephalalgia (sefæl'ældʒiə) **Łgie** f cephalalgia **Łhämatozele** f cephalh[a]ematocele (æ) **Łhämatom** n cephalh[a]ematoma **Łin** n cephalin (e) **Łitis** f (Gehirnentzündung) cephalitis (ai), encephalitis, inflammation of the brain
Cephalo|. . . s Kephalo... **Łglyzin** n cephaloglycin (ai) **Łridin** n pharm cephaloridine (ɔ) **Łsporansäure** f cephalosporanic acid **Łsporin** n pharm cephalosporin **Łsporinase** f cephalosporinase **Łsporium** n Cephalosporium **Łstat** m radiol craniostat **Łthin** n pharm cephalothin **Łthin-Natrium** n sodium cephalothin
Cer n (Zer) cer (iə)
Cera f (Wachs) cera ('siərə), wax / **Ł** alba (DAB) (gebleichtes Wachs (DAB)) cera alba (BP), white wax (USP) / **Ł** Carnauba (Carnaubawachs) carnauba (ɔ:) wax, Brazil (i) wax / **Ł** flava (DAB) (gelbes Wachs (DAB)) yellow beeswax (BP), cera flava (BPC)
Cerat. = Ceratum cerate[s], Cerata
Ceratum n (Wachspflaster) pharm cerate (iə) s Unguentum
Cercarien f pl cercariae (εə)
Cerclage f cerclage (sə:'kla:ʒ) / **Ł** der Cervix (Shirodkar) circular suture of the cervix
Cercomonas f Cercomonas / **Ł** intestinalis Giardia (dʒi'a:diə) lamblia
Cere. . . s Zere. . .
Cerebronsäure f cerebronic acid
Cereolus m (Schmelzbougie) pharm cereolus, pl cereoli
Cerin n cerin (iə), cerotic (ɔ) acid
Cerium n cerium (iə) / **Ł** oxalicum pharm cerium oxalate
Ceriverbindung f chem ceric (e) compound

cerös (wachsig) ceraceous (ei), waxy
cerotin|sauer chem cerotic (ɔ) **Łsäure** f (Acidum cerotinicum) cerotic acid, cerotinic acid
Cerumen n (Ohrenschmalz) earwax, cerumen (siə'ru:mən)
ceruminal ceruminal (u:), ceruminous **Łpfropf** m accumulation of earwax, ceruminous plug
Cervicitis f (Zervixkatarrh) cervicitis
cervikal s zervikal
Cervix f (Hals) cervix, neck s Zervix **Ł** dentis neck of a tooth **Ł** uteri (PNA) (Gebärmutterhals) neck of the uterus **Ł** vesicae (PNA) (Blasenhals) neck of the bladder
Cestan (ses'tã)|-**Chenais** (ʃə'nε)--**Syndrom** n (Cestan-Paralyse od -Lähmung, laterales Oblongata-Syndrom) Cestan-Chenais paralysis od syndrome **Ł-Krankheit** f od -**Paralyse** f od -**Lähmung** f s Cestan-Chenais-Syndrom **Ł-Zeichen** n Cestan's sign
Cestode m s Zestode
Cestodiasis f (Bandwurminfektion) path cestodiasis (ai)
Cetaceum n (DAB) (Walrat) spermaceti (i:) (USP) **Łsalbe** f unguentum cetacei
Cetamacrogol 1000 n (WHO) cetamacrogol 1000
Cetoleinsäure f cetoleic (si:to'li:ik) acid
Cetrarsäure f (Acidum cetraricum) cetraric acid
Cetrimidum (EP) (Cetrimid) cetrimide (EP, BP)
Cetrimonium-bromid n (WHO) cetrimide ('setrimaid) (BP)
Cetyl|alkohol m chem cetyl (i:) alcohol (æ) **Łgruppe** f chem cetyl group **Łpyridinium** n chem cetylpyridinium (piri'diniəm) **Łpyridiniumbromid** n cetylpyridinium bromide **Łpyridiniumchlorid** n (DAB) cetylpyridinium chloride (BP), cetyl chloride (NF) **Łradikal** n chem cetyl ~**sauer** chem cetylic (i) **Łsäure** f chem cetylic (i) acid (æ) **Łstearylalkohol** m (DAB) (Alcohol cetylstearylicus (DAB)) cetostearyl alcohol (BP, NF) α-**Ł-Zitronensäure** f agaricic od agaric acid
Cevadin n pharm cevadine ('sevədi:n)
CF = Citrovorum-Faktor m citrovorum factor, CF
Cf = Californium n californium, Cf
C-Fasern f pl neur C fibres
CFT = Cardiolipin-Flockungstest m cardiolipin flocculation test
C-Gruppe f (C-Streptokokken) group C streptococci
CGTT = Cortison-Glukose-Toleranz-Test m glucocorticoid glucose tolerance test
Ch. = Charta f charta
Chaddock ('tʃædɔk)-**Reflex** m od -**Phänomen** n (1) (inframalleolärer Reflex) Chaddock's sign; (2) (Fingerspreizung) Chaddock's reflex
Chaeromanie f ps (krankhafte Heiterkeit) ch[a]eromania
Chaetopoden m pl (Borstenwürmer) Chaetopoda (ɔ)
Chagas ('tʃægəs)-**Krankheit** f Chagas' disease, American od Brazilian (i) trypanosomiasis (ai), careotrypanosis **Ł-Erreger** n bakt Trypanosoma (ou) cruzi ('kru:zai)
Chagom n path chagoma
Chagres ('tʃagres)-**Fieber** n (maligne

Panamamalaria) path Chagres fever
Chalasie f (Sphinkterentspannung) chalasia
Chalaza f (Hagelschnur) embr chalaza (æ)
Chalazion n (Hagelkorn) chalazion (kə'leiziɔn), pl chalazia, tarsal cyst, meibomian (ou) cyst **Łlöffel** m chalazion curet[te] **Łpinzette** f chalazion forceps pl
Chalcosis f path chalcosis / **Ł** lentis (Kupferstar) sunflower cataract
Chalikosis f (Steinstaublunge) chalicosis, stone-cutters' lung
Chalodermie f (Schlaffhaut) chalazodermia, loose skin
chamae|cephal (flachköpfig) cham[a]ecephalous (e), cham[a]ecephalic (æ) **Łcephalie** f (Flachköpfigkeit) cham[a]ecephaly (e) **Łprosopie** f (Flachgesichtigkeit) cham[a]eprosopy (ɔ)
Chamomilla f pharm chamomile (æ) / deutsche **Ł** matricaria (εə)
Chantemesse (ʃãt'mεs)|-**Reaktion** f Chantemesse's reaction **Ł-Serum** n Chantemesse's serum
Chaoul (ʃa'u:l)-**Nahbestrahlung** f radiol Chaoul's therapy
Chapman ('tʃæpmən)|-**Agar** m bakt Chapman's agar, salt agar **Ł-Beutel** m Chapman's bag
Chappa f path chappa ('tʃæpə)
Charakter m ps character (æ) / fig nature (ei) angler **Ł** anal ch. elevativer **Ł** ps elevatory effect genitaler **Ł** genital ch. hysterischer **Ł** hysterical ch. oraler **Ł** oral ch. paranoischer **Ł** paranoid ch. psychopathischer **Ł** psychopathic personality syntoner **Ł** syntone **Łabwehr** f ch. defence **Łanalyse** f ps character analysis **Łanlage** f ps disposition (für to), trait (trei) **Łanomalie** f ps anomalous (ɔ) character **Łbildung** f ps character formation ~isieren (kennzeichnen) to characterise (æ), to typify (i) **Łistik** f ps characterisation ~istisch characteristic, typical (für of) **Łkunde** f characterology (ɔ) ~kundlich characterologic[al] **Łneurose** f character neurosis **Łologie** f (Charakterlehre) characterology **Łstörung** f behavio[u]r disorder od disturbance **Łstruktur** f character structure (ʌ) **Łzug** m ps trait (trei)
Charcot (ʃar'ko)|-**Ader** f Charcot's artery **Ł-Bad** n Charcot's bath **Ł-Druckschmerz** m ovarian (εə) tenderness **Ł--Erb** (erp)-**Krankheit** f Erb-Charcot disease, syphilitic spastic paraplegia **Ł--Fieber** n Charcot's fever, intermittent hepatic fever **Ł-Gang** m Charcot's gait **Ł-Gelenk** n (Arthropathia tabica) Charcot's joint, tabetic arthropathy, neurogenic arthropathy **Ł-Kehlkopfschwindel** m laryngeal vertigo **Ł--Krankheit** f tabetic arthropathy, Charcot's disease **Ł-Leiden** n neuro (juə)-arthropathy (ɔ) **Ł-Leyden** ('laidən)-**Kristalle** m pl Charcot-Leyden crystals **Ł-Marie** (ma'ri) [**Tooth-Hoffmann** ('tu:θ-'hɔfman)]-**Syndrom** n progressive neuromuscular od neuropathic atrophy, neural muscular atrophy, Charcot-Marie-Tooth type disease **Ł-Marie-Zeichen** n Marie's sign **Ł-Syndrom I** n (intermittierendes Hinken) Charcot's syndrome, intermittent claudication **Ł-Syndrom II** n

(amyotrophische Lateralsklerose) amyotrophic (ɔ) lateral (æ) sclerosis ℥- -Trias f Charcot's triad (ai) ℥-Vigouroux (vigu'ru)-Zeichen n Charcot-Vigouroux sign ℥-Weiss-Baker (wais 'beika)-Syndrom n (Carotis-Sinus-Syndrom) Charcot-Weiss-Baker syndrome, carotid sinus (ai) syndrome ℥- Zeichen n Charcot's sign ℥-Zirrhose f hypertrophic (ɔ) biliary (i) cirrhosis (ou) ℥-Zonen f pl hysterogenic (e) od Charcot's zones (zounz)
Charge f pharm batch
Charlin (tʃar'li:n)-Syndrom n (nasoethmoidales Augen-Syndrom) Charlin's syndrome
Charpie f lint, lint cotton
Charrière (ʃa'rjɛ:r)|-Kathęterskala f [im Deutschen angegeben in mm Ø: 3 Charr. = 1 mm Ø, 4 Charr. = 1⅓ mm Ø, 5 Charr. = 1⅔ mm Ø usw] Charrière's ga[u]ge (geidʒ) od scale ℥- -Methode f (Lithotripsie) Charrière's operation
Charta f pharm (Papier) charta, paper ℥ cerata wax paper ℥ nitrata charta potassii nitratis, nitre [US niter] (ai) paper ℥ sinapisata charta sinapis, mustard (ʌ) paper
Chase-Lain-Goldstein (tʃeis-lein-'gouldstain)-Syndrom n Lain's disease
Chasma n s Chasmus
Chasmus m (Gähnkrampf) chasma (æ), morbid yawning
Chassaignac (ʃasɛ'ʃak)|-Höcker m Chassaignac's tubercle ℥-Muskel m Chassaignac's axillary muscle
Chätopode m s Chaetopode
Chauffard (ʃo'far)-Punkt m Chauffard's point
Chaulmoogra|äther m pharm ethyl (e) chaulmoograte (tʃɔ:l'mu:greit) ℥öl n pharm chaulmoogra oil ℥säure f chem chaulmoogric (u:) acid ℥verbindung f chaulmoograte
Chaulmugra pharm s Chaulmoogra
Chaussier (ʃo'sje:)|-Ader f Chaussier's great muscular artery ℥-Areola f Chaussier's areola ℥-Linie f Chaussier's line ℥-Tubus m Chaussier's tube ℥-Zeichen n Chaussier's sign
Chavasse (ʃa'væs)|-Haken m Chavasse's hook ℥-Operation f Chavasse's operation
Chavicol n (p-Allylphenol) pharm chavicol (æ), p-allylphenol
CHE = Cholin-esterase f cholinesterase, ChE
Cheatle ('tʃi:tl)-Zange f Cheatle's forceps pl
Checkbite-Methode f dent checkbite method
Chediak ('tʃediak)|[-Steinbrinck ('stainbrink)]-Higashi (hi'gaʃi)-Syndrom n (erblich-konstitutionelle Riesengranulation der Leukozyten) Chediak[-Steinbrinck]-Higashi syndrome ℥-Trockenblutreaktion f Chediak's test od reaction
Chef m F (= Chefarzt) chief ℥arzt m (Krankenhaus) medical (e) superintendent / (Abteilung) senior (i:) physician (i) od surgeon ℥chirurg m senior surgeon
Cheilitis f (Lippenentzündung) cheilitis / ℥ glandularis glandular cheilitis / impetiginosa impetiginous cheilitis
Cheilo|- (Vors) (Lippen-) cheilo- ('kailo (Vors) ℥angioskopie f mikrosk cheilo-

-angioscopy ℥gnathopalatoschisis f (Lippen-Kiefer-Gaumenspalte) cheilognathopalatoschisis ('kailo'neiθopæla- 'toskisis) ℥plastik f (Lippenplastik) cheiloplasty (ai) ℥schisis f (Lippenspalte) cheiloschisis (ɔ) ℥sis f cheilosis
Cheiralgie f (Handschmerz) cheiralgia
Cheiro- (Vors) (Hand-) cheiro- ('kaiəro) (Vors) s Chiro- ℥megalie f (Großhändigkeit) cheiromegaly (e) ℥pompholyx m cheiropompholyx ℥- skop n ophth cheiroscope (ai) ℥spasmus m (Schreibkrampf) cheirospasm (ai), writers' cramp
Chelat n chem chelate (e) ℥bildner m chelating agent ℥ion f chelation (ke- 'leiʃn)
Chelidonium n (Schöllkraut) pharm chelidonium (ou), celandine (e)
chelidon|sauer chem chelidonic (ɔ) ℥- säure f (1,4-Pyron-2,5-dikarbonsäure) chem chelidonic od pyronedicarboxylic acid
Chemasthenie f chemasthenia (i:)
Chemiatrie f histor iatrochemistry (ai'ætro'kemistri), chemiatry
Chemie f chemistry (e) angewandte ℥ applied ch. anorganische ℥ inorganic ch. biologishe ℥ biologic[al] ch. forensische forensic ch. histologische ℥ histologic[al] ch. organische ℥ organic ch. pharmazeutische ℥ pharmaceutic[al] (ju:) ch. physikalische ℥ physical (i) ch. physiologische ℥ chemophysiology (ɔ) toxikologische ℥ toxicologic[al] ch. ℥- chemo- (e) (Vors), chemical ℥ u. Physik betr. chemophysical (i) ℥ u. Physiologie betr. chemiophysiologic[al]
Chemikalien f pl chemicals (e)
Chemiker m analytical (i) chemist
chemisch chemical, chemico- (e) (Vors)
Chemismus m chemism, chemical activity
Chemo|antigen n chemo-antigen ℥dektom n chemodectoma ℥koagulation f chemocoagulation ℥lyse f chemolysis ℥pathologie f pathologic[al] chemistry ~physikalisch chemicophysical (i) ℥prophylaxe f chemoprophylaxis ℥reflex m chemoreflex ~resistent chemoresistant ℥resistenz f chemoresistance ℥rezeptor m chemoreceptor, chemoceptor ℥rezeptoren-Triggerzone f chemoceptor trigger zone (CT zone) ~sensibel chemosensitive ℥sensibilität f chemosensitivity ℥sis f (ringförmige Konjunktivalschwellung um die Kornea) chemosis ~taktisch chemotactic ℥taxis f chemotaxis ℥therapeutikum n pharm chemotherapeutic[al] (ju:) agent (ei) od substance od remedy (e) ~therapeutisch chemotherapeutic[al] ℥therapie f chemotherapy (e), chemotherapeutics ~therapieresistent chemoresistant ℥therapieresistenz f chemoresistance ~tisch chemotic (ɔ) ℥trophie f chemotrophy (ou) ℥tropismus m chemotropism (ɔ) ℥zeptor m chemoreceptor
Chenodesoxycholsäure f (Anthropodesoxycholsäure) chenodesoxycholic ('ke-node'soksi'kolik) acid
Chenopodium n pharm chenopodium (ou), American wormseed (ə:)
cheoplastisch cheoplastic
Cherub[in]ismus m path cherubism ('tʃerəbizm) ℥-Syndrom n cherubism syndrome

Cheyne-Stokes (tʃein-stouks)|-Atmung f Cheyne-Stokes respiration ℥-Nystagmus m Cheyne-Stokes nystagmus ℥- -Psychose f Cheyne-Stokes psychosis
Ch. F. R. = Chediak-Flockungsreaktion f Chediak's test
Chiari-Frommel (ki'a:ri-'froməl)-Syndrom n (Laktationsatrophie des Genitale) Chiari-Frommel syndrome, Frommel's disease
Chiasma n, pl Chiasmata (Kreuzung, bes Nerven) anat, genet chiasma (kai- 'æzmə) kompensierendes ℥ compensating ch. komplementäres ℥ complementary ch. ℥ opticum optic· ch., decussation of the optic nerve ℥ tendinum ch. tendinum ℥- chiasmal (æ) ℥-Syndrom n (Sehnervenkreuzungs-Syndrom) chiasma od chiasmal od chiasmatic syndrome
Chiasmometer n (Chiastometer) ophth chiastometer
Chichismus m path (Art Pellagra) chichism ('tʃikizm)
Chiene (ʃi:n)|-Methode f Chiene's incision ℥-Operation f Chiene's operation
Chilesalpeter m chem Chile ('tʃili) saltpeter (ɔ:), sodium nitrate (ai)
-chilie (Nachs) (Lippen betr) -chilia ('kiliə, 'kailiə)
Chilo|mastix mesnili m bakt Chilomastix mesnili (i) ℥mastosis f path chilomastixiasis (ai), chilomastosis ℥plastik f cheiloplasty (ai)
Chimäre f genet chimera (ə)
China|blau n bakt, histol water blue ℥elixir n pharm elixir of cinchona alkaloids (æ) ℥extrakt m pharm cinchona extract
Chinaldin|rot n (EP) quinaldine red ℥rotlösung f (EP) quinaldine red solution ℥sauer chem quinaldic (kwi- 'nældik) ℥säure f (Acidum chinaldinicum) quinaldic od quinolinecarboxylic acid
China|lizarin n quinalizarin (kwinə'lizərin) ℥restaurantsyndrom n Chinese restaurant syndrome ℥rinde f pharm red cinchona bark (EP), cinchona (ou) bark, Peruvian (u:) bark ~sauer chem quinic ('kwinik) ℥säure f (Acidum chinicum (DAB)) chem quinic acid ℥tinktur f pharm cinchona tincture ℥tropfen m pl cinchona tincture ℥wein m (DAB) quinine (kwi'ni:n) wine, vinum (ai) quininae ℥wurzel f pharm cinchona root
Chinhydron n (EP) quinhydrone (ai) (EP)
Chinidin n (EP, DAB) quinidin[e] (EP) ('kwinidi:n), conquinine (i:), beta (i:) quinine (kwi'ni:n) ℥glukonat n quinidine gluconate (USP) ℥sulfat n (DAB) (Chinidinum sulfuricum (DAB)) quinidine sulphate [US sulf-] (BP, USP) ℥um sulfuricum n (DAB) quinidine sulphate [US· sulf-] (BP, USP)
Chinin n pharm quinine (kwi'ni:n, US 'kwainain) ℥- chino- ('kino, 'ki:no, 'kaino) ℥acetylsalicylat n quinine acetylsalicylate ℥allergie f quinine allergy ℥amblyopie f quinine amblyopia ℥arsenat n (Chininum arsenicum) quinine arsenate ℥arsenit n (Chininum arsenicosum) quinine arsenite ℥äthylkarbonat n (Chininum aethylocarbonicum) quinine ethylcarbonate ℥bisulfat n

(Chininum bisulfuricum) *chem* quinine bisulphate (A) [*US* -sulf-] (*BP, USP*) ℒcinnamat *n* (Chininum cinnamylicum) quinine cinnamate ℒdihydrochlorid *n* (Chininum dihydrochloricum) quinine dihydrochloride (*BP, NF*), quinine acid hydrochloride (*BP*) ℒdisulfat *n* (Chininum bisulfuricum) quinine bisulphate [*US* sulf-] (*BP*), quinine acid sulphate [*US* sulf-] (*BP*) ℒeisenzitrat *n pharm* iron ('aiən) and quinine citrate (i) ℒglyzerophosphat *n* (Chininum glycerinophosphoricum) quinine glycerophosphate ℒHarnstoff-dichlorid *n* (Chininum dihydrochloricum carbamidatum) quinine and urea hydrochloride (*USP*) ℒhydrobromid *n* (Chininum hydrobromicum) quinine hydrobromide ℒhydrochlorid *n* (*EP, DAB*) (Chininum hydrochloricum (*DAB*)) quinine hydrochloride (ɔ:) (*BP*) ℒii chloridum (*EP*) *s* ℒhydrochlorid ℒisierung *f* chinonisation ℒjodbismutat *n* quinine bismuth iodide ℒkohlensäureäthylester *m* (Chininum aethylcarbonicum) quinine ethyl carbonate ℒrausch *m* cinchonism ('sinkounizm), quininism ('kwininizm) ℒsalizylat *n* (Chininum salicylicum) quinine salicylate ℒsäure *f* hexahydrotetrahydroxybenzoic acid ℒschädigung *f s* ℒrausch ℒsulfat *n* (*DAB*) (Chininum sulfuricum (*DAB*)) quinine sulphate [*US* sulfate] (A) ℒtannat *n* (Chininum tannicum) quinine tannate ℒtaubheit *f* deafness (e) in cinchonism
Chininum *n* (Chinin) *pharm* quinine ℒ *aethylocarbonicum* (Chininäthylkarbonat) qu. ethylcarbonate ℒ *arsenicosum* (Chininarsenit) qu. arsenite ℒ *arsenicum* (Chininarsenat) qu. arsenate ℒ *bismutum jodatum* (Chininwismutjoddid) qu. bismuth iodide ('aiədaid) ℒ *bisulfuricum* (Chinindisulfat) qu. bisulphate (*BP*), qu. acid sulphate (*BP*) ℒ *cinnamylicum* (Chinincinnamat) qu. cinnamate ℒ *dihydrochloricum* (Chinindihydrochlorid) qu. dihydrochloride (*BP, NF*), qu. acid hydrochloride (*BP*); ℒ *dihydrochloricum carbamidatum* (Chinin-Harnstoff-dichlorid) qu. and urea hydrochloride (*USP*) ℒ *ferro-citricum* (Eisenchininzitrat) iron and qu. citrate ℒ *glycerinophosphoricum* (Chininglycerophosphat) qu. glycerophosphate ℒ *hydrobromicum* (Chininhydrobromid) qu. hydrobromide ℒ *hydrochloricum* (*DAB*) (Chininhydrochlorid) qu. hydrochloride (ɔ:) (*BP*) ℒ *salicylicum* (Chininsalicylat) qu. salicylate (i) ℒ *sulfuricum* (*DAB*) (Chininsulfat) qu. sulphate [*US* sulfate] (A) (*BP, USP*) ℒ *tannicum* (Chinintannat) qu. tannate ℒ *valerianicum* (Chininvalerianat, Bismarckpulver) qu. valerate *od* valerianate
Chinin|urethan *n* quinine urethane ℒvalerianat *n* (Chininum valerianicum) quinine valerate *od* valerianate ℒvergiftung *f* cinchonism, quininism, quinism (i) ℒwismutjodid *n* (Chininum bismutum jodatum) quinine bismuth iodide ('aiədaid)
Chiniofon *n* (*WHO*) (Jodhydroxychinolinsulfonsäure (*DAB*)) chiniofon [sodium (*BP*)]
Chinismus *m* cinchonism ('sinkounizm), quininism ('kwininizm)
Chinizarin *n chem* quinizarin (i)

Chinoanismus *m* inability to speak the r **Chinoidin** *n chem* quinoidine (kwi-'nɔidi:n), chinoidine **Chinolin** *n chem* quinoline ('kwin-) (*BP*), chinoline ('kin-) ℒblau *n* (Zyanin) *histol* quinoline blue, cyanin ℒsäure *f* quinolinic acid
Chinon *n chem* quinone ('kwinoun, 'kwai-), chinone ('kinoun)
Chino|sol *n pharm* quinosol ('kwin) ℒtoxin *n chem* quinotoxine ℒtropin *n* quinotropine (ou)
Chinova|bitter *m* quinovin (ou) ℒsäure *f* chinovic (ki'nouvik) *od* quinovic acid
Chionophobie *f* (Schneefurcht) chionophobia
Chi-Quadrat *n stat* chi-square ('tʃai-'skwɛə) [value] ℒ-Methode *f* chi-square method
Chiragra *n* cheiragra (kai'rægrə), pain in the hands
Chiralgia paraesthetica *f* (Wartenberg--Syndrom [I]) Wartenberg's ('wɔ:-tənbə:gz) disease
Chiro|brachialgia *f path* chirobrachialgia, pain in hand and arm ℒlogie *f* (Taubstummensprache) cheirology (kaiə'rɔlədʒi), dactylology ℒmantie *f* chiromancy (aiə) ℒmegalie *f* (Großhändigkeit) cheiromegaly (e), macrocheiria (ai)
Chiro|nomiden *f pl* (Zuckmücken) *zool* Chironomidae (*pl*) ℒplastik *f* cheiroplasty (aiə) ℒpraktik *f* ch[e]iropractic, ch[e]iropraxis ℒpraktiker *m* ch[e]iropractor (aiə) ~**praktisch** ch[e]iropractic ℒpraktor *m* ch[e]iropractor (aiə) ℒspasmus *m* (Hand- *od* Schreibkrampf) cheirospasm (aiə), writers' cramp
Chirurg *m* surgeon (ə:) / orthopädischer ℒ orthop[a]edic s. (ORS)
Chirurgenknoten *m* surgeon's knot (nɔt), surgical knot
Chirurgie *f* surgery (ə:) *allgemeine* ℒ general s. *dringliche* ℒ urgent (ə:) s. *große* ℒ major ('meidʒə) s. *kleine* ℒ minor (ai) s. *klinische* ℒ clinical (i) s. *kosmetische* ℒ cosmetic (e) s. *orthopädische* ℒ orthop[a]edic (i:) s. *plastische* ℒ plastic s. ℒinstrument *n* surgical instrument
chirurgisch surgical (ə:)
Chitin *n* chitin ('kaitin) ℒase *f* chitinase (ai) ℒdecke *f* chitin layer ('lɛə) ~ig chitinous (ai)
Chitonsäure *f* chitonic (kai'tɔnik) acid
Chitosamin *n* chitosamine (ou)
Chiuta *f path* chiuta (ki'u:tə)
Chlf = Chloroform *n* chloroform, Chl
Chloasma *n* chloasma (ɔ:) *s* hepaticum ch. hepaticum / ℒ uterinum ch. uterinum (ai), ch. of pregnancy, pregnancy mask
Chlor *n chem* chlorine (ɔ:) ℒacetanilid *n* chloroacetanilide ℒakne *f* chloric *od* chlorine acne ('ækni), halogen ('hælodʒin) acne, chloracne
Chloral *n chem pharm* chloral (ɔ:),· trichloracetic (i:) aldehyde ('ældihaid) ℒamid *n chem* chloralformamide (æ), chloralamide ℒbetain *n* chloral betaine (*BPCA, NF*) ℒbetäubung *f* chloralisation ℒformamid *n* (Chloralum formamidatum) chloral formamide ('klɔ:rəl 'fɔ:məmaid) ℒhydrat *n* (*DAB*) (Chloralum hydratum (*DAB*)) chloral hydrate (ai) (*BP, USP*) ℒhydratsirup *m* [für Kinder] paediatric (æ) chloral (ɔ:) syrup (i) (*BPC*) ℒi hydras (EP) *s* ℒhydrat ~isieren to chloralise (ɔ:) ℒisieren *n*

(Betäubung) chloralisation ℒismus *m* chloralism ℒose *f pharm* chloralose ('klɔ:rəlouz)
Chloral| formamidatum *n* chloralformamide / ℒ hydratum (*DAB*) chloral hydrate (*BP, USP*)
Chloraluminium *n chem* aluminium (i) [*US* aluminum] chloride (ɔ:)
Chloral|urethan *n pharm* chloralurethane ('juəriθein) ℒvergiftung *f* chloralism (ɔ:)
Chlor|ambucil *n* (*WHO*) chlorambucil (klɔ:'ræmbjusil) (*BPCA, USP*) ℒameisensäure *f* chloroformic acid ℒamfenicolpalmitat *n* chloramphenicol palmitate (*USP*) ℒamfenicolsuccinat *n* (Natriumsalz) chloramphenicol sodium succinate (A) (*USP*) ℒamid *n chem* chloramide (æ) ℒämie *f* [hyper-]chlor[a]emia / chlor[a]emia, chlorosis, greensickness ℒamin *n s* ℒamin-T ℒamin-T *n* (*EP, DAB*) (Chloramin (*DAB*)) chloramine (*BPC*), chloramine-T (*EP, BP, USP*) ℒaminum (*EP*) chloramine (*EP*) ℒammonium *n chem* ammonium chloride (ɔ:), sal ammoniac (ou) ℒamphenicol[um] *n* (*WHO, EP, DAB*) chloramphenicol (e) (*BP, USP, EP*) ℒamyl *n chem* amyl (æ) chloride ℒanämie *f s* Chlorämie / achylische ℒ achylic (i) chloran[a]emia, idiopathic hypochromic an[a]emia, Hayem-Faber (a'jä-'fa:bər) syndrome ~arm (Diät) low salt ℒarsen[ik] *n chem* arsenic ('a:snik) chloride (ɔ:) ~artig *chem* chlorinous (ɔ:) ℒat *n chem* chlorate (ɔ:) ℒäther *m chem s* ℒäthyl ℒäthyl *n chem* ethyl (e) chloride (ɔ:), hydrochloric (ɔ:) ether (i:), chlorethane (e) ℒäthylrausch *m* ethyl chloride rausch (rauf), an[a]esthesia (i:) with ethyl chloride ℒausscheidung *f* chlorine elimination ℒausschlag *m s* ℒakne ℒazol *n* (Farbstoff) chlorazol (ɔ:) ℒbarium *n chem* barium (ɛə) chloride ℒbenzaldehyd *m* (*DAB*) chlorobenzaldehyde ℒbenzol *n chem* chlorobenzene ('benzi:n) ℒbetamid *n* (*WHO*) chlorbetamide (klɔ:'betəmaid) (*BPCA*) ℒblei *n chem* lead (e) chloride ℒbutanol *n s* Chlorobutanol ℒbutol *n* (*P Int*) *s* Chlorobutanol ℒcalcium *n chem* calcium chloride ℒchinaldol *n* (*WHO*) chlorquinaldol ('kwinældɔl) (*BPCA*) ℒcyclizin *n* (*WHO*) chlorcyclizine (klɔ:'saiklizi:n) [hydrochloride] (*BP, USP*) ℒdiazepoxid *n* (*WHO*) (Methamindiazepoxid) chlordiazepoxide ('klɔ:dai,æzi'poksaid) ℒdiazepoxidi hydrochloridum (*EP*) chlordiazepoxide hydrochloride (*EP, BP*) 1-ℒ-2,4-dinitrobenzol *n* (*DAB*) 1-chloro-2,4-dinitrobenzene ℒeisentinktur *f pharm* ferric chloride tincture
chloren (mit Chlor versetzen) to chlorinate (ɔ:) *n* (ɔ:) *n* (Wasser) chlorination
Chlor|entziehung *f* elimination of chlorine (ɔ:) / (Diät) elimination of salt ℒentzug *m chem* dechlorination ℒessigsäure *f* chloracetic (i:) acid ~frei free from chlorine (ɔ:) (Diät) salt-free ℒgehalt *m* (im Urin) chloruria (klɔ:'ruəriə) / erhöhter ℒ polychloruria ℒgoldsäure *f* chlorauric (ɔ:) acid ~haltig *chem* containing chlorine (ɔ:) ℒhämatin *n chem* chlorh[a]ematin (i:) / chlorh[a]ematin (i:) ℒhexidin *n* (*WHO*) chlorhexidine (klɔ:'heksidi:n) (*BPCA*) ℒhydrie *f* production of chloric acid by the gastric mucosa [nota: not chlorhy-

dria, which means excessive HCl in the stomach]
Chlorid *n chem* chloride (ɔ:), muriate (juə) **ausscheidung** *f* (im Urin) chloriduria (juə), chlorurgsis (i:) **bestimmung** *f chem* chloridimetry **mangel** *m* (Blut) hypochlor[a]emia **ometer** *n* chloridimeter **urie** *f* (Ausscheiden von reichlichen Chloriden im Urin) chloriduria (juə) **verschiebung** *f* chloride shift
chlorier|en to chlorinate (ɔ:) **ung** *f* (Versetzen mit Chlor) chlorination
chlorig *chem* chlorous (ɔ:) **~sauer** *chem* chlorous **säure** *f chem* chlorous acid
Chlor|ion *n* chlorine (ɔ:) ion (aiən) **isondamin[chlorid]** *n* (*WHO*) chlorisondamine (klɔ:rai'sondəmi:n) [chloride (*BP*)] (*BPCA*) **~it** *n* (Salz der chlorigen Säure) chlorite (ɔ:) **jodhydroxychinolin** *n* (Clioquinol (*WHO*)) iodochlorhydroxyquin (ai,oudo,klɔ:hai'drɔksikwin) (*BP*, *NF*) **kali[um]** *n chem* potassium (æ) chloride (ɔ:) **kalk** *m chem* chlorinated (ɔ:) lime (*BPC*), chloride of lime, bleaching powder **kalklösung** *f*, mit Borsäurezusatz chlorinated lime and boric acid solution **kalksalbe** *f mil* bleach ointment **kalzium** *n chem* calcium chloride (ɔ:) **kohlenoxyd** *n chem* carbonyl chloride **kohlensäureamid** *n chem* carbamyl chloride **kohlenstoff** *m chem* carbon tetrachloride **kresol** *n* (Chlorocresol (*WHO*)) chlorocresol ('kri:sɔl) (*BP*) **magnesium** *n chem* magnesium (i:) chloride **mangel** *m* (im Blut) hypochlor[id][a]emia / (im Urin) hypochloruria (klɔ:'ruəriə) **merodrin** *n* (*WHO*) chlormerodrin (klɔ:'merodrin) (*BPCA*, *NF*) **merodrini** [¹⁹⁷Hg] **solutio iniectabilis** (*EP*) chlormerodrin [¹⁹⁷Hg] injection (*BP*) **messer** *n* chlorometer **messung** *f* chlorometry **methin** *n* (*WHO*) (N-Lost) mechlorethamine hydrochloride (meklɔ:'reθəmi:n) (*BP*, *USP*), mustine ('mʌsti:n) hydrochloride (*BP*) **methyl** *n chem* methyl (e) chloride, chloromethane (e) **mezanon** *n* (*WHO*) chlormezanone (klɔ:'mezənoun) **natrium** *n chem* sodium chloride, common salt
Chloro|butanol *n* (*WHO*) (Chlorbutanol, Alcohol trichlorisobutylicus, Azetonchloroform) chlorbutol (*BP*), chlorobutanol (*BP*) **butanolum** (*EP*) chlorobutanol (*BP*) / **~** anhydricum (*EP*) anhydrous chlorobutanol (*EP*) **cresol** *n* (*WHO*) chlorocresol ('kri:sɔl) (*BP*) **fenoxamid** *n* clefamide (kle'fæmaid) (*BPC*)
Chloroform *n* (*DAB*) chloroform (ɔ:) (*BP*, *EP*, *USP*), trichloromethane / äthanol-freies **~** (*EP*) ethanol-free chl. (*EP*) **~-Äther-Gemisch** *n* ether-chloroform mixture (E-C mixture) **~ieren** to chloroform, to administer chloroform **ieren** *n* chloroformisation **ismus** *m* chloroformism **liniment** *n pharm* chloroform liniment (i) **maske** *f* chloroform mask (a:) **~-Morphium-Tinktur** *f* chloroform and morphine tincture **narkose** *f* chloroformisation **öl** *n pharm* chloroform oil **tropfflasche** *f* chloroform drop bottle **vergiftung** *f* chloroformism, chloroform poisoning **wasser** *n* (Aqua Chloroformii) chloroform water (*BP*), aqua chloroformi
Chloro|gensäure *f* (Acidum chlorogeni-

cum) chlorogenic *od* caffeotannic acid **leukämie** *f* chloroleuk[a]emia (i:) **leukosarkomatose** *f* chloroleucosarcomatosis [*US* -leuko-] **lymphadenose** *f* chlorolymphadenosis, chlorolymphosarcoma **lymphom** *n* chlorolymphoma **lymphosarkom** *n* chlorolymphosarcoma **lymphosarkomatose** *f* chlorolymphosarcomatosis
Chlorom *n* chloroma, Aran's (a'rãz) green cancer, chloroleuk[a]emia (i:) / lymphatisches **~** chlorolymphoma / myeloisches **~** chloromyeloma
Chloro|manie *f ps* chloromania **meter** *n* chlorometer **myeloblastom** *n* chloromyeloma **myelosarkomatose** *f* chloromyelosarcomatosis **myzetin** *n pharm* chloromycetin[e] (mai'si:tin) **penie** *f* (Hypochlorämie) chloropenia (i:), hypochlor[a]emia **percha** *f dent* chloropercha **pexie** *f histol* chloropexia **phenisat** *n* (Clofibrat) clofibrate (*BP*, *NF*) **phyll** *n* chlorophyll ('klɔ:rofil) **phyllase** *f* chlorophyllase **phyllin** *n* chlorophyllin **phyllkörner** *n pl* chlorophyll grains **phyllpräparat** *n* chlorophyll preparation **plasten** *m pl* chlorophyll grains **psie** *f* (Grünsehen) chloropia, chloropsia, green vision ('viʒən) **quin** *n* (*WHO*) (Chloroquini sulfas (*P Int*)) chloroquine ('klɔ:rokwi:n) sulphate [*US* sulf-] (*BP*, *USP*) **quini diphosphas** (*P Int*) chloroquine phosphate (*BP*, *USP*) **quini sulfas** (*P Int*) chloroquine sulphate (*BP*, *USP*) **sarkom** *n* chloroma **schwefelsäure** *f* (*EP*) chlorosulphonic acid (*EP*)
Chlorose *f* (Bleichsucht) chlorosis, green-sickness, chlor[a]emia / ägyptische **~** Egyptian (i'dʒipʃən) chlorosis, ancylostomiasis (ai)
Chlorothiazid *n* (*WHO*) chlorothiazide (ai) (*BP*, *USP*)
chlorotisch chlorotic (ɔ)
Chloroxyd *n chem* chlorine (ɔ:) monoxide
Chloroxylenol *n* (*WHO*) chloroxylenol ('zailinɔl) (*BP*) **~-Lösung** *f* chloroxylenol solution (*BPC*)
Chlorozyt *m* chlorocyte (ɔ:)
Chlor|perbenzoesäure *f* chloroperbenzoic acid **phenesin** *n* (*WHO*) chlorphenesin (klɔ:'fenisin) (*BPCA*) **pheniramin** *n* (*WHO*) chlorpheniramine (fe'nirəmi:n) **pheniraminmaleatsirup** *m* chlorpheniramine elixir (i) (*BPC*) **phenol** *n chem* chlorophenol (i:) **phenolrot** *n* chlorophenol red (*WHO*) **xamin** *n* (*WHO*) chlorphenoxamine (fe'nɔksəmi:n) (*BPCA*) **phentermin** *n* (*WHO*) chlorphentermine ('fentə:mi:n) (*BPC*) **pikrin** *n chem* chlor[o]picrin (i) **platinsäure** *f* chloroplatinic (i) acid **procain** *n* (*WHO*) chloroprocaine ('proukein) **proguanil** *n* (*WHO*) chlorproguanil (pro'gwænil) (*BPCA*) **promazidhydrochloridsirup** *m* chlorpromazine (ou) elixir (*BPC*) **promazin** *n pharm* chlorpromazine (ou) (*BPCA*) **promazin-Hydrochlorid** *n* (*EP*) (Chlorpromazini hydrochloridum (*EP*)) chlorpromazine hydrochloride (*BP*, *EP*, *USP*) **propamid** *n* (*WHO*) chlorpropamide (klɔ:'proupəmaid) **propan** *n pharm* chlorpropane (ou) **prothixen** *n* (*WHO*) chlorprothixene (pro'θiksi:n) (*BPCA*,

NF) **pyrilen** *n* (*WHO*) chloropyrilene ('pirili:n) (*BPCA*) **quinaldol** *n pharm* chlorquinaldol **räucherung** *f* fumigation with chlorine (ɔ:) **retention** *f* retention *od* storage (ɔ:) of chlorine **~sauer** *chem* chloric (ɔ:)
Chlorsäure *f* (Acidum chloricum) *chem* chloric (ɔ:) acid **anhydrid** *n chem* chloric anhydride (ai) **salz** *n chem* chlorate (ɔ:)
Chlor|silber *n chem* silver chloride (ɔ:) **stickstoff** *m chem* nitrogen (ai) chloride **stickstoffsäure** *f chem* nitrohydrochloric acid **sulfonsäure** *f* (Acidum chlorsulfonicum) chlorosulphonic (ɔ) [*US* chlorsulf-] acid **tetracyclin** *n* (*WHO*) (Chlortetracyclini hydrochloridum (*EP*)) chlortetracycline (ai) hydrochloride (*BP*, *EP*, *NF*) **thalidon** *n* chlorthalidone ('θælidoun) (*BPCA*) **thymol** *n chem* chlorothymol (ai) **-**-**-toluol-4-sulfonamid, Natrium-Salz** *n* (*DAB*) (Chloramin-T) toluene-p--sulphonsodiochloroamide trihydrate (*BPC*), sodium p-toluenesulfonchloramide (*USP*) **überträger** *m* chlorine carrier **ung** *f* (Wasser) chlorination **ür** *n* (Salz der chlorigen Säure) *chem* chlorite (ɔ:) **urese** *f* chlorine (ɔ:) diuresis (daijuə'ri:sis), chloruresis **~uretisch** chloruretic (e) **verbindung** *f chem* chlorine compound **vergiftung** *f* chlorine poisoning **wasser** *n chem* chlorine water **wasserstoff** *n chem* hydrogen (ai) chloride (ɔ:) **wasserstoffsäure** *f chem* hydrochloric (ɔ:) acid **zink** *n chem* zinc chloride **zoxazon** *n* (*WHO*) chlorzoxazone ('zɔksəzoun) (*BPC*) **zyan** *n chem* cyanogen (æ) chloride
CH₃-Maus *f Lab* CH_3 mouse
choanal choanal (oi) **atresie** *f* choanal atresia (i:) **polyp** *m* choanal polypus
Choane *f* choana (ei), posterior (iə) nasal (ei) aperture (æ)
Choanen|- postnarial ('poust'nɛəriəl), choanal **polyp** *m* choanal polypus (ɔ) **tamponade** *f* postnasal (ei) plugging (ʌ) *od* tamponade (ei)
Choanoleukozyt *m* choanoleucocyte [*US* -leuko-]
Cholagogie *f* (Gallenabgabe der Gallenblase) cholagogia (ou)
Cholagogum *n* (gallentreibendes Mittel) *pharm* cholagogue ('kɔləgɔg), biliary tract stimulant
cholal|sauer *chem s* cholsauer **säure** *f chem s* Cholsäure
Chol|ämie *f* chol[o]emia / isolierte **~** Gilbert's (ʒil'bɛrz) ch. **ämimetrie** *f* (Messung der Gallebestandteile im Blut) chol[a]emimetry **~ämisch** chol[a]emic (i:)
Cholan *n* cholane (ou)
cholangen cholangenic (e)
Cholangia *f*, **Cholangie** *f path* cholangia
Cholangiektasie *f* cholangiectasis
Cholangien *n pl* (Gallengänge) bile ducts
Cholangio|cholezystocholedochektomie *f chir* cholangiocholecystocholedochectomy, excision of the hepatic duct, gallbladder and common bile duct **enterostomie** *f* cholangio-enterostomy **gastrostomie** *f chir* cholangiogastrostomy **gramm** *n* (Darstellung der Gallenwege) *röntg* cholangiogram **graphie** *f röntg* cholangiography, roentgenography (,rʌntjən'ɔgrəfi) of

the gallbladder and bile ducts / perkutane transhepatische ⌀ (PTC) percutaneous transhepatic cholangiography ~**graphisch** *röntg* cholangiographic (æ) ⌀**hepatitis** *f* cholangiohepatitis, hepatocholangitis ⌀**jejunostomie** *f chir* cholangiojejunostomy ⌀**litis** *f* (Gallengangsentzündung der kleinen Gänge) cholangiolitis ~**litisch** cholangiolitic (i) ⌀**m** *n* cholangioma ⌀**stomie** *f* (Anlegen einer Gallengangsfistel) cholangiostomy ⌀**tomie** *f* (Gallengangseröffnung) cholangiotomy

Cholangitis *f* (Gallengangsentzündung) cholangitis / katarrhalische ⌀ catarrhal ch. / ⌀ lenta ch. lenta / primär sklerosierende ⌀ obliterative ch.

Cholansäure *f chem* cholanic (æ) acid

Cholaskos *m* (Gallenerguss in die Bauchhöhle) choleperitoneum

Cholat *n chem* cholate (ou)

Cholebilirubin *n* (Gallenbilirubin) *chem* cholebilirubin (u:)

Cholecalciferol *n* (Vitamin D₃, Colecalciferol (*WHO*)) cholecalciferol (*USP*), dehydrocholesterol (kɔ'lestərɔl) ⌀-**Cholesterin** *n* (*DAB*) (Vitamin-D₃-Cholesterin (*DAB*)) vitamin D₃ cholesterol

Cholecyst … s Cholezyst …

Choledochektomie *f* (Gallengangsresektion) choledochectomy (kɔ,ledɔ'kektəmi)

Choledochitis *f* (Choledochusentzündung) choledochitis (,kɔlidɔ'kaitis)

Choledocho|duodenalfistel *f* choledochoduodenal (i:) fistula ⌀**duodenostomie** *f* (Anlegen einer Choledochus-Duodenum-Anastomose) choledochoduodenostomy (kɔ'ledɔko'djuodi'nɔstəmi) ⌀**enterostomie** *f* choledocho-enterostomy, hepatocholangio-enterostomy ⌀**gastrostomie** *f* (Einpflanzen des Choledochus in den Magen) choledochogastrostomy ⌀**gramm** *n* (Gallengangaufnahme) *radiol* choledochogram (e) ⌀**i-leostomie** *f* choledocho-ileostomy ⌀**jejunostomie** *f* choledochojejunostomy ⌀**lithiasis** *f* (Anwesenheit von Steinen im großen Gallengang) choledocholithiasis (ai) ⌀**lithotomie** *f chir* choledocholithotomy ⌀-**Pankreatikographie** *f*, endoskopische (ECPG) endoscopic choledochopancreaticography ⌀**stomie** *f* choledochostomy ⌀**tomie** *f* choledochotomy

Choledochus *m* [common] bile duct (ʌ), choledochus (e) ⌀ choledocho- (e), choledochal (u) ⌀**entzündung** *f* choledochitis ⌀**eröffnung** *f* choledochotomy ⌀**erweiterung** *f* choledochectasia (ei) ⌀**exstirpation** *f* choledochectomy ⌀-**fistelanlage** *f* choledochostomy ⌀ **naht** *f* choledochorrhaphy (ɔ) ⌀**plastik** *f* choledochoplasty (e) ⌀**stein** *m* choledocholith (ou), calculus in the common bile duct ⌀**steinentfernung** *f* choledocholithotomy ⌀**zange** *f* biliary forceps *pl* ⌀**zyste** *f* bile cyst, choledochal cyst

Choleglobin *n* choleglobin (ou)

Cholehämatin *n* (Bilipurin) cholehämatin (e)

cholein|sauer *chem* choleic (i:) ⌀**säure** *f chem* choleic acid

chole|kinetisch cholekinetic (e) ⌀**lith** *m* (Gallenstein) cholelith (ɔ), gallstone (ɔ:) ⌀**lithiasis** *f* (Gallensteinleiden) cholelithiasis (ai) ⌀**lithotomie** *f* (Gallensteinentfernung) *chir* cholelithotomy

⌀**lithotripsie** *f* (Gallensteinzertrümmerung) cholelithotripsy (i)

Cholemesis *f* (Gallebrechen) cholemesis (e), vomiting of bile

Chole|pathie *f* (Gallenwegsleiden) cholepathia (æ) ⌀**peritoneum** *n* (Bauchfellentzündung bei Gallenerguß) bile *od* biliary (i) peritonitis, choleperitoneum (i:) ⌀**poiese** *f* (Gallebildung durch die Leberzelle) cholepoiesis (,kɔlipɔi'i:sis) ⌀**prasin** *n chem* choleprasin (ei)

Cholera *f* cholera (ɔ) ⌀ *algida* algid ch. ⌀ *asiatica* Asiatic ch. ⌀ *infantum* ch. infantum *milde verlaufende* ⌀ cholerine (ɔ) ⌀ *nostras* ch. nostras, ch. morbus ⌀ *sicca* dry ch., ch. sicca ⌀ *suis* (Schweinecholera) hog ch., swine (ai) ch. ⌀- choleraic (ei) ~**ähnlich** choleriform (e), choleroid (ɔ) ⌀**bazillus** *m* comma bacillus, cholera vibrio (ai) ⌀**diarrhoe** *f* light cholera, cholerine ⌀**erreger** *m* comma bacillus, cholera spirillum *od* vibrio (ai) ⌀**gesicht** *n* cholera face, choleraic face ⌀**impfstoff** *m* (*EP*) cholera vaccine ('væksi:n) (*EP, BP*) / ⌀, gefriergetrocknet freeze-dried cholera vaccine ~**krank** suffering from cholera ⌀**kranker** *m* cholera patient ⌀**mittel** *n pharm* cholera remedy (e) ⌀**phagen** *m pl* choleraphages ('kɔlərə,feidʒiz) ⌀-**[Rot]reaktion** *f* cholera [red] reaction ⌀**schutzimpfung** *f* cholera inoculation, *am* cholerisation ⌀**serum** *n* anticholera serum (iə) ⌀**tropfen** *m pl pharm* mixture of opium and astringents against diarrh[o]ea (i) ⌀**vibrio** *m bakt* cholera vibrio (ai)

Cholerese *f* (Gallenproduktion) choleresis (i:), bile excretion (i:)

Choleretikum *n* (gallentreibendes Mittel) *pharm* choleretic (e)

choleretisch choleretic (e)

choleriform (choleraähnlich) choleriform (ɔ)

Choleriker *m ps* choleric type

Cholerine *f* cholerine (ɔ)

cholerisch *ps* choleric (ɔ), irascible (i'ræsibl)

Chole|rrhagie *f* (Gallenfluß) cholerrhagia (ɔ) ⌀**stanol** *n physiol* (Dihydrocholesterin) cholestanol (ɔ) ⌀**stase** *f* (Gallenstauung) cholestasis (ei) ⌀**steatom** *n* (Perlgeschwulst) cholesteatoma, pearl tumo[u]r ~**steatomatös** cholesteatomatous (ɔ) ⌀**steatose** *f* cholesteatosis ⌀**sterase** *f* cholesterase

Cholesterin *n* (*EP*) cholesterol (*EP*) ⌀**ablagerung** *f* cholesterosis ⌀**ämie** *f* cholesterol level (e) ⌀**armut** *f* (Blut) hypocholester[a]emia, hypocholesterol[a]emia ⌀**ausscheidung** *f*, erhöhte ⌀ in der Gallenflüssigkeit cholesterolerisis (e) ⌀**bildung** *f* cholesterolopoiesis (pɔi'i:sis) ⌀**ester** *m chem* cholesterol ester ⌀**esterase** *f* cholesterase ⌀**gallenstein** *m* cholesterol gallstone (ɔ:) ⌀**gehalt** *m* cholesterol content / übermäßiger ⌀ (Blut) hypercholester[a]emia, hypercholesterol[a]emia ⌀**granulomatose** *f* Hand-Schüller-Christian ('hænd-'ʃylə-'kristjən) syndrome ~**haltig** (Blut) cholester[a]emic (i:) ⌀**lipoidose** *f* s ⌀**granulomatose** ⌀**mangel** *m* (im Blut) hypocholester[a]emia, hypocholesterol[a]emia ⌀**oleat** *n* cholesterol oleate ⌀**radikal** *n chem* cholesteryl ~**senkend** cholesterol depressant ⌀**speicherkrankheit** *f* s ⌀**granulomatose** ⌀**spiegel** *m* (im Blut) cholesterol level,

serum (iə) cholesterol ⌀**spiegelerhöhung** *f* hypercholesterol[a]emia (i:) ⌀**stein** *m* cholesterol calculus ⌀**stoffwechsel** *m* cholesterol metabolism (æ) ⌀**urie** *f* (Ausscheiden von Cholesterin im Urin) cholesteroluria (juə)

Cholestyramin-Harz *n* cholestyramine (ai) resin

Choletelin *n* (Bilixanthin) choletelin (e)

Cholezele *f* cholecele ('kɔlisi:l)

Cholezyanin *n* (Gallenfarbstoff) cholecyanin (ai)

Cholezyst|algie *f* (Gallenblasenschmerz) cholecystalgia ⌀**angiographie** *f* *röntg* cholecystatony ⌀**atonie** *f* (Atonie der Gallenblase) cholecystatony ⌀**cholangiogramm** *n* (Röntgenbild von Gallenblase und Gallengängen) *radiol* cholecystocholangiogram ⌀**cholangiographie** *f* (Röntgendarstellung von Gallenblase und Gallengängen) *radiol* cholecystocholangiography ⌀**ektasie** *f* (Gallenblasenerweiterung) cholecystectasia (ei) ⌀**ektomie** *f* (Gallenblasenentfernung) cholecystectomy, removal of the gall bladder ⌀**elektrokoagulotomie** *f* (Verschorfung der Gallenblasenschleimhaut) *chir* cholecysto-electrocoagulotomy ⌀**endese** *f* (Form der Gallenblasenoperation) cholecysto-endysis ⌀**itis** *f* (Gallenblasenentzündung) cholecystitis

Cholezysto|cholangiographie *f* (Röntgendarstellung von Gallenblase und Gallengängen) cholecystocholangiography ~**duodenal** (Gallenblase *u* Duodenum betr) cholecystoduodenal (i:) ⌀**duodenostomie** *f* (Anlegen einer Gallenblasen-Zwölffingerdarmanastomose) cholecystoduodenostomy (kɔli'sisto,dju:-odi'nɔstəmi) ⌀**enteroanastomose** *f*, ⌀**enterostomie** *f* (Anlegen einer Gallenblasendarmanastomose) cholecystenterostomy, enterocholecystostomy ⌀**gastroanastomose** *f*, ⌀**gastrostomie** *f* (Anlegen einer Gallenblasen-Magen-Anastomose) duodenocholecystostomy, cholecystogastrostomy ⌀**gramm** *n* (Röntgendarstellung der Gallenblase) *röntg* cholecystogram ⌀**graphie** *f röntg* cholecystography ⌀**ileostomie** *f* (Anlegen einer Anastomose zwischen Gallenblase u. Ileum) cholecysto-ileostomy ⌀**jejunostomie** *f* (Anlegen einer Anastomose zwischen Gallenblase u. Leerdarm) cholecystojejunostomy ⌀**kinin** *n* (Hormon) cholecystokinin (i) ⌀**kolostomie** *f* cholecystocolostomy ⌀**lithiasis** *f* (Vorhandensein von Gallensteinen, Gallensteinleiden) cholecystolithiasis (ai) ⌀**lithotripsie** *f* (Zerquetschung von Gallensteinen) *chir* cholecystolithotripsy (ɔ) ⌀**nephrostomie** *f* (Anastomosierung der Gallenblase mit rechtem Nierenbecken) *chir* cholecystopyelostomy ⌀**pathie** *f* cholecystopathy (ɔ), gall-bladder disease ⌀**pexie** *f* (Anheften der Gallenblase) cholecystopexy ⌀**pyelostomie** *f chir s* ⌀**nephrostomie** ⌀**rrhaphie** *f* (Gallenblasennaht) cholecystorrhaphy (ɔ) ⌀**stomie** *f* (Anlegen einer Gallenblasenfistel) cholecystostomy ⌀**tomie** *f* (Eröffnung der Gallenblase) cholecystotomy

Cholhämatin *n* choleh[a]ematin (e)

Cholin *n chem* choline ('kouli:n) ⌀**azetylase** *f* choline acetylase ⌀**chlorid** *n* (*DAB*) choline chloride (*USP*)

⚹dihydrogenzitrat *n* choline dihydrogen citrate ⚹ergikum *n* cholinergic (ə:) ~erg[isch] cholinergic ⚹ester *m* choline ester ⚹esterase *f* cholinesterase ⚹esterasehemmer *m* cholinesterase inhibitor ⚹hydrogentartrat *n* (*DAB*) (Cholinum bitartaricum (*DAB*)) choline bitartrate ⚹olytikum *n pharm* parasympatholytic (i) ⚹salicylat *n pharm* choline salicylate ⚹succinat *n* succinylcholine ('sʌksinil'kouli:n) [chloride] (*USP*) ⚹theophyllinat *n* (*WHO*) oxytriphylline (,ɔksitrai'fili:n) (*NF*) ⚹um bitartaricum *n* (*DAB*) (Cholinhydrogentartrat (*DAB*)) choline bitartrate
Choloidansäure *f* choloidanic (koulɔi'dænik) acid
Choloptose *f* (Gallenblasenptose) cholecystoptosis
Cholose *f* cholosis
Cholo|stase *f* cholostasis (ei) ~statisch cholostatic
cholsauer *chem* cholic (ou) ⚹säure *f* (Acidum cholalicum) *chem* cholic acid, cholalic (æ) acid
Cholurie *f* (Ausscheiden von Galle *od* Gallenfarbstoffen im Urin) choluria (juə)
chondr|al (Knorpel *betr*) chondral ⚹algie *f* (Knorpelschmerz) chondralgia, chondrodynia ⚹ektomie *f* (Knorpelresektion) chondrectomy ⚹igen *n* chondrogen ⚹in *n* chondrin
Chondrio|kont *m* chondrioconte ⚹m *n* chondriome, mitochondria ⚹mit *m* (fadenförmiges Mitochondrium) chondriomite ⚹som *m* mitochondrium, chondriosome ⚹sphäre *f* chondriosphere
Chondritis *f* (Knorpelentzündung) chondritis
Chondro|adenom *n* chondro-adenoma ⚹angiom *n* chondro-angioma ⚹blast *m* chondroblast ~blastisch chondroblastic ⚹blastom *n* chondroblastoma ⚹dynie *f* (Knorpelschmerz) chondrodynia, chondralgia ⚹dysplasie *f* chondrodysplasia (ei) ⚹dystrophia *f* calcificans congenita (Conradi-Hünermann--Syndrom) Conradi's (kɔn'ra:diz) syndrome, chondrodystrophia calcificans congenita / ⚹ fetalis (Chondrodysplasia fetalis) chondrodystrophia fetalis, achondroplasia / ⚹ malaci[c]a chondromalacia f[o]etalis ⚹dystrophie *f* (Knorpelwachstumsstörung) chondrodystrophy, dyschondroplasia (ei), chondrodysplasia ~dystrophisch *embr* chondrodystrophic (ɔ) ~ektodermal chondro-ectodermal ⚹ektodermal-Dysplasie *f* chondro-ectodermal dysplasia ⚹endotheliom *n* chondro-endothelioma ⚹epiphysitis *f* chondro-epiphysitis ⚹fibrom *n* chondrofibroma ⚹gen *n* chondrogen ~gen chondrogenous (ɔ), chondrogenetic ⚹genese *f* chondrogenesis (e) ⚹glossus *m anat* chondroglossus muscle
chondroid (knorpelähnlich, knorpelartig) chondroid, resembling cartilage
Chondroitin *n* chondroitin[e] (ou) ~sauer *chem* chondroitic (i) ⚹säure *f chem* chondroitic acid ⚹schwefelsäure *f chem* chondroitin[e]-sulphuric (juə) [*US* sulf-] acid ⚹sulfat B *n* chondroitin sulphate B [*US* sulf-]
Chondro|klast *m* chondroclast ⚹kranium *n* (Knorpelschädel) chondrocranium (ei) ⚹lipom *n* chondrolipoma ⚹lyse *f*

chondrolysis (ɔ) ⚹m *n* (Knorpeltumor) chondroma ⚹malacia *f* (Knorpelerweichung) chondromalacia (mə'leiʃiə) / ⚹ auris h[a]ematoma auris / ⚹ fetalis ch. f[o]etalis / ⚹ patellae ch. patellae ⚹malazie *f* (Knorpelerweichung) chondromalacia (mə'leiʃiə), softening of the cartilages ~matös chondromatous (ou) ⚹matose *f* (multiple Knorpeltumorbildung) chondromatosis ⚹mer *m embr* chondromere ⚹mitom *n cytol* paranucleus ⚹mukoid *n* chondromucin ⚹myom *n* chondromyoma ⚹myxom *n* (Knorpelmischgeschwulst) chondromyxoma, myxochondroma ⚹myxosarkom *n* chondromyxosarcoma ⚹osteoarthritis *f* chondro-osteoarthritis ⚹osteodystrophie *f* chondro-osteodystrophy ⚹pathie *f* (Knorpelleiden) chondropathy (ɔ) ⚹phyma *n* chondrophyma (ai) ⚹phyt *n* chondrophyte (fait) ⚹plast *m* chondroblast ⚹plastik *f chir* chondroplasty ~plastisch chondroplastic ⚹porose *f* (Poröswerden der Knorpel) chondroporosis ⚹proteid *n chem* chondroproteid ('prouti:d), chondroprotein ('prouti:n) ⚹sarkom *n* (Knorpelsarkom) chondrosarcoma ⚹sarkomatose *f* chondrosarcomatosis ~sternal chondrosternal ⚹tom *n* (Knorpelmesser) chondrotome ⚹tomie *f* (Knorpeldurchschneidung) chondrotomy ⚹zyt *m* chondrocyte
Chopart (ʃo'par)|-**Exartikulation** *f* Chopart's [mediotarsal] amputation ⚹-**Gelenk** *n* Chopart's joint, mediotarsal articulation, transverse (æ) joint of tarsus ⚹-**Operation** *f* Chopart's [mediotarsal] amputation
Chopra ('tʃouprə)-**Probe** *f* (Antimontest) Chopra's [antimony] test
Chorda *f* (Strang) *anat* chorda, *pl* chordae ('kɔ:di), cord ⚹ *dorsalis f anat* notochord ⚹ *obliqua* (*PNA*) oblique (i:) cord ⚹ *resorbilis aseptica* (*EP*) (steriles Catgut) sterile catgut (*EP*), sterilised surgical catgut (*BP*) ⚹e *tendineae* (*PNA*) chordae tendineae ⚹ *tympani* (*PNA*) chorda tympani
chordal chordal
Chordaspeichel *m* chorda saliva (ai)
Chordascheide *f anat* chordal sheath
Chordaten *m pl zool* Chordata (ei)
Chord|ektomie *f* (Stimmbandausschneidung) cordectomy ⚹itis *f*. (Stimmbandentzündung) chorditis / ⚹ cantorum (Sängerknötchen) ch. cantorum / ⚹ fibrinosa ch. fibrinosa / ⚹ tuberosa ch. tuberosa ⚹oblastoma *n* chordoblastoma ⚹om *n* chordoma ⚹otomie *f* (Durchtrennung der Vorderseitenstränge) chordotomy ⚹otomie-**Messer** *n* chordotomy knife
Chorea *f* (Veitstanz) chorea (kɔ:'riə), St. Vitus' (ai) dance, common chorea ⚹ *chronica progressiva hereditaria* chronic progressive hereditary ch., Huntington's ('hʌntintənz) ch. ⚹ *electrica* electric[al] ch., Dubini's (du'bi:niz) disease, Bergeron's (bɛrʒə'rɔz) disease ⚹ *gravidarum* ch. of pregnancy ⚹ *hysterica* hysterical ch. ⚹ *insaniens* ch. insaniens ⚹ *laryngis* laryngeal ch. ⚹ *major* ch. major ('meidʒə) ⚹ *maniacalis* ch. insaniens ⚹ *minor* ch. minor (ai) ⚹ *mollis* ch. mollis, limp ch. ⚹ *rhythmica* rhythmic ch. ⚹ *saltatoria* saltatory (æ) ch. ⚹-choreal (i:) ~artig choreiform (i:),

choreoid (ɔ:) ⚹körperchen *n pl cytol* chorea corpuscles ⚹psychose *f* chorea insaniens
choreatisch choreic (i:), choreal (i:), choreatic
choreiform (choreaähnlich) choreiform (i:), choreoid (ɔ:)
Choreo|athetose *f* choreo-athetosis ⚹manie *f ps* choreomania ~man[isch] *ps* choreomanic (ei) ⚹phrasie *f ps* choreophrasia
chorial chorial (ɔ:), chorionic (ɔ), chorio-
Chorio|- (Chorion, Chorioidea *od* Tela chorioidea betr) chorio- ('kɔ:rio-) (*Vors*) ⚹adenom *n* chorio-adenoma, invasive (ei) *od* malignant (i) mole ⚹allantoismembran *f* (CAM) chorio- -allantois, chorio-allantoic membrane ⚹allantoiszüchtung *f* chorio-allantoic culture (ʌ) ⚹angiom *n* chorio-angioma, hydatidiform (i) mole ⚹blastom *n* chorioblastoma, chorioma ⚹blastose *f* (Chorionzellenproliferation) chorioblastosis (ou) ~epithelial chorio-epithelial (i:) ~gen choriogenic
chorioidal choroidal (ɔi)
Chorioidea *f* (*PNA*) (Aderhaut) choroid **chorioideal** choroidal (ɔi) ⚹ring *m* pigment *od* choroidal ring
Chorioidea|pigment *n* pigmentum nigrum (ai) ⚹sklerose *f* choroidal sclerosis ⚹tumor *m* choroid (ɔ:) neoplasm
Chorioidepitheliom *n* (Chorioidpapillom) chorioepithelioma
Chorio[id]eremie *f* choroideremia
Chorioides *f* (Aderhaut) choroid
Chorioiditis *f* (Aderhautentzündung) choroiditis ⚹ *areolaris centralis* areolar [central] *od* Foerster's ('førstərz) ch. ⚹ *centralis* central ch. ⚹ *diffusa* diffuse ch. ⚹ *disseminata* disseminated ch. ⚹ *exsudativa* exudative ch. ⚹ *guttata senilis* senile guttate (ʌ) ch. ⚹ *myopica* myopic ch. ⚹ *serosa* serous ch. ⚹ *suppurativa* suppurative (ʌ) ch.
Chorioido|iritis *f* (Aderhaut- u. Regenbogenhautentzündung) iridochoroiditis ('airidokərɔi'daitis), choroido-iritis (kɔ'rɔido-ai'raitis) ⚹retinitis *f* (Aderhaut- u. Netzhautentzündung) chorioretinitis, chorioretinitis ⚹retinitis
Choriom *n* chorionepithelioma
Choriomeningitis *f* choriomeningitis ⚹ lymphocytaria (LCM) (lymphozytäre Choriomeningitis) lymphocytic ch., Armstrong's ('a:mstrɔŋz) disease
Chorion *n* (Zottenhaut) chorion (ɔ:) / ⚹ frondosum shaggy ch. / ⚹ laeve smooth ch. ⚹- chorial (ɔ:), chorionic (ɔ) ⚹ u. Allantois betr. chorio-allantoic (ou) ⚹adenom *n* chorio-adenoma ~ähnlich chorioid (ɔ:) ⚹angiom *n* chorio-angioma ⚹decke *f* chorionic (ɔ) coat ⚹epitheliom *n* choriocarcinoma, deciduo-cellular sarcoma, chorio-epithelioma, trophoblastoma ⚹gewebe *n* chorionic (ɔ) coat ⚹gonadotropin *n* (Gonadotrophinum chorionicum (*WHO*)) chorionic gonadotrophin (ɔ) (*BP*, *USP*), chorionic gonadotrophic hormone (CGH) ⚹hormon *n* chorionic hormone ~isch chorionic (ɔ), chorial (ɔ:) ⚹itis *f* (Entzündung des Koriums) chorionitis ⚹karzinom *n* chorionepithelioma ⚹krebs *m* chorionepithelioma ⚹kreislauf *m* chorionic *od* umbilical (i) circulation ⚹platte *f anat* chorionic plate ⚹zellen *f pl* chorionic cells ⚹zotten *f pl* chorionic villi ('vilai)

Chorioptesmilbe f Chorioptes (ɔ)
Chorioretinitis f chorioretinitis, choroidoretinitis
Choristie f chorista
Choristoblastom n choristoma, choristoblastoma
Choristom n s Choristoblastom
Christensen ('kristənsən)**-Harnstoffagar** m bakt Christensen's culture medium
Christian [-Hand]-Schüller ('kristjən-hænd-'ʃylə) -Syndrom n Hand-Christian-Schüller syndrome
Christmas ('kristməs)|-**Faktor** m Christmas [serum] factor, coagulation factor IX, h[a]emophilic factor B 2--Krankheit f Christmas disease
Christophers ('kristəfəz)**-Flecken** m pl Christophers' dots od spots
Christ|palmöl n F (Rizinusöl) pharm castor (a:) oil **2rose** f (Christwurz, Helleborus) pharm black hellebore
Chrom n chem chromium (ou) 2-chromium, chromic (ou), chromo- (Vors) ~affin chromaffin, chromaphil (ou) **2affingewebe** n chromaffin tissue **2affinkörper** m chromaffin body **2affinität** f chromaffinity (i) **2affino-blastoma** n chromaffinoblastoma 2-affinom n chromaffinoma **2alaun** m chem chrome alum (æ) ~argentaffin chromargentaffin **2asie** f chromasia (ei) **2ästhesie** f chrom[a]esthesia
Chromat n chem chromate (ou) **2geschwür** n chrome ulcer, chrome sore
Chromatid n („Längshälfte" eines Chromosoms) chromatid **2bruch** m chromatid (ou) break **2enbrücke** f genet chromatid bridge
Chromatin n chromatin (ou) 2-chromatin, chromato- (ou) (Vors) **2armut** f (Zellkern) hypochromatism **2faden** m chromatin od nuclear (ju:) thread (e) **2gerüst** n chromatin network **2kern** m chromatin nucleus, simple nucleus **2körper** m chromatin body ~lösend chromatolytic (i) ~negativ chromatin negative **2netz** n (Kern) karyomitome (kæri'ɔmitoum) **2orrhexis** f chromatinorrhexis ~positiv chromatin positive **2reduktion** f chromatin reduction **2stäubchen** n pl chromatin dust **2zerfall** m chromatolysis (ɔ)
chromatisch (Farbe betr) chromatic
Chromato|blast m cytol chromoblast (ou) **2dermatosis** f (Dermatose mit Farbänderung – besonders Entfärbung – der Haut) chromatodermatosis, chromodermatosis **2dysopsie** f chromatodysopia ~gen chromatogenous (ɔ) **2gramm** n chromatogram (ou) **2graphie** f chromatography / absteigende 2 descending chr. / aufsteigende 2 ascending chr. **2graphie-Platte** f chromatoplate (NF), chromatographic plate ~graphieren to chromatograph **2graphie-Säule** f chromatographic column (ɔ) ~graphisch chromatographic (æ) **2lyse** f (Verschwinden der Nissl-Schollen) chromatolysis (ɔ) **2meter** n (Farbenmesser) chromatometer ~metrisch chromatometric ~phil chromatophil (i), chromatophilous, chromatophil (ou) **2philie** f chromatophilia (i), chromatophily (ɔ) **2phor** n chromatophore (ou), colo[u]r (ʌ)-bearer (ɛə) / sehr dunkles 2 melanocyte (e)

2phorom n (Melanom) chromatophoroma, melanoma **2psie** f path chromatopsia, colo[u]red vision ('viʒən)
Chromatose f (Pigmentierung) chromatosis, pigmentation
Chromatoskopie f (Funktionsprüfungen) chromatoscopy
Chromaturie f chromaturia (juə)
Chrom|gelb n chrome yellow ~haltig chromiferous (i), containing chromium **2hidrosis** f (Produktion gefärbten oder farbigen Schweißes) chrom[h]idrosis, secretion (i:) of colo[u]red (ʌ) sweat (e) **2hydrat** n chem chromic (ou) hydroxide **2hydroxyd** n chem chromic hydroxide
Chromid n chem chromide (ou) **2ialkörper** m chromidium (i) **2ium** n chromidium (i)
chromig chem chromous (ou) ~sauer chem chromous
Chromit n chromite (ou)
Chromo|bakterium m Chromobacterium (iə) **2blast** m chromoblast (ou) **2blastomykose** f chromoblastomycosis **2diagnose** f chromodiagnosis ~diagnostisch chromodiagnostic **2gen** n chromogen ~gen (farb[stoff]bildend) chromogenic (e) **2granulopexie** f chromogranulopexy ~granulopexisch chromogranulopectic **2lipoid** n chromolipoid (i), lipochrome (i) **2mer** n chromomere ('kroumomiə) **2meren-austausch** m exchange of chromomeres od chromosomes **2metrie** f chromometry **2mykose** f chromoblastomycosis **2n** n pharm chromone **2pexie** f (Pigmentfixierung) chromopexy **2phagen** m pl chromophages ('kroumofeidʒiz), pigmentophages ~phil (leicht färbbar) chromophil (ou), chromatophil (ou), easily stainable ~phob (schwer färbbar) chromophobe **2phobie** f ps chromophobia **2phor** m chromophore, colo[u]r radical (æ) ~phor chromophoric (ɔ), chromophorous **2phototherapie** f (Behandlung mit farbigem Licht) chromophototherapy, photochromatic therapy **2phyll** n chromophyll (ou) **2phytose** f path chromophytosis; pityriasis (ai) versicolor **2plast** m (Pigmentzelle) chromoplast (ou) **2proteid** n (Verbindung von Eiweiß und Farbstoffen) chromoprotein ('prouti:n) **2protein-niere** f path lower nephron nephrosis **2psie** f (Farbigsehen) chromatopsia, colo[u]red vision, chromopsia **2sin** n chromosin (ou) **2skop** n chromoscope (ou) **2skopie** f chromoscopy ~skopisch chromoscopic (ɔ) **2som** n chromosome (ou) / nachhinkendes 2 lagging chr. / satellitentragendes 2 satellited chr. ~somal chromosomal (ou)
Chromosomen|- chromosomal, chromosome **2aberration** f chromosome aberration **2abnormität** f chromosomal abnormality **2abschnitt** m chromosome segment **2anordnung** f arrangement of chromosomes **2arm** m chromosome arm **2austausch** m exchange of chromosomes **2bestand** m chromosome complement / haploider 2 haploid (æ) chromosome (ou) number (ʌ) **2bruch** m chromosome od chromosomal break **2brücke** f chromosome bridge **2fusion** f fusion (ju:) of chromosomes / (dauerhafte

infolge Bindung an die Zentromeren) attachment **2gestalt** f chromosome shape **2größe** f chromosome size **2karte** f, zytogenetische cytogenetic (e) map **2klumpung** f clumping (ʌ) of chromosomes, chromosome stickiness **2komplement** n chromosome complement **2komplex** m chromosomal complex **2marker** m chromosome marker **2matrix** f chromosome matrix **2mosaik** n chromosome mosaic **2mutation** f chromosome mutation **2paar** n pair of chromosomes **2paarung** f pairing of chromosomes **2rearrangement** n chromosome rearrangement **2reduplikation** f chromosome reduplication **2satz** m genome ('dʒi:noum), set of chromosomes / mit einfachem 2 haploid (æ) **2schenkel** m chromosome arm **2segment** n chromosome segment **2schäden** m pl chromosome damage **2stückaustausch** m crossing-over, translocation **2unfall** m injury of a chromosome **2verdoppelung** f reduplication of chromosomes **2vereinigung** f fusion (ju:) of chromosomes **2verlust** m "deficiency" (i) **2vermehrung** f multiplying of chromosomes **2verschmelzung** f fusion (ju:) of chromosomes **2zusammenballung** f clumping (ʌ) of chromosomes **2zusammensetzung** f chromosomal make-up **2zahl** f number of chromosomes, chromosome count
Chromo|therapie f (Verwendung von Farben od farbigem Licht zur Behandlung) chromotherapy **2tropie** f metachromasia **2tropsäure** f (DAB) chromotropic acid (USP) **2verbindung** f chem chromous (ou) compound
Chrom|oxyd n chem chromic (ou) oxide
Chromozentrum n chromocentre (ou) [US -center]
Chromozysto|skopie f (Zystoskopie nach Eingabe eines Harnfärbemittels) chromocystoscopy ~skopisch chromocystoscopic
Chromozyt m (Farbzelle) chromocyte (ou), chromatophor
Chrom|reaktion f chromaffin reaction **2salz** n chem chromate (ou) ~sauer chem chromic (ou) **2säure** f chem chromic acid **2säureanhydrid** n chem chromic anhydride (ai) ~schwefelsauer chem chromosulphuric (juə) [US -sulf-] **2schwefelsäure** f chem chromosulphuric [US -sulf-] acid **2silber** n chem silver chromate (ou) **2trioxyd** n chem chromic trioxide (ɔ) **2verbindung** f chem chromium compound
Chronaxie f neur chronaxy (ou), chronaxia
Chronaxi[e]|meter n chronaximeter (i) ~metrisch chronaximetric (e)
Chronifizierung f ps chronicity (i)
Chronioseptikämie f chronic (ɔ) septic[a]emia
chronisch chronic / long-term / ~ krank chronically ill
Chronizität f chronicity (i)
Chrono|gnosie f (Zeitgefühl) chronognosis **2kymograph** m chronokymograph (ai) **2logie** f chronology (ɔ) ~logisch chronologic[al] (ɔ) **2meter** n chronometer **2metrie** f (Zeitmessung) chronometry ~metrisch chronometric **2myometer** n chronomyometer **2sphygmograph** m chronosphygmograph ~trop chronotropic (ɔ) / negativ ~ negatively

chr. / positiv ~ positively chr.
≈tropie f, ≈tropismus m chronotropism (ɔ)
Chroopsie f s Chromopsie
Chrysarobin[um] n chem pharm chrysarobin (ou) ≈salbe f unguentum chrysarobini
Chrysen n chem chrysene (ai), benzophenanthrene ≈säure f chrysenic (e) od phenylnaphtholcarboxylic (i) acid
Chrysiasis f (Hautverfärbung bei Goldtherapie) chrysiasis (ai), auriasis (ai)
Chrysoderma n (Verfärbung der Haut unter Goldtherapie) chrysoderma, chrysiasis
chrysofan|sauer chem chrysophanic (æ) ≈säure f (Acidum chrysophanicum) chem chrysophanic acid
Chrysoidin n chem chrysoidine (ɔi) chrysophan... s chrysofan...
Chrysops m (Goldfliege) zool chrysops (i), tabanid (æ) fly, deer fly ≈fliege f s Chrysops
Chrysose f, Chrysosis f (Goldablagerung im Gewebe) chrysosis, chrysiasis
Chrysotherapie f (Goldbehandlung) chrysotherapy
ChTr = Chymotrypsin n chymotrypsin
Churchill ('tʃə:tʃil)-Lösung f Churchill's iodine caustic
Chvostek ('xvɔstek)| m s ≈-Zeichen ≈-Weiss (vais)-Zeichen n Chvostek-Weiss sign, Chvostek's sign od symptom ≈-Zeichen n (Fazialisphänomen) Chvostek's sign od symptom
Chyl|ämie f chyl[a]emia ≈angiom n chylangioma ≈ektasie f (Chyluszyste) chylectasia (ei)
Chylo|lipurie f chyluria (juə) ≈mediastinum n path chylomediastinum (ai) ≈mikronämie f (Hämokoniose, Abweichung der Blutstäubchenzahl von der Norm) h[a]emoconiosis ≈mikronen n pl (Chyluskörner) chylomicrons (ai) ≈mikronennachweis m chylomicrograph (ai) ≈mikronenschleppe f chrom chylomicron trail ≈perikard n chylopericardium ≈peritoneum n chyloperitoneum (i) ≈poiesis f chylopoiesis (i:) ~poietisch chylopoietic (e) ≈rrhoe f (Chylusabfluss; milchiger Strahl) chylorrh[o]ea (i)
chylös (chylusartig) chylous ('kailəs), chyliform (ai)
Chylothorax m chylothorax (ɔ:)
Chylozele f chylocele (ai)
Chylurie f (Lipurie, Fettharn) chyluria (kai'ljuəriə)
Chylus m (Milchsaft) chyle (kail) ~artig chylous ('kailəs) ~bildend chylifacient (ei), forming chyle ≈bildung f chylification, formation of chyle, chylifaction, chylopoiesis (i:) ~führend chyliferous (i), chylophoric (ɔ) ≈gang m thoracic (æ) duct ≈gefäß n chyliferous od lacteal od chylous ('kailəs) vessel ≈gefäßerweiterung f chylectasia (ei) ≈kunde f chylology ≈mangel m hypochylia (ai) ≈zele f chylocele (ai)
Chymase f chymase (ai), chymosin
Chymifikation f chymification
chymös chymous (ai)
Chymo|sin n rennin, chymosin (ai) ≈sinogen n renninogen (re'ninodʒən), chymosinogen ('sinodʒən) ≈trypsin[um (EP)] n chymotrypsin (i) ≈trypsinogen n chymotrypsinogen (i)

Chymus m (Speisebrei) chyme (kaim) ≈-chymous (ai) ~artig chymous ≈-bildung f chymification, chymopoiesis (i:) ≈schwäche f achymia (ei'kaimiə), achymosis
Ci = Curie curie, Ci
CIA = Cellulose-Ionenaustauscher m cellulose ion exchanger
Ciaccio ('tʃatʃo)|-Drüsen f pl (Glandulae lacrimales accessoriae (PNA)) Ciaccio's glands ≈-Lipoidfärbung f Ciaccio's method
Ciaglinski-Bahn f Ciaglinski's tract
Ciarrochi (tʃar'rɔki)-Erkrankung f Ciarrochi's disease
Cibebe f bot large raisin (ei)
Cibophobie f ps cibophobia
Cicatricectomie f (Narbenausschneidung) cicatricectomy
Cicatricotomie f (Narbendurchtrennung) cicatricotomy
Cichorie f chicory ('tʃikəri)
Cicu|tin n chem cicutine (i) ≈tismus m (Wasserschierlingvergiftung) cicutism (i), poisoning by water hemlock ≈toxin n tox cicutoxin
Cignolin n pharm cignolin (i)
Cilia n pl anat cilia
ciliar... s ziliar...
Cimex f (Wanze) cimex (ai), pl cimices ('simisi:z), bedbug, bug
Cimicifugin n pharm cimicifugin (i)
Cinchocain-hydrochlorid n (WHO) (Dibucain) cinchocaine ('sinkokein) hydrochloride (BP), dibucaine (dai'bju:kein) hydrochloride
Cinchomeronsäure f (Piperidindikarbonsäure) cinchomeronic od piperidinedicarboxylic (pai'peridi:ndaika:bɔk'silik) acid
Cinchona f (Fieberrindenbaum, Chinabaum) pharm cinchona ≈e succirubrae cortex (EP) red cinchona bark (EP)
Cinchonidin n (EP) cinchonidine (ɔ) (EP)
Cinchonin n (EP) cinchonine (EP) ≈säure f cinchoninic (i) od quinolinemonocarboxylic acid
Cinchonismus m (Chininvergiftung) cinchonism
Cinchonsäure f cinchonic (siŋ'kɔnik) acid
Cinchophen n (WHO) (Acidum phenylchinolincarbonicum, Phenylchinolinkarbonsäure) phenylcincholincarbonic od phenylcinchoninic acid, cinchophen ('sinkofen)
Cineangiokardiographie f cine-angiocardiography
Cineol (EP) cineole (EP)
Cingulum| [cerebri] n anat cingulum ('singjuləm) / ≈ membri inferioris (PNA) (Beckengürtel) pelvic girdle; ≈ ~ superioris (PNA) (Schultergürtel) shoulder girdle
Cinnamomum n bot cinnamon
Cinnamylaldehyd m chem cinnamon aldehyde
Cinnarizin n (WHO) cinnarizine (si'nærizi:n) (BPCA)
Cionitis f (Zäpfchenentzündung) cionitis (saio'naitis), uvulitis (ju:vju:'laitis), staphylitis
Cionotomie f (Zäpfchenspaltung) cionotomy
circadian circadian
circinär circinate
circulär s zirkulär

Circulation f s Zirkulation
Circulus m circulus ('sɔ:kjuləs), pl circuli ('sɔ:kjulai), circle ≈ arteriosus cerebri (PNA) circulus arteriosus; ≈ ~ iridis major (PNA) greater arterial circle of the iris; ≈ ~ iridis minor (PNA) lesser arterial circle of the iris ≈ vasculosus nervi optici (PNA) circulus vasculosus of the optic nerve ≈ vitiosus vicious ('viʃəs) circle ≈ willisii circle of Willis
circum... s zirkum...
Circumcisio f (Beschneidung) circumcision ('siʒən) / ≈ neonatorum circumcision of the newborn
Circumferentia f articularis radii (PNA) articular circumference of the radius / ≈ articularis ulnae (PNA) articular circumference of the ulna
Circumferenz f (Umfang) circumference
cirrhose cardiaque cardiac cirrhosis
Cirrhosis| f ≈ alcoholica alcohol cirrhosis ≈ atrophicans atrophic od Laennec's (lae'neks) cirrhosis ≈ calcarea calculus cirrhosis ≈ capsularis capsular cirrhosis ≈ cardiaca cardiac cirrhosis [s Zirrhose]
cirrhotisch s zirrhotisch
cirsoid cirsoid
cis-Konfiguration f genet cis configuration
Cisterna f anat cisterna, pl cisternae (sis'tə:ni:), cistern ≈ cerebromedullaris (PNA) cerebromedullary (ʌ) cisterna ≈ chiasmatis (PNA) chiasmatic cisterna ≈ chyli (PNA) cisterna chyli (ai) ≈ fossae lateralis cerebri (PNA) cisterna of the lateral sulcus (ʌ) ≈ interpeduncularis interpeduncular cisterna ≈e subarachnoidales (PNA) subarachnoid cisternae
Cisterne f s Zisterne
Cistron n genet cistron
Cisvestitismus m ps cisvestitism
CIT = charakterologischer Intelligenztest m characterological intelligence test
Citelli (tʃi'teli)-Syndrom n Citelli's syndrome, aprosexia syndrome
Citochelreaktion f citochol (i) test
Citole f pharm cartridge-needle unit, citole (i)
Citr... s Zitr...
Citrinin n pharm citrinin (i)
Citrobakter s Escherichia
Citrovorum-Faktor m citrovorum factor
Citrullin n citrulline ('sitruli:n) ≈urie[-Syndrom n] f citrullinuria (,sitruli'njuəriə)
Civatte (si'vat)-Krankheit f Civatte's disease od poikiloderma
Civiale (sivi'a:l)-Operation f (Lipotripsie) Civiale's operation
Civini (tʃi'vini)-Band n (Ligamentum pterygospinale (PNA)) pterygospinous ligament
CKT = Computer-Kardio-Tomographie f cardiac computed tomography, computed tomography of the heart
Cl = Clearance / = Chlor chlorine, Cl
Clado (kla'do)|-Anastomose f Clado's anastomosis ≈-Band n (Ligamentum suspensorium ovarii (PNA)) infundibulopelvic ligament ≈-Punkt m Clado's point
Cladosporiosis f cladosporiosis
Clapton ('klæptən)-Linie f dent Clapton's line, copper line

Clark|-Collip (kla:k-'kɔlip)-**Kalziumbestimmung** f Clark-Collip method ℀- -**Gewichtsregel** f pharm Clark's rule ℀- -**Paralyse** f Clark's paralysis
Clarke (kla:k)|-**Bündel** n neur Clarke's bundle ℀-**Hadfield** ('hædfi:ld)-**Syndrom** n Clarke-Hadfield syndrome, Hadfield-Clarke syndrome ℀-**Säule** f Clarke's column (ɔ), **Stilling** ('stilin)- -**Clarke column** ℀-**Ulkus** n Clarke's ulcer ℀-**Zelle** f Clarke's cell, Stilling-Clarke cell
Clasmat|ose f clasmatosis ℀**ozyt** m clasmatocyte (æ)
Clathrate n pl (Käfigverbindungen) chem clathrate compounds, clathrates
Clauberg ('klaubɛrk)-**Test** m (Gelbkörperhormon) Clauberg's test
Claude (klo:d)|-[**Hyperkinese-**]**Zeichen** n Claude's hyperkinesis sign ℀[-**Loyez**] -**Syndrom** n (unteres Syndrom des Nucleus ruber) Claude's syndrome, rubrospinal cerebellar peduncle syndrome, inferior syndrome of red nucleus
Claudicatio f claudication ℀ intermittens intermittent cl., angina (ai) cruris (uə) ℀ spontanea spontaneous cl. ℀ venosa intermittens intermittent venous cl., Paget-Schrötter ('pædʒit- -'frɔtər) syndrome
Claudicometer n claudicometer
Claudius ('klaudiu)-**Zellen** f pl Claudius' cells
Clausen ('klɔ:sən)-[**Masken-**]**Zügel** m (Narkosemaske) Clausen's harness
Claustro|philie f ps claustrophilia (i) ℀**phobie** f ps claustrophobia
Clavacin n (Patulin) pharm clavacin (æ)
Clavatin n pharm s Clavacin
Claviceps purpurea f (Mutterkornpilz) Claviceps (æ) purpurea (pə:'pjuəriə)
Clavicula f (PNA) (Klavikula, Schlüsselbein) collarbone, clavicle (æ)
clavicular s klavikular
Claviformin n pharm s Clavacin
Clavus m clavus (ei), pl clavi ('kleivai), corn
Claybrook ('kleibruk)-**Zeichen** n Claybrook's sign
Clearance f clearance ℀**bestimmung** f clearance test ℀**untersuchung** f clearance study (ʌ) od test
Clefamid n (WHO) clefamide (kle-'fæmaid) (BPC)
Cleidagra n (Schlüsselbeingichtschmerz) cleidagra (æ)
Cleidarthritis f (Schlüsselbeinarthritis) cleidarthritis
Cleidocranialiasis f (Dysostosis cleidocranialis) cleidocranial dysostosis
Cleidotomie f cleidotomy
Cleland ('klelənd)-**Ligamente** n pl anat Cleland's skin ligaments
Clemizol n (WHO) clemizole ('klemizoul) (BPCA) ℀**hydrochlorid** n pharm clemizole hydrochloride (BPCA) ℀-**penicillin** n (WHO) clemizole penicillin (BPCA) ℀**undecylat** n clemizole undecylate (æ)
Clérambault-Kandinsky (klerɑ'bo-kan'dinski)-**Komplex** m ps Clérambault-Kandinsky complex
Clevedon (klev'dɔ)-**Respirator** m Clevedon positive-pressure respirator
Clevenger ('klevəndʒə)-**Fissur** f (Sulcus temporalis inferior (PNA)) inferior temporal sulcus

Click m (Herz) click / systolischer ℀ systolic [ejection] click
Clioquinol n (WHO) iodochlorhydroxyquin (ai,oudo,klɔ:hai'drɔksikwin) (NF), clioquinol (klaio'kwinɔl)
Clitori... s Klitori...
Clivus m (Abdachung) anat clivus (ai), pl clivi, slope / ℀ Blumenbachii anat Blumenbach's ('blu:mənbaxs) clivus, cl. of the sphenoid bone / ℀ ossis occipitalis (PNA) cl. of the occipital bone; ℀ ~ sphenoidalis (PNA) cl. of the sphenoid bone
Cloaca f (Kloake) embr cloaca (ei) ℀ congenitalis f congenital c. ℀ urogenitalis urogenital c. ℀ vesicorectovaginalis vesicorectovaginal c.
Clobetasonbutyrat n clobetasone butyrate
Clocortolon n pharm clocortolone (ɔ:) ℀**trimethylacetat** n clocortolone pivalate (i) od trimethylacetate (æ)
Clo-Einheit f (Clothing-Einheit) clothing unit
Clofedianol n (WHO) chlophedianol (kloufe'daiənol) (BPCA)
Clofibrat n (Chlorphenisat) clofibrate (klo'faibreit) (NF)
Clomiphen n (WHO) clomiphene (i) [citrate] (BP)
Clonorchiasis f clonorchiasis (ai), clonorchiosis
Clonorchiose f s Clonorchiasis
Clonorchis f Clonorchis, liver fluke ℀**befall** m s Clonorchiasis
Clonus m clonus (ou), pl clonuses, clonic (ɔ) spasm ℀**theorie** f clonal selection theory
Cloquet (klo'ke:)|-**Drüse** f (Rosenmüller-Lymphknoten) Cloquet's gland ℀- -**Faszie** f Cloquet's fascia ℀-**Ganglion** n Cloquet's ganglion ℀-**Hernie** f Cloquet's hernia ℀-**Kanal** m (Canalis hyaloideus) Cloquet's canal ℀-**Ligament** n Cloquet's ligament ℀-**Raum** m Cloquet's space ℀-**Septum** n Cloquet's femoral septum
Cloquinat n (WHO) cloquinate ('kloukwineit) (BPCA)
Clostridiopeptidase f clostridiopeptidase ℀ A clostridiopeptidase A
Clostridium n bakt Clostridium (i) ℀ botulinum (Botulismuserreger) Cl. botulinum (ai) ℀ perfringens Typ A (Welch-Fraenkel-Bazillus) Welch's (weltʃiz) bacillus (i) ℀ tetani (Tetanusbazillus) Cl. tetani (e)
Clothing-Einheit f (Masseneinheit für Wärmedurchgangswiderstand) clo-[thing] unit
Clough (klʌf)-[**Richter** ('riçtər)-]**Syndrom** n (Kälteagglutinationskrankheit) Clough and Richter syndrome
Clover ('klouvə)-**Narkosegerät** n Clover's apparatus
Clownismus m ps clownism (au)
Cloxacillin n (WHO) cloxacillin (i) (klɔksə'silin) [citrate] (BP) ℀-**Natrium** n cloxacillin sodium (ou) (BPC) ℀- -**Natrium-Sirup** m cloxacillin (i) elixir (i) (BPC)
Clunes f pl clunes ('klu:ni:z), buttocks (ʌ)
Clusterkopfschmerz m cluster headache
Clutton ('klʌtən)-**Krankheit** f, -**Gelenk** n, -**Syndrom** n (kindliche symmetrische Hydarthrose) Clutton's joint od syndrome
Cm = Curium n curium, Cm

[14]**C-markiert** radiol ^{14}C-labelled
CMC = Carboxymethylcellulose f carboxymethyl cellulose, CMC
C-Meiose f (durch Kolchizin in ihrem Ablauf spezif. veränderte Meiose) C-meiosis, cholchicine-blocked meiosis
[14]**C-Methode** f (Radiokarbontest) C-14 test, radiocarbon test
CMFT = Cardiolipin-Mikro-Flokkungstest m cardiolipin (i) microflocculation test, VDRL test (= Venereal (iə) Disease Research Laboratory)
C-Mitose f (durch Kolchizin in ihrem Ablauf spezif. veränderte Mitose) C-mitosis, colchicine-blocked mitosis
CMP = Cytidinmonophosphat n cytidine monophosphate, CMP
CN-Cobalamin n (Cyanocobalamin n) cyanocobalamin
Co = coccygeal coccygeal (i) / = Kobalt cobalt, Co
Co I = Koenzym I n (NAD) Co I, coenzyme I (NAD)
Co II = Koenzym II n (NADP) Co II, coenzyme II (NADP)
CoA = Koenzym A n co-enzyme (kou-'enzaim) A / ℀-**Transferasen** f pl CoA transferases
CO|-Ausscheidung f carbon dioxide excretion ℀-**Bindungsvermögen** n CO_2 combining power ℀-**Spannung** f (Kohlendioxydspannung) CO_2 tension
Coagulum n coagulum (æ), pl coagula, clot
Coakley ('koukli)-**Operation** f (Sinusitis) Coakley's operation
Coats (kouts)-**Syndrom** n (Retinitis exsudativa externa, hämorrhagisch-exsudative Netzhautentzündung) Coats' disease od retinopathy od syndrome
Cobalamin n cobalamin (æ)
Cobalt-acetat (EP) cobalt acetate (EP)
Cobamid n (Corrinderivat) cobamide
Cobamsäure f (Corrinderivat) cobamic acid
Cobinamid n (Corrinderivat) cobinamide
Cobinsäure f (Corrinderivat) cobinic acid
[57]**Co-Bleomyzin** n radiol [57]Co-bleomycin
Cobyrinsäure f (Corrinderivat) cobyrinic acid
Cobyrsäure f (Corrinderivat) cobyric acid
Coca|-Alkaloide n pl pharm coca alkaloids ℀**blätter** n pl pharm coca (ou) leaves
Cocain n (WHO) (Cocainhydrochlorid (EP, DAB), Kokain, Cocainum hydrochloricum (DAB)) cocaine hydrochloride (BP, EP, USP) ℀**i hydrochloridum** (EP) s ℀**um hydrochloricum** s ℀
Cocarboxylase f (WHO) cocarboxylase (kouka:'bɔksileis), aneurine phosphate
Coccidi|a n pl (Kokzidien) coccidia (kɔk'sidiə) ℀**en-** coccidial (i) ℀**oidomykose** f coccidioidosis, coccidioidomycosis ℀**osis** f coccidiosis, coccidial disease ℀**um** n Coccidium (i), pl Coccidia
Coccionella f (Cochenille) pharm cochineal (i) (BP)
Coccus m s Kokkus
coccygeal (kokzygeal, Steißbein-) coccygeal (kɔk'sidʒiɔl) ℀**ektomie** f (Steißbeinausrottung) coccygectomy (,kɔksi-

'dʒektəmi) ~isch coccygeal ꝛodynie f (Steißbeinschmerz) coccygodynia (i), coccy[g]algia
Coccyx f (Steißbein) coccyx, pl coccyges ('kɔksidʒi:z)
Cochenille f cochineal (i) (BP)
Cochinchina|diarrhoe f sprue (u:) ꝛgeschwür n s Orientbeule
Cochlea f (Ohrschnecke) anat cochlea ('kɔkliə), pl cochleae
cochlear (zur Schnecke gehörig) cochlear (ɔ) ꝛapparat m cochlear system ꝛe n (Löffel, in Rezepturanweisungen) cochleare ꝛia f pharm cochlearia (ɛə), spoonwort
Cochleitis f (Entzündung der Schnecke) cochleitis, cochlitis
cochleovestibulär cochleovestibular
Cock (kɔk)|-Operation f (Urethrotomie) Cock's operation ꝛ-Tumor m Cock's peculiar tumo[u]r
Cockayne (kɔ'kein)-Syndrom n od -Krankheit f (komplexe heredofamiliäre Dysplasie) Cockayne's syndrome, progerialike syndrome
Cocktail m, lytischer pharm lytic (i) cocktail ꝛparty-Syndrom n (Psychosyndrom bei Hirnatrophie) cocktail party syndrome, chatter-box syndrome
Cocos ... s Kokos ...
Codehydrase f codehydrase (ai)
Codein[um (EP)] n (Kodein) pharm codein[e] (EP) ('koudi:n), monomethylmorphine ꝛphosphat n (DAB) (Codeinum phosphoricum (DAB), Codeini phosphas (EP)) codeine phosphate (BP, EP, USP) ꝛphosphatsirup m codeine [phosphate] syrup (BPC) ꝛum phosphoricum (DAB) s ꝛphosphat
Codethylin n (Aethylmorphinum hydrochloricum (DAB)) ethylmorphine hydrochloride (BP)
Codivilla (kɔdi'vila)|-Nagelextension f chir Codivilla's extension ꝛ-Operation f (Pseudarthrose) Codivilla's operation
Codman ('kɔdmən)|-Bursa f (Bursa subacromialis) subacromial bursa ꝛ-Dreieck n Codman's triangle ꝛ-Operation f Codman's bursal incision ꝛ-Zeichen n Codman's sign
Coeco|pexie f s Zäkumanheftung ꝛstomie f s Zäkostomie
Coecum n s Zäkum
Coel|enteraten n pl Coelenterata (ei) ꝛenteron n embr coelenteron, archenteron ꝛio... s Zölio... ꝛoma n s Zölom ꝛomaten m pl c[o]elomate (i:) animals
Coenzym n s Koenzym
Coeruloplasmin n c[o]eruloplasmin[e] (æ)
Co-Faktor V = Faktor VII factor VII
Coferment f s Koferment
Coffein n (DAB) (Coffeinum (DAB)) caffeine ('kæfi:n) (BP, USP) ꝛismus m coffeinism ꝛ-Natriumbenzoat n (DAB) caffeine and sodium benzoate (BPC, USP) ꝛ-Natriumsalicylat n (DAB) caffeine and sodium salicylate
Coffeinum n (DAB, EP) caffeine ('kæfi:n) (BP, EP) ꝛ citricum c. citrate (i) (BPC, NF), citrated c. ꝛ hydrochloricum c. hydrochloride (ɔ:) ꝛ monohydricum (EP) (Coffein-Monohydrat) caffeine monohydrate ꝛ-Natrium benzoicum n s Coffein-Natriumbenzoat ꝛ-Natrium salicylicum n s Coffein-Natriumsalicylat
Coffeinzitrat n caffeine citrate (BPC, NF), citrated caffeine

Cofferdam m dent cofferdam, rubberdam
Coffey ('kɔfi)|-Humber ('hʌmbə)-Krebsbehandlung f Coffey-Humber treatment ꝛ-Operation f Coffey's operation
Cogan ('kougən)-Syndrom n (nichtsyphilitische Keratitis) Cogan's disease, Cogan's syndrome I / (okulomotorische Apraxie) Cogan's syndrome II, oculomotor apraxia syndrome
Coggins ('kɔginz)-Stethoskoptest m otol Coggins' stethoscope test
CO-Hb = Kohlenmonoxyd-Hämoglobin n carboxyh[a]emoglobin, CO Hb
Cohen ('kouin)-Test m (Schwangerschaftsnachweis) Falls (fɔ:lz), Freda ('fri:də), and Cohen test
Cohnheim ('kounhaim)|-Felder n pl Cohnheim's areas ('ɛəriəz) od fields ꝛ-[Frosch-]Versuch m Cohnheim's frog ꝛ-Leukozytentheorie f emigration theory (iə)
"coil spring"-Zeichen n coilspring sign
coiling, relational (gegenseitige Umschlingung von Chromatiden und Chromosomen) relational coiling
Coitus m s Koitus
Cokarboxylase f cocarboxylase (ɔ)
Colamin n (Äthanolamin) colamine (ou)
Colanuß f pharm bot kola (ou) nut (ʌ)
Colchic|ein n colchiceine (kɔltʃi'si:i:n) ꝛin n (WHO, DAB) (Colchicinum (DAB)) colchicine ('kɔltʃisi:n) (BP, USP) ꝛosid n colchicoside ꝛum n pharm tincture of colchicum / bot ꝛ Herbstzeitlose
Colchizin s Colchicin
Cold Cream f (Kühlsalbe) cold cream
Cold pressure test m (Hypertonie) cold pressor test
Cole (koul)|-Deformität f od -Zeichen n Cole's sign ꝛ-Hopkins ('hɔpkins)-Proteinnachweis m Hopkins-Cole test ꝛ-Laktosenachweis n Cole's test
Colecalciferol n (WHO) (Vitamin D₃) dehydrocholesterol (kɔ'lestərɔl)
Colektomie f colectomy
Coleman-Shaffer ('koulmən-'ʃæfə)-Diät f Coleman's od Coleman-Shaffer diet
Coleoptera (Käfer) Coleoptera (ɔ)
Coley ('kouli)|-Mixtur f pharm Coley's fluid od mixture ꝛ-Toxin n Coley's toxin
coli ... s koli ...
Coli-Bakterien n pl Escherichia coli
Colica n (Kolik) colic (ɔ), colica ꝛ appendicularis appendicular colic ꝛ biliaris biliary colic ꝛ flatulenta flatulent colic ꝛ gastrica gastric colic ꝛ haemorrhoidalis haemorrhoidal colic ꝛ hepatica biliary colic ꝛ intestinalis intestinal colic ꝛ menstrualis menstrual colic ꝛ mucosa mucous colic ꝛ pancreatica pancreatic colic ꝛ renalis renal colic ꝛ salivaria salivary colic ꝛ saturnina lead colic ꝛ stercoralis stercoral colic ꝛ tubaris tubal colic ꝛ uteri[na] uterine colic
Colicin n bakt colicin (ɔ)
coliform coliform (ou)
Colistimethat-Natrium n pharm colistimethate (ko,listi'meθeit) sodium
Colistin n pharm colistin (ɔ) ꝛ-Sulfat n (WHO) (Polymyxin E) colistin sulfate (NF)
Colitis f (Kolitis, Dickdarmentzündung) colitis ꝛ catarrhalis catarrhal c. ꝛ dysenterica (Amöbenkolitis) dysenteric

(e) c. ꝛ gravis ulcerative c. ꝛ mucosa mucous (ju:) c. ꝛ parasitaria parasitic (i) c. ꝛ polyposa c. polyposa ꝛ spastica spastic c. ꝛ ulcerosa ulcerative (ʌ) c.
Collagenase f collagenase (æ)
Collapsus m s Kollaps
collateral s kollateral
Colles ('kɔlis)|-Band n (Ligamentum reflexum (PNA)) Colles' ligament, reflected part of the inguinal ligament ꝛ-[Baumès (bo:'mɛs)]-Regel f Colles' law ꝛ-Fraktur f Colles' fracture ꝛ-Immunität f Colles' immunity ꝛ-Ligament n Colles' ligament ꝛ-Raum m Colles' space
Collet-Sicard (kɔ'le-si'kar)-Syndrom n (Foramen jugulare-Syndrom) Collet's syndrome, Collet-Sicard syndrome
Colliculus m anat colliculus ꝛ [cartilaginis arytaenoideae] (PNA) c. of the arytenoid cartilage ꝛ facialis (PNA) facial c. ꝛ inferior (PNA) inferior quadrigeminal body ꝛ seminalis (PNA) seminal c. ꝛ superior (PNA) superior quadrigeminal body
Collier ('kɔliə)-Traktus m od -Strang m (Fasciculus longitudinalis medialis (PNA)) medial longitudinal bundle, Collier's tract
Collins ('kɔlinz)-Syndrom n (Dysostosis mandibulofacialis) Treacher ('tri:tʃə) Collins' syndrome, mandibulofacial dysostosis
Collip ('kɔlip)-Einheit f Collip (ɔ) unit
Collodium n collodion (ou), collodium / ꝛ cantharidatum blistering collodion / ꝛ elasticum flexible collodion (BP)
Colloid n s Kolloid
Colloma f path colloma, colloid cancer
Collum n (Hals) collum, neck ꝛ anatomicum humeri (PNA) anatomical (ɔ) neck of the humerus (ju:) ꝛ chirurgicum humeri (PNA) surgical neck [of the humerus] ꝛ costae (PNA) (Rippenhals) neck of a rib ꝛ dentis (PNA) (Zahnhals) n. of a tooth ꝛ femoris (PNA) (Schenkelhals) n. of the femur ꝛ folliculi pili (PNA) n. of a hair follicle ꝛ glandis (PNA) n. of the penis ꝛ mallei (PNA) (Hammerhals) n. of the malleus ꝛ mandibulae (PNA) (Unterkieferhals) n. of the mandible ꝛ radii (PNA) n. of the radius ꝛ scapulae (PNA) n. of the scapula ꝛ tali (PNA) (Sprungbeinhals) n. of the talus ꝛ uteri uterine (ju:) cervix ꝛ vesicae felleae (PNA) (Gallenblasenhals) n. of the gall bladder ꝛinzision f incision (i) of the cervix ꝛkarzinom n cervical cancer, cancer of the cervix ꝛstumpf m stump (ʌ) of the cervix
Collut. = s Collutorium
Collutorium n pharm mouthwash, collutory
Collyr. = Collyrium collyrium, coll
Collyrium n (Augenwasser) pharm eyewash, eye lotion (ou), collyrium (i)
Colobom n (Kolobom) coloboma
Colocynthidismus colocynthidism
Colocynthin n pharm colocynthin
Coloenteritis f enterocolitis, coloenteritis
Colombowurzel f pharm calumba (ʌ) [root]
Colon n colon (ou) ꝛ ascendens (PNA) ascending c. ꝛ descendens (PNA) descending c. ꝛ irritabile irritable c. ꝛ sigmoideum (PNA) (Sigmoid, Sigma) pelvic c. ꝛ transversum (PNA) (Trans-

versum, Quer[grimm]darm) transverse c. ɛ- colonic (ɔ), colo- (ou) (*Vors*)
Colopexie *f* (Kolonanheftung) colopexy (ou)
Colophonium[harz] *n* colophony (ɔ) (*BP*)
Coloplicatio *f* ("Kolonfaltung") *chir* coloplication
Coloptose *f* (Dickdarmsenkung) coloptosis
Colorado|fieber *n s* Denguefieber ɛzecke *f* Colorado (a:) tick ɛ**zeckenfieber** *n* Colorado-tick fever ɛ-**Zeckenfieber**-**Virus** *n n* Colorado tick-fever virus
Colorectostomie *f* (Kolonrektumanastomose) colorectostomy
Colorimeter *n* colorimeter (i)
Colorit *n s* Kolorit
Colorszintigramm *n* colo[u]r scan
Colostomie *f* (Kolostomie) colostomy
Colostrum *n s* Kolostrum
Colotomie *f* (Kolotomie) colotomy (ɔ)
Colp . . . *s* Kolp . . .
Colpeurynter *m s* Kolpeurynter
Colpitis *f s* Kolpitis
Colpo- (*Vors*) *s* Kolpo-
Col-SK = Columbia-SK-Virus *n* Columbia SK virus
Columbia|-Einheit *f* (Bacitracin) Columbia unit ɛ-**SK-Virus** *n* Columbia SK virus
Columna *f* (Säule, Strang) (*PNA*) columna (ʌ), *pl* columnae, column (ɔ) ɛe *anales* (*PNA*) (Morgagni-Säulen) anal columns ɛ *anterior* (*PNA*) (Vordersäule) anterior grey column ɛ *fornicis* (*PNA*) anterior column of the fornix ɛ *griseae* (*PNA*) grey column of the spinal cord ɛ *lateralis* (*PNA*) (Seitensäule) lateral grey column ɛ *posterior* (*PNA*) (Hintersäule) posterior grey column ɛe *renales* (*PNA*) (Bertin--Säulen, Nierensäulen) renal columns ɛe *rugarum* (*PNA*) columns of rugae; ɛ ~ *anterior* (*PNA*) anterior column of rugae; ɛ ~ *posterior* (*PNA*) posterior column of rugae ɛ *vertebralis* (*PNA*) (Wirbelsäule) vertebral column
Coma *n s* Koma ɛ *acidoticum* (Coma diabeticum) diabetic coma ɛ *agrypnum* agrypnocoma ɛ *alcoholicum* (alkoholisches Koma) alcoholic coma ɛ *apoplecticum* apoplectic coma ɛ *diabeticum* diabetic coma ɛ *hepaticum* hepatic coma (ou), coma hepaticum, episodic stupor ɛ *hypophyseale* hypopituitary coma ɛ [*post*]*hypoglycaemicum* hypoglyc[a]emic coma ɛ *uraemicum* (urämisches Koma) ur[a]emic coma
Comby (kō'bi)-**Zeichen** *n* (Masern) Comby's sign
COMC = Carboxymethylcellulose *f* carboxymethyl cellulose, CMC
Comedo *m* (Komedo, Mitesser) comedo (i:), *pl* comedones, blackhead ɛ**karzinom** *n* comedocarcinoma ɛ**mastitis** *f* comedomastitis
comitans accompanying (ʌ)
Comly ('kʌmli)-**Syndrom** *n* Comly's syndrome, well-water meth[a]emoglobin[a]emia
Commasculation *f* (männl. Homosexualität) *sex* commasculation
Commensalismus *m* (Symbiose) symbiosis, commensalism
Commiscuum *n* (Vermischungsgenossenschaft) *genet* commiscuum
Commissura *f anat* commissure, commissura (juə) ɛ *anterior alba* (*BNA*)

anterior white commissure; ɛ ~ [*cerebri*] anterior commissure; ɛ ~ *grisea* (*BNA*) anterior grey commissure ɛ *fornicis* (*PNA*) hippocampal commissure ɛ *habenularum* (*PNA*) habenular commissure ɛ *labiorum* (*PNA*) (Lippenkommissur) labial commissure; ɛ ~ *anterior* (*PNA*) anterior commissure of the vulva; ɛ ~ *posterior* (*PNA*) posterior commissure of the vulva ɛ *palpebrarum* (*PNA*) palpebral commissure ɛ *posterior* (*PNA*) posterior commissure ɛe *supraopticae* (*PNA*) postoptic commissures
Commotio *f* (Erschütterung) concussion (ʌ), commotio ɛ *cerebri* concussion of the brain ɛ *retinae* concussion of the retina (e) ɛ *spinalis* concussion of the spine ɛ**syndrom** *n* concussion *od* postconcussion syndrome
comp. = compositus compositus, comp.
Compacta *f* (Substantia compacta) *anat* compact substance [of the bone]
Compliance *f* (Volumendehnbarkeit des Thorax-Lungensystems) compliance
Compound *n genet*, *biochem*, *pharm* compound ɛ**scanner** *m radiol* compound scanner
Compressi (*EP*) tablets
Compressio *f* (Druck) compression, pressure ɛ *cerebri* *f* cerebral (e) compression
Compressor *m anat* compressor muscle
Compton ('kɔmptən)|-**Absorption** *f phys* Compton absorption ɛ-**Effekt** *m* Compton effect ɛ-**Streuung** *f* Compton scatter
Computer|diagnostik *f* computer diagnosis ɛ-**Kardio-Tomographie** *f* (CKT) cardiac computed tomography, computed tomography of the heart ɛ**tomogramm** *n* computer-assisted tomogram, CAT ɛ**tomograph** *m* CT scanner ɛ**tomographie** *f* (CT) computed *od* computerised tomography, CT / axiale ɛ computerised *od* computed axial tomography *od* scanning ~**tomographisch** *adv* via CT scan
CON-Apparat *m* = Cyclopropan-Oxygen-Nitrogen-Narkoseapparat *m* cyclopropane-oxygen-nitrogen an[a]esthetic unit
conc. = concentratus concentrated, conc
Concha *f* (Muschel) *anat* concha, *pl* conchae ('kɔŋki:) ɛ *auriculae* (*PNA*) (Ohrmuschel) c. of the auricle ɛe *nasales* (*PNA*) nasal conchae, turbinate bones ɛ *sphenoidalis* (*PNA*) (Keilbeinmuschel) sphenoidal c.
Conchinin *n pharm* quinidine ('kwinidi:n)
Conchitis *f* conchitis (kɔŋ'kaitis)
Concho|skop *n* conchoscope, nasal (ei) speculum (e) ɛ**tom** *n chir* conchotome, turbinotome ɛ**tomie** *f* (Muschelresektion) turbinectomy, conchotomy, turbinotomy
concomitans accompanying (ʌ), concomitant (ɔ)
Concrementum *n* (Konkrement) concretion (i:), concrement, calculus / (feine sandige Konkremente) gravel (æ)
Concretio cordis, pericardii *od* pericardiaca *f* (Perikardverklebung) internal adhesive pericarditis, concretio cordis
Concussio *f* (Erschütterung) concussion (ʌ)

Condimenta *n pl* (Gewürze) spices (ai), condiments
Condom *n* (Kondom) condom, rubber sheath (i:), French letter *F*
Condurango *n pharm* condurango [bark]
Condyl . . . *s* Kondyl . . .
Condyloma *n* (Feigwarze) condyloma / ɛ acuminatum c. acuminatum, fig wart / ɛ *latum* c. latum, flat c., syphilitic c.
Condy ('kɔndi)-**Lösung** *f* (englisches Desinfizienz) Condy's fluid (u)
Condylus *m* (Gelenkkörper, Gelenkkopf) *anat* condyle ɛ *humeri* (*PNA*) c. of the humerus ɛ *lateralis* [*femoris*] (*PNA*) lateral c. of the femur; ɛ ~ [*tibiae*] (*PNA*) lateral c. of the tibia ɛ *medialis* [*femoris*] (*PNA*) medial c. of the femur; ɛ ~ [*tibiae*] (*PNA*) medial c. of the tibia ɛ *occipitalis* occipital c.
Conessin *n* (*WHO*) conessine (ko'nesi:n)
Confabulatio *f ps* confabulation
Confluens sinuum *m* (*PNA*) confluence of the sinuses (ai) [of the dura mater]
Congelatio *f* (Erfrierung) congelation, freezing
congenital (angeboren) congenital (e)
Congestio *f* (Kongestion) congestion
Congestion-fibrosis-Syndrom *n* pelvic congestion syndrome, Taylor's ('teiləz) syndrome
Conidien *f pl s* Konidien
Coniin[um] *n* (Schierlingsgift) *tox* coniine ('kounii:n) / ɛ hydrobromicum coniine hydrobromide ɛ**vergiftung** *f* (Coniismus) coniism
Coniotomie *f* (Laryngotomia intrathyreoidea) coniotomy
Conium *n* (Schierling) *bot* conium (ou), hemlock
Conjugata *f* conjugate diameter (æ) ɛ *anatomica* true conjugate ɛ *diagonalis* diagonal (æ) c. d. ɛ *externa* external c. d., Baudelocque's (bo:d'lɔks) diameter ɛ *intercristalis* intercristal diameter ɛ *interspinalis* interspinal (ai) conjugate ɛ *vera* true conjugate ɛ *vera obstetrica* obstetric conjugate
Conjunctiva *f s* Bindehaut
Conjunctivitis *f* (Bindehautentzündung) conjunctivitis ɛ *actinica* electric c. ɛ *angularis* angular c. *arznei- od drogenbedingte* ɛ, ɛ *medicamentosa* c. due to medication ɛ *catarrhalis*, *einfache od katarrhalische* ɛ catarrhal c. ɛ *crouposa* pseudomembranous c. *diphtheriebedingte* ɛ diphtheritic (i) *od* membranous *od* plastic c. *diplobazilläre* ɛ diplobacillary c., Morax-Axenfeld's c. *ekzematöse* ɛ eczematous c. *epidemische* ɛ pinkeye ɛ *follicularis* follicular c. ɛ *gonorrhoica* blennorrh[o]eal (i) *od* gonorrh[o]eal (i) c. ɛ *granularis* (Trachom) trachoma, Egyptian *od* granular *od* trachomatous (ou) c. ɛ *luetica* syphilitic c. ɛ *medicamentosa* c. due to medication ɛ *mucopurulenta* acute contagious (ei) *od* epidemic (e) c., pink-eye ɛ *nivalis* glare c. ɛ *phlyctaenulosa* phlyctenular (e) *od* eczematous (e) *od* scrofular c. ɛ *photoelectrica* electric *od* flash c. ɛ *purulenta* purulent (juə) c. ɛ *scrofulosa* phlyctenular c. ɛ *tuberculosa* tuberculous c. ɛ *vernalis* vernal c.
Conley ('kɔnli)-**Probe** *f* Conley test
connatal (angeboren) congenital
Connel ('kɔnəl)|-**Geschirr** *n* Connel's harness ɛ-**Naht** *f* Connel's suture

Connexus intertendineus *m* (*PNA*) intertendinous connexion
Conn (kɔn)-[Louis ('lu:is)-]Syndrom *n* (primärer Aldosteronismus) Conn's syndrome, primary aldosteronism, potassium-losing nephritis
Conolly ('kɔnəli)-System *n ps* non-restraint system
Conor-Bruch (kon'ɔr-brux)-Krankheit *f* Conor and Bruch disease
Conradi (kɔn'ra:di)|-Hünermann ('hy:-nərman)-Syndrom *n* (Chondrodystrophia calcificans congenita) Conradi's syndrome, Hünermann's syndrome, multiple epiphyseal dysplasia ₰-Linie *f anat* Conradi's line ₰-Raap (ra:p)-Syndrom *n* Conradi's syndrome
Consilium *n* (Beratung mehrerer Ärzte) consultation / ein ₰ halten to hold a c.
Constituens *n pharm* constituent (i)
Constrictio *f* (Zusammenschnürung, Einschnürung) constriction
Constrictor *m* constrictor [muscle]
Consumptio *f* (Verbrauch, Abzehrung, Auszehrung) consumption (ʌ)
consumptiv consumptive (ʌ)
cont = contusus contusus, cont
Contagium *n* contagion (ei), contagious (ei) matter
Contergan|-Baby *n* thalidomide baby ₰-Syndrom *n* thalidomide embryopathy syndrome
Contiguität *f* (Berührung, Nachbarschaft) contiguity (ju)
Continenz *f* (Kontinenz) continence
Continua *f* continued (i) fever / (Kurve) continuous part of a curve
Contorsio *f* contorsion
contortus contorted
Contra|ceptio *f* (Empfängnisverhütung) contraception ₰cipiens *n* (empfängnisverhütendes Mittel) *pharm* contraceptive
Contrecoup *m* (Gegenstoß, Rückstoß) contrecoup (kɔntr'ku:) ₰verletzung *f* contrecoup injury
Contusio *f* contusion (ju:), bruise (u:) / ₰ cerebri cerebral (e) contusion / ₰ cordis heart contusion
Conus *m* (Konus, Kegel) *anat* cone ₰ arteriosus infundibulum infundibulum [of the heart] ₰ elasticus cricovocal membrane Coni epididymidis lobules of the epididymis ₰ medullaris conus medullaris ₰ temporalis myopic crescent
Convallamarin *n chem* convallamarin (æ)
Convallaria *f* (Maiglöckchen) *bot pharm* convallaria (εə)
Convallarin *n pharm* convallarin (æ)
Convallatoxin *n chem* convallatoxin
Convertin *n* convertin
Convolutio *f* (Windung) convolution, coil / (Schlinge) loop / (Hirn) gyrus (aiə)
Convolvulinsäure *f* convolvulic *od* convolvulinic acid
Convulsio *f* (Krampf) convulsion (ʌ), spasm
Cooke (kuk)|-Ponder ('pɔndə)-Klassifikation *f* Cooke and Ponder classification ₰-Speculum *n* Cooke's speculum
Cooley ('ku:li)-Anämie *f* thalass[a]emia major ('meidʒə), Cooley's an[a]emia (i:) *od* disease
Coolidge ('ku:lidʒ)-Röhre *f röntg* Coolidge tube
Coombs (ku:mz)|-Geräusch *n* Coombs'

murmur ₰-Serum *n* (Antihumanglobulin) Coombs' serum ₰-Test *m* Coombs test
Cooper ('ku:pə)|-Faszie *f* Cooper's fascia (æ) ₰-Hernia *f* Cooper's hernia (ə:) ₰-Ligament *n* Cooper's ligament (i) ₰-Operation *f* Cooper's operation ₰-Schere *f* Cooper's scissors *pl* ₰-Sehne *f* Cooper's tendon ₰-Syndrom *n* Cooper's disease
Coopernail ('ku:pəneil)-Zeichen *n* Coopernail's sign
Copaiba *s* Kopaiva
Cope (koup)|-Klemme *f anat* Cope's clamp ₰-Punkt *m* Cope's point ₰-Regel *f* Cope's law ₰-Zeichen *n* Cope's sign
Copley ('kɔpli)-Koagulationstest *m* blood saline coagulation test
Coppock ('kɔpɔk)-Katarakt *f* Coppock cataract
Copro... *s* Kopro...
Copulatio *f* (Kopulation) copulation, coition (i), coitus (ou), sexual congress *od* intercourse *od* union (ju:)
Cor *n* (Herz) cor (kɔ:), heart ₰ adiposum (Fettherz) fatty h. ₰ arteriosum (linkes Herz) left atrium and ventricle, left side *od* part of the h. ₰ biloculare cor biloculare ₰ bovinum ox h. ₰ dextrum (rechtes Herz) right atrium and ventricle, right side *od* part of the h. ₰ hirsutum (Zottenherz) villous h. ₰ mobile (Wanderherz) mobile h. ₰ nervosum cardiac neurosis ₰ pendulum (Tropfenherz) drop h. ₰ pulmonale (ei) pulmonary (ʌ) heart disease ₰ pulmonale-Syndrom *n* (cor pulmonale chronicum) cor pulmonale syndrome ₰ taurinum ox h. ₰ triatriatum cor. triatriatum ₰ triloculare cor triloculare ₰ venosum (rechtes Herz) right atrium and ventricle, right side *od* part of the h. ₰ villosum (Zottenherz) villous h.
coraco|- (*Vors*) (zum Rabenschnabelfortsatz gehörig) coraco- (ɔ) ₰brachialis *m* (Musculus coracobrachialis) coracobrachialis (ei)
Cordatonie *f* (Herzmuskelerschlaffung) atony (æ) of the myocardium, myocardiac atony
Cordylobia[fliege] *f* Cordylobia (ou), tumbu (ʌ) fly
Corepressor *m genet* corepressor (kouri-'presə)
Coriander *m* coriander [seed]
Cori ('kɔ:ri)|-Ester *m* Cori's ester ₰-Krankheit *f* Cori's disease, limit dextrinosis ₰-Zyklus *m* Cori's cycle, glucose lactate cycle
Corium *n s* Korium
Corlett ('kɔ:lit)-Pyose *f* Corlett pyosis
Cornea *f* (Hornhaut) *ophth* cornea ₰ conica conical c. ₰ farinata c. farinata ₰ globosa megalocornea ₰ guttata c. guttata ₰ plana c. plana
Corneitis *f s* Keratitis
Corner ('kɔ:nə)|-Allen ('ælin)-Einheit *f* Corner-Allen unit ₰-Allen-Test *m* Corner-Allen test ₰-Plombe *f od* -Tampon *m* Corner's plug *od* tampon
Cornet ('kɔrnet)-Pinzette *f* Cornet's forceps *pl*
Corning ('kɔ:niŋ)|-Bleimethode *f histol* Corning's method ₰-Lokalanästhesie *f* Corning's an[a]esthesia
Cornu *n* cornu (ɔ:), *pl* cornua, horn ₰ anterius [substantiae griseae] (*PNA*)

anterior *od* grey horn of the spinal cord; ₰ ~ [ventriculi lateralis] (*PNA*) (Vorderhorn) anterior horn of the lateral ventricle ₰ coccygeum (*PNA*) (Steissbeinhorn) coccygeal cornu ₰ inferius [cartilaginis thyreoideae] (*PNA*) inferior horn of the thyroid cartilage; ₰ ~ [hiatus sapheni] (*PNA*) inferior horn of the saphenous opening; ₰ ~ [ventriculi lateralis] (*PNA*) (Unterhorn) inferior horn of the lateral ventricle ₰ laterale [substantiae griseae] (*PNA*) lateral horn of the spinal cord ₰ majus [ossis hyoidei] (*PNA*) (grosses Zungenbein) greater horn of the hyoid bone ₰ minus [ossis hyoidei] (*PNA*) (kleines Zungenbein) lesser horn of the hyoid bone ₰ posterius [substantiae griseae] (*PNA*) posterior horn of the spinal cord; ₰ ~ [ventriculi lateralis] (*PNA*) (Hinterhorn) posterior horn of the lateral ventricle ₰ sacrale (*PNA*) sacral cornu
Cornusrinde *f pharm* dogwood
Corona *f* (Kranz, Krone) *anat* corona (ou), *pl* coronae, crown ₰ ciliaris (*PNA*) (Strahlenkranz) ciliary (i) corona *od* crown ₰ dentis (*PNA*) (Zahnkrone) crown of a tooth ₰ glandis (Eichelkranz) corona glandis ₰ mortis (crown of death ₰ radiata corona radiata ₰ seborrhoica corona seborrh[o]eica ₰ Veneris corona veneris (e)
Coronar... *s* Koronar...
coronoid *n* kronenförmig) coronoid (ɔ)
Corpora *s* Corpus
Corpus *n* (Körper, Leib) corpus, *pl* corpora, body ₰ adiposum buccae (*PNA*) (Bichat-Fettpfropf, Wangenfettpfropf) buccal (ʌ) pad of fat; ₰ ~ fossae ischiorectalis (*PNA*) ischiorectal pad of fat; ₰ ~ infrapatellare (*PNA*) infrapatellar pad of fat; ₰ ~ orbitae (Orbitalfett) fatty body of the orbit ₰ albicans (*PNA*) corpus albicans ₰ alienum (Fremdkörper) foreign body ₰ amygdaloideum (*PNA*) (Mandelkern) amygdaloid nucleus corpora amylacea (Amyloidkörper *od* -steine) amyloid bodies corpora Arantii nodules of the aortic and pulmonary semilunar valves ₰ arenaceum sand body, brainsand granule ₰ bigeminum (*PNA*) corpus bigeminum ₰ callosum (*PNA*) (Gehirnbalken, Schwielenkörper) c. callosum ₰ cavernosum (*PNA*) (Schwellkörper) cavernosum (æ) *od* spongy (ʌ) body; ₰ ~ clitoridis (*PNA*) corpus cavernosum of the clitoris; ₰ ~ penis (*PNA*) corpus cavernosum penis; ₰ ~-Degeneration *f* Marchiafava disease *od* syndrome, primary degeneration of the corpus callosum ₰ ciliare (*PNA*) (Ziliarkörper, Strahlenkörper) ciliary (i) body ₰ clitoridis (*PNA*) (Kitzlerschaft) body of the clitoris ₰ costae (*PNA*) (Rippenkörper) shaft of a rib ₰ epididymidis (*PNA*) (Nebenhodenkörper) body of the epididymis ₰ femoris (*PNA*) (Femurschaft) shaft of the femur ₰ fibulae (*PNA*) (Fibulaschaft, Wadenbeinschaft) shaft of the fibula corpora flava corpora flava ₰ fornicis (*PNA*) (Fornixkörper, Gewölbekörper) body of the fornix [cerebri] ₰ geniculatum laterale (*PNA*) (seitlicher Kniehöcker) lateral geniculate body; ₰ ~ mediale (*PNA*) (innerer Kniehöcker)

medial geniculate body ≥ *glandulae sudoriferae* (*PNA*) body of a sweat gland ≥ *haemorrhagicum* corpus haëmorrhagicum ≥ *Highmori* (Mediastinum testis) corpus Highmori ≥ *humeri* (*PNA*) (Humerusschaft, Oberarmschaft) shaft of the humerus ≥ *incudis* (*PNA*) (Ambosskörper) body of the incus ≥ *liberum* free *od* floating body ≥ *linguae* (*PNA*) (Zungenkörper) body of the tongue **Corpus luteum** *n* (*PNA*) (Gelbkörper) corpus luteum (u:), yellow body *degeneriertes* ≥ degenerate (e) corpus luteum ≥ *graviditatis* corpus luteum of pregnancy *hämorrhagisches* ≥ h[a]emorrhagic (æ) corpus luteum ≥ *menstruationis* corpus luteum of menstruation *prägravides* ≥ progestational (ei) corpus luteum, corpus luteum before fertilisation *zystisches* ≥ cystic corpus luteum ≥-**Hormon** *n* corpus luteum hormone, progesterone ≥-**Wirkung** *f* luteinising (ju:) effects ≥-**Zyste** *f* lutein (ju:) cyst **Corpus| Luysi** subthalamic nucleus, body of Luys; ≥ ≥-*Syndrom* *n* (Syndrom des Nucleus hypothalamicus) Corpus Luysi syndrome **Corpora malpig[h]iana** (Malpighi-Körperchen) corpora malpig[h]iana ≥ *mamillare* (*PNA*) mamillary body ≥ *mammae* (*PNA*) (Brustdrüsenkörper) body of the breast ≥ *mandibulae* (*PNA*) (Unterkieferkörper) body of the mandible ≥ *maxillae* (*PNA*) (Oberkieferkörper) body of the maxilla ≥ *medullare* [*cerebelli*] (*PNA*) white matter [of the cerebellum] ≥ *oryzoideum* (Reiskörperchen) rice (ai) body ≥ *ossis hyoidei* (*PNA*) (Zungenbeinkörper) body of the hyoid bone; ≥ ~ *ilii* (*PNA*) (Darmbeinkörper) body of the ilium; ≥ ~ *ischii* (*PNA*) (Sitzbeinkörper) body of the ischium; ≥ ~ *metacarpalis* (*PNA*) shaft of the metacarpal bone; ≥ ~ *metatarsalis* (*PNA*) shaft of the metatarsal bone; ≥ ~ *pubis* (*PNA*) (Schambeinkörper) body of the pubis; ≥ ~ *sphenoidalis* (*PNA*) (Keilbeinkörper) body of the sphenoid bone ≥ *pancreatis* (*PNA*) (Pankreaskörper) pancreas ≥ *papillare* (*PNA*) corpus papillare *corpora paraaortica* (*PNA*) para-aortic bodies ≥ *penis* ((*PNA*) Gliedschaft, Penisschaft) body of the penis ≥ *phalangis* (*PNA*) shaft of the phalanx ≥ *pineale* (*PNA*) (Zirbeldrüse) pineal (i) body, epiphysis (i) ≥ *radii* ((*PNA*) Radiusschaft, Speichenkörper) shaft of the radius ≥ *reticulare* [*corii*] (*PNA*) reticular body of the skin ≥ *spongiosum penis* ((*PNA*) Harnröhrenschwellkörper) corpus spongiosum penis ≥ *sterni* (*PNA*) body of the sternum, gladiolus (ou), mesosternum ≥ *striatum* (*PNA*) (Streifenhügel) corpus striatum (ei), striate (ai) body ≥ *striatum*- striatal (ei) ≥ *tali* (*PNA*) (Sprungbeinkörper) body of the talus ≥ *tibiae* (*PNA*) (Tibiaschaft, Schienbeinschaft) shaft of the tibia ≥ *trapezoideum* (*PNA*) (Trapezkörper) corpus trapezoideum ≥ *ulnae* (*PNA*) (Ulnaschaft) shaft of the ulna ≥ *unguis* (Nagelkörper, Nagelplatte) body of a nail ≥ *uteri* (*PNA*) (Gebärmutterkörper) body of the uterus (ju:) ≥ *ventriculi* (*PNA*) body of the stomach (ʌ) ≥ *vertebrae* (*PNA*) (Wirbelkörper)

body of a vertebra ≥ *vesicae felleae* (*PNA*) (Gallenblasenkörper) body of the gall bladder; ≥ ~ [*urinariae*] (*PNA*) (Harnblasenkörper) body of the bladder ≥ *vitreum* (Glaskörper) vitreous (i) body **Corpusculum** *n* (Körperchen) corpusculum (ʌ), *pl* corpuscula, corpuscle *Corpuscula bulboidea* (*PNA*) (Krause-Endkolben) bulbous corpuscles *Corpuscula lamellosa* (*PNA*) (Vater-Körperchen, Lamellenkörperchen) lamellated corpuscles *Corpuscula nervosa articularia* (*PNA*) (Gelenk-Nervenkörperchen) articular corpuscles; ≥ ~ *genitalia* (*PNA*) (Genitalkörperchen) genital corpuscles; ≥ ~ *terminalia* (*PNA*) (Terminal- *od* Nervenendkörperchen) end corpuscles of nerves *Corpuscula renis* (*PNA*) (Malpighi-Körperchen, Nierenkörperchen) renal corpuscles *Corpuscula tactus* (*PNA*) (Tastkörperchen) oval corpuscles **corpuskulär** corpuscular (ʌ) **Corrigan** ('korigən)|-**Atmung** *f* Corrigan's respiration ≥-**Krankheit** *f* Corrigan's disease, aortic incompetence ≥-**Linie** *f* Corrigan's line, copper line ≥-**Lungenzirrhose** *f* Corrigan's pulmonary (ʌ) cirrhosis ≥-**Puls** *m* (bei Aorteninsuffizienz) water-hammer pulse, Corrigan's pulse **Corrigens** *n* *pharm* corrective, corrigent (ɔ) **Corrin** *n* *chem* corrin **Corrinoide** *n* *pl* *chem* corrinoids **Corrugator** *m* (Muskel, der die Haut in Falten legt) corrugator (ɔ) **Cortex** *m* (Rinde) *anat* cortex, *pl* cortices ('ko:tisi:z) / *pharm* bark ≥ *Cascarillae* cascarilla bark ≥ *cerebelli* (*PNA*) (Kleinhirnrinde) cerebellar c. ≥ *cerebri* (*PNA*) cerebral (e) c., ≥ *of the cerebrum* ≥ *Chinae* (Chinarinde) cinchona bark ≥ *Cinnamomi* (*DAB*) (Zimt) cinnamon bark (*BP*) ≥ *Condurango* condurango [bark] ≥ *Frangulae* (*EP*, *DAB*) (Faulbaumrinde (*DAB*)) frangula bark (*EP*) ≥ *fructus citri* (Zitronenschale) lemon (e)-peel ≥ *glandulae suprarenalis* (*PNA*) (Nebennierenrinde) c. of the suprarenal gland ≥ *Granati* pomegranate (pom'grænit) bark ≥ *lentis* (*PNA*) (Linsenrinde) c. of the lens *motorischer* ≥ *neur* motor c. ≥ *nodi lymphatici* (*PNA*) (Lymphknotenrinde) c. of a lymph gland ≥ *Quercus* (Eichenrinde) oakbark ≥ *Quillaiae* (Seifenbaumrinde, Quillaja[rinde]) soapbark (*BP*) ≥ *renis* (*PNA*) c. of the kidney **Corti** ('korti)|-**Bogen** *m* arch of Corti ≥-**Ganglion** *n* (Ganglion spirale cochleae (*PNA*)) spiral ganglion of the cochlea, Corti's ganglion ≥-**Kanal** *m* (Canalis spiralis cochleae (*PNA*)) spiral canal of the cochlea, canal of Corti, Corti's tunnel ≥-**Membran** *f* (Membrana tectoria) tectorial (ɔ:) membrane, membrane of Corti ≥-**Organ** *n* (Organum spirale (*PNA*)) organ of Corti, piano organ of Corti, spiral (aiə) organ ≥-**Pfeiler** *m* *pl* (Stäbchen) Corti's rods ≥-**Tunnel** *m* *s* ≥-*Kanal* ≥-**Zellen** *f* *pl* (Haarzellen, Hörzellen) acoustic hair cells, cells of Corti

cortical (kortikal) cortical ≥ *is* *f* (Rindensubstanz) cortical substance, cortex layer ('lɛə) ≥ *isschraube* *f* cortex screw

cortico|fugal (von der Hirnrinde wegstrebend) corticofugal (ju:), corticifugal (i) ≥ *id* *n* corticoid ~**meningeal** (Hirnrinde u. Meningen betr.) corticomeningeal ~**muskulär** corticomuscular ~**petal** cortical (i), corticopetal (ɔ) ~**pontocerebellar** corticopontocerebellar ~**spinal** corticospinal (ai) ≥ **spinaltrakt** *m* corticospinal tract ≥ **steroid** *n* corticosteroid (iə) ≥ **steron** *n* *chem* corticosterone (ɔ) ~**trop** corticotrophic (ɔ) ≥ **trophin** *n* (*EP*) corticotrophin (*BP*) ≥ **trophin-Injektionslösung** *f* (*EP*) corticotrophin injection (*EP*), Corticotropini solutio iniectabilis (*EP*) ≥ **trophin-Zinkhydroxyd-Injektionssuspension** *f* (*EP*) corticotrophin zinc hydroxide injection (*EP*), Corticotropini zinci hydroxidi suspensio iniectabilis (*EP*) ≥ **trophinzelle** *f* corticotroph **Corticotropini...** *s* Corticotrophin **Corticotropinum** *s* Corticotrophin **cortikal** cortical **Cortin** *n* cortin[e] **Cortisol** *n* cortisol (= hydrocortisone) ≥ **azetat** *n* cortisol acetate **Cortison** *n*, **Cortisonum** *n* (*WHO*) *pharm* cortisone (ɔ:) (*BPCA*) ≥ **acetat** *n* (*WHO*, *EP*, *DAB*) (Cortisoni acetas (*EP*), Cortisonum aceticum (*DAB*)) cortisone acetate (*BP*, *NF*) **Cortisoni...** *s* Cortison... **Corvisart** (kərvi'sar)-**Gesicht** *n* Corvisart's facies ('feifii:z) **Corynebakterium** *n* *bakt* Corynebacterium (kə'rainibæk'tiəriəm) **Coryza** *f* (Schnupfen) coryza (kə'raizə), common cold ≥ **virus** *n* coryza (ai) virus (aiə), rhinovirus **Cossio** ('kosio)-**Syndrom** *n* Lutembacher's ('lu:təmbækəz) syndrome **Costa** *f* (Rippe) (*PNA*) costa (ɔ), *pl* costae, rib / ≥ **e** spuriae (*PNA*) false ribs / ≥ **e** verae (*PNA*) true ribs **[Da] Costa** (da 'kɔsta)-**Syndrom** *n* (Hyperventilationssyndrom) Da Costa's syndrome, hyperkinetic syndrome, effort syndrome **Costen** ('kɔstən)-**Syndrom** *n* (Kiefergelenksarthralgie) Costen's syndrome, temperomandibular joint syndrome **Costo|-** (*Vors*) (*Rippen betr*) costo- (*Vors*), costal ~**artikulär** costo-articular (i) ~**chondral** costochondral ~**clavikulär** costoclavicular (i) ~**coracoid** costocoracoid (ɔ) ~**diaphragmatisch** costophrenic (e) ~**pleural** costopleural (uə) ~**skapular** costoscapular ~**sternal** costosternal ≥ **tomie** *f* (Rippendurchtrennung) costotomy ≥ **transversektomie** *f* costotransversectomy ~**vertebral** costovertebral ≥ **vertebralwinkel** *m* (Rippenwirbelwinkel) costovertebral angle ~**xiphoid** costoxiphoid ('zifɔid) ~**zervikal** costocervical **Cotard** (ko'tar)-**Syndrom** *n* *ps* (Verneinungswahn) Cotard's syndrome **Cotarnin** *n* *pharm* cotarnin (ko'ta:nin) **⁶⁰Co-Teletherapie** *f* ⁶⁰Co teletherapy **Cothromboplastin** *n* cothromboplastin, factor VII **Cotinin** *n* (*WHO*) cotinine **Cotoin** *n* *pharm* cotoin **Cotorinde** *f* *pharm* coto (ou) [bark] **Cotugno** (kɔ'tuɲo)-**Syndrom** *n* (Lumbago-Ischias-Syndrom) Cotugno's syndrome, lumbago-sciatica syndrome **Cotyledon** *m* *s* Kotyledon **Couéismus** *m* Coué's treatment

Coulomb *n elektr* coulomb ('ku:ləm)
Coumarin *n pharm* coumarin (u:)
Councilman ('kaunsilmæn)|-Körper *m* (Gelbfieber) Councilman body ∠-Zelle *f* Councilman cell
Courvoisier (kurwa'zje)|-Gallenblase *f* Courvoisier's gall bladder ∠-Gesetz *n* Courvoisier's law ∠-Inzision *f* Kocher's ('kɔxɔrz) incision ∠-Terrier (te'rje)--Syndrom *m* Courvoisier-Terrier syndrome
Coutard (ku'tar)-Bestrahlung[smethode] *f* Coutard's method
Couvelaire (kuvə'lɛr)-Syndrom *n od* -Uterus *m* (utero-plazentäre Apoplexie) Couvelaire uterus, uteroplacental apoplexy
Couveuse *f* (Brutschrank) incubator, couveuse (ku:'vøz)
Cova ('kova)-Punkt *m od* -Zeichen *n* Cova's point
Cover-Test *m ophth* cover test
Cowper ('kaupə)|-Band *n* Cowper's ligament (i) ∠-Drüsen *f pl* bulbo-urethral (i:) *od* anteprostatic *od* bulbocavernous *od* Cowper's glands (æ) ∠-Gang *m* (Ductus glandulae bulbo-urethralis (PNA)) duct of the bulbo-urethral gland ∠-Ligament *n s* Cowper-Band ∠--Zyste *f* Cowper's cyst
Cowperitis *f* cowperitis
Coxa *f* (Hüfte, Hüftbein) coxa, *pl* coxae, hip ∠ *plana* coxa plana, Perthes' ('pɜrtɛsiz) disease ∠ *valga* (Steilhüfte) coxa valga; ∠ ~ *luxans* coxa valga luxans ∠ *vara* (Klumphüfte) coxa vara (ɛə)
Cox|algie *f* (Hüftweh) coxalgia, coxalgy, coxodynia ~algisch coxalgic (æ) ∠arthritis *f s* Coxitis ∠arthrokace *f* (Coxitis tuberculosa) coxarthrocace ('θrɔkəsi)
Cox (kɔks)|-Färbemethode *f* Cox's modification of Golgi's ('gɔldʒiz) corrosive sublimate method ∠-Vakzine *f* Cox vaccine
Coxiella burneti *f* (Q-Fieber-Erreger) Coxiella burnetii
Cox|itis *f* (Hüftgelenksentzündung) coxitis, coxarthritis ∠otomie *f* (Hüftgelenkseröffnung) coxotomy
Coxsackie (kɔk'sæki)-Virus *n* Coxsackie virus (aiə)
Cozymase *f* cozymase (kou'zaimeis)
CP = Kreatinphosphat creatine phosphate (phosphocreatine), CP
CPK = Kreatin-phosphokinase *f* creatine phosphokinase
CP-Test *m* (Hypertonie) cold pressor test
CR = Kremasterreflex *m* cremasteric (e) reflex
Cr = Chrom chromium, Cr
Crabtree ('kræbtri:)-Effekt *m* Crabtree effect
Crafoord-Klemme *f* Crafoord clamp
Craft (kra:ft)-Reaktion *f* Craft's test
Cramer ('kreimə)|-Lösung *f* Cramer and Bannerman ('bænəmən) solution ∠--Schiene *f* Cramer's splint, wire splint
Crampton ('kræmptən)|-Linie *f* Crampton's line ∠-Muskel *m* Crampton's muscle ∠-Test *m* Crampton's test
Crampus *m* (Krampf) spasm, cramp
cranial cranial (ei)
Cranio... *s* Kranio ...
Cranium *n* (knöcherner Schädel) cranium (ei), *pl* crania, skull, brain pan
Crataegus *m* (Hagedorn) crataegus (i:) /

∠ oxyacantha cr. oxyacantha, English hawthorn (ɔ:)
Craw-craw *n* (tropisches Hautjucken) craw-craw
Craw (krɔ:)-Unit *f* craw unit (Veratrum--viride-Alkaloide)
C-reaktives Protein *n* C-reactive protein
Credé (kre'de:)|-Handgriff *m* Credé's manoeuvre (mə'nu:və) [US maneuver] *od* method ∠-Prophylaxe *f* Credé's method
Credeisieren *n* (Höllensteinlösung in Augen der Neugeborenen) Credé's method (e)
Cremaster *m* cremaster muscle ∠reflex *m* cremasteric reflex *od* response ~isch cremasteric (e)
Cremor *m* (dicke Salbe) *pharm* cremor (i:) / ∠ Tartari cream of tartar
Crena *f* (Furche, Spalte) crena (i:), *pl* crenae, cleft, notch / ∠ ani (PNA) (Afterfurche, Gesässspalte) anal *od* gluteal cleft
Creosot *n* (Kreosot) *pharm* creosote ('kri:əsout) ∠um carbonicum *n* creosote (i:) carbonate
Crêpebinde *f* crêpe (ei) bandage
Crepitatio *f* (Krepitieren, krepitation, Knistern, cleft, notch Knisterrasseln) crepitatio (ei), crepitation, crepitus (e)
crepitierend crepitant (e)
Crescendogeräusch *n* (bei Mitralstenose) crescendo murmur
Cresolum *n* (Kresol) cresol (i:) (BP, NF)
Creta praeparata creta (i:) [praeparata] (BP)
Creutzfeld-Jakob ('krɔitsfelt-'ja:kɔp)--Krankheit *f* Jakob-Creutzfeld disease
cribriform (siebartig) cribriform
Crico... *s* Kriko ...
Crisis *f s* Krisis
Crigler-Najjar ('kriglə-'nædʒa:) -Syndrom *n* (idiopathische Hyperbilirubinämie) Crigler-Najjar syndrome, congenital hyperbilirubin[a]emia
Crile (krail)|-Klemme *f* (zarte Klemme) Crile's clamp / (lange Gefässklemme) Crile's forceps *pl* ∠-Kopfteil *n* Crile's headpiece
Crista *f* (Leiste, Rand) *anat* crista, *pl* cristae, ridge, crest, border, rim ∠ *ampullaris* (PNA) ampullary crest ∠ *arcuata* (PNA) arcuate crest ∠ *basilaris* (PNA) crista basilaris ∠ *capitis costae* (PNA) crest of the head of a rib ∠ *colli costae* (PNA) crest of the neck of a rib ∠ *conchalis* (PNA) conchal crest ∠ *cutis* (PNA) ridge of the skin ∠ *ethmoidalis* [*maxillae*] (PNA) ethmoidal crest of the maxilla; ∠ ~ [*ossis palatini*] (PNA) ethmoidal crest of the palatine bone ∠ *fenestrae cochleae* (PNA) crest of the fenestra cochleae ∠ *frontalis* (PNA) frontal crest ∠ *galli* (PNA) crista galli, cock's comb (koum) ∠ *iliaca* (PNA) (Darmbeinkamm) crista iliaca (ai), iliac (i) crest ∠ *infratemporalis* (PNA) infratemporal crest ∠ *intertrochanterica* (PNA) trochanteric crest ∠ *lacrimalis anterior* (PNA) lacrimal crest of the maxilla; ∠ ~ *posterior* (PNA) crest of the lacrimal bone ∠e *matricis unguis* (PNA) (Nagelbettleisten) ridges of the nail bed ∠ *medialis* (PNA) medial crest of the shaft of the fibula ∠ *musculi supinatoris* (PNA) supinator crest ∠ *nasalis* [*maxillae*] (PNA) nasal crest of the maxilla;

∠ ~ [*ossis palatini*] (PNA) nasal crest of the palatine bone ∠ *obturatoria* (PNA) obturator crest ∠ *occipitalis externa* (PNA) external occipital crest; ∠ ~ *interna* internal occipital crest ∠ *palatina* (PNA) (Gaumenleiste) palatine crest ∠ *sacralis intermedia* (PNA) articular tubercle of the sacrum ∠ *sphenoidalis* (PNA) crest of the sphenoid ∠ *supraventricularis* (PNA) infundibuloventricular crest ∠ *terminalis* (PNA) crista terminalis ∠ *transversa* (PNA) transverse crest ∠ *tuberculi majoris* (PNA) lateral lip [of bicipital groove]; ∠ ~ *minoris* (PNA) medial lip [of bicipital groove] ∠ *urethralis* (PNA) urethral crest ∠ *vestibuli* (PNA) vestibular crest
Crista-Christa-Abstand *m* intercristal distance (i)
Critchett ('kritʃit)|-Operation *f ophth* Critchett's operation ∠-Sperrelevator *m* Critchett's eye speculum
Crithidien *f pl bakt* Crithidia
Croci stigma (EP) saffron
Crocidismus *m* (Flockenlesen) crocidismus, floccilation, carphology
Crocinsäure *f chem* crocic *od* croconic acid
Crocker ('krɔkə)-Sarkom *n* Crocker sarcoma (ou)
Crocus *m* (Safran) *pharm bot* saffron (æ), crocus (ou)
Crohn (kroun)-Syndrom *n* (Ileitis regionalis) regional ileitis *od* enteritis syndrome, Crohn's disease *od* syndrome
Cron *n* (Zeiteinheit) cron (krɔn)
Cronkhite-Canada-Syndrom *n* (gastrointestinale Polyposis) Cronkhite- Canada syndrome
Crooke (kruk)-[Russel ('rʌsəl)-]Zellen *f pl* Crooke's hyaline cells
Crosby ('krɔzbi)|-Kugler ('ku:glər)--Sonde *f* Crosby capsule ∠-Probe *f* Crosby test
Crossfill ('krɔsfil)-Syndrom *n* Crossfill's syndrome
Crossing-over *n genet* crossing-over
Crosslinking *n* (Überleitung, Umleitung) cross-linking
Crossover|-Chiasma *n* cross-over chiasma (æ) ∠-Einheit *f* cross-over unit (ju:) ∠-Wert *m genet* cross-over value (æ)
Crotalin *n* crotaline ('kroutəli:n) ∠--Schlangengiftserum *n* polyvalent crotaline antivenene
Crotalus *m* (Klapperschlange) crotalus (ɔ), rattlesnake
Crotamiton *n* (WHO) crotamiton (kro-'tæmitən) (BPCA)
Crotin *n tox* crotin (ou)
Croton *s* Kroton ∠ismus *m tox* crotonism
Crotoxin *n tox* crotoxin
Croup *m* croup (u:) ~ös croupous (u:)
Crouzon (kru:'zõ)-Syndrom *n* (Dysostosis craniofacialis) Crouzon's syndrome *od* disease, Crouzon's craniofacial (ei) dysostosis
Crowe (krou)|-Vakzine *f* Crowe's vaccine ∠-Zeichen *n* Crowe's sign
CRP = C-reaktives Protein *n* C-reactive protein, CRP
CrR = Cremasterreflex *m* cremasteric reflex
CRS = chemische Referenzsubstanzen *f pl* chemical reference substances, CRS
CRST-Syndrom *n* CRST syndrome

(calcinosis, Raynaud's (rɛ'noz) phenomenon, sclerodactyly and telangiectasia)
Cruces pilorum *f pl* (*PNA*) hair cruces
cruciform (kreuzförmig) cruciform (u:), cross-shaped
Cruise (kru:z)**-Operation** *f* Cruise's operation
Cruor *m* cruor (u:)
Crura *s* Crus
crural *s* krural
Crus *n* (Schenkel; Unterschenkel) crus (u:), *pl* crura (uə) **Crura ampullaria** (*PNA*) ampullary crura ᴢ **anterius capsulae internae** (*PNA*) anterior limb of the internal capsule; ᴢ ~ [*stapedis*] anterior limb of the stapes **Crura anthelicis** (*PNA*) crura of the antihelix ᴢ **breve** [*incudis*] (*PNA*) short process of the incus ᴢ **cerebri** (*PNA*) (Grosshirnstiel, Hirnschenkel) c. of the cerebrum ᴢ **clitoridis** (*PNA*) c. of the clitoris ᴢ **commune** (*PNA*) c. commune ᴢ **dextrum** (*PNA*) right c. [of the diaphragm]; ᴢ ~ **et sinistrum** (*PNA*) c. of the atrioventricular bundle ᴢ **fornicis** (*PNA*) (Fornixschenkel, Gewölbebogen) posterior column of the fornix ᴢ **helicis** (*PNA*) c. of the helix ᴢ **laterale** [*anuli inguinalis superficialis*] (*PNA*) inferior c. of the superficial inguinal ring; ᴢ ~ [*cartilaginis alaris majoris*] (*PNA*) outer part of the lower nasal cartilage ᴢ **longum** [*incudis*] (*PNA*) long process of the incus ᴢ **mediale** [*anuli inguinalis superficialis*] (*PNA*) c. of the superficial inguinal ring; ᴢ ~ [*cartilaginis alaris majoris*] (*PNA*) septal process of the lower nasal cartilage ᴢ **membranaceum ampullare** (*PNA*) c. membranaceum ampullare; ᴢ ~ **commune** (*PNA*) c. membranaceum commune; ᴢ ~ **simplex** (*PNA*) c. membranaceum simplex ᴢ **penis** (*PNA*) c. of the penis ᴢ **posterius capsulae internae** (*PNA*) (Charcot-Bündel) posterior limb of the internal capsule; ᴢ ~ [*stapedis*] (*PNA*) posterior limb of the stapes ᴢ **simplex** (*PNA*) c. simplex ᴢ **sinistrum** (*PNA*) left c. of the diaphragm
Crush| injury (traumatische Verletzung, die zum Crush-Syndrom führt) crush (ʌ) injury ᴢ**niere** *f s* ᴢ-Syndrom ᴢ--**Syndrom** *n* (Muskelzerfallssyndrom, Verschüttungssyndrom, Kompressionssyndrom) crush syndrome, compression syndrome, isch[a]emic muscular necrosis syndrome, Bywater's ('baiwɔ:tɔz) syndrome
Crusta *f* (Schorf, Borke) crusta (ʌ), *pl* crustae, crust ᴢ **adamantina dentium** (Zahnschmelz) dental enamel (æ) ᴢ **lactea** (Schuppengrind, Milchschorf) milk crust ᴢ **petrosa** (Zahnzement) dental cement ᴢ **phlogistica** (Gerinnungs[ober]häutchen auf geronnenem Blut) buffy coat [on coagulated blood]
Cruveilhier (kryvɛ'je)**-|Atrophie** *f* Cruveilhier's atrophy ᴢ**-v. Baumgarten** ('baumgartən)**-Syndrom** *n od* **-Zirrhose** *f* Cruveilhier-Baumgarten syndrome *od* cirrhosis ᴢ**-Faszie** *f* Cruveilhier's fascia ᴢ**-Gelenk** *n* Cruveilhier's joint ᴢ--**Klappe** *f* Cruveilhier's valve
Crux mortis *f* (Totenkreuz) crux mortis (krʌks 'mɔ:tis)
Crypta *f anat* crypt / ᴢ dentalis dental

crypt / ᴢe tonsillares (*PNA*) crypts of the tonsils
Cryptenamin *n pharm* cryptenamine (krip'tenəmi:n)
Cryptococcus *m bakt* Cryptococcus
Cryptopin *n* (Opiumalkaloid) cryptopine
Cs = Caesium *chem* caesium, Cs
cSt = Centistoke centistoke
C-Substanz *f* (Streptokokken) C substance
CT = Computertomographie *f* computed tomography, CT
CTAB = Cetrimonii bromidum cetyltrimethylammonium bromide, CTAB
C-terminal = Carboxy-terminal *n* C--terminal
CTF-Virus *n* CTF virus (Colorado tick fever virus)
CTP = Zytidintriphosphat *n* cytidine triphosphate, CTP
Cu = Kupfer *n* copper, Cu
Cubebe *f pharm* cubeb (ju:)
cubital (zum Ellbogen gehörig) cubital (ju:) ᴢ**drüse** *f* cubital gland ᴢ**vene** *f* median (i:) cubital vein
Cubitus *m anat* (Ellbogen) cubitus (ju:), elbow (ʌ) ᴢ valgus c. valgus / ᴢ varus gunstock deformity
cuboid (würfelförmig) cuboid (ju:)
Cuff-Kanüle *f* (Trachealkanüle mit aufblasbarer Manschette) cuff cannula
Culdoskopie *f* culdoscopy
Culex *f* (Stechmücke) Culex (ju:), *pl* Culices ('kju:lisi:z), culicine mosquito ᴢartig culicine ('kju:lisain)
Culiciden *f pl zool* Culicidae (kju:'lisidi:)
Culicinen *f pl* (Stechmücken) Culicinae (ai)
Cullen ('kʌlən) [-**Hellendall** ('heləndal)]--**Zeichen** *n* Cullen's sign
Culmen *s* (*PNA*) lobulus culminis
Cumarilsäure *f* coumarillic acid
Cumarin *n pharm s* Kumarin
Cumetharol *n* cumetharol (kju'meθərɔl) (*BPCA*)
Cuminsäure *f* (Isopropylbenzenkarbonsäure) cuminic *od* isopropylbenzoic acid
Cumulus *m* (Hügel) anat cumulus (ju:), *pl* cumuli / ᴢ oophorus *m* (*PNA*) (Eihügel) ovarian c.
cuneiform (keilförmig) cuneiform (i:), wedge-shaped, cuneate (ju:)
cuneo|cuboid cuneocuboid (ju:) ~**navicular** cuneonavicular (i) ~**scaphoid** cuneoscaphoid (æ)
Cuneus *m* (*PNA*) cuneus
Cunnilingus *m sex* cunnilinction
Cunnus *m* (Vulva) cunnus (ʌ), vulva (ʌ)
Cuprein *n chem* cupreine ('kju:prii:n)
Cupri- (Kupfer (II)-) *chem* cupric (ju:)
Cuprismus *m* (Kupfervergiftung) copper poisoning, cuprismus
Cupro- (Kupfer (I)-) *chem* cuprous (ju:)
Cuprum *n chem* copper ᴢ **aluminatum** (Lapis ophthalmicus) lapis (æ, ei) divinus (ai), cupraluminium sulphate [*US* sulf-] ᴢ oxydatum black oxide of copper ᴢ **sulfuricum** copper sulphate (ʌ) (*BPC*) [*US* sulfate]; ᴢ ~ **crudum** (*DAB*) (blaues Vitriol) blue vitriol (i)
Cupula *f anat* cupula ᴢ **ampullaris** (*PNA*) (Ampullenkuppel) c. of the ampullary crest ᴢ [*cochleae*] (*PNA*) (Schneckenkuppel) c. [cochleae] ᴢ **cristae ampullaris** (*PNA*) c. of the ampullary crest ᴢ **pleurae** (*PNA*) (Pleurakuppel) cervical pleura

Curaçao-Aloe (*EP*) Barbados aloe (*EP*)
Curare *n tox, pharm* curare (a:)
Curcuma|papier *n* turmeric paper ᴢ**wurzel** *f* turmeric root
Curcumin *n* curcumin (ə:) (*BP*)
Curettage *f* curettage (kjuə'retidʒ), curetting, curettement / scharfe ᴢ sharp curettage
Curette *f* curet[te] (kjuə'ret) / scharfe ᴢ sharp c. / stumpfe ᴢ blunt c. ᴢ**ment** *n s* Curettage
Curie *f röntg* curie ('kju:ri:) ᴢ-**Therapie** *f* (Radiumbehandlung) curietherapy, radium (ei) therapy
Curling ('kɔ:liŋ)-**Ulkus** *n* Curling's ulcer
Curschmann ('kurʃman)-|**Batten** ('bætən)-]**Steinert** ('stainət)-**Syndrom** *n* dystrophia myotonica syndrome, Steinert's syndrome ᴢ-**Maske** *f* Curschmann's mask (a:) ᴢ-**Spiralen** *f pl* Curschmann's spirals (aiə) *od* fibres [*US* fibers] (ai) ᴢ-**Trokar** *m* Curschmann's trocar ᴢ-**Zeichen** *n* Curschmann's sign
Curvatura *f* curvature / ᴢ ventriculi major (*PNA*) (grosse Magenkurvatur) greater c. [of the stomach]; ᴢ ~ minor (*PNA*) (kleine Magenkurvatur) lesser c. [of the stomach]
Cusco (kys'ko)-[**Scheiden-**]**Spekulum** *n* (Entenschnabelspekulum) Cusco's speculum
Cushing ('kuʃiŋ)-|**Klipps** *m pl* (Klammern) Cushing's silver clips ᴢ-**Krankheit** *f s* ᴢ-Syndrom I ᴢ-**Naht** *f* Cushing's suture ᴢ-**Operation** *f* Cushing's operation ᴢ-**Reaktion** *f* Cushing's thermic reaction ᴢ-**Syndrom I** *n* (Hyperkortizismus, basophiler Hyperpituitarismus) Cushing's disease *od* syndrome[3] ᴢ-**Syndrom II** *n* (Kleinhirnbrückenwinkelsyndrom) Cushing's syndrome[2] cerebellopontine angle syndrome / transitorisches ᴢ-Syndrom transient Cushing's syndrome
cuspidal (zipfelig) cuspidal (ʌ)
Cuspis *f* (Zipfel) anat cuspis (ʌ), *pl* cuspides, cusp / ᴢ (Segel der Segelklappen) ᴢ anterior anterior cusp / ᴢ posterior posterior cusp / ᴢ septalis medial cusp
Cuticula *f* (Wachshäutchen) cuticula (i), *pl* cuticulae (kju:'tikjuli:), cuticle ᴢ **ceratosa** (Wachshäutchen) keratose cuticle ᴢ **dentis** (*PNA*) (Schmelzoberhäutchen) cuticle of a tooth ᴢ **pili** (Haaroberhäutchen) cuticle of a root sheath
cuticular cuticular (i) [*s* kutikular]
Cutireaktion *f* skin reaction
Cutis *f* cutis (ju:), skin, derma ᴢ **anserina** (Gänsehaut) goose-flesh ᴢ **hyperelastica** cutis hyperelastica, elastic skin, india-rubber skin ᴢ **marmorata** mottled (ɔ) *od* marbled skin ᴢ **pendula** cutis laxa, chalazodermia ᴢ **testacea** shelly skin ᴢ **unctuosa** greasy skin, seborrh[o]ea (i) ᴢ **vera** true skin, corium (ɔ:), derma ᴢ **verticis gyrata** (Audy-Syndrom) bull-dog scalp syndrome ~**artig** skin-like
Cuvette *f* cuvette
Cuvier (kyvi'e:)-**Gänge** *m pl* Cuvier's ducts
C-Viren = Coxsackie-Viren *n pl* Coxsackie (kɔk'sæki) viruses, C viruses
Cyacetacidum *n* (*WHO*) (Zyanessigsäurehydracid) cyanacetic acid hydrazine

Cyan... s Zyan...
Cyanocobalamin n (EP, DAB) (Cyanocobalaminum (DAB), Vitamin B_{12} (DAB), Cyanokomplex) cyanocobalamin (æ) (BPC, USP) ⸿i [^{57}Co] [^{58}Co] **solutio** (EP) cyanocobalamin [^{57}Co] [^{58}Co] solution (EP)
Cycl... s Zykl...
Cyclamat-Natrium n (Natrii cyclamas (WHO)) cyclamate (i) sodium (BPCA)
Cyclandelat n (WHO) cyclandelate (sai'klændileit)
Cyclizin n (WHO) cyclizine ('saiklizin) (BPCA) [hydrochloride (BP)]
Cyclobarbital n (WHO) cyclobarbitone ⸿-**Calcium** n (EP) (Calcium cyclohexenyl-aethylbarbituricum (DAB)) cyclobarbitone calcium (EP, BP) ⸿**säure** f (Acidum cyclohexenyl-aethyl-barbituricum) cyclohexenylethylbarbituric acid ⸿**um calcium** (EP) s ⸿-Calcium
Cyclo|cumarol n cyclocoumarol ('ku:mərɔl) (BPCA) ⸿**hexan** n (DAB) cyclohexane (BP, EP, USP) ⸿**methycainsulfat** n (WHO) cyclomethycaine ('meθikein) sulphate (BP) ⸿**pentamin** n (WHO) cyclopentamine hydrochloride (NF) ⸿**penthiazid** n (WHO) cyclopenthiazide (pen'θaiəzaid) (BP) ⸿**pentolat**

n (WHO) cyclopentolate (saiklo'pentoleit) (BPCA) [hydrochloride (BP)] ⸿**pentylpropionat** n (Cypionat (WHO)) cypionate ('saipiəneit) ⸿**phosphamid** n (WHO) (Zyklophosphamid) cyclophosphamide ('fɔsfəmaid) (BPCA, NF) ⸿**propan** n (WHO) cyclopropane (BP, USP) ⸿**serin** n (WHO) cycloserine (saiklo'siəri:n) (BP)
Cycrimin n (WHO) cycrimine ('saikrimi:n) ⸿-**Hydrochlorid** n (WHO) cycrimine hydrochloride
Cyd = Cytidin n cytidine, Cyd
Cyesis f pregnancy
Cyl... s Zyl...
Cylindroma n (Zylinderzellentumor) cylindroma
Cymarin n (K-Strophantin) cymarin ('saimərin)
Cynanthropie f ps (Vorstellung, in einen Hund verwandelt zu werden) cynanthropy
Cyno|phobie f (krankhafte Angst vor Hunden) ps cynophobia ⸿**rexie** f (Heißhunger, Bulimie) cynorexia, bulimia (i)
Cypionat n (WHO) (Cyclopentylpropionat) cypionate ('saipiəneit)
Cyproheptadin [Hydrochlorid] n (WHO)

cyproheptadine (,saipro'heptədi:n) (BPCA) [hydrochloride (BP, NF)]
Cyriax ('siriæks)-**Syndrom** n (abnorm bewegliche Rippenknorpel) Cyriax' syndrome, slipping rib syndrome
Cyst... s Zyst...
Cystitis f cystitis ⸿ catarrhalis catarrhal c. ⸿ cystica c. cystica ⸿ follicularis c. follicularis ⸿ incrustans encrusted c. ⸿ interstitialis interstitial c. ⸿ pseudomembranacea pseudomembranous c.
Cystosarkoma n (Blasensarkom) cystosarcoma
Cytidindiphosphatcholin n cytidine (ai) diphosphate choline (ou) (CDPC)
Cyto... s Zyto...
Cytosin-Arabinosid n cytosin arabinoside
Cyturie f (Zellausscheidung im Urin) cyturia (juə)
C-Zacke f (Kurve) c (si:) wave
C-Zelle f (Schilddrüse) "C" od parafollicular cell
Czermak ('tʃə:mæk)|-**Räume** m pl Czermak's spaces od interglobular (ɔ) spaces ⸿-**Versuch** m carotid (ɔ) sinus (ai) reflex
Czerny ('tʃɛrni)|-**Bruchoperation** f Czerny's herniotomy (ɔ) ⸿-**Lembert** (lã'bɛr)-**Naht** f Czerny-Lambert suture

D

D = Desoxy- desoxy, d / = Deuterium *n* deuterium, D / = Diamino- diamino / = Dichte *f* density, d / = Diffusionskoeffizient *m* diffusion coefficient, D / = Diffusionskonstante *f* diffusion constant, D / = Dioptrie *f* dioptre (ɔ) [*US* diopter], D / = Dosis *f* dose, D / = Ductus *m* ductus, duct, d

D_1, D_2 = erster, zweiter Brustwirbel first, second dorsal vertebra, D_1, D_2

2, 4-D = 2,4-Dichlorphenoxyessigsäure 2,4 dichlorophenoxyacetic acid, 2,4 D

3D = 3-dimensional three-dimensional

d = Desoxy- (als empfohlenes Präfix bei Nukleotiden und Kohlehydraten) desoxy-, d / = dextrogyr dextrorotatory, d / = dies

DA = Desoxyadenosin *n* deoxyadenosine

DAA = Dihydroxyaluminiumaminoazetat *n* dihydroxyaluminium aminoacetate

DAB 8 = Deutsches Arzneibuch 8. Auflage German Pharmacop[o]eia 8th ed.

DAB = 4-Dimethylaminoazobenzol *n* 4-dimethylaminoazobenzene, DAB

Dach *n anat* roof, tegmen (e), tegmentum / (Schädel) vault (ɔ:) ~**artig** *anat* tectiform, roof-like ~**förmig** *anat s* ~artig **kern** *m* (Nucleus fastigii (*PNA*)) nucleus fastigii

Dachsfett *n pharm* badger's grease

dachziegelartig (liegend) imbricated / (Form) tile-shaped

Dactylolysis spontanea *f* ainhum ('einhʌm, in'juːm) [syndrome]

dAdo = Desoxyadenosin *n* deoxyadenosine

dADP = Desoxyadenosindiphosphat *n* deoxyadenosine diphosphate, dADP

DADPS = Diaminodiphenylsulfon *n* diaminodiphenyl-sulphone [*US* sulf-], DADPS

dahin|siechen to waste [away]

D.A.K. = Deutsche Angestellten-Krankenkasse *f* German Employees (i:) Sickness Insurance

Dakin ('deikin)|-**Lösung** *f* Dakin's solution **-Methode** *f* Dakin-Carrel (kæ'rel) method

Dakryagogum *n pharm* (tränentreibende Substanz) dacryagogue ('dækriagɔg)

Dakryo|-(*Vors*) (Tränen *od* Tränenapparat betr) dacryo- (æ) (*Vors*) **adenekto-mie** *f* (Tränendrüsenentfernung) dacryo-adenectomy, excision (i) of a lacrimal gland **adenitis** *f* (Tränendrüsenentzündung) dacryo[o]adenitis, inflammation of a lacrimal gland **blennorrhoe** *f* (chron. Tränenfluß bei Tränendrüsenentzündung) dacryoblennorrh[o]ea (i), chronic (ɔ) dacryocystitis **canaliculitis** *f* (Tränengangentzündung) dacryocanaliculitis (kæna,likjuː-'laitis), inflammation of the lacrimal canal **gelose** *f pс* dacryogelosis **lith** *m* (Tränenstein) dacryolith (æ), tear (iə) stone **lithiasis** *f* (Tränensteinleiden) dacryolithiasis (ai), formation of tear (iə) stones *od* lacrimal calculi ('kælkjulai) **pyorrhoe** *f* (eitriger Tränenfluß) dacryopyorrh[o]ea (i), dacryopyosis **pyosis** *f* (Eiterung der Tränenwege) dacryopyosis **rhinostomie** *f chir* dacryorrhinocystotomy **rrhoe** *f* (Tränenfluss) dacryorrh[o]ea

---

(i) **stenose** *f* (Tränengangverengerung) dacryostenosis, narrowing of a lacrimal duct **zele** *f* (Tränensackhernie) dacryocele ('dækriosiːl) **zystektasie** *f* (Tränengangerweiterung) dacryocystectasia (ei), dilitation of the lacrimal *od* tear (iə) sac **zystektomie** *f* (Tränensackentfernung) dacryocystectomy, excision of a lacrimal sac **zystitis** *f* dacryocystitis, inflammation of the tear sac

Dakryozysto|blennorrhoe *f* (eitrige Tränensackentzündung, Tränensackeiterung) dacryocystoblennorrh[o]ea (i), chronic (ɔ) dacryocystitis (ai) **rhinostomie** *f chir* dacryorrhinocystotomy **stenose** *f* (Tränensackschrumpfung) dacryocystostenosis (ou), stenosis (ou) of the lacrimal sac **tomie** *f* (Tränensackinzision) dacryocystotomy, incision (i) of the lacrimal sac and its drainage (ei) **tom** *n* (Tränensackmesserchen) dacryocystotome **zele** *f* (Tränensackbruch) dacryocystocele, protrusion of the tear (iə) sac

Daktylitis *f* (Entzündung eines Fingers *od* Zehs) dactylitis, inflammation of a finger or a toe

Daktylo|gramm *n* (Fingerabdruck) finger-print, dactylogram (i) **graphie** *f* dactylography **gryposis** *f* (dauernde Beugestellung von Fingern *od* Zehen) dactylogryposis **logie** *f* (Fingersprache) dactylology, dactylophasia (ei) **lyse** *f* (Fingerabfall bei Lepra) dactylolysis (ɔ) **megalie** *f* (abnorm große Finger *od* Zehen) dactylomegaly (e) **phasie** *f* (Taubstummensprache, Zeichensprache) dactylophasia (ei) **skopie** *f* dactyloscopy, finger-print examination **spasmus** *m* dactylospasm, cramp *od* spasm of a finger or toe

Dalen-Fuchs (da'leːn-fuks)**-Knötchen** *n pl* Dalen-Fuchs nodules *od* spots

Daltonismus *m* daltonism (ɔ:), colo[u]r (ʌ) blindness

Dam (dam)**-Einheit** *f* Dam unit

Damenbinde *f* sanitary (æ) napkin, sanitary towel

Damm *m* perineum (i), perineal (i) region **-** perineal (i), perineo- **afterplastik** *f* proctoperineoplasty (i:), proctoperineorrhaphy (ɔ)

Dammar|harz] *n pharm* dammar

Damm|bruch *m* perineal (i) hernia, ischiorectal hernia **einschnitt** *m chir* perineotomy **-[Episiotomie-]Schere** *f chir* perineum [episiotomy] scissors *pl*

Dämmer|attacke *f s* **zustand schlaf** *m* twilight (ai) sleep, seminarcosis, dämmerschlaf **ungssehen** *n* scotopic (ɔ) vision, twilight (ai) vision **zustand** *m* twilight (ai) state, halfconsciousness, semiconsciousness / *ps* semitrance (a:) / alcoholic (ɔ) **-** alcoholic twilight state / deliriumartiger **-** subacute (juː) delirium state with clouding of consciousness / epileptischer **-** post-epileptic twilight state

Damm|fistel *f* perineal (i) fistula **gegend** *f* perineal (i) region **harnfistelan-legung** *f* perineostomy **kreuzbinde** *f* spica (ai) perinei ('iːai) **muskel** *m*, oberflächlicher querer **-** (Musculus transversus perinei superficialis (*PNA*)) superficial transversus perinei muscle / tiefer querer **-** (Musculus transversus perinei profundus (*PNA*)) deep trans-

---

verse perinei muscle **muskulatur** *f* hintere **-** posterior (iə) muscles of the perineum (i) / vordere **-** anterior (iə) muscles of the perineum (i) **naht** *f chir* perineal (i) suture, perineorrhaphy (ɔ) / (bei Dammriss dritten Grades) procto-perineorrhaphy (ɔ) **nerv** *m* (Nervus perinei (*PNA*)) perineal nerve **plastik** *f* perineoplasty (i:) / vollständige **-** perineosynthesis (i) **riß** *m* perineal (i) tear (εə), laceration of the perineum (i) **-** *dritten Grades* third-degree laceration, complete tear (εə) **-** *ersten Grades* first-degree laceration *kompletter* **-** complete tear (εə) of the perineum (i) *unvollständiger* **-** incomplete *od* partial tear **-** *zweiten Grades* second-degree laceration **rißoperation** *f* perineorrhaphy (ɔ) **scheidenfistel** *f* perineo (i)--vaginal (ai) fistula **scheidennaht** *f* colpoperineorrhaphy (ɔ) **scheiden-plastik** *f* colpoperineoplasty (i:) **schnitt** *m* perineotomy **schutz** *m* support of the perineum (i) **verband** *m* perineal (i) dressing

Damoiseau-Ellis (damwa'zo-'elis) **-Linie** *f* Ellis[-Damoiseau *od* -Garland ('gaːlənd)] curve *od* line *od* sign

Dämonen|angst *f ps* **furcht furcht** *f ps* demonophobia

dämon|isch demoniac (ou), demono-(i:) (*Vors*) **ismus** *m ps* demonism (i:), demonial (a) possession

Dämono|manie *f ps* demonomania **melancholie** *f ps* demonomelancholia

dAMP = Desoxyadenosinmonophosphat *n* deoxyadenosine monophosphate, dAMP

Dampf *m* vapo[u]r (ei) / (Wasser) steam / (schädlicher) fume (juː) / (Ausdünstung) exhalation **bad** *n* steambath **behandlung** *f* vaporisation, vapotherapy **dichte** *f* vapo[u]r (ei) density (vd) **druck** *m* vapo[u]r (ei) pressure (VP)

dämpfen *ps* to calm (ka:m) / (Schmerz) to calm, to dull (ʌ) / (Vagotonus herabsetzen) to tone down / (herabsetzen) to depress / (völlig unterdrücken) to suppress / (Drüsenfunktion) to subdue (juː), to have a sedative (e) effect on

Dampf|inhalation *f* steam inhalation **kammer** *f* steam-room **kauterisation** *f* vapocauterisation **kocher** *m* Papin's (pa'pɛz) digester **sterilisator** *m* steam steriliser (e)

Dämpfung *f* (Funktion) depression / (Beruhigung) calming (a:), sedation / (Lunge) dullness (ʌ) / (Akustik) damping / (Verschattung) *röntg* dissipation / leichte, starke, völlige **-** slight, marked, absolute dullness (ʌ) (M_1, M_2, M_3) / unter dem obersten Teil des Brustbeins submanubrial dullness (ʌ) (SMD)

Dämpfungs|bereich *m* area ('εəriə) of dullness (ʌ) **bezirk** *m s* **bereich figur** *f s* **zentrum grenze** *f* border of dullness **mittel** *n pharm* sedative (e) **wirkung** *f* sedative (e) effect

Dampfzelt *n* steam tent

Dana ('deinə)**-Syndrom** *n* (funikuläre Myelose) [Putnam ('pʌtnəm)-]Dana syndrome

Dandyfieber *n s* Dengue

Danebenreden *n ps* paralalia (ei)

Danthron *n* (Dihydroxyanthrachinon) danthron ('dænθrɔn) (*BP*, *NF*), dihydroxyanthraquinone (*BPC*)

Danysz (da'nys)-**Phänomen** n Danysz phenomenon
DAP = Diaminopimelinsäure f diaminopimelic acid, DAP / = Dihydroxyazetonphosphat n dihydroxy-acetone phosphate, DAP
Dapson n s Diaphenylsulfon
DAPT = Diamino-phenyl-thiazol n diaminophenylthiazole, DAPT
Darier (dari'e)|-**Krankheit** f keratosis follicularis (ɛə) [syndrome], Darier's sydrome ᴢ-**Roussy** (ru'si)-**Sarkoidose** f Darier-Roussy sarcoid ᴢ-**Syndrom** l n s ᴢ-**Krankheit**
Darling ('da:liŋ)-**Krankheit** f Darling's disease, histoplasmosis
Darm m intestines, meist intestine, auch bowels (au) pl ᴢ- intestinal, entero- (Vors) ᴢ u. Gallengänge betr. enterobiliary (i) ᴢ**abknickung** f kinking ᴢ**anastomose** f chir entero-anastomosis ᴢ**anheftung** f chir enteropexy ᴢ**antiinfectiosa** n pl pharm intestinal anti-infectives ᴢ**atonie** f intestinal atony (æ) ᴢ**atresie** f intestinal atresia ᴢ**aufblähung** f (Dickdarm) aerocoly (ɔ), aerocolia (ou) ᴢ**aufnahme** f (nach Kontrasteinlauf) röntg irrigoradioscopy, irrigoscopy ᴢ**ausfluß** m proctorrh[o]ea (i) ᴢ**ausleerung** f motion (ou), evacuation, def[a]ecation ᴢ**ausschaltung** f chir elimination of part of the intestine ᴢ**ausweitung** f enterectasis ᴢ**bad** n enteroclysis (ɔ), intestinal lavage (a:) ᴢ**bakterien** n pl enteric bacteria, intestinal flora (ɔ:) ᴢ**befall** m (Parasiten) invasion of the intestines
Darmbein n (Os ilium (PNA)) ilium (i), pl ilia (i), iliac (i) bone ᴢ- iliac (i), ilio- (Vors) ᴢ **und Leiste[ngegend]** betr ilio-inguinal ᴢ**faszie** f (Fascia iliaca (PNA)) iliaca fascia ('fæʃiə) ᴢ**grube** f (Fossa iliaca (PNA)) iliac fossa ᴢ**höcker** m iliac spine (ai) ᴢ**kamm** m iliac crest, crista iliaca (ai) ᴢ**kammpunktion** f iliac crest puncture (ʌ) ᴢ**körper** m (Corpus ossis ilii (PNA)) body of the ilium ᴢ**muskel** m (Musculus iliacus (PNA)) iliacus muscle, iliac muscle ᴢ-**Rippenmuskel** m (Musculus iliocostalis (PNA)) iliocostocervicalis muscle ᴢ**schaufel** f (Ala ossis ilii (PNA)) ala od wing of the ilium ᴢ**stachel** m iliac spine ᴢ-**Steissbeinmuskel** m (Musculus iliococcygeus (PNA)) iliococcygeus muscle
Darm|beruhigungsmittel n pharm intestinal sedative (e) ᴢ**beschwerden** f pl intestinal complaints ᴢ**bewegung** f peristaltic motion, peristalsis ᴢ**bewohner** m bakt enteric (e) organism ᴢ**blähung** f flatulence (æ) ᴢ**blutung** f intestinal h[a]emorrhage (e) od bleeding, enteroh[a]emorrhage ᴢ**bruch** m enterocele, hernia ᴢ**chirurgie** f chir intestinal surgery ᴢ**divertikel** n [intestinal] diverticulum, blind loop ᴢ**drüsen** f pl (Glandulae intestinales [Lieberkuehn] (PNA)) intestinal glands, glands of Lieberkühn ('li:bəky:n) ᴢ**dysbakterie** f disturbed intestinal flora (ɔ:) ᴢ**eingießung** f clyster (i), enema (e), enteroclysis (ɔ), enteroclysm (e) ᴢ**einklemmung** f intestinal strangulation od incarceration / (Einstülpung) invagination ᴢ**einlauf** m enema (e) ᴢ**entgasung** f elimination of intestinal gases ᴢ**entleerung** f evacuation, motion (ou), def[a]ecation ᴢ**entzündung** f enteritis (ai), inflammation of the bowels

(au) ᴢ**erkrankung** f intestinal affection od disease / (meist Dünndarm) enteritis ᴢ**eröffnung** f s ᴢ**schnitt** ᴢ**erweiterung** f enterectasis ᴢ**faltzange** f intestinal folding clamp ᴢ**fasspinzette** f intestinal holding forceps pl ᴢ„**fieber**" n (Enteritis usw) enteroidea (ɔi) pl ᴢ**fissur** f anal (ei) fissure ᴢ**fistel** f intestinal od f[a]ecal (i:) od stercoral fistula ᴢ**fixation** f chir enteropexy ᴢ**flatulenz** f flatulence (æ) ᴢ**flora** f intestinal od bowel flora ᴢ**floravakzinebehandlung** f enterobacteriotherapy ᴢ**follikel** m intestinal follicle; ᴢ pl (Folliculi lymphatici solitarii (PNA)) solitary lymphatic nodules ᴢ**gas** n intestinal gas, flatulence (æ) ᴢ**gebiet** n intestinal region ᴢ**geräusch** n peristaltic od bowel sounds pl, borborygmus (bɔ:bə'rigməs) ᴢ**geschwür** n intestinal ulcer, ulcer of the bowels (au) ᴢ„**gift**" n enterotoxin ᴢ**grimmen** n südd colic (ɔ) ᴢ**grippe** f abdominal (ɔ) od intestinal od gastro-enteric (e) influenza ᴢ**haut** f intestinal serosa ᴢ**höhle** f intestinal cavity ᴢ**infektion** f intestinal infection ᴢ**infusion** f enteroclysis (ɔ), enteroclysm ᴢ**inhalt** m f[a]eces (i:), f[a]ecal (i:) matter / (Dünndarm) intestinal contents ᴢ**inkontinenz** f intestinal od f[a]ecal incontinence ᴢ**invagination** f invagination, intussusception ᴢ**kanal** m intestinal canal (æ) od tract ᴢ**karzinom** n intestinal carcinoma ᴢ**katarrh** m enteritis ᴢ**keime** m pl enteric pathogens ᴢ**klappe** f intestinal valve ᴢ**klemme** f chir intestinal [clamp] forceps pl, splanchnotribe ᴢ**kneifen** n F intestinal spasm ᴢ**knickung** f intestinal kink (i) ᴢ**kokkus** m enterococcus, pl enterococci ('kɔksai) ᴢ**kolik** f abdominal (ɔ) spasm od colic (ɔ) ᴢ**kollern** n borborygmus (bɔ:bə'rigməs) ᴢ**krampf** m intestinal cramp, enterospasm ᴢ**krankheit** f intestinal disease ᴢ**krebs** m intestinal cancer od carcinoma, cancer of the bowels (au) ᴢ**krise** f intestinal crisis (ai) ᴢ**krypta** f intestinal crypt ~**lähmend** (Peristaltik) antiperistaltic ᴢ**lähmung** f [vollständige] enteroparalysis; [unvollständige] enteroparesis (i:) ᴢ**lehre** f enterology ᴢ**leibeshöhle** f embr c[o]elenteron (si:'leatərɔn) ᴢ**leiden** n bowel trouble, enteropathy (ɔ), intestinal disease (i:) ᴢ**lipodystrophie** f intestinal lipodystrophy ~**löslich** (Tablette) enteric-coated ᴢ**lumen** n lumen (u:) of the bowels (au) ᴢ**lymphe** f (Chylus) chyle (kail) ᴢ**lymphgefäß** n intestinal lymph vessel ᴢ**messung** f (Fieber) rectal measurement (e) of temperature ᴢ**milzbrand** m intestinal anthrax ᴢ**muskulatur** f myenteron (mai'entərɔn), muscles of the bowels (au), intestinal musculature ᴢ**muskulatur**- myenteric (e) ᴢ**myiasis** f (Infektion des Darmes mit Fliegenlarven) enteromyiasis (ai) ᴢ**mykose** f enteromycosis, intestinal mycosis ᴢ**nadel** f chir abdominal suture needle ᴢ**naht** f intestinal suture, enterorrhaphy (ɔ) ᴢ**narkose** f intestinal an[a]esthesia (i:) ᴢ**netz** n (Omentum majus (PNA)) greater omentum ᴢ**netzbruch** m entero-epiplocele (e'piplosi:l) ᴢ**neurose** f intestinal neurosis ᴢ**oberfläche** f surface of the intestine ᴢ**paralyse** f s ᴢ**lähmung** ᴢ**parasit** m entozoic (ou) parasite (æ), intestinal parasite, enterozoon (ou)

~**parasitär** enterozoic (ou) ᴢ**pärchenegel** m Schistosoma mansoni ᴢ**parese** f s ᴢ**lähmung** ᴢ**passage** f (Aufnahmen in Abständen nach Bariummahlzeit) röntg "follow-through" series ᴢ**perforation** f intestinal perforation ᴢ**peristaltik** f peristalsis (æ) ᴢ**plastik** f plastic surgery of the intestine, enteroplasty ᴢ**plastik**- enteroplastic ᴢ**prolaps** m prolapse of the rectum ᴢ**punktion** f enterocentesis (i:) ᴢ**quetscher** m chir splanchnotribe, écraseur (ekra'zɔ:) ᴢ**quetschklemme** f intestinal crushing clamp ᴢ**reinigung** f cleansing (e) of the bowels (au), intestinal cleaning (i:) ᴢ**reinigungsmittel** n pharm intestinal cleanser (e) ᴢ**reizung** f intestinal irritation ᴢ**resektion** f chir intestinal od bowel resection, enterectomy ᴢ**resorption** f intestinal absorption ᴢ**riß** m enterorrhexis, rupture of the intestine ᴢ**rohr** m intestinal od rectal tube / (für Gasabgang) flatus tube / umkleidetes ᴢ tampon tube ᴢ**ruptur** f s ᴢ**riß** ᴢ**saft** m intestinal juice (u:), succus (ʌ) entericus (e) ᴢ**scheidenfistel** f pathol enterovaginal (ai) od rectovaginal fistula ᴢ**schere** f chir enterotome, bowel (au) od enterotomy scissors pl ᴢ**schleim** m intestinal mucus (ju:) ᴢ**schleimhaut** f intestinal mucosa (ou) od mucous (ju:) membrane ᴢ**schleimhautbruch** m mucosal (ou) hernia ᴢ**schlinge** f intestinal loop od convolution ᴢ**schlingenanastomose** f entero-enterostomy ᴢ**schmerz** m pain in the intestine, enterodynia, enteralgia ᴢ**schnitt** m enterotomy ᴢ**schwindsucht** f intestinal tuberculosis ᴢ**sekret** n intestinal secretion (i) ᴢ**senkung** f enteroptosis ᴢ**sepsis** f enterosepsis ᴢ**serosa** f intestinal serosa (ou) ᴢ**serositis** f sero (iə)-enteritis ᴢ**spasmus** m enterospasm ᴢ**spatel** m intestinal spatula ᴢ**spiegel** m proctoscope, rectoscope ᴢ**spülung** f intestinal lavage (lə'va:ʒ), colonic irrigation ᴢ**stase** f enterostasis (ei) ᴢ**steifung** f persistent contraction of the intestines [above a stenosis] ᴢ**stein** m intestinal calculus, enterolith, splanchnolith ᴢ**steinbildung** f enterolithiasis (ai) ᴢ**stenose** f intestinal stenosis, enterostenosis ᴢ**sterilisierung** f bowel (au) od intestinal antisepsis ᴢ**störung** f intestinal disorder od trouble ᴢ**striktur** f intestinal stenosis ᴢ**symptom** n intestinal od digestive symptom ᴢ**tätigkeit** f bowel function (ʌ) od action, peristalsis ᴢ**trägheit** f constipation, sluggishness (ʌ) of the bowels (au), peristaltic deficiency (i) ᴢ**training** n bowel (au) training ᴢ**trakt** m intestinal tract od canal (æ) ᴢ**trematoden** f pl intestinal trematodes (e) ᴢ**trichine** f intestinal trichinella ᴢ**tuberkulose** f intestinal tuberculosis ᴢ**tumor** m tumo[u]r of the intestine ᴢ**überzug** m intestinal coat ᴢ**verdauung** f intestinal digestion ᴢ**verengerung** f intestinal stenosis, enterostenosis, narrowing of the intestine ᴢ**verschlingung** f volvulus, knotting od twisting of the bowel (au) ᴢ**verschluß** m (Ileus) intestinal obstruction (ʌ), ileus (i), intestinal occlusion, miserere (miza'riəri) / (durch Verlegung des Lumens) splanchnemphraxis (æ) ᴢ**verstopfung** f constipation ᴢ**vorfall** m prolapse (æ) of the intestine od rectum
Darmwand f intestinal wall ᴢ**bruch** m

Richter's ('riçtərz) hernia, partial enterocele
Darm|[wand]nadel f chir intestinal needle ≈windung f intestinal loop (u:) od convolution ≈wurm m intestinal worm (ɔ:), helminth ≈zotten f pl (Villi intestinales (PNA)) intestinal villi ('vilai)
Darm-zu-Darmanastomose f chir entero--anastomosis
Darm|zwang m tenesmus ≈-Zwillingsklemme f intestinal twin clamp forceps pl ≈zyste f enterocyst
darreich|en (Medikament) to administer, to give ≈ung f (Medikament) administration / (Injektion) injection ≈ungsform f form of administration; pharm presentation
Darrow ('dærou)-Lösung f pharm Darrow's solution (KLN)
darstell|bar röntg demonstrable, roentgenoparent (εə) ~en to represent / röntg to demonstrate (e) od visualise / chem to prepare ≈ung f representation / röntg demonstration od visualisation / chem preparation / (Bild) picture / zur ≈ kommen durch to be demonstrated (e) by / ≈ der ableitenden Samenwege vesiculography ≈ungsverfahren n röntg method of demonstration ,
darüber|gelagert anat superimposed ~liegend superimposed, superjacent (ei)
darunter|gelagert anat situated beneath ~liegend anat subjacent (ei), underlying
Darwin ('da:win)-Höcker m auricular tubercle
Darwinismus m darwinism, theory of evolution
D-Arzt = Durchgangsarzt m accident insurance consultant
Daseins|analyse f existential analysis ≈bedingungen f pl conditions of existence ≈kampf m struggle for existence od for life
Dassel|beule f warble (ɔ:) tumo[u]r ≈fliege f warble [-fly], bot-fly / (Gattung) Oestridae ('i:stridi:)
DAT = Differential-Agglutinationstest m differential agglutination test, DAT
dATP = Desoxyadenosintriphosphat n deoxyadenosinetriphosphate, dATP
Dattel f bot date ~förmig anat date--shaped ≈zucker m date sugar (u)
Datura f bot Datura (juə) ≈ stramonium (Stechapfel) stramony (æ), thorn-apple
Daturin n (Stechapfelgift) daturine (dæ'tjuərin) ~sauer chem daturic (juə) ≈säure f chem daturic (juə) acid
Daturismus m (Stechapfelvergiftung) daturism (æ)
Dauer f des Aktionspotentials action potential duration (APD) ≈absaugung f continuous aspiration / ≈aktivität f permanent activity / neur maintained activity ≈ausscheider m chronic (ɔ) carrier ≈ausscheiderüberwachung f control (ou) of carriers ≈bad n chir water--bed ≈basis f permanent basis (ei) ≈befund m consistent findings ≈behandlung f long-term treatment od therapy ≈belastung f (z B Leber) continuous load od stress ≈beobachtung f continuous od long-term observation ~berieseln to irrigate continuously ≈berieselung f chir continuous irrigation ≈besserung f permanent relief (i:) ≈dialyse f [long-term] maintenance h[a]emodialysis ≈dosis f maintenance dose, maintenance level (e) [of a drug]

≈drän n indwelling od permanent drain ≈dränage f continuous drainage (ei) od suction, Wangensteen's ('wæŋənsti:nz) drainage ≈einlauf m continuous infusion (ju:) od enema (e) ≈erfolg m lasting success ≈ernährung f permanent diet (ai) ≈fluss-Sauerstoffanlage f continuous-flow oxygen equipment ≈fluss-Sauerstoffgerät n, tragbares continuous-flow portable equipment ≈fluss-Sauerstoffmaske f continuous--flow mask ≈folge f (Krankheit) long--lasting od permanent sequela (si'kwi:lə) ≈form f permanent form / bakt spore ≈füllung f permanent filling ≈gabe f long-term administration ≈gebrauch m continued od constant use ≈gefahr f permanent danger ~geschädigt permanently damaged (æ) ≈heilung f permanent cure, persistent od absolute healing od recovery (ʌ) ≈heiserkeit f permanent hoarseness ≈hörschwellenverschiebung f permanent threshold shift (PTS) ≈husten m permanent cough (ɔ) ≈hypoglykämie f permanent hypoglyc[a]emia ≈immunität f permanent immunity (ju:) ≈infusion f continuous od prolonged infusion (ju:), intravenous (i:) drip ≈katheter m indwelling od permanent catheter od ≈katheterisierung f continuous catheterism (æ) ≈kaudalanästhesie f continuous caudal an[a]esthesia ≈kontraktion f [des Uterus] contracture (kən'træktʃə) [of the uterus (ju:)] ≈krampf m continuous convulsion (ʌ) od spasm ≈labilisierung f ps permanent trend toward[s] lability ≈mangel m m permanent deficiency ≈medikation f long-term medication ≈narkose f prolonged an[a]esthesia (i:) ≈niere f embr metanephros (e), permanent embryonic (ɔ) kidney ≈östrus m prolonged [o]estrus (i:) [cycle] ≈parasit m permanent parasite (æ) ≈patient m (in Klinik) long-term patient ≈reizüberflutung f continuous influx of impulses ≈saugdränage f continuous suction (ʌ) drainage (ei) ≈schaden m permanent od lasting damage ≈schlaf m prolonged od protracted sleep treatment, dauerschlaf ('dauəʃla:f) ≈schmerz m continuous pain ≈spore f permanent spore ≈striktur f permanent stricture (i) ≈symptom n constant sign od symptom ≈therapie f long-term therapy, maintenance therapy ≈tremor m continuous tremor (e) ≈tropf m s ≈tropfinfusion ≈tropfinfusion f continuous intravenous (i:) drip, slow drip infusion (ju:) ≈tropfmethode f continuous drip method ≈verband m permanent od fixed dressing ≈versuch m (Prüfung) endurance (juə) test / long--term experiment (e) ≈wirkung f lasting od permanent effect ≈zug m chir continuous traction ≈zustand m permanent od static condition od stage
Daumen m pollex, pl pollices ('polisi:z), thumb (θʌm) ≈abdruck m thumb print ≈abzieher m anat abductor (ʌ) of the thumb, abductor pollicis [muscle] / langer ≈ (Musculus abductor pollicis longus (PNA)) abductor pollicis longus muscle ≈anzieher m (Musculus adductor pollicis (PNA)) anat adductor (ʌ) of the thumb, adductor pollicis (ɔ) [muscle] (der Thenar (PNA)) thenar (i:), thenar eminence (e), ball of the thumb ≈ballen- thenal (i:), thenar

(i:) ≈beuger m anat flexor of the thumb (θʌm), flexor pollicis (ɔ) [muscle] / kurzer ≈ (Musculus flexor pollicis brevis (PNA)) flexor pollicis brevis muscle / langer ≈ (Musculus flexor pollicis longus (PNA)) flexor pollicis longus muscle ≈furche f radial longitudinal crease ≈gegend f region of the thumb ≈gegensteller m (Musculus opponens pollicis (PNA)) opponens pollicis [muscle] ≈glied n phalanx (æ) of the thumb ≈kuppe f tip of the thumb ≈lutschen n thumb-sucking ≈lutscher m thumb-sucker ≈luxation f dislocation of the thumb ≈nagel m thumb-nail ≈plastik f chir (aus großer Zehe) toe--thumb transfer ≈reflex m thumb reflex od response ≈seite f (Hand, Arm) thumb side ≈strecker m anat extensor of the thumb, extensor pollicis [muscle] / kurzer ≈ (Musculus extensor pollicis brevis (PNA)) extensor pollicis brevis muscle / langer ≈ (Musculus extensor pollicis longus (PNA)) extensor pollicis longus muscle
dazwischenliegend anat interjacent (ei), intermediate (i:), interstitial
D.B. = Dienstbeschädigung f service disability
dB = Dezibel decibel, db / ~ (PN) = Summenlautstärke f perceived noise decibels
DBA = Dibenzanthrazen n chem dibenzanthracene, DBA
DBED-Penizillin n = Dibenzyläthylendiamin-dipenizillin G benathine penicillin G, DBED
DBI = Phenformin n phenformin, DBI
DBPC = Ditertiärbutylparakresol n (Butylhydroxytoluol) butylated hydroxytoluene
D.C. = Dilatation und Curettage f gyn dilatation and curettage, D & C
DC = Dosis curativa curative dose / = Dünnschichtchromatographie f thin layer chromatography
Dc = Dünnschichtchromatographie f thin layer chromatography
DCA = Desoxykortikosteronazetat n deoxycorticosterone acetate, DCA
DCBN = double contrast barium meal Doppelkontrast-Bariumbrei
dCDP = Desoxyzytidindiphosphat n deoxycytidine diphosphate, dCDP
DCI = Denominatio communis internationalis / = Dichlorisoproterenol n dichlorisoprotrenol, DCI
dCMP = Desoxyzytidinmonophosphat n deoxycytidine monophosphate, dCMP
dCPT = Desoxyzytidintriphosphat deoxycytidine triphosphate, dCTP
dCR = Desoxycytidin n deoxycytidine
Dct. = Dekokt, Decoctum n decoction (ɔ), decoct.
DD = Differentialdiagnose f differential diagnosis, DD
DDD = Dichlordiphenyldichloräthan n dichlorodiphenyldichloroethane, DDD
DDG = Deutsche Dermatologische Gesellschaft German Dermatological Society
DDT = Dichlordiphenyltrichloräthan n (Insektenmittel) DDT (di:di:'ti:), dichlorodiphenyltrichloroethane (dai-'klɔ:rodai'feniltrai'klɔ:ro'eθein)
DDVP = Dichlorvos 2,2-dichlorvinyldimethyl phosphate, DDVP

D.E. = Dam-Einheit *f* Dam unit
DE = Dosis effectiva effective dose, ED
DE$_{50}$ = Dosis effectiva media (mittlere wirksame Dosis) median *od* mean effective dose, DE$_{50}$, ED$_{50}$
DEA = Diäthanolamin *n* diethanolamine, DEA
DEAE = Diäthylaminoäthanol *n* diethylaminoethanol, DEAE
DEAE-Zellulose = Diäthylaminoäthylzellulose *f* diethylaminoethyl cellulose, DEAE cellulose
deafferentier|en (einen zentralleitenden Nerv lahmlegen *od* resezieren) *chir* to deafferentate ₂**ung** *f chir* deafferentation
Deanol *n* (DMAE, Dimethylaminoäthanol) deanol ('di:ənɔl) (*BPCA*)
Dearterialisation *f* (Venöswerden des Blutes, Abgabe von Sauerstoff) dearterialisation
debil weak / *ps* feeble-minded ₂**ität** *f* debility (i), weakness / *ps* feeble-mindedness
Debré (də'bre)|-**Fibiger** ('fi:bigər) -**Syndrom** *n* (Salzverlustsyndrom) Debré-Fibiger syndrome, interrenal androgenic intoxication ₂-**Marie** (ma'ri) -**Syndrom** *n* Debré-Marie syndrome (dwarfism) ₂-**Methode** *f* Debré phenomenon ₂-**Mollaret** (mɔla'rɛ)-**Krankheit** *f* Debré [-Mollaret] syndrome, cat-scratch disease ₂-**Semelaigne-Syndrom** *n* Debré-Semelaigne syndrome, infantile myx[o]edema, muscular hypertrophy syndrome ₂-**Syndrom** *n* (1) (Hepatomegalie) Debré's syndrome (2), hepatomegaly; (2) (Katzenkratzkrankheit) Debré's syndrome, cat-scratch disease ₂-de **Toni-Fanconi-Syndrom** *n* Fanconi's syndrome
Debridement *n* (Wundtoilette) [wound] toilet ('tɔilit), debridement (də'bri:dmənt)
Decamethonium *n* (*WHO*) decamethonium ('dekəme'θouniəm) [iodide ('aiə- daid) (*BPC*)]
Decapitation *f* decapitation
Decentan-Syndrom *n ps* neck-face syndrome
Decidua *f s* Dezidua
deciduus (hinfällig, nicht bleibend) deciduous (i), not permanent
Deck|akt *m zool* mating ₂**biss** *m dent* closed bite, complete overbite
Decke *f* (allg.) cover / *anat* integument (e), tegmentum, tegmen (e) / (wollene) blanket / (Haut) coat, skin / (Bauch) abdominal wall (ɔ:) / *pharm* (Dragée) coating
deckel|förmig *anat* lid-shaped ₂**fraktur** *f* pot-lid fracture
deck|en *chir* to cover / *zool* to mate ~**end** *anat* tectorial (ɔ:) ₂**epithel** *n* surface *od* tegumentary epithelium (i:) ₂**erinnerung** *f* screen memory (e) ~**farbig** (Blut) normally colo[u]red [nota: Gegensatz: lackfarbig] ₂**flügel** *m* (Insekt) wing cover (ʌ) ₂**freudigkeit** *f* mating appetite ₂**glas** *n mikr* cover glass, cover slip ₂**gläschen** *n s* ₂glas
Deck|glas|pinzette *f* cover-glass forceps *pl* ₂**präparat** *n* cover-glass preparation
Deck|haut *f anat* [in]tegument (e), covering membrane ₂**hülle** *f* cover, covering, coat ₂**knochen** *m* covering bone, membrane bone ₂**knorpel** *m* covering cartilage ₂**lappen** *m chir* surgical flap ₂**material** *n chir* covering material

₂**membran** *f* covering *od* tectorial (ɔ:) membrane ₂**mittel** *n pharm* masking agent ₂**pflaster** *n* protective plaster (a:) ₂**plastik** *f,* grossflächige continuous free graft / kleinflächige ₂ patch graft ₂**platte** *f* (Wirbel) upper plate ₂**prothese** *f dent* cover[ed] denture ₂**punkte** *m pl* identical spots of the retina (e) ₂**schicht** *f anat* investment / *histol* tunica, *pl* tunicae ('tju:nisi:), coat, lining ₂**ung** *f chir* repair / (Überdeckung) covering / (plastische) graft (a:) ~**ungsgleich** coincident ₂**verband** *m* protective bandage *od* dressing ₂**zelle** *f* surface *od* cover cell
Declive *n* (*PNA*) lobulus clivi
deCMP = Desoxyzytidinmonophosphat *n* deoxycytidine monophosphate, dCMP
Decoctum *n pharm* decoction, apozem
Decussatio *f* (*PNA*) (Bahnkreuzung) *neur* decussation ₂ lemniscorum (Schleifenkreuzung) sensory d. ₂ **nervorum trochlearium** (*PNA*) d. of the trochlear nerves ₂ **pedunculorum cerebellarium superiorum** (*PNA*) (grosse Haubenkreuzung) d. of the superior cerebellar peduncles ₂ **pyramidum** (*PNA*) (Pyramiden[bahn]kreuzung) d. of the pyramids ₂ **tegmenti** (*PNA*) d. of the tegmentum
decyl|sauer *chem* decylic (i) ₂**säure** *f chem* decylic acid
Deefferentierung *f neur* de-efferentation ('di:efərən'teiʒn)
Deen (di:n)-[**Weber** ('ve:bər)-] **Probe** *f* Deen's test, guaiac ('gwaiæk) t.
Defäkation *f* def[a]ecation, evacuation ₂**zentrum** *n* def[a]ecation centre [*US* center]
defäzieren to def[a]ecate (e)
Defekt *m* defect / (Schaden) damage, injury ('indʒəri) / *ps* mental handicap / (Missgeburt, Missgestaltung, Verunstaltung) teratosis / immunological ₂ immunodeficiency ₂ *m* des zellulären Immunsystems cell-mediated immunity deficiency syndrome ₂**bildung** *f ps* defect formation ₂**chirurgie** *f chir* plastic *od* restorative (ɔ:) surgery ₂**heilung** *f* partial recovery ₂**proteinämie** *f* (Mangelproteinämie) deficiency protein[a]emia ₂**syndrom**, terminales extrapyramidales *n* tardive dyskinesia ~**uös** *ps* (Schizophrene) defective ₂**zustände** *m pl* defective states
Defemination *f* defemination, loss of female (i:) sexual characteristics
Défense musculaire *f* (*franz*) muscular defence [*US* defense]
defensiv defensive
deferent deferent ₂**itis** *f* deferentitis
Deferveszenz *f* (Fiebernachlaß) defervescence ₂**stadium** *n* stage of declining fever, defervescent stage
Defibrill|ator *m* defibrillator (ai) ₂**ierung** *f* defibrillation
defibrinieren to defibrinate (ai) ₂ *n* defibrination
Defizienz *f genet* (Chromosomen) deficiency, deletion
Defizit *n physiol* deficit
Deflexion *f* deflexion ₂**slage** *f* (Fet) deflexion presentation
Deflor|ation *f* defloration ₂**eszenz** *f* (Abklingen, *z B* Exanthem) deflorescence ~**ieren** to deflower
defokussiert *opt* out of focus (ou)
deform|ans ' deformans, deforming ₂-

ation *f* deformation, deformity ~**ieren** to deform, to cripple ~**iert** deformed, crippled ₂**ierung** *f* deformation, deformity, malformation, abnormality, abnormity / ₂ des knöchernen Beckens deformity of the bony pelvis / knöcherne ₂ bony deformity / knöcherne ₂ des fetalen Schädels bony deformity of the f[o]etal (i:) head ₂**ität** *f s* Deformierung
Defraktion *f* (Strahlenablenkung) diffraction
Defurfuration *f* defurfuration (difə:fə-'reiʃən)
DEG = Diäthylenglycol *n* diethylene glycol
Degeneration *f* (Entartung) degeneration **albuminöse** ₂ (trübe Schwellung, "wolkige Trübung") albuminous d. **altersbedingte** ₂ senile ('si:nail) d. **amyloide** ₂ amyloid (æ) *od* bacony (ei) *od* lardaceous (ei) *od* waxy (æ) d. **ballonierende** ₂ balloon d. **bindegewebige** ₂ fibroid (ai) d. **chromatophile** ₂ chromatophilic (i) d., polychromatophilia (i) **fettige** ₂ fatty d. **fibrinoide** ₂ fibrinoid d. **gallertige** ₂ mucinous *od* colloid d. **graue** ₂ gray d. **hepatolentikuläre** ₂ (Wilson-Syndrom) hepatolenticular d., Wilson's ('wilsnz) disease *od* syndrome **hyaline** ₂ hyalinisation, hyalinosis (,haiəli'nousis), hyaline (ai) *od* hyaloid (ai) d. **kalkige** ₂ calcareous (εə) d. **käsige** ₂ caseous (ei) d., cheesy (i:) d. **lipoidige** ₂ lipoidal (ɔi) d. **mukoide** ₂ mucoid *od* mucous d. **parenchymatöse** ₂ parenchymatous ('kimetəs) d. **pigmentöse** ₂ pigmental *od* pigmentary d. **primäre** ₂ abiotrophic ('eibio'trɔfik) d. **schleimige** ₂ mucous (ju:) d., mucinous (ju:) d., myxomatosis **vakuoläre** ₂ vacuolar d. **wachsige** *od* **wachsartige** ₂ amyloide ₂ **zystische** ₂ cystic d.; ~ ₂ *eines Eierstocks* oophorocystosis
Degenerations|- degenerative (e) ₂**art** *f* degeneration form, involution (u:) form ₂**herd** *m* centre of degeneration, focus (ou) of d. ₂**index** *m* degenerative (e) index ₂**psychose** *f ps* degenerative (e) psychosis (sai'kousis) ₂**reaktion** *f* reaction of degeneration (RD) ₂**schaden** *m* degenerative lesion ('li:ʒən) ₂**zeichen** *n pl* stigmata of degeneration
degenerativ degenerative (e)
degenerier|en to degenerate ~**t** degenerate ₂**ter** *m* (Mensch) degenerate
degenitalisieren *ps* to degenitalise (di-'dʒenitəlaiz)
Deglutier| deglutitive (u:), deglutitory (u:) ~**en** (verschlucken) to swallow (ɔ) ₂**en** *n* (Schlucken) deglutition (i), swallowing
Deglutition *f* (Schluckakt) deglutition, act of swallowing (ɔ)
Degos-Delort-Tricot (də'go-də'lɔr-tri-'ko)-**Syndrom** *n* (Papulosis atrophicans maligna) Degos-Delort-Tricot syndrome, malignant atrophic papulosis
degranulier|en *histol* to degranulate (æ) ₂**ung** *f histol* degranulation
Dehiszenz *f* (Spaltung, Splitterung) dehiscence (di'hisəns) ₂ zeigen (aufspringen, klaffen) to dehisce (di'his)
Dehn|apparat *m* dilator ~**bar** elastic, flexible / (Kanal, Öffnung) dilatable (ei), distensible ₂**barkeit** *f* distensibility (i), elasticity, flexibility / (Lunge) compliance (ai) / (Öffnung) dilatability

~en *vt u v refl* (in einer Richtung) to extend / (bis zur Elastizitätsgrenze) to stretch / (in zwei Richtungen) to expand / (übermäßig) to distend / (Durchmesser vergrößern) to dilate (dai'leit), to widen **⌀instrument** *n chir* dilator **⌀muskel** *m* dilatator (ei), (*auch*) dilator **⌀sonde** *f* dilatable (ei) od dilating bougie (u:) / (für Urethra *auch*) calibrator (æ) **⌀ung** *f* extension, stretching, expanding, dilation, dilatation, widening [siehe: dehnen!] **⌀ungsbogen** *m chir* expansion arch **⌀ungsmessstreifen** *m* strain ga[u]ge **⌀ungsreflex** *m* stretch reflex **⌀ungsstreifen** *m pl* (Haut) atrophia (ou) striata (ei)

Dehydr|ase *f chem, physiol* dehydrogenase, dehydrase (di:'haidreis) **⌀a[ta]-tion** *f* dehydration **~ieren** *chem* to dehydrate (ai) **⌀ierung** *f* dehydration, removal of water

Dehydro|androsteron *n* dehydroandrosterone (di:'haidroændro'stiəroun) **⌀-askorbinsäure** *f* (Acidum dehydroascorbicum) dehydro-ascorbic acid **⌀chaulmoograsäure** *f* dehydrochaulmoogric (tʃɔ:l'mu:grik) acid **⌀cholat** *n* (Salz der Dehydrocholsäure) dehydrocholate (di'haidro'kouleit) **⌀cholsäure** *f* (Acidum dehydrocholicum (*WHO*)) dehydrocholic acid, sodium dehydrocholate **⌀epiandrosteron** *n* (DHEA) *pharm* dehydro-epiandrosterone, (DHA), dehydro-isoandrosterone (di'haidro'aisoændro'stiəroun) (DHIA) **⌀genase** *f* dehydrogenase (ai) (DH) **⌀kortikosteron** *n* dehydrocorticosterone (di:'haidroko:tiko'stiəroun), Compound A **⌀morphin** *n pharm* dehydromorphine [*selten* oxymorphine *od* pseudomorphine]

Deionisierung *f* deionisation (di,aiənai-'zeiʃn)

Deiter ('daitər)**-Zelle** *f* Deiter's cell

Déjà-|entendu-Erlebnis *n ps* déjà-entendu phenomenon **⌀éprouvé-Erlebnis** *n ps* déjà-éprouvé phenomenon **⌀pensé-Erlebnis** *n ps* déjà-pensé phenomenon **⌀raconté-Erlebnis** *n ps* déjà-raconté phenomenon **⌀vécu-Erlebnis** *n ps* déjà-vécu phenomenon **⌀vue-Erlebnis** *od* **-Phänomen** *n ps* déjà-vue phenomenon

Dejekta *n pl* dejecta (di'dʒektə), excrementitious (i) substances

Dejektion *f* dejection

Déjerine (de:ʒə'ri:n)**|-Klumpke** ('klumpkə)**-Syndrom** *n* (untere Entbindungslähmung) Déjerine-Klumpke syndrome **⌀-Roussy** (ru'si)**-Syndrom** *n* (Thalamus-Syndrom) Déjerine-Roussy syndrome, thalamic syndrome **⌀-Sottas** (sɔ'ta)**-Syndrom** *n* (hypertrophische Neuritis) Déjerine-Sottas syndrome **⌀-Thomas** (to'ma)**-Syndrom** *n* (olivo-ponto-zerebellare Atrophie, Brückenatrophie) Déjerine-Thomas syndrome, olivopontocerebellar atrophy

dejodier|en to deiodinate (di'aiədineit) **⌀ung** *f* deiodination

Dejod[in]ase *f* de-iodinase (di:'aiədineis)

Dekalzifikation *f* (Entkalkung) decalcification

dekalzinier|en (entkalken) decalcify (æ) **⌀ung** *f* decalcification

Dekandiosäure *f* (Sebacinsäure) octanedicarboxylic *od* sebacic acid

dekantieren *Lab* to decant **⌀ n** *Lab* decantation

Dekapitation *f* (Dekapitierung) *gyn* decapitation, (Fet *auch*) decollation **⌀s-haken** *m gyn* decapitator, (Braun-Haken) [Braun's (brauns)] decapitation hook (u) **⌀sinstrument** *n chir* decapitator (æ)

dekapitier|en to decapitale (æ) **⌀ung** *f s* Dekapitation

Dekapoden *m pl zool* Decapoda (æ)

Dekapsulation *f chir* decapsulation, removal of a capsule / (Niere) nephrocapsulectomy

Dekarbonisation *f chem* decarbonisation **~ieren** *chem* to decarbonise

Dekarboxyl|ase *f* decarboxylase (di:ka:-'boksileis) **⌀ierung** *f* (Abspalten von CO_2 aus organischen Verbindungen) *chem* decarboxylation

deklariert *pharm* (Menge) label[l]ed

Dekokt *n pharm* decoction

dekolorier|en (entfärben) to decolorise (ʌ) **⌀ung** *f* decolorisation

Dekompensation *f* decompensation / (Herz) cardiac decompensation / myokardiale **⌀myocardial** d. **⌀serscheinung** *f* sign of decompensation

dekompensiert decompensated

Dekomposition *f* decomposition / (Säugling) marasmus, infantile atrophy (æ)

Dekompression *f* decompression, lowering of pressure **⌀skrankheit** *f* (Unterdruckkrankheit, Druckfallkrankheit) decompression illness

Dekongestionsmittel *n pharm* decongestant

Dekonjugation *f* deconjugation **~iert** deconjugated

Dekontamin|ation *f* (bei radioaktiver Verunreinigung) decontamination **~ieren** to decontaminate (æ)

Dekortikation *f* decortication, removal of cortex

Dekrement *n* decrement (e), decrease **⌀leitung** *f neur* decremental conduction

dekrepit decrepit (e), weak, feeble **⌀ation** *f* decrepitation, crackling noise **~ieren** to decrepitate (e)

Dekrudeszenz *f* (Abnahme) decrudescence

dekrustieren to decrust (ʌ), to remove crusts **⌀ n** (Beseitigung von Krusten *usw*) decrustation, removal of crusts

Dekubation *f* (Abklingen einer Infektion) decubation

dekubital decubital (ju:) **⌀geschwür** *n* decubital *od* decubitus (ju:) ulcer / *dent* denture sore **⌀nekrose** *f* decubital gangrene ('gæŋgri:n)

Dekubitus *m* decubitus (ju:), decubital ulcer, bedsore, pressure sore **⌀stelle** *f* pressure point

Delhibeule *f* Delhi ('deli) *od* Aleppo sore *od* boil, tropical (ɔ) *od* oriental sore

Delir *n ps s* Delirium / oneiroides **⌀** oneiro-delirium / toxisches **⌀** toxic delirium

delirant (delirös) delirious (i)

delirieren to rave (ei), to be delirious (i) **⌀ n** deliriousness (i) / raving (ei) **⌀der** *m* delirious (i) person (ə:)

Delirium delirium (i), *pl* deliria (i), acute brain syndrome / (Alkohol) delirium tremens (i:), the horrors (ɔ) *F*. **⌀** acutum [idiopathicum] acute mania / **⌀** alcoholicum *s* **⌀** tremens / **⌀** blandum [low] muttering delirium / chronisch-alkoholisches **⌀** chronic alcoholic psychosis / **⌀** ex inanitione exhaustion d. / **⌀** febrile febrile d. / halluzinatori-

---

sches **⌀** corybantism / leichtes **⌀** subdelirium / mussitierendes **⌀** delirium mussitans (ʌ), low muttering d. / **⌀** tremens delirium tremens (i:), potomania **~ähnlich** *ps* delirium-like

deliriös *s* delirant

Dellchen *n* (kleine Delle) dimple, slight depression

Delle *f* impression, pit, imprint / mit **⌀n** besetzt *od* besät *anat* scrobiculate (i) / **⌀n** bilden to pit

dellen|besetzt *anat* scrobiculate (skro-'bikjulit) **~bildend** pitting **⌀bildung** *f* [bei Druck auf ödematöses Gewebe] pitting, dimpling, formation of dimples **⌀nagel** *m* spoon-nail

dellig pitted

Dellwarze *f* molluscum (ʌ) contagiosum

delomorph (Zellen) delomorphous, delomorphic, definitely formed

Delorme (də'lɔrm)**-Operation** *f* Delorme's operation, pericardiectomy, removal of the adhesive (i:) pericardium, decortication of the heart

Delta|hydrocortison *n* (Prednisolon (*WHO*)) prednisolone (*BP, USP*) **⌀muskel** *m* (Musculus deltoideus (*PNA*)) deltoid [muscle] **⌀muskelentzündung** *f* inflammation of the deltoid muscle **⌀rhythmus** *n* delta rhythm **⌀strahlen** *m pl* delta rays **⌀welle** *f* delta wave

deltoid deltoid

Deltoides[muskel] *m* deltoid [muscle]

Deltoiditis *f* (Deltamuskelentzündung) deltoiditis, inflammation of the deltoid muscle

Delusion *f ps* delusion (u:) [s. a. Wahn]

Delusions- delusional (u:)

Demarkation *f* demarcation

Demarkations|linie *f* (Nekrose) line of separation *od* demarcation **⌀potential** *n neur* demarcation potential **⌀strom** *m elektr* demarcation current (ʌ)

dematerialisieren *ps* to dematerialise (iə)

Demecarium *n* (*WHO*) demecarium (demi'kɛəriəm) bromide (*BPCA*)

Demeclocyclini hydrochloridum (*EP*) (Demeclocyclinhydrochlorid) demeclocycline hydrochloride (*EP, BP*)

Demecolcin *n* (*WHO*) demecolcine (deme'kɔlsi:n) (*BPCA*)

dement *ps* demented **⌀er** *m* dement, demented person

Dementia *f ps* dementia **⌀** *alcoholica* alcoholic d. **⌀** *apoplectica* d. apoplectica **⌀** *arteriosclerotica* arteriosclerotic psychosis **⌀** *epileptica* epileptic psychosis (sai'kousis) **⌀** *hebetica* hebephrenic (e) schizophrenia **⌀** *infantilis* infantile d. **⌀** *infantilis Heller* Heller's disease **⌀** *myoclonica* d. myoclonica **⌀** *paralytica* paralytic (i) d., general paralysis *od* paresis **⌀** *paranoides* paranoid type of d. **⌀** *praecox* (i:) **⌀** *praecox* d. praecox (i:), adolescent insanity, schizophrenia (skitso'fri:niə) *s* Schizo- **⌀** *praesenilis* presenile (i:) d. **⌀** presenilis (pri:si'nailis) *schizophrene* **⌀** schizophrenic (e) d. **⌀** *secundaria* secondary d. **⌀** *senilis* (Presbyophrenie) presbyophrenia (i:), senile d., d. of old age *od* old people **⌀** *tabetica* tabetic (e) d. **⌀** *toxica* toxic d. due to excessive drug abuse (ju:) **⌀** *traumatica* traumatic d.

Demenz *f ps s* Dementia *präsenile* **⌀** presenile dementia syndrome; ~ **⌀**, Typ Binswanger Binswanger's ('binsvaŋərz)

encephalitis *schizophrene* ⟂ schizophrenic dementia *semantische* ⟂ semantic dementia *senile* ⟂ senile dementia *toxische od toxogene* ⟂ toxic dementia *traumatische* ⟂ traumatic dementia *zerebralsklerotische* ⟂ arteriosclerotic psychosis

Demethyl-chlortetracyclin [-Hydrochlorid] *n* (DMCT) (*WHO*) demethylchlortetracycline ('klɔ:tetrə'saikli:n) [hydrochloride (*BP*)]
demethylieren to demethylate (e)
Demineralisation *f physiol* demineralisation, excessive loss of mineral (i) salts
Demodex folliculorum *m* (Haarbalgmilbe) Demodex (e) folliculorum, follicle mite, hair [-follicle] mite ⟂**befall** *m* demodicidosis ⟂**milbe** *f* s ⟂ folliculorum
Demonstra|tion *f* (Klinik, Unterricht) demonstration ~**tiv** demonstrative (ɔ) ⟂**tor** *m* demonstrator (e)
demonstrier|bar demonstrable (e) / (durch Röntgenstrahlen) roentgenoparent (ɛə) ⟂**en** to display, to demonstrate (e)
Demophobie *f ps* demophobia
Demorali|sation *f ps* demoralisation ~**sieren** *ps* to demoralise (ɔ)
Demours (də'mur)**-Membran** *f* (Lamina limitans posterior (*PNA*)) posterior elastic lamina
Demulcens *n pharm* demulcent (ʌ)
Demyelinisieren *n* demyelinating
Denatalität *f* denatality
Denaturase *f* denaturase (ei)
denaturier|en (vergällen) *chem* to denature (di:'neitʃə), to denaturate (di:'nætʃəreit) ~**t** *chem* (allgemein zum Genuß unbrauchbar gemacht) denatured (di:'neitʃəd) / (Alkohol *auch*) methylated ⟂**ung** *f* (Vergällung) denaturation / (Alkohol *auch*) methylisation ⟂**ungsmittel** *n chem pharm* denaturant (ei)
Dendrit *n* dendrite, neurodendron ⟂**en**-**plättchen** *n* dendritic platelet (æ) ~**isch** dendritic (i), branched (a:), dendroid
Dendrophilie *f sex* (Hinneigung zu Bäumen) dendrophilia (i), obsession for trees
denervier|en to denervate ⟂ *n* denervation, removal *od* resection of a nerve, nerve-resection ~**t** denervate[d]
Dengue|fieber] *n* (Siebentagefieber) dengue ('diŋgi:, 'dengi) break-bone fever, dandy f., sun *od* solar (ou) f. ⟂**-Virus** *n* dengue virus
denitrier|en *chem* to denitrify (ai) ⟂**ung** *f chem* denitrification ⟂**[ungs]mittel** *n* denitrifier (ai)
Denitrifikation *f chem* denitrification, setting free of nitrogen (ai)
Denken *n ps* thinking *archaisches* ⟂ archaic-pathologic[al] th. *autistisches* ⟂ dereistic th. *dereistisches* ⟂ dereistic th. *konkretes* ⟂ concrete th. *magisches* ⟂ magical th. *prälogisches* ⟂ prelogical th. *schizophrenes* ⟂ schizophrenic (e) th. *weitschweifendes* ⟂ rambling thought
Denk|fähigkeit *f ps* ability to think, faculty of thought ⟂**faulheit** *f ps* mental apathy *od* laziness ⟂**hören** *n* thought echoing ('ekoiŋ) ⟂**inhalt** *m* thought contents ⟂**mangel** *m* (Mangel an logischem Denken) *ps* paralogia (pærə-'loudʒiə), impaired reasoning power

⟂**modell** *n* visual model ⟂**prozeß** *m* thought process ⟂**sperre** *f* blocking ⟂**störung** *f* blocking of thought processes ⟂**vermögen** *n ps* s ⟂**fähigkeit** ⟂**vorgang** *m* s ⟂**prozeß**
Denny-Brown-Syndrom *n* Denny-Brown syndrome
Dens *m* (Zahn) dens, *pl* dentes ('denti:z), tooth, *pl* teeth s Dentes / ⟂ [*axis*] (*PNA*) (Epistropheuszahn) odontoid process of the axis ⟂ *caducus* (Weisheitszahn) wisdom tooth ⟂ *epistrophei* odontoid process ⟂ *sapientiae* wisdom t. ⟂ *serotinus* wisdom t.
Densi|meter *n* densimeter (i) ⟂**metrie** *f* densimetry ~**metrisch** densimetric ⟂**tometer** *n* densitometer
dental dental ⟂**fluorose** *f* mottled enamel ⟂**geräte** *n pl* dental instruments ⟂**gips** *m* dental plaster (a:) ⟂**goldlegierung** *f* dental gold alloy ⟂**hartgips** *m* hard dental plaster (a:) ⟂**infektion** *f* dental infection ⟂**keramik** *f* dental ceramics (si'ræmiks) ⟂**laboratorium** *n* dentist's *od* dental laboratory ⟂**laborgeräte** *n pl* dental laboratory equipment (*sg*) ⟂**legierung** *f* dental alloy ⟂**lot** *n* dental brazing alloy ⟂**porzellan** *n* dental porcelain ⟂**präparate** *n pl* dental preparations ⟂**quecksilberdosierer** *m* dental mercury dispenser ⟂**rundzange** *f* mit langem Schnabel dental long round-nose pliers *pl* ⟂**schiene** *f chir* interdental splint ⟂**spezialitäten** *f pl* dental specialities ⟂**werkstoffe** *m pl* dental materials
Dentes *m pl* (*PNA*) (Zähne) teeth ⟂ *acustici* (*PNA*) (Huschke-Gehörzähne) auditory teeth ⟂ *canini* (*PNA*) (Eckzähne) canine t. ⟂ *decidui* (*PNA*) (Milchzähne) deciduous t. ⟂ *incisivi* (*PNA*) incisor t. ⟂ *molares* (*PNA*) (Molaren, Mahlzähne, Backenzähne) molar t. ⟂ *permanentes* (*PNA*) permanent t. ⟂ *premolares* (*PNA*) (Prämolaren, Bikuspidaten) premolar t.
Denti|fikation *f* (Dentinbildung) dentification ~**form** (zahnförmig) dentiform, tooth-shaped ~**fricium** *n dent* dentifrice
Dentikel *n dent* denticle, pulp (ʌ) stone
Dentin *n* (Zahnbein) dentin[e] ('dentin, -i:n), ivory (ai) ⟂- dentinal ⟂ **und Schmelz betr.** amelodentinal ~**abdichtend** *dent* dentin[e]-sealing ~**ähnlich** *dent* dentinoid ~**artig** *anat* dentinoid ⟂**ation** *f* dentinification ~**bildend** *anat* dentinogenic (e), dentinogenous (ɔ) ⟂**bildner** *m dent* dentinoblast ⟂**bildung** *f* dentinogenesis, dentinification ⟂**kanälchen** *n pl* (Canaliculi dentales (*PNA*)) dental canaliculi ⟂**körnchen** *n dent* pulp nodule (ɔ)
Dentino|blast *m* dentinoblast ⟂**genese** *f* dentinogenesis ⟂**m** *n* dentinoma, dentin[e] tumo[u]r (ju:)
Dentin|resorption *f dent* odontolysis (ɔ) ⟂**schmelzgrenze** *f dent* dentino-enamel (æ) line ⟂**sprung** *m dent* dentin[e] crevice (e) ⟂**um** *n* (*PNA*) (Dentin) dentin[e] ⟂**zelle** *f dent* dentin[e] cell, odontoblast
Dentist *m* (Zahntechniker) dental technician *od* mechanic / (Zahnarzt) dentist
Dentition *f* dentition, teething *erste* ⟂ primary (ai) *od* deciduous d. *gemischte* ⟂ mixed d. *verzögerte* ⟂ delayed d. *zweite od bleibende* ⟂ secondary *od* permanent d.

dento|alveolar dento-alveolar (i) ~**gen** odontogenous (ɔ) ~**id** (zahnähnlich) odontoid, dentoid, tooth-shaped ~**labial** dentilabial (ei) ~**lingual** dentilingual ~**maxillar** maxillodental ⟂**skop** *n* dentoscope
dentural dentural ('dentʃərəl)
Denucé (dəny'se:)**-Band** *n* (Ligamentum quadratum (*PNA*)) quadrate ligament
Denudation *f* (*bes* Zahnhals) *dent* denudation
denukleiert denucleated (ju:)
dep. = depuratus purified
Depersonalisation *f* (Entpersönlichung) *ps* depersonalisation ⟂**serscheinungen** *f pl* symptoms *od* signs of depersonalisation ⟂**s-Syndrom** *n* "Alice in Wonderland" syndrome
depigmentier|en to depigment ⟂**ung** *f*, (Pigmentverlust) depigmentation, loss of pigment
Depil|ation *f* (Enthaarung) depilation ⟂**atorium** *n* (Enthaarungsmittel) *pharm* depilatory (i) ~**ieren** to depilate (e) ~**ierend** depilatory (i)
Deplasmolyse *f* deplasmolysis
deplazier|en to displace ⟂**ung** *f* displacement
Deplet|ion *f* (Entleerung) depletion (i:) ~**orisch** depletory (i:)
Depolaris|ation *f* depolarisation ⟂**ator** *m* *chem* depolariser (ou) ~**ieren** to depolarise (ou)
depolymerisier|en to depolymerise (ɔ) ⟂**ung** *f* depolymerisation
Depot *n* depot ('depou) ⟂**effekt** *m imm* depot effect ⟂**eisen** *n* depot iron ('aiən) ⟂**eiweiß** *n* depot albumin (ju:)
depotenzieren *ps* to depotentiate (di:po'tenʃieit)
Depot|fett *n* depot fat ⟂**impfstoff** *m* depot vaccine ⟂**insulin** *n* depot insulin, repository (ɔ) insulin ⟂**penizillin** *n* *pharm* depot *od* repository (ɔ) penicillin ⟂**präparat** *n pharm* depot *od* repository preparation ⟂**wirkung** *f* depot effect
Depression *f ps* depression / *chir* (Staroperation) couching (au), depression of cataract (æ) *agitierte* ⟂ agitated (æ) depression *od* melancholia (ou) *anaklitische* ⟂ anaclitic d. *anankastische* ⟂ anancastic d. *ängstliche* ⟂ anxious d. *auseinanderfliessende* ⟂ spreading (e) d. *endogene* ⟂ endogenous d. *exogene* ⟂ exogenous d. *erlebnisreaktive* ⟂ reactive d. *hypochondrische* ⟂ hypochondriacal melancholia *immunologische* ⟂ (Immunosuppression) immunological d. *initiale* ⟂ initial d. *konstitutionelle* ⟂ constitutional depressive disposition *neurotische* ⟂ psychoneurotic d. *periodische* ⟂ periodic d. *postinfektiöse* ⟂ post-infectious d. *psychogene* ⟂ psychogenic d. *reaktive* ⟂ reactive d. *senile* ⟂ senile d. *symptomatische* ⟂ symptomatic d. *zyklothyme* ⟂ cyclothymic d.
Depressions|erscheinung *f ps* symptom *od* sign of depression ⟂**fraktur** *f* depressed fracture ⟂**psychose** *f ps* depressive psychosis (sai'kousis) ⟂**zustand** *m ps* depressive state *od* condition, state of depression
depressiv *ps* depressive / causing depression ⟂**ität** *f* depressant effect ⟂**um** *n* *pharm* depressant
Depressor *m* (Muskel) depressor / (Herz) depressor [nerve] ~**isch** (Nerv) depressor, inhibitory, restraining (ei)

deprimier|en *ps* to depress ~**t** (gemütlich--verstimmt) depressed
Deprivation, sensorielle *f ps* sensory deprivation, perceptual isolation
Deproliferation *f* deproliferation
Depur|ans *n* (*pl* Depurantia) *pharm* s Abführmittel ~**atus** (*lt*) (gereinigt) *pharm* depuratus (depjuə'reitəs), purified (juə), refined (ai), cleansed (e)
Dequalinium-chlorid *n* (*WHO*) dequalinium chloride (di:kwɔ'liniəm 'klɔːraid) (*BPC*)
derangiert *ps* deranged (ei), disordered, mentally disturbed
derb (Tumor) hard, resistant to touch / (Gewebe) compact, hard, resistant / (Leber) firm / (fest) firm **&heit** *f* compactness, hardness / (Gewebe, Tumor) hardness
Dercum ('dəːkəm)**-Syndrom** *n* (Adipositas dolorosa) Dercum's syndrome, adipositas dolorosa
Derealisation *f ps* (Fremdheitsgefühl) derealisation
Dereflexion *f ps* dereflexion (di:ri-'flekʃən)
dereistisch *ps* dereistic
Derepression *f imm* derepression
Derivans *n* (*pl* Derivantia) *pharm* derivative (i)
Derivat *n* derivative (i) **&ion** *f* (Ableitung) derivation / (Blut) blood withdrawal **&isierung** derivatisation
deriviert derived (ai)
Derma *n* (Haut) derma, cutis (ju:), skin **&graph** *m* dermagraph
derm|al (*Haut betr*) dermal, cutaneous (kju:'teinjəs) **&algie** *f* (Hautschmerz) dermatalgia, dermalgia, dermatodynia **&anyssusmilbe** *f* Dermanyssus, bird--mite (ai), poultry mite, chicken louse **&atikum** *n* (Hautmittel) *pharm* dermatic, remedy for skin diseases ~**atisch** (Haut *betr*) cutaneous, dermal, dermatic
Dermatitis *f* (Hautentzündung) dermatitis, inflammation of the skin **&actinica** d. actinica **&ammoniacalis** napkin--area d. **&atrophicans** atrophy (æ) of the skin **&bullosa** d. bullosa (ou) **&calorica** d. calorica (ɔ:), d. ambustionis (ou) **&combustiones** d. ambustiones **&congelationis** d. due to cold, frostbite, chilblain (i) d. **&cosmetica** cosmetic d. **&diabetica** d. of diabetics **&exfoliativa** exfoliative d., Wilson's ('wilsnz) disease (Wilson-Brocq ('wilsn-'brɔk) disease); **&~neonatorum** Ritter's ('ritərz) disease **&herpetiformis** During-Brocq ('djuəriŋ-brɔk) syndrome **&hiemalis** cold weather d. **&lichenoides purpurica pigmentosa** (Gougerot-Blum(gu:ʒə'ro--'blum)-Syndrom) pigmented purpuric lichenoid (ai) d. **&linearis** [migrans] (Hautmaulwurf) creeping disease od eruption (ʌ) d. **&nodosa tropica** craw--craw (ɔ:) **&pustulosa contagiosa canadiense** (Akne contagiosa) *vet* Canadian horsepox, contagious acne **&solaris** solar d., sunburn **&uncinaria** dew itch **&vegetans** Hallopeau's (alo'poz) disease **&venenata** contact d. **&verrucosa** chromoblastomycosis; mossy foot **&allergische** d. (endogenes Ekzem) atopic *od* allergic d. **arzneimittelbedingte &** (Arzneimitteldermatitis) d. medicamentosa (ou), drug eruption (ʌ) **berufsbedingte &** industrial *od* occupational (ei) d. **durch Insekten**

hervorgerufene & insect d. **durch Kosmetika bedingte &** cosmetic d., (speziell durch ätherische Öle bedingte &) perfume d., berlock od. berloque d. **eitrige &** pyodermatitis, pyodermitis **künstlich erzeugte &** artificially (i) produced d. **narbenbildende &** ulodermatitis **nässende &** weeping d. **pilzbedingte &** mycotic (ɔ) d. **primelnbedingte &** primrose *od* primula (i) d. **raupenbedingte &** caterpillar (æ) d. **& der Säuglinge** diaper (ai) d., napkin--area ('eəriə) d. **strahlenbedingte &** actinic d. **toxische &** toxidermitis
Dermatoautoplastik *f* dermato-auto-plasty
Dermatobia *f* (Dasselfliege) Dermatobia (ou)
Dermatobium|fliege *f* Dermatobia (ou) **&larve** *f* (Dermatobia noxialis) macaco (a:)-worm (ə:) / (Dermatobia hominis) Dermatobia hominis **&larvenbefall** *m* dermatobiasis (ai)
Dermato|chalasis *f* cutis laxa **&fibrom** *n* (Hautfibrom) dermatofibroma **&fibrosarkom** *n* dermatofibrosarcoma **&glyphe** *f genet* dermatoglyphic **&graph** *m* (Hautstift) dermatograph **&graphie** *f* (Hautschrift) dermographia (æ), dermographism (ɔ), dermography (ɔ) **&graphismus** *m* **&graphie &koniose** *f* (Staubdermatose) dermatoconiosis **&loge** *m* (Hautarzt) dermatologist, skin specialist (e) **&logie** *f* (Hautlehre) dermatology ~**logisch** dermatologic[al] **&lyse** *f* (Schlaffhaut) dermatolysis (ɔ), loose skin ~**lytisch** dermatolytic (i) **&m** *n chir, anat, embr* dermatome **&manie** *f ps* dermatomania **&mykose** *f* dermatomycosis **&myom** *n* (Hautmyom) dermatomyoma **&myositis** *f* dermatomyositis (DMS), multiple (ʌ) myositis **&myzes** *m bakt* cutaneous (ei) fungus (ʌ), dermatomyces ('maisi:z), *pl* dermatomycetes (mai'si:ti:z), dermatophyte **&neurose** *f* dermatoneurosis (njuə'rousis), skin neurosis, neurodermatosis **&pathie** *f* (Hautleiden) dermatopathy (ɔ), dermatopathia (æ), skin disease **&pathologie** *f* (Lehre von den Hautkrankheiten) dermatopathology **&phagus** *m* Chorioptes **&philus** *m bakt* Dermatophilus (ɔ) **&philusbefall** *m* dermatophiliasis (ai) **&„phober“** *m ps* dermatophobe, dermatosiophobe (dɔ:mə'tousiofoub) **&phobie** *f* (Angst vor Hautkrankheiten) dermatophobia **&phyt** *m* (Hautpilz) *s* Dermatomyzes **&phytose** *f* dermatophytosis; (athlete's ('æθli:ts) foot **&plastik** *f* (Hautplastik) dermatoplasty, plastic operation on the skin, skin grafting (a:) ~**plastisch** dermatoplastic **&polyneuritis** *f* erythr[o]edema (i:) polyneuropathy (ɔ), Feer's (fe:rz) disease **&prophylaxe** *f* (Hautprophylaxe) dermoprophylaxis (æ), dermatophylaxis **&rrhagie** *f* (Hautblutung) dermatorrhagia (ei), blood discharge from the skin
Dermatose *f* dermatosis, *pl* dermatoses ('tousi:z), dermopathy (ɔ), skin disease **akute febrile neutrophile &** (Sweet--Syndrom) acute febrile neutrophile dermatosis **allergische &** allergic dermatosis **angioneurotische &** angioneurotic (ɔ) d. **berufsbedingte &** occupational (ei) *od* industrial d. **durch Eiterinfektion verursachte &** pyodermatosis **erbliche &** (Psoriasis *usw*) genodermatosis **& mit Farbveränderungen**

chroma[to]dermatosis **& mit juckenden Hautknötchen** prurigo (ai) **heredofamiliäre atrophische &** (Thomson-Syndrom) heredofamilial atrophic dermatosis **milbenbedingte &** acarine (æ) *od* mite (ai) d. **parasitäre &** parasitic d. **präkanzeröse &** (Bowen-Syndrom) precancerous dermatosis, Bowen's ('bouənz) disease *od* dermatosis **pruriginöse &** pruritic d.
Dermato|sklerose *f* (Hautsklerose) dermatosclerosis (skliə'rousis), scleroderma **&skopie** *f* (Hautbesichtigung) dermatoscopy **&spasmus** *m s* Gänsehaut **&therapeutikum** *n pharm* dermatologic[al] agent **&therapie** *f s* Hautbehandlung ~**trop** dermatotropic (ɔ), having an affinity for the skin **&zoenwahn** *m ps* acarophobia **&zoon** *n s* Hautparasit
Dermatrophie *f* dermatrophy (æ)
Dermazentorzecke *f* Dermacentor, Dermatocentor
Derm|is *f s* Haut ~**isch** (Haut-) dermic, cutaneous (ei) **&itis** *f* inflammation of the skin, dermitis (ai)
Dermo|blast *m* dermoblast **&graph** *m* dermatograph **&graphie** *f s* Dermatographie ~**graphisch** dermographic (æ) **&graphismus** *m s* Dermatographie
dermoid (hautähnlich) dermoid **&** *n* (Geschwulst) dermoid / epibulbäres **&** epibulbar dermoid tumo[u]r **&entfernung** *f chir* dermoidectomy, removal of a dermoid **&geschwulst** *f* dermoid, dermoid cyst **&zyste** *f* dermoid cyst / (mit Haaren) piliferous cyst **&zystenausschälung** *f* dermoidectomy **&zystenfistel** *f* pilonidal (ai) fistula
Dermo|lyse *f* dermolysis (ɔ) **&lysin** *n* dermolysin (ɔ) **&mykose** *f* dermomycosis **&phylaxie** *f* dermatophylaxis ~**trop** dermotropic (ɔ), dermatotropic (ɔ) ~**vaskulär** (Hautgefäße *betr*) dermovascular
Desacetyl-lanatosid C *n* (Deslanosid) deslanoside (des'lænosaid) (*BPCA, USP*)
desaktivier|en to deactivate **&ung** *f* deactivation
desalkylieren to dealkylate (æ)
desamidisieren *chem* to deamidise (æ)
Desamin|ase *f* deaminase (di'æmineis) **&ierung** *f* deamination
Desäquilibrierung *f phys* disequilibrium (i)
Desault (də'so)**-Verband** *m* (Schlüsselbeinverband) Desault's bandage (æ)
desazetylieren to desacetylate
Descemet (desə'me:)**-Membran** *f* (Lamina limitans posterior (*PNA*)) Descemet's membrane, posterior (iə) elastic lamina
Descemetitis *f* descemetitis
Descemetozele *f* descemetocele (e)
Descensus *m* descensus, descent **&testis** (*PNA*) descent of the testis **&uteri** prolapse of the uterus (ju:) *od* womb (wu:m), dropped womb *F*, metroptosis **&vaginae** vaginal (ai) prolapse, elytroptosis, dropped vagina (ai) *F*
Deschamps (de'ʃã)**-[Ligaturen-]Nadel** *f* Deschamps's needle
desensibilisier|en (Allergie) to deallergise (di:'æləʤaiz), to desensitise **&ung** *f* deallergisation, desensitisation / fortlaufende **&** perennial method of desensitisation / frühe **&** preseasonal

method of desensitisation ⟋ungstest *m* desensitisation test
Deserpidin *n* (*WHO*) deserpidine (di'sə:pidi:n) (*BPCA*)
Desikk|ans *n pharm* desiccant (e) ⟋ation *f* (Austrocknung) desiccation ⟋ator *m chem* desiccator (e)
desimmunisieren to disimmunise
Desinfektans *n* (Desinfektionsmittel) disinfectant
Desinfektion *f* disinfection
Desinfektions|anstalt *f* disinfecting station (ei) ⟋apparat *m* disinfector, steriliser ⟋bad *n* germicidal (ai) bath ⟋flüssigkeit *f* disinfecting fluid (u) *od* solution ⟋kraft *f* disinfecting *od* germicidal power ⟋mittel *n* disinfectant, germifuge, germicide, antiseptic, germ (ə:) killer / (zur Desodorierung) deodoriser (ou), deodorant (ou) ⟋seife *f pharm* disinfectant soap
Desinfiziens *n* disinfectant
desinfizieren to disinfect / (Parasiten) to disinfest (Instrumente) to sterilise (e) / (Hände zur Operation) to scrub (ʌ) ~d disinfected, disinfecting / sterilising (e)
Desintegr|ation *f* disintegration ~ieren to disintegrate
Desinvagin|ation *f* reduction (ʌ) of an intussusception or invagination, disinvagination ~ieren to reduce an invagination
Desipramin-Hydrochlorid *n* (*WHO*) (Desipramini hydrochloridum (*EP*)) desipramine hydrochloride (di'sɪprəmi:n haidro'klɔːraid) (*BP, EP, NF*)
Deslanosid *n* (Desacetyl-lanatosid C) deslanoside (*BPCA, USP*)
Desmarres (de'mar)|**-Chalazionpinzette** *f* Desmarres' chalazion forceps *pl* ⟋-Hornhautmesser *n* Desmarres' corneal knife ⟋-Lidhalter *m* Desmarres' lid retractor ⟋-Parazentesenadel *f* Desmarres' paracentesis needle
Desmo|dynie *f* (Sehnenschmerz) desmodynia, pain in a ligament ⟋enzym *n* desmo-enzyme ~gen desmogenous (ɔ) ⟋graphie *f* (Lehre von Sehnen *u* Bändern) desmography ~graphisch desmographic (æ)
desmoid desmoid (e) ⟋[geschwulst] *f* desmoid tumo[u]r
Desmo|pathie *f* (Sehnen- *od* Bändererkrankung) desmopathy (ɔ) ⟋pexie *f* (Bandanheftung) desmopexia ⟋rrhexis *f* (Bänderriß) desmorrhexis, rupture of a ligament ⟋som *n* desmosome ⟋tomie *f* (Banddurchtrennung) *chir* desmotomy
Desobliteration *f* disobliteration
Desodorans *n pharm* deodorant (ou)
desodorier|en to deodorise (ou) ~end deodorising, deodorant ⟋ung *f* deodorisation ⟋ungsmittel *n pharm* deodorant, deodoriser
Desomorphin *n* (*WHO*) deoxymorphine (di'ɔksi'mɔ:fi:n)
Desorganisation *f path* disorganisation
desorientier|t *ps* disoriented (ɔ:) ⟋tsein *n ps* disorientation ⟋ung *f* disorientation
Desorption *f* desorption, elution
Desoxalsäure *f* (Dihydroxy-Äthantrikarbonsäure) dihydroxyethanetricarboxylic (i) *od* desoxalic acid
Desoxy|- deoxy- [*nota*: desoxy- ist nicht mehr gebräuchlich ausser in der USP] ⟋cholatzitrat-Agar *n* deoxycholate citrate (i) agar (ei) ⟋cholsäure *f* (Acidum desoxychol[al]icum) deoxycholic acid ⟋corticosteronum aceticum *n* (*DAB*)

deoxycortone acetate (*BP*), desoxycorticosterone acetate (*NF*) ⟋corton *n* (*WHO*) (11-Desoxycorticosteron) deoxycortone (di,ɔksi'kɔ:toun), deoxycorticosterone (iə) (DOC) ⟋corton-acetat *n* (*DAB, WHO*) (Desoxycorticosteronum aceticum (*DAB*)) deoxycortone acetate (*EP, BP*), desoxycorticosterone acetate (*NF*) ⟋corton-glucosid *n* deoxycorticosterone glucoside ⟋cortoni acetas (*EP*) *s* ⟋corton-acetat ⟋corton-trimethylazetat *n pharm* deoxycorticosterone trimethylacetate (tri'meθil'æsiteit) (DTMA) (*BPC*) deoxycortone trimethylacetate (*BP*) *od* pivalate (*BPC*)
Desoxyd|ation *f chem* deoxidation ~ieren *chem* to deoxidise
Desoxy|ephedrin *n* (Methamphetamin) deoxyephedrine ('efidri:n) [hydrochloride], methamphetamine ⟋kortikosteron *n* (Desoxycorticosteron) deoxycorticosterone ('kɔ:tiko'stiəroun), deoxycortone ⟋kortikosteronazetat *n pharm* deoxycorticosterone acetate, deoxycortone acetate ⟋kortikosteron-önanthat *n pharm* deoxycorticosterone [o]enanthate, deoxycortone [o]enanthate ⟋phenobarbiton *n* primidone (i) (*BP, USP*) ⟋riboaldolase *f* deoxyriboaldolase (,raibo'ældoleis) ⟋ribonuklease *f* deoxyribonuclease (,raibo'nju:klieis) ⟋ribonukleinsäure *f chem* (DNS) deoxyribonucleinic (di'ɔksi'raibonju:kli:'inik) acid (DNA) ⟋ribonukleohiston *n* deoxyribonucleohistone (,raibo,nju:klio'histoun) ⟋ribonukleoprotein *n* deoxyribonucleoprotein (,raibo,nju:klio'prouti:n) (DNP) ⟋ribose *f chem* deoxyribose (ai) ⟋ribosenukleinsäure *f* deoxyribonucleic acid ⟋thymidindiphosphat *n* deoxythymidine (ai) diphosphate (dTDP) ⟋thymidintriphosphat *n* deoxythymidine (ai) triphosphate (dTTP) ⟋zytidindiphosphat *n* deoxycytidine diphosphate (dCDP) ⟋zytidintriphosphat *n* deoxycytidine triphosphate (dCTP)
despezifiziert (Serum) despeciated (i:)
Desquamatio furfuracea *f* (kleieartige Abschuppung) defurfuration
Desquamation *f* desquamation, exfoliation
desquamativ desquamative (æ), exfoliative (ou) ⟋pneumonie *f* desquamative (æ) *od* parenchymatous (i) pneumonia
dessertlöffelvoll (5 ml) dessertspoonful (ə:)
Destillat *n* distillate ⟋ion *f chem* distillation / fraktionierte ⟋ fractional d. / trockene ⟋ dry *od* destructive d. ⟋ionsapparat *m Lab* distillation apparatus (ei) *od* appliance (ai), distiller
destillier|bar distillable ⟋blase *f Lab* distilling retort, still ~en to distil ⟋kolben *m Lab* distilling flask (a:) ⟋ofen *m Lab* distilling furnace ⟋rückstand *m Lab* distillation residue (e) ~t distilled / wieder ~ (redestilliert) redistilled ⟋ung *f* distillation
Destrudo *f ps* destrudo
Destruktion *f path, ps* destruction (ʌ)
Destruktions|drang *m* urge to destroy ⟋trieb *m* destructive instinct, destructiveness (ʌ)
destruktiv destructive (ʌ)
Deszend|enten *m pl* descendants ⟋enz *f* descent ⟋enztheorie *f* theory (i) of evolution, Darwinism ⟋ierend descending ~iert (Organ) descended, dropped

Deszensus *m* (Hoden) descent / (Uterus) fall, prolapse ⟋störung *f* disturbed *od* retarded descensus
Detail|erkennbarkeit *f röntg* sharpness of definition, image detail, detail perceptibility
detailliert detailed (i:)
Detektor *m Lab* detector
Detelektase *f* detelectasis, collapse
Detergens *n* (*pl* Detergentia) (Wasch- *od* Reinigungsmittel) *pharm* detergent, cleansing (e) agent
determin|ant determinant ⟋ante *f* determinant ⟋ation *f* determination / mehrfache ⟋ multidetermination ~ieren to determine ~ierend determinant ⟋ismus *m* determinism
DE-Tollwutimpfstoff *m* duck-embryo vaccine
Detorsion *f* detorsion
Detoxin *n* detoxin
Detrition *f* (Zahn, Knochen) detrition (i)
Detritus *m* (Gewebstrümmer) detritus (ai)
Detubation *f* removal *od* extraction of a tube, detubation
Detumeszenz *f* (Abnahme einer Schwellung) detumescence, subsidence (ʌ) of a swelling
Deuel ('dɔiəl)-**Halozeichen** *n* halo (ei) sign
deuten *röntg* to interpret / falsch ~ to misinterpret
Deuter|anopie *f* (Grünblindheit) green blindness, deuteranopia ('dju:təræ'noupiə), achloroblepsia ~ieren to deuterate ⟋ium *n* (schwerer Wasserstoff) *chem* deuterium (dju:'tiəriəm), heavy hydrogen (ai)
Deutero|albumose *f* deuteroproteose ('dju:tərə'proutious) ⟋chloroform *n* deuterochloroform ⟋hämin *n* deuteroh[a]emin (i:) ⟋hämophilie *f* deuteroh[a]emophilia ('dju:tərə'hi:mo'filiə) ⟋n *n chem* deuteron (ju:) ⟋pathie *f* (Sekundärleiden, zusätzliche Erkrankung) deuteropathy (ɔ) ~pathisch deuteropathic (æ) ⟋porphyrin *n* deuteroporphyrin
Deutoplasma *n* deutoplasm (ju:)
Deutsches Arzneibuch (DAB) *n pharm* German Pharmacop[o]eia ('piə)
Deutsches Rotes Kreuz *n* German Red Cross
Deutung *f* interpretation / falsche ⟋ mininterpretation
DEV = duck-embryo vaccine Entenembryoimpfstoff, DEV
Devarda (de'varda)-**Legierung** *f* Devarda's alloy
Devasation *f* (Gefäßverlust) devasation
Devaskularisation *f* (Gefäßausschluß) devascularisation
Deventer ('de:vəntər)-**Becken** *n* (geradverengtes Becken) *anat* Deventer's pelvis
Deviation *f* deviation (di:vi'eifən) / ⟋ conjuguée (gleichsinnige Abweichung von Kopf u. Augenachsen) conjugate ('kɔndʒugit) ⟋
Deviationsmesser *m* (Schielen) deviometer
Deviometer *n* (Schielmesser, Apparat zum Messen der Schielablenkung) deviometer (ɔ)
Deviszer|ation *f* removal of viscera, devisceration ~ieren to remove the viscera
Devitalisation *f* (*bes dent*) devitalisation

devitalisier|en (*auch dent*) to devitalise (ai) ⱬen *n* devitalisation ∼t devitalised (ai) / (nekrotisch) necrotic (ɔ), dead (e) ⱬungsmittel *n dent* devitaliser (ai)
de Wecker (di 'vekə)|-**Nadelhalter** *m* de Wecker's needle holder (ou) ⱬ-**Pinzetenschere** *f* de Wecker's scissors (i) *pl*
Dexamethason[um (*EP*)] *n* (*WHO*) (Fluormethylprednisolon) dexamethasone (deksə'meθəzoun) (*BP*) ⱬazetat *n* dexamethasone acetate (*BP*) ⱬdinatriumphosphat *n* dexamethasone sodium phosphate (*USP*) ⱬ-**Isonicotinat** *n* dexamethasone isonicotinate
Dexamphetamin-sulfat *n* (*WHO*) (Dextroamphetamini sulfas (*P Int*)) dexamphetamine sulphate (deksæm'fetəmi:n 'salfeit) (*BP*), dextro-amphetamine (*USP*)
Dexbrompheniramin-Maleat *n* (*WHO*) dexbrompheniramine maleate ('deksbroumfe'nirəmi:n 'mælieit) (*NF*)
Dexchlorpheniramin-Maleat *n* (*WHO*) dexchlorpheniramine maleate ('deksklɔ:fe'nirəmi:n 'mælieit) (*NF*)
Dexiokardie *f* dexiocardia, dextrocardia
Dexpanthenol *n* (*WHO*) (Pantothenylalkohol) pantothenyl (e) alcohol
Dexteralität *f* (Rechtshändigkeit) dextrality (æ)
Dextr. = Dextrose *f* dextrose
Dextran *n pharm* dextran
Dextrase *f chem* dextrase
Dextrin *n* (*DAB*) (Stärkezucker) dextrin ⱬase *f chem* dextrinase ⱬausscheidung *f* (Urin) dextrinuria (juə) ⱬose *f* (Isomaltose) dextrinose ('dekstrinous) ⱬurie *f* (Dextrinausscheidung im Urin) dextrinuria (juə)
Dextro|cocain *n* (*WHO*) (Isococain) dextrococaine (ko'kein), isococaine ⱬdeviation *f* (Abweichung nach rechts) dextrodeviation ⱬgyr (rechtsdrehend) dextrorotatory (ou) ⱬinklination *f ophth* dextrotorsion ⱬkardie *f* (Rechtsverlagerung des Herzens) dextrocardia, dexiocardia (a:), right-side heart ⱬkardiogramm *n* dextrocardiogram, right-side cardiogram ⱬklination *f ophth* dextrotorsion, dextroclination ⱬmaltose *f* (rechtsdrehender Malzzucker) *chem* dextromaltose (ɔ:) ⱬmethorphan *n* (*WHO*) dextromethorphan (me'θɔ:fən) [hydrochloride (*BP*)] ⱬmoramid *n* (*WHO*) (D-Moramid) dextromoramide (mɔ'ræmaid) (*BPCA*) [tartrate (*BP*)]
Dextronsäure *f* (Acidum gluconicem, D--Glukonsäure) gluconic (ɔ) acid, d-gluconic acid
Dextro|pimarsäure *f* (d-Pimarsäure) dextropimaric acid ⱬposition *f* (Rechtslage) dextroposition ⱬpropoxyphen *n* (*WHO*) (Propoxyphen) propoxyphene (pro'poksifi:n) ⱬpropoxyphen-hydrochlorid *n* (*WHO*) propoxyphene hydrochloride (ɔ:) (*BP*) ⱬpropoxyphen--napsylat *n* propoxyphene napsylate (æ) (*BP*)
Dextrose *f* (Traubenzucker) dextrose, grape sugar (u), d-glucose (u:) ⱬagar *m bakt* dextrose agar ('æga:) ⱬausscheidung *f* (Urin) dextrosuria (juə) ⱬ--Stickstoffverhältnis *n* dextrose-nitrogen (ai) rate, D-N rate
Dextrosum| anhydricum ad usum parenterale (*EP*) (wasserfreie Glucose für Injektionszwecke) anhydrous dextrose for parenteral use (*EP*, *BP*) ⱬ **mono-**

hydricum ad usum parenterale (*EP*) (Glucose-Monohydrat für Injektionszwecke) dextrose monohydrate for parenteral use (*EP*, *BP*)
Dextrosurie *f* dextrosuria (juə)
Dextro|thyroxin [Natrium] *n* (*WHO*) dextrothyroxine sodium (*NF*) ⱬversion *f* (Neigung nach rechts) dextroversion, version to the right ∼vertiert dextroverted ∼zerebral (die rechte Hirnhälfte betr) dextrocerebral (e)
dez. = dezentrieren *ophth* to decentre [*US* -center]
Dezeleration *f* deceleration
dezentrieren *ophth* to decentre [*US* -center]
Dezerebrierung *f* (Enthirnung, Entfernung des Hirns) decerebration (ei), brain ablation ⱬsstarre *f* (Enthirnungsstarre) decerebrate rigidity
Dezibel *n* decibel (e)
Dezidua *f* decidua (di'sidjuə) [nota: alle Deziduaformen haben im Englischen die gleiche lat. Bezeichnung] ⱬentzündung *f* decidual (i) endometritis ∼l decidual (i) ⱬten *m pl* deciduates (i) ⱬzelle *f* decidual cell
Deziduo|m *n* deciduoma ⱬsarcom *n* deciduosarcoma
Dezi|gramm *n* decigram (e), decigramme (dg) ⱬliter *m* deciliter (e) ∼mal decimal (e) ⱬmalwaage *f* decimal balance (æ) ⱬmeter *n* decimeter
DFDT = Difluordiphenyltrichloräthan *n* difluorodiphenyltrichloroethane, DFDT
D-Form *f* D form
DFP = Diisopropylfluorphosphat *n* diisopropylfluorophosphate, DFP
dG = Desoxyguanosin *n* desoxyguanosine [*US* desoxyguanosine]
DGAP = Deutsche Gesellschaft für analytische Psychologie German Society for Analytical Psychology
dGDP = 2'-Desoxyguanosin-5'-diphosphat *n* deoxyguanosine diphosphate
DGE = Deutsche Gesellschaft für Ernährung *f* German Society for Nutrition
D-Glyzer[in]aldehyd-3-phosphat *n* (GAP) glyceraldehyde-3-phosphate
dGMP = Desoxyguanosin-monophosphat *n* deoxyguanosine monophosphate
DGPT = Desoxyguanosintriphosphatase *f* deoxyguanosine triphosphatase, dGPT-ase
D-Gruppe = D-Streptokokken *m pl bakt* group-D streptococci
dGTP = Desoxyguanosin-triphosphat *n* deoxyguanosine triphosphate
dGuo = Desoxyguanosin *n* deoxyguanosine
DHA = Dehydro-epi-androsteron *n* dehydro-epi-androsterone, DHA
DHE = Dehydro-epi-androsteron *n* dehydro-epi-androsterone / = Dihydroergotamin *n* dihydroergotamine (ɔ), DHE
Dhobiejuck *m* (tropische Ringelflechte) dhobie (ou) itch
Di = Dioptrie *f* dioptre, D / = Diphtherie *f* diphtheria
Diabetes *m* (Zuckerkrankheit, Zuckerharnruhr) diabetes (daiə'bi:ti:z) ⱬ-diabetic (e) ⱬ insipidus d. insipidus (i), hydro-uria (juə), hydruria (uə) ⱬ mellitus d. mellitus (ai) ⱬ renalis renal

d., renal glycosuria (juə) **alimentärer** ⱬ alimentary d., alimentary glycosuria, digestive glycosuria ⱬ **der alten Leute**, **Alters** ⱬ d. of old age ⱬ **bärtiger Frauen** d. of bearded (iə) women, Achard--Thiers (a'ʃar-'tjer) syndrome **echter** ⱬ true d. ⱬ **der Jugendlichen** d. in adolescents **juveniler** ⱬ **mellitus** (in der Wachstumsperiode) growth onset d. **kindlicher** ⱬ d. in children **klinischer** ⱬ manifest d. **latenter** ⱬ latent d. **manifester** ⱬ manifest d. **neurogener** ⱬ neurogenous (a) d. **pankreasbedingter** ⱬ pancreatic d. **wechselnder** ⱬ temporary d. ⱬangst *f ps* diabetophobia ⱬbehandlung *f* diabetotherapy (daiə-'bi:to'θerəpi), treatment of diabetes ⱬdiät *f* diabetic (e) diet (ai) ⱬekzem *n* diabetid (daiə'bi:tid) ⱬfaktor *m* diabetogenic (e) factor ⱬfurcht *f ps* diabetophobia ⱬgangrän *f* diabetic gangrene ⱬgeschwür *n* diabetic ulcer ⱬkoma *n* diabetic coma ⱬkost *f* diabetic diet (ai) ⱬkranker *m* diabetic (e) ⱬneuritis *f* diabetic neuritis (njuə-'raitis) ⱬstar *m* diabetic cataract (æ) ⱬstich *m s* Zuckerstich ⱬtherapie *f* diabetotherapy (daiə'bi:to'θerəpi) **Diabetiker** *m* (Zuckerkranker) diabetic (daiə'betik) / (aus Insulinmangel) insulin deficiency (i) d. ⱬ- diabetic ⱬbrot *n* diabetic bread ⱬdiät *f* diabetic diet (ai) ⱬheim *n* sanatorium for diabetics ⱬkind *n* diabetic child ⱬmilch *f* diabetic milk ⱬretinitis *f* diabetic retinitis
diabetisch diabetic (daiə'betik)
diabeto|gen (Diabetes erzeugend) diabetogenic (e) / (durch Diabetes erzeugt) diabetogenous (ɔ) ⱬmeter *n* diabetometer
Dia|brose, ⱬbrosis *f* diabrosis, perforating ulceration
Diacetyl|aminoazotoluol *n* (*DAB*) diacetylaminoazotoluene ⱬmonoxin *n* diacetylmonoxine (dai,æsitilmo'noksi:n)
Diachylon *n pharm* diachylon (dai-'ækilɔn), litharge ('liθa:dʒ) od lead (e) plaster (a:) ⱬpflaster *n pharm s* ⱬ ⱬsalbe *f pharm* diachylon ointment
Diadocho|kinese *f* diadochokinesia (dai'ædokokai'ni:ziə), diadochokinesis (i:) ∼kinetisch diadochokinetic (e)
Diadokinese *f*, gestörte dysdiadochokinesia (i:)
Diaethyl... *s* Diäthyl...
Diaethylstilboestrolum *n* (*DAB*, *EP*) diethylstilb[o]estrol (i:) (*BP*, *USP*)
Diagnose *f* diagnosis, *pl* diagnoses (daiəg'nousi:z) **abweichende** ⱬ divergent d. ⱬ **aus dem Gewebsbefund** histodiagnosis ⱬ **auf Grund eines Tierversuches** biologic[al] d., isodiagnosis ⱬ **ex juvantibus** d. based on the result of treatment **falsche** ⱬ false d. **klinische** ⱬ clinical (i) d. **mikroskopische** ⱬ microscopic od cytologic[al] d. **neurologische** ⱬ neurologic[al] d. **offene** ⱬ defined (ɔ:) d. **örtliche** ⱬ regional od topographic[al] (æ) d. **per exclusionem gestellte** ⱬ d. by exclusion (u:) **auf serologischen Nachweisverfahren beruhende** ⱬ d. by serologic[al] identification **sichere** ⱬ definite (e) d. **vorläufige** ⱬ provisional d. (PD) ⱬ **unbestimmt** d. undetermined ⱬ **bestätigen** to confirm the d. **eine** ⱬ **stellen** to diagnose (ai), to make a d. ⱬstellung *f* making *od* giving a dia-

gnosis, establishing a d. ≈ *durch* *Telephon* od *Funk* röntg telognosis ≈zeichen n diagnostic sign ≈zentrum n diagnostic centre [*US* center]

Diagnos|tik f (Lehre von den Krankheitserkenntnis) diagnostics / diagnosis / szintigraphische ≈ scan diagnosis ≈tiker m diagnostician ('daiəgnɔs'tiʃn) ≈tikröhre f diagnostic tube ≈tikum n diagnostic agent (ei) ~tisch diagnostic ~tizierbar diagnosable (ai), recognisable (e), identifiable ~tizieren to diagnose (ai), to make a diagnosis

dia|gonal diagonal (æ) ≈gonaldurchmesser m (Becken) diagonal conjugate diameter (æ) ≈gonale f diagonal ≈gramm n diagram (ai) ≈kinese f (Mitoseprophase) diakinesis ≈konisse f deaconess ('di:kənis) ≈krise f diacrisis (dai'ækrisis), diagnosis ~kritisch diacritic[al] (i)

diaktin (strahlendurchlässig) diactinic (i)

Diallyl n chem diallyl (dai'ælil) ≈barbitursäure f (Acidum diallylbarbituricum) diallylbarbituric (juə) acid

dialur|sauer chem dialuric (dai'luərik) ≈säure f dialuric acid, hydroxybarbituric acid

Dialys|ance f (Dialysierfähigkeit) dialysance (dai'ælisəns) ≈at n chem dialysate (æ) ≈ator m dialyser (ai) ≈e f dialysis (dai'ælisis) ≈eflüssigkeit f h[a]emodialysis (æ) solution (*BPC*) ≈egerät n dialyser

Dialysier|apparat m dialyser (ai) ~bar dialysable (ai) ≈barkeit f dialysability ~en to dialyse (ai)

dialytisch dialytic (i)

Diameter m diameter (æ) ≈ *biparietalis* biparietal (ai) d. ≈ *bitemporalis* bitemporal d. ≈ *frontooccipitalis* fronto-occipital (i) d., occipitofrontal (ʌ) d. ≈ *intercristalis* (Beckenkammlinie) intercristal d. ≈ *mentooccipitalis* mento-occipital (i) d., occipitomental d. ≈ *obliqua* (*PNA*) oblique d. ≈ *occipitomentalis* occipitomental d. ≈ *suboccipitobregmatica* suboccipitobregmatic d. ≈ *transversa* (*PNA*) transverse d.

dia|metral diametrical (e) / ~ entgegengesetzt diametrically opposed ≈mid n chem diamide (æ) ≈midin n diamidine (æ)

Diamin n chem diamine (dai'æmin) ≈ausscheidung f (Urin) diaminuria (juə)

Diamino|diäthyläthertetraessigsäure f diamino-diethylethertetra-acetic acid ≈diphenylsulfon n pharm diaminodiphenyl sulphone [*US* -sulf] ≈-diphenyl- -sulfoxyd n pharm diamino-diphenyl- -sulphoxide [*US* -sulf] (DDSO) ≈kapronsäure chem lysine (ai), diaminocaproic (ou) acid ≈pimelinsäure f diaminopimelic (e) acid ≈säure f chem diamino (æ)-acid ≈valeriansäure f (Ornithin) chem ornithine ('ɔ:niθi:n), diaminovaleric (iə) acid ≈xydase f diamine oxidase

Diaminurie f diaminuria (juə)

Diamond-Blackfan ('daiəmənd-'blækfæn)-**Syndrom** n (kongenitale aplastische Anämie) Blackfan-Diamond syndrome, chronic aregenerative an[a]emia, chronic idiopathic erythroblastopenia

Dia|morphin n pharm diacetyl (æ) morphine, diamorphine [hydrochloride (*BP*)], heroin (e) ≈mthazol n (Dimazol (*WHO*)) diamthazole (dai'æmθəzoul) (*BPCA*) ≈pause f diapause ('daiəpɔ:z) ≈pedese f diapedesis (,daiəpe'di:sis) ≈pedese- diapedetic (e)

diaphan (durchsichtig) diaphanous (æ) ≈eität f (Strahlendurchlässigkeit) diaphaneity (i:), transparency (εə)

Diaphano|meter n diaphanometer ≈metrie f diaphanometry ≈skop n diaphanoscope (æ) ≈skopie f diaphanoscopy (ɔ), transillumination

Diaphenylsulfon[um] n (*WHO*) (DADPS) dapsone ('dæpsoun) (*BP*, *USP*), diaminodiphenylsulphone [*US* -sulf-], DADPS

Diaphor|ase f diaphorase (æ) ≈ese f (Schweißabsonderung) diaphoresis ('daiəfɔ'ri:sis), [profuse] perspiration ≈etikum n (schweisstreibendes Mittel) pharm diaphoretic (e) ~etisch diaphoretic (e), sudorific (i)

Diaphragma n (*PNA*) (Zwerchfell) diaphragm ('daiəfræm), diaphragma (daiə'frægmə) / ≈ pelvis (*PNA*) pelvic diaphragm / ≈ urogenitale (*PNA*) urogenital diaphragm ≈aponeurose f central tendon ≈lgie f (Zwerchfellschmerz) pain in the diaphragm, diaphragmalgia ('mældʒiə), diaphragmodynia ~tisch diaphragmatic, phrenic ('frenik) ≈tozele f s Zwerchfellbruch

diaphys|är (*Diaphyse betr*) diaphyseal (i), diaphysary (æ) ≈e f (Mittelstück eines Röhrenknochens) diaphysis (æ), pl diaphyses, shaft [of a long bone] ≈ediaphyseal (i) ≈ektomie f diaphysectomy ~isch diaphyseal (i)

Diaphysen|entfernung f od -resektion f chir diaphysectomy

dia|plazentar diaplacental, via (ai) the placenta ≈positiv n transparency (εə), slide

Diarrhoe f (Durchfall) diarrh[o]ea (daiə-'riə) ≈ *ablactatorum* d. ablactatorum *choleraartige* ≈ choleraic (ei) d. *epidemische* ≈ *der Neugeborenen* epidemic (e) d. of the newborn, neonatal (ei) d. *gärungsbedingte* ≈ fermental od fermentation d. *gastrische* od *gastrogene* ≈ gastrogenic (e) od gastrogenous (ɔ) d. *pankreasbedingte* ≈ pancreatic od pancreatogenous (ɔ) d. *ruhrartige* ≈ dysenteric (e) d. *schleimige* ≈ mucous (ju:) d. *seifige* ≈ soap d. *sommerliche* ≈ der Kleinkinder summer od infantile d. *tuberkulöse* ≈ tuberculous d. *überfütterungsbedingte* ≈ crapulous (æ) d. *virusbedingte* ≈ virus (aiə) d.

Diarrhoe- diarrh[o]eal (i)

diarrhoisch (Durchfall od Diarrhoe betr) diarrh[o]eal (i)

diarthr|isch (zwei Gelenke betr) diarthric, diarticulate ≈ose f diarthrosis

Diaschise, **Diaschisis** f diaschisis (dai'æskisis)

Dia|skop n diascope (ai) ≈skopie f diascopy (æ) ≈stalsis f (Erschlaffungswelle) diastalsis (æ) ≈stase f (Enzym) diastase (ai); *path* (*auch* Diastasis) diastasis ≈stase- (Enzym) diastatic (ei); *path* diastatic (æ) [nota: beide Begriffe gehen durcheinander!] ≈stasis f (Auseinanderweichen) *path* diastasis (æ); divarication ~statisch (*Diastase betr*) diastatic (æ) ≈stema n (Zahnlücke) dent diastema (i:), pl diastemata (e)

Diaster m (Tochterstern) daughter star **Diastole** f diastole (dai'æstəli) / erste Phase der ≈ protodiastole (æ) / verlangsamte ≈ bradydiastole

Diastolen|druck m diastolic (ɔ) blood pressure ≈erholung f diastolic recovery ≈mitte f mesodiastole ≈mitte- mesodiastolic (ɔ) ≈wert m diastolic level (e)

diastolisch diastolic (ɔ)

diastrophisch (verkrüppelt) diastrophic

Diät f (Kost) diet (ai) / (Lebensweise) regimen (e), regime (i:) *angemessene* ≈ adequate (æ) d. *ausgeglichene* ≈ balanced d. *blande* ≈ bland d. *eiweißarme* ≈ low-protein (ou) d. *eiweißreiche* ≈ high-protein d. *falsche* od *fehlerhafte* ≈ false od defective (e) d. *fettarme* ≈ low- -fat d. *fettreiche* ≈ high-fat d. *fleischfreie* ≈ meat-free d. *flüssigkeitsarme* ≈ restricted (i) fluid d. *herzschonende* ≈ cardiac d. *hochkalorische* ≈ high- -caloric (ɔ) d., high-calorie (æ) d. *hochwertige* ≈ s hochkalorische ≈ *kaloriereiche* ≈ s hochkalorische ≈ *kochsalzarme* ≈ low-sodium d. *konstipationsverhindernde* ≈ anti-constipation regimen (e) (ACR) *leichte* ≈ light d. *niederkalorische* ≈ low-caloric (ɔ) d., low-calorie (æ) d. *optimale* ≈ optimal d. *oxalatarme* ≈ low-oxalate d. *purinarme* ≈ low-purine (juə) d. *purinfreie* ≈ purine (juə)-free d. *rückstandarme* ≈ low-residue (e) d. *salzfreie* ≈ salt-free d. *spezifische* ≈ specific (i) d. *strenge* ≈ rigorous d. *eine* ≈ *aufstellen* to compile a d. od regimen (e), to draw up a d. sheet *auf* [*strenge*] ≈ *gesetzt werden* to be put on a [strict] diet *auf* ≈ *setzen* to put on a d. ≈ *halten* to keep a d., to adhere to a d.

diät dietetic (e) / ~ leben to diet (ai) [o.s.], to be on a diet

Diät|- diet (ai), dietary (ai), dietetic ≈arzt m dietician (i) ≈assistent[in] m (f) assistant dietician ≈behandlung f dietetic treatment, diet cure (kjuə), dietotherapy, sitotherapy ≈einhaltung f adherence (iə) to a diet ≈erleichterung f relaxing of diet ≈etik f dietetics (e) ≈etiker m dietician (i) ~etisch dietetic (e), dietary (ai) ≈fehler m (falsch verschrieben) faulty diet / (Patient) dietary lapse or indiscretion (e) ≈formel f formula, pl formulae ('fɔ:mjuli:)

diatherm diathermic ~an diathermanous (æ) **Diathermie** f (Durchwärmung) diathermy (ai) / chirurgische ≈ electrosurgery ≈- diathermic ≈apparat m diathermy unit ≈behandlung f diathermic therapy ≈gerät n diathermy unit ≈koagulation f surgical diathermy, diathermocoagulation ≈messer n chir diathermy knife, electrosurgical knife ≈strom m elektr diathermic current (ʌ)

Diathese f diathesis (æ), pl diatheses (dai'æθisi:z) *allergische* ≈ allergic d. *arthritische* ≈ arthritism *asthenische* ≈ asthenic (e) d. *biliöse* ≈ bilious (i) d. *eosinophile* ≈ eosinophil (i) d., permanent eosinophilia (i) *exsudative* ≈ exudative (ju:) d. *gichtische* ≈ gouty (au) d. *hämorrhagische* ≈ h[a]emorrhagic (æ) d., h[a]emophilia (i) *harnsaure* ≈ uric (juə) acid d. *katarrhalische* ≈ catarrhal d. *lymphatische* ≈ scrofulosis [*neuro*]*gichtische* ≈ neuro-arthritism *neuropathische* ≈ neuropathic (æ) od psychopathic (æ) d., nervous instability *rheumátische* ⌁ rheumatic (ru:'mætik) d., predisposition to rheumatism (u:) *spastische* ⌁ spasmodic (ɔ) *od* spasmophilic (i) d. *tuberkulöse* ⌁ tuberculous d. *uratische* ⌁ uratic d. *variköse* ⌁ varicose ('værikous) d.

Diathese- diathetic (e)

Diäthyl|amin *n* *chem* diethylamine (dai'eθil'æmin) (*BP*) ⌁aminoäthanol *n* diethylaminoethanol ⌁aminoäthyl-Cellulose *f* diethylaminoethyl cellulose, DEAE cellulose ⌁-äther *m* (*DAB*) (Äther) ether (*BP*, *USP*), solvent ether (*BP*) ~barbitursauer diethylbarbituric ⌁barbitursäure *f* (Acidum diaethylbarbituricum (*DAB*), Barbital (*DAB*)) diethylbarbituric (juə) acid, barbitone (*BP*), barbital (*USP*) 5,5-⌁-barbitursäure, Natriumsalz (*DAB*) (Barbital--Natrium (*DAB*)) sodium 5,5-diethyl-barbiturate (*BP*), barbitone *od* barbital sodium (*BP*) ⌁carbamazin-Citrat *n* (*WHO*) (Diaethylcarbamazini citras (*P Int*)) diethylcarbamazine citrate (ka:'bæməzi:n 'sitreit) (*BP*, *USP*) ⌁malonylharnstoff *m* diethylmalonylurea (i) ⌁nikotinamid *n* nikethamide (ni'keθəmaid) (*BP*) ⌁phenylendiaminsulfat *n* diethylphenylenediamine sulphate ⌁propandiol *n* *pharm* diethylpropanediol (,proupein'daiɔl) ⌁propion *n* (Amfepramon (*WHO*)) diethylpropion ('proupiɔn) (*BPCA*) [hydrochloride (*NF*)] ⌁stilböstrol *n* (*DAB*) diethylstilb[o]estrol (i:) (DES) (*BP*, *USP*) ⌁stilböstroldipropionat *n* (*DAB*) (Diaethylstilboestrolum dipropionicum (*DAB*)) diethylstilbestrol dipropionate (*NF*) ⌁thiambuten *n* (*WHO*) diethylthiambutene (θai'æmbjuti:n) (*BPCA*)

diät|isch diet (ai), dietetic (e), dietary (ai) ⌁kontrolle *f* dietary supervision ⌁küche *f* diet kitchen ⌁kunde *f* sitology, dietetics ⌁kur *f* diet cure, dietetic treatment ⌁lehre *f* dietetics ⌁maßnahme *f* dietary (ai) measure, dieting (ai) ⌁monotonie *f* monotonous (ɔ) diet ⌁nahrungsmittel *n* *pl* diet *od* dietetic foods

Diatomeenerde *f* *chem* diatomaceous (ei) *od* infusorial (ɔ:) earth

Diät|plan *m* diet plan *od* sheet ⌁regel *f* dietetic (e) *od* diet rule, regimen (e)

Diatrizoat *n* *röntg* diatrizoate (daiə'trizoeit)

Diatrizoesäure *f* diatrizoic (,daiətrai-'zouik) acid

Diät|schwester *f* diet nurse (ə:) ⌁spezialist *m* dietician ⌁therapie *f* dietotherapy, diet therapy, sitotherapy ⌁überwachung *f* dietary (ai) supervision ('viʃən) ⌁umstellung *f* change *od* alteration of diet ⌁verpflegung *f* diet ⌁vorschrift *f* diet prescription, pre-scribed diet ⌁wechsel *m* change of diet ⌁zettel *m* diet sheet

Diazepam *n* diazepam (dai'æzipæm) (*BP, NF*)

Diazet|ämie *f* diacet[a]emia ⌁at *n* *chem* diacetate (dai'æsitit) ⌁onurie *f* diaceturia (juə) ⌁urie *f* diaceturia (juə) ⌁ylmorphin *n* (Heroin) *pharm* diacetylmorphine (dai'æsitil'mɔ:fin), heroin (e)

Diazo|benzolsulfonsäure *f* (Acidum diazobenzolsulfonicum) diazobenzenesulphonic [*US* -sulf-] acid ⌁gruppe *f* *chem* diazo (dai'æzo) group ⌁probe *f* *chem* diazo test ⌁reagens *n* Ehrlich's ('e:rliçs)

diazo reagent (ei) ⌁reaktion *f* diazo test *od* reaction

diazotier|bar diazotisable ~en (die Diazogruppe einführen) *chem* to diazotise (dai'æzətaiz) ⌁ung *f* *chem* diazotisation

Diazoverbindung *f* *chem* diazo compound

dibasisch dibasic

Dibenzanthrazen *n* dibenzanthracene

Dibothriocephalus *m* Dibothriocephalus (e) ⌁befall *m* dibothriocephaliasis (ai)

Dibrom|barbitursäure *f* dibromobarbituric acid 2,6-⌁chinonchlorimid *n* 2,6--dibromoquinone-chlorimide (BQC) ⌁id *n* *chem* dibromide (ou) ⌁-o-kresol--sulfonphthalein *n* (*DAB*) (Bromkresolpurpur (*DAB*)) bromocresol purple (*BP*, *USP*), dibromo-o-cresolsulfonphthalein (æ) (*USP*) ⌁propamidin-Di--isaethionat *n* (*WHO*) dibromopropamidine isethionate (dai'broumopro-'pæmidi:n aise'θaioneit) (*BPC*)

Dibucain *n* (Cinchocain[hydrochlorid] (*WHO*)) cinchocaine ('sinkokein) hydrochloride (*BP*, *USP*), dibucaine (dai'bju:kein) hydrochloride

Dibutolin *n* *pharm* dibutoline (dai'bju:toli:n)

Dibutyl *n* *chem* dibutyl (ju:) ⌁phthalat *n* (*EP*) dibutyl (ju:) phthalate (*EP*, *BP*)

Dichloralphenazon *n* (Amidopyrin--Chloralhydrat) dichloralphenazone (dai,klɔ:rəl'fenəzoun) (*BPCA*)

Dichlor|amin *n* *chem* dichloramine (,daiklo:'ræmin) ⌁amino-sulfonyl-benzoesäure *f* sulphondichloro-aminobenzoic acid ⌁äthan *n* dichloroethane p-⌁benzol *n* paradichlorobenzene ('pærədai'klɔ:ro'benzi:n) ⌁chinon *n* dichloroquinone (dai,klo:ro'kwinoun) ⌁chinonchlorimid *n* (*EP*, *DAB*) dichloroquinone-chlorimine (*BP*), dichloroquinone-chlorimide (*EP*, *USP*) ⌁diäthylsulfid *n* *chem* mil (Senfgas) mustard gas ⌁diphenyldichloräthan *n* (DDD) dichlorodiphenyldichloroethane (e) (DDD) ⌁diphenyltrichloräthan (DDT) *n* (*DAB*) dichlorodiphenyltrichloroethane (dai'klo:rodai'feniltrai'klo:ro'eθein) (DDT) ⌁essigsauer *chem* dichlor[o]-acetic (i:) ⌁essigsäure *f* (Acidum dichloraceticum) dichlor[o]-acetic (i:) acid ⌁fluorescein *n* dichlorofluorescein ⌁id *n* *chem* dichloride (dai'klo:raid) ⌁isoproterenol *n* dichloroisoprenaline (DCI), dichlorisoproterenol (e) (DCI) ⌁methan *n* (*DAB*) dichloromethane ('meθein) (*BP*, *EP*, *USP*), methylene chloride (*BPC*, *USP*) ⌁ophen *n* (*WHO*) dichlorophen (ɔ:) (*BP*) ⌁ophenarsin *n* (*WHO*) dichlorophenarsine (fen'a:si:n) ⌁phenamid *n* dichlorphenamide ('fenəmaid) (*BP*, *USP*) 2,6-⌁phenol--indophenolnatrium *n* (*EP*, *DAB*) 2,6-dichlorophenolindophenol sodium (*USP*) [salt (*EP*, *BP*)] ⌁vos *n* (DDVP) *pharm* 2,2-dichlorvinyldimethyl-phosphate (,daiklɔ:'vainildai'meθil'fɔsfeit) (*BPCA*) ⌁xylenol *n* dichloroxylenol ('zailinol) (*BPCA*)

dichorisch (Zwillinge) dichorial (ɔ:)

dichotom (zweigeteilt) dichotomous (dai'kɔtəməs) ⌁ie *f* (Zweiteilung) dichotomy

dichro|isch (zweifarbig) dichromatic ⌁ismus *m* dichroism (ai) ~itisch dichroic (ou) ⌁masie *f* *s* Dichromatopsie ⌁mat *m* dichromat (ou) ~mat di-

chromatic ~matisch dichromatic ⌁-matopsie *f* dichromasia ('daikro-'meizjə), dichromatopsia (dai'kroumə-'tɔpsiə) ~misch dichromic (ou)

Dichromsäure *f* dichromic (ou) acid

Dichte *f* specific gravity / density / niedrige ⌁ low d. / optische ⌁ optical d. / relative ⌁ relative density, specific gravity ⌁messer *m* densimeter (i) ⌁verstärkung *f* *radiol* enhancement

Dichtigkeit *f* density ⌁smesser *m* densimeter (i) ⌁smessung *f* densimetry (i)

dichtstehend *röntg* dense

dick thick / (beleibt) stout, corpulent / (fett) fat, obese (i:) / (geschwollen) swollen (ou) / (Blut) clotted, coagulated (æ) / (Milch) curdled / (Luft) heavy / (Flüssigkeit) viscous ~bäuchig pot-bellied, paunchy (ɔ:) ~blütig pachyh[a]ematous ('pæki'hi:mətos), thick-blooded

Dickdarm *m* (Intestinum crassum (*PNA*)) large intestine ⌁-colonic (ɔ) ⌁anheftung *f* *chir* colonopexy (ɔ), colopexy (ɔ) ⌁arterie *f* colic artery *linke* ⌁ (Arteria colica sinistra (*PNA*)) superior left colic artery *mittlere* ⌁ (Arteria colica media (*PNA*)) middle colic artery *rechte* ⌁ (Arteria colica dextra (*PNA*)) right colic artery ⌁blähung *f* (durch Luft) pneumocolon ('nju:mo'koulən) ⌁blutung *f* colonorrhagia (ei) ⌁chirurgie *f* colonic surgery ⌁entzündung *f* colitis ⌁eröffnung *f* *chir* colotomy (ɔ) ⌁fistelanlage *f* *chir* colocolostomy ⌁gekröse *n* mesocolon (ou) ⌁katarrh *m* catarrhal colitis ⌁klappe *f* ileoca[e]cal (i:) valve (æ) ⌁krebs *m* colonic cancer ⌁leiden *n* colonopathy (ɔ), disease of the colon ⌁naht *f* colorrhaphy (ɔ) ⌁plastik *f* coloraphy (ɔ) ⌁schleimhaut *f* mucous (ju:) membrane *od* mucosa (ou) of the colon ⌁schmerz *m* colonalgia, pain in the colon ⌁senkung *f* (Koloptose) coloptosis ⌁tumor *n* colonic neoplasm

Dick|extrakt *m* (*DAB*) (Extractum spissum (*DAB*)) soft extract (*BP*), pillular *od* solid extract (*USP*) ⌁fingerglied *n* (Pachydaktylie) pachydactyly ~flüssig viscous (i), ropy (ou), sirupy ('sirəpi) / (Eiter) thick ~häutig thick-skinned, pachydermatous ~knochig thick-boned ⌁kopf *m* (Pachyzephalus) pachycephalus (e); *ps* stubborn person ~köpfig *ps* pig-headed, stubborn / *anat* pachycephalic (æ), pachycephalous (e) ~leibig (korpulent) corpulent, stout / (fett) obese (i:) ⌁leibigkeit *f* corpulence, stoutness / (Fettleibigkeit) obesity (i:) ~lippig thick-lipped ⌁lippigkeit *f* macrocheilia ('kailiə) ~membranig pachymenic (e) ⌁milch *f* curds ~nasig pachyrhinic ('rainik), thick-nosed ⌁schädel *m* *ps* *s* Dickkopf ~schädelig *s* dickköpfig ~schalig (Frucht) thick--skinned ~schenkelig thick-thighed (θaid)

Dick (dik)|-Scharlachprobe *f* ⌁-Test ⌁--Test *m* Dick test, scarlet fever (i:) test ⌁-Serum *n* Dick toxin, scarlet fever streptococcus (ɔ) toxin

dick|wandig thick-walled ~werden (gerinnen) to coagulate (æ), to clot / (Milch) to curdle / (Umfang) to put on weight / (anschwellen) to swell / (durch Gas, Luft) to inflate

Dicodid *n* *pharm* dihydrocodeinone (ou)

Dicoumarol n (WHO) (Dicumarin) dicoumarol (dai'ku:mərəl), dicoumarin, bishydroxycoumarin

Dicumarin n s Dicoumarol

Dicycloverin n (WHO) dicyclomine (dai'saiklomi:n) [hydrochloride] (BP) ᴢ-**Sirup** m dicyclomine elixir (BPC)

Didaktylismus m (Zweifingerigkeit) didactylism (æ)

Didym|algie f (Hodenneuralgie) pain in a testis, didymalgia, didymodynia ᴢ**itis** f (Hodenentzündung) didymitis, orchitis

Diebsangst f ps cleptophobia

Dieldrin n (Insektizid) dieldrin (dai-'eldrin)

Dielektrizitätskonstante f dielectric constant

Dienoestrol n (WHO) (Dienoestrolum (EP)) dien[o]estrol (daien'i:strol) (BP, EP, NF)

Dienst m (Leistung) service / function (ʌ) / (Anstellung) employment / (Pflicht) duty / vom ᴢ (z B Arzt) on duty ᴢ**alter** n seniority (ɔ); years (pl) of service ~**beschädigt** disabled (ei) ᴢ**beschädigung** f disability ~**frei** (außer Dienst) off-duty ~**habend** (Arzt) on duty ᴢ**mädchenknie** n (Bursitis praepatellaris) prepatellar bursitis, housemaids' knee ~**tuend** on duty, in attendance ~**unfähig** disabled

Dientamoeba f Dientamoeba ('daientə-'mi:bə)

dienzephal (zum Zwischenhirn gehörig) diencephalic (æ) ~-**hypophysär** diencephalo (e)-hypophyseal (i) ᴢ**on** n (Zwischenhirn) diencephalon ('daien-'sefələn), betweenbrain, interbrain, thalamencephalon (e)

Diethadion n diethadione (dai,eθə-'daioun) (BPCA)

Diethazin [Hydrochlorid] n (WHO) diethazine (dai'eθəzi:n) [hydrochloride]

differential differential ᴢ**agglutinationstest** m (DAT) differential agglutination test (DAT), Rose-Waaler (rouz-'va:lər) test ᴢ**blutbild** n h[a]emogram (i:), differential blood picture, differential [blood] count ᴢ**diagnose** f differential diagnosis ᴢ**diagnostik** f differential diagnosis ~**diagnostisch** concerning differential diagnosis ᴢ**färbung** f histol differential staining (ei) ᴢ**folie** f röntg differential screen ᴢ**probe** f (Niere) differential kidney function (ʌ) test ᴢ**zählung** f (Blut) differential [blood] count ᴢ**zellbild** n differential cell picture

differentiell differential

Differenz f difference ᴢ**effekt** m ps differential effect ~**ieren** to differentiate, to distinguish ᴢ**ierung** f differentiation ᴢ**ierungsfärbung** f differential staining ᴢ**ierungsprozess** m ps differentiation process ᴢ**ierungsreiz** n neur differentiating stimulus ᴢ**ton** m difference (i) tone (ou)

Diffraktometer n diffractometer

diffundieren to diffuse (ju:)

diffus (verstreut) diffuse ~**ibel** diffusible (ju:) ᴢ**ibilität** f diffusibility ᴢ**ion** f diffusion (ju:)

Diffusions|barriere f neur diffusion barrier ᴢ**druck** m diffusion pressure ᴢ**elektrophorese** f diffusion electrophoresis (i:) ~**fähig** diffusible (ju:) ᴢ**fähigkeit** f diffusibility ᴢ**geschwindigkeit** f rate of diffusion ᴢ**ikterus** m hepatogenic (e)

---

jaundice ('dʒɔ:ndis) od icterus ᴢ**kapazität** f (Lunge) diffusion od diffusing od diffusive capacity ᴢ**koeffizient** m coefficient of diffusion ᴢ**konstante** f diffusion constant ᴢ**kraft** f power of diffusion ᴢ**störung** f impaired diffusion ᴢ**vermögen** n s ᴢ**kraft**

Diflucortolon n pharm diflucortolone (BAN) ᴢ**valerianat** n diflucortolone valerate

Difluordiphenyltrichloräthan n (DFDT) (Insektizid) difluoro-diphenyltrichloro-ethane (DFDT)

digallus|sauer chem digallic (dai'gælik) ᴢ**säure** f (Tanninsäure) chem digallic acid

digastrisch (Muskel) digastric

digen digenetic (e)

Digenesis f (Generationswechsel) digenesis (e), alternation of generation

digerieren to digest (dai'dʒest) ᴢ n auch pharm digestion

Digestion f auch pharm digestion ᴢ**smittel** n pharm s Digestiva ᴢ**strakt** m alimentary od digestive tract od canal (æ)

digestiv digestive ᴢ**a** n pl (verdauungsfördernde Mittel) digestants, digestives ᴢ**mittel** n (Verdauungsmittel) pharm digestant, digestive

Diginatigenin n pharm diginatigenin

Digipuratum n pharm digipuratum (didʒipuə'reitəm)

digital digital (i) ᴢ**ein** n pharm digitalein (didʒi'tæli:in) ᴢ**in** n pharm digitalin (didʒi'teilin)

Digitalis f bot pharm digitalis (didʒi-'teilis) / ᴢ lanata white foxglove, Digitalis lanata / ᴢ purpurea Digitalis purpurea / ᴢ **purpureae folium** (EP) digitalis leaf (EP, BP) ~**ähnlich** pharm digitaloid (i) ~**artig** digitaloid ᴢ**blätter** n pl (DAB) (Folia Digitalis (DAB)) [nota: Digitalis purpurea] Digitalis leaf (BP), Digitalis (USP, BP) ᴢ**einheit** f digitalis unit ᴢ**extrakt** m extract of digitalis ᴢ**glykosid** n digitalis glycoside (ai) ~**ieren** to digitalise (i) ᴢ**ierung** f digitalisation ᴢ**mus** m s ᴢ**vergiftung** ᴢ**pause** f interruption of digitalis therapy ᴢ**präparat** n pharm digitalis preparation ᴢ**pulver** n powdered od prepared (BP) digitalis ᴢ**tinktur** f pharm tincture of digitalis ᴢ**unverträglichkeit** f digitalis intolerance (ɔ) ᴢ**vergiftung** f digitalism (i), digitalis poisoning ᴢ**wirkung** f digitalis effect

Digital|kompression f chir digital (i) compression ᴢ**oid** n pharm digitaloid (i) ᴢ**untersuchung** f digital examination

Digitin n pharm digitin (i)

Digitonin n pharm digitonin (ou) (BP)

Digitoxigenin n pharm digitoxigenin

Digitoxin n (DAB, WHO), **Digitoxinum** n (DAB, EP) digitoxin (ɔ) (BP, EP, USP), digitoxinum (ɔ) (BP)

Digitus m (pl Digiti) (Zeh, Finger) digitus ('didʒitəs), pl digiti ('didʒitai) ᴢ **anularis** (PNA) ring finger ᴢ **hippocraticus** clubbed (ʌ) finger ᴢ **malleus** hammer finger ᴢ **medius** (PNA) middle finger ᴢ **minimus** (PNA) little finger ᴢ **mortuus** dead finger ᴢ **valgus** digitus valgus ᴢ **varus** digitus varus

Digiti II-IV second, third and fourth toes / Digiti manus fingers / Digiti pedis toes

Diglykolsäure f diglycollic acid

Digoxigenin n pharm digoxigenin

Digoxin[um (EP)] n (WHO) digoxin (ɔ) (BP, EP, USP), digoxinum (ɔ) (BP) ᴢ-**Natriumphosphat-Sirup** m [für Kinder] paediatric (æ) digoxin (ɔ) elixir (BPC)

Dihairese f (Spaltung, Abtrennung) chir di[a]erisis (e)

dihybrid dihybrid (ai) ᴢ m dihybrid

Dihydralazin n (WHO) dihydrallazine (daihai'dræləzi:n) (BPCA)

Dihydro|azetonphosphat n dihydroxy--acetone phosphate ᴢ**cholesterin** n (Cholestanol) chem dihydrocholesterol, cholestanol ᴢ**codein** n (WHO) (Dihydrocodeinum bitartaricum (DAB), Dihydrocodeinhydrogentartrat (DAB)) dihydrocodeine ('koudii:n) [tartrate (BP)] ᴢ**codeinhydrogentartrat** n (DAB) s Dihydrocodein ᴢ**codeinon** n (Hydrocodon (WHO), Dihydrocodeinonum bitartaricum (DAB), Dihydrocodeinonhydrogentartrat (DAB), Hydrocodonhydrogentartrat (DAB)) pharm dihydrocodeinone (dihydroxy) [bitartrate] ᴢ**codeinonhydrogentartrat** n (DAB) s Dihydrocodeinon ᴢ**ergocornin** n dihydro-ergocornine ᴢ**ergokryptin** n dihydro-ergokryptine ᴢ**ergotamin** n (DHE) pharm dihydro-ergotamine (ə:-'gɔtəmi:n) ᴢ-**hydroxycodeinon-hydrochlorid** n (DAB) (Oxycodonhydrochlorid (DAB, WHO)) dihydrohydroxycodeinone hydrochloride ᴢ**codeinon-bitartrat** n s ᴢcodeinon ᴢ**morphinon-hydrochlorid** n (DAB) (Hydromorphon (WHO)) dihydromorphinone hydrochloride ᴢ-**oxycodeinonum hydrochloricum** (DAB) (Dihydro-hydroxycodeinon-hydrochlorid (DAB)) dihydrohydroxycodeinone hydrochloride ᴢ**streptomycin** n dihydrostreptomycin (DHSM) ᴢ**streptomycin-Sulfat** n (DAB, WHO) (Dihydrostreptomycinum sulfuricum (DAB)) dihydrostreptomycin sulphate (BP) ᴢ**streptomyzin** n pharm dihydrostreptomycin (ai) ᴢ**tachysterin** n s ᴢtachysterol ᴢ**tachysterol** n (WHO) dihydrotachysterol (iə) (BP) ᴢ**testosteron** n chem dihydrotestosterone (iə)

Dihydroxy|anthrachinon n (DAB) dihydroxyanthraquinone (BPC), danthron (BP, NF) **4,5-ᴢ-9,10-Antrachinon-2--Karbonsäure** f (Rhein) dihydroxyanthraquinonecarboxylic (ænθrə-'kwinounka:bɔk'silik) acid ᴢ-**Äthantrikarbonsäure** f (Desoxalsäure) dihydroxyethanetricarboxylic acid, desoxalic acid ᴢ**azetonphosphat** n (DAP) dihydroxy-acetone-phosphate (DAP) ᴢ**benzoesäure** f (Acidum gentisinicum, Gentisinsäure) dihydroxybenzoic acid, gentisic (i) od gentisinic (i) acid **1,3-ᴢ--benzol** n (DAB) (Resorcin (DAB)) resorcinol (BP, USP), m-dihydroxybenzene ᴢ**bernsteinsäure** f (Acidum tartaricum) dihydroxysuccinic (sʌk-'sinik) acid ᴢ**chinolinkarboxylsäure** f (Xanthurensäure) dihydroxyquinolinecarboxylic ('kwinoli:nka:bɔk'silik) acid, xanthurenic acid ᴢ**dimethylbuttersäure** f dihydroxydimethylbutyric (i) acid ᴢ**malonsäure** f (Mesoxalsäure) dihydroxymalonic od mesoxalic acid ᴢ**mandelsäure** f dihydroxymandelic (e) acid (DHMA) ᴢ**phenylalanin** n (DOPA) dihydroxyphenyl-alanine (DOPA) ᴢ**phenylessigsäure** f (Homogentisinsäure) dihydroxyphenylacetic (i:) acid, homogentisic (i) acid ᴢ-

phenylglykol n dihydroxyphenylglycol (ai) (DHPG) **phenyl-Propenosäure** f umbellic acid **-Säure** f dihydroxy acid **zimtsäure** f (Kaffeesäure) dihydroxycinnamic acid, caffeic acid

Diisopropylfluorphosphat n diisopropyl--fluorophosphate (dai,aiso'proupil-'fluoro'fosfeit)

Dijod|hydroxychinolin n (WHO) diiodohydroxyquinoline (daiai'oudohai'droksi'kwinoli:n) (BP), di-iodohydroxyquin (BP, USP) **id** n chem dijodide (dai'aiodaid) **oform** n (Äthylenperjodid) pharm di-iodoform (daiai-'oudofo:m), ethylene periodide (po:-'aiodaid) **phenylaminopropionsäure** f (Thyroxin) di-iodophenylaminopropionic acid 3,5- salizylsäure f (Acidum dijodsalicylicum) di-iodosalicylic (i) acid **tyrosin** n di-iodotyrosine (daiai-'oudo'taiorosi:n)

Dikarbonsäure f (Dikarboxylsäure) chem dicarboxylic acid

Diketon n chem diketone (dai'ki:toun)

Dikorie f dicoria (o:), doubleness of the pupil (ju:)

dikrot (Puls) dicrotic (o) **ie** f dicrotism (ai) **ismus** m dicrotism

Dikrozoelium n vet (Trematodenart) Dicrocoelium (i:) **befall** m dicroc[o]eliasis (ai)

Diktion f (Sprechweise) diction

dil. = dilutus diluted, dild

Dilat|ation f (Erweiterung) dilatation, dilation / mit dem Finger digital (i) dilatation **ationsbougie** f chir s Dehnsonde **ationskugel** f [o]esophageal dilating olive **ationszange** f chir dilating forceps pl, dilator **ator** m (Erweiterungsinstrument) dilator / (Muskel) dilator ~**atorisch** dilating, distending ~**ierbar** (dehnbar) dilatable (ei) ~**ieren** (dehnen) to dilate (dai'leit) / (strecken) to stretch / (Zervix) to widen

Dilaudid n pharm dilaudid (o:) [hydrochloride (o:)], dihydromorphinone hydrochloride **sucht** f dilaudidomania, addiction to dilaudid

Dill m bot dill (i), Anethum (i:) graveolens (i:) **öl** n pharm dill oil (BPC) **wasser** n pharm dill water (BPC)

Diloxamid n (WHO) diloxamide (dai-'loksomaid) (BPCA) **furoat** n diloxamide furoate ('fjuoroeit) (BP)

Diluens n pharm diluent ('diljuont)

diluieren (verdünnen) pharm to dilute (dai'l[j]u:t)

DIM = Dosis infectiosa media median infecting od infective dose, ID_{50}

Dimazol n (WHO) (Diamthazol) diamthazole (dai'æmθozoul (BPCA)

Dimenhydrinat n (WHO) dimenhydrinate (daimen'haidrineit) (BP, USP)

dimensionslos dimensionless

Dimepheptanol n (WHO) dimepheptanol (daimep'heptanol) (BPCA), methadol

dimer (aus zwei Gliedern bestehend) dimerous (i) **caprol[um** (EP)] n (WHO) (BAL, Antilewisit) dimercaprol (daimo:'kæprol) (BP, EP, USP), British anti-lewisite, BAL **ie** f dimerism (i) **kaprol** n s Dimercaprol **kaptopropanol** n s Dimercaprol

Dimethisochinhydrochlorid n (Quinisocain (WHO)) dimethisoquin (dime-'θaisokwin) hydrochloride

Dimethisteron n (WHO) dimethisterone (daime'θistroun) (BPCA)

Dimethoxy|-Benzendikarbonsäure f (Hemipinsäure) dimethoxyphthalic ('θælik) acid, hemipic acid **benzoesäure** f (Veratrinsäure) dimethoxybenzoic acid, veratric acid **penicillin** n (Meticillin-Natrium (WHO)) methcillin (meθ'silin) sodium (BP)

Dimethpyrinden-Maleat n dimethindene maleate (daime'θindi:n 'mælieit) (NF)

Dimethyl|amin n chem dimethylamine (dai'meθil'æmin) **aminoazobenzol** n (DAB) (Buttergelb) 4-dimethylaminoazobenzene (e), DAB, butter-yellow 4-- aminobenzaldehyd m (DAB) 4-dimethylaminobenzaldehyde (BP, EP, USP) 4- aminobenzaldehyd-Lösung f [nota: die Lösungen I und II des DAB entsprechen auch nicht annähernd der dimethylaminobenzaldehyde solution in BP und USP] **aminobenzol** n dimethylaminobenzene **aminophenazon** n pharm aminopyrine (aio), dimethylaminophenazone ('æmino'fenozoun) **aminophenyldimethylpyrazolon** n (DAB) (Amidopyrin (WHO), Aminophenazon (DAB)) amidopyrine ('paiori:n) (BPC), dimethylaminophenyldimethylpyrazolone, aminophenazone (EP) **anilin** n dimethylaniline (æ) (BPC) **arsin** n (Kakodyl) chem cacodyl, dimethylarsine **arsinsäure** f (Acidum kakodylicum) cacodylic acid, dimethylarsenic od dimethylarsonic acid **äther** m chem [di]methyl (e) ether (i:) **azetamid** n dimethylacetamide (æ) (DMAC) **azetylvaleriansäure** f (Geronsäure) dimethylketoheptoic acid, geronic acid **benzanthrazen** n dimethylbenzanthracene (DMBA) **benzol** n (Xylol) xylene (ai) (BP), xylol (ai) **biguanid** n (Metformin) metformin [hydrochloride (BP)] **butendiosäure** f (Dimethylmaleinsäure, Pyrocinchonsäure) dimethylmaleic od pyrocinchonic acid **carbamoyloxyphenyl-trimethylammonium--bromid** n (DAB) dimethylcarbamoyloxyphenyltrimethylammonium bromide (BPC, USP), m-dimethylcarbamoyloxyphenyltrimethylammonium bromide (BPC), m-hydroxyphenyltrimethylammonium bromide dimethylcarbamate (USP) **carbamoyloxyphenyl-trimethylammonium-methylsulfat** n (DAB) neostigmine methylsulphate [US -sulf-] (BP, USP), m-dimethylcarbamoyloxyphenyltrimethylammonium methyl sulphate (BP), m-hydroxyphenyltrimethylammonium methyl sulfate dimethylcarbamate (USP) **formamid** n dimethylformamide (USP) **gelb** n dimethyl yellow **glyoxim** n dimethylglioxime (o) **guanidin** n chem dimethylguanidine (æ) **keton** n (Azeton) chem dimethylketone (i:), acetone (æ) **maleinsäure** f (Pyrocinchonsäure, Dimethylbutendiosäure) dimethylmaleic (i:) od pyrocinchonic acid **morphin** m pharm thebaine (θi'beiin), dimethylmorphine **oktadienosäure** f (Geraninsäure) geranic acid 2,3- -1-phenyl--pyrazolon-5-on n (DAB) (Phenazon (DAB)) 2,3-dimethyl-1-phenylpyrazol--5-one (BPC), phenazone (BPC) **phthalat** n dimethylphthalate (DMP) (BP) **2,4- -6-(sulfanilyl-amino)-pyrimidin** n (DAB) sulphasomidine (salfo-'somidi:n) **sulfat** n chem dimethylsulphate [US -sulf-] (A) **sulfoxyd** n dimethylsulphoxide (o) [US -sulf-]

(DMSO) **-thiambuten** n (WHO) dimethylthiambutene (θai'æmbjuti:n) (BPCA) **tryptamin** n dimethyltryptamine (DMT) **tubocurarin** n (WHO) dimethyltubocurarine (,tju:bokjuo'reori:n) **xanthin** n dimethylxanthine ('zænθi:n), theobromine (ou) (BP) **1,3- xanthin** n (DAB) (Theophyllin) 1,3-dimethylxanthine, theophylline (BP, USP) **zyklobutandikarbonsäure** f (Norpinsäure) dimethylcyclobutane dicarboxylic acid, norpinic acid

Dimetinden n (WHO) dimethindene (i) maleate (æ) (NF)

dimorph (in zwei Formen vorkommend) chem dimorphous, dimorphic **ie** f dimorphism **ismus** m s ie

Dinatrium| chromoglycicum n disodium chromoglycate (ai) (DSCG) **citrat** n sodium acid citrate (BP) **edetat** n (WHO) (EDTA-Dinatrium) sodium edetate (BP) **phosphat** n chem disodium phosphate **salz** n der **Aurothiobernsteinsäure** sodium aurothiomalate od aurothiosuccinate (BP)

Dinitro|benzoesäure f dinitrobenzoic acid **benzol** n (EP, DAB) dinitrobenzene (dai'naitro'benzi:n) (BP, EP, USP) **3,5- benzoylchlorid** n (DAB) 3,5--dinitrobenzoylchloride (USP) **chlorbenzol** n (EP) dinitrochlorobenzene (EP) (DNCB) **2,4,- -1-fluorbenzol** n fluordinitrobenzene (FDNB) **o-kresol** n dinitro-ortho-cresol (,o:θo'kri:sol) **phenol** (DNP) n chem dinitrophenol (i:) **2,4- phenol** n 2,4-dinitrophenol (i:) **[2,4]- -phenylhydrazin** n (EP) [2,4-]-phenylhydrazine (USP) **phenylhydrazon** n dinitrophenylhydrazone **resorzin** n chem dinitroresorcin (ri'so:sin) **zellulose** f chem pyroxylin (o), dinitrocellulose

Dinonylphthalat n (EP) dinonylphthalate

Dinophobie f hypsophobia, fear of heights

Dioctylsulfosuccinat n dioctyl (o) sodium sulphosuccinate (A) [US -sulf-] (DSS)

Diode f diode (ai)

Diodon n (WHO) radiol diodone ('daiodoun) (BP)

Dionin n pharm dionin (ai), ethylmorphine hydrochloride (o:)

Diopto|meter n (Refraktionsprüfer) dioptometer **metrie** f (Refraktionsprüfung) dioptometry

Dioptr|ie f (Brechkrafteinheit) opt dioptre (dai'opto), diopter **ik** f (Refraktionslehre) dioptrics (o) ~**isch** opt dioptric (o)

Diorsellinsäure f (Lecanorsäure) lecanoric acid

Diose f (einfacher Zucker) chem diose ('daious)

Diosgenin m diosgenin

diotisch binaural (bai'no:rol)

Dioxan n (DAB) dioxan (o) (EP BP), dioxane (USP)

Dioxy|anthrachinon n (DAB) (Dihydroxyanthrachinon (DAB)) dihydroxyanthraquinone (BPC), danthron (BP, NF) **azeton** n chem dioxyacetone (dai'oksi'æsitoun) **d** n chem dioxide (dai'oksaid) **diaminoarsenobenzol** n chem pharm arsphenamine (a:s'fenomi:n), salvarsan (æ) **dimethylbuttersäure** f chem dioxydimethylbutyric (dai'meθilbju:'tirik) acid **phenylessig-**

säure f chem s Homogentisinsäure ≈**stearinsäure** f dihydroxystearic acid

diözisch di[o]ecious (dai'i:ʃəs)

Dipeptid n chem dipeptide ≈**ase** f dipeptidase

Diperocainum n (Diperodon-hydrochlorid (WHO)) diperodon hydrochloride

Diperodon-hydrochlorid n (WHO) (Diperocainum) diperodon (dai'perodon) hydrochloride

DIPG = Diphosphoglyzerinsäure f diphosphoglyceric acid, DPG

diphasisch diphasic (ei)

Diphemanil-methylsulfat n (WHO) diphemanil methylsulphate (daife'mænil meθil'sʌlfeit) (BPCA)

Diphenadion n (WHO) diphenadione ('daifenə'daioun) (BPCA, NF)

Diphenan n (WHO) diphenan (dai'fi:næn) (BP)

Diphenhydramin-hydrochlorid n (WHO) diphenhydramine (daifen'haidrəmi:n) hydrochloride (BP, USP) ≈**-Sirup** m diphenhydramine (ai) elixir (BPC)

Diphenolisatin n (Acetphenolisatin) pharm oxyphenisatin acetate ('ɔksifen'aisətin 'æsiteit)

Diphenoxylat-hydrochlorid n (WHO) diphenoxylate (ɔ) hydrochloride (ɔ:) (BP, NF)

Diphenyl n chem diphenyl (dai'fi:nil) ≈**amin** n (DAB) diphenylamine ('æmin) (BP) ≈**amin-Schwefelsäure** f (DAB) diphenylamine solution (BPC), diphenylamine T.S. (USP) ≈**benzidin** n diphenylbenzidine ≈**boryloxyäthylamin** n diphenylboric acid aminoethyl ester **5,5-≈hydantoin** n (DAB) (Phenytoin (DAB) [Natrium (WHO)]) 5,5-diphenylhydantoin [sodium (BP)], phenytoin (BPC) [sodium (BP)], sodium diphenylhydantoin (USP) ≈**methan** n pharm diphenylmethane ('meθein) ≈**pyralin** n (WHO) diphenylpyraline ('paiərəli:n) (BPCA) ≈**thiocarbazon** n diphenylthiocarbazone

Diphesatin n (Acetphenolisatin) pharm acetphenolisatin ('æsit,fi:nɔl'aisətin)

Diphosphat n diphosphate

Diphospho|glycerinsäure f diphosphoglyceric (e) acid (DPG) ≈**pyridinnukleotid** n diphosphopyridinenucleotide (dai'fosfo'paiəridi:n'nju:kliotaid) [jetzt NAD] ≈**thiamin** n diphosphothiamine

diphosphor|sauer chem diphosphoric (ɔ) ≈**säure** f chem diphosphoric acid

Diphtherie f diphtheria (dif'θiəriə) ≈**-Adsorbat-Impfstoff** m (EP) adsorbed diphtheria vaccine (EP, BP) (Dip / Vac / Adsorbed) ~**ähnlich** (diphtheroid) diphtheroid ('difθəroid) ≈**antigen** n diphtherotoxin ≈**antitoxin** n (EP) diphtheria antitoxin (EP) ~**artig** diphtheroid (i) ≈**bazillenträger** m diphtheria carrier, diphtheriaphor (iə) ≈**bazillus** m Klebs-Loeffler's (kleps-'leflərz) bacillus (i), Corynebacterium (kɔ:'rainibæk'tiəriəm) diphtheriae (dif'θiərii:) ≈**belag** m diphtheria od diphtheritic (i) membrane ≈**erreger** m s ≈bazillus ≈**gift** n diphtheria toxin ≈**heilserum** n diphtheria antitoxin ≈**-Impfstoff** m diphtheria (iə) vaccine (æ) (BP) ≈**membran** f diphtheria od diphtheritic membrane ≈**nährboden** m culture (ʌ) medium (i:) for diphtheria bacilli ≈**nekrose** f diphtheric (e) necrosis ≈**neuritis** f diphtheritic neuritis (njuə'raitis) ≈**otitis** f otitis crouposa ≈**serum** n antidiphtheric (e) serum (iə)

Diphtherie-Tetanus m diphtheria-tetanus (e) ≈**-Impfstoff** m diphtheria and tetanus vaccine (BP) ≈**-Impfstoff** m [Adsorbat] diphtheria tetanus vaccine [adsorbed] (BP) (DT / Vac [adsorbed]) ≈**-Pertussis-Impfstoff** m [Adsorbat] diphtheria tetanus pertussis vaccine [adsorbed] (BP) (DTPer/Vac [adsorbed]) ≈**-Pertussis-Poliomyelitis-Impfstoff** m diphtheria tetanus pertussis poliomyelitis vaccine (BP) (DTPer Pol / Vac) ≈**-Pertussis-Polio-Vakzine** f diphtheria, tetanus, pertussis, and poliomyelitis vaccine (BP) ≈**-Poliomyelitis-Impfstoff** m diphtheria tetanus poliomyelitis vaccine (BP) (DTPol/Vac) ≈**-Polio-Vakzine** f diphtheria, tetanus, and poliomyelitis vaccine (BP)

Diphtherie|toxin n s ≈gift / ≈ für den Schicktest Schick test toxin ≈**-Toxoid** n diphtheria toxoid (diph-tox) / alaunpräzipitiertes ≈ diphtheria (iə) toxoid (ɔ) alum (æ) precipitated (i) (diph-tox AP)

Diphther|iolysin n diphtheriolysin (ɔ) ~**isch** diphtheritic (i) ≈**itis** f s Diphtherie ~**oid** diphtheroid (i) ≈**oid** n (Bakterien, Erkrankungen) diphtheroid

Diphthongie f (Doppelstimme) diphthongia (dif'θondʒiə)

Diphyllobothrium n (Bothriocephalus latus) Diphyllobothrium (ɔ) ≈**befall** m diphyllobothriasis (ai)

diphyodont diphyodont (i) ≈**ie** f s Zahnwechsel

Dipipanon n (WHO) dipipanone (i) [hydrochloride (BP)], piperidyl methadone hydrochloride

Diplakusie f diplacusis

Diplegie f (Zweiseitenlähmung) diplegia (dai'pli:dʒiə), bilateral paralysis

diplegisch diplegic (i:)

diplo|- (Vors) (doppelt, zweifach) diplo- (i) (Vors) ≈**bakterium** n diplobacterium (iə) ~**bazillär** diplobacillary (i) ≈**bazillenkonjunktivitis** f diplobacillary od Morax-Axenfeld's (mo'raks 'aksənfelts) conjunctivitis ≈**bazillus** m diplobacillus, pl diplobacilli (bə'silai) ≈**chromosom** n diplochromosome ≈**coccus pneumoniae** m (Pneumokokkus) pneumococcus (ɔ), pl pneumococci ('koksai)

Diploë f anat diploë ('diploi:)

Diplo|genese f diplogenesis (e) ~**id** (mit 2 Chromosomensätzen versehen) diploid (i) ≈**idie** f diploidy (di'ploidi) ~**isch** (Diploë betr) diploic (ou), diploetic (e) ≈**kokken-** diplococcal ≈**kokkus** m (pl Diplokokken) Diplococcus, pl Diplococci ('koksai) / ≈**korie** f (doppelte Pupille) diplocoria (ɔ), double pupil (ju:) ≈**myelie** f diplomyelia (i:) ~**neural** (zweifach innerviert) diploneural (juə) ≈**phase** f cytol diplophase, diploid phase ≈**phonie** f (Doppelstimme) diplophonia (ou), diphthongia ≈**pie** f (Doppeltsehen) diplopia (ou), double vision (i) ≈**piemesser** m diplopiometer ~**pisch** diplopic (ɔ) ≈**som** n diplosome (i) ≈**tän** n (Meioseprophase) diplotene

Dip-Phänomen n (Absinken der Myokarderregungsschwelle während der Refraktärphase) dip phenomenon

Dippoldismus m ps dippoldism

Diprophyllin[um (EP)] n (WHO) diprophylline (dai'proufili:n) (EP, BPCA), diphylline

dipsoman dipsomaniac (ei) ≈**er** m ps dipsomaniac (ei) ≈**ie** f dipsomania

Dipteren f pl (Zweiflügler) zool Diptera (i) ≈**-** dipterous (i)

Dipygus m dipygus (ai)

Dipylidium n (Hundebandwurm) Dipylidium (i) [caninum (ai)] ≈**befall** m dipylidiasis (ai)

Dipyridamol n dipyridamole (daipai'ridəmoul) (BPCA)

Dipyridyl n chem bipyridine, dipyridyl

Direktor n (Anstalt, Institut) superintendent, director / (Klinik) head

Direkt|schaden m immediate injury ≈**suggestion** f direct suggestion / ≈ unter Hypnose direct suggestion under hypnosis ≈**übertragung** f direct transfusion (ju:), immediate transfusion

Dirnenüberwachung f supervision (i) of prostitutes

Disaccharid n chem disaccharide (æ)

Disaggregation f ps mental disaggregation

discoid (schildförmig) discoidal (ɔi)

Discus m (Scheibe) anat disk, disc, discus (i) ≈ **articularis** (PNA) (Gelenkscheibe) articular disk; ≈ ~ **articulationis acromioclavicularis** articular disk of the acromioclavicular joint; ≈ ~ **articulationis radioulnaris distalis** articular disk of the inferior radio-ulnar joint; ≈ ~ **articulationis sternoclavicularis** articular disk of the sternoclavicular joint; ≈ ~ **articulationis temporomandibularis** articular disk of the mandibular joint ≈ **interpubicus** (PNA) interpubic (pju:) disk **Disci intervertebrales** (PNA) (Zwischenwirbelscheiben, Bandscheiben) intervertebral disks ≈ **oophorus** cumulus (ju:) oophorus (ou'ɔfərəs), discus proligerus (i) ≈ **opticus** papilla of the optic nerve ≈**hernie** f hernia of an intervertebral disk

Disinsektion f (Entwesung) disinsection, disinsectisation

Disjunktion f genet, ophth disjunction

diskoidal discoid, discoidal (ɔi), disk-shaped

diskontinuierlich discontinuous, intermittent

Diskontinuität f discontinuity (ju)

Diskoplasma n (rote Blutkörperchen) discoplasm (i), red cell plasma

Diskriminator m röntg discriminator (i)

Diskriminierungsindex m index of discrimination

Diskus m s Discus

Dislocatio f dislocation ≈ **completa** complete d. ≈ **habitualis** habitual (i) d. ≈ **incompleta** incomplete od partial d., subluxation ≈ **lentis** displacement of the crystalline (i) lens ≈ **simplex** closed od simple d. ≈ **traumatica** traumatic d., d. due to violence (ai)

Dislokation f (Lageveränderung, Verschiebung) dislocation, displacement ≈**sstellung** f chir malposition

dislozier|en to dislocate, to displace, to dislodge (ɔ) (Leukozyten, Phasen) to shift ~**t** (verrenkt) in malposition, dislocated, displaced / (Zahn) malposed (ou) ≈**ung** f s Dislokation

disom cytol disomic

dispar dispar ('dispa:), unequal (i:)

Dispens|atorium n dispensatory ~**ieren** pharm to dispense, to prepare (eə)

dispergier|en to disperse ~**end** dispersing, dispersive ᴢ**mittel** *n* dispersion medium

Dispermie *f* (Eindringen zweier Samenfäden in ein Ei, Doppelbefruchtung) dispermy (ə:)

dispersibel dispersible

Dispersion *f* dispersion

Dispersions|mittel *n s* Dispergiermittel ᴢ**vermögen** *n* dispersive power

Dispert *n* (Auszug) *pharm* dispert, extract

disponierend predisposing (ou)

Disposition *f* (Veranlagung) disposition (*zu to*) ~**ell** dispositional ᴢ**sphase** *f* disposition phase

Dissektor *m chir* dissector

Dissemination *f* (*z B* Metastasen) dissemination

disseminiert (vereinzelt, zerstreut liegend) disseminated (e), scattered

Dissimilation *f* (Abbau) dissimilation, disassimilation, catabolism (æ) ᴢ**sprodukt** *n* catabolite (æ)

dissimilieren (abbauen) to dis[as]similate (i)

Dissimul|ation *f* (Verheimlichung von Symptomen *od* Körperschäden) dissimulation ~**ieren** to dissimulate (i)

Dissolvens *n* (*pl* Dissolventia) *pharm* dissolvent / (Lösungsmittel) solvent

Dissoziation *f* dissociation **albuminozytologische** ᴢ albuminocytologic[al] d. **atrioventrikuläre** ᴢ AV *od* heart block d. **syringomyelitische** ᴢ syringomyelic d. **tabische** ᴢ tabetic (e) d.

Dissoziations|erscheinung *f* dissociation symptom ᴢ**konstante** *f* dissociation constant

dissoziier|bar *chem* dissociable (ou) ~**en** to dissociate (ou)

distal distal (*von to*) ~ **u. lingual** *dent* distolingual ᴢ**biß** *m dent* distocclusion (u:) ~**is** (*PNA*) (distal) distal ~**wärts** (pheripherwärts) distad

Distanz *f* distance ᴢ**aufnahme** *f röntg* teleroentgenogram ('teli'rʌntjənəgræm) ᴢ**-Flächen-Kymograph** *m röntg* distance-surface kymograph (ai)

Distension *f* (Dehnung) distension ᴢ**zyste** *f* distension cyst

Distichiasis *f* (Wimpernverdoppelung) distichiasis (ai), distichia (dis'tikiə)

Distickstoffmonoxid *n* (*EP*) nitrous oxide

disto|bukkal *dent* distobuccal (ʌ) ~**bukkopulpal** *dent* distobuccopulpal (ʌ) ~**labial** *dent* distolabial (ei) ~**lingual** *dent* distolingual

Distom|a *n* (Trematodenart) Distoma, Distomum ᴢ**atose** *f s* Distomiasis ᴢ**iasis** *f* (Trematodenbefall) distomiasis (ai), distomatosis ᴢ**um** *n* Distoma, Distomum

Distorsion *f* (Verstauchung) distortion / akute ᴢ der Lendenwirbelsäule acute lumbosacral sprain

distozervikal *dent* distocervical

Distraktion *f* (Streckung von Brüchen) traction ᴢ**sklammer** *f. chir* traction bar

Districhie *f* (Haare) districhiasis (ai)

Disulfamid *n* (*WHO*) disulphamide (dai-'sʌləmaid) (*BPCA*) [*US* -sulf-]

Disulfat *n chem* disulphate (ʌ) [*US* -sulf-]

Disulfid *n chem* disulphide (ʌ) [*US* -sulf-] ᴢ**brücke** *f imm* disulphide bridge

Disulfiram *n* (*WHO*) (Tetraäthylthiuramdisulfid, TETD) disulfiram (dai-'sʌlfiræm) (*BPCA*), tetraethylthiuram

disulphide [*US* -sulf-] ᴢ**-Alkohol-Reaktion** *f* alcohol-antabuse reaction

Disulfosäure *f chem* disulphonic (ɔ) acid [*US* -sulf-]

Diszisionsmesser *n opth* discission knife

Dita|rinde *f pharm* dita (i, ai) bark ᴢ**in** *n pharm* ditaine ('diteiin) ᴢ**min** *n pharm* ditamine (æ)

Di-Te-Per-Pol-Impfstoff *m* diphtheria, tetanus, pertussis, and poliomyelitis vaccine

Di-Te-Pol-Impfstoff *m* diphtheria, tetanus, and poliomyelitis vaccine

Dithiazanin *n* dithiazanine (daiθai-'æzəni:n) (*BPCA*) ᴢ**jodid** *n* dithiazanine iodide

Dithiocarbaminsäure *f* [di]thiocarbamic (dai'θaioka: 'bæmik) acid

dithion|sauer *chem* dithionic (ɔ) ᴢ**säure** *f* (Unter-Dischwefelsäure) hyposulphuric *od* dithionic (ɔ) acid

Dithiosalizylsäure *f* (Acidum dithiosalicylicum) dithiosalicylic (i) acid

Dithizon *n* (*EP*, *DAB*) dithizone (*BP*, *EP*, *USP*), diphenylthiocarbazone (*BP*, *USP*)

Dithranol *n* (*WHO*) dithranol ('diθrənɔl) (*BP*), dioxyanthranol (*BP*), anthralin

Ditropylisatropat *n* (Belladonnin) *pharm* belladonnine

Dittrich ('ditriç)**-Pfröpfe** *m pl* Dittrich's plugs (ʌ)

Diurese *f* (Harnfluß) diuresis (daijuə-'ri:sis) / die ᴢ anregen to bring about d. ~**fördernd** diuretic (e) ~**hemmend** inhibiting diuresis ᴢ**hemmung** *f* inhibition of diuresis

Diuret|ikum *n* (*pl* Diuretika) *pharm* diuretic (daijuə'retik) ᴢ**in** *n pharm* diuretin (daijuə'ri:tin) ~**isch** diuretic (e)

Divagation *f ps* (Weitschweifigkeit) divagation

divergent divergent

Divergenz *f* divergence (*von from*) ᴢ**strahlen** *m pl* divergent rays

divergieren to diverge ~**d** divergent

Diverticula ampullae ductus deferentis *n pl* diverticula of the ampulla of the ductus deferens

Divertikel *n* diverticulum (i), *pl* diverticula **angeborenes** ᴢ congenital (e) d. **erworbenes** ᴢ acquired (ai) d. **falsches** ᴢ false d. ᴢ~ **diverticular** (i) ~**artig** diverticular ᴢ**bildung** *f* formation of diverticula, diverticulosis, sacculation, diverticularisation ᴢ**blase** *f* sacculated bladder ᴢ**entzündung** *f* diverticulitis ᴢ**erkrankung** *f* diverticular disease ᴢ**exzision** *f* diverticulectomy

Divertikul|itis *f* diverticulitis ᴢ**ose** *f s* Divertikelbildung

Divinyläther *m* vinyl (ai) ether (*BP*, *USP*)

dizentrisch *genet* dicentric

di|zephal dicephalous (e) ~**zygot** dizygotic (,daizai'gɔtik)

Djenkolsäure *f* (Acidum djenkolicum) [d]jenkolic acid

DK = Dielektrizitätskonstante *f* dielectric constant

DL = Dosis letalis lethal dose, LD

DL₅₀ = Dosis letalis media median lethal dose, LD_{50}

DLM = Dosis letalis minima minimum lethal dose, MLD

DLS = d-Lysergsäurediäthylamid *n* lysergic acid diethylamide, LSD

DM = Adamsit *n* adamsite / =

diastolisches Geräusch *n* diastolic murmur

dm = Dezimeter decimeter, dm

dm² = Quadratdezimeter square decimeter, dm^2

dm³ = Kubikdezimeter cubic decimeter, dm^3

DMAB = p-Dimethylamino-benzaldehyd *m* p-dimethylaminobenzaldehyde

DMBA = Dimethylbenzanthrazen *n* dimethylbenzanthracene, DMBA

DMCT = Demethylchlortetracyclin *n* demethylchlortetracycline, DMCT

DMDT = 4,4'-Dimethoxydiphenyltrichloräthan *n* (Methoxychlor) dimethoxydiphenyl trichloroethane, DMDT

DMF = Dimethylformamid *n* dimethylformamide, DMF

DMPE = 3,4-Dimethoxyphenyläthylamin *n* 3,4-dimethoxyphenethylamine, DMPE[A]

DMSO = Dimethylsulfoxyd *n* dimethylsulphoxide, DMSO

DMT = Dimethyltryptamin *n* dimethyltryptamine, DMT

DNA (IUB-empfohlene Abkürzung für Desoxyribonukleinsäure) desoxyribonucleic acid

DN-ase = Desoxyribonuklease *f* desoxyribonuclease, deoxyribonuclease, DNase, DNAse

DNC = Dinitrokresol *n* dinitrocresol

DNF = Dinitrofluorbenzol *n* dinitrofluorobenzene, DNFB

DNK *s* DNC

DNOC, DNOK = 4,6-Dinitro-o-kresol *n* 4,6-dinitro-o-cresol, DNOC, DN

DNP = 2,4-Dinitrophenol *n* 2,4-dinitrophenol, DNP

D:N-Quotient = Glukose-Eiweiss-Quotient *m* dextrose-nitrogen ratio, D-Nr

DNS = Desoxyribonukleinsäure *f* deoxyribonucleic ('raibonju:'kli:ik) acid (DNA)

DNS-ase *s* DN-ase

DNS-Kette *f* DNA chain

DOAP = Dihydroxyazetonphosphat *n* dihydroxyacetone phosphate

DOC = 11-Desoxycorticosteron *n* 11-deoxycorticosterone, DOC / = Desoxycorton *n* deoxycorticosterone, DOC

DOCA = 11-Desoxycorticosteronacetat *n* 11-deoxycorticosterone acetate, DOCA / = Desoxycorticosteronum aceticum *n* deoxycorticosterone acetate, DOCA

Docht *m* (*auch chir*) wick / (*nur chir*) gauze (gɔ:z) wick ᴢ**einlage** *f* (Drän) *chir* gauze wick

Döderlein ('dø:darlain)**-Bazillus** *m* Döderlein's bacillus, Bacillus vaginalis (ei) ᴢ**-Scheidenbakterien** *n pl s* ᴢ-bazillus

Dodezendiosäure *f* (Traumatinsäure) decenedicarboxylic *od* traumatic acid

Doehle ('dø:lə)**-Körperchen** *n pl* Doehle's [inclusion (u:)] bodies (ɔ)

Dofok-Drehanodenröhre *f röntg* double focus rotating anode tube ᴢ**-Röhre** *f* (Doppelfokusröhre *f*) *röntg* double focus tube

DOG = Deutsche Ophthalmologische Gesellschaft German Ophthalmological Society

Doggennase *f* (Spaltnase) cleft nose, bifid (i) nose

Dog-Test *m* (Prüfung der Parathormonaktivität an Hunden) dog test

Doisynolsäure f (Acidum doisynolicum) doisynolic (dɔisi'nɔlik) acid
Doktor m (Arzt) doctor, physician (i) / medical man F / (vertrauliche Anrede) doc
dolabraförmig dolabriform (æ), dolabrate (æ)
Dolchschere f chir dagger scissors pl
doldenförmig umbellate (ʌ), umbellated (ʌ)
dolicho|fazial (langgesichtig) dolichofacial (ei), dolichoprosopic (ɔ) **~kranial** (langschädelig) dolichocranial (ei) **~morph** (lang und dünn, asthenisch) dolichomorphic **~pellisch,** **~pelvisch** (ein langes, schmales Becken habend) dolichopellic, dolichopelvic **~prosop** (langgesichtig) dolichoprosopic (ɔ) **~zephal** (langköpfig) dolichocephalous, dolichocephalic, long-headed **zephalie** f (Langköpfigkeit) dolichocephaly, dolichocephalism, long-headedness
Dollinger-Bielschowsky ('dɔliŋər-bil-'ʃɔfski)**-Syndrom** n (spätinfantile Form der amaurotischen Idiotie) Dollinger--Bielschowsky syndrome, Jansky ('janski)-Bielschowsky syndrome, early juvenile amaurotic familial idiocy
Dolor m (pl Dolores) (Schmerz, Pein) dolor (ou), pl dolores (do'lɔ:ri:z), pain / **ʒ capitis** pain in the head / **ʒ coxae** sciatica (sai'ætikə) / **ʒes** osteocopi (syphilitischer Knochenschmerz) osteocope
DOM = 2,5-Dimethoxy-4-methylamphetamin (synthetische Rauschdroge) DOM, STP
domin|ant genet dominant (ɔ) **ʒante** f genet dominant (ɔ) **ʒanz** f genet dominance / (Vorherrschen) predominance (ɔ) / bedingte ʒ conditioned (i) d. / monokulare ʒ (Äugigkeit) ocular d. / verzögerte ʒ delayed d. **~ieren** (vorherrschen) to predominate (ɔ) **~ierend** [pre]dominant (ɔ)
DON = 6-Diazo-5-oxo-L-norleuzin n 6-diazo-5-oxonorleucine, DON
Donath-Landsteiner ('do:nat-'landstainər)**-Antikörper** m Donath-Landsteiner antibody
Donders ('dɔndərs)**-Grübchen** n pl (Foveolae gastricae (PNA)) gastric foveolae
Don-Juanismus m sex Don-Juanism (dɔn'dʒu:ənizm)
Donnan ('dɔnən)**|-Gleichgewicht** n Donnan equilibrium **ʒ-Potential** n Donnan potential
Donné (dɔ'ne:)**-Körperchen** n pl (Kolostrumkörperchen) colostrum corpuscles, Donné's corpuscles
Donovan ('dɔnəvən)**|-Körperchen** n pl Donovan's bodies **ʒ-Lösung** f Donovan's solution
Donovania granulomatis f (Erreger des Granuloma inguinale) bakt Donovania (ei) granulomatis (ou)
Donovanosis f (Granuloma inguinale) granuloma (ou) inguinale (ei), granuloma venereum (iə), ulcerating (ʌ) granuloma of the pudenda, venereal (iə) granuloma
DONS = Dioctylnatriumsulfosuccinat n dioctyl sodium sulphosuccinate
Door-Stop-Phänomen n (Atemstop nach tiefster Inspiration) door-stop phenomenon
Dopa (Dihydroxyphenylalanin) dopa, dihydroxyphenylalanine **ʒ-dekarboxy-**

lase f dopa decarboxylase **ʒmin** n dopamine (ou) **ʒminagonist** m dopaminergic agonist **~minerg** dopaminergic **ʒminrezeptor** m dopamine receptor **ʒ-Oxidase** f (Dopase) dopa oxidase, dopase **ʒreaktion** f dopa (ou) reaction (æ)
Dopase f dopase ('doupeis), dopa--oxidase
dopen to dope (ou) ʒ n doping
Doppel|anlage f diplogenesis (e) **~atomig** chem diatomic **~bäuchig** (Muskel) digastric **ʒbefruchtung** f dispermy (ai) **ʒbelichtung** f röntg double exposure (ou) **ʒbestimmung** f (bei Proben) repeated test **ʒbild** n double image (i) **ʒbildsehen** n (Diplopie) diplopia (ou), double vision (i) **ʒbinde** f double bandage **ʒbindung** f ps double bind / chem double bond **~-blind** double--blind **ʒ-Blindversuch** m double placebo (plə'si:bou) test, double-blind trial od study (ʌ) / gekreuzter ʒ double--blind crossover trial **~brechend** opt birefringent **ʒbrechung** f opt birefringence, double refraction **ʒdenken** n ps duplicated (ju:) thinking **ʒfärbung** f double staining **ʒfilter** m Lab repercolator **ʒfilterverfahren** n Lab repercolation method **ʒflinten-Syndrom** m (Payr--Syndrom) splenic flexure syndrome, Payr's (paiəz) syndrome **ʒfokusgläser** n pl s Bifokalgläser **ʒfokusröhre** f (Dofok-Röhre) röntg double focus tube **ʒgänger-Illusion** f (Capgras-Syndrom) illusion of doubles syndrome, Capgras' (kap'graz) syndrome **~gängig** (mit zwei Lumina, z B Röhre) double-lumen (u:) **ʒhäkchen** n double hook **ʒhaken** m chir double-ended retractor **~händig** (ambidexter) ambidextrous **ʒhelix** f (DNS) double helix **ʒhören** n diplacusis (u:) **ʒich** n ps duplicated (ju:) ego ('egou, 'i:gou) **ʒinfektion** f double infection **ʒinstrument** n double-ended instrument **~keimig** bigerminal **~kernig** binucleate **ʒkinn** n buccula ('bʌkjulə), double chin **~klingig** (Messer) chir twin-bladed (ei) **ʒknäuel** n (Mitose) dispirem (aiə) **ʒkonkavlinse** f concavoconcave lens **ʒkontrast** m double contrast **ʒkontrasteinlauf** m double contrast enema **ʒkontrastmittel** n double contrast medium **ʒkontrastuntersuchung** f double contrast examination od radiography od study **~läufig** (Katheter) with two lumina (u:) **ʒlippe** f double lip **ʒlöffel** m chir double-end curet[te] **ʒmesser** n double-edged od twin-edged knife **ʒmikroskop** n binocular (ɔ) microscope (ai) **~mißbildung** f twin monster **ʒnagel** m double nail **ʒniere** f renal duplication **ʒpackung** f pharm dual pack **ʒpenis** m diphallia **~polig** elektr bipolar (ou) **ʒpupille** f dicoria, diplocoria **ʒreize** m pl paired stimuli **ʒsäge** f chir double-bladed saw **ʒsalz** n chem double salt **ʒschichtfilm** m röntg double-coated film **~schichtig** two-layered (ɛə) **ʒschichtmethode** f double layer technique **~schlägig** (Puls) dicrotic (ɔ) **ʒschlägigkeit** f (Puls) dicrotism (ai); bigeminy **ʒschleife** f (Fingerhaken) double loop **ʒschlitzblende** f röntg fluoroscopic (ɔ) shutter of the four-leaf diaphragm (ai) type **~schneidig** chir double-bladed / (Skalpell) two--edged **ʒschwänzig** bicaudal (ɔ:) **~schwefelsauer** chem disulphuric

(,daisʌl'fjuərik) [US -sulf-] **ʒschwefelsäure** f chem disulphuric [US -sulf-] acid **ʒsehen** n diplopia (ou), double vision (i) / (auf beiden Augen) amphodiplopia **~seitig** double-sided / (Pneumonie) double / (Vorgänge) bilateral (æ) **~sichtig** diplopic (ɔ) **ʒsichtigkeit** f diplopia (ou), double vision **~sinnig** (Nerv) conducting (ʌ) in two directions **ʒsonde** f chir double-ended probe **ʒspreiznagel** m chir double nail with spreading (e) action **ʒstiellappen** m chir bi-pedicle (e) flap, double-pedicle flap **ʒstimme** f (Diphthongie) diphonia (ou), diphthongia, double voice **ʒ-strang** m (DNS) double strand **~strängig** chem two-stranded **ʒstreusystem** n radiol double scatter system
doppelt double (ʌ) / (zweifach) twofold / (Töne) reduplicated (ju:) / diplo- (Vors) **~amputiert** with both legs [or arms] amputated **ʒamputierter** m patient with both legs [or arms] amputated **~brechend** opt double refractive, doubly refractive, birefractive **~faustgroß** the size of two fists **~funktionierend** with two functions (ʌ), with a double function **~geschlitzt** birimose (bai'raimous)
Doppelton m reduplicated (ju:) sound
Doppeltsehen n diplopia (ou), double vision (i)
Dopplung f doubling (ʌ)
Doppel|versuch m double od twin experiment (e) **~wandig** double-walled (wɔ:ld) **~wertig** chem bivalent (ei) **ʒwertigkeit** f chem bivalence (ei) **ʒwundhaken** m chir s Doppelhaken
Dorn m thorn, spine (ai) / anat spinal (ai) process, spina (ai), pl spinae ('spaini:) / (Instrument) mandrel, mandril **~artig** thorn-shaped, spinous (ai) **~förmig** spinous, spinal, thorn-shaped, (bes anat) spinate (ai), spiniform (ai) **ʒfortsatz** m (Wirbel) (Processus spinosus vertebrae (PNA)) spine of a vertebra, processus spinosus **ʒfortsatzdistanz** f interspinal distance **ʒfortsatzlinie** f (Linea mediana posterior (PNA)) posterior median line **~ig** anat spinate (ai), spinous (ai) **ʒmuskel** m (Musculus spinalis (PNA)) spinalis muscle
dorsad (nach dem Rücken zu, rückenwärts) dorsad
dorsal dorsal, dorso- (Vors), dorsi- (Vors) **ʒansicht** f dorsal aspect **~flektieren** (Fuss, Hand) (beugen in Richtung der Rückseite) to dorsiflex **~flektiert** dorsiflexed **ʒflexion** f dorsal flexion, dorsiflexion, flexion toward[s] the dorsum od the back **ʒganglien** n pl (Ganglia thoracica (PNA)) thoracic ganglia ('gæŋgliə) **ʒkrümmung** f (Wirbelsäule) dorsal curve **ʒmark** n medulla (ʌ) dorsalis (ei) **ʒnerv** m thoracic (æ) nerve, nervus thoracicus (æ) **ʒplatte** f anat roof od dorsal plate **ʒschnitt** m dorsal incision (i) **ʒstrang** m dorsal cord **~wärts** toward[s] the back od dorsum, dorsad **ʒwurzel** f anat sensory branch of a nerve
Dorschlebertran m pharm codliver oil
dorsiventral dorsoventrad
dorso|anterior dorsoanterior (iə), (DA) **ʒdynie** f (Rückenschmerz) dorsodynia, backache **~flektieren** to dorsiflect (z B Zeh od Finger) / (Fuß) to bend the foot toward[s] the leg **ʒflektion** f dorsiflexion

~**lateral** dorsolateral ~**lumbal** dorso-
lumbar (ʌ) ~**spinal** dorsispinal (ai)
~**ventral** dorsoventral
Dorsum *n* (*PNA*) dorsum, *pl* dorsa, back
⩘ **linguae** (*PNA*) (Zungenrücken) d. of
the tongue ⩘ **manus** (*PNA*) (Hand-
rücken) back of the hand ⩘ **nasi** (*PNA*)
(Nasenrücken) d. of the nose ⩘ **pedis**
(*PNA*) (Fussrücken) d. of the foot ⩘
penis d. of the penis
dos. = Dosis *f* dose, D
Dose *f* (Schachtel) box / (Blech~) tin,
can / (Salbe) jar, pot
Dosen *f pl s* Dosis ⩘**bestimmer** *m* röntg
dosimeter (i) ⩘**höhe** *f* röntg dose level
(e) ⩘**stärke** *f* röntg dose rate ⩘**stufe** *f*
röntg dosage *od* dose level ⩘**summation**
f pharm summation of doses ('dousiz)
Dosier-Aerosol *n* control[l]ed dosage
aerosol, metered aerosol
dosieren to dose (dous) / exakt ⩘ to
determine doses ('dousiz') with
sufficient accuracy (æ) / sehr genau ⩘
to give in extremely accurate doses /
individuell ⩘ to adapt the dosage (ou)
to individual needs and reactions
Dosier|kunst *f pharm* dosimetry (i)
⩘**maschine** *f pharm* volumetric (e)
measuring .(e) machine ⩘**pumpe** *f*
metering pump
Dosierung *f pharm* dosage ('dousidʒ)
Höhe der ⩘ dosage level ⩘ *für Kinder*
children's dosage *einschleichende* ⩘ low
initial (i) dose *geeignete* ⩘ appropriate
(ou) dosage *kontinuierliche* ⩘ continuous d. *mittlere* ⩘ medium (i:) d.
Dosierungs|bereich *m* dosage range ⩘**-
einheit** *f* dosage unit ⩘**fehler** *m* wrong
dosage ⩘**kunde** *f* dosimetry (i), posology (ɔ) ⩘**plan** *m* dosage schedule ⩘**regel**
f dosage scheme *od* rule *od* prescription
⩘**schema** *n* dosage plan *od* regimen
⩘**spanne** *f* dosage range ⩘**vorschriften** *f*
pl dosage instructions
Dosi|meter *n* röntg quantimeter (i),
dosimeter (i) ⩘**metrie** *f* röntg quantime-
try (i), dosimetry (i) ~**metrisch** dosi-
metric (e)
Dosis *f pharm, röntg* dose (dous), *pl*
doses ('dousiz) [nota: nicht "dosis"],
dosage ('dousidʒ) *absorbierte* ⩘
absorbed dose *akute* ⩘ acute dose,
instantaneous dose *aufgenommene* ⩘
exposure dose ⩘ *curativa* curative dose
⩘ *effectiva* (Wirkungs~) effective
dose; ⩘ ~ 50 median curative dose
erhaltene ⩘ (aufgenommene ⩘) exposure dose [*zu*] *geringe* ⩘ underdose (ʌ)
geringste tödliche ⩘ minimum fatal
dkse (MFD) *geringste wirkungsvolle* ⩘
minimal effective dose (MED) *höchste
unwirksame* ⩘ no-effect level dose
höchstzulässige ⩘ maxium permissible
(i) dose ⩘ *infectiosa media* (ID₅₀)
median infective dose (ID₅₀) *kleinste
hämolytische* ⩘ minimum h[a]emolytic
dose *kleinste tödliche* ⩘ minimum
lethal dose (MLD) *kleinste therapeutische* ⩘ dosis curativa (ai), curative
⩘(juə) dose *kleinste wirksame* ⩘ minimum reacting dose (MRD) *kleinste
wirkungsvolle* ⩘ röntg minimum effective d. *krampfauslösende* ⩘ convulsive
dose (CD) *kumulierte* ⩘ cumulative
dose ⩘ *letalis* (tödliche ⩘) fatal (ei)
dose; ⩘ ~ *media* (DL₅₀, LD₅₀) median
lethal dose, LD₅₀; ⩘ ~ *minima*
(kleinste tödliche ⩘) minimum lethal
dose (MLD), minimum fatal dose

(MFD) *logarithmierte* ⩘ *stat* log dose
maximal-tolerierte ⩘ maximum tolerated dose *mittlere letale* ⩘ median
lethal dose *mittlere therapeutische* ⩘
median curative dose *mittlere wirksame*
⩘ [DE₅₀] mean *od* median (i:) effective
dose *therapeutische* ⩘ therapeutic dose;
⩘ ~ *in 24 Stunden* average (æ) dose
tödliche ⩘ lethal (i:) d. (LD), *tödliche* ⩘
50 median (i:) lethal d., LD 50
wirkungsvolle ⩘ effective dose ⩘ *über
den Tag verteilt* in divided (ai) doses
~**abhängig** dose-dependent, dose-relat-
ed ⩘**äquivalentleistung** *f* (biologische)
dose equivalent rate ⩘**findungsstudie** *f*
dose-finding study ~**gerecht** *pharm*
given in correct dosage (ou) ⩘**gruppe** *f*
dosage (ou) *od* dose group ⩘**intervall** *n*
dosage interval ⩘**kompensation** *f*
dosage compensation ⩘**leistung** *f röntg*
dose rate ⩘**leistungsmesser** *m röntg*
dose ratemeter (ei) ⩘**leistungsmessung** *f*
dose rate measurement ('meʒəmənt)
⩘**messer** *m* dosimeter (i), dosemeter
⩘**messung** *f* dosimetry (i) ⩘**protrahie-
rung** *f röntg* dose protraction ⩘**steigerung** *f* dose build-up ⩘**stufe** *f* dose
level ⩘**verzettelung** *f* administration
of doses too small to be effective ⩘**-
Wirkungsbeziehung** *f* dose action *od*
response relationship ⩘**wirkungskurve** *f*
dose-effect *od* dose-response curve *od*
lines
Dost *m bot* wild marjoram ('ma:-
dʒərəm), origanum (i)
Dostenöl *n pharm* origanum (i) oil
dos. tol. = Dosis tolerata tolerance (o)
Dotter *m* yolk (jouk) / *embr* vitellus /
mit zwei ⩘ n versehen double-yolked ⩘-
(*Vors*) vitellary (i), vitelline ~**arm**
miolecithal (e) ⩘**bereich** *m* yolk sphere,
vitelline sphere ⩘**bezirk** *m* vitelline (e)
od yolk sphere (sfiə), area ('ɛərɪə)
vitellina (i:) ⩘**bildung** *f embr* vitello-
genesis ⩘**bläschen** *n* yolk-sac, umbilical
(i) vesicle (e) ⩘**einschlüsse** *m pl*
deutoplasm (ju:) ⩘**furchung** *f* yolk
segmentation ⩘**gang** *m* vitelline duct,
omphalomesenteric (e) duct ⩘**gelb** *n*
(Eigelb) yolk ⩘**haut** *f* vitelline membrane, yolk membrane *od* skin ⩘**hof** *m*
area vitellina ⩘**höhle** *f* vitelline cavity,
yolk cavity ⩘**kern** *m* yolk nucleus,
vitelline body ⩘**kreislauf** *m* vitelline
circulation ⩘**öffnung** *f* micropyle (ai)
~**reich** megalolecithal (e) ⩘**pol** *m*
nutritive (ju:) *od* vegetal (e) *od* vitelline
pole
Dottersack *m* yolk sac, vitelline sac
⩘**entoblast** *m embr* yolk sac ⩘**gang** *m s*
Dottergang ⩘**gefäß** *n* vitelline vessel
⩘**vene** *f* omphalomesenteric (e) *od*
vitelline vein
dotterständig (um den Dotter herum
gelegen) perivitelline
„**Douglas**" *m* ('dʌgləs)|- Douglas (ʌ)
pouch (au) *hinterer* ⩘ recto (e)-uterine
(ju:) pouch *od* excavation *seitlicher* ⩘
pararectal pouch *vorderer* ⩘ uterovesical (e) pouch
Douglas|-Abszeß *m* Douglas' abscess
(æ) ⩘**-Aspiration** *f* cul-de-sac aspiration
⩘**-Falte** *f* (Plica recto-uterina [Dougla-
si] (*PNA*)) recto-uterine fold ⩘**-Linie** *f*
(Linea arcuata (*PNA*)) arcuate line [of
the rectus abdominis muscle] ⩘**punktion** *f* puncture of the pouch of
Douglas, culdocentesis (i:) ⩘**-Raum**
m Douglas pouch / hinterer ⩘ (Excavatio

recto-uterina (*PNA*)) recto-uterine
pouch / vorderer ⩘ (Excavatio vesico-
-uterina (*PNA*)) uterovesical pouch
Dover ('douvə)-**Pulver** *n pharm* Dover's
powder (*BPC*)
Down (daun)-**Syndrom** *n* (Mongolismus)
Down's syndrome, trisomy 21 (*od* 22 *od*
G₁) syndrome
Doxapram-Hydrochlorid *n* (*WHO*) dox-
apram ('dɔksəpræm) hydrochloride
(*NF*)
doxogen *ps* doxogenic (e)
Doxycyclin *n* (*WHO*) doxycycline (ai)
[hydrochloride (*BP*)]
Doxylamin *n* (*WHO*) doxylamine (dɔk-
'siləmi:n) (*BPCA*)
Doyne (dɔin)-**Chorioiditis** *f* Doyne's
syndrome *od* choroiditis
2,4-DP = 2,4-Dichlorphenoxyessigsäu-
re *f* dichlorophenoxyacetic acid, 2,4 D
DPA = Diphenylamin *n* diphenyl-
amine, DPA
DPF = Diisopropylfluorophosphat *n*
diisopropyl fluorophosphate
DPG = Deutsche Psychoanalytische
Gesellschaft German Psychoanalytical
Society
DPhG = Deutsche Pharmazeutische
Gesellschaft German Pharmaceutical
Society
DPN = Diphosphopyridinnukleotid *n*
diphosphopyridine nucleotide ('nju:-
kliotaid); *s* NAD [*nota*: DPN ist
veraltet, alle Zusammensetzungen er-
scheinen unter NAD- (Nikotinamid-
adenindinukleotid)]
DPPH = Diphenylpikrylhydrazyl *n* di-
phenylpicrylhydrazyl, DPPH
DPT = Diphosphothiamin *n* diphos-
phothiamin[e], DPT = Diphtherie-
-Pertussis-Tetanus diphtheria, pertussis,
tetanus, DPT
dpt, dptr = Dioptrie *f* dioptre, D
DPV = Deutsche Psychoanalytische
Vereinigung German Psychoanalytical
Association
Dr. = Dragée *n* coated tablet, CT
dR = Desoxyribose *f* deoxyribose, dRib
Drachen|blut *n* dragon's (æ) blood
⩘**kraut** *n pharm* dragon's weed ⩘**wurz** *f*
pharm dragon's wort (ə:)
Drachme *f* (Gewicht) drachm, dram
(dræm) [nota: Br u. US Handels-
gewicht = 1,771845 gr; Apothekergewicht = 3,88794 gr; Flüssigkeit
= 3,5515 ccm (Br) u. 3,6967 ccm
(US)]
Dracontiasis *f* (Dracunculusinfektion)
dracunculosis, dracunculiasis (ai), dracontiasis (ai), guinea ('gini)-worm (ə:)
disease
Dracunculus medinensis *m* (Medinawurm) Dracunculus (ʌ) medinensis,
guinea ('gini) worm (ə:), Medina (i:, ai)
worm
Drag. = Dragée *n* coated tablet, CT
Dragée *n* coated tablet (CT) ⩘**decke** *f*
coating
Dragendorff ('dra:gəndɔrf)-**Reagenz** *n*
(*EP*) Dragendorff reagent, potassium
iodobismuthate solution (*EP*)
dragier|en *pharm* to coat, to sugar-coat
⩘**kessel** *m pharm* coating pan ⩘**ung** *f*
coating / dünndarmlösende ⩘ enteric
coating
Draht *m* wire ⩘**bügel** *m chir* cradle (ei)
⩘**extension** *f chir* wire extension ⩘**fe-
derbinde** *f chir* wire spring bandage
⩘**filter** *m* wire-gauze strainer ⩘**gestell** *n*

chir (zum Abhalten des Drucks des Bettzeugs) cradle, kettle handle ~ig (drahtartig) wiry (aiə) ⌐leiterschiene *f s* ⌐schiene ⌐naht *f chir* wire suture ⌐nahtvereinigung *f chir* wiring ⌐öse *f* wire loop ⌐puls *m* wiry *od* cordy pulse (ʌ) ⌐säge *f chir* wire saw, Gigli's ('dʒiljiz) saw ⌐schiene *f chir* Cramer's (aː) splint, wire splint ⌐schienung *f dent* wiring ⌐schlinge Weber *f* Weber's ('veːbərz) lens scoop ⌐sonde *f chir* wire probe ⌐spatel *m* wire depressor ⌐umführungsnadel *f* bone wire guide ⌐umschlingung *f chir* (Kiefer) circumferential wiring ⌐ung *f chir* wiring ⌐zange *f* wire cutter; pliers (ai) *pl* ⌐zug *m chir* wire extension

Drain *m chir* drain (ei) / (einer Hohlnadel) stilet (e), mandrin (æ)

Drainage *f* drainage (ei) / geschlossene ⌐ closed d. ⌐galle *f* drainage bile (ai) ⌐öffnung *f chir* drainage issue (i) ⌐rohr *n* drainage tube ⌐schlauch *m* drainage tube *od* hose (ou) ⌐weg *m* drainage tract

Drainieren *n* drainage (ei) ~ to drain

Drakunkulose *f s* Dracontiasis

DR-aldolase = Desoxyribo-aldolase *f* deoxyriboaldolase

Dramatismus *m* (dramatische Sprache) *ps* dramatism (æ)

Drän... *s* Drain...

Drang *m* (Instinkt) instinct / (Wunsch) desire / *ps* urge, impulsion (ʌ) (*nach: to do*) / (Stuhl) urgent desire to relieve one's bowels, (schmerzhafter Stuhldrang) tenesmus (iː) / (Harn) urgent desire to pass water

drängen (Stuhl) to strain (ei)

Drapetomanie *f* (Wandersucht) *ps* drapetomania, dromomania

Drastikum *n pharm* drastic

Dreckkrankheit *f* dirt *od* filth disease

Dreh|achse *f* axis of rotation ⌐anode *f* *elektr* rotating anode (æ) ⌐anodenröhre *f röntg* rotating anode tube ~bar revolving / (im Drehgelenk) pivoted (i) / (an Angeln) hinged ⌐bewegung *f* gyration (dʒaiə'reiʃən), rotary (ou) motion (ou) *od* movement / (Kopf) side-to-side movement ⌐blende *f röntg* rotating grid ⌐bruch *m* torsion fracture ⌐ebene *f* plane of rotation

drehen *vt* to turn / (um eine Achse) to rotate / auswärts ~ to rotate outward[s] / einwärts ~ to rotate inward[s] / nach innen ~ (*z B* Zehen) to introvert

„Dreher" *m* (Drehwirbel, Epistropheus) epistropheus (ou)

Dreh|feld *n röntg* rotating field ⌐fraktur *f chir* torsion fracture ⌐gelenk *n anat* pivot (i) *od* rotary (ou) *od* trochoid ('troukɔid) joint ⌐krankheit *f vet* (der Schafe) louping (uː) ill, staggers (æ), turnsickness (ɔː) ⌐lappen *m* chir swinging flap ⌐muskel *m anat* rotator (ei); ⌐n *pl* (Musculi rotatores (*PNA*)) rotatores muscles ⌐nystagmus *m* rotatory (ou) nystagmus (æ) ⌐osteotomie *f* rotation osteotomy ⌐punkt *m* (Gelenk) pivot (i), turning point ⌐scheibe *f* turntable ⌐schwindel *m* rotatory (ou) vertigo ('vəːtigou) ⌐sessel *m* (Ohruntersuchung) Bárány's ('baːraːniz) chair, swivel (i) chair ⌐sinn *m* sense of rotation ⌐spasmus *m* (Drehkrampf) gyrospasm (ai), rotatory (ou) spasm *od* cramp ⌐stuhl *m* (Otologie) *s* ⌐sessel

⌐stuhlschwindel *m* subjective vertigo ('vəːtigou) ⌐tic *m* rotatory tic ⌐tisch *m chir* revolving table

Drehung *f* turning / (um Achse) rotation / (Umdrehung) revolution / (Verdrehung) torsion / (falsche, unnatürliche) twist / (Kopf) rotation, turning / (optisch) rotation *optische* ⌐ optical rotation *spezifische* ⌐ specific rotation ⌐ *im Uhrzeigersinn* clockwise *od* positive (ɔ) rotation ⌐ *entgegen dem Uhrzeigersinn* counterclockwise *od* negative (e) rotation

Dreh|versuch *m* Bárány's ('baːraːniz) turning test, rotation test ⌐wirbel *m anat* rotation vertebra, epistropheus (ou) ⌐wurm *m vet* Coenurus (siː-'njuəːrəs) cerebralis (ei) ⌐zentrum *n* centre [*US* center] of rotation

drei|achsig triaxial ~atomig *chem* triatomic (ɔ) ~basisch *chem* tribasic (ei) ~bäuchig (Muskel) trigastric, with three bellies ~blättrig *anat* trivalve (ai) ⌐blattspekulum *n gyn* trivalve speculum ⌐bruchrekombination *f cyt* three-break rearrangement ~chromosomig *histol* trisomic (ou) ~dimensional three-dimensional ⌐-D-Therapie *f* digitalis, diuretics and diet (heart failure therapy)

Dreieck *n* triangle (ai) / *anat* trigone (ai) ~ig triangular three-cornered / *anat* trigonal (ou) / *anat* triquetral (iː), triquetrous (iː)

Dreiecks|bein *n* (Os triquetrum (*PNA*)) cuneiform ('kjuːniifɔːm) bone of the wrist, pyramidal (æ) b., triquetral (iː) b. ⌐form *f* triangularity (æ) ⌐naht *f anat* lambdoid ('læmdɔid) suture ⌐tuch *n chir* triangular bandage ⌐verband *m chir* triangular bandage

Dreierrhythmus *m* (Herz) triple (i) rhythm

drei|fach triple (i), three-fold ~fächerig *histol* tripartite ('traiˈpaːtait) ⌐fächerigkeit *f anat* tripartition ⌐fachimpfstoff *m* triple vaccination ⌐fachimpfung *f* triple vaccination ⌐fachsehen *n* triplopia (ou) ⌐fingergreifhand *f* three-finger grip hand ⌐fingerfurche *f* distal transverse crease ~furchig *anat* trisulcate (ʌ), with three furrows (ʌ) ⌐fuß *m Lab* tripod (ai) ~füßig tripod (ai) ⌐geißelig *histol* trimastigate ~geteilt trichotomous (ɔ) ⌐gläserprobe *f* three-glass test ~gliedrig three-membered ⌐gruppenpuls *m* trigeminal (trai'dʒeminəl) pulse (ʌ) ⌐halsrundkolben *m Lab* three-necked flask (aː) ~hügelig *anat* tritubercular, tricuspid (ʌ) ~kammerig *anat* trilocular (ɔ)

Dreikant *m chir* three-edged cone ~ig three-edged / (dreieckig) triangular

Dreikeimblatt |- tridermic (trai'dəːmik), tridermo- ⌐stadium *n embr* tridermogenesis

drei|kernig trinucleate (trai'njuːkliit) ~klappig trivalvular (æ), trivalve (ai) ~köpfig tricipital (trai'sipitəl), three-headed ~lappig *anat* trilobate (trai-'loubeit), trilobed (ai) ~monatlich trimensual ~nervig *anat* trineural (trai-'njuərəl) ⌐phasenmethode *f röntg* triphasic (ei) method (e) ~phasig three-phase (ei), triphasic (ei) ~radikalig *chem* ternary ~schichtig *histol* trilaminar (æ), three-layered ('lɛəd) ~schlägig (Puls) tricrotic (ɔ) ⌐schlägigkeit *f* (Puls) tricrotism (ai) ~seitig three-sided, tri-

lateral (æ) ~spaltig *anat* trifid (ai) ~spitzig *anat* tricornic, tricornute ~strahlig triradial (ei), triradiate (ei) ~stündlich *pharm* every three hours, at three-hour intervals ⌐tagefieber *n* roseola (iː) *od* infantum ~tägig (*bes* Fieber) tertian, three-day ⌐taktrhythmus *m* (Herz) gallop (æ) rhythm (i), Traube's ('traubəz) murmur ~teilen to trisect ~teilig *anat, histol* threefold, trichotomous (ɔ) / (dreispaltig) trifid (ai) / (dreizellig) trilocular (ou) ⌐teilung *f* tripartition (traipaː'tiʃən), trisection ~ventilig trivalvular (æ) ⌐wegehahn *m Lab* three-way cock, three-way tap ~wertig *chem* trivalent (ei) ⌐wertigkeit *f chem* trivalance (ei) ~zackig *anat* trident (ai), tridentate / (dreispitzig) *anat* tricornic, tricornute / tricuspid (ʌ), tricuspidate (ʌ)

„Dreizehnangst" *f ps* triskaidekaphobia (triskaidikə'foubiə), "fear of thirteen"

drei|zellig tricellular ~zipfelig (zahnartig) trident (ai), tridentate / (höckerig) tricuspid (ʌ), tricuspidate / (hornartig) tricornute ~zonig (*z B* Protoplasma) trizonal (ou) ⌐zucker-Agar *m* triple sugar iron (TSI) *od* agar

Drepanozyt *m s* Sichelzelle

Drescher|lunge *f* (Getreidestaubpneumokoniose) farmers' lung [syndrome] ⌐syndrom *n s* ⌐lunge

Dressler ('dreslər)-**Syndrom** *n* (paroxysmale *od* periodische *od* intermittierende Hämoglobinurie) Dressler's disease, recurrent (ʌ) h[a]emoglobinuria

Drift *f genet* drift / gerichtete ⌐ *genet* steady d. / ungerichtete ⌐ *genet* random d.

Drigalski (driˈgalski)|-**Conradi** (kɔnˈraːdi)-**Nährboden** *m* Drigalski-Conradi culture (ʌ) medium (iː) *od* agar ('eigaː), litmus (i) nutrose (juː) agar ⌐-Nährboden *m* (Salmonellen) Drigalski's culture medium ⌐-Platte *f s* ⌐-Nährboden

Drillbohrer *m chir* drill

Drilling *m* triplet (i)

Drillings|geburt *f* triplet (i) birth ⌐nerv *m anat* trigeminal (e) *od* fifth cranial (ei) nerve, trigeminus (e) ⌐schwangerschaft *f* triplet pregnancy

Drinker ('drinkə)-**Respirator** *m* (eiserne Lunge) Drinker respirator

Dritter-Blick-Eingriff *m chir* third-look operation

Dritt|gebärende *f* tertipara (i), Para III, tripara (i) ~gradig tertiary ⌐impfung *f* third vaccination ⌐schwangere *f* tertigravida ('təːʃiˈgrævidə)

DRK = Deutsches Rotes Kreuz *n* German Red Cross

DRM = Dosis reagens minima minimal reacting dose, MRD

Dr. med. *m* Doctor of Medicine (MD)

Dr. med. dent. *m* (Doctor medicinae dentariae) Doctor of Dental Surgery

Dr. phil. *m* (Doctor philosophiae) Doctor of Philosophy (ɔ) (Ph D)

Dr. rer. nat. *m* Doctor of Science (ai) (D Sc)

Droge *f* drug (ʌ) / rohe ⌐ crude (uː) d. / suchtmachende ⌐ habit-forming d.

Drogen|abhängigkeit *f ps* drug dependence ⌐angst *f ps* pharmacophobia ⌐auszug *m pharm* tincture, extract ⌐erprobung *f homöop* proving (uː) ⌐kunde *f* pharmacop[a]edics (ˌfaːməkoˈpiːdiks), pharmacognosy ('kɔgnəsi)

&missbrauch *m* drug abuse &mühle *f* *pharm* drug mill
Drogerie *f* chemist's shop, *am* drugstore (Λ) [nota: in Germany a & is not licensed to fill prescriptions]
Drogist *m* chemist [nota: see Drogerie]
drohen to threaten (e) (mit Infinitiv), to be threatening, to be imminent ~d (*bes* Anfall, Abort *usw*) imminent, threatening (e), impending
dröhnend (Herztöne) booming (u:)
Dromedarkurve *f* camel curve
Dromo|manie *f* (Wandertrieb) *ps* dromomania &stanolon *n pharm* dromostanolone ~trop (Nerv) dromotropic (ɔ) &tropismus *m* dromotropism (ɔ)
Drosera *f* (Sonnentau) *pharm* Drosera (ɔ), sundew ('sʌndju:)
Drosophila *f* (Fruchtfliege) Drosophila (ɔ), fruit (u:)-fly, vinegar (i)-fly
Drossel|ader *f* (Vena jugularis) jugular (Λ) vein &geflecht *n* (Plexus jugularis) jugular plexus &grube *f anat*, F jugular fossa &loch *n* (Foramen jugulare (*PNA*)) jugular (Λ) foramen ~n to throttle &ung *f*, afferente *neur* afferent fatigue (fɔ'ti:g) &vene *f* (Vena jugularis) jugular vein &ventil *n Lab* throttle valve (æ)
Druck *m* (*phys u allg*) pressure / (Zusammendrücken) compression / (Last) weight / (seelischer) stress (e) / (Spannung) tension **arterieller** & arterial (iə) blood pressure (ABP) / **im Bauchraum** intra-abdominal (ɔ) pr. **diastolischer** & diastolic (ɔ) pr. **elektrostatischer** & electrostatic pr. **erhöhter** & elevated pr. **fester** & **oberhalb der Augenhöhle** firm supra-orbital pr. **fester** & **auf die Hoden** firm testicular pr. **gleichbleibender** & constant pr. **hydrostatischer** & hydrostatic pr. **intraarterieller** & intra-arterial (iə) pr. **intrakranieller** & intracranial pr. **intraokularer** & (Augeninnendruck) intra-ocular pr., intra-ocular tension **intrapleuraler** & intrapleural (uə) pr. **intraventrikulärer** & intraventricular pr. **konstanter osmotischer** & isotonia (ɔ) pr. **mittlerer** & mean pr. **onkotischer** & oncotic (ɔ) pr. **osmotischer** & osmotic (ɔ) pr. **systolischer** & systolic (ɔ) pr. **venöser** & venous (i:) pr. & **ausüben** to exert pr. (*auf on*), fig to bring pr. to bear (ɛə) (*auf jem on s o*) &abfall *m* decompression / (Blutdruck) drop in blood pressure &abnahme *f* (Blutdruck) fall of pressure, decrease *od* reduction (Λ) *od* lowering of pressure &anstieg *m* increase of pressure, rise in pr. &anstiegsgeschwindigkeit *f* rate of pressure rise (dp/dt) &anwendung *f* application of pressure &arbeit *f* work against pressure &atrophie *f* atrophy (æ) due to pressure &ausgleich *m* pressure compensation &beanspruchung *f* (Knochen) compressive strain &beatmung *f* positive (ɔ) pressure respiration, forced respiration, pressure breathing / intermittierende & intermittent positive pressure respiration &belastung *f* pressure load &binde *f chir* pressure bandage &blase *f* water blister &block *m neur* pressure block &blutstillung *f* (durch Finger) digital (i) compression &brand *m* (selten) *s* Dekubitus &dekubitus *m s* Dekubitus &delle *f* (Haut) pit [on pressure] &differenz *f* difference in pressure

&differenzverfahren *n* Sauerbruch's ('zauərbruks) [low-pressure] method &divertikel *n* pressure *od* pulsion (Λ) diverticulum (i) &einwirkung *f* pressure effect ~empfindlich sensitive to pressure, tender [on pressure], sore *od* painful to touch / (Nerv) pressoreceptive ('presori'septiv) &empfindlichkeit *f* sensitivity to pressure, tenderness
drücken to press / (zusammen~) to compress / (quetschen) to squeeze / (mit Bauchpresse) to bear (ɛə) down / (Stuhlgang) to strain / (Geschwulst auf Organ) to press / (Blutdruck) to bring down, to lower ~d (Klima, Luft) oppressive, heavy, close
Druck|entlastung *f* decompression, release of pressure &erhöhung *f* increase in pressure, increased (i:) pressure &erniedrigung *f* decrease in pressure, lowering *od* reduction (Λ) *od* pressure ~erzeugt (*bes* Blasen, wunde Stellen) caused by pressure &exkavation *f* (Glaukom) glaucomatous (ou) excavation, excavation of the optic disc &faktor *m* (Blut) pressor factor &fallkrankheit *f* decompression *od* depressurisation illness *od* sickness, bends *pl* ~fest resistant to pressure, pressure-resistant &festigkeit *f* resistance to pressure / (Knochen) compressive strength &filter *m Lab* pressure filter &fleck *m* (Haut) pressure spot &fraktur *f chir* pressure fracture ~frei (Binde, Verband) well applied / (Zahnfüllung) applied without pressure &gefühl *n* feeling of pressure, pressure sensation / brennendes & burning feeling of pressure &geschwür *n* pressure sore &herabsetzung *f* decompression &inkontinenz *f* (*z B* beim Husten) stress incontinence &kabine *f* pressurised cabin (æ) &kammer *f* compression *od* pressure chamber &klemme *f* pressure clamp &kurve *f* (Puls) pressure curve &lähmung *f* compression *od* pressure paralysis &luft *f* compressed air &manschette *f* cuff &maximum *n* highest pressure phase &meßgerät *n* pressure measuring instrument &messung *f* (e) of blood pressure &minimum *n* lowest pressure phase &nekrose *f* decubital (ju) gangrene *od* necrosis &papille *f* (Auge) excavation of the optic disc / (bei Glaukom) glaucomatous (ou) excavation ~passiv without change in blood pressure &pneumothorax *m* pressure pneumothorax &puls *m* pressure pulse (Λ) &pumpe *f* forcing *od* pressure pump (Λ) &punkt *m* (Haut) pressure spot / (druckempfindl. Punkt) pressure point / (Neuralgie) Valleix's (va'leizɪ) point / (Arterie) pressure point
Druckschmerz *m* tenderness [on pressure], pain caused by pressure ~haft tender on pressure *od* to touch &haftigkeit *f s* &
Druck|schwankung *f* variation of pressure, fluctuation in pr. ~senkend (Mittel) hypotonic (ɔ) &senkung *f* decrease *od* fall in pressure; decompression &senkungsmittel *n pharm* hypotonic (ɔ) substance *od* remedy, hypotonic &sinn *m* pressure sense, bar[a]esthesia (i:), pies[a]esthesia (pai'i:zes'θi:ziə) &sinnmesser *m* bar[a]esthesiometer (ɔ) &sonde *f* (Otologie) Lucae's ('lu:keiz)

probe &spiegel *m* pressure level (e) &spray *m* hypospray (ai) &sprayverfahren *n* hypospray method &spülung *f* irrigation under pressure &stauung *f* pressure stasis (ei), traumatic asphyxia (i) ~steigernd (Kreislauf) hypertensive &steigerung *f* increase in 'pressure &stelle *f* pressure sore / (Gipsverband) plaster (a:) sore / (beim Dekubitus) bedsore, decubital (u:) ulcer &stocktheorie *f imm* template theory &symptom *n* pressure symptom *od* sign / (bei Kompression) compression sign, sign of compression (e) &urtikaria *f* urticaria (ɛə) caused by pressure &verband *m* compression bandage, pressure bandage *od* dressing &verhältnisse *n pl* (Kreislauf) pressure conditions &verletzung *f* blast injury / indirekte & secondary blast injury &verminderung *f s* &senkung &wechsel *m physiol* heterotonia (ou), variable (ɛə) tension &wunde *f s* &stelle
Drummond ('drʌmənd)-**Aneurysmensymptom** *n* oral (ɔ:) whiff
Drumstick *m* (Trommelschlegel[anhänger]) *zytol* drumstick (Λ)
Drüschen *n* glandule, glandula, small gland
Druse *f* (Aktinomykose) agglomeration of filaments (i) and spores of actinomyces (ai)
Drüse *f* (Glandula (*PNA*)) *anat* gland **adrenalinproduzierende** & adrenal (i:) gl. **akzessorische** & accessory gl. **apokrine** & apocrine (æ) gl. **ausgangslose** & ductless (Λ) *od* aporic (ei'pɔ:rik) gl. **ausscheidende** & excretory (i:) gl. **azinöse** & acinous (æ) *od* racemose (æ) *od* alveolar (i:) gl. **azinotubuläre** & acino-tubular (ju:) gl. **beerenförmige** & *s* azinöse & **einzellige** & unicellular gl. **eiweißproduzierende** & albuminous (ju:) gl. **endokrine** &n *pl* (Glandulae sine ductibus (*PNA*)) ductless glands, incretory (i:) glands, endocrine glands **endometrale** & uterine (ju:) gl. **exokrine** & exocrine *od* gl. **follikuläre** & follicular (i) gl. **gelappte** & conglomerate (ɔ) gl. **gemischte** & (Glandula seromucosa (*PNA*)) mixed gl., seromucous gl. **holokrine** & holocrine (ɔ) gl. **innersekretorische** & endocrine *od* ductless (Λ) gl. **interstitielle** & interstitial (i) gl. **kleine** & glandule, small gland **milchgebende** & lactiferous *od* milk *od* mammary gl. **muköse** & (Glandula mucosa (*PNA*)) mucous gl. **paraurethrale** & paraurethral (i:) gl. **pepsinproduzierende** & pyloric (ɔ) *od* pepsin-secreting (i:) gl. **peptische** & peptic gl. **pharyngeale** & pharyngeal (i) *od* guttural (Λ) gl. **praeputiale** & pr[a]eputial (pri:'pju:ʃəl) gl. **salzsäureproduzierende** & acid gl. **säureproduzierende** & (Magen) acid gl. **schweißabsondernde** & *s* Schweiß ~ **seromuköse** & sero (iə)-mucous (ju:) gl., mixed gl. **seröse** & (Glandula serosa (*PNA*)) serous (iə) gl. **tarsale** & tarsal *od* Meibomian (ou) *od* tarsoconjunctival (ai) gl. **tubuloazinöse** & racemose (æ) gl. **tubulöse** & tubular (ju:) gl. **vaginale** & vaginal (ai) gl. **vulvovaginale** & vulvovaginal (ai) gl. **zusammengesetzte** & compound gl.
Drüsen|- (*Vors*) glandular, gland, aden[o]- (æ) (*Vors*) &abszeß *m* glandular *od* lymphatic abscess &anlage *f embr* gland primordium ~anregend

excitoglandular 2anschwellung f glandular swelling ~arm poor in glands ~artig adenoid (æ), adeniform (e), glandular, gland-like 2ausführungsgang m excretory (i:) od glandular duct (ʌ) 2ausräumung f lymphadenectomy 2balg m follicle 2bau m glandular structure ~bedingt adenogenous (ɔ), adenogenic (e) 2beschwerden f pl adenalgia, adenodynia, pain in a gland 2bläschen n (Azinus) acinus (æ) 2blatt n embr entoderm 2einschmelzung f adenomalacia (ei) 2entwicklung f embr adenogenesis 2entzündung f adenitis, inflammation of a gland 2epithel n glandular epithelium (i:) 2erkrankung f adenopathy (ɔ) / (vieler Drüsen) polyadenopathy 2erweichung f adenomalacia (ei), softening of a gland 2extrakt m glandular extract 2fieber n glandular fever / (Pfeiffer-2fieber) infectious mononucleosis od adenitis 2flüssigkeit f gland fluid (u) ~förmig glandiform, adeniform (e) 2gang m glandular duct (ʌ) 2gangmündung f mouth of a gland duct 2geschwulst f adenoma 2gewebe n glandular tissue 2hormontherapie f gland treatment 2hülle f glandular sac od coat 2kapsel f capsule of a gland, gland od glandular capsule 2knoten m swollen (ou) gland / (Corpus mammae (PNA)) body of the breast 2krankheit f glandular disease, adenopathy (ɔ) 2krebs m glandular carcinoma, adenocarcinoma, glandular cancer 2kunde f adenology 2läppchen n gland lobule (ɔ) 2lehre f adenology 2leiden n adenopathy (ɔ) ~los aglandular, aglandulous 2lumen n glandular lumen 2nerv n secretory (i:) nerve 2öffnung f orifice (ɔ) od mouth of a gland, glandular orifice 2organ n glandular organ 2polyp m gland tissue polypus ('polipəs), adenoma polyposum (ou), adenomatous (ou) polyp (ɔ) 2sarkom n adenosarcoma 2schlauch m gland tube 2schnitt m adenotomy 2schwellung f glandular swelling od enlargement, enlarged glands / generalisierte 2 generalised glandular enlargement (GGE) 2schwund m anadenia (i:) 2sekret n glandular secretion (i:) 2störung f glandular disturbance 2struktur f glandular structure 2system n glandular system / endokrines 2 endocrine system, endocrinium (ju) 2tätigkeit f glandular activity 2therapie f glandular therapy 2transplantat n (bzw 2Implantat) gland implant 2trockenzellen f pl dried glandular cells 2tuberkulose f glandular tuberculosis 2tubulus m glandular tubule (ju:) 2tumor m adenoma 2unterfunktion f glandular insufficiency, impairment of glandular function 2unterfunktionshypoglandular 2verhärtung f adenosclerosis (ou), scleradenitis, hardening of a gland 2„virus" n adenovirus (aiə) 2zelle f glandular cell 2zellenkrebs m adenocarcinoma, adenomatous od glandular carcinoma 2zyste f glandular cyst, adenocele ('ædinosi:l)
drüsig glandular
DSM = Dihydrostreptomycin[um] n dihydrostreptomycin
D-Sonde = Duodenalsonde f duodenal (i:) probe

D-Sorbit n pharm sorbite (ɔ:), sorbitol (ɔ:) (BP)
Dschungelgelbfieber n jungle ('dʒʌŋgl) yellow fever (i:)
DSS-Agar = Dextrose-Stärke-Saccharose-Agar m dextrose-starch-saccharose agar
D-Streptokokken m pl group-D streptococci
D-Syndrom = D₁-Trisomie-Syndrom n D₁ trisomy syndrome
DT = Deutsche Tuberkulosegesellschaft German Tuberculosis Society
(d)T = [Desoxy-]Thymidin [deoxy]thymidine
dTDP = Desoxythymidindiphosphat n deoxythymidine diphosphate, dTDP
(d)Thd = [Desoxy-]Thymidin n [deoxy]thymidine
DT-Impfstoff = Diphtherie-Tetanus--Impfstoff m diphtheria-tetanus vaccine
dTMP = Desoxythymidinmonophosphat n deoxythymidine monophosphate, dTMP
D-Trias = Demenz, Dermatitis, Diarrhoe (Pellagra) dementia, dermatitis, diarrh[o]ea
dTTP = Desoxythymidintriphosphat n deoxythymidine triphosphate, dTTP
D-Typus = Desintegrationstypus m disintegration type
dU = Desoxyuridin n deoxyuridine
Dubin-Johnson ('dju:bin-'dʒɔnsən)-Syndrom n (konstitutioneller nichthämolytischer Ikterus mit lipochromer Hepatose) Dubin-Johnson syndrome, icterus-hepatic pigmentation syndrome
Dubini (du'bi:ni)-Syndrom n (Chorea electrica) Bergeron's (berʒə'rõz) disease, Dubini's disease, electric[al] chorea
DuBois-Reymond (dy'bwa-re'mõ)|-Gesetz n DuBois-Reymond's law 2-Schlüssel m DuBois-Reymond's key
Dubos (dy'bo)-Nährboden m Dubos oleic albumin complex (DOAC)
Duchenne (dy'ʃen)|-Aran (a'rã)-Syndrom n (spinale Form der progressiven Muskelatrophie) Aran-Duchenne atrophy od disease od syndrome, progressive spinal muscular atrophy (PSMA), amyotrophic lateral sclerosis, spinal form 2-Erb ('erp)-Syndrom n (obere Geburtslähmung) Erb-Duchenne syndrome, upper cervical radicular syndrome 2-Syndrom (I) n tabes dorsalis 2-Syndrom (II) n (progressive Bulbärparalyse) Duchenne's paralysis, progressive bulbar paralysis
Ducrey (du'krei)-Bakterien n pl Ducrey's bacilli (bə'silai)
Ductulus m (PNA) (kleiner Gang, Kanälchen) ductulus (ʌ), ductule (ʌ) 2 aberrans superior superior ductulus aberrans Ductuli alveolares (PNA) (Alveolargänge) alveolar ducts Ductuli biliferi bile ductules Ductuli efferentes testis efferent ductules Ductuli excretorii glandulae lacrimalis ducts of the lacrimal gland Ductuli interlobulares interlobular ducts Ductuli prostatici (PNA) (Ausführungsgänge der Prostata) prostatic (æ) ducts Ductuli transversi (PNA) tubules of the epoophoron
Ductus m (PNA) (Gang, Kanal) anat ductus (ʌ), pl ductus, duct (ʌ) 2 accessorius accessory duct 2 Arantii venous (i:) duct of Arantius (ə'rænʃios)

2 arteriosus [Botalli] (PNA) Botallo's duct, arterial (iə) duct od canal (æ) 2 Bartholini duct of Bartholin ('bartoli:n) 2 choledochus (PNA) (Gallengang) bile duct, ductus choledochus 2 cochlearis (PNA) duct of the cochlea, cochlear (ɔ) duct 2 cysticus (PNA) (Gallenblasengang) cystic duct; 2 ~-Syndrom n gallbladder siphopathy (sai'fɔpəθi), cystic duct syndrome 2 deferens (PNA) (Samenleiter) deferent (e) canal, vas deferens (e) 2 ejaculatorius (PNA) ejaculatory duct 2 endolymphaticus (PNA) endolymphatic duct 2 epididymidis (PNA) (Nebenhodengang) canal of the epididymis 2 epoophori longitudinalis (PNA) (Gartner-Gang) duct of the epoophoron 2 excretorius [vesiculae seminalis] (PNA) duct of a seminal vesicle 2 glandulae bulbo--urethralis (PNA) (Cowper-Gang) duct of the bulbo-urethral gland 2 hepaticus communis common hepatic duct 2 hepaticus dexter right hepatic duct 2 hepaticus sinister left hepatic duct 2 incisivus (PNA) incisive duct 2 interlobularis (PNA) interlobular (ɔ) duct 2 lacrimalis lacrimal duct 2 lactiferi pl (PNA) lactiferous ducts, mammary ducts, milk ducts 2 lymphaticus dexter right lymphatic duct 2 mesonephricus Wolffian duct, mesonephric duct 2 Mülleri Müller's ('mylərz) od Müllerian (iə) od Gasserian (iə) duct 2 nasofrontalis nasofrontal (ʌ) duct 2 nasolacrimalis (PNA) (Tränennasengang) nasolacrimal (æ) duct 2 omphalo[mes]entericus (Dottersackgang) vitelline od omphalomesenteric (e) od umbilical (i) duct 2 pancreaticus (PNA) (Wirsung--Gang) pancreatic duct; 2 ~ accessorius (PNA) (Santorini-Gang) accessory pancreatic duct; 2 ~ major (Ausführungsgang der Bauchspeicheldrüse, Ductus Wirsungianus) Wirsung's ('virzuŋks) duct od canal (æ) 2 paramesonephricus (PNA) (Müller--Gang) paramesonephric duct 2 para-urethrales pl (PNA) (Skene-Gänge) Skene's (ski:nz) ducts od glands, para-urethral ducts 2 parotideus (PNA) (Stenon-Gang) parotid (ɔ) od Stensen's ('stensən) duct, duct of Steno ('sti:nou) 2 perilymphaticus (PNA) aqueduct of the cochlea 2 prostaticus prostatic duct 2 salivarius salivary (æ) duct 2 semicirculares pl (PNA) semicircular ducts; 2 semicircularis anterior (PNA) superior semicircular duct; 2 ~ lateralis (PNA) lateral semicircular duct; 2 ~ posterior (PNA) posterior semicircular duct 2 seminalis seminal (e) duct 2 spermaticus spermatic duct 2 sublinguales minores pl (Rivinus--Kanal) smaller sublingual ducts; 2 sublingualis major (PNA) (Bartholin--Gang) principal sublingual duct 2 submandibularis (PNA) (Wharton--Gang) submandibular duct 2 sudoriferus (PNA) duct of a sweat gland 2 thoracicus (PNA) thoracic (æ) duct 2 thyreoglossus (PNA) (Macalister--Tubulus) thyroglossal duct 2 urogenitalis urogenital (e) duct 2 utriculosaccularis utriculosaccular duct 2 venosus [Arantii] (PNA) ductus venosus Arantii, duct of Arantius (ə'rænʃios), ductus venosus 2 Wirsungianus s 2 pancreaticus major 2 Wolffianus

Wolffian ('wulfiən) *od* mesonephric (e) duct

Ductus- ductal (ʌ)

dUDP = Desoxyuridindiphosphat *n* deoxyuridine diphosphate, dUDP

Duft *m* aroma / smell / scent, perfume ~end odoriferous (i), fragrant (ei), sweet smelling / scented ᴢstoff *m* perfume, perfuming (ju:) agent (ei), aromatic substance

Duhring ('djuəriŋ)-Syndrom *n od* -Krankheit *f* (Dermatitis herpetiformis) Duhring-Brocq ('brɔk) syndrome, dermatitis herpetiformis syndrome

Dukes (dju:ks)-Syndrom *n* (Vierte Krankheit, Filatow-Krankheit) Dukes' disease, Filatov's ('filatɔfs) disease, Filatov-Dukes disease

Dumdumfieber *n* kala (a:) azar (a:)

dUMP = Desoxyuridinmonophosphat *n* deoxyuridine monophosphate, dUMP

dumpf (Perkussion) flat, dull (ʌ) / (muffig, feucht) damp, musty (ʌ) / (apathisch) apathetic (e) / (Ton, Stimme) hollow / (Schmerz) dull ᴢheit *f* (Perkussion) flatness, dullness (ʌ) / (Stimme) hollowness / (feuchte Hitze) dampness / (Apathie) apathy (æ) / (Schmerz) dullness

Dumping-Syndrom *n* (Postgastrektomie- -Syndrom) dumping (ʌ) syndrome

dunkel dark / (unbekannt) obscure (juə) / (Farbe) dark / (Urin) high-colo[u]red / (Blut) venous (i:) / (Haut) dark, dark- -colo[u]red / (Erinnerung) faint ᴢ *n* darkness (a:) / obscurity (juə) / (Film) shadow (æ) ᴢadaption *f* dark adaptation, scotopia ᴢangst *f ps* scotophobia ~farbig (*bes* durch Blut) dark *od* black- -colo[u]red

Dunkelfeld *n* dark field ᴢbeleuchtung *f* dark-field *od* dark-ground illumination ᴢkondensor *m* dark-field condenser ᴢmikroskopie *f* dark-field microscopy (ɔ) ᴢüberprüfung *f* dark-field examination

dunkel|gefärbt dark *od* black-colo[u]red ~gelb dark-yellow ~häutig dark- -skinned / melanochrous (ɔ), melanodermic, melanous (e) ᴢhäutigkeit *f* melanoderma (ə:)

Dunkelkammer *f* röntg, fotogr darkroom ᴢfilter *m* röntg safelight filter ᴢlampe *f* darkroom lamp

dunkel|rot dark-red ᴢsehen *n* (Sehen im ▪Dunkeln) scotopia ᴢsein *n* (*bes* Zunge) nigrities (nai'grifii:z) ᴢwerden *n* darkening, growing dark [in colo[u]r] / (*z B* Brustwarze) darkening / (*bes* Haut) nigrescence / (Präparate *usw*) denigration

dünn thin / *f* (Blut) serous (iə), thin, poor / (Luft, Gas) rarefied (εə) / (Flüssigkeit) thin / (Stuhl) loose ~beinig thin-legged, spindle-legged

Dünndarm *m* (Intestinum tenue (*PNA*)) small intestine ᴢabschnitte *m pl* portions of the small intestine ᴢblutung *f* h[a]emorrhage (e) *od* bleeding from the small intestine ᴢdiarrhoe *f* intestinal catarrh ᴢdrüsen *f pl* intestinal glands [*s* Lieberkühn] ᴢentzündung *f* enteritis (ai) ᴢfaktor *m* small bowel factor, SBF ᴢfüllung *f* röntg filling of the small intestine ᴢgekröse *n* mesentery (e), mesostenium (i:) ᴢgekröse- mesenteric (e) ᴢinfarkt *m* small-bowel infarction ᴢkatarrh *m* enteritis (ai), intestinal

catarrh (kə'ta:) ᴢkranker *m* person suffering from a disease of the small intestine ~löslich enteric-coated, soluble (ɔ) in the small intestine ᴢmuskulatur *f* myenteron ᴢresektion *f* resection of a part of the small intestine ᴢschleimhaut *f* small intestinal mucosa ᴢschlinge *f* loop of the small intestine dünn|flüssig thin, liquid (i) ~halsig thin- -necked / *Lab* narrow-necked ~häutig thin-skinned ᴢheit *f* thinness ~knochig thin-boned ~machen (verdünnen) to thin down, to dilute (u:) ᴢsein *n* (körperlich) thinness ~schalig thin- -shelled ᴢschichtchromatogramm *n* thin-layer chromatogram ᴢschicht-chromatographie *f* thin-layer chromatography ᴢschicht-Platte *f* thin-layer chromatographic plate ᴢschichtfertig-platte *f chrom* precoated chromato-graphic plate ᴢschichttomographie *f radiol* thin-section tomography ᴢschliff *m histol* thin section, microsection (ai) ᴢschnittverfahren *n* microtomy ~wandig thin-walled

duodenal duodenal (i:) ᴢaufnahme *f* röntg duodenogram (i:) ᴢendoskopie *f* duodenoscopy ᴢeröffnung *f* duodeno-tomy ᴢfistel *f* duodenal fistula ᴢfistel-anlage *f chir* duodenostomy ᴢgekröse *n* (Zwölffingerdarmgekröse) mesoduodenum (i:) ᴢgeschwür *n* duodenal ulcer ᴢkatarrh *m* duodenitis, duodenal catarrh ᴢnaht *f* duodenorrhaphy (ɔ) ᴢpapille *f* (Papilla Vateri) duodenal *od* Vater's ('fa:tərz) *od* bile papilla ᴢpassage *f* duodenal passage / gestörte ᴢ duodenal (i:) delay ᴢplastik *f chir* duodenoplasty (i:) ᴢsaft *m* duodenal contents *od* fluid *od* juice ᴢsonde *f* duodenal probe *od* tube ᴢsondenflüs-sigkeit *f* fluid withdrawn from the duodenum (i:) ᴢsondierung *f* probing (ou) of the duodenum ᴢspülung *f* duodenal irrigation ᴢstenose *f* duodenal stenosis ᴢulkus *n* duodenal ulcer ᴢwand *f* duodenal wall

Duodenektomie *f* duodenectomy

Duodenitis *f* duodenitis

Duodeno|cholezystostomie *f* duodeno-cholecystostomy, cholecystenterosto-my ᴢenterostomie *f* duodeno-enterostomy ᴢgraphie *f röntg* duodenography ᴢileostomie *f* duodeno-ileostomy ᴢje-junalflexur *f* duodenojejunal (u:) flexure ᴢjejunostomie *f* duodenojejunostomy ᴢpankreatektomie *f chir* Brunschwig's ('bru:nswigz) operation, pancreatoduo-denectomy ᴢskopie *f* (Zwölffinger-darmendoskopie) duodenoscopy ᴢsto-mie *f* duodenostomy ᴢtomie *f* duode-notomy ᴢzystostomie *f* duodenocystos-tomy

Duodenum *n* (Zwölffingerdarm) duode-num (i:) ᴢresektion *f* resection of the duodenum, duodenectomy

Duplay (dy'ple)|-Bursitis *f* (Bursitis subdeltoidea) subdeltoid bursitis ᴢ--Syndrom *n* (Periarthritis humero--scapularis) Duplay's syndrome, periarticular fibrositis, frozen shoulder

duplex double (ʌ) / duplex (ju:)

Duplikation *f* duplication

Duplikatur *f* duplication / (Umschlagfal-te) duplicature (ju:)

duplizieren (verdoppeln) to duplicate (ju:), to double (ʌ)

Dupré (dy'pre:)-Syndrom *n* (Begleitme-

ningismus) Dupré's syndrome, pseudo-meningitis

Dupuytren (dypyi'trɛ)|-Fraktur *f* Dupuy-tren's fracture ᴢ-Kontraktur *f* Dupuy-tren's contracture

Dura|affektion *f* pachymeningopathy ('pæki,meniŋ'gɔpəθi) ᴢentzündung *f* duritis ᴢhämatom *n* dural h[a]ematoma ᴢklammer *f* dura (juə) clip

Dura mater *f* dura (juə) mater (ei) / ᴢ encephali (*PNA*) (harte Hirnhaut) d.m. of the brain / ᴢ spinalis (*PNA*) (harte Rückenmarkshaut) endorrhachis ('rei-kis), d.m. of the spinal cord, spinal d.m. dural dural (juə) ᴢarterie *f* dural artery ᴢsack *m* epidural space *od* cavity ᴢscheide *f* dural sheath (i:)

Durand (dy'rã)|-Nicolas-Favre (niko'la--'fa:vr)-Krankheit *f* Durand-Nicolas--Favre syndrome, lymphogranuloma inguinale (ei), veneral (iə) lymphogra-nuloma ᴢ-Viruskrankheit *f* Durand's disease

Dura|-Pinzette *f* dural *od* dura dressing forceps *pl* ᴢplastik *f* duraplasty (juə) ᴢriß *m* dural rent ᴢsarkom *n* me-ningioma, durosarcoma ᴢscheide *f* dural sheath (i:) ᴢ-Schere *f* dura scissors *pl*

durch|atmen to breathe deeply ~beißen to bite through ~blasen (*z B* Eileiter) to blow through ᴢblasung *f* (Tuben) perflation ᴢblasungsinstrument *n* (Ohr, Tube) inflator ~bluten (*z B* Herz-muskel) to supply with blood / gut ~blutet with sufficient (i) blood supply, well supplied with blood ᴢblutung *f* [blood] circulation (von: through, in: of), blood flow (through), supply of blood (to) / kraniale ᴢ cranial circula-tion

durchblutungs|behindernd inhibiting (i) circulation *od* the blood flow (through) ~fördernd stimulating (i) the blood flow (through) ᴢmessung *f* blood-flow measurements ᴢphase *f* circulatory phase (ei) ᴢregulation *f* regulation of circulation ᴢschwankung *f* variation in blood flow *od* circulation ᴢstauung *f* impaired arterial (iə) circulation ~stei-gernd favo[u]ring circulation ᴢsteige-rung *f* increase of blood supply ᴢstörung *f* disturbed circulation, circu-latory disturbance, disturbed blood supply / periphere ᴢen peripheral circulatory disturbances ᴢverhältnisse *n pl* circulatory conditions ᴢverminde-rung *f* decrease in blood supply

durch|bohren to perforate, to pierce (iə) ᴢbohrung *f* perforation, piercing ~bre-chen *vt* (zerbrechen) to break / (Magen-wand) to perforate / *vi* (Abszeß) to come to a head, to erupt (ʌ), to burst / (Zähne) to come through, to erupt / (Erbanlage) to become manifest ᴢbre-chen *n* breaking / (Organ) perforation / (Abszeß) burst, bursting / (Zähne) eruption (ʌ) ~bringen *F* (Patienten) to pull through / to save ~brochen perforated, pierced (iə) ᴢbruch *m* (Eiter) eruption (ʌ), coming forth / (Abszeß) pointing, bursting / (Appen-dix) rupture / (Zähne) eruption, cutting / (Ekzem) appearance, eruption / (Bruch) rupture / (Magen) perforation ᴢbruchblutung *f* breakthrough bleed-ing ᴢbruchsstelle *f* (Abszeß) point, head ᴢbruchsstörung *f dent* malerup-tion (ʌ)

durchdring|en *anat* to pierce (iə), to perforate / (Strahlen) to penetrate (e) / (Tumor) to infiltrate / *histol* to permeate / (durchwachsen) to grow through / (Membranen) to transude (ju:) **~end** *anat* piercing (iə), perforating / (Stimme) shrill, penetrating

Durchdringungs|fähigkeit *f* (Tumor) invasiveness (ei) / *röntg* penetration power **~kraft** *f* (Strahl) penetrative (e) power **~vermögen** *n radiol* penetrating power

Durchdrückpackung *f pharm* strip pack, blister pack *od* strip, press-through pack

Durchfall *m* (Stuhlgang) diarrh[o]ea (daiə'riə) **~** *s* durchfällig **~erkrankt** (Säuglinge) suffering from diarrh[o]ea

durchfällig diarrh[o]eal (i), diarrh[o]eic (i:)

Durch|falleiden *n* diarrh[o]ea **~fallskrank** (*bes* Säuglinge) *s* durchfallerkrankt **~feuchten** to soak, to wet thoroughly (ʌ) **~filtrieren** *Lab* to filter [through], to strain **~fluss** *m* flow **~flussgeschwindigkeit** *f* flow rate **~flussmesser** *m* flowmeter (ou) **~flussvolumen** *n* blood flow volume **~flusszeit** *f* flow rate

„durchflut|en“ (schocken) *ps* to shock **~ung“** *f* (Schockbehandlung, Elektrokrampftherapie) convulsive (ʌ) shock therapy (CST), electric convulsion *od* convulsive therapy (ECT), electro--shock therapy **~ungsanfall“** *m ps* electrofit

durchfressen (Geschwür) to corrode, to eat through

durchführ|en to carry out, to practise / (Operation) to perform / (hindurchführen) to pass through, to insert into / (Experiment) to make, to carry out **~ung** *f* (Operation) performance / (Ausführung) execution (ju:) / (Untersuchung) carrying out

Durchgang *m* (auch *chrom*) passage

durchgängig (Gang) open, free, patent (ei) / (Tube) permeable **~keit** *f* (Tube) permeability / patency (ei) / wieder **~** erzielen (Ureter, Gallengang *usw*) to relieve an obstruction (ʌ) **~sein** *n* (*z B* des Gallengangs) *anat* patency (ei)

Durchgangs|arzt *m* accident insurance consultant **~dosiskammer** *f röntg* transmission chamber (ei) **~phase** *f* transitional (i) stage *od* phase (ei) **~syndrom** *n ps* transit *od* transitional syndrome

durch|gebaut *röntg* (*nur* Knochen) well--structured (ʌ), of good structure **~gebrochen** (Magenwand) perforated / (Blinddarm) ruptured **~gehen** to pass [through] **~gelaufen** (Füße) sore **~gelegen** (Patient) having [developed] bedsores, suffering from a decubitus (ju:) ulcer **~gelegensein** *n* (Dekubitus) bed sore **~gleiten** (Stein, Sonde) to glide *od* slip *od* pass through **~impfen** (Reihenimpfung) to inoculate (ɔ) systematically **~impfung** *f* inoculation of the whole population *od* of a part of it, mass inoculation **~kälten** to chill thoroughly (ʌ) **~kauen** to chew thoroughly (ʌ) **~kreuzen** (Nerv, Gefäß) to cross **~kreuzung** *f* (*bes anat*) crossing, decussation **~laß** *m anat* passage, opening

durchlässig pervious (*für* to) / (Tube) permeable **~keit** *f* permeability **~-**

keitskoeffizient *m* coefficient of permeability

durchleucht|en *röntg* to screen / to transilluminate (u:) **~ung** *f röntg* fluoroscopy, radioscopy, fluoroscopic (ɔ) examination, screening / dorsoventrale **~** dorsoventral fluoroscopy / stereoskopische **~** stereoroentgenoscopy

Durchleuchtungs|- *röntg* fluoroscopic (ɔ) **~apparat** *m röntg* fluoroscope (ɔ), roentgenoscope (ʌ) **~gerät** *n* (Haut) diascope (ai) **~kontrolle** *f* fluoroscopic control (ou) **~schirm** *m röntg* fluorescent screen **~uhr** *f röntg* fluoroscope timer **~zeit** *f röntg* screening time

durchliegen *v refl* to get *od* develop bedsores **~** *n* decubitus, bedsore

durchlochen to perforate, to pierce, to puncture ('pʌŋktʃə)

durchlöcher|n to perforate, to pierce, to foraminate (æ) **~t** *anat* perforated, foraminated, pierced / (siebartig) cribriform (i) / (löcherig) foraminiferous (i)

durchlüft|en to ventilate **~ung** *f* ventilation **~ungsfähig** (Lunge) capable of ventilation

Durch|marsch *m F s* Durchfall **~messer** *m* diameter (æ) **~mustern** (Proben) to screen **~nagen** (Geschwür) to gnaw (nɔ:) *od* to eat through **~perlen** *Lab* to bubble through **~pressen** to pass *od* to squeeze through / (durch Filter) to strain **~reiben** (Haut) to rub sore, to chafe (ei) **~reiten** *v refl* to get saddle--sore **~reissen** to break **~riß** *m* (*z B* Sehne) rent **~sägen** (Knochen) to saw [through] **~scheinend** translucent (u:), transparent (ɛə), pellucid (u:) **~scheuern** (Haut) to chafe (ei) **~schlafen** to sleep [the night] through

durchschneid|en *chir* to cut through, to intersect, to separate (e), to sever (e) / (Kindskopf) to appear, to be delivered (i) **~ung** *f chir* division, section, severance (e) / **~** einer Harnröhrenstriktur *chir* urethrotomy (ɔ)

Durchschnitt *m* average (æ) / (schnitt) section / einen **~** erreichen to average / im **~** on an average / vermuteter **~** guessed average **~lich** average (æ)

Durchschnitts|abweichung *f* average deviation **~alter** *n* average age **~dauer** *f* average duration **~dosis** *f* average dose **~gewicht** *n* average weight **~gonadendosis** *f* average gonad (ɔ) dose **~größe** *f* average size / (Körper) average height (ai) **~menge** *f* average quantity (ɔ) **~patient** *m* average patient **~puls** *m* average pulse / **~wert** *m* average value (æ) **~zahl** *f* average number

Durch|schuß *m mil* thhrough-and--through [bullet] wound / „glatter“ **~** tunnel (ʌ) wound **~schusskanal** *m*, „glatter“ **~** tunnel (ʌ) wound **~schütteln** *Lab* to shake thoroughly (ʌ) **~schwitzen** (Hemd, Verband) to sweat (e) through **~seihen** *Lab* to strain, to filter, to mash through a sieve (i) **~seihen** *n Lab* filtration, straining, percolation **~setzt** permeated **~seucht** contaminated (æ)

durchsichtig transparent (ɛə) / (durchscheinend) pellucid (u:) / (dünn u. **~**) diaphanous (æ) / (diffus **~**) translucent (u:) **~keit** *f* transparence (ɛə), transparency / translucency (u:) / pellucidity (i)

/ (Klarheit) limpidity, limpidness **~keitsgrad** *m* degree of transparency

durch|sickern to seep *od* ooze (u:) through **~sieben** *Lab* to sift, to sieve (i), to pass (*durch through*) **~spülen** to flush (ʌ) [out] / (Darm) to wash out / (Mund) to rinse / (ausspülen) to irrigate (i) **~spülung** *f* irrigation, lavage (a:), washing out **~stechen** (mit Nadel *usw*) *chir* to pierce (iə) (*durch through*) / (Blase) to prick, to perforate **~stechung** *f* (*z B* Trommelfell) *chir* centesis (i:)

Durch|stosskanüle *f* piercing (iə) needle **~strömen** to run *od* flow *od* stream through, to perfuse (ju:) **~strömung** *f* flow [through], perfusion, circulation; blood flow

Durchströmungs|menge *f* flow volume (ɔ) **~wärme** *f* (Diathermie *usw*) conversive heat

durch|tränken to impregnate [with] / to soak, to steep [in] **~trennen** *chir* to transect, to divide (ai), to separate (e), to sever (e), to cut **~trennung** *f* division (i), severance, cutting (ʌ), detachment **~treten** *n* (des Kopfes bei der Geburt) emergence of the head **~tritt** *m* (Geburt) emergence, appearance (i) **~trittsstelle** *f* (Nerv, Gefäß) point of passage **~tropfen** to drip *od* to trickle through

durchuntersuch|en (Patient) to examine (æ) thoroughly (ʌ) **~ung** *f* thorough examination, overhaul

durchwachsen (Tumor) to grow through, to penetrate (e), to infiltrate (*in into*) **~** *n* growing through, infiltration

durchwander|n *bakt* to peregrinate (e) / (Zellen) to transmigrate (ai), to pass through **~ung** *f* (Zellen *usw*) passing (a:) through, diffusion (ju:), transmigration

durchwärm|en to warm thoroughly (ʌ) **~ung** *f* (Diathermie) diathermy (ai)

Durchzugtuch *n* (Krankenbett) draw--sheet

dURD = Desoxyuridin *n* deoxyuridine, dU

Durham ('dʌrəm)**-Röhrchen** *n bakt* Durham fermentation tube

Durhämatom *n* dural h[a]ematoma, bleeding into the dura (juə)

Durst *m* thirst / (krankhafter) dipsosis, morbid thirst / (brennender) parching th. / (plötzlicher **~** der Geisteskranken) hydrodipsomania / fehlender **~** absence of thirst / unstillbarer **~** anadipsia (i) **~fieber** *n* (Neugeborene) thirst fever **~krankheit** *f* diabetes (i:) insipidus (i) **~kur** *f* dipsotherapy **~losigkeit** *f* (fehlender Durst) absence of thirst, adipsia (i) **~mangel** *m* adipsia (i), aposia (ou), absence (æ) of thirst, oligodipsia (i) **~versuch** *m* concentration test, thirst test

Durylsäure *f* (Trimethyl-Benzenkarbonsäure) durylic acid, trimethylbenzoic acid

Dusche *f* shower (au) [bath] / *hyg* douche (u:)

dUTP = Desoxyuridintriphosphat *n* deoxyuridine triphosphate, dUTP

Duval (dy'val)**-Windung** *f* (Gyrus dentatus (*PNA*)) dentate gyrus

Duverney (dyvɛr'nɛ)**-Drüse** *f* (Glandula bulbourethralis (*PNA*)) bulbo-urethral gland / (Glandula vestibularis major (*PNA*)) greater vestibular gland **~-Foramen** *n* (Foramen epiploicum

(PNA)) opening into the lesser sac of the peritoneum

Dy = Dysprosium *n* dysprosium, Dy

Dyclonin-Hydrochlorid *n (WHO)* dyclonine ('daikloni:n) hydrochloride *(USP)*

Dydrogesteron *n (WHO)* dydrogesterone (daidro'dʒestəroun) *(BPCA, NF)*

Dyflos *pharm* dyflos (ai)

Dynam|ik *f* dynamics **~isch** dynamic **ₓograph** *m* dynamograph (æ) **ₓometer** *n* dynamometer, ergometer

Dys|adaptation *f* (Mangel an Akkommodationsfähigkeit) dysadaptation, dysaptation **ₓakusis** *f* dysacusia (u:) dysacousis (u:), dysacousma (u:) **ₓämie** *f* dys[a]emia **ₓantonomie** *f* dysantonomia (ou) **ₓarthrie** *f* (Sprachstörung) dysarthria / **ₓ** literalis d. literalis, stammering / **ₓ** syllabaris d. syllabaris (æ) spasmodica (ɔ), stuttering (ʌ) **ₓarthrose** *f* (Dysarthrosis) dysarthrosis **ₓästhesie** *f* (verfälschte Wahrnehmung einer Sinnesempfindung) dys[a]esthesia (i:) **ₓbakterie** *f* disturbed *od* abnormal bacterial (iə) flora (ɔ:), disturbed growth of bacteria (iə) **ₓbarismus** *m* (Druckfallkrankheit) dysbarism ('disbærizm) **ₓbasie** *f* dysbasia (ei) **ₓbulie** *f* dysbulia (ju:) **ₓchezie** *f* (schmerzhafter Stuhlgang) dyschezia (i:), dyschesia (i:), dyschizia (ai), painful def[a]ecation **ₓcholie** *f* dyscholia (ou), abnormal bile condition **ₓchondroplasie** *f* (Chondrodystrophie) dyschondroplasia (ei), skeletal (e) enchondromatosis **ₓchondrosteose** *f* dyschondrosteosis

Dyschrom|asie *f* dyschromasia (ei), dyschromia (ou) **ₓatoper** *m* dyschromatope (ou) **ₓatopsie** *f* dyschromatopsia (ɔ), partial colo[u]r-blindness **ₓie** *f* dyschromia (ou)

Dysdiadochokinesie *f* dysdiadochokinesia (i:), impaired performance of alternating (ɔ:) movements

Dysenterie *f* (Ruhr) dysentery ('disntri) **~ähnlich** (ruhrähnlich) dysenteriform (e) **ₓbakterien** *n pl* dysentery bacilli (bə'silai) **ₓerreger** *m* causative (ɔ:) agent of bacillary dysentery **ₓserum** *n* antidysenteric serum (iə)

dys|enterisch dysenteric (e) **ₓfunktion** *f* malfunction (ʌ), dysfunction, functional disorder / **ₓ** der Eierstöcke hypo--ovaria (ɛə), hypo-ovarianism (ɛə) **ₓgammaglobulinämie** *f imm* dysgammaglobulin[a]emia **ₓgenese** *f* (Störung der Fortpflanzung) dysgenesia (i:) **ₓgenesie** *f*, **Dysgenesis** *f* (Entwicklungsstörung, Missbildung) dysgenesis **ₓgenik** *f* (Erforschung von Erbschädigungen) dysgenics (e) **ₓgenitalismus** *m* (Folgen von Geschlechtsdysfunktionen) dysgenitalism (e); adiposogenital (e) dystrophy (i) **ₓgerie** *f* (Altersbeschwerden) infirmities of old age **ₓgerminom** *n* dysgerminoma **ₓgesie** *f* (Geschmacksstörung) dysgeusia ('gju:siə) **ₓglandulär** dysglandular **~gnath** (fehlentwickelt) (Kiefer) dysgnathic ('næθik) **ₓgnosie** *f* (Intelligenzstörung) intellectual impairment / (schlechtes Formerkennungsvermögen) dysgnosia **ₓgraphie** *f ps* dysgraphia (æ) **ₓ[h]idrosis** *f* dys[h]idrosis **ₓkalkulie** *f* (Rechenstörung) dyscalculia (ʌ) **ₓkeratose** *f* (Epidermisanomalie) dyskeratosis, keratonosis, disturbed keratinisation **ₓkinesie** *f* dyskinesia (i:) **~kinetisch** dyskinetic (e) **ₓkorie** *f* (Pupille) dysco-

---

ria (ɔ:) **ₓkrasie** *f* [h[a]emato]dyscrasia (ei) **~krasisch** dyscrasic (ei), dyscratic (æ) **~kratisch** *s* dyskrasisch **ₓkrinie** *f* (Störung der endokrinen Drüsen) dyscrinism (ai) **ₓlalie** *f* (Sprachstörung, Stammeln) dyslalia (ei) **ₓlexie** *f* (Lesestörung) *ps* dyslexia, inability to read understandingly **ₓlochia** *f* (Störung des Wochenflusses, Lochienverhaltung) dyslochia (ou) **ₓlogie** *f ps* dyslogia (ɔ:) **ₓmaturität** *f*, pulmonale Wilson-Mikity ('wilsn-'mikiti) syndrome

Dysmenorrhoe *f* dysmenorrh[o]ea (i), menalgia, painful and difficult menstruation, menstrual cramps *F* **entzündungsbedingte** **ₓ** inflammatory d. **essentielle** **ₓ** essential *od* primary (ai) d. **mechanische** **ₓ** mechanical (æ) *od* obstructive (ʌ) d. **obstruktive** **ₓ** *s* mechanische **ₓ** **ovariell bedingte** **ₓ** ovarian (ɛə) d. **primäre** **ₓ** primary d. **psychisch bedingte** **ₓ** psychogenic (e) d. **psychogene** **ₓ** psychogenic d. **sekundäre** **ₓ** secondary (e) *od* acquired (ai) d. **spastische** **ₓ** spasmodic (ɔ) d. **tubar bedingte** **ₓ** tubal (ju:) d. **uterinbedingte** **ₓ** uterine (ju:) d. **vaginal bedingte** **ₓ** vaginal (ai) d.

dys|menorrhoisch dysmenorrh[o]eic (i:), dysmenorrh[o]eal (i) **~metabolisch** dysmetabolic (ɔ) **ₓmimie** *f ps* dysmimia (i) **ₓmnesia** *f* (Gedächtnisstörung) dysmnesia **ₓmorphophobie** *f* dysmorphophobia **ₓnystaxis** *f* (Halbschlummerzustand) dysnystaxis **ₓontogenese** *f embr* dysontogenesis **ₓopie** *f* (Sehfehler) dysopia, dysopsia, defective vision (i) **ₓopsie** *f s* Dysopie **ₓosmie** *f* dysosmia, impaired sense of smell **ₓostose** *f* dysostosis, dysosteogenesis (e), defective bone formation **ₓostosis** *f* dysostosis [*s* Dysostose] d. **cleidocrunialis** cleidocranial d. **ₓ** **cranIofacialis** craniofacial d., Crouzon's (kru'zɔz) disease *od* syndrome **ₓ** **enchondralis metaepiphysaria Typ Morquio** Morquio's ('mɔrkioz) syndrome *od* disease **ₓ** **mandibulo-facialis** (Franceschetti-Syndrom I) mandibulo-facial d., Treacher-Collins ('tri:tʃə-'kɔlinz) syndrome **ₓpareunie** *f* dyspareunia (i:), difficult intercourse **ₓpepsia** *f* dyspepsia [*s* Dyspepsie] / **ₓ** nervosa (Magenneurose) nervous d.

Dyspepsie *f* dyspepsia, weak stomach (ʌ) *F* **biliäre** **ₓ** bilious (i) *od* cholelithic (i) d. **mit Flatulenz einhergehende** **ₓ** flatulent (æ) d. **funktionelle** **ₓ** functional (ʌ) d. **ₓ** **aus Gallenmangel** bilious (i) d. **durch Gallenstörungen bedingte** **ₓ** bilious *od* cholelithic d. **gastritisbedingte** **ₓ** catarrhal (a:) d. **hyperazide** **ₓ** acid d. **nervöse** **ₓ** nervous d. **reflektorisch bedingte** *od* **reflexive** **ₓ** reflex d. **durch gestörte Speichelsekretion bedingte** **ₓ** salivary (æ) d.

Dyspep|tiker *m* dyspeptic [patient] **~tisch** dyspeptic

Dysperistaltik *f* dysperistalsis (æ), abnormal peristalsis

Dysphagia *f* dysphagia (ei) **ₓ** **constricta** d. constricta, d. due to stenosis (ou) **ₓ** **globosa** globus (ou) hystericus (e), lump in the throat *F* **ₓ** **lusoria** d. lusoria (ɔ:) **ₓ** **spastica** d. due to a hysterical (e) spasm, d. spastica **ₓ** **valsalvae** d. valsalviana (ai)

Dys|phagie *f* dysphagia (ei), dysphagy (i) / **sideropenische** **ₓ** Kelly-Paterson

---

('keli-'pætəsn) syndrome, Plummer--Vinson ('plʌmə-'vinsən) syndrome **ₓphasie** *f ps* (zentral bedingte Sprachstörung) dysphasia (ei) **ₓphonie** *f* dysphonia (ou) / (Heiserkeit) hoarseness / spastische **ₓ** spastic aphonia, phonic spasm **ₓphorie** *f* (Ruhelosigkeit, Unbehagen) dysphoria (ɔ:), restlessness, fidgets (i) *pl* F. **~phorisch** dysphoric (ɔ) / *ps* fidgety (i) **ₓphrasie** *f* (zentrale Sprachstörung) dysphrasia (ei), dysphasia (ei), dysphrenia **ₓphylaxie** *f* (Schlafstörung) dysphylaxia **ₓpinealismus** *m* dyspinealism (i), dysfunction (ʌ) of the pineal (i) gland **ₓpituitarismus** *m* (Hypophysenstörung) dyspituitarism (ju:), impaired function (ʌ) of the pituitary (ju:) body **ₓplasie** *f* (Fehlbildung) dysplasia (ei), abnormal growth *od* development / atrio-digitale **ₓ** atrio-digital dysplasia syndrome / fronto-metaphysäre **ₓ** fronto-metaphyseal d. / kraniometaphysäre **ₓ** craniometaphyseal d. **ₓplastiker** *m* dysplastic type **~plastisch** dysplastic

Dyspnoe *f* (Atemnot) dyspn[o]ea (i), labo[u]red (ei) breathing **biochemisch bedingte** **ₓ** chemical d. **ₓ** **infolge von Fettsucht** piorthopn[o]ea (i) **herzbedingte** **ₓ** cardiac d. **kardiale** **ₓ** cardiac (a:) d. **kreislaufbedingte** **ₓ** circulatory d. **nierenbedingte** **ₓ** renal (i:) d. **physiologische** **ₓ** physiolog[al] d. **pulmonale** **ₓ** pulmonary d. **renale** **ₓ** renal (i:) d. **ₓ-Index** *m* breathing-reserve index

dys|pnoisch dyspn[o]eic (i:) / hochgradig **~** orthopn[o]eic ('ɔ:θo'pni:ik) **ₓpraxie** *f* dyspraxia **ₓprosium** *n* dysprosium (ou) (Dy) **ₓproteinämie** *f* dysprotein[a]emia **ₓregulation** *f* disturbed regulation **ₓrhaphie** *f embr* status (ei) dysraphicus (ei), dysrhaphia (ei) / **ₓ** des Kleinhirns Arnold-Chiari ('a:rnɔlt-ki'a:ri) deformity, malformation *od* syndrome **ₓrhythmie** *f* dysrhythmia (i), disturbed rhythm **~synchronisiert** dyssynchronised ('siŋkrɔnaizd), out of rhythm, irregular (e) **ₓtaxie** *f* (Ataxie) dystaxia **~thym** *ps* dysthymic (dis'θaimik) **ₓthymie** *f ps* (krankhafte Verstimmung) dysthymia (ai) **ₓthymiker** *m* dysthymiac **ₓthyreose** *f* dysthyreosis, dysthyroidism (ai) **ₓtokie** *f* (schwere Geburt) dystocia (ou) / maternale **ₓ** maternal d. / fetale **ₓ** f[o]etal (i:) d. **~tokisch** dystocic (ou) **ₓtonie** *f* dystonia (ou) / **ₓ** des Magen-Darmtrakts gastro-intestinal d. / vegetative **ₓ** neurodystonia **ₓtoniker** *m* dystonic (ɔ) person **~tonisch** dystonic (ɔ) **ₓtopie** *f* (Verlagerung) dystopia (ou), malposition **~topisch** dystopic (ɔ), displaced, malpositional

Dystrophia *f* [*s* Dystrophie] dystrophy (i), dystrophia (ou) **ₓ** **adiposogenitalis** adiposogenital (e) dystrophy *od* syndrome, adiposogenitalism ('dʒenitəlizm), Babinski-Fröhlich (ba'binski-'frø:lic) syndrome, sexual infantilism syndrome, Launois (lo'nwaz) syndrome (i) **ₓ** **musculorum progressiva** (Erb) progressive muscular (ʌ) d. **ₓ** **myotonica** (Curschmann-Batten-Steinert-Syndrom) dystrophia myotonica, Steinert's ('stainərts) syndrome

Dystrophie *f* dystrophy *od* dystrophy **infantile neuroaxonale** **ₓ** (Seitelberger-Syndrom) Seitelberger's ('zaitəlbergərz) syndrome, infantile neuro-axonal dystrophy syndrome *myopathische* ⱬ progressive muscular dystrophy *myotonische* ⱬ *s*

Dystrophia myotonica ⱬ *der Rippen-knorpel* Tietze's ('tiːtsəz) syndrome **Dys|trophiker** *m* person suffering from

dystrophy ~**trophisch** dystrophic (ɔ) ⱬ**urie** *f* dysuria (juə), painful micturition (i), dysuresia (iː) ⱬ- dysuric (juə)

E

E = Einheit *f* unit, U; = Einheit, *spez* Enzymeinheit (IUB-Empfehlung) U [entsprechend kU, mU, μU] / = Eiweiss *n* albumin / = Ejection click *kard* (Austreibungston) / = elektromotorische Kraft *f* electromotive force, E / = Emmetropie *f* (Normalsichtigkeit) emmetropia, E / = Energie *f* *physik* energy, E / = Escherichia *bakt* Escherichia, E. / = Extinktion *f* extinction / = Potentialdifferenz *f* *elektr* potential difference, E. / = Redoxpotential *n* redox potential

e = elektrische Elementarladung *f* electric charge, e / = Elektron *n* electron, e

EA = Enteroanastomose *f* entero-anastomosis / = Extremitätenableitung *f* limb lead

EAE = experimentelle allergische Enzephalomyelitis *f* experimental allergic encephalomyelitis, EAE

Eales (i:lz)-**Syndrom** *n* (juvenile rezidivierende Glaskörperblutung) Eales' disease

EAN = experimentelle allergische Neuritis *f* experimental allergic neuritis, EAN

EAR = Entartungsreaktion *f* reaction of degeneration, RD

Eaton ('i:tən)-**Virus** *n* Eaton agent

Eau de Javelle *n* *chem* Javelle (ʒa'vel) solution

E-Bazillus = Clostridium innominatum

Ebbe-und-Flut Drainage *f* tidal (ai) drainage ('dreinidʒ)

Ebene *f* *phys anat* plane / schiefe ⸜ inclined (ai) p.

Eberraute *f* (Artemisia abrotanum) *pharm* southernwood (ʌ)

Eberstaller ('e:bərstalər)|-**Gyri** *m* *pl* (Gyri breves insulae (*PNA*)) short gyri of the insula ⸜-**Sulcus** *m* (Sulcus intraparietalis (*PNA*)) intraparietal sulcus (ʌ)

Eberwurz *f* *pharm bot* carline ('ka:lin)

EBK = Eisenbindungskapazität *f* iron-binding capacity

Ebner ('e:bnər)-**Halbmonde** *m* *pl* Gianuzzi's (dʒa'nutsiz) crescents *od* demilunes

Ebolavirus *n* Ebola virus

Ebstein ('epstain)|-**Kost** *f* Ebstein's diet (ai) *od* treatment ⸜-**Kur** *f s* ⸜-Kost

Eburneatio *f s* Eburnifikation

Eburnifi|kation *f* eburnation, eburnification, condensing osteitis, osteosclerosis, bone sclerosis ~**zieren** to eburnate

ECAO-Virus *n* ECAO virus (aiə) (enteric cytopathogenic avian orphan virus)

Ecarteur *m* (Sperrer) *chir* ecarteur (eika:'tə:), retractor

Ecchon|drom *n s* Ekchondrom ⸜**drose** *f s* Ekchondrose

Ecchymose *f* ecchymosis, suggillation (sʌdʒi'leiʃən), bruise (bru:z)

Echinococcus granulosus (Hundebandwurm) hydatid (æ) tapeworm, Taenia echinococcus

Echinokokken|befall *m s* ⸜krankheit ⸜**blase** *f* hydatid (ai) ⸜**krankheit** *f* hydatid (ai) disease, hydatidosis, echinococciasis (e'kainokɔk'saiəsis), echinococcosis ⸜**zyste** *f* echinococcus (e'kaino'kɔkəs) cyst, hydatid (ai) cyst / skolexfreie ⸜ sterile (e) cyst, acephalocyst (e)

Echinokokkose *f s* Echinokokkenkrankheit

Echinokokkus *m* Echinococcus, *pl* Echinococci (e'kaino'kɔksai), Cysticercus, caseworm ⸜**zystenoperation** *f* echinococcotomy

Echo *n* echo ('ekou) ⸜-**Enzephalogramm** *n* echo encephalogram (æ) ⸜-**Enzephalographie** *f* echo encephalography ⸜-**Enzephaloskop** *n* echo encephaloscope (e) ⸜**erscheinungen** *f pl ps* echo phenomena ⸜**gramm** *n* echogram (e) ⸜**graphie** *f* echography, ultrasonography ~**graphisch** ultrasound, echographic (æ) ⸜**höhe** *f* echo amplitude ⸜**hören** *n* echo-acousis ('ekou-ə'ku:sis), echo-acousia (u:) ⸜**kinese** *f* echokinesis ('ekokai'ni:sis), echopraxia, echomotism (ou) ~**kinetisch** echokinesic (i:)

ECHO-Infektion *f* ECHO virus infection

Echo|lalie *f* echolalia (,eko'leiliə), echo speech, echophrasia (ei) ⸜**mimie** *f* echomimia ('eko'mimiə) ⸜**phonie** *f* echophony (ɔ) ⸜**phrasie** *f* echolalia (ei), echophrasia (ei) ⸜**praxie** *f* echokinesis ('ekokai'ni:sis), echomotism (ou), echopraxia, echopraxis ⸜**sprache** *f* echo speech

ECHO-Viren *n pl* enteric cytopathogenic human orphan viruses, ECHO viruses

Echozacke *f* echo peak

Echtzeit *f* real time

Ecker ('ekər)-**Sulkus** *m* (Sulcus sinus transversi [ossi occipitalis] (*PNA*)) groove for the transverse sinus

Eck (ek)-**Fistel** *f* Eck's fistula (i)

Ecklin ('eklin)-**Anämie** *f* Ecklin's an[a]emia *od* syndrome

Eckzahn *m* canine ('keinain) [tooth] / oberer ⸜ eye tooth ~**ähnlich** *dent* caniniform (i) ⸜**grube** *f* (Fossa canina (*PNA*)) canine (ei) fossa

Eclampsie *f s* Eklampsie

eclamptisch *s* eklamptisch

v. Economo (fən e'kɔnomo)-**Krankheit** *f* [von] Economo's disease, encephalitis (en,sefə'laitis) lethargica

Ecothiopatum-Jodid *n* (*WHO*) ecothiopate iodide (i:ko'θaiopeit 'aiədaid) (*BPCA*)

ECPG = endoskopische Choledochopankreatikographie *radiol* endoscopic choledochopancreaticography

Écraseur *m* *chir* écraseur (ekrə'sə:)

Ecteola-Cellulose *f* (Reaktionsprodukt aus Epichlorhydrin, Triäthanolamin *u* Natriumzellulose) *Lab* Ecteola cellulose

Ecthyma *n s* Ekthyma

ecto. . . *s* ekto. . .

Ectropion *n s* Ektropion

Ectylurea *f* (*WHO*) ectylurea ('ektiljuə'riə)

Eczem *n s* Ekzem

ED = Erythemdosis *f* röntg erythema dose (ED)

Eddowes ('edouz)-**Syndrom** *n* Eddowes' disease *od* syndrome, Lobstein's syndrome

edel (Metall) precious ('preʃəs) / (Organ) vital (ai) / (Gas) inert

Edelmann ('e:dəlman)|-**Anämie** *f* *od* -**Syndrom** (I) *n* Edelmann's an[a]emia ⸜-**Syndrom** (II) *n* pancreaticohepatic syndrome

Edetat *n* *chem* edetate (e)

EDG = Elektrodermatogramm *n* elec-

trodermogram, electrodermatogram, EDG / = Elektrodermatographie *f* electrodermatography

Edrophonium *n* *pharm* edrophonium (edro'founiəm) ⸜**chlorid** *n* (*WHO*) edrophonium chloride (*BPCA*)

EDTA-Dinatrium *n* sodium edetate (e)

EDV = Elektronische Datenverarbeitung *f* electronic data processing, EDP / = enddiastolisches Ventrikelvolumen *n* end-diastolic ventricular volume

Edwards ('edwədz)-**Syndrom** *n* (17-18--Trisomie-Syndrom) trisomy 17-18 (*od* E, *od* 18) syndrome

EEG = Elektroenzephalogramm *n* electro-encephalogram (e) (EEG *od* eeg) / = Elektroenzephalographie *f* electro-encephalography ⸜-**Veränderung** *f* change in the electro-encephalogram

EEP = Endplattenpotential *n* end plate potential, e.p.p.

EE-Plasmodien *n* = exoerythrozytäre Formen von Plasmodien exo-erythrocytic forms, EE forms, exo-erythrocytic plasmodia

EF = Extrinsic Faktor *m* extrinsic factor, EF

E.F. = Erwerbsfähigkeit *f* earning capacity (æ)

Efeu *m* *bot* ivy ('aivi) / giftiger ⸜ poison ivy ⸜**vergiftung** *f* ivy poisoning

Effekt *m* effect / thermoelektrischer ⸜ thermo-electric e. / zytopathischer *od* zytopathologischer ⸜ cytopathic *od* cytopathologic[al] e. (CPE) / zytostatischer ⸜ cytostatic action

effektiv effective ⸜**wert** *m* effective value (æ)

Effektor *m* *neur* (Nervenendorgan) effector ⸜**zelle** *f* effector cell

Effemin|ation *f* (Verweiblichung) effemination ~**iert** effeminate (e), effeminated (e) ⸜**ierung** *f* effemination

effer|ent efferent ⸜**enz** *f* *neur* efference ('efərəns)

Effervesz|enz *f* effervescence ~**ieren** to effervesce

Efflation *f* belching

Effloresz|enz *f* efflorescence, anthema (æ), skin eruption (ʌ) ~**ieren** to effloresce

Effluxstörung *f* (Drüse) outflow disturbance, impaired outflow

Effluvium *n* (Ausdünstung) effluvium (u:), *pl* effluvia

Effort-Syndrom *n* (da Costa-Syndrom) effort syndrome, hyperkinetic syndrome

Effusion *f* effusion (e'fju:ʒn)

E-Formen *s* EE-Plasmodien

Eg. = Eisessig *m* glacial acetic acid

Egel *m* (Blutegel, Hirudinea) leech, hirudo / (Trematode) fluke ⸜**arten** *f pl* *zool* Hirudinea (i) *sg* ⸜**befall** *m* leech infestation, hirudiniasis (ai) / (durch Trematoden) fluke disease ⸜**mittel** *n* *pharm* hirudicide (u:) ~**tötend** hirudicidal (ai)

Egesta *n pl* egesta (i'dʒestə) *pl*, excrements

EGG = Elektrogastrogramm *n* electrogastrogram, EGG

Ego *n ps* ego ('egou, 'i:gou) ⸜**ismus** *m* (Selbstsucht) *ps* selfishness, egoism (e), egotism (e) ⸜**ist** *m ps* egoist (e) ~**istisch** *ps* selfish, egoistic, egotistic ⸜**pathie** *f ps* egopathy ⸜**tropie** *f ps* egotropy ⸜**zentrie** *f ps* egocentric tendency, egocentricity (i), egocentrism ~**zentrisch** *ps* self-

-centered, egocentric ≈zentrizität f ps s
≈zentrie
EHDF = Äthan-1-Hydroxy-1,1-Di-
phosphonat n radiol ethane-1-hydroxy-
-1,1-diphosphonate
Ehlers-Danlos ('e:lɔrs-dã'lo)**-Krankheit** f
od **-Syndrom** n Ehlers-Danlos disease
od syndrome
Ehrenpreis n bot pharm veronica (ɔ),
speedwell
Ehrenritter ('e:rənritər)**-Ganglion** n
(Ganglion superius nervi glossopharyngei (PNA)) superior ganglion [of the
glossopharyngeal nerve], Ehrenritter's
ganglion
Ehrlich ('e:rlıç)|**-Aldehydprobe** f
Ehrlich's test ≈**-Aldehydreagens** n
Ehrlich's reagent (ei), dimethylaminobenzaldehyde ('ældihaid) ≈**-Diazorea-
genz** n Ehrlich's diazo (dai'æzou)
reagent (ei) ≈**-Methode** f, (Färbung)
Ehrlich's method ≈**-Reagenz** n s ≈-
Aldehydreagens ≈**-Reaktion** f Ehrlich's
reaction ≈**-Seitenkettentheorie** f side
chain theory (i)
EHT = Elektroherdtest m electrofocal
test
Ei n egg, ovum (ou), pl ova /
ausgebrütetes ≈ embryonated egg /
befruchtetes ≈ spermatovum (ou) /
embryoniertes ≈ embryonated egg ≈
ablage f oviposition / (Vögel) egg-
-laying ≈**abstoßung** f ovulation ≈-
ähnlich ovoid (ou) / (Form) oval (ou ~
albumin n egg albumin ≈**aufnahme** f
(im Uterus) implantation of the egg ≈
ausstoßung f expulsion of an egg,
ovulation ≈**austritt** m ovulation ≈**befruchtung** f insemination od fertilisation
[of the egg] ≈**bildung** f ovogenesis (e),
oogenesis (‚ouo'dʒenisis)
Eibisch m pharm marsh-mallow,
alth[a]ea (i:) ≈**blätter** n pl pharm
alth[a]ea leaves ≈**blättertee** m pharm
marsh-mallow tea
Eichel f bot acorn (ei) / (Penis) glans (æ)
[penis (i:)] ≈- anat balanic (æ), balano-
(æ) (Vors) ≈ **u. Vorhaut betr.** balano-
preputial (pri:'pju:ʃəl) ≈**bändchen** n
frenulum (e, i:) od frenum (i:) of the
prepuce ('pri:pju:s) ≈**entzündung** f
balanitis (pɔs'θaitis) ~**förmig**
acorn (ei)-shaped ≈**kranz** m (Corona
glandis) corona (ou) glandis ≈**plastik** f
balanoplasty (æ) ≈**tripper** m F balano-
posthitis (pɔs'θaitis), inflammation of
the glans penis (i:) and the prepuce
('pri:pju:s) ≈**wulst** m s ≈kranz
Eichen n (kleines Ei) ovule (ou)
Eich|kammer f röntg testing od checking
chamber (ei) ≈**kurve** f calibration curve
≈**maß** n gauge, US gage (geidʒ) ≈**ung** f
calibration
Eid m, hippokratischer oath of Hippocrates (hi'pɔkrəti:z), hippocratic oath
eidetisch eidetic (ai'detik)
Ei|dotter m yolk (jouk) / anat vitellus ≈-
anat vitelline (vi'telain), vitellary (i)
≈**durchtritt** m (durch Eileiter) passage
(æ) of the egg ≈**einpflanzung** f implantation of the ovum (ou), egg
implantation ≈**eiweiß** n albumin (ju:),
ovalbumin (ju:)
Eier|ablage f (Insekten) oviposition
≈**albumin** n chem ovalbumin (ju:)
~**bildend** oogenous (o'ɔdʒinəs), ovigen-
ic ≈**bildung** f formation of ova (ou),
oogenesis ('ouo'dʒenisis) ≈**gang** m s

Eileiter ~**erzeugend** ovigenetic, ovigen-
ic, ovigenous (i) ≈**nährboden** m egg
culture (ʌ) medium (i:) ≈**produktion** f
(Hervorbringen von Eiern) ovification,
production of eggs, ovigenesis (e)
~**produzierend** s ~ erzeugend ≈**sack** m
ovarium (ɛə) follicle ≈**schale** f eggshell
≈**schalenknistern** n Dupuytren's (dypyi'trɛz) eggshell crackling, parchment
crackling
Eierstock m (Ovarium (PNA)) ovary
(ou), ovarium (ɛə), oophoron (ou'ɔ-
fərɔn) ≈- ovarian (ɛə), ovarial (ɛə),
oophor- ('ouofor-) (Vors), oophoro-
(Vors), ovario- (Vors) ≈ **u. Eileiter betr.**
ovariotubal (ju:) ≈**anheftung** f chir
oophoropeliopexy (i:), oophoropexy (ɔ)
≈**anlage** f primary (ai) ovary ≈**arterie** f
(Arteria ovarica (PNA)) ovarian artery
~**bedingt** (Leiden) oophorogenous
(ou'ɔfə'rɔdʒinəs) ≈**blutung** f (Ovarial-
blutung) oophorrhagia, ovarian apoplexy (æ) od h[a]emorrhage ('heməridʒ)
≈**bruch** m ovarian hernia ≈**-Eileiter-
bruch** m salpingo-oophorocele (ou'ɔ-
fərosi:l), salpingo-oothecocele ('ouo-
'θi:kosi:l) ≈**-Eileiterentfernung** f chir
removal of the ovarium and the oviduct (ou), salpingo-oophorectomy
('ouofo'rektəmi), salpingo-oothecec-
tomy ('ouoθi'sektəmi) ≈**-Eileiterent-
zündung** f salpingo-ovaritis, salpingo-
-oophoritis, salpingo-oothecitis ≈**eiterung** f (Pyo-oophoritis) pyo-ovarium
(ɛə) ≈**entfernung** f chir oophorectomy
('ouofo'rektəmi), ovariotomy, excision
of an ovary (ou), ovariectomy ≈**entzündung** f oophoritis, ovaritis, inflammation of an ovary ≈**erkrankung** f
ovariopathy (ɔ) ≈**exstirpation** f chir
ovariectomy ≈**fixation** f chir oophoropeliopexy (i:), oophoropexy (ɔ) ≈**follikel** m ovarian follicle ≈**funktionsschwä-
che** f hypo-ovaria, hypo-ovarianism
≈**gekröse** n mesovarium ≈**geschwulst** f
ovarian tumo[u]r (ju:) ≈**gesicht** n facies
('feiʃii:z) ovarina (ai) od ovarica (ɛə),
Wells' facies ~**gewebezerstörend** ova-
riolytic (i) ≈**hernie** f (Ovarialbruch)
ovariocele, ovarian hernia ≈**hilus** m
(Hilus ovarii (PNA)) hilum [US hilus]
of the ovary ≈**hormon** n ovarian
hormone ≈**leiden** n ovarian disease,
oophoropathy (ɔ) ≈**naht** f oophorrha-
phy (ɔ) ≈**plastik** f chir oophoroplasty
(ɔ) ≈**punktion** f chir ovariocentesis (i:)
≈**ruptur** f ovariorrhexis, rupture of an
ovary ≈**schmerz** m oophoralgia (æ),
ovarian pain, ovarialgia (æ) ≈**schnitt** m
chir ovariotomy ≈**schwangerschaft** f
ovarian pregnancy (e), oocyesis (i:)
≈**tasche** f ovarian bursa (ə:) ≈**tätigkeit** f
ovarian function ≈**tumor** m oophoro-
ma ('ouofə'roumə), ovarian tumo[u]r
~**vene** f, linke, rechte (Vena ovarica
sinistra, dextra (PNA) left, right ovarian vein ≈**vereiterung** f pyo (ai)-
-ovarium (ɛə) ≈**verhärtung** f (entzündliche) sclero (ia)-oophoritis, sclero-
-oothecitis ('ouoθi'saitis) ≈**wassersucht**
f ovarian dropsy, ovarian cystoma
≈**zyste** f ovarian cyst, hydrovarium,
oophoritic (i) cyst
Eifersuchtswahn m delusion of infidelity
od jealousy
Ei|follikel m Graafian ('gra:fiən) follicle
≈**form** f egg-shape ~**förmig** egg-
-shaped, oval (ou), oviform (ou), ovoid
(ou) ≈**furche** f embr primitive groove

≈**furchung** f embr cleavage (i:), segmentation of the ovum ≈**gelb** n
(Dotter) yolk (jouk)
Eigen|- auto- ('ɔ:to-), idio- ('idio-), self
≈**agglutination** f auto-agglutination,
idio ('idio)-agglutination ≈**anamnese** f
auto-anamnesis ≈**behandlung** f s
Selbstbehandlung ≈**bewegung** f spontaneous (ei) movement ≈**blut** n auto-
logous blood ≈**blutbehandlung** f
autoh[a]emotherapy (hi:mo'θerəpi) ≈-
blutinjektion f s Eigenblutbehandlung
≈**bluttransfusion** f autotransfusion
≈**bündel** n pl (Fasciculi proprii medullae spinalis (PNA)) intersegmental
tracts ≈**fluoreszenz** f inherent fluorescence ≈**funktion** f characteristic function ≈**geruch** m characteristic odo[u]r
~**gesetzlich** autonomous (ɔ) ≈**gesetz-
lichkeit** f physiol autonomy (ɔ) ≈**gift** n
(im Körper entstandenes Gift) auto-
-intoxicant ≈**harnbehandlung** f auto-
-urotherapy ≈**hautverpflanzung** f der-
mato-autoplasty (ɔ:) ≈**impfstoff** m
autovaccine ≈**kraftprothese** f body-
-powered prosthesis ≈**reflex** m proprioceptive reflex ≈**schaft** f (auch physiol u
biol) property ≈**serum** n autoserum (iə)
≈**serumbehandlung** f autoserotherapy
('ɔ:to,siəro'θerəpi), autoserum (iə)
therapy ≈**sinn** m (Starrsinn) ps obstinacy, stubbornness ~**sinnig** obstinate, stubborn ≈**ständigkeit** f ps independent existence ≈**stimulation** f self-
-stimulation ≈**strahlung** f autoradia-
tion ≈**toxin** n autotoxin, esotoxin
~**tümlich** (wesentlich) intrinsic, characteristic ≈**vakzine** f autovaccine, autogenous (ɔ) vaccine ≈**vergiftung** f auto-
-intoxication ≈**wärme** f animal od body
heat ≈**wirkung** f intrinsic activity od
action
Eiglobulin n ovoglobulin (ɔ)
Eignungsprüfung f aptitude (æ) test
Eihaut f egg membrane / embr f[o]etal
(i:) membrane od envelope ≈**kultur** f
chicken embryo culture (ʌ), chorio-
-allantoic culture ≈**stich** m puncture (ʌ)
of the membranes, artificial rupture of
the membranes (ARM)
Ei|hügel m (Cumulus oophorus (PNA))
ovarian cumulus, cumulus (ju:) oophorus (ɔ) ≈**hülle** f (Ei) oolemma /
(Geburt) f[o]etal (i:) od embryonic (ɔ)
od birth membranes ≈**implantation** f
implantation of the egg ≈**inhalt** m egg
contents ≈**kapsel** f Graafian ('gra:fiən)
follicle, folliculus (i) ovarius (ɛə) vesiculosus (ou), vesicula (i) graafiana (ei)
≈**kern** m embr nucleus of the ovum
(ou), feminonucleus, female pronucleus, thelyblast (e) ≈**klar** n [zur
Unterscheidung von Eiweiß = Protein]
egg white ≈**körper** m body of the ovum
od egg
Eileiter m [uterine (ju:)] tube, fallopian
(ou) tube, oviduct (ou), salpinx (æ)
uterina (ai) ≈- salpingo- (Vors), ovidu-
cal (ju:), salpingian, tubo- (ju:) (Vors)
≈ **u. Bauchfell betr.** tuboperitoneal (i)
≈ **u. Bauchhöhle betr.** tubo-abdominal
(ɔ) ≈ **u. Eierstock betr.** tubo-ovarial,
tubo-ovarian ≈ **u. Gebärmutter betr.**
tubo-uterine (ju:) ≈ **u. breites Mutterband betr.** tuboligamentous ≈ **u.
Scheide betr.** tubovaginal (və'dʒainəl)
≈ **u. Uterus betr.** tubo-uterine ≈**
anheftung** f chir salpingopexy ≈**ausrottung** f salpingectomy (dʒek) ≈**blu-

tung f h[a]ematosalpinx (æ) ⸰**bruch** m salpingocele ⸰**darstellung** f röntg salpingography (ɔ) ⸰**durchblasung** f insufflation of a tube ⸰**durchgängigkeit** f patency (ei) of an oviduct ⸰**durchgängigkeitsprüfung** f testing For patency (ei) of an oviduct ⸰**eiterung** f purulent (juǝ) salpingitis ⸰**entfernung** f tubectomy, salpingectomy (dʒek) ⸰**entzündung** f salpingitis ⸰**entzündung betr.** salpingitic (dʒi) ⸰- **u. Eierstockentzündung** f salpingo-oophoritis (sæl'piŋgǝ,ouofǝ'raitis), tubo-ovaritis ⸰**eröffnung** f salpingotomy ⸰**fixation** f (Annähen der Tube[n], Salpingopexie) chir salpingopexy ⸰**gekröse** n mesosalpinx ⸰**geschwulst** f tubal tumo[u]r ⸰**hydrops** m hydrosalpinx ⸰**naht** f salpingorrhaphy (ɔ) ⸰**plastik** f salpingoplasty ⸰**resektion** f salpingectomy, tubectomy, removal od resection of a tube ⸰**riß** m tubal rupture (ʌ) ⸰**schnitt** m chir salpingotomy (ɔ) ⸰**schwangerschaft** f fallopian (ou) od ampullar (ʌ) od tubal pregnancy, salpingocyesis (sai'i:sis) ⸰**torsion** f tubatorsion ⸰**tuberkulose** f tuberculous salpingitis ⸰**-Uterusentfernung** f panhysterosalpingectomy (pæn'histǝrǝ,sælpin'dʒektǝmi) ⸰**verengerung** f tubal obstruction ⸰**verklebung** s ⸰**verschluß** ⸰**verlegung** f salpingemphraxis ('sælpindʒem'fræksis) ⸰**verschluß** m occlusion (ɔ'klu:ʒǝn) of a tube, tubal (ju:) occlusion ⸰**verstopfung** f s ⸰**verschluß**

Ei|lösung f ovulation ⸰**membran** f egg membrane / (Dotter) vitelline membrane ⸰**mund** m micropyle ('maikrǝpail) ⸰**mutterzelle** f ovocyte (ou), oocyte ('ouǝsait), ooblast (ou)

Einachs|gelenk n (Prothese) one-axis joint ⸰**ig** uni-axial

einarmig one-armed

einat|embar breathable (i:) ~**men** to inhale (ei), to breathe (i:) in, to inspire / einmal tief ~ take a deep breath ⸰**n** inspiration / beim ⸰ during i. ⸰**mung** f inspiration, breathing (i:) in, inhalation / ⸰- inspiratory (aiǝ)

Einatmungs|luft f inspired (ai) air ⸰**volumen** n inspiratory capacity (IC) ⸰**zentrum** n inspiratory centre [US center]

einatomig chem monatomic (ɔ)

einäugig one-eyed, single-eyed, monocular (ɔ), uni-ocular (ʌ) ⸰**keit** f monophthalmia, unilateral (æ) anophthalmia (æ)

Einaugsehen n monovision

Ein / Aus|-Element n (On / Off-Element) neur on / off element ⸰**-System** n (On / Off-System) neur on / off system

einbalsamieren to embalm (a:)

einbasisch chem monobasic (ei)

Einbau m incorporation

einbeinig one-legged

einbeißen v refl in (Haut) to bite through the skin, to pierce the skin

einbett|en vt histol to embed / pharm to incorporate (in into) / v refl (Ei im Uterus) to become implanted (a:) ⸰**masse** f embedding compound ⸰**ung** f embedding; inclusion; investment ⸰**ungsmasse** f s Einbettmasse

Einbildungstäuschung f ps hallucination, delusion (di'lu:ʒǝn) of perception

einbinden (mit Bandagen) to dress, to bandage

einblasen to blow (in into), to insufflate ⸰ n (bes Tuben) insufflation

---

einbohren v refl (Parasiten) to burrow (ʌ)

einbringen (Instrument) to insert, to introduce ⸰ n (Instrument) insertion, introduction (ʌ)

Einbruch m (Knochen) partial od incomplete fracture, infraction / psychotischer ⸰ in das Erlebnisfeld ps psychotic invasion of the field of experience

einbrünstig vet mon[o]estrous (i:)

einbucht|en anat to form a recess[us] ⸰**ung** f anat recess, recessus; incisure (ai) / kleine ⸰ vallecula (e), pl valleculae

eindämm|bar (Seuche) control[l]able (ou) / nicht ~ uncontrol[l]able ~**en** (Seuche) to control ⸰**ung** f (Blutung, Seuche) control

Eindampf|apparat m Lab evaporator (æ) ~**en** Lab to evaporate ⸰**ung** n Lab evaporation

Eindellung f (Grübchenbildung) dimpling / (Grubenbildung) foveation / (Delle) dell, dent, slight depression

Eindick|apparat m Lab inspissator (i) ~**en** to thicken, to inspissate ⸰**ung** f pharm inspissation

eindimensional chrom one-way od one-dimensional

eindringen (Zutritt erhalten) to gain access (zu to) / bakt to invade (ei) (in a th) / (Fremdkörper) to enter, to penetrate (e), to pierce / (Tumor) to infiltrate, to invade / (Instrument) to enter ⸰ n bakt invasion / (Fremdkörper) penetration / (Tumor) infiltration, invasion

Eindringling m (Erreger, Parasit) invader (ei)

Eindruck m (auch ps) impression / (Druckstelle) imprint / ps engram

eindrücken to impress / (Knochen) to depress / (Haut bei Ödem) to pit / (flachdrücken) to flatten / (hineindrücken) to press in / (Schädeldecke) to squash (ɔ:)

Ein-Effekt m neur on effect

eineiig enzygotic (enzai'gɔtik), uni-ovular (ou), monovular (ou), monogerminal / (Zwillinge) identical

Ein-Element n (On-Element) neur on element

eineng|en (Bewegung, Spielraum) to restrict / (beengen) to constrict / (pharm) to evaporate to a volume of ⸰**ung** f restriction; constriction / (des Belichtungsfeldes) narrowing of the exposure (ou) field

einfach simple, uncomplicated ⸰**blindstudie** f single-blind study ~**brechend** opt singly refracting ⸰**brechung** f opt single refraction

einfächerig (Zyste) unilocular (ɔ), monolocular

einfädel|n (Nadel-Garn) chir to thread (e) ⸰**pinzette** f threading (e) forceps pl

einfädig monofilament (i)

Einfall m (Strahlen, Licht) incidence (i) / (Idee) idea (ai'diǝ) ~**en** (Strahlen, Licht) to fall in / (Wangen, Bauch) to sink / bakt to invade (ei) ~**end** (Strahl) incident ⸰**sebene** f opt plane of incidence ⸰**sfeld** n opt röntg field of incidence ⸰**strahl** m opt incident ray ⸰**swinkel** m opt angle of incidence

einfangen (festhalten) (z B Kern im Wurmfortsatz) to entrap

Einfarben|-Indikator m single-colo[u]r

---

indicator ⸰**sehen** n monochromasia (ei), monochromasy (ou)

einfarbig monochromic (ou), monochromatic (æ), monochroic (ou)

Einfeldbestrahlung f röntg single-field irradiation

einfetten (Haut) to grease / (mit Salbe) to apply an ointment, to vaseline (æ)

einfeuchten (Verband) to moisten

einflößen to infuse (ju:), to instil[l]

Einfluß m influence (auf on) ⸰**grösse** f influence parameter ⸰**rohr** n Lab inlet pipe ⸰**stauung** f bone-marrow functional (ʌ) blockage

einförmig (bes Sprache) monotonous (ɔ) ⸰**keit** f (bes Sprache) monotony (ɔ)

einfressen v refl (Geschwür) to corrode (ou), to gnaw (nɔ:) od eat (in into) ⸰ n corrosion (kǝ'rouʒǝn)

einfrieren mikrosk to freeze ⸰ n mit Trockeneis refrigeration with dry ice

Einfühlungsvermögen n empathy

Einfuhr f (z B Wasser, Sauerstoff) intake ⸰**-Ausfuhrkurve** f intake and output chart

einführ|en (Instrument) to insert, to introduce ⸰ n insertion, introduction (ʌ), intromission ⸰**ung** f (Instrument) insertion, introduction (ʌ) / (Penis) intromission, insertion

Einführungs|instrument n chir introducer (ju:) ⸰**sonde** f chir conductor

einfüßig zool one-footed ⸰**keit** f, angeborene monopodia

Eingang m anat orifice (ɔ), aditus (æ), inlet / (Zugang) access / (Vagina) introitus (ou) / (Öffnung) orifice (ɔ), mouth ⸰**sreiz** m neur input stimulus

eingeben (Mittel) to give, to administer

eingebettet (z B Nerv) embedded

eingebildet ps (unwirklich) fictitious, imaginary (æ) / (hochmütig) conceited (i:); supercilious (i)

eingebogen (nach innen gebogen) inflexed, curved inward[s]

eingeboren (einheimisch) native, indigenous (i) / (ererbt) innate, congenital, inborn

Eingebungspsychose f ps progressive grandiose paranoid schizophrenia

eingedellt pitted

eingedrückt (z B Lamelle) depressed

eingeengt (Organe) constrained, constricted, compressed

eingefallen (Augen) hollow, sunken (ʌ) / (Gesicht) pinched / (Wangen) hollow, sunken

„eingefangen" radiol trapped

eingegipst (z B Haken, Gehsteg) incorporated / (Glied) encased (ei) in plaster (a:)

eingehüllt anat sheathed (ʃi:ð) / (überzogen) coated

eingeisselig zool monotrichous (ɔ), monotrichic

eingekeilt (Knochen) impacted / (Darm, Bruch) incarcerated

eingekerbt indented, notched, grooved, crenated, crenate (ei)

eingekleidet anat s eingehüllt

eingeklemmt (Bruch) incarcerated, strangulated / (gequetscht) constricted / (nicht reponierbar, Bruch) irreducible (ju:)

eingeknickt (Knochen) partially broken / (Knie) bent-in

eingelagert embedded, enclosed

eingelenkig uni-articular (i)

eingerissen (Darm) torn / (Muskel)

lacerated (æ) / (Lippen) fissured ('fiʃəd) / (rauhrandig) jagged ('dʒægid)

eingerollt anat involute

eingeschlafen (Bein, Arm) asleep, numb (nʌm)

eingeschlagen (Wundrand) inverted / mit ~en Rändern anat involute

eingeschlechtlich monosexual, unisexual

eingeschliffen (z B in Glas) ground (au) in / (Psychose) fixed / Lab ground

eingeschlossen enclosed / (eingebettet) embedded

eingeschmolzen (z B Röhrchen) fused (ju:)

eingeschnitten anat incised (ai)

eingeschnürt (z B Darm) constricted, strangulated, incarcerated

eingeschrumpft shrunk

eingesprengt (z B Pigment) scattered, interspersed

eingestellt (Mikroskop) focused (ou) / falsch ~ out of focus / ps intent (auf on), attuned (ju:) (auf to) / (auf ein Mittel z B Insulin) stabilised (ei) / (Diabetes) controlled / (Diabetiker) stabilised / ~ sein (Patienten) to be under control

eingestülpt (Darm) invaginated (æ)

eingesunken (Klavikulargegend) sunken (ʌ)

eingewachsen (Haar, Nagel) ingrowing, ingrown / (Splitter, Fremdkörper) buried ('berid)

eingewebig (aus einer einzigen Gewebeart bestehend) hist[i]oid

Eingeweide n pl intestine[s], viscera ('visərə) pl / (Tier) entrails z- visceral ('visərəl), intestinal, viscero- (Vors), splanchnic (æ), splanchno- (Vors), enteric (e), entero- (Vors) z **u. Körper** betr. splanchnosomatic (æ), viscerosomatic z**beschwerden** f pl enteralgia z**bruch** m (Hernie) splanchnocele ('splæŋknosi:l), internal hernia z**erkrankung** f splanchnopathy (ɔ) z**erweiterung** f splanchneurysma (,splæŋknjuə'rizmə) ~**fern** anat abenteric, apenteric z**ganglion** n visceral ganglion, pl ganglia z**geflecht** n (Plexus entericus (PNA)) enteric od visceral plexus z**gefühl** n splanchn[a]esthesia (,splæŋknes'θi:ziə) z**gefühl** betr. splanchn[a]esthetic (e) z**hernie** z z**bruch** z**kollern** n rugitus ('ru:dʒitəs), borborygmus z**lehre** f splanchnology, enterology (ɔ) z**lues** f visceral syphilis (i) z**missbildung** f perosplanchnia z**muskel** m anat unstriped (ai) od visceral (i) muscle (ʌ) [auch: involuntary, smooth od non-striated muscle] z**muskulatur** f anat unstriped (ai) od visceral muscles z**nerv** m anat splanchnic od visceral nerve / grosser z (Nervus splanchnicus major (PNA)) greater splanchnic nerve / kleiner z (Nervus splanchnicus minor (PNA)) lesser splanchnic nerve / unterster z (Nervus splanchnicus imus (PNA)) lowest splanchnic nerve z**nervensystem** n anat visceral nervous system z**parasit** m visceral parasite (æ) z**sack** m visceral sac od bag z**schlagader** f c[o]eliac (i:) artery z**schmerz** m enterodynia, enteralgia, visceralgia, splanchnodynia z**sektion** f chir splanchnotomy, enterotomy z**senkung-** f (bes Darm) enteroptosis, splanchnoptosis, visceroptosis z**senkung-** enteroptotic (ɔ) z**stein** m enterolith, splanchnolith z**vene** f,

---

obere, untere (Vena mesenterica superior, inferior (PNA)) superior, inferior mesenteric vein z**vergrösserung** f splanchnomegaly (e), enteromegalia, enteromegaly z**verlagerung** f splanchnectopia (ou), splanchnodiastasis (æ) z**vorfall** m (aus Bauchverletzung) evisceration z**wurm** m intestinal worm (ə:), enthelminth, helminth z**würmer-** helminthic, helminthous

eingewickelt (auch anat) involute

eingezogen (Haut) dimpled, pitted / (Trommelfell) indrawn / (Fasern usw) retracted / (Bauch, Kinn, Haut) indrawn

Eingiessung f infusion (ju:)

eingips|en to fix od put od encase in plaster (a:) [of Paris] / (Glied) to put od encase in plaster z**ung** f encasement in plaster (a:), plaster fixation

eingleisig behandeln to treat with one drug only z**keit** f ps narrow routine

Eingliederung f (von Kranken in den Beruf) rehabilitation, resettlement

eingraben v refl (Parasiten) to burrow (ʌ)

eingreifen chir to intervene (i:), to give surgical treatment z n chir intervention / schnelles z prompt surgery / frühes od schnelles chirurgisches z od Handeln early surgery

Eingriff m chir operation, surgical (ə:) intervention od treatment, surgery ('sə:dʒəri), operative procedure „**blinder**" z blind surgery gelungener z successful operation kleiner z minor (ai) operation operativer z operative procedure (OP) z zur Probe od zur Sicherung der Diagnose exploratory (ɔ:) operation z bei voller Sicht surgery with direct vision (i) / einen z vornehmen to operate (an jem on a p)

einhalten (Diät) to observe, to keep to

einhändig one-handed

einheilen (Transplantat) chir to settle, to become incorporated

einheimisch native, indigenous (in'didʒinəs)

Einheit f unit (ju:) / hämolytische z h[a]emolytic unit / internationale z (IE) international unit (IU) / motorische z neur motor unit / z der Vererbung unit of heredity ~**lich** uniform (ju:), homogeneous (i:) z**lichkeit** f uniformity, homogeneity (dʒi'ni:iti)

Einheitsbild n (einer Krankheit) clincial (i) entity

einhergehen to be accompanied (mit by)

einhöckerig dent unicuspid[ate]

einhornig anat unicornous

Einhorn ('ainhɔrn)-**Sonde** f duodenal (i:) probe (proub) od tube

Einhüll|mittel n (einhüllendes Mittel) pharm sequestering agent ~**en** (bes anat) to envelop (e)

Einhundertstelnormallösung f centinormal solution, N/100

einimpf|en to inoculate (ɔ) / (Pocken) to vaccinate / (Gewebe) to implant (a:), to graft (a:) / (mit Spritze) to inject z**ung** f inoculation / (Pocken) vaccination / (Gewebe) grafting (a:), implantation

einkammerig (z B Zyste) unicamerate (æ), unicameral, single-chambered (ei)

Einkanal-Diskriminator m röntg single-channel discriminator

einkapsel|n (verkapseln) to encapsulate (æ), to enclose in a capsule / (Zyste) to encyst, to wall off z**ung** f encapsula-

---

tion, (Zyste) encystment, encystation / ps autistische z autistic "withdrawal"

einkeil|en (Knochenfragmente) to wedge in, to impact z**ung** f Verkeilung) impaction / gyn sphenosis

einkeimig unigerminal, monogerminal

einkerb|en to notch, to indent z**ung** f indentation, crenation, notch[ing] / pharm (an Ampullen zum Abbrechen des Halses) fracture scratch

Einkind|ehe f pathol one-child sterility z**schwangerschaft** f (im Gegensatz zu Zwillingsschwangerschaft) monocyesis (sai'i:sis)

einklammern (mit Klammern) to clamp

einklappig univalvular (æ), with a single valve

einklemm|en (Bruch, Darm) to incarcerate, to strangulate / (Knochen, Kindskopf) to impact / (quetschen) to squeeze / (Klammern) to clamp (verengern) to constrict z**ung** f (Darm) strangulation, incarceration / (Kindskopf, Knochen) impaction / (Verengerung) constriction z**ungserscheinung** f (Darm) symptom of incarceration

Einknick m (Knickbruch) (Knochen) infraction ~**en** (Knochen) to break od fracture partially / (Knie) to bend in / (Darm) to kink z**ung** f chir greenstick fracture, infraction / (Darm) kinking / (Biegung) bending

einkochen Lab to boil down, to evaporate (æ) z n Lab boiling down, evaporation, inspissation

einkoten v refl (meist von Kindern) to def[a]ecate (e) when dressed or in bed z n encopresis (i:)

einkrempeln to curl / (Wundränder) to adapt z n (bes Wundränder) involution

Einkristall m mono-crystal

Einlage f insert / (Schuh) arch-support, instep raiser / (Sohle) insole / (Zahn) temporary filling / chir inlay z**füllung** f dent inlay z[**prothese**] f chir inlay

einlagern (Kultur) to embed / (imprägnieren) to impregnate / (in Organen) to store / (infiltrieren) to infiltrate / (Eier) to deposit / sich ~ (z B Fett in Organ) to be stored / (sich anhäufen) to accumulate (ju:)

Einlagerung f embedding / inclusion / infiltration, deposition, storage (ɔ:) / (Zwischenlagerung) interposition / (Kultur) embedding z**en** deposits (ɔ)

einlappig unilocular (ɔ), one-lobed, unilobar (ou)

Einlassvenole f entering venule

Einlauf m (Klystier) enema (e), pl enemas, clyster (i) / hoher z high enema, enteroclysis (ɔ) / langsamer z retention enema / einen z machen to administer an enema ~**en** to drip, to run, to flow (in into) / (schrumpfen) to shrink / ~ lassen to instil z**rohr** n enema tube z**zeit** f infusion time

einlegen (Instrument, Stift) to insert, to introduce / (in Paraffin) to embed / (in Konservierungsmittel) to preserve / (in Salz od. Essig) to pickle

Einlegesohle f insole / (Schuh) support

einleit|en (Abort, Narkose) to induce (ju:) / (Behandlung) to initiate (i) / (vorbereiten) to prepare z**ung** f (Abort) induction (ʌ) / (Geburt) induction (ʌ) of labo[u]r / (Vorspiel, auch Krankheit) prelude (e), first stage z**ungsphase** f initial phase

einliefer|n (Patient) to take to a hospital (ɔ) / der Patient wurde eingeliefert the patient was admitted ~ung f (Klinik) admission (i) / bei der ~ on admission / tot bei ~ dead on arrival

Einmal- (zum einmaligen Gebrauch bestimmt) disposable (ou) **~kanüle** f disposable hypodermic needle **~-Skalpell** n disposable scalpel **~spritze** f (Spritzampulle) disposable syringe / subkutane ~ disposable hypodermic syringe

einmalig (Dosis) single

einmassieren to massage (mæ'saːʒ) od rub (in into)

einmünd|en to run (in into), to join (in: a th) / (Gefäß) to open (in into) ~ung f (Gefäß) opening, junction ('dʒʌŋkʃən), abouchement (aːbuʃ'maː)

einnähen chir (Gewebe) to infold ~ n chir infolding (ou)

Einnahme f physiol intake / (Nahrung) ingestion ~lösung f pharm solution for oral administration

einnehmen (schlucken) to swallow (ɔ) / (Medizin) to take / nicht ~ (auf Medizinflaschen) for external application

einnervig mononeural, mononeuric (juə)

einnist|en v refl (Bakteria, Parasiten) to settle, to nest / (Ei) to become implanted ~ung f nesting, nidation, implantation / (Zellen im Gewebe) innidiation, colonisation / (Ei im Uterus) nidation, implantation **~ungsstadium** n (Ei) stage of implantation

einölen (z B mit Brandöl) pharm to anoint, to inunct (ʌ), to give an inunction (ʌ) / (Instrumente) to oil •

Einordnung f classification

einpacken (bedecken) to cover / (einwickeln) to pack, to wrap / (Verband) to dress / (Umschlag) to pack

einpendeln v refl to stabilise (auf at), to settle

einpflanz|bar chir implantable (aː) **~en** to implant (aː), to graft (aː) **~ung** f (Überpflanzung, Pfropfung) implantation, grafting (aː) / ~ unter die Haut hypodermic implantation / ~ von Hormontabletten pellet implantation / ~ von Knochensplittern chip-grafting (aː)

einphasig monophasic (ei), single-phase

einpinsel|n (Mandeln) to paint **~ung** f painting

einpipettieren to add by pipet[te]

einpolig unipolar (ou)

einpressen (Bauchdecke) to press down / (zusammenpressen) to compress

einpudern to dust, to powder

Einreib|emittel n pharm liniment (i), embrocation **~en** vi to rub in / vt to rub into **~probe** f (z B bei Tbc) patch test **~ung** f pharm rubbing [in], embrocation, inunction (ʌ)

einreißen (z B Damm) to tear (ɛə)

einrenk|bar (Luxation) reducible (juː) / nicht ~ irreducible **~en** (Bruch) to set, to reduce (juː) / (Luxation) to set ~ n reduction (ʌ), setting, diaplasis (æ) **~er** m bone-setter

einricht|en (in eine Ebene) to align / (Luxation) to set / (Bruch) to reduce (juː), to set ~ n chir reposition, reduction (ʌ) / (Knochen) setting / (Hernie) taxis / blutiges ~ open reduction / unblutiges ~ closed reduction **~ung** f s Einrichten

Einriß m laceration, tear (ɛə)

einritzen (skarifizieren) (Haut) to scratch, to scarify (ɛə)

Einrollung f anat involution

einrühren pharm to stir into, to incorporate

einsack|en (einsinken) to sag ~ n (Bauch, Organe) sagging **~ung** f anat sacculation

einsalben pharm to inunct (ʌ), to give an inunction, to apply an ointment / (mit Öl) to oil

Einsamkeitspsychose f ps isolation psychosis (sai'kousis)

Einsaug|efähigkeit f absorbing power **~en** to suck up od in, to absorb **~end** absorbent, absorptive **~mittel** n pharm absorbent

Einschicht f röntg single layer (ɛə) **~en** histol to arrange in layers (ɛə), to stratify (æ) / (einbetten) to embed **~ig** histol single-layered (ɛə), monostratal (ei), monostratified (æ) / (Epithel) simple **~methode** f single-layer technique

einschieben (Sonde) to insert

einschienen chir to fix od put on a splint ~ n splinting, fixing on a splint

einschießen (Milch in Brust) to rush in

Einschlaf|angst f ps hypnophobia **~en** to fall asleep, to drop off F / (sterben) to pass away / (Hand, Fuß) to sleep, to become numb (nʌm) / (nur Hypnose) to drift off

einschläfer|n to put to sleep / (Narkose) to an[a]esthetise (ə'niːsθitaiz) / (hypnotisieren) to hypnotise (i) / (Schmerz) to deaden (e) / (anästhesieren) to numb (nʌm) / vet to put down **~nd** inducing (juː) od producing (juː) sleep, somnifacient ('feiʃənt), soporific (i) / (Hypnose) hypnagogic ('gɔdʒik), hypnotic (ɔ) **~ung** f production od induction of sleep / (Narkose) an[a]esthetisation (ə,niːsθitai'zeiʃən) / (Hypnose) hypnotisation **~ungsmittel** n pharm soporific (i), hypnagogue ('hipnəgɔg), hypnotic (ɔ) / (Trunk) sleeping draught (draːft) / (Opiat) opiate (ou)

Einschlaf|mittel n pharm s Einschläferungsmittel **~schwierigkeit** f difficulty in falling asleep **~stadium** n falling--asleep period (iə), predormitium ('miʃəm) **~störung** f s ~schwierigkeit **~zeit** f sleep induction (ʌ) time

einschlag|en (Behandlung) to adopt / (Tuch) to double (ʌ) / (Blitz) to strike / (Schädel) to smash / (einhüllen) to wrap (ræp) / (Methode) to adopt / (Weg) to take / (falten) to fold (ou), to double (ʌ) / (Arme) to cross **~tuch** n (Umschlag) drip-sheet, pack-sheet

einschlägig (Literatur) on the subject (ʌ), special / (Mittel) appropriate (ou)

einschleichend (Therapie) slow, retarding, in small doses ('dousiz); using small initial doses and gradually increasing to optimum amounts / (Reiz) creeping

Einschleifen n (Reflexe) drilling-in ~ (Reflexe) to drill in

einschlepp|en (Krankheit) to import, to introduce (juː), to bring in ~ n (Krankheit) importation, introduction (ʌ) / (Parasiten) infestation **~ung** f s Einschleppen

Einschleusung f bakt invasion

einschließen to enclose / (in festen

Verband, Hohlschiene) to encase / pathol to wall up

Einschluß m inclusion (in'kluːʒən) **~blennorrhoe** f inclusion (u:) blennorrh[o]ea (i) **~konjunktivitis** f inclusion conjunctivitis (kən,dʒʌŋkti-'vaitis) **~körperchen** n inclusion (u:) body (IB) **~körperchenkonjunktivitis** f inclusion conjunctivitis **~theorie** f incasement (ei) theory (i) **~zyste** f inclusion (u:) cyst (i)

einschmelz|bar liquefiable (i) **~en** to liquefy (i) / (Eiterung) to break down, to soften (ɔ) / (im Röhrchen) to seal up / (Röhrchen) to fuse **~end** (Gewebe) liquefacient (likwi'feiʃənt), colliquative (i), liquefactive (æ) **~ung** f (auch Gewebe) liquefaction (æ), colliquation, softening (ɔ) / (Drüse) adenomalacia (mə'leiʃiə)

Einschmelzungs- liquefactive (æ), colliquative (i) **~herd** m (Gewebe) focus (ou) of liquefaction (æ) **~vorgang** m liquefactive (æ) process, liquefaction (æ)

einschmieren to smear (iə), to oil, to grease (iː)

einschneiden chir to incise (ai), to cut (in into) / (Binde) to slit / (einkerben) to notch / (in Zacken) to indent ~ n (Kopf des Kindes) crowning (au)

Einschnitt m chir incision (in'siʒən), cut / anat (Incisura (PNA)) notch / (Kerbe) dent, notch

einschnür|en to tie up, to constrict (i) / (Darm) to strangulate / (einengen) to narrow **~ung** f constriction / (Verengerung) narrowing / (Striktur) striction ('strikʃən), constriction (i) / (Darm) strangulation, kinking / genet constriction

einschrumpfen to shrink / (atrophieren) to atrophy (æ) / (sich zusammenziehen) to contract ~ n shrinkage / (Atrophie) atrophy (æ)

Einschulungsuntersuchung f medical examination of school entrants

Einschuss m wound of entrance od entry

Einschwemmung f infiltration

Einseiten|athetose f hemi-athetosis **~atrophie** f hemi-atrophy (æ) **~chorea** f hemi-chorea (i) **~geruchsstörung** f hemi-anosmia (ɔ) **~hypertrophie** f hemi-hypertrophy (ɔː) **~kopfschmerz** m hemi-algia ('ældʒiə)

einseitig one-sided, unilateral (æ) / (Lungenentzündung) single **~keit** f one-sidedness

Einsenkung f depression / (Einkerbung) notch / (Zähnelung) indentation

einsetzen chir to transplant (aː) / (Zähne) to fit in, to set in / (Instrument) to insert / (beginnen) to commence, to begin / (Krise) to set in / (verwenden) to employ (ɔi) ~ n (Anfang) beginning, onset / (Zähne) fitting, setting / chir transplantation, grafting (aː) / (Instrument) insertion

einsickern (bes Blut) to infiltrate, to seep ~ n infiltratiml, qeepila

einsieden Lab pharm to boil down, to inspissate (i), to evaporate (æ)

Einsiegelung f pharm sterile wrapping

einspeichel|n to insalivate (æ) **~ung** f insalivation; inviscation

Einsprengung f (bes histol) interspersion

einspritz|en to inject (in into), to give an injection **~ung** f injection, jag F, shot F [s Injektion]

einstäub|en to dust (ʌ), to powder ₂**er** *m* insufflator, duster (ʌ)

einstechen to prick, to puncture / (Nadel) to insert into

Einstell|automatismus *m* response automatism ~**en** *röntg* to focus (ou) / (Behandlung) to stop, to discontinue / (vorübergehend) to suspend / (Apparat) to adjust (ʌ) / (Rauchen) to stop / (Mikroskop) to focus (ou) / (auf Medikamente) to stabilise (ei) / (Diabetes) to control / (Diabetiker) to stabilise (*auf on*) / sich ~ (*z B* Ausschlag) to appear (iə) / (Kindskopf) to present, to engage (ei) ₂ *n* (Aufhören) stopping, discontinuation / (Mikroskop *usw*) focussing (ou) ₂**lampe** *f dent* focussing (ou) spotlight (ɔ) ₂**ung** *f* (Behandlung) discontinuation, suspension, stopping / (Apparat) adjustment (ʌ) / *röntg fotogr* focussing (ou) / (Kindskopf) presentation, engagement (ei) / (auf Medikament) stabilisation / (Diabetes) control / (Diabetiker) stabilisation / (geistige) attitude / stimmungslabile ₂ *ps* labile mood-induced attitude

Einstellungs|korrektur *f ps* correction of the patient's attitude ₂**markierung** *f* alignment mark ₂**periode** *f* (Geburt) first stage [of labo[u]r] ₂**qualität** *f* (Diabetes) quality of control ₂**therapie** *f ps* adjustment therapy

Einstich *m* puncture ('pʌktʃə)

Ein-Stich-Akupunktur *f* single-puncture acupuncture (ʌ)

Einstich|elektrode *f* puncture electrode ₂**stelle** *f* puncture (ʌ) point *od* site ₂**tiefe** *f* penetration depth

einsträngig *chem* single-stranded

einstreichen (*z B* Salbe) to rub in, to massage (mæ'sa:ʒ) in

einstreuen to dust, to powder

Einstrom *m* (Herz) inflow

einström|en to stream in, to flow (ou) in ₂ *n* influx ₂**gut** *n biol physiol* influents *pl*

einstuf|en (Arbeitsfähigkeit in Prozenten) to grade / *zool* to classify ₂**ung** *f* gradation, classification

einstülp|en to turn inward[s] / (Darm) to invaginate (æ) ₂**ung** *f* (Darm) intussusception ('intəssə'sepʃən), invagination

Eintagefieber *n* ephemeral (e) fever (i:)

eintägig (Fieber, Insekten) one-day, ephemeral

Eintauchfuss *m* (Nasserfrierung) immersion foot

Eintausendstelnormallösung *f chem* thousandth-normal solution (u:), N/1000

einträufel|n to instil[l], to infuse (ju:) ₂**ung** *f* drip, instillation

eintreten (Splitter in Fuß) to run a splinter into one's foot / (Kopf bei Geburt) to engage (ei) ₂ *n* (des kindlichen Kopfes) engagement of the f[o]etal (i:) head / ₂ des vorangehenden Teiles engagement of the presenting part

Eintritts|blende *f röntg* entrance diaphragm (ai) ₂**echo** *n* initial (i) echo ('ekou), start signal (i) ₂**pforte** *f* portal of entry ₂**stelle** *f* place of entry

eintrocknen *vi* to dry up / *vt* to desiccate (e) / (Wasser entziehen) to dehydrate (ai) ₂ *n* drying (ai) up, desiccation, dehydration

einträpfel|n to instil[l], to infuse (ju:) ₂**ung** *f* drip, instillation

eintropfen *s* einträpfeln

eintrüben *röntg* to cloud

einverleib|en to incorporate ₂**ung** *f* incorporation

Einverständniserklärung *f* informed consent

Einwaage *f pharm* weight of substance *od* sample taken / *Lab* initial (i) weight

einwachsen (Haar, Nagel) to grow in ₂ *n* (der Nägel) onychocryptosis ('ɔnikokrip'tousis), unguis ('ʌŋgwis) incarnatus (ei), onyxis (i), ingrowing nail

einwander|n (Zellen, Bakterien, Parasiten, Seuchen) to immigrate, to invade (ei) ~**nd** *bakt histol* immigrant ₂**ung** *f* immigration, invasion

Einwärts|beugung *f* pronation ₂**biegung** *f anat* inflection, inflexion, introflexion ₂**drehen** *n* pronation ~**drehen** to pronate (ou) ₂**dreher** *m* (Muskel) pronator (ei) / runder ₂ (Musculus pronator teres (*PNA*)) pronator teres muscle / viereckiger ₂ (Musculus pronator quadratus (*PNA*)) pronator quadratus muscle ₂**drehung** *f* pronation ~**kehren** (Füße) to turn in ₂**krempeln** *n* (der Lider) entropion (ou) ₂**sacken** *n* (Knöchel) sagging inward[s] ₂**schielen** *n* convergent (ɔ:) squint, convergent *od* internal strabismus, esotropia (ou) / latentes ₂ esophoria, esodeviation ₂**stellung** *f* (der Fußspitzen) intoeing ('intouin), toeing-in position (i) ₂**zieher** *m* (Muskel) invertor

Einwegklappe *f* (Herz) one-way valve (æ)

einweich|en to steep, to soak (ou) / (Droge) to macerate (æ) ₂**ung** *f* steeping, soaking / *pharm* maceration

einweis|en to refer *od* send to a hospital, to hospitalise ₂**ung** *f* (Krankenhaus) sending to a hospital (ɔ), hospitalisation ₂**ungsdiagnose** *f* diagnosis (ou) on admission [to the hospital], admission diagnosis

einwertig univalent (ei), monovalent

einwickeln to wrap (ræp), to envelop (e), to pack

einwiegen *Lab* to weigh into

einwirk|en to influence (*auf a th*), to have an effect (*auf on*) / (Arzt) to react (*auf on*) / ~ lassen: man läßt die Salbe 20 Minuten ~ the ointment is allowed to take effect for 20 minutes ₂**ung** *f* effect, influence (*auf on*); (stark, plötzlich) impact / *chem* reaction (æ) (*auf on*) ₂**ungsdauer** *f* duration of action; exposure time ₂**zeit** *f* (Strahlung) exposure time

einwirtig (nur einen Wirt benötigend) monoxenous (mɔ'nɔksinəs) [*nota*: Gegensatz heteroxenous]

einwurzelig *dent* monoradicular (i)

Einzapfung *f anat* gomphosis

Einzehntelnormallösung *f* decinormal solution (u:), tenth-normal (ɔ:) solution, N/10

Einzel|aufführung *f* (*bes* bei Abrechungen) specification ₂**aufnahme** *f röntg* single radiograph (ei) ₂**beobachtung** *f* single observation ₂**blindversuch** *m* single-blind trial ₂**dosis** *f* single *od* individual dose (dous) ₂**einstellung** *f*, unverbundene *ps* disconnected attitudes ₂**erscheinung** *f* isolated (ai) phenomenon (ɔ) ₂**fall** *m* individual *od* special case / im ₂ in a given case ₂**fallstudie** *f* case study method ₂**gabe** *f* single dose (dous) ₂**kind** *n* only child

₂komponente *f* (Kombinationstherapie) individual component

Einzell|er *m* protozoon ('zouən), protozoan (ou) *od* monocellular organism, Protista (i), single-celled organism ~**ig** unicellular, monocellular

Einzel|impulsverstärkung *f* single impulse amplification ₂**kern** *m cytol* single nucleus ₂**naht** *f chir* interrupted (ʌ) suture (ju:); stitch ₂**packung** *f pharm* individual pack ₂**portion** *pharm* individual dose (dous) ₂**schilderung** *f* (*bes* in Gutachten) particularisation ~**stehend** (*z B* Neurome) discrete (i:), solitary [*cave*: discreet (i:) = verschwiegen] ₂**symptom** *n* single sign ₂**therapie** *f* (Gegensatz Gruppentherapie) *ps* personal *od* individual (i) treatment [*nota*: Gegensatz group tr.] ₂**zahn** *m* dental unit ₂**zelle** *f* single cell

einzementieren to cement in place

einzieh|bar (*z B* Tentakel) retractable ~**en** to retract, to draw back / (Fühler) to retract, to withdraw / (aufsaugen) to absorb / (einatmen) to draw in ₂**ung** *f* (Atmung) retraction / (Interkostalraum) recession

Einzugsgebiet *n* (Krankenhaus) catchment area

einzystisch monocystic

Ei|plasma *n* ovoplasm (ou) ₂**produktion** *f* egg production (ʌ), ovulation ₂**reife** *f* maturation of the ovum (ou) *od* egg ₂**reifungsteilung** *f* maturation division (i) ~**rund** oval (ou), egg-shaped

Eisabreibung *f* rubbing (ʌ) with ice

Eisack *m embr* yolk (jouk) sac

Eis|bad *n* ice-bath ₂**beutel** *m* icebag

Eisen *n chem* iron ('aiən); ferrum / (Brenneisen) cautery (ɔ:) / ₂ in organischen Verbindungen masked (a:) iron ₂- *chem* (dreiwertig) ferric, ferri- (*Vors*) / (zweiwertig) ferro- (*Vors*), ferrous, sidero- (i) (*Vors*) ₂**ablagerung** *f* deposit (ɔ) of iron ('aiən) / path siderosis (ou) ₂**albuminat** *n chem* iron albuminate (ju:) ₂**ammoniumsulfat** *n chem* ferric ammonium sulphate (ʌ) [*US* sulf-] ₂**ammoniumzitrat** *n chem* ferric ammonium citrate (i) ~**anziehend** siderophilous (ɔ) ~**arm** (*z B* Blut) low *od* poor in iron, iron-deficient (i), sideropenic (i:) ₂**armut** *f* (*bes* Blut) sideropenia (i:) ₂**arznei** *f pharm* iron preparation ₂**aufnahme** *f* iron absorption ₂**azetattinktur** *f pharm* tincture ('tiŋktʃə) of basic (ei) iron acetate (æ) **Eisenbahn|angst** *f ps* siderodromophobia (ou) ₂**krankheit** *f* railway sickness, *US* train sickness ₂**nystagmus** *m* train nystagmus, *US* railroad n. ₂**rücken** *m* Page's ('peidʒiz) disease (i:), railway spine

Eisen|behandlung *f* treatment with iron ('aiən) preparations ~**bildend** siderogenous (ɔ) ~**bindend** (*bes physiol*) ferropectic, siderophilous (ɔ) ₂**bindung** *f physiol* ferropexy ₂**bindungskapazität** *f* iron-binding capacity / latente ₂ latent *od* unsaturated iron-binding capacity ₂**chininzitrat** *n* (Chininum ferro-citricum) iron and quinine citrate

Eisenchlorid *n chem* ferric chloride (ɔ:) ₂**probe** *f* Gerhardt's ('gerharts) reaction (æ) *od* test ₂**tinktur** *f pharm* tincture of ferric chloride (ɔ:) ₂**watte** *f pharm* styptic (i) wool (u), ferric chloride (ɔ:) wool

Eisen|chlorür *n chem* ferrous chloride

(ɔ:) ℒdepot n iron ('aiən) depot ('depou) ℒfumarat n ferrous fumarate (BP, USP) ℒgabe f, orale oral (ɔ) administration of iron / (durch Injektion) parenteral administration of i. ℒglukonat n chem iron od ferrous gluconate (u:) ~haltig containing iron, ferriferous (i), siderous (i), ferruginous (u:) / (Wasser) sideric (i) ferruginous (i) / pharm ferrated (ei) / stark ~ rich in iron ℒhunger m (Blut, Gewebe) siderophilia (i) ℒhut m (Akonit) pharm bot aconite (æ), monkshood (ʌ), wolfsbane (u) ℒhuttinktur f aconite tincture ℒhutvergiftung f tox aconite (æ) poisoning ℒhydroxyd n chem iron hydroxide (ɔ) ℒjodat n (Ferrum jodatum) chem iron iodate (ai) ℒjodid n chem ferrous od iron iodide ('aiədaid) ℒkakodylat n iron cacodylate (æ) ℒkarbonat n chem iron carbonate ℒkraut n bot pharm verbena (vəˈbiːnə), vervain ('vɔːvein) ℒlaktat n chem iron lactate ℒlunge f (Siderosis) siderosis

Eisenmangel m (im Blut) sideropenia (iː), iron deficiency (i), hypoferr[a]emia (iː) / (im Körper) hypoferrism ℒ- sideropenic (iː) ℒadynamie f asiderotic (o) adynamia (æ) ℒanämie f hypoferric an[a]emia (iː), Faber's ('feibəz) an[a]emia od syndrome / hypochrome ℒ (bei isolierter Lungenhämosiderose) hypochromic (ou) iron deficiency an[a]emia (iː) (with lung h[a]emosiderosis (ou)) ℒkrankheit f asiderosis (ou)

Eisenmenger ('aizənmeŋər)-**Syndrom** n od -**Komplex** m Eisenmenger's complex od syndrome

Eisen|mittel n pharm iron ('aiən) tonic (ɔ) ℒoxychlorid n chem ferric oxychloride (ɔ:) ℒoxyd n chem (dreiwertig) ferric oxide (ɔ) / (zweiwertig) ferrous o. / (allgemein) iron o. ℒoxyhydrat n chem ferrihydroxide ℒphosphat n chem (dreiwertig) ferric phosphate (ɔ) / (zweiwertig) ferrous ph. / (allgemein) iron ph. (BPC) ℒphosphat-Chinin-Strychnin-Tabletten f pl Easton's ('iːstənz) tablets (æ) (BPC) ℒpillen f pl pharm iron pills, ferruginous (u:) pills ℒpräparat n (zur Blutbildung) pharm h[a]ematic (hiˈmætik), iron preparation, chalybeate (kəˈlibiit) medicinal iron ℒprotein n chem ferroprotein (ou) ℒquelle f chalybeate (kəˈlibiit) spring ℒreaktion f h[a]emosiderin (i) test, Perl's (pɔːlz) t., Rous's ('ruːsiz) t. ~reich (stark eisenhaltig) rich in iron ℒreserve f iron reserve (ɔ:) ~resistent (Anämie) iron-resistant ℒsaccharat n chem iron saccharate (ˈsækərit) ℒsalz n chem salt of iron, ferric od ferrous salt ℒsäuerling m chalybeate (kəˈlibiit) water ℒspeicherkrankheit f Recklinghausen-Appelbaum (reklijˈhauzən-ˈaplbaum) disease ℒ-**Standardlösung** f (EP) iron standard solution ℒstaublunge f sideritic (ɔ) pneumoconiosis ('njuːmo̞ˌkouniˈousis), siderosis (ou) ℒstaublunge- sideritic (ɔ) ℒstoffwechsel m iron metabolism (æ) ℒsulfat n (II) ferrous sulphate; (III) ferric sulphate ℒtabletten f pl pharm iron lozenges ('lɔzindʒiz) ℒtherapie f ferrotherapy (e) ℒthiocyanatlösung f (EP) ferrous thiocyanate reagent (EP) ℒverlust m (Blut) loss of iron ℒvitriol n (grünes) chem copperas (ɔ), ferrous sulphate

[US -sulf-] (ʌ), green vitriol (i) ℒwasser n chalybeate (kəˈlibiit) water ℒwein m pharm iron wine, wine of steel ℒzucker m chem saccharated (æ) ferric oxide (ɔ) ℒzufuhr f physiol iron supply (ai)

Eis|essig m (Acidum aceticum glaciale) (EP) glacial ('gleifəl) acetic (iː) acid (BP) ~gekühlt iced, cooled with ice ~ig icy, glacial (ei), gelid ('dʒelid) ~kalt icy, ice-cold, gelid ('dʒelid) ℒkammer f (für Leichen) freezer ℒkappe f ice cap ℒklumpen m lump (ʌ) of ice ℒkrawatte f ice collar (ɔ), ice compress ℒpackung f ice pack ℒpunkt m freezing point ℒstückchen n pl broken od cracked ice

Eistammzelle f ovigerm ('ouvidʒɔːm)

Eis|umschlag m ice compress ℒwasser n iced water

Eiteilung f segmentation od cleavage of the ovum (ou)

Eiter m pus (ʌ), matter / (im Stuhl) pyo[a]lecia (iː): *abgekapselter od eingeschlossener* ℒ pent-up p. *blutiger und stinkender* ℒ sanious (ei), sanies ('seiniːz) *dickflüssiger* ℒ cheesy p. *fauliger* ℒ fetid (iː) od ichorous (ai) p. *flockiger* ℒ curdy (ɔ:) p. *pyocyanischer* ℒ blue p. *serumgemischter* ℒ seropus ('siəro̞'pʌs) *stinkender* ℒ ichorous (ai) p. / den ℒ abfließen lassen to release (iː) the p. ℒ- pyo- (ai) (Vors), suppurative (ʌ), purulent (juə), pyic (ai) ℒabfluß m escape of pus (ʌ) ℒabsonderung f mattery discharge, pyecchysis (e) ~ähnlich pyoid ('pɔiid), puruloid (juə), puriform (juə) ℒansammlung f collection od accumulation of pus (ʌ); empyema (iː) / (im Bauchraum) pyoc[o]elia (iː): pyoperitoneum (iː) / (im Eileiter, Pyosalpinx) pyosalpinx (æ) / (im Harnleiter od Ureter) pyo-ureter (iː) / (im Herzbeutel) pyopericardium ~artig s ~ähnlich ℒausfluß m pyorrh[o]ea (i), purulent (juə) discharge od secretion (iː) ℒausschlag m (Pyodermie) pyoderma, pyodermia ℒauswurf m pyoptysis (pai'ɔptisis) ℒbakterien n pl pus (ʌ)-forming od pyogenic (e) bacteria (iə) ℒbecken n pus (ʌ) basin (ei) ~befördernd pyogenic (e) ℒbeule f (oberflächliche) boil, furuncle (juə), abscess (æ) ~bildend pus-forming, pyopoietic ('paiopoi'etik), pyogenic, pyogenetic (e), pyogenous (ɔ) ℒbildung f formation of pus (ʌ), pyopoiesis (iː), pyogenesis (e), pyosis (ou) ℒblase f pus (ʌ) blister ℒbläschen n pustule (ʌ), pimple ℒbrechen n pyemesis (paiˈemə-sis) ℒdurchbruch m breakthrough of pus (ʌ) (in into) ℒerguß m escape of pus (ʌ) ~erregend pyogenic (e), pus-forming ℒerreger m pus-forming organism, pyococcus, pyogenetic (e) od pyogenic coccus od germ (dʒəːm) ~erzeugend s ~bildend ℒflechte f (Pyodermie) pyoderma, pustular (ʌ) dermatitis (ai), impetigo (ai) ℒfluß m discharge of pus, pyorrh[o]ea (i) ~fördernd suppurative (ʌ), promoting suppuration ~frei apyetous (ei/paiətəs) / (Wunde) clean ℒgang m (Fistel) fistula, pl fistulae ℒgrind m (südd) impetigo (ai) ~hemmend pyostatic (æ), antipyic (ai), antipyogenic (e) ℒherd m suppurative (ʌ) focus (ou), pus focus ℒhöhle f (Wunde) pocket of pus, pyocele (ai) / (Lunge) purulent (juə) cavity (æ) ~ig purulent (juə), suppurative (ʌ), suppurating (ʌ), festering ℒkokken f pl pyococci (ˌpaioˈkɔksai),

pyogenic (e) cocci, pus-forming organisms ℒkörperchen n pus (ʌ) corpuscle ('kɔːpʌsl) ℒ[körperchen]zylinder m (Urin) pus (ʌ) cast (a:) ~los (eiterfrei) apyetous (ai), apyous (ai), non-purulent (juə) ~n to discharge matter od pus (ʌ), to suppurate (ʌ), to fester ~nd purulent (juə), suppurative (ʌ), festering ℒpfropf m (Furunkel) core ℒprozeß m suppurative (ʌ) process (ou) ℒpustel f (Akne) pustule ('pʌstjuːl) ℒsack m purulent (juə) cyst (i) ℒschale f pus (ʌ) basin (ei) ℒstadium n (der Pocken) pustule (ʌ) stage ℒstuhl m pyochezia (ˌpaio'kiːziə), pyof[a]ecia (ˌpaio'fiːsiə), pus (ʌ) in the f[a]eces ('fiːsiːz) ℒtasche f dent pocket of pus

Eiterung f pyesis (iː), suppuration, purulence (juə), diapyesis (iː), pyosis (ou) / mazerierende ℒ destructive (ʌ) suppuration / ℒ um ein Organ herum peripyema ('peripai'iːmə) / zur ℒ bringen to maturate (æ) / zur ℒ hervorrufen to suppurate (ʌ) ~anregend suppurative (ʌ), suppurant (ʌ) ~hemmend pyostatic (æ)

Eiter|verhaltung f retention of pus (ʌ) ~verhindernd pyophylactic (æ) ℒverschlucken n pyophagia (paio'feidʒiə), ℒzelle f pyocyte ('paiosait), pus cell ℒzelleneinwanderung f purulent (juə) infiltration ~ziehend südd suppurative (ʌ), pyogenic (e), pus (ʌ)-producing (ju:) ℒzylinder m (Urin) pus cast ℒzyste f pyocyst (ai)

ei|tragend (Eier enthaltend) oviferous (i) ℒverhaltung f ovular retention ℒwanderung f migration of the ovum (ou)

Eiweiß n (Ei) egg-white / (Eiereiweiß) ovalbumin (juː) / chem protein ('prouti:n), albumin / heterogenes od körperfremdes ℒ foreign pr. / tierisches ℒ animal pr. / ungespaltenes ℒ whole pr. / verdauliches ℒ digestible pr. / das ℒ entziehen to deproteinise (diːˈprouti:naiz) ℒ- protein ('prouti:n), albuminous (ju:), proteinic (prouti-ˈinik) ℒabbau m protein metabolism; protein breakdown / chem splitting of albumin, proteolysis (ɔ) ~abbauend proteolytic (i) ~ähnlich albuminoid (ju:) ~arm poor in protein / (Kost) low-protein [diet (ai)] ~artig albuminous (ju:) ℒausscheidung f (im Urin) proteinuria ('prouti:n'juəriə), albuminuria / nächtliche ℒ noctalbuminuria ℒbaustein m chem s Aminosäure ℒbedarf m protein requirement (aiə) ℒbestand m (im Körper) body protein content ℒbildung f, übermässige superalbuminosis ~bindend proteopexic (e), proteopectic ℒbindung f proteopexy (ou) / protein bond; (aktiv) protein binding ℒderivat n, gereinigtes purified protein derivative (PPD) ℒdiät f protein diet (ai) ~fällend albumin-precipitating (i) ℒfäulnis f putrefaction of proteins ℒfraktion f albumin fraction ~gebunden protein-bound ℒ gehalt m protein content ℒgerinnung f protein coagulation ℒgift n protein poison ℒglobulin n ovoglobulin (ɔ) ~haltig albuminous (ju:), protein-containing ℒhaushalt m protein metabolism (æ) ℒhülle f protein membrane ℒhydrolysat n chem protein hydrolysate (ɔ) ~katabol proteolytic ℒkoagulationspunkt m protein coagulation temperature ℒkonzentration f protein concentration ⋅körper *m* protein, albumin (ju:), albuminous body *od* substance (ʌ), proteid (ou), albuminoid (ju:) ⋅körpertherapie *f* protein therapy (e), proteinotherapy / (Schocktherapie) protein shock therapy ~lösend proteolytic (i), albuminolytic (i) ⋅lösung *f* albumin solution (u:) ⋅mangel *m* lack of protein, protein deficiency (i); (Blut) hypo-albumin[a]emia (æl,bju:mi'ni:miə) ⋅mangelsituation *f* protein deficiency (i) condition ⋅messer *m* albuminimeter (i) / (Urin) albumoscope (ju:) ⋅meßinstrument *n s* ⋅messer ⋅milch *f* albumin milk, protein milk ⋅-Mineralstoffwechsel *m* protein-mineral metabolism (æ) ⋅minimum *n* protein minimum (i) ⋅molekül *n chem* protein molecule (ɔ) ⋅probe *f* protein test, albumin test ⋅quotient *m* protein quotient ('kwouʃənt), albumin (ju:) qu. ~reich rich in albumin, protein-rich ⋅schock *m* protein shock / (Diät) egg-white injury ~spaltend proteolytic (i) / (Verdauung) proteopeptic ⋅spaltung *f* splitting of protein, proteolysis, albuminolysis / (Verdauung) proteopepsis ⋅sparung *f* protein economy ⋅spiegel *m* albumin level (e) ⋅spur *f* trace (ei) of albumin ⋅-Stickstoff-Einheit *f* protein-nitrogen unit (PNU) ⋅stoffwechsel *m* protein metabolism (æ), proteometabolism / ⋅- proteometabolic (ɔ) ⋅stoffwechselgleichgewicht *n* protein equilibrium (,i:kwi'libriəm) ⋅synthese *f* (im Stoffwechsel) protein synthesis (i) ⋅toxikose *f* proteinogenous (ɔ) toxicosis ⋅träger *m pl* protein foods ⋅umsatz *m* protein metabolism (æ) ~verdauend proteopeptic ⋅verdauung *f* assimilation *od* digestion of protein, proteopepsis, proteolysis (ɔ) ⋅verwertung *f* utilisation of protein ⋅wirkungswert *m* protein efficiency (i) value (æ) ⋅zerfall *m* degradation of proteins ⋅zersetzer *m* protein-decomposing organism ⋅zersetzung *f* decomposition of protein ⋅zufuhr *f* protein intake

Eizelle *f* (Ovum (PNA)) ovocyte ('ouvosait), oocyte ('ouosait), ovum (ou), egg cell / befruchtete ⋅ zygote (ai), zygocyte ('zaigosait), fertilised ovum (ou)

Ejaculatio *f* ejaculation / ⋅ praecox ejaculatio (i,dʒækju'leiʃiou) praecox (i:), premature ejaculation / ⋅ in vaginam (Sameneinbringung) semination

Ejakulat *n* ejaculate, semen, reminal fluid

Ejakulation *f* ejaculation, emission (i) / letzte vorangegangene ⋅ last previous ejaculation

Ejakulations- ejaculatory (æ) ⋅organ *n zool* ejaculatory (æ) organ ⋅schmerz *m* dysspermatism (ɔ:), dysspermia, painful ejaculation ⋅störung *f* malemission, dysspermia, dysspermatism

Ejakulatvolumen *n* ejaculate volume, seminal fluid volume

ejakulieren to ejaculate (æ)

EKB = künstliche Befruchtung *f* (mit Samen des Ehemannes) homologous (ɔ) insemination, artificial insemination husband (AIH)

EKBS = Ehemannssamen bei künstlicher Befruchtung husband's (ʌ) semen (i:) for artificial insemination

Ekchon|drom *n* ecchondroma, cartilaginous (æ) growth ⋅drose *f* (Knorpelauswuchs) ecchondrosis, ecchondroma

Ekchymose *f* ecchymosis (ou), blood effusion (ju:), suggilation ⋅- ecchymotic (ɔ)

ekdemisch ecdemic (e)

Ekel *m* nausea (ɔ:), disgust (ʌ) / (Abneigung) aversion (ɔ:) (*gegen to*), distaste (ei) (*gegen for*) / (vor Essen) fastidium (i), disgust for food, apositia (,æpo'siʃiə) / ⋅ empfinden to be disgusted, to feel nauseated (ɔ:) / den ⋅ überwinden to fight off nausea (ɔ:) ~erregend nauseating (ɔ:), nauseous / (Geruch) offensive, sickening / (Essen) apositic (i) / (abstoßend) repugnant (ʌ), repulsive (ʌ) ⋅gefühl *n* (Übelsein) nausea (ɔ:) ~haft *s* ~erregend ~n *v refl* to be disgusted (ʌ), to feel nauseated (ɔ:)

EK-Filter = Entkeimungsfilter *m* sterilising filter

EKG = Elektrokardiogramm *n* electrocardiogram (ECG) / = Elektrokardiographie *f* electrocardiography ⋅-Ableitung *f* ECG lead ⋅-Apparat *m* electrocardiograph ⋅-Befund *m* electrocardiographic findings ⋅-Kontrolle *f* electrocardiographic control (ou) ⋅-Liege *f* ECG couch (au)

Ekgonin *n* (Tropinkarbonsäure) tropinecarboxylic acid

ekkrin (Drüse) eccrine ('ekrain)

EKK-Virus *n* (Erreger der epidemischen Keratokonjunktivitis) epidemic keratoconjunctivitis virus

Eklampsie *f* eclampsia, convulsions (ʌ) (*pl*) in pregnancy / drohende ⋅ pre--eclampsia (æ) ⋅- eclamptic ⋅bereitschaft *f* eclampsism, pre-eclampsia ~erregend eclamptogenic ⋅krampf *m* eclamptic convulsion ⋅kranke *f* eclampsia patient (ei) ⋅neigung *f* eclampsism ⋅-Urämie *f* eclamptic ur[a]emia

Eklampsismus *m* eclampsism

eklamptisch eclamptic

Eklekt|iker *m* eclectic ~isch eclectic ⋅izismus *m* eclecticism

Ekmnesie *f ps* (Vergeßlichkeit betr. naheliegender Ereignisse im hohen Alter) ecmnesia (ek'ni:ziə), forgetfulness of recent (i:) events

Ekologie *f* (Umwelterforschung) ecology (ɔ), study of environmental relations

Ekoparasit *m* [o]ecoparasite ('i:ko-'pærəsait), [o]ecosite (i:), parasite to which its host is immune

Ekphor|ie *f ps* ecphoria˙(ɔ:), ecphory (e) ⋅ieren *ps* ekphorioing

Ekstase *f ps* ecstasy (e) / (Trance) trance (a:), mental exaltation

ekstatisch ecstatic (æ), tending to ecstasy / (in Ekstase befindlich) being in ecstasy *od* mental exaltation

Ekstrophie *f* (Auswärtskehrung, Umkehrung) extroversion / (Blase) exstrophy *od* extroversion of the bladder

Ekta|sie *f* ectasis (e), ectasia (ei), dilatation ⋅- ectatic (æ), dilated ~sieren to form ectases (e) *od* pouches (au) *od* sacs ~tisch ectatic (æ), dilated, stretched

Ekthyma *n derm* ecthyma (ai), pustular (ʌ) eruption (ʌ) / ⋅ contagiosum *vet* contagious pustular (ʌ) dermatitis (ai) / der Säuglinge dermatitis (ai) gangrenosa (ou) infantum (æ), gangrenous infantile ecthyma (ai) / syphilitisches ⋅ ecthymiform (ai) eruption (ʌ) of tertia-

ry ('tə:ʃiəri) syphilis (i) ~tös ecthymiform (ai)

Ekto- (Vors) (außerhalb) external, ecto-(Vors), on the outside ⋅blast *m embr* ectoblast, ectoderm, epiblast (e)

Ektoderm *n embr s* Ektoblast ⋅ab-kömmling *m* ectodermal organ ⋅abschnitt *m* ectomere ('ektomiə) ~ähnlich *embr* ectodermoidal (ɔi) ~al *embr* ectodermal, ectodermic ⋅al-Syndrom *n* congenital anhidrotic ectodermal dysplasia ⋅entwicklung *f* ectodermal development ⋅gefäß *n* ectodermal vessel ⋅verdickung *f* ectodermal thickening

ekto|erythrozytär ectoglobular (ɔ) ~gen (exogen) ectogenic (e), ectogenous (ɔ), exogenic, exogenous, exogenetic (e) ⋅kardie *f* (Ektopia cordis) ectocardia, displacement of the heart ~kardisch outside the heart ~kranial ectocranial (ei) ~lezithal ectolecithal ('lesiθəl), with a peripheral (i) yolk (jouk)

Ektomie *f* (Ausschneidung) ectomy (e), excision (i)

-ektomie (Nachs) (Ausschneidung) *chir* -ectomy (Nachs)

Ekto|morpher *m ps* ectomorphic type ⋅parasit *m* ectoparasite (æ), ectosite, parasite living outside the body of its host / mehrwirtiger ⋅ eurytrophic (ɔ) parasite (æ) ~parasitär ectoparasitic (i) ⋅parasiten- ectoparasitic (i) ⋅parasitenmittel *n pharm* ectoparasiticide ⋅phyt *m* (Epiphyt) ectophyte, epiphyte ~phytisch (durch Ektophyten erzeugt) ectophytic (i)

Ektopie *f* ectopia (ou), ectopy (e), displacement, abnormality of position, malposition / ⋅ der Harnblase ectopia (ou) vesicae (e)

ektopisch ectopic (ɔ), misplaced / (Herz) ectopic

Ekto|plasma *n* ectoplasm, exoplasm, ectoplast, plasma membrane ~plasmatisch ectoplasmatic (æ) ~plastisch ectoplastic (æ) ⋅sit *m* (Darmschmarotzer) ectoparasite (æ), ectosite ⋅thrix *n bakt* ectothrix ⋅toxin *n* (Exotoxin) ectotoxin, exotoxin, extracellular toxin ~toxisch ectotoxic, exotoxic ⋅zoon *n* (*pl* Ektozoen) (tierischer Hauptparasit) ectozoon ('zouon), *pl* ectozoa

Ektro- (Vors) (angeborenen Mangel von Teilen betr.) ectro- (Vors) ⋅daktylie *f* ectrodactylia (i), ectrodactyly (æ), ectrodactylism, absence of fingers *od* toes ⋅melie *f* ectromelia (i:), ectromely (ɔ), absence of a limb

Ektrop|ie *f* (Auswärtsstülpung) eversion ⋅ion *n* ectropion (ou), ectropium (ou), eversion of an eyelid ~ionieren (umstülpen) (Lid) to ectropionise (ou) ⋅ *n* (Lid)˙ectropionisation ⋅ium *n s* Ektro-˙pion

EKyG = Elektrokymogramm *n* electrokymogram, EKy

Ekzem *n* eczema ('eksimə) *beginnendes* ⋅ erythematous (i:) e. ⋅ *an Beugeflächen* flexural ('flekʃərəl) e. *dyshidrotisches* ⋅ dyshidrotic e. *endogenes* ⋅ atopic dermatitis *konstitutionelles* ⋅ atopic dermatitis *lichenoides* ⋅ lichenoid ('laikinoid) e. *nässendes* ⋅ weeping e. *nasses* ⋅ moist e. *schuppendes* ⋅ squamous (ei) e., e. squamosum (ou) *seborrhoisches* ⋅ seborrh[o]ea (i), seborrh[o]eic (i) dermatitis (ai) ⋅ *mit Rißbildung* crackled e. ⋅- eczematous (e), eczematoid ~ähnlich eczem-

atoid (e), eczematous &angst f ps (Angst vor Hautkrankheiten) dermatophobia, dermatopathophobia &ängstlicher m ps dermatophobe
Ekzema|tid n, seborrhoisches & (Unna--Krankheit) Unna's ('unəz) disease &tisation f eczematisation ~tisierend eczematogenic (e) ~togen eczematogenic (e) ~toid (ekzemähnlich) eczematoid (e) ~tös eczematous (e) &tose f eczematosis
Ekzem|bildung f eczematisation ~erzeugend eczematogenic (e) &pocken f pl eczema ('eksimə) vaccinatum
Elaeosaccharum n el[a]eosaccharum
Elaidinsäure f (Acidum elaidicum) elaidic (elei'idik) acid
Elainsäure f (Acidum oleinicum (DAB), Ölsäure) oleinic (i) od oleic (i:) acid
Eläostearinsäure f (Oktadekatrienosäure) el[a]eostearic (‚eliosti'ærik) acid
Elastance f (Reziprokwert der Compliance) elastance (i'læstəns)
Elastica f anat tunica (ju:) elastica (æ) od media (i:)
Elastin n elastin
elastisch elastic, flexible
Elastizität f elasticity (i), flexibility, resilience (i)
Elastizitätshochdruck m elasticity hypertension
Elastoplast m pharm elastoplast (æ) &verband m elastoplast bandage
Elastorrhexis f elastorrhexis / systematisierte & generalised e., systemic elastic disease, Grønblad-Strandberg ('grønblad-'strandberg) syndrome
Elaterium n pharm elaterium (iə)
Elect. = Electuarium n pharm electuary (e)
Electuarium n pharm electuary (e)
Eledoisin n pharm eledoisin (i'ledɔisin)
Elefantiasis f elephantiasis (ai) [nota: s a Elephantiasis] &- elephantiasic (æ) ~ähnlich elephantoid (æ)
Eleidin n (Haut) eleidin (e'li:idin)
Elekt|ion f (Auswahl) selection ~iv (Wahl betr., wahlfrei) selective, elective
Elektra-Komplex m ps Electra complex, father fixation
elektrisier|en to electrify &ung f electrification
elektro- (Vors) electro- (Vors), electric, electrical &affinität f electro-affinity (i) &analyse f electro-analysis (æ) &ballistographie f ballistocardiography &biogramm n electrobiogram (ai) &biologie f electrobiology (ɔ) ~biologisch electrobiologic[al] (ɔ) &bioskopie f electrobioscopy (ɔ) &chemie f electrochemistry (e) ~chemisch electrochemical (e) &chirurgie f electrosurgery (ɔ:) ~chirurgisch electrosurgical (ə:)
Elektrode f electrode (e)
Elektroden|abstand m distance between the electrodes (e) &fläche f surface (ə:) of an electrode &kissen n electrode pad &potential n electrode potential
Elektro|dermatogramm n (EDG) electroderm[at]ogram (ə:) &desikkation f (elektrische Veródung, z B Hämangiome) electrodesiccation &diagnose f electrodiagnosis (ou) &diagnostik f electrodiagnosis ~diagnostisch electrodiagnostic (ɔ) &dialyse f electrodialysis (æ) ~dialytisch electrodialytic (i) &dynamik f electrodynamics (æ)
Elektroenzephalo|gramm n (EEG) electro-encephalogram (e) (e.e.g., EEG)

&graph m electro-encephalograph (e) &graphie f electro-encephalography (ɔ) ~graphisch electro-encephalographic (æ)
Elektro|gastrogramm n (EGG) electrogastrogram (æ) &genese f neur electrogenesis (e) &hämodialyse f electroh[a]emodialysis (æ) &hämoskop n electric h[a]emoscope (i:) od h[a]ematoscope (i:) &herdtest m (EHT) electro-focal (ou) test
Elektrokardio|gramm n (EKG) electrocardiogram (ECG) / dem rechten Herzen entsprechender Teil des & (Dextrokardiogramm) dextrocardiogram &graph m electrocardiograph &graphie f electrocardiography (ɔ) ~graphisch electrocardiographic (æ) &phonogramm n electrocardiophonogram (ou) &phonographie f electrocardiophonography (ɔ), electrical recording of the heart sounds &skop n electrocardioscope &skopie f electrocardioscopy (ɔ)
Elektro|katalyse f electrocatalysis (æ) &kaustik f electrocautery (ɔ:) &kauter m electrocauteriser (ɔ:), galvano-cautery, galvanic cautery &kauterisation f galvano (æ)-cautery (ɔ:) &kinetik f electrokinetics ~kinetisch electrokinetic &koagulation f electrocoagulation &konversion f electrical reversion &kortikogramm n electrocorticogram (ECG) &kortikographie f electrocorticography, intracranial electro-encephalography &krampftherapie f electro--shock therapy, electric convulsive therapy (ECT), convulsive shock therapy (CST) &kymogramm n electrokymogram (ai) &kymograph m electrokymograph (ai) &kymographie f electrokymography (ɔ) &lunge f electrophrenic (e) respirator ~lysieren (elektrisch spalten) to electrolyse &lyse f electrolysis (ɔ), galvanolysis / & anwenden to electrolyse
Elektrolyt m electrolyte &ausscheidung f electrolyte od ion ('aiən) excretion (i:) &ersatzlösung f electrolyte replacement solution &gleichgewicht n electrolyte balance / gestörtes & electrolyte imbalance &haushalt m electrolyte metabolism (æ) &isch electrolytic (i) &lösung f electrolyte solution / isotonische & balanced electrolyte solution (BES) &muster n electrolyte profile &stoffwechsel m electrolyte metabolism (æ) &störung f electrolyte disturbance (ə:) &substitution f electrolyte substitution &transport m electrolyte movement od transport &verschiebung f electrolyte shift &werte m pl electrolytic levels (e)
Elektro|magnet m electromagnet (æ) ~magnetisch electromagnetic &magnetismus m electromagnetism (æ) &massage f electromassage (a:) &medizin f electro-medicine ~medizinisch electromedical &messer n chir electrosurgical (ɔ:) knife, electrotome &meter n electrometer (ɔ) ~metrisch electrometric (e) &motorisch electromotor (ou) &myogramm n (EMG) electromyogram (EMG) &myographie f electromyography (ɔ)
Elektron n electron
Elektro|narkose f electronarcosis (ou) ~negativ electronegative (e)
Elektronen- electronic (ɔ) &aussaat f

emission (i) of electrons &beschleuniger m electron accelerator (e) &beschuß m electronic (ɔ) bombardment &druck m electronic (ɔ) pressure &einfang m (EE) electron capture, EC &einfangdetektor m electron-capture detector &linse f electronic (ɔ) lens &mikroskop n electron microscope (ai) &mikroskopie f electron microscopy (ɔ) ~optisch electron optical (ɔ) &röhre f electronic (ɔ) valve &schleuder f betatron ('bi:tətrɔn) &spin m electron spin &spin-Resonanz f electron spin resonance &strahl m electron ray &streuung f electron scattering &therapie f electron beam therapy &transportpartikel f (ETP) electron transport particle
Elektro|okulogramm n electro-oculogram n (EOG) &osmose f electro--osmosis &pathologie f electropathology (ɔ) &pherogramm n electrophoretogram &philität f chem electro-affinity (i) &phobie f (Angst vor elektr. Strom) ps electrophobia
Elektrophorese f electrophoresis (i:) &apparatur f electrophoresis (i:) equipment &auswertung f evaluation of the electrophoretic (e) results &diagramm n electrophoretic diagram &mobilitätstest m electrophoresis mobility test
elektro|phoretisch electrophoretic (e) &physik f electrophysics (i) &physiologie f electrophysiology (ɔ) ~physiologisch electrophysiologic[al] ~positiv electropositive (ɔ) &punktur f electropuncture (ʌ), galvanopuncture (ʌ) &pyrexie f (Kurzwellenhyperthermie) inductopyrexia, electropyrexia (paiə'reksiə) &reduktion f cardioversion &resektion f electroresection, excision by means of electric instruments &resektor m chir resectoscope (e) &resektoskop n electroresectoscope (e) &retinogramm n (ERG) electroretinogram (e) &retinographie f electroretinography &röntgenographie f electroradiography &schlaf m ps electrotherapeutic sleep &schock m electric shock, electroshock &schockbehandlung f electroshock treatment &schocktherapie f electroshock treatment od therapy, shock therapy, electro-convulsive (ʌ) therapy &skop m electroscope &statik f electrostatics (æ) ~statisch electrostatic (æ) &synthese f electrosynthesis (i) ~synthetisch electrosynthetic (e) &taxis f electrotaxis, electrotropism (ɔ), galvanotaxis &therapeut m electrotherapist (e) ~therapeutisch electrotherapeutic[al] (ju:) &therapie f electrotherapeutics (ju:); electrotherapy ~thermisch electrothermal &tomie f electrotomy (ɔ) ~tonisch electrotonic (ɔ) &tonus m electrotonus (ɔ) &tonus- electrotonic (ɔ) &tropismus s &taxis
elementar elementary &analyse f Lab ultimate (ʌ) analysis (æ) &bündel n pl (Fasciculi proprii medullae spinalis (PNA)) intersegmental tracts &funktion f elementary function (ʌ) &halluzination f ps elementary auditory hallucination &körnchen n (Blut) h[a]emoconia (ou), pl h[a]emoconiae &körperchen n pl (Pocken) Paschen's ('paʃənz) inclusion (u:) bodies / (Virus) elementary bodies &substanz f histol elementary substance (ʌ) &zelle f elementary od embryonal (ou) cell

Elemiharz n pharm elemi (e), gum elemi
Eleosaccharum n pharm oleosaccharum (æ), oil sugar (u)
Elephantiasis f elephantiasis (ai) ~ **anaesthetica** e. anaesthetica, tuberculoid leprosy (e) ~ **arabum** e. arabum (æ), filarial (ɛə) e. ~ **filariensis** (echte Elephantiasis) filarial e. ~ **genitoanorectalis** esthiomene (esθi'ɔmini) ~ **graecorum** true leprosy (e) ~ **sclerosa** scleroderma (ə:)
elephantiastisch elephantiasic (æ)
elephantoid elephantoid (æ)
Elevation f elevation ~**swinkel** m angle of elevation
Elevatorium n chir elevator
Elfenbein n ivory (ai) ~**artig** (Knochen) eburneous (i'bə:niəs) ~**farben** ivory-~**colo[u]red** (ʌ), eburneous (ə:) ~**substanz** f dent s Dentin ~**weiß** ivory-white
Elimination f elimination
Eliminations|charakteristik f elimination characteristic ~**diät** f elimination diet ~**geschwindigkeit** f rate of elimination ~**kinetik** f elimination kinetics ~**konstante** f elimination constant ~**weg** m (Ausscheidungsweg) route of elimination
eliminier|en to eliminate (i) ~**ung** f elimination
Elinin n elinin (e)
Elision f elision (i)
Elix. = Elixir n elixir
Elixir[ium] n pharm elixir (i) / ~ **amarum** bitter e. ~ **Aurantii compositum** oil of orange, aromatic od bitter orange elixir ~ **succo liquiritiae** juice (u:) of liquorice ('likəris)
Ellagsäure f ellagic (æ) acid
Ellbogen m s Ellenbogen
Elle f anat ulna (ʌ), pl ulnae ~- ulnar (ʌ) ~ **u. Speiche betr.** ulnoradial (ei)
Ellen|arterie f (Arteria ulnaris (PNA)) ulnar (ʌ) artery / rückläufige ~ (Arteria recurrens ulnaris) ulnar recurrent artery ~**beuge** f bend of the elbow ~**beugung** f flexion of the elbow
Ell[en]bogen m (Olecranon (PNA)) elbow, olecranon ~- cubital (ju:) ~**bein** n (Elle) ulna (ʌ) ~**beuge** f (Ellenbeuge) bend od angle of the elbow ~**beuger** m anat flexor of the elbow ~**entzündung** f olecranarthritis ~**fortsatz** m anat olecranon ~e [process (ou)] ~**freiheit** f elbow room ~**gegend** f cubital (ju:) region (i:) ~**gelenk** n (Articulatio cubiti (PNA)) cubital (ju:) joint, elbow joint ~**gelenkentzündung** f olecranarthritis (ai), olecranarthrocace (o:'lekrəna:-'θrɔkəsi) ~**gelenktuberkulose** f tuberculosis (ou) of the elbow joint ~**grube** f (Fossa cubitalis (PNA)) cubital (ju:) fossa ~**höcker** m (Olecranon (PNA), Olekranon) olecranon (e), olecranon process (ou) ~**knochen** m anat s Elle ~**köpfchen** n anat head of the ulna (ʌ) ~**nerv** m ulnar nerve, elbow nerve ~**querader** f cubital (ju:) cross vein ~**reflex** m elbow jerk ~**sehne** f elbow tendon ~**strecker** m anat extensor of the elbow
Ellen|kopf m (Caput ulnae (PNA)) head of the ulna ~**nerv** m (Nervus ulnaris (PNA)) ulnar nerve ~**rand** m ulnar (ʌ) border
Elliot ('eljət)-**Trepanation** f Elliot's operation, sclerocorneal trephining (ai)
ellipsoid ellipsoidal (ɔi) ~**gelenk** n

ellipsoid od condyloid joint, ellipsoid articulation ~**körperchen** n pl (Folliculi lymphatici lienales (PNA)) lymphatic nodules (ɔ) of the spleen
Ellipto|zyt m elliptocyte, ovalocyte (ou) ~**zytenanämie** f elliptocytosis, ovalocytosis ~**zytose** f elliptocytosis, ovalocytosis
Ellis-Damoiseau ('elis-damwa'zo)-**Linie** f Ellis od Ellis-Damoiseau od Ellis-Garland ('ga:lənd) curve od line od sign
Ellis-van-Creveld ('elis van 'kre:veld)-**Syndrom** n (Chondroektodermaldysplasie) chondro-ectodermal dysplasia
Elongatio f elongatio ('geiʃiou) / ~ colli elongatio colli, elongation of the cervix, tapiroid (ei) cervix
Elongation f (Verlängerung) elongation / hypertrophische ~ des Collum hypertrophic elongation of the cervix
Elpenor-Syndrom n ps Elpenor's syndrome
Elschnig ('elʃnik)|-**Flecken** m pl Elschnig's spots ~**-Konjunktivitis** f Elschnig's conjunctivitis, conjunctivitis meibomiana ~**-Körperchen** n pl od -**Perlen** f pl Elschnig's bodies od pearls ~**-Syndrom** n Elschnig's syndrome
Elter n od m parent (ɛə) ~**lich** parental
Eltern m pl parents (ɛə) ~**blut** n blood of the mother or father ~**generation** f parental generation, P_1, parents (ɛə) ~**-Kindbeziehung** f ps relation between parents (ɛə) and child ~**schaft** f parenthood (ɛə) / bewußte ~ planned p. ~**teil** m parent
El Tor [-Cholera]-Vakzine f eltor (el'tɔ:) vaccine
Elu|at n pharm eluate (e) ~**ieren** to elute (i'lu:t) ~**ierung** f elution (lu:)
Elution f Lab elution ~**sanalyse** f elution analysis ~**sdiagramm** n elution diagram ~**sgeschwindigkeit** f rate of elution ~**skraft** f eluting power
Elytro- (Vors) (Scheide betr) elytro- (e) (Vors), colpo- (Vors), vaginal (və'dʒainəl) ~**plastik** f (Kolpoplastik, Scheidenplastik) colpoplasty, elytroplasty
E. M. = Erwerbsminderung f loss of earning power
Em = Emanation f emanation
Email n (Enamelum (PNA)) dent enamel (i'næməl)
Emailleschicht f dent enamel layer (ɛə)
Emanation f emanation / (Radium) radon
Emanations|apparat m emanator (e) ~**behandlung** f emanation therapy ~**messer** m emanometer (ɔ) ~**therapie** f emanotherapy (e), emanation therapy (e)
Emanatorium n (Inhalationsraum) emanatorium (ɔ:)
emanieren to emanate (e)
Emanometer m emanometer (ɔ)
Emansio mensium f emansio (æ) mensium, delay in the first appearance (iə) of menstruation
Emaskulation f (Entmannung) emasculation, castration, orchiectomy, orchidectomy
Embeliasäure f (Acidum embelicum) embelic (e) acid
EMB-Nährboden = Eosin-Methylenblau-Nährboden m eosin methylene blue (EMB) culture medium od nutrient

Embolektomie f embolectomy
Embolie f embolism [cave: emboly (e) = Einstülpung der Blastula zur Gastrula; der Emboliepfropf ist embolus] bazillenbedingte ~ bacillary e. blande ~ bland (æ) e. fettbedingte ~ fat od oil e. hämatogene ~ h[a]ematogenous (ɔ) e. luftbedingte ~ air e. mikrobielle ~ infective e. miliare ~ miliary (i) e. paradoxe ~ paradoxical (ɔ) od crossed e. periphere ~ peripheral (i) artery e. retinale ~ retinal (e) e. retrograde ~ retrograde (o) e. septische ~ septic e. einer Arterie durch venösen Thrombus paradoxical (ɔ) e. ~ der Arteria centralis retinae retinal (e) e. ~ mit infektiösem Material infective (e) od pya[e]mic (i:) e. ~ der Kapillaren capillary (i) e. ~ der Koronaria coronary (ɔ) [artery] e. ~ der Lunge pulmonary (ʌ) e. ~ von Lymphgefäßen lymph (i) od lymphogenous (ɔ) e. ~ bei Trichinose trichinous (i) e. ~ einer Vene venous (i:) e. ~ an verschiedenen Orten des Gefäßsystems multiple (ʌ) e. ~**aneurysma** n embolic (ɔ) aneurysm ('ænjuərizm) ~**gangrän** f embolic (ɔ) gangrene ('gæŋgri:n) ~**gefahr** f danger od risk of embolism ~**tod** m death resulting (ʌ) from embolism
Embolisation f embolisation
embolisch embolic (ɔ) / (thrombusbedingt) thrombo-embolic (ɔ)
Embolo|lalie f ps embololalia (ei) ~**phrasie** f ps embolophrasia
Embolus m embolus, pl emboli ('embolai) durch Bazillenanhäufung bedingter ~ bacillary e. fettbedingter ~ fat od oil e. ~ durch Gasbläschen im Blut bedingt foam e. das Gefäß völlig verlegender ~ obturating (ɔ) e. ~ aus Gewebszellen cellular e. luftbedingter ~ air e. reitender ~ riding e., saddle e., straddling e. ~**entfernung** f chir embolectomy, removal (u:) of an embolus
Embrocatio f (Einreibung) embrocation
Embryektomie f embryectomy (e), removal (u:) of the embryo in an extra-uterine (ju:) pregnancy
Embryo m embryo ('embriou) / (älter als 2 Monate) f[o]etus (i:), pl f[o]etuses ~- embryonic (ɔ), embryonal, embryonary, embryo ~**ähnlich** embryoid, embryonoid ~**bildung** f embryogenesis (e) ~**blast** m embryoblast ~**entfernung** f (durch Eingriff) embryulcia ('ʌlsiə), embryotomy (ɔ) ~**entstehung** f s ~bildung ~**erzeugend** embryogenic (e), embryogenetic, producing an embryo ~**förmig** embryoniform (ɔ) ~**genese** f embryogenesis (e), embryogeny ~**genie** f s ~genese ~**kardie** f embryocardia ~**loge** m embryologist (ɔ) ~**logie** f embryology (ɔ) ~**logisch** embryologic[al] (ɔ) ~**m** n (Teratom) teratoma, embryoma ~**morph** embryomorphous **embryonal** embryonal, embryonary, embryonic (ɔ) ~**anlage** f [embryonic (ɔ)] anlage ('ʌnlagə), [embryonic (ɔ)] primordium ~**bedingt** (aus dem Embryonalleben herrührend) genetous (dʒi'netəs) ~**entwicklung** f embryogenesis (e), embryogeny (ɔ), f[o]etal od prenatal (ei) development ~**entwicklungs-** embryogenetic, embryogenic (e) ~**ernährung** f nutrition (i) of the embryo, embryotrophy (ɔ) ~**fleck** m embryonic (ɔ) spot ~**gewebe** n embryonic (ɔ) tissue

≀hülle f embryonic (ɔ) sheath (i:)
≀katarakt f (Cataracta embryonalis)
embryonal nuclear cataract **≀knochen-**
gewebe n scleroblastema (i:-i:) **≀kno-**
chengewebe- scleroblastemic (i:) **≀-**
kreislauf m f[o]etal (i:) circulation,
prenatal (ei) circulatory system **≀leben** n
embryonic (ɔ) od f[o]etal (i:) life, intra-
-uterine (ju:) existence **≀mark** n (Pri-
märmark) primary (ai) od embryonic
(ɔ) marrow od **≀organ** n embryonic (ɔ)
organ **≀physiologie** f antenatal (ei) od
prenatal (ei) od f[o]etal (i:) physiology
(ɔ) **≀rest** m f[o]etal (i:) od embryonal
rest **≀schild** m germinal area (ɛə) od
spot od disc, embryonic shield **≀star** m
embryonal nuclear cataract (æ) **≀zelle** f
embryonic od primary od primitive od
primordial od undifferentiated cell
embryonen|artig embryonic **≀ enthal-**
tend embryonate
embryoniert embryonate
Embryo|pathie f embryopathy (ɔ), affec-
tion of the embryo, prenatal (ei) disease
≀pathie- embryopathic (æ) **≀pathologie**
f embryopathology (ɔ) **~plastisch** em-
bryoplastic **≀tom** m embryotome **≀to-**
mie f embryotomy (ɔ) **~toxisch** embryotoxic **≀toxon** n embryotoxon,
arcus juvenilis (dʒu:vi'nailis) **≀trophie** f
embryotrophy (ɔ) **~trophisch** embryo-
trophic (ɔ)
EMC = Encephalomyocarditis, Enze-
phalomyokarditis f encephalomyocarditis, EMC
Emesis f (Erbrechen) vomiting (o),
emesis (e)
Emesma n pl (Erbrochenes) vomited (ɔ)
matter, vomit
Emeticocatharticum n pharm emetoca-
thartic
Emetikum n (Brechmittel) pharm emetic
(e), vomitive (ɔ)
Emetin n pharm emetine ('emiti:n)
≀dihydrochlorid n (EP, DAB) (Emeti-
num hydrochloricum (DAB)) emetine
dihydrochloride (EP), emetine hydrochloride (BP, USP) **≀kur** f ps
emetine treatment **≀vergiftung** f emetism (e), emetine poisoning **≀-Wismut-**
-Jodid n emetine and bismuth iodide
(EBI) (BP)
emetisch emetic (e)
Emetismus m s Emetinvergiftung
Emeto|manie f ps emetomania **≀phobie** f
ps emetophobia, fear of vomiting (ɔ)
EMG = Elektromyogramm n elec-
tromyogram, EMG / = Elektromyo-
graphie f electromyography
Eminentia f anat eminentia ('nenʃiə),
eminence, prominence (ɔ) **≀ acromii**
acromion (ou) process (ou) **≀ arcuata**
(PNA) arcuate eminence **≀ collateralis**
(PNA) collateral eminence **≀ conchae**
(PNA) eminence of the concha **≀**
cruciformis (PNA) eminentia cruciata
≀ iliopectinea (PNA) iliopubic eminence **≀ intercondylaris** (PNA) intercondylar eminence **≀ parietalis** parietal
(ai) eminence **≀ pyramidalis** (PNA)
pyramid of the tympanum **≀ scaphae**
(PNA) eminence of the scaphoid fossa
≀ triangularis (PNA) eminence of the
triangular fossa
Emissarium n anat emissary (e)
Emission f emisson, output / (Samen)
ejaculation
Emissions|spektrum n emission spectrum
≀vermögen n emissive (i) power

---

emittieren to emit **~d** emittent, emissive
EMK = elektromotorische Kraft f
electromotive (ou) force (EMF)
Emmenagogum n pharm emmenagogue
(i'menəgɔg)
emme|trop emmetropic (ɔ) **≀troper** m
emmetrope (e) **≀tropie** f emmetropia
(ou), normal vision ('viʒən) **~tropisch**
emmetropic (ɔ)
EMO-Inhalationsgerät n Epstein-Mac-
intosh-Oxford ('epsti:n-'mækintɔʃ-
-'ɔksfəd) od EMO inhaler od respirator
Emoll|iens n (pl Emollientia) pharm
emollient (ɔ) **≀ientium** n (erweichendes
Mittel) pharm s Emolliens **~ieren** to
soften
Emotion f ps emotion (i'mouʃən) **~al** ps
emotional (i'mouʃənəl) **≀alität** f (Affek-
tivität) ps emotionality (æ), affectivity
~ell ps emotional (ou)
Emotions|neurose f ps emotional (ou)
neurosis **≀psychose** f ps affective od
emotional (ou) psychosis (sai'kousis)
≀schock m ps s stupor **≀stupor** m ps
emotional (ou) od affective stupor (ju:)
emotiv ps emotive (ou) **≀ität** f ps
emotivity (i)
empfangen (schwanger werden) to conceive (i:), to become pregnant (e)
Empfänger m (bei Transfusion) recipient
(i), donee (dou'ni:) **≀maus** f (Tierversuch) receiver (i:) mouse
empfänglich susceptible (e), reactive,
predisposed (ou), prone (für to) / **~**
machen to predispose (ou) **≀keit** f
(Infektion) susceptibility (i), predisposition (i) (gegen, für to)
Empfängnis f conception **~fördernd**
proconceptive, conducive (ju:) to conception **≀hügel** m embr attraction cone,
fertilisation cone **≀regelung** f birth
control **~verhütend** contraceptive, anti-
conceptive **≀verhütung** f (Schwanger-
schaftsverhütung) contraception; birth
control (ou) **≀verhütungsmaßnahme** f
contraceptive measure (e) **≀verhütungs-**
mittel n contraceptive **≀zeit** f
(181.–302. Tag vor der Geburt) time of
conception
empfind|bar perceptible, sensible **~en** to
feel, to experience (iə) **~lich** sensitive
(z B drug-sensitive, penicillin-sensitive)
(gegen, für to) / (schmerzhaft) tender,
sore, painful / (reizbar) irritable (i) /
(anfällig) susceptible (gegen to) /
(Schmerz) sharp / (Haut) delicate /
(Magen) weak, sensitive **≀lichkeit** f
sensitivity (gegen, für to) / (Schmerz)
tenderness, sensitiveness / (Erregbarkeit) irritability (i) / (Anfälligkeit)
susceptibility (i) / (gegen mehrere
Antigene) multi-sensitivity (i) / z der
Haare gegen Berührung tricho-
-[a]esthesia (i:) / übermässige **≀** gegen
Wärme thermo-algesia (i:) / verminderte **≀** (gegen Reize) hyposensitivity,
hyposensitiveness
Empfindlichkeits|bestimmung f Lab sen-
sitivity test od study (ʌ) **≀bild** n Lab
sensitivity pattern **≀grad** m degree of
sensitivity (i) **≀messer** m [a]esthesio-
meter (es,θi:zi'ɔmitə) / (Haut) sensimeter (i) **≀messung** f [a]esthesiometry
(es,θi:zi'ɔmətri) **≀schwelle** f sensitivity
threshold
Empfindlichmachen n sensitisation, sen-
sibilisation
Empfindung f feeling, sensation,
[a]esthesia (es'θi:ziə) / **≀** an anderer als

---

der Reizstelle transferred (ə:) sensation
Empfindungs- sensorial (ɔ:), sensory,
sensational (ei) **≀apparat** m sensory
system **≀dissoziation** f ps partially
disturbed (ə:) sensitivity (i) **~fähig**
sensitive **≀fähigkeit** f sensitivity (i),
sensibility (i) **~kalt** ps frigid (i) **≀kälte** f
ps frigidity (i), frigidness (i) **~leitend**
(Nerv) [a]esthesiodic (es,θi:zi'ɔdik),
[a]esthesodic, conveying sense impressions **~los** (ohne Schmerzgefühl) insensitive, an[a]esthetic (e), analgesic (i:)
/ **~** machen to an[a]esthetise (i:)
~losigkeit f insensitiveness, insensibility (i), an[a]esthesia (i:), analgesia (i:)
≀nerv m sensory nerve **≀qualität** f
sensation quality **≀reflex** m sensory
reflex (i:) **≀störung** f paralgia (æ),
paralgesia (i:) / dissoziierte **≀** sensory
dissociation **≀typus** m ps, extraverter-
ter, introvertierter extraverted, intro-
verted type **≀verminderung** f hyposensitivity, hyposensitiveness **≀zentrum** n
sensory centre [US center], sensorium
(ɔ:)
Emphysem n emphysema (i:) **≀ alter**
Leute senile (i:) e. **atrophisches ≀**
atrophic e. **bakteriengiftbedingtes ≀**
gangrenous (æ) od malignant (i) e.
bullöses ≀ bullous (ʌ) e. **diffuses**
bullöses ≀ diffuse bullous e. **≀ bei**
Faßthorax hypertrophic (ɔ) e. **≀ im**
Gewebe tissue e. **≀ der Glasbläser** glass-
-blowers' (ou) e. **≀ der Haut** cutaneous
(ei) e. **interstitielles ≀** interstitial
(i) e. **kompensatorisches ≀** compensating od compensatory e. **retroperi-**
toneales ≀ pneumoretroperitoneum
('nju:mo'retro,peritə'niəm) **subkutanes**
≀ subcutaneous (ei) e., pneumohypo-
derma ('nju:mo,haipo'də:mə) **substan-**
tielles ≀ chronic (ɔ) pulmonary (ʌ) e.,
substantial (æ) e. **traumatisches ≀**
surgical (ə:) od traumatic (æ) e.,
aerodermectasia (ei) **≀ des Uterus**
uterine (ju:) e. **≀atiker** m emphysematous (e) patient (ei) **~atös** emphysematous (e) **≀bronchitis** f bronchitis and
emphysema, chronic obstructive (ʌ)
lung disease **≀knistern** n emphysema
(i:) crackling **≀schall** m bandbox (æ)
resonance (e) **≀thorax** m barrel (æ)
chest
empir|isch (erfahrungsgemäss) empirical
(i) **≀ismus** m empiricism (i)
Empl. = Emplastrum n pharm plaster
(a:), emplastrum
Emplastrum n (Pflaster) pharm plaster
(a:), emplastrum **≀ adhaesivum** (Heftpflaster) adhesive (i:) od sticking plaster
(a:); **≀ ~ anglicum** (Englisches Pflaster)
court plaster **≀ ad clavos**
(Hühneraugenpflaster) corn pl. **≀ an-**
glicum court pl. **≀ Cantharidum** Cantharides (æ) pl., blistering pl., pl. of
cantharidin (æ) **≀ Capsici** capsicum (æ)
pl. **≀ Cerussae** white-lead (e) pl. **≀**
diachylon (Bleipflaster) diachylon (æ)
od lead (e) pl. **≀ Hydrargyri** emplastrum hydrargyri, mercurial (juə) pl. **≀**
Lithargyri litharge ('liθa:dʒ) pl. **≀**
mercuriale mercurial (juə) pl., emplastrum hydrargyri **≀ oxycroceum** (Sa-
franpflaster) saffron (æ) pl. **≀ plumbi**
emplastrum plumbi (ʌ), lead (e) pl. **≀**
saponatum (Seifenpflaster) soap pl.,
emplastrum saponis (ou); **≀ ~ salicyla-**
tum salicylic acid plaster (BPC)

Emprosthotonus *m* (bei Tetanus) emprosthotonos (ɔ), emprosthotonus (ɔ)
Empyem *n* empyema (empai'i:mə) *basales* ⩩ basal e. *beschränktes* ⩩ loculated e. *durchgebrochenes u. stinkendes* ⩩ putrid (ju:) e. ⩩ *eines Gelenks* (Gelenkvereiterung) e. articuli (a:'tikjulai) ⩩ *des Herzbeutels* pericardial e. *interlobäres* ⩩ der Lunge interlobar (ou) e. ⩩ *bei Lungenentzündung* synpneumonic ('sinju'mɔnik) e. *nicht diagnostizierbares* ⩩ cryptoempyema (i:) ⩩ *des Pleuraraumes* thoracic (æ) e., e. of the chest, pyothorax (ɔ:) *pneumokokkenbedingtes* ⩩ pneumococcal (ɔ) e. *postpneumonisches* ⩩ metapneumonic (ɔ) e. *putrides* ⩩ putrid (ju:) e. *spontan durchbrechendes* ⩩ e. necessitatis (ei) *stilles* ⩩ *ohne Symptome* latent (ei) e. *streptokokkenbedingtes* ⩩ streptococcal (ɔ) e. *tuberkulöses* ⩩ tuberculous (ə:) e. *umgrenztes* ⩩ loculated (ɔ) e. ⩩ *des Warzenfortsatzes* mastoid (æ) e., suppurative (ʌ) inflammation of the mastoid process (ou) ⩩ betr. empyematic (æ), empyemic (i:), empyematous (i:)
Empyem ⩩ *f* (*pl* Empyemata) empyema (empai'i:mə) / ⩩ necessitatis e. necessitatis (ei), e. of necessity / ⩩ pulsans pulsating (ei) e. ~atös empyematic (æ), empyematous (i:), empyemic (i:) ⩩drain n empyema (i:) tube ⩩flüssigkeit f empyema fluid
empyreumatisch empyreumatic (ru:'mætik)
Emser Kränchen *n* (Emser Wasser) Ems mineral (i) water
Emulg|ator *m* emulsifying agent, emulsifier (ʌ) ~ierbar emulsifiable (ʌ) ~ieren to emulsify (ʌ) ⩩ *n* emulsification, emulsifying ⩩iermittel *n* pharm emulsifier, emulsifying (ʌ) agent (ei) ⩩ierung *f* emulsification ⩩ierungsmittel *n* emulsifying (ʌ) agent (ei), emulsifier
Emuls. = Emulsio *f*, Emulsion *f* pharm emulsion (ʌ), emuls
emul|sieren to emulsify (ʌ) ⩩sifikator *m* emulsifier (ʌ) ⩩sifizierung *f* pharm emulsification ⩩sin *n* emulsin (ʌ) ⩩sio *f* pharm emulsion (ʌ) / ⩩ Amygdalarum (Mandelmilch) almond ('a:mənd) milk ⩩sion *f* pharm emulsion (ʌ)
emulsions|fähig emulsifiable (ʌ), emulsive (ʌ) ⩩herstellung *f* pharm emulsification, production of an emulsion (ʌ) ⩩maschine *f* pharm homogeniser (ho'mɔdʒinaizə), viscoliser (i:) ⩩mittel *n* pharm emulsifying agent, emulsifier (ʌ) ⩩salbe *f* emulsion ointment ⩩verfahren *n* emulsion (ʌ) process (ou)
Emylcamat *n* (*WHO*) emylcamate (i-'milkəmeit) (*BPCA*)
EN = Enolase *f* enolase
Enamel *n* (Enamelum (*PNA*)) enamel
Enamelum *n* (*PNA*) enamel
Enanthem *n* enanthema, *pl* enanthemata (i:) *od* enanthemas (i:) ⩩- enanthematous (e)
Enantiodromie *f* ps enantiodromia
Enarthrose *f* (Kugelgelenk) enarthrosis, ball-and-socket joint, enarthrodial (ou) joint ⩩- enarthrodial (ou)
enarthrotisch enarthrodial (ou), pertaining to an enarthrosis
Encephalitis acuta [haemorrhagica] *f* (Flohstichenzephalitis) Strümpell-Leichtenstern ('strympel-'laixtɛnstɛrn) disease *od* encephalitis

Encephalopathia traumatica der Boxer *f* (ETB) boxers' traumatic encephalopathy
enchon|dral (endochondral) endochondral, enchondral, intercartilaginous (æ) ⩩drom *n* enchondroma / fibröses ⩩ fibro-enchondroma ⩩drom- enchondromatous (ou) ~dromatös enchondromatous (ou) ⩩dromatose *f* enchondromatosis, dyschondroplasia (ei) ⩩drombildung *f* enchondrosis ⩩drose *f* enchondrosis
Endangi[i]itis *f* (Entzündung der Intima) endangiitis (,endændʒi'aitis), endo-angiitis
End|anhang *m* terminal appendage ⩩aortitis *f* (Aorteninnenhautentzündung) endaortitis, endo-aortitis ⩩arterie *f* end-artery ⩩arter[i]itis *f* endarteritis (ai), endo-arteritis / ⩩ chronica deformans atherosclerosis, e. deformans (ɔ:) / ⩩ obliterans obliterating e., e. obliterans (i) ⩩aufspaltung *f* (Bronchien, Gefäße) terminal arborisation ⩩ausbreitung *f* anat terminal branching (a:) ⩩ausstülpung *f* terminal evagination ⩩bäumchen *n* (Nerv) telodendron ⩩büschel *n* anat end-brush ⩩darm *m* rectum ⩩darmentzündung *f* proctitis (ai) ⩩darmplastik *f* proctoplasty (ɔ), rectoplasty ~diastolisch end-diastolic
Endemie *f* endemic (e) [disease (i:)]; endemia (i:), endemy (e) ⩩gebiet *n* endemic area (ɛə) *od* region (i:)
Endemiologie *f* endemiology (ɔ)
endemisch endemic (e)
endermal endermic
endermatisch endermic
endesmal within the connective tissue (i)
End|faden *m* (Filum terminale (*PNA*)) filum terminale ⩩form *f* final (ai) form ⩩gefäß *n* terminal vessel ⩩geflecht *n* (Nerv) terminal plexus ⩩glied *n* anat distal phalanx (æ), phalangette (fælæn'dʒet) / (Insekt) final (ai) segment (e) ⩩hirn *n* telencephalon (e), end-brain ~hirn- telencephalic (æ) ⩩kallus *m* definitive callus ⩩kern *m* end-nucleus (ju:), nucleus (ju:) of termination ⩩knöpfe *npl* neur synaptic knobs, boutons terminaux (bu'tõ termi'no:) ⩩knospe *f* end-bud ⩩knötchen *n* anat end-bud (ʌ) ⩩kolben *m* (Nerv) end-bulb (ʌ) ⩩körperchen *n* (Nerv) terminal [nerve] corpuscle ('kɔ:pʌsl) ~lich (Ende betr) final (ai), terminal ⩩lust *f* sex end pleasure
Endo- (*Vors*) (inner) endo- (*Vors*), intra- (*Vors*), inner ~abdominal endo-abdominal (ɔ) ⩩anästhesie *f* endo-an[a]esthesia (i:) ⩩aneurysmorrhaphie *f* chir endo-aneurysmorrhaphy ('ænjuəris'mɔrəfi) ~bazillär endobacillary (æ) ~bronchial endobronchial (ɔ), intrabronchial
Endocarditis *f* (Herzinnenhautentzündung) endocarditis, internal carditis ⩩ *u. Myocarditis* endomyocarditis ('maiokə'daitis) ⩩ *u. Myocarditis u. Pericarditis* endoperimyocarditis (ai) *akute septische* ⩩ acute (ju:) bacterial (iə) e. *bacterielle* ⩩ bacterial (iə) e. ⩩ *fibrosa* fibrous (ai) *od* plastic (æ) e. ⩩ *lenta* e. lenta, subacute (ju:) bacterial (iə) e. ⩩ *maligna* septic *od* malignant (i) e. *marantische* ⩩ marantic e. *nicht bacterielle* ⩩ non-bacterial (iə) e. *parietalis* mural e. ⩩ *rheumatica* rheumatic (æ) e. ⩩ *sclerotica* calcific (i) *od*

sclerotic (ɔ) e. ⩩ *septica* septic *od* malignant (i) e. *subakute bacterielle* ⩩ subacute bacterial (iə) e. ⩩ *ulcerosa acuta* malignant (i) *od* ulcerative (ʌ) e. ⩩ *valvularis,* ⩩ *der Klappen* valvular (æ) e. ⩩ *verrucosa* vegetative (e) *od* verrucous (u:) e.
endo|chondral endochondral, intracartilaginous (æ) ⩩chorion *n* endochorion (ɔ:) ⩩cranitis *f* pachymeningitis (ai) externa, external pachymeningitis, endocranitis (ai) ⩩derm *n* entoderm, endoderm ~dermal entodermal, endodermal ⩩dermalreaktion *f* endodermoreaction (æ) ⩩diaskopie *f* (Röntgenuntersuchung von Körperhöhlen) endodiascopy (ɔ) ⩩enzym *n* endo-enzyme ~gen endogenous (ɔ), endogenic (e) ~gendepressiv *ps* endogenically (e) depressive ⩩genie *f* endogeny (ɔ) ~globulär (innerhalb eines Erythrozyten) endoglobular (ɔ), endoglobar (ou), within a blood cell ⩩kard *n* (Herzinnenhaut) endocardium ⩩kard- endocardial, endocardiac ⩩kard--Fibroelastose-Syndrom *n* (Myokarddysplasie mit Endokardfibrose) endocardial fibro-elastosis
endokardial endocardial, endocardiac ⩩druck *m* endocardial pressure ⩩geräusch *n* endocardial murmur (ə:)
Endo|karditis *f s* Endocarditis ⩩kard u. Perikard betr endopericardial ⩩kardkissen *n* endocardial cushion (u) ⩩kardverkalkung *f* calcific endocardial ⩩komplement *n* (erythrozytengebundenes Komplement) endocomplement ~kranial endocranial (ei), intracranial ⩩kranitis *f* external pachymeningitis ⩩kranium *n* endocranium (ei)
endokrin endocrine ('endokrain), incretory (i:) / (Drüse) endocrine *od* ductless (ʌ) ~ bedingt (durch Überfunktion bedingter Zustand) endocrine hyperfunction (ʌ), hypercrinia (i), hypercrin[a]emia (i:) / (bei Unterfunktion) hypocrinism (ai), hypocrinia (i), endocrine hypofunction (ʌ) / (allgemein) caused by dysfunction of the endocrine glands ⩩geschädigter *m* endocrinopath (i)
Endo|krinium *n* (endokrines Drüsensystem) endocrine system (i) *od* organs, endocrinium (i) ~krinogen caused by endocrine glands ⩩krinologe *m* endocrinologist (ɔ) ⩩krinologie *f* endocrinology (ɔ), incretology (ɔ), study of internal secretion (i:) and glands ~krinologisch endocrinologic[al] (ɔ) ⩩krinopath *m* ps endocrinologic[al] type ⩩krinopathie *f* (Erkrankung der innersekretorischen Drüsen) endocrine disease, endocrinopathy (ɔ) ⩩krinose *f* (Erkrankung durch Störung der endokrinen Drüsenfunktion) endocrinopathy (ɔ), endocrinosis (ou) ⩩krintherapie *f* endocrinotherapy (e), treatment with endocrine preparations ~laryngeal endolaryngeal (i) ⩩larynx *m* endolarynx ('lærinks) ⩩limax *f* Endolimax (ai) / nana E. nana (ei) ~lumbal (im Lumbalteil liegend) endolumbar (ʌ) ~lymphangial endolymphangial (æ) ~lymphatisch endolymphatic (æ), endolymphic (i) ⩩lymphe *f* (Endolympha (*PNA*)) (Ohr) endolymph ⩩lymphe betr. endolymph, endolymphatic (æ), endolymphic (i) ⩩lyse *f* (Zytoplasmazerfall) endolysis (ɔ)

ℒlysin n endolysin (ɔ) ~metrioid (endo-metriumähnlich) resembling endo-metrial (i:) tissue (i), endometrioid ('mi:triɔid) ℒmetriom n endometrioma (mi:tri'oumə) ℒmetriose f endometrio-sis ℒmetritis f (Entzündung der Uterus-schleimhaut) endometritis / ℒ cervicis uteri endotrachelitis / ℒ decidualis decidual (i) endometritis ~metritisch endometritic (i)

Endometrium n endometrium (i:), pl endometria ℒ- endometrial (i:) ~ähn-lich endometrioid ('mi:triɔid)ℒbiopsie f endometrial biopsy ℒ-Saug-Biopsie-kürette f endometrial suction biopsy curet[te]

Endo|myokardfibrose f endomyocardial fibrosis ℒmysium n anat endomysium (i) ~nasal endonasal (ei) ~neural (im Nerv gelegen) endoneural (juə), in-traneural ℒneuralscheide f Henle's ('henləz) sheath (i:), endoneural sheath ℒneuritis f endoneuritis (nju'raitis) ℒneurium n endoneurium (juə) ℒneurolyse f (Nervaufspaltung) chir hersage (ə:'sa:ʒ), endoneurolysis (ɔ) ~nuklear (im Kern gelegen) histol endonuclear (ju:) ℒparasit m endopa-rasite (æ), endosite ℒparasitenmittel n pharm endoparasiticide ~parasitisch endoparasitic (i) ℒpeptidase f (Pro-teinase) proteinase (ou) ℒperikarditis f (Endokarditis u Perikarditis) endoperi-carditis ~peritoneal endoperitoneal (i) ℒphlebitis f (Veneninnenhautentzün-dung) endophlebitis / obliterierende ℒ obliterating (i) e. ℒ proliferierende ℒ proliferate (i) e. ℒphthalmie f endoph-thalmitis ℒphyt m (pflanzlicher Schma-rotzer) endophyte ('endofait) ℒplasma n (Zelle) endoplasm, entoplasm ℒpoly-ploid cytol endopolyploid ℒpolyploidie f endopolyploidy ℒprothese f endo-prosthesis ℒreduplikation f cytol endo-reduplication

Endorgan n (Nerv) terminal organ, end--organ

Endorhachis f anat spinal (ai) dura (juə) mater (ei), endorhachis (ei)

Endorphin n endorphin

Endo|salpingom n (innerer Eileitertu-mor) endosalpingoma ℒsepsis f (im Körper entstandene Sepsis) endosepsis ℒskelett n (Knorpelskelett) endoskele-ton (e) ℒskop n endoscope ℒskopie f endoscopy (ɔ) / (Blase) cystoscopy (ɔ) / (Rektum) rectoscopy / (Bauchhöhle) c[o]elioscopy ℒskopiker m endoscopist ~skopisch endoscopic (ɔ)

End|osmose f endosmosis ℒosmose-endosmotic (ɔ) ~osmotisch endosmotic (ɔ)

endo|somatisch within the body ℒsperm n bot endosperm ℒspore f endospore

Endost n anat endosteum (ɔ) ~al (Knocheninneres betr.) endosteal (ɔ), intra-osseous ℒeom n (Marktumor des Knochens) endosteoma, endostoma ℒeum n (Knochennenhaut) endost medullary (ʌ) membrane of the bones, endosteum (ɔ) ℒom n s Endosteom ℒose f (Knochen) entostosis

endotemporal n histol situated within the temporal bone

Endothel n histol endothelium (i:) ℒ-endothelial (i:) ℒgeschwulst f endothe-lioma ℒgeschwulstbildung f (genera-lisierte) endotheliomatosis ℒgewebe n endothelial (i:) tissue ~gewebevernich-tend endotheliolytic (i)

endo|thelial endothelial (i:) ~thelioid endothelioid ('θi:liɔid) ℒtheliom n en-dothelioma, endothelial cancer ℒ-theliomatose f endotheliomatosis ℒtheliose f endotheliosis ℒthelitis f endothelitis (ai) ℒthelium n (PNA) (Endothel) endothelium (i:) / ℒ ca-merae anterioris corneae mesothelium of the anterior chamber / ℒ camerae anterioris iridis endothelium of the anterior chamber

Endothel|krebs m (Endotheliom) [carci-nomatous (ou)] endothelioma, endo-thelial (i:) cancer ℒsarkom n endothe-lioblastoma, sarcomatous (ou) endo-thelioma ℒwanderzelle f endothelial (i:) leucocyte [US leuko-] (ju:), endothelio-cyte (i:), endothelial phagocyte (æ) ℒzelle f endothelial (i:) cell ℒzellenver-mehrung f path endotheliosis (thi:-li'ousis)

endo|therm endothermal, endothermic ℒthermie f endothermy, diathermy (ai) ~thermisch endothermal, endothermic ~thorakal intrathoracic (æ), endo-thoracic (æ) ℒthrix f (Haarschafttri-chophyton) endothrix ℒtoxämie f endotox[a]emia ℒtoxin n tox bakt endotoxin ℒtoxinschock m endotoxic shock ℒtoxinvergiftung f endotoxicosis ~toxisch bakt endotoxic ~tracheal endotracheal (ei) ~urethral endo--urethral (i:) ~uterin intra-uterine (ju:), endo-uterine ~venös (intravenös) in-travenous (i:), endovenous ~vesikal intravesical (e) ℒzervikal (im Zer-vikalkanal gelegen) intracervical, endo-cervical ℒzervizitis f endocervicitis (ai), endotrachelitis (træki'laitis)

End|phalanx f end-phalanx (æ) ℒphase f terminal od final (ai) phase (feiz), end--phase ℒplatte f anat (Nerv) end-plate / motorische ℒ motor end-plate (MEP) ℒprodukt n final (ai) od end-product (ɔ) ℒpsychose f ps terminal psychosis (sai'kousis) ℒpunkt m terminal point / Lab end point ℒschlinge f anat terminal loop ℒschmerz m (Wasserlas-sen) terminal pain ℒschwankung f (EKG) final ventricular deflection ℒ-stadium n final (ai) od terminal stage ~ständig anat terminal ℒstrombahn f capillary system; terminal vascular bed ℒstück n (Endglied) anat tip, end ~systolisch telesystolic (ɔ) ℒteil m terminal part ℒtiter m final titre [US titer] ℒverzweigung f (Nerv) terminal ramification ~wärts terminal, toward[s] an end od a terminal ℒwirt m (Parasiten) definitive (i) od final (ai) host (ou) ℒ-zu-End-Anastomose f end--to-end anastomosis (ou) ℒ-zu-End--Verschiebung f (Fraktur) riding (ai) ℒ-zustand m terminal state od stage ℒzweig m terminal branch (a:)

Energet|ik f energetics (e) ℒika n pl ps psychic energisers ℒisch energetic (e)

Energid n histol energid ('enɔ:dʒid)

Energie f energy ('enɔdʒi) / kinetische ℒ kinetic (e) e. / aus Nahrungsaufnahme gewonnene ℒ catabiotic (ɔ) e. / potentielle ℒ potential (pə'tenʃəl) e., e. of position (i) / psychische ℒ psychic (ai) e. / übermäßige ℒ hyperenergy, hyperenergia (ɔ:) / verschluckte ℒ absorbed e. ℒabgabe f release (i:) of energy ℒaufladung f increase in energy ℒaufspeicherung f storage (ɔ:) of energy ℒaufwand m expenditure of energy ℒausnutzung f biol utilisation of energy ℒbasis f energy base ℒbedarf m energy requirement (aiə) ℒdosis f (Strahlung) absorbed dose / integrale ℒ integral absorbed dose ℒdosisleistung f radiol absorbed dose rate ℒentladung f dis-charge of energy ~gebunden high--energy bound (au) ℒgehalt m caloric value ~haushalt m energy exchange ~los ps anergic, without energy ℒlosig-keit f ps anergy (æ) ℒniveau n energy level (e) ℒquelle f source of energy ℒquotient m energy quotient (ou) ~reich high-energy ℒspeicherung f storage (ɔ:) of energy ℒspender m energy provider (ai) / psychischer ℒ psychic (ai) energiser ('enədʒaizə) ℒträ-ger m (z B Eiweiß) energy carrier (æ) ℒübertragung f, lineare linear energy transfer (LET) ℒverbrauch m energy consumption (ʌ) ℒvergeudung f waste of energy ℒzufuhr f energy supply (ai)

energ|isch energetic (e), vigorous (i) ~isieren to energise (e) ℒometer m energometer (ɔ)

Enervation f (Enervierung) ps enervation / chir resection od removal (u:) of a nerve, extraction of a nerve

Enervierung f s Enervation

eng narrow (æ), steno- (e) (Vors) / (Becken) contracted / (verengt, z B durch Krampf) constricted (i), nar-rowed ~anliegend (Verband) close, tight, close-fitting, tight-fitting ~beckig (Frau) leptopelic ~brüstig asthmatic (æ) / (schmalbrüstig) narrow-chested ℒbrüstigkeit f anat stenothorax (ɔ:)

Enge f narrowness (æ) / (Becken) contraction / anat isthmus ('isməs), strait / (Stenokardie) feeling of tight-ness

Engelmacher m backstreet abortionist

Engelwurz f (Angelica) pharm, bot angelica (dʒe)

enggebaut (Becken) narrow, contracted

Enghalsflasche f pharm narrow-necked bottle

Engigkeitsgefühl n feeling of tightness (ai)

Engle|r ('eŋlər)-**Kolben** m Lab Engler distilling flask (a:)

Englisch|e Krankheit f rickets (i), rachi-tis (ai) / (an Englischer Krankheit leidend) rachitic (i) ℒer Schweiß m histor sudor ('sju:də) anglicus (æ), miliary (i) fever (i:), sweating (e) sickness ℒes Salz n pharm Epsom salt

Engorgement n engorgement (ɔ:)

Engpaß m anat isthmus ('isməs), strait (ei)

eng-porig fine-porosity

Engramm n engram

Engwinkelglaukom n narrow-angle glau-coma

Enkanthis f (Augenwinkelgeschwulst) encanthis (æ)

Enkel m (Fuß) malleolus (i:), ankle (æ) ℒblase f (Hydatide) granddaughter cyst ℒzyste f s ℒblase

enklitisch enclitic (i)

Enkopresis f (Stuhlinkontinenz) enco-presis (i:), incontinence of f[a]eces (i:)

ENOL = Enolase f enolase

Enolase f physiol enolase (o)

Enophthalmie f, **Enophthalmus** m (tieflie-gende Augen) enophthalmos (æ), enophthalmus

Enorchismus m cryptorchidism
Enostom n (Osteom im Knochen-inneren) endosteoma, endostoma
Enostose f enostosis
ensiform (schwertförmig) anat ensiform, sword (sɔ:d)-shaped
Entalkoholisierung f chem dealcoholisation
Entallergisieren n disallergisation
Entamoeba f Entamoeba (i:) / ~ coli E. coli ('koulai) / ~ histolytica E. histolytica (i)
Entamöbenbefall m entam[o]ebiasis (ai)
entart|en to degenerate (e) ~et (degeneriert) degenerate (di'dʒenərət) ~ung f (Vorgang) degeneration / (Zustand) degeneracy / (sittlich) depravation / biol degradation, deterioration **amyloide** ~ amyloid od waxy degeneration **bösartige** ~ bei Tumoren malignant (i) degeneration, carcinomatosis **hydropische** ~ hydropic (ɔ) degeneration **maligne** ~ malignant degeneration **mukoide** ~ mucous (ju:) od mucoid (ju:) od myxomatous (ou) degeneration **speckige** od **wächserne** ~ amyloid (æ) degeneration
Entartungs- degenerative (e) ~irresein n ps degenerative (e) psychosis (ou) ~leiden n degenerative (e) disease (i:) ~reaktion f (EAR) reaction of degeneration (RD) / partielle ~ partial reaction of degeneration (PRD) / totale ~ complete reaction of degeneration
entbinden gyn (Frau) to deliver (i) / durch Kaiserschnitt ~ to deliver by c[a]esarian (ɛə) section
Entbindung f (Wehen) labo[u]r (ei) / (Geburt) delivery (i) / (Niederkunft) confinement, parturition (pa:tjuə'riʃən), partus die ~ beschleunigen to speed [up] delivery (i) glatte ~ normal od safe d. ~ im Hause (der Schwangeren) home-delivery kurz vor der ~ near one's time natürliche ~ vaginal (ai) d. ~ bei Schädellage vertex d. schmerzlose ~ natural childbirth schwere ~ dystocia ('touʃiə) ~ bei Steißlage breech d., breech extraction. partus agrippinus (ai) ~ „vor der Zeit" d. before term, partus prematurus (juə), premature (juə) d.
Entbindungs|anstalt f maternity (ə:) hospital (ɔ) od home, lying-in hospital ~heim n s ~anstalt ~kunst f (Arzt) tocology (ɔ), obstetrics (e) / (Hebamme) midwifery ('midwifri) ~lähmung f (Kind) Erb's (ɛrps) palsy (ɔ:) of the facial (ei) nerve / (Mutter) paresis (i:) of the sciatic (æ) nerve / untere ~ Déjerine-Klumpke (deʒə'ri:n-'klumpkə) syndrome ~schock m post-partum shock ~station f maternity ward ~technik f delivery technique (i:) ~termin m (errechneter) date of confinement (ai) ~tisch m delivery table ~zange f Geburtszange ~zeit f length of labo[u]r (ei) / kurze ~ rapid od precipitate (i) 1. / lange ~ long od prolonged 1.
entblock|en to unblock ~ung f unblocking (ɔ)
entblöß|en to expose (ou) / (aufdecken) to uncover / (entkleiden) to undress, to strip ~t bare, denuded (ju:) ~ung f baring (ɛə), denudation, exposure (ou)
Entblutungsschock m h[a]emorrhagic shock
Entbundene f young mother, recently

delivered (i) woman / durch Kaiserschnitt ~ c[a]esarian (ɛə) mother
entdifferenzier|t ps dedifferentiated ~ung f dedifferentiation
Ente f F (Urinflasche für Bettlägerige) urinal (juə), urine bottle
enteis|en chem (Wasser) to free from iron ('aiən), to eliminate (i) iron ~ung f (Wasser) elimination of iron ('aiən), deferrisation
enteiweißen chem to deproteinise (ou) ~ n chem deproteinisation (di:'proutiinai'zeiʃən)
Entelechie f entelechy (en'teliki)
Enten|embryo n duck embryo ~embryo-Impfstoff m od -Vakzine f duck-embryo vaccine ~formherz n sabot ('sæbou) heart ~gang m myopathic gait, duck gait, waddling (ɔ) gait ~herz n aortic (ɔ:) heart ~schnabel m chir s ~schnabelspekulum ~schnabelspekulum n Sims' ('simziz) speculum (e) od mirror, duckbill (ʌ) vaginal (ai) speculum
enteral (Eingeweide betr.) enteric, enteral / adv by the intestinal route (u:)
Enteralgie f (Leibschmerz) enteralgia (æ), enterodynia (i)
Enteramin n (Serotonin) enteramine
Enterektomie f (Darmresektion) enterectomy, excision (i) of a part of the intestine
enterisch enteric (e), entero- (Vors)
Enteritis f (Darmkatarrh) enteritis, inflammation of the bowels (au) / akute katarrhalische ~ muco-enteritis / ~ regionalis regional e. ~ u. Kolitis f enterocolitis (ai) ~bakterium n s ~bazillus ~bazillus m Salmonella od Bacillus enteritidis (i)
Entero|anastomose f chir entero-anastomosis (ou), intestinal anastomosis ~bakterien n pl enteric bacteria
Enterobius m (Oxyuris, Madenwurm) Enterobius (ou), Oxyuris (juə) / ~ vermicularis E. vermicularis (ɛə), seatworm ~befall m oxyuriasis (ai), oxyuria (juə) / (E. vermicularis) enterobiasis (ai) ~infektion f s ~befall
Enterocele vaginalis anterior f gyn enterocele (e)
Entero|colitis f enterocolitis (ai) ~dynie f (Leibschmerz) enterodynia (i), enteralgia (æ) ~enterostomie f (Darmschlingenanastomose) chir entero-enterostomy (ɔ) ~epiplozele f (Darm-Netzbruch) entero-epiplocele (i) ~gen (im Darm entstehend) enterogenous (ɔ), originating (i) in the bowels, enterogenetic (e) ~graph m enterograph ~graphie f enterography (ɔ) ~graphisch enterographic ~hepatitis f (Entzündung von Darm und Leber) enterohepatitis ~katarrh m enteritis (ai) ~kinase f enterokinase ('kaineis) ~kleisis f (Deckung einer Darmwunde) enterocleisis (ai) ~klyse f (Darmeingießung) enteroclysis / (Einlauf) enema (e), clyster (i) ~kokkus m, pl Enterokokken bakt enterococcus, pl enterococci ('kɔksai), intestinal coccus ~kolitis f colo-enteritis (ai), enterocolitis (ai) ~kystom n enterocystoma / (zystisches) enterocyst ~lith m (Darmstein) enterolith, intestinal concretion ~lithiasis f enterolithiasis (li'θaiəsis) ~logie f (Eingeweidelehre) enterology (ɔ) ~lyse f (Lösung von Darmverwach-

sungen) chir enterolysis (ɔ) ~monas m bakt Enteromonas (ou) ~mykose f intestinal mycosis, enteromycosis ~pathie f (Darmleiden) enteropathy (ɔ) ~peptidase f enterokinase (ai) ~pexie f (Darmanheftung) chir enteropexy ~plastik f (Darmplastik) chir enteroplasty ~plastisch enteroplastic ~ptose f (Eingeweidesenkung) enteroptosis, visceroptosis, splanchnoptosis, abdominal (ɔ) ptosis ('tousis) ~ enteroptotic (ɔ) ~renal (Darm u Nieren betr) enterorenal (i:) ~rrhagie f (Darmbluten) enterorrhagia (ei) ~rrhaphie f (Darmnaht) chir enterorrhaphy (ɔ) ~sit m (Darmparasit) intestinal parasite (æ), enterosite ~skop n s Rektoskop ~spasmus m (Darmkrampf) enterospasm ~stase f (Darmstillstand) enterostasis (i) ~stenose f (Darmverengung) intestinal stenosis, enterostenosis ~stomie f chir (Darmfistelanlegung) enterostomy (ɔ) ~tom m (Darmschere) chir enterotome ~tomie f (Darmschnitt) chir enterotomy (ɔ) ~toxämie f (aus dem Darm herrührende Blutvergiftung od Septikämie) enterotox[a]emia (i:) ~toxikation f (enterogene Autointoxikation) enterotoxism (ɔ) ~toxin n (Darmgift) enterotoxin, intestinotoxin ~trib m chir enterotribe, enterotome ~trop enterotropic (ɔ) ~typhus m typhoid (ai) fever (i:), enterotyphus (ai) ~virus n enterovirus (aiə), enteric virus ~zele f (Darmschlinge enthaltende Hernie) enterocele ~zeptiv enteroceptive (e) ~zoon n (pl Enterozoen) enterozoon ('zouən), pl enterozoa, intestinal parasite (æ) ~zyste f (Darmzyste) enterocyst ~zystozele f (Harnblasen-Darmbruch) enterocystocele (i)
entfärb|en histol to decolorise (ʌ) / (bleichen) to bleach / (Pigment) to depigment [nota: to discolo[u]r = sich verfärben] ~ung f decoloration, decolorisation / (Pigment) depigmentation / (Farbverlust) dyschromia (ou) / (Bleichung) bleaching ~ungsmittel n decolorant (ʌ) / (Bleichmittel) bleaching (i:) agent (ei)
entfermentieren (der Fermente berauben) to dezymotise (ai)
entfern|bar chir resectable, removable (u:) ~en chir to resect, to remove (u:), to ablate ~ung f chir removal (u:), resection, excision (ek'siʒən) / (Abstand) distance ~ungswahrnehmung f distance perception ~ungswahrnehmungstest m distance test ~ungszange f chir forceps (pl) for removing (u:) suture (ju:) clips
entfett|en to degrease (i:), to remove (u:) the fat / (Korpulenz) to reduce (ju:) corpulence ~et (Objektträger) freed from fat / (fettarm gemacht) defatted ~ung f (Körper) reducing (ju:) / degreasing (i:)
Entfettungs|diät f reducing (ju:) diet (ai) ~kur f slimming cure (kjuə); treatment for obesity (i:) ~mittel n pharm anti-obesic (i:) ~pillen f pl pharm dinner pills F
entfeucht|en (Wasser entziehen) to dehydrate (ai) ~ung f dehydration
entfieber|n to free from fever (i:) / (fieberfrei werden) to become afebrile (i:), to defervesce ~tsein n afebrility (i) ~ung f defervescence (e)

entfleck|en to emaculate (æ) **ₐung** f (Haut) emaculation

Entflimmerung f defibrillation

Entflohung f (Entflohen) depulisation

Entfremdung f *ps* estrangement (ei) [cave: alienation = insanity] ⊤ ₐ des Spiegelbildes mirror sign **ₐsdepression** f *ps* depersonalisation depression **ₐserlebnis** n *ps* depersonalisation experience

entgasen *chem* to degas (æ) / *mil* to degas, to decontaminate (æ) ₐ n (Entgasung von gasverseuchten Gebieten) *mil* degassing (æ), decontamination / (Darm) elimination of flatulence (æ)

Entgegenkommen, somatisches n *ps* somatic compliance **~wirken** to counteract (æ) / (Muskel) to antagonise (æ) **~wirkend** counteractive (æ), counteracting / (Muskel) antagonistic (æ)

entgift|en to eliminate (i) poison, to detoxicate, to detoxify **ₐend** detoxicant **ₐung** f (Entgiften) detoxification, detoxication, disintoxication / (Gas, *mil*) degassing (æ), decontamination

Entgiftungs|fähigkeit f detoxication power **ₐmittel** n *pharm* toxicide ('tɔksisaid), detoxicant **ₐtätigkeit** f detoxifying function (ʌ) **ₐvorgang** m detoxication process (ou)

Entgleisung f lapse / (der Regelkreisfunktion) dysfunction (ʌ) [of the regulative cycle (ai) / diätische **ₐen** dietetic lapses

enthaar|en (depilieren) to depilate (e) **~end** depilatory (i) **ₐung** f (Depilation) depilation, epilation

Enthaarungs|creme f depilatory cream **ₐmittel** n *pharm* depilatory **ₐsalbe** f *pharm* depilatory (i) paste (ei)

enthaltsam abstinent (æ), abstemious (i:) / (nur Alkohol) teetotal (ti:'toutəl) **ₐkeit** f abstinence (æ), abstemiousness (i:) / (sexuelle) sexual abstinence / (nur Alkohol) teetotalism (ou)

Enthaltung f abstinence (æ) (*von from*) / (geschlechtlich) continence, sexual abstinence

Enthelminth m (Eingeweidewurm) enthelminth (ent'helminθ), helminth, intestinal worm (ə:)

Enthemmung f disinhibition

enthirn|en *physiol* to decerebrate (e), to decerebrise **~t** brainless (ei), decerebrate (di'seribrit), decerebrated **ₐung** f *physiol* decerebration / (Fet) encephalotomy (ɔ), excerebration / *chir* removal (u:) of the brain or parts of it **ₐungsstarre** f decerebrate rigidity **enthypnotisieren** *ps* to dehypnotise (i) ₐ n *ps* dehypnotisation

Entität f (Wesenheit, Wesen, Sein) entity

entjungfer|n (deflorieren) to deflower (au) **ₐung** f (Defloration) defloration

entkalk|en *chem* to decalcify (æ) / (Wasser) to soften (ɔ) **ₐung** f *chem* decalcification / (Wasser) softening (ɔ) **ₐungsmittel** n (Wasser) water softener (ɔ)

entkapsel|n (die Kapsel entfernen, z B Niere) *chir* to decapsulate, to decorticate **ₐung** f *chir* decapsulation, decortication

entkeilen (*bes* Köpfe von Zwillingen) to unlock (ɔ)

entkeim|en (desinfizieren) *bakt* to sterilise (e), to disinfect, to degerm (ə:) *am* **ₐer** m s Desinfektionsapparat **ₐung** f

(Desinfektion) *bakt* sterilisation, disinfection

Entkeimungs|flüssigkeit f *bakt* liquid (i) germicide (ə:) / *od* disinfectant **ₐlampe** f bactericidal (ai) lamp **ₐmittel** n *bakt* disinfectant, germicide (ə:), antimicrobial (ou) agent (ei)

entkernt (kernlos gemacht) *histol* denucleated (di'nju:klieitid)

entknorpelt devoid of cartilage

entkomplementieren to decomplementise (ɔ)

Entkoppelung f decoupling (ʌ)

entkräft|en to debilitate (i), to enervate (e), to enfeeble / (erschöpfen) to exhaust (ig'zɔ:st) **~et** exhausted (ɔ:), debilitated (i), enervated (e), prostrate (ɔ) **ₐung** f enervation, inanition (i), exhaustion (ɔ:), debility (i) **ₐungszustand** m debilitated (i) condition

Entladung f *neur* discharge / abnormale hirnelektrische ₐ abnormal cerebral d. **ₐsröhre** f *elektr* discharge tube

entlangziehen v *refl* to extend / der Schmerz zieht sich den linken Arm entlang the pain extends along the left arm

entlass|en to discharge / geheilt ~ to discharge as cured (juə) / als unheilbar ~ to discharge as incurable (juə) **ₐung** f discharge / vorzeitige ₐ premature (juə) discharge [from hospital] **ₐungsbefund** m condition on discharge, (COD)

entlast|en (Kreislauf) to relieve (i:) / (von Druck) to decompress / (Organ) to relieve (i:) / (durch Umleitung) to bypass (ai) **ₐung** f relief (i:) / (von Druck) decompression

Entlastungs|öffnung f in der Sklera bei Glaukom *chir* sclerostomy (ɔ) **ₐoperation** f *chir* relieving (i:) operation **ₐpumpe** f (Herz) bypass pump **ₐschnitt** m *chir* relief (i:) *od* relieving incision **ₐsyndrom** n (Symptome, die auftreten, wenn gewohnte Belastungen plötzlich aufhören) relieving (i:) syndrome (i) **ₐtabletten** f *pl* *pharm* sedatives (e), tranquil[l]isers (æ)

entlaus|en to free from lice (ai), to delouse ('di:'lauz), to disinfest **ₐung** f (Entlausen) delousing (au), disinfestation

Entlausungs|anstalt f delousing (au) station (ei) *od* centre [*US* center] **ₐmittel** n *pharm* lousicide (au), pediculicide **ₐpulver** n anti-louse powder

entleer|en to empty, to evacuate (æ) **~end** (Blutandrang) decongestive (e) / (Darm) laxative (æ) **ₐung** f (Magen) emptying / (Blase) voiding (ɔi) / (Darm) evacuation / (Eiter) discharge

Entleerungs|befunde m *pl* (nach Kontrasteinlauf) post-evacuation findings **ₐdynamik** f (Harn) dynamics (æ) of excretion (i:) **ₐperistaltik** f expulsory (ʌ) peristalsis (æ) **ₐphase** f (Drüse) excretory (i:) phase (ei) **ₐreflex** m emptying reflex (i:) **ₐzeit** f (*bes* Magen) emptying time

entlocken (hervorlocken) (*auch* Reflex) to elicit (i'lisit)

entmannen (kastrieren) to castrate (ei), to emasculate

Entmännlichung f (Verlust der männlichen Charaktereigenschaften) *ps* demasculinisation

Entmannung f castration, emasculation

entmark|en (Knochen) *chir* to emedul-

late (e) / (Nerv) to demyelinate (ai) **ₐung** f emedullation, demyelinisation **ₐungsherd** m *path* focus (ou) *od* patch of demyelinisation

Entmaterialis|ation f dematerialisation **~ieren** to dematerialise (iə)

entmilz|t (milzlos) *chir* splenectomised (e) **ₐung** f chir removal (u:) *od* excision (i) of the spleen (i:), splenectomy ゝ

entmineralisier|en to demineralise (i) **ₐung** f demineralisation

entmisch|en v *refl* (Emulsion) to crack **ₐung** f *pharm* segregation; separation (*e g* into two phases) / *sex* defusion

Entmüdung f (Herz, Muskel) regeneration, regenerative (e) phase (ei), recovery

Entmyelinisierung f demyelination (di-'maiəli'neiʃən), demyelinisation

Entnahme f (Blut) withdrawal (ɔ:), collection / (Proben) collection of specimens **ₐbezirk** m (Transplantation) donor (ou) area (ɛə) **ₐstelle** f (Transplantat) donor site **ₐzeit** f collecting time

entnaturalisiert (Nahrungsmittel) denatured (di:'neitʃəd)

entnehmen (Blut) to withdraw, to collect, to draw [off] / (Probe) to take, to obtain

entnerv|en *physiol chir* to denervate (ə:) **~end** (Klima) enervating (e) **ₐung** f denervation, enervation

entnikotinisier|en to denicotinise (i) **~end** *chem* nicotinolytic (i) / von Nikotin befreien) denicotinising **ₐung** f denicotinisation

entnitrogenisieren to denitrify (ai)

Ento- (*Vors*) (innen, innerlich) ento- (*Vors*), endo- (*Vors*), inner **ₐblast** m (inneres Keimblatt) *embr* entoderm, endoderm, hypoblast (ai), entoblast, endoblast **ₐderm** n s **ₐblast ~dermal** *embr* entodermal (ə:), endodermal, hypoblastic (æ)

entölen *pharm* to de-oil

ento|mogen (in einem Insekt sich entwickelnd) entomogenous (ɔ) **ₐmologe** m entomologist (ɔ) **ₐmologie** f (Insektenkunde) entomology (ɔ) **~mologisch** entomologic[al] (ɔ) **ₐmophobie** f (Angst vor Insekten) *ps* entomophobia **ₐphyt** m (Endophyt) endophyte, entophyte **ₐplasma** n (innere Plasmaschicht) endoplasm, entoplasm

entoptisch (Auge) entoptic (ɔ)

Entoptoskop n entoptoscope (ɔ) **ₐie** f entoptoscopy (ɔ)

Entorganismus m (im Innern des Wirtes lebender Parasit) entorganism

Entostose f (Knochen) enostosis, entostosis, entostosis

entotisch (Innenohr betr.) entotic (ɔ)

ento|tympanisch (Inneres der Paukenhöhle betr.) entotympanic (æ) **ₐzoen** betr. entozoal (ou) **ₐzoon** n (*pl* Entozoen) entozoon ('zouɔn), *pl* entozoa

entpepsinisier|en to depepsinate **ₐung** f depepsinisation

entpersönlich|en *ps* to depersonalise **ₐung** f (Zerstörung der Persönlichkeit) *ps* depersonalisation

entpigmentisier|en (Haut) to remove (u:) pigments (i), to depigment **ₐung** f depigmentation / (Bleichen) bleaching (i:)

entplasmatisiert deplasmatised (æ), plasma-free

entratt|en to free from rats ~ung *f* rat extermination
entrind|en (auch Organ) to decorticate / (entkapseln) to decapsulate ~ung *f* decortication / (Entkapselung) decapsulation
Entropion *n* (Entropium) (Lid) entropion (ou), trichoma, entropium, inversion of the eyelid / altersbedingtes ~ senile (i:) e. / narbenbedingtes ~ cicatricial (i) e. / schlaffes ~ senile (i:) e. / spastisches ~ spastic e. **~ieren** to entropionise (ou) **~pinzette** *f* entropion forceps *pl*
Entropium *n s* Entropion
entrund|en (Pupille) to unround (au) ~ung *f* (Pupille) unrounding (au), loss of the round shape
entsalz|en *physiol* to free from salt / *chem* to desalt ~ung *f chem, physiol* desalination
entsättig|en *chem* to desaturate (æ) ~ung *f chem* desaturation ~ungskurve *f* desaturation curve
entsäuer|n *chem* to deacidify (i), to disacidify, to neutralise (ju:) ~ung *f chem* deacidification, disacidification, neutralisation
Entschädigungsneurose *f ps* compensation *od* pension neurosis
Entschäumung *f* (Flüssigkeit) despumation (despju'meiʃən)
entschlack|en (Körper) to clean out the body, to purify (juə) the system (i) ~ung *f* (Blut) purification
Entschleierungsmittel *n röntg* antifogging agent (ei)
Entschleusungskrankheit *f s* Kaissonkrankheit
Entschlußarmut *f* (Geisteskranke) *ps* irresolution (u:), irresoluteness (e)
entschwefeln *chem* to desulphurate (ʌ) [*US* -sulf] / (Wasser) to free from sulphur (ʌ) [*US* -sulf]
entsensitivieren to desensitise
entseuch|en to decontaminate, to disinfect ~ung *f* decontamination, disinfection
entspann|en *vt vrefl* to relax (æ) ~ung *f physiol ps* relaxation / (seelische) release (i:), easing (i:) / (wohltuende geistige ~) beneficial (i) decrease (i:) in mental tension
Entspannungs|behandlung *f* relaxation therapy (e) ~mittel *n pharm* relaxant (æ) ~naht *f chir* tension *od* relief (i:) *od* relaxation suture (ju:) ~schnitt *m chir* relief (i:) *od* relieving (i:) incision (i) ~zeit *f physiol* period (iə) of isometric (e) relaxation, postphygmic (i) period (iə)
Entspeicherung *f physiol* release (i:); mobilisation
Entsperrung *f chir* (operative Behebung von Gelenkversteifungen) loosening (u:) of a stiffened joint
Entspirali|sation *f* (Chromosom) despiralisation **~sieren** (Chromosom) to despiralise, to uncoil
Entstehungs|geschichte *f* (eines Leidens) pathogenesis (e) **~mechanismus** *m* developmental mechanism (e), mechanism of development ~ursache *f* original cause; [a]etiology
entstell|en to disfigure (dis'figə), to deform, to mar ~t (Figur, Glied) deformed / (Gesicht) disfigured / (verkrüppelt) maimed (ei), crippled ~ung *f* disfiguration, disfigurement,

deformation / (Verkrüppelung) crippling / *ps* distortion
Entstrahlung *f* radiation decontamination
entwässer|n *chem, physiol* to dehydrate (ai) / (Drogen) to desiccate (e) / (austrocknen) to exsiccate (e) ~ung *f chem physiol* dehydration / (Droge) desiccation / (Austrocknung) exsiccation / (Unterhaut) fluid (u) removal (u:)
Entweiblichung *f* (Verlust der weiblichen Geschlechtsmerkmale) defemination, defeminisation
Entwesung *f* disinsection, disinfestation / (Ausräucherung) fumigation ~smittel *n pharm* vermin (ə:) killer ~svorrichtung *f* disinsector, disinfestor
entwickeln *chrom* to develop
Entwicklung *f* development / *röntg, chrom* development / (langsame) evolution (u:) / (Geburt) delivery [of a part of the f[oe]tus (i:)] / gestörte ~ arrested development / seelische *u* geistige ~ *ps* psychogenesis (e), psychogeny (ɔ) / stammesgeschichtliche ~ phylogenesis (dʒe)
Entwicklungs|anomalie *f* developmental anomaly (ɔ), anomaly of development **~beschleunigung** *f* accelerated development *od* growth, developmental acceleration **~dysharmonie** *f* dysharmonic (ɔ) development **~fähig** capable (ei) of development **~fehler** *m* developmental defect, malformation **~flüssigkeit** *f chrom* developer solution **~gang** *m* (Parasiten) life cycle (ai) **~gehemmt** stunted (ʌ), hypogenetic (e), impaired (ɛə) in growth *od* development (e) **~geschichte** *f* developmental anatomy (æ), ontogeny (ɔ), ontogenesis (e), embryology (ɔ) / (menschliche) anthropogeny (ɔ) / (Stammesgeschichte) phylogenesis (e) / (Pflanzen) phytogenesis (e), phytogeny (ɔ) **~geschichtlich** genetic (e), ontogenic (e), developmental / (phylogenetisch) phylogenetic (e) **~gleichheit** *f* isogenesis ('aiso'dʒenisis) **~hemmung** *f* retardation, arrest of development, maldevelopment **~jahre** *n pl* age of development *od* of puberty (ju:) **~krise** *f* developmental crisis (ai) **~lehre** *f* theory (i) of evolution (u:), darwinism / embryology (ɔ) **~mechanik** *f* developmental mechanics (æ) **~pädiatrie** *f* developmental p[a]ediatrics (æ) **~periode** *f* age of puberty (ju:) **~phase** *f* developmental phase (ei) **~physiologie** *f* developmental physiology (ɔ) **~prozeß** *m* process (ou) of evolution (u:) / (allgemein) pr. of development **~psychologie** *f* developmental psychology (ɔ) **~schaden** *m* developmental defect **~stadium** *n* developmental stage **~stillstand** *m* arrested *od* stopped development **~störung** *f* developmental disease *od* disturbance (ə:), impaired (ɛə) *od* defective development *od* growth, dysontogenesis (e), hypogenesis / (im Kindesalter) disturbed development in childhood (ʌ) *od* des Rückenmarks (Myelodysplasie) myelodysplasia (ei) / trisomal dysmorphe ~ trisomy 21 **~stufe** *f* stage *od* phase (ei) of development **~theorie** *f* theory (i) of evolution (u:) **~unterbrechung** *f* arrested development **~vorgang** *m* developmental process (ou) **~zeit** *f embr* developmental period (iə) / *path* incubation period **~zustand**

m state of development ~zyklus *m* life cycle (ai)
entwöhn|en (Kind) to wean (i:) ~ung *f* (Kind) ablactation, weaning
Entwöhnungs|beschwerden *f pl* withdrawal (ɔ:) symptoms / (bei Opiumentzug) meconalgia (æ) **~kur** *f* detoxication *od* withdrawal (ɔ:) treatment / (Morphium) demorphinisation **~störung** *f s* ~beschwerden
entwurmen to free from worms (ə:)
entzieh|en (Rauschgift) to withdraw (ɔ:) / (Blut) to bleed; (einem Körperteil) to deh[a]ematise (i:) ~ung *f* (Rauschgift) withdrawal (ɔ:), detoxication / allmähliche ~ graduated (æ) withdrawal (ɔ:)
Entziehungs|anstalt *f* (Alkohol) sanatorium (ɔ:) for alcoholics / (Narkotika) sanatorium for drug addicts **~folgen** *f pl* (Rauschgift) abstinence *od* withdrawal (ɔ:) symptoms **~kur** *f s* Entwöhnungskur **~syndrom** *n s* ~folgen
Entzug *m* (Blut) bleeding, withdrawal (ɔ:) / (Medikament) withdrawal, stopping **~sblutung** *f* abstraction h[a]emorrhage (e), withdrawal bleeding **~serscheinung** *f s* Entziehungsfolgen **~ssymptom** *n* withdrawal symptom
entzünd|en *physik* to ignite (ai) / (reizen *bes histol*) to irritate (i) / *v refl path* to get inflamed (ei) **~et** inflamed (ei) / (Augen) red / (Haut) sore **~lich** (Äther, Gas) inflammable (æ) / (Gewebe) inflammatory (æ), phlogistic (i)
Entzündung *f* inflammation / *physik* ignition (i) / (Reizung) irritation *allergisch bedingte* ~ allergic inflammation *bakterienbedingte* ~ bacterial (iə) inflammation ~ *des Blasengrundes* urethrotrigonitis *chemisch bedingte od durch chemische Einflüsse erzeugte* ~ chemical (e) inflammation *chronische* ~ *der Bursa über dem Tuber ischiadicum* lightermen's *od* weavers' inflammation ~ *von Darm und Leber* enterohepatitis ~ *um den Dickdarm herum* (Perikolitis) pericolitis, pericolonitis ~ *des Douglas-Raums* pelvic peritonitis (ai) ~ *des Duodenum* duodenal (i:) inflammation *eitrige* ~ purulent (juə) inflammation *exsudative* ~ exudative (ju:) inflammation ~ *um einen Fremdkörper herum* peri-alienitis (ai) ~ *der Gallenwege* biliary (i) inflammation ~ *eines Ganglions* ganglitis *durch Giftwirkung ausgelöste* ~ toxic inflammation ~ *mit Granulationsbildung* granulomatous (ou) inflammation ~ *der Harnwege* inflammation of the urinary (juə) tract ~ *der Hornhaut* keratodermatitis ~ *der Innenohrschnecke* cochleitis, cochlitis ~ *der Intima* (Endangi[i]tis) endangiitis, endo-angiitis ~ *des Leerdarms* jejunitis *leichte* ~ subinflammation ~ *der Meibom-Drüsen* tarsadenitis ~ *des Mittelfells od Mediastinums* mediastinitis ~ *aller Nebenhöhlen* pansinusitis, pansinusitis ~ *der Netzhaut u der Chorioidea* (Chorioretinitis, Retinochorioiditis) retinochoroiditis *periglanduläre* ~ periglandulitis ~ *des periostnahen Gewebes* parosteitis, parostitis *produktive* ~ productive (ʌ) inflammation *proliferative* ~ hyperplastic (æ) *od* proliferous inflammation ~ *des Sakroiliakalgelenks* sacrocoxitis *seröse* ~ serous (i:) inflammation *sklerosierende* ~ sclerosing (ou) inflam-

mation ≳ der **Tenon-Kapsel** (Tenonitis) tenonitis *tiefe* ≳ deep-seated inflammation *durch Trauma bedingte* ≳ traumatic (æ) inflammation ≳ *des Unterhautzellgewebes* panniculitis ≳ *von Vulva und Scheide* (Vulvovaginitis) vulvovaginitis ≳ *des Wharton-Ganges* whartonitis ≳ *der Zahnpulpa* (Pulpitis) *dent* pulpitis ≳ *der Zäkalumgebung* peric[a]ecitis ≳ *des Zwerchfellblatts des Rippenfells* (Pleuritis diaphragmatica) diaphragmatic (æ) pleurisy (uə) *eine* ≳ *hemmen* to dephlogisticate

Entzündungs|bestrahlung *f* antiphlogistic irradiation ~**erregend** phlogogenic (,flougo'dȝenik), phlogogenous ≳**erreger** *m* phlogogen ('flougodȝǝn) ≳**erscheinung** *f* inflammatory (æ) symptom ~**hemmend** antiphlogistic (i), dephlogisticating (i), anti-inflammatory (æ) ≳**hemmer** *m* anti-inflammatory agent ≳**hemmtest** *m* anti-inflammatory test ≳**hemmung** *f* checking of an inflammatory (æ) process (ou), suppression of inflammation ≳**herd** *m* focus (ou) of inflammation ≳**markierung** *f* margination ≳**reaktion** *f* inflammatory (æ) reaction ≳**vorgang** *m* inflammatory (æ) process (ou) ~**widrig** antiphlogistic (i) ≳**zeichen** *n* inflammatory (æ) symptom (i) *od* sign ≳**zustand** *m* inflammatory (æ) condition

Enukleation *f chir* enucleation (i,nju:kli'eiʃǝn) / (nur Auge) ophthalmectomy ≳**slöffel** *m* enucleation scoop **Enukleator** *m* (Instrument zur Augapfelausschälung) *chir* enucleator (ju:) **enuklei|erbar** (ausschälbar) *chir* enucleable (ju:) / nicht ~ inenucleable ≳**keit** *f* (Tumor) enucleability (i) **enukleieren** *chir* to enucleate (ju:) **Enurese** *f*, **Enuresis** *f* (Bettnässen) enuresis (i:) / ≳ nocturna enuresis nocturna, nocturnal incontinence **Enuretiker** *m* patient suffering (ʌ) from enuresis (i:) **Enurtikaria** *f* internal urticaria (ɛǝ) **enzephal** encephalic (æ) ≳**in** *n* encephalin **Enzephalitis** (Encephalitis) *f* encephalitis (ai), inflammation of the brain ≳ *acuta* [haemorrhagica] (Flohstichenzephalitis) Strümpell-Leichtenstern ('strympel--'laiçtǝnstǝrn) disease *australische X*-≳ Australian X disease *od* encephalitis, Murray-Valley e. ≳ *economo s* ≳ epidemica ≳ *epidemica* [lethargica] epidemic (e) *od* lethargic e., Economo's (e'kɔnomoz) disease, sleepy sickness [cave: sleeping sickness = Schlafkrankheit] ≳ *japonica* e. B ≳ *der Kinder* infantile e. that causes cerebral (e) palsies (ɔ:) ≳ *lethargica* e. lethargica (a:), epidemic e. ≳ *neonatorum* e. neonatorum (ɔ:), e. of the newborn ≳ *otogenen Ursprungs* oto-encephalitis *postvakzinale* ≳ post (ou)-vaccinal e. ≳ *Typ B* e. B ≳ *nach Tollwutimpfung* post-rabies vaccination e. ≳ u. **Meningitis** *f* cerebromeningitis (ai), encephalomeningitis **enzephalitisch** encephalitic (i) **enzephalitiserzeugend** encephalitogenic (e) **Enzephalitis-Virus** *n*, australisches Murray-Valley encephalitis virus **Enzephalo|gramm** *n* encephalogram (e) ≳**graph** *m* encephalograph ≳**graphie** *f* encephalography (ɔ) / ≳ nach Luft-

einblasung pneumo-encephalography ~**graphisch** encephalographic (æ) ≳**logie** *f* (Anatomie, Physiologie und Pathologie des Gehirns) encephalology ≳**m** *n* (Hirntumor) encephaloma, cerebral tumo[u]r (ju:), brain tumo[u]r ≳**malazie** *f* (Gehirnerweichung) encephalomalacia (mǝ'leiʃiǝ), softening of the brain ~**malazisch** encephalomalacious (ei) ≳**meningitis** *f* (Meningitis u. Enzephalitis) encephalomeningitis (ai) ≳**meningopathie** *f* (Erkrankung des Gehirns und seiner Häute) encephalomeningopathy (ɔ) ≳**meningozele** *f* encephalomeningocele (mǝ'ningosi:l) ≳**meter** *m* encephalometer (ɔ) ≳**myelitis** *f* encephalomyelitis (ai) / experimentelle [allergische] ≳ experimental allergic e. (EAE) ≳**myokarditis** *f* encephalomyocarditis (EMC) ≳**myokarditis-Virus** *n* encephalomyocarditis virus ≳**n** *n* (Hirn, Gehirn) encephalon (e), brain, cerebrum (e) ≳**pathie** *f* (Gehirnerkrankung, meist degenerative) cerebropathy (ɔ), encephalopathy, brain disease / (bei Keuchhusten) whooping-cough encephalopathy / hypertonische ≳ hypertensive encephalopathy ≳**psychose** *f ps* encephalopsychosis (sai'kousis) ≳**rrhagie** *f* (Hirnblutung) encephalorrhagia (ei), cerebral (e) h[a]emorrhage (e) *od* bleeding ≳**se** *f* (Hirnleiden) brain disease, encephalosis ≳**sklerose** *f* encephalosclerosis (skliǝ'rousis) ≳**skop** *n* encephaloscope ≳**skopie** *f* encephaloscopy (ɔ) ~**skopisch** encephaloscopic (ɔ) ~**spinal** encephalospinal (ai) ≳**tom** *n chir* encephalotome ≳**tomie** *f chir* (Gehirnschnitt) encephalotomy (ɔ) ≳**zele** *f* (Hirnbruch) craniocele (ei), encephalocele, hernia (ǝ:) of the brain, cerebral hernia ≳**zystozele** *f* hydrencephalocele (e)

Enzian *m pharm* gentian ('dȝenʃǝn) / (gelber) bitter-wort ≳**säure** *f* gentianic (dȝen'ʃænik) acid ≳**tinktur** *f* gentian tincture ≳**wurzel** *f* (*EP*) gentian root (*EP*)

Enzym *n* enzyme ('enzaim) *amylolytisches* ≳ (Stärkeferment) amylolytic e. *autolytisches* ≳ autolytic (i) e. *extrazelluläres* ≳ ecto-enzyme, exo-enzyme *giftig wirkendes* ≳ toxenzyme *glykolytisches* ≳ glycolytic (i) e. *hydrolytisches* ≳ hydrolase (ai), hydrolyst (ai) *konjugiertes* ≳ conjugated e. *proteolytisches* ≳ proteolytic e. ≳- enzymatic (enzai'mætik) ≳**aktivität** *f* enzyme activity / lysosomale ≳ lysosomal e.a. ~**atisch** enzymatic (æ), enzymic (ai) ≳**ausscheidung** *f* (Urin) enzymuria (juǝ) ≳**austritt** *m* (aus Zelle) enzyme leakage ~**bereitend** zymoplastic (æ), ferment-forming ≳**bildner** *m* zymo--excitator, zymo-exciter (ai) ≳**bildung** *f* zymogenesis (e) ≳**entgleisung** *f* enzymatic disorder ~**feindlich** antizymotic ≳**freisetzungstheorie** *f* (Bucq, Erreba) enzyme release theory ≳**kunde** *f* enzymology (ɔ) ≳**kunde-** enzymologic[al] (ɔ) ~**kundlich** enzymologic[al] (ɔ)

Enzymo|logie *f* (Lehre von den Enzymen) enzymology (ɔ) ≳**lyse** *f* (Enzymwirkung, Fermenteinwirkung) enzymolysis (ɔ) ≳**pathie** *f* enzymopathy (ɔ)

Enzym|präparat *n* enzyme preparation ≳**stoffwechsel** *m* enzymic (ai) metabolism (æ) ≳**substitution** *f* enzyme substi-

tution ≳**substrat** *n* enzyme substrate (ES) ≳**synthese** *f* enzyme synthesis (i) ≳**urie** *f* (Ausscheiden von Enzymen *od* Fermenten im Urin) enzymuria (juǝ) ≳**wirkung** *f* zymolysis (ɔ), enzymolysis (ɔ), enzymosis (ou) ≳**wirkung-** zymolytic (i)

enzystier|en to encyst (i) ≳ *n* encystation ~**t** (in einer Zyste gelegen *od* liegend) encysted (i) ≳**ung** *f* (Einkapselung) encapsulation, encystment (i), encystation

EOG = Elektrookulogramm *n* electro--oculogram, EOG

Eos *m pl* = Eosinophile *m pl* eosinophils (i) *pl*

Eosin *n chem* eosin (i:) (*BP*) ≳**-Methylenblaunährboden** *m* eosin--methylene blue agar ('eiga:) (EMB agar)

Eosino|penie *f* eosinopenia (i:), deficiency of eosinophils (i), hypo-eosinophilia ~**phil** eosinophilic (i), eosinophile (i:ǝ'sinofail) ≳**philämie** *f* eosinophilia (i) **Eosinophilen|abfall** *m* eosinopenia (i:) ≳**granulom** *n* eosinophilic (i) granuloma ≳**leukämie** *f* eosinophilic (i) leuk[a]emia (i:) ≳**sturz** *m s* Eosinopenie **Eosino|philer** *m* (Leukozyt) eosinophil (i) [leucocyte (u:)], eosinocyte ≳**philie** *f* eosinophilia (i) / gesteigerte ≳ hypereosinophilia / persistierende ≳ eosinophilia-hepatomegaly syndrome / tropische ≳ (Weingarten-Syndrom) tropical e., Weingarten's ('vaingartǝnz) syndrome / verminderte ≳ eosinopenia (i:) ≳**philie-Hepatomegalie-Syndrom** *n* (persistierende Eosinophilie) eosinophilia--hepatomegaly syndrome, visceral larva migrans syndrome ≳**philoblast** *m* eosinoblast (i) ≳**philopenie** *f* eosinopenia (i:) ≳**zyt** *m* (eosinophile Zelle) eosinophil (i) [leucocyte (u:)], eosinocyte (i)

Epactalium *n* (Schaltknochen) epactal (æ), wormian (ǝ:) bone **eparteriell** (auf einer Arterie liegend) eparterial (iǝ)

Ependym *n* ependyma ≳- ependymal ~**al** ependymal ≳**entzündung** *f* ependymitis (ai) ≳**erkrankung** *f* ependymopathy (ɔ) ≳**geschwulst** *f* ependymoma ≳**om** *n* ependymoma ≳**zelle** *f* ependymal cell

Epenzephalon *n* (Nachhirn) epencephalon (e), hind (ai)-brain

EPF = Exophthalmus produzierender Faktor *m* exophthalmus *od* exophthalmos producing factor, EPF

E.-Phänomen = Erythematodes-Phänomen *n* L.E. phenomenon

Ephedrin *n pharm* ephedrine (e) (*BP*) ≳**-hydrochlorid** *n* (*DAB*, *WHO*) (Ephedrini hydrochloridum (*EP*)) ephedrine hydrochloride (*BP*, *EP*, *NF*) ≳**um** (*EP*) ≳ ≳ **um anhydricum** (*EP*) anhydrous ephedrine (*EP*)

Epheliden *f pl* (Sommersprossen) freckles, ephelides (ǝ'felidi:z) / mit ≳ bedeckt freckled

ephemer (vorübergehend) ephemeral (e), temporary ≳**a** *f* (Eintagsfieber) ephemeral (e) fever (i:), ephemeral (e)

Ephetonin *n pharm* ephetonin (e) **Epi-** (*Vors*) (auf, über) epi- (e) (*Vors*) ≳**allopregnanolon** *n* (Hormon) epi--allopregnanolone ('epi,ælopreg'nei-nǝloun) (EAP) ≳**anhydrotetracyclin-**

hydrochlorid *n* (*EP*) epianhydrotetracycline hydrochloride (*EP*) ⸀**blast** *m* (Ektoderm) *embr* ectoderm, epiblast ~**bulbär** (auf dem Augapfel liegend) epibulbar (ʌ) ⸀**canthus** *m* (Mongolenfalte) epicanthus, epicanthal fold ⸀**cardium** *n s* Epikard ~**chordal** epichordal ~**chorial** (auf *od* über dem Chorion liegend) epichorial (ɔ:) ~**condylär** epicondylar, epicondylian (i), epicondylic (i) ⸀**condylus** *m* epicondyle / ⸀ lateralis femoris (*PNA*) lateral e. of the femur / ⸀ lateralis humeri lateral e. of the humerus / ⸀ medialis femoris (*PNA*) medial e. of the femur / ⸀ medialis humeri (*PNA*) medial e. of the humerus ⸀**cranium** *n* epicranium (ei), layers (ɛə) covering the skull

Epidemie *f* epidemic (e) ~**artig** epidemic, in epidemic form ⸀**bezirk** *m* epidemic area (ɛə) ~**frei** non-epidemic (e) ⸀**gebiet** *n s* ⸀- bezirk

Epidemio|loge *m* epidemiologist (ɔ) ⸀**logie** *f* epidemiology (ɔ) ~**logisch** epidemiologic[al] (ɔ)

epidemisch epidemic (e)

Epiderm *n histol* epidermis, epiderm ~**al** epidermatic (æ), epidermal, epidermic, epidermatous ~**atisch** epidermatic (æ) ⸀**idomykose** *f* dermatomycosis

Epidermis *f* epidermis, epiderm ~**ähnlich** epidermoid ⸀**anhang** *m* trichome (ai), appendage of the epidermis ⸀**erkrankung** *f* (Oberhautaffektion) epidermosis ⸀**ierung** *f* epidermisation ⸀**keimschicht** *f* germinative ('dʒə:) layer (ɛə) ⸀**krebs** *m* epidermal cancer, epithelioma ⸀**loslösung** *f* epidermolysis (ɔ) ⸀**pfropf** *m* (Gehörgangscholesteatom) cholesteatoma of the auditory (ɔ:) canal (æ) ⸀**schicht** *f* skin layer ⸀**transplantation** *f* Reverdin (rəver'dɛ̃) graft (a:), pinch graft, epidermisation, epidermatoplasty ⸀**zerfall** *m* epidermolysis (ɔ)

Epidermodysplasia verruciformis *f* epidermodysplasia verruciformis, Lewandowsky-Lutz (le:van'dɔfski-'luts) disease

epidermoid epidermoid (ɔ:) ⸀ *m* epidermoid cyst ~**al** epidermic, epidermal, epidermoidal (ɔi) ⸀**albildung** *f* epidermal tissue, tissue of epidermal structure (ʌ) ⸀**krebs** *m* epidermoid carcinoma ⸀**zyste** *f* epidermoid cyst (i)

Epidermo|lysis *f* epidermolysis (ɔ) ⸀**lysis bullosa-Syndrom** *n* epidermolysis bullosa syndrome ⸀**phyt** *m* epidermophyte ⸀**phytid** *n* (allergische Pilzantigenreaktion) epidermophytid ⸀**phytie** *f* epidermophytosis, athletes' (æ) foot ⸀**phyton** *n* Epidermophyton (ɔ) ⸀**phytose** *f* athletes' (æ) foot, dermophytosis

Epi|diaskop *n* epidiascope (ai), projectoscope ⸀**diaskopisch** epidiascopic (ɔ)

epididym|al epididymal (i) ⸀**ektomie** *f* (Nebenhodenentfernung) *chir* epididymectomy ⸀**ovasektomie** *f* (Entfernung von Nebenhoden *u* Samensträngen) *chir* epididymodeferentectomy ⸀**us** *f* (Nebenhoden) epididymus (i) ⸀**usepididymal** (i), epididymo- (i) (*Vors*) ⸀**itis** *f* (Nebenhodenentzündung) epididymitis (ai)

epidural epidural (jua) ⸀**anästhesie** *f* epidural (jua) an[a]esthesia (i:) ⸀**blutung** *f* epidural h[a]emorrhage ⸀**injektion** *f* epidural injection ⸀**raum** *m*

extradural space, epidural space *od* cavity (æ)

Epiduro|graphie *f röntg* epidurography (ɔ) ~**graphisch** epidurographic (æ)

epi|faszial (auf einer Faszie liegend) epifascial ('fæʃiəl) ⸀**gastralgie** *f* epigastralgia (æ), pain in the epigastrium ~**gastrisch** epigastric ⸀**gastrium** *n* (Magengrube) epigastrium, epigastric region (i:) ⸀**gastrozele** *f* (epigastrische Hernie) epigastric hernia ⸀**genese** *f* epigenesis (e) ~**genetisch** epigenetic ⸀**glottis** *f* (Kehldeckel) epiglottis, *pl* epiglottides ~**glottisch** epiglottic, epiglottidean (i)

Epiglottis|exstirpation *f* epiglottectomy, epiglottidectomy ⸀**knorpel** *m* epiglottic cartilage ⸀**stiel** *m* petiolus (pi'taiələs) of the epiglottis

Epi|glottitis *f* (Kehldeckelentzündung) epiglottitis (ai) ⸀**kanthus** *m* (Mongolenfalte) epicanthus, epicanthal fold (ou) ⸀**kanthus-** epicanthal ⸀**kard** *n* (viszerales Herzbeutelblatt, Lamina visceralis epicardii (*PNA*)) epicardium, visceral layer (ɛə) of the pericardium ⸀**kard-** epicardial ~**kardial** epicardial ⸀**kardie** *f* (Verlagerung des Herzens nach oben) upward displacement of the heart [*cave:* epicardia = Ösophagusteil oberhalb des Zwerchfells] ~**kolisch** (auf dem Kolon liegend) epicolic (ɔ) ⸀**kondylalgie** *f* epicondylalgia (æ) ~**kondylär** epicondylar

Epikondylen|fraktur *f* epicondylar fracture (æ) ⸀**periostitis** *f* epicondylitis, epicondylar periostitis (ai) ⸀**schmerz** *m* (Epikondylalgie) epicondylalgia ('ældʒiə)

epi|kondylisch epicondylar, epicondylian (i), epicondylic (i) ⸀**kondylitis** *f* (Epikondylenperiostitis) epicondylitis, epicondylar epicondylitis ~**kondylus** *m* epicondyle (epi'kɔndail) ⸀**kondylus-** epicondylar, epicondylic (i), epicondylian (i) ~**kordial** epicordial ⸀**kordialfett** *n* epicordial fat pad ⸀**krise** *f* epicrisis (ai) / (Katamnese) catamnesis (i:) ~**kritisch** epicritic (i) ~**kutan** epicutaneous ⸀**kutantest** *m* patch test ~**lamellär** (auf der Basalmembran liegend) epilamellar

Epilation *f* epilation, depilation, removal (u:) of hairs ⸀- epilatory (i)

Epilations|dosis *f röntg* epilation *od* epilating (e) dose (dous) ⸀**mittel** *n pharm* depilatory (i), epilatory (i) ⸀**pinzette** *f* epilation *od* epilating (e) forceps *pl*

epilator|isch depilatory (i), epilatory (i) ⸀**ium** *n pharm* depilatory (i)

Epilepsia *f* epilepsia (e), epilepsy (e) ⸀**erotica** erotic epilepsy ⸀ *gravior od major* grand mal, haut (o) mal, epilepsia gravior (ei) *od* major (ei) ⸀ *larvata* masked (a:) epilepsy ⸀ *laryngealis* laryngeal epilepsy ⸀ *major s* ⸀ gravior ⸀ *matutina* matutinal (ai) epilepsy ⸀ *menstrualis* (Menstruationsepilepsie) menstrual epilepsy ⸀ *minor* epilepsia minor (ai), minor epilepsy, petit (pə'ti) mal ⸀ *mitior s* ⸀ minor ⸀ *nocturna* (Schlafepilepsie) nocturnal epilepsy ⸀ *partialis* Jacksonian (ou) partial *od* focal (ou) epilepsy; ⸀ ~ *continua* (EPC) epilepsia partialis continua (EPC) ⸀ *posttraumatica acuta* early posttraumatic epilepsy ⸀ *procursiva* procursive epilepsy ⸀ *reflectoria*

reflex epilepsy ⸀ *retinae* retinal epilepsy ⸀ *retrocursiva* retropulsive epilepsy ⸀ *saturnina* saturnine epilepsy ⸀ *tardiva* delayed *od* tardy epilepsy ⸀ *traumatica* traumatic epilepsy ⸀ *uncinata* uncinate epilepsy

Epilepsie *f* epilepsy, epilepsia *abdominale* ⸀ abdominal epilepsy, Moore's syndrome ⸀ *mit kurzen Absencen* petit mal [epilepsy], minor epilepsy *alkoholische* ⸀ alcoholic epilepsy ⸀ *mit „grossen" Anfällen* grand (æ) mal (æ) [epilepsy] *dienzephale* ⸀ diencephalic *od* autonomic epilepsy *erbliche* ⸀ hereditary epilepsy *essentielle* ⸀ essential *od* idiopathic epilepsy *fokale* ⸀ focal seizures ('si:ʒəz) *genuine* ⸀ genuine *od* idiopathic epilepsy ⸀ *mit Geschmacksaura* gustatory epilepsy *halluzinatorische* ⸀ hallucinatory epilepsy *idiopathische* ⸀ idiopathic epilepsy, psycho-epilepsy *kryptogene* ⸀ cryptogenic epilepsy *larvierte* ⸀ larvated *od* masked epilepsy, epileptic equivalent *latente* ⸀ latent epilepsy *leichteste* ⸀ (Aura ohne Krampfanfall) para-epilepsy *morgendliche* ⸀ matutinal (ai) epilepsy *musikogene* ⸀ musicogenic epilepsy *myoklonische* ⸀ myoclonic (ɔ) epilepsy *nächtliche* ⸀ (Schlaf~) nocturnal epilepsy [*cave:* sleep epilepsy = narcolepsy] *photogene* ⸀ photic *od* photogenic epilepsy *psychische* ⸀ psychic epilepsy *psychomotorische* ⸀ psychomotor *od* temporal lobe epilepsy *reaktive* ⸀ affective epilepsy *sympath[et]ische* ⸀ sympathetic epilepsy *symptomatische* ⸀ symptomatic epilepsy ⸀ *unbekannter Herkunft* cryptogenic epilepsy *unfallbedingte* ⸀ traumatic epilepsy *unilaterale* ⸀ hemi-epilepsy *viszerale* ⸀ visceral epilepsy *zentrenzephale* ⸀ centrencephalic epilepsy ~**ähnlich** epileptoid (e) ~**erzeugend** epileptogenic (e), epileptogenous (ɔ) ⸀**forschung** *f* (und Lehre) epileptology (ɔ) ⸀**mittel** *n pharm* anti--epileptic (e) ⸀**spezialist** *m* epileptologist (ɔ) ⸀**syndrom** *n* epilepsy syndrome

epilept|iform (epilepsieähnlich) epileptiform (e), epileptoid ⸀**iker** *m* epileptic (e) ~**isch** epileptic (e) ~**ogen** epileptogenic (e), epileptogenous (ɔ) ~**oid** epileptoid *n* ⸀**ologie** *f* (Epilepsieforschung, Lehre von der Epilepsie) epileptology ⸀**ose** *f* epileptosis

epilieren to depilate (e), to epilate (e)

Epilierung *f* depilation, epilation ⸀**smittel** *n pharm* depilatory (i), epilatory (i)

Epi|mysium *n* (Muskelscheide) epimysium (i) ⸀**nephrektomie** *f* (Nebennierenentfernung) *chir* epinephrectomy, adrenalectomy (i:-e) ⸀**nephrin** *n* (*WHO*) epinephrine (e) (*USP*), adrenalin[e] (e) (*BP*) ⸀**nephrinbitartrat** *n* epinephrine bitartrate (*BP*) ⸀**nephrinhydrogentartrat** *n* (*EP*) adrenalin tartrate (*EP*) ⸀**nephritis** *f* (Nebennierenentzündung) epinephritis (ai) / (Entzündung der Fettkapsel der Niere) inflammation of the fatty capsule (æ) of the kidney ~**neural** epineural (juə) ⸀**neurium** *n* (Nervenscheide) perineurium (juə), epineurium (juə), nerve sheath ⸀**neurium-** perineurial (juə) ⸀**nose** *f ps* epinosis ⸀**-oestriol** *n* (*WHO*) epi-[o]estriol (epi'i:straiol) (*BPCA*) ⸀**orchium** *n* epiorchium ⸀**pharynx** *m* epipharynx (æ), nasopharynx, rhinopharynx

Epiphora f (Tränenträufeln) epiphora (i), overflow of tears (iə)
epi|phrenal (auf od über dem Zwerchfell gelegen) epiphrenal (i:), epidiaphragmatic (æ) ~**physär** (Zirbeldrüse betr.) pineal (i) / anat epiphyseal (i), epiphysial
Epiphyse f anat epiphysis (i) / (Zirbeldrüse) pineal (i) gland od body / ₂ mit spritzerartig gefleckten Kalkeinlagerungen stippled epiphysis ₂- (Zirbeldrüse betr.) pineal (i) / anat epiphyseal, epiphysial
epiphyseal (Epiphyse betr.) s epiphysär
Epiphysen|abrutsch m chir epiphyseolysis (ɔ), slipping of the epiphysis (i) ₂**ähnlich** epiphysoid (i) ₂**bezirk** m epiphyseal (i) region (i:) od area (εə) ₂**entzündung** f epiphysitis (ai) ₂**erkrankung** f (Zirbeldrüse und anat) epiphyseopathy (ɔ) ₂**exstirpation** f (Gehirn) pinealectomy ₂**fuge** f epiphyseal (i) cartilage ₂**fugenschluss** m epiphyseal (i) closure od fusion ₂**gleiten** n s ₂abrutsch ₂**knochen** m osteo (ɔ)- -epiphysis (i) ₂**knorpel** m (Cartilago epiphysialis (PNA)) epiphyseal (i) cartilage ₂**knorpelplatte** f anat epiphyseal (i) plate ₂**läsion** f epiphyseal (i) injury ('indʒəri) ₂**linie** f (Linea epiphysialis (PNA)) epiphyseal (i) line ₂**lösung** f epiphyseolysis (ɔ), epiphyseal (i) fracture (æ), separation of the epiphysis ~**nah** juxta (ʌ)-epiphyseal (i) ₂**platte** f s ₂knorpelplatte ₂**schluß** m epiphyseal (i) closing (ou) ₂**sprengung** f separation of the epiphysis (i) ₂**-Syndrom** n epiphyseal od pineal (i) syndrome ₂**überfunktion** f hyperpinealism (i) ₂**verschiebung** f slipping of the epiphysis (i)
Epiphyt m (pflanzlicher Schmarotzer) epiphyte ('epifait) ₂**en**- epiphytic (i)
pi|pial (auf der Pia liegend) epipial (ai) ~**pleural** (der Pleura aufliegend) epipleural (uə)
piplo|enterozele f (Darmnetzbruch) epiplo-enterocele ~**isch** (das Netz betr) epiploic (ou) ₂**itis** f (Netzentzündung) epiploitis (ai), omentitis (ai) ₂**on** n (Netz) epiploon (e'piploɔn), omentum ₂**pexie** f (Netzanheftung) chir epiplopexy (i), omentopexy ₂**rrhaphie** f (Netznaht) epiplorrhaphy (ɔ) ₂**zele** f (Netzbruch) epiplocele (e'piplosi:l)
pisio|- (Vors) (Vulva betr) episio- ₂ (Vors), vulvar (ʌ) ₂**kleisis** f (Scheidenverschluß, Verengerung der Schamspalte) chir episioclisia (ai), surgical occlusion of the vulva (ʌ) ₂**perineoplastik** f chir episioperineoplasty (i) ₂**perineorrhaphie** f chir episioperineorrhaphy (ɔ) ₂**perineotomie** f episioperineotomy (ɔ) ₂**rrhaphie** f (Vulvaplastik) episiorrhaphy (ɔ) ₂**tomie** f (Schamlippenspaltung) chir episiotomy (ɔ), lateral (æ) incision (i) of the vulva (ʌ) ₂**tomieschere** f scissors (i) pl for ₂episiotomy (ɔ), episiotomy scissors pl ₂**zele** f (Scheidenbruch) episiocele (i)
pi|sklera f episclera (iə) ~**skleral** epi-cleral (iə) ₂**skleritis** f episcleritis sklə'raitis) ₂**skop** n episcope (e) ₂**sode** ′ episode (e) / toxische ₂ toxic e. ~**sodisch** episodical (ɔ) ₂**som** n epi-ome ₂**spadie** f (Harnröhrenspalte) pispadias (ei), epispadia / feminine ₂ emale (i): epispadias (ei) ₂**spadie-** pispadiac (ei), epispadial (ei) ~**spa-**

disch epispadiac (ei), epispadial (ei) ~**spinal** (auf der Wirbelsäule od dem Rückenmark liegend) epispinal (ai) ₂**stase** f epistasis (ei) ₂**stasie** f (Überlagerung von Erbfaktoren) epistasy (i) ~**statisch** epistatic (æ) ₂**staxis** f (Nasenbluten) epistaxis (æ), nasal (ei) h[a]emorrhage (e), bleeding from the nose ~**sternal** episternal, situated on the sternum
Episthotonus m emprosthotonus (ɔ), episthotonus(ɔ)
Epistropheus m (Dreher, Drehwirbel) epistropheus (epis'troufiəs), axis vertebra, second cervical vertebra ₂**zahn** m (Dens axis (PNA)) odontoid process (ou) of the axis
Epi|tendineum n (Sehnenscheide) anat epitendineum (i), sheath (i:) of a tendon ₂**tetracyclinhydrochlorid** n (EP) epitetracycline hydrochloride ~**thalamisch** epithalamic (æ), situated on the thalamus (æ) ₂**thalamus** m (Hirn) anat epithalamus (æ)
Epithel n epithelium (i:), epithelial (i:) layer (εə) **geschichtetes** ₂ stratified (æ) od laminated (æ) e. **kubisches** ₂ cubical (ju:) od cuboidal (ɔi) e. **mehrschichtiges** ₂ stratified (æ) e. **pyramidenförmiges** ₂ pyramidal (æ) e. ₂- epithelial (i:) ₂**ablösung** f epithalaxis (æ), desquamation of the epithelium (i:) ~**ähnlich** epithelioid (i:) ~**artig** s ~ähnlich ₂**aussaat** f epithelial (i:) dispersion ~**bedingt** epitheliogenetic (e) ₂**bekleidung** f epithelial (i:) lining (ai) od coat ₂**bildung** f epithelisation ₂**decke** f epithelial (i:) integument (e) od cover ₂**deckung** f (Wunde) epithelisation ₂**derivat** n epithelial (i:) derivative (i) ₂**differenzierung** f epithelial differentiation ₂**dysplasie** f epithelial dysplasia ~**entstanden** (z B Tumor) epitheliogenetic ~**erzeugend** epitheliogenic (i:-e) ₂**geschwulst** f epithelioma ₂**gewebe** n epithelial (i:) tissue ('tisju:) ₂**hyperplasie** f epithelial hyperplasia
epithel|ial epithelial (i:) ₂**ien** n pl epithelial (i:) cells ₂**iom** n epithelioma / ₂ der Basalzellen basal cell e. ₂- epitheliomatous (ou)
Epithelioma n (pl Epitheliomata) epithelioma, pl epitheliomata (ou) ₂ **adamantinum** e. adamantinum (ai), adamantinoma ₂ **adenoides cysticum** e. adenoides (ɔi) cysticum (i), Brooke's (bruks) tumo[u]r (ju:) ₂ **chorionicum** (Chorionepitheliom) chorionic (ɔ) e. od carcinoma ₂ **contagiosum** (bei Vögeln) contagious (ei) e., fowlpox (au), sorehead (ɔ:); (bei Menschen) molluscum (ʌ) contagiosum, virus (aiə) molluscum (ʌ) contagiosum od epitheliale (ei) ₂ **malignum** (Krebs) cancer, carcinoma ₂ **suprarenale** suprarenal (i:) e., hypernephroma, Grawitz's ('gra:vitsiz) tumo[u]r (ju:)
epitheliomartig epitheliomatous (ou)
Epithel|iose f epitheliosis ₂**isation** f epithel[ial]isation ~**isieren** to epithelialise (i:), to cover with epithelium (i:) ₂**isierung** f (Haut) epithel[ial]isation ₂**ium** n (Epithel) epithelium (i:), pl epithelia (i:) ₂ anterior corneae (PNA) (Hornhautepithel) e. of the cornea / ₂ ductus semicircularis (PNA) e. of the semicircular duct / ₂ lentis (PNA) (Linsenepithel) e. of the lens
Epithelkörperchen n (Glandula parathy-

reoidea (PNA), Nebenschilddrüse) parathyroid (pærə'θairɔid) [gland], epithelial (i:) body ₂- parathyroid (ai), parathyroidal (ɔi) ₂**adenom** n parathyroid adenoma ₂**dysfunktion** f hypoparathyroidism (ai) ₂**geschwulst** f parastruma (u:) ₂**überfunktion** f parathyroid (ai) hyperfunction (ʌ) ₂**verlust** m loss of the parathyroid (ai) glands
Epithel|krebs m epithelial (i:) cancer, epithelioma ₂**muskelzelle** f epitheliomuscular (ʌ) cell ~**oid** epithelioid (i:) ₂**perle** f epithelial (i:) pearl ₂**rest** m epithelial (i:) rest ₂**scheide** f histol Hertwig's ['hertviçs] sheath (i:) ₂**schicht** f (Haut) epithelial (i:) layer (εə) ₂**schutzstoff** m pharm material (iə) protecting the epithelial (i:) layer (εə) ₂**schutzvitamin** n skin-protecting vitamin (i), vitamin A ₂**zapfen** m epithelial (i:) cone ₂**zelle** f epithelial (i:) cell ₂**zellenkrebs** m epithelial (i:) carcinoma, epithelioma ~**zellenschädigend** anti-epithelial (i:) ₂**zerfall** m epitheliolysis (ɔ) ~**zerstörend** epitheliolytic (i) ₂**zerstörung** f epithalaxia ₂**zylinder** m (Urin) epithelial (i:) cast (a:) ₂**zyste** f epithelial (i:) od dermoid cyst
Epi|thema n pharm epithem (e) ₂**thiazid** n s ₂tizid ₂**tizid** n (WHO) (Epithiazid) epithiazide (θaiəzaid) (BPCA) ₂**trochlea** f (Humerus) epitrochlea ('trɔkliə) ₂**tuberkulose** f epituberculosis ~**tuberkulös** epituberculous ~**tympanal** epitympanic (æ) ~**tympanisch** epitympanic (æ) ₂**tympanum** n (Mittelohrdach) epitympanum (i), attic ₂**typhlitis** f (Blinddarmentzündung) epityphlitis (ai), appendicitis (ai), inflammation of the vermiform appendix ₂**typhlon** n (Wurmfortsatz) anat epityphlon (ai), vermiform appendix ~**zoisch** (oberflächenschmarotzend) epizoic (ou) ₂**zoon** n (pl Epizoen) (Oberflächenschmarotzer) epizoon ('zouɔn), pl epizoa ₂**zoonose** f epizoonosis (,zouo'nousis) ~**zootisch** epizootic (ɔ) ₂**zystitis** f epicystitis ₂**zyt** m (Zellwand) histol epicyte (e)
Eponychium n (Nagelbett) anat eponychium (i)
Epoophorektomie f chir epoophorectomy, excision of the parovarium (εə)
Epoophoron n anat epoophoron (ɔ), parovarium (εə), Rosenmüller's ('rozənmylərz) organ
EPP = Endplattenpotential n endplate potential, e.p.p.
Éprouvette f österr Lab test tube
EPS = extrapyramidalmotorisches System n extrapyramidal system
Epsomsalz n pharm Epsom salt (ɔ:) (BP)
EPSP = exzitatorisches postsynaptisches Potential n excitatory postsynaptic potential, EPSP
Epstein|-Barr ('epstain-ba:) **-Virus** n Epstein-Barr virus (aiə) ₂**-Syndrom** n 1) Epstein's syndrome, [idiopathic] nephrotic syndrome 2) Epstein's syndrome, pseudodiphtheria
Epulis f epulis (ju:), pl epulides ~**artig** epuloid (e)
EQ = Energiequotient m energy quotient
Equator| bulbi oculi (PNA) equator of the eyeball / ₂ lentis (PNA) equator of the lens
Equilenin n equilenin (e'kwilənin)

Equilin n equilin (e'kwilin)
equinovarus equinovarus (i'kwaino-'vɛərəs)
Equipoise-Klammer f dent equipoise clamp
ER = Eigenreflex m proprioceptive reflex
Er = Erbium n chem erbium (ə:), Er
Eratyruswanze f (Chagaskrankheit) Eratyrus (aiə) [bug]
Erb (ɛrp)-**Charcot** (ʃar'ko:)-**Syndrom** n (spastische Spinalparalyse) Erb-Charcot disease od syndrome ⪥-**Duchenne** (dy'ʃen)-**Syndrom** n (obere Geburtslähmung) Erb-Duchenne syndrome, upper cervical radicular syndrome ⪥[-**Goldflam** ('gɔltflam)]-**Syndrom** n (Myasthenia gravis) Erb's syndrome ⪥-**Krankheit** f Erb's disease, juvenile ('dʒu:) progressive muscular dystrophy ⪥-**Lähmung** f Erb's palsy (ɔ:) od paralysis (æ), brachial (ei) birth palsy (ɔ:) ⪥-**Muskelatrophie** f Erb's atrophy (æ) ⪥-**Muskeldystrophie** f s Erb-Syndrom ⪥-**Punkt** m Erb's point, supraclavicular (i) point ⪥-**Syndrom** n od -**Muskeldystrophie** f (Dystrophia musculorum progressiva) Erb's disease od dystrophy, Erb-Landouzy (ládu'zi) disease ⪥-**Westphal** ('vestfa:l)-**Zeichen** n Erb-Westphal sign, Westphal's phenomenon od sign, absence of the knee jerk, loss of the patellar reflex (i:) ⪥-**Zeichen** n Erb's sign od phenomenon (ɔ)
Erb|abweichung f idiovariation ('idiovəəri'eiʃən) Mendelian (i:) analysis (æ) ⪥**analyse** f analysis (æ) ⪥**änderung** f idiovariation, mutation ⪥**anlage** f genetic traits (treiz) pl, hereditary (e) factors pl / (Gen) gene (dʒi:n) / ps hereditary (e) od innate disposition (i) ⪥**anlageveränderung** f mutation ~**bedingt** inherited (e), conditioned by heredity ⪥**bild** n (Genotyp) idiotype (i), genotype (e) ⪥**bindung** f genetic (e) linkage (i) ⪥**heredobiology** (ɔ) ⪥**blindheit** f hereditary (e) blindness (ai) ⪥**charakteristikum** n hereditary (e) trait (trei) ⪥**eigenschaft** f inherited (e) characteristic (i) / dominante ⪥ dominant (ɔ) i. ch. / rezessive ⪥ recessive (e) i. ch. ⪥**eigenschaften** f pl inheritance (e) ⪥**einheit** f unit of heredity ~**en** to inherit (e) ⪥**epilepsie** f hereditary (e) epilepsy (e) ⪥**faktor** m gene (dʒi:n), genetic (e) od hereditary (e) factor ~**familiär** (in der Familie erblich) hereofamilial ('heridofə-'miliəl) ⪥**fehler** m hereditary (e) defect ⪥**forscher** m geneticist (e) ⪥**forschung** f genetic (e) research (ə:) ⪥**gesundheitslehre** f eugenics (ju:'dʒeniks) ⪥**grind** m favus (ei) ⪥**gut** n genotype (e), idiotype (i) ~**hygienisch** eugenic (e) ⪥**immunität** f heredo (e)-immunity, inherited (e) immunity ⪥**infektion** f (z B Syphilis) heredo (e)-infection, germinal (ə:) infection ⪥**information** f hereditary information
Erbium n chem erbium (ə:)
Erb|konstitution f hereditary (e) constitution ⪥**körperchen** n (selten) s Chromosom ~**krank** suffering from od affected with an inherited (e) disease ⪥**krankheit** f hereditary od inherited disease (i:), heredopathy (ɔ), heredopathia (æ) ⪥**kunde** f genetics (e) ⪥**lehre** f genetics (e) ⪥**leiden** n s ⪥krankheit ~**lich** hereditary / (vererrbar) inheri-

table (e) / ~ belastet affected with an hereditary (e) disease (i:) ⪥**lichkeit** f heredity / (Vererbbarkeit) heritability (i), hereditariness (e)
erblind|en to go blind, to lose one's sight ~**et** blind ⪥**ung** f going blind, blindness, loss of sight
Erb|linie f blood-line ⪥**lues** f (hereditäre Syphilis) congenital (e) lues ('lu:i:z) od syphilis, hereditary (e) syphilis od lues, heredolues, heredosyphilis ⪥**masse** f factors of heredity (e) / idioplasm (i) ⪥**material** n (Zelle) hereditary (e) material (iə) ⪥**myopie** f inherited (e) myopia (ou) ⪥**nystagmus** m hereditary (e) od familial nystagmus (æ) ⪥**pathologie** f heredopathology (ɔ) ⪥**plasma** n idioplasm (i), germ (dʒə:m) plasm ⪥**psychose** f ps hereditary psychosis (sai'kousis)
erbrechen to vomit (ɔ) / sich ~ to vomit, to be sick ⪥ n vomiting (ɔ), emesis (e), emesia (i:), vomitus (ɔ) **blitzartiges** ⪥ projectile vomiting **idiopathisches** ⪥ autemesia (i:), functional (ʌ) od idiopathic (æ) vomiting **langanhaltendes** ⪥ protracted vomiting **morgendliches** ⪥ **der Schwangeren** morning nausea (ɔ:) od sickness, nausea gravidarum (cə) ⪥ **schwarzer Massen** (bei Krebs) melanemesis (e), black vomit (ɔ) ⪥ **von Spulwürmern** helminthemesis **unstillbares** ⪥ pernicious (pə:'niʃəs) vomiting **zyklisches** ⪥ cyclic (i) vomiting ~**erregend** od **-verursachend** emetic ~**stillend** pharm anti-emetic (e)
Erbrochenes n vomitus (ɔ), vomit
Erb|rückschlag m throwback, reversion ⪥**schaden** m inherited (e) disease, heredopathia (æ), genetic (e) damage (æ) od disease / strahlenbedingter ⪥ hereditary effect of radiation ⪥**schaft** f inherited (e), inheritance
Erbsen|bein n (Os pisiforme (PNA)) anat pisiform (i) bone, pea-shaped bone ⪥**beingelenk** n (Articulatio ossis pisiformis (PNA)) pisiform (i) joint ~**breiartig** (Typhusstuhl) pea-soupy (u:) ⪥**breistuhl** m pea-soup stool ~**förmig** pisiform (i) ~**groß** pea-sized ~**suppenartig** (Stuhl) pea-soupy (u:) ⪥**suppenstuhl** m pea-soup stool
Erb|sprung m (Mutation) mutation ⪥**stigma** n (pl stigmata) inherited (e) stigma od pattern (æ) ⪥**substanz** f idioplasm (i), germ plasm ⪥**syphilis** f s idioplasm (i), germ plasm ⪥**lues** ~**syphilitisch** heredosyphilitic (i), heredoluetic (e) ⪥**teil** m (auch biol) inheritance (e) ⪥**träger** m chromosome (ou), gene (dʒi:n) ⪥**typus** m genotype (e), idiotype (i)
ERCP = endoskopisch-retrograde Cholangiopankreaticographie f endoscopic retrograde pancreaticocholangiography, ERPC
Erdalkalimetall n chem alkaline (æ) earth metal (e)
erdbeer|artig (Auswurf) strawberry-like ~**farben** (z B Zunge) strawberry ⪥**gallenblase** f strawberry gallbladder (ɔ) ⪥**mal** n (Nävus) strawberry mark od n[a]evus (i:), n[a]evus morus ⪥**pocken** f pl (Frambösie) framb[o]esia (i:), yaws (ɔ:) ⪥**zunge** f [red] strawberry tongue (ʌ)
Erdeess|en n geophagy (dʒi'ɔfədʒi), geophagia (ei), geophagism (ɔ) ~**end** geophagous (ɔ) ⪥**er** m geophagist (ɔ)
erd|ig earthy (ə:) ⪥**nuß** f groundnut,

peanut (i:) ⪥**nußöl** n (DAB) (Oleum Arachidis (DAB), Arachisöl) arachis oil (BP), peanut oil, oleum arachidis ⪥**öl** n petroleum (ou), mineral (i) oil ⪥**rauch** m bot pharm fumaria (ɛə) ⪥**strahlen** m pl physik earth rays
erdulden to suffer (ʌ), to endure (juə)
Erdwachs n (Zeresin) ozocerite (iə), earth wax
erektil erectile
Erektion f erection / vollständige ⪥ des Penis telotism (e) / krankhafte und schmerzhafte ⪥ chordee (kɔ:'dei)
Erektions|fähigkeit f erectility ⪥**störung** f impaired (ɛə) erection
Erektor[muskel] m (Musculus erector, Aufrichtmuskel) erector / ⪥**en** pl (Haar) arrectores (ɔ:) pilorum (ɔ:) muscles (ʌ)
Erepsin n erepsin
Ereptase f ereptase
ererb|bar inheritable ~**en** to inherit (e) ~**t** congenital (e) ⪥**ung** f inheritance (e)
ereth|isch (erregbar, reizbar) ps erethismic (i), erethitic (i) ⪥**ismus** m ps erethism (e)
Erfahrungs|heillehre f empiric (i) therapeutics (ju:), empirism ⪥**therapie** f empiric[al] (i) treatment
Erfindungs|gabe f ps inventiveness ⪥**wahn** m ps inventive mania (ei)
Erfolg m success / therapeutischer ⪥ therapeutic response / mit ⪥ with satisfactory results (ʌ) / ohne ⪥ no good (NG)
Erfolgs|organ n physiol target od end organ / neur effector organ ⪥**ziffer** f (Statistik) rate of success
Erfordernishochdruck m compensatory od necessary hypertension
erfrieren to die from exposure (ou) [to cold], to freeze to death / (Körperteil) to be frostbitten ⪥ n (Körperteil) frostbite / (Tod) death from exposure (ou) [to cold]
Erfrierung f congelation / (Finger Zehen) frostbite, cold od frost injury / (Tod) death from exposure (ou) [to cold] ⪥**sgangrän** n frost gangrene (æ)
erfroren (Mensch) frozen to death / (Glied) frostbitten
ERG = Elektroretinogramm n electroretinogram (e), ERG
Erg n (Arbeitseinheit) physik erg (ə:g)
Ergamin n ergamine ('ə:gəmi:n), histamine
ergänzen to supplement / (Blut in Kreislauf) to replenish
Ergänzungs|luft f (Lunge) complementa od complementary air ⪥**mittel** n pharm supplement (ʌ) ⪥**nahrung** f supplementary food ⪥**test** m completion (e): test
Ergasidermatose f ergasidermatitis, occupational od industrial (ʌ) dermatitis, ergodermatosis
Ergasie f ps ergasia
Ergasio|logie f ps ergasiology ⪥**phobi** f (Arbeitsangst, Bewegungsangst) ergasiophobia (ou), ergophobia
Ergastoplasma n ergastoplasm (æ), archiplasm
Erg.B. = Ergänzungsbuch zum Deutschen Arzneibuch Supplement to th German Pharmacop[o]eia
Ergebnis n result (ʌ) / (Untersuchung) findings / (Schluß) conclusion (u:) / (Ergebnisse am lebenden Tier) in vi (ai) data (ei)
ergiebig productive (ʌ)

ergießen v refl anat to flow (ou) od rush (in into) / (Blut) to effuse (ju:)
Ergo|basin n (DAB) s Ergometrin ⁓calciferol[um] n (EP) ergocalciferol (EP) ⁓cristin n pharm ergocristine (ɔ:gɔ'kristi:n) ⁓dermatose f (berufsbedingte Hautkrankheit) ergodermatosis ⁓dynamograph m ergodynamograph ⁓gramm n ergogram ⁓graph m ergograph ⁓graphisch ergographic (æ) ⁓meter n ergometer (ɔ), dynamometer (ɔ), ergodynamograph (æ) ⁓metrin n (WHO) (Ergonovin) ergometrine (ɔ:gɔ'metri:n), ergonovine (ou) ⁓metrinmaleat n (WHO) (Ergometrinii maleas (EP)) ergometrine maleate (EP, BP), ergonovine maleate (BP, USP) ⁓metrisch ergometric (e) ⁓nomie f ergonomics ⁓novin s ⁓metrin ⁓stat m ergostat ⁓sterin n chem ergosterol (ɔ) ⁓tamin n ergotamine (ɔ) ⁓tamin--Tartrat n (WHO) (Ergotamini tartras (EP) ergotamine tartrate (BP, EP, USP) ⁓thionein n ergothioneine (θai'ɔnii:n) ⁓tin n (Mutterkornextrakt) tox ergotin, ergot extract ⁓tinin n tox ergotinine (ɔ:'gɔtini:n) ⁓tismus m (Sekalevergiftung) ergotism, creeping sickness, ergot poisoning ⁓toxin n tox ergotoxine, hydro-ergotinine ('haidroɔ:'gɔtini:n) ⁓trop ergotropic (ɔ) ⁓tropie f ergotropy (ɔ) ⁓tum secale n (Mutterkorn) pharm ergot
ergrauen (Haar) to grey, to become grey [US gray] ⁓ n (Grausein, Haar) canities (kei'niʃii:z), poliosis, achromachia (ækro'mækiə)
Erguß m effusion (i'fju:ʒɔn) / (Ausscheidung) discharge / (durch Gefäßwand) extravasation / (Samen) ejaculation / (Exsudat) exudation / (Transsudat) transudation / (im Gelenk) effusion into a joint / peritonealer ⁓ peritoneal fluid, fluid from the peritoneal space / pleuraler ⁓ pleural (uə) fluid, fluid from the pleural space ⁓flüssigkeit f effusion fluid
erhaben (vorstehend) anat eminent (e) / (über Umgebung) raised, embossed
erhältlich available / frei ⁓ over the counter (OTC)
Erhaltung f conservation / ⁓ der Energie conservation of energy (e) / ⁓ der Umwelt environmental conservation
Erhaltungs|behandlung f maintenance therapy ⁓chirurgie f conservative (ɔ:) surgery (ɔ:) ⁓dosis f maintenance (ei) dose (dous) ⁓grenze f survival (ai) level (e) ⁓stoffwechsel m conservation metabolism (æ) ⁓therapie f maintenance treatment ⁓trieb m ps instinct of self--preservation ⁓umsatz m survival (ai) metabolic (ɔ) rate
erhärten to harden, to solidify (i)
erheb|en (Vorgeschichte) to take, to compile (ai) ⁓ung f inquiry (aiə) / anat torus (ɔ:), elevation, prominence (ɔ)
erhitz|en to heat ⁓end (bes pharm) calefacient (ei) ⁓t (Erregung, Zorn, Wein) flushed (ʌ) ⁓ung f heating
erhöh|en vt (Temperatur) to raise; (Dosis) to increase (i:); (Reiz, Wirkung) to intensify / v refl to rise, to increase ⁓ung f (Eminentia (PNA)) eminence (ɔ) / (Temperatur) rise, increase / anat torus (ɔ:), elevation, prominence (ɔ) / (Wirkung) intensification
erhol|en v refl to recover (ʌ) (von from),

to recuperate (ju:) / (besser werden) to improve (u:) ⁓ung f recovery (ʌ), recuperation, convalescence (e) / (Freizeit) recreation (,rekri'eiʃən) / (Werte) return to normal
Erholungs|fähigkeit f recuperative (ju:) capacity (æ) od faculty (æ) ⁓geschwindigkeit f radiol recovery rate ⁓heim n convalescent home, sanatorium (ɔ:), pl sanatoria ⁓kur f (vorbeugend) prophylactic (æ) cure (juə) / (nach Krankheit) recreation cure ⁓ort m health resort ⁓phase f recovery (ʌ) phase (feiz) ⁓quotient m recovery quotient (RQ) ⁓vermögen n recuperative faculty ⁓wärme f physiol delayed heat
erigier|bar erectile (i'rektail) ⁓barkeit f erectility (i) ⁓t erect, erected
Erinnerung f ps memory (e), recollection (e) / erste ⁓ early recollection / ⁓ an längst Vergangenes palinmnesis (pæli'ni:sis)
Erinnerungs|aphasie f ps amnestic (e) od amnesic (i:) aphasia (ei) ⁓fälschung f ps retrospective od memory falsification, deceptive od delusive (u:) remembrance / positive ⁓ positive pseudomnesia (i:) ⁓fehler m ps failure (ei) of memory (e) ⁓halluzination f ps remembrance od memory hallucination ⁓illusion f ps memory illusion ⁓spur f ps engram, memory trace ⁓täuschung f ps delusion of remembrance, mnemic ('ni:mik) delusion, pseudo-reminiscence (i) ⁓verlust m (für Gegenstände) ps pragmatamnesia ('præɡmætæ'ni:ziə), loss of memory ⁓vermögen n ps memory (e)
Eriodictyon n pharm yerba (ə:)
erkalten to cool down
erkält|en v refl to catch [a] cold / leicht ⁓ to be liable od subject (ʌ) to colds ⁓et to have a cold ⁓ung f [common] cold, coryza (kɔ'raizə) / ⁓ mit Fieber feverish (i:) cold / starke ⁓ bad, heavy od severe cold
Erkältungs|erreger m F cold germ (ə:) ⁓infekt m (obere Luftwege) common cold ⁓krankheiten f pl colds ⁓pleuritis f primary (ai) pleurisy (uə)
Erkenntnis|funktion f cognitive (ɔ) function (ʌ) / ⁓mangel m ps lack of recognition (i)
Erkennung f recognition (ɔ) / (Krankheit) diagnosis (ou)
Erkennungs|marke f (Säuglinge) identification bracelet (ei) od anklet (æ) ⁓zeichen n (Diagnose) diagnostic (ɔ) sign / (Baby) identification marker ⁓zeit f recognition time
Erklärungswahn m ps explanatory delusion
erkrank|en to fall ill, to contract a disease ⁓t (Organ) diseased, affected / (Patient) ill, US (auch) sick
Erkrankung f illness, disease, affection, disorder; condition ⁓ der Atemwege respiratory illness (RI) akute ⁓ der Atmungsorgane acute respiratory disease (ARD) erbbedingte ⁓ heredofamilial disease fieberhafte ⁓ febrile illness funktionelle ⁓ functional (ʌ) disease ⁓ des Gehirns cerebral (ɔ) affection ⁓ der Harnorgane disease of the urinary tract ⁓ des Herz-Kreislaufsystems systemic (e) circulatory (ɔ:) disease ⁓ der innersekretorischen Drüsen endocrine disease od disorder ⁓ der grauen Hirnsubstanz polioencephalopathy (ɔ) japanische zerebro-

vaskuläre ⁓ Japanese cerebrovascular d. **paralytische** ⁓ paralytic (i) illness ⁓ der Spinalnervenwurzeln od des Rückenmarks myeloradiculopathy (ɔ) ⁓ des Urogenitalapparats urogenital (e) disease **zerebrovaskuläre** ⁓ (zerebrale Gefässerkrankung) cerebrovascular (æ) disorder od disease
Erkrankungs|alter n age of onset ⁓bild n clinical picture ⁓häufigkeit f morbidity (i) rate ⁓schutz m bakt protection against infection ⁓zahl f case rate
erlahmen (z B Abwehr) to weaken / (Glied) to grow lame, to be paralysed (æ) / (Puls, Interesse) to flag
Erlebnis n experience (iə) ⁓bereich m field of experience ⁓fähigkeit f ps power to experience (iə) ⁓phänomen n experience phenomenon ⁓reaktion f ps [psychical] reaction to a trauma (ɔ:) od an accident ⁓reaktiv (Noxen) experience-reactive
erleichter|n (ermöglichen) to facilitate (i) / (Schmerzen usw) to relieve (i:), to ease, to alleviate (i:), to assuage (ei) ⁓ung f relief (i:), alleviation, mitigation / (Pause) respite (ai) / ⁓ bringen od verschaffen to give od afford relief ⁓ungsmittel n pharm palliative (æ) [agent od], soothing (u:) remedy (e)
Erlenmeyer ('erlənmaiər)**-Kolben** m Lab Erlenmeyer od conical flask (a:) / enghalsiger ⁓ narrow-mouth E. f. / weithalsiger ⁓ wide-mouth E. f.
erliegen to die (dai) (einer Krankheit of od from) ⁓ n (Stillstand) (bes physiol) breakdown / ⁓ des Kreislaufs breakdown of the circulatory system, systemic (e) breakdown
erloschen extinguished (i) / (Reflex) not present / (Auge) lifeless, dull / (Puls) not palpable (æ) at all
erlöschen (Ekzem) to disappear (iə)
ermatten (Puls) to flag
Ermüdungs|effekt m fatigue effect ⁓erscheinung f fatigue symptom ⁓gefühl n feeling of fatigue (i:) ⁓neurose f ps fatigue neurosis ⁓nystagmus m fatigue nystagmus (æ) ⁓stoff m fatigue toxin, kenotoxin (ɔ) ⁓syndrom n effort syndrome (ɔ), neurocirculatory asthenia (i:) ⁓toxin n fatigue (i:) toxin (ɔ), kenotoxin
ernähr|en vt to nourish (ʌ), to feed (unterhalten) to maintain, to support / v refl to live (von on) ⁓t nourished (ʌ) / schlecht ⁓ undernourished / künstlich ⁓ (Säugling) bottle-fed / über⁓ overfed ⁓ung f feeding / nutrition (i), diet (ai) fehlerhafte ⁓ defective nutrition künstliche ⁓ artificial (i) feeding menschliche ⁓ human nutrition parenterale ⁓ parenteral alimentation ⁓ durch parenterale Tropfinfusion drip-feeding pflanzliche ⁓ plant nutrition rektale ⁓ anal feeding ⁓ nutritional (i), alimentary, nutrient (ju:), nutritive (ju:), trophic (ɔ), tropho- (ɔ) (Vors)
Ernährungs|anämie f deficiency (i) od nutritional an[a]emia (i:) ⁓bedingt nutritional ⁓berater[in] m (f) (FAO) nutrition (i) consultant (ʌ) ⁓beschränkung f restriction (i) of diet (ai) ⁓dotter m embr trophlecithus (e), food yolk (jouk) ⁓dotter- tropholecithal (e) ⁓fachmann m nutrition (i) expert ⁓faktor m food factor, nutritive (nju:) factor ⁓fehler m false diet (ai) / malnutrition (i) ⁓fistel f chir alimen-

tary fistula **~form** f type of nutrition (i) / od diet (ai) **~forschung** f alimentary research (ə:) **~funktion** f trophicity (i) **~gewohnheiten** f pl food habits (æ), food consumption patterns **~grundsatz** m nutritional (i) formula **~komponente** f nutritional (i) component (ou) **~krankheit** f nutritional (i) disease **~kunde** f threpsology (ɔ), trophology (ɔ), science of nutrition (i) / (Diätetik) dietetics (e) **~lehre** f s **~kunde ~methode** f (bes Säugling) feeding method (e) **~nerv** m physiol trophic (ɔ) nerve **~neurose** f trophoneurosis **~physiologie** f physiology (ɔ) of nutrition (i) **~schaden** m nutritional (i) disease **~stimuli** m pl nutritional (i) stimuli ('stimjulai) **~störung** f nutritional od alimentary disease od disturbance (ə:), trophopathy (ɔ), trophonosis, digestive upset, dystrophy (i) / (durch Hypophysenunterfunktion) hypophyseal (i) dystrophy **~theorie** f dietetic (e) theory (i:) **~therapie** f alimentary therapeutics, trophotherapy **~umstellung** f change of nutrition (i) **~versuch** m feeding experiment (e) **~vorgang** m trophism (ɔ), trophicity (i) **~wechsel** m nutritional (i) change **~wissenschaft** f science of nutrition (i) **~wissenschaftler** m nutritionist (i) **~zelle** f histol alimentary cell **~zirrhose** f nutritional cirrhosis **~zustand** m nutritional (i) state od status (ei), nutritional condition / normaler **~** eutrophia (ou)

erneuer|n to renew (ju:) / (Verband) to change a dressing **~ung** f renewal (ju:) / (Wiederaufleben) revival (ai) / (Verband) change **~ungsgeschwindigkeit** f (Strahlenbiologie) turnover rate **~ungszeit** f (Strahlenbiologie) turnover time

Ernte|fieber n (Feldfieber) harvest od field fever, leptospirosis (spaiə'rousis), marsh fever, mud fever, slime fever, swamp (ɔ) fever, water fever, erntefieber ('ɔ:ntəfi:bə), schlammfieber ('ʃlæmfi:bə) **~krätze** f trombidiosis, trombiculosis, trombicula (i) infestation, trombiculiasis (ai), trombidiasis (ai) **~milbe** f harvest mite (ai) od bug, Trombicula (i), Trombidium (i), red bug od mite

erodier|en to erode (ou) **~end** erosive, erodent (ou), eroding **~ung** f (Erosion) erosion

eröffn|en chir to open, to incise (ai) / (Abszeß) to lance (a:) / (Zervix) to dilate (ei) **~ung** f chir opening / (Abszeß) incision (i), lancing (a:) / (Aorta) aortotomy / (Bauchhöhle) c[o]eliotomy (si:li'ɔtəmi) / (Blase) vesiculotomy / (Bronchus und Lunge) chir pneumobronchotomy / (Brustraum) chir thoracostomy (ɔ) / (Erweiterung) dilation, dilatation (ɔ) / (Pleuraraum) chir pleurotomy

Eröffnungs|periode f (Geburt) first stage of labo[u]r, period of dilatation **~schmerz** m (Geburt) dilating (ei) pains **~wehen** f pl first-stage labo[u]r **~zeit** f (bei Geburt) duration of cervical dilatation

erogen sex erogenous (ɔ), erotogenic (e) **Erosi|on** f erosion (i'rouʒən) **~iv** erosive (ou)

Erot|ik f sex eroticism (ɔ), erotism (e) **~isch** sex erotic (ɔ) **~isieren** sex to erotise ('erətaiz) **~isierend** (Hormon) sex libidogenic (e), libidogenous (ɔ)

~ismus m sex erotism (e), eroticism (ɔ) / auf andere gerichteter **~** allo-erotism, allo-eroticism / auf sich selbst gerichteter **~** auto (ɔ:)-erotism, auto-eroticism

eroto|gen (erogen, wollusterzeugend) sex erogenous (ɔ), erotogenic (e) **~graphomanie** f erotographomania (ei) **~man** ps sex erotopathic (æ) **~mane** m sex erotomaniac (ei) **~manie** f (übersteigerter Geschlechtstrieb) sex erotomania (ei) **~path** m (sexuell anormal Veranlagter) sex erotopath (ɔ) **~phobie** f sex erotophobia **~psychisch** erotopsychic

erratisch (Schmerzen, Ausschlag) erratic (æ) / (wandernd) migrating

erregbar ps physiol excitable (ai); irritable (i) / schwach **~** ps hypo-affective / stark **~** ps hyperaffective **~keit** f ps, physiol excitability (ai-i); irritability (i) / ps emotivity (i)

Erregbarkeitsprüfung f physiol test for irritability (i)

erregen to excite (ai); to irritate (i) / (Reflex) to provoke (ou), to elicit (i) / (verursachen) to cause, to stimulate (i) / (aufregen) to agitate (æ) / (Verdacht) to arouse (au) / (beunruhigen) to alarm

Erreger m bakt pathogen (æ), causative (ɔ:) agent od organism, germ (dʒə:m) / (Parasit) parasite (æ) / pleuropneumonieähnlicher **~** pleuropneumonia-like organism (PPLO) **~-** pathogenic (e) agent causing **~aufnahme** f reception (e) of pathogenic (e) organisms **~beseitigung** f elimination of germs **~haltig** containing pathogenic (e) organisms od germs **~insektenverhältnis** m microbe (ai)-insect relationship **~nachweis** m demonstration of the infectious agent od of germs od pathogenic organisms, identification **~population** f germ population **~quelle** f source of infection **~stamm** m bakt strain **~übertragung** f infection **~wandel** m germ mutation

erregt excited (ai) / (angeregt) stimulated (i) / ps agitated, upset **~heit** f ps excitation, agitation / ängstliche **~** ps agitation and anxiety (æŋ'zaiəti)

Erregung f physiol excitation, irritation, stimulation / ps agitation, excitement (ai), emotional (ou) tension / (Nerv) impulse / leichte manische **~** hypomania (ei)

Erregungs|ausbreitung f (Herz) ventricular (i) stimulus (i) conduction (ʌ) **~impuls** m excitatory (ai) impulse **~leitung** f [stimulus (i)] conduction (ʌ) **~mittel** n pharm s Reizmittel **~phase** f physiol excitation stage od phase (ei) **~rückbildung** f (EKG) repolarisation **~stoff** m excitatory (ai) substance (ʌ) **~übertragung** f transmission (i) of impulses, neural transmission **~vorgang** m excitatory (ai) process (ou) / physiol excitation process (ou) **~welle** f excitatory wave **~zustand** m ps state of agitation

erreichbar chir accessible (e)

erröt|en to blush (ʌ) / (plötzlich, stark) to flush **~** n blush (ʌ), blushing, flushing (ʌ), erubescence **~end** erubescent **~ungsfurcht** f ps erythrophobia, fear of blushing

Ersatz m substitute (ʌ) / (Schaden) compensation / (Gewebe) replacement (ei) **~bewegung** f movement (u:) of the

---

sound side of the body in an attempt to move the paralysed (æ) side **~befriedigung** f ps substitutive gratification **~bildung** f ps substitutive formation **~chirurgie** f plastic surgery (ə:) **~droge** f pharm substitute (ʌ) **~flüssigkeit** f (Salzlösung statt Blut) replacement (ei) fluid (u) **~lösung** f replacement solution **~mittel** n pharm substitute (ʌ), surrogate (ʌ), succedaneum (ei) **~präparat** n pharm s **~mittel ~stoff** m substitute (ʌ) **~systole** f escaped beat **~therapie** f replacement therapy (e)

erschein|en (Ausschlag) to appear (iə) / (sichtbar werden) to become visible (i) / (Symptom) to appear (iə) **~ung** f (Symptom) symptom (i), sign, phenomenon (ɔ) / (Äußeres eines Menschen) physical appearance (eə); clinical picture / (Haltung) bearing (eə) / (Krankheitsbild) clinical picture; feature (i:), manifestation / (Haut) exanthem (æ), eruption (ʌ), exanthema (i:) / äußere **~** einer Krankheit outward manifestation / spastische **~** spasticity (i) / therapiebedingte **~** drug symptom

Erscheinungs|bild n appearance (iə), development, course; clinical picture / (Symptom) feature ('fi:tʃə) / (Äußeres) phenotype (i:), external characteristics / röntgenologisches **~** radiologic[al] appearance **~form** f type (ai); manifestation **~frei** without symptoms (i), symptomless (i) **~grad** m (Erkrankung) severity (e) of the condition **~los** (Leiden) symptomless (i) **~modus** m ps mode of manifestation **~typ** m phenotype (i:), morphologic[al] (ɔ) type **~weisen** f pl (des Daseins) manifestations [of existence]

erschlaffen to slacken (æ), to relax (æ)

Erschlaffung f relaxation / (Atonie) atony (æ) / ps enervation / **~** der Magenmuskulatur gastric myasthenia (i:) **~szeit** f (Herz) diastole (dai'æstəli)

Erschöpfung f exhaustion (ɔ:), tiredness, fatigue (i:), prostration / (bei Hunger) inanition (i) / (geistige) brain-fag / **~** durch Arbeitsüberlastung ergasthenia (i:) / **~** durch Hitze heat prostration / nervöse **~** nervous exhaustion

Erschöpfungs|delirium n ps exhaustion (ɔ:) delirium (i) **~depression** f exhaustion depression **~krankheit** f fatigue (i:) od exhaustion disease od inanition **~psychose** f ps exhaustion psychosis (sai'kousis) **~zustand** m general od physical (i) exhaustion, state of exhaustion

erschütter|n to shock / (Gehirn) to concuss (ʌ) / (schütteln) to shake **~ung** f (Gehirn) concussion (ʌ), commotion (ou) / (Nerv) shock / (Rütteln) jolt (ou) / (ruckweise **~**) jarring (a:)

erschütterungs|empfindlich tremolabile (ei) **~fest** tremostable (ei) **~schwerhörigkeit** f concussion (ʌ) deafness

erschweren (Zustand) to aggravate (æ)

ersetz|bar (Schaden) reparable (e) / (Austausch) replaceable (ei) / (Gewebe) reproducible (ju:) / interchangeable (ei) / nicht **~**, unersetzlich irreparable, irreplaceable (ei) **~en** (verdrängen) to supersede (i:) / (austauschen) to replace (ei) (etwas by), to substitute (ʌ) (etwas for) / (wieder gutmachen) to repair (eə) / (Schaden) to compensate, to indemnify

Erst|abstossung f imm first set rejection

od reaction ≈antwort *f imm* primary immune response

erstarr|en (Flüssigkeit) to congeal (i:) / (Glied) to become numb *od* stiff / (frieren) to freeze ~t (Krankheitsbild) rigid (clinical picture) ≈ung *f* (Flüssigkeit) congelation / (Glied) numbness / (Versteifung) stiffening / (Frieren) freezing / *ps* torpor (ɔ:), torpidity (i) / (Hartwerden) solidification / (Gipsverband) setting

Erstarrungs|punkt *m* solidification point (ɔi), congealing temperature, freezing point ≈temperatur *f* congealing *od* solidification temperature

Erst|aufnahme *f* (in Klinik) first admission (i) ≈auftreten *n path* initial manifestation

Erste Hilfe *f* first aid, emergency treatment ≈-Ausrüstung *f* first-aid equipment (i) *od* kit ≈-Grundausbildung *f* (des Roten Kreuzes) first-aid basic (ei) instruction (ʌ) ≈-Kasten *m* (Auto, Flugzeug) first-aid kit ≈--Maßnahmen *f pl* first-aid treatment *od* measures (e) ≈-Stelle *f* first-aid station

Erst|ergebnis *n* (eines Tests) initial (i) result (ʌ) ≈erkrankung *f* first appearance (iə) of a disease ~gebärend primiparous (i) ≈gebärende *f* primipara (i), *pl* primiparae (prai'mipəri:), primigravida (praimi'grævidə), *pl* primigravidae (ˈgrævidi:), para (æ) I ~geboren first-born ≈geburt *f* first birth / (Kind) first-born

ersticken *vt* to suffocate (ʌ), to asphyxiate (i); (Kompression der Luftröhre) to strangle (æ), to strangulate / *vi* to be suffocated, to die from suffocation ≈ *n* suffocation, asphyxia (i), asphyxiation ~d suffocating (ʌ), asphyxiant (i)

Erstickungs|anfall *m* attack of suffocation *od* choking (ou), choking fit ≈gefahr *f* danger of suffocation, threatening (e) suffocation ≈luft *f* suffocating (ʌ) air ≈tod *m* death from *od* by suffocation *od* asphyxia

Erst|immunisierung *f* primary (ai) immunisation ≈impfling *m* person vaccinated for the first time ≈impfung *f* initial (i) *od* primary (ai) *od* first vaccination *od* inoculation [*s* Impfung] ≈operation *f* first operation ≈reaktion *s* ≈antwort ≈schwangere *f* primigravida (æ), *pl* primigravidae (praimi'grævidi:), gravida (æ) I ≈verband *m* primary (ai) *od* first dressing ≈versorgung *f chir* wound (u:)-toilet (ɔi) and first dressing ≈wirt *m* (Hauptwirt) primary (ai) host (ou) / (bleibender) ≈ definitive (i) host

ertaub|en to become deaf (e), to lose one's hearing ≈ung *f* loss of hearing / akute ≈ sudden deafness

erträglich bearable (eə), tolerable (ɔ) ≈keitsgrenze *f s* Toleranzgrenze

E-Ruhr *f* (durch Shigella sonnei hervorgerufene Bazillenruhr) Sonne ('sɔnə) dysentery

Erukasäure *f* (Acidum erucicum) erucic acid

Eruktation *f* (Aufstoßen) eructation, belching

Eruptio miliares (Fieberbläschen [ausschlag]) miliary (i) eruption (ʌ)

Eruption *f* (Ausschlag) eruption (ʌ)

Eruptions|fieber *n* eruptive (ʌ) fever (i:) ≈phase *f* eruptive (ʌ) phase (ei)

eruptiv eruptive (ʌ) ≈stadium *n* eruptive stage

ERV = Exspirationsreservevolumen *od* exspiratorisches Reservevolumen *n* expiratory reserve volume, ERV

erwachen to awake (ei), to wake up ≈ *n* awakening, waking / ≈ aus der Narkose postan[a]esthetic recovery (PAR) / beim ≈ on waking

erwachsen *adj* adult (æ), full-grown, grown-up

Erwachsenen|diabetes *m* late-onset diabetes ≈dosis *f pharm* dosage (ou) for adults (æ) ≈fall *m* adult (æ) case ≈hämoglobin *n* adult h[a]emoglobin (HbA) ≈krankheit *f* disease of adults (æ) ≈leben *n* adult (æ) life ≈puls *m* adult's (æ) pulse (ʌ) ≈zäpfchen *n pharm* suppository (ɔ) for adults

Erwachsener *m* adult (æ), grown-up

erwärmen to heat, to warm ~d calefacient ('feiʃənt), heating, warming

Erwärmung *f* warming, heating

Erwartungs|angst *f ps* anticipatory anxiety ≈angstzustand *m ps* expectation anxiety state ≈neurose *f* expectation neurosis (ou)

erweichen to soften (ɔ) ~d *pharm* emollient (ɔ) / (Gewebe) softening (ɔ)

Erweichung *f path* softening (ɔ), malacia (məˈleiʃiə), mollities (mɔˈliʃii:z), colliquation / ≈ der grauen Substanz tephromalacia (məˈleiʃiə)

Erweichungs|herd *m* softening (ɔ) region (i:) *od* focus (ou) *od* area (εə) ≈mittel *n pharm* emollient (ɔ)

Erweiter|er *m* (Muskel) dilator (ei) [muscle] / (Instrument) dilator ~n *vt u vi* to enlarge / (dehnen) to dilate (ei) / (spreizen) to distend / *v refl* (Pupillen) to dilate ≈ *n* (Vergrößerung) enlargement / (Dehnung) dilation, dilatation / (Spreizung) distension ≈ung *f* (aktiv) dilation, (passiv) dilatation [*nota*: der Unterschied ist heute rein theoretisch], enlargement, distension / ampulläre ≈ ampullary dilatation / digitale ≈ *od* ≈ mit dem Finger (*z B* Muttermund) digital (i) dilatation / ≈ der verengten Mitralklappe mitral (ai) commissurotomy ≈smittel *n pharm* dilator (ei)

erwerbs|fähig capable (ei) of earning one's living, fit for work ≈fähigkeit *f* capacity (æ) to earn one's living, fitness for work / verminderte ≈ disablement (ei) ≈minderung *f* (EM) incapacitation ≈minderungsgrad *m* degree of incapacitation ≈unfähig incapacitated

erworben acquired (ai)

Ery = Erythrozyt *m* erythrocyte, Er

Erysipel *n* (Rose) erysipelas (i) / wanderndes ≈ ambulant *od* wandering (ɔ) *od* migrant (ai) e. ~ähnlich erysipelatous (e), resembling erysipelas (i) ≈erreger *m* erysipelococcus, *pl* erysipelococci ('kɔksai) ≈oid *n* erysipeloid, fish-handlers' disease ~oid (erysipelähnlich) erysipelatous (e), resembling erysipelas (i) ≈othrix *bakt* Erysipelothrix

Erythem *n* (Erythema) erythema (i:) / fixes ≈ fixed e. / ≈ der Säuglinge diaper (ai) *od* napkin e.

Erythema *n* erythema (i:) ≈ anulare e. annulare ('lεəri ≈ exsudativum multiforme e. exudativum multiforme ≈ gluteale diaper rash ≈ induratum Bazin (ba'zẽ) Bazin's disease ≈ infectiosum (fünfte Krankheit, Ringelröteln, Stiker-Syndrom) e. infectiosum (ou), infectious e., Sticker's ('stikərz) disease

---

≈ multiforme e. multiforme ≈ nodosum e. nodosum (ou) ≈ nodosum-Syndrom *n* (Knotenrose) erythema nodosum syndrome ≈todes *m* (Lupus er.) lupus (u:) erythematosus (ou) ~tös erythematous (i:)

Erythem|dosis *f röntg* (E.D.) erythema (i:) dose (dous) (ED) / kleine ≈ minimal (i) e.d. (MED) ~erzeugend erythemogenic ≈grenze *f* confines of an erythema (i:) ≈schwelle[ndosis] *f röntg* threshold erythema dose (TED)

Erythrämie *f* erythr[a]emia (i:), polycyth[a]emia (sai'θi:miə) vera

Erythrasma *n* (Zwergflechte) *path, derm* erythrasma, Baerensprung's ('beərən-sprunks) disease *od* erythrasma

Erythrismus *m* (Rothaarigkeit) erythrism (i)

Erythrityltetranitrat *n* erythrityl tetranitrate (e'riθritil tetrə'naitreit) (NF)

Erythro- (Vors) (rot) erythro- (i) (Vors)

Erythroblast *m* erythroblast (i) / basophiler ≈ basophilic (i) e. / großer ≈ macro-erythroblast (i) / orthochromatischer ≈ orthochromatic (æ) e. / polychromatophiler ≈ polychromatophilic (i) e. ≈ämie *f* erythroblast[a]emia (i:)

Erythroblasten|- erythroblastic (æ) ≈anämie *f* primary (ai) erythroblastic an[a]emia (i:), thalass[a]emia (i:) ≈anstieg *m*, plötzlicher ≈ erythroblastic (æ) shower (au) ≈nest *n* nest of erythroblasts (i)

Erythro|blastom *n* erythroblastoma ≈blastopenie *f* erythroblastopenia (i:) ≈blastose *f* erythroblastosis / fetale ≈ erythroblastosis f[o]etalis (ei) ~blastotisch erythroblastotic (ɔ) ≈chloropie *f* (Blau-Gelb-Farbenblindheit) erythrochloropia (ou), erythrochloropsia (ɔ) ≈clasie *f* erythroclasis (ɔ) ≈dermia desquamativa Leineri *f* Leiner's ('lainərz) disease *od* syndrome ≈dermie *f* erythrodermia, erythroderma ≈genese *f* erythrogenesis (e), erythropoiesis (i:) ≈gonium *n* erythrogonium (ou) ≈kinetik *f* erythrodynamics (æ) ≈klasie *f* h[a]emoclasis (ɔ) ≈kont *m* erythroconte (e'riθrokont) ≈leukämie *f* erythroleuk[a]emia (i:), di Guglielmo's (gu'ljelmoz) syndrome ≈lyse *f* erythrocytolysis (ɔ), erythrolysis (ɔ) ≈lysin *n* erythrocytolysin (ɔ), h[a]emolysin (ɔ) ≈melalgie *f* erythromelalgia (me-'lældʒiə), acromelalgia (æ) ≈melie *f* erythromelia (i:) ≈mycin[um (EP)] *n* (WHO) erythromycin (ai) (EP, BP) ≈mycin-estolat *n* erythromycin estolate (BP) ≈mycin-Glukoheptonat *n* erythromycin glucoheptonate ≈mycin-Stearat *n* erythromycin stearate ≈myeloleukose *f* erythromyeloleucosis (ou) [US -leuko-] ≈n *n* erythron (ɔ) ≈parasit *m* erythroparasite (æ) ≈penie *f* erythropenia (i:) ≈phage *m* erythrophage (e'riθrofeidʒ), h[a]ematophage (i:) ≈phagie *f* erythrophagia (ei), erythrophagocytosis (ˌfægosai'tousis) ~phagisch erythrophagous (ɔ) ≈phagozytose *f* h[a]ematophagia (ei), h[a]ematophagocytosis ~phil erythrophilous (ɔ) ≈phobie *f* (Rotangst) erythrophobia ≈plasie *f* erythroplasia (ei) / ≈ der Vulva violet (ai) discoloration of the vulva (ʌ) ≈poese *f* erythropoiesis (e'riθropɔi-'i:sis) / wirksame ≈ effective e. / wirkungslose ≈ ineffective e. ≈poese-

155

hemmung f erythropoiesis inhibition (i) **~poetin** n (erythropoietischer Faktor) erythropoietin ('pɔiətin), erythropoietic stimulating factor (ESF) **~poietisch** erythropoietic, erythrogenic (e), forming red blood cells **~protektiv** erythroprotective **~psie** f (Rotsehen) erythropia (ou), erythropsia (ɔ) **~psin** n (Sehpurpur) erythropsin, visual (i) purple (ɔ:), rhodopsin (ɔ) **~schisis** f erythrocytoschisis (sai'tɔskisis) **~se** f erythrosis **~stase** f erythrostasis (ei) **~trop** erythrocytotropic (ɔ) **~zyanose** f erythrocyanosis (ˌsaiə'nousis)

Erythrozyt m erythrocyte (i), red blood corpuscle ('kɔ:pasl) (RBC) od red blood cell **abnorm kleiner ~** micro--erythrocyte **basophilgetüpfelter ~** baso--erythrocyte **basophilgranulierter ~** punctate (ʌ) basophilic e. **~ im Entwicklungsstadium** karyoblast (æ) **farbloser ~** achromatocyte (ou), achromacyte (ou), ghost od shadow (æ) od phantom corpuscle **fragmentierter ~** (Schistozyt) schistocyte (i) **geschrumpfter ~** crenocyte (i:), crenated e. **großer u. kernhaltiger ~** gigantochromoblast (ou), gigantoblast (æ) **kernhaltiger ~** nucleated (ju:) c. **kernhaltige Jugendform der ~en** pro-erythrocyte (i) **normal gefärbter ~** normochromocyte (ou) **normalgroßer ~** normocyte (ɔ:) **pessarförmiger ~** pessary corpuscle **punktierter ~** punctate (ʌ) basophilic (i) e. **sehr kleiner ~** micro-erythrocyte, microcyte (ai) **spindelförmiger ~** spindle-shaped e. **vitalgranulierter ~** reticulocyte (i)

erythrozytär erythrocytic (i)

Erythrozyten|- erythrocytic (i) **~affinität-** h[a]ematotropic (ɔ) **~antigen** n erythrocyte antigen **~auflösung** f (Leber, Milz) erythrocytolysis (ɔ) **~auflösungs-** erythrocytolytic (i) **~degeneration** f red cell degeneration **~degeneration-** erythrodegenerative (e) **~durchmesser** m, mittlerer mean corpuscular diameter (æ) (MCD) **~fressend** erythrophagous (ɔ) **~gift** n h[a]emotropic (ɔ) poison **~mangel** m erythropenia (i:) **~parasiten** m pl s Blutkörperchenparasiten **~phagozytose** f erythrophagocytosis **~plasma** n discoplasm **~reifungsfaktor** m erythrocyte (i) maturation factor (EMF) **~resistenz** f erythrocyte (i) fragility (i), globular (ɔ) resistance **~schatten** m ghost od phantom corpuscle **~senkung** f erythrocyte (i) sedimentation **~senkungsgeschwindigkeit** f erythrocyte sedimentation rate (ESR) **~verminderung** f diminution (ju:) of the red cells, oligocyth[a]emia (i:), lowered red cell count, oligocytosis, hypoglobulia (ju:) **~vernichtend** (globulizid) globulicidal ('glɔbjuli'saidəl) **~volumen** n packed cell volume (PCV) **~zählkurve** f erythrocyte-count curve **~zählung** f red cell count, red blood count (RBC) **~zerfall** m destruction od splitting of red cells, erythrocytoschisis (sai-'tɔskisis), globulolysis (ɔ), erythrocytorrhexis, plasmoschisis (plæz-'mɔskisis) **~zylinder** m blood cast

Erythro|zythämie f (Polyzythämie) hypererythrocyth[a]emia ('haipəe'riθrosai'θi:miə), erythrocyth[a]emia, polycyth[a]emia (i:) vera od rubra **~zytogenese** f erythrogenesis (e), erythro-

[cyto]poiesis (i:), formation of red cells **~zytolyse** f erythrocytolysis (ɔ) [s a Erythrozytenzerfall] **~zytometer** n erythrocytometer (ɔ), h[a]emocytometer (ɔ) **~zytometrie** f erythrocytometry (ɔ) **~zytose** f erythrocytosis, hyperglobulia (ju:) **~zytotrop** h[a]ematotropic (ɔ), erythrocytotropic

erzeug|en sex to beget, to procreate (ou) / (verursachen) to cause / (Dampf) to generate (e) / (Schlaf, Narkose) to induce (ju:) / physiol to produce (ju:) **~er** m (Vater) begetter, father **~t** (künstlich, z B Schlaf) induced (ju:) / durch Licht **~** (z B Erythem) photogenic (e), photogenous (ɔ) **~ung** f sex procreation / (Gas, Dampf) generation / (Ursache) causation

Erziehungsberatung f child guidance **~sstelle** f child guidance clinic

ES = Extrasystole f extrasystole

Es n ps id

Es = Einsteinium n einsteinium, Es

Esbach ('esbax)**|-Lösung** f Esbach's solution (u:) **~-Methode** f (Eiweißmessung) Esbach's method (e) **~-Probe** f Esbach's test **~-Reagenz** n Esbach's reagent (ei)

Escamilla Lisser (eskə'milə-'lisə)**-Syndrom** n (inneres Myxödem) Escamilla--Lisser syndrome, internal myx[o]edema

Escape-Phänomen n iodine escape

Eschara f (Schorf, Kruste) eschar ('eska:), scab

Escharotikum n (Ätzmittel) pharm escharotic (ɔ), caustic (ɔ:) agent (ei)

Escherichia f bakt Escherichia (eskə'ri-kiə) / **~** coli: bacterium (iə) od bacillus (i) coli ('koulai), Escherichia coli, coli bacillus, Escherich's bacillus

Eser|idin n pharm eseridine (e) **~in** n (Physostigmin) pharm eserine (e), physostigmine (i) (BPC) **~inii salicylas** s Physostigminii salicylas **~ismus** m tox physostigmine (ˌfaizo'stigmi:n) poisoning

ESG = Erythrozytensenkungsgeschwindigkeit f erythrocyte sedimentation rate, ESR

Eskimogesicht n myx[o]edema (i:) face

Esmarch ('esmarç)**|-Binde** f chir Esmarch's bandage (æ) od tourniquet ('tuənikei), esmarch **~-Blutleere** f Esmarch's isch[a]emia (is'ki:miə) **~-Maske** f mask for general (e) an[a]esthesia (i:), Esmarch's mask **~-Staubinde** f Esmarch's tourniquet (uə)

Esophorie f (latentes Einwärtsschielen) esophoria (ɔ:), esodeviation, latent (ei) convergent strabismus / (lat. Schielen) heterophoria (ɔ:) **~-** esophoric (ɔ)

eso|phylaktisch esophylactic **~phylaxie** f esophylaxis

ESR = Elektronenspinresonanz f electron spin resonance, ESR

Eß|angst f ps sitophobia (saito'foubiə) / (Schluckangst) ps phagophobia **~bar** edible (e)

essen to eat / zu viel **~** to overeat **~** n eating / (Nahrung) food / (Mahlzeit) meal / (Gericht) dish / nach dem **~** postprandial (æ), after meals

Essens|gewohnheit f dietary (ai) habit (æ) **~zeit** f meal-time

Essentia f pharm essence, essentia (e'sen-fiə) / **~** dentifricia mouth wash / **~** ophthalmica eye wash

essentiell path essential, idiopathic (æ), genuine (e)

Essenz f pharm essence, essentia

Eß|gelüste n pl, anomale parorexia **~gewohnheit** f dietary habit (æ) **~gier** f bulimia (i) **~hilfen** f pl orthop feeders

Essig m chem vinegar (i) **~älchen** n Anguillula (i) aceti (æ'si:tai), vinegar worm **~äther** m chem acetic (i:) ether (i:), ethyl (e) acetate (æ) **~bildung** f chem acetification **~fliege** f Drosophila (ɔ), vinegar (i) fly, fruit fly **~gärung** f chem acetic (i:) fermentation **~milch** f vinegar (i) milk **~mutter** f mother of vinegar (i) **~näpfchen** n anat acetabular (æ) fossa **~sauer** chem acetic (i:)

Essigsäure f (EP, DAB) (Acidum aceticum (DAB)) chem acetic (i:) acid (æ), ethanoic acid / verdünnte **~** (Acidum aceticum dilutum) dilute acetic (i:) acid **~anhydrid** n chem acetic (i:) anhydride (ai) **~bazillus** m bakt acetobacter (æ) aceti (i:) **~eiweißprobe** f acetic (i:) acid test **~gärung** f chem acetic (i:) fermentation **~löslich** acetosoluble **~messer** m chem acetimeter (i), acetometer (ɔ) **~reaktion** f chem acetic (i:) acid reaction **~salz** n chem acetate ('æsitit)

Essigsaureton erdelösung f aluminium acetate solution

Essig|säurevergiftung f acetic (i:) acid poisoning **~umschlag** m vinegar (i) compress **~weinsauer** chem acetotartaric (æ)

Eß|löffel m (als Maß) pharm tablespoon (ei) (tbsp) / einen **~** voll a tablespoonful **~lust** f (Appetit) appetite ('æpitait) / absonderliche **~** der Schwangeren pica (ai) **~pause** f interval between meals **~sucht** f (Freßsucht) ps sitomania (saito'meiniə)

E.S.T. = Elektroschocktherapie f electroshock therapy (EST)

Ester m chem ester

Esterase f physiol esterase **~blocker** m physiol esterase blocker (ɔ) **~hemmung** f esterase inhibition (i)

Esterbildung f chem esterification, esterisation

esterisieren chem to esterise **~** n esterisation

Esterzahl f ester value

Esthiomene f (Vulva-Elephantiasis) esthiomene (esθi'ɔmini)

Estradiolbenzoat n (EP) oestradiol benzoate (ÆP)

Estragon m bot tarragon (æ)

Estren-Dameshek ('estrən-'dæməfek)**-Anämie** f Estren-Dameshek's an[a]emia (i:) od syndrome

Estron n [o]estrone (i:)

Etacrynsäure f (EP) ethacrynic (i) acid, etacrynic acid (EP)

Etagen|aortographie f röntg layer (eə) aortography (ɔ) **~naht** f chir layered (eə) suture (ju:), suture in layers **~nähte legen** (Nähen in verschiedenen Schichten) chir terracing (e)

Etamivan-Lösung f ethamivan (æ) elixir (BPC)

Etebenecidum n (WHO) ethebenecid (BPCA)

ETH[A] = Ethionamid n ethionamide, ETH

Ethambutol n ethambutol (eθəm'bju:tɔl) [hydrochloride (BP)]

Ethaverin n (WHO) (Äthylpapaverin) ethaverine (e'θævəri:n) hydrochloride

Ethchlorvynol n ethchlorvynol (ˌeθklɔ:-'vainɔl) (BP)

Ethinamat n (WHO) ethinamate (eθi-'næmeit) (BPCA, NF)
Ethinyloestradiol n (WHO) (Äthinylöstradiol) ethinyl[o]estradiol ('eθinili:strə'daiɔl) (BP, USP)
Ethionamid n ethionamide (e,θaiə'næmaid) (BPCA)
Ethisteron n (WHO) (Anhydrohydroxyprogesteron) ethisterone (e'θisteroun) (BP, NF)
Ethmo|- (Vors) ethmo- ('eθmo) (Vors) ~**frontal** (Siebbein u. Stirnbein betr.) ethmofrontal (ʌ) ~**id** n (Siebbein) ethmoid ('eθmɔid), ethmoid bone, os ethmoidale (ei) ~**idal** (zum Siebbein gehörig) ethmoidal (ɔi), ethmoid ~**idektomie** f chir ethmoidectomy ~**ideum** n (Siebbein) ethmoid (e) [bone], os ethmoidale (ei) ~**iditis** f (Sinusitis ethmoidalis) ethmoiditis (ai)
Etho|form n (Benzocain, p--Aminobenzoesäureaethylester (DAB)) benzocaine ('benzokein) (BP) ~**heptazin** [Citrat] n (WHO) ethoheptazine ('heptəzi:n) (BPCA) [citrate (NF)] ~**logie** f (Verhaltenslehre) ethology (e'θɔlədʒi) ~**suximid** n (WHO) ethosuximide ('sʌksimaid) (BP) / ~-Sirup m ethosuximide (ʌ) elixir (i) (BPC) ~**toin** n (WHO) ethotoin (BP) ~**xzolamid** n ethoxzolamide (eθɔks'zɔləmaid) (USP)
Ethyl-methylthiambuten n (WHO) (Äthylmethylthiambuten) ethylmethylthiambutene ('meθilθai'æmbjuti:n) (BPCA)
Etikett n pharm label (ei) / ~ für Gifte yellow od poison label ~**ieren** pharm to label (ei)
Eto|glucid n (WHO) (Ethoglucid) ethoglucid (eθo'glu:sid) (BPCA) ~**phyllin-[um** (EP)] etophylline (EP)
ETP = Elektronentransportpartikel m electron transport particle, ETP
Etranglement n (Strangulation) strangulation
Etryptamin n (WHO) etryptamine (i'triptəmi:n) (BPCA)
Etui n (Instrumente) case
EU = Extrauteringravidität f extra-uterine pregnancy
Eu = Europium n europium, Eu
Eu- (Vors) (gut, richtig, echt, schön, leicht) eu- (ju:) (Vors) ~**ästhesie** f (normale Funktion der Sinne) eu[a]esthesia ('ju:is'θi:ziə) ~**biotik** f eubiotics (ju:bai'ɔtiks) ~**cain** n pharm eucaine ('ju:kei:n) ~**calypti aetheroleum** (EP) eucalyptus oil (EP, BP) ~**calyptol** n pharm eucalyptol (i) (BP) ~**calyptusöl** n (EP) eucalyptus oil (EP, BP) ~**catropin** n (WHO) eucatropine (ju:'kætrəpi:n) hydrochloride (BPCA, USP) ~**cerin** n pharm eucerin (ju:) ~**chinin** n pharm euquinine (ju:'kwini:n) ~**chromatin** n genet euchromatin ~**chromatisch** genet euchromatic ~**chromatopsie** f (normales Farbensehen) euchromatopsia (ju:,krouma'tɔpsiə), euchromatopsy (ou) ~**chromosom** n euchromosome (ou), autosome (ɔ:) ~**diometer** n eudiometer (ju:di'ɔmitə) ~**diometrie** f eudiometry (ɔ) ~**ergasie** f ps euergasia ~**genik** f eugenics (ju:'dʒeniks) ~**genier** m eugenist (ju:dʒənist) ~**geninsäure** f (Eugenol) ~**ugenol** ('ju:dʒinɔl) (BP), eugenic (ju:'dʒenik) od eugenitic acid ~**genisch** ~**ugenic** (ju:'dʒenik) ~**genol** n s ~**geninsäure** ~**globulin** f euglobulin

(ɔ) ~**kain** n pharm eucaine ('ju:kein) ~**kalyptol** n pharm eucalyptol (ju:kə'liptɔl) (BP) ~**kalyptusblätter** n pl pharm s Folia ~**kalyptusöl** n (DAB) eucalyptus (i) oil (BP) ~**kalyptussalbe** f unguentum eucalypti ~**karyont** m eukaryote ~**katropin** n (WHO) eucatropine (ju:'kætrəpi:n) hydrochloride, (BPCA, USP) ~**kodal** n pharm eucodal ('ju:kɔdəl) ~**krasie** f (Gesundheit) eucrasia (ei)
Eulenaffe m (Nachtaffe) douroucouli (du:ru:'ku:li), nocturnal monkey (ʌ)
Eulenburg ('ɔilənburk)-**Krankheit** f Eulenburg's disease, congenital (e) paramyotonia
Eumenorrh|oe f (normale Menstruation, physiologische Menstruationsvorgänge) eumenorrh[o]ea (i) ~**oisch** eumenorrh[o]eal
Eumyzin n pharm eumycin (ai)
Eunuch m eunuch ('ju:nək) ~**ismus** m eunuchism ('ju:nəkizm) ~**oid** eunochoid (ju:), castroid (æ) ~**oidismus** m eunuchoidism ('ju:nəkɔidizm), eunuchism
Eupatorium [perfoliatum] n bot, pharm Eupatorium (ɔ:) perfoliatum, boneset, thoroughwort (ʌ)
Eupaverin n pharm eupaverin (æ)
Eupepsie f eupepsia (e), eupepsy (ju:)
Euphorbia f (Wolfsmilch) bot Euphorbia (ɔ:)
Euphorbismus m (Wolfsmilchvergiftung) euphorbism
Euphorie f (Glücksgefühl) ps euphoria (ɔ:) ~**erzeugend** euphoretic (e) ~**stadium** n euphoric (ɔ) state
euphorisch ps euphoric (ɔ)
Eu|phyllin n pharm euphylline (i), aminophylline ~**plastisch** (gewebebildungsfördernd) euplastic ~**ploid** cytol euploid ~**ploidie** f cytol euploidy ~**pnoe** f eupn[o]ea (i) ~**praxie** f eupraxia ~**praxie-** eupraxic ~**rhythmie** f (Herz) eurhythmia (i), normal pulse (ʌ) rate, regularity (æ) of the pulse
Europium n chem europium (ou)
euryzephal (breitschädelig) eurycranial
eustachisch Eustachian (ju:'steikiən)
Euterentzündung f vet weed
Eu|thanasie f euthanasia ~**thenik** f (Pflege der umweltbedingten Eigenschaften) euthenics (e) ~**thenik-** euthenic (e) ~**thymie** f ps (Wohlgemutheit) euthymia ~**thyreose** f s ~**thyroidismus** ~**thyriot** euthyroid (ju:'θaiərɔid) ~**thyroidismus** m (normale Schilddrüsenfunktion) euthyroidism (ai), euthyroid state ~**tokie** f (normale Geburt) eutocia (ju:'tousiə) ~**tonie** f (Normaltonus) normal tonus (ou) ~**tonisch** with a normal tonus (ou) ~**topisch** (an der richtigen Stelle liegend) eutopic (ɔ) ~**trombicula alfredugesi** Trombicula irritans ~**trophie** f (guter Körperzustand) eutrophia (ou), good bodily condition (i) ~**zerin** n pharm s Eucerin
eV = Elektronenvolt electron volt, eV
Evacuantium n pharm s Abführmittel
evaku|ieren to evacuate (æ) ~**ierung** f evacuation
Evans ('evənz)-**Blau** n (Azovanblau) azovan blue (BP), Evans blue ~**-Lloyd--Thomas** ('loid-'tɔməs)-**Syndrom** n (Suspended heart-Syndrom) suspended heart syndrome, Evans and Lloyd Thomas syndrome

evaporieren (verdampfen) Lab to evaporate (æ)
Eventration f eventration, evisceration
Ever|sion f eversion, turning outward[s] ~**tieren** to evert
Eviration f (Entmannung) eviration, emasculation, castration
Eviszer|ation f evisceration, eventration ~**ationsmesser** n chir evisceration knife ~**ieren** to eviscerate (i)
Evolution f (Entwicklung) evolution (u:)
Evulsion f chir (Nerven) evulsion (i'vʌlʃən), tearing (εə) out od away
Ewald ('e:valt)-**Probemahlzeit** f Ewald's test breakfast
E-Wasser = entmineralisiertes Wasser n demineralised water
Ewing ('ju:iŋ)-**Sarkom** n (endotheliales Myelom) Ewing's sarcoma od syndrome, endothelial (i:) myeloma
Exaltation f ps exaltation (,egzɔ:l'teiʃən)
exaltiert ps exalted (εə) od very exaltedness (ɔ:)
Examens|angst f ps examination anxiety ~**stupor** m ps examination stupor
Exanie f (Mastdarmvorfall) exania (ei), prolapse (æ) of the rectum
Exanthem n (Hautausschlag) skin eruption, exanthem (æ), rash / (Infektionskrankheit mit Hautausschlag) exanthema (i:) / ausgedehntes od weitverbreitetes ~ profuse (ju:) rash / leichtes od spärliches od flüchtiges ~ scanty rash / ~ des neunten Tages ninth-day exanthema (i:) ~**a subitum** n (Dreitagefieber, sechste Krankheit) roseola (i) infantum (æ) ~**atisch** exanthematous (æ) ~**ausbruch** m appearance (iə) of a rash
Exanthropie f ps exanthropia
Exartikulation f (Absetzen im Gelenk) chir exarticulation, disarticulation
Exazerbation f exacerbation
Excavatio f (Aushöhlung) excavatio ('vei∫iou), pouch, excavation ~ **papillae** (PNA) (physiologische Exkavation) excavation of the papilla of the optic nerve ~ **recto-uterina** (PNA) (hinterer Douglas-Raum) recto-uterine pouch ~ **recto-vesicalis** (PNA) rectovesical pouch ~ **vesico-uterina** (PNA) (vorderer Douglas-Raum) uterovesical pouch
Exemplar n (Probe) specimen (e), sample (a:)
Exenter|ation f (Ausweiden) exenteration, evisceration, eventration ~**ations-löffel** m exenteration scoop ~**ieren** (ausweiden, die Eingeweide herausnehmen) to eviscerate (i), to exenterate
Ex|enzephalie f exencephaly (e) ~**enzephalus** m exencephalus (e)
exergon exergonic
Exerzierknochen m exercise bone [nota: rider's od cavalry bone = Reitknochen]
Exfoliatio areata linguae f (Landkartenzunge) glossitis areata exfoliativa, geographical tongue
Exfolia|tion f (Abblätterung, Abschürfung) exfoliation, desquamation ~**tiv** exfoliative (ou)
Exhairese f (Nerv) chir exeresis (eks'eri:sis)
Exhal|ation f exhalation ~**ieren** (ausatmen) to exhale (ei)
exhibition|ieren sex to practise indecent (i:) exposure (ou) ~ n sex s Exhibitionismus ~**ismus** m sex exhibitionism (,eksi'biʃənizm), indecent (i:) exposure

(ou) **ɛist** *m sex* exhibitionist (‚eksi-
'biʃənist)
Existenz *f* existence (ig'zistəns) **ɛanalyse**
f ps existential analysis **ɛbewußtsein** *n*
ps c[o]en[a]esthesia (‚si:nis'θi:ziə) / (gestörtes) c[o]en[a]esthesiopathy **ɛkampf**
m struggle for existence (i) *od* for life
Exitus *m* (Tod, Sterben) exitus, death /
ad exitum kommen to die / ante exitum
premortal
Exkavat|ion *f* (Ausbuchtung) excavation
/ physiologische **ɛ** (Excavatio papillae
(*PNA*)) e. of the papilla of the optic
nerve **ɛor** *m dent* excavator / (schaufel-
förmiger) *dent* hoe (hou)
Exkochleation *f* (Auslöffeln) excochlea-
tion, scraping out with a sharp spoon
Exkoriation *f* (Abschürfung) excoriation, abrasion of the skin
Exkrement *n* excrement, excreta (i:) *pl* /
(nur Kot) f[a]eces ('fi:si:z) **ɛ-** excrementitious (i), f[a]ecal (i:)
Exkreszenz *f* (Auswuchs) excrescence,
outgrowth
Exkret *n* (Absonderung nach außen)
excretum (i:), *pl* excreta (i:), excretion
ɛ- excretive (i:), excretory (i:) **ɛion** *f*
(Ausscheidung nach außen) excretion
(i:), external secretion (i:) / herabgesetzte *od* verminderte **ɛ** hypo-eccrisia
(i), hypo-eccrisis (e) **ɛ-** excretory (i:)
Exkretions|hemmung *f* inhibited (i) ex-
cretion (i:) **ɛorgan** *n* excretory (i:)
organ **ɛstörung** *f* weakened *od* disturbed (ə:) excretion (i:)
exkretorisch excretory (i:)
Exkursion *f* excursion (ə:)
Exkurvation *f* excurvation, excurvature
(eks'kə:vətʃə)
Exo|enzym *n* exo-enzyme ('ekso'enzaim)
~erythrozytär (ausserhalb der roten
Blutkörperchen) exo-erythrocytic (i)
ɛgamie *f* (Kreuzungspaarung *od*
-befruchtung) exogamy (ɔ) **~gen** (von
außen stammend) exogenic (e), exogenous (ɔ) / (*z B* Asthma) extrinsic
~gendepressiv *ps* exogenically depressive **~genessentiell** exogenic-essential
~kardial exocardiac, exocardial **ɛkar-
dialgeräusch** *n* exocardial murmur (ə:)
~krin exocrin[e] **ɛmphalos** *m* (Nabelbruch, Nabelschnurbruch) exomphalos
(ɔ) **ɛphorie** *f ps* exophoria (ɔ:) / *ophth*
exodeviation
Exophthalm|ie *f* (Glotzäugigkeit) ex-
ophthalmia (æ) **~isch** exophthalmic (æ)
ɛometrie *f* exophthalmometry (ɔ) **ɛus**
m exophthalmos ('eksɔf'θælməs) **ɛ-**
exophthalmic (æ)
Exoplasma *n* exoplasm, ectoplasm
Exosmo|se *f* exosmosis **ɛtisch** exosmotic
(ɔ)
exo|somatisch exosomatic (æ) **~statisch**
exostatic (æ) **~stomachal** (außerhalb
des Magens liegend) exogastric
Exostose *f* (Knochenauswuchs) exostosis, bony outgrowth **ɛ-** exostotic (ɔ)
Exostosenentfernung *f chir* exostosecto-
my
Exo|theliom *n* meningioma **~thermisch**
exothermic, exothermal **ɛtoxin** *n* exo-
toxin
Expander *m* expander
Expansions|druck *m* (Gas) gaseous (ei)
tension **ɛkraft** *f* expansive force **ɛver-
mögen** *n* expansive force
Expektor|ans *n* (*pl* Expektorantia)
pharm expectorant **ɛation** *f* expectoration **~ieren** (aushusten) to expectorate

Experiment *n* experiment (e), test / **ɛ** an
Tieren e. on animals
experimental experimental **ɛmedizin** *f*
experimental medicine **ɛphysiologie** *f*
experimental physiology **ɛpsychologie** *f*
ps experimental psychology (sai-
'kɔlədʒi)
experiment|ell experimental **~ieren** to
experiment (*mit with*) **ɛ** *n* experimenta-
tion
Explant|at *n* explant **ɛation** *f* (Ge-
webeverpflanzung, Gewebekulturver-
fahren) explantation **~ieren** to explant
(a:)
Explor|ation *f* exploration **~ativ** (unter-
suchend) exploratory (ɔ:) **~ieren** to
explore (ɔ:)
Explosiv|ität *f ps* explosive readiness
ɛreaktion *f ps* explosive reaction
Explosions|druck *m* blast (a:) **ɛdruck-
lunge** *f* blast lung (ʌ) **ɛschädigung** *f*
blast injury ('indʒəri) **ɛverletzung** *f* **ɛ**
schädigung **ɛtrauma** *n* (*auch ps*) *s*
schädigung **ɛverbrennung** *f* flash
burn
Exponierung *f* exposure (ou) / perkutane
ɛ percutaneous e.
Exposition *f* (Ausgesetztsein) exposure
(ou) / (Allergene) exposure (ou) / (*z B*
Antigen, Pollen) challenge
Express|ion *f* expression / abdominale **ɛ**
abdominal (ɔ) e. **ɛivität** *f biol* expres-
sivity (i) **ɛor** *m chir* expression forceps
pl
Exprim|at *n* matter that can be ex-
pressed [from a tonsil] **~ierbar** expres-
sible
Expuls|ion *f* expulsion (ʌ) / *dent* ex-
trusion (u:) **~iv** expulsive (ʌ)
Exsanguination *f* (Ausblutung) exsanguination
Exsanguinotransfusion *f* exsanguinotransfusion ('fju:ʒən), exchange transfusion
Exsikk|ans *n* (austrocknendes Mittel)
pharm exsiccant (e) **ɛator** *m* exsiccator,
desiccator **ɛose** *f* exsiccosis, hydropenia
exspektativ (Methode) expectant
Exspiration *n* expiration, exhalation
Exspirations|- expiratory (aiə) **ɛbehin-
derung** *f* obstructed (ʌ) expiration, expiratory (aiə) impediment (e) **ɛge-
räusch** *n* expiratory (aiə) sound **ɛstrom-
stärke** *f* force of the expiratory (aiə) air-
-flow **ɛvolumen** *n*, forciertes (absolute
Sekundenkapazität, Atemstosswert)
forced expiratory volume (FEV₁)
exspir|atorisch expiratory (aiə) **~ieren** to
exhale (ai), to expire (aiə) **ɛium** *n*
expiration, expiratory (aiə) phase, expi-
rium (ai) / verlängertes **ɛ** prolonged
expiratory (aiə) phase
Exstirpation *f* (Ausrottung) *chir* extirpation / **ɛ** des Ganglion Gasseri gasserectomy / **ɛ** der Ohrspeicheldrüse *chir*
parotidectomy / **ɛ** des Uterus extirpation of the uterus (ju:), hysterectomy
(e) / **ɛ** von Uterus *u* Adnexen
(Totaloperation *F*) *chir* panhystero-
-oophorectomy
exstirpier|bar *chir* removable (u:) **~en** to
extirpate (e), to remove (u:) / (ausschneiden) to excise (ai)
Exstrophie *f* (Blase) exstrophy, vesical
(e) ectopia (ou)
Exsudat *n* exudate **ɛion** *f* exudation **~iv**
exudative (ju:) **ɛsauger** *m* exudation
absorber

extendieren to extend, to stretch, to
apply (ai) extension
Extension *f chir* extension, stretching /
ɛ mit Schraubenzugvorrichtung Spanish windlass (i) extension
Extensions|apparat *m orthop* extension
od traction apparatus (ei) *od* appliance
(ai) *od* device (ai) **ɛbehandlung** *f orthop*
treatment by extension **ɛbügel** *m chir*
extension stirrup (i) *od* bow (ou) **ɛdraht**
m traction *od* extension wire **ɛkraft** *f*
traction power **ɛmethode** *f orthop*
traction method (e) *od* **ɛnagel** *m chir*
Steinmann's ('stainmanz) nail *od* pin
ɛschiene *f chir* extension splint **ɛver-
band** *m chir s* Streckverband **ɛvorrich-
tung** *f chir s* **ɛapparat**
Extensor *m* (Streckmuskel) *anat* extensor
Extensorenlähmung *f* paralysis (æ) of the
extensors
Exteriorisation *f* (Objektfindung) *ps*
exteriorisation
Externum *n pharm* topical preparation
extero|fektiv (auf äussere Reize reagie-
rend) exterofective **~rezeptiv** exteroceptive **~zeptiv** (von aussen kommende
Einflüsse *od* Reize aufnehmend) exteroceptive **ɛzeptor** *m* exteroceptor
Extinktionskoeffizient *m*, molarer molar
extinction coefficient
Extomie *f chir* excision (i), removal (u:)
Exton ('ekstɔn)|-**Reagens** *n* Exton's rea-
gent **ɛ-Probe** *f* Exton's test
Extoplasma *n* ectoplasm, exoplasm
Extorsion *f* (Auswärtsdrehen) *ophth*
extorsion
Extr. = Extractum *n* extract, ext.
extra|- (*Vors*) (außerhalb, außen) extra-
(*Vors*), outer, external, ecto- (*Vors*)
~amnial extra-amniotic **~apikal** *dent*
extra-apical (æ) **~artikulär** (æ) extra-artic-
ular (i) **~biliär** (neben der Gallenblase)
extracystic (i) **~bronchial** (ausserhalb
eines Bronchus) extrabronchial **~buk-
kal** extrabuccal (ʌ) **~bulbär** extrabulbar
(ʌ) **ɛchromosom** *n* extra chromosome
Extractum *n pharm* extract (e) **ɛ**
Absinthii e. of wormwood **ɛ** *Aconiti* e.
of aconite (æ) **ɛ** *Aloès* e. of aloes (æ) **ɛ**
aquosum (wässeriger Auszug) aqueous
(ei) e. **ɛ** *Belladonnae* (*DAB*) belladonna dry extract (*BP*) **ɛ** *Calami* e. of
calamus (æ) **ɛ** *Cannabis indicae* e. of
cannabis (æ) *od* [Indian] hemp **ɛ**
Cascarillae e. of cascarilla (i) **ɛ** *Chinae
aquosum* aqueous (ei) e. of Peruvian
(u:) bark **ɛ** *Colocynthidis* e. of colocynth (ɔ) **ɛ** *Cubebarum* e. of cubebs
(ju:) **ɛ** *Digitalis* e. of digitalis (ei) **ɛ**
Faecis (*DAB*) (Hefetrockenextrakt)
yeast e.; **ɛ** *spissum* (*DAB*) (Hefe-
dickextrakt) inspissated yeast e. **ɛ**
Filicis maris e. of male fern **ɛ** *fluidum*
(*DAB*) (Fluidextrakt (*DAB*), flüssiger
Auszug) liquid e. (*BP*), fluid e. (*USP*)
ɛ *Gentianae* e. of gentian ('dʒenʃən) **ɛ**
Hamamelidis hamamelis dry e. (*BPC*)
ɛ *Hyoscyami* e. of henbane **ɛ** *Ipeca
cuanhae fluidum* ipecacuanha liquid e.
(*BP*) **ɛ** *Liquiritiae* liquorice (i) [liqui
(*BP*)] e. **ɛ** *Malti* (Malzextrakt) malt e.
ɛ *Opii* (*DAB*) opium (ou) e. **ɛ** *Pini*
(Fichtennadelextrakt) pine-needle e. **ɛ**
Quassiae e. of quassia ('kwɔʃə) **ɛ** *Rha*
(*DAB*) e. of rhubarb ('ru:ba:b) **ɛ**
Sabinae e. of savin (æ) **ɛ** *Scillae* e. of
squill **ɛ** *Secalis Cornuti* e. of ergo
('ə:gɔt), ergotin **ɛ** *Senegae fluidum*

senega liquid extract (*BPC*) ⁊ *siccum* (*DAB*) (Trockenextrakt (*DAB*), Trokkenauszug) dry e. (*BP*), powdered e. (*USP*) ⁊ *spissum* (*DAB*) (Dickextrakt (*DAB*)) soft e. (*BP*), pillular *od* solid e. (*USP*) ⁊ *Strychni* e. of nux (ʌ) vomica (ɔ), nux vomica liquid e. (*BP*) ⁊ *Thymi fluidum* (*DAB*) (Thymianfluidextrakt) thyme (taim) fluid e. ⁊ *Valerianae* e. of valerian (iə)

extradural extradural (juə) ⁊**anästhesie** *f* epidural (juə) an[a]esthesia (i:) ⁊**hämatom** *n* extradural (juə) h[a]ematoma

extra|epiphysär extra-epiphysial (i), extra-epiphyseal ⁊**erythrozytär** (ausserhalb der roten Blutkörperchen) extra-erythrocytic (i) ⁊**faszial** extrafascial ('fæʃiəl) ⁊**genital** extragenital / (Ansteckung) innocent ⁊**genitalinfiziert** innocently infected ⁊**glandulär** extraglandular ⁊**hepatisch** extrahepatic (æ)

extrahieren to extract

extra|human (außerhalb des Menschen gelegen) extra-human (ju:) ⁊**hypophysär** extrahypophyseal (i) ⁊**kapsulär** extracapsular ⁊**kardial** extracardial, exocardiac, exocardial ⁊**kaval** (außerhalb einer Kaverne gelegen) extracaval (ei) ⁊**korporal** extracorporeal (ɔ:) ⁊**korpuskulär** (Blut) extracorpuscular (ʌ) ⁊**kranial** extracranial (ei)

Extrakt *m pharm* extract [*s a* Extractum] / zähflüssiger ⁊ (*DAB*) (Extractum spissum (*DAB*)) soft extract (*BP*), pillular *od* solid extract (*USP*)

Extraktion *f* chir, dent, pharm, gyn extraction ⁊- extractive

Extraktions|apparat *m pharm* extractor ⁊**blutung** *f* dent postextraction h[a]emorrhage (e) ⁊**häkchen** *n* chir extraction hook ⁊**kunde** *f* dent exodontics, exodontology (ɔ), exodontia ⁊**mittel** *n* pharm extracting medium ⁊**schlüssel** *m* dent dental key (i:) ⁊**zange** *f* dent dental forceps *pl*

extra|ligamentär extraligamentous ⁊**median** out of the middle line *od* midline ⁊**medullär** extramedullary (ʌ) / (verlängertes Mark) extrabulbar (ʌ) ⁊**meningeal** extrameningeal ⁊**mural** extramural (juə), outside the wall ⁊**neural** extraneural (juə) ⁊**nukleär** (außerhalb des Kerns) extronuclear (ju:), exonuclear, extranuclear ⁊**oral** extra-oral (ɔ:), extrabuccal (ʌ) ⁊**ösophageal** extra-[o]esophageal (i) ⁊**osseal** (außerhalb des Knochen liegend) ectosteal (ɔ) ⁊**ovulär** extra-ovular ⁊**pankreatisch** extrapancreatic ⁊**pelvin** extrapelvic ⁊**perikardial** extrapericardial ⁊**perineal**

extraperineal (i) ⁊**periostal** extraperiosteal (ɔ) ⁊**peritoneal** extraperitoneal (i) ⁊**plazentar** extraplacental ⁊**pleural** extrapleural (uə) ⁊**polar** extrapolar (ou) ⁊**prostatisch** extraprostatic ⁊**psychotisch** *ps* extrapsychotic (sai'kotik) ⁊**pulmonal** extrapulmonary (ʌ) ⁊**pyramidal** extrapyramidal (æ) ⁊**renal** extrarenal (i:) ⁊**systole** *f* extrasystole ('sistəli), premature (juə) beat *od* systole / atrioventrikuläre ⁊ (Knotenextrasystole) atrioventricular nodal e. / frühe ⁊ proiosystole ('prɔio-) / interpolierte ⁊ interpolated (ɔ:) e. / ventrikuläre ⁊ ventricular (i) e. ⁊**systolie** *f* extrasystoles, premature (juə) systoles ⁊**systolisch** extrasystolic (ɔ) ⁊**tensiv** *ps* extratensive ⁊**thorakal** extrathoracic ⁊**thyreoidal** extrathyroidal ⁊**tracheal** extratracheal (ei) ⁊**tubar** extratubal (ju:) ⁊**tympanisch** extratympanic (æ)

extrauterin extra-uterine (ju:) ⁊**gravidität** *f s* ⁊**schwangerschaft** ⁊**schwangerschaft** *f* extra-uterine (ju:) pregnancy (e), ectopic pr., metacyesis (i:) ⁊**schwangerschaftsoperation** *f* embryectomy

extra|vaginal extravaginal (ai) ⁊**vasal** (außerhalb des Gefäßes liegend) extravascular ⁊**vasat** *n* extravasation ⁊**vasation** *f* extravasation ⁊**vaskulär** extravascular ⁊**ventrikulär** extraventricular ⁊**version** *f* (*auch ps*) extraversion ⁊**vertiert** *ps* extrovert

extrazellulär exocellular, extracellular / (Erythrozyten) exo-erythrocytic (i) ⁊**flüssigkeit** *f* extracellular fluid (ECF) ⁊**raum** *m* extracellular space

extra|zerebellar extracerebellar ⁊**zerebral** extracerebral (e)

Extremitas *f* (*PNA*) (äusserstes Ende; Gliedmaße) extremity ⁊ *acromialis claviculae* (*PNA*) acromial end of the clavicle ⁊ *anterior lienis* (*PNA*) lateral end of the spleen ⁊ *inferior renis* (*PNA*) lower end of the kidney; ⁊ ⁊ *testis* (*PNA*) lower extremity of the testis ⁊ *posterior lienis* (*PNA*) medial end of the spleen ⁊ *sternalis claviculae* (*PNA*) sternal end of the clavicle ⁊ *superior renis* (*PNA*) upper end of the kidney; ⁊ ⁊ *testis* (*PNA*) upper extremity of the testis ⁊ *tubaria ovarii* (*PNA*) tubal end of the ovary ⁊ *uterina ovarii* uterine end of the ovary

Extremität *f* extremity (e) / (Glied) limb (lim) / untere ⁊, hintere ⁊ (Tier) pelvic (e) e., (Mensch) lower e. / vordere ⁊, obere ⁊ upper e., (Tier) thoracic (æ) *od* pectoral e. ⁊- extremital

Extremitäten|ableitung *f* (EKG) limb lead (i:) ⁊**knospe** *f* limb bud ⁊**krampf** *m* (*z B* Tetanus) spasm (æ) in an extremity (e) ⁊**ödem** *n* [o]edema (i:) on the limbs ⁊**verkümmerung** *f* (angeborene) peromelia (i:) ⁊**wachstum** *n* growth of the limbs

Extrinsikfaktor *m* extrinsic factor, Castle's ('ka:slz) factor

Extro|version *f* (Auswärtswendung) extroversion ⁊**vertieren** to extrovert, to extravert ⁊**vertiert** *ps* extroverted ⁊**vertierter** *m ps* extrovert ⁊**vertiertsein** *n ps* extroversion

Extrusion *f* extrusion (eks'tru:ʒən)

Extub|ation *f* (Kanüle) extubation ⁊**ieren** (Kanüle entfernen) to extubate (ju:)

Exulzeration *f* (Geschwürbildung) exulceration

ex|zentrisch eccentric ⁊**zentrizität** *f* (*auch ps*) eccentricity (i)

Exzerebration *f* (Herausnahme des Gehirns) excerebration

Exzeß *m* excess

exzessiv (übermäßig) excessive

exzidieren (ausschneiden) to excise (ek'saiz), to cut out, to remove (u:)

Exzisat *n* excised material

Exzision *f* chir excision (ek'siʒən) / (zur Gewebsuntersuchung beim Lebenden) biopsy (ai) ⁊ *von Eierstock u Eileiter* ovariosalpingectomy, oophorosalpingectomy ⁊ *von gelenkbildenden Knochenteilen* ostearthrotomy, osteo-arthrotomy ⁊ *im Bereich der Lippe* cheilotomy ⁊ *der Ohrspeicheldrüse* parotidectomy ⁊ *einer od beider kleiner Schamlippen* nymphectomy ⁊ *von Sehnen- u Muskelteilen* tenomyotomy ⁊ *der Vena saphena bei Varizenbildung* saphenectomy ⁊**sinstrument** *n* chir exsector ⁊**stherapie** *f* chir excision (i) therapy

Exzitation *f* (Erregungszustand) *ps* excitation ⁊**sstadium** *n* (Narkose) excitation state *od* phase

Exzito|motorik *f* excitomotor (ou) power ⁊**motorisch** excitomotor (ek'saito-)

EZ = eineiige Zwillinge *m pl* identical *od* monozygotic twins / = Ernährungszustand *m* nutritional (i) state *od* status (ei), nutritional condition / = Erscheinungszeit *f* first appearance time / = Esterzahl *f* ester number *od* value

E.-Zelle = Erythematodes-Zelle *f* lupus erythematosus cell

EZR = Extrazellularraum *m* extracellular space

F

F = Facies *f* facies, F / = Fahrenheit / = Farad farad, F / = Faraday (Konstante) faraday, F / = Fick (Diffusionskoeffizient) diffusion coefficient / = Fluor *n* fluorine ('fluəri:n) / = Fokus *m phys* focus / = freie Energie *f phys* free energy, F / = Fusionspunkt *m* melting point, m.p. / = Kraft *f phys* force, F / = (Phonokardiogramm) Reiben *n* friction

F₁, F₂,... = 1., 2., *etc* Filial- *od* Nachkommengeneration *f* first, second, *etc* filial (i) generation, F₁, F₂,...

F_ab = Fragment *n* antigen-binding fragment, FAB

f = Aktivitätskoeffizient *m* activity coefficient, f / = fiat *od* fiant (auf Rezepten) *pharm* (soll *od* sollen angefertigt werden) fiat (ft.) / = forma *biol* form / = Freiheitsgrade *m pl phys* degrees of freedom / = Frequenz *f* frequency, f / = Funktion *f math* function, f / = Reibungskoeffizient *m phys* coefficient of friction

FA = Facharzt *m* specialist / = Familienanamnese *f* family history (i), FH / = Formamid *n* formamide

Fabella *f* fabella

Faber ('fabər)**-Syndrom** *n* (achylische Chloranämie) Faber's an[a]emia *od* syndrome, achylic chloro-an[a]emia, idiopathic hypochromic an[a]emia

Fab-Fragment *n* (Immunglobulin G) Fab fragment

Fabismus *m* (Bohnenkrankheit) fabism (ei), favism (ei)

Fabrikarzt *m* works physician (i)

Fabry ('fa:bri)**-Syndrom** *n* Fabry's syndrome, A.C.D. (angiokeratoma corporis diffusum) syndrome

fabulieren *ps* to confabulate (æ)

Face-lifting *n* face lifting

Facette *f* facet ('fæsit) / (Tablette) bevel[l]ed edge

facettiert faceted (æ)

Fach *n* (Abteilung) department / (Medizin) branch (a:), speciality (æ), discipline (i) / *anat* chamber (ei) / (Höhlung) cavity (æ) **~abteilung** *f* (Klinik) department **~arzt** *m* specialist ('speʃəlist) / *für in*) **~ für Allergien** allergist ('ælə:dʒist) **~ für Altersleiden** gerontologist (ɔ) **~ für Brustleiden** mastologist (ɔ), mazologist (ɔ) **~ für Geburtshilfe** obstetrician (i) **~ für Greisenkrankheiten** geriatrist (æ), geriatrician (,dʒeriæ'triʃən) **~ für Kieferchirurgie** dental surgeon, oral surgeon **~ für Magen- und Darmleiden** gastro-enterologist (ɔ) **~ für Neurologie und Neurochirurgie** neurological surgeon **~ für plastische Chirurgie** plastic surgeon **~ für Psychiatrie** (Psychiater) psychiatrist (ai) **~zugezogener** *z* consultant (ʌ) **~ärztlich** specialist

Fächer *m* fan **~artig** *anat biol* fan--shaped, fanlike **~einsatz** *m* (in Arzneischachteln) *pharm* divider (ai) **~förmig** *anat*, *biol s* ~artig **~ig** (in Fächer geteilt) *anat* loculate (ɔ) / (wie ein Fächer) fan--shaped **~** (wabig) honeycomb (ʌ)-shaped **~zeichen** *n* fan sign

Fach|klinik *f* special (e) clinic (i) *od* hospital **~krankenhaus** *n* special hospital **~praxis** *f* a specialist's practice (æ) **~richtung** *f* special branch (a:), speciality (æ) **~werk** *n imm* lattice structure

Facialis *m* (Nerv) seventh (e) [cranial] nerve, facial ('feiʃəl) nerve

Facies *f* (Gesicht) face, facies ('feiʃii:z) / (Fläche) surface (ə:), facet, facies *z* abdominalis facies abdominalis (ei), abdominal face *z* adenoidea adenoid (æ) face *od* facies

z anterior antebrachii (PNA) anterior surface of the forearm; *z* ~ brachii (PNA) anterior surface of the upper arm; *z* ~ corneae (PNA) anterior surface of the cornea; *z* ~ cruris (PNA) anterior surface of the leg; *z* ~ dentium premolarium et molarium (PNA) anterior surface of the premolar and the molar teeth; *z* ~ femoris (PNA) anterior surface of the thigh; *z* ~ glandulae suprarenalis (PNA) anterior surface of the suprarenal gland; *z* ~ iridis (PNA) anterior surface of the iris; *z* ~ lateralis humeri (PNA) anterolateral surface of the humerus; *z* ~ lentis (PNA) anterior surface of the lens; *z* ~ medialis humeri (PNA) anteromedial surface of the humerus; *z* ~ palpabrarum (PNA) anterior surface of the eyelids; *z* ~ partis petrosa (PNA) anterior surface of the petrous part; *z* ~ patellae (PNA) anterior surface of the patella; *z* ~ prostatae (PNA) anterior surface of the prostate; *z* ~ radii (PNA) anterior surface of the radius; *z* ~ renis (PNA) anterior surface of the kidney; *z* ~ ulnae (PNA) anterior surface of the ulna *z* anterolateralis cartilaginis arytaenoideae (PNA) anterolateral surface of the arytenoid cartilage *z* antonina (Lepra) facies antonina (ai) *z* articularis articular (i) surface (ə:), facies articularis (εə); *z* ~ acromialis (PNA) acromial articular facet; *z* ~ acromii (PNA) articular facet of the acromion; *z* ~ anterior axis (PNA) anterior articular facet of the odontoid process of the axis; *z* ~ arytaenoidea (PNA) facet for the arytenoid cartilage; *z* ~ calcanea anterior (PNA) anterior calcanean facet; *z* ~ calcanea media (PNA) middle calcanean facet; *z* ~ calcanea posterior (PNA) posterior calcanean facet; *z* ~ capitis costae (PNA) articular facet of the head of a rib; *z* ~ capitis fibulae (PNA) articular facet of the head of a fibula; *z* ~ carpea (PNA) carpal articular surface; *z* ~ cartilaginis arytaenoideae (PNA) articular facet of the arytenoid cartilage; *z* ~ cuboidea (PNA) facet for the cuboid; *z* ~ fibularis tibiae (PNA) fibular articular surface of the tibia; *z* ~ inferior tibiae (PNA) inferior articular surface of the tibia; *z* ~ malleolaris tibiae (PNA) malleolar facet of the tibia; *z* ~ malleoli (PNA) articular facet of the lateral malleolus; *z* ~ navicularis (PNA) navicular facet of the talus; *z* ~ patellae (PNA) posterior surface of the patella; *z* ~ posterior axis (PNA) posterior articular facet of the odontoid process of the axis; *z* ~ sternalis (PNA) sternal articular facet; *z* articulares superiores tibiae (PNA) superior articular surfaces of the tibia; *z* articularis talaris anterior (PNA) anterior facet for the talus; *z* ~ talaris media (PNA) middle facet for the talus; *z* ~ talaris posterior (PNA) posterior facet for the talus; *z* ~ thyreoidea

(PNA) facet for the thyroid cartilage; *z* ~ tuberculi costae (PNA) articular facet of the tubercle of a rib *z* auricularis auricular (i) surface (ə:); *z* ~ ossis ilii (PNA) auricular surface of the ilium; *z* ~ ossis sacri (PNA) auricular surface of the sacrum *z* bovina facies bovina (ai), cow face, bovine (ou) face *z* buccalis dentis (Backenseite eines Zahns) buccal (ʌ) surface *z* cardiaca cardiac facies, Corvisart's (a:) facies *z* cholerica cholera *od* choleraic face *z* choreatica choreatic face *z* colica lienis (PNA) colic impression on the spleen *z* contactus (PNA) contiguous surface *z* convexa cerebri (PNA) superolateral surface of the cerebrum *z* costalis pulmonis (PNA) costal surface of the lung; *z* ~ scapulae (PNA) costal surface of the scapula *z* diaphragmatica cordis (PNA) diaphragmatic surface of the heart; *z* ~ hepatis (PNA) upper (od diaphragmatic) surface of the liver; *z* ~ lienis (PNA) diaphragmatic surface of the spleen; *z* ~ pulmonis (PNA) diaphragmatic surface of the lung *z* dorsalis dorsal surface; *z* dorsales digitorum manus (PNA) dorsal surfaces of the fingers; *z* dorsales digitorum pedis (PNA) dorsal surfaces of the toes; *z* dorsalis ossis sacri (PNA) dorsal surface of the sacrum; *z* ~ scapulae (PNA) dorsal surface of the scapula *z* externa ossis frontalis (PNA) frontal surface of the frontal bone; *z* ~ ossis parietalis (PNA) external surface of the parietal bone *z* gastrica face of a person suffering (ʌ) from a disease of the stomach (ʌ); *z* ~ lienis (PNA) gastric impression on the spleen *z* glutea ossis ilii (PNA) gluteal surface of the ilium *z* hepatica facies hepatica (æ) *z* hippocratica facies hippocratica (æ), hippocratic (æ) countenance (au) *od* face *z* inferior corporis pancreatis (PNA) inferior surface of the body of the pancreas; *z* ~ linguae (PNA) inferior surface of the tongue; *z* ~ partis petrosae (PNA) inferior surface of the petrous part *z* inferolateralis prostatae (PNA) inferolateral surface of the prostate *z* inframeatporalis corporis maxillae (PNA) posterior surface of the body of the maxilla *z* interlobares pulmonis (PNA) interlobar surfaces of the lung *z* interna ossis frontalis (PNA) cerebral surface of the frontal bone; *z* ~ ossis parietalis (PNA) internal surface of the parietal bone *z* intestinalis uteri (PNA) intestinal surface of the uterus *z* labialis [buccalis, (PNA) labial [buccal] surface of a tooth *z* lateralis brachii (PNA) lateral surface of the upper arm; *z* ~ dentium incisivorum et caninorum (PNA) lateral surface of the incisor and canine teeth *z* ~ femoris (PNA) lateral surface of the thigh; *z* ~ fibulae (PNA) lateral surface of the fibula; *z* ~ [fibularis cruris (PNA) lateral (fibular) surface of the leg; *z* ~ ovarii (PNA) lateral surface of the ovary; *z* ~ radii (PNA) lateral surface of the radius; *z* ~ testi (PNA) lateral surface of the testis; *z* ~ tibiae (PNA) lateral surface of the tibia *z* laterales [radiales] digitorum manus (PNA) lateral (radial) surfaces of the fingers *z* leonina *od* leontina (Lepra sicht) facies leontina (ai) ≈ ***leprosa*** facies leontina (ai), lionlike (ai) facies of lepers (e) ≈ ***lingualis [dentis]*** (*PNA*) lingual surface [of a tooth] ≈ ***lunata coxae*** (*PNA*) articular surface of the hip bone ≈ ***malaris ossis zygomatici*** (*PNA*) lateral surface of the zygomatic bone ≈ ***malleolaris lateralis [trochleae tali]*** (*PNA*) malleollar facet of the lateral surface of the talus; ≈ ~ ***medialis [trochleae tali]*** (*PNA*) malleolar facet of the medial surface of the talus ***masken-artige*** ≈ ironing-out ('aiəniŋ) of facial expression ≈ ***masticatoria [dentis]*** (*PNA*) *dent* masticating surface of a tooth ≈ ***maxillaris [laminae perpendicularis ossis palatini]*** (*PNA*) maxillary surface of the perpendicular plate [of the palatine bone] ≈ ***medialis*** (Innenfläche) medial (i:) surface; ≈ ***mediales [ulnares] digitorum manus*** (*PNA*) medial surfaces of the fingers; ≈ ***medialis brachii*** (*PNA*) medial surface of the upper arm; ≈ ~ ***cartilaginis arytaenoideae*** (*PNA*) medial surface of the arytenoid cartilage; ≈ ~ ***dentium incisivorum et caninorum*** (*PNA*) medial surface of the incisor and canine teeth; ≈ ~ ***femoris*** (*PNA*) medial surface of the thigh; ≈ ~ ***fibulae*** (*PNA*) anterior surface of the fibula; ≈ ~ ***[hemispherii cerebri]*** (*PNA*) medial surface of the cerebral hemisphere; ≈ ~ ***ovarii*** (*PNA*) medial surface of the ovary; ≈ ~ ***pulmonis*** (*PNA*) medial surface of the lung; ≈ ~ ***testis*** (*PNA*) medial surface of the testis; ≈ ~ ***tibiae*** (*PNA*) medial surface of the tibia; ≈ ~ ***[tibialis] cruris*** (*PNA*) medial [tibial] surface of the leg; ≈ ~ ***ulnae*** (*PNA*) medial surface of the ulna ≈ ***myopathica*** myopathic (æ) facies

≈ ***nasalis [laminae horizontalis ossis palatini]*** (*PNA*) upper surface of the horizontal plate [of the palatine bone]; ≈ ~ ***[laminae perpendicularis ossis palatini]*** (*PNA*) nasal surface of the perpendicular plate [of the palatine bone]; ≈ ~ ***[maxillae]*** (*PNA*) nasal surface of the body of the maxilla ≈ ***orbitalis [maxillae]*** (*PNA*) orbital surface of the body of the maxilla; ≈ ~ ***ossis frontalis*** (*PNA*) orbital surface of the frontal bone; ≈ ~ ***ossis zygomatici*** (*PNA*) orbital surface of the zygomatic bone ≈ ***ovarica*** (Eierstockgesicht) facies ovarina (ai) *od* ovarica (εə), Wells' ('welziz) facies

≈ ***palatina [laminae horizontalis ossis palatini]*** (*PNA*) lower surface of the horizontal plate [of the palatine bone] ≈ ***palmares digitorum manus*** (*PNA*) palmar surfaces of the fingers ≈ ***patellaris femoris*** (*PNA*) patellar surface of the femur ≈ ***pelvina ossis sacri*** (*PNA*) pelvic surface of the sacrum ≈ ***peritonealis*** abdominal face ≈ ***plantares digitorum pedis*** (*PNA*) plantar surfaces of the toes ≈ ***poplitea femoris*** (*PNA*) popliteal surface of the femur ≈ ***posterior antebrachii*** (*PNA*) posterior surface of the forearm; ≈ ~ ***brachii*** (*PNA*) posterior surface of the upper arm; ≈ ~ ***cartilaginis arytaenoideae*** (*PNA*) posterior surface of the arytenoid cartilage; ≈ ~ ***corneae*** (*PNA*) posterior surface of the cornea; ≈ ~ ***cruris*** (*PNA*) posterior surface of the leg; ≈ ~ ***dentium premolarium et molarium*** (*PNA*) posterior surface of the premolar and molar teeth; ≈ ~ ***femoris*** (*PNA*) posterior surface of the thigh; ≈ ~ ***fibulae*** (*PNA*) posterior surface of the fibula; ≈ ~ ***glandulae suprarenalis*** (*PNA*) posterior surface of the suprarenal gland; ≈ ~ ***humeri*** (*PNA*) posterior surface of the humerus; ≈ ~ ***iridis*** (*PNA*) posterior surface of the iris; ≈ ~ ***lentis*** (*PNA*) posterior surface of the lens; ≈ ~ ***palpebrarum*** (*PNA*) posterior surface of the eyelids; ≈ ~ ***pancreatis*** (*PNA*) posterior surface of the body of the pancreas; ≈ ~ ***partis petrosae*** (*PNA*) posterior surface of the petrous part; ≈ ~ ***prostatae*** (*PNA*) posterior surface of the prostate; ≈ ~ ***radii*** (*PNA*) posterior surface of the radius; ≈ ~ ***renis*** (*PNA*) posterior surface of the kidney; ≈ ~ ***tibiae*** (*PNA*) posterior surface of the tibia; ≈ ~ ***ulnae*** (*PNA*) posterior surface of the ulna ≈ ***pulmonalis cordis*** (*PNA*) left [pulmonary] surface of the heart

≈ ***rachitica*** the countenance (au) of children suffering (ʌ) from rickets (i) ≈ ***renalis glandulae suprarenalis*** (*PNA*) renal surface of a suprarenal gland; ≈ ~ ***lienis*** (*PNA*) renal impression on the spleen ≈ ***sacropelvina ossis ilii*** (*PNA*) sacropelvic surface of the ilium ≈ ***scaphoidea*** facies scaphoidea, dish *od* dished face ≈ ***scrophulosa*** face of children suffering (ʌ) from scrofula (ɔ) ≈ ***sternocostalis cordis*** (*PNA*) sternocostal surface of the heart ≈ ***superior [trochleae tali]*** (*PNA*) upper surface of the talus ≈ ***symphysialis ossis pubis*** (*PNA*) symphyseal surface of the pubis ≈ ***temporalis ossis frontalis*** (*PNA*) temporal surface of the frontal bone; ≈ ~ ***ossis zygomatici*** (*PNA*) temporal surface of the zygomatic bone ≈ ***tetanica*** tetanic (æ) face ≈ ***urethralis penis*** (*PNA*) urethral surface of the penis ≈ ***uterina*** facies uterina (ai) ≈ ***vesicalis uteri*** (*PNA*) vesical surface of the uterus ≈ ***visceralis hepatis*** (*PNA*) lower (*od* visceral) surface of the liver; ≈ ~ ***lienis*** (*PNA*) visceral surface of the spleen ≈ ***volaris*** (Volarfläche, Handfläche) facies volaris (εə), volar (ou) surface (ə:)

Facilitation *f* (Bahnung) *neur* facilitation

FAD = Flavin-adenin-dinukleotid *n* flavine adenine dinucleotide, FAD

Fädchenkeratitis *f* filamentary keratitis

Faden *m chir* thread (e); (Einzelfaden) stitch; (Naht) suture; sterile, nicht resorbierbare Fäden (*EP*) sterile non-absorbable strands / (im Urin) thread / (Gewebe) filament (i) / *anat* fibre (ai) [*US* fiber], filum (ai) ≈**abszeß** *m chir* stitch abscess (æ) ~**artig** threadlike (e), fibred (ai) ≈**bakterium** *n bakt* trichobacterium (iə), threadlike (e) bacterium ≈**bildung** *f* filamentation ≈**eiterung** *f chir* suppuration of a suture (ju:) ≈**fänger** *m chir* ligature catcher, suture hook ~**förmig** threadlike (e), fibriform (ai), filiform (i), filamentous / (Puls) thready (e) / (fadenziehend) stringy ≈**führer** *m chir* ligature carrier ≈**führungszange** *f chir* ligature carrying forceps *pl* ≈**gabel** *f* ligature fork ≈**galvanometer** *n* thread galvanometer (ɔ) ≈**keratitis** *f* filamentary keratitis ≈**papillen** *f pl* (Papillae filiformes (*PNA*)) filiform papillae ≈**pilz** *m* (Hyphomyzet) thread fungus (ʌ) / (als Gattung) Hyphomycetes (ˌhaifomai'si:ti:z) ≈**pilzkrankheit** *f* hyphomycosis (ˌhaifomai'kousis) ≈**pinzette** *f* thread (e) forceps *pl* ≈**probe** *f* (Garrod) Garrod's ('gærədz) [thread (e)] test ≈**puls** *m* filiform (i) *od* arachnoid (æ) *od* thready (e) pulse (ʌ) ≈**reaktion** *f* Mandelbaum's ('mandəlbaumz) reaction (æ), fadenreaction (a:) ≈**schere** *f* stitch scissors *pl* ≈**träger** *m chir* suture holder; knot carrier ≈**ulcus** *n* suture line ulcer ≈**warze** *f* filiform (i) wart (ɔ:), verruca (u:) filiformis

Fadenwurm *m* threadworm (e), filaria (εə), *pl* filariae, nematode (e) ≈- filarial (εə) ≈**befall** *m* filariasis (ai), nemathelminthiasis (ai), nematodiasis (ai)

Fadenziehen *n chir* taking out the stitches ~**d** ropy (ou), stringy, thread (e)-forming, filaceous (ei)

$FADH_2$ = Flavin-adenin-dinukleotid *n*, reduziertes ≈ flavine adenine dinucleotide, reduced form, $FADH_2$, FAD red.

fadig (langgezogen) thread (e)-shaped, thready (e), filamentous

fädig (*z B* Eiweiß) filamentous, filaceous (ei)

Faenum graecum *n pharm* Foenum (i:) graecum (i:) (*BPC*)

Faesebeck ('fe:zəbek)-**Ganglion** *n* (Ganglion submandibulare (*PNA*)) submandibular ganglion

Faex *f* (Hefe) faex (fi:ks), yeast (i:) / ≈ medicinalis (*DAB*) (Trockenhefe, Hefepulver) dried yeast (*BPC*)

Faezes *f pl* f[a]eces ('fi:si:z) *pl*

fahl (Farbe) (Aussehen, Haut) livid (i) ≈**heit** *f* (Haut) lividity

Fahnenzelle *f* flag cell

Fahr (fa:r)-**Syndrom** *n od* -**Krankheit** *f* Fahr's syndrome

Fahrenheit *s* Umrechnungstabelle

fahrkrank motion sick ≈**heit** *f* motion sickness

Fahrrad|ergometer *n* bicycle ergometer (ɔ) ≈**übung** *f* (der Beine) bicycle exercise

Fahrstuhl *m* (Krankenstuhl) wheel-chair

Fairbank ('fεəbæŋk)-**Dysostose** *f od* -**Syndrom** *n* Fairbank's disease

fäkal f[a]ecal (i:), stercoraceous (ei), stercorous, stercoral ≈**ien** *f pl* f[a]eces ('fi:si:z) *pl*, excrements (e) *pl*, f[a]ecal (i:) matter ≈**stase** *f* intestinal stasis (ei)

F-Aktin = fibrilläres Aktin *n* fibrous (ai) actin, F-actin

Faktor *m* factor (æ) ***adipokinetischer*** ≈ adipokinetic f. ***antianämischer*** ≈ anti-an[a]emia (i:) f., antipernicious an[a]emia f. (APAF), erythrocyte (i) maturation f. (EMF) ***antihämophiler*** ≈ ***A*** [= Faktor VIII] antih[a]emophilic (i) factor, (AHF), h[a]emophilic factor A, factor VIII ***antihämophiler*** ≈ ***B*** (= Faktor IX) plasma thromboplastin component (PTC), h[a]emophilic factor B, factor IX ***antihämophiler*** ≈ ***C*** (Faktor XI) plasma thromboplastin antecedent [f.] (PTA) ***antineuritischer*** ≈ (Vitamin B_1) antineuritic f. ***antinuklearer*** ≈ (ANF) *imm* antinuclear f. ***auslösender*** ≈ determinant (ə:) *f.* ≈***en der Blutgerinnung*** coagulation factors: ***Faktor I*** (Fibrinogen) factor I, fibrinogen (i); ***Faktor II*** (Prothrombin) factor II, prothrombin; ***Faktor III*** (Thrombokinase) factor III, tissue thromboplas-

tin; *Faktor IV* (Kalzium) factor IV, calcium; *Faktor V* (Proakzelerin *usw*) factor V, proaccelerin (e), Ac-globulin (ɔ), labile (ei) factor, plasma prothrombin converting factor (PPCF); *Faktor VI* (Akzelerin) factor VI [accelerin nicht mehr gebräuchlich]; *Faktor VII* (Prokonvertin) factor VII, proconvertin, stable factor, serum (iə) prothrombin conversion accelerator (e) (SPCA), prothrombinogen (i), autoprothrombin I, prothrombinokinase (ai); *Faktor VIII* (Konvertin, antihämophiler Faktor A, antihämophiles Globulin A) factor VIII, antih[a]emophilic (i) factor (AHF), antih[a]emophilic globulin (ɔ) (AHG), h[a]emophilic factor A, thromboplastinogen (i), thrombocytolysin (ɔ); *Faktor IX* (Christmas-Faktor, antihämophiler Faktor B, antihämophiles Globulin B) Factor IX, plasma thromboplastin component (ou) (PTC), Christmas factor, h[a]emophilic factor B, autoprothrombin II; *Faktor X* (Stuart- -Faktor) factor X, Stuart factor, plasma thromboplastin f. (PTF) *Faktor XI* (Rosenthal-Faktor) factor XI, plasma thromboplastin antecedent (PTA), h[a]emophilic factor C, Rosenthal's ('rɔːzənta:lz) f. *Faktor XII* (Hagemann- -Faktor, Oberflächenfaktor) factor XII, Hagemann ('ha:gəman) factor, glass factor, contact factor, activation factor *Faktor XIII* (fibrinstabilisierender Faktor) factor XIII, fibrin- -stabilising f. *demyelinisierender* demyelinating f. *exogener* exogenous (ɔ) f. *exophthalmus-produzierender* (EPF) exophthalmos-producing f. (EPF) *fibrinstabilisierender* (Faktor XIII) fibrin-stabilising f., factor XIII *gemütsbedingter* emotional (ou) f. *hypophysotrope* *en des Hypothalamus* hypothalamic releasing and inhibiting factors *konglutinogen-aktivierender* conglutinogen-activating f. *labiler* s *V lipotroper* lipotrophic f. (LFT) *luteinisierender* substance (ʌ) with luteinising (u:) activity *luteotropher* substance (ʌ) with luteotrophic (ɔ) activity *lymphozytose-erzeugender* lymphocytosis-stimulating f., LSF *migrationsinhibierender* (MIF) *imm* migration-inhibiting f., MIF *myelotoxischer* myelotoxic f., myelotoxin *seelischer* psychologic[al] (ɔ) f. *analyse* f factor analysis (æ) *-I- -Mangel* m afibrinogen[a]emia *-X- -Mangel* m factor X deficiency syndrome, Stuart [-Prower] f 'stju:ət-'prauə) factor deficiency syndrome
Faktoren|analyse f cluster (ʌ) analysis *austausch* m biol crossover *kette* f factor chain *wechsel* m imm antigenic variation
fäkulent f[a]eculent (i:), f[a]ecal (i:), stercorous, stercoral
fakultativ optional (ɔ), facultative (æ), not obligatory (ɔ) *wirt* m bakt reservoir ('rezəvwa:) od secondary host (ou)
falciform s falziform
Falciparum-Malaria f falciparum malaria, malaria falciparum
Falconer-Weddel ('fɔ:knə-'wedl)**-Syndrom** n Falconer-Weddel syndrome, costoclavicular syndrome
Fall m (Sturz) fall, drop / (Patient) case /

(Temperatur) drop, fall / (Kurve) drop *ausgeprägter* marked (ma:kt) case *chirurgischer* surgical (ɔ:) c. *ernster* serious (iə) c. *geburtshilflicher* obstetric[al] (e) c. *gut ansprechender* (auf Behandlung) c. responding well to treatment *hartnäckiger* obstinate (ɔ) c. *„innerer"* medical (e) c. *leichter* mild (ai) c. *okkultverlaufender* latent (ei) c. *psychiatrischer* mental c. *schwerer* (undurchsichtiger od zweifelhafter Art) problem (ɔ) c. *tödlich verlaufender* fatal (ei) c. *arbeit* f ps case work
fällbar chem precipitable (i)
Fall|beschreibung f description (i) of a case *darstellung* f description of a case *durchschnitt** m (bei Kassenberechnung) case average (æ) / (Krankenhaus) rate of morbidity (i)
fällen chem to precipitate (i) *n chem* precipitation
fall|entsprechend corresponding to a present (e) case
Fälleverteilungsgesetz n law of case distribution
fall|fremd (Erreger) foreign (ɔ) to a present (e) case *hand* f wrist drop, carpoptosis (ou), drop-hand, drop- -wrist *kostendurchschnitt** m (Krankenkasse) average (æ) costs per case *mitteilung** f case report
Fallopio-Band n (Ligamentum inguinale (PNA)) inguinal ligament
Fallot (fa'lo:)|**-Syndrom** n od **-Tetralogie** f Fallot's syndrome, blue baby syndrome, Fallot's tetralogy (æ), tetralogy of Fallot *-Trilogie** f Fallot's trilogy (i)
Fallschirmjäger|fraktur f chir paratrooper (æ) fracture *sehstörung** f blackout
fall|spezifisch specific (i) to a certain kind of case *studie** f case study *studienmethode** f ps case study method *sucht** f (Epilepsie) ps falling sickness, epilepsy (e) *süchtig** (epileptisch) epileptic *süchtiger** m ps epileptic
Fällung f chem precipitation
fällungs|hemmend antiprecipitating (i) *mittel** n chem precipitant *reagenz** n pharm precipitating reagent *schnellreaktion** f (FSR) accelerated Aschheim- -Zondek ('aʃhaim-'tsɔndek) test
Fall|zahl f case rate, number of cases / (Morbidität) morbidity (i) rate *zählung** f (Klinik) survey (ə:)
falsch anat false / (Diagnose) false (ɔ:) / (unecht) spurious (juə) / (Maßnahme) inappropriate (ou), wrong *negativ** false negative (ʌ) / (Schnitt) chir misplacement (ei) *gelenk** n pseudo- -arthrosis, pseudarthrosis (sju:da:- 'θrousis), false (ɔ:) joint *gelenkbildung** f pseudarthrosis formation *hören** n otosis *lage** f (Fet) abnormal presentation *positiv** false-positive
Fälschungsmittel n pharm adulterant (ʌ)
Falsettstimme f (Fistelstimme) falsetto
Falsumpräparat n placebo (i:)
Falta ('falta)**-Syndrom** n (pluriglanduläre Insuffizienz) pluriglandular [deficiency] syndrome
faltbar (Haut) foldable (ou)
Fältchen n (Haut) wrinkle ('riŋkl)
Falte f anat fold, plica (ai), ruga (u:), pl rugae ('ru:dʒi:) / (Tuch) fold, pleat (i:) / (Runzel) wrinkle / (Kniff) crease (i:) / (Duplikatur) duplicature (ju:)
falten to fold / (Hände) to clasp (a:) /

(sich ~, sich kräuseln) to crinkle / (sich runzeln, runzelig werden) to wrinkle *bildung** f plication / (Magen) gastroplication / embr infolding, duplication / (Haut) creasing (i:), wrinkling *filter** n (m) Lab plaited (æ) od fluted filter *gesicht** n senile (i:) face, crinkly od wrinkly face *haut** f dermatochalasis (ei), loose skin *zunge** f lingua plicata (ei), scrotal od furrowed (ʌ) od grooved (u:) od plicated (ei) tongue (ʌ)
faltig anat plicated (ei), rugous (u:), rugose (u:) / (runzelig, bes Haut) wrinkled, wrinkly / (Zunge) furrowed (ʌ) *sein** n (Haut) rugosity (ɔ)
Falx f (Sichel) anat falx (æ), pl falces ('fælsi:z), sickle / cerebelli (PNA) (Kleinhirnsichel) falcula (æ) / cerebri (PNA) (Grosshirnsichel) falx cerebri (e), mediastinum (ai) cebbri / inguinalis [tendo conjunctivus] (PNA) (Leistensichel) conjoint tendon *- anat* (F. cerebri) falcial, (F. cerebelli) falcular (æ)
falziform (sichelförmig) falciform (æ), sickle-shaped, falcular (æ)
familiär familial (i), family (æ) *~erblich* heredofamilial (i)
Familien|ähnlichkeit f family likeness *anamnese** f (FA) family case history *anlage** f familial (i) disposition (i) *belastung** f ps familial (i) factor (æ) *eigentümlichkeit** f family trait (trei) *~erblich* (in der Familie erblich) heredofamilial (i) *~gebunden* running in the family, familial (i) *geschichte** f family history (i) *krankheit** f family (æ) disease *neurose** f ps family neurosis *planung** f (durch Konzeptionsverhütung) family planning *praxis** f family (æ) practice (æ) *psychotherapie** f ps family group therapy *struktur** f family structure (ʌ) *übel** n ps family disease *veranlagung** f familial (i) predisposition (i) *verhältnisse** n pl family background
Fanconi (faŋ'ko:ni)|**-Anämie** f Fanconi's an[a]emia (i:) od syndrome *-Abderhalden** ('apdərhaldən)**-Syndrom** n Abderhalden-Fanconi syndrome, cystine [storage] disease *-v.Albertini-Zellweger** (alber'tini- 'tselve:gər)**-Syndrom** n Fanconi-Albertini-Zellweger syndrome, osteopathia acidotica pseudorachitica *-Andersen** ('ændəsən)**-Syndrom** n mucoviscidosis *-Hegglin** ('heglin) **-Syndrom** n Fanconi-Hegglin syndrome, sero-positive nonsyphilitic pneumopathy *-Syndrom** n (1) Fanconi's an[a]emia od syndrome; (2) s *-De Toni-Debré-Syndrom* / *de Toni-Debré-Syndrom** n Debré -de Toni-Fanconi syndrome
Fango m fango (æ), mud (ʌ) *bad** n mud bath (a:) *behandlung** f fango od mud therapy (e) *packung** f mudpack, fango pack
Fangsonde f catcher
fantasieren (im Fieber) to wander (ɔ), to be confused (ju:) in one's mind, to rave
F-Antigen = Antigen Fyᵃ n Fyᵃ antigen / = Fertilisationsantigen n fertilisation antigen / = Fimbrienantigen n fimbria antigen / = Forssman-Antigen n Forssman antigen
F-Antikörper = Forssman-Antikörper m Forssman antibody
Farad n elektr farad (æ)
Faradimeter n elektr faradimeter (i)

Faradisation *f elektr* faradisation **ℒskontraktion** *f* faradocontractility (i), faradocontraction
faradisch faradic (æ), faradaic (ei)
faradisieren *elektr* to faradise (æ) ℒ *n*, **Faradisierung** *f* (Therapie) faradisation, faradotherapy (e)
Farb|abweichung *f* (Haut) (Dyschromie) dyschromia (ou) **ℒadaptation** *f* colo[u]r adaptation **ℒanalyse** *f Lab* colorimetric (e) *od* chromatographic (æ) analysis (æ), chromatography (ɔ) ~**arm** hypochromic (ou)
färbbar *histol, bakt* stainable (ei), chromophil (ou) / mit basischen *u* sauren Farbstoffen ~ dichromophil (ou), amphophilic / mit gleichen Farbstoffen ~ (*bes* Gewebe *u* Zellen) isochromatophil[e] (fil, fail) / leicht ~ chromophilic, easily stainable / normal ~ orthochromophil (ou) / schwer ~ chromophobe (ou) / verschiedenartig ~ polychromatophil (ou), polychromatophilic (i) **ℒkeit** *f histol, bakt* stainability (i), chromatophilia (i) / ℒ mit verschiedenen Mitteln panchromia (ou)
farb|bildend *bakt histol* chromogenic (e) **ℒbildner** *m histol* chromogen (ou) **ℒbildung** *f* chromogenesis (e)
Farbe *f* colo[u]r (ʌ) / (Anstrich) paint / (Haut) complexion / *histol, bakt* dye (ai), stain / (Farbton) hue (hju:) / livide ℒ livor (ai) ~**ändernd** (Haut) versicolo[u]r
farbecht fast (a:) **ℒheit** *f* colo[u]r stability
Färbe|flüssigkeit *f* staining (ei) fluid (u), dye (ai) / stain *m* colo[u]r index (CI), blood quotient ('kwouʃənt) / überhöhter ℒ hyperchrom[a]emia (i:) **ℒkoeffizient** *m* (Hb_E) mean corpuscular h[a]emoglobin (MCH) **ℒkraft** *f* tinctorial power **ℒmethode** *f histol* staining method (e) **ℒmittel** *n histol, bakt* stain, dye (ai), staining agent *od* fluid (u)
Farb|empfinden *n* colo[u]r (ʌ) appreciation, colo[u]r sensation / gestörtes ℒ (aber nicht Farbenblindheit) parachromatoblepsia (e), parachromatism (ou) ~**empfindlich** sensitive to colo[u]rs (ʌ) **ℒempfindlichkeit** *f* colo[u]r *od* chromatic (æ) sensitiveness *od* sensitivity (i)
färben *vt* to stain, to dye (ai) / *v refl* to stain ℒ *n* colo[u]ring (ʌ) / (mikroskopische Präparate) staining
farbenblind colo[u]r (ʌ)-blind (ai) **ℒer** *m* (völlig) achromate (ou) **ℒheit** *f* colo[u]r--blindness (ai), acritochromacy (ou), chromatopseudopsis (ɔ) / fast totale ℒ chromatodysopia (ou), chromatodysopsia (ɔ) / halbseitige ℒ hemi--achromatopsis (ɔ) / partielle ℒ partial colo[u]r-blindness, chromatelopsia (ɔ) / totale ℒ daltonism (ɔ:), achromatopsia (ɔ), achromatic (æ) vision ('viʒən) / ℒ bei großer Entfernung der farbigen Gegenstände chromic (ou) myopia (ou)
Farben|empfindlichkeit *f* colo[u]r (ʌ) sensitiveness **ℒfehlsichtiger** *m* dyschromatope (ou) **ℒfehlsichtigkeit** *f* defective colo[u]r vision **ℒhören** *n* colo[u]r--hearing, psychochrom[a]esthesia (i:) *opt* pseudochrom[a]esthesia (i:) **ℒindikator** *m* colo[u]r indicator **ℒkreisel** *m* chromatometer (ɔ) **ℒlehre** *f* chromatology (ɔ), science of colo[u]r **ℒmessung** *f* chromatometry (ɔ) **ℒmessung-**chromatometric (e) **ℒnuance** *f* (Tö-

nung) *histol* shade of colo[u]r, hue (hju:) **ℒprüfen** *n* colorimetry (i), chromatometry (ɔ), chromometry (ɔ) ~**scheu** *ps histol bakt* chromophobe (ou), chromophobic (ou) **ℒscheu** *f ps* chromophobia, aversion to colo[u]rs ℒ**schwäche** *f* dyschromatopsia (ɔ), pseudochromia (ou) **ℒschwächer** *m* dyschromatope (ou) **ℒsehen** *n* chromatic (æ) *od* colo[u]red vision ('viʒən), chromatopsia (ɔ) / (bei Tönen) phonopsia (ɔ) / (bei Glaukom) rainbow symptom, halo (ei) symptom (i) **ℒsinn** *m* sense of colo[u]r, colo[u]r sense **ℒsinnstörungen** *f pl* defective colo[u]r vision **ℒsinnzentrum** *n* colo[u]r centre [US center] **ℒskala** *f* scale of colo[u]rs **ℒskotom** *n* colo[u]r scotoma **ℒtüchtigkeit** *f* euchromatopsy (ou), normal colo[u]r vision ('viʒən)
Farbentzug *m* (Zellen) decolorisation, decoloration
Färber ('fa:bə)-**Syndrom** *n* (disseminierte Lipogranulomatose, Typ Farber) Farber's syndrome, disseminated lipogranulomatosis
Färbe|verfahren *n histol* staining (ei) method (e) *od* technique (i:) **ℒzeit** *f* staining time
Farb|fehlsichtigkeit *f* defective colo[u]r vision ~**getreu** orthochromatic (æ) **ℒhören** *n* ℒ Farbenhören ~**ig** colo[u]red / (gefärbt) stained / (*Nachs*) -colo[u]red **ℒigsehen** *n* (Chromatopsie) chromatopsia (ɔ), colo[u]red vision ('viʒən) **ℒindex** *m* colo[u]r index (CI) **ℒindikator** *m* colo[u]r indicator **ℒintensität** *f* colo[u]r intensity **ℒisotherme** *f* colo[u]r isotherm **ℒkonzentration** *f* dye (ai) concentration **ℒlichtbehandlung** *f* chromophototherapy (ɔ) ~**liefernd** chromatogenic (e), chromatogenous (ɔ) ~**los** colo[u]rless, achromatic (æ) / (Hautstelle) discolo[u]red / (bleich) pale **ℒlosigkeit** *f histol bakt* achromia (ou) **ℒlösung** *f histol* staining fluid (u) *od* solution (u:) **ℒmesser** *n* colorimeter (i), chromometer (ɔ), chromatometer (ɔ), tintometer (ɔ) **ℒmessung** *f* chromometry (ɔ), chromatometry (ɔ), colorimetry (i) **ℒmischung** *f* dye (ai) mixture **ℒnuance** *f* shade **ℒprüftafel** *f* colo[u]r vision ('viʒən) test chart **ℒreaktion** *f* colo[u]r *od* staining reaction (æ) **ℒreiz** *m* colo[u]r stimulus **ℒsichtigkeit** *f* colo[u]r vision ('viʒən) **ℒskotom** *n* colo[u]r scotoma (ou) **ℒstärke** *f Lab* degree of colo[u]ration **ℒstift** *m* (Haut) colo[u]red pencil
Farbstoff *m* (Farbe) colo[u]r / (Färbungsmittel) dye (ai) / biologischer ℒ biologic[al] stain / (Pigment) pigment ~**bildend** *bakt* chromogenic (e) **ℒbindung** *f histol* stain affinity (i) **ℒekzem** *n* eczema (e) due to dyes (ai) **ℒträger** *m* chromatophore (ɔ) **ℒverdünnungskurve** *f* dye dilution curve **ℒverdünnungsmethode** *f* dye dilution technique
Farb|szintigramm *n* colo[u]r scan **ℒszintigraphie** *f* colo[u]r scanning **ℒtest** *m* (Sabin-Feldman-Test) dye-test **ℒton** *m* (Tönung) tint, hue (hju:) **ℒtönung** *f* (Präparat) tint, hue (hju:) / (Haut) complexion; (abweichende) dyschromasia (ei) ~**tragend** (Zelle) chromatophorous (ɔ), chromophoric (ɔ), chromophorous (ou) **ℒträger** *m* chromatophore (ou) ~**tüchtig** trichromatic (æ) **ℒtüchtiger** *m* trichromat

('traikromæt) **ℒtüchtigkeit** *f* acuity (ju:) of colo[u]r vision ('viʒən), normal colo[u]r vision, trichromatopsia (ɔ), euchromatopsy (ou) **ℒtüchtigkeits-meßgerät** *n* chromatoptometer (ɔ), chromoptometer (ɔ) **ℒtüchtigkeits-messung** *f* chromatoptometry (ɔ), chromoptometry (ɔ) **ℒ-Umschlag** *m* colo[u]r change; end reaction **ℒumstimmung** *f* colo[u]r adaptation
Färbung *f histol* (Tätigkeit) dyeing, staining (ei) / (Haut) colo[u]r, tint / (Gesicht) complexion / basophile ℒ der Erythrozyten baso-erythrocytosis **ℒsreaktion** *f* staining reaction **ℒsverfahren** *n* staining (ei) technique (i:) *od* method (e)
Farb|vergleichslösung *f* colo[u]r matching fluid **ℒverlust** *m histol* decoloration **ℒwahrnehmung** *f* colo[u]r perception / ℒ beim Hören chromatic audition **ℒwechsel** *m* allochroism (ou), metachrosis, change of colo[u]r / (Haut, Haar) allochromasia (ɔ) ~**wechselnd** allochroic (ou) **ℒwirkung** *f* colo[u]r effect **ℒzelle** *f histol* chromocyte (ou), chromatophore (ou)
Farcini (far'tʃini)-**Grube** *f* (Fossa interpeduncularis (*PNA*)) interpeduncular fossa
Farina *f* (Mehl) farina (ai)
Farmer|haut *f* farmers' skin **ℒlunge** *f* (Allergose) farmers' lung **ℒlungensyndrom** *n* farmers' lung syndrome
Farn *m* (Farnkraut) *bot*, fern (ə:) ('failiks), *pl* filices (fi'laisi:z), fern (ə:) / (weiblich) spleenwort ('spli:nwə:t) / (männlich) male fern (BP) ℒ- *bot*, *pharm* filicic (i) **ℒblattzunge** *f* fern-leaf tongue (ʌ) **ℒextrakt** *m* male-fern extract (BP) **ℒkraut** *n bot*, *pharm* filix ('failiks), *pl* filices (fi'laisi:z) **ℒkrautextrakt** *m pharm* male-fern extract (BP) **ℒkrauttest** *m* fern test **ℒkrautwurzel** *f* (Rhizoma Filicis) aspidium (*PNA*) **ℒöl** *n pharm* fern oil **ℒsamen** *m* (Wurmsamen) *pharm* fern seed **ℒsäure** *f chem* filicic (i) acid **ℒtest** *m* fern test
Farr (fa:)-**Technik** *f imm* Farr technique
Fascia *f* (*PNA*) (Faszie) fascia ('fæʃiə), *pl* fasciae ('fæʃii:) ℒ *antebrachii* (*PNA*) (Unterarmfaszie) antebrachial f. ℒ *axillaris* (*PNA*) (Achselfaszie) axillary f. ℒ *brachii* (*PNA*) (Oberarmfaszie) brachial f. ℒ *buccopharyngea* (*PNA*) (Wangenschlundfaszie) buccopharyngeal f. ℒ *bulbi* Tenon's (tə'nɔz) capsule (æ), fascial (æ) sheath (i:) of the eyeball ℒ *cervicalis* (*PNA*) (Halsfaszie) cervical f. ℒ *clavipectoralis* (*PNA*) clavipectoral f. ℒ *clitoridis* (*PNA*) f. of the clitoris ℒ *colli* (Halsfaszie) cervical (a:) f. ℒ *Cooperi* cremasteric (e) *od* Cooper's f. ℒ *cremasterica* (*PNA*) (Kremasterfaszie) cremasteric (e) *od* Cooper's f. ℒ *cribrosa* (*PNA*) cribriform (i) f. ℒ *cruris* (*PNA*) crural f. ℒ *diaphragmatis pelvis inferior* (*PNA*) inferior f. of the pelvic diaphragm; ℒ ~ *pelvis superior* (*PNA*) superior f. of the pelvic diaphragm; ℒ ~ *urogenitalis inferior* [*membrum perinei*] (*PNA*) perineal membrane; ℒ ~ *urogenitalis superior* (*PNA*) pelvic layer of the perineal membrane ℒ *dorsalis manus* (*PNA*) dorsal f. of the hand; ℒ ~ *pedis* (*PNA*) dorsal f. of the foot ℒ *endothoracica* (*PNA*) endothoracic f. ℒ *gossypii* (*EP*) absorbent cotton

bandage (*EP*) ‹ *iliaca* (*PNA*) f. iliaca
‹ *iliopectinea* iliopectinal (e) f. ‹ *lata*
(*PNA*) (Aponeurosis femoralis) f. lata
‹ *masseterica* (*PNA*) masseteric f. ‹*e*
musculares [*musculorum oculi*] (*PNA*)
muscular fasciae of the orbit ‹ *nuchae*
(*PNA*) f. nuchae ‹ *obturatoria* (*PNA*)
obturator (ɔ) f. ‹ *orbitalis* orbital (ɔ:) f.
‹ *parotidea* (*PNA*) parotid f. ‹
pectoralis (*PNA*) pectoral (e) f. ‹ *pelvis*
(*PNA*) (Beckenfaszie) f. of the pelvic
muscles; ‹ ~ *parietalis* (*PNA*) parietal
pelvic f.; ‹ ~ *visceralis* (*PNA*) visceral
pelvic f. ‹ *penis profunda* (*PNA*) deep
f. of the penis; ‹ ~ *superficialis* (*PNA*)
superficial f. of the penis ‹ *perinei*
perineal (i:) f. ‹ *pharyngobasilaris*
(*PNA*) pharyngoba-silar f. ‹ *phrenico-
pleuralis* (*PNA*) phrenicopleural f. ‹
plantaris plantar (æ) f. ‹ *prostatae*
(*PNA*) sheath of the prostate ‹
spermatica externa (*PNA*) external
spermatic f.; ‹ ~ *interna* (*PNA*)
internal spermatic f. ‹ *subperitonealis*
(*PNA*) subperitoneal f. ‹ *superficialis
perinei* (*PNA*) superficial f. of the
perineum ‹ *temporalis* (*PNA*) (Aponeurosis temporalis) temporal f. ‹
thoracolumbalis (*PNA*) lumbar f. ‹
transversalis (*PNA*) transversalis f.
Fasciculus *m anat* fasciculus (i), bundle
(ʌ), fascicle (æ) ‹ *anterior proprius*
(*PNA*) anterior intersegmental tract ‹
atrioventricularis (*PNA*) (Atrioventri-
kularbündel, His-Bündel, Gasskell-
-Brücke) atrioventricular bundle ‹ *Fasciculi corticothalamici* (*PNA*) corticotha-
lamic fasciculi ‹ *cuneatus* (*PNA*)
(Keilstrang, Burdach-Strang) fasciculus cuneatus ‹ *dorsolateralis* (*PNA*)
(Lissauer-Randbündel) dorsolateral fasciculus ‹ *gracilis* (*PNA*) (Goll-Strang)
fasciculus gracilis ‹ *interfascicularis* ‹
‹ semilunaris ‹ *lateralis plexus brachialis* (*PNA*) lateral cord of the
brachial plexus ‹ *lateralis proprius*
(*PNA*) lateral intersegmental tract
*Fasciculi longitudinales articulationis
atlanto-axialis* (*PNA*) longitudinal
bands of the atlanto-axial joint; ‹ ~
pontis (*PNA*) longitudinal bundles of
the pons ‹ *longitudinalis dorsalis*
(*PNA*) dorsal longitudinal bundle; ‹
~ *inferior* (*PNA*) inferior longitudinal
bundle; ‹ ~ *medialis* (*PNA*) (Collier-
-Traktus) medial longitudinal bundle,
Collier's ('kɔliəz) tract; ‹ ~ *superior*
(*PNA*) superior longitudinal bundle ‹
mamillotegmentalis (*PNA*) (Gudden-
-Haubenbündel) mamillotegmental
tract ‹ *mamillothalamicus* (*PNA*)
(Vicq d'Azyr-Bündel) mamillothalamic tract ‹ *medialis plexus brachialis*
(*PNA*) medial cord of the brachial
plexus ‹ *posterior proprius* (*PNA*)
posterior intersegmental tract *Fasciculi
proprii medullae spinalis* [*Fasciculi
intersegmentales*] (*PNA*) intersegmental tracts ‹ *retroflexus* (*PNA*)
(Meynert-Strang) fasciculus retroflexus
Fasciculi rubroreticulares (*PNA*) rub-
roreticular fasciculi ‹ *semilunaris*
(*PNA*) (Fasciculus interfascicularis
(*PNA*); Schultze-Komma) fasciculus
interfascicularis, comma tract of
Schultze ('ʃultsə) ‹ *superior plexus
brachialis* (*PNA*) posterior cord of the
brachial plexus *Fasciculi thalamocorticales* (*PNA*) (Thalamusstiele *od*

-strahlungen, Stabkranz des Thalamus)
thalamocortical fasciculi ‹ *uncinatus*
(*PNA*) (Hakenbündel) uncinate bundle
Fasciola hepatica *f* (Leberegel) liver (i)
fluke (u:), Fasciola (fæ'si:ɔlə) hepatica
(æ)
Fasciolopsis *f* Fasciolopsis (ɔ), intestinal
fluke (u:) ‹ *befall* *m* fasciolopsiasis
(ai)
Faser *f* (Faden) thread (e) / *anat* fibre
(ai) [*US* fiber], filament (i) γ-‹ *neur* γ
fibre *argentophile* ‹ argentaffine *od*
lattice fibre *argyrophile* ‹ argentaffine
od lattice fibre „*langsame* ‹“ slow fibre
postganglionäre ‹ *neur* postganglionic
fibre *präganglionäre* ‹ *neur* preganglionic fibre „*schnelle* ‹“ *neur* fast fibre
‹*n bilden* to fibrose (ai) ‹- fibrous (ai),
fibro- (ai) (*Vors*), ino-(i) (*Vors*) ~artig
filiform (i), fibrilliform (i), threadlike
(e) / (Plus) thready (e), filiform (i) ‹*bau
m histol* fibrous (ai) structure (ʌ)
‹*bildung* *f histol* formation of fibres
‹*bündel* *n anat* bundle (ʌ) of fibres
Fäserchen *n anat* fibril (ai)
faser|förmig fibriform (ai), fibrilliform
(i), filamentous, filamentary ‹*geschwulst* *f* (Fibrom) fibroma ‹*gewebe* *n
anat* fibrous (ai) tissue ‹*gewirr* *n histol*
tangle (æ), fibrillary (ai) condensation
‹*haut* *f* (Tunica fibrosa (*PNA*)) fibrous
coat ~*ig* fibred (ai), fibrillar (ai),
fibrillary (ai), fibrous (ai), filamentous
(e), filamentary (e) / (Fleisch) stringy
‹*igkeit* *f* (faserige Beschaffenheit) (Gewebe) fibrousness (ai), stringiness
‹*korb* *m* fibre basket (a:) ‹*knorpel* *m*
fibrous (ai) cartilage, fibrocartilage
‹*krebs* *m pathol* fibrocarcinoma, scirrhus ('sirəs) ‹*krebs-* scirrhous (i) ~*los*
fibreless (ai) ‹*scheide* *f anat* fibrous (ai)
od fibril (ai) sheath (i:), fibrocellular
sheath ‹*schicht* *f histol* fibrous (ai)
layer (ɛə) ‹*spektrum* *n* fibre spectrum
‹*stoff* *m histol* fibrin (ai) ~*stoffhaltig*
fibrinous (ai) ‹*ung* *f histol* fibrillation
‹*verlauf* *m* (Muskel) course (ɔ:) of
fibres ‹*zug* *m* fasciculus of fibres
Faß|bauch *m path* pot-belly ~*bäuchig*
pot-bellied ~*förmig* (Thorax) barrel[l]ed (æ), barrel-shaped ‹*pinzette*
f (Hakenpinzette, Gewebefasszange)
tissue forceps *pl* ‹*thorax* *m* barrel-
-shaped thorax (ɔ:) *od* chest / (bei
Lungenemphysem) emphysematous (i:)
thorax ‹*thoraxemphysem* *n* hypertrophic (ɔ) emphysema (i:) ‹*ung* *f ps*
composure (ou), self-control (ou) /
(Brille) frame ‹*ungsvermögen* *n ps*
mental capacity (æ) / (Hohlraum,
Organ) capacity (æ), content / (Lunge)
respiratory (aiə) capacity (æ) ‹*zange* *f
chir dent* bone-holding forceps *pl* /
(Haltezange) fixation forceps *pl*
fasten to fast (a:); to keep the stomach
empty ~ *n* fasting (a:) / (Hungern,
strenges) ‹ starvation, / (vor einem
Eingriff) preoperative starvation ‹*kur
f* fasting (a:) cure (kjuə), nestotherapy /
strenge ‹ hunger-cure, peinotherapy
(paino-) ‹*diät* *f* absolute (æ) diet (ai),
low diet
Fasttag *m* hunger day, fast day
Faszie *f anat* fascia (æ), *pl* fasciae
('fæfii:), aponeurosis ‹- fascial ('fæfiəl)
Faszien|band *n anat* band of a fascia (æ)
‹*lappen* *m* flap of a fascia (æ) ‹*lehre* *f*
aponeurology (ɔ) ‹*naht* *f chir* fascior-
rhaphy (,fæfi'ɔrəfi) ‹*nekrose* *f* fascia

(æ) necrosis ‹*plastik* *f chir* fascioplasty
(æ) ‹*raum* *m anat* fascial (æ) space
‹*resektion* *f chir* fasciectomy
('fæfi'ektəmi), resection of a fascia (æ)
‹*sarkom* *n* fascial (æ) sarcoma ‹-
schicht *f* fascial (æ) *od* aponeurotic (ɔ)
layer (ɛə) ‹*schnitt* *m chir* fasciotomy
‹*spaltung* *f chir* separation of a fascia
(æ), incision of a fascia (æ), fasciotomy
(fæfi'ɔtəmi) ‹*transplantation* *f chir*
fascia (æ) graft (a:), fascial (æ) graft
Faszik|el *m* (Fasciculus (*PNA*)) fascicu-
lus ~*ulär* (büschelig) *anat* fascicular
(fæ'sikjulə), fasciculate (i), fasciculated
(i) ‹*ulus* *m histol, anat* fasciculus (i),
bundle (ʌ) [*s* Fasciculus]
Fasziola|art *f* (Trematoden) Fasciola
(fæ'si:ɔlə) ‹*infektion* *f* fascioliasis (ai)
Fauces *n pl* (*PNA*) (Rachen) fauces
('fɔ:si:z)
faul decayed (ei), rotten, putrid (ju:),
putrefied (ju:) / (Ei) rotten / (Zahn)
carious (ɛə), decayed (ei) ‹*baum* *m
pharm* black alder (ɔ:) tree, frangula
(æ), Rhamnus frangula (æ) ‹*baumrinde* *f* (*EP, DAB*) frangula (æ) [bark]
(*EP*), cortex frangulae / amerikanische
‹ (*EP*) cascara (*EP*) ‹*ecke* (Lippe)
perlèche (pə:'læʃ), migrating cheilitis
(ai) ‹*eckensyndrom* *n* commissural
cheilitis ~*en* (sich zersetzen, in Fäulnis
übergehen) to decompose (ou), to
putrefy (ju:), to decay (ei) ~*end*
putrescent, roiting ‹*fieber* *n* (*veraltet*)
putrid (ju:) fever (i:) ‹*heitsfettsucht* *f*
obesity (i:) caused by inactivity (i) ~*ig*
(faul, zersetzt) decomposed (ou), decayed (ei), putrid (ju:)
Fäulnis *f* putrefaction, decomposition
(i), putrescence / aus ‹ entstehend
saprogenic (e), saprogenous (ɔ) / in ‹
übergehen to putrefy (ju:), to undergo
putrefaction, to rot, to decompose (ou)
/ fetale ‹ f[o]etal (i:) decomposition ‹-
sapro-(æ) (*Vors*), saprophytic (i), putrid (ju:), putrescent ‹*alkaloid* *n*
(Ptomain) *chem* putrescence *od* cadaveric (æ) alkaloid (æ), ptomaine ('toumein) ‹*bakterien* *n pl bakt* putrefactive
bacteria (iə) ~*erregend* saprogenic (e),
saprogenous (ɔ), putrefactive, putre-
facient (ei) ‹*erreger* *m bakt* saprogen
(æ), saprophyte (æ), saprozoite (ou),
putrefactive bacterium (iə) ‹*erreger-
saprophytic* (i), sapro (æ)- (*Vors*) ‹-
erscheinung *f* putrescence ~*erzeugend*
saprogenic (e), saprogenous (ɔ)
~*hindernd* preventing decay (ei)
‹*prozeß* *m* process (ou) of decay (ei) *od*
decomposition (i) ~*verhindernd* anti-
putrefactive, preventing decay (ei)
‹*vorgang* *m* putrescence ~*widrig* anti-
putrefactive ‹*winkel* *m s* Faulecke
Faust *f* fist ~*groß* of the size of a fist /
doppelt ~ of the size of two fists
‹*größe* *f* size of a fist ‹*regel* *f* hard-
-and-fast rule, rule of thumb (θʌm)
Favismus *m* (Bohnenkrankheit) favism
(ei), fabism (ei) ‹-**Syndrom** *n* favism
syndrome
Favus *m* (Erbgrind, Kopfgrind) favus
(ei), honeycomb (ˈhʌnikoum) tetter,
tinea (i) favosa (ou) *od* vera (iə),
dermatomycosis favosa (ou), trichomycosis favosa ‹*pilz* *m* Achorion (ɔ:) *od*
Trichophyton (ɔ) schönleinii (ai)
‹*schälchen* *n* favus cup ‹*schüppchen* *n*
favus cup, scutulum (ju:) ‹*skutulum* *n*
scutulum (ju:), favus cup

Faxensyndrom *n* *ps* buffoonery psychosis
Fäzes *f pl* f[a]eces ('fi:si:z) ⌖- f[a]ecal (i:), sterco- (*Vors*)
Fazette *f* facet (æ)
Fazettenauge *n* (Insekten) compound eye
fazettiert faceted (æ)
fazial facial ('feiʃəl)
Fazialis *m* (Nerv) facial (ei) nerve ⌖beteiligung *f* affection of the facial (ei) nerve ⌖kanal *m* facial (ei) canal (æ) ⌖kern *m* (Hirn) facial centre [*US* center] ⌖knie *n* (Nerv) bend *od* curve of the facial (ei) nerve, geniculum (i) faciale (ei) / äusseres ⌖ (Geniculum nervi facialis (*PNA*)) geniculum of the facial nerve / inneres ⌖ (Genu nervi facialis (*PNA*)) genu of the facial nerve ⌖krampf *m* facial (ei) tic, mimic (i) spasm, convulsive (ʌ) tic, Bell's (belz) spasm ⌖lähmung *f* Bell's (belz) palsy (ɔ:) *od* paralysis (æ), facial (ei) paralysis / beidseitige ⌖ (totale Gesichtslähmung, Prosopodiplegie) prosopodiplegia (i:) ⌖nerv *m* facial (ei) *od* seventh cerebral (e) *od* cranial (ei) nerve ⌖neuralgie *f* facial (ei) neuralgia (æ) ⌖parese *f* paresis (i:) of the facial (ei) nerve / idiopathische ⌖ Bell's (belz) palsy ⌖phänomen *n* Chvostek's ('xvosteks) sign *od* symptom ⌖tic *m* facial (ei) spasm, Bell's spasm, convulsive (ʌ) tic
FD = Froschdosis *f* frog dose, FD, frog unit
FDH-Syndrom = fokales dermales Hypoplasie-Syndrom *n* focal dermal hypoplasia *od* Goltz's ('goltsiz) syndrome
FDNB = 1-Fluor-2,4-dinitrobenzol *n* 1- -fluoro-2,4-dinitrobenzene
FDP = Fibrinogen-Degradations-produkte *n pl* fibrin degradation products, FDP / = Fruktose-1,6- -diphosphat *n* fructose-1,6-diphosphate, FDP
FDP-ALD = Fruktosediphosphat-aldolase *f* fructose diphosphate aldolase
F-Duktion = Sexduktion *f genet* sexduction, F-duction
Fe = Ferrum (Eisen) iron, Fe
febril febrile (i:), feverish (i:)
Febris *f* (Fieber) fever (i:) ⌖ *continua* continued (i) *od* continuous f. ⌖ *quintana* febris (i:) quintana (ei), trench fever (i:), five-day f. ⌖ *recurrens* febris recurrens (ʌ), recurrent (ʌ) *od* relapsing fever ⌖ *undulans* febris undulans, undulant (ʌ) fever, brucellosis f.
Feder *f* (mechanische) spring / (Vogel) feather (e) / (zum Schreiben) pen / (Flaum~) down ~artig *histol* feathery (e) ~förmig pennate ('penit), penniform, feather-shaped ⌖klammer *f dent* crib ⌖klemme *f chir* bulldog (u) forceps *pl*
Feedback *n* (Rückkopplung) feedback ⌖hemmung *f* feedback inhibition ⌖mechanismus *m* feedback mechanism
Feer (fe:r)-**Krankheit** *f od* -**Syndrom** *n* (Akrodynie) acrodynia (i:), erythr[o]edema (i:) polyneuropathy (ɔ), Feer's disease *od* syndrome, Swift (swift)-Feer syndrome, pink syndrome
Fehlanlage *f* (Anomalie) anomaly (ɔ) ⌖atmung *f* respiratory (aiə) failure (ei) ⌖befund *m* false (ɔ:) diagnosis ⌖behandlung *f* false (ɔ:) treatment ⌖beurteilung *f s* ⌖befund ⌖bildung *f* ab-

normality (æ), anomaly (ɔ), malformation, abnormal *od* defective development ⌖biss *m* malocclusion ~deuten to misinterpret ⌖diagnose *f* wrong *od* false (ɔ:) diagnosis ⌖durchblutung *f* defective circulation
fehlen (abwesend sein) to be absent / (nicht vorhanden sein) to be missing ⌖ *n* (Reflexe) absence (æ) / (von Fingergliedern) hypophalangism (æ) ⌖ *der Augenlinse* aphakia ⌖ *von Finger[n] od Zehe[n]* ectodactylism ⌖ *der Iris* [congenital) absence of the iris ⌖ *der Nägel* absence of the nails ⌖ *der Ohren od Ohrmuscheln* anotia (æn'ouʃiə) ⌖ *des Patellarsehnenreflexes* Westphal's ('vestfa:lz) phenomenon *od* sign ⌖ *des Uterus* [congenital] absence of the uterus ~d (Symptom) non-existent (i), absent (æ), not present (e) / (nicht ausreichend) deficient
Fehlentwicklung *f* defective *od* faulty (ɔ:) development (e), malformation / neurotische ⌖ neurosis
Fehler *m* fault (ɔ:) / (Defekt) defect / (Irrtum) mistake, error (e) / ⌖ des Mittelwertes *stat* error of the mean / mittlerer ⌖ standard error (SE) / systematischer ⌖ constant error / wahrscheinlicher ⌖ probable error ⌖breite *f* margin of error ~frei faultless (ɔ:), intact / (Schmelz, *dent*) flawless (ɔ:) ⌖grenze *f* (Diagnose) limit of error, permissible variation ~haft imperfect, defective, faulty (ɔ:) / (unkorrekt) incorrect
Fehl|ernährung *f* malnutrition (i), false (ɔ:) nutrition (i) [*nota:* malnutrition meist gleich Unterernährung] ⌖färbung *f* (*bes* Blutkörperchen) achromia (ou) ⌖funktion *f* defective *od* inadequate (æ) function (ʌ), dysfunction / motorische ⌖ dyskincsia (i:) / zcrcbrale ⌖ cerebral dysfunction ~gebären to miscarry, to have an abortion, to abort ~gebildet malformed, maldeveloped (e) ⌖geburt *f* miscarriage, abortion / eine ⌖ einleiten to induce (ju:) *od* to cause abortion *od* miscarriage / eine ⌖ haben to miscarry ~gehend (Aktivität) *ps* misdirected ⌖haltung *f* deviation, deviatory (ei) development / (des Körpers) false (ɔ:) posture (ɔ) / *ps* personality deviations ⌖hören *n* (Falschhören, Parakusis) paracusia (ju:), paracusis (ju:) [*cave:* fälschlich Ohrenklingen = tinnitus]
Fehling ('fe:liŋ)|-**Lösung** *f* (*DAB*) Fehling's solution (u:) (*BP*) *od* reagent (ei) ⌖-**Probe** *f* Fehling's test ⌖-**Reagenz** *n* Fehling's reagent (ei)
Fehl|kost *f* faulty (ɔ:) diet (ai) ⌖lage *f* (Fet) abnormal presentation ⌖leistung *f* dysfunction (ʌ), defective function, abnormal action, failure ('feiljə) / *ps* parapraxis, misaction ⌖ordnungsgleichgewicht *n* disorder equilibrium ⌖prognose *f* false (ɔ:) prognosis ~reagieren *physiol u ps* to react abnormally ⌖reaktion *f* false (ɔ:) reaction ⌖regulation *f physiol* false (ɔ:) regulation ⌖sprechen *n ps* defective speech / allolalia (ei) ⌖stellung *f* (Glied) false (ɔ:) *od* defective position (i) ⌖steuerung *f physiol* dysregulation ⌖tritt *m* (Fuß) false (ɔ:) step ⌖verhalten *n* false (ɔ:) behavio[u]r (ei)
feigen|förmig *histol* figsh'aped ⌖sirup *m* compound figs syrup (*BPC*)
Feigwarze *f* pointed condyloma, fig

wart (ɔ:), condyloma (ou) acuminatum (ei)
Fein|chemikalien *f pl* fine chemicals ⌖einstellung *f* fine adjustment (ʌ) / *fotogr* (Schärfe) fine focussing (ou) ~faserig *histol* with thin fibres (ai) [*US* fibers], fibrillary (ai), fibrillated (ai), fine-fibred, fibrillar (ai) ⌖fokus *m röntg* fractional focus (ou) ⌖gefühl *n ps* sensitiveness, sensitivity (i) (*für to*) ~geweblich *histol* cellular ⌖heit *f* fineness (ai) / (Sinne) sharpness / (Gefühl) delicacy (e) ⌖heitsgrad *m* degree of fineness ~körnig *histol* fine-grained ~kristallin finely crystalline ~maschig (Gaze) fine-meshed ~nadelpunktion *f* fine needle puncture *od* biopsy ⌖raster *m röntg* fine grid ~schlägig (Tremor) fine
Feiung *f* (Immunität) resistance (i), immunity (ju:) (*gegen to*) / (als Maßregel) immunisation, protection / stille *od* stumme ⌖ latent (ei) immunity, naturally acquired (ai) immunity
Fel tauri depuratum siccum *n* ox bile extract
Feld *n* (*auch anat*) field / (Gehirn) area / motorisches ⌖ motor area; pyramidal area / sensorisches ⌖ *neur* sensorial *od* sensory area ⌖absorption *f röntg* field absorption ⌖abstand *m radiol* field separation ⌖agaricus *m* agaricus campestris ⌖dichte *f röntg* field density ⌖fieber *n* (Schlammfieber) leptospirosis grippotyphosa (ou), water fever (i:), swamp f., marsh f., mud (ʌ) f., slime (ai) f. ⌖krümmung *f röntg* field curvature (ɔ:) ⌖nephritis *f* (Kriegsnephritis) trench *od* war nephritis (ai) ⌖versuch *m* field test ⌖zug *m hyg* campaign (ei), drive, fight (*gegen against*)
Fell *n* (Haut) hide, skin / (Pelz) fur (ɔ:) / (Auge) film
Fellatio *f* (Coitus in os) *sex* fellatio (fe'leiʃiou), irrumation, fellatorism
Fellinsäure *f* fellic acid
Felsenbein *n anat* petrous (e) bone, petrosal (ou) bone ⌖- petrosal (ou), petrous (e), petro- (e) (*Vors*) ⌖ **u. Hinterhauptbein** betr petro-occipital (i) ⌖ **u. Schläfenbeinschuppe** betr. petrosquamous (ei), petrosquamosal (ou) ⌖affektion *f* petrositis (ai) ⌖eiterung *f* petrositis ⌖nerv *m*, grosser (Nervus petrosus major (*PNA*)) greater superficial petrosal nerve / kleiner ⌖ (Nervus petrosus minor (*PNA*)) lesser superficial petrosal nerve / tiefer ⌖ (Nervus petrosus profundus (*PNA*)) deep petrosal nerve ⌖pyramide *f* (Pars petrosa [ossis temporalis] (*PNA*)) petrous (e) part [of the temporal bone] ⌖spitze *f* (Apex partis petrosae (*PNA*)) apex of the petrous part
Felsengebirgsfieber *n* Rocky Mountain spotted fever (i:), mountain fever, blood coagulation disease
Felty ('felti)-**Syndrom** *f* Felty's syndrome (i)
feminin *sex* feminine (e) ⌖isierung *f* feminisation ⌖ismus *m sex* feminism
Femoral- (Oberschenkel *betr*) femoral (e), femoro- (e) (*Vors*)
Femoralis *f anat* femoral (e) artery ⌖puls *m* femoral (e) pulse (ʌ) ⌖scheide *f* crural (u:) *od* femoral (e) sheath (i:)
Femoral|kanal *m* crural (u:) *od* femoral

(e) canal (æ) **reflex** *m* (Schenkelreflex) Remak's ('re:maks) reflex

Femur *n* (*PNA*) (Oberschenkelknochen) *anat* femur ('fi:mə), *pl* femora ('femərə), thigh (θai) **~**- femoral (e) **hals** *m anat* neck of the femur **kopf** *m* (Caput femoris (*PNA*)) head of the femur **kopfprothese** *f* femur head prosthesis **schaft** *m* (Corpus femoris (*PNA*)) shaft (a:) of the femur **schaftprothese** *f* femur shaft prosthesis

Fenchel *m* (*DAB*) foeniculum (fi:- 'nikjuləm), fennel (*BPC*) **honig** *m* fennel honey (ʌ) **öl** *n* (*DAB*) fennel oil **syrup** *m pharm* elixir of fennel **tee** *m pharm* fennel tea **wasser** *n pharm* aqua (ei) foeniculi (fi:'nikjulai), fennel water

Fenestra *f anat* fenestra, *pl* fenestrae, window / **cochleae** (*PNA*) (Schnekkenfenster, rundes Fenster) f. cochleae, round window / **ovalis** *od* vestibuli (*PNA*) (ovales Fenster, Vorhoffenster) f. ovalis *od* vestibuli (i), oval (ou) window, vestibular window / **rotunda** f. cochleae ('kɔklii:), porta labyrinthi **~l** (Fenster *betr*) fenestral **tion** *f chir* fenestration

Fenster *n*, ovalcs (Ohr) oval window / rundes **** (Ohr) round window **messer** *n* ring knife

fenstern (Gipsverband) to fenestrate **** *n* (Anlegen einer Öffnung) *chir* fenestration, windowing

Fenster|pflaster *n pharm* fenestrated plaster (a:) **resektion** *f chir* window resection **ung** *f chir* fenestration **[ungs]operation** *f chir* fenestration, windowing **verband** *m* fenestrated bandage

Feriensyndrom *n* holiday syndrome

Ferment *n* ferment, enzyme ('enzaim) / abdauende **e** digestive ferments / extrazelluläres **** exo-enzyme **~**- fermental, zymic ('zaimik), zymo- (ai) (*Vors*) **aktivität** *f* ferment activity (i) **~arm** poor in enzymes / (der Fermente beraubt) dezymotised (di'zaimətaizd)

Fermentation *f* fermentation **s**- zymo- ('zaimo-) (*Vors*) **sprodukt** *n* fermentation product **sprozeß** *m* fermentation process (ou)

fermentativ fermental, fermentative, zymotic (ɔ) / nicht **~** azymic (ai) / **~** bedingt ferment-conditioned (i)

Ferment|beraubung *f* dezymotisation / **** bewirken to dezymotise (ai) **~bereitend** zymoplastic, ferment-forming **bildner** *m* zymo-excitator **bildung** *f* zymogenesis (zaimo'dʒenisis) **blocker** *m* ferment blocker **diagnostik** *f* (*etwa*) enzyme technique (i:) **entgleisung** *f* enzymatic disorder **~frei** azymic (ai), free from enzymes **hemmer** *m* ferment inhibitor

fermentier|bar fermentable **~en** to ferment, to produce (ju:) fermentation **~t** fermented **ung** *f* fermentation

Ferment|kombination *f* enzyme combination **~losigkeit** *f* azymia (ai), absence (æ) of ferments **steuerung** *f* regulation by ferments **~tragend** zymophorous (ɔ) **träger** *m* zymophore ('zaimofɔ:) **vorgang** *m* process (ou) of fermentation **wirkung** *f* enzymolysis (ɔ), enzymosis **wirkung-** enzymolytic (i)

Fermium *n* fermium (Fm)

Fern|aufnahme *f röntg* (Vorgang) teleradiography (ɔ) / (Bild) teleradiograph

(ei) **behandlung** *f* teletherapy (e) **bestrahlung** *f* röntg (Teleröntgentherapie) teleradiotherapy / (Telecurietherapie) telecurie (juə) therapy **bestrahlungsgerät** *n* röntg teleradium (ei) unit (ju:), radium (ei) cannon **diagnose** *f* röntg telognosis **durchleuchtung** *f* röntg telefluoroscopy (ɔ) **ergebnis** *n* (Behandlung) long-term result (ʌ) **feld** *n* far field **lappen** *m chir* distant flap, cross-arm flap **metastase** *f* distant metastasis, metastasis (æ) distant from the primary (ai) tumo[u]r (ju:) **plastik** *f chir* pedicle (e) graft (a:) **potential** *n* (EKG) extrinsic deflection **prognose** *f* long-term prognosis **punkt** *m* (Auge) far point, punctum (ʌ) remotum **röntgen** *n* röntg teleradiography (ɔ), teleroentgenography **schalter** *m röntg* teleswitch (e)

Fernseh|-Bildspeicheranlage *f* television picture storage unit **durchleuchtung** *f* fluoroscopy (ɔ) by television (e), television fluoroscopy **epilepsie** *f* television epilepsy **hals** *m* television neck **kollaps** *m* televison collapse **krankheit** *f* (Kinder) *ps* television disease **röntgenbildverstärker** *m* television X-ray intensifier

fernsichtig hypermetropic (ɔ), long--sighted **keit** *f* hypermetropia (ou), far-sightedness, long-sightedness

Fern|störung *f* (Neuraltherapie) disturbance (ə:) in distant regions (i:) of the body **therapie** *f* teletherapy (e) **wahrnehmung** *f* tel[a]esthesia (teles'θi:ziə)·**wirkung** *f pharm* distant *od* remote (ou) action

Ferrata (fe'ra:ta)-**Zelle** *f* Ferrata's cell

Ferrein (fɛrɛ'ɛ̃)-**Foramen** *n* (Hiatus canalis facialis (*PNA*)) hiatus for the greater superficial petrosal nerve

Ferri- (*Vors*) *chem* ferric **ammoniumsulfat** *n* ferric ammonium sulphate (*BP*) **azetat** *n* basic ferric acetate (æ) **chlorid** *n* ferric chloride (ɔ:) **oxyd** *n* [red] ferric oxide **phosphat** *n* ferric phosphate **tin** *n* ferritin **verbindung** *f chem* ferric compound **zyankalium** *n* (rotes Blutlaugensalz) potassium ferricyanide (ai) (*BP*) **zyannatrium** *n* sodium (ou) ferricyanide (ai)

Ferro|- (*Vors*) *chem* ferrous, ferro- (*Vors*) **chlorid** *n* ferrous chloride (ɔ:) **fumarat** *n* ferrous fumarate (*BP*, *USP*) **glukonat** *n* ferrous gluconate (*BP*, *NF*) **in** *n* (*BP*) ferroin (*EP*) **laktat** *n* ferrous lactate

Ferrosi| gluconas (*EP*) ferrous gluconate (*EP*, *BP*) **sulfas** (*EP*) (Eisen (II)- -sulfat, Ferrum sulfuricum) ferrous sulphate (*EP*, *BP*)

Ferro|sulfat *n* ferrous sulphate (ʌ) (*BP*) [*US* sulfate] **sulfatsirup** *m* ferrous sulphate [*US* sulf-] elixir **sulfid** *n* ferrous sulphide (ʌ) [*US* sulfide] **verbindung** *f* ferrous compound **zyankalium** *n* (gelbes Blutlaugensalz) potassium ferrocyanide (ai) (*BP*) **zyanwasserstoffsäure** *f* hydroferrocyanic (æ) acid

Ferrum *n* (Eisen) *chem*, *pharm* iron ('aiən), ferrum **** *albuminatum* (Eisenalbuminat) iron albuminate (ju:) **** *carbonicum pharm* iron carbonate **** *cyanatum* Turnbull's ('tə:nbɔlz) blue **** *gluconicum* (Eisenglukonat) iron gluconate (u:) **** *jodatum* ferrous iodide (ai) **** *kakodylicum* (Eisenkakodylat)

iron cacodylate (æ) **** *lacticum* (Eisenlaktat) ferrous *od* iron lactate **** *oxydatum hydricum* (Eisenhydroxyd) iron hydroxide (ɔ); **** *oxydatum cum Saccharo* (Eisenzucker) saccharated (æ) ferric oxide **** *reductum* reduced (ju) iron **** *sulfuratum* (Ferrosulfid) ferrous sulphide [*US* sulf-] (ʌ) **** *sulfuricum* (*DAB*) ferrous sulphate (ʌ) (*BP*) [*US* sulfate]; **** **~** *crudum* (Eisensulfat) green vitriol (i); **** **~** *oxydatum ammoniatum* (Ferriammoniumsulfat) ferric ammonium sulphate (*BP*)

Ferse *f* (Calx (*PNA*)) heel, calcaneus (ei) / (Knochen) heel-bone / dicke **** (als Tropenkrankheit) big heel

Fersen- calcaneal (ei), calcanean (ei), calcano- (ei) (*Vors*)

Fersenbein *n* (Calcaneus (*PNA*)) calcaneum (ei), heel-bone **~**- calcaneal (ei), calcanean (ei) **bruch** *m* fracture of the calcaneum (ei) **entzündung** *f* calcaneitis (kæl,keini'aitis) **sehne** *f anat* s Achillessehne

Fersen|fuß *m* (Hackenfuß) talipes (æ) calcaneus (ei) **gang** *m* (Stampfgang) heel walking **gegend** *f* (Regio calcanea (*PNA*)) calcanean region **neuralgie** *f* calcanodynia (i) **phänomen** *n s* Achillessehnenreflex **reflex** *m* heel tap **ring** *m* heel ring **schlagreflex** *m* heel tap reflex **schmerz** *m* talalgia (æ), pternalgia, calcanodynia (i), achillodynia **sporn** *m* calcaneal (ei) *od* heel spur

Fertig|platte *f chrom* pre-coated plate, instant TLC plate **säule** *f chrom* pre--packed column (ɔ)

fertil fertile **isin** *n* fertilizin (fə:ti'laizin) **ität** *f* fertility (i), fecundity (ʌ) **itätsfaktor** *m genet* fertility factor, F- -factor **itätshemmung** *f* anti-fertility, inhibition of fertility

Ferulasäure *f* ferulic acid

Fessel *f anat* malleolar (i) region (i:), ankle / (Tier) pastern ('pæstə:n), fetlock

Fesselung *f* (Geisteskranker) mechanical (æ) restraint (ei) **slähmung** *f* compression *od* pressure paralysis (æ)

fest firm / (hart) hard / (Knoten) tight / (Masse, Stoff) solid (ɔ), compact / (Schlaf) sound, deep **anliegend** (Schiene, Verband, Binde) fitting snugly (ʌ), snug-fitting, tight-fitting **~gepolstert** (Prothese, Schiene) well-padded **~gewachsen** *anat* attached / nicht **~** unattached

Festigkeit *f* strength / (Widerstand) stability (i), resistance (*gegen to*, *against*) / (gegen Licht *usw*) fastness (a:) / (Schlaf) soundness

Festination *f* (Trippelgang) festination, festinating gait (ei)

fest|keilen *v refl* (Knochen) to become impacted **klemmung** *f* (Kindskopf) impaction (æ) **~nähen** *chir* to keep in place, to fix, to suture (ju:) (*an*, *auf to*, *upon*) **~schnallen** to strap, to buckle (ʌ) (*an*, *auf to*) **schnallen** *n* (Operationstisch) strapping / (Tobender) mechanical restraint (ei) **schnallriemen** *m* (Operationstisch) strap **~setzen** *v refl* (Parasiten) to lodge, to settle **~sitzen** (Fremdkörper) to be firmly embedded / (Tumor) to be attached, to be fixed **sitzen** *n* retention / (Gallenstein) retention / (Kindskopf im Becken) fixity / (vom vorliegenden Kindsteil im Becken) retention / (Plazenta) adherence (iə) of the placenta, retained (ei) placenta ~**sitzend** (Verband) tight (ai) / (anhaftend) adherent (iə) / (Auswurf) tight (ai) / (Fremdkörper) firmly lodged, embedded / (Gallensteine) impacted / (Tumor) sessile ('sesail) ~**stecken** (mit Nadeln) chir to pin (an to) / (Bindenende) to secure (juə) / ~**stellen** (Blutgruppe) to type (ai) / chir to immobilise (ou) ~**stoffe** m pl solids, solid (ɔ) particles ~**substanz** f solid (ɔ) matter ~**verband** m (z B Gips) chir immobilising (ou) bandage

festwerden to solidify (i) / (zusammenwachsen) to knit / (Gipsverband) to set / (Tumor) to consolidate / (gerinnen) to curdle (ə:), to coagulate (æ), (Blut) to clot ~ n consolidation, solidification / (Gips) setting / (Knochenbruch) knitting / (Blut) clotting

FET = Fäzes-Exkretionstest m f[a]ecal excretion test

Fet m f[o]etus (i:), pl f[o]etuses ~ u **Mutterkuchen** betr f[o]etoplacental

fetal f[o]etal (i:) ~**anhänge** m pl f[o]etal appendages, appendages of the f[o]etus ~**atmung** f f[o]etal od placental od prenatal respiration ~**bestandteile** m pl f[o]etal elements ~**entwicklung** f f[o]etation ~**ernährung** f embryotrophy (embri'ɔtrəfi), cyotrophy (sai'ɔ) ~**geräusch** n f[o]etal souffle (u:) ~**krankheit** f intra-uterine (ju:) disease ~**kreislauf** m f[o]etal circulation ~**leben** n intra-uterine (ju:) od f[o]etal od prenatal (ei) life ~**physiologie** f f[o]etal physiology (fizi'ɔlədʒi) ~**plazenta** f f[o]etal damage (æ) ~**schatten** m röntg f[o]etal shadow ~**stadium** n f[o]etal stage ~**stoffwechsel** m f[o]etal metabolism (æ) ~**stoffwechselprodukte** n pl f[o]etal metabolic (ɔ) products (ɔ) ~**umrisse** m pl (abtastbare Umrisse des Fets) f[o]etal outlines

Fetisch m fetish (i:) ~**ismus** m sex fetishism (i) ~**ist** m sex fetishist (i)

Feto|graphie f radiol f[o]etography, f[o]etal radiography ~**plazentar** (Fetus u Plazenta od Frucht u Mutterkuchen betr) f[o]etoplacental

Fetose f, hämolytische h[a]emolytic (i) disease of the newborn

fett fat / (korpulent) corpulent, adipose (æ) ~ n fat / pharm grease / (Talg) tallow (æ) / (Nierenfett) suet (ju:) / (Schmalz) lard / (Bratenfett) dripping / gebundenes ~ masked (a:) f. / ~ ansetzen to put on weight (ei) ~- chem physiol stearo-(i) (Vors), lipo-(i) (Vors), steato-(i) (Vors), pio-(ai) (Vors), pimelo-(i) (Vors), fatty (Haut) sebaceous (ei) ~**abbau** m physiol lipocatabolism (æ) ~**abbau**- lipocatabolic (ɔ) ~**ablagerung** f deposition of fat, adiposis, lipomatosis, liposis ~**absorption** f fat absorption ~**affin** lipophil (i), lipotropic ~**affinität** f (Lipotropie) physiol lipophilia (i), lipotropy (ɔ) / ~ besitzend lipotropic (ɔ), lipophil (i) ~**ähnlich** resembling fat, fatlike, liparoid (i), lipoid (i), lipoidal (ɔi), lipoidic ~**anhang** m fat appendage / (klumpiger) fat-ball / (Darm) (Appendices epiploicae) epiploic (ou) appendages ~**anhäufung** f accumulation of fat, lipotrophy ~**anhäufung**- (im Gewebe) lipotrophic (ɔ) ~**anlagerung** f storage (ɔ:) of fat, lipopexia, adipopexia ~**ansammlung** f (Körper) deposition (i) of fat, lipotrophy (ɔ) ~**ansatz** m formation of fatty layers (ɛə), corpulency, obesity (i:), fatness ~**arm** (fast fettfrei) physiol lipopenic (i:) / (Diät) low-fat / pharm non-greasy / ~ [gemacht] defatted (æ) ~**armut** f physiol lipopenia (i:) ~**artig** fatlike, lipoid (i), lipoidal (ɔi), lipoidic (ɔi) ~**atrophie** f fatty atrophy (æ) ~**aufbauend** lipogenic (e), lipogenous (ɔ) ~**auflösung** f lipolysis (ɔ) ~**aufnehmend** (Zelle) lipophagic (ei) ~**aufspeicherung** f physiol storage (ɔ:) of fat ~**auftreten** n (im Blut) lipoid[a]emia (i:), lipoh[a]emia (i:), lip[a]emia (i:) / (im Urin) lipuria (juə), pimeluria (pimel'juəria) ~**aufzehrung** f (im Gewebe) lipophagia (ei), lipophagy (ɔ) ~**ausscheidung** f (im Urin) lipuria (juə), pimeluria (juə), fatty urine (juə) / (im Stuhl) stercoraceous (ei) f[a]eces ('fi:si:z) ~**balg** m (Fettgeschwulst) lipoma / (Grützbeutel) atheroma, sebaceous (ei) cyst ~**bauch** m abdominal (ɔ) lipomatosis, obese (i:) belly, paunch (ɔ:) F ~**bäuchig** paunchy (ɔ:), paunch-bellied ~**bedarf** m fat requirement (aiə) ~**bestimmung** f chem fat determination ~**bildend** physiol, chem adipogenous (ɔ), adipogenic (e), lipogenic, lipogenous (ɔ) ~**bildung** f adipogenesis (e), lipogenesis, production (ʌ) of fat ~**bindend** adipopectic, lipopectic, adipopexic ~**bindung** f physiol adipopexia, lipopexia ~**blut** n (Fetttröpfchen im Blut) lip[a]emia (i:), pion[a]emia (,paio'ni:miə) ~**bruch** m liparocele (i), lipocele (i), adipocele (æ), fat hernia ~**darre** f s Fettsklerem ~**degeneration** f fatty degeneration ~**depot** n (im Blut) lipoid[a]emia (i:) ~**diarrhoe** f pimelorrh[o]ea (i), fatty diarrh[o]ea (i) ~**diät** f fat diet (ai) ~**dicht** greaseproof (i:) ~**drüse** f (Talgdrüse) sebaceous (ei) od sebiferous (i) gland ~**einlagerung** f histol fatty infiltration / (Ablagerung) fatty deposit (ɔ) ~**einpflanzung** f chir fat graft (a:) ~**-Eiweißüberernährung** f fat-albumin (ju:) overnutrition (i) od overfeeding (i:) ~**embolie** f fat embolism, oil embolism ~**embolus** m fat embolus ~**emulsion** f chem fat emulsion (ʌ) ~**en** (einfetten, einölen, einsalben) to grease, to oil ~**entartung** f histiol fatty degeneration ~**entfernung** f chir lipectomy / (Haut) degreasing (i:) ~**entzug** m chem fat extraction / (Diät) low-fat diet (ai) ~**farbstoff** m histol lipochrome (i), chromolipoid (i) ~**filter** n hyg grease trap ~**frei** non-greasy, free from fat, fat-free ~**gehalt** m fat content (ɔ) / erhöhter ~ des Blutes lipoid[a]emia (i:) / erhöhter ~ des Blutes hyperlipoid[a]emia (i:) ~**geschwulst** f lipoma, lipoblastoma, fatty tum[u]or (ju:), pimeloma, adipoma, steatoma ~**gewächs** n s ~geschwulst ~**gewebe** n histol adipose (æ) od fatty tissue

Fettgewebs|bruch m fat hernia ~**entfernung** f chir lipectomy ~**entzündung** f inflammation of adipose (æ) tissue, pimelitis (ai) ~**nekrose** f necrosis of adipose (æ) tissue, fat necrosis, adiponecrosis ~**reich** rich in fat tissue ~**schmerz** m adiposalgia (æ)

Fett|glanz m (Haut) shine (ai) [of the skin] ~**haar** n liparotrichia (i) ~**hals** m (Speckhals) Madelung's ('ma:dəluŋks) neck, cervical lipomatosis, symmetrical lipoidosis ~**haltig** fat-containing, lipoferous (ɔ) / (Diät) high-fat / nicht ~ pharm non-greasy ~**harn** m lipuria (juə), chyluria (kail'juəriə) ~**haushalt** m fat metabolism (æ), lipometabolism (æ) / gestörter ~ fat imbalance (æ), disturbed (ə:) lipometabolism, lipodystrophy (i) ~**haushalt**- lipometabolic (ɔ) ~**haut** f sebaceous (ei) skin ~**herz** n fatty heart, adipositas (ɔ) cordis ~**herz**- lipocardiac ~**hülle** f adipose (æ) capsule

fettig (ölig) greasy, fatty, oily; pharm semi-solid ~**glatt** unctuous (ʌ) ~**sein** n (Haar) liparotrichia (i)

Fett|infiltrat n (Gewebe) fatty infiltration ~**infiltration** f adipose (æ) od fatty infiltration ~**kapsel** f adipose (æ) capsule ~**kissen** n fat pad ~**körper** m adipoid (æ), lipoid (i), fat pad ~**leber** f adiposis hepatica (æ), fatty infiltration od degeneration of the liver ~**leibig** (feist, korpulent) obese (i:), corpulent, adipose (æ) ~**leibigkeit** f obesity (i:), obeseness (i:), corpulence, adiposity (ɔ) ~**los** (Salbe) pharm non-greasy ~**lösend** lipolytic (i), fat-splitting ~**löslich** liposoluble (ɔ), fat-soluble ~**machend** (Fettsucht erzeugend) obesogenous (ɔ) ~**mangel** m lipopenia (i:), fat deficiency (i), hypoliposis ~**mark** n (Knochen) fat od yellow marrow (æ) ~**messer** m (Milch) pioscope (ai) ~**nekrose** f fat necrosis, adiponecrosis, steatonecrosis ~**niere** f fatty kidney ~**pfropf** m fatty plug (ʌ) / (Bichat-~) Bichat's (bi'ʃaz) fat-ball ~**plaque** f fat spot, fatty spot ~**plastik** f fat graft ~**pneumonie** f lipid pneumonia ~**polster** n anat fat pad, panniculus (i) adiposus / (Unterhaut) subcutaneous (ei) fatty tissue ~**polsterentwicklung** f embr formation of the subcutaneous (ei) fatty layer (ɛə) ~**reich** (Diät) high-fat ~**resorption** f fat absorption, lipophagia (ei), lipophagy (ɔ) ~**salbe** f pharm fatty od greasy ointment (ɔi)

Fettsäure f chem fatty acid **essentielle** ~ essential f.a. (EFA) **gesättigte** ~ saturated (æ) f.a. ~ **mit gerader, unverzweigter Kohlenstoffkette** normal f.a. **mehrfach ungesättigte** ~ polyunsaturated f.a. (PUFA) **nicht-veresterte** ~ non-esterified f.a. **ungesättigte** ~ unsaturated (æ) f.a. ~**gehalt** m (Blut) lipacid[a]emia (i:) / (Urin) lipaciduria (juə) ~**kristalle** m pl (im Auswurf) fatty acid crystals (i) od needles ~**synthese** f fatty acid synthesis

Fett|schicht f fatty layer (ɛə) ~**schmerz** m adiposalgia (æ) ~**schwund** m (Unterhaut, Organ) fat atrophy (æ) ~**seife** f fat soap ~**sein** n fattiness / (Korpulenz) adipositas (ɔ), obesity (i:), corpulence ~**sklerem** n (Fettdarre) sclerema (i:) of the newborn, sclerema adiposum (ou) ~**spaltend** fat splitting, lipolytic (i), adipolytic ~**spaltung** f lipolysis (ɔ), adipolysis (ɔ), lipoclasis (ɔ), splitting [up] of fat ~**speicherung** f lipopexia ~**steiß** m steatopygia (,stiato'pidʒiə), Hottentot bustle (ʌ) od bottom ~**steiß**- steatopygous (ɔ) ~**stift** m (Haut) grease pencil ~**stoff** m chem lipid (i) ~**stoffwechsel** m lipometabolism (æ), fat metabolism ~**stoffwechsel**- lipometabolic (ɔ) ~**stuhl** m fatty stool[s] (u:), steatorrh[o]ea (i), pimelorrh[o]ea (i), fat indigestion ~**substanz** f chem fatty substance (ʌ) od matter, lipoid (i), lipid (i)

Fettsucht f obesity (i:), pimelosis, adiposistas (ɔ), adiposity (ɔ), adiposis, liposis, lipomatosis, steatomatosis *alimentäre* ⸗ alimentary obesity (i:) *endogene* ⸗ endogenous (ɔ) obesity *genitale* ⸗ Fröhlich's ('frøːliçs) syndrome (i), cerebral adiposity *hypophysäre* ⸗ pituitary (juː) adiposity (ɔ) ⸗ *bei Schilddrüsenunterfunktion* hypothyroid (ai) obesity (i:) *übermäßige* ⸗ hyperadiposity (ɔ)
fett|süchtig adipose (æ), obese (i:) liparous (i) ⸗**suchttyp** m type of adiposity (ɔ) ⸗**suchtverhindernd** *pharm* anti-obesic (i:) ⸗**synthese** f *chem* fat synthetis (i) ⸗**transplantation** f fat grafting *od* transplant ⸗**tröpfchen** n fat droplet ⸗[**tröpfchen**]**zylinder** m (Urin) fatty cast (a:) ⸗**umsatz** m *physiol* fat metabolism (æ) ⸗**vakuole** f *histol* fat vacuole (æ) ⸗**verbindung** f *chem* fatty compound ⸗**verbrauch** m fat consumption (ʌ) ⸗**verdauung** f lipolysis (ɔ) ⸗**vermindernd** *histol* lipophagic (ei) / *pharm* fat-reducing ⸗**verpflanzung** f *chir* fat grafting (a:) ⸗**verzehr** m (im Essen) consumption (ʌ) of fat / *histol* decrease (i:) of fat in a tissue ⸗**verzehrend** *histol* lipophagic (ei) ⸗**wachs** m (Leichenwachs) adipocere ('ædiposiə), grave wax ⸗**zelle** f *histol* fat cell, lipocyte (i), adipose cell / junge ⸗ lipoblast (i) ⸗**zellenkarzinom** n lipomatous (ou) carcinoma *od* cancer ⸗**zellensarkom** n adipose sarcoma ⸗**zerfall** m *histol* fat decomposition (i), lipolysis (ɔ) ⸗**zersetzend** lipolytic (i) ⸗**zersetzung** f lipolysis (ɔ) ⸗**zirrhose** f fatty cirrhosis ⸗**zylinder** m (Niere, Urin) fatty cast (a:)
feucht (z B Gangrän) moist ⸗**gewicht** n *pharm* wet weight ⸗**haltemittel** n *pharm* humectant ⸗**igkeitsabsorbierend** hygroscopic (ɔ) ⸗**igkeitsgehalt** m moisture content ⸗**kalt** moist and cold
Feuer|mal n capillary (i) h[a]emangioma (ou), n[a]evus (i:) flammeus (æ) ⸗**steinleber** f brimstone (i) liver
FF = Filtrat[ions]fraktion f filtration fraction, FF
FFA = Fokus-Filmabstand m focus film distance, FFD
F-Faktor = Fertilitätsfaktor m fertility factor, F-factor
FFD = Fokus-Filmdistanz f focus film distance, FFD
FFS = freie Festtsäuren f pl free fatty acids, FFA
FG = Frischgewicht n net weight of tissue / = Freiheitsgrade m pl degrees of freedom
FG-Bohrer m (Bohrertyp für Turbinenhandstück) *dent* friction grip drill, FG drill
FH = Follikelhormon n [o]estradiol (ai), follicular hormone
FH₂ = Dihydrofolat n dihydrofolate, FH₂
FH₄ = Tetrahydrofolat n tetrahydrofolate, FH₄
FHA = Fokus-Haut-Abstand m focus-skin distance, FSD
FHD = Fokus-Hautdistanz f s FHA
F₁-Hybride f (Individuum aus der ersten Filialgeneration einer Kreuzung) F₁ hybrid (ai) ⸗**nkrankheit** f F₁ hybrid disease
F₂-Hybride f (heterozygotes Individuum der 2. Filialgeneration einer Kreuzung) F₂ hybrid (ai)

FI = Färbeindex m colo[o]r (ʌ) index (CI)
Fiber f *histol* fibre (ai) [US fiber], filament (i) ⸗**bronchoskopie** f fibre-optic bronchoscopy ⸗**glasendoskop** n fibre-optic endoscope
Fibra f (PNA) (Faser) fibre [US fiber] (ai) ⸗**e** *arcuatae cerebri* (PNA) association fibres; ⸗**e ~** *externae* (PNA) external arcuate fibres; ⸗**e ~** *internae* (PNA) internal arcuate fibres ⸗**e** *circulares* [musculi ciliaris] (PNA) (Müller-Ringmuskel) circular fibres of the ciliary muscle ⸗**e** *corticonucleares* (PNA) corticonuclear fibres ⸗**e** *corticopontinae* (PNA) cerebropontine fibres ⸗**e** *corticospinales* (PNA) cerebrospinal fibres ⸗**e** *intercrurales* (PNA) intercrural fibres [of the inguinal canal] ⸗**e** *lentis* (PNA) (Linsenfasern) fibres of the lens ⸗**e** *meridionales* [musculi ciliaris] (PNA) (Brücke-Muskel) meridional fibres [of the ciliary muscle] ⸗**e** *obliquae* [tunicae muscularis ventriculi] (PNA) (Gavard-Muskel) oblique fibres [of the muscular coat of the stomach] ⸗**e** *periventriculares* (PNA) periventricular fibres ⸗**e** *pontis transversae* (PNA) transverse fibres of the pons ⸗**e** *pyramidales* (PNA) pyramidal fibres ⸗**e** *zonulares* (PNA) zonular fibres
Fibrilla f *histol* fibrilla (fai'brilə), pl fibrillae
fibrillär fibrillar (ai), fibrillary (ai), fibrillate (ai) ⸗**zittern** n fibrillary (ai) tremor (e) ⸗**zuckung** f fibrillary (ai) twitching
Fibrille f *histol* fibril (ai), fibrilla (i), pl fibrillae / kollagene ⸗ collagen (ɔ) fibril
Fibrillen|bildung f *histol* fibrillogenesis (e) ⸗**scheide** f *anat* Henle's ('henləz) sheath (i:)
fibrillieren to fibrillate (ai) ⸗ n fibrillation
Fibrin n fibrin (ai) ⸗- fibrinous (ai), fibrino-(ai) (Vors) ⸗**abbaukörper** m fibrin degradation product (FDP) ⸗**ähnlich** fibrinoid ⸗**belag** m fibrinous (ai) coat od membrane ⸗**bildung** f fibrinogenesis (e) ⸗**erzeugend** fibrinogenic (e), fibrinogenous (ɔ) ⸗**ferment** n thrombin, fibrin (ai) ferment ⸗-**Fibrinogenabbauprodukte** n pl fibrin/fibrinogen degradation products (FDP) ⸗**gerinnsel** n fibrin (ai) clot ⸗**haltig** fibrinous (ai) ⸗**mangel** m (Blut) hypinosis ⸗**mangel-** hypinotic (ɔ) ⸗**netz** n fibrin (ai) network ⸗**niederschlag** m fibrin (ai) film
Fibrino|gen n fibrinogen (fai'brinodʒən), factor I ⸗**genese** f fibrinogenesis (e) ⸗**genmangel** m lack of fibrinogen (i), fibrinogenopenia (i), hypofibrinogen[a]emia (dʒə'niːmiə) ⸗**genopenie** s ⸗**genmangel** ⸗**id** n fibrinoid (ai) ⸗**kinase** f fibrinokinase (ai) ⸗**lyse** f fibrinolysis (ɔ), fibrinolytic (i) process (ou) ⸗**lysehemmer** m antifibrinolytic agent ⸗**lysin** n fibrinolysin (ɔ) ⸗**lytikum** n fibrinolytic agent ⸗**lytisch** fibrinolytic (i) ⸗**penie** f fibrinopenia (i:), lack of fibrin (ai), fibrin deficiency (i) ⸗**peptid** n fibrinopeptide
fibrinös fibrinous (ai)
Fibrin|pfropf m fibrin (ai) plug ⸗**polyp** m fibrinous (ai) polyp od polypus ⸗**spiegel** m (Blut) fibrin level (e) / erhöhter ⸗ increased (i:) f. l. / gesenkter ⸗ lowered f. l. ⸗**stein** m fibrin calculus ⸗**übermaß**

n (im Blut) superfibrination ⸗**urie** f fibrinuria (juə) ⸗**zylinder** m (Urin) fibrinous (ai) cast (a:)
Fibro|adenie f fibro-adenia (i:) ⸗**adenom** n fibro-adenoma ⸗**blast** m (Bindegewebszelle) *histol* fibroblast (ai), fibrocyte (ai), connective-tissue cell, inocyte (i), inoblast (i), desmocyte (e) ⸗**blastenkultur** f fibroblast (ai) culture (ʌ) ~**blastisch** fibroblastic ⸗**blastom** n fibroblastoma ⸗**cartilago** f (Faserknorpel) *anat* fibrocartilage, fibrocartilago (ei) ⸗ spongiosa connecting od spongy (ʌ) cartilage ⸗**chondrom** n fibrochondroma, chondrofibroma ⸗**cyt** m s ⸗blast ⸗**elastose** f fibro-elastosis ⸗**endotheliom** n fibro-endothelioma ⸗**epitheliom** n fibro-epithelioma ⸗**glia** f *anat* fibroglia (fai'brɔgliə), inoglia ⸗**gliom** n fibroglioma ('faibroglai-'oumə), inoglioma ⸗**id** fibroid ('faibrɔid) ~**kartilaginös** fibrocartilaginous (æ) ⸗**karzinom** n (Faserkrebs) fibrocarcinoma ~**kavernös** fibrocavernous (æ) ~**klastisch** fibroclastic ~**laminar** fibrolaminar (æ) ⸗**lipom** n lipofibroma, fibrolipoma ⸗**lysin** n fibrolysin (ɔ)
Fibrom n fibroma, connective tissue tumo[u]r (juː), inoma / (Haut) fibroma cutis (juː) ~**ähnlich** fibromatoid ~**atös** fibromatous (ou) ⸗**atose** f fibromatosis / multiple ⸗ multiple (ʌ) f.
fibromembranös fibromembranous
Fibromentfernung f od -**exzision** f *chir* fibromectomy (e)
fibro|muskulär fibromuscular (ʌ) ⸗**myom** n fibromyoma ⸗**myositis** f fibromyositis (maio'saitis), inomyositis (ai) ⸗**myxom** n fibromyxoma ⸗**myxosarkom** n fibromyxosarcoma ⸗**neurom** n fibroneuroma ⸗**plasie** f fibroplasia (ei) / retrolentale ⸗ retrolental f., Terry's ('teriz) syndrome ~**plast** m s Fibroblast ~**plastisch** fibroplastic ⸗**psammom** n fibropsammoma (sæ-'moumə) ~**purulent** fibropurulent (juə)
fibrös fibrous (ai), fibrose (ai), fibro-(ai) (Vors) / ~ werden to fibrose (ai)
Fibrosarkom n fibrosarcoma / ⸗ der Haut dermatofibrosarcoma
Fibrose f fibrosis (ɔ) / mit ⸗ fibrosed (ai) / progressive massive ⸗ progressive massive f. (PMF)
fibroserös fibroserous (iə)
fibrös-fettig fibrofatty
fibro|siert fibrotic (ɔ) ⸗**sitis** f fibrositis (ai) ⸗**sitis-Syndrom** n (Weichteilrheumatismus) fibrositis syndrome, non-articular rheumatism syndrome ⸗**thorax** m fibrothorax (ɔ:) ~**tisch** fibrotic (ɔ) ⸗**zyste** f fibrocyst (ai) ⸗**zystom** n fibrocystoma ⸗**zyt** m *histol* s Fibroblast ~**zytär** fibrocytic (i)
Fibula f (pl Fibulae) (Wadenbein) *anat* fibula (i), pl fibulae ⸗-fibular (i) ⸗ und Calcaneus betr. fibulocalcaneal (ei) ⸗**bruch** m fracture of the fibula ⸗**kopf** m od ⸗**köpfchen** n (Caput fibulae (PNA)) head of the fibula (i)
fibular fibular (i), peroneal (i) ⸗**fraktur** f s Fibulabruch ⸗**reflex** m peroneal (i) reflex
Fibulaschaft m (Corpus fibulae (PNA)) shaft of the fibula
FIC = Fluoreszeinisocyanat n fluorescein isocyanate (,aiso'saiəneit)
Fichtennadel|bad n pine (ai)-needle bath (a:) ⸗**extrakt** m *pharm* pine-needle

extract ~öl n pharm pine [-needle] oil
Fichten|teer m pine tar ~zapfenähnlich (pineal) pineal (i), pine-cone shaped
Ficin n pharm ficin (ai)
Fick (fik)-Prinzip n Fick principle
Fieber n (erhöhte Temperatur) [raised (ei)] temperature ('tempritʃə); febrile condition; fever (i:) / (Krankheit) fever (i:) adynamisches ~ asthenic (e) od adynamic (eidai'næmik) f. anhaltendes od kontinuierliches ~ continued (i) f. aseptisches ~ aseptic (e) f. australisches ~ [Australian] Q f. bösartiges ~ malignant (i) f. dyspeptisches ~ alimentary f. essentielles ~ essential f. gallebedingtes ~ bilious (i) f. gastrisches ~ gastric f. gelbes ~ yellow f. gutartiges ~ benign (bi'nain) f. hektisches ~ hectic f. hitziges ~ inflammatory (æ) od burning f. hohes ~ high temperature ('tempritʃə), hyperthermy intermustruelles ~ intermenstrual f. intermittierendes ~ intermittent f. kontinuierliches ~ continued f. künstlich erzeugtes ~ artificial (i) od therapeutic (ju:) f., physiopyrexia, physicopyrexia, inductopyrexia niedriges ~ slight temperature ('tempritʃə), low f. Omsker hämorrhagisches ~ (OHF) Omsk hfale-morrhagic fever periodisches ~ periodic (ɔ) f. psychogenes ~ psychogenetic f. remittierendes ~ remittent (i) f. rheumatisches ~ [acute] rheumatic f. sehr hohes ~ very high temperature, hyperpyrexia steigendes ~ rising temperature ~ unbekannter Herkunft pyrexia of unknown origin (PUO) unklares ~ f. of non-evident (e) origin (ɔ) Wolhynisches ~ Wolhynia (i) od trench f. / ~ haben to run a temperature, to be feverish (i:) / (irrereden) to be delirious (i) f.
Fieberabfall m remission, decrease (i:) in temperature, pyretolysis (ɔ), decline (ai) of fever (i:) / (langsamer ~) lysis (ai) / (schneller ~) crisis (ai) ~ bewirkend pharm defervescent, antifebrile (i:)
fieber|ähnlich fever (i:)-like ~anfall m attack of fever / (eintägiger) febricula (i) ~anstieg m fervescence, rise od elevation od increase of temperature ('tempritʃə) ~ausbruch m onset of fever ~baum m (Eukalyptus) bot Eucalyptus (i) ~befallen (fiebernd) feverish (i:) ~behandlung f (bes bei Paralyse) fever therapy (e), pyretotherapy (e) / (bei Paralyse mit Malaria) impaludation, malarial (ɛə) therapy (e), malariotherapy (ɛə-e), Wagner-Jauregg ('va:gnər-'jaurek) method (e) / mit Sulfopräparaten) sulphpyretotherapy ~bekämpfend pharm febrifugal (i), antifebrile (i:), antipyretic (e) ~bekämpfung f antipyresis (i:) ~bläschen n (Herpes) fever blister, herpes ('hə:pi:z) labialis (ei) ~bläschenausschlag m miliary (i) eruption (ʌ) ~delirium n febrile (i:) delirium (i), pyretotyphosis ~diät f fever diet (ai) ~entstehung f pyretogenesis (e) ~entwicklung f pyretogenesis (i:), pyretogenesis (e) ~erregend pyrogenic (e), febrifacient ('feiʃənt), febricant (e), thermo-excitory (ai) ~erscheinung f febrile (i:) symptom (i) ~erzeugend s ~erregend ~erzeugung f (künstliche) pyretotherapy (e), thermogenics ('dʒeniks) ~fantasie f s ~phantasie ~fleck m fever spot (ɔ) ~frei free from fever, afebrile (i:),

apyretic (e), apyrexial / (kein Fieber erzeugend) apyrogenetic (e), apyrogenic (e), athermic ~frost m (Schüttelfrost) feverish chill, shivering (i) fit / (Malaria) ague ('eigju:), rigor (ai) / ~ haben to be shivering (i) with fever ~gerötet flushed with heat ~glut f feverish (i:) heat ~haft feverish (i:) / ps (erregt) feverish (i:) / (hektisch) hectic ~heiß (Stirn, Hände) burning ~hitze f fever[ish] (i:) heat, feverishness (i:), febrile (i:) heat ~ig feverish (i:) ~kopfschmerz m pyrexial headache ~krampf m (Kind) convulsion (ʌ) during fever, infantile convulsion ~krank feverish (i:), suffering (ʌ) from fever, down with fever F ~kranker m febrile (i:) patient (ei) ~kraut n pharm bot feverfew ('fi:vəfju:), pyrethrum (i:) ~krise f febrile (i:) crisis (ai) ~kur f (bes bei Paralyse) fever therapy (e), induced (ju:) pyrexia (e), pyretotherapy (e) / (mit Malaria) Wagner-Jauregg ('va:g-nər-'jaurek) method od treatment, malarial (ɛə) therapy (e), malariotherapy (ɛə-e), malarialisation, impaludation ~kurve f temperature curve od chart F / umgekehrte ~ reverse (ə:) fever ~lehre f pyretology (ɔ) ~lindernd antifebrile (i:), antipyretic (e) ~losigkeit f apyrexia (e) ~machend febrifacient ('feiʃənt), pyrogenic, febrific (i) ~messen to take a person's temperature ~messen n taking the temperature ~mildernd antipyretic (e), febrifuge (e), fever remedy (e) fiebern to have a fever od temperature, to be feverish (i:) / (irrereden) to be delirious (i)
Fieber|nachlaß m s Fieberabfall ~phantasie f (Phantasieren, Fieberwahn) delirium (i), pl deliria (di'liriə), deliriousness (i) / (irres Reden) wandering (ɔ), raving (ei) / ~n haben to be delirious ~phase f pyrogenic (e) od pyrogenetic (e) stage ~psychose f febrile delirium ~puls m febrile (i:) pulse (ʌ) ~reaktion f febrile (i:) reaction ~rinde f pharm cinchona (ou) od peruvian (u:) od calisaya (a:) bark ~rindenbaum m (Chinabaum) bot cinchona (sin'kounə) ~schauer m chill, shivers (i) pl, shivering (i) [fit] / (meist Malaria) ague ('eigju:) ~schub m [new] attack (æ) of fever ~senkend antipyretic (e), febrifugal (i), lowering od reducing (ju:) the fever ~stadium n febrile (i:) od hot stage ~symptom n febrile (i:) symptom (i) ~tabelle f od -tafel f temperature od fever chart ~therapie f s Fieberbehandlung ~thermometer n clinical (i) thermometer (ɔ) ~traum m feverish (i:) dream ~treibend pyrogenetic (e), pyrogenic (e), pyrogenous (ɔ) ~urin m febrile urine ~verlauf m course of fever, run of temperature ~vertreibend pharm antipyretic (e), febrifugal (i) ~wahn m febrile (i:) delirium (i) ~wirkung f action on body temperature ~zacke f (Kurve) pyrexial spike (ai) ~zunge f dry tongue ~zustand m feverishness (i:), pyrexia, febrile (i:) od feverish (i:) condition (i), febrile (i:) state
fiebrig feverish (i:) ~keit f febricity (i)
FIGLU = Forminoglutaminsäure f formiminoglutamic acid, FIGLU
FIGS = Forminoglutaminsäure s FIGLU

Figur f figure ('figə), shape ~ieren v refl (Kindskopf) to mo[u]ld (ou)
fiktiv ps fictitious (fik'tiʃəs)
Fila radicularia nervorum spinalium (PNA) rootlets of the spinal nerves
Filament n histol filament (i), thread (e) ~ös filamentous, filamentary, filaceous (fi'leiʃəs), filar (ai)
Filaria f (pl Filarien) bakt Filaria (ɛə), pl Filariae, filaria (i:) od nematode (e) ~ bancrofti F. philippinensis od bancrofti (ɔ) ~ loa F. loa (ou), Loa loa, eyeworm ~ medinensis F. medinensis, Guinea ('gini) worm, Dracunculus (ʌ) medinensis, dragon (æ) worm ~ onchocerca Onchocerca volvulus (ɔ) ~ perstans F. perstans ~krankheit f filariasis (ai)
Filariasis f (Filarienkrankheit) filariasis (ai) / (der Haut) craw (ɔ:)-craw, coast erysipelas (i) ~skrotum n lymph (i) scrotum (ou)
Filarie f (Fadenwurm) filaria (ɛə), pl filariae
Filarien|- filarial (ɛə) ~artig filariform (æ) ~befall m filariasis (ai) / (der Haut) coast erysipelas (i), craw (ɔ:)-craw ~bronchitis f verminous bronchitis (ai) ~förmig filariform (æ) ~krankheit f filariasis (ai), wuchereriasis (,wukərə-'raiəsis) ~mittel n pharm filaricide (æ) ~ödem n Calabar (æ) [o]edema (i:) ~tötend (Mittel) filaricidal (ai)
Filariose f filariasis (ai)
Filatow-Dukes (fi'latɔf-dju:ks)-Krankheit f Filatov [-Dukes] disease, fourth disease
Filialgeneration f, (F_1 [F_2]) first [second] filial (i) generation, (F_1 [F_2])
Filicin n chem filicin ~säure f filicinic acid
fili|form filiform (i), thready (e), threadlike (e) ~formbougie f filiform (i) bougie ~punktur f filipuncture ('filipʌŋktʃə)
Filium n (Faser) anat thread (e)
Filix m (Farn) bot, pharm filix (ai) / ~ mas (männlicher Farn) male fern (BP) ~säure f filixic acid
Film m fotogr, röntg film ~betrachter m (zum Betrachten von Röntgenfilmen) film viewer ('vju:ə) ~dosimetrie f film dosimetry ~en to film ~kassettE f röntg film holder, film magazine (i:) ~klammer f röntg film clip ~mammographie f radiol mammary radiography ~rahmen m röntg hanger (æ) ~schrank m röntg film store (ɔ:) cupboard (ʌ) ~streifen m (zum Strahlennachweis) film badge ~wechsler m, automatischer röntg automatic film changer
Filter n (m) filter, strainer (ei) ~entkeimung f mechanical (æ) sterilisation ~kerze f filtercandle ~n to filter ~papier n filter paper ~passierer m bakt filter passer (a:) ~patrone f filter cartridge ~scheibe filter disc od disk ~tiegel m filter crucible ~tuch n filter cloth ~ung f filtering, filtration ~wirkung f filtration efficiency (i)
Filtrat n filtrate / glomeruläres ~ glomerular (e) f. ~fraktion f (FF) filtration fraction
Filtration f filtration / glomeruläre ~ glomerular (e) f. ~-Adsorptions-Vorrichtung f filtration-adsorption unit ~-s-volumen n, glomeruläres glomerular filtration rate
filtrier|bar (z B Virus) filterable ~en to

filter ℓ n filtration ~fähig (filtrierbar) filterable ℓpapier n filter paper ℓtrichter m filtering funnel (A) ℓung f filtering, filtration ℓvorgang m filtering process (ou)
Filtrum n (pl Filtra) s Filter
Filum n histol filum ('failəm), pl fila, thread (e), fibre (ai), filament (i) ℓ bombycis tortum asepticum (EP) (steriler geflochtener Seidenfaden) sterile braided silk suture (EP) Fila collagenis resorbilia aseptica (EP) (sterile resorbierbare Kollagenfäden) sterile reconstituted collagen strands (EP) ℓ durae matris spinalis (PNA) filum of the spinal dura mater ℓ lini asepticum (EP) (steriler Leinenfaden) sterile linen (i) thread (EP) Fila non resorbilia aseptica (EP) (sterile, nicht resorbierbare Fäden) sterile, non-absorbable strands (EP) ℓ polyamidicum-6 asepticum (EP) (steriler Polyamid-6-Faden) sterile polyamide-6 suture (EP) ℓ polyamidicum 6/6 asepticum (EP) (steriler Polyamid-6/6-Faden) sterile polyamide 6/6 suture (EP) ℓ polyestericum asepticum (EP) (steriler Polyesterfaden) sterile polyester suture (EP) ℓ radiculare filum radiculare (ɛə); Fila radicularia nervorum spinalium (PNA) rootlets of the spinal nerves ℓ terminale (PNA) (Endfaden) filum terminale (ei), end of the spinal (ai) cord
Filz m felt ~artig felt-like ℓbiene f sl crab louse ℓlaus f crab louse, pl crab lice, morpio, pl morpiones (mɔ:pi'ouni:z), pubic (ju:) louse ~ig (verfilzt) (Haar) matted (æ) ℓunterlage f Lab felt pad
Fimbria f (pl Fimbriae) (Zotte, Franse) anat fimbria, pl fimbriae, fringe / ℓ hippocampi (PNA) fimbria of the hippocampus ℓ ovarica (PNA) ovarian fimbria (PNA) ℓe tubae [uterinae] (PNA) fimbriae of the uterine tube ℓ- fimbrial
fimbrig fimbriated, fimbrial
final (Ende betr) final (ai), terminal, end ℓstadium n final stage ℓzacke f (EKG) T wave
Finger m finger ('fiŋgə) / (auch Zehe) digit (i), dactyl (æ) abgestorbener od toter ℓ dead f., acro-asphyxia federnder ℓ snapping od spring od trigger od jerk f., digitus (i) recellens gummiüberzogener ℓ gloved f. schnappender ℓ s federnder ℓ schnellender ℓ s federnder ℓ toter ℓ, abgestorbener ℓ dead f., acro-asphyxia überzähliger ℓ extra finger, accessory digit (i) zusammengewachsene ℓ syndactylism, syndactyly (æ) ℓ- digital (i), dactylic (i), dactylo- (æ) (Vors)
Fingerabdruck m dactylogram (æ), fingerprint / einen ℓ machen to fingerprint ℓverfahren n (als Wissenschaft) dactylography (ɔ) / (Auswertung) dactyloscopy (ɔ) / (Verfahren) fingerprinting
Finger|abfall m (spontaner bei Ainhum u Lepra) dactylolysis (ɔ) ℓagnosie f finger agnosia (ou) ~ähnlich anat finger-shaped, finger-like ℓalphabet n (Taubstumme) manual (æ) alphabet (æ) ℓauswechselung f chir change of fingers ℓbad n finger bath (a:) ℓbeere f anat finger pad ℓbeuger m digital (i) flexor / oberflächlicher ℓ (Musculus flexor digitorum superficialis (PNA))

flexor digitorum sublimis (ai) muscle / tiefer ℓ (Musculus flexor digitorum profundus (PNA)) flexor digitorum profundus muscle ℓbeugereflex m digital (i) reflex (i:), Hoffmann's ('hɔfmanz) reflex ℓbinde f chir finger bandage (æ) ℓbreite f finger's breadth (e) ℓdaumenreflex m finger-thumb (θʌm) reflex (i:) ℓdruck m (Blutstillung) digital (i) compression ℓdruckregulierung f (Apparat) finger-tip control (ou) ℓendglied n end-phalanx (æ), distal phalanx ℓentzündung f dactylitis (Panaritium) panaritium (pænə'riʃiəm), whitlow (i), felon (e) ℓ-Finger-Perkussion f finger percussion (ʌ) ℓ-Finger-Versuch m fingertip-to-fingertip manoeuvre [US maneuver] ~förmig anat finger-shaped, digitiform (i) ℓfurche f metacarpophalangeal crease 4-ℓfurche f simian (i) crease ℓgangrän f gangrene of a finger ℓgelenk n interphalangeal (æ) joint, finger joint ℓgelenkfalte f digital (i) furrow (A) ℓglied n phalanx (æ), pl phalanges (fæ'lændʒi:z) ℓgliedentzündung f phalangitis (ai) ℓgrundgelenke n pl (Articulationes metacarpophalangeae (PNA)) metacarpophalangeal joints ℓgrundgelenkreflex m Mayer's ('maierz) reflex (i:), Hoffmann's ('hɔfmanz) sign, digital (i) reflex, basal (ei) joint reflex, finger-thumb (A) reflex ℓhülse f chir finger stall (ɔ:); finger guard
Fingerhut m thimble / bot foxglove / pharm digitalis (ei) ℓblättertee m pharm digitalis (ei) leaves ℓextrakt m pharm extract of digitalis (ei) ℓkammer f röntg thimble chamber (ei) ℓtinktur f pharm digitalis (ei) tincture ('tiŋktʃə) ℓvergiftung f digitalism (i)
fingerig anat digital ('didgitəl), digitate -fingerig (Nachs) -fingered
Finger|knochen m anat finger bone, phalanx (æ), pl phalanges / ℓ m pl (Ossa digitorum manus (PNA)) phalanges of the digiti of the hand ℓkrampf m dactylospasm (æ) ℓkraut n bot potentilla ℓkuppe f anat finger pad ~kuppengroß of the size of a finger-tip ℓling m chir finger stall (ɔ:), rubber (A) cap ~los adactylous (æ) ℓlosigkeit f adactylia (i) ℓnagel m nail, finger-nail ℓ- ungual ('Aŋgwəl) ℓnagelpuls m Quincke's ('kviŋkəz) pulse (A), nail pulse ℓ-Nasenprobe f finger-nose test ℓ-Nasen-Versuch m finger-to-nose manoeuvre [US maneuver] ℓplastik f chir digital (i) reconstruction (A) ℓringsäge f finger ring saw ℓsperre f lock finger[s] ℓspitze f anat tip of a finger, finger-tip ℓspitzenmassage f pointillage (pointi'la:ʒ) ℓspitzenpalpation f light-touch (A) palpation ℓsprache f maniloquism (i), dactylology (ɔ), dactylophasia (ei), finger language ℓstrecker m extensor of the finger, extensor digiti (i) ℓtremor m flapping tremor (e) ℓumlauf m (Panaritium) whitlow (i), felon (e) ℓverkrümmung f (Daktylogryposis) dactylogryposis ℓverwachsung f dactylion (i), syndactylism (æ) ℓwurm m südd whitlow (i), felon (e)
fingieren to feign (fein), to simulate (i) ℓ n simulation
Finne f (Haut) whelk, pimple / (Parasit) cysticercus (ɔ:)
finnig (Schweinefleisch) measly (i:), measled (i:) / (Haut) pimpled

Finsen ('finzən)|-Einheit f Finsen unit (Fu) ℓ-Licht n Finsen light od rays
fisch|ähnlich ichthyoid ('ikθioid), fishlike / (Form) fish-shaped ℓbandwurm m (Diphyllobothrium latum) broad tapeworm (ei), fish tapeworm ℓbein n whalebone (ei) [cave: fishbone = Gräte] ℓbeinsonde f chir whalebone (ei) bougie ('bu:ʒi:) ℓeiweißvergiftung f flesh poisoning / (Allergie) fish albumin (ju:) allergy (æ)
Fischer ('fiʃər)|-Lösung f Karl Fischer reagent ℓ-Syndrom n Fischer's syndrome
fisch|fressend (von Fisch lebend) ichthyophagous (,ikθi'ɔfəgəs) ℓgift n (Fischeiweißgift) fish poision ℓhaut f s Fischschuppenkrankheit ℓleim m isinglass (a:), ichthyocolla ('ikθio'kɔlə) ℓmaul n path mandibulofacial (ei) dysostosis
fischschuppen|ähnlich (Haut) ichthyotic (ɔ) ℓhaut f fish skin ℓkrankheit f (Ichthyose) ichthyosis (ikθi'ousis), fish od alligator skin disease / (Stachelhaut) crocodile (ɔ) skin, saurjasis (ai)
Fisch|tran m pharm fish oil ℓvergiftung f ichthyismus (i), ichthyotoxism ℓwirbelbildung f "fish vertebrae"
Fisher ('fiʃə)-Syndrom n (Ophthalmoplegie-Ataxie-Areflexie-Syndrom) Fisher's syndrome, ophthalmoplegia-ataxia-areflexia syndrome
fissipar bakt fissiparous (i), propagating (ɔ) by fission ('fiʃən)
Fissur f fissure ('fiʃə), cleft, groove, scissura (si'sjuərə), pl scissurae, scissure ('siʒə) / (Haut) crack ℓ- fissural ('fiʃərəl)
Fissura f (pl Fissurae) (Spalte, Furche, Fissur) anat fissura (fi'sjuərə), pl fissurae, fissure ('fiʃə), sulcus (A) ℓ ani (Afterschrunde) anal (ei) fissure ℓ antitragohelicina (PNA) fissura antitragohelicina ℓ calcarina calcarine ('kælkərain) fissure od sulcus (A) ℓe cerebelli (PNA) fissures of the cerebellum ℓ cerebri lateralis sulcus (A) Sylvii ('silviai) ℓ hippocampi hippocampal sulcus ℓ horizontalis cerebelli (PNA) horizontal fissure of the cerebellum; ℓ ~ pulmonis dextri (PNA) horizontal fissure of the right lung ℓ interhemisphaerica longitudinal (ju:) cerebral (e) fissure, intercerebral (e) fissure ℓ ligamenti teretis (PNA) fissure for the ligamentum teres; ℓ ~ venosi (PNA) fissure for the ligamentum venosum ℓ longitudinalis cerebri (PNA) (Mantelspalte) longitudinal fissure of the cerebrum ℓ mediana anterior medullae oblongatae (PNA) anterior median fissure of the medulla oblongata; ℓ ~ anterior medullae spinalis (PNA) (vordere Rückenmarksspalte) anterior median fissure of the spinal cord ℓ obliqua pulmonis (PNA) oblique fissure of the lung ℓ orbitalis inferior (PNA) inferior orbital fissure; ℓ ~ sphenomaxillaris inferior (iə) orbital od sphenomaxillary fissure; ℓ ~ superior (PNA) superior orbital fissure ℓ palpebrae palpebral (æ) fissure ℓ parietooccipitalis parieto (ai)-occipital (i) fissure od sulcus ℓ petrooccipitalis (PNA) petro (e)-occipital (i) fissure ℓ petrosquamosa (PNA) petrosquamous (ei) fissure ℓ petrotympanica (PNA) glaserian (iə) od squamotympanic (æ

fissure *z* *posterolateralis* (*PNA*) post-nodular (ɔ) fissure *z* *prima* (*PNA*) fissura prima *z* *pterygoidea* pterygoid ('terigɔid) fissure *od* notch *z* *pterygopalatina* (*PNA*) pterygomaxillary fissure *z* *sphenopetrosa* (*PNA*) sphenopetrosal (ou) fissure *z* *transversa cerebri* (*PNA*) transverse fissure of the cerebrum (e) *z* *tympanomastoidea* (*PNA*) tympano-mastoid fissure *z* *tympanosquamosa* (*PNA*) tympanosquamous fissure
fissural fissural ('fiʃərəl)
Fissurbruch *m* *chir* fissure[d] ('fiʃə[d]) fracture
Fissuren|bildung *f* fissuration *z*bohrer *m* *dent* fissure bur[r] (əː) ~förmig (Haut) rhagadiform (æ), cracked (æ), fissured *z*linie *f* *anat* fissure line
Fistel *f* fistula (i), *pl* fistulae, syrinx (i), *pl* syrinxes *u* syringes (i) / *chir* anastomosis **angeborene** *z* **am Hals** (Kiemenfistel) branchial *od* cervical f. **angeborene** *z* **am Steiß** coccygeal (kɔk'sidʒiəl) f. *z*- fistulous (i), fistular (i), fistulate (i), syringo-(i) (*Vors*) **nach außen führende** *z* external f. **blinde** *z* incomplete (i:) *od* blind f. *z* **des Kolons** colonic (ɔ) f. **unvollständige** *z* blind f. **vollständige** *z* complete f. *z* **zwischen Damm und Scheide** perineovaginal (ai) f. *z* **zwischen Dickdarm und Vagina** colovaginal (ai) f. *z* **zwischen Dünndarm und Blase** enterovesical (e) f. *z* **zwischen inneren Organen** internal f. *z* **zwischen Magen und Darm** gastro-intestinal f. *z* **zwischen Magen und Kolon** gastrocolic (ɔ) f. *z*ausschneidung *f* *chir* fistulectomy, syringectomy (dʒe) *z*bildung *f* fistulisation, fistulation *z*darstellung *f* *röntg* fistulography (ɔ) *z*gangspaltung *f* *chir* incision (i) of a fistula, fistulatomy, syringotomy (ɔ) *z*geräusch *n* (Lunge) whistling sound *z*messer *n* *chir* syringotome, fistulatome, fistula knife *z*mund *m* fistulous opening, mouth of a fistula, fistulous ulcer (ʌ) / (Analfistel) stercoral *od* stercoraceous (ei) ulcer (ʌ) *z*öffnung *f* *z*mund *z*operation *f* *chir* syringotomy *z*-Schere *f* *chir* fistula scissors *pl* *z*sekretion *f* secretion (i:) from a fistula *z*spaltung *f* *chir* syringotomy, fistulatomy (æ) *z*stimme *f* falsetto voice, eunuchoid ('juːnəkɔid) voice *z*ung *f* fistulisation *z*verschluß *m* closure ('klouʒə) of a fistula
Fistulographie *f* *radiol* fistulography
fistulös fistular, fistulate, fistulous
FITC = Fluoreszeinisothiozyanat *n* fluorescein isothiocyanate
Fitz (fits)**-Syndrom** *m* (akute hämorrhagische Pankreatitis, akute Pankreasnekrose) Fitz's syndrome, acute [hæ|e-morrhagic] pancreatitis syndrome, acute necrosis of pancreas syndrome
fix (beständig) fixed, firm / (Idee) fixed
Fixation *f* fixation / *z* einer Wanderniere *chir* nephropexy (e)
Fixations|flüssigkeit *f*, *z*lösung *f* fixative *z*nystagmus *m* fixation nystagmus (æ) *z*pinzette *f* fixation forceps *pl* *z*punkt *m* (Auge) fixation point *z*reflex *m* fixation reflex (i:) *z*schraube *f* *chir* fixation screw *z*verband *m* *chir* immovable (uː) bandage (æ)
Fixativ *n* *chem* fixative (i)
Fixator *m* fixator (ei), amboceptor
Fixier|bad *n* *fotogr* fixing bath (aː) ~en *opt* to focus (ou) / (Nadel) to

immobilise (ou) / (Präparat) to mount (au); (durch Hitze) to heat-fix / (Verband) to keep in place / *fotogr* to fix / *histol* to fix / (anstarren) to stare (ɛə) (*etw at a th*) *z* *n* *histol* fixing / *opt* focussing (ou) / *fotogr* fixing, fixation / (mikrosk. Präparat auf Objektträger) mounting (au) *z*knöchelchen *n* (Ellbogen) funny (ʌ) *od* crazy bone *F* *z*linie *f* line of fixation, fixation line *z*mittel *n* *fotogr histol* fixative *z*pinzette *f* fixation forceps *pl* *z*prozeß *m* *histol* fixation process (ou) *z*punkt *m* *opt* fixation point *z*salz *n* *fotogr* fixing salt (ɔː) *z*schwierigkeit *f* (Auge) difficulty in focussing (ou) ~t (Gewebe) fixed / (Wassermann) persistently (i) positive (ɔ) Wassermann, Wassermann-fast (aː) / (Organ, *z B* Zwerchfell) immobile (ou), adherent (iə) *z*ung *f* *fotogr* fixation / (Präparat) mounting (au) / (Hysterie) perpetuation / (Verband) immobilisation / *histol* fixation / „innere *z*" frakturierter Oberkieferteile durch Drahtschlingen internal wiring fixation *z*ungsmittel *n* fixing agent (ei)
Fl. = Flores *f* *pl* *pharm* flowers, flores
flach flat, plane, level (e) / *anat* flat, tabular (æ) / (Atmung) shallow / (Becken) flat, platypelloid / (eben) even / (Würmer) platoid (æ), platode (æ) / (Gelenk) glenoid (iː) / (Geschwür) superficial (i), shallow *z*atmung *f* hypopn[o]ea (haipo'niə), shallow respiration *z*auge *n* platymorphia ~äugig platymorphic *z*becken *n* flat *od* platypelloid pelvis ~beckig platypellic, platypelloid *z*blende *f* *opt* röntg flat grid *z*blendentisch *m* *röntg* bucky (ʌ) table *z*bohrer *m* *chir* flat trephine (iː) ~brüstig flat-chested, flat-breasted (e) / (hühnerbrüstig, Rachitis) pigeon (i)-chested *z*e
Fläche *f* *anat*, *phys* plane / (Oberfläche) surface (əː), superficies (sjuːpə'fiʃiːz) / (Bezirk, *auch anat*) area (ɛə)
Flächen|gewicht *n* *radiol* mass per unit area *z*kymogramm *m* *röntg* area kymogram (ai)
Flach|film *m* flat *od* cut film *z*fräser *m* *chir* flat trephine (iː) *z*fuß *m* (Plattfuß) *anat* flatfoot, pes (i:) planus (ei) ~gaumig *dent* platystaphyline ('stæfi-lain) *z*gesicht *m* frog face ~gesichtig frog-faced ~gestalten *chir* (bes Knochendefekte) to saucerise (ɔː) *z*gestaltung *f* (eines Defektes) *chir* saucerisation *z*hand *f* (Handteller) *anat* palm (aː), flat of the hand *z*heit *f* flatness, (z B Ulcus) shallowness *z*knochen *m* *anat* flat bone *z*kopf *m* platycephaly (e) / (künstlich) platycrania (ei) ~köpfig platycephalic (æ), platycephalous (e) *z*köpfigkeit *f* platycephaly (e) *z*lage *f* horizontal position (i) ~liegend (Patient) recumbent (ʌ) / (in halber Rückenlage) semi-recumbent (ʌ) ~machen (*auch chir*) to flatten / (Knochendefekte) to saucerise (ɔː) *z*meissel *m* *chir* spud (ʌ) *z*nagel *m* *chir* flat nail *z*rücken *m* flat back ~schädelig *anat* *z* flachköpfig *z*schädeligkeit *f* *s* Flachkopf ~schalig (Gelenk) glenoid (iː) *z*sein *n* (Ulcus) shallowness, flatness *z*warze *f* plane *od* juvenile wart *z*wasserohnmacht *f* shallow-water blackout *z*wurm *m* (Plattwurm) platyhelminth, flatworm, fluke (uː), trematode (e) [*s a* Trematoden]

flackernd (Puls) unsteady (e) / (Licht) flickering (i) / (Blick) wavering (ei)
Flagellat *m* (Geißeltierchen) *bakt* flagellate ('flægilit), protozoon (ou)
Flagellateninfektion *f* flagellosis
Flagellation *f* *sex* flagellation
Flagellum *n* (Geißel) *bakt* flagellum (flæ'dʒeləm), lash
Flaggenhand *f* paralysed (æ) hand in poliomyelitis (ai)
Flammen|ionisationsdetektor *m* flame ionisation detector *z*photometer *n* flame photometer (ɔ) *z*photometrie *f* flame photometry *z*plasmozyt *m* flame plasmocyte (æ) *z*werferverwundung *f* *mil* flame-thrower burns
Flamm|punkt *m* flash-point *z*zelle *f* *imm* flame cell
Flanell *m* flannel *z*binde *f* flannel bandage *z*urtikaria *f* (Haut) flannel rash
Flankenschmerz *m* pain in the side[s]
Fläschchen *n* small bottle / *pharm* phial (ai), vial (ai)
Flaschen|- (in Flaschen gefüllt) bottled *z*desinfektionsapparat *m* bottle steriliser (e) ~förmig bottle-shaped, flask-shaped, lageniform (e) *z*hals *m* bottle-neck *z*herz *n* flask-shaped heart *z*kind *n* bottle-fed infant *od* child *z*milch *f* bottled milk *z*sterilisierer *m* *pharm* bottle steriliser (e)
flatter|n (Puls, Herz) to flutter (ʌ) *z* *n* flutter (ʌ) *z*tremor *m* flapping tremor
Flatulenz *f* flatulence (æ), tympanitis (ai), meteorism ('miːtjərizm) *z*- flatulent (æ) ~bekämpfend *pharm* carminative
Flatus *m* flatus (ei), wind *F*, gas *F* / ein *z* geht ab a flatus passes (aː) *z*abgang *m* escape (ei) of flatuses (ei)
Flaum *m* (Feder) down / (Bart) fluff (ʌ) / (feiner *z*, Fussel) fuzz (fʌz) *z*haar *n* (Lanugo) lanugo (uː), pappus ~ig (*bes* Haar) downy
Flavaspidsäure *f* flavaspidic (i) acid
Flavienzym *n* flavoprotein (ou)
Flavin *n* (Isoalloxazin) flavin; (Lyso-chrom) flavine (iː) *z*adenin-dinukleotid *n* (FAD) flavine adenine dinucleotide (FAD) *z*enzym *n* yellow enzyme (YE) *z*-mononukleotid *n* (FMN) flavine mononucleotide (FMN)
Flavizin *n* *pharm* flavicin (i)
Flavol- (*Vors*) (gelb) flavo- (ei) (*Vors*), yellow / (gelblich) flavescent, yellowish *z*n *n* flavone ('fleivoun) *z*protein *n* flavoprotein
Flechse *f* *vet* tendon
Flechsig ('fleksiç)**-Bahn** *f* (Tractus spino-cerebellaris posterior (*PNA*)) posterior spinocerebellar tract
Flechte *f* (Haar) plait (æ), tress / (Haut) herpes ('həːpiːz), eczema ('eksimə), lichen ('laikən) / (Bart, Kopf) tinea (i) / *bot* lichen / fressende *z* (Lupus) serpigo (ai), lupus (uː) / nässende *z* weeping eczema
flechten|artig (ekzemartig) eczematous (ek'semətəs), herpetic (e) / (weiterkriechend) serpiginous (i) *z*grind *m* weeping eczema ('eksimə) in infants
Flechtwerk *n* (*bes histol*) network
Fleck *m* spot / *chrom* spot / (farbig) patch / (Punkt) dot, point / (Schmutz) stain / (Haut) macula (æ) / *anat* macula (æ) / blauer *z* der Haut bruise (bruːz) / (Tâche bleu) macula cerulea / blinder *z* (Papille, Sehnerveneintritt) Mariotte's

(mari'ɔts) [blind] spot, optic disc /
gelber ᴤ yellow spot, macula lutea (u:)
/ „weisse ᴤe" des Perikards (fleckige
Perikarditis, umschriebene od herdförmige Perikarditis) localised pericarditis, "milk-spots", soldiers' spots
Flecken|bildung f mottling ᴤmilz f
flecked spleen ᴤsehen n (Migräne)
scotoma [nota: nicht Mückensehen =
Mouches volantes = myodesopsia]
ᴤsyphilid n (Roseola syphilitica) syphilitic roseola (i)
Fleckfieber n [epidemic (e)] typhus (ai),
louse-borne typhus [nota: Typhus =
typhoid (ai) fever] amerikanisches ᴤ
Rocky Mountain spotted fever (i:)
brasilianisches ᴤ Brazilian (i) spotted
fever, Sao Paulo fever, Sao Paulo
typhus (ai) epidemisches ᴤ ship fever
klassisches ᴤ hospital fever ᴤ des
Kongo Congolese (i:) red fever mexika-
nisches ᴤ Mexican typhus (ai), tabardillo (i) ᴤexanthem exanthema (i:) in
typhus (ai) ~infiziert (nur von Läusen)
typhus (ai)-carrying (æ) ᴤprobe f Weil-
-Felix (vail-'fe:liks) reaction (æ) ᴤ-
rickettsie f Rickettsia prowazeki
(prouwə'zi:ki) / mexikanische ᴤ R.
mooseri ('mu:zeri), R. typhi (ai) ᴤvak-
zine f epidemic typhus vaccine ᴤvakzi-
negewinnung f Cox's ('kɔksiz) yolk
(ou)-sac method (e)
fleckförmig maculate
fleckig patchy (æ), maculate (æ),
blotched (ɔ) / (getüpfelt) dotted /
(marmoriert) marbled / (mit farbigen
Flecken bedeckt) stained, spotty,
splotchy ᴤkeit f (Haut) spottiness,
maculation / röntg mottling
Fleck (flek)-Phänomen n Fleck's phenomenon (ɔ)
Fleck|schatten m röntg spotty shadow
(æ) ᴤtyphus m s Fleckfieber
Fledermaus|fieber n Cynopterus fever
ᴤfigur f (Gesicht) bat's wing area (ɛə)
Fleisch n anat flesh / (Küche) meat /
(Frucht) pulp (ʌ) / wildes ᴤ F
(Granulationen) proud flesh, granulation tissue / auf ᴤ lebend od schmarot-
zend bakt sarcobiont (ai) ᴤ- anat sarco-
(Vors) ᴤähnlich anat sarcoid ~artig
anat sarcoid ᴤbeschaumikroskop n
trichinoscope (ai) ~bildend (granula-
tionsbildend) incarnant ᴤbildung f
(selten) incarnation, granulation ᴤbrü-
he f beef tea ᴤeiweiß n physiol meat
albumin (ju:)
Fleischer ('flaiʃər) familiäre Hornhaut-
entartung f Typ I: Fleischer's dystrophy; Typ II: Groenouw's dystrophy I
Fleisch|essen n consumption (ʌ) of meat
ᴤextrakt m Lab beef extract ᴤfarbe f
flesh colo[u]r (ʌ) ~farben flesh-
-colo[u]red (ʌ) ᴤfaser f meat fibre (ai)
[US fiber] ~frei (Diät) meatless, meat-
-free ~fressend carnivorous (i) ᴤfresser
m carnivorous (i) animal (æ), carnivore
ᴤgeschwulst f sarcoma, carnosity (ɔ)
ᴤhaut f (Skrotum) tunica (ju:) dartos
~ig anat fleshy, carneous / (Frucht)
pulpy (ʌ) / (muskelartig) sarcous ᴤkost
f meat diet (ai) ~lich (sinnlich) ps
carnal, sensual ~los (vegetarisch) meatless / anat fleshless ᴤmast f (bei
Menschen) meat gavage ('gæva:ʒ) ᴤ-
milchsäure f (Acidum sarkolacticum)
sarcolactic od dextrolactic acid ᴤmole f
carneous od fleshy mole (moul) ᴤnabel
m (Nabelschwamm) umbilical (i) fun-

gus (ʌ) ᴤschuß m flesh wound (u:)
ᴤvergiftung f (Wurstvergiftung) botulism (ɔ), meat-poisoning ᴤwarze f
fleshy wart (ɔ:) ᴤwasser n meat
infusion ᴤwunde f flesh wound ᴤzucker
m physiol inosite (i), inositol (ɔ)
flekt|ieren (beugen, biegen) to flex ᴤion f
flexion ('flekʃən), flection, bending
Flemming ('flemiŋ)|-Färbung f Flem-
ming's stain ᴤ-Keimzentrum n Flem-
ming's germination (dʒɜ:) centre [US
center]
fletschern to fletcherise ᴤ n fletcherism
flexibel flexible, pliable (ai)
Flexibilitas cerea f flexibilitas (i) cerea
(iə), waxy flexibility
Flexion f s Flektion
Flexner ('fleksnə)|-Bazillus m bakt
Flexner's bacillus (i), Shigella flexneri
ᴤ-Serum n Flexner's od antimeningococcus serum (iə)
Flexor m (pl Flexores) (Beuger, Beugemuskel) flexor
Flexur f anat flexura (flek'ʃuərə), pl
flexurae, flexure ('flekʃə), bend
Flexura f (Biegung, Krümmung, Beuge)
anat flexura (flek'ʃuərə), pl flexurae,
flexure ('flekʃə) ᴤ coli dextra (PNA)
right flexure of the colon; ᴤ ~ sinistra
(PNA) left flexure of the colon ᴤ
duodeni inferior (PNA) inferior flexure
of the duodenum; ᴤ ~ superior (PNA)
superior flexure of the duodenum ᴤ
duodenojejunalis (PNA) duodenojejunal (ju:) flexure ᴤ hepatica coli
flexura hepatica (æ) coli ('koulai),
hepatic (æ) flexure ᴤ lienalis splenic (e)
flexure ᴤ perinealis (PNA) perineal
flexure ᴤ sacralis (PNA) sacral flexure
Flieder m bot, pharm (Holunder) elder /
(spanischer) lilac (ai) ᴤ[blüten]tee m
pharm elder-blossom tea
Fliege f fly / keimeübertragende ᴤ
vector / spanische ᴤ Cantharis, pl
Cantharides (æ), blister bug, Lytta
vesicatoria
Fliegen n (der Glieder) shivering (i),
tremor (e)
fliegen|bedingt (Krankheit) fly-borne
ᴤbekämpfung f fly control (ou) ᴤbe-
kämpfungsaktion f (WHO) fly control
work
fliegend flying / (Rippe) floating (ou) /
(Puls) fluttering (ʌ)
Fliegen|larve f maggot, fly larva ᴤlar-
venbefall m dermatomyiasis (mai-
'aiəsis), dermomyiasis (ai), warble (ɔ:)
disease ᴤlarvenenteritis f enteromyiasis
(mai'aiəsis) ᴤlarventherapie f maggot
od larva therapy (e) ᴤmittel n (zur
Vertreibung) fly repellent / (zur Vernichtung) insecticide ᴤpflaster (spanisches) n pharm blistering plaster (a:),
blister ᴤpilz m tox fly agaric (æ), fly
amanita (æmə'ni:tə), amanita muscaria
(ɛə) ᴤschwamm m s ᴤpilz ᴤsehen n
myodesopsia (ɔ)
Flieger|amaurose f blackout ᴤkrankheit
f (Bewegungskrankheit) air od flying
sickness / (Höhenkrankheit) aviation
sickness, aviators' (ei) disease, altitude
(æ) anoxia ᴤneurose f flying od pilot
(ai) fatigue (fə'ti:g), aeroneurosis ᴤohr
n aviators' (ei) ear, aero-otitis ('ɛəro-
-ou'taitis) media (i:), otic barotrauma
(ɔ:) ᴤotitis f s ᴤohr ᴤschwerhörigkeit f
aviators' (ei) deafness (e) ᴤsinusitis f
aerosinusitis (sainə'saitis)

fliehend (Stirn od Kinn) receding (i:)
Fließ|geschwindigkeitsmessung f (Blut)
tachography (ɔ) ᴤgleichgewicht n
steady state [flux] ᴤmittel n chrom
developing solvent ᴤpapier n Lab
blotting paper
Fliete f chir, ophth cystitome
Flimmer|bewegung f bakt ciliary (i)
action od movement, fibrillary (ai)
action ᴤepithel n histol ciliated (i) od
vibrating (ei) epithelium (i:) ᴤerschei-
nung f (Auge) coruscation, sensation of
light flashes ᴤflattern n flutter fibrillation ᴤfrequenz f, kritische critical
flicker fusion ('fju:ʒən) ᴤhaar n histol
cilium (i), pl cilia / ganz mit ᴤen
bedeckt (peritrich) bakt peritrichal,
peritrichous (i) / mit ᴤen besetzt
ciliated (i)
flimmern to flicker / (Zellen) to fibrillate
(ai) ᴤ n (Herz) fibrillation / (Licht)
flickering / (Migräne) scintillating scotoma / (Zellen) flagellation, fibrillary
(ai) action
Flimmer|skotom n scintillating scotoma,
teichopsia (ɔ), fortification spectrum
ᴤverschmelzungsfrequenz f (kritische
Fusionsfrequenz, kritische Flimmerfre-
quenz) critical flicker fusion ('fju:ʒən),
flicker fusion threshold (FFT) ᴤwelle f
fibrillary (ai) wave ᴤzelle f histol
ciliated (i) od flagellated (æ) cell
ᴤzellenepithel n ciliated (i) epithelium
(i:)
Flint (flint)-Geräusch n [Austin ('ɔ:stin)]
Flint murmur (ə:), phenomenon (ɔ) od
sign
Flitterwochensyndrom n (postmaritales
Syndrom) honeymoon syndrome
Flocculus m flocculus, floccule
Flöckchen n floccule
Flocke f flake / (Wolle usw) flock /
physiol flocculus, pl flocculi / (Urin)
floccule, flake
flocken|ähnlich flakelike (ei), flaky (ei),
flocky, fluffy (ʌ) ~artig anat, physiol
flakelike (ei), flocculent, floccular,
floccose ᴤbildung f flocculation ᴤlesen
n (Fieberkranke) flocculation, floccile-
gium (floksi'li:dʒiəm), carphology (ɔ),
crocidismus (i) ᴤsehen n myodesopsia
(ɔ)
flockig flocculent, floccular, flaky (ei) /
(Trübung) flocculent, fluffy (ʌ), turbid
(ə:) ᴤsein n (Flüssigkeit) turbidity (i) /
(Stoff) flakiness (ei), flockiness
Flockung f physiol flocculation / positive
ᴤ reactive f.; schwach ~ ᴤ weakly
reactive f.
Flockungsreaktion f flocculation test,
flocculation reaction, flocculoreaction
Floh m flea, pulex (ju:), pl pulices
('pju:lisi:z) ᴤbefall m pulicatio
(pju:li'keiʃiou), flea infestation ᴤbiß m
flea bite ᴤkraut n bot flea-bane,
fleawort ᴤmittel n pharm pulicicide
(pju:'lisisaid), pulicide (ju:) / (zur
Vertreibung) flea-repellent ᴤstich m
flea bite ~stichbedeckt (Haut) flea-
-bitten ᴤstichbeschwerden f pl pulicosis
ᴤstichenzephalitis f Strümpell-Leichtenstern ('strympel-'laixtənstɛrn) encephalitis (ai) od disease, h[a]emorrhag-
ic (æ) encephalitis (ai)
Flora f bot bakt flora (ɔ:)
Florantyrone n (WHO) florantyrone
(flo'ræntairoun) [BPCA]
Florence (flo'rãs)-Reaktion f Florence's
reaction

Flores f pl (Blüten) pharm blossoms, flowers ℓ **Arnicae** (DAB) arnica flowers, Arnicae Flos ℓ **Chamomillae** (DAB) chamomile (æ) flowers, Matricaria ℓ **Cinae** (Zitwerblüten) pharm santonica (ɔ), wormseed ℓ **Crataegi** (DAB) (Weissdornblüten) hawthorn flowers ℓ **Koso** cusso od kousso (u:) flowers ℓ **Lavandulae** lavender (æ) flowers ℓ **Malvae** (DAB) (Malvenblüten) mallow flowers ℓ **Rosae** rose flowers ℓ **Sambuci** (DAB) (Holunderblüten) Sambucus, elder flowers ℓ **Tiliae** (DAB) lime od linden flowers ℓ **Verbasci** (DAB) verbascum flowers

florid (Krankheit) active, florid (ɔ:)

flossen|ähnlich anat zool finlike ~**artig** finlike ~**förmig** finlike ℓ**hand** f seal-fin deformity

Flotation f (Aufrahmen) flotation

Flötenschnabelbruch m chir V-shaped fracture

flottier|en to float ℓ**ung** f flotation

F.L.T. = Formlegetest m formboard test

flüchtig fugitive (ju:) / chem volatile (ɔ) / (Exanthem) transient / (Symptom) ephemeral (e) ℓ**keit** f transitoriness (æ) / volatility (i) / transience ℓ**machen** n chem volatilisation

Flüchtlingsgastritis f refugee (i:) gastritis (ai)

Fluchtreaktion f ps defence [US defense] mechanism, escape (ei) mechanism; avoidance response / bedingte ℓ conditioned avoidance response

Fludrocortison n fludrocortisone (flu:-droˈkɔ:tisoun) (BPCA) ℓ**azetat** n fludrocortisone acetate

Fludroxycortid n (WHO) (Fluorandrenolon) flurandrenolone (fluæˈrænˈdrenoloun) (BPCA)

Flufenaminsäure f flufenamic acid

Flügel m wing / anat ala (ei), pl alae (ˈeili:), wing / (Lunge) lobe / (Fortsatz anat process (ou) ℓ- ptero- (ˈtero-) (Vors), alar (ei) ~**artig** pterygoid (ˈterigoid), winglike, aliform (ei), alar (ei) ℓ**bänder** n pl (Ligamenta alaria (PNA)) alar ligaments of the odontoid process, odontoid ligaments ℓ**bein** n (Os sphenoidale (PNA)) sphenoid (ˈsfi:nɔid) bone ℓ**bissaufnahme** f röntg bitewing ℓ**fell** n (Pterygium) pterygium (teˈridʒiəm) ~**förmig** pterygoid (ˈteri-), wingshaped, aliform (ei), alar (ei) ℓ**fortsatz** m anat pterygoid (ˈteri-) od alar (ei) process (ou)· ℓ**gaumengrube** f (Fossa pterygopalatina (PNA)) pterygopalatine fossa ℓ**haut** f (Auge) pterygium (teˈridʒiəm) ~**ig** winged / anat lobed (ou) / (Herzklappe) valved (æ) ~**los** wingless ℓ**muskel** m, äusserer, innerer (Musculus pterygoideus lateralis, medialis (PNA)) lateral, medial pterygoid (ˈterigoid) muscle ℓ**platte** f (Lamina alaris (PNA)) alar lamina ℓ**zelle** f wing cell

Flug|hafenarzt m airport medical officer ℓ**hautbildung** f am Hals (Pterygium colli) webbed neck ℓ**krankheit** f air sickness ℓ**medizin** f aviation medicine (e), aeromedicine ~**medizinisch** aeromedical ~**physiologisch** aerophysiologic[al] ℓ**weite** f (Mücken, Fliegen) hyg dispersal od flight range ℓ**zeugkrankheit** f s ℓ**krankheit**

Fluidextrakt m (DAB) (Extractum fluidum (DAB)) liquid (i) extract (BP),

---

fluidextract (USP) ℓ **aus Bulbus Colchici** colchicum liquid extract (BP) ℓ **aus Bulbus Scillae** squill liquid extract (BPC) ℓ **aus Cascara sagrada** cascara liquid extract (BP) ℓ **aus Quillaja saponaria** quillaia (ei) liquid extract (BPC)

Flumina pilorum n pl (PNA) (Haarströme) hair streams

Fluocinolon n pharm fluocinolone ℓ**acetonid** n (WHO) fluocinolone acetonide (flu:oˈsinoloun ˈæsitənaid) (NF)

Fluocortinbutyl n pharm fluocortin butyl (BAN)

Fluocortolon n pharm fluocortolone (flu:oˈkɔ:toloun) ℓ**capronat** n fluocortolone capronate, fluocortolone hexanoate ℓ**dinatriumphosphat** n fluocortolone [di]sodium phosphate ℓ**trimethylazetat** n fluocortolone pivalate, fluocortolone trimethylacetate (BP)

Fluokieselsäure f (Fluosiliziumsäure, Kieselfluorwasserstoffsäure) fluorsilicic (i) acid

Fluopromazin n (Triflupromazin (WHO)) fluopromazine (BPCA), triflupromazine

Fluor n chem fluorine (ˈfluəri:n) / (Ausfluß, bes Vagina) [vaginal (ˈdʒai) discharge od flux, fluor / ℓ albus (Weissfluss) leucorrh[o]ea (i) [US leuk-], whites F

Fluorandrenolon n (Fludroxycortid (WHO)) flurandrenolone (BPCA)

Fluorchlorkohlenwasserstoffe m pl fluorochlorohydrocarbons (ˈfluəroˈklɔ:rohaidroˈkaˈbənz)

Fluoreszein n s Fluoreszein

Fluoreszein n (Resorzinphthalein) fluorescein (fluəˈresiin), resorcinol phthalein (ˈθæliin) ℓ**Natrium** n fluorescein sodium (BP), soluble fluorescein (BP)

Fluoreszenz f fluorescence ℓ**-I.** = Fluoreszenz-Intensität f intensity of fluorescence ℓ**indikator** m fluorescent indicator ℓ**indikator-Adsorptionsanalyse** f fluorescent indicator adsorption analysis ℓ**-Intensität** f intensity of fluorescence ℓ**licht** n fluorescent light ℓ**mikroskopie** f fluorescence microscopy ℓ**strahlung** f fluorescent radiation ℓ**-Treponemen-Antikörper-Test** m (FTA-Test) fluorescent treponemal antibody test

fluoreszieren to fluoresce ~**d** fluorescent

Fluoreszyt m fluorescyte (ˈfluəresait)

Fluorid n fluoride (ˈfluəraid) ~**ieren** dent s fluoridation ℓ**ierung** f dent s Fluorisierung ~**isieren** dent s fluorisieren ℓ**isierung** f dent s Fluorisierung

fluorier|en s fluorisieren ℓ**ung** f (Wasser) s Fluorisierung

Fluorimetrie f Lab fluorimetry

fluorisier|en dent to fluoridise (ɔ) ℓ**ung** f dent fluoridisation, fluoridation

Fluorit n chem fluorite (ˈfluərait)

Fluorkalzium n chem fluoride (u)

Fluormethylprednisolon n (Dexamethason (WHO)) dexamethasone (BPC)

Fluoro|graphie f röntg fluorography (ɔ), fluoro-radiography (ɔ) ℓ**meter** n fluorometer, fluorimeter ℓ**metholon** n (WHO) fluorometholone (ˈmeθoloun) (NF) ℓ**metrie** f fluorometry, fluorimetry ~**metrisch** fluorometric ℓ**photometer** n fluorophotometer ~**photometrisch** fluorophotometric ℓ**skop** n fluoro-

---

scope (u) ℓ**urazil** n (Fluorouracilum (WHO)) fluorouracil (ˈfluəroˈjuərəsil) (FU)

Fluor|prophylaxe f dent fluorine (u) prophylaxis ℓ**tablette** f dent, pharm sodium (ou) fluoride (ˈfluəraid) tablet ℓ**trichlormethan** n trichlorofluoromethane (ˈfluəroˈmeθein) (BPC) ℓ**vergiftung** f fluorosis ℓ**wasserstoff** m chem hydrogen (ai) fluoride (u) ℓ**wasserstoffsäure** f (Acidum hydrofluoricum) chem hydrofluoric (ɔ) acid

Fluosiliziumsäure f (Fluokieselsäure, Kieselfluorwasserstoffsäure) fluorsilicic (i) acid

Fluostigmin n isofluorophate (ˈaisoˈfluərofeit) (USP)

Fluoxymesteron n (WHO) fluoxymesterone (flu,ɔksiˈmestəroun) (BP, USP)

Fluoxyprednisolon n (Triamcinolon) triamcinolone (traiæmˈsinoloun) (BPC)

Fluperolon n (WHO) fluperolone (flu:ˈperoloun) (BPCA)

Fluphenazin n (WHO) fluphenazine (flu:ˈfenəzi:n) [hydrochloride (BP)]

Fluprednisolon n fluprednisolone (flu:predˈnisoloun) (NF)

Flurothyl n flurothyl (ˈfluəroθil) (NF)

Fluß m flow / (Ausfluß) discharge, -rrh[o]ea (i) (Nachs), / (Katarrh, veraltet) catarrh (kəˈta:), flux (ʌ) ℓ**fieber** n (japanisches) n Japanese river fever, tsutsugamushi (u:) fever od disease, akamushi (u:) disease

flüssig liquid (i), fluid (u) ℓ**keit** f liquid (i), fluid (u) / physiol liquor (ˈlikwɔ:), liquid (i) / (Zustand) liquidity (i), fluidity (i) **abgesonderte** ℓ secretion (i:), excretion **extrazelluläre** ℓ extracellular fluid (ECF) **intrazelluläre** ℓ intracellular fluid (ICF) **überstehende** ℓ (Überstand) supernatant (ei) fluid

Flüssigkeits|abgabe f physiol fluid output ℓ**adsorptionschromatographie** f liquid-solid chromatography ~**ähnlich** liquiform (i) ℓ**ansammlung** f (z B Pleura) gathering of watery matter / (Gewebe usw) accumulation of fluid, [o]edema (i'di:mə) / ℓ im Wirbelkanal rachiochysis (ɔ) ℓ**aufnahme** f fluid intake / (Zelle) pinocytosis (painosai'tousis), cell drinking, hydrophagocytosis ℓ**ausscheidung** f fluid elimination ℓ**balance** f physiol fluid balance ℓ**bedarf** m physiol fluid requirement (aiə) ℓ**diffusion** f hydrodiffusion (ju:) ℓ**einbuße** f loss of water, dehydration ℓ**entzug** m (Therapie) dehydration ℓ**ersatz** m fluid replacement (ei) ℓ**-Flüssigkeits-Chromatographie** f liquid-liquid chromatography ℓ**gehalt** m moisture (ɔi) content / (Gewebe) fluid content ℓ**gleichgewicht** n fluid balance, fluid equilibrium (i) ℓ**haushalt** m physiol intake and output of fluids, water balance ℓ**lunge** f (spez. Form des Lungenödems) fluid lung ℓ**mangel** m (im Körper) body fluid deficit (e), dehydration ℓ**retention** f (im Gewebe) fluid retention ℓ**schatten** m röntg fluid shadow (æ) ℓ**schicht** f röntg fluid stratum (ei) ℓ**spiegel** m fluid level (e) ℓ**strecke** f ophth liquid column (ɔ) ℓ**szintillationszähler** m liquid scintillation counter ℓ**verbrauch** m fluid consumption (ʌ) ℓ**verlust** m fluid loss ℓ**zufuhr** f fluid supply (ai) od intake

Flüssig|lufttherapie f refrigeration od liquid (i)-air therapy (e) ~**machen** (auflösen) to dissolve (di'zolv) / (schmel-

zen) to melt / (verflüssigen) to liquefy (i) **machen** *n* liquefaction / (Auflösen) dissolution / (Schmelzen) melting **sein** *n* (flüssiger Zustand) liquidity (i), fluidity (i) **werden** *n* deliquescence
Fluß|säure *f* (*DAB*) (Acidum hydrofluoricum) *chem* hydrofluoric (ɔ) acid (*BP*) **spat** *m chem* fluor-spar
Flüster|schall *m* whispering resonance (e) **sprache** *f* whispering speech **stimme** *f* whispering voice and whispered voice **versuch** *m* whisper test
Flutmesser *m* flowmeter (ou), tachygraph (æ), tachograph (æ)
Fluxohorese *f* fluxophoresis (i:)
Fluxus *m* (*pl* Fluxus) flux (ʌ), flow, -rrh[o]ea (i) (*Nachs*)
FM = Frauenmilch *f* human milk
Fm = Fermium *n* fermium, Fm
F.M.B. = Formulae Magistrales Berolinenses Berlin Pharmacop[o]eia (i:)
FMN = Flavin-mononukleotid *n* flavine mononucleotide, FMN
FMP = Fruktosemonophosphat *n* fructose monophosphate
FNV = Finger-Nasen-Versuch *m* finger-nose test
FOA = Fokus-Objekt-Abstand *m* focus object distance
Focus ... s Fokus .....
Foeniculum *n pharm bot s* Fenchel
Foenum graecum *n* (,,griechisches Heu") *pharm* Foenum (i:) graecum (i:) (*BP*), fenugreek (e)
Foerster ('fœrstər)-**Syndrom** *n* (Atonia astasia) Foerster's syndrome, myotony--dystrophy-dysarthria syndrome
Foetus *m* f[o]etus (i:), *pl* f[o]etuses
Fogarty ('fougəti)-**Ballonkatheter** *m* Fogarty's catheter
Föhn *m* (Wind) föhn (ə:) **krankheit** *f* föhn ill
Foix (fwa)-**Alajouanine** (alaʒua'ni:n)--**Syndrom** *n* subacute necrotising myelitis [syndrome] **-Syndrom** *n* (Syndrom der lateralen Wand des Sinus cavernosus) Foix's syndrome II, [lateral wall of the] cavernous sinus (ai) syndrome
fokal focal (ou) **abstand** *m* focal distance (FD) **allergisch** focal-allergy **analyse** *f ps* focussed analysis **anfall** *m* focal attack **beleuchtung** *f* focal illumination **distanz** *f* focal distance (FD) **geschehen** *n* systemic (e) influence of a focus **infekt** *m* (Herdinfektion) focal infection **isation** *f* focalisation **sanierung** *f* elimination of foci (ou), focal assanation **tiefe** *f opt* focal depth **toxikose** *f* toxicosis due to foci (ou) **toxisch** *dent* due to a dental focus
Fokometer *n* (Brennweitemesser) focimeter (i)
Fokus *m* focus (ou), *pl* foci ('fousai) / (Herd) source of contagion *od* infection / punktförmiger **z** point f. / auf mehreren Foki beruhend multifocal **z** (*auch pathol*) focal **differenz** *f opt* focal difference **z-Film-Abstand** *m röntg* focus-film distance **gleich** cofocal **z-Haut-Abstand** *m* (FHA) focus-skin distance (FSD) **z-Haut--Distanz** *f s* **z**-Haut-Abstand **z-Objekt-Abstand** *m röntg* focus-object (ɔ) distance **z-Platten-Abstand** *m röntg* focus-film distance **z-Schirm--Abstand** *m röntg* focus-screen distance
fokussieren to focus **z** *n* focussing
Fokussuche *f F* search for foci (ou)

Foley ('fouli)-**Katheter** *m od* -**Sonde** *f* Foley catheter (æ)
Folge *f* (Krankheit) sequel (i:), sequela (i:), *pl* sequelae **effekt** *m* secondary effect **erscheinung** *f* (Symptom) consecutive (e) symptom (i) / (Krankheit) sequel (i:), sequela (i:), *pl* sequelae (*von to*) **krankheit** *f* sequela (i:), *pl* sequelae, secondary (e) disease **schaden** *m* secondary (e) injury ('indʒəri) *od* damage (æ) **verletzung** *f* secondary (e) injury ('indʒəri) **zustand** *m* resulting (ʌ) condition (i), sequela (i:), *pl* sequelae
Folia *n pl* (Blätter) *pharm* leaves (i:), folia (ou) **z** Althaeae althfalea (i:) *od* marshmallow leaves **z** Belladonnae (*DAB*) (Belladonnablätter (*DAB*)) Belladonna herb (*BP*) *od* leaf (*BP*, *USP*) **z** Betulae (Birkenblätter) birch-tree leaves **z** cerebelli (*PNA*) cerebellar folia **z** Cocae (Kokablätter) coca (ou) leaves **z** Digitalis (*DAB*) (Digitalisblätter (*DAB*)) Digitalis leaf (*BP*), Digitalis Folium (*BP*), Digitalis (*BP*, *USP*) **z** Eucalypti (Eukalyptusblätter) eucalyptus (i) leaves **z** Farfarae (*DAB*) (Huflattichblätter (*DAB*)) coltsfoot (ou) leaves **z** Hyoscyami (Bilsenkrautblätter) hyoscyamus (ai) leaves **z** Jaborandi (Pilokarpusblätter) jaborandi leaves, folia jaborandi **z** Juglandis (Walnußblätter) walnut (ɔ:) leaves **z** Malvae (Malvenblätter) mallow leaves **z** Melissae (Melissenblätter) balm (a:) leaves **z** Menthae piperitae (*DAB*) (Pfefferminzblätter (*DAB*)) peppermint leaves **z** Nicotianae (Tabakblätter) tobacco leaves **z** Rosmarini (Rosmarinblätter) rosemary (ou) leaves **z** Salviae (*DAB*) (Salbeiblätter (*DAB*)) salvia *od* sage leaves **z** Sennae (*DAB*) (Sennablätter, Sennesblätter) senna leaf (*BP*) **z** Stramonii (Stechapfelblätter) stramonium (ou) (*BP*), stramonium leaves, folia stramonii (ou) **z** Uvae Ursi (*DAB*) (Bärentraubenblätter (*DAB*)) bearberry (æ) leaves, folia (ou) uvae (ju:) ursi (ə:)
Folie *f* (Metall) foil / (Kunststoff) film / *röntg* screen; feinzeichnende **z** high--definition screen
Folie à deux *f* (induziertes Irresein) *ps* folie à deux (fɔ'li a dø:), double insanity **z** du doute *ps* folie du doute, doubting mania
Folien|kassette *f röntg* screen cassette **satz** *m röntg* polycassette
Folinsäure *f* folinic (i) acid
Folium *n* folium, leaf / **z** vermis (*PNA*) (Gipfelblatt) lobulus folii
Folliculitis barbae *f* (Bartflechte) trichomycosis (ou) barbae
Folliculus *m* (*PNA*) (Follikel) follicle **Folliculi glandulae thyreoideae** (*PNA*) (Schilddrüsenfollikel) thyroid follicles **Folliculi linguales** (*PNA*) (Zungenbälge, Zungenbalgdrüsen) lingual follicles **Folliculus lymphaticus** (*PNA*) (Lymphfollikel) lymphatic follicle; **Folliculi lymphatici aggregati appendicis vermiformis** (*PNA*) lymphatic nodules of the vermiform appendix; **z** ~ aggregati intestini tenuis (*PNA*) (Peyer-Haufen) aggregated lymphatic nodules of the small intestine; **z** ~ gastrici (*PNA*) gastric lymphatic nodules; **z** ~ laryngei (*PNA*) lymphatic nodules of the larynx; **z** ~ lienales (*PNA*) (Milzknöt-

chen, Ellipsoidkörper, Malpighi-Körperchen) lymphatic nodules of the spleen; **z** ~ recti (*PNA*) lymphatic nodules of the rectum; **z** ~ solitarii (*PNA*) (Darmfollikel) solitary lymphatic nodules **Folliculi ovarici primarii** (*PNA*) (Primärfollikel, Primordialfollikel) primary ovarian follicles; **z** ~ vesiculosi (*PNA*) (Graaf-Follikel) vesicular ovarian follicles **Folliculus pili** (*PNA*) (Haarbalg; Haarfollikel) hair follicle
Folliculosis *f* folliculosis
Follikel *m* (Folliculus (*PNA*)) follicle **atretischer z** atretic (e) f. **Graaf-** graafian (a:) f. **hämorrhagischer z** h[a]emorrhagic (æ) f. **luteinisierter z** luteinised (u:) f. **persistierender z** persistent f. **zystischer z** cystic (i) f. **angina** *f* follicular tonsillitis (ai) **anregend** follicle-stimulating (i) **entzündung** *f* folliculitis (ai) **z-Epithelzelle** *f* follicular epithelial cell **flüssigkeit** *f* liquor ('likwɔ:) folliculi, follicular fluid **hormon** *n* [o]estradiol (ai), follicular hormone **persistenz** *f* glandular-cystic (i) hyperplasia (ei) **reifungshormon** *n* (Hypophyse) follicle-stimulating (i) hormone (FSH) **reizhormon** *n s* reifungshormon **reizstoff** *m* follicle--stimulating (i) principle, prolan ('proulæn) **schwellung** *f* folliculosis **sprung** *m* ovulation, bursting *od* rupture (ʌ) of the follicle **stimulierungshormon** *n s* reifungshormon **zelle** *f* follicle cell **zyste** *f* follicular cyst (i)
follikulär follicular
Follikularkonjunktivitis *f* follicular conjunctivitis (ai)
Follikulin *n* folliculin, [o]estrogenic (e) hormone **ämie** *f* presence of folliculin in the blood, folliculin[a]emia (i:)
Follikulitis *f* (Follikelentzündung) folliculitis (ai) / **z** Bockhardt ('bokhart) Bockhardt's impetigo (ai)
Follikulom *n* folliculoma
Follikulose *f* folliculosis
Folli-Muskel *m* (Ligamentum mallei laterale (*PNA*)) lateral ligament of the malleus
Fölling ('fœliŋ)|-**Krankheit** *f* phenylpyruvic ('fi:nilpai'ru:vik) oligophrenia (i:) **z-Syndrom** *n* (Phenylketonurie, Brenztraubensäure-Schwachsinn) Fölling's syndrome, phenylketonuria
folsauer *chem* folic (ou)
Folsäure *f chem* folic (ou) acid **antagonist** *m* folic-acid antagonist (æ) **antagonistisch** antifolic (ou) **konzentration** *f* folate concentration **mangelanämie** *f* folic acid deficiency an[a]emia **wert** *m* folate value
Fomentation *f* (Bähung) fomentation
Fön *m s* Föhn
Fonio ('fo:nio)-**Thrombocytopathia granulopenica** *f* Fonio's granulopenic (i:) thrombopathy (ɔ)
Fontaktometer *n* (zur Messung der Radioaktivität des Wassers) fontactoscope (æ)
Fontanelle *f anat* fontanelle / große **z** anterior (iə) fontanelle / hintere **z** (kleine **z**) posterior (iə) fontanelle
Fontanellenwölbung *f* bulging (ʌ) of the fontanelle
Fonticulus *m* (*pl* Fonticuli) fontanelle **z** anterior (*PNA*) (Stirnfontanelle) an-

terior f. ⚡ *anterolateralis* (*PNA*) (Keilbeinfontanelle) anterolateral f. *Fonticuli cranii* (*PNA*) fontanelles of the skull ⚡ *posterior* (*PNA*) (Hinterhauptsfontanelle) posterior f. ⚡ *posterolateralis* (*PNA*) (Warzenfontanelle, Casserio-Fontanelle) posterolateral f.

Foramen *n*, *pl* Foramina (Loch) *anat* foramen (ei), *pl* foramina (fo'ræminə), hole, aperture ('æpətjuə) *Foramina alveolaria* (*PNA*) dental foramina ⚡ *apicis dentis* (*PNA*) root f. of the tooth ⚡ *caecum linguae* (*PNA*) f. caecum of the tongue; ⚡ ~ *ossis frontalis* (*PNA*) f. caecum of the skull ⚡ *costotransversarium* (*PNA*) costotransverse f. ⚡ *epiploicum* (*PNA*) (Duverney-Foramen) epiploic (ou) f., opening into the lesser sac of the peritoneum ⚡ *ethmoidale anterius* (*PNA*) anterior ethmoidal f.; ⚡ ~ *posterius* (*PNA*) posterior ethmoidal f. *Foramina incisiva* (*PNA*) incisive foramina ⚡ *infraorbitale* (*PNA*) infra-orbital (ɔ:) f. ⚡ *interventriculare* (*PNA*) interventricular (i) f. ⚡ *intervertebrale* (*PNA*) (Zwischenwirbelloch) intervertebral f. ⚡ *ischiadicum majus* (*PNA*) greater sciatic f.; ⚡ ~ *minus* (*PNA*) lesser sciatic f. ⚡ *jugulare* (*PNA*) (Drosselloch) jugular ('dʒʌgjulə) f. ⚡ *jugulare-Syndrom n* jugular foramen syndrome ⚡ *lacerum* (*PNA*) f. lacerum (ei) ⚡ *magnum* (*PNA*) (grosses Hinterhauptsloch) f. magnum (æ) ⚡ *mandibulae* (*PNA*) mandibular (i) f. ⚡ *mastoideum* (*PNA*) mastoid f. ⚡ *mentale* (*PNA*) mental f. *Foramina nervosa* (*PNA*) foramina for nerves ⚡ *nutricium* (*PNA*) nutrient (ju:) f. ⚡ *obturatum* (*PNA*) (Hüftbeinloch) obturator (ɔ) f. ⚡ *oesophagicum* [o]esophageal (i) f. ⚡ *opticum* optic f. ⚡ *ovale* (*PNA*) f. ovale (ou'veili) ⚡ *palatinum majus* (*PNA*) greater palatine f.; *Foramina palatina minora* (*PNA*) lesser palatine foramina *Foramina papillaria* (*PNA*) papillary foramina ⚡ *parietale* (*PNA*) parietal (ai) f. ⚡ *pterygopalatinum* (*PNA*) pterygopalatine ('terigo'pælətain) f. ⚡ *quadratum* quadrate (ɔ) f. ⚡ *rotundum* (*PNA*) f. rotundum (ʌ) *Foramina sacralia dorsalia* (*PNA*) posterior sacral foramina *Foramina sacralia pelvina* (*PNA*) anterior sacral foramina ⚡ *singulare* (*PNA*) f. singulare ⚡ *sphenopalatinum* (*PNA*) sphenopalatine (æ) f. ⚡ *spinosum* (*PNA*) f. spinosum ⚡ *stylomastoideum* (*PNA*) stylomastoid f. ⚡ *supraorbitale* (*PNA*) supra-orbital f. ⚡ *thyreoideum* (*PNA*) thyroid f. ⚡ *transversarium* (*PNA*) f. transversarium ⚡ *venae cavae* (*PNA*) vena-cava (ei) opening [of the diaphragm] *Foramina venarum minimarum* (*PNA*) foramina venarum minimarum ⚡ *vertebrale* (*PNA*) (Wirbelloch) vertebral f. ⚡ *Winslowi* epiploic (ou) f., f. of Winslow ('winzlou) ⚡ *zygomaticofaciale* (*PNA*) zygomaticofacial f. ⚡ *zygomatico-orbitale* (*PNA*) zygomatico-orbital f. ⚡ *zygomaticotemporale* (*PNA*) zygomaticotemporal f.

Forbes (fɔ:bz)**-Krankheit** *f od* **-Glykogenose** *f* Forbes' syndrome

Forceps| major *m* (*PNA*) (hintere Balkenzwinge) forceps major / ⚡ **minor** (*PNA*) (vordere Balkenzwinge) forceps minor

Fördervolumen *n* (Blut) volume (ɔ) of output

Forel (fo'rel)**-Kreuzung** *f* Forel's decussation

Form *f* form, shape / (*röntg oft*) outline / (Guß) mo[u]ld / in kristalliner ⚡ in crystalline f. / lösliche ⚡ soluble f. / unlösliche ⚡ insoluble f. / in ⚡ von as

Formaldehyd *m* formaldehyde (fɔ:m-'ældihaid) (*BPC*), formic aldehyde / mit ⚡ behandeln to formalise / ⚡ solutus (*DAB*) (Formaldehydlösung (*DAB*), Liquor Formaldehydi) formaldehyde (æ) solution (*BP*), formalin (*BP*) ⚡**lösung** *f* (Formaldehyd solutus (*DAB*)) formaldehyde solution (*BP*), formalin (*BP*)

Formalin *n* formalin (*BP*) ⚡**-Alkohollösung** *f* formol-alcohol solution

Formamid *n* (*EP*) formamide (*EP*, *BP*)

Formamint *n pharm* formamint

Formanomalie *f* paramorphia

Format *n* (*z B* Film) format

Formatio *f* (Anordnung, Struktur) formation / ⚡ *reticularis* (*PNA*) reticular f.

formativ formative

form|bar plastic / (Wachs) pliable ⚡**barkeit** *f* plasticity (i) ⚡**bestandteil** *m* elementary constituent (i) ⚡**deutversuch** *m ps* Rorschach ('rorʃax) test

Formel *f* formula, *pl* formulae *od* formulas / empirische ⚡ *chem* empirical *od* molecular f.

Formelement *n histol* formative *od* morphological element

Formelsammlung *f pharm* formulary

Form|empfindungsgeschwindigkeit *f* speed of perception of form **formen** to form / (modellieren) to mo[u]ld, to model (ɔ) / (gestalten) to shape ⚡**ähnlich** plesiomorphous (,pli:zio'mɔ:fəs) ⚡**ähnlichkeit** *f* plesiomorphism (,pli:zio'mɔ:fizm) ⚡**lehre** *f anat* morphology (ɔ) ⚡**sinn** *m* form sense, stereognostic (ɔ) sense ⚡**wechsel** *m* antigenic variation

Form|entwicklung *f* morphogenesis (e), morphogeny (ɔ) ⚡**gebung** *f* mo[u]lding (ou)

Formiat *n chem* formate

Formicatio *f* (Ameisenlaufen) formication

-förmig -shaped

Formiminoglutaminsäure *f* formiminoglutamic acid

Form|legetest *m* (FLT) *ps* formboard test ⚡**los** (ohne Form) shapeless, formless / (amorph) amorphous ⚡**losigkeit** *f* shapelessness, formlessness / (Amorphism) amorphousness, amorphia, amorphism ⚡**messung** *f* morphometry (ɔ)

Formol *n pharm* formalin, formaldehyde (æ) solution, formol ⚡**-Gel-Reaktion** *f* formol-gel test ⚡**toxoid** *n* formol toxoid (ɔ)

Formulae Magistrales *f pl pharm* standard formulae ⚡ *Berolinenses* *f pl pharm* Berlin Pharmacop[o]eia (i:)

Formwahrnehmung *f* perception of form

Formyl *n chem* formyl ⚡**ase** *f* formylase ⚡**ieren** *chem* to formylate ⚡**folsäure** *f* formylfolic (ou) acid ⚡**kynurenin** *n* formylkynurenine (kai'njuərini:n)

Formzerfall *m* (*bes histol*) morpholysis (ɔ), decay (ei)

Fornix *m* (*pl* Fornices) *anat* fornix, *pl* fornices, arch (a:tʃ), vault ⚡ *cerebri*

(*PNA*) (Galen-Körper) f. cerebri ⚡ *conjunctivae* fornix of the conjunctiva (ai); ⚡ ~ *inferior* (*PNA*) inferior f. of the conjunctiva; ⚡ ~ *superior* (*PNA*) superior f. of the conjunctiva ⚡ *pharyngis* (*PNA*) (Schlunddach) pharyngeal f. ⚡ *sacci lacrimalis* (*PNA*) f. of the lacrimal sac ⚡ *vaginae* (*PNA*) f. of the vagina ⚡- fornical, arched (a:tʃt) ⚡**körper** *m* (Corpus fornicis (*PNA*)) body of the fornix [cerebri] ⚡**schenkel** *m* (Crus fornicis (*PNA*)) posterior column of the fornix

Forscher *m* research worker, researcher ⚡**gruppe** *f* research team

Forschung *f* research (ə:), research work; investigation, inquiry (aiə)

Forschungs|institut *n* research (ə:) institute ⚡**laboratorium** *n* research laboratory (ɔ) [*US* lab..] ⚡**programm** *n* research (ə:) program[me] (ou) ⚡**projekt** *n* research project (ɔ) ⚡**zentrum** *n* research centre [*US* center]

Forssman ('fɔrsman)**|-Antigen** *n* Forssman's antigen (æ) ⚡**-Antikörper** *m* Forssman's antibody ⚡**-negativ** Forssman negative ⚡**[-Skoog** (sku:g)**]-Syndrom** *n* (Karotidensyndrom) Forssman-Skoog syndrome, Forssman's carotid syndrome

Förster ('fœrstər)**-Operation** *f* rhizotomy (rai'zɔtəmi)

Fortbewegung *f* locomotion (ou) ⚡**s**-locomotor (ou), locomotive (ou)

fort|geschritten (Fall, Krankheit) advanced (a:) ⚡**laufen** *n ps* poriomania ⚡**laufend** (Naht) continuous (i) [running] ⚡**leiten** (Reiz, Reflex) to transmit, to conduct (ʌ) / (Schmerz) to radiate (ei) ⚡**leitung** *f* (Reflex) transmission (i), conduction (ʌ), propagation / (Schmerz) radiation ⚡**pflanzen** *v refl* to reproduce (ju:) / (sich verbreiten, *z B* Seuche) to spread (e) ⚡**pflanzung** *f sex* reproduction (ʌ), propagation, procreation / (Schall, Wellen) propagation, transmission (i) / elektrotonische ⚡ electrotonic spread / durch morphologisch gleichartige Gameten (Isogamie) isogamy (ɔ) / geschlechtliche ⚡ gamogenesis (e), sexual reproduction / gestörte *od* gehemmte ⚡ dysgenesia (i:) / ungeschlechtliche ⚡ asexual reproduction, parthenogenesis (e), monogenesis (e), monogeny (ɔ)

Fortpflanzungs- propagative (ɔ), gamogenetic (e), reproductive (ʌ) ⚡**apparat** *m* reproductive organs *od* system ⚡**fähig** reproductive, capable of reproduction, generative (e) ⚡**fähigkeit** *f* reproductiveness ⚡**geschwindigkeit** *f* velocity (ɔ) of propagation *od* transmission ⚡**organ** *n* sexual *od* reproductive *od* generative (e) organ ⚡**periode** *f* (Frau) child-bearing period (iə) ⚡**physiologie** *f* reproductive physiology ⚡**schema** *n* reproductive pattern ⚡**trieb** *m sex* instinct of propagation, generative (e) *od* procreative (ou) instinct ⚡**zelle** *f* germinal (dʒə:) cell

Fort|satz *m anat* process (ou) / (Anhang) appendix, *pl* appendices / (Knochen) apophysis (ɔ), eminence (e) / fingerförmiger *od* fingeriger ⚡ digitation / hakenförmiger ⚡ hamulus (æ) ⚡**schreiten** (Leiden) to progress ⚡ *n* progression ⚡**schritt** *m* progress (ou), advance (a:) / (Besserung) improvement (u:) / ⚡e machen to make progress

Forzeps m (Zange) forceps pl
Fossa f anat fossa, pl fossae ('fɔsi:) ∠
  acetabuli (PNA) acetabular f. ∠ **ant-**
  helicis (PNA) f. of the antihelix ∠
  axillaris (PNA) (Achselgrube) axillary
  (i) f. ∠ **canina** (PNA) (Eckzahngrube)
  canine (ei) f. ∠ **condylaris** (PNA)
  condylar f. ∠ **coronoidea** (PNA) coronoid f. ∠ **cranii anterior** (PNA)
  (vordere Schädelgrube) anterior cranial
  f.; ∠ ~ **media** (PNA) (mittlere
  Schädelgrube) middle cranial f.; ∠ ~
  posterior (PNA) (hintere Schädelgrube)
  posterior cranial f. ∠ **cubitalis** (PNA)
  (Ellbogengrube) cubital (ju:) f. ∠
  digastrica (PNA) digastric f. ∠ **ductus**
  venosi (PNA) f. ductus venosi ∠
  epigastrica (PNA) (Herz- od Magen-
  grube) epigastric f. ∠ **glandulae lacri-**
  malis (PNA) f. for the lacrimal gland
  ∠ **hyaloidea** (PNA) (Auge) hyaloid (ai)
  f. ∠ **hypophyseos** (PNA) (Hypophysen-
  grube) hypophyseal (i) od pituitary
  (ju:) f. ∠ **iliaca** (PNA) (Beckengrube,
  Darmbeingrube) iliac (i) f. ∠ **incisiva**
  (PNA) incisive (ai) f. ∠ **incudis** (PNA)
  f. for the incus ∠ **infraclavicularis**
  (Unterschlüsselbeingrube) infraclavicular (i) f. ∠ **infraspinata** (PNA)
  (Untergrätengrube) infraspinous (ai) f.
  ∠ **infratemporalis** (PNA) (Unterschlä-
  fengrube) infratemporal f. ∠ **inguinalis**
  lateralis (PNA) lateral inguinal f.; ∠ ~
  medialis (PNA) middle inguinal f. ∠
  intercondylaris (PNA) intercondylar
  notch ∠ **interpeduncularis** (PNA)
  (Farini-Grube) interpeduncular f. ∠
  ischiorectalis (PNA) (Mittelfleisch-
  grube) ischiorectal (e) f. ∠ **jugularis**
  ossis temporalis (PNA) jugular (ʌ) f. ∠
  lateralis cerebri (PNA) (Sylvius-Grube)
  lateral cerebral f. ∠ **malleoli lateralis**
  (PNA) malleolar (i:) f. ∠ **mandibularis**
  (PNA) articular f. ∠ **navicularis ure-**
  thrae (PNA) f. terminalis ∠ **olecrani**
  (PNA) olecranon (e) f. ∠ **ovalis** (PNA)
  f. ovalis (e) ∠ **poplitea** (PNA) (Knie-
  kehle) popliteal (i) f., back of the knee,
  hollow (ɔ) of the knee ∠ **pterygoidea**
  (PNA) pterygoid ('terigɔid) f. ∠ **ptery-**
  gopalatina (PNA) (Flügelgaumen-
  grube) pterygopalatine (æ) f. ∠ **radialis**
  (PNA) radial f. ∠ **rhomboidea** (PNA)
  (Rautengrube) floor of the fourth
  ventricle ∠ **sacci lacrimalis** (PNA)
  (Tränensackgrube) f. of the lacrimal
  sac ∠ **scaphoidea** (PNA) scaphoid f. ∠
  subarcuata (PNA) subarcuate f. ∠
  subscapularis (PNA) subscapular f. ∠
  supraclavicularis major (PNA) greater
  supraclavicular (i) f.; ∠ ~ **minor** (PNA)
  (Zang-Grube) lesser supraclavicular f.
  ∠ **supraspinata** (PNA) (Obergräten-
  grube) supraspinous (ai) f. ∠ **supraster-**
  nalis suprasternal (ɔ:) f. ∠ **supratonsil-**
  laris (PNA) intratonsillar cleft ∠
  supravesicalis (PNA) supravesical f. ∠
  temporalis (PNA) (Schläfengrube) temporal f. ∠ **triangularis** (PNA) triangular f. ∠ **trochanterica** (PNA) trochanteric (e) f. ∠ **vesicae felleae** (PNA) gall-
  -bladder f. ∠ **vestibuli vaginae** (PNA)
  vestibular f.
Fossula f (pl Fossulae) anat fossula, pl
  fossulae ∠ **fenestrae vestibuli** (PNA)
  fossula of the fenestra vestibuli ∠
  petrosa (PNA) petrosal fossa ∠ **radialis**
  snuffbox (ʌ) ∠e **tonsillares** (PNA)
  tonsillar pits

Fothergill ('fɔθəgil)|-**Operation** f ampu-
  tation of the cervix with colporrhaphy
  (ɔ), Fothergill od Manchester operation
  ∠-**Syndrom** n (Trigeminus-Neuralgie)
  Fothergill's syndrome od neuralgia
fötid[e] (übelriechend) fetid (i:)
Foto ... s Photo ...
Fötor m fetor (i:), offensive odo[u]r (ou) /
  ∠ ex ore halitosis, fetor ex ore ('ɔ:ri),
  offensive od foul breath
Fouchet (fu'fɛ)-**Reagens** n (Gallenfarb-
  stoffnachweis) Fouchet's reagent
foudroyant (Symptom) fulminant (ʌ),
  foudroyant (jā)
Fovea f anat fovea (ou), pl foveae
  ('fouvi:) od foveas, pit, fossa, depression, cup ∠ **articularis inferior atlantis**
  (PNA) inferior articular facet of the
  atlas; ∠ ~ **superior atlantis** (PNA)
  superior articular facet of the atlas ∠
  capitis femoris (PNA) pit on the head of
  the femur ∠ **centralis** (PNA) (Seh-
  grube; Sömmering-Grube) fovea centralis ∠ **costalis inferior** (PNA) inferior
  costal facet; ∠ ~ **superior** (PNA)
  superior costal facet; ∠ ~ **transversalis**
  (PNA) costal facet for the odontoid
  facet for the odontoid process ∠
  inferior (PNA) fovea inferior ∠ **oblon-**
  ga cartilaginis arytaenoideae (PNA)
  fovea oblonga of the arytenoid cartilage ∠ **pterygoidea** (PNA) pterygoid pit
  ∠ **sublingualis** (PNA) sublingual fossa
  ∠ **submandibularis** (PNA) submandibular fossa ∠ **superior** (PNA) fovea
  superior ∠ **triangularis cartilaginis**
  arytaenoideae (PNA) fovea triangularis
  of the arytenoid cartilage ∠ **trochlearis**
  (PNA) trochlear fossa
Foveola f (pl Foveolae) anat foveola (i:),
  small pit, small depression, dimple / ∠
  coccygea (PNA) (Steissbeingrübchen,
  Aftergrübchen) coccygeal foveola / ∠e
  gastricae (PNA) (Magengrübchen,
  Donders-Grübchen) gastric foveolae /
  ∠e granulares (PNA) granular pits
Foville (fo'vi:l)|-**Brückensyndrom**
  Foville's pontine syndrome ∠-**Syndrom**
  n od -**Lähmung** f (gekreuzte Paralyse)
  Foville's peduncular (ʌ) syndrome
Fowler ('faulə)|-**Lösung** f (DAB) (Liquor
  kalii arsenicosi (DAB)) Fowler's solu-
  tion, potassium arsenite solution ∠-
  -**Stellung** f Fowler's position
FP = Flammpunkt m flash point / =
  Fusionspunkt m fusion point, Fp
F-1-P = Fruktose-1-phosphat n
  fructose-1-phosphate, F-1-P
F-6-P = Fruktose-6-phosphat n
  fructose-6-phosphate, F-6-P
Fp = Flammpunkt m flash point / =
  Fusionspunkt m fusion point, Fp
Fr = Francium n chem francium, Fr
Fr. = Fructus m, Frucht f fruit
fr = B-Chromosom n genet B chromosome
Fraenkel ('frænkl)-[**Gasbrand-**] **Bazillus**
  m Clostridium perfringens Type A
Frage|bogen m questionnaire (,kwe-
  stiə'nɛə) ~**zeichenförmig** mikrosk ques-
  tion-mark-shaped ∠**zwang** m ps ques-
  tioning obsession
Fragilitas f (Brüchigkeit) fragility (i),
  brittleness
Fragment n (Bruchstück) fragment (æ) /
  zentrisches ∠ centric fragment ∠-
  fragmental ∠**abstand** m chir distance
  between the fragments, gap ~**är** fragmental ∠**ation** f fragmentation

∠familie f (ohne Vater od Mutter)
  family without father or mother ~**iert**
  fragmented ∠**lösung** f (Freimachen
  verkeilter Frakturenenden) chir disimpaction
Fraisen f pl südd F spasms of infants
Fraktion f chem fraction (æ) / neutrale ∠
  neutral f.
fraktionier|en chem to fractionate ∠ n
  Lab fractionation ~**end** chem fractionating ∠**kolben** m Lab fractionating
  flask (a:) ~**t** chem fractional, frac-
  tionated / biol intermittent ∠**ung** f chem
  fractionation
Fraktionssammler m fraction collector
Fraktur f (Bruch) chir fracture ('fræktfə)
  einfache ∠ simple fr. **inkomplette** ∠
  greenstick fr., incomplete fr. **kom-**
  plizierte ∠ compound fr. **krankheitsbe-**
  dingte ∠, **nicht traumatische** ∠
  pathologic[al] (ɔ) fr. **trimalleoläre** ∠
  trimalleolar fracture **verkeilte** ∠ impacted fr. ∠ **mit Zersplitterung** comminuted fr. ∠**behandlung** f chir treatment
  of a fracture
Frakturen|bett n chir fracture bed ∠-
  nagel m fracture nail
Fraktur|geräte n pl chir fracture appli-
  ances (ai) ∠**höhe** f (bei Röhren-
  knochen) fracture site ~**iert** broken,
  fractured ~**los** without fracture, frac-
  tureless ∠**spalt** m fracture line ∠**stel-**
  lung f alignment (ai) ∠**zeichen** n chir
  sign of fracture
Frambösie f framb[ols]ia (i:), yaws (jɔ:z),
  pian (pi'a:n) / (malaiisch) puru (u:) /
  (Fidschi) coko (ou) / (Ceylon) Vanin
  (æ) plague (pleig), parangi (pə'rændʒi)
  / tertiäre ∠ tertiary yaws ∠**erreger**
  m bakt Treponema (i:) pertenue
  (pə:'tenjui) ∠**folgen** f pl (bes Gesicht,
  Nase) goundou ('gu:ndu:), henpue
  (hen'pu:jə), "big-nose" ∠**geschwür** n
  yaws (ɔ:) lesion ('li:ʒən) ∠**-Initialaffekt**
  m framb[ols]ioma ∠**primäraffekt** m
  framb[ols]ioma, mamanpian (ma:-
  ma:npi'a:n), mother yaw ∠**spirochäte** f
  bakt Treponema (i:) pertenue (pə:-
  'tenjui) ∠**veränderungen** f pl (am
  Gesichtsschädel) ∠ Frambösiefolgen
  ∠**wucherung** f polypapilloma
Framycetin n (Neomycin B) framycetin
  (fræ'maisitin) [sulphate (BP)]
Franceschetti (franfe'sketi)|-**Syndrom I**
  n (Dysostosis mandibulo-facialis) man-
  dibulo-facial dysostosis, Franceschetti's
  syndrome (2), ∠-**Syndrom II** (Horn-
  hauterosion) Franceschetti's syndrome
  (1)
Francium n (Fr) francium (Fr)
Francke ('frankə)|-**Nadel** f od -**Schnep-**
  per m Francke's needle ∠-**Probe** f
  Francke's test
Frangulae cortex (EP) (Faulbaumrinde,
  Cortex Frangulae) frangula bark (EP)
Frank-Starling ('frank-'sta:liŋ)-**Mecha-**
  nismus m Starling mechanism
Fränkel ('frænkəl)-**Weichselbaum** ('vaiksəlbaum) -**Diplokokkus** m bakt Diplococcus pneumoniae
Frankenhäuser ('frankənhɔizər)-**Plexus**
  m (Plexus uterovaginalis (PNA)) utero-
  vaginal plexus
Franklin ('frænklin)-**Syndrom** n (Hγ²-
  -Kettenkrankheit) Franklin's syn-
  drome, H-chain od heavy chain disease
Franse f (Zotte) anat fringe, villus, pl
  villi, fimbria, pl fimbriae
Fransentrichter m (Infundibulum tubae

uterinae (*PNA*)) infundibulum of the uterine tube

fransig fringed (frindʒd)

Franzosen|holz *n pharm s* Guajakholz **⌐krankheit** *f histor* syphilis (i), lues ('luːiz)

Fräse *f chir dent* fraise (ei), cutter (ʌ) ~**n** *dent* to fraise (ei)

Fraß *m* (Karies, Knochen) caries ('kɛəriːz)

F-Raster = Feinraster *m röntg* fine grid

Frauen|- female (iː), gyn[a]eco- ('gainiko-, *US* 'dʒiniko-), gyno- ('gaino-, *US* 'dʒino-) **⌐abteilung** *f* female ward (ɔː) **⌐arzt** *m* gyn[a]ecologist (,gainiˈkɔlodʒist) **⌐brust** *f* breast (e), mamma / (Busen) bosom ('buzəm) **⌐feind** *m ps* misogynist (miˈsɔdʒinist), woman-hater **⌐haß** *m ps* misogyny (miˈsɔdʒini) **⌐hasser** *m, ps s* ⌐feind **⌐heilkunde** *f* gyn[a]ecology (ɔ), gyniatrics (æ) **⌐heilkunde-** gyn[a]ecologic[al] (ɔ) **⌐klinik** *f* gyn[a]ecologic[al] (ɔ) hospital **⌐krankheit** *f* women's (i) disease, gyn[a]ecopathy **⌐leiden** *n* female (iː) complaint (ei) *od* disorder, gyn[a]ecopathy, gynopathy (ɔ), women's (i) disease **⌐leidengynopathic** (æ) **⌐milch** *f* human (juː) milk, mother's milk **⌐station** *f* female (iː) *od* gyn[a]ecologic[al] (ɔ) ward (ɔː)

Fraunhofer ('fraunhofər)- **Linien** *f pl* Fraunhofer's lines

FRB = Fernröntgenbild *n* teleradiograph

Frei (frai)-**Krankheit** *f* Frei's disease

frei free (*von from*) / *chem* free; unbound / (unbehindert) open, unobstructed (ʌ) / **-frei** (*z B* salzfrei) -free (*e.g.* salt-free)

Freiberg-Köhler ('fraibəːgˈkøːlər) -**Syndrom** *n od* -**Epiphysennekrose** *f* Köhler's disease, osteochondritis (ai) of the head of the second metatarsal bone, Freiberg's disease *od* infraction

freigeben *chem* to release

Freiheitsgrad *m stat* degree of freedom

freilegen (offenlegen) *chir* to lay bare *od* open, to expose (ou)

Freiluft|- u. Absaugbehandlung *f chir* exposure -suction (ʌ) method **⌐behandlung** *f* open-air treatment

freimachen *vt* (entblößen) to bare (ɛə), to uncover (ʌ) / (Kalorien) to set free / (befreien bei Schmerz) to free (*von from*), to rid (*von of*) / *chem* to release (iː) / *v refl* to undress ⌐ *n* (verkeilter Frakturenenden) disimpaction

freipräparieren *chir* to free without cutting, to expose (ou) ⌐ *n chir* exposure (ou)

frei|setzen *chem* to release (iː), to set free; to liberate **⌐setzung** *f* release (iː)

freiverkäuflich (Medikamente) over-the-counter (OTC), available without prescription

freiwerden (Hemmung) to get rid (*von of*) / *chem* to be liberated / (Kalorien) to be set free

fremd foreign ('fɔrin) / (heterogen) heterogenous (ɔ), heterogenic (e) / (sonderbar) strange **⌐bahnung** *f* (Heterofacilitation) *neur* heterofacilitation **⌐beeinflussung** *f ps* heterosuggestion (sə'dʒestʃən), ectosuggestion **⌐eiweiß** *n biol* foreign (ɔ) protein ('proutiːn) **⌐eiweissinfektion** *f* foreign protein infection

Fremdkörper *m* foreign ('fɔrin) body / (Substanz) foreign matter *od* substance (ʌ) **⌐appendizitis** *f* foreign-body appen-

dicitis **⌐entfernung** *f* dislodgement (ɔ) *od* removal (uː) of a foreign body **⌐fänger** *m chir* foreign-body remover (uː), capiat (ei) / (für Schlund *u* Ösophagus) probang (ou) **⌐faßzange** *f chir s* ⌐zange **⌐-Flachmeissel** *m* foreign-body spud **⌐gefühl** *n* (im Schlund) lump sensation in the throat **⌐häkchen** *n* foreign-body hook **⌐hebel** *m* foreign-body lever **⌐-Hohlmeissel** *m* foreign-body gouge (gaudʒ) **⌐instrument** *n* foreign-body instrument **⌐kürette** *f* foreign-body curet[te] **⌐lokalisation** *f* foreign-body localisation **⌐otitis** *f* foreign-body otitis (ai) **⌐reaktion** *f* foreign-body reaction **⌐reiz** *m* stimulus (i) caused by a foreign body **⌐riesenzelle** *f* foreign-body giant (ai) cell **⌐suchgerät** *n* boloscope ('boulǝskoup) **⌐zange** *f chir* foreign-body forceps, protractor / ⌐ für die Harnröhre urethral foreign-body forceps *pl*

Fremd|kraftprothese *f* externally powered prosthesis (ɔ) **⌐plastik** *f chir* heteroplasty (e) **⌐signal** *n* extraneous (ei) signal (i) **⌐stoff** *m biol chem* foreign (ɔ) substance (ʌ) *od* material (iǝ) **⌐suggestion** *f ps* heterosuggestion (sǝ'dʒestʃǝn), ectosuggestion **⌐transplantation** *f* heterotransplantation, heteroplastic grafting

Fremissement *n* fremitus (e)

Fremitus *m* (Schwirren) fremitus (e), thrill ⌐ **bronchialis** rhonchal *od* bronchial f. ⌐ **dentium** (Zähneknirschen) dental f., teeth grinding (ai) ⌐ **pectoralis** pectoral *od* vocal (ou) f. ⌐ **tactilis** tactile fremitus (TF)

Frenektomie *f* (Zungenbändchenentfernung) *chir* frenectomy

Frenkel-Syndrom *n* Frenkel's syndrome, ocular contusion syndrome

Frenotomie *f chir* frenotomy

Frenulotomie *f chir* (Zungenbändchendurchtrennung) frenulotomy (ɔ)

Frenulum *n anat* frenulum (e), *pl* frenula, fr[a]enum (iː), *pl* fr[a]ena (iː) ⌐ **clitoridis** (*PNA*) (Klitorisbändchen) frenulum of the clitoris (i) ⌐ **labii inferioris** (*PNA*) (unteres Lippenbändchen) frenulum of the lower lip; ⌐ ~ **superioris** (*PNA*) (oberes Lippenbändchen) frenulum of the upper lip ⌐ **labiorum pudendi** (*PNA*) (Schambändchen, Bergh-Frenulum) frenulum labiorum ⌐ **linguae** (*PNA*) (Zungenbändchen) frenulum of the tongue (ʌ) ⌐ **praeputii** (*PNA*) (Vorhautbändchen) frenulum of the prepuce (iː) ⌐ **valvae ileocaecalis** (*PNA*) frenulum of the ileocolic valve ⌐ **veli medullaris anterioris** (*PNA*) frenulum veli ⌐ **frenal** (iː) **⌐durchtrennung** *f chir* (Zunge) frenotomy (ɔ), frenulotomy (ɔ)

Frenum *n s* Frenulum ⌐ **frenal** (iː)

frequent (hoch) (Puls) frequent (iː) ~**ativ** frequentative

Frequenz *f* frequency (iː) / (EKG) heart rate / (Puls) pulse (ʌ) rate **⌐bereich** *m* frequency range **⌐minderung** *f* decrease (iː) in frequency **⌐senkung** *f* (Puls) decrease (iː) in frequency, slowing **⌐steigerung** *f* increase in frequency **⌐stimulation** *f* (Herz) pacing

fress|end eating / (zerfressend) corrosive (ou) / (Geschwür) corrosive (ou), phagedenic (e), rodent (ou) / (krebsig) cancerous **⌐gier** *f ps* phagomania (ei), sitomania (ei), bulimia (i), excessive appetite (æ), adephagia (ei) ~**gierig**

(krankhaft) voracious (ei) **⌐reflex** *m* fressreflex **⌐sucht** *f ps s* ⌐gier **⌐zelle** *f histol* phagocyte (æ), macrophage (æ), macrophagus (ɔ)

Frettchenversuch *m* (Grippe) ferret test

Freund (frɔint)**|-Adjuvans** *n chem* Freund's adjuvant / komplettes ⌐ complete Freund's adjunct (æ) (CFA) **⌐-Anomalie** *f* (Aperturstenose) Freund's anomaly **-freundlichkeit** affinity

Frey (frɛ)-**Syndrom** *n* (aurikulotemporales Syndrom) Frey's syndrome, auriculotemporal syndrome

Frictio *f* (Reibung) friction, rubbing (ʌ)

Friedländer ('friːdlændər)**|-Bazillus** *m bakt* Friedländer's bacillus, Klebsiella pneumoniae (nju'mounii:) **⌐-Pneumonie** *f* (Klebsiellenpneumonie, Pneumobazillenpneumonie) Friedländer's pneumonia (ou)

Friedman ('friːdmæn)-**Reaktion** *f* (Schwangerschaftstest) Friedman test

Friedmann ('friːdman)**|-Syndrom (I)** *n od* -**Vasomotoren-Syndrom** *n* Friedmann's [symptom] complex *od* vasomotor syndrome **⌐-Syndrom (II)** (Pyknolepsie) Friedmann's syndrome (2), pyknolepsy **⌐-Schildkrötentuberkulin** *n* Friedmann's turtle (əː) vaccine

Friedreich ('friːdraiç)**|-Ataxie** *f* Friedreich's ataxia (æ) **⌐Krankheit** *f* (Paramyoclonus multiplex) Friedreich's disease, paramyoclonus (ou) multiplex (ʌ) **⌐-Schallwechsel** *m* Friedreich's change of note **⌐-Syndrom I** *n* (hereditäre Ataxie) Friedreich's ataxia *od* syndrome **⌐-Syndrom II** (Paramyoclonus multiplex) Friedreich's disease

Friedrich ('friːdriç)-**Wundausschneidung** *f chir* Friedrich's excision (i) of the wound ridges

Friesel *m* (Miliaria) miliaria (ɛǝ) / (Schweiß~) heat rash, prickly heat / (Miliaria rubra) miliaria (ɛǝ) rubra (uː), lichen ('laikən) tropicus (ɔ) **⌐ausschlag** *m s* Friesel **⌐fieber** *n* miliary (i) fever (iː), sweating (e) sickness **⌐schweiß** *m s* Friesel

frigid|e (unerotisch, kalt) *sex* frigid ('fridʒid) **⌐ität** *f sex* frigidity (fri'dʒiditi), sexual coldness, hyposexuality

Frigotherapie *f* (Kältebehandlung) frigotherapy (frigo-), crymotherapy (,kraimo'θerəpi)

Friktion *f* (Reibung) friction ('frikʃən), rubbing (ʌ)

Frisch ('friʃ)**|-Bakterium** *n* (Klebsiella rhinoscleromatis, Rhinoskleromerreger) Frisch's bacillus (i), Klebsiella (e) rhinoscleromatis (ou)

frisch *Lab* fresh, (Krankheitsfall) recent (iː) **⌐gewicht** *n* net weight of tissue **⌐haltepackung** *f pharm* air-tight pack **⌐pflanzenarzneimittel** *n pl* drugs made from fresh plants **⌐wasser** *n* fresh water **⌐zellen** *f pl* (Zellen frischgeschlachteter Tiere) living cells **⌐zellentherapie** *f* cell therapy (iː)

Fristenlösung *f* (Abtreibung) abortion permitted up to the stage of viability of the f[o]etus

Fritsch (fritʃ)**|-Bauchdeckenhaken** *m chir* Fritsch's retractor **⌐-Handgriff** *m* Fritsch's method (e)

Fröhlich ('frøːliç)-**Syndrom** *n* (Dystrophia adiposo-genitalis) Fröhlich's syndrome, adiposogenital *od* sexual infantilism syndrome

Froin-Syndrom *n* (Lokulationssyndrom) loculation syndrome, Froin's syndrome

Frons *f (PNA)* (Stirn) forehead ('fɔrid)

frontal frontal (ʌ) **⌐ebene** *f* frontal plane **⌐lappen** *m* (Stirnlappen) frontal (ʌ) lobe **⌐naht** *f anat* frontal suture (juː) **⌐schnitt** *m* frontal section **⌐windung** *f* (Hirn) frontal convolution *od* gyrus ('dʒaiərəs)

Frontfläche *f dent* facing (ei)

fronto|metaphysär frontometaphyseal (metə'fiziəl) **∼okzipital** *anat* fronto-(ʌ)--occipital (i) **∼parietal** *anat* parietofrontal (pə'raiəto'frʌntəl), frontoparietal (ai) **∼temporal** *anat* frontotemporal

Frontzahn *m dent* anterior (iə) *od* front (ʌ) tooth, incisor (ai) / oberer **⌐** front upper tooth / unterer **⌐** front lower tooth **⌐füllung** *f dent* front tooth filling

Frosch *m* frog / (Ranula) ranula (æ) **⌐bauch** *m* frog belly **⌐dosis** *f* (FD) frog unit (juː) **⌐einheit** *f s* ⌐dosis **⌐gang** *m* (Kinderlähmung) frog gait (ei) **⌐gesicht** *n* frog face **⌐geschwulst** *f* ranula (æ) **⌐herz** *n* (Tierversuch) frog's heart **⌐laichpflaster** *n pharm* white lead (e) plaster (aː)

Fröschlein *n F* (Ranula) ranula (æ), frog tongue (ʌ)

Frosch|probe *f* frog test **⌐stellung** *f* (Hüftluxation) frog position (i) **⌐test** *m* (Froschversuch) frog test **⌐versuch** *m s* ⌐test

Frost *m* frost / (Fieber) chill, shivering (i), rigor (ai) / (Beule) chilblain (i) / (an Gliedern) frostbite, pernio (əː), *pl* perniones (ou), **⌐perfrigeration ⌐ballen** *m*, **⌐beule** *f* chilblain (i), frostbite (ɔ), perfrigeration, pernio (əː), *pl* perniones (ou) / (offene **⌐**) kibe (ai) **⌐beulenerythem** *n* chilblain (i), erythema (iː) pernio **⌐beulenjucken** *n* frost itch **⌐blase** *f* frost blister **⌐brand** *m* frost gangrene

frösteln to feel chilly, to be shivering (i) **⌐** *n* (im Fieber) chill, shivering (i), feeling chilly **∼d** (fiebernd) shivery (i)

frost|empfindlich frost-sensitive, sensitive to frost *od* cold **⌐empfindlichkeit** *f* sensitiveness to frost *od* to cold, frost sensitiveness **⌐gangrän** *f* frost gangrene **⌐gefühl** *n* chill, chilly feeling **⌐geschwür** *n* (offene Frostbeule) kibe (ai), ulcerous (ʌ) chilblain (i) **∼geschädigt** frostbitten **∼ig** (chilly, frosty, shivery (i) / *sex* frigid (i) **⌐jucken** *n* pruritus (ai) hiemalis (haiə'meilis), frost itch, winter itch **⌐mittel** *n pharm* remedy (e) for chilblains (i) **∼rissig** (Haut) frost--cracked **⌐salbe** *f pharm* anti-frostbite ointment **⌐schauer** *m* frostbite [injury ('indʒəri)], cold injury **⌐schauer** *m* cold fit, chill, shivering (i) **⌐stadium** *n* (Malaria) cold *od* shivering (i) stage

Frottage *f sex* frottage (frɔ'taːʒ)

Frotteur *m sex* frotteur (əː)

frottier|en to rub, to towel (au), to apply (ai) friction **⌐** *n* friction ('frikʃən), rubbing (ʌ) / (Massage) frottage (frɔ'taːʒ) **⌐handschuhe** *m pl* friction (i) *od* rubbing gloves (ʌ)

Fru, Fruc = Fruktose *f* fructose, Fru

Frucht *f bot* fruit (fruːt) / embryo, f[ɔ]etus (iː) / ektopische **⌐** ectopic (ɔ) f[ɔ]etus / überreife **⌐** postmature f[ɔ]e-

tus (iː) **⌐abtreibung** *f* artificial (i) abortion **⌐achse** *f embr* longitudinal (juː) axis of the f[ɔ]etus **⌐ausstoßung** *f embr* embryotocia ('tousiə), abortion **∼bar** fertile / *zool* prolific (i), uberous (juː), fecund (iː) **⌐barkeit** *f* fertility (i), fecundity (ʌ), uberty (juː) **⌐barkeitsvitamin** *n* antisterility (i) *od* fertility vitamin (ai), vitamin E **⌐bildung** *f embr* embryogenesis (e), formation of the embryo **⌐blase** *f* amniotic (ɔ) sac, f[ɔ]etal membranes, bag of waters F **⌐diät** *f* fruit diet (ai) **⌐entwicklung** *f* development (e) of the embryo **⌐fleisch** *n bot* flesh, pulp **⌐fliege** *f* Drosophila (ɔ), fruit fly **∼fressend** frugivorous (dʒi), fruit-eating **⌐Gemüsediät** *f* fructovegetative (e) diet (ai) **⌐geschmack** *m pharm* fruit flavo[uʃr (ei) / mit **⌐** fruit--flavo[uʃred **⌐haut** *s* Eihaut **⌐hof** *m embr* germinal area (ɛə) *od* spot *od* disk, embryonic (ɔ) disk **⌐hülle** *f bot* pericarp ('perika:p) / *zool* f[ɔ]etal envelope *od* membranes **⌐knoten** *m bot* pistil **⌐lage** *f* (Fet) presentation **⌐messung** *f* (Fet) f[ɔ]etometry (fiː'tɔmitri) **⌐pol** *m* f[ɔ]etal pole **⌐sack** *m* amniotic (ɔ) sac **⌐säure** *f chem* fruit acid **⌐schaden** *m* injury ('indʒəri) to an embryo *od* a f[ɔ]etus **∼schädigend** embryotoxic **∼schmiere** *f* smegma (e) embryonum (ou), vernix caseosa (ou) **⌐tod** *m* f[ɔ]etal death / intrauteriner **⌐** intra--uterine death **⌐tötung** *f* embryoctony (ɔ) **⌐tötung-** embryoctonic (ɔ) **∼tragend** *bot* fructiferous (i), fruit-bearing

Fruchtwasser *n* amniotic (ɔ) fluid, "the waters" F / **⌐** geht ab the waters break / mekoniumhaltiges **⌐** meconium (ou)--stained fluid **⌐abgang** *m* hydrorrh[o]ea (i) gravidarum (ɛə) **⌐embolie** *f* amniotic (ɔ) embolism **⌐mangel** *m* oligohydramnios

Frucht|zerstückelung *f* embryotomy (ɔ) **⌐zucker** *m* (Lävulose, Fruktose) *chem* fructose ('frʌktous), l[a]evulose (iː) *(BP)*, fruit sugar **⌐zuckerausscheidung** *f* (Urin) fructosuria (juə), l[a]evulosuria (juə) **⌐zuckerspaltung** *f chem* fructolysis

Fructose *f (DAB)* (Lävulose *(DAB)*) laevulose *(EP, BP)*, fructose *(BP)*

Fructus *m* fruit (uː), fructus (ʌ) **⌐ Anisi** *(DAB)* anise, aniseed **⌐ Capsici** *(DAB)* (Paprika *(DAB)*), spanischer Pfeffer) capsicum, capsici fructus **⌐ Cardamomi** *(DAB)* (Kardamomen *(DAB)*) cardamom fruit *(BP)*, cardamomi fructus *(BP)* **⌐ Carvi** *(DAB)* (Kümmel *(DAB)*) caraway fruit *(BP)*, carum *(BP)*, caraway seed *(BPC)*, caraway fruit *(BPC)* **⌐ Ceratoniae** (Johannisbrot) carob (æ), St. John's bread **⌐ Colocynthidis** (Koloquinthen) colocynth (ɔ), colocynthis **⌐ Cubebae** (Kubeben) cubeb (juː), cubebae fructus, tailed pepper **⌐ Foeniculi** *(DAB)* (Fenchel) fennel [fruit] *(BPC)*, foeniculi fructus **⌐ Juniperi** *(DAB)* (Wachholderbeeren) juniper (uː) berry, juniperi fructus **⌐ Lauri** (Lorbeer) laurel (ɔ)-berry, bayberry (ei) **⌐ Papaveris** (Mohn) poppy head *od* capsule, papaveris capsula **⌐ Petroselini** parsley fruit **⌐ Sambuci** (Holunderbeere) elderberry **⌐ Sennae** senna fruit *od* pod **⌐ Tamarindi** tamarind, tamarindus **⌐ Vanillae** (Vanille) vanilla [bean *od* pod]

Früh|abort *m* early abortion, abortion in

early pregnancy **⌐asthma** *n* asthma of early onset **⌐aufstehen** *n* (nach Operation) early mobilisation *od* ambulation **⌐behandlung** *f* early treatment **⌐bildung** *f embr* preformation **⌐diabetes** *m* prediabetes (,priːdaiə'biːtiːz) **⌐diagnose** *f* early diagnosis **⌐ektomie** *f chir* early removal (uː) **⌐-Embryogenese** *f* early embryogeny **⌐entwicklung** *f* early development (e) **⌐enzephalitis** *f* early encephalitis (ai) **⌐epilepsie** *f ps* early posttraumatic epilepsy **⌐erkennung** *f* early recognition (i) *od* diagnosis *od* detection **⌐erwachen** *n* early morning awakening **⌐fall** *m* early case **⌐form** *f* (Krankheit) early manifestation **∼geboren** *embr* premature (juə), born before term **⌐geborene** *n pl* premature (juə) babies, premature infants **⌐geburt** *f* early *od* premature (juə) *od* immature (juə) birth *od* delivery (i) / (Kind) premature infant / (Wehen) premature labo[uʃr / künstlich eingeleitete **⌐** induced (juː) premature (juə) labo[uʃr / unterkühlte **⌐** hypothermic premature birth **⌐geburtenstation** *f* ward (ɔː) for premature (juə) children **⌐heilverfahren** *n* early preventive measures (e) **⌐infiltrat** *n* Assmann's ('asmənz) focus (ou) *od* infiltrate **⌐invalidität** *f* early invalidism

Früh|ekzem *n* vernal eczema ('eksimə) **⌐katarrh** *m* spring ophthalmia **⌐müdigkeit** *f* spring fatigue (iː) **⌐ödem** *n* vernal [o]edema (iː)

Frühjahr-Sommer-Encephalitis *f*, russische Russian spring-summer encephalitis (RSS)

Frühjahrstetanie *f* spring tetany (e)

früh|kindlich infantile, of early childhood (ai), early infantile **⌐krebs** *m* early cancer **⌐lähmung** *f* early paralysis (æ) *od* palsy (ɔː)

Frühlings|- vernal, spring **⌐katarrh** *m* vernal *od* spring catarrh / (Auge) vernal conjunctivitis (ai) **⌐knollenblätterpilz** *m* (Amanita verna) *bot* Amanita verna, fool's mushroom

Früh|lues *f* primary (ai) syphilis (i) **⌐operation** *f* early operation **⌐ovulation** *f* early ovulation **⌐reaktion** *f* early reaction / *imm* immediate hypersensitivity **∼reif** (Kind) precocious (priː'kouʃəs) / premature **⌐reife** *f* precociousness (ou), precocity (ɔ), early development, early maturation *od* maturity (jue) / (junge Mädchen) hyperovaria (ɛə), proiotia (proui'ouʃə), sexual precocity (ɔ) **∼rezidiv** *n* early relapse (æ) **⌐sanierung** *f* early sanitation **⌐schwangerschaft** *f* early weeks of pregnancy **⌐senilität** *f* (vorzeitiges Altern) premature (juə) senility (i) **⌐stadium** *n* early stage **⌐symptom** *n* early symptom (i) *od* sign, premonitory (ɔ) sign, preliminary (i) *od* precursory (əː) sign *od* symptom (i), presymptom, prodromal (ou) symptom (i) **∼symptomatisch** presymptomatic (æ) **⌐syphilis** *f des* Nervensystems *ps* neurorecidive (iː), neurorecurrence (ʌ), neurorelapse (æ) **⌐therapie** *f* early therapy (e) **⌐veränderung** *f* early change **⌐zeichen** *n s* **⌐symptom ∼zeitig** (Diagnose) early

Fruktose *f* (Fruchtzucker) *chem* fructose (ʌ), l[a]evulose (iː), fruit sugar **⌐-Diphosphat** *n* fructose diphosphate (FDP) **⌐intoleranzsyndrom** *n* hereditary fructose intolerance syndrome

≈lösung f, 10% ige laevulose (10%) in water (L-10/W)
Fruktosurie f fructosuria (juə), l[a]evulosuria (juə) **≈-Syndrom** n (Lävulosurie) laevulosuric (,li:vjulo-'sjuərik) syndrome
Frustr|ation f ps frustration, blocking (ɔ) od thwarting (ɔ:) of an impulse **≈ationstoleranz** f ps frustration tolerance **~ieren** ps to frustrate
FSF = fibrinstabilisierender Faktor m fibrin stabilising factor, FSF
FSH = follikelstimulierendes Hormon n follicle stimulating hormone, FSH
FSR = Fällungsschnellreaktion f accelerated precipitation reaction
F⁺-Stamm, F⁻-Stamm m genet F⁺ strain, F⁻ strain
FTA-Test = Fluoreszenz-Treponemen-Antikörper-Test m fluorescent treponemal antibody test, FTA
F₃TDR = 5-Trifluormethyl-2'-desoxyuridin n 5-trifluoromethyldeoxyuridine
FU = Fluorouracil n fluorouracil, FU
Fuc = Fucose f fucose
Fuchsin n fuchsine ('fu:ksin) (BP), fuchsin (USP), rubine (u:), magenta (dʒe) **≈agar** m bakt fuchsin[e] agar ('æga:) **~färbbar** bakt fuchsinophilic ('fu:ksino'filik), fuchsinophilous (ɔ) **~ophil** bakt s ~färbbar
Fuchsschwanz m pharm amaranth (æ)
Fuchs (fuks)**-Syndrom (I)** (cutaneomucookuloepitheliales Syndrom) Fuchs' syndrome (1), cutaneomucooculoepithelial syndrome **≈-Syndrom (II)** n od **-Hornhautepitheldystrophie** f Fuchs' epithelial corneal dystrophy **≈-Syndrom (III)** n od **heterochrome Zyklitis** f Fuchs' syndrome III od heterochromia syndrome
Fucosidose f fucosidosis **≈ Typ II** type II fucosidosis
FUDR = Fluordesoxyuridin n fluorodeoxyuridine
Fuge f anat seam, groove (u:) / (Gelenk) joint (ɔi) / (Schambein) symphysis (i) pubis (ju:) / (Knochen) suture (ju:), symphysis
Fugue f ps fugue (fju:g)
Fugugift n (japanischer Fische) fugu ('fu:gu:) poison
fühl|bar (tastbar) palpable (æ) **~en** to feel, to experience (iə) / (befühlen) to touch, to palpate (æ) / (Puls) to feel **≈er** m (Tentakel) tentacle **≈fähigkeit** f ps [a]esthesia (i:) **≈typus** m ps feeling type
Führungs|draht m (Kanüle) guide wire **≈hohlsonde** f chir ligature conductor **≈linie** f (Becken) axis of the pelvis **≈rohr** n (z B Sonde) director, pilot (ai) tube **≈sonde** f guide (ai) **≈spiess** m chir guide (gaid) pin **≈stab** m (Katheter) mandrin
Fukala (fu'ka:la)**-Operation** f Fukala's operation, extracting od removal (u:) of the lens
Fuld-Gross (fult-grous)**-Probe** f od **-Reaktion** f antitrypsin test, Fuld-Gross test
Fulguration f fulguration (fʌlgjuə'reiʃn), treatment with electric sparks
fuliginös (rußartig) fuliginous (i), sooty (u), soot-colo[u]red
Fuligo f (Lippen- und Zahnbelag) sordes ('sɔ:di:z), rhyparia (εə)
füllbar (z B Gallenblase) fillable
füllen to fill / (Zahn) to stop, to fill **≈** n

(Plombieren) dent filling, stopping **~d** filling
Fullererde f (Bleicherde) fuller's (u) earth
Füll|halterdosimeter n radiol pencil ionising chamber **≈materialien** n pl dent dental filling materials (iə) **≈mittel** n pharm (Darm) bulkage (ʌ) **≈stoff** m s **≈mittel ≈ung** f röntg filling / dent filling / (Gas) inflation / (Magen, Herz) filling
Füllungs|aufnahme f (Galle) repletion radiograph **≈defekt** m röntg filling defect; negative shadow **≈druck** m filling pressure **≈phase** f (Herz) filling phase **≈porzellan** n dent filling porcelain ('pɔ:slin)
Füllvolumen n filled volume
fulminant fulminant (ʌ), fulminating (ʌ), foudroyant (fudrɔi'jä)
Fulminsäure f fulminic acid
Fulminursäure f fulminuric acid
FUM = Fumarase f fumarase
Fumarat n (Salz der Fumarsäure) chem fumarate
Fumarin n chem fumarine (ju:), protopine (ou)
Fumarsäure f (Acidum fumaricum, Äthylendikarbonsäure) fumaric (æ) acid, ethylenedicarboxylic (i) acid
Fumigation f (Räucherung) fumigation
Funda f (Schleuder) funda, four-tailed bandage / **≈** maxillae (Kinnschleuderverband) sling-shaped dressing for the chin / **≈** nasi (Nasenschleuderverband) sling-shaped nasal (ei) dressing
fundal (Fundus betr) fundal (ʌ)
Fundektomie f chir fundectomy
fundiform (schlingenförmig) fundiform (ʌ), loop-shaped
Fundus m (Grund, Hintergrund) fundus (ʌ), pl fundi **≈** meatus acustici interni (PNA) f. of the internal auditory meatus **mosaikartiger ≈** tesselated (e) f. **≈** oculi (Augenhintergrund) fundus of the eye, eyeground **≈** uteri (PNA) (Gebärmuttergrund) fundus of the uterus (ju:) **≈** ventriculi (PNA) (Magengrund) **≈-kuppel** fundus of the stomach (ʌ) **≈** vesicae (PNA) (Blasengrund) base of the bladder; **≈ ~ felleae** (PNA) (Gallenblasengrund) f. of the gall bladder **≈-** fundal (ʌ), fundic (ʌ) **≈amputation** f fundectomy **≈drüsen** f pl gastric glands proper, fundus od fundic (ʌ) glands **≈ende** n fundic end **≈entfernung** f fundectomy **≈gastritis** f fundic gastritis (ai) **≈geschwür** n fundic ulcer (ʌ) **≈hysterektomie** f fundal hysterectomy **≈partie** f fundic part **≈resektion** f (Uterus) fundectomy / (Magen) fundusectomy **≈schleimhautentzündung** f inflammation of the fundic glands
fünf|atomig chem pentatomic (ɔ) **~basig** chem pentabasic (ei) **≈fingerfurche** f proximal transverse crease **~fingrig** pentadactyl (æ), pentadactylous (æ) **≈gläserprobe** f five glass test **≈ling** m quintuplet ('kwintjuplit)
Fünftagefieber n (Wolhynisches Fieber) trench fever (i:), five-day fever, Wolhynia fever, quintan fever, His-Werner ('his-'wə:na) disease (i:) **≈rickettsie** f bakt Rickettsia quintana (ei)
fünftägig (alle fünf Tage auftretend) quintan
Fünftgebärende f quintipara (i), Para V
fünf|wertig pentavalent (æ) **~zehig** pentadactyl (æ), pentadactylous (æ), five-toed (toud)

Fungämie f h[a]ematomycosis
fungi|form (pilzförmig) fungiform ('fʌndʒifɔ:m), mushroom (ʌ)-shaped **~zid** (pilztötend) fungicidal (fʌndʒi-'saidəl) **≈zid** n (pilztötendes Mittel) pharm fungicide (ʌ) / lokal wirkendes **≈** topical f. **≈zidsalbe** f fungicidal ointment
fungoides (pilzartig) fungiform (ʌ), fungoid (ʌ)
fungös (pilzartig, schwammig) fungous (ʌ), spongy (ʌ), fungoid (ʌ), fungal (ʌ)
Fungosität f (Pilz- od Schwammartigkeit) fungosity (ɔ)
Fungus m (pl Fungi) (Pilz, Schwamm) fungus (ʌ), pl fungi ('fʌngai), mycete ('maisi:t) / **≈** articulationis (Knieschwamm) articular (i) tuberculosis of the knee / **≈** umbilicalis umbilical (i) fungus
Funiculitis f (Samenstrangentzündung) funiculitis (ai), inflammation of the spermatic cord, spermatitis
Funiculus m (Strang) funiculus (i), pl funiculi (fju:'nikjulai), bundle (ʌ) **≈ anterior** [medullae spinalis] (PNA) (Vorderstrang) anterior white column **≈ cuneatus** [medullae oblongatae] (PNA) (Burdach-Strang) fasciculus cuneatus **≈ gracilis** [medullae oblongatae] fasciculus gracilis **≈ lateralis** [medullae oblongatae] (PNA) lateral white column of the medulla oblongata; **≈ ~** [medullae spinalis] (PNA) (Seitenstrang) lateral white column of the spinal cord **Funiculi medullae spinalis** (PNA) white columns of the spinal cord **≈ posterior** [medullae spinalis] (PNA) (Hinterstrang) posterior white column **≈ spermaticus** (PNA) (Samenstrang) spermatic cord **≈ umbilicalis** (PNA) (Nabelschnur) umbilical (i) cord **≈-** funicular (i)
funikulär funicular (i)
Funikulitis f s Funiculitis
Funkensehen n (Skotom) scintillation, spintherism, spintheropia (ou), photopsia (ɔ), photopsy (ou), scotoma, coruscation, flashes before one's eyes
Funkenstein-Test m Funkenstein's ('fʌnkənsti:nz) test, adrenalin-mecholyl test
Funktion f function (ʌ) / functioning, working / role, rôle / motorische **≈** motor function / trophische **≈** (Ernährungsfunktion) trophicity (i) **~ell** functional **~ieren** to function [properly] / (Apparat) to work / nicht **~** to be out of order **~ierend** in order, intact, functioning / schlecht **~** (z B Drüse) underfunctioning (ʌ)
Funktions|- functional (ʌ) **≈änderung** f (Organ) functional change **≈anomalie** f functional abnormality **≈ausfall** m functional loss **≈behinderung** f functional impairment (εə), impaired (εə) function **≈bereich** m [functional] range **≈einheit** f functional unity (ju:) **≈ertüchtigung** f restoration of [the] function **~fähig** functioning **≈fähigkeit** f functional ability **≈fehler** m dysfunction (ʌ) **≈form** f genet functional form **≈gebiet** n s **≈bereich ~hindernd** depressant **≈hypertrophie** f functional hypertrophy (ɔ:) **≈krankheit** f functional (ʌ) disease **≈leiden** n functional od dynamic (æ) disease **≈minderung** f decrease in functional activity, decreased function **≈pathologie** f functional pathology

(ɔ) ℒprobe f function[al] test, function study ℒprüfung f s ℒprobe ℒpsychose f ps functional psychosis ℒreserve f functional reserve (ɔ:) ℒschädigung f functional impairment (εɔ) ℒsteigerung f intensification of a function; hyperfunction ℒstellung f position of function ℒstörung f dysfunction, functional lesion ('li:ʒən) od disturbance, disturbed function, functional disorder od impairment (εɔ) / endokrine ℒ dysendocriniasis (ai), dysendocrinism (ɔ), dysendocrisiasis (ai) / ℒ der Langerhans-Inseln dysinsulinism ℒtest m s ℒprobe ℒtherapie f occupational (ei) therapy (e) ~tüchtig able to function, intact, functioning, functioning normally ℒtüchtigkeit f full function / functional performance od capacity ℒumstellung f change of function (ᴧ) ~untüchtig unable to function, non-functioning ℒuntüchtigkeit f inability to function ℒverlust m functional loss, loss of function ℒwert m functional value (æ) ℒzentrum n (Hirn) functional centre [US center]

Furacin n pharm furacin (juə)

Furaltadon n pharm furaltadone, furmethonol

Furan n chem furan[e] ℒkarbonsäure f (Pyroschleimsäure) furane carboxylic od pyromucic acid

Furazolidon n furazolidone (fjuərə'zoulidoun) (BPCA, NF)

Furche f (Rinne) anat groove (u:), furrow (ᴧ), sulcus (ᴧ), pl sulci ('sᴧlsai) / (Fissura) fissure ('fiʃə), gap / (Hand) crease

furchen to furrow (ᴧ) ℒanomalie f (Hand) anomalous (ɔ) form of the palmar (æ) furrows ~artig anat furrowed, sulciform (ᴧ) ℒbildung f (Nägel) ridging ℒform f (Hand) form of the palmar (æ) furrows ℒzunge f fissured (i) od furrowed od grooved (u:) od sulcated (ᴧ) tongue (ᴧ)

furchig furrowed (ᴧ), sulcal (ᴧ), sulcate ('sᴧlkit), sulcated (ᴧ), grooved (ᴧ) / (Haut) rugous (u:), rugose (u:)

Furcht f ps fear, dread (e) (vor of), -phobia (Nachs)

Furchung f anat furrowing (ᴧ) / biol segmentation, cleavage ('kli:vidʒ) diskoidale ℒ discoidal (ɔi) segmentation ℒ des Eies segmentation of the ovum (ou) inäquale ℒ unequal (i:) segmentation meroblastische ℒ partial segmentation partielle ℒ partial segmentation totale ℒ complete od total (ou) segmentation

Furchungs|ebene f embr cleavage (i:) plane ℒhöhle f cleavage cavity (æ) ℒkern m histol cleavage od conjugation od segmentation nucleus (ju:) ℒprozeß m (Kern) process (ou) of segmentation ℒteilung f segmentation, cleavage division ℒzelle f embr blastomere, ectomere

Furfur m (Kleie) bran, furfur ('fə:fə) ~aceus (kleienartig) furfuraceous (fə:fjuə'reiʃəs), like bran

Furfural n s Furfurol

Furfurol n (EP) furfural ('fə:fjurəl) (EP, BP), furfuraldehyde (BP), furfurol ℒprobe f chem furfural reaction

Furor m ps furor (juə), fury (juə), rage / (Anfall) maniacal (ai) attack

Furosemid|um (EP)] n frusemide (BP), furosemide (fjuərə'semaid) (EP, USP)

Fürsorge f care, welfare

Furunkel n furuncle ('fjuərᴧkl) ℒ- furuncular (ᴧ) ~ähnlich furunculoid (ᴧ) ℒmesser n furuncle knife

furunkulös furunculous (ᴧ) ℒose f furunculosis (ou)

Furz m sl (Blähung) fart, wind (i) ~en sl to fart

Fuselöl n (Amylalkohol) fusel oil

Fusidinsäure f (Acidum fusidicum) fusidic acid (BPCA)

fusiform fusiform (ju:), spindle-shaped

Fusion f fusion ('fju:ʒən) / zentrische ℒ genet centric fusion

Fusions- fusional (ju:) ℒfähigkeit f (Auge) fusion faculty ℒfrequenz f, kritische critical flicker fusion ℒzwang m ps fusion impulse, psycho ('saikou-)-optic impulse

Fuso|bakterium n Fusobacterium (iə) ℒspirillose f Vincent's ('vinsents) angina (ai), fusospiroch[a]etal ('fju:zo-,spaiəro'ki:tl) angina, fusospiroch[a]etosis, fusospirillosis ℒspirochätose f fusospiroch[a]etosis ('fju:zo,spaiəroki:'tousis)

Fuß m foot (u), pl feet (i:), pes (pi:z) / tabetischer ℒ Charcot's (ʃar'koz) foot ℒ- foot, podo- (ɔ) (Vors), pedi-(e) (Vors) ℒabdruck m footprint, podogram (ɔ) ℒabdrucknehmer m (Vorrichtung) podograph (ɔ) ℒabweichung f deformity of a foot ℒarbeit f (Gymnastik) exercises (e) for the feet ℒarzt m (Facharzt für Fußleiden) podiatrist (ai) ℒbad n foot bath

Fußballen m ball of the foot / (entzündeter) bunion (ᴧ) ℒentzündung f bunion (ᴧ) ℒoperation f bunionectomy

Fuß|behandler m (nicht Arzt) chiropodist (kaiə'rɔpədist) ℒbeschwerden f pl foot trouble (ᴧ) ℒbeuge f instep ℒbügel m (Gehgips) stirrup (i) ℒdefekt m foot defect ℒdeformität f foot deformity, cyllosis (si'lousis) ℒeinstellung f (Fet) s ℒlage ℒexartikulation f (im Lisfranc-Gelenk) Lisfranc's (lis'fräz) amputation / (im Chopart-Gelenk) Chopart's (ʃɔ'parz) amputation ℒfehler m foot deformation ℒfetischismus m sex foot fetishism (i:) ℒfetischist m sex foot fetishist (i:) ℒflechte f tinea (i:) od dermatophytosis pedis (i:), athletes' (æ) foot ℒform f form of the foot ℒfortsatz m (glomeruläre Epithelzelle) podocyte, foot process ℒfrost m chilblain (i) in one's feet ℒgeburt f foot delivery (i) ℒgelenk n ankle [joint] ℒgelenkluxation f ankle dislocation ℒgelenksentzündung f podarthritis (ai), inflammation of the ankle [joint] ℒgerüst n foot bones ℒgestalt f form of the foot ℒgewölbe n plantar arch / (eingesunkenes) sunken (ᴧ) od fallen arch ℒgewölbesenkung f sunken od fallen arch ℒgewölbestütze f arch support ℒgicht f podagra (æ), gout (au) in a foot ℒgymnastik f foot exercises pl ℒhalter m (am gynäkol. Untersuchungstisch) stirrup (i) ℒheberschwäche f weakness of dorsiflexion of the foot ℒheilkunde f podology (ɔ) ℒklonus m ankle clonus (ou), foot clonus, foot phenomenon (ɔ) ℒknöchel m anat malleolus (i), pl malleoli ℒkorrektur f orthop[a]edic (i:) correction of foot deformities ℒkrampf m cramp in a foot ℒkunde f podology (ɔ) ℒlage f (Fet) footling (u) presenta-

tion ~lahm lame ℒlähmung f (bei Peroneuslähmung) ankle-drop, foot-drop ℒlängsgewölbe n longitudinal (ju:) vault (ɔ:) of the foot ℒleiden n pedopathy (ɔ), foot disease ~los apodal (ou), apodous (ou), footless, feetless ℒmuskulatur f muscles (ᴧ) of the foot ℒmykose f mycosis pedis (i:) ℒmyzetom n (Madurafuß) Madura (u:) foot, fungus (ᴧ) foot, mycetoma, podelkoma ℒneuralgie f pedialgia (pedi'ældʒiə) ℒödem n [o]edema (i:) of the feet, pod[o]edema (i:), pedal [o]edema ℒphänomen n s ℒklonus ℒpilzerkrankung f mycosis pedis (i:) ℒplatte f (Steigbügel) basis stapedis (i:) ℒprothese f artificial (i) foot ℒpuls m pulse on the back of the foot ℒrücken m (Dorsum pedis (PNA)) back od dorsum of the foot, instep ℒrückenarterie f (Arteria dorsalis pedis (PNA)) dorsalis pedis artery ℒrückenreflex m Mendel's ('mendəlz) dorsal reflex (i:) of the foot, cuboidodigital (i) od dorsocuboidal (ɔi) od tarsophalangeal (æ) reflex ℒschaden m deformed feet ℒschiene f chir foot splint ℒschmerz m podalgia (æ), pododynia (i) ℒschweiß m sweating (e) of the feet ℒskelett n foot bones ℒskizze f pedograph (e) ℒsohle f anat sole (soul) od plantar surface of the foot / auf der Aussenseite der ℒ extraplantar

Fußsohlen]- plantar (æ) ℒabdruck m footprint, podogram, ichnogram ℒaponeurose f anat plantar aponeurosis ℒband n anat s ℒaponeurose ℒbeschwielung f (Schwielen) callosity (ɔ) of the sole, plantar callosity ℒfaszienkontraktur f plantar aponeurositis (ai) ℒmuskel m, viereckiger (Musculus quadratus plantae (PNA)) flexor digitorum accessorius muscle ℒnerv m, äusserer (Nervus plantaris lateralis (PNA)) lateral plantar nerve; innerer ℒ (Nervus plantaris medialis (PNA)) medial plantar nerve ℒreflex m plantar response od reflex (i:) od jerk, Babinski's response, sole reflex (i:) ℒschmerz m plantalgia (æ) ℒschwiele f plantar callosity (ɔ) ℒwarze f plantar wart, verruca (u:) plantaris (εə)

Fuß|spann m instep ℒstrecker m anat extensor of the foot ℒstütze f orthop foot support, instep raiser / (im Bett) footrest ℒteil m (einer Schiene) chir footpiece ℒverbildung f deformation of a foot ℒverformung f s ℒverbildung ℒverstauchung f sprained ankle ℒvorfall m footling presentation ℒwechselbäder n pl foot baths (hot and cold alternately)

Fußwurzel f anat tarsus, tarsal bones ℒtarsal, tarso- (Vors) ℒ u. Mittelfuß betr. tarsometatarsal ℒ u. Schienbein betr. tarsotibial (i) ℒ u. Zehenknochen betr. tarsophalangeal (æ) ℒbänder n pl transverse ligaments (i) of the foot ℒgelenk n anat tarsal joint ℒknochen m pl (Ossa tarsi (PNA)) tarsal bones ℒknochenresektion f chir tarsectomy ℒ-Mittelfuss-Gelenke n pl (Articulationes tarsometatarseae (PNA)) tarsometatarsal joints ℒoperation f chir tarsotomy ℒschlagader f anat tarsal artery ℒschmerz m (Tarsalgie) tarsalgia (æ), policeman's disease F.

Fuszin n (Retinapigment) fuscin ('fᴧsin)

Futterhefe f feeding yeast

Fütterungs|infektion f infection (in-'fekʃən) by feeding ~**tuberkulose** f tuberculosis due to food infected with tb. bacilli (i) ~**versuch** m feeding experiment (e)

F-Verteilung f stat F distribution

F⁺, F⁻-Zellen f pl (F = Fertilitätsfaktor) F⁺, F⁻ cells

G

G = Gangliosid *n* ganglioside / = Gauss gauss, G / = Giga giga, G / = Globulin *n* globulin, G / = Guanin *n* guanine, G / = Guanosin *n* guanosine, G

g = Gramm *n* gramme, g / = Gravitation *f* gravitation, g

G.A. = Gutachten *n* expert opinion

Ga = Gallium *n* gallium, Ga

Gabe *f* (Medikament) dose (dous) / (Verabreichung) administration / in mehreren **⸝**n in divided doses (ou)

Gabel *f* fork / *anat* furca, *pl* furcae ('fɔ:si:), fork **⸝artig** fork-shaped, forked, furcate ('fɔ:kit), furcal **⸝förmig** *anat* furcate, furcal, forked, fork--shaped, bifurcate **⸝ig** *anat* s *förmig* **⸝n** *v refl* (*z B* Bronchien) to fork, to furcate, to bifurcate (ai), to dichotomise (dai'kɔtəmaiz), to divaricate (æ), to branch (*in into*), to bisect **⸝rippe** *f* bifid *od* bifurcated rib **⸝ung** *f* bifurcation, forking, dichotomy

Gadolinium *n chem* gadolinium (Gd)

Gaffky ('gæfki)-**Skala** *f* Gaffky scale

Gähn|krampf *m* yawning (ɔ:) fit, convulsive (ʌ) *od* spasmodic (ɔ) *od* morbid yawning **⸝zentrum** *n* yawning centre [*US* center]

Gaillard-Arlt (ga'jar-a:lt)-**Naht** *f* Gaillard-Arlt suture (ju:)

Gainfaktor *m radiol* gain factor

Gaisböck ('gaisbøk)-**Syndrom** *n* polycyth[a]emia (i:) hypertonica (ɔ), Gaisböck's disease *od* syndrome

G-Aktin *n* globular (ɔ) actin (æ), G--actin

Gal = Galaktose *f* galactose, Gal

Galacthidrosis *f* („Milchschwitzen") galacthidrosis

Galactose *f* (*EP*) galactose (*EP*)

Galakt|agogum *n pharm* galactagogue (gæ'læktəgɔg), galactogogue (æ) **⸝ämie** *f* (Lipämie) galact[a]emia, lip[a]emia **⸝ase** *f* galactase **⸝hidrose** *f* (Milchschwitzen) galact[h]idrosis, secretion (i:) of milklike sweat (e)

galakto|- (*Vors*) (Milch-, Milchproduktion *betr*, milchartig) galacto- (æ) (*Vors*) **⸝gen** *n* galactogen (ɔ) **⸝gen** (milchproduzierend, die Milchsekretion anregend) galactogenous (ɔ) **⸝meter** *n* galactometer, lactometer, milk ga[u]ge (geidʒ)

galakton|sauer *chem* galactonic **⸝säure** *f chem* galactonic *od* pentahydroxycaproic acid

galakto|phag (von Milch lebend) galactophagous (ɔ) **⸝phoritis** *f* galactophoritis **⸝poese** *f* galactopoiesis (pɔi'i:sis), milk formation **⸝rrhoe** *f* (Milchfluß) galactorrh[o]ea (i), milk flow **⸝sämie** *f* galactos[a]emia **⸝samin** *n* (Gal N) galactosamine

Galaktose *f* galactose **⸝mangel** *m* (Urin) agalactosuria (juə) **⸝-l-Phosphat-Uridyltransferase** *f* galactose-l-phosphate uridyl transferase **⸝probe** *f od* **-toleranztest** *m* (Leber) galactose tolerance (ɔ) test, Bauer's ('bauərz) test

Galakto|sidase *f* galactosidase (gə,læktoʹsaideis) **⸝skop** *n* galactoscope, lactoscope **⸝stase** *f* (Milchstauung) galactostasis (ɔ), galactostasia (ei), suppressed milk secretion (i:) *od* flow **⸝surie** *f* galactosuria (juə), urine containing

---

galactose **⸝zele** *f* galactocele, galactoma, milk cyst, lacteal cyst

Galakturie *f* (Chylurie) galacturia (juə), chyluria (kail'juəriə)

galakturon|sauer *chem* galacturonic (ɔ) **⸝säure** *f chem* galacturonic acid

Galalith *n chir* galalith ('gæləliθ)

Galangawurzel *f pharm* galanga

Galbanumharz *n pharm* galbanum (æ)

Galea *f* (Kopfschwarte) galea ('geiliə) / **⸝** aponeurotica (*PNA*) epicranial aponeurosis

Galen (ga'le:n)|-**Anastomose** *f* (Ramus communicans cum nervo laryngeo inferiore (*PNA*)) communicating branch with the recurrent laryngeal nerve of the internal laryngeal nerve **⸝-Griffelfortsatz** *m* (Processus styloideus ossis temporalis) styloid process of the temporal bone **⸝-Körper** *m* (Fornix cerebri (*PNA*)) fornix cerebri

Galen|[os] Galen (ei) **⸝ika** *n pl pharm* galenicals (e) **⸝isch** galenic (e) **⸝ismus** *m* galenic (e) medicine, galenism (ei) **⸝ist** *m* galenist (ei)

Galeophobie *f* (Angst vor Katzen) *ps* galeophobia, ailurophobia ('eiljuəro), fear of cats

Galgen *m chir* suspension bar

Galla *f* (*pl* Gallae) *pharm* gall (ɔ:), nutgall (ʌ), galla (æ), *pl* gallae

Gallamin-Triaetholjodid *n* (*WHO*) (Gallamini triethiodidum (*EP*)) gallamine triethiodide ('gæləmi:n traie-'θaiodaid) (*BP, EP*)

Gallapfel *m* nutgall (ʌ), gall (ɔ:), oak--apple, galla (æ), *pl* gallae **⸝salbe** *f* unguentum gallae **⸝säure** *f chem* gallotannic acid, tannin, tannic acid **⸝tinktur** *f* gall tincture

Gallat *n* (Salz der Gallussäure) *chem* gallate (æ)

Galle *f* (Sekret) bile (ai), gall (ɔ:) / (Blase) gallbladder (ɔ:) / (Gallapfel) gallnut (ɔ:), galla (æ) / **⸝** aus Ductus hepaticus C-bile / **⸝** aus Gallenblase B-bile / **⸝** aus Gallengang A-bile **⸝[n]-** biliary ('biliəri), bilious (i), chole- ('kɔli), chol- (ɔ) (*Vors*), cholo- (ɔ) (*Vors*) **⸝brechen** *n* vomiting (ɔ) of bile, cholemesis (e), bilious (i) vomiting **~farben** (durch Galle gefärbt) bile-stained **~führend** bile conducting **⸝kanälchen** *n* bile caniculus

Gallenabfluß *m* bile flow **⸝behinderung** *f* obstruction (ʌ) of the bile flow **⸝stockung** *f* (Störung) biliary (i) engorgement, stoppage of the bile flow

Gallen|absonderung *f* secretion (i:) of bile, choleresis (i:) **⸝ader** *f* bile capillary (æ) **⸝anfall** *m* (für Gallensteinkolik) bilious (i) attack *od* colic (ɔ) **⸝anreicherungsverfahren** *n* Drigalski's (dri'galskiz) method **⸝anschoppung** *f s* Gallenstauung **~arm** deficient (i) in bile **~artig** bilious (i), like bile **⸝ausscheidung** *f* (Urin) choluria (juə) / (Leber) choleresis (kɔli'ri:sis) **⸝befund** *m* condition of the gallbladder / (normaler) eucholia (ju:'kouliə) **⸝bereitung** *f* biligenesis (kɔli'ri:sis), biligenesis **~bildunganregend** *pharm* choleretic (e) **⸝bilirubin** *n* cholebilirubin

Gallenblase *f* (Vesica fellea (*PNA*)) gallbladder (ɔ:), cholecyst (ɔ) / abnorm bewegliche **⸝** wandering (ɔ) g. /

---

gestaute **⸝** stasis (ei) g. / papillomatös entartete **⸝** strawberry g. / rauhe **⸝** sand-paper g. **⸝ u. Duodenum betr.** cholecystoduodenal (i:)

Gallenblasen|- gallbladder, cholecysto- (i) (*Vors*), cystic (i) **⸝anheftung** *f chir* cholecystopexy, cholecystorrhaphy (ɔ) **⸝arterie** *f* (Arteria cystica (*PNA*)) cystic artery **⸝atonie** *f* cholecystatonia (ou) **⸝aufnahme** *f röntg* cholecystography **⸝bild** *n röntg* cholecystogram **⸝-Darmanastomose** *f chir* cholecysto-enterostomy **⸝darstellung** *f röntg* cholecystography **⸝drainage** *f chir* cholecystostomy **⸝entfernung** *f chir* removal of the gallbladder, cholecystectomy **⸝entzündung** *f* cholecystitis **⸝erkrankung** *f* cholecystopathy (ɔ), gallbladder disease, bilious (i) affection **⸝eröffnung** *f chir* cholecystotomy **⸝erschlaffung** *f* cholecystatony (æ), atony of the gallbladder **⸝erweiterung** *f* cholecystectasia (ei) **⸝exstirpation** *f chir* cholecystectomy, removal of the gallbladder **⸝fistel** *f chir* cholecystostomy **⸝fundus** *m anat* gallbladder fundus (ʌ) **⸝funktionsprüfung** *f* gallbladder function (ʌ) test **⸝gang** *m* (Ductus cysticus (*PNA*)) cystic (i) duct **⸝grund** *m* (Fundus vesicae felleae (*PNA*)) fundus (ʌ) of the gallbladder, gallbladder fundus (ʌ) **⸝hals** *m* (Collum vesicae felleae (*PNA*)) neck of the gallbladder **⸝kolik** *f* biliary (i) colic (ɔ) **⸝körper** *m* (Corpus vesicae felleae (*PNA*)) body of the gallbladder **⸝krebs** *m* gallbladder cancer **⸝leiden** *n* cholecystopathy (ɔ) **⸝löffel** *m chir* stone extractor **⸝mittel** *n pharm* cholecystagogue (,kɔli'sistəgɔg) **⸝naht** *f chir* cholecystorrhaphy (ɔ) **⸝operation** *f chir* gallbladder operation **⸝röntgen** *n* cholecystography **⸝schlagader** *f* (Arteria cystica) *anat* cystic artery **⸝schmerz** *m* cholecystalgia (,kɔlisis'tældʒiə) **⸝schnitt** *m chir* Kocher's ('kɔxərz) incision **⸝stein** *m s* Gallenstein **⸝verödung** *f chir* cholecysto-electrocoagulectomy (ko-,ægju'lektəmi) **⸝wand** *f* gallbladder wall **⸝zwölffingerdarmanastomose** *f chir* cholecystoduodenostomy / (zur Entlastung des Ductus hepaticus) hepatocholangiocystoduodenostomy ('hepətokɔl'ændʒio'sisto,dju:odi:'nɔstəmi)

Gallen|darmfistelanlegung *f chir* fistulo-enterostomy **⸝erguß** *m* effusion (ju:) of bile (*in into*) / **⸝** in die Bauchhöhle choleperitoneum **⸝exkretion** *f* biliary (i) excretion (i:) **~farbig** bile-tinged (tindʒd), bile-stained

Gallenfarbstoff *m* bile pigment **⸝ausscheidung** *f* excretion (i:) of bile pigment **⸝bildung** *f* cholechromopoiesis (pɔi'i:sis) **⸝probe** *f* test for bile pigments **⸝-Stoffwechsel** *m* bile pigment metabolic (ɔ) process

Gallen|fett *n* (*selten*) cholesterol (e), bile lipid **⸝fieber** *n* (bei Gallenleiden) bilious (i) fever **⸝fistel** *f chir* bilious (i) fistula **⸝fistelanlage** *f chir* cholecystostomy

Gallenfluß *m* (Abfluß) bile flow / (sehr starker) cholerrhagia (ei) / (gallenfarbige Diarrhoe) bilious (i) *od* hepatic flux (ʌ) **~fördernd** cholagogue ('kɔləgɔg) **~hemmend** *pharm* anticholagogue ('kɔləgɔg) **~hindernd** cholestatic (æ)

Gallen|flüssigkeit *f* (Galle) bile (ai) **⸝flußversagen** *n* stoppage of the bile flow, cholestasia (ei)

Gallengang *m* bile duct (ʌ), bile vessel /
(Gallenblase) cystic duct / (Leber)
hepatic duct / (Choledochus) common
bile duct ⸰aufnahme *f röntg* choledo-
chogram (e) ⸰darmanastomose *f chir*
cholangio-enterostomy (kɔ'lændʒio-)
⸰darstellung *f röntg* choledochography
⸰drainage *f chir* drainage (ei) of the bile
ducts ⸰duodenalanastomose *f chir* choledochoduodenostomy (kɔ'ledəko,dju:-
odi'nɔstəmi), hepatocholangioduodenostomy (ɔ) ⸰endoskopie *f* biliary
endoscopy ⸰entzündung *f* choledochitis (ai), cholangitis (kɔlæn'dʒaitis)
⸰eröffnung *f chir* (Choledochus) choledochotomy / (Ductus hepaticus) cholangiotomy ⸰erweiterung *f* choledochectasia (ei), cholangiectasis ⸰fistel *f*
biliary (i) fistula ⸰fistelanlegung *f chir*
cholangiostomy (kɔ'lændʒi'ɔstəmi) ⸰-
karzinom *n* cholangioma ⸰magenana-
stomose *f chir* hepatocholangiogastrostomy ⸰naht *f* hepaticorrhaphy
⸰operation *f chir* bile-duct operation
⸰passage *f* biliary (i) passage ⸰resek-
tion *f chir* choledochectomy ⸰stein *m*
bile duct calculus ⸰system *n* biliary (i)
tract ⸰tumor *m* cholangioma, tumo[u]r
of a bile duct ⸰verlegung *f* biliary (i)
obstruction (ʌ) ⸰verschluß *m* occlusion
of a bile duct ⸰zyste *f* bile cyst
Gallen|gefäß *n* (feinster Gallengang) bile
capillary (æ) ⸰harnen *n* choluria (jua)
⸰infektion *f* gallbladder infection ⸰ka-
nalklemme *f* gall duct clamp ⸰kanal-
sonde *f* gall duct probe ⸰kapillaren *f pl*
biliary (i) *od* bile capillaries (æ) ⸰kolik *f*
biliary *od* gallstone (ɔ:) *od* hepatic colic
(ɔ) ⸰kontrastmittel *n* biliary contrast
medium ⸰krankheit *f s* ⸰leiden ⸰leiden
n cholepathia (æ), gallbladder disease
⸰mangel *m* oligocholia (ou), hypocho-
lia, lack of bile ⸰mittel *n pharm*
cholagogue ('kɔləgɔg) ⸰pfropfsyndrom
n (Syndrom der eingedickten Galle)
inspissated-bile syndrome ⸰pigment *n*
bile pigment ⸰produktion *f* bile secretion (i:), bile production, cholergsis (i:),
biligenesis / (in der Leberzelle) chole-
poiesis (i:) / (übermäßige) hypercholia
(ou) ~produktionanregend choleretic
(e) ⸰reflex *m* cholecystic reflex ⸰reten-
tion *f* retention of bile ⸰röhrchen *n Lab*
test-tube filled with bile ⸰rückfluß *m*
reflux (i:) of bile ⸰saft *m* (selten) bile
⸰salz *n* bile salt (ɔ:) ⸰salzagar *m bakt*
bile salt agar ('ægə:) ⸰säure *f* bile acid
⸰säurestoffwechsel *m* bile acid metabolism ⸰schmerz *m* cholecystalgia /
(Kolik) biliary (i) colic (ɔ) ⸰sediment *n*
bile salts (ɔ:) *pl* ⸰sekretion *f* bile
secretion (i:), cholergsis (i:) ~sekre-
tionsfördernd *s* galletreibend ⸰sekre-
tionsstörung *f* paracholia (ou) ⸰seuche
f vet anaplasmosis ⸰stauung *f* cholestasis (ei), retention of bile, bile
engorgement ⸰stauung- cholestatic (æ)
Gallenstein *m* gallstone (ɔ:), biliary (i)
calculus *od* concretion (i:), cholelith
('kɔliliθ) / Cholesterin enthaltender ⸰
cholesterol (e) g. / fazettierter ⸰
(Fazettenstein) faceted (æ) g. / kalkent-
haltender ⸰ chalk (ɔ:) g. / pigmentierter ⸰ pigment g. / stummer ⸰ silent
(ai) g. ⸰- cholelithic (i) ⸰anfall *m*
biliary *od* hepatic (æ) colic, gallstone
attack *od* colic (ɔ) ⸰auflösung *f*
dissolution of gallstones ⸰einklem-
mung *f* impaction of a gallstone (ɔ:)

⸰entfernung *f chir* hepaticolithotomy
(ɔ), cholelithotomy, removal (u:) of a
gallstone ⸰fänger *m* gallstone catcher
⸰faßzange *f* gallstone forceps *pl* ⸰ileus
m gallstone ileus (i) ⸰kolik *f* biliary (i)
od gallstone colic (ɔ) ⸰leiden *n* gallstone (ɔ:) trouble (ʌ), chole[cysto]li-
thiasis (ai) ⸰löffel *m chir* gallstone (ɔ:)
scoop ⸰sonde *f* gallstone probe ⸰ver-
schluß *m* impaction (æ) of a gallstone
⸰zange *f* gallstone forceps *pl* ⸰zer-
trümmerung *f chir* cholelithotrity (ɔ),
cholelithotripsy (i), hepaticolithotripsy
(ɔ)
Gallen|symptom *n* bilious (i) symptom
(i) ⸰system *n* biliary (i) tract ⸰system-
erkrankung *f* biliary (i) system disease
~treibend *s* galletreibend ⸰verdauung *f*
biliary digestion ⸰wegchirurgie *f* bile
surgery of the bile (ai) ducts (ʌ) ⸰wege
m pl biliary (i) tract, bile ducts, bile
passages ⸰wegerkrankung *f* biliary
tract disease ⸰weginfektion *f* infection
of the bile (ai) ducts ⸰wegszintigra-
phie *f radiol* cholescintigraphy
galle|produzierend biligenic (bili'dʒenik),
biligenetic (e), biligenous (i) ⸰röhrchen
n Lab glass-tube-containing bile
gallert|artig gelatinoid (æ), gelatinous
(æ), jelly-like, tremellose (e), tremelloid
~ähnlich jelly-like, gelatinous (æ), colloid, gelatiniform (i), gelatinoid (æ) ⸰e
f histol gelatin (æ) / (*BP*) ~förmig *s*
~ähnlich ⸰geschwulst *f* myxoma, mucous (ju:) *od* gelatinous *od* colloid (ɔ)
tumo[u]r ⸰gewebe *n* (Schleimgewebe)
mucous (ju:) tissue ('tisju:) ~ig jelly-
-like, gelatinous (æ), mucinous (ju:),
mucinoid (ju:) ⸰kapsel *f pharm* gelatin
(e) capsule ⸰karzinom *n* gelatiniform *od* mucous carcinoma ⸰kern
m (Nucleus pulposus (*PNA*)) nucleus
(ju:) pulposus *od* gelatinosus (ou)
⸰krebs *m* gelatiniform (i) *od* mucous
(ju:) *od* mucinous *od* colloid (ɔ)
carcinoma, colloma, soft cancer
⸰kropf *m* colloid goitre (ɔi) [*US* goiter]
⸰mark *n anat* gelatinous (æ) bone
marrow (æ) ⸰zyste *f* mucous (ju:)
cyst
galletreibend *pharm* choleretic (e), cholagogue ('kɔləgɔg)
gallig bilious (i) / (gefärbt) bile-stained /
(bitter) bitter [like gall]
Gallipoli -Krankheit *f* desert sore
Gallium *n chem* gallium (æ) ⸰-67-
-Szintigraphie *f* [67] gallium scanning
Gall (gal)|-Körper *m pl* Gall's bodies ⸰-
-Schädellehre *f* Gall's craniology (ɔ),
phrenology
Gallone *f* gallon (Hohlmass = 4 quarts
= 8 pints; *US* = 3,785 l, *Br* = 4,546 l)
[*s* Umrechnungstabellen]
Gallsucht *f vet* anaplasmosis
Gallussäure *f* (Gallsäure, Acidum gallicum) gallic (æ) acid, trihydroxybenzoic
acid ⸰propylester *m* propyl gallate (æ)
⸰salz *n chem* gallate (æ)
Gal N = Galaktosamin *n* galactosam-
ine, Gal N
galoppieren (jagen) (Herz) to gallop (æ)
~d (Schwindsucht) galloping (æ), florid
(ɔ) (phthisis)
Galopp|rhythmus *m* (Herz) gallop (æ) *od*
canter[ing] rhythm (i) / bruit (brui) de
galop (ɔ), Traube's ('traubəz) murmur
(ɔ:) / präsystolische ⸰ atrial *od*
presystolic gallop ⸰ton *m* gallop sound
Galton ('gɔ:ltən)|-Delta *n* (Fingerbeere)

triradius ⸰-Pfeife *f* Galton's whistle
('wisl)
Galvan|isation *f elektr* galvanisation
~isch *elektr* galvanic (æ), voltaic (ei)
~isieren *elektr* to galvanise (æ) ⸰isie-
rung *f elektr* galvanisation ⸰ismus *m*
elektr galvanism (æ), voltaism (ɔ)
Galvano|chirurgie *f* (Elektrochirurgie)
chir galvanosurgery ⸰faradisation *f*
elektr galvanofaradisation ⸰kaustik *f*
chir galvanocautery (ɔ:), galvano-
cauterisation
Galvanokauter *m chir* galvanic (æ)
cautery (ɔ:) ⸰anwendung *f chir* galvano-
cauterisation ⸰isation *f chir* galvano-
cauterisation ~isieren *chir* to galvano-
cauterise (ɔ:)
Galvano|lyse *f* (Elektrolyse) electrolysis
(ɔ), galvanolysis (ɔ) ⸰meter *n* galvanometer ⸰palpation *f* galvanopalpation
⸰punktur *f* (Elektropunktur) *chir* gal-
vanopuncture ('pʌŋktʃə), electro-
puncture ⸰skop *n elektr* galvanoscope
(æ) ⸰skopie *f* (Untersuchung mit
galvanischen Strömen) galvanoscopy
⸰taxis *f* galvanotaxis, galvanotropism
(ɔ) ⸰therapie *f* galvanotherapy
~tonisch galvanotonic (ɔ) ⸰tonus *m*
(Elektrotonus) galvanotonus (ɔ) ⸰tro-
pismus *m* galvanotropism (ɔ), galvanotaxis, electrotropism (ɔ)
Gamaschenverband *m chir* legging
Gambogia|harz *n pharm* gamboge
(gæm'bu:ʒ) ⸰säure *f* gambogic
(gæm'boudʒik) acid
Gambusia *f* (malariamückenfressender
Fisch) *zool* Gambusia (ju:)
Gamet *m* gamete ('gæmi:t), sexual cell /
(Malaria) gamete
Gameten|- gametic (e) ~ähnlich game-
toid (æ) ⸰bildung *f* gametogenesis
⸰bildung- gametogenic ~bildunganre-
gend gametokinetic (e), gametocinetic
(e) ⸰gleichheit *f* isogamy (ai'sɔgəmi)
⸰mittel *n pharm* gametocide ~reifung-
anregend gametogenic (e) ~schädi-
gend gametocidal (ai) ⸰vereinigung *f*
syngamy, conjugation
Gameto|blast *m* (Sichelkern, Sporozoit)
sporozoite (spɔro'zouait), gametoblast
(æ), falciform (æ) body ⸰genese *f* (auch
Malaria) gametogenesis ⸰genese- gametogenic ⸰gonie *f* (Gamogonie) gam-
etogony (ɔ) ~trop (Affinität zu Gameten habend) gametotropic (ɔ) ⸰zid *n*
(Geschlechtsformen der Parasiten
schädigender Stoff) gametocide (æ)
⸰zyt *m* gametocyte (i:), gamont (æ) /
(männlicher) male g., microgametocyte
(i:) / (weiblicher) female (i:) g., macro-
gametocyte ⸰zytämie *f* (Vorhandensein
von geschlechtlichen Parasitenformen
im Blut) gametocyt[a]emia (i:)
Gametozyten|blut *n* gametocyt[a]emia
~tötend gametocidal ⸰träger *m* gamete
(æ) *od* gametocyte carrier
Gamma *n* (ein Tausendstel Milligramm,
μg) gamma ⸰benzeni hexachloridum *n*
(*WHO, P Int*) (Hexachlorcyclohexan)
gammabenzenehexachloride (*BP, USP*)
⸰globulin *n* gamma-globulin (ɔ) ⸰ka-
mera *f radiol* gamma camera ⸰makro-
globulin *n* gamma-macroglobulin (ɔ)
⸰strahlen *m pl* gamma rays ~strahlen-
aussendend gamma-emitting ⸰strahler
m (Materie, die Gammastrahlen aus-
sendet) gamma emitter ⸰zismus *m*
(Sprachstörung) gammacism
Gammexan *n* (Insektizid) gammexane

Gammopathie f (Hypergammaglobulin-ämie) gammopathy / monoklonale ⚹ monoclonal g.
Gamo|genese f, ⚹**genesis** f gamogenesis ⚹**gonie** f gametogony (ɔ) ⚹**manie** f (Heiratswut) ps gamomania ⚹**phobie** f (Heiratsangst) ps gamophobia
Gamont m gamont (æ), gametocyte (i:)
Gang m anat duct (ʌ), canal (æ), ductus (ʌ), passage / chrom run / (Zugang) meatus (mi'eitəs) / (kleiner) ductulus (ʌ), ductule (ʌ) / (Gehen) gait (ei) **ataktischer** ⚹ ataxic od tabetic (e) gait **blind endender** ⚹ blind duct **hemiplegischer** ⚹ hemiplegic (i:) od helicopod (o) gait, helicopodia (ou) **kurzschrittiger** ⚹ (Myelitis) paraparetic (e) gait **paralytischer** ⚹ paralytic (i:) gait **paraurethraler** ⚹ Skene's (ski:nz) tubule (ju:) od duct **paretischer** ⚹ paretic gait **peripatetischer** ⚹ peripatetic (e) gait **schleppender** ⚹ shuffling (ʌ) gait **schneller u trippelnder** ⚹ scuttle (ʌ) gait **schwankender** ⚹ cerebellar od swaying od reeling gait **spastischer** ⚹ spastic gait **tabetischer** od ataxic gait **watschelnder** ⚹ (Entengang) waddling (ɔ) gait, duck (ʌ) gait ⚹- anat ductal (ʌ) ⚹**abweichung** f gait deviation ⚹**analyse** f gait analysis (æ) ⚹**art** f gait (ei) ⚹**bar** (Gang, Röhre) passable (a:) ⚹**bild** n gait pattern
Ganglia n pl s Ganglion
gangliär ganglionic (ɔ), gangliar (æ), ganglial (æ)
Gangliektomie f chir ganglionectomy, gangliectomy / (im Sympathikusgebiet) gangliosympathectomy
Ganglien n pl anat ganglia (æ), ganglions (æ) ⚹- ganglionic (ɔ), ganglial, ganglio- (Vors) ⚹**affektion** f gangliasthenia (i:), ganglionitis ~**ähnlich** anat ganglioid ('gænglioid) ~**artig** anat ganglio[o]form ~**besitzend** ganglionated ⚹**blockade** f ganglion blockade, block-ade (ei) of the ganglia ~**blockend** pharm ganglia-blocking, ganglioplegic (i:) ⚹**blocker** m pharm ganglion[ic] od adrenergic blocker, ganglioplegic (i:) ~**blockierend** ganglia-blocking, ganglioplegic (i:) ⚹**entfernung** f chir s Gangliektomie ⚹**entzündung** f gangli-onitis, ganglitis ⚹**exstirpation** f chir gangli[on]ectomy / (Sympathikus) gangliosympathectomy / (Ganglion Gasseri) gasserectomy ~**förmig** gangli[o]form ⚹**netz** n (Nervennetz, diffuses Nerven-system) nerve od neural net ⚹**potential** n neur ganglion potential ⚹**resektion** f chir gangli[on]ectomy ⚹**schicht** f anat stratum (ei) ganglionare ('neəri) ⚹**störung** f gangliasthenia (i:) ~**versehen** anat ganglionated ⚹**zelle** f histol ganglion od ganglionic cell, gangliocyte ⚹**zellgruppe** f ganglion cell group
Gangliitis f s Ganglienentzündung
Ganglioblast m embr ganglioblast
Gangliom n (pl Ganglien) anat ganglioma (æ), pl ganglia od ganglions / (Überbein) ganglion, synovial (ou) cyst ⚹- ganglial (æ), ganglio- (æ) (Vors) ⚹**aorticorenale** (PNA) aorticorenal g. ⚹ **Arnoldi** (Ganglion oticum (PNA)) otic g., Arnold's ('arnɔlts) g. **Ganglia cardiaca** [**Wrisbergi**] (PNA) (Wrisberg-Ganglien) cardiac ganglia ⚹ **cervicale** cervical g.; ⚹ ~ **medium** (PNA) (mittleres Halsganglion) middle cervical g.; ⚹ ~ **superius** (PNA) (oberes

Halsganglion) superior (iə) cervical g. ⚹ **cervicothoracicum** (PNA) (unteres Halsganglion) inferior cervical g. ⚹ **ciliare** (PNA) (Schacher-Ganglion) cil-iary (i) g. ⚹ **coeliacum** (PNA) c[o]eliac (i:) od abdominal g. ⚹ **Gasseri** (Ganglion semilunare [Gasseri] (PNA)) gasserian (iə) od trigeminal (e) g., Gasser's ('gasərz) g. ⚹ **geniculi** (PNA) g. of the facial nerve, facial ('feiʃəl) od geniculate (dʒe'nikjulit) g. ⚹ **impar** (PNA) g. impar ⚹ **inferius nervi glossopharyngei** (PNA) (Andersch- od Andernach-Ganglion) inferior g. [of the glossopharyngeal nerve]; ⚹ ~ **nervi vagi** (PNA) (Bendz-Ganglion) inferior g. [of the vagus nerve] ⚹ **inframaxillare** inframaxillary g. **Ganglia intermedia** (PNA) [trunci sympathici] intermediate ganglia, ⚹ **jugulare** jugular ('dʒʌgjulə) g. ⚹ **linguale** submandibular (i) od lingual g. **Ganglia lumbalia** [systematis sympa-thici] (PNA) lumbar ganglia ⚹ **mesentericum** mesenteric (e) g.; ⚹ ~ **inferius** (PNA) inferior mesenteric (e) g.; ⚹ ~ **superius** (PNA) superior mesenteric g. ⚹ **oticum** (PNA) (Ganglion Arnoldi) otic (ou) g. ⚹ **Ganglia pelvina** (PNA) pelvic ganglia ⚹ **petrosum** petrous (e) od petrosal (ou) g. **Ganglia phrenica** (PNA) phrenic (e) ganglia **Ganglia plexuum autonomicorum** (PNA) ganglia of the sympathetic plexuses ⚹ **prevertebrale** prevertebral g. ⚹ **pterygopalati-num** (PNA) (Meckel-Ganglion) sphe-nopalatine g. **Ganglia renalia** (PNA) renal ganglia **Ganglia sacralia** [system-atis sympathici] (PNA) sacral ganglia [of the sympathetic system] ⚹ **semilu-nare** [**Gasseri**] (PNA) (Ganglion Gasse-ri) trigeminal g. ⚹ **solare** c[o]eliac (i:) od solar (ou) od abdominal (ɔ) g. ⚹ **sphenopalatinum** sphenomaxillary od sphenopalatine od pterygopalatine ('terigo'pælətain) g. ⚹ **sphenopalati-num-Syndrom** n (Sluder-Syndrom) Sluder's ('slu:dəz) syndrome ⚹ **spinale** (PNA) (Spinalganglion) spinal g. ⚹ **spirale cochleae** (PNA) (Corti-Gan-glion) spiral g. of the cochlea ⚹ **splanchnicum** (PNA) splanchnic g. ⚹ **stellatum** stellate ('stelit) g. ⚹ **subman-dibulare** (PNA) (Faesebeck- od Blan-din-Ganglion) submandibular g. ⚹ **superius nervi glossopharyngei** (PNA) (Müller- od Ehrenritter-Ganglion) su-perior g. [of the glossopharyngeal nerve]; ⚹ ~ **nervi vagi** (PNA) superior g. [of the vagus nerve] ⚹ **terminale** (PNA) terminal g. **Ganglia thoracica** (PNA) (Thorakal- od Dorsalganglien) thoracic ganglia **Ganglia trunci sympa-thici** (PNA) ganglia of the sympathetic trunk ⚹ **tympanicum** (PNA) tympanic g. **vegetatives** ⚹ autonomic (ɔ) g. ⚹ **vertebrale trunci sympathici** (PNA) vertebral g. ⚹ **vestibulare** (PNA) (Rosenthal-Ferré-Ganglion) vestibular g. / ein ⚹ entfernen to deganglionate ⚹- ganglionic (ɔ), ganglial, gangli[o]-(Vors) ~**är** ganglionic (ɔ) ~**blockend** pharm ganglion-blocking ⚹**ektomie** f chir ganglionectomy, gangliectomy, de-ganglionation
Ganglio|neurom n ganglioneuroma, gan-glioma ⚹**nitis** f gangli[on]itis (ai) ~**pare-tisch** pharm s ganglienblockend ⚹**plegi-kum** n pharm s Ganglienblocker ~**ple-gisch** s ganglienblockend ⚹**sid** n

ganglioside ⚹**sidose** f gangliosidosis (,gængliosi'dousis) ⚹**sympathektomie** f (Ausschneidung eines sympathischen Ganglions) chir gangliosympathectomy ⚹**zyt** m (Ganglienzelle) histol gangliocyte (æ)
Gangosa f (Rachendefekt bei Frambö-sie) gangosa (ou), ogo ('ougou), rhino-pharyngitis ('raino,færin'dʒaitis) muti-lans (ju:)
Gangrän f (Brand) gangrene, necrosis, sphacelism (æ), mortification **altersbe-dingte** ⚹ senile (i:) od arteriosclerotic (ɔ) g. **amöbenbedingte** ⚹ am[o]ebic (:) g. ⚹ **anämischer Bezirke** white g. **arteriosklerotische** ⚹ arteriosclerotic (ɔ) g. **chemisch bedingte** ⚹ chemical (e) g. **diabetesbedingte** ⚹ diabetic (e) g. **emboliebedingte** ⚹ embolic (ɔ) g. **feuchte** od **nasse** ⚹ moist od humid (ju:) g., **bakterielle frostbedingte** ⚹ frost g. **gaserzeugende** ⚹ gas g., gaseous (ei) g. **nasse** ⚹ wet od moist g. **periphere** ⚹ peripheral g. **sekalebedingte** ⚹ g. due to ergotism **symmetrische** ⚹ symmetrical (e) g. **trockene** ⚹ dry g., mummification **trophisch bedingte** ⚹ trophic (ɔ) g. ⚹**bildung** f sphacelation ⚹**grenze** f (Demarkationslinie) line of demarca-tion
Gangräne f s Gangrän
gangränös (brandig) gangrenous (æ), necrotic (ɔ), sphaceloid (æ), sphacelous (æ) / ~ werden to sphacelate ('sfæsileit)
Gangstörung f gait disturbance
Ganoblast m dent (selten) ameloblast (æ), ganoblast (æ)
Gänse|blümchenform f (Malaria) mala-rial (əə) rosette ⚹**brust** f (mundartlich für Hühnerbrust) s Hühnerbrust ~**ei-groß** of the size of a goose egg ⚹**fett** n pharm adeps anserinus (ai), goose grease ⚹**fingerkraut** n bot pharm tor-mentilla anserina (ai) ⚹**fuß** m bot chenopodium (ou), goose foot ⚹**haut** f goose flesh, anserine (æ) skin, cutis (ju:) anserina (ai) / (mit Haarsträuben) horripilation, piloerection
Ganser ('ganzər)-**Syndrom** n (Pseudode-menz) Ganser's syndrome, pseudode-mentia syndrome, balderdash (ɔ:) syn-drome
Gänserich m (Rainfarn) pharm bot tansy
Ganz|amputation f (ohne Lappen) chir guillotine ('giləti:n) amputation ⚹**be-strahlung** f röntg exposure (ou) of the whole body / (Höhensonne) total-body irradiation ⚹**behandlung** f total treat-ment, treatment of the whole body ⚹**glasspritze** f all-glass syringe (i) ⚹**hautplastik** f full-thickness graft ⚹**hauttransplantat** n full-thickness graft ~**heitlich** psychosomatic (æ), holistic (i) ⚹**heitsauffassung** f (in der Medizin) holism (ou) ⚹**heitsbewußtsein** n ps totalism ⚹**heitsmedizin** f holism (ou), psychosomatic medicine
Ganzkörper- whole-body, total-body ⚹**bestrahlung** f whole od total body irradiation od exposure ⚹**-Computerto-mographie** f whole-body computed tomography ⚹**dosis** f whole-body radi-ation dose ⚹**szintigraphie** f whole-body scanning ⚹**zähler** m human body counter
Ganz|massage f massage (a:) of the whole body ⚹**metallspritze** f all-metal (e) syringe (i) ⚹**packung** f (Kneipp) trunk (ʌ) pack, full pack, sheet pack

&tier *n* intact animal **&waschung** *f* („Bettbad") sponge (ʌ) bath / slush (ʌ) bath
GAP = D-Glyzerinaldehyd-3-phosphat *n* glyceraldehyde-3-phosphate, GAP
GAR = Glyzinamidribonukleotid *n* glycinamide ribonucleotide
Garcinolsäure *f* garcinolic acid
Gardner ('ga:dnə)-**Syndrom** *n* (hereditäre Adenomatose) Gardner's syndrome
Gargarisma *n* (Gurgelmittel) *pharm* gargarism, gargle
Gargoylismus *m* (Mukopolysaccharidose-Syndrom II) gargoylism
Garland ('ga:lənd)-**Dreieck** *n* Garland's triangle (ai)
Garn *n chir* yarn / (Faden) thread (e) **&behälter** *m chir* ligature (i) box
Gär|probe *f Lab* fermentation test **&produkt** *n* fermentation product (ɔ)
Garré (ga're:)-**Syndrom** *n od* -**Osteomyelitis** *f* Garré's disease *od* osteitis *od* osteomyelitis
Gär|röhrchen *n Lab* fermentation tube **&stoff** *m* ferment
Gärtner ('gɛrtnər)-**Bazillus** *m* Salmonella enteritidis (i), Gärtner's bacillus
Gartner ('gartnər)-**Gang** *m* (Ductus epoophori longitudinalis *(PNA)*) Gartner's duct (ʌ) *od* canal, duct of the epoophoron
Gärung *f* fermentation, zymosis (zai-'mousis) / alkoholische **&** alcoholic fermentation **&-** fermental, fermentative, zymotic (ɔ) **~erzeugend** fermentative
Gärungs|- zymo- ('zaimo-) *(Vors)* **~anregend** *s* **~fördernd &chemie** *f chem* zymochemistry (,zaimo'kemistri), fermentation chemistry **&dyspepsie** *f* fermentative dyspepsia **~erregend** fermentative **&erreger** *m bakt* zymocyte ('zaimosait) **~fähig** fermentable **~fördernd** zymogenic (e), zymogenous (ɔ), zymogic (ɔ) **&größe** *f* rate of fermentation **&hefe** *f* yeast (i:), barm **~hindernd** antizymotic (ɔ) **&kölbchen** *n Lab* fermentation flask (a:) **&-Lactobacillus--casei-Faktor** *m* (GLCF) fermentation Lactobacillus casei factor, pteropterin **&lehre** *f* zymology **&messer** *m Lab* zymometer, zymoscope (ai) **&mittel** *n* ferment **&pilz** *m bakt* yeast germ **&probe** *f Lab* fermentation test **&prozeß** *m* fermentation process, fermentation **&röhrchen** *n Lab* fermentation tube **&saccharimeter** *n Lab* fermentation saccharimeter (i) **&technik** *f Lab* zymurgy ('zaimə:dʒi) **&vorgang** *m* fermentation process **~widrig** antifermentative
Gas *n chem* gas / eingeschlossene **&** e (in Darm, Ohr, Nebenhöhlen *etc*) trapped gases / **&** im Nierenbecken pneumokidney (nju:) **&abgang** *m* escape of gas / (Darm) flatus (ei) **&abszess** *m* gas od emphysematous (i:) abscess **&adsorptionschromatographie** *f* gas-solid chromatography **&analyse** *f Lab* gas analysis (æ) / (durch Vergasung) gasometric (e) analysis **&ansammlung** *f* (Darm) meteorism (i:), tympanitis (ai), accumulation of gas **~artig** *chem* gaslike (æ, ei) / (luftartig) aeriform (ɛə) **&aufstoßen** *n* eructation, belching **&austausch** *m physiol* (Lunge) gas exchange, gaseous (æ, ei) interchange **&bauch** *m* tympanitis, meteorism ('mi:-tjərizm) / *röntg* pneumoperitoneum

('nju:moperitə'ni:əm) **&bazillus** *m bakt allg* gas bacillus / (Welch-Fraenkel-Bazillus) Welch's ('welʃiz) bacillus, Clostridium (i) perfringens **~bildend** *bakt* aerogenic (e), aerogenous (ɔ) **&bildner** *m bakt* aerogen ('ɛərodʒən) **&bildung** *f* formation of gas / *bakt* aerogenesis **&blase** *f* (auch im Magen) gas bubble (ʌ) **&brand** *m* gas gangrene, gaseous (æ, ei) gangrene, clostridial (i) infection **&brandantitoxin** *n* gas gangrene antitoxin **&branderreger** *m* Clostridium (i) welchii ('welkiai), Cl. septicus **&brandserum** *n* anti-gas-gangrene serum (iə) **&brust** *f* (Pneumothorax) pneumothorax (nju:mo'θɔ:ræks) **&-Chromatograph** *m* gas chromatograph **&chromatographie** *f* gas chromatography (GC) **&dichte** *f chem* gas density **&druck** *m (auch physiol)* gas tension, gas pressure **&einblasung** *f* gaseous (æ, ei) injection, gas inflation **&embolie** *f* aero (ɛə)-embolism, gas embolism **&empyem** *n* pneumo-empyema (i:) **&entleerung** *f* gas release **&entwicklung** *f chem* gas formation **~erfüllt** (hochgradig gashaltig, Luft, Atmosphäre) gas-laden (ei) / (Darm) inflated (ei) **~erzeugend** gasogenic (e), producing gas / *bakt* aerogenic (e) **&-fest--Chromatographie** *f* gas-solid chromatography (GSC) **&filter** *n Lab* gas filter **&-Flüssigkeitschromatographie** *f* gas-liquid [partition] chromatography **~förmig** gaseous (æ, ei), gasiform (æ)
Gasgangrän *s* Gasbrand **&antitoxin** *n* [polyvalent (ei)] gas-gangrene antitoxin / **&** [septicum] gas-gangrene antitoxin [septicum] (Sep / Ser) **&erreger** *m bakt s* Gasbranderreger **&infektion** *f* gas-gangrene infection **&serum** *n* anti-gas-gangrene serum (iə)
gas|gebläht tympanous (i), inflated (ei) **&magen** *m* aerogastria **&myelographie** *f* pneumomyelography ('nju:momaiə-'lɔgrəfi) **&ödem** *n* gas phlegmon (e), gas gangrene, emphysematous (i:) necrosis **&ödembazillen** *m pl s* Gasbranderreger **&phlegmone** *f* gas phlegmon (e) **~produzierend** gasogenic (e), gas producing / *bakt* aerogenic (e)
Gasser|ektomie *f* (Exzision *od* Exstirpation des Ganglion semilunare) *chir* gasserectomy, removal (u:) of the gasserian (iə) ganglion **&-** ('gasər)--**Ganglion** *n* trigeminal (trai'dʒeminəl) *od* gasserian (iə) ganglion
Gastralgie *f* (Magenschmerz) gastralgia, pain in the stomach (ʌ), gastrodynia
Gastralgokenosis *f* (Nüchternschmerz) gastralgokenosis
Gastrek|tasie *f* (Magenerweiterung) gastrectasia (ei), gastrectasis, dilatation of the stomach (ʌ) **&tomie** *f* (Magenresektion) gastrectomy / subtotale **&** subtotal gastrectomy
Gastricsin *n* (früher Kathepsin) *physiol* gastricsin (gæs'triksin)
Gastrinom *m* gastrinome
Gastrinzelle *f* gastrin cell
gastrisch gastric
Gastritis *f* (Magenkatarrh) gastritis **atrophische &** atrophic (ɔ) g. **&** *cirrhoticans* interstitial (i) g., leather (e) bottle stomach (ʌ) **eitrige &** purulent (juə) *od* suppurative (ʌ) *od* suppurating (ʌ) g. **&** *fibrinosa, fibrinöse &* fibrinous (ai) g. **&** *hyperazide &* hyperpeptic g. **&** *hypertrophica, hypertrophische &* hy-

pertrophic (ɔ) g. *infektiöse* **&** infectious g. *katarrhalische* **&** catarrhal (a:) g. **&** *polyadenomatosa* polyadenomatous (ou) g. **&** *polyposa* polypous (ɔ) g.
gastritisch gastritic (i)
Gastro|- *(Vors)* (Magen *betr*) gastric (æ), gastro-(æ) *(Vors)* **&adenitis** *f* (Magendrüsenentzündung) gastro-adenitis, gastradenitis **&anastomose** *f chir* gastrogastrostomy, gastro-anastomosis **&atonie** *f* (Magenatonie) gastro-atonia (ou) *m anat* gastrocnemius (i:) muscle **&diaphanie** *f* gastrodiaphany (æ) **~duodenal** gastroduodenal (i:) **&duodenitis** *f* gastroduodenitis **&duodenostomie** *f chir* gastroduodenostomy **&dynie** (Magenschmerz) *f* gastrodynia, gastralgia (gæs'trældʒiə) **~enteral** gastro-intestinal **&enteritis** *f* gastro--enteritis / infektiöse **&** (infektiöse Lebensmittelvergiftung) transmissible gastro-enteritis (TGE)
Gastroentero|anastomose *f chir* gastroentero-anastomosis **&kolitis** *f* gastro--enterocolitis **&kolostomie** *f chir* gastro-enterocolostomy **&loge** *m* gastro-enterologist **&logie** *f* gastro-enterology **&pathie** *f* (Magendarmleiden) gastro--enteropathy (ɔ), disease of the stomach (ʌ) and the intestine **&ptose** *f* (Magendarmsenkung) gastro-enteroptosis('tousis) **&stomia anterior** *f* (Wölfler-Operation) Wölfler's ('vœlflərz) operation **&stomie** *f chir* gastro-enterostomy **&tomie** *f chir* gastro-enterotomy
gastro|epiploisch (Magen u. Netz *betr*) gastro-epiploic (ou) **&gastrostomie** *f* (Gastroanastomose) *chir* gastrogastrostomy, gastro-anastomosis (ou) **~gen** gastrogenous (ɔ), gastrogenic (e) **&graph** *m* gastrograph **~graphisch** gastrographic (æ) **~hepatisch** gastrohepatic **&hyperkinesie** *f* gastrohyperneuria (juə) **&hysterotomie** *f* (Kaiserschnitt) *chir* gastrohysterotomy, c[a]esarean (ɛə) section **&ileostomie** *f chir* gastro-ileostomy **~intestinal** gastro-intestinal **~jejunal** gastrojejunal (dʒi'dʒu:nəl) **&jejunostomie** *f chir* gastrojejunostomy ('gæstrɔ,dʒedʒu'nɔstəmi) **~kardial** gastrocardiac **&knemiusmuskel** *m anat* gastrocnemius (i:) muscle **~kolisch** gastrocolic (ɔ) **&koloptose** *f* (Senkung von Magen u Dickdarm) gastrocoloptosis **&kolostomie** *f* (Magen-Dickdarm-Anastomose) *chir* gastrocolostomy **&kolotomie** *f* (Eröffnung von Magen u Dickdarm) *chir* gastrocolotomy **~lienal** gastrolienal (ai), gastrosplenic (e) **&lith** *m* (Magenstein) gastrolith, gastric calculus **&lyse** *f* gastrolysis (ɔ) **&malazie** *f* (Magenerweichung) softening of the stomach (ʌ), gastromalacia (mə'leiʃiə) **&megalie** *f* (Magenvergrößerung) gastromegaly (e) **&mykose** *f* (Pilzerkrankung des Magens) gastromycosis (mai'kousis) **~ösophageal** gastro-[o]esophageal (i) **&ösophagostomie** *f chir* gastro-[o]esophagostomy **&parese** *f* (Magenatonie) gastroparesis (i:), gastroplegia (i:), gastratonia (ou) **&pathie** *f* (Magenleiden) gastropathy (ɔ), disease of the stomach (ʌ) **&peritonitis** *f* gastroperitonitis **&pexie** *f* (Magenfixation) *chir* gastropexy **&photographie** *f* gastrophotography (ɔ) **~phrenisch** gastrophrenic (e) **&plastik** *f* (Magenplastik) *chir* gastroplasty **&plegie** *f* (Magenlähmung) gastroplegia

(i:), gastroparesis (i:) **plicatio** f (Magenwandraffung) gastroplication **pode** m (Schnecke) zool gastropod **ptose** f (Magensenkung) gastroptosis (gæstro'tousis), ventroptosis (ou) / (mit Enteroptose) gastro-enteroptosis **pylorektomie** f (Pylorusresektion) chir gastropylorectomy **rrhagie** f (Magenblutung) gastrorrhagia ('gæstro'reidӡiǝ) **rrhaphie** f (Magennaht) chir gastrorrhaphy (ɔ), suturing (ju:) of the stomach (ʌ) **rrhexis** f (Magenriß) gastrorrhexis **rrhoe** f (Magen[saft]fluß) gastrorrh[o]ea (i), gastrosuccorrh[o]ea ('sʌkǝ'riǝ) **schisis** f (Bauchspalte) gastroschisis (gæs'troskisis) **skop** n (Magenspiegel) gastroscope **skopie** f (Magenspiegelung) gastroscopy (ɔ) **skopiker** m gastroscopist (ɔ) **skopisch** gastroscopic (ɔ) **spasmus** m (Magenkrampf) gastrospasm **stenose** f (Magenverengung) gastrostenosis **stomie** f (Anlegen einer Magenfistel) chir gastrostomy **succorrhoe** f (Magensaftfluß) gastrosuccorrh[o]ea (i), Reichmann's ('raiçmanz) disease **tomie** f (Mageneröffnung) chir gastrotomy **top** gastrotopic **xynsis** f gastroxynsis ('zinsis) **zele** f (Magenbruch) gastrocele ('gæstrosi:l) **zöl** n embr archenteron, coelenteron, gastrocoele (si:l)

Gastrula f embr gastrula, pl gastrulae **entoblast** m embr primitive (i) od primary entoderm **höhle** f embr gastrula cavity (æ), gastrocoele, archenteron **tion** f (Gastrulabildung) embr gastrulation

Gas|vergiftung f gas poisoning **verhaltung** f gas retention **verstärkungsfaktor** m röntg gas amplification factor **waschflasche** f Lab gas washing bottle **wechsel** m physiol gaseous (æ, ei) interchange

Ga-Szintigraphie f radiol Ga imaging od scintigraphy

Gattung f biol genus (i:), pl genera (e)

Gaucher (go'ʃe:)**-Krankheit** f Gaucher's disease **-Syndrom** n (Zerebrosidspeicherkrankheit, Splenomegalie) Gaucher's syndrome **-Zellen** f pl Gaucher's cells

Gaultheria (Methylsalicylat, Wintergrün) wintergreen (BPC) **öl** n pharm oil of wintergreen

Gaumen m (Palatum (PNA)) anat palate ('pælit), roof of the mouth / harter **** (Palatum durum (PNA)) hard p. / hoher **** gothic (ɔ) od high arched (a:tʃt) p. / knöcherner **** (Palatum osseum (PNA)) bony p., hard p. / weicher **** (Palatum molle (PNA)) soft p. **** palatine ('pælǝtain), palatal (æ) **** u. Keilbein betr. palatopterygoid ('terigɔid), pterygopalatine **** u. Nase betr. palatonasal (ei) **** u. Oberkiefer betr. palatomaxillary (i) **** u. Schlund betr. palatopharyngeal (i) **** u. Zähne betr. palatodental **** u. Zunge betr. palatolingual **artig** palatiform (æ) **bein** n (Os palatinum (PNA)) anat palatine bone **bogen** m anat, hinterer **** (Arcus palatopharyngeus (PNA)) palatopharyngeal arch, pharyngopalatine arch / vorderer **** (Arcus palatoglossus (PNA)) palatoglossal arch / (beide zusammen) pillars of the fauces ('fɔ:si:z) **dach** n roof of the palate,

palatine vault (ɔ:) / knöchernes **** palate plate **drüsen** f pl (Glandulae palatinae (PNA)) palatine glands **flügelfortsatz** m (Processus pterygoideus (PNA)) pterygoid process of the sphenoid bone **fortsatz** m anat palatine process / (Oberkiefer) (Processus palatinus maxillae (PNA)) palatine process of the maxilla **haken** m chir palate retractor od hook **heber** m (Musculus levator veli palatini (PNA)) levator palati muscle **kanäle** m pl (Canales palatini (PNA)) lesser palatine canals / grosse **** (Canales palatini majores (PNA)) greater palatine canals **knochen** m anat palatine bone **lähmung** f uranoplegia (i:), paralysis (æ) of the soft palate **leiste** f (Crista palatina (PNA)) palatine crest **mandel** f anat [palatine] tonsil **messer** n chir cleft palate knife **naht** f anat palatine suture (ju:) / chir palatorraphy (ɔ), uranorraphy (ɔ), uranoplasty (juǝ) **nerv** m, hinterer (Nervus palatinus posterior (PNA)) lesser palatine nerve [posterior] / mittlerer **** (N. palatinus medius (PNA)) lesser palatine nerve [middle] / vorderer **** (N. palatinus anterior (PNA)) greater palatine nerve **plastik** f chir palatoplasty, uranoplasty (juǝ), staphyloplasty (æ), uranorrhaphy (ɔ) / (am harten und weichen Gaumen) chir uranostaphyloplasty (æ) **platte** f dent upper plate **reflex** m palatal od palatine reflex (i:) **-Schlundbogen** m (Arcus palatopharyngeus (PNA)) palatopharyngeal arch **-Schlundmuskel** m (Musculus palatopharyngeus (PNA)) palatopharyngeus muscle **schmerz** m palatodynia

Gaumensegel n (Velum palatinum (PNA)) soft palate, velum (i:) palatinum (ai) **** velar (i:) palatinum soft palate retractor **hebung** f elevation of the soft palate **krampf** m spasm of the soft palate **lähmung** f paralysis of the soft palate, uranoplegia (i:), palatoplegia (i:), palatal paralysis **naht** f chir staphylorrhaphy (ɔ) **nystagmus** m palatal nystagmus (æ) **spanner** m (Musculus tensor veli palatini (PNA)) tensor palati muscle

Gaumen|spalt[e] m [ʃ] cleft palate, palatoschisis (pælǝ'toskisis), uranoschisis (ɔ) **spaltennaht** f chir uranorrhaphy (ɔ) **spaltenoperation** f chir uranoplasty (juǝ), uranorraphy (ɔ), suture (ju:) of the cleft palate, palatoplasty, palatorraphy (ɔ) / (Gaumenplastik am harten und weichen Gaumen) chir uranostaphyloplasty (æ) **spaltenverschluss** m (durch Naht) chir uraniscorrhaphy (ɔ) **tonsille** f (Gaumenmandel, Rachenmandel) anat palatine tonsil **vene** f (Vena palatina externa (PNA)) external palatine vein **verschlußplatte** f artificial (i) palate, obturator

Gaumenzäpfchen n uvula ('ju:vjulǝ), pl uvulae **entzündung** f uvulitis (ju:vju'laitis) **plastik** f chir uranostaphyloplasty (æ) **resektion** f chir staphylectomy

Gaumen|-Zungenbogen m (Arcus palatoglossus (PNA)) palatoglossal arch **-Zungenmuskel** m (Musculus palatoglossus (PNA)) palatoglossus muscle

Gauss (gaus)**-Kurve** f Gaussian (ɔ:) curve, normal curve of distribution

Gavard (ga'var)**-Muskel** m (Fibrae obli-

quae (PNA)) oblique fibres [of the muscular coat of the stomach]

Gaxen n (Angophrasie) angophrasia (ei) **Gaze** f (Mull) gauze (gɔ:z) / absorbierbare **** absorbable g. / appretierte **** dressed g. / imprägnierte **** impregnated g. / sterile **** sterile g. **ähnlich** gauzy, gauzelike **bausch** m gauze pad, gauze sponge (ʌ), gauze tampon **beutel** m gauze bag **binde** f gauze bandage / schlauchförmige **** tubular gauze bandage **kissen** n (Mullkissen) gauze pad, sponge (ʌ) / (aus mehreren Lagen) cage gauze **kompresse** f gauze compress **lage** f chir layer (εǝ) of gauze **lappen** m gauze strip **pack** m gauze pad, sponge (ʌ) **stopfer** m gauze packer **streifen** m gauze strip, gauze tape, gauze wick, ribbon gauze **tampon** m gauze plug od tampon / schmaler **** chir [gauze] wick **tupfer** m gauze swab (ɔ) od sponge (ʌ)

GBT = Glutaminsäure-brenztraubensäure-transaminase f glutamic pyruvic transaminase

GC = Gaschromatographie f gas chromatography, GC

gcal = Grammkalorie f gramme calorie, gcal

Gc-Gruppe f (gruppenspezifische Komponente) (Serum) group-specific component

Gd = Gadolinium n gadolinium, Gd

GDH = Glyzerinphosphatdehydrogenase f glycerophosphate dehydrogenase

GDP = Guanosin-5'-diphosphat n guanosin-5'-diphosphate, GDP

G.E. = Gastroenterostomie f gastroenterostomy, GE / = Gifteinheit f toxic unit, TU

Ge = Germanium n germanium, Ge

geädert veined (ei), veiny, venose (i:) / (Insektenflügel) venous (i:)

Gebärdensprache f sign language, speech signs

gebär|en to give birth [to a child] / to be delivered (i) [of a child] **** n childbearing, parturition, delivery **end** parturient (juǝ), being in labo[u]r / lebend **** viviparous (i) **ende** f parturient (juǝ), woman in labo[u]r **fähig** capable of bearing children

Gebärmutter f uterus (ju:), womb (wu:m), metra (i:) / doppelt angelegte **** dimetria (e), uterus duplex (ju:) **** uterine ('ju:tǝrain), utero- (ju:) (Vors) **** u Bauchfell betr uteroperitoneal (i) **** u Bauchhöhle betr utero-abdominal (ɔ) **** u Darm betr utero-intestinal **** u Eileiter betr uterotubal (ju:) **** u Eierstock betr utero-ovarian (εǝ) **anheftung** f hysteropexy, uteropexy / (Ventrofixation) gastrohysteropexy **arterie** f (Arteria uterina (PNA)) uterine artery **atresie** f atretometria (i:) **atrophie** f uterine atrophy (æ), metratrophy, metratrophia (ou) **ausfluß** m metroleucorrh[o]ea [US leuko-] ('mi:tro,lju:kǝ'riǝ), metrorrh[o]ea **band** n uterine ligament **bedingt** metrogenous (ɔ) **blasenfistel** f vesico-uterine fistula **blutung** f metrorrhagia (ei), uterine h[a]emorrhage (e) / (innerhalb der Regel) menorrhagia **bruch** m uterine hernia, hernia of the uterus **drüsen** f pl (Glandulae uterinae (PNA)) uterine glands **entfernung** f chir metrectomy, hysterectomy / (durch

Bauchschnitt) abdominohysterectomy **entzündung** f metritis, inflammation of the uterus, hysteritis / eitrige pyometritis **erschlaffung** f metratonia (ou), metro-ectasia (ei), uterine atony (æ) **erweichung** f metromalacia (ei) **erweiterung** f metrectasia (ei), metro-ectasia **exstirpation** f metrectomy, hysterectomy **fibrom** n metrofibroma ('mi:trofai'brouma), fibroma of the uterus **geschwulst** f tumo[u]r of the uterus od womb **grund** m (Fundus uteri (PNA)) fundus (ʌ) of the uterus

Gebärmutterhals m (Cervix uteri (PNA)) cervix, pl cervices ('sə:visi:z) [uteri], neck of the uterus, uterine neck cervical u. Blase betr cervicovesical (e) u. Scheide betr cervicovaginal (ai) **abstrich** m cervical smear (iə) **entzündung** f cervicitis **kanal** m (Canalis cervicis uteri (PNA)) cervical canal (æ), canal of the cervix [uteri] **karzinom** n uterine (ju:) cervix carcinoma **katarrh** m cervicitis **krebs** m cervical cancer, cancer of the cervix [uteri] **verengerung** f narrowed (æ) cervix

Gebärmutter|hernie f metrocele ('mi:trosi:l), hysterocele (i), uterine hernia **höhle** f uterine cavity (æ) **knickung** f flexion of the uterus **körper** m (Corpus uteri (PNA)) body of the uterus od womb **krampf** m uterine spasm, hysterospasm, hysterotrismus, cramp in the womb **krebs** m uterine cancer, hysterocarcinoma **lähmung** f metroparalysis **leiden** n (Hysteropathie) metropathy (ɔ), hysteropathy (ɔ), metropathia (æ), uterine disease **leiden-** metropathic (æ), hysteropathic **losigkeit** f ametria (ei'mi:triə) **myom** n hysteromyoma, myoma of the uterus **naht** f hysterorrhaphy (ɔ) **öffnung** f (äußerer Muttermund) external os of the uterus, os uteri externum **polyp** m uterine polypus (ɔ) **riß** m (Uterusruptur) metrorrhexis, rupture of the uterus, hysterorrhexis **röntgen** n hysterography (ɔ) / (mit Kontrastmittel) hysteromucography (ɔ) **röntgenbild** n hysterogram **schleimhaut** f endometrium (i:), mucous (ju:) membrane of the uterus **schleimhautendometrial** (i:) **schleimhautentfernung** f chir endometrectomy **schleimhautentzündung** f endometritis **schmerz** m hysteralgia ('rældʒiə), metralgia, hysterodynia, pain in the uterus **schnitt** m chir hysterotomy, uterotomy, metrotomy **senkung** f (Metroptose) metroptosis, prolapse of the uterus, hysteroptosis **sepsis** f septimetritis **spasmus** m uterine spasm, hysterospasm (i), hysterotrismus, cramp in the womb **spiegel** m hysteroscope (i), metroscope (ɔ) **spülapparat** m metroclyst (i:) **stein** m hysterolith (i), uterine calculus (æ) **tripper** m metrogonorrh[o]ea (i) **venen** f pl (Venae uterinae (PNA)) uterine veins **verengerung** f metrostenosis **verlagerung** f displacement of the uterus, metrectopia (ou) **zerreißung** f metrorrhexis, rupture of the uterus, hysterorrhexis

Gebär|station f österr maternity ward (wɔ:d) **stuhl** m histor obstetric (e) chair **zeit** f time of delivery (i)

Geber m donor

---

gebessert (Patient, Zustand) improved (u:)

Gebetsheilung f faith-healing

Gebiet n field / anat region, area ('ɛəriə), field

Gebilde n structure (ʌ); formation

Gebirgs|klima n mountain climate (ai) **kurort** m mountain resort **luft** f mountain air

Gebiß n [set of] teeth, dentition / bleibendes secondary (e) od permanent dentition od set of teeth / künstliches denture, plate **anomalie** f (Biß) malocclusion / (Zahnbildung) malformation of teeth **entwicklung** f development of dentition **erkrankung** f disease of the teeth **platte** f dent base plate **schaden** m dental defect **schale** f denture bowl (ou) **verfall** m decay (ei) of the teeth, caries ('kɛərii:z)

gebläht (durch Gasdruck) tympanous (i) / distended

gebogen curved (ə:), bent / (Nase) aquiline ('ækwilain)

geboren born / bei Einlieferung ~ born on arrival / vor Einlieferung ~ born before arrival

Gebrauch m use (ju:s) / (Mittel) application, administration / zum äußeren (äußerlich) for external use od application / zum inneren (innerlich) for internal use od application ~en to use (ju:z) / (Mittel) to take

Gebrauchs|anweisung f instructions (ʌ) od directions for use ~fertig (Mittel) ready, ready for use **lösung** f working solution ~untüchtig (bei Lähmung) useless ('ju:slis) **verlust** m (z B Bein) loss of use

Gebrechen n ailment / (Schwäche) infirmity /. (Gebrechlichkeit) frailty (ei) / (Behinderung) disability

gebrechlich frail, infirm, (krüppelhaft) crippled (i) **keit** f infirmity

gebromt (bromversetzt) chem bromated (ou)

Geburt f birth, childbirth / (Wehen) labo[u]r / (Entbindung) delivery / (Niederkunft) confinement (ai) / (Vorgang) parturition (i) beschleunigen to speed up od accelerate (e) the course of labo[u]r einleiten to induce labo[u]r in od unter od bei der sterben to die in childbed von by birth bei vorzeitigem Blasensprung dry labo[u]r mechanisch behinderte obstructed (ʌ) labo[u]r natürliche natural childbirth eines normalen vollausgetragenen Kindes full-term normal delivery (FTND) nach normaler Schwangerschaft term birth regelrechte normal spontaneous full-term delivery (NSFTD) **** labo[u]r verzögerte protracted labo[u]r von Zwillingen (od Drillingen) multiple (ʌ) birth

Geburten|anstieg m rising birth-rate **ausfall** m falling birth-rate **beschränkung** f birth control (ou), family planning **frequenz** f average number of births **koeffizient** m birth-rate **kontrolle** f birth control, family planning **planung** f family planning **regelung** f birth control, family planning, spacing one's children **rückgang** m falling birth-rate **überschuß** m birth-death rate **ziffer** f birth rate, natality (æ)

Geburts|ablauf m course of labo[u]r

---

abschnitt m stage of labo[u]r **akt** m parturition (i) **angst** f (krankhafte Angst vor der Geburt) ps tocophobia, maieusiophobia (mai.ju:sio'foubiə) **beanspruchung** f stress of labo[u]r **beginn** m onset of delivery ~beschleunigend oxytocic (ou), ocytocic **dauer** f duration of labo[u]r **einleitung** f induction (ʌ) od inducing (ju:) of labo[u]r, bringing on of labo[u]r **fehler** m congenital (e) defect **geschwulst** f (Kopf der Neugeborenen) cephalh[a]ematoma ('sefəl,hi:mə'toumə) **gewicht** n birth weight, initial (i) weight **haken** m obstetric (e) hook **hebel** m lever (i:) **helfer** m obstetrician (i), accoucheur (æku:'ʃɔ:) **helfer und Gynäkologe** m obstetrician-gyn[a]ecologist (ɔ) (OBG) **helferhand** f obstetricians' hand **helferin** f obstetrician, accoucheuse (ə:) / (Hebamme) midwife **helferstellung** f (bei Tetanie) obstetricians' hand **hilfe** f obstetrics (e), midwifery ('midwifri); (als Wissenschaft) tocology / häusliche domiciliary (i) obstetrics (e) **hilfeverbandszeug** n obstetric dressing od bandage material ~hilflich obstetric[al] **hindernis** n dystocia (dis'touʃiə) / (mechanisches) obstructed (ʌ) labo[u]r **intervall** n interval between births **kanal** m birth od parturient (juə) canal (æ) **kollaps** m obstetric (e) shock **komplikation** f complications following (ɔ) delivery / complicated delivery **lage** f (Fet) presentation **lähmung** f (des Kindes) birth paralysis od palsy (ɔ:) / obere Erb-Duchenne (ɛrp-dy'ʃen) syndrome **löffel** m elevating spoon **mechanismus** m mechanism (e) of labo[u]r od childbirth **schaden** m birth injury **schädigung** f (Kind) birth injury **schmerz** m birth pangs F **schock** m postpartum shock **schwellung** f (des Kindes) caput (æ) succedaneum (ei), cephalh[a]ematoma **stadium** n stage of labo[u]r / erstes first stage / zweites expulsive od second stage / drittes placental od third stage **sterblichkeit** f f[o]etal (i:) mortality (æ) **störung** f dystocia (dis'touʃiə) / von seiten des Kindes f[o]etal (i:) dystocia

Geburt-Sterbeverhältnis n (im Jahr) birth-death rate

Geburts|termin m date of birth od confinement (ai) / wahrscheinlicher expected od probable date of birth ~toxikämie f tox[a]emia of pregnancy **trauma** n birth trauma (ɔ:) **verlauf** m course of labo[u]r **verletzung** f birth injury **verzögerung** f bradytocia (touʃiə) **vorgang** m parturition **wasser** n amniotic (ɔ) fluid **wege** m pl birth canal (æ), parturient (juə) canal, generative (e) tract **wehen** f pl labo[u]r, labo[u]r pains / Scheitelzange f **zange** f obstetric (e) forceps pl, cephalotractor **ziffer** f birth rate / fallende decreasing birth rate / steigende increasing birth rate

Gedächtnis n ps memory / (Erinnerung) recollection abnorm gutes ps hypermnesia (i:), hypermnesis (i:) affektives affect memory assoziatives automatic memory biologisches biological memory gesteigertes od krankhaftes, krankhaft gesteigertes hypermnesia ('ni:ziə), hypermnesis (i:) gutes retentive memory, retentive-

ness *immunologisches* ⌐ immunological memory *phosphoreszierendes* ⌐ short--term memory *schlechtes* ⌐ bad *od* short *od* weak *od* poor memory, hypomnesia ('ni:ziə), hypomnesis (i:) *unterbewusstes* ⌐ cryptomnesia (kriptom'ni:ziə) *visuelles* ⌐ visual ('vizjuəl) *od* eye memory ⌐kontinuität *f ps* continuity (ju:) of remembrance ⌐lücke *f* memory gap, localised (ou) *od* lacunar (ju:) *od* patchy *od* partial amnesia ⌐prüfung *f ps* memory test ⌐schärfe *f ps* retentive memory ⌐schwäche *f ps* defective *od* weakened memory, mnemasthenia (ni:məs'θi:niə), hypomnesia (i:), hypomnesis (i:), irretentiveness ⌐schwund *m* loss of memory ⌐spur *f* memory trace ⌐störung *f* impaired (εə) memory, dysmnesia (dis-'ni:ziə) ⌐stütze *f* mnemonic (ni:'mɔnik) aid ⌐stützend mnemic ('ni:mik), mnemonic (ni:'mɔnik) ⌐täuschung *f ps* paramnesia (i:) ⌐verlust *m ps* lethe ('li:θi), amnesia (i:), ecmnesia (ek'ni:ziə), loss of memory ⌐zelle *f* memory cell
gedämpft (Stimme) subdued (ju:) / (Perkussion) dull, impaired (εə), flat
Gedanken|ablauf *m* order *od* development of thoughts ⌐abreissen *n* thought blocking ~arm *ps* lacking in ideas ⌐assoziation *f* association of ideas ⌐echo *n* thought echoing ⌐flucht *f* mental aberration ⌐hören *n* (Geisteskranke) hearing one's own thoughts ⌐konzentration *f ps* mental concentration ⌐lautwerden *n* thought hearing ⌐lesen *n* thought *od* mind reading, telemnemonike (telini'mɔniki) ⌐leser *m ps* mind reader ~los *ps* thoughtless ⌐losigkeit *f ps* thoughtlessness ⌐übertragung *f ps* telepathy (e), thought transference ⌐verbindung *f ps* association [of ideas]
Gedärme *n pl* bowels (au), intestines / (Tier) entrails, guts
Gedeihstörung *f* (Wachstumsstörung) failure to grow *od* to thrive
gedellt (*bes* Pustel) umbilicate[d] (i), pitted, cupped / *anat* scrobiculate (i)
gedunsen bloated (ou), puffy (ʌ) / (aufgetrieben) bloated, turgid / (pastös) pasty (ei) ⌐sein *n* bloatedness, puffiness (ʌ), turgidity (i)
Gefahr *f* hazard (æ), risk
gefährdet vulnerable, at risk
Gefahren|bereich *m ophth* hazard distance / ⌐ für die Hornhaut corneal hazard distance / ⌐ für die Netzhaut retinal hazard distance ⌐zeichen *n* danger sign ⌐zustand *m*, fetaler (fetale Notsituation) f[o]etal distress
Gefälle *n* gradient (ei)
Gefälligkeitstraum *m* made-to-order dream
gefälscht falsified (ɔ:) / (Nahrungsmittel, *z B* Milch) adulterated (ʌ)
gefältelt (Schleimhaut) folded
Gefangenenpsychose *f ps* prison psychosis (sai'kousis)
Gefangenschaftsdystrophie *f* camp dystrophy (i)
Gefängnis|arzt *m* prison doctor ⌐fieber *n* (Fleckfieber) jail fever ⌐psychose *f ps* prison psychosis
gefärbt *histol* stained / (farbig) colo[u]red (ʌ) / mehrfach ~ (mehrfarbig) pleochroic (ou), pleochromatic (æ)
gefasert *anat* fibrous (ai) / fibrillate (ai)
Gefäß *n Lab* vessel, basin (ei) / *anat*

vessel ⌐- vascular, vaso- (*Br* 'veiso- *od* 'veizo-, *US* 'væso-) (*Vors*), angio- ('ændʒio-) (*Vors*) ⌐abbindung *f chir* ligature ('ligətʃə) ⌐abdichtung *f* sealing of the [blood] vessels, reduction (ʌ) of vascular permeability ⌐abdrehung *f* (Blutstillung) torsion of an artery ⌐abquetschung *f* angiotripsy ('ændʒio), vasotripsy (ei) ⌐achse *f* vascular axis ⌐affektion *f* vascular affection ⌐anastomose *f* vascular anastomosis ~anregend vasostimulant (i) ⌐anregung *f* vascular stimulation ~arm (Gewebe) poorly vascularised ⌐armut *f* poor vascularisation ⌐ast *m* twig ⌐ataxie *f* vasomotor ataxia ⌐aufnahme *f röntg* arteriogram (iə) ⌐ausrottung *f chir* angiectomy (ændʒi'ektəmi) ⌐ausschluß *m* devascularisation ⌐austritt[sstelle] *m* (*f*) opening of a vessel ⌐bahn *f* path of a vessel ⌐band *n anat* vascular band ⌐bandkeratitis *f* fascicular (i) keratitis ⌐bandschatten *m röntg* cardiovascular shadow (æ) ⌐baum *m* vascular tree *od* arborisation ~bedingt vascular ⌐beschreibung *f* angiography (ɔ) ⌐bett *n* vascular bed ~bildend angiogenic (e), angiogenetic (e), angiopoietic (e) ⌐bildung *f* formation of blood vessels, angiopoiesis ('ændʒiopoi'i:sis), angiogenesis, vascularisation ⌐bindegewebe *n* vascular connective tissue ⌐blutung *f* angiorrhagia (ei) ⌐bündel *n anat* vascular bundle (ʌ) ⌐chirurgie *f* vascular surgery ⌐darstellung *f röntg* vasography (ɔ), angiography (ɔ) ⌐dilatation *f* vasodilatation ~dilatorisch vasodilative (ei) ⌐drehung *f* twisting of a vessel ⌐druckpunkt *m* (erste Hilfe) pressure point ⌐durchlässigkeit *f* vascular permeability ⌐durchmesser *m* diameter (æ) of a vessel, lumen (u:) ⌐durchtrittsstelle *f* opening for a vessel ⌐dystrophie *f* angiodystrophy (i) ⌐einsprossung *f* (Pannus) pannus (æ) ⌐endarteritis *f* (Erweiterung) angiectasis (ændʒi'ektəsis) ⌐endothel *m* vascular endothelium ⌐entartung *f* degeneration of a vessel ⌐entfernung *f* angiectomy ⌐entzündung *f* vasculitis, angiitis (ændʒi'aitis) ⌐erkrankung *f* vascular disease / periphere [infektiöse] ⌐ peripheral vascular disease [with infection] / zerebrale ⌐ cerebrovascular disorder ⌐ernährung *f* vasotrophy (ɔ) / mangelhafte ⌐ angiodystrophy (i) ⌐eröffnung *f chir* angiotomy ⌐erweichung *f* angiomalacia (mə'leiʃiə) ⌐erweiterung *f* (Nerv) vasodilator (ei) ~erweiternd vasodilative (ei), vasodilating ⌐erweiterung *f* (Hautgefäße) telangiectasia, (te,lændʒiek'teiziə), telangiectasis *f* (Arterien) angiectasis, angiectasia *od* ⌐erweiterungs- vasodilative (ei), telangiectatic (æ), angiectatic ⌐exstirpation *f* angiectomy ⌐fibrom *n* angiofibroma ~förmig vasiform (æ) ⌐fortsatz *m* vascular process ⌐füllung *f* vascular filling *od* region ⌐gebiet *n* vascular zone *od* region ⌐geflecht *n* (Plexus) vascular plexus *od* (Venen) venous (i:) plexus ⌐geräusch *n* vascular murmur (ɔ:) ⌐geschwulst *f* vascular tumo[u]r, aneurysm ('ænjuərizm) ⌐gewebe *n* vascular tissue ⌐gift *n* vascular poison ~haltig vascular, containing vessels ⌐haut *f* vascular membrane ⌐hohlraum *m* lumen (u:) *od* caliber of a vessel ⌐hypertonie *f* (Gefäßkrampf) angiospasm, angiohy-

pertonia (ou), vasoconstriction / (Arterie) arteriospasm (iə) ⌐injektion *f* intravascular (æ) injection ⌐innenhaut *f* intima ⌐klemme *f chir* artery forceps *pl*, *US* h[a]emostat (i:), h[a]emostatic (æ) clamp, vessel forceps *pl*, serrefine (sε:'fi:n) / ⌐ nach Koeberle Koeberle's ('kø:bərləz) forceps *pl* ⌐knäuel *n* vascular (æ) tuft, tuft *od* ball of vessels, glomus (ou), *pl* glomera (ɔ) / (Niere) glomerulus (e), glomerule (ɔ). ⌐knikkung *f* kinking of a vessel ⌐knoten *m* vascular node (ou) ⌐kollaps *m* vascular collapse ⌐komplikationen *f pl* vascular complications ~kontrahierend *od* konstringiereud vasoconstrictor ⌐krampf *m* angiospasm, vasospasm (ei) / (Arterie) arteriospasm ⌐krampf- angiospastic, vasospastic ⌐krankheit *f* vascular disease, angiopathy (ɔ) ⌐krise *f* vascular crisis (ai) ~lähmend angioparalytic (i) ⌐lähmung *f* angioparalysis, angioparesis (i:), vasoparalysis ⌐läsion *f* vascular lesion ⌐lehre *f* (Angiologie) angiology ⌐leiden *n* angiopathy (ɔ), vascular disease / hypertonisches ⌐ hypertensive vascular disease (HVD) ⌐ligatur *f* ligature ('ligətʃə) of a vessel ~los devoid of vessels, avascular ⌐lues *f* vascular syphilis (i) ⌐lumen *n s* ⌐durchmesser *od* ⌐mißbildung *f* deformation *od* abnormality of vessels, vascular deformity ⌐mittel *n pharm* vasotonic (ɔ) / (zur Erweiterung) vasodilator (ei) ~motorisch vasculomotor (ou) ⌐nadel *f chir* arterial suture needle (i:) ⌐naht *f* angiorrhaphy (ɔ), suture (ju:) of a vessel / (Arterie) arteriorrhaphy (ɔ) ⌐nerv *m* vasomotor [nerve]; vasodilator *od* vasoconstrictor nerve
Gefäß|netz *n* vascular rete ('ri:ti), vascular network / (arterielles) arterial (iə) network / (venöses) venous (i:) network ⌐netzbildung *f* vasculogenesis ⌐neuralgie *f* angioneuralgia (njuə'rældʒiə) ⌐neurose *f* angioneurosis, neurangiosis ~neurotisch angioneurotic (ɔ) ⌐obliteration *f* vascular obliteration ⌐parese *f* vasoparesis (i:) ⌐peripherie *f* peripheral vascular region ⌐pfropf *m* embolus, plug ⌐pinzette *f chir* cardiovascular forceps *pl* ⌐plastik *f* angioplasty ⌐plexus *m* vascular plexus / (Venen) venous (i:) plexus ⌐pressung *f* angiopressure ⌐prozeß *m* vascular process ⌐pulsation *f* vasomotion (ou) ⌐quetscher *m chir* angiotribe ('ændʒiotraib) ⌐reflex *m* dermographism (ɔ) ⌐regulierung *f* vascular regulation ~reich vascular, rich in blood vessels ⌐reichtum *m* vascularity (εə) ⌐reizmittel *n pharm* vascular stimulant (i), vasostimulant (i) ⌐resektion *f* vasoresection ⌐riß *m* angiorrhexis, bursting of a vessel ~schädigend vasculotoxic ⌐schädigung *f* vascular lesion / toxische ⌐ h[a]emorrhagic (æ) capillary (æ) toxicosis ⌐scheide *f* perivascular sheath ⌐schere *f chir* vein *od* vascular scissors *pl* ⌐schicht *f* vascular layer (lεə) ⌐schleife *f* vascular loop ⌐schlinge *f* vascular loop *od* coil ⌐schmerz *m* angialgia (ændʒi'ældʒiə), angiodynia ⌐schock *m* vasogenic (e) shock / (durch Absinken des Blutvolumens) olig[a]emic (oli'gi:mik, *US* 'dʒi:mik) shock ⌐schwäche *f* vascular deficiency (i) ⌐schwamm *m* angioma ⌐schwund *m* vascular atrophy (æ) ⌐segment *n* seg-

ment of a vessel ~sklerose f vascular sclerosis, angiosclerosis ~sklerotisch angiosclerotic (ɔ) ~spannung f angiosthenia (i:), arterial tension ~spannungsnachlassen n vasorelaxation ~spannungsregelnd vasomotor (ou) ~spasmus m vascular constriction, angiospasm, vasospasm (ei) ~spastisch angiospastic, vasospastic ~sprung m (Springen od Platzen eines Gefäßes) bursting of a vessel, angiorrhexis ~stamm m vascular trunk (ʌ) ~stauung f vascular stasis (ei) od congestion ~stein m angiolith, h[a]emolith (i:), (Vene) phlebolith (e) ~stenose f angiostenosis ~störung f vascular disturbance ~stumpf m vascular stump (ʌ) ~system n vascular system / (Herz) cardiovascular system (CVS) ~tätigkeit f angiokinesis (kai'ni:sis), vascular activity ~terminal (Arterien) arterio--terminal ~thrombose f vascular thrombosis ~tod m death caused by circulatory breakdown ~tonus m vasotonia (ou), angiotonia, tone of the vessels / ~ im Venenkreislauf vascular tone of venous (i:) circulation ~torsion f torsion of a vessel ~transplantation f vascular transplantation ~verbindung f vascular connection ~verengerer m (Nerv) vasoconstrictor ~verengernd vasoconstricting, vasoconstrictive, vasoconstriction ~verengerung f physiol vasoconstriction / anat angiostenosis ~verkalkung f angiosclerosis / (Arterien) vascular sclerosis ~verknöcherung f angiosteosis ~verletzung f vascular lesion, vessel wound ~verödung f vascular sclerosing ~verpflanzung f vascular transplantation ~verschluß m occlusion od blockage od plugging (ʌ) od obstruction (ʌ) of a vessel, arterial od vascular occlusion / temporärer ~ temporary occlusion ~versorgung f vascularisation, vascular supply ~verstopfung f plugging (ʌ) of a vessel ~verteilung f vascular distribution ~verzweigung f ramification, branching (a:), arborisation

Gefäßwand f vessel wall (VW), vascular wall ~durchlässigkeit f permeability of the vascular wall ~entzündung f (Thrombangiitis) thrombo-angiitis ~muskulatur f muscle-coat of a vessel ~nekrose f angionecrosis ~prozess m process within the wall of a vessel ~schicht f tunica (ju:), coat, layer (leə) [of the wall of a vessel] ~spannung f tension of the vascular wall ~verkalkung f calcification of the wall of a vessel

Gefäß|widerstand m vascular resistance ~wirksam vaso-active ~wirkung f pharm effect on vessels ~wucherung f capillary proliferation ~zerfall m angiolysis (ɔ) ~zerreißung f angiorrhexis, rupture of a vessel ~zerstörung f (Gewebe) devastation ~zweig m vascular branch (a:)

~efenstert fenestrated (e)
~efiedert histol feathery (e), plumy (u:), plumose (u:)
~eflecht n histol reticulum (i), pl reticula, network / (Plexus) plexus, pl plexus[es] ~förmig (plexusartig) plexiform ~knochen m network bone
~efleckt (Haut) spotted, (flächig) blotched / scient maculate (æ)

Geflügel n fowl ~cholera f chicken cholera (ɔ), pasteurellosis ('pæstə:re-'lousis) in chickens ~[fleisch] n (Diät) white meat ~milbe f s Hühnermilbe ~pest f fowl plague / atypische ~ Newcastle disease ~pocken f pl fowl pox ~schnupfen m, ansteckender vet roup (u:)
geflügelt winged
Geflügeltuberkulose f avian od chicken od fowl tuberculosis
geformt (Stuhlgang) well-formed
gefranst anat, histol laciniate (i), fringed, fimbriate[d]
Gefrier|bruch m Lab freeze etching ~bruchtechnik freeze-etching technique ~getrocknet freeze-dried (FD) ~mikrotom m mikrosk freezing microtome (ai) ~punkt m freezing point ~punktbestimmung f cryoscopy (krai'ɔskəpi) / (Blut) h[a]emocryoscopy ~schnitt m mikrosk frozen section ~schnittmikrotom n freezing microtome ~trocknung f lyophilisation ('laiofili'zeifn), freeze--drying
Gefüge n structure (ʌ), frame [work] / (Zusammensetzung) composition
Gefühl n feeling / sense / (seelisch) emotion (ou) / (Empfindung) sensation / (beim Anfühlen) feel ~los ps apathetic (e), indifferent / (Glied) numb (nʌm), dead / (betäubt) an[a]esthetised (i:) / (Schmerz) analgetic (e), analgic / (unempfänglich für) insensitive ~losigkeit f ps apathy (æ), indifference / (Glied) numbness / an[a]esthesia (i:) / (Schmerz) analgesia (dʒi:), algan-[a]esthesia (i:)
Gefühls|apparat m sense organs ~bewegung f ps emotion ~eindruck m ps sensory impression ~empfindung f, gesteigerte ps oxy-[a]esthesia (i:) / unangenehme ~ (Ameisenlaufen, Brennen, Kältegefühl usw) paralgia (æ), paralgesia (i:) ~erregung f ps [emotional] excitement ~gestört dys[a]esthetic (e) ~grenze f threshold of feeling ~kalt ps frigid ('fridʒid) ~kälte f ps frigidity (i) ~lähmung f sensory paralysis ~leben n ps emotional life ~mäßig ps emotional, emotive ~nerv m sensory nerve ~reaktion f ps emotional reaction ~sinn m sense of touch, tactile (æ) sense ~störung f dys[a]esthesia (i:) / (halbseitige) hemihypo-[a]esthesia (i:) ~störungs- dys[a]esthetic (e) ~theorie f ps James-Lange-Sutherland theory ~verarmung f ps emotional flattening, flattening of affect ~verlust m loss of sensation od of the tactile sense; an[a]esthesia (i:) / (Fingerspitzen) acro--an[a]esthesia ~wahrnehmung f (an bestimmter Stelle) top[a]esthesia (i:), topognosia (ou), topognosis / Verlust der ~ topagnosis ~zentrum n centre [US center] of perception
gefüllt filled / (Gefäße, Corpus cavernosum) engorged / (Zahn) filled, plugged
gefurcht (furchig) anat striate (ai), rugose, rugous (u:), sulcal (ʌ), sulcate[d], crenate[d] (i:) / (Gesicht, Haut) furrowed (ʌ)
gegabelt anat forked, branched, bifurcate[d] (ai)
Gegen|anaphylaxis f anti-anaphylaxis, ananaphylaxis ~anzeige f (Therapie) contra-indication ~arznei f pharm antidote , ~besetzung f ps anti-cathexis, counter-investment ~druck m counter-

-pressure / (Rückfluß) back-pressure ~eckenmuskel m, kleiner (Musculus antitragicus (PNA)) antitragicus muscle ~extension f counter-extension ~färben histol to counterstain ~färbung f histol contrast od differential staining, counterstain ~feld n radiol opposing field ~gewicht n counterweight ~gift n antidote / antitoxin ~hormon n antihormone ~indikation f contra-indication ~indiziert contra-indicated ~inzision f chir contra-incision (in'siʒən), counter-opening ~koppelung f (negative Rückkoppelung) negative feedback ~körper m antibody ~läufig (Nerv) antidromic (ɔ) ~leiste f (Ohr) anthelix (ænt'hi:liks) ~maßnahme f counter-measure (e) ~maßregel f counter-measure ~mittel n pharm antidote ~muskel m (Antagonist) antagonist (æ) ~öffnung f chir counter--opening, counter-incision (i) ~peristaltik f antiperistalsis (æ), anastalsis (æ) ~polig biol, chem heteropolar (ou) ~probe f check ~pulsation f counterpulsation ~punktanzeiger m röntg backpointer ~punktion f counterpuncture ~regulation f physiol counter--regulation, counter-regulatory reaction ~regulationsdiabetes m counter-regulation diabetes (daiə'bi:ti:z) ~regulatorisch counter-regulatory ~reiz m counter-irritant impulse / contrastimulus (i) ~reizmittel n pharm contrastimulant; counter-irritant ~schnitt m chir contra-incision (i), counter-opening, counter-incision ~schocktherapie f countershock treatment ~spiel n physiol antagonism (æ) ~stellung f opposition ~stoß m contrecoup (u:), counterstroke, counterblow ~stoßbruch m (Schädel) contrecoup fracture ~stromverteilung f counter-current distribution ~suggestion f ps counter--suggestion ~teilig (z B Wirkung) opposite (ɔ) ~toxin n toxin-antitoxin ~überliegend (auch anat) opposite (ɔ) ~überstellung f (z B Fälle, Befunde) comparison (æ) / (Opposition) opposition ~übertragung f counter-transference ~versuch m control test ~willig (gegen den eigenen Willen) ps contravolitional (i) ~wirkung f counter--action, antagonism (æ), counter-reaction ~zeigerbewegung f anticlockwise (ɔ) od counter-clockwise direction ~zug m counter-extension, counter--traction ~zwang m ps counter-compulsion
gegliedert anat articulate, jointed / (Fühler) moniliform (i)
Gehalt m content / (Spiegel, Höhe) level / (auch chem) concentration [nota: contents = Inhalt] ~sbestimmung f pharm assay (ei) ~voll (Nahrung) nutritious (i)
Geh|angst f basiphobia ~apparat m anat locomotor (ou) apparatus (ei) / (Prothese) walking caliper
gehäuft (Löffelvoll) heaped
Geh|bad n hydrogymnasium (ei) ~badübungen f pl hydrogymnastics ~behinderter m patient with a walking impediment ~bügel m (Gipsverband) walking iron ('aiən)
gehemmt physiol restrained / ps inhibited (i) ~sein n ps inhibition (i)
gehen to walk / an Krücken ~ to walk on crutches (ʌ) ~ n (Gang, Bewegung)

walking / (Gangart) gait / 2 mit geradeaus gerichteten Zehen od Füssen straight-foot walking

geh|fähig able to walk; ambulatory 2fähiger m mil walking case 2gestell n chir horse 2gips m walking cast od plaster

Gehilfe m chir assistant

Gehirn n [s a Hirn] brain, encephalon (e) 2- cerebral (e), cerebro- (e) (Vors), encephalo- (en'sefələ) (Vors), brain 2abschnitt m embr encephalomere 2abszeß m brain abscess, cerebral abscess, pyencephalus ('paien'sefələs) 2anatomie f anatomy (æ) of the brain 2anhang m (Hypophyse) pituitary body 2arterienaneurysma n (Hirnaneurysma) cerebral aneurysm ~artig encephaloid 2atlas m brain map 2atrophie f encephalatrophy (æ) 2balken m (Corpus callosum) [corpus] callosum, great commissure ('komisjuə) 2basis f (Basis cerebri (PNA)) base of the brain 2beteiligung f brain od cerebral involvement 2bläschen n embr cerebral od cephalic (æ) vesicle (e) 2blutung f cerebral h[a]emorrhage (e), cerebral bleeding, encephalorrhagia (ei) 2bruch m (Enzephalozele) encephalocele, hernia of the brain 2chirurgie f brain surgery 2druck m brain pressure, cerebral pressure 2durchblutung f cerebral blood flow (CBF) 2embolie f cerebral embolism 2entartung f encephalosis 2entzündung f encephalitis 2erkrankung f encephalopathy (ɔ), cerebral disease, cerebropathy (ɔ), encephalosis 2erschütterung f cerebral commotion, commotio (ou) cerebri (e), concussion (ʌ) [of the brain] 2erweichung f encephalomalacia (mə'leiʃiə), cerebromalacia, softening of the brain 2fieber n brain fever 2flüssigkeit f cerebrospinal (ai) fluid 2funktion f brain od cerebral function (ʌ) od activity 2furche f sulcus (ʌ) cerebri, cerebral fissure ('fiʃə) od sulcus 2gefäß n (Arterie) cerebral artery / (Vene) cerebral vein / (allgemein) cerebral vessel 2gefäss- cerebrovascular 2geräusch n (Säugling) cerebral murmur, brain murmur 2geschwulst f cerebral tumo[u]r 2hälfte f hemisphere ('hemisfiə)

Gehirnhaut f meninx (i:), pl meninges (mi'nindʒiːz) / harte 2 dura (juə) mater (ei) / weiche 2 pia (ai) mater 2meningeal (mi'nindʒiəl) 2blutung f meningeal h[a]emorrhage (e), meningorrhagia (ei) 2entzündung f meningitis / (mit Beteiligung des Gehirns) periencephalomeningitis 2erkrankung f meningopathy (ɔ) 2tuberkulose f tuberculous meningitis, tubercular m. 2tumor m meningeal tumo[u]r (ju:), meningioma, durosarcoma

Gehirn|herd m cerebral focus 2höhle f cerebral ventricle, ventricle of the brain 2hypertrophie f (Makrenzephalie) macrencephaly, macrencephalia (ei), hypertrophy of the brain 2kammer f s Gehirnventrikel 2kompression f brain compression 2kontusion f cerebral contusion 2krankheit f disorder of the brain, cerebropathy (ɔ), brain disease 2lähmung f cerebral palsy (ɔ) od paralysis 2läsion f brain lesion 2leiden n brain disease, encephalopathy (ɔ), cerebropathy ~los brainless, decere-

brate 2mantel m (Pallium (PNA)) pallium (æ) 2masse f brain substance 2metastase f cerebral metastasis 2nerv m cerebral od cranial (ei) nerve, nervus cranialis (ei) 2ödem n cerebral [o]edema (i:) 2physiologie f cerebrophysiology 2prolaps m cerebral prolapse 2punktion f puncture of the brain, cephalocentesis (i:), craniopuncture (ei) 2punktionskanüle f chir brain biopsy cannula 2quetschung f cerebral contusion (ju:), contusion of the brain 2reizung f meningism (e), cerebral irritation 2rinde f cerebral cortex, cortex cerebri, pallium, mantle 2- u Rückenmarksentzündung f myelo-encephalitis 2rückenmarksflüssigkeit f cerebrospinal (ai) fluid (u) 2sand m brain sand 2sandgeschwulst f psammoma (sæ'moumə) 2schädel m neurocranium (ei) 2schädigung f cerebral lesion od injury, lesion of the brain, brain injury 2schale f s Hirnschale 2schenkel m pl crura (uə) cerebri 2schlag m [cerebral] apoplexy (æ) / 2 durch Gefäßblutung cerebral vascular stroke 2schnitt m encephalotomy 2schwund m encephalatrophy (æ), atrophy of the brain 2sektion f chir cerebrotomy 2sichel f falx cerebri (e) 2sklerose f cerebral sclerosis, sclerencephaly 2spatel m chir brain spatula (æ) 2stamm m brain stem 2substanz f (graue) grey [US gray] matter od substance / (weiße) white matter od substance 2syndrom n [chronisches] chronic brain syndrome 2szintigraphie f brain scanning 2tätigkeit f cerebral function (ʌ) od activity 2thrombose f cerebral thrombosis 2tod m cerebral death 2tumor m cerebral od brain tumo[u]r 2überlagerung f encephal[a]emia 2ventrikel m ventricle of the brain 2verletzung f cerebral injury 2volumen n size of the brain 2vorfall m s Gehirnbruch 2wäsche f ps brain-washing 2wasserbruch m hydrencephalocele 2wassersucht f (Wasserkopf) hydrocephalus, hydrocephaly 2welle f elektr brain wave 2windung f cerebral gyrus ('dʒaiərəs), pl gyri ('dʒaiərai), cerebral convolution 2zelle f brain cell 2zentrum n brain centre [US center] 2zucker m brain sugar, cerebrose (e), cerebrogalactose

Gehkrücken f pl walking crutches (ʌ)

Gehör n hearing / (Gehörsinn) audition (i) / ear / das 2 verlieren to become deaf (e) 2- auditory (ɔ:), audio- (Vors), aural 2apparat m (Apparatus acusticus) anat auditory od acoustic apparatus 2assoziation f auditory association 2bläschen n embr auditory od otic (ou) od acoustic (u:) vesicle (e) 2empfindlichkeitsskala f auditory scale 2empfindung f auditory sensation 2fehler m defective hearing, auditory defect

Gehörgang m (äußerer) (Meatus acusticus externus (PNA)) external auditory meatus (ei) od canal / (innerer) (Meatus acusticus internus (PNA)) internal auditory meatus od canal 2atresie f atresia (i:) of the auditory canal 2cholesteatom n cholesteatoma of the auditory canal 2diphtherie f otitis (ai) crouposa (ou), otitis diphtherica 2entzündung f otitis externa, external otitis 2furunkulose f furuncular (ʌ) otitis 2haare n pl tragi ('treidʒai) 2knorpel

m (Cartilago meatus acustici (PNA)) cartilage of the external auditory meatus 2nerv m, äusserer (Nervus meatus acustici externi (PNA)) nerve to the external auditory meatus 2resonanz f canal resonance 2spülung f ear-syringing 2venen f pl (Venae labyrinthi) internal auditory veins 2verschluß m ankylotia (æŋki'louʃiə)

Gehör|gefährdung f auditory damage risk 2halluzination f ps auditory hallucination, acousma (u:) 2knöchelchen n pl (Ossicula auditus (PNA)) auditory ossicles 2knöchelchenentfernung f chir ossiculectomy, otosclerectomy ('outosklio'rektəmi) 2knöchelchenoperation f chir ossiculotomy 2lehre f acoustics (ə'ku:stiks) sg ~los (taub) deaf 2losigkeit f deafness (e) 2messer m audiometer (ɔ:di'omitə) 2messung f audiometry (ɔ) 2messungs- audiometric (e) 2nerv m auditory od acoustic (u:) nerve 2nervatrophie f atrophy (æ) of the acoustic nerve 2organ n organ of hearing, acoustic (u:) od auditory apparatus (ei) 2probe f hearing test 2rückkoppelung f auditory (ɔ:) feedback / verzögerte 2 delayed auditory feedback 2sand m ear dust 2schnecke f s Schnecke 2schutzkapsel f ear plug od earplug 2schwächung f hearing loss 2sinn m sense of hearing, audition 2stein m otolith (ou) 2symptom n auditory symptom (o) 2verlust m loss of hearing 2zentrum n auditory area ('əriə)

Geh|schule f (für Amputierte) rehabilitation centre [US center] 2steg m (Gipsverband) walking iron (aiən) 2störung f dysbasia (ei) / abasia / ataktische 2 ataxic abasia / paralytische 2 paralytic (i) abasia / spastische 2 choreic (kɔ'riːik) abasia 2strecke f walking range 2übung f walking excercise ~unfähig unable to walk 2verband m bandage that enables the patient to walk about 2versuch m attempt to walk 2werkzeuge n pl organs of locomotion od motion

Geigel ('gaigəl)-Reflex m (Leistenreflex) Geigel's reflex

Geimpfte[r] f (m) inoculated (ɔ) person / (Pocken) vaccinated ('væks-) person

Geißblatt n bot pharm woodbine (u), honeysuckle (ʌ) 2gewächse n pl bot Capsifoliaceae (fou'ljeiʃii)

Geißel f (Seuche) scourge (ɔ:) / (Zelle) flagellum, cilium (i), pl cilia (i) / (Peitsche) whip / akzessorische 2 paraflagellum 2- flagellate (æ) 2antigen n flagellar antigen ~artig flagelliform 2bewegung f ciliary od lashing movement 2epithel n ciliated (i) epithelium (i:) 2faden m flagellum, pl flagella, cilium, pl cilia ~förmig flagelliform 2haar n s 2faden 2kern m blepharoplast ('blef) ~n to whip 2tätigkeit f histol flagellation 2tierchen n zool flagellatum (ei), p. flagellata 2zelle f histol ciliated (i) od flagellate (æ) cell

Geißfuß m dent [dental] elevator

Geißler f ('gaislər)-Röhre f Geissler's tube

Geist m ps mind / (Verstand) intellect (Seele) soul / (Psyche) psyche ('saiki) pharm spirit (i) / (Gespenst) ghost (ou)

Geister|erscheinung f okk apparition (i) 2furcht f ps demonophobia ~haft ghostly (ou), ghostlike (ou), supernatural geistes|abwesend *ps* absent-minded ʒ-abwesenheit *f* absent-mindedness ʒanstrengung *f ps* mental effort ʒentartung *f* (geistiger Verfall) *ps* mental deterioration ʒfähigkeit *f ps* intellectual capacity (æ) ~gestört *ps* mentally deranged (ei) *od* disturbed ʒgestörte[r] *f* [*m*] *ps* mentally deranged person, mental case ʒgestörtheit *f*, plötzliche nerve storm ʒgestörtsein *n ps* mental derangement *od* disorder *od* disturbance ʒhaltung *f ps* attitude of mind ʒkraft *f ps* mental power ~krank suffering from a mental disorder / insane (ei), of unsound mind ʒkrankenpflege *f* psychiatric (æ) nursing care ʒkranker *m* (Klinik) mental patient, psychiatric case / (rechtlich) lunatic (u:), insane (*pl*) ʒkrankheit *f* mental disease *od* disorder / (rechtlich) lunacy (u:), insanity (æ) / [nota: dem Grad nach werden unterschieden: idiocy, imbecility, feeble-mindedness, dullness] / organisch bedingte ʒ neuropsychopathy (ɔ) ~schwach *ps* feeble-minded, mentally deficient (di'fiʃənt) (MD) ʒschwäche *f ps* feeble-mindedness, mental deficiency, weakness of mind ʒstörung *f* mental derangement *od* disorder ʒträgheit *f ps* sluggishness (ʌ) of the mind ʒverfassung *f ps* mental state *od* condition, state of mind ʒverwirrung *f* mental aberration ʒzerrüttung *f ps* derangement (ei) of the mind, dementia (e), [ab]alienation ʒzustand *m ps* state of mind, mental condition *od* state

geistig *ps* mental; ~ frisch mentally alert; ~ gesund sane; ~ zurückgeblieben mentally defective / (verstandesmäßig) intellectual / (seelisch) spiritual / (Getränke) spirituous, alcoholic (ɔ) / (Liebe) platonic (ɔ)

geistlos *ps* inane (ei), stupid ʒigkeit *f ps* inanity (æ) / mental dullness

gejodet iodised ('aiədaizd) / (bepinselt) iodine-painted

gekampfert *pharm* camphorated

gekapselt encapsulated

gekennzeichnet (Medizinflaschen) labe[l]led (ei)

gekerbt crenate (i:), crenated, notched / (ausgezackt) scalloped (æ) / (gezähnt, zackig) incised (ai), jagged

geklumpt (Blut) clotted / (Bakterien) clustered (ʌ)

geknäuelt *anat* convoluted

geknickt bent / (Darm) kinked

Geknister *n* (Krepitieren) crepitation

gekoppelt (Symptome, Leiden *usw*) coupled (ʌ), linked / (gleichzeitig bestehend) co-existent

gekörnt *pharm* granulated / *histol* granulated (æ), granular

gekreuzt *anat* crossed, decussate (ʌ) / (kreuz u. quer) criss-cross / *s* kreuzen

Gekröse *n* (Dünndarm) mesentery (e) / (Dickdarm) mesocolon (ou) / (Mastdarm) mesorectum ʒ- mesenteric (e) ʒansatz *m* mesenteric attachment ʒnaht mesenteriorrhaphy (ɔ), mesentorrhaphy (ɔ) ʒraffung *f chir* mesenteriplication ʒvene *f* mesenteric vein ʒwurzel *f* (Radix mesenterii (*PNA*)) root of the mesentery

gekrümmt curved, (gebogen) bent / (Nase) crooked / (Schultern) hunched / (Rückgrat) kyphotic (ɔ)

Gel *n* gel (dʒel)

gelähmt paralysed (æ) ʒer *m* paralytic (i)

gelappt (lappig) *anat* lobate (ou), lobed, lobular (ɔ), lobulated (ɔ) / *chir* flap-like

Gelasma *n* (verkrampftes Lachen) gelasma (æ), gelasmus (æ)

Gelatina| alba *f* (*DAB*) *s* Gelatine ʒ Carrageen *pharm* Carrageen ('kærəgi:n)-moss gelatin ʒ Lichenis Islandici *pharm* Iceland (ai)-moss gelatin ʒ zinci (*DAB*) (Zinkleim) zinc gelatin (*USP*)

Gelatine *f* (*DAB*) gelatin ('dʒeləti:n) (*BP*, *USP*) / modifizierte flüssige ʒ modified heat-degraded gelatin (MFG) ~artig gelatinoid (æ), gelatinous (æ) ʒagar *m bakt* gelatin agar ('æga:) ʒeinspritzung *f* gelatin injection ʒinjektion *f* gelatin injection ʒkapsel *f pharm* gelatin capsule, soft elastic capsule (SEC) ʒkultur *f* gelatin culture (ʌ) ʒnährboden *m* gelatin culture medium (i:) ʒschwamm *m* gelatin sponge / resorbierbarer ʒ absorbable gelatin sponge

gelatinieren to gelatinise (æ) ʒ *n* gelatinisation ~d gelatinous, gelatigenous (i)

gelatinös (gelatineartig) gelatinous (æ), gelatinoid

gelb (bei Gelbsucht) icteric (e) / weißlich ~ (Sklera, Haut) yellowish-white ʒblindheit *f* axanthopsia (ɔ), yellow-blindness ~braun (lohfarben) (Urin, Haut) tawny (ɔ:) ʒfärbung *f mikrosk* yellow staining / *path* xanthochromia (zænθo'kroumjə) / (Haut) ochrodermia (oukro'də:miə), xanthoderm[i]a, yellow hue of the skin, flavedo (i:), yellow tint / (Liquor) (Xanthochromie) xanthochromia (ou) / (Sklera) scleral (iə) icterus

Gelbfieber *n* yellow fever, yellow jack F ʒepidemie *f* yellow fever epidemic (e) ʒerbrochenes *n* black vomit (ɔ) ʒ-Impfstoff *m* yellow fever vaccine (*BP*) (Yel/Vac) ʒmücke *f* Aedes (ei'i:di:z) aegypti (i), tiger (ai) mosquito (mɔs'ki:ton), yellow-fever mosquito ʒstuhl *m* caddy stools ʒvakzine *f s* ʒ-Impfstoff

Gelbfluss *m* (Weissfluss gelblicher Farbe, Fluor vaginalis) xanthorrh[o]ea (i)

Gelbgießer|fieber *n* brass-chill, brass-founders' fever ʒkrankheit *f s* ʒfieber

gelb|grün yellowish-green ʒhäutig yellow-skinned ʒknoten *m* xanthoma

Gelbkörper *m* (gelber Körper, Corpus luteum) yellow body, corpus luteum (u:) ʒbildungshormon *n* luteinizing (u:) hormone, interstitial (i) cell-stimulating (i) hormone ʒgehalt *m* (im Blut) lut[a]emia (i:) / erhöhter ʒ hyperlut[a]emia ʒhormon *n* (Progesteron) progesterone (*BP*), corpus luteum hormone ʒhormongehalt *m* (Blut) lut[a]emia / erhöhter ʒ hyperlut[a]emia ʒreifungshormon *n* interstitial cell-stimulating hormone

gelb|lich (Haut) yellowish, sallow (æ) ʒsehen *n* xanthopsia (zæn'θɒpsjə), xanthopia (ou)

Gelbsucht *f* icterus (i), jaundice (ɔ:) epidemische ʒ epidemic (e) *od* infective hepatitis familiäre acholische nicht-hämolytische ʒ congenital (e) family (æ) *od* famil[i]al (i) icterus hämolytische ʒ h[a]emolytic (i) j. hämorrhagische ʒ h[a]emorrhagic (æ) jaundice leberbedingte ʒ hepatocellular j. schwere ʒ der Neugeborenen erythroleucoblas-

tosis [*US* -leuko-] unechte ʒ pseudojaundice ʒ durch Verlegung des Ductus choledochus obstructive (ʌ) j. ʒ erzeugend icterogenic (e), icterogenous (ɔ) ~ähnlich icteroid (i)

gelbsüchtig (ikterisch) jaundiced (ɔ:), icteric (e)

Gelbwurz *f bot pharm* turmeric (ə:)

Geldiffusion *f imm* gel diffusion

Geldrollenanordnung *f* (Blut) rouleaux (ru:'lou) formation, nummulation

Gelee *n* jelly / ʒ royale royal (ɔi) jelly ~ähnlich (Sputum) jelly-like

Gelegenheits|krampf *m* occasional (ei) convulsion (ʌ) ʒparasit *m* sporadic (æ) parasite ʒ ʒursache *f* occasional (ei) cause

Gelenk *n* joint (ɔi), articulation ʒ mit Bewegungsmöglichkeiten in mehreren Richtungen diarthrosis durch ʒ verbunden anat jointed nur ein einziges ʒ betr uni-articular (i) einfaches ʒ (Articulatio simplex (*PNA*)) simple joint eröffnetes ʒ joint wound falsches ʒ pseud[o-]arthrosis, false joint, neo-arthrosis kugelähnliches ʒ (Articulatio sphaeroidea (*PNA*)) spheroid joint statisch belastetes ʒ weight-bearing joint ʒ- articular (i), arthr[o]- (*Vors*) ʒaffektion *f*, hysterische ʒ pseudarthritis ʒaufnahme *f röntg* radiography (ɔ) of a joint, arthrogram / ʒ (nach Luftfüllung) arthropneumoroentgenography, pneumo-arthrography (ɔ) ʒauskleidung *f* synovial (ou) membrane, synovium ʒauskugelung *f* luxation ʒband *n* ligament, articular (i) ligament (i) ~bedingt (aus Gelenkleiden entstehend) arthrogenous (ɔ) ʒbefall *m* joint involvement (ɔ) ~befallend arthrotropic (ɔ) ʒbeschwerden *f pl* joint trouble (ʌ) ʒbeteiligung *f* joint involvement ʒbeuge *f* bend of a joint ʒbeweglichkeit *f* movability of a joint ~bildend (Flächen) joint-forming ʒblutung *f* h[a]emarthrosis (hi:ma:-'θrousis), bleeding *od* h[a]emorrhage ('hemərid3) into a joint ʒbruch *m* [intra-]articular (i) fracture ʒdarstellung *f röntg* arthrogram, roentgenogram (ʌ) of a joint ʒdeformierung *f* joint deformity ʒdeformität *f* (angeboren) arthrodysplasia (ei) ʒdrüsen *f pl* Haversian (ə:) glands, synovial (ou) glands ʒeiterung *f* suppurative (ʌ) arthritis, pyarthrosis ʒempfindung *f* arthr[a]esthesia (i:) ʒende *n* (Epiphyse) epiphysis (e'pifisis) ʒendoskop *n* arthroscope ʒendoskopie *f* arthroscopy ʒentzündung *f* arthritis / eitrige ʒ (Pyarthros[e]) pyarthrosis ʒerguß *m* (Wasser) hydrarthrosis / (Blut) h[a]emarthrosis / (Serum) serosynovitis ʒerkrankung *f* arthropathy (ɔ) / degenerative ʒ degenerative joint disease, arthrosis ʒeröffnung *f chir* arthrotomy ʒersatz *m* joint replacement ʒextension *f* articular extension ʒfall *m mil* joint case ʒfalte *f* articular fold ~fern abarticular (i), remote from a joint ʒfläche *f* articular *od* glenoid (i:) surface ʒflüssigkeit *f* (nicht Gelenkwasser!) synovia (ou), synovial fluid (u) ʒflüssigkeits- synovial ʒfortsatz *m* (Processus articularis (*PNA*)) articular process / (Wirbel) zygapophysis (zaigæ'pɔfisis), articular process of a vertebra ʒfunktion *f*, beeinträchtigte disability of articulation ʒgicht *f* gouty (au) *od* uratic (æ) arthritis **‹haut** *f* synovial (ou) membrane, synovium **‹hautentzündung** *f* synovitis, arthrosynovitis **‹hautresektion** *f* synovectomy **‹höcker** *m* condyle, articular eminence (e), tuberculum articulare (ɛə) **‹höhle** *f* joint cavity (æ), articular cavity ~**ig** (durch Gelenke verbunden) articulate[d], jointed / (biegbar) flexible / (Körper) supple **‹kapsel** *f* (Capsula articularis (*PNA*)) joint capsule, articular capsule, capsula articularis (ɛə) **‹kapselbruch** *m* intracapsular fracture **‹karies** *f* arthrocace (a:'θrɔkəsi) **‹knorpel** *m* (Cartilago articularis (*PNA*)) articular cartilage **‹knorpelentzündung** *f* (Arthrochondritis) arthrochondritis **‹knorren** *m* condyle, articular eminence (e) **‹knorren-** condylar, condylo- (*Vors*) **‹kontraktur** *f* joint contracture **‹kopf** *m* (Kondylus) condyle, [articular] head; convex articular surface **‹köpfchen** *n* capitulum (i) **‹körper** *m* („Maus") arthrolith, joint mouse, floating cartilage **‹krepitus** *m* joint crepitus (e) *od* crepitation **‹lager** *n* joint cavity **‹lehre** *f* arthrology **‹leiden** *n* arthropathy (ɔ), joint disease, dysarthrosis **‹luxation** *f* joint dislocation **‹maus** *f* *s* **‹körper** **‹mobilisierung** *f* *chir* arthrolysis (ɔ) **‹muskel** *m* (Musculus articularis (*PNA*)) joint *od* articular muscle ~**nah** (in Gelenknähe) juxta-articular ('dʒʌkstə) **‹nerv** *m* (Nervus articularis (*PNA*)) articular nerve **‹-Nerven-Körperchen** *n pl* (Corpuscula nervosa articularia) articular corpuscles **‹neuralgie** *f* articular neuralgia, arthroneuralgia, neuralgia of a joint **‹pfanne** *f* socket; joint cavity (Schulter) glenoid (i:) cavity (æ) / (Hüftgelenk) acetabular (æ) fossa, fossa acetabuli **‹plastik** *f* arthroplasty **‹plastisch** arthroplastic **‹prozess** *m* articular process **‹punktion** *f* puncture of a joint, arthrocentesis (i:) **‹rand** *m* ambon ('æmbən), ambo (æ) **‹raum** *m s* **‹höhle** **‹resektion** *f* arthrectomy, incision of a joint **‹rheuma[tismus]** *n* [*m*] rheumarthritis, rheumarthrosis, articular *od* joint rheumatism (u:) / akuter **‹** rheumatic fever **‹rolle** *f* trochlea, *pl* trochleae ('trɔklii:) **‹röntgen** *n* röntg arthrography (ɔ) **‹schädigung** *f* injury to a joint **‹scheibe** *f* (Discus articularis (*PNA*)) articular disc / (Meniskus) meniscus **‹schmerz** *m* arthralgia (æ), arthrodynia, pain in a joint, arthritic (i) pain **‹schmiere** *f* (Synovia) synovia (ou), synovial (ou) fluid (u) **‹schuss** *m* gunshot (ʌ) wound of a joint, joint wound **‹schützer** *m* cap [for a joint] **‹schwellung** *f* joint swelling, articular swelling **‹sinn** *m* arthr[a]esthesia (a:θres'θi:ziə) **‹spalt** *m* (Cavum articulare) joint cavity **‹steife** *f s* **‹versteifung** **‹steifigkeit** *f* stiffness of a joint / (Ankylose) ankylosis **‹stellung** *f* attitude of a joint **‹system** *n* articular system (i) **‹tripper** *m* gonorrh[o]eal (i) rheumatism (u:) **‹tuberkulose** *f* tuberculous arthritis, white tumo[u]r (ju:) **‹veränderung** *f* [degenerative] arthrosis **‹verletzung** *f* joint injury ['indʒəri] **‹verödung** *f* (künstliche) arthrodesis (i:), arthrodesia **‹versteifung** *f* (Ankylose) ankylosis / (operative) arthrodesis (i:) / (Knochenhaft) synosteosis **‹verwachsung** *f s* **‹versteifung** **‹wasser[sucht]** *n*

(*f*) hydrarthrosis, articular dropsy (ɔ) **‹wucherung** *f* arthrophyte **‹wunde** *f* joint wound **‹zerrung** *f* distortion **‹zotte** *f* synovial (ou) *od* articular (i) villus *od* tuft, plica (ai) synovialis (ei) **‹zwischenknorpel** *m* (Meniskus) meniscus
Gel|filtration *f* gel filtration **‹hämolyse** *f* localised h[a]emolysis in gel
gelieren to jelly, to gelatinise (æ)
Gélineau (ʒeli'no)-**Syndrom** *n* (genuine Narkolepsie) Gélineau's syndrome, narcoleptic syndrome, idiopathic narcolepsy
gelocht (durchlöchert) perforated, foraminated (æ)
Gelose *f chem* gelose ('dʒelous)
gelöst dissolved (ɔ)
Gelsemiumtinktur *f* (Tinctura Gelsemii) gelsemium (i:) tincture (*BPC*)
Gelüste *n pl ps* desire (ai), appetite (æ), longing / (Schwangere) pica (ai), craving (ei)
gemahlen ground (grd)
gemasert marmoreal (ɔ:), marbled
Gemeinschaft, therapeutische *f ps* therapeutic community
Gemeinschafts|inhalation *f* group inhalation **‹psychose** *f* collective psychosis (sai'kousis), psychosis of association
Gemenge *n* mixture
Gemisch *n* mixture
gemischtgeschlechtlich *sex* bisexual (bai-'seksjuəl)
Gemurmel *n* (Murmelgeräusch) susurration, susurrus (ʌ)
Gemüt *n ps* mind, psyche ('saiki:) / (Stimmung) mood / temperament / (Gemütsbewegung) emotion **‹[s]**thymo- ('θaimou) (*Vors*), emotional, mental ~**lich** (Gemüt betr) *s* Gemüt-~ schwach erregbar hypo-emotional, hypo-affective / ~ stark erregbar hyper-emotional, hyper-affective / ~ verstimmt *ps* down-hearted
germüts|arm *ps* hypo-emotional (ou), hypo-affective **‹armut** *f ps* hypo-affectivity; moral insanity **‹art** *f ps* temper, temperament / (Charakter) character / (Stimmung) humo[u]r ('hju:-), mood **‹belastung** *f ps* emotional stress **‹bewegung** *f ps* emotion **‹ebene** *f ps* emotional level **‹entwicklung** *f ps* emotional development (e) **‹erregung** *f* strong emotion / affect **‹erschütterung** *f ps* emotional shock, psychic ('saikik) trauma (ɔ:) ~**krank** *ps* emotionally disturbed / (depressiv) melancholic (ɔ) **‹krankheit** *f ps* mental disorder / affective psychosis / (Schwermut) melancholia (ou) **‹lage** *f ps* mood / frame of mind / emotional status (ei) **‹leben** *n ps* thymopsyche (θaimo'saikə); emotional life **‹leiden** *n ps* thymopathy (ɔ) **‹reaktion** *f* emotional response *od* reaction (*auf to*) **‹ruhe** *f ps* calmness (a:) of mind, placidity (i) **‹schwankung** *f ps* emotional lability **‹stärke** *f ps* emotional strength *od* stability **‹stimmung** *f ps s* **‹lage** **‹störung** *f ps* emotional *od* affective disturbance **‹veränderung** *f ps* shift in the emotional condition, change of mood **‹verfassung** *f s* **‹lage** **‹verflachung** *f ps* emotional flattening **‹zustand** *m* frame of mind, emotional condition *od* state
Gen *n* (Erbfaktor) gene (dʒi:n) / mutiertes **‹** mutated gene, mutant (ju:)

/ X-gebundenes **‹** X-linked gene **‹**genic (e) **‹änderung** *f* (Mutation) mutation
Genauigkeitskontrolle *f* validation
Gen|austausch *m* crossing-over „**‹**-**Balance"** *f* (genetisches Gleichgewicht) gene (i:) balance ~**bedingt** genic (e), caused by genes (i:)
geneigt (zu Erkrankungen) apt, prone, liable (ai) / (mechanisch) tilted / *anat* inclined (ai)
general|isiert generalised; systemic (e) / (Krankheit) generalised (e) **‹isierung** *f* (allgemeine Ausbreitung) *pathol* generalisation **‹untersuchung** *f* general check-up
Generatio aequivoca *f* (Urzeugung) spontaneous (ei) generation
Generation *f* generation
generations|fähig able to propagate (ɔ) **‹psychose** *f ps* puerperal (ɔ:) *od* gestational psychosis **‹wechsel** *m* alternation of generation, digenesis, metagenesis ~**wechselnd** digenetic (e) **‹zeit** *f genet* generation time **‹zelle** *f* gamete (æ), sexual *od* germ cell
generativ generative (e)
generisch generic (e)
Genese *f* (Entstehung) genesis (e), *pl* geneses / cause / unbekannter **‹** of undetermined origin
genesen *vi* to recover, to recuperate, to convalesce ~ (wieder gesund) recovered ~**d** convalescent (e) **‹de[r]** *f* (*m*) convalescent [person]
Genesenden|diät *f od* -**kost** *f* convalescent diet (ai) **‹pflege** *f* after-care, after-treatment
Genesung *f* convalescence, recovery (ʌ), recuperation
Genesungs|- convalescent **‹aussicht** *f* chance of recovery (ʌ) **‹kur** *f* convalescent cure **‹wille** *m ps* will to recover **‹zeit** *f* period of convalescence
Genet|ik *f* (Erblehre) genetics (e) (*sg*) **‹iker** *m* geneticist (e), specialist in genetics ~**isch** genetic (e)
Genhäufigkeit *f genet* gene frequency
Genick *n* nape [of the neck], back of the neck / sich das **‹** brechen to break one's neck **‹-** neck, nuchal (ju:) **‹drüse** *f* cervical gland **‹schmerz** *m* nuchal (ju:) pain **‹starre** *f* (Meningitis cerebrospinalis epidemica) [epidemic] cerebrospinal (ai) meningitis, meningococcus meningitis / (Nackenstarre, Nakkensteifigkeit) neck rigidity **‹starrehaltung** *f* (Opisthotonus) opisthotonus (ɔ) **‹stich** *m s* Zisternenpunktion **‹versteifung** *f* stiffening of the neck
Geniculum *n anat* geniculum (i), sharp bend / **‹** nervi facialis (*PNA*) (äusseres Fazialisknie) geniculum of the facial nerve
Genio|glossus[muskel] *m* genioglossus ('dʒi:nio-) muscle **‹hyoideus** *m* (Kinn-zungenbeinmuskel) geniohyoid (ai) muscle **‹n** *n* (vorderster Punkt des Kinns) genion (i) **‹spasmus** *m* (Kinnmuskelkrampf) geniospasm (ai)
genital genital (e), genito- (*Vors*) **‹anhang** *m* genital appendage **‹apparat** *m* genitals **‹blutung** *f* h[a]emorrhage (e) from the genitals **‹e** *n* genitals, genitalia (ei) **‹falte** *f embr* genital fold **‹furche** *f embr* genital furrow (ʌ) **‹hypoplasie** *f sex* microgenitalism **‹ien** *n pl* genitals, genitalia (ei) **‹kanal** *m* genital canal (æ) **‹karzinom** *n* cancer of

the genitals ℒ-[Nerven-] Körperchen n pl (Corpuscula nervosa genitalia) genital corpuscles ℒorgane n pl genital organs ℒplastik f genitoplasty / (nur weiblich) gynoplasty ('gaino-, US 'dʒino-), gynoplastics ℒschlauch m s ℒtraktus ℒstrang m genital cord ℒsystem n genital system ℒtraktus m genital canal od duct (ʌ) ℒtuberkulose f tuberculosis of the genitals ℒwege m pl genital passages ℒzentrum n genital centre [US center] ℒzyklus m menstrual cycle (ai)
Genito|kruralfalte f genitocrural (uə) fold ~suprarenal adrenogenital (i:-e)
Genius m genius (i:), pl geniuses / ℒ epidemicus genius epidemicus / ℒ morbi genius morbi
Gen|mutation f gene (dʒi:n) mutation ℒneuordnung f crossing-over
Geno|dermatologie f (Lehre von den erblichen Hautleiden) genodermatology ℒdermatose f (hereditäre Dermatose, erbliche Hautkrankheit) genodermatosis
Genom n (Genbestand, Erbgut) genet genome ('dʒi:noum), genom ('dʒi:nəm) ℒaberration f genome aberration ℒmutation f genome mutation
Geno|phobie f (Angst vor sexuellen Dingen) genophobia
Gen-Ort m gene (dʒi:n) od genetic locus
Geno|typ m (Idiotypus) genotype (e), idiotype ℒtyp- genotypical (i) ~typisch genotypical
Gensatz m genome (i:), genom, gene complex
Gentamicin n (WHO) gentamicin (dʒentə'maisin) [sulphate (BP)]
Gentiana f (Enzian) bot, pharm gentian ('dʒenʃən) ℒe radix (EP) (Enzianwurzel, Radix Gentianae) gentian (BP), gentian root (EP) ℒsäure f chem gentianic (æ) acid, hydroquinonecarboxylic acid ℒtinktur f pharm tincture of gentian ℒviolett n methylrosaniline (æ) chloride (ɔ:), gentian violet (USP), crystal violet (BP) ~violettfärbbar gentianophil ('dʒenʃənofil) / nicht ~ gentianophobic (ou)
Gentianin n gentisin, gentianin ('dʒenʃənin), gentianic (æ) acid
Gentianose f gentianose ('dʒenʃənous)
Gentiin n s Gentianin
Gentiopikrin n gentiopicrin (i)
Gentisin n s Gentianin ℒsäure f (Acidum gentisinicum, Dihydrobenzoesäure) gentisic od gentisinic acid, dihydroxybenzoic acid
Genu n (Knie) genu ('dʒi:nju:, 'dʒenju:), pl genua ('dʒenjuə), knee ℒ capsulae internae (PNA) genu of the internal capsule ℒ corporis callosi (PNA) (Balkenknie) genu of the corpus callosum ℒ nervi facialis (PNA) (inneres Faziaisknie) genu of the facial nerve ℒ recurvatum (Hohlknie) genu recurvatum (ei), back knee ℒ valgum (X-Bein) genu valgum (e), knock knee ℒ varum (O-Bein, Säbelbein) genu varum (εə), bowleg (ou) ℒ- genual (ə)
Genübertragung f genetic transfer
genuin genuine ('dʒenjuin), essential / idiopathic
genu|kubital genucubital (ju:) ℒkubitallage f genucubital posture (ɔ) ~pektoral genupectoral
Genus n biol genus (i:), pl genera (e)
Genuß m pleasure (e) / (Kaffee, Tee) drinking, (Tabak) smoking, (Rausch-

gift) taking / (übermäßiger) indulgence (ʌ) (von in) ℒmittel n (z B Kaffee, Tee) there is no English equivalent: coffee, tea, cigarettes, etc. ℒmittelabus m (Kaffee, Tee, Tabak) abuse (ju:) [of coffee, tea, tobacco, alcohol, etc.] ~tauglich fit for human consumption (ʌ)
Genveränderung f mutation
Geo|biologie f geobiology ('dʒi:obai-'ɔlədʒi) ~biologisch geobiologic[al] (ɔ) ℒmedizin f (Umweltmedizin) geomedicine ℒpathologie f geopathology ~pathologisch geopathologic[al] (ɔ) ℒphag m (Erdeesser) geophagist (ɔ) ℒphagie f (Erdeessen) geophagy (ɔ), geophagism (ɔ), geophagia (ei) ~phagisch geophagous (ɔ) ~psychisch ps geopsychic[al] (ai) ℒtaxis f (Geotropismus) geotropism (ɔ), geotaxis ~tropisch geotropic (ɔ) ℒtropismus m geotropism (ɔ), geotaxis
Di George (di dʒe'ɔrdʒə)-Syndrom n (Thymusaplasie) Di George's syndrome, thymic aplasia od agenesis
gepaart coupled (ʌ), paired / chem conjugate (ɔ)
Gephyrophobie f (Brückenangst) ps gephyrophobia (dʒi'firo'foubiə)
geplatzt (Gefäß, Zyste) ruptured (ʌ)
gepolstert (z B Schiene) padded
gepoolt pooled
gepuffert chem buffered (ʌ)
gepulst radiol pulsed
gepulvert pharm powdered, pulverised
gequetscht contused (ju:)
gequollen (Haut, Gel) swollen (ou) / (Erbsen, Laminariastift) soaked / (Gesicht) puffed [up], puffy
gerade straight ~biegen (Grünholzfraktur) to reduce ℒhalter m shoulder brace ~machen to straighten (ei)
Gerad|heit f straightness ℒlage f (Fet) longitudinal (ju:) od polar (ou) presentation ~linig rectilinear (i)
gerändert marginated, ridged, rimmed
Geraniumsäure f (Dimethyloktadienosäure) geranic (dʒi'rænik) acid
Gerassel n (Rasselgeräusch) rattling, rale (a:)
Gerät n appliance (ai), apparatus (ei), equipment (nur sg) / instrument / (Aggregat) unit
geräumig spacious (ei), roomy / (Becken) capacious (ei) / (ausgedehnt) extensive ℒkeit f spaciousness (ei), roominess / (Becken) capacity (æ)
Geräusch n sound / (lautes) noise / (Herz) murmur (ə:) / (Rasseln) rattling, rale (a:) / (Klirren) clashing / (Plätschern) splashing / (Reiben) rubbing / (Knurren) rumbling, strepitus (e) akzidentelles ℒ (Herz) h[a]emic (i:) od accidental murmur anämisches ℒ an[a]emic (i:) od h[a]emic murmur arterielles ℒ arterial murmur außerhalb des Herzens entstehendes ℒ exocardial murmur blasendes ℒ souffle (u:) diastolisches ℒ diastolic (ɔ) murmur entotisches ℒ entotic (ɔ) sound extrakardiales ℒ exocardial murmur ℒ des fallenden Tropfens falling drop sound funktionelles ℒ functional murmur keuchendes ℒ wheezing od breezy sound knarrendes ℒ strepitus (e) knurrendes ℒ (Magen) rumbling (ʌ) sound kurzes, blasendes ℒ (Auskultation) puff murmelndes ℒ murmur (ə:) organisches ℒ organic murmur paradoxes ℒ para-

doxical murmur pfeifendes ℒ whistling murmur präsystolisches ℒ presystolic (ɔ) murmur saugendes ℒ, Sauge~ (z B bei offenem Pneumothorax) sucking (ʌ) noise systolisch-diastolisches ℒ to-and-fro murmur, bellows murmur systolisches ℒ systolic (ɔ) murmur ℒ des fallenden Tropfens falling-drop sound ℒ des gesprungenen Topfes cracked-pot sound ~los soundless, noiseless ℒpegel m noise level ℒschwelle f (Ohr) noise threshold ~voll noisy / (Atmung) stertorous
gerb|sauer chem tannic ℒsäure f (Acidum tannicum (DAB)) tannin (BP), tannic acid ℒsäurealbuminat n chem albumin (ju:) tannate ℒstoff m (Tannin) chem tannin
gereizt ps irritated / (Nerv) stimulated ℒheit f (Gereiztsein) irritation / (Reizbarkeit) irritability
Geriat|er m (Gerontologe) geriatrician (,dʒeriə'triʃən) od f (Lehre von den Krankheiten des Greisenalters) geriatrics (æ) (sg), presbyatrics ℒ- geriatric ℒrikum n pharm geriatric agent ~risch geriatric
Gerichts|arzt m for public (ʌ) medico-legal (i:) officer ℒchemie f for forensic chemistry ℒchemiker m public (ʌ) analyst (æ) ℒmedizin f for forensic medicine ~medizinisch for medico-legal (i:), forensic
geringdotterig miolecithal (maio'lesiθəl)
geringelt annulate (æ)
geringgradig low-grade; minimal (i), mild, slight
gerinn|bar coagulable (æ) ℒbarkeit f coagulability ~en to coagulate / (Blut) to clot / (Milch) to curdle ℒsel n coagulum (æ), clot, thrombus ℒselbeobachtungstest m clot observation test
gerinnt (gerillt, gefurcht) grooved, furrowed (ʌ)
Gerinnung f clotting, coagulation / (Milch) curdling / disseminierte ℒ (Dic) travaskuläre od intravasale ℒ disseminated intravascular coagulation
gerinnungs|aktiv coagulation-promoting ℒanalyse f coagulation analysis (æ) ~begünstigend inducing clotting ℒbrand m coagulation necrosis ℒdefekt m defective coagulation ~fähig coagulable (æ), able to clot ℒfähigkeit f coagulability (i), clotting power / erhöhte ℒ inopexia ℒfaktor m coagulation factor, clotting factor ℒferment n (Thrombin) fibrin (ai) ferment ℒhäutchen n (bes auf Blut) buffy (ʌ) coat, crusta (ʌ) phlogistica (i) ~hemmend anticoagulant (æ) ℒhemmer m anticoagulant ℒmittel n coagulant (æ) ℒneigung f (Neigung zu Thrombusbildung) thrombophilia (i) ℒprotein n coagulation protein ℒstörung f (herabgesetzte Blutgerinnung) thrombopathy (ɔ), thrombopathia (æ), athrombia, disturbance of coagulation, clotting disorder ℒthrombus m hyaline thrombus, agglutinative (u:) thrombus ~verzögernd anticoagulant ℒverzögerung f clotting delay (ei) ℒvorgang m clotting process ℒvorphase f precoagulation ℒzeit f coagulation od clotting time ℒzeitmesser m coagulometer
Geriopsychose f ps geriopsychosis, senile psychosis

Gerippe n skeleton (e) / histol framework

Gerlier (ʒɛr'lje)-**Syndrom** n od -**Krankheit** f (Kubisagari, endemische Schwindellähmung) Gerlier's disease od syndrome, paralytic (i) vertigo

Germanium n chem germanium (ei)

germinal germinal, germinative ⌐**zellaplasie** f del Castillo's (del ca'sti:ljoz) syndrome, testicular dysgenesis syndrome

Germination f germination

germinativ germinative, germinal

germizid (keimtötend) germicidal (ai)

Geröchel n (Atem) rattle

Gero|derma n (Greisenhaut) geroderma (dʒero'də:ma), gerodermia ⌐**komie** f (Hygiene u. Therapie alter Leute) gerocomia (ou), gerocomy (ɔ)

gerollt (eingerollt) anat involute

Geromorphismus m (übermäßig frühes Altern) geromorphism

Geronsäure f (Dimethylacetylvaleriansäure) geronic acid, dimethylketoheptoic acid

Geronto|komie f (medizinische u hygienische Betreuung alter Leute, Alters-hygiene) gerocomia (ou), gerocomy (ɔ) ⌐**loge** m (Facharzt für Altersleiden) gerontologist (dʒeron'tɔlədʒist) ⌐**logie** f (Lehre vom Alter) physiol, path gerontology ~**logisch** gerontologic[al] ⌐**philie** f gerontophilia (i)

Gerontoxon n (Greisenbogen) gerontoxon, arcus senilis (ai)

Geroprophylaxe f prophylactic geriatrics

Gerson-Sauerbruch-Herrmannsdorfer ('gɛəsən-'zauərbrux-'hermansdorfər)-**Diät** f (salzarme od salzfreie Kost bei Tuberkulose) Sauerbruch-Herrmannsdorfer-Gerson diet (SHG diet)

Gersten|korn n (Hordeolum) stye, hordeolum (i:) ⌐**krätze** f barley od grain itch, mattress itch, millers' itch, prairie (ɛə) itch, straw itch ⌐**schleim** m (Diät) barley gruel ⌐**trank** m (Diät) barley water ⌐**zucker** m barley sugar ('ʃugə)

Gerstmann ('gerstman)-**Syndrom** n (Angularis-Syndrom) Gerstmann's syndrome, angular gyrus syndrome, finger agnosia

Geruch m smell / (Sinn) sense of smell / (Duft) scent, odo[u]r ⌐[s]- olfactory ⌐**bekämpfung** f deodorisation ~**beseitigend** deodorant (ou) ~**frei** inodorous (ou), odo[u]rless ~**los** (nicht riechen könnend) without the sense of smell / (keinen Geruch habend) s ~frei / ~ machen to deodorise (ou)

Geruchs|apparat m olfactory apparatus (ei) ⌐**aura** f olfactory aura (ɔ:) ⌐**bündel** n olfactory bundle (ʌ) ⌐**halluzination** f ps olfactory hallucination, heterosmia (ɔ), pseudosmia (ɔ), kakosmia (ɔ) ⌐**knospe** f olfactory bud ⌐**korrigens** n odo[u]r-corrective agent ⌐**nerv** m olfactory nerve ⌐**organ** n (Organum olfactus (PNA)) olfactory organ, organ of smell ⌐**probe** f smelling test ⌐**reizmittel** n olfactory irritant ⌐**schleuse** f air trap

Geruchssinn m olfaction, sense of smell, osphresis (i:) / normaler ⌐ euosmia (ju'ozmiə) / überfeiner ⌐ oxyosmia ⌐**osphretic** (e) ⌐**prüfer** m osphresiometer (ɔ) ⌐**störung** f hyposmia (ɔ) ⌐**verlust** m (mangelnder Geruchssinn) defective sense of smell, hyposmia

Geruchs|störung f (Parosphresie) disturbance (ɔ:) od disorder of smell,

dysosmia (ɔ), parosphresia (i:), impairment of olfaction ⌐**täuschung** f (Parosmie) heterosmia (ɔ), olfactory hallucination, parosmia, allotriosmia ⌐**überempfindlichkeit** f hyperosmia (ɔ) ⌐**verlust** m anosmia (ɔ), loss of the sense of smell, anosphrasia (ei) ⌐**vertilger** m deodorant (ou), deodoriser ⌐**vorgang** m osmesis (i:) ⌐**vorstellung** f illusion of smell ⌐**werkzeuge** n pl organs of smell ⌐**zelle** f (Riechzelle) olfactory cell ⌐**zentrum** n smell centre, olfactory centre [US center]

Gerümpel, neurotisches n neurotic lumber (ʌ) od junk

gerunzelt (Haut) wrinkled; rugose, rugous (u:)

Gerüst n anat frame, skeleton (e) / histol stroma (ou), framework / (Netz) reticulum (i) ⌐**eiweiß** n scleroprotein (ou), albuminoid (ju:) ⌐**substanz** f paraplastic substance

gesägt (gezackt) anat serrate (e), serrated (ei) / (gezahnt) dentate

Gesamt|- (Vors) (Menge) total / (zusammenfassend) overall, general ⌐**alkaloide** n pl total alkaloids (æ) ⌐-**Ammoniak-N** n total ammonia nitrogen ⌐**aussehen** n (Patient) overall picture ⌐**azidität** f (Magensaft) total acidity ⌐**bedarf** m total requirement ⌐**befinden** n general state of health ⌐**belastung** f total stress ⌐**bewertung** f total evaluation ⌐**bewußtsein** n ps collective consciousness ⌐**bild** n, klinisches ⌐ all-over clinical picture ⌐**bindungsenergie** f total binding energy (TBE) ⌐**dosis** f röntg, pharm total dose; integrated dose ⌐**eindruck** m (Patient) general aspect, overall impression ⌐**eiweiß** n (Blut) total serum (iə) protein (ou) ⌐**energiebedarf** m total energy requirement ⌐**entfaltung** f (Körper u. Seele) psychosomatic (æ) development ⌐**ergebnis** n overall result ⌐**extrakt** m pharm full extract ⌐**fäzesstickstoff** n total f[a]ecal nitrogen (TFN) ⌐**feststoffgehalt** m total solids (TS) ⌐**fettgehalt** m total fat content

Gesamtflüssigkeits|aufnahme f total fluid intake ⌐**ausscheidung** f total fluid output ⌐**gehalt** m total fluid content

Gesamt|glyzerin n total triglycerides ⌐**intensität** f (Strahlen) total intensity ⌐**kontamination** f total contamination ⌐**körperwasser** n total body water (TBW) ⌐**leistenwert** m genet total ridge count (TRC) ⌐**leukozyten** m pl total leucocytes [US leuko-] (ju:) ⌐**leistungsfähigkeit** f (Körper) total capacity (æ) / (Drüse usw) total output ~**löslich** completely soluble (ɔ) ⌐**menge** f total quantity (ɔ) / (Blut) total volume (ɔ) ⌐**nährstoffgehalt** m total digestible nutrients (TDN) ⌐**pegel** m total level ⌐**protein** n (Blut) total serum protein ⌐**reaktion** f (des Körpers) systemic (e) reaction ⌐**rückstand** m total residue (e) ⌐**sauerstoffbedarf** m total oxygen demand (TOD) ⌐**säuregehalt** m total acid content ⌐**schwebestoffgehalt** m total suspended solids (TSS) ⌐**situation** f general situation ⌐**stickstoff** m total nitrogen (ai) ⌐**stickstoffgehalt** m (des Blutes ohne Eiweissstickstoff) non-protein nitrogen (NPN) ⌐**stoffwechsel** m total od general metabolism (ɔ) ⌐**strahlenbelastung** f cumulative (ju:) [radiation] dose ⌐**system** n total system

⌐**systolendauer** f overall systolic time interval ⌐**umsatz** m total od general metabolism ⌐**unschärfe** f röntg total unsharpness ⌐**urinmenge** f (in 24 Stunden) total urine volume (in twenty-four hours) ⌐**widerstand** m, peripherer total peripheral resistance (TPR) ⌐**zustand** m overall state of health

Gesäß n buttock (ʌ), (beidseitig) buttocks / bottom (ɔ) F / anat nates ('neiti:z) / gyn breech ⌐- gluteal (glu:'ti:əl), natal (ei) ⌐**arterie** f (Arteria glutea (PNA)) gluteal artery / obere ⌐ (Arteria glutea superior (PNA)) superior gluteal artery / untere ⌐ (Arteria glutea inferior (PNA)) inferior gluteal artery ⌐**backe** f clunis (u:), pl clunes ('klu:ni:z) = buttocks (ʌ) = nates ('neiti:z) ⌐**backen-** cluneal (u:) ⌐**bein** n (Sitzbein) ischium ('iskiəm) ⌐**bruch** m (Glutäalhernie) gluteal hernia ⌐**falte** f (Sulcus gluteus (PNA), Glutäalfalte) gluteal fold od sulcus (ʌ) od furrow (ʌ), fold of the buttock ⌐**furche** f s ⌐falte ⌐**gegend** f (Regio glutea (PNA)) gluteal region ⌐**knochen** m ischium ⌐**knorren** m (Sitzhöcker) ischial ('iskiəl) tuberosity (ɔ) ⌐**muskel** m gluteal (glu:'ti:əl) muscle, gluteus (i:) **großer** ⌐ (Musculus gluteus maximus (PNA)) gluteus maximus muscle, gluteus **kleiner** ⌐ (Musculus gluteus minimus (PNA)) gluteus minimus muscle **mittlerer** ⌐ (Musculus gluteus medius (PNA)) gluteus medius (i:) muscle ⌐**muskulatur** f gluteal (glu:'ti:əl) muscles ⌐**nerv** m unterer, oberer (Nervus gluteus inferior, superior (PNA)) inferior, superior gluteal nerve ⌐**schmerz** m pygalgia (pai-'gældʒiə) ⌐**schwiele** f gluteal callosity (ɔ) ⌐**spalte** f (Crena ani (PNA)) anal (ei) od gluteal cleft, anal crena (i:) ⌐**wirbel** m sacral vertebra

gesättigt chem saturated (æ) / (Appetit) satiated ('seiʃieitid)

geschädigt injured ('indʒəd), damaged (æ)

Geschehen n, krankhaftes ⌐ morbid process

geschichtet histol stratified (æ), layered (ɛə)

Geschiebe n dent attachments

Geschirr n (Halterung) harness

geschlängelt anat sinuous (i), gyrate (aiə) / tortuous, convoluted, coiled

Geschlecht n sex / (Art) species ('spi:ʃi:z) / (Generation) generation / (Rasse) race / (Sippe) tribe / (Grammatik) gender / digametisches ⌐ heterogametic od digametic sex / heterogametisches ⌐ heterogametic sex / homogametisches ⌐ homogenetic sex ~**lich** sex sexual ('seksjuəl) ⌐**lichkeit** f sex sexuality (æ)

Geschlechts|- sexual ('seksjuəl), sex / (Krankheit) venereal (iə) / (Fortpflanzung) reproductive (ʌ) / anat genito- (e) (Vors), geno- (e) (Vors) ⌐**akt** m sex coitus (ou), coition (i), sexual intercourse ⌐**apparat** m genitals (pl), genital organs ⌐**befriedigung** f sex sexual gratification ~**begrenzt** sex-limited (i) ⌐**bestimmung** f sex differentiation, sex determination ⌐**beziehung** f (geschlechtliche Beziehung) sexual relation ⌐**chromatin** n sex chromatin (ou) ⌐**chromatinkörper** m sex chromatin body, Barr body ⌐**chromosom** n sex chromosome (ou), allosome (æ) ⌐**drang** m sex sexual impulse ⌐**drüse** f genital

od reproductive (ʌ) gland, gonad (ɔ), sexual gland
Geschlechtsdrüsen|- gonadal (ɔ) **~anregend** gonadokinetic (e), stimulating (i) the activity (i) of the sexual glands **~erkrankung** *f* disease of the gonads (ɔ) *od* sexual glands, gonadopathy (ɔ) **~funktion** gonadal (ɔ) activity (i) / nachlassende **~** im Alter gonadopause (gɔ'nædopɔ:z) **~hemmend** gonado (ɔ)- -inhibitory (i) **~lähmend** gonado-inhibitory (i), inhibiting the activity of the sexual glands **~überfunktion** *f* hypergonadism (ɔ) **~unterfunktion** *f* hypogonadism
Geschlechts|falte *f embr* genital fold **~fixiert** bound to the sex / pertaining to the y-chromosome (ou) **~furche** *f embr* genital furrow (ʌ) **~gebunden** sex-linked, pertaining to the x-chromosome (ou) **~gegensatz** *m* sex contrast **~gen** *n* sex-linked gene (dʒi:n) **~genuß** *m sex* sexual gratification *od* pleasure (e) **~gleich** of the same sex **~glied** *n* sex organ **~höcker** *m embr* genital tubercle (ju:) **~hormon** *n* sex hormone / männliches **~** male sex hormone, testosterone (ɔ) / weibliches **~** female (i:) sex hormone, ovarian (ɛə) hormone **~hygiene** *f* sex hygiene ('haidʒi:n) **~indifferenz** *f* sexual indifference, frigidity (i) **~instinkt** *m* genesic (dʒi'nesik) sense **~kälte** *f* (Frigidität) frigidity (i), sexual indifference **~kern** *m* (Zelle) karyogonad ('kæriou'gɔnəd), micronucleus (ju:) **~krank** suffering from a venereal (iə) disease
Geschlechtskranken|behandlungsstelle *f* venereal (iə) disease treatment centre [*US* center] **~beratungsstelle** *f* venereal disease centre, prophylactic (æ) centre [*US* center] *od* station (ei) **~fürsorgearzt** *m* VD (= venereal disease) officer (ɔ) **~klinik** *f* venereal disease hospital (ɔ), VD clinic
Geschlechts|krankheit *f* venereal (iə) disease (VD) / sechste **~** sixth venereal disease, lymphogranuloma (ou) venereum (iə) / vierte **~** (Granuloma inguinale) fourth venereal disease, granuloma inguinale (iŋgwi'neili), Nicolas- -Favre (niko'la-'favrə) disease **~** venereal (iə) **~leben** *n sex* sex[ual] ('seksjuəl) life, love life **~los** sexless, neuter (ju:), asexual / agamic (ei'gæmik), agamous (æ) **~losigkeit** *f* sexlessness, asexuality (æ) **~lust** *f sex* sexual appetite (æ) *od* desire (aiə), libido (li'baidou), eroticism (ɔ), erotism (e) / **~** anreizend erotogenic (e) / herabgesetzte **~** hypaphrodisia (i) / mangelnde **~** (Frigidität) hyposexuality (æ), frigidity (i) / nachlassende **~** im Alter sexual senescence (e) **~merkmale** *n pl* sex character[istics] / primäre **~** primary (ai) sex character / sekundäre **~** secondary (e) sex character **~organ** *n* sexual *od* reproductive (ʌ) organ **~organe** *n pl* (Organa genitalia (*PNA*)) genital organs, genitals (e), genital system, genitalia (ei) / männliche **~** (Organa genitalia masculina (*PNA*)) male genital organs / ohne **~** an[a]edeous (æn'i:diəs) / weibliche **~** (Organa genitalia feminina (*PNA*)) female genital organs **~reif** *sex* fully developed (e), sexually mature (juə), puberal (ju:) / noch nicht **~** impuberal **~reife** *f* sexual maturity (juə), puberty (ju:) / fehlende **~** impuberism (ju:) /

vorzeitige **~** sexual precocity / in der **~** befindlich pubescent **~sinn** *m* sexual instinct **~spalte** *f embr* genital embryonic cleft **~tätigkeit** *f sex* sexual activity **~teil-** genital (e) **~teile** *m pl* genitals (e), sexual *od* genital organs, genitalia (ei), privy parts *F* / weibliche **~** (Pudenda) pudenda, vulva **~teilplastik** *f* genitoplasty (e) **~trieb** *m sex* libido (li'baidou), sexual impulse *od* instinct *od* desire / krankhaft gesteigerter **~** aphrodisiomania; (beim Mann) (Satyriasis, Satyromanie) satyriasis (ai), satyromania (ei) **~umkehr** *f* sex reversal **~unreif** impuberal (ju:) **~unreife** *f sex* impuberism (ju:), sexual immaturity (juə) **~unterscheidung** *f* sexual distinction **~unterschied** *m sex* sexual distinction **~vereinigung** *f* sexual union (ju:), coitus (ou) **~verhalten** *n sex* sexual behaviour **~verhältnis** *n stat* sex incidence, sex ratio (SR) **~verkehr** *m sex* sexual intercourse, coitus (ou), pareunia (u:) / *for* carnal knowledge / haben (geschlechtlich verkehren) to have intercourse / zwangloser **~** promiscuity (ju:) **~wahl** *f* sexual selection **~wechsel** *m* change of sex **~wege** *m pl* genital tract **~werkzeug** *n s* **~organ ~zelle** *f* (reife) gamete (æ), sexual *od* germ cell / (*männl*) spermatozoon (ou) / (*weibl*) egg, ovum (ou) / reife **~** genoblast (e) **~zyklus** *m* sex cycle (ai), sexual cycle
geschlossen (Bruch) closed, simple / (Faust) clenched / (Mund) shut / **~** halten (*z B* Anus) to keep closed
Geschmack *m* taste / überfeiner **~** hyperges[a]esthesia (i:), hypergeusia (ju:) **~anregend** taste-tempting **~los** tasteless, flavo[u]rless **~losigkeit** *f* tastelessness
Geschmacks|- gustatory (ʌ) **~aura** *f* gustatory (ʌ) aura (ɔ:) **~becher** *m* (Caliculus gustatorius (*PNA*)) taste bud, gustatory (ʌ) bud **~empfindung** *f* sensation of taste / herabgesetzte **~** hypogeusia (gju:) **~frei** free from taste **~haar** *n* (einer Geschmackszelle) gustatory hair **~halluzination** *f ps* gustatory hallucination, hallucination of taste **~knospe** *f* (Caliculus gustatorius (*PNA*)) taste bud, gustatory (ʌ) bud, bulb *od* papilla **~korrigens** *n pharm* taste corrigent (ɔ), masking flavo[u]r **~korrigiert** *pharm* flavo[u]red **~nerv** *m* gustatory nerve **~organ** *n* (Organum gustus (*PNA*)) organ of taste, gustatory organ **~papille** *f* gustatory papilla, taste bud **~pore** *f* taste pore **~prüfung** *f* gustometry **~region** *f* (Hirn) gustatory region *od* centre [*US* center] **~sensation** *f* taste sensation **~sinn** *m* sense of taste, gustation **~sinn-** gustatory **~stoff** *m* flavo[u]ring **~störung** *f* hypogeusia (haipo'gju:siə), parageusia (ju:), parageusis (ju:), impairment of the sense of taste **~täuschung** *f* allotriogeusia (gju:) **~überempfindlichkeit** *f* hypergeusia **~unempfindlichkeit** *f* hypogeusia **~verlust** *m* ageusia (gju:), ageustia (gju:), loss of the sense of taste **~wahrnehmung** *f* (beim Hören) gustatory audition (i) / verminderte **~** amblygeustia (ju:) **~warze** *f s* **~papille ~werkzeuge** *n pl* gustatory organs **~zelle** *f* taste cell, gustatory cell **~zentrum** *n* gustatory centre, centre of taste [*US* center] **~zusatz** *m* flavo[u]ring additive

geschrumpft shrunk / (runzelig geworden) shrivelled (i) / (Erythrozyten) crenate[d] (i:) / (Organ) cirrhotic (ɔ)
geschuppt scaly (ei), squamous (ei)
geschwänzt caudate (ɔ:), tailed
Geschwätzigkeit *f ps* loquacity (æ) / krankhafte **~** (Polyphrasie) polyphrasia (ei)
geschweift *anat* caudate (ɔ:), tailed
geschwollen swollen (ou) / turgid / (Gesicht) puffed / (gedunsen) bloated / (aufgeblasen) inflated / (entzündlich ~) inflamed (ei)
Geschwulst *f* swelling, tumescence / (Tumor) tumo[u]r, growth, neoplasm / (Anschwellung) tumefaction / (im Bauchraum) c[o]elioma **abgekapselte ~** encysted (i) tumo[u]r **bösartige ~** malignant (i) tumo[u]r **gestielte ~** peduncular (ʌ) tumo[u]r; polyp, polypus (ɔ) **gutartige ~** benign neoplasm **infiltrierend wachsende ~** infiltrating tumo[u]r **teratoide ~** (Teratom) teratoma (ou) **~ähnlich** tumo[u]r-like, tumorous ('tju:mərəs) **~bildend** tumefacient (tju:mi'feiʃənt), oncogenic (e), oncogenous (ɔ), (aus Embryonalgewebe) teratogenic (e), teratogenous (ɔ) **~bildung** *f* oncogenesis, teratogenesis, (aus Embryonalgewebe) teratogeny (ɔ) **~entstehung** *f* oncogenesis (e), tumorigenesis **~erzeugend** tumefacient ('feiʃənt), tumorigenic (e) **~gewebe** *n* tumorous tissue **~herd** *m* focus of a tumo[u]r **~knötchen** *n* tumo[u]r nodule **~lehre** *f* oncology, phymatology **~metastase** *f* (Tochtergeschwulst) metastasis (æ), secondary (e) growth **~zelle** *f* tumo[u]r cell **~zerfall** *m* necrolysis (ɔ)
Geschwür *n* ulcer (ʌ), *pl* ulcers *u* ulcera, ulcus (ʌ), *pl* ulcera (ʌ) / (Furunkel) furuncle (juə), boil / (Abszess) abscess / (Dekubitus) sore / (tiefgehendes) crater **atonisches ~** atonic (ɔ) ulcer **blutendes ~** h[a]emorrhagic (æ) ulcer **eiterndes ~** running ulcer **fressendes ~** phaged[a]ena (i:) **kriechendes ~** creeping ulcer **phaged[a]enisches ~** (fressendes ~) phaged[a]ena (i:) **stinkendes ~** foul (au) ulcer [*weiter*] **um sich fressendes ~** progressive ulcer (ʌ) **~bildung** *f* ulceration **~bildungs-** ulcerative (ʌ) **~gegend** *f* ulcer area ('ɛəriə) **~grund** *m* floor of an ulcer
geschwürig ulcerous, ulcerative, ulcerated / **~** werden *od* zerfallen to ulcerate **~werden** *n* ulceration
Geschwürs|bildung *f* ulceration **~blutung** *f* h[a]emorrhage (e) from an ulcer **~eröffnung** *f* lancing (a:) of an abscess **~lehre** *f* helcology **~plastik** *f* helcoplasty **~rand** *m* edge of the ulcer
gesellig *ps* sociable, companionable **~keitstrieb** *m ps* instinct of sociability
gesellschafts|feindlich anti-social (ou) **~lehre** *f* sociology (sousi'ɔlədʒi) **~trieb** *m ps* social *od* herd instinct
gesenkt (Organ) fallen, dropped
gesichert (Diagnose) established
Gesicht *n* face, facies ('feiʃi:z) / (Sehvermögen) sight, vision ('viʒən) / (Miene) countenance (au), physiognomy (ɔ) **abdominales ~** facies abdominalis (ei), abdominal (ɔ) face **adenoides ~** adenoid (æ) face **choreatisches ~** choreatic (æ) face **hippokratisches ~** facies hippocratica (æ), hippocratic face **myopathisches ~** myopathic facies **peritoneales ~** facies abdominalis, abdomi-

nal *od* pinched face **zweites** ⁊ second sight, clairvoyance (ɔi) **zyanotisches** ⁊ blueness of the face ⁊ **u. Hals betr.** faciocervical ⁊-**Kieferbereich** *m* region of face and jaws ⁊ **u. Schädel betr.** craniofacial (ei) -**gesichtig** -faced (ei) (in Verbindungen wie) vollgesichtig full-faced, rotgesichtig red-faced
Gesichts|- facial ('feiʃəl), prosopo- (ɔ) (*Vors*) / (Sehen) visual ('vizjuəl) ⁊**achse** *f* visual axis (æ) ⁊**arterie** *f* (Arteria facialis (*PNA*)) facial artery / quere ⁊ (Arteria transversa faciei (*PNA*)) transverse facial artery ⁊**atrophie** *f* (neurotische) progressive facial hemiatrophy (æ), Romberg's ('rɔmberks) disease ⁊**ausdruck** *m* facial expression / (Farbe) complexion / (Physiognomie) physiognomy (fizi'ɔnəmi) ⁊**bereich** *m* facial region, face ⁊**blässe** *f* facial pallor ⁊**brand** *m* (Noma) stomatitis gangrenosa, gangrenous stomatitis, noma, cancrum oris (ɔ:) ⁊**chirurgie** *f* plastic surgery of the face ⁊**eindruck** *m* visual impression ⁊**einstellung** *f* (Geburt) face presentation, prosopotocia (ˌprɔsəpo-'touʃiə) ⁊**empfindung** *f* visual sensation ⁊**falte** *f* (Haut) facial wrinkle ⁊**farbe** *f* complexion
Gesichtsfeld *n* field of vision ('viʒən), visual ('vizjuəl) field / mikroskopisches ⁊ microscopic field ⁊**ausfall** *m* scotoma / halbseitiger ⁊ hemianopia (ou), hemianopsia (ɔ), hemianopsy (æ) ⁊**ausfallmessung** *f* scotometry ⁊**defekt** *m* defective *od* narrowed visual field ⁊**einengung** *f* narrowed visual field ⁊**einschränkung** *f* partial defect of the visual field, narrowing of the visual field ⁊**messer** *m* perimeter, campimeter (i) ⁊**messung** *f* perimetry, campimetry ⁊**veränderung** *f* visual field change
Gesichts|furunkel *n* furuncle (juə) in the face ⁊**hälfte** *f* side of face ⁊**halluzination** *f ps* visual hallucination ⁊**herpes** *m* herpes ('hə:pi:z) facialis (ei), herpes febrilis (ai), cold sore *F* ⁊**hyperämie** *f* facial hyper[a]emia ⁊**knochen** *m pl* (Ossa faciei (*PNA*)) facial (ei) bones ⁊**krampf** *m* facial spasm *od* tic, prosopospasm (ɔ) ⁊**lage** *f* (Fet) face presentation, prosopotocia (ou) ⁊**lähmung** *f* facial paralysis, Bell's (belz) palsy (ɔ:), facioplegia (i:), prosopoplegia (i:) / totale ⁊ prosopodiplegia (i:) ⁊**linie** *f* visual axis ⁊**maske** *f chir* [face] mask (a:) / *dermat* face pack ⁊**massage** *f* face massage (mæ'sa:ʒ) ⁊**muskel** *m* mimetic (e) muscle ⁊**muskelatrophie** *f* atrophy (æ) of the mimetic muscle ⁊**muskellähmung** *f* mimetic paralysis, facial paralysis ⁊**nerv** *m* (Nervus facialis (*PNA*)) nervus facialis, facial nerve ⁊**neuralgie** *f* [tri]facial *od* trigeminal ('dʒem-) neuralgia, prosoponeuralgia ⁊**ödem** *n* facial [o]edema (i:) ⁊**operation** *f* operation on the face ⁊**plastik** *f* facioplasty (ei), plastic surgery on the face, face lifting ⁊**rose** *f* facial erysipelas (i) ⁊**röte** *f* redness of the face / (Erröten) flush ⁊**schädel** *m* facial part of the skull, bones of the face, cranium (ei) visceral (ei), visceral (i) cranium ⁊**schlagader** *f* arteria (i:) facialis (ei), facial artery ⁊**schmerz** *m* s ⁊**neuralgie** ⁊**schweiß** *m* facial ('feiʃəl) hyper[h]idrosis ⁊**schwindel** *m* ocular (ɔ) vertigo ⁊**schwund** *m* s ⁊**atrophie** ⁊**sinn**

m sense of sight *od* vision, visual faculty (æ) ⁊**skelett** *n* facial skeleton (e) ⁊**spalte** *f* facial (ei) cleft, prosoposchisis (prɔsɔ'pɔskisis), schistoprosopia ('skistoprɔ'soupiə) / quere ⁊ macrostomia, transverse facial cleft / schräge ⁊ oblique (i:) facial cleft, meloschisis (ɔ) ⁊**täuschung** *f* (optische Täuschung) optical illusion ⁊**teil** *m* part of the face ⁊**tic** *m* facial *od* mimic (i) tic ⁊**transplantat** *n* facial graft ⁊**transplantation** *f* facial grafting (a:) ⁊**tuch** *n* (der Chirurgen u. Operationsschwestern) [face] mask ⁊**vene** *f* (Vena facialis (*PNA*)) common facial vein / quere ⁊ (Vena transversa faciei (*PNA*)) transverse facial vein / tiefe ⁊ (Vena faciei profunda (*PNA*)) deep facial vein ⁊**verband** *m* mask ⁊**verkümmerung** *f* aprosopia (ou) ⁊**verkümmerungsaprosopous** (ɔ) ⁊**verletzung** *f* facial injury *od* wound ⁊**verlust** *m* loss of sight ⁊**verwundung** *f mil* facial wound ⁊**winkel** *m* (Sehwinkel) facial angle / *opt* visual *od* optic angle ⁊**zucken** *n* convulsive (ʌ) *od* facial tic, twitching of a facial muscle (ʌ)
gespalten schisto- ('skisto-) (*Vors*), cleft / *chem* split / (Herztöne) reduplicated (ju:)
gespannt tense / (hart) rigid (i) / (Leib) distended
gespeichert stored
gesprenkelt (tropfenähnlich) guttate ('gʌtit) / (mit Flecken bedeckt) spotted / (gefleckt) mottled / (sommersprossig) freckled / (fleckig) maculate (æ) / (unrein, pickelig) spotty
gesprungen (Haut) cracked, chapped
Gestagen *n* progestogen, progestational agent, progestin (e) ⁊- progestogenic, progestagenic ⁊**betont** progestagen dominant ⁊**wirkung** *f* progestational activity *od* effect
Gestalt *f* form, shape / (Wuchs) build (i) / (Gefüge) structure ⁊**ähnlichkeit** *f* plesiomorphism (ɔ:) ⁊**bildung** *f* morphogenesis (e), morphogeny (ɔ) ⁊**los** shaped, structured ⁊**los** shapeless / *chem* amorphous ⁊**psychologie** *f* gestalt psychology ⁊**ung** *f* [process of] formation, morphosis ⁊**ungsdrang** *m ps* creative urge ⁊**verändernd** metamorphic, metamorphotic (ɔ) ⁊**zerfall** *m ps* personality disintegration
Gestation *f* gestation, pregnancy, gravidity (i)
gestaut congested
Gestell *n* frame / *Lab* stand, rack / (zum Hochhalten des Bettuches) cradle / (Rahmen) frame / (Brille) frame
gestielt stalked, stemmed / (Tumor) pediculate (i), pedunculate (ʌ) / (Plastik) flapped, ribbon-flapped, petiolate[d] ('petio)
gestimmt *ps* disposed (ou) / (Stimmgabel) keyed / gut [schlecht] ⁊ in good [bad] spirits, in a good [bad] mood ⁊**heit** *f ps* mood situation
Gestonoron *n pharm* gestonorone, gestronol ⁊**capronat** *n* gestonorone caproate, gestronol hexanoate
gestört impaired, disturbed, defective, disordered / (unausgeglichen) unbalanced (æ) / endokrin ⁊ dysendocrine
Gestose *f* (Schwangerschaftstoxikose) gestosis, tox[a]emia of pregnancy
Gestotter *n* stammering
gestreift (*z B* Sputum) streaky (i:),

striped, streaked / (Muskel) striate (ai), striated (ei)
gestrichen (Löffel) level
gesund healthy, normal / (Organ) sound, healthy, unaffected (e) / (geistig) sane / (Nahrung) wholesome / (Klima) healthy / (Schlaf) sound / (Appetit) healthy / wieder ⁊ machen to restore to health / ⁊ werden to recover ⁊**beten** *n* faith healing ⁊**beter[in]** *m* [*f*] faith healer ⁊**en** to recover, to regain one's health
Gesund|e[r] *f* (*m*) healthy individual / normal subject ⁊**erhaltung** *f* preservation of health ⁊**heit** *f* health / (Geist) saneness / geistige ⁊ mental health (MH) / geschwächte ⁊ weakened h. / öffentliche ⁊ public (ʌ) h. ⁊**heitlich** *adj* (*z B* Maßnahmen) sanitary (æ), hygienic (hai'dʒi:nik) / aus ⁊en Gründen for reasons of health / *adv* from a health *od* hygienic point of view
Gesundheits|abteilung *f* health department ⁊**amt** *n* sanitary (æ) board, Board of [Public (ʌ)] Health / (einer Stadt) [local] health department, public health centre [*US* center] / Medical Officer of Health (MOH) ⁊**attest** *n* certificate (i) of health ⁊**aufklärung** *f* health education ⁊**aufseher** *m* health visitor ⁊**beamter** *m* health officer, health visitor ⁊**beeinträchtigung** *f* disturbance of health ⁊**behörde** *f* Public (ʌ) Health Authority (ɔ), Sanitary (æ) Authority ⁊**bericht** *m* (amtlicher) health report, health record (e) ⁊**bescheinigung** *f* certificate of health ⁊**blatt** *n* health record ⁊**dienst** *m* public health service / (in England) National Health Service ⁊**erhaltung** *f* preservation of health ⁊**fördernd** conducive (ju:) to health, health-building (i), health-giving, healthy ⁊**fürsorge** *f* preventive medicine ⁊**fürsorger** *m* (WHO) health worker (ə:) ⁊**gefährdend** dangerous *od* prejudicial (i) to health ⁊**gefährdung** *f* risk to health ⁊**halber** for reasons of health ⁊**helfer** *m* (WHO) health technician (i) / (geschulter Laie) sanitation worker, health worker ⁊**inspektor** *m* (WHO) health inspector *od* visitor ⁊**karte** *f* health record ⁊**lage** *f* (eines Landes) health conditions ⁊**lehre** *f* hygienics (e), hygiene ('haidʒi:n), science of health ⁊**lehrer** *m* (WHO) health educationist (ei) ⁊**massnahmen** *f pl* health measures (e) ⁊**paß** *m* health-card, health certificate (i) ⁊**pflege** *f* health care, maintenance of health / öffentliche ⁊ public (ʌ) health, public hygiene ('haidʒi:n) and sanitation ⁊**polizei** *f* sanitary (æ) police (i:) / (des Körpers) (weiße Blutkörperchen) white-cell militia (i) ⁊**schädigend** *s* ⁊**schädlich** ⁊**schädigung** *f* impairment of health, injury to health ⁊**schädlich** prejudicial (i) *od* detrimental *od* injurious (uə) to health / (Klima) unhealthy / (Verhältnisse) insanitary (æ) ⁊**schutz** *m* health protection ⁊**stand** *m* (Volk) level of health ⁊**standard** *m* standard of health ⁊**station** *f* (WHO) health station (ei) ⁊**statistik** *f* health statistics ⁊**störung** *f* disturbance [of health], ill-health ⁊**trupp** *m* (WHO) health unit, health team ⁊**überprüfung** *f* health check ⁊**überwachung** *f* health supervision (i) ⁊**unschädlich** not injurious (uə) to health, innocuous (ɔ) ⁊**unterricht** *m* health education ⁊**ver**

fall *m* decline (ai) in health **~verwaltung** *f* Public (ʌ) Health Administration **~vorschriften** *f pl* (internationale) International Sanitary (æ) Regulations **~vorsorge** *f* preventive medical measures (e), prophylaxis, health care **~wesen** *n* [public] health services **~zeugnis** *n* certificate (i) of health **~zustand** *m* state of health, physical (i) *od* health condition (i) / (Stadt, Land) sanitary (æ) conditions (i) / (Volk) health standard

gesundschreiben (Kassenarzt) to declare cured (juə) *od* fit for work

Gesundung *f* recovery, recuperation

Gesundungs|feldzug *m* health campaign (ei) **~wille** *m ps* will to recover

Getreide|alkohol *m* grain alcohol (æ) **~krätze** *f* barley *od* grain itch, mattress itch, millers' itch, prairie (ɛə) itch, straw itch **~staubpneumokoniose** *f* farmers' lung syndrome

getrennt separate (e) (*von from*) / (durch Scheidewand) septate (e)

Getriebenheit *f ps* compulsion (ʌ)

getrübt turbid, cloudy / (Bewußtsein) *ps* clouded

getüpfelt (Haut) spotted / (Zellen) pitted, punctate (ʌ), stippled **~sein** *n* stippling

Gewächs *n bot* plant / (Tumor) growth, tumo[u]r / (Auswuchs) excrescence / *path* vegetation

Gewalt|einwirkung *f* (Trauma) traumatic (æ) violence (ai), trauma **~kur** *f* violent (ai) cure **~sam** (Tod) *for* violent (ai)

Gewebe *n histol* tissue ('tisju:) / (Nerven) plexus, *pl* plexuses **abgestorbenes ~** devitalised (ai) *od* necrotic (ɔ) t. **adenoides ~** adenoid (æ) t. **blutbildendes ~** h[a]ematopoietic (e) *od* h[a]emopoietic t. **dystopes ~** enclave ('enkleiv) **elastisches ~** elastic t. **embryonales ~** embryonic (ɔ) t., (undifferenziertes) indifferent t., (Binde~) mucoid (ju:) t. **endotheliales ~** endothelial (i:) t. **erektiles ~** erectile t. **fibröses ~** fibrous (ai) t. **interstitielles ~** interstitial (i) t. **kavernöses ~** cavernous t., erectile t. **kollagenes ~** collagenous (æ) t. **knorpelähnliches ~** pseudo-cartilage **lymphatisches ~** lymphatic t. **myeloisches ~** (Markgewebe) myeloid (ai) t. **nekrotisches** *od* **totes** *od* **abgestorbenes ~** devitalised (ai) *od* necrotic (ɔ) t. **nervöses ~** nervous t., nerve t. **netzförmiges ~** reticular (i) *od* retiform (i:) t. **pseudoerektiles ~** pseudo-erectile ('sju:do-i'rektail) t. **retikuläres ~** reticular *od* retiform (i:) t. **schlechternährtes ~** undernourished (ʌ) t. **schwammiges ~** (*bes bei* Filiriasis) blubbery (ʌ) t. **subseröses ~** subserose *totes od* **nekrotisches ~** necrotic (ɔ) *od* devitalised (ai) t.

Gewebe... *s a* Gewebs...

Gewebe|- histio- (*Vors*), hist[o]- (*Vors*), tissue ('tisju:) **~abbau** *m* histolysis **~abwehr** *f* protective tissue response **~affinität** *f* tissue affinity **~ähnlich** hist[i]oid (i), tissue-like **~artig** tissue-like **~atrophie** *f* cataplasia (ei), cataplasis (æ) **~bildungsfördernd** euplastic **~dosis** *f radiol* tissue dose **~eiweiß** *n* tissue protein (ou) **~empfindlichkeit** *f* sensitiveness of a tissue (*gegen to*) **~exzision** *f* (am Lebenden) biopsy (ai) **~fasszange** *f chir* tissue forceps *pl* **~fetzen** *m* shred of tissue **~flüssigkeit** *f*

tissue fluid (u) **~freundlichkeit** *f* tissue compatibility **~gebildet** (aus dem Gewebe stammend) histogenous (ɔ), histogenic (e) **~halbwertschicht** *f* (GHWS) tissue half-value layer (ɛə) **~kultur** *f* tissue culture (ʌ) **~kulturdosis** *f* tissue culture dose (TCD) **~lehre** *f* histology **~proliferation** *f* tissue proliferation **~protein** *n* tissue protein **~reaktion** *f* tissue response **~saft** *m* tissue fluid (u) **~saum** *m anat* t[a]enia (i:), *pl* t[a]eniae **~schädigend** gewebsschädigend **~schädigung** *f s* Gewebsschädigung **~schicht** *f* stratum (ei), layer (ɛə), tunic (ju:), tunica (ju:), *pl* tunicae ('tju:nisi:) **~schonend** tissue--protective *od* -conserving **~schutzhülse** *f chir* tap sleeve **~stoffwechsel** *m* tissue metabolism **~testung** *f imm* tissue typing **~thermometer** *n* depth thermometer (ɔ) **~veränderung** *f* tissue change **~verhärtung** *f* tissue induration **~verpflanzung** *f* explantation **~verträglichkeit** *f* tissue tolerance, histocompatibility **~verträglichkeitstest** *m* histocompatibility test **~wachstum** *m* tissue growth **~wachstumfördernd** histotrophic (ɔ) **~wuchs** *m* tissue growth **~zerfall** *m* necrosis **~zucht** *f* tissue cultivation

Gewebs... *see also* Gewebe-...

gewebs|ähnlich, **~artig** tissue-like, histoid, histioid **~atmung** *f* internal respiration, tissue respiration **~auflösend** histolytic (i) **~auflösung** *f* histolysis (ɔ) **~auszug** *m* tissue extract **~azidität** *f* tissue acidity **~beschreibung** *f* histography (ɔ) **~bildend** histogenetic (e), tissue-forming, tissue-building (i) **~bildung** *f* histogenesis, tissue building (i), tissue formation **~bildungs-** histogenetic (e), histogenous (ɔ) **~blutung** *f* (parenchymatöse Blutung) parenchymatous (i) h[a]emorrhage ('heməridʒ) **~chemie** *f* histochemistry **~clearance** *f* tissue clearance (iə) **~dehnung** *f* tissue distension **~degeneration** *f* tissue degeneration **~differenzierung** *f* histodifferentiation **~eigen** histionic (ɔ) **~einschmelzung** *f* histolysis (ɔ), breaking--down *od* dissolution of tissue **~entartung** *f* degeneration of tissue **~extrakt** *m* tissue extract **~fetzen** *m* (Wunde) debris (e), shred of tissue **~fixiert** fixed *od* retained in the tissue **~flüssigkeit** *f* tissue fluid (u) **~freundlich** absorbed by tissue fluid (u) **~freundlichkeit** *f* tissue affinity (i) **~geschehen** *n dent* processes of the tissue **~giftigkeit** *f* tissue toxicity (i) **~hormon** *n* tissue hormone **~hunger** *m* "tissue hunger" **~immunität** *f* local immunity, tissue immunity **~klemme** *f* histotribe **~konzentration** *f* tissue concentration **~kultur** *f* tissue culture (ʌ) **~lappen** *m* flap **~mastzelle** *f* heparinocyte **~material** *n* tissue specimen **~milieu** *n* tissue environment (aiə) **~lymphe** *f* tissue lymph **~lymphozytose** *f* achro-acytosis **~neubildung** *f* (Tumor) neoplasm (i:) / (Vorgang) neogenesis; neoplasia (ei), neo-formation **~partikel** *f* tissue particle **~pathologisch** histopathologic[al] (ɔ) **~probe** *f* tissue specimen (e), biopsy specimen **~quetschung** *f* histotripsy (i) **~reaktion** *f* tissue reaction, tissue response **~reiz** *m* irritation of a tissue **~saftbehandlung** *f* organotherapy (e) **~schaden** *m* tissue damage **~schädigend** tissue-damaging **~schädigung** *f* histologic[al] (ɔ) lesion

('li:ʒən) *od* microscopic[al] (ɔ) lesion **~schnittverfahren** *n* section cutting, microtomy (ɔ) **~schranke** *f* tissue barrier **~schrumpfung** *f* shrinking of tissue **~schwäche** *f* structural (ʌ) weakness **~spalte** *f* fissure ('fiʃə) in a tissue **~spannung** *f* tissue tension *od* tone **~spiegel** *m* tissue level (e) **~störung** *f* disturbance in the tissue function ('fʌŋkʃən) **~stückchen** *n* particle [of tissue] **~system** *n* tissue system *od* tod *m* necrosis **~transplantat** *n* implant **~trümmer** *m pl* (Detritus) detritus (ai), debris (e) **~überpflanzung** *f* tissue grafting (a:) **~umbau** *m* change of structure of a tissue, structural change **~umwandlung** *f* tissue metamorphosis, metaplasia (ei) **~verband** *m* (gleicher Bausteine) homoplasty (ou) / (verschiedener Bausteine) alloplasty (æ) **~verhärtung** *f* sclerosis, hardening of tissue, thickening of tissue **~verlust** *m* loss of tissue **~verschorfung** *f* (mit Strom) fulguration **~verträglichkeit** *f* tissue tolerance (ɔ), histocompatibility **~wassersucht** *f* [o]edema (i:) **~widerstand** *m* tissue resistance **~wucherung** *f* proliferation of tissue, hyperblastosis **~zelle** *f* tissue cell **~zerfall** *m* histolysis (ɔ) **~zerquetschung** *f* crushing (ʌ) of tissue **~züchtung** *f* tissue culture (ʌ)

Gewerbe|akne *f* (Akne professionalis) trade acne **~hygiene** *f* industrial (ʌ) hygiene ('haidʒi:n) **~hygienisch** industrial-hygiene **~krankheit** *f* occupational (ei) *od* industrial disease **~schädigung** *f* industrial *od* occupational injury

Gewicht *n* weight / konstantes **~** *pharm* constant weight / spezifisches **~** specific (i) gravity (æ) / (Belastung) load

Gewichts|abnahme *f* decrease (i:) in weight, loss of weight, weight reduction (ʌ) **~analyse** *f* gravimetric (e) analysis (æ), weight analysis, gravimetry **~analytisch** gravimetric (e) **~ansatz** *m* first increase in weight **~basis** *f* weight-for--weight basis **~bestimmung** *f* determination of weight **~einbuße** *f* loss of weight **~einheit** *f* unit of weight **~erhöhung** *f* increase in weight **~extension** *f chir* weight traction **~faktor** *m stat* weighting coefficient **~kurve** *f* weight curve **~schwankung** *f* weight variation **~sinn** *m* bar[a]esthesia (i:), baragnosis **~sinnverlust** *m ps* abarognosis **~stillstand** *m* weight maintenance (ei) **~sturz** *m* sudden *od* rapid loss of weight **~verlust** *m* loss of weight, weight reduction (ʌ) **~verminderung** *f* reduction (ʌ) *od* decrease (i:) of weight **~zug** *m chir* weight traction **~zunahme** *f* weight gain, increase in weight / **~** von einem Tag zum anderen (Wasserretention) overnight gain

Gewindedraht *m dent* screw wire

gewinkelt angled (æ), angular

gewinn|en *pharm* to extract / *chem* to produce / to collect **~ung** *f pharm* extraction / *chem* production (ʌ) / collection

Gewissens|angst *f* moral anxiety **~zwang** *m* conscientious compulsion (ʌ)

Gewitterangst *f* (Gewitterfurcht) (Blitz) astra[po]phobia, morbid fear of lightning / (Donner) tonitrophobia, morbid fear of thunder

Gewohnheits|bildung *f* habituation **~mäßig** habitual (i) / routine (i:) **~raucher** *m* habitual smoker **~säufer** *m*

197

habitual *od* confirmed drunkard (ʌ) ⦦schmerz *m* (Hysterie) habitual pain ⦦trinker *m* steady (e) excessive drinker, consuetudinary (ju:) drinker, habitual drunkard ⦦verbrecher *m* habitual criminal (i)

Gewöhnung *f* (Vorgang) habituation (*an to*); (Klima) acclimatisation; (Anpassung) adaptation; (Drogen) habit formation, habituation / (Zustand) acquired tolerance (ɔ); (Rauschgifte) addiction (i) / zur ⦦ führen to be habit--forming ⦦sfähigkeit *f ps* ability to adapt oneself ⦦sgefahr *f* danger of addiction

Gewölbe *n* (Fornix (*PNA*)) fornix / (Gaumen) arch / (Fuß) vault (ɔ:) / (Schädel) vault, dome (ou) / (Scheide) fornix / (Gehirn) fornix ⦦bogen *m* posterior column of the fornix ⦦körper *m* (Corpus fornicis (*PNA*)) body of the fornix [cerebri]

gewölbt (*s* Gewölbe) arched, vaulted (ɔ:), domed (ou) / (Gaumen) high

gewunden *anat* gyrate (aiə) / (*z B* Nierenkanälchen) convolute, convoluted / (knäuelig) coiled / (spiralförmig) whorled (ɔ:) / (Gefäße) flexuose / (gebogen) curved (ə:)

Gewürz *n* spice, condiment ~ig spicy (ai) ⦦nelke *f pharm* clove (ou) (*BPC*), caryophyllum (ɔ) ~t (Speise) seasoned (i:), spiced / scharf *od* stark ~ highly seasoned

gezackt *anat* notched / (Splitter) jagged ('dʒægid) / (mit Zacken versehen) serrate (e), serrated (ei)

gezähnt dented, dentate, toothed, serrated (ei)

gezeichnet (mit Isotopen) label[l]ed (ei), tagged (æ)

gezielt specific, target-specific

GF = Gainfaktor *m radiol* gain factor

g-Faktor *m ps* (in der Faktorenanalyse) G factor

GFR = glomeruläre Filtrationsrate *f* glomerular filtration rate, GFR

GG = Gammaglobulin *n* gamma globulin, GG

GG-Test = Gammaglobulintest *m* gamma globulin test

GGTP = γ-Glutamyltransferasepeptidase *f*

Ghon (goːn)-[Küss (kys)-] Herd *m* Ghon's focus

GHWS = Gewebehalbwertschicht *f* tissue half-value layer

GHWT = Gewebehalbwerttiefe *f radiol* half-value depth, HVD

Giannotti-Crosti   (dʒa'nɔti-'krɔsti)- -Syndrom *n* Giannotti-Crosti syndrome, eruptive papular infantile acrodermatitis

Giannuzzi (dʒa'nutsi)-Halbmonde *m pl* Giannuzzi's crescents *od* demilunes (ef)

Giardia *f* (Lamblie) lamblia (æ), giardia (dʒi'aːdjə) ⦦infektion *f* (Lambliose) giardiasis (dʒiːaː'daiəsis), lambliosis

Gibberellin *n* gibberellin

gibbös gibbous ('gibəs)

Gibbus *m* gibbus ('gibəs), hump, gibbosity (ɔ) ⦦- gibbous ⦦bildung *f* formation of a gibbus *od* gibbosity (ɔ)

Gibraltarfieber *n s* Mittelmeerfieber *od* Maltafieber

Gicht *f* gout (au) / abartikuläre ⦦ abartikular (i) g. / tophöse ⦦ ⦦ mit Tophibildung tophaceous (to'feiʃəs) g. / viszerale ⦦ abartikular (i) g. / ⦦ der

---

grossen Zehe (Podagra) podagra (æ) ⦦gouty (au) ⦦anfall *m* attack of gout ⦦arthritis *f* (Arthritis urica) gouty *od* uratic arthritis ~artig gouty (au) ~brüchig (Bibel) paralytic (i), palsied (ɔ:) ⦦diät *f* gouty diet (ai) ⦦geschwür *n* gouty ulcer (ʌ) ⦦habitus *m* gouty habit (æ) ~heilend antarthritic (i), anti--arthritic ~ig gouty (au) ⦦iker *m* gouty patient, person *od* subject ~isch gouty (au) ⦦knie *n* gonagra (æ) ⦦knoten *m* tophus (ou), *pl* tophi, chalkstone (ɔ:), gouty node ⦦knoten- tophaceous (ei) ⦦kost *f* gouty diet (ai) ~krank gouty, suffering from gout ⦦kranker *m* (Gichtiker) gouty subject (ʌ) *od* person ⦦mittel *n pharm* antipodagric (æ), gout remedy (e), antigout agent ⦦niere *f* gouty kidney ⦦schmerzen *m pl* gouty pains ⦦veranlagung *f* gouty constitution, goutiness (au)

Giemen *n* rhonchus, *pl* rhonchi ('rɔŋkai) / (Asthma) wheezing ~d rhonchal, sibillant (i) / (Asthma) wheezing

Giemsa (gi'emza)|-Färbung *f histol* Giemsa stain ⦦-Lösung *f histol* Giemsa stain

von Gierke (fɔn 'gi:rkə)-Krankheit *f od* -Syndrom *n* (Glykogenspeicherkrankheit) von Gierke's syndrome, glycogenosis, glycogen (ai)-storage (ɔ:) disease

Gierke ('gi:rkə)-Zellen *f pl* Gierke's cells

van Gieson (væn 'gi:sən)-Reagens *n od* -Färbung *f* van Gieson's stain

gießbeckenförmig arytenoid (i)

Gießbeckenknorpel *m* (Cartilago arytaenoidea (*PNA*)) arytenoid (i:) cartilage ⦦anheftung *f* arytenoidopexy (ɔi) ⦦entzündung *f* arytenoiditis (æri'ti:nɔi-'daitis) ⦦exzision *f* arytenoidectomy ⦦fixierung *f* arytenoidopexy (ɔi)

Gießerfieber *n* (Gießfieber) metal-fume fever, brassfounders' fever *od* ague ('eigju:)

Gift *n* poison, toxin, venenum (i:), *pl* venena (i:) / (Schlangen, Spinnen) venom (e) betäubendes ⦦ narcotic (ɔ) lähmendes ⦦ paralysing (æ) *od* sedative (e) poison schleichendes ⦦ slow poison tierisches ⦦ zootoxin (zouo'toksin) *auf das Zentralnervensystem wirkendes* ⦦ narcotic (ɔ) poison (ɔi) ~ähnlich toxicoid, resembling a poison ⦦angst *f ps* toxi[co]phobia, dread (e) of poisons, iophobia (aio'foubiə) ~artig toxicoid, poison-like ~bereitend toxicogenic (e), toxigenic ⦦bereitung *f* formation of toxin *od* poison; unter ⦦bezeichnung *pharm* sub signo venemi (SSV) ~bildend veneniffic (i), toxi[co]genic (e) ⦦bildung *s* ⦦bereitung ~ bindend neutralising (ju:) a poison, toxicopexic ⦦bindung *f* toxicopexis ⦦drüse *f* poison gland, venomosalivary (æ) gland ⦦efeu *m tox* Rhus (u:) toxicodendron, poison ivy (ai) ⦦efeuvergiftung *f* ivy poisoning ⦦eiche *f bot, tox* Rhus (u:) diversiloba (dai'wəːsi'loubə), poison oak ⦦einheit *f* (GE) toxic unit (TU) ⦦empfindlich toxophile ~enthaltend veneniferous (i) ~erzeugend toxi[co]genic (e) ⦦etikette *f pharm* poison label (ei) ⦦fach *n* (im Arzneischrank) poison compartment ~fest immune to poison ~frei non--poisonous, free from poison ⦦führend (Zähne, Drüsen) veneniferous (i) ⦦gas *n* poison gas ⦦gewöhnung *f* (Mithridatismus) mithridatism (i) ⦦hahnenfuß *m bot* celery (e)-leaved crowfoot

---

(ou) ~haltig poisonous, venomous (e), toxic

giftig poisonous, toxic / (Schlangen, Insekten) venomous (e) / ~ für Gewebe histotoxic / ~ auf das Herz wirkend cardiotoxic, poisonous to the heart / sehr ~, hoch~ hypertoxic ⦦keit *f* toxicity (i) / (Bakterien) virulence (i) / hohe ⦦ *tox* hypertoxicity (i)

Gift|immunität *f* antitoxic immunity ⦦kunde *f* (Toxikologie) toxicology ⦦kunde- toxicologic[al] (ɔ) ⦦kundiger *m* toxicologist (ɔ) ⦦lattich *m* lactuca (juː) virosa (ou) ⦦lehre *f* toxicology ⦦lorchel *f* gyromitra (dʒaiəro'maitrə, -'mitrə) ~los poisonless, non-poisonous ⦦nebel *m mil* toxic smoke ⦦neutralisierung *f* toxicopexis ⦦pflanze *f bot* poisonous plant ⦦pilz *m* toadstool (ou) ~produzierend toxigenic (e), toxigenous (i) ⦦resistenz *f* (bei Insekten) insecticide resistance ⦦schierling *m bot* poison hemlock, nonium (ou) maculatum ⦦schlange *f* poisonous *od* venomous snake ⦦schlangen *f pl* (kollektiv) toxicophidia (i), thanatophidia, venomous snakes ⦦schlangen- thanatophidial (i) ⦦schrank *m pharm* poison cupboard (ʌ) ⦦sekret *n* poisonous secretion (i:) ⦦selbstmord *m* suicidal (ai) poisoning ⦦skorpion *m* Priomurus (u:) ⦦spinne *f* poisonous spider ⦦stachel *m* poisonous sting ⦦stärke *f* (eines Mittels) range of toxicity (i) ⦦stoff *m* poisonous agent *od* substance / (organisch) toxin / (Infektion) virus (ai) ⦦sucht *f ps* toxicomania (ei) ⦦süchtige[r] *f* [*m*] *ps* toxicomaniac (ei) ⦦sumach *m tox* Rhus (u:) venenata (veni'neitə), poison sumac (u:) ⦦tablette *f* (*z B* Sublimat) *pharm* toxitabella, *pl* toxitabellae, poison tablet ⦦trank *m* poisoned potion (ou) ~unempfindlich immune to poison *od* toxin ⦦wirkung *f* toxic *od* poisonous effect, toxic action ⦦zahn *m* (Schlange) fang, envenomed (e) tooth

Giga giga (G)

Gigant *m* (Riese) giant ('dʒaiənt) ~isch (riesig) gigantic (æ), giganto- (*Vors*) ⦦ismus *m* (Riesenwuchs) gigantism (dʒai), giantism / akromegalischer ⦦ acromegalic (æ) gigantism / eunuchoider ⦦ eunuchoid (juː) g.

Giganto|blast *m* gigantoblast (æ), gigantochromoblast ⦦manie *f ps* gigantomania ⦦somanie *f s* Gigantismus ~zellular gigantocellular ⦦zyt *m* (Megalozyt) gigantocyte (æ), megalocyte (e)

Gigli ('dʒi:lji)-Säge *f chir* Gigli's saw

Gilbert ('gilbɛrt)|-Behçet ('beːset)-Syndrom *n* (Behçet-Krankheit) Behçet's disease *od* syndrome ⦦-Lereboullet (ʒil'bɛr-lərbu'lɛ)-Syndrom *n* (konstitutionelle Hyperbilirubinämie) Gilbert's syndrome, familial non-h[a]emolytic jaundice (ɔ:) ⦦ (ʒil'bɛr)-Syndrom I *n* colibacillosis ⦦ ('gilbɛrt)-Syndrom II choriogenic gyn[a]ecomastia ⦦ ('gilbɛrt)-Syndrom III Behçet's disease *od* syndrome

Gilchrist ('gilkrist)-Krankheit *f* North--American blastomycosis, Gilchrist's disease

Gilles de la Tourette-Syndrom *n* Gilles de la Tourette syndrome

Gilliam ('giliəm)-Operation *f* Gilliam's operation

Gingiva *f* (Zahnfleisch) gingiva (dʒin-'dʒaivə), gum

gingival (Zahnfleisch-) gingival ('dʒin-dʒivəl) **⊾abszeß** m gumboil (ʌ) **⊾karzinom** n ulocarcinoma ('juːloka:si-'noumə) **⊾rand** m dent gingival border

Gingivektomie f gingivectomy, ulectomy (juː'lektəmi)

Gingivitis f (Zahnfleischentzündung) gingivitis (dʒindʒi'vaitis) / **⊾** mit Übergreifen auf die Mundschleimhaut gingivostomatitis (ai)

Gingivo|glossitis f uloglossitis (juː-ai) **~labial** gingivolabial ('dʒindʒivo'lei-biəl) **~linguoaxial** gingivo-linguo-axial (GLA) **⊾plastik** f dent gingivoplasty **⊾stomatitis** f (Zahnfleisch- u Mundschleimhautentzündung) gingivostomatitis

Ginglymus m (PNA) (Scharniergelenk) ginglymus ('dʒinglimos), hinge-joint

Ginseng|wurzel m [f] pharm ginseng ('dʒinsen)

Gipfel m (Spitze) anat apex (ei) / (Krankheit) acme (æ), climax / (Fieber) climax, fastigium (i) / (Fieberkurve) peak **⊾blatt** n (Folium vermis (ʌ)) lobulus folii

Gips m chem gypsum (dʒi) / chir plaster (a:) [of Paris (POP)] / (Verband) plaster cast / den **⊾** abnehmen to remove the pl. / gebrannter **⊾** (DAB) (Calcium sulfuricum ustum) plaster of Paris, dried calcium sulphate (ʌ) (BPC) [US sulfate] / in **⊾** legen to set od to put od to encase in plaster, to plaster **⊾abdruck** m plaster cast **⊾abfluß** m (im Gipszimmer) plaster trap **⊾abguß** m plaster cast **⊾apparat** m (für Nackenstütze) Minerva (mi'nɔːvə) jacket (æ) **⊾bett** n plaster bed **⊾binde** f plaster bandage **⊾bindenschiene** f plaster [of Paris] splint **⊾bohrer** m chir plaster [-of-Paris] trephine (iː) **⊾brei** m plaster paste

Gipsen n (Eingipsen) plaster (a:) work ~ to put in plaster (a:), od in a plaster cast

Gips|fall m (in Gips zu legender Patient) plaster case **⊾hose** f Whitman's (i) plaster **⊾kornährenverband** m spica (ai) plaster **⊾korsett** n plaster-of-Paris jacket (æ) **⊾krawatte** f plaster collar **⊾liegeschale** f extensive moulded (ou) [plaster] cast, plaster shell **⊾messer** n plaster knife **⊾** modell n plaster model (ɔ) **⊾säge** f plaster saw **⊾schere** f plaster cutter, plaster shears (pl) (ʃiəz), Liston's ('listənz) shears **⊾schiene** f plaster splint **⊾schuh** m plaster shoe **⊾spreizer** m plaster cast spreader (e) **⊾staub** m gypsum (dʒi) dust **⊾ staubsilikose** f gypsum dust silicosis **⊾tisch** m plaster table **⊾verband** m cast, plaster cast, plaster-of-Paris cast **⊾verbandatrophie** f plaster-of-Paris disease **⊾zimmer** n chir plaster room

Gitalin [amorph] n gitalin (dʒi'teilin) [amorphous] (NF)

Gitoxigenin n pharm gitoxigenin (dʒitɔk'sidʒənin)

Gitoxin n (EP) gitoxin

Gitter n anat lattice / röntg grid / histol reticulum (i), pl reticula **⊾achat** m dent grid agate (æ) **~ähnlich** histol cancellous **~artig** (bes anat) lattice-like, reticular (i) **⊾blende** f röntg Bucky (ʌ) diaphragm (daiəfræm), Bucky-Potter ('bʌki-'pɔtə) d., Potter-Bucky d. **⊾faser** f histol reticular (i) fibre (ai) [US fiber], lattice fibre, argentophil (dʒen-) od argentaffine fibre **~förmig** cancellate[d],

reticular (i), lattice-like **⊾keratitis** f reticular od lattice keratitis (ai) **⊾kupferstein** m dent grid copper stone **⊾schiene** f grate splint **⊾spektrum** n spectrum diffraction **⊾stein** m dent grid stone **⊾struktur** f imm lattice structure **⊾theorie** f lattice theory od hypothesis **⊾werk** n (auch histol) lattice work, network **⊾werkstoffe** m pl dent grid cements, grid materials (iə) **⊾zelle** f compound granular (æ) cell, gitter cell

GK = Ganzkörper m whole body / = Gewebekultur f tissue culture / = Glyzerin-kinase f glycerol kinase

Gl = Glucinium n (Beryllium) glucinium, Gl

Gl-I, II = Glyoxalase I, II f glyoxalase I, II

Glabella f (PNA) glabella **⊾raspel** f glabella rasp

glandotrop glandotropic (ɔ)

Glandula f (PNA) (Drüse) gland, glandula, pl glandulae (æ) **⊾e areolares** [Montgomerii] (PNA) areolar glands **⊾e bronchiales** (PNA) (Bronchialdrüsen) bronchial glands **⊾e buccales** (PNA) buccal (ʌ) glands **⊾e bulbourethrales** Cowper's ('kaupəz) glands, bulbo-urethral (i:) glands **⊾e ceruminosae** (PNA) (Ohrenschmalzdrüsen) ceruminous glands **⊾e cervicales uteri** (PNA) cervical (ə:) glands of the uterus (ju:) **⊾e ciliares** [Molli] (PNA) (Moll-od Wimperndrüsen) ciliary glands **⊾e circumanales** (PNA) circumanal glands **⊾e conjunctivales** (PNA) (Krause-od Konjunktivaldrüsen) conjunctival glands **⊾e cutis** sweat glands **⊾e duodenales** [Brunneri] (PNA) (Brunner--Drüsen) duodenal glands **⊾e gastricae propriae** (PNA) gastric glands proper **⊾e glomiformes** (PNA) (Knäueldrüsen) glomiform glands **⊾e intestinales** [coli] (PNA) intestinal glands of the colon **⊾e intestinales** [Lieberkuehni] (PNA) (Lieberkühn-Drüsen od -Krypten, Darmdrüsen) intestinal glands, glands of Lieberkühn ('liːbərky:n), Lieberkühn's glands; **⊾e intestinales** [recti] (PNA) rectal glands **⊾e labiales** (PNA) (Lippendrüsen) labial glands **⊾e lacrimales** (PNA) (Tränendrüsen) lacrimal glands; **⊾e ~ accessoriae** (PNA) (Ciaccio-Drüsen) accessory lacrimal glands **⊾e lactiferae** (Milchdrüsen) lactiferous (i) glands, glandulae mammariae (εə) **⊾e laryngeae** (PNA) (Morgagni- od Knoll-Drüsen) laryngeal glands **⊾ lingualis anterior** [Blandini, Nuhni] (PNA) (Bauhin--(Nuhn-) Drüse od Blandin-(Nuhn-) -Drüse anterior lingual gland **⊾e linguales** (PNA) (Zungendrüsen) lingual glands, glands of the tongue (ʌ) **⊾e lymphaticae** (Lymphknoten) lymph glands **⊾e mammae aureolares** Montgomery's (mɔnt'gʌməriz) glands **⊾ mammaria** (PNA) (Brustdrüse, Milchdrüse) mammary gland **⊾e molares** (PNA) molar glands **⊾e mucosa** (PNA) (muköse Drüse) mucous (ju:) gl.; **⊾e ~e biliosae** (PNA) mucous bile glands **⊾e nasales** (PNA) (Nasendrüsen) nasal glands **⊾e oesophageae** (PNA) oesophageal glands **⊾e olfactoriae** (PNA) (Bowman-Drüsen) olfactory glands **⊾e oris** (PNA) salivary glands **⊾e palatinae** (PNA) (Gaumendrüsen) palatine glands **⊾ parathyreoi-**

dea [superior et inferior] (PNA) (Nebenschilddrüse, Epithelkörperchen, Verneuil-Drüse) [inferior and superior] parathyroid (ai) gl., epithelial body **⊾ parotis** (PNA) (Ohrspeicheldrüse) parotid (ɔ) gland; **⊾ ~ accessoria** (PNA) accessory parotid gland **⊾e pelvis renalis** (PNA) glands of the pelvis of the ureter **⊾e pharyngeae** (PNA) pharyngeal glands **⊾e pinealis** (Zirbeldrüse) pineal (i) body **⊾ pituitaria** (Hypophyse, Hirnanhang) pituitary (ju:) [gland], hypophysis (ɔ) [cerebri (e)] **⊾e praeputiales** (PNA) (Tyson-Drüsen, Vorhautdrüsen) preputial (ju:) glands od **⊾e pyloricae** (PNA) (Pylorusdrüsen) pyloric (ɔ) glands **⊾e salivales** (Speicheldrüsen) salivary (æ) glands **⊾e sebaceae** (PNA) (Talgdrüsen) sebaceous (ei) glands **⊾ seromucosa** (PNA) (gemischte Drüse) seromucous gl. **⊾ serosa** (PNA) (seröse Drüse) serous gl. **⊾e sine ductibus** (PNA) (endokrine Drüsen) ductless glands **⊾e sublinguales** (PNA) (Unterzungendrüsen) sublingual glands **⊾ submandibularis** (PNA) (Unterkieferdrüse) submandibular gl. **⊾e sudoriferae** (PNA) (Schweißdrüsen) sweat glands **⊾ suprarenalis** (PNA) (Nebenniere) suprarenal gl.; **⊾e suprarenales accessoriae** (PNA) (Beinebennieren) accessory suprarenal glands **⊾e tarsales** [Meibomi] (PNA) (Meibom-Drüsen) tarsal glands **⊾ thyreoidea** (PNA) (Schilddrüse) thyroid (ai) [gland]; **⊾e ~e accessoriae** (PNA) accessory thyroid glands; **⊾e ~e siccatae** (getrocknete Schilddrüsen) thyroid [extract] (BP), dry thyroid (BP) **⊾e tracheales** (PNA) (Luftröhrendrüsen) tracheal (ei) glands **⊾e tubariae** (PNA) mucous glands [for the pharyngotympanic tube] **⊾e urethrales** [urethrae masculinae] (PNA) (Littré-Drüsen) urethral glands [of the male urethra]; **⊾e ~ [urethrae femininae]** (PNA) urethral glands [of the female urethra] **⊾e uterinae** (PNA) (Gebärmutterdrüsen) uterine glands **⊾e vesicales** vesical (e) glands **⊾ vestibularis major** [Bartholini] (PNA) (Tiedemann-, Duverney- od Bartholin-Drüse) greater vestibular gl.; **⊾e vestibulares majores** (Bartholin--Drüsen) vestibular (i) od Bartholin's ('bartoli:nz) glands; **⊾e ~ minores** (PNA) lesser vestibular glands

glandulär glandular **~-zystisch** glandular-cystic

Glans f glans, pl glandes ('glændi:z) / (Eichel) glans penis (i:) / **⊾** clitoridis (PNA) glans of the clitoris (ɔ) **⊾ balano-** (æ) (Vors), balanic (æ)

Glanz m lustre (ʌ) / brightness (ai) / (Haut) gloss, glossiness (ɔ) **⊾auge** n (Basedow) glossy eye

glänzend (Auge) bright / (Haut) glossy / (Kornea) lustrous (ʌ) / (fettig) greasy / (Gesundheit) excellent

Glanz|finger m lustrous (ʌ) od glossy skin on the fingers **⊾haut** f leiodermia (laio'də:miə), glossy skin **⊾kern** m glistening nucleus **~los** dull (ʌ), lustreless

Glanzmann ('glantsman)|-**Riniker** ('ri:-nikər)-**Syndrom** n (essentielle Lymphozytophthise) Glanzmann-Riniker syndrome, essential lymphocytophthisis **⊾-Syndrom** n (hereditäre Thrombasthenie) Glanzmann's syndrome, thrombo--asthenia syndrome

199

Glanzstreifen m pl (Herz) intercalated disks

Glas n glass, vitrum (i) / Jenaer ∠ Jena glass / strahlungsunempfindliches ∠ radiation-tolerant glass ∠- glass, vitreous ∠angst f (Angst vor Glas) crystallophobia, dread of glass objects ∠ansatz m (Spritze) glass nozzle ~artig hyalo- (ai), hyal- (Vors), glasslike, vitreous ∠auge n (künstliches Auge) glass eye ∠behälter m glass receptacle

Glasbläser|emphysem n glass-blowers' (ou) emphysema (i:) ∠star m glass--blowers' cataract (æ)

Glasdrain m chir glass tube

Glasdruck m (Dermatologie) glass pressure ∠methode f vitropression ∠spatel m diascope ∠untersuchung f (Haut) diascopy

Glaselektrode f elektr glass electrode

Gläser n pl (Brille) glasses (a:) pl, spectacles (e) pl

Gläsergestell n Lab glass rack

glaserkittartig (Stuhl) clayey (ei)

gläsern glassy (a:), vitreous (i), crystalline (i)

Glaser ('gla:zər)-**Spalte** f (Fissura petrotympanica) (PNA) squamotympanic fissure, Glaser's fissure

Gläserständer m Lab glass rack

Glas|faden m glass filament (i) ∠filtertiegel m glass filter crucible ∠flasche f Lab glass bottle ∠gefäß n Lab glass vessel, glass container ∠geräte n pl Lab glassware (sg) ∠glocke f (Tierversuch) glass bell ∠haut f anat hyaloid (ai) membrane ~hell transparent (εə), crystal (i)-clear ~ieren (auch pharm) to sugar (u)-coat, to glaze ~ig glassy (a:), vitreous (i), glass-like / (Blick) glazed ∠kapsel f (mit Riechstoff od zu inhalierendem Präparat (z B Amylnitrit)) vitrella (BPC) ∠kasten m glass tank ∠katheter m glass catheter (æ) ∠kügelchen n pl Lab glass beads (i:) ∠kühler m Lab glass condenser ∠kolben m Lab flask (a:)

Glaskörper m (Auge) vitreous (i) body, hyaloid (ai) body, vitreum (i), vitreous humo[u]r (ju:) ∠arterie f (Arteria hyaloidea (PNA)) hyaloid artery ∠blutung f h[a]emorrhage (e) into the vitreous body, vitreous h[a]emorrhage / juvenile rezidivierende ∠ Eales' ('i:lziz) disease ∠eiterung f hyalitis suppurativa ∠entzündung f inflammation of the vitreous body, hyalitis ∠flüssigkeit f (Humor vitreus (PNA)) vitreous humo[u]r (ju:) ∠glitzern n synchysis scintillans ∠hämorrhagie f vitreous h[a]emorrhage (e) ∠kanal m hyaloid canal ∠punktion f hyalonyxis (i), puncture (ʌ) of the vitreous body ∠strang m vitreous (i) band ∠trübung f opacity (æ) of the vitreous body, vitreous opacity ∠verflüssigung f synchisis (i)

Glas|linse f glass lens ∠perlen f pl Lab glass beads (i:) ∠platte f Lab glass plate ∠rohrdrainage f funnel (ʌ) drainage (ei) ∠schale f Lab glass dish ∠sintertiegel m Lab sintered glass filter

Glaspatel m (bes dermat) diascope (ai) ∠druck m vitropression ∠probe f (Haut) diascopy (æ), examination [of the skin] with the diascope (ai) ∠untersuchung f (bes dermat) diascopy

Glas|splitter m glass splinter ∠spritze f chir all-glass syringe ('sirindʒ) ∠stab m glass rod ∠stöpsel m Lab ground-glass stopper ∠trichter m Lab glass funnel (ʌ) ∠voll n glassful, tumbleful (ʌ) ∠wand f (an Boxen) glass partition ∠waren f pl Lab glassware (sg) ∠wolle f Lab glass wool, spun glass ∠wollfilter m Lab glass-wool filter ∠zylinder m Lab glass cylinder (i)

glatt smooth / bakt smooth / (Muskel) unstriped (ai), non-striated (ei) / (Bruch) clean, simple, uncomplicated / (fettig) unctuous (ʌ)

glatt|flächig smooth-faced ~kronig dent haplodont (æ) ∠muskelasthenie f leiasthenia (i:) ∠muskelmyom n leiomyoma ('laiomai'oumə) ~muskulär smooth muscular, with non-striated muscles ~randig (Wunde) clean-edged, cleanly (i:) cut ~schneiden (Haut, Wundrand) to fashion (æ)

Glatz|e f bald (ɔ:) head, baldness / alopecia (i:) / eine ∠ bekommen to grow bald / eine ∠ haben to be bald ~köpfig bald, bald-headed ∠köpfigkeit f baldness ∠enbildung f alopecia (ælo'pi:siə)

Glauber ('glɔ:bə)-**Salz** n (Natriumsulfat) Glauber's salt (BP), sodium (ou) sulphate (ʌ) (BP), sulphate of soda [US sulfate]

Glaukom n (grüner Star) glaucoma ∠a absolutum absolute g. dekompensiertes ∠ incompensated od congestive g. inflammatorisches ∠ acute g. kompensiertes ∠ compensated g. kongestives ∠ congestive g. primäres ∠ primary g. ∠anfall m attack of glaucoma, congestive glaucoma ~atös glaucomatous (ou) ∠katarakt f glaucomatous (ou) cataract (æ) ∠leiden n (grüner Star) glaucosis ∠messer n chir glaucoma knife ∠operation f cyclodialysis ('saikloudai'ælisis) ∠star m glaucomatous cataract ∠symptom n halo (ei) symptom (i), rainbow symptom

Glaukosurie f indicanuria (juə), glaucosuria ('sjuə)

Glc = Glukose f glucose, glu

GLCF = Gärungs-Lactobacillus-casei--Faktor m fermentation Lactobacillus casei factor

GLcN = D-Glukosamin n glucosamine, GN

GLDH = Glutamat-dehydrogenase f glutamate dehydrogenase

gleich (ähnlich) homeo-, homoeo- (ou) (Vors), homo- (ɔ) (Vors), homoio- (ɔi) (Vors) ~achsig co-axial / (Kokken) homaxial ~altrig of the same age ∠altrigengruppe f group of persons of the same age ~anlagig (homozygot) homozygous (ai) ~artig homogeneous (i:) ∠artigkeit f homogeneousness (i:), homogeneity (i:) ~bleibend (Zustand) stationary (ei) / (Druck) uniform (ju:) / (Fieber) unchanging ~erbig (homozygot) homozygous (ai) ∠erbigkeit f (Gleichanlagigkeit, Homozygosis) homozygosis ~färbbar (mit gleichen Farbstoffen färbbar) isochromatophil[e] ('aisokrə-'mætəfil) ~fingrig (isodaktyl) isodactylous (æ) ∠fingerigkeit f isodactylism ~geordnet coordinate, coordinated ~gerichtet anat syntropic (ɔ) ~geschlechtlich sex homosexual ∠geschlechtlichkeit f homosexuality (æ) ∠gewicht n phys equilibrium (i) / physiol balance (æ) augenmotorisches ∠ oculomotor balance fehlendes od gestörtes ∠ physiol unbalance, imbalance (æ) gestörtes augenmotorisches ∠ oculomotor imbalance physiologisches ∠ physiologic[al] equilibrium thermodynamisches ∠ thermodynamic equilibrium / Aufrechterhaltung od Herstellung des ∠s equilibration

Gleichgewichts|apparat m balancing (æ) mechanism (e) ~gestört (auch Stoffwechsel) unbalanced ~halter m stabiliser (ei) ∠konstante f equilibrium constant ∠organ n labyrinthine od vestibular (i) system ∠potential n neur equilibrium potential ∠probe f (Umsatz) balance test ∠reflex m static reflex ∠sinn m balance sense, vestibular sense, equilibrium (i) sense, sense of balance od equilibrium ∠steinchen n statolith (æ) ∠störung f disequilibrium / physiol imbalance, unbalance ∠störungen f pl disorders of balance ∠verlust m loss of equilibrium od balance ∠zustand m dynamic (æ) equilibrium, steady (e) state

gleich|gültig ps indifferent (i) (gegen to) ∠gültigkeit f indifference (gegen to) ~händig (beide Hände gleich benutzend) ambidextrous ∠händigkeit f ambidexterity (e) ~kieferig (isognath) isognathous (ɔ) ∠klang m assonance ~klingend (Herztöne) assonant ~laufend (bewirkt) synchronised (i), (von sich aus) synchronous (i) ~machen (z B Fragmentstand) to equalise (i:) ~mäßig uniform (ju:), even / (homogen) homogeneous (i:) / (Gemütslage) settled / (Wärme) even / (Puls) steady (e), regular (e) / (symmetrisch) symmetric[al] (e) ∠mäßigkeit f evenness (i:), uniformity / homogeneity (i:) / steadiness (e) / (Puls) regularity (æ) ∠mut m (Ausgeglichensein) ps equanimity (i), imperturbability (i) ~mütig ps equable (e), imperturbable (ə:) ~schalten to coordinate ∠schaltung f coordination ~seitig (die gleiche Körperhälfte betr.) ipsilateral (æ), homolateral ~sporig homosporous (ɔ) ~stark equipotent ∠strom m elektr direct current (ʌ) (DC) ∠strombehandlung f galvanisation, galvanotherapy (e), galvanotherapeutics (ju:) ~temperiert synthermal ~tonisch homotonic (ɔ) ~warm synthermal, isothermal ~weit (Pupillen) of equal (i:) width ~wertig equivalent (i) ∠wertigkeit f equivalence (i) ~zeitig (synchron) synchronous (i) / (~ geschehend) simultaneous (ei) / (nebeneinander, z B Krankheiten) concurrent (ʌ), concomitant (ɔ), coincident ∠zeitigkeit f (bewirkter Ablauf) synchronism (i) / (gleichzeitiges Auftreten) simultaneous (ei) occurrence (ʌ) / (Nebeneinander) concurrence (ʌ) ~zellig (aus gleichen Zellen bestehend) isocellular ('aiso'seljulə)

Gleit|band n (an Trommel) physiol sliding (ai) band ∠bewegung f gliding (ai) movement (u:) ∠bruch m sliding (ai) hernia, slip od slipped hernia, extrasaccular hernia ~en to glide, to slide / (ausgleiten) to slip / (durch Kanal) to travel ∠endmachen n (Darm) intestinal lubrication ~fähig machen to lubricate (u:) ∠flüssigkeit f lubricant ∠gallerte f lubricating jelly ∠gelenk n arthrodia (ou) ∠hernie f s Gleitbruch

ℓlappen m chir sliding (ai) flap ℓmittel n pharm lubricant (u:)
Glénard (gle'nar)-Syndrom n (Splanchnoptose) Glénard's disease od syndrome, visceroptosis
glenohumeral (Schultergelenk u Humerus betr) glenohumeral (ju:)
glenoid (flachschalig) glenoid (i:)
Gletscher|brand m glacial ('gleiʃəl) erythema (i:) od sunburn ℓkonjunktivitis f actinic (i) conjunctivitis (ai)
Glia f glia ('glaiə), neuroglia (njuə'rɔgliə) ℓ- neuroglial (ɔ), glial (ai) ℓbezirk m glial zone ℓdin n gliadin ℓkern m nucleus (ju:) of a glia cell ~l neuroglial (njuə'rɔgliəl), glial (ai) ℓsaum m glial border ℓzelle f neuroglia (ɔ) od glia cell, gliocyte (ai)
Glied n limb, extremity (e) / (Kette) link / (Penis) member, penis (i:) / künstliches ℓ artificial (i) limb ℓabsetzung f amputation
Glieder|abschnitt m part of a limb ℓbau m structure (ʌ), build / von kräftigem ℓ strong-limbed [ℓ-]Ersatzkunde f (Prothetik) prosthetics (e) ℓfüßler m (Insekten) zool arthropod ℓgicht f gout in the joints ℓkrämpfe m pl cramps in the limbs ~los limbless (i), anarthrous ℓreißen f rheumatism (u:), rheumatalgia (æ) ℓrenker m F bonesetter ℓschmerz m pain in a limb / (bes der Endglieder) acro[a]esthesia (i:) / rheumatism (u:) / neuralgia ℓstarre f spastic stiffness of the limbs ℓtiere n pl zool Arthropoda (ɔ) ℓtier[e]- arthropodous (ɔ) ℓung f anat segmentation ℓverlust m (bei Lepra) aphalangiasis (ai) ℓzittern n tremors (e)
Gliedlosigkeit f amelia (i:)
Gliedmaßen n pl limbs, extremities (e) / künstliche ℓ artificial (i) limbs / obere, untere ℓ upper, lower extremities ℓknochen m pl bones of the limbs ℓlähmung f limb palsy (ɔ:)
Glied|muskulatur f muscles (ʌ) of the extremities (e) ℓregeneration f (gänzliche Neugestaltung eines verlorenen Teiles) (Würmer, Amphibien) holomorphosis (ou) ℓschaft m (Corpus penis (PNA)) body of the penis ℓschwamm m tuberculosis of a joint ℓwasser n südd anat synovia (ou), synovial (ou) fluid (u) / pathol water in a joint
Glio|blast m histol spongioblast (ʌ), glioblast (ai) ℓblastom n spongioblastoma, gliosarcoma, glioblastoma ℓm[a] n glioma (glai'oumə) / ℓ der Netzhaut retinoblastoma, glioma retinae (e), retinal glioma ~matös gliomatous (ou) ℓmatose f gliomatosis, gliosis ℓmyom n gliomyoma (ou) ℓsarkom n gliosarcoma ℓse f gliosis (glai'ousis) ℓtoxin n gliotoxin
Glisson ('glisən)|-Kapsel f Glisson's od hepatobiliary (i) capsule ℓ-Schlinge f Glisson's sling ℓ-Schwebe f Glisson's sling ℓ-Zirrhose f Glisson's od capsular cirrhosis
Gln = Glutamin n glutamine, Glu
Globin n chem globin (ɔ) / ℓ-Insulin n globin-insulin (GI) ℓ-Zink-Insulin n globin zinc insulin (GZI) (BP)
globös globose (ou), globular (ɔ), globate (ou)
globulär globular (ɔ)
Globulin n chem globulin (ɔ) / α-ℓ alpha globulin / antihämophiles ℓ (Christ-

mas-Faktor) antih[a]emophilic (i) globulin, Christmas ('kristməs) factor; ~ ℓ A (antihämophiler Faktor A) antih[a]emophilic (i) factor (æ) (AHF), h[a]emophilic (i) factor (æ) A / kortikosteroidbindendes ℓ corticosteroid--binding globulin / thyroxin-bindendes ℓ thyroxine-binding globulin (TBG) ℓämie f globulin[a]emia (i:) ℓgehalt m (des Blutes) globulin (ɔ) content / übermäßiger ℓ hyperglobulin[a]emia (i:) ℓreaktion f globulin reaction, Nonne-Apelt ('nɔnə-'a:pelt) reaction ℓschwund m depletion (i:) of globulin ℓüberschuß m (im Blut) hyperglobulin[a]emia (i:), hyperglobulism (ɔ) ℓurie f globulinuria (juə)
Globulizid n (Erythrocyten vernichtender Stoff) globulicide (ɔ) ~ globulicidal (ai)
Globulus m (Kügelchen) globule (ɔ), globulus
Globus m globus (ou), globe / lump / ℓ hystericus globus hystericus, lump in the throat / ℓ pallidus (PNA) globus pallidus ℓgefühl n s Globus hystericus ℓ-Syndrom n od -Symptom n globus syndrome
glocken|förmig bell-shaped ℓtierchen n pl Campanularia (εə)
Glomektomie f chir glomectomy
glomerul|är glomerular (e) ℓisklerose f glomerulosclerosis ℓitis f (Entzündung der Glomeruli) glomerulitis (ai)
Glomerulo|nephritis f glomerulonephritis (ai), Klebs' ('kle:psiz) disease ~nephritisch glomerulonephritic (i) ℓsklerose f glomerulosclerosis / diabetische ℓ diabetic g., Kimmelstiel ('kiməlsti:l) [-Wilson ('wilsn)] disease od syndrome ~tubulär glomerulo-tubular (ju:)
Glomerulus m (Niere) [malpighian (i)] glomerulus (e), pl glomeruli, malpighian tuft / Glomeruli arteriosi cochleae (PNA) arterial glomeruli of the cochlea / ℓ olfactorius olfactory glomerulus ℓglomerular (i) ℓfiltrat n glomerular (e) filtrate (i) ℓfiltration f glomerular filtration ℓkapsel f Bowman's ('boumən) capsule, capsule of the malpighian (i) glomerulus ~nahe (in Glomerulusnähe befindlich) juxtaglomerular (e)
Glomus n (Gefässknäuel) glomus (ou), pl glomera (ɔ) / ℓ caroticum (PNA) (Karotisdrüse) carotid (ɔ) body / ℓ chorioideum (PNA) glomus chorioideum / ℓ coccygeum (PNA) (Steißknötchen) glomus coccygeum (i:), coccygeal (kɔk'sidʒiəl) body ℓ- glomic (ou) ℓtumor m glomous tumoʃuʃr (ju:), glomangioma (ou)
Gloss|a f (Zunge) glossa, pl glossae, tongue (tʌŋ) ℓagra f s Glossalgie ~al (Zunge betr) glossal, lingual ℓalgie f (Zungenschmerz) glossalgia (æ), pain in the tongue, glossodynia (i) ℓektomie f (Ausschneiden der Zunge) glossectomy ℓina f (pl Glossinen) (Tsetsefliege) Glossina (ai), tsetse (e) fly ℓitis f (Entzündung der Zunge) glossitis (ai) / idiopathische ℓ idiopathic (æ) gl. / ℓ exfoliativa marginata geographic[al] (æ) tongue, glossitis areata (ei) exfoliativa (ai) ~itisch glossitic (i)
Glosso|dynie f s Glossalgie ~epiglottisch glosso-epiglottidean (i), glosso-epiglottic (ɔ) ~hyoid glossohyal (ai), glossohy-

oid ~labial glossolabial (ei) ℓlabialspasmus m hysterical glossolabial hemispasm (e) ℓlalie f (Zungenreden) ps glossolalia (ei) ~palatinal glossopalatine (æ) ~pharyngeal glossopharyngeal (i) ℓpharyngealkrampf m glossopharyngeal spasm ℓpharyngeallähmung f glossopharyngeal paralysis (æ) od paresis (i:) ℓpharyngealneuralgie f glossopharyngeal neuralgia (æ) ℓpharyngeus m ninth [cranial] nerve ℓpharyngeusneuralgie f Collet-Sicard (kɔ'le-si'kar) syndrome ℓphobie f glossophobia ℓphytie f black [hairy] tongue ℓplastik f (Zungenplastik) glossoplasty (ɔ) ℓplegie f (Zungenlähmung) glossoplegia (i:) ℓptosis f glossoptosis ('tousis) ℓpyrie f glossopyrosis ℓpyrosis f (Zungenbrennen) glossopyrosis, burning sensation in the tongue ℓrrhaphie f (Zungennaht) glossorrhaphy (ɔ) ℓschisis f schistoglossia (skisto) ℓspasmus m (Zungenkrampf) glossospasm, spasm in the tongue muscles (ʌ) ℓtomie f (Zungenschnitt) glossotomy (ɔ) ℓtrichie f (Haarzunge) glossotrichia ('trikjə), hairy tongue ℓzele f glossocele ('glɔsosi:l)
Glottis f (PNA) (Stimmapparat) glottis (ɔ) ℓ- glottic (ɔ), glottidean (i) ℓkrampf m (Stimmritzenkrampf) laryngospasm (i) ℓlähmung f glottic paralysis (æ) ℓödem n (Kehlkopfödem) [o]edema (i:) of the glottis, serous (iə) angina (ai) ℓverschluß m (reflektorischer) reflex (i:) closure (ou) of the glottis
Glotz|auge n exophthalmos ℓaugenkropf m exophthalmic goitre [US goiter] (ɔi) ~äugig exophthalmic ℓ-äugigkeit f exophthalmia, exophthalmos
Gl. thyr. sicc. = Glandula thyreoidea siccata thyroideum siccum, desiccated thyroid
Glu = Glutaminsäure f glutamic acid, Glu
Glucalox n (WHO) glycalox ('glaikəlɔks) (BPCA)
Gluck (gluk)-Operation f Gluck's operation
Glucksen n (im Darm) gurgle ~ to gurgle (ə:) / (Kleinkind) to coo
Glückshaube f (Fet) caul (ɔ:)
„Glückspillen" f pl happiness pills
Gluckston m (im Darm) gurgle (ə:), gurgling sound
gluco... s gluko...
Gluco|saminhydrochlorid n (EP) glucosamine hydrochloride (EP) ℓsulfon--Natrium n (WHO) glucosulfone (glu:ko'sʌlfoun) sodium (USP)
Glüh|draht m hot wire ℓeisen n (Kauter) cautery (ɔ:), cautery ~en Lab to ignite ℓkauter m (Elektrokauter) electrocautery (ɔ:) ℓlichtbad n electric light bath ℓlichtkasten m electric cradle (ei) ℓrückstand m Lab residue of ignition ℓstich m (Ignipunktur) ignipuncture (ʌ) ℓwein m (zum Schwitzen) mulled wine, hot claret
Glukagon n glucagon (u:), hyperglyc[a]emic-glycogenolytic factor (HGF)
Gluko|glyzinurie-Syndrom n glucoglycinuria syndrome ℓheptonsäure f δ--glucoheptonic acid ℓkortikoid n glucocorticoid ℓkortikoidhormon n glucocorticoid hormone ℓkortikosteroid n glucocorticosteroid ℓnat n gluconate (u:) ℓneogenese f (Glukose-

neubildung) gluconeogenesis, glyconeogenesis

glukon|sauer *chem* gluconic (ɔ) **~säure** *f chem* gluconic acid (æ) **D-~säure** *f* (Acidum gluconicum, Dextronsäure) d-gluconic acid; **~, Calciumsalz** (*DAB*) calcium gluconate (*BP, USP*)

Glukoprotein *n chem* glycoprotein (ou)

Glukosamin *n chem* glucosamine (æ), glycosamine

Glukose *f* (Traubenzucker, Dextrose *DAB*) *s* **~monohydrat**) *chem* glucose (u:), dextrose, grape sugar **~abbau** *m* glycolysis (ɔ) **~agar** *m bakt* dextrose *od* glucose agar (æ) **~belastung** *f* glucose loading / glucose tolerance (ɔ) test **~belastungsprobe** *f* glucose tolerance (ɔ) test **~-Eiweiss-Quotient** *m* dextrose-nitrogen ratio ('reiʃiou) (D-N ratio), glucose-nitrogen ratio **~frei** aglycosuric (juə) **~-Insulinbelastungstest** *m* glucose insulin tolerance test (GITT) **~konzentration** *f* im Liquor spinal fluid dextrose **~lösung** *f* glucose solution / hypertonische **~** hypertonic (ɔ) glucose solution **~mangel** *m* glycopenia (i:) **~-Monohydrat** *n* (*DAB*) dextrose [monohydrate] (*BP*), grape sugar, dextroglucose, d-glucose **~neubildung** *f* glyconeogenesis (e) **~-oxidase** *f* glucose oxidase **~-6-Phosphatase** *f* (G-6-Pase) glucose-6-phosphatase **~-6-phosphat-dehydrogenase** *f* glucose-6-phosphate dehydrogenase (GPD) **~rückresorptionsrate** *f*, maximale **~** maximum tubular reabsorption rate for glucose (Tₘ-glucose) **~sirup** *m* glucose syrup (i) **~spaltend** glycolytic (i) **~stoffwechsel** *m* glucose metabolism **~transfer** *m* glucose transfer **~verbrennung** *f* glucose oxidation **~verwertung** *f* glucose utilisation

Glukosid *n chem* glucoside (u:) **~ase** *f chem* glucosidase (u:)

Glukosurie *f s* Glykosurie

Glukuron|id *n* glucuronide ('glu:kjuərənaid) **~idase** *f* glucuronidase (glu:kjuə'rɒnideis) **~osid** *n* glucuronoside (glu:kjuə'rɒnosaid) **~sauer** *chem* glucuronic (ɔ) **~säure** *f* glucuronic acid

Glukuronyltransferase *f* glucuronide transferase

Glu-NH₂ = Glutamin *n* glutamine, Glu (NH₂)

Glutamat *n* glutamate (u:) **~dehydrogenase** *f* glutamate dehydrogenase (ɔ) (GLDH) **~-Oxalazetat-Transaminase** *f* (GOT) glutamic-oxalacetic transaminase (GOT) **~-Pyruvat-Transaminase** *f* (GPT) glutamate pyruvate (u:) *od* glutamic pyruvic transaminase (GPT)

Glutamin *n* glutamine (u:) **~ase** *f* glutaminase (glu:'tæmineis) **~sauer** *chem* glutamic (æ) **~säure** *f* (Acidum glutaminicum) *chem* glutamic (æ) *od* glutaminic (i) acid **~säurehydrochlorid** *n* glutamic acid hydrochloride (*NF*) **~säuresalz** *n chem* glutamate (u:)

glutar|sauer *chem* glutaric (æ) **~säure** *f chem* glutaric acid

Glutathion *n* glutathione (ai)

gluteal gluteal (i:) **~bruch** *m* ischiocele ('iskiou:l), sciatic (sai'ætik) hernia **~falte** *f* gluteal fold *od* furrow (ʌ), fold of the buttock (ʌ) **~gegend** *f* gluteal region (i:) **~hernie** *f s* **~bruch ~linie** *f* gluteal line **~muskel** *m* (Gesäßmuskel) gluteus (i:) **~muskulatur** *f* gluteal muscles (ʌ) **~punkt** *m* gluteal point (ɔi)

~reflex *m* gluteal reflex (i:) **~reflexzentrum** *n* gluteal centre [*US* center] **~spalte** *f* internatal (ei) cleft

Gluten *n* (Kleber) *chem* gluten (u:)

gluteo|femoral gluteofemoral ('glu:tio'femərəl) **~inguinal** gluteo-inguinal ('ingwinəl)

Glutethimid *n* (*WHO*) glutethimide (glu:'teθimaid) (*BP, USP*)

Gluteus *m* (Musculus gluteus) gluteus (i:) **~ansatz** *m* attachment of the gluteus

Glutin *n* glutin (u:) **~ös** glutinous (u:)

Glutoid *n* glutoid (u:)

Gly = Glykokoll *n* glycocoll

Glyc... *s* Glyz...

Glycer|inum (*DAB*) glycerin (*BP, EP, USP*), glycerol (*BP, EP, USP*) / **~** anhydricum (*DAB*) anhydrous glycerin *od* glycerol **~oli monostearas** (*EP*) glyceryl monostearate **~olum** (*EP*) glycerol (*EP, BP*)

Glyciphagus domesticus *m* food mite

Glycobiarsol *n* (*WHO*) glycobiarsol (bai'a:sɒl) (*NF*)

Glycol *s* Glykol

Glycopyrronium-bromid *n* (*WHO*) glycopyrrolate ('piroleit) (*NF*)

Glycosyltransferase *f* glucosyltransferase ('glu:kosil'trænsfəreis)

Glycyrrhetinsäure *f* glycyrrhetic acid (*EP*), glycyrrhetinic acid

Glycyrrhiza *f bot* glycyrrhiza (glaisi'raizə), liquorice (i) root

Glycyrrhizin *n* glycyrrhizin (ai) **~säure** *f* glycyrrhizic (glisi'raizik) *od* glycyrrhizinic acid

Glykämie *f* glyc[a]emia (glai'si:mjə), glycoh[a]emia (i:)

Glyko- (süss, Zucker-) glyco- (ai) (*Vors*)

glykochol|sauer *chem* glycocholic (ɔ) **~säure** *f* (Acidum glycocholicum) *chem* glycocholic acid

Glykodiazin *n* glycodiazine ('daiəzi:n)

Glykogen *n* glycogen ('glaikodʒən) **~glycogenic** (e) **~abbau** *m* glycogenolysis (ɔ) **~abbauend** glycogenolytic (i) **~anreicherung** *f der Leber* glycogen storage in the liver **~artig** glycogenous (ɔ) **~aufbau** *m* glycogenesis (e), glycogeny (ɔ) **~bildend** glycogenic (e) **~bildner** *m* glycogen-former **~bildung** *f* glycogenesis (e), synthesis of glycogen, glycogeny (ɔ) **~depot** *n* glycogen store **~ose** *f* glycogenosis / **~** Typ 1 von Gierke's (fən 'gi:rkəz) disease **~rückbildung** *f* reconstitution of glycogen **~spaltend** glycogenolytic (i) **~spaltung** *f* glycogenolysis (ɔ) **~spaltungs-** glycogenolytic (i) **~speicherkrankheit** *f* glycogenosis, von Gierke's (fən 'gi:rkəz) syndrome, glycogen storage (ɔ:) disease **~speicherung** *f* accumulation of glycogen / (Krankheit) *s* Glykogenspeicherkrankheit

Glykokoll *n* (Aminoessigsäure) *chem* glycocoll (ai), amino-acetic (i:) acid

Glykol *n chem* glycol (ai) **~aerosol** *n* glycol aerosol **~at** *n* (Salz der Glykolsäure) *chem* glycolate (ai) **~äther** *m* glycol ether (i:) **~dimethyläther** *m chem* ethylene glycol dimethyl ether **~monomethyläther** *m chem* methoxyethanol (me'θɒksi'eθənɔl) **~sauer** *chem* glycollic (ɔ) **~säure** *f* (Acidum glycolicum, Äthanolsäure) *chem* glycollic acid, oxyacetic acid

Glyko|ursäure *f* glycoluric acid, uramino-acetic (i:) acid **~lyse** *f* glycolysis

(glai'kɔlisis) **~lytisch** *physiol* glycolytic **~penie** *f* (Glukosemangel) glycopenia (i:) **~pexie** *f* (Zuckerspeicherung) glycopexis (e) **~priv** glycoprival (ai), glycoprivous (ai) **~proteid** *n chem* glycoproteid ('prouti:d) **~ptyalismus** *m* (Ausscheiden von Zucker im Speichel, Auftreten von Dextrose im Speichel) glycoptyalism (ai)

Glykosamin *n chem* glycosamine (æ), glucosamine

Glykose *f* (Glukose) glucose (u:)

Glykosid *n* (*EP*) glycoside (ai) (*EP*) **~ase** *f* glycosidase (ai) **~hydrolase** *f* glycoside hydrolase

Glykosurie *f* glycosuria (juə) **alimentäre** *od* **nahrungsbedingte ~** alimentary *od* digestive gl. **~** *bei normalem Blutzukkerspiegel* orthoglyc[a]emic (i:) gl., renal gl. **~** *ohne Diabetes* non-diabetic (e) gl. **emotionale ~** emotional (ou) gl. **durch Gemütsbewegung bedingte ~** emotional gl. **hyperglykämische ~** hyperglyc[a]emic (i:) gl. **hypophysenbedingte ~, hypophysäre ~** pituitary (ju:) gl. **krankhafte ~** (meist diabetesbedingte) patholog[ic]al] (ɔ) gl. **nervöse ~** bei Zuckerstich nervous (ɔ:) gl. **normoglykämische ~** normoglyc[a]emic (i:) gl. **orthoglykämische ~** orthoglyc[a]emic (i:) gl. **renale ~** normoglyc[a]emic (i:) gl., orthoglyc[a]emic (i:) gl., renal (i:) gl. **schwangerschaftsbedingte ~** gl. of pregnancy **toxische ~** toxic gl. **~** *bei Vergiftungen* toxic gl.

glykosur|sauer *chem* glycosuric (juə) **~säure** *f chem* glycosuric acid

Glykoxalase *f* glycoxalase (glai'kɒksəleis)

Glykurie *f s* Glykosurie

glykuron|sauer *chem* glucuronic (ɔ) **~säure** *f chem* glucuronic acid

Glykyrrhiza *f* (Süßholz) *bot* glycyrrhiza (glaisi'raizə), liquorice (i) root

Glymidin *n pharm* glymidine (ai) **~natrium** *n pharm* glymidine sodium

Glyoxal|harnstoff *m* (Allantursäure) allanturic acid **~** *n* (Imidazol) iminazole (imi'næzoul) **~säure** *f chem* glyoxylic (i) acid (æ)

glyoxyl|sauer *chem* glyoxylic (glaiɔk'silik) **~säure** *f chem* glyoxylic acid (æ)

Glysobuzol *n* (*WHO*) (Isobuzol) isobuzole (aiso'bju:zoul) (*BPCA*)

Glyzerat *n* (Salz der Glyzerinsäure) *chem* glycerate (i)

Glyzerid *n chem* glyceride (i)

Glyzerin *n* (*DAB*: Glycerin) glycerin (i) (*BP, USP*), glycerol (*BP, USP*) / wasserfreies **~** (*DAB*) (Glycerinum anhydricum (*DAB*)) anhydrous glycerol **~aldehydphosphatdehydrogenase** *f* glyceraldehyde (æ) phosphate (ɔ) dehydrogenase **~kinase** *f* glycerol kinase **~klistier** *n* glycerin enema (e) **~lymphe** *f* glycerinated lymph, glycerinated vaccine virus (aiə) **~phosphat** *n* glycerophosphate **~phosphatase** *f chem* glycerophosphatase **~phosphatdehydrogenase** *f* (GDH) glycerophosphate dehydrogenase **~phosphorsauer** *chem* glycerophosphoric (ɔ) **~phosphorsäure** *f* (Acidum glycerinophosphoricum) glycerophosphoric acid **~radikal** *n chem* glyceryl (i) **~sauer** *chem* glyceric (e) **~säure** *f chem* glyceric acid, dihydroxypropionic acid **~säuresalz** *n chem* glycerate **~seife** *f pharm* glycerin soap **~suppositorium** *n pharm s* **~zäpfchen**

~versetzt *chem* glycerinated **zäpfchen** *n pharm* glycerin suppository (ɔ)
Glyzerose *f chem* glycerose (i)
Glyzeryl *n chem* glyceryl (i) **guajacolcarbamat** *n* methocarbamol (*BPCA*, *NF*)
Glyzin *n chem* glycin (ai) **amidribonukleotid** *n* (GAR) glycinamide ribonucleotide
Glyzylglyzin *n* glycylglycine ('glaisil-'glaisi:n)
Glyzyrrhiza *f bot* glycyrrhiza (glaisi-'raizə), liquorice (i) root
Gmelin ('gme:lin)-**Probe** *f* Gmelin's test
GMP = Glukosemonophosphat *n* glucose monophosphate / = Guanosinmonophosphat *n* guanosine monophosphate, GMP
GMS = Glyzerinmonostearat *n* glycerol monostearate, GMS
G-NaDi-Reaktion *f* = Gewebs-NaDi--Reaktion *f* tissue Nadi reaction
Gnathalgie *f* (Kieferschmerz) gnathalgia (næ'θældʒiə), gnathodynia
Gnathitis *f* (Kieferentzündung) gnathitis (næ'θaitis)
Gnatho- (Kiefer-) gnatho- ('næθo-) (*Vors*)
Gnathoschisis *f* (Kieferspalte) gnathoschisis (næ'θɔskisis)
Gneis[s] *m F* (Milchschorf) crusta (ʌ) lactea (æ), milk crust
Gnitze *f* gnat (næt), mosquito (i:)
gnostisch *ps* gnostic
Gnotobiotechnik *f* gnotobiotechnology
G:N-Quotient = Glukose-Eiweiss--Quotient *m* glucose / nitrogen ratio, G / Nr
Go = Gonorrhoe *f* gonorrh[o]ea
GOÄ = Gebührenordnung *f* für Ärzte Medical Fee Schedule
Goapuder *m* (Ararobapulver) *pharm* Goa powder (au), araroba (ou)
GOD = Glukose-oxidase *f* glucose oxidase
Goethe ('gø:tə)-**Knochen** *m* (Os incisivum (*PNA*)) incisive bone
Goitrogen *n* (Kropfgift, Kropfnoxe) goitrogen (ɔi)
Gold *n chem* gold **ausschlag** *m* (durch parenterale Einnahme) chrysiasis (ai) / (durch Verwendung von Goldsalzen) auride (ɔ:) **behandlung** *f* chrysotherapy (kriso'θerəpi)
Goldblatt ('gouldblæt)-**Syndrom** *n* Goldblatt's hypertension
Gold|chlorid *n chem* gold auric (ɔ:) chloride (ɔ:) **chlorür** *n chem* aurous chloride **fliege** *f* (Chrysops) chrysops (i), tabanid (æ) fly **folie** *f* gold foil, gold leaf **füllung** *f dent* gold filling ~**gelb** (Urin) golden (ou)-yellow **haut** *f* (nach Goldpräparaten) chrysoderma (kriso'də:mə), chrysiasis (ai) **[¹⁹⁸Au]-Injektionslösung** *f*, kolloidale (*EP*) colloidal gold [¹⁹⁸Au] injection **krone** *f dent* gold crown **legierung** *f dent* dental gold alloy **oxyd** *n chem* auric oxide (ɔ:) **oxydul** *n chem* aurous oxide **plombe** *f dent* gold filling **regen** *m bot u tox* Cytisus (ai) laburnum ᵢ(ɔ:) **regenvergiftung** *f* laburnum poisoning, cytisism (ai) **rute** *f bot* golden rod ~**sauer** *chem* auric **säure** *f chem* auric acid **schlägerhaut** *f*, **schlägerhäutchen** *n* goldbeaters' skin **solreaktion** *f* Lange's ('laŋəz) reaction *od* colloidal (ɔi) gold test **therapie** *f* gold treatment, chrysotherapy ('kriso) **zyanür** *n chem* aurous cyanide (ai)

Golfloch *n* (entzündlich veränderte Einmündung des Harnleiters in die Blase) golf hole
Golgi ('gɔldʒi)|-**Apparat** *m* Golgi's apparatus (ei) *od* body **- Epithelialzellen** *f pl* Bergmann's ('berkmanz) cells **-Imprägnation** *f* Golgi's method (e) **-Internum** *n* (Binnengerüst der Zelle) internal reticular apparatus **-Mazzoni** (mad'zo:ni)-**Körperchen** *n pl* Golgi--Mazzoni bodies *od* corpuscles **-Zellen** *f pl* Golgi's cells
Goll (gɔl)|-**Kern** *m* Goll's nucleus (ju:) **-Strang** *m* (Fasciculus gracilis (*PNA*)) Goll's column (ɔ) *od* tract, fasciculus gracilis
Goltz-Gorlin (gɔlts-'gɔ:lin)-**Syndrom** *n* (fokale dermale Hypoplasie) Goltz--Gorlin syndrome
Gomphose *f* gomphosis
Gonade *f* (Geschlechtsdrüse, Keimdrüse) gonad (ɔ)
Gonadektomie *f* (Keimdrüsenentfernung) *chir* gonadectomy
Gonaden|- gonadal (ɔ), gonado- (*Vors*) **dosis** *f* gonadal dose **dysgenesie** *f* gonadal dysgenesia **entfernung** *f* gonadectomy **schutz** *m röntg* gonad shield **therapie** *f* gonadotherapy
gonado|kinetisch (dic Geschlechtsdrüsen anregend) gonadokinetic (e) **pathie** *f* (Erkrankung der Geschlechtsdrüsen) gonadopathy (ɔ) **pause** *f* (Aufhören der Tätigkeit der Geschlechtsdrüsen im Alter) gonadopause (ɔ) ~ **trop** gonadotropic (o) ~**troph[isch]** gonadotrophic (ɔ) **troph[j]in** *n* gonadotrophic hormone, gonadotrophin / menschliches hypophysäres human hypophyseal gonadotrophin (HHG); ~ pituitäres **-** human pituitary gonadotrophin (HPG) / tierisches **-** der Hypophyse animal pituitary gonadotrophin (APG) **tropinum chorionicum** *n* (*WHO*) chorionic gonadotrophin (HCG) (*BP*), anterior pituitary-like hormone **tropinzelle** gonadotroph
Gon|agra *f* (Gichtknie) gonagra (æ), gout (au) in the knee joint **algie** *f* (Knieschmerz) gonalgia (æ), pain in the knee joint **arthritis** *f* (Kniegelenkentzündung) gonarthritis (æ), gonitis (ai) **arthrose** *f* osteoarthritis of the knee **arthrotomie** *f chir* gonarthrotomy (ɔ), incision into the knee joint
Gonidium *n* (*pl* Gonidia) gonidium (i), *pl* gonidia
Gonio|meter *n* (Winkelmesser) goniometer (ɔ) **n** *n* (Angulus mandibulae) gonion (ou), *pl* gonia **skop** *n* gonioscope (ou) **skopie** *f* gonioscopy (ɔ) **tomie** *f* (Trabekulotomie) *chir* goniotomy **tomiemesser** *n chir* goniotomy knife
Gonitis *f* (Kniegelenkentzündung) gonitis (ai), inflammation of the knee joint, gonarthritis (ai)
Gono|blennorrhoe *f* (Augentripper) gonoblennorrh[o]ea (i), gonococcal *od* gonorrh[o]eal (i) conjunctivitis **chromosom** *n sex* chromosome (ou) **hämie** *f* gonococc[a]emia ('gɔnokɔk'si:miə) **kokkämie** *f* gonococc[a]emia
Gonokokken *m pl s* Gonokokkus **-** gonococcal, gonococcic ('kɔksik) **befund** *m* (im Blut) gonococc[a]emia (i:) **blutvergiftung** *f* (Gonokokkensepsis) gonotox[a]emia (i:) **gift** *n* (Trippergift) gonotoxin ~**giftbedingt** gono-

toxic **infektion** *f* gonococcus infection, (des Blutes) gonococc[a]emia (i:) **sepsis** *f* gonoh[a]emia (i:) **serum** *n* antigonococcus serum (iə) ~**tötend** gonococcidal (kɔk'saidl) **toxin** *n* (Trippergift) gonotoxin / durch **-** verursacht gonotoxic **vaginitis** *f* gonococcal vaginitis (ai) **vakzine** *f* gonococcus vaccine
Gono|kokkus *m* (*pl* Gonokokken) *bakt* gonococcus (gɔno'kɔkəs), *pl* gonococci ('kɔksai) **poese** *f* (Keimzellenbildung) gonopoiesis (i:) **rrhoe** *f* (Tripper) gonorrh[o]ea (i), clap *F*, gonorrh[o]eal (i) urethritis, specific urethritis ~**rrhoisch** gonorrh[o]eal (i) **septikämie** *f* gonoh[a]emia (i:) **som** *n* (Heterochromosom, Geschlechtschromosom) sex gonosome, sex chromosome **toxin** *n* (Trippergift) gonotoxin **toxinämie** *f* (Blutvergiftung durch Gonokokken) gonotox[a]emia (i:) **zele** *f* gonocele ('gɔnosi:l), spermatocele **zyt** *m* gonocyte
Gon[y]okampsis *f* gonycampsis
Gooch (gu:tʃ)-**Tiegel** *m Lab* Gooch crucible
Goodpasture (gud'pæstʃə)-**Syndrom** *n* (hämorrhagisches pulmo-renales Syndrom) Goodpasture's syndrome
Gopalan (gopa'lan)-**Syndrom** *n* Gopalan's syndrome, burning feet syndrome
Gordon ('gɔ:dən)|-**Reflex** *m* Gordon's reflex (i:) **-Test** *m* Gordon's test **-Zehenzeichen** *n s* **-** Reflex
Gorlin-|Cohen ('gɔ:lin-'kouən)-**Syndrom** *n* (fronto-metaphysäre Dysplasie) Gorlin-Cohen syndrome, frontometaphyseal dysplasia **-Syndrom** *n* Gorlin--Goltz syndrome, n[a]evoid basal cell carcinoma syndrome
GOT = Glutamat-oxalazetat-transaminase *f* glutamate oxaloacetate transaminase
Gottesfurcht *f* (krankhafte) theophobia (θiə'foubjə)
Gougerot (guʒə'ro)|-**Blum** ('blum)-**Syndrom** *n* (Dermatitis lichenoides purpurica pigmentosa) pigmented purpuric lichenoid dermatitis **[-]Hailey** ('heili)-Hailey-Syndrom *n* [Gougerot]--Hailey-Hailey disease **-Syndrom** *n od* **-Symptomentrias** *f* Gougerot's syndrome *od* trisymptomatic disease
Goulard (gu'lar)-**Extrakt** *m pharm* Goulard's extract
Gowers ('gauəz)|-**Bündel** *n* (Vorderseitenstrang) Gowers' tract **-Reagens** *n* Gowers' solution **-Syndrom (I)** *n* (vasovagale Ausfälle) [paroxysma] vagovasal (ei) attacks **-Syndrom (II)** *n* (Spasmus mobilis) mobile *od* movement (u:) spasm, Gowers' disease
GOZ = Gebührenordnung für Zahnärzte Dentists' Fee Schedule
α-GP = Glyzerin-1-phosphat *n* glycerophosphate
G-1-P = Glukose-1-phosphat *n* glucose-1-phosphate, G-1-P
G-6-P = Glukose-6-phosphat *n* glucose-6-phosphate, G-6-P
G-6-Pase = Glukose-6-Phosphatase *f* glucose-6-phosphatase
GPC = Gel-Permeations-Chromatographie *f* gel permeation chromatography, GPC / = Glyzerinphosphorylcholin *n* glycerol phosphorylcholine
GPD = Glyzer[in]aldehyd-phosphat-

-dehydrogenase glyceraldehyde phosphate dehydrogenase

G-PDH s G-6-PDH

G-6-PDH = Glukose-6-phosphat-dehydrogenase f glucose-6-phosphate dehydrogenase, GPD

G_1-, G_2-**Periode** f genet G_1, G_2 period

GPP = Glukose-6-phosphat-dehydrogenase f glucose-6-phosphate dehydrogenase, GPD

GPT = Glutamat-Pyruvat-Transaminase f glutamate pyruvate transaminase, GPT

GR = Glutathion-reduktase f glutathione reductase

Graaf (gra:f)-**Follikel** m pl (Folliculi ovarici vesiculosi (PNA)) vesicular ovarian follicles

graben (z B Gänge in Haut) to burrow (ʌ) ≈**fieber** n trench fever (i:) ≈**latrine** f mil trench latrine (i:)

Grad m degree [s a Verbrennung] / (z B Umsatz) rate ≈**einteilung** f graduation

Gradenigo (gradə'ni:go)-**Petrosum-Syndrom** n (Petrosum-Syndrom) Gradenigo's syndrome, temporal syndrome

Gradflügler m pl (Heuschrecken, Grillen, Schaben usw) Orthoptera (ɔ)

Gradient-Elution f Lab gradient elution

graduⱡell gradual (ɔ) ~**ieren** (mit Skala versehen) to graduate (æ)

v. Graefe (fɔn 'gre:fə)|-**Fixierpinzette** f Graefe's fixation forceps pl ≈-**Häkchen** n, scharfes Graefe's sharp iris hook ≈-**Operation** f Graefe's operation ≈-**Schielhäkchen** n Graefe's strabismus hook ≈-**Skarifikateur** m Graefe's lacrimal sac scarifier ≈-**Sperrelevator** m Graefe's eye speculum ≈-**Starlöffel** m Graefe's cataract scoop ≈-**Starmesser** n Graefe's [cataract] knife ≈-**Syndrom** n (chronische progressive Ophthalmoplegie, obere Bulbärparalyse) Graefe's disease ≈-**Zeichen** n Graefe's sign

Grahambrot n (Weizenschrotbrot) Graham ('greiəm) bread

Gram (gram)|-**Färbemittel** n Gram's solution (u:) ≈-**Färbung** f Gram stain, Gram staining method

Gramicidin n gramicidin (ai)

Gramm n gram[me] [see conversion tables] ≈**äquivalent** n gram[me] equivalent (gEq) ≈**kalorie** f phys small od gram[me] calorie (æ) [see conversion tables] ≈**[m]olekül** n gram[me] molecule (g-mol)

gram|negativ gram-negative (e) (GN) ~**positiv** gram-positive (ɔ) (GP)

Gran n pharm grain [see conversion tables]

gran.=granuliert granular (æ)

Granat|apfel m bot pomegranate ('pɔmgrænit) ≈**[apfel]blüten** f pl pharm pomegranate blossoms ≈**rinde** f pharm pomegranate bark, cortex granati (ei)

Grand mal n major (ei) epilepsy (e), grand mal [epilepsy]

Granula n pl pharm grains / histol, derm granules (æ), granula / neutrophile ≈ neutrophil (ju:) od epsilon granula / basophile ≈ basophil (ei) od gamma granula ≈**färbung** f granular staining ≈**methode** f granular method (e)

granulär (körnig) granular (æ)

Granularatrophie f granular (æ) atrophy (æ) of the kidney

Granulat n granular powder

Granulation f granulation

Granulationenentfernung f (Trachom) graffage (græ'fa:ʒ)

Granulationes arachnoideales [Pacchionii] f pl (PNA) (Pacchioni-Granulationen, Arachnoidalzotten) arachnoid granulations

Granulations|- granular (æ) ≈**bildung** f development of granulation tissue ~**bildungshemmend** antiplastic ~**fördernd** incarnant ≈**geschwulst** f granulation tumo[u]r (ju:), granuloma ≈**gewebe** n granular od granulation tissue ≈**masse** f granulosity (ɔ) ≈**stenose** f granulation stenosis

granulier|en (Gewebe) to granulate (æ) ~**end** granulating, forming granulations ~**t** granulated, granular ≈**ung** f (z B Plasma) granulation

Granuloblast m granuloblast (æ)

Granulom n (s a Granuloma) dent apical (æ) od dental granuloma, blind abscess (æ) *eosinophiles* ≈ eosinophilic gr. *infektiöses* ≈ infectious gr. *lipophages* ≈ lipophagic (ei) gr. *malignes* ≈ malignant (i) gr., lymphosarcoma *venerisches* ≈ gr. inguinale (ei), venereal (iə) gr.

Granuloma n granuloma (ou) ≈ *anulare* gr. annulare (εə) ≈ *apicale* (Zahngranulom, Wurzelspitzengranulom) dent apical (æ) gr., dental gr. ≈ *brasiliensis* paracoccioidal (kɔksi'ɔidl) gr., Brazilian (i) blastomycosis ≈ *cryptococcicum* cryptococcosis, torulosis ≈ *dentale* apical (æ) od dental gr. ≈ *fungoides* gr. fungoides (ɔi), fungoid (ʌ) mycosis ≈ *inguinale* gr. inguinale (ei) od venereum (iə), ulcerating gr. of the pudenda, venereal gr., fifth venereal (iə) disease ≈ *telangiectodes* gr. telangiectodes (ou) od telangiectaticum (æ)

granulo|matös granulomatous (ou) ≈**matose** f granulomatosis / maligne ≈ im Kindesalter Berendes-Bridges-Good ('berəndis-'bridʒiz-gud) syndrome ≈**beutelversuch** m granuloma-pouch test

Granulo|pexie f granulopexy ≈**plasma** n granuloplasm ≈**poese** f granulocytopoiesis ('saitopɔi'i:sis), formation of granulocytes

granulös (körnig) granular (æ)

Granulosazellen f pl follicle od granulosa (ou) cells ≈**tumor** m granulosa cell tumo[u]r

Granulose f (Trachom) trachoma, granulosis / (Stärke) granulose (æ)

Granulosis rubra nasi f granulosis rubra nasi

Granulotherapie f granulotherapy

Granulozyt m granulocyte ('grænjulosait), granular leucocyte (ju:) [US leuko-] *basophiler* ≈ basophil[e] (ei) *eosinophiler* ≈ eosinocyte (i), eosinophil (i), eosinophile (fail) *neutrophiler* ≈ *ohne Körnelung* agranulocyte *polymorphkerniger basophiler* ≈ polymorphonuclear basophil leucocyte (PMB); ~ *eosinophiler* ≈ polymorphonuclear eosinophil leucocyte (PME); ~ *neutrophiler* ≈ polymorphonuclear neutrophil leucocyte (PMN) ≈**ämie** f (Auftreten von Granulozyten im Blut) granulocyt[a]emia (i:)

Granulozyten|armut f (Blut) granulocytopenia (i:) ≈**befund** m (Blut) granulocyt[a]emia (i:) ≈**bildung** f granulocytopoiesis ('grænjulo'saitopɔi'i:sis) ≈**bildungs-** granulocytopoietic (poi-'etik) ≈**blut** n granulocyt[a]emia (i:) ≈**leukämie** f granulocytic (i) leuk[a]emia (lju:'ki:miə) ≈**mangel** m granulocytopenia (i:) / (bei völligem Fehlen der Granulierten) agranulocytosis (ei'grænjulosai'tousis)

Granulo|zytopenie f granulocytopenia (i:) ≈**zytopoese** f granulocytopoiesis (i:) ≈**zytose** f (übermässiges Auftreten von Granulozyten) granulocytosis

Granulum n (Körnchen) granule (æ) / ≈ argyrophile argentaffine granule

Graphit m graphite ('græfait), black lead, plumbago (ei) ≈**behandlung** f graphite (æ) treatment (Gr Tr)

Grapho|loge m graphologist (ɔ) ≈**logie** f graphology (ɔ) ~**logisch** graphologic[al] (ɔ) ≈**manie** f (Schreibwut) graphomania ~**motorisch** (Schreibbewegungen betr) ps graphomotor (ou) ≈**pathologie** f (Handschriftenbeurteilung zur Diagnosenstellung) graphopathology (ɔ) ≈**phobie** f (Schreibangst) graphophobia ≈**rrhoe** f (Kritzelsucht) ps graphorrhoea (i) ≈**spasmus** m (Schreibkrampf) graphospasm (æ), writers' cramp ≈**therapie** f graphotherapy (e)

Grasbakterium n bacillus of timothy (i) grass

Graser ('gra:zər)-**Divertikel** n Graser's od false (ɔ:) diverticulum (i)

Grasmilbe f s Herbstmilbe

grassieren (Krankheit) to be epidemic (e), to rage

Grastetanie f vet grass staggers syndrome

Grat m anat (Dorn) spina (ai) / (Kamm) crista, crest / pecten (e) / ridge

Gräte f [fish] bone / anat spine, spinous (ai) process (ou)

Gräten|fänger m fish bone catcher od protractor ≈**muskel** m, unterer (Musculus infraspinatus (PNA)) infraspinatus muscle ≈**stich** m chir herringbone stitch

Gratiolet (gratio'le:)-**Sehstrahlung** f Gratiolet's [optic] radiation

grau grey, US gray ~**äugig** grey-eyed ~**blau** (Augen) greyish blue ~**haarig** grey-haired ≈**stufenechographie** f radiol grey-scale echography ~**werden** (Haar) to grey, to turn grey ≈**werden** n greying, canities (kə'niʃii:z), poliosis (ou) ≈**wertdarstellung** f grey-scale display ≈**wertechographie** f od -**sonographie** f grey-scale ultrasonography

Graves (greivz)-**Krankheit** f Graves' disease, exophthalmic (æ) goitre (ɔi), Basedow's ('ba:zədoz) disease

gravid (schwanger) gravid (æ), pregnant (e) ≈**a** f pregnant woman, gravida (æ) ≈**ismus** m (alle zur Schwangerschaft gehörenden Erscheinungen) gravidism (æ)

Graviditas f gravidity (i), pregnancy ≈ *abdominalis* abdominal (ɔ) pregnancy ≈ *ampularis* ampullar (ʌ) pr. ≈ *angularis* angular pr. ≈ *extrauterina* extra-uterine (ju:) pr. ≈ *isthmica* isthmian ('ismiən) pr. ≈ *ovarica* ovarian (εə) pr. ≈ *tubaria* tubo-ovarian pr.

Gravidität f (Schwangerschaft) gravidity (i), pregnancy

Graviditäts|- gravidic (i) ≈**begehren** n craving (ei) ≈**erscheinungen** f pl gravidism ('grævidizm) ≈**psychose** f ps gestational (ei) od pregnancy psychosis (sai'kousis) ≈**stress** m stress caused by

gravidity ⸲toxämie f tox[a]emia (i:) of pregnancy
Gravierfräser m (Zahnbehandlung) engraving (ei) tool
Gravi|meter n gravitometer (ɔ), gravimeter (i) ⸲metrie f gravimetric analysis ~metrisch gravimetric (e)
gravitieren to gravitate (æ)
Grawitz ('gra:vits)|-Degeneration f od -Granula n pl Grawitz's granules (æ) ⸲-Tumor m Grawitz's tumo[u]r (ju:) of the kidney, hypernephroma, suprarenoma ⸲-Zelle f Grawitz's cell
Grayout n (Bewusstseinstrübung) grayout
Gray-Scale Grauwert- ⸲-Ultraschalldiagnostik f gray-scale ultrasound diagnosis
Gray (grei)-Syndrom n (Chloramphenicolvergiftung beim Säugling) Gray's syndrome, neonatal chloramphenicol toxicity
GRD = β-Glukuronidase f glucuronidase
Gregory ('gregəri)-Pulver n pharm Gregory's powder
Greif|akt m prehension ⸲arm m prehension arm ~bar (tastbar) palpable (æ)
Greifenklaue f (Klauenhand) claw hand
greif|fähig (Hand) prehensile ⸲fähigkeit f (Hand) prehensile ability (i), gripping ability ⸲funktion f gripping od prehensile function (ʌ) ⸲hand f grip hand ⸲kraft f (Hand) grip [strength] ⸲reflex m ps grasp od grasping (a:) reflex (i:) ⸲stärke f grip strength ⸲stumpfamputation f chir digitation ⸲stumpfbildung f chir phalangisation (fæ'lændʒai'zeiʃn) ⸲vorgang m grasping (a:), act of grasping
Greisen|- (Vors) senile (i:), presby- (e) (Vors) ⸲alter n old age, senium (i:) ⸲behandlung f gerontotherapy ⸲blödsinn m ps senile dementia (di-'menʃiə), geriopsychosis ⸲bogen m gerontoxon, arcus senilis (ai) ⸲brand m Pott's (pɔts) gangrene, senile gangrene ⸲chirurgie f geriatric surgery (ə:) ~haft senile ('si:nail, US 'si:nil) ⸲haftigkeit f senility / (krankhafte) senilism (i:) ⸲haut f (Gerodermie) geroderma, gerodermia ⸲herz n senile heart ⸲keratose f keratosis senilis (si'nailis) ⸲melancholie f (Involutionsmelancholie) ps involution melancholia (ou), melancholia of old people ⸲star m senile cataract (æ) ⸲tremor m senile (i:) tremor ⸲tuberkulose f senile tuberculosis ⸲warze f senile wart (ɔ:), verruca senilis (ai) ⸲zittern n senile tremor (e)
Grenz|belastung f (Leib-Seele) stress concerning the psychosomatic (æ) area ('ɛəriə) ⸲dextrinose f (Farben) enzyme limit dextrinose ⸲dosis f maximum od minimum dose
Grenze f (Rand) margin / (Ende) limit (i) / (Trennlinie) border / (Umrandung) outline / (Limen (PNA)) limen (ai), limina (i) / röntg silhouette (silu'et) / (Schwelle) threshold (e) / (Schranke) barrier (æ) / unter einer ⸲ gelegen submarginal
Grenz|effekt m threshold (e) effect ⸲fall m borderline case ⸲fläche f interface, boundary (au) surface (ə:) / (Zwischenfläche) interface ⸲flächenspannung f interfacial tension ⸲haut f limiting membrane ⸲kohlenwasserstoffe m pl

limit hydrocarbons ⸲leistung f limiting output ⸲linie f (Abgrenzung) demarcation / (zwischen zwei Organen) borderline / (um ein Organ) boundary (au) line ⸲linien-Karzinom n borderline carcinoma ⸲membran f limiting membrane ⸲platte f (Lamina terminalis (PNA)) (Gehirn) lamina terminalis / (Leber) limiting lamina in the liver ⸲prüfung f (Verunreinigungen) limit test ⸲psychose f borderline psychosis ⸲schicht f boundary (au) layer (ɛə) ⸲strahlen m pl borderline rays, grenz rays ⸲strahlentherapie f grenz-ray therapy ⸲strang m anat sympathetic (e) trunk od chain ⸲stranggganglien n pl sympathethic trunk ganglia ⸲wert m limit value (æ); threshold value ⸲winkel m critical (i) od limiting angle ⸲zelle f (Magenschleimhaut) border cell, delomorphous cell / (Magendrüsen) parietal (ai) cell, oxyntic (i) cell ⸲zucker[wert] m threshold (e) sugar ⸲zustand m path borderline condition / phys limiting od critical state
GRF = Gonadotropin-releasing factor
GRH = Gonadotropin-releasing hormone
Grieshaber ('gri:shabər)-Hornhauttrephine f Grieshaber's corneal trephine
Griesinger ('gri:ziŋər)|-Krankheit f ancylostomiasis (ai), Griesinger's disease ⸲-Zeichen n Griesinger's sign
Grieß m (Nahrungsmittel) semolina (i:) / (Blase) gravel (æ) ⸲abgang m (Urin) lithuresis (i:), passage (ə) of gravel with the urine (juə) ~artig tophaceous (ei), gritty (i) ~ig gravelly (æ), gritty ⸲korn n (Hirsekorn, Milium) (Haut) milium (i)
Griess (gri:s)-Probe f Griess' [nitrite] test
Griff m chir manoeuvre (mə'nu:və) [US maneuver] / Prager ⸲ Prague (a:) m.
Griffel m style (ai), stylus / bot pistil ~artig anat styloid (ai) ~förmig anat styliform, styloid
Griffelfortsatz m (Processus styloideus (PNA)) anat styloid (ai) process (ou) ⸲styloid ⸲ u. Oberkiefer betr. stylomaxillary (i) ⸲ u. Unterkiefer betr. stylomandibular ⸲ u. Zungenbein betr. stylohyoid (ai)
Griffel|-Kieferwinkel-Band n (Ligamentum stylomandibulare (PNA)) stylomandibular ligament ⸲-Schlundmuskel m (Musculus stylopharyngeus (PNA)) stylopharyngeus muscle ⸲vene f (Vena stylomastoidea (PNA)) stylomastoid vein ⸲-Zungenbeinmuskel m (Musculus stylohyoideus (PNA)) stylohyoid muscle ⸲-Zungenmuskel m (Musculus styloglossus (PNA)) styloglossus muscle
Grimmdarm m colon (ou) [Verbindungen s Dickdarm]
Grind m scab / (Flechte) impetigo (ai) / (Favus) favus (ei), crusted (ʌ) od honeycomb ('hʌnikoum) ringworm / (Milchschorf) milk crust (ʌ) ⸲bildung f incrustation ⸲blase f impetigo contagiosa ⸲flechte f impetigo [s Grind]
grindig scabby, scurfy (ə:), scabbed ⸲keit f scurfiness, scabbiness
grippal influenzal, grippal
Grippe f influenza, flu F / amerikanische [maligne] ⸲ myxoid [o]edema (i:) / asiatische ⸲ Asian ('eiʃən) influenza / nur klinisch echte, aber nicht virusmäßig nachgewiesene ⸲ clinical (i) i. ⸲-

influenzal, grippal ⸲-Adsorbat-Impfstoff m (EP) influenza vaccine, adsorbed ~ähnlich parainfluenzal ⸲anfall m influenza bout (au) ⸲enzephalitis f influenzal encephalitis ⸲epidemie f influenza epidemic ⸲erkrankung f influenza ⸲forschungsinstitut n (WHO) World Influenza Centre ⸲impfstoff m influenza vaccine / ⸲ (inaktiviert) (EP) influenza vaccine (inactivated) (EP) ⸲impfung f anti-influenza inoculation ⸲infektion f influenza infection ⸲kranker m influenza case ⸲meningitis f influenzal meningitis (ai) ⸲mittel n pharm influenza remedy ⸲myokarditis f influenzal myocarditis ⸲myokardschädigung f myocardial damage due to influenza ⸲pandemie f pandemic (e) influenza ⸲pneumonie f influenzal pneumonia ⸲pünktchen n pl small spots on the oral (ɔ:) mucosa (ou) in cases of acute influenza ⸲serum n anti-influenza serum (iə)
grippös influenzal, grippal
Griselda-Komplex m ps Griselda complex
Griseofulvin[um] n (EP) griseofulvin (‚graisio'fʌlvin) (BP, EP, USP), curling factor
grob coarse / (makroskopisch) gross ⸲fresser m vet hardbill ~häutig coarse-skinned ⸲heit f coarseness ~körnig chem, pharm coarse-grained
Groenblad-Strandberg ('grønblad-'strandbɛrg)-Syndrom n (systematische Elastorrhexis) Groenblad-Strandberg syndrome, systemic elastodystrophy
groß large / (Körper) tall / (Appetit) keen / (massig) bulky (ʌ) / (vergrößert, z B Milz) enlarged ⸲aufnahme f röntg full-size od standard size X-ray ~äugig large-eyed, macrophthalmous (æ) ~blasig bullous (u) ~brüstig large-breasted (e), mastous ~dotterig megalecithal (e), large-yolked (ou) ~drüsig macradenous (æ)
Größe f size / (Körperlänge) height (ai) / (Volumen) capacity / mittlerer ⸲ medium-sized; of medium height / natürliche ⸲ actual size
Größen|anomalie f abnormality of size ⸲ordnung f order of magnitude ⸲wahn m ps megalomania (ei), delusion of grandeur ('grændʒə), insanity (æ) of grandeur ~wahnsinnig megalomaniac (ei) ⸲wahnsinniger m ps megalomaniac (ei) ⸲wahnvorstellungen f pl ps delusions of grandeur ⸲wahrnehmung f size perception ⸲zunahme f (Organ) increase in size
Groß|epidemie f widespread epidemic (e) ⸲feld n röntg large field ⸲film m röntg full-size od large film ⸲filmbefund m röntg large-film reading (i:) ~fingerig megalodactylous ⸲fingerigkeit f macrodactylia (i), megalodactylia (i) ⸲fleckenkrankheit f („Fünfte Krankheit") erythema (i:) infectiosum, fifth disease, megalerythema (i:), megalo-erythema (i:) ⸲fokus m broad focus ~füßig with [abnormally] large feet ⸲füßigkeit f macropodia (ou), megalopodia ~gesichtig megaprosopous (ɔ) ~gliedrig large-limbed ⸲gliedrigkeit f (Makromelie) macromelia (i:), megalomelia ~händig large-handed, macrocheirous (ai) ⸲händigkeit f (Makrocheirie) macrocheiria (aiə), macrochiria (aiə)

Großhirn n cerebrum (e) ≈- cerebral (e)
≈balken m corpus callosum ≈chirurgie
f psychosurgery ('saikə'sə:dʒəri) ≈gan-
glien n pl basal (ei) od central ganglia
[of the brain] ≈hemisphäre f cerebral
hemisphere (e) ≈rinde f cerebral cortex
≈-Rindendegeneration f, diffuse progressive ≈ diffuse progressive cerebrocortical atrophy ≈schenkel m (Crus
cerebri (PNA)) crus of the cerebrum
≈sichel f (Falx cerebri (PNA)) falx
cerebri ≈stiel m s ≈schenkel ≈windung
f cerebral convolution ~zugehörig cerebral
Groß|impfung f mass vaccination od
inoculation ≈kammer f röntg free-air
chamber (ei) ~kieferig large-jawed,
macrognathic ('næθik) ≈kieferigkeit f
macrognathism (ɔ), macrognathia (ei)
~kinnig macrognathic (æ) ~knochig
large-boned ~köpfig megacephalic (æ),
megacephalous / (abnorm) macrocephalic (æ), macrocephalous ≈köpfig-
keit f megacephaly (e), megalocephalia
(ei), megalocephaly (e) / (abnorm)
macrocephaly ~körnig histol large-
-grained ~leibig large-bellied ~lippig
thick-lipped ≈lippigkeit f macrocheilia
('kailjə) / pathol macrolabia (ei) ≈-
mannssucht f ps megalomania (ei)
~maschig histol large-mesh ~molekular
macromolecular (e) ≈nasigkeit f mac-
rorrhinia (ai) ≈ohrigkeit f (Makrotie)
macrotia (mæ'krouʃiə) ≈spore f macrospore ≈versuch m field trial (ai)
~wabig large-comb (koum) ~zähnig
dent macrodont, megadont, megadon-
tic ≈zähnigkeit f dent macrodontia
('dɔnʃiə), megadontia ≈zehe f big toe,
hallux, pl halluces
Großzehen|ballen m ball of the big toe
≈beuger m, kurzer (Musculus flexor
hallucis brevis (PNA)) flexor hallucis
brevis muscle / langer ≈ (Musculus
flexor hallucis longus (PNA)) flexor
hallucis longus muscle ≈phänomen n s
≈reflex ≈reflex m Babinski's (ba'binskiz) phenomenon od reflex (i:) ≈strek-
ker m, kurzer (Musculus extensor hallucis brevis (PNA)) extensor hallucis
brevis muscle / langer ≈ (Musculus
extensor hallucis longus (PNA)) extensor hallucis longus muscle
grosszellig large-cell
Grübchen n (Fossula (PNA)) fossula (ɔ)
/ (Foveola (PNA)) foveola / (Wange)
dimple / ≈ bilden to dimple, to pit
~bedeckt pitted, foveate ('fouviit) ≈bil-
dung f (Eindellung) dimpling, pitting,
umbilication, foveation
Grube f anat fossa, fovea (ou) / (Höhle)
cavity (æ) / (Grübchen) pit
Grübelsucht f ps reasoning (i:) mania,
gruebelsucht (i:)
Grubenarbeiter|anämie f miners' (ai)
anfälemia (i:) ≈ellbogen m miners'
elbow, miners' bursitis (ai) [of the bursa
of the olecranon] ≈nystagmus m
miners' nystagmus (æ)
gruben|bedeckt pitted, foveate ('fouviit)
≈bildung f foveation, umbilication
≈gas n fire-damp ≈kopf m diphyllobothrium (ɔ) ≈krankheit f (Berg-
mannskrankheit) miners' disease
Gruber-Widal ('gru:bər-vi'dal)-Reaktion
f Gruber-Widal reaction
Gruby ('gru:bi)-Krankheit f Gruby's
disease, tinea (i) capitis (æ)
Grün n green / Pariser od Schweinfurter

≈ imperial od Paris green ~äugig
green-eyed ~blind green-blind ≈blinder
m deuteranope ('dju:tərənoup), green-
-blind person ≈blindheit f green blindness, deuteranopia (ou), deuteranopsia
(ɔ), achloroblepsia (e), aglaucopsia (ɔ)
Grund m (Ursache) cause / (Basis) base /
(Geschwür) floor / (Bodensatz) sediment (e) / (Motiv) motive (ou) /
endothymer ≈ endothymic (ai) basis /
aus medizinischen Gründen on medical
grounds ≈ausbildung f (Propädeutik)
prop[a]edeutics (ju:) ≈bündel n pl
(Fasciculi proprii medullae spinalis
(PNA)) intersegmental tracts ≈diagno-
se f basic (ei) diagnosis ≈farbe f
primary (ai) colo[u]r (ʌ) ≈fläche f base
≈form f original (i) form, primary (ai)
type / embr primitive (i) form ≈funk-
tion f elementary od principal function
(ʌ) ≈gelenk n (Hand) metacarpo-
-phalangeal (fə'lændʒiəl) joint / (Fuß)
metatarso-phalangeal joint / (allgemein) basal (ei) joint ≈gelenkreflex m
basal-joint reflex (i:), finger-thumb
reflex ≈gesetz n fundamental law /
biogenetisches ≈ biogenetic (e) law,
Haeckel's law / biologisches ≈ Arndt-
-Schulz law ≈gewebe n histol stroma
(ou), pl stromata ≈gewebs- stromatic
(æ), stromal (ou) ≈glied n proximal
phalanx (æ) ≈immunisierung f basic od
fundamental immunisation ≈kompo-
nente f basal component (ou) ≈kost f
(für den Grundumsatz ausreichend)
basal (ei) diet (ai) ≈krankheit f basic
(ei) od primary (ai) disease ≈kurs m
basic (ei) course ≈lage f (konkret) base
/ (abstrakt) basis / (Ursprung) genesis
(e) ≈lagen- basic (ei), fundamental
≈lagenforschung f basic od fundamental research (ə:) ~legend fundamental,
basic ≈leiden n basic condition, primary (ai) od underlying disease ≈lösung f
chem primary solution ≈masse f dent
basic material (iə) ≈membran f basement (ei) membrane ≈narkose f (Basisnarkose) basal (ei) an[a]esthesia (i:) od
narcosis ≈phalanx f proximal (ɔ)
phalanx (æ) ≈prinzip n fundamental
principle ≈punkte m pl ophth cardinal
(a:) points ≈reflex m primary (ai) reflex
(i:) ≈regel f axiom, fundamental rule,
principle / (Faustregel) hand-and-fast
rule ≈rhythmus m biol basic rhythm
≈risiko n basic od fundamental risk
≈schicht f basic layer (lɛə) od stratum
(ei) / ps deep sphere (iə) ≈stimmung f ps
basic mood ≈stoff m chem element /
pharm base; (Träger) vehicle (i:) /
(Prinzip) principle / (Rohstoff) raw
material (iə) ≈stoffwechsel m basal
metabolism (æ) ≈stoffwechselwert m
basal metabolic (ɔ) rate ≈strahlung f
radiol background radiation ≈struktur
f chem basic structure ≈substanz f histol ground substance; pharm excipient
≈symptome n pl fundamental symptoms ≈temperatur f basic temperature
≈trieb m ps natural (æ) impulse,
instinct ≈typ m basic type ≈umsatz m
basal metabolism / basal metabolic rate
(BMR) / (Gehirn) basal requirement
(aiə) ≈umsatzapparat m basal metabolic apparatus (ei) ≈umsatzbestimmung f
determination of the basal metabolic
rate ≈umsatzbestimmungsapparat m
metabolimeter (i) ≈umsatzwert m basal
metabolic rate (BMR) ≈ursache f

fundamental od primary (ai) cause
≈vorgang m basic process (ou) ≈-
wasser n ground water ≈wasserlehre
f (Pettenkofer) ground water theory
(i)
Grün|holzbruch m (Knickbruch, In-
fraktion) greenstick fracture, hickory-
-stick fr., willow fr., infraction ≈sehen
n green vision (i), chloropsia (ɔ),
chloropia (ou) ≈span m chem verdigris
(ə:)
Grünwald ('gry:nvalt)-Farbstoff m
May (mai)-Grünwald stain
Grunzton m (Ausatmen) grunting (ʌ)
breathing (i:)
Gruppe f group / (Blasen, Papeln) cluster
(ʌ) / (Kultur) clump / (Muskeln) set /
(Serie) series ('siəri:z) / chem radical
(æ), group / (Kolonie) colony (ɔ)
auxochrome ≈ auxochrome geschlossene ≈ ps closed group haptophore ≈
haptophore (æ) od haptophoric (ɔ:)
group offene ≈ ps open group pros-
thetische ≈ prosthetic group toxophore ≈ toxophore (ɔ) group zwei-
wertige ≈ chem dyad (ai)
Gruppen|agglutination f group aggluti-
nation ≈agglutinin n group agglutinin
(u:) ≈analyse f ps group analysis
≈arbeit f team-work / ps social group
work ~bedingt caused by the difference
in blood groups ≈behandlung f group
therapy (e) ≈bestimmung f grouping
(u:) ≈bewegung f group movement (u:)
≈dynamik f ps group dynamics ≈ein-
ordnung f typing (ai) ≈einteilung f
typing ~fremd (Blut) incompatible (æ)
~gleich (Blut) of the same group
≈haltung f ps collective attitude ≈im-
munität f community (ju:) od herd
immunity ≈praxis f group practice (æ)
≈psychologie f group psychology
≈psychotherapie f ps group psychotherapy (e) ≈reaktion f group reaction
(æ) ≈resistenz f group resistance
~spezifisch group-specific (i) ≈ster-
beziffer f specific death-rate ≈struktur f
group structure (ʌ) ≈test m group test
≈therapie f ps group therapy (e) /
analytische ≈ analytical group psychotherapy ≈therapieklinik f group
clinic (i) ≈wirkung f ps group influence
Grusstick m salaam nodding
Grütz|beutel m atheroma (ou), seba-
ceous (si'beiʃəs) od atheromatous (ou)
cyst ≈geschwulst f s ≈beutel
Gryposis f (abnorme Krümmung, Verkrümmung, bes Nägel) gryposis
Gs = Gauss gauss, G
GSDH = Glutamat-dehydrogenase f
glutamate dehydrogenase
GSH = Glutathion n, reduzierte Form
glutathione, reduced form, GSH
GSSG = Glutathiondisulfid n glutathione, oxidised form, GSSG
G.T. = Geburtstermin m probable date
of birth / = gereinigtes Tuberkulin n
purified protein derivative tuberculin,
tuberculin PPT
GTH = gonadotropes Hormon n gonadotrophic hormone, GTH
GTP = Guanosin-5'-triphosphat n
guanosine-5'-triphosphate, GTP
G₁-Trisomie f trisomy 21
GU = Glukuronidase f glucuronidase /
= Grundumsatz m basal metabolism,
BM
β-GU = β-Glukuronidase f β-glucuron-
idase

Guaiphenesin n (Guajakolglyzerinäther) guaiphenesin (gwai'fenisin) (*BPC*, *NF*)

Guajacol[um] n *EP* guaiacol (ai)

Guajak|harz n *pharm* gum guaiac (gu'aiæk) **~holz** n *pharm* pockwood, guaiacum wood **~ol** n *chem* guaiacol (gu'aiəkɔl) **~olglyzerinäther** m guaiphenesin (gwai'fenisin) (*BPC*) **~olkarbonat** n (Guajacolum carbolicum, Acidum guajacolcarbolicum) guaiacolcarbonic ('gwaiəkɔlka:'bɒnik) *od* guaiacolcarboxylic acid **~olsulfonsäure** f guaiacolsulphonic [*US* sulf-] ('gwaiəkɔlsʌl-'fɒnik) acid **~onsauer** *chem* guaiaconic (ɔ) **~onsäure** f *chem* guaiaconic acid **~probe** f guaiac test

Guajazulen n (*EP*) guaiazulene (*EP*)

Guako m *pharm* guaco (gu'a:kou)

Guanethidin[sulfat] n guanethidine (gwæ'neθidi:n) [sulphate (*BP*), sulfate (*USP*)]

Guanidin n *chem* guanidine (æ), iminourea ('iminoujuə'riə)

Guanin n *chem* guanine (æ)

Guanosin n *chem* guanosine (æ) **~-diphosphat** n (GDP) guanosine diphosphate (GDP) **~monophosphat** n (GMP) guanosine monophosphate (GMP) **~triphosphat** n (GTP) guanosine triphosphate (ɔ) (GTP)

Guanylsäure f guanylic (i) acid

Guarnieri (gwa:rnj'e:ri)-**Einschlusskörperchen** n pl Guarnieri's bodies *od* corpuscles ('kɔ:pʌslz)

Guatemalalepra f punudos ('pju:nu:dɔs)

Gubernaculum n (Leitband) gubernaculum (æ) / **~** testis [Hunteri] (*PNA*) gubernaculum testis

Gudden ('gudən)|-**Haubenbündel** n (Fasciculus mamillotegmentalis (*PNA*)) mamillotegmental tract **~-Kommissur** f Gudden's commissure

Guérin (ge'rɛ̃)|-**Falte** f Guérin's fold (ou) **~-Fraktur** f Guérin's fracture (æ) **~-Stern** (stɛrn)-**Syndrom** n (Arthrogryposis multiplex congenita) amyoplasia congenita, congenital multiple arthrogryposis, Guérin-Stern syndrome

di Guglielmo (di gu'ljelmo)-**Syndrom** n (Erythroleukämie) di Guglielmo's syndrome

Guillain-Barré (gi'jɛ̃-ba're:)-**Syndrom** n (Polyradikulitis, akute infektiöse Polyneuritis) acute febrile polyneuritis, Guillain-Barré syndrome

Guillotine f *chir* guillotine ('giləti:n)

Guinea|körner n pl *pharm* guinea ('gini) grains **~pocken** f pl frambö[ö]sia (i:), yaws **~rinde** f *pharm* casca bark, sassy bark F

Guineawurm m Dracunculus (drə-'kʌŋkjuləs) medinensis, guinea ('gini) worm (ə:) **~** dracuncular (ʌ) **~befall** m *od* -**Krankheit** f dracunculiasis (ai), dracontiasis, dracunculosis, guinea worm infection

Gulbransen-Strand ('gulbranzən-strænd)-**Schmuckhand** f Guldbransen--Strand hand

Gulliverhalluzination f *ps* macropsia

Gulonsäure f gulonic acid

Gumbofrucht f (Moschusfrucht) *bot* gumbo

Gumma n (pl Gummata) gumma (ʌ), pl gummas u gummata, syphiloma, gummy tumo[u]r (ju:)

Gumma|- gummatous **~geschwür** n gummatous ulcer (ʌ) **~tös** (gummös) gummatous, gummy

Gummi|abdruck m rubber-base impression (Rb Imp) **~ansatz** m rubber (ʌ) tip / mit **~** rubber-tipped **~ arabicum** n (*DAB*) acacia (ə'keiʃə) (*BP*, *EP*, *USP*), gum arabic (æ) (*BP*), gum acacia (*BP*) **~artig** (gummös) gummy, gummous (ʌ) / rubber-like, rubbery (ʌ) **~artikel** m pl rubber goods **~ballon** m (am Blutdruckapparat) rubber bulb **~band** n rubber band **~bandligatur** f rubber--band ligation **~becken** n (Osteomalazie) osteomalacic (æ) *od* caoutchouc ('kautʃu:k) *od* India rubber pelvis **~beutel** m rubber bag **~binde** f rubber bandage / gewebte **~** woven rubber bandage **~bruchband** n rubber (ʌ) truss **~darmrohr** n soft-rubber rectal tube **~drän** n rubber drain / **~** mit Einlage cigarette drain, Penrose ('penrouz) drain **~finger** m rubber stall **~geschwulst** f s Gumma **~gutt** n *pharm* gamboge (gæm'bu:ʒ) **~handschuh** m rubber glove **~harz** n *pharm* gum resin (e) **~haube** f rubber cap **~höschen** n (Kleinkind) pilch knickers **~katheter** m rubber catheter (æ) **~knoten** m s Gumma **~pflaster** n *pharm* emplastrum plumbi (ʌ) compositum (ɔ) **~präservativ** n (Kondom) rubber sheath, condom **~ring** m rubber ring **~rohr** n rubber tube **~sauger** m rubber nipple, [rubber] teat (i:) **~schlauch** m rubber tube **~schleim** n *pharm* mucilage (ju:) **~schürze** f rubber apron (ei) **~schutz** n protective rubber sheet **~schwammpolster** n rubber-sponge (ʌ) padding **~spritze** f rubber syringe (i) **~stoff** m rubber sheet, rubber dam, rubberised material (iə) **~strumpf** m elastic stocking **~tuch** n s **~stoff ~waren** f pl rubber goods **~wärmebeutel** m rubber [hot water] bottle **~zelle** f *ps* padded cell **~zug** m elastic traction **~zucker** m *chem* arabinose (æ), gum sugar (u)

gummös gummy (ʌ), gummatous

Gumprecht ('gumprect)-**Kernschatten** m pl *od* -**Schollen** f pl Gumprecht's shadows (æ)

Gunn (gʌn)|-**Band** n (Ligamentum iliofemorale (*PNA*)) iliofemoral ligament **~-Flecken** m pl Gunn's dots **~-Kreuzungsphänomen** n Gunn's crossing sign **~-Syndrom** n (Kiefer-Lid-Phänomen) [Marcus] Gunn's phenomenon *od* syndrome

Günther ('gyntər)|-**Syndrom I** n (kongenitale Porphyrie) congenital erythropoietic porphyria, Günther's disease *od* syndrome (1) **~-Syndrom II** (Myositis myoglobinurica) Günther's syndrome (2), myoglobinuric myositis

Günzburg ('gyntsburk)-**Reagens** n Günzburg's reagent (ei)

Guo = Guanosin n guanosine

Gurgel f throat **~erscheinung** f gurgling (ə:) sensation **~geräusch** n gurgling murmur (ə:) **~mittel** n *pharm* gargle, gargarism

gurgeln (Ton) to gurgle (ə:) / (Hals ausspülen) to gargle **~** n (Ton) gurgling (ə:) [sound] / (Hals) gargling / zum **~** (Flaschenaufschrift) to be gargled **~d** (Ton) gurgling (ə:)

Gurgelwasser n *pharm* gargle, throat wash

Gurren n (im Leib) borborygmus (i)

Gurt m (zum Festmachen) strap / (Gürtel) belt

Gürtel m *anat* girdle (ə:) **~flechte** f

(Zoster) [herpes ('hə:pi:z)] zoster (ɔ), shingles, acute posterior ganglionitis (ai), zona (ou) **~förmig** zonular (ou), zonal, band-shaped, belt-like / zonary (ou) **~furche** f (Sulcus cinguli (*PNA*)) sulcus cinguli **~gefühl** n cincture *od* girdle (ə:) sensation, zon[a]esthesia ('zounes'θi:zjə) **~plazenta** f (Ringplazenta) annular (æ) placenta **~rose** f s **~flechte ~rosenähnlich** zosteroid (ɔ) **~rosenartig** zosteriform (e) **~schmerz** m s **~gefühl**

Gurtkompressorien n pl compression bandages

Guß|fieber n metal-fume fever (i:) **~form** f (bes dent) die, mo[u]ld **~plattentest** m pour-plate method **~prothetik** f dent cast dentures

Gustometrie f gustometry (ɔ), testing of the sense of taste

Gutachten n expert opinion (i) / amtsärztliches **~** medical officer's opinion / fachärztliches **~** expert's opinion, specialist's opinion / ein **~** abgeben to give an opinion / ein **~** einholen to take an expert's opinion

gut|artig benign (bi'nain), innocent / (Fieber) mild (ai) **~artigkeit** f benignity (i) **~mütig** ps good-natured (ei)

Gutta f (pl Guttae) (Tropfen) drop **~-cadens-Geräusch** n (Geräusch des fallenden Tropfens) falling drop sound

Guttapercha f gutta-percha ('gʌtə'pə:-tʃə)

guttural guttural (ʌ)

gutverdauend eupeptic (ju:'peptik)

Guyon (gyi'ɔ̃)-**Isthmus** m (Isthmus uteri (*PNA*)) isthmus of the uterus, Guyon's isthmus

Gymnastik f gymnastics / schwedische **~** (Heil~) Swedish (i:) g. **~apparat** m exerciser

Gymnemasäure f gymnemic (dʒim'ni:-mik) acid

Gymno|phobie f (Angst vor nackten Körpern) ps gymnophobia (dʒimno-'foubiə) **~spore** f (nackte Spore) gymnospore (i)

gyn- (*Vors*) gyn- (*Vors*) (gain, *US* dʒin)

Gynäko|graphie f röntg gyn[a]ecography **~loge** m gyn[a]ecologist (gaini'kɔlə-dʒist) / (Geburtshelfer) obstetrician (i) **~logie** f gyn[a]ecology (ɔ) **~logisch** gyn[a]ecologic[al] (ɔ) **~mastie** f gyn[a]ecomastia **~phobie** f ps gyn[a]ephobia

Gynandrie f gynandrism, gynandria (dʒi'nændriə)

Gynandroid m (weiblicher Hermaphrodit) gynandroid **~** adj gynandroid

Gynandromorphismus m gynandromorphism

Gynatresie f gynatresia (gainə'tri:ziə), imperforation of the vagina (ai)

Gynokardsäure f gynocardic acid

Gyrospasmus m (Drehspasmus *od* -krampf des Kopfes) gyrospasm (aiə)

Gyrus m (Windung) *anat* gyrus ('dʒaiərəs), pl gyri ('dʒaiərai), convolution (u:) **~** *angularis* (*PNA*) middle part of the inferior parietal (ai) lobule (ɔ) *Gyri breves insulae* (*PNA*) (Eberstaller-Gyri) short gyri of the insula *Gyri cerebri* (*PNA*) (Hirn- *od* Gehirnwindungen) cerebral gyri **~** *cinguli* (*PNA*) gyrus cinguli **~** *dentatus* (*PNA*) (Duval-Windung) dentate gyrus **~** *fasciolaris* (*PNA*) splenial gyrus **~** *frontalis inferior* (*PNA*) (Broca-Gyrus, untere Stirn[hirn]windung) inferior frontal gyrus; ⩘ ~ *medius* (*PNA*) (mittlere Sitrn[hirn]windung) middle frontal gyrus; ⩘ ~ *superior* (*PNA*) (obere Stirn[hirn]windung) superior frontal gyrus ⩘ *longus insulae* (*PNA*) long gyrus of the insula ⩘ *occipito-temporalis lateralis* (*PNA*) (Subcuneus Wagner) lateral occipito-temporal gyrus; ⩘ ~ *medialis* (*PNA*) medial occipito-temporal gyrus *Gyri orbitales* (*PNA*) orbital gyri ⩘ *parahippocampalis* (*PNA*) hippocampal gyrus ⩘ *paraterminalis* (*PNA*) paraterminal gyrus ⩘ *postcentralis* (*PNA*) postcentral gyrus ⩘ *praecentralis* (*PNA*) precentral gyrus ⩘ *rectus* (*PNA*) gyrus rectus ⩘ *supramarginalis* (*PNA*) anterior part of the interior parietal (ai) lobule (ɔ) ⩘ *temporalis inferior* (*PNA*) (untere Schläfen[hirn]windung) inferior temporal gyrus; ⩘ ~ *medius* (*PNA*) (mittlere Schläfen[hirn]windung) middle temporal gyrus; ⩘ ~ *superior* (*PNA*) (obere Schläfen[hirn]windung) superior temporal gyrus; *Gyri temporales transversi* (*PNA*) (quere Schläfen[hirn]windungen) transverse temporal gyri

GZ = Gerinnungszeit *f* clotting time

H

H = *physik* Enthalpie *f* enthalpy, H / =
Henry henry, H / = *radiol* Holzknecht-
-Einheit Holzknecht unit, H / =
magnetische Feldstärke magnetic field
strength, H / = Wasserstoff *m* hydrogen, H
H² = Deuterium *n* deuterium, H²
H III = Hämiglobin *n* h[a]emiglobin
h = *physik* Planck-Wirkungsquantum *n*
Planck's constant, h
HA 1, HA 2 = Hämadsorptionsvirus *n*
1 *bzw* 2 h[a]emadsorption virus, HA 1,
HA 2
Haab-Dimmer (ha:p-'dimər)-**Hornhaut-**
dystrophie *f od* -**Syndrom** *n* (gitterige
Hornhauttrübung) Biber ('bi:bər)-
-Haab-Dimmer syndrome, Buckler's
('bʌkləz) syndrome III, corneal lattice
dystrophy
Haar *n* hair [nota: *pl* hairs nie für
Kopfhaare, nur Körperhaare] / *anat*
pilus (ai), *pl pili* ᴇ- pilo- (ai) (*Vors*),
tricho- (i) (*Vors*) **ᴇabknipsen** *n* tri-
chorrhexomania,   trichokryptomania
~ähnlich trichoid (i), capillary (æ),
hairlike **ᴇangst** *f ps* trichophobia
ᴇanlage *f embr* hair rudiment (u:)
ᴇaufrichter *m* arrector, *pl* arrectors *u*
arrectores (ɔ:) [pilorum (ɔ:)] **ᴇausfall** *m*
hair loss, loss of hair / (Alopezie)
alopecia (i:) **ᴇauszieher** *m* trichoglabon
(ei), tricholabis (ɔ) **ᴇauszupfen** *n ps*
trichologia (ou)
Haarbalg *m* (Folliculus pili (*PNA*)) hair
follicle **ᴇdrüse** *f* sebaceous (ei) gland,
hair gland **ᴇentzündung** *f* trichitis (ai),
folliculitis (ai), inflammation of the hair
bulbs *od* hair follicles **ᴇmilbe** *f* Demodex (e) folliculorum (ɔ:), steatozoon
(ou), *pl* steatozoa, hair [follicle] mite
ᴇmuskeln (Musculi arrectores pilorum
(*PNA*)) arrectores pilorum muscles
haar|bildend hair-forming **ᴇbildung** *f*
piliation (pai'ljeiʃn) **ᴇboden** *m* hair
matrix (ei) **ᴇbruch** *m* chir pilation,
capillary (æ) fracture **ᴇbulbus** *m* hair
bulb **ᴇbüschel** *n* tuft [of hair] **ᴇdiagno-**
se *f* trichoscopy (ɔ) **ᴇdrain** *n chir*
capillary drain **~dünn** capillary **ᴇemp-**
findlichkeit *f* (gegen Berührung) trichal-
gia (tri'kældʒiə), tricho-[a]esthesia (i:),
trichodynia (i), hair sensibility (i) /
Verlust der **ᴇ** (bei Tabes) tricho-
-an[a]esthesia (i:) **~entfernend** depilatory (i) **ᴇentfernung** *f* depilation,
removal (u:) of hairs **ᴇentfernungsmit-**
tel *n pharm* depilatory (i) **ᴇernährung** *f*
trichotrophy (ɔ), hair nutrition **~erzeu-**
gend trichogenous (ɔ) **ᴇerzeugung** *f*
piliation, formation of hair **ᴇerzeu-**
gungsmittel *n* trichogen (i) **ᴇessen** *n*
trichophagy (ɔ) **ᴇfarbe** *f* colo[u]r of the
hair **~fein** capillary (æ)
Haarfollikel *m* (Folliculus pili (*PNA*))
hair follicle **ᴇ-** follicular (i) **ᴇ u.**
Talgdrüsen betr. pilosebaceous ('pai-
losi:'beiʃəs) **ᴇerkrankung** *f* trichocryp-
tosis **ᴇöffnung** *f* pilosebaceous orifice (ɔ)
haarförmig hair-shaped, capillary (æ),
piliform (ai)
Haargefäß *n* (Kapillare) capillary (æ)
ᴇblutstrom *m* (normaler) eudiemorrhy-
sis (,ju:daiə'mɔrisis) **ᴇblutung** *f* capillary bleeding **ᴇentzündung** *f* telangiitis
ᴇgeschwulst *f* telangioma
Haar|geschwulst *f s* Dermoidgeschwulst
ᴇgrenze *f* hairline ('hɛəlain) **ᴇhäutchen**

n periderm (e), epitrichium (i) **ᴇherz** *n*
hairy heart, trichocardia **ᴇhygrometer**
n hair hygrometer (ɔ)
haarig pilose (ai), pileous (ai), hairy /
(übermäßig) hirsute (ə:) **ᴇsein** *n* pilosi-
ty (ɔ), hairiness (ɛə)
Haar|kanal *m* hair canal (æ) **ᴇkauen** *n*
(Trichophagie) trichophagia (ei), trichophagy (ɔ) **ᴇkegel** *m* hair cone
ᴇkeim *m* hair germ, hair matrix (ei)
ᴇkleid *n* coat, pelage ('pelidʒ) **ᴇkolben**
m hair bulb **ᴇkräftigungsmittel** *n*
pharm hair restorer (ɔ:) **ᴇkrankheit** *f*
trichosis, trichonosis, trichopathy (ɔ) /
ᴇ syphilitischer Art tricho-syphilosis
ᴇ- trichopathic (æ) **ᴇlehre** *f* pilology
(ɔ), trichology **~los** atrichous (i),
hairless / (kahl) bald, glabrous (ei)
ᴇlosigkeit *f* atrichia (i), atrichosis,
hairlessness, absence of hair / (Kopf)
baldness (ɔ:), calvities (kæl'viʃii:z),
alopecia (i:) **ᴇmal** *n* hairy *od* pilose (ai)
n[a]evus (i:), n[a]evus pilosus (ou)
ᴇmangel *m* oligotrichia (i), oligotrichosis **ᴇmark** *n* medulla (ʌ) of the hair
~nadelförmig *anat* bodkin (ɔ)-shaped,
hairpin-shaped **ᴇoberhäutchen** *n* (Cuticula pili) cuticle (ju:) of a root sheath
ᴇpapille *f* (Papilla pili (*PNA*)) hair
papilla **ᴇparasit** *m* hair parasite (æ)
ᴇpigment *n* hair pigment **ᴇpilz** *m*
trichomyces (ai) **ᴇpilzbefall** *m* trichomycosis **ᴇpilzkrankheit** *f* (Trichosporie) trichosporosis ('trikospə'rousis), piedra (pai'eidrə) **ᴇpore** *f* pilosebaceous (ei) orifice (ɔ) **ᴇröhrchen** *n Lab*
capillary (æ) tube **ᴇrupfen** *n* (Trichotil-
lomanie) trichotillomania (ei), trichomania **ᴇrupfsucht** *f s* **ᴇrupfen ᴇschaft**
m hair shaft, scapus (ei) pili (ai)
ᴇschafthäutchen *n* hair cuticle (ju:)
ᴇschafttrichophyton *n* endothrix
ᴇscheide *f* hair sheath **ᴇschuppen** *f pl*
dandruff ('dændrəf) **ᴇschwund** *m* loss
of hair / (beginnender) oligotrichia (i),
oligotrichosis **ᴇseil** *n histor* seton (i:)
ᴇseilschuß *m* seton (i:) wound **ᴇsonde** *f*
filiform (i) bougie ('bu:ʒi:) **ᴇspaltung** *f*
trichoschisis (tri'kɔskisis), schizotrichia
(skaizo'trikiə) **ᴇspitze** *f* hair tip **ᴇstein**
m (im Magen) tricholith (i) **ᴇsträuben** *n*
pilo-erection, horripilation **ᴇströme** *m*
pl (Flumina pilorum (*PNA*)) hair
streams **ᴇtonikum** *n pharm* hair tonic
(ɔ) **ᴇtrockenheit** *f* dryness of the hair
ᴇverlust *m* (schneller, *zB* nach Typhus)
trichorrh[o]ea (i), rapid loss of hair /
(plötzlicher) defluvium (u:) **~wachs-**
tumfördernd *pharm* trichogenous (ɔ)
ᴇwasser *n* hair lotion (ou), hair tonic
(ɔ) **ᴇwirbel** *m pl* (Vortices pilorum
(*PNA*)) hair whorls, vortices (si:z)
Haarwuchs *m* growth of hair / spärlicher
ᴇ oligotrichosis / übermäßiger **ᴇ**
hirsutism (ə:), hirsuties (hə:'sju:ʃii:z),
hypertrichosis **ᴇmittel** *n pharm* hair
tonic (ɔ), hair restorer (ɔ:)
Haar|wurm *m* Wuchereria bancrofti
ᴇwurzel *f* (Radix pili (*PNA*)) root of a
hair, hair root **ᴇwurzelhäutchen** *n* root
sheath cuticle (ju:) **ᴇwurzelscheide** *f*
root sheath **ᴇzapfen** *m s* Haarpapille
ᴇzelle *f* hair cell **ᴇzunge** *f* (Glossotri-
chie) hairy tongue (ʌ), glossotrichia (i),
trichoglossia (ɔ) **ᴇzwiebel** *f* (Bulbus pili
(*PNA*)) hair bulb, bulb of the hair
Habenula *f* (Zirbelstiel) habenula (e)
Habichtsnase *f* hawk nose
Habit *n* (erlernte Reaktion) *ps* habit (æ)

~uell (gewohnheitsmäßig) habitual (i)
ᴇus *m* (äußere Erscheinung) habitus
(æ), constitution (ju:), habit, physical
(i) appearance
HACC = Hexachlorzyklohexan *n*
hexachlorocyclohexane
Hacke *f* (Ferse) (Calx (*PNA*)) heel
Hackenbruch ('hakənbrux)-**Klammer** *f*
chir distraction clamp **ᴇ-Rhombus** *m*
Hackenbruch's experience (iə)
Hacken|fuß *m* talipes ('tælipi:z) cal-
caneus (ei) **ᴇgang** *m* walking on the
heels **ᴇ-Knieversuch** *m* heel-knee test
Hackfleischvergiftung *f* poisoning by
minced meat
Hackmassage *f*, **Hackung** *f* hacking,
hachement (aʃ'mā)
Hadephobie *f ps* hadephobia
Hadernkrankheit *f* (Anthrax) malignant
(i) anthrax, ragsorters' disease
Haem..., haem... s. a. **Häm..., häm...**
Haemagogusmosquito *m* Haemagogus
(hi:mə'gougəs)
Haemamoeba *f* Haemamoeba (hi:mə-
'mi:bə)
Haematobia irritans *f* horn fly
Haemophilus *m bakt* H[a]emophilus (ɔ) /
ᴇ influenzae (Influenzabazillus, Pfeif-
fer-Bazillus) Pfeiffer's ('pfaifərz) bacillus (i)
Haenel ('hɛ:nəl)-**Zeichen** *n od* -**Syndrom**
n Haenel sign *od* syndrome
Hafenarzt *m* port medical officer
Hafer|kornzellen *f pl* oat-shaped cells
ᴇkur *f* oatmeal treatment, von
Noorden's ('nordənz) treatment **ᴇ-**
schleim *m* gruel (u) **ᴇzellkarzinom** *n*
(kleinzelliges Bronchialkarzinom) oat-
-cell carcinoma
Haffkrankheit *f* Haff (æ) disease, bay
sickness
Hafnium *n* (Hf) *chem* hafnium (æ)
haft|fähig adhesive (i:) **ᴇfähigkeit** *f*
adhesive power **ᴇfläche** *f* area ('ɛəriə)
of attachment **ᴇglas** *n opt* contact lens
ᴇhülse *f s* **ᴇköcher ᴇköcher** *m* suction
(ʌ) socket **ᴇkoller** *m ps* prison psychosis (sai'kousis) **ᴇlinse** *f opt* contact lens
ᴇplatte *f histol* desmosome **ᴇpsychose** *f*
for *ps* prison psychosis **ᴇschaft** *m s*
ᴇköcher ᴇvermögen *n* (Haftfähigkeit)
adhesive power
Hagel|korn *n* (Auge) chalazion (kə'lei-
ziən) **ᴇkornsputum** *n* hailstone (ei)
sputum (ju:) **ᴇschnüre** *f pl* chalazas
(æ)
Hagemann ('ha:gəman)-**Faktor** *m* (Faktor XII) Hagemann's factor, factor XII
ᴇ-Syndrom *n* factor XII deficiency
syndrome, Hagemann's factor deficiency syndrome
Hahnen|fußgewächse *n pl* Ranuncula-
ceae **ᴇgang** *m* steppage gait
Hahnenkamm *m* cocks-comb (koum),
crista galli **ᴇeinheit** *f* capon (ei)-comb
unit (ju:) **ᴇflügel** *m* (Ala cristae galli
(*PNA*)) ala of the crista galli **ᴇkonjunk-**
tivitis *f* cocks-comb conjunctivitis (ai)
ᴇtest *m* cocks-comb test
Hahnentritt *m* (Steppergang) steppage
gait
HAH[T] = Hämagglutinationshem-
mungstest *m* h[a]emagglutination inhibition test
Haifischtran *m* shark oil
Hairless women-Syndrom *n* hairless
women syndrome, testicular feminisation syndrome
Haken *m chir* hook / (Wund~) tenacu-

lum (æ) / scharfer ∠ sharp hook / stumpfer ∠ blunt h. / mit ∠ versehen uncinal (ʌ), uncinate (ʌ) / (Wurm) hook ∠armmuskel m (Musculus coracobrachialis (PNA)) coracobrachialis muscle ~artig unciform (ʌ) ∠bein n (Os hamatum (PNA)) hamate (æ) bone, unciform bone, hamatum (ei) ∠bündel n (Fasciculus uncinatus (PNA)) uncinate (ʌ) bundle ~förmig anat unciform (ʌ), hook-shaped, hamular (æ), hooklike ∠fortsatz m anat hamulus (æ), hamular process (ou) ∠hand f main en crochet (ei) ∠kranz m (des Bandwurmkopfes) rostellum, crown of hooks od hooklets ∠kranzbandwurm m (Taenia solium) armed tapeworm (ei) ∠nagel m parrot-beak nail / chir hook nail ∠pinzette f hooked forceps, tissue forceps pl

Hakenwurm m (Ankylostoma) hookworm, Ancylostoma (ɔ) / amerikanischer ∠ Necator (ei) americanus (ei), American hookworm ∠anämie f ancylostomiasis (ai), uncinariasis, hookworm disease, miners' anſalemia (i:), brickmakers' anſalemia, St. Gotthard's tunnel (ʌ) disease, tunnel anſalemia, Egyptian chlorosis ∠befall m uncinariasis (ai), ancylostomiasis, hookworm infestation ~frei hookworm-free ∠krankheit f hookworm disease, ancylostomiasis (ai) [weitere Synonyma s u Hakenwurmanämie]

Hakenzange f chir volsella, vulsella forceps pl (ɔ:), hooked forceps pl, tenaculum (æ) forceps pl, vulsellum

Halb|antigen n hapten, semi-antigen ∠bad n half-bath, hip-bath, sitz-bath ∠beugung f (im Gelenk) semi-flexion ~bewußt semiconscious ∠bewußtsein n-ps twilight (ai) state of consciousness, semiconsciousness ~blind half-blind, hemi-anopic (ɔ) ∠blindheit f hemi-anopia (ou), hemi-anopsia (ɔ), half-blindness ∠blut n half-blood, half-bred, half-caste (a:), half-breed ~blütig half-bred, half-blooded ∠chromatid n genet half-chromatid ∠delirium n ps semidelirium (i) ∠dornmuskel m (Musculus semispinalis (PNA)) semispinalis muscle ∠dunkel n twilight (ai) ~durchlässig semipermeable ~durchsichtig semitransparent (ɛə) ~fest semisolid (ɔ) ~flüssig semifluid (u:), semiliquid (i) ~gebeugt semiflexed ~gesichtig (nur ein Gesichtshälfte betr) hemifacial ('feiſl) ~knorpelig anat semicartilaginous (æ) ∠koma n semicoma (ou) ~komatös semicomatose (ou) ∠körperbestrahlung f radiol half-body radiotherapy ∠kreis m semicircle ~kreisförmig semicircular (ɔ:) ∠kreuzung f anat semidecussation (ei) ∠kugel f hemisphere (e) ~kugelig hemispherical (e) ~liegend semirecumbent (ʌ) ∠milch f half-strength cow's milk ∠mond m half-moon / (bes Malaria) crescent ~mondförmig crescent ('kresənt)-shaped, crescent, lunate (u:) / (Herzklappen) semilunar (u:) ∠mondkörper m pl demilune bodies ~normal seminormal ∠normallösung f half-normal od seminormal solution ∠ptose f semi-ptosis ('tousis) ~quantitativ semiquantitative ∠schatten m penumbra (ʌ), half-shadow (æ)

Halbschlaf m (vor Einschlafen) hypnagogic (ɔ) state / (vor Erwachen)

hypnopompic state / half-sleep, sub-waking (ei) / im ∠ half asleep ∠halluzination f hypnagogic (ɔ) hallucination

Halb|sehnenmuskel m (Musculus semitendinosus (PNA) semitendinosus muscle ~sehnig semitendinous

Halbseiten|analgesie f hemianalgesia (i:) ∠anästhesie f hemianſalesthesia (i:) ∠ataxie f hemiataxia ∠befall m (z B Migräne) monolateral (æ) phenomenon (ɔ) ∠dystrophie f hemidystrophy (i) ∠epilepsie f (einseitige Epilepsie) hemi-epilepsy (e) ∠farbenblindheit f hemichromatopsia (ɔ) ~gelähmt hemiplegic (i:) ∠gesichtsatrophie f Romberg's ('rɔmberks) trophoneurosis, facial (ei) hemiatrophy ∠gesichtslähmung f prosoplegia (i:) ∠gesichtslähmungsprosopoplegic (i:) ∠kopfschmerz m hemicrania (ei) ∠krampf m hemispasm (e) ∠lähmung f hemiplegia (i:) / (unvollständige) hemiparesis (i:) / (vollständige) hemiparalysis (æ) ∠läsion f (Rückenmark) hemilesion ('liːʒən), unilateral lesion. Brown-Séquard's (braun-se:'karz) syndrome (i) ∠schmerz m hemialgia (i)

halb|seitig unilateral (æ) ~sichtig hemianopic (ɔ) ∠sichtigkeit f hemianopia (ou), hemianopsia (ɔ), hemiamaurosis (ou) ~sitzend half-sitting ~stark (Lösung) seminormal ~stumm semimute (ju:) ~stündlich half-hourly ∠supination f (Mittelstellung zwischen Supination u Pronation) semisupination ~systolisch mesosystolic (ɔ) ~täglich half-daily ∠tags- (Dienst, Vertretung) half-time ~taub partially deaf (e) ∠tiefentherapie f semi-deep therapy ~transparent (halbdurchsichtig) semitransparent (ɛə) ~verdaut undigested, badly digested ~verhungert half-starved ~vorgebeugt (Körper) semiprone (ou) ~wach semiwaking, half-awake ∠wadenverband m bandage to the midleg ∠wertdosis f radiol half-value dose ~wertig chem semivalent (i) ∠wertschicht f röntg half-value (i) layer ('lɛə), half-value thickness ∠wertzeit f half-life [period (iə)], half-time / biologische ∠ biological half-life (BHL) / effektive ∠ (Hwz eff.) effective half-life (EHL) / radioaktive ∠ radioactive half-life

Halethazol n halethazole (hæ'leθəzoul) (BPCA)

Hälfte, invariable f imm invariable half

Halfterbinde f capistrum

Halid n chem halide (æ)

Halisterese f (Kalkverlust) halisteresis (i:), halosteresis ∠- halisteretic (e)

Halisteresis f halisteretic atrophy

Halitosis f (Mundgeruch) unpleasant (e) od offensive breath (e), halitosis

Halitus m (Atem) halitus (æ) / (Ausdünstung) breath (e)

Haller ('halər)|-**Plexus** m (Plexus venosus areolaris (PNA)) areolar venous plexus ∠-**Schlinge** f Haller's ansa

Hallermann [-Streiff-François] ('halərman-straif-frɑ̃'swa)-**Syndrom** m (mandibulookulofaziale Dysmorphie) Hallermann-Streiff syndrome, mandibulofacial dysmorphia

Hallervorden-Spatz ('halərvɔrdən-spats)-**Syndrom** n Hallervorden-Spatz syndrome, progressive pallidal degeneration syndrome

Hallopeau (alo'po)-**Syndrom** n (Dermatitis vegetans) Hallopeau's disease

Hallux m (großer Zeh) pollex pedis (i:), big toe, hallux (æ), pl halluces (hə'luːsiːz) / ∠ malleus hammer toe / ∠ rigidus hallux rigidus / ∠ valgus (Ballenzeh F) intoe, hallux valgus (æ) ∠- hallucal (æ)

Halluzination f (Sinnestäuschung, Wahnvorstellung) hallucination abstrakte ∠ psychic h. akustische ∠ auditory (ɔ:) h. depressive ∠ depressive h. elementare ∠ elementary h. ∠ mit Erinnerungstäuschung remembrance h. experimentelle ∠ experimental h. extrakampine ∠ extracampine h. ∠ mit Gefühlstäuschung tactile od haptic h. ∠ mit Gehörstäuschung auditory (ɔ:) h. ∠ mit Geruchstäuschung olfactory h. ∠ mit Geschmackstäuschung gustatory (ʌ) h. gustative od gustatorische ∠ gustatory h. ∠ im Halbschlaf hypnagogic (ɔ) h. haptische ∠ haptic h. hypnagoge ∠ hypnagogic h. makropsychische ∠ macropsia mikropsychische ∠ lilliputtion od microptic h. negative ∠ negative h. olfaktorische ∠ olfactory h. optische ∠ visual (i) h. psychische ∠ psychic h. psychogene ∠ induced h. psychomotorische ∠ psychomotor h. sekundäre ∠ reflex (i:) h. ∠ mit Sehtäuschung visual (i) h. teleologische ∠ teleologicſal] h. unilaterale ∠ unilateral h. vestibuläre ∠ vestibular h. visuelle ∠ visual h.; ~ ∠en (Lichterscheinungen) flashes of light ~auslösend hallucinogenic (dʒe)

halluzinatorisch ps hallucinatory (uː), hallucinative, hallucinotic (ɔ)

Halluzinogen n hallucinogen, psychodysleptic ~ adj hallucinogenous (ɔ), causing hallucination

Halluzinolytikum n pharm hallucinolytic

Halluzinose f ps hallucinosis (iː) / ∠ der Trinker alcoholic (ɔ) h., delirium (i) tremens (i:) ~auslösend hallucinogenic (dʒe)

Halo m (Hof) derm halo ('heilou), areola (i) ∠erscheinung f (bei Glaukom) iridisation, halo

Halogen n (Salzbildner) chem halogen (æ) ∠in n chem halide (æ) ~markiert radiol halogen-tagged ∠säure f chem halogen od haloid (æ) acid

haloid (halogenartig) chem haloid (æ) ∠ n chem halide (æ) ∠salz n chem halide

Haloperidolum n (WHO) haloperidol (hælo'peridɔl) (BP, NF)

Halothanſum] n (WHO, EP) halothane ('hæloθein) (BP, EP)

Halquinol n halquinol ('hælkwinɔl) (BPCA)

Hals m neck / (Kehle) throat / anat (z B Gebärmutter) cervix, (z B Schulterblatt) collum ∠- cervical, cervico- (Vors); tracheo- (ei) (Vors) ∠abstrich m throat swab (ɔ) ∠ader f (Halsschlagader) carotid (ɔ) / (Vene) jugular ('dʒʌgjulə) vein / (allgemein) cervical vessel ~ähnlich neck-like ∠ansatz m (Kolben) Lab shoulder ∠arterie f carotid (ɔ) / quere ∠ (Arteria transversa colli (PNA)) transverse cervical artery ∠band der Venen n sex collar (ɔ) of Venus (i:), venereal (iə) collar ∠bein n (veraltet) s Schlüsselbein ∠blutader f jugular ('dʒʌgjulə) vein ∠bräune f (veraltet) sore throat, quinsy, angina (ai) / (Diphtherie) diphtheria (iə) ∠dreieck n cervical triangle (ai), triangle of the neck **~druckversuch** m Czermak's ('tʃɔ:mæks) sign **~drüse** f cervical lymph node **~entzündung** f sore (ɔ:) throat, angina (ai), tonsillitis (ai), quinsy (i) / eitrige **~** ulcerated (ʌ) sore throat **~faszie** f (Fascia cervicalis (PNA)) cervical fascia **~fistel** f pathol cervical fistula **~fixation** f (Uterus) chir collopexia, collifixation **~ganglion** n, mittleres (Ganglion cervicale medium (PNA)) middle cervical ganglion / oberes **~** (Ganglion cervicale superius (PNA)) superior cervical ganglion / unteres **~** (Ganglion cervicothoracicum (PNA)) inferior cervical ganglion **~gegend** f cervical region (i:) **~geschwür** n s Tonsillarabszeß **~instrument** n throat instrument **~krankheit** f throat disease **~lymphknoten** m cervical lymph node, cervical gland **~lymphknotenschwellung** f cervical lymphoma **~lymphom** n cervical lymphoma **~mandel** f tonsil **~mark** n cervical part of the medulla (ʌ) **~mittel** n pharm sore throat remedy (e) **~muskel** m cervical muscle (ʌ) **~muskelschmerz** m cervicodynia (i) **~muskulatur** f cervical musculature

Hals-Nasen-Ohren|arzt m ear, nose, and throat od ENT specialist (e), otolaryngologist (ɔ) **~krankheiten** f pl diseases of the ear, nose and throat

Hals|nerv m cervical nerve **~pinsel** m throat brush **~region** f cervical zone od region (i:) **~rippe** f cervical rib **~rippenstummel** m rudimentary cervical rib **~rippen-Syndrom** n Naffziger's ('næfzigɔ) cervical rib syndrome **~schiene** f collar (ɔ) splint **~schlagader** f carotid (ɔ) [artery] **~schmerz** m (äußerlich) pains in the neck / (innerlich) sore throat **~spezialist** m trachelologist (,treiki'blɔdʒist) **~stütze** f orthop neck support **~symptom** n throat symptom

Halsted ('hælsted)|-[Arterien]Klemme f chir [Halsted's] mosquito (i:) forceps pl **~-Gesetz** n Halsted's law **~-Naht** f chir Halsted's suture (ju:)

Hals|teil m cervical part / (Uterus) cervix **~umfang** m circumference (ʌ) of the neck **~umschlag** m fomentation round the neck od throat **~vagus** m cervical vagus (ei) **~vene** f, äussere. innere. vordere (Vena jugularis externa, interna, anterior (PNA)) external, internal, anterior jugular vein **~venen** f pl, quere (Venae transversae colli (PNA)) transverse cervical veins **~weh** n **~zentzündung** **~wickel** m s **~umschlag** **~wirbel** m (HW) cervical vertebra **~wirbelkörper** m body of a cervical vertebra **~wirbelsäule** f (HWS) cervical vertebral column (ɔ), cervical spine **~wirbelsäulensyndrom** n (HWS-Syndrom) cervical spine syndrome

~altbar (Serum) stable / begrenzt ~ [to have a] limited storage period **~keit** f pharm stability **~keitstest** m stability test **~keitstermin** m shelf life

~alte|band n fixing strap / (am Suspensorium) understrap / (an Prothesen) garter / anat retinaculum (æ), pl retinacula **~fäden** m pl holding sutures (ju:) **~haken** m chir fixation hook **~pessar** n Smith (smiθ) od Hodge's ('hɔdʒiz) pessary **~platte** f (Pelotte)

---

retaining (ei) plate **~schiene** f (bei Peronäuslähmung) drop-foot splint **-haltig** (Nachs) chem containing (z B jodhaltig iodine-containing)

Haltung f posture ('pɔstʃə) / ps attitude / aufrechte **~** bei schwerster Atemnot orthopn[o]ea (i) position / gebeugte **~** stoop

Haltungs|anomalie f, ererbte hereditary anomalous attitude; **~anomalien** f pl abnormalities (æ) in posture (ɔ) **~differenz** f ps attitudinal (ju:) difference (i) **~fehler** m false posture (ɔ) ~gefährdet with an impending failure (ei) of attitude **~skoliose** f habit (æ) scoliosis **~stereotypie** f ps stereotypy of posture (ɔ) **~therapie** f (Behandlung durch Körperhaltung[skorrektur]) orthotherapy (e) / ps attitude therapy **~übung** f postural (ɔ) exercise

Häm..., **häm...** s a **Haem...**, **haem...**
Häm n haem (i:), US heme (hi:m)
Häm|achromatose f melan[a]emia (i:), h[a]emachromatosis **~acytometer** n h[a]emacytometer (ɔ) **~adsorptions--Virus** n h[a]emadsorption virus

Hämagglutination f h[a]emagglutination, clotting of the red cells ~shemmend h[a]emagglutination-inhibiting (i) **~hemmung** f h[a]emagglutination inhibition (HAI) **~shemmungstest** m (HAH) h[a]emagglutination inhibition test **~svirus** n, japanisches h[a]emagglutinating virus of Japan

hämagglutinierend h[a]emagglutinating, h[a]emagglutinative (u:)

Hämagglutinin n h[a]emagglutinin (u:) **~verlust** m loss of h[a]emagglutinin

Hämagogum n (blutungsförderndes Mittel) pharm h[a]emagogue (i:)

Hämagogus[mosquito] m Haemagogus (ou)

Hämalaun m h[a]emalum (hi:m'ælɔm)
Hämalbogen m anat h[a]emal (i:) arch

Hamamelis f pharm hamamelis (i:), witch hazel (ei) **~destillat** n liquor hamamelidis (BPC) **~-Fluidextrakt** m hamamelis liquid extract (BPC) **~salbe** f pharm hamamelis ointment, unguentum hamamelidis **~tinktur** f Hamamelis (i) **~-Trockenextrakt** m hamamelis dry extract (BPC)

Hämamöbe f H[a]emosporidia (i), Haemam[o]eba (i:)

Hämangiektasie f h[a]emangiectasis

Hämangio|blast m h[a]emangioblast **~endotheliom** n h[a]emangio-endothelioma (hi:'mændʒio ,endoθi:'ljoumə) **~m** n (Blutschwamm) h[a]emangioma, telangioma, telangiectoma / **~ma** simplex n h[a]emangioma simplex, strawberry od raspberry (a:) mark **~perizytom** n h[a]emangiopericytoma (perisai-'toumə) **~sarkom** n h[a]emangiosarcoma

Häm|arthros n (Bluterguß in ein Gelenk) h[a]emarthrosis **~arthrose** f h[a]emarthrosis **~artom** n h[a]emartoma

Hamartophobie f (Angst vor Fehlhandlungen) ps hamartophobia

Hämat|ein n h[a]ematein **~emesis** f (Blutbrechen) h[a]ematemesis (e), vomiting (ɔ) of blood **~hidrosis** f (Blutschwitzen) h[a]emat[h]idrosis **~ikum** n (blutbildendes Mittel) pharm h[a]ematic (æ)

Hämatin n chem h[a]ematin (i:) **~auftreten** n (im Blut) h[a]ematin[a]emia (i:) **~ämie** f h[a]ematin[a]emia (i:) **~ikum** n

---

(Mittel zur Erhöhung des Hämoglobingehalts im Blut) h[a]ematinic (i) **~ometer** n h[a]emoglobinometer (ɔ), h[a]ematinometer **~urie** f h[a]ematinuria (juɔ)
Hämato- (Vors) (Blut-) h[a]emato- ('hi:mɔto, US 'hemɔto)
Hämatobia f (Stechfliegengattung) H[a]ematobia (ou)
Hämatobienmücke f (Hornfliege) Haematobium irritans (i), horn fly
Hämatobium n (Blutparasit) Haematobium (ou)
Hämato|blast m h[a]ematoblast (i:) **~chylurie** f h[a]ematochyluria (kai'ljuɔriɔ), discharge of blood and chyle with the urine (juɔ) ~gen h[a]ematogenic (e), h[a]ematogenous (ɔ) **~genese** f (Blutbildung) h[a]ematogenesis (e), h[a]ematopoiesis (i:) **~gonie** f (Blutstammzelle) h[a]ematogone (i:), h[a]emocytoblast (ai) ~id (blutähnlich) h[a]ematoid (i:) **~idin** n h[a]ematoidin (hi:mɔ'tɔidin) **~katharsis** f pharm h[a]ematocatharsis **~kolpometra** f (Blutansammlung in Uterus und Scheide) h[a]ematocolpometra (i:) **~kolpos** m h[a]ematocolpos **~krit** m 1. (Apparat) h[a]ematocrit (i:) 2. (Erythrozytenvolumen) packed cell volume (PCV), h[a]ematocrit reading **~lith** m (Blutstein) h[a]emolith (i:), h[a]ematolith (i:) **~loge** m h[a]ematologist (ɔ) **~logie** f (Lehre von den Blutzellen) h[a]ematology (ɔ), h[a]emocytology (ɔ) ~logisch h[a]ematologic[al] (ɔ) **~lymphurie** f (bes Filariasis) h[a]ematolymphuria (juɔ) **~lyse** f (Blutzersetzung) h[a]emolysis (ɔ), h[a]ematolysis ~lytisch h[a]ematolytic (i)
Hämatom n h[a]ematoma **~bildung** f h[a]ematoma formation
Hämato|meter n h[a]ematometer (ɔ) **~metra** f h[a]ematometra (i:), h[a]emometra **~metrie** f (Blutmessung) h[a]ematometry (ɔ) **~mole** f h[a]ematomole (i:)
Hämatom|phalozele f s **~phalus** **~phalus** m h[a]ematomphalus / (Nabelphänomen) blue navel, Cullen's ('kʌlɔnz) sign
Hämato|myelie f (Rückenmarksblutung) h[a]ematomyelia (mai'i:ljɔ) **~myelitis** f h[a]ematomyelitis (ai) **~mykose** f (Pilze im Blut) h[a]ematomycosis, presence (e) of fungi (ʌ) in the blood **~nephrose** f h[a]emonephrosis, h[a]ematonephrosis **~nose** f blood disease, h[a]em[at]opathy (ɔ) **~pathie** f s **~nose** **~pathologie** f (Lehre von den Blutkrankheiten) h[a]em[at]opathology (ɔ) **~perikard** n (Perikardblutung, Bluterguß in den Herzbeutel) h[a]ematopericardium **~peritoneum** n (Bluterguss in die Bauchhöhle) h[a]emoperitoneum (i:) **~phagie** f h[a]ematophagia (ei) **~phobie** f (Blutscheu) ps h[a]emophobia, h[a]ematophobia **~phyt** m (Blutparasit pflanzlicher Art) h[a]ematophyte (i:) **~pleura** f (Bluterguss in den Pleuraraum) h[a]emopleura (uɔ) **~pneumothorax** m h[a]emopneumothorax (ɔ) **~poese** f (Blutbildung) h[a]ematopoiesis (i:), h[a]emocytopoiesis, h[a]emopoiesis ~poetisch (blutbildend) h[a]ematopoietic (e), h[a]emopoietic **~porphyrie** f h[a]ematoporphyria (i) **~porphyrin** n h[a]ematoporphyrin **~porphyrinämie** f h[a]ematoporphyrin[a]emia (i:) **~porphyrinurie** f h[a]ematoporphyrinuria (juɔ) **~rrhachis** f (Wirbelkanal-

blutung) h[a]ematorrhachis (ɔ) ᴢrrhoe f (Blutsturz) h[a]ematorrh[o]ea (i), h[a]emorrh[o]ea (i) ᴢsalpinx f h[a]emorrhagic (æ) salpingitis (ai), h[a]ematosalpinx (æ), h[a]emosalpinx ᴢse f h[a]ematosis; h[a]ematopoiesis ᴢskop n h[a]ematoscope (i:), h[a]emoscope (i:) ᴢskopie f mikrosk h[a]ematoscopy (ɔ), h[a]ematospectroscopy (ɔ) ᴢspektroskop n (Blutspektroskop) h[a]ematospectroscope ᴢspermatozele f (blutenthaltender Samenstrangbruch) h[a]ematospermatocele (æ) ᴢspermie f (Abgang blutigen Samens) h[a]ematospermia, h[a]emospermia ~thermal (warmblütig) h[a]emathermal, h[a]emathermous ᴢthorax m h[a]emothorax (ɔ:), h[a]ematothorax ᴢtoxikose f (Schädigung der blutbildenden Organe durch Gift) h[a]ematotoxicosis ᴢtoxin n h[a]emotoxin, h[a]ematoxin ~toxisch h[a]ematotoxic ᴢtympanon n (Blutung in die Paukenhöhle) h[a]ematotympanum (i), h[a]emorrhage (e) into the ear drum ᴢxylin n chem h[a]ematoxylin ᴢzele f h[a]ematocele (e) / abgekapselte ᴢ encysted h. / retrouterine ᴢ retro- -uterine (ju:) h. ~zoisch (im Blut lebend) h[a]ematozoic (ou) ᴢzoon n (pl Hämatozoen) (Blutschmarotzer) h[a]ematozoon (ou), pl ~zoa ᴢzyste f (Blutzyste) h[a]ematocyst (i:) ᴢzyt m h[a]emocyte (i:), h[a]ematocyte (i:) ᴢzytologie f (Lehre von den Blutzellen) h[a]emocytology (ɔ) ᴢzytolyse f (Blutkörperchenzerfall) h[a]emocytolysis (ɔ), h[a]ematocytolysis

Hamatum n anat hamate (æ) od unciform (ʌ) bone

Hämaturie f (Auftreten von Blutkörperchen im Urin) h[a]ematocyturia (juə), h[a]ematuria (juə) / ägyptische ᴢ urinary (juə) schistosomiasis (ai) / renale ᴢ renal h[a]ematuria

Hamburg-Wechsler ('hamburk-'wɛkslə)- -Intelligenztest für Erwachsene m (HA-WIE) Wechsler Adult Intelligence Scale (WAIS)

Hämhidrosis f (Blutschwitzen) h[a]emat[h]idrosis (ou)

Hämiglobin n (Methämoglobin) meth[a]emoglobin

Hämin n h[a]emin (i:) / grünes ᴢ verdoh[a]emin (i:) ᴢkristall m h[a]emin crystal

Hamman-Rich ('hæmən-ritʃ)-Syndrom n (diffuse progressive interstitielle Lungenfibrose) Hamman-Rich syndrome, alveolar capillary block syndrome

Hammel|blut n sheep's blood ᴢerythrozyt m sheep cell ᴢtalg m pharm adeps (æ) ovillus (i), sheep tallow (æ)

Hammer m (Ohr) hammer, malleus (æ) / (Perkussion) percussion (ʌ) hammer / (Reflex) reflex (i:) hammer ᴢ- (Ohr) malleal ᴢ-Ambossgelenk n (Articulatio incudomallearis (PNA)) incudomalleolar joint ᴢbewegung f ps malleation ᴢentfernung f chir sphyrectomy ᴢfalte f, hintere, vordere (Plica mallearis posterior, anterior (PNA)) posterior, anterior malleolar fold ᴢfinger m mallet (æ) finger, hammer finger ᴢgriff m manubrium (u:) mallei ('mæliai) ᴢhals m (Collum mallei (PNA)) neck of the malleus ᴢköpfchen n (Caput mallei (PNA), Capitulum mallei) head (e) of the malleus, capitulum (i) mallei

ᴢlähmung f (der Schwerarbeiter) hammer palsy (ɔ:) ᴢzeh[e] m (f) hammer toe

Hammond ('hæmənd)-Syndrom n (Athetose-Syndrom) Hammond's syndrome, athetoid syndrome

hämo|- (Vors) h[a]emato- (i:, e) (Vors), h[a]emo- (i:) (Vors) ᴢagglutination f h[a]emagglutination, h[a]emo-agglutination ᴢagglutinogen n h[a]emagglutinogen ᴢbilie f h[a]emobilia ᴢbilirubin n h[a]emobilirubin (u:) ᴢblast m h[a]emocytoblast (ai), h[a]emoblast (i:), primitive (i) blood cell ᴢblastose f h[a]emoblastosis, h[a]emolymphadenosis, h[a]emomyelosis ᴢchrom n h[a]emochrome (i:) ᴢchromatose f h[a]emochromatosis, iron (ai) storage (ɔ:) disease, bronzed diabetes(daiə'bi:-ti:z) ᴢchromogen n h[a]emochromogen (ou) ᴢchromometer n h[a]emochromometer (ɔ) ᴢdiagnose f h[a]emodiagnosis ᴢdialyse f h[a]emodialysis (æ) ᴢdialysegerät n h[a]emodialysis (æ) unit (HDU) ᴢdiffraktometer n h[a]emodiffractometer ᴢdromometrie f (Bestimmung der Blutstromgeschwindigkeit) h[a]emodromometry (ɔ) ᴢdynamik f h[a]emodynamics (æ) ~dynamisch h[a]emodynamic (æ) ᴢdynamometer n (Blutdruckmesser) h[a]emodynamometer (ɔ) ᴢdynamometrie f h[a]emodynamometry (ɔ) ᴢfuszin n h[a]emofuscin ('fu:sin) ~gen s hämatogen ᴢgenase f Castle's ('ka:slz) factor ᴢgenese f (Blutbildung) h[a]ematogenesis (e), h[a]emogenesis ᴢgenie f h[a]emogenia ~genisch h[a]emogenic (dʒe)

Hämoglobin n (Blutfarbstoff) h[a]emoglobin (ou) / fetales ᴢ f[o]etal h. (HbF) / reduziertes ᴢ reduced (ju:) h. (HHb) / ᴢ entziehen to deh[a]emoglobinise (ou) ᴢ- h[a]emoglobic (ou) ᴢämie f h[a]emoglobin[a]emia (i:) / übermäßige ᴢ hyperh[a]emoglobin[a]emia (i:) ~bereitend h[a]emoglobinogenous (ɔ), h[a]emoglobic (ou) ᴢbestimmung f h[a]emoglobinometry (ɔ), h[a]emoglobin estimation / (nach Sahli) Sahli's ('sa:li:z) method (e) ᴢbildend h[a]emoglobic (ou), h[a]emoglobinogenous (ɔ) ᴢbildung f formation of h[a]emoglobin ~enthaltend h[a]emoglobinous (ou), containing h[a]emoglobin, h[a]emoglobiniferous (i) ᴢgehalt m globular (ɔ) value (æ), h[a]emoglobin content od value / (normaler) orthochromia (ou) / erhöhter ᴢ der Erythrozyten hyperchromia (ou) / verminderter od herabgesetzter ᴢ lower h[a]emoglobin content ᴢgehaltsmessung f (Hämatometrie) h[a]ematometry (ɔ) ᴢindex m colo[u]r (ʌ) index (CI), globular value ᴢkonzentration f der Erythrozyten mean corpuscular h[a]emoglobin concentration ᴢmangel m (Hypochromasie) oligochromia (ou), oligochrom[a]emia (i:), hypochromasia, hypochromia (ou)

hämoglobino|gen produced by h[a]emoglobin ᴢmeter m h[a]emoglobinometer (ɔ), h[a]emometer (ɔ) ~phil h[a]emoglobinophilic (i)

Hämoglobin|quotient m blood quotient (ou), colo[u]r (ʌ) index, globular (ɔ) value (æ) ᴢspiegel m h[a]emoglobin level (e) ᴢtesttafel f blood key ᴢurie f (Ausscheiden von Hämoglobin im Urin) h[a]emoglobinuria (juə) / epi-

demische ᴢ black jaundice (ɔ:) / intermittierende ᴢ (Dressler-Syndrom) recurrent h., Dressler's ('dreslər) disease / paroxysmale nächtliche ᴢ paroxysmal nocturnal (ɔ) h[a]emoglobinuria / periodische ᴢ s intermittierende ᴢ urie- h[a]emoglobinuric (juə) ᴢzahl f (im Verhältnis zur Erythrozytenzahl) cell-colo[u]r (ʌ) ratio ('reiʃiou) ᴢzylinder m h[a]emoglobin cast

Hämo|glutin n h[a]emoglutin (u:) ᴢgramm n (Blutbild) h[a]emogram (i:) ᴢgrammkurve f curve (ɔ:) of the differential blood count ᴢhistioblast m h[a]emohistioblast (i) ~klastisch h[a]emoclastic ᴢkonien f pl (Blutstäubchen) h[a]emoconia (ou), Müller's ('mylər) dust-bodies od blood-dust od blood motes ᴢkoniose f (Abweichen der Blutstäubchenzahl von der Norm) h[a]emoconiosis ᴢkonzentration f (Bluteindickung z B nach Flüssigkeitsverlust) h[a]emoconcentration ᴢkryoskopie f (Gefrierpunktbestimmung des Blutes) h[a]emocryoscopy (ɔ) ᴢkultur f h[a]emoculture (i:) ᴢlith m (Gefäßstein, Blutstein) h[a]emolith (i:) ᴢlymphangiom n h[a]emolymphangioma ᴢlymphe f h[a]emolymph (i:) ᴢlyse f (Auflösung der roten Blutkörperchen) h[a]emoclasis (ɔ), h[a]emolysis, h[a]emocytolysis ᴢlysen- h[a]emoclastic, h[a]emolytic (i) ~lysieren to h[a]emolyse (i:) ~lysierend h[a]emoclastic, h[a]emolytic (i) ᴢlysierung f h[a]emolysation ᴢlysin n h[a]emolysin (ɔ), erythrocytolysin (ɔ) ~lytisch (zersetzend) h[a]emolytic (i), h[a]emoclastic / nicht ~ non- -h[a]emolytic (i) ᴢmeter n h[a]emoglobinometer (ɔ), h[a]emometer ᴢmetra f h[a]ematometra (i:), h[a]emometra ᴢmetrie f h[a]ematometry (ɔ), h[a]emometry ᴢpathie f (Blutkrankheit) h[a]emopathy (ɔ), blood disease ᴢpathologie f h[a]emopathology (ɔ), h[a]ematopathology (ɔ) ᴢperikard n (Herzbeutelblutung) h[a]em[at]opericardium ᴢperitoneum n (Blutung in die Bauchhöhle) h[a]emoperitoneum (ɔ) ᴢpexin n (HX) h[a]emopexin ~phag h[a]emophagic (æ), h[a]ematophagous (ɔ) ᴢphagie f (phagozytäre Blutzellenvernichtung) h[a]ematophagia (ei), h[a]emophagia ~phil (nur auf Blutnährböden wachsend od gedeihend) bakt h[a]emophil[e] ('hi:məfil], h[a]emophilic (i) ᴢphiler m (Bluter) h[a]emophiliac (i), bleeder ᴢphilie f (Bluterkrankheit) h[a]emophilia (i), bleeders' disease, h[a]ematophilia / ᴢ A (klassisches Hämophilie-Syndrom) antih[a]emophilic globulin syndrome, classic h[a]emophilia syndrome, factor VIII deficiency / ᴢ B (PTC-Mangel-Syndrom) Christmas ('kristmas) syndrome, h[a]emophilia B syndrome, PTC deficiency syndrome ᴢphilie- h[a]emophiliac ᴢphiliesyndrom n, klassisches s Hämophilie A ᴢphilieüberträgerin f h[a]emophilia carrier ᴢphiloid n (Pseudohämophilie) pseudoh[a]emophilia ᴢphilus m bakt Haemophilus (ɔ) ~phthalmus m (Blutung ins Augeninnere) h[a]emophthalmia ('hi:mɔf'θælmiə), h[a]emophthalmos, h[a]emophthalmus ~plastisch h[a]emoplastic, h[a]ematoplastic ᴢpleura f h[a]emopleura (uə) ᴢpneumothorax m (Anwesenheit von Blut u. Luft im Brustraum) h[a]emopneumothorax (,nju:mo'θɔ:ræks) ⟂po[i]ese f (Blutzellenbildung) h[a]emopoiesis (pɔi-'i:sis), h[a]emocytopoiesis (i:) ⟂poietin n h[a]emopoietin (ɔi), intrinsic factor ~po[i]etisch h[a]ematopoietic (e), h[a]emopoietic ⟂porphyrin n h[a]ematoporphyrin

Hämoptoe f (Bluthusten, Blutspucken) h[a]emoptysis (ɔ), h[a]emorrhage from the lungs / bronchiale ⟂ bronchial (ɔ) h[a]emorrhage (e)

Hämoptysis f s Hämoptoe

Hämorrhag|ie f (Blutung) h[a]emorrhage ('heməridʒ), bleeding ~isch h[a]emorrhagic (æ)

hämorrhoidal h[a]emorrhoidal (ɔi) ⟂beschwerden f pl h[a]emorrhoidal complaints ⟂blutung f bleeding piles od h[a]emorrhoids (e) ⟂klemme f pile clamp ⟂knoten m h[a]emorrhoid (e), pile äußerer ⟂ external pile, (pl) external h[a]emorrhoids innerer ⟂ internal pile, (pl) internal h[a]emorrhoids nicht blutender od stiller od blinder ⟂ blind pile, (pl) blind h[a]emorrhoids teils innerhalb, teils außerhalb des Sphinkter gelegener ⟂ combined (ai) pile, (pl) combined h[a]emorrhoids thrombosierter ⟂ thrombosed (ɔi) pile ⟂leiden n h[a]emorrhoidal (ɔi) complaints ⟂mittel n pharm s Hämorrhoidenmittel ⟂zäpfchen n pharm pile suppository (ɔ) ⟂zange f chir pile clamp od forceps pl

Hämorrhoidektomie f chir h[a]emorrhoidectomy

Hämo|sialemesis f h[a]emosialemesis ('hi:mo,saiəl'emisis) ⟂siderin n chem h[a]emosiderin (i) ⟂siderininduration f brown induration ⟂siderose f (Hämosiderinablagerung) h[a]emosiderosis ⟂sit m (Blutparasit) h[a]emosite ('hi:mosait), blood parasite (æ) ⟂skop n h[a]ematoscope (i:), h[a]emoscope (i:) ⟂spermatismus m (Hämospermie) s Hämatospermie ⟂sporidium n H[a]emosporidium (i) ⟂stase f (Blutstillung) h[a]emostasis (ɔ) ⟂stasie f h[a]emostasis (ɔ) statikum n pharm styptic (i) [remedy (e)], h[a]emostatic (i), h[a]emostyptic (i) ~statisch (blutstillend) h[a]emostatic (æ), h[a]emostyptic (i), styptic ~styptisch s hämostatisch ⟂tachometer n h[a]emotachometer (ɔ) ⟂thek f blood bank ⟂therapie f (Bluttherapie) h[a]emotherapy (e), h[a]ematotherapy ⟂thymie f ps (Blutrausch) h[a]emothymia ⟂thorax m (Bluterguß im Brustraum) h[a]emothorax (ɔ:), h[a]ematothorax ⟂toxin n (Blutgift) h[a]emotoxin ~trop h[a]ematotropic (ɔ), h[a]emotropic ⟂zoon n (Blutparasit) h[a]ematozoon (ou), h[a]emozoon ⟂zyanin n (Blutfarbstoff) h[a]emocyanin (ai) ⟂zyt m h[a]emocyte (i:)

Hämozyto|blast m h[a]emocytoblast (i:) ⟂blastenleukämie f h[a]emoblast (i:) ⟂blastenleukämie f h[a]emocytoblastic leuk[a]emia (lju:'ki:miə) ~blastisch h[a]emocytoblastic ⟂genese f (Blutkörperchenbildung) h[a]emocytogenesis (e) ⟂logie f h[a]emocytology (ɔ) ⟂lyse f (Blut-

körperchenauflösung) h[a]emocytolysis (ɔ) ⟂meter n (Zählkammer, Blutkörperchenzählapparat) h[a]emocytometer (ɔ), counting cell ⟂penie f h[a]emocytopenia (i:)

Hampson ('hæmpsən)-Einheit f (¼ Erythemdosis) Hampson unit

Hamulus m (hakenförmiger Fortsatz) anat hamulus (æ), hamular process ⟂hamular ⟂ lacrimalis (PNA) lacrimal hamulus ⟂ laminae spiralis (PNA) hamulus of the spiral lamina ⟂ ossis hamati (PNA) hook of the hamate bone ⟂ pterygoideus (PNA) pterygoid hamulus

Hand f hand / affenartige ⟂ monkey (ʌ) h. / erfrorene ⟂ mil trench h. / flache ⟂ palm (pa:m) / tote od blaue ⟂ dead h. / ungeschützte ⟂ naked h. / durch die Hände übertragen (Infektion) handborne ⟂- chir[o]- ('kairo-) (Vors), cheir[o]- (ai) (Vors), manual (æ) ⟂abdruck m hand print ⟂auflegen n (zum Heilen) imposition of hands od laying--on of hands ⟂bad n hand bath ⟂ballen m eminence (e) of the hand, ball of the thumb (θʌm) ⟂beuger m, radialer, ulnarer (Musculus flexor carpi radialis, ulnaris (PNA)) flexor carpi radialis, ulnaris, muscle ⟂bohrapparat m dent hand drill ⟂breite f hand-breadth (e) ⟂ekzem n eczema (e) of the hands / (Berufsekzem) washer-women's itch, grocers' itch, etc

Handels|form f [sales] pack ⟂name m brand, proprietary (ai) od trade name ⟂präparat n commercial preparation ~üblich (Präparat) marketed, commercial

Händewaschen n chir hand disinfection

Handfläche f palm (pa:m), palmar (æ) surface (ə:) / feuchte ⟂ moist palm

Handflächen|- palmar (æ), volar (ou) ⟂aponeurose f palmar aponeurosis ~artig palmar ⟂verletzung f palmar wound (u:)

Hand|förmig palmate[d] ⟂furche f palmar (æ) furrow (ʌ), flexion crease ⟂-Fuß--Syndrom n hand-foot syndrome ⟂gefäßbogen n palmar arch

Handgelenk n wrist [joint], radiocarpal joint / distales ⟂ (Articulatio intercarpea (PNA)) intercarpal joint / proximales ⟂ (Articulatio radiocarpea (PNA)) radiocarpal joint ⟂band n metacarpal ligament (i) ⟂furche f wrist crease ⟂gegend f carpal region (i:) ⟂knochen m carpal bone, wrist bone ⟂reflex m wrist reflex, Léri's (le'riz) sign ⟂riemen m wrist strap ⟂schlähmung f wrist drop ⟂sverrenkung f wrist dislocation ⟂überbein n wrist ganglion ⟂verstauchung f sprained wrist

hand|gerecht handy ⟂gicht f gout (au) in a hand, ch[e]iragra (kai'reigrə) ⟂griff m manipulation, manoeuvre (u:) [US maneuver] (u:) / (Methode) method (e) / Prager ⟂ Prague (a:) manoeuvre ~groß hand-size ⟂hämatom n, paroxysmales ⟂ Achenbach's ('axənbaxiz) syndrome (i) -händig -handed (æ)

Hand|innenfläche f palm (a:) ⟂klonus m wrist clonus (ou) ⟂knöchel m knuckle (ʌ) ⟂kontraktur f acrocontracture (kən-'trækt∫ə) ⟂krampf m ch[e]irospasm (ai) ⟂lähmung f wrist drop ⟂länge-Handbreiteverhältnis n hand rate ⟂lesekunst f chiromancy (ai), palmistry (a:) ~lich

manageable, handy (æ) ⟂linien f pl lines on the palm ⟂liniendeuter m chiromancer (ai) ⟂losigkeit f (angeborene) acheiria (ai), achiria (i) ⟂massage f massage (a:) by hand ⟂mykose f mycosis of the skin of a hand ⟂neuralgie f chiralgia (æ) ⟂panaritium n frog felon (e) ⟂plastik f chir chiroplasty (ai) ⟂rücken m (Dorsum manus (PNA)) back of the hand, dorsum of the hand ⟂schiene f hand splint ⟂schmerz m chiragra (kai'reigrə) ⟂schrift f handwriting (æ), hand ⟂schriftenbeurteilung f (zur Diagnosenstellung) graphopathology (ɔ)

Handschuh m chir surgical (ə:) glove (ʌ) ⟂anästhesie f s ⟂paresse ⟂dermatitis f glove dermatitis (ai) ⟂naht f chir glovers' (ʌ) suture (ju:), glovers' stitch ⟂paresse f glove an[a]esthesia (i:), gauntlet (ɔ:) an[a]esthesia (i:) ⟂-Socken-Verteilung f glove-stocking distribution ⟂symptom n glove phenomenon (ɔ) ⟂trommel f (zum Sterilisieren) glove drum ⟂verband m gauntlet (ɔ:) bandage

Hand-Schüller-Christian (hænd-'∫ylə-'kristjən)-Syndrom n (Cholesterinspeicherkrankheit, Lipoidgranulomatose) Hand-Schüller-Christian syndrome, cholesterol od lipoid granulomatosis

Hand|schweiß m palm sweat (e) ⟂sehne f tendon of the hand ⟂sehnenspannmuskel m palmaris (ɛə) longus (ɔ) ⟂strecker m, kurzer radialer, langer radialer, ulnarer (Musculus exterior carpi radialis brevis, radialis longus, ulnaris) extensor carpi radialis brevis, radialis longus, ulnaris muscle ⟂stück n dent handpiece ⟂teller m (Palma manus (PNA)) palm (a:), palma (æ), volar (ou) surface (ɔ:) ⟂telleraponeurose f palmar (æ) aponeurosis ⟂tellerrötung f palmar erythema (i:) ⟂tremor m tremor (e) of the hands ⟂verstauchung f sprained wrist

Handwurzel f (Carpus (PNA)) wrist, carpus ⟂ carpal (ɔ) ⟂gegend f carpal region (i:) ⟂gelenk n carpal joint ⟂kanal m (Canalis carpi (PNA)) carpal canal ⟂knochen m wrist bone, pl carpalia (ei) ⟂-Mittelhandgelenke n pl (Articulationes carpometacarpeae (PNA)) carpometacarpal joints

Hanf m pharm bot hemp, cannabis ⟂extrakt m extract of [Indian] hemp ~korngroß of the size of hempseed ⟂öl n hempseed oil ⟂samen m hempseed ⟂tinktur f pharm tincture ('tiŋkt∫ə) of Indian hemp

Hang m (Neigung) inclination, tendency, propensity, proneness (ou) (zu to)

Hänge|bauch m pendant od pendulous belly od abdomen ⟂brust f mastoptosis, pendulous od sagging breast (e), dropped mamma ⟂brustoperation f mastopexy (ɔ) ⟂fuß m (Peroneuslähmung) footdrop, dropfoot, dangle foot ⟂gips m chir hanging cast ⟂hand f wristdrop ⟂hüfte f hanging hip, dropped hip ⟂lage f hanging od head--down position, Trendelenburg's ('trendələnburks) position, Walcher's ('valçerz) position, suspension ⟂muskel m (Kremaster) anat cremaster (æ)

hängen to hang, to be suspended / anat to be attached (an to) / (Hand, Fuß) to drop ~d pendant, pendulous / (sackar-

tig, z B Haut) baggy / orthop dropped / (Schultern) stooping / (Lid) drooping
Hänge|ohr n lop ear ~**ohrig** lop-eared, flap-eared
Hanger ('hæŋə)-**Flockungstest** m (Kephalin-Cholesterin-Flockungstest) Hanger's test, cephalin-cholesterol flocculation test
Hang-over m röntg hang-over
Hänge|schulter f drop shoulder ɭ**vorrichtung** f orthop suspension apparatus (ei) ɭ**zeh** m drop toe
Hanot (a'no)-**Zirrhose** f (Oberbegriff für primäre und sekundäre biliäre Leberzirrhose) Hanot's syndrome od cirrhosis
Hanson ('hænsən)-**Einheit** f (Parathormon) Hanson unit
Hantelpessar n dumbbell (ʌ) pessary
H-Antigen n (Histokompatibilitätsantigen) H antigen, histocompatibility antigen
HAP = Histaminazoprotein n histamine azoprotein
Hapalonychie f (Weichsein der Nägel) hapalonychia (i), softness of the nails
Haphalgesie f (Berührungsschmerz) haphalgesia (hæfæl'dʒi:siə)
haplo|- (einfach) haplo- (æ) (Vors), simple ɭ**bakterium** n haplobacterium (iə), non-filamentous bacterium ~**dont** (glattkronig) dent haplodont ~**id** (mit einfachem Chromosomensatz) haploid (æ) ɭ**phase** f cytol haplophase
Hapten n hapten (æ), partial antigen ɭ**haptenic** (e) ɭ-**Protein-Konjugat** n od -**Komplex** m hapten-protein conjugate od complex
Haptik f (Lehre vom Tastsinn) ps haptics (æ)
haptisch (Berührungs-) haptic, tactile
Hapto|- (Vors) hapto- (æ) (Vors), relating to touch ɭ**globin** n haptoglobin ('gloubin) ~**phil** haptophil[e] ɭ**phobie** f (Berührungsangst) ps haphephobia ~**phor** haptophorous (ɔ), haptophoric (ɔ) ɭ**phorengruppe** f haptophore, haptophoric group, haptophore group ~**phorisch** haptophoric (ɔ), haptophorous (ɔ) ɭ**taxis** f (Thigmotaxis) haptotaxis, thigmotaxis
HAR = Hämagglutinationsreaktion f h[a]emagglutination reaction
Harara f (Phlebotomusdermatitis des Orients) harara (a:) ɭ-**Dermatitis** f harara (a:)
Harden-Young ('ha:dn-jʌŋ)-**Ester** m hexose-diphosphate (HDP)
Harder ('hardər)-**Drüse** f Harder's gland
Harmin n (Harmolmethyläther) pharm harmine
Harmolmethyläther m pharm harmine
Harmozon n harmozone
Harn m urine (juə) / blutiger ɭ bloody urine, h[a]ematuria (juə) / gesamter 24-St.-ɭ pooled urine collected over 24 hrs / milchiger ɭ milky u. / durch od im ɭ entstanden urogenous (ɔ) / ɭ lassen to urinate (juə), to pass od to make water ɭ- urinary, urino- (juə) (Vors), uro- (juə) (Vors) ɭ**abflußbehinderung** f obstruction (ʌ) of the urine flow od of micturition ɭ**abgang** m passing od secretion (i:) of urine, urinary discharge, discharge of urine / (unfreiwillig) urinary incontinence ~**ableitend** urinary ɭ**absonderung** f ɭ ausscheidung ɭ**abszeß** m urinary abscess ɭ**alkalisierung** f alkalinisation of urine

ɭ**alkalose** f urinary alkalosis ɭ**aminosäure** f urinary amino acid ɭ**analyse** f urinalysis (æ) ɭ**antiseptikum** n pharm urinary antiseptic ɭ**apparat** m uropoietic (e) system, urinary apparatus (ei) ~**artig** urinose, urinous (juə) ɭ**aufstau** m urinary stasis (ei) ɭ**ausscheidung** f urine excretion od output; micturition (i), urination, passing of urine ~**befund** m urinary od urine findings ɭ**beschwerden** f pl pain in passing water, dysuria (juə), urinary disorder ɭ**bestandteil** m urinary constituent (i) ~**bildend** uropoietic (e) ɭ**bildung** f formation of urine ɭ**blase** f (Vesica urinaria (PNA)) [urinary] bladder
Harnblasen|arterie f (Arteria vesicalis) vesical artery ɭ**aufnahme** f röntg cystography (ɔ) ɭ**bild** n röntg cystogram (i) ɭ**darmbruch** m enterocystocele (i) ɭ**entzündung** f cystitis (ai) ɭ**eröffnung** f cystotomy (ɔ) ɭ**grund** m base of the bladder, bas-fond (ba'fɔŋ) ɭ**hals** m (Blasenhals) neck of the bladder ɭ**höhle** f cavity (æ) of the bladder ɭ**katarrh** m cystitis ɭ**körper** m (Corpus vesicae urinariae (PNA)) body of the bladder ɭ**mund** m orifice (ɔ) of the bladder ɭ**muskulatur** f muscles (ʌ) of the bladder ɭ**scheidenfistel** f s Blasenscheidenfistel ɭ**schleimhaut** f mucous (ju:) layer (ɛə) of the bladder ɭ**stich** m puncturing (ʌ) of the bladder ɭ**uterusfistel** vesico-uterine (ju:) fistula ɭ**wand** f wall of the bladder ɭ**zentrum** n micturition od vesical centre [US center]
Harn|brennen n burning od scalding (ɔ:) sensation during micturition, ardor urinae (juə'raini:) ɭ**desinfizienz** n pharm urinary antiseptic od antibacterial ɭ**drang** m (natürlicher) desire (ai) to urinate (juə) / (schmerzhafter) strangury ~**en** to urinate (juə), to make od pass water ɭ**entleerung** f voiding [of urine] ɭ**epithelien** n pl epithelia (i:) of the urinary passages ɭ**farbe** f colo[u]r (ʌ) of the urine ɭ**farbstoff** m urinary pigment ɭ**färbung** f staining (ei) of the urine ɭ**farbwert** m value (æ) of the pigmental concentration in the urine ɭ**fieber** n s Katheterfieber ɭ**filament** n urethral (i:) thread ɭ**fistel** f path, chir urinary fistula ɭ**fluß** m urinary (juə) flow, incontinence of urine, urinary incontinence / (bei Blasenlähmung) paralytic (i) incontinence / (übermässiger Harnabgang) urorrhagia (ei) ɭ**flüssigkeit** f urine ~**führend** uriniferous (i) ɭ**gang** m embr urachus (juə) ~**gängig** eliminated by the urine ɭ**gärung** f fermentation of urine / ammoniakalische ɭ ammoniacal (ai) fermentation ɭ**gefäß** n urinal (juə) ɭ**glas** n urinal ɭ**grieß** m urinary gravel od sand, urocheras (ɔ) ɭ**grießabgang** m lithuresis (i:), passage (æ) of gravel ~**grießähnlich** gravelly (æ) ~**hemmend** antidiuretic ɭ**infiltration** f urinous infiltration, extravasation of urine, ur[o]edema (i:) ɭ**inkontinenz** f incontinence of urine ɭ**kalziumspiegel** m urinary od urine calcium level ɭ**kanälchen** n renal (i:) tubule (ju:), uriniferous (i) tubule ɭ**konkrement** n urinary concrement / (Grieß) gravel (æ) / (Stein) stone ɭ**kontinenz** f urinary (juə) continence ɭ**kristall** m urinary crystal (i) ɭ**kultur** f

urine culture (ʌ) ɭ**lassen** n micturition, urination, miction / (häufiges) pollaki[s]uria (juə) ɭ**lehre** f urinology, urology (ɔ)
Harnleiter m ureter, renal (i:) duct (ʌ) / ɭ, bei Hydronephrose, aufgetriebener ɭ, Stauungs~ hydro-ureter (i:) ɭ- ureteral (i:), ureteric (e), uretero- (i:) (Vors) ɭ u **Darm** betr uretero-enteric (e), uretero-intestinal ɭ u **Gebärmutter** betr uretero-uterine (ju:) ɭ**darmanastomose** f (HDA) (Einpflanzung des Harnleiters in das Kolon) uretero-intestinal anastomosis ɭ**darmimplantation** f (Dünndarm) ureterojejuno-implantation (juə'ri:tərɔdʒi'dʒu:no-) / (Dickdarm) ureterosigmoido-implantation (sig'mɔidou) ɭ**entzündung** f ureteritis (ai) ɭ**eröffnung** f chir ureterotomy (ɔ) ɭ**erweiterung** f ureterectasia (ei) ɭ**exstirpation** f chir ureterectomy ɭ**exzision** f chir ureterectomy ɭ**krampf** m ureteral (i:) spasm ɭ**mündung** f ureteral orifice (ɔ) ɭ**naht** f chir ureterorrhaphy (ɔ) ɭ**obstruktion** f ureteric obstruction ɭ**perforation** f perforation of a ureter ɭ**plastik** f chir ureteroplasty (i:) ɭ**stein** m ureterolith (i:), urinary calculus in the ureter ɭ**verschluß** m ureteral (i:) obstruction (ʌ)
Harn|mangel m oliguria (juə) ɭ**menge** f urinary volume od output, quantity (ɔ) od amount of urine (juə) ɭ**mengenrückgang** m decrease (i:) in the amount of urine passed ɭ**mengenvermehrung** f (Polyurie) polyuria (juə) ɭ**messer** m urinometer (ɔ) ɭ**minutenvolumen** n urine minute (i) volume (ɔ) ɭ**niederschlag** m urinary sediment (e) od deposit (ɔ) ɭ**organ** n urinary organ ɭ**organe** n pl (Organa uropoetica (PNA)) urinary organs, uropoietic system ~**pflichtig** usually eliminated with the urine (juə) ɭ**phlegmone** f urinary phlegmon (e) ɭ**probe** f (Analyse) urinalysis (æ) / (kleine Menge) urine specimen (i) ɭ**produktion** f secretion (i:) of urine (juə), diuresis (daijuə'ri:sis) / (übermäßige) hyperdiuresis, hydro-uria (juə) ~**produzierend** uropoietic (e) ɭ**reaktion** f reaction (æ) of the urine (juə) ɭ**retention** f retention of urine, urinary retention ɭ**röhrchen** n (Niere) uriniferous (i) tubule (ju:), renal (i:) tubule ɭ**röhre** f (Urethra) urethra (i:) ɭ**röhre u Damm** betr urethroperineal (i)
Harnröhren|- urethral (juə'ri:θrəl) ɭ**anästhesie** f an[a]esthesia (i:) of the urethra, urethral an[a]esthesia ɭ**arterie** f (Arteria urethralis (PNA)) urethral artery ɭ**atresie** f atresia (i:) of the urethra ɭ**aufnahme** f röntg (Bild) urethrogram (i:) / (Verfahren) urethrography (ɔ) ɭ**ausfluß** m urethral discharge od secretion (i:), urethrorrh[o]ea / (beim Mann) phallorrh[o]ea / (chronischer) gleet ɭ**blutung** f urethrorrhagia (ei), urethral h[a]emorrhage (e) od bleeding (blutiger Urin) h[a]ematuria (juə) ɭ**bougie** f urethral bougie ('bu:ʒi:) ɭ**bulbus** m bulb of the urethra ɭ**einspritzung** f urethral injection ɭ**enge** f (Isthmus urethrae) urethral isthmus ('isməs) ɭ**entzündung** f (Urethritis) urethritis (ai) ɭ**exstirpation** f chir urethrectomy ɭ**granulom** n urethral caruncle (ɛə) od caruncula (ʌ)

⁓karunkel n urethral caruncle (εə)
⁓katarrh m (Harnröhrenentzündung) urethritis, catarrh of the urethra / nichtspezifischer ⁓ non-specific (i) od simple urethritis **⁓krampf** m (Urethrospasmus) urethrospasm (i:), urethrism **⁓mündung** f urethral orifice (ɔ) / ⁓, äußere (Ostium urethrae externum [urethrae femininae, masculinae] (PNA)) external orifice [of the female, male urethra] / ⁓, innere (Ostium urethrae internum (PNA)) internal urethral orifice **⁓naht** f chir urethrorrhaphy (ɔ) **⁓öffnung** f urethral orifice, fossa navicularis (εə) urethrae (i:) [morgagnii (a)] **⁓plastik** f chir urethroplasty (i:) **⁓reizung** f urethral irritation **⁓scheidenfistel** f urethrovaginal (vɔ'dʒainəl) fistula **⁓schließmuskel** (Musculus sphincter urethrae (PNA)) m sphincter urethrae muscle **⁓schmerz** m urethralgia (ˌjuəri-'θrældʒiə), urethrodynia (i), urethral pain **⁓schnitt** m chir urethrotomy (ɔ) **⁓schwellkörper** m (Corpus spongiosum penis (PNA)) corpus spongiosum penis **⁓sonde** f urethral sound **⁓spalt** m (oberer) epispadia[s] (ei) / (seitlicher) paraspadia[s] **⁓sphinkter** m urethral sphincter **⁓spiegel** m urethroscope (i:) **⁓spiegelung** f urethroscopy (ɔ) **⁓stenose** f urethral stenosis od stricture, urethrostenosis **⁓striktur** f ⁓ stenose **⁓strikturenmesser** n chir entome **⁓tripper** m gonorrh[o]ea (i), gonorrh[o]eal urethritis (ai) **⁓verengerung** f urethral stricture, ankylurethria (i:), urethrostenosis **⁓verschluß** m urethrophraxis **⁓wulst** m (Carina urethralis vaginae (PNA)) urethral ridge of the vagina **⁓zwiebel** f bulb of the penis (i:), bulb of the urethra

Harn|ruhr f s Diabetes **⁓sack** m embr allantois (æ) **⁓salz** n urine (juə) salt **⁓sand** m urinary sand ⁓sauer chem uric **Harnsäure** f (Acidum uricum) uric od lithic (i) acid **⁓diathese** f uric acid diathesis od lithia m (Urin) lithuria (juə) / (erhöhter) hyperlithuria (juə) / (Serum) serum uric acid (SUA) **⁓infarkt** m uric acid infarction **⁓kristall** m uric-acid crystal (i), whetstone (e) crystal **⁓messer** m uro-acidimeter (i) **⁓senker** m uric acid lowering agent **⁓spiegel** m (Blut) uric acid level (e) **⁓stein** m uric acid calculus (æ) **⁓stickstoff** m uric acid nitrogen (ɔ) **-Tophus** m urate tophus **⁓überschuß** m (im Blut) lith[a]emia (i:) **⁓überschuß** (im Blut) lith[a]emic (i:)

Harn|schau f histor uroscopy (ɔ), urinoscopy (ɔ); uromancy **⁓sediment** n urinary sediment (e) od deposit (ɔ) **⁓sekretion** f urinary secretion (i:) od discharge **⁓sepsis** f urosepsis **⁓sperre** f renal shutdown **⁓status** m urinalysis **⁓stauung** f retention of urine in the bladder, urinary stasis (ei) od retention, urinary (juə) obstruction (ʌ) **⁓stauungsniere** f hydronephrosis **⁓stein** m urolith, urinary calculus (æ) od stone **⁓stein-** urolithic (i), **⁓steinbildung** f formation of urinary calculi (æ) od stones od concrements **⁓steinleiden** n urolithiasis (ai)

Harnstoff m chem urea (i) (BP); carbamide (æ) ⁓ ureal (i) **⁓ausscheidend** ureosecretory (i:) od **⁓bestimmungsapparat** m ureameter (æ) **⁓bildung** f ureapoiesis (juə'riəpɔi'i:sis) **⁓-Clear-**

-ance f [blood-] urea clearance (iə) **⁓hydrochlorid** n urea hydrochloride ⁓--Invertzucker** m urea-invert sugar **⁓konzentration** f (Blut) [blood-] urea concentration **⁓messer** m ureameter (æ), ureometer (ɔ) **⁓-N** m blood-urea nitrogen (BUN) **⁓ruhr** f azoturia (juə) **⁓-Stickstoff** m im Blut blood urea nitrogen (BUN) **⁓synthese** f urea synthesis (i)

Harn|störung f urinary disorder **⁓stottern** n stammering bladder, urinary stammering od stuttering (ʌ) **⁓strahl** m urinary stream **⁓strang** m (Urachus) embr urachus ('juərəkəs) **⁓symptom** n urinary symptom (i) od sign **⁓system** n urinary tract od system **⁓trakt** m urinary tract **⁓träufeln** n urinary incontinence, urorrh[o]ea (i), dribbling of urine, dribble / (bei Tage) day dribbling **⁓treibend** emictory (i), diuretic (e) **⁓tröpfeln** n urinary stammering (æ) **⁓tumor** m uroncus **⁓untersuchung** f urinalysis (æ) / urinoscopy **⁓verfärbung** f chromaturia (juə) **⁓vergiftung** f ur[a]emia (i:), toxuria (juə) **⁓verhaltung** f ischuria (is'kjuəriə), retention od suppression of urine / (vollständige) anuria (juə) **⁓verhaltungs-** ischuretic (iskjuo'retik) **⁓waage** f urometer (ɔ) **⁓wege** m pl urinary passages (æ) od tract ⁓- u. Geschlechtswege m pl genito-urinary tract **⁓wegdarstellung** f radiol urography **⁓wegentzündung** f inflammation of the urinary tract **⁓weginfektion** f urinary tract infection **⁓werkzeuge** n pl urinary organs od system (i) **⁓zucker** m sugar (u) in the urine, urinary sugar **⁓zuckertest** m urine sugar test **⁓zwang** m strangury (æ), stranguria (juə), dysuria **⁓zwang-dysuric ⁓zylinder** m renal (i:) od urinary cast (a:), tube cast, urinary cylinder (ɔ) **⁓zyste** f urinoma (ɔ)

Harpune f (scharfer Löffel zum Entnehmen von lebendem Probematerial) harpoon (u:)

Harris ('hæris)**|-Band** n (Ligamentum hepatoduodenale (PNA)) hepatoduodenal ligament **⁓-Syndrom** m (spontaner Hyperinsulinismus) Harris' syndrome, spontaneous hyperinsulinism

Harrison-Furche f Harrison's sulcus (ʌ) od groove (u:)

hart hard / (rauh) rough (rʌf) / (ernst) severe (iə) / (Leib) costive (o) / (Haut) thick / (Gewebe, Tumor) hard / (fest) solid (ɔ) / (Entzündungsbezirk) tough (tʌf) / (Wasser) hard; calcareous (εə) / (Schanker) hard / scirrho- (si-, ski-) (Vors) / ⁓ werden (fest werden) to solidify (i) / (Gewebe) to indurate, to harden, to sclerose (iə) **⁓begrenzt** röntg distinctly outlined **⁓bleistreifen** m röntg hard lead (e) strip

Härte f hardness / (Puls) tension / (Haut) roughness (ʌ) / (Gewebe, Tumor) hardness / (Leib bei Verstopfung) costiveness (ɔ) / (Not) hardship / (Wasser) hardness **⁓fall** m hardship case **⁓grad** m degree of hardness **⁓gradmesser** m röntg skiameter (æ), actinometer (ɔ) **⁓gradmessung** f röntg skiametry (æ) **⁓messer** m röntg penetrometer (ɔ), radiochromometer (ɔ), qualimeter (i) **⁓mittel** n hardener ⁓n to harden / (indurieren) to indurate **⁓n** n hardening / induration **⁓r** m (Strahlen) hardener **⁓skala** f hardness scale

Hart|fett n (DAB) (Adeps solidus (DAB)) hard fat (EP), adeps solidus (EP), mixture of mono, di, and triglycerides of saturated fatty acids **⁓häutig** thick-skinned **⁓hörig** s schwerhörig **⁓leibig** constipated, costive (ɔ) **⁓leibigkeit** f constipation, costiveness **⁓näckig** (Leiden) obstinate, refractory (æ), intractable / (Schmerz) persistent

Hartnup ('ha:tnəp)**-Syndrom** n Hartnup syndrome

Hart|paraffin n chem hard paraffin (æ) **⁓schalig** hard-shelled **⁓schnittmikrotom** n dense-section microtome **⁓spann** m (Muskelverhärtung) myogelosis (ou) **⁓strahlen** m pl hard rays **⁓strahlraster** m high-KV grid **⁓strahltechnik** f röntg high-KV technique

Härtung f hardening, solidification, induration

Härtungs|bad n röntg hardening bath **⁓mittel** n (bes histol) hardening agent (ei), hardener

Hartwerden n induration, hardening / (Haare) sclerothrix (iə), sclerotrichia (i)

Harz n resin (e) ⁓- resinous (e) **⁓ähnlich** resinoid (e) **⁓artig** resinous (e) **⁓ig** resinous **⁓pflaster** n pharm resin plaster (a:)

Haschisch n hashish (æ), Indian hemp **⁓sucht** f hashishism, cannabism **⁓vergiftung** f cannabism (æ)

Hasen|auge n (Lagophthalmus) hare's eye, lagophthalmos (æ), lagophthalmia (æ) **⁓lippe** s **⁓scharte ⁓scharte** f harelip (εə), cheiloschisis (kai'loskisis), cleft lip, stomatoschisis (ɔ) / mit ⁓ behaftet hare-lipped / ⁓ mit Wolfsrachen cheilognathopalatoschisis (kai'lɔ[g]-nəθo,pælə'toskisis), cheilognathouranoschisis (juərə'noskisis)

Hashimoto (haʃi'moto)**-Thyreoiditis** f (-Kropf m, -Struma f, -Autoimmunthyreoiditis) Hashimoto's disease od thyroiditis

Hassall ('hæsəl)**-Körperchen** n pl Hassall's bodies od corpuscles, concentric od thymus (ai) corpuscles

Haube (auch chir) hood, cap / anat tegmentum / (Schädel) calotte / (Neugeborenes) pilleum (i), pilleus (i) / obstr caul (ɔ:)

Hauben|bahn f, zentrale (Tractus tegmentalis centralis [Bechterew] (PNA)) central tegmental fasciculus **⁓kreuzung** f anat tegmental decussation, fountain decussation / dorsale ⁓ dorsal tegmental decussation, Forel's (fɔ'relz) decussation / grosse ⁓ (Decussatio pedunculorum cerebellarium superiorum (PNA)) decussation of the superior cerebellar peduncles / ventrale ⁓ ventral tegmental decussation **⁓ratte** f hooded rat **⁓rückenmarksbahn** f anat tectospinal (ai) tract, spinotectal tract

Haudek ('haudek)**-Nische** f röntg Haudek's niche (nitʃ) od sign od syndrome

Haufen m heap, accumulation, cluster (ʌ), conglomeration / (Aufschichtung) pile / (Tumorzellen) clump (ʌ) / (Eosinophile) cluster

Häufigkeit f incidence / frequency **⁓squotient** m (Krankheit) incidence rate

Häufung f cluster

Haupt n head **⁓amtlich** full-time **⁓arterienstamm** m main arterial (iə) trunk **⁓ast** m (Nerv, Gefäß) main branch (a:)

&bestandteil *m* principal constituent (i) **&bronchus** *m* main *od* primary (ai) bronchus / rechter und linker & (Bronchus principalis dexter et sinister (*PNA*)) right and left bronchus **&bündel** *n* main bundle (ʌ) **&ebene** *f* principal plane **&fleck** *m* chrom principal spot **&gallengang** *m* choledochus (e) **&gang** *m* (Drüse) main duct **&gefäß** *n* (Gefäßstamm) main vessel **&haar** *n* (Kopfhaar) hair of the head (e) **&herd** *m* principal focus **&[körper]schlagader** *f* (Aorta) aorta, main artery [of the body] **&kultur** *f* main culture **&lymphstamm** *m s* Milchbrustgang **&masse** *f* (*z B* Zellen) bulk (ʌ) **&metabolit** *m* primary metabolite **&nahrung** *f* staple food **&nervenstamm** *m* main trunk *od* stem **&organ** *n* principal organ **&-Peak** *m* chrom main peak

Hauptschlagader *f* principal *od* main artery, aorta, (eines Gliedes) major (ei) artery **&blutung** *f* main artery bleeding **&verhärtung** *f* aortic sclerosis (ou), aortosclerosis

Haupt|stamm *m anat* truncus (ʌ), (*pl* trunci ('trʌnsai, 'trʌŋkai), trunk (ʌ) **&symptom** *n* presenting symptom, cardinal *od* main sign *od* symptom **&weg** *m* (Infektion) major (ei) pathway **&wirkungsphase** *f ps* main action phase **&wirt** *m* definitive (i) *od* final (ai) *od* primary (ai) host (ou) **&zacke** *f* main peak **&zelle** *f* main cell **&zweig** *m* (Gefäß) main branch (a:)

Haus|apotheke *f pharm* medicine (e) cabinet (æ) **&arznei** *f* household remedy (e) **&arzt** *m* family doctor *od* physician (i), medical adviser (ai) **&aufsicht** *f* (Kontrolle entlassener Geisteskranker) domiciliary (i) service **&behandlung** *f* home *od* domiciliary treatment; home care **&besuch** *m* home visit (i), domiciliary visit

Hausenblase *f* isinglas (ai), ichthyocolla ('ik̯θio'kɔlə)

Haus|entbindung *f* home delivery (i) **&fürsorge** *f* domiciliary care **&halt** *m physiol* metabolism (æ); balance **&keime** *m pl* hospital germs **&mädchenknie** *n* housemaids' knee **&mittel** *n pharm* household *od* domestic remedy (e) **&patient** *m* (im Krankenhaus liegender Patient) in-patient / (zu Hause behandelter Patient) out-patient **&pflege** *f* home nursing (ə:) **&ratte** *f* domestic rat **&staub** *m* floor dust, house dust **&staubmilbe** *f* house dust mite **&tierkrankheit** *f* (Rinder, Schafe *usw*) *vet* livestock (ai) disease

Haustrenbildung *f* haustration, sacculation, formation of haustra (ɔ:)

Haustrum *n* (*pl* Haustren) haustrum (ɔ:), *pl* haustra, sacculation of the colon (ou)

Haut *f anat* skin / (Überzug) tunic (ju:), coat / (Epidermis, Nagelhaut) cuticle (ju:) / (Membran) membrane / (Flüssigkeit) film / (Deckhaut) integument (e) / (kosmetisch) complexion *aufgerissene od gesprungene* & chapped *od* cracked skin *bläulich gefärbte* & cyanoderma (ə:) *intakte* & intact *od* unbroken skin *leicht entzündliche od reizbare* & irritable (i) skin *pickelige* & spotty complexion *rissige* & broken *od* cracked skin *seröse* & (Tunica serosa (*PNA*)) serous (iə) coat *weisse* & leucoderm[i]a [*US* leuko-] &- dermo-

(*Vors*), dermato- (*Vors*), cutaneo- (ei) (*Vors*), cutaneous (ei) & **und** &**anhangsgebilde** *n pl* integumentary system **&abdruck** *m* dermatogram, skin-print **&ablösung** *f* [skin] desquamation **&abschürfung** *f* skin lesion ('li:ʒən), excoriation / (leichte) graze, abrasion **&absonderung** *f* (Talg, Schweiß) cutaneous (ei) excretion (i:) **&abwehr** *f* (gegen Erreger) dermatophylaxis, dermophylaxis **&abziehen** *n* stripping **&affektion** *f* dermatosis, skin affection, skin trouble (ʌ) / endokrine & endocrinid / (bei Trypanosomiasis) trypanosomide (ai) **&affinität** *f* affinity (i) for the skin / &affinität habend dermatotropic, dermotropic **&ähnlich** dermatoid, dermoid, skinlike **&allergie** *f* skin allergy **&amyloidose** *f* amyloidosis cutis **&anhang** *m* cutaneous appendage **&anhangsgebilde** *n* integumentary appendage **&ankylostomiasis** *f* ankylostomiasis (ai) cutis (ju:), ground itch **&anlage** *f embr* scytoblastema (,saitoblæ'sti:mə) **&antigen** *n* dermatogen (æ) **&antiseptikum** *n* skin antiseptic **&areal** *n* cutaneous area ('ɛəriə) **&arzt** *m* dermatologist (ɔ), skin specialist (e) **&atmung** *f* cutaneous respiration **&atrophie** *f* dermatrophia (ou), dermatrophy (æ), skin atrophy / streifenförmige & linear atrophy **&ausdünstung** *f* diaphoresis (i:), perspiration **&ausschlag** *m* rash, cutaneous eruption (ʌ), exanthema (i:) **&bank** *f* skin bank **&behandlung** *f* (Behandlung der Haut) dermatotherapy (e), treatment of the skin / (Behandlung durch die Haut) dermatotherapy, treatment through the skin **&besichtigung** *f* dermatoscopy (ɔ) **&bestrahlung** *f* irradiation of the skin **&bezirk** *m* cutaneous area ~**bildend** dermatogenic (e), dermatogenous (ɔ) **&bildung** *f* cutification / (über Wunde) cutisation **&bläschen** *n* papule (æ), blister **&blase** *f* blister / (große) bulla (u), *pl* bullae **&blastomykose** *f* dermatomycosis **&blatt** *n* (Mesoderm) *embr* dermoblast, ectoderm, epiblast (e) **&blutader** *f* (Hautvene) cutaneous vein **&bluten** *n* dermatorrhagia (ei) **&blutgefäße** *n pl* cutaneous vessels **&blutung** *f* dermatorrhagia (ei), skin h[a]emorrhage (e), cutaneous bleeding **&brand** *m* cutaneous (ei) gangrene (æ) **&bräune** *f* (durch Sonne) tan **&brücke** *f chir* skin fold *od* bridge

Häutchen *n* pellicle, cuticle, membrane ~**förmig** pellicular, pelliculate, pelliculous

Haut|chirurgie *f* skin surgery (ə:) **&dasselfliege** *f* skin-infesting botfly **&decke** *f anat* integument (e) **&deckung** *f* (Überdecken mit Haut) *chir* skin cover (ʌ), skin grafting (a:) **&defekt** *m* skin lesion ('li:ʒən) **&defektdeckung** *f chir* skin grafting (a:) **&diphtherie** *f* cutaneous (ei) diphtheria (iə) **&dosis** *f röntg* skin dose **&druck** *m* dermal pressure **&druck[sinn]messer** *m* piesometer (ɔ), piesimeter (i) **&drüse** *f* cutaneous gland, skin gland **&durchblutung** *f* blood supply (ai) of the skin, cutaneous circulation (ei) **&dystrophie** *f* dystrophy (i) of the skin, cutaneous dystrophy / kongenitale & Rothmund's ('rɔt-munts) syndrome **&effloreszenz** *f* cutaneous efflorescence **&einheitsdosis** *f röntg* unit (ju:) skin dose [nota: nicht

zu verwechseln mit Erythemdosis] **&einstich** *m* skin puncture (ʌ) **&einstülpung** *f* infolding of the skin **&elastizität** *f* elasticity (i) of the skin **&elastoidose** *f*, knotige nodular (ɔ) elastoidosis (i,læstɔi'dousis) **&elephantiasis** *f* (bes Skrotum) chyloderma (kailo'də:mə) **&empfinden** *n* dermal (ə:) sensation **&empfindlichkeit** *f* susceptibility (i) of the skin, dermal susceptibility **&emphysem** *n* [sub]cutaneous emphysema (i:), pneumoderma (,nju:mo'də:mə), acrodermectasia (ei)

häuten *v refl* (*bes zool*) to slough (slʌf) / (Masern *usw*) to peel, to desquamate

Haut|entartung *f* (Alter) deterioration of the skin / (sonst) cutaneous degeneration **&entgiftungssalbe** *f mil* anti-gas ointment **&entzündung** *f* inflammation of the skin, dermitis, dermatitis / (mit Rötung) erythrodermatitis **&erkrankungen** *f pl* skin diseases **&erscheinung** *f* cutaneous eruption (ʌ) *od* manifestation, efflorescence, skin abnormality / allergische & allergic skin condition **&erschlaffung** *f* dermatochalasis (ei), loose skin ~**erweichend** skin softening **&erythem** *n* erythema (i:) of the skin **&erythemdosis** *f* (HED) skin erythema dose (SED) ~**erzeugend** dermatogenous (ɔ), dermatogenic (e) **&facharzt** *m* dermatologist (ɔ) **&fäden** *m pl* integumentary fibres **&faktor** *m* vitamin (ai) H **&falte** *f* (kleine) wrinkle / (große) fold (ou), plica (ai), [skin] crease / aufgeworfene & dog ear **&faltendicke** *f* skinfold thickness **&faltenentfernung** *f chir* rhytidectomy **&farbe** *f* complexion / (blutfarbstoffbedingte) h[a]ematogenous (ɔ) complexion ~**farben** (*bes* Salben, Puder) cuticolo[u]r (ju:), skin-colo[u]red ~**farbig** *s* ~farben **&farbstoff** *m* [cutaneous] pigment **&färbung** *f* pigmentation / (von außen bedingte) extraneous (ei) *od* exogenous (ɔ) p. / (malariabedingte) malarial (ɛə) p. ~**feindlich** *pharm* irritating (i) the skin **&felderung** *f* lichenification **&fett** *n* sebaceous (ei) matter (æ) **&fetzen** *m* (Wunde) skin debris **&fibrom** *n* dermatofibroma **&fibromatose** *f* dermatofibrosis **&fibrosarkom** *n* dermatofibrosarcoma **&finne** *f* acne ('ækni) **&fleck** *m* lentigo (ai), blotch **&flora** *f* skin flora ~**freundlich** *pharm* not irritating the skin **&gangrän** *f* sphaceloderma, cutaneous gangrene / (disseminierte) disseminated cutaneous gangrene **&gefäß** *n* cutaneous vessel **&gefäßnetz** *n* cutaneous vascular network **&gefäßnetzdermatovascular **&gefühlsstörung** *f* (ə:) of the cutaneous sensibility (ə:) of the cutaneous sensibility **&geschwulst** *f* growth on the skin, cutaneous tumo[u]r (ju:), dermatoma **&gewebe** *n* cutaneous tissue (ju:) **&gift** *n* skin poison **&grieß** *m* milium, grutum (u:) **&häkchen** *n chir* cutaneous hooklet **&horn** *n* cutaneous horn, cornu cutaneum (ei)

häutig membranous, dermoid, cutaneous ~**~** (*Nachs*) -skinned (*Nachs*)

Haut|impfstoff *m* dermovaccine **&impfverfahren** *n* (mit Impfnadel *od* Skalpell) scratch method **&infektion** *f* cutaneous infection, skin infection **&innervation** *f* skin innervation **&innervations-** neurocutaneous **&jucken** *n* itching of the skin / (Pruritus) pruritus (ai) **&kankroid** *n* dermatocancroid / (pigmentiertes) melanocancroid ℓkapillarektasie f capillary ectasia (ei) ℓkarzinom n (Hautkrebs) skin carcinoma, cancer of the skin ℓkarzinomatose f cutaneous carcinomatosis ℓklammer f chir [skin] clip od clamp, skin-holding forceps pl ℓklinik f dermatologic[al] (ɔ) hospital ℓknochen m phyma (ai) ℓknötchen n tubercle, skin nodule (ɔ) ℓkontraktur f contraction of the skin, dermostenosis ℓkranker m skin case ℓkrankheit f skin disease, dermatosis, dermatopathy (ɔ) / allergische ℓ allergodermia (ə:) / berufsbedingte ℓ ergodermatosis / giftbedingte ℓ toxicoderma ℓkrebs m cancer of the skin, cancroid, epithelioma, carcinoma cutaneum (ei) ℓkrätzschorf m dermamyiasis (ai) ℓkribbeln n par[a]esthesia (i:) ℓlappen m chir skin flap od graft (a:) / (gestielter) pedicle (e) graft ℓlehre f (Dermatologie) dermatology (ɔ) ℓleiden n s ℓkrankheit ℓleiden- dermopathic (æ) ~leidenerzeugend dermatogenous (ɔ) ℓleim m chir Sinclair's ('siŋklɛəz) glue ℓleishmaniose f cutaneous (ei) od dermal (ə:) leishmaniasis ('li:ʃmə'naiəsis), leishmaniosis (ou), oriental sore (ɔ:) ℓleiste f ridge of the skin, dermal ridge ℓleistenmuster n dermal ridge pattern ℓleitungsvermögen n skin conductance ℓlepra f nodular (ɔ) od cutaneous leprosy (e) / (fleckige) morph[o]ea (i) ~los skinless ℓlosigkeit f aderma ℓlues f syphiloderm (i), syphiloderma, syphilid[e], syphilis of the skin ℓluessyphilodermatous (ə:) ℓmadenfrass m creeping myiasis (ai) ℓmal n cutaneous n[a]evus (i:)

Haut mal n ps haut mal (o:'mal), epilepsia gravior (ei), great epileptic fit

Haut|manifestation f cutaneous manifestation ℓmaulwurf m creeping eruption (ʌ), sandworm disease, hypono-[mo]derma, hypodermiasis (ai), larva migrans (ai), ox warble (ɔ:) disease, larbish (a:), myiasis (ai) linearis (ɛə), dermamyiasis (ai) linearis migrans, oestrosa (ou) ℓmazeration f maceration of the skin ℓmesser n dermatome / cuticle knife ℓmetastase f skin od cutaneous metastasis ℓmilzbrand m anthrax boil ℓmittel n pharm skin preparation, dermatic (æ), remedy (e) for cutaneous affections od skin diseases ℓmoniliase f candidid / moniliid (i) ℓmoniliase f moniliid (mɔ'niliid) ℓmuskel m (Musculus cutaneus (PNA)) cutaneous od dermal muscle (ʌ) ℓmuskel- musculocutaneous (ei) ℓmykose f dermatomycosis ℓmyom n dermatomyoma ℓnadel f skin needle ℓnaht f chir skin suture (ju:), cutaneous suture, apposition suture ℓnekrose f cutaneous gangrene, skin gangrene, cutaneous necrosis ℓnerv m (Nervus cutaneus (PNA)) cutaneous nerve ℓneuralgie f s ℓschmerz ℓneurologie f dermatoneurology (ɔ) ℓneurose f dermoneurosis ℓniveau f skin level ℓödem n angioneurotic [o]edema (i:), Quincke's ('kviŋkəz) [o]edema ℓorgan n (Haut als Organ) cutaneous system (i) ℓosteom n osteosis cutis ℓpanzer m (Krebse) exoskeleton (e) ℓparasit m dermatozoon (ou), pl dermatozoa, ectozoon (ou), ecto[para]site, skin parasite / (pflanzlicher) dermatophyte, ectophyte ℓpatho-

logie f (Lehre von den Hautleiden) dermatopathology (ɔ) ℓpest f cellulocutaneous plague (pleig) ℓpickel m pimple, papule (æ), pustule (ʌ) ℓpilz m dermatophyte, ectophyte, dermatomyces (ai), cutaneous fungus (ʌ), skin fungus ℓpilzerkrankung f dermatomycosis, dermatophytosis ℓplastik f dermatoplasty, epidermatoplasty (æ), skin grafting (a:), dermic od cutaneous grafting / (mit Material vom Patienten selbst) auto[-epi]dermic graft, dermato--autoplasty (ɔ:) / (mit Kutis) dermic graft / (mit patientfremdem Material) heterodermic graft, dermato-heteroplasty (e) ~plastisch dermatoplastic ℓpore f skin pore / (Porus sudoriferus (PNA)) sweat pore ℓprobe f skin test ~produzierend dermatogenous (ɔ), dermatogenic (e) ℓprophylaxe f dermatophylaxis ℓrand m (Naht) skin edge ℓreaktion f (auch Diagnose) cutireaction, cutaneous od skin reaction, dermoreaction, skin test ℓreflex m cutaneous od skin reflex (i:) ℓreiz m cutaneous stimulation ~reizend skin--irritating, irritating the skin ℓreizgas n (Lost) mil skin irritant (i) ℓreizmittel n pharm skin stimulant (i) / (blasenziehend) epispastic (æ) ℓreizung f skin irritation ℓriß m (Rhagade) fissure ('fiʃə), crack, rhagades ('rægədi:z) pl ℓröte f rubefaction ℓrötung f rubedo (ru:'bi:dou), rubefaction, erythema (i:), reddening of the skin / ℓ durch Lichteinfluss photo-erythema (i:) / ℓ erzeugend rubefacient ('feiʃənt) ℓrunzel f wrinkle ℓsalbe f pharm skin ointment ℓsarkoidose f Besnier-Boeck (bezni'e:-bøk) disease, cutaneous sarcoidosis ℓschaden m skin injury ('indʒəri) / (Ekzem) eczema ('eksimə) / (Ausschlag) rash ℓschädigung f skin injury od lesion ('li:ʒən) ℓschere f skin scissors pl ('sizəz), cuticle scissors pl ℓschicht f dermal layer (lɛə) ℓschliff m skin scrapings ℓschmarotzer m s ℓparasit ℓschmerz m (neuralgischer) dermatodynia (i), dermalgia (æ), dermatalgia ('tældʒiə) ℓschmiere f embr vernix caseosa (ou) ℓschnitt m skin incision (i) ℓschreiben n (Dermographie) dermatographia (æ), dermographia, dermography (ɔ) ℓschrift f s ℓschreiben ℓschrunde f (wunde Stelle) chap, chapped skin, crack ℓschüppchen n furfur ('fə:fə) ℓschuppe f cutaneous scale, skin scale / (feine) furfur (ə:) / (tierische) (Allergie) danders (æ) ℓschutzmittel n pharm skin protective ℓschutzplatte f skin protector ℓschwärzung f (durch Metalle, bes Silber) [a]ethiopification ℓschwiele f callosity (ɔ), tyloma ℓsegment n embr dermatomere ℓsekretion f cutaneous secretion (i:) ℓsensibilität f cutaneous sensibility (i) ℓsinn m dermal od cutaneous sensation ℓsinnesblatt n embr s Ektoderm ℓsinnesorgan n tactile organ ℓskelett n exoskeleton (e), dermaskeleton (e), dermoskeleton (ɔ) ℓsklerem n sclerodermia ℓsklerom n cutaneous scleroma ℓsklerose f sclerodermia (sklɪərɔ) ℓspannung f skin tension ℓspender m skin donor (ou) ℓspenderkartei f skin donor register (e) ℓstein m cutaneous calculus (æ) ℓstich m chir skin stitch ℓstift m skin pencil / (Fettstift) grease pencil, skin-marking

pencil ℓstimulans n skin stimulant (i) ℓstreifen m chir strip of skin ℓstreifschuß m mil skin graze ℓstruktur f tegmental structure (ʌ), structure of the skin ℓsymptom n cutaneous symptom od sign ℓsyphilis f dermosyphilopathy (ɔ), syphilitic (i) skin disease, syphilis of the skin, cutaneous syphilis ℓtal n (im Hautrelief) lines of cleavage (i:) ℓtalg m sebaceous (ei) matter, sebum (i:) ~talgproduzierend sebiferous (i) ℓtasche f skin pocket ℓtemperatur f skin temperature ℓtest m cutaneous test, skin test / (mit Läppchen) patch test ℓtestdosis f skin test dose (STD) ℓtestfleck[en] m test spot ℓtonikum n pharm skin tonic (ɔ) ℓtransplantat n skin graft (a:) / spaltdickes ℓ split--thickness skin graft ℓtransplantation f skin grafting (a:), epidermatoplasty ℓtransplantationsmesser n dermatome, skin grafting knife, cutisector (ju:) ℓtrockenheit f phrynoderma, toadskin (ou) ℓtrophoneurose f dermatoneurosis, neurosis of the skin ℓtuberkulose f tuberculosis cutis, dermal tuberculosis, tuberculosis of the skin / lupus (u:) vulgaris (ɛə) ℓtumor m dermatoma ℓturgor m cutaneous turgor (ə:) ℓüberdeckung f chir cuticularisation, cutinisation ℓüberpflanzung f skin-grafting (a:) ℓübertragung f skin-grafting (a:) Häutung f ecdysis (e), peeling, scaling (ei), shedding, desquamation / (Schlangen) sloughing ('slʌfiŋ) Haut|untersuchung f dermatoscopy (ɔ) ℓvene f (Vena cutanea (PNA)) cutaneous vein ℓvenenentzündung f dermophlebitis (ai) ℓverätzung f skin burn ℓverbrennung f skin burn ℓverdickung f thickening of the skin, pachyderma, pachydermia ℓverfärbung f dyschromia (ou) / ℓ durch körperfremde Farbstoffe heterochromatosis ℓverhärtung f scleroma (i:) ℓverhornung f parakeratosis ℓverknöcherung f osteodermia ℓverletzung f broken skin / bei Knochenbruch usw) skin lesion ('li:ʒən) ℓverpflanzung f skin grafting (a:) ℓwachstum n skin growth ℓwärme f cutaneous temperature, temperature of the skin ~wärts dermad ℓwassersucht f anasarca ℓwunde f skin wound (u:) od lesion (i:) ℓzange f skin forceps pl / ℓzug m (Pflasterverband) skin traction ℓzyanose f cyanoderma ℓzyste f dermato-cyst, skin cyst, cutaneous cyst

Havers ('heivəz)|-**Kanäle** m pl Haversian (ə:) canals (æ) ℓ-**Synovialdrüsen** f pl Haversian glands

HA-Virus = Hämadsorptionsvirus n h[a]emadsorption virus, HA

HAWIE = Hamburg-Wechsler-Intelligenztest für Erwachsene Hamburg--Wechsler intelligence test for adults

Hayem (a'jã)|-**Hämatoblast** m Hayem's h[a]ematoblast ℓ-**Lösung** f Hayem's solution ℓ-**Widal** (vi'dal)-**Krankheit** f Hayem's icterus, Hayem-Widal syndrome

Haygarth ('heigɑ:θ)-**Knoten** m pl Haygarth's nodes (ou)

HB = Brinell-Härte Brinell hardness

Hb = Hämoglobin h[a]emoglobin (ou) / pharm = Herba herb

Hb II = reduziertes Hämoglobin n reduced h[a]emoglobin

HBB = 2-(α-Hydroxybenzyl)-benzimidazol n 2-(α-hydroxybenzyl)-benzimidazole

HBDH = Hydroxybuttersäuredehydrogenase f hydroxybutyrate dehydrogenase

Hb F = fetales Hämoglobin n f[o]etal h[a]emoglobin, Hb F

Hb-Index = Färbeindex m colo[u]r index, CI

H Biotin n H biotin (ai)

HbO₂ = Oxyhämoglobin n oxyh[a]emoglobin

HC-3 = Hemicholinium n hemicholinium, HC 3

HCC = s HCCH

25-HCC = 25-Hydroxycholekalziferol n 25-hydroxycholecalciferol

HCCH = Hexachlorzyklohexan n hexachlorocyclohexane, HCCH

HCC-Mittel n pl HCC [= hexachlorocyclohexane] agents od preparations

HCH = s HCCH

Hct = Hämatokrit m packed cell volume (PCV)

HD = radiol Herddosis f tumo[u]r dose

HDA = chir Harnleiterdarmanastomose f uretero-enterostomy

HDE = Head-drop-Einheit f head-drop unit, HDU

HDS = Hamburger Depressionsskala f Hamburg depression scale

HE = Hämatoxylin-Eosin[-Färbung] f h[a]ematoxylin and eosin, H&E / = Hahnenkammeinheit f capon comb unit

He = Helium n helium, He

Head-drop-Einheit f (HDE) head-drop unit (HDU)

Head (hed)|-Schmerzen m pl Head's reflex (i:) pains ≥-Zonen f pl Head's areas od zones

Heaf (hi:f)|-Impfpistole f Heaf's gun od multiple puncture apparatus ≥ [-Multipunktur]-Test m Heaf's [intradermal multiple puncture (ʌ)] test

Heautoskopie f ps autoscopy

Hebamme f midwife (i) / geprüfte ≥ (in England) State Certified Midwife (SCM)

Hebammen|kunst f midwifery ('midwifri) ≥lehranstalt f midwifery training od teaching hospital ≥schwester f sister midwife

Hebel m phys lever (i:) / chir elevator (e) ≥arm m lever arm ~n (mit dem Hebel heben) to lever (i:) ≥pessar n lever pessary

Hebemuskel m (Levator) levator (ei)

Heben n (Augen) sursumversion (ˌsə:səm'və:ʃn) / (Fuß) dorsiflexion

hebe|phren hebephrenic (e) ≥phrenie f (Jugendirresein) hebephrenia (i:), adolescent insanity (æ) / an ≥ Leidender ps hebephreniac (i:) ≥phrenie- hebephrenic (e) ~phrenisch hebephrenic

Heber m (Saugheber) siphon (ai) / (Muskel) levator (ei), elevator / (Hebel) lever (i:)

Heberden ('hebədən)|-Arthrose f od -Arthritis f Heberden's arthritis ≥-Knoten m pl Heberden's nodes (ou) ≥-Krankheit f od -Syndrom n 1) angina (ai) pectoris 2) Heberden's arthritis

Heberdränage f siphon (a) drainage ('dreinidʒ), suction (ʌ) drainage

hebern to siphon (ai) / Lab to pipette

Hebetomie f (Pubeotomie, Schambeinschnitt) chir pubiotomy (ɔ), hebetomy (e), hebotomy (ɔ), hebosteotomy (ɔ)

Heboid n ps heboidophrenia ~ heboid (i:) ≥ophrenie f heboidophrenia (i:)

Hebosteotomie f s Hebetomie

Hebotomie f s Hebetomie

Hebra ('he:bra)|-Krankheit f Hebra's disease od erythema (i:), erythema multiforme ≥-Prurigo f Hebra's prurigo (ai) od syndrome ≥-Salbe f pharm Hebra's [itch] ointment

Hebung f elevation (z B ST-Strecke im EKG) / improvement (u:)

Hechelatmung f rapid (æ) shallow (æ) respiration

Hechtmaulschnitt m pike (ai)-mouth incision (i)

Hecht (hekt)|-Luestest m Hecht's test ≥-Pneumonie f Hecht's pneumonia

HED = Hauteinheitsdosis f unit skin dose / = Hauterythemdosis f skin erythema dose

Hedachinumchlorid n hedaquinium chloride (hedə'kwiniəm) (BPCA)

Hederich m bot hedge mustard (ʌ) / charlock

Hedonie f ps am[o]enomania (ei), hedonia (ou)

Hedrozele f (Mastdarmbruch) hedrocele (e)

Heerfordt[-Mylius] ('he:rfɔrt [-'my:lius])-Syndrom n (Uveo-Parotitis-Syndrom) Heerfordt's disease (i:) od syndrome, uveoparotid (ɔ) fever (i:) od syndrome

HE-Färbung = Hämatoxylin-Eosin-Färbung f h[a]ematoxylin eosin method

Hefe f yeast (i:) / (Satz) dregs ~artig yeastlike ≥dickextrakt m (DAB) (Extractum faecis spissum (DAB)) inspissated yeast extract ≥enzym n yeast enzyme ('enzaim) ≥extrakt m yeast extract ≥nukleinsäure f yeast-nucleic acid ≥pilz m saccharomycete (ai), yeast fungus (ʌ) ≥pilz- saccharomycetic (e) ≥pilzinfektion f (mit Cryptococcus) torulosis, (mit Zymonema) zymonematosis ('zaimonema'tousis), (mit Blastomyces) blastomycosis ≥pilzkrankheit f saccharomycosis ≥pulver n dried yeast (BPC) ≥rasen m mikrobiol yeast crop ≥trockenextrakt m (DAB) yeast extract ≥-Vitamin-Autolysat n yeast-vitamin autolysate ≥zelle f yeast cell

heft|en (anheften) to fasten ('fa:sn), to stitch, to attach (an to) ≥er m, chirurgical surgical stapler

heftig ps violent (ai) / (Anfall, Husten) violent / (Fieber) intense (krampfartig) paroxysmal (i) / (Schmerz) sharp, severe (iə) / (Kopfschmerz) splitting

Heftpflaster n adhesive (i:) plaster (a:) / mit ≥ versorgen to strap ≥empfindlichkeit f hypersensibility (i) to adhesive plaster ≥extension f extension made of strapping ≥naht f dry suture ≥streifen m adhesive strip ≥streifenverband m strap[ping] (æ) dressing ≥streifenzug m skin traction ≥verband m adhesive bandage od strapping / ≥ des Knies knee strapping / ≥ bei Rippenbruch rib strapping / einen ≥ machen to strap ~versorgt (Wunde, Bruch) strapped

Heftstich m tack

Hegar ('he:gar)|-Dilatator m Hegar's dilator (ei) / ≥-Nadelhalter m Hegar's needle holder ≥-Schwangerschaftszeichen n Hegar's sign ≥-Stift m Hegar's dilator

Hegglin ('heglin)|-Anomalie f Hegglin's anomaly, May-Hegglin syndrome ≥-

-Syndrom I n s ≥-Anomalie ≥-Syndrom II Hegglin's syndrome, energetic-dynamic heart insufficiency ≥-Zeichen n Hegglin's sign

Heidenhain ('haidənhain)-Färbung f Heidenhain's stain

heil (geheilt) cured / (Wunde) healed (i:) / (unverletzt) unhurt, uninjured (ʌn'indʒəd) ~ (Vors) (heilend) remedial (i:), curative (juə) / (heilkräftig) medicinal (i) / (für Heilzwecke) therapeutic[al] (ju:) ≥absicht f remedial (i:) intention ≥anästhesie f curative an[a]esthesia (i:) ≥anstalt f hospital, sanatorium (ɔ:), pl sanatoria / (für Geisteskranke) mental hospital ≥anzeige f (Indikation) indication ≥art f method (e) of curing od healing ≥atmung f (etwa) breathing (i:) gymnastics, therapeutic (ju:) breathing ≥aussicht f prognosis / (Aussicht auf therapeutischen Erfolg) therapeutic (ju:) outlook ≥bad n spa (a:), health resort / pharm medicinal (i) bath / (Quelle) medicinal spring ≥bäderbehandlung f balneation ~bar curable (juə), remediable (i:) ≥barkeit f curability (i) ≥behandlung f [curative] treatment, cure ≥behandlungsmaßnahme f curative measure ('meʒə) ≥bestrahlung f röntg therapeutic[al] exposure (ou) (mit to) ≥bestrebung f curative intention

Heilbronner ('hailbrɔnər)-Zeichen n od -Schenkel m Heilbronner's thigh

Heilbutt|leberöl n (DAB) (Oleum Jecoris Hippoglossi (DAB)) halibut liver oil (BP) ≥lebertran m halibut liver oil

heil|en vt to heal / (kurieren) to cure (juə) / (behandeln) to treat / vi (Wunde) to close, to heal up / primär ~ to heal by first intention ~end ≥ Heil- ≥erde f healing earth ≥erfolg m curative effect, remedial (i:) success, success of treatment, therapeutic[al] (ju:) result (ʌ) ≥faktor m healing od curative factor ≥fasten n s Fastenkur ≥fieber n (Behandlung) artificial (i) od therapeutic (ju:) fever (i:), pyretotherapy (e) / (als Abwehr des Körpers) eupyrexia (ju:pai'reksiə) ≥fürsorge f medical care ≥gerät n medical appliance (ai) ≥gymnast[in] m [f] physiotherapist (e) ≥gymnastik f medical gymnastics / physiotherapy (e) / (Bewegungstherapie) cinesitherapy (si,ni:zi'θerəpi) ≥kraft f healing od curative power ≥krampf m ps electroshock ≥krampfbehandlung f shock therapy (e) ≥kraut n pharm medicinal (i) herb (ə:) ≥kunde f medical science (ai), medicine, therapeutics (ju:), art of healing ≥kundemedical, therapeutic[al] (ju:) ≥kunde u. Zahnheilkunde betr. medicodental ≥kunst f s ≥kunde ≥kur f (im Gegensatz zur Erholungskur) cure (juə) ~magnetisch mesmeric (e) / ~ behandeln to mesmerise ≥magnetismus m mesmerism / mit ≥ behandeln to mesmerise ≥magnetisör m mesmerist (e) ≥massage f curative (juə) massage (a:) ≥methode f method (e) of treatment

Heilmittel n pharm drug, medicine (e), preparation, remedy (e) ≥abteilung f (WHO) Division (i) of Therapeutic (ju:) Substances (ʌ) ≥allergie f drug allergy ≥chemie f pharmaceutic[al] chemistry (e) ≥industrie f

pharmaceutic[al] industry ℓlehre *f*
pharm pharmacology (ɔ) ℓlehre-
pharmacologic[al] (ɔ) ℓstandardisie-
rung *f* standardisation of drugs ℓüber-
wachung *f pharm* control (ou) of
therapeutic[al] substances (ʌ)
Heil|pädagoge *m* medical pedagogue
('pedəgɔg) ℓpädagogik *f* medical peda-
gogy (e) ℓpflanze *f pharm* medicinal
(i) plant ℓpflaster *n pharm* healing
plaster (a:) ℓphase *f* healing period (iə)
ℓplan *m* plan of treatment ℓpraktiker
m non-medical practitioner (i) ℓprinzip
n curative principle ℓprozeß *m* (Heil-
vorgang) healing process (ou) /
(Rekonvaleszenz) recovery (ʌ) ℓquelle
f mineral spring ℓsalbe *f* healing
ointment ℓschlaf *m* healing sleep
/ (Verfahren) hypnotherapy (e)
ℓschlamm *m* fango (æ) ℓserum *n*
curative *od* antibacterial (iə) *od* antitoxic serum (iə) / (gegen Diphtherie)
diphtheria (iə)-antitoxin (ɔ) ℓstätte *f*
tuberculosis hospital / (sonstige) sanatorium (ɔ:) ℓstättenbehandlung *f* sanatorium care *od* treatment ℓstoff *m*
healing substance (ʌ) ℓsuggestion *f*
ps suggestion therapy (e) ℓsystem *n*
therapeutic[al] (ju:) system (i) ℓtee *m*
medicinal tea ℓtendenz *f* tendency to
heal ℓtrank *m* medicinal (i) draught
(dra:ft) *od* potion (ou), ptisan ('tizæn)
Heilung *f* healing, cure (juə) /(Methode)
therapy (e) *eiterlose* ℓ, ℓ *per primam*
healing by first intention, primary (ai)
healing *knöcherne* ℓ bony union (ju:)
ℓ *per secundam* healing by second (e)
intention / *die* ℓ anregen to encourage
(ʌ) healing / *die* ℓ fördern to promote
(ou) healing
Heilungs|- curative (juə), restorative
(ɔ:), remedial (i:) ℓaussicht *f* chance
of recovery (ʌ), [favou]rable (ei)]
prognosis ℓprozeß *m* healing process
(ou) ℓquote *f* cure rate / healing
quotient (ou) ℓtendenz *f* tendency
to heal ℓverlauf *m* healing process
ℓweg *m* way of treatment ℓziffer *f*
number (ʌ) of cures ℓzweck *m* curative aim
Heil|verfahren *n* [medical] treatment,
course of treatment, therapy ℓvermö-
gen *n* healing quality (ɔ) ℓvorgang *m*
healing process (ou) / spontaner ℓ
spontaneous (ei) healing ℓwasser *n pl*
medizinische ℓ medicinal (i) mineral
waters ℓweise *f* therapy (e), treatment,
therapeutic[al] (ju:) method (e), mode
of treatment *mittelbare* ℓ mediate (i:)
therapy *natürliche* ℓ physical (i)
therapy, physiotherapy *rationelle* ℓ
rational (æ) therapy *seelische* ℓ mental
therapy *spezifische* ℓ specific (i)
therapy ℓwert *m* healing *od* therapeutic
(ju:) value (æ) ℓwirkung *f* therapeutic
(ju:) *od* curative (juə) effect, healing
action
Heim *n* (Wohnung) home / (Anstalt)
home / (Schwangere) maternity home /
(f. Alte) home for old people
Heim (haim)-Pillen *f pl pharm* Heim's
pills
heimtückisch (Krankheit) insiduous (i)
Heimweh *n* homesickness, nostalgia (æ)
/ (krankhaftes) nostomania (ei) ℓ-
nostalgic (æ) ~krank homesick, nostalgic
Heine-Medin ('hainə-me'di:n)-Krank-
heit *f* (Poliomyelitis) Heine-Medin

---

disease, acute (ju:) anterior (iə) poliomyelitis (ai)
Heinz (haints) [-Innen]-Körperchen *n pl*
Heinz [inclusion] bodies
Heirats|angst *f ps* gamophobia (ou)
~fähig (Mädchen) nubile (ju:), marria-
geable (æ) / *sex* viripotent (i) ℓfähigkeit
f (Mädchen) nubility (i), marriageable-
ness ℓfurcht *f* gamophobia ℓsucht *f*
gamomania (ei) ℓwut *f ps* gamomania
heiser hoarse ℓkeit *f* (rauhe Stimme)
trachyphonia (ou), roughness (ʌ) /(vom
vielen Reden) clergyman's (ə:) sore
throat / ℓ nach zu vielem Reden
phonasthenia (i:), weakness of the voice
heiß hot / (brennend) burning, scorching
/ (kochend) boiling, scalding (ɔ:) /
(Knoten) hot / (Leidenschaft, Wunsch)
ardent / (Zone) torrid / (fieberig)
feverish (i:), hot ℓhunger *m* bulimia
(bu:'limiə), sitomania (ei), morbid appetite, cynorexia (saino'reksiə), hyperorexia
Heißluft *f* hot air ℓapparat *m* hot-air
apparatus (ei) *od* device (ai) ℓbad *n*
hot-air bath, sudatorium (ɔ:), sudatory
(ju:) bath ℓbehandlung *f* hot-air treatment, thermaerotherapy ℓbehälter *m*
hot-air container ℓkasten *m* hot-air
apparatus (ei), electric cradle (ei)
ℓraum *m* (Bad) hot-air room ℓ-
sterilisator *m* hot-air steriliser ℓtrock-
nung *f* hot-air drying (ai)
Heiß|sandbehandlung *f* hot-sand therapy
(e) ℓwasserkissen *n* hot-water bag
ℓwasserspüler *m* hot-water douche
(du:ʃ)
Heister ('haistər) *m* mouth gag ℓ-
-Divertikel *n* Heister's diverticulum (i)
ℓ-Klappe *f* Heister's fold *od* valve (æ)
ℓ-Mundsperrer *m* Heister's mouth gag
Heizerkrampf *m* firemen's *od* stokers'
(ou) cramp, heat cramp
Heiz|fläche *f* heating surface (ɔ:) ℓkissen
n electric cushion . (u), heating pad
ℓlampe *f* thermolamp ℓplattentest *m*
Lab hot-plate test ℓschlange *f Lab*
heating coil ℓschrank *m Lab* heating
cabinet (æ) ℓstoff *m* (auch physiol) fuel
ℓvorrichtung *f* heating appliance (ai)
ℓwert *m* thermal *od* calorific (i) value
(æ) ℓwirkung *f* heating effect
Hektik *f* hectic (e) state ℓer *m* hectic
person
hektisch hectic
HeLa-Zellen *f pl* HeLa cells
Helferich ('helfəriç)-Bogenschnitt *m*
Helferich's knee-resection incision (i)
Helicotrema *n* (*PNA*) (Schneckenloch)
anat helicotrema (i:)
Heliko|podie *f* (Schlurfgang) helicopod
(e) gait, helicopodia (ou)
Helio|pathie *f* (durch übermässige
Sonnenstrahlung hervorgerufene
Krankheit) heliopathia (æ) ℓphober *m*
(Lichtempfindlicher) heliophobe (i:)
ℓphobie *f* (Angst vor Sonnenlicht) *ps*
heliophobia, photophobia ℓse *f*
(Heliosis) heliosis, sunstroke ℓstat *m*
heliostat (æ) ~statisch heliostatic (æ)
ℓtaxis *f* heliotaxis, heliotropism (ɔ) ~-
therapeutisch heliotherapeutic (ju:) ℓ-
therapie *f* (Lichttherapie) heliotherapy
(e), heliotherapeutics (ju:), actino-
-therapy, solar (ou) therapy ℓtropin *n*
heliotropin (ou) ~tropisch heliotropic
(ɔ) ℓtropismus *m* heliotropism (ɔ),
heliotaxis

Helium *n chem* helium (i:)
Helix *f* (Ohrleiste) helix (i:), *pl* helices
('helisi:z)
Helixin *n pharm* helixin
Helko|- (*Vors*) *s* Geschwür- ~gen (aus
einem Geschwür entstanden) arising
from an ulcer (ʌ) ℓlogie *f* (Ge-
schwürslehre) helcology (ɔ) ℓplastik *f*
(Plastik bei Geschwürsdefekten) hel-
coplasty, plastic surgery (ə:) of ulcer
sites ℓsis *f* helcosis, ulceration
hell bright / (leuchtend) luminous (u:) /
(Flüssigkeit) clear / (Haar) fair /
(Farbe) light / (Augenblick bei
Bewußtlosen) lucid (u:) / *röntg* translucent (u:) ℓadaption *f* light adaptation,
photopia (ou) ℓ-Dunkelanpassung *f*
accommodation to light and darkness
Helleborismus *m* (Nieswurzvergiftung)
helleborism
Helleborus *m bot* (Nieswurz) hellebore
('helibɔ:) / ℓ niger black hellebore / ℓ
viridis green hellebore ℓtinktur *f pharm*
tincture of hellebore
Heller ('helər)|-[-Demenz-] Syndrom *n od*
-Krankheit *f* Heller's syndrome, infantile dementia ℓ-Eiweißprobe *f* Heller's
test [for albumin (ju:) in urine (juə)]
ℓ-Probe *f* Heller's test for blood in
urine ℓ-Zuckerprobe *f* Heller's test for
sugar
Hellerwerden *n* (Photoplasma) lucidification
hell|farbig light-colo[u]red (ʌ) ℓfeldbe-
leuchtung *f* bright-field illumination
~gefärbt (Stuhl) pale ℓigkeit *f* (Helle)
light intensity, brightness, luminosity
(ɔ) / (Klarheit) clearness ℓsehen *n ps*
clairvoyance (kleə'vɔiəns), extrasensory
perception (ESP), second sight
ℓseher[in] *m* [*f*] clairvoyant (ɔ)
Helly ('heli)-Fixierlösung *f* Helly's fixing
fluid (u)
Helm *m* (Glückshaube der Neugeborenen) pilleus, caul (ɔ:)
Helmholtz ('helmhɔlts)|-Augenspiegel *m*
Helmholtz' eye speculum (e) ℓ-Re-
sonanztheorie *f* Helmholtz's theory (i)
Helminth *m* (Eingeweidewurm) helminth, *pl* helminthes, intestinal worm
(ə:) ℓagogum *n* (Wurmmittel) *pharm*
vermifuge ('və:mifju:dʒ), helmintha-
gogue (hel'minθəgɔg) ℓen- helminthic,
helminthous ℓenbefall *m* helminthism
ℓiasis *f* (Wurmkrankheit) helminthiasis (ai) ~oid (wurmähnlich) helmin-
thoid, wormlike (ə:) ℓologe *m* expert in
helminthology (ɔ) ℓologie *f* (Lehre von
den Würmern) helminthology (ɔ) ~olo-
gisch helminthologic[al] (ɔ) ℓophobie *f*
(Angst vor Würmern und Wurm-
krankheiten) *ps* helminthophobia (ou),
vermiphobia ℓose *f* (Wurmleiden,
Wurmkrankheit) helminthiasis (ai)
Heloma *n* (knötchenförmige Hautver-
dickung, Schwiele) heloma (ou)
Helosis *f* (krankhafte Hornbildung)
helosis
Helotomie *f* (Entfernung von Horn-
bildungen, Hühneraugen, Schwielen
usw) *chir* helotomy
Helvellasäure *f* helvellic acid
Helvolasäure *f* (Helvol[in]säure) helvolic
acid
Helweg-Dreikantenbahn *f* Helweg's
bundle (ʌ) *od* triangular tract
Hemera|lopie *f* (Tagsichtigkeit, Nacht-
blindheit) night blindness, nyctalopia
(ou) [cave: hemeralopia = day blind-

ness] **&loper** m (Nachtblinder, Tagsichtiger) nyctalope (i)
hemi|- (*Vors*) (halb, halbseitig) hemi- (e) (*Vors*), unilateral (æ), one-sided **&ablepsie** f (Halbblindheit des Sehfeldes) hemiablepsia, hemianopsia (ɔ) **&achromatopsie** f (Halbseitenfarbenblindheit) hemiachromatopsia (ɔ) **&ageusie** f (einseitiger Geschmacksverlust) hemiageusia ('gju:siə), loss of taste on one side of the tongue (ʌ) **&albumose** f hemialbumose **&algie** f (Halbseitenschmerz) hemialgia ('ældʒiə) **&amblyopie** f hemiamblyopia (ou) **&analgesie** f hemianalgesia (i:) **&anästhesie** f (Halbseitenanästhesie) hemian[a]esthesia (i:) **&anakusis** f hemianacusia (ju:), loss of hearing on one side **&anopie** f s Hemianopsie **~anopisch** hemianoptic (ɔ), hemiopic (ou) **&anopsie** f (Halbsichtigkeit, Ausfall einer Gesichtsfeldhälfte) hemiamaurosis, hemiamblyopia (ou), hemianopia (ou), hemianopsia (ɔ), hemiopia (ou) / binasale **&** binasal hemianopsia **&anosmie** f (Einseitengeruchsstörung) hemianosmia **&ataxie** f (Halbseitenataxie) hemiataxia, hemiataxy (æ) **&athetose** f (Einseitenathetose) hemiathetosis **&atrophia** f hemiatrophy / **&** facialis progressiva progressive facial hemiatrophy **&atrophie** f (Einseitenatrophie) hemiatrophy (æ) **&ballismus** m (Einseitenschüttelkrampf) hemiballism (æ), postparalytic chorea (iə) **~bulbär** hemibulbar (ʌ) **&chorea** f (Einseitenchorea) hemichorea (i) **&chromatopsie** f (Halbseitenfarbenblindheit) hemichromatopsia (ɔ) **&crania** f migraine ('mi:grein), hemicrania, hemicephalia (ei) **&diaphragma** n hemidiaphragm ('daiəfrəm) **&drosis** f hyperhidrosis lateralis **&dystrophie** f (Halbseitendystrophie) hemidystrophy (i) **&enzephalie** f hemiencephalus [nota: nur to gebräuchlich] **&epilepsie** f hemiepilepsy (e) **&gastrektomie** f chir hemigastrectomy **&glossektomie** f chir hemiglossectomy **&glossitis** f hemiglossitis (ai) **&hyperästhesie** f hemihyper[a]esthesia (i:) **&hypertonie** f hemihypertonia, hemitonia **&hypertrophie** f (Halbseitenhypertrophie) hemihypertrophy (ə:) **&hypoästhesie** f hemihypo[a]esthesia (i:) **&lingual** (eine Zungenseite betr) hemilingual **&melie** f (Fehlen eines Gliedes) hemimelia (hemi'mi:lia) **&opie** f (Halbsichtigkeit) s **&anopsie** **~opisch** (halbsichtig) hemiopic (ou), hemianoptic (ɔ) **&opsie** f s **&anopsie** **&paralyse** f hemiplegia (i:), hemiparalysis (æ) **&paraplegie** f hemiparaplegia (i:) **&parese** f hemiparesis (i:) **&pelvektomie** f chir hemipelvectomy **&pinsaure** f (Dimethoxy-Benzendikarbonsäure) hemipic acid, hemipinic acid, dimethoxyphthalic acid **&plegia** f (Hemiplegie) hemiplegia (i:) / **&** alternans oculomotorica superior alternating hemiplegia, Weber's ('ve:bərz) paralysis od syndrome, syndrome of cerebral peduncle (ʌ) **&plegie** f (Halbseitenlähmung) hemiplegia (i:) / epileptische **&** Todd's paralysis / kontralaterale **&** contralaterale hemiplegia **~plegisch** hemiplegic (i:) **&pteren** f pl (Wanzen usw) Hemiptera (i) **~-** hemipterous (i) **&resektion** f hemiresection **&spasmus** m (Halbseitenkrampf) hemispasm

&sphäre f (Halbkugel) hemisphere ('hemisfiə) / (Großhirn) cerebral (e) h. / (Kleinhirn) cerebellar h. **&sphärektomie** f hemispherectomy **~sphärisch** hemispherical (e) **&spherium cerebelli** n (*PNA*) cerebellar hemisphere **&sphygmie** f hemisphygmia (i)
Hemispora|befall m hemisporosis **&pilze** m pl Hemispora (i)
Hemisporose f (Hemisporabefall) hemisporosis
Hemi|systolie f hemisystole ('sistəli) **&thorax** m (Brustkorbhälfte) hemithorax (ɔ:) **&tonie** f hemihypertonia (ou), hemitonia **&zygot** m hemizygote ('zaigout) **~zygotisch** hemizygotic (ɔ), hemizygous (ai)
hemm|en (*auch physiol*) to check, to stop / ps to restrain / (benachteiligen) to handicap / (eingreifen) to interfere (iə) / (unterbinden) to inhibit (i) / (verzögern) to retard / (vorbeugen) to prevent / (Blutung) to sta[u]nch (ɔ:) / (Reize, Impulse) to slow down / (Überfunktion) to restrain / (Wachstum, Entwicklung) to stunt (ʌ) **~d** inhibiting, inhibitory (i) / pharm depressant **&er** m (Nerv) inhibitory (i) nerve / (Hemmstoff) inhibitor (i) **&hof** m inhibiting areola (i) od zone **&konzentration** f inhibitory concentration / minimale **&** (MHK) minimal inhibitory concentration (MIC) **&körper** m inhibitor (i) **&reflex** m inhibitory reflex **&stoff** m inhibitor, inhibitory (i) substance (ʌ) **&substanz** f s **&stoff** **&synapse** f neur inhibitory synapse ('sinæps) **&ung** f check, inhibition (ini'biʃən) / (Funktion) impediment (e) / (Durchfluß) obstruction (ʌ) / (Unterdrückung) suppression / ps inhibition / bedingte **&** conditioned inhibition / kompetitive **&** competitive inhibition / proaktive **&** proactive inhibition (PI) / retroaktive **&** retro-active (æ) inhibition (RI)
Hench-Rosenberg (hentʃ-'rouzənbə:g)-**Syndrom** n (intermittierender Rheumatismus) Hench-Rosenberg syndrome, palindromic rheumatism
Henger ('henər)-**Flockungstest** m cephalin cholesterol flocculation test
Henle ('henlə)|-**Drüse** f Henle's gland **&-Scheide** f Henle's sheath (i:), endoneural sheath **&-Schicht** f Henle's layer (lɛə) **&-Schleife** f Henle's loop
Henna n pharm henna
Henoch-Schoenlein ('he:nɔx-'ʃø:nlain)-**Purpura** f Henoch's disease od purpura (ə:)
Henry ('henri) (Einheit der Induktivität) henry
Henry ('henri)-**Probe** f (Melaninantigenflockungsreaktion bei Malaria) melanoflocculation
Hensen ('henzən)|-**Gang** m Hensen's duct (ʌ) od canal (æ) **&-Streifen** m

(-Band, -Diskus, -Linie, -Platte) Hensen's disk od link od plane **&-Zelle** f Hensen's cell
Hepar n (Leber) hepar (i:), liver **&** **adiposum** (Fettleber) adipose (æ) od fatty l. **&** **crocatum** (Safranleber) yellow atrophy (æ) of the l. **&** **mobile** (Wanderleber) floating od wandering (ɔ) l. **&** **sulphuris** (Schwefelleber) chem sulphuretted (ʌ) potash (ɔ)
Heparin n chem heparin (i) **&ämie** f heparin[a]emia (i:) **~isieren** to heparinise (e) **&isierung** f heparinisation **&komplement** n heparin complement **&ozyt** m heparinocyte (i), labrocyte (æ), mast cell
Hepat|algie f (Leberschmerz) hepatalgia (æ), hepatodynia (i) **&argie** f (Leberinsuffizienz) hepatic insufficiency (i), hepatargia **&ektomie** f (partielle Leberresektion) hepatectomy **~ektomiert** hepatectomised
hepatiko|- (*Vors*) (Leber-) hepatico- (æ) (*Vors*), hepato- (e) (*Vors*) **&cholangiogastrostomie** f (Anlegen einer Verbindung zwischen Ductus hepaticus u Magen od einer Gallengangmagenanastomose) chir hepaticogastrostomy (ɔ) **&duodenostomie** f chir hepaticoduodenostomy (ɔ) **&enterostomie** f chir hepatico-enterostomy (ɔ) **&gastrostomie** f hepaticogastrostomy **&lithotripsie** f (Gallensteinzertrümmerung) hepaticolithotripsy (i) **~pankreatisch** hepaticopancreatic **&rrhaphie** f (Gallengangnaht) chir hepaticorrhaphy (ɔ), suturing (ju:) of the hepatic duct **&stomie** f chir hepaticostomy (ɔ) **&tomie** f chir hepaticotomy (ɔ)
Hepa|tisation f [pulmonale] hepatisation, pneumonic (ɔ) consolidation / gelbe **&** yellow h. / graue **&** grey h. / rote **&** red h. **~tisch** (Leber-) hepatic (æ) **~tisieren** (Lunge) to hepatise (e)
Hepatitis f (Leberentzündung) hepatitis (ai) **alkoholische &** alcoholic (ɔ) h. **amöbenbedingte &** am[o]ebic (i:) h. **&** **contagiosa** epidemic (e) h., acute infective (e) h. **&** **epidemica** (Icterus infectiosus) epidemic (e) od infectious od virus (ai) h. **&** **mit Gelbsucht** icterohepatitis **&** **infectiosa** epidemic (e) catarrhal (a:) icterus (i) **&** **purulenta** suppurative (ʌ) h. **&** **nach Serumimpfung** postvaccinal (æ) h. **toxische &** toxic h. **&-Virus** n hepatitis virus
hepato|biliär (Leber u. Galle betr) hepatobiliary (i) **&cholangioduodenostomie** f (Gallengangduodenalanastomose) chir hepatocholangioduodenostomy **&cholangiogastrostomie** f hepatocholangiogastrostomy **&cholangiozystoduodenostomie** f hepatocholangiozystoduodenostomy **&choledochoduodenostomie** f hepatocholangioduodenostomy **&choledochogastrostomie** f (Gallengangmagenanastomose) chir hepatocholangiogastrostomy (ɔ) **~duodenal** duodenohepatic (æ) **&duodenostomie** f chir hepatoduodenocystoduodenostomy, hepatoduodenostomy **&dynie** f (Leberschmerz) hepatodynia (i) **&dystrophie** f hepatodystrophy (i) **~enterisch** (Leber u. Darm betr) hepato-enteric (e) **~gastrisch** hepatogastric **~gen** (in der Leber entstehend) hepatogenic (e), hepatogenous (ɔ) **&graphie** f (Leberaufnahme) hepatography (ɔ) **~graphisch** hepatographic (æ) **~id**

(leberähnlich) hepatoid (e) ~kardial cardiohepatic ~kolisch hepatocolic (ɔ) ~lienal (Leber u. Milz betr) hepatolienal (ai) ᴢlith m (Leberstein) hepatolith (e) ᴢlithektomie f (Lebersteinentfernung) chir hepatolithectomy ᴢlithiasis f (Steinbildung in den Gallengängen) hepatolithiasis (ai) ᴢloge m hepatologist (ɔ) ᴢlogie f hepatology (ɔ) ᴢlyse f (Leberzellenzerfall) hepatolysis (ɔ) ~lytisch hepatolytic (i) ᴢm n (jede Art von Primärtumor der Leber) hepatoma ᴢmalazie f postmortal hepatomalacia (mə'leiʃiə) ᴢmegalie f hepatomegaly (e) ᴢpathie f (Leberleiden) hepatopathy (ɔ) ᴢpexie f (Leberanheftung) chir hepatopexy (e), fixation of the floating liver ᴢphlebitis (Lebervenenentzündung) hepatophlebitis (ai) ~pleural hepatopleural ('pluərəl) ᴢptose f (Lebersenkung) hepa[to]ptosis ~pulmonal hepatopulmonary (ʌ) ~renal hepatorenal (i:) ᴢrrhaphie f (Lebernaht) hepatorrhaphy (ɔ) ᴢse f (Leberdegeneration) hepatosis ᴢskopie f hepatoscopy (ɔ) ᴢsplenomegalie f (Schwellung von Leber u Milz, Milz- -Leberschwellung) hepatosplenomegaly (e), splenohepatomegaly (e) ᴢtherapie f (Behandlung mit Leberpräparaten / Lebertherapie) hepatotherapy (e) ᴢtomie f (Leberschnitt) chir hepatotomy (ɔ) ᴢtoxämie f (leberbedingte Vergiftung) hepatotox[a]emia (i:) ᴢtoxin n (Cytotoxin) hepatotoxin ~toxisch hepatotoxic ~trop hepatotropic (ɔ) ᴢzele f (Leberbruch) hepatocele (e) ~zellulär hepatocellular ~zystisch (Leber u. Gallenblase betr) hepatocystic (i) ᴢzyt m hepatic cell
Heptabarbital n heptabarbitone (BPCA)
Heptan n chem heptane
Heptanoat n heptanoate
Heptavalent n genet heptavalent
Heptose f chem heptose
H. E. P.-Virus n HEP virus (aiə)
herab|drücken (Organ) to depress / (senken) to lower ~gesetzt (z B Druck) decreased (i:), diminished (i) / (Sinnesempfindung) dulled (ʌ) / (Stoffwechsel) lowered / (Fallzahl) reduced (ju:) / (Funktion) impaired (ɛə) / (Reflex) sluggish (ʌ) ᴢhängen n (Lippe, Schulter) dropping / (Lid) drooping ~hängend anat (Brust) dropping, pendulous ~setzen to lower, to reduce (ju:) / (Blutdruck) to lower, to depress / (Schmerz) to relieve (i:), to alleviate (i:) / (Fallzahl) to reduce / (Hirndruck) to relieve / (Überfunktion) to restrain / (negativ) to impair (ɛə) ᴢsetzen n s ᴢsetzung ᴢsetzung f (vgl ~setzen) lowering, reducing od reduction (ʌ), depression, relief (i:), alleviation, restraining, impairment ~sinken (z B Uterus) to drop, to descend ᴢsinken n (Organ) dropping, descent, descensus ~steigen (z B Hoden) to descend ᴢsteigen n (z B Hoden) descent, descensus
heraus|befördern (Schleim, Blut) to bring up ~diagnostizieren to single out ~führend (Ductus) efferent (e) ~heben (z B Tumor aus Bauchhöhle) to lift out (aus of) ~holen (z B Stein aus Blase) to retrieve (i:) ~lassen (Luft, Gas) to deflate (ei) ᴢnahme f chir extirpation, removal (u:) / resection (e) ~nehmen chir to remove (u:) / to resect / (völlig) to extirpate / (herausschneiden) to

excise (ai) / (Katheter) to remove (u:) ~operieren to remove ᴢpressen n expression, squeezing out / (Fet) gyn expression ~pressen (z B Komedonen) to force out, to squeeze out ~pumpen to pump out / (leerpumpen) to exhaust (ig'zɔ:st) ~quellen (Blut) to well out ~ragen (z B Knochen) to jut out, to project ~rutschen (Knochennagel) to slip from the anchorage ~saugen (Spritze) to withdraw ~schneiden chir to remove (u:), to excise (ai), to cut out, to resect ᴢschneiden n chir removal, excision (ek'siʒən), resection ~spritzen (Blut, Eiter) to spurt (aus from) ~stehen s ~ragen ~strecken (Zunge) to put out ~strömen (Blut, Eiter) to issue (i), to flow ~treiben chem to drive off ~treten (z B Bruch) to protrude (u:) / (Flüssigkeit) to extravasate (æ) (aus from, in into) ~wachsen to grow from od out of ~werfen physiol to eject ~würgen to bring up ~ziehen (Katheter, Hohlnadel) to remove (u:), to retract / (Splitter) to extract, to withdraw / (durch Saugen) to drain off ~züchten bakt to isolate (ai) (aus, von: from)
Herb. = Herba
Herba f herb (ɔ:) / plant (a:) ᴢ *Absinthii* (DAB) (Wermutkraut (DAB)) wormwood (ə:) ᴢ *Cannabis Indicae* Indian hemp ᴢ *Cardui Benedicti* blessed thistle ᴢ *Centaurii* (DAB) (Tausendgüldenkraut (DAB)) centaury ᴢ *Conii* hemlock (ʌ) ᴢ *Thymi* (DAB) (Thymian (DAB)) thyme (taim)
herbeiführen to bring about / (Stuhlgang) to induce (ju:) / (Sekretion usw) to produce (ju:) / (durch Blutstrom) to carry (nach, zu: to, towards) / (verursachen) to cause / (Blutung) to provoke (ou)
herbi|vor (pflanzenfressend) herbivorous (i) ᴢvora n pl (Pflanzenfresser) herbivora (i)
Herbst|fieber n autumnal (ʌ) fever (i:) ᴢgipfel m (Infektion) autumnal top od rise ᴢkatarrh m hay fever, hay asthma, pollinosis ᴢknollenblätterpilz m, weisser (Amanita virosa) bot Amanita virosa, destroying angel ᴢmilbe f (Grasmilbe, Erntemilbe) chigger, harvest od red bug, harvest mite ᴢzeitlose f (Colchicum) pharm Colchicum ('kɔltʃikəm), meadow (e) saffron ᴢzeitlosentinktur f pharm Colchicum tincture ('tiŋktʃə) (BP) ᴢzeitlosenvergiftung f Colchicum poisoning (ɔi)
Herd m focus (ou), pl foci ('fousai), source; source of contagion od infection ᴢ- (Vors) focal (ou) ᴢabriegelung f demarcation of a focus ᴢanfall m ps Jacksonian fit ᴢausräumung f removal (u:) of a focus ~bedingt due to a focus ᴢbildung f formation of foci ᴢdiagnose f focal diagnosis (ou)
herden|artig gregarious (ɛə) ᴢinstinkt m ps herd instinct ᴢtrieb m ps herd instinct
Herd|epilepsie f focal od cortical od Jacksonian (ou) epilepsy (e) ᴢerkrankung f (Fokus) focal disease / (Hirn) circumscribed od localised cerebral (e) affection ᴢerscheinung f focal manifestation, sign indicating a central cerebral affection ~förmig focal, circumscribed, localised ᴢherzblock m focal heart block ᴢinfekt m focal

infection ᴢinfektion f focal infection ᴢläsion f focal lesion ('li:ʒən) ᴢnephritis f focal nephritis (ai) ᴢpneumonie f bronchopneumonia (ou) ᴢreaktion f focal reaction ᴢsanierung f focal assanation, removal of septic foci ᴢschaden m focal damage / ᴢ des Gehirns focal brain damage ᴢsklerose f multiple (ʌ) od focal sclerosis ᴢstörung f focal disorder / neurologische ᴢ focal neurologic[al] disorder ᴢsymptom n focal symtom (i) / zerebrales ᴢ focal cerebral symptom
hereditär (erblich) hereditary (e) ᴢät f heredity (e)
heredo|- (Vors) (erblich) heredo- (e) (Vors), hereditary (e) ᴢataxia cerebellaris f Marie's (ma'ri:z) ataxia ~familial heredofamilial (i) ᴢinfektion f (vererbte Infektion, z B Syphilis) heredo-infection ᴢlues f (Erbsyphilis) heredolues (u:), congenital syphilis (i) ᴢpathie f (Erbkrankheit) heredopathia (æ) ᴢsyphilis f heredosyphilis, congenital syphilis
Hering ('he:riŋ)-**Reflex** m carotid (ɔ) sinus (ai) reflex (i:)
Hermaphrodit m (Zwitter) sex hermaphrodite (æ), sex intergrade / psychischer ᴢ psychical hermaphrodite ᴢismus m (Zwittertum) sex hermaphroditism (æ) / (männlich) gynandrism / (falscher, Pseudo~) pseudohermaphroditism, spurious hermaphroditism ~isch (zwitterig) sex intersexual, hermaphroditic (i)
Hernia f (pl Herniae) hernia (ə:), pl herniae ᴢ *abdominalis* abdominal (ɔ) od ventral h. ᴢ *adiposa* (Fetthernie) fat h. ᴢ *bursae omentalis* (Bruch durch das Foramen Winslowi) foraminal (æ) h. ᴢ *cerebri* (Hirnbruch) encephalocele ᴢ *completa* (totaler Bruch) complete (i:) h. ᴢ *cordis* ectocardia ᴢ *corneae* keratocele (e) ᴢ *cruralis* femoral (e) od crural h. ᴢ *diaphragmatica* diaphragmatic (æ) h., diaphragmatocele (æ) ᴢ *epigastrica* epigastric (æ) h., epigastrocele ᴢ *epiploica* epiplocele (i) ᴢ *femoralis* (Schenkelbruch) femoral (e) h. ᴢ *hiatus oesophagei* hiatus h. ᴢ *incarcerata* incarcerated od irreducible (ju:) h. ᴢ *incompleta* (unvollständiger Bruch) incomplete h. ᴢ *inguinalis* (Leistenbruch) inguinal ('iŋwinəl) h.; ᴢ ~ *interstitialis* (Bauchwandbruch) interstitional (i) h. ᴢ *iridis* (Irisprolaps) iris (aiə) h. ᴢ *ischiadica* (Hüftenausschnitthernie, Beckenhernie) ischiadic (iski'ædik) h. ᴢ *labialis* posterior pudendal h. ᴢ *lentis* lentoptosis ᴢ *Littréana* (Littré-Bruch) diverticular (i) h. ᴢ *lumbalis* lumbar (ʌ) h. ᴢ *mesenterica* (Mesenterialbruch) mesenteric (e) h. ᴢ *obturatoria* obturator od subpubic (ju:) h. ᴢ *omentalis* (Netzbruch) omental h. ᴢ *perinealis* ischiorectal od perineal (i) h. ᴢ *pudendalis* pudendal h. ᴢ *rectalis* rectocele, proctocele, rectal h. ᴢ *retroperitonealis* Treitz's ('traitsiz) hernia ᴢ *scrotalis* (Hodenbruch) scrotal (ou) h. ᴢ *sicca* (fest verwachsener Bruch) dry h. ᴢ *spuria* false (ɔ:) h. ᴢ *umbilicalis* (Nabelbruch) umbilical h. ᴢ *vaginalis* (Scheidenbruch) vaginal (ai) h. ᴢ *varicosa* varicocele (æ) ᴢ *ventralis* (Bauchbruch) ventral od abdominal h.
herniär (Bruch od Hernie betr) hernial (ə:), herniary (ə:)

Herniation f (Bruchbildung, Hernienbildung) herniation

Hernie f (Bruch) hernia (ə:), pl herniae ('hə:nii:), rupture (ʌ) *angeborene* ≥ congenital (e) h. *direkte* ≥ direct [inguinal] h. *echte* ≥ true h. *eingeklemmte od inkarzerierte* ≥ incarcerated h., strangulated h. *erworbene* ≥ acquired (aiə) h. *falsche* ≥ false (ɔ:) h. *indirekte* ≥ indirect [inguinal] h. *inkarzerierte* ≥ (Einklemmung, eingeklemmter Bruch) strangulation of a hernia *innere* ≥ internal h. *intraperitoneale* ≥ intraperitoneal (i) h. *irreponible* ≥ irreducible (ju:) h. *postoperative* ≥ incisional (i) *od* postoperative h. *reponible* ≥ reducible (ju:) h. *unvollständige* ≥ incomplete h. *vollständige* ≥ complete h. ≥- hernial

Hernien|bildung f herniation *≥inhalt* m hernial contents *≥lehre* f herniology (ɔ) *≥operation* f herni̱orrhaphy (ɔ) *≥sack* m (Bruchsack) hernial sac *≥verschluß* m herniorrhaphy

herni|ieren to herniate (in into) *≥ierung* f herniation *≥o-* (Vors) (Hernie betr. Bruch-) hernio- (ə:) (Vors) *≥oplastik* f (Bruchoperation) chir hernioplasty (ə:) *≥otom* n (Bruchmesser) herniotome, hernia knife *≥otomie* f (Bruchoperation) herniotomy (ɔ), hernioplasty, herniorrhaphy (ɔ) / (Durchtrennung des Narbenringes) chir kelotomy

Heroin n pharm heroin (e), di̱amorphine ('daiə'mɔ:fi:n) [hydrochloride (BP)], diacetylmorphine *≥abus* m s *≥sucht* *≥ismus* m s *≥sucht* *≥-Kokain-Sirup* m cocaine (ei) elixir (BPC) *≥sucht* f (Heroinabus, Heroinismus) heroinism (e), heroinomania (ei) *≥um hydrochloricum* n diamorphine [hydrochloride (ɔ:) (BP)]

Herpes m (Bläschenausschlag) herpes ('hə:pi:z) ≥ corneae (Hornhautherpes) h. of the cornea, h. corneae ≥ facialis h. facialis (ei) ≥ febrilis h. febrilis ≥ genitalis genital (e) h., h. genitalis ≥ gestationis h. gestationis ≥ labialis h. labialis ≥ simplex h. simplex ≥ tonsurans h. tonsurans, tinea (i) capitis (æ) virusbedingter ≥ virus (aiə) h. ≥ zoster (Gürtelrose) h. zoster ('zɔstə), shingles, zoster, zona (ou) ≥- herpetic (e) *~artig* herpetiform (e) *≥bläschen* n fever (i:) blister *≥virus* n herpes virus (aiə)

herpetiform herpetiform (e)

Herrick ('herik)**-Syndrom** n (Sichelzellenanämie) Herrick's syndrome, sickle--cell an[a]emia

Herrmannsdorfer ('hɛrmansdɔrfər)**-Diät** f Herrmannsdorfer diet (ai)

Herstellungsvorschrift f pharm manufacturing instructions od directions; manufacturing formula, master formula

Herter ('hə:tə)**-Krankheit** f Herter's disease od syndrome

Hertwig-Magendie ('hɛrtviç-maʒɛ̃'di)**-Syndrom** n od **-Schielen** n Hertwig-Magendie syndrome, skew deviation

Hertz (herts)**-Wellen** f pl Hertzian waves

herunter|gehen (abfallen) (Fieber) to fall, to drop / to subside (ai) *~hängen* (Lid, Schulter) to droop *~schlagen* (Thermometer) to shake down *~schlukken* to swallow (ɔ) *~spülen* (Tabletten) to wash down

hervor|bringen to produce (ju:) / (Reflex) to elicit / (Laute, Wörter) to utter

---

(ʌ) *~locken* (z B Reflex) to elicit (aus from) *~quellen* (aus Arterie) to spurt out / (Augen) to protrude (u:) *≥quellen* n (z B Darm) protrusion (u:) / *~ragen* (z B Knochen) to protrude (u:), to project *≥ragen* n (Vorspringen) anat protrusion (u:); projection; prominence (ɔ) *~springend* (Kinn, Knochen) prominent (ɔ) *~stehen* bot to be exserted (ə:) / (Augen) to protrude (u:) *≥stehen* n (Exophthalmus) proptosis (ou) / bot exsertion / (Augen, Knochen) protrusion (u:) *~stehend* (bes anat) projecting, protruding (u:) / (Kinn) prognathous (æ) *~treten* (Vene) to stand out / (Knochen) to project / (Augen) to protrude (u:) *≥wölbung* f protuberance (ju:)

Herxheimer ('hɛrkshaimər)**|-Reaktion** f Herxheimer's reaction ≥-**Spiralfasern** f pl Herxheimer's fibres

Herz n heart (a:), lat cor (ɔ:), pl cordes ('kɔ:di:z) aortenformiertes ≥ aortic (ɔ:) h., sabot (æ) h., wooden (u)-shoe h., boatshaped h. basedowgeschädigtes ≥ thyroid (ai) h. bewegliches ≥ (Pendelherz) pendulous h. fibrös degeneriertes ≥ -fibroid (ai) h. flaschenförmiges ≥ flask-shaped h. gepanzertes ≥ armou[l]red (a:) od armo[u]r h. geschädigtes ≥ damaged (æ) h. hypertrophisches ≥ hypertrophic (ɔ) h. kriegsgeschädigtes ≥ military od soldiers' (ou) h. kropfbedingtes ≥ goitre [US goiter] (ɔi) h. kugelförmiges ≥ round h. künstliches ≥ artificial h. linkes ≥ left h., systemic (e) h. malariageschädigtes ≥ cardiapaludism mitralstenosenverändertes ≥ round h. nervöses ≥ (Herzneurose) irritable (i) h. nikotingeschädigtes ≥ smokers' h., tobacco (æ) h. pulmonal konfiguriertes ≥ pulmonary (ʌ) h. rechtes ≥ right h. rundes ≥ round h. schuhförmiges ≥ wooden-shoe h., sabot (æ) h. sehr großes ≥ oxheart, cor bovinum (ai) sportgeschädigtes ≥ athletic (e) od bicycle (ai) h. stark vergrößertes ≥ oxheart tropfenförmiges ≥ drop h., hanging od pendulous h. wanderndes ≥ wandering (ɔ) od movable h. zottiges ≥ (Zottenherz) hairy (ɛə) od villous h., cor villosum (ou)

Herz|- cardiac, cardio- (Vors) [cave: cardial = zur Cardia gehörig, u. cordial (ɔ:) = Stärkungsmittel] ≥ u. Aorta betr. cardio-aortic ≥ u. Arterien betr. cardio-arterial (iə) ≥ u. Atmung betr. cardiopneumatic (æ), cardiorespiratory (aiə) ≥ u. Gefäße betr. cardiovascular ≥, Gefäße u. Nieren betr. cardiovascular-renal (i:) ≥ u. Kreislauf betr. cardiovascular ≥ u. Leber betr cardiohepatic (æ) ≥ u. Lunge betr. cardiopulmonary (ʌ) ≥ u. Nervensystem betr. cardioneural (juə) ≥ u. Niere betr. renicardiac, cardiorenal (i:), cardionephric (e) ≥ u. Zwerchfell betr. cardiophrenic (e) *≥achse* f cardiac axis (æ), electrical axis of the heart *≥affektion* f cardiac involvement od affection *~ähnlich* cardioid *≥aktion* f (Herztätigkeit) heart action, cardiac action / physiol heart rate / (Bewegung) cardiomotility (i), motility of the heart *≥aktionsstörung* f (nervöse) disordered heart action, abgek D.H.A. *≥aneurysma* n cardiac aneurysm ('ænjuərizm) *≥anfall* m cardiovascular accident od

---

fit, abgek C.V.A., heart attack, cardiac seizure ('si:ʒə) *≥angiographie* f angiocardiography (ɔ) *~angreifend* cardio-active *≥angst* f cardiac neuralgia (æ), angina (æn'dʒainə) pectoris, stenocardia *~anregend* stimulating (i) the heart, cardiokinetic (e) *≥anstrengung* f strain on the heart *≥-Aorten-* cardio-aortic (ɔ:) *≥arbeit* f cardiac od myocardial work; action of the heart *≥-Arterien-* cardio-arterial (iə) *≥asthma* n cardiac asthma ('æsmə), cardiasthma *≥atrophie* f cardiac atrophy (æ) *≥auslösung* f (Verwachsungen) cardiolysis (ɔ) *≥außenhaut* f pericardium *≥ausstoß* m (an Blut in der Zeiteinheit) cardiac output *≥ausstossvolumen* n cardiac output *≥automatismus* m cardiac self--regulation *≥bad* n spa (a:) for patients suffering from a cardiac affection *≥balken* m trabecula (e) carneae ('ka:nii:) *≥basis* f (Basis cordis (PNA)) heart base, base of the heart *~bedingt* cardiogenic (e) *≥beklemmung* f nervous heart trouble (ʌ) *≥belastung* f cardiac stress *≥beruhigungsmittel* n pharm cardiac sedative (e) *≥beschleuniger* m cardio-accelerator (e) *≥beschleunigungszentrum* n cardio-accelerating (e) centre [US center] *≥beschwerden* f pl heart complaint, heart trouble (ʌ) *≥beteiligung* f (bei Krankheiten) [secondary (e)] affection of the heart / heart involvement

Herzbeutel m pericardium, heart sac / verkalkter ≥ calcified p. ≥- pericardial, pericardiac *≥blatt* n (äußeres) parietal (ai) pericardium / (inneres) visceral (i) od cardiac p. *≥blutung* f (Hämoperikard) h[a]emopericardium, h[a]ematopericardium *≥entzündung* f (Perikarditis) pericarditis (ai) / (eitrige) pyopericarditis / (nasse) hydropericarditis / (trockene) dry pericarditis *≥erguß* m pericardial effusion (ju:) *≥erkrankung* f pericardosis (ou) *≥eröffnung* f chir pericardiotomy (ɔ), pericardotomy (ɔ) *≥flüssigkeit* f pericardial fluid *≥höhle* f pericardial cavity (æ) *≥krebs* m carcinomatous (ou) pericarditis *≥naht* f chir pericardiorrhaphy (ɔ) *≥punktion* f chir pericardi[o]centesis (i:) *≥raum* m pericardial cavity (æ) *≥venen* f pl (Venae pericardiacae (PNA)) pericardial veins *≥vereiterung* f pyopericarditis (ai), pyopericardium *≥verwachsung* f pericardiosymphysis (i), pericardial synechia (si'nekiə) od adhesion (i:); concretio cordis *≥wassersucht* f dropsy of the pericardium, hydropericardium

Herzbeweglichkeit f (Herzbewegungen) cardiomotility (i)

Herzblock m heart block atrioventrikulärer ≥ atrioventricular (i) h.b., AV block intraaurikulärer ≥ intra-atrial h.b. intraventrikulärer ≥ intra-ventricular h.b. sinoaurikulärer ≥ sino-auricular h.b., turtle heart totaler ≥ complete h.b., Morgagni-Adams--Stokes (mɔr'ganji-'ædəmz-'stouks) disease od syndrome

Herz|bräune f (Stenokardie) angina (æn'dʒainə) od h. heart, angina pectoris *≥bronchus* m cardiac bronchus *≥bruch* m cardiocele ('ka:diosi:l) *≥bucht* f pulmonary (ʌ) concavity, pulmonary segment *≥buckel* m protrusion of the cardiac region (i:) *≥chirurg* m heart surgeon ('sə:dʒən)

≈chirurgie f cardiosurgery (ə:), surgery of the heart, heart surgery ≈- und Kreislaufchirurgie f cardiovascular surgery Herzdämpfung f cardiac dullness (ʌ) / absolute ≈ absolute c. d. (ACD) / relative ≈ relative (e) c. d. (RCD) ≈slinie f, rechte untere right lower border of cardiac dullness (RLBCD) / linke untere ≈ left lower border of cardiac dullness (LLBCD) Herz|dekompensation f cardiac decompensation ≈diät f cardiac diet (ai) ≈dilatation f cardiac dilatation, dilatation of the heart ≈durchblutung f blood supply (ai) of the myocardium ≈einschnitt m röntg cardiac notch ≈empfänger m recipient of a transplanted heart ≈entwicklung f embr cardiogenesis (e) ≈entwicklungs- embr cardiogenic (e) ≈entzündung f carditis (ai), pancarditis ≈- u. Herzbeutelentzündung f cardiopericarditis ≈epilepsie f cardiac epilepsy (e) ≈erkrankung f s ≈krankheit ≈erweichung f cardiomalacia (mə-'leiʃiə) ≈erweiterung f cardiac dilatation, dilatation of the heart, cardiectasis, enlargement of the heart / (extreme) oxheart ≈facharzt m cardiologist (ɔ) ≈fehler m heart or cardiac defect, vitium ('viʃiəm) cordis [s a Herzklappenfehler] ≈fehlerzelle f heart cell, heart failure (ei) cell ≈fell n (selten) a ≈beutel ~fern (EKG) distant ≈figur f röntg heart form ≈flattern n heart flutter (ʌ), auricular (i) flutter, atrial (ei) flutter ≈fleisch n myocardium, cardiac muscle (ʌ) ≈flimmern n s Kammerflimmern, Vorhofflimmern ≈form f shape of the heart ~förmig cordate, cordiform, heart-shaped ≈freilegung f chir exposure (ou) of the heart ≈fremdkörperentfernung f chir [surgical (ə:)] removal (u:) of a foreign body from the heart ≈frequenz f heart rate ≈frequenzsteigerung f tachycardia ≈funktion f cardiac od heart function (ʌ) ≈funktionstest m heart function test ≈gefäßcardiovascular ≈geflecht n (Plexus cardiacus (PNA)) cardiac plexus ≈gegend f heart region (i:), precordial region, precordium ≈gekröse n mesocardium ≈geräusch n heart murmur (ə:), cardiac murmur / akzidentelles od anorganisches ≈ accidental murmur / diastolisches (ɔ) m. ≈gerinnsel n heart clot ~geschädigt (Person) heart-handicapped ~gesund with a sound heart ≈gift n cardiotoxin ≈glykosid n cardiac glycoside (ai) ≈grenze f röntg outline of the heart, heart boundary ≈größe f heart size ≈grube f (Fossa epigastrica (PNA)) epigastric fossa, precordium, precordial depression ≈gruben- precordial ≈hämmern m (heftiges Herzklopfen) heart hammering ≈heilkunde f cardiology (ɔ) ~hemmend cardio-inhibitory (i) ≈hemmungszentrum n cardio-inhibitory centre ≈histiozyt m cardiac histiocyte, Anitschkow's (æ'nitʃkɔfs) cell od myocyte (ai) ≈höhle f cavity (æ) of the heart ≈hormon n cardiac od heart hormone ≈hypertrophie f hypertrophy (ə:) of the heart, cardiac hypertrophy, cardiomegaly (e) ≈impulsmesser m cardiotachometer (tæ'kɔmitə) ≈index m (HI) (Index aus Herzminutenvolumen u Körperoberfläche) cardiac index (CI)

≈infarkt m cardiac od myocardial infarction, coronary (ɔ) F ≈innenintracardiac ≈innenentzündung f (Endokarditis) endocarditis (ai), encarditis ≈innenhaut f endocardium, lining (ai) membrane of the heart ≈innenhautendocardial ≈innenhautentzündung f (Endokarditis) endocarditis (ai) ≈innenwand f inner part of the myocardium ≈insuffizienz f heart failure ('feiljə), cardiac insufficiency (i) / (bei Hochdruck) myovascular insufficiency / ≈ mit grossem Minutenvolumen high-output failure / dekompensierte ≈ congestive heart failure ≈jagen n tachycardia / (anfallsweises) paroxysmal t. Herzkammer f (Ventriculus cordis (PNA)) ventricle od chamber (ei) of the heart / linke ≈ (Ventriculus sinister (PNA)) left ventricle / rechte ≈ (Ventriculus dexter (PNA)) right ventricle ≈- ventricular (i) ≈flattern n ventricular flutter ≈punktion f cardiopuncture ≈trennwand f ventricular septum ≈trennwandschaden m defective heart septum Herz|katheter m intracardiac od cardiac catheter (æ) ≈katheterisierung f, ≈katheterismus m catheterisation of the heart, cardiac catheterisation ≈klappe f cardiac valve (æ), heart valve / (links) mitral (ai) valve / (rechts) tricuspid (ʌ) valve Herzklappen|affektion f (aller Art) valvular (æ) trouble ≈chirurgie f surgery (ə:) of the cardiac valves ≈entzündung f cardiovalvulitis (ai) ≈erkrankung f valvular [heart] disease, valvular disease of the heart (VDH) ≈fehler m valvular defect od insufficiency (insə'fiʃənsi), valvular heart disease ≈insuffizienz f valvular (æ) insufficiency (i) ≈leiden n nach rheumatischem Fieber rheumatic disease of the heart (Rh DH) ≈spaltung f chir valvotomy (ɔ), cardiovalvulotomy ≈verpflanzung f cardiovalvular transplant Herz|klopfen n palpitation / (Empfindung des Patienten) heart consciousness ≈komplikation f cardiac complication ≈konstriktion f constriction of the heart ≈kontraktilität f myocardial contractility ≈kontur f röntg heart contour ≈-Körpergewichtsverhältnis n ratio ('reiʃiou) of heart size to body weight ≈kraft f force of myocardial contraction ≈kraftmesser m cardiometer (ɔ) ≈kraftmessung f cardiometry (ɔ) ≈krampf m cardiospasm, angina (æn'dʒainə) pectoris ~krank (herzleidend) suffering (ʌ) from a heart disease, cardiac, cardiopathic (æ) [cave: nicht heart-sick!] ≈kranke[r] f [m] cardiac [patient (ei)], heart disease patient, cardiopath ≈krankheit f heart disease, cardiopathy (ɔ) / (mit Hochdruck) hypertensive cardiovascular disease (HCVD) / mit Dekompensation) congestive heart failure ('feiljə) (CHF) arteriosklerotische ≈ arteriosclerotic heart disease (ASHD) ischämische ≈ isch[a]emic heart disease (IHD) kongenitale ≈ congenital heart disease koronare ≈ coronary heart disease (CHD) organische ≈ organic heart disease (OHD) ≈krankheits- cardiopathic (æ) Herzkranz|- coronary (ɔ) ≈ader f coro-

nary artery ≈aderembolie f coronary [artery] embolism ≈aderveränderung f change in the structure (ʌ) of the coronaries ≈aderverhärtung f coronary sclerosis (ou) ≈arterie f coronary artery / linke ≈ (Arteria coronaria cordis sinistra (PNA)) left coronary artery / rechte ≈ (Arteria coronaria cordis dextra (PNA)) right coronary artery ≈gefäß n coronary [vessel] ≈gefäßentzündung f coronaritis ~gefäßgeschädigt with damaged (æ) coronary vessels ≈system n coronary system Herz|kreislauf m cardiovascular system, coronary circulation ≈kreislaufleiden n angiocardiopathy (ɔ) ≈-u Kreislaufmittel n cardiovascular agent ≈kreislaufstützung f cardiocirculatory adjunctive therapy ≈-u Kreislauftherapeutikum n cardiovascular agent ≈kreislaufzentren n pl cardiovascular and circulatory centres [US centers] ≈krise f cardiac crisis (ai) ≈kurve f (Kardiogramm) cardiosphygmogram (i), cardiogram ≈kurvendarstellung f cardiography (ɔ), cardiosphygmography ≈kurvenschreiber m cardiosphygmograph (i), cardiograph ≈kymographie f (Herzkurvenschreibung mit dem Kymographen) cardiokymography (ɔ) ≈lähmung f (Kardioplegie) cardioplegia (i:), paralysis (æ) of the heart ≈lappen m lobus cardiacus, lobus accessorius of the lung ≈leber- cardiohepatic ≈lehre f cardiology (ɔ) ≈- u. Gefäßlehre f cardio-angiology ≈leiden n s ≈krankheit ~leidend cardiopathic (æ) ≈leidende[r] f [m] cardiopath ≈leistung f heart od cardiac output ≈linie f (Hand) line of heart ≈luftembolie f pneumatocardia ('nju:məto'ka:diə) Herzlungen|- cardiopulmonary (ʌ), cardiorespiratory (aiə) ≈geräusch n cardiopulmonary od cardiorespiratory murmur (ə:) ≈maschine f heart-lung machine (i:) (HLM) ≈präparat n heart-lung preparation ≈quotient m cardiopulmonary quotient ('kwouʃənt) Herz|massage f cardiac massage (mɔ'sa:ʒ) / äussere ≈ closed-chest massage ≈minutenvolumen n (HMV) cardiac output (l/min) ≈mißbildung f deformed heart ≈mittel n pharm cardiac stimulant (i) / (als Anregung) cordial Herzmuskel m (Myocardium (PNA)) myocardium, heart muscle (ʌ), cardiac muscle ≈- myocardial ≈affektion f myocardial affection ≈bälkchen n pl trabeculae od carneae ('ka:nii:) cordis ≈degeneration f myocardial degeneration ≈depressivum n pharm heart muscle depressant ≈entartung f myocardial degeneration, myodegeneration, myodystrophy ≈entzündung f (Myokarditis) myocarditis (ai) ≈erkrankung f myocardial disease od disorder ≈erschlaffung f myocardial atony ≈erweichung f cardiomalacia (ei) ≈insuffizienz f myocardial insufficiency (i) ≈krampf m myocardial spasm ≈naht f myocardiorrhaphy (ɔ) ≈schaden m injured ('indʒəd) myocardium ≈schädigung f s ≈schaden ≈schwäche f myocardial insufficiency (i) ≈stimulans n pharm heart muscle stimulant Herz|muskulatur f myocardium, cardiac musculature ~nah near the heart, pericardial ≈naht f cardiorrhaphy (ɔ),

heart suture (ju:) ϟneigung f tilt of the
heart ϟnekrose f cardionecrosis ϟneu-
rose f cardiac neurosis, cardioneurosis,
cardiac neurasthenia (i:), irritable od
nervous heart ϟnieren- nephrocardiac,
cardionephric ϟohr n auricular appendix, heart od cardiac auricle ϟoperation
f operation on the heart / (am
geöffneten Herzen) open-heart surgery
ϟpalpitation f palpitation ϟpatient m
cardiac case ϟpause f cardiac pause (ɔ:)
ϟperiode f cardiac cycle ϟphasendauer
f cardiac phase duration ϟphysiologie f
physiology of the heart ϟpolyp m
cardiac polyp[us] (ɔ), heart clot, thrombus in a cardiac cavity (æ) ϟpunktion f
puncture (ʌ) of the heart, cardiocentesis (i:), cardiopuncture ϟrand m cardiac
margin ϟreinfarkt m cardiac od myocardial reinfarction ϟreizmittel n
pharm cardiokinetic (e) ϟreizung cardiac stimulation ϟreserve f myocardial
reserve ϟrevolution f cardiac cycle
ϟrhythmus m cardiac rhythm (riθm)
ϟrhythmusstörung f, bradykarde ϟ
bradyarrhythmia ϟrhythmusstörungen
f pl disordered action of the heart
(DAH), cardiac irregularity od dys-
rhythmia ϟriß m cardiorrhexis, rupture
('rʌptʃə) of the heart ϟröntgen n röntg
cardioroentgenography (ɔ) ϟruptur f
rupture ('rʌptʃə) of the heart, cardiorrhexis ϟschaden m damaged (æ) heart
~schädigend (toxisch) cardiotoxic
ϟschädigung f cardiac injury ('indʒəri)
ϟschallbild n character (æ) of the heart
sounds ϟschallregistrierung f phonocardiography (ɔ) ϟschatten m röntg
shadow (æ) of the heart, cardiac
shadow ϟscheidewand f septum of the
heart, cardiac septum
Herzschlag m (Pulsschlag) heart beat,
beating of the heart, pulse (ʌ) /
(Herztod) apoplexy (æ) of the heart,
cardioplegia (i:), cardiac paralysis (æ) /
vom Patienten selbst gehörter ϟ auto-
-audible (ɔ:) heart sounds ~beschleuni-
gend quickening the pulse (ʌ) ϟbe-
schleunigung f tachycardia ϟfolge f
heart rate ϟhören n s Pulshören
ϟintervall n peridiastole (dai'æstəli)
~verlangsamend slowing the pulse (ʌ),
decreasing (i:) the pulse rate, cardio-
-inhibitory (i) ϟverlangsamung f bradycardia ϟvolumen n stroke volume
ϟzahl f (Pulszahl) heart rate, pulse rate
Herzschlauch m embr cardiac tube (ju:)
ϟschmerz m (bes bei Koronarleiden)
cardiodynia (i), cardialgia (ka:di'ældʒiə) / an ϟen leidend cardialgic (æ)
ϟschnitt m cardiotomy (ɔ) ϟschock m
cardiac od heart shock ϟschrägdurch-
messer m oblique diameter of the
heart ϟschrittmacher m [cardiac] pace-
maker ϟschuß m cardiac wound (u:)
~schwach (Patient) with a damaged (æ)
heart ϟschwäche f cardiac insufficiency
(i) od weakness, cardiasthenia (i:) / ϟ
durch herabgesetztes Minutenvolumen
forward failure (ei) / ϟ mit Rückstauung backward failure (ei) ϟschwiele f
cardiac callosity (ɔ) ϟsenkung f cardioptosis ϟsilhouette f röntg cardiac
silhouette (silu'et) ϟsklerose f cardiosclerosis (skliə'rousis) / arteriosclerotic
(ɔ) heart disease (ASHD) ϟspender m
heart donor ϟspezialist m heart specialist ('speʃəlist), cardiologist (ɔ) ϟspitze f
ϟ apex (ei) of the heart, apex cordis,

vertex cordis ϟspitzenstoß m apex beat
~stärkend cardiotonic (ɔ) ϟstärkungs-
mittel n pharm cardiotonic (ɔ), cardiac
tonic ϟstillstand m cardiac arrest,
paralysis (æ) of the heart, cardiac
standstill / induzierter ϟ chir cardioplegia (i:) ϟstimulierend cardiac-stim-
ulating ϟstimulans n cardiac stimulant (i) ϟstolpern n extrasystole (i),
gallop (æ) rhythm (i) ϟstoß m apex beat
ϟstrom m action current (ʌ) of the
heart ϟstrombild n electrocardiogram
ϟstromkurve f electrocardiogram
~stützend cardio-active ϟstützung f
cardio-active (æ) therapy (e) ϟstütz-
mittel n pharm cardio-active remedy (e)
ϟ-Syndrom n, hyperkinetisches hyperkinetic heart syndrome ϟtaille f heart
waist / verstrichene ϟ röntg effaced h.
w. ϟtamponade f cardiac od heart
tamponade (ei) ϟtätigkeit f action of
the heart, heart action, cardiac action /
langsame ϟ (Bradykardie) bradycardia
(a:) / stark beschleunigte ϟ tachycardia
ϟtherapeutikum n pharm cardiac remedy (e) ϟ-u Kreislauftherapeutika n pl
cardiovascular agents ϟtherapie f car-
diotherapy (e), cardiac therapy, treatment of heart diseases ϟthoraxquotient
m cardio-thoracic ratio ϟthrombose f
cardiac thrombosis ϟthrombus m heart
clot ϟtiefstand m bathycardia, cardioptosis / Rummo's ('rumoz) disease (i:),
Wenckebach's ('venkəbaxs) disease
ϟtod m heart death, cardiac death ϟton
m (HT) heart sound / (kurzer scharfer)
snap / 1. ϟ first heart sound / 2. ϟ
second heart sound / 3. früher ϟ early
third heart sound / diastolischer ϟ first
heart sound / gespaltener ϟ split heart
sound / fetale ϟtöne f[oe]tal (i:) heart
tones od sounds (FHT, FHS) ϟtonauf-
zeichnung f phonocardiography ϟtoni-
kum n pharm cardiac tonic (ɔ) ~tonisch
cardiotonic (ɔ) ϟtonschreiber m [Gra-
ham ('greiəm)] phonocardiograph, cardiac sounds plotter ϟtonus m tonus
(ou) of the heart ϟtonus- cardiotonic
ϟtonusmangel m cardianeuria (æ'njuəriə) ϟtonverstärker m electrostetho-
graph (e), cardiophone, microstethophone, microstethoscope ~toxisch
cardiotoxic ϟtrabekel f s ϟbalken
ϟtransplantation f heart transplant od
transplantation ϟunruhe f nervous
palpitations ϟuntersuchung f heart
examination ϟvene f, grosse (Vena
cordis magna (PNA)) great cardiac
vein ϟventrikel m ventricle [of the
heart] ϟverfettung f fatty degeneration
of the heart muscle (ʌ), cardiomyolipo-
sis ϟvergrößerung f (Herzhypertrophie)
cardiac hypertrophy (ə:) od enlargement, megacardia, cardiomegaly (e)
ϟverlagerung f ectocardia (ʌ) ϟverlang-
samer m depressor nerve, vagus (ei)
nerve, vagus ϟverlangsamung f bradycardia, brachycardia ϟverlangsa-
mungszentrum n cardio-inhibitory (i)
centre [US center] ϟverletzung f cardiac
wound ϟverpflanzung f (Herztrans-
plantation) heart transplant od transplantation ϟversagen n cardiac insufficiency (i) od inadequacy (æ), cardiac
failure (feiljə) ϟvorhof m (Vorhof)
atrium (ei) ϟvorhofpunktion f puncture
(ʌ) of the atrium ϟvorkammer f atrium
(ei) ϟwand f heart od cardiac wall
ϟwandaneurysma n aneurysm ('ænjuə-

rizm) of the heart wall ϟwandthrom-
bose f mural (juə) myocardial thrombosis ~wärts toward[s] the heart ϟwas-
ser n F cardiac dropsy ϟwassersucht f
cardiac dropsy od [o]edema (i:) ϟwirbel
m (Vortex cordis (PNA)) vortex cordis
~wirksam acting on the heart, cardio-
-active ϟwirksamkeit f pharm cardiac
action od effect ϟwirkung f cardio-
-active effect ϟwunde f cardiac wound
(u:) ϟ-Zeitvolumen n cardiac output
ϟzellen f pl heart cells ϟzentrum n
(Spezialklinik für Herzkranke) heart
centre [US center] ϟzyklus m cardiac
od heart cycle (ai)
Heschl ('heʃəl)-Gyri m pl od -Querver-
bindungen f pl Heschl's convolutions
Hesselbach ('hesəlbax)]-Band f (Ligamentum interfoveolare (PNA)) interfoveolar ligament, Hesselbach's ligament ϟ-Hernie f Hesselbach's hernia
(ə:)
hetero|- (Vors) heter[o]- (e) (Vors)
ϟantigen n (Forssman-Antigen) heterogenetic od heterophile antigen ϟanti-
körper m hetero-antibody ϟautoplastik
f hetero-autoplasty (ɔ:) ~blastisch het-
eroblastic ϟchromatin n genet hetero-
chromatin / konstitutives ϟ constitu-
tive h. / fakultatives ϟ facultative h.
~chromatisch (verschieden gefärbt) het-
erochromous (ou); genet heterochro-
matic ϟchromatisierung f genet hete-
rochromatisation ϟchromie f (ver-
schiedenartige Färbung) heterochromia (ou), heterochromatosis ϟchro-
miestar m heterochromic cataract (æ)
ϟchromosom n (Allosom) accessory od
heterotypical chromosome (ou), allo-
some (æ); heterochromosome, sex
chromosome ~chron (in unregelmäßi-
gen Zeitabschnitten auftretend) hetero-
chronic (ɔ), heterochronous (ɔ) ϟchro-
nie f heterochronia (ou) ϟchylie f
(Magen) heterochylia (ai) ~dont hete-
rodont (e) ϟdontie f (Vorhandensein
verschiedenartiger Zähne) heterodontia ('dɔnʃə) ϟdystrophie f heterodys-
trophia (ou) ~ezisch (Parasiten)
heter[o]ecious ('i:ʃəs) ϟfacilitation f
neur heterofacilitation ϟgamet m ani-
sogamete (æn'aiso'gæmi:t) / heterozy-
gote ('zaigout) ~gametisch (mit ver-
schiedenartigen Gameten versehen)
heterogametic (e) ϟgamie f heterogamy
(ɔ) ~gamisch heterogametic (e) ~gen
heterogeneous (i:), heterogenous (ɔ),
heterogenic (e) ϟgeneität f heterogenei-
ty (dʒi'ni:iti) ϟgenese f (verschie-
denartige Entwicklung) heterogenesis
(e) ~genetisch (anders in der Entwicklung) heterogenetic (e) ϟgonie f heterogenesis ('dʒenəsis) ϟhämotherapie f
heteroh[a]emotherapy ~immun hetero-
-immune (ju:) ϟinfektion f (Infektion
durch körperfremde Keime) hetero-
-infection ϟintoxikation f (Vergiftung
von außen) hetero-intoxication ϟkera-
toplastik f heterokeratoplasty (e) ϟki-
nesie f neurol heterokinesia (kai'ni:ziə),
heterocinesia (si'ni:ziə)
heterökisch (mehrwirtig, wirtswech-
selnd) (Parasiten) heter[o]ecious (i:)
Hetero|lalie f (Vorbeisprechen, Hetero-
phasie) heterolalia (ei), heterolalia
(ei), heterophemy (ɔ) ~log (vom Typ
abweichend, abnorm) heterologous (ɔ),
abnormal, atypical (i), irregular (e)
ϟlogie f heterology (ɔ) ϟlyse f (Fer-

mentspaltung in fremden Zellen) hete-rolysis (ɔ) ~lytisch heterolytic (i) ᴢ-lysin n heterolysin (ɔ) ~mer heteromeric (e), heteromerous (ɔ) ᴢmetrie f heterometry (ɔ) ᴢmetropie f heterometropia (ou) ~morph (verschieden gebildet) heteromorphous, heteromorphic ᴢ-morphie f heteromorphism ᴢmorphismus m heteromorphism ᴢmorphose f heteromorphosis ~nom heteronomous (ɔ) ~nym (gegenteilig, entgegengesetzt) heteronymous (ɔ) ᴢosteoplastik f (Knochenverpflanzung von einem Individuum auf ein anderes) hetero-osteoplasty (ɔ) ᴢpathie f heteropathy (ɔ) ᴢphänie f heterophany (ɔ) ᴢphasie f s ᴢlalie ᴢphemie f ps heterophemia ~phil serol heterophilic (i), heterophil (e) ᴢphonie f (Stimmveränderung) heterophonia (ou), heterophony (ɔ) ~phor (zum Schielen neigend) heterophoric (ɔ) ᴢphorie f (latentes Schielen) heterophoria (ɔ:), latent squint od strabismus ᴢphorie- heterophoric (ɔ) ᴢphoriebeschwerden f pl heterophoralgia (æ) ~phorisch heterophoric (ɔ) ᴢphthalmus m heterophthalmia (ɔf-'θælmiə), heterophthalmos, allophthalmia ᴢphyes m (Metagonimus[egell]) Heterophyes ('ɔfii:z), Metagonismus (ɔ) ᴢphyiasis f heterophyiasis (ai) ᴢplasie f (abnorme Gewebsentstehung) heteroplasia (ei), alloplasia ᴢplastik f (Fremdplastik) heteroplasty, heteroplastic transplantation, alloplasty, heterotransplant, heterograft / (der Haut) dermatoheteroplasty ~plastisch heteroplastic, alloplastic ~ploid heteroploid ᴢploidie f heteroploidy ~polar heteropolar (ou) ᴢpsie f heteropsia (ɔ) ᴢpyknose f heteropyknosis ~pyknotisch heteropyknotic ᴢsexualität f (normaler Geschlechtstrieb zum anderen Geschlecht) sex heterosexuality, hetero-erotism (e) ~sexuell sex heterosexual ('seksjuəl) ᴢskop n (Schielwinkelmessapparat) heteroscope (e) ᴢ-skopie f (Schielwinkelmessung) heteroscopy ᴢsmie f (Unfähigkeit, Gerüche richtig zu erkennen) heterosmia ᴢsom n heterosome, sex chromosome ~spezifisch heterospecific (spi'sifik) ᴢsuggestion f ps heterosuggestion ᴢtaxie f (Situs inversus) heterotaxia, heterotaxis, heterotaxy ᴢthermie f heterothermia ~top heterotopic (ɔ) ᴢtopie f heterotopia (ou), heterotopy (ɔ) ᴢtoxin n heterotoxin ᴢtoxin- heterotoxic (ɔ) ᴢtransplantat n heterograft (e), heterotransplant ᴢtransplantation f s ᴢplastik ᴢtrichosis f heterotrichosis ~trop anisotropic (ɔ) ~troph heterotrophic (ɔ) ᴢtropie f (Begleitschielen) heterotropia (ou), concomitant (ɔ) strabismus ~typisch heterotypical (i) ᴢvakzine f (fremde Vakzine) heterovaccine / polyvalente ᴢ combined catarrhal vaccine ~xen (mehrwirtig) heteroxenous (ɔ) ~zellulär (aus verschiedenartigen Zellen bestehend) heterocellular ᴢzygot m heterozygote ('zaigout) ~zygot heterozygous (ai) ~zyklisch chem heterocyclic (i) ᴢzyklus m heterocycle ᴴETP = Hexaethyltetraphosphat n hexaethyltetraphosphate, HETP ᴸeu|asthma n hay fever (i:), allergic coryza (ai) ᴢbazillus m hay bacillus, bacillus subtilis (ʌ) ᴸeubner ('hɔibnər)|-Herter ('hɔ:tə)-

-Syndrom n (Zöliakie) Gee-Herter--Heubner syndrome ᴢ-Krankheit f Heubner's disease od specific endarteritis (ai) Heu|fieber n s ᴢasthma ᴢfieberkonjunktivitis f allergic conjunctivitis (ai) ᴢkrätze f (Erntekrätze) trombiculiasis (ai), trombidiosis (ou) ᴢmilbe f chigger, harvest mite ᴢschnupfen m hay fever (i:), allergic rhinitis ᴢschrecke f zool locust (ou) hexa|- (Vors) hexa- (Vors) ᴢchloräthan n chem hexachlorethane (e) ᴢchlorcyclohexan[um] n (DAB) (Gammabenzeni hexachloridum (WHO, P Int)) gammabenzene hexachloride ('benzi:n heksə'klɔ:raid) (EP, USP) / γ-Isomeres von 1,2,3,4,5,6-ᴢ (DAB) γ-isomer of 1,2,3,4,5,6-hexachlorocyclohexane (BP) ᴢchlorophen n (WHO) hexachlorophane ('klɔ:rofein) (BPCA), hexachlorophene ('klɔ:rofi:n) (USP) ᴢchlorzyklohexan n gammabenzene hexachloride (GHC) ᴢcitramin n (Methenamin-anhydromethylencitrat) methenamine anhydromethylenecitrate ᴢdaktylie f, ᴢdactylismus m hexadactylia, hexadactylism ᴢdecanoat n hexadecanoate ᴢdecansäure f (Palmitinsäure) hexadecanoic acid 7-ᴢdezenosäure f (Hypogäasäure) hypogaeic (haipo'geiik) acid ᴢdezynosäure f (Palmitolsäure) hexadecynoic acid, palmitolic acid ~gonal hexagonal (æ) ᴢmethonium n (WHO) hexamethonium (me'θounjəm) [bromide, iodide (BPC)] [tartrate (BP)] Hexamethylen n chem hexamethylene (e) ᴢtetramin[um] n (Methenamin (DAB)) methenamine (NF), hexamethylene-tetramine ('heksə'meθili:n-'tetrəmi:n) Hexamin n (Hexamethylentetramin (DAB), Methenamin (WHO)) hexamine (BP), methenamine (NF) Hexan n chem hexane ᴢoat n hexanoate Hexapoden m pl zool hexapoda (æ) Hexa|propymat n (WHO) hexapropymate ('proupimeit) (BPCA) ᴢvalent n genet hexavalent Hexcarbacholin n (WHO) carbolonium bromide (BPCA) Hexen|kraut n bot Lycopodium clavatum, witch meal ᴢmilch f hexenmilch ᴢschuß m (Lumbago) lumbago (ei), lumbodynia (i), lumbar (ʌ) myalgia (mai'ældʒiə) Hexetidin n (WHO) hexetidine (hek-'setidi:n) (BPCA) Hexobarbital [Natrium] n (WHO) hexobarbitone (EP) ('ba:bitoun) [sodium (BP)], hexobarbital (USP) Hexocyclium-methylsulfat n (WHO) hexocyclium methylsulphate (hekso'saikliəm meθil'sʌlfeit) (BPCA) Hexoestrol n (WHO) hex[o]estrol (heks'i:strɔl) Hexokinase f hexokinase ('kineis) Hexon|base f chem (zB Histidin) hexone base ~sauer chem hexonic (ɔ) ᴢsäure f chem hexonic acid Hexose f chem hexose ᴢdiphosphorsäure f hexosediphosphoric acid ᴢmonophosphat n (HMP) hexose monophosphate (HMP) Hexuronsäure f (Acidum hexuronicum) hexuronic acid Hexyl n chem hexyl ᴢcainhydrochlorid n (WHO) hexylcaine hydrochloride

('heksilkein) ᴢresorcin n hexylresorcinol (re'zɔ:sinɔl) (BP, NF) Heyd (heid)-Syndrom n Heyd's syndrome (i), bile nephrosis Heymann ('haiman)-Band n (Ligamentum interfoveolare (PNA)) interfoveolar ligament HeZ = Hehner-Zahl f Hehner number Hf = Hafnium n hafnium, Hf H-Fistel f (horizontal verlaufende Ösophagotrachealfistel) horizontal tracheo--[o]esophageal fistula HF-Titration f (Hochfrequenztitration) high-frequency titration H-Furche f horizontal furrow Hg = Quecksilber n mercury, Hg H-Gen = Histokompatibilitätsgen n histocompatibility gene HG|-Faktor = hyperglykämisch-glykogenolytischer Faktor m hyperglyc[a]emic glycogenolytic factor, HGF ᴢ-Prinzip n s ᴢ-Faktor H-Hämagglutinin = Heterohämagglutinin n heteroh[a]emagglutinin HHE-Syndrom = Hemikonvulsion-Hemiplegie-Epilepsie-Syndrom n hemiconvulsion-hemiplegia-epilepsy syndrome HHL = Hypophysenhinterlappen m posterior (iə) lobe of the pituitary (ju) gland / = Hinterhauptlage f vertex presentation HHL-Hormon n posterior pituitary hormone HH-Zellen = Hargraves-Haserick-Zellen f pl Hargraves-Haserick cells HI = Herzindex m cardiac index hiatal hiatal (ei) Hiatus m anat (Spalt, Lücke, Schlitz) hiatus (hai'eitəs), gap, fissure ('fiʃə), orifice (ɔ), opening (ou) ᴢ aorticus (PNA) (Aortenschlitz od -spalt) aortic hiatus, aortic opening in the diaphragm ('daiəfræm) ᴢ canalis adductorii adductor (ʌ) h. ᴢ canalis facialis (PNA) (Hiatus canalis nervi petrosi majoris (PNA)) (Ferrein-Foramen) h. for the greater superficial petrosal nerve ᴢ ethmoidalis (PNA) ethmoidal h. ᴢ Fallopii s ᴢ canalis facialis ᴢ femoralis h. femoralis ᴢ maxillaris (PNA) maxillary h. ᴢ oesophageus (PNA) [o]esophageal (ɔ) opening [of the diaphragm] ᴢ oesophagicus [o]esophageal h. ᴢ sacralis (PNA) sacral (ei) h. ᴢ saphenus (fasciae latae] (PNA) saphenous opening [of the fascia lata] ᴢ semilunaris (PNA) h. semilunaris ᴢ tendineus [adductorius] (PNA) (Adduktorenschlitz) opening in the adductor magnus ᴢ- hiatal (ei) ᴢbruch m hiatal hernia, hiatus h. ᴢhernie f s ᴢbruch Hibernation f hibernation / künstliche ᴢ artificial (i) h. Hidra|denitis f (Schweißdrüsenentzündung) hidradenitis (ai), inflammation of a sweat (e) gland / ᴢ suppurativa apocrine acne ᴢadenom n (Schweißdrüsenadenom) hidradenoma, syringocystadenoma, syringoma Hidro... siehe auch Hydro... Hidroa f (Schwitzbläschen, Hydroa) hydroa (ou) [cave: hidroa = sudamina] / ᴢ aestivalis hydroa aestivale Hidrorrhoe f hidrorrh[o]ea (i) Hidrosadenitis f (Schweißdrüsenzündung) hidrosadenitis (ai) Hidrosis f (Schwitzen) hidrosis (ɔ) Hidroticum n (schweißtreibendes Mittel)

pharm hidrotic (ɔ), diaphoretic (e), sudorific (i)
Hidro|zystadenom *n s* Hidradenom **~zystom** *n* hidrocystoma
5-HIE = 5-Hydroxyindol[yl]-essigsäure *f* 5-hydroxyindole acetic acid
Highmore ('haimɔ:)-**Höhle** *f* maxillary (i) sinus (ai), antrum of Highmore
hilär hilar (ai)
Hilfe *f* aid, help, assistance / (ärztliche) attendance / erste ~ first aid / ohne ~ unaided (ei), unassisted
Hilfs|- auxiliary (ɔ:g'ziliəri) **~maßnahme** *f* relief measure (e), remedial (i:) measure **~mittel** *n pharm* adjuvant ('ædʒuvənt) **~muskulatur** *f* auxiliary musculature˙(ʌ) **~organ** *n* auxiliary od subsidiary organ **~personal** *n*, ärztliches auxiliary medical personnel **~pflegepersonal** *n* auxiliary health (e) personnel (e) **~quelle** *f* resource (ɔ:) **~schwester** *f* auxiliary nurse (ə:), assistant nurse (AN) **~stoff** *m* inactive ingredient **~teile** *m pl dent* parts and accessories **~therapie** *f* subsidiary (i) therapy (e)
Hilitis *f* (Hilusdrüsenentzündung) hilitis (ai)
Hilus *m Br* hilum (ai), *pl* hila [*US* hilus (ai), *pl* hili], porta (ɔ:), *pl* portae **gefrorener ~** frozen h. ~ **hepatis** h. hepatis ~ **lienis** (*PNA*) h. of the spleen ~ **nodi lymphatici** (*PNA*) h. of the lymph gland ~ **nuclei dentati** (*PNA*) h. of the dentate nucleus ~ **nuclei olivaris** (*PNA*) h. of the olivary (ɔ) nucleus ~ **ovarii** (*PNA*) (Eierstockhilus) h. of the ovary ~ **pulmonis** (*PNA*) (Lungenhilus, -stiel *od* -pforte) h. of the lung ~ **renalis** (*PNA*) (Nierenhilus, -stiel *od* -pforte) h. of the kidney ~ hilar (ai) **~adenopathie** *f* bronchadenitis (ai) **~affektion** *f* hilar affection, hilitis **~amputation** *f* hilar "amputation" **~beteiligung** *f* hilar involvement **~drüse** *f* hilar gland **~entzündung** *f* hilitis **~gefäß** *n* hilar vessel **~gegend** *f* hilar region (i:) **~infiltration** *f* hilar infiltration **~lymphknoten** *m* hilar lymph node **~schatten** *m* röntg hilar shadow (æ), hilum shadow **~tuberkulose** *f* hilar tuberculous affection, hilum tuberculosis, hilus t. **~verdickung** *f* thickening of the hilum **~vergrößerung** *f* hilar enlargement **~zeichnung** *f* röntg hilar image (i)
himbeer|artig (Sputum) raspberry ('ra:zbəri)-like **~farben** (Zunge) raspberry-colo[u]red (ʌ) **~geleeartig** raspberry-colo[u]red **~mal** *n* strawberry n[a]evus (i:), cavernous (æ) angioma **~pocken** *f pl s* Frambösie **~sirup** *m pharm* raspberry syrup (i) (*BPC*) **~warzensucht** *f s* Frambösie **~zunge** *f* [red] strawberry tongue (ʌ), raspberry tongue
hinabsteigen (Hoden) to descend
hindeuten (Symptom) to be suggestive (*auf of*)
hinein|ragen *anat* to project into **~sikkern** (Blut, Eiter) to infiltrate, to ooze (u:) (*in into*) **~wachsen** to grow (*in into*)
Hines-Bannick (hainz-'bænik)-**Syndrom** *n* Hines-Bannick syndrome
Hinkegang *m* limping walk *od* gait (ei)
hinken to limp, to walk with a limp ~ *n* limp / limping / claudication / intermittierendes ~ intermittent claudica-

tion *od* limping, Charcot's (ʃar'koz) syndrome
hinten behind (ai) / retro- (e) (*Vors*) / nach ~ retrad (i:) / seitlich ~ dorsolateral (æ), tergolateral
Hinter|augen- retro (e)-ocular **~backe** *f* buttock (ʌ) / *anat* nates ('neiti:z) **~backen-** cluneal **~bein** *n* hindleg (ai) **~brust-** retromammary **~damm** *m* posterior (iə) perineum (i) **~dammgriff** *m* Ritgen ('ritgən) method (e) *od* manoeuvre [*US* maneuver] (u:) **~fläche** *f* posterior (iə) surface (ə:) **~grund** *m* background / *anat* fundus (ʌ), *pl* fundi, base / (Auge) fundus [oculi] **~grundoszillation** *f ps* "background" oscillation **~grundverstimmung** *f ps* "background" depression **~haupt** *n* occiput ('ɔksipʌt), back part of the head **~haupt-** occipital (i), occipito- **~haupt u. Gesichtsschädel betr.** occipitofacial ('feiʃəl) **~haupt u. Schädelbasis betr.** occipitobasilar (ei) **~haupt u. Scheitelbein betr.** occipitoparietal (ai) **~haupt u. Schläfenbein betr.** occipitotemporal **~haupt u. Stirnbein betr.** occipitofrontal (ʌ)
Hinterhauptbein *n* (Os occipitale (*PNA*)) occipital (i) bone ~ occipito- (*Vors*) ~ **u. Hals betr.** occipitocervical ~ **u. Scheitelbein betr.** occipitoparietal (ai) ~ **u. Warzenfortsatz betr.** occipitomastoid
Hinterhaupt|[bein]protuberanz *f* inion (i) **~fontanelle** *f* (Fonticulus posterior (*PNA*)) posterior (iə) *od* occipital (i) fontanelle **~höcker** *m* (Protuberantia occipitalis (*PNA*)) occipital protuberance **~knochen** *m* occipital bone **~[kopf]schmerz** *m* occipital headache *f*
Hinterhauptlage *f* (HHL) vertex presentation **hintere ~** occipitoposterior (iə) presentation; **linke ~** ~ occipito-laeva posterior position (OLP); **rechte ~** ~ right occipito-posterior position (ROP) **vordere ~** occipito-anterior (iə) presentation; **linke ~** ~ left occipito-anterior position (LOA), occipito-laeva anterior position (OLA); **rechte ~** ~ occipito-dextra anterior position (ODA), right occiput anterior (iə) position (ROA)
Hinterhaupt|lappen *m anat* occipital (i) lobe **~loch** *n* (Foramen magnum (*PNA*)) occipital foramen (ei), foramen occipitale magnum **~nerv** *m*, dritter, grosser, kleiner (Nervus occipitalis tertius, major, minor) third, greater, lesser occipital nerve **~neuralgie** *f* occipital neuralgia (æ) **~querlage** *f* occipitotransverse position / linke ~ left occipitotransverse position (LOT) **~schlagader** *f* occipital artery **~schmerz** *m* occipital headache **~schuppe** *f* (Squama occipitalis (*PNA*)) squamous part of the occipital bone **~vene** *f* (Vena occipitalis (*PNA*)) occipital vein **~windung** *f* occipital gyrus ('dʒaiərəs), *pl* gyri ('dʒaiərai)
Hinter|hirn *n* (Rautenhirn, Rhombenzephalon) hind (ai)-brain, rhombencephalon, metencephalon **~horn** *n* (Cornu posterius substantiae griseae (*PNA*)) posterior horn of the spinal cord / (Cornu posterius ventriculi lateralis (*PNA*)) posterior horn of the lateral ventricle **~kammer** *f* (Auge) posterior chamber (ei) **~kopf** *m* (Hinterhaupt) occiput ('ɔksipʌt), back of the head

~kopfneuralgie *f* occipital neuralgia **~lappen** *m* (Drüse) posterior (iə) lobe **~lappenhormon** *n* (Hypophyse) hormone of the posterior pituitary lobe **~leib** *m* (Insekt) abdomen (ou) **~ohrretro-auricular** (i) **~säule** *f* (Columna posterior medullae spinalis (*PNA*)) posterior grey column
Hinterscheitelbein|einstellung *f* posterior (iə) asynclitism (i), Litzmann's ('litsmanz) obliquity (i) **~lage** *f* (Fet) posterior parietal (ai) presentation
Hinterstrang *m* (Funiculus posterior (*PNA*)) posterior white column **~ataxie** *f* spinal ataxia **~syndrom** *n* posterior cord syndrome (i)
Hinter|teil *n F* buttocks (ʌ), posterior (iə), bottom (ɔ) **~wand** *f* (Organ) posterior wall **~wandinfarkt** *m* infarction of the posterior wall of the heart, posterior [myocardial] infarction **~wandinfarktnarbe** *f* scar caused by an infarction of the posterior [heart] wall **~zungen-** retrolingual
Hinton ('hintən)-**Test** *m* (Flockungsreaktion) Hinton flocculation test (Hint)
hinzu|kommen (*z B* Pneumonie zu Pertussis) to supervene (i:) **~ziehen** (Facharzt) to call in *od* to consult (ʌ) a specialist
H-lonen *n pl* hydrogen (ai) ions ('aiənz) **~konzentration** *f* hydrogen-ion concentration
Hippanthropie *f ps* hippanthropia (ou)
von Hippel-Lindau (fɔn 'hipəl-'lindau)-**Syndrom** *n* [von] Hippel's disease, [von] Hippel-Lindau syndrome
Hippoboscidae *f pl* (Lausfliegen) louse flies, Hippoboscidae
hippokamp|al hippocampal *us m* hippocamp, hippocampus, Ammon's horn
Hippokrates Hippocrates (hi'pɔkrəti:z) **~gesicht** *n* hippocratic (æ) face
hippokrat|isch hippocratic **~ismus** *m* hippocratism (ɔ)
Hippur|ase *f* hippuricase (juə) **~at** *n chem* hippurate **~ie** *f* (Hippursäureausscheidung im Urin) hippuria (juə) **~sauer** *chem* hippuric (juə) **~säure** *f* (Acidum hippuricum) *chem* hippuric (juə) acid, benzoylamino-acetic acid
Hippus *m* (Pupillenzittern, Iriszittern) hippus, tremulous (e) iris (aiə), pupillary athetosis
Hircus *m* (Achselhaar) hircus (ə:), *pl* hirci, axillary hair
Hirn *n* (*s a* Gehirn) brain, cerebrum (e), encephalon ~ cerebral (e), cerebro- (e) (*Vors*), encephalo- (*Vors*) ~ **u. Herz betr.** cerebrocardiac ~ **u. Hirnhäute betr.** cerebromeningeal ~ **u. Rückenmark betr.** cerebro-spinal ~ **u. Schädel betr.** craniocerebral **~abgewandt** cerebrifugal (i) **~abszeß** *m* brain abscess (æ), cerebral abscess, encephalopyosis **~achse** *f* brain stem **~ähnlich** encephaloid **~aneurysma** *n* cerebral aneurysm **~angiom** *n* angioreticuloma **~anhang** *m* [drüse *f*] (Hypophysis (*PNA*)) pituitary (ju) gland *od* body, hypophysis (ɔ), appendix cerebri (e) **~arterie** *f* cerebral artery **~arteriogramm** *n* cerebral (e) arteriogram (i) **~arteriosklerose** *f* cerebral arteriosclerosis **~atrophie** *f* atrophy (æ) of the brain, cerebro-atrophy, cerebral atrophy **~aufnahme** *f* röntg encephalogram **~basis** *f* (Basis cerebri (*PNA*)) base of

the brain ⟨bläschen n embr cerebral (e) vesicle (e) ⟨blutung f encephalorrhagia (ei), cerebral h[a]emorrhage (e) ⟨bruch m (Enzephalozele) encephalocele, hernia of the brain, craniocele (ei), cerebral hernia, cephalocele ⟨defekt m cerebral defect ⟨druck m cerebral pressure, brain pressure ('preʃə), intracranial pressure ⟨druckprozeß m compressive intracerebral process (ou) ⟨durchblutung f cerebral blood flow ⟨durchblutungsstörungen f pl cerebrovascular accidents ⟨eiterung f encephalopyosis (pai'ousis) ⟨embolie f cerebral (e) embolism ⟨emphysem n pneumatocephalus, cerebral emphysema (i:) ⟨entfernung f decerebration ⟨entzündung f encephalitis (ai), inflammation of the brain ⟨erweichung f encephalomalacia (mə'leiʃiə), softening of the brain ⟨funktion f brain function (ʌ) ⟨furchen f pl (Sulci cerebri (PNA)) cerebral sulci ⟨gefäßfibrose f fibrosis of the cerebral vessels ⟨gefäßkrankheit f cerebrovascular disease ~geschädigt with an injured brain, brain-injured ⟨geschwulst f brain tumo[u]r (ju:), intracranial (ei) tumo[u]r ⟨gespinst n ps phantom (æ), chimera (kai'miərə), phantasm ~gespinstig ps phantasmic ⟨gewebe n cerebral tissue ~gewebsähnlich histol encephaloid

◄Hirnhaut f meninx (i:), pl meninges (mi'nindʒi:z) / harte ⟨ dura mater (ei) / weiche ⟨ pia (ai) mater / zarte ⟨ (Pia mater + Arachnoidea) piarachnoid (æ) ⟨- meningeal (mi'nindʒiəl), meningo- (Vors) ⟨blutung f meningorrhagia (ei), meningeal h[a]emorrhage ('hemərɪdʒ) ⟨bruch m meningocele ⟨entzündung f (Meningitis) meningitis (menin'dʒaitis) ⟨erkrankung f meningopathy (ɔ) ⟨geschwulst f meningioma ⟨reizung f meningeal irritation

◄Hirn|hernie f encephaloma ⟨hohlraum m (Sinus durae matris) cranial (ei) od cerebral (e) sinus (ai) ⟨infarkt m brain od cerebral infarct od infarction ⟨ischämie f cerebral isch[a]emia, isch[a]emic brain damage ⟨kammer f ventricle of the brain ⟨kammerluftbild n röntg aerogram (εə) of the brain ⟨kern m s ⟨zentrum ⟨kontrolle f control (ou) of the cerebral centres [US centers] ⟨kontusion f cerebral concussion ⟨krankheit f brain disease, encephalopathy (ɔ) ⟨kunde f encephalology (ɔ), cerebrology ⟨kurvenbild n encephalogram (ɛ) ⟨lähmung f (zerebralbedingte Lähmung) cerebral paralysis (æ) od palsy (ɔ:) ⟨lappen m pl lobi cerebri ⟨leiden n encephalopathy (ɔ), brain disease, cerebral disease ⟨leidenencephalopathic (æ) ⟨leistungsschwäche f posttraumatic syndrome ~los anencephalic (æ), anencephalous, without brain / decerebrate ⟨losigkeit f anencephaly ⟨luftfüllung f cranial insufflation ⟨malaria f cerebral malaria (ɛə) ⟨mantel m (Pallium (PNA)) pallium ⟨messer n chir encephalotome ⟨mißbildung f dysraphia (æ) ⟨nerv m cranial nerve / I. ⟨ (Nervi olfactorii (PNA)) olfactory nerves / II. ⟨ (Nervus opticus (PNA)) optic nerve / III. ⟨ (Nervus oculomotorius (PNA)) oculomotor nerve / IV. ⟨ (Nervus trochlearis (PNA)) trochlear nerve / V. ⟨ (Nervus trigeminus (PNA)) trigemi-

nal nerve / VI. ⟨ (Nervus abducens (PNA)) abducent nerve / VII. ⟨ (Nervus facialis (PNA)) facial nerve / VIII. ⟨ (Nervus stato-acusticus (PNA)) auditory nerve / IX. ⟨ (Nervus glossopharyngeus (PNA)) glossopharyngeal nerve / X. ⟨ (Nervus vagus (PNA)) vagus nerve / XI. ⟨ (Nervus accessorius (PNA)) accessory nerve / XII. ⟨ (Nervus hypoglossus (PNA)) hypoglossal nerve ⟨nervenlähmung f cranial nerve palsy ⟨nervenstörung f cranial nerve dysfunction ⟨ödem n wet brain, cerebral [o]edema (i:), brain [o]edema ⟨operation f brain operation ~organisch cerebro-organic, organo--cerebral ⟨prellung f s ⟨quetschung ⟨prozess m, raumfordernder expanding brain lesion ⟨punktion f puncture ('pʌŋktʃə) of the brain, encephalopuncture, ventricular (i) puncture; brain biopsy ⟨quetschung f contusion (ju:) of the brain, cerebral contusion ⟨reaktion f cerebral reaction ⟨reizmittel n pharm cerebrostimulant (i) ⟨reizung f brain stimulation ⟨rinde f cortex of the brain, pallium, cerebral cortex, brain cortex ⟨rinden- corticocerebral (e) ⟨rindenentzündung f peri-encephalitis (ai), peri-encephalomeningitis (dʒai) ⟨rindenfunktion f cortical function ⟨rindenstrombild n electro-encephalogram ⟨-Rückenmarkerkrankung f encephalomyeloneuropathy ⟨- und Rükkenmarksaufnahme f (nach Luftfüllung) röntg pneumo-encephalomyelography ⟨-Rückenmarkskanal m cerebrospinal (ai) canal (æ) ⟨sand m acervulus, brain sand ⟨schädel m skull (ʌ), cranium (ei), brain pan ⟨schädellänge f (grösste) occipitofrontal diameter (OF) ⟨schaden m cerebral injury ('indʒəri), brain damage (æ) od defect, encephalopathy (ɔ) / angeborener ⟨ congenital brain defect / erworbener ⟨ developmental brain defect ⟨schädigung f s ⟨schaden ⟨schale f cerebral cranium, skull cap, brain pan, calvarium (εə) ⟨schenkel m (Crus cerebri (PNA)) crus of the cerebrum ⟨schlag m cerebral stroke ⟨schock m cerebral shock ⟨schrumpfung f shrinking of the brain ⟨schwellung f swelling of the brain ⟨schwindel m cerebral vertigo ⟨sinus m pl (Sinus durae matris (PNA)) sinuses of the dura mater ⟨sklerose f cerebrosclerosis, encephalosclerosis, Scholz' ('ʃɔltsiz) syndrome, metachromatic leucodystrophy syndrome, cerebral sclerosis / infantile, akute, diffuse, familiäre ⟨ Krabbe's ('krabəz) syndrome / tuberöse ⟨ Bourneville's (burnə'vilz) disease od sydrome ⟨stamm m anat brain stem ⟨stammanfall m ps tonic fit ⟨stammreflex m brain stem reflex ⟨stich m cephalocentesis (i:) ⟨stiel m cerebral peduncle (ʌ) ⟨strombild n (Elektroenzephalogramm) electro-encephalogram ⟨stromuntersuchung f electro-encephalography (ɔ) ⟨substanz f cerebral matter / graue ⟨ grey matter / weiße ⟨ white matter ⟨syndrom n brain syndrome ⟨szintigraphie f radiol brain od cerebral scanning, brain scans ⟨tätigkeit f cerebral (e) function (ʌ) ⟨trauma n cerebral trauma (ɔ:), brain trauma ⟨traumatiker m s ⟨verletzter ⟨tumor m cerebral tumo[u]r (ju:), brain

tumo[u]r od neoplasm ⟨vene f cerebral vein / grosse ⟨ (Vena cerebri magna (PNA)) great cerebral vein / innere ⟨n (Venae cerebri internae (PNA)) internal cerebral veins / obere ⟨n (Venae cerebri superiores (PNA)) superior cerebral veins / untere ⟨n (Venae cerebri inferiores (PNA)) inferior cerebral veins / vordere ⟨ (Vena cerebri anterior (PNA)) anterior cerebral vein ⟨ventrikel m cerebral ventricle ⟨ventrikel-Punktionskanüle f cerebral ventricle puncture (ʌ) cannula ⟨veränderung f path cerebral affection ~verletzt brain-injured ('indʒəd) ⟨verletzter m person suffering (ʌ) from brain injuries ('indʒəriz) ⟨verletzung f (auch Commotio) brain injury ('indʒəri) / offene ⟨ open brain injury ⟨volumen n brain od cerebral volume (ɔ) ⟨volumenvermehrung f increase of the brain volume ~wärts cephalad (e) ⟨wasser n anat cerebral liquor ('likwɔ:) ⟨windung f [cerebral] convolution od gyrus, pl gyri ('dʒairəi) ⟨zentrum n (Hirnkern) cerebral centre, brain centre [US center] ~zugewandt cerebripetal (i)

Hirschhorn n pharm hartshorn ⟨öl n pharm bone oil, oil of hartshorn ⟨salz n chem ammonium carbonate, hartshorn salt (ɔ:)

Hirschsprung ('hirʃspruŋk)-Krankheit f congenital (e) dilatation of the colon (ou), Hirschsprung's disease, giant (ai) colon, megacolon (e)

Hirse f millet ⟨brei m millet pap ~förmig miliary (i) ⟨korn n (Auge) milium (i) ~kornartig miliary ~kornförmig (milar) miliary ~korngroß miliary, of the size of a millet seed

Hirst (hə:st)-Test m Hirst test, Hirst and Hare (hεə) test

Hirsuties f hypertrichosis, hirsuties (hə:'sju:ʃi:z)

Hirsutismus m hirsutism (ə:), hypertrichosis

Hirtentäschel[kraut] n (Capsella bursa pastoris) bot pharm shepherd's purse

Hirudin n hirudin (u:)

Hirudo m (Blutegel) leech, Hirudo (u:)

Hirzismus m (Achselschweißgeruch) hircismus (i)

His = Histidin n histidine, His

His (his)-Bündel n bundle (ʌ) of His, atrioventricular bundle, auriculoventricular bundle ⟨-Isthmus m (Isthmus rhombencephali (PNA)) isthmus rhombencephali ⟨[-Werner ('wə:nə)]-Krankheit f (Wolhynisches Fieber) His's disease

Hiss (his)-Kapselfärbung f (Anthony--Kapselfärbung) Hiss' ('hisiz) method

Histamin n histamine ⟨ämie f (Auftreten von Histamin im Blut) histamin[a]emia (i:) ⟨ase f physiol histaminase ⟨bronchospasmus m histamine--induced (ju:) bronchial spasm ⟨desensibilisierung f histamine desensitisation ⟨dihydrochlorid n (EP, DAB) histamine dihydrochloride (EP, USP) ⟨gehalt m (Blut) histamin[a]emia (i:) / übermäßiger ⟨ hyperhistamin[a]emia ⟨infusionstest m histamine infusion test ⟨kopfschmerzen m pl (Horton--Syndrom) histaminic cephalgia, cluster (ʌ) headache, Horton's ('hɔ:tənz) cephalgia ⟨kopfschmerz-Syndrom n cluster headache syndrome ⟨liberator m chem histamine liberator ⟨meer-

schweinchen *n* histamine-sensitive guinea ('gini) pig ✍**phosphat** *n* (*EP*) (Histamini phosphas (*P Int*)) histamine [acid] phosphate (*BP, EP, USP*) ✍**spiegel** *m* histamine level / erhöhter ✍ hyperhistamin[a]emia (i:) ✍**test** *m* histamine test / verstärkter ✍ augmented histamine test

Histidase *f* histidase

Histidin *n chem* histidine ✍**ämie** *f* histidin[a]emia (ˌhistidi'ni:miə)

Histio|- (*Vors*) histio- (*Vors*), hist[o]- (*Vors*) ✍**blast** *m* histioblast ✍**gramm** *n* histiogram ✍**zyt** *m* polyblast, histiocyte / ortsständiger ✍ resident h. ✍**zyten-proliferation** *f* histiocytosis ✍**zytom** *n* histiocytoma ✍**zytose** *f* histiocytosis / ✍ X histiocytosis X

Histo|- (*Vors*) hist[o]- (*Vors*) ✍**blast** *m* (Histiozyt) hist[i]oblast, hist[i]ocyte ✍**chemie** *f* (histologische Chemie) histologic[al] chemistry ∼**chemisch** histochemical ∼**gen** (vom Gewebe gebildet) histogenous (ɔ) ✍**genese** *f* (Gewebsbildung) histogenesis (e), histogeny (ɔ) ∼**genetisch** histogenetic (e) ✍**gramm** *n radiol* histogram ∼**id** (gewebsartig) histoid ✍**kompatibilitätsantigen** *n* (H-Antigen) histocompatibility antigen, H antigen ✍**kompatibilitätsgen** *n genet* histocompatibility gene (dʒi:n) ✍**loge** *m* histologist (ɔ) ✍**logie** *f* (Gewebslehre) histology (ɔ), microscopic (ɔ) od minute (ai:) ju:) anatomy, micro-anatomy, micranatomy / ✍ einer Krankheit microscopic findings (ai) of a disease / pathologische ✍ morbid microscopic anatomy (æ) ∼**logisch** histologic[al] (ɔ) ✍**lyse** *f* (Gewebsauflösung, Gewebszerfall) histolysis (ɔ), breaking down of tissue ∼**lytisch** histolytic (i) ✍**n** *n* (Eiweißkörper) histone ✍**neurologie** *f* histoneurology (ɔ) ✍**pathologie** *f* histopathology (ɔ), cellular pathology, pathologic[al] (ɔ) histology ∼**pathologisch** histopathologic[al] ✍**physiologie** *f* histophysiology (ɔ), histologic[al] physiology (ɔ) *n bakt* histoplasma (æ) ✍**plasmin** *n* histoplasmin (æ) ✍**plasmose** *f* histoplasmosis, Darling's disease, reticulo-endothelial (i:) cytomycosis ✍**sit** *m* (Gewebsparasit) histosite, tissue parasite (æ) ✍**therapie** *f* (Behandlung mit tierischen Geweben, Organtherapie) histotherapy ∼**toxisch** (giftig für Gewebe) histotoxic ✍**tripsie** *f* histotripsy ∼**trop** (Affinität zu Gewebszellen besitzend) histotropic (ɔ) ∼**troph** histotrophic (ɔ) ∼**zoisch** (im Gewebe lebend) histozoic ('zouik) ✍**zyt** *m* (retikuläres Bindegewebe) hist[i]ocyte

Hit *m* (E*) *imm* (Schaltstelle an der Zellmembran eines Erythrozyten) hit, E*

Hitze *f* heat / *ps* passion, ardo[u]r / (Fieber) height (ai) of fever, febrile (i:) heat / aufsteigende ✍ hot flushes / epikritische ✍ epicritic (i) heat / fliegende ✍ hot flushes (ʌ) / trockene ✍ dry heat ✍- thermal, thermic, therm[o]- (*Vors*) ✍**anfälle** *m pl* hot flushes (ʌ) ✍**anwendung** *f* application of heat (*auf to*), calorisation ∼**beständig** heat-proof, thermo-stabile, heat--resistant ✍**beständigkeit** *f* thermostability, heat resistance ✍**bläschen** *n* heat spot ✍**ekzem** *n* heatborne eczema

('eksimə) ∼**empfindlich** heat-sensitive ✍**empfindlichkeit** *f* sensitiveness to heat ✍**erythem** *n* heat-induced (ju:) erythema (i:), heat rash *od* dermatitis ∼**fest** *bakt* thermobiotic (ɔ) ✍**festigkeit** *f bakt* thermobiosis ✍**gefühl** *n* sensation of heat, heat sensation *od* discomfort (ʌ), flushing (ʌ) ✍**grad** *m* degree of heat ✍**koagulation** *f* diathermy (ai) coagulation ✍**messer** *m* (Pyrometer) pyrometer (ɔ) ✍**messung** *f* pyrometry (ɔ) ∼**resistent** (*z B* Sporen) thermoduric (juə) ✍**schaden** *m* heat injury ('indʒəri) ∼**speichernd** endothermal, endothermic ✍**stadium** *n* febrile *od* hot stage ✍**star** *m* (Cataracta calorica) glass--blowers' cataract ✍**starre** *f* heat rigor (ai) ✍**stauung** *f* heat accumulation ✍**stich** *m* heat puncture (ʌ) ✍**strahlung** *f* thermal *od* heat radiation ✍**über-empfindlichkeit** *f* thermohyper[al]esthesia (i:) ∼**unbeständig** thermolabile ('leibail) ✍**verbrennung** *f* thermal burn ✍**wallungen** *f pl* hot flushes (ʌ) ✍**welle** *f* heat wave / (Klimakterium) flush

Hitz|pickel *m pl* prickly heat ✍**pocken** *f pl* prickly heat, heat rash, miliaria (ɛə) [rubra (u:)] ✍**schlag** *m* (auch Sonnenstich) heat prostration, sunstroke (ʌ), heatstroke

HJV = Hämagglutinationsvirus *n*, japanisches h[a]emagglutinating virus of Japan

HK = Hexokinase *f* hexokinase

H-Kette *f chem* heavy chain, H-chain

Hy⁻²-Kettenkrankheit *f* heavy chain *od* H-chain disease, Franklin's ('fræŋklinz) syndrome

HKL-Test = Heparin-Kalziumchlorid--β-lipoproteintest *m* heparin, calcium chloride, β-lipoprotein test

H-Krankheit = Hartnup-Syndrom *n* Hartnup's syndrome

Hkt = Hämatokrit packed cell volume (PCV)

HLA = humane Leukozytenantigene *n pl* human leucocyte antigens, HLA

HLB-Faktor *m* hydrophil-lipophil balance factor, HLB factor

HLM = Herz-Lungenmaschine *f* heart--lung machine (i:)

HLP = Herz-Lungen-Präparat *n* heart--lung preparation

5-HMC = 5-Hydroxymethylzytosin *n* 5-hydroxymethyl cytosin, 5-HMC

HMG-CoA = β-Hydroxy-β-methylglutaryl-CoA *n* β-hydroxy-β-methylglutaryl CoA, HMG-CoA

HML = Hypophysenmittellappen *m* middle part of the pituitary gland

HMP = Hexosemonophosphat *n* hexose monophosphate

HMV = Herzminutenvolumen *n* heart minute output, HMO

HNO (Halsnasenohren-) ENT (ear, nose, throat)

HO = Holmium *n* holmium, Ho

HOADH = 3-Hydroxyacyl-CoA-dehydrogenase *f* 3-hydroxyacyl-CoA-dehydrogenase

hoch|beinamputiert amputated in the high region (i:) of the femur (i:) ∼**binden** (*z B* Brust) to support (ɔ:) ∼**brüstig** high-breasted (e) ∼**dosiert** large-dose

Hochdruck *m* high pressure / (Blut) hypertension *blasser* ✍ pale hypertension *bösartiger od maligner* ✍ malignant (i) hypertension *essentieller* ✍

essential hypertension *gefäßbedingter* ✍ vascular hypertension *klimakterischer* ✍ menopausal (ɔ:) hypertension *nebennierenbedingter* ✍ adrenal (i:) hypertension *portaler* ✍ portal hypertension *renaler od weißer* ✍ renal (i:) hypertension ✍- ˙hypertensive ✍**apoplexie** *f* apoplexy due to hypertension ∼**bedingt** hypertensive ✍**enzephalopathie** *f* hypertensive encephalopathy ✍**erscheinung** *f* manifestation of hypertension ∼**erzeugend** hypertensive ✍**flüssigkeitschromatographie** *f* high--pressure *od* high-speed liquid chromatography ∼**krank** suffering (ʌ) from hypertension ✍**kranker** *m* hypertensive (ˌhaipə'tensiv) ✍**krankheit** *f* hypertensive heart disease ✍**ler** *m s* ✍**patient** ✍**niere** *f* hypertensive nephritis (ai) ✍**patient** *m* hypertensive, patient (ei) suffering (ʌ) from hypertension *od* with abnormally high blood pressure ✍**puls** *m* high-tension pulse (ʌ) ✍**sauerstoffbehandlung** *f* high-oxygen treatment ✍**therapie** *f* hypertension therapy (e)

hochempfindlich highly sensitive

Hochenegg ('ho:xənek)**-Darmresektion** *f od* **-Operation** *f* Hochenegg's operation

hoch|entwickelt highly developed ∼**energetisch** high-energy ∼**fiebrig** very feverish (i:) ✍**frequenz** *f elektr* high frequency (i:) ✍**frequenzbehandlung** *f* d'arsonvalism ('da:sənvəlizm), d'arsonvalisation ✍**frequenz-Chirurgiegerät** *n* high-frequency surgical unit ✍**frequenzmesser** *n chir* radio knife ✍**frequenzstrom** *m elektr* high-frequency current (ʌ) ✍**frequenz[strom]behandlung** *f* d'arsonvalism ('da:sənvəlizm), d'arsonvalisation ✍**gebirgsklima** *n* high-altitude (æ) climate (ai) ∼**gedrängt** (Organ) displaced upward[s] ∼**gestellt** (Urin) concentrated / (Bett) tipped-up ∼**giftig** highly poisonous, hypertoxic ✍**giftigkeit** *f* hypertoxicity (i) ∼**gradig** high-grade / *path* severe ∼**infektiös** highly infectious ∼**kalorisch** high--caloric (kə'lɔrik) ∼**konzentriert** (Harn) highly concentrated ✍**kpfigkeit** *f* acrocephalia ∼**lagern** (*z B* Bein) to elevate (e) ✍**lagerung** *f* elevation ∼**legen** (*z B* Bein) to prop up, to elevate (e), to raise / ein Bein [auf (*od* mit) Kissen] ∼ to prop up a leg [on pillows] ✍**leistungs-Vakuum-Stethoskop** *n* high--capacity vacuum stethoscope ∼**manisch** *ps* hypermanic (æ) ∼**molekular** high-molecular[-weight] ∼**potent** (Mittel) high-potency ∼**rein** high-purity ∼**resistent** highly resistant (*gegen to*) ∼**schädelig** hypsicephalic (æ), hypsocephalous (e) ✍**schädeligkeit** *f* hypsicephalia (ei), hypsicephaly (e) ∼**siedend** high-boiling

Höchst|belastung *f* (Herz) maximum (æ load *od* stress, peak load ✍**dosenverzeichnis** *n pharm* posological table ✍**dosis** *f pharm, röntg* maximum [permissible] dose (dous), maximum dosage ('dousidʒ) / kumulierte ✍ maximum cumulative *od* accumulated *od* integrated dose

Hochstimmung *f* (Geisteskranke) p. elation

Höchst|konzentration *f* peak concentration ✍**leistung** *f* maximum capacity ✍**stand** *m* ceiling ✍**wert** *m* peak value

(æ) ~zulässig (Strahlen, Drogen) maximal, maximum permissible
hoch|titrig high-titre ('taitə) ~trächtig in an advanced state of pregnancy ɛ-vakuum n high vacuum ɛvakuumdestillation f high-vacuum short-path distillation ~verlagert displaced upward[s] ~virulent bakt potent (ou), highly virulent (i), supervirulent ~wertig (Lebensmittel) high-caloric / pharm high-potency / (Mittel) potent (ou) ~wirksam (Mittel) potent (ou), highly efficacious
Hocke f squatting (ɔ) position
Höcker m anat knob (nɔb), protuberance (ju:) / (Knoten) node / (Buckel) hump (ʌ), hunch (ʌ), gibbosity (ɔ) / (Knochen) eminence (e) / (Zahn) cusp ɛbildung f bosselation, nodulation ~ig bosselated / mamillate ɛnase f rhinophyma (ai), potato nose, hump nose ~tragend dent cuspidate (ʌ)
Hockstellung f squatting (ɔ) [position]
Hoden m testicle, testis, pl testes ('testi:z), orchis, pl orchides ('ɔ:kidi:z) / ektopischer ɛ ectopic testicle / hochsitzender, nicht deszendierter ɛ undescended od retained testicle / verlagerter ɛ displaced (ei) testicle / im Inguinalkanal steckender ɛ femoral (e) od inguinal testicle ɛ- orchic, orchidic (i), testicular (i) ɛanheftung f (Orchidopexie) orchiopexy, orchidopexy ɛ-arterie f (Arteria testicularis (PNA)) testicular artery ɛatrophie f testicular atrophy (æ), orchiatrophy (æ) ɛbefestigung f chir orchiorrhaphy (ɔ) ɛblutung f testicular h[a]emorrhage (e) ɛbruch m scrotal (ou) hernia, scrotocele, orchiocele ɛdescensus m descent of a testis ɛdrehung f s ɛtorsion ɛdysfunktion f hypo-orchidia (i) ɛentfernung f chir orchiectomy, orchidectomy, removal (u:) of a testicle ɛentzündung f (Orchitis) orchitis (ai), testitis (ai), didymitis ɛ- u. Nebenhodenentzündung f orchiepididymitis ('ɔ:ki,epididi'maitis) ɛerkrankung f testicular disease od disorder, orchiopathy (ɔ), orchidopathy, testopathy ɛexstirpation f s ɛentfernung ɛfixation f (im Skrotum) orchiopexy, cryptorchidopexy (i) ~förmig testicle-shaped ɛfunktionsstörungen f pl hypogonadism ɛgangrän n gangrene of a testicle ɛgeschwulst f (Schwellung) swelling of a testicle / (Tumor) scrotal (ou) tumo[u]r (ju:), sarcocele ɛgewebe n (Parenchyma testis (PNA)) parenchyma testis, testicular tissue ɛhämatom n testicular h[a]ematoma ɛheber m (Musculus cremaster (PNA)) cremaster muscle ɛhormon n testicular od testis hormone ɛhülle f coat of a testicle ɛhüllenentfernung f chir vaginalectomy ɛhüllenentzündung f vaginalitis (ai) ɛkanälchen n seminiferous tubule ɛkrebs m testicular cancer ɛleiden n orchiopathy (ɔ), orchidopathy ɛluxation f luxatio (ei) testis ɛmorphologie f testicular morphology ɛnetz n (Rete testis (PNA)) rete testis ɛneuralgie f orchialgia (æ), orchiodynia (i), orchioneuralgia (njuə-'rældʒiə) ɛplastik f orchioplasty, orchidoplasty ɛpol m pole of the testicle ɛprellung f contusion of a testicle ɛquetschung f s ɛprellung ɛreflex m (Kremasterreflex) cremasteric (e) reflex

(i:) ɛretention f cryptorchidism ɛrezidiv n testicular relapse
Hodensack m scrotum (ou) ɛ- (skrotal) scrotal, oscheal (ɔ) ɛbruch m s Hodenbruch ɛelephantiasis f oschelephantiasis ('ɔsk,elifən'taiəsis), oscheo-elephantiasis ɛentzündung f scrotitis (ai) ɛeröffnung f chir oscheotomy (ɔ) ɛhaut f tunica (ju:) dartos ~hautähnlich dartoid ɛkrebs m cancer of the scrotum ɛnaht f chir scrotal suture (ju:) ɛplastik f chir scrotoplasty (ou), oscheoplasty (ɔ) ɛtorsion f testicular torsion, torsion of a testicle ɛzunge f fissured (i) tongue (ʌ), scrotal tongue
Hoden|schmerz m (Orchialgie, Orchiodynie) testicular pain, orchialgia (,ɔ:ki'ældʒiə), orchiodynia (i), orchioneuralgia (njuə'rældʒiə), testalgia ɛschnitt m chir orchidotomy (i), orchiotomy, orchotomy ɛschwellung f swelling of a testicle, orchioncus ɛtanzen n (Orchichorie) orchichorea (kɔ'riə) ɛtherapie f testicular therapy (e) ɛtorsion f torsion of a testicle ɛtuberkulose f tuberculosis of a testis, tuberculocele ɛvene f (Vena testicularis (PNA)) testicular vein ɛverlagerung f testicular (i) ectopia (ou) ɛverschmelzung f synorchidism, synorchism ɛzwischenzellen f pl Leydig ('laidiç) cells, interstitial cells of the testis ɛzwischenzellentumor m Leydig cell tumo[u]r, interstitial cell tumo[u]r, interstitioma
Hodge (hɔdʒ)|-Pessar n cradle (ei) pessary, Hodge's p. ɛ-Zange f Hodge's forceps pl
Hodgkin ('hɔdʒkin)-Syndrom n (Lymphogranulomatose, Lymphogranulom) Hodgkin's syndrome od disease, lymphogranuloma
Hodgson ('hɔdʒsən)-Aorteninsuffizienz f Hodgson's disease
van der Hoeve ('hu:və)-Syndrom n (Apert-Syndrom) van der Hoeve's syndrome
Hof m halo (ei) / areola (i)
Hoffmannstropfen m pl pharm spirit (i) of ether (i:)
Höhe f (Größe) height (ai) / (geographisch) altitude (æ) / (Dosis) level / ɛ einer Kurve (Kurvenhöhe) plateau ('plætou) / (Querschnittslähmung) level / nicht auf der ɛ sein F to be off-colo[u]r (ʌ), to be under par, to be unfit, to be not up to the mark
Höhen|akklimatisierung f altitude acclimatisation ɛangst f ps hypsophobia, hypsiphobia, fear of heights (ai), bathophobia ɛdiagnostik f segmental diagnosis ~fest free from fear of heights ɛklima n (über 700 m) mountain climate (ai) ɛkrankheit f mountain sickness, hypobaropathy (ɔ), alpine (æ) climbers' disease (i:) / (Flieger) altitude (æ) anoxia ɛkur f orinotherapy, hypsotherapy ɛkurort m high-altitude (æ) resort ɛluft f mountain air ɛluftkurort m health resort in the mountains ɛmesser m altimeter (i) ɛschielen n vertical squint / latentes ɛ hyperphoria, anisophoria ɛschwindel m height vertigo / (Höhenangst) ps hypsiphobia, hypsophobia
Höhensonne f mountain sun / künstliche ɛ sun lamp, mercury vapo[u]r (ei) lamp, solar radiation lamp ɛnebenbehandlung f ultra (ʌ)-violet (ai) light therapy (e)

Höhen|strahlung f radiation of the atmosphere (æ), cosmic (ɔ) rays of radiation ɛverminderung f (Zwischenwirbelraum) diminished distance between two vertebrae
Höhepunkt m peak, climax (ai), acme (æ) / auf den ɛ kommen (Krankheit, Fieber) to climax (ai)
hohl hollow / (Backen) hollow / (Spiegel) concave / (leer) empty / (Zahn) carious (εə), decayed (ei) ~äugig hollow-eyed ɛblutader f vena (i:) cava (ei) ~brüstig hollow-chested
Höhle f (entstandener Hohlraum, z B Lunge) cavern (æ) / anat cavity (æ); antrum / (Augen~) socket / (Sinus) sinus (ai) / (Grube) fossa, pit / (Eiter) pocket
Höhlen|atmen n cavernous (æ) breathing (i:) od respiration ɛbildung f cavity formation, cavitation ɛgeräusch n cavernous rales (a:) ɛgrenze f röntg outline of a cavity ɛsymptom n cavitary (æ) sign ɛumriß m (Lunge) outline of a cavity ɛwassersucht f dropsy of cavities [of the body]
Hohl|fläche f opt concavity (æ) ɛfuß m talipes (æ) cavus (ei) od arcuatus (ei), hollow foot, pes (i:) cavus (ei) ɛhand f (Handfläche) hollow of the hand, palm (a:) / path manus (ei) cava (ei) ɛhandpalmar (æ) ɛhandbogen m anat palmar arch ɛhandfaszie f palmar fascia (æ) od aponeurosis ɛhandfläche f palmar surface (ə:) ɛhandflächen- palmar ɛhandmuskel m, kurzer, langer (Musculus palmaris brevis, longus (PNA)) palmaris brevis, longus muscle ɛhandphlegmone f palmar phlegmon ɛhandrinne f (Sulcus carpi (PNA)) carpal sulcus ɛknie n back-knee, genu recurvatum ɛkörper m pl (chirurgische) surgical (ə:) hollow articles ɛkreuz n (Lordose) lordosis ɛkreuzbildung f formation of a lordosis ɛlappen m chir tubed flap ɛlinse f concave lens ɛmeißel m chir gouge (gaudʒ), hollow chisel (i) ɛmeißelzange f chir bone rongeur (rɔ̃'ʒə:) [forceps], gouge forceps pl ɛmuskel m hollow muscle (ʌ) ɛnadel f cannula, hollow od hypodermic needle ɛnagel m spoon nail, koilonychia (i) ɛorgan n hollow organ ɛraum m anat antrum / (Höhle) hollow space / (Lakune) lacuna (ju:), pl lacunae / (Höhle) cavity (æ) / (zwischen Schiene und Glied) gap ɛraumdesinfiziens n hollow-space disinfectant ɛrauminfektion f infection of a cavity ɛrücken m hollow back, saddle back, lordosis / (bei Pferden) swayback (ei) ~rückig hollow in the back, lordotic (ɔ) ɛrundrücken m curved (ə:) back with lordosis, lordotic (ɔ) curved back ɛschiene f chir fracture box, hollow splint ɛsonde f grooved (u:) director, hollow sound (au) ɛspiegel m concave mirror ɛstiel m (Transplantation) tube pedicle (e)
Höhlung f cavity (æ), cavern (æ), socket
Hohl|vene f anat vena (i:) cava (ei) ɛvene u. Vorhof betr. veno-auricular (i), venosinal (ai) ɛvenen- caval (ei) ɛvenensinus m sinus (ai) of the venae (i:) cavae (ei) ~wangig hollow-cheeked, hollow-faced ɛwarze f (Brust) sunken (ʌ) od pitted nipple ~werden dent to decay (ei), to grow carious (εə)

Höhne ('hø:nə)-**Rupturphänomen** n od -**Zeichen** n Höhne's sign

Holergasie f ps holergasia

Holis|mus m (Ganzheitsauffassung, Ganzheitsmedizin, Leib-Seele-Medizin) holism (ou) ~**tisch** holistic

Höllenstein m pharm lunar (u:) caustic (ɔ:), silver nitrate (ai), lapis (ei) infernalis (ei) od imperialis (ei) &**halter** m caustic holder, portcaustic (ɔ:) &**lösung** f pharm silver nitrate [ophthalmic] solution &**stift** m pharm stick of silver nitrate &**träger** m s &**halter** &**vergiftung** f silver nitrate poisoning

Hollywooddiät f Hollywood diet (ai)

Holmium n holmium (ou) &**perchlorat** n (EP) holmium perchlorate (EP)

Holo- (Vors) holo- (ɔ) (Vors) ~**blastisch** holoblastic ~**diastolisch** (die ganze Diastole betreffend) holodiastolic (ɔ) &**graphie** f holography (ɔ) ~**krin** holocrine (ɔ) ~**metabol** holometabolic (ɔ), holometabolous (æ) **rachischisis** f (in der ganzen Länge gespaltene Wirbelsäule) holorachischisis ('hɔloræ-'kiskisis), fissure ('fiʃə) of the entire spinal (ai) cord ~**systolisch** holosystolic (ɔ) &**topie** f holotopy (ɔ) ~**trich** (Protozoen: ganz mit Zilien bedeckt) holotrichous (ɔ)

Holt-Oram ('hoult-'ɔ:rəm)-**Syndrom** n (atrio-digitale Dysplasie) Holt-Oram syndrome, atrio-digital dysplasia syndrome

Holunder m (Flieder) bot elder &**blüten** pl (Flores Sambuci (DAB)) elder flowers (au) &[**blüten**]**tee** m pharm elder [flower] tea

Holz n wood (u) / pharm lignum (i), pl ligna / Heiliges & (Guajakholz, Lignum Guajaci) guaiacum (æ) wood ~**artig** woody ('wudi), ligneous ('ligniəs) &**bein** n wooden leg &**bock** m dog od sheep tick &**essig** m chem wood vinegar (i), pyroligneous (i) acid, acetum (i:) pyrolignosum (ou) &**geist** m chem wood spirit (i), methyl (e) alcohol (æ) &**hörrohr** n wooden stethoscope (e) ~**ig** (hölzern, holzartig) ligneous (i), woody (u)

Holzknecht ('hɔltsknɛçt)]-**Einheit** f röntg Holzknecht unit (ju:) &-**Magenform** f röntg Holzknecht stomach (ʌ) &-**Phänomen** n röntg Holzknecht's phenomenon (ɔ) &-**Raum** m röntg Holzknecht's space, retrocardiac od prevertebral space

Holz|kohle f chem charcoal / pulverisierte & charcoal powder &**phlegmone** f ligneous od woody phlegmon (e) &**säure** f chem pyroligneous (i) acid &**schiene** f wooden splint &**schuhherz** n sabot ('sæbou) heart &**spatel** m wooden spatula (æ) &**spiritus** m chem wood spirit (i), methyl (e) alcohol (æ) &**stäbchen** n (Stieltupfer) throat spill, wooden applicator &**teer** m chem wood tar, pix liquida (BP) &**trank** m pharm infusion (ju:) od decoction of several kinds of wood (Sassafras usw) &**wolle** f wood wool (u) &**zecke** f wood tick

Homalographie f (Schichtanatomie) homalography (ɔ)

Homatropin n homatropine (æ) (hɔ'mætropi:n) &**hydrobromid** n (EP, DAB) (Homatropinum hydrobromicum (DAB), Homatropini hydrobromidum (EP)) homatropine hydrobromide

(BP, EP, USP) &**methylbromid** n (WHO) homatropine methylbromide &**um hydrobromicum** n (DAB) s &-hydrobromid

homaxial (gleichachsig) homaxial

Home (houm)-**Lappen** m Home's lobe (ou)

Homilo|pathie f ps homilopathy &**phobie** f ps homilophobia

Homizid m for homicide (ɔ)

Homo- (Vors) (gleich, gleichartig, gleichwertig) homo- (ou, ɔ) (Vors) **homo|chrom** homochrome ~**chron** homochronous (ɔ) ~**dont** (gleichzahnig) dent homodont, isodont (ai) &**erotik** f ps homo-erotism ~**erotisch** homo-erotic ~**gametisch** homogametic (e) ~**gen** (gleichartig) chem homogeneous (i:) / biol homogenous (ɔ) &**genat** n homogenate (hɔ'mɔdʒinit) &**genese** f homogenesis (e) &**genisator** m (Emulsionsmaschine) homogeniser (ɔ), viscoliser ~**genisieren** (angleichen) to homogenise (ɔ) &**genisierung** f homogenisation &**genität** f (Gleichartigkeit) homogeneity (i:) ~**gentisinsauer** chem homogentisic (i) &**gentisinsäure** f chem homogentisic acid, alkapton[e] (æ) &**gentisinsäureausscheidung** f (im Urin) homogentisuria (juə), alkaptonuria (juə) &**iotransplantat** n homograft (ɔ) &**iotransplantation** f homo[o]eotransplantation &**keratoplastik** f homokeratoplasty (ɔ) ~**lateral** homolateral, ipsilateral &**log** n genet homologue ~**log** homologous (ɔ) &**logie** f (Übereinstimmung) homology (ɔ) &**logon** n homologue (ɔ) &**lyse** f chem homolysis (ɔ) ~**nom** (den gleichen Gesetzen unterworfen od folgend) homonomous (ɔ)

Homöo|- (Vors) hom[o]eo- ('houmio) (Vors) ~**morph** (von gleicher Struktur od gleichem Bau) hom[o]eomorphous ~**path** m hom[o]eopath, hom[o]eopathist (ɔ) &**pathenglas** n hom[o]eopathic medicine bottles &**pathie** f hom[o]eopathy (ɔ), hahnemannism (a:) ~**pathisch** hom[o]eopathic (æ), hahnemannian (æ) &**plasie** f (gewebsähnliche Neubildung) hom[o]eoplasia (ei) &**plastik** f homoplasty, homografting, hom[o]eotransplantation ~**plastisch** (gewebsähnlich) hom[o]eoplastic (æ) &**stase** f (physiologisches Gleichgewicht) hom[o]eostasis (ei), physiologic[al] equilibrium (i) ~**statisch** hom[o]eostatic &**therapie** f (homöopathische Behandlungsart) hom[o]eotherapy (e) &**therm** (von gleichbleibender Körperwärme) homothermal, hom[o]eothermal, homothermic (ɔ) ~**typisch** hom[o]eotypical (i)

Homo|-PAS n = p-Aminomethylsalizylsäure f p-aminomethylsalicylic acid &**phthalsäure** f (Karboxyphenyläthanosäure) homophthalmic (homɔf-'θælmik) acid, phenylaceto-orthocarboxylic acid &**piperidinsäure** f (5--Aminopentansäure) homopiperidic (i) acid, homopiperidinic (i) acid &**plastik** f s Homöoplastik ~**plastisch** hom[o]eoplastic &**protokatechusäure** f dihydroxyphenyl acetic acid &**pteren** f pl (Zikaden usw) zool Homoptera (ɔ) &**sexualität** f homosexuality / (weibliche) lesbianism ~**sexuell** sex homosexual &**sexuelle** f (Frau) s Lesbierin &**sexueller** m sex homosexual

~**spor** (gleichsporig) homosporous (ɔ) &**stimulans** n homostimulant (i) &-**transplantat** n chir homograft (ɔ), homotransplant, hom[o]eotransplant / syngenetisches & syngeneic homograft ~**zentrisch** homocentric &**zygosis** f (Gleicherbigkeit) homozygosis &**zygot** m homozygote ('zaigout) &**zygotie** f (Gleicherbigkeit) homozygosis ~**zygot[isch]** homozygous (ai) ~**zyklisch** homocyclic (i) &**zystin** n homocystine &**zystinurie** f homocystinuria

Honig m honey (ʌ) ~**artig** (auch Konsistenz) honeylike &**präparat** n pharm linctus, lincture, electuary (e), mellite &**wabe** f honeycomb (ʌ) ~**wabenähnlich** histol honeycombed (ʌ) &**wabenlunge** f honeycomb lung (ʌ) &**wabenstruktur** f histol honeycombed structure (ʌ) &**wasser** n pharm hydromel (ai)

Honorar n fee &**forderung** f (ärztliche) doctor's bill

Hook m (Prothese) hook

Hopfen m bot, pharm hop, hops &**blüte** f pharm hop flower

Hoppe-Seyler ('hɔpə-'zailər)-**CO-Reaktion** f Hoppe-Seyler test

Hör|- (Vors) auditive (ɔ:), auditory; audio-, audito-, ot[o]- (ou) (Vors), hearing &**apparat** m hearing aid (i) &**assoziationszentrum** n auditopsychic (ai) area ('ɛəriə) &**assoziationszentrum** betr. auditopsychic &**bahn** f auditory (ɔ:) path ~**bar** audible / nicht ~ inaudible &**barkeit** f audibility &**bläschen** n embr otocyst (ou), auditory (ɔ:) od otic (ou) vesicle (e) &**breite** f auditory field od limit

Hordeolum n (Gerstenkorn) hordeolum (i), stye / & externum external h. / & internum internal h.

hören to hear / (zuhören) to listen (auf to) / (Vorlesung) to attend / schwer ~ to be hard of hearing / auf einem Ohr nicht ~ to be deaf (e) in one ear & ~ (Gehör) hearing (iə), audition (i) / binaurales od beidohriges & binaural hearing & u. Sehen betr. visuo-auditory (ɔ:)

hör|fähig able to hear &**fähigkeit** f ability (i) to hear, hearing, audition, faculty (æ) of hearing &**fehler** m (falsches Hören) mistake in hearing / (Leiden) defective (e) hearing, hearing disorder / angeborener & impediment (e) of hearing &**feld** n auditory [sensation] area &**funktion** f auditory function &**gerät** n (für Schwerhörige) hearing aid &**grenze** f audibility (i) limit (i) / untere & minimum audible field &**grübchen** n embr auditory (ɔ:) pit &**haar** n auditory hair &**halluzination** f (Stimmenhören) ps auditory hallucination &**hilfe** f hearing aid &**insel** f tone island (ai)

Horizokardie f (Horizontallage des Herzens) horizocardia

Horizont m (Gesichtskreis) horizon (ai) / therapeutischer & therapeutic h.

horizontal (waagerecht) horizontal &**abschnitt** m horizontal part od area ('ɛəriə) &**e** f horizontal / Deutsche & (Schädel) Frankfort h. / Frankfurter & (Schädel) Frankfort h. &**ebene** f horizontal plane &**furche** f (Hand) horizontal furrow (ʌ) &**lage** f horizontal position, horizontality &**nystagmus** m horizontal nystagmus (æ) &**schnitt** m chir horizontal section od incision (i)

˅stellung _f_ lying _od_ horizontal _od_ recumbent position

Hörknöchelchen _n_ auditory (ɔ:) _od_ hearing ossicle ˅entfernung _f chir_ ossiculectomy

Hör|kraft _f_ audition (i) ˅kurve _f_ audiogram (ɔ:) ˅lücke _f_ tone gap

Hormismus _m ps_ hormism

Hormon _n_ hormone **adrenokortikales** ˅ adrenal (i:) cortical h. **adrenokortikotrophes** ˅ adrenocorticotrop[h]ic h., (ACTH) **antidiuretisches** ˅ antidiuretic (daijuə'retik) h. (ADH), vasopressin **chorionisches** ˅ chorionic (ɔ) h. **corticotropes** ˅ corticotropic (ɔ) h. **diabetogenes** ˅ diabetogenic (e) h. **erotisierendes** ˅ libidogen (i) **follikelstimulierendes** ˅ follicle (ɔ)-stimulating (i) h. (FSH), pituitary gonadotrophic (ɔ) h., gametogenic (e) h., gametokinetic (e) h. ˅ **des Gastrointestinaltrakts** gastro-intestinal h. **gelbkörpererzeugendes** ˅ h. of the yellow body, luteal (u:) h., progesterone, corpus luteum (u:) h., progestin, lutin (u:), luteosterone (ɔ), corporin, beta (i:) factor **geschlechtsbedingtes** ˅ sex h. **geschlechtsbestimmendes** _od_ **geschlechtseigenes** ˅ sex h. **insulinhaltiges** ˅ islet ('ailit) h. **Interstitialzellen stimulierendes** ˅ (ICSH) interstitial cell-stimulating h., luteinising (u:) h. **kardiales** ˅ cardiac h., heart h. **laktationanregendes** ˅ lactation h., lactogenic (e) _od_ galactopoietic (e) _od_ mammotropic (ɔ) h., prolactin **laktogenes** ˅ lactogenic h.; ˅ ˅ **der Plazenta** human placentar lactogen (HPL) **luteinisierendes** ˅ luteinising (u:) h. **männliches** ˅ testosterone (ɔ), male h. **melanophorenstimulierendes** ˅ intermedin (i:) **auf die Nebennierenrinde wirkendes** ˅ adrenocorticotrop[h]ic (ɔ) (ACTH) _od_ adrenotrop[h]ic h. **östrogenes** ˅ [o]estrogenic (e) h. **ovulationseinleitendes** ˅ ovulation-inducing h. (OIH) **parathyroides** ˅ parathyroid (ai) h. **plazentares** ˅ placental h. **prähypophysäres** ˅ anterior (iə) pituitary (ju) h. **posthypophysäres** ˅ posterior (iə) pituitary h. **schilddrüsenerzeugtes** ˅ thyroid (ai) h., thyroxine (ɔ) **somatotropes** ˅ somatotropic h., growth h. **stoffwechselregelndes** ˅ metabolism (æ) h. **testikuläres** ˅ testicular (i) _od_ male h., testosterone (ɔ) **thyreotrop[h]es** ˅ thyroid-stimulating h., thyrotrop[h]ic (ɔ) h. **wachstumregelndes** ˅ chondriotrop[h]ic (ɔ) h., growth h. **weibliches** ˅ female (i:) sex h. **zelleigenes** ˅ cell h. **zyklusregelndes** ˅ female sex h. ˅ ˅ hormonal (ou), hormonic (ɔ)

Hormon|agogum _n_ (hormonbildunganregendes Mittel) hormonagogue (ɔ) ~**aktiv** hormonally active ~**al** hormonal (ou), hormonic (ɔ) ˅**al** _n_ peristaltic hormone ~**arm** hypohormonal, hypohormonic ˅**armut** _f_ hypohormonism ~**behandeln** to treat with hormones ˅**behandlung** _f_ hormonotherapy (e), endocrinotherapy, endocrine therapy, hormone therapy, treatment with hormones ~**bildend** (hormonerzeugend) hormonogenic (e), hormo[no]poietic (e) ˅**bildung** _f_ (Hormonentstehung) hormonogenesis (i:), hormonogenesis (dʒe) ~**bildunganregend** hormonagogue (ɔ) ˅**einwirkung** _f_ hormonal influence ˅**gabe** _f_ adminis-

tration of a hormone _od_ of hormones ˅**gleichgewicht** _n_ hormone balance ˅**haushalt** _m_ hormone balance ˅**hunger** _m_ hormone hunger (ʌ) ˅**infiltration** _f_ hormone infiltration ˅**insuffizienz** _f_ hormonal insufficiency ˅**jod** _n_ hormonal iodine ˅**lehre** _f_ (Lehre von den Hormonen) hormonology (ɔ) ~**liefernd** hormo[no]poietic (e), hormonogenic (e) ˅**mangel** _m_ lack of hormones, hormone hunger ˅**ologie** _f_ (Lehre von den Hormonen) hormonology (ɔ) ˅**präparat** _n_ hormone preparation ˅**störung** _f_ dyshormonism, glandular _od_ hormonal imbalance ˅**störungsdyshormonal**, dyshormonic ˅**system** _n_ hormonic system (i) ~**therapeutisch** hormone-therapeutic (ju:) ˅**therapie** _f s_ ˅**behandlung** ˅**wirkung** _f_ hormonic activity (i), hormonal action / auf übermässiger hervorbehend hyperhormonal (ou), hyperhormonic (ɔ)

Hörmüdigkeit _f_ auditory fatigue

Horn _n_ horn / _anat_ horn, column (ɔ), cornu, _pl_ cornua / (Haut) cutaneous (ei) horn / (hinteres) dorsal h. / (vorderes) ventral h. / (seitliches) lateral (æ) h. / (Zungenbein) großes ˅ greater cornu; kleines ˅ lesser c. ˅ kerato- (e) (_Vors_), horny, corneous, helo- (i:) (_Vors_) / (_bes_ Rückenmark) cornual ~**ähnlich** keratinoid (æ), ker[at]oid (e), corneous, hornlike ~**bildend** keratogenetic (e) ˅**bildung** _f_ (Verhornung) cornification, hornification / (Entwicklung) keratogenesis (e) / (übermäßige) helosis, heloma ˅**brille** _f_ horn-rimmed glasses (a:)

Horner ('hɔ:nə)|-**Muskel** _m_ Horner's muscle (ʌ) ˅-**Symptomenkomplex** _m_, -**Syndrom** _n_, -**Trias** _f_ (okulopupilläres Syndrom) Horner's syndrome, Horner-Bernard (ber'nar) syndrome

Hörnerv _m_ auditory (ɔ:) _od_ acoustic (u:) nerve, tympanic (æ) nerve, eighth [cranial] nerve

horn|förmig cornual, hornshaped, corniculate (i) ˅**geschwulst** _f_ (Keratom) keratoma ˅**gewebe**`_n_ horny tissue

Hornhaut _f_ (Haut) callosity (ɔ) / (Auge) cornea ˅- keratic (æ), kerato- (e) (_Vors_) / corneal (ɔ:) ˅**abflachung** _f_ flattening of the cornea, flat cornea ˅**abschabung** _f_ (Abrasio corneae) _chir_ corneal abrasion ~**ähnlich** keroid (ə) ~**bildend** keratogenous (ɔ) ˅**bildung** _f embr_ keratogenesis (e) / (Verhornung) cornification, hornification, callosity (ɔ) formation, keratoderma ˅**bildungs-** keratogenetic (e), keratogenous (ɔ) ˅**bohrer** _m_ corneal burr ˅**bruch** _m_ (Keratozele) _ophth_ keratocele (e), descemetocele (e), keratodermatocele (æ) ˅**dissektor** _m_ corneal dissector ˅**dystrophie** _f_ corneal dystrophy / bröckelige ˅ corneal granular dystrophy / gitterige ˅ (Haab-Dimmer-Syndrom) corneal lattice dystrophy, Buckler's ('bʌklɑz) _od_ Biber-Haab-Dimmer ('bi:bər-ha:p-'dimər) syndrome ˅**eiterung** _f_ suppurative (ʌ) keratitis (ai) ˅**entfernung** _f_ (Hühneraugen, Schwielen _usw_) _chir_ helotomy (ɔ) ˅**entwicklung** _f s_ ˅**bildung**

Hornhautentzündung _f ophth_ corneitis (ai), keratitis ˅ **mit Herpes zoster** herpetic (e) keratitis **gürtelförmige** ˅ band k., ribbon-like k., band-shaped k.

punktförmige ˅ punctate (ʌ) k. **parenchymatöse** ˅ parenchymatous (i) k., interstitial (i) k. **sekundäre** ˅ secondary k. **skrofulöse** ˅ phlyctenular (e) k., scrofulous (ɔ) k. **traumabedingte** ˅ exposure (ou) k. ˅ **u. Regenbogenhautentzündung** _f_ (Keratoiritis) kerato-iritis (aiɔ'raitis) ˅ **u. Ziliarkörperentzündung** _f_ cyclokeratitis (ai)

Hornhaut|epithel _n_ (Epithelium anterior corneae (_PNA_)) epithelium of the cornea ˅**epitheldystrophie** _f_ epithelial corneal dystrophy ˅**erosion** _f_ corneal erosion (ou) ˅**erweichung** _f_ keratomalacia (mə'leiʃiə), softening of the cornea ˅**exzision** _f_ (ganz _od._ teilweise) kerectomy / (teilweise) keratectomy ˅**falz** _m_ (Limbus corneae (_PNA_)) corneal limbus ˅**fleck** _m_ (Leukom) keratoleucoma [_US_ -leuko-], macula (æ) corneae, nebula (e), corneal opacity (æ), corneal spot ˅**geschwulst** _f_ (Keratom) keratoma ˅**geschwür** _n_ corneal ulcer (ʌ), helcoma ˅**herpes** _m_ herpes (ə:) corneae _Horn_ callosity plane ˅**infiltrat** _n_ peripheral annular infiltration ˅**instrument** _n_ corneal instrument ˅**kegel** _m ophth_ keratoconus (ou) ˅**körperchen** _n_ corneal corpuscle, Toynbee's ('tɔinbi:z) corpuscle ˅**krümmung** _f_ curvature (ɔ) of the cornea ˅**krümmungsmesser** _m_ keratometer (ɔ) ˅**läsion** _f_ corneal (ɔ:) abrasion (ei) ˅**limbus** _m_ (Limbus corneae (_PNA_)) corneal limbus ˅**löffel** _m_ (Fremdkörperentfernung) eye spud ˅**messer** _n_ keratotome (ɔ) / corneal knife ˅**mikroskop** _n_ corneal microscope (ai) ˅**narbe** _f_ corneal scar ˅**pannus** _m_ corneal pannus ˅**parenchym** _n_ corneal parenchyma ˅**pinzette** _f_ corneal forceps _pl_ ˅**plastik** _f_ corneal graft _od_ grafting (a:), keratoplasty (e) ˅**punktion** _f_ keratocentesis (i:), keratonyxis (i) ˅**rand** _m_ limbus corneae, corneal margin ˅**raspel** _f_ corneal rasp ˅**reflex** _m_ corneal reflex (i:), eyelid closure ('kludʒə) reflex ˅**riß** _m_ (Keratorrhexis) keratorrhexis ˅**ruptur** _f_ keratorrhexis, corneal rupture (ʌ) ˅**schaber** _m_ corneal scarificator ˅**scheitel** _m_ (Vertex corneae (_PNA_)) corneal vertex, vertex of cornea, vertex corneae ˅**schere** _f_ corneal scissors _pl_ ˅**schmerz** _m_ keratalgia (æ) ˅**schnitt** _m_ keratotomy (ɔ), incision (i) into the cornea ˅**schrumpfung** _f_ corneal phthisis ('θaisis), phthisis corneae ˅**sklerose** _f_ sclerosing (ou) keratitis (ai) ˅**staphylom** _n_ conophthalmus, corneal staphyloma ˅**stich** _m_ keratonyxis (i), puncture (ʌ) of the cornea ˅**transplantat** _n_ corneal transplant _od_ allograft / lamelläres ˅ lamellar graft of the cornea ˅**transplantation** _f_ corneal transplant, keratoplasty ˅**transplantationsschere** _f_ corneal transplant scissors _pl_ ˅**trepan** _m_ corneal trephine ˅**trübung** _f_ corneal clouding (au) / (leichte) nubecula (e) / (gitterige) Dimmer's ('dimərz) keratitis, Biber-Haab-Dimmer ('bi:bər-ha:p-'dimər) syndrome / (gürtelförmige) band keratitis / (ringförmige) Caspar's ring opacity (æ) / (weiße) leucoma [_US_ leuko-] ˅**vorwölbung** _f_ kerato-ectasia (ei), kerectasia (e), protrusion (u:) of the cornea, keratectasia (ei) ˅**zelle** _f_ corneal corpuscle

hornig (hornartig, verhornt) corneous,

horny, callous (æ), cornified, keratic (æ), keratinous (æ), keratose (e)

Horn|körper *m* epithelial pearl (ɔ:) **2krebs** *m* (Kankroid) cancroid **2löffel** *m pharm* horn spoon **~los** hornless **~lösend** keratolytic (i) **2panzer** *m* horny cuirass (kwi'ræs) **2perle** *f* epithelial pearl **2platte** *f* horny plate **2schicht** *f* (Stratum corneum epidermidis (*PNA*)) [stratum (ei)] corneum, horny layer (lɛə) of the epidermis / (Nagel) horny zone (zoun) **2schüppchen** *n* (Haut) horny scale **2stoff** *m s* **2substanz** **2substanz** *f* horny substance (ʌ), keratin (e) **2zapfen** *m* (Haut) horny peg

Horopter *m* horopter (ɔ) **~isch** horopteric (e)

Hör|probe *f* hearing test, audiometry (ɔ), acoumetry (u:) / (mit Uhr) watch tick test **2prüfung** *f s* **2probe** **2rest** *m* residual (i) hearing

Horripilatio *f* erection of hairs, horripilation

Hör|rohr (für Schwerhörige) ear trumpet (ʌ) / (Arzt) stethoscope ('steθəskoup) / **2** für beide Ohren binaural (ɔ:) **2** stethoscope, microphonoscope (ou) **2** stethoscopic (ɔ) **2schaden** *m* impaired (ɛə) hearing, impairment of hearing, auditory defect **2schärfe** *f* auditory (ɔ:) *od* hearing acuity (ju) / übernormale **2** (Hyperakusis) hyperacusia (ju:), hyperacusis (ju:), acoustic (u:) hyper[a]esthesia (i:), auditory hyper[a]esthesia **2schärfemesser** *m* sonometer (ɔ) **2schärfeprobe** *f* audiometric (e) test

Hör|schleife *f* (Lemniscus lateralis (*PNA*)) lateral lemniscus **2schwelle** *f* auditory (ɔ:) *od* hearing threshold **2schwellenmessgerät** *n* audiometer **2schwellenverschiebung** *f* threshold of hearing shift **2sphäre** *f* auditory area ('ɛəriə) **2stein** *m* otolith (ou), otoconia (ou), statolith (æ), ear dust (ʌ) **2störung** *f* hearing defect, defective hearing **2strahlung** *f* (Radiatio acustica (*PNA*)) auditory radiation **2stummheit** *f* audimutism (ju:), hearing mutism, audimutitas (ju:) / motorische **2** audimutism (ju:) **2sturz** *m* sudden loss of hearing **2täuschung** *f* illusion of hearing **2test** *m*, binauraler **2** dichotic listening test

Horton ('hɔ:tən)**|-Syndrom** *n* I (Histaminkopfschmerz) Horton's syndrome *od* neuralgia, cluster headache syndrome, histaminic cephalgia **2-Syndrom II** (Arteriitis temporalis) temporal arteritis, cranial arteritis, Horton's disease

Hör|training *n* ear training **2verlust** *m* loss of hearing, hearing loss / geräuschbedingter **2** noise-induced hearing loss **2vermögen** *n* audition (i) / *s* **2schärfe** **2weite** *f* hearing range, hearing distance (HD) **2zelle** *f* acoustic (u:) hair cell **2zentrum** *n* auditory centre, acoustic centre [*US* center]

Hospital *n* (Krankenhaus) hospital, clinic **2-** hospital, clinical **2angina** *f* hospital sore throat **2arzt** *m* hospital doctor, house-physician (i), house-surgeon (ɔ:) **2aufenthalt** *m* hospital stay **2aufnahme** *f* admission (i) to [the] hospital **2baracke** *f* hospital hut / (Zelt) hospital tent **2behandlung** *f* clinical treatment **2brand** *m* hospital gangrene / (moderner **2brand**) *s* Hospitalismus **2fieber** *n s* Fleckfieber

Hospitalisation *f* hospitalisation **2szeit** *f* period (iə) of hospitalisation

hospitalisier|en to hospitalise **2ung** *f* admission (i) to a hospital, hospitalisation **2ungssyndrom** *n ps* hospitalism (ɔ)

Hospitalismus *m* hospitalism / (Graham) hospital cross-infection

Hospital|kranker *m* (Klinikpatient, stationärer Patient) in-patient **2pflege** *f* hospital care **2schiff** *n* (Lazarettschiff) *mil* hospital ship, floating (ou) hospital **2sucht** *f* hospitalism **2zug** *m* (Lazarettzug) *mil* hospital train

Hostienpilz *m* Chromobacterium (iə) prodigiosum (ou)

HOT = Hämatogene Oxydationstherapie *f* h[a]ematogenic (e) oxydation therapy (e) / **5-2** = 5-Hydroxytryptamin *n* 5-hydroxytryptamine, 5-HT

HOT-Apparat *m* apparatus (ei) for h[a]ematogenic oxydation therapy

Hottentottenschürze *f* Hottentot (ɔ) apron (ei), pudendal apron

Hovius ('ho:vius)**-Membran** *f* (Lamina choroidocapillaris (*PNA*)) choriocapillary lamina

Howell-Jolly ('hauəl-ʒɔ'li)**-Körper** *m pl* Howell-Jolly bodies

Howship ('hauʃip)**-Lakunen** *f pl* Howship's foveolae (fo'viəli:), lacunae (læ-'kju:ni) *od* pits

Hp = Haptoglobin *n* haptoglobin, Hp

HPS[-Färbung] = Hämalaun-Phloxin--Safranfärbung *f* h[a]emalum-phloxine--saffron stain

H-Reflex = Hoffmann-Reflex *m* Hoffmann's reflex

HSA = H. Humanserumalbumin human serum albumin, HSA

HSL-Syndrom = Hand-Schüller-Christian-Krankheit *f* Hand-Schüller--Christian disease *od* syndrome

H-Streifen = *hist* Hensen-Streifen *m* Hensen's disk *od* line

H-Streptokokken = Hämolysierende Streptokokken *m pl* h[a]emolytic streptococci

H-Substanz *f* H substance

HT = Herztöne *m pl* heart sounds

5-HT = 5-Hydroxytryptamin *n* 5--hydroxytryptamine, 5-HT

H-Tetanase *f* H tetanase

HTP = Humantrockenplasma *n* dried human plasma

Hueck (hu:k)**-Band** *n* (Ligamentum pectinatum anguli iridocornealis (*PNA*)) pectinate ligament of the iris

Huenefeld ('hy:nəfelt)**-Gemisch** *n* Huenefeld's mixture

Hufeisen|niere *f* horseshoe kidney **2plazenta** *f* horseshoe placenta **2schnitt** *m chir* horseshoe incision (i)

hufförmig hoof-shaped

Huflattich *m pharm* coltsfoot (ou), tussilago (ei) farfara **2blätter** *f pl* (*DAB*) coltsfoot leaves

Hufschlagosteose *f* osteosis (ou) due to a horse-kick

Hüft|ankylose *f* ankylosis of the hip joint **2arterie** *f*, äussere (Arteria iliaca externa (*PNA*)) external iliac artery / gemeinsame **2** (Arteria iliaca communis (*PNA*)) common iliac artery / innere **2** (Arteria iliaca interna (*PNA*)) internal iliac artery **2beckennerv** *m* (Nervus iliohypogastricus (*PNA*)) iliohypogastric nerve **2bein** *n* (Os coxae (*PNA*)) hip bone, innominate (ɔ) bone, os (ɔ) coxae (ɔ) / *vet* huckle **2beingrube** *f* iliac (i) fossa **2beinkamm** *m* iliac crest **2beinloch** *n* (Foramen obturatum (*PNA*)) obturator foramen **2beinlochvene** *f* (Vena obturatoria (*PNA*)) obturator vein **2bein-Mastdarm--Gegend** *f* ischiorectal (e) region **2beinstachel** *m* iliac spine (ai) **2beuge** *f* groin (ɔi)

Hüfte *f* hip, coxa / schnappende *od* schnellende **2** snapping hip, Perrin--Ferraton (pe'rɛ̃-fera'tõ) disease / mit verrenkter **2** *vet* hip-shot **2-** iliac (i), ischio- ('iskio) (*Vors*), hip, sciatic (sai'ætik) **2 u. Oberschenkel betr.** coxofemoral (e)

Hüften|ausschnittbruch *m* ischiadic hernia **~lahm** *vet* hip-shot

Hüft|geflecht *n* (Plexus sacralis (*PNA*)) sacral (ei) *od* sciatic plexus **2gegend** *f* iliac *od* inguinal region (i:) **2gelenk** *n* (Articulatio coxae (*PNA*)) hip joint / *u* **Schultergelenk** *betr* rhizomelic (e) **2gelenkentzündung** *f* coxitis (ai), coxarthritis, coxarthria **2gelenkeröffnung** *f chir* coxotomy (ɔ) **2gelenkgicht** *f* ischiagra (iski'ægrə) **2gelenkpfanne** *f* acetabulum (æ)

Hüftgelenks|affektion *f* hip-joint disease, coxarthropathy (ɔ) **2band** *n* ischiocapsular (æ) *od* ischiofemoral (e) ligament **2erkrankung** *f* **im Alter** morbus coxae senilis **2plastik** *f chir* acetabuloplasty (æ) **2tuberkulose** *f* tuberculosis of the hip joint, coxotuberculosis

Hüft|gürtel *m* abdominal (ɔ) belt, girdle (ɔ:) **2knochen** *m* hip bone, innominate (ɔ) bone / *vet* huckle (ʌ) bone **2kranzarterie** *f*, oberflächliche (Arteria circumflexa ilium superficialis (*PNA*)) superficial circumflex iliac artery / tiefe **2** (Arteria circumflexa ilium profunda (*PNA*)) deep circumflex iliac artery **~lahm** *vet* hip-shot **2leiden** *n* hip disease, morbus *od* malum (ei) coxae ('kɔksi:), coxarthropathy (ɔ) **2-Leisten--Nerv** *m* (Nervus ilioinguinalis (*PNA*)) ilio-inguinal nerve **2lendenarterie** *f* (Arteria iliolumbalis (*PNA*)) iliolumbar artery **2lendenmuskel** *m* (Musculus iliopsoas (*PNA*)) iliopsoas muscle **2linie** *f* curve of the hip **2lochmuskel** *m*, äusserer (Musculus obturatorius externus (*PNA*)) obturator externus muscle / innerer **2** (Musculus obturatorius internus (*PNA*)) obturator internus muscle **2lochnerv** *m* (Nervus obturatorius (*PNA*)) obturator nerve **2luxation** *f* dislocation of the hip, hip-joint dislocation **2nerv** *m* (Nervus ischiadicus (*PNA*)) sciatic (sai'ætik) nerve **2pfanne** *f* acetabulum (æ), socket (ɔ) of the hip bone **2schlagader** *f* iliac (i) artery **2schmerz** *m* coxalgia (kok-'sældʒiə), coxalgy (ɔ), coxodynia (i), pain in the hip [joint] **2spreiznagel** *m chir* hip spreader (e) nail **2totalprothese** *f* total hip replacement **2vene** *f*, äussere (Vena iliaca externa (*PNA*)) external iliac vein / gemeinsame **2** (Vena iliaca communis (*PNA*)) common iliac vein / innere **2** (Vena iliaca interna (*PNA*)) internal iliac vein **2verband** *m* hip bandage *od* spica (ai) **2verrenkung** *f* hip-joint dislocation **2weh** *n s* **2schmerz**

Hügel *m anat* cumulus (ju:), *pl* cumuli, hillock, mons

Hühner|- gallinaceous (ei) **↯auge** n (Leichdorn) corn, clavus (ei), pl clavi
Hühneraugen|doktor m F chiropodist (ɔ) **↯mittel** n pharm corn remedy (e), anthelotic (ɔ) **↯operateur** m chiropodist (ɔ) **↯pflaster** n pharm corn plaster (a:) **↯ring** m corn ring **↯schneiden** n cutting od trimming corns **↯tinktur** f pharm corn tincture ('tiŋktʃə)
Hühner|brust f chicken od pigeon (i) breast (e) **↯cholera** f (Geflügelcholera) chicken cholera (ɔ) **~eigroß** of the size of an egg **↯eiweiß** n egg albumin (ju:), egg white **↯eiweisslysozym** n hen's egg--white lysozyme **↯embryo** m chick embryo **↯embryokultur** f bakt chick--embryo culture (ʌ) **↯milbe** f bird od chicken od poultry mite (ai) **↯pest** f fowl (au) plague (ei) od pest, chicken pest **↯pocken** f pl vet fowl pox **↯tuber-kulose** f chicken tuberculosis, fowl (au) t.
Hülle f cover (ʌ) / (Samen) coat / bot, zool involucre, involucrum (u:), pl involucra / anat (Scheide) sheath, vagina, investment; (Überzug) coat, tunic, tunica; (Deckhaut) integument (e); (Sehne) theca / (Eiweiß) protein (ou) membrane / pharm (Kapsel) [empty] shell
Hüllenschicht f dent investment
Hüllprotein n coat protein
Hülsen|bandwurm m s Echinokokkus **↯schiene** f fracture box / (Knie) knee splint **↯wurm** m s Echinokokkus
human (menschenfreundlich) humane (hju:'mein) / (menschlich) human ('hju:mən) **↯gebrauch** m, für den ↯ for human use **↯genetik** f human genetics (e) **~isieren** to humanise (hju:) **↯medizin** f human medicine **↯physiologie** f human physiology **↯serum** n human (ju:) serum (iə) **↯serumalbumin** m (HSA) human serum albumin (HSA) **↯trockenplasma** n dried human plasma **↯versuch** m human test
humeral (Oberarmknochen betr) humeral (hju:)
humero|radial (Humerus u. Radius betr) humeroradial (ei) **↯radialgelenk** n (Articulatio humeroradialis (PNA)) humeroradial joint **~skapular** (Humerus u. Schulterblatt betr) humeroscapular (æ) **~ulnar** (Humerus u. Ulna betr) humero-ulnar (ʌ) **↯ulnargelenk** n (Articulatio humero-ulnaris (PNA)) humero-ulnar (ʌ) joint
Humerus m (Oberarmknochen) humerus (hju:) **↯-** humeral (hju:) **↯kopf** m (Oberarmkopf) head of the humerus **↯schaft** m (Corpus humeri (PNA)) shaft (a:) of the humerus
Huminsäure f humic ('hju:mik) acid
Hummerscherenhand f lobster-claw deformity
Humor m (pl Humores) (Saft) histol humo[u]r (hju:) / ↯ aqueous fluid (u) of the eye chambers (ei), aqueous (ei) humo[u]r / ↯ vitreus (PNA) (Glaskörperflüssigkeit) vitreous humo[u]r
humoral humoral (hju:) **↯lehre** f humoral theory (i) od doctrine **↯pathologe** m adherent (iə) of humoral pathology (ɔ) **↯pathologie** f humoral theory (i) od pathology (ɔ), humoralism, humorism
Hunde|- canine ('keinain) **↯angst** f (Angst vor Hunden) ps cynophobia (,saino) **↯bandwurm** m dog tapeworm

(Dipylidium caninum) / hydatid (ai) tapeworm (Echinococcus granulosus) **↯bandwurmbefall** m hydatid (ai) disease, echinococciasis (i'kainokɔk'saiə-sis), echinococcosis / dipylidiasis (ai) **↯biß** m dog bite **↯dosis** f canine dose **↯einheit** f dog unit **↯fett** n pharm dog fat **↯floh** m dog flea **~köpfig** cynocephalic (æ) **↯plasma** n dog plasma
Hundert|füßler m (Insekt) centipede **↯satz** m percentage **~stelprozentig** centinormal, N/100 **↯stelwert** m (Perzentil) stat percentile **~teilig** (Skala) centigrade
Hunde|spirochäentose f canine spiroch[a]etosis **↯staupe** f [canine (ei)] distemper (CD) **↯zecke** f dog tick
Hunger m hunger (ʌ) / (Gefräßigkeit) voraciousness (ei) / (Appetit) appetite / (Verhungern) starvation /krankhafter ↯ bulimia (i), hyperorexia / ↯ nach Luft, Lufthunger dyspn[o]ea (i), air hunger / **↯atrophie** f inanition (i) atrophy (æ), metatrophy, metatrophia (ou) **↯blutzuckerwert** m starving blood sugar value **↯diabetes** m starvation diabetes (daiə'bi:ti:z) **↯diät** f starvation od hunger diet (ai) **↯gefühl** n feeling od sensation of hunger (ʌ) / (krankhaftes) limosis **↯krankheit** f food deficiency (i) od hunger disease **↯kur** f fasting cure (juə), starvation cure, peinotherapy, limotherapy **~n** to starve / (vor Test) to fast **↯n** n starvation **↯ödem** n nutritional od famine (æ) od hunger [o]edema (i:) **↯osteomalazie** f alimentary od hunger osteomalacia (mə'leiʃiə) **↯psychose** f ps famine (æ) psychosis **↯schmerz** m hunger pain **↯schreien** n (Säuglinge) hunger cry **↯schwäche** f inanition (i) **↯stoffwechsel** m inanition metabolism (æ) **↯tod** m death from starvation, starvation / (bei Tieren mit zerstörten Zähnen) dental death **↯typhus** m F typhus (ai) od camp od prison (i) fever (i:) **↯zeit** f starvation period (iə) **↯zustand** m fasting (a:) state / (schwerer) inanition (i)
Hunt (hʌnt)**-Syndrom I** n (Neuralgie des Ganglion geniculi) Hunt's syndrome I, geniculate syndrome **↯-Syndrom II** n (Paralysis agitans juvenilis) Hunt's striatal syndrome, paralysis agitans syndrome
Hunter ('hʌntə)**|-Band** n od -Ligament n (Ligamentum teres uteri (PNA)) anat Hunter's ligament (i), round ligament of the uterus **↯-Glossitis** f Hunter's glossitis (ai), hunterian glossitis syndrome **↯-Kanal** m (Adduktorenkanal) Hunter's canal (æ) **↯-Ligament** n s ↯--Band **↯-Linie** f (Linea alba (PNA)) linea alba, white line **↯-Schanker** m hunterian (iə) chancre ('ʃæŋkə) **↯--Syndrom** n (Mukopolysaccharidose--Syndrom II) Hunter's syndrome
Huntington m (hʌntiŋtən)**-Chorea** f Huntington's (ʌ) chorea (kɔ:'riə), chronic (ɔ) hereditary (e) chorea
Hunyadi-Janos m ('hu:njədi-'ja:nɔʃ)**-Wasser** n Hunyadi-Janos [water]
hüpf|end (Puls) bounding (au), jerky **↯gang** m (Kinderlähmung) frog gait **↯krampf** m saltatory (æ) chorea (kɔ:'riə)
Hurler ('hurlər)**-Krankheit** f Hurler's syndrome, lipochondrodystrophy (i), dysostosis multiplex (i)
Huschke ('huʃkə)**-Gehörzähne** m pl

(Dentes acustici (PNA)) auditory teeth [of Huschke]
husten to cough (kɔf) / bitte **~** (bei der Untersuchung) give a cough, please ↯ m cough (kɔf), tussis (ʌ); coughing / vet husk **abgehackter** ↯ hacking cough ↯ **mit Auswurf** productive (ʌ) od wet c. **bellender** ↯ hacking od barking c. **bitonaler** ↯ bitonal c. **blecherner** ↯ brassy (a:) c. **blutiger** ↯ bloody c. **kräftiger** ↯ deep c. **krampfartiger** ↯ convulsive (ʌ) c. **mässig produktiver** ↯ moderately productive c. **metallisch klingender** ↯ brassy c. **plötzlicher, intensiver** ↯ deep explosive c. **trockener** ↯ dry od unproductive (ʌ) c. ↯- tussive (ʌ), tussal, tussicular (i) **↯anfall** m fit of coughing, coughing paroxysm (æ), coughing spell **~artig** tussal (ʌ) **↯bonbon** m jujube ('dʒu:dʒu:b), cough--lozenge ('lɔzindʒ), [pectoral] lozenge, barley-sugar (u), cough-sweets **↯elixier** n pharm cough mixture **↯fremitus** m tussive fremitus (e) **↯karamelle** f pharm pectoral lozenge ('lɔzindʒ) **↯krampf** m convulsive (ʌ) cough **~lindernd** antitussive (ʌ) **~lösend** pharm expectorant **↯löser** m cough syrup (i) **↯lösung** f pharm cough mixture **↯medizin** f pharm cough remedy (e) **↯mittel** n pharm antitussive (ʌ), cough remedy od preparation **↯pastille** f pharm cough lozenge ('lɔzindʒ) **↯präparat** n s ↯mittel **↯reflex** m cough reflex (i:) **~reizlindernd** antitussive **↯saft** m pharm cough mixture ('mikstʃə), cough syrup (i) **↯schall** m cough resonance (e) **↯schutz** m cough guard (a:) **↯sedativum** n s ↯stiller **~stillend** cough-relieving (i:), bechic ('bekik) **↯stiller** m cough relieving preparation, cough suppressant **↯synkope** f tussive (ʌ) syncope **↯synkope-Syndrom** n (essentielle Larynxepilepsie) laryngeal vertigo syndrome, laryngeal epilepsy syndrome, post-tussive syndrome, tussive syncope syndrome **↯tablette** f pharm cough lozenge ('lɔzindʒ) **↯tee** m pharm pectoral tea **↯tropfen** m pl cough drops, cough mixture **↯zentrum** n coughing centre [US center]
Hutchinson ('hʌtʃinsən)**|-Gilford** ('gilfəd)**-Syndrom** n (Progeria) Hutchinson--Gilford disease od syndrome **↯-Syndrom** n od -Trias f Hutchinson's syndrome od triad (ai) **↯-Zähne** m pl dent Hutchinson's teeth
Huxley ('hʌksli)**-Schicht** f Huxley's layer (leə)
HV = Heilverfahren n course of treatment / = Hochvakuum n high vacuum
HVDII-Verfahren = Goedecker-Verfahren n (mit Heißluft-Vorwärmen--Dampf-Heißluft) Goedecker's method (hot air, warming, steam, hot air)
HVJ = Hämagglutinationsvirus n, japanisches h[a]emagglutinating virus of Japan, HVJ
HVL = Hypophysenvorderlappen m anterior (iə) lobe of the pituitary (ju) [gland] **↯-Hormon** n thyroid (aiə) stimulating hormone
HVR = Hypophysenvorderlappen--Reaktion f anterior pituitary reaction, APR
HVS = Hyperventilationssyndrom n hyperventilation syndrome
HW = Halswirbel m cervical vertebra
HWD = Halbwertsdosis f half-value

dose / = Halbwertsschichtdicke *f* half-value thickness (HVT), half-value layer, HVL

H.W.G. = häufig wechselnder Geschlechtsverkehr *m* promiscuity

HWK = Halswirbelkörper *m* body of a cervical vertebra

HWS = Halbwertsschicht *f* half-value layer, HVL / = Halswirbelsäule *f* cervical spine (ai)

HWT = Halbwertstiefe *f* half-value depth, HVD

HWZ = Halbwertszeit *f* half-life, HL

HX = Hämopexin *n* h[a]emopexin

Hy = Hysterie *f ps* hysteria (iə), hys

Hyalin *n* hyalin (ai) ~ (Hyalin *betr*) hyaline (ai) **⊱bildung** *f* hyalinosis **⊱isation** *f* (hyaline Degeneration) hyalinisation ~**isieren** to hyalinise (ai) **⊱isierung** hyalinisation **⊱knorpel** *m* hyaline cartilage **⊱körper** *m* hyaline body. **⊱-Membran-Krankheit** *f* (Membransymptom der Früh- *u* Neugeborenen) hyaline (ai) membrane disease **⊱ose** *f* (hyaline Degeneration) hyalinosis **⊱urie** *f* hyalinuria (juə) **⊱zylinder** *m* (Harn) hyaline (ai) cast

Hyalitis *f* (Glaskörperentzündung) hyalitis / sternförmige ⊱ asteroid h.

Hyalo- (*Vors*) (glasig, glasartig, wie Glas) hyalo- (ai) (*Vors*) ⊶

Hyalogen *n chem* hyalogen (æ)

hyaloid hyaloid (ai) **⊱haut** *f* (des Glaskörpers) hyaloid membrane **⊱itis** *f* s Hyalitis

Hyalo|mer *n* hyalomere (ai) **⊱nyxis** *f* (Glaskörperpunktion) hyalonyxis (i) **⊱plasma** *n* hyaloplasm (ai) **⊱serositis** *f* (chronische Kapselentzündung (Leber, Milz)) hyaloserositis

Hyaluron|idase *f pharm* hyaluronidase (ˌhaiəluˈrɔnideis) ~**sauer** *chem* hyaluronic **⊱säure** *f chem* hyaluronic acid

hybrid (mischerbig) hybrid (ai), heterozygous (ai) **⊱e** *f* (Bastard, Mischling) *bot, zool* hybrid (ai) **⊱[is]ation** *f* (Kreuzung) hybridisation, hybridising (ai), crossing

Hydantoin *n* hydantoin (æ) **⊱säure** *f* (Ureidoäthanosäure) hydantoic *od* glycoluric acid

Hydarthros *n s* Hydrarthros

Hydatide *f* (Bläschen) *anat* hydatid (hai'dætid, 'haidatid) / (Bandwurm) hydatid **gestielte** ⊱ (Appendix epididymidis) pedunculated (ʌ) hydatid; (Appendix vesiculosus) stalked (ɔ:) h. **skolexfreie** ⊱ acephalocyst (e), sterile (e) h. ⊱ **ohne Tochter- und Enkelblasen** sterile (e) h. **ungestielte** ⊱ nonpedunculated h.

hydatiden|artig hydatidiform (i), hydatiform (æ) **⊱blase** *f* hydatid (æ) ~**förmig** hydatidiform, hydatiform, hydatid **⊱mole** *f* (Blasenmole) hydatidiform *od* cystic (i) mole **⊱schwirren** *n* hydatid fremitus (e) *od* resonance (e), Blatin's (bla'tɛz) syndrome **⊱zyste** *f* hydatid cyst **⊱zystendrainage** *f* hydatidostomy (ɔ) **⊱zysteneröffnung** *f* hydatidostomy (ɔ)

Hydnocarpussäure *f* (Acidum hydnocarpicum) hydnocarpic acid, cyclopentenylundecylic acid

Hydra *f* (Süßwasserpolyp) hydra (ai)

Hydr|acrylsäure *f* (Äthylenacrylsäure) hydracrylic (haidrəˈkrilik) *od* ethylene lactic acid **⊱agogum** *n pharm* hydragogue (ai) **⊱alazinhydrochlorid** *n*

(*WHO*) hydralazine hydrochloride (hai'drælǝzi:n) (*NF*) **⊱ämie** *f* hydr[a]emia (i:) **⊱amin** *n chem* hydramine (ai) ~**ämisch** hydr[a]emic (i:) **⊱amnion** *n* hydramnion, hydramnios, polyhydramnios **⊱argaphen** *n* (*WHO*) hydrargaphen (hai'dra:gǝfen) (*BPCA*) **⊱argyrie** *f* (chronische Quecksilbervergiftung) *tox* hydrargyria (ˌhaidra:-'dʒiriə), hydrargyriasis (ai), hydrargyrism (a:) **⊱argyrosis** *f* hydrargyrosis, hydrargyria

Hydrargyr|i perchloricum (*EP*) *s* ⊱um bichloratum

Hydrargyrum *n* (Quecksilber) *chem* hydrargyrum (hai'dra:dʒirǝm), mercury ⊱ **bichloratum** (*EP*, *DAB*) (Sublimat (*DAB*)) (Quecksilber (II)-chlorid (*DAB*)) mercuric chloride (ɔ:) (*EP*, *BP*), corrosive sublimate (*BPC*) ⊱ **bijodatum** mercuric biniodide (ai), red mercuric iodide ('aiǝdaid) ⊱ **chloratum** (*DAB*) (Kalomel (*DAB*)) (Quecksilber (I)-chlorid (*DAB*)) mild mercury (ǝ:) chloride (ɔ:), calomel, mercurous chloride ⊱ **cyanatum** (Quecksilberzyanid) hydrargyri (hai'dra:dʒiri) cyanidum (*BPC*), mercuric cyanide (ai) ⊱ **jodatum** mercurous iodide ('aiǝdaid) ⊱ **oxycyanatum** mercuric oxycyanide (ai) ⊱ **oxydatum** mercuric oxide (ɔ); ⊱ ~ **flavum** (gelbes Quecksilberoxyd) yellow mercuric oxide (*BP*); ⊱ ~ **rubrum** (rotes Quecksilberoxyd, rotes Präzipitat) hydrargyri oxidum rubrum (*BPC*), red mercuric oxide ⊱ **praecipitatum album** (weisses Quecksilberpräzipitat) white precipitate (i) (*BP*), ammoniated mercury (*BP*, *USP*), hydrargyrum ammoniatum (ei) ⊱ **salicylicum** hydrargyri salicylas (*BPC*) ⊱ **sulfuratum nigrum** black mercuric sulphide [*US* sulf-]

Hydr|arthros *m* hydrarthrosis, hydrarthros **⊱arthrose** *f*, **kindliche symmetrische** (Clutton-Syndrom) Clutton's ('klʌtǝnz) syndrome *od* joints **⊱ase** *f chem* hydrase (ai) **⊱astin[hydrochlorid]** *n* hydrastine [hydrochloride (*BPC*)] **⊱astinin** *n chem* hydrastinine **⊱astis canadensis** *f* (Kanadisches Wasserkraut) *pharm* hydrastis (æ), yellow root

Hydrat *n chem* hydrate (ai) **⊱ion** *f* (Hydrieren) *chem* hydration ~**isieren** *chem* to hydrate (ai) **⊱isierung** *f* hydration

Hydr|azin *n chem* hydrazine (ai) **⊱azon** *n* hydrazone (ai) **⊱azoverbindung** *f chem* hydrazo (æ)-compound **⊱enzephalozele** *f* hydrencephalocele (e)

Hydriatr|ie *f* (Wasserheilkunde) hydrotherapy (e), hydropathy (ɔ), hydriatrics (æ), hydrotherapeutics (ju:) **⊱ik** *f* s Hydriatrie ~**isch** hydriatic (æ), hydriatric

Hydrid *n chem* hydride ('haidraid)

hydrier|en *chem* to hydrogenate (ai), to hydrogenise **⊱ung** *f* (Verbinden mit Wasserstoff) *chem* hydrogenation

Hydro- (*Vors*) hydro- (ai) (*Vors*)

Hydroa *f* (Schwitzbläschen) hydroa (ou) / ⊱ aestivalis recurrent summer eruption

Hydro|blepharon *n* (Lidödem) hydroblepharon (e) **⊱bromat** *n* (Salz der Bromwasserstoffsäure) *chem* hydrobromate (ou) **⊱bromid** *n chem* hydrobromide ('broumaid) **⊱cephalus** *m* (Was-

serkopf) hydrocephalus (e) **⊱chinidin** *n pharm* hydroquinidine ('kwinidi:n) **⊱chinin** *n pharm* hydroquinine (kwi-'ni:n) **⊱chinon** *n* (*EP*) hydroquinone ('kwinoun) (*EP*) **⊱chinonausscheidung** *f* (im Urin) hydrochinonuria (juə) **⊱chinonurie** *f s* ⊱chinonausscheidung **⊱chlorid** *n chem* hydrochloride (ɔ:) ~ **chlorisch** *chem* hydrochloric (ɔ:) **⊱chlorothiazid** *n* (*WHO*) hydrochlorothiazide ('θaiazaid) (*BP*, *EP*, *USP*) **⊱codeinum** *n* dihydrocodeine (ou) [tartrate (*BP*)] **⊱codon** *n* (*WHO*) hydrocodone (haidro'koudoun), dihydrocodeinone **⊱cortisoni acetas** (*EP*) *s* ⊱cortison-acetat **⊱cortison[um** (*EP*)] *n* (*WHO*) hydrocortisone (haidro'kɔ:tisoun) (*BP*, *USP*) **⊱cortison-acetat** *n* (*EP*) hydrocortisone acetate (æ) (*BP*, *EP*, *USP*) **⊱cortison-hemisuccinat** *n* hydrocortisone sodium (ou) succinate (ʌ) (*BP*, *USP*) **⊱cortisonkapronat** *n* hydrocortisone caproate **⊱cortisonsalbe** *f* unguentum hydrocortisoni **⊱cortison-tert.-butyl-acetat** *n* hydrocortisone tertiary butyl-acetate **⊱cumarsäure** *f* hydro[o]umaric acid **⊱dipsomanie** *f* (krankhaft gesteigerter Durst) *ps* hydrodipsomania (ei), hydromania **⊱diurese** *f* (Abgabe von grossen Mengen spezifisch leichten Urins) hydrodiuresis (i:) ⊱- **dynamik** *f* (Lehre von der Bewegung der Flüssigkeiten) hydrodynamics (æ) ~**dynamisch** hydrodynamic (æ) ~**elektrisch** hydro-electric **⊱enzephalozele** *f* hydro-encephalocele (e), hydromeningocele (i) **⊱ergotinin** *n* (Ergotoxin) *pharm, tox* ergotoxine, hydro-ergotinine (ɔ) **⊱flumethiazid** *n* (*WHO*) hydroflumethiazide (flu:me'θaizaid) (*BPCA*, *NF*) **⊱genase** *f chem* hydrogenase (ai) ~**genieren** *chem* to hydrogenise (ai), to hydrogenate (ai) ~**genisieren** *chem* s hydrieren

Hydro|genii peroxidum (*EP*) (**⊱genium** peroxydatum solutum concentratum) strong hydrogen peroxide solution (*EP*, *BP*) **⊱genii peroxidum dilutum** (*EP*) (verdünnte Wasserstoffperoxidlösung 3%) dilute hydrogen peroxide solution (*EP*) **⊱genii peroxidum 30 [27] per centum** (Wasserstoffperoxidlösung 30 [27] Prozent) hydrogen peroxide solution 30 [27] percent **⊱genium** *n* (Wasserstoff) (Hydrogen) (Wasserstoff) ('haidridʒǝn) / ⊱ **peroxydatum solutum** (*DAB*) (verdünnte Wasserstoffperoxid-Lösung (*DAB*) [2,8–3,2% H₂O₂]) hydrogen peroxide (ɔ) solution (*BP*) [5–7% H₂O₂], (*USP*) [2,5–3,5% H₂O₂]; ⊱ ~ **concentratum** (*DAB*) (konzentrierte Wasserstoffperoxid-Lösung (*DAB*)) strong hydrogen peroxide solution (*EP*, *BP*) ⊱- hydrogenous (ɔ)

Hydro|gymnastik *f* hydrogymnastics **⊱karbonismus** *m* (Kohlenwasserstoffvergiftung) hydrocarbonism, hydrocarbon poisoning **⊱kardie** *f* hydropericardium, hydrocardia **⊱kolloidabdruck** *m* hydrocolloid impression **⊱kolpos** *m* (Scheidenretentionszyste, Flüssigkeitsansammlung in der Scheide) hydrocolpos **⊱kortison** *n s* ⊱cortison ~**labil** (mit veränderlichem Wasserhaushalt) hydrolabile (ei) **⊱labilität** *f* (Labilität des Wasserhaushalts) hydrolability **⊱lase** *f chem* hydrolytic (i) enzyme (e), hydrolase (ai) **⊱loge** *m* hydrologist (ɔ) **⊱logie** *f* hydrology (ɔ) ~**logisch** hydrologic[al] (ɔ) ɛlysat n chem hydrolysate (ɔ) ɛlysator m hydrolyst (ai) ɛlyse f chem hydrolysis (ɔ) ~lysierbar hydrolysable / schwer ~ hydrolysable only with difficulty ~lysieren chem to hydrolyse (ai) ɛlyt m hydrolyte (ai) ~lytisch hydrolytic (i) ɛmanie f (Hang zum Selbstmord durch Ertränken) ps hydromania (ei) ɛmeningozele f hydromeningocele ɛmeter n hydrometer (ɔ) ɛmetra f uterine (ju:) dropsy, hydrometra (i:) ɛmetrie f (Aräometrie) areometry (ɔ), hydrometry ~metrisch (aräometrisch) hydrometric (e), areometric (e) ɛmetrokolpos m (Flüssigkeitsansammlung in Uterus und Scheide) hydrometrocolpos ɛmorphinol n (WHO) hydromorphinol ('mɔːfinɔl) (BPCA) ɛmorphon n (WHO) (Dihydromorfinon) hydromorphone ('mɔːfoun) (BP), dihydromorphinone ɛmorphonhydrochlorid n (DAB, WHO) dihydromorphinone hydrochloride ɛmyelie f hydromyelia (i:) ɛmyelomeningozele f myelocystomeningocele ('maiəlo) ɛmyelozele f hydromyelocele (ai) ɛmyom n hydromyoma ɛnephrose f hydronephrosis, nephrohydrosis, nephr[o]edema (i:) ~nephrotisch hydronephrotic (ɔ) ɛpathie f (Wasserheilkunst) hydropathy (ɔ), hydrotherapy (e), hydrotherapeutics (ju:) ~pathisch hydropathic (æ) ɛperikard[ium] n (Herzbeutelwassersucht) hydropericardium, dropsy of the pericardium, hydrocardia ɛperikarditis f hydropericarditis (ai) ɛperitoneum n ascites (æ'saiti:z), hydroperitoneum (i) ɛpexie f (Wasserspeicherung im Gewebe) hydropexis ~phil (wasseranziehend) hydrophilic (i), hydrophilous (ɔ), attracting water ɛphilie f (Anziehen od Absorbieren von Flüssigkeit) hydrophilia (i), hydrophilism (ɔ) ɛphilierungsmittel n pharm wetting agent ~phob (wasserscheu, wasserabstoßend) ps hydrophobic (ou) ɛphober m (Wasserscheuer) hydrophobe ɛphobie f (Wasserscheu) hydrophobia (ou) / (Tollwut, Lyssa) hydrophobia ~phobiert made hydrophobic ɛphthalmus m hydrophthalmia, hydrophthalmos, hydrophthalmus, megophthalmus ~pisch hydropic (ɔ) ɛpneumoperikard[ium] n hydropneumopericardium ɛpneumothorax m hydropneumothorax (ɔ:)

Hydrops m (Wassersucht) dropsy, hydrops (ai), local tissue [o]edema / ɛ articularis hydrarthrosis / ɛ der Haut anasarca / ɛ renalis renal (i:) dropsy

Hydro|pyonephrose f hydropyonephrosis ('haidro,paione'frousis) ɛrrhachis f (Flüssigkeitsansammlung im Canalis vertebralis) hydrorrhachis (ɔ) ɛrrhoe f (Wasserfluß) hydrorrh[o]ea (i), watery discharge ɛsalpinx f sactosalpinx, hydrosalpinx, tubal (ju:) od salpingian dropsy ɛsol n aqueous suspension (AS) / steriles ɛ sterile aqueous suspension (SAS) ~stabil (konstanten Wasserumsatz zeigend) hydrostabile (ei) ɛstat m hydrostat (ai) ɛstatik f hydrostatics (æ) ~statisch hydrostatic (æ) ɛstax f hydrotaxis ɛtherapeut m hydriatrist (ai), specialist in hydrotherapy (e) ~therapeutisch hydrotherapeutic[al] (ju:), hydropathic (æ) ɛtherapie f hydrotherapy, hydrotherapeutics (ju:), hydriatrics (æ) ɛthionämie f (Schwefelwasserstoffvergiftung) hydrothion[a]e-

mia (i:) ɛthorax m serothorax (ɔ:), hydrothorax, dropsy of the chest ɛthorax- hydrothoracic (æ) ɛtympanon n hydrotympanum (i), fluid (u) in the middle ear, hydromyrinx (aiə) ɛureter m hydro-ureter (i:) ɛvarium n ovarian (ɛə) dropsy, hydrovarium (ɛə) **Hydroxocobalamin** n (WHO) (Vitamin B₁₂ₐ) hydroxocobalamin

Hydroxy|acyl-CoA-dehydrogenase f 3-hydroxyacyl-CoA-dehydrogenase ɛamphetamin n (WHO) hydroxyamphetamine (hai'drɔksi-æm'fetəmiːn) ɛamphetaminhydrobromid n hydroxyamphetamine hydrobromide (USP) ɛäthansulfonsäure f (Isaethionsäure) hydroxyethylsulphonic od isethionic acid ɛbarbitursäure f (Dialursäure) hydroxybarbituric od dialuric acid o--ɛbenzoesäure f (Acidum salicylicum (DAB), Salizylsäure) salicylic acid (BP, USP) p-ɛbenzoesäuremethylester m (EP, DAB) (Methylium para-oxybenzoicum (DAB)) methyl hydroxybenzoate (BP), methylparaben, methyl parahydroxybenzoate (EP) p-ɛbenzoesäurepropylester m (EP, DAB) (Propylium para-oxybenzoicum (DAB)) propyl hydroxybenzoate (BP), propylparaben (BP, USP), propyl parahydroxybenzoate (EP) ɛbuttersäure f (Acidum hydroxybutyricum) hydroxybutyric (i) acid ɛcaprinsäure f hydroxycapric (æ) acid ɛchloroquin n (WHO) hydroxychloroquine ('klɔːrokwiːn) [sulphate (BP), sulfate (USP)] 25--ɛcholekalziferol n (25-HCC) 25-hydroxycholecalciferol ɛessigsäure f hydroxyacetic (i:) acid ɛglutaminsäure f hydroxyglutamic acid ɛhexadekansäure f (Jalapinolsäure) hydroxyhexadecanoic acid, jalapinolic acid 5--ɛindolessigsäure f 5-hydroxyindole--acetic (i:) acid ɛindolkarbonsäure f indoxylic acid ɛkaprinsäure f hydroxycapric od hydroxydecanoic acid

Hydroxyl n hydroxyl ɛamin n chem hydroxylamine (æ) ɛaminhydrochlorid n (EP, DAB) hydroxylammonium chloride (BP), hydroxylamine hydrochloride (EP, BP) ɛapatit n pharm hydroxyapatite ɛase f hydroxylase ɛ[gruppe] [f] chem hydroxyl (ɔ) ~gruppenreich polyhydric (ai) ~haltig chem containing hydroxyl ɛzahl f hydroxyl number od value

Hydroxyl|malonsäure f (Tartronsäure) hydroxymalonic od tartronic acid 4-ɛ--3-methoxy-benzaldehyd m (DAB) (Vanillin (DAB)) vanillin, 4-hydroxy-3--methoxybenzaldehyde ɛmethoxybenzoesäure f (Vanillinsäure) hydroxymethoxybenzoic od vanillic acid ɛmethylzytosin n hydroxymethyl-cytosine (,meθil 'saitosiːn) (HMC) ɛnaphthoesäure f hydroxynaphthoic acid ɛoktadekanosäure f (Hydroxystearinsäure) hydroxystearic acid ɛpalmitinsäure f (Juniperinsäure) hydroxypalmitic od juniperic acid ɛpentakosanosäure f hydroxypentacosanic acid ɛpethidin n (WHO) hydroxypethidine (hai'drɔksi'peθidiːn) ɛphenylessigsäure f hydroxyphenylacetic acid ɛphenyl-methylamino-äthanol-tartrat n (DAB) hydroxyphenyl methylamino ethanol tartrate ɛphenylpropionsäure f hydro[para]c[o]umaric od hydroxyphenylpropionic acid ɛprocain n (WHO) hydroxyprocaine

('proukein) (BPCA) ɛprogesteron n pharm hydroxyprogesterone (pro'dʒestəroun) ɛprogesteron-capronat n (WHO) hydroxyprogesterone hexanoate (BP) [caproate ('kæproeit) (USP)] ɛprolin n hydroxyproline (ou) (Hypro) ɛpropylmethylzellulose f hydroxypropyl methylcellulose ɛsäure f hydroxy acid ɛstearinsäure f (Hydroxyoktadekanosäure) hydroxystearic acid ɛstilbamidin n (WHO) hydroxystilbamidine (æ) (BPCA) ɛstilbamidin--Di-isoaethionat n (WHO) hydroxystilbamidine isethionate (aise'θaioneit) (USP) ɛtetracain n (WHO) hydroxytetracaine ('tetrəkein) (BPCA), hydroxamethocaine (hai'drɔksə'meθokein) (BPCA) ɛtetrakosanosäure f hydroxytetracosanic acid ɛzin n (WHO) hydroxyzine (hai'drɔksiziːn)

Hydro|zele f (Wasserbruch) hydrocele (ai) / (ɛ testis) dropsy (ɔ) in od of the scrotum (ou) / ɛ mit milchigem Inhalt galactocele (æ) ɛzelenoperation f hydrocelectomy ~zephal (wasserköpfig) hydrocephalic (æ) ɛzephalozele f (Gehirnwasserbruch) hydrencephalocele (e), hydrocephalocele ɛzephalus m (Wasserkopf) hydrocephalus / (angeborener) congenital (e) h. ɛzimtsäure f hydrocinnamic od phenylpropionic acid ɛzyanismus m ɛ Blausäurevergiftung ɛzyste f (Retentionszyste mit wässerigem Inhalt) hydrocyst (ai)

Hydrurie f hydruria (hai'druəriə), polyuria (juə), hydro-uria / (Diabetes insipidus) diabetes (daiə'biːtiːz) insipidus (i)

hydrurisch hydruric (o)

Hygiene f hygiene ('haidʒiːn), hygienics (hai'dʒiːniks), science of health **allgemeine** ɛ general od communal hygiene ɛ **der Frau** feminine (e) hygiene **geistige** ɛ mental hygiene **mangelnde** ɛ insanitary conditions **öffentliche** ɛ public (ʌ) hygiene **psychische** ɛ mental hygiene **soziale** ɛ social (ou) hygiene **tropische** ɛ tropical (ɔ) hygiene **wissenschaftliche** od **theoretische** ɛ hygieology (ɔ) ɛ- hygienic (i:), sanitary (æ) ɛmaßnahmen f pl public health measures (e), sanitary measures **Hygien|iker** m hygienist (ai) ~isch hygienic (hai'dʒi:nik), sanitary (æ) ɛisieren n (Hygienischmachen) hygienisation

Hygiogenese f hygiogenesis (e)

Hygrinsäure f (Methylpyrrolidinkarbonsäure) hygric od hygrinic acid

Hygro|- (Vors) (Flüssigkeit od Feuchtigkeit betr) hygro- (ai) (Vors) ɛm n (Wassergeschwulst) hygroma / wandständiges ɛ parietal (ai) h. / zystisches ɛ cystic (i) h. ~matös hygromatous (ou) ɛmeter n (Feuchtigkeitsmesser) hygrometer (ɔ) ɛmetrie f (Feuchtigkeitsmessung) hygrometry (ɔ) ~metrisch hygrometric (e) ɛskop n (Luftfeuchtigkeitsmesser) hygroscope (ai) ɛskopie f (Luftfeuchtigkeitsbestimmung) hygroscopy (ɔ) ~skopisch hygroscopic (ɔ)

Hylys = Hydroxylysin n hydroxylysine

Hymen m [nota: auch n, aber in der Fachsprache nur m] (Jungfernhäutchen) hymen (ai) ɛ **anularis** ring--shaped od annular od circular h. ɛ **biforis** h. with two openings, h. biforis (ɔ:) ɛ **cribriformis** cribriform (i) od fenestrated (e) h. ✗ *dentatus* denticular (i) h. ✗ *falciformis* sickle-shaped *od* falciform (æ) h. *gelappter* ✗ lobate (ou) h. *geschlossener* ✗, ✗ *imperforatus* imperforate h. *halbmondförmiger* ✗ lunar (u:) h. ✗ *imperforatus* imperforate h. *intakter* ✗ intact h. *lappiger od gelappter* ✗ lobate (ou) h. *mondförmiger* ✗ lunar h. *perforierter* ✗ ruptured (ʌ) h. *ringförmiger* ✗ annular *od* ring-shaped *od* circular h. ✗ *semilunaris* (halbmondförmiger Hymen) lunar (u:) h. ✗ *septus* h. biforis (ɔ:) *sichelförmiger* ✗ falciform *od* sickle-shaped h. *siebförmiger* ✗ cribriform *od* fenestrated h. ✗ *mit zwei Öffnungen* h. biforis ✗- hymenal (ai) **hymenal** hymenal (ai) ✗**atresie** *f* hymenal atresia (i:), imperforate hymen ✗**karunkel** *f pl* (Carunculae hymenales (*PNA*)) carunculae hymenales, hymenal (ai) caruncles (ɛə), myrtiform (ɔ:) caruncles ✗**riß** *m* ruptured ('rʌptʃəd) hymen (ai) ✗**verschluß** *m* imperforate hymen (ai) **Hymen|durchschneidung** *f*, ✗**durchtrennung** *f chir* hymenotomy (ɔ) ✗**ektomie** *f chir* hymenectomy ✗**entzündung** *f* hymenitis (ai) ✗**exzision** *f chir* hymenectomy (e) ✗**knötchen** *n* hymenal (ai) *od* myrtiform (ɔ:) caruncle (ɛə) ✗**naht** *f* hymenorrhaphy (ɔ) **Hymenolepis** *m* (Hymenolepisbandwurm) Hymenolepis (ɔ), *pl* hymenolepides (e) / ✗ diminuta (Mäusebandwurm) mouse tapeworm / ✗ nana dwarf tapeworm, Hymenolepis *od* Taenia (i:) nana (ei) ✗**infektion** *f* hymenolepiasis (ai) **Hymenopteren** *f pl* (Vierflügler) Hymenoptera (ɔ), hymenopterous (ɔ) insects **Hymenopterismus** *m* hymenopterism (ɔ) **Hymen|plastik** *f* parthenoplasty ✗**spaltung** *f chir* hymenotomy (ɔ) **Hyo|desoxycholsäure** *f* hyodesoxycholic acid ✗**epiglottisch** hyo-epiglottic, hyo--epiglottidean (i) ✗**glossus** *m* (Muskel) hyoglossus ✗**id** hyoid ('haiɔid) ✗**id** *n* (Zungenbein) *anat* hyoid (ai) [bone] **Hyoscini hydrobromidum** (*EP*) (Scopolaminhydrobromid) hyoscine hydrobromide (*EP, BP*) **Hyoscyami| folium** (*EP*) (Hyoscyamusblätter) hyoscyamus leaf (*EP*), hyoscyamus (*BP*) ✗ **pulvis normatus** (*EP*) (eingestellter Hyoscyamuspulver) prepared hyoscyamus (*EP*) **dl-Hyoscyamin** *n* atropine (æ) ✗**i sulfas** (*EP*) hyoscyamine sulphate (*EP*) **Hyoscyamus niger** *m* (Bilsenkraut) *pharm* hyoscyamus (ai) niger, henbane **Hyoszin** *n pharm* scopolamine (ɔ), hyoscine (ai) / -✗ (*WHO*) scopolamine hydrobromide (*BP, USP*) ✗**methobromid** *n* methscopolamine bromide **Hyoszyamin** *n pharm* hyoscyamine (ai) **Hyp** = Hydroxyprolin *n* hydroxyproline, Hyp **Hyp-** (*Vors*) (unter) hyp- (haip) (*Vors*) **Hyp|akusis** *f* (Hörschwäche) hypacusia (ju:), hypac[o]usis (u:) ✗**albuminämie** *f* hypalbumin[a]emia ✗**albuminose** *f* (Bluteiweißmangel) hypalbuminosis ✗**algesie** *f* (verminderte Schmerzempfindung) hyp[o-]algesia (i:) ✗**algesie**-hypalgesic (i:), hypalgetic (e) ~**algetisch** (im Schmerzempfinden gestört) hypalgesic (i:), hypalgetic (e) ✗**asthenie** *f* hypasthenia (i:) ✗**ästhesie** *f*

hyp[a]esthesia (i:), hypo-[a]esthesia (i:) ~**ästhetisch** hyp[a]esthetic (e) ~**azid** (subazid) subacid ✗**azidität** *f* (Subazidität) (Magen) hyp[o-]acidity (i), hypochlorhydria (ai) ✗**azoturie** *f* hypazoturia (juə) **Hyper-** (*Vors*) hyper- (ai) (*Vors*) **Hyper|adrenalismus** *m* (Überfunktion der Nebennieren) hyperadrenalism (i:), hypersuprarenalism (i:) ✗**aërie** *f* (Lunge) hyperventilation, hyperaeration ✗**affektivität** *f* (Überempfindlichkeit gegen Reize) hyperaffectivity ✗**akanthose** *f* (Stachelzellenwucherung) hyperacanthosis ✗**aktivität** *f* excessive activity, overactivity ✗**akusis** *f* hyperac[o]usia (u:), hyperacusis (ju:) ✗**albuminose** *f* (Blut) hyperalbuminosis ✗**aldosteronismus** *m* hyperaldosteronism (ældo'stiərənizm) ✗**algesie** *f* (Steigerung der Schmerzempfindung) hyperalgesia (æl'dʒi:ziə), excessive sensitiveness to pain, hyperalgia (æ) ~**algetisch** hyperalgesic (i:), hyperalgetic (e) ✗**algie** *f* hyperalgesia (i:), hyperalgia (,haipə'rældʒiə) ✗**alkalizität** *f* hyperalkalescence, hyperalkalinity (i) ✗**ämie** *f* (Blutüberfülle) hyper[a]emia (i:) / passive ✗ passive h. / stauungsbedingte ✗ passive h. / venöse ✗ venous (i:) h. ~**aminoazidämie** *f* hyperaminoacid[a]emia ('æminoˌæsi'di:miə) ✗**aminoazidurie** *f* hyperaminoaciduria ('æminoˌæsi'djuəriə) ~**ämisch** (blutüberfüllt) hyper[a]emic (i:) ✗**ämisieren** *n* hyper[a]emisation ✗**aphrodisie** *f sex* hyperaphrodisia (i), satyriasis (ai) **Hyper|ästhesie** *f* (Überempfindlichkeit) hyper[a]esthesia (i:), hypersensitivity (i) *akustische* ✗ hyperacusis (ju:), geschmackliche ✗ hypergeusia ('gju:siə), gustatory hyper[a]esthesia *olfaktorische* ✗ hyperosmia (ɔ), olfactory hyper[a]esthesia ✗ *der Netzhaut* hyper[a]esthesia of the retina (e), retinal h. **hyper|ästhetisch** hyper[a]esthetic (e) ~**azid** hyperacidity (i), superacid ✗**azidität** *f* hyperacidity (i), superacidity, [hyper]chlorhydria (ai), hyperhydrochloria (ɔ:) / reaktive ✗ acid rebound ~**barisch** hyperbaric ✗**bilirubinämie** *f* hyperbilirubin[a]emia (i:) / idiopathische *od* konstitutionelle ✗ benign (ai) unconjugated bilirubin[a]emia, Gilbert's (ʒil'bɛrz) syndrome ✗**bilirubinurie** *f* (vermehrter Bilirubingehalt des Harns) hyperbilirubinuria (juə) ✗**blastose** *f* (Gewebswucherung) hyperblastosis ~**bolisch** *opt* hyperbolic (ɔ) ✗**bulie** *f ps* hyperbulia (ju:), insane (ei) wilfulness ✗**chlorämie** *f* (überhöhter Chloridspiegel im Blut) hyperchlor[a]emia (i:) ✗**chlorhydrie** *f* (Magen) hyperchlorhydria (ai) ✗**chlorurie** *f* hyperchloruria (uə) ✗**cholesterinämie** *f* hypercholesterin[a]emia (i:), hypercholesterol[a]emia, hypercholesterol-[a]emia ✗**cholie** *f* (übermäßige Gallenbildung) hypercholia (ou), polycholia ✗**chondroplasie** *f* hyperchondroplasia ~**chrom** (überfärbt, zu stark gefärbt) hyperchromic (ou), hyperchromatic (æ), highly stained, intensely colo[u]red (ʌ) ✗**chromasie** *f* 1) (*histol* gesteigerte Anfärbbarkeit) hyperchromatism 2) (vermehrter Hämoglobingehalt) hyperchromia ~**chromatisch** hyperchromatic (æ) ✗**chromatismus** *m*

s ✗chromie ✗**chromatopsie** *f* (Farbigsehen) hyperchromatopsia (ɔ) ✗**chromatose** *f* 1) = Hyperchromie (vermehrte Hautpigmentation) hyperchromatism, hyperchromatosis 2) *s* Hyperchromasie ✗**chromie** *f* 1) (vermehrte Hautpigmentation) hyperchromatism, hyperchromatosis 2) = Hyperchromasie (vermehrter Hämoglobingehalt) hyperchromia ✗**chylie** *f* (Magensaftfluss, übermässige Produktion von Magensaft) hyperchylia (ai) ✗**daktylie** *f* hyperdactylia (i), hyperdactylism *f* hyperdactylia (i), hyperdactylism ~**dikrot** hyperdicrotic (ɔ) ~**diploid** hyperdiploid (i) ✗**dynamie** *f* (Uterus) hyperdynamia (æ) ~**dynamisch** hyperdynamic (æ) **Hyperemesis** *f* (Erbrechen) hyperemesis (e) / ✗ gravidarum uncontrollable (ou) vomiting (ɔ) in pregnancy, hyperemesis gravidarum (ɛə) / ✗ lactentium vomiting (ɔ) of the newborn (ju:), hyperemesis lactentium ✗**kranke** *f* pregnant woman suffering (ʌ) from hyperemesis **Hyper|enzymie** *f* elevated enzyme level ✗**epinephrie** *f* hyperepinephria (e), hyperadrenalism (i:) ✗**ergasie** *f ps* hyperergasia ✗**ergie** *f* (vermehrte Reaktionsfähigkeit) hyperergia (ɔ:), hyperergy ('haipərə:dʒi) ✗**ergieversuch** *m* hyperergia test ~**ergisch** hyperergic (ɔ:) ✗**erotie** *f sex* erotomania (ei), eromania, eroticomania ✗**extension** *f* hyperextension ✗**extensionsstellung** *f* hyperextended position (i) ✗**flexion** *f* (übermässige Beugung, Überbeugen) hyperflexion ✗**follikulinie** *f* hyperfolliculinism ✗**funktion** *f* (Überfunktion) hyperfunction (ʌ), hyperfunctioning ✗**galaktie** *f* (übermässige Milchproduktion) hypergalactia (æ), hypergalactosis ✗**gammaglobulinämie** *f* hypergammaglobulin[a]emia ✗**gastrinämie** *f* hypergastrin[a]emia ~**genetisch** (überentwikkelt) hypergenetic (e) ✗**genitalismus** *m* hypergenitalism (e), genital over-development (e) ✗**geusie** *f* (überfeines Geschmacksempfinden) hypergeus[a]esthesia ('haipəˌgju:ses'θi:ziə), excessively sensitive taste, hypergeusia ('gju:siə) ✗**globulie** *f* (Erythrozytose, übermäßige Vermehrung der Erythrozyten) polycyth[a]emia (sai'θi:miə) hypercyth[a]emia, erythrocytosis, hyperglobulism (ɔ) ✗**globulinämie** *f* hyperglobulin[a]emia (i:) ✗**glykämie** *f* (erhöhter Blutzuckerspiegel) hyperglyc[a]emia (glai'si:miə) / alimentäre ✗ fat-induced h. ~**glykämisch** hyperglyc[a]emic (i:) ✗**glykosurie** *f* (über mässige Zuckerausscheidung im Urin) hyperglycosuria (juə) ✗**glyzinämie** *f* hyperglycin[a]emia (glaisi'ni:miə) ✗**gnathie** *f* hypergnathia ('næθiə) ✗**gonadismus** *m* (übermässige Funktion der Geschlechtsdrüsen) hypergonadism (ɔ) ✗**hedonie** *f* (gesteigertes Lustgefühl) *ps* hyperhedonia (ou) ✗**[h]idrosis** *f* hyper[h]idrosis, sudatoria (ɔ:), ephidrosis / (schwere) hyperephidrosis ~**hormonal** hyperhormonal (ou), hyperhormonic (ɔ) ✗**immungammaglobulin** hyperimmune antivariola gamma globulin (HAGG) ✗**immunserum** *n* hyperimmune serum ✗**inose** *f* (erhöht Fibrinbildung im Blut) hyperinosis hyperinos[a]emia (i:) ✗**insulinämie** hyperinsulin[a]emia ✗**insulinismus** *m* hyperinsulinism, hyperinsulin[a]emi (i:) / spontaner ⌀ (Harris-Syndrom) spontaneous hyperinsulinism, Harris' ('hærisiz) syndrome ⌀kaliämie f (übermässiger Kaliumgehalt des Blutes) hyperkal[a]emia ⌀kaliämie-Syndrom n hyperkal[a]emic (i:) syndrome ⌀kalzämie f hypercalc[a]emia (i:), hypercalcin[a]emia / diätetische ⌀ milk-alkali ('ælkəlai) syndrome, Burnett's ('bə:nits) syndrome ⌀kalz[i]urie f hypercalci[n]uria (juə) ⌀kapnie f (gesteigerter Kohlensäuregehalt des Blutes) hypercarbia, hypercapnia ⌀keratose f (erhebliche Schwielenbildung) hyperkeratosis / (angeborene) ichthyosis congenita ~keratotisch hyperkeratotic (ɔ) ⌀ketonurie f (übermässiger Ketongehalt des Urins) hyperketonuria (juə) ⌀kinese f hyperkinesis (i:), hyperkinesia / hypermotility (i) ⌀kinesie f s ⌀kinese ~kinetisch hyperkinetic (e) ⌀koagulabilität f hypercoagulability ⌀kortizismus m hyperadrenocorticism, hypercorticism, Cushing's ('kuʃinz) syndrome od disease ⌀krinie f (Hyperfunktion endokriner Drüsen) hypercrinism (ai), hypercrinia (i), hypercrisia (i) ⌀krisis f s ⌀krinie ⌀leukozytose f (starke Leukozytose) hyperleucocytosis [US -leuko-], hypercytosis ⌀lipämie f (Blut) hyperlipoid[a]emia, hyperlip[a]emia (i:) ⌀lipämiker m hyperlipid[a]emic subject ~lipämisch hyperlip[a]emic (i:) ⌀lipidämie f s ⌀lipämie ⌀logie f ps hyperlogia ⌀lordose f (sehr starke Lordose) hyperlordosis ⌀mastie f (Vorhandensein überzähliger Brüste, Polymastie) hypermastia, polymastia (æ), pleomazia (ei) ⌀menorrhoe f (abnorm starke od langdauernde Menstruationsblutung) hypermenorrh[o]ea (i) ⌀metamorphose f ps hypermetamorphosis ~metrop (weitsichtig) hypermetropic (ɔ), hyperopic (ɔ) ⌀metroper m (Weitsichtiger) hypermetrope (e) **Hypermetropie** f (Weitsichtigkeit) hypermetropia (ou) astigmatische ⌀ curvature (ə:) h. latente ⌀ latent (ei) h. refraktionsbedingte ⌀ index h. totale ⌀ total h. nicht durch die Akkommodation beeinflußbare ⌀ absolute h. **hyper|metropisch** hypermetropic (ɔ),hyperopic (ɔ) ⌀mimie f ps hypermimia ⌀mnesie f (abnorme Gedächtnisstärke) ps hypermnesia ('ni:ziə), extreme retentiveness of memory ⌀motilität f hypermotility (i) ⌀natriämie f hypernatr[a]emia (i:) ⌀nephritis f (Nebennierenentzündung) hypernephritis (ai), epinephritis ⌀nephrom n (Grawitz-Tumor) hypernephroma, epinephroma, Grawitz's ('gra:vitsiz) tumo[u]r ⌀onychie f hypcronychia (i), hyperonychosis, hypertrophy (ɔ:) of the nails ⌀onychose f s ⌀onychie ⌀opie f (Weitsichtigkeit) hyperopia (ou), hypermetropia (ou) ⌀orexie f (Fames canina, Heißhunger) hyperorexia, bulimia (i) ⌀osmie f (krankhaft gesteigertes Geruchsvermögen) hyperosmia ~osmotisch hyperosmotic ⌀ostose f (Knochenverdickung) hyperostosis [nota: exostosis = Knochenauswuchs] / enthseopathische ⌀ enthseopathic hyperostosis (ou) ⌀ostosis frontalis interna f (Morgagni-Syndrom) internal frontal hyperostosis, Morgagni's (mɔr-'ganjiz) od Morel's (mɔ'relz) od Morgagni-Stewart ('stju:ət)-Morel

syndrome ~ostotisch hyperostotic (ɔ) ⌀oxalurie f hyperoxaluria ⌀oxie f (zu hoher Sauerstoffgehalt) hyperoxia ⌀parathyreoidismus m hyperparathyroidism (ai) ⌀parathyreose f hyperparathyroidism ⌀pepsie f hyperpeptic (e) gastritis, hyperpepsia ⌀peristaltik f hyperperistalsis (æ) ⌀phalangie f (Überlänge) hyperphalangism / hyperphalangia / (Daumen od Großzeh) triphalangia ⌀phorie f (latentes Höhenschielen) hyperphoria (ɔ:) ⌀phosphatämie f hyperphosphor[a]emia (i:), hyperphosphat[a]emia ⌀phosphaturie f hyperphosphaturia (juə) ⌀phrasie f ps hyperphrasia ⌀pigmentierung f hyperpigmentation, superpigmentation ⌀pinealismus m hyperpinealism (i) ⌀pituitarismus m hyperpituitarism (ju) ⌀plasie f hyperplasia (ei) / ⌀ des Brustdrüsenparenchyms mastoplasia (ei) / glandulär-zystische ⌀ glandular-cystic h. ~plastisch hyperplastic ⌀ploid n cytol hyperploid ⌀pnoe f (vermehrte Atmung) hyperpn[o]ea (i) / schwere ⌀ u Dyspnoe hyperpn[o]eic dyspn[o]ea ~prolaktinämisch hyperprolactin[a]emic ⌀prosexie f hyperprosexia ⌀proteinämie f hyperprotein[a]emia (i:) ⌀pselaphesie f (gesteigertes Tastgefühl) hyperpselaphesia (selæ'fi:ziə) ⌀psychose f ps hypernoia ~pyretisch (sehr hoch fiebernd) hyperpyretic (pai'retik), hyperpyrexial ⌀pyrexie f (sehr hohes Fieber) hyperpyrexia ⌀reflexie f hyperreflexia, exaggerated reflexes (i:) od ~responses ⌀sal[i]ämie f (übermässig hoher Salzgehalt des Blutes) hypersal[a]emia ⌀salivation f hypersalivation ⌀sarkosis f (übermäßige Granulationsbildung) hypersarcosis, excessive formation of granulation tissue ⌀segmentation f hypersegmentation ⌀sekretion f (übermäßige Ausscheidung) hypersecretion, supersecretion ~sekretorisch hypersecretory (i:) ~sensibel hypersensitive ⌀sensibilität f (Überempfindlichkeit) hypersensitivity (gegen to) ~sensitiv (überempfindlich) hypersensitive, abnormally sensitive ⌀sexualität f ps hypersexuality ⌀somie f hypersomia (ou) ⌀somnia periodica f ps Kleine-Levin syndrome ~sonor (Perkussionsschall) hypersonorous (ɔ:) ⌀splenie f (überstarke Milzfunktion) hypersplenia (i:), hypersplenism (i) [nota: niemals gleich Milztumor!] ⌀steatose f (vermehrte Talgabsonderung) hypersteatosis ⌀sthenie f (überhöhter Tonus) hypersthenia (i:) ~sthenisch hypersthenic (e) ⌀sthenurie f hypersthenuria (juə) ~sympathikoton (sim,pæθiko'tɔnik) ⌀telorismus m (grosser Abstand zweier Organe) hypertelorism (i:) ⌀tensin n (Angiotonin) hypertensin, angiotonin (ɔ) ⌀tensinase f hypertensinase ⌀tensinogen n hypertensinogen (i) ⌀tension f (erhöhte Spannung) hypertension, hyperpiesis (i:) / portale ⌀ portal hypertension ⌀tensions-Syndrom n, enzephalopathisches hypertensive encephalopathy syndrome ⌀thelie f (Polythelie) hyperthelia (i:), supernumerary (ju:) nipples, polythelia ~thermal (zu warm) hyperthermal ⌀thermie f hyperthermy, hyperthermia ~thermisch hyperthermal ~thym ps hyperthymic (ai) ⌀thymie f (leichte Erregbarkeit) ps hyper-

thymia (ai) [nota: niemals für gesteigerte Thymusaktion!] ⌀thymiker m ps hyperthymic type ⌀thymisation f (Status thymicus) hyperthymism (ai), hyperthymisation ⌀thyreoidismus m (Schilddrüsenüberfunktion) hyperthyroidism (ai) ~thyreohormonal hyperthyrohormonal ⌀thyreose f (erhöhte Schilddrüsenfunktion) hyperthyroidosis, hyperthyreosis, Graves' (greivz) od Basedow's ('ba:zədoz) disease, toxic goitre, hyperthyroidism (ai), thyrotoxicosis ⌀thyreosis factitia f factitious hyperthyroidism ~thyreotisch hyperthyroid (ai) ~ton hypertonic (ɔ) / (Blutdruck) hypertensive / (Hochdruck im Gefäßsystem od Hypertonie betr) vasohypertonic / (Lösungen) hyperosmotic (ɔ) **Hypertonie** f (Muskel, Augapfel) hypertonia (ou) / (Lösungen) hyperosmosis / (Blutdruck) hypertension, high blood pressure arterielle ⌀ arterial (iə) hypertension essentielle od genuine ⌀ essential od benign (bi'nain) hypertension, hyperpiesia (i:); hyperpiesis (ai) ⌀ labile ⌀ labile hypertension leichte labile ⌀ mild labile hypertension neurogen bedingte ⌀ neurogenic (e) hypertension pulmonale ⌀ pulmonary (ʌ) hypertension Schwangerschafts~ pregnancy hypertension ⌀- hypertonic (ɔ) / (Blutdruck) hypertensive ~krank suffering (ʌ) from hypertension ⌀kranker m s Hypertoniker **Hyper|toniker** m hypertensive [person od patient (ei)] ~tonisch s ~ton ⌀tonus m (Muskel, Augapfel) hypertonia (ou), hypertonicity ⌀tonus- hypertonic (ɔ) ⌀trichiasis f s ⌀trichose ⌀trichose f (übermäßige Behaarung) hypertrichosis, trichauxe (tri'kɔ:ksi), trichauxis, hypertrichiasis (ai) ⌀triglyzeridämie f hypertriglycerid[a]emia ~troph hypertrophic (ɔ) ⌀trophie f hypertrophy (ɔ:) / (Gewebe) hyperplasia (ei) / ⌀ des linken Herzens left ventricular (i) hypertrophy / ⌀ des rechten Herzens right ventricular h. / vikariierende ⌀ vicarious (ɛə) h. ~trophieren (sich vergrößern, wachsen) to become hypertrophic (ɔ) od enlarged od hypertrophied ~troph[isch] hypertrophic (ɔ) / (Gewebe) hyperplastic ⌀tyrosinämie f hypertyrosin[a]emia (,taiərosi'ni:miə) ⌀urikämie f hyperuric[a]emia ⌀ventilation f hyperventilation, overventilation, hyperaeration ⌀ventilationssyndrom n hyperventilation syndrome, effort syndrome, Da Costa's (da 'kɔstaz) syndrome ⌀ventilationstetanie f hyperventilation tetany (e) ~ventilieren to hyperventilate ⌀vitaminose f hypervitaminosis ⌀volämie f hypervol[a]emia ⌀zementose f dent hypercementosis

Hyphäma n (Vorderkammerblutung) ophth hyph[a]ema (hai'fi:mə)

Hyphe f (Pilzfaden, Myzelfaden) hypha (ai), pl hyphae

Hyphedonie f hyphedonia (,haiphi'douniə)

Hyphidrose f (Schweißminderung) hyphidrosis (hiphi'drousis)

Hyphomyzeten m pl (Fadenpilze) Hyphomycetes (,haifomai'si:ti:z), thread fungi ('fʌndʒai)

Hypinose f (geringe Fibrinbildung bei der Blutgerinnung) hypinosis

hypnagog hypnagogic (ɔ) **~um** *n pharm* hypnagogue ('hipnəgog), hypnotic
Hypnalgie *f* (Schlafschmerz) hypnalgia (æ), dream pain
hypno|- (*Vors*) (Schlaf-, Hypnose-) hypno- (i) (*Vors*) **~analyse** *f ps* hypno-analysis **~genese** *f ps* hypnogenesis **~id** (schlafähnlich) hypnoid (i), hypnoidal **~katharsis** *f ps* hypnocatharsis **~lepsie** *f* (Narkolepsie, Schlafsucht) hypnolepsy (i), narcolepsy **~logie** *f* (Hypnoselehre) hypnology (ɔ) **~narkose** *f* hypnonarcosis **~phob** *ps* hypnophobic (ou) **~phobie** *f* (Angst vor dem Einschlafen) *ps* hypnophobia
Hypnose *f* hypnosis, hypnotism (i) / (Hypnotisieren) hypnotisation / leichte *od* oberflächliche **~** hypnoidal (ɔi) state / oberflächliche **~** hypotaxia / psychoanalytische **~** hypno-analysis (æ) **~** hypnotic (ɔ), hypno- (i) (*Vors*) **~ähnlich** hypnoid (i), hypnoidal (ɔi) **~anwendung** *f ps* hypnotism (i) **~behandlung** *f* hypnotherapy (e) **~erzeugend** hypnogenic (e), hypnogenetic (e), hypnogenous (ɔ), inducing hypnotism (i) **~erzeugung** *f* hypnogenesis (e) / (in leichter Form) hypnoidisation **~fachmann** *m* neuro-hypnologist (ɔ) **~kunde** *f* neurohypnology (ɔ), hypnology (ɔ) **~lehre** *f* hypnology, neurohypnology (ɔ) **~therapie** *f ps* hypnotherapy
Hypno|therapie *f* (hypnotische Behandlung) hypnotherapy **~tikum** *n pharm* hypnotic (ɔ), somnifacient (ei) **~tisch** hypnotic (ɔ) **~tisierbar** hypnotisable (i) **~tisieren** to hypnotise (i) **~tisieren** *n* (Hypnoseerzeugung) hypnogenesis (e), hypnotisation, hypnotising (i) / oberflächliches **~** hypnoidisation **~tismus** *m* hypnotism (i) **~tisör** *m* hypnotist (i)
hypo|- (*Vors*) (vor, unter, unterwertig, zu wenig) hypo- ('haipo-) (*Vors*) **~affektiv** *ps* hypo-affective **~akusie** *f* hypo-acɔlusis (u:) **~albuminämie** *f* hypo-albumin[a]emia (i:) **~albuminose** *f* hypo-albumin[a]emia **~aminozidämie** *f* (Aminosäuremangel im Blut) hypo-amino-acid[a]emia (i:) **~azid** (subazid) hypo-acid, subacid **~barisch** hypobaric **~blast** *m* entoderm **~bromit** *n chem* hypobromite (ou) **~bulie** *f ps* hypobulia **~chlorämie** *f* (Mangel an Chloriden im Blut) hypochlor[a]emia (i:), chloropenia, hypochlorid[a]emia (i:) **~chlorämisch** hypochlor[a]emic (i:) **~chlorhydrie** *f* (Magen) hypochlorhydria (ai) **~chlorit** *n chem* hypochlorite (ɔ:) **~cholesterinämie** *f* (Cholesterinmangel *od* -armut des Blutes) hypocholester[a]emia (i:) hypocholesterin[a]emia, hypocholesterol[a]emia (i:) **~chonder** *m* (Schwermütiger) *ps* hypochondriac **~chondrie** *f* (Schwermut) *ps* hypochondria, hypochondriasis (ai) **~chondrisch** (schwermütig) *ps* hypochondriac, hypochondriacal (ai) **~chondrium** *n* (Unterrippengegend) hypochondrium, hypochondriac region (i) **~chondrium-hypochondriac ~chrom** hypochromic (ou), hypochromatic (æ) **~chromasie** *f* (Hämoglobinmangel der roten Blutkörperchen) hypochromasia (ei) **~chromie** *f* (Blut) hypochrom[a]emia (i:), hypochromia (ou) / (Zelle) hypochromatism (ou) **~chylie** *f* hypochylia (ai) **~cortizismus** *m* hypocorticalism **~daktylie** *f* (Fehlen von Fingern *od* Zehen) hypodactylia (i), absence of fingers or

toes **~dermafliege** *f* Hypoderma **~dermatisch** (subkutan) hypodermic, subcutaneous (ei) **~dermoklyse** *f* (subkutane Infusion) hypodermoclysis (ɔ) **~diaphragmatisch** (subphrenisch) subphrenic (e), hypodiaphragmatic (æ) **~dynamie** *f* (herabgesetzte Körperkraft) hypodynamia (æ) **~dynamisch** (kraftlos, geschwächt) weak, weakened, hypodynamic (æ) **~epinephrie** *f* hypo-epinephry (e), disturbed adrenal (i:) secretion (i:) **~fibrinogenämie** *f* (Fibrinogenmangel des Blutes) hypofibrinogen[a]emia **~funktion** *f* (Unterfunktion) hypofunction (ʌ) **~gäasäure** *f* (7-Hexadezenosäure) hypogaeic (haipo'geiik) acid **~galaktie** *f* (verminderte Milchproduktion) hypogalactia (gæ'lækʃiə), oligogalactia (æ), deficient milk secretion **~gammaglobulinämie** *f* hypogammaglobulin[a]emia ('glɔbjulin-'i:miə) **~gastrisch** (Unterbauchgegend betr.) hypogastric, suprapubic (ju:) **~genesie** *f* (Wachstumshemmung, Entwicklungsstörung) hypogenesis (e) **~genitalismus** *m* hypogenitalism (e) **~geusie** *f* (herabgesetzte Geschmacksempfindung) hypogeusia ('gju:siə), disturbed sense of taste **~globulie** *f* (Oligoglobulie, Oligozythämie) hypoglobulia (ju:), oligocyth[a]emia (sai-'θi:miə), deficiency (i) of erythrocytes (i) **~glossal** hypoglossal, sublingual **~glossus** *m* (Nerv) hypoglossus, hypoglossal nerve **~glossuskanal** *m* (Canalis hypoglossi (*PNA*)) anterior condylar canal **~glossuskern** *m* hypoglossal nucleus (ju:) **~glossuslähmung** *f* glossoplegia (i:) **~glossusschlinge** *f anat* ansa hypoglossi, loop of the hypoglossal nerve **~glottis** *f* hypoglottis **~glottisch** hypoglossal, sublingual **~glykämie** *f* (Verminderung des Blutzuckers) hypoglyc[a]emia (i:) **~glykämisch** hypoglyc[a]emic (i:) **~gonad** hypogonadal **~gonadismus** *m* (Unterfunktion der Geschlechtsdrüsen) hypogonadism (ɔ) **~hidrosis** *f* hypohidrosis **~kaliämie** *f* hypokal[a]emia (i:), hypopotass[a]emia **~kaliämisch** hypokal[a]emic (i:) **~kalzämie** *f* (Kalkmangel) hypocalc[a]emia (i:) **~kalzämisch** hypocalc[a]emic (i:) **~kapnie** *f* hypocapnia (æ), acapnia, hypocarbia **~kinesie** *f* (Bewegungsarmut) hypokinesia (i:), hypo-activity (i), hypokinesis (kai'ni:sis) **~kinetisch** (bewegungsarm) hypokinetic (e) **~kortizismus** *m* (Unterfunktion der Nebennierenrinde *od* des Rindenapparats) hypocorticalism **~leukozytose** *f s* Leukopenie **~logie** *f ps* hypologia (ɔ) **~man** (leicht manisch) *ps* hypomanic (æ) **~maner** *m* (an leichter Manie Leidender) hypomaniac (ei) **~manie** *f ps* hypomania (ei) **~manisch** *ps* hypomanic (æ) **~menorrhoe** *f* (geringe Monatsblutung) hypomenorrh[o]ea (i) **~mimisch** hypomimic **~mnesie** *f* (Gedächtnisschwäche) hypomnesis ('ni:sis), weakened *od* defective memory (e) **~motilität** *f* hypomotility (i) **~natriämie** *f* hyponatr[a]emia (i:) **~natriämisch** hyponatr[a]emic (i:) **~noisch** *ps* hyponoic **~nychial** hyponychial (i) **~nychium** *n* (*PNA*) hyponychium (i) **~nychium-hyponychial** (i) **~östrogenie** *f* hypo-[o]estrogenism **~parathyreoidismus** *m* (Unterfunktion der Nebenschilddrüsen) hypoparathyroidism (ai), parathy-

roid deficiency, hypoparathyreosis (ou) **~parathyreose** *f* hypoparathyroidism (ai), parathyroprivia (i), hypoparathyreosis **~pepsie** *f* (mangelhafte Verdauung) hypopepsia **~phalangie** *f* (Fehlen von Finger- *od* Zehengliedern) hypophalangism (fæ'lændʒizm) **~pharyngoskopie** *f* (tiefe Pharyngoskopie) hypopharyngoscopy (ɔ) **~pharynx** *m* laryngo-pharynx (æ), hypopharynx **~phosphat** *n* (Salz der Hypophosphorsäure) hypophosphate **~phosphatämie** *f* hypophosphat[a]emia (i:) **~phosphatämisch** hypophosphat[a]emic (i:) **~phosphatasie** *f* (Phosphatasemangelrachitis) hypophosphatasia (fɔsfə'teiziə) **~phosphit** *n* (Salz der hypophosphorigen Säure) hypophosphite **~phosphit-Lösung** *f* hypophosphorous solution (*EP*) **~phosphorig** hypophosphorous (ɔ) **~phosphorsäure** *f* (Unterphosphorsäure) hypophosphoric acid **~phrasie** *f ps* hypophrasia **~phrenisch** (subphrenisch) hypophrenic (e), subphrenic **~phrenose** *f ps* (Schwachsinn) hypophrenosis **~physär** pituitary (ju), hypophyseal (i) **~physe** *f* (Hirnanhang) pituitary (ju) [gland *od* body], hypophysis (ɔ) **~-** pituitary (ju), hypophyseal (i)
Hypophysektom|ie *f* (Hypophysenentfernung) *chir* hypophysɔlectomy **~ieren** *chir* to hypophysectomise
Hypophysen|- pituitary (ju) **~adenom** *n* pituitary adenoma **~ausfall** *m* dyspituitarism (ju) **~ausfall betr.** hypophysioprivic (i) **~-Elevator** *m* pituitary elevator **~entfernung** *f chir* hypophysɔlectomy (e), pituitectomy / die **~** vornehmen to hypophysectomise **~exstirpation** *f* hypophysectomy **~funktion** *f* pituitary (ju) function (ʌ) **~gestört** with a disturbed pituitary function **~grube** *f* (Fossa hypophyseos (*PNA*)) hypophyseal (i) fossa **~hinterlappen** *m* (HHL) posterior (iə) pituitary lobe, posterior lobe of the hypophysis (ɔ) *od* of the pituitary gland, infundibular (i) body, neurohypophysis (ɔ) **~hinterlappen betr.** postpituitary (ju) **~hinterlappenextrakt** *m* posterior pituitary extract **~hinterlappenhormon** *n* posterior (iə) pituitary hormone **~hinterlappenüberfunktion** *f* hyperpostpituitarism (ju) **~hinterlappenzelle** *f* pituicyte (ju) **~hormon** *n* pituitary hormone **~kachexie** *f* cachexia hypophyseopriva (ai), Simmonds' ('siməndziz) disease **~lappen** *m* pituitary lobe **~messer** *n chir* pituitary knife **~mittellappen** *m* middle part of the pituitary gland **~nebennierenrindensystem** *n* adreno (i:)-cortico-pituitary system **~nebennierensystem** *n* pituitary-suprarenal (i:) system **~-Schilddrüsensystem** *n* pituitary-thyroid (ai) system **~schwellung** *f* pituitary swelling **~stiel** *m* hypophyseal (i) stalk (ɔ:), tuberal (ju:) part of the pituitary gland **~störung** *f* dyspituitarism (ju), pituitarism, dyshypophysism (,dishai'pofisizm) **~tumor** *m* hypophysoma (hai,pofi'soumə), pituitary neoplasm *od* tumo[u]r **~überfunktion** *f* hyperpituitarism (ju), hyperhypophysism **~unterfunktion** *f* hypopituitarism, hypohypophysism (ɔ) / subpituitarism / (allgemeine) panhypopituitarism **~vorderlappen** *m* (Lobus anterior hypophysis (*PNA*)) (HVL) anterior pituitary

[lobe], anterior (iə) lobe of the pituitary gland ⸰vorderlappen- antuitary (ju), prehypophyseal (i), anteropituitary ⸰vorderlappenextrakt m anterior (iə) pituitary extract (APE) ⸰vorderlappenhormon n anterior pituitary hormone ⸰vorderlappenreaktion f anterior pituitary reaction (APR) ⸰zwischenlappenhormon n (Intermedin, Pigmenthormon) intermedin (i:)

Hypo|physin n hypophysin (ɔ) ~physiopriv hypophysioprivic (i) ~physiotrop hypophysiotropic ⸰physis f (PNA) (Hirnanhangdrüse) hypophysis cerebri, pituitary body ⸰pinealismus m hypopinealism (i) ⸰pituitarismus m hypopituitarism (ju) ⸰plasie f (Unterentwicklung) hypoplasia (ei), impaired (ɛə) od incomplete development (e) / (Wachstumshemmung, Entwicklungsstörung) hypogenesis (e) / fokale dermale ⸰ Goltz's ('gɔltsiz) syndrome ~plastisch (schlecht entwickelt) hypoplastic ~ploid cytol hypoploid ⸰proakzelerinämie f hypoproaccelerin[a]emia (i:) ⸰-prokonvertinämie f proconvertin deficiency syndrome, factor VII deficiency syndrome ⸰proteinämie f hypoprotein[a]emia (,prouti:'ni:miə) ⸰prothrombinämie f hypoprothrombin[a]emia (i:) ⸰pselaphesie f (Tastsinnherabsetzung) hypopselaphesia (i:) ⸰ptyalismus m (Speichelmangel) hypoptyalism (ai), hyposalivation ⸰pyon n hypopyon (ou) ⸰pyonkeratitis f hypopyon keratitis (ai) ⸰reflexie f hyporeflexia ~sensibel hyposensitive ⸰sensibilisierung f imm hyposensitisation

Hyposmie f (Geruchsstörung) hyposmia (ɔ)

Hypo|somie f (Kümmerwuchs) hyposomia (ou) ⸰spadie f (Missbildung der Harnröhre) hypospadias (ei), hypospadia ⸰spadie- hypospadiac (e) ⸰spadieoperation f Ombredanne's (ɔbrə'danz) operation ~spadisch hypospadiac ⸰sphyxie f hyposphyxia (i) ⸰spray m hypospray (ai) ⸰stase f (Senkung) hypostasis (ɔ) ~stasieren to hypostatise (ɔ) ~statisch hypostatic (æ) ⸰sthenie f (Körperschwäche) hyposthenia (i:), [general] weakness ⸰sthenurie f hyposthenuria (juə) ⸰sulfit n chem hyposulphite (ʌ) [US sulf-] ⸰systolie f hyposystole ⸰taxie f (herabgesetzte Willens- u Handlungskontrolle) hypotaxia ⸰tension f (Unterdruck) hypotension ~thalamisch hypothalamic (æ) ⸰thalamotomie f hypothalamotomy ⸰thalamus m (PNA) hypothalamus (æ), subthalamus ⸰thalamus- hypothalamic (æ), subthalamic ⸰thalamus-Hypophysen-Nebennierenrinden-Achse f hypothalamo-pituitary-adrenal axis ⸰thalamus-Syndrom n hypothalamic syndrome ⸰thenar m (PNA) (Kleinfingerballen) hypothenar (i:) eminence ⸰thenar-Hammer-Syndrom n hypothenar hammer syndrome ~thermal hypothermal ⸰thermie f (Untertemperatur) hypothermia, hypothermy ⸰these f hypothesis (ɔ), pl hypotheses ~thetisch hypothetical (e) ~thym ps (temperamentschwach) hypothymic ⸰thymie f ps hypothymia ~thyreoid hypothyroid

(ai) ⸰thyreoidismus m (Schilddrüsenunterfunktion) hypothyroidism (ai), thyroid (ai) insufficiency (i), hypothyr[e]osis ⸰thyreose f hypothyroidism (ai), hypothyr[e]osis (ou) ~ton hypotonic ⸰tonie f (Muskel, Augapfel) hypotonia (ou) / (Blutdruck) hypotension, low blood pressure / orthostatische ⸰ orthostatic od postural (ɔ) hypotension ⸰toniker m hypotensive ⸰tonikum n pharm hypotensive agent od drug ~tonisch (Muskel, Augapfel) hypotonic (ɔ) / (Blutdruck) hypotensive / chem hypotonic (ɔ) ⸰trichose f (fehlende od mangelhafte Körperbehaarung) hypotrichosis ~troph hypotrophic (ɔ) ⸰trophie f (Unterentwicklung) hypotrophy (ɔ), defective development (e) ~trophisch (unterentwickelt) hypotrophic (ɔ) ⸰tympanum n hypotympanum (i), lower part of the tympanum ⸰varismus m (Unterfunktion der Eierstöcke) hypovaria (ɛə), hypovarianism (ɛə) ⸰ventilation f hypoventilation / alveoläre ⸰ alveolar h. ⸰vitaminose f hypovitaminosis ⸰volämie f (verringertes Blutvolumen) hypovol[a]emia (i:) ~volämisch hypovol[a]emic (vɔ'li:mik)

Hypoxämie (Verminderung des Sauerstoffs im Blut) hypox[a]emia (i:), deficient (i) blood oxygenation / arterielle ⸰ arterial hypoxia ~empfindlich sensitive to hypox[a]emia ⸰empfindlichkeit f sensitiveness to hypox[a]emia
hypoxämisch hypox[a]emic (i:)
Hypoxanthin n chem hypoxanthine (haipo'zænθi:n)
Hypoxie f (Sauerstoffmangel) hypoxia / anämische ⸰ an[a]emic anoxia / histotoxische ⸰ histotoxic hypoxia / zerebrale ⸰ cerebral hypoxia
hypoxisch caused by hypoxia
Hypoxyd n chem suboxide (ɔ)
Hypoxydose f hypoxidosis
hypo|zellulär hypocellular ⸰zoospermie f hypozoospermia ~zygomatisch (unter dem Jochbogen liegend) subzygomatic (æ)
Hypro = Hydroxyprolin n hydroxyproline, Hyp
Hypsarrhythmie f hypsarrhythmia
Hypsi|kephalie f s Turmschädel ⸰phobie f (Höhenangst) ps hypsophobia, fear of great heights (ai)
Hypurgie f hypurgia (hai'pə:dʒiə)
Hyrtl (hyrtl)|-Muskel m (Musculus iliopsoas (PNA)) iliopsoas muscle ⸰-Spalte f (Sulcus calcarinus (PNA)) calcarine sulcus
Hyster|algie f (Uterusschmerz) hysteralgia ('ældʒiə), hysterodynia (i), metralgia ⸰algie- hysteralgic (æ) ⸰ektomie f (Gebärmutterentfernung) hysterectomy, metrectomy, removal (u:) of the uterus (ju:) / (abdominale) abdominal (ɔ) h. / (radikale) radical (æ) h. / (subtotale) subtotal h. / (totale) total h. / (vaginale) vaginal (dʒai) h. ⸰ektomieklemme f chir hysterectomy forceps pl ⸰ektomiemesser n chir hysterectomy knife ⸰ese f hysteresis (i:) ⸰eurynter m chir hysterurynter (,histəruə'rintə), metrurynter (,mi:truə'rintə)
Hysterie f ps hysteria (iə) / epileptiforme

⸰ hystero-epilepsy (e) / ⸰ bei Tabes hysterotabetism (ei) / ⸰ hervorrufend hysterogenic (e), hysterogenous (ɔ) ~ähnlich hysteroid (i) ⸰neigung f ps hystericism (e)
hysteriform hysteriform (e)
Hysteriker[in] m [f] ps hysteriac (iə), hysteric (e) [person]
hysterisch ps hysteric[al] (e), hystero- (i) (Vors)
Hystero|- (Vors) hystero- (i) (Vors) ⸰dynie f (Uterusschmerz) hysterodynia (i), hysteralgia (histə'rældʒiə) ⸰epilepsie f ps hystero-epilepsy (e) hysterofrenic (e) ~gen (Hysterie hervorrufend) hysterogenic (e), hysterogenous (ɔ) ⸰graph m hysterograph (i) ⸰graphie f röntg uterography (ɔ), hysterography (ɔ), metrography ⸰gramm n röntg hysterogram ~id ps hysteroid ⸰kleisis f (Uterusverschluß) chir hysterocleisis (ai) ⸰lith m (Uterusstein) hysterolith, uterine (ju:) calculus (æ) ⸰logie f (Lehre von den Gebärmutterleiden) hysterology (ɔ) ⸰malazie f (Uteruserweichung) hysteromalacia (mə'leiʃiə), softening of the uterus (ju:) ⸰manie f sex nymphomania (ei), hysteromania ⸰meter n (Sonde zur Längenmessung des Uterus) hysterometer (ɔ) ⸰metrie f (Uterusmessung) hysterometry (ɔ), uterometry ⸰myomektomie f hysteromyomectomy, removal (u:) of a uterine (ju:) myoma ⸰neurasthenie f hysteroneurasthenia (i:) ⸰-oophorektomie f (Totaloperation) hystero-oophorectomy (,ouofɔ'rektəmi), oophorohysterectomy, ovariohysterectomy, removal (u:) of the uterus (ju:) and the ovaries (ou) ⸰ovariektomie f hystero-oophorectomy, oophorohysterectomy, ovariohysterectomy ⸰pathie f (Gebärmutterleiden) hysteropathy (ɔ), uterine (ju:) disease ⸰pexie f (Uterusfixation) hysteropexy, surgical (ə:) fixation of the uterus / (abdominale ⸰) abdominal (ɔ) hysteropexy od hysterorrhaphy (ɔ), gastrohysteropexy / (vaginale ⸰) vaginal (ai) hysteropexy, colpohysteropexy ⸰phor m (Pessar) hysterophore ('histərofɔ:), pessary ⸰plastik f hysteroplasty ⸰ptose f (Gebärmuttervorfall, Uterussenkung) metroptosis, hysteroptosis / (hochgradig) prolapse (æ) of the uterus (ju:) ⸰rrhaphie f (Gebärmutternaht, Uterusnaht) hysterorrhaphy (ɔ) ⸰salpingographie f röntg hysterosalpingography (ɔ), uterosalpingography, uterotubography, hysterotubography, metrosalpingography ⸰salpingotomie f hysterosalpingectomy ⸰skop n hysteroscope ⸰skopie f hysteroscopy (ɔ) ⸰spasmus m (Gebärmutterkrampf) hysterospasm, spasm of the uterus (ju:) ⸰stomatomie f hysterostomatomy (æ) ⸰tom n (Metrotom) hysterotome ⸰tomie f (Gebärmutterschnitt od -eröffnung) hysterotomy (ɔ), uterotomy, metrotomy / (durch Bauchschnitt) abdominohysterotomy (ɔ) ⸰tubographie f röntg s ⸰salpingographie ⸰zele f hysterocele, metrocele (i:), uterine (ju:) hernia
Hz = Hertz hertz, Hz
H-Zone f Hensen's disk od line

239

I

I = Flächenträgheitsmoment *n* moment of inertia, I / = *dent* Inklinationswinkel *m* angle of inclination / = Inosin *n* inosine, Ino, I / = international international, I / = Iodium *n* iodine, I / = Ionenstärke *f* ionic strength, I / = Lichtintensität *f*, Lichtstärke *f* luminons intensity, I / = Strom *m* current, I
i = optisch inaktiv optically inactive, i-
i- = Iso- iso-, i-
IA = Intelligenzalter *n* mental age, MA
i.a. = intraarteriell intra-arterial, IA
I-Abschnitt *m hist* I band
-iasis (*Nachs*) (krankhafter Zustand) -iasis (ai) (*Nachs*)
iatro|- (*Vors*) (Arzt *od* Medizin betr, ärztlich) iatro- (ai'ætro-, 'aiɔtro-) (*Vors*) **⸰chemie** *f* iatrochemistry **~gen** (durch den ärztlichen Einfluß bedingt) iatrogenic (e) **⸰genie** *f ps* iatrogeny **⸰logie** *f* (Heilkunde) iatrology (ɔ), [science (ai) of] medicine **~mathematisch** *histor* iatromathematical, iatrophysical **⸰mechanik** *f histor* iatrophysics (i) **~mechanisch** *histor* iatromechanical, iatrophysical **⸰physik** *f histor* iatrophysics **~physikalisch** *histor* iatrophysical **⸰physiker** *m histor* iatrophysicist **~physisch** iatrophysical
I-Bande *f* I band
IBE = Internationale Benzoat-Einheit *f* international [oestradiol] benzoate unit
I-Blutgruppensystem *n* I blood group system
IBS = Indolyl-3-Buttersäure indole-3--butyric acid, IBA
i.c. = intrakutan intracutaneous, IC
ICD[H] = Isocitratdehydrogenase *f* isocitrate dehydrogenase, ICD[H]
Ich *n ps* ego ('egou) **⸰-Anachorese** *f ps* ego anachoresis **⸰-Analyse** *f ps* ego analysis **⸰bewußtsein** *n ps* consciousness of self **⸰entwicklung** *f* development (e) of personality **⸰funktion** *f ps* ego function **⸰gefühl** *n ps* c[o]en[a]esthesia (,si:nes'θi:ziə) **⸰grenze** *f ps* ego boundary **⸰-Ideal** *n ps* ego ideal **⸰instinkt** *m ps* ego instinct **⸰-Kreis** *m ps* ego centre [*US* center] **⸰-Libido** *f ps* ego libido
Ichnogramm *n* (Fußsohlenabdruck) ichnogram ('ik-), footprint
Ichor *m s* Jauche **~ös** *s* jauchig
Ich|schwäche *f* ego weakness **⸰sinn** *m ps s* Ichbewußtsein **⸰-Spaltung** *f ps* split in the ego **⸰sucht** *f ps* selfishness, egotism (e)
Ichthammol *n* (Ammonium bituminosulfonicum) *pharm* ichthammol ('ikθæmɔl) **⸰salbe** *f* unguentum ichthammolis
Ichthoform *n pharm* ichthyol ('ikθiɔl) formaldehyde (æ)
Ichthulinsäure *f* ichthulinic (ikθju'linik) acid
Ichthy[i]smus *m* (Fischvergiftung) ichthyismus (ikθi'izmɔs), ichthyism (i), ichthyotoxism
Ichthyo- (*Vors*) (Fisch-) ichthyo- ('ikθio) (*Vors*)
Ichthyol *n pharm* ichthyol ('ikθiɔl) **⸰salbe** *f pharm* ichthyol ointment **⸰seife** *f pharm* ichthyol soap **⸰sulfonsäure** *f* ichthyolsulphonic ('ikθiɔlsʌl'fɔnik) *od* sulphichthiolic (sʌlfikθi'ɔlik) acid [*US* -sulf-]

Ichthyosis *f* (Fischschuppenkrankheit) ichthyosis (ikθi'ousis), fish *od* alligator skin disease, xeroderma / **⸰** congenita ichthyosis *od* hyperkeratosis (ou) congenita (e), keratosis diffusa (u:) foetalis (ei), Siemens' ('zi:mɔns) syndrome / **⸰** sauroderma crocodile (ɔ) skin **⸰-** ichthyotic (ɔ)
Ichtriebe *m pl ps* ego instincts
ICR = Interkostalraum *m* intercostal (ɔ) space, ICS / = Intrakutanreaktion *f* intradermal reaction
Icterus *m* (*s a* Ikterus) icterus, jaundice ('dʒɔ:ndis) **⸰** catarrhalis catarrhal (a:) jaundice (ɔ:), icterus catarrhalis (ei) **⸰** gravis (akute gelbe Leberatrophie) icterus (i) gravis (ei); **⸰** **~** neonatorum h[a]emolytic jaundice of the newborn **⸰** haemolyticus icterus h[a]emolyticus, h[a]emolytic (i) jaundice **⸰** infectiosus Weil's (vailz) disease, leptospiral (aiə) jaundice, infectious spiroch[a]etal jaundice, leptospirosis icteroh[a]emorrhagica **⸰** neonatorum simplex jaundice (ɔ:) of the newborn **⸰** parenchymatosus parenchymatous (i) icterus
Ictus *m* ictus (i), stroke
ID = Infektionsdosis *f* infective dose, ID
ID₅₀ = Dosis infectiosa media median effective dose, Id$_{50}$
i.d. = intradermal intradermal, ID
Ideal-Ich *n ps* ideal ego
ideatorisch ideational (aidi'eiʃənl)
Idee *f ps* idea (ai'diə), *pl* ideas / autochtone **⸰** autochthonous idea / fixe **⸰** fixed i., mono-ideism (ai'di:izm) / wahnbedingte **⸰** delusional (u:) i. / zwangsbedingte **⸰** compulsive (ʌ) i. / von einer **⸰** besessen monomaniac (æ)
Ideen|ablauf *m ps* train of ideas (ai'diəz) **~arm** *ps* unimmaginative (æ) **⸰armut** *f ps* lack of ideas **⸰assoziation** *f ps* association of ideas **⸰dissoziation** *f* dissociation of ideas **⸰flucht** *f ps* flight of ideas **⸰gang** *m ps s* **⸰ablauf** **~los** *ps s* **~arm** **⸰verbindung** *f ps* association of ideas **⸰welt** *f ps* world of ideas
Identität *f ps*, *pharm* identity **⸰skrise** *f ps* identity crisis **⸰snachweis** *m pharm* identity *od* identification test **⸰sreaktion** *f* identification reaction
ideo|genetisch (einer Idee entsprungen) *ps* ideogenetic (e), ideogenous (ɔ) **~kinetisch** ideomotor (ou), idiokinetic (e) **~motorisch** (psychomotorisch) *ps* ideomotor, ideokinetic, psychomotor **⸰plas[t]ie** *f ps* ideoplasty
IDH = Isozitrat-dehydrogenase *f* isocitrate dehydrogenase, ICD
idio- (*Vors*) (eigen) idio- (i) (*Vors*) **⸰gamie** *f sex* idiogamy **~gen** idiogenic (e) **⸰glossie** *f pl* idiolalia **⸰gramm** *n genet* idiogram, karyogram **⸰kinese** *f* change in the germ plasm, idiovariation **~kinetisch** idiokinetic (e), ideomotor (ou) / changing the germ plasm **⸰lalie** *f ps* idiolalia **⸰mer** *n* (Chromomer) *ps* idiolalia **⸰mere** *f* idiomere ('idiomiə) chromomere (ou), idiomere ('idiomiə) **~muskulär** idiomuscular ['mʌskjulə] **~pathisch** idiopathic (æ), genuine, protopathic, idiopathic (e) **⸰plasma** *n* germ plasma, idioplasm (i) **⸰spasmus** *m* idiospasm (i) **~spastisch** idiospastic **⸰synkrasie** *f* idiosyncrasy (i), idiocrasy (ɔ) **~synkratisch** idiocratic (æ), idiosyncratic
Idiot *m* (Schwachsinniger) *ps* idiot ('idiət)

Idiotie *f* (hochgradiger Schwachsinn) *ps* idiocy (i) **amaurotische ⸰** amaurotic [family] i; **~ familiäre** *⸰* amaurotic family i., cerebral sphingolipidosis; infantile Form: infantile form, Tay--Sachs ('tei-'sæks) syndrome, cerebromacular degeneration; spätinfantile Form: late infantile form, Bielschowsky's (bil'ʃɔfskiz) syndrome; jugendliche Form: juvenile form, Vogt--Spielmeyer ('fo:kt-'spi:lmaiər) syndrome; Spätform: adult form, Kufs' ('ku:fsiz) syndrome *⸰*, *die noch Beschäftigung zuläßt* intrasocial (ou) i. *⸰ in Verbindung mit Epilepsie* epileptic (i) i. *hemiplegiebedingte ⸰* hemiplegic (i:) i. *⸰ bei Kretinismus* cretinoid (e) i. *⸰ der Mikrozephalen* Aztec ('æztek) *od* microcephalic (æ) i. *mongoloide ⸰* mongoloid *od* Mongolian (ou) i., mongolism (ɔ) *⸰ bei Paralyse* paralytic (i) i. *⸰ bei Paraplegie* paraplegic (i:) i. *traumatisch bedingte ⸰* traumatic (æ) i. *trisomale ⸰* mongolism (ɔ) *⸰ infolge von Wachstumsstörungen des Gehirns* developmental i. *⸰ bei Wasserkopf* hydrocephalic (æ) i. *⸰ xerodermische ⸰* xerodermic i., de Sanctis-Cacchione (de'saŋktis-kaki'onə) syndrome **⸰syndrom** *n s* xerodermische **⸰**
idiot|isch *ps* idiotic (ɔ), anoetic (e) **⸰ismus** *m ps* idiocy (i), idiotism (i)
Idio|topie *f* idiotopy (ɔ) **~topisch** idiotopic[al] (ɔ) **~trop** *ps* idiotropic (ɔ) **~troph** idiotrophic (ɔ) **~typisch** genotypical (i) **⸰typ** *m* (Erbbild, Genotypus) idiotype (i), genotype ('dʒenotaip) **⸰variation** *f* idiovariation [*s a* Mutation]
Ido-Gerät *n* (In-dem-Ohr-Gerät) hearing aid worn in the ear
Idonsäure *f* idonic acid
Idoxuridin *n* (IDU) *pharm* idoxuridine (aidɔks'juəridi:n) (IDU)
IDP = Inosin-5'-Diphosphat *n* inosine--5'-diphosphate, IDP
Id-Reaktion *f* id-reaction
Idrosis *f s* Hidrosis
IDT = Intradermaltest *m* intradermal test
IDU = Idoxuridin *n* idoxuridine, IDU
IE = Immunisierungseinheit *f* immunising unit (ju:) (IU) / = Internationale Einheit *f* international unit (IU)
I-Ebene *f* = Interspinalebene *f* interspinal plane
IEP = isoelektrischer Punkt *m* isoelectric point, IEP
IES = Indolylessigsäure *f* indole acetic acid, IAA
Ig = Immunglobulin *n* immunoglobulin, Ig
Ignipunktur *f* ignipuncture (ʌ), pyronyxia (i), pyropuncture, caloripuncture
Ignis sacer *f* ergotism
IK = Immunkonglutenin *n* immunoconglutenon / = Immunkörper *m* immune (ju:) body (IB) / = Inspirationskapazität *f* inspiratory capacity, IC
ikterisch (gelbsüchtig) icteric (e), jaundiced (ɔ:)
ikterogen (Gelbsucht hervorrufend *od* erzeugend) icterogenic (e), icterogenous (ɔ)
Ikterus *m* (Gelbsucht) icterus (i), jaundice ('dʒɔ:ndis) *acholurischer ⸰* acholuric (juə) jaundice *epidemischer ⸰* (Weil--Krankheit) epidemic (e) catarrhal icterus *erblicher hämorrhagischer ⸰* congen-

ital (e) familial icterus *familiärer, nichthämolytischer* ⟨ (Gilbert-Lereboullet-Syndrom) Gilbert-Lereboullet syndrome, familial non-h[a]emolytic jaundice *hämolytischer* ⟨ h[a]emolytic (i) jaundice, h[a]emolytic splenomegaly (e) *hämorrhagischer* ⟨ h[a]emorrhagic (æ) jaundice *hepatischer* ⟨ diffusion (ju:) icterus ⟨ *bei Hepatitis* hepatogenic jaundice (ɔ:) *hepatogener* ⟨ hepatogenic (ɔ) icterus, hepatocellular jaundice ⟨ *nach Impfung* postvaccinal icterus ⟨ *durch Inkompatibilität des Blutes von Mutter und Kind* jaundice due to maternal-f[o]etal (i:) blood incompatibility *katarrhalischer* ⟨ catarrhal jaundice *konstitutioneller nichthämolytischer* ⟨ *mit lipochromer Hepatose* Dubin-Johnson ('dju:bin-'dʒɔnsən) syndrome, icterus-hepatic pigmentation syndsome *mechanischer* ⟨ mechanical od obstructive jaundice ⟨ *der Neugeborenen* icterus neonatorum (ɔ:), jaundice of the newborn (ju:) *physiologischer* ⟨ physiologic[al] (ɔ) jaundice *schwerer* ⟨ (Icterus gravis) icterus gravis (ei), acute (ju:) yellow atrophy (æ) *serumbedingter* ⟨ homologous (ɔ) serum (iə) jaundice *toxischer* ⟨ (toxische Hepatitis) toxic jaundice ~ähnlich icteroid (i) ⟨rezidiv n recurrence (ʌ) of jaundice ⟨verschluß m obstructive (ʌ) jaundice

Ikwafieber n five-day od Ikwa (i) od trench fever (i:)

Il = Illinium n illinium, Il

il. = intralumbal intralumbar

Ile = Isoleuzin n isoleucine, Ile

Ileektomie f ileectomy

Ileitis f (Ileumkatarrh) ileitis (ai) / ⟨ regionalis regional ileitis [syndrome], Crohn's ('krounz) disease od syndrome

ileo|- (Vors) (Ileum betr) ileo- ('ilio-) (Vors) ⟨ileostomie f ileo-ileostomy ('ilio,ili'ɔstəmi) ⟨kolitis f ileocolitis (ai) ⟨kolostomie f chir (Ileum-Kolon-Anastomose) ileocolostomy (ɔ) ⟨proktostomie f chir ileoproctostomy (ɔ) ~rektal ileorectal ⟨rektostomie f chir ileoproctostomy (ɔ), ileorectostomy (ɔ) ⟨sakralgelenk n (Articulatio sacro--iliaca (PNA)) sacro-iliac joint ⟨sigmoidostomie f chir ileosigmoidostomy (ɔ) ⟨stomie f (Ileumfistelanlegung) chir ileostomy (ɔ) ⟨tomie f (Ileumeröffnung) chir ileotomy (ɔ) ~zäkal ileoc[a]ecal (i:) ⟨zäkalfalte f ileoc[a]ecal fold ⟨zäkalgegend f ileoc[a]ecal region (i:) ⟨zäkalgegend- ileoc[a]ecal ⟨zäkalgeräusch n ileoc[a]ecal gurgle (ɔ:) ⟨zäkalklappe f (Blinddarmklappe) ileoc[a]ecal valve, colic (ɔ) valve, Bauhin's (bo:'ɛz) valve ⟨zäkostomie f (Anlegen einer Anastomose zwischen Ileum u. Zäkum) ileoc[a]ecostomy (ɔ)

Ileu = Isoleuzin n isoleucine, Ile

Ileum n (PNA) (Krummdarm) ileum (i) ⟨- (Krummdarm betr) ileal (i), ileo- ('ilio) (Vors) ⟨ **u. Kolon betr.** ileocolic (ɔ) ⟨eröffnung f chir ileotomy (ɔ) ⟨ersatzplastik f chir ileoplasty ⟨exstirpation f ileectomy ⟨fistel f (Bildung eines Anus praeter mit Hilfe einer Ileumschlinge) chir ileostomy ⟨katarrh m (Ileitis) ileitis (ai) ⟨-Kolon-Anastomose f chir ileocolostomy (ɔ) ⟨naht f ileorrhaphy (ɔ)

Ileus m (Darmverschluß) ileus (i), bowel od intestinal obstruction *adhäsionsbedingter* ⟨ adhesion (i:) ileus *adynami-*scher ⟨ (Pseudoileus) pseudo-ileus *mechanischer* ⟨ mechanical i. *organischer* ⟨ organic i. *paralytischer* ⟨ adynamic (æ) od paralytic (i) i., intestinal stasis (ei) *spastischer* ⟨ dynamic (æ) od hyperdynamic od spastic i. *würmerbedingter* ⟨ verminous (ɔ:) i. ~artig ileac (i) ⟨symptomatik f ileus symptoms (i)

Ilex f (Stechpalme) pharm ilex (ai)

Iliaca f (Arterie u. Vene) iliac (i) vessel

iliakal (Os ilium od Darmbein betr) iliac (i) ⟨punkt m iliac (i) point

I-Linie f (Interspinallinie) interspinal line

ilio|- (Vors) (Ilium-, Darmbein-) ilio- ('ilio) (Vors) ~femoral iliofemoral (e) ~hypogastrisch iliohypogastric ~inguinal ilio-inguinal ~kokzygeal iliococcygeal (kɔk'sidʒiəl) ~lumbal iliolumbar (ʌ) ~pektineal iliopectineal (i) ~pelvisch (Darmbein u. Becken betr) iliopelvic ⟨psoas m anat iliopsoas ('souəs) ~pubisch (Darm- und Schambein betr) iliopubic (ju:) ~sakral iliosacral (ei) ⟨sakralgelenk n sacro--iliac joint ⟨typhus m s Typhus

Ilium n (Darmbein) ilium (i) [nota: Verwechslungen mit Ileum sind häufig!] ⟨- (Krummdarm betr) ileac (i), ileal (i), ileo- ('ilio) (Vors) / (Darmbein betr) iliac (i), ilio- ('ilio) (Vors)

Illusion f (Sinnestäuschung, Einbildung) illusion (u:) / (Sehen) pseudoblepsia, pseudoblepsis, pseudopsia (ɔ) ⟨ismus m ps illusionism (u:) ⟨s- illusional, illusionary

i. m. = intramuskulär intramuscular (ʌ) (IM, im)

Imago f (ausgewachsenes Insekt) imago (ei), pl imagines (æ), full-grown insect / ps ("Urbild") imago, pl imagines (æ)

imbezill[l] (schwachsinnig) imbecile ('imbisail, -si:l) ⟨er m (Schwachsinniger) imbecile ⟨ität f ps imbecility (i)

imd n chem imide ('imaid)

Imidazol n (Glyoxalin) imidazole (imi'dæzoul) ⟨-Syndrom m Bessman--Baldwin od imidazole syndrome

Imido|gruppe f chem imido (i) group ⟨harnstoff m chem guanidine (æ), imino-urea ⟨sulfonsäure f chem imidosulphonic (ɔ) acid [US -sulf-]

Imino|- s Imido- ⟨bibenzyl n (EP) iminodibenzyl (EP) ⟨säure f imino acid

Imipramin n (WHO) imipramine (i) [hydrochloride (BP, EP)] ⟨i hydrochloridum (EP) (Imipraminhydrochlorid) imipramine hydrochloride (BP, EP)

Immediat|gedächtnis n short-term memory ⟨prothese f immediate (i:) denture ('dentʃə)

Immersion f immersion ⟨slinse f immersion lens ⟨söl n immersion oil

Immigr|ation f immigration ~ieren (bes bakt) to immigrate

immin|ent imminent, impending ⟨enz f imminence

Immissio f (Penis) insertion

Immissionen f pl (Einwirkung von Industrieabgasen, Rauch usw auf den Organismus) immissions (i)

Immissionskarte f map of immissions

immobil (unbeweglich) immobile (ou) ⟨isation f (Immobilisieren) immobilisation ~isieren to immobilise (ou)

immun immune (ju:) (gegen, to, against, from) ⟨absorption f immune absorption ⟨adhärenz f immune adherence ⟨adrenalitis f immune adrenalitis ⟨aggregat n antigen-antibody complex ~aggregiert immuno-aggregated ⟨antikörper m immune antibody ⟨antwort f immunologic[al] response / ausbleibende ⟨ immunologic[al] unresponsiveness ~biochemisch immunobiochemical ⟨biologie f immunobiology ~biologisch immunobiological ⟨blutübertragung f vaccination transfusion ⟨clearance f immune clearance ⟨defekt m immunodeficiency / kombinierter ⟨ combined immunodeficiency syndrome / zellulärer ⟨ cell-mediated immunity deficiency syndrome ⟨depression f immunodepression ⟨deviation f immune deviation ⟨diagnostik f immunodiagnosis ~diagnostisch immunodiagnostic ⟨diffusion f immunodiffusion ⟨diffusionstest m immunodiffusion test ⟨einheit f immunising unit (IU) ⟨eiweiss n immune protein ⟨elektrophorese f immuno-electrophoresis ⟨elimination f immune elimination ⟨fluoreszenz f immunofluorescence ⟨fluoreszenztechnik f immunofluorescence technique ⟨geschehen n immunologic[al] process ⟨globulin n immunoglobulin / menschliches ⟨ human immunoglobin (HIg) ⟨globulinkette f immunoglobulin chain ⟨globulinmangel m immunoglobulin deficiency ⟨globulinmangelsyndrom n, kongenitales, geschlechtsgebundenes congenital sex--linked immunoglobulin deficiency / selektives ⟨ selective immunoglobulin deficiency ⟨hämolyse f immune h[a]emolysis ⟨histologie f immunohistology ⟨insuffizienz f immunodeficiency ⟨insuffizienzsyndrom n, kombiniertes combined immunodeficiency syndrome ~isieren to immunise (gegen against) ~isierend (Immunität erzeugend) immunfacient (im,ju:ni'feiʃənt), immunising, immunogenic (e) ~isiert immune (ju:), immunised (gegen against) / nicht ~ disimmune (ju:), not immunised / aktiv ~ toxoid (ɔ)-protected, actively (æ) immunised ⟨isierung f (Immunmachung) immunisation (gegen against) / aktive ⟨ active i. / frühzeitige ⟨ pre--immunisation / passive ⟨ passive (æ) i. / stille ⟨ occult (ʌ) i.

Immunisierungs|chemie f chem immunochemistry (e) ⟨einheit f (I. E.) immunising unit (ju:) (IU) ⟨reaktion f immunoreaction ⟨therapie f antigenotherapy (e) ⟨verfahren n immunisation procedure (i:) ⟨wert m immunisation value (æ)

Immunität f immunity (ju:) (gegen from, against) *adaptive* ⟨ adaptive i. *aktive* ⟨ active i. *angeborene* ⟨ congenital (e) od native od innate (ei) i. *antiinfektiöse* ⟨ infection i. *antitoxische* ⟨ antitoxic i. *atreptische* ⟨ athrepsia ⟨ *gegen Bakterien* antibacterial (iə) i. ⟨ *gegen Bakteriengifte* bacteriolytic (i) i. *bleibende* ⟨ residual (i) od permanent i. *ererbte* ⟨ inherited (e) i. *erworbene* ⟨ acquired (ai) i. *familiengebundene* ⟨ familial (i) i. *genetische* ⟨ genetic i. *gewebegebundene* ⟨ local od tissue i. ⟨ *gegen Gifte* antitoxic i. *gruppenmäßige* ⟨ herd (ə:) od community i. *herabgesetzte* ⟨ hypo--immunity *humorale* ⟨ humoral i. ⟨ *gegen Infektionen* infection i. *konstitutionelle* ⟨ constitutional i. *künst-*

lich erzeugte ⁊ passive *od* artificial (i) i.
lokale ⁊ local i. *natürliche* ⁊ natural
(æ) i. *opsoningebundene* ⁊ opsonic (ɔ) i.
passive ⁊ passive *od* artificial (i) i.,
sero-immunity *persönliche od indivi-*
duelle ⁊ individual i. *rassenmäßige od*
rassengebundene ⁊ racial (ei) *od* species
('spi:ʃi:z) i. *erst im Reifealter auf-*
tretende ⁊ maturation i. *relative* ⁊
relative (e) i. *spezifische* ⁊ specific i.
stille od stumme ⁊ latent i. *teilweise* ⁊
partial i. *unspezifische* ⁊ non-specific i.
via placentae erworbene ⁊ intra-uterine
(ju:) *od* placental i. ⁊ *gegen Viren*
antiviral (aiə) i. *virulenzherabsetzende*
⁊ depression i. *zelluläre* ⁊ cellular i.
zellvermittelte od zellständige ⁊ cell-
-mediated i. / die ⁊ wird erreicht *od*
setzt ein immunity is established (æ) /
⁊ verleihen to confer i.
Immunitäts|- immuno- (ju:) (*Vors*),
immune (ju:) ⁊**dauer** *f* duration of
immunity ⁊**einheit** *f* immunising *od*
antitoxic [serum] unit (ju:) ⁊**forscher** *m*
immunologist (ɔ) ⁊**forschung** *f* immunology (ɔ) ~**hemmend** anti-immune
⁊**lage** *f* condition of immunity, condition *od* status (ei) of immunisation
⁊**lehre** *f* (Immunlehre) immunology
⁊**mangel** *m* immunodeficiency ⁊**reak-**
tion *f* immunoreaction, immune response *od* reaction ⁊**schwäche** *f* hypo-
-immunity ⁊**störung** *f* dysimmunity ⁊-
verhältnisse *n pl* state of immunity ⁊-
verlust *m* loss of immunity, disimmuni-
ty ⁊**vorgang** *m* immunological reaction
immun|kompetent immunocompetent,
immunologically competent ⁊**kompe-**
tenz *f* immunocompetence, immunologic[al] competence ⁊**komplex** *m*
immunity *od* antigen-antibody complex
⁊**komplexreaktion** *f* complex-mediated
hypersensitivity ⁊**konglutinin** *n* immu-
noconglutinin ⁊**körper** *m* immune (ju:)
body / (spezifisch) amboceptor / (Antikörper) antibody ⁊**körperspiegel** *m*
antibody titre (ai), antibody level
(e) ⁊**körpertherapie** *f* immunisation
therapy ⁊**lehre** *f* immunology (ɔ)
⁊**lehre-** immunologic[al] (ɔ) ~**machend**
immunifacient (im,ju:ni'feiʃənt), immunising ⁊**machung** *f* s Immunisierung
⁊**mangel** *m* immunodeficiency ⁊**man-**
gelkrankheit *f* immunodeficiency disease ⁊**mechanismus** *m* immune *od*
immunologic[al] mechanism
Immuno|- (Immunität *betr*) immuno-
(ju:) (*Vors*) ⁊**blast** *m* immunoblast
~**blastisch** immunoblastic ⁊**chemie** *f*
immunochemisty (e) ⁊**cytologie** *f* im-
munocytology (ɔ) ~**depressiv** im-
munodepressive ⁊**diagnose** *f* (Serum-
diagnose) immunodiagnosis (ou) ⁊-
elektrophorese *f* immuno-electrophoresis (fə'ri:sis) / quantitative ⁊ quantitative i. ~**elektrophoretisch** immuno-
-electrophoretic (e) ⁊**ferritin-Technik** *f*
immunoferritin technique ⁊**gen** *n* im-
munogen ⁊**genität** *f* immunogenicity
⁊**globulin** *n* (Ig) immunoglobulin, Ig
⁊**globulinum humanum antimorbillicum**
(*EP*) (Masern-Immunglobulin vom
Menschen) human measles immunoglobulin (*EP*) ⁊**globulinum humanum**
antitetanicum (Tetanus-Immunglobulin
vom Menschen) human tetanus immunoglobulin (*EP*) ⁊**globulinum huma-**
num antivaccinicum (*EP*) (Vaccinia-
-Immunglobulin vom Menschen) hu-

man vaccinia immunoglobulin (*EP*)
⁊**globulinum humanum normale** (*EP*)
(Immunglobulin vom Menschen) human normal immunoglobulin ⁊**gramm**
n immunogram ⁊**hämatologie** *f*
immunoh[a]ematology (ɔ) ⁊**loge** *m*
immunologist (ɔ) ⁊**logie** *f* immunology
(ɔ) ~**logisch** immunologic[al] ⁊**psonin** *n*
bacteriotropin (ɔ), immune (ju:) opsonin (ɔ) ⁊**sera** *n pl* immunosera (*EP*) /
⁊ ad usum veterinarium (*EP*) (Immun-
seren für Tiere) immunosera for
veterinary use
Immunoserum| **antibotulinicum** (*EP*)
(Botulismus-Antitoxin) botulinum antitoxin (*EP*, *BP*) ⁊ **anticlostridium mix-**
tum (*EP*) (Gasbrand-Antitoxin, polyvalent) mixed gas-gangrene antitoxin
(*EP*, *BP*) ⁊ **anticlostridium oedematiens**
(*EP*) (Gasbrand-Antitoxin [oedema-
tiens]) gas-gangrene antitoxin oedematiens (*EP*, *BP*) ⁊ **anticlostridium per-**
fringens (*EP*) (Gasbrandantitoxin [per-
fringens]) gas-gangrene antitoxin [per-
fringens] (*EP*, *BP*) ⁊ **anticlostridium**
septicum (*EP*) (Gasbrand-Antitoxin
septicum) gas-gangrene antitoxin [sep-
ticum] (*EP*, *BP*) ⁊ **antidiphthericum**
(*EP*) (Diphtherie-Antitoxin) diphtheria
antitoxin (*EP*, *BP*) ⁊ **antirabicum** (*EP*)
(Tollwut-Immunserum) antirabies se-
rum (*EP*), rabies antiserum (*BP*)
⁊ **antitetanicum** (*EP*) (Tetanus-Anti-
toxin) tetanus antitoxin (*EP*, *BP*)
Immuno|suppression *f* immunosuppres-
sion ⁊**suppressivum** *n* immunosuppres-
sant, immunosuppressive agent ⁊**thera-**
pie *f* (Serumtherapie) immunotherapy
(e), serotherapy ⁊**zyt** *m* immunocyte
⁊**zytoadhärenz** *f* immunocytoadher-
ence
immun|pathogenetisch immunopatho-
genic ⁊**pathologie** *f* immunopathology
⁊**peroxidase** *f* immunoperoxidase
⁊**phänomen** *n* immunologic[al] reaction, immunity phenomenon (ɔ) ⁊**po-**
tenzierung *f* immunopotentiation ⁊**pro-**
zess *m* immunologic[al] reaction ⁊**reak-**
tion *f* immune (ju:) reaction *od*
response / zytotoxische ⁊ cytotoxic-
-type hypersensitivity ⁊**serum** *n* immune
serum (iə), antiserum ⁊**serumglobulin** *n*
immune serum globulin ⁊**status** *m*
immune status ⁊**stimulation** *f* immu-
nostimulation ⁊**system** *n* immunologic[al] system ~**therapeutisch** immuno-
therapeutic ⁊**therapie** *f* immunotherapy (e) ⁊**toleranz** *f* immune tolerance
⁊**transfusion** *f* immunotransfusion
(ju:) ⁊**vorgang** *m* immunologic[al]
process
IMP = Inosinmonophosphat *n* inosine
monophosphate, IMP
impakt|iert (verkeilt) impacted, wedged
⁊**ion** *f* (Verkeilung) impaction
impalpabel (nicht tastbar) impalpable
(æ)
Impedanzaudiometrie *f* impedance audiometry
imperfora|bel imperforable ⁊**bilität** *f*
imperforability (i) ⁊**tio** *f* atresia (i:),
imperforation
impermea|bel impermeable ⁊**bilität** *f*
impermeability (i)
Impetigini|sation *f* impetiginisation
~**sieren** to impetiginise (i) ⁊**sierung** *f*
impetiginisation
impetiginös impetiginous (i)
Impetigo *f* (Eiterflechte) impetigo (ai),

crusted (ʌ) tetter *F* ⁊ **Bockhart**
Bockhart's ('bɔkharts) i., i. follicularis
(εə) ⁊ **contagiosa** i. contagiosa ⁊
contagiosa staphylogenes i. staphylogenes (ɔ) ⁊ **follicularis** *s* ⁊ Bockhart
⁊ **herpetiformis** i. herpetiformis ⁊ **neo-**
natorum i. neonatorum (ɔ:), pemphigus
neonatorum ⁊ **rodens** acne (æ) varioliformis ⁊ **simplex** i. simplex, i. staphylogenes ⁊ **syphilitica** impetigo syphilitica, impetiginous syphilid (i) ~**artig**
impetiginoid (i)
Impf|angst *f* vaccinophobia ⁊**anhänger**
m. vaccinationist (ei) ⁊**arzt** *m* inoculator (ɔ), vaccinating physician (i),
vaccinist, vaccinator ⁊**ausschlag** *m*
vaccine *od* vaccination rash ~**bar**
inoculable (ɔ), vaccinable (æ) ⁊**besteck**
n vaccination set ⁊**cocktail** *m F* serum
(iə) against diphtheria (iə) and tetanus
(e) and poliomyelitis (ai) ⁊**dermatose** *f*
postvaccinal dermatosis ⁊**einheit** *f* vaccination unit (ju:) ⁊**ekzem** *n* eczema
vaccinatum ~**en** to inoculate (ɔ) /
(Pocken) to vaccinate ⁊**feder** *f* vaccinating *od* vaccination lancet (a:) ⁊**fie-**
ber *n* vaccinal fever (i:) ⁊**flüssigkeit**
f inoculation fluid (u) / (Lymphe)
inoculation lymph (i), lymph ⁊**gut** *n*
inoculum ⁊**ikterus** *m* postvaccinal
icterus ⁊**instrument** *n* (jeder Art)
inoculator (ɔ) ⁊**kampagne** *f* vaccination campaign (ei) ⁊**komplikation** *f*
postvaccinal complication ⁊**kristall** *n*
seed crystal (i) / (zur Erstarrungspunkt-
bestimmung) crystal intended to ini-
tiate the solidification process ⁊**kultur** *f*
inoculum ⁊**lanzette** *f* scarificator (εə),
scarifier (εə), vaccination lancet (a:)
⁊**ling** *m* (zu impfendes Kind) child to
be vaccinated / (geimpftes Kind)
vaccinated child ⁊**lymphe** *f* (Pocken)
vaccine, lymph (i) ⁊**malaria** *f* impf-
malaria (εə) ⁊**material** *n* inoculum (ɔ),
pl inocula ⁊**messer** *n* scarifier (εə),
scarificator (εə), vaccinator ⁊**messer-**
chen *n* vaccinostyle ⁊**nadel** *f* vaccinostyle, vaccination lancet (a:) *od* needle,
vaccinator ⁊**narben** *f pl* vaccination
marks ⁊**öse** *f* inoculating (ɔ) loop
~**pflichtig** liable (ai) to vaccination
⁊**pocken** *f pl* vaccinid[e] (æ) ⁊**poliomye-**
litis *f* post-inoculation poliomyelitis
(ai) / (Pockenimpfung) post-vaccinal
poliomyelitis ⁊**reaktion** *f* reaction to
vaccination, postvaccinal reaction, vaccination reaction ⁊**röhrchen** *n* vaccination tube (ju:) ⁊**rose** *f* erysipelas (i) due
to vaccination ⁊**schein** *m* certificate (i)
of vaccination ⁊**schutz** *m* vaccine
protection, protection due to vaccination *od* inoculation ⁊**serum** *n* vaccine
⁊**stelle** *f* site of vaccination ⁊**stich** *m*
vaccination prick ⁊**stift** *m* inoculating
(ɔ) pencil
Impfstoff *m* vaccine (æ), vaccinum (ai) /
⁊ aus Gehirnsubstanz brain tissue
vaccine / aus der Haut gewonnener ⁊
dermovaccine ⁊- vaccinic (i) ⁊**gewin-**
nung *f* vaccine production (ʌ) ⁊**gläs-**
chen *n* lymph (i) tube (ju:) ⁊**herstel-**
lung *f* vaccine production
Impf|störung *f* complication due to
vaccination ⁊**strich** *m* (Kultur) line of
inoculation [in a streak culture (ʌ)]
⁊**syphilis** *f* vaccinosyphilis (i) ⁊**therapie**
f vaccinotherapy (e) ⁊**trupp** *m* (WHO)
vaccinating team ⁊**tumor** *m* inoculated
(ɔ) tumo[u]r (ju:)

Impfung f inoculation; jag F / (gegen Pocken) vaccination *erfolglose* ℒ ineffective i. *erfolgreiche* ℒ effective i. ℒ *mit Lymphe eines mit · menschlichen Pocken vakzinierten Rindes* retrovaccination ℒ *gegen Tetanus* tetanus (e) i. ℒ *eines Tieres mit aus menschlichen Pocken gewonnenem Impfstoff* retrovaccination ℒ *gegen Typhus* typhoid (ai) v. *vorbeugende* ℒ (*Schutz~*) preventive *od* protective i. *wiederholte* ℒ revaccination, re-inoculation / die ℒ ist erfolgreich vaccination takes *od* is effective / die ℒ ist erfolglos vaccination did not take *od* failed

Impfungs- vaccinal

Impf|verfahren n vaccination procedure (i:) ℒ**verhältnisse** n pl vaccinal conditions ℒ**versager** m unsuccessful vaccination ℒ**versuch** n inoculation experiment (e) ℒ**versuchstier** m inoculated (ɔ) animal (æ) ℒ**virus** n a virus (aiə) acquired by inoculation ℒ**zwang** m compulsory (ʌ) vaccination

Implantat n implant, inlay ℒ**ion** f implantation / (Uterus) nidation / (Einbettung) embedding / ℒ von Radionukliden *chir* radiosurgery (ɔ:) / subkutane ℒ subcutaneous implantation

implantations|bereit (Uterus) ready (e) for nidation ℒ**fähigkeit** f (Uterus) ability to undergo nidation [of the ovum] ℒ**material** n implant material ℒ**metastase** f implantation metastasis (æ) ℒ**stelle** f implantation site ℒ**tumor** m transplanted tumo[u]r ℒ**vorgang** m (des Eies) implantation process (ou) *od* mechanism (e)

implantieren to implant (a:) / to embed / to transplant (a:)

Importüberschuß m excessive calorie intake

impotent (zeugungsunfähig) impotent, improcreant (ou)

Impotentia f (Zeugungsunfähigkeit) impotence, sterility (i), improcreance (ou) / ℒ coeundi impotentia coeundi / ℒ erigendi impotentia erigendi / ℒ generandi impotentia generandi

Impotenz f s Impotentia *alkoholische* ℒ alcoholic impotence *atonische* ℒ atonic impotence *orgastische* ℒ orgastic impotence *psychische* ℒ psychic impotence *symptomatische* ℒ symptomatic impotence

Imprägnation f impregnation

Imprägnations|mittel n impregnation material (iə) ℒ**verfahren** n impregnation process (ou)

imprägnier|bar impregnable (e) ~**en** to impregnate (e) / (mit Flüssigkeit) to saturate (æ) / (mit Drogen) to medicate (e) ℒ**en** n impregnation / saturation / medication ℒ**ungsmittel** n *pharm* impregnating *od* medicating material (iə)

Impressio f (PNA) (Vertiefung, Einbuchtung) *anat* impressio, impression ℒ *cardiaca* cardiac impression; ℒ ~ *hepatis* (PNA) cardiac impression on the liver; ℒ ~ *pulmonis* (PNA) cardiac impression on the lung ℒ *colica hepatis* (PNA) colic impression on the liver ℒ*nes digitatae* (PNA) digital (i) impressions, impressions for the cerebral gyri ('dʒerərai) ℒ *duodenalis hepatis* (PNA) duodenal impression on the liver ℒ *gastrica hepatis* (PNA) gastric impression on the liver ℒ *ligamenti*

costoclavicularis (PNA) impression for the costoclavicular ligament ℒ *oesophagea hepatis* (PNA) [o]esophageal impression on the liver ℒ *renalis hepatis* (PNA) renal impression on the liver ℒ *suprarenalis hepatis* (PNA) suprarenal impression on the liver ℒ *trigemini* (PNA) trigeminal impression

Impression f impression / basiläre ℒ (Basilarimpression, basal[i]äre Invagination) basilar (æ) i.

Impressionsfraktur f depressed fracture, effracture

impuberal impuberal

Impuls m (Antrieb, Anregung) impulse / abortiver ℒ *neur* abortive impulse / afferenter ℒ afferent impulse ℒ**-Echoverfahren** n pulse (ʌ) echo ('ekou) technique (i:) ~**iv** impulsive (ʌ) / ~ handeln to act on an impulse ℒ**handlung** f ps impulsive action ℒ**ivität** f ps impulsiveness (ʌ) ℒ**iv-Petit mal** n myoclonic epilepsy ℒ**störung** f impulse disorder ℒ**-Ultraschall** m pulsed ultrasound ℒ**zytophotometrie** f pulse cytophotometry

IMVC-Test indole, methyl red, Voges--Proskauer and citrate test

In = Indium n Indium, In

inadäquat inadequate (æ)

inagglutinabel inagglutinable (u:)

inaktiv (untätig) inactive / optisch ~ optically inactive ℒ**ator** m inactivator ~**ieren** to inactivate, to render inactive ℒ**ierung** f inactivation ℒ**ierungssymptom** n sign caused by inactivation ℒ**ität** f inactivity (i), hypopraxia, inertia

Inaktivitäts|atrophie f disuse (ju:) atrophy (æ) ℒ**kontraktur** f secondary (e) contracture

Inaktivmachen n de-activation, inactivation

Inanition f (Hungerzustand) inanition (i), starvation

Inanitions|delirium n dehydration *od* inanition (i) fever (i:) ℒ**fieber** n ps exhaustion (ɔ:) delirium (i) ℒ**ödem** n famine (æ) *od* hunger (ʌ) *od* nutritional (i) [o]edema (i:)

Inappetenz f (Appetitlosigkeit) lack of appetite, anorexia, inappetence

Inazidität f anacidity (i), inacidity

Incisura f (PNA) (Einschnitt, Inzisur) notch ℒ *acetabuli* (PNA) acetabular n. ℒ *angularis* (PNA) angular n. ℒ *anterior auris* (PNA) anterior n. of the auricle ℒ *apicis cordis* (PNA) incisura apicis cordis ℒ *cardiaca* (PNA) cardiac n.; ℒ ~ *pulmonis sinistra* (PNA) cardiac n. of the lung ℒ *cartilaginis meatus acustici* (PNA) incisura of the cartilage of the auditory meatus ℒ *clavicularis* (PNA) clavicular n. ℒ *costalis* (PNA) costal n. ℒ *ethmoidalis* (PNA) ethmoidal n. ℒ *fibularis* (PNA) fibular n. ℒ *frontalis* (PNA) frontal n. ℒ *interarytaenoidea* (PNA) interarytenoid n. ℒ *intertragica* (PNA) incisura intertragica ℒ *ischiadica major* (PNA) greater sciatic n.; ℒ ~ *minor* (PNA) lesser sciatic n. ℒ *jugularis ossis occipitalis* (PNA) jugular (ʌ) n. of the occipital bone; ℒ ~ *sterni* (PNA) suprasternal n. ℒ *lacrimalis* (PNA) lacrimal n. ℒ *ligamenti teretis* (PNA) n. for the ligamentum teres ℒ *mastoidea* (PNA) mastoid n. ℒ *nasalis* [*maxillae*] (PNA) nasal n. ℒ *parietalis* [*ossis temporalis*] (PNA) parietal n. ℒ *prae-*

-occipitalis (PNA) pre-occipital n. ℒ *radialis* [*ulnae*] (PNA) radial n. ℒ *scapulae* (PNA) suprascapular n. ℒ *sphenopalatina* [*ossis palatini*] (PNA) sphenopalatine n. ℒ *supra-orbitalis* (PNA) supra-orbital n. ℒ *tentorii* (PNA) tentorial n. ℒ *terminalis auris* (PNA) incisura terminalis of the auricle ℒ *thyreoidea inferior* (PNA) inferior thyroid n.; ℒ ~ *superior* (PNA) thyroid n. ℒ *trochlearis* [*ulnae*] (PNA) trochlear n. ℒ *ulnaris* [*radii*] (PNA) ulnar n. ℒ *vertebralis inferior* (PNA) inferior vertebral n.; ℒ ~ *superior* (PNA) superior vertebral n.

Inclinatio pelvis f (PNA) (Beckenneigung) inclination of the pelvis

Incontinentia f incontinence (s Inkontinenz) / ℒ alvi (Stuhlinkontinenz) scoracratia (ei), f[a]ecal incontinence / ℒ pigmenti Bloch-Sulzberger Bloch--Siemens ('blɔx-'zi:mens) *od* Bloch--Sulzberger ('blɔx-'sʌltsbə:gə) syndrome

Incrementum n (Zuwachs) growth, increase, increment f

Incubus m nightmare

Incus f, pl Incudes (PNA) (Amboß) (Ohr) anvil (æ), pl incudes

Index m (Verhältniszahl) index, pl indices ('indisi:z) / (Digitus II) (PNA) (Zeigefinger) index finger / hypoglykämischer ℒ hypoglyc[a]emic (i:) i. / opsonischer ℒ opsonic (ɔ) i. / therapeutischer ℒ therapeutic[al] i.

indifferent (neutral) indifferent, neutral (ju:)

Indifferenz f indifference / chrom inertness ℒ**punkt** m neutral (ju:) point / hydrostatischer ℒ hydrostatic indifference point (HIP) ℒ**typ** m indifferent type (ai)

Indigestion f (Verdauungsstörung) indigestion

Indigo n indigo

Indig[o]blau n chem indigo blue, indigotin (ou) ℒ**schwefelsäure** f chem sulpho (ʌ)-indigotic (ɔ) acid

Indigo|karmin n indigo carmine (BP), indigosulphate, indigotindisulphate (BP) ℒ**rot** n indigo red, indoxyl red, indirubin ℒ**sulfonsäure** f indigosulphonic [US -sulf-] acid n chem indigotin (ou), indigo blue ℒ**weiß** n indigo white

Indig|rot n s Indigorot ℒ**urie** f indig[o]uria (juə) ℒ**weiß** n s Indigoweiß

Indikan n chem indican ℒ**ämie** f (Vorkommen von Indikan im Blut) indican[a]emia (i:) ℒ**probe** f indican test ℒ**urie** f indicanuria (juə), urocyanosis

Indikation f indication

Indikations|bereich m range of indications ℒ**breite** f s ℒ**bereich** ℒ**gebiet** n [area ('ɛəriə) of] indications ℒ**lösung** f (Abtreibung) abortion permitted for medical or social reasons ℒ**stellung** f diagnosis / ℒ muss streng gehalten werden accurate diagnosis is imperative

Indikator m (Nachweismittel) indicator / (Zeiger) pointer ℒ**lösung** f indicator solution ℒ**papier** n indicator paper, test paper

indirekt (mittelbar) indirect, mediate (i)

Indirubin n indirubin (u:) ℒ**urie** f indirubinuria (juə)

Indischhanftinktur f Indian hemp tincture

indisponiert indisposed (ou)

Indisposition f (Abgeneigtheit) ps indisposition (i) (gegen to)
individual|isieren to individualise (i) **~isierung** f individualisation **~ismus** m ps individualism **~ist** m ps individualist **~istisch** ps individualistic **~ität** f ps individuality (æ) **~itätsbezogen** concerning a patient's individuality **~medizin** f individual therapy (e) od treatment **~prophylaxe** f individual od personal prophylaxis **~psychologie** f individual psychology
Individuation therapeutische f ps therapeutic individuation
individuell ps individual / **~** festsetzen (Dosierung) to individualise (i) / **~** verschieden varying (ɛə) from individual to individual
Individuum n individual, individuum / chemisches **~** independent chemical compound
indizier|en (hinweisen, angezeigt erscheinen lassen) to indicate **~end** (anzeigend, erfordernd) indicant **~t** (ratsam, angezeigt) indicated / (Abort) justifiable (ʌ)
Indocyanin-Grün n indocyanine (ai) green (USP)
Indogen n (Harnfarbstoff) uroxanthin (æ)
Indol n chem indole **~ausscheidung** f (im Urin) indoluria (juə) **~derivat** n indole derivative (i) **~essigsauer** chem indolacetic (i:) **~essigsäure** f chem indolacetic acid **~essigsäureausscheidung** f (im Urin) indolaceturia (juə) **~glyzerinphosphat** n indole glycerophosphate (ɔ) (InGP) **~produzierend** chem indologenous (ɔ) **~propionsauer** chem indolpropionic (ɔ) **~propionsäure** f chem indolpropionic acid **~[yl]brenztraubensäure** f indole-pyruvic ('indoulpaiə'ru:vik) acid **~yl-3-essigsäure** f (Acidum indolyl-3--aceticum) indole-acetic acid
Indometacin n (WHO), **Indomethacin** n indomethacin (e) (NF)
Indophenol n chem indophenol (i:) **~blau** n (EP) indophenol blue
Indoxyl n chem indoxyl **~glukuronsauer** chem indoxylglucuronic (ɔ) **~glukuronsäure** f chem indoxylglucuronic acid **~produzierend** chem indoxylogenous (ɔ) **~säure** f (Hydroxyindolkarbonsäure) indoxylic (i) acid **~schwefelsauer** chem indoxylsulphuric [US -sulf-] (juə) **~schwefelsäure** f chem indoxylsulphuric [US -sulf-] acid **~urie** f indoxyluria (juə)
Induktion f elektr, philos, physiol induction (ʌ) / psychische **~** ps psychic induction
Induktions|- elektr inductive (ʌ) **~apparat** m elektr inductor (ʌ) **~koeffizient** m coefficient (i) of induction **~stadium** n (Narkose) initial (i) induction stage
Induktor m biol inductor (ʌ), inducer (ju:)
Indulin n induline **~färbbar**, **~ophil** indulinophil[e] (i), indulinophilic (i)
Indumentum n (Hülle) coat, coating (ou), lining (ai)
Induration f (Verhärtung) induration, hardening, sclerosis **braune ~** brown i. **graue ~** grey i. **pergamentartige ~** parchment i. **rote ~** red i.
indurativ (verhärtend) indurative, indurating, hardening
indurier|en to indurate, to harden **~t** (verhärtet) indurated, hardened, scle-

rosed (iə), sclerotic (ɔ), sclerous (iə), sclerosal (ou)
Indusium griseum n (PNA) indusium griseum
Industrieakne f (Akne professionalis) trade acne
ineinander|fließen anat to interflow **~greifen** (bes Fasern usw) anat to interdigitate (i) **~greifen** n anat interdigitation **~laufen** n der Diffusionszonen der Antibiotika overlap of antibiotic diffusion **~passen** n (wie die Finger zweier Hände) anat interdigitation **~schiebbar** (Apparate, Instrumente) telescopic (ɔ) **~schieben** n (Darm) invagination, intussusception (e), am telescoping (e) **~übergehen** n (Zellen) fusion ('fju:ʒən)
inert chem inert **~gas** n inert gas
Inertia f (Trägheit) inertia (i'nə:ʃiə) / **~** uteri (Wehenschwäche) inertia (ə:) uteri (ju:), sluggishness (ʌ) of the uterus / **~** uteri hypertonica hypertonic (ɔ) uterine inertia
in extremis (sterbend) dying, in extremis (i:)
Inf = inferior inferior, inf / = Infus m infusion
infantil infantile
Infantilismus m infantilism **hypophysärer ~** pituitary dwarfism od hypogonadism od nanism (ei) **intestinaler ~** intestinal i. **Paltauf** ('paltauf) **-~** Paltauf's nanism (ei) od dwarfism (ɔ:) **psychischer ~** psycho-infantilism **pterygonuchaler ~** gonadal dysgenesis syndrome **~ splenicus** splenic (e) i.
Infarkt m (Herz) infarction, infarct **anämischer ~** an[a]emic (i:) od pale od white infarct **blander ~** bland (æ) infarct **embolischer ~** embolic infarct **fibröser ~** fibrous (ai) infarct **frischer ~** recent infarct **hämorrhagischer ~** red od h[a]emorrhagic infarct **infizierter ~** infected infarct **~ der Placenta** placental infarct **roter ~** h[a]emorrhagic (æ) od red infarct **steriler** od **blander ~** bland infarct **thrombotischer ~** thrombotic (ɔ) infarct **~ des Uterus** infarct of the uterus (ju:) **zystenförmiger ~** cystic (i) infarct **~anamnese** f infarction history **~bedroht** threatened (e) by infarction **~bildung** f infarction **~ektomie** f chir infarctectomy **~grösse** f size of infarction, infarct size **~pflegestation** f coronary care unit (CCU) **~schmerz** m infarction pain **~schutz** m protection against infarction **~stelle** f site of infarction
infarzier|t infarcted **~ung** f infarction
infaust (ungünstig) unfavo[u]rable (ei), infaust
Infekt m infection ·/ begleitender **~** intercurrent (ʌ) i. / grippaler **~** influenza i. / interkurrenter **~** intercurrent (ʌ) i. **~abwehr** f defence [US defense] against infections **~allergie** f allergy of infection **~anämie** f an[a]emia (i:) due to infection **~asthma** f intrinsic asthma
Infektion f (Ansteckung) infection / (durch Kontakt) contagion (ei) **abgegrenzte ~** walled-up i. **apikale ~** dent apical (æ) i. **durch die Atemluft erwerbbare ~** respiratory (aiə) i. **~ der Atemwege** respiratory tract i. **aufsteigende ~** ascending i. **~ von außen** hetero-infection **beginnende ~** incipient (i) i. **begrenzte ~** confined (ai) i.

bronchopulmonale ~ broncho-pulmonary i. **~ mit Diphyllobothrium** bothriocephaliasis (ai), diphyllobothriasis (ai) **direkte ~** direct od contact i. **eitrige ~** pyogenic (e) i. **endogene ~** endogenous (ɔ) i. **exogene ~** exogenous (ɔ) i. **fokale ~** focal i. **~ der Gallenwege** bile duct i. **gasgangränbedingte ~** gas--gangrene i. **grampositive ~** gram--positive i. **hämatogene ~** blood-borne i. **durch die Hände übertragene ~** hand--borne i. **~ der Harnwege** urinary (juə) tract i. **inapparente ~** latent (ei) i. **indirekte ~** indirect i. **~ mit Influenzavirus** influenza virus (aiə) i. **~ durch körperfremde Keime** (Hetero-infektion) hetero-infection **keine klinischen Erscheinungen machende ~** subclinical i. **kolibedingte ~** coli ('koulai) i. **kontaktbedingte ~** contact i., contagion (ei) **kryptogene ~** cryptogenic (e) i. **latente ~** latent (ei) od inapparent (æ) i. **leichte ~** minor (ai) od low-grade i., subinfection **lokale ~** local od walled--up i. **~ durch die Luft** aerial (ɛə) od air--borne i. **~ der oberen Luftwege** upper respiratory i. (URI) **lymphogene ~** lymph-borne i. **massive ~** massive i. **~ des Nabels** umbilical (i) i. **nichtersichtliche ~** inapparent (æ) i. **parasitäre ~** parasitic (i) i. **~ mit Plasmodium ovale** oval (ou) i. **~ mit Plasmodium vivax** vivax (ai) i. **~ mit Plaut-Vincent--Erregern** od **-Fusospirillen** Vincent's ('vinsents) i., fusospirillosis **psychische ~** psychic i. **puerperale ~** puerperal (ə:) i. **sekundäre ~** consecutive (e) od secondary (e) i. **septische ~** septic i. **durch Speichel übertragene ~** ptyalogenic (e) i. **~ mit Staphylokokken** staphylococcic i. **staubbedingte ~** dust (ʌ) i. **streptokokkenbedingte ~** streptococcic od streptococcal i. **subklinische ~** subclinical od inapparent (æ) i. **durch tierische Erreger bedingte ~** zoogenetic (e) i. **kurz vor dem Tod eintretende ~** terminal (ə:) i. **tödliche ~** terminal od lethal ('li:θəl) i. **tröpfchenbedingte ~** droplet i., air-borne i. **trinkwasserbedingte ~** water-borne i. **~ unbekannter Herkunft** cryptogenic (e) i. **unmittelbare ~** direct i. **unterschwellige ~** subclinical i. **~ des Urogenitalapparats** urogenital (e) i. **durch verschiedene Erreger bedingte ~**, **(Misch ~)** concurrent (ʌ) od mixed i. **virusbedingte ~** virus (aiə) i., viral (ai) i. **zerebrale ~** cerebral i. **~ mit Zymonema** zymonematosis
Infektions|- infectious (e), infective, contagious (ei) **~abteilung** f ward (ɔ:) for infectious diseases, isolation od infectious ward **~abwehr** f resistance to infection **~allergie** f allergy of infection **~anfällig** susceptible to infection **~anfälligkeit** f susceptibility (i) to infection **~art** f mode (ou) of infection **~arthritis** f arthritis (ai) due to an infection **~auslösend** infection-inducing **~bedroht** threatened (e) by infection **~bekämpfung** f fight against infection[s] **~dosis** f infective dose **~eintrittsstelle** f s **~pforte empfänglichkeit** f susceptibility to infection **~erreger** m infective od causative (ɔ:) agent (ei) **~folge** f corollary (ɔ) to infection **~frei** free from infection (f f i) **~gebiet** n infected area ('ɛəriə) **~gefahr** f danger (ei) od risk of infection **~gefährdet** in danger

of infection ₂herd m (Fokus) focus
(ou) [of infection], pl foci ('fousai), site
of an infection ₂immunität f premunition (i) ₂kette f chain of infections
₂krankenhaus n hospital for infectious
diseases, isolation hospital ₂krankheit
f infectious od contagious (ei) disease
₂krankheitenbekämpfung f control
(ou) of infectious diseases, communicable (ju:) disease (i) control ₂kreis m
cycle (ai) of transmission ₂latenz f
latency (ei) of infection ₂mittel n
infective matter od agent (ei) ₂modus m
mode (ou) of infection ₂pforte f portal
od pathway (a:) of an infection,
infection atrium (ei) ₂phase f stage of
infection ₂prophylaxe f prophylaxis
against infections ₂prozeß m infective
process (ou), process of infection
₂psychose f ps infection-exhaustion
(ig'zɔ:stʃən) psychosis ₂quelle f source
of infection od contagion ₂rate f
infection rate ₂resistenz f resistance to
infection[s] ₂stadium n stage of infection ~ schutz m protection against
infections ₂stoff m infective matter
₂termin m time of infection ₂träger m
vector, carrier / (Gegenstand) fomes
('foumi:z), pl fomites (ou), fomite (ou)
~verdächtig suspected of being infected
~verhindernd anti-infective, anti-infec-
tious ₂verhütung f prevention of
infection / chir prevention of contamination of a wound ₂verlauf m course of
an infection ~vermittelnd (z B Staub)
disease-bearing (εə) ₂vorgang m process (ou) of infection ₂wechsel m
change of infection ₂weg m route (u:)
of infection, channel of transmission (i)
od infection ₂zeit f time of infection
infektiös infectious, infective, catching F
/ (Kontakt) contagious (ei) / (Bakterien) offensive
Infektiosität f (Ansteckungsfähigkeit)
infectiosity (ɔ), infectiousness, infectivi-
ty (i), contagiousness (ei)
Infekt|krampf m convulsion (ʌ) due to
infection ₂therapie f, gezielte specific
(i) treatment of an infection ₂welle f
epidemic wave
Infeldblendung f direct glare
inferior inferior (iə) ₂ität f inferiority (ɔ)
₂itätskomplex m ps inferiority complex
infertil (steril) infertile, sterile (e) ₂ität f
infertility (i), sterility (i)
Infibulation f infibulation
Infiltrat n infiltrate
Infiltration f infiltration entzündliche ₂
inflammatory i. fettige ₂ fatty od
adipose (æ) i. gelatinöse ₂ grey od
gelatinous (æ) i. ₂ um eine Kaverne
herum pericavitary (æ) infiltration peri-
kavernöse ₂ pericavitary (æ) i. seröse
₂ serous (iə) i. urinöse ₂ urinous (juə)
i.
Infiltrations|- infiltration ₂anästhesie f
infiltration an[a]esthesia (i:) ₂behandlung f infiltration therapy (e)
infiltrieren (durchsetzen, durchtränken)
to infiltrate (mit with) ~d infiltrating;
invasive
infizier|bar infectible / (mit Parasiten)
infestable ~en (anstecken) vt to infect /
(Parasiten) to infest / sich ~ to get
infected, to get od to catch an infection,
to inoculate (ɔ) o. s. (mit with, durch by,
through) ~end infectious, infective,
contagious (ei) ₂ung f infection /
(Parasiten) infestation

Inflammatio f (Entzündung) inflammation
Influenza f (Grippe) influenza, flu F ₂-
influenzal, grippal (i) ₂bazillus m
Haemophilus (ɔ) influenzae, influenza
bacillus, Pfeiffer's ('pfaifərz) bacillus
₂enzephalitis f influenzal encephalitis
₂erreger m s ₂bazillus ₂infektion f
influenza infection ₂meningitis f influenzal meningitis ₂pneumonie f influenzal pneumonia ₂-Vakzine f influenza vaccine (BP) ₂virus n influenza
virus (aiə)
Influxbild n influx picture
Informatik f informatics
infra|- (Vors) (unter[halb]) infra- (Vors)
~artikulär (unterhalb eines Gelenks
liegend) infra-articular (i) ~aurikulär
(unter dem Ohr gelegen) subaural (ɔ:)
~axillär (unter der Achsel gelegen)
infra-axillary (i) ~diaphragmatisch in-
fradiaphragmatic (æ) ₂duktion f infraduction (ʌ) ~ glenoidal (unter dem
Schultergelenk gelegen) infraglenoid
(i:) ~glottisch infraglottic, subglottic
~ hyoidal (unter dem Zungenbein gelegen) infrahyoid (ai) ~kapsulär (unter
der Gelenkkapsel liegend) subcapsular
~kardial (unter dem Herzen gelegen)
infracardiac ~klavikulär (subklaviku-
lär, unterhalb des Schlüsselbeins gelegen) infraclavicular (i), subclavicular
₂kondylenfraktur f chir infracondylar
fracture ~kortikal (subkortikal, unterhalb einer Rinde gelegen) infracortical,
subcortical ~kostal (subkostal, unter
einer od mehreren Rippen gelegen)
infracostal, subcostal
Infraktion f (Einbruch, Knick) infraction / (Knochen) greenstick fracture,
willow fracture
infra|labial (unter der Lippe gelegen)
sublabial (ei) ~mamillar (unter der
Brustwarze gelegen) inframamillary
~mammär (unter der Brust gelegen)
inframammary ~marginal (unter der
Grenze liegend) inframarginal ~maxil-
lär (unter der Maxilla gelegen) inframaxillary (i) ~nukleär (Hirn) infranuclear
(ju:) ~orbital (unter der Orbita gelegen)
infra-orbital ₂orbital-
kanal m anat infra-orbital canal (æ)
₂orbitalneuralgie f neuralgia (æ) of the
infra-orbital nerve ₂orbitalrand m
infra-orbital margin od border ~patel-
lar (unter der Kniescheibe gelegen) infrapatellar ~rot (ultrarot) infrared,
ultra (ʌ)-red ₂rotlampe f infrared lamp
₂rotstrahlung f infrared radiation ₂-
schall m infrasound ~skapulär (subska-
pulär) infrascapular (æ), subscapular
~spinal (unter der Spina scapulae
gelegen) infraspinous (ai) ~sternal
(substernal) (unter dem Brustbein
gelegen) substernal, infrasternal ~-
temporal (unterhalb der Schläfe od
Schläfengrube gelegen) infratemporal
~tonal (unter der Hörgrenze liegend)
infrasonic (ɔ) ~tonsillär infratonsillar
~tracheal infratracheal (ei) ~trochlear
infratrochlear (ɔ) ~tubär infratubal
(ju:) ~umbilikal (unterhalb des Nabels
gelegen) infra-umbilical (i)
Infundibilia n pl (EP) intravenous
infusions
infundibular infundibular (i) ₂gegend
f infundibular region (i:) od area
('εəriə)
Infundibulum n (pl Infundibula) (PNA)
(Trichter) infundibulum (i), pl in-

fundibula / ₂ ethmoidale (PNA) i. of
the ethmoid / ₂ tubae uterinae (PNA)
(Fransentrichter) i. of the uterine tube
₂stenose f infundibular (i) stenosis
infundieren ([tropfenweise] einflössen)
to infuse (ju:) (in into) ₂ung f
(Infusion) infusion (ju:)
Infus n (Aufguß) pharm infusion, infusum (ju:)
Infusion f infusion (ju:); gravity flow /
(Tropf~) drip / intraarterielle ₂ arterial (iə) i. / ₂ in die Bauchhöhle
peritoneoclysis (ai) / intravenöse ₂
intravenous (i:) infusion, phleboclysis
(ɔ) / subkutane ₂ hypodermoclysis (ɔ),
hypodermatoclysis
Infusions|apparat m infusion (ju:) appa-
ratus (ei) ₂besteck n infusion set
₂bürette f infusion buret[te] (bjuə'ret)
₂cholangiographie f infusion cholangiography ₂flasche f infusion bottle
₂flüssigkeit f infusion fluid (u) ₂ge-
schwindigkeit f flow rate ₂kanüle f
infusion cannula ₂lösung f infusion
solution ₂pyelographie f [drip] infusion
pyelography ₂reaktion f infusion reaction ₂therapie f infusion therapy (e)
₂urographie f röntg infusion urography
(ɔ)
Infusorien n pl (Aufgußtierchen) infusoria (ɔ:) ₂- infusorial, infusorian
₂erde f (Kieselgur) infusorial od siliceous (si'lifəs) earth ~reich rich in
infusoria
infusorisch infusorial (ɔ:)
Infusorium n (pl Infusorien) infusorium
(ɔ:), pl infusoria
Infusum n (Aufguß) pharm infusion,
infusum [nota: British Pharmacopoeia
bis 1953] / ₂ Sennae compositum
(Wiener Trank) infusion of senna
leaves, compound mixture of senna
ING = Isotopennephrogramm n isotope nephrogram, radio-isotope reno-
gram
Ingesta n pl (aufgenommene Nahrung)
ingesta
Ingestion f (Nahrungsaufnahme) ingestion
Ingredienz n (pl Ingredientien) pharm
ingredient (i:)
Inguen n (PNA) (Leiste, Weiche) groin,
inguen ('iŋgwen)
inguinal inguinal (i) ₂band n
(Ligamentum genito-inguinale (PNA))
genito-inguinal ligament ₂bogenrand m
pillar of the abdominal (ɔ) ring ₂bruch
m inguinal hernia ₂drüse f inguinal
gland ₂falte f inguinal fold ₂gegend f
(Leistengegend, Leiste) inguinal region
(i:), groin, inguen ('iŋgwen) ₂gegend-
inguinal, inguino- (Vors) ₂kanal m
(Leistenkanal) inguinal canal (æ) ₂ring
m inguinal od abdominal (ɔ) ring
inguino|abdominal inguino-abdominal
(ɔ) ~krural (Leiste u. Oberschenkel
betr.) inguinocrural (u:) ~skrotal
(Leiste und Skrotum betr.) inguinoscrotal (ou)
Ingwer m bot, pharm ginger ('dʒindʒə),
zingiber ('zindʒibə) ₂öl n pharm ginger
oil ₂sirup m ginger syrup (BPC)
₂tinktur f pharm ginger tincture
('tiŋktʃə) (BP)
INH = Isonikotinsäurehydrazid n iso-
nicotinic acid hydrazide, INH, isoniazid (ˌaiso'naiəzid)
Inhalat n inhalant ₂ion f (Einatmen)
inhalation

Inhalations|anästhesie f inhalation an-[a]esthesia (i:) **≈anästhetikum** n inhalation an[a]esthetic (e) **≈apparat** m inhaling apparatus (ei), inhalator, inhaler **≈behandlung** f anemopathy (ɔ), anapnotherapy (e) **≈gefahr** f inhalation hazard (æ) **≈krankheit** f (z B Staublunge) disease due to inhalation **≈maske** f (Narkose) inhaling mask (a:), inhaler **≈medikation** f medication by inhalation **≈mittel** n pharm inhalant **≈narkose** f inhalational an[a]esthesia (i:) **≈narkotikum** n inhalational an-[a]esthetic **≈nebel** n inhalation mist **≈pneumonie** f inhalation pneumonia **≈raum** m inhalation room **≈therapie** f inhalation therapy (e), anemopathy (ɔ) **≈vergiftung** f poisoning by inhalation
inhalat|iv inhalational **≈or** m inhaler, inhaling apparatus (ei), inspirator **≈orium** n (Inhalierraum) inhalatorium (ɔ:), inhalation room
Inhalier|apparat m inhaler, inhaling apparatus (ei), inhalator **~bar** inhalable **~en** (einatmen) to inhale **≈gerät** n s **≈apparat** **≈raum** m inhalation room
Inhalt m contents (pl) / (Fassungsvermögen) capacity (æ) / ps (Psychose) form / **≈** des Uterus uterine (ju:) capacity
Inhaltsstoff m pharm component (ou)
INHG = Glukose-INH glucose isoniazid
inhib|ieren (hindern) to inhibit (i), to stop, to check **≈ierung** f inhibition **≈ition** f inhibition (i), check, stoppage **≈itor** m (Nerv) inhibitor (i) [nerve], inhibitory (i) nerve **~itorisch** inhibitory (i)
inhomogen inhomogeneous (i:) **≈ität** f inhomogeneity (i:)
inhomolog genet non-homologous
Iniectabilia n pl (EP) injections
Inion n (PNA) inion
initial initial (i'niʃəl) **≈ausbruch** m initial attack **≈behandlung** f initial treatment **≈delirium** n initial delirium (i) **≈komplex** m (EKG) first ventricular (i) deflection, QRS complex **≈läsion** f initial od primary (ai) lesion (i:) **≈schrei** m ps epileptic od initial cry **≈sklerose** f (Primäraffekt) ulcus durum, primary syphilis (i) **≈stadium** n initial od first od primary stage **≈symptom** n first sign **≈syndrom** n initial syndrome (i) **≈tuberkulose** f primary tuberculosis **≈wirkung** f initial effect **≈zacke** f initial wave (ei) / (EKG) R-wave **≈zündung** f triggering factor
Injektion f injection (in into) **epidurale ≈** epidural (juə) i. **gefäßverödende ≈** sclerosing (ou) i. **≈ mit Hohlnadel** needle i. **≈ ins Herz** intracardiac i. **intragluteale ≈** intragluteal (i:) i. **intrakardiale ≈** intracardiac i. **intrakutane ≈** intracutaneous (ei) i., endermic od intradermal od intradermic i. **intramuskuläre ≈** intramuscular (ʌ) i. **intraperitoneale ≈** intraperitoneal (i) i. **intravenöse ≈** intravenous (i:) i., venoclysis (ɔ), intravenation **konservierende ≈** (bei Leichen) anatomical (ɔ) od preservative i. **lumbale ≈** intrathecal (i:) od intraspinal i. **≈ in ein Organ** parenchymatous (i) i. **subkutane ≈** subcutaneous (ei) od hypodermic i. **≈ zur Leichenkonservierung** anatomical (ɔ) od preservative i. **vaginale ≈** vaginal

(ai) i. **verödende ≈** sclerosing (ou) i. / **eine ≈ machen** to make od to give an i.
Injektions|flasche f injection vial ('vaiəl) **≈flüssigkeit** f injection fluid (u) **≈impfung** f vaccination by injection **≈katheter** m catheter (æ) for injections into the urinary (juə) bladder or the prostate **≈lösung** f injection od injectable solution **≈mittel** n injection preparation **≈nadel** f hypodermic needle, injection needle, hollow needle **≈ort** m injection site **≈präparat** n injection preparation **≈schock** m injection shock **≈serie** f series (iə) of injections **≈spritze** f hypodermic syringe ('sirindʒ) od needle **≈stelle** f injection site; area to be treated **≈therapie** f injection treatment od therapy (e), parenteral therapy
injizier|bar injectable **~en** to inject, to administer in the form of injections
Inka|bein n anat interparietal (ai) od incarial (ɛə) od Inca bone **≈knochen** m anat s **≈bein**
Inkarzer|ation f (Einklemmung) (Darm) incarceration / (Bruch) strangulation / **≈ des graviden Uterus** incarceration of the pregnant uterus (ju:) **~iert** (Bruch) strangulated / (Darm) incarcerated **≈ierung** f (Darm) intestinal strangulation
Inklin|ation f (Neigung) inclination **~ieren** to incline (ai) **≈ometer** m (Neigungsmesser) inclinometer (ɔ)
Inklusion f (Einschließung) inclusion (in'klu:ʒən) **≈skonjunktivitis** f inclusion blenorrh[o]ea (i)
inkompatib|el (unverträglich, bes Mittel) incompatible (æ), not suitable (ju:) for combination / (Blut) incompatible **≈ilität** f incompatibility
inkomplett (Antikörper) incomplete
inkompressibel (nicht zusammendrückbar) incompressible
inkonstant (unbeständig) inconstant
inkontinent incontinent
Inkontinenz f (Urin, Stuhl) incontinence **≈ der Blase** urinary (juə) i., anischuria (juə), enuresis (i:) **≈ des Darmes** i. of the f[a]eces ('fi:si:z), rectal i. **druckbedingte ≈** stress i. **lähmungsbedingte ≈** paralytic (i) i. **passive od permanente ≈** passive i.
inkonvertierbar inconvertible
Inkoordin|ation f incoordination / schwere **≈ der Muskeln** ataxy (æ) **~iert** uncoordinated
Inkorpor|ation f incorporation **~ieren** (zusetzen, beimischen) pharm to incorporate
Inkrement n increment
Inkret n s Hormon **≈bildung** f production (ʌ) od formation of hormones **≈ion** f (innere Sekretion) internal secretion (i:), incretion (i:) **≈ionsdrüse** f gland of internal secretion, endocrine od incretory (i:) gland **~ogen** incretogenous (ɔ) **≈ologie** f endocrinology (ɔ), incretology (ɔ) **≈organ** n gland with internal secretion (i:), endocrine od incretory (i:) gland **~orisch** incretory (i:), endocrine **≈otherapie** f incretotherapy (e)
Inkubat n incubate **~ion** f incubation
Inkubations|keimträger m incubation od incubatory carrier **≈periode** f incubation [period (iə)] **≈stadium** n incubation od incubative stage **≈zeit** f incubation period (iə) / **längste ≈**

maximum i. p. / kürzeste **≈** minimum i. p.
Inkubator m incubator
inkubieren to incubate
Inkubus m (Alp) incubus, nightmare
inkurab|el (unheilbar) incurable (juə) **≈ilität** f (Unheilbarkeit) incurability (i)
Inlay n dent inlay
innehaftend intrinsic
innen|augen- intra-ocular (ɔ) **≈bad** n s Darmbad **≈beschäftigung** f indoor occupation **≈druck** m inner od interior (iə) pressure **≈durchmesser** m inside diameter (æ), (ID) **≈fläche** f inner surface (ɔ:) **≈futter** n chir inner lining (ai) **≈haut** f internal membrane / (Herz) endocardium / (Gefäß) intima **≈hautentzündung** f (Gefäß) endarteritis **≈kern** m (Virus) core **≈knöchel** m inner malleolus (i:) **≈lappen** m (Parotis) deep lobe of the parotid gland **≈leben** n ps inner life
Innenohr n (Auris interna (PNA)) inner od internal ear **≈arterie** f (Arteria labyrinthi (PNA)) internal auditory artery **≈geräusch** m entotic (ɔ) sounds **≈hydrops** m dropsy of the internal ear **„≈kunde"** f neurotology (ɔ) **≈schwerhörigkeit** f labyrinthine deafness (e) **≈schwindel** m aural (ɔ:) vertigo **≈taubheit** f labyrinthine deafness
Innen|rand m inner margin **≈raum** m inner cavity (æ), interior (iə) [space] / (Herz) ventricle / (Gehirn) sinus (ai) / (Gefäß) lumen (u:) **≈raumbestrahlung** f röntg cavitary (æ) od intracavity irradiation **≈rotation** f (Gelenk) internal rotation **≈schichtischämie** f endocardial isch[a]emia **≈schielen** n convergent squint od strabism (i), esotropia (ou) **≈seite** f (z B Bauchdecke) under--surface (ɔ:), interior surface **≈temperatur** f inside temperature **≈wand** f inner wall
inner (innerlich) internal, inner, endo-(Vors) **~atomisch** intra-atomic (ɔ) **~molekular** intra-molecular (e) **~seelisch** intrapsychic[al] (ai) **~sekretorisch** endocrine, incretory (i:), ductless (ʌ)
Innervation f innervation / hemmende **≈** inhibitory i. **≈smodus** m mode of innervation **≈spause** f neur silent (ai) period
innervier|en to innervate **~t, zweifach ~** diploneural (juə)
Innidation f (Einnisten) innidation
Innominatum n anat innominate (ɔ)
Ino = Inosin n inosine, Ino
Inoblast m embr inoblast (i)
Inoculum n inoculum (ɔ), pl inocula
inogen inogenous (ɔ)
Inokulation f inoculation **≈shepatitis** f inoculation hepatitis **≈slymphoretikulose, benigne** benign (ai) inoculation lymphoreticulosis, cat scratch syndrome
inokulieren to inoculate (ɔ)
Inokulum n inoculum (ɔ)
inoperabel inoperable (ɔ)
Inopexie f (verstärkte Gerinnungsneigung) inopexia (e)
Inosin n chem inosine (i) **≈monophosphat** n inosine monophosphate (IMP) **≈-5'-phosphat** n inosine-diphosphate (IDP) **~sauer** chem inosinic (i) **≈säure** f chem inosinic acid **≈säuresalz** n chem inosinate **≈triphosphat** n inosine triphosphate (ITP)
Inosit n (Muskelzucker) chem inositol

(ɔ), inosite ᴢol n s Inosit ᴢurie f inosituria (juə), inositoluria (juə)
Inoskopie f (Untersuchung auf Bakterien nach Pepsinandauung: Sputum, Blut usw) inoscopy (ɔ)
inotrop (Nerv) inotropic (ɔ) / negativ ~ negatively inotropic / positiv ~ positively inotropic ᴢie f inotropism
Inozyt m inocyte ('inosait)
INPEA = N-Isopropyl-p-nitrophenyl--äthanolamin n (Nifenalol) N--isopropyl-p-nitrophenyl-ethanolamine, INPEA
Insalivation f (Einspeichelung) insalivation
insanabel s inkurabel
Insasse m inmate
Inscriptio f anat inscriptio (i) / ᴢ tendinea (Muskel) i. tendinea (i)
Insekt n zool insect / ansteckendes od krankheitsübertragendes ᴢ insect vector / durch ᴢen übertragen insect--borne
Insekten|- insect, entomo- (Vors) ᴢabwehrmittel n insect repellent ᴢanlokkungsmittel n attractant (æ) ᴢauge n compound eye ᴢausrottung f disinsectisation, insect control (ou) ~bedingt (Ansteckung) insect-borne ᴢbefall m insect infestation ᴢbekämpfung f insect control ᴢblut n hydrolymph (ai) ~fressend insectivorous (i) ᴢkenner m entomologist (ɔ), ᴢkunde f entomology (ɔ), (im Hinblick auf den Menschen) insectology (ɔ) ᴢkunde- entomologic[al] (ɔ) ᴢlarve f insect larva, pl larvea ('la:vi:) / ᴢlehre f entomology ᴢplage f insect pest ᴢpulver n (zur Vertreibung) insect-repellent, insectifuge / (zur Vernichtung) insecticide ᴢpuppe f chrysalis (i), pl chrysalides (æ) od chrysalns (i) ᴢstich m insect bite, sting ~tötend insecticidal (ai) ~übertragen insect--borne ᴢübertragung f insect transmission ~vernichtend insecticidal ᴢvernichtung f deinsectisation ᴢvernichtungsmittel n insecticide / (für Larven) larvicide (a:) ᴢvertilgungsmittel n insecticide (e) ᴢvertreibungsmittel n insectifuge (e)
insektivor (insektenfressend) insectivorous (i)
insektizid insecticidal (ai) ᴢ n insecticide
insektogen (von Insekten übertragen) entomogenous (ɔ), insect-borne
Insektologie f insectology (ɔ)
Insel f anat island ('ailənd) / (Pankreas) islet (ai), island ᴢ- anat insular ᴢapparat m island system; Erschöpfung des ᴢes exhaustion of the island system ᴢgewebe n islet tissue (i) ᴢhormon n insulin ᴢpankreas n islets in the pancreas ᴢzelle f (Pankreas) islet cell ᴢzellenadenom n insuloma (ou), islet od langerhansian adenoma (ou)
Insemination f (Besamung) insemination / (Ei) fertilisation / heterologe ᴢ artificial insemination by donor (ou) / homologe ᴢ (künstliche Besamung mit Samen des Ehemannes) artificial insemination by husband (A.I.H.), homologous insemination / künstliche ᴢ artificial (i) insemination
insensibel (unempfindlich) insensitive
inserieren anat to insert
Insertion f (Ansatz[stelle]: Muskel, Sehne) anat insertion (ə:) / cytol insertion

Insertions|anomalie f der Placenta faulty insertion of the placenta ᴢfläche f anat plane of insertion ᴢstelle f insertion
insipidus (geschmacklos) insipid (i), tasteless
in situ (in natürlicher Lage befindlich) in situ (ai)
Insolation f (Sonnenstich) sunstroke (ʌ), heliosis (ˌhi:li'ousis) / (Sonnenbestrahlung) insolation ᴢsohnmacht f heat prostration
insolubel (unlöslich) insoluble (ɔ)
Insomnie f (Schlaflosigkeit) insomnia, sleeplessness
Inspektion f inspection / (durch die Sanitätsbehörden) sanitary i. / (Amt) inspectorate
Inspiration f (Einatmung) inspiration, breathing (i:) in
Inspirations|- inspiratory (aiə) ᴢdruck m inspiratory pressure ᴢgeräusch n inspiratory sound ᴢkapazität f (IK) inspiratory capacity (æ) (IC) ᴢkrampf m inspiratory spasm ᴢluftmesser m inspirometer (ɔ) ᴢmesser m inspirometer ᴢphase f inspirium (i), inspiration ᴢstridor m inspiratory stridor (ai)
inspir|atorisch inspiratory (aiə) ~ieren to inspire (ai), to breathe (i:) in, to inhale ᴢieren n s Inspiration ᴢium n inspirium (i) / im ᴢ on inspiration
Inspissation f (Eindickung) 'pharm inspissation
inspizieren to inspect
instabil (unbeständig) not stable, unstable (ei)
Instill|ation f (Einträufelung) instillation, instilment ᴢator m (Tropfapparat) instillator ~ieren (einträufeln) to instil (in into)
Instinkt m instinct ᴢhandlung f instinctive act ~iv adj instinctive / adv instinctively, by instinct / ~ handeln to act on instinct ~mäßig instinctive ᴢumkehr f ps reversal
Institut n centre [US center], institute
Instrument n instrument / (Gerät) apparatus (ei) / (Werkzeug) tool / (Operation) theatre (i) instrument, surgical (ə:) i. / ᴢ zur Reposition eines Organs od Organteils repositor (ɔ) ~al instrumental ᴢarium n chir instrumentarium (εə)
Instrumenten|kasten m instrument case ᴢkocher m [instrument] steriliser (e) ᴢpflege f chir instrument care ᴢschale f chir (flach) tray / (tief) basin (ei) ᴢschnellsterilisator m rapid (æ) instrument steriliser ᴢschrank m instrument cabinet (æ) ᴢtasche f chir instrument bag ᴢtischchen n instrument table
Instrumentier|en n chir instrumentation ᴢschwester f s Operationsschwester
insuffizient insufficient (i); incompetent
Insuffizienz f insufficiency (i); inadequacy; incompetence / (Herz) failure / (Herzklappe) incompetence, incompetency (ɔ) / (Magen) atony (æ) allgemeine ᴢ der Ovarien total ovarian (εə) inadequacy alveolär-respiratorische ᴢ alveolar-respiratory insufficiency ᴢ des Dammes deficient (i) perineum (i) genitale ᴢ genital deficiency (i) ovarielle ᴢ ovarian insufficiency pluriglanduläre ᴢ pluriglandular syndrome respiratorische ᴢ respiratory (aiə) failure ('feijə) od distress, pulmonary (ʌ) incompetence (ɔ) od insufficiency strukturelle ᴢ (chronischer Kreuz-

schmerz) structural inadequacy vaskuläre ᴢ circulatory failure ventilatorische ᴢ ventilatory insufficiency ᴢgefühl n ps inferiority complex
Insufflation f (Einblasen) insufflation / (Tube) tubal (ju:) i., Rubin ('ru:bin) test ᴢsnarkose f insufflation an[a]esthesia
Insula f (Teil der Grosshirnrinde) anat insula
insulär (Pankreas) insular ~bedingt insulopathic (æ), insulogenic (e)
Insulin n (DAB) insulin ᴢ zur Depoteinlegung (Depot~) depot (e) i. gebundenes ᴢ bound i. immunreaktives ᴢ immunologically detectable i. pflanzliches ᴢ vegetable (e) i. ~ähnlich insulinoid ᴢämie f (zu reichliches Vorhandensein von Insulin im Blut) insulin[a]emia (i:) ~bedürftig in need of insulin ᴢbehandlung f, durch ᴢ bedingt insulinogenic (e) ᴢ-Belastungstest m insulin tolerance test (ITT) ᴢbildung f insulinogenesis ᴢbiosynthese f insulin biosynthesis ᴢeinheit f insulin unit (ju:) ᴢeinstellung f insulin stabilisation, optimal (ɔ) evaluation of the daily insulin dose ᴢentstehung f (im Pankreas) insulinogenesis (e) ᴢgipfel m insulin peak ~hemmend contra-insular
Insulini isophani protaminati suspensio iniectabilis (EP) isophane protamine insulin injection (EP, BP) ᴢ solutio iniectabilis (EP) insulin injection (EP, BP) ᴢ zinci amorphi suspensio iniectabilis (EP) insulin zinc suspension (amorphous) (EP, BP) ᴢ zinci cristallisati suspensio iniectabilis (EP) insulin zinc suspension (crystalline) (EP, BP) ᴢ zinci protaminati suspensio iniectabilis (EP) protamine zinc insulin injection (EP, BP) ᴢ zinci suspensio iniectabilis mixta (EP) insulin zinc suspension (mixed) (EP, BP)
insulin|[is]ieren to insulinise (i) ᴢ-[is]ierung f insulinisation ᴢ-Isophan n (Isophanum insulinum (WHO)) isophane (ai) insulin (BP) ᴢkoma n insulin coma (ou) ᴢkomabehandlung f insulin coma therapy (ICT) ᴢkrampftherapie f insulin coma therapy (e) ᴢkur f insulinisation ᴢmangel m hypo-insulinism, insulin deficiency (i) ~mangelbedingt (durch Pankreasstörung hervorgerufen) insulogenic (e) ᴢmangeldiabetes m insulin deficiency (i) diabetes (daiə'bi:ti:z) ᴢmangelkrankheit f hypo-insulinism ᴢnachweis m (im Blut) test for insulin [in the blood] ~pflichtig insulin-dependent, insulin-requiring ᴢproduktion f (im Pankreas) insulinogenesis (e) ᴢproduktionsstörung f dysinsulinism, dysinsulinosis ᴢresistenz f insulin resistance ᴢschädigung f hyperinsulinism, hypo-insulinism ᴢschock m insulin shock, hyperinsulinism (i) / (Behandlung) insulin shock therapy (e) (IST) ᴢtherapie f insulin shock therapy (IST), insulinisation ᴢtoleranz f insulin tolerance ᴢüberempfindlichkeit f insulin sensitivity (i) ᴢ-Zink-Suspension f insulin zinc suspension (IZS) ᴢzufuhr f administration of insulin
Insulom n (Inselzelladenom) insuloma (ou)
insulotrop insulotrope
Insult m (Anfall) insultus (ʌ), attack, fit [cave: insult = Beleidigung!] / apoplektischer ᴢ apoplectic shock /

paralytischer ϟ paralytic (i) stroke /
zerebraler ϟ cerebral (e) h[a]emorrhage
(e)
int. = internus internal, int.
intakt intact, uninjured (ʌnˈindʒəd),
undisturbed, functioning (ʌ) normally /
(Willen, Kraft) unbroken (ou)
integral (wesentlich, integrierend) integral (i) ϟ**dosis** *f radiol* integral absorbed
dose ϟ**dosismesser** *m* integral dosimeter (i)
Integration *f* (Bildung eines Ganzen)
integration
Integument *n* (Deckhaut) *anat* integument (e) ϟ- integumentary ϟ**um
commune** *n* (*PNA*) common integument
Intellekt *m* (Verstand) *ps* intellect,
reasoning power
Intelligenz *f ps* intelligence ϟ**alter** *n* (IA)
mental age (MA) ϟ**defekt** *m ps*
intellectual defect, anergasia (ei) ϟ**mangel** *m ps* defective intelligence ϟ**prüfung**
f ps intelligence test ϟ**quotient** *m ps*
intelligence quotient (ou), (IQ) (ˈai-
ˈkju:) ϟ**rückstand** *m* mental retardation
ϟ**test** *m* intelligence test ϟ**verfall** *m ps*
mental decay (ei)
Intensimeter *n röntg* intensimeter (i)
Intensität *f* intensity / (Schmerz) acuteness (ju:) / *pharm* activity
intensiv intensive, thorough (ʌ) ϟ**abteilung** *f* intensive care department ~**ieren**
to intensify ϟ**ierung** *f* (Strahlen, Wirkung) intensification ϟ**pflege** *f* intensive
care / (bei Neugeborenen) neonatal i.c.
ϟ**pflegestation** *f* intensive care unit (ju:)
(ICU)
Intentio *f* intention / prima ϟ first
intention / secunda ϟ second (e) i.
Intention *f ps* intention
Intentions|krampf *m* intention spasm
ϟ**tremor** *m* intention tremor (e) /
(starker) volitional (i) tremor ϟ**zittern** *n*
s ϟtremor
inter|alveolar *dent* interalveolar (i) ~**arti-
kulär** interarticular ~**arytaenoid** interarytenoid (i:) ~**aurikulär** (zwischen den
Vorhöfen liegend) interatrial (ei), interauricular ϟ**change** *m cytol* interchange,
reciprocal translocation ~**chondral**
interchondral ~**chromosomal** inter-
chromosome ~**dental** *dent* interdental
ϟ**dentalpapille** *f dent* interdental papilla
ϟ**dentalraum** *m dent* interdental *od*
interproximal (ɔ) space, interdentium
~**digital** interdigital (i) ϟ**digitalhaut** *f*
(Schwimmhaut) web ϟ**digitalmykose** *f*
mycosis interdigitalis (ei), dermatophytosis ϟ**digitalraum** *m* web space; interdigital area ϟ**fazialtensiometer** *n* interfacial (ei) tensiometer (ɔ) ϟ**ferenz** *f*
interference (iə) ϟ**ferenz-** interferential
ϟ**ferenzgoniometer** *n röntg* X-ray diffractometer (ɔ) ϟ**ferenzwinkel** *m* interference (ɔ) angle ϟ**ferenzwirkung** *f*
interferential action ϟ**ferometer** *n* inter-
ferometer (ɔ) ϟ**ferometrie** *f* interfero-
metry (ɔ) ϟ**feron** *n* interferon ~**fibrillär**
interfibrillar (ai), interfibrillary (ai)
ϟ**fibrillarsubstanz** *f s* Grundsubstanz
~**fibrös** interfibrous (ai) ~**filamentär**
interfilamentous ~**follikulär** interfollic-
ular ~**ganglionär** interganglionic (ɔ)
~**globulär** interglobular (ɔ) ~**gluteal**
(zwischen den Gesäßbacken gelegen)
intergluteal (i), internatal (ei) ~**gyral**
intergyral (aiə) ~**hemisphärisch** (Hirn)
intercerebral (e), interhemispheric (e)

ϟ**kalarstaphylom** *n* intercalary (æ)
staphyloma ~**kapsulär** intercapsular
~**karpal** (zwischen den Handwurzelknochen gelegen) intercarpal ϟ**karpalgelenk** *n* (Articulatio intercarpea
(*PNA*)) intercarpal joint ϟ**karyokinese**
f cytol interphase, interkaryokinesis
~**kavernös** (zwischen Hohlräumen gelegen) intercavernous (æ) ϟ**kinese** *f*
cytol interkinesis ~**kolumnar** (zwischen
Kolumnen *od* Pfeilern gelegen, zwi-
schensträngig) intercolumnar (ʌ) ~**
kondylär** intercondylar, intercondylous
~**kostal** (zwischen den Rippen gelegen)
intercostal ϟ**kostalanästhesie** *f* intercostal an[a]esthesia (i:) *od* nerve-block
ϟ**kostalfurche** *f* (Zwischenrippenfur-
che) intercostal furrow (ʌ) ϟ**kostalmus-
kel** *m* intercostal muscle (ʌ) ϟ**kostal-
nerv** *m* intercostal nerve ϟ**kostalneu-
ralgie** *f* intercostal neuralgia (æ),
costovertebral joint syndrome ϟ**kos-
talraum** *m* (Spatium intercostale
(*PNA*), Zwischenrippenraum) intercostal space (IS), interspace ϟ**kri-
kothyreotomie** *f chir* intercricothyro-
tomy (ˈkraikɔˈθaiəˈrɔtəmi), inferior (iə)
laryngotomy (ɔ), coniotomy (ɔ) ~**krural** (zwischen zwei Schenkeln gelegen)
intercrural (uə) ~**kurrent** intercurrent
(ʌ) ϟ**kuspidation** *f* (Backenzahnok-
klusion) *dent* intercusping (ʌ) ~**labial**
(zwischen den Lippen *od* Schamlippen
gelegen) interlabial (ei) ϟ**labialmykose** *f*
perlèche (pɔˈlæʃ) ~**lamellär** (zwischen
den Lamellen gelegen) interlamellar
~**laminär** interlaminar ~**ligamentär**
(zwischen Ligamenten *od* Bändern
gelegen) interligamentary, interliga-
mentous ~**lobär** (zwischen Lappen *od*
Lobi gelegen) interlobar (ou) ϟ**lobärer-
guß** *m* interlobular effusion (ju:) ϟ-
lobärpleuritis *f* interlobular (ɔ) pleurisy
(uə) ϟ**lobärvene** *f* interlobar (ou) vein
~**lobulär** (zwischen Läppchen *od*
Lobuli gelegen) interlobular (ɔ) ~**
malleolar** (zwischen den Knöcheln *od*
Malleolen gelegen) intermalleolar (i)
~**mamillär** intermamillary (i) ~**mammär** (zwischen den Brüsten gelegen)
intermammary ~**marginal** intermar-
ginal ~**maxillar** (zwischen den Kiefern
od deren Hälften gelegen) intermaxillary ϟ**maxillarknochen** *m* (Zwischen-
kiefer) intermaxillary bone, inter-
maxilla
intermediär intermediary (i:), intermediate (i:) ϟ**blutung** *f* intermediate *od*
intermediary h[a]emorrhage (e) ϟ**insulin** *n* intermediary insulin ϟ**stadium** *n*
intermediary stage ϟ**stoffwechsel** *m*
intermediary metabolism
Inter|medin *n* (Hypophysenzwischenlap-
penhormon) intermedin (i:), chromato-
phorotropic (ɔ) hormone ~**membranös**
(zwischen Membranen *od* Häuten gelegen) intermembranous ~**meningeal**
(zwischen den Hirnhäuten gelegen)
intermeningeal ~**menstrual** (zwischen
zwei Perioden liegend) intermenstrual
ϟ**menstrualschmerz** *m* intermenstrual
pain, mittelschmerz ~**menstruell** (zwischen zwei Perioden liegend) intermenstrual ϟ**menstruum** *n* intermen-
struum, intermenstrual period (iə)
ϟ**metakarpalgelenke** *n pl* (Articulationes intermetacarpeae (*PNA*)) intermetacarpal joints ϟ**metakarpalräume** *m*
pl (Spatia interossea metacarpi (*PNA*))

interosseous spaces of the metacarpus
ϟ**metatarsalgelenke** *n pl* (Articulationes
intermetatarseae (*PNA*)) intermetatarsal joints ϟ**metatarsalräume** *m pl*
(Spatia interossea metatarsi (*PNA*))
interosseous spaces of the metatarsus
ϟ**mission** *f* intermission, intermittence /
interval ϟ**mitose** *f cytol* intermitosis
~**mittieren** (aussetzen) (Puls) to inter-
mit ~**mittierend** intermittent ~**muskulär** (zwischen MuskeLn gelegen) intermuscular (ʌ)
intern (innerlich) internal
inter|nasal internasal (ei), internarial (ɛə)
ϟ**neuron** *n* (Zwischenneuron, Schalt-
neuron) neur interneurone (ˈnjuəroun)
ϟ**nist** *m* (Facharzt für innere Medizin)
internal (ə:) specialist (e), *US* internist
(ə:) ~**nistisch** internal [medicine (i)]
~**nodal** internodal (ou), internodular
(ɔ) ϟ**nodium** *n* (internodales Segment
einer Nervenfaser) internode ~**nukleär**
internuclear (ju:)
Internuslähmung *f* paralysis (æ) of the
thyroarytenoid (i:) muscles (ʌ)
inter|orbital interorbital ϟ**o[re]zeptor** *m*
neur interoceptor ~**ossal** (ɔ) ~**ossär** ~**os-
seal** (zwischen Knochen gelegen) interosseous, interosseal ~**palpebral** inter-
palpebral (æ) ~**parietal** interparietal
(ai) ~**phalangeal** interphalangeal ϟ-
phalangealgelenk *n* (Finger- *oder* Ze-
hengelenk) interphalangeal joint *od*
articulation ϟ**phalangealraum** *m* interphalangeal space ϟ**phase** *f genet* interphase ϟ**phasenkern** *m* (Mitose) interphase nucleus ~**pleural** interpleural
(uə) ϟ**pleuralraum** *m* (Cavum pleurae)
cavity of the pleura ~**polar** interpolar
(ou) ϟ**polation** *f* interpolation ~**
polieren** to interpolate (ə:) ϟ**position** *f*
interposition ~**proximal** *dent* interproximal, interproximate ϟ**proximal-
raum** *m* (Interdentalraum) *dent* interdental *od* interproximal space, interdentium ~**pubisch** interpubic (ju:)
~**pupillär** interpupillary (ju:) ~**renal**
interrenal (i:) ϟ**renalismus** *m* inter-
renalism (i:), interrenalopathy (ɔ) ~**
renin** *m* (Nebennierenrindenhormon)
interrenin (e) ϟ**ruptio** *f* (Unterbrechung
der Schwangerschaft) interruption of
pregnancy ϟ**sectio tendinea** *f* (*PNA*)
tendinous intersection ϟ**segmentalspal-
te** *f* intersegmental fissure (ˈfiʃə) ~**segmental** intersegmental ~**septal** inter-
septal ϟ**sex** *m sex* intersex, sex intergrade, bisexuality ϟ**sexualität** *f* (Hermaphroditismus) *sex* intersexuality (æ),
hermaphrodism (æ), hermaphroditism
(æ) ~**sexuell** *sex* intersexual ~**skapulär**
interscapular (æ) ϟ**skapularraum** *m*
interscapular space ~**spinal** (zwischen
Wirbelkörpern gelegen) interspinal (ai),
interspinous (ai) ϟ**spinalebene** *f* plane
of least pelvic dimension ϟ**spinallinie** *f*
interspinal line ~**spinös** (zwischen den
Spinae iliacae gelegen) interspinous
~**sternal** intersternal ϟ**stitialraum** *m*
interstitial (i) space ϟ**stitialstreifen** *m*
interstitial space ~**stitiell** interstitial
ϟ**stitium** *n* (Zwischenraum) *anat* interstice (ə:) ϟ**tarsalgelenke** *n pl* (Articulationes intertarseae (*PNA*)) intertarsal joints ~**triginös** intertriginous (i)
ϟ**trigo** *f* intertrigo (ai) ~**trochantär**
intertrochanteric (e) ~**tuberkulär** (zwischen zwei Tubercula gelegen) intertubercular ~**uretär** (zwischen den

Ureteren gelegen) interureteric (e), interureteral (i:) ~vaginal (zwischen Scheiden gelegen) intervaginal (ai) **Intervall** *n* interval / (im Krankheitsverlauf) intermission (i) / im anfallsfreien ≈ between attacks / intersystolisches ≈ intersystolic (ɔ) period (iə) / präkaryokinetisches ≈ (Mitose) G₂ period *od* phase ≈**behandlung** *f* intermediate (i:) treatment (i:) ≈**operation** *f* (*bes* Appendizitis) interval operation **inter|valvulär** (zwischen Klappen gelegen) intervalvular (æ) ~**vaskulär** (zwischen Gefäßen gelegen) intervascular ~**venieren** to intervene (i:) ≈**vention** *f* intervention ~**ventrikulär** (zwischen den Ventrikeln *od* Kammen liegend) interventricular (i) ≈**ventrikularfurche** *f* interventricular furrow (ʌ) *od* groove (u:) ~**vertebral** intervertebral ≈**vertebralganglien** *n pl* spinal (ai) *od* intervertebral ganglia ≈**vertebralkanal** *m* intervertebral canal (æ) ≈**vertebralscheibe** *f* intervertebral disc *od* cartilage ~**villös** intervillous ~**zellulär** intercellular ≈**zellularbrücken** *f pl* intercellular bridges (i) ≈**zellularfaser** *f histol* tonofibril (ai) ≈**zellularfibrille** *f histol* tenofibril (ai) ≈**zellularraum** *m* (Zwischenzellenraum) intercellular space ≈**zellularspalte** *f* intercellular space ≈**zellularsubstanz** *f* intercellular substance (ʌ) ~**zonal** interzonal (ou) **intestinal** (Bauchorgane betr.) intestinal ≈**abschnitt** *m* intestinal segment (e) ≈**granulomatose** *f*, lipophagische (Whipple-Syndrom) Whipple's ('wipəlz) disease ≈**krise** *f* (Tabes) intestinal crisis (ai) ≈**kunde** *f* enterology (ɔ) ≈**traktus** *m* intestinal tract (æ) ≈**tuberkulose** *f* abdominal phthisis ('θaisis) **Intestinum** *n* (Eingeweide) intestines, bowels (au) / ≈ **crassum** (*PNA*) (Dickdarm) large intestine / ≈ **tenue** (*PNA*) (Dünndarm) small intestine **Intima** *f histol* intima, tunica (ju:) interna ≈- intimal ≈**entzündung** *f* endangiitis, intimitis / (mit Thrombose) thrombo-arteritis **Intimspray** *n* feminine hygiene spray, vaginal spray *od* deodorant **Intoxikation** *f* (Vergiftung) intoxication / allgemeine ≈ tox[a]emia (i:) **Intoxikations|erscheinung** *f* manifestation of intoxication ≈**psychose** *f ps* toxic psychosis *od* insanity (æ) ≈**tetanie** *f* toxic tetany (e) **intra|abdominal** intra-abdominal (ɔ), endo-abdominal ≈**abdominaldruck** *m* intra-abdominal pressure ≈**abdominalhernie** *f* (Treitz-Hernie) Treitz' ('traitsiz) hernia ≈**abdominalprozeß** *m* intra-abdominal involvement ~**alveolar** intra-alveolar (i) ~**amnial** intra-amniotic ~**apikal** *dent* intra-apical (æ) ~**arachnoidal** intra-arachnoid (æ) ~**arteriell** intra-arterial (iə) ~**artikulär** (in einem Gelenk gelegen) intra-articular ~**atomar** intra-atomic (ɔ) ~**atriell** intra-atrial (ei), intra-auricular (i) ~**aural** intra-aural (ɔ:) / (Herz) intra-atrial, intra-auricular ~**aurikulär** intra-auricular ~**azinös** intra-acinous (æ) ~**bronchial** (im Inneren eines Bronchus gelegen) intra-bronchial ~**bukkal** intrabuccal (ʌ) ≈**change** *m cytol* intra-chromosome rearrangement ~**chordal** intrachordal ~**chromosomal** intra-chromosomal

~**dermal** intradermal, intracutaneous (ei), intradermic ≈**dermalreaktion** *f* intradermoreaction ~**duodenal** intraduodenal (i:) ~**dural** (innerhalb der Dura liegend) intradural (juə) ~**epidermal** intra-epidermic, intra-epidermal ~**epithelial** intra-epithelial (i:) ~**familiär** intrafamilial (i) ~**faszikulär** intrafascicular (i) ~**fistulär** intrafistular ~**follikulär** (in einem Follikel liegend) intrafollicular ~**gastral**, ~**gastrisch** intragastric ~**glandulär** (im Drüseninnern gelegen) intraglandular ~**globulär** intraglobular (ɔ) ~**gluteal** (im oder in den Glutäus hineinreichend) intragluteal (i) ~**gyral** (in einem Gyrus gelegen) intragyral (aiə) ~**hepatär** (im Leberinnern gelegen) intrahepatic (æ) ~**hepatisch** intrahepatic (æ) ~**kanalikulär** intracanalicular (i) ~**kapsulär** intracapsular ~**kardial** (das Herzinnere *betr*) intracardiac ~**karpal** intracarpal ~**kartilaginär** (im Knorpel gelegen) intracartilaginous (æ), endochondral, intrachondral ~**kavitär** (in einer Höhle liegend) intracavitary (æ) ~**kolisch** intracolic (ɔ) ~**korpuskulär** (in einem [Blut-]Körperchen gelegen, *z B* Malariaparasiten) endocorpuscular (ʌ), intracorpuscular ~**kostal** (in einer Rippe gelegen) intracostal ~**kranial** (im Schädelinneren gelegen) intracranial (ei) ≈**kranialdruck** *m* intracranial pressure ~**kraniell** intracranial (ei) ~**kutan** intracutaneous (ei), intradermal, intradermic ≈**kutaninjektion** *f* endermic *od* intracutaneous *od* intradermic injection ≈**kutannaht** *f chir* intradermic suture (ju:) ≈**kutanprobe** *f* intradermal *od* intracutaneous test ≈**kutanreaktion** *f* intracutaneous reaction, intradermal reaction, intradermoreaction ≈**kutantest** *m* intracutaneous test ~**lamellär** intralamellar ~**laryngeal** (im Kehlkopfinnern gelegen) intralaryngeal (i) ~**leukozytär** (im Leukozyteninneren gelegen) intraleucocytic (i) [*US* -leuko) ~**ligamentär** intraligamentous ~**lingual** intralingual ~**lobär** (im Inneren eines Lappens *od* Lobus gelegen) intralobar (ou) ~**lobulär** (im Inneren eines Läppchens *od* Lobulus gelegen) intralobular (ɔ) ~**lumbal** endolumbar (ʌ), intralumbar ~**mammär** (im Inneren der Brustdrüse gelegen) intramammary ~**marginal** (im Rande gelegen) intramarginal ~**medullär** (innerhalb der Rückenmarks *od* der Medulla oblongata gelegen) intramedullary (ʌ) ~**membranös** (innerhalb einer Membran gelegen) intramembranous ~**meningeal** (innerhalb der Hirnhäute gelegen) intrameningeal ~**molekular** (im Molekül gelegen) intramolecular (e) ~**mural** (im Inneren einer Wand gelegen) intramural (juə) ~**muskulär** (im Muskel gelegen) intramuscular (ʌ) (IM, im) ~**myokardial** intramyocardial ~**nasal** (im Inneren der Nase liegend) intranasal (ei) ~**natal** intranatal (ei) ~**neural** (endoneural, im Nerven gelegen) intraneural (juə), within a nerve, endoneural (juə) ~**nukleär** endonuclear (ju:), intranuclear ~**okular** (das Augeninnere *betr*) intra-ocular ≈**okulardruck** *m* intra-ocular pressure (IOP) ~**okzipital** intra-occipital (i) ~**operativ** under *od* during the operation ~**oral** (in

der Mundhöhle gelegen) intra-oral (ɔ:), within the mouth *od* the oral cavity (æ) ~**orbital** (in der Orbita gelegen) intra-orbital, within the socket of the eye *od* within the orbita *od* the orbit ~**ossal**, ~**ossär** (das Knocheninnere *betr*, innerhalb des Knochens) intra-osseous, intra-ossal (ɔ), intra-osteal (ɔ) ~**ovarial** (im Eierstockinneren gelegen) intra-ovarian (ɛə), within the ovary (ou) ~**ovulär** intra-ovular (ou) ~**parenchymatös** (im Parenchym gelegen) intraparenchymatous, within the parenchyma ~**parietal** (innerhalb einer Wand gelegen; innerhalb des Lobus parietalis) intraparietal (ai), within a wall, intramural (juə) ~**partal**, ~ **partum** intrapartum, during birth *od* delivery (i) ~**pelvin**, ~**pelvisch** (im Becken liegend) intrapelvic ~**perikardial** (im Herzbeutel gelegen) intrapericardiac ~**perineal** (im Bindegewebe des Dammes liegend) intraperineal (i) ~**peritoneal** (innerhalb der Bauchhöhle gelegen) intraperitoneal (i), within the peritoneal (i) cavity (æ) *od* the abdomen (ou) ~**pharyngeal** (im Kehlkopf gelegen) intrapharyngeal (i) ~**plasmatisch** intraplasmatic ~**plazentar** (innerhalb der Plazenta gelegen) intraplacental, within the placenta ~**pleural** (intrapleural (juə), within the pleura (juə) ~**polar** intrapolar (ou) ~**pontin** (in der Brücke gelegen) intrapontine ~**prostatisch** intraprostatic (æ) ~**protoplasmatisch** intraprotoplasmic ~**psychisch** (im Seelischen verankert) *ps* intrapsychic[al] ('saikik[l]), within the mind ~**pulmonal** (im Inneren der Lunge gelegen) intrapulmonary (ʌ), within the lung ~**pulmonär** intrapulmonary (ʌ) ~**pyretisch** intrapyretic (paiə'retik) ~**rektal** intrarectal ~**renal** intrarenal (i:) ~**retikulär** intrafilar (ai) ~**retinal** intraretinal (e) ~**sellar** (in der Sella liegend) *anat* intrasellar ~**skleral** intrascleral (iə) ~**skrotal** (im Skrotum gelegen) intrascrotal (ou) ~**spinal** (im Rückenmarkskanal gelegen) intraspinal (ai), within the spinal column (ɔ) ~**sternal** (im Brustbein gelegen) intrasternal, within the sternum (ɔ) *od* breast *od* bone ~**stomachal** (im Inneren des Magens gelegen) intragastric, within the stomach (ʌ) ~**synovial** intrasynovial (ou) ~**tarsal** intratarsal ~**tendinös** (zwischen zwei Sehnen gelegen) intratendinous (i) ~**testikulär** (im Hoden gelegen) intratesticular, within a testicle ~**thekal** (innerhalb einer Scheide, innerhalb des Liquorraums) intrathecal (i:) ~**thorakal** (im Brustraum gelegen) intrathoracic (æ), within the chest *od* thorax (ɔ:) ≈**thorakaldruck** *m* intrathoracic pressure ~**thorakisch** *s* ~thorakal ~**thyreoidal** intrathyroid *od* intrathyroidal ~**tonsillär** intratonsillar ~**tracheal** intratracheal (ei), endotracheal ≈**tracheanarkose** *f* endotracheal an[a]esthesia (i:) ~**tubar** (in einer Tube gelegen) intratubal (ju:), within an oviduct (ou) ~**tubulär** intratubular (ju:) ~**tympanisch** (in der Paukenhöhle liegend) intratympanic ~**ureter** (im Harnleiter liegend) intra-ureteral (i:) ~**urethral** (im Inneren der Harnröhre befindlich) intra-urethral (i:), within the urethra (juə'ri:θrə), endo-urethral ~**uterin** (im Uterus *od* in der

Gebärmutter gelegen *od* befindlich) intra-uterine (ju:); in utero (ju:), within the uterus ⊱**uterinbehandlung** *f* intra--uterine application of a drug ⊱**uterinbewegungen** *f pl* intra-uterine activity (i) ⊱**uterinernährung** *f* cyotrophy (ɔ) ⊱**uterinleben** *n* prenatal (ei) span *od* period (iə) *od* time, intra-uterine life ⊱**uterinpessar** *n* stem pessary, intra-uterine pessary ⊱**uterinspirale** *f* intra-uterine device (ai) (IUD) / doppel-S-förmig "the loop"; bogenförmig "the bow (ou)"; ringförmig "the ring"; spiralförmig "the coil" ⊱**uterinspritze** *f* (Mutterspritze) intra-uterine syringe (i) ~**vaginal** (im Scheideninneren gelegen) intravaginal (ai), within the vagina (ai) ~**vasal** (im Gefäß liegend) intravascular ~**vaskulär** intravascular ~**venös** intravenous (iv) / *adv* by the intravenous (i:) route ~**ventral** intra--abdominal (ɔ), within the abdominal cavity (æ) ~**ventrikulär** (in einer Kammer gelegen) intraventricular, within a ventricle *od* chamber (ei) of the heart ~**vertebral** intraspinal (ai), intravertebral ~**vesikal** (in der Harnblase befindlich) intravesical (e) ~**vesikulär** (in einer Blase befindlich) intravesicular (i) ~**villös** intravillous ~**vital** intravital (ai) ⊱**vitalfärbung** *f* intravital stain ~ **vitam** (lebend, während des Lebens) intra vitam (ai), during life ~**zellulär** intracellular, endocellular ~**zephal** (im Schädelinneren gelegen) intracephalic (æ) ~**zerebellar** (im Kleinhirn liegend) intracerebellar ~**zerebral** (im Großhirn liegend) intracerebral (e) ~**zervikal** endocervical, intracervical ~**zytoplasmatisch** intracytoplasmic
Intrinsic Factor *m* intrinsic factor (IF), Castle's ('ka:səlz) factor, erythrocyte (i) maturation factor (EMF)
Introductio *f* (Einführen, *z B* Sonde, Penis) introduction (ʌ), insertion
Introitus *m* (Eingang, Zugang) introitus (ou), aditus (æ), meatus (ei), entrance / ⊱ [vaginae] (Scheideneingang) vaginal (ai) orifice (ɔ)
Intro|jektion *f* introjection ⊱**missio** *f* intromission, insertion ⊱**spektion** *f ps* introspection ~**spektiv** *ps* introspective ⊱**version** *f* introversion ~**vertiert** *ps* introverted, introspective ⊱**vertierter** *m ps* introvert
Intubation *f* intubation, tubage (ju:), laryngeal (i) catheterisation / ohne ⊱ tubeless
Intubations|narkose *f* insufflation an[a]esthesia (i:) ⊱**rohr** *n* intubation tube (ju:)
Intubator *m* intubator
intubier|en to intubate ⊱**ung** *f* intubation
Intuition *f ps* intuition (intju'iʃn) ⊱**szittern** *n ps* intention tremor (ɔ)
intuitiv *ps* intuitive (ju)
Intumescentia cervicalis *f* (PNA) cervical enlargement of the spinal cord / ⊱ lumbalis (PNA) lumbar enlargement of the spinal cord
Intumeszenz *f* (Anschwellung) intumescence, swelling
Intussuszeption *f* intussusception ('intəsə'sepʃn), invagination, indigitation ⊱**sschlinge** *f* (Darm) intussusceptum, invaginated part / (äußere) intussuscipiens (i), enclosing (ou) part
Inulin *n* inulin (i) (BP), dahlia (ei) starch ⊱**clearance** *f* inulin clearance (iə)

Inunktion *f* (Einreibung) inunction (ʌ)
in utero (im Uterus befindlich) in utero (ju:)
in vacuo (im luftleeren Raum) in vacuo (æ)
Invaginans *n* (der aufnehmende Teil des Darms bei der Invagination) intussuscipiens (i)
Invaginat *n* (der invaginierte Darmteil) intussusceptum (e)
Invagination *f* (Darm) invagination, indigitation, intussusception ('intəsə-'sepʃn) / *embr* embole / basal[i]äre ⊱ basilar (æ) impression ⊱**slösung** *f chir* disinvagination ⊱**svorgang** *m* process (ou) of invagination
Invaginat[um] *n* (der invaginierte Darmteil) intussusceptum (e)
invaginier|en (*bes* Darm) to invaginate (æ) / ~der *od* aufnehmender Darmteil intussuscipiens ('intəsə'sipiəns) ~t (Bruch) invaginated (æ) / ~er *od* aufgenommener Darmteil intussusceptum
invalid[e] invalid, infirm (ə:) / *mil* disabled (ei)
Invalide *m* invalid
Invasion *f* (Ungeziefer, Ratten) invasion (ei)
Invasions|konstante *f* invasion constant ⊱**kraft** *f bakt* invasiveness (ei), aggressivity (i) ⊱**stadium** *n* (Infektion) stage of invasion ⊱**weg** *m* path of invasion
invasiv invasive (ei)
invers (umgekehrt) inversus ⊱**ion** *f* inversion / parazentrische *od* asymmetrische ⊱ paracentric i. / perizentrische *od* symmetrische ⊱ pericentric i. / sexuelle ⊱ sexual i. ⊱**ionsduplikation** *f cytol* reverse tandem duplication ⊱**ionsschleife** *od* -**schlinge** *f cytol* inversion loop
invert *sex* invert ⊱**ase** *f* (Saccharase) *chem* invertase, saccharase, invertin, sucrase
Invertebraten *m pl* (Wirbellose) invertebrates, invertebrata (ei)
invertier|en *chem* to invert ~**end** *chem* (*z B* Zucker) inversive ~**t** (Uterus, T--Welle) inverted
Invertin *n s* Invertase
Invertzucker *m chem* invert sugar ('ʃugə), invertose
inveteriert inveterate (e)
InV-Gruppen *f pl* InV Groups
in vitro (im Glase, im Labor) in vitro (ai) ⊱**-Analyse** *f* in vitro analysis ~**-Empfindlichkeit** *f* in vitro sensitivity (i) ~**-Kultur** *f* in vitro culture (ʌ)
in vivo (im Leben, im Tierversuch) in vivo (ai) ⊱**-Analyse** *f* in vivo analysis
Involucrum *n* (Totenlade) *chir* involucrum (u:)
involuiert involuted
Involution *f* (Rückbildung) involution / senile ⊱ senile involution
Involutions|- involutional, involution ⊱**alter** *n* (Rückbildungsalter) involutional age ⊱**atrophie** *f* physiologic[al] atrophy ⊱**depression** *f* involutional depression ⊱**form** *f* (Rückbildungsform) *bakt* involution form ⊱**melancholie** *f ps* involution melancholia (ou) ⊱**paranoia** *f ps* involutional paranoia ⊱**paraphrenie** *f ps* involutional paranoia *od* paranoid state ⊱**periode** *f* involutionary period (iə) ⊱**prozeß** *m* (Rückbildungsprozeß) involution process (ou) ⊱**psychose** *f ps* climacteric (e)

od involutional psychosis ⊱**zeit** *f* involution period
involutiv involutional, relating to involution
inwärts (nach innen gerichtet) inward, ecto-entad
Inzest *m* (Blutschande) incest ⊱- incestuous ⊱**komplex** *m ps* incest complex
Inzidenz *f* (Krankheit) incidence
inzidieren (einschneiden, spalten) *chir* to incise (ai), to cut, to lance (a:) / (Abszess) to lance ⊱ *n chir* incision (in'siʒən), lancing (a:)
Inzision *f* (Schnitt) *chir* incision (in'siʒən), lancing (a:)
Inzisionsschere *f* incision scissors *pl* / ⊱ mit Knopf an der Spitze dissecting scissors with ball point
Inzisur *f anat* incisura (juə), notch, incisure (in'saiʒə)
Inzucht *f* inbreeding ⊱**stamm** *m* inbred strain
Inzystierung *f* encystment (i)
Io = Ionium *n* ionium, Io
i.o. = intraokular intra-ocular, IO
Iodopansäure *f* (Acidum iopanoicum (*WHO*)) iopanic acid (*BP*)
Iodoxyl *n* (*WHO*) (Jodmethamat) *radiol* iodoxyl (aio'dɔksil) (*BP*)
Iodum *n* (*EP*) iodine
Ioglykamat *n pharm* ioglycamate
Ioglykam[in]säure *f* ioglycamic acid
Ion *n chem* ion ('aiən)
Ionen|- (ionisch) ionic (ai'ɔnik) ⊱**austausch** *m* ion exchange ⊱**austauscher** *m* ion exchanger ⊱**austauscherchromatographie** *f* ion exchange chromatography ⊱**austauscherharz** *n* ion exchange resin (e) ⊱**austauschsäule** *f* ion-exchanger column ⊱**dosis** *f radiol* exposure rate ⊱**paar** *n* ion pair ⊱**reaktion** *f* ionic reaction ⊱**reibung** *f phys* ionic friction ⊱**stoß** *m phys* ionic impulse ⊱**theorie** *f* ionic theory (i) ⊱**wanderung** *f phys* ionic migration
Ionisation *f chem* ionisation (,aiənai-'zeiʃn)
Ionisations|kammer *f röntg* ionisation chamber (ei) ⊱**strom** *m* ionisation current (ʌ) ⊱**wärme** *f phys* ionisation heat
Ionisator *m chem, phys* ioniser (ai)
ionisier|bar *chem* ionisable (ai) / schlecht ~ poorly (uə) i. ~**en** *chem* to ionise (ai) ⊱**ung** *f chem* ionisation ⊱**ungsstrahlung** *f röntg* ionising (ai) radiation
Ionium *n chem* ionium (ou), Io
Iono|meter *n röntg* ionometer (ɔ)
Iontophorese *f* iontophoresis (i:), iontherapy (e), galvano-ionisation, ionic (ɔ) medication ⊱- iontophoretic (e)
Iophendylat *n* (*WHO*) *radiol* iophendylate (aio'fendaileit) (*BPCA*)
Iophobie *f* (krankhafte Angst vor Giften *u* Vergiftungen) *ps* iophobia, morbid fear of poisons
Iopodas-Natrium *n* (*WHO*) sodium ipodate
Ioxuridin *n pharm* idoxuridine (aidɔks'juəridi:n)
I.P. = isoelektrischer Punkt *m* iso--electric point, IEP
ip. = intraperitoneal intraperitoneal, IP
IPA = Isopropylalkohol *m* isopropyl alcohol, IPA
IPC = Isopropylchlorid pro narcosi an[a]esthetic isopropyl chloride
Ipecac *n pharm* ipecac ('ipikæk) ⊱**sirup** *m pharm* ipecac syrup

Ipecacuanha f (*DAB*) (Brechwurz) ipecacuanha (,ipikækju'ænə) (*BP*) ipecac **~**-Fluidextrakt *m* ipecacuanha liquid extract **~pulver** *n*, eingestelltes (*EP*) prepared ipecacuanha (*EP*, *BP*), Ipecacuanhae pulvis normatus (*EP*) **~sirup** *m pharm* ipecac syrup **~tinktur** *f pharm* ipecacuanha tincture ('tɪŋktʃə) (*BP*) **~vergiftung** *f tox* emetism (e) **~wirkstoff** *m* emetine (e) **~wurzel** *f* (*DAB*) (Radix Ipecacuanhae (*DAB*)) ipecacuanha (*BP*), ipecacuanha root (*EP*), ipecac (*USP*)

Ipecacuanhae| pulvis normatus (*EP*) *s* Ipecacuanhapulver **~ radix** (*EP*) *s* Ipecacuanhawurzel

proniazidphosphat *n* iproniazid (ai) phosphate (ɔ) (INPH)

psilateral (auf der gleichen Seite gelegen *od* auftretend, gleichseitig) ipsilateral (æ)

IPSP = inhibitorisches postsynaptisches Potential *n* inhibitory postsynaptic potential, IPSP

IQ = Intelligenzquotient *m* intelligence quotient, IQ

R = infrarot infrared, IR

r = Iridium *n* iridium, Ir

IRG = immunoreaktives Glukagon *n* immunoreactive glucagon, IRG

IRI = immunreaktives Insulin *n* immunoreactive insulin, IRI

ridektomie *f* iridectomy / periphere **~** peripheral i. **~messer** *n chir* iridectome **~schere** *f* iris (aiə) scissors *pl*

ridektomieren (die Iridektomie vornehmen) to iridectomise

rideremie *f* (Aniridie, Fehlen der Iris) irideremia (i:), aniridia (i)

ridin *n* iridin (ai) **~säure** *f* iridic (aiə'ridik) acid

ridium *n chem* iridium (i) **~**- iridic (i) **~oxyd** *n chem* iridic (i) oxide

rido|cele *f s* Iridozele **~chorioiditis** *f* (Regenbogen- u. Aderhautentzündung) iridochoroiditis **~dialyse** *f* (Irisablösung) iridodialysis (æ), irido-avulsion (ʌ), coredialysis **~donesis** *f s* Irisschlottern **~keratitis** *f* (Regenbogen- u. Hornhautentzündung) iridokeratitis **~kolobom** *n* (Spaltbildung der Regenbogenhaut) iridocoloboma, iridoschisis (,iri'dɔskisis), iridoschisma (i) **~malazie** *f* (Iriserweichung) iridomalacia ('eiʃiə) **~paralyse** *f* (Irislähmung) iridoplegia (i:), iridoparalysis (æ), iridoparesis (i:) **~plegie** *f* (Irislähmung) iridoplegia **~ptose** *f* (Irisprolaps) iridoptosis **~ptosis** *f* iridoptosis **~rrhexis** *f* (Irisriß, Irisruptur) iridorrhexis **~schisis** *f s* **~kolobom ~skop** *n* iridoscope (i) **~skopie** *f* iridoscopy (ɔ) **~tom** *n* iridotome (i) **~tomie** *f* (Irisdurchtrennung) iridotomy (ɔ), corectomy / transkorneale **~** Carter's 'ka:təz) operation **~tomiemesser** *n s* **~tom ~zele** *f* ridocele (i) **~zyklektomie** *f* (Entfernen von Iris u Ziliarkörper) iridocyclectomy **~zyklitis** *f* (Regenbogenhaut-Ziliarkörperentzündung) iridocyclitis **~is** *f* (*PNA*) (Regenbogenhaut) iris 'aiəris), *pl* irises *od* irides ('aiəridi:z) / **~** bombata (Napfkucheniris) iris bombé, umbrella iris / **~** tremulans **~schlottern** tremulous (e) i. / hinter der **~** liegend retro (e)-iridian (i) **~**-ridic (i'ridik), iridal, iridial, iridian, rido- (i, ai) (*Vors*) **~ u. Pupille** betr. ridopupillary (ju:) **~ablösung** *f* irido-

-avulsion (ʌ), iridodialysis (æ), coredialysis **~ausschneidung** *f* iridectomy **~basis** *f* (Margo ciliaris iridis (*PNA*)) ciliary border of the iris **~bewegend** iridomotor (ou) **~bewegung** *f* iridokinesia (i:), iridokinesis (i:), movement of the iris **~blatt** *n* (vorderes) Zinn's (tsinz) membrane **~blende** *f* (Mikroskop) iris diaphragm ('daiəfræm) **~blinzeln** *n* hippus ('hipəs) **~blutung** *f* irid[a]emia (iri'di:miə), h[a]emorrhage (e) from the iris **~dehnung** *f* iridotasis (ɔ), stretching of the iris **~diagnose** *f* (Augendiagnose) iridodiagnosis, iridiagnosis **~diaphragma** *n* iris diaphragm ('daiəfræm) **~durchschneidung** *f chir* iridotomy **~durchtrennung** *f chir* iridotomy (ɔ) **~ektropium** *n* (Irisvorwölbung) iridectropium (ou), eversion of the iris **~entfernung** *f* [teilweise] *chir* iridectomy **~entropium** *n* iridentropium (ou) **~erkrankung** *f* iridopathy (ɔ) **~erweichung** *f* (Iridomalazie) iridomalacia ('eiʃiə) **~exzision** *f* [teilweise] Irisentfernung) *chir* iridectomy **~fehlen** *n* (Auge) aniridia (i) **~häkchen** *n chir* iris hook **~kolobom** *n s* Iridokolobom **~kunde** *f* (Augendiagnose als Lehre) iridology (ɔ) **~lähmung** *f* iridoplegia (i:) **~lösung** *f chir* corelysis (e) **~mangel** *m* (Fehlen der Regenbogenhaut) irideremia (i:), aniridia (i) **~messer** *n chir* iris knife **~parese** *f* iridoparesis (i:) **~pigment** *n* iris pigment **~pinzette** *f* iris forceps *pl* **~plastik** *f* (Korrektion) coreoplasty (ɔ) / (künstliche Pupille) coremorphosis **~prolaps** *m* iridoptosis (ou), prolapse (æ) of the iris / (künstlicher) iridoparelkysis (ɔ) **~resektion** *f s* Iridektomie **~riß** *m* (Irisruptur) iridorrhexis, iris rupture (ʌ) **~ruptur** *f s* **~riß ~schere** *f* iris scissors *pl* **~schlottern** *n* iridodonesis (i:), hippus (i), tremulous (e) iris **~schmerz** *m* iralgia (æ), iridalgia (æ) **~schnitt** *m s* Iridotomie **~spalt** *m s* Iridokolobom **~spatel** *m* iris (ai) spatula **~sphinkter** *m* sphincter of the pupil (ju:) **~spiegel** *m* iridoscope (i) **~verdickung** *f* iridoncosis **~verlagerung** *f chir* iridesis (i), iridodesis (ɔ) **~verwachsung** *f* synechia (sai'nekiə), adhesion of the iris **~vorfall** *m* prolapse (æ) of the iris, iridoptosis **~vorwölbung** *f s* **~ektropium ~wurzel** *f* (Margo ciliaris iridis (*PNA*)) ciliary border of the iris / *pharm* orris (ɔ), orris root **~zittern** *n s* Schlottern **~zystenentfernung** *f* (Knapp) *chir* iridocystectomy (e)

Iritis *f* iritis (aiə'raitis)

iritisch (Iritis *od* Regenbogenhautentzündung *betr*) iritic (aiə'ritik)

Irradiation *f* irradiation **~sschmerz** *m* (Ausstrahlungsschmerz) referred (ə:) pain

irre (geistesgestört) insane (ei), lunatic (u:), mentally deranged (ei), mad *F* / (Fieber) delirious (i) **~ *f*** lunatic (u:)

irreduktibel (nicht reponierbar) (Bruch) irreducible (ju:)

irregulär irregular (e) / (Puls) intermittent

Irregularität *f* (Unregelmäßigkeit) irregularity (æ)

Irren|anstalt *f* lunatic (u:) asylum (ai), mental hospital **~arzt** *m* (Psychiater) specialist for mental diseases, psychiatrist (sai'kaiətrist), psychopathist (ɔ), alienist (ei)

irreparabel irreparable (e), irreversible

irreponib|el (Bruch) irreducible (ju:) **~ilität** *f* irreducibleness (ju:)

Irrer *m ps* insane person, lunatic (u:)

Irresein *n ps* insanity (æ), mental derangement (ei) *gemeinschaftliches* **~** psychosis of association *impulsives* **~** impulsive insanity *induziertes* **~** folie à deux (fo'li a 'dø:); induced insanity *kompulsives* **~** impulsive insanity *manisch-depressives* **~** manic (ei)-depressive psychosis (sai'kousis) *od* insanity *periodisches* **~** circular *od* periodic (ɔ) insanity *präseniles* **~** Kraepelin's disease *religiöses* **~** religious (i) mania (ei) *transitorisches* **~** transitory psychosis *zirkuläres* **~** circular *od* cyclic (i) insanity *od* psychosis

irrespirab|el (nicht atembar) irrespirable (aiə) **~ilität** *f* (Gas) irrespirability (i)

irreversib|el irreversible **~ilität** *f* irreversibility

Irrigation *f* (Einlauf) irrigation

Irrigator *m* irrigator (i) / enemator (e) / (Spülapparat) [gyn[a]ecological] douche (du:ʃ) **~gefäß** *n* douche can, irrigator cup; enema can **~methode** *f* irrigation method (e) **~schlauch** *m* irrigator *od* douche tube **~ständer** *m* irrigator stand

Irrigoskopie *f* (Dickdarmaufnahme nach Kontrasteinlauf) *röntg* irrigoradioscopy (ɔ), irrigoscopy

Irritans *n* (*pl* Irritantia) (Reizmittel) *pharm* irritant (i)

Irritation *f* (Reizung) irritation / (Erregung) excitation **~ssyndrom** *n* irritation syndrome

irritativ (reizend) irritative (i), irritant (i) / (erregend) excitant

irritier|en (reizen) to irritate (i) **~end** irritating **~ung** *f* irritation

Irr|sinn *m ps* insanity (æ), mental derangement (ei), alienation

Irrtumswahrscheinlichkeit *f* probability level; probability of error

IRV = inspiratorisches Reservevolumen *n* inspiratory reserve volume, IRV

i.S. = im Serum serum ...

Isaac ('aizæk)-**Körperchen** *n pl* Isaac's granules

Isaethionsäure *f* (Hydroxyäthansulfonsäure) isethionic (ai,seθai'ɔnic) acid, hydroxyethylsulphonic acid [*US* -sulf-]

Isatinsäure *f* (Aminobenzoylameisensäure) isatic *od* isatinic acid, aminobenzoylformic acid

ISB = Insulinschockbehandlung *f* insulin shock treatment, IST

Ischäm|ie *f* isch[a]emia (is'ki:miə) **~isch** isch[a]emic (is'ki:mik), bloodless

Ischi|adicus *m* (Ischiasnerv) sciatic (sai'ætik) nerve **~agra** *f* (Hüftgelenkgicht) gout of the hip joint, ischiagra (iski'ægrə) **~algie** *f* (Hüftschmerz, Ischias) ischialgia (iski'ældʒiə), sciatica (sai'ætikə), ischiodynia (i), sciatic radiation

Ischias *f* sciatica (sai'ætikə), ischialgia (iski'ældʒiə), ischiodynia, sciatic neuralgia (æ) **~** (ischiatisch) sciatic, ischialgic (æ), ischiatic (æ) **~nerv** *m* (Nervus ischiadicus (*PNA*)) sciatic nerve **~nerv**- sciatic, ischiatic **~phänomen** *n* Lasègue's (la'sɛgz) sign **~schmerz** *m* ischialgia, sciatica, ischiodynia

ischiatisch ischiatic (iski'ætik), ischiadic (æ), sciatic (sai'ætik)

Ischio|- (*Vors*) ischio- ('iskio-) (*Vors*)

⌞cavernosus m (Muskel) ischiocavernosus (ou) ~**kapsulär** ischiocapsular ⌞**kapsularband** n ischiofemoral (e) od ischiocapsular (æ) ligament (i) ⌞**kavernosus** m (Muskel) ischiocavernosus (ou) ~**kokzygeal** (Sitzbein u Steißbein betr) ischiococcygeal (,iskiokɔk'sidʒiəl) ⌞**pagus** m anat ischiopagus (ei) ~**perineal** (Sitzbein u Damm betr) ischioperineal (i:) ⌞**pubiotomie** f ischiopubiotomy (ɔ) ~**pubisch** (Sitzbein u Schambein betr) ischiopubic (ju:) ~**rektal** (Sitzbein u Rektum betr) ischiorectal ~**sakral** (Sitzbein u Kreuzbein betr) ischiosacral (ei) ~**vertebral** (Sitzbein u Wirbelsäule betr) ischiovertebral ⌞**zele** f (Glutealbruch, Hernia ischiadica) ischiocele ('iskiosi:l), sciatic hernia

Ischium n anat os ischii ('iskiai), ischium (i) ⌞- ischial (i)

Ischochymie f (Magen) ischochymia (i)

Ischuria paradoxa f paradoxical incontinence, overflow incontinence

Ischurie f (Harnverhaltung) ischuria (is'kjuəriə)

ischurisch (Harnverhaltung betr.) ischuretic (e)

Isethionat n pharm isethionate (aise-'θaiəneit)

Islandkrankheit f Iceland disease

ISN = Inosin n inosine, Ino

Iso|- (Vors) (gleich) iso- ('aiso-) (Vors) ⌞**agglutination** f iso-agglutination / ⌞ bewirkend iso-agglutinative (u:) ⌞-**agglutinin** n iso-agglutinin (u:), isoh[a]emagglutinin ⌞**alloxazin** n physiol flavin (ei, æ) ⌞**aminil** n (WHO) isoaminile ('æminail) (BPCA) ⌞**amylacetat** n (DAB) (Amylacetat (DAB)) isoamyl (aiso'æmil) acetate (EP), amylacetate (,æmil'æsiteit) (BP, USP) ⌞**amylalkohol** n (DAB) amyl alcohol (BP, USP), isoamyl alcohol (EP) ⌞**antigen** n iso-antigen ⌞**antikörper** m iso-antibody ⌞**bare** f isobar ('aisoba:) ~**bar[isch]** isobaric (ɛə) ⌞**butan** n chem isobutane (ju:) ⌞**butanol** n (DAB) isobutyl alcohol (BP, USP) ~**buttersauer** chem isobutyric (i) ⌞**buttersäure** f chem isobutyric acid ⌞**butylmethylketon** n (DAB) isobutyl methyl ketone (BP) ⌞**buzol** n isobuzole ('bju:zoul) (BPCA) ⌞**carboxazid** n (WHO) isocarboxazid (ka:'bɔksəzid) (BPCA, NF) ~**chrom** (gleichmässig gefärbt od färbbar) isochromatic (æ) ⌞**chromatid** n isochromatid (aiso'kroumətid) ~**chromatophil** isochromatophil[e] (æ) ⌞**chromosom** n isochromosome ~**chron** isochronous (ai'sɔkrənəs), isochronic (ɔ), isochronal (ou) ⌞**chronie** f isochronia (ou), isochronism (ɔ) ⌞**cocain** n pharm isococaine (ko'kein), dextrococaine ~**daktyl** (gleichfingerig) isodactylous ⌞**daktylie** f (Gleichfingerigkeit) isodactylism (:) ⌞**dialursäure** f isodialuric acid ~**dont[isch]** dent isodontic ⌞**dosen** f pl röntg isodoses ('aisodousiz) ⌞**dosenaufzeichnung** f isodose recording ⌞**dosenkurve** f isodose curve ⌞**dosenschreiber** m isodose recorder ⌞**dosenverteilung** f isodose distribution (ju:) ⌞**dynamie** f isodynamia (æ) ~**dynamisch** isodynamic (æ) ⌞**effektkurve** f iso-effect curve ⌞**erucasäure** f (Brassidinsäure) iso-erucic acid, brassidic acid ⌞**gamet** m isogamete (æ) ~**gametisch** isogamous (ɔ) ⌞**gamie** f isogamy (ɔ) ~**gen** mit gleichen Erbanlagen isogenous (ɔ)

⌞**genese** f isogenesis (e) ~**gnath** (gleichkieferig) dent isognathous (ai'sɔgnæθəs) ⌞**gnathie** f dent isognathia (ei) ⌞**hämoagglutinin** n isoh[a]emagglutinin (u:) ⌞**hämolysin** n isoh[a]emolysin (ɔ) ⌞**hämolysinwirkung** f isoh[a]emolysis (ɔ) ~**hämolytisch** isoh[a]emolytic (i) ⌞**harnsäure** f iso-uric acid ⌞**hydrie** f isohydria (ai), water equilibrium (i) ⌞**immunisierung** f iso-immunisation ~**kor** (Pupillen) of equal size ⌞**korie** f (Pupillengleichheit) isocoria (ɔ:)

Isolat n bakt isolate

Isolation f elektr insulation / med isolation / experimentelle ⌞ sensory deprivation

Isolations|fähigkeit f insulating power ⌞**psychose** f ps isolation psychosis ⌞**vermögen** n insulating power

Iso|leuzin n chem isoleucine (u:) ~**lezithal** (mit gleichmäßiger Dotterverteilung) isolecithal (e)

Isolier|band n insulating tape ⌞**baracke** f isolation hospital ⌞**belag** m insulating lining (ai) ~**en** bakt to isolate (ai) / elektr to insulate / (Kranke) to isolate (ai), to quarantine ('kwɔrənti:n) ⌞**filz** m Lab insulating felt ⌞**haus** n isolation ward (ɔ:) ⌞**schemel** m insulated stool ⌞**station** f isolation ward (ɔ:)

Isolierung f elektr insulation / med, bakt isolation / strenge ⌞ rigid (i) isolation / ⌞**stechnik** f bakt isolating method (e)

Isolier|vermögen n elektr insulating power ⌞**zelle** f isolation compartment

iso|log isologous (ɔ) ⌞**lysin** n isolysin (ɔ) ⌞**maltose** f dextrinose ⌞**meprobamat** n (Carisoprodol (WHO)) carisoprodol (ka:,raiso'proudɔl) (BPCA)

Isomer n chem isomer (ai) ~ chem isomeric (e) ⌞**ase** f isomerase (ai'sɔməreis) ⌞**ie** f chem isomerism (ɔ) ⌞**körper** m chem isomer

Iso|methadon n (WHO) isomethadone ('meθədoun) (BPCA) ~**metrisch** isometric (e) ~**metrop** isometropic (ɔ) ⌞**metropie** f isometropia (ou) ~**morph** isomorphic, isomorphous ⌞**morphismus** m isomorphism (ɔ) ⌞**niazid[um** (EP)] s ⌞nikotinsäurehydrazid ⌞**niazid-Sirup** m isoniazid (ai) elixir (i) (BPC) ⌞**nikotinsäure** f isonicotinic acid ⌞**nikotinsäurehydrazid** n (DAB) (Isoniazid (WHO)) isonicotinic (i) acid hydrazide (ai) (INAH), isoniazid ('naiəzid) (BP, EP, USP) ⌞**nitril** n chem isocyanide (ai), isonitrile (ai) ⌞**octan** n (EP, DAB) (Trimethylpentan (DAB)) trimethylpentane (BP, EP, USP), iso-octane (BP, USP) ~**onkotisch** iso-oncotic ~**osmotisch** (von gleichem osmotischem Druck) iso-osmotic (ɔ), isosmotic (ɔ) ⌞**pathie** f (Behandlung mit Antikörpern, Vakzinen usw) isopathy (ɔ), isotherapy (e) ~**peristaltisch** isoperistaltic ⌞**phan-Protamin-Insulin-Injektionssuspension** f isophane protamine insulin injection ⌞**phanum** insulinum n (WHO) isophane (ai) insulin (BP) ~**plastisch** (von gleichem Gewebe stammend, z B Transplantat) isoplastic ⌞**präzipitin** n isoprecipitin (i) ⌞**prenalin[sulfat]** n (WHO) (⌞prenalini sulfas (EP)) isoprenaline ('prenəli:n) [sulphate] (BP), isoproterenol hydrochloride (BPC, USP), isopropylnoradrenalin (IPNA) ⌞**propamid** n isopropamide ('proupəmaid) ⌞**propamidjodid** n

isopropamide iodide ('aiədaid) (BPCA) ⌞**propanol** n (DAB) (Isopropylalkohol, Alcohol isopropylicus) isopropyl alcohol (BP, USP) isopropanol (ou) (BPC) ⌞**propylalkohol** m s Isopropanol ⌞**propylaminoessigsäure** f (Aminoisovaleriansäure, Valin) isopropylamino-acetic acid, amino-isovaleric acid, valine ⌞**propyläther** m isopropyl (ou) ether (i:) (BPC) ⌞**propylbenzkarbonsäure** f isopropylbenzoic acid ⌞**propyl-bromallyl-barbitursäure** f (DAB) 5-(2'- -bromoallyl)-5-isopropylbarbituric acid ~**propylessigsauer** chem isopropylacetic (i:) ⌞**propylessigsäure** f chem isopropylacetic acid ⌞**propylgruppe** f chem isopropyl group ⌞**propylnoradrenalin** n isopropylnoradrenaline (aiso'proupilnɔ:ræ'drenəli:n) ⌞**proterenol** n s Isoprenalin ⌞**rhodanwasserstoffsäure** f isocyanic acid ⌞**saccharinsäure** f iso-saccharic acid ⌞**serum** n (Serum mit Isoantikörpern) isoserum (iə)

isosmotisch iso-osmotic (ɔ)

Iso|sorbid-dinitrat n (WHO) isosorbide dinitrate ('sɔ:baid dai'naitreit) ⌞**spora** kokzidie f Isospora (ɔ) ⌞**sthenurie** f isosthenuria (juə) ⌞**therapie** f iso therapy (e), isopathy (ɔ) ~**thermal** (gleichwarm) isothermal ⌞**thermie** f isothermia ~**thermisch** isothermal ⌞**thiozyansäure** f isosulphocyanic ou isothiocyanic acid ⌞**thipendyl** n (WHO) isothipendyl (θai'pendil) [hydrochloride (BPC)] ~**ton** (gleichen Tonus zeigend) isotonic (ɔ), homotonic (ɔ) ⌞**tonie** f isotonicity (i), isotonia (ou) ~**tonisch** iso-osmotic (ɔ), isotonic (ɔ) nicht ~ anisotonic ⌞**top** n isotope (ai) radioaktives ⌞ radio-isotope

Isotopen|abteilung f (in Kliniken) department for isotope (ai) therapy (e) ⌞**arteriographie** f isotope arteriography ⌞**indikator** m isotopic (ɔ) indicator ⌞**markierung** f isotope label[l]ing ⌞**nephrogramm** n isotope nephrogram ⌞**nephrographie** f isotope nephrography (ɔ) ⌞**radiokardiographie** f isotope radiocardiography ⌞**szintigraphie** radio-isotope scanning ⌞**technik** f isotope technique (i:) ⌞**theraphie** f isotope therapy ⌞**verdünnungstechnik** f isotope dilution technique ⌞**verhältnis** n röntg isotope ratio ('reiʃiou)

iso|topisch chem isotopic (ɔ) ⌞**transplantat** n (Transplantat von einem anderen genotypisch aber identischen Individuum) isotransplant (æ), isograft (a:) ~**trop** isotropic (ɔ) ~**valeriansauer** chem isovaleric (iə) ⌞**valeriansäure** f chem isovaleric od isobutylcarboxylic (i) acid ~**volumetrisch** isovolumic ⌞**xsuprin** isoxsuprine (ai'sɔksjupri:n) (BPCA) ~**zellulär** isocellular ⌞**zitratdehydrogenase** f (ICDH) isocitrate (i) dehydrogenase ⌞**zitronensäure** f isocitric (i) acid ⌞**zyanid** n chem isocyanide (ai), isonitrile (ai) ~**zyansauer** chem isocyanic (æ) ⌞**zyansäure** f chem isocyanic acid ~**zyklisch** isocyclic ⌞**zytolysin** isocytolysin[e] (ɔ) ⌞**zytose** f (Gleichheit der Zellen, bes Erythrozyten) isocytosis

Ispagulsamen m (indisches Ruhrmittel) pharm ispaghula (ju:)

ISR = Interskapularraum m interscapular space

isthmisch isthmic (ismik), isthmian

Isthmorrhaphie f isthmorrhaphy (ɔ)

Isthmus *m* (*PNA*) isthmus ('ismǝs) **ꝣ-**isthmic ('ismik), isthmian (i) **ꝣ** *aortae* (*PNA*) (Aortenenge) aortic (ei'ɔ:tik) narrowing *od* isthmus **ꝣ** *cartilaginis auris* (*PNA*) isthmus of the auricular cartilage **ꝣ** *faucium* (*PNA*) (Rachenenge, Schlundenge) oropharyngeal isthmus **ꝣ** *glandulae thyreoideae* (*PNA*) isthmus of the thyroid gland **ꝣ** *gyri cinguli* (*PNA*) isthmus of the gyrus cinguli **ꝣ** *prostatae* (*PNA*) isthmus of the prostate **ꝣ** *rhombencephali* (*PNA*) (His-Isthmus) isthmus rhombencephali **ꝣ** *tubae auditivae* (*PNA*) isthmus of the pharyngotympanic tube **ꝣ** *tubae uterinae* (*PNA*) isthmus of the uterine tube **ꝣ** *urethrae* urethral (i:) isthmus **ꝣ** *uteri* (*PNA*) (Isthmuskanal; Guyon--Isthmus) isthmus of the uterus (ju:)

ꝣkanal *m* (Isthmus uteri (*PNA*)) isthmus of the uterus **ꝣstenose** *f* (der Aorta) coarctation of the aorta (ei'ɔ:tǝ), aortic stenosis **ꝣstenosesyndrom** *n*, umgekehrtes **ꝣ** reversed coarctation, aortic arch syndrome
I-Streifen *m* I band
Isurie *f* isuria (juǝ)
I-System *n* I blood group system
Iteration *f* repeating of movements
iterativ iterative (i)
i/t-Kurve intensity-duration curve
ITN = Intubationsnarkose *f* insufflation an[a]esthesia / = Intratrachealnarkose *f* intratracheal an[a]esthesia
ITP = idiopathische thrombozytopenische Purpura *f* idiopathic thrombocytopenic purpura, ITP / = Inosintriphosphat *n* inosine triphosphate, ITP

Itramintosylat *n* itramin tosylate ('aitrǝmin 'tɔsileit) (*BPCA*)
5-IUDR = Idoxuridin *n* 5-iodo-2'--deoxyuridine, IUdR
i. v. = intravenös intravenous (i:), IV
Ixodes|zecken *f pl* Ixodes (ik'soudi:z) **ꝣzecken-** ixodic (ik'sɔdik)
Ixodiasis *f* (Zeckenfieber) ixodiasis (ai), ixodism (i)
Ixodiden *f pl* Ixodidae (ik'sɔdidi:)
I-Zacke = Initialzacke *f* initial wave
I-Zone *f* I-band
IZR = intrazellulärer Raum *m* intercellular space
IZS = Insulin-Zink-Suspension *f* insulin zinc suspension, IZS
IZSH = Interstitialzellen-stimulierendes Hormon *n* interstitial cell stimulating hormone, ICSH

J

J = Jod *n* iodine, J / = Joule *n* joule, J
Jaborandi *m* (Pilocarpus J.) *pharm* jaborandi (dʒæbə'rændi)
Jaccoud (ʒa'ku)|-**Arthritis** *f* Jaccoud's disease ℨ-**Zeichen** *n* Jaccoud's sign
Jacketkrone *f dent* jacket crown
Jackett *n* (*bes orthop*) jacket (æ)
Jackson ('dʒæksən)|-**Anfall** *m* Jacksonian (ou) fit *od* attack ℨ-**Epilepsie** *f* Jacksonian *od* Jackson's epilepsy (e), cortical epilepsy ℨ-**Syndrom** *n od* -**Lähmung** *f* Jackson-Mackenzie syndrome, Jackson's syndrome, vago--accessory hypoglossal syndrome
Jacobaeus (yakɔ'bɛːus)-**Operation** *f* (Pneumolysenoperation) Jacobaeus operation, pleurolysis (ɔ)
Jacobson ('ja:kɔpsən)|-**Furche** *f* (Sulcus promontorii (*PNA*)) groove of the promontory ℨ-**Knorpel** *m* (Cartilago vomeronasalis (*PNA*)) subvomerine cartilage ℨ-**Organ** *n* (Organum vomeronasale (*PNA*)) vomeronasal organ
Jacod (ʒa'ko)-**Syndrom** *n* (petrosphenoidales Syndrom) Jacod's syndrome
Jactatio *f* (Hin- u. Herwerfen) jactitation, jactation
Jaeger ('je:gər)|-**Lanzenmesser** *n chir* Jaeger's keratome ℨ-**Lidplatte** *f* Jaeger's lid plate ℨ-**Schielhäkchen** *n chir* Jaeger's strabismus hook
Jaffe-Lichtenstein ('dʒæfi-'likstənstain)--**Syndrom** *n* Jaffe-Lichtenstein syndrome
jagen (Herz) to race, to gallop / (Blut) to rush (ʌ) ~**d** galloping (æ)
Jahres|dosis *f* (Strahlen) yearly dose ℨ**durchschnitt** *m* annual average (æ) ℨ**durchschnittszahl** *f* (Statistik) average annual figure ('figə) ℨ**höchststand** *m* seasonal (i:) peak ℨ**morbiditätswert** *m* annual morbidity (i) rate ℨ**todeszahl** *f* (Statistik) annual death rate ~**zeitbedingt** seasonal ~**zeitlich** seasonal
Jahrgang *m* age group
Jäh|zorn *m ps* irascibility (i) ~**zornig** *ps* irascible (æ)
Jakob-Creutzfeldt ('ja:kɔp-'krɔitsfelt)--**Syndrom** *n* (spastische Pseudosklerose) Creutzfeldt-Jakob syndrome, spastic pseudosclerosis, Jakob-Creutzfeldt disease *od* syndrome
Jaksch-Hayem ('jakʃ-a'jɛ̃)-**Anämie** *od* -**Krankheit** *f* Jaksch-Hayem[-Luzet] syndrome
Jaktation *f* (Hin- u. Herwerfen) jactitation, jactation
Jalapa *f pharm* jalap (æ) [plant] ~**wurzel** *f pharm* jalap [root]
Jalape *f s* Jalapa
Jalapinolsäure *f* (Hydroxyhexadekansäure) jalapinolic (,dʒæləpi'nɔlik) acid, hydroxyhexadecanoic acid
Jamaikapfeffer *m pharm* Jamaica (dʒə-'meikə) pepper
Janet (ʒa'nɛ)|-**Anästhesietest** *m* Janet's test ℨ-**Druckspritze** *f* Janet's urethral (i:) syringe (i) ℨ-**Krankheit** *f* psychasthenia, Janet's disease ℨ-**Spülung** *f* Janet's lavage (lə'va:ʒ)
Janusgrün *n* Janus green
Japan|-B-Enzephalitis *f* Japanese B encephalitis ℨ**kampfer** *m pharm* Japan camphor
Jargon|agraphie *f ps* jargon agraphia ℨ**aphasie** *f ps* jargon aphasia
Jarisch-Herxheimer ('ja:riʃ-'hɛrkshai-

mər)-**Reaktion** *f* Herxheimer's reaction, Jarisch-Herxheimer reaction
Jasminöl *n* jasmine (æ) oil
Jauche *f* (Ichor) ichor ('aikɔ:), sanies ('seinii:z) ℨ**absonderung** *f* ichorrh[o]ea (i) ℨ**höhle** *f* ichorous (ai) cavity (æ)
Jauchen *n* (jauchiger Ausfluß) ichorrh[o]ea (aikə'riə)
jauchig (jauchig belegt) ichorous (ai), putrescent, putrid (ju:) ~-**serös** sanioserous (iə)
Javelle (ʒa'vel)-**Lauge** *f* (Eau de Javelle) Javelle solution (u:)
Jaworski (ja'vɔrski)-**Kerne** *m pl* Jaworski's corpuscles
Jay (dʒei)-**System** *n* Jay system (i)
JBE = Japan-B-Enzephalitis *f* Japanese B encephalitis, JBE
JE *s* JBE
jejun|al jejunal (dʒi'dʒu:nəl), jejuno-(dʒi'dʒu:no) (*Vors*) ℨ**ektomie** *f* jejunectomy ℨ**itis** *f* jejunitis (ai)
Jejuno|- (*Vors*) jejuno- (dʒi'dʒu:no) (*Vors*) ℨ**ileostomie** *f* jejuno-ileostomy (ɔ) ℨ**jejunostomie** *f* (Anastomose zwischen Jejunumschlingen) jejunojejunostomy ℨ**kolostomie** *f* (Anastomose zwischen Jejunum u. Kolon) jejunocolostomy ℨ**stomie** *f* jejunostomy ℨ**tomie** *f* jejunotomy (ɔ) ℨ**zäkostomie** *f* (Anlegen einer Anastomose zwischen Jejunum u. Zäkum) jejunoc[a]ecostomy
Jejunum *n* (*PNA*) (Leerdarm) jejunum (dʒi'dʒu:nəm), ℨ- jejunal (dʒi'dʒu:nəl), jejuno- (dʒi'dʒu:no) ℨ **u. Magen betr.** gastrojejunal, jejunogastric ℨ**eröffnung** *f* jejunotomy (ɔ) ℨ**fistel** *f* jejunostomy (ɔ) ℨ**geschwür** *n* jejunal ulcer (ʌ) ℨ**katarrh** *m* jejunitis ℨ**naht** *f chir* jejunorrhaphy (ɔ) ℨ**resektion** *f* jejunectomy
Jenaglas *n* (Jenaer Glas) Jena (dʒi:nə) glass
Jendrassik (jen'drasik)|-**Handgriff** *m* Jendrassik's manoeuvre [*US* maneuver] (u:) ℨ-**Phänomen** *n* Jendrassik's sign
Jenner ('dʒenər)-**Kuhpockenimpfung** *f* arm-to-arm vaccination, Jenner's vaccination
Jensen ('jensən)-**Sarkom** *n* Jensen's sarcoma *od* tumo[u]r, JRS
Jerichobeule *f s* Orientbeule
Jervin *n chem* jervine (dʒə'vi:n)
JNA = Jenaer Nomina Anatomica, JNA
Jobenzamsäure *f* iobenzamic (,aioben-'zæmik) acid (*BPCA*)
Joch *n anat* jugum ('dʒu:gəm), yoke
Jochbein *n* (Os zygomaticum (*PNA*)) zygomatic bone, zygoma (zai'goumə), *pl* zygomata, cheek bone, malar (ei) bone, jugal (u:) bone ℨ-jugal, zygomatic ℨ **u. Augenhöhle betr.** zygomatico--orbital ℨ **u. Gesicht betr.** zygomaticofacial (ei) ℨ **u. Keilbein betr.** zygomaticosphenoid (i:) ℨ **u. Oberkiefer betr.** zygomaticomaxillary, zygomaxillary ℨ **u. Schläfenbein betr.** zygomaticotemporal ℨ **u. Stirn[bein] betr.** zygomaticofrontal (ʌ) ℨ**gegend** *f* (Regio zygomatica (*PNA*)) zygomatic region ℨ**muskel** *m*, großer, kleiner (Musculus zygomaticus major, minor (*PNA*)) zygomaticus major, minor, muscle ℨ**nerv** *m* (Nervus jugularis (*PNA*)) jugular (ʌ) nerve; (Nervus zygomaticus (*PNA*)) zygomatic nerve
Joch|bogen *m* (Arcus zygomaticus (*PNA*)) zygomatic arch ℨ**bogen-** zygal

(ai), zygo- (ai) (*Vors*) ~**förmig** zygomatic, yokelike (ou) / *anat* zygal (ai) ℨ**fortsatz** *m* processus zygomaticus (æ), zygomatic process (ou) ℨ**muskel** *m* zygomatic muscle (ʌ) ℨ**reflex** *m* zygomatic reflex
Jod *n* (*DAB*) iodine ('aiədi:n) (*BP, USP*) *butanolextrahierbares* ℨ butanol-extractable iodine *eiweissgebundenes* ℨ protein-bound iodine (PBI) *kristallines* ℨ iodine crystals *proteingebundenes* ℨ (PBJ) protein-bound iodine (ai) (PBI) *radioaktives* ℨ radio-iodine ℨ- *chem* iodine, iodic (ai'ɔdik), iodo- (ai) (*Vors*) ~**affin** iodinophilous (ɔ), iodinophil (i), iodophil ℨ**affinität** *f chem, physiol* iodinophilia (i), iodophilia ℨ**akne** *f* iodine acne ('ækni), iododerma ℨ**alphionsäure** *f* iodo-alphionic (ai'oudo-ælfi'ɔnik) acid, hydroxydi-iodophenylpropionic acid ℨ**amid** *n chem* iododamide (ai'oudəmaid) ℨ**amidmeglumin** *n pharm* iodamide meglumine ℨ**amidnatrium** *n* iodamide sodium ℨ**ammonium** *n chem* ammonium iodide ('aiədaid) ℨ**amöbe** *f* Iodamoeba (,aiədə'mi:bə) ℨ**amöbenzyste** *f* iodine (ai) cyst (i) ℨ**amoeba Bütschlii** *f* Iodamoeba buetschlii *od* bütschlii ℨ**amylum** *n chem* iodised (ai) starch ℨ**anstrich** *m* painting with tincture of iodine ~**artig** iodine-like ℨ**at** *n chem* iodate ('aiədeit) ℨ**äthan** *n* (Aether jodatus) *pharm* ethyl iodide ℨ**äther** *m pharm* ethyl ('eθil) iodide (au) ℨ**äthyl** *n chem* ethyl iodide ℨ**ausscheidung** *f* (Urin) ioduria (aiə'juəriə) ℨ**ausschlag** *m* ℨ**akne** ℨ**azetat** *n* iodoacetate ℨ**basedow** *m* iodine (ai)-basedow ('bæsidou), iodine-induced hyperthyroidism ~**behandelt** (Wunde) iodised, iodine-painted ℨ**behandlung** *f* iodine treatment, iodotherapy (e) ℨ**benzenarsonsäure** *f* iodophenylarsonic acid ~**benzoesauer** *chem* iodoxybenzoic (aiə'dɔksiben'zouik) ℨ**benzoesäure** *f chem* iodoxybenzoic acid ℨ**2- benzoesäure** *f* (*EP*) 2-iodobenzoic acid (*EP*) ℨ**benzol** *n chem* iodobenzene ℨ**blei** *n chem* lead iodide ℨ**-Chloroform** *n* (*EP*) chloroformic iodine ℨ**eisen** *n chem* ferrous *od* iron ('aiən) iodide ~**färbbar** iodinophilous (ɔ), iodophil (ai), iodinophil (i) ℨ**färbbarkeit** *f* iodophilia (i) ℨ**gehalt** *m* iodine content ℨ-**Glycerin** *n* (*DAB*) iodine, potassium iodide and glycerin solution ℨ**gorgosäure** *f* iodogorgoric acid ℨ**gorsäure** *f* iodogoric acid ℨ**grün** *n* (*EP*) iodine green (*EP*) ~**haltig** containing iodine ℨ**hippurat** *n* (Natriumsalz) sodium iodohippurate (*BP*) **2-**ℨ**hippursäure** *f* 2-iodohippuric acid ℨ**hydroxychinolinsulfonsäure** *f* (*DAB*) (Chiniofon (*WHO*), Acidum jodoxychinolinsulfonicum (*DAB*)) iodo[hydro]xyquinolinesulphonic acid [*US* -sulf-] ℨ**id** *n chem* iodide ('aiədaid) ~**ieren** to paint with iodine ('aiədi:n) / (mit Jod versetzen, *zB* Salz) to iodise ('aiədaiz) / (*chem* Reaktion) to iodinate ('aiədeit) / (*chem*. Reaktion) iodination ℨ**ination** *f* iodination ℨ**ipamidmeglumin** *n pharm* iodipamide meglumine ~**isiert** (Salz) iodised ℨ**ismus** *m* iodine ('aiədizm), iodine poisoning ℨ**it** *n chem* iodite ('aiədait) ℨ**jodkalilösung** *f pharm* potassium iodide ('aiədaid) solution of iodine ('aiədi:n) ℨ**kalilösung** *f pharm* potassium iodide solution ℨ**kalitablet-**

ten f pl pharm potassium iodide tablets zkalium n (Kaliumjodid, Kalium jodatum (DAB)) potassium (æ) iodide (ai) (BP) zkalzium n chem calcium iodide zkasein n casein iodine (ai) zkreislauf m iodine cycle (ai) zkur f iodine treatment zlebertran m pharm iodised ('aiədaizd) cod-liver oil zlösung I (DAB) iodine solution (BPC) zlösung II (DAB) (alkoholische Jodlösung (DAB), Tinctura Jodi (DAB)) weak iodine solution od iodine tincture [(BP), aber anderes Mischungsverhältnis; alcohol iodine solution (BPC) hat auch ein anderes Mischungsverhältnis; strong iodine solution der USP enthält keinen Alkohol, und iodine tincture der USP enthält Natriumjodid und weniger Alkohol] zlösung, wässrige (DAB) (Lugol-Lösung (DAB)) aqueous iodine solution (BP), Lugol's (ly'gɔlz) solution (BP), strong iodine solution (USP) zmethamat n radiol iodoxyl (aio'dɔksil) (BP) zmonobromid n iodine bromide znatrium n chem sodium (ou) iodide (BP)

Jodo|derma n s Jodakne zform n iodoform (ai'oudəfɔ:m, ai'ɔdə-) (BPC, NF), tri-iodomethane (trai,aiədo'meθein) zformgaze f pharm iodoform gauze (gɔ:z) ~formieren (mit Jodoform behandeln) iodoformise (,aiədo'fɔ:-maiz) zformvergiftung f tox iodoformism

Jodöl n pharm, röntg iodised ('aiədaizd) oil (BP)

Jodo|metrie f iodimetry, iodometry ~metrisch iodometric ~phil (sich mit Jod färbend, Jod anziehend) iodinophilous (ɔ), iodinophil (i), iodinophilic (i) zphthalein [Natrium] n (WHO) iodophthalein (æ)

Jodopsin n (Sehpurpur) iodopsin (ɔ)

Jodo|thiouracil n (WHO) iodothiouracil ('aiədoθaio'juərəsil) (BPCA) zthyrin n chem iodothyrin[e] (aiə)

Jod|-oxychinolin-sulfonsäure f (Acidum jodoxychinolinsulfonicum (DAB)) iodoxyquinolinesulphonic acid, chiniofon sodium (BP) zpinzette f iodine forceps pl zplatin-Reagenz n iodoplatinate reagent zpräparat n pharm iodine ('aiədi:n) preparation zprobe f iodine test zprophylaxe f prophylaxis with iodine preparations ~protein n iodoprotein zpustel f s zakne zsalbe f pharm iodine ointment, unguentum iodi 3-zsalizylsäure f (Acidum monojodsalicylicum) mono-iodosalicylic acid zsalz n chem iodate ('aiədeit) / (gejodetes Speisesalz) iodised ('aiədaizd) common salt ~sauer chem iodic (ai'ɔdik) zsäure f (Acidum jodicum) iodic acid zschnupfen m iodic rhinorrh[o]ea (i) z-Schwefligsäure-Reagenz n (EP) iodosulphurous reagent zsilber n chem silver iodide ('aiədaid) ~speichernd iodine-storing zspeicherung f storage (ɔ:) of iodine zspiegel m (Blut) iodine level (e) zstärke f (Jodamylum) starch iodide zstrich m line of iodine ztetragnost m tetra-

-iodophenolphthalein ('tetrəai'oudo-,fi:nɔl'θæli:n) sodium ztherapie f s zbehandlung zthymol n chem iodothymol (ai) zthyreoidismus m s zbasedow ztinktur f pharm iodine tincture ('tiŋktʃə) (BP) z-Tyrosin n iodotyrosine zumsatz m (Schilddrüse) iodine metabolism (æ) zverbindung f chem iodine compound zvergiftung f tox iodine poisoning, iodism ('aiədizm) ~versetzt iodised zversorgung f physiol supply with iodine ~verursacht iodine--induced (ju:) zwasserstoff m chem hydrogen (ai) iodide zwasserstoffsäure f chem hydriodic (ɔ) acid zzahl f iodine (ai) value (æ) zzahlkolben m Lab iodine flask

Joffroy (ʒɔfro'a)-Demenzzeichen n ps Joffroy's sign

Joghurt m yog[h]urt ('jougə:t)

Jo|glycamid n pharm ioglycamide (aio-'glaikəmaid) zglykamat n pharm ioglycamate zglykam[in]säure f pharm ioglycamic acid

Johannisbrot n bot carob ('kærəb) [-pod], St. John's bread / fruit of ceratoniae (ou) zbaum m bot locust tree, Ceratonia siliqua

Johanniskraut n pharm St. John's wort (ə:)

Johne ('jo:nə)-Krankheit f vet Johne's disease, paratuberculosis

Johnson ('dʒɔnsən)-Syndrom n ophth adherence syndrome, Johnson's syndrome

Jolliffe ('dʒɔlif)-Syndrom n (Nikotinsäure-Mangel-Enzephalopathie) Jolliffe's syndrome, nicotinic acid deficiency syndrome

Jolly (ʒɔ'li:)-Körperchen n pl Jolly bodies, Howell ('hauəl)-Jolly bodies

[Bence ('bens) Jones ('dʒounz)--Eiweisskörper m Bence Jones' protein ('prouti:n)

Jonon n ionone (ai)

Jopanoesäure f (Acidum iopanoicum (WHO), Iodopansäure) radiol iopanoic acid (BP)

Jothalamat n pharm iothalamate (aio'θæləmeit)

Jotroxamid n pharm iotroxamide

Jotroxinsäure f pharm iotroxic acid

Joule (Einheit der elektrischen Energie) elektr joule (dʒu:l, dʒaul)

JSE = Junkmann-Schöller-Einheit f Junkmann-Schöller unit, JSU

Juck|ausschlag m prurigo (ai), itching eruption (ʌ) zblattern f pl südd urticaria (εə), nettle rash ~en to itch / es juckt ihn überall od am ganzen Körper he itches all over zen n itch, itching, pruritus (ai) ~end itching, pruriginous (i) zgefühl n itch, itching ~mildernd antipruritic (i), antipruriginous zreiz m itching, pruritus (ai) ~reizstillend antipruritic, antipruriginous

Judendorn m (Brustbeere) pharm jujube ('dʒu:dʒu:b)

Juga alveolaria f pl (PNA) (Alveolarhöcker) alveolar juga

Jugend f youth, adolescence / (Kindheit)

childhood zalter n youth, adolescence zdiabetes m early-onset od juvenile--onset diabetes zdiabetiker m early--onset diabetic zform f (von Zellen) juvenile (u:) form zirresein n dementia (di'menʃiə) praecox ('pri:kɔks), hebephrenia (i:), adolescent insanity (æ), hebephrenic (e) insanity zkriminalität f juvenile delinquency (i) zleiden n disease of youth ~lich youthful, juvenile ('dʒu:vinail), hebetic (e) zliche m pl cyt juvenile forms / (Lymphozyten) lymphoblasts (i) zpsychiater m ps child psychiatrist (sai'kaiətrist) zpsychiatrie f psychiatry (sai'kaiətri) of young people, child psychiatry zpsychologie f ps child psychology (sai'kɔlədʒi) z-wahnsinn m ps s zirresein zzeit f youth, early life

jugular jugular ('dʒʌgjulə) zbulbus m (Bulbus venae jugularis inferior (PNA)) lower bulb of the jugular vein zdrüse f jugular gland zis f s Jugularvene zdruck m jugular venous (i:) pressure zkette f jugular chain [of lymph nodes] zpuls m jugular pulse (ʌ) zpulsation f nach Anstrengung respiratory (aiə) pulse zvene f (Halsvene, Jugularis, Drosselvene) jugular vein

Jugulum n (Drosselgrube) jugulum ('dʒʌgjuləm)

Jugum n (Joch) anat yoke, jugum (u:)

Julap (Julep) n pharm julep ('dʒu:ləp)

Junctura f anat junctura (dʒʌŋkt'juərə), joint z cartilaginea (PNA) cartilaginous joint z fibrosa (PNA) (Bandhaft) fibrous (ai) joint z ossium (PNA) joint z sacrococcygea (PNA) sacrococcygeal joint z synovialis (PNA) synovial joint

Jungfern|häutchen n virginal (ə:) membrane, hymen ('haimən) zleder n pharm marsh mallow paste zschaft f (Jungfräulichkeit, Virginität) virginity (i) zzeugung f parthenogenesis (e)

jungfräulich virginal (ə:) zkeit f virginity (i), maidenhood (ei) / (moralisch) chastity (æ)

Jüngling ('jyŋliŋ)-Krankheit f (Ostitis multiplex cystoides) Perthes-Jüngling disease

Juniperinsäure f (Hydroxypalmitinsäure) juniperic acid, dihydro-ambrettolic acid, hydroxypalmitic acid

Juniperus m (Wacholder) bot juniper (u:) zöl n oil of juniper

Junkmann-Schöller ('juŋkman-'ʃölər)--Einheit f (JSE) Junkmann-Schöller unit (JSU)

juvenil juvenile ('dʒu:vinail)

juxta|artikulär (gelenknah, in Gelenknähe befindlich) juxta-articular (i) ~glomerulär (glomerulusnahe, in Glomerulusnähe befindlich) juxtaglomerular (JG), juxtaglomerulous (e) ~ponierend juxtapositional (,dʒʌkstəpə-'ziʃənl) zposition f juxtaposition (pə-'ziʃən) ~pylorisch juxtapyloric (ɔ) ~spinal juxtaspinal (ai)

JVP = Jugularvenenpuls m jugular pulse

JZ = Jodzahl f iodine number

K

K = Gleichgewichtskonstante *f* equilibrium constant, K / = Kalium *n* potassium, K / = Kathode *f* cathode, C / = Kell-System *n* Kell blood-group system / = Kelvin *n* Kelvin, K / = Kerze *f* candle

KA = Kälteagglutination *f* cold agglutination

Ka = Dissoziationskonstante *f* der Säuren dissociation constant of acid, Ka

Kabine *f* (Krankenhaus) cubicle (ju:)

kachektisch cachectic / (Malaria) limn[a]emic (i:)

Kachet *n* (Kapsel) *pharm* cachet ('kæ[ei), capsule

Kachexia *f* cachexia (kə'keksiə) $\star$ *exophthalmica* (Basedow-Kachexie) exophthalmic (æ) goitre [*US* goiter] (ɔi) $\star$ *hypophyseopriva* c. hypophyseopriva (i:), Simmond's ('simǝndz) syndrome $\star$ *mercurialis* chronic (ɔ) mercurial (juǝ) poisoning $\star$ *ovaripriva* c. due to the removal (u:) of the ovaries (ou), c. ovariopriva $\star$ *pachydermica* myx[o]edema (i:), pachydermic c. $\star$ *strumipriva* c. strumipriva $\star$ *suprarenalis* c. suprarenalis (ei), Addison's ('ædisǝnz) disease $\star$ *thymopriva* c. thymopriva (i:), c. due to loss of the thymus (ai) $\star$ *thyreopriva* s $\star$ strumipriva

Kachexie *f* cachexia $\star$ *bei Addison* Addison's ('ædisǝnz) disease, c. suprarenalis (ei) $\star$ *bei Ankylostomiasis* ankylostomiasis (ai), African c. $\star$ *bei Basedow* exophthalmic (æ) goitre [*US* goiter] (ɔi), c. exophthalmica (æ) $\star$ *bei Bleivergiftung* saturnine (æ) c. *hypophysäre* $\star$ pituitary᾽ c., Simmond's ('simǝndz) syndrome $\star$ *bei Krebs*, *krebsbedingte* $\star$ cancerous c. *malariabedingte* $\star$ malarial (ɛǝ) c. *myxödembedingte* $\star$ myx[o]edema (i:), pachydermic c. $\star$ *nach Schilddrüsenverlust* c. strumipriva (i:) *od* thyreopriva *spruebedingte* $\star$ sprue (u:), apthous ('æfθǝs) c. $\star$ *bei Tbc* tuberculous c. *wurmbedingte* $\star$ verminous c. $\star$ *ödem* *n* cachectic [o]edema (i:)

Kackerlack *m* s Kakerlak

Kadaver *m* cadaver (ei), corpse, dead body / (Aas) carcass $\star$- cadaveric (æ) ~artig cadaverous (æ) $\star$ *in* *n* (Leichengift) cadaverine (æ) ~ös cadaverous (æ) $\star$ *stellung* *f* (Stimmbänder) cadaveric (æ) position (i)

Kadenz *f* cadence (ei)

Kadeöl *n pharm* juniper (u:) tar oil, oil of cade (keid)

Kaderaskrankheit *f s* Caderasübel

Kadmium *n chem* s Cadmium

KAE = King-Armstrong-Einheit *f* King-Armstrong unit, KA

KAF = konglutinogen-aktivierender Faktor *m* conglutinogen-activating factor

Käfer *m* beetle / (Gattung) Coleoptera (ɔ) $\star$ *öl* *n* beetle oil

Kaffee|gewöhnung *f* habitual (i) coffee drinking $\star$ *löffel* *m* coffee spoon, tea-spoon $\star$ *löffelvoll* *m* teaspoonful $\star$ *satz* *m* coffee grounds ~satzähnlich coffee-ground-like $\star$ *satzbrechen* *n* coffee-ground vomit (ɔ) $\star$ *säure* *f chem* caffeic (i:) acid $\star$ *sucht* *f* coffee addiction $\star$ *vergiftung* *f* caffeinism (æ)

Kaffeinsäure *f* caffeic acid, dihydroxycinnamic acid

Kaffernpocken *f pl* alastrim (æ), Kaffir (æ) pox

Kaffursäure *f* caffuric acid, trimethyluric acid

Käfigverbindung *f* (Clathrat) *chem* clathrate [compound]

K-Agar *m* carragheen᾽ agar

kahl (kahlköpfig) bald (ɔ:), bald-headed (e), glabrate ('gleibrit), glabrous (ei) / (haarlos) hairless

Kahler[-Bozzolo] ('ka:lǝr 'bɔtsolo)**-Syndrom** *n* (multiples Myelom) Kahler-Bozzolo syndrome, multiple myeloma syndrome

Kahl|heit *f* calvities (kæl'vi∫ii:z), alopecia (i:), baldness (ɔ:) $\star$ *kopf* *m* baldhead (ɔ:), baldpate ~köpfig *s* kahl $\star$ *köpfigkeit* *f s* $\star$ heit

Kahn ('ka:n)**-Blutprobe** *f od* **-Syphilisreaktion** *f* (Syphilis) Kahn test

Kahnbauch *m* boatshaped (ou) *od* scaphoid (æ) *od* navicular (i) abdomen (ou)

Kahnbein *n* (Os scaphoideum (*PNA*)) der Handwurzel scaphoid (æ) bone; (Os naviculare (*PNA*) der Fusswurzel) navicular bone $\star$ **u. Würfelbein betr.** naviculocuboid (ju:) $\star$ *bruch* *m* scaphoid fracture $\star$ *gelenk* *n* cuneonavicular joint

Kahn|brust *f* scaphoid (æ) chest, thorax (ɔ:) en bateau (ba'tou) ~förmig *anat* scaphoid (æ), navicular (i), scapho- (æ) (*Vors*) $\star$ *schädel* *m* scaphocephaly (e), boat-shaped head, cymbocephaly ~schädelig scaphocephalic (æ), scaphocephalous (e)

Kain-Komplex *m ps* Cain (kein) *od* brother complex

Kainophobie *f ps* kainotophobia

Kairobeule *f s* Orientbeule

Kaiserschnitt *m* c[a]esarian (ɛǝ) [section], gastrohysterotomy (ɔ), laparohysterotomy, hysterolaparotomy, abdominal delivery (i) *extraperitonealer* $\star$ extraperitoneal (i) c[a]esarian section *klassischer* $\star$ classical c[a]esarian section *vaginaler* $\star$ vaginal (ai) section *zervikaler* $\star$ cervical c[a]esarian section, laparotrachelotomy (ɔ) $\star$ *an der Lebenden* c[a]esarian section on a living woman $\star$ *an der Toten* c[a]esarian section on a dead woman, post (ou)-mortem (ɔ:) c[a]esarian [section] / den $\star$ ausführen *od* vornehmen to do a c[a]esarian section / einen $\star$ durchmachen *od* bekommen *F* to have a c[a]esarian [section] / durch $\star$ entbunden caesarean delivered

Kaissonkrankheit *f* compressed-air sickness, decompression sickness, depressurisation sickness / *ps* divers' (ai) neurosis (ou)

Kajeput *n pharm* cajuput ('kædʒupʌt) $\star$ *öl* *n pharm* cajuput oil (*BPC*)

Kakao *m bot* cacao (kǝ'ka:ou) / (Getränk) cocoa ('koukou) $\star$ *baum* *m bot* theobroma (ou) cacao $\star$ *bohne* *f* cocoa bean $\star$ *butter* *f* (*DAB*) (Oleum Cacao (*DAB*)) cocoa butter (*BP*), theobroma oil (*BP*, *USP*) $\star$ *masse* *f pharm* cocoa paste (ei)

Kakergasie *f ps* kakergasia

Kakerlak *m* (Insekt) cockroach

Kakidrose *f s* Bromhidrose

Kakke *f* (Beriberi, Reisesserkrankheit) beriberi ('beri'beri), kakke ('kækǝ, 'ka:kǝ)

Kakodyl *n chem* cacodyl (æ), kakodyl $\star$-

---

chem cacodylic (i) $\star$ *at* *n chem* cacodylate (æ) $\star$ *eisen* *n chem* iron (aiǝn) *od* ferric cacodylate $\star$ *salz* *n chem* cacodylate ~sauer (dimethylarsinsauer) *chem* cacodylic (i), dimethylarsenic (e) $\star$ *säure* *f* (Dimethylarsinsäure, Acidum kakodylicum) cacodylic *od* dimethylarsenic acid

Kako|geusie *f* (schlechter Geschmack) cacogeusia ('gju:siǝ) ~phon (mißtönend) cacophonic (ɔ) $\star$ *phonie* *f* cacophonia (ou), cacophony (ɔ) $\star$ *smie* *f* (schlechter Geruch) cacosmia (ɔ) $\star$ *stomie* *f* cacostomia (ou), unpleasant breath (e)

Kaktus *m bot* cactus, *pl* cactuses *od* cacti ('kæktai) ~artig cactaceous (ei)

Kala-Azar *f* (Kalar-Azar) kala-azar ('ka:la:-a:'za:), visceral (i) leishmaniasis (li:∫mǝ'naiǝsis), black fever (i:) *sl*, dumdum (ʌ) fever *sl*, tropical (ɔ) splenomegaly *F*, cachectic fever $\star$-Erreger *m* Leishmania (æ) donovani (æ) $\star$-Probe *f* nach Chopra ('t∫ouprǝ) Chopra's [antimony] test

Kalabar|beule *f* (Kamerunbeule) calabar (æ) swelling, Loa-loa infection $\star$ *bohne* *f pharm* calabar bean, ordeal (i:) bean, Physostigma (i) venenosum seed

Kalama *n pharm* Mallotus (ou) philippinensis (e)

Kalamin *n* calamine (æ)

Kalamus *m* (Kalmus) *bot, pharm s* Calamus

Kälber|diarrhoe *f vet* calf scours (au) $\star$ *seuche* *f vet* Bang's (baŋz) disease

Kalbfleischbouillon *f Lab* veal infusion medium

Kalbs|lymphe *f* calf lymph, bovine (ou) vaccine (æ) $\star$ *lymphenimpfung* *f* bovine (ou) vaccination $\star$ *milch* *f* sweetbread

Kalenderpackung *f* wallet ('wɔlit) memo (e) pack, calendar bubble-pack

Kali *n chem* (Kaliumkarbonat) potash (ɔ) / *pharm* (Kalium) potassium (æ) [*nota*: „Kali" ist wissenschaftlich nicht einwandfrei; es wird für das Element Kalium und auch für Kaliumkarbonat und Kaliumoxyd verwendet; *s a* Kalium] / chlorsaures $\star$ potassium chlorate (ɔ:) $\star$ *alaun* *m chem* aluminium potassium sulphate [*US* -sulf-] (ʌ) $\star$ *armut* *f* (Blut) hypokal[i][a]emia (i:)

kalibrier|en to calibrate (æ) $\star$ *ung* *f* calibration

Kali|gehalt *m* (des Blutes) kal[i][a]emia (i:) / mangelnder $\star$ hypokal[i][a]emia / überhöhter $\star$ hyperkal[i][a]emia ~haltig *chem* containing potash *od* potassium [*s* Kali] $\star$ *hydrat* *n chem* potassium hydroxide (ɔ), caustic (ɔ:) potash

Kali| bromidum (*EP*) (Kaliumbromid, Kalium bromatum) potassium bromide (*EP*, *BP*) $\star$ **chloridum** (*EP*) (Kaliumchlorid, Kalium chloratum) potassium chloride $\star$ **citras** (*EP*) potassium citrate (*EP*, *BP*) $\star$ **iodidum** (*EP*) (Kaliumjodid, Kalium jodatum) potassium iodide (*EP*, *BP*) $\star$ **permanganas** (*EP*) (Kaliumpermanganat, Kalium permanganicum) potassium permanganate (*EP*, *BP*)

Kali|lauge *f chem* potassium hydroxide solution, potash solution $\star$ *laugenvergiftung* *f* caustic potash poisoning $\star$ *mangel* *m* (im Blut) hypokal[i][a]emia (i:), hypopotass[a]emia (i:) $\star$ *nitrat* *n* (Salpeter) *chem* nitre (ai), potassium

nitrate (ai), saltpetre ('sɔːlt,piːtə) ⁀salpeter m chem s ⁀nitrat
Kalisayarinde f (gelbe Chinarinde) pharm calisaya (ei) bark
Kaliseife f chem potash (ɔ) soap, linseed oil soap ⁀spiritus m green soap tincture
Kalispiegel m (Blut) potassium level (e), kalli]a]emia (i:) / niedriger ⁀ hypokalli]a]emia / überhöhter ⁀ hyperkalli]a]emia, hyperpotass[a]emia
Kalium n chem potassium ⁀aluminiumsulfat n aluminium p. sulphate* ⁀-p--aminosalizylat n p. aminosalicylate ⁀ arsenicosum p. arsenite ⁀azetat n (Kalium aceticum) chem p. acetate ('æsitit) (BPC) ⁀ bicarbonicum (DAB) (doppelkohlensaures Kalium, Kaliumbikarbonat) p. bicarbonate (a:) (BP, USP) ⁀bichromat n (Kalium bichromicum) chem p. bichromate (ou) od dichromate ⁀bikarbonat n s ⁀ bicarbonicum ⁀ bioxalicum (Kleesalz) sorrel (ɔ) salt ⁀ bitartaricum (Weinstein) p. bitartrate, cremor (i:) tartari ⁀bromat n (DAB) p. bromate (USP) 0,1N-⁀bromat-Lösung f (DAB) tenth-normal (0.1N) p. bromate (EP, USP) ⁀ bromatum (DAB) (Kaliumbromid (DAB), Bromkalium) p. (æ) bromide (BP) ⁀bromid n s ⁀ bromatum ⁀chlorat n (Kalium chloricum, KClO₃) p. chlorate (ɔ:) (BP) ⁀ chloratum s ⁀chlorid n ⁀ chloricum s ⁀chlorat ⁀chlorid n (DAB) (Kalium chloratum, KCl) p. chloride (ɔ:) (BP) ⁀chlorid--Lösung f (DAB) strong p. chloride solution (BP) ⁀chlorid-Natriumchlorid-Lösung f (DAB) p. chloride and sodium chloride solution ⁀chromat n (DAB) p. chromate (BP, USP) ⁀chromat-Lösung f (DAB) p. chromate solution (BPC) ⁀ citricum (Kaliumzitrat) p. citrate (i) (BP) ⁀ cyanatum (Kaliumcyanid (DAB), Zyankali) p. cyanide (ai) (BP) ⁀cyanid n (DAB) s ⁀ cyanatum ⁀cyanid-Lösung f (DAB) p. cyanide solution (BPC, USP) ⁀dichromat n (DAB) s ⁀ dichromicum ⁀ dichromicum (Kaliumdichromat (DAB)) p. dichromate (ou) od (BP) ⁀dihydrogenphosphat n (DAB) p. dihydrogen phosphate (BP, USP) ⁀ ferricyanatum (Ferrizyankalium, rotes Blutlaugensalz) p. ferricyanide (BP) ⁀ferrizyanid n (rotes Blutlaugensalz, K₃Fe(CN)₆) p. ferricyanide (ai) (BP) ⁀ ferrocyanatum (Ferrozyankalium, gelbes Blutlaugensalz) p. ferrocyanide (ai) (BP) ⁀ferrozyanid n (Ferrozyankalium, gelbes Blutlaugensalz, K₄Fe(CN)₆) p. ferrocyanide (ai) (BP) ⁀gehalt m, überhöhter ⁀ des Blutes hyperpotass[a]emia ⁀glukonat n p. gluconate (BPC, NF) ⁀hexacyanoferrat n (II) (DAB) s ⁀ferrizyanid ⁀hexacyanoferrat n (III) s ⁀ferrozyanid ⁀hexahydroxyantimonat (V) n (DAB) p. antimonate [V trihydrate] (BP) ⁀hydrat n chem p. hydroxide (ɔ) ⁀hydrogencarbonat n (DAB) (Kalium bicarbonicum (DAB)) p. bicarbonate (BPC, USP) ⁀hydrogenphthalat n (DAB) p. hydrogen phthalate, p. biphthalate (bai'θæleit) (USP) ⁀hydrogensulfat n (DAB) p. bisulphate (BP), p. bisulfate (USP), p. hydrogen sulphate* ⁀hydrogentartrat n chem p. bitartrate, p. hydrogen tartrate (EP)

*[US -sulf-]

⁀hydroxyd n (DAB) (Ätzkali, KOH) p. hydroxide (BP) ⁀ hydroxydatum s ⁀hydroxyd ⁀hypophosphit n chem p. hypophosphite (ɔ) ⁀ hypophosphorosum (Kaliumhypophosphit) p. hypophosphite (ɔ) ⁀jodat n (DAB) (KJO₃) p. iodate ('aiədeit) (BP) ⁀jodat-Stärkepapier n (DAB) starch iodate paper (USP) ⁀ jodatum p. iodide ('aiədaid) ⁀ jodicum (Kaliumjodat, KJO₃) p. iodate (ai) (BP) ⁀jodid n (Jodkalium, KJ) p. iodide (BP) ⁀jodidsalbe f p. iodide ointment ⁀karbonat n (Pottasche) chem p. carbonate, potash (ɔ) ⁀mangel m (Blut) hypokal[a]emia, hypopotass[a]emia ⁀mangel-Syndrom n hypokal[a]emic syndrome ⁀-Natriumchlorid-Natriumlaktat-Lösung f potassium, sodium chloride, sodium lactate solution (PSL sol) ⁀natriumtartrat n (DAB) (Rochellesalz, Seignettesalz) Rochelle salt (BPC), p. (æ) sodium (ou) tartrate (BP) ⁀nitrat n (Salpeter) (DAB) p. nitrate (ai) (BP), nitrate ('sɔːlt,piːtə) ⁀ nitricum s ⁀nitrat ⁀ nitricum fusum (Sal Prunellae) sal prunella ⁀nitrit n pharm p. nitrite ('naitrait) (BP) ⁀ nitrosum s ⁀nitrit ⁀oxalat n chem p. oxalate (ɔ) ⁀ oxalicum s ⁀oxalat ⁀perchlorat n p. perchlorate (ɔ:) (BP) ⁀ perchloricum s ⁀perchlorat ⁀permanganat n (DAB) (Kalium permanganicum (DAB), übermangansaures Kali, KMnO₄) chem p. permanganate (BP) ⁀permanganat-Phosphorsäure f (DAB) p. permanganate and phosphoric acid solution (BPC) ⁀ permanganicum (DAB) s ⁀permanganat ⁀persulfat n p. persulphate* ⁀pyrosulfat n p. pyrosulphate* ⁀phosphat n chem p. phosphate ⁀quecksilberjodid-Lösung f mercuric p. iodide solution ⁀ rhodanatum (Kaliumrhodanit, Schwefelzyankalium) p. thiocyanate (ai) (BPC) ⁀salz n chem p. salt ⁀ silicicum (Kaliwasserglas) p. silicate (i) ⁀silikat n (Wasserglas) chem p. silicate (i) ⁀sorbat n pharm p. sorbate (NF) ⁀spiegel m p. level / erhöhter ⁀ hyperpotass[a]emia (i:) ⁀substitution f p. substitution (ju:) ⁀sulfat n (Kalium sulfuricum (DAB)) p. sulphate* (ʌ) (BP) ⁀sulfid n p. sulphite* ⁀ sulfoguajacolicum (Kaliumsulfoguaiacolat (ʌ)) p. guaiacolsulphonate* (ʌ) ⁀sulfokarbonat n (⁀ sulfocarbonicum p. (æ) sulphocarbonate* ⁀ sulfuratum (Schwefelleber) chem hepar (i:) sulphuris (ʌ), sulphurated* (ʌ) potash (ɔ), liver of sulphur (BP) ⁀ sulfuricum (Kaliumsulfat) p. sulphate* (ʌ) ⁀tartrat n (weinsaures Kali) chem p. tartrate ⁀tetrajodowismutat n chem p. bismuth iodide, p. iodobismuthate ⁀tetraoxalat n p. tetroxalate (ɔ) ⁀thiozyanat n chem p. thiocyanate (,θaio'saiə-neit) od sulphocyanate* (ʌ), übermangansaures p. permanganate (æ) (BP) ⁀verarmung f (des Organismus) p. depletion (i:) in the organism ⁀vergiftung f p. intoxication, hyperkal[a]emic syndrome ⁀verlust-Syndrom n hypopotass[a]emia syndrome ⁀wismutjodid-Lösung f p. iodobismuthate solution ⁀zitrat n p. citrate ('sitrit) (BP) ⁀zyanid n (Kalium cyanatum, Zyankali, KCN) chem p. cyanide ('saiənaid) (BP)
Kali|urese f kal[i]uresis, potassium uresis (i:) ~uretisch kal[i]uretic (e) ⁀wasserglas n chem potassium silicate (i)

Kalix m (Kelch, bes Niere) calyx (æ), pl calyxes, calix (æ), pl calices
Kalk m chem calcium ⁀ablagerung f (bes in Geweben) (Vorgang) calcification / (Ergebnis) calcareous (ɛə) deposit (ɔ), calcium deposit
Kalkaneitis f (Fersenbeinentzündung) calcaneitis (kæl,keini'aitis)
Kalkaneo|dynie f (Fersenschmerz) calcaneodynia (i) ~fibular calcaneofibular (i) ~kuboid calcaneocuboid (ju:) ⁀kuboidgelenk n (Articulatio calcaneocuboidea (PNA)) calcaneocuboid joint ~navikular calcaneonavicular (i) ~plantar calcaneoplantar ~tibial calcaneotibial (i)
Kalkaneus m (Fersenbein) Br calcaneum (ei), US calcaneus, heel-bone ⁀- calcaneal, calcanean (ei), calcaneo- (ei) ⁀entzündung f calcaneitis (ai) ⁀sporn m calcaneal spur (ɔ:)
Kalk|anstrich m hyg whitewash (ai) ~anziehend calciphilic (i) ⁀ariurie f (Kalkausscheidung im Urin) calcaniuria (juə) ~arm calcipenic (i:), poor od deficient (i) in lime (ai) od calcium (æ) / (Wasser) soft ⁀armut f calcipenia (i:) ~artig calcareous (ɛə), chalky (ɔ:), cretaceous (ei) ⁀ausscheidung f (Urin) calciuria (juə) / (übermäßige) hypercalciuria ⁀behandlung f calcium therapy (e) ~bildend calcific (i) ⁀bildung f calcification ~bindend calcipexic, calcipectic ⁀bindung f (Gewebe) calcipexy (æ) ⁀einlagerung f calcific deposit, calcareous (ɛə) infiltration ⁀entartung f calcareous (ɛə) degeneration ⁀fällung f chem precipitation of lime (ai) ⁀fixation f calcipexy ('kælsipeksi) ~frei free from lime ⁀gallenstein m chalk (ɔ:) gallstone (ɔ:) ⁀gehalt m (des Wassers, Härte) hardness of water / lime content, calcium content ⁀gleichgewicht n calcium balance ~haltig calcareous, calciferous (i), calcigerous (i), containing lime, cretaceous (ei) / (Boden) limy (ai), chalky (ɔ:) / (Wasser) hard ⁀haushalt m (im Körper) calcium balance / (gestörter) calcium imbalance ⁀herdchen n (Lunge) calcified spot ⁀hunger m calcium hunger (ʌ) ~ig calcareous (ɛə) ⁀infiltration f calcareous od calcium infiltration ⁀konkrement n (im Wurzelkanal) dent calcoid (æ) ⁀liniment n pharm carron oil ⁀lunge f chalicosis (kæli'kousis), calcicosis ⁀mangel m calcipenia (i:), hypocalcia, calcium deficiency (i) / (Blut) hypocalc[a]emia (i:) ⁀mangel- calcipenic (i:) ⁀milch f lime water, milk of lime, lime milk ⁀perikard n calcified pericardium ⁀präparat n pharm chalk (ɔ:) preparation ~reich rich in lime, calcium-rich ⁀salz n chem calcium salt ⁀schatten m röntg calcareous (ɛə) patch, calcified spot od nodulus (ɔ) ~speichernd (Gewebe) calcipexic, calcipectic ⁀speicherung f (Gewebe) calcipexis, calcipexy ⁀spiegel m (Blut) calcium level (e) ⁀spiegelerhöhung f (übermäßige, im Blut) hypercalc[a]emia (i:), hypercalcin[a]emia (i:) ⁀star m (Cataracta calcarea) gypseous cataract ⁀staub m lime dust ⁀staublunge f chalicosis, flint disease, masons' lung ⁀stein m limestone (ai) / (Urin) chalky (ɔ:) calculus, chalk stone ⁀stickstoff m (Calcii carbimidum (WHO)) calcium cyanamide ⁀stoffwechsel m calcium metabolism (æ) ⁀sulfat n chem calcium

sulphate (ʌ) [US -sulf-] ⁓**superphosphat** *n chem* superphosphate (ɔ) of lime ⁓**therapie** *f* lime-salt *od* calcium therapy (e)

Kalkulus *m* calculus (æ), *pl* calculi, stone, concrement, concretion (i:) ⁓-calculous

Kalk|umsatz *m s* ⁓stoffwechsel ⁓**verlust** *m* calciprivia (i) / (Knochen) halisteresis (i:), osteomalacia ('eifiə) ⁓**wasser** *n* (Aqua Calcaria) *pharm* calcium hydroxide (ɔ) solution, lime water ⁓**zylinder** *m* calcified cast

Kallikrein *n* kallikrein (kæ'likri:in) ⁓**inaktivator** *m* kallikrein inactivator

kallös callous (æ), callus-like / (Haut) horny, hard

Kallus *m* (Callus) callus (æ), *pl* calluses **bleibender** ⁓ (Endkallus) definitive (i) *od* permanent c. **vergänglicher** ⁓ provisional (i) *od* temporary c. **zentraler** ⁓ (Markkallus) central *od* medullary (ʌ) *od* myelogenous (ɔ) *od* inner c. ⁓**artig** callus-like ⁓**bildung** *f* callus formation / übermäßige ⁓ hyperporosis ⁓**brücke** *f* callus bridge

kalmieren to calm (a:)

Kalmus *m* calamus ⁓**extrakt** *m* extract of calamus (æ)

Kalomel *n* ((*DAB*), Quecksilber (I)--chlorid, Hydrargyrum chloratum (*DAB*)) mild mercury chloride, mercurous (ɔ:) chloride ('klɔ:raid), calomel (æ) ⁓**pillen** *f pl pharm* blue pills ⁓**salbe** *f pharm* calomel ointment, unguentum hydrargyri subchloridi

Kalorie *f physik* calorie (æ), caloric (ɔ) unit (ju:), heat unit [*nota: s* Maßtabellen!] / große ⁓ large c., kilocalorie (kilo-) / kleine ⁓ small c., gram c., standard c., ⁓- caloric (ɔ) ⁓**arm** poor *od* deficient (i) in calories, of minor (ai) *od* small caloric value (æ)

Kalorien|aufnahme *f* caloric intake ⁓**bedarf** *m* caloric requirement (aiə) ⁓**gehalt** *m* caloric content ⁓**reich** rich in calories, high-calorie ⁓**wert** *m* (Brennwert) caloric value ⁓**zufuhr** *f* caloric intake

Kalori|meter *n physik* calorimeter (i) ⁓**metrie** *f* calorimetry (i), measurement (e) of heat ⁓**metrisch** calorimetric (e)

kalorisch caloric (ɔ)

Kalotte *f* (Schädeldecke) calotte (ɔ), calva (æ), calvaria (εə), cranium (ei)

Kalotten|- calvarial (εə) ⁓**kopfschmerz** *m* helmet headache

kalt cold / (Knoten) cold / (Zone) frigid (i) ⁓**auszug** *m pharm* cold infusion ⁓**bad** *n* (im Freien) cold bathe (ei) / (Wanne) cold bath (a:) ⁓**blüter** *m* cold--blooded animal ⁓**blütertuberkulose** *f* tuberculosis of cold-blooded animals ⁓**blütig** cold-blooded / *ps* cool-headed **Kälte** *f* cold, coldness / *sex* frigidity (i) / *ps* indifference (i), coldness / (Temperaturgrad) below zero (iə) / epikritische ⁓ epicritic (i) cold ⁓- cryo- (ai) (*Vors*), crymo- (ai) (*Vors*), frigo- (i) (*Vors*), psychro- ('saikro-) (*Vors*) ⁓**agglutination** *f* (KA) cold agglutination ⁓**agglutinin** *n* cold agglutinin ⁓**agglutininämie** *f* cold agglutinin[a]emia (i:) ⁓**aktiv** cold-active ⁓**allergie** *f* cold allergy ⁓**anästhesie** *f* refrigeration an[a]esthesia (i:), crymo-an[a]esthesia ⁓**angst** *f ps* psychrophobia ⁓**-Antikörper** *m* cold antibody ⁓**ätzung** *f* (mit Kohlensäureschnee) cryocautery (ɔ:)

⁓**ballung** *f* clumping (ʌ) due to cold ⁓**behandlung** *f* psychrotherapy (e), frigotherapy, cryotherapy, cryotherapy / (mit Wasser) cold-water treatment ⁓**beständig** resistant to cold, frigostable (ei) / (nicht gefrierend) non--freezable / *bakt* cryophylactic ⁓-**beständigkeit** *f* frigostability ⁓**brand** *m* cold gangrene ⁓**chirurgie** *f* cryogenic surgery ⁓**drucktest** *m* cold pressor test ⁓**ekzem** *n* winter-itch, pruritus (ai) hiemalis (ei) ⁓**empfindlich** sensitive to cold / *chem biol* frigolabile (ei) ⁓**empfindlichkeit** *f* susceptibility (i) to cold, cry[a]esthesia (i:), sensitivity to cold ⁓**empfindung** *f* psychro-[a]esthesia (i:) / (Gefühl der Kälte, kaltes Gefühl) sensation of cold ⁓**erschöpfung** *f* exhaustion (ɔ:) from cold ⁓**ertragend** *bakt* cryotolerant (ɔ) ⁓**erythem** *n* erythema (i:) pernio, frost erythema ⁓**erzeugend** frigorific (i), cryogenic (o) ⁓**fest** frigostable (ei), frigostabile (ei), resistant to cold ⁓**gefühl** *n* (Frostgefühl) chill, sensation of coldness / schmerzhaftes ⁓ (Psychroalgie) psychro-algia (æ) ⁓**globulin** *n* cryoglobulin ⁓**hämagglutinin** *n* cold h[a]emagglutinin ⁓**-Hämagglutinin-Syndrom** *n* syndrome of high-titre cold h[a]emagglutination ⁓**hämoglobinurie** *f* cold h[a]emoglobinuria (juə) / paroxysmale ⁓ paroxysmal (i) cold h. ⁓**hämolyse** *f* cold h[a]emolysis (ɔ) ⁓**lähmung** *f s* Eulenburg-Krankheit ⁓**liebend** *bakt* cryophilic (i), crymophilic (i) ⁓**mischung** *f* cryogen ('kraiodʒin), freezing mixture ⁓**punkt** *m* temperature spot, cold spot ⁓**regler** *m Lab* cryostat (ai) ⁓**reiz** *m* stimulus (i) caused by cold, low--temperature stimulus ⁓**resistent** resistant to cold, cryophylactic, cryotolerant (ɔ) ⁓**rötung** *f* chilblain (i), erythema (i:) pernio (ə:) ⁓**schaden** *m* frost injury / (allgemeiner Art) cryopathy (ɔ) / (Haut, Gefäße) frigorism (i) ⁓**schauer** *m* (Schüttelfrost) chill, shiver (i), rigor ('raigə, 'rigə) ⁓**schlaf** *m* hibernation, frozen sleep ⁓**schmerz** *m* cryalgesia (,kraiæl'dʒi:zjə), crymodynia (i), psychro-algia (æ) ⁓**schutz** *m* protection against cold ⁓**sonde** *f* freezing probe, cryoprobe ⁓**stress** *m* cold stress ⁓**therapie** *f* cry[m]otherapy (e), frigotherapy ⁓**thermometer** *n* cryometer (ɔ) ⁓**überempfindlichkeit** *f* hypercry[a]esthesia (i:), excessive sensitiveness to cold, hypercryalgesia (i:) ⁓**unempfindlich** (*chem biol*) frigostable (ei) ⁓**unempfindlichkeit** *f* frigostability (i) ⁓**urtikaria** *f* congelation urticaria (ɔ:ti'kεəriə), urticaria caused by exposure (ou) ⁓**widerstandsfähigkeit** *f* tolerance (ɔ) to cold ⁓**zittern** *n* trembling caused by cold

kalt|getrocknet (Impfstoff) freeze-dried ⁓**packung** *f* cold pack ⁓**polymerisation** *f* autopolymerisation

Kaltwasser|anwendung *f* administration *od* use (ju:s) of cold water ⁓**heilanstalt** *f* hydropathic (æ) establishment ⁓**heilkunde** *f* hydropathy (ɔ) ⁓**kur** *f* Kneipp (knaip) cure (kjuə), water cure, hydrotherapy (e) ⁓**löslich** cold-water soluble (CWS) ⁓**packung** *f* cold-water pack ⁓**therapie** *f* cold-water therapy (e), Kneippism ('naipizm)

Kaltzerstäuber *m* cold atomiser (æ)

Kalzämie *f* calc[a]emia (i:), hypercalc[a]emia

Kalzifikation *f* calcification

kalzifizieren to calcify

Kalzi|kose *f* calcicosis ⁓**meter** *n* calcimeter (i) ⁓**metrisch** calcimetric (e)

kalzinier|bar *chem* calcinable (æ) ⁓**en** *chem* to calcine ⁓**en** *n* (Calcination) *chem* calcination ⁓**ung** *f chem* calcination

Kalzinose *f* calcinosis (ou)

Kalzinosis-Raynaud-Sklerodaktylie-Teleangiektasie-Syndrom *n* (KRST-Syndrom) calcinosis-Raynaud's phenomenon-sclerodactyly-telangiectasia syndrome (CRST syndrome)

Kalzium *n chem* calcium [*nota: a* Calcium *u* Kalk!] **arsensaures** ⁓ c. arsenate ('a:sinit) **azetylsalizylsaures** ⁓ c. acetylsalicylate (i) **benzoesaures** ⁓ c. benzoate **borsaures** ⁓ c. borate (ɔ:) **essigsaures** ⁓ c. acetate (æ) **mandelsaures** ⁓ c. mandelate **milchsaures** ⁓ c. lactate **oxalsaures** ⁓ c. oxalate (ɔ) **permangansaures** ⁓ c. permanganate **phosphorsaures** ⁓ c. phosphate **salizylsaures** ⁓ c. salicylate (i) **schwefelsaures** ⁓ c. sulphate* (ʌ) **sulfokarbolsaures** ⁓ c. sulphocarbolate* **thioschwefelsaures** ⁓ c. thiosulphate* (ʌ) ⁓- calcic (æ), calcareous (εə) ⁓**azetat** *n chem* c. acetate ('æsitit) ⁓**behandlung** *f s* Kalkbehandlung ⁓**bilirubinat** *n* c. bilirubinate ⁓**borat** *n pharm* c. borate (ɔ:) ⁓**bromid** *n chem* c. bromide ('broumaid) ⁓**chlorid** *n* (CaCl₂) c. chloride ('klɔ:raid) ⁓**chloridlösung I** (*DAB*) c. chloride T.S. (*USP*) ⁓**chloridlösung III** (*DAB*) c. chloride solution (*BP*) ⁓**dinatriumedetat** *n* (EDTA) c. (æ) disodium (ou) edetate (e) (EDTA) ⁓**erschöpfung** *f* c. depletion ⁓**gehalt** *m* c. content ⁓**gleichgewicht** *n* c. balance ⁓**glukolaktobionat** *n* c. glucolactobionate (ai) ⁓**glukonat** *n* (*DAB*) (Calcium gluconicum (*DAB*)) c. gluconate (u:) (*BP, USP*) ⁓**glycerophosphat** *n* (Calcium glycerinophosphoricum) c. glycerophosphate (*BP*) ⁓**haltig** containing c., calciferous (i) ⁓**hunger** *m* c. hunger (ʌ) ⁓**hydrat** *n chem* c. hydrate (ai) ⁓**hydrogenphosphat** *n* (*DAB*) dibasic c. phosphate ⁓**hydroxyd** *n* (gelöschter Kalk) (*DAB*) c. hydroxide (ɔ) (*BP, USP*), slaked lime (ai) ⁓**hypophosphit** *n chem* c. hypophosphite ⁓**hyposulfit** *n chem* c. thiosulphate* (,θaio'sʌlfeit) ⁓**jodat** *n chem* c. iodate ('aiədeit) ⁓**karbonat** *n* (*DAB*) (Kreide) c. carbonate (*USP*) / gefälltes ⁓ precipitated c. carbonate ⁓**karbonatkristall** *m* c. carbonate crystal (i) ⁓**kaseinat** *n* c. caseinate ⁓**laktat** *n* (*DAB*) (Calcium lacticum (*DAB*)) *chem* c. lactate (*BP, NF*) ⁓**lävulinat** *n* (Calcium laevulinicum) *pharm* c. laevul[in]ate (i:) ⁓**mandelat** *n* (Calcium phenylglycolicum) *chem* c. mandelate (*BPC*) ⁓**mangel** *m* (Blut) hypocalc[a]emia (i:), hypocalcia (æ) ⁓**oxalat** *n chem* c. oxalate ⁓**oxalatkristall** *m* c. oxalate crystal, dumbbell (ʌ) crystal ⁓**oxalatstein** *m* c. oxalate calculus ⁓**oxyd** *n chem* c. oxide (ɔ), burnt lime ⁓**permanganat** *n* c. permanganate ⁓**peroxyd** *n chem* c. peroxide (ɔ) ⁓**phosphat** *n chem* c. phosphate, phosphate of lime ⁓**präparat** *n pharm* c. preparation ⁓**pyrophosphatdihydrat-Ablagerungskrankheit** *f* c. pyrophosphate dihydrate (CPPD) deposition disease ⁓**saccharat**

n chem c. saccharate ~salz n chem c.
salt ~speicherung f calcinosis, c. the-
saurosis (θi:sɔ:'rousis) ~spiegel m c.
level (e) ~sulfat n chem c. sulphate* (A)
(BPC) ~sulfid n (Kalkschwefelleber,
CaS) chem c. sulphide* ('sʌlfaid)
~sulfit n (CaSO₃) c. sulphite* ('sʌlfait)
~tartrat n chem c. tartrate ~test m c.
test (CAL) ~therapie f s Kalktherapie
~thiosulfat n chem c. thiosulphate*
~überschuß m (Blut) hypercalc[a]emia
(i:), hypercalcia (æ) ~verarmung f c.
deficiency (i) ~zyanamid n chem c.
cyanamide (sai'ænəmaid)
Kalziurie f (calciuria (juə)
Kamala f pharm kamala (kæ'meilə,
'kæmələ), Mallotus (ou) philippinensis
Kambium n (Periost) anat cambium
(æ)
Kambrik n (Batist) cambric (æ) ~binde f
cambric bandage
Kamelmilch f camel's (æ) milk, chal
(tʃæl, tʃɑ:l)
Kamerunbeule f s Kalabarbeule
Kamille bot pharm chamomile
('kæmomail) [nota: s a Chamomilla];
römische ~ Roman chamomile flowers
(EP)
Kamillen|blüten f pl (DAB) Matricaria
flowers (EP), chamomile flowers
~dampfbad n vapo[u]r (ei) bath with
chamomile decoction ~öl n pharm
chamomile oil ~tee m pharm chamomile tea
Kamin|fegerkrebs m soot (u) cancer,
chimney-sweeps' cancer ~kehrerkrebs
m s ~fegerkrebs
Kamm m (Haar) comb (koum) / anat
crest, crista; pecten (e) / (Welle) crest /
(Berg) ridge (i) / (Hahn) cock's comb
~artig pectinate
Kammer f anat chamber (ei), camera, pl
camerae ('kæməri:) / Lab chamber /
phys chamber / (Auge) chamber /
(Herz) ventricle / (Gehirn) ventricle ~-
(Herz) ventricular (i) ~arrhythmie f
ventricular arrhythmia ~bogen m ventricular contour ~bucht f (Angulus
iridocornealis) iridocorneal angle ~dia-
stole f ventricular diastole (æ) ~dilata-
tion f ventricular dilatation ~druck m
intraventricular pressure ~eigenrhyth-
mus m idioventricular rhythm ~end-
teil m (EKG) ST-T segment ~erregung
f ventricular excitation ~ersatzsystole
f escape beats ~extrasystole f premature ventricular contraction (PVC)
~extrasystolie f extrasystoles (i) with
compensatory pause (ɔ:), premature
ventricular contractions, ventricular
extrasystoles ~flattern n ventricular
flutter (A) ~flimmern n ventricular
fibrillation [nota: Vorhofflimmern =
auricular fibrillation] ~frequenz f ventricular rate od frequency (i:) ~ig
(fächerig) loculate (ɔ) / (wabig) honeycombed (A) ~klappe f ventricular (i)
valve (æ) ~knoten m atrioventricular
(i) node (ou), Aschoff -Tawara ('aʃɔf-
-ta'va:ra) node ~komplex m (EKG)
ventricular complex ~kontraktion f
ventricular systole ('sistəli) ~raum m
ventricular cavity (æ) ~reizleitungs-
störung f intraventricular conduction
(A) disturbance ~rhythmus m ventricular rhythm (i) ~scheidewand f
ventricular septum ~schrittmacher m

[US -sulf-]

demand pacemaker ~septum n ventricular septum ~septumdefekt m defective
ventricular septum, defect of the ventricular septum ~stillstand m (Herz)
ventricular standstill, standstill of the
ventricles ~tachykardie f ventricular
tachycardia ~teil m (EKG) ventricular
deflections ~übergewicht n ventricular
preponderance (ɔ) ~volumen n ventricular (i) capacity (æ) ~wand f ventricular wall ~wanddefekt m (Herz) ventricular septal defect ~wasser n (Auge)
aqueous (ei) humo[u]r ('hju:) ~winkel m
iridocorneal angle, angle of iris (aiɔ)
kammförmig pectinate, pectiniform (i),
comb-shaped, comb-like
Kampeche|hanf m bot Campechy (i:)
hemp ~holz n pharm logwood,
h[a]ematoxylum (ɔ)
Kampfer m (Campher (DAB)) camphor
('kæmfə) (BP, USP) ~- camphoric (ɔ),
campho- (Vors) ~ähnlich camphora-
ceous (kæmfə'reiʃəs) ~artig camphora-
ceous ~äther m pharm camphorated
ether (i:) ~baum m bot camphor tree
~essig m pharm camphorated vinegar
(i) ~geist m pharm spirit (i) of
camphor, camphor spirit ~haltig (gekampfert) pharm camphorated, cam-
phoraceous (ei) ~ig (gekampfert) s
~haltig ~liniment n pharm camphor
liniment (i) (BP), camphorated oil
~lösung f (wässerige) pharm camphor
water ~n pharm to camphorate ~milch
f pharm camphorated emulsion (A) ~öl
n pharm camphorated oil ~pulver n
pharm powdered camphor ~salbe f
pharm camphor ointment ~sauer chem
camphoric (ɔ) ~säure f chem camphoric acid ~säuresalz n chem camphorate ~spiritus m pharm spirit (i) of
camphor, camphor spirit ~sucht f
camphoromania (ei) ~sulfonsäure f
(Acidum camphosulfonicum) camphosulphonic acid [US -sulf-] ~vergiftung f
camphorism, camphor poisoning ~-
wasser n pharm camphor water, watery
solution of camphor ~wein m pharm
camphor wine
Kampf|maßnahme f (gegen Seuche) con-
trol (ou) measure (e) ~neurose f mil
shellshock, war neurosis ~reaktion f,
akute ps combat exhaustion od fatigue
(fə'ti:g) ~stoff m mil chemical warfare
(ɔ:) agent (ei) ~verletzung f battle
injury
Kamphen n (C₁₀H₁₆) chem camphene
Kampher m s Kampfer
Kampto|daktylie f camptodactylia (i),
camptodactyly (æ) ~kormie f ps camptocormia, bent back
Kanadabalsam m Canada balsam (ɔ:) od
turpentine (ə:)
Kanal m canal (æ) / (Gang) duct / anat
canalis (ei), canal, duct ~bildung f
(jeder Art) canalisation ~bruch m
incomplete (i:) inguinal hernia
Kanälchen n canaliculus (i), pl canaliculi,
small canal (æ) / Haversische ~
haversian (ə:) canals ~bildung f
canalisulisation ~durchzogen (Niere)
tubulous (ju:)
kanal|förmig canal-shaped, canalicular
(i) ~gas n sewer (ju:) gas ~isieren to
canalise (æ) ~resonanz f (Gehörgangre-
sonanz) canal resonance ~strahl m
canal ray ~verhältnismethode f radiol
channels ratio method ~weite f dent
canal lumen (u:)

Kanamycin n pharm canamycin
(kænə'maisin), kanamycin ~-Sulfat n
(WHO) kanamycin sulphate (A) (BPC)
kandieren (überzuckern) to candy, to
coat with sugar (u), to sugar
Kaneel m (Zimt) bot, pharm cinnamon
Känguruhsehne f chir kangaroo tendon
Kaninchen|augenprobe f ophthalmic
reaction, conjunctival (ai) test ~einheit
f (KE) rabbit unit (ju:) ~hornhaut f
(Auge) cornea (ɔ:) of a rabbit ~horn-
hauttest m rabbit-cornea test od inoculation
Kankro|id n cancroid ~phobie f (Krebs-
angst) carcinomatophobia
Kanna|bin n tox cannabin[e] ~bismus m
(Hanfvergiftung) cannabism, cannabis
poisoning
kanneliert (gerillt) cannelated
Kanner ('kænə)-**Syndrom** n Kanner's
syndrome, [early] infantile autism
Kanone f röntg cannon
Kante f (Limbus (PNA)) limbus / edge
(edʒ), ridge, ledge / (Rand) margin,
border / (Gefäß) rim / (Tuch) selvedge /
abgeschrägte ~ bevelled (e) edge
Kanten|aufwulstung f thickened margins
of an articular (i) surface (ə:) ~festig-
keit f (Zahnzement) edge strength
Kanthariasis f cantharjasis (ai)
Kantharide f (span. Fliege) Spanish fly,
cantharis, pl cantharides (æ), blisterbug
(i) F
Kanthariden|- cantharidal (æ), cantharid-
ic (i) ~blase f fly-blister ~öl n pharm
cantharidin (æ) oil ~pflaster n blistering paper, cantharidal paper, charta
cantharides ~säure f chem cantharidic
acid ~tinktur f pharm tincture ('tiŋktʃə)
of cantharides
Kantharidin n cantharidin (æ) (BPC)
~sauer chem cantharidic (i) ~säure f
chem cantharidic acid ~vergiftung f
cantharidism (æ), cantharidal od cantharides poisoning
Kantharidismus m s Kantharidinvergif-
tung
Kanthoplastik f canthoplasty
Kanthus m (Augenwinkel) canthus ~-
canthal
K-Antigen = Kapselantigen n capsular
antigen
Kanüle f cannula, pl cannulae od
cannulas, tube (ju:), syringe ('sirindʒ) /
(der Injektionsspritze) [hypodermic
(ə:)] needle / eine ~ einführen to insert a cannula / ~ für Blutentnahme
syringe for blood collection / ~ für
intravenöse Injektionen syringe for
intravenous (i) injections / ~ für
Punktionen syringe for punctures (A) /
~ zur Zyklodialyse cyclodialysis cannula
Kanülen|- cannular ~artig cannular
~einführung f insertion of a cannula,
cannulisation, cannulation ~entfer-
nung f (Tracheotomie) decannulation,
detubation ~entwöhnung f decannulation ~förmig cannular ~gestell n
(Nadelgestell) needle rack
Kanülierung f cannulation
Kanzer|isierung f cancerification ~ogen
(krebsbildend) carcinogenic (e), cancerogenic ~ophobie f carcinophobia,
cancerophobia ~ös (krebsig) cancerous, carcinomatous (ou)
Kaolin n (Porzellanerde) chem kaolin
('keiəlin), white clay ~salbe f unguentum kaolini ~um ponderosum (EP)

heavy kaolin (*EP*, *BP*) ⊾umschlag *m* kaolin poultice (ou)
KaÖZ = Kathodenöffnungszuckung *f* cathodal (ou) opening contraction (CaOC)
Kap-Aloe *f* cape aloes (*EP*)
Kapaun *m* capon (ei) ⊾en|kamm|-Einheit *f* (KE) capon (ei) [-comb (koum)] unit ⊾enkammtest *m* capon comb (koum) growth test
Kapazität *f* (Fassungsvermögen) capacity (æ) / (Fachmann) authority (ɔ) ⊾sverhältnis *n chrom* capacity ratio ⊾sverminderung *f* decreased (i:) capacity
Kaper *f bot* caper (ei)
kapillär (kapillär) capillary (æ) ~abdichtend capillary-sealing, decreasing capillary permeation ⊾affektion *f* capillaropathy (ɔ) ⊾aktivität *f* capillary activity (i) ⊾analyse *f* capillary analysis (æ) ⊾anziehung *f* capillary attraction, capillarity (æ) ⊾attraktion *f s* ⊾anziehung ⊾blutung *f* capillary h[a]emorrhage (e) *od* bleeding ⊾bronchitis *f* bronchiolitis (ai), capillary bronchitis (ai) ⊾brüchigkeit *f* capillary brittleness ⊾depression *f* capillary depression ⊾dosierpipette *f chrom* spotting pipet[te] ⊾drainage *f* capillary drainage (ei) ⊾druck *m* capillary pressure / osmotischer ⊾ capillary osmotic pressure ⊾druckmesser *m* ochrometer (ɔ) ⊾durchblutung *f* capillary circulation ⊾durchlässigkeit *f* capillary permeability ⊾e *f* (Haargefäß) capillary [vessel] / *chrom* capillary tube ⊾ektasie *f* papillary ectasia (ei) ⊾elektrometer *n* capillary electrometer (ɔ) ⊾elevation *f s* ⊾anziehung ⊾embolie *f* capillary embolism ⊾embolus *m* capillary embolus ⊾endothel *n* capillary endothelium (i:) ⊾entzündung *f* capillaritis (aI), telangiitis (te,lændʒi'aitis) ⊾erkrankung *f* telangiosis, capillaropathy (ɔ) ⊾erweiterung *f* capillary dilatation, capillarectasia (ei), angiotelectasia, angiotelectasis ~förmig capillary ⊾funktion *f* capillary function (ʌ) ⊾gebiet *n* capillary region (i:) ⊾gefäß *n* capillary [vessel] ⊾gefäßcapillary ⊾gefäßerkrankung *f* micro-angiopathy ·(ɔ), capillaropathy (ɔ) ⊾gift *n* capillary poison ⊾hämangiom *n* telangiectatic angioma ⊾ität *f* capillarity (æ) ⊾knäuel *n* tuft (ʌ) of capillaries, glomerulus ⊾kraft *f* capillarity ⊾kreislauf *m* capillary circulation ⊾-Mikroelektrode *f* capillary micro-electrode ⊾mikroskop *n* capillary microscope (ai) ⊾mikroskopie *f* capillaroscopy (ɔ) ⊾netz *n* capillary network ⊾oskopie *f* (mikroskopische Untersuchung der Hautkapillaren) capillaroscopy (ɔ) ⊾permeabilität *f* permeability (i) of the capillaries ⊾plexus *m* capillary plexus ⊾puls *m* capillary pulse (ʌ), Quincke's ('kvinkəz) pulse *od* sign ⊾pulsation *f* capillary pulsation ⊾punktion *f* capillary puncture (ʌ) ⊾resistenz *f* capillary resistance ⊾röhrchen *n Lab* capillary tube (ju:) ⊾säule *f* capillary column (ɔ) ⊾schenkel *m* capillary loop ⊾schranke *f* capillary barrier ⊾spannung *f* capillary tension ⊾sprossung *f* capillary multiplication ⊾strombahn *f* capillaries ⊾system *n* (Strombahn) capillary system ⊾tropfflasche *f* capillary-type dropper bottle ⊾untersuchung *f* (mit Mikroskop) capillaroscopy (ɔ) ⊾viskosimeter *n* capillary-tube viscosimeter

⊾wand *f* capillary wall ⊾widerstand *m* capillary resistance ⊾wirkung *f* capillary attraction, capillarity (æ), capillary action
Kapitulum *n anat s* Capitulum
Kaposi ('kaposi)|-Juliusberg ('juːliusberk)-Syndrom *n* Kaposi's varicelliform eruption, Kaposi-Juliusberg dermatitis *od* syndrome ⊾-Syndrom *n od* -Sarkom *n* Kaposi's sarcoma *od* syndrome
Kappe *f* (des Chirurgen) cap / (Haube) hood
kappen to cut [off]
kappen|artig (aufsitzend) *anat* hoodlike (u) ~förmig hood-shaped ⊾muskel *m* (Musculus trapezius (*PNA*)) trapezius muscle ⊾plastik *f* cup arthroplasty
kaprin|sauer *chem* capric (æ) ⊾säure *f chem* (Acidum capri[ni]cum) capric *od* caprinic (i) acid
kapron|sauer *chem* caproic (ou), capronic (ɔ) ⊾säure *f chem* caproic *od* capronic acid ⊾säureanhydrid *n chem* caproic anhydride
Kapryl|at *n chem* caprylate (æ) ~sauer *chem* caprylic (i), octoic (ou) ⊾säure *f* (Acidum caprylicum, Acidum octoicum) *chem* caprylic *od* octoic acid, butylacetic (i:) acid ⊾säuresalz *n chem* caprylate
Kapsel *f* (*auch anat*) capsule ('kæpsjuːl), capsula, *pl* capsulae ('kæpsjuliː) / *pharm* capsule / (Mohn) poppy capsule / (Scheide) sheath (i:) *eigentliche od* fibröse ⊾ (Niere) fibrous (ai) capsule of the kidney, perinephric (e) c. *fettige* ⊾ adipose (æ) *od* fatty capsule / (Linse) crystalline (i) capsule, c. of the lens *innere* ⊾ (Capsula interna (*PNA*)) internal capsule / die ⊾ entfernen *chir* to decapsulate ⊾- capsular (æ) ⊾antigen *n* capsular antigen ~artig capsular ⊾ausrottung *f chir* eradication *od* excision (i) of the capsule of a joint ⊾ausschneidung *f* capsulectomy ⊾bakterien *n pl* encapsulated bacteria (iə) ⊾band *n* capsular ligament (i) ⊾bruch *m* intracapsular fracture ⊾entfernung *f chir* capsulectomy ⊾entzündung *f* (Leber, Milz) hyaloserositis ('haiəlo,siəro-'saitis), capsulitis, inflammation of a capsule ⊾eröffnung *f chir* capsulotomy, capsotomy ⊾fensterung *f* fenestration of the joint capsule ~förmig capsular ⊾füllung *f pharm* capsulation ⊾gewebe *n* capsular tissue ⊾hülle *f pharm* shell ~ig capsular ⊾läsion *f* capsular lesion ('liːʒən) ⊾messer *n* capsulotome (æ) ⊾naht *f chir* capsulorrhaphy (ɔ) ⊾pinzette *f* capsule forceps *pl* ⊾plastik *f* capsuloplasty ⊾quellungsreaktion *f* capsule-swelling technique ⊾raffung *f chir* capsulorrhaphy ⊾riß *m* rupture (ʌ) of a capsule ⊾sauger *m ophth* erisiphac (e'risifæk), erisiphake ⊾schnitt *m chir* capsular incision (in'siʒən) ⊾schrumpfung *f* shrinkage of an articular (i) capsule ⊾schwellungstest (Neufeld) *m imm* Neufeld's ('nɔifelts) capsule swelling phenomenon ⊾spaltung *f chir* capsulotomy, capsotomy ⊾stanze *f* capsule punch ⊾star *m* capsular cataract (æ) ⊾zerreißung *f* rupture (ʌ) of a capsule ⊾zirrhose *f* capsular cirrhosis, Glisson's ('glisənz) cirrhosis, lymphatic (æ) cirrhosis
Kapsikum *n* (span. Pfeffer) *pharm* capsicum (æ) ⊾pflaster *n* plaster (aː) of red

pepper, capsicum (æ) plaster, unguentum capsici ⊾tinktur *f pharm* capsicum tincture ('tinktʃə) (*BPC*)
kapsul|är capsular (æ) ⊾ektomie *f chir* capsulectomy ⊾itis *f* (Kapselentzündung) capsulitis, inflammation of a capsule / (Scheidenentzündung der Sehnen) tenonitis / (Auge) capsulitis, periophthalmitis, periophthalmia (æ)
kapsulo|lentikulär capsulolenticular (i) ⊾rrhaphie *f* (Kapselnaht) capsulorrhaphy (ɔ) ⊾tom *n* (Kapselmesser für die Linsenkapsel) capsulotome ⊾tomie *f* (Kapseleröffnung) capsulotomy
Kaput *n s* Caput
Kaputzenmuskel *m* (Trapezius) *anat* trapezius (iː) muscle
Karamel *m* caramel (æ) ⊾zucker *m pharm* caramel, burnt sugar (u)
Karayaharz *n* karaya (kə'reiə) gum
Karbamid *n* (Harnstoff) urea (juə'riə) (*BP*), carbamide (ka:b'æmaid) ⊾säure *f s* Karbaminsäure
Karbaminsäure *f* (Acidum carbamicum) carbamic acid
Karbo... *s* Carbo...
Karbol *n chem* phenol (iː), carbolic (ɔ) acid ⊾at *n pharm* carbolate, phenate ('feneit, 'fiːneit) ⊾fuchsin *n* carbol-fuchsin[e] ('fuːksiːn) (CF) ⊾glyzerin *n chem* carbolglycerin (i) ~isieren to carbolise, to carbolate to phenolate (iː) ⊾isierung *f chem* phenolisation, carbolisation ⊾ismus *n tox* carbolism, carbolic (ɔ)-acid *od* phenol (iː) poisoning ⊾kalk *m pharm* carbolated lime (ai) ⊾kampfer *m pharm* carbolated camphor ⊾methylenblau *n* carbolic methylene blue ⊾salbe *f pharm* carbolated ointment, unguentum phenolis, carbolic acid ointment ~sauer *chem* carbolic, phenic (iː) ⊾säure *f chem* carbolic acid, phenol (iː) (*BP*, *USP*) ⊾säureausscheidung *f* (Urin) phenoluria (juə) ⊾säuregaze *f* carbolic acid gauze (gɔːz) ⊾säuresalz *n chem* carbolate, phenate ('feneit, 'fiːneit) ⊾säurevergiftung *f* carbolic acid *od* phenol poisoning, carbolism ⊾seife *f pharm* carbolic soap ⊾vaselin *n pharm* carbolated vaseline (æ) ⊾vergiftung *f* (Karbolismus) *s* Karbolismus ⊾wasser *n* phenolated (iː) *od* carbolic acid water ⊾watte *f pharm* carbolated *od* carbolised cotton wool ~ysieren *chem* to carbolise, to carbolate
Karbonarkose *f* carbon dioxide inhalation therapy
Karbon|at *n chem* carbonate ⊾at-Dehydratase *f* (Carboanhydrase) carbonic anhydrase ⊾at-Härte *f* carbonate hardness ~ieren *chem* to carbonise ⊾isation *f* carbonisation ~sauer *chem* carbonic (ɔ), carboxylic (i) ⊾säure *f chem* carboxylic acid ⊾säureamid *n* carboxamide (ɔ) ⊾säureester *m* carboxylate
Karbonyl *n chem* carbonyl ⊾gruppe *f chem* carbonyl group, carbonyl radical (æ)
Karboxy|hämoglobin *n* carboxyh[a]emoglobin (ou) ⊾lase *f chem* carboxylase (ɔ) ⊾methylzellulose *f* carboxymethyl cellulose ⊾peptidase *f* carboxypeptidase (ka:'bɔksi'peptideis) ⊾phenyläthanosäure *f* phenylaceto-orthocarboxylic acid, homophthalmic acid ⊾terminal *n imm* carboxy *od* C-terminal

karbozyklisch carbocyclic (ai)
Karbunkel *n* carbuncle ('ka:bʌŋkl) /
(Milzbrand) anthrax, anthracoma ⹋-
carbuncular (ʌ)
karbunkul‖är carbuncular ~**ös** carbuncular
Kardamomen *m* ((*DAB*) Fructus Cardamomi (*DAB*)) cardamom fruit (*BP*),
cardamomi fructus (*BP*) ⹋**öl** *n pharm*
cardamom oil
Kardia *f* (Magenmund) cardia, cardiac
orifice (ɔ) [of the stomach (ʌ)] ⹋-
cardial, cardiac ⹋ **u. Pylorus** betr.
cardiopyloric (ɔ) ⹋**eröffnung** *f chir*
cardiotomy ⹋**insuffizienz** *f* cardiac
sphincter insufficiency (i)
Kardiakum *n pharm* cardiac [stimulant
(i) *od* remedy]
kardial cardiac, cardial ~ **bedingt**
cardiogenic (e) ⹋**asthma** *n* (Herzasthma) cardiac asthma ('æsmə), cardiasthma ⹋**atrophie** *f* cardiac atrophy (æ)
Kardialgie *f* (Magenschmerz) cardialgia
(ka:di'ældʒiə) / (Sodbrennen) heartburn / (Herzschmerz) cardiodynia (i)
Kardia‖plastik *f s* Kardioplastik ⹋**resektion** *f* cardiectomy ⹋**teil** *m* (Magen)
cardiac part, fundus (ʌ) of the stomach
(ʌ)
Kardiazol *n pharm* cardiazol (ka:-
'daiazɔl) ⹋**schock** *m* cardiazol shock
Kardiek‖tasie *f* (Herzerweiterung) cardiectasis ⹋**tomie** *f chir* cardiectomy
kardinal‖- (hauptsächlich, wichtig, wesentlich) cardinal ⹋**punkte** *m pl opt*
cardinal points ⹋**symptom** *n* cardinal
od principal symptom
kardio‖- (*Vors*) (Herz *betr*) cardiac,
cardio- (*Vors*) ~**angiospastisch** cardioangiospastic ⹋**cele** *f* (Herzbruch)
cardiocele ('ka:diosi:l), hernia of the
heart ⹋**centese** *f* (Herzpunktion) cardiocentesis (i:), cardicentesis ~**depressiv** cardiodepressive, myocardial depressive ~**gen** cardiogenic ⹋**globulin** *n*
cardioglobulin (ɔ) ⹋**gramm** *n* cardiogram / fernregistriertes ⹋ telecardiogram ⹋**graph** *m* cardiograph ⹋**graphie** *f*
cardiography (ɔ) / ⹋ nach Injektion
von radioaktiven Stoffen radiocardiography / ⹋ mit Fernregistrierung
telecardiography ~**graphisch** cardiographic (æ) ~**kinetisch** cardiokinetic (e)
⹋**lipin-Reaktion** *f* cardiolipin[e] (i) test
⹋**lith** *m* cardiolith ⹋**loge** *m* (Herzspezialist) cardiologist (ɔ) ⹋**logie** *f*
(Lehre vom Herzen) cardiology (ɔ) /
(mit Einschluß der Gefäßlehre) cardio-angiology (ændʒi'ɔlədʒi), cardiovasology (ɔ) ~**logisch** cardiologic[al] (ɔ)
⹋**lyse** *f chir* cardiolysis (ɔ) ⹋**malazie** *f*
cardiomalacia ('leiʃiə) ~**mechanisch**
cardiomechanical (æ) ⹋**megalie** *f* cardiomegaly (e), cardiomegalia (ei) ~**mel**
cardiomelic (i) ⹋**meter** *n* cardiometer
(ɔ) ⹋**metrie** *f* cardiometry (ɔ) ~**metrisch**
cardiometric (e) ⹋**myopathie** *f* cardiomyopathy ⹋**myotomie** *f chir* cardiomyotomy ~**neural** cardioneural (juə)
⹋**omentopexie** *f* cardio-omentopexy
⹋**pathie** *f* (Herzleiden) cardiopathy (ɔ)
⹋**phon** *n* cardiophone ⹋**plastik** *f* cardioplasty ⹋**plegie** *f* (Herzschlag; induzierter Herzstillstand) cardioplegia
('pli:dʒiə) ~**pleuritisch** cardiopleuritic
(i) ⹋**ptose** *f* cardioptosis, bathycardia,
cor mobile ~**pulmonal** cardiopulmonary (ʌ) ~**renal** cardiorenal (i:) ⹋**sklerose**
f cardiosclerosis ⹋**spasmus** *m* car-

diospasm, spasm of the cardiac sphincter of the stomach (ʌ) [*nota*: nicht
Herzkrampf!] ⹋**sphygmograph** *m* cardiosphygmograph (i) ⹋**tomie** *f* (Herzschnitt, Herzeröffnung; Kardiadurchtrennung bei Ösophagusstriktur) cardiotomy ⹋**tonikum** *n pharm* cardiotonic ~**tonisch** cardiotonic (ɔ) ~**toxisch**
cardiotoxic (ɔ) ⹋**vagalsyndrom** *n* cardiovagal (ei) syndrome (i) ~**vasal**
cardiovascular ~**vaskulär** cardiovascular ⹋**vaskularsystem** *n* cardiovascular *od* blood-vascular system (i)
⹋**version** *f* cardioversion ⹋**zele** *f*
(Herzbruch) cardiocele ('ka:diosi:l) ⹋**zentese** *f* (Herzpunktion) cardiocentesis
(i:), cardiopuncture (ʌ) ⹋**zirrhose** *f*
(Leberzirrhose bei chronischem Herzleiden) cardiocirrhosis (ou)
Karditis *f* carditis ~**verhütend** anticarditic
karditisch carditic (i)
Karell ('ka:rel)**‖-Diät** *f* Karell diet (ai)
⹋**-Kur** *f* Karell's cure
Karenchym *n* carenchyma
Karenz *f* deficiency (i) ⹋**zeit** *f pharm*
restriction period, preparatory period
before drug testing
Karfunkel *m s* Karbunkel ⹋**nase** *f* F
copper-nose, brandy-nose
Karies *f* (Zahnfäule) dent [dental] caries
('kɛərii:z), eurodontia / feuchte ⹋
(Caries humida) wet *od* humid ('hju:-)
c. / trockene ⹋ (Caries sicca) dry c. /
zur ⹋ neigend malacotic (ɔ) ⹋**bekämpfung** *f* fight against caries ~**erzeugend**
cariogenic (e), conducive (ju:) to
caries, causing caries ⹋**erzeuger** *m*
decay (ei) producer (ju:) ⹋**erzeugung** *f*
cariogenicity (i) ~**frei** free from tooth
decay *od* caries ~**geneigt** dent malacotic
~**hemmend** preventing caries, anticarious (ɛə) ⹋**hervorrufung** *f s* ⹋erzeugung ⹋**-Index** *m* (Verhältnis der erkrankten (diseased), fehlenden (missing) und plombierten (filled) Zähne
zur Gesamtzahl) DMF index ~**prophylaktisch** dent preventing caries, anticarious ⹋**prophylaxe** *f* dent caries
prophylaxis ⹋**rezidiv** *n* recurring (ə:)
caries ~**vorbeugend** anticarious
Karina *f* (Carina tracheae (*PNA*)) carina
tracheae
kariös carious (ɛə) / (Zahn) carious,
rotten, decayed (ei) ⹋**sein** *n* (meist
von Zähnen) cariosity (ɔ), cariousness
(ɛə)
Karl-Fischer (karl-'fiʃər)**-Lösung** *f*
(*DAB*) Karl-Fischer reagent (*BPC*),
iodosulphurous solution (*EP*) ⹋**-Methode** *f* Lab (Halbmicro-Bestimmung
von Wasser) semi-micro determination
of water
Karlsbader Salz *n pharm* Carlsbad salt
Karmalaun *n* carmalum (æ)
karmesinrot crimson
Karmin *n* carmine, carmine dye (ai)
karminativ carminative ⹋**um** *n* (Mittel
gegen Blähungen) *pharm* carminative
Karmin‖rot *n* carmine / mit ⹋ färbbar
carminophil (i) ~**sauer** dent carminic
(i) ⹋**säure** *f chem* carminic acid
Karnifikation *f* carnification
Karnitin *n chem* carnitine
karnivor (fleischfressend) carnivorous (i)
⹋**en** *m pl* (Fleischfresser) carnivora (i),
carnivores
Karnophobie *f* (Abneigung gegen
Fleischkost) carnophobia

Karnosin *n physiol* carnosine
Karotiden‖höcker *m* carotid (ɔ) tubercle
⹋**hüpfen** *n* (bei Aorteninsuffizienz)
dance of the arteries ⹋**kanal** *m* carotid
canal ⹋**schmerz** *m* carotodynia (i)
⹋**syndrom** *n* Forssman's ('fɔrsmanz)
carotid syndrome, Forssman-Skoog
syndrome
Karotin *n* carotene (æ), carotin (æ)
⹋**ämie** *f* caroten[a]emia (i:) ⹋**ikterus** *m*
carotenosis
Karotis *f* carotid (ɔ) [artery] ⹋**angiographie** *f* carotid arteriography *od* angiography ⹋**-Cavernosus-Fistel** *f* carotid-cavernous fistula ⹋**dreieck** *n* carotid
triangle (ai) ⹋**drüse** *f* (Glomus caroticum (*PNA*)) carotid body ⹋**hüpfen** *n*
dance of the arteries ⹋**kanal** *m* (Canalis
caroticus (*PNA*)) carotid canal (æ)
⹋**puls** *m* carotid pulse (ʌ) ⹋**scheide** *f*
carotid sheath (i) ⹋**schmerz** *m* carotodynia (i) ⹋**sinus** *m* carotid sinus (ai)
⹋**sinusoperation** *f* carotid sinus operation ⹋**sinusreflex** *m* Hering's ('he:riŋ)
reflex, carotid sinus reflex ⹋**-Sinus-Syndrom** *n* (Charcot-Weiss-Baker-
-Syndrom) carotid sinus syndrome (i)
⹋**thrombose** *f* carotid artery thrombosis
karpal carpal, carpo- (*Vors*) ⹋**gegend** *f*
carpal region (i:) ⹋**gelenk** *n* intercarpal
joint ⹋**tunnel** *m* carpal tunnel (ʌ)
⹋**tunnelsyndrom** *n* carpal-canal (æ)
syndrome (i)
Karphologie *f* (Flockenlesen Fieberkranker) carphology (ɔ)
karpometakarpal carpometacarpal ⹋**gelenke** *n pl* (Articulationes carpometacarpeae (*PNA*)) carpometacarpal joints
⹋**reflex** *m* carpometacarpal reflex (i:)
karpopedal carpopedal (i:) ⹋**spasmus** *m*
carpopedal spasm
karpo‖phalangeal carpophalangeal (æ)
~**ulnar** ulnocarpal
Karpule *f* carpule, cartridge ampoule
Karpus *m* (*PNA*) (Handwurzel) carpus,
wrist
Karragheenmoos *n pharm* Irish (aiə)
moss, carrag[h]een (æ)
kartilaginär (knorpelig) cartilaginous
(æ)
Kartoffel *f bot* potato (ei), *pl* potatoes ⹋-
-**Blutagar** *m bakt* potato-blood agar
('æga:) ⹋**gift** *n* solanine (ou) ⹋**mehl** *n*
potato flour ⹋**stärke** *f* (*DAB*) (Amylum
Solani (*DAB*)) potato starch ⹋**vergiftung** *f* solanine poisoning
Karunkel *m* (*f*) caruncle (ɛə), caruncula
(ʌ), *pl* carunculae
karunkulös caruncular (ʌ), carunculate
karyo‖- (*Vors*) (Kern-) karyo- (æ) (*Vors*),
caryo- (æ) (*Vors*), kary- (æ) (*Vors*)
~**chromatophil** histol karyochromatophil (ou), caryochromatophil ⹋**gamie** *f*
(Kernfusion) (Zelle) karyogamy (ɔ)
⹋**gramm** *n* karyogram, idiogram ⹋**kinese** *f* (indirekte Zellkernteilung) mitosis, indirect cell division (i), karyokinesis (ˌkærioki'ni:sis) ~**kinetisch** karyokinetic (e) ⹋**lyse** *f* (Kernzerfall) karyolysis (kæri'ɔlisis), nuclear (ju:) solution
⹋**mitom** *n* (Kerngerüst) karyomitome
(ai), nuclear network ⹋**phyllin** *n* (Nelken) karyophyllin (i) ⹋**phyllus** *m*
(Nelke) caryophyllus (ɔ), clove (ou)
⹋**plasma** *n* nucleoplasm (ju:), karyoplasm (æ) ~**plasmatisch** karyoplasmic
⹋**pyknose** *f* karyopyknosis ⹋**pyknoseindex** *m* karyopyknotic index ⹋**rrhe-**

xis f karyorrhexis ‹som n karyosome (æ)

Karzinogen n (karzinogener Stoff, Krebserzeuger) carcinogen (a:) ~ (krebsbildend) carcinogenic (e), cancerogenic

Karzino|genese f (Krebsentstehung) carcinogenesis (e) ‹genizität f carcinogenicity (i) ‹id n carcinoid [tumo[u]r] ‹id--Syndrom n [malignant] carcinoid syndrome, Björk-Thorson ('bjœrk-'tɔrsɔn) syndrome, argentaffinoma syndrome, Scholte's ('ʃɔltəz) syndrome ‹lyse f carcinolysis (ɔ) ~lytisch (krebsrückbildend) carcinolytic (i)

Karzinom n (Carcinom, Krebs) carcinoma, pl carcinomas od carcinomata (ou) / (Haut meist) cancer **adenomatöses** ‹ adenocarcinoma **azinöses** ‹ acinous (æ) carcinoma **bronchogenes** ‹ bronchogenic (e) carcinoma **gestieltes** ‹ malignant (i) polyp (ɔ) od polypus (ɔ) **melanotisches** ‹ melanotic (ɔ) carcinoma, melanocarcinoma **szirrhöses** ‹ scirrhus ('sirəs) carcinoma, hard od chronic (ɔ) c. ~ähnlich carcinomatoid (ou) ~atoid carcinomatoid ~atös (krebsig) carcinomatous (ou), cancerous ‹atose f carcinomatosis, carcinosis ‹entstehung f carcinogenesis (e) ‹exstirpation f carcinomectomy, carcinectomy ‹geschwür n cancerous ulcer (ʌ) ‹magen m cancerous stomach (ʌ)

karzino|phil carcinophilic (i) ‹phobie f (Krebsangst) carcinophobia, cancerophobia

karzinös carcinous, carcinomatous (ou), cancerous

Karzino|sarkom n carcinosarcoma, sarcocarcinoma ‹se f carcinomatosis, carcinosis ~statisch carcinostatic (æ)

Kaschu n (Katechu) pharm catechu ('kætiʃu:)

Käse m cheese / (aus Quark) cheese-curd ~ähnlich cheesy, tyroid (ai), cheeselike ~artig cheesy, caseous (ei), cheeselike, caseiform (i:) ‹eiweiß n casein ('keisiin) ‹gift n tyrotoxin

Kasein n (DAB) casein ('keisiin) (USP) ‹caseo- (ei) (Vors) ~artig casein-like ‹at n caseinate ('keisiineit) ‹milch f (Eiweißmilch) casein milk ‹natrium n chem casein sodium (ou) ‹ogen n caseinogen (i) ~sauer chem caseinic (i), caseic (ei) ‹säure f chem caseinic od caseic acid

Käsemilbe f cheese mite, Tyroglyphus siro

Kaseose f caseose (ei)

käse|sauer chem caseic (ei) ‹säure f chem caseic acid ‹schmiere f (Neugeborener) vernix caseosa (keisi'ousə) ‹stoff m casein ('keisiin) ‹vergiftung f cheese poisoning, tyrotoxicosis

käsig histol cheesy, caseous, caseiform (i:) / (Gesicht) pasty (ei) ~-fibrös fibrocaseous (ei) ‹werden n (Verkäsung) caseation, caseification / ‹werden verursachend caseogenous (ɔ)

Kaskadenmagen m cascade (ei) od waterfall stomach (ʌ)

Kaskara f s Cascara

Kaskarillrinde f pharm cascarilla [bark]

Kaskarinde f casca bark

Kassen|arzt m panel doctor; Br NHS doctor od GP ‹patient m panel patient ‹praxis f panel practice (æ)

Kassette f fotogr, röntg cassette, plate-holder, film-holder

Kassettenstativ n röntg cassette stand

Kassia f bot, pharm cassia ('kæʃiə, 'kæsiə) ‹öl n pharm cassia oil ‹rinde f pharm cassia bark

kastanien|farbig (braun) chestnut ~groß of the size of a chestnut

Kasten|bad n box-bath ‹schiene f fracture box, box splint ‹system n (Brillenmessystem) boxing system

Kastoreum n pharm castoreum (ɔ:)

Kastor|nuß f pharm castor (a:) bean ‹öl n pharm castor oil

Kastrat m castrate, eunuch ('ju:nək)

kastraten|ähnlich eunuchoid ('ju:nəkɔid) ‹komplex m ps castration complex ‹stimme f s Fistelstimme

Kastration f chir castration, testectomy / (weibliche) sterilisation, oophorectomy / (Mann u Weib) desexualisation / (Tier) gelding ('geldiŋ) ‹sangst f ps castration anxiety ‹sbestrahlung f röntg castration by irradiation ‹skomplex m ps castration complex

kastrier|en to castrate, to desexualise / (weibliche Tiere; Frau) to spay / vet to geld (geld) / (Hahn) to caponise (ei) ‹ n s Kastration ‹ung f s Kastration

Kasuistik case reports; case presentation

KaSZ = Kathodenschließungszuckung f cathodal (ou) closure ('klouʒə) contraction (CaCC od CCC)

kata- (Vors) (hinunter, herab) kata- (æ) (Vors) ‹basis f (Nachlassen, Abklingen einer Krankheit) catabasis (æ), abating (ei) ‹biose f catabiosis ~bolisch (abbauend) catabolic (ɔ) / ~ wirkend excitocatabolic ‹bolismus m (Abbau) catabolism (æ), dissimilation, destructive (ʌ) metabolism (æ) ‹bolit m (Abbauprodukt) catabolite (æ) ~dikrot catadicrotic (ɔ) ~kinetisch catakinetic (e) ~krot catacrotic (ɔ) ‹lase f chem catalase (æ) ‹lasehemmer m catalase inhibitor ‹lepsie f (Starrsucht) ps catalepsy (æ) ‹- cataleptic ~lepsieähnlich cataleptoid ~leptiform cataleptiform ~leptisch cataleptic ~leptoid cataleptoid ‹lysator m catalyst (æ), catalyser ‹lyse f catalysis (æ) ~lysieren to catalyse (æ) ~lytisch catalytic (i) ‹menien n pl catamenia (i:) ‹mnese f catamnesis (i:) ~mnestisch catamnestic ‹phasie f cataphasia (ei) ‹phorese f cataphoresis (i:), ionic (ai'ɔnik) medication ~phoretisch cataphoretic (e) ‹phorie f cataphoria (ɔ:) ‹plasie f cataplasia (ei), cataplasis (æ) ‹plasma n cataplasm (æ), poultice (ou), cataplasma ~plastisch cataplastic ~plektisch cataplectic ‹plexie f (Schrecklähmung) cataplexy (æ)

Katapultblende f röntg catapult (æ)-type bucky diaphragm ('daiəfræm)

Katarakt f (Star) cataract (æ) **altersbedingte** ‹ senile (i:) c. **degenerative** ‹ degenerative c. **diabetesbedingte** ‹ diabetic (e) c. **entwicklungsbedingte** ‹ developmental c. **polständige** ‹ polar (ou) c. **punktförmige** ‹ punctate (ʌ) c. **pyramidenförmige** ‹ pyramidal (æ) c. **reife** ‹ mature (juə) od ripe c. **schichtförmige** ‹ lamellar od zonular (ou) c. **spindelförmige** ‹ spindle c. **strahlenbedingte** ‹ (Licht) glassblowers' c., (Radium) irradiation c. **subkapsuläre** ‹ subcapsular c. **unreife** ‹ immature (juə) od unripe (ai) c. **verflüssigte** ‹ fluid (u) c. **weiche** ‹ soft c. ‹messer n cataract needle

Katarrh m catarrh (kə'ta:) / (Erkältung)

---

cold / ‹ der Atemwege catarrh of the respiratory (aiə) tract ~alisch catarrhal (a:)

kata|thym ps catathymic (ai) ‹thymie f ps catathymia (ai) ‹tonie f catatonia (ou), catatony (æ) / akute tödliche od perniziöse ‹ catatonic cerebral paralysis, Stauder's lethal catatonia ‹tonieanfall m attack of catatonia, catatonic (ɔ) fit ~tonisch catatonic (ɔ) ‹tropie f (Blick nach unten) cataphoria , (ɔ:), catatropia ‹xie f cataxia

Katayamakrankheit f schistosomiasis (,skistoso'maiəsis) japonica (ɔ), Katayama (a:) disease

Katechin n catechin ('kætikin) ‹säure f catechinic (kæti'kinik) acid

Katechol n catechol ('kætikɔl) ‹amin n chem catecholamine (æ)

Katechu n pharm catechu ('kætiʃu:) ‹tinktur f pharm catechu tincture ('tiŋktʃə) (BPC)

Katelektrotonus m neur (KET) catelectrotonus ('kætilektro'tounəs)

Katgut n catgut ('kætgʌt) ‹faden m catgut thread (e) ‹naht f catgut suture (ju:)

Katharsis f (Reinigung) catharsis

Kathartikum n (Abführmittel) pharm purgative (ɔ:), cathartic

kathartin|sauer chem cathartic ‹säure f chem cathartic od cathartinic (i) acid

kathartisch cathartic, purgative (ɔ:)

Kathepsin n cathepsin

Katheter m catheter (æ) / (Ohrtrompete) eustachian (ju:'steikiən) c. **abgeknickter** ‹ sonde coudé **doppelläufiger** ‹ double-channel[l]ed c., two-way c. **doppelt gebogener** ‹ c. bicoudé (baiku:'dei) **elastischer** ‹ (Gummi~) flexible c. **gebogener** ‹ c. coudé (ku:'dei), elbowed c., **gekrümmter** ‹ bent c., c. coudé **gläserner** ‹ glass c. **halbstarrer** ‹ flexible c. **harter** ‹ vulcanite (ɔ) c. **liegenbleibender** ‹ indwelling c. **männlicher** ‹ male c. **metallener** ‹ metal (e) c. **seidener** ‹ gum (ʌ)-elastic c. **S-förmiger** ‹ sigmoid (i) c. **silberner** ‹ silver c. **spitzer** ‹ rat-tail c. **starrer** ‹ metal c. **weiblicher** ‹ female (i:) c. **weicher** ‹ red-rubber c., soft c. / einen ‹ einführen to insert od to introduce (ju:) a c. / einen ‹ herausnehmen od entfernen (Verweilkatheter) to remove (u:) a c. ‹angiographie f radiol catheter angiography ‹behälter m catheter case ‹drain m stylet (ai) ‹-Einführungsinstrument n catheter introducing instrument ‹--Einführungszange f catheter introducing forceps pl ‹embolisation f [trans] catheter embolisation ‹fieber n urethral (i:) od catheter od urinary (juə) fever (i:) ~isieren to catheterise (æ), to insert od to introduce (ju:) a catheter ‹ n catheterisation ‹isierung f catheterisation ‹ismus m catheterisation / (Luftwege) intubation ‹loch n drainage (ei) hole ‹messer m catheter gauge (geidʒ) ‹öffnung f drainage hole ‹pyelographie f ascending od retrograde (e) pyelography (ɔ) ‹skala f catheter gauge (geidʒ), Charrière (ʃari'er) scale [nota: nach der English Catheter Gauge (ECG) sind 1 ECG = 1,75mm, 2 ECG = 2mm 3 ECG = 2,5mm, 4 ECG = 3 mm; auf der Charrière-Skala ist das Verhältnis zur deutschen Skala (mm ø) 3 : 1, d.h. 3 Charr. = 1 mm ø, 4

Charr. = 1⅓, 5 Charr. = 1⅔, 6 Charr. = 2 *usw*] **˷spitze** *f* catheter tip **˷spülung** *f* washing-out of the bladder by means of a two-way catheter **˷ständer** *m* catheterostat (i:) **˷technik** *f* catheter technique **˷urin** *m* catheter specimen (e) **˷zange** *f* catheter forceps *pl*

Kathexis *f ps* (Besetzung) cathexis

Kathisophobie *f ps* kathisophobia

Kathode *f elektr* cathode (æ) / gelochte **˷** pierced (iə) cathode / hohlspiegelförmige **˷** concave cathode

Kathoden|- cathodal (æ), cathodic (ɔ) **˷hals** *m elektr* cathode neck **˷öffnungsklonus** *m* cathodal opening clonus (ou) (COCl) **˷öffnungstetanus** *m* cathodal opening tetanus **˷öffnungszuckung** *f* (KaÖZ) cathodal opening contraction (CaOC) **˷röhre** *f elektr* cathode-ray tube [*US* valve] **˷schließungsklonus** *m* cathodal closure ('klouʒə) clonus (CCCl) **˷schließungstetanus** *m* cathodal closing tetanus (CCT) **˷schließungszuckung** *f* (KaSZ) cathodal closure ('klouʒə) contraction (CaCC *od* CCC) **˷strahl** *m elektr* cathode ray **˷strahloszillograph** *m* cathode-ray oscillograph (i) **˷strahlröhre** *f röntg* cathode-ray tube [*US* valve] **˷zuckung** *f* cathodal contraction

Kation *n* cation, kation ('kætaiən), positive (ɔ) ion ('aiən) **˷aktiv** cation--active, cationic

Kationen- cationic (ɔ) **˷austauscher** *m* cation exchanger

Katoptrik *f* (Reflexionslehre) catoptrics (ɔ)

Kattun *n* (Kaliko) calico (æ) **˷binde** *f* calico bandage

Katzen|angst *f* (Angst vor Katzen) galeophobia, gatophobia **˷auge** *n* cat's eye / amaurotisches **˷** cat's-eye amaurosis **˷darm** *m* catgut ('kætɡʌt) **˷einheit** *f* cat unit **˷fell** *n* cat's fur (ə:) **˷fieber** *n* panleucopenia (i:) **˷jammer** *m F* (Kater) hang-over, katzenjammer ('kætsənjæmə) **˷kratzfieber** *n*, **-krankheit** *f od* **-Syndrom** *n* (benigne Inokulations-Lymphoretikulose) cat scratch syndrome, cat scratch fever, cat scratch disease, Debré's (də'bre:z) syndrome **˷ohr** *n* cat's ear „**˷pest**" *f* panleucopenia (i:) **˷schnurren** *n* purring (ə:) tremor (e) *od* thrill *od* murmur (ə:) **˷schrei-Syndrom** *n* cat cry syndrome

Kau|- (*Vors*) masticatory **˷akt** *m* mastication, chewing (u:) **˷apparat** *m* masticatory apparatus **˷bar** masticable **˷beschwerden** *f pl* mastication *od* chewing difficulties **˷bewegung** *f* chewing motion (ou), machonnement

kaudal (zum Schwanz *od* Körperende hin gelegen) caudal (ɔ:), caudo- (ɔ:) (*Vors*) / **˷** herabziehen (Magen) to draw caudad (ɔ:) **˷anästhesie** *f* caudal block **˷wärts** caudad ('kɔ:dæd)

Kauduwurzel *f anat* caudal root **˷kompression** *f* compression of a caudal nerve root

Kauderwelsch *n* jargon ('dʒa:ɡən), gibberish ('ɡi-) **˷aphasie** *f ps* jargon aphasia (ei)

kaudozephal caudocephalad (e)

Kau|druck *m* pressure produced by the masticatory muscles (ʌ) **˷ebene** *f* occlusal plane

kauen to masticate, to chew (u:) /

(Nägel) to bite **˷** *n* (Kauakt) mastication, masticating, chewing

Kauerstellung *f* squatting (ɔ) position (i) *od* posture (ɔ)

Kau|fläche *f dent* masticatory *od* occlusal surface (ə:) **˷flächen-** *dent* morsal

käuflich (im Handel befindlich) available (ei), on the market, stock

Kaufmann ('kaufman)-**Verfahren** *n* Kaufmann's treatment

Kauf|sucht *f* (Oniomanie) *ps* oniomania (ei) **˷trieb** *m* (krankhafter) *ps* oniomania

Kaugelenk *n* temporomaxillary joint

Kaumittel *n pharm* masticatory

Kaumuskel *m* masticatory muscle (ʌ), muscle of mastication / (Musculus masseter (*PNA*)) masseter (æ) muscle **˷-** masseteric (e) **˷krampf** *m* trismus (i) **˷nerv** *m* (Nervus massetericus (*PNA*)) nerve to the masseter

Kau|muskulatur *f* masticatory muscles **˷prozeß** *m* masticatory process (ou)

kausal (ursächlich) causal (ɔ:), causative (ɔ:) **˷behandlung** *f* causal treatment **˷faktor** *m* causal factor

Kausalgie *f* (Nervenschmerz, *bes* nach Verletzungen) causalgia (kɔ:'zældʒiə)

Kausalindikation *f* causal (ɔ:) indication, indicatio causalis (ei)

Kausalität *f* causality (æ) **˷bedürfnis** *n ps* desire to find out the causes of an occurrence (ʌ)

Kausal|nexus *m* causality, causal relationship **˷therapie** *f* causal therapy (e) **˷wirkend** (Mittel) *pharm* [aetiotropic (,i:tio'trɔpik) **˷zusammenhang** *m s* ˷nexus

kausativ causative (ɔ:)

Kauschwierigkeit *f* dysmasesis (i:), dysmasesia (i:)

Kaust|ik *f* cauterisation, cautery (ɔ:) **˷ikum** *n* (Ätzstoff) *pharm* caustic (ɔ:), corrosive (ou) substance (ʌ), cauterant (ɔ:), amyctic (i) **˷isch** caustic

Kautablette *f* chewable (u:) lozenge *od* tablet, chewable

Kauter *m* (Brenneisen) cauter (ɔ:), cautery (ɔ:) cauterising knife, cautery knife / („Paquelin", Thermokauter) Paquelin's (pakə'lɛ̃z) cautery **˷isation** *f* cauterisation **˷isieren** to cauterise (ɔ:) **˷** *n* inustion (ʌ), cauterisation **˷isierung** *f s* Kauterisieren

Kautschuk *m* caoutchouc ('kautʃuk) **˷artig** rubbery (ʌ) **˷becken** *n* India--rubber pelvis

Kau|unfähigkeit *f* inability to chew, amasesis (i:) **˷vermögen** *n* mastication **˷vorgang** *m s* Kauen **˷werkzeuge** *n pl* masticatory organs

Kaverne *f* (Höhle) cavern (æ), cavity (æ) / (Lunge) tuberculous cavity / **˷n** bilden to cavitate (æ) / aktiv streuende **˷** actively draining cavity

Kavernen|- cavernous (æ) **˷atmen** *n* cavernous breathing (i:), cavernous respiration **˷bildung** *f* cavitation, cavity formation, formation of cavities **˷drainage** *f* cavernostomy **˷eröffnung** *f* (Kavernotomie) *chir* cavernotomy **˷geräusch** *n* cavernous breathing **˷knarren** *n* "cracked pot" note **˷krebs** *m* cancer developing (e) in the wall of a tuberculous cavity **˷saugdrainage** *f* suction (ʌ) drainage (ei), Monaldi's (mo'naldiz) drainage **˷symptom** *n* cavernoloquy (ɔ) **˷ton** *m* cavernoloquy (,kævə'niləkwi)

Kavern|itis *f* cavernitis **˷oloquie** *f* cavernoloquy (,kævə'niləkwi) **˷om** *n* cavernoma, cavernous angioma *od* tumo[u]r (ju:) **˷ös** cavernous, cavitary **˷oskop** *n* cavernoscope, cavascope (æ) **˷oskopie** *f* cavernoscopy (ɔ) **˷otomie** *f* (Kaverneneröffnung) *chir* cavernotomy

K-Avitaminose *f* K-avitaminosis

Kavität *f* (Hohlraum) cavity (æ)

Kavitätentrocknungsmittel *n dent* cavity drying agent (ei)

Kavographie *f radiol* cavography

KB = künstliche Besamung *f* (Insemination) artificial (i) insemination [*nota:* man unterscheidet KB mit Fremdsamen KBS (donor insemination, AID) und mit Eigensamen (des Ehemannes) EKBS (homologous insemination, AIH)]

KBE = koloniebildende Einheiten *f pl* colony-forming units

KBP = Kreislaufbelastungsprüfung *f* circulatory efficiency test

KBR = Komplementbindungsreaktion *f* complement fixation reaction, CFR

KBS *s* KB

Kcal = Kilocalorie *f* kilocalorie, Kcal

KCi = Kilocurie *n* kilocurie

KCN-Empfindlichkeitstest *m* potassium cyanide sensitivity test

KDB = Kriegsdienstbeschädigung *f* war injury

KDS = Klinischer Diagnoseschlüssel *m* clinical diagnostic key

KE = Kanincheneinheit *f* rabbit unit (ju:) / = Kapaun-Einheit *f* capon unit / = Katzen-Einheit *f* cat unit

Kedani|krankheit *f* (japanisches Flußfieber) tsutsugamushi ('tsu:tsu:ɡə'mu:ʃi) disease **˷milbe** *f* Trombicula akamushi (u:)

Kefir, Kefyr *m* (Kephir) kefir (e), kephyr, kephir

Kegel *m* (Konus, Conus) cone / (Zahnbohrer) inverted cone **˷ähnlich** conoid (ou) **˷förmig** coniform (ou), cone--shaped, conical (ɔ) **˷ig** *s* kegelförmig **˷schnitt** *m* conical section **˷sonde** *f* conic (ɔ) bougie ('bu:ʒi)

Kehl|- guttural (ʌ), gutturo- (ʌ) **˷ader** *f* jugular ('dʒʌɡjulə) vein

Kehldeckel *m* (Epiglottis) *anat* epiglottis / falscher **˷** pseudoglottis **˷-** epiglottidean (i) **˷entzündung** *f* epiglottitis **˷exzision** *f* epiglottidectomy, epiglottectomy **˷halter** *m* epiglottis retractor **˷karzinom** *n* carcinoma of the epiglottis, glottic carcinoma **˷knorpel** *m* (Cartilago epiglottica (*PNA*)) epiglottic cartilage **˷muskel** *m* (Musculus aryepiglotticus (*PNA*)) aryepiglottic muscle

Kehldrüse *f* jugular (ʌ) gland

Kehle *f* throat

Kehl|grube *f* jugular fossa **˷knorpel** *m* larynx (æ)

Kehlkopf *m* (Larynx (*PNA*)) larynx (æ), *pl* larynges (læ'rindʒi:z) **˷-** laryngeal (lə'rindʒiəl), laryngo- (i) **˷band** *n* laryngeal ligament (i) **˷blutung** *f* h[a]emorrhage from the larynx, laryngorrhagia (ei), laryngeal bleeding **˷diphtherie** *f* laryngeal diphtheria (iə), croupous ('kru:pəs) *od* diphtheritic (i) laryngitis, true *od* diphtheric croup **˷eingang** *m* inlet of the larynx **˷entzündung** *f* laryngitis (,lærin'dʒaitis) **˷eröffnung** *f chir* laryngotomy **˷erweichung** *f* (Laryngomalazie) laryngomalacia ('eiʃiə) **˷exstirpation** *f chir* laryn-

gectomy (dʒek) ~exstirpiert (Patient) laryngectomised ≈fistel f laryngostomic (ɔ) fistula ≈fistelanlage f chir laryngostomy ≈gegend f laryngeal region (i:) ≈höhle f (Cavum laryngis) cavity of the larynx ≈inneres n endolarynx (æ) ≈inneres betr. endolaryngeal (i) ≈kanüle f tracheotomy tube od cannula ≈karzinom n carcinoma of the larynx ≈katarrh m (Laryngitis) laryngitis (lærin'dʒaitis), laryngeal (i) catarrh (kə'ta:) / akuter ≈ mit Heiserkeit acute (ju:) catarrhal (a:) laryngitis / chronischer, atrophischer ≈ atrophic (ɔ) laryngitis, chronic (ɔ) catarrhal l. / ≈ mit Membranbildung membranous l. ≈knorpel m pl (Cartilagines laryngis (PNA)) cartilages of the larynx, laryngeal cartilages ≈knötchen n singers' od teachers' node, chorditis tuberosa (ou) chorditis nodosa (ou) ≈krampf m laryngeal (i) spasm, laryngeal crisis (ai), laryngospasm, laryngismus ≈krampflaryngismal ≈krebs m laryngeal cancer ≈krise f laryngeal crisis ≈kunde f laryngology (ɔ) ≈lähmung f laryngoplegia (i:), laryngoparalysis (æ) ≈leiden n laryngopathy (ɔ) ~los (nach Operation) laryngectomised ≈-Luftröhrenspaltung f chir laryngotracheotomy (læ'riŋgo-,treiki'ɔtəmi) ≈naht f laryngorrhaphy (ɔ) ≈nerv m, unterer (Nervus laryngeus inferior (PNA)) laryngeal branches [of the vagus nerve] / ≈, oberer (Nervus laryngeus superior (PNA)) superior laryngeal nerve ≈neuralgie f laryngalgia (æ) ≈ödem n s Glottisödem ≈pinsel m larynx paintbrush ≈plastik f laryngoplasty ≈polypenzange f laryngeal polypus forceps pl ≈punktion f chir laryngocentesis (i:) ≈rasseln n laryngeal rales (a:) ≈raum m endolarynx ≈reflex m laryngeal reflex (i:) ≈resektion f chir laryngectomy / teilweise ≈ chir partial laryngectomy ≈schlag m ps laryngeal epilepsy ≈schleimhaut f tracheal (ei) od laryngeal mucosa (ou) ≈schmerz m laryngalgia (æ) ≈-schnitt m tracheotomy, laryngotomy / (untere Tracheotomie) thyrocricotomy ≈schwindel m laryngeal vertigo ≈schwindsucht f tuberculosis of the larynx, laryngophthisis ('θaisis), laryngeal phthisis ≈senkung f laryngoptosis ≈sinken n laryngoptosis ≈sklerom n laryngoscleroma ≈sonde f larynx probe ≈spaltung f chir laryngotomy, laryngofissure ('fiʃə), laryngofission (i) ≈spezialist m (Laryngologe) laryngologist (ɔ) ≈spiegel m (Laryngoskop) laryngoscope, laryngendoscope ≈spiegeln n laryngoscopy (ɔ) ≈stenose f (Kehlkopfverengerung) laryngostenosis, narrowing of the larynx ≈stridor m laryngeal stridor (ai) ≈striktur f laryngostenosis ≈tasche f (Sacculus laryngis (PNA)) sacculus of the larynx, laryngeal saccule (æ); (Ventriculus laryngis (PNA)) sinus of the larynx ≈tonsille f laryngeal tonsil ≈tuberkulose f (Kehlkopfschwindsucht) tuberculous laryngitis ≈typhus m laryngotyphoid (ai) ≈vene f laryngeal vein ≈verengerung f laryngostenosis ≈verschleimung f laryngorrh[o]ea (i) ≈verschluß m laryngemphraxis ≈zange f larynx forceps pl
Kehl|laut m guttural (ʌ) ≈stammeln n (Gammazismus) gammacism (æ)
Keil m wedge, cuneus (ju:) ~ähnlich wedgelike, cuneiform (ju:), cuneate (ju:)
Keilbein n (Schädel: Os sphenoidale (PNA)) sphenoid (i:) bone / (Fuß: äusseres, inneres, mittleres, Os cuneiforme laterale, mediale, intermedium (PNA)) lateral, medial, intermediate cuneiform bone / (Corpus) cubitale ('eili) ≈- spheno- (i:) (Vors), sphenoid, sphenoidal (ɔi) ≈ u. Hinterhauptbein betr. spheno-occipital (i) ≈ u. Hinterhauptbeinschuppe betr. squamosphenoid ≈ u. Kahnbein betr. cuneonavicular (i) ≈flügel m, grosser ≈ (Ala major ossis sphenoidalis (PNA)) greater wing of the sphenoid [bone] / kleiner ≈ (Ala minor ossis sphenoidalis (PNA)) lesser wing of the sphenoid [bone] ≈fontanelle f (Fonticulus antero-lateralis (PNA)) anterolateral fontanelle ≈fortsatz m sphenoid process (ou) ≈höhle f sphenoidal od sphenoid sinus (ai) ≈höhlenentzündung f sphenoiditis ≈höhleneröffnung f chir sphenoidotomy ≈kieferspalte f spheno-maxillary fissure ('fiʃə) ≈-Knabberzange f chir sphenoidal (ɔi) punch forceps pl ≈körper m (Corpus ossis sphenoidalis (PNA)) body of the sphenoid bone ≈naht f sphenoid suture (ju:) ≈-Schiffbeingelenk n (Articulatio cuneonavicularis (PNA)) cuneonavicular joint ≈sonde f sphenoidal (ɔi) probe ≈stachel m spine of the sphenoid ≈stanze f chir sphenoidal (ɔi) punch
Keil|exzision f chir wedge-shaped excision (i) ≈formbildung f formation of cone-shaped exostoses (ou) ~förmig cuneate, wedge-shaped, cuneiform, cuneo- (ju:) (Vors) ≈kissen n triangular cushion (u), [padded] wedge ≈osteotomie f cuneiform osteotomy ≈resektion f (Knochen) wedge osteotomy od resection ≈schädeligkeit f sphenocephaly ≈strang m (Fasciculus cuneatus (PNA)) fasciculus cuneatus
Keim m organism, germ (dʒə:m) / (Embryo) embryo / (Pflanze) bud / (Schoß) shoot (u:) / bakt bacillus / pathol causative organism, pathogen ≈- germinative, germinal, gonadal (ɔ) ≈anlage f blastoderm, germ layer ('leə) ≈besiedlung f (aktiv) bacterial (iə) invasion / (Zustand) bacterial flora (ɔ:) ≈bezirk m germinal disk od area ('εəriə) ≈bildung f germ formation ≈bläschen n (Blastozyste) embr blastocyst, blastodermic vesicle (e) ≈blase f embr blastula
Keimblatt n germ layer, blastodermic layer / äußeres ≈ ectoderm, ectoblast, epiblast (e) / inneres ≈ entoderm, endoderm, endoblast, entoblast / mittleres ≈ mesoderm (e), mesoblast / primäres ≈ primary (ai) germ layer ≈bildung f formation of germ layers ≈dislokation f germ-layer dislocation
keim|dicht germproof ≈dichte f organism concentration ≈drüse f reproductive (ʌ) od sexual gland, gonad (ɔ)
Keimdrüsen|- gonadal (ɔ) ≈ausführungsgang m (beide Geschlechter) gonaduct (ɔ) / (weibl.) oviduct (ou) / (männl.) sperm duct ≈entfernung f (Kastrieren) chir gonadectomy ≈epithel n germinal epithelium (i:) ≈funktion f function (ʌ) of the gonads (ɔ) ≈gewebe n gonadal tissue ≈hormon n sex hormone, gonadal hormone ≈hormontherapie f gona-

dotherapy (e) ≈insuffizienz f insufficiency (i) of the gonads (ɔ), gonadal (ɔ) insufficiency ~los agonadal (ɔ) ≈präparat n pharm gonado-preparation
keimen to germinate / (Pflanze) to sprout / (knospen) to bud (ʌ) ~d germinative
Keim|entwicklung f embr blastogenesis (e) ≈epithel n germinal epithelium (i:) ~fähig (entwicklungsfähig) germinative ≈fähigkeit f germinative capacity (æ) ≈filter n bacterial filter ≈filtration f bacterial filtration ≈fleck m (Ei) germinal area ('εəriə) od spot / embr macula (æ) germinativa (ai), embryonic (embri'ɔnik) od germinal disk, gastrodisk / (Wagner-Fleck) Wagner's ('va:gnərz) spot ≈flora f germ flora (ɔ:) ≈flüssigkeit f fluid (u) of the vesicular (i) blastoderm ~frei sterilised (e), sterile ('sterail), aseptic, germ-free / ~ machen to render sterile, to sterilise (e); (in der Flamme) to flame ≈freiheit f sterility, asepsis ≈gehalt m microbial (ou) content, germ content ≈gewebe n germinal tissue, blastema (i:) ~haltig germ-containing, non-sterile ≈haut f blastoderm, germ od germinal membrane ≈höhle f germinal cavity (æ) ≈hügel m (Eihügel) ovarian cumulus; proligerous (i) disk, germ hillock ≈hülle f perisperm (e) ≈infektion f germinal infection, infection with germs ≈knospe f germ bud (ʌ) ≈ling m embryo, f[o]etus (i:) ≈plasma n germ plasma, idioplasm (i) ≈pol m germinal pole ~reich rich in germs ≈richtum m richness in germs ≈sack m amnion (æ) ~schädigend detrimental to the cells of propagation ≈scheibe f germ disk, germinal disk, blastodisk, embryonic (ɔ) blastoderm od shield (i:) od disk ≈scheibenteilung f embr discoidal (ɔi) cleavage (i:) ≈schicht f germ layer ('leə) ≈selektion f germinal selection ~sicher (bakterienfrei) germproof ≈stoff m blastema (i:), pl blastemata (i:) ≈stoffblastemic (e) ≈suspension f microbial suspension ~tötend antiseptic, germicidal (ai), bactericidal (ai) ≈träger m carrier ≈ung f germination ≈ungsgerminative ≈ungszeit f period (iə) of germination ≈verlust m loss of embryo ~vernichtend s ~tötend ≈verschleppung f transmission of germs ≈versuch m germination test ≈wall m germinal swelling ≈wulst m germinal swelling ≈zahl f, ≈zahlbestimmung f bacteria od bacterial od microbial (ou) count, germ count, number of organisms ≈zelle n germ cell, gamete ('gæmi:t), gamete-producing (ju:) cell, gonocyte (ɔ), germ od initial (i) od sexual cell ≈zellengerminal ≈zellenbildung f gonepoiesis (i:) ≈zentrum n germinal centre [US center]
Keirospasmus m (Xyrospasmus, Rasierkrampf) xyrospasm ('zaiə), shaving cramp
Keith ('ki:θ)|-**Bauchhautnadel** f Keith's straight abdominal (ɔ) needle ≈-**Bündel** n Keith's bundle (ʌ) ≈-**Flack** ('flæk)-**Knoten** m Keith-Flack node
Kelch m anat (auch Niere) calyx (æ), pl calyces ('kælisi:z) / bot chalice ('tʃælis) / hydronephrotisch erweiterter ≈ hydronephrotically (ɔ) dilated (ei) calyx / medialer ≈ median (i:) calyx ~ähnlich cuplike (ʌ), calycine (æ), calyciform (i)

~artig cuplike, **ca̱lycine** ˛**ausgußstein** *m* sta̱ghorn ca̱lculus ˛**erweiterung** *f* (Niere) calie̱ctasis **~förmig** cu̱p-shaped, calyciform (i) ˛**hals** *m* ca̱lyx neck
kellenförmig tro̱wel (au)-shaped
Kellner|gang *m* fla̱t-foot gait (ei) ˛**krampf** *m* (Kellnerlähmung) wa̱iters' cramp
Kelloi̱d *n s* Keloid
Ke̱lly ('keli)**|-Nadel** *f* Ke̱lly's inte̱stinal needle ˛**-Operation** *f* Ke̱lly's operation ˛**-Speculum** *n* Ke̱lly's [ure̱thral (i:)] spe̱culum (e)
Keloi̱d *n* ke̱loid (i:) / (bei Narben) cica̱tricial (,sikə'triʃəl) k. **~artig** keloi̱dal (ɔi) ˛**bi̱ldung** *f* ke̱loid formation ˛**narbe** *f* ke̱loid scar ˛**neigung** *f* tendency to produce ke̱loids ˛**ose** *f* keloido̱sis
Kelo̱|m *n* ke̱loid ˛**pla̱stik** *f* ke̱loplasty (i:) ˛**tomie** *f* ke̱lotomy, hernio̱tomy
Keniafieber *n* Ke̱nya (i:) fe̱ver (i:)
Kennedy ('kenidi)**-Syndro̱m** *n* [Fo̱ster ('fɔstə)] Ke̱nnedy's sy̱ndrome, baso-fro̱ntal syndrome
Kenn|linie *f* characte̱ristic curve ˛**zei̱chen** *n* sign, symptom (i) / besondere ˛ distinctive marks **~zeichnen** to mark / (*bes* mit Isotopen) to la̱bel (ei), to tag **~zeichnend** characte̱ristic, symptoma̱tic (æ) (*für of*) ˛**zeichnung** *f* marking / (mit Isotopen) la̱bel[l]ing (ei), tagging ˛**zeit** *f neur* chrona̱xia ˛**zi̱ffer** *f* index
Kenophobie *f* kenopho̱bia
Kenotoxi̱n *n* (Ermüdungsstoff) kenoto̱x-in
Ke̱nt ('kent)**-Bündel** *n* Kent's bundle (ʌ), atriove̱ntricular (i) bundle
Keogh ('ki:ou)**-Technik** *f imm* Ke̱ogh technique
Kephal|algie *f s* ˛**gie** ˛**gie** *f* (Kopfschmerz) cephala̱lgia (sefə'lældʒiə), ce-pha̱lgia, headache
Kephali̱n *n* ce̱phalin (e) ˛**-Cholesteri̱n--Antigen** *n* ce̱phalin (e) ˛**-Cholesteri̱n[flok-kungs]reaktio̱n** *f od* **-test** *m* Ha̱nger's ('hæŋəz) test, cephalin-chole̱sterol flocculation test
Kephalo̱|dynie *f* (Kopfschmerz) cephalo-dynia (i), headache ˛**gramm** *n* cephalo-gram ˛**graphie** *f* cephalo̱graphy (ɔ) **~graphisch** cephalogra̱phic (æ) ˛**hydroze̱le** *f* (Meningozele) cephalohydro-cele ('sefələ'haidrosi:l) **~kaudal** cephalo-locau̱dal (ɔ:) ˛**kranio̱klast** *m* cra̱nio-clast (ei), cephaloclast ('sefəlotraib) ˛**-Kraniotomie** *f chir* basiotripsy ˛**me̱ter** *n* (Schädelmesser) cephalo̱meter (ɔ) ˛**metrie** *f* (Schädelmessung) cephalo̱-metry (ɔ) **~metrisch** cephalome̱tric (e) ˛**poden** *m pl* (Kopffüßler) *zool* cephalo̱-poda (ɔ) ˛**thry̱ptektor** *m chir* ba̱sio-tribe, basiotri̱ptor ˛**tom** *n* cephalo̱-tome, cra̱niotome (ei) ˛**tomie** *f* cepha-lotomy, cranio̱tomy ˛**tom-Schere** *f* cephalo̱tomy scissors *pl* ˛**trib** *m* cepha-lotribe ˛**tripsie** *f chir* cephalotripsy (i), basiotri̱psy ˛**tri̱pter** *m* cephalotri̱be; ˛˛**thry̱ptektor** ˛**ze̱le** *f* (Hirnbruch) cephalocele ('sefələsi:l)
Kerasi̱n *n* ke̱rasin (ə), cerasin[e] (e)
Kerat|algie *f* (Hornhautschmerz) *ophth* kerata̱lgia (æ), pain in the co̱rnea ˛**ektasie** *f* (Hornhautvorwölbung) *ophth* kerate̱ctasia (ei), protru̱sion of the co̱rnea ˛**ektomie** *f* (Exzision e̱ines Hornhautareals) *ophth* kerate̱ctomy, kere̱ctomy

Kerati̱n *n* (Hornsubstanz) ke̱ratin (e) ˛-kera̱tinous (ə) **~ie̱ren** (Pillen) *pharm* to ke̱ratinise, to coat with ke̱ratin ˛**ie̱ren** *n pharm* keratinisa̱tion ˛**isation** *f* keratin-isa̱tion
Kerati̱tis *f* (Hornhautentzündung) *ophth* kerati̱tis, inflamma̱tion of the co̱rnea **bandförmige** ˛ band kerati̱tis, ri̱bbon--like k. **buchsta̱benförmige** ˛ a̱lphabet (æ) k. ˛ **dendri̱tica** dendri̱tic k. **epide̱mische** ˛ epide̱mic (e) keratocon-juncti̱vitis, shi̱pyard conjuncti̱vitis **fa-denförmige** ˛ fila̱mentary k. ˛ **fasci-cula̱ris mit Gefäßbandbildung** fasci̱cular (i) k. **gitterförmige** ˛ la̱ttice k. **gür-telförmige** ˛ *s* bandförmige ˛ **hä̱mo-phi̱lusbedingte** ˛ epizo̱otic (,epizou-'ɔtik) keratoconjuncti̱vitis ˛ **herpe̱tica** herpe̱tic k. ˛ **hypopyonbedingte** ˛ hypo̱pyon (hai'poupiən) k. ˛ **inter-stitia̱lis** interstitial (i) k. ˛ **bei Lagoph-thalmus** lagophtha̱lmic (æ) k. **li̱cht-be-dingte** ˛ acti̱nic (i) k. ˛ **neuroparaly̱-tica** neuropara̱lytic (i) k. ˛ **parenchy-mato̱sa, parenchymatö̱se** ˛ interstitial (i) *od* parenchymatous (i) k. **phlyk-tänenbildende** ˛ phlycte̱nular (e) *od* scro̱fulous (ɔ) k. ˛ **puncta̱ta super-ficia̱lis** superficial punctate k. **punkt-förmige** ˛ punctate (ʌ) k., k. puncta̱ta (ei) **randstä̱ndige** ˛ ma̱rginal *od* a̱nnular k. **scheibenförmige** ˛ disciform (i) k., k. disciformis **sekundä̱re** ˛ secondary (e) k. **strahlenbedingte** ˛ acti̱nic (i) k., flash keratoconjuncti̱vitis ˛ **syphili̱tica** syphili̱tic (i) *od* interstitial (i) k. **trau-matisch bedingte** ˛ trauma̱tic (æ) k. **tuberkulö̱se** ˛ tube̱rculous k. **ulcerö̱se** ˛ u̱lcerative (ʌ) k. **virusbedingte** ˛ virus (aiə) keratoconjuncti̱vitis
Kera̱to|- (*Vors*) ke̱rato- (e) (*Vors*), horny / (korneal) co̱rneal ˛**akanthom** *n* kerato-aca̱nthoma ˛**conjuncti̱vitis** ˛ keratoconjuncti̱vitis ˛ **epide̱mica** epi-de̱mic (e) k. ˛ **herpe̱tica** (Horn-hautheṟpes) herpes (ə:) of the co̱rnea ˛ **phlyctaenulo̱sa** phlycte̱nular k. ˛ **pho-toele̱ctrica** (durch Licht *od* Strahlen bedingte Keratitis) flash k. ˛ **si̱cca** k. sicca, Sjögren's ('ʃø:gre:nz) dise̱ase *od* syndrome ˛**derma** *n* (Hornhautbil-dung, *bes* auf Hand- *u* Fußflächen) keratode̱rma ˛**dermato̱se** *f* keratoder-mato̱sis ˛**dermie** *f* (Hautverhornung) keratode̱rmia ˛**globus** *m* (Makrokor-nea, Megalokornea) *ophth* keratoglo̱-bus (ou), macroco̱rnea, megaloco̱rnea ˛**helko̱se** *f* (Geschwürsbildung auf der Kornea) keratohelco̱sis ˛**hyali̱n** *n* kera-tohya̱lin ('haiəlin) ˛**iridosko̱p** *n* kerato--iridoscope (ɔ) ˛**iridozykli̱tis** *f* kerato--iridocycli̱tis ˛**iri̱tis** *f* kerato-iri̱tis (aiə-'raitis), iridokerati̱tis ˛**konjunkti̱vitis** *f* keratoconjuncti̱vitis ˛**konus** *m* kerato-co̱nus (ou), su̱gar (u) loaf co̱rnea, co̱nical (ɔ) co̱rnea ˛**leuko̱m** *n* (Horn-hautfleck, Leukom der Kornea) ker-atoleuco̱ma [*US* leuko-] ˛**ly̱se** *f* (Epi-dermolyse) keratoly̱sis (ɔ), epidermoly̱-sis (ɔ) / ˛ der Neugeborenen dermati̱tis exfoliati̱va (ai) ˛**ly̱tisch** *n pharm* kerato̱lytic (i) ˛**ma̱lazie** *f* (Hornhauterweichung) keratomala̱cia ('eiʃiə), xero̱tic (ɔ) kerati̱tis, softening of the co̱rnea ˛**me̱ter** *n* (Hornhautkrüm-mungsmesser) kerato̱meter (ɔ) ˛**metrie** *f* kerato̱metry (kerə'tɔmətri) ˛**myko̱se** *f*

(Pilzbefall der Hornhaut) keratomyco̱-sis ˛**nose** *f* (Dyskeratose) keratono̱sis, dyskerato̱sis ˛**ny̱xis** *f* (Hornhautstich) keratony̱xis (i), puncture (ʌ) of the co̱rnea ˛**pla̱stik** *f* (Hornhautplastik) ke̱ratoplasty (e) ˛**pla̱stikmesser** *n chir* ke̱ratoplastic knife **~pla̱stisch** ke̱rato-pla̱stic ˛**rrhe̱xis** *f* (Hornhautriß *od* -ruptur) keratorrhe̱xis ˛**se** *f* (Horn-bildung, Hyperkeratose) kerato̱sis, hyperkerato̱sis / pla̱ntare ˛ pla̱ntar kerato̱sis ˛**sis** *f* kerato̱sis (ɔ) / ˛ folli̱cu-laris contagio̱sa a̱cne seba̱cea co̱rnea, kerato̱sis folli̱cularis contagio̱sa ˛**skle-ri̱tis** *f* (Keratitis u. Skleritis) keratoscle-ri̱tis ˛**skop** *n* ke̱ratoscope (e), astig-ma̱toscope (æ), astigmato̱meter (ɔ) ˛**skopie** *f* keratosco̱py (ɔ), astigma̱to-scopy (ɔ) **~sko̱pisch** keratosco̱pic (ɔ) **~tisch** kera̱totic (ɔ) ˛**tom** *n* (Horn-hautmesser) ke̱ratotome (e) ˛**tomie** *f* (Hornhautschnitt) kerato̱tomy ˛**ze̱le** *f* (Hornhautbruch) ke̱ratocele ('kerə-tosi:l), descemetocele (e), keratoder-ma̱tocele (æ) ˛**zente̱se** *f* (Hornhaut-punktion) keratocente̱sis (i:)
Kerau̱no|- (*Vors*) (Blitz *betr*) kerau̱no-(ɔ:) **~gra̱phisch** (durch Blitz gezeichnet) keraunogra̱phic (æ) ˛**neuro̱se** *f* (trau-matische Neurose nach Blitzschlag) *ps* keraunoneuro̱sis ˛**phobie** *f* (Angst vor Blitzen) *ps* keraunopho̱bia, astrapho̱bia
Kerb|e *f anat* crena (i:), *pl* cre̱nae, notch, cleft, groove (u:) / (Spalte) furrow (ʌ) **~en** (einkerben) to notch **~ig** (*auch anat*) notched, cre̱nated (ei), cre̱nate (i:)
Kercking (keṟkriŋk)**-Falten** *f pl* (Plicae circulares [intestini tenuis] (*PNA*)) Ke̱rckring's valves (æ) *od* folds, circular folds [of the small intestine]
Kerektomie *f ophth* kerate̱ctomy, kere̱c-tomy
Ke̱rion Celsi *n* (Trichophytie) Ce̱lsus' ('selsəsiz) ke̱rion (iə), ti̱nea (i) ke̱rion
Ke̱rley ('kə:li)**-B-Linien** *f pl* B-lines of Ke̱rley
Kerma *n radiol* kerma ˛**leistumg** *f radiol* kerma rate
Kerme̱ssäure *f* kerme̱sic (kə:'mi:zik) a̱cid, ke̱rmic a̱cid
Ke̱rn *m* (Zelle, Nerven, Atom *usw*) nucleus (ju:), *pl* nuclei ('nju:kliai) / *pharm* (Dragée) core (ɔ:) (Steinobst) ke̱rnel (ɔ:) / (Kernobst) stone / (Apfel, Orange *usw*) pip / ˛ des befruchteten Eies zygote ('zaigout) / ˛ mit halber Chromosomenzahl haploid (æ) nu̱cleus / pykno̱tischer ˛ pykno̱tic nu̱cleus / roter ˛ (Nucleus ruber) red nu̱cleus / soma̱tischer ˛ macronu̱cleus, soma̱tic (æ) nu̱cleus, trophonu̱cleus / unfä̱rb-barer ˛ sha̱dow (æ) n. ˛- ka̱ryo-(æ) (*Vors*), nu̱clear (ju:) ˛**achse** *f* nu̱clear axis ˛**anhang** *m* nuclear appendage ˛**anhangsgebilde** *n pl* nuclear append-ages ˛**aplasie** *f* (Kernschwund) nuclear apla̱sia (ei) ˛**äquivalent** *n* nuclear equivalent (i) ˛**aufbau** *m* nuclear structure (ʌ) ˛**auflösung** *f* karyo̱lysis (ɔ) ˛**auflösung-** karyolytic (i) **~beraubt** (Zelle) denucleated (ju:) nuclear nu-cleating (ju:) ˛**bruchstück** *n* nuclear fragment (æ) ˛**chemie** *f* nuclear che̱mis-try ˛**chromatin** *n* chro̱moplasm (ou), nuclear chro̱matin (ou) ˛**einschluß** *m* intranuclear inclusion ˛**eiweiß** *n* nu̱-cleo-albumin (ju:) ˛**energie** *f atom* nuclear energy (e) ˛**entwicklung** *f*

karyogenesis (e) ~entwicklungs- karyo-
genic (e) ~färbemittel n s ~farbstoff
~farbstoff m histol nuclear od basic (ei)
stain ~färbung f nuclear staining (ei)
~flüchtig nucleofugal (ɔ) ~förmig nu-
cleiform (ju:) ~fragment n nuclear
fragment ~furchung f segmentation of
the nucleus ~fusion f (Atom) nuclear
fusion (ju:) / (Zelle) karyogamy (ɔ)
~fusions- (nur Zelle) karyogamic (æ)
~gebiet n (Gehirn) [brain] centre [US
center] ~gebunden (Ringverbindung)
endocyclic (i) ~geflecht n (Chroma-
tinnetzwerk des Kerns) histol nuclear
network od reticulum (i), karyomitome
(ɔ) ~gerüst n histol s ~geflecht ~ge-
schlecht n nuclear sex ~geschlechtsbe-
stimmung f nuclear sexing, nuclear sex
determination ~gift n (Nukleotoxin)
nucleotoxin ~haltig (Zelle) nucleated
(ju:) ~haut f karyotheca (i:), nuclear
membrane ~häutchen n s ~haut ~hülle
f s ~haut
Kernig m ('kɛrniç) Kernig's sign ~-
-Symptom n od -Zeichen n Kernig's
sign
Kern|ikterus m (bei Erythroblastose)
kernicterus (i), nuclear icterus ~ikte-
rus-Syndrom n kernicterus syndrome
~kettenreaktion f chain reaction ~kör-
perchen n (Nukleolus) nucleolus (i:), pl
nucleoli, plasmosome ~körperchen-
nucleolar (i:) ~körperchenähnlich nu-
cleoliform (i:) ~körperchenartig nucleo-
liform ~lähmung f nuclear paralysis (æ)
~lehre f histol karyology (ɔ) ~los (nach
Kernverlust) denucleated (ju:) / (von
Natur aus) without nucleus, anuclear
(ju:) ~masse f nuclear mass ~medizin f
nuclear medicine ~membran f nuclear
membrane, karyotheca (i:) ~netzwerk
n s ~gerüst ~neurose f ps organic
neurosis ~phase f nuclear phase ~phy-
sik f nuclear physics (i) ~plasma n
karyoplasm, nucleoplasm ~plasma-
karyoplasmic (æ) ~-Plasma-Relation f
od -Verhältnis n nucleocytoplasmic ratio ('reiʃiou) ~probe f (nach Schmidt)
nucleus od nuclear test ~proliferation f
nuclear proliferation, nucleosis
~protein n nucleoprotein ('prouti:n)
~ruhe f (Karyostasis) karyostasis (ɔ)
~saft m nuclear sap, karyolymph (æ)
~schleife f chromosome (ou)
~schwund m kernschwund ('kɔ:n-
ʃwund) / infantiler ~ (Akinesia algera)
Moebius' ('mø:biusiz) syndrome ~seg-
ment n chromosome ~segmentierung f
nuclear fragmentation ~seife f curd
soap ~spindel f nuclear spindle, nucleo-
spindle ~splitter m (Zelle) nuclear
fragment (æ) ~stäbchen n chromosome
~star m nuclear od axial cataract (æ)
~strahlung f (Atom) nuclear radiation
~substanz f chromatin (ou) ~suchend
nucleopetal (ɔ) ~teilung f nuclear
division (i) / direkte ~ amitosis /
indirekte ~ mitosis, karyomitosis,
karyokinesis (i:) ~teilungs- mitotic (ɔ) /
(bei direkter Kernteilung) amitotic (ɔ)
~teilungsfigur f mitotic figure ('fiɡə)
~temperatur f physiol temperature of
the interior (iə) of the body ~trümmer n
pl nuclear debris ('debri:) ~veränderun-
gen f pl changes in the nucleus ~ver-
schiebung f nuclear shift; Arneth's
('arnets) classification od count; Schilling's ('ʃilinɡ) classification od h[a]e-
mogram (i) ~verschiebungsindex m

nuclear shift index, Schilling's ('ʃilinɡ)
index ~verschmelzung f (Atom) nuclear
fusion (ju:) / (Zelle) karyogamy (ɔ)
~versuch m (nach Schmidt) nucleus od
nuclear test ~wärts nucleopetal (ɔ)
~wucherung f nucleosis, nuclear proliferation ~zerfall m nuclear solution,
hypochromatosis / (Zertrümmerung)
karyoclasis (ɔ), karyolysis (ɔ), karyorrhexis ~zerfalls- karyoclastic, karyolytic (i) ~zerstörer m karyophage (æ)
~zone f nuclear zone (ou)
Kerosinöl n kerosene (e) oil
Kerzenstärke f phys candle power
Kessel m (zum Inhalieren) inhaler,
croup (u:) kettle, bronchitis kettle
~schmiedschwerhörigkeit f boiler-
makers' deafness (e)
KET = Katelektrotonus m catelectrotonus
Keten n chem kete[e] (i:)
Keto|azidose f keto-acidosis ~bemidon n
(WHO) pharm ketobemidone ('bemi-
doun) ~buttersäure f ketobutyric (i)
acid ~cholansäure f ketocholanic acid
~gen chem ketogenic (e) ~genese f
chem ketogenesis (e) ~glutarsäure f
chem α-ketoglutaric acid ~heptose f
chem ketoheptose ~hexose f chem
ketohexose
Ketol n (Ketonalkohol) chem ketol
('ki:tɔl), ketone (i:) alcohol (æ)
Ketomalonsäure f (Acidum mesoxalicum, Oxomalonsäure) mesoxalic acid
Keton n (Ketonkörper) chem ketone (i:)
~- chem keto- (i:) (Vors), ketonic (ɔ)
~aldehyd m chem keto-aldehyde (æ)
~alkohol m chem ketol (i:), ketone
alcohol ~ämie f keton[a]emia (i:),
ketosis ~bildend chem ketogenic (e),
ketogenetic (e) ~bildung f (Ketogenese)
chem ketogenesis (e) ~gehalt m keto
(i:) content / (Urin) ketonuria (juə) /
(erhöhter) hyperketonuria ~gruppe f
(CO-Gruppe) chem keto group, carbonyl group ~haltig chem containing
the carbonyl group, keto- (Vors)
~körper m chem ketone body
~körperausscheidung f (Urin) ketonuria (juə) ~körperzerfall m chem keto-
lysis (ɔ) ~säure f chem keto acid ~urie f
(Azetonurie) ketonuria (juə), aceton-
uria
Keto|se f chem ketose (i:) / (Ketosis)
ketosis ~steroid n ketosteroid (i:)
~surie f ketosuria (juə)
Kette f (auch bakt) chain / leichte,
schwere ~ imm light, heavy chain
ketten|artig catenoid (æ) / (angeordnet)
concatenate (æ) ~bandwurm m T[a]enia
(i:) solium (ou) ~bildend bakt chain-
-forming ~bildung f concatenation
~glied n link ~kokken m pl streptococci ('kɔksai)
α-Kettenkrankheit f α chain disease
Hy⁻²-~krankheit f (Franklin-Syn-
drom) H-chain od heavy chain disease,
Franklin's ('fræŋklinz) syndrome
~naht f chir chain suture (ju:) ~quet-
scher m (Ecraseur) chir ecraseur
(ekra'sɔ:) ~raucher m chain smoker
~reaktion f chem, atom chain reaction
~reflex m chain reflex ~säge f chir
chain saw ~stich m chain stitch
Keuchatmung f wheezing
keuchen (Luftmangel) to gasp / (nach
Anstrengung) to pant / (pfeifend,
ziehend) to wheeze ~ n (schweres
Atmen) gasping, panting, wheezing

Keuchhusten m whooping-cough
('hu:piŋkɔf), pertussis (ʌ) ~- pertussal
(ʌ) ~-Adsorbat-Impfstoff m (EP) pertussis vaccine, adsorbed ~bakterium n
bakt Bacillus pertussis ~erreger m
H[a]emophilus (ɔ) pertussis ~-Impfstoff
m whooping-cough vaccine (æ) (BP),
pertussis vaccine (BP) ~serum n anti-
pertussis serum (iə)
Keule f club (ʌ) / kleine ~ (Kernanhangsgebilde) small club
keulen|förmig club-shaped, clavate (æ),
claviform (æ) ~pessar n Menge's
('meŋəz) pessary
keV = Kiloelektronenvolt kilo-electron
volt, keV
KFD-Virus n Kyasanur forestry disease
virus
KG = Körpergewicht n body weight
kg = Kilogramm n kilogram (i)
[s Gewichtstabelle]
KGS = Ketoglutarsäure f ketoglutaric
acid / = ketogenes Steroid n ketogenic
steroid
KH = Kohle[n]hydrat n carbohydrate
(ai)
Khellin n (WHO) pharm khellin ('kelin)
KHK = koronare Herzkrankheit f
coronary heart disease, CHD
KHV = Kniehackenversuch m heel-
-knee test
KIE = Kallikreininaktivatoreinheiten f
pl kallikrein inactivator units, KIU
Kiefer m (Kinnbacke) jaw (ɔ:), jawbone /
(Unterkiefer) mandible (æ), lower jaw /
(Oberkiefer) maxilla, pl maxillae (mæk-
'sili:), upper jaw / um den ~ herum
liegend perignathic (,peri'næθik) /
beide ~ betr. maxillomandibular (i)
~- gnathic ('næθik), gnatho- (Vors) /
(Oberkiefer betr) maxillary / (Unterkiefer betr) mandibular (i) / dent alveolar
(i) ~ u. Gesichtsknochen betr. maxillo-
facial (ei) ~ u. Jochbein betr. maxillojugal (u:) ~ u. Zähne betr. maxillo-
dental ~arterie f maxillary artery ~ast
m ramus (ei) od branch (a:) of the
jaw ~bogen m mandibular arch
~bogen-Syndrom n first arch syndrome
~bruch m fracture of a jaw ~chirurg m
oral (ɔ:) surgeon (ɔ:) ~chirurgie f oral
surgery (ɔ:) ~drüse f submaxillary
gland ~entzündung f inflammation of
the jaws, gnathitis (næ'θaitis) ~eröff-
nung f (Maxillotomie) maxillotomy
~fehlbildung f defective development
(e) of a jaw ~förmig maxilliform (i)
~fortsatz m maxillary process (ou)
~fraktur f fracture of a jaw ~gaumen-
spalte f cleft hard palate (æ) ~gelenk
n (Articulatio temporomandibularis
(PNA)) mandibular joint, jaw joint
~gelenksarthralgie f temporomandibular joint syndrome, Costen's
('kɔstənz) syndrome ~gelenkschmerz
m temporomandibular neuralgia (njuə-
'rældʒiə) ~grube f (Fossa canina
(PNA)) canine (ei) fossa ~höhle f
maxillary sinus (ai), antrum of Highmore ('haimɔ:) ~höhlenentzündung f
maxillary sinusitis, highmoritis
~höhlenstanze f chir antrum punch (ʌ),
antrum rongeur (rɔ̃'ʒɔ:) forceps of
~höhlen-Wundhaken m chir antrum
retractor ~keilbeingrube f spheno (i:)-
maxillary fossa ~klemme f (bei toni-
schem Krampf) trismus (i) / (Tetanus)
lockjaw ~knochen m s Kiefer ~köpf-
chen n condyle ('kɔndail) of the

266

mandible, condyloid process (ou) of the mandible ≈krankheit f disease of a jaw ≈-Lid-Phänomen n [Marcus ('ma:kəs)] Gunn's (gʌnz) phenomenon od syndrome (i), jaw-winking syndrome ≈loch n dent mandibular foramen (ei) ~los jawless ≈luxation f luxation of the mandible od lower jaw ≈muskel m muscle (ʌ) of the [lower] jaw, masseter (æ) ≈nagelung f chir nailing of a jaw ≈nekrose f phosphorus (ɔ) necrosis ≈neuralgie f gnathalgia (næ'θældʒiə), gnathodynia (i)
Kiefernöl n pharm pine (ai) oil
Kiefer|orthopäde m orthodontist ≈-orthopädie f orthodontics, dental orthop[a]edics (i:), orthodontology (ɔ) ~orthopädisch orthodontic ≈plastik f gnathoplasty ('næθo-), plastic surgery (ə:) of the jaws ~plastisch gnathoplastic, orthodontic ≈prothetik f prosthetic (e) dentistry, maxillofacial (i) prosthesis ≈rand m edge of the jaw ≈reflex m jaw jerk (ə:) od reflex (i:) ≈schlundmuskel m mylopharyngeal (i) muscle (ʌ) ≈schmerz m pain in the jaw, gnathalgia (næ'θældʒiə), gnathodynia (i) / (der Pfeifenraucher) pipe jaw ≈spalte f gnathoschisis (næ'θɔskisis), cleft jaw ≈sperre f (Trismus) trismus / (Tetanus) lockjaw ≈starre f s Kaumuskelkrampf ≈stütze f jaw prop ≈verletzung f jaw injury ('indʒəri) ≈winkel m angle of mandible ≈zungenbeinmuskel m (Musculus mylohyoideus (PNA)) mylohyoid (ai) muscle (ʌ) ≈zyste f jaw cyst; coronodental cyst, paradental cyst, radicular cyst
Kiel m anat carina (ai), pl carinae (kæ'raini:) ≈brust f pectus carinatum (ei), pigeon ('pidʒin) breast (e) ~förmig carinate (æ), keel-shaped ≈kopf m scaphocephalus ≈köpfig scaphocephalous, scaphocephalic (æ) ≈köpfigkeit f scaphocephaly ~schädelig scaphocephalic, scaphocephalous
Kiemen f pl branchia ('brænkiə), gills (gilz) ≈- branchial (æ), branchio-~atmend gill-breathing (i:) ≈atmer m pl branchiata (ei) ≈atmung f gill breathing ≈bogen m branchial od pharyngeal (i) arch (a:tʃ) / erster ≈ first arch ≈deckel m gill cover ≈fistel f branchial fistula od sinus (ai) ~förmig branchial ≈furche f branchial cleft ≈gang m branchial cleft ≈gangfistel f branchial sinus od fistula ≈gangzyste f branchial [cleft] cyst ≈höhle f branchial cavity (æ) ≈öffnung f gill opening ≈spalte f branchial cleft od fissure ('fiʃə) ≈spaltenfistel f branchial fistula ≈spaltzyste f s ≈gangzyste ≈tasche f pharyngeal pouch ≈tiere n pl branchiata (ei) ~tragend branchiferous (i) ≈zyste f s ≈gangzyste
Kienböck ('ki:nbœk)|-Krankheit f (Lunatummalazie, Mondbeinmalazie) Kienböck's disease, lunatomalacia (lu-,neitoma'leiʃiə), malacia traumatica (æ) ≈-Phänomen n Kienböck's phenomenon (ɔ), paradoxical diaphragm ('daiəfræm) contraction
Kies m path gravel (æ) ~artig gravelly (æ), flinty, siliceous (si'liʃəs)
Kiesel|erde f chem siliceous (si'liʃəs) od diatomaceous (ei) earth, diatomite (ai) ≈fluorkalium n chem potassium silicofluoride (u), potassium fluosilicate (i) ≈fluorwasserstoffsäure f (Kieselflusssäure, Acidum hydrosilicofluoricum)

chem fluosilicic (i) acid, hydrofluosilicic acid ≈flußsäure f s ≈fluorwasserstoffsäure ≈gel (EP) n silica gel (EP) ≈gur m (Infusorienerde) chem kieselguhr ('ki:zəlguə), siliceous earth, diatomaceous (ei) earth ≈säure f (Acidum silicicum) silicic acid ~säurehaltig chem siliceous (i), siliciferous (i), silicious (i) ≈säuretherapie f silicic acid therapy (e) ≈wolframsäure f (Acidum siliciowolframicum) silicotungstic (ʌ) acid
Kilian ('ki:lia:n)|-Becken n (Stachelbekken) Kilian's pelvis, osteomalacic (æ) pelvis ≈-Linie f Kilian's line
Killian ('kilia:n)|-Operation f Killian's operation ≈-Spekulum n Killian's rhinoscope (ai)
Kilo n s Kilogramm ≈gramm n kilogram (i) [s Gewichtstabelle] ≈grammkalorie f kilocalorie (æ), kilogram od large calorie (kg.-cal.) [s Maßtabellen] ≈hertz n elektr kilocycle (ai) (KC) ≈kalorie f kilocalorie (æ) (C) ≈volt n elektr kilovolt (kV) ≈watt n elektr kilowatt ('kilowɔt) (kw) ≈wattstunde f elektr kilowatt-hour (kwh)
Kimme f (Gesäßspalte) crena (i:) ani (ei), anal (ei) od gluteal cleft
Kimmelstiel-Wilson ('kiməlsti:l-'wilsən) -Syndrom n (diabetische Glomerulosklerose) Kimmelstiel [-Wilson] disease od syndrome, intercapillary glomerulosclerosis
Kinäde m (passiver Päderast) sex passive pederast (e)
Kinase f chem kinase (i)
Kinästhe|sie f (Muskelsinn) kin[a]esthesia (i:), cin[a]esthesia ≈- kin[a]esthetic (e), cin[a]esthetic ≈siometer n (zum Messen des Muskelsinnes) kin[a]esthesiometer ('kini:s,θi:zi'ɔmitə), cin[a]esthesiometer ~tisch kin[a]esthetic (e), cin[a]esthetic
Kind n child (ai), pl children (i) / (Kleinkind) infant / (Säugling) baby (ei) [juristisch: 'infant' bis zur Volljährigkeit] ausgetragenes ≈ term-child außereheliches ≈ illegitimate (i) ch. ≈ mit offenem Ductus arteriosus blue boy / ein durch Kaiserschnitt geborenes ≈ c[a]esarean (ɛə)-section baby ≈ schwererziehbares ≈ problem child nach dem Tode des Vaters geborenes ≈ posthumous (ɔ) ch. totgeborenes ≈ still-born ch. uneheliches ≈ illegitimate ch. ungeborenes ≈ unborn ch. unmündiges ≈ infant ≈ mit Wasserkopf hydrocephalic (æ) ch. ≈bett n childbed, puerperium (iə) ≈bett- puerperal (ə:) ≈bettfieber n puerperal fever (i:) od sepsis (e) ≈bettpsychose f ps puerperal mania (ei) od psychosis od insanity (æ) ≈bettthrombose f puerperal thrombosis
Kinder|analyse f ps child analysis ≈--Apperzeptionstest m children apperception test ≈arzt m (Pädiater) p[a]ediatrician (,pi:diə'triʃən), children's specialist, p[a]ediatrist (æ), children's physician ~ärztlich p[a]ediatric (æ) ≈bettchentod m cot death ≈dosis f children's dosage (ou) ≈empyem n empyema (i:) in infancy od childhood (ai) ≈fall m infant case ~faustgroß of the size of a child's fist ~fest (Arzneibehältnis) childproof, child-resistant ≈fürsorge f child-care, child-welfare ≈heilkunde f p[a]ediatrics (æ), p[a]ediatry ~heilkundlich p[a]ediatric (æ) ≈heilstätte f sanatorium

(ɔ:) for children ≈heim n children's home
Kinderhilfs|fond, Internationaler m United (ai) Nations (ei) International (æ) Children's Emergency (ə:) Fund (ʌ) (Unicef (ju:)) ≈programm n child welfare programme (ou)
Kinder|hospital n children's hospital ≈-klinik f p[a]ediatric (æ) od children's hospital ≈krämpfe m pl infantile convulsions (ʌ) ≈krankenpflege f care of infants and children ≈krankheit f children's od childhood disease ≈lähmung f poliomyelitis (ai), polio (ou), epidemic (e) myelo-encephalitis (ai) ≈lähmungsimpfstoff m poliomyelitis (ai) vaccine (BP) ≈lähmungsimpfung f antipolio inoculation ≈lähmungsserum n polio (ou) vaccine ≈lähmungsvirus n polio virus (aiə), poliomyelitis (ai) virus ~lieb p[a]edophilic (i) ~los childless ≈losigkeit f childlessness (ai) / sterility (i) / (gewollte) facultative sterility ≈mißhandlung f cruelty to children ≈mord m for infanticide ≈pflege f infant care ≈praxis f p[a]ediatric (æ) practice ≈psychiater m child psychiatrist (sai'kaiətrist) ≈psychiatrie f child psychiatry (ai) ≈psychologe m ps child psychologist (sai'kɔlədʒist) ≈psychologie f child psychology (ɔ) ≈psychopathologie f ps psychopathology (ɔ) of children ≈puls m children's pulse (ʌ) ≈schändung f sex p[a]ederosis ≈selbstmord m childhood (ai) suicide ('sjui:said) ≈station f (Klinik) children's ward (ɔ:) ≈sterblichkeit f infant od infantile mortality (æ) ≈sterblichkeitsziffer f infantile mortality rate ≈tuberkulose f tuberculosis of children ≈zahnheilkunde f dent p[a]edodontics, am p[a]ediadontia, am p[a]ediadontology (ɔ) ≈zäpfchen n pharm suppository (ɔ) for children
Kindes|alter n (frühes) infancy / (späteres) childhood (ai) ≈aussetzung f exposure (ou) of infants ≈herz n f[o]etal (i:) heart ≈mißhandlung f child abuse ≈mißhandlungssyndrom n (Battered--Child-Syndrom) battered child syndrome ≈mord m for infanticide, prolicide (ou) ≈mord- for infanticidal (ai) ≈mutter f for child's mother ≈tötung f (in utero) for aborticide (ɔ:) ≈zerstückelung f embryotomy (ɔ)
Kindheit f childhood (ai), early life / (sehr frühe) infancy / von ≈ an from infancy od childhood ≈serinnerung f ps childhood memory (e)
kind|isch childish (ai), puerile ('pjuərail) / ~ sein (Greis) to be in one's dotage (ou) ~lich child-like, infantile
Kinds|abtreibung f (Abort) abortion ≈bett n s Kindbett ≈bewegung f f[o]etal (i:) movement (u:) / erste ≈ quickening (i) ≈kopf m (Fet) f[o]etal (i:) head ~kopfgroß (Tumor) of the size of a child's head ≈lage f (Fet) [obstetrical (e)] presentation / falsche ≈ malpresentation / gerade ≈ longitudinal (ju:) pr. / quere ≈ transverse pr. ≈pech n (Mekonium) meconium (ou) od schädel m f[o]etal (i:) skull ≈schmiere f südd vernix casep (ou) od teil m f[o]etal (i:) part / vorgefallener ≈ prolapsed part / vorliegender ≈ presenting part ≈tod m, plötzlicher cot death ≈wasser n F südd the waters F, amniotic (ɔ) fluid (u)

Kinedensitometrie f radiol cinedensitometry

Kinemat|ik f (Lehre von der Bewegung) kinematics (æ) ~**ographie** f cinematography (ɔ) ~**ographisch** cinematographic (æ)

Kine|plastik f kineplasty (i), kineplastics, cineplastics ~**plastisch** kineplastic ~**radiographie** f cineradiography ~**röntgentherapie** f röntg cineroentgenotherapy (e)

Kinese f, **Kinesis** f kinesis (ki'ni:sis)

Kinesi|algie f (Schmerz bei Bewegungen der Muskeln) cinesalgia (sini'sældʒiə), kinesalgia, pain caused by muscular (ʌ) movement ~**atrik** f (Bewegungstherapie) kinesitherapy (e), cinesitherapy, kinesiatrics, cinesiatrics ~**neurose** f (Motilitätsneurose) kinesioneurosis ~**otherapie** f s Kinesiatrik

Kine|skop n kinescope (i) ~**sophobie** f (Furcht vor Bewegungen) ps kinesophobia ~**sthesiometer** m kin[ʃa]esthesiometer (ɔ) ~**tik** f kinetics (e) ~**tisch** kinetic (e), kinesic (i:) ~**tose** f (Bewegungskrankheit) motion sickness, cinesia (i:), kinetosis, kinesia ~**totherapeutisch** (bewegungstherapeutisch) kinetotherapeutic (ju:) ~**totherapie** f kinetotherapy

King-Armstrong (kiŋ-'a:mstrɔŋ)-**Einheit** f King-Armstrong unit (ju:)

Kinin n chem kinin ('kinin) ~**ogen** n kininogen (i)

Kinn n chin / doppeltes ~, Doppel~ double ch. / mit nach hinten gerichtetem ~ (Fet) mentoposterior (iə) / mit nach vorne gerichtetem ~ (Fet) mento-anterior (iə) / zurückweichendes ~ retreating (i:) ch. ~- mental, genial (i:), mento- (Vors), genio- ('dʒi:nio) (Vors) ~ u. Lippen betr. mentolabial (ei) ~**arterie** f (Arteria mentalis (PNA)) mental artery ~**backe** f (Kiefer) jaw, jawbone (ɔ:) / (Oberkiefer) maxilla / (Unterkiefer) mandible ~**backen**- gnathic ('næθik) ~**backenkrampf** m spasm of the masticatory muscles (ʌ), trismus (i), lockjaw ~**defekt** m chin defect ~**fistel** f pathol chin fistula ~**gegend** f (Regio mentalis (PNA)) mental region (i:) ~**grube** f dimple in the chin ~**höcker** m maxillary tuberosity (ɔ) ~**lade** f F jaw (ɔ:)

Kinnlage f (Fet) chin presentation, mento-position (i) hintere ~ mentoposterior (iə) position linke hintere ~ left mentoposterior position (LMP), mento-laeva (i:) posterior (iə) [position] (MLP) linke vordere ~ left mento-anterior position (LMA), mento-laeva (i:) anterior (iə) [position] (MLA) rechte hintere ~ mento-dextra posterior (iə) position (MDP), right mento-posterior (iə) position (RMP) rechte vordere ~ mento-dextra anterior (iə) position (MDA), right mento-anterior (iə) position (RMA) vordere ~ mento-anterior position

Kinnlippen|falte f mentolabial (ei) fold ~**furche** f (Sulcus mentolabialis (PNA)) mentolabial groove ~**plastik** f genycheiloplasty (f 'dʒeni'kailoplæsti)

Kinn|loch n mental foramen (ei) ~**muskel** m (Musculus mentalis (PNA)) chin muscle (ʌ), mentalis (ei) muscle ~**muskelkrampf** m geniospasm (ai) ~**naht** f anat symphysis (i) of the jaw ~**nerv** m (Nervus mentalis (PNA)) mental nerve

~**plastik** f genioplasty (ai) ~**querlage** f (Fet), linke left mentotransverse position (LMT) ~**reflex** m chin reflex (i:) ~**schlagader** f mental artery ~**schleuder** f four-tailed bandage / chir sling-shaped dressing for the chin ~**stütze** f chin rest ~**zucken** n chin quivering (i) ~**zungenbeinmuskel** m (Musculus geniohyoideus (PNA)) geniohyoid (ai) muscle (ʌ) ~**zungenmuskel** m (Musculus genioglossus (PNA)) genioglossus muscle

Kino-Auge n cinema (i) eye

Kinoplasma n kinoplasm (ai, i)

Kinyoun (kin'ju:n)-**Farblösung** f od -**Färbung** f Kinyoun's stain

Kipp|fuß m weak ankle-joint ~**gelenk** n amphiarthrosis ~**schaft** m orthop tilting socket ~**tisch** m röntg tilting table ~**vorrichtung** f (an Apparaten) tilting mechanism (e)

Kirchhofswut f ps taphophilia (i)

kirsch|groß (Tumor usw) of the size of a cherry ~**lorbeerwasser** n aqua laurocerasi

Kirschner ('kirʃnər)-**Draht** m chir Kirschner's wire ~**Drahtextension** f Kirschner's wire traction

Kissen n cushion (u) / (Kopfkissen) pillow / (aus Watte) pad ~**förmig** anat pulvinate (ʌ)

Kitt|leiste f histol cement border ~**linie** f anat cement line ~**niere** f caseous (ei) pyonephrosis ~**substanz** f histol cement [substance (ʌ)]

Kitzel m tickling, titillation / (juckender) itch ~**empfindung** f titillation, tickling sensation ~**gefühl** n tickling [sensation] ~**ig** ticklish ~**n** to tickle, to titillate (i) / im Halse ~ (um Brechreiz zu erzeugen) to tickle the [back of the] throat ~**n** n tickle, tickling ~**reiz** m (bes Husten, auch sex) titillation

Kitzler m (Klitoris) clitoris (i) ~**schaft** m (Corpus clitoridis (PNA)) body of the clitoris ~**schlagader** f artery of the clitoris

Kjeldahl ('tçelda:l)-**Apparatur** f Lab Kjeldahl apparatus ~**Bestimmung** f Lab determination of nitrogen by sulphuric acid digestion ~**Kolben** m Lab Kjeldahl flask

KKK = Katzenkratzkrankheit f cat scratch disease

K-Komplex m K complex

klaffen (Wunde) to gape ~ n (Wundränder) dehiscence (i)

klagen to complain (ei) (über of)

klamm (Kälte) stiff (vor with) / (feucht) damp

Klammer f chir (z B Arterienklammer) clamp / (Knochen) clasp (a:) / (kleine) clip / (Film) film clip ~**apparat** m chir sewing (ou) clamp ~**biegezange** f dent clasp-bending pliers pl, pin pliers pl ~**drahtbiegezange** f dent clasp-wire bending pliers pl ~**entferner** m forceps for removing (u:) clamps ~**haltezange** f clipholder (i), bone staple holding forceps pl ~**justierzange** f dent clasp-adjusting pliers pl ~**heber** m chir s ~entferner ~**n** to clasp (a:), to clamp, to clip (an to) [s Klammer] ~**naht** f chir clip suture (ju:) ~**schneidezange** f bone staple cutter ~**setzer** m chir s ~zange ~**zange** f chir clip-applying forceps pl

Klang m sound, tone ~**assoziation** f clang association ~**farbe** f timbre ('timbə) ~**farbensinnverlust** m clang

deafness (e) ~**halluzination** f ps musical (ju:) hallucination

Klapp ('klap)-**Kriechverfahren** n Klapp's creeping treatment

Klapp|- (zusammenlegbar) collapsible, folding ~**bar** (Tisch, Bett) folding, hinged ~**bett** n (Notbett) folding bed

Klappe f (Valva (PNA)) valve / (kleine) valvule (æ)

Klappen|- valvular (æ) ~**affektion** f valvular disease ~**apparat** m (Herz) valvular apparatus (ei) ~**artig** valvular, valvelike ~**ausweitung** f dilatation of a valve ~**defekt** m valvular defect ~**durchtrennung** f chir valvulotomy, valvotomy ~**ebene** f (Herz) valve plane ~**endokarditis** f valvular endocarditis ~**entzündung** f valvulitis ~**ersatz** m valve replacement ~**fehler** m (Herz) valvular defect od insufficiency (i) od incompetence / (als Krankheit) valvular disease ~**förmig** valviform (æ) ~**geräusch** n (Herz) heart murmur (ə:) ~**insuffizienz** f valvular incompetence od insufficiency ~**kegel** m valve cone ~**läsion** f (Herz) valvular lesion ('li:ʒən) ~**los** avalvular, valveless ~**operation** f (Herz) valve surgery (ə:) ~**plastik** f chir valvuloplasty (æ) ~**rand** m valve margin ~**ring** m valve ring ~**schlitzung** f chir valvulotomy ~**schluß** m (Herz) competence / (mangelhafter) incompetence ~**schnitt** m (Mitralstenose) valvulotomy, valvotomy ~**segel** n (Herz) valve leaflet (i:) ~**spaltung** f chir valvulotomy (ɔ) ~**stenose** f (Herz) valvular stenosis, narrowing of a heart valve ~**ton** m (Herz) second (e) heart sound, flapping sound ~**veränderung** f (Herz) valvular change ~**wulst** m lobulus (ɔ) tuberis ~**zipfel** m (Herz) valve cusp (ʌ)

klappern (Zähne) to chatter

Klapperschlange f crotalus (ɔ), rattlesnake ~**ngift** n tox rattlesnake venom (e)

Klapp|stand m röntg tilting [screening] stand ~**ton** m (Herz) flapping sound

Klaps m (mit der Hand) slap ~**en** (Neugeborenes) to slap

klar clear / (rein) pure (pjuə) / (deutlich) distinct, evident (e), obvious (ɔ) / (leuchtend) bright (ai) / (Symptom) manifest (æ) / (durchsichtig) transparent (εə) / (Bewußtsein) conscious / (Perkussion) clear / (Urin) clear

Klär|anlage f sewage ('sju:idʒ) treatment plant ~**apparat** m (Wasser) clarifier (æ) ~**becken** n septic tank ~**en** chem to clarify (æ) / (reinigen) to purify (juə) / fig to clarify / v refl to become clear, to clear ~**faktor** m (Plasma) clearing factor ~**gefäß** n Lab clarifier (æ)

Klarheit f clearness (iə) / (Helligkeit) brightness (ai) / (Durchsichtigkeit) transparency (æ) / (Reinheit) purity (juə) / (Deutlichkeit) distinctness / (Flüssigkeiten) limpidity, limpidness

klarifizieren physik, chem to clarify (æ)

Klärmittel n chem clarifier, clearing agent (ei)

Klärung f clarification / purification / clearing [s klären] ~**sreaktion** f clearing od clarification test

Klarwerden n clarification

Klassierung f classification

Klassifizier|en to classify ~**ung** f classification

klassisch classical / (typisch) typical (i)

klatsch|en (klopfen mit der Hand) to slap ∠**massage** f slapping ∠**mohn** m bot, pharm corn od field poppy ∠**präparat** n impression od klatsch preparation
Klaue f claw / (Pfote) paw / mit ∠n versehen clawed
klauen|förmig anat claw-shaped, unguiculate (i) ∠**fuß** m clawfoot ∠**hand** f clawhand ∠**seuche** f foot-and-mouth disease ∠**zange** f chir clawed forceps pl ∠**zehe** claw toe
Klaustrophobie f (Angst vor geschlossenen Räumen) ps claustrophobia
Klavierspielerkrampf m pianists' ('pianists) cramp, piano-players' cramp
Klavikel f (Schlüsselbein) collarbone, clavicle (æ), clavicula (i) ∠ u. **Zungenbein** betr. cleidohyoid ('klaido-'haioid) ∠**durchtrennung** chir f (Fet) cleidotomy ∠**resektion** chir f claviculectomy
Klavikula f (Clavicula (PNA)) s Klavikel
klavikular clavicular (i), claviculo-, cleido- (ai) (Vors) ∠**gegend** f clavicular region (i:) ∠**grube** f clavicular fossa ∠**[mittel]linie** f midclavicular line
klavikulo|hyoid (,klaido-'haioid) ~**kostal** cleidocostal ~**mastoid** cleidomastoid ~**okzipital** cleido-occipital ~**skapulär** cleidoscapular
Klavus m (Hühnerauge) corn
Klavusgefühl n clavus (ei) hystericus (e)
Kleber m (Gluten) gluten (u:)
Klebeverband m adhesive dressing
Kleb|pflaster n pharm sticking od adhesive plaster (a:) ~**rig** sticky / (Haut) clammy (æ) / (fadenziehend, zB Sputum) ropy (ou), glutinous (u:) / (leimartig) tacky ∠**rigkeit** f stickiness, adhesiveness, viscidity (i) / (Haut) clamminess / (fadenziehend) ropiness, glutinousness
Klebsiellabakterium n Klebsiella
Klebsiellenpneumonie f Friedländer's ('fri:dlændərz) pneumonia (ou)
Klebstreifen m adhesive strip / ∠ legen to strap
Klecksographie f ps Rorschach ('rɔrʃax) test
Klee m bot trefoil (e), clover (ou) ∠**blattschädel** m cloverleaf skull ∠**salz** n (Kalium bioxalicum) chem potassium binoxalate (ɔ), sorrel (ɔ) salt ∠**säure** f (Acidum oxalicum) chem oxalic (æ) acid
Kleider|fetzen m (in Wunde) fragment (æ) of clothing ∠**fetischist** m ps fetishist (e) ∠**laus** f body louse, pl body lice (ai), clothes (klouðz) louse, cootie (u:) sl
Kleido|- (Vors) (Schlüsselbein betr) cleido- (ai) (Vors), clavicular (i) ∠**tomie** f chir cleidotomy (ɔ)
Klele f bran; derm furfur (ə:) ~**artig** (z B Schuppung) branny, furfuraceous (ei), bran-like, pityroid (i) ∠**bad** n bran bath
Kleien|flechte f (Pityriasis versicolor) chromophytosis, pityriasis (ai) od tinea (i) versicolor (i) ∠**grind** m pityriasis ∠**schuppung** f (kleiige Abschuppung) furfuraceous (ei) desquamation
Kleieumschlag m bran poultice (ou)
kleiig branny, furfuraceous (ei)
Klein|aufnahme f röntg microradiogram (ei) / ∠ machen to microfilm (ai) / ∠~**äugig** small-eyed ∠**bildstreifen** m röntg roll of miniature ('minitʃə) X-rays ~**blasig** (Exanthem) vesicular (i) ~**brüstig** (Weib) micromastic ∠**brüstigkeit** f

micromastia, micromazia (ei) ∠**chirurgie** f minor (ai) surgery (ə:) ∠**dosierung** f pharm microdosage (ou)
Kleine-Levin-Syndrom n Kleine-Levin syndrome, periodic somnolence and morbid hunger syndrome
Klein|feld n röntg small field ∠**film** m röntg miniature ('minitʃə) film ∠**filmaufnahme** f röntg photofluorogram (Verfahren) photofluorography (ɔ) ∠**filmbefund** m miniature film reading ∠**filmröntgen** n miniature radiography (ɔ), photoroentgenography (ɔ) ∠**finger** m little finger ∠**fingerballen** m (Hypothenar (PNA)) hypothenar (i:), hypothenar prominence (ɔ) od eminence (e) ∠**fingerbeuger** m, kurzer (Musculus flexor digiti minimi brevis (PNA)) flexor digiti minimi muscle ∠**fingergegensteller** m (Musculus opponens digiti minimi (PNA)) opponens digiti minimi muscle ∠**fingerigkeit** f microdactylia (i), microdactyly (æ) ∠**fingerzeichen** n (bei Mongolismus) Siegert's ('zi:gerts) sign ~**fleckig** covered (ʌ) with small spots ∠**fokus** m opt fine focus (ou) ~**gelappt** lobulate (ɔ), lobulated ∠**gliederigkeit** f micromelia (i:) ∠**händigkeit** f microch[e]iria (ai) ∠**heitswahn** m ps micromania (ei)
Kleinhirn n cerebellum ∠- cerebellar ∠**abszeß** m cerebellar abscess (æ) ∠**anfall** m ps cerebellar fit ∠**apoplexie** f cerebellar apoplexy (æ) ∠**ataxie** f cerebellar ataxia (æ) ∠**bahn** f anat cerebellar tract ∠**bruch** m parencephalocele (e), cerebellar hernia ∠**brückencerebellopontine**, cerebellopontile ∠-**brückenbahn** f cerebellopontine tract ∠**brückengegend** f cerebellopontine region (i:) ∠**brückenwinkel** m cerebellopontine angle ∠**brückenwinkeltumor** m cerebellopontine angle tumo[u]r (ju:) ∠-**brückenzisternographie** f radiol cerebellopontine cisternography ∠**entzündung** f parencephalitis ∠**furche** f anat cerebellar sulcus (ʌ) od furrow (ʌ) ∠**grube** f cerebellar fossa ∠**hemisphäre** f cerebellar hemisphere (i), pileum (ai) ~**ig** micrencephalous ∠**igkeit** f micrencephaly (e), micrencephaly, micro-encephaly ∠**körnerschicht** f cerebellar granular layer ∠**krampfanfall** m cerebellar fit ∠**lappen** m cerebellar lobe ∠**mandel** f cerebellar tonsil ~**nah** (in der Nähe des Kleinhirns gelegen) paracerebellar ∠**olive** f nucleus (ju:) dentatus (ei), dentate body od nucleus (ju:) ∠**rinde** f (Cortex cerebelli (PNA)) cerebellar cortex ∠**rückenmarks-** cerebellospinal (ai) ∠**schenkel** m cerebellar peduncle (ʌ) ∠**schlagader** f cerebellar artery ∠**schwindel** m cerebellar vertigo ∠**seitenstrangbahn** f, hintere, vordere (Tractus spinocerebellaris posterior, anterior (PNA)) posterior, anterior spinocerebellar tract ∠**sichel** f (Falx cerebelli (PNA)) falx (æ) cerebelli ∠**stiel** m peduncle (ʌ) of the cerebellum ∠**tumor** m cerebellar neoplasm ∠**venen** f pl, obere, untere (Venae cerebelli superiores, inferiores (PNA)) superior, inferior cerebellar veins ∠**windung** f cerebellar convolution od gyrus (aiə) ∠**zelt** n anat tentorium (ɔ:) cerebelli ∠**zelt-** tentorium (ɔ:)

kleinhühnereigroß (Tumor) of the size of a small egg
Kleinkind n (bis zu zwei Jahren) infant ∠- infantile ∠**alter** n infancy, babyhood (ei) ∠**ernährung** f infant nutrition (i) ∠**spitzfuß** m talipes (æ) equinus (ai) of young children
klein|knotig micronodular ~**köpfig** (mikrozephal) microcephalic (æ), microcephalous ∠**köpfigkeit** f (Mikrozephalie) microcephaly, microcephalia (ei), microcephalism ~**körnig** small-grained ∠**krebs** m carcinoma in situ ∠**krieg** m (gegen Seuchen) house-to-house eradication campaign ~(ei) ~**lappig** lobular (ɔ) ∠**lebewesen** n micro-organism, microzoon ('zouɔn), pl microzoa ('zouə), animalcule (æ) / bakterienauflösende ∠ pl lysobacteria (iə) / saprophytisch lebendes ∠ bakt saprozoite (ou) ~**linsengroß** of the size of a small lentil ~**lumig** with a small lumen ∠**nasigkeit** f brachy[r]rhinia (i), micro[r]rhinia ∠**säuger** m small mammal ∠**säuglingssterblichkeit** f neonatal (ei) mortality (æ) rate ∠**sehen** n (Mikropsie) micropsia, micropia ∠**spore** f microspore (ai)
Kleinst|dosis f pharm microdose (ai) ∠**gefässe** n pl capillaries and venules ∠**infiltrat** n micro-infiltrate ∠**kind** n (bis zu einem Jahr) baby (ei) ∠**kindabteilung** f baby ward (ɔ:)
klein|stoßen (im Mörser) pharm to pound ∠**tier** n small animal (sm an) ∠**trauma** n microtrauma (ɔ:) ∠**wuchs** m, krankhafter hyposomia (ou) ~**zähnig** dent microdont (ai), microdontic (ɔ) ∠**zelle** f small cell, microcyte (ai) ~**zellig** parvicellular, small-cell[ed]
Kleisterverband m glue bandage (æ)
Klemme f chir clamp
klemmen chir to clamp, to clip / (quetschen) to squeeze / (kneifen) to pinch ∠**druck** m chir forcipressure (ɔ:) ∠**schliesszange** f chir clamp closing forceps pl ∠**schloß** n catch
Klemm|naht f clip suture (ju:) ∠**zange** f blunt (ʌ) od non-pointed forceps pl, h[a]emostatic (æ) forceps pl
klepto|man ps kleptomaniac (ei) ∠**maner** m ps kleptomaniac ∠**manie** f ps kleptomania (ei) ∠**phobie** f ps (Angst vor Dieben) kleptophobia
Klettenwurzel f pharm bur[r]-root, burdock-root ∠**öl** n pharm bur[r]-root oil, burdock-root oil
Kletter|puls m quickly increasing pulse (ʌ) frequency (i:) ∠**vorrichtung** f orthop climbing ('klaimiŋ) apparatus (ei)
Klick m, systolischer systolic ejection click
klientbezogen ps client-centred
Kligler ('kliglə)**-Agar** m Kligler iron (ai) agar (ei) (KIA)
Klima n climate (ai) alpines ∠ alpine (æ) cl. gebirgsbedingtes ∠ mountain cl. kontinentales ∠ continental cl. meerbedingtes ∠ maritime (æ) cl. subtropisches ∠ subtropic (ɔ) cl. tropisches ∠ tropical (ɔ) cl. ∠**anlage** f air-conditioning plant ∠**behandlung** f climatotherapy (e) ∠**einfluß** m (auf Organismen) hyther (ai) ∠**faktor** m climatic factor
klimakter|isch climacteric (e), menopausal (ɔ:) ∠**ium** n (Wechseljahre, Menopause) menopause (e), climacteric period (iə), change of life ∠- climacteric
Klima|kur f climatic (æ) cure ∠**raum** m

air-conditioned room ⟁**therapie** f climatotherapy (e) ~**tisch** climatic ~tisiert air-conditioned
Klimato|biologie f climatobiology (ɔ) ⟁**therapie** f climatotherapy (e)
Klimawechsel m change of climate
Klimmzuglähmung f paresis (i:) of the plexus brachialis (ei)
Klinefelter-Reifenstein-Albright ('klainfeltə-'raifənsti:n-'ɔ:lbrait)-**Syndrom** n Klinefelter's syndrome (i)
Klinge f (Messer) blade
Klingeln n (auch im Ohr) ringing
klingend (Perkussion) ringing
Klingenhalter m blade holder
Klinik f clinic (i), hospital / clinical studies, clinical experience, clinical practice **in** ⟁ **u.** Praxis in general and clinical (i) practice **geburtshilfliche** ⟁ lying-in od obstetric[al] (e) od maternity hospital **fahrbare** ⟁ mobile (ou) cl. ⟁ **für innere Krankheiten** cl. for internal diseases **medizinische** ⟁ cl. for internal diseases ⟁ **für Nervenkranke** cl. for nervous diseases **orthopädische** ⟁ orthop[a]edic (i:) cl. ⟁ **für Tbc-Kranke** T.b. clinic ⟁**aufenthalt** m stay in hospital ⟁**aufnahme** f admission to a hospital ⟁**befund** m result (ʌ) of clinical examination ⟁**behandlung** f hospital treatment ⟁**bett** n hospital bed ⟁**einweisung** f admission to a hospital ⟁**entbindung** f hospital delivery (i) ⟁**er** m clinician (i) ⟁**[o]pathologie** f clinical pathology ⟁**packung** f hospital-size pack ⟁**patient** m in-patient (ei), ward--patient, hospitalised patient ⟁**personal** n hospital staff ⟁**um** n hospital od clinical centre, teaching hospital ⟁**versuch** m clinical trial (ai) ⟁**verwaltung** f hospital administration
klinisch clinical ~**röntgenologisch** clinicoroentgenologic[al] (ɔ)
Klino|daktylie f (Radialabweichung des vierten u fünften Fingers) clinodactyly, clinodactylism ~**id** clinoid (ai) ⟁**manie** f (Bettsucht) clinomania ⟁**therapie** f clinotherapy (e) ~**zephal** (sattelköpfig) clinocephalic (æ) ⟁**zephalie** f (Sattelköpfigkeit) clinocephalism, clinocephaly ⟁**zephalus** m (Sattelkopf) clinocephalus, saddle-shaped skull
Klipp m clip
Klippel-Trenaunay-Weber (kli'pɛl-treno'nɛ-'wi:bə)-**Syndrom** n Klippel-Trenaunay syndrome
Klisiometer n cliseometer
Klistier n (Einlauf) enema (e) ~**en** to clysterise (i), to give an enema ⟁**rohr** n rectal tube (ju:) ⟁**spritze** f enema od rectal syringe (i)
Klitor|algie f clitoralgia ⟁**ektomie** f s Klitoridektomie ⟁**idektomie** f chir clitoridectomy, excision (i) of the clitoris (i)
Klitoris f (Kitzler) clitoris / übermäßig große ⟁ megaloclitoris ⟁- clitoral (i), clitoridean (i) ⟁**amputation** f clitoridectomy ⟁**bändchen** n (Frenulum clitoridis (PNA)) frenulum of the clitoris ⟁**blutung** f clitorrhagia (ei) ⟁**entfernung** f clitoridectomy ⟁**entzündung** f clitoriditis, clitoritis ⟁**exzision** f clitoridectomy ⟁**falte** f (weibliche Vorhaut) female prepuce (u:), fold of the clitoris ⟁**inzision** f chir clitoridotomy, clitorotomy ⟁**krise** f spasmodic (ɔ) erection of the clitoris ⟁**mus** m clitorism (i) ⟁**schmerz** m clitoralgia

(klitə'rældʒiə) ⟁**schnitt** m chir clitoridotomy, clitorotomy ⟁**smegma** n smegma (e) clitoridis (ɔ) ⟁**spaltung** f chir clitoridotomy, clitorotomy ⟁**vergrößerung** f clitorism (i)
Kloake f embr cloaca (ei) ⟁- cloacal (ei) ⟁**nspalte** f embr genital embryonic (ɔ) cleft ⟁**ntheorie** f ps cloaca theory
Klon m genet clone (ou) / autoreaktiver od verbotener ⟁ forbidden clone
klonisch clonic (ɔ)
Klono|graph m clonograph (ɔ) ⟁**graphie** f clonography (ɔ) ~**graphisch** clonographic (æ)
Klon[selektions]theorie f genet clonal selection theory
Klonus m clonus (ou), clonospasm (ɔ)
klopf|empfindlich (Schädel) tender on percussion ~**end** throbbing, beating ⟁**massage** f (Hackmassage) hacking, tapping / (leichte) frolement (froul-'mã), tapotement (ã) ⟁**phänomen** n Erni's ('erniz) phenomenon (ɔ) ⟁**plättchen** n plessimeter (i) ⟁**schall** m (Perkussion) percussion (pə:'kʌʃən) sound od note / amphorischer ⟁ amphoric (ɔ) percussion note / gedämpfter ⟁ dull percussion note ~**schmerzhaft** sensitive to tapping od percussion ⟁**versuch** m (nach Goltz) Goltz's ('gɔltsiz) experiment (i)
Klosettstuhl m bed chair
Kloß m (im Hals) lump in the throat, globus (ou) hystericus (e) ⟁**gefühl** n globus hystericus
Klostridiennephritis f clostridial (i) nephritis
Klostridium n Clostridium (i)
Klownismus m ps clownism ('klaunizm)
KLT = Konzentrations-Leistungs-Test n Düker's concentration test
Kluge ('klu:gə)-**Schwangerschaftszeichen** n Kluge's sign
Klümpchen n (z B Blut) blob, small clot / ⟁ bilden to clot ⟁**bildung** f clotting
klumpen (Blut usw) to clot ⟁ n bakt clumping (ʌ), aggregation ⟁ m lump, clot / cluster (ʌ) / (Zellen) clump / (Knoten) knot, node ⟁**niere** f ren informis ⟁**zellen** f pl dark cells in the iris ('aiəris)
Klump|fuß m clubfoot, talipes ('tælipi:z) varus ~**füßig** (Fuß) clubbed / (Mensch) club-footed, taliped ('tæliped) ⟁**fuß-operation** f Phelp's (felps) operation ⟁**fußschuh** m clubfoot shoe ⟁**gesicht** n facies ('feiʃii:z) vara (ɛə) ~**hand** f clubhand, talipomanus (ɔ) ~**händig** club--handed ⟁**hüfte** f (Coxa vara) coxa vara ~**ig** conglomerate (ɔ), grumose (u:), grumous, clotted
Klumpke ('klumpkə)-**Lähmung** f Klumpke's paralysis (æ), Déjerine (deʒə'ri:n)-Klumpke syndrome, paresis (i:) of the plexus brachialis (ei)
Klumpung f conglobation, clotting, clumping (ʌ), agglutination, conglomeration, ⟁**sreaktion** f agglutination reaction
Klupanodonsäure f (Acidum clupanodonicum) clupanodonic acid
Klüver-Bucy ('klu:və'bju:si)-**Syndrom** n Klüver-Bucy syndrome, temporal lobectomy behavio[u]r syndrome
Klysma n clysma (i), enema (e)
Klystier n s Klistier
Klystron n elektr (Kurzwellenröhre) clystron

Klytämnestra-Komplex m Clytemnestra complex
KM = Kanamycin n kanamycin, KM / röntg = Kontrastmittel n contrast medium (i:), CM / = Kontraktionsmahlzeit f Boyden meal
knabber|n to nibble ⟁**zange** f chir nibbling forceps pl
Knaben|freund m sex s Päderast ⟁**kraut** n pharm Orchis ('ɔ:kis) ⟁**liebe** f sex s Päderastie ⟁**schänder** m sex s Päderast
knacken (Gelenk) to crack
Knall|quecksilber n chem fulminate (ʌ) of mercury ⟁**säure** f (Fulminsäure) fulminic (i) acid
Knarren n (Gelenk) grating (ei)
Knäuel n (Gefäßknäuel) glomerule ('glɔməru:l), glomerulus, pl glomeruli (glɔ'merulai), glomus (ou), pl glomera ('gloumərə) / convolution ⟁**bildung** f (Mitose) spireme ('spaiəri:m) ⟁**drüsen** f pl (Glandulae glomiformes (PNA)) glomiform (ou) glands ⟁**filarie** f Onchocerca volvulus ~**ig** convoluted, glomerate (ɔ), glomerular (e), glomerulose (e), volute (ɔ)
Knaus-Ogino (knaus-o'gi:no)-**Methode** f Knaus-Ogino method (e), "rhythm method"
Knebel m gag ⟁**presse** f chir tourniquet ('tuənikei) ⟁**verband** m tourniquet bandage
Kneifmassage f pincement (pæns'mã)
Kneipp|arzt m hydriatrist (æ) ⟁**heilkunde** f hydropathy (ɔ), Kneipp's (knaips) method (e) ⟁**kur** f hydropathic (æ) treatment, water cure, Kneipp cure ⟁**lehre** f kneippism ('naipizm) ⟁**verfahren** n Kneipp's method, kneippism, hydrotherapeutics (ju:), hydrotherapy
kneten (auch massieren) to knead (ni:d) ⟁ n (Massieren) kneading (i:)
Knetmassage f (Walkmassage) kneading [massage (mæ'sa:ʒ)], pétrissage (peitri'sa:ʒ), malaxation, foulage (fu'la:ʒ)
Knick m crack / (Darm) kink ~**beinig** knock-kneed ⟁**bildung** f (Gefässe) kinking ⟁**bruch** m (Grünholzbruch) chir greenstick fracture, partial fracture, hickory-stick fracture, bent fracture, incomplete (i:) fracture, infraction ⟁**en** n (Darm) kinking ~**en** (bes Darm) to kink / (Knochen) to crack ⟁**fuß** m pes (peiz) valgus ⟁**hohlfuß** m talipes ('tælipi:z) cavovalgus ⟁**plattfuß** m pes valgoplanus ⟁**ung** f (Knochen) crack / anat flexion / (Darm) kink, kinking
Knie n knee, genu ('dʒenju:), pl genua ('dʒenjuə) ⟁- genual ('dʒenjuəl), genicular (i) ⟁ **u. Brust betr.** genupectoral ⟁ **u. Ellbogen betr.** genucubital (ju:) ⟁**ankylose** f knee-joint stiffening, ankylosis of the knee-joint ⟁**arterie** f, mittlere (Arteria genus media (PNA)) middle genicular artery **obere laterale** ⟁ (Arteria genus superior lateralis (PNA)) lateral superior genicular artery; **obere mediale** ⟁ (Arteria genus superior medialis (PNA)) medial superior genicular artery **untere laterale** ⟁ (Arteria genus inferior lateralis (PNA)) lateral inferior genicular artery; **untere mediale** ⟁ (Arteria genus inferior medialis (PNA)) medial inferior genicular artery ⟁**beuge** f popliteal (i:) fossa od space / (als Übung) knee--bending exercise / tiefe ⟁n [machen] deep knee-bend[ing] ⟁-**Brustlage** f knee-breast od genupectoral position

(i) ⇂ellenbogenlage f knee-elbow od genucubital position ⇂flechse f s ⇂-sehne ~förmig (abgebogen) geniculated (i), geniculated
Kniegelenk n (Articulatio genus (PNA)) knee-joint ⇂band n knee-joint ligament (i) ⇂entzündung f (Gonitis) gonarthritis, gonitis, knee-joint inflammation ⇂erguß m water on the knee, effusion (ju:) in a knee-joint ⇂eröffnung f gonarthrotomy ⇂kapsel f capsule of the knee-joint ⇂luxation f luxation of the knee ⇂maus f knee-joint mouse ⇂resektion f gonarthrectomy
Knie|gicht f gout in the knee, gonagra (gɔ'nægrə) ⇂-Hacken-Versuch m heel--knee test ⇂höcker m, innerer, seitlicher (Corpus geniculatus mediale, laterale (PNA)) medial, lateral geniculate body ⇂kehle f (Fossa poplitea (PNA)) popliteal (i:) fossa od space, hollow of the knee ⇂kehlen- popliteal ⇂kehlenband n popliteal ligament (i) ⇂kehlenmuskel m (Musculus popliteus (PNA)) popliteus muscle ⇂lage f (Fet) incomplete (i:) breech presentation, knee presentation ⇂lasche f chir knee plate--screw ⇂luxation f knee dislocation
knien to kneel / nieder~ to kneel down ⇂ n kneeling attitude (æ) ~d kneeling, on one's knees
Knie|phänomen n knee-jerk reflex (i:) ⇂pflasterverband m knee strapping ⇂resektion f resection of the knee-joint ⇂scheibe f patella, rotula (ɔ), knee-pan, knee-cap
Kniescheiben|- patellar, rotular (ɔ) ⇂band n (Ligamentum patellae (PNA)) ligamentum patellae, patellar ligament ⇂basis f (Basis patellae (PNA)) base of the patella ⇂phänomen n patellar clonus ⇂reflex m patellar od knee-jerk reflex, knee jerk ⇂resektion f patellectomy ⇂schleimbeutel m prepatellar bursa (ə:) ⇂sehne f patellar ligament (i) od tendon ⇂spiel n motility of the knee--pan ~wärts (gelegen) rotulated (ɔ)
Knie|schere f s Winkelschere ⇂schleimbeutel m prepatellar bursa ⇂schleimbeutelentzündung f bursitis prepatellaris (εə) / (chronisch) housemaids' knee ⇂schmerz m pain in the knee, gonalgia (æ) / (bei Gicht) gonagra (gɔ'nægrə) ⇂schützer m knee-pad ⇂sehne f tendo patellaris, patellar ligament (i) ⇂sehnenklonus m patellar clonus (ou) ⇂sehnenreflex m knee-jerk [reflex (i:)] ⇂vene f (Vena poplitea (PNA)) popliteal vein ⇂wasser n water on a knee ⇂wundhaken m chir knee retractor
Kniff m (Umschlagstelle) fold
knirschen (Gelenk) to grate / (Zähne) to gnash (næʃ) od to grind (ai) one's teeth ⇂ n (Gelenk) grating / (Zähne) gnashing, grinding, bruxomania (ei), bruxism (ʌ), brycomania
knister|n (krepitieren) to crepitate (e) ⇂ n (Lunge) crepitus (e), crepitation ~nd (Lunge) crepitant (e) / leise ~ subcrepitant ⇂rasseln n [crackling] rale, râle (a:) / leises ⇂ subcrepitant rale, subcrepitation ⇂ton m crepitation, crackling sound
Knoblauch m (Allium) bot, pharm garlic ~artig alliaceous (ei) ⇂mittel n pharm garlic preparation ⇂öl n pharm garlic oil ⇂saft m pharm garlic juice (dʒu:s)
Knöchel m knuckle ('nʌkl) (nur Fuß) malleolus (i:), anklebone, ankle ⇂- (nur

Fuß) malleolar (i:) ⇂bruch m malleolar fracture ⇂chen n ossicle ⇂gabelsprengung f breaking-open of the ankle joint ⇂gegend f (Fuß) malleolar region (i:) ⇂gelenk n (Articulatio talocruralis (PNA)) (Fuß) ankle joint ⇂ödem n [o]edema (i:) of the malleolar region ⇂vene malleolar vein ⇂verletzung f injured ['indʒəd] ankle
Knochen m (Os (PNA)) bone ⇂- bone, osseous, bony, osseo- (Vors), osteal (ɔ), osteo- (Vors) ⇂ u. Aponeurose betr. osseo-aponeurotic (ɔ) ⇂ u. Bindegewebe betr. osseofibrous (ai) ⇂ u. Gelenk betr. osteo-articular (ʌ) ⇂ u. Knorpel betr. osseocartilaginous, osteocartilaginous (æ), osteochondral ⇂abbau m bone destruction, osteoclasis (ɔ) ~abbauend osteoclastic ~ähnlich bonelike, ossiform ⇂alter n bone age ⇂aneurysma n osteo-aneurysm (æ) ⇂ansatz m (Epiphyse) epiphysis (i) / (Muskel) insertion ⇂apparat m osseous system (i), bone system, skeletal (e) system ~artig bonelike, ossiform, osteoid ⇂asche f pharm bone ash ⇂atrophie f bone atrophy ⇂aufbau m formation of bone, osteogenesis ('dʒenəsis) ~aufbauend bone-building, osteogenetic (e), osteogenous (ɔ) ⇂auflagerung f ectostosis ~auflösend osteolytic (i) ⇂auflösung f (Osteolyse) osteolysis (ɔ) ⇂auswuchs m bony outgrowth, exostosis, osseous tumo[u]r (ju:) ⇂auswuchs- exostotic (ɔ) ⇂bälkchen n trabecula (e), pl trabeculae ⇂bau m osseous structure (ʌ) / (Körper) framework of the body, build ⇂beschreibung f anat osteography (ɔ) ⇂beteiligung f bone involvement ~bildend bone-forming, bone-building, osteogenetic, osteogenous / histol osteoblastic, osteoplastic ⇂bildung f bone formation, osteogenesis ('dʒenəsis), osteogeny (ɔ) / (Verknöcherung) ossification / (in Muskeln) sarcostosis / (gestörte Knochenbildung) dysostosis / ⇂ an falscher Stelle (Muskel, Bindegewebe) parosteosis, parostosis ⇂bildungshemmung f anosteoplasia (ei), anostosis, hypostosis ⇂blutung f osteorrhagia (ei) ⇂bohrer m bone drill, bone perforator ⇂bohrung f chir forage ('foridʒ) ⇂bolzung f chir union (ju:) of two bone-fragments (æ) by means of a steel peg, nailing ⇂brand m necrosis od caries ('kəərii:z) of a bone
Knochenbruch m [bone] fracture (æ) einfacher ⇂ simple fracture eingekeilter ⇂ impacted fr. geschlossener ⇂ closed fr. gesplitterter ⇂ comminuted fr. komplizierter ⇂ open od compound fr. offener ⇂ open fr. Subperiostaler ⇂ subperiosteal fr. unvollständiger ⇂ infraction verkeilter ⇂ impacted fr.
Knochen|brüchigkeit f brittleness (i) of the bones, osteopsathyrosis ('ɔstio-,psæθi'rousis), fragility of the bones, Lobstein's ('lɔ:pstainz) disease od syndrome ⇂bruchtherapie f treatment of bone fractures ⇂brücke f (Transplantat) bone-onlay / anat bone bridge ⇂deformität f osseous deformity ⇂dichte f bone density ⇂doktor m F osteopath, bone-setter ⇂dosis f bone dose ⇂drahtnaht f chir wire suture (ju:) of a bone ~durchdringend perosseous ⇂durchmeißlung f bone osteotomy osteoclasis (ɔ) ⇂durchtrennung f (Osteotomie) chir osteotomy ⇂dystrophie f osteodys-

trophia (ou), osteodystrophy (i) ⇂eindellung f pit in a bone ⇂einlagerung f (z B Strontium) bone deposition ⇂einrichter m bone-setter ⇂einschiebsel n chir bone inlay ⇂einschmelzung f deossification, osteoclasis (ɔ) ⇂entwicklung f bone development (e), osteogenesis / gestörte ⇂ impaired (εə) development of bones od osteogenesis, hypostosis, dysosteogenesis ⇂entzündung f inflammatory (æ) bone process (ou), ostitis, osteitis / (mit Beteiligung aller Schichten und des Marks) periosteomyelitis (ai) ⇂erkrankung f osteopathy (ɔ), bone disease ⇂ernährung f osteotrophy (ɔ) ⇂erweichung f osteomalacia (mɔ'leiʃiə), mollities (mɔ'liʃii:z) ossium, deossification ⇂extension f skeletal (e) traction, bone traction ⇂faser f histol bone fibre (ai) ⇂faßzange f chir bone-holding od lion (ai)-jawed (ɔ:) forceps pl ⇂fäule f (Karies) caries ('kəərii:z), necrosis ⇂feile f bone file ⇂fett n bone fat ⇂fissur f pilation ⇂fistel f bone fistula ⇂fortsatz m apophysis (ɔ), pl apophyses (ə'pɔfisi:z), bony process (ou) ⇂fraktur f (therapeutisch) osteoclasis (ɔ) / (sonst) fracture ⇂fräse f bur[r] (ə:) ⇂fraß m caries ('kəərii:z) of a bone, necrosis of a bone ⇂fuge f synarthrosis ⇂gefüge n ossature ('ɔsətjuə) ⇂gelenkkrankheit f disease of a joint and of the adjacent (ei) bones ⇂gerüst n (Gerippe) skeleton (e), osseous system (i) ⇂geschwulst f bone tumo[u]r (ju:), osteoma ⇂gewebe n bony od osseous tissue ('tisju:) / (unverkalktes) osteoid tissue ~gewebeenthaltend ossiferous (i) ⇂gewebszerstörung f osteoclasia (ei), osteoclasis (ɔ) ⇂grundsubstanz f matrix (ei) of the bone ⇂haft f (Synostosis (PNA)) synostosis ⇂haken m bone hook ⇂hals m neck of a bone ⇂ha[l]teklammer f bone--holding clamp, bone clamp ⇂halter m chir bone-holding (ou) forceps pl ⇂haltezange f s ⇂halter ⇂hammer m mallet (æ) ⇂hand f skeleton (e) hand ⇂haushalt m bone metabolism ⇂haut f (Periost) periosteum ⇂hautabszeß m subperiosteal abscess (æ) ⇂hautelevatorium n periosteum elevator (e) ⇂hautentzündung f (Periostitis) periostitis, perosteitis ⇂hautentzündungs- periostitic (i) ⇂haut- u. Knochenmarkentzündung f periost[e]omedullitis ⇂hautmesser n chir periosteotome ⇂hautödem n periosteo-[o]edema (peri'ɔstio-i:'di:mə) ⇂hautspaltung f chir periost[e]otomy ⇂hauttumor m periostoma, periostoma ⇂hautverdickung f (entzündl.) pachyperiostitis (ai) ⇂höhle f (Markhöhle) bone cavity (æ), marrow (æ) cavity ⇂höhlenplombierung f medullary (ʌ) plombage (plɔm'ba:ʒ) ⇂hypertrophie f hyperosteogeny (ɔ), hyperostosis, extosis ⇂impression f depression of a bone ⇂kallus m callus (æ), pl calluses ⇂kanälchen n Haversian (ə:) canal (æ) ⇂karzinom n s ⇂krebs ⇂kerbe f notch of a bone ⇂kern n ossification centre [US center] ⇂klammer f bone [holding] clamp / (kleine) bone clip ⇂knirschen n (Krepitieren) bony crepitus (e)
Knochenknorpel m bone cartilage ('ka:tilidʒ) ⇂dystrophie f osteochondrodysplasia (ei) ⇂sarkom n osteochondrosarcoma
Knochen|kohle f bone charcoal, animal

charcoal ∼**kompakta** *f* compact tissue ∼**körperchen** *n histol* bone *od* osseous cell ∼**krankheit** *f* osteopathy (ɔ); disease of bones / konstitutionelle ∼ constitutional osteopathy *od* disease of bones ∼**krebs** *m* bone cancer, osteocarcinoma ∼**krümmung** *f* osteocampsia ∼**lade** *f s* Totenlade ∼**lamelle** *f* osseous lamella ∼**lehre** *f* osteology (ɔ) ∼**leiden** *n* osteopathy (ɔ) ∼**leim** *m* gelatin (e) ∼**leiste** *f* crest, ridge, crista ∼**leitung** *f* (Töne) bone conduction (ʌ) (BC) / (Schädel) osteophony, osteo-acousia (u:) ∼**leitungsprobe** *f* bone-conduction test ~**los** boneless ∼**-Luftlücke** *f* (Differenz zwischen Knochen- und Luftleitungskurve im Audiogramm) air-bone gap ∼**luxation** *f* bone dislocation

Knochenmark *n* (Medulla ossium (*PNA*)) [bone] marrow (æ) / gelbes ∼ yellow marrow / rotes ∼ red marrow ∼- medullary (ʌ), myelo-('maiəlo-) (*Vors*) ∼**abstrich** *m* bone marrow smear ~**bedingt** myelogenous (ɔ), myelogenic (e), medullary (ʌ) ∼**bildung** *f* myelopoiesis (ˌmaiəlopɔi'i:sis) ∼**degeneration** *f* myelophthisis (maiə'lɔθisis) ∼**depression** *f* bone-marrow depression ∼**differentialanalyse** *f* h[a]emomyelogram (ai) ∼**dysplasie** *f* bone marrow dysplasia (ei) ∼**eiterung** *f* osteomyelitis ∼**empfänger** *m chir* bone-marrow recipient (i) ∼**entzündung** *f* (Osteomyelitis) osteomyelitis / medullitis ∼**fibrose** *f* myelofibrosis ∼**geschwulst** *f* myeloblastoma, medullary tumo[u]r ∼**gift** *n* myelotoxin ∼**insuffizienz** *f* dysfunction (ʌ) of the bone marrow ∼**kapillargefäß** *n* capillary (æ) of the bone marrow ∼**kultur** *f* medulloculture (ʌ) ∼**leukämie** *f* medullary *od* myeloid (ai) leuk[a]emia (i:) ∼**leukozyt** *m* myeloblast (ai) ∼**lymphozyt** *m* myelolymphocyte (i), lymphoblast ∼**monozyt** *m* myelomonocyte (ɔ) ∼**nagelung** *f chir* medullary *od* marrow nailing ∼**plombierung** *f* marrow plombage (plɔm'ba:ʒ) ∼**proliferation** *f* panmyelosis ∼**punktion** *f* bone-marrow puncture (ʌ) *od* aspiration ∼**riesenzelle** *f* (vielkernig) mega[lo]karyocyte (æ), giant (ai) cell of the bone marrow ∼**sarkom** *n* myelogenic (e) sarcoma, myelosarcoma ∼**schädigung** *f* injury of the medulla (ʌ) of a bone *od* of the bone marrow / (durch Gift) myelotoxicosis ∼**schwund** *m* (Markschwund) [pan]-myelophthisis (maiə'lɔθisis) ∼**spender** *m chir* donor (ou) of bone marrow ∼**transplantation** *f s* ∼übertragung ∼**tumor** *m* medullary tumo[u]r (ju:) ∼**übertragung** *f* transplantation of bone marrow ∼**unterfunktion** *f* anh[a]emathosis, anh[a]ematopoiesis (i:) ∼**zelle** *f* (Markzelle) marrow cell, myeloid (ai) cell ∼**zellendiagramm** *n* myelogram (ai) ∼**zellengenese** *f* myelopoiesis (i:)

Knochen|matrix *f* bone matrix (ei), osteoid matrix ∼**mehl** *n* bone meal ∼**meißel** *m* osteotome, bone chisel (i) / (flacher) straight osteotome / (gekehlter) rounded o. ∼**messer** *n* bone knife ∼**messung** *f* osteometry (ɔ) ∼**metastase** *f* bone metastasis / osteoblastische ∼ osteoplastic bone metastasis ∼**mineralgehalt** *m* bone mineral content ∼**mineralisation** *f* bone mineralisation ∼**muskelsystem** *n* musculo (ʌ)-skeletal (e) system (i) ∼**nadel** *f* bone needle ∼**nagel** *m* fracture nail, bone peg / Steinmann's ('stainmanz) pin ∼**nagelung** *f chir* [bone] nailing ∼**naht** *f chir* osteorrhaphy (ɔ), osteosuture (ju:), bone suture / *anat* seam, junction (ʌ) [of bones] ∼**narbe** *f* (Kallus) callus, *pl* calluses ∼**nekrose** *f* (Knochentod) osteonecrosis ∼**neuralgie** *f* osteoneuralgia (æ) ∼**öl** *n* bone oil ∼**partie** *f* part of a bone ∼**perforationszange** *f* bone perforating forceps *pl* ∼**pfanne** *f s* Gelenkpfanne ∼**plastik** *f* (Osteoplastik) boneplasty, bone grafting (a:), osteoplasty ∼**platte** *f chir* bone plate ∼**platten-Biegehebel** *m chir* bone plate wrench ∼**platten-Haltezange** *f* bone plate holding forceps *pl* ~**produzierend** osteogenetic (e), bone-building (i), bone-producing ∼**protuberanz** *f* bony prominence ∼**punktion** *f* bone biopsy, osteostixis (i) ∼**raspel** *f* (Raspatorium) bone rasp (a:), osteotribe ∼**regeneration** *f* osteo-anagenesis (e), regeneration of bones ∼**reiben** *n* bony crepitus (e) ∼**reifung** *f* bone maturation, osseous maturation, osteomaturation ∼**renker** *m* bone-setter, osteopath (ɔ), osteopathist (ɔ) ∼**resektion** *f* ostectomy (e) ∼**resektionszange** *f* bone [cutting] forceps *pl* ∼**rinde** *f* cortical bone ∼**riß** *m* (Fissurbruch) fissure[d] ('fiʃə) fracture ∼**säge** *f* bone saw ∼**salz** *n* inorganic substance (ʌ) of a bone ∼**sarkom** *n* (Osteosarkom) osteosarcoma, sarcomatous (ou) ostitis *od* osteitis, osteogenic (e) sarcoma, bone sarcoma ∼**scan** *m radiol* bone scan ∼**schaber** *m* raspatory (a:), bone rasp ∼**schädigung** *f* (durch Röntgen) osteoradionecrosis ∼**schaft** *m* (Diaphyse) diaphysis (æ), shaft (a:) ∼**schale** *f* cortical bone ∼**schalleitung** *f* (Schädel) osteophony (ɔ), osteo-ac[o]usis (u:) ∼**schere** *f chir* bone scissors *pl od* forceps *pl* ∼**schicht** *f* bony layer ('lɛə) ∼**schmerz** *m* (Syphilis) osteocopic (ɔ) pain / (*sonst*) ostalgia (æ), ostealgia (æ), bone-pain ∼**schneidezange** *f* bone [cutting] forceps *pl* ∼**schraube** *f* bone-screw / tirefond (tiə'fɔ̃) ∼**schrauben-Haltezange** *f* bone screw holding forceps *pl* ∼**schrauben-Lösehebel** *m* bone screw remover ∼**schuppe** *f anat* scale ∼**schwiele** *f* callus ∼**schwund** *m* atrophy (æ) of a bone, osteolysis (ɔ) ∼**segment** *n* osteomere ∼**sensibilität** *f* pall[a]esthesia (i:), sim[a]esthesia, osseous (ɔ) *od* bone sensibility ∼**spalte** *f* bone fissure ('fiʃə) ∼**span** *m* bone chip ∼**splitter** *m* [bone] splinter, chip, bone fragment *od* spicule (i) ∼**spongiosa** *f* cancellous tissue ∼**stoffwechsel** *m* bone metabolism ∼**struktur** *f* bone structure (ʌ) ∼**stück** *n* bone fragment / (kleines) splinter, chip ∼**stumpf** *m* bone stump (ʌ) ∼**substanz** *f* bony substance (ʌ) *od* tissue ~**suchend** bone-seeking ∼**sucher** *m* substance that lodges in bones ∼**syphilis** *f* gummatous (ʌ) osteitis ∼**system** *n* osseous *od* bone system (i) ∼**szintigramm** *n radiol* bone scan *od* scintigram ∼**szintigraphie** *f radiol* bone scanning *od* scintigraphy ∼**transplantat** *n* bone graft, allograft *od* transplant ∼**transplantation** *f* bone grafting (a:) ∼**tuberkulose** *f* tuberculous osteitis / surgical (ə:) tuberculosis ∼**tumor** *m* (Osteom) bone tumo[u]r (ju:), osteoma, *pl* osteomata (ou), bone neoplasm ∼**überpflanzung** *s* ∼transplantation ∼-veränderung *f* osseous change ∼**vereinigung** *f* osteosynthesis (i) ∼**verkümmerung** *f* (entwicklungsbedingt) anostosis ∼**verlagerung** *f* ostectopy, ostectopia (ou), osteectopy ∼**verwachsung** *f* bony ankylosis ∼**vorsprung** *m* prominence (ɔ) of a bone ∼**wachstum** *n* bony growth ∼**wucherung** *f* hypertrophy of bone tissue ∼**zacke** *f* spur (ə:) ∼**zange** *f* rongeur (rɔ̃'ʒə:), bone-cutting forceps *pl* / (zum Fassen) bone forceps *pl* / (zum Halten) bone-holding forceps *pl* ∼**zelle** *f* bone cell, osteocyte ∼**zellensarkom** *n* osteogenic (e) *od* osteoblastic sarcoma (ou) ∼**zug** *m chir* bone traction; skeletal (e) traction ∼**zyste** *f* bone cyst / aneurysmatische ∼ aneurysmal bone cyst

knöchern bony (ou), osseous

knochig bony, osseous / (Körperbau) raw-boned

Knöllchen *n bot, anat* nodule (ɔ)

Knoll (knɔl)**-Drüsen** *f pl* (Glandulae laryngeae (*PNA*)) laryngeal glands

Knolle *f* bulb (ʌ), tuber (ju:)

knollen|ähnlich bulboid (ʌ), tuberous (ju:) ~**artig** (Gewächs, Tumor) phymatoid ('faimətɔid) ∼**blätterpilz** *m s* ∼blätterschwamm ∼**blätterschwamm** *m bot* Amanita (ai) phalloides (fæ'lɔidi:z), poisonous agaric (æ), death-head / grüner ∼ (Amanita phalloides) *bot* Amanita phalloides, death-head / weisser ∼ (Amanita verna) *bot* Amanita verna, fool's mushroom ∼**blätterschwammvergiftung** *f* death-head poisoning (ɔi) ∼**gewächs** *n bot* tuberous (ju:) plant ∼**krankheit** *f s* Elephantiasis ∼**krebs** *m* keloid (i:) ∼**nase** *f* rhinophyma (ai), potatoe (ei) nose, hammer nose

knollig bulbiform (ʌ), bulbous (ʌ), tuberous (ju:)

Knopf *m anat* umbo (ʌ), *pl* umbones (ou) ~**artig** *anat* umbonate (ʌ) ∼**drainage** *f* button drainage ∼**häkchen** *n* probe hook ∼**lochnaht** *f chir* buttonhole (ʌ) suture (ju:) ∼**lochschnitt** *m chir* buttonhole (ʌ) incision ∼**lochstenose** *f* mitral (ai) buttonhole ∼**naht** *f chir* interrupted (ʌ) *od* knotted suture / (mit Knopf) button suture / (mit 2 Knöpfen) double-button suture ∼**seide** *f chir* suture silk ∼**sonde** *f* bulb-headed *od* bulbous (ʌ) sound (au) *od* probe / enucleator (nju:)

Knorpel *m* (Cartilago (*PNA*)) cartilage ('ka:tilidʒ) ***elastischer*** ∼ elastic *od* yellow c. ***faseriger*** *od* ***fibröser*** ∼ fibrocartilage ***freier*** ∼ ***im Gelenk*** (Gelenkmaus) floating *od* loose (u:) c. ***hyaliner*** ∼ hyaline ('haiəlain) c. ***netzartiger*** ∼ fibro-elastic *od* reticular (i) c. ***verkalkter*** ∼ calcified (æ) c. ***verknöchernder*** ∼ temporary *od* ossifying c. ∼- chondral, cartilaginous (æ), chondro- (*Vors*) ∼**affektion** *f* chondropathy (ɔ) ~**ähnlich** chondroid, cartilaginoid (æ), resembling cartilage ~**artig** *s* ~ähnlich ∼**auswuchs** *m* chondrosis ∼**belag** *m* cartilaginous covering (ʌ) ~**bildend** cartilage-forming, chondrogenic (e), chondrogenous (ɔ) ∼**bildung** *f* chondrogenesis / (Verknorpelung) chondrification, chondrosis ∼**bildungszelle** *f* chondroblast ∼**brücke** *f* cartilaginous bridge ∼**durchschneidung** *f* (Chondrotomie) chondrotomy (ɔ) ∼**durchtrennung** *f* chondrotomy ∼**entfernung** *f* chondrectomy ∼**entzündung** *f* chondritis ∼**erwei-**

chung f (Chondromalazie) chondroma-lacia (mə'leiʃiə), softening of the cartilages ⟋fuge f (Synchondrosis (*PNA*)) primary cartilaginous joint, synchondrosis ⟋gelenk n symphysis (i), cartilaginous joint ⟋geschwulst f (Chondrom) chondroma, cartilaginous tumo[u]r (ju:) ⟋gewebe n cartilage *od* cartilaginous tissue / (embryonales) chondroid tissue ⟋gewebstumor m chondroma ⟋grundsubstanz f matrix (ei) of cartilage ⟋haft f s ⟋fuge ⟋haut f (Perichondrium) perichondrium ⟋hauttumor m perichondroma ~ig cartilaginous (æ), chondral, chondric, chondro- (*Vors*) / fast ~ semicartilaginous (æ) ⟋krebs m chondrocarcinoma ⟋lehre f chondrology (ɔ) ⟋leiden n chondropathy (ɔ) ⟋leim m collagen / chondrin ⟋messer n chondrotome ⟋mischgeschwulst f myxochondroma, chondromyxoma ⟋-myom n chondromyoma (mai'ouma) ⟋myxosarkom n chondromyxosarcoma ⟋nekrose f necrosis of [a] cartilage, chondronecrosis ⟋pathologie f chondropathology (ɔ) ⟋plastik f chondroplasty ⟋porose f chondroporosis (pɔ:'rousis) ⟋resektion f chondrectomy ⟋sarkom n chondrosarcoma ⟋schädel m chondrocranium (ei) ⟋schere f chondrotome ⟋schmerz m chondrodynia (i), chondralgia (æ) ⟋schwund m chondrolysis (kɔn'drɔlisis) ⟋spange f bridge of cartilage ⟋tang m bot carrag[h]een (æ), Irish moss ⟋tumor m chondroma ⟋tumorbildung f chondromatosis ⟋übertragung f chir cartilage grafting (a:) ⟋verbindung f anat synchondrosis ⟋verkalkung f calcification of cartilaginous (æ) tissue ⟋verknöcherung f cartilaginous ossification, enostosis ⟋verpflanzung f cartilage grafting (a:) ⟋wachstum n growth *od* development of a cartilage ⟋wachstumsstörung f chondrodystrophy (i), chondrodysplasia ⟋zelle f cartilage cell, chondrocyte, chondroblast ⟋zellensarkom n chondrosarcoma ⟋zellentumor m chondroma ⟋zerfall m chondrolysis (ɔ) ⟋-Zungenmuskel m (Musculus chondroglossus (*PNA*)) chondroglossus muscle

Knorren m anat protuberance (ju:)

Knosp|e f bud (ʌ) ~en to bud ⟋ung f (Sprossung) budding, gemmation / embr blastogenesis, blastogency (ɔ)

Knötchen n pathol, anat tubercle (ju:), nodule (ɔ) / (am Hymen) caruncula (ʌ) / (Papel) papule (æ) / lymphatisches ⟋ lymphatic nodule ~artig tubercular, nodular (ɔ) ~besetzt (tuberös) tuberous (ju:), nodose (ou), nodulate (ɔ), nodulated (ɔ) ⟋bildung f tuberculation, formation of nodules, nodulation ⟋flechte f (Lichen) lichen ('laikən) ⟋form f nodulation, tuberosity (ɔ) ~förmig nodose (ou), tuberous, nodular (ɔ) ⟋kopfschmerz m nodular headache ⟋rheumatismus m nodose (ou) rheumatism (u:)

Knoten m knot (nɔt) / (Schwellung) lump (ʌ) / anat node, nodus (ou), nodosity (ɔ) / pathol tubercle (ju:) / (Nerv) ganglion / (Krampfader) varix (ɛə), pl varices ('værisi:z) / (Rheuma) granuloma / (Schilddrüse) nodule / atrioventrikulärer ⟋ atrioventricular node / breitbasig aufsitzender ⟋ sessile nodule / chirurgischer ⟋ surgeons' (ə:)

od surgical knot / sitzender ⟋ sessile nodule / ileosigmoidaler ⟋ iliosigmoid knot / zweifacher ⟋ double (ʌ) knot ⟋-nodular (ɔ) ⟋aussatz m (Lepra) nodular leprosy (e) ⟋bildung f pathol knotting, formation of nodosities (ɔ) od nodes, gelosis, phymatosis ⟋extrasystole f atrioventricular nodal extrasystole ~förmig nodose (ou), nodal (ou), nodulated (ɔ), tubercular / ganglio[-]form (æ) ⟋krebs m tuberous carcinoma ⟋kropf m nodular goitre (ɔi) [*US* goiter], struma (u:) nodosa (ou) / toxischer ⟋ Plummer's ('plʌməz) disease ⟋leber f hobnail liver ⟋lepra f nodular od tubercular leprosy (e) ⟋rhythmus m nodal od auriculo--ventricular (i) rhythm ⟋rose f erythema nodosum syndrome ⟋skorbut m button scurvy (ə:)

Knöterich m bot, pharm knotweed

knotig knotty, nodose (ou), nodular (ɔ), nodulate (ɔ), tuberous (ju:), tubercular / (Rippe) beaded (i:) / (Schilddrüse) nodular / (karunkulös) caruncular (ʌ), carunculate / (knotenförmig) toric (ɔ:), torous (ɔ:), knobby ~-geschwürig nodular-ulcerous (ʌ)

knurren (Magen) to rumble (ʌ)

Koagglutination f coagglutination

Koagulans n, pl Koagulantien coagulant (æ)

Koagulase f coagulase (æ) ~-negativ coagulase-negative ~-positiv coagulase--positive ⟋test m coagulase test

Koagulat n (Gerinnsel) coagulum (æ), clot ⟋ion f coagulation, clotting

Koagulations|band n (nach Weltmann) Weltmann ('veltman) coagulation column ⟋elektrode f coagulation electrode ~fördernd coagulative (æ) ~hemmend anticoagulant (æ), anticoagulative ⟋mittel n coagulating agent (ei), coagulant, styptic (i) ⟋nekrose f coagulation necrosis ⟋reaktion f coagulation reaction ⟋vitamin n coagulation vitamin (i) ⟋wärme f heat of coagulation ⟋zeit f clotting time

koagulier|bar coagulable (æ) ⟋barkeit f coagulability ~en to coagulate (æ), to clot ~end (Gerinnung bewirkend) coagulative (æ), coagulant ⟋ung f clotting, coagulation

Koagulin n coagulin (æ), thromboplastin

Koagulo|pathie f coagulopathy (ɔ) ⟋tomie f coagulotomy

Koagulum n coagulum (æ), clot ⟋retraktionszeit f clot retraction time

Koapt|ation f (Zusammenfügen von Fragmenten) co-aptation ~ieren chir to fit od join together

Koarktation f (Verengung) coarctation ⟋sklemme f chir coarctation clamp ⟋s--Syndrom n, umgekehrtes aortic arch syndrome, reversed coarctation

Koarktotomie f (Strikturenbeseitigung durch Schnitt od Durchtrennung des Strikturenringes) chir coarctotomy (ɔ)

Kobalt n chem cobalt ('koubɔ:lt) ⟋-60 [60]Co ⟋-acetat n (*EP*) cobalt acetate (*EP*) ~blau cobalt blue ⟋(II)-chlorid n (*DAB*) cobalt chloride (*BP*, *USP*) ⟋--Mangelkrankheit f der Wiederkäuer vet bush (u) sickness, coast disease ⟋(II)-nitrat n (*DAB*) cobalt nitrate (ai) (*BP*, *EP*, *USP*) ⟋sulfat n chem cobaltous (ɔ:) sulphate (ʌ) [*US* sulf-]

Kobra f cobra (ou) ⟋gift n cobra poison

Koch (kɔx)|-**Bakterium** n (Tuberkelbak-

terium, Mycobacterium tuberculosis) Mycobacterium (iə) tuberculosis (ou) ⟋-Bazillus m (Tuberkelbazillus) Koch's bacillus ⟋-Grundversuch m od -Phänomen n Koch's phenomenon

koch|bar boilable ~beständig pharm coctostabile (ei), coctostable (ei) ⟋blutagar m chocolate agar (ei) ⟋blutplatte f chocolate agar plate ~empfindlich pharm coctolabile (ei) ⟋empfindlichkeit f coctolability (i)

Köcher m orthop socket (ɔ)

Kocher ('kɔxər)|-**Arterienklemme** f Kocher's forceps pl ⟋-**Einrenkung** f Kocher's method ⟋-**Rinne** f chir Kocher's grooved (u:) director ⟋--**Schnitt** m (Gallenblase) Kocher's incision (i) ⟋-**Sonde** f Kocher's probe ⟋-**Zange** f chir Kocher's forceps pl

koch|fest pharm coctostabile (ei), coctostable; fast to boiling ⟋flasche f Lab boiling flask ⟋gasvergiftung f s Leuchtgasvergiftung

Kochlea f (Cochlea) anat cochlea ~r cochlear ⟋risschleife f (Lemniscus lateralis (*PNA*)) lateral lemniscus

Kochleitis f (Entzündung der Innenohrschnecke) cochleitis, cochlitis

Koch|probe f boiling test ⟋punkt m boiling-point

Kochsalz n chem common salt (ɔ:), sodium (ou) chloride ('klɔ:raid) (*BP*) ⟋- saline ('seilain) ~arm low-sodium ⟋ausscheidung f discharge of sodium chloride ⟋-Darmeinlauf m saline enema ⟋entzug m chem extraction of salt / (Verbot) prohibition (i) of salt ⟋fieber n salt fever (i:) ~frei (Diät) salt-free ⟋gehalt m (übermäßiger, im Urin) hyperchloruria (uə) / (übermäßiger, im Blut) hyperchlor[a]emia (i:) ⟋hunger m chlorine ('klɔ:ri:n) hunger (ʌ), salt hunger ⟋infusion f saline infusion (ju:) ⟋injektion f saline injection

Kochsalzlösung f saline ('seilain), saline od salt solution gepufferte ⟋ buffered (ʌ) saline solution (BSS) hypertonische ⟋ hypertonic (ɔ) saline [solution] intravenös verabfolgbare ⟋ intravenous (i:) saline [solution] isotone ⟋ isotonic saline normale ⟋ normal saline phosphatgepufferte ⟋ phosphate buffered saline (PBS) physiologische ⟋ physiologic[al] od normal saline [solution] sterile physiologische ⟋ sterilised (e) physiologic[al] saline [solution]

Kochsalz|quelle f saline spring, brine spring, salt spring ⟋therme f hot salt spring ⟋traubenzuckerinfusion f infusion (ju:) of salt and grape sugar (u) ⟋-Tropf-Klistier n saline enema ⟋verlust m loss of salt

Koch|test m heat test for urinary protein (u:) ⟋ung f pharm coction

Kodein n pharm monomethylmorphine ('meθil'mɔ:fi:n), codeine ('koudi:n) ⟋phosphat n codeine phosphate (*BP*, *USP*)

kodieren genet to code

Kodon n genet codon (ou)

Koeffizient m coefficient ('koui'fiʃənt)

Koenzym n coenzyme ('enzaim), coferment ⟋ A coenzyme A ⟋ I (Nikotinamidadenindinukleotid [NAD]) coenzyme I (nicotinamide-adenine dinucleotide) ⟋ II (Nikotinamidadenindinukleotidphosphat [NADP]) coenzyme II (nicotinamide-adenine dinucleotide phosphate)

273

koexistent co-existent (i)
Koferment n coferment, coenzyme
Koffein n s Coffein ~**frei** decaffeinated **ismus** m caffeinism **rausch** m a state of extreme intoxication as a result of caffeine ~**süchtig** coffee-addicted **vergiftung** f caffeinism, coffeinism
Kofferdam m dent cofferdam, rubber--dam
Kogitationszentrum n association centre [US center]
Kohabit|ation f (Geschlechtsverkehr, Beischlaf) sex intercourse, cohabitation, coition (kou'iʃən), coitus (ou) [nota: cohabitation auch = wilde Ehe] **ationsbeschwerden** f pl dyspareunia (u:) ~**ieren** to cohabit (æ), to have intercourse
Kohle f coal / (Holzkohle) charcoal / (Kohlenstoff) carbon / medizinische (EP, DAB) medicinal charcoal (BPC), activated charcoal (EP) / tierische animal charcoal
Kohlehydrat n chem carbohydrate (ai) **abbau** m carbohydrate catabolism (æ) **ausscheidung** f (im Urin) carbohydraturia (juə) ~**bildend** carbohydrogenic **depot** n carbohydrate store od depot ('depou) ~**reich** (Diät) rich in carbohydrates / starchy, high-carbohydrate **stoffwechsel** m carbohydrate metabolism (æ) **stoffwechselhormon** n carbohydrate metabolism hormone, sugar hormone **verwertung** f carbohydrate utilisation
Kohlen|bogenlampe f carbon arc lamp **dioxyd** n (Kohlensäure) chem carbon dioxide (ɔ), carbonic (ɔ) acid **dioxydspannung** f carbon dioxide pressure od tension (pCO_2) **fadenlampe** f carbon filament (i) lamp **filter** m Lab charcoal filter **gas** n chem coal gas, carbon monoxide (ɔ) gas **gasvergiftung** f CO od carbon-monoxide od coal--gas poisoning **hydrat** n chem s Kohlehydrat **lunge** f (Anthrakose) anthracosis **monoxyd** n chem CO od carbon monoxide (ɔ) **monoxydblut** n carboh[a]emia (i:) **monoxydhämoglobin** n carboxyh[a]emoglobin (ou) **monoxydvergiftung** f (Kohlengasvergiftung, Rauchgasvergiftung) carbon--monoxide (ɔ), poisoning **oxyd** n chem s monoxyd **oxyhämoglobin** n carboxyh[a]emoglobin (ou) **oxydvergiftung** f s gasvergiftung **pulver** n pharm charcoal powder ~**sauer** chem carbonic (ɔ)
Kohlensäure f (Acidum carbonicum) chem carbonic acid, carbon dioxide (ɔ) **anhydrid** n chem carbonic anhydride (ai) **armut** f (Blut) acapnia (æ), hypocapnia **ausscheidung** f (Urin) carbonuria (juə) **bad** n carbon dioxide bath **bildung** f formation of carbon dioxide **entzug** m chem decarbonisation ~**frei** chem decarbonated **gas** n chem carbon dioxide gas ~**gebunden** bakt capnophilic (i) **gehalt** m (hoher, des Blutes) hypercapnia (æ), hypercarbia / (allgemein) carbon dioxide content ~**haltig** chem carbogaseous (æ), containing carbon dioxide **hämoglobin** n carboh[a]emoglobin (ou) **inhalationstherapie** f carbon dioxide inhalation therapy **mangel** m (Blut) hypocapnia, hypocarbia, acapnia (ei'kæpniə) **mikrotom** n carbon dioxide microtome (ai) **normalgehalt** m

(Blut) eucapnia (æ) **salz** n chem carbonate **schnee** m chem carbon dioxide snow, dry ice **schneeanwendung** f cold cautery (ɔ:) **schneebehandlung** f (bei Akne) slush (ʌ) treatment ~**versetzt** chem carbonated
Kohlenstaub m coal dust **lunge** f anthracosis, anthracosilicosis, coal--miners' lung / pneumoconiosis
Kohlenstoff m chem carbon -14 m carbon 14, ^{14}C ~**arm** poor in carbon **dioxyd** n (Kohlensäure) chem carbon dioxide (ɔ) ~~**frei** (Asche) carbon-free **gas** n chem coal gas, choke damp **gehalt** m carbon content **gleichgewicht** n chem carbon equilibrium (i) ~**haltig** chem carbonaceous (ei), carboniferous (i) **kern** m carbon nucleus (ju:) **kette** f chem carbon chain ~**reich** rich in carbon **tetrachlorid** n chem carbon tetrachloride (ɔ:) **verbindung** f chem carbon compound
Kohlenteer m chem coal tar
Kohlenwasserstoff m chem hydrocarbon **verbindung** f chem hydrocarbon compound **vergiftung** f hydrocarbonism
Köhler ('køːlər)|**-Krankheit** f (Köhler I) Köhler's first disease, tarsal scaphoiditis / (Köhler II) Köhler's second disease, Freiberg's infraction (æ) -**Tränenfigur** f Köhler's tear drop
Kohle|tabletten f pl pharm charcoal tablets **therapie** f anthracotherapy (e)
Kohlfieber n leptospirosis
Koilonychie f (Löffelnagel) koilonychia (koilo'nikiə), spoon nail
koinzident concomitant (ɔ)
Koitophobie f ps coitophobia
Koitus m sex [sexual] intercourse, coitus (ou) / a tergo coitus from the rear / in anum anal (ei) c. / in Normalstellung face-to-face position (i) / in os irrumation / schmerzhafter dyspareunia (u:) - coital (ou) **angabe** f (nach Konzeption) coital data (ei) **angst** f sex coitophobia **schock** m sex sexual shock **unfähigkeit** f sex apareunia (u:)
Kojewnikow (ko'jevnikɔf)**-Epilepsie** f Kojewnikoff's [Kozhevnikov's] syndrome od epilepsy, Epilepsia partialis continua
Kojisäure f (Acidum kojicum) kojic ('koudʒik) acid
Koka f bot, pharm coca (ou) **blätter** n pl pharm coca leaves
Kokain n pharm cocaine (ko'kein) (BP), sl snow **hydrochlorid** n cocaine hydrochloride (BP, USP) ~**isieren** to cocainise (ou) / **isierung** f cocainisation **ismus** m s **sucht** **ist** m cocainist (ei) **lösung** f pharm cocaine solution **schnupfen** n snuffing (ʌ) of cocaine **schnupfer** m cocainist (ei) **sucht** f cocainism (ei), cocainomania (ei), addiction to cocaine ~**süchtig** addicted to cocaine **süchtiger** m cocainist, cocaine addict **vergiftung** f cocaine poisoning (ɔi)
Kokapflanze f bot coca plant
Kokarboxylase f cocarboxylase (ɔ)
Kokardenzelle f target cell
Kokken|- coccal ~**ähnlich** coccoid ~**bedingt** coccogenous (ɔ)
Kokkus m (pl Kokken) coccus, pl cocci ('kɔksai) / großer megacoccus
Kokon m cocoon (u:)
Kokos|butter f pharm coconut (ou) butter **nuß** f coconut **öl** n pharm

coconut oil **seife** f pharm coconut-oil soap
Kokzidie f (Coccidie) Coccidium (kɔk'sidiom), pl Coccidia
Kokzidien|- coccidial (i) **befall** m coccidiosis **infektion** f coccidiosis **krankheit** f coccidial disease, coccidiosis
Kokzidioidespilz m Coccidioides (kɔk-,sidi'ɔidiːz) **krankheit** f coccidioidomycosis (kɔk,sidi'ɔidomai'kousis), San Joaquin (ou) [Valley (æ)] fever (i:)
Kokzidioidomykose f coccidioidomycosis, coccidioidosis
kokzygeal (Steißbein betr) coccygeal (kɔk'sidʒiəl)
Kokzygodynie f (Steißbeinschmerz) coccygodynia (i), coccyalgia (kɔksi-'ældʒiə), coccydynia
Kolafluidextrakt m kola (ou) extract (e)
Kolben m (Spritze) piston, plunger (ʌ) / Lab flask (a:), retort / (Frucht) cob / (Korbflasche) demijohn (e) **finger** m clubbed (ʌ) finger **haar** n club hair **schimmel** m (gelber) Aspergillus flavus (ei) / (rauchfarbiger) A. fumigatus (ei) / (schwarzer) A. niger (ai) **träger** m Lab flask stand
Kolchizin n colchicine ('kɔltʃisiːn) (BP, USP) **meiose** f genet colchicine meiosis **mitose** f genet colchicine mitosis
Kolektasie f colectasia ('eiziə)
Kolektomie f (Kolonresektion) chir colectomy
Koleoptose f (Scheidenvorfall) coleoptosis, prolapse (æ) of the vaginal (ai) wall
koli|ähnlich coliform (ou) **ausscheidung** f (im Urin) colibaciluria (juə), coliuria (juə) **bakteriämie** f colibacill[a]emia (i:) **bakterium** n bacterium (iə) coli (ou) **bazillämie** f colibacill[a]emia (i:) **bazillenausscheidung** f (Urin) colibaciluria (juə), coliuria **bazilleninfektion** f colibacillus infection **bazillose** f colibacillosis **bazillus** m bakt Escherichia (eʃə'rikiə) coli, colibacillus **blasenkatarrh** m colicystitis **blutvergiftung** f colitox-[a]emia (i:), septic[a]emia due to Escherichia coli
Kolier|apparat m Lab strainer, straining bottle ~**en** Lab to strain, to filter **en** n Lab colation, straining **seiher** m Lab strainer, filter
Koli|gruppe f coli (ou) group **infektion** f coli infection
Kolik f colic (ɔ) (s Colica) / (Darm) intestinal c., gripes (ai) F **anfall** m colic fit, attack of colic ~**artig** colicky (ɔ) **olitis** f colicolitis **schmerz** m colicky pain
Koli|nephritis f colinephritis, nephritis caused by Escherichia (eʃə'rikiə) coli **pyelitis** f colipyelitis (ai) **pyurie** f colipyuria (ə) **reinkultur** f pure (juə) culture (ʌ) of colibacilli **sepsis** f colisepsis, Escherichia (eʃə'rikiə) coli infection **tis** f (Dickdarmkatarrh) colitis ~**tisch** colitic (i) **titer** m count of colibacilli **toxämie** f colitox[a]emia (tɔk'siːmiə) **urie** f (Ausscheiden von Kolibazillen im Urin) coliuria (juə), colibaciluria (juə), Albarran's (al'baranz) disease (i:) **zystitis** f colicystitis **zystopyelitis** f colicystopyelitis
kollabier|en to collapse (æ), to break down / (Lunge) to deflate (ei), to collapse **en** n (Kollaps) collapse (æ) /

(Lunge *usw*) deflation ~t collapsed / (Lunge) deflated (ei)
Kollagen *n* collagen ᴢ- collagenic (e), collagenous (æ) ᴢ**ase** *f* collagenase (æ) ~**bildend** collagenic ᴢ**fäden** *m pl*, sterile resorbierbare (*EP*) sterile reconstituted collagen strands ᴢ**faser** *f* collagenous fibre (ai) [*US* fiber] ᴢ**isierung** *f* collagen formation ᴢ**krankheit** *f* collagen disease ᴢ**ose** *f* (Bindegewebserkrankung) collagenosis, collagen disease, connective tissue disease ~**reich** rich in collagen
Kollämie *f* (hohe Blutviskosität) coll[a]emia (i:), high blood viscosity (ɔ)
Kollaps *m* collapse (æ); syncopal (i) attack, syncope ('siŋkəpi) / kreislaufbedingter ᴢ circulatory collapse / reflektorischer ᴢ reflex collapse / vagusbedingter Gefäß~ vaso (ei)-vagal (ei) collapse ~**artig** resembling a collapse ᴢ**behandlung** *f* collapsotherapy ᴢ**dekompensation** *f* Eppinger's ('epiŋərz) decompensation ᴢ**delirium** *n* collapse delirium (i) ᴢ**induration** *f* (Lunge) atelectatic (æ) induration ᴢ**neigung** *f* tendency to collapse ᴢ**pneumonie** *f* pneumonia (ou) in atelectatic areas ('eəriəz) ᴢ**therapie** *f* collapse therapy (e), collapsotherapy
Kollasom *n genet* collasome ('kɔləsoum)
ollateral collateral (æ) ᴢ**anämie** *f* (Hyperämie) collateral hyper[a]emia (i:) ᴢ**arterie** *f* collateral artery ᴢ**bahn** *f* collateral pathway (a:) ᴢ**bildung** *f* formation of collaterals ᴢ**durchblutung** *f* collateral circulation ᴢ**en** *f pl neur* collateral fibres / collateral vessels ᴢ**gefäß** *n* collateral vessel ᴢ**kreislauf** *m* collateral circulation ᴢ**kreislauf** *m* collateral system (i) ᴢ**versorgung** *f* supply (ai) by collateral vessels
ollektiv *n* group [of patients] ᴢ**bewußtsein** *n ps* the collective conscious ᴢ**glas** *n* lower planoconvex lens ᴢ**linse** *f* (Sammellinse) collective lens
ollemplastrum *n* adhesive (i:) plaster 'a:)
oller *m ps* rage / *vet* staggers / (Tropen) tropical (ɔ) frenzy
ollern (Magen) to rumble (ʌ) ᴢ *n* (im Bauch) rugitus ('ru:dʒitəs), borborygnus (i)
olle ('kɔlə)-**Schale** *f bakt* Kolle's flask
olliker ('kølikər)-**Zelle** *f* spermatoblast
olliquation *f* (Verflüssigung) colliquation ᴢ**snekrose** *f* colliquative necrosis
olliquativ colliquative
ollmann ('kɔlman)-**Dehnsonde** *f od* **Dilatator** *m* Kollmann's dilator (ei)
ollodium *n* collodion (ou), collodium, liquid (i) adhesive (i:) ᴢ**präzipitationseaktion** *f* collodion precipitation reaction
olloid colloidal (kɔ'lɔidəl) ᴢ *n* colloid, ᴢel (dʒel) / lyophiles ᴢ lyophilic colloid ᴢ- colloidal (ɔi) ~**al** colloidal ᴢ**bildung** *f chem* colloid formation ᴢ**chemie** *f* 'hem colloid chemistry (e) ᴢ**entartung** *f* olloid degeneration, formation of colloid in a tissue ᴢ**fällung** *f* colloid recipitation ᴢ**fixation** *f physiol* colloiopexy (ɔi) ᴢ**gel** *n* colloidal gel ᴢ**krebs** *n* colloma, colloid cancer ᴢ**kropf** *m*, ndemischer endemic colloid goitre *US* goiter] ᴢ**milium** *n* (Haut) colloid nilium (i)
olloido|klasie *f* colloidoclasia (ei) ᴢ**peie** *f* colloidopexy (ɔi)

kolloid|osmotisch colloid osmotic ᴢ**reaktion** *f* colloid reaction (æ) ᴢ**störung** *f* (Blut) disturbance (ə:) of the colloid content in the blood, colloidoclasia ᴢ**zyste** *f* colloid cyst (i)
Kollopexie *f chir* collifixation
Kollum *n s* Collum
Kollyrium *n pharm* collyrium (i), eye wash
Kolmer ('kɔlmə)-**Technik** *f* (mit Reiter--Proteinantigen) (KRP) Kolmer test with Reiter protein (KRP)
Kolobom *n* coloboma
Kölom *n s* Zölom
Kolombowurzel *f bot* calumba (ʌ) root
Kolon *n* (Grimmdarm) colon (ou) / absteigendes ᴢ descending c. / aufsteigendes ᴢ ascending c. / großes ᴢ megacolon, megalocoly (ɔ) ᴢ- colonic (ɔ), colo- (ou) (*Vors*) ᴢ- *u* **Rektumchirurgie** *f* colon and rectal surgery ᴢ**anheftung** *f chir* colofixation, colopexy ᴢ**enterostomie** *f* colostomy (ɔ) ᴢ**erkrankung** *f* colonopathy (ɔ), colopathy (ɔ), colonic (ɔ) disease ᴢ**eröffnung** *f* colotomy (ɔ) ᴢ**erweiterung** *f* ectocolon (ou), colauxe (kɔ'lɔ:ksi), congenital dilatation of the colon ᴢ**faltung** *f* (Coloplicatio) chir coloplication ᴢ**fistel** *f chir* colonic fistula / linksseitige ᴢ *chir* lumbocolostomy (ɔ) ᴢ**fistelanlegung** *f chir* colostomy ᴢ**fixation** *f s* ᴢanheftung
Kolonie *f* (*auch bakt*) colony (ɔ)
Kolon|karzinom *n* (Dickdarmkrebs) carcinoma of the colon (ou), colonic (ɔ) cancer ᴢ**klysma** *n* enema (e) into the colon, coloclyster (i) ᴢ**kontrastdarstellung** *f röntg* radiography (ɔ) of the colon by means of opaque (ei) material ᴢ**kontrasteinlauf** *m röntg* barium enema ᴢ**meteorismus** *m* (Aufblähung des Dickdarms) aerocoly (ɔ) ᴢ**motilität** *f* colonic motility (i) ᴢ**naht** *f chir* colorrhaphy (ɔ) ᴢ**nekrose** *f* colonic necrosis ᴢ**punktion** *f* colocentesis (i:), colopuncture (ou) ᴢ**rektumanastomose** *f* colorectostomy ᴢ**resektion** *f* colectomy ᴢ**senkung** *f* coloptosis ᴢ**sigmaanastomose** *f* colosigmoidostomy ᴢ**spülung** *f* irrigation of the colon, coloclysis (ɔ) ᴢ**stenose** *f* stenosis of the colon
Kolopexie *f chir* colopexy (ou), colopexia, fixation of the colon
Kolophonium *n* colophony (ɔ) (*BP*), rosin ('rɔzin)
Koloptose *f* (Dickdarmsenkung) coloptosis
Koloquinte *f pharm* colocynth (ɔ), bitter apple
Koloquinten|tinktur *f pharm* colocynth tincture ('tiŋktʃə) ᴢ**vergiftung** *f* colocynthidism
Kolorektostomie *f* colorectostomy, coloproctostomy
kolori|ert colo[u]red (ʌ) ᴢ**meter** *n* colorimeter (i), chromatometer / photoelektrisches ᴢ photo-electric colorimeter ᴢ**metrie** *f* colorimetry (i), chromometry (ɔ) ~**metrisch** colorimetric ᴢ**t** *n* (Haut) colo[u]r (ʌ) / (Gesicht) complexion
Kolo|rrhaphie *f* colorrhaphy (ɔ) ᴢ**sigmoidostomie** *f* (Anlegen einer Anastomose zwischen Sigmoid und einem anderen Dickdarmteil) chir colosigmoidostomy ᴢ**skopie** *f* coloscopy ᴢ**stomie** *f* (Anlegen einer äusseren Dickdarmfistel) chir colostomy
Kolostrum *n* (Vormilch) foremilk (ɔ:),

colostrum, first milk ᴢ**diarrhoe** *f* colostration, colostrorrh[o]ea (i) ᴢ**körperchen** *n* colostrum corpuscle, Donné's (dɔ'ne:z) corpuscle
Kolotomie *f* (Dickdarmeröffnung) chir colotomy
Kolp|algie *f* (Scheidenschmerz) pain in the vagina (ai), colpalgia (æ) ᴢ**ektomie** *f* (Exzision der Scheidenwand) chir colpectomy ᴢ**eurynter** *m* colpeurynter (kɔlpjuə'rintə), metreurynter (mi:truə'rintə) ᴢ**euryse** *f* colpeurisis (juə), dilatation of the vagina (ai) ᴢ**itis** *f* (Scheidenentzündung) colpitis, vaginitis / ᴢ granularis granular vaginitis ~**itisch** colpitic (i)
Kolpo|- (*Vors*) (Scheiden-) colpo- (ɔ) (*Vors*), vagino- (və'dʒaino-) (*Vors*) ᴢ**dynie** *f* (Scheidenschmerz, Scheidenneuralgie) colpalgia (æ), colpodynia ᴢ**episiorrhaphie** *f* (Scheidenverschluß) chir colpo-episiorrhaphy (ɔ), colpocleisis (ai), closure ('klouʒə) of the vagina (ai) by sutures (ju:) ~**gen** vaginogenic (e) ᴢ**hyperplasie** *f* (Scheidenhyperplasie) colpohyperplasia ᴢ**hysterektomie** *f* (Uterusentfernung von der Scheide aus) colpohysterectomy, removal (u:) of the uterus (ju:) via (ai) the vagina ᴢ**hysteropexie** *f* colpohysteropexy (i), vaginofixation ᴢ**hysterotomie** *f* (Schnittbindung von der Scheide aus) chir colpohysterotomy ᴢ**keratose** *f* colpokeratosis ᴢ**kleisis** *f* (Scheidenverschluß durch Naht) chir colpocleisis (ai) ᴢ**laparotomie** *f* (Eröffnung der Bauchhöhle durch die Scheide) colpolaparotomy ᴢ**pathie** *f* (Scheidenerkrankung) colpopathy (ɔ) ᴢ**perineoplastik** *f* (Damm-Scheidenplastik) colpoperineoplasty (ɔ) ᴢ**perineorrhaphie** *f* colpoperineorrhaphy (ɔ), vaginoperineorrhaphy (ɔ) ᴢ**pexie** *f* (Fest- od Hochnähen der Scheide) chir colpopexy (ɔ), vaginopexy (æ), vaginapexy (ai) ᴢ**poese** *f* (künstliche Scheidenbildung) chir colpopoiesis (i:) ᴢ**ptose** *f* (Scheidenvorfall) colpoptosis ('tousis) ᴢ**rrhagie** *f* (Scheidenblutung) colporrhagia (ei) ᴢ**rrhaphie** *f* (Scheidenwandnaht) colporrhaphy (ɔ) ᴢ**skop** *n* (Scheidenspiegel) colposcope (ɔ), vaginoscope ('vædʒinəskoup) ᴢ**skopie** *f* (Scheidenuntersuchung mit dem Scheidenspiegel) vaginoscopy (ɔ), colposcopy ᴢ**skopie-** colposcopic (ɔ) ~**skopisch** colposcopic (ɔ) ᴢ**stat** *m* colpostat (ɔ) ᴢ**tomie** *f* (Scheidenschnitt) colpotomy ᴢ**xerose** *f* colpoxerosis (ziə'rousis) ᴢ**zele** *f* (Scheidenhernie, Scheidenbruch) colpocele ('kɔlpɔsi:l), vaginal (ai) hernia ᴢ**zöliotomie** *f* c[o]eliocolpotomy, vaginal (ai) c[o]eliotomy ᴢ**zystitis** *f* colpocystitis ᴢ**zystotomie** *f* (Scheidenblasenschnitt) colpocystotomy
Kolumne *f* (*auch anat*) column ('kɔləm)
Kolyphrenie *f ps* kolyphrenia
Koma *n* coma (ou), comatose (ou) state [*s Coma*] **alkoholisches** ᴢ alcoholic c. **azidotisches** ᴢ diabetic (e) c. **diabetisches** ᴢ diabetic c. **tiefes** ᴢ deep c. **urämisches** ᴢ ur[a]emic (i:) c. ~**ähnlich** coma-like
Komansäure *f* (1,4-Pyron-2-Karbonsäure) comanic acid, pyronecarboxylic acid
Komazylinder *m* (Diabetes) coma cast (a:)

komatös comatose
Kombe|[gift] n tox kombé ('kɔmbei)
  ~pfeilgift n tox kombé **~strophantin** n
  kombé strophanthin
Kombination f (auch pharm) combination / compound
Kombinations|- combined (ai), combination **~behandlung** f combination therapy **~fähigkeit** f ps capacity (æ) of association **~geschwulst** f mixed tumo[u]r (ju:) **~impfstoff** m mixed vaccine (æ) **~methode** f combination method (o) **~narkose** f (Mischnarkose) mixed an[a]esthesia (i:) **~präparat** n pharm compound preparation, combined preparation, combination preparation **~-Stethoskop** n triple change stethoscope **~therapie** f combination therapy (e) / sukzessive **~** stage-by--stage combination therapy **~vermögen** n capacity (æ) to associate (ou)
Komedo m (pl Komedonen) (Mitesser) comedo (i:), pl comedones (kɔmi'douni:z), blackhead **~karzinom** n comedocarcinoma
Komedonen|akne f acne with comedones **~entferner** m comedo (i:) extractor (æ) **~heber** m comedo squeezer **~quetscher** m comedo squeezer od extractor
Komensäure f comenic od oxypyrone-carboxylic acid
Kommabazillus m (Choleraerreger) comma bacillus, Vibrio (ai) comma od cholerae (ɔ)
Kommatraktus m (Fasciculus semilunaris (PNA)) fasciculus interfascicularis
kommen to come / wieder zu sich ~ to regain consciousness, to come round F ad exitum ~ to die / ~ lassen (Arzt) to send for
Kommensalismus m commensalism, symbiosis **~-** commensal
Komminutivbruch m chir comminuted od splintered fracture
Kommissur f anat commissure ('kɔmisjuə) **~-** commissural (kə'misjuərəl)
Kommissuren|faser f commissural fibre (ai) [US fiber] **~schnitt** m commissurotomy
Kommissurotom n chir commissurotomy knife **~ie** f (Herz) chir commissurotomy
Kommotio[n] f s Commotio
Kommotions|neurose f ps concussion od traumatic (æ) neurosis / mil shell-shock neurosis **~psychose** f ps concussion od traumatic psychosis (sai'kousis) / mil shell-shock psychosis
kompakt solid (ɔ), compact (æ), consolidated (ɔ) **~a** f (Knochen) compact substance (ʌ) **~heit** f compactness
komparativ (vergleichend) comparative (æ)
Kompartiment n radiol compartment
Kompatibilität f compatibility
Kompensation f (Ausgleich) compensation
Kompensations|- compensation, compensatory **~erscheinung** f compensation phenomenon (ɔ) **~hypertrophie** f compensatory hypertrophy **~mangel** m incompensation **~schwäche** f failure ('feiljə) of compensation **~störung** f (Herz) decompensation **~vorgang** m process (ou) of compensation **~zustand** m state of compensation
Kompensator m (Ausgleicher) elektr compensator **~isch** (ausgleichend) compensatory, compensating

kompensier|en (Herz) to compensate **~end** compensating, compensating **~t** (ausgeglichen) compensated **~ung** f compensation, compensating
Komplement n complement; alexin (e), cytase ('saiteis) **~ableitung** f deflection od deviation of complements **~ablenkungsreaktion** f complement fixation test **~abweichung** f deviation of complements
komplementär complemental, complementary **~farbe** f complementary colo[u]r (ʌ) **~kern** m complementary nucleus **~luft** f inspiratory reserve volume **~raum** m (Pleura) pleural (uə) recess od sinus (ai), complemental space
komplement| bindend (Serumantikörper) complement-fixing **~bindung** f complement fixation / autoimmune **~** auto--immune complement fixation (AICF) **~bindungshemmung** f inhibition of complement, complement inhibition **~bindungslos** uncomplemented **~bindungsreaktion** (KBR) f (serologische Untersuchungsmethode) complement fixation reaction od test **~bindungsversuch** m complement fixation test (CFT) **~einheit** f complement unit **~fixation** f complement fixation **~inhibitor** m complement inhibitor **~komponente** f complement component **~oide** n pl complementoids **~ophil** complemento-phil
Komplettagar m complete agar
Komplex m complex, pl complexes / (Symptome) syndrome (i) **~bildung** f formation of complexes **~ierung** f complexation, complexing **~ometrisch** (Titration) complexometric **~persönlichkeit** f ps complex personality **~reaktion** f complex reaction **~salz** n complex salt **~verbindung** f chem complex compound
Komplikation f complication / (als Folge) sequela (si'kwi:lə) [meistens im Plural: sequelae (si'kwi:li:)] / als **~** hinzutreten to complicate / eine **~** tritt auf a complication arises / **~** nach einer Operation postoperative (ɔ) complication
Komplikations|grund m complicating factor **~los** without complications, uncomplicated, uneventful **~pneumonie** f secondary (e) pneumonia (ou)
komplizier|en to complicate **~t** (Diagnose) difficult (i), complicated / (Bruch) open, compound / (Rausch) patholog[ic[al] (ɔ) / nicht **~** (Bruch) simple
Komponente f component (ou) / gruppenspezifische **~** (Serum) group specific component
Kompresse f (Umschlag) compress / (heiß) fomentation / chir pad, sponge (ʌ) / **~** an- od auflegen to apply od to put on a compress
Kompression f (Zusammenpressen) compression
Kompressions|- compression **~atelektase** f compression atelectasis **~binde** f pressure bandage **~fraktur** f compression fracture **~komplex** m compression syndrome (i) **~lähmung** f compression od pressure paralysis (æ) / plexus paralysis **~myelitis** f compression myelitis **~neuritis** f pressure neuritis **~schaden** m damage (æ) due to pressure **~stauung** f pressure stasis (ei), trau-

~matic (æ) asphyxia (i) **~syndrom** m compression syndrome **~verband** m (Druckverband) compression bandage, 'pressure bandage
kompressiv compressive **~verband** m s Kompressionsverband
Kompressorium n compressor, tourniquet ('tuənikei) / (Klemme) clamp, forceps pl
Komprette f pharm compressed tablet / überzogene **~** coated compressed tablet (CCT)
komprimier|bar compressible **~en** Lab, phys to compress / (Wunde) to press together
kompromissbildung f ps compromise formation
kompulsiv (zwangsweise) compulsive (ʌ) **~irresein** m compulsive insanity (æ)
Konchitis f (Nasenmuschel- od Ohrmuschelaffektion) conchitis
Koncho|skop n rhinoscope (ai), conchoscope **~tom** n chir conchotome **~tomie** f conchotomy
Kondensat n condensate **~ion** f physik condensation / (Gewebe) compaction / röntg densification
Kondensator m condenser / elektr capacitor (æ) **~dosimeter** n capacitor dosemeter **~feld** n röntg condenser field
kondensier|en Lab to condense **~ung** f condensation
Kondition f (Zustand) condition (i), state / (Gesundheit) state of health **~ierung** f conditioning (kən'diʃniŋ) / klassische **~** classical c. / operante **~** operant c **~ierungsreiz** m neur conditioning stimulus
Kondom n condom (ɔ), sheath (i:)
konduktometrisch conductometric
Konduktor m genet carrier
Kondurango|[rinde] f pharm condurange (æ) bark
Kondyl m condyle ('kɔndail) **~är** condylar, condylo- (Vors) **~ektomie** f chi condylectomy **~oid** condyloid
Kondylom n condyloma, pl condylomat (ou) / blumenkohlförmiges **~** cauli flower (ɔ) c. / breites **~** broad od flat c. c. latum (ei) / spitzes **~** pointed c., c acuminatum (ei), fig wart **~ähnlich** condylomatoid (ou) **~atös** condyloma tous (ou) **~atose** f condylomatosis
Kondylotomie f chir condylotomy
Kondylus m condylus (ɔ), condyl ('kɔndail) **~-** condylar **~ähnlich** condy loid **~artig** condyloid **~durchtrennung** chir condylotomy **~resektion** f chi condylectomy
Konfabul|ation f ps confabulation, pseu do-reminiscence / blühende **~** oppor tune c. **~ose** f ps confabulosis
Konfektionierung f manufacture
Konfidenzbereich m stat confidenc limits
Konfigur|ation f configuration / (Kinds kopf) mo[u]lding (ou) **~ieren** (Kinds kopf) to mo[u]ld **~iertwerden** (Kindskopf) mo[u]lding
Konflikt m (auch physiol) conflict **~lage** f pl ps conflict situations **~spannungen** pl ps conflictual tensions
Konfluenz f confluence
konfluieren to become confluent, to flow together **~d** confluent
konfus ps confused (ju:); scatter-brained muddle (ʌ)-headed **~ion** f (Verwirrung confusion (ju:)

kongenial congenial (i:) / nicht ~ uncongenial

kongenital (angeboren) congenital (e), connatal (ei), connate

Kongestion f congestion / (Blutüberfülle) hyper[a]emia (i:)

Kongestions|- congestive, congested **⊥abszeß** m congestive abscess (æ) **~vermindernd** decongestive

kongestiv congestive

konglobiert conglobate, conglomerate (ɔ), clotted

Konglomerat n conglomerate (ɔ) **⊥tuberkel** m conglomerate tubercle

Konglutin n conglutin (u:) **⊥ation** f (Ballung) conglutination, conglomeration, conglobation, clotting **~ieren** to conglutinate (u:), to clot **~ierend** conglutinant (u:) **⊥in** n conglutinin (u:) **⊥ogen** n conglutinogen

Kongo|-Fieber n murine typhus, Congolese red fever **⊥papier** n Congo-red paper **⊥rot** n Congo red (*BPC*) **⊥rotprobe** f Congo-red test

Kongression f genet congression

Konidie f (Conidium) (*pl* Konidien) conidium (i), *pl* conidia, conidiospore (i)

Konidien|- conidial (i) **⊥faden** m conidiophore (i)

Konidium n s Konidie **⊥-** conidial (i)

König ('kø:niç)|-**Herzmassage** f König's heart massage (mæ'sa:ʒ) **⊥-Schiene** f König's extension splint

Königinnenfuttersaft m *pharm* gelée (ʒə'lei) royale (ʌ), royal (ɔi) jelly

Königs|chinarinde f (Calisayarinde) *pharm* calisaya (ei) bark **⊥kerze** f *bot* verbascum (æ) **⊥salbe** f *pharm* basilicon resin (e) cerate (iə) **⊥wasser** n (Acidum chloronitrosum, Aqua regia) *chem* aqua (ei) regia (i:), nitrohydrochloric (ɔ:) acid

Koniin n coniine ('kouniːn) **⊥vergiftung** f coniism

Koni[o]meter n coniometer, koniometer, konimeter (i)

Koniose f (Staublunge) coniosis

Koniotomie f *chir* coniotomy

Konisation f (keilförmiger Ausschnitt) conisation

Konjug|ant m *genet* conjugant ('kɔndʒugənt) **⊥at** n *chem* conjugate **⊥ata** f s Conjugata **⊥atenablenkung** f conjugate deviation **⊥ation** f *histol*, *chem* conjugation / (Vereinigung zweier Einzeller, Kopulation) zygosis **~iert** conjugated

Konjunktiva f (Bindehaut) conjunctiva (kɔndʒʌnk'taivə) **⊥-** conjunctival (ai)

konjunktival (Bindehaut *betr*) conjunctival **⊥blutung** f ophthalmecchymosis (ou) **⊥drüsen** f *pl* (Glandulae conjunctivales (*PNA*)) conjunctival glands, Krause's ('krauzɔz) glands **⊥kälteversuch** m conjunctival cold test **⊥reaktion** f conjunctival *od* ophthalmic reaction **⊥reflex** m (Bindehautreflex) conjunctival reflex (i) **⊥sack** m (Saccus conjunctivae (*PNA*)) conjunctival sac

Konjunktivitis f s Conjunctivitis

konkav *opt* concave **⊥ität** f concavity (æ) **~konvex** concavoconvex **⊥linse** f concave lens **⊥spiegel** m (Hohlspiegel) concave mirror (i)

konkomitierend concomitant (ɔ)

Konkrement n concrement, concretion (i:), calculus (æ), stone **~är** calculary (æ) **⊥bildung** f formation of concre-

tions, formation of concrements, stone formation

konnatal (angeboren) connatal (ei), connate, congenital (e)

Konsanguinität f (Blutsverwandtschaft) consanguinity (i)

konsensuell *physiol* consensual

konservativ (Therapie) conservative

Konservenvergiftung f poisoning caused by canned food

konservier|en to preserve; to store **⊥ung** f preservation; storage (ɔ:) **⊥ungsmittel** n preservative, stabiliser (ei) **⊥ungstest** m *Lab* test for antimicrobial preservatives

Konsiliar|arzt m consultant (ʌ) **⊥ius** m consultant **⊥psychiater** m psychiatric (æ) consultant

Konsilium n (von Ärzten) consultation / **⊥** im Hause des Patienten domiciliary (i) consultation

konsistent (dicht) consistent

Konsistenz f (Dichte) consistency **⊥verbesserungsmittel** n *pl pharm* bodying agents

Konsolidation f (Festwerden) consolidation

konsolidier|en (Kallus) to consolidate (ɔ) / to solidify (ɔ) **~end** consolidant (ɔ) **⊥ung** f consolidation **⊥ungsmittel** n *pharm* consolidant

konsonierend (mitklingend) consonating

konstant (unverändert) constant / continuous (i)

Konstante f constant

Konstip|ation f (Verstopfung) constipation **~iert** constipated

Konstitution f constitution (ju:) / genetische **⊥** genetic (e), **~ell** constitutional (ju:) / (*z B* Knochenkrankheit) intrinsic

Konstitutions|- constitutional **⊥formel** f *chem* graphic *od* structural formula **~geprägt** formed by *od* due to constitution, constitutional **⊥krankheit** f constitutional disease **⊥medizin** f constitutional medicine **⊥pathologie** f constitutional pathology (ɔ) **⊥psychologie** f constitutional psychology (sai'kɔlɔdʒi) **⊥schwäche** f constitutional weakness **⊥therapie** f constitutional therapy (e) **⊥typ** m constitutional *od* body type (ai), Kretschmer's ('kretʃmɔrz) type

Konstrik|tion f (Einschnürung) constriction (i) **⊥tor[muskel]** m constrictor (i) [muscle (ʌ)]

Konstring|ens n *pharm* astringent **~ierend** *pharm* astringent

Konsultation f consultation

konsultativ consulting (ʌ) **⊥praxis** f consulting practice

konsultieren to consult (ʌ)

Konsumption f consumption (ʌ) **⊥skrankheit** f wasting (ei) disease **⊥stest** m consumption test

konsumptiv consumptive (ʌ)

Kontag|ion n causative (ɔ:) agent (ei), contagion (ei) **~iös** (ansteckend, infektiös) contagious (ei) **⊥iosität** f (Ansteckungsfähigkeit) contagiousness (ei), contagiosity (ɔ), contagious nature (ei) **⊥ium** n (Ansteckungsstoff) causative agent, contagion (ei)

Kontakt m contact (zu, mit: with) **⊥agglutination** f contactual agglutination **⊥allergen** n contactant **⊥allergie** f contact allergy **⊥antacidum** n contact antacid (æ) **⊥arm** ps contactless **⊥aufnahme** f röntg contact radiography (ɔ)

⊥bestrahlung f X-ray contact therapy (e), contact irradiation **⊥brille** f contact lenses **⊥dermatitis** f contact dermatitis **⊥ekzem, allergisches** [allergic] contact dermatitis **~fähig** ps approachable (ou) **⊥fall** m contact case **⊥fläche** f contact surface (ɔ:) / **⊥** der Lungenlappen facies (ei) contactus (æ) loborum (ɔ:) **⊥gestörtheit** f ps disturbed (ɔ:) contact **⊥glas** n contact lens *od* glass (a:) **⊥infektion** f contact infection **⊥keimträger** m contact carrier **⊥krebs** m contact cancer **⊥linse** f contact lens **⊥person** f contact **⊥personenüberwachung** f supervision (i) of contacts **⊥präparat** n klatsch (klætʃ) preparation, impression preparation **⊥reaktion** f contact reaction **⊥stoff** m chem catalyst (æ), catalyser; contactant **⊥störung** f ps disturbed contact **⊥taxis** f, **⊥tropismus** m stereotropism (i), stereotaxis, thigmotaxis **⊥überempfindlichkeit** f imm contact hypersensitivity **⊥übertragung** f transmission (i) by contact **⊥verarmung** f ps loss of contacts **⊥wahn** m ps communicated *od* induced insanity **~wirksam** catalytic (i) **⊥wirkstoff** m catalyser (æ), catalyst **⊥wirkung** f (Katalyse) catalysis (æ)

Kontamination f (Verunreinigung) contamination, pollution **⊥sgrad** m degree of contamination

Kontiguität f contiguity (ju)

Kontinua f (Fieber) continued (i) *od* continuing fever (i:) **⊥teil** m der Fieberkurve plateau ('plætou)

kontinuierlich (fortlaufend) continuous

Kontinuität f (Zusammenhang) continuity (ju) **⊥strennung** f chir cross-section

Kontorsion f (Verdrehung) contortion

kontra|- (Vors) counter- (au), contra- (Vors) **⊥extension** f (Gegenzug) chir counter-extension **⊥hent** m ps opposition **~hieren** (zusammenziehen) to contract **⊥indikation** f (Gegenanzeige, Gegenzeichen) contra-indication **~indizierend** contra-indicant **~indiziert** contra-indicated, inadvisable (ai) **~insulär** contra-insular **⊥inzision** f (Gegenöffnung) chir counter-incision (i), counter-opening

kontraktil (zusammenziehbar) contractile (æ) **⊥ität** f contractility

Kontraktion f (Zusammenziehung) contraction / isometrische **⊥** isometric c. (IC) / lebhafte **⊥** brisk c. / tonische **⊥** tonic c.

kontraktions|auslösend (Uterus) oxytocic (ou) **⊥fähigkeit** f contractility / **⊥** auf galvanische Reizung galvanocontractility **⊥kraft** f physiol contractility / phys contractile force **⊥regulierung** f (Herz) contraction-regulating (e) mechanism (e) **⊥ring** m (Uterus) contraction ring **⊥schwäche** f (Uterus) subinvolution (u:), incomplete involution **⊥welle** f contraction wave

Kontraktur f (Verkürzung) contracture (kən'træktʃə) / ischämische **⊥** isch[a]emic (is'ki:mik) c. / paralytische **⊥** paralytic (i) c.

kontra|lateral contralateral (æ) **⊥punktion** f chir counter-puncture (ʌ)

konträr adverse, counter- (au) (Vors) / sex perverse **⊥empfindung** f sex homosexuality

Kontraselektion f counter-selection

Kontrast m contrast **⊥aufnahmeverfahren** n contrast roentgenography (ɔ)

⊾brei m röntg opaque (ou'peik) meal, test meal, barium meal **⊾darstellung** f contrast radiograph (ei) **⊾dichte** f röntg density of contrast, radiodensity **⊾einlauf** m röntg opaque od contrast od barium (εə) enema (e) **⊾empfindlichkeit** f contrast sensitivity **⊾farbe** f contrast dye (ai) **⊾färbung** f contrast od counter staining (ei) **~frei** röntg contrast-free **⊾füllung** f röntg contrast filling, opacification **⊾gebung** f röntg opacification **⊾gedanken** m pl ps anancastia **~ieren** to contrast (a:) (zu with) **⊾klistier** n s **⊾einlauf ⊾lösung** f röntg contrast solution **⊾mahlzeit** f barium (εə) meal, bismuth meal, contrast meal, opaque meal **⊾methode** f röntg contrast medium (i:) method (e) **⊾mittel** n röntg contrast od radiopaque medium (i:) / bakt, histol dye (ai) **~mittelbeladen** opaque-laden **⊾mitteldarstellung** f (Herzhöhlen und grosse Gefässe) angiocardiography (ɔ) **⊾mittelnebenwirkung** f reaction to a contrast medium **⊾passage** f röntg passage (æ) of the contrast medium **⊾schicht** f röntg contrast layer ('lεə) **⊾therapie** f contrast therapy **⊾übertragungsfunktion** f röntg contrast transfer function **⊾untersuchung** f röntg s **⊾darstellung ⊾verfahren** n röntg contrast roentgenography (ɔ) **⊾wahrnehmung** f contrast perception **⊾wahrnehmungsgeschwindigkeit** f speed of contrast reception

Kontrawinkel m dent contra-angle

Kontrazept|ion f contraception **⊾ivum** n (Verhütungsmittel) contraceptive (e) / orales **⊾** oral (ɔ:) c.

Kontrecoup m contrecoup (kɔntrə'ku:) **⊾blutung** f contrecoup h[a]emorrhage (e)

Kontrektationstrieb m ps contrectation [impulse]

Kontroll|analyse f ps control analysis **⊾angiographie** f repeat angiography **~ärztlich** adv by medical control (ou) **⊾aufnahme** f röntg check-up radiograph (ei) **⊾besuch** m (b. Kranken) check visit (i)

Kontrolle f inspection / control (ou) / (Überprüfung) check / (Überwachung) supervision (i) / (Untersuchung) medical (e) check-up / (Nachuntersuchung) follow-up [examination]

Kontroll|gruppe f control (ou) group **~ieren** to check / (überwachen) to supervise, to keep a check on **⊾-Lösung** f control solution **⊾reihe** f control series (iə) **⊾tier** n control animal **⊾uhr** f (z B bei Bestrahlungen) interval timer (ai), darkroom clock **⊾versuch** m (Gegenversuch) control test, control experiment (e), parallel **⊾** test **⊾-Zwillingsmethode** f co-twin control **⊾zyklus** m control cycle (ai)

Kontumaz f österr (Quarantäne) quarantine (ɔ), isolation **⊾spital** n österr isolation hospital

kontundieren pharm to powder (au), to pound (au)

Kontur f (Umriß) (z B Herz) röntg outline, contour **⊾füllung** f dent contour filling **~iert** röntg outlined, contoured **⊾linie** f gleicher Dosisleistung isodoserate (aiso'dousreit) contour **~los** ps (Befindlichkeitsstörung) featureless ('fi:tʃəlis) **⊾zange** f, gebogene dent curved contouring pliers pl / gerade **⊾** straight contouring pliers pl

Kontusion f (Quetschung) contusion (kən'tju:ʒən), bruise (u:)

Kontusions|katarakt f contusion cataract **⊾pneumonie** f contusion pneumonia (ou) **⊾star** m contusion od traumatic (æ) cataract (æ) **⊾wunde** f contused wound (u:)

Konus m (Kegel) cone (ou), conus (ou), pl coni ('kounai) **⊾biopsie** f cone biopsy **~förmig** (kegelig) coneshaped **⊾messer** n chir cone knife

Konvallamarin n pharm convallamarin (εə)

Konvallaria f pharm convallaria (εə)

Konvergenz f convergence **⊾bestrahlung** f röntg convergence radiation **⊾lähmung** f convergence paralysis (æ) **⊾punkt** m (Auge) point of convergence **⊾reaktion** f convergence reaction **⊾reflex** m convergence reflex **⊾schwäche** f deficiency od lack of convergence **⊾strahlen** m pl convergent (ə:) rays **⊾winkel** m binocular (ɔ) parallax (æ), angle of convergence

konvergieren to converge **~d** convergent

Konversion f conversion

Konversions|- conversional **⊾hysterie** f ps conversion hysteria **⊾neurose** f ps conversional neurosis **⊾rate** f conversion ratio **⊾reaktion** f ps conversion reaction **⊾symptom** n ps conversion symptom

konvertier|en chem to convert **⊾ung** f chem conversion

Konvertin n convertin

konvex opt convex **⊾glas** n (Brille) convex lens **⊾ität** f convexity **~konkav** convexoconcave **⊾linse** f convex lens **⊾spiegel** m convex mirror (i)

Konvolut n (Knäuel) convolution

Konvulsion f (Krampf) convulsion (ʌ), spasm **⊾therapie** f ps convulsion therapy

konvulsiv (krampfartig) convulsive (ʌ), spastic **⊾ität** f tendency to spasms **⊾um** n pharm convulsive (ʌ) agent

konz. = konzentriert concentrated, conc

Konzentrat n concentrate **⊾ion** f concentration / pharm concentrated strength / effektive **⊾** pharm effective concentration / maximal zulässige **⊾** (MZK) maximum permissible od acceptable concentration / molare **⊾** molarity

konzentrations|fähig ps able to concentrate **⊾fähigkeit** f biol, ps concentration power / (Niere) concentration ability **⊾lager-Syndrom** n concentration camp syndrome **⊾probe** f concentration test **⊾schwäche** f ps weak od bad concentration, lack of concentration / physiol defective concentration **⊾schwelle** f concentration threshold ('θreʃould) **⊾verlust** m ps loss of concentration **⊾vermögen** n ps concentration power **⊾- u.** Leistungsvermögen n concentration and ability (i) **⊾versuch** m concentration test

konzentrier|en to concentrate / (Strahlen) to focus (ou) (auf upon) **~end** concentrative **~t** concentrated **⊾ung** f concentration

Konzeption f conception

Konzeptions|koeffizient m coefficient (i) of fecundity (ʌ) **⊾termin** m time of conception **~verhütend** contraceptive **⊾verhütung** f contraception, prevention of conception

Koordination f coordination

koordinations|gestört asynergic (ə:) **⊾störung** f asynchronism (i), hyposynergia (ə:), asynergia (ə:), asynergy (i), disturbed (ə:) synergia, impaired (εə) coordination, paracinesia (i:) **⊾system** n system (i) of coordination **⊾zentrum** n coordination centre [US center]

koordinier|en to coordinate **~t** coordinated / nicht **~** incoordinated **⊾ung** f coordination

Kopaiba... s Kopaiva...

Kopaiva|balsam m pharm copaiba (ai) balsam (ɔ:) **⊾säure** f chem copaibic (ai) acid

Kopf m head / (Knochen) head / (Gelenk) head, condyle ('kɔndail) / beweglicher **⊾** (Fet) floating head / hängender **⊾** hanging head position / nachfolgender **⊾** (Fet) aftercoming head / mit zur Seite gekehrtem **⊾** with the head turned away / mit zurückgebeugtem **⊾** with the bent back head **⊾-** cephal- ('sefəl), kephal- ('kefəl-), cephalo- (Vors), cephalic **~ähnlich** cephaloid **⊾arterie** f cranial artery **⊾ausschlag** m eczema ('eksimə) on the head **⊾bein** n (Os capitatum (PNA)) capitate (æ) bone **⊾biß** m dent end-to-end od edge-to-edge bite **⊾[blut]geschwulst** f (der Neugeborenen) cephalh[a]ematoma **⊾borkenkrankheit** f (der Neger) witkop (i), white head **⊾bruch** m (Kephalozele) cephalocele ('sefəlosi:l) **⊾bruststück** n (Arthropoden) cephalothorax (ɔ:)

Köpfchen n anat capitulum (i)

Kopf|chirurgie f head surgery (ə:) **⊾darm** m embr foregut (ɔ:), headgut **⊾druck** m congestion in the head **⊾ekzem** n (Säuglinge) cradle (ei) cap **⊾elektrode** f (EEG) scalp electrode **⊾erkältung** f head cold **⊾flechte** f tinea (i) capitis (æ), ringworm of the scalp (æ) **~förmig** head-shaped, capitate (æ), cephaloid **⊾füßler** m (Kephalopod) zool cephalopod, pl cephalopods od cephalopoda (ɔ) **⊾geburt** f head birth **⊾gefäß** n vessel of the head **⊾gelenk** n, erstes od oberes (Articulatio atlanto-occipitalis (PNA)) atlanto-occipital joint **⊾geschwulst** f (der Neugeborenen) caput (æ) succedaneum (ei), cephalh[a]ematoma **⊾grind** m favus (ei), crusted (ʌ) od honeycomb (ʌ) ringworm **⊾haar** n hair [of the head] **⊾halter** m head support, head rest **⊾hämatom** n (Fet) cephalh[a]ematoma **⊾haut** f scalp (æ) **⊾haut-Elektroenzephalographie** f (Standard-Enzephalographie) scalp electro-encephalography **⊾hautklammer** f scalp clamp **⊾hautklemme** f chir scalp od skull flap forceps pl **⊾hautnerv** m scalp nerve **⊾[haut]wunde** f scalp wound **-köpfig** -headed, -cephalous (e)

Kopf|kappenverband m capeline (æ) bandage **⊾klemme** f head clamp **⊾knochenleitung** f cranial (ei) conduction (ʌ) **⊾lage** f (Fet) head presentation, cephalic (æ) presentation; position of the head **⊾laus** f head louse, pl head lice **⊾leiden** n cephalopathy (ɔ) **⊾lichtbad** n electric-light head bath **⊾linie** f (Handfläche) line of head **~los** headless, acephalous **⊾muskel** m head muscle / großer hinterer gerader **⊾** (Musculus rectus capitis posterior major (PNA)) rectus capitis posterior major muscle kleiner hinterer gerader **⊾** (Musculus rectus capitis posterior minor (*PNA*)) rectus capitis posterior minor muscle *langer* ⌐ (Musculus longus capitis (*PNA*)) longus capitis muscle *oberer schräger* ⌐ (Musculus obliquus capitis superior (*PNA*)) obliquus capitis superior muscle *seitlicher gerader* ⌐ (Musculus rectus capitis lateralis (*PNA*)) rectus capitis lateralis muscle *unterer schräger* ⌐ (Musculus obliquus capitis inferior (*PNA*)) obliquus capitis inferior muscle *vorderer gerader* ⌐ (Musculus rectus capitis anterior (*PNA*)) rectus capitis anterior muscle ⌐**nachröten** *n* redness of the head after bowing (au) test ⌐**neuralgie** *f* cranial neuralgia (æ) ⌐**nicken** *n* nodding movement ⌐**nicker** *m* (Muskel) sternocleidomastoid muscle ⌐**nickergeschwulst** *f* sternocleidomastoid h[a]ematoma ⌐**niere** *f.* head kidney, pronephros (e), primordial kidney ⌐**resektion** *f* (Knochen) *chir* decapitation ⌐**rose** *f* erysipelas (i) of the head ⌐**schimmel** *m* mucor (ju:) ⌐**schlagader** *f* common carotid (ɔ) artery

Kopfschmerz *m* headache, cephalalgia (sefə'læld3iə) cephalodynia (i) ⌐ *bei Blutandrang im Kopf* congestive h. ⌐ *der Bergarbeiter* dynamite (ai) h. *chronischer* ⌐ (oft mit Lichtempfindlichkeit) cephalea (i:) ⌐ *nach Explosionen* dynamite h. ⌐ *bei hohem Fieber* pyrexial (e) h. *hämmernder* ⌐ pounding h. *heftiger* ⌐ splitting h. *encephalalgia* (en,sefə'læld3iə) *hyperämischer* ⌐ hyper[a]emic (i:) h. ⌐ *nach Lumbalpunktion* puncture (ʌ) h. ⌐ *bei Menstruation* cyclic (i) h. *migränebedingter* ⌐ blind *od* migrainous (ei) h. *nasenbedingter* ⌐ rhinogenous (ɔ) h. *organischer* ⌐ organic (æ) h. *posttraumatischer* ⌐ post-traumatic h. *psychogener* ⌐ psychogenic h. *schwielenbedingter* ⌐ indurative h. *vasomotorisch bedingter* ⌐ vasomotor (ou) h. ⌐ *bei Vergiftungen* toxic h. ⌐**mittel** *n pharm* anticephalalgic *od* headache remedy (e) ⌐**pulver** *n pharm* headache powder ⌐**tablette** *f pharm* headache tablet

Kopf|schuppen *f pl* dandruff ⌐**schüttelversuch** *m* (Ohr) shaking test ⌐**schwarte** *f* galea (ˈgeiliə), (mit Haar) scalp ⌐**schwartenphlegmone** *f* phlegmon (e) of the galea (ei) ⌐**schwartenverletzung** *f* scalp (æ) wound ⌐**schwartenzange** *f s* Kopfhautklemme ⌐**schweiß** *m* head sweat (e) ⌐**schwitzen** *n* head sweating (e) ⌐**seborrhoe** *f* seborrh[o]ea (i) *od* seborrhagia (ei) of the scalp ⌐**spiegel** *m* (Stirnspiegel) head mirror (i), frontal (ʌ) mirror ⌐**stimme** *f* head voice ⌐**tetanus** *m* head tetanus ⌐**tieflage** *f* (Lage mit tiefliegendem, auch „hängendem" Kopf) head-down position ⌐**tremor** *m* tremor capitis ⌐**trichophytie** *f* tinea capitis, ringworm ⌐**uhr** *f* mental clock ⌐**umfang** *m* circumference (ʌ) of the head ⌐**verband** *m* head dressing, capeline (ˈkæpili:n) bandage ⌐**verletzter** *m* (Kopfschuß) *mil* head-injury patient (ei) ⌐**verletzung** *f* head injury ⌐**wärts** cephalad (e) ⌐**wassersucht** *f* hydrocephalus (e) ⌐**weh** *n s* ⌐schmerz ⌐**wender** *m anat* sterno-mastoid muscle (ʌ), sternocleidomastoid muscle ⌐**wunde** *f* head wound (u:) ⌐**zug** *m chir* head traction

Kopiopie *f* asthenopia (ou) ⌐- asthenopic (ou) **kopiös** (reichlich, profus) copious (ou) **Koplik** (ˈkɔplik)-**Flecken** *m pl* Koplik's spots **Koppelung** *f* linkage, coupling (ʌ) ⌐**gruppe** *f* (Chromosomen) linkage group **Kopragogum** *n pharm* copragogue (ɔ), cathartic **Koprakrätze** *f* copra (ɔ) itch ⌐**milbe** *f* Tyroglyphus (taiə'rɔglifəs) longior (ɔ) **Koprämie** *f* copr[a]emia (i:), stercor[a]emia (i:) **Kopremesis** *f* (Kotbrechen) copremesis (e), vomiting (ɔ) of f[a]ecal (i:) matter, f[a]ecal vomiting **kopro|-** (*Vors*) (Kot-) copro- (ɔ) (*Vors*), scato- (æ) (*Vors*) ⌐**Antikörper** *m* copro-antibody ⌐**lagnie** *f* (Kotlecken) *sex* coprolagnia (æ) ∼**lal** *ps* coprolalic (æ) ⌐**lalie** *f sex* coprolalia (ei) ⌐**lith** *m* f[a]ecal (i:) concretion (i:) *od* stone, coprolith (ɔ) / (großer) coproma ⌐**logie** *f* coprology (ɔ) ⌐**m** *n* (Kotgeschwulst) stercoroma, coproma, scatoma ∼**phag** (von Kot lebend) *bakt* coprophagous (ɔ), scatophagous (ɔ) ⌐**phagie** *f* coprophagy (ɔ), scatophagy (ɔ) ⌐**phemie** *f ps* coprophemia (i:) ∼**phil** (Bakterien) coprophil[e] (ɔ), coprophilic (i), coprophilous (ɔ) ⌐**philie** *f sex* coprophilia (i) ⌐**phobie** *f* (Kotangst) *ps* coprophobia, repugnance (ʌ) to f[a]eces (i:) ⌐**phrasie** *f sex* coprophrasia ⌐**poese** *f* (Kotbildung) copropoiesis (i:), formation of f[a]eces ⌐**porphyrin** *n* coproporphyrin ⌐**porphyrinurie** *f* coproporphyrinuria (juə) ⌐**stan** *n chem* coprostane (ei) ⌐**stase** *f* (Kotverhaltung, Kotstauung) coprostasis (ɔ), f[a]ecal (i:) impaction ⌐**sterin** *n* coprosterol (ɔ) ∼**zoisch** (in Kot lebend) *bakt* coprozoic (ou) **Kopulation** *f* sexual union (ju:), copulation, conjugation, mating (ei) **Kopulations|organ** *n* organ of copulation ⌐**zeit** *f* mating season (i:) **kopu|lativ** copulative (ɔ) ∼**ieren** to copulate (ɔ) **korako|-** (*Vors*) coraco- (ˈkɔrəko) (*Vors*) ∼**akromial** coraco-acromial (ou) ∼**brachial** coracobrachial (ei) ⌐**brachialis** *m anat* coracobrachialis (ei) ∼**humeral** coracohumeral (ju:) ∼**id** (rabenschnabelförmig) coracoid (ɔ) ⌐**id** *n* (Rabenschnabelbein) coracoid ∼**klavikular** coracoclavicular (i) **Korallen|star** *m* coralliform cataract (æ) ⌐**stein** *m* (Nierensteinart) coral (ɔ) calculus (æ) **Korb** *m* basket (a:) / (Brust) thoracic (æ) cage, chest, thorax (ɔ:) / (Drahtgestell zum Abhalten des Bettzeugdrucks) cradle (ei) ⌐**faser** *f* basket (a:) fibre [*US* fiber] ⌐**flasche** *f Lab* demijohn (ai), carboy ⌐**zelle** *f* basket cell **Kore|ktOmie** *f* corectomy, iridectomy ⌐**ktopie** *f* corectopia (ou) ⌐**lyse** *f* (Irislösung) corelysis (e) ⌐**mien** *n pl* (Konidienträger) coremia (e) ⌐**morphose** *f* (künstliche Pupillenbildung) coremorphosis ⌐**tomie** *f* (Irisschnitt) iridotomy, coretomy (e) **Koriander** *m bot* coriander (*BP*) ⌐**öl** *n pharm* coriander oil (*BP*) **Korinthe** *f* (Frucht) *pharm* currant (ʌ) ⌐**nprobe** *f* currant test **Korium** *n* (Lederhaut) corium (ɔ:), derma, dermis, true skin ⌐**karzinom** *n s* ⌐krebs ⌐**krebs** *m* basal (ei) cell

carcinoma ⌐**papille** *f* papilla corii (ˈkɔ:riai) **Korkenziehergefäß** *n* corkscrew vessel **Kork|rinde** *f pharm* suber (ju:) ⌐**säure** *f* (Acidum subericum) suberic (e) acid, octanedioic acid **Kornährenverband** *m* spica (ai) [bandage] **Kornanalyse** *f* particle size analysis **Körnchen** *n* granule (æ) / metachromatisches ⌐ metachromatic granule ∼**artig** granuliform (æ), granular (æ) ⌐**bildung** *f* granulation, granulosis „⌐**krankheit**" *f* (Granulose) granulosis **Kornea** *f* (Hornhaut) cornea, *pl* corneas / flache *od* abgeflachte ⌐ flat c. ⌐**corneal** ⌐**geschwür** *n* ulcus (ʌ) of the cornea, keratohelcosis **korneal** corneal ⌐**herpes** *m* herpes (ˈhə:pi:z) corneae (ˈkɔ:nii:) ⌐**reflex** *m* corneal reflex, eyelid (ai) closure (ˈklouʒə) reflex **Kornea|reaktion** *f imm* cornea response ⌐**test** *m imm* cornea test **Körner|krankheit** *f* (Trachom) trachoma, granular (æ) lids ∼**n** *v tr* to granulate ⌐**schicht** *f,* innere (Stratum granulosum cerebelli (*PNA*)) granular layer (ˈlɛə) of the cerebellum **Korn|flechte** *f* barley itch, grain itch, mattress itch, millers' itch, prairie (ɛə) itch ⌐**größe** *f röntg* coarseness of the grain ⌐**grössenbereich** *m* particle size distribution **körnig** *histol* granular, granulous, granulated, gritty **Kornöl** *n pharm* maize (meiz) oil (*BP*), corn oil **Körnung** *f* granulation / (Korngröße) grain **Kornutin** *n pharm* cornutine (u:) **Kornwurm** *m* weevil (i:) **Koronar|-** (*Vors*) coronary (ɔ) ⌐**affektion** *f* affection of the coronary vessels ⌐**angiogramm** *n radiol* coronary angiogram ⌐**angiographie** *f* coronary angiography ⌐**arterie** *f* coronary artery ⌐**atheromatose** *f* atheromatosis of the coronary vessels ∼**bedingt** due to the coronary vessels ⌐**blut** *n* blood circulating in the coronary vessels ⌐**dilatator** *m* coronary artery dilator, coronary vasodilator ⌐**durchblutung** *f* coronary flow, coronary blood supply (ai) ⌐**durchfluß** *m* coronary flow ⌐**embolie** *f* coronary embolism ⌐**erkrankung** *f* coronary disease ∼**erweiternd** dilating (ei) the coronary vessels ⌐**erweiterung** *f* dilatation of the coronary vessels ⌐**furche** *f* (Herz) atrioventricular (i) groove (u:) / (Penis) corona (ou) glandis (æ) ⌐**gefäß** *n* coronary vessel ⌐**gefäßdilatator** *m* coronary (ɔ) vasodilator (ei) ⌐**gefäßentzündung** *f* coronaritis ⌐**gefäßerweiterung** *f* coronary dilation ⌐**gefäßthrombus** *m* coronary thrombus ⌐**gegend** *f* (Herz) coronary region (i:) / (Penis) corona ∼**geschädigt** (Herz) with injured coronaries (ɔ) ⌐**ia** *f* (Koronar- *od* Kranzarterie) coronary artery, coronaria (ɛə) ⌐**iitis** *f* (Koronargefäßentzündung) coronaritis ⌐**infarkt** *m* coronary thrombosis, cardiac *od* myocardial *od* coronary infarction ⌐**insuffizienz** *f* coronary insufficiency (i), coronarism (ɔ), coronary failure (ei) / chronische ⌐ chronic (ɔ) coronary (ɔ) insufficiency (i) (CCI) ⌐**ismus** *m* coronarism (ɔ) ⌐**krampf** *m* coronary paroxysm (æ) *od* spasm ~kreislauf *m* coronary circulation ~kreislaufmittel *n pharm* coronary stimulant (i) ~kürette *f* coronary curet[te] ~leiden *n* coronary heart disease ~naht *f* coronal (ɔ) suture (ju:) ~ogramm *n* coronary angiogram ~graphie *f* coronary angiography *od* arteriography ~ostien *n pl* coronary orifices ~reserve *f* coronary flow reserve ~-Schere *f* coronary scissors *pl* ~sinus *m* coronary sinus (ai) ~sinuskatheter *m* coronary sinus catheter ~sinusrhythmus *m* coronary sinus rhythm (i) ~sklerose *f* coronary arteriosclerosis ~spasmolytikum *n pharm* coronary spasmolytic ~spasmus *m* coronarism, coronary spasm ~stenose *f* coronary stenosis ~system *n* coronary system (i) *od* vessels ~thrombose *f* cardiac infarction, coronary thrombosis ~thrombus *m* coronary thrombus ~venenblut *n* blood of the coronary veins ~verschluß *m* coronary occlusion *od* thrombosis

koronoid coronoid (ɔ)

Körper *m* body / (Substanz) substance (ʌ) / (Leiche) corpse / (Tier) carcass / *anat* body, corpus, *pl* corpora; (kleiner) corpuscle ('kɔ:pʌsl) / fester ~ solid (ɔ) / urophane ~ *pl* urophans ~- body, somatic (æ), somato- (ou) (*Vors*), systemic body ~ u. Eingeweide betr. somaticovisceral, somaticosplanchnic ~ u. Seele betr. somatopsychic (ai) ~abgewandt distal ~abwehr *f* body defence [*US* defense] ~achse *f röntg* body axis, axon[e] ~anlage *f* constitution ~aufnahme *f röntg* somatogram (æ) ~ausdünstung *f* effluvium ~ausscheidungen *f pl* excreta (i:) ~ausscheidungen betr. excretory (i:)

Körperbau *m* constitution, bodily structure (ʌ), physique (i:) ~lehre *f* morphology (ɔ) ~typ *m* body type (ai)

Körper|beanspruchung *f* physical (i) strain *od* stress ~bedeckung *f anat* integument (e) ~behaarung *f* pelage ('pelidʒ), hair-covering (ʌ) / (bei Tieren meist) hair-coat ~behindert [physically] disabled (ei), handicapped / (Kinder) spastic (æ) ~behinderung *f* disablement (ei), disability ~belastung *f* physical stress ~beschädigt disabled (ei) ~beschädigung *f* bodily injury ('indʒəri), disablement ~beschaffenheit *f* constitution, physique (i:), body-build ~bewegung *f* movement *od* (Übung) gymnastics, exercises ~bezirk *m* area ('ɛəriə) *od* region (i:) of the body

Körperchen *n anat* corpuscle ('kɔ:pʌsl) / *phys* particle / metachromatisches ~ metachromatic granule

Körper|dosis *f*, aussergewöhnliche (höchstzugelassene) *radiol* emergency dose ~eigen endogenous (ɔ), endogenic (e) / (Produkt) produced (ju:) within *od* inside the body ~elektrizität *f elektr* animal electricity (i) ~ende betr. caudal (ɔ:), caudo- (ɔ:) (*Vors*) ~entwicklung *f* physical (i) development ~ertüchtigung *f* physical training ~fehler *m* physical defect ~fett *n* body fat ~flechte *f* tinea (i) corporis, ringworm of the body ~flüssigkeit *f* body fluid (u) / interstitielle ~ interstitial fluid (ISF) ~fremd exogenous (ɔ) ~fühlsphäre *f* psycho-algesic ('saiko-æl'dʒi:sik) area ('ɛəriə) ~fülle *f* (Korpulenz) corpulence ~-

funktion *f* bodily function (ʌ) ~gefühl *n* somat[a]esthesia (i:) ~gefühlssomat[a]esthetic (e) ~gegend *f* region (i:) ~geruch *m* (schlechter) body odour (ou) (BO), ozochrotia (,ouzo'krouʃiə) ~gewicht *n* (KG) body weight / ~ verringern to bring down one's weight ~gleichgewicht *n* body balance ~größe *f* height, size (ai) ~haar[e] *n* [*pl*] hairs ~haltung *f* posture ('pɔstʃə), attitude ~haut *f* (äußere) common integument (e) ~höhle *f* body cavity (æ) ~höhlenbetrachtungsgerät *n* (Endoskop) endoscope ~höhlenendoskop *n* endoscope, cavascope (æ) ~höhlenröntgen *n röntg* endoradiography, endoradioscopy (ɔ) ~höhlentherapie *f röntg* cavity therapy (e) ~hygiene *f* personal *od* body hygiene ('haidʒi:n) ~inneres *n* intracorporal region, interior (iə) of the body / im ~inneren liegend intracorporal (ɔ:), intracorporeal (ɔ:) ~inneres betr. intracorporal, intracorporeal (ɔ:) ~klasseneinteilung *f* somatotyping (ai) ~kontur *f* body contour ~kraft *f* physical (i) strength ~kreislauf *m* systemic (e) circulation ~kultur *f* physical culture (ʌ) ~kunde *f* somatology (ɔ) ~länge *f* body height *od* length ~laus *f* body louse, *pl* body lice ~lehre *f* (Somatologie) somatology

körperlich corporal, corporeal (ɔ:), physical (i), somal (ou), somatic (æ) / ~ begründet physicogenic ('fiziko'dʒenik)

körper|los incorporeal (ɔ:), bodiless, immaterial (iə) ~maße *n pl* measurements (e) of the body ~mechanismus *m* body mechanism (e) ~messung *f* somatometry (ɔ) ~milieu *n* body environment ~nah proximal ~oberfläche *f* body surface (ə:), body surface area (BSA) ~öffnung *f* (natürliche) opening of the body, orifice (ɔ) ~parasit *n* body parasite (æ) ~pflege *f* personal hygiene ('haidʒi:n) *od* (Sinnesempfindungen) body image ('imidʒ) ~schichtaufnahmen *f pl röntg* body layer (eə) radiography (ɔ) ~schichtuntersuchung *f röntg* tomography (ɔ) ~schlagader (große) *f* aorta (ei'ɔ:tə) ~schulung *f* physical training ~schwäche *f* debility (i), somasthenia (i:), hyposthenia, asthenia ~schweiß *m* sweat (e) ~segment *n* body segment, metamere (e), primitive (i) segment, protovertebra ~seite *f* side [of the body] ~stärkend body-building ~stellung *f* attitude ~teil *m* part of the body / (Glied) extremity (e) / der betroffene ~ the part affected / der verletzte ~ the injured ('indʒəd) part ~temperatur *f* body temperature ('tempritʃə) ~toxin *n* (Eigentoxin) esotoxin ~trauma *n* physical (i) trauma (ɔ:) ~typ *m* body type (ai), somatotype (æ) ~typenbestimmung *f* somatotyping (ai) ~übung *f* physical exercise, gymnastics, calisthenics (e) ~umriß *m s* kontur ~umsatz *m* body metabolism (e), intake and output ~verfassung *f* consti-

tution (ju:) ~vorgang *m* physical process (ou) ~vorrat *m* storage (ɔ:) material (iə) ~wahrnehmung *f* som[a]esthesia ~wandfistel *f* parietal (ai) fistula ~warm at body heat ~wärme *f* body heat *od* temperature / *histol* calor (ei) innatus (ei) ~wuchs *m* (Figur) stature (æ), build (i) ~zellenchromosom *n* autosome ~zellenplasma *n* somatoplasm (ou) ~zustand *m* physical (i) condition (i) ~zwergwuchs *m* microsoma

korpul|ent corpulent, stout (au) / (fett) obese (i:) ~enz *f* corpulence, obesity (i:)

Korpus *m* corpus ~amputation *f* fundectomy ~karzinom *n* corpus carcinoma ~kel *n* corpuscle ('kɔ:pʌsl) ~krebs *m* corpus carcinoma, carcinoma of the body of the uterus (ju:) ~kulär corpuscular (ʌ) ~kularionisation *f* corpuscular (ʌ) ionisation ~kularstrahlung *f* corpuscular radiation ~schleimhaut *f* mucosa (ou) of the fundus (ʌ) of the stomach (ʌ)

korr. = korrigiert corrected

Korrektions|apparat *m dent* retainer (ei) ~augengläser *n pl opt* corrective glasses (a:) ~linsen *f pl opt* corrective glasses ~stellung *f orthop* corrected position (i) ~übung *f* corrective *od* therapeutic (ju:) exercise ~wirkung *f* (Brille) corrective effect

Korrektur *f* correction / unblutige ~ (Redressement, Geradestreckung, Geradestellung) *chir* redressement (ã) ~faktor *m pharm* correction factor ~stellung *f orthop* correction position

Korrelation *f* (Wechselbeziehung) correlation

Korrelations|index *m* correlation quotient ('kwouʃənt) ~koeffizient *m stat* coefficient (i) of correlation

korrelativ correlative (e)

Korrespond|enz *f* (Netzhaut) correspondence ~ieren (in Wechselbeziehung stehen, *z B* Drüsen) to correspond (*mit with*)

Korrigens *n* (*pl* Korrigentien) *pharm* corrigent, correctant, corrective (e)

korrigieren to correct / unblutig ~ (redressieren) *chir* to redress ~d corrective

Korrosions|mittel *n pharm* corrosive (ou) ~präparat *n* corrosion preparation, corrosive

korrosiv corrosive

Korrugator *m* corrugator (ɔ)

Korsakow ('kɔrsakɔf)|-Psychose *f ps* Korsakoff's psychosis (sai'kousis), polyneuritic psychosis *od* insanity (æ) ~-Syndrom *n* Korsakoff's syndrome

Korsett *n orthop* corset

Kortex *m s* Cortex

kortikal cortical ~-Hyperostose *f*, infantile ~ infantile cortical hyperostosis, Caffey's ('kæfiz) syndrome ~isierung *f* encephalisation

kortiko- (*Vors*) cortico- (*Vors*) ~id *n* corticoid / antiphlogistic c. (APC) ~petal (Reiz) cortico-afferent ~spinal (Rückenmark *u* Hirnrinde betr.) spinocortical ~steroid *n* adrenocortical steroid ~steron *n pharm* corticosterone ~trop corticotropic (ɔp) *od* corticotrophic (ɔ) (ou) (BP), adrenocorticotropic ~tropin *n* corticotrophin (ou) (BP), adrenocorticotrophic (ɔ) hormone (ɔ:) (ACTH)

Kortin *n* cortin

Kortison *n* cortisone (BPCA) ~azetat *n*

(Cortisonum aceticum) cortisone acetate

Korynebakterien *n pl* Corynebacteria (kɔ‚rainibæk'tiəriə)

Koryza *f* coryza (kə'raizə), common cold, nasal (ei) catarrh (a:)

Koshewnikoff *s* Kojewnikow

Kosoblüten *f pl pharm* kousso (u:), cusso (ʌ) flowers (au)

Kost *f* food; diet (ai) [*nota: s a* Diät] *ausgeglichene* ⨼ balanced (æ) diet *breiige* ⨼ soft d. *einfache* ⨼ plain d. *eiweißarme* ⨼ low-protein (ou) d. *eiweißreiche* ⨼ high-protein d. *fettarme* ⨼ low-fat d. *fette* ⨼ rich *od* fatty food *fettreiche* ⨼ high-fat diet *flüssige* ⨼ liquid (i) d. *gemischte* ⨼ mixed d. *gemüsereiche* ⨼ vegetable (e) d. *gewichthaltende* ⨼ maintenance (ei) d. *gewöhnliche* ⨼ every-day d. *kalorienarme* ⨼ low-calorie (æ) d. *kalorienreiche* ⨼ high-calorie d. *leichte* ⨼ light d. *optimale* ⨼ optimal (ɔ) d. *purinfreie* ⨼ purine (juə)-free d. *rachitisverursachende* ⨼ rachitic (i) d. *rückstandarme* ⨼ low-residue (e) d. *salzarme* ⨼ low--salt (ɔ:) d. *salzfreie* ⨼ salt-free d. *trockene* ⨼ solid (ɔ) d. *vegetarische* ⨼ vegetarian (ɛə) d. *weiche* ⨼ smooth *od* soft d.

kostal costal (ɔ) ⨼**atmung** *f* costal respiration

Kostform *f* type of diet (ai)

Kosto|klavikular-Syndrom *n* (Falconer--Weddel-Syndrom, Skalenus-Syndrom) costoclavicular compression syndrome, Falconer-Weddel ('fɔ:knə-'wedl) syndrome, military posture syndrome ~**korakoid** (Rippen *u* Processus coracoideus *od* Rabenschnabelfortsatz *betr*) costocoracoid (ɔ) ~**skapular** (Rippen *u* Schulterblatt *betr*) costoscapular (æ) ⨼**tomie** *f* (Rippendurchtrennung) costotomy (ɔ) ⨼**transversektomie** *f chir* costotransversectomy ⨼**vertebralgelenke** *n pl* (Articulationes costovertebrales (*PNA*)) costovertebral joints ⨼**vertebralwinkel** *m* costovertebral angle

Kost|umstellung *f* change of diet (ai) ⨼**zettel** *m* diet sheet

Kot *m* excrement, f[a]eces ('fi:si:z) (*pl*), stool[s] (u:), stercus ⨼- f[a]ecal (i:), copro- (ɔ) (*Vors*), sterco- (*Vors*) ⨼**abgang** *m* discharge of stool *od* f[a]eces ⨼**abszeß** *m* stercoraceous (ei) *od* stercoral abscess (æ) ~**ähnlich** f[a]ecaloid (i:) ⨼**angst** *f ps* coprophobia

Kotarnin *n* (Methoxyhydrastinin) *pharm* cotarnine

kot|artig stercorous, stercoraceous, f[a]ecal ⨼**ballen** *m* (Skybalum) scybalum ('sibələm), *pl* scybala ~**ballenförmig** scybalous (i) ⨼**bildung** *f* copropoiesis (i:), formation of f[a]eces ⨼**brechen** *n* copremesis (e), vomiting (ɔ) of f[a]ecal matter ⨼**entleerung** *f* (Defäkation) def[a]ecation ⨼**essen** *n* (Koprophagie) coprophagy (ɔ), scatophagy (ɔ) ~**essend** coprophagous (ɔ) ⨼**fistel** *f* f[a]ecal *od* stercoral fistula (i) ⨼**forschung** *f* scatology (ɔ) ~**fressend** coprophagous (ɔ) ⨼**geruch** *m* f[a]ecal odo[u]r (ou) ⨼**geschwulst** *f* (Koprom) f[a]ecal tumo[u]r (ju:), stercoroma, coproma ~**haltig** f[a]ecal, stercoraceous, stercorous ~**ig** stercoraceous (ei), f[a]ecal ⨼**lecken** *n sex* coprolagnia (æ) ⨼**masse** *f* f[a]ecal bulk (ʌ)

Kotorinde *f pharm* coto (ou) bark

Kot|rest *m* f[a]ecal (i:) residue (e) ⨼**schmierer** *m sex* coprolagnist ⨼- **stauung** *f* (Koprostase) stercoral incarceration, coprostasis (ɔ) ⨼**stein** *m* (Koprolith) coprolith (ɔ), enterolith, intestinal calculus (æ) ⨼**steinappendizitis** *f* stercoral appendicitis ⨼**steinbildung** *f* enterolithiasis

Kottonöl *n* cottonseed oil

Kot|verhaltung *f* coprostasis (ɔ) ~**verzehrend** *s* ~**fressend**

Kotyledone *f* (Plazentalappen) cotyledon (i:), *pl* cotyledones ('douni:z)

Koumiss *m* (*f*) koumiss (u:)

koupieren *s* kupieren

Koussoblüten *f pl pharm* kousso (u:), cusso (ʌ) flowers

Kovalesky (kova'leski)-**Kanal** *m* (Canalis neurentericus) neurenteric (e) canal (æ)

Koxalgie *f* (Hüftweh) coxalgia (æ), pain in the hip joint

Koxitis *f* coxitis, coxarthritis

Koyanagis-Erkrankung *f* (Iridozyklitis) iridocyclitis (ai)

Koyter ('kɔitə)-**Muskel** *m* Koyter's muscle (ʌ), corrugator (ei) supercilii muscle

KÖZ = Kathodenöffnungszuckung *f* cathodal opening contraction, CaOC

Kozymase *f* cozymase (kou'zaimeis)

Kp = Siedepunkt *m* boiling point, bp

KP-Index *m* = kardiopulmonaler Index *m* cardiopulmonary index

KPR = Kollodium-Präzipitationsreaktion *f* collodion precipitation reaction

Kr = Krypton *n* krypton, Kr

Krabbe ('krabə)-**Syndrom I** *n od* -**Krankheit** *f* (infantile, akute, diffuse, familiäre Hirnsklerose) Krabbe's syndrome, globoid cell leucodystrophy

krächzen (heiser reden) to croak (ou)

Kraft *f physiol* strength / *phys* power, force / (Rüstigkeit) vigo[u]r (i) / (Heilmittel) efficacy (e) / (Energie) energy (e) *bewegende* ⨼ motive (ou) force *elastische* ⨼ elastic force *elektromagnetische* ⨼ electromagnetic (e) force *elektromotorische* ⨼ electromotive (ou) force (EMF, emf) *latente* ⨼ reserve force *magnetische* ⨼ magnetic (e) force / wieder zu Kräften kommen to recover (ʌ) strength / die Kräfte lassen nach *od* schwinden strength fails ⨼**anstrengung** *f* effort ⨼**brühe** *f* broth (ɔ), bouillon ('bu:jɔ:), beef tea

Kräfte|mangel *m* lack of resistance (i), want of strength, weakness ⨼**verfall** *m* hypostheania (i:), depletion (i:) *od* exhaustion (ɔ:) of strength, wasting (ei) / ⨼ bei unstillbarem Erbrechen ematatrophia (ou) ⨼**verlust** *m* loss of strength

kräftig strong / (Speise) nourishing (ʌ) / (Mittel) powerful, potent (ou) / (robust) robust (ʌ) ~**en** to strengthen, to invigorate (i) / (Gesundheit) to build up ~**end** roborant (ou), antasthenic (e), invigorating (i), strengthening ⨼**ung** *f* strengthening

Kräftigungs|mittel *n pharm* roborant, tonic (ɔ) ⨼**therapie** *f* supporting treatment ⨼**übung** *f* strengthening exercise

Kraft|kurvenschreiber *m* dynamograph (æ) ~**los** (schwach) feeble, weak, hyposthenic (e), asthenic ⨼**losigkeit** *f* (Patient) weakness, asthenia (i:) / (durch Hunger) inanition (i) / (Hinfälligkeit) debility (i) / (Schwäche) feebleness / (Atonie) atony (æ) /

(Erschöpfung) exhaustion (ɔ:), prostration ⨼**messer** *m* (Dynamometer) dynamometer (ɔ), ergometer (ɔ) ⨼**quelle** *f physiol* source of energy ⨼**reserve** *f* reserve energy ⨼**sinn** *m s* Muskelsinn ~**voll** powerful, strong, vigorous (i) / (robust) robust (ʌ) / (energisch) energetic (e)

Kragen *m*, spanischer paraphimosis ⨼**knopfabszeß** *m* collar-button *od* collar--stud *od* shirt-stud abscess (æ) ⨼**schiene** *f chir* Alber's ('albərz) splint ⨼**schnitt** *m chir* Kocher's ('kɔxərz) collar incision (i)

Krähenfüßchen *n pl* crow's (ou) feet

Krallen|bildung *f* (der Nägel) onychogryposis (‚ɔnikogri'pousis) ⨼**fuß** *m* claw-foot (ɔ:) ⨼**hand** *f* clawhand (ɔ:)

Krämerkrätze *f* grocers' (ou) itch ⨼**erreger** *m* Tyroglyphus (taiə'rɔglifəs) farinae (ai)

Kramer ('kra:mər)-**Schiene** *f chir* Kramer wire splint

Krampf *m* spasm (æ), cramp, convulsion (ʌ) / (Anfall) spasmodic (ɔ) fit, paroxysm *halbseitiger od auf eine Körperseite beschränkter* ⨼ hemispasm (e) *im Kindesalter* infantile spasm *klonischer* ⨼ clonic (ɔ) spasm, clonus (ou), clonospasm (ou) ⨼ *des Körpers nach vorne* emprosthotonos (ɔ) *nervös bedingter* ⨼ neurospasm (juə) *schmerzhafter* ⨼ algospasm (æ) *tetanischer* ⨼ fixed spasm *tetanischer* ⨼ *des ganzen Körpers* holototanus (e) *tonischer* ⨼ tonic (ɔ) spasm *toxischer od vergiftungsbedingter* ⨼ toxic spasm ~- spastic, convulsive (ʌ), spasmodic (ɔ)

Krampfader *f* varicose (æ) vein, phlebectasia (ei), varix (ɛə), *pl* varices ('værisi:z) ⨼- varicose (æ) ~**artig** variciform (i), cirsoid (ɔ:) ⨼**ausschneidung** *f* varicectomy, varicotomy ⨼**bildung** *f* varication, varixation, varicosis / (am Lid) varicoblepharon (ɔ) / (Nabel) varicomphalus (ɔ) ⨼**bruch** *m* varicocele ('værikosi:l) ⨼**bruchoperation** *f* varicocelectomy ⨼**darstellung** *f röntg* varicography (ɔ) ⨼**entfernung** *f* varicotomy, varicectomy, cirsectomy, phlebectomy ⨼**entzündung** *f* varicophlebitis ⨼**exzision** *f* varicotomy ~**förmig** variciform (i) ⨼**geschwür** *n* varicose ulcer (ʌ) ⨼**knoten** *m* varix (ɛə), *pl* varices (æ) ⨼**knotenentfernung** *f chir* varicotomy (ɔ) ⨼**leiden** *n* varicosis, varicosity (ɔ) ⨼**neigung** *f* varicose diathesis (æ) ⨼**strumpf** *m* (Gummistrumpf) varicose vein stocking, elastic stocking ⨼**veranlagung** *f* varicose diathesis (æ) ⨼**verödung** *f* cirsenchysis (sə:'senkisis), varicosclerosation

Krampf|anfall *m* convulsion (ʌ), convulsive (ʌ) fit, paroxysm (æ) / (Elektroschock) electrofit ⨼**anlage** *f* tendency to convulsions ~**artig** convulsive, spastic, spasmodic (ɔ), cramplike, paroxysmal (i) ⨼**atmung** *f* spasmodic respiration ~**auslösend** convulsant (ʌ), spasmogenic (e) ~**bereit** spasmophilic (i), spasmophile ⨼**bereitschaft** *f* spasmophilia (i), convulsibility (i) / (rückenmarkbedingt) spasmodism ⨼**bewegung** *f* spasmodic movement ⨼**disposition** *f* spasmophilia (i) ⨼**dosis**, mittlere *f* median convulsant dose (CD_{50}) ⨼**entladung** *f* epileptic discharge ~**erregend** convulsant (ʌ), spasmogenic (e) ~**geneigt** spasmophilic (i), spasmophile (æ) ⨼**gift**

n convulsivant (ʌ), convulsant (ʌ) ~haft convulsive (ʌ), spastic, spasmodic (ɔ) / (klonisch) clonic (ɔ) ~hemmend anticonvulsive, antispasmodic, antispastic ≈husten *m* paroxysmal (i) cough (kɔf) / (Keuchhusten) whooping ('hu:piŋ) cough ~krank suffering from cramps *od* convulsions ≈lachen *n* spasmodic laughing (a:) ≈lehre *f* spasmology (ɔ) ~lindernd antispasmodic, anticonvulsive ~los aspastic ~lösend spasmolysant (ɔ), antispasmodic, spasmolytic (i) ≈lösung *f* spasmolysis (ɔ) ≈mittel *n* *pharm* anticonvulsive, antispasmodic ≈neigung *f* spasmophilia (i), tendency to convulsions ≈ / (rückenmarkbedingt) spasmodism ≈neurose *f* convulsive neurosis ≈schielen *n* spasmodic strabism (ei) ≈schmerz *m* algospasm (æ) / vom Appendix ausgehender ≈ appendicular (i) colic (ɔ) ≈stadium *n* spasmodic stage ≈starre *f* spasmodic rigidity (i) ~stillend *s* ≈lösend ≈striktur *f* spasmodic *od* spastic stricture ('striktʃə) ≈therapie *f* convulsive shock therapy (e) ≈tremor *m* convulsive tremor ≈veranlagung *f* spasticity (i) ≈wehen *f pl* uterine (ju:) tetanus (e), clonic (ɔ) spasms of the womb (wu:m), spasmodic labo(u)r ≈zentrum *n* convulsion *od* spasm centre [*US* center] ≈zustand *m* spasmodic stage *od* condition (i) / spastischer ≈ spasticity

kranial cranial (ei), cranio- (ei) (*Vors*), cephalic (æ)

Kraniektomie *f* craniectomy

kranio|fazial (Gesicht *u* Schädel *betr*) craniofacial (ei) ≈graphie *f* craniography (ɔ) ≈klasie *f* cranioclasis (ɔ), cranioclasty (ei) ≈klast *m* basiotribe (ei), basiotriptor (ei), cephalotome, cranioclast (ɔ) ≈logie *f* (Schädellehre) craniology (ɔ) ≈malazie *f* (Schädelerweichung) craniomalacia (mə'leiʃiə), craniotabes ('teibi:z) ≈metrie *f* (Schädelmessung) craniometry (ɔ) ~metrisch craniometric (e) ≈pathie *f* (Kopfleiden) craniopathy (ɔ) ~pharyngeal craniopharyngeal (i) ≈pharyngiom *n* craniopharyngioma ≈plastik *f* cranioplasty (ei) ≈rhachischisis *f* craniorhachischisis ≈schisis *f* cranioschisis (,kreini'oskisis) ≈sklerose *f* craniosclerosis, osteosclerosis of the skull (ʌ) ≈skopie *f* phrenology (ɔ) ~spinal craniospinal (ai) ≈stosis *f* craniostosis (ou) ≈tabes *f* craniotabes ('teibi:z), craniomalacia (mə'leiʃiə) ≈tom *n chir* craniotome (ei) ≈tomie *f* (Schädeleröffnung) (Fet) craniotomy *od chir* trephining (i:) ≈tomiehaken *m* crotchet ('krɔtʃət) ≈tomieschere *f chir* Smellie's ('smeliz) scissors ('sizəz) *pl* ≈tomiezange *f* craniotomy forceps *pl* ≈traxie *f* (Fet) extraction (æ) of the f[o]etal (i:) head after craniotomy ~tympanal craniotympanic (æ) ~zerebral craniocerebral (e)

Kranium *n* cranium (ei) / skull (ʌ)

krank ill [*nur prädikativ*: to be ill, to fall ill, to feel ill, *etc*]; sick [*nur attributiv*: a sick child *etc*; to be sick = sich übergeben; *US* sick = krank *auch* prädikativ] / (Körperteil) diseased (i:) / körperlich ~ somatopathic (æ) / ~ aussehen to look ill / sich ~ fühlen to feel ill / ~ sein to be ill; to be in bad health / sich ~ stellen to pretend to be ill, to malinger (mə'liŋgə) / ~ werden

to fall ill / wieder ~ werden to have a relapse

kränkeln to be in bad health, to be ailing

Kranken|abteilung *f* [hospital] ward ≈anstalt *f s* ≈haus ≈aufzug *m* hospital lift [*US* elevator] ≈auto *n* ambulance ≈behandlung *f* [medical] treatment, therapy (e) ≈behandlungslehre *f* therapeutics (ju:) ≈bericht *m* medical report, case report ≈besuch *m* visit ≈bett *n*, am ≈ bedside ≈bild *n* clinical picture ≈blatt *n* medical record (e) ≈buch *n* hospital register (e) ≈dienst *m* hospital *od* nursing service ≈fahrstuhl *m* wheel-chair ≈flugzeug *n* ambulance aircraft ≈geld *n* sickness benefit (e) ≈geschichte *f* [case] history ≈gut *n* [number of] cases *od* patients; total test group ≈gymnastik *f* physiotherapy (e) ≈gymnastin *f* physiotherapist

Krankenhaus *n* hospital; clinic / allgemeines ≈ general h. / ≈ für ansteckende Krankheiten isolation h. / ≈ im Pavillonstil cottage h. / städtisches ≈ municipal h. / öffentliches ≈ public h. / ≈ für Seuchenkranke isolation h. / in ein ≈ aufnehmen to admit to a h. / in ein ≈ einweisen to hospitalise / aus dem ≈ entlassen to discharge from the h. ≈abteilung *f* department, ward ≈ambulatorium *n* outpatients' department (OP-D) ≈ansteckung *f* hospital infection ≈apotheke *f* hospital pharmacy ≈arzt *m* house physician (i), resident physician ≈aufenthalt *m* stay [in hospital] ≈aufnahme *f* admission to a hospital, hospitalisation ≈aufnahmequote *f* admission rate ≈aufnahmeschein *m* hospital admission slip ≈behandlung *f* hospital *od* clinical treatment ≈behandlungspflicht *f* obligatory hospital treatment ≈bericht *m* hospital report ≈chirurg *m* (≈, der im Hause wohnt) house-surgeon (ə:) ≈einrichtungen *f pl* hospital equipment ≈einweisung *f* hospitalisation ≈entlassung *f* discharge from a hospital ≈fürsorge *f* hospital care ≈fürsorgerin *f* almoner ('a:mənə) ≈hygiene *f* hospital hygiene ('haidʒi:n) ≈kost *f* hospital diet ≈patient *m* hospital *od* ward patient, in-patient ≈pflege *f* hospital care ≈schwester *f* hospital nurse ≈sepsis *f* hospital sepsis ≈verweildauer *f* period of hospitalisation

Kranken|kost *f* diet (ai), invalid diet (ai) / auf ≈ setzen to put on a diet ≈kraftwagen *m* ambulance ≈pflege *f* nursing / allgemeine ≈ general nursing care ≈pflegeausbildung *f* nursing training ≈pfleger *m* male nurse ≈pflegerin *f* nurse ≈schwester *f* trained nurse / staatlich anerkannte ≈ state registered nurse (SRN) ≈stock *m* invalid cane ≈stuhl *m* wheel-chair ≈trage *f* stretcher ≈träger *m* stretcher-bearer ≈wagen *m* ambulance / (Stationswagen) hospital trolley ≈zimmer *n* sickroom

Kranke[r] *f* (*m*) patient ('peiʃənt)

krankhaft morbid, diseased, patholog[ic]al (ɔ)

Krankheit *f* (wissenschaftliche Bezeichnung) disease (di'zi:z); -pathy (unbetonte *Nachs*) / (Krankheitszustand; allgemeinspr. Bezeichnung) illness [*nota*: kein Plural] / sickness [*nota*: allgemeinspr. Bezeichnung, stets ohne Artikel und ohne Plural; überwiegende

Nebenbedeutung: Übelsein und Erbrechen, wie in sea-sickness, car-sickness, usw.; Allgemeinbedeutung in Zusammensetzungen selten: sleeping-sickness, falling-sickness, usw.] / ailment [*nota*: veraltet] akute ≈ acute d. allogene ≈ allogeneic d. anfallartig auftretende ≈ paroxysmal d. ansteckende ≈ communicable (ju:) d.; infectious d.; contagious d. ≈ *der Atemwege od der Atmungsorgane* respiratory (aiə) d. *von außen kommende* ≈ exopathy (ɔ) *durch Bacteroides verursachte* ≈ bacteroidosis *durch Bakterien hervorgerufene* ≈ bacteriosis *nur durch Berührung übertragbare* ≈ contagious (ei) d. *chronische* ≈ chronic (ɔ) d.; ~ ≈ *der Atmungsorgane* chronic respiratory d. *drohende* ≈ threatening *od* impending d. *endemische* ≈ endemic (e) d. *englische* ≈ (Rachitis) rickets *durch Enzymstörungen bedingte* ≈ zymotic (zai'mɔtik) d. ≈ *eigenen Ursprungs* idiopathy (ɔ) d. *epidemische* ≈ epidemic (e) d., epidemic *erbbedingte* ≈ heredofamilial (i) d. *ernährungsbedingte* ≈ nutritional d. *durch tierische Erreger verursachte* ≈ zoosis (zou'ousis) *fünfte* ≈ fifth d., infectious erythema, megalerythema, megalo-erythema *funktionelle* ≈ functional (ʌ) *od* dynamic d. *gewebsverändernde* ≈ structural ('strʌktʃərəl) d. *hepatolienale* ≈ (Leber- *u* Milzaffektion) hepatosplenopathy *homologe* ≈ homologous d. *idiopathische* ≈ idiopathic d. *infektionsartige* ≈ para-infection (e) *innere* ≈ internal d. *interkurrente* ≈ intercurrent (ʌ) d. *klimabedingte* ≈ climatic d. *als Komplikation auftretende* ≈ complicating d. *durch Insekten übertragene* ≈ insect-borne d. *durch Milchgenuß übertragene* ≈ milk-borne d. *organische* ≈ organic d. *periodisch auftretende* ≈ periodic (ɔ) d. *primär entstandene* ≈ primary (ai) d. *psychisch bedingte* ≈ functional (ʌ) d., neurosis *pulslose* ≈ pulseless (ʌ) d. *spanische* ≈ Spanish influenza *spezifische* ≈ specific d. *durch Staub- od Tröpfcheninfektion übertragene* ≈ airborne d. *subakute* ≈ subacute d. *durch Tiere übertragene* ≈ animal-borne d. *tödliche* ≈ fatal d. *übertragbare* ≈ communicable d. *vierte* ≈ (Dukes-Syndrom) fourth d., Dukes-Filatov ('dju:ks 'filatɔf) d. ≈ *des Wochenbetts* puerperalism (ə:) d.; *durch Würmer bedingte* ≈ helminthic d. *mit Zelleinschlüssen* inclusion (in-'klu:ʒən) d. *zusätzliche* ≈ complicating *od* additional d.

krankheitenverbreitend disease-carrying

Krankheits|ablauf *m* course of a disease ≈abschnitt *m* phase (feiz) of a disease ≈anfall *m* fit, attack, bout ~anfällig susceptible (*für to*) ≈anfälligkeit *f* susceptibility (*für to*) ≈angst *f* pathophobia ≈anlage *f* predisposition ≈ausbruch *m* outbreak; onset ~auslösend pathogenic ≈äußerung *f* manifestation of a disease ≈beginn *m* onset / schleichender ≈ insidious onset ≈bereitschaft *f s* ≈neigung ≈bericht *m* medical report ≈beschreibung *f* pathography (ɔ) ≈bewusstsein *n ps* consciousness of one's disease ≈bild *n* clinical picture / syndrome ≈dauer *f* duration of a disease ≈einbildung *f* somatophrenia (i:) ≈einsicht *f* insight into one's condition ~**empfänglich** susceptible (*für to*) ∠**entstehung** *f* pathogenesis (pæθo'dʒenisis) ∠**entwicklung** *f* nosogeny (no'sɔdʒini) ~**erregend** pathogenic ('dʒenik), causing *od* provoking disease, morbific ∠**erreger** *m* causative (ɔ:) organism, pathogen ('pæθodʒin), germ (dʒɜ:m) ∠**erscheinung** *f* symptom, sign, manifestation ~**erzeugend** *s* ~erregend ∠**fall** *m* case, patient ('peifənt) ∠**gefühl** *n* [general] feeling of illness, malaise (ei) ∠**geschehen** *n* pathologic[al] process, course *od* development of disease ∠**geschichte** *f* [case] history ∠**gewinn** *m ps* advantage by illness, epinosic *od* morbid gain / sekundärer ∠ secondary gain ∠**häufigkeit** *f* incidence; morbidity ∠**herd** *m* focus, *pl* foci ('fousai) / (Sitz) seat, nidus, *pl* nidi ('naidai) ∠**keim** *m* germ (dʒɜ:m) ∠**lehre** *f* pathology (ɔ) ∠**phase** *f* phase (feiz) of a disease ~**prägend** characteristic factor of the disease ∠**prozess** *m* disease process ∠**sitz** *m* od seat of a disease ∠**schwere** *f* severity (e) ∠**stand** *m* (Statistik) morbidity ∠**stoff** *m* contagium (ei), morbid *od* contagious matter ∠**sucht** *f* nosomania (ei), nosophilia (i) ∠**symptom** *n* (subjektiv) symptom, (objektiv) sign, manifestation ∠**träger** *m* [disease] carrier *od* vector ~**übertragend** infectious ∠**übertragung** *f* communication, transmission, infection ∠**verbreiter** *m* [disease] carrier *od* vector ∠**verbreitung** *f* spread (e) *od* dissemination of a disease ∠**verhütung** *f* prophylaxis, prevention of disease ∠**verlauf** *m* progress *od* course of a disease ∠**vorgeschichte** *f* early case history ∠**vortäuschung** *f* (bei Simulanten) pathomimesis (i:), pathomimia (i), pathomimicry (i) ∠**vorzeichen** *n* prodrome (ou) ∠**wahn** *m* hypochondriasis ∠**zeichen** *n* indication, sign, manifestation

kränklich ailing, poorly

Kranz *m anat* corona (ou) / (Venus) corona veneris (e)

Kranzader *f* (Koronargefäß) coronary (ɔ) [vessel], coronaria (ɛə), cardiac vessel ∠- coronary ∠**embolie** *f* coronary embolism ∠**thrombus** *m* coronary thrombus ∠**verengung** *f* coronary insufficiency (i) ∠**verkalkung** *f* coronary sclerosis ∠**verschluß** *m* coronary occlusion

Kranz|arterie *f* coronary [artery] ∠**arterienembolie** *f* coronary embolism ~**artig** coronal (ɔ) ~**förmig** coronal ∠**furche** *f* (Sulcus coronarius (*PNA*)) atrioventricular groove ∠**gefäß** *n* coronary vessel ∠**gefäßentzündung** *f* coronaritis ∠**gefäßinsuffizienz** *f* coronarism (ɔ) ∠**gefäßleiden** *n* coronary disease (i:) ∠**gefäßsystem** *n* coronary system (i) ∠**naht** *f* (Sutura coronalis (*PNA*)) coronal suture (ju:) ∠**schlagader** *f* coronary artery ∠**star** *m* coronary cataract (æ) ∠**vene** *f* coronary vein

Krappwurzel *f bot* root of rubia (u:) tinctorum (ɔ:)

Kraquelierung *f dent* crazing

Krase *f* crasis (ei), *pl* crases ('kreisi:z) ∠**lehre** *f* doctrine (ɔ) of crases *od* of humo[u]rs (hju:)

Kraske ('kraskə)-**Operation** *f* (Steißbeinentfernung mit partieller Sakrumresektion) Kraske's operation

Krater *m* (Geschwür) crater (ei) ~**artig** craterlike / *bakt* crateriform (ei) ∠**bildung** *f* crater formation / *chir* craterisation ~**förmig** crateriform, crater--shaped

Kratzbürste *f* (harte Bürste) scraper

Krätze *f* scabies ('skeibii:z), the itch *F* ∠- scabious (ei) ~**ähnlich** psoroid ('sɔ:rɔid) ∠**angst** *f ps* scabiophobia (ou) ~**bekämpfend** antiscabetic (e), antiscabious (ei) ∠**milbe** *f* Sarcoptes (sa:'kɔpti:z) scabiei (skæbi'i:ai), itch mite (ai), sarcoptic (ɔ) mite ∠**milbenbefall** *m* sarcoptidosis ∠**mittel** *n pharm* scabicide (ei), antipsoric ('sɔ:rik)

krätzig scabious (ei), psoric ('sɔ:rik), psorous ('sɔ:rəs)

Kratz|reflex *m* scratch reflex (i:) ∠**spur** *f* scratch mark ∠**sucht** *f ps* titillomania (ei) ∠**test** *m imm* scratch test

Krauomanie *f ps* krauomania

Krauro|sis *f* (Austrocknung) kraurosis (krɔ:'rousis) ~**tisch** kraurotic (ɔ)

Krause ('krauzə)-**Drüsen** *f pl* (Glandulae conjunctivales (*PNA*)) Krause's *od* conjunctival (ai) glands (a:) ∠-**Endkolben** *m pl* Krause's [end] bulbs (ʌ)

Krauseminzöl *n* spearmint (i) oil (*BPC*)

Kraut *n bot, pharm* herb ∠- herbal, herb

Kräuter|- *bot* herbal, herb ∠**arzt** *m* herb doctor ∠**aufguß** *m pharm* infusion of herbs ∠**behandlung** *f* (durch Laien) thomsonianism (tɔm'souniənizm) ∠**buch** *n* herbal ∠**doktor** *m F* herbalist (ə:), herb doctor ∠**extrakt** *m pharm* herb extract ∠**heilkundiger** *m* herbalist ∠**kur** *f* herbal cure ∠**mischung** *f pharm* herb mixture ∠**mittel** *n pharm* herbal remedy (e) *od* drug (ʌ) ∠**saft** *m pharm* herb syrup (i) ∠**salbe** *f* herbal ointment ∠**tee** *m pharm* herb tea ∠**tee[aufguss]** *m* infusion (ju:) of herbs ∠**trank** *m pharm* decoction of herbs, herbal draught (dra:ft) ∠**wein** *m pharm* medicated (e) wine

Kreatin *n* creatine ('kri:əti:n) ∠**ämie** *f* (Blut) creatin[a]emia (i:) ∠**ase** *f* creatinase (ə) ∠**ausscheidung** *f* (Urin) creatinuria (juə) ∠**clearance** *f* creatine clearance ∠**gehalt** *m* (Blut) creatin[a]emia ∠**in** *n chem* creatine (æ) ∠**phosphat** *n chem* phosphocreatine (i:) ∠**phosphokinase** *f* creatine (i:) phosphokinase (ai) (*CPK*) ∠**phosphorsäure** *f* creatine phosphoric (ɔ) acid ∠**urie** *f* creatinuria (juə)

Kreatorrhoe *f* creatorrh[o]ea (i)

Krebs *m* (Tumor) cancer, carcinoma **grüner** ∠ (Chlorom) chloroma ∠ *der* **Luftwege** cancer of the respiratory (aiə) system (i) **melanotischer** ∠ melanotic (ɔ) *od* black ∠. **paraffinbedingter** ∠ paraffin (æ) c. **primärer** ∠ primary (ai) c. **rußbedingter** ∠ soot (u) c., scrotal (ou) c., chimney-sweeps' c. **szirrhöser** ∠ scirrhous ('sirəs) c. **teerbedingter** ∠ pitchworkers' c. **zystisch degenerierter** ∠ cystic (i) c. ~**ähnlich** cancriform, cancroid ∠**alter** *n* advanced (a:) age with tendency to cancer ~**anfällig** liable (ai) *od* disposed (ou) to cancer ∠**angst** *f* (Cancrophobie) cancrophobia, carcinophobia ∠**artig** *zool* crustaceous (ei) / (karzinomatös) cancerous, carcinomatous (ou), cancriform, cancroid ~**auslösend** carcinogenic (e) ∠**ausschneidung** *f* carcinectomy, carcinomectomy ∠**bekämpfung** *f* combat (ɔ) against cancer, cancer control (ou) ∠**beschwerden** *f pl* cancer pain ~**bildend** carcinogenic, cancerigenic, cancerogenic ∠**bildung** *f*

formation of a carcinoma, canceration, cancer formation ∠**ekzem** *n* (des Warzenhofes) Paget's ('pædʒits) mammary disease ∠**embolus** *m* cancer embolus ∠**entstehung** *f* carcinogenesis ∠**erkennung** *f* diagnosis (ou) of a carcinoma, cancer diagnosis ∠**erkrankung** *f* carcinosis ~**erregend** carcinogenic (e), cancerogenic ∠**erreger** *m* carcinogen, carcinogenic (e) agent (ei) ~**erzeugend** *s* ~erregend ∠**erzeuger** *m* carcinogen ∠**erzeugung** *f* carcinogenesis ∠**exstirpation** *f* (Karzinomexstirpation) carcinectomy ~**feindlich** anticarcinomatous (ou), cancer preventing ∠**form** *f* type of cancer ~**förmig** cancriform, cancroid, cancerous ∠**forscher** *m* cancerologist (ɔ) ∠**forschung** *f* cancer research (ə:), cancerology (ɔ), carcinology ∠**forschungsanstalt** *f* cancer research centre [*US* center] ∠**forschungsklinik** *f* cancer investigation clinic (i) ∠**fraß** *m* carcinomatous erosion ∠**frühdiagnose** *f* early cancer diagnosis ∠**furcht** *f* carcinophobia ~**gefährdet** threatened (e) by cancer ∠**geschwulst** *f* carcinoma ∠**geschwür** *n* cancerous ulcer (ʌ) ∠**gewebe** *n* cancer tissue ∠**heilbarkeit** *f* durch Bestrahlung radiocurability of cancer ~**hemmend** (im Sinne der Hemmung der Zellvermehrung) carcinostatic ∠**herd** *m* initial (i) carcinoma, carcinomatous focus ~**ig** zerfallend carcinolytic (i) ∠**kachexie** *f* cancerous cachexia (ka'keksiə) ∠**kranker** *m* patient (ei) suffering from cancer, cancer patient ∠**krankheit** *f* cancer, carcinosis ∠**kunde** *f* carcinology, cancrology, cancerology ∠**leiden** *n* cancer [disease] ∠**metastase** *f* secondary (e) cancer, cancerous metastasis (æ) ∠**milch** *f* cancer juice (u:), cancer milk ∠**mittel** *n* anticancer drug ∠**morbidität** *f* cancer morbidity (i) ∠**nabel** *m* impression *od* pit on the surface of a cancerous neoplasm (i:) ∠**neigung** *f* (Gewebe) cancerogenicity (i) ∠**nest** *n* cancer nest ∠**perle** *f* cancer pearl (ə:), cell nest ∠**prophylaxe** *f* cancer prophylaxis ∠**register** *n* cancer registry ~**rückbildend** carcinolytic ∠**serum** *n* anticancerous *od* cancer serum (iə) ∠**spezialist** *m* cancerologist (ɔ) ∠**station** *f* cancer ward ∠**sterblichkeit** *f* cancer mortality (æ) rate ∠**verdacht** *m* suspicion (i) of cancer ∠**vorbeugung** *f* cancer prophylaxis ∠**vorgeschichte** *f* precancer history (i) ∠**vorsorge** *f* cancer screening ∠**vorstufe** *f* precancerous stage ∠**wachstum** *n* growth of a cancer ~**wachstumhemmend** carcinostatic ∠**zapfen** *m* neoplastic *od* carcinomatous (ou) plug ∠**zelle** *f* carcinomatous cell, cancer cell ~**zellenvernichtend** cancerocidal (ai), carcinolytic ~**zellenzerstörend** carcinolytic ∠**zerfall** *m* carcinolysis (ɔ) ∠- zerfall- carcinolytic

Krebs ('kre:ps)-**Zyklus** *m* Krebs' cycle (ai)

Kreide *f* chalk (ɔ:), creta (i:) ~**artig** chalky (ɔ:) ∠**essen** *n* (Schwangere) pica ('paikə)

kreidig chalky, cretaceous (ei)

Kreis *m* circle (ə:) ∠- circular ∠**arzt** *m* District Medical Officer of Health ∠**ausschnitt** *m* sector ∠**bewegung** *f* circumduction (ʌ) / circus (ə:) movement (u:)

Kreiselgeräusch *n s* Nonnensausen

283

kreisen to circulate, to gyrate (dʒaiə'reit) / to rotate ~**d** (rotierend) rotary (ou)
kreis|förmig dermat circinate ⦵**gesundheitsamt** n (etwa) District Office of Health ⦵**krankenhaus** n District Hospital
Kreislauf m circulation, circulatory (ə:) od cardiovascular system / chem cycle / extrahepatischer ⦵ extrahepatic blood flow (EHBF) / extrakorporaler ⦵ extracorporeal c. / fetaler ⦵ f[o]etal (i:) c. / großer ⦵ general od systemic (e) c. / kleiner ⦵ pulmonary (ʌ) od lesser c. / peripherer ⦵ peripheral c. ⦵- circulatory (ə:), cardiovascular (æ) ⦵ **u. Atmung** betr. cardiovascular-respiratory ~**aktiv** with cardiovascular action ~**anregend** activating the circulation ~**angreifend** stressing the circulation ~**antreibend** stimulating (i) the circulation ⦵**antrieb** m stimulation of the circulation ⦵**atonie** f circulatory atony (æ) ~**bedingt** cardiovascular ⦵**behinderung** f disturbance of the systemic (e) circulation ⦵**belastungsprüfung** f circulatory efficiency test ⦵**beschwerden** f pl circulatory distress ⦵**dauerschaden** m persistent damage (æ) to the circulatory system ~**dynamisch** with effect on circulatory dynamics ⦵**effekt** m pharm action od influence on the circulatory system ~**erkrankt** suffering from a circulatory weakness od disease ⦵**erkrankung** f cardiovascular disease / hypertonische ⦵ hypertensive cardiovascular disease (HCVD) ⦵**funktion** f circulatory function (ʌ), function of the circulatory system ⦵**funktionsprüfung** f check od test of the circulatory function ⦵**gebiet** n segment of the circulation ⦵**gefährdet** with a weak circulatory system ⦵**geschwindigkeit** f speed of circulation ~**gesund** with a sound circulatory system ⦵**hormon** n circulatory hormone ⦵**insuffizienz** f s ⦵**schwäche** ⦵**katastrophe** f circulatory breakdown / (vorübergehend) syncope ('sinkəpi) ⦵**kollaps** m circulatory collapse / peripherer ⦵ peripheral vascular collapse ⦵**kranke[r]** f (m) patient suffering from a circulatory disturbance ⦵**krankheit** f circulatory disease ~**labilisierend** hypotensive ⦵**labilität** f circulatory lability od instability ⦵**lage** f circulatory condition ~**lähmend** paralysing (æ) the circulation ⦵**lehre** f cardio-angiology (ɔ) ⦵**leiden** n circulatory disease ⦵**leistung** f circulatory efficiency (i) ⦵**mittel** n cardiovascular agent od drug, vasopressor [drug] ⦵**ödem** n cardiac [o]edema (i:) ⦵**organe** n pl organs of circulation ~**pathogen** injuring the circulatory system ⦵**physiologie** f physiology of the blood circulation ~**physiologisch** concerning circulatory physiology ⦵**reaktion** f reaction od response of the circulatory system (auf to) ⦵**regulationsstörung** f disturbance of the circulatory regulation ⦵**schaden** m vascular damage (æ) ~**schädigend** injuring the vascular od circulatory system ⦵**schwäche** f vasomotor (ou) ataxia, circulatory debility od insufficiency (i) ⦵**stabilisierung** f stabilisation of the circulatory system ⦵**störung** f cardiovascular disorder, circulatory disorder / arteriosklerotische ⦵ arteriosclerotic cardiovascular disease (ASCVD) / ⦵ durch Magen-

dysfunktion gastrocardiac syndrome ⦵**symptom** n cardiovascular od circulatory symptom ⦵**system** n cardiovascular system, circulatory system ⦵**training** n training of the circulation ⦵**überbelastung** f circulatory overload od overloading ⦵**unterbrechung** f standstill od interruption (ʌ) of the circulation ⦵**unterstützung** f circulatory backup ⦵**verhalten** n reaction of the circulatory system (gegenüber, auf: to) ⦵**verhältnisse** n pl circulatory conditions (i) ⦵**versagen** n circulatory breakdown od failure ('feiljə) od collapse (æ) ⦵**zeit** f circulation time
Kreißbett n lying-in od labo[u]r bed
kreißen (Geburt) to be in labo[u]r ⦵ n labo[u]r, parturition (i) ~**d** parturient (juə), in labo[u]r ⦵**de** f woman (u) in labo[u]r, parturient
Kreißsaal m delivery (i) room, labo[u]r room od ward
Krem f pharm cream (i:)
Kremaster m cremaster [muscle] ⦵**cremasteric** (e) ⦵**faszie** f (Fascia cremasterica (PNA)) cremaster fascia ~**isch** anat cremasteric (e) ⦵**kontraktion** f cremasteric contraction ⦵**reflex** m cremasteric reflex
Kremnophobie f ps cremnophobia
Krenotherapie f (Badekur) crenotherapy, balneotherapy
Kreolin n chem creolin (i:)
Kreosol n chem creosol (i:)
Kreosot n pharm creosote ('kri:əsout) ⦵**karbonat** n (Kreosotum carbonicum) pharm creosote (i:) carbonate ~**sauer** chem creosotic (ɔ) ⦵**säure** f chem creosotic acid ⦵**vergiftung** f creosote poisoning
Krepitation f (Knistern) crepitus (e), crepitation feinblasige ⦵ fine crepitation feuchte ⦵ moist crepitation grobblasige ⦵ coarse crepitation nasse ⦵ moist crepitation trockene ⦵ dry crepitation
krepitieren (knistern) to crepitate (e) ~**d** crepitant
Kreszendogeräusch n crescendo (kre-'ʃendou) murmur (ə:)
Kresol n (EP) cresol (i:) (BP, EP, NF), cresylic acid o-⦵ n (EP, DAB) o-cresol (EP, BP) ⦵**rot** n (EP) cresol (i:) red (EP, BP) ⦵**schwefelsäure** f chem cresol sulphuric (juə) [US sulf-] acid ⦵**seife** f pharm cresol soap ⦵**seifenlösung** f pharm cresol and soap solution, Liquor cresoles saponatus o-⦵**sulfonphthalein** n (EP) o-cresolsulphonphthalein (EP) ⦵**sulfonsäure** f (Acidum cresolsulfonicum) cresolsulphonic acid
p-Kresotinsäure f (Acidum p-cresotinicum) cresotic od cresotinic acid
Kresotsäure f s p-Kresotinsäure
Kretin m cretin ~**artig** cretinoid (e), cretinous ⦵**ismus** m cretinism ~**oid** cretinoid
Kretschmer ('kretʃmər)-**Typen** m pl Kretschmer types
Kreuz n cross / (Rücken) small of the back / Das Rote ⦵ The Red Cross Society (ai) ⦵**allergie** f cross-allergenicity, cross-sensitivity ⦵**band** n cruciate ('kru:ʃieit) od crucial ('kru:ʃəl) ligament (i) ⦵**bandapparat** m crucial ligaments (pl) ⦵**bänder** n pl (Ligamenta cruciata genus (PNA)) cruciate ligaments of the knee ⦵**befruchtung** f cross fertilisation
Kreuzbein n (Os sacrum (PNA)) sacrum

(ei) ⦵- sacral (ei), sacro- (ei) (Vors) ⦵ **u. Damm** betr. sacroperineal (i) ⦵ **u. Ischium** betr. sacrosciatic ('seikrosai-'ætik) ⦵ **u. Sitzhöcker** betr. sacrotuberous (ju:) ⦵ **u. Steißbein** n sacrococcyx ('kɔksiks) ⦵ **u. Steißbein** betr. sacrococcygeal (kɔk'sidʒiəl) ⦵ **u. Uterus** betr. sacro-uterine (ju:) ⦵ **u. Wirbelsäule** betr. sacrospinal (ai) ⦵**asymmetrie** f asymmetric (e) sacrum ⦵**basis** f (Basis ossis sacri (PNA)) base of the sacrum ⦵**flügel** m (Ala sacralis) ala (ei) of the sacrum ⦵**gegend** f (Regio sacralis (PNA)) sacral region ⦵**höhle** f hollow of the sacrum ⦵**hüftbeingelenk** n sacro (ei)-iliac joint ⦵**kanal** m sacral canal (æ) ⦵**lumbalwirbelverwachsung** f sacralisation ⦵**resektion** f chir sacrectomy, sacrotomy ⦵**spitze** f (Apex ossis sacri (PNA)) apex of the sacrum ⦵**vene** f, mittlere (Vena sacralis mediana (PNA)) medial sacral vein / ⦵**venen** f pl, mittlere (Venae sacrales laterales (PNA)) lateral sacral veins ~**wärts** sacrad (ei) ⦵**wirbel** m sacral vertebra
Kreuz|biß m dent cross bite ⦵**dorn** m pharm buckthorn (ʌ)
kreuzen to cross, to decussate (ʌ); to intercross / (Arme) to fold / (sich überkreuzen) to intersect / (Züchtung) to cross, to interbreed, to hybridise (ai), to crossbreed / (Beine) to cross ⦵ n crossing, interbreeding, crossbreeding / anat crossing, intersection, interlacing (ei), decussation ~**d** anat crossing, intersecting, decussate (ʌ)
Kreuz|feuerbestrahlung f cross-fire irradiation ⦵**fleck** m Mongolian od sacral spot ~**förmig** cross-shaped, cruciform (u:) ⦵**gegend** f small of the back, low back, sacral (ei) region ⦵**griff** m (beim Krankentransport) firemen's lift ⦵**immunität** f cross-immunity ⦵**infektion** f cross infection ⦵**kerbe** f pharm double score ⦵**knoten** m chir reef knot / double (ʌ) knot, square knot ⦵**kraut** n bot ragweed ⦵**otter** f European (i:) viper (ai) ⦵**probe** f (Blut) cross-matching / ⦵ machen to cross-match / ⦵ im Coombs-Test Coombs' ('ku:mziz) cross match / ⦵ in kolloidalem Milieu high protein cross-matching ⦵**probenröhrchen** n Lab pilot tube ⦵**punkt** m (auch anat) point of intersection ~**reagieren** to cross-react ⦵**reaktion** f cross-reaction, cross-reactivity ⦵**reaktivation** f genet cross reactivation ⦵**resistenz** f cross-resistance ⦵**schmerz** m low back pain (LBP), lumbago (ei), lumbodynia (i), sacrodynia / akuter ⦵ acute low back / chronischer ⦵ chronic low back ⦵**schnitt** m chir crucial ('kru:ʃəl) incision (i), cross-shaped incision ⦵**schrittschreiten** n crosslegged progression ⦵**sensibilität** f cross-sensitivity ⦵**spinne** f cross spider ⦵**stich** m cross stitch ⦵**strich** m nach Hirsch Hirsch's ('hə:ʃəz) cross-smear ('krɔs-smiə) ⦵**stütze** f orthop sacro-iliac (i) support
Kreuzung f crossing / (Nerv) (Decussatio (PNA)) decussation, intersection, chiasma (æ) / (Tiere) crossbreeding, interbreeding / (Pflanzen) hybridisation / (Linien) intercrossing / (Blutproben) cross-matching / (Kreuzungsprodukt) crossbreed / ⦵ mit sterilen Abkömmlingen dysgenesia (i:) / kongruente ⦵ congruent hybridisation

Kreuzungs|- *anat* intersectional, chiasmal (æ), crossing ~befruchtung *f* exogamy (ɔ) ~paarung *f* exogamy ~reaktivation *f genet* cross reactivation ~zucht *f* hybridism (ai), hybridisation, crossbreeding
Kreuz|verband *m* (Achterverband) figure-of-eight bandage ~versuch *m* cross-over study ~weise cross-wise ~wirbel *m* sacral (ei) vertebra
Kribbelgefühl *n*, **Kribbeln** *n* formication, tingling [sensation]
kribriform (siebartig) cribriform
kribrös cribral (i)
Kriebelkrankheit *f* ergotism
Kriech|alter *n* (Kleinkind) crawling age ~bewegung *f* creeping motion (ou) ~en to creep, to crawl ~end *path* creeping, serpiginous (i) ~krankheit *f* creeping disease / (Larva migrans) sandworm disease ~tier *n* (Reptil) reptile ('reptail) ~tierartig *zool* reptilian (i) ~übung *f* creeping exercise ~verfahren *n* (nach Klapp) Klapp's ('klaps) creeping treatment
Kriegs|belastung *f* (Organismus) war stress ~beschädigt *mil* [war] disabled (ei) ~beschädigter *m* disabled ex-soldier (ou), disabled ex-serviceman ~beschädigung *f* (K.B.) *mil* war injury *od* disablement (ei) ~blind *mil* war-blinded (ai) ~blinder *m mil* war-blinded man, blind ex-serviceman ~melanose *f* melanoderma, melanodermia, Riehl's ('ri:lz) melanosis ~nephritis *f* trench *od* war nephritis ~neurose *f ps* shell shock, war neurosis, battle fatigue (i:) ~ödem *n* war [o]edema (i:) ~osteomalazie *f* hunger (ʌ) osteomalacia (məˈleiʃiə) ~psychose *f ps* war psychosis ~verletzt *mil* war-wounded (u:) ~verletzter *m mil* war-wounded man ~verletzung *f* war wound *od* injury ('indʒəri) ~versehrt *mil s* ~beschädigt ~versehrter *m mil s* ~beschädigter
kriko|- (*Vors*) crico- (ai) (*Vors*) ~arytänoid crico-arytenoid ('kraiko‚ɛriˈti:nɔid) ~arytänoidgelenk *n* (Articulatio crico-arytaenoidea (*PNA*)) crico-arytenoid joint ~id cricoid (ai), ring-shaped, annular ~idknorpel *m* cricoid cartilage ~thyreoid cricothyroid ('θaiərɔid) ~thyreoidgelenk *n* (Articulatio cricothyreoidea (*PNA*)) cricothyroid joint ~thyreotomie *f* cricothyreotomy ~tomie *f* cricotomy ~tracheal cricotracheal (ei) ~tracheotomie *f* cricotracheotomy
Kriminal|anthropologie *f* criminal (i) anthropology ~biologie *f* criminal biology ~psychologie *f ps* criminal psychology ~wissenschaft *f* for criminology
kriminogen criminogenic
„Kringel"-Beulen *f pl* (ringförmige Knochenbeulen) "doughnut" ('dounʌt) lesions
Krippentod *m* crib death, cot death
Krise *f* (Krisis) crisis (ai), *pl* crises ('kraisi:z) **adoleszente** ~ adolescent crisis **asthmatische** ~ asthmatic crisis **emotionale** ~ emotional crisis **epileptische** ~ epileptic crisis **psycholeptische** ~ psycholeptic crisis **synkopale** ~ vasovagal attack *od* syncope
Krisen|schweißausbruch *m* critical (i) sweating (e) ~situation *f ps* critical (i) situation ~stimmung *f ps* critical moods

Kristall *m* crystal (i) / [nadelförmige] ~e needles ~abgang *m* (Urin) crystalluria (juə) ~ablagerung *f* (im Schweiß) crystalluridrosis ~ähnlich *chem* crystalline (i), crystalloid ~ausscheidung *f* (im Urin) crystalluria ~bildung *f chem* formation of crystals, crystallisation ~gitter *n pharm* crystal lattice ~in[isch] *chem* crystalline (i) ~isation *f chem* crystallisation ~isierbar *chem* crystallisable (i) ~isieren *chem* to crystallise ~isierschale *f Lab* crystallising dish ~isierung *f* crystallisation ~linse *f* (Auge) crystalline (i) lens, lens of the eye ~ographie *f* crystallography ~oid (kristallähnlich) crystalloid (i) ~oid *n* crystalloid ~ophobie *f ps* crystallophobia, fear of glass ~penizillin *n pharm* crystalline penicillin ~pulver *n* crystalline powder ~suspension *f pharm* crystalline suspension ~urie *f* crystalluria (juə) ~violett *n* methylrosaniline (e-æ) chloride (ɔ:), crystal *od* gentian ('dʒenʃiən) violet ('vaiəlit) ~wasser *n chem* water of crystallisation ~zucker *m* crystallised sugar (u)
Kristapunktion *f* puncture (ʌ) of the crista
Kristeller (kriˈstelər)|-**Handgriff** *m* Kristeller's expression *od* method ~-**Pfropf** *m* (Zervikalschleim) Kristeller's plug (ʌ)
Kritikfähigkeit *f ps* critical faculty
kritisch critical
Kritzel|schrift *f ps* scribbling ~sucht *f ps* scribomania (i-ei), graphomania
Krokodil|haut *f* Fischschuppenkrankheit ~klemme *f* alligator clamp ~tränenphänomen *n* crocodile (ɔ) tear (iə) syndrome, Bogorad's ('bɔgərædz) syndrome, paroxysmal lacrimation syndrome
Krokus *m bot, pharm* crocus (ou), saffron (æ)
Kromayer ('kro:maiər)-**Lampe** *f Lab* Kromayer's lamp
Krone *f dent* crown / corona (ou), *pl* coronae / anatomische ~ anatomical crown / ~ aus rostfreiem Stahl stainless steel crown (SSCr)
Kronen|- coronal (ɔ) ~bereich *m dent* coronal zone ~förmig (koronoid) coronoid (ɔ), crown-like, crown-shaped ~fortsatz *m anat* coronoid process (ou) ~naht *f anat* coronal suture (ju:) ~sequester *m* ring-shaped sequestrum ~stift *m dent* crown pin ~stiftzieher *m dent* crown-pin puller (u) ~zahn *m dent* crown tooth ~zange *f dent* crown pliers ~ziehpresse *f dent* crown press
Krönig ('krø:niç)-**Schallfeld** *n* Kroenig's area ('ɛəriə) *od* field
Kropf *m zool* gizzard / (Mensch) goitre ('gɔitə) [*US* goiter], struma (u:) **adenomatöser** ~ adenomatous (ou) g. ~ *mit Basedowerscheinungen* basedowified (ou) g. *beweglicher* ~ wandering (ɔ) *od* diving (ai) *od* plunging (ʌ) g. *bindegewebiger od fibröser* ~ struma fibrosa (ou), fibrous (ai) g. *einfacher* ~ simple g. *endemischer* ~ endemic (e) g. *entzündlicher* ~ strumitis *gallertartiger* ~ colloid g. ~ *mit Glotzaugen* exophthalmic (æ) g ~ *der Jugendlichen* adolescent *od* juvenile (u:) g. *knotiger* ~ nodular (ɔ) g. *multinodulärer* ~ multinodular g. *retrosternaler* ~ intrathoracic (æ) *od* substernal g. *toxischer* ~ toxic g. *die Trachea einengender* ~

suffocative (ʌ) g. *zystischer* ~ cystic (i) g. ~**artig** goitrous (ɔi), strumous (u:) ~**behaftet** goitrous ~**brunnen** *m s* ~wasser ~**entfernung** *f chir* strumectomy ~**entzündung** *f* strumitis ~**erzeugend** goitrogenous (gɔiˈtrɔdʒinəs), goitrogenic (ɔi) *for* goitre seizing (i:) forceps *pl* ~**gift** *n* (Kropfnoxe) goitrogen (ɔi) ~**herz** *n* goitre heart ~**ig** goitrous (ɔi), strumous (u:) ~**krank** goitrous ~**machend** goitrogenic (e), goitrogenous (ɔ) ~**mittel** *n pharm* antistrumatic (æ), antistrumous (u:) ~**operation** *f* strumectomy, thyroidectomy ~**sondenschere** *f* goitre enucleation scissors *pl* ~**tod** *m* sudden death (e) caused by pressure of a struma on the windpipe ~**träger** *m* patient suffering from a goitre ~**verhindernd** antistrumous (u:) ~**verhütungstest** *m* goitre preventing test ~**verursachend** goitrogenic, goitrogenous ~**wasser** *n* water that causes endemic (e) goitre
Kröten|gift *n* (Hautsekret der Kröten) toad poison ~**haut** *f* (Phrynoderma) (bei indischen Maisessern) toadskin, phrynoderma ~**kopf** *m* acranius (ei) ~**kopf-** acranial (ei) ~**test** *m* (Schwangerschaftstest) Hogben test, toad test
Kroton|öl *n pharm* croton (ou) oil ~**ölvergiftung** *f* crotonism (ou) ~**sauer** *chem* crotonic (ɔ) ~**säure** *f chem* crotonic acid
kroupös croupous (u:)
Krozidismus *m* (Flockenlesen) crocidismus, carphology
KRP = Kolmer-Test mit Reiter-Proteinantigen Kolmer test with Reiter protein, KRP
KRST-Syndrom *n s* Kalzinosis...--Syndrom
Krücke *f* crutch (ʌ) / an ~n gehen to walk on crutches; an ~ ~d crutch walking (cw)
Krücken|druckparese *f* crutch paresis (i:) ~**förmig** crutch-shaped ~**lähmung** *f* crutch paralysis (æ) ~**schuh** *m* rubber-tip of the crutch
Krückstock *m* crutch stick
Krug|atmen *n* amphoric (ɔ) *od* cavernous (æ) respiration ~**schall** *m* (Amphorophonie) amphorophony (ɔ), amphoric (ɔ) resonance (e)
Kruke *f pharm* stone jar
Krukenberg ('kru:kənberk)-**Arm** *m chir* Krukenberg's arm
krümel|ig crumbly ('krʌmbli) ~**n** to crumble ('krʌmbl)
krumm (sichelförmig) falcate (æ), falciform (æ) ~**beinig** bandy-legged, bow-legged ~**darm** *m* (Ileum (*PNA*)) ileum (i) ~**darmgekröse** *n* meso (e)-ileum ~**hals** *m* torticollis, wryneck (ai) ~**halsig** torticollar, wrynecked ('rainekt) ~**nasig** hook-nosed
Krümmung *f* curve, curvature, bend, turn / (Bogenbildung) arcuation / (Darm) contortion / (einwärts) incurvation / (gebeugte Haltung) stoop / (Nägel) gryposis (grai'pousis)
Krümmungs|ametropie *f* curvature ('kə:vətʃə) ametropia ~**messer** *m* spherometer (ɔ) ~**myopie** *f* curvature myopia
Krupp *m* croup (u:) / *echter* ~ diphtheria (iə) ~**artig** croupous (u:), croupy (u:) ~**assoziiert** (Virus) croup-associated (CA)
Krüppel *m* cripple / zum ~ machen to

cripple ∠furcht f ps t_eratophobia ~haft crippled / (verstümmelt) maimed (ei) / (zurückgeblieben) stunted (ʌ) ~ig crippled, deformed / (verstümmelt) maimed ∠wuchs m crippled growth

Krupp|husten m barking cough (kɔf) ∠membran f croupous (u:) membrane ~ös croupous ∠raum m od -zelt n croup tent

krural crural (uə) ∠bruch m s Femoralhernia ∠kanal m s Inguinalkanal

Kruste f crust (ʌ) / (Wunde) scab, eschar ('eska:), crust / (Überkrustung) incrustation / ∠n bilden to incrust (ʌ), to form crusts, to become incrusted

Krusten|bildung f incrustation, crust formation ∠tier n (Schalentier) zool crustacean (krʌ'steiʃən)

krustig crusty (ʌ), crusted

Kry|anästhesie f cryan[a]esthesia (i:) ∠ästhesie f (Kälteempfindlichkeit) sensitiveness to cold, cry[a]esthesia (ˌkraies'θi:ziə)

Krymo... s Kryo...

Kryo|biologie f cryobiology ∠chirurgie f (Kältechirurgie) cryogenic surgery, cryosurgery ∠genik f cryogenics ∠globulin n cryoglobulin ∠globulinämie f cryoglobulin[a]emia ∠kauter m cryocautery (ɔ:), cold cautery ∠koagulation f cryocoagulation ∠präzipitat n cryoprecipitate ∠skopie f cryoscopy (ɔ) ∠therapie f cryotherapy

Krypta f fossula, pl fossulae, crypt (i), cavity (æ)

Krypte s Krypta

Kryptitis f (Entzündung der Analkrypten) cryptitis

Krypto|endomitose f genet crypto-endomitosis ~gam bot cryptogamous (ɔ) ~gen cryptogenic (e), cryptogenetic (e) ~genetisch cryptogenetic ∠gonomerie f genet cryptogonomery (goʹnɔməri) ∠haplomitose f genet cryptohaplomitosis ∠kokkose f cryptococcosis ∠lith m (Tonsille) cryptolith (i) ~mer genet cryptomeric ∠mere n genet cryptomere ('kriptomiə) ∠merie f genet cryptomerism ∠mitose f genet cryptomitosis ∠mnesie f cryptomnesia ('mni:ziə)

Krypton n (Edelgas) krypton (i)

kryptophan|sauer chem cryptophanic (æ) ∠säure f chem cryptophanic acid

Krypt|ophthalmus m cryptophthalmia (æ)

kryptopolyploid genet cryptopolyploid ∠ie f genet cryptopolyploidy

krypt|orchid (Hoden) retained, undescended ∠orchidie f, ∠orchismus m cryptorchidism, cryptorchism / einseitiger ∠ monorchidism, monorchism (ɔ)

Kryptoskop n röntg cryptoscope (i)

KS = 17-Ketosteroide n pl 17-ketosteroids, KS

KST = Kathodenschließungstetanus cathodal closure tetanus, CCTe

K-Stoff m K stoff

K-Streptokokken group K streptococci

K-Strophanthin n K-strophanthin

KSZ = Kathodenschließungszuckung f cathodal closing contraction, CCC

Kubebe f pharm cubeb (ju:)

Kubebenöl n pharm oil of cubeb

Kubik ... s Umrechnungstabellen!

Kubisagari f (Gerlier-Krankheit) kubisagari (a:), Gerlier's (ʒɛr'lje:z) disease od syndrome

kubisch cuboid (ju:)

kubital s cubital

kuboid cuboid ∠ n anat cuboid bone

Kuchen m (auch anat) cake

Küchen|schabe f cockroach, Blatta (æ), Blatella / (amerikanische u orientalische) Periplaneta (i:) / (deutsche) Blatella germanica, croton (ou) bug ∠schelle f bot, pharm pulsatilla, pasque (a:) flower

Kufs (ku:fs)-Syndrom n Kufs' disease od syndrome, adult amaurotic familial idiocy

Kugel f ball, globe / (Geschoß) bullet (u) / (Gelenk) head ∠bakterien n pl bakt coccobacteria (iə)

Kügelchen n globule ('glɔbju:l), globulus (ɔ), spherule ('sferu:l) / (Perle) bead / homöop pellet

Kugel|dosimeter n sphere (sfiə) dosimeter ∠fallviskosimeter n falling-ball viscosimeter (i) ∠fasser m chir bullet (u) forceps pl ∠faßzange f chir bullet forceps pl ~förmig globular (ɔ), spherical (e), ball-shaped ∠gelenk n (Articulatio sphaeroidea (PNA)) spheroid joint, ball-and-socket joint ∠herz n round heart ∠kern m (Nucleus globosus (PNA)) spherical (e) nucleus (ju:), nucleus globosus ∠löffel m chir bullet (u) scoop ∠myom n ball myoma ∠pilz m bot bovista ~rund globular (ɔ) ∠sonde f (Knopfsonde) bulbous (ʌ) bougie ('bu:ʒi:) od sound ∠sucher m chir bullet (u) probe ∠thrombus m ball thrombus ∠tumor m spheroma ∠ventilklappe f (Herz) caged ball valve ∠zange f chir bullet (u) forceps pl, bullet extractor ∠zelle f spherocyte ('sfiərosait), round cell ∠zellenanämie f icteroh[a]emolytic an[a]emia, spherocytosis

Kuhäugigkeit f boopia (ou)

Kühl|mittel n pharm refrigerant (i), cooling remedy (e), cooling lotion ('louʃən) ∠salbe f pharm cold cream ∠sonde f psychrophore ('saikrofɔ:) ∠ung f cooling, refrigeration

Kuh|lymphe f bovine ('bouvain) lymph, calf lymph, vaccine ('væksi:n) / despezifierte ∠ despeciated (i:) bovine serum (DBS) ∠milch f cow's milk ∠milchallergie f cow's milk allergy ∠milchantikörper m cow's milk antibody

Kuhn (ku:n)-Maske f Kuhn's mask ∠-Quetsche f Kuhn's squeezer ∠-Tubage f Kuhn's intubation

Kuhpocken f pl cowpox, vaccinia (væk'siniə), vaccina (ai), bovine smallpox / abortive ∠ (Vakzinella) vaccinella ~ähnlich vacciniform (i), vaccinoid ∠erkrankung f (nach Impfung) variolovaccinia (i) ∠impfstoff m s ∠lymphe ∠impfung f smallpox vaccination ∠lymphe f vaccine ('væksi:n) lymph, smallpox vaccine, Jenner's ('dʒenəz) vaccine (æ)

Kuhschelle f bot, pharm, homöop pulsatilla

Küken|einheit f (Pantothensäurebestimmung) chick unit ∠kammtest m chick comb test

Kulenkampff-Tarnow ('ku:lənkampfˈtarno)-Syndrom n neck-face syndrome, Kulenkampff-Tarnow syndrome

Kulexmücke f culicine (ju:) mosquito (i:), Culex

Kulicinen f pl (Stechmücken) Culicinae (ai)

Kulikoidesmücke f Culicoides (ˌkju:liˈkɔidi:z)

Kulissenschnitt m chir pararectal incision (in'siʒən)

Kuliziden f pl Culicidae (kju:'lisidi:)

Kulmination f (Höhepunkt) culmination ∠spunkt m culminating (ʌ) point

kulminieren to culminate (ʌ)

kultivier|bar bakt cultivable (ʌ) ~en to cultivate (ʌ) / bakt to culture

Kultivierung f cultivation

Kultschitzki (kul'tʃitski)-Zelle f Kultschitzky's cell

Kultur f bakt culture ('kʌltʃə) / anaerobe ∠ anaerobic c. / lebende ∠ live c. / pyogene ∠ pyogenic (e) c. ∠boden m culture medium (i:) ∠extrakt m culture extract ~fähig (züchtbar) bakt cultivable ∠filtrat n culture filtrate ∠flasche f culture flask (a:) ∠flüssigkeit f culture fluid (u) ∠gefäß n culture flask ∠kolben m culture flask ∠krankheit f disease of civilisation od of modern life ∠medium n bakt culture medium (i:) ∠platte f culture dish od plate ∠psychopathologie f ps cultural psychiatry ∠röhrchen n culture tube ∠schale f bakt Petri dish, culture dish od plate ∠verfahren n culture technique

Kumarin n coumarin (u:) ∠-Antikoagulansantidot n coumarin anticoagulant antidote ~sauer chem coumaric (æ) ∠säure f chem coumaric od coumarinic acid

Kümmel m ((DAB) Fructus Carvi (DAB)) caraway (BP), carum (BP), caraway seed od fruit (BPC) / Römischer ∠ cumin (ju:), cuminum

Kümmell ('kymэl)-Krankheit f traumatic (æ) spondylopathy (ɔ), Kümmell--Verneuil (vɛr'nœj) disease ∠-Kyphose f s ∠-Krankheit ∠-Punkt m Kümmell's point

Kümmelöl n (DAB) (Oleum Carvi (DAB)) caraway (æ) oil (BPC), oleum carvi (BPC)

Kümmer|form f maldevelopment (e), underdeveloped (e) form / (Fet) stunted (ʌ) f[o]etus (i:) ∠wuchs m hyposomia, runt disease / radiol stunting

Kümpel|krankheit f miners' (ai) an[a]emia (i:), ancylostomiasis ∠nystagmus m miners' nystagmus (æ)

Kumulation f cumulation ∠seffekt m cumulative effect ∠swirkung f cumulative action

kumulativ cumulative ∠dosis f cumulative od accumulated dose ∠wirkung f (Drogen) cumulative effect

Kumulus m (Hügel) cumulus (ju:)

Kumys m koumiss (u:)

Kunnilingus m sex cunnilinction, cunnilingus ∠freund m cunnilinguist

Kunst|arm m (künstlicher Arm) artificial (i) arm ∠bein n (künstliches Bein) artificial leg ∠fehler m malpractice ~gerecht secundum (ʌ) artem ∠glied n artificial limb, prosthesis (ɔ) ∠griff m manipulation, manoeuvre (u:) [US maneuver] ∠herz n artificial heart

künstlich artificial / (nachgemacht) imitated, false (ɔ:) / ~ erzeugt (z B Schlaf) induced (ju:)

Kunst|produkt n artefact (æ), artificial product (ɔ) ∠zahn m dent artificial tooth, pl teeth

Küntscher ('kyntʃər) [-Mark]-Nagel m Küntscher [intermedullary] nail

Kupfer n chem copper ∠ (I)- chem cuprous (ju:) ∠ (II)- chem cupric (ju:)

ℓ(II)-acetat n (EP) copper acetate (EP)
ℓ-ÄDTA-Lösung f (EP) copper edetate solution ℓalaun m chem aluminated (u:) copper, copper alum (ʌ) ℓausscheidung f im Urin urinary copper excretion ℓ(II)-azetat n (DAB) copper acetate (BP) ℓchlorid n chem cupric chloride (ɔ:) ℓchlorür n chem cuprous chloride (ɔ:) ℓ(II)-citrat-Lösung f (EP) cupro-citric solution ℓfinne f rosacea (ei) ℓhydroxyd n chem cupric hydroxide (ɔ) ℓjodid n chem copper iodide ('aiədaid) ℓjodür n chem cuprous iodide ℓnase f (Branntweinnase) brandy od whisky nose, copper nose, hypertrophic (ɔ) rhinophyma (ai) ℓ(II)-nitrat n (EP, DAB) copper nitrate (EP, BP) ℓoxyd n chem cupric oxide (ɔ) ℓoxydul n chem cuprous oxide (ɔ) ℓsaum m copper line ℓsonde f chir copper probe ℓstar m (Chalcosis lentis) sunflower (ʌ) cataract ℓstift m pharm copper sulphate (ʌ) pencil ℓ(II)-sulfat n (DAB) copper sulphate (BP) ℓsulfid n chem cupric sulphide (ʌ) [US sulf-] ℓsulfür n chem cuprous sulphide [US sulf-] ℓvergiftung f (Cuprismus) copper poisoning, cuprismus ℓvitriol n chem copper sulphate (BPC), blue vitriol ℓzyanid n chem cupric cyanide (ai) ℓzyanür n chem cuprous cyanide
Kupffer ('kupfər)-Sternzellen f pl Kupffer's cells
kupieren (Krankheit) to cut short, to arrest
Kuppel f (Zwerchfell) vault (ɔ:) / (Ohr) tympanic (æ) attic, epitympanic recess, cupola (ju:), pl cupolae ℓförmig anat domed (ou) ℓraum m (Ohr) epitympanic space od recess, cupola space, attic [of the tympanum (i)]
Kupri- s Cupri-
Kupro- s Cupro-
Kur f cure, treatment, course of treatment / bulgarische ℓ Bulgarian treatment / höhenklimatische ℓ course of high-altitude (æ) treatment / zur ℓ gehen to go to a health (e) resort ℓanstalt f sanatorium (ɔ:)
Kurare n (Pfeilgift) tox curare (kjuə'ra:ri)
Kurarin n curarine (a:)
kurarisier|en to curarise ('kjuə-) ℓung f curarisation
kurativ (heilend) curative (juə)
Kur|bad n s Heilbad bedürftig in need of a cure
Kürbis m pumpkin (ʌ) förmig gourd (guəd)-shaped ℓsamen m (Semen Cucurbitae) (Wurmmittel) pharm melon pumpkin seed, pepo ('pi:pou)
Kurellapulver n (Brustpulver) pharm compound liquorice (i) powder
Kürettage f curettage
Kürette f s Curette
kurettieren (ausschaben) to curet[te] (kjuə'ret)
Kur|halle f pump-room, well-room ℓhaus n sanatorium (ɔ:)
kurieren to cure
Kurin n curine (juə)
Kurklinik f sanatorium
Kurkuma f pharm (C. domestica) curcuma ('kə:kjumə) / (C. longa) turmeric (ə:) ℓpapier n pharm turmeric paper
Kurkumin n curcumin (ə:) (BP)
Kur|methode, psychische f moral treatment ℓort m health resort, spa (a:) ℓpackung f large pack for full course of

treatment, treatment pack ℓpfuscher m charlatan, quack, quack doctor ℓpfuscherei f quackery (æ), charlatanism, charlatanry ℓpfuschermittel n pharm quack remedy (e)
Kürschnernaht f chir glovers' (ʌ) suture (ju:)
Kuru-Syndrom n laughing death syndrome
Kurvatur f curvature ('kə:vətʃə) / große ℓ greater curvature / kleine ℓ lesser c.
Kurve f curve / (Rußpapier) trace / (Puls) tracing / (graphisch) graph
Kurven|höhe f plateau ('plætou) ℓschreibgerät n plotter ℓschreibthermometer n self-registering (e) thermometer (ɔ) ℓtafel f temperature chart
kurvig arcuate, curved
Kurz|analyse f ps brief psychotherapy armig short-armed atmig (dyspnoisch) dyspn[o]eic (dis'pni:ik), short of breath (e), anhelous (i:) ℓatmigkeit f (Atemnot, Dyspnoe) dyspn[o]ea (dis-'pniə), shortness of breath (e) auge n platymorphia beinig short-legged dauernd transient fingerig brachydactylic (i) ℓfingerigkeit f (Brachydaktylie) brachydactylia (i) fristig short-term / (Bestrahlung) acute füßig brachypodous (i) gesichtig brachyprosopic (ou) hals m brevicollis halsig short-necked händig brachycheirous (aiə) ℓhändigkeit f brachycheiria (aiə) kinnig brachygnathous (bræ'kinæθəs) ℓkopf m brachycephalus köpfig brachycephalous, brachycephalic (æ) ℓköpfigkeit f brachycephaly (æ) lebig short-lived (i), microbiotic (ɔ) ℓlippigkeit f brachycheilia (ai), microcheilia ℓnarkose f short an[a]esthesia nasig short-nosed schädelig brachycephalic (æ) schenk[e]lig brachycnemic ('ni:mik) ℓschenk[e]ligkeit f (Unterschenkel) microcnemia ('ni:miə) ℓschluss m anat shunt ℓschlussblutvolumen n, intrapulmonales (venöse Beimischung) intrapulmonary shunt volume ℓschlusshandlung f ps irrational reaction to a tense situation ℓserien-Bestrahlung f short-course radiation sichtig myopic (ɔ), near-sighted, short-sighted, brachymetropic (ɔ) ℓsichtiger m (Myoper) myope (ai) ℓsichtigkeit f myopia, short-sightedness, brachymetropia ℓtherapie f, psychoanalytische brief psychotherapy ℓwegdestillation f Lab high-vacuum short-path distillation ℓwelle f short-wave
Kurzwellen|- short-wave ℓapparat m short-wave therapy apparatus (ei) ℓbehandlung f short-wave therapy od diathermy (ai) ℓbestrahlung f s behandlung ℓdiathermie f short-wave diathermy (ai) ℓhyperthermie f short--wave hyperthermia ℓstrahlen m pl short-wave rays ℓtherapie f short-wave therapy ℓtherapiegerät n short-wave therapy unit (ju:)
kurzwellig short-wave
Kurzzehigkeit f brachydactylia (i)
Kurzzeit|dosis f acute dose / (bei Ganzkörperbestrahlung) acute whole--body dose ℓgedächtnis n short-term memory ig short-term ℓpatient m short-stay patient ℓ-Sulfonamid n short-acting sulphonamide (ɔ) [US

sulf-] ℓwerte m pl emergency exposure limits (EEL)
Kuskorinde f pharm cusco (ʌ) bark
kuspid|al (zipfelig) cuspidal (ʌ) ℓat m dent cuspid (ʌ)
Kussmaul ('kusmaul)-Atmung f Kussmaul's respiration od breathing (i:) ℓ-Koma n Kussmaul's coma (ou) ℓ-Krankheit f polyarteritis nodosa (ou), Kussmaul's disease ℓ-Landry (lã'dri)-Paralyse f Kussmaul-Landry paralysis (æ), Guillain-Barré (gi'jɛ̃-ba're:) syndrome ℓ-Meyer ('maiər)-Syndrom n (Periarteriitis nodosa) Kussmaul--Meyer syndrome ℓ-Puls m paradoxical pulse (ʌ), Kussmaul's pulse ℓ-Symptom n s ℓ-Zeichen ℓ-Zeichen n Kussmaul's sign (ai)
Kussoblumen f pl kousso (u:), cusso (ʌ)
Küstenfieber n East Coast fever / afrikanisches ℓ African (æ) coast fever (i:), Rhodesian (i:) fever
Küster ('kystər)-Operation f Küster's operation ℓ-Zeichen n Küster's sign
Küstner ('kystnər)-Haken m Küstner's hook ℓ-Gesetz n Küstner's law ℓ-Zeichen n Küstner's sign
kutan (zur Haut gehörig) cutaneous (ei), dermic ℓdiagnose f cutireaction ℓimpfung f cutaneous inoculation ℓreaktion f cutaneous reaction, cutireaction
Kutikula f cuticle (ju:), cuticula (i)
kutikulär cuticular (i)
Kutikular|saum m cuticular ridge od border ℓschicht f cuticular layer ('lɛə) ℓzäpfchen n cuticular peg
Kutinisierung f chir cutinisation
Kutireaktion f (Hautreaktion) skin reaction
Kutis f cutis (ju:), dermis, skin ℓlappenplastik f skin-flap graft[ing] (a:)
Küvette f Lab cuvet[te] (e), cell / dent flask ℓpresse f compressor
KV = Kernverschiebung f nuclear shift
kV = Kilovolt kilovolt, kV
Kveim-Test m Kveim (kwaim) test
KVI = Kernverschiebungsindex m nuclear shift index
KVT = Konzentrationsverlaufstest Abels' concentration test
KW = Kurzwellen- short-wave
kW = Kilowatt kilowatt, kW
Kwashiorkor n kwashiorkor ℓ-Syndrom n (Polykarenz-Syndrom, malignes Unterernährungs-Syndrom) kwashiorkor syndrome
kWh = Kilowattstunde f kilowatt--hour, kWh
Kybernet|ik f cybernetics (saibə:'netiks), kybernetics (kai-) isch cybernetic
Kymo|gramm n kymogram (ai) ℓgraph m kymograph (ai) ℓgraphie f [cardio]kymography (ɔ) graphisch kymographic (æ) ℓskop n kymoscope (ai)
Kyno|phobie f (krankhafte Angst vor Hunden od Tollwut) ps cynophobia ℓrexie f (Heißhunger) cynorexia, bulimia (i)
Kynuren|in n kynurenine (kai'njuərənin) ℓsäure f chem kynurenic (i:) acid
Kypho|se f kyphosis / traumatische ℓ Kümmell's ('kyməlz) disease siert kyphotic (ɔ) ℓskoliose f kyphoscoliosis (i-ou), scoliokyphosis tisch kyphotic
Kystadenom n adenocystoma, cystadenoma
Kysthoptosis f (Scheidenvorfall) colpoptosis

Kystom *n* cystoma ˂- cystomatous (ou)
Kysto|myom *n* cystomyoma ~**myomatös**

cystomyomatous (ou) ˂**myomatose** *f*
cystomyomatosis ˂**skop** *n* cystoscope (i)

KZ = Konzentrationslagersyndrom *n* concentration camp syndrome / = Konzentrationszeit concentration time

L

L = Länge *f* length, l / = Leuchtdichte *f* luminance, L / = Ligamentum *n* ligament, lig / = Limes *m* limes, L / = links left, L / = *bot* Linné Linné, L / = L-Konfiguration *f* L configuration / = Lues *f* lues / = *anat* Lumbalsegment *n* lumbar segment / = Lumbalwirbel *m* lumbar vertebra, L / = *physik* [Selbst-]Induktivität *f* self-inductance, L

L₀ = Limes O limes zero, L₀
L₁,₂,... Lumbalwirbel *m* first, second lumbar vertebra, L₁,₂,...
L I, L II, L III. = Primär-, Sekundär- *u* Tertiärstadium *n* der Lues primary, secondary and tertiary syphilis, L I, L II, L III
Lₜ = Limes Flockung limes flocculation, Lₜ
Lᵣ = Limes reagens limes of reaction, Lᵣ
Lₜ = Limes Tod limes death, Lₜ
l = linksdrehend l[a]evorotatory, l / = Liter *m* liter, l
La = Lambert lambert, L
l.a. = lege artis
Lab *n* ♦ennet / (Labferment) lab, rennin ⸝drüse *f* fundus (ʌ) *od* fundic (ʌ) gland ⸝enzym *n* lab, rennin ⸝ferment *n s* ⸝enzym
Labia *n* pl (Lippen) *s* Labium u. Lippe / ⸝ oris (*PNA*) lips
labial (Lippen *betr*) labial (ei), labio- (ei) (*Vors*) ⸝fläche *f* labial surface ⸝seite *f* (Zahn) *dent* labial side
Labien|dammriß *m* laceration of the vulva (ʌ) and the perineum (i) ⸝riß *m* laceration of the vulva (ʌ) ⸝spalte *f* labial (ei) groove
labil labile (ei), unstable (ei) ~isieren to labilise ~isierend (Kontrasttherapie) labilising (contrast therapy) ⸝isierung *f ps* labilisation ⸝ität *f* (Unbeständigkeit) lability, instability / vegetative ~ autonomic lability / ⸝ des Wasserhaushalts hydrolability (i)
labio|- (*Vors*) (Lippen-, labial) labio- (ei) (*Vors*) ~alveolär labio-alveolar (i) ~dental labiodental ⸝plastik *f* (Lippenplastik)⸳ labioplasty (ei), cheiloplasty (ai)
Labium *n* (*PNA*) (Lippe) lip, labium (ei), *pl* labia ⸝ anterius (portionis vaginalis uteri) (*PNA*) (vordere Muttermundslippe) anterior lip of the os uteri ⸝ articulare cartilaginous marginal ring of a joint, ambon ⸝ duplex (Doppellippe) double lip ⸝ externum (ossis ilii) (*PNA*) outer lip of the iliac crest ⸝ fissum harelip (εə) ⸝ inferius (*PNA*) (Unterlippe) lower lip ⸝ internum (ossis ilii) (*PNA*) inner lip of the iliac crest ⸝ laterale lineae asperae femoris (*PNA*) lateral lip of the linea aspera ⸝ leporinum harelip ⸝ limbi tympanicum (*PNA*) tympanic lip; ⸝ ~ vestibulare (*PNA*) vestibular lip ⸝ majus pudendi (*PNA*) (grosse Schamlippe) labium majus ⸝ mandibulare lower lip ⸝ maxillare upper lip ⸝ mediale lineae asperae femoris (*PNA*) medial lip of the linea aspera ⸝ minus labium minus (ai) pudendi, nympha; ⸝ ~ pudendi (*PNA*) (kleine Schamlippe) labium minus ⸝ posterius (portionis vaginalis uteri) (*PNA*) (hintere Muttermundslippe) posterior lip of the os uteri ⸝ superius oris (*PNA*) (Oberlippe) upper

lip ⸝ tympanicum labium tympanicum, tympanic (æ) lip
Labmagen *m vet* abomasum (ei)
Labophyllin *n* labophyllin (i)
Labor *n* (Laboratorium) laboratory* (ɔ), lab *F* / „rollendes" ⸝ mobile (ou) laboratory* ⸝- *s a* Laboratoriums- ⸝ant[in] *m* (*f*) laboratory* assistant *od* technician ⸝atorium *n* laboratory* (ɔ)
Laboratoriums|arbeiten *f pl* laboratory* work ⸝befund *m* laboratory* findings (ai) *pl* ⸝ergebnisse *n pl* laboratory* findings *od* data ⸝experiment *n* laboratory* experiment (e) ⸝forschung *f* laboratory* research (ɔ:) ⸝klemme *f* laboratory* clamp ⸝versuch *m* laboratory* experiment *od* test
Labor|diagnose *f* laboratory* diagnosis ⸝diagnostik *f* laboratory* diagnostics (ɔ) ⸝ergebnisse *n pl* laboratory* findings *od* data (*pl*) ⸝facharzt *m* pathologist (ɔ) ~klinischer Befund *m* accessory clinical findings ⸝methoden *f pl* laboratory* procedures ⸝test *m* laboratory* test ⸝untersuchung *f* laboratory* test ⸝versuch *m* laboratory* experiment (e), in vitro study ⸝wert *m* laboratory* value
Labrum *n* (*PNA*) (Lippe) labrum (ei), *pl* labra / ⸝ acetabulare (*PNA*) labrum acetabulare / ⸝ glenoidale (*PNA*) labrum glenoidale
Labyrinth *n* (Ohr) labyrinth (æ) / häutiges ⸝ membranous l. / knöchernes ⸝ bony *od* osseous l. / ⸝ von Porteous ('pɔ:tiəs) Porteous maze test ⸝- labyrinthine ⸝affektion *f* (Mittelohrentzündung mit Labyrinthbeteiligung) otitis (ai) labyrinthica ⸝ektomie *f* labyrinthectomy ⸝erkrankung *f* labyrinthopathy (ɔ) ⸝eröffnung *f* labyrinthotomy ⸝erscheinung *f* labyrinthic sign ⸝exstirpation *f* labyrinthectomy, excision (i) of the labyrinth ⸝fenster *n* labyrinth fenestra ⸝flüssigkeit *f* perilymph (e), endolymph ~isch labyrinthine ⸝itis *f* (Labyrinthentzündung) labyrinthitis ⸝kapsel *f* labyrinth capsule (æ) ⸝lernfähigkeit *f* maze learning ability ⸝nystagmus *m* labyrinthine *od* vestibular (i) nystagmus (æ) ⸝operation *f* labyrinthotomy ⸝ose *f s* ⸝erkrankung ⸝otomie *f s* ⸝eröffnung ⸝reflex *m* labyrinthine reflex ⸝rückenmarksbahn *f anat* vestibulo-spinal (ai) tract ⸝schwerhörigkeit *f* inner-ear *od* labyrinthine deafness (e) ⸝schwindel *m* labyrinthine vertigo *od* dizziness (i) ⸝störung *f* labyrinthine disorder ⸝taubheit *f* (Innenohrtaubheit) inner-ear deafness ⸝umgebung *f* perilabyrinth ⸝us *m* ethmoidalis (*PNA*) ethmoidal labyrinth / ⸝ membranaceus (*PNA*) membranous labyrinth / ⸝ osseus (*PNA*) bony labyrinth ⸝vorhof *m* (Ohr) vestibule of the ear ⸝wasser *n* perilymph, endolymph
Labzelle *f* border *od* parietal (ai) cell
Lac *m* (Milch) milk, milky fluid (u) / ⸝ neonatorum (Hexenmilch) witch's milk / ⸝ sulfuris (Schwefelmilch) milk of sulphur (ʌ) [*US* sulf-]
Laceration *f* laceration [wound (u:)]
Lacertus| fibrosus *m* bicipital (i) aponeurosis / ⸝ musculi recti lateralis (*PNA*) lacertus of the lateral rectus muscle of the orbit
Lachanfall *m* laughing (a:) fit / psychogener ⸝ hysterical laughing fit

Lachen *n* laugh (la:f) / laughing / laughter hysterisches ⸝ hysterical (e) laugh krampfhaftes ⸝ ; compulsive laughing sardonisches ⸝ sardonic (ɔ) laugh, risus (ai) sardonicus (ɔ) *od* caninus (ai) verkrampftes ⸝ gelasma, gelasmus zwangsmäßiges ⸝ compulsive (ʌ) *od* obsessive laughter
Lach|gas *n* (Stickoxydul) *chem* laughing gas, nitrous (ai) oxide, nitrogen monoxide ⸝gasnarkose *f* nitrous-oxide an[a]esthesia (i:) ⸝krampf *m* spasmodic (ɔ) *od* hysterical (e) laughter, convulsive (ʌ) laughter, gelasma, gelasmus ⸝muskel *m* (Musculus risorius (*PNA*)) risorius (ɔ:) muscle (ʌ) ⸝schlag *m ps* lachschlag anfall
lachsfarben (*z B* Exsudat) salmon ('sæmən)-pink, salmon-colo[u]red (ʌ)
lack|farben (Blut) laky, laked ~farbig (Blut) *s* ~farben
Lackmoid *n* lacmoid (æ)
Lackmus *m* litmus ('litməs) ⸝papier *n* (*DAB*) litmus paper (*BPC*) ⸝probe *f* litmus test ⸝tinktur *f* litmus tincture
Lackvergiftung *f* poisoning (ɔi) with rhus vernicifera (i)
Lacrima *f* tear (iə) ~lis tear, lacrimal (æ)
Lact... *s a* Lakt...
Lactacidämie *f* (Milchsäuregehalt des Blutes) lactacid[a]emia (i:)
Lactifugum *n* (milchverminderndes Mittel) *pharm* lactifuge ('læktifju:dʒ)
Lactobacillus-bulgaricus-Faktor *m* lactobacillus bulgaricus factor
Lacto|bionat *n* lactobionate (ai) ⸝chloral *n* (*EP*) lactochloral (*EP*) ⸝flavin *n* (*DAB*) (Riboflavinum, Vitamin B₂ (*DAB*)) riboflavine (*EP, BP*), riboflavin (*USP*) ⸝se *f* lactose (æ) (*EP, BP*) ⸝sum (*EP*) lactose (*EP, BP*)
Lactuca virosa *f* (Giftlattich) Lactuca (ju:) virosa (ou)
Lactucismus *m* lactucism (æ)
Lactyl *n chem* lactyl (æ)
Lacun|a *f* (*PNA*) (Grube, Grübchen, Vertiefung, Lücke, Loch) lacuna (lə'kju:nə), *pl* lacunae ⸝ Morgagni urethral (i:) l. ⸝ musculorum (*PNA*) 1. musculorum ⸝ tonsillaris tonsillar l. ⸝ vasorum (*PNA*) 1. vasorum ⸝e urethrales (*PNA*) lacunae urethrales, Morgagni's. (mɔr'ganjiz) lacunae ~är lacunar (ju:) ~aris lacunar
Lacus lacrimalis *m* (*PNA*) (Tränensee) lacus (ei) lacrimalis (ei)
LAE = Lysergsäureäthylamid *n* lysergic acid monoethylamide, LAE
Laemostenosis *f* l[a]emostenosis
Laennec (lae'nek)-Infarkt *m* h[a]emorrhagic (æ) lung infarction ⸝-Zirrhose *f* Laennec's cirrhosis, cirrhosis of the liver
Laesio *f* lesion ('li:ʒən)
Laevo- (links, linksseitig) (*Vors*) l[a]evo- (i:) (*Vors*), left / *s* Lävo-
Laevulosum *n* (*EP*) (Lävulose, Fructose) laevulose (*EP, BP*)
Lage *f* (Situation) situation / (Zustand) state, condition (i) / (Stellung) position (i), posture ('pɔstʃə) / (Fet) presentation / (Körperteil) location / (Schicht) layer ('leə) / (Haltung) attitude / geburtshilfliche ⸝ obstetrical (e) position / ⸝ mit tiefliegendem (auch „hängendem") Kopf head-down position ⸝anomalie *f* (Fet, Organ) abnor-

* *US* laboratory

mal position, malposition / (Fet)
abnormal presentation ℒbeschreibung /
anat topography (ɔ) ℒbestimmung /
(Lokalisation) localisation ℒbeziehung
/ (Organe) syntopy (i) ℒdrainage /
postural (ɔ) drainage (ei) ℒeinstellung /
orientation of the presentation ℒ-
empfindung / posture ('pɔstʃə) sense /
sensation for joint position ℒgefühl *n*
posture sense ∼mäßig situational (ei)
Lagena / lag[a]ena (læ'dʒi:nə)
Lagenart / (Fet) type of presentation
Lagepnüfung / positional (i) test
Lagereflex *m* postural (ɔ) reflex
lager|fähig can be stored ℒfähigkeit /
pharm shelf-life ℒfieber *n* camp fever
(i:) ℒkoller *m* (Gefangenenpsychose)
mil barbed-wire disease, camp psychosis (sai'kousis) ∼n to position (i) / (auf
Schiene) to splint, to place on a splint
ℒneurose / *ps* camp neurosis ℒpsychose / *ps* camp psychosis (sai'kousis)
ℒruhr / camp dysentery ('disntri)
ℒseuche / camp disease
Lagerung / (Patient) positioning (i),
bedding / *pharm* storage (ɔ:) ℒbedin-
gung / *pharm* storage condition ℒspro-
be / Ratschow's ('ratʃoz) test
Lage|sinn *m* posture (ɔ) sense, acro-
gnosis, sense of position ℒsinnverlust
m ps acro-agnosis ℒveränderung /
(Patient) change of position / (Organ)
displacement, heterotopia ℒverhältnis
n der Organe zueinander syntopy (i)
ℒverhältnisse *n pl anat* topographic (æ)
relationship ℒverharren *ps* catalepsy
ℒwechsel *m* change of position /
postural (ɔ) change
Lago|chilie / (Hasenscharte) harelip (εə)
∼phthalmisch lagophthalmic (æ) ℒph-
thalmus *m* lagophthalmos (æ), hare's
eye ℒphthalmuskeratitis / lagophthalmic keratitis
Lag-Periode / (anfängliche Verzögerung
beim Wachstum von Mikroorganis-
men, die später aufgeholt wird) lag
period (iə)
Lagrange (la'grãʒ)-**Operation** / (Sklerek-
toiridektomie) *chir* Lagrange's operation, sclerecto-iridectomy
lahm lame / paralysed (æ) ∼en to [be]
lame / (hinken) to limp, to walk with a
limp
lähmen to paralyse (æ) ∼d paralysing /
numbing
lahm|legen (zentralleitenden Nerv) *chir*
to de-afferentate (æ) ℒlegung / de-
-afferentation
Lähmung / paralysis (æ), palsy (ɔ:) /
(teilweise) paresis (i:) / (Lahmmachen)
paralysation **atrophische** ℒ atrophic
paralysis **aufsteigende** ℒ ascending
paralsyis **bulbäre** ℒ bulbar (ʌ) paralysis
doppelseitige ℒ diplegia (i:), bilateral
(æ) paralysis **familiäre, hypokaliämische
paroxysmale** ℒ familial periodic paralysis **gekreuzte** ℒ crossed paralysis;
transverse palsy (ɔ:) **gemischte** ℒ mixed
paralysis **halbseitige** ℒ (Halbseiten∼)
hemiplegia ('pli:dʒiə) **hysterische** ℒ
functional (ʌ) od hysterical (e) paralysis, pseudoparalysis, pseudoplegia
ischämische ℒ isch[a]emic (is'kɪ:mik)
paralysis **kortikale** ℒ cortical paralysis
motorische ℒ motor (ou) paralysis
motorische u sensible ℒ sensomotor
(ou) paralysis **myopathische** ℒ myogen-
ic (e) paralysis **vom Nervensystem
ausgehende** ℒ neuroparalysis (æ) **peri-**

phere ℒ peripheral (i) paralysis **postdiphtherische** ℒ [post]diphtheritic (i)
paralysis **progressive** ℒ progressive
paralysis **psychogene** ℒ psychogenic
paralysis **schlaffe** ℒ flaccid paralysis ℒ
sensibler *od* **sensorischer Nerven** senso-
paralysis **spastische** ℒ spastic paralysis
spinalbedingte ℒ myeloplegia ('maiəlo-
'pli:dʒiə), myeloparalysis **zentrale** *od*
zerebrale ℒ cerebral (e) paralysis *od*
palsy
Lähmungs|erscheinung / paralytic (i)
symptom ℒmittel *n pharm* (z *B* Curare)
paralyser (æ) ℒschielen *n* paralytic
strabismus
Laienanalyse / *ps* lay analysis
lakrimal lacrimal (æ)
Lakritze / (Süßholz) *pharm* liquorice
('likəris) (BP)
Lakritzen|saft *m pharm* liquorice extract
od juice (u:) ℒsirup *m pharm* syrup
(i) of liquorice ℒwurzel / liquorice
root
Lakt|agogum *n* (milchtreibendes Mittel)
pharm lactagogue (æ), galactagogue (æ)
ℒalbumin *n chem* lactalbumin (ju:)
Laktam-Ring *m* lactam ring
Laktase / *chem* lactase ('lækteis)
Laktat *n* (Milchsäuresalz) *chem* lactate
ℒdehydrogenase / (LDH) *enzym* lactate
dehydrogenase (LDH), lactic acid dehydrogenase (LAD) ∼haltig lactated
Laktation / lactation
Laktations|amenorrhoe / lactation
amenorrh[o]ea (i) ℒatrophie / des
Genitale lactation *od* puerpural atrophy of the uterus, Frommel's ('frɔmələr)
disease, Chiari-Frommel (ki'a:ri-'frɔ-
məl) syndrome ℒbeginn *m* establishment (æ) of lactation, onset of lactation ℒeintritt *m s* ℒbeginn ∼för-
dernd galactogenous (ɔ), lactogenic (e),
galactopoietic (e) ℒförderung / stimulation of lactation ℒhormon *n* galactopoietic *od* lactogenic hormone ℒperio-
de / lactation period (iə) ℒpsychose /
lactation psychosis ℒsideropenie / sideropenia during lactation ℒstörung /
dysgalactia (gæ'lækʃiə) ℒtetanie / lactation tetany (e) ℒvitamin *n* vitamin L
Laktatpyruvatquotient *m* lactate pyruvate ratio
Laktazidämie / (Milchsäureauftreten im
Blut) lactacid[a]emia (i:)
lakti|fer lactiferous (i) ℒfugum *n* (milch-
hemmendes Mittel) *pharm* lactifuge (æ)
∼vor lactivorous (i)
lakto|- (Vors) (Milch-) lacto- (æ) (Vors)
ℒbakterium *n* (Milchsäurebazillus)
Lactobacillus ℒbiose / milk sugar (u),
lactobiose (ai) ℒbutyrometer *n* (Milchfettmesser) lactobutyrometer (ɔ) ℒden-
simeter *n* (Milchwaage) lactodensime-
ter (i), galactometer ℒferrin *n* lactofer-
rin ℒflavin *n* riboflavine (ei) (BP),
riboflavin (USP), lactoflavine, vitamin
B₂ ∼gen (milchproduzierend) lactogenic (e) ℒglobulin *n* lactoglobulin (ɔ) /
ß-ℒ beta-lactoglobulin (BLG) ℒkrit *m*
(Milchfettmesser) lactocrit (æ) ℒmeter
n (Laktodensimeter) lactometer, lacto-
densimeter (i), galactometer (ɔ) ℒn *n*
lactone (æ) ℒphenol *n* lactone phenol
(i:) (BP) ℒprotein *n* (Milchprotein)
lactoprotein ('prouti:n) ℒrrhoe /
(Galaktorrhoe) lactorrh[o]ea (i),
galactorrh[o]ea ℒsazon *n* lactosazone
(ou)
Laktose / (DAB) (Saccharum Lactis,

Milchzucker) lactose (æ) (BP, USP),
milk sugar (u) (BP) ℒausscheidung /
(Milchzuckerausscheidung) lactosuria
(juə)
Lakto|skop *n* (Milchfettbestimmer) lac-
toscope (æ) ℒsurie / (Milchzuckerausscheidung im Urin) lactosuria (juə)
ℒtherapie / (Milchbehandlung) lacto-
therapy ∼vegetabil lactovegetarian (εə)
ℒvegetarier *m* lactovegetarian (εə)
ℒzele / (Milchzyste) lactocele (æ)
lakunär (mit Lücken *od* Lakunen versehen) *anat* lacunar (ju:)
Lakune / (Lücke) *anat* lacuna (ju:), *pl*
lacunae / kleine ℒ lacunule (ju:)
Lallatio / lallation, babbling, lalling (æ)
Lallemand-Trousseau (lalə'mã-tru'so)-
-Körper *m pl* Lallemand [-Trousseau]
bodies (ɔ)
lallen to babble / (stammeln) to stammer
(æ) ℒ *n* babbling, lallation, lalling /
(Stammeln) stammering
Lalo|pathie / (Sprechstörung) lalopathy
(ɔ), speech disorder ℒphobie / (Sprech-
scheu) *ps* lalophobia (ɔ) ℒrrhoe /
(Schwatzsucht) *ps* lalorrh[o]ea (i)
Lalouette (lalu'εt)-**Pyramide** / (Lobus
pyramidalis glandulae thyreoideae
(PNA)) pyramidal lobe of the thyroid
gland
Lamarckismus *m* Lamarckism, Lamarck-
ian theory (i)
lambda|förmig lambdoid ℒnaht / (Sutu-
ra lambdoidea (PNA)) *anat* lambdoid
suture (ju:) ℒwelle / lambda wave
ℒzismus *m* (l statt r sprechen) lambdacism
lambdoid lambdoid
Lambitus *m* (Cunnilingus) *sex* cunnilinction
Lambl ('lambəl)-**Exkreszenzen** / *pl*
Lambl's excrescences
Lamblia / Lamblia, Giardia ℒ intestinalis / Lamblia (æ) intestinalis (ei),
Giardia intestinalis
Lambliase /, **Lambliasis** / lambliasis (ai),
giardiasis (dʒi:a:'daiəsis)
lamellar (lamellenartig, blätterig) lamellar
Lamelle / lamella, *pl* lamellae, lamina
(æ), *pl* laminae
Lamellen|- lamellar ∼artig lamellar
∼förmig lamellar ℒkörperchen *n pl*
(Corpuscula lamellosa (PNA)) lamel-
lated (æ) corpuscles ('kɔ:pʌslz) ℒstar *m*
lamellar cataract (æ)
lamellös lamellar
Lamina / (PNA) (Platte) lamina, *pl*
laminae / (Knochen) plate ℒ **affixa**
(PNA) 1. affixa ℒ **alaris** [systemae
nervosum] (PNA) (Flügelplatte) alar 1.
ℒ **e albae** [cerebelli] (PNA) (weisse
Markplatten) white laminae ℒ **anterior
vaginae musculi recti abdominis** (PNA)
anterior 1. of the sheath of the rectus
abdominis muscle ℒ **arcus vertebrae**
(PNA) 1. of the vertebral arch ℒ
basalis (PNA) basal 1.; ℒ ∼ **chorioideae** (PNA) basal 1. of the choroid; ℒ
∼ **corporis ciliaris** (PNA) basal 1. of the
ciliary body ℒ **basilaris** (PNA) basilar
1. ℒ **cartilaginis cricoideae** (PNA) 1. of
the cricoid cartilage ℒ [cartilaginis]
lateralis tubae auditivae (PNA) lateral
1. of the pharyngotympanic tube ℒ
[cartilaginis] **medialis tubae auditivae**
(PNA) medial 1. of the pharyngotympanic tube ℒ **choroidocapillaris** (PNA)
(Hovius-Membran) choriocapillary 1.

ᴌ cribrosa [ossis ethmoidalis] (PNA) cribriform plate ᴌ [dextra et sinistra] cartilaginis thyreoideae (PNA) 1. [right and left] of the thyroid cartilage ᴌ episcleralis (PNA) 1. cribrosa sclerae ᴌ externa ossium cranii (PNA) outer table of the skull ᴌ fusca sclerae (PNA) 1. fusca sclerae ᴌ horizontalis ossis palatini (PNA) horizontal plate of the palatine bone ᴌ interna ossium cranii (PNA) inner table of the skull ᴌ lateralis processus pterygoidei (PNA) lateral pterygoid plate ᴌ limitans anterior (PNA) (Bowman-Membran) anterior elastic 1.; ᴌ ~ posterior (PNA) (Demours-Membran, Descemet-Membran) posterior elastic 1. ᴌ medialis processus pterygoidei (PNA) medial pterygoid plate ᴌe medullares thalami (PNA) medullary laminae of the thalamus ᴌ membranacea tubae auditivae (PNA) membranous 1. of the pharyngotympanic tube ᴌ modioli (PNA) (Spindelplatte) 1. of the modiolus (i:) ᴌ muscularis mucosae (PNA) 1. muscularis mucosae ᴌ orbitalis (PNA) orbital 1. of the ethmoid bone ᴌ parietalis pericardii (PNA) parietal layer ('lɛə) of the serous pericardium; ᴌ ~ tunicae vaginalis testis (PNA) parietal layer (ɛə) of the tunica vaginalis testis ᴌ perpendicularis ossis ethmoidalis (PNA) perpendicular plate of the ethmoid bone; ᴌ ~ ossis palatini (PNA) perpendicular plate of the palatine bone ᴌ posterior vaginae musculi recti abdominis (PNA) 1. of the sheath of the rectus abdominis muscle ᴌ pretrachealis (PNA) pretracheal fascia ᴌ prevertebralis (PNA) prevertebral fascia ᴌ profunda fasciae temporalis (PNA) deep layer of the temporal fascia; ᴌ ~ musculi levatoris palpebrae superioris (PNA) lower lamella of the levator palpebrae superioris muscle ᴌ propria mucosae (PNA) 1. propria mucosae ᴌe septi pellucidi (PNA) laminae of the septum lucidum ᴌ spiralis ossea (PNA) osseous spiral 1.; ᴌ ~ secundaria (PNA) secondary spiral 1. ᴌ superficialis fasciae cervicalis (PNA) superficial layer of the deep cervical fascia; ᴌ ~ fasciae temporalis (PNA) superficial layer of the temporal fascia; ᴌ ~ musculi levatoris palpebrae superioris (PNA) upper lamella of the levator palpebrae superioris muscle ᴌ suprachorioidea (PNA) suprachoroid 1. ᴌ terminalis (PNA) (Grenzplatte) 1. terminalis ᴌ tragi (PNA) 1. of the tragus ᴌ vasculosa chorioideae (PNA) vascular 1. of the choroid ᴌ visceralis epicardii (PNA) (Epikard) visceral layer (epicardium); ᴌ ~ tunicae vaginalis testis (PNA) visceral layer of the tunica vaginalis testis

ᴌaminar (schichtig, blätterig) laminar (æ), laminate, laminated
ᴌaminaria f (Blattang) bot laminaria (ɛə) ᴌstift m (Quellstift) laminaria
ᴌaminarströmung f laminar (æ) air flow (LAF)
ᴌaminektomie f chir laminectomy ᴌ-Zange f laminectomy rongeur
ᴌaminotomie f chir laminotomy
ᴌampenschwarz n chem lampblack
ᴌanata-Glykosid n lanatoside (æ)
ᴌanatosid n lanatoside (æ) / ᴌ C (WHO) lanatoside C (BP, NF)

lanceolatus (lanzettförmig) lanceolate (æ)
Land|arzt m country (ʌ) doctor ᴌkartenschädel m map-like skull (ʌ) ᴌkartenzunge f (Lingua geographica) geographical (æ) tongue (ʌ), glossitis areata exfoliativa ᴌklima n continental climate (ai) ᴌkrankenhaus n country (ʌ) hospital ᴌluft f (Kur) country air
Landolt (lä'dɔlt)-Ringe m pl Landolt's rings
Landouzy (làdu'zi)|-Déjerine (deʒə'ri:n)-Muskelatrophie f Landouzy-Déjerine atrophy (æ) od dystrophy (i) ᴌ-Grasset (gra'se)-Gesetz n Landouzy-Grasset law ᴌ-Krankheit f Landouzy's disease (i:), leptospiral (aiə) jaundice (ɔ:), Weil's disease
Landpraxis f rural general practice, country practice
Landry (lä'dri)-Paralyse f Landry's paralysis (æ) od disease, acute (ju:) ascending myelitis, Guillain-Barré (gi'jɛ̃-ba're) syndrome
Landsteiner ('lantstainer)-Regel f Landsteiner classification
Landstreicherekzem n vagabonds' (æ) disease
Landström ('landstrø:m)-Muskel m Landström's muscle (ʌ)
Lane (lein)|-Gaumennadel f Lane needle ᴌ-Platte f Lane's plate ᴌ-Schleife f Lane's kink
lang|anhaltend long-time, long-term / (Wirkung) long-acting, lasting (a:) ᴌarmig long-armed ~aufgeschossen longilineal (i), dolichomorphic ~beckig dolichopelvic ~beinig long-legged ~dauernd lasting / chronic (ɔ) / prolonged
Langdon Down ('læŋdən 'daun)-Syndrom n Down's syndrome, mongolism
Länge f length / (Körper) height
Lange ('laŋə)|-Operation f Lange's operation ᴌ-Probe f Lange's colloidal (ɔi) gold test
de Lange (də 'laŋə)|-Syndrom I n (Amsterdamer Degenerationstyp) [de] Lange's syndrome (I), Amsterdam-type dwarfism ᴌ-Syndrom II n congenital muscular dystrophy syndrome, de Lange's syndrome (2)
längen to mix, to dilute (u:) / (dehnen) to lengthen
Langenbeck ('laŋənbek)|-Dreieck n Langenbeck's triangle (ai) ᴌ-Gaumenspaltenplastik f Langenbeck's operation ᴌ-Haken m Langenbeck's hook ᴌ-Nadelhalter m Langenbeck's needle-holder
Längen|breitenindex m length-breadth (e) index ᴌhöhenindex m length-height index ᴌindex m length index ᴌwachstum n growth in length od height, linear growth
Langer ('laŋər)|-Achselbogen m Langer's axillary arch (a:tʃ) ᴌ-Spaltlinien f pl Langer's lines
Langerhans ('laŋərhans)|-Inseln f pl islets (ai) od islands (ai) of Langerhans ᴌ-Zellschicht f Langerhans' layer ('lɛə) ᴌ-Zelle f Langerhans' cell
lang|faserig with long fibres (ai) [US fibers] ~fingerig long-fingered ᴌfingerigkeit f macrodactylia (i) ~fristig long-term ~füßig long-footed, longipedate (e) ~gesichtig dolichofacial (ei), dolichoprosopic (ɔ) ~gliederig long-limbed ~haarig long-haired ~halsig

long-necked ~händig long-handed, longimanous (ei) ᴌhändigkeit f long-handedness
Langhans ('laŋhans)|-Riesenzellen f pl Langhans' giant ('dʒaiənt) cells ᴌ-Schicht f Langhans' layer ('lɛə) ᴌ-Zellen f pl Langhans' cells
Lang|kopf m (Langschädel) dolichocephalus ~köpfig dolichocephalic (æ) ᴌköpfigkeit f (Dolichozephalie) dolichocephaly, dolichocephalia (ei) ~lebig long-lived ᴌlebigkeit f (Makrobiose) longevity (lɔn'dʒeviti), macrobiosis ᴌloch-Knochenplatte f chir slotted bone plate ᴌmuskel m anat longitudinal (ju:) muscle (ʌ) ~nasig dolichorrhine ('dɔlikorain), long-nosed ᴌniere f (doppelbeckige Niere) tandem (æ) kidney ~ohrig long-eared
Längs|- longitudinal (lɔndʒi'tju:dinəl) ᴌachse f longitudinal (ju:) axis
langsam slow / (Sprache) halting (ɔ:) / (Puls) slow, bradycrotic (ɔ)
Längs|band n longitudinal ligament (i) / ᴌ der Wirbelsäule spinal ligament ᴌbruch m (Längsfraktur) longitudinal od vertical fracture ᴌbündel n (hinteres) medial (i:) longitudinal bundle (ʌ)
Lang|schädel m (Dolichozephalus) dolichocephalus ᴌschädelig dolichocephalic (æ) ᴌschädeligkeit f dolichocephaly, dolichocephalism ~schenkelig long-thighed (θaid) ᴌschläfer m late riser (ai)
Längs|durchschnitt m longitudinal (ju:) section ᴌfalte f anat longitudinal fold (ou) ᴌfaser f longitudinal fibre (ai) [US fiber] ᴌfissur f longitudinal fissure ('fiʃə) ᴌfraktur f longitudinal fracture ᴌfurche f (Knochen) longitudinal groove od furrow (ʌ) ~gerichtet longitudinal ᴌgeschwür n longitudinal ulcer (ʌ) ~geteilt anat bakt longitudinally divided (ai) ᴌgewölbe n (Fuss) longitudinal arch ᴌlage f (Fet) longitudinal od polar (ou) presentation ~laufend (Fasern) longitudinal ᴌleiste f (Knochen) longitudinal ridge ᴌmuskel m longitudinal muscle / spindelförmiger ᴌ fusiform (ju:) muscle ᴌmuskulatur f longitudinal muscles ~oval elliptic[al], elongated and oval ᴌschnitt m longitudinal section / (einer Psychose) long-term development / (des Behandlungsverlaufs) long-term development of therapy ᴌschnittuntersuchung f longitudinal study od research (ə:) ~schnittwirksam long-term effect ᴌschnittwirkungsprofil n (Phenothiazin) long-term action pattern ᴌschwingung f longitudinal oscillation ᴌspalte f (Knochen) longitudinal cleft (Leber) longitudinal fissure ('fiʃə) ᴌspaltung f bakt histol longitudinal splitting od cleavage (i:) ᴌstreifen m histol longitudinal stripe ᴌstreifung f histol longitudinal striping (ai)
Lang|stäbchen n bakt long bacillus ~stielig chir with a long peduncle (i:), long-peduncled / (Instrument) with a long handle
Längs|teilung f bakt longitudinal (ju:) division (i) od splitting ᴌzug m longitudinal traction
Langue scrotale f (Lingua scrotalis) scrotal (ou) tongue
Lang|welle f long wave ᴌwellendiathermie f long-wave diathermy (ai) ~wellig long-wavelength ~wirkend pharm long-

-acting, long-term ℒzeitbehandlung f
long-term therapy ℒzeitgedächtnis n
long-term memory ℒzeitpatient m
long-stay patient ℒzeit-Sulfonamid n
long-acting sulphonamide (ɔ) [US sulf-]
ℒzeittherapie f long-term therapy
ℒzeitwert, technischer m technical
long-term limit value ~zeitwirkend
prolonged-action, sustained-release ℒ-
zeitwirkung f prolonged action, sustained action
Lano|cerinsäure f lanoceric acid ℒlin n
(DAB) (wasserhaltiges Wollwachs) lanolin (æ) (BP, USP), hydrous wool fat
(BP, USP) ℒlinsalbe f unguentum
adipis lanae hydrosi (BPC) ℒpalmitin-
säure f lanopalmitic acid
Lanthan n chem lanthanum (æ), La
lanuginös (weichhaarig) lanuginous (ju:)
Lanugo f (Wollhaar) lanugo (ju:) [hair],
down / ℒ cellulosi absorbens (EP)
(Verbandwatte aus Zellwolle) ·absor-
bent viscose wadding (ɔ) (EP) / ℒ
cellulosi absorbens aseptica (EP)
(sterile Verbandwatte aus Zellwolle)
sterile absorbent viscose wadding / ℒ
gossypii absorbens [aseptica] (EP)
([sterile] Verbandwatte aus Baumwolle)
[sterile] absorbent cotton wool (EP)
~artig lanuginous (ju:)
lanzenförmig lance-shaped, lanceolated
(æ), lanceolated (æ)
Lanzette f chir lancet (a:), lance (a:) /
(Impfung) vaccination l. / mit einer ℒ
aufstechen to lance (a:)
Lanzett|fischchen n (Amphioxus) Am-
phioxus (ɔ) ~förmig lancet-shaped,
lanceolated, lanciform ℒmesser n lancet knife, lanciform knife ℒschnitt m
oval (ou) incision (i)
lanzinierend (Schmerz) lancinating (æ),
stabbing
Lanz (lants)-Punkt m Lanz's point
LAP = Leucin-Amino-Peptidase f leucine aminopeptidase, LAP
Laparo|- (Vors) laparo- (æ) (Vors),
abdominal (ɔ) ℒcele f laparocele (si:l)
ℒcolotomie f s ℒkolotomie ℒelytroto-
mie f laparo-elytrotomy ℒenterotomie f
laparo-enterotomy ℒgastrostomie f la-
parogastrostomy (ɔ) ℒgastrotomie f
laparogastrotomy ℒhysterektomie f
(Gebärmutterentfernung durch Bauchschnitt) laparohysterectomy, removal
(u:) of the uterus (ju:) by laparotomy
ℒhysteropexie f laparohysteropexy (i),
ventrofixation of the uterus ℒhystero-
tomie f laparohysterotomy, uterotomy
by means of laparotomy ℒkolotomie f
laparocolotomy, iliac (i) colotomy
ℒkolpohysterotomie f laparocolpohy-
sterotomy ℒkolpotomie f laparocolpo-
tomy ℒmyomektomie f chir laparomyo-
mectomy ℒmyotomie f laparomyo-
mectomy ℒrrhaphie f (Bauchnaht)
laparorrhaphy (ɔ) ℒsalpingektomie
f (Entfernung eines Eileiters durch
Bauchschnitt) laparosalpingectomy
(dʒek-) ℒsalpingotomie f laparosalpin-
gotomy ℒskop n (Bauchhöhlenen-
doskop) laparoscope (æ) ℒskopie f
(Bauchendoskopie) laparoscopy (ɔ) ℒ-
splenektomie f laparosplenectomy ℒ-
thorakotomie f thoracolaparotomy ℒ-
tomie f (Bauchdeckenschnitt) laparotomy, abdominal section / ℒ zur
Sicherung der Diagnose exploratory
(ɔ:) laparotomy / wiederholte ℒ re-
laparotomy ~tomieren to perform

laparotomy, to laparotomise (ɔ)
ℒtomietuch n laparotomy sheet ℒzele f
(Bauchbruch) laparocele (æ)
Lapinisation f lapinisation
Lapis m s ℒ infernalis ℒ causticus
caustic (ɔ:) potash (ɔ) ℒ divinus lapis
divinus, cuprammonium (ou) sulphate
(ʌ) [US sulf-] ℒ infernalis lapis infernalis (ei), silver nitrate (ai) ℒ infernalis
mitigatus dilute (u:) silver nitrate solution (u:) ℒ ophthalmicus lapis ophthalmicus (æ), cuprammonium sulphate
[US sulf-] ℒ pumicis (Bimsstein)
pumice ('pʌmis)
Läppchen n lobule (ɔ) / (Ohr) lobe / chir
small flap ℒ- lobular (ɔ) ℒbildung f
lobulation, formation of lobules ~för-
mig lobular (ɔ) ℒpneumonie f (Bronchopneumonie) lobular pneumonia
(ou) ℒprobe f od ℒtest m (Allergie)
patch test
Lappen m anat lobe / (Hautfetzen) patch
/ (Hautübertragung) flap, graft (a:) /
doppelgestielter ℒ double-pedicle (e)
od bipedicle flap / fächerförmiger ℒ fan
flap / freier ℒ (Epidermis) split skin
flap / gedrehter [Stiel-] ℒ rotation flap /
von entfernter Stelle entnommener od
gebildeter ℒ distant flap / gestielter ℒ
pedicle flap ℒ- lobar (ɔ) ℒamputation
f flap amputation ~artig (gelappt) anat
lobular (ɔ), lobulated (ɔ) / chir flap-like
ℒbildung f chir flap formation, flapping
/ anat lobulation, lobe formation
ℒbronchus m (Bronchus lobaris) lobar
(ou) bronchus ℒdeckung f chir flap
closure ('klouʒə) ℒelephantiasis f chalazodermia ℒextraktion f flap extraction ℒgefäß n lobar vessel ~los (ɔ)
flapless ℒmesser n chir flap knife
ℒplastik f chir flapping ℒpneumonie f
(Lobärpneumonie) lobar pneumonia
(ou) ℒresektion f (Lunge) lobectomy
ℒschnitt m chir flap amputation
lappig (gelappt) anat lobular (ɔ), lobed
(ou), lobated (ou) / (kleinlappig)
lobulous (ɔ) / chir flapped
Lärchen|öl n (Latschenöl) pharm larch
oil, larch turpentine (ɔ:) ℒschwamm m
bot larch agaric (æ), purging agaric
Lärm m noise ℒapparat m (Ohr) noise
box ℒbekämpfung f noise abatement
~empfindlich sensitive to noise ℒemp-
findlichkeit f dysacousia (u:) ℒschwer-
hörigkeit f hardness of hearing due to
noise ℒtrommel f noise box
Larva migrans f (Kriechkrankheit) larva
migrans, sandworm disease
Larve larva, pl larvae ℒnbefall m (mit
Fliegenlarven, spez Larva migrans)
hypodermiasis (ai)
larvier|t path larvate, larval, masked
(a:), disguised (ai) ℒung f (einer
Krankheit durch für eine andere
sprechende Symptome) pathomimesis
(i:), pathomimia (i), pathomimicry (i)
laryngeal laryngeal (læ'rindʒiəl), laryn-
go- (i) (Vors) ℒatmen n laryngeal
breathing (i:) ℒfremitus m laryngeal
fremitus (e)
Laryngektomie f (Kehlkopfausschnei-
dung) laryngectomy (dʒek), excision (i)
of the larynx (æ) ~ren to laryngecto-
mise (dʒek)
Laryngismus m (Kehlkopfkrampf)
laryngism (æ), laryngeal od glottic
spasm / ℒ stridulus laryngismus (dʒiz)
stridulus, pseudocroup (ju:), spasmodic croup

Laryngitis f (Kehlkopfkatarrh) laryngitis (dʒai) / eitrige ℒ phlegmonous (e) l.
ℒ u. Tracheitis f laryngotracheitis
(læ'rinɡɔ,treiki'aitis) ℒ- laryngitic (dʒi)
Laryngo|- (Vors) laryngo- (læ'rinɡo-)
(Vors) laryngeal (læ'rindʒiəl) ℒgraph m
laryngograph ℒgraphie f laryngogra-
phy (ɔ) ~graphisch laryngographic[al]
(æ) ℒloge m laryngologist (ɔ) ℒlogie f
laryngology ~logisch laryngologic[al]
(ɔ) ℒmalazie f (Kehlkopferweichung)
laryngomalacia (mə'leiʃiə) ℒparalyse f
(Kehlkopflähmung) laryngoparalysis
(æ) ~pharyngeal laryngopharyngeal (i)
ℒpharyngektomie f laryngopharyngec-
tomy (,færin'dʒektəmi) ℒpharyngitis f
laryngopharyngitis ℒpharynx laryngo-
pharynx ('færinks) ℒphonie f laryngo-
phony (ɔ) ℒphthise f (Kehlkopfschwindsucht) laryngeal tuberculosis,
laryngophthisis (læ'rinɡo'θaisis) ℒplastik f (Kehlkopfplastik) laryngoplasty
ℒplegie f (Kehlkopflähmung) laryngoplegia ('pli:dʒiə) ℒptose f (Kehlkopf-
senkung) laryngoptosis ('tousis) ℒrhi-
nologie f rhinolaryngology, laryngorhinology ℒrrhagie f (Kehlkopfblutung)
laryngorrhagia (ei), h[a]emorrhage (æ)
from the larynx ℒrrhaphie f (Kehlkopfnaht) laryngorrhaphy (ɔ) ℒrrhoe f
laryngorrh[o]ea (i) ℒskop n (Kehl-
kopfspiegel) laryngoscope ℒskopie f
(Kehlkopfspiegeln) laryngoscopy (ɔ)
~skopisch laryngoscopic (ɔ) ℒskopist
m laryngoscopist (ɔ) ℒspasmus m
(Stimmritzenkrampf) laryngeal crisis
(ai), laryngospasm ℒstat m (Apparat
zum Einbringen von Radiumkapseln in
den Kehlkopf) laryngostat (i) ℒstenose
f laryngostenosis ℒstomie f (Kehl-
kopffistelanlegung) laryngostomy (ɔ)
ℒtom m (Tracheotomiemesser) laryngotome ℒtomie f (Tracheotomie) laryngotomy / mediane ℒ (Schildknorpelspal-
tung, Thyreotomie) chir thyrochondro-
tomy (ɔ) ℒtomie u. Tracheotomie f
tracheolaryngotomy ~tracheal laryn-
gotracheal (ei) ℒtracheitis f
laryngotracheitis ℒ-Tracheobronchitis
f laryngotracheobronchiTis ℒtracheo-
bronchoskopie f laryngotracheobronchoscopy (ɔ) ℒtracheotomie f laryngotracheotomy ℒtyphus m laryngotyphoid (ai) ℒzele f laryngocele ℒzentese
f (Kehlkopfpunktion) laryngocentesis
(i:)
Larynx m (PNA) (Kehlkopf) larynx
('lærinks), pl larynges (læ'rindʒi:z) ℒ-
laryngeal (læ'rindʒiəl), laryngo- (i)
(Vors) ℒ u. Pharynx betr. laryngopharyngeal (fæ'rindʒiəl) ℒaffektion f laryngopathy (ɔ) ℒblutung f laryngorrhagia
ℒdrüse f laryngeal gland ℒepilepsie f
laryngeal epilepsy / essentielle ℒ
laryngeal epilepsy syndrome ℒerwei-
chung f laryngomalacia (mə'leiʃiə) ℒex-
stirpation f laryngectomy (dʒek) ℒin-
tubation f laryngeal intubation ℒkas-
sette f röntg larynx cassette ℒknorpel m
pl (Cartilagines laryngis (PNA)) cartilages of the larynx ℒkrampf m laryngismus ('dʒiz-), laryngospasm ℒkrampf-
laryngismal ℒkrise f laryngeal crisis
(ai) ℒlähmung f laryngoparalysis (æ)
ℒnaht f (Kehlkopfnaht) laryngorrhaphy (ɔ) ℒphthise f s tuberkulose
ℒplastik f laryngoplasty ℒpulsation f
(bei Aortenaneurysma) laryngeal tug-
ging (ʌ) ℒschmerz m (Kehlkopf-

schmerz) laryngalgia (æ), pain in the larynx **⌵schwindel** m (Hustensynkope [-Syndrom]) laryngeal vertigo syndrome; laryngeal epilepsy **⌵spasmus** m (Kehlkopfkrampf) laryngismus (dʒiz), laryngeal crisis (ai), laryngospasm **⌵stenose** f laryngostenosis, laryngeal obstruction **⌵tasche** f sacculation of the larynx, laryngeal saccule **⌵tuberkulose** f laryngophthisis ('θaisis)

Lasègue (la'sɛg)|**-Syndrom** n Lasègue's syndrome, amblyopic hysteric paralysis syndrome **⌵-Zeichen** n Lasègue's sign

Laser [strahl] m phys laser (ei) (light amplification by stimulated emission of radiation) **⌵beschuss** m der Netzhaut laser treatment of the retina

Läsion f (Verletzung) lesion ('li:ʒən), wound (u:), injury ('indʒəri) / äußerlich feststellbare **⌵** coarse od gross (ou) l. / mikroskopische **⌵** microscopic[al] (ɔ) od minute (mai'nju:t) l.

Lassafieber n Lassa fever

Lassar ('lasar)-**Paste** f pharm Lassar's paste (BP)

lasziv (geil, lüstern) sex lascivious (i) **⌵ität** f (Geilheit) sex lasciviousness, lascivity

lat. = lateral[is] lateral, lat

lat = Literatmosphäre f litre atmosphere

latent latent (ei), dormant, concealed, not manifest

Latenz f latency (ei), dormancy **⌵periode** f latent period (iə) **⌵phase** f latent phase **⌵stadium** n latency, latent stage / hakt lag period (iə) / incubation period **⌵zeit** f latency period (iə) / hakt latency (ei) od latent (ei) period (iə)

lateral (seitlich) lateral (æ) **⌵infarkt** m lateral infarction **~isieren** to lateralise **⌵kern** m Westphal's ('vestfa:lz) nucleus **⌵kolotomie** f lateral colotomy **⌵sklerose** f lateral sclerosis (sklia'rousis) / amyotrophische **⌵** (Charcot-Syndrom II) amyotrophic (eimaio'trɔfik) lateral sclerosis, Charcot's syndrome (1)

latero|- (Vors) (seitlich) latero- (æ) (Vors) **⌵flexion** f (seitliche Verlagerung des Uterus) lateroflexion, lateroflection **⌵phobie** f (Vermeiden der Seitenlage) laterophobia **⌵position** f (Seitenlage) lateroposition (i) **⌵pulsion** f lateropulsion (ʌ) **⌵torsion** f (Auge) laterotorsion **⌵version** lateroversion ('vɔ:ʃən)

Latex m latex (ei) **⌵agglutinationshemmtest** m latex [tube] agglutination inhibition test **⌵-ASL-Test** m latex anti-streptolysin test **⌵-CRP-Reagens** n latex C-reactive protein reagent **⌵-DNS-Fixationstest** m latex DNA fixation test **⌵fixationstest** m latex fixation test **⌵-Globulinreagens** n latex-globulin reagent **⌵[partikel]test** m imm latex particle test

Lathyrismus m lathyrism (æ) **⌵-Syndrom** n (Platterbsen- od Kichererbsenvergiftung) lathyrism syndrome

Lathyrus m (Platterbse) Lathyrus (ai)

Latrodectusspinne f (schwarze Witwe) black widow (i)

Latschenöl n pharm oil of dwarf (ɔ:)-pine needles, Pumilio pine oil, larch oil

Latwerge f pharm electuary

Lätzchen n (Säugling) feeder

Laudanum n (Opium) pharm laudanum ('lɔ:dnəm), opium (ou) / **⌵** liquidum Tinctura Opii / **⌵** liquidum Sydenhami Tinctura Opii Crocata

Laudexium n (WHO) pharm laudexium (lɔ:'deksiəm)

Lauf m chrom run **⌵bandergometer** n treadmill (e) [ergometer]

laufen to run / (zirkulieren) to circulate / (eitern) to run / (sezernieren) to discharge / (gehen) to walk / die Brust läuft (ohne Saugen) the breast leaks / sich wund **~** to get sore feet **~d** (eiternd, z B Ohr) running, suppurating (ʌ), discharging / Lab on-going

Laufepilepsie f cursive epilepsy (e)

läufig vet in heat **⌵keit** f vet heat, rut, [o]estrus (i:)

Lauf|**milbe** f Trombicula (i) **⌵milbenkrankheit** f trombiculiasis, trombicular infestation, trombiculosis **⌵mittel** n chrom [eluting od elution] solvent, flowing od mobile solvent **⌵mitteltrog** m chrom solvent trough (trɔf) **⌵richtung** f chrom solvent flow **⌵strecke** f (Steighöhe) chrom (mobile Phase) distance of migration of solvent; travel[l]ed distance, length of run **⌵zeit** f chrom time of [solvent] flow

Lauge f chem lye (ai)

laugen|**artig** chem alkaline (æ) **⌵lösung** f lye solution (u:) **⌵salz** n chem alkaline salt **⌵verätzung** f alkaliburn, lyeburn **⌵vergiftung** f alkaline intoxication, lye poisoning

Laugier (loʒi'e)-**Hernie** f Laugier's hernia

Launois-Cleret (lo'nwa-kle'rɛ)-**Syndrom** n Launois' syndrome (i)

Laurence-Moon-Biedl-Bardet ('lɔrəns-'mu:n-'bi:dl-bar'de)-**Syndrom** n Laurence-Moon-Biedl syndrome

laurin|**sauer** chem lauric (ɔ:) **⌵säure** f (Acidum lauricum) chem lauric od laurostearic acid

Lauroliniumazetat n laurolinium acetate (lɔ:ro'liniəm 'æsiteit) (BPCA)

Laus f louse (laus), pl lice (lais), Pediculus, pl Pediculi ('Körperlaus) body louse / (Filzlaus) crab louse / (Kopflaus) head louse

Läuse|**angst** f (Angst vor Läusebefall) ps phthiriophobia ('θairio'foubia), pediculophobia **~bedingt** (Infektion) louse-borne **⌵befall** m pediculosis, lice infestation **⌵ei** n (Nisse) nit **⌵essig** m pharm solution (u:) of sabadilla **⌵fütterungsversuch** m feeding test [on lice] **⌵mittel** n pharm antiphthiriac ('θairiæk), pediculicide (i), lousicide (au)

lausen (von Läusen befreien) to delouse

Läuse|**nisse** f nit **⌵pulver** n pharm pediculicide (i) **⌵rückfallfieber** n lice relapsing fever, endemic (e) relapsing fever of Europe (juə) **⌵samen** n (Semen Sabadillae) Sabadilla

Lausesucht f pediculosis, phthiriasis (θai'raiəsis)

Läuse|**verfärbung** f (der Haut) vagabonds' (æ) pigmentation **~vernichtend** antiphth[e]iriac ('θaiəriæk)

Laus|**fliege** f Pupipara (pju'pipərə) **⌵kraut** n bot lousewort

laut loud / (lärmend) noisy / (hörbar) audible (ɔ:) / (tönend) sonorous (ɔ:) / (Perkussion) clear

Laut m sound; tone **⌵aufzeichnung** f phonogram (ou) **⌵bildung** f phonation **⌵empfindung** f sound perception **~lich** phonic (ou) **⌵kalisation** f sound localisation **⌵stärkemesser** m otol phonometer (ɔ) **⌵stärkemessung** f otol

phonometry (ɔ) **⌵stärkenunterscheidung** f loudness discrimination **⌵stummheit** f sensory aphasia **⌵verwechslung** f (Dysarthrie) dysarthria, pararthria, paralalia (ei) **⌵wahrnehmung** f sound perception

Lavement n lavage (la'va:ʒ)

Lavendel m pharm lavender (æ) **⌵blüten** f pl pharm lavender flowers **⌵öl** n (DAB) (Oleum Lavandulae (DAB)) lavender oil (BPC) **⌵spiritus** m (Lavendelgeist) pharm spirit (i) of lavender **⌵tinktur** f pharm lavender tincture **⌵wasser** n pharm lavender water

Lavepedium n (Fußbad) footbath (u)

Laverania malariae n pl Plasmodia (ou) Laveran's corpuscles

Laveran (la'vrã)-**Körperchen** n (Malaria) Laveran's corpuscles

Lävo|- (Vors) (links) l[a]evo- (i:) (Vors) **~gyr** (linksdrehend) l[a]evogyrous (,li:vo'dʒaiərəs), rotating to the left **⌵[kardio]gramm** n (Linkskardiogramm) l[a]evocardiogram, l[a]evogram

Lävulinsäure f (4-Oxo-Pentanosäure, Azetopropionsäure) l[a]evulic od l[a]evulinic acid, acetylpropionic acid

Lävulos|**ämie** f l[a]evulos[a]emia (i:) **⌵e** f (Fruchtzucker, Traubenzucker) fructose (ʌ) (BP), l[a]evulose (i:) (BP), fruit sugar (u) **⌵urie** f (Fruchtzuckerausscheidung) fructosuria (juə), l[a]evulosuric syndrome, l[a]evulosuria (juə)

Lawrencium n lawrencium (Lr, Lw)

Laxans n (Abführmittel) pharm laxative, aperient (iə) / **⌵** in Kaugummiform chewing laxative / schnell wirkendes **⌵** rapid-acting laxative / vegetabiles **⌵** vegetable (e) laxative

Laxativ[um] n pharm s Laxans

laxieren s abführen **~d** s abführend

Laxiermittel n pharm s Laxans

Lazarett n mil military hospital **⌵brand** m hospital gangrene **⌵fieber** n hospital fever **⌵flugzeug** n ambulance aircraft (ɛə) **⌵schiff** n mil hospital ship **⌵zug** m mil hospital train

Lazeration f (Einriß) laceration

L-Bakterien L-form

LBF = Lactobacillus-bulgaricus-Faktor m lactobacillus bulgaricus factor, LBF

LBI = Längen-Breiten-Index m length-breadth index

LC = pharm letale Konzentration f lethal concentration

LCL-(Elementar-)Körperchen = Levinthal-Coles-Lillie Körperchen n pl Levinthal-Coles-Lillie bodies, LCL bodies

LCM = lymphozytäre Choriomeningitis f lymphocytic choriomeningitis, LCM

LCPC-Test = Huggins-Miller-Jensen-Test m Huggins-Miller-Jensen test

LD = Letaldosis f lethal dose, LD / LD_{50} = Dosis letalis media median lethal dose, LD_{50}

LDH = LAKTatdehydrogenase f lactate dehydrogenase, LDH

L-Dopa = Levodopum n L-Dopa / = 3,4-Dihydroxyphenylalanin n levodopa (ou) (BP), L-Dopa

L_f-Dosis limes of flocculation od L_f dose

L_o-Dosis f (Limes Null-Dosis) L_o dose

L_r-Dosis f = Limes-reagens-Dosis f limes of reaction od L_r dose

L_t-Dosis = Limes Tod-Dosis f L_t dose, limes tod dose

Ld-Protein n low-density protein
LE = Lupus erythematodes m lupus erythematosus, LE
Le = Lewis ('lu:is)-Blutgruppen f pl Lewis blood groups, Le / = Blutfaktoren des Lewis-Systems factors of the Lewis blood system, Le
leben to live (i), to be alive (ai), to exist (i) / ~ von etwas to live on s. th. ⌁ n life (ai), pl lives (ai) / ⌁ bei hohen Temperaturen (Bakterien) thermobiosis / ⌁ nach der Geburt postnatal (ei) life / am ⌁ bleiben to survive (ai) / am ⌁ halten to keep alive / sich das ⌁ nehmen to commit suicide ('sjuisaid) / ein normales ⌁ führen to lead a normal life
lebend (attributiv) living (i), live / (prädikativ) alive (ai) / von Blut ~ (bes Moskitos) sanguivorous (i) / im Gewebe ~ histozoic (ou) / im Kot ~ coprozoic / bei hohen Temperaturen ~ (Bakterien) thermobiotic (ɔ) ⌁**gebären** n viviparity (æ) ~**gebärend** viviparous (i) ⌁**geburt** f live (ai) od viable (ai) birth ⌁**gewicht** n live weight
lebendig living (i) / (attributiv) live (ai); / (prädikativ) alive (ai) / ps vivacious (ei)
Lebend|impfstoff m s ⌁virusvakzine ⌁**impfung** f live-virus vaccination ⌁**vakzine** f (Poliomyelitis) live poliovirus (aiə) vaccine ⌁**virus** n live virus ⌁**virusvakzine** f live (ai) virus (aiə) vaccine
lebenerhaltend sustaining (ei) life
Lebens|- vital (ai), life ⌁**abend** m eve od evening (i:) of life ⌁**abläufe** m pl vital processes ⌁**aktivität** f life activity ⌁**alter** n age / gebärfähiges ⌁ childbearing period (iə) ⌁**alterdosis** f dose for a given age ⌁**angst** f ps fear of life ⌁**anschauung** f attitude to life ⌁**äußerung** f manifestation of life ⌁**bedingungen** f pl living (i) conditions (i) ~**bedrohend** od ~**bedrohlich** life-threatening, potentially fatal ⌁**bedrohung** f danger (ei) to life ⌁**bezirk** m habitat (æ) ⌁**chance** f chance to survive (ai)
lebensschwächend apobiotic (ɔ)
Lebens|dauer f life-time, life-span,'duration of life / mittlere ⌁ mean life; ~ ⌁ eines Stoffes im Organismus turnover time / zu erwartende ⌁ expectation of life ⌁**dosis** f lifetime dose ⌁**elixir** n pharm elixir of life ⌁**energie** f vital energy (ə) ~**erhaltend** vital, preserving life ⌁**erhaltung** f life support ⌁**erhaltungstrieb** m instinct of self-preservation ⌁**erwartung** f expectation of life ~**fähig** viable (ai), capable (ei) of living / nicht mehr ~ non-viable ⌁**fähigkeit** f viability, vitality ⌁**fassungsvermögen** n vital (ai) capacity (æ) ⌁**freude** f enjoyment (ɔi) of life ⌁**frist** f lease of life ⌁**führung** f conduct of life ⌁**funktion** f vital function (ʌ) ⌁**gefahr** f danger (ei) to life ~**gefährlich** critical, perilous (e), dangerous (ei) to life ⌁**gleichgewicht** n biologic[al] (ɔ) balance ~**groß** life-size[d] ⌁**größe** f life-size ⌁**grundstimmung** f ps basic vital mood ⌁**holz** n pharm s Guajakholz ⌁**jahrzehnt** n decade of life ⌁**kampf** m struggle for existence od life ⌁**keim** m vital germ ⌁**kraft** f vital force od energy (e), bioenergy (ɔ), vitality ~**kräftig** viable (ai) ~**länglich** life-long ⌁**lehre** f (Lehre vom Leben) biology (ɔ) / (im

Sinne gesunden Lebens) eubiotics (ju:bai'ɔtiks) ⌁**linie** f line of life ⌁**milieu** n environment (aiə) ⌁**mittelfälschung** f food adulteration ⌁**mittelgelb Nr. 2** n (Tartrazin) FD & C yellow No. 5 ⌁**mittelrot Nr. 3** n (Amaranth) FD & C red No. 2 (USP) ⌁**mittelvergiftung** f food poisoning / infektiöse ⌁ transmissible gastro-enteritis ⌁**mittelzusätze** m pl food additives ~**müde** ps weary (iə) of life ~**notwendig** necessary to life, vital ⌁**notwendigkeit** f vital necessity ⌁**prozeß** m vital (ai) function (ʌ) od process (ou) ⌁**qualität** f quality of life ⌁**raum** m habitat; life space (L Sp) ~**rettend** life-saving ⌁**rhythmus** m life rhythm, biological (ɔ) rhythm ⌁**spanne** f life span ⌁**statistik** f vital statistics (i) ⌁**stil** m life style ⌁**strahlen** m pl (von lebenden Organismen ausgehende Strahlen) biotic (ɔ) rays ⌁**träger** m biophore (ai) ⌁**trieb** m ps animalism, vitality ⌁**überdruß** m ps taedium (i:) vitae ('vaiti:), suicidal (ai) inclination ⌁**umstände** m pl conditions (i) of living (i) ~**unfähig** non-viable (ai) ⌁**unfähigkeit** f non-viability ~**untüchtig** unfit for life ⌁**untüchtigkeit** f unfitness for life / (ernährungsbedingt) abiotrophia (ou), abiotrophy (ɔ) ⌁**verhältnisse** n pl living conditions, conditions of life ~**verlängernd** prolonging life ⌁**verlängerung** f prolongation of life ⌁**vorgang** m vital process (ou), life process / (Stoffwechsel) metabolism (æ) ⌁**wahrscheinlichkeit** f expectation of life ⌁**weise** f way of living (i) od of life / sitzende ⌁ sedentariness ('sedntərinis), sedentary life / vegetarische ⌁ vegetarianism (εə) / verordnete ⌁ regime (i:), regimen (e) ~**wichtig** vital (ai), essential ⌁**wille** m will to live (i) ⌁**zeichen** n sign of life
leben|vernichtend life-destroying (ɔi), biolytic (i) ~**zerstörend** s ~**vernichtend**
Leber f liver (i) / höckerige od knotige ⌁ nodular (ɔ) 1. / träge arbeitende ⌁ sluggish (ʌ) 1. / verfettete ⌁ fatty 1. / ⌁ mit kleinknotiger Zirrhose hobnail--liver / aus od in der ⌁ entstehend hepatogenic, hepatogenous (ɔ) / vor der ⌁ gelegen prehepatic (æ) ⌁- hepatic (æ), hepato- (e), hepatico- (æ) ⌁ u. **Darm** betr. hepato-enteric (e) ⌁ u. **Gallenblase** betr. hepatocystic (i) ⌁ u. **Kolon** betr. hepatocolic (ɔ) ⌁ u. **Lunge** betr. hepatopulmonary (ʌ) ⌁ u. **Magen** betr. hepatogastric ⌁ u. **Milz** betr. hepatolienal (ai) ⌁ u. **Niere** betr. hepatorenal (i:) ⌁ u. **Rippenfell** betr. hepatopleural (uə) ⌁**abszeß** m hepatic abscess, suppurative (ʌ) ⌁ hepatitis, abscess of the liver ⌁**achse** f hepatic axis ⌁**affektion** f liver affection ~**ähnlich** histol hepatoid (e) ⌁**angiosarkom** n angiosarcoma of the liver, hepatic angiosarcoma ⌁**anheftung** f hepatopexy ⌁**anschoppung** f liver engorgement, congestion of the liver ⌁**anschwellung** f s ⌁schwellung ⌁**arterie** f hepatic artery / gemeinsame ⌁ (Arteria hepatica communis (PNA)) common hepatic artery ~**artig** (leberähnlich) histol hepatoid ⌁**atrophie** f hepatatrophy (æ), hepatic atrophy, atrophy of the liver / akute gelbe ⌁ parenchymatous (i) hepatitis, hepatodystrophy (i), acute (ju:) yellow atrophy, Rokitansky's (roki'tænskiz) disease, malignant jaundice ⌁**aufnahme** f röntg hepatogram /

(mit Radioisotopen) liver image, liver scan ⌁**azinus** m hepatic lobule (ɔ) ⌁**band** n, rundes (Ligamentum teres hepatis (PNA)) round ligament of the liver ~**bedingt** hepatogenic (e), hepatogenous (ɔ) ⌁**beeinträchtigung** f liver damage ⌁**behandlung** f (mit Leberpräparaten) liver therapy ⌁**beschädigung** f liver damage (æ) ⌁**beschwerden** f pl liver complaint ⌁**beteiligung** f liver involvement ⌁**biopsie** f hepatic biopsy (ai), liver biopsy ~**bioptisch**, ~e Kontrollen liver biopsies ⌁**blindpunktion** f blind liver biopsy ⌁**blümchen** n bot hepatica (æ) ⌁**blutader** f (Lebervene) hepatic vein ⌁**blutung** f hepatic h[a]emorrhage (e) ⌁**bruch** m (Hepatozele) hepatocele ⌁**chemie** f chemistry ⌁**cirrhose** f liver cirrhosis ⌁**dämpfung** f hepatic dullness (ʌ) (HD) / relative ⌁ relative hepatic dullness (RHD) ⌁**darmanastomose** f chir hepatocholangio-enterostomy ('hepətoko-'lændʒio,entə'rɔstəmi) ⌁**diastase** f liver ferment ⌁**diät** f liver diet (ai) ⌁**dysfunktion** f hepatic insufficiency (i) ⌁**dystrophie** hepatic dystrophy / akute ⌁ acute (ju:) yellow atrophy ⌁**echinokokkose** f hydatid disease of the liver ⌁**echinokokkus** m hydatid cyst in the liver ⌁**egel** m liver fluke, Clonorchis ⌁**egelbefall** m s ⌁egelseuche ⌁**egelseuche** f liver fluke disease, clonorchiasis (klouno:'kaiəsis) ⌁-**Eisentonikum** n pharm liver and iron tonic (ɔ) ⌁**entzündung** f (Hepatitis) hepatitis, inflammation of the liver ⌁**erweichung** f hepatomalacia (mə'leiʃiə) ⌁**exstirpation** f (auch partielle) hepatectomy ⌁**extrakt** m pharm liver extract ~**farben** liver-colo[u]red (ʌ) ⌁**fixation** f hepatopexy ⌁**fleck** m n[a]evus (i:), pl n[a]evi, mole ⌁**funktion** f hepatic function (ʌ), liver function ⌁**funktionsprobe** f od -**prüfung** f liver function test ⌁**funktionsstörung** f liver function disturbance, hepatic dysfunction ⌁**galle** f hepatic bile (ai), A bile ⌁**gang** m (Ductus hepaticus) hepatic duct (ʌ) [s Gallengang... u Choledochus] ⌁**gallengang** m (Ductus hepaticus) hepatic duct ⌁-**Gallesystem** n hepatobiliary system ⌁**gangduodenalanastomose** f chir hepatocholangioduodenostomy ('hepətoko'lændʒio,dju:odi'nɔstəmi) ⌁**gangentzündung** f (Choledochusentzündung) choledochitis ⌁**gangexstirpation** f choledochectomy ⌁**gangfistelanlage** f choledochostomy ⌁**gangnaht** f choledochorrhaphy (ɔ) ⌁**gangplastik** f choledochoplasty (e) ⌁**gefäß** n hepatic vessel ⌁**gegend** f hepatic region ⌁**gewebe** n hepatic tissue ~**gewebeschädigend** hepatolytic ⌁**glykosesynthese** f synthesis (i) of liver glycogen (ai) ⌁**haken** m chir liver retractor ⌁**hilus** m porta of the liver ⌁**injektion** f liver injection ⌁**insuffizienz** f hepatic insufficiency, liver insufficiency, hepatargia ⌁**kapsel** f Glisson's ('glisənz) capsule (æ) ⌁**karzinom** n carcinoma of the liver ⌁**knoten** m nodule (ɔ) in the liver ⌁**koma** n hepatic... liver coma (ou) ⌁**konzentrat** n concentrated liver material ⌁**kost** f (Diät) liver diet (ai) ~**krank** suffering from a liver disease (i) ⌁**kranker** m patient suffering from a liver disease, hepatopath (e), liver patient ⌁**krankheit** f liver disease, hepatopathy (ɔ), liver affection **kraut** *n* (Hepatica) *pharm* liver-wort, hepatica **krebs** *m* cancer *od* carcinoma of the liver **längsspalte** *f anat* longitudinal (ju:) fissure ('fiʃə) of the liver **läppchen** *n pl* (Lobuli hepatis (*PNA*)) lobules (ɔ) of the liver, liver lobules, hepatic lobules **lappen** *m* lobe of the liver **leiden** *n s* **krankheit** ~**leidend** *s* ~**krank** **magenanastomose** *f chir* hepatocholangiogastrostomy ('hepətokɔ'lændʒiogæs-'trɔstəmi) **milzaffektion** *f* hepatosplenopathy (spli:'nɔpəθi) **mittel** *n pharm* liver remedy (e) **naht** *f* hepatorrhaphy (ɔ) **nekrose** *f* icteric (e) necrosis **Nieren-Syndrom** *n* bile nephrosis syndrome **oberfläche** *f* surface of the liver **-Optikusatrophie** *s* Leber--Syndrom **palpation** *f* palpation of the liver / (schnelle) dipping **parenchym** *n* liver parenchyma **parenchymfaktor** *m* liver parenchyma factor **parenchymschaden** *m* damage (æ) of the liver parenchyma **pforte** *f* portal fissure (i) *od* hilum (ai), porta hepatis, hepatic porta **phosphorylase** *f* liver phosphorylase **präparat** *n pharm* liver preparation **puls** *m* hepatic pulse (ʌ) **punktat** *n* material drawn from the liver by biopsy (ai) **punktion** *f* liver biopsy **rand** *m* margin of the liver ~**reich** (Diät) rich in liver **resektion** *f chir* hepatectomy, resection of the liver **riß** *m* rupture (ʌ) of the liver, hepatorrhexis **schaden** *m* liver lesion ('li:ʒn) *od* damage, hepatic damage ~**schädigend** hepatotoxic, hepatoxic, damaging the liver **schädigung** *f s* **schaden** **schmerz** *m* pain in the liver, hepatalgia (æ), hepatodynia (i) **schmerz-** hepatalgic (æ) **schnitt** *m* hepatotomy / *mikrosk* liver section **schnürfurche** *f* Liebermeister's ('li:bərmaistɔrz) furrow (ʌ) **schock** *m* liver shock **schrumpfung** *f* (Leberzirrhose) cirrhosis of the liver **schutzstoff** *m* liver-protective substance (ʌ) **schutztherapie** *f* protective liver therapy **schutzwirkung** *f* liver-protecting properties (ɔ) (*pl*) **schwellung** *f* hepatomegaly, enlargement of the liver **schwund** *m* atrophy (æ) of the liver **senkung** *f* (Hepatoptose) dropped liver, hepatoptosis ('tousis) **siderose** *f* hepatic siderosis **spezialist** *m* hepatologist (ɔ) **spiegelung** *f* hepatoscopy **spritze** *f* (Spritze mit Leberpräparat) injection of a liver preparation / (Spritze in die Leber) injection into the liver **stärke** *f* (Glykogen) hepatic glycogen (ai) **stauung** *f* congestion in the liver, congested liver, hepatic stasis (ei) **stein** *m* hepatic calculus (æ), hepatolith **steinbildung** *f* hepatolithiasis **steinentfernung** *f chir* hepatolithectomy **steinleiden** *n* hepatolithiasis **stoffwechsel** *m* liver metabolism (æ) **störung** *f* liver dysfunction (ʌ) *od* disturbance, hepatosis **strang** *m* liver cord **stütztherapie** *f* liver-supporting therapy **szintigramm** *n röntg* liver scintiscan **szintigraphie** *f röntg* liver scanning *od* scintigraphy **therapie** *f* hepatotherapy, liver therapy **tiefstand** *m* dropped liver, hepatoptosis ('tousis) **toxin** *n* (in der Leber gebildet) hepatotoxin **tran** *m* (*DAB*) (Oleum Jecoris) cod-liver oil (*BP*), halibut (æ)--liver oil **trantherapie** *f* cod-liver-oil

---

therapy **tumor** *m* (primärer) primary (ai) tumo[u]r in the liver, hepatoma / (sekundärer) liver metastasis (æ) **überfunktion** *f* hyperhepatia (hi'pæʃiə), hyperfunction (ʌ) of the liver **untersuchung** *f* examination of the liver / (laparoskopische) hepatoscopy **venen** *f pl* (Venae hepaticae (*PNA*)) hepatic veins **venenpuls** *m* hepatic pulse (ʌ) **venenstenose** *f* Budd-Chiari ('bʌd-ki'a:ri) syndrome, hepatic vein thrombosis **verfettung** *f* fatty degeneration *od* metamorphosis of the liver **vergrößerung** *f* hepatomegalia (ei), enlargement of the liver, enlarged liver **verhärtung** *f* hepatic induration **wirkstoffkonzentrat** *n* concentrate of active liver substance (ʌ) **zelle** *f* liver *od* hepatic cell, hepatocyte **zellenadenom** *n* hepatocellular **zellenadenom** *n* hepatocellular adenoma, liver cell adenoma **zellenkarzinom** *n* hepatocellular carcinoma **zellennekrose** *f* liver cell necrosis, hepatocellular necrosis ~**zellenschädigend** hepatotoxic (ɔ), hepatoxic (ɔ) **zellenuntergang** *m* hepatolysis (ɔ) **zellenverfettung** *f* fatty change in the liver cells **zellschaden** *m* liver cell damage

Leberzirrhose *f* cirrhosis of the liver, hepatic cirrhosis, hepatocirrhosis, interstitial (i) hepatitis (ai) *atrophische* **2** atrophic (ɔ) cirrhosis *biliäre* **2** biliary (i) c. *cholestatische* **2** biliary (i) c. *herzbedingte* **2** cardiocirrhosis, cardiac c. *hypertrophische* **2** hypertrophic (ɔ) c. *postnekrotische* **2** postnecrotic c. **2-** hepatocirrhotic (ɔ)

Leber ('le:bər)**-Syndrom** *n od* **-Optikusatrophie** *f* Leber's disease *od* optic atrophy *od* syndrome, hereditary optic atrophy syndrome

Lebewesen *n* organism

leblos lifeless (ei), inanimate (æ)

Lecanorsäure *f* (Diorsellinsäure) lecanoric acid

Lecithin *n* (*DAB*) lecithin ('lesiθin) **ase** *f* lecithinase (e)

Leck|reaktion *f* "leak" reaction **saft** *m pharm* lincture, linctus **sucht** *f* (Schwangere) *ps* pica (ai)

LED = Lupus erythematodes disseminatus *m* lupus erythematosus disseminatus, LED

lederartig leather-like (e), leathery (e)

Lederer-Brill ('ledərə-'bril)**|-Anämie** *f* Lederer's an[a]emia (i:) *od* disease **2--Syndrom** *n* acute h[a]emolytic an[a]emia

Lederfingerling *m* leather stall (ɔ:)

Lederhaut *f* (Korium) corium (ɔ:), derma, true skin, cutis (ju:), dermis / (Auge) sclera (iə) **2-** dermal **arterien** *f pl* (Arteriae episclerales (*PNA*)) episcleral arteries **entzündung** *f* (Auge) scleritis, sclerotitis **schnitt** *m* (Auge) sclerotomy **spaltung** *f* (Auge) sclerotomy

Leder|knarren *n* (Pleuritis) leather-grating (ei) sounds, bruit de cuir neuf **köcher** *m orthop* leather socket ~**n** (Haut, Backen) leathery (e) **paste** *f* (Jungfernleder) *pharm* marshmallow paste **zecken** *f pl* (Argasiden) Argasidae (a:'gæsidi:) **zucker** *m* (Jungfernleder) marshmallow paste

Leer|aufnahme *f röntg* roentgenogram ('rʌntjənəgræm) without contrast medium (i:), plain *od* preliminary radio-

---

graph *od* film **darm** *m* (Jejunum (*PNA*)) jejunum (dʒi'dʒu:nəm) **darm-** jejunal (u:), jejuno- (u:) (*Vors*) **darmgekröse** *n* mesojejunum

Leere *f* (geistige, seelische) *ps* vacancy (ei) / (Mimik) expression of vacancy **gefühl** *n* feeling of emptiness / **2** im Kopf light-headedness

Leer|kapsel *f pharm* blank capsule **lauf** *m ps* dead time **mittel** *n* (Plazebo) *pharm* placebo (i:) **2** **präparat** *n pharm* placebo **salbe** placebo (i:) ointment **serum** *n* blank serum

LE-Faktor = Lupus-erythematodes--Faktor *m* lupus erythematosus factor, LE factor

Le Fort (lə'fɔr)**-Fraktur** *f* (doppelseitiger Bruch des Oberkiefers) Le Fort's fracture

Legal (le'gal)**-Reaktion** *f* (Legal-Probe) Legal's test

Legasthenie *f* congenital (e) alexia

lege artis (vorschriftsmäßig) lege artis

legen (Nähte) to insert (ʌ) / (Eier) to lay, to deposit (ɔ)

Legeröhre *f* (Insekten) ovipositor

Legg-Perthes (leg-'pɛrtɛs)**-Krankheit** *f* Legg-Perthes disease

Legionärskrankheit *f* legionnaires' (li:dʒə'nɛərz) disease

Legumelin *n* legumelin (ju:)

Legumin *n* (Hülsenfruchtstoff) legumin (ju:) ~**ös** leguminous (ju:) **osen** *f pl* (Hülsengewächse) *bot* leguminous plants

Lehm *m* (Ton) loam; clay / *pharm* argilla (a:'dʒilə) ~**artig** loamy (ou), clayey (ei), putty (ʌ) / (Farbe) clay-colo[u]red (ʌ), argillaceous (a:dʒi'leiʃəs) ~**farbig** clay--colo[u]red, putty (ʌ) **kur** *f* (nach Felke) loam cure **stuhl** *m* clay--colo[u]red stool **wickel** *m* loam poultice (ou)

Lehranalyse *f ps* tuitional analysis

Lehrerknötchen *n* teachers' node *od* nodule (ɔ)

Lehr|klinik *f* teaching hospital **schwester** *f* sister tutor (ju:) [*nota:* oft fälschlich für Lernschwester = student nurse]

Leib *m* body / (Bauch) abdomen (ou) / (Rumpf) trunk (ʌ) **bewußtsein** *n ps* somatognosis ~**bezogen** *ps* somatic (æ) **binde** *f* abdominal (ɔ) binder (ai) *od* bandage / (Säuglinge) bellyband / (Frauen) body-belt / (Taillenband) waistband (ei) / (Schwangere) prenatal (ei) support

Leibes|beschaffenheit *f* physical (i) constitution (ju:) *od* condition (i) **ende** *n* caudal (ɔ:) part / (Schwanz) tail **frucht** f[o]etus (i:), embryo **halluzination** *f ps* c[o]en[a]esthesic hallucination **höhle** *f* visceral (i) *od* abdominal (ɔ) cavity (æ) / (Embryo) c[o]eloma, c[o]elom (i:) **höhlenwürmer** *m pl* (Zölhelminthen) c[o]elhelminthes (,si:l-hel'minθi:z) **öffnung** *f anat* orifice (ɔ) / (Stuhlgang) stool, def[a]ecation

leiblich somatic (æ), somal (ou)

Leib|schmerz *m* colic (ɔ), abdominal (ɔ) pain / (Kindersprache) tummy (ʌ)-ache **2-Seele-** psychosomatic, physiopsychic ('fiziou'saikik) / (psychophysisch) *ps* psychophysical (i) **2-Seele-Lehre** *f* psychophysics ('saiko'fiziks) **2-Seele--Problem** *n ps* psychosomatic (æ) problem (ɔ) **2-Seele-Schicht** *f ps* psychosomatic sphere (iə) ~**-seelisch** *ps*

psychosomatic, physiopsychic ɀweh n
s ɀschmerz
Leichdorn m (Hühnerauge) corn, clavus
(ei)
Leiche f corpse / (Tier) carcass, cadaver
(ei)
Leichen|alkaloid n (Ptomain) ptomaine
('toumein) ɀbeschauer m coroner (ɔ)
ɀbesichtigung f post-mortem examination ~blaß livid (i) ɀeröffnung f
(Obduktion, Autopsie) autopsy (ɔ:),
post-mortem examination ɀeröff-
nungsbefund m autopsy findings ɀfett
n adipocere ('ædiposiə), lipocere (i)
ɀfett- adipoceratous (e), lipoceratous
(e) ɀfinger m dead od livid (i) finger
ɀfleck m livor (ai) mortis ɀfurunkel n
physicians' furuncle (juə) ɀgeburt f
(Sarggeburt) birth of a child after the
mother's death [by c[a]esarian (εə)
section] ɀgerinnsel n post-mortem
thrombus ɀgift n ptomaine ('toumein)
ɀgiftvergiftung f ptomaine poisoning
ɀhalle f mortuary ɀkälte f algor
('ælgɔ:) mortis ɀknochen m pl bones
from cadavers ɀlunge f autopsy lung
ɀöffnung f s ɀeröffnung ~schänderisch
necrophile (e), necrophilous (ɔ)
ɀschändung f sex necrophilism (ɔ),
necrophilia (i) ɀschau f necropsy (ɔ),
necroscopy (ɔ), post-mortem examination / jur coroner's inquest ɀschauhaus
n morgue (mɔ:g) ɀstarre f cadaveric
(æ) rigidity (i), rigor (ai) mortis
ɀtuberkel m anatomic[al] (ɔ) od dissection tubercle, prosectors' wart ɀver-
brennung f cremation ɀvergiftung f
pathologists' sepsis ɀwachs n (Adipo-
zire) adipocere ('ædiposiə), lipocere,
grave wax
Leichnam m corpse
leicht (Krankheit) mild / (geringgradig)
path slight
Leichtenstern ('laixtənstɛrn)-**Zeichen** n
Leichtenstern's phenomenon (ɔ) od
sign
leicht|entzündlich easily inflammable
~flüchtig volatile (ɔ) ɀkette f light
chain, L chain ɀkettenproteinurie f
light-chain proteinuria, Bence Jones
('bens 'dʒounz) proteinuria ~knochig
light-boned ~löslich freely soluble (ɔ)
~verdaulich easily digestible, light
~verderblich perishable (e) ~zugänglich
chir easy of access
leiden to suffer (ʌ) (an from) / (ertragen)
to endure (juə) / (Funktion) to be
impaired (εə) ɀ n complaint, affection /
(Krankheit) disease, condition /
(Störung) disturbance, trouble (ʌ),
disorder / (Schmerz) pain / inneres ɀ
internal disease / klimabedingtes ɀ
meteoropathy (,mi:tiə'rɔpəθi) / örtliches ɀ local od topical (ɔ) disease
~d ailing (ei), suffering (an from)
ɀde[r] f [m] sufferer (an from), patient
Leidensbezeichnung f (Gutachterspra-
che) categorisation od classification of
a disease
Leidenschaft f ps passion (æ) ~lich ps
passionate ~slos ps dispassionate
Leim m glue ~artig glutinous (u:) ~ig
(klebrig) gluey ('glu:i), glutinous /
(klebend) adhesive (i:) / (viskös)
viscous (i) ɀpaste f pharm gelatin paste
ɀschnüffeln n ps glue sniffing ɀsüß n
chem glycocoll (ai) ɀsubstanz f (Gelatine) gelatin ɀverband m glue dressing

ɀzucker m (Glykokoll) chem glycocoll
(ai), gelatin sugar (u)
Lein m linum (ai)
Leinen n linen (i) ɀbeutel m linen bag
ɀbinde f linen roller ɀfaden m chir
linen thread
Leiner ('lainər)-**Syndrom** n (Erythro-
dermia desquamativa Leineri) Leiner's
syndrome
Lein|kraut n pharm toadflax (ou),
common linaria (εə) ɀöl n (DAB)
(Oleum Lini) linseed oil
Leinsamen m (DAB) (Semen Lini)
linseed, semen (i:) lini ('lainai) /
gemahlener ɀ linseed meal ɀmehl n
linseed meal ɀumschlag m linseed
poultice (ou)
Leio|- (Vors) (weich) leio- (ai) (Vors)
ɀmyofibrosarkom n leiomyofibrosarco-
ma ~myofibrosarkomatös leiomyofi-
brosarcomatous ɀmyom n (Glattmus-
kelmyom) leiomyoma (,laiomai'oumə),
l[a]evicellular myoma ɀmyosarkom n
leiomyosarcoma
Leishman-Donovan ('li:ʃmən-'dɔnəvən)-
-**Körper** m pl Leishman-Donovan
bodies
Leishmania f Leishmania (li:ʃ'mænjə) /
ɀ donovani Leishmania donovani / ɀ
furunculosa L. tropica (ɔ) / ɀ infantum
L. infantum (æ) od mediterranea (ei) /
ɀ tropica L. tropica
Leishmaniose f leishmaniasis (,li:ʃmə-
'naiəsis), leishmaniosis / Amerikanische od Brasilianische ɀ American (e)
l., Brazilian (i) l., mucocutaneous l.
Leishmaniosis cutanea f oriental (e) sore
od button (ʌ) od boil ɀknoten m macho
('ma:tʃou)
Leiste f (Inguen (PNA)) groin, inguen
('iŋwən) / (Knochen) ledge, ridge,
crest, crista / (Rand) border ɀ u.
Skrotum betr. inguinoscrotal (ou)
Leisten|- (inguinal) inguinal (ɔ:)
ɀband n (Ligamentum inguinale
(PNA), Poupart-Band) inguinal ligament (i), Poupart's (pu'parz) ligament
ɀbein n pubo-ischiac (,pju:bo'iskiæk)
bone ɀbeuge f groin ɀbeule f (Syphilis,
Pest) bubo (ju:) ɀbruch m inguinal
hernia / (unvollkommener) bubonocele
(ɔ) / äusserer ɀ external od indirect od
lateral hernia / direkter ɀ direct hernia
/ indirekter ɀ oblique (i:) hernia /
ɀbruchoperation f hernia operation,
Bassini's (ba'si:niz) operation ɀdrüse f
inguinal gland
Leistendrüsen|ausräumung f chir remo-
val (u:) of the inguinal glands ɀentzün-
dung f inflammation of the inguinal
glands ɀschwellung f bubonadenitis
Leisten|falte f inguinal (ɔ:) fold
ɀfurche f inguinal furrow (ʌ) ɀgeflecht
n inguinal plexus ɀgegend f (Regio
inguinalis) inguinal region, groin ɀgegend u. Bauch betr. inguino-abdominal
(ɔ) ɀgegend u. Oberschenkel betr.
inguinocrural (uə) ɀgeschwulst f
tumo[u]r in the groin ɀgrube f anat
inguinal fossa ɀhernie f inguinal hernia
od rupture (ʌ) ɀhoden m retained od
undescended testicle, cryptorchism
ɀhodentorsion f torsion of an undescended testicle ɀkanal m (Canalis
inguinalis (PNA)) inguinal canal (æ)
ɀreflex m inguinal reflex, Geigel's
('gaigəlz) reflex ɀring m inguinal od
abdominal (ɔ) ring / äusserer ɀ
(Anulus inguinalis superficialis (PNA))

superficial inguinal ring / innerer ɀ
(Anulus inguinalis profundus (PNA))
deep inguinal ring ɀschmerz m ingui-
nodynia (i), pain in the groin ɀsichel f
(Falx inguinalis [tendo conjunctivus]
(PNA)) conjoint tendon ɀzahl f (Finger) ridge od line count
Leistung f physiol performance / (Wirkung) effect / (Produktion) output /
(Krankenkasse) benefit (e) / (geistig)
achievement (i:)
Leistungs|abfall m biol decrease (i:) in
vitality (æ) / körperl. u geistiger ɀ
decrease in physical and mental powers
ɀalter n physiologic[al] (ɔ) age, achievement age ɀanspruch m (an Krankenkasse) claim ~berechtigt (Krankenkas-
senmitglied) entitled (ai) to claim
ɀbereitschaft f latent (ei) vitality
~bezogen ps vitality-related ɀbreite f
pharm range of efficacy ~fähig efficient
(i) ɀfähigkeit f (Verfahren, Methode)
efficiency (i) / (Organ) functional (ʌ)
capacity (æ) / (körperlich) physical
powers; functional capacity ɀfaktor m
power factor ɀgrad m efficiency (i)
ɀinsuffizienz f insufficiency of physical
ability ɀkapazität f (Organ) functional
capacity ɀmesser m röntg intensimeter
(i) ɀminderung f decrease in vitality
od physical ability ɀmotivation f ps
achievement motivation ɀreserve f
reserve in capacity (æ) ɀschwäche f,
neurasthenische neurasthenic (e) vitality deficiency ɀspektrum n (EEG)
power spectrum ɀtest m ps achievement test (AT) ~unfähig incapable (ei)
/ inefficient (i) ɀunfähigkeit f (Organ)
insufficiency (i) ɀvermögen n functional (ʌ) capacity ɀzunahme f (körperlich) improvement (u:) in the patient's
physical (i) health
Leit|band n (Gubernakulum) anat
gubernaculum (æ) ɀbündel n anat
vascular bundle (ʌ) ~en to guide (ai) /
(zB Urin) to convey (ei) / (Strom, Reiz)
to conduct (ʌ) / (Eiter) to drain ~end
(Arzt) senior (i:) [physician] ɀer m
(Klinik) director, superintendent ~er-
förmig ladder-shaped ɀerphänomen n
ladder phenomenon (ɔ) ~fähig conductive (ʌ) ɀfähigkeit f (Nerv) conductivity (i) ɀinstrument n chir director
ɀisotop n indicating isotope (ai),
isotopic (ɔ) indicator ɀkeim m test od
indicator organism ɀkörperchen n
genet centromere ɀsonde f chir director, introducer (ju:), guide (ai) ɀsymp-
tom n indicating od principal sign ɀung
f (Nerv) path[way] / (Reiz) conduction
(ʌ) / aerotympanale ɀ (Schall) aerotympanal conduction / atrioventrikuläre ɀ atrioventricular conduction /
intraventrikuläre ɀ intraventricular
conduction / saltatorische ɀ neur
saltatory conduction / verborgene ɀ
kard concealed conduction
Leitungs|anästhesie f an[a]esthetic (e) od
nerve block od blocking, conduction
(ʌ) an[a]esthesia (i:) ɀaphasie f ps
commissural (i) od conduction aphasia
(ei) ɀbahn f (Nerv) pathway (a:)
ɀblockierung f (Nerv) frustration
ɀbündel n conduction bundle (ʌ)
ɀgeschwindigkeit f rate of conduction
ɀgewebe n conducting tissue ɀlähmung
f paralysis (æ) caused by interrupted
nerve conduction ɀschwerhörigkeit f
conduction (kən'dʌkʃən) deafness

('defnis) ⭓störung *f* conduction defect *od* disturbance / intraventrikuläre ⭓ intraventricular (i) conduction defect (IVCD) ⭓system *n physiol* conduction system / (Herz) neuromuscular (ʌ) tissue ⭓unterbrechung *f* block ⭓vermögen *n* conductibility, conductivity, nerve force ⭓verzögerung *f* conduction delay ⭓wasser *n* tap water
Leitvermögen *n* conductivity
Lejeune (lə'ʒœn)-**Syndrom** *n* (Katzenschrei-Syndrom) cat cry syndrome
Lektin *n* lectin
Lembert (lä'bɛr)-**Naht** *f* Lembert's suture (ju:)
Lemniscus *m* (Schleife, Schlinge) *anat* lemniscus, *pl* lemnisci / ⭓ lateralis (*PNA*) (Kochlearisschleife, Hörschleife, laterale Schleife) lateral (æ) l. / ⭓ medialis (*PNA*) (mediale Schleife) medial (i:) l. / ⭓ spinalis (*PNA*) spinal l. / ⭓ trigeminalis (*PNA*) trigeminal l.
Lende *f* loin, flank, lumbar (ʌ) region
Lenden|- lumbar ⭓ **u. Kreuzbein betr.** lumbosacral (ei) ⭓ **u. Rippen betr.** lumbocostal (ɔ) ⭓ **u. Rücken betr.** lumbodorsal ⭓**bereich** *m* lumbar region ⭓**beuge** *f* groin ⭓**bruch** *m* (Lumbalbruch) lumbar hernia ⭓**darmbeinmuskel** *m* iliopsoas (ˌilio'souəs) ⭓**dreieck** *n* (Trigonum lumbale (*PNA*)) *anat* Petit's (pə'tiz) triangle (ai), lumbar triangle ⭓**geflecht** *n* lumbar plexus ⭓**gegend** *f* (Regio lumbalis (*PNA*)) lumbar region ⭓**knochen** *m* hip-bone ⭓**kreuzbeingegend** *f* lumbosacral region ⭓**kurvatur** *f* (Wirbelsäule) lumbar flexure ('flekʃə) ⭓**mark** *n* lumbar part of the cord ⭓**muskel** *m* (Psoas) psoas ('souəs) / grosser ⭓ (Musculus psoas major (*PNA*)) psoas major muscle / kleiner ⭓ (Musculus psoas minor (*PNA*)) psoas minor muscle / viereckiger ⭓ (Musculus quadratus lumborum (*PNA*)) quadratus lumborum muscle ⭓**schmerz** *m* osphyalgia (æ) ⭓**stich** *m* lumbar puncture ('pʌŋkt∫ə) ⭓**vene** *f*, aufsteigende (Vena lumbalis ascendens (*PNA*)) ascending lumbar vein ⭓**venen** *f pl* (Venae lumbales (*PNA*)) lumbar veins ⭓**wirbel** *m pl* (Vertebrae lumbales (*PNA*)) lumbar vertebrae ⭓**wirbelsäule** *f* lumbar vertebral column (ɔ), lumbar [part of the] spine
Lenhartz ('lenharts)-**Diät** *f* (Ulkus) Lenhartz' diet (ai) *od* treatment
leniens (lindernd) mitigating (e)
Lenigallol *n* pyrogallol triacetate (æ)
Lenitivum *n pharm* mild laxative
lenk|bar (Patient) tractable (æ) ~**sam** (Patient) manageable (e)
Lennander (le'nandə)-**Leistendrüsenausräumung** *f* Lennander's operation
Lennhoff ('lenhɔf)|-**Index** *m* Lennhoff's index ⭓-**Zeichen** *n* Lennhoff's sign
Lens *f* (*PNA*) (Linse) lens
Lenta-Sepsis *f* endocarditis lenta
lenteszierend protracted, slow, tardescent
lentiginös lentiginous (i)
Lentigo *f* (Haut- *od* Linsenfleck) lentigo (ai); freckle / ⭓ maligna lentigo maligna, xeroderma pigmentosum
Lenti|konus *m* (Auge) lenticonus (ou) ~**kulär** lentiform, lenticular (i)
Lentitis *f* (Linsenentzündung) lentitis, phakitis (fæ'kaitis)

Lenzmann ('lentsman)-**Punkt** *m* Lenzmann's point
Leontiasis *f* (Lepra) leontiasis (li:ɔn-'taiəsis) / ⭓ ossea leontiasis ossea, megalocephalia (ei), megalocephaly (e)
LE-Phänomen = Lupus-Erythematodes-Phänomen *n* lupus erythematosus phenomenon, LE phenomenon
Lepido- (schuppig) lepido- (e), squamous (ei)
Lepidopteren *f pl* (Schmetterlingstiere) Lepidoptera (ɔ)
Lepothrix *f* trichomycosis
Lepra *f* (Aussatz) leprosy ('leprəsi) ⭓ **alba** white l. ⭓ **anaesthetica** trophoneurotic (ɔ) *od* an[a]esthetic (e) l. ⭓ **arabum** true l. **fleckige** ⭓ macular (æ) l. ⭓ **graecum** false (ɔ:) l. ⭓ **italica** pellagra (æ), Italian l. **knotige** ⭓ nodular (ɔ) *od* tubercular l. ⭓ **maculosa** l. with skin--spots, macular l. ⭓ **mutilans** lepra (e) mutilans (ju:), l. with mutilation ⭓ **nervosa** nerve l., an[a]esthetic l., lepra nervosa ⭓ **nigrans** l. with black spots ⭓ **nodosa** nodular l. ⭓ **tuberculoides** tuberculoid l. ⭓- leprous (e) ⭓**angst** *f ps* lepraphobia ⭓**bazillus** *m* Mycobacterium (iə) leprae ('lepri:) ~**bekämpfend** antileprotic (ɔ) ⭓**bekämpfung** *f* fight against leprosy, anti-leprosy campaign, leprosy control (ou) ⭓**feldzug** *m* (WHO) anti-leprosy campaign ⭓**furcht** *f ps* lepraphobia ⭓**geschwür** *n* leprous ulcer (ʌ) ⭓**gesicht** *m* (Facies leonina) leonine (i:) face, facies (ei) leontina (ai) ⭓**gewebe** *n* leprous tissue ⭓**heilserum** *n* serum (iə) against leprosy ⭓**heim** *n* leprosarium (ɛə), leper (e) hospital ⭓**knoten** *m* (Leprom) leproma ~**krank** suffering from leprosy, leprous ⭓**kranker** *m* leper (e), leprosy patient ⭓**kunde** *f* leprology ⭓**kundiger** *m* (Lepraspezialist) leprologist (ɔ) ⭓**mittel** *n pharm* antileprotic (ɔ), antileprosy drug ⭓**neuritis** *f* leprous neuritis ⭓**reaktion** *f* lepra reaction ⭓**schutzaktion** *f* (WHO) anti--leprosy campaign ⭓**spezialist** *m* leprologist (ɔ) ⭓**zelle** *f* lepra cell, Virchow's ('virxoz) cell
Lepr|om *n* leproma ⭓**omin** *n* lepromin ~**omatös** lepromatous (ou), leprous (e) ~**ös** leprotic (ɔ), leprous (e) ⭓**öse[r]** [*m*] leper (e) ⭓**oserie** *f* leprosary (e), leprosarium (ɛə) ⭓**osorium** *n s* Leproserie
Lepto|- (*Vors*) lepto- (e) (*Vors*) ⭓**cephalus** *m s* ⭓cephalus ⭓**meningitis** *f* (Entzündung der Pia mater *u* der Arachnoidea) leptomeningitis / ⭓ externa arachnitis / ⭓ interna inflammation of the pia (ai) mater (ei) ⭓**meninx** *f* leptomeninx (i:), *pl* leptomeninges (mə'nindʒi:z), pia (ai)-arachnoid (æ) / äußere ⭓ arachnoid (æ) / innere ⭓ pia mater ⭓**meninxaffektion** *f* leptomeningopathy (ɔ) ⭓**mitus** *m* (Oomyzespilz) Leptomitus (ɔ) ⭓**monas** *f* Leptomonas (ou) ⭓**prosopie** *f* (Schmalgesichtigkeit) leptoprosopia, narrow face ~**rrhin** (schmalnasig) leptorrhine ~**som** leptosomatic (æ) ⭓**somatiker** *m*, ⭓**somer** *m* leptosome ⭓**spira** *f* LeptospirA (aiə) ⭓ canicola L. canicola (ou) / ⭓ icterohaemorrhagiae L, icteroh[a]emorrhagiae (hemo'reidʒii:), Spirochaeta (i:) icterogenes (ɔ) / ⭓ Obermeieri Spirochaeta (i:) obermeieri (oubə'maiərai) ⭓**spire** *f* Leptospira (aiə)
Leptospiren|- leptospiral (aiə) ⭓**hepatitis**

f Weil's (vailz) disease, leptospirosis ⭓**ikterus** *m* icterogenic (e) spiroch[a]etosis (ou) ⭓**infektion** *f* leptospirosis ⭓**serum** *n* Leptospira antiserum (Lep / Ser)
Lepto|spirochaetose *f* (Weil-Krankheit) Weil's (vailz) disease, leptospirosis ⭓**spirose** *f* leptospirosis, spiroch[a]etal (i:) icterus (i) *od* jaundice ⭓**spiroseimpfstoff für Tiere** (*EP*) Leptospira vaccines for veterinary use (*EP*) ⭓**tän** *n* (Meioseprophase) leptotene ⭓**thrix** *f* Leptothrix ⭓**thrixinfektion** *f* leptothricosis ~**zephal** (schmalköpfig) leptocephalic (æ), leptocephalous, narrow-headed ⭓**zephalus** *m* (Schmalkopf) leptocephalus ⭓**zyt** *m* leptocyte ⭓**zytose** leptocytosis
Leptus autumnalis *m* (Erntegrasmilbe) Trombicula (i) autumnalis (ei)
Léri (le'ri)-**Hand-Vorderarmzeichen** *n* Léri's sign
Leriche (lə'ri:ʃ)|-**Brüning** ('bry:niŋ)-**Operation** *f* partial *od* periarterial sympathectomy, Leriche's operation ⭓-**Syndrom** *n* (Aortenbifurkationssyndrom) Leriche's syndrome, aorto-iliac occlusive disease
Lern|schwester *f* probationer, student nurse ⭓**störungen** *f pl* impairment of the learning faculty
Lesb|ierin *f sex* lesbian ~**isch** *sex* lesbian
Lese|blindheit *f* text blindness ⭓**brille** *f* reading glasses (a:) ⭓**epilepsie** *f* reading epilepsy ⭓**glas** *n* (Lupe) reading glass
lesen to read / (Röntgenfilm) to interpret (ɔ:) ⭓ *n* reading / (Röntgenfilm) interpretation
Lese|probe *f* reading-test (RT) ⭓**schwäche** *f* reading diability, primary reading retardation
Leser-Trélat ('le:zər-tre'la)-**Zeichen** *n* Leser-Trélat sign
Lese|störung *f* (Paralexie) *ps* dyslexia, paralexia ⭓**tafeln** *f pl* (nach Snellen) test types (ai) ⭓**unvermögen** *n ps* reading diability (i) ⭓**zentrum** *n* visual ('vizjuəl) word centre [*US* center]
Lesser ('lesər)-**Probe** *f* Lesser's test
LET *m* (lineare Energieübertragung) LET (linear energy transfer)
letal lethal ('li:θəl), fatal (ei) ⭓**chromosom** *n* lethal (i:) chromosome (ou) ⭓**dosis** *f pharm* lethal dose (LD) / mittlere ⭓ (LD₅₀) median lethal (i:) dose ⭓**faktor** *m* (Absterbefaktor) lethal gene (dʒi:n) ⭓**gen** *n* lethal gene ⭓**ität** *f* (Sterblichkeit) lethality (æ), mortality (æ) / (Statistik) mortality *od* lethality rate ⭓**itätsstatistik** *f* statistics of lethality (æ) ⭓**itätsziffer** *f* mortality rate ⭓**mutation** *f genet* lethal mutation ⭓**schaden** *m radiol* lethal (i:) damage
Letharg|ie *f ps* lethargy ('leθədʒi) ~**isch** *ps* lethargic
Letheomanie *f ps* (Narkotikasucht) letheomania
LET|-Korrekturfaktoren *m pl* röntg LET correction factors ⭓-**Strahlentherapie** *f* LET radiation therapy
Letterer-Siwe ('letərər-'zi:və)-**Krankheit** *f* Letterer-Siwe disease, Abt-Letterer--Siwe syndrome
Leu = Leucin *n* leucine, Leu
Leube ('loibə)|-**Kost** *f* Leube treatment ⭓-**Mahlzeit** *f* Leube's test meal
Leucht|bakterium *n* photobacterium ⭓**erscheinung** *f* luminous (u:) phenomenon (ɔ) ⭓**fläche** *f röntg* fluorescent

surface ~gasvergiftung f town gas poisoning ~helligkeit f luminosity (ɔ) ~schirm m röntg fluorescent screen ~schirmphotographie f röntg fluoro-radiography (ɔ) ~schirmtubus m röntg photofluoroscopic (ɔ) hood (u) ~schweißabsonderung f phosphor[h]idrosis

Leucin n (Leuzin) leucine (lju:) ~-Amino-Peptidase f (LAP) leucine-aminopeptidase (LAP)

Leucotakin n leucotaxine

Leukämid n leuk[a]emid (i:)

Leukämie f leuk[a]emia (lju:'ki:miə) leucocyth[a]emia* akute od unreifzellige ~ stem cell od undifferentiated cell od acute leuk[a]emia; ~ lymphatische ~ acute lymphatic leuk[a]emia; ~ monozytäre ~ acute (ju:) monocytic (i) leuk[a]emia; ~ myeloblastische ~ acute myeloblastic leuk[a]emia; ~ myelogene ~ acute myelogenous leuk[a]emia; ~ myeloische ~ acute myeloid leuk[a]emia aleukämische ~ aleucocyth[a]emic* (æ,lju:kosai'θi:mik) od aleuk[a]emic (ælju:'ki:mik) leuk[a]emia aplastische ~ aplastic leuk[a]emia basophile ~ basophilic (i) od basophilocytic (i) leuk[a]emia, mast-cell leuk[a]emia chronische ~ chronic (ɔ) leuk[a]emia chronisch myeloische ~ chronic myeloid (ɔ) leuk[a]emia embryonale ~ stem-cell leuk[a]emia induzierte ~ induced (ju:) leuk[a]emia knochenmarkbedingte ~ medullary (ʌ) od mylogenic ('maiəlo-'dʒenik) leuk[a]emia leukopenische ~ leucopenic* (lju:ko'pi:nik) leuk[a]emia lienomyelogene ~ lienomyelogenous (ɔ) leuk[a]emia lymphatische ~ lymphocytic (i) od lymphatic (æ) od lymphogenous (ɔ) leuk[a]emia milzbedingte ~ splenic (e) leuk[a]emia milz- u. knochenmarkbedingte ~ lienomyelogenous leuk[a]emia mischförmige ~ mixed leuk[a]emia monozytäre ~ monocytic (i) leuk[a]emia myeloblastische ~ myeloblastic leuk[a]emia myelogene ~ myelogenous (ɔ) od medullary (ʌ) leuk[a]emia myeloische ~ myeloid (ɔ) leuk[a]emia, myelosis polymorphozytäre ~ polymorphocyte leuk[a]emia thymogene ~ thyme (ai) leuk[a]emia unreifzellige od akute ~ stem cell od undifferentiated cell od acute leuk[a]emia

leuk|ämisch leuk[a]emic (lju:'ki:mik) ~ämogen leuk[a]emogenic (lju,ki:mo'dʒenik) ~anämie f leukan[a]emia (i:) ~enzephalitis f leukencephalitis ~in n leukin (lju:)

Leuko = Leukozyten m pl leucocytes* (lju:)

Leuko|- (Vors) Br leuco- (lju:), US leuko- (lju:) (Vors), white ~agglutinin n leuco-agglutinin* (u:) ~blast m (unreifer Leukozyt) leucoblast*, leucocytoblast* (ai) ~blastisch leucoblastic* ~blastose f leucoblastosis* ~cytose f leucocytosis* ~derma n leucoderma*, leucodermia*, vitiligo (viti'laigou) ~pathy* (ɔ) ~dermie f s ~derma ~dermisch leucodermatous* ~diapedese f leucocyte* diapedesis (i:) ~dystrophie f leucodystrophy* / metachromatische ~ (Morbus Pelizaeus-Merzbacher) metachromatic l. ~keratose f leucokeratosis*, leucoplakia* (ei) ~lyse f (Leukozytenauflösung)

leucolysis* (ɔ), leucocytolysis* (ɔ) / giftbedingte ~ venom (e) l. ~lysin n leucocytolysin* (ɔ)

Leukom n (Hornhautnarbe leucoma*, corneal opacity (æ), keratoleucoma* / (Nägel) leuconychia* (i) / (Zunge) leucoplakia* (ei) of the tongue ~ähnlich leucomatoid* (ou)

Leuko|main n leucomaine* ('meii:n) ~matös leucomatous* (ou) ~matose f leucomatosis* ~myelitis f (Entzündung der weißen Rückenmarksubstanz) leucomyelitis* (ai)

Leukonsäure f leuconic acid

Leuko|nychie f (Nagelfleck) leuconychia* (i) ~pathia acquisita* (Scheckhaut, Vitiligo) vitiligo (ai) ~pathie f (Pigmentmangelleiden) leucopathy* (ɔ) ~pedese f (Leukozytendurchtritt) leucopedesis* (i:) ~penie f (Leukozytenmangel) leucopenia*, hypoleucocytosis*, hypoleuk[a]emia (i:) ~penie- leucopenic* (i:) ~peniefaktor m leucopenic* factor (LPF) ~penisch leucopenic* ~phlegmasie f (Leucophlegmasia* (ei) / (oft gleich:) phlegmasia alba dolens (ou) od milk leg ~plakie f leucoplakia* (ei), leucokeratosis*, leucoplasia (ei), smokers' tongue od patches ~plakieleucoplakial* (ei) ~plakisch leucoplakial* (ei) ~plast n adhesive (i:) plaster (a:), elastoplast ~poese f (Leukozytenbildung) leucopoiesis*, leucocytopoiesis* ~poetin n leucopoietin* (e) ~poetisch leucopoietic* (e) ~rrhoe f (Weißfluß) leucorrh[o]ea* (i) / (übermässige) leucorrhagia* (ei) ~rrhoisch leucorrh[o]eal* (i) ~sarkom n leucosarcoma*, ~sarkomatose f leucosarcomatosis* ~se f leucosis*, leucopathy* (ɔ) ~taxin n leucotaxine* ~taxis f (Leukozytenchemotaxis) leucotaxis*, chemotaxis of the white cells ~tomie f chir leucotomy*, lobotomy ~toxin n leucotoxin* ~toxisch leucotoxic* ~trichie f (Weißwerden der Haare) leucotrichia* (i) ~trichose f leucotrichia*

Leukozyt m (weißes Blutkörperchen) leucocyte* ('lju:kɔsait), white blood corpuscle od cell basophiler ~ basophil (ei) l. beweglicher ~ motile (ou) l. bei der Blutgerinnung bestehenbleibender ~ beta (i:) l.; bei der Blutgerinnung zugrundegehender ~ alpha (æ) l. eosinophiler ~ acidophil (i) od eosinophil (i) l. granulaenthaltender ~ granulocyte (æ) granulierter ~ granular (æ) l. [grob-]gelapptkerniger neutrophiler ~ (mit feinen Chromatinspangen zwischen den Lappen) filamented (i) neutrophil (ju:) großer einkerniger ~ lymphomonocyte (,limfo'mɔnosait) großer mononukleärer ~ lympholeucocyte* großer neutrophiler ~ macropolycyte (ɔ) großkörniger eosinophiler ~ macropolycyte (mækro'pɔlisait) heterophiler ~ heterophil ('heterofil) l. junger neutrophiler ~ teknocyte (e) mononukleärer ~ mononucleated l. multinukleärer ~ multinucleated l. neutrophiler ~ neutrophil (ju:) od heterophil l. nicht granulierter ~ non-granular l. pigmentierter ~ melanocyte (e) polymorphkerniger ~ polymorph (ɔ), polymorphocyte, polymorphonuclear (ju:) l. segmentierter neutrophiler granulierter ~ lobocyte (ou) stabkerniger neutrophiler ~ stab neutrophil, koro-

cyte (ɔ:) ~ mit verschieden färbbaren Granula heterophil l.

leukozytär leucocytic* (i)

Leukozyten|- leucocytic* (i) ~abwehr f lymphatic (æ) blockade (ei) ~ansammlung f leucocytic* infiltration ~anstieg m leucocytosis*, elevation of the leucocyte* count / (mit Verschiebung der neutrophilen Formen) anisohypercytosis (æ'naiso,haipəsai'tousis) ~antigene n pl, humane human leucocyte* antigens ~armut f hypoleucocytosis*, leucopenia* ~ausscheidung f (im Urin) leucocyturia* (,lju:kosai'tjuəriə) ~auswanderung f (durch die Gefäßwand) leucopedesis* (i:) ~befund m leucocyte* count ~befunddiagnose f leucodiagnosis* ~bildung f (Leukozytogenese) leucocytogenesis* (e), formation of leucocytes*, leucocytopoiesis* ~bildungs- leucopoietic* (e) ~chemotaxis f leucocytotaxis* ~depression f decrease in the number of leucocytes* ~diapedese f leucopedesis* (i:) ~differentialzählung f h[a]emomyelogram (ai) ~einschluß m leucocyte* inclusion ~film n (im zentrifugierten Blut) buffy (ʌ) coat ~formel f leucogram* ~index m leucocyte* index ~infiltration f leucocytic* (i) infiltration ~körnelung f plasmasomes (æ) (pl) plasma-lehre f (nach Cohnheim) emigration theory (i) (nach Grawitz) slumber (ʌ)-cell theory ~mangel m (Leukopenie) oligoleucocytosis* ('oligo,lju:kosai'tousis), leucopenia* ~mischreaktion f mixed leucocyte* reaction ~mutterzelle f protometrocyte ('prouto'mi:trosait) ~phosphatase f, alkalische leucocyte* alkali phosphatase (LAP) ~pipette f leucocytometer ~rückgang m drop in the leucocyte* count ~stammzelle f leucocytoblast* ~stratum n buffy coat ~sturz m sudden diminution (ju:) of leucocytes* ~thrombus m white thrombus ~vermehrung f leucocytosis* ~verminderung f leucocytopenia*, leucopenia* / (mit Verschiebung der neutrophilen Formen) anisohypocytosis (æ'naiso-,haipɔsai'tousis) ~wanderung f migration of leucocytes* ~zahl f leucocyte* count ~zählkammer f leucocytometer* (ɔ) ~zählung f white-cell count, leucocyte* count ~zerfall m (Leukozytolyse) leucocytolysis* (ɔ), destruction (ʌ) od breaking down of leucocytes*, leucolysis* (ɔ) ~zerstörend leucotoxic*, leucocytolytic* ~zylinder m leucocyte cast (a:)

Leukozythämie f s Leukämie

Leukozyto|genese f s Leukozytenbildung ~lyse f leucocytolysis* (ɔ) ~lysen- leucocytolytic* ~meter n leucocytometer* (ɔ) ~se f (Leukozytenvermehrung) leucocytosis* / starke od übermäßige ~ (Hyperleukozytose) hyperleucocytosis*, hypercytosis ~tisch leucocytotic* (ɔ)

Leukozyturie f leucocyturia* (,lju:kosai'tjuəriə)

Leukurie f s Leukozyturie

Leuzin n (Aminoisokapronsäure) chem leucine (u:) ~aminopeptidase f (LAP) leucine aminopeptidase (LAP)

Levaditi (leva'diti)-Versilberungsmethode f Levaditi's method (ɔ)

Levallorphan n (WHO) levallorphan (li:væ'lɔ:fən) (BPCA), levallorphan tartrate (BP)

Levarterenol n (WHO) (Noradrenalin-[um] [hydrochloricum]) levarterenol (‚leva:'terənol) ~bitartrat n (WHO) noradrenaline (e) [acid] tartrate (BP), levarterenol bitartrate (BP)

Levator m (Hebemuskel) levator (ei) ~schnitt m chir incision (i) into the levator ani ('einai)

Levicowasser n water of Levico (e)

Levin (lə've)-Sonde f Levin's tube

Levinthal-Coles-Lillie ('le:vinta:l-'koulz-'lili)-Körperchen n pl (LCL-Körperchen) Levinthal-Coles-Lillie bodies

Levo|dopa n, ~dopum n (WHO) levodopa (ou) (BP) ~mepromazin n (WHO) (Methotrimeprazin) methotrimeprazine ('meθotrɑi'meprəzi:n) ~methorphan n pharm levomethorfan (‚li:vome'θɔ:fən) ~propoxyphen n (WHO) levopropoxyphene ('li:vopro'pɔksifi:n)

Levorphanol n- (WHO) levorphanol (le'vɔ:fənol) (BP)

Levothyroxin-Natrium n (EP) levothyroxine ('li:voθaiə'rɔksin) sodium (USP), thyroxine sodium (EP, BP)

Lewandowsky (le:van'dɔfski)-Krankheit f Lewandowsky's disease, rosacea-like tuberculid ~-Lutz ('luts)-Syndrom n Lewandowsky-Lutz syndrome

Leyden ('laidən)-Ataxie f pseudotabes ('sju:do'teibi:z) ~-Kristalle m pl Leyden's od Charcot's (ʃar'koz) crystals (i) ~-Moebius ('mø:bius)-Muskelatrophie f Leyden-Moebius dystrophy (i)

Leydig ('laidiç)-Zwischenzellen f pl interstitial (i) cells of Leydig

L.E.-Zelle = Lupus-Erythematodes--Zelle f lupus erythematosus cell, LE cell

lezith|al lecithal (e) ~albumin n lecithalbumin (ju:) ~in n chem lecithin (e) ~inspiegel m (Blut) lecithin level (e), lecithin[a]emia (i:) / erhöhter ~ hyperlecithin[a]emia

LF- od L_f-Dosis = Limes Flockung--Dosis f L_f dose

L-Form f bakt L-form

Lgl. = Lymphoglandula f lymph gland, lymphoglandula

LH = luteinisierendes Hormon n, Luteinisierungshormon n luteinising hormone, LH

L.H.-Faktor m L.H. factor

LHG = lokalisierte Gelhämolyse f localised h[a]emolysis in gel, LHG

L-Hyoscin n (WHO) hyoscine hydrobromide (BP), scopolamine hydrobromide (USP)

Li = Lithium n lithium, Li

Libidinierung f libidinisation

libidinös sex libidinal (i)

Libido f (Geschlechtsdrang) libido (li-'baidou) / narzisstische ~ ego libido / ~ sexualis sexual libido ~- sex libidinal (i)

Libman-Sacks ('libmən-'sæks)-Syndrom n Libman-Sacks syndrome

Licansäure f licanic acid

Lichen m (Knötchenflechte) lichen ('laikən) ~ albus (Weißfleckenkrankheit) lichen albus, chronic atrophic (ɔ) lichenoid (ai) dermatitis ~ anularis (Ringelflechte) granuloma annulare (εə) ~ atrophicus lichen planus atrophicus ~ circinatus seborrh[o]eic (i:) dermatitis ~ diabeticus lichen diabeticus ~ infantum strophulus (ɔ) ~ islandicus (Isländisches Moos) Iceland

moss ~ nitidus lichen nitidus (i) ~ pilaris lichen spinulosus (ou), keratosis follicularis (εə) od spinulosa (ou) ~ planus lichen planus (ei) ~ ruber acuminatus pityriasis (ai) rubra (u:) pilaris (εə) ~ sclerosus s ~ albus; ~ sclerosus et atrophicus Hallopeau's (alo'poz) disease (1) ~ scrophulosorum lichen scrophulosorum (ɔ:), tuberculosis lichenoides ~ simplex chronicus lichen simplex chronicus (ɔ), Vidal's (vi'da:lz) disease, Brocq's (brɔks) disease (1) ~ spinulosus lichen spinulosus (ou) ~ strophulus strophulus (ɔ) ~ syphiliticus lichen syphiliticus (i) ~ trichophyticus lichen trichophyticus (i) ~ tropicus (Roter Hund) miliaria (εə) rubra (u:) ~ urticatus lichen urticatus (ei) ~ variegatus parakeratosis variegata (ei) ~ Vidal lichen simplex chronicus, Vidal's disease, Brocq's disease (1) ~ähnlich lichenoid (ai) ~ifikation f lichenification ('laikənifi'keiʃən), lichenisation ~ifizierung f lichenisation, lichenification ~isation f lichenisation ~oid (lichenähnlich) lichenoid (ai)

Licht n light abgelenktes ~ refracted l. auffallendes ~ incident l. chemisch wirksames ~ actinic (i) l. diffuses ~ diffused (ju:) l. durchscheinendes ~ transmitted l. einfarbiges ~ monochromatic (æ) l. gebrochenes ~ refracted l. infrarotes ~ infra-red l. polarisiertes ~ polarised (ou) l. reflektiertes ~ reflected l. ultraviolettes ~ ultraviolet (ai) l. ~ photo- (ou) (Vors) z u. Akkommodation f light and accommodation (L and A) ~abgeschlossen light--tight ~absorption f light absorption ~adaption f (Auge) photopia, light adaptation ~allergie f photo-allergy (æ) ~angst f (krankhafte Lichtscheu) ps photomania (ei) ~bad n light bath ~bedingt (Pigment) caused by light ~behandlung f phototherapy / (Sonne) heliotherapy, actino-therapy, light treatment ~beständig (lichtfest) photostable (ei) ~beständigkeit f photostability ~blitzverbrennung f flash burn ~brechend refractile (æ) ~brechung f refraction of light ~bügel m (Heizkasten) electric cradle (ei) ~chemie f (Photochemie) photochemistry ~chemisch photochemical ~dermatose f photodermatosis, photodermia / (Sonne) heliopathia, (æ), solar dermatitis ~dicht light-tight ~echt light-fast ~echtheit f light-fastness ~effekt m luminous (u:) od lighting effect ~einfall m incidence of light ~[einfall] u. Akkommodation f light and accommodation (L and Λ) ~elektrizität f photo--electricity ~elektron n photo-electron ~empfindlich light-sensitive; photosensitive (e) ~empfindlichkeit f sensitivity to light; phot[a]esthesia (i:) / (schmerzhafte) (Photalgie) photalgia (i) ~empfindungsgeschwindigkeit f speed of sensation of light ~empfindungsvermögen n light sense ~erscheinung f luminous (u:) phenomenon (ɔ) / (durch Druck auf Augapfel) phosphene (ɔ) ~erythem n photo-erythema (‚foutoeri'θi:mə) ~er-

zeugend photogenic (e), photogenous (ɔ) ~fest photostable (ei) ~festigkeit f photostability ~fleckensehen n coruscation ~grün n, gelbliches (EP) yellowish light green (EP) ~halluzination f ps photone (foutoun) ~hautrötung f (Hautrötung durch Lichteinfluss) photo-erythema (i:) ~heilkunde f phototherapy ~heilverfahren n s ~therapie

Lichtheim ('liçthaim)|-Aphasie f Lichtheim's aphasia ~-Flecken m pl Lichtheim's plaques (a:) ~-Syndrom n Lichtheim's disease od syndrome, Dana's (deinəz) syndrome ~-Zeichen n Lichtheim's sign

Licht|hof m (Halo, Lichtkranz) halo ('heilou), halation [intensitäts]messung f photometry ~kasten m röntg viewing (ju:) box / (Therapie) electric od radiant heat cradle (ei) ~kastenbad n cabinet (æ) bath ~keratitis f actinic (i) keratitis ~koagulation f photocoagulation ~konjunktivitis f actinic conjunctivitis ~krankheit f actinodermatitis ~leiter m light guide ~liebend bakt photophilic (i) ~luftbad n sun-bath in the open air ~meidend bakt photophobic (ou) ~messer m (Photometer) photometer (ɔ) ~messung f photometry (ɔ) ~meßverfahren n photometry ~optisch visible by optical microscopy ~perzeptionsmessung f photoptometry (foutəp'tɔmətri) ~perzipierend photoperceptive ~produktion f photogenesis ~produzierend photogenic (e), photogenous (ɔ) ~quelle f source of light / photophore (ou) ~rand m bakt light zone ~reaktion f photo-reaction ~reflektierend light-reflecting ~reflex m light reflex / pupillary reflex ~reiz m light stimulus (i) ~retinitis f solar (ou) retinitis ~schädigung f (z B Schneeblindheit) photopathy (ɔ), photophthalmia (foutof'θælmiə) / photoroxis ~schädigung- photopathologic[al] ~scheu photophobic (fouto'foubik) ~scheu f (Photophobie) dread of light, photophobia, phot[a]esthesia (i:) ~schirm m röntg screen ~schutz m light protection ~schutzmittel n sunscreen agent ~schutzpräparat n pharm ointment protecting the skin against light rays ~sinn m light perception ~sinnesorgan n light-perceptive organ ~stärke f light od luminous (u:) intensity ~stärkemesser m photometer (ɔ) ~stärkemessung f photometry (ɔ) ~starr (Pupille) fixed ~starre f (Pupille) fixed pupil (ju:) ~strahlen m pl light rays ~strahlenbrechend refracting light rays ~strahlenmesser m actinometer (ɔ) ~strahlenwirkung f actinism ~strahlung f light radiation ~streuung f dispersion of light ~therapeutisch heliotherapeutic (ju:) ~therapie f light therapy, actino-therapy, phototherapy / (Sonne) heliotherapy / (mit farbigem Licht) chromophototherapy ~undurchlässig opaque (ei) to light, light-opaque ~unempfindlich chem photostable (ei) / insensitive to light ~ung f (Gefäß, Rohr) lumen (u:) ~urtikaria f solar urticaria ~visier n light diaphragm (ai) / röntg collimator (ɔ) ~visierblende f röntg radiographic (æ) light collimator shutter ~wahrnehmung f perception of light ~welle f light wave ~wirkung f photoreaction ~zerlegung f (Prisma)

299

photolysis (ɔ) 2zerstreuung f light scatter, dispersion of light
Lid n (Augenlid) lid, eyelid, palpebra (æ), pl palpebrae 2- blepharo- (Vors), palpebral (æ), blepharal (e) 2adenom n blepharo-adenoma 2affektion f eyelid affection 2band n, mediales (Ligamentum palpebrale mediale (PNA)) medial palpebral ligament / seitliches 2 (Ligamentum palpebrale laterale (PNA)) lateral palpebral ligament 2bindehaut f palpebral conjunctiva (ai) 2drüse f palpebral gland, Meibomian (ou) gland 2drüsenentzündung f blephar[o-]adenitis (ai) 2ekzem n palpebral eczema ('eksimə) 2entzündung f palpebritis, blepharitis
Liderverkleinerung f (zur Verkleinerung des Sehspaltes) blepharorrhaphy (ɔ), tarsorrhaphy
Lid|exstirpation f chir blepharectomy 2faserplatte f (Tarsus) tarsus 2flattern n tic of an eyelid 2halter m [eye]lid retractor, blepharostat 2hämatom n h[a]ematoma of the lid 2haut f skin of the eyelid 2hauterschlaffung f false ptosis ('tousis), blepharochalasis (æ) 2heber m (Muskel) levator (ei) palpebrae / (Instrument) eyelid retractor, blepharostat 2klemme f chir blepharostat, lid clamp 2knorpel m (Tarsus) palpebral od tarsal cartilage, tarsus 2knorpel- tarsal, tarso- (Vors) 2knorpel u. Orbita betr. tarso-orbital 2knorpelentzündung f tarsitis 2knorpelerweichung f tarsomalacia (mə'leiʃiə) 2knorpelexzision f tarsectomy 2knorpeloperation f tarsotomy, blepharotomy 2knorpelplastik f tarsoplasty 2kontraktur f contraction of the eyelids 2krampf m blepharism, blepharospasm, winking spasm 2lähmung f palpebral ptosis ('tousis), blepharoptosis ~los lidless, ablepharous (e) 2mangel m ablepharon (e), ablepharia (ɛə), absence of the eyelids 2naht f chir tarsorrhaphy (ɔ), blepharorraphy (ɔ), suturing (ju:) of an eyelid

Lid|ödem n hydroblepharon, blephar[o]edema (i:) 2pinzette f lid forceps od 2plastik f blepharoplasty, tarsoplasty 2platte f lid plate 2raffung f blepharorrhaphy (ɔ) 2rand m margin of the eyelid 2randdrüse f palpebral gland, Meibomian (ou) gland 2randekzem n palpebral eczema ('eksimə) 2randentzündung f blepharitis 2randnaht f chir tarsorrhapy (ɔ) 2randplastik f chir tarsocheiloplasty (ai), marginoplasty 2randverdickung f pachyblepharon (,pæki'blefərɔn) 2randverwachsung f ankyloblepharon 2reflex m winking reflex 2schlag m blinking / seltener 2 infrequent b. 2schluß m eyelid closure ('klouʒə) 2schlußreaktion f Westphal--Pilcz ('vestfa:l-'piltʃ) phenomenon, reaction od pupillary reflex 2schlußreflex m optico-facial winking reflex 2schnitt m chir blepharotomy 2schwellung f puffiness (ʌ) of the eyelid 2spalt m palpebral fissure ('fiʃə) 2spaltenerweiterung f Dalrymple's ('dælrimplz) sign 2spaltenfleck m pinguecula (piŋ'gwekjulə) 2spaltung f chir

blepharotomy 2spaltverengerung f blepharophimosis (ou), blepharostenosis 2spaltverkleinerung f chir s Lidervernähung 2spaltverkürzung f (durch Naht) canthorrhaphy (ɔ) 2sperrer m eyelid retractor 2spreizer m s 2sperrer 2talgdrüse f tarsal sebaceous (ei) gland 2tumor m eyelid tumo[u]r / (weicher) pladaroma 2verdickung f blepharopachynsis, pachyblepharosis 2verlust m ablepharia (ɛə) 2verwachsung f blepharosynechia (e), ankyloblepharon / (angeboren) cryptophthalmos 2vorfall m blepharoptosis ('tousis) 2wender m lid everter (i'və:tə) 2winkel m canthus, angle of the eye 2winkelerweiterung f chir canthotomy 2zittern n tic of an eyelid 2zucken n cillosis, spasmodic (ɔ) trembling of the eyelid
Lieben ('li:bən)-**Probe** f Lieben's test
Lieberkühn ('li:bərky:n)-**Drüsen** f pl od **-Krypten** f pl (Glandulae intestinales [Lieberkuehni] (PNA)) Lieberkühn's follicles od glands od crypts (i), intestinal glands
Liebermeister ('li:bərmaistər)-**Regel** f Liebermeister's rule
Liebes|angst f ps erotophobia 2genuß m sex sexual ('seksjuəl) enjoyment 2leben n sex sexual life, love life 2spiel n sex foreplay 2trank m sex philter, philtre, love potion (ou) 2wahnsinn m sex erotomania (ei) 2zwang m sex aphrodisiomania
Liebig ('li:biç)|**-Fleischextrakt** m Liebig's extract 2-**Kühler** m Liebig condenser
Liebstöckel n bot, pharm lovage (ʌ) 2öl n lovage oil 2wurzel f (DAB) (Radix Levistici (DAB)) lovage root
Liege|dauer f period (iə) of storage (ɔ:) 2hallenkur f open-air treatment 2kur f rest cure, clinotherapy / 2 im Freien open-air cure 2lage f lying position (i)
liegen|bleibend (Katheter) indwelling ~lassen (Naht) to leave in / (Verband) to leave on
Liege|raum m (in Bädern) rest room 2wiese f rest-cure meadow (e) 2zeit f (der Tbc-Patienten) period (iə) of rest
Lien m (Milz) lien ('laiən), spleen / 2 accessorius (Nebenmilz) accessory spleen / 2 mobilis floating spleen
lienal (Milz-) lienal (ai), splenic (e)
Lienitis f (Milzentzündung) lienitis, inflammation of the spleen, splenitis
Lieno|- (Vors) (Milz betr.) lieno- (ai) (Vors), splenic (e) ~gen (von der Milz stammend) splenogenic (e), splenogenous (ɔ) 2graphie f röntg lienography (ɔ) 2malazie f (Milzerweichung) lienomalacia (mə'leiʃiə), splenomalacia ~renal lienorenal (i:), splenorenal
lienös (milzartig) lienal (ai)
Lienozele f (Milzbruch) lienocele ('laiinosi:l), hernia of the spleen
Lienterie f lientery ('laiəntəri)
Lieutaud (ljø'to)-**Dreieck** n Lieutaud's trigone ('traigoun) od triangle (ai)
LiF = Lithiumfluorid n lithium fluoride, LiF
Ligament n (Band) anat ligament (i) / (Strang) cord, chord 2- desmo- (Vors), ligamentary, ligamentous ~ähnlich desmoid (e) ~är ligamentous, ligamentary 2entzündung f syndesmitis (ai) 2opexie f ventrosuspension ~ös ligamentous, ligamentary
Ligamentum n (Band) ligament (i), ligamentum, pl ligamenta [nachstehend

l. = ligament] 2 accessorium accessory l. 2 acromioclaviculare (PNA) acromioclavicular l. **Ligamenta alaria** (PNA) (Flügelbänder) alar ligaments of the odontoid process, odontoid ligaments 2 anococcygeum (PNA) anococcygeal body 2 anulare radii (PNA) (Ringband) annular (æ) l. of the radius (ei); 2 ~ stapedis (PNA) annular l. of the base of the stapes; **Ligamenta anularia trachealia** (PNA) annular ligaments of the trachea 2 apicis dentis (PNA) apical l. of the odontoid process 2 arcuatum arcuate l. of the knee 2 arcuatum pubis (PNA) inferior pubic (ju:) l. 2 arteriosum (PNA) ligamentum arteriosum 2 auriculare anterius (PNA) anterior l. of the auricle; 2 ~ posterius (PNA) posterior l. of the auricle; 2 ~ superius (PNA) superior l. of the auricle; **Ligamenta auricularia** (PNA) auricular ligaments 2 Bertini iliofemoral (e) l. 2 bifurcatum (PNA) bifurcated (ai) l. 2 Botalli Botallo's (bo'tælouz) l.
2 calcaneocuboideum (PNA) medial calcaneocuboid l.; 2 ~ plantare (PNA) short plantar l. 2 calcaneofibulare (PNA) calcaneofibular l. 2 calcaneonaviculare (PNA) lateral calcaneonavicular l.; 2 ~ plantare (PNA) (Plattfussband) plantar calcaneonavicular l., "spring" l. 2 capitis costae intra-articulare (PNA) intra-articular l. of the joint of the head of a rib; 2 ~ ~ radiatum (PNA) radiate l. of the joint of the head of a rib; 2 ~ femoris (PNA) l. of the head of the femur; 2 ~ fibulae anterius (PNA) anterior l. of the superior tibiofibular joint; 2 ~ posterius (PNA) posterior l. of the superior tibiofibular joint 2 capsulare articulationis capsular (æ) l. of a joint, articular (i) capsule 2 carpi radiatum (PNA) radiate carpal l. **Ligamenta carpometacarpea dorsalia** (PNA) dorsal carpometacarpal ligaments; **Ligamenta carpometacarpea palmaria** (PNA) palmar carpometacarpal ligaments **Ligamenta collateralia** (PNA) collateral ligaments; **Ligamenta collateralia articulationum metacarpophalangearum** (PNA) collateral ligaments of the metacarpophalangeal joints; **Ligamenta collateralia articulationum metatarsophalangearum** (PNA) collateral ligaments of the metatarsophalangeal joints 2 collateralia carpi radiale (PNA) lateral l. of the wrist; 2 ~ ~ ulnare (PNA) medial l. of the wrist; 2 ~ fibulare (PNA) lateral l. of the knee; 2 ~ radiale articulationis cubiti (PNA) lateral l. of the elbow; 2 ~ tibiale (PNA) medial l. of the knee; 2 ~ ulnare articulationis cubiti (PNA) medial l. of the elbow 2 conoideum (PNA) conoid part of the coracoclavicular l. 2 coraco-acromiale (PNA) coraco-acromial l. 2 coracoclaviculare (PNA) coracoclavicular l. 2 coracohumerale (PNA) coracohumeral l. 2 coronarium hepatis (PNA) coronary l. of the liver 2 costoclaviculare (PNA) costoclavicular l. 2 costotransversarium (PNA) (Bichat-Band) inferior costotransverse l.; 2 ~ laterale (PNA) lateral costotransverse l.; 2 ~ superius (PNA) superior costotransverse l. **Ligamenta costoxiphoidea** (PNA) cos-

toxiphoid ('zifɔid) ligaments **&** *crico--arytaenoideum posterius* (*PNA*) posterior crico-arytenoid 1. **&** *cricopharyngeum* (*PNA*) cricopharyngeal 1. **&** *cricothyreoideum* (*PNA*) cricothyroid 1. **&** *cricotracheale* (*PNA*) cricotracheal 1. **&** *cruciatum* cruciate (u:) 1.; **&** ~ *anterius* (*PNA*) anterior cruciate 1. [of the knee]; *Ligamenta cruciata genu* (*PNA*) (Kreuzbänder) cruciate ligaments of the knee; **&** *cruciatum posterius* (*PNA*) posterior cruciate 1. **&** *cruciforme atlantis* (*PNA*) cruciate 1. of the atlas **&** *cuboideonaviculare dorsale* (*PNA*) dorsal cubonavicular 1. **&** ~ *plantare* (*PNA*) plantar cubonavicular 1. **&** *cuneocuboideum dorsale* (*PNA*) dorsal cuneocuboid 1.; **&** ~ *interosseum* (*PNA*) interosseous cuneocuboid 1.; **&** ~ *plantare* (*PNA*) plantar cuneocuboid 1. *Ligamenta cuneometatarsea interossea* (*PNA*) (Lisfranc--Bänder) interosseous tarsometatarsal ligaments *Ligamenta cuneonavicularia dorsalia* (*PNA*) dorsal cuneonavicular ligaments; *Ligamenta cuneonavicularia plantaria* (*PNA*) plantar cuneonavicular ligaments **&** *deltoideum* (*PNA*) deltoid 1. **&** *dentatum* dentate 1. **&** *denticulatum* (*PNA*) ligamentum denticulatum **&** *epididymidis inferius* (*PNA*) inferior epididymal 1.; **&** ~ *superius* (*PNA*) superior epididymal 1. **&** *falciforme hepatis* (*PNA*) (Sichelband) falciform (æ) 1. of the liver **&** *flavum* (*PNA*) (gelbes Band) ligamentum flavum **&** *fundiforme penis* (*PNA*) fundiform 1. of the penis **&** *gastrocolicum* (*PNA*) gastrocolic (ɔ) 1. **&** *gastrohepaticum* gastrohepatic (æ) 1., lesser omentum **&** *gastrolienale* (*PNA*) (Milzmagenband) gastrosplenic 1. **&** *gastrophrenicum* [*omenti majoris*] (*PNA*) gastrophrenic 1. **&** *genito--inguinale* (*PNA*) (Inguinalband) genito-inguinal 1. **&** *Gimbernati* Gimbernat's (ximber'nats) 1. *Ligamenta glenohumeralia* (*PNA*) glenohumeral ligaments **&** *hepatocolicum* (*PNA*) hepatocolic 1. **&** *hepatoduodenale* (*PNA*) (Harris--Band) hepatoduodenal (i:) 1. **&** *hepatogastricum* (*PNA*) hepatogastric 1. **&** *hepatorenale* (*PNA*) hepatorenal 1. **&** *hyo-epiglotticum* (*PNA*) hyo-epiglottic 1. **&** *iliofemorale* (*PNA*) (Bertin-Band, Bigelow-Band, Bellini-Band, Gunn--Band) iliofemoral (e) 1. **&** *iliolumbale* (*PNA*) iliolumbar 1. **&** *iliopectineum* iliopectineal (i) 1. **&** *incudis posterius* (*PNA*) (hinteres Steigbügelband) posterior 1. of the incus; **&** ~ *superius* (*PNA*) (Arnold-Band, vorderes Steigbügelband) superior 1. of the incus **&** *infundibulopelvicum* suspensory 1. of ovary (ou), infundibulo-ovarian (εə) 1. **&** *inguinale* (*PNA*) (Vesalius-Band, Fallopio-Band, Poupart-Band, Leistenband) inguinal 1., Poupart's (pu-'parz) 1. *Ligamenta intercarpea dorsalia* (*PNA*) dorsal intercarpal ligaments; *Ligamenta intercarpea interossea* (*PNA*) interosseous intercarpal ligaments; *Ligamenta intercarpea palmaria* (*PNA*) palmar intercarpal ligaments **&** *interclaviculare* (*PNA*) interclavicular 1. **&** *intercostale* intercostal (ɔ) 1.

Ligamenta intercuneiformia dorsalia (*PNA*) dorsal intercuneiform ligaments; *Ligamenta intercuneiformia interossea* (*PNA*) interosseous intercuneiform ligaments; *Ligamenta intercuneiformia plantaria* (*PNA*) plantar intercuneiform ligaments **&** *interfoveolare* (*PNA*) (Blumberg-Band, Heymann-Band, Hesselbach-Band) interfoveolar 1. *Ligamenta interspinalia* (*PNA*) interspinous ligaments *Ligamenta intertransversaria* (*PNA*) intertransverse ligaments **&** *intervertebrale* intervertebral (ə:) 1. **&** *ischiofemorale* (*PNA*) (Hüftgelenksband) ischiofemoral 1. **&** *lacunare* (*PNA*) pectineal part of the inguinal 1. **&** *laterale articulationis temporomandibularis* (*PNA*) temporomandibular 1. **&** *latum* broad 1.; **&** ~ *uteri* (*PNA*) (breites Mutterband) broad 1. of the uterus **&** *longitudinale anterius* (*PNA*) anterior longitudinal 1.; **&** ~ *posterius* (*PNA*) posterior longitudinal 1. **&** *lumbocostale* (*PNA*) lumbocostal 1. **&** *mallei anterius* (*PNA*) anterior 1. of the malleus; **&** ~ *laterale* (*PNA*) (Folli--Muskel) lateral 1. of the malleus; **&** ~ *superius* (*PNA*) superior 1. of the malleus **&** *meniscofemorale anterius* (*PNA*) anterior meniscofemoral 1.; **&** ~ *posterius* (*PNA*) posterior meniscofemoral 1. *Ligamenta metacarpea dorsalia* (*PNA*) dorsal metacarpal ligaments; *Ligamenta metacarpea interossea* (*PNA*) interosseous metacarpal ligaments; *Ligamenta metacarpea palmaria* (*PNA*) palmar metacarpal ligaments; *Ligamenta metacarpea transversa profunda* (*PNA*) deep transverse ligaments of the palm; **&** *metacarpeum transversum superficiale* (*PNA*) superficial transverse metacarpal 1. *Ligamenta metatarsea dorsalia* (*PNA*) dorsal metatarsal ligaments; *Ligamenta metatarsea interossea* (*PNA*) interosseous metatarsal ligaments; *Ligamenta metatarsea plantaria* (*PNA*) plantar metatarsal ligaments; *Ligamenta metatarsea transversa profunda* (*PNA*) deep transverse ligaments of the sole; **&** *metatarseum transversum superficiale* (*PNA*) superficial transverse metatarsal 1. **&** *nuchae* (*PNA*) (Nackenband) ligamentum nuchae **&** *ovariale* ovarian (εə) 1. **&** *ovarii proprium* (*PNA*) 1. of the ovary *Ligamenta palmaria* (*PNA*) palmar ligaments of the metacarpophalangeal joint **&** *palpebrale laterale* (*PNA*) (seitliches Lidband) lateral palpebral 1.; **&** ~ *mediale* (*PNA*) (mediales Lidband) medial palpebral 1. **&** *patellae* (*PNA*) (Kniescheibenband) ligamentum patellae, patellar 1. **&** *pectinatum anguli iridocornealis* (*PNA*) (Hueck-Band, Stenon-Band) pectinate 1. of the iris; **&** ~ *iridis* pectinate (e) 1. of the iris ('aiəris) **&** *pectineale* (*PNA*) pectineal 1. **&** *phrenicocolicum* (*PNA*) phrenicocolic 1. **&** *phrenicolienale* (**&** lienorenale) (*PNA*) lienorenal 1. **&** *pisohamatum* (*PNA*) pisohamate 1. **&** *pisometacarpeum* (*PNA*) pisometacarpal 1. **&** *plantare* (*PNA*) plantar 1. of the metatarsophalangeal joint; **&** ~ *longum* (*PNA*) long plantar 1. **&** *popliteum arcuatum* (*PNA*) arcuate 1.

of the knee; **&** ~ *obliquum* (*PNA*) (Winslow-Band) oblique posterior 1. of the knee **&** *proprium ovarii* proper (ɔ) 1. of the ovary (ou) **&** *pterygospinale* (*PNA*) (Civini-Band) pterygospinous 1. **&** *pubicum superius* (*PNA*) superior pubic 1. **&** *pubofemorale* (*PNA*) pubofemoral 1. **&** *puboprostaticum* (*pubovesicale*) (*PNA*) puboprostatic [*od* pubovesical] 1. **&** *pulmonale* (*PNA*) pulmonary 1. **&** *quadratum* [*articulationis cubiti*] (*PNA*) (Denucé-Band) quadrate 1.
& *radiocarpeum dorsale* (*PNA*) posterior radiocarpal 1.; **&** ~ *palmare* (*PNA*) anterior radiocarpal 1. **&** *reflexum* (*PNA*) (Colles-Band) reflected part of the inguinal 1. **&** *rotundum* round 1.
& *sacrococcygeum dorsale profundum* (*PNA*) deep posterior sacrococcygeal 1.; **&** ~ *dorsale superficiale* (*PNA*) superficial posterior sacrococcygeal 1.; **&** ~ *laterale* (*PNA*) lateral sacrococcygeal 1.; **&** ~ *ventrale* (*PNA*) anterior sacrococcygeal 1. *Ligamenta sacro--iliaca dorsalia* (*PNA*) posterior sacro--iliac ligaments; *Ligamenta sacro-iliaca interossea* (*PNA*) interosseous sacro--iliac ligaments; **&** *sacro-iliacum ventralium* (*PNA*) anterior sacro-iliac 1. **&** *sacroischiadicum* sacrosciatic (æ) 1. **&** *sacrospinale* (*PNA*) sacrospinous 1. **&** *sacrotuberale* (*PNA*) sacrotuberous 1. **&** *sacrouterinum* uterosacral (ei) 1. **&** *sphenomandibulare* (*PNA*) sphenomandibular 1. **&** *spirale cochleae* (*PNA*) spiral 1. of the cochlea **&** *sternoclaviculare anterius* (*PNA*) (vorderes Brustbein-Schlüsselbein-Band) anterior sternoclavicular 1.; **&** ~ *posterius* (*PNA*) (hinteres Brustbein-Schlüsselbein--Band) posterior sternoclavicular 1. **&** *sternocostale intra-articulare* (*PNA*) intra-articular sternocostal 1; *Ligamenta sternocostalia radiata* (*PNA*) sternocostal ligaments *Ligamenta sternopericardiaca* (*PNA*) (Luschka-Band) sternopericardial ligaments **&** *stylohyoideum* (*PNA*) stylohyoid 1. **&** *stylomandibulare* (*PNA*) (Griffel-Kieferwinkel-Band) stylomandibular 1. *Ligamenta supraspinalia* (*PNA*) supraspinous ligaments **&** *suspensorium clitoridis* (*PNA*) suspensory 1. of the clitoris; **&** ~ *lentis* suspensory 1. of the lens, ciliary (i) zonule (ou); **&** ~ *ovarii* (*PNA*) (Clado--Band) suspensory 1. of the ovary, infundibulopelvic 1.; **&** ~ *penis* (*PNA*) suspensory 1. of the penis **&** *talocalcaneum interosseum* (*PNA*) interosseous talocalcanean 1.; **&** ~ *laterale* (*PNA*) lateral talocalcanean 1.; **&** ~ *mediale* (*PNA*) medial talocalcanean 1. **&** *talofibulare anterius* (*PNA*) anterior talofibular 1.; **&** ~ *posterius* (*PNA*) posterior talofibular 1. **&** *talonaviculare* (*PNA*) talonavicular 1. *Ligamenta tarsi dorsalia* (*PNA*) dorsal ligaments of the tarsus; *Ligamenta tarsi interossea* (*PNA*) interosseous ligaments of the tarsus; *Ligamenta tarsi plantaria* (*PNA*) plantar ligaments of the tarsus *Ligamenta tarsometatarsea dorsalia* (*PNA*) dorsal tarsometatarsal ligaments; *Ligamenta tarsometatarsea plantaria* (*PNA*) plantar tarsometatarsal ligaments **&** *teres hepatis* (*PNA*) (rundes Leberband)

round 1. of the liver (i); ᴢ ~ *uteri*
(*PNA*) (rundes Mutterband, Hunter-
-Ligament) round 1. of the uterus (ju:)
ᴢ *thyreo-epiglotticum* (*PNA*) thyro-
-epiglottic 1. ᴢ *thyreohyoideum* lateral
thyrohyoid (ai) 1.; ᴢ ~ *medianum*
(*PNA*) median thyrohyoid 1. ᴢ *tibiofi-*
bulare anterius (*PNA*) anterior inferior
tibiofibular 1.; ᴢ ~ *posterius* (*PNA*)
posterior inferior tibiofibular 1. ᴢ
transversum acetabuli (*PNA*) transverse
1. of the acetabulum; ᴢ ~ *atlantis*
(*PNA*) transverse 1. of the atlas; ᴢ ~
genu (*PNA*) transverse 1. of the knee;
ᴢ ~ *perinei* (*PNA*) (Carcassonne-
-Band, Waldeyer-Band) transverse 1.
of the pelvis; ᴢ ~ *scapulae* (*PNA*)
suprascapular 1. ᴢ *trapezoideum*
(*PNA*) trapezoid part of the coracoclavicular 1. ᴢ *triangulare dextrum* (*PNA*)
right triangular 1.; ᴢ ~ *sinistrum*
(*PNA*) left triangular 1.
  ᴢ *ulnocarpeum palmare* (*PNA*) ulnocarpal 1. ᴢ *umbilicale laterale* (*PNA*)
lateral umbilical 1.; ᴢ ~ *medianum*
(*PNA*) median umbilical 1. ᴢ *uterosa-*
crale uterosacral (ei) 1. ᴢ *uterovesicale*
uterovesical (e) 1.
  ᴢ *vaginale* (*PNA*) (Sehnenscheiden-
band) sheath (ʃiːθ) 1. ᴢ *venosum*
(*PNA*) ligamentum venosum ᴢ *vesti-*
bulare (*PNA*) (Taschenband) vestibular
1. ᴢ *vocale* (*PNA*) (Stimmband) vocal
1.

Ligand *m physik* ligand ⅉ
Ligatur *f* (Abbindung, Unterbindung)
ligature ('ligətʃə) / Blutzufuhr hemmende ᴢ starvation 1. / operative ᴢ
surgical ligation / provisorische ᴢ
provisional (i) 1. / resorbierbare ᴢ
soluble (ɔ) 1. / eine ᴢ legen to apply
(ai) a 1., to ligate (ai)
Ligaturen|führer *m chir* ligature ('ligətʃə)
carrier, ligature guide (ai) ᴢ**klammer** *f*
chir ligature rivet (i) ᴢ**legen** *n* ligation
ᴢ**lösung** *f chir* slipping of a ligature
ᴢ**nadel** *f* Deschamps' (de'ʃãz) needle,
ligature needle ᴢ**schere** *f* ligature
scissors (i) *pl*
Lightwood-Albright ('laitwud-'ɔːlbrait)-
-**Syndrom** *n* Lightwood-Albright syndrome, Lightwood's syndrome, idiopathic renal acidosis
Lignin *n* lignin (i)
Ligno|cain *n pharm s* Lidocain ᴢ**zerin-**
säure *f* lignoceric (e) acid
Lignum *n* (Holz) *pharm* wood ᴢ
benedictum guaiacum (gu'aiækəm) w.
ᴢ *caeruleum* (Blauholz, Blutholz) cam-
pechy w., h[a]ematoxylon (ɔ) ᴢ *Guajaci*
(Guajakholz, Heiliges Holz) guaiacum
(ai) wood ᴢ *Quassiae* (Quassia, Quassiaholz) quassia ('kwɔʃə) (*BPC*), bitter-
-wood ᴢ *rhodium* w. of Amyris (ai)
balsamifera (i) ᴢ *santalinum* sandal-
wood (æ) ᴢ *vitae* Guaiacum w., lignum
vitae ('vaiti:), lignum sanctum
Liliputhalluzination *f ps* lilliputian *od*
microptic hallucination
limbisch limbic
Limbus *m* (*PNA*) (Saum, Rand, Kante,
Randbezirk) limbus, *pl* limbi ('limbai),
border, margin, edge ᴢ *alveolaris*
alveolar (i) margin ᴢ *conjunctivae*
limbus conjunctivae (ai), conjunctival
(ai) ring ᴢ *corneae* (*PNA*) (Horn-
hautfalz, Hornhautlimbus, Perikor-
nealring) corneal limbus ᴢ *fossae*
ovalis (*PNA*) annulus ovalis ᴢ *laminae*

spiralis osseae (*PNA*) limbus laminae
spiralis ᴢ *luteus* yellow spot of the
retina (e), macula (æ) lutea (u:) ᴢ *nasi*
nasal (ei) limbus **Limbi palpebrales**
anteriores (*PNA*) (vordere Augenlidkanten) anterior borders of the eyelids;
Limbi ~ posteriores (*PNA*) (hintere
Augenlidkanten) posterior borders of
the eyelids ᴢ- limbal, limbic
Limen *n* (*PNA*) (Grenze, Schwelle),
limen (ai) / ᴢ insulae (*PNA*) 1. insulae
/ ᴢ nasi (*PNA*) (Nasenschwelle) 1. nasi
~al liminal (i)
Limes *m* limes ('laimiːz) ᴢ / Flockung
limes flocculation (Lf) ᴢ / Null limes
zero (L₀) ᴢ-O-Dosis *f* (L₀-Dosis) L₀
dose ᴢ-Reaktion *f* limes of reaction
(Lᵣ) ᴢ-Tod-Dosis *f* (L₊-Dosis) L₊ dose,
limes tod dose
Limonen|öl *n pharm* lemon oil ᴢ**schale** *f*
pharm lemon peel ᴢ**tinktur** *f pharm*
lemon tincture ('tiŋktʃə)
Lin = Linimentum *n* liniment, linim
Linalylazetat *n* linalyl (i) acetate (æ)
Lincomycin-Hydrochlorid *n* (*WHO*) lin-
comycin (liŋko'maisin) hydrochloride
(*BP*)
Linctus *m* (Lecksaft) *pharm* linctus,
lincture ('liŋktʃə)
Lindau ('lindau)-**Krankheit** *f* Lindau's
disease *od* syndrome
Lindbergh ('lindbəːg)-**Pumpe** *f* Carrel
(ka'rel)-Lindbergh perfusion apparatus
Lindenblüten *f pl* (*DAB*) (Flores Tiliae
(*DAB*)) linden flowers, lime flowers
ᴢ**tee** *m pharm* (trocken) lime *od* linden
flowers / (Flüssigkeit) infusion (juː) of
lime *od* linden flowers
lindern (Schmerz) to alleviate (iː), to
relieve (iː) / (Wirkung) to mitigate (i)
~**d** *pharm* (Reiz) lenitive (e) / (Schmerz)
alleviating / (Wirkung) mitigating,
relieving
Linderung *f* mitigation, alleviation /
relief (iː) / ᴢ verschaffen to give relief
Linderungs|maßnahme *f* relief measure
(e) ᴢ**mittel** *n* (Schmerz) palliative (æ),
anodyne / (Husten) paregoric (ɔ) /
(Schleimhaut) lenitive (e), demulcent
(ʌ) / (mit Beruhigung) sedative (e)
Linea *f* (*pl* Lineae) *anat* linea (i), *pl*
lineae ('liniːi), line ᴢ *alba* (*PNA*)
(Hunter-Linie) linea alba, white line ᴢ
albicans stria (ai) ᴢ *arcuata* (*PNA*)
(Douglas-Linie) arcuate line [of the
rectus abdominis muscle]; ᴢ ~ *ossis ilii*
arcuate line [of the ilium] ᴢ *aspera*
(*PNA*) [femoris] linea aspera (æ) ᴢ
axillaris (*PNA*) (Axillarlinie) axillary
(i) line ᴢ *corneae senilis* linea corneae
senilis (ai), Hudson's ('hʌdsənz) line ᴢ
demarcationis (Demarkationslinie) line
of demarcation ᴢ *epiphysialis* (*PNA*)
(Epiphysenlinie) epiphysial (i) line ᴢ
glutaea gluteal (i) line; ᴢ ~ *anterior*
(*PNA*) anterior gluteal line; ᴢ ~
inferior (*PNA*) inferior gluteal line;
~ *posterior* (*PNA*) posterior gluteal
line ᴢ *iliopectinea* iliopectineal (i) line,
linea terminalis (ei) ᴢ *intercondylaris*
[*femoris*] (*PNA*) intercondylar line ᴢ
intermedia [*cristae iliacae*] (*PNA*)
(Beckenkammlinie) intermediate line
[of the iliac crista] ᴢ *intertrochanterica*
(*PNA*) intertrochanteric (e) line ᴢ
mamillaris mamillary (æ) *od* nipple line
ᴢ *mediana anterior* (*PNA*) anterior
median line; ᴢ ~ *posterior* (*PNA*)
(Dornfortsatzlinie, mediane Rückenli-

nie) posterior median line ᴢ *mediocla-*
vicularis midclavicular line (MCL) ᴢ
musculi solei (*PNA*) soleal line ᴢ
mylohyoidea (*PNA*) mylohyoid (ai) line
ᴢ *nigra* linea nigra, black line ᴢ
nuchae inferior (*PNA*) inferior nuchal
line; ᴢ ~ *superior* (*PNA*) superior
nuchal line; ᴢ ~ *suprema* (*PNA*)
highest nuchal line ᴢ *obliqua* oblique
(iː) line; ᴢ ~ [*cartilaginis thyreoideae*]
(*PNA*) oblique line [of the thyroid
cartilage]; ᴢ ~ [*mandibulae*] (*PNA*)
oblique line of the mandible ᴢ
obturatoria obturator (ɔ) line ᴢ *para-*
sternalis parasternal (əː) line, costoclavicular (i) line ᴢ *pectinea* (*PNA*)
pectineal (i) line ᴢ *poplitea* popliteal (i)
line ᴢ *scapularis* (*PNA*) scapular line
ᴢ *semicircularis Douglasii* Douglas'
('dʌgləsiz) line ᴢ *semilunaris* (Spigeli)
(*PNA*) semilunar line, Spigelius'
(spai'dʒiːliəsiz) line ᴢ *spiralis* spiral
(aiə) line ᴢ *sternalis* (Sternallinie)
sternal (əː) line ᴢ *sternomastoidea*
sternomastoid (æ) line ᴢ *temporalis*
[*inferior ossis parietalis*] (*PNA*) inferior
temporal line of the parietal (ai) bone;
ᴢ ~ [*ossis frontalis*] (*PNA*) temporal
line of the frontal bone; ᴢ ~ [*superior*
ossis parietalis] (*PNA*) superior temporal line of the parietal (ai) bone ᴢ
terminalis [*pelvis*] (*PNA*) arcuate line
[of the pelvis] ᴢ*e transversae* [*ossis*
sacri] (*PNA*) transverse lines [of the
sacrum] ᴢ *trapezoidea* (*PNA*) trapezoid (æ) line ᴢ *visus* visual ('vizjuəl)
line ᴢ *vitalis* linea vitalis (ei)
linear (geradlinig) linear (i), lineal (i)
ᴢ**extraktion** *f* (Linse) von Graefe's
('greːfəz) operation
Ling ('liŋ)-**Gymnastik** *f* Ling's system
Lingua *f* (*pl* linguae) (Zunge) tongue
(ʌ), lingua, *pl* linguae ('liŋgwiː) ᴢ
atrophica Hunter's ('hʌntəz) glossitis
(ai) ᴢ *dissecata* scrotal (ou) tongue ᴢ
fraenata tongue-tie ᴢ *geographica*
(Landkartenzunge) geographical (æ)
tongue ᴢ *hirsuta* hairy (əə) t. ᴢ *nigra*
black t. ᴢ *plicata* (Faltenzunge) plicated (ei) tongue (ʌ) ᴢ *scrotalis* scrotal
t. ᴢ *villosa nigra* (schwarze Haarzunge)
hairy (əə) tongue
lingual lingual
Linguatula *f* (Zungenwurm) Linguatula
(æ), tongue worm ᴢ**befall** *m* linguatu-
liasis (ai)
Lingula *f* lingula ᴢ *cerebelli* lingula of
the cerebellum ᴢ *mandibulae* 1. of the
mandible ᴢ *pulmonis* 1. of the lung ᴢ
sphenoidea 1. of the sphenoid (iː) bone
ᴢ**exstirpation** *f chir* lingulectomy ᴢ**seg-**
ment *n* (Lunge) lingual segment
Linie *f* line, lining (i), *pl* lineae ('liniːi:) /
gleicher Dosisleistung dose rate con-
tour
linien|förmig linear (i) ᴢ**intensität** *f*
röntg intensity of lines ᴢ**spektrum** *n*
line spectrum
Liniment *n pharm* liniment (i), embrocation / flüchtiges ᴢ ammonia (ou) 1.
Linimentum *n pharm* liniment, linimentum ᴢ *ammoniato camphoratum* ammoniated liniment of camphor (æ) ᴢ
ammoniatum ammonia liniment, linimentum ammoniae ᴢ *Calcariae* lime
liniment ᴢ *camphoratum* camphor
liniment (*BP*), opodeldoc ᴢ *chlorofor-*
mi (Chloroformliniment) chloroform
liniment ᴢ *saponato ammoniatum* sap-

onated (æ) ammonia (ou) liniment ⋏
saponato camphoratum camphorated
(æ) soap liniment, linimentum saponis
(ou) camphoratum (ei) ⋏ *saponis* soap
liniment ⋏ *saponis mollis* soft soap
liniment ⋏ *terebinthinatum* turpentine
liniment (*BP*), linimentum terebinthi-
nae ⋏ *volatile* ammonia liniment
Linin *n* linin (ai)
Linitis [plastica] *f* inflammation of the
gastric cellular tissue, linitis
Links|ablenkung *f* l[a]evoduction
(,li:vo'dʌkʃən) ⋏**angst** *f* ps l[a]evo-
phobia ~**äugig** (links besser sehend)
sinistrocular (ɔ) ⋏**bewegung** *f* sinistrogyration (dʒaiə'reiʃn) ⋏**blick** *m* left
lateral (æ) gaze (ei) ~**drehen**
(Polarisation) to l[a]evogyrate ~**dre-
hend** (Polarisation) l[a]evorotatory
(ou), l[a]evogyrate ⋏**drehung**
f rotation to the left, l[a]evorotation,
sinistrogyration ⋏**form** *f* chem l[a]evo
(i:)-form ⋏**fruchtzucker** *m* (Lävulose)
chem l[a]evulose (i:) ~**gedreht** anat left-
-contorted / (Polarisation) turned to the
left, l[a]evogyrated ~**gerichtet** sinistrad
(i), sinistro- (i) ⋏**händer** *m* left-hander,
left-handed person ~**händig** left-handed
⋏**händigkeit** *f* left-handedness, sinistrality (æ), mancinism (æ) ~**hemisphärisch** sinistrocerebral (e) ⋏**herzver-
sagen** *n* left ventricular failure ~**hörend**
(besser als rechts) sinistraural (ɔ:)
⋏**hypertrophie** *f* (Herz) hypertrophy of
the left ventricle, left ventricular (i)
hypertrophy ⋏**insuffizienz** *f* (Herz)
insufficiency (i) of the left heart, left
ventricular failure (feiljə) ⋏**kardiogramm** *n* l[a]evocardiogram ⋏**konvex-
skoliotisch** scoliotic (ɔ) with the convexity to the left ⋏**lage** *f* (Organ)
sinistroposition (i) / (Herz) sinistrocar-
dia ⋏**rechtsbewegung** *f* (Auge) left-to-
-right movement ⋏**Rechtsshunt** *m*
(Herz) left-to-right shunt (ʌ) ⋏**richtung**
f sinistration ⋏**rotation** *f* l[a]evorotation
⋏**rutsch** *m* (beim Zeilenlesen) return
sweep ⋏**schenkelblock** *m* (EKG) left
bundle-branch block ⋏**schub** *m* left
shift ~**seitig** left, left-sided ⋏**shunt** *m*
shunt (ʌ) to the left ⋏**typ** *m* (EKG) left
preponderance ⋏**überwiegen** *n* left preponderance ⋏**ventrikeldarstellung** *f*
left ventriculography ~**ventrikulär** relating to the left ventricle ⋏**veranlagung** *f*
sinistration, sinistrality (æ) ⋏**verlagerung** *f* displacement (ei) to the left
⋏**verschiebung** *f* (Blutbild) shift od
deviation to the left ~**verspätungskurve**
f (im EKG) left bundle-branch block
⋏**weinsäure** *f* chem l[a]evotartaric (æ)
acid ⋏**wendung** *f* (Auge) sinistrotor-
sion
‚inolensäure *f* (Acidum linolenicum)
linolenic (e) acid
‚nol|sauer chem linoleic (i:) ⋏**säure** *f*
(Acidum linolicum) chem linoleic (i:)
acid
‚inse *f* lens / (Auge) lens [of the eye],
crystalline (i) lens / bot lentil **achromati-
sche** ⋏ achromatic lens **bifokale** ⋏
bifocal (ou) lens *bikonkave* ⋏ biconcave lens *bikonvexe* ⋏ biconvex lens
dezentrierte ⋏ decentred lens, **doppel-
konkave** ⋏ biconcave lens, concavo-
concave lens *doppelkonvexe* ⋏ biconvex lens *konkave* ⋏ concave lens
konvexe ⋏ convex lens *konvexkonkave* ⋏
convexoconcave lens *plankonkave* ⋏

plano (ei)-concave lens *plankonvexe* ⋏
plano-convex lens *torische* ⋏ toric lens
zylindrisch geschliffene ⋏ cylindrical
lens
Linsen|- phaco- ('fæko-) (*Vors*) ⋏**absau-
gung** *f* (Auge) phaco-erisis (ə'ri:sis)
⋏**achse** *f* (Axis lentis (*PNA*)) axis of the
lens ⋏**äquator** *m* (Aequator lentis) anat
equator of the lens ~**artig** lenticular (i),
lens-shaped ⋏**astigmatismus** *m* lenticular astigmatism ⋏**auslösung** *f* chir
phacolysis (ɔ) ⋏**bein** *n* (Linsenknöchelchen, Processus lenticularis (*PNA*))
lentiform nodule ⋏**birne** *f* lenticular
bulb ⋏**bläschen** *n* embr lens vesicle od
sac ⋏**depression** *f* (Star) displacement
of the lens, couching ('kautʃin) ⋏**dislokation** *f* (Linsenluxation) dislocation
of the lens ⋏**entzündung** *f* phacitis
(fæ'saitis), phacoiditis, lentitis ⋏**epithel**
n (Epithelium lentis (*PNA*)) epithelium
(i:) of the lens ⋏**erweichung** *f* soft
cataract (æ), phacomalacia (mɔ'leiʃiə)
⋏**extraktion** *f* extraction of the lens
⋏**fasern** *f pl* (Fibrae lentis (*PNA*)) fibres
(ai) [*US* fibers] of the lens ⋏**fassung** *f*
mikrosk lens mount ⋏**fleck** *m* (Lentigo)
freckle, lentigo (ai) ~**fleckartig** (lentiginös) lentiginous (i) ~**förmig** phacoid
(æ), lentiform, lenticular, lenticulate
⋏**frucht** *f* lentil ~**groß** of the size of a
lentil, lentil-sized ⋏**grübchen** *n* embr
lens pit ⋏**haken** *m* od ⋏**häkchen** *n* lens
hook ⋏**halter** *m* lens holder ⋏**haut** *f*
crystalline (i) capsule ⋏**kapsel** *f* (Capsula lentis (*PNA*)) crystalline capsule,
capsule of the lens, phacocyst (æ)
⋏**kapselentzündung** *f* phacocystitis,
capsitis, periphacitis, capsulitis ⋏**kap-
selresektion** *f* phacocystectomy ⋏**kap-
selschnitt** *m* cystitomy (i), capsulotomy
⋏**kern** *m* (Nucleus lentiformis (*PNA*))
lenticular (i) od lentiform nucleus
⋏**kernentartung** *f* lenticular degeneration ⋏**kernschlinge** *f* anat lenticular
loop, ansa lenticularis ⋏**knöchelchen** *n*
s ⋏**bein** ⋏**körper** *m* body of the lens
⋏**krümmungsmesser** *m* (Ophthalmo-
phakometer) ophthalmophacometer
(ɔ) ⋏**löffel** *m* lens scoop, intracapsular
lens spoon ~**los** (Auge) aphakic (ei)
⋏**luxation** *f* phacometachoresis
('fæko,metəkɔ'ri:sis), dislocation of the
lens ⋏**messung** *f* (Phakoskopie) phacos-
copy (ɔ) ⋏**myopie** *f* lens myopia
⋏**prolaps** *m* prolapse of the lens
⋏**protein** *n* lens protein ⋏**rand** *m* edge
of the lens ⋏**reflex** *m* lens reflex ⋏**rinde** *f*
(Cortex lentis (*PNA*)) cortex of the lens
⋏**säckchen** *n* embr lens sac ⋏**schieber** *m*
chir lens expressor ⋏**schlottern** *n*
iridodonesis (i) ⋏**sklerose** *f* phacosclerosis (sklia'rousis) ⋏**star** *m* lenticular
cataract (æ) ⋏**stern** *m* lens star
⋏**trübung** *f* (Star) cataract ⋏**verbrennung** *f* lenticular burn ⋏**verflüssigung** *f*
fluid (u) cataract ⋏**verhärtung** *f* (Altersstar) phacosclerosis, hard cataract
⋏**vorfall** *m* lentoptosis ('tousis), phaco-
cele (æ)
Linser ('linzər)-**Injektion** *f* Linser's
method (e)
Lint *n* lint
Linzenmeier ('lintsənmaiər)-**Blutsen-
kungsröhrchen** *n* Linzenmeier's sedimentation tube
Lioderma *n* (Glanzhaut) leiodermia,
glossy skin
Liothyronin *n* (*WHO*) liothyronine

(laio'θaiərəni:n), L-tri-iodothyronine
[sodium (*BP*)] ⋏**-Natrium** *n* (*WHO*) (L-
-Trijod-thyronin) liothyronine sodium
(*BP, USP*)
Lipäm|ie *f* lip[a]emia (i:), lipid[a]emia (i:)
⋏- (lipämisch) lip[a]emic (i:) ~**isch**
lip[a]emic
Liparozele *f* (Fettbruch) liparocele
('lipərosi:l), fat hernia
Lipase *f* lipase (i) / (Pankreas) steapsin
(æ) ⋏**ausscheidung** *f* (im Urin) lipasuria
(juə) ⋏**spiegel** *m* lipase level / erhöhter
⋏ im Blut hyperliposis
Lipasurie *f* (Lipaseausscheidung im
Urin) lipasuria
Lipazid|ämie *f* (Fettsäuren im Blut)
lipacid[a]emia (i:) ⋏**urie** *f* (Fettsäuren
im Urin) lipaciduria (juə)
Lipektomie *f* (Fettgewebsentfernung)
chir lipectomy
Lipid *n* lipid[e] (i) / cholesterinsenkendes
⋏ cholesterol lowering lipid ~**arm**
lipopenic (i:) ⋏**mangel** *m* lipopenia (i:)
⋏**ose** *f* (Störung im Lipidhaushalt)
lipidosis ~**senkend** lipid-lowering
⋏**stoffwechsel** *m* lipid metabolism
Lipo|- (*Vors*) (Fett-) lipo- (i) (*Vors*),
fatty ⋏**blast** *m* (Fettzelle) lipoblast,
embryonic (ɔ) fat cell ⋏**blastom** *n*
lipoblastoma ⋏**caic** *n* lipocaic (ei)
⋏**cain** *n* (Pankreas) lipocaic (ei) ⋏**chon-
drodystrophie** *f* lipochondrodystrophy
('lipo,kɔndro'distrəfi), Hurler's ('hə:-
ləz) syndrome, mucopolysaccharidosis
I (II) ⋏**chondrom** *n* chondrolipoma
⋏**chromkörper** *m* lipochrome ⋏**dystrophia** *f* **progressiva** Simons' ('zi:mɔnsz)
syndrome, Barraquer's (bara'kɛrz) syndrome, progressive lipodystrophy ⋏**-
dystrophie** *f* (gestörter Fettstoffwechsel)
lipodystrophia, lipodystrophy (i), disturbed fat metabolism (æ) / intestinale
⋏ Whipple's ('wipəlz) disease, intestinal lipodystrophy ⋏**fuszin** *n* lipofus-
cin ('fju:sin) ~**gen** lipogenetic (e),
lipogenic (e), lipogenous (ɔ) ⋏**genese** *f*
(Fettbildung) lipogenesis ⋏**granulomatose** *f* lipogranulomatosis ('lipo-
'grænjuloma'tousis) / disseminierte ⋏
disseminated 1.; ~ ⋏, Typ Farber
Farber's ('fa:bərz) syndrome
lipoid lipoid (i) ⋏ *n* lipoid / lipide
('lipaid) ⋏**ablagerung** *f* lipoidosis ⋏-
ämie *f* (Lipoide im Blut) lipoid[a]emia
(i:) ~**arm** lipopenic (i:) ⋏**ausscheidung** *f*
(im Urin) lipoiduria (juə) ⋏**entartung** *f*
lipoidal (ɔi) degeneration / (Niere)
liponephrosis ⋏**harnen** *n* lipoiduria
⋏**gicht** *f* lipoid gout (au) ⋏**granulom** *n*
xanthoma, lipoid granuloma ⋏**granulomatose** *f* cholesterol lipoidosis / (HCS-
-Syndrom) Hand-Schüller-Christian
('hænd-'ʃylər-'kristjən) syndrome ⋏**his-
tiozytose** *f* lipoid[al] histiocytosis
⋏**mangel** *m* lipopenia (i:) ⋏**mangel-
lipopenic** (i:) ⋏**nephrose** *f* lipoid
nephrosis ⋏**ose** *f* (Lipoidablagerung)
lipoidosis ⋏**proteinose** *f* lipoid proteinosis, Urbach-Wiethe ('urbax-'vi:tə)
syndrome ~**spaltend** lipoidolytic (i)
⋏**spaltung** *f* splitting of lipoids od
lipides ('lipaidz), lipoidolysis (ɔ) ⋏**speicherkrankheit** *f* lipid storage disease,
lipidosis, lipoidosis ⋏**speicherung** *f*
lipoid thesaurismosis (θi,sɔ:riz'mousis),
lipoidosis ⋏**spiegel** *m* (Blut) lipoid-
[a]emia (i:) / (erhöhter) hyperlipoid-
[a]emia ⋏**stoffwechsel** *m* lipid metabolism (æ) ⋏**stoffwechselstörung** *f*

lipoidosis, disorder of the lipoid metabolism
Lipo|kalzinogranulomatose f Teutschländer's ('tɔitʃlændərz) syndrome ~-**kardisch** (Fettherz betr) lipocardiac **ᴢlyse** f (Fettspaltung) lipolysis (ɔ) **ᴢlysin** n pharm lipolysin (ɔ) ~**lytisch** fat-splitting, lipolytic (i), lipoclastic
Lipom n s Lipoma / gestieltes ᴢ lipomatous (ou) polypus
Lipoma n (Fettgeschwulst) lipoma, pl lipomas, fatty tumo[u]r ᴢ **arborescens** lipoma arborescens ᴢ **fibrosum** l. fibrosum, fibrous (ai) l. ᴢ **myxomatodes** l. myxomatodes (ou), myxolipoma ᴢ **sarcomatodes** liposarcoma ᴢ **telangiectodes** l. telangiectodes, telangiectatic (æ) l.
lipom|ähnlich s lipomatös ~**atoid** lipomatoid (ou) ~**atös** lipomatous (ou), lipomatoid ᴢ**atose** f lipomatosis, lipolysis, pimelosis ᴢ**atosis** f lipomatosis / ᴢ cordis fatty heart / ᴢ dolorosa l. dolorosa, Dercum's ('dɔːkəmz) disease / ᴢ universalis general adiposity (ɔ)
Lipo|mikron n (Chylomikron) chylomicron (ai) ᴢ**myom** n lipomyoma ᴢ**my-xom** n lipomyxoma ~**phag** (fettaufnehmend) (Zelle) lipophagic (æ) ᴢ**phage** m (Zelle) lipophage ('lipofeidʒ) ᴢ**phagie** f histol lipophagia (ei), lipophagy (ɔ) ~**phil** (fettaffin) lipophil (i) ᴢ**philie** f lipophilia (i) ᴢ**philität** f lipophilicity ᴢ**polysaccharid** n lipopolysaccharide ᴢ**proteid** n lipoprotein ('prouti:n) ᴢ**protein** n chem lipoprotein / ᴢ hoher Dichte high-density l. ᴢ**sarkom** n liposarcoma
Liposin n lipose (i), liposin ᴢ**gehalt** m, ᴢ**spiegel** m (Blut) liposis / erhöhter ᴢ hyperliposis
Lipo|som n (Fetttröpfchen in Zellen) liposome (i) ᴢ**surie** f adiposuria ᴢ**thia-midpyrophosphat** n lipothiamide-pyro-phosphate (lipo'θaiəmaid paiərɔ'fɔsfeit) (LTPP) ~**trop** (fettaffin) lipotropic, anti-fatty liver (AFL) ~**troph** lipotrophic (ɔ) ᴢ**trophie** f lipotrophy (ɔ) ᴢ**tropie** f (Fettaffinität) lipotrophy (ɔ), affinity for fat and oil, lipotropism (ɔ) ᴢ**xydase** f lipoxidase (ɔ) ᴢ**zele** f (Fettbruch) lipocele ('liposi:l), adipocele (æ) ᴢ**zyt** m (Fettzelle) lipocyte (i), fat cell
Lippe f (Labium (PNA)) lip, labium (ei), pl labia (ei) / aufgesprungene ᴢn chapped lips / gespaltene ᴢ (Hasenscharte) cleft lip, harelip (εə)
Lippen|- (labial) labial (ei), cheilo-('kailo) (Vors), labio- (ei) (Vors) ᴢ u. **Alveolen** betr. **l**abio-alveolar (i) ᴢ u. **Gaumen** betr. labiopalatine (æ) ᴢ u. **Hals** betr. (auch Zahnhals) labiocervical ᴢ u. **Kinn** betr. labiomental ᴢ u. **Nase** betr. labionasal (ei) ᴢ u. **Zähne** betr. labiodental ᴢ u. **Zahnfleisch** betr. labiogingival (i) ᴢ u. **Zunge** betr. labiolingual ᴢ**ausstülpung** f cheilectropion (ou) ᴢ**bändchen** n, oberes ᴢ (Frenulum labii superioris (PNA)) frenulum of the upper lip / unteres ᴢ (Frenulum labii inferioris (PNA)) frenulum of the lower lip ᴢ**beißen** n cheilophagia (ei) ᴢ**bewegen** n (nervöses) mussitation ᴢ**bildung** f anat lipping ᴢ**bogen** m labial arch ᴢ**defekt** m (angeboren) acheilia (æ'kailiə) ᴢ**drüsen** f pl (Glandulae labiales (PNA)) labial glands ᴢ**ekzem** n cheilitis (kai'laitis)

ᴢ**entzündung** f cheilitis ᴢ**eversion** f cheilectropion (ou) ᴢ**fistel** f (lippenförmig) lip-shaped fistula / labial fistula ~**förmig** lipped, labiate ('leibiit), lip-shaped ᴢ**furche** f labial groove ᴢ**gaumenspalte** f cheilognathopalatoschisis ('kailo'næθopælə'toskisis) ᴢ**gegend** f labial region ᴢ**geschwür** n labial ulcer ᴢ**halter** m lip holder od retractor ᴢ**herpes** m cold sore, herpes labialis (ei) ᴢ**impetigo** f impetiginous (i) cheilitis, impetigo (ai) of the lips ᴢ**-Kiefer--Gaumenspalte** f cheilognatho-uranoschisis (kai'lognəθo,juərə'noskisis), cheilognathopalatoschisis ᴢ**kommissur** f (Commissura labiorum (PNA)) labial commissure ᴢ**krebs** m cheilocarcinoma ~**lesen** (Taube) to lipread ᴢ**lesen** n (Taube) lipreading, labiomancy (ei), visual ('vizjuəl) hearing ᴢ**naht** f cheilorrhaphy (ɔ) ᴢ**neuralgie** f cheilalgia (kail'ældʒiə) ᴢ**philtrum** n anat philtrum ᴢ**plastik** f labioplasty (ei), cheiloplasty (ai) ᴢ**pomade** f pharm ceratum (ei) labiale (ei), lip salve (sa:v) ᴢ**rand** m labial margin ᴢ**resektion** f cheilotomy ᴢ**rot** n prolabium (ei), red of the lips ᴢ**salbe** f lip salve (sa:v) ᴢ**schanker** m lip chancre ᴢ**schmalheit** f microcheilia (,maikro'kailiə) ᴢ**schnitt** n chir cheilotomy ᴢ**spalte** f cheiloschisis (kai-'loskisis), harelip (εə), cleft lip ᴢ**spaltenplastik** f cheilostomatoplasty (æ) ᴢ**sprache** f (der Tauben) lip language ᴢ**stiftreizung** f lipstick cheilitis ᴢ**verdickung** f pachycheilia (,pæki'kailiə) ᴢ**vergrößerung** f pathol macrocheilia (ai), macrochilia (i), macrolabia (ei) ᴢ**verwachsung** f, angeborene ᴢ synch[e]ilia (ai) ᴢ**zeichen** n Chvostek's ('xvɔsteks) sign [in tetany (e)]
-lippig -lipped
Lippitudo f (Triefauge) blear (iə) eye, lippitudo (ju:), lippitude (i), marginal blepharitis
Lipur|ie f lipuria (juə), adiposuria (juə), chyluria (kail'juəriə) ᴢ**-lurie** (juə), adiposuric, chyluric ~**isch** lipuric
Liquefactio f (Verflüssigung) liquefaction (likwi'fækʃən)
liquid (flüssig) liquid (i) ᴢ**a** n pl pharm liquid dosage forms, oral liquid preparations ᴢ**ambar** m pharm liquidambar (æ) / ᴢ orientalis (Styrax, Storax) chem storax (ɔ:)
Liquidation f doctor's bill
Liquiritia f bot, pharm liquorice ('likəris) (BP) / ᴢ**e** radix (EP) (Süssholzwurzel) liquorice root (EP), liquorice (BP).
Liquor m pharm liquor ('likə, 'laikwɔ:) / anat fluid (u); (häufig =) CSF / chem solution ᴢ **Aluminii acetici** (Essigsaure-tonerdelösung) aluminium acetate solution (BPC), Burrow's ('bɔrouz) solution; ᴢ ᴢ **acetico tartarici** (DAB) (Aluminiumazetat-tartrat-Lösung (DAB)) aluminium acetate solution (BPC) [nota: enthält Weinsäure] ᴢ **Amaranthi** amaranth (æ) solution (BPC) ᴢ **Ammonii** liquor ammoniae (BPC); ᴢ ᴢ **acetici** liquor ammonii acetatis (BPC); ᴢ ᴢ **anisatus** aromatic ammonia spirit (NF); ᴢ ᴢ **caustici** (Salmiakgeist) ammonia (ou) solution; ᴢ ᴢ **dilutus** ammonia water ᴢ **amnii** amniotic (ɔ) fluid ᴢ **arsenicalis Fowleri** arsenical solution, potassium (æ) arsenite solution ᴢ **calcariae** calcium (æ) hydroxide (ɔ) solution ᴢ **Calcii**

sulfurati Vleminckx's ('vleminksiz) solution, liquor calcis sulphuratae, solution of sulphurated (ʌ) [US sulf-] lime (ai) ᴢ **Carbonis detergens** (Steinkohlenteerlösung) coal tar solution (BPC) ᴢ **cerebrospinalis** (Zerebrospinalflüssigkeit) cerebrospinal (ai) fluid (u) (CSF) ᴢ **Cresoli saponatus** (Kresolseifenlösung) cresol (i:) and soap solution, saponated cresol solution ᴢ **encephalospinalis** spinal (ai) fluid ᴢ **entericus** (Darmsaft) intestinal juice (dʒu:s) ᴢ **Ferri sesquichlorati** liquor ferri perchloridi (BPC) ᴢ **folliculi** follicular (i) liquid ᴢ **Formaldehydi** formaldehyde (æ) solution ᴢ **Hydrogenii peroxidi** (Wasserstoffsuperoxydlösung) hydrogen (ai) peroxide (ɔ) solution ᴢ **Kalii arsenicosi** (DAB) (Fowler--Lösung (DAB)) potassium arsenite solution, Fowler's ('fauləz) solution ᴢ **pancreaticus** (Pankreassaft) pancreatic (æ) juice ᴢ **pericardii** (Herzbeutelflüssigkeit) pericardiae fluid ᴢ **Picis carbonis** liquor picis carbonis (BPC) ᴢ **Plumbi acetici** solution of acetate (æ) of lead (e) ᴢ **Plumbi subacetici** (Bleiessig) Goulard's (gu'larz) extract (e), lead water ᴢ **sanguinis** (Blutserum) blood plasma (æ), blood serum (iə) ᴢ **Sodii citratis anticoagulans** anticoagulant (æ) sodium (ou) citrate (i) solution ᴢ**strich** m fluid smear ᴢ**block** m, hydrostatischer ᴢ hydrostatic block ᴢ**diagnostik** f diagnosis by examination of the cerebrospinal (ai) fluid (u) ᴢ**druck** m cerebrospinal pressure ᴢ**eiweiß** n CSF protein (ou) ᴢ**eiweißmesser** m rachialbuminimeter ('reikiæl,bju:mi-'nimitə) ᴢ**fistel** f liquor fistula ᴢ**fluß** m (Liquorrhoe) liquorrh[o]ea ~**gängig** crossing into the cerebrospinal fluid ᴢ**gängigkeit** f liquor patency (ei) ᴢ**kultur** f fluid culture ᴢ**phänomen** n dynamic block ᴢ**probe** f spinal-fluid] test ᴢ**raum** m subarachnoid space ᴢ**reaktion** f spinal-fluid test ᴢ**resorption** f absorption of cerebrospinal fluid ᴢ**rhoe** f (Liquorfluß) liquorrh[o]ea (i) ᴢ**spiegel** m liquor concentration level (e) ᴢ**stauung** f stasis (ei) of the cerebrospinal fluid ᴢ**-Unterdruck--Symptom** n (akute Aliquorrhoe) aliquorrh[o]ea (,eilikwə'riə) syndrome, spontaneous hypoliquorrh[o]ea syndrome ᴢ**untersuchung** f spinal fluid examination ᴢ**weg** m passage (æ) of the cerebrospinal fluid ᴢ**-Zellzählung** f spinal fluid count ᴢ**zirkulation** f circulation of the cerebrospinal fluid ᴢ**zucker** m cerebrospinal-fluid od CSF sugar (u)
Lisfranc (lis'frã)**|-Absetzung** f Lisfranc's amputation ᴢ**-Bänder** n pl (Ligamenta cuneometatarsea interossea (PNA)) interossea tarsometatarsal ligament ᴢ**-Gelenk** n Lisfranc's joint, tarsometatarsal articulation od joint
lispeln to lisp ᴢ n lisp / lisping
Lissauer ('lisauər)**|-Bündel** n Lissauer's column (ɔ) od tract ᴢ**-Paralyse** f Lissauer's paralysis (æ) ᴢ**-Randbünde** n (Fasciculus dorsolateralis (PNA)) dorsolateral fasciculus ᴢ**-Randzone** f Lissauer's zone (zoun)
lissotrich (glatthaarig) lissothricic (i)
Listerella f s Listeria
Listeria f bakt Listeria (iə) / ᴢ monocytogenes L. monocytogenes (ɔ)

Listeriose f listeriosis
Lister ('listə)|-**Lehre** f listerism ⸰-
  Methode f antiseptic method, antisepsis
  ⸰-**Verband** m Lister's dressing
Liston ('listən)-**Schere** f chir Liston's
  scissors (i) (pl)
Literalataxie f s Silbenstolpern
Lithagogum n (steintreibendes Mittel)
  pharm lithagogue ('liθəgɔg)
Lithäm|ie f (Harnsäureüberschuß im
  Blut) lith[a]emia (i:) ~isch lith[a]emic
  (i:)
Lithargyrum n (Bleiglätte) litharge
  ('liθa:dʒ) (BPC), lead oxide
Lithiasis f (Steinleiden) lithiasis, calculo-
  sis
Lithii carbonas (EP) lithium carbonate
  (EP, BP)
Lithium n chem lithium (i) ⸰ benzoicum
  (Lithiumbenzoat) lithium benzoate ⸰
  bromatum (Lithiumbromid) lithium
  bromide (ou) ⸰ carbonicum (Lithium-
  karbonat) lithium carbonate (BP) ⸰
  citricum (Lithiumzitrat) lithium citrate
  (i) ⸰ salicylicum (Lithiumsalizylat)
  lithium salicylate (i) ⸰benzoat n chem
  lithium benzoate ⸰borhydrid n lithium
  borohydride (ai) ⸰bromid n chem
  lithium bromide (ou) ⸰karbonat n
  chem lithium carbonate (BP) ⸰-Pro-
  phylaxe f ps lithium prophylaxis ⸰sali-
  zylat n chem lithium salicylate (i) ⸰salz
  n chem lithium salt ⸰zitrat n chem
  lithium citrate (i)
Litho|cholsäure f lithocholic (ɔ) acid
  ⸰**fellinsäure** f lithofellic acid ~gen
  (steinbildend) lithogenous (ɔ) ⸰genese f
  (Steinbildung) lithogenesis, formation
  of stones od calculi (æ) ⸰klast m
  (Lithotripter) stone-crushing (ʌ) forceps pl, lithotrite (i), lithoclast (i)
  ⸰lapaxie f litholapaxy (æ) ⸰lyse f
  (Steinauflösung) litholysis (ɔ) ~lytisch
  (steinlösend) litholytic (i), lithotriptic
  (i) ⸰nephrose f (Steinniere) lithonephr-
  ria (e), lithonephrosis ⸰pädion n (Stein-
  kind) lithop[a]edion (i:), osteop[a]edion
  (i:), ostembryon, calcified od petrified
  (e) f[o]etus (i:) ⸰skop n (Steinsonde)
  lithoscope (i) ⸰tom m (Steinmesser)
  lithotome (i) ⸰tomie f (Steinschnitt)
  lithotomy ⸰tripsie f (Steinzertrümme-
  rung) lithotripsy (i), crushing (ʌ) of a
  calculus ⸰tripsie- lithotriptic (i) ⸰trip-
  ter m (Steinzertrümmerer) chir lithoclast (i), lithotrite (i), lithotriptor (i)
  ⸰triptoskop n lithotriptoscope (i)
  ⸰triptoskopie f lithotriptoscopy (ɔ)
  ⸰tritie f s Lithotripsie
Lithurese f (Blasengrießabgang) lithuresis (i:)
Litten ('litən)-**Phänomen** n Litten's
  diaphragm (ai) phenomenon (ɔ)
Little ('litl)-**Lähmung** f Little's paralysis
  (æ)
Littré (li'tre:)|-**Drüsen** f pl urethral (i:)
  glands, Littré's glands ⸰-**Hernie** f
  Littré's hernia (ɔ:), diverticular hernia
  ⸰-**Operation** f Littré's operation
Litzmann ('litsman)-**Obliquität** f (Hin-
  terscheitelbeineinstellung) Litzmann's
  obliquity (i)
Livedo f (Livor) livedo (i:)
livid (fahl, bleich) livid (i) / (bei Zyanose)
  blue, cyanotic (ɔ) ⸰ität f lividity
L-I-Virus = Louping-Ill-Virus n loup-
  ing ill virus
Livor m (Blässe) livor (ai) / ⸰ mortis f
  (Totenflecke) livor mortis

L-Kette f chem light chain, L-chain
LLD-Faktor = Lactobacillus-lactis-
  -Dorner-Faktor m Lactobacillus lactis
  Dorner factor, LLD factor
LL-Faktor = Laki-Lorand-Faktor m
  Laki-Lorand factor, factor XIII, L-L
  factor
lm = Lumen n lumen, lm
LMD = lichte Maschenweite f inside
  mesh size
L-Meromyosin n light meromyosin
  (LMM)
LM-Hormone = Larval- u Metamor-
  phosehormone LM hormones
LNPF = Lymphknotenpermeabilitäts-
  faktor m lymph node permeability
  factor, LNPF
L. n. R. = letzte normale Regel LNMP
  (= last normal menstrual period)
Loa|filarie f Loa ('louə), loa-loa [filaria
  (εə)], eyeworm ('aiwə:m) F ⸰iasis f
  (Loa-loa-Krankheit) loiasis (ai) ⸰-loa f
  loa-loa [filaria], eyeworm ⸰-loa-Filarie
  f Loa-loa [filaria] ⸰-loa-Krankheit f
  loaiasis (,louə'aiəsis), eyeworm disease,
  loiasis (loa'aiəsis)
lobär lobar (ou), lobed (ou), lobate (ou)
  ⸰pneumonie f (Lappenpneumonie) lobar pneumonia (ou) / akute ⸰ fibrinous (ai) pneumonia
Lobektomie f chir lobectomy, removal
  (u:) of a lobe
Lobelia f pharm lobelia (i:) (BPC),
  Indian tobacco
Lobelin n pharm lobeline (ou) ⸰-
  -**Hydrochlorid** n (DAB, WHO) (Lobe-
  linum hydrochloricum (DAB)) lobeline hydrochloride (BPC) ⸰vergiftung f
  (Lobelismus) lobelia poisoning, lobe-
  lism (i:)
Lobotomie f (Leukotomie) chir lo-
  botomy
Lobozyt m (segmentkerniger neutrophiler granulierter Leukozyt) lobocyte
  (ou)
Lobstein ('lɔpstain)-**Syndrom** n (Osteogenesis imperfecta tarda) Lobstein's
  syndrome
lobulär (läppchenförmig) lobular (ɔ),
  lobulose (ɔ), lobulous (ɔ)
Lobulus m (Läppchen) lobule (ɔ), lobulus (i), pl lobuli ⸰ auriculae (PNA)
  (Ohrläppchen) lobule (ɔ) of the auricle
  ⸰ biventer (PNA) biventral lobule
  Lobuli corticales [renis] (PNA) cortical
  lobules [of the kidney] **Lobuli epididy-**
  midis (PNA) lobules of epididymis
  Lobuli glandulae mammariae (PNA)
  lobules of the mammary gland; **Lobuli**
  ~ **thyreoideae** (PNA) lobules of the
  thyroid gland **Lobuli hepatis** (PNA)
  (Leberläppchen) lobules of the liver ⸰
  paracentralis (PNA) paracentral lobule
  ⸰ **parietalis inferior** (PNA) inferior
  parietal (ai) lobule; ⸰ **superior**
  (PNA) superior parietal lobule ⸰
  quadrangularis (PNA) anterior lunate
  lobule ⸰ **semilunaris inferior** (PNA)
  inferior ansiform lobule of the surface;
  ⸰ ~ **superior** (PNA) superior ansiform
  lobule of the surface ⸰ **simplex** (PNA)
  ansiform lobule **Lobuli testis** (PNA)
  lobes of the testis **Lobuli thymi** (PNA)
  lobules of the thymus
Lobus m (Lappen) anat lobe (ou), lobus
  (ou), pl lobi ⸰ anterior hypophysis
  (PNA) (Hypophysenvorderlappen) anterior (iə) lobe [of the hypophysis
  (hai'pɔfisis) cerebri] ⸰ caudatus spige-

lian (e) lobe; ⸰ caudatus [hepatis]
  (PNA) caudate (ɔ:) lobe [of the liver]; ⸰
  ~ [Spigeli] Spigelius' (spai'dʒi:liəsiz)
  lobe ⸰ centralis (PNA) central lobe ⸰
  cerebelli lobe of the cerebellum Lobi
  cerebri (PNA) lobes of the cerebrum (e)
  ⸰ dexter et sinister glandulae thyreoideae (PNA) right and left lobe [of the
  thyroid gland]; ⸰ ~ et ~ prostatae
  (PNA) right and left lobe [of the
  prostate]; ⸰ ~ et ~ thymi (PNA) right
  and left lobe [of the thymus] ⸰ frontalis
  [cerebri] (PNA) frontal (ʌ) lobe [of the
  cerebrum] Lobi glandulae mammariae
  (PNA) lobes of the mammary gland ⸰
  hepatis dexter (PNA) right lobe of the
  liver; ⸰ ~ sinister (PNA) left lobe of
  the liver ⸰ inferior pulmonis (PNA)
  lower lobe of the lung ⸰ medius
  prostatae (PNA) median lobe of the
  prostate; ⸰ ~ pulmonis dextri (PNA)
  middle lobe of the right lung ⸰
  occipitalis cerebri (PNA) occipital (i)
  lobe ⸰ olfactorius olfactory lobe,
  rhinencephalon (e) ⸰ parietalis cerebri
  (PNA) parietal (ai) lobe ⸰ piriformis
  piriform (i) lobe ⸰ posterior hypophysis
  (PNA) posterior lobe [of the hypophysis cerebri] ⸰ pyramidalis glandulae
  thyreoideae (PNA) (Lalouette-Pyrami-
  de) pyramidal lobe of the thyroid gland
  ⸰ quadratus cerebri quader (ei); ⸰ ~
  hepatis (PNA) quadrate (ɔ) od square
  lobe [of the liver] Lobi renales (PNA)
  renal lobes ⸰ superior pulmonis (PNA)
  upper lobe of the lung ⸰ temporalis
  cerebri temporal lobe of the cerebrum
Loch n hole / anat foramen (fɔ'reimən),
  pl foramina (fɔ'ræminə) / (Öffnung)
  orifice (ɔ), aperture (æ), meatus (ei) /
  (Höhlung) cavity (æ), cavern (æ) /
  (Grübchen) pit / (durch Stich) puncture
  (ʌ) / (Einlaß) inlet / (Auslaß) outlet /
  (Nadel) eye / (Leck) leak ⸰blechkäfig
  m Lab perforated sheet-metal cage
  ⸰bruch m puncture fracture ⸰defekt m
  (Schuß) buttonhole (ʌ) od puncture
  fracture ⸰eisen n perforator, punch
Locher m s Locheisen
löcherig perforated / (porös) porous (ɔ:)
  / (gedellt) pitted / foraminiferous (i)
Lochgeschwür n (Malum perforatum
  pedis) mal perforant (æ)
Lochialstauung f lochial ('loukiəl)
  stagnation
Lochien f pl (Wochenfluß) lochia ('loukiə) (pl), lochiorrhagia (ei), lochiorr-
  rh[o]ea (i) ⸰- (Wochenfluß-) lochial,
  lochio- (ou) (Vors) ⸰ausfall m alochia
  (ou) ⸰retention f lochiometra (i:)
  ⸰verhaltung f dyslochia (ou)
Lochio|metra f lochiometra (i:) ⸰rrhagie
  f lochiorrhagia (ei), lochiorrh[o]ea
  ⸰rrhoe f (Wochenfluß) lochiorrh[o]ea,
  lochiorrhagia ⸰stase f (Stocken des
  Wochenflusses) lochiostasis (ei)
Loch|pflaster n pharm porous (ɔ:) plaster
  (a:) ⸰schwären f pl ecthyma (ai)
  gangraenosum (ou) ⸰zahn m (künstlicher Backenzahn) diatoric (daiə'tɔrik)
  ⸰zange f chir punch forceps pl
Locke ('lɔk)-**Lösung** f Locke's solution
  (u:)
locker|n (Binde) to release (i:) / (Zahn)
  to loosen ('lu:sn) / (Sputum, Abbindung, Bindetour usw) to loosen /
  (Muskeln) to relax / (Diät) to relax
  ⸰ung f (Zahn) loosening / (Muskel)
  relaxation

305

Lockstoff m attractant

Locum tenens m (Stellvertreter) locum (ou) tenens ('ti:nenz)

Locus m (Ort) locus ('loukəs), pl loci ('lousai) / ~ coeruleus (PNA) locus coeruleus / ~ minoris resistentiae l. minoris (ɔ:) resistentiae, place of least resistance

Loeffler ('lœflər)|-**Bazillus** m (Diphtheriebazillus) Klebs-Loeffler bacillus, Corynebacterium diphtheriae ~-**Farbstoff** m Loeffler's stain ~-**Methylenblau** n Loeffler's methylene-blue [solution (u:)] od blue ~-**Platte** f Loeffler's malachite (æ) green agar

Loeschiagruppe f bakt Loeschia ('li:ʃiə) group

Loewi ('leivi)-**Phänomen** n od -**Zeichen** n Loewi's reaction, sign od test

Löffel m spoon / chir spoon / scharfer ~ sharp spoon; (Kurette) bone curette [US curet] (kjuə'ret); (zum Entnehmen von Probematerial) harpoon (u:) / gestrichener ~ voll level spoonful / mit dem scharfen ~ ausräumen od ·abschaben to curette [US curet] ~**förmig** anat cochlear ('kokliə), spoonshaped ~**kraut** n (Cochlearia) bot, pharm cochlearia (kokli'ɛəriə), spoonwort ~**nagel** m koilonychia (kɔilo'nikiə), spoon nail ~**voll** m spoonful ~**weise** by spoonfuls

Löffler ('lœflər)-**Syndrom**| I n Löffler's eosinophilia od syndrome ~ II (Endocarditis parietalis fibroplastica) Löffler's endocarditis

Logamnesie f ps logamnesia (i:)

Logankrone f dent Logan (ou) crown

Logasthenie f logasthenia (i:)

Logo|klonie f ps logoclonia (ou) ~**manie** f (Redesucht) ps logomania (ei) ~**pädie** f (Sprachheilkunde) logop[a]edia (i:), logop[a]edics (i:) ~**pathie** f (Sprachstörung) logopathy (ɔ), speech disorder ~**rrhoe** f (krankhaftes Schwatzen) ps logorrh[o]ea (i), lalorrh[o]ea (i) / (Schnellreden) tachylogia (ˌtæki'loudʒiə) ~**spasmus** m (krampfartiges Sprechen) logospasm (ɔ) ~**therapeutisch** logotherapeutic ~**therapie** f ps logotherapy

Lohmann ('lo:man)-**Enzym** n creatine kinase

Loiasis f loaiasis (ai) s Loa-loa-Krankheit

lokal (örtlich) local (ou), topical (ɔ) ~**anästhesie** f local od regional an[a]esthesia (ˌæni:s'θi:ziə) / (mit Kälte) ice an[a]esthesia, refrigeration an[a]esthesia / (Oberfläche) surface an[a]esthesia / periphere ~ terminal an[a]esthesia ~**anästhetikum** n pharm local an[a]esthetic (e) ~**anästhetisch** (lokalwirksam) regionally an[a]esthetising (i:), acting as a local an[a]esthetic ~**behandlung** f local treatment, topical application ~**bestrahlung** f local irradiation ~**betäubung** f local an[a]esthesia (i:) ~**empfindlichkeit** f local sensitiveness ~**erkrankung** f local od topical disease ~**erscheinung** f local sign ~**infektion** f walled-up infection ~**infiltration** f local infiltration ~**isation** f localisation / ~ der Schwäche distribution of weakness ~**isationsort** m [des Zentromers im Chromosom] attachment ~**isator** m röntg localiser (ou), applicator ~**isieren** to localise (ou) ~**isiert** localised / (begrenzt) limited

(auf to) / einseitig ~ localised to one side / streng ~ sharply localised ~**reaktion** f local reaction ~**rezidiv** n local recurrence (ʌ) ~**schädigung** f local injury ('indʒəri) ~**wirkung** f local od topical effect od action

Lokomot|ion f locomotion (ou) ~**geräusch** n to-and-fro murmur (ɔ:) ~**orisch** locomotor (ou), locomotive (ou)

Lokulationssyndrom n loculation syndrome

Lolch m (Lolium) bot, tox darnel, lolium (ou) ~**vergiftung** f lolism (ou), loliism, darnel poisoning (ɔi)

Lolium n (Lolch, Taumellolch, Schwindelhafer) bot, tox lolium, darnel

Longiligne f ps longilineal type

Longissimus [dorsi] m anat longissimus (dʒi) muscle (ʌ)

longitudinal (längsgerichtet) longitudinal (ju:) ~**furche** f (Daumenfurche), radiale radial longitudinal crease ~**reaktion** f longitudinal reaction ~**welle** f longitudinal wave

Longitudinierung f (beschleunigtes Längenwachstum) acceleration [of growth]

Loop m dent loop

Looser ('lo:zər)-**Umbauzonen'** f pl Looser's transformation zones (zounz)

Lophophorablüten f pl bot mescal (a:) buttons

lophotrich bakt lophotrichous (ɔ)

Loquacitas f (Geschwätzigkeit) ps loquacity (æ), extreme talkativeness

Lorain (lɔ'rɛ̃)-**Syndrom** n od -**Infantilismus** m Lorain-Levi (le:'vi) syndrome, pituitary dwarfism

Lorbeer m bot laurel (ɔ) ~**blatt** n bay leaf ~**baumfrucht** f bot bayberry ~**öl** n pharm oleum (ou) laurinum (ɔ:) ~**spiritus** m pharm bay rum

Lorchel f bot turban top

Lordose f, **Lordosis** f (Hohlrücken) lordosis, hollow back, saddle back F / sehr starke od ausgeprägte ~ hyperlordosis

Lordoskoliose f lordoscoliosis, lordosis and scoliosis

lordotisch lordotic (ɔ)

Lorenz ('lo:rents)|-**Gipsbett** n od -**Reklinationsbett** n Lorenz' plaster-of--Paris od reclining (ai) bed, Lorenz' vertebral plaster (a:)-cast ~-**Hüftluxationsbehandlung** f Lorenz' method

Losantin n (Chlorkalsalbe) mil bleach ointment

lösbar (löslich, auflösbar) solube (ɔ) ~**keit** f chem solubility

Löschblattprinzip n blotting-paper principle

Löschung f (Exanthem) extinction / (Fluoreszenz) quench[ing]

lose loose (lu:s) / anat unattached / (Niere) floating

Lösemittel n chem, pharm solvent (ɔ), menstruum

lösen to loosen (lu:sn) / (losbinden) to untie (ai) / (Krampf) to relax / chem to dissolve (di'zɔlv) / (Schleim) to loosen / (Klemme) to release (i:) / (Staubinde) to release / (abtrennen) to detach / (Pneumonie) to resolve

Losesein n (der Zähne) dent looseness ('lu:snis) of the teeth

Lösevermögen n chem dissolving power

Losewerden n (der Zähne) dent gomphiasis (ai), loosening of the teeth

löslich soluble (ɔ) / (Entsprechungen nach DAB und USP) sehr leicht ~ very s. / leicht ~ freely s. / löslich soluble / wenig ~ sparingly s. / schwer ~ slightly s. / sehr schwer ~ very slightly s. / praktisch un~ practically insoluble ~**keit** f chem solubility (i)

los|lösen chir (ablösen) to detach / (herauslösen) to dislodge (ɔ) ~**lösen** chir (Ablösung) detachment / (Herauslösung) dislodgement / gyn disengagement ~**lösung** s ~**lösen**

Lost n mil mustard (ʌ) od vesicating (e) gas, dichlorodiethyl (ɔ:-e) sulphide (ʌ) [US sulf-]

lostrennen chir to separate (e), to detach, to sever (e) / (resezieren) to cut off, to resect, to remove (u:), to amputate / (Naht) to unstitch, to unsew (ou)

Lösung f chem (Vorgang und Ergebnis) solution (u:) [nota: der Begriff wird oft impliziert, so dass „iodine" für Jodlösung steht] / (Knorpel usw.) loosening / (Adhäsionen) adhesiolysis / (Pneumonie) resolution / pharm liquor [s dort], solution / (Auflösung) dissolution / (Arm des Feten) liberation of an arm alkoholische ~ alcohol, alcoholic s. echte ~ true s. ~ zur Formalinfixierung mit Zusatz von Essigsäure u Alkohol formalin, acetic, alcohol s. (FAA sol) gepufferte ~ buffered (ʌ) solution gesättigte ~ saturated (æ) s. isotone ~ iso-osmotic (ɔ) s. kolloidale ~ colloidal solution ~ von Konflikten im Handeln (Psychotherapie) ps acting out molare ~ molar (ou) s. ölige ~ oil s. ~ des Perikards von Verwachsungen (Perikardiolyse) chir pericardiolysis (ɔ) sterile ~ sterile s. übersättigte ~ supersaturated s. volumetrische ~ volumetric s. wässrige ~ aqueous (ei) s.

Lösungs|druck m solution pressure ~**fähig** chem dissolvable (ɔ) ~**fähigkeit** f chem solubility ~**fertig** ready to be dissolved ~**koeffizient** m chem coefficient (i) of solubility ~**messer** m chem lysimeter (i) ~**mittel** n chem solvent (ɔ) / pharm (Schleim) expectorant / (zur Herstellung einer Lösung) diluting solution ~**mittelfront** f chrom solvent front (ʌ) ~**mittelgemisch** n solvent mixture ~**phase** f (Pneumonie) stage of resolution ~**rasseln** n rales (a:) of resolution ~**stoff** m solvent ~**vermittler** m solubiliser ~**vermögen** n phys resolving power ~**wärme** f heat of solution

los|weichen (Verband) to soak off ~**wickeln** (Binde) to unwrap ('ræp)

Lotio f lotio ('louʃiou)

Lotion f pharm lotion ('louʃn); wash

Louis (lwi)-**Bar** ('bar)-**Syndrom** n (Ataxia teleangiectatica) Louis-Bar syndrome, ataxia-telangiectasia ~-**Winkel** m angle of Louis

Lowe (lou)-**Syndrom** n (okulo-zerebro--renales Syndrom) Lowe's syndrome, oculo-cerebrorenal syndrome

löwen|artig (z B Gesicht bei Lepra) leonine ('liənain) ~**gesicht** n (Lepra) leonine od lionlike (ai) face, leontiasis (ai), facies (ei) leontina (ai) ~**maul** n chir lion-jaw forceps pl ~**zahn** m bot dandelion ('dændilaiən) ~**zahnextrakt** m pharm extract of dandelion

LOX = flüssiger Sauerstoff m liquid oxygen, LOX

Loxarinde f pharm loxa bark

Loxophthalmus *m* (Strabismus) loxophthalmos (æ), squint
LP = Lumbalpunktion *f* lumbar puncture, LP
L-Phase *f* (L-Form) *bakt* L form
LPP = Lipothiamidpyrophosphat *n* lipothiamide pyrophosphate (LTPP)
LQ = Leistungsquotient *m* achievement quotient, AQ
LR = Limes Reaktion *m* limes of reaction, L$_r$, Limes reacting, LR, Lr
LS-Antigen *n* LS antigen
LSD = Grenzdifferenz *f* (GD) least significant difference / = Lysergsäurediäthylamid *n* lysergic acid diethylamide, LSD
LSF = Lymphozytose-stimulierender Faktor *m* lymphocytosis-stimulating factor, LSF
L-Sprechen *n* (Lambdazismus) lambdacism (æ)
L.T.-Faktor *m* L.T. factor
LTH = luteotropes Hormon *n* luteotrophic hormone, LTH
ltr. = Liter *m* litre, l
L-Trijod-thyronin *n* liothyronine (aiə) [sodium (*BP*, *USP*)]
LTT = Latex-Tropfentest *m* latex drop test / = Lymphozytentransformationstest *m* lymphocyte transformation test, LTT
Lu = Lutetium *n* lutetium, Lu
Lubarsch ('luːbarʃ)-Kristalle *m pl* Lubarsch's crystals (i)
Lucae ('luːkei)-Drucksonde *f otol* Lucae's probe
Lucanthon-Hydrochlorid *n* (*WHO*) lucanthone (ljuˈkænθoun) hydrochloride (*BP*, *USP*)
Luciani (luˈtʃani)-Syndrom *n od* -Trias *f* Luciani's triad (ai)
Lucida intervalla *n pl* (lichte Augenblicke Sterbender) lucid (uː) intervals
Lucilia|fliege *f* Lucilia (i), greenbottle fly ꭤ larve *f* larva of Lucilia, screw worm (ɔ:)
Lück|e *f* gap / *anat* lacuna (juː), *pl* lacunae / (zeitlich) interval ꭤenamnesie *f* episodic amnesia ꭤenbildung *f* im Gehirn (Porenzephalie) porencephaly (e) ~ig (lakunär) *anat* lacunar (juː)
Ludwig ('luːtviç)-Angina *f* (Angina Ludovici) Ludwig's angina (ænˈdʒainə)
Luer ('luər)|-Bohrung *f* (Kanüle) Luer bore ꭤ-Knochenzange *f* Luer's bone pliers (ai) *pl* ꭤ-Spritze *f* Luer's syringe ('sirindʒ)
Lues *f* (Syphilis) lues ('luːiːz), syphilis (i) / ꭤ congenita congenital (e) syphilis / ꭤ connata (Erbsyphilis) heredolues (uː), heredosyphilis (i) / ꭤ latens latent (ei) lues ꭤ- luetic (e), syphilitic (i) ~ähnlich syphiloid (i) ~empfänglich syphilotropic (ɔ) ꭤheilmittel *n pharm* antisyphilitic ꭤinfektion *f* luetic infection ꭤkur *f* antisyphilitic treatment ꭤnekrose *f* syphilitic necrosis ꭤtherapie *f* syphilotherapy ~verhindernd antiluetic, antisyphilitic
Luet|iker *m* (Syphilitiker) luetic *od* syphilitic patient ꭤin *n* luetin (uː) ~isch (syphilitisch, luisch) luetic (e), syphilitic (i)
Luft *f* air / (Atmosphäre) atmosphere / (Atem) breath (e) / (Luftzug) draught (aː) / (im Freien) open air / der ꭤ aussetzen to expose to air / flüssige ꭤ liquid (i) air ~abgeschlossen apneumatic (æ) / hermetically sealed; air-tight

ꭤabschluß *m* exclusion of air ꭤanalyse *f* analysis (æ) of the atmosphere ~artig aeriform (ɛə) / (gasartig) gaseous (æ) ~atmend air-breathing (iː) / *bakt* aerobic (ou) ꭤaustausch *m* (Lunge) respiratory (aiə) exchange ꭤbad *n* air bath ꭤbehandlung *f* aerotherapy, pneumotherapy (njuːmoː-), pneumatotherapy ~benötigend *bakt* aerobic ꭤbläschen *n* air bubble (ʌ) ꭤblase *f* air bubble (ʌ) (im Kreislauf) air embolus ꭤbläser *m dent* chip syringe ꭤbläserkanüle *f dent* cannula for chip syringe ꭤblock *m* air block ~dicht air-tight ꭤdichte *f* air density ꭤdosis *f radiol* free air dose, in-air dose ꭤdruck *m* atmospheric (e) pressure / *techn* air pressure / (Bombenexplosion) blast pressure ꭤdruckbehandlung *f* aeropiezotherapy ('ɛəropaiˈizoː-) ꭤdruckmesser *m* (Barometer) barometer (ɔ) ꭤdruckmessung *f* barometry (ɔ) ꭤdruckschwankungen *f pl* barometric (e) variations ꭤdruckverwundung *f* injury ('indʒəri) caused by air pressure / (Bombe) blast injury ꭤdruckwechselschädigung *f* barotrauma (ɔ:) ~durchlässig porous (ɔ:) ꭤdusche *f* (Ohr) eustachian (juːˈsteikiən) *od* tympanic (æ) inflation, politzerisation; air bag ꭤeinblasung *f* insufflation / (in den Subduralraum) cranial (ei) insufflation ꭤembolie *f* air embolism, aero-embolism ~empfindlich sensitive to air / (gegen Zugluft) sensitive to draughts (aː) ꭤentkeimung *f* sterilisation of the air ꭤenzephalogramm *n* air encephalogram ꭤenzephalographie *f* air encephalography (ɔ) ꭤfahrtmedizin *f* aviation medicine (e), aeromedicine ꭤ-u Raumfahrtmedizin *f* aerospace medicine (e) ꭤfassungsvermögen *n* respiratory (aiə) capacity (æ) / relative ꭤ relative (e) air humidity (RH) ꭤfeuchtigkeitsmesser *m* hygrometer (ɔ), psychrometer (ɔ) ꭤfilter *m* air filter ꭤfistel *f* aerial (ɛə) fistula ~förmig gaseous (æ), aeriform (ɛə) ꭤfüllung *f* (Gehirn *usw*) insufflation / (Gelenk) *röntg* pneumarthrosis ~gefüllt pneumatic (njuːˈmætik), inflated (ei) ꭤgehalt *m* air content ~gekühlt air-cooled ~getrocknet air-dried ꭤgeschwulst *f* pneumatosis / (Lunge) bronchocele / (Emphysem) emphysema (iː) / (Hautemphysem) pneumoderma ꭤhafenarzt *m* airport medical officer ꭤheilkunde *f* atmiatrics ꭤholen *n* respiration, breathing (iː) ꭤhunger *m* air hunger, dyspn[o]ea (i) ~hungrig dyspn[o]eic (iː), short of breath ~ig airy (ɛə) / (gasförmig) gaseous (æ) / (Kleidung) light, loose (luːs) ꭤinfektion *f* air-borne infection ꭤkammer *f* air chamber (ei) ꭤkeim *m* air-borne organism ꭤkissen *n* air cushion (u) / (ringförmig) air ring ꭤkrank airsick ꭤkrankheit *f* (Höhenkrankheit) aviators' disease / airsickness ꭤkühlung *f* röntg circulating-air cooling, airflow cooling ꭤkur *f* climate (ai) cure, climatic (æ) cure ꭤkurort *m* climatic resort, air resort ~leer free from air, void of air, evacuated ꭤleere *f* vacuum (æ) ꭤleitung *f* (Ohr) aerial (ɛə) conduction (ʌ) ~los airless ꭤmagen *m* aerogastria ꭤmangel *m* shortness of breath, dyspn[o]ea (i) ꭤmedizin *f* aviation medicine ꭤmesser *m* aerometer (ɔ) ꭤmyelographie *f* gas myelogra-

phy ꭤnot *f* dyspn[o]ea (i), shortness of breath ꭤradioaktivität *f* radioactivity of the air ꭤreinigung *f* air purification ꭤretention *f* (Asthma) air-trapping ꭤring *m* (Unterlage Schwerkranker) air ring
Luftröhre *f* (Kehle) trachea ('treikiə), windpipe / *Lab* air tube ꭤ u. Bronchien betr. tracheobronchial (i) ꭤ u. Kehlkopf betr. tracheolaryngeal (i) ꭤ u. Speiseröhre betr. tracheo-[o]esophageal (i)
Luftröhren|- tracheal (i), intratracheal ꭤast *m anat* bronchus, *pl* bronchi ('brɔŋkai), bronchial tube ꭤblutung *f* tracheorrhagia (reidʒ) ꭤdeckel *m* (Epiglottis) epiglottis ꭤdruck *m* intratracheal pressure ꭤdrüsen *f pl* tracheal glands (æ) ꭤentzündung *f* (Tracheitis) tracheitis ꭤerweichung *f* tracheomalacia (məˈleiʃiə) ꭤerweiterung *f* tracheaectasy (ˌtreikiəˈektəsi) / (sackartig) tracheocele ('treikiosiːl) ꭤkatarrh *m* (Tracheitis) tracheitis, tracheal catarrh (aː) ꭤ- u Bronchialkatarrh *m* tracheo-bronchitis ꭤknorpel *m pl* (Cartilagines tracheales (*PNA*)) tracheal cartilages ꭤleiden *n* tracheopathia (æ), tracheopathy (ɔ) ꭤmuskel *m* (Musculus trachealis (*PNA*)) tracheal muscle ꭤnaht *f chir* tracheorrhaphy (ɔ) ꭤplastik *f* tracheoplasty ꭤschleim *m* throat secretion (iː) ꭤschmerz *m* trachealgia (æ), pain in the trachea ꭤschnitt *m* (Tracheotomie) tracheotomy / den ꭤ ausführen to tracheotomise (ɔ) ꭤspalt *f* (Stimmritze) glottis ꭤspaltung *f chir* splitting of the trachea, tracheofissure ('fiʃə), tracheotomy ꭤspiegeln *n* tracheoscopy (ɔ) ꭤvenen *f pl* (Venae tracheales (*PNA*)) tracheal veins ꭤverengerung *f* (Tracheostenose) tracheal stenosis
Luft|rückstand *m* (Lunge) residual (i) air ꭤsack *m* (Luftbeutel) (Narkosegerät) air bag / (Laryngozele) laryngocele (siːl) ꭤsauerstoff *m* atmospheric (e) oxygen (ɔ) ꭤsäule *f* air column (ɔ) ꭤschalleitung *f* (Ohr) aerial (ɛə) conduction (ʌ) ~scheu afraid of fresh air ꭤscheu *f* (Aerophobie) *ps* aerophobia (ou) ꭤschicht *f* air layer ('lɛə) ꭤschlauch *m* air tube ꭤschlucken *n* (Aerophagie) aerophagia (ei), aerophagy (ɔ), air swallowing (ɔ) / *vet* cribbing / (geräuschvolles) inructation ꭤschnappen *n* gasping (aː) for breath (e) ꭤ- u Speichelschlucken *n* sialo-aerophagy (ɔ) ꭤsprudelbadapparat *m* bubble-bath equipment ꭤstickstoff *m chem* atmospheric (e) nitrogen (ai) ꭤstossverletzung *f* blast injury ꭤtemperatur *f* (Außentemperatur) atmospheric temperature ꭤthermometer *n* air thermometer (ɔ) ꭤtransportfähigkeit *f* (patient) fitness for air travel ~trocken air-dried ~übertragen (Infektion) air-borne, transmitted by air ꭤübertragung *f* air-borne *od* aerial (ɛə) transmission (i) *od* infection ꭤventrikulographie *f* ventriculography (ɔ) ꭤveränderung *f* change of air ꭤverpestung *f* air pollution (uː) / (durch Radioaktivität) radioactive pollution of the air ꭤverschmutzung *f od* ꭤverseuchung *f* air pollution ꭤwändeionisationskammer *f* air equivalent (i) ionisation chamber (ei) ꭤwändekammer *f röntg* air wall chamber (ei), air equivalent (i) chamber ꭤwechsel *m* change of air ꭤwege *m pl* respiratory

(aiə) tract, airways, air passages (æ)
∼weginfekt m bronchial infection ∼zelle f air cell ∼zufuhr f air supply (ai)
∼zug m (Zugluft) draught [US draft]
(draːft) ∼zutritt m Lab access of air
Lügen|detektor m lie detector, polygraph ∼sucht f ps mythomania (‚miθo-'meiniə), pseudologia (‚sjuːdoʹloudʒiə)
phantastica (æ)
Lugo-Krankheit f Lugo fatigue
Lugol (ly'gɔl)-Lösung f Lugol's solution
(BP), aqueous iodine solution (BP),
strong iodine solution (USP)
Lui|ker m s Luetiker ∼sch luetic (e),
syphilitic (i)
Lumbago f (Hexenschuß) lumbago
(lʌm'beigou), lumbodynia (i) ∼-
-Ischias-Syndrom n lumbago-sciatica
syndrome
lumbal lumbar (ʌ) ∼- (Vors) lumbar
∼anästhesie f intraspinal (ai) od caudal
(ɔː) od sacral (ei) od spinal an[a]esthesia
(iː), medullary (ʌ) narcosis ∼anästhetikum n pharm spinal an[a]esthetic (e)
∼bruch m (Lendenbruch) lumbar hernia ∼dreieck n lumbar triangle (ai)
∼flüssigkeit f cerebro (e)-spinal fluid
(u) (CSF) ∼gegend f lumbar region
∼gie f (Kreuzschmerz) lumbalgia (æ),
lumbago (lʌm'beigou) ∼injektion f intrathecal (iː) injection / eine ∼ machen
to inject intrathecally (iː) ∼isation f
lumbarisation ∼kanüle f lumbar puncture (ʌ) needle ∼nerv m lumbar nerve
∼plexus m lumbar plexus ∼punktion f
lumbar puncture (ʌ) (LP), spinal (ai)
tap / ∼ mit Blutbeimischung bloody (ʌ)
tap / ergebnislose ∼ dry tap / trockene
∼ dry tap ∼punktionsbesteck n lumbar
puncture set ∼punktionsgeräte n pl
lumbar puncture instruments ∼punktionskanüle f lumbar puncture needle
∼reflex m dorsal od lumbar reflex
∼segment n lumbar segment ∼wirbel m
(Lendenwirbel) lumbar vertebra
Lumbarkolotomie f chir lumbar (ʌ)
colotomy
Lumbo|- (Vors) (lumbal, lumbar) lumbo-
(ʌ) (Vors), lumbar ∼dorsal lumbodorsal ∼inguinal lumbo-inguinal ∼kostal lumbocostal ∼sakral lumbosacral
(ei)
Lumbri|cus m (Regenwurm) earthworm
('əːθwəːm) / (Spulwurm) ascaris (æ)
∼kal lumbrical (ʌ) ∼kose f lumbricosis
Lumbus m (Lende) loin
Lumen n (pl Lumina) lumen (uː), pl
lumina
Luminal n pharm Luminal (uː), phenobarbital (aː), phenylethylmalonylurea
('fiːnil'eθil'mæləniljuə'riə)
Luminesz|enz f luminescence ∼ierend
luminescent
Lumpensammlerkrankheit f (Milzbrand)
anthrax, rag-sorters' disease
lunar (den Mond betr) lunar (uː)
Lunatismus m (Mondsüchtigkeit) lunatism (uː), sleepwalking during moonlight
Lunatum n (Mondbein) lunate (uː) bone
∼luxation f dislocated carpal lunate
∼malazie f (Kienböck-Krankheit)
lunatomalacia (mə'leiʃiə), Kienböck's
('kiːnbœks) disease, malacia (ei) traumatica (æ)
Lunge f (Pulmo (PNA)) lung (ʌ) / eiserne
∼ iron ('aiən) l., lungmotor (ʌ),
Drinker ('driŋkə) respirator / freie ∼
clear l. / helle ∼ hyperlucent l. /

hepatisierte ∼ solid (ɔ) od consolidated
(ɔ) l. / weiße ∼ white l., white pneumonia (ou) ∼ u. Aorta betr. pulmo(ʌ)-aortic ∼ u. Bauchfell betr. pulmonoperitoneal (i) ∼ u. Leber betr.
pulmonohepatic (æ) ∼ u. Magen betr.
pneumogastric
Lungen|- pulmonary (ʌ), pulmonal (ʌ),
pulmonic (ɔ), lung, pneumo- ('njuːmo)
(Vors), pneumono- (Vors), pulmo- (ʌ)
(Vors) ∼abschnitt m pulmonary segment ∼abszeß m pulmonary od lung
abscess ∼aktinomykose f actinomycosis of the lungs, nocardiosis ∼alveole f
(Lungenbläschen) pulmonary od lung
alveolus (æl'viələs), pl alveoli ∼anheftung f chir (an Rippe) costopneumopexy (njuː) ∼anschoppung f congestion
of the lung ∼arterie f pulmonary artery
/ linke ∼ (Arteria pulmonalis sinistra
(PNA)) left pulmonary artery / rechte
∼ (Arteria pulmonalis dextra (PNA))
right pulmonary artery ∼-Arterienklemme f intra-thoracic artery forceps pl
∼aspergillom n pulmonary aspergilloma ∼aspergillose f bronchopulmonary
aspergillosis ∼ast m pulmonary branch
∼atelektase f atelectasis ∼atmen n
pulmonary respiration ∼atrophie f
pulmonary atrophy (æ) / idiopathische
∼ idiopathic (æ) pulmonary atrophy
∼aufnahme f röntg pneumogram (njuː)
∼basis f (Basis pulmonis (PNA)) base
of the lung ∼beatmung f lung aeration
∼befund m (positiver) lung involvement
(ɔ) ∼behandlung f pneumonotherapy,
lung treatment ∼belüftung f artificial
ventilation ∼beschreibung f pneumography (ɔ), pneumonography (ɔ) ∼bestrahlung f lung irradiation ∼beteiligung f lung od pulmonary involvement
∼blähung f (Blählunge, Lungenemphysem) pulmonary emphysema (iː) ∼bläschen n (Alveolus pulmonis) pulmonary od lung alveolus (æl'viələs), pl
alveoli, air cell ∼bläschen- alveolar (i)
∼bläschenerweiterung f alveolar ectasia
(ei), emphysema ∼blastomykose f pulmonary (ʌ) blastomycosis, bronchoblastomycosis ∼bluten n (Hämoptoe)
pneumorrhagia (ei), h[a]emoptysis (ɔ),
h[a]emorrhage (e) from the lungs,
pulmonary h[a]emorrhage ∼blutung f s
∼bluten ∼brand m (Lungengangrän)
gangrene of the lung, necropneumonia
(ou) ∼bruch m pneumocele (njuː),
pneumatocele, hernia of the lung,
pulmonary hernia ∼chirurgie f surgery
of the lungs, lung surgery ∼drüse f
bronchial gland ∼durchlüftung f pulmonary ventilation od aeration ∼dystrophie f pulmonary degeneration /
progressive ∼ vanishing lung ∼egel m
lung fluke (uː), Paragonimus (ɔ) ∼embolie f pulmonary embolism ∼emphysem n pulmonary emphysema (iː),
pneumonectasia (ei), alveolar (i) ectasia / interstitielles ∼ pulmonary interstitial emphysema / vesikuläres ∼
alveolar emphysema ∼entzündung f
(Pneumonie) pneumonia (njuː'mouniə), inflammation of the lungs /
doppelseitige ∼ double od bilateral (æ)
pn. / herdförmige ∼ bronchopneumonia, bronchial pneumonia / terminale
∼ terminal (əː) pneumonia ∼erkrankung f lung disease, pulmonary (ʌ)
affection, pneumopathy (ɔ) ∼erweichung f (Pneumomalazie) pneumoma-

lacia (mə'leiʃiə) ∼erweiterung f pulmonary emphysema (iː), pneumonectasia
(ei), dilatation of the lungs ∼facharzt m
lung specialist (e) pulmonary specialist,
pulmonologist ∼fasspinzette f lung
tissue forceps pl ∼feld n röntg lung od
pulmonary field ∼fell n pulmonary
pleura (uə), visceral pleura ∼fellentzündung f pulmonary pleurisy (u)
∼fibrose f pulmonary fibrosis, cirrhosis
of the lung, pneumosclerosis, fibroid
(ai) lung / diffuse, progressive interstitielle ∼ alveolar capillary block
syndrome / interstitielle ∼ interstitial
pulmonary (ʌ) fibrosis ∼fistel f pulmonary fistula / arteriovenöse ∼ pulmonary arteriovenous fistula (PAF)
∼fistelgeräusch n (Wasserpfeifengeräusch) whistling sound, water--whistle sound ∼flügel m lobe of the
lung, pulmonary lobe ∼funktionsprüfung f lung od pulmonary function test
∼funktionsstörung f lung function impairment ∼gängig (Staub) respirable
(e) ∼gangrän f gangrene of the lung,
gangrenous pneumonia, necropneumonia ∼gefäß n pulmonary vessel, lung
vessel ∼gefäßsystem n pulmonary vascular system ∼gefäßzeichnung f pulmonary vascular markings ∼geflecht n
lung plexus, pulmonary plexus ∼geschwulst f tumo[u]r in the lungs, pulmonary growth ∼gewebe n lung tissue
∼granulomatose f pulmonary (ʌ) granulomatosis ∼grenze f lung border
∼grenzenperkussion f (von oben nach
unten) strip percussion (ʌ) ∼hämosiderose f pulmonary (ʌ) h[a]emosiderosis / idiopathische ∼ (Ceelen-Gellerstedt-Syndrom) idiopathic pulmonary h[a]emosiderosis, Ceelen-Gellerstedt ('tseː-lən-'gelərstet) syndrome ∼heilanstalt f sanatorium (ɔː)
∼heilstätte f sanatorium, pl sanatoria,
sanitarium ∼hernie f (Pneumozele)
pneumocele (njuː), pneumatocele (æ),
hernia of the lung ∼hilus m (Hilus
pulmonis (PNA)) hilum (ai) (Br) od
hilus (ai) (US) of the lung ∼infarkt m
pulmonary infarction od apoplexy
∼infektion f pulmonary (njuː'mɔnik)
infection (e) ∼infiltrat n pulmonary (ʌ)
infiltrate ∼kapazität f, totale (TK) total
lung capacity (æ) ∼kapazitätsmesser m
(Spirometer) pulmometer (ɔ), spirometer (ɔ) ∼kapazitätsmessung f (Spirometrie) pulmometry (ɔ), spirometry (ɔ)
∼kaverne f pulmonary cavity od cavern
(æ) ∼klopfschall m pulmonary percussion (ʌ) note ∼kollaps m lung collapse
∼kollapstherapie f collapse therapy
∼komplikation f pulmonary complication ∼konkrement n (Lungenstein) lung
stone od calculus (æ), pneumolith
(njuː), pulmonary concretion ∼krampf
m lung asthma ('æsmə) ∼krank suffering from a lung disease / (tuberkulös)
tuberculous ∼kranker m patient suffering from a lung disease ∼krankheit f
lung disease, pulmonary disease ∼kraut
n bot lungwort (ʌ), pulmonaria (eə)
∼krebs m lung od pulmonary carcinoma, lung cancer ∼kreislauf m pulmonary circulation, lesser circulation
∼lähmung f paralysis (æ) of the lung
∼läppchen n lobule (ɔ) of the lung
∼lappen m lobe of the lung ∼lappenexstirpation f chir lobectomy ∼lappenschere f chir lobectomy scissors p

≳lappenschwund *m* (totaler) total pulmonary atrophy (æ) ≳leiden *n* (Pneumopathie) lung disease, pneumopathy (ɔ), pneumonopathy (ɔ), pneumonosis ~leidend *s* ~krank ≳magennerv *m* vagus (ei) ≳metastase *f* lung *od* pulmonary metastasis (æ) ≳milzbrand *m* wool-sorters' disease, pulmonary anthrax ≳mykose *f* mycosis of the lungs, pulmonary mycosis ≳naht *f* *chir* pneumonorrhaphy (nju:mə'nɔrəfi) ≳nematode *f* lung worm ≳ödem *n* pneumon[o]edema (i:), pulmonary [o]edema ≳parenchym *n* lung parenchyma ≳perfusion *f* pulmonary perfusion ≳perfusionsszintigraphie *f* perfusion scintiscanning of the lung ≳pest *f* plague (pleig) pneumonia, pneumonic (ɔ) plague, lung plague ≳pforte *f* *s* ≳hilus ≳phthise *f* pulmonary tuberculosis, phthisis ('θaisis) ≳probe *f* for pulmonary docimasia (dɔsi'meiziə) ≳prozeß *m* pulmonary involvement, lung affection ≳punktion *f* (Pneumozentese) pneumocentesis (i:), lung puncture ≳rand *m* lung border *od* margin ~reizend lung-irritant (i) ≳reizstoff *m* *mil* lung irritant ≳reizung *f* pulmonary irritation ≳resektion *f* *chir* lung resection, pneumoresection ≳rippenfellentzündung no —

pneumonectomy, lobectomy / ≳ mit Thermokauter *od* elektrischem Messer cautery (ɔ:) pneumonectomy ≳riß *m* lung rupture (ʌ) ≳röntgen *n* *röntg* pneumonography (ɔ) ≳rundherd *m*, kavernöser cavitary pulmonary nodule ≳ruptur *f* lung rupture ≳sack *m* pulmonary sac ≳saugmaske *f* Kuhn's (ku:nz) mask (a:) ~schädigend harmful to the lungs ≳schädigung *f* lung damage (æ), lung injury / (durch Explosion) lung chest, blast lung ≳schall *m* pulmonary sound ≳schlag *m* pulmonary apoplexy ≳schlagader *f* pulmonary artery ≳schnitt *m* (Pneumotomie) pneumonotomy, pneumotomy ≳schrumpfung *f* (Lungenzirrhose) pulmonary cirrhosis ≳schützer *m* chest protector ≳schwarz *n* pulmonary pigment / (Kohle) coal particles in the pulmonary tissue ≳schwimmprobe *f* for pulmonary docimasia (dɔsi'meiziə) ≳schwindsucht *f* (Phthise) pulmonary phthisis ('θaisis), tuberculosis of the lungs ~schwindsüchtig suffering from pulmonary tuberculosis ≳segmente *n pl* bronchopulmonary segments ≳sklerodermie *f* scleroderma of the lung ≳spatel *m* *chir* lung spatula ≳spezialist *m* lung specialist (e) ≳spitze *f* (Apex pulmonis (PNA)) apex of the lung ≳spitzenaffektion *f* apical (æ) lesion ('li:ʒən), apicitis ≳spitzenkatarrh *m* [pulmonary] apicitis ≳starrheit *f* pulmonary induration ≳stauung *f* lung *od* pulmonary congestion ≳stein *m* *s* ≳konkrement ≳steinleiden *n* pneumolithiasis ≳stiel *m* (Hilus pulmonis (PNA)) hilum [*US* hilus] of the lung ≳strombahn *f* pulmonary circulation ≳struktur *f* lung structure (ʌ) ≳symptom *n* pulmonary *od* respiratory (aiə) symptom ≳szintigraphie *f* lung scanning *od* scintigraphy .ungentuberkulose *f* pulmonary (ʌ) tuberculosis aktive ≳ active pulmonary tuberculosis allgemeine generalisierte ≳ acute generalised tuberculosis bron-

chogene ≳ bronchogenic (e) tuberculosis chronischfibröse ≳ chronic (ɔ) fibroid (ai) tuberculosis galoppierende ≳ gal[l]oping (æ) consumption (ʌ) geschlossene ≳ closed tuberculosis inaktive ≳ inactive tuberculosis käsige ≳ caseous (ei) pneumonic (ɔ) tuberculosis latente ≳ latent (ei) tuberculosis lobäre ≳ lobar (ou) pneumonic tuberculosis miliare ≳ miliary (i) tuberculosis offene ≳ open tuberculosis primäre ≳ primary (ai) tuberculosis progressive ≳ progressive pulmonary tuberculosis ≳komplex *m* pulmonary tuberculous complex

Lungen|typhus *m* pneumotyphoid (ai) ≳überblähung *f* emphysema (i:) ≳untersuchung *f* lung examination ≳venen *f pl* (Venae pulmonales (PNA)) pulmonary veins ≳venenkompression *f* pressure on the pulmonary veins ≳ventilation *f* lung ventilation ≳veränderung *f* pulmonary change ≳verdichtung *f* *röntg* lung opacity ≳verkalkung *f* pulmonary (ʌ) calcification ≳verkäsung *f* lung caseification ≳volumen *n* lung volume ≳wassersucht *f* pulmonary [o]edema (i:) ≳widerstand *m* lung resistance ≳wurzel *f* (Radix pulmonis (PNA)) root of the lung ≳wurzeldrüse *f* root gland ≳zeichnung *f* *röntg* lung marking ≳zelle *f* (Alveole) [pulmonary] alveolus (i) ≳zirrhose *f* pneumo[no]cirrhosis, pulmonary cirrhosis, cirrhosis of the lung ≳zug *m* (beim Rauchen) inhaling ≳zyste *f* pulmonary cyst

Lunula *f* lunula (u:), *pl* lunulae / ≳ unguis (PNA) lunula of the nail / ≳e valvularum semilunarium (PNA) lunules of the pulmonary valves

Lup|inidin *n* lupinidine (i) ~oid lupoid (u:), lupiform (u:) ≳oid *n* lupoid, sarcoid ≳om *n* lupoma ≳ulin *n* lupulin (u:) ≳ulon *n* lupulon (u:)

Lupus *m* lupus ('lu:pəs), tuberculosis of the skin ≳ anularis l. annularis (εə) ≳ crustosus l. crustosus (ou) disseminierter ≳, ≳ disseminatus l. disseminatus (ei) ≳ endemicus cutaneous (ei) leishmaniasis (li:ʃmə'naiəsis) ≳ erythematodes l. erythematosus; ≳ ~ disseminatus disseminated *od* systemic l. erythematosus ≳ exfoliativus l. with desquamations ≳ exulcerans l. exedens follikulärer disseminierter ≳ disseminated (e) follicular (i) l. ≳ hypertrophicus l. hypertrophicus (ɔ) ≳ impetiginosus pustular (ʌ) l. ≳ maculosus l. maculosus ≳ papillomatosus l. papillomatosus ≳ pernio (Schwindbeule) l. pernio (ə:), Boeck's ('bøks) sarcoid schmetterlingsförmiger ≳ butterfly (æ) l. ≳ sclerosus l. sclerosus (ou) ≳ sebaceus l. erythematosus tumidus l. tumidus (ju:) ≳ vegetaris l. vegetaris ≳ verrucosus true ≳ l., l. vorax (ɔ:) ≳ vulgaris l. vulgaris (εə) ≳- lupous (u:) ~ähnlich lupoid (u:) ~artig lupous ~förmig lupiform (u:) ≳geschwür *n* lupoid ulcer ≳karzinom *n* carcinoma arising from lupus ≳knötchen *n* lupoma, apple-jelly nodule (ɔ) ≳nephropathie *f* lupous nephropathy ≳schaber *m* *chir* lupus scraper

Luschka ('luʃka)|-Band *n* (Ligamentum sternopericardiacum (PNA)) sternopericardial ligament, Luschka's fold *od* ligament ≳-Drüse *f* Luschka's ganglion *od* gland ≳-Gänge *m pl* Luschka's crypts (i)

Lust|objekt *n* *sex* pleasure object (ɔ) ≳prinzip *n* *ps* pleasure principle ≳vollendung *f* *sex* drive fulfilment
luteal (Corpus luteum *betr*) luteal (u:)
Lutein *n* lutein ('lu:ti:in) ≳- luteinic (i) ≳faltenzellen *f pl* luteinised (u:) cells ~haltig containing lutein ~isieren to luteinise ≳isierung *f* luteinisation ≳isierungshormon *n* luteinising hormone, prolan (ou) B ≳zelle *f* lutein cell
Lutembacher ('lu:təmbækə)-**Syndrom** *n* Lutembacher's syndrome (i)
Luteo|hormon *n* progesterone (pro-'dʒestəroun) (*BP*), corpus luteum ('lu:tiəm) hormone ≳lyse *f* luteolysis ~lytisch luteolytic (i) ~stimulierend luteostimulant (i) ~troph luteotrophic (ɔ)
lutschen to suck (ʌ) ≳ *n* sucking
Lutsch|pastillen *f pl* *pharm* lozenges ('lɔzindʒiz) ≳tablette *f* *pharm* sucking tablet
Lututrin *n* *pharm* lututrin ('lu:tjutrin)
Luxatio *f* dislocation, luxation ≳ centralis femoris d. of the femur (i:) through the joint-pan ≳ [coxae] congenita congenital (e) d. ≳ divergens divergent d. ≳ ilica d. of the femur toward[s] the os ilium (i) ≳ iliopectinea suprapubic (ju:) d. of the femur ≳ imperfecta (Verrenkung) sprain ≳ infraacromialis claviculae d. of the clavicle (æ) into the infra-acromial (ou) space ≳ infrapubica femoris infrapubic (ju:) d. of the femur ≳ infraspinata humeri d. of the humerus ('hju:) into the infraspinal (ai) fossa ≳ ischiadica d. of the femur toward[s] the os ischii ('iskiai) ≳ lentis (Linsenluxation) d. of the lens ≳ manus congenita talipomanus (ɔ), clubhand (ʌ) ≳ obturatoria femoris d. of the femur toward[s] the foramen (ei) obturatorium (ɔ:) ≳ penis d. of the penis (i:) ≳ perinealis femoris perineal (i) d. ≳ pollicis d. of the thumb (θʌm) ≳ praesternalis claviculae presternal (ə:) d. of the clavicle ≳ pubica femoris pubic (ju:) d. of the femur ≳ retrosternalis claviculae retrosternal d. of the clavicle ≳ subclavicularis humeri subclavicular (i) d. of the humerus ('hju:) ≳ subcoracoidea humeri subcoracoid (ɔ) d. of the humerus ≳ suprapubica femoris suprapubic (ju:) d. of the femur ≳ suprasternalis claviculae suprasternal d. of the clavicle ≳ tali d. of the talus (ei) ≳ testis traumatic (æ) d. of the testicle
Luxation *f* dislocation, luxation angeborene ≳ congenital (e) d. blutige ≳ compound d. einfache *od* unkomplizierte ≳ simple *od* closed d. frische ≳ recent (i:) d. habituelle ≳ habitual (i) d. komplette ≳ complete d. komplizierte ≳ (bei offenem Gelenk) compound d.; (*sonst*) complicated d. paralytische ≳ paralytic (i) d. pathologische ≳ pathologic[al] (ɔ) d. traumatische *od* unfallbedingte ≳ traumatic d. unblutige ≳ common d. unvollständige ≳ partial *od* incomplete d., subluxation, sprain vollständige ≳ complete d.
Luxations|fraktur *f* fracture dislocation ≳hüfte *f* (kongenital) congenital (e) dislocated hip joint
luxier|en (ausrenken) to dislocate ~t dislocated, out of joint
luxurians (wuchernd) luxuriant (lʌg-'zjuəriənt), growing excessively

Luxuskonsumption f luxus (ʌ) consumption (ʌ)
Luzidität f ps lucidity
L-Variante f (L-Form) bakt L form
LVH = linksventrikuläre Hypertrophie f left ventricular hypertrophy, LVH
LVP-Test, LV-Test = Lysin-Vasopressin-Test m lysine vasopressin test, LVP test
Lw = Lawrencium n lawrencium, Lw
L$_r$-Wert m (Limes-Flockung) l$_r$ dose
LWK = Lendenwirbelkörper m body of a lumbar vertebra
LWS = Lendenwirbelsäule f lumbar vertebral column, lumbar spine
Lx = Lux lux, lx
Ly = Lymphozyt m lymphocyte, lym, lymph / = Lysin n lysine, Lys
Lyase f lyase
Lycopodium n (DAB) lycopodium (BP), club moss, snake moss
Lyell ('laiəl)-**Syndrom** n (toxische epidermale Nekrolyse) Lyell's syndrome, scalded skin syndrome, toxic epidermal necrolysis
lykan|throp ps lycanthropic (ɔ) ⋋**throper** m ps lycanthrope (ai) ⋋**thropie** f ps lycanthropy (æ), lycomania (ei)
Lykomanie f ps lycomania (ei)
Lykorexie f (Wolfshunger) lycorexia, bulimia (i)
Lymecyclin n (WHO) lymecycline (ai) (BP)
Lymph|- lympho- (i) (Vors), lymphatic (æ), lymph ⋋**abfluss** m outflow of lymph ⋋**abgang** m (im Urin) lymphuria (juə) ⋋**adenektase** f lymphadenectasis (e) ⋋**adenektomie** f lymphadenectomy ⋋**adenie** f lymphadenia (i:) ⋋**adenitis** f (Lymphknotenentzündung) lymphadenitis / ⋋ mesenterialis u retroperinealis Brenneman's ('brenəmənz) syndrome ⋋**adenographie** f röntg lymphadenography (ɔ) ⋋**adenoid** lymphadenoid (æ) ⋋**adenom** n lymphoma, lymphadenoma, lympho-adenoma (ou) ⋋**adenomatose** f lymphadenomatosis ⋋**adenopathie** f lymphadenopathy / grossfollikuläre ⋋ Brill-Symmers ('bril-'siməz) syndrome, giant (ai) follicular lymphadenopathy ⋋**adenose** f lymphadenosis ⋋**agogum** n lymphagogue ('limfəgɔg) ⋋**ämie** f lymphatic (æ) leuk[a]emia (i:) ⋋**angiektase** f, ⋋**angiektasie** f (Lymphgefäßerweiterung) lymphangiectasis (e), lympangiectasia (ei) ～**angiektatisch** lymphangiectatic (æ) ⋋**angiektomie** f (Lymphgefäßentfernung) lymphangiectomy ⋋**angioadenographie** f lymphangio-adenography ⋋**angio--endotheliom** n lymphangio-endothelioma (limf'ændʒio-,endoθi:li'oumə) ⋋**angiom[a]** n lymphangioma / ⋋ capsulare varicosum l. capsulare varicosum, circumscribed l. / ⋋ cavernosum l. cavernosum / ⋋ cysticum l. cysticum (i), cystic (i) l. / ⋋ tuberosum multiplex Kaposi (Schweissdrüsentumor, Hidradenom) syringocystadenoma (si'riŋgo'sist,ædi'noumə) ⋋**angiosarkom** n lymphangiosarcoma (ou), angiosarcoma (ou) of the lymph vessels ⋋**angitis** f (Lymphgefäßentzündung) lymphangitis (dʒai) / (der Pferde) vet weed / ⋋ fissurale l. in f[o]etal (i:) fissures ('fifəz), fissural l. / ⋋ der Zunge lingual tonsillitis ⋋**atiker[in]** m [f] patient suffering from lymphatism ～**atisch** lymphatic (æ) ⋋**atismus** m lym-

phatic constitution (ju:), lymphatism, lymphoidotox[a]emia (i:) ⋋**austritt** m exudation of lymph ⋋**bahn** f lymph tract ⋋**bildung** f lymph formation, lymphogenesis ⋋**dränage** f lymphatic drainage ⋋**drüse** f (veraltet) ⋋ knoten
Lymphe f lymph / (Impfstoff) vaccine ('væksi:n), lymph / ⋋ aus menschlichen Kuhpocken humanised (ju:) vaccine ～**ähnlich** (lymphoid) lymphoid (i) ～**erzeugend** lymphogenous (ɔ)
Lymph|ektasie f (Lymphgefäßerweiterung) lymphangiectasis (e) ⋋**endotheliom** n lymphendothelioma ⋋**epitheliom** n lymphatic epithelioma, lymphepithelioma ⋋**erguß** m (aus zerrissenen Lymphgefäßen) lymphorrhagia (ei), lymphorrh[o]ea ⋋**eurysma** n lymphatic aneurysm ('ænjuərizm), aneurysm of lymph vessels ⋋**fistel** f lymphatic fistula ⋋**follikel** m (Folliculus lymphaticus (PNA)) (Darm) intestinal follicle / (Magen) lenticular (i) follicle / (allgemein) lymphatic follicle ⋋**ganglion** n s ⋋ knoten
Lymphgefäß n lymph vessel, lymphatic (æ) [vessel], lymphoduct (i), lymph duct / ⋋e lymphatics (æ) / feinste ⋋e lymph capillaries (æ) / abführendes od wegführendes ⋋ efferent lymph vessel / zuführendes ⋋ afferent lymph vessel ⋋- vasculolymphatic ～**bedingt** (durch die Lymphbahnen entstehend) lymphogenous (ɔ), lymphogenic (e) ⋋**darstellung** f röntg lymphography (ɔ), lymphangiography (ɔ) ⋋**entfernung** f chir lymphangiectomy (limf'ændʒi'ektəmi) ⋋**entzündung** f lymphangitis (dʒai) / ⋋ der Haut lymphoderma ⋋**u. Venenentzündung** f lymphangiophlebitis ⋋**eröffnung** f lymphangiotomy ⋋**erweiterung** f (Lymphangiektasie) lymphangiectasis ('limf,ændʒi'ektəsis) ⋋**exstirpation** f (Lymphgefäßentfernung) lymphangiectomy (,ændʒi'ektəmi) ⋋**geflecht** f (Plexus lymphaticus (PNA)) lymphatic plexus ⋋**lehre** f lymphology, lymphangiology (ɔ) ～**nahe** perilymphangeal (æ) ⋋**plastik** f lymphangioplasty, lymphoplasty ⋋**stamm** m lymphatic trunk ⋋**system** n lymphatic system ⋋**varix** M lymphadenovarix (ɛə)
Lymphgewebe n lymphoid (i) tissue ⋋**bildung** f lymphopoiesis, formation of lymphatic tissue ⋋**einschmelzung** f lymphatolysis (ɔ) ～**zerstörend** lymphatolytic (i)
Lymph|kanälchen n (im Lymphknoten, Lymphsinus) lymph (i) sinus (ai) ⋋**kapillaren** f pl lymph capillaries (æ) ⋋**knötchen** n lymphatic nodule (ɔ)
Lymphknoten m (Nodus lymphaticus (PNA)) lymphatic node, lymph node / linker supraklavikulärer ⋋ sentinel od signal node / von den ⋋ ausgehend lymphogenous (ɔ) ⋋**adenom** n lymphadenoma ⋋**affektion** f lymphadenopathy (ɔ), lymphopathia (æ), lymphopathy (ɔ) ～**bedingt** (von ⋋ ausgehend) lymphogenous (ɔ), lymphogenic (e) ⋋**beteiligung** f concomitant (ɔ) affection of lymph nodes ⋋**entfernung** f chir lymphadenectomy ⋋**entzündung** f (Lymphadenitis) lymphadenitis, adenolymphitis / (bei Tuberkulose) paratuberculous lymphadenitis ⋋**krankung** f lymphadenopathy (ɔ) ⋋**erweiterung** f lymphocyst (i) ⋋**geschwulst** f lymphadenoma ⋋**hypertrophie** f hy-

pertrophy of the lymph nodes ⋋**leiden** n lymphadenopathy ⋋**mark** n (Medulla nodi lymphatici (PNA)) medulla of the lymph nodes ⋋**metastase** f metastasis (æ) in a lymph node ⋋**punktion** f lymph node biopsy ⋋**rinde** f (Cortex nodi lymphatici (PNA)) cortex of a lymph node ⋋**schwellung** f lymphoma, enlarged od swollen (ou) lymph nodes / (Leiste) bubonadenitis ⋋**spaltung** f chir lymphadenotomy ⋋**system** n lymphatic system ⋋**verkäsung** f caseous (ei) lymphadenitis ⋋**zyste** f adenolymphocele
Lymph|körperchen n lymph corpuscle (ɔ:), lymphocyte ⋋**kreislauf** m lymph od lymphatic circulation ⋋**kunde** f lymphatology
Lympho s Lymphozyten
Lympho|blast m lymphoblast, lymphocytoblast (ai) ⋋**blastenleukämie** f lymphoblastic leuk[a]emia ～**blastisch** lymphoblastic ⋋**blastom** n lymphoblastoma ～**blastomatös** lymphoblastomatous (ou) ⋋**blastose** f (Pfeiffer-Drüsenfieber) lymphoblastosis, lymphoblasth[a]emia (i:) ⋋**cyt** m s ⋋zyt
Lymphödem n lymphatic (æ) [o]edema (i:), lymph[o]edema / erbliches ⋋ hereditary (e) od congenital (e) lymph[o]edema, Milroy's ('milrɔiz) disease
Lympho|dermie f lymphodermia ～**gen** caused by the lymphatic system / caused by lymph nodes od lymph vessels, lymphogenous (ɔ) ⋋**glandula** f s Lymphknoten ⋋**gonium** n (Lymphoblast) lymphoblast ⋋**granulom** n lymphogranuloma
Lymphogranuloma| inguinale n (Vierte Geschlechtskrankheit, Klimatischer Bubo) fourth venereal (iə) disease, Nicolas-Favre (niko'la-'favrə) disease, climatic (æ) bubo (ju:), tropical (ɔ) bubo [nota: auf Verwechslung mit Lymphogranuloma venereum der fünften Geschlechtskrankheit, auch Granuloma venereum genannt, achten; beide oft in Lexika durcheinanderlaufend!] ⋋ **venereum** n (Granuloma venereum, Fünfte Geschlechtskrankheit) venereal lymphogranuloma, Donovan's ('dɔnəvənz) disease, fifth venereal disease [nota: s a Lymphogranuloma inguinale!]
Lympho|granulomatose f lymphogranulomatosis / maligne ⋋ (Paltauf-Sternberg-Krankheit, Hodgkin-Krankheit) lymphogranulomatosis maligna, Hodgkin-Paltauf-Sternberg ('paltauf-'sternberk) disease, Hodgkin's ('hɔdʒkinz) disease ⋋**graphie** f röntg lymphography (ɔ) ～**histiozytär** lymphohistiocytic ～**id** lymphoid ⋋**idozyt** m lymphocyte (ɔi) / kleiner ⋋ microlymphoidocyte ⋋**idzelle** f (Lymphoidozyt) lymphoidocyte (lim'fɔidosait) ⋋**idzellenangina** f s Pfeiffer-Drüsenfieber ⋋**kin** n lymphokine ⋋**kinese** f lymphokinesis (i:) ～**leukozytär** lympholeucocytic [US -leuko-] ⋋**logie** f lymphology
Lymphom[a] n lymphoma / ⋋ malignum malignant (i) l. 1., lymphosarcoma ('bɔ:kits) lymphoma ～**ähnlich** lymphomatoid (ou) ～**tös** lymphomatous (ou) ⋋**tose** f lymphomatosis, lymphadenomatosis ⋋**tosis granulomatosa** f (malignes Granulom, Hodgkin-Krankheit)

Hodgkin's ('hɔdʒkinz) disease ⸁tosis superlativa inguinalis *f s* Lymphogranuloma inguinale
Lympho|myelose *f* lymphomyelosis ⸁pathia venerea *f* lymphopathia (æ) venerea (iə) ⸁penie *f* (Lymphozytenmangel) lymphopenia, lymphocytopenia / thymische ⸁ thymolymphopenia ('θaimolimfo'piːniə) ~penisch lymphopenic (iː) ⸁poese *f* (Lymphozytenbildung) lymphopoiesis, lymphocytopoiesis, lymphocytogenesis ~poetisch lymphopoietic (e) ~retikulär lymphoreticular (i) ⸁retikulose *f* lymphoreticulosis ⸁rrhagie *f* lymphorrhagia, lymphorrh[o]ea (i) ⸁rrhoe *f* lymphorrh[o]ea, lymphorrhagia ⸁sarkom *n* lymphosarcoma, lymphatic (æ) sarcoma ~sarkomatös (Lymphosarcomatous (ou) ⸁sarkomatose *f* lymphosarcomatosis ⸁stase *f* lymphostasis ⸁taxis *f* lymphotaxis ⸁tropie *f* lymphotrophy (ɔ) ⸁zele *f* lymphocele (i), lymphocyst
Lymphozyt *m* lymphocyte / großer ⸁ macrolymphocyte / großer mononukleärer ⸁ lympholeucocyte (uː) [*US* -leuko-] / junger, noch nicht reifer ⸁ prolymphocyte / plasmozytoider ⸁ plasmacytoid lymphocyte / in der Thymusdrüse entstandener ⸁ thymocyte (ai) ~är lymphocytic (i)
Lymphozyten|- lymphocytic (i) ⸁ansammlung *f* (im Muskel) lymphorrhage ⸁armut *f* (Lymphozytopenie) hypolymph[a]emia (iː), lymphocytopenia ⸁bildung *f* (Lymphopoese) lymphopoiesis, lymphocytopoiesis ⸁bildunglymphopoietic (e) ⸁infiltration *f* lymphocytic infiltration ⸁leukämie *f* lymphocytic (i) leuk[a]emia (iː) ⸁mangel *m* (Lymphopenie) lymphocytopenia ⸁mischkultur *f* mixed lymphocytic culture, MLC ⸁mutterzelle *f* lymphogonia (ou), mother cell of lymphocytes ⸁schatten *m* white phantom cell ⸁schwund *m* lymphocytopenia, de-

crease in the number of lymphocytes ⸁stammzelle *f* lymphogonia, lymphoblast ⸁sturz *m* sudden decrease in the number of lymphocytes ⸁transformationstest *m* lymphocyte transformation test ⸁zahl *f* lymphocyte count / gesteigerte ⸁ raised l. c.
Lympho|zythämie *f* lymphocyth[a]emia (iː) ⸁zytoblastom *n* lymphocytoblastoma ⸁zytom *n* lymphocytoma ⸁zytomatose *f* lymphocytomatosis ⸁zytopenie *f* (Lymphozytenmangel) lymphocytopenia, hypolymph[a]emia ⸁zytopoese *f* lymphocytopoiesis ⸁zytose *f* (Lymphozythämie) lymphocytosis, lymphocyth[a]emia
Lymph|produktion *f* formation of lymph, lymphisation, lymphogenesis ⸁raum *m* geode ('dʒiːoud), lymph space ⸁sinus *m* lymph sinus (ai) ⸁skrotum *n* lymph scrotum (ou) ⸁spender *m* vaccinifer (væk'sinifə:) ⸁stauung *f* lymphostasis (ɔ) ⸁strang *m* lymph vessels swollen (ou) by an inflammatory process (ou) ⸁strom *m* lymph current (ʌ), lymph flow ⸁stromstörung *f* lymphostasis (ɔ) ⸁system *n* lymphatic (æ) system ⸁urie *f* (Urin) lymphuria (juə) ⸁varix *f* lymph varix (εə) ⸁versorgung *f* lymph supply (ai) ⸁weg *m* lymph tract ⸁zelle *f* lymph corpuscle, lymphocyte ⸁zyste *f* lymphocyst, lymphocele ⸁zystenbildung *f* lymphocystosis
Lynöstrenol *n* (Äthinylöstrenol) lynoestrenol (liˈniːstrɔnɔl) (*BPCA*)
Lyo|chrom *n* (Farbstoff) lyochrome (ai) ⸁enzym *n* lyo-enzyme ~phil lyophilic (i) ⸁philisat *n* lyophilisate (laio'filiseit) ~philisieren to lyophilise (ɔ) ⸁philisierung *f* lyophilisation ~phob lyophobic (ou) ~tropisch (leichtlöslich) *chem* lyotropic (ɔ)
Lypemanie *f* (traurige Verstimmung) *ps* lypemania (ei), melancholia (ou)
Lypressin-Injektionslösung, Lypressini solutio iniectabilis (*EP*) lypressin injection (*EP*)

Lyraschiene *f orthop* lyre ('laiə)-shaped splint
Lys = Lysin *n* lysine, Lys
Lysat *n* (Produkt der Zellauflösung) lysate (ai)
Lyse *f s* Lysis
Lysergid *n* (*WHO*) lysergic acid diethylamide (LSD)
Lysergsäure *f* lysergic acid ⸁-diäthylamid *n* (LSD, Lysergid (*WHO*)) lysergic acid diethylamide
lysieren to lyse (ai)
Lysin *n chem* lysine (ai), diaminocaproic acid / (Antikörper) lysin ~bildend lysogenic (e) ⸁bildung *f* lysogenesis ⸁-Dekarboxylase *f* lysine (ai) decarboxylase ⸁ogen *n* lysinogen (i)
Lysis *f* (langsamer Fieberabfall) lysis (ai), defervescence / ⸁ erzeugen to lyse (ai)
Lyso|bakterium *n* lysobacterium (iə) ⸁cithin *n* lysocithin (ai) ⸁form *n chem pharm* lysoform (ai) ⸁kephalin *n* lysocephalin (e) ⸁l *n chem* lysol (ai), saponated (æ) cresol solution ⸁lezithin *n* lysolecithin (e) ⸁som *n* lysosome ~somal lysosomal (ou) ⸁somenaktivität *f* lysosomic activity ⸁som-Körperchen *n* lysosome (ai) ⸁zym *n* lysozyme ('laisozaim), muramidase
Lyssa *f* (Tollwut, Hundswut) lyssa (i), rabies ('reibiiːz), hydrophobia ⸁- lyssic (i), hydrophobic (ou) ~ähnlich lyssoid (i)
Lyssophobie *f* (krankhafte Angst vor Tollwut) *ps* lyssophobia, hydrophobophobia
Lyster ('listə)-**Beutel** *m* (einfacher Apparat zur Desinfektion von Trinkwasser) Lyster bag *od* tube
lytisch (Lysis *betr*) lytic (i)
Lytta vesicatoria *f* (Spanische Fliege, Kantharide) Spanish fly, cantharis, *pl* cantharides (æ)
Lyxit *n* arabite
Lyxonsäure *f* lyxonic acid
Lyxose *f* lyxose ('liksouz)

M

M = *phys* Mach Mach, M / = Mega mega, M / = *genet* Metaphase *f* metaphase / = *genet* Minutes minutes / = *chem* molar molar, M, m / = Morbus *m* morbus, M / = *anat* Musculus *m* musculus, M, m / = Myopie *f* myopia, M

m = männlich male, M / = metastabil metastable / = Meter *m* meter, m / = *physik* milli- milli-, m / = *chem* molar molar, M, m / = Musculus *m* musculus, m, M

m² = Quadratmeter *m* square meter, m², sq.m.

m³ = Kubikmeter *m* cubic meter, m³, cu.m.

mA = Milliampere milliampere, mA

MAA = Makroalbuminaggregate *n pl* albumin macro-aggregates

Mac. = Maceration *f* maceration

Macacus rhesus *m* macaca (a:) rhesus (i:)

Macalister (mə'kælistə)**-Tubulus** *m* (Ductus thyreoglossus (*PNA*)) thyroglossal duct

McBurney (mæk'bə:ni)**|-Punkt** *m* McBurney's point **-Zeichen** *n* McBurney's sign

MacConkey (mæ'kɔŋki)**-Agar** *m* MacConkey's broth (*BP*)

Macies *f* (Magerheit) macies ('meisii:z)

MacLagan (mə'klægən)**-Probe** *f* MacLagan's test

MacNeal (mæk'ni:l)**-Tetrachromfärbung** *f* MacNeal's tetrachrome stain

Macro|- (*Vors*) macro- (æ) (*Vors*) **cornea** *f* (Keratoglobus) macrocornea, megalocornea **genitosomia praecox** *f* macrogenitosomia (ou) praecox (i:) **gol** *n* macrogol (æ) (*BP*) **nucleus** *m* macronucleus

Macula *f* (Flecken) *anat* macula (æ), *pl* maculae / (Haut) spot, freckle **caerulea** (Filzlausfleck) macula caerulea, blue spot **corneae** (Hornhautfleck) macula corneae, corneal opacity (æ) **cribrosa inferior** (*PNA*) macula cribrosa inferior; ~ *media* (*PNA*) macula cribrosa media; **superior** (*PNA*) macula cribrosa superior **densa** macula densa **germinativa** macula germinativa (ai) **gonorrhoica** macula gonorrhoeica (i:), Sänger's ('zæŋərz) macula **lutea** (gelber Fleck) macula lutea (u:), yellow spot **sacculi** (*PNA*) macula of the saccule, macula sacculi, macula communis (ju:) **statica** cribriform (i) spot, acoustic (u:) spot **tendinea** macula albida, milk patch **utriculi** (*PNA*) macula of the utricle (ju:) **bündel** *n* papillomacular bundle (ʌ)

maculös macular (æ), spotted

MAD = Dosis curativa minima *f* minimum average dose, MAD

Madagaskargeschwür *n* oriental sore, Madagascar sore

Madarosis *f* (Wimpernverlust) madarosis, loss of the eyelashes, ptilosis (tai'lousis)

Maddox ('mædɔks)**|-Prisma** *n* Maddox prism **-Stäbchen** *n* Maddox rod

Made *f* maggot (æ), grub, worm (ɔ:)

Madelung ('ma:dəluŋ) *m* Madelung's deformity (ɔ:) **-Fetthals** *m od* **-Syndrom** *n* Madelung's disease, adenolipomatosis syndrome, Launois-Bensaude

(lo'nwa-ben'sod) syndrome **-Handverkrüppelung** *f* Madelung's deformity **-Zeichen** *n* Madelung's sign

Madenkrankheit *f* myiasis (ai)

Madenwurm *m* Enterobius vermicularis (εə), thread-worm, pinworm, Oxyuris (juə) **befall** *m* enterobiasis (ai), oxyuriasis (ai) **krankheit** *f s* **befall** **mittel** *n pharm* oxyuricide (ɔksi'juərisaid), oxyurifuge (ɔksi'juərifju:dʒ)

madig maggoty (æ)

Madura|bein *n s* **fuß** **fuß** *m* Madura (juə) foot, Carter's ('ka:təz) disease, podelkoma (ou), mycetoma (maisi-'toumə), fungus (ʌ) foot, maduromycosis **pilz** *m* Madurella

MA-Effekt = makroskopischer Effekt *m* macroscopic effect of Nadi reaction

Mafenid *n* (*WHO*) maphenide, mafenide ('mæfənaid) (*BPCA*)

Maffucci (ma'futʃi)**-Syndrom** *n* Maffucci's syndrome, dyschondroplasia with h[a]emangiomatosis

Magen *m* stomach (ʌ) / (Kindersprache) tummy (ʌ) / hypotonischer hypotonic (ɔ) st. / auf leeren on an empty st. / auf nüchternen on an empty st. / schwacher weak st., dyspepsia / verdorbener upset st. / einen verdorbenen haben, an verdorbenem leiden to suffer from indigestion / sich den verderben to get indigestion, to upset one's st. / den überladen to overload one's st., to overeat **-** gastro- (*Vors*), stomachic (æ), gastric **u. Darm betr.** gastro-enteric (e), gastro-intestinal **u. Jejunum betr.** gastrojejunal (dʒe-'dʒu:nəl) **u. Leber betr.** gastrohepatic **u. Milz betr.** gastrosplenic (c), gastrolienal (ai) **u. Netz betr.** gastro-epiploic (ou) **u. Speiseröhre betr.** gastro-oesophageal (i) **u. Zwerchfell betr.** gastrophrenic (e) **absaugung** *f* suction drainage of the stomach **azidität** *f* gastric anacidity (i), achlorhydria (ai) **~angreifend** gastrotropic (ɔ) **arterie** *f*, linke (Arteria gastrica sinistra (*PNA*)) left gastric artery / rechte (Arteria gastrica dextra (*PNA*)) right gastric artery **-** *u* Zwölffingerdarmarterie *f* (Arteria gastroduodenalis (*PNA*)) common hepatic artery **arznei** *f* stomachic (æ) **atonie** *f* gastric insufficiency, gastroparalysis (æ), gastroparesis (i:), atony (æ) of the stomach, gastro-atonia (ou) **atresie** *f* atretogastria, atresia of the stomach **atrophie** *f* gastric atrophy, gastratrophia (ou) **aufnahme** *f röntg* stomach radiograph (ei) **ausdehnung** *f* dimensions of the stomach **ausgang** *m* pylorus (ɔ:) / (Pylorusteil) pyloric (ɔ) [part of the] stomach **ausgangspyloric** (ɔ), pyloro- (ɔ:) **ausgangsplastik** *f* pyloroplasty **ausgangsverengerung** *f* pyloric stenosis **ausheberung** *f* pumping out *od* evacuation of the stomach **auspumpen** *n* pumping out of the stomach **ausspülung** *f s* **spülung** **behandlung** *f* gastrotherapy **~bedingt** gastrogenic (e) **berieselung** *f* gastric spray **beschwerden** *f pl* gastric disorder, stomach trouble, gastralgia (æ), pain in the stomach / (leichte) uneasiness (i:) of the stomach **bewegung** *f* gastric peristalsis (æ) **bild** *n röntg* stomach film **binde** *f* stomach warmer **bitter** *m* stomachic (æ)

[bitters], bitter cordial *F*, bitters **blähung** *f* gastrotympanites (,timpə-'naiti:z), gastric flatulence (æ) **blase** *f* stomach bubble (ʌ), magenblase ('ma:gənbla:zə) **bluten** *n s* **blutung** **blutung** *f* gastric h[a]emorrhage (e), gastrorrhagia, bleeding from the stomach **bremse** *f* stomach-infesting bot-fly **brennen** *n* pyrosis (paia-'rousis), heartburn (a:) **bruch** *m* gastrocele **chirurgie** *f* gastric surgery **-Darm-** gastro-intestinal, gastro-enteric (e) **-Darm-Allergie** *f* gastro-intestinal allergy **-Darmanastomose** gastro-entero-anastomosis **-Darmbeschwerden** *f pl* gastro-intestinal complaints, gastro-enteralgia (æ) **-Darmblutung** *f* gastro-intestinal h[a]emorrhage (e) **-Darmchirurgie** *f* gastro-intestinal surgery (ə:) **-Darmfistel** *f chir* gastro-intestinal fistula **-Darmkanal** *m* gastro-intestinal tract **-Darmkatarrh** *m* (Gastroenteritis) gastro-enteritis **-Darmkrankheit** *f* gastro-intestinal disease **-Darmleiden** *n* gastro-enteropathy (ɔ) **-Darmneurose** *f ps* psychic ('saikik) indigestion **-Darmplastik** *f* gastro-enteroplasty **-Darmschmerzen** *m pl* gastro-enteralgia (æ) **-Darmsekret** *n* gastro-intestinal secretion **-Darmsenkung** *f* gastro-enteroptosis ('tousis) **-Darmspezialist** *m* gastro-enterologist (ɔ) **-Darmstörung** *f* gastro-intestinal disturbance *od* upset **-Darmtetanie** *f* gastric tetany (e) **-Darmtrakt[us]** *m* alimentary canal (æ), gastro-intestinal tract **-Darmverdauung** *f* gastro-intestinal digestion **diät** *f* gastric diet (ai) **-Dickdarmanastomose** *f chir* gastrocolostomy

Magendie (maʒe'di)**|-Gesetz** *n* Magendie's law **-Loch** *n* Magendie's foramen (ei) **-Zeichen** *n* Hertwig ('hεrtviç)-Magendie sign *od* syndrome

Magen|dilatation *f s* Erweiterung **divertikel** *n* gastric diverticulum (i) **druck** *m* (Magendrücken) pressure over the stomach, heaviness at the pit of the stomach **drücken** *n s* **druck** **drüse** *f* gastric gland, peptic gland **drüsenentzündung** *f* gastro-adenitis **durchbruch** *m* perforation of the stomach **durchleuchtung** *f* (mit eingeführter Lampe) gastrodiaphany (æ), gastrodiaphanoscopy (ɔ) / *röntg* screening of the stomach **eingang** *m* cardiac orifice (ɔ), cardia, inlet of the stomach **ektasie** *f* gastrectasia (ei) **elixier** *n* stomach elixir (i) *od* drops **~empfindlich** (Patient) with a sensitive stomach **endresektion** *f* (Entfernung des Pylorusteils des Magens) *chir* pylorogastrectomy **enge** *f* isthmus ('ismɔs) of the stomach **entleerung** *f* emptying *od* evacuation of the stomach **entleerungszeit** *f* gastric emptying time **entzündung** *f s* katarrh **enzym** *n* gastric enzyme **erkrankung** *f* gastric affection **eröffnung** *f* gastrotomy **erosion** *f* gastric erosion **erweichung** *f* (Gastromalazie) gastromalacia (mə'lei-ʃiə) **erweiterung** *f* gastrectasia (ei), dilatation of the stomach, gastric dilatation **exstirpation** *f* (Entfernung des Magens) gastrectomy **extrakt** *m* gastric extract **facharzt** *m* gastrologist (ɔ) **fachgebiet** *n* gastrology **feinreliefdarstellung** *f röntg* detail (i:) representation of the stomach relief (ri'li:f)

Magenfistel f path, chir gastric fistula / eine ℒ anlegen to gastrostomize (ɔ) / Anlegen einer pylorusnahen ℒ chir pylorostomy ℒ**anlegung** f chir gastrostomy ℒ**ernährung** f gastrogavage (gæ'va:ʒ)

Magen|fixation f gastropexy ℒ**flüssigkeit** f s ℒsaft ℒ**frühkarzinom** n early gastric cancer od carcinoma ℒ**fundus** m fundus (ʌ) of the stomach, fundus ventriculi ℒ**funktion** f working od functioning (ʌ) of the stomach ℒ**gärung** f gastric od stomach fermentation ℒ**gegend** f epigastric region od area ('ɛɔriə), epigastrium ℒ**geschwür** n gastric od peptic ulcer ℒ**grenze** f outline of the stomach, gastric outline ℒ**grübchen** n pl (Foveolae gastricae (PNA)) gastric foveolae ℒ**grube** f (Fossa epigastrica (PNA)) epigastric fossa, pit of the stomach ℒ**grund** m (Fundus ventriculi (PNA)) fundus (ʌ) of the stomach, fundus ventriculi ℒ**hernie** f gastrocele ℒ**hinterwand** f posterior (iə) gastric wall ℒ**höhle** f gastric cavity (æ) ℒ**husten** m stomach cough (kɔf) ℒ**hyperkinesie** f gastrohyperneuria (juə) ℒ**inhalt** m gastric od stomach contents (pl) ℒ**inneres** n interior (iə) of the stomach ℒ**inneres-** endogastric ℒ**kamera** f gastrophotor (ou) ℒ**kanäle** m pl (Canales ventriculi (PNA)) gastric canals ℒ**karzinom** n carcinoma od cancer of the stomach, gastric carcinoma ℒ**katarrh** m gastritis, inflammation of the stomach, gastric catarrh (a:) / fieberhafter ℒ gastric fever / ℒ u. Zwölffingerdarmkatarrh m gastroduodenitis (,djuodi'naitis) / ℒ**gastritic** (i) ℒ**klemme** f stomach clamp [forceps] ℒ**knurren** n rumbling (ʌ) noise of the stomach ℒ**kolik** f gastric colic ℒ**kontraktur** f gastric contraction ℒ**kontur** f stomach profile (ou) ℒ**körper** m (Corpus ventriculi (PNA)) body of the stomach ℒ**krampf** m gastrospasm, stomach cramp, gastric spasm, spasm in the stomach ℒ**kranker** m patient suffering from a gastric disease, sufferer from gastric complaints ℒ**krankheit** f stomach disease, gastropathy (ɔ), gastrosis ℒ**krebs** m stomach cancer, carcinoma of the stomach, gastric carcinoma ℒ**krise** f gastric crisis (ai) ℒ**kunde** f gastrology ℒ**kuppel** f (Fundus ventriculi (PNA)) fundus of the stomach ℒ**kurvatur** f (große) greater curvature ('kɔ:vətʃə) [of the stomach] / (kleine) lesser curvature ℒ**lähmung** f gastroplegia (i:), gastroparesis (i:), paralysis (æ) of the stomach ℒ**lampe** f gastrodiaphane (ai) ℒ**leiden** n gastric trouble od disorder od complaint ~**löslich** soluble (ɔ) in the stomach ℒ**mittel** n pharm stomachic (æ) / (zur Beruhigung) gastric sedative (e) / (zur Anregung) gastric stimulant (i) ℒ**mund** m cardia, cardiac orifice (ɔ) [of the stomach] ℒ**mund-** cardial, cardiac ℒ**muskulatur** f gastric muscles ℒ**mykose** f gastromycosis ℒ**naht** f gastrorrhaphy (ɔ) ℒ**nerven** m pl nerves of the stomach ℒ**nerven-** neurogastric ('njuəro-) ℒ**netzarterie** f, linke (Arteria gastroepiploica sinistra (PNA)) left gastro-epiploic artery / rechte ℒ (Arteria gastroepiploica dextra (PNA)) right gastro-epiploic artery ℒ**netzvene** f (Vena gastroepiploica) gastro-epiploic vein ℒ**neurose** f nervous dyspepsia, gastric neurosis od neurasthenia (i:) ℒ-**Nieren-** nephrogastric ℒ**operation** f gastric operation ℒ**perforation** f perforation of [the wall of] the stomach ℒ**pförtner** m (Pylorus (PNA)) pylorus (ɔ:) ℒ**phlegmone** f phlegmonous (e) gastritis ℒ**photographie** f gastrophotography (ɔ) ℒ**plastik** f gastroplasty ℒ**plätschern** n splashing sound in the stomach, capotement (kæpout'mʌŋ) ℒ**polyp** m gastric polyp ℒ**polypose** f gastric polyposis ℒ**ptose** f gastroptosis ('tousis) ℒ**pulver** n pharm stomach powder ℒ**pumpe** f stomach pump ℒ**quetschklemme** f chir pylorus clamp ℒ**raffung** f s ℒ[wand] raffung ℒ**reizung** f gastric irritation ℒ**resektion** f gastric resection, partial gastrectomy / ℒ nach Billroth Billroth's ('bilro:ts) operation / ℒ nach Mayo Mayo's ('meiouz) operation / partielle distale ℒ gastropylorectomy ℒ**resorption** f gastric resorption ℒ**riß** m (Magenzerreißung) gastrorrhexis, rupture (ʌ) of the stomach ℒ**rohr** n gastrostomy tube ℒ**ruptur** f s ℒriß ℒ**sack** m sinus (ai) of the stomach

Magensaft m gastric juice (dʒu:s) / normale Verhältnisse des ℒs euchlorhydria (,ju:klɔ:'haidriə) / künstlicher ℒ simulated gastric fluid ℒ**absonderung** f secretion (i:) of gastric juice ℒ**bestimmung** f gastric analysis ℒ**fluß** m hyperchlorhydria, hyperchylia (ai), gastrorrh[o]ea (i) ℒ**mangel** m hypochylia (ai), deficiency (i) of gastric juice ~**resistent** (mit einem erst im Darm löslichen Überzug versehen) pharm enteric (e)-coated (ou) ℒ**sekretion** f gastric secretion ℒ**untersuchung** f gastric analysis (GA) / schlauchlose ℒ tubeless gastric analysis

Magensäure f hydrochloric (ɔ:) acid ℒ**gehalt** m acidity (i) of the stomach ℒ**mangel** m anacidity (i), achlorhydria (ai) ℒ**regulation** f acid control ℒ**überproduktion** f hyperacidity ℒ**überschuß** m hyperacidity

Magen|schall m gastric resonance (e) ℒ**schatten** m röntg shadow (æ) of the stomach ℒ**schlauch** m stomach tube, gastric tube, siphon (ai) tube / (zur Ernährung) feeding tube ℒ**schleim** m gastric mucus (ju:) ℒ**schleimhaut** f (Tunica mucosa ventriculi (PNA)) mucous coat of the stomach, gastric mucous (ju:) od membrane, gastric mucosa (ou) ℒ**schleimhautentfernung** f chir endogastrectomy ℒ**schleimhautentzündung** f gastritis ℒ**schmerzen** m pl pain in the stomach, stomachalgia ('ældʒiə), gastralgia (æ), gastrodynia (i) / (leichte) uneasiness of the stomach ℒ**schrumpfung** f shrinking of the stomach, gastrostenosis ℒ**schwäche** f (schwacher Magen) gastrasthenia (i:), weak stomach, dyspepsia ℒ**schwindel** m gastric vertigo ℒ**sekretion** f gastric secretion ℒ**sekretionsstimulans** n pharm gastric secretory stimulant ℒ**senkung** f (Gastroptose) gastroptosis, ptosis ('tousis) of the stomach, ventroptosis, dropped stomach ℒ**sonde** f stomach od gastric tube, [o]esophageal (i) bougie ('bu:ʒi:) / (zur künstlichen Ernährung) feeding tube ℒ**sondenernährung** f gastrogavage (gæ'va:ʒ) ℒ**sondierung** f intubation of the stomach (ʌ) ℒ**spezialist** m (Facharzt für Magenleiden) gastrologist (ɔ) ℒ**sphinkter** m pyloric sphincter ℒ**spiegel** m gastroscope ℒ**spiegeln** n gastroscopy (ɔ) ℒ**spiegelung** f gastroscopy (ɔ) ℒ**spülprobe** f stomach washing (ɔ) ℒ**spülung** f gastric lavage (lə'va:ʒ) od irrigation, washing out of the stomach, 'gastrolavage ℒ**stärkungsmittel** n gastric tonic (ɔ) ℒ**steifung** f gastric cramp ℒ**stein** m gastrolith, gastric calculus (æ) ℒ**stenose** f (Magenverengerung) gastrostenosis ℒ**störung** f indigestion, gastric disorder od trouble od disturbance, dyspepsia / (leichte) gastric instability ℒ**straße** f gastric canal (æ) od pathway (a:), magenstraße 'ma:gənstra:sə) ℒ**stumpf** m gastric stump (ʌ) ℒ**stumpfkrebs** m gastric stump cancer ℒ**symptom** n gastric symptom od sign

Magenta f (Fuchsin) magenta

Magen|tonus m (Magenwandtonus) gastric tone ℒ**tropfen** m pl pharm stomach drops ℒ**überfüllung** f overloading ℒ**übersäuerung** f hyperacidity (i) ℒ**ulkus** m gastric ulcer ℒ**umriß** m röntg outline of the stomach ℒ**untersuchung** f gastric examination, examination of the stomach ℒ**unverträglichkeit** f gastric intolerance (ɔ) ℒ**varizen** f pl gastric varices (Venen f pl, kurze (Venae gastricae breves (PNA)) short gastric veins ℒ**verdauung** f gastric od peptic digestion ℒ**verengerung** f gastrostenosis ℒ**vergrößerung** f gastromegaly (e) ℒ**verstimmung** f stomach upset, dyspepsia, indigestion, gastric disorder od disturbance ℒ**wand** f gastric od stomach wall ℒ**[wand]atrophie** f gastratrophia (ou), atrophy (æ) of the stomach od of the gastric wall ℒ**[wand]raffung** f gastroplication ℒ**weh** n s ℒschmerzen ℒ**winkel** m incisura angularis (ɛə) ℒ**zirrhose** f gastric cirrhosis od sclerosis, cirrhosis of the stomach ℒ-**Zwölffingerdarmanastomose** f chir gastroduodenostomy

mager thin / (abgemagert) emaciated (ei) / (Fleisch) lean ℒ**fleisch** n (Diät) lean meat ℒ**milch** f skimmed od low-fat milk ℒ**sucht** f loss of weight, emaciation, magersucht ('ma:gəsukt) ℒ**werden** n loss of flesh od weight

magistral magistral ℒ**formel** f pharm magistral formula

Magnamyzin n (Karbomyzin) carbomycin (ai)

Magnan (ma'ɲã)-**Symptom** n Magnan's symptom

Magnesia f chem magnesia (mæg'ni:ʃə) / brausende ℒ effervescent m., effervescing citrate (i) of m. / gebrannte ℒ burnt m. / kohlensaure ℒ bicarbonate of m. / ℒ usta (DAB) (Magnesiumoxyd) light magnesium (i:) oxide ℒ**milch** f milk of magnesia

Magnesii| chloridum (EP) magnesium chloride (EP, BP) / ℒ **oxidum leve** (EP) (leichtes Magnesiumoxyd) light magnesium oxide (EP, BP) / ℒ **stearas** (EP) magnesium stearate (EP, BP) / ℒ **subcarbonas levis** (EP) (leichtes basisches Magnesiumkarbonat) light magnesium carbonate (EP, BP) / ℒ **subcarbonas ponderosus** (EP) (schweres basisches Magnesiumkarbonat) heavy magnesium carbonate (EP, BP) / ℒ **sulfas** (EP) (Magnesiumsulfat) magnesium sulphate (EP, BP) / ℒ **trisilicas** (EP) magnesium trisilicate (EP, BP)

Magnesium n chem magnesium (i:) / ℒ **benzoicum** m. benzoate / ℒ **carbonicum**

(*DAB*) m. carbonate; ⸴ ~ leve light m. carbonate (*BP*); ⸴ ~ ponderosum heavy m. carbonate (*BP*) / ⸴ chloratum (Magnesiumchlorid) m. chloride (ɔ:) (*BP*) / ⸴ citricum m. citrate (i) / ⸴ hydricum m. hydroxide (ɔ) / ⸴ lacticum m. lactate / ⸴ salicylicum (Magnesiumsalizylat) m. salicylate / ⸴ stearinicum (Magnesiumstearat) m. stearate (*BP*) / ⸴ sulfuricum s ⸴sulfat; ⸴ ~ siccatum (*DAB*) s ⸴sulfat, getrocknetes ⸴acetat n (*EP*) m. acetate (*EP*) ⸴benzoat n chem m. benzoate ⸴borat n chem m. borate (ɔ:) ⸴bromid n chem m. bromide (ou) ⸴chlorid n (Magnesium chloratum) m. chloride (ɔ:) (*BP*) ⸴fluosilikat n chem m. fluosilicate ⸴jodid n chem m. iodide ('aiədaid) ⸴karbonat n chem m. carbonate ⸴laktat n chem m. lactate ⸴mandelat n chem m. mandelate ⸴mangel m (im Blut) hypomagnes[a]emia ('haipo͵mægni'si:miə) ⸴narkose f m. an[a]esthesia (i:) ⸴nikotinat n chem m. nicotinate ⸴oxyd n chem m. oxide (ɔ) ⸴perborat n chem m. perborate (ɔ:) ⸴peroxid n (*DAB*) (Magnesium peroxydatum (*DAB*)) mixture of m. peroxide and m. oxide ⸴phosphat n chem m. phosphate ⸴pulver n pharm m. powder ⸴salizylat n chem m. salicylate (sæ'lisilit) ⸴silikat n chem m. silicate (i) ⸴stearat n (Magnesium stearinicum) m. stearate (*BP*) ⸴sulfat n (*DAB*) (Magnesium sulfuricum (*DAB*), Bittersalz) m. sulphate [*US* sulf-] (ʌ) (*BP*), Epsom salts (*BP*) / getrocknetes ⸴ (*DAB*) (Magnesium sulfuricum siccatum) dried magnesium sulphate (*BP*) ⸴trisilikat n magnesium trisilicate (*BP*) ⸴uranylacetat n (*EP*) m. uranyl acetate (*EP*) ⸴zitrat n pharm m. citrate (i)

Magnet m magnet (æ) / elektr magneto (i:) ⸴extraktion f (Auge) magnet operation ⸴feld n elektr magnetic (e) field ⸴feldlinien f pl elektr magnetic lines ~isch magnetic (e), magneto- (i:) ⸴iseur m practitioner in magnetotherapy ~isierbar (Metall) magnetisable (æ) ~isieren phys to magnetise (æ) ⸴isierung f phys magnetisation ⸴ismus m magnetism / (animalischer) mesmerism, animal magnetism ⸴operation f magnet operation ⸴otherapie f magnetotherapy

Mahamari f mahamari (ma:hə'ma:ri), oriental plague (pleig)

mahlen pharm to grind

Mahlzähne m pl (Dentes molares (*PNA*)) molar teeth, molars

Mahlzeit f meal / (Säugling) feed

Maidismus m pellagra (ei)

Maiglöckchen n bot, pharm lily (i) of the valley, convallaria (ɛə) ⸴gift n tox convallamarin (ɛə)

Mais m maize (meiz), *US* corn ⸴esserkrankheit f (Pellagra) pellagra (ei) ⸴krankheit f pellagra ⸴mehl n maize meal, *US* corn meal, cornflour ⸴öl n maize oil (*EP*), *US* corn oil ⸴psychose f ps pellagra psychosis ⸴quellwasser n corn steep liquor ('likə) od water ⸴stärke f (*DAB*) (Amylum Maidis) maize starch (*EP*, *BPC*), corn starch (*USP*)

Majocchi (ma'jɔki)-Krankheit f Majocchi's disease

Majoran m bot origanum (i), marjoram ('ma:dʒərəm) ⸴öl n origanum oil

MAK = maximale Arbeitsplatzkon-

zentration f industrial threshold limit value (TLV)

makrenzephal macrencephalous, macrencephalic (æ) ⸴ie f (Gehirnhypertrophie) macrencephalia (ei), hypertrophy of the brain

Makro|- (*Vors*) macro- (æ) (*Vors*) ⸴albuminaggregate n pl (MAA) albumin macro-aggregates, MAA ⸴analyse f macro-analysis (æ) ⸴ästhesie f macro-[a]esthesia (i:) ⸴autoradiographie f macro-autoradiography (ɔ) ⸴bakterium n macrobacterium (iə), pl macrobacteria ⸴biose f (Langlebigkeit) longevity (lɔn'dʒeviti), macrobiosis, macrobiotia (bai'ouʃiə) ⸴biotik f macrobiotics (ɔ) ⸴blast m macroblast, megaloblast (e) ~blastisch macroblastic ⸴blastose f macroblastosis ⸴cheilie f (Dicklippigkeit) macrocheilia ('kailiə) ⸴ch[e]irie f (Großhändigkeit) macroch[e]iria ('kairiə) ⸴daktylie f megalodactyly (æ), megalodactylism (æ), megalodactylia (i), macrodactylia (i), macrodactyly (æ) ⸴dont m dent macrodont, megalodont ⸴dontie f dent macrodontia ('dɔnʃiə), megalodontia ⸴gamet m macrogamete ('gæmi:t), megagamete ⸴gametozyt m macrogametocyte (gæ'mi:tosait) ⸴genitosomia f macrogenitosomia ('mækro͵dʒenito-'soumiə), precocious (pri'kouʃəs) development ⸴glia[zelle] f macroglia (mæ'krɔgliə), astroglia (æs'trɔgliə) ⸴globulin n macroglobulin(ɔ) ⸴globulinämie f macroglobulin[a]emia (i:) / ⸴ Waldenström's macroglobulin[a]emia, macroglobulin[a]emia syndrome ⸴glossie f macroglossia, megaloglossia ~gnath macrognathic ('næθik) ⸴gnathie f macrognathia ('næθiə), macrognathism (ɔ) ⸴graphie f macrographia (ei), megalographia ~kephal (großköpfig) macrocephalous, macrocephalic ⸴kephalie f (Großköpfigkeit) macrocephaly, macrocephalism ~kinetisch macrokinetic (kai'netik), macrocinetic (sai'netik) ⸴kokkus m macrococcus (ɔ) pl macrococci ('kɔksai), megalococcus ⸴kornea f macrocornea ~kosmisch macrocosmic ⸴kosmos m macrocosm ⸴lid n chem macrolide ⸴manie f ps macromania ⸴mastie f macromastia, macromazia ('meiziə) ⸴melie f (Riesenwuchs der Glieder) macromelia (i:), megalomelia ⸴-Methode f macro procedure od method ⸴myeloblast m macromyeloblast ⸴nukleus m macronucleus, somatic (æ) nucleus, trophonucleus, meganucleus ⸴nychie f macronychia (i) ⸴phage m (Riesenzelle) macrophage ('mækrofeidʒ) ⸴phagen-Migrationstest m imm macrophage migration test ⸴phagenreaktion f macrophage reaction ⸴plasie f (übermässiges Wachstum einzelner Körperteile) macroplasia, macroplastia (æ) ⸴podie f (Großfüßigkeit) macropodia (ou), megalopodia ⸴polyzyt m (grosser neutrophiler Leukozyt) macropolycyte (ɔ) ⸴prosopie f (Großgesichtigkeit) macroprosopia ⸴psie f macropsia, macropsy, megalopia ⸴radiographie f macroradiography ⸴sigma n macrosigma, macrosigmoid ~skopisch gross (ou), macroscopic (ɔ) / adv without magnification, at the macroscopic level ~somatisch macrosomatic (æ) ⸴soma-

tognosie f macrosomatognosia ⸴somie f (Riesenwuchs) macrosomatia (so'meiʃiə) ⸴spore f macrospore ⸴sporie f (Haut) trichophyton (ɔ) infection ⸴stoma n macrostomia (ou), large mouth ⸴stomie f macrostomia ⸴tie f (Großohrigkeit) macrotia (ou) ~toxikologisch macrotoxicologic[al] (ɔ) ~zephal (großköpfig) macrocephalous, macrocephalic, megalocephalic, megalocephalous ⸴zephalie f (Großköpfigkeit) macrocephaly, macrocephalia, megacephaly, megalocephaly ⸴zyt m macrocyte ('mækrosait), megalocyte, gigantocyte (æ), giant ('dʒaiənt) cell ⸴zythämie f macrocyth[a]emia (sai'θi:miə) ⸴zytose f s ⸴zythämie

Makula f (Fleck) macula (æ), spot [s Macula] ⸴atrophie f macular degeneration ⸴bündel n papillomacular bundle (ʌ)

makul|är macular, spotted ~opapulös maculopapular (æ) ~ös spotted, macular

Mal n mark / (Muttermal) n[a]evus (i:), pl n[a]evi ('ni:vai), birth-mark / (Fleck) spot / (Merkmal) sign

Mal n (Krankheit) mal ⸴ de bassine n mal de bassine, silk-winders' dermatitis ⸴ de Cayenne n mal de Cayenne (kei'en), filarial (eə) elephantiasis ⸴ de Meleda n mal de Meleda ⸴ perforant du pied n mal perforant du pied, perforating ulcer of the foot ⸴ de Pinto n (Pinta) pinta, mal del pinto ⸴ de Rosa n pellagra (ei) ⸴ rouge alcohol-antabus reaction

Malabsorptions-Syndrom n (Verdauungsinsuffizienz) malabsorption syndrome

Malacarne (mala'karnə)-Pyramide f (Pyramis vermis (*PNA*)) pyramid of the vermis

Malachit|agar m malachite ('mæləkait)-green agar ('eiga:) ⸴grün n malachite green ⸴grünnährboden m malachite-green medium (i:)

Malakkanuß f Malacca bean

Malakoplakie f macroplakia (ei)

Malaria f malaria (ɛə) / endemische ⸴ endemic m. / künstliche ⸴ induced (ju:) m. / perniziöse ⸴ algid (æ) pernicious (i) fever (i:) / ⸴ quartana quartan ('kwɔ:tən) m. / ⸴ tertiana (Tertianfieber) benign (ai) tertian (ə:) m., simple (i) tertian m., vivax m. / ⸴ tropica tropical (ɔ) m., malaria falciparum, malignant tertian m. ⸴- malarial (ɛə), malaria ⸴anfall m bout (baut) od attack of malaria, malarial attack ⸴ausrottung f malaria eradication ⸴ausschlag m paludide (æ) ~bekämpfend anti-malarial ⸴bekämpfung f malaria control (ou), fight against malaria ⸴bekämpfungstrupp m malaria control team ⸴erreger m Plasmodium (ou), malarial parasite (æ) ⸴experte m malariologist (ɔ) ⸴fachmann m malariologist ⸴färbung f malarial pigmentation ⸴feldzug m anti-malaria campaign (ei) ⸴fieber n malarial fever ⸴forscher m malariologist ⸴forschungsinstitut n malaria research (ə:) institute / (WHO) antimalaria experimental centre ⸴gebiet n malarious (ɛə) area ('ɛəriə) ⸴gefahr f malaria risk ⸴gefährdung f malaria risk ⸴gegend f malarious area od region ⸴halbmond m malarial crescent ~heilend anti-mala-

rial ~hilfsfond *m* (WHO) malaria fund
~impfung *f* inoculation with malaria
~infiziert malarial, affected with malaria / (Mücke) malaria-carrying, malariated (εə) ~kachektisch limn[a]emic (i:)
~kachexie *f* limn[a]emia (i:), malarial cachexia ~krank suffering from malaria ~kranker *m* malaria patient ~kunde *f* malariology ~kur *f* malarial therapy, malariatherapy, malarialisation, Wagner-Jauregg ('va:gnər-'jaurek) therapy / mit einer ~ behandeln to malarialise ~leber *f* bronze liver ~meningitis *f* plasmodial (ou) *od* malaria meningitis ('dʒai) ~milz *f* ague ('eigju:) cake, malaria spleen ~mittel *n pharm* antimalarial [drug], antipaludian (u:) ~mücke *f* Anopheles (ə'nɔfili:z) ~neuritis *f* malarial neuritis ~parasit *m* malarial parasite (æ), Plasmodium (ou) ~pigment *n* malarial pigment ~plasmodium *n* malaria *od* malarial parasite, Plasmodium ~sachverständiger *m* malariologist (ɔ) ~schutzmaßnahme *f* anti--malarial measure (e) ~spezialist *m* malariologist (ɔ), malarial specialist (e) ~spritztrupp *m* (WHO) antimalaria spraying unit (ju:) ~therapie *f* malarial therapy ~typhoid *n* typhomalarial fever ~übertragend malaria-carrying, malaria-transmitting ~überträger *m* malaria carrier ~verbreitend (Mücke) malaria-carrying ~verseucht malarious (εə) ~zirrhose *f* malarial cirrhosis
malaris *adj* (zur Wange gehörig) malar (ei)
Malassezia furfur *f* (Microsporon furfur) Malassezia (i:) furfur (ɔ:)
Malat *n* (Apfelsäuresalz) *chem* malate (ei) ~-**Dehydrogenase** *f* malic dehydrogenase (MDH)
Malazie *f* (Erweichung) malacia (mə'lei-ʃiə), softening
malazisch malacic (ei)
Maleat *n chem* maleate ('mælieit)
Malein|aldehyd *n chem* maleic (i:) aldehyde (æ) ~sauer *chem* maleic ~säure *f* (Acidum maleinicum) *chem* maleic acid, parafumaric acid ~säureanhydrid *n chem* maleic anhydride
Maler|kolik *f* (Bleikolik) painters' colic (ɔ), lead (e) colic *od* disease, plumbism (ʌ) ~krankheit *f s* ~kolik
Malgaigne (mal'gεɲ)-**Beckenringbruch** *m* Malgaigne's fracture (æ) ~-**Bruch** *m* Malgaigne's fracture ~-**Grube** *f* Malgaigne's fossa ~-**Operation** *f* Malgaigne's amputation
Maliasmus *m* (Rotz) *vet* glanders (æ) *pl*
malign|e (bösartig) *path* malignant (mə-'lignənt) / *ps* malign (mə'lain) ~ität *f* (Bösartigkeit) malignancy ~om *n* malignant growth
Malis *m* (Maliasmus) *vet* glanders *pl*
Mallein *n chem* mallein (æ)
malleolar malleolar (i:) ~fraktur *f* (Knöchelbruch) malleolar fracture / (mit Verrenkung) sprain fracture
Malleolus *m* (Knöchel) malleolus (i:), ankle / ~ lateralis (*PNA*) lateral m. / ~ medialis (*PNA*) medial m. ~ malleolar
Malleomyces mallei (Rotzbakterium) Malleomyces (ai) mallei (æ)
Malleus *m* (Rotz) *vet* glanders *pl*, farcy / (Ohr) malleus, hammer ~knoten *m* glanders nodule (ɔ)
Mallory ('mæləri)-**Körperchen** *n pl* Mallory bodies
Mallotoxin *n* mallotoxin

Mallotus philippinensis *m* (Kamala) *pharm* Mallotus (ou) philippinensis
malon|sauer *chem* malonic (ɔ) ~säure *f* (Acidum malonicum) *chem* malonic acid (æ), methanedicarboxylic acid ~säurediäthylester *m* (Diäthylmalonat) diethyl (e) malonate (æ)
Malonyl *n chem* malonyl (æ) ~harnstoff *m chem* malonyl urea (i)
Malpighi (mæl'pi:gi)|-**Körperchen** *n* (Folliculi lymphatici lienales (*PNA*)) lymphatic nodules of the spleen, malpighian corpuscles / (Corpuscula renis) renal corpuscles ~-**Pyramiden** *f pl* pyramids (i) of Malpighi ~-**Schicht** *f* Malpighi's layer ('lεə)
Malta|bakterien *n pl s* Maltafiebererreger ~fieber *n* (Mittelmeerfieber, Bruzellose) Malta (ɔ:) fever, brucellosis, Mediterranean (ei) fever, undulant (ʌ) fever, goat fever, melitococcosis, continued (i) fever, Cyprus (ai) fever, Gibraltar (ɔ:) fever, mountain fever, rock fever, slow fever ~fiebererreger *m* Micrococcus melitensis, Brucella melitensis
Maltase *f* maltase (ɔ:)
Malteser *m* hospital[l]er
Maltose *f* (Malzzucker) *chem* maltose ('mɔ:ltous), malt sugar (u) ~ausscheidung *f* (Urin) maltosuria (juə) ~sirup *m* maltose syrup (i)
Maltum *n* (Malz) malt (ɔ:)
Malum *n* (Leiden, Krankheit) malum (ei, æ) / ~ contunnii *s* Ischias / ~ coxae juvenile coxa plana (ei), Perthes' ('pərtsiz) disease / ~ coxae senile malum coxae senile, hypertrophic (ɔ) arthritis of the hip joint / ~ perforans pedis perforating ulcer of the foot, mal perforant (ə:) / ~ Potti Pott's ('pɔts) disease / ~ [vertebrale] suboccipitale Rust's ('rʌsts) disease *od* syndrome
Malve *f pharm, bot* mallow (æ), malva (æ)
malven|artig malvaceous (ei) ~blätter *n pl pharm* mallow leaves ~blüten *f pl pharm* mallow flowers
Malz *n* malt (ɔ:) ~amylase *f* malt amylase (æ) ~bier *n* malt beer ~extrakt *m pharm* malt extract ~stärke *f* malt starch ~zucker *m* malt sugar (u), maltose (ɔ:)
mA-Meter *n röntg* mA-meter (i:)
Mamilla *f* (Brustwarze) *s* Mamille
mamillar mamillary (æ) ~fissur *f* fissure ('fiʃə) of the nipple ~körper *m* mamillary body ~linie *f* mamillary *od* nipple line
Mamille *f* (Brustwarze) mamilla, nipple, mammary papilla / eingezogene ~ retracted mamilla / versteckte ~ depressed m.
mamillen|artig mamilliform (i) ~förmig mamilliform, nipple-shaped ~plastik *f* mamilliplasty
Mamma *f* (weibliche Brust) mamma (æ), mammary gland, breast (e) / ~ aberrans supernumerary (ju:) breast / ~e accessoriae [femininae et masculinae] (*PNA*) accessory mammary glands / ~ masculina (*PNA*) male mammary gland / ~ pendula (Hängebrust) pendulous breast / ~ (Brust-) mammary, masto- (æ) (Vors), mast-~abszeß *m* mammary abscess ~amputation *f* (Brustabsetzung) amputation of the breast, mammectomy *od* echographie *f* breast echography ~eiterung *f* mam-

mary *od* milk abscess ~erkrankung *f* breast disease ~exstirpation *f s* ~amputation ~förmig mammiform, breast--shaped ~gewebe *n* breast tissue ~hypertrophie *f* hypertrophy of the breast, mastauxe (mæ'stɔ:ksi), hypermastia (æ) ~karzinom *n* carcinoma of the breast *od* mamma, mastocarcinoma ~knötchen *n* mammary nodule
Mammalia *n pl* (Säugetiere) mammalia (ei), mammals
Mamma|plastik *f* (Brustplastik) mastoplasty, mammoplasty
mammär mammary
Mammatumor *m* breast neoplasm
Mammin *n* mammary hormone, mammin
Mammitis *f* mammitis, mastitis
mammo|gen mammogenic ~genese *f* mammogenesis ~gramm *n* mammogram ~graphie *f* (Mastographie, Kontrastaufnahme der [injizierten] Mamma) röntg mammography (ɔ) ~trop mammotrop[h]ic
Man = Mannose *f* mannose, man
Mancini (man'tʃini)|-**Test** *m imm* Mancini's test
Mandel *f bot* almond ('a:m|nd) / *anat* tonsil / bittere ~ bitter almond / intramurale ~ submerged tonsil / oberflächliche ~ superficial (i) tonsil / tiefsitzende ~ buried (e) *od* submerged tonsil ~ tonsillar ~abstrich *m* throat swab (ɔ) ~abszeß *m* tonsillar abscess, quinsy ~artig amygdaloid (i) ~at *n* mandelate ~belag *m* furring (ə:) *od* coating of the tonsils ~bucht *f* tonsillar fossa, crypt (i) of the tonsils ~entfernung *f* removal (u:) of a tonsil, tonsillectomy ~entzündung *f* (Angina) tonsillitis, amygdalitis (ai), angina (æn'dʒainə) / (chronische) chronic (ɔ) tonsillitis ~exstirpation *f* tonsillectomy ~follikel *m* tonsillar follicle ~förmig amygdaloid (i), almond-shaped ~gegend *f* tonsillar area ('εəriə) ~geschwür *n* ulcerated (ʌ) sore throat, gangrenous pharyngitis ~haken *m* tonsil hook ~hypertrophie *f* tonsillar hypertrophy ~kern *m* (Corpus amygdaloideum (*PNA*)) amygdaloid nucleus, nucleus amygdalae (i) ~kleie *f pharm* almond bran ~krypten *f pl* (Cryptae tonsillares (*PNA*)) crypts of the tonsils ~lakune *f* tonsillar lacuna (ju:) ~milch *f pharm* almond milk ~öl *n* almond oil (BP) ~pfropf *m* tonsillar plug ~punktion *f* tonsil puncture ~quetscher *m* tonsil compressor *od* crusher (ʌ) *od* squeezer ~quetschung *f* amygdalothrypsis (i) ~resektion *f* incomplete *od* partial tonsillectomy ~sauer *chem* mandelic (i:) ~säure *f* (DAB) (Acidum amygdalicum (DAB), DL-Phenylglykolsäure) mandelic (i:) *od* amygdalic (æ) acid, phenylglycollic acid ~schlinge *f* tonsil snare ~schlitzer *m chir* tonsillotome ~schlitzung *f chir* tonsillotomy ~schwellung *f* enlarged tonsils ~seife *f* almond soap ~sirup *m pharm* syrup (i) of almonds ~spaltung *f* amygdalotomy, tonsillotomy ~stein *m* tonsillolith, tonsillith, tonsillar calculus, amygdalolith (i) ~untersuchung *f* tonsilloscopy (ɔ) ~vergrößerung *f* tonsillar hypertrophy ~wucherung *f* hypertrophy of the tonsils
Mandibel *f* mandible, mandibula (i)
Mandibula *f s* Mandibel ~köpfchen *n*

315

(Caput mandibulae (*PNA*)) head of the mandible
mandibular mandibular (i) **∠anästhesie** *f* mandibular an[a]esthesia (i:) **∠bogen** *m* mandibular arch **∠fraktur** *f* fracture of the mandible, mandibular fracture **∠gelenk** *n* (Articulatio temporomandibularis (*PNA*)) mandibular joint **∠kanal** *m* (Canalis mandibulae (*PNA*)) mandibular canal **∠kanüle** *f* mandibular injection needle **∠reflex** *m* mandibular reflex
mandibulotemporal temporomandibular
Mandl ('mandl)-**Lösung** *f* *pharm* Mandl's solution
Mandragora *f* *pharm* mandrake, mandragora (æ)
Mandrin *m* stilette, stylet (i), mandrin, guide (gaid) / (Katheter) guide
Mandschufleckfieberrickettsie *f* Rickettsia manchuriae (mæn't∫uərii:)
Mangan *n* *chem* manganese (i:) / schwefelsaures ∠ m. sulphate (ʌ) [*US* sulf-] / zitronensaures ∠ m. citrate (i) **∠albuminat** *n* manganese albuminate (ju:) **∠at** *n* *chem* manganate **∠blau** *n* manganese blue **∠chlorid** *n* *chem* manganous chloride (ɔ:) **∠dioxyd** *n* *chem* manganese dioxide (ɔ) **∠hydroxyd** *n* *chem* manganic (æ) hydroxide (ɔ) **∠jodür** *n* *chem* manganous iodide ('aiədaid) **∠(IV)-oxid** *n* (*EP*) manganese dioxide (*EP*) **∼sauer** *chem* manganic **∠säure** *f* manganic acid **∠(II)-sulfat** *n* (*DAB*) manganese sulfate (*EP*) [monohydrate (*USP*)] [das manganese sulphate der BPC ist MaSO₄·4H₂O] **∠um dioxydatum** *n* (Mangandioxyd) manganese (i:) dioxide (ɔ) **∠um sulfuricum** (schwefelsaures Mangan) manganese sulphate (ʌ) **∠vergiftung** *f* manganese poisoning
Mangel *m* deficit / deficiency **∠diät** *f* nutritional (i) deficiency (i) **∠durchblutung** *f* inadequate (æ) *od* defective circulation **∠ernährung** *f* malnutrition (i) **∠ernährungsnekrose** *f* necrosis due to nutritional (i) deficiencies (i) **∠erscheinung** *f* deficiency (i) symptom *od* phenomenon (ɔ) **∠kost** *f* nutritional deficiency **∠krankheit** *f* [nutritional] deficiency disease / (Vitaminmangel) avitaminosis **∼nd** deficient **∠proteinämie** *f* (Defektproteinämie) deficiency protein[a]emia (i:) **∠zustand** *m* (Organ) insufficiency (i) / deficiency
Mango|baum *m* *bot* mango ('mæŋou) tree **∠frucht** *f* *bot* mango, *pl* mangoes
Mangoldt ('maŋɔlt)-**Epithelaussaat** *f* Mangoldt's epithelial (i:) grafting (a:)
Mania *f* mania (ei) / ∠ epileptica epileptic mania / ∠ puerperalis puerperal (ə:) m. / ∠ religiosa religious (i) m. / ∠ transitoria m. transitoria
maniakalisch *ps* maniacal (ai)
Manie *f* *ps* mania (ei) / (Sucht) craze *akute* ∠ acute m. *akute halluzinatorische* ∠ Bell's m. *ängstliche* ∠ anxious *od* depressive m. *chronische* ∠ chronic m. *depressive* ∠ depressive m. *endogene* ∠ endogenous m. *gedankenarme* ∠ unproductive m. *gehemmte* ∠ inhibited m. *hysterische* ∠ hysteromania, hysterical m. *konstitutionelle* ∠ constitutional m. *leichte* ∠ hypomania *periodische* ∠ periodical (ɔ) m. *remittierende* ∠ recurrent m. *unproduktive* ∠ unproductive m. *vollentwickelte* *od schwere* ∠ hypermania

manifest *path* manifest, active **∠ation** *f* (Zutagetreten, Auftreten) manifestation **∼ieren** *v* *refl* (*bes* Symptom) to manifest (æ) o.s., to become manifest **∠werden** *n* (Leiden) appearance (iə)
Manihot *f* cassava (a:) / ∠ utilissima (Maniokstrauch) Manihot (æ) utilissima (i), cassava **∠stärke** *f* tapioca (ou)
Manikürschaden *m* injury caused by false manicure
Manila| Elemi *n* *pharm* elemi (e) **∠hanf** *m* Manila (i) hemp
Manilurium *n* manilurium (u:)
Maniok *m* manioc (æ), cassava
Manipul|ation *f* manipulation **∠ator** *m* manipulator (i) **∼atorisch** manipulative (i), manipulatory (i) **∼ieren** to manipulate (i)
manisch *ps* manic (æ), maniacal (ai) **∼-depressiv** *ps* manic-depressive **∠-Depressive[r]** *f* [*m*] *ps* manic-depressive [patient]
Mann *m* man, *pl* men, male / beim ∠ in the male
Manna *n* *bot*, *pharm* manna (æ)
Mannan *n* *chem* mannan (æ)
Mannasirup *m* *pharm* syrup (i) of manna, syrupus mannae
Männer|abteilung *f* male ward **∠haß** *m* *ps* misandria, apandria **∠kindbett** *n* ritual couvade **∠krankheit** *f* (Krankheit des Mannes) andropathy (ɔ) **∠scheu** *f* *ps* *sex* androphobia **∠tollheit** *f* *ps* *sex* clitoromania (ei), nymphomania
Mannit *n*, **Mannitol** *n* mannitol (æ) (*BP*, *NF*) **∠-hexanitrat** *n* (*WHO*) *pharm* mannitol hexanitrate
Mannkopf ('mankɔpf)-**Symptom** *n* Mannkopf's sign
Mann-Lentz ('man-'lents)-**Färbung** *f* Mann's methylene (e) eosin (i:) stain
Manno-mustin *n* (*WHO*) mannomustine (ʌ) [hydrochloride (*BPC*)]
Mannonsäure *f* mannonic acid
Mannose *f* *chem* mannose ('mænous)
Mannosidose *f* mannosidosis
Mannozuckersäure *f* mannosaccharic acid
Mannuronsäure *f* mannuronic acid
Mannweib *n* *sex* gynander (dʒi'nændə) **∠natur** *f* viraginity (i)
Manometer *n* pressure ga[u]ge
Manöver *n* manoeuvre (u:), *US* maneuver
Manschette *f* (Blutdruck) [sphygmomanometer] cuff / mit aufblasbarer ∠ versehen (*z B* Kanüle) cuffed (kʌft)
Manson ('mænsən) -**Färbung** *f* *od* -**Lösung** *f* Manson's solution
Mansonella|[filarie] *f* Mansonella **∠infektion** *f* mansonelliasis
Mansoniamücke *f* Taeniorhynchus (,ti:nio'riŋkəs), Mansonia
Mantel *n* *anat* mantle / *chir* gown / *techn* jacket **∼artig** mantle-like **∠hirn** *n* (Pallium (*PNA*)) pallium **∠schicht** *f* covering (ʌ) *od* coating layer ('lɛə) **∠spalte** *f* (Fissura longitudinalis cerebri (*PNA*)) longitudinal fissure of the cerebrum **∠tablette** *f* *pharm* laminated tablet, press-coated tablet **∠tiere** *n* *pl* (Tunicata) *zool* Tunicata (ei) **∠zellen** *f* *pl* satellite (æ) cells, amphicytes
Mantoux (mã'tu:)-**Probe** *f* *od* -**Reaktion** *f* (intrakutane Tuberkulinprüfung) intracutaneous (ei) tuberculin (ə:) test, Mantoux' test *od* reaction
Manualhilfe *f* *gyn* manual expression
Manubrium *n* *anat* manubrium (u:) / ∠

mallei (*PNA*) manubrium mallei (æ), handle of the malleus / ∠ sterni (*PNA*) manubrium sterni; episternum, presternum; ∠ ∼ *u* Schlüsselbein *betr* manubrio-clavicular (i) **∠-** manubrial (ju:)
manuell manual (æ), by hand
Manus *f* (Hand) manus (æ), hand / ∠ valga clubhand (ʌ) with ulnar (ʌ) deviation / ∠ vara clubhand with radial (ei) deviation
Manustupratio *f* (Onanie) manustupration (ei), masturbation
Manz ('mants)-**Drüsen** *f* *pl* Manz utricular glands **∠-Krankheit** *f* Manz's disease
MAO = Monoaminooxidase *f* mono-amino oxidase, MAO
MAOH = Monoaminooxydasehemmer *m* mono-amino oxidase inhibitor, MAOI
MAP = Muskeladenosinphosphorsäure *f* muscle adenosine phosphoric acid
Mapharsen *n* *pharm* mapharsen, oxophenarsine hydrochloride (ɔ:)
mÄq = Milliäquivalent *n* milli-equivalent, mEq
mÄq/1 mEq/1
Maranta *f* *bot* Maranta (*BPC*), arrowroot
marantisch marantic, marasmic
maras|misch *s* marantisch **∠mus** *m* (Verfall) marasmus, wasting (ei), general atrophy / ∠ senilis senile (i:) m. **∼tisch** marantic, marasmic
Marchand (mar'fã)-**Nebenniere** *f* Marchand's adrenal (i:)
Marchiafava (markia'fa:va)|-**Bignami** (bi'na:mi)-**Syndrom** *n* (Corpus callosum-Degeneration) [nicht = Marchiafava-Syndrom] Marchiafava-Bignami syndrome, Marchiafava disease, primary degeneration of the corpus callosum **∠-Micheli** (mi'ke:li)-**Anämie** *f*, **∠-Syndrom** *n* (paroxysmale nächtliche Hämoglobinurie) Marchiafava-Micheli syndrome, paroxysmal nocturnal h[a]emoglobinuria, Marchiafava's syndrome
Marckwald ('markvalt)-**Operation** *f* Marckwald's operation
Marcus Gunn ('ma:kəs'gʌn)-**Phänomen** *n* Gunn's syndrome, Marcus Gunn's phenomenon *od* syndrome
Marfanid *n* (*WHO*) *pharm* homosulphanilamide (i)
Marfan (mar'fã)-**Syndrom I** *n* (Arachnodaktylie) Marfan's syndrome (1), arachnodactyly **∠-Syndrom II** *n* Marfan's disease
margarinsauer *chem* margaric (æ)
Margarinsäure *f* *chem* margaric acid **∠nadeln** *f* *pl* margarine ('ma:dʒəri:n) needles
Margaritom *n* margaritoma
marginal (randständig) marginal ('ma:dʒinəl) **∠zelle** *f* marginal *od* border cell
marginatus (zum Rand gehörig) marginal
Marginoplastik *f* marginoplasty
Margo *m* *anat* margo, margin, border ∠ *alveolaris* margo alveolaris (əə), limbus alveolaris ∠ *anterior fibulae* (*PNA*) anterior border of the fibula; ∠ ∼ *pancreatis* (*PNA*) anterior border of the pancreas; ∠ ∼ *pulmonis* (*PNA*) anterior border of the lung; ∠ ∼ *radii* (*PNA*) anterior border of the radius; ∠ ∼ *testis* (*PNA*) front border of the

testis; ʒ ~ *tibiae* (*PNA*) anterior border of the tibia; ʒ ~ *ulnae* (*PNA*) anterior border of the ulna ʒ *ciliaris iridis* (*PNA*) (Irisbasis, Iriswurzel) ciliary border of the iris ʒ *dexter cordis* (*PNA*) right border of the heart ʒ *falciformis* falciform (æ) margin, Burns' ('bə:nziz) ligament; ʒ ~ [*fasciae latae*] (*PNA*) falciform margin ʒ *frontalis* [*ossis parietalis*] (*PNA*) frontal border of the parietal (ai) bone ʒ *inferior hepatis* (*PNA*) lower border of the liver; ʒ ~ *lienis* (*PNA*) lower border of the spleen; ʒ ~ *pancreatis* (*PNA*) inferior border of the pancreas; ʒ ~ *pulmonis* (*PNA*) inferior border of the lung ʒ *infraorbitalis* (*PNA*) infra-orbital margin ʒ *interosseus fibulae* (*PNA*) interosseous border of the fibula; ʒ ~ *radii* (*PNA*) interosseous border of the radius; ʒ ~ *tibiae* (*PNA*) interosseous border of the tibia; ʒ ~ *ulnae* (*PNA*) interosseous border of the ulna ʒ *lacrimalis maxillae* (*PNA*) lacrimal border of the maxilla ʒ *lambdoideus ossis occipitalis* (*PNA*) lambdoid border of the occipital bone ʒ *lateralis antebrachii* (*PNA*) lateral border of the forearm; *Margines laterales digitorum pedis* (*PNA*) lateral borders of the toes; ʒ *lateralis humeri* (*PNA*) lateral border of the humerus; ʒ ~ *pedis* (*PNA*) lateral border of the foot; ʒ ~ *renis* (*PNA*) lateral margin of the kidney; ʒ ~ *scapulae* (*PNA*) lateral border of the scapula; ʒ ~ *unguis* (*PNA*) collateral border of the nail ʒ *liber* free border; ʒ ~ *ovarii* (*PNA*) free border of the ovary; ʒ ~ *unguis* (*PNA*) free border of the nail ʒ *linguae* (*PNA*) margin of the tongue ʒ *mastoideus ossis occipitalis* (*PNA*) mastoid border of the occipital bone ʒ *medialis antebrachii* (*PNA*) medial border of the forearm; *Margines mediales digitorum pedis* (*PNA*) medial borders of the toes; ʒ *medialis glandulae suprarenalis* (*PNA*) medial border of the suprarenal gland; ʒ ~ *humeri* (*PNA*) medial border of the humerus; ʒ ~ *renis* (*PNA*) medial margin of the kidney; ʒ ~ *scapulae* (*PNA*) medial border of the scapula; ʒ ~ *tibiae* (*PNA*) medial border of the tibia ʒ *mesovaricus ovarii* (*PNA*) mesovarian border of the ovary ʒ *nasalis ossis frontalis* (*PNA*) nasal margin of the frontal bone ʒ *occipitalis ossis parietalis* (*PNA*) occipital border of the parietal (ai) bone; ʒ ~ *ossis temporalis* (*PNA*) occipital margin of the temporal bone ʒ *occultus unguis* (*PNA*) hidden border of the nail ʒ *palpebrae* margo palpebrae (æ), margin of the eyelid ʒ *parietalis alae majoris* (*PNA*) parietal margin of the great wing of the sphenoid bone; ʒ ~ *ossis frontalis* (*PNA*) parietal (ai) margin of the frontal bone; ʒ ~ *ossis temporalis* (*PNA*) parietal (ai) margin of the temporal bone ʒ *posterior fibulae* (*PNA*) posterior border of the fibula; ʒ ~ *partis petrosae* (*PNA*) posterior border of the petrous part; ʒ ~ *radii* (*PNA*) posterior border of the radius; ʒ ~ *testis* (*PNA*) posterior border of the testis; ʒ ~ *ulnae* (*PNA*) posterior border of the ulna ʒ *pupillaris iridis* (*PNA*) pupillary border of the iris ʒ

radialis antebrachii (*PNA*) radial border of the forearm ʒ *sagittalis ossis parietalis* (*PNA*) sagittal border of the parietal (ai) bone ʒ *sphenoidalis ossis temporalis* (*PNA*) sphenoidal margin of the temporal bone ʒ *squamosus alae majoris* (*PNA*) squamous margin of the great wing of the sphenoid bone; ʒ ~ *ossis parietalis* (*PNA*) squamous border of the parietal (ai) bone ʒ *superior glandulae suprarenalis* (*PNA*) superior border of the suprarenal gland; ʒ ~ *lienis* (*PNA*) upper border of the spleen; ʒ ~ *pancreatis* (*PNA*) superior border of the pancreas; ʒ ~ *partis petrosae* (*PNA*) superior border of the petrous part; ʒ ~ *scapulae* (*PNA*) upper border of the scapula ʒ *supraorbitalis* (*PNA*) supra-orbital margin ʒ *uteri dexter et sinister* (*PNA*) border of the uterus [right and left] ʒ *zygomaticus alae majoris* (*PNA*) zygomatic margin of the great wing of the sphenoid bone

Marie (ma'ri:)|**-Ataxie** f Marie's ataxia od sclerosis od delayed cortical cerebellar atrophy ʒ**-Bamberger** (ˈbʌmbɛr-gər)**-Syndrom** n Bamberger-Marie disease ʒ**-Dreizetteltest** m Marie's test ʒ**-Foix** ('fwa)**-Handgriff** m Marie-Foix sign ʒ**-Reflex** m MacCormac's (mæ-ˈkɔ:mæks) reflex ʒ**-Scheuthauer-Sainton** (ˈʃɔithauər-sěˈtõ)**-Syndrom** n Scheuthauer-Marie-Sainton syndrome, cleidocranial dysostosis ʒ**-Strümpell** ('strympel)**-Krankheit** f Spondylitis ankylopoietica) Marie-Strümpell arthritis, disease od spondylitis, spondylarthritis ankylopoietica ʒ**-Syndrom I** n acromegaly, Marie's disease od syndrome ʒ**-Syndrom II** n s Marie-Ataxie

Marihuana f pharm tox marihuana (ma:rihu'a:nə)

Marion (mari'õ)**-Syndrom** n (kongenitale Blasenhalsstenose) Marion's syndrome, female prostatic obstruction syndrome, bladder neck obstruction

Mariotte (mari'ɔt)|**-Fleck** m (blinder Fleck) Mariotte's blind spot ʒ**-Gesetz** n Boyle's (bɔilz) law ʒ**-Versuch** m Mariotte's experiment (e)

•**Mark** n (Knochen) marrow (æ), medulla (ʌ) / (Zahn) pulpa (ʌ), pulp / (Frucht) pulp / gelbes ʒ (Medulla ossium flava (*PNA*)) yellow marrow / rotes ʒ (Medulla ossium rubra (*PNA*)) red marrow / verlängertes ʒ medulla oblongata (ei) ʒ- (Rücken- u Knochenmark) medullary (ʌ), myelo- ('maiəlo) (*Vors*) ʒ**abszess** m des Knochens central caries ~**ähnlich** medulloid (e), myeloid (ai) ʒ**aktivierung** f medullary activation ~**artig** marrowlike, myeloid, medullary ~**bedingt** myelogenous (ɔ), myelogenic (e) ʒ**brücke** f Lissauer's ('lisauərz) tract od column (ɔ) ʒ**bündel** n medullary fascicle (æ), medullary bundle (ʌ)

Marke f Lab [graduation] mark

Mark|embolie f bone-marrow embolism ʒ**entfernung** f medullectomy ʒ**entzündung** f medullitis, myelitis

Marker m radiol marker / allotypischer ʒ allotypic m. / elektronenoptisch dichter ʒ electron-dense m. ʒ**-Chromosom** n marker chromosome **mark|fern** (Rückenmark) abneural (juə) ʒ**flüssigkeit** f (Zerebrospinalflüssigkeit) cerebrospinal (ai) fluid (u) (CSF) ʒ**fur-**

che f medullary groove, neural (juə) groove ʒ**gewebe** n myeloid tissue ~**haltig** (Nerv) medullated (e) ʒ**haut** f endosteum ʒ**höhle** f medullary od bone cavity (æ) ʒ**hügel** m anat corpus mamillare (ɛə) ʒ**hyperplasie** f myelohyperplasia (ei) ~**ieren** to mark / radiol to tag, to label (ei) / radioaktiv ~ to radiolabel, to label radio-actively ʒ**ierung** f mark / marking / radiol tagging, label[l]ing ʒ**ierungsgabel** f bi-prong marker ʒ**ierungsinstrument** n marker ʒ**ierungsstoff** m, radioaktiver röntg tracer (ei) ~**ig** pulpy (ʌ), marrowy (æ), medullary (ʌ) ʒ**kallus** m central callus ʒ**kanal** m medullary canal (æ) ʒ**kegel** m medullary cone od pyramid (i) ʒ**knochen** m medullary od long bone ʒ**krebs** m medullary cancer od carcinoma ʒ**lager** n (Hirn) cerebral (e) medulla od marrow / (Schicht) medullary layer ('lɛə) ʒ**lamelle** f medullary lamina (æ) ʒ**löffel** m chir marrow spoon ~**los** marrowless, non-medullated / (Nerv) amyelinic (i) ʒ**lücke** f medullary space ʒ**masse** f medullary substance (ʌ) ʒ**nagel** m chir [intra]medullary pin / ʒ nach Küntscher ('kyntʃər) intramedullary Küntscher nail ʒ**nagelung** f [intra]-medullary od marrow nailing ʒ**platten** f pl, weisse (Laminae albae (*PNA*)) white laminae ʒ**raum** m medullary space ʒ**raumbohrer** m intramedullary reamer ʒ**raumrohr** n chir medullary tube ʒ**reduktion** f medullary reduction (ʌ) ʒ**repression** f medullary repression ʒ**rohr** n anat medullary canal ʒ**saft** m medullary sap ʒ**schaber** m chir marrow spoon ʒ**schädigung** f bone-marrow damage (æ) ʒ**scheide** f (Nerv) medullary od myelin (ai) sheath (ʃi:θ) / mit ʒ versehen medullated / ohne ʒ non-medullated ʒ**scheidenbildung** f myelinisation, myelination ʒ**scheidendegeneration** f myelinic (i) degeneration ʒ**schicht** f medullary (ʌ) layer ('lɛə) ʒ**schwamm** m medullary carcinoma, carcinoma medullare (ɛə) ʒ**schwammniere** f medullary sponge kidney ʒ**schwund** m myelophthisis (maiə'lɔfθisis) ʒ**segel** n medullary velum (i:) ʒ**stammzelle** f (der Erythrozyten) protoh[a]ematoblast (e) ~**ständig** medullary ʒ**stein** m anat landmark ʒ**strahlen** m pl (Niere) medullary rays, pyramids (i) of Ferrein ʒ**strahlung** f anat medullary rays ʒ**substanz** f medullary substance (ʌ) ʒ**zapfen** m medullary cone, conus (ou) medullaris (ɛə) ʒ**zelle** f medullary od marrow cell, myelocyte (ai) / hyaline ʒ h[a]emocytoblast (ai) ʒ**zerfall** m destruction of myelin (ai) .

Marmor m marble ~**artig** marmoreal (ɔ:)

Marmorek ('marmorek)**-Serum** n Marmorek's serum (ɔ)

Marmor|haut f cutis marmorata (ei), mottled od marbled skin ~**iert** marbled, mottled ʒ**ierung** f (Haut) marbleisation (ˌma:blai'zeiʃn), marmoration

Marmorknochenkrankheit f marble bones, osteopetrosis, ivory (ai) bones, Albers-Schönberg ('albɛrs-'ʃø:nbɛrk) disease od syndrome

Marschbruch m s Marschfraktur

Marschenfieber n marsh fever, swamp fever, malaria (ɛə)

Marsch|fraktur f mil fatigue (i:) od march od stress fracture, march od forced foot ⌀geschwulst f (Fuß) march foot ⌀hämoglobinurie f march h[a]emoglobinuria (juə) ⌀ierbruch m s Marschfraktur ⌀ierfuß m march foot ⌀ierkranker m march casualty ⌀landfieber n marsh fever

Marsdenia condurango f bot Marsdenia (i:) condurango

Marshall ('ma:ʃəl)|-Falte f (Plica venae cavae sinistrae (PNA)) ligament of the left vena cava ⌀-Vene f Marshall's [oblique (i:)] vein

Marsh ('ma:ʃ)|-Arsenprobe f Marsh's test ⌀-Bendall ('bendəl)-Faktor m Marsh-Bendall factor (MB factor)

Marsupiali|a n pl zool (Beuteltiere) marsupials (ju:) ⌀sation f (Zysteneinnähung) chir marsupialisation

Martin ('ma:tin)|-Beckenmesser m Martin's pelvimeter (i) ⌀-Binde f Martin's bandage

martiusgelb Martius yellow

Masche f mesh

maschen|artig maschlike ⌀gesicht n mask face, mask-like face / (bei Parkinsonismus) Parkinson's facies od mask ~haft (Gesicht) masklike

maskier|en to mask, to disguise (dis'gaiz) ~t (getarnt, larviert) masked, disguised, concealed (i:) ⌀ung f masking (a:)

maskulinisier|en (vermännlichen) to masculinise ⌀ung f masculinisation

Masochismus m ps masochism ('mæsokizm) / moralischer ⌀ moral m. / primärer ⌀ primary od erotogenic m. / weiblicher ⌀ feminine m.

Massa f anat massa, pl massae ('mæsi:) / ⌀ lateralis atlantis (PNA) lateral mass of the atlas / ⌀ pilularum pill mass, pilular mass

Massage f massage (mæ'sa:ʒ) / leichte ⌀ gentle m. / ⌀ bei gleichzeitiger Wärmeanwendung thermomassage ⌀behandlung f massotherapy, massage treatment

Maß|analyse f Lab volumetric (e) analysis (æ) / (Titration) titration / ⌀ vornehmen (titrieren) Lab to titrate (ai) ⌀begriff m ps sense of proportion ⌀bürette f Lab measuring (e) buret[te] (bjuə'ret)

Masse f (Menge) phys mass (æ), quantity (ɔ) / pharm mass / (größter Teil) bulk

(ʌ) / fettfreie ⌀ des Körpers lean body mass (LBM)

Maßeinheit f unit (ju:) [of measurement (e)]

Masselon (masə'lõ)-Verfahren n (Intelligenzprüfung) Masselon test

Massen|angst f (Angst vor Menschenmassen) ps ochlophobia (,ɔklo'foubiə), fear of crowds ⌀anwendung f (z B von Serum) mass application ⌀auftreten n (Epidemie) widespread appearance (iə) ⌀behandlung f mass treatment ⌀blutung f massive bleeding / zerebrale ⌀ encephalorrhagia ⌀bremsvermögen n radiol mass stopping power ⌀erkrankung f (Epidemie) epidemic (e) ⌀immunisierung f mass immunisation ⌀impfung f mass vaccination ⌀koeffizient m mass coefficient (i) ⌀peristaltik f mass peristalsis (æ) ⌀psychologie f mass psychology (ɔ) ⌀psychose f ps mass psychosis ⌀spektrograph m mass spectrograph ⌀untersuchung f (WHO) mass case-finding, mass survey (ə:) ⌀vergiftung f mass poisoning ⌀versuch m field experiment (e) ⌀wirkungsgesetz n law of mass action ⌀zahl f mass number

Masseter m (Kaumuskel) masseter (mæ'si:tə) ~isch massoteric (e) ⌀klonus m jaw od masseter clonus (ou) ⌀icus m (Nerv) mandibular (i) nerve ⌀reflex m (Unterkieferreflex) masseter od mandibular od jaw [jerk] reflex

Masseur m masseur (ə:)

Masseuse f masseuse (mæ'sə:z)

Maß|flüssigkeit f Lab standard solution ⌀formel f standard formula

massieren to massage (mæ'sa:ʒ) / (kneten) to knead (ni:d)

massiv (z B Blutung od Dosis) massive (æ) / (Gegensatz: hohl) solid (ɔ) / (Infektion) severe (iə) ⌀ität f (Infektion) severity (e)

Maßkolben m Lab volumetric (e) flask (a:)

Maßnahmen f pl measures / diätetische ⌀ dietary regimen / ⌀ zur Hebung des Allgemeinbefindens supportive treatment / klinische ⌀ clinical procedures (i:)

Maß|röhre f Lab graduated (æ) tube, buret[te] (bjuə'ret) ⌀verhältnis n proportion ⌀zahl f parameter

Mast f fattening

Mastalgie f (Brustschmerz) mastalgia (æ), mastodynia (i), pain in the breast

Mastdarm m rectum ⌀- procto- (Vors), recto- (Vors), rectal ⌀ u. Blase betr. rectovesical (e) ⌀ u. Harnröhre betr. recto-urethral (i:) ⌀ u. Uterus betr. (rektouterin) recto-uterine (ju:) ⌀arterie f, mittlere (Arteria rectalis media (PNA)) middle rectal artery / obere ⌀ (Arteria rectalis superior (PNA)) superior rectal artery / untere ⌀ (Arteria rectalis inferior (PNA)) inferior rectal artery ~bedingt proctogenic (e) ⌀befestigung f (Rektopexie, Rektumfixation) chir rectopexy ⌀-Biopsiezange f chir rectal biopsy (ai) punch forceps pl ⌀blasenfistel f rectovesical fistula ⌀blasenfisteloperation f proctocystoplasty (,prɔkto'sistoplæsti) ⌀blutung f proctorrhagia (ei), archorrhagia ⌀bruch m proctocele, rectocele, rectal hernia ⌀dammriß m total rupture (ʌ) of the perineum (i:) ⌀dusche f rectal douche (du:ʃ) ⌀entzündung f proctitis, rectitis ⌀eröffnung f

chir rectotomy, proctotomy ⌀erweiterung f proctectasia (ei) ⌀exstirpation f chir rectectomy ⌀fistel f rectal fistula, anal (ei) fistula ⌀fistelanlegung f chir rectostomy (ɔ), proctostomy ⌀gegend f rectal od anal region ⌀gekröse n mesorectum ⌀gonorrhoe f gonorrh[o]ea (i) proctitis ⌀-Hohlsonde f rectal grooved director ⌀karzinom n carcinoma of the rectum ⌀klappe f fold (ou) of the rectum ⌀krampf m proctospasm, rectospasm, spasm of the rectum ⌀- u Afterschliessmuskelkrampf m proctospasm (ɔ) ⌀krebs m cancer of the rectum, rectal carcinoma ⌀krise f rectal crisis (ai) ⌀kühler m rectal cooler ⌀lähmung f proctoparalysis (æ), proctoplegia (i:) ⌀naht f chir rectorrhaphy (ɔ), proctorrhaphy ⌀nerven m pl, untere (Nervi rectales inferiores (PNA)) inferior* h[a]emorrhoidal nerves ⌀plastik f proctoplasty, rectoplasty ⌀polyp m proctopolypus (ɔ) ⌀raffung f (Operation des Mastdarmvorfalls) chir proctorrhaphy (ɔ) ⌀resektion f proctectomy ⌀rohr n s Darmrohr ⌀scheidenfistel f rectovaginal (ai) fistula ⌀schleimhaut f rectal mucosa (ou) ⌀schmerz m proctodynia (i), proctalgia (prɔk'tældʒiə), rectalgia ⌀schnitt m chir rectotomy, proctotomy ⌀schrunde f rectal fissure ('fiʃə) ⌀speculum n s ⌀spiegel ⌀spiegel m rectal speculum (e), rectoscope, proctoscope ⌀spiegelung f rectoscopy (ɔ) ⌀spüler m rectal irrigator ⌀stase f proctostasis (ɔ) ⌀stenose f proctostenosis ⌀striktur f proctostenosis, proctencl[e]isis (ai), anal constriction ⌀tenesmus m proctospasm ⌀tripper m gonorrh[o]ea (i) proctitis, rectal gonorrh[o]ea (i) ⌀untersuchung f (rektale Untersuchung) rectal examination ⌀verengerung f rectostenosis ⌀verschluß m rectal atresia (ə'tri:ziə), proctatresia ⌀vorfall m prolapsed rectum, prolapse of the rectum, proctoptosis ('tousis), prolapsus (æ) recti ('rektai), exania (ei) ⌀wand f wall of the rectum ⌀zange f rectum forceps pl

Mastfettherz n lipomatosis cordis, fatty heart

Mastigophora n pl Mastigophora (ɔ)

Mastikat|ion f (Kauakt) mastication ~orisch masticatory

Mastisol n mastisol (æ)

Mastitis f (Brustdrüsenentzündung) mastitis, mammitis, mastadenitis / neonatorum mastitis neonatorum (ɔ:), inflammation of the breasts of newborn infants

Mastix m pharm mastic (BPC), mastich[e] ('mæstik, 'mæstiki) (BPC) ⌀lösung f pharm mastisol ⌀probe f od ⌀prüfung f mastic test

Mast|kur f superalimentation, phagotherapy, fattening diet (ai), gavage (gæ'va:ʒ) ⌀leukozyt m mast leucocyte (ju:) [US leuko-]

Masto|dynie f (Brustschmerz) mastodynia (i), mastalgia (æ), pain in the breast ⌀graphie f mammography (ɔ)

mastoid mastoid ⌀ n anat mastoid process (ou) ⌀- mastoid ⌀ausräumung f s Mastoidektomie ⌀ektomie f mastoidectomy ⌀eröffnung f mastoidotomy ⌀höhle f mastoid antrum ⌀itis f (Warzenfortsatzentzündung) mastoiditis / (auf den Warzenfortsatz übergegangene Mittelohrentzündung) otitis mastoidea **♀messer** n chir mastoid knife **♀operation** f operation on the mastoid process (ou) **♀otomie** f (Warzenfortsatzeröffnung) mastoidotomy **♀-schmerz** m mastoidalgia ('dældʒiə) **♀spitze** f (Warzenfortsatzspitze) mastoidale (mæstɔi'deili) **♀trepanation** f mastoidotomy **♀zelle** f mastoid air cell **♀zellenentfernung** f (Mastoidzellenausräumung) mastoidectomy

Masto|menie f mastomenia (i:) **♀pathie** f mastopathy (ɔ) **♀pexie** f mastopexy **♀plastik** f (Brustplastik, bes bei Hängebrust) mastoplasty, mazopexy (ei) **♀-ptose** f (Senk- od Hängebrust) pendulous breast, mastoptosis ('tousis) **♀rrhagie** f mastorrhagia **♀tomie** f mastotomy **♀zyt** m mastocyte **♀zytom** n mastocytoma **♀zytose** f mastocytosis

Masturbation f (Onanie) masturbation, onanism (ou) **♀szwang** m ps compulsion (ʌ) to masturbate

Masturbator m (Onanist) masturbator, onanist (ou)

masturbieren (onanieren) to masturbate

Mastzelle f mast cell, labrocyte (æ), mastocyte / im Blut auftretende ♀ mast leucocyte (ju:) [US leuko-]

Mate n maté ('mætei) **♀baum** m bot maté tree

Matéfy ('matefi)-**Reaktion** f Matéfy reaction od test

Materia f materia (iə) / ♀ medica m. medica (ə)

Material n material (iə) / (Krankengut) case material / (Untersuchungsmaterial) specimens (e)

Materie f matter; materia, pl materiae / (Eiter) matter, pus (ʌ)

Maternität f maternity, motherhood **♀stetanie** f lactation tetany (e)

Mathieu (ma'tjø)-**Krankheit** f Mathieu's disease, Weil's (vailz) disease

Matico-Blätter n pl bot matico (i:)

Matratzennaht f chir mattress suture (ju:), quilted (i) suture

Matricaria| chamomilla f Matricaria (ɛə) / ♀e flos (EP) Matricaria flowers (EP)

Matrix f (Mutterboden) matrix (ei), pl matrices ('meitrisi:z) / ♀ unguis (PNA) nail bed **♀-** matrical (æ), matricial (i) **♀karzinom** n basiloma

Matrize f dent matrix, mo[u]ld (ou) / genet template **♀ntheorie** f imm template theory **♀nwechsel** m genet copy choice **♀nzange** f dent matrix pliers pl

matt languid (æ), languorous (æ), feeble, weak / (Auge) dim, dull / (Lächeln) faint / (Stimme) feeble **~gelb** (Urin) pale yellow **♀igkeit** f languor (æ), feebleness, weakness, exhaustion (ɔ:), fatigue (i:), languidness (æ) **♀sein** n s Mattigkeit

Matur|ation f maturation **♀itas** f maturity (juə) **♀ität** f maturity

Mauer|parenchym n muriform (juə) parenchyma **♀salpeter** m chem wall saltpetre (ɔ:), calcium (æ) nitrate (ai)

Mauke f vet mallenders (æ), sallenders (æ)

Maul n vet mouth

▪aulbeer|ähnlich moruloid (ɔ) **♀baum** m bot mulberry (ʌ) tree **♀e** f bot mulberry (ʌ) **~förmig** moruloid, morular (ɔ) **♀geschwulst** f mulberry growth **♀gewächs** n mulberry growth **♀herzkrankheit** f (Schwein) mulberry heart **♀mal** n s **♀naevus ♀naevus** m mulberry mark,

---

n[a]evus (i:) morus (ɔ:) **♀stadium** n embr morula (ɔ) **♀stein** m mulberry calculus (æ)

Maul|fäule f stomatitis **♀klemme** f (Maulsperre) lockjaw **♀spalte** f embr s Mundspalte **♀sperre** f lockjaw, trismus (i) **♀- u. Klauenseuche** f vet foot-and--mouth disease, epizootic (ɔ) od epidemic (e) stomatitis, contagious aphthae ('æfθi:)

Maurer ('maurər)-**Fleckung** f (Maurer--Perniciosafleckung) Maurer's dots od clefts od stippling

Mauriceau-Levret-Veit (mɔri'so-lə'vre-'vait)-**Handgriff** m Mauriceau-Smellie--Veit manoeuvre (u:) [US maneuver] od method

Maus f mouse, pl mice / (Gelenkmaus) joint mouse / (Daumenballen) thenar (i:), thenar eminence (e)

Mäuschen n F (am Ellenbogen) funny--bone

Mäuse|bandwurm m (Hymenolepis diminuta) mouse tapeworm (ei); rat tapeworm **♀einheit** f mouse unit (ju:) (MU) **♀flecktyphus** m murine typhus (ai), rat typhus **♀geruch** m (bei Favus) mouse-like odo[u]r (ou) **♀leukämie** f murine (juə) leuk[a]emia (i:) **♀leuk-ämievirus** n murine leuk[a]emia virus (MuLV)

Mauser f (Vogel) mo[u]lting (ou) **~n** v refl to mo[u]lt (ou)

Mäuse|schutztest m imm mouse protection test **♀septikämie** f mouse septic[a]emia (i:) **♀typhuserreger** m Salmonella typhimurium (,taifi'mjuəriəm)

max = Maximum n maximum, max

Maxilla f maxilla (i), pl maxillae (mæk'sili:) ♀- maxillary, maxillo- ♀ u. Gaumen betr. maxillopalatine (æ) ♀ u. Mandibula betr. maxillomandibular (i) ♀ u. Pharynx betr. maxillopharyngeal (i)

maxillar maxillary **♀schmerz** m siagonagra (,saiəgo'nægrə)

maxillo|labial maxillolabial (ei) **~mandibular** maxillomandibular (i) **~palatin** maxillopalatine (æ) **~pharyngeal** maxillopharyngeal (i) **♀tomie** f (Kiefereröffnung) maxillotomy

maximal maximum **♀dosis** f maximum dose / die ♀ überschreitend overmaximal **♀thermometer** n maximum thermometer (ɔ) **♀wert** m maximum value (æ), peak value

May-Grünwald ('mai-'gry:nvalt)-**Färbung** f May-Gruenwald stain [♀-] **Hegglin** ('heglin)-**Anomalie** f od **-Syndrom** n Hegglin's syndrome

Mayer ('maiər)|-**Blutdruckwellen** f pl Mayer's waves **♀-Reagenz** n (EP, DAB) Mayer's reagent (ei) od (BPC), potassium mercuri-iodide solution (BPC), mercuric potassium iodide solution (EP) **♀-Reflex** m Mayer's reflex

Mayo ('meiou)-**Operation** f Mayo's operation

Mazerat n maceration product (ɔ) **♀ion** f pharm maceration

Mazerations|aufguß m pharm cold infusion (ju:) **♀gefäß** n macerator (æ)

mazerieren to macerate (æ)

MB = Myoglobin n myoglobin, Mb

Mb = Methylenblau n methylene blue, MB, Mb / = Millibar n millibar, mbar / = Myoglobin n myoglobin, Mb

MBA = Methyl-bis-amin n mustine hydrochloride

M-Band n M line, M band

MBR = Müller-Ballungsreaktion f Müller's conglobation reaction, Müller's reaction

Mc ... s Mac ...

mCi = Millicurie n millicurie, mCi

mCid = Millicurie détruit millicurie destroyed, mcd, mCid

mCih = Millicuriestunde f millicurie--hour

MCL = Linea medioclavicularis f midclavicular line, MCL

MD = Maximaldosis f maximum dose

Md = Mendelevium n mendelevium, Md

MdE = Minderung der Erwerbsfähigkeit f disablement

MDH = Malat-dehydrogenase f malate dehydrogenase, MDH / = Milchsäuredehydrogenase f lactic acid dehydrogenase, LAD

MDHR = Middlebrook-Dubos-Hämagglutinationsreaktion f Middlebrook--Dubos reaction

MDP = Magen-Darmpassage f gastro--intestinal passage

ME = physik Mache-Einheit f Mache unit, MU / = physik Masseeinheit f [atomic] mass unit, amu / = Mäuseeinheit f mouse unit, MU / = genet Morgan-Einheit f Morgan unit, mo

Me- = Methyl- methyl, Me

MEA = Monoäthanolamin n monoethanolamine, MEA

MEAS = maximale exspiratorische Atemstromstärke f maximum expiratory flow rate, MEFR

Meato|tom n (Strikturenmesser) meatotome (mi'ætotoum), meatome ('mi:ətoum) **♀tomie** f meatotomy

Meatus m (Zugang, Gang, Kanal) meatus (ei), pl meatuses (mi'eitəsiz) / ♀ acusticus externus (PNA) (äusserer Gehörgang) external auditory meatus; ♀ ~ internus (PNA) (innerer Gehörgang) internal auditory meatus / ♀ nasi inferior (PNA) (unterer Nasengang) inferior meatus of the nose; ♀ ~ medius (PNA) (mittlerer Nasengang) middle meatus of the nose; ♀ ~ superior (PNA) superior meatus of the nose / ♀ nasopharyngeus (PNA) posterior naris **♀-** meatal (mi'eitl) **♀erweiterung** f meatotomy **♀reflex** m meatal (ei) reflex **♀striktur** f meatal stenosis

Mebhydrolin n (WHO) mebhydrolin (meb'haidrolin) (BPCA)

Mebutamat n mebutamate (me'bju:təmeit) (BPCA)

Mecamylamin n pharm mecamylamine (mekə'miləmi:n) **♀hydrochlorid** n mecamylamine hydrochloride (USP)

Mechanismus m mechanism / zwangsneurotischer ♀ obsessional neurosis mechanism

Mechano|rezeptor m neur mechanicoreceptor **♀therapeut** m mechanotherapist (e) **♀therapie** f mechanotherapy, mechanicotherapeutics (ju:)

Mecholyl n mecholyl (e)

Meckel ('mekəl)|-**Blutleiter** m circular sinus (ai) **♀-Divertikel** n Meckel's diverticulum (i) **♀-Ganglion** n (Ganglion pterygopalatinum (PNA)) sphenopalatine ganglion, Meckel's ganglion **♀-Grube** f Meckel's cavity (æ) **♀--Knorpel** m Meckel's od mandibular (i) cartilage

Meckerstimme f tragophony (ɔ), ego-phony (ɔ)

Meclozin n (WHO) meclizine (e) [hy-drochloride (BP, USP)], meclozine (e) [hydrochloride (BP)]

Meconismus m (Opiumvergiftung) mec-onism (e)

Meconium n (Kindspech) meconium (ou)

Meconsäure f chem meconic (ɔ) acid

MED = minimale Erythemdosis f mini-mal erythema dose, MED

med. = medizinisch medical

Media f media ('mi:diə), pl mediae ('mi:dii:), tunica (ju:) media

medial medial (i:), mesial (i:)

median median (i:)

Mediana f (Arterie) median artery

Medianebene f median plane

Medianekrose f medial (i:) necrosis, medionecrosis

Median|furche f anat median groove, sulcus (ʌ) medianus (ei) ℒlinie f median [line] ℒschnitt m midline (i) od median section, midsection; median incision ℒseptum n median septum ℒ-Syndrom n whiplash syndrome

Medianus m (Nerv) median nerve ℒlähmung f paralysis (æ) of the median nerve ℒzinke f, laterale f (Radix lateralis nervi mediani (PNA)) lateral root [of the median nerve] / mediale ℒ (Radix medialis nervi mediani (PNA)) medial root [of the median nerve]

median|wärts toward[s] the median ℒwulst m anat median fold (ou)

mediastinal mediastinal (ai) ℒemphysem n mediastinal emphysema (i:) ℒflattern n mediastinal flutter (ʌ) ℒorgan n mediastinal organ ℒraum m inter-pleural (uə) od mediastinal space, mediastinum (ai) / hinterer ℒ posterior mediastinum / mittlerer ℒ middle mediastinum / oberer ℒ superior mediastinum / vorderer ℒ anterior mediastinum ℒtumor m mediastinal tumo[u]r ℒverdrängung f mediastinal shift od displacement ℒverziehung f mediastinal shift

Mediastinitis f (Mittelfellentzündung) mediastinitis

Mediastino|perikarditis f mediastinoperi-carditis (,mi:diə'staino,perika:'daitis) ℒtomie f (Eröffnung des Mittelfellrau-mes) mediastinotomy

Mediastinum n (Mittelfell) mediastinum (ai) / ℒ testis corpus highmori (ɔ:) ℒ-mediastinal (ai) ℒeröffnung f medias-tinotomy

medico ... s mediko ...

Medikament n (Heilmittel) pharm drug (ʌ), remedy (e), medicine (e) / blut-drucksenkendes ℒ depressant drug / flüssiges ℒ medicine in solution / giftiges ℒ drug poison / rezeptpflich-tige ℒe (verschreibungspflichtige Medi-kamente) ethical drugs, prescription drugs

Medikamenten|abhängigkeit f drug de-pendence ℒallergie f drug allergy od sensitivity ℒbefreiung f (des Körpers) demedication ℒgeschmack m medic-inal (i) taste ℒmißbrauch m abuse of medicaments ℒträger m vehicle (i:)

medikamentös drug, medicamentous (e), medicinal (i) (z B ~e Behandlung drug treatment od therapy)

Medikaster m s Quacksalber

Medikation f medication / (Verordnung) prescription (i)

mediko|chirurgisch medicochirurgical (ə:) ℒelektronik f medical electronics ~mechanisch medicomechanic[al] ~psychologisch medicopsychologic[al] (ɔ) ~zoologisch medicozoological (ɔ)

Medikus m (Arzt) medical (e) man, physician (i)

Medinawurm m Medina (i:) worm (ə:), Dracunculus (ʌ) medinensis, dragon (æ) worm, guinea ('gini) worm, serpent worm

medio|dorsal mediodorsal ~frontal me-diofrontal (ʌ) ~karpal mediocarpal, midcarpal ℒklavikularlinie f midclavic-ular (i) line ℒlateral mediolateral (æ) ℒnecrosis aortae f medionecrosis [of the aorta] ~okzipital medio-occipital (i) ~pontin mediopontine ~tarsal medio-tarsal

mediterran Mediterranean (ei) ℒanämie f Mediterranean an[a]emia (i:) ℒfieber n Mediterranean od Malta (ɔ:) od undu-lant (ʌ) fever, brucellosis

Medium n Lab medium (i:), pl media

Medizin f medicine ('medsin) / (Mittel) medicine, drug, remedy / (Wissen-schaft) medical science alchimistische ℒ spagiric (i) m. forensische ℒ forensic m. od pathology galenische ℒ galenic (e) m. gerichtliche ℒ forensic m. od pathology innere ℒ internal m. klini-sche ℒ clinical m. physikalische ℒ physical (i) m. psychosomatische ℒ psychosomatic (,saikosou'mætik) m.

medizinal medicinal (i); medical (e) ℒabteilung f medical department ℒas-sistentenjahr n internship ℒbeamter m medical officer [of health] ℒbehörde f Medical Department od Authority (ɔ) ℒdroge f medicinal drug ℒgewicht n pharm apothecaries' weight ℒkohle f activated carbon for medical use ℒprak-tikant m intern (am) ℒrechtswissen-schaft f medical jurisprudence (u:) ℒseife f medicinal soap ℒstatistik f medicostatistics ℒwein m pharm medic-inal od medicated wine

Medizin|er m (Arzt) medical man, physician, doctor / (Student) medical student / pl the medical profession ℒflasche f pharm medicine bottle ℒgeschichte f history of medicine ℒglas n medicine glass ~isch medical / (arzneilich) medicinal / (heilend) cura-tive (juə) / (hygienisch) sanitary (æ) / (offizinell) officinal (i) / (Wein, Drogen) medicated (e) ℒmann m witch doctor ℒschränkchen n medicine cupboard ('kʌbəd) ℒstatistik f medicostatistics ~statistisch medicostatistical ℒstu-dent[in] m (f) medical student

Medroxy-progesteron-acetat n (WHO) medroxyprogesterone acetate (me-'drɔksipro'dʒestərəun 'æsiteit) (USP)

Medulla f (Mark) anat medulla (ʌ), marrow (æ) / ℒ glandulae suprarenalis (PNA) (Nebennierenmark, NNM) me-dulla of the suprarenal gland / ℒ nodi lymphatici (PNA) (Lymphknoten-mark) medulla of lymph glands / ℒ oblongata (PNA) medulla oblongata (ei), bulb (ʌ) / ℒ ossium (PNA) (Kno-chenmark) bone marrow; ℒ ~ flava (PNA) yellow bone marrow / ℒ ~ rubra (PNA) red bone marrow / ℒ renis (PNA) (Nierenmark) medulla of the kidney / ℒ spinalis (PNA) (Rücken-

mark) spinal (ai) cord, myelon (ai) ℒ-medullary (ʌ)

medullär medullary / (Rückenmark) spinal ~-dienzephal medullary-dience-phalic ('daiense'fælik)

Medullar|anästhesie f s Lumbalanästhe-sie ℒatrophie f spinal (ai) atrophy (æ) ℒepithel n (Neuro-epithelium (PNA)) neuro-epithelium ℒfurche f embr me-dullary groove ℒkarzinom n medullary carcinoma ℒkrebs m medullary cancer od carcinoma ℒlamelle f medullary lamina (æ) ℒplatte f embr neural (juə) plate ℒrinne f embr medullary groove ℒrohr n anat cerebromedullary od neural tube ℒrohrzelle f medulloblast (ʌ) ℒsegment n neural segment ℒwulst m embr embryonic (ɔ) medullary fold (ou) ℒzelle f medullary od marrow cell

Medullo|blast m embr medulloblast ℒblastom n medulloblastoma

Medullose f medullosis (ou), myelo-cyth[a]emia (i:)

Meduse f (Qualle) zool medusa (ju:)

medusen|artig (quallenartig) medusoid (ju:) ℒhaupt n caput (æ) medusae (ju:), cirsomphalos (ɔ)

Meeh (me:)-**Formel** f Meeh's formula

Meeres|biologie f marine biology ℒkli-ma n (Seeklima) sea climate (ai)

Meerschweinchen n guinea ('gini)-pig ℒeinheit f guinea-pig unit ℒimpfung f guinea-pig inoculation

Meer|tang m seaweed ℒwasser n sea water, aqua marina ℒwasserbehand-lung f thalassotherapy ℒzwiebel f bot scilla ('silə) (BPC), sea onion (ʌ), squill (BPC) ℒzwiebelessig m pharm squill vinegar ('vinigə) (BPC) ℒzwiebelsirup m squill syrup (i) (BPCA), syrupus (i) scillae ('sili:) ℒzwiebeltinktur f squill tincture ('tiŋktʃə) (BPC) ℒzwiebelver-giftung f scillism ('silizm)

Mees (me:s)-**Nagelbänder** n pl od -**Streifen** m pl Mees' stripes

Mega- (Vors) mega- (e), megalo- (e) (Vors) ℒcolon n s ℒkolon ℒduodenum n enteromegaly (e) ℒkaryoblast m (grosse Riesenzelle) megakaryoblast (ɛə), megalocaryocyte (ɛə) ℒkaryoblastom n megakaryoblastoma ℒkaryozyt m (Knochenmarksriesenzelle) mega-karyocyte (ɛə), megalokaryocyte ~ka-ryozytär megakaryocytic ℒkaryozyten-leukämie f megakaryocytic (i) leuk[a]emia (i:) ℒkaryozytose f megaka-ryocytosis ℒkolon n megacolon (ou), macrocolon, Hirschsprung's ('hirʃ-sprunks) disease

megal|enzephal macrencephalic (æ) ℒen-zephalie f (Gehirnhypertrophie) megal-encephalia, macrencephaly (e)

megalezithal (großdotterig) megalecithal (e), large-yolked (joukt)

Megalo|- (Vors) megalo- (e) (Vors) ℒblast m megaloblast / abnorm grosser ℒ gigantoblast (æ), gigantochromo-blast (ou) ℒblastenanämie f megalo-blastic an[a]emia (i:) ~blastisch megalo-blastic ℒbulbus m megalobulbus (ʌ) ℒcornea f megalocornea ℒdaktylie f megalodactyly (æ), macrodactyly, me-galodactylia (i), macrodactylia ℒdontie f dent megalodontia, macrodontia macrodontism ℒgastrie f megalo-gastria ℒgraphie f macrographia (æ) megalographia ℒkornea f megalocor-nea ℒkephalie f (Großköpfigkeit) meg-alocephalia (ei), megalocephaly ℒkolon *n* megacolon (ou), macrocolon, Hirschsprung's ('hirʃpruŋks) disease (i:) / ॲ congenitum Hirschsprung's disease (i:) ~lezithal (großdotterig) megalecithal ('lesiθəl) ~man (größenwahnsinnig) afflicted with megalomania (ei) ॲmaner *m* (Grössenwahnsinniger) *ps* megalomaniac (ei) ॲmanie *f* (Größenwahn) *ps* megalomania (ei), delusion of grandeur ('grændʒə) ॲmelie *f* megalomelia (i:) ~plastisch megaloplastic ॲpsie *f* Makropsie ॲsigma *n* macrosigma, macrosigmoid ॲspore *f* megalospore, macrospore ॲspore *n* macrospore infection ॲzephalie *f* s Makrozephalie ॲzyt *m* megalocyte, macrocyte, gigantocyte (dʒai'gæntosait) ॲzytenanämie *f* macrocytic (i) an[a]emia (i:) ~zytisch macrocytic ॲzytose *f* megalocytosis

Mega|phon *n* megaphone (e) ॲrektum *n* megarectum ॲsigma *n* megasigmoid (i) ॲsigmoideum *n* megasigmoid ॲthrombozyt *m* megathrombocyte ॲureter *m* megalo-ureter (i:) ॲzystis *f* (angeborene Harnblasenvergrösserung) megalocystis

Megestrol *n* (*WHO*) megestrol (e) [acetate (*BP*)]

Meglumin *n* (Methylglucamin) meglumine ('meglumi:n) (*BP*) ॲamidotrizoat *n* meglumine amidotrizoate ॲ-Iocarmat *n* (Dimer X) meglumine iocarmate (Dimer X) ॲ-Iothalamat *n* meglumine iothalamate (aio'θæləmeit) (*BP*) ॲjoglycamat *n* meglumine ioglycamate

Mehl *n* (Getreide) flour ('flauə) / meal ~artig farinaceous (ei) ॲasthma *n* (Müllerasthma) millers' *od* flour asthma ('æsmə) ॲekzem *n* bakers' eczema ('eksimə) *od* itch ~haltig farinaceous ~ig mealy (i:), floury (auə), farinaceous ॲkost *f* amylaceous (ei) food ॲmilbe *f* (Tyroglyphus farinae) meal mite, flour mite, Tyroglyphus (ɔ) farinae (ai) ॲmund *m* stomatomycosis ॲspeisen *f* *pl* farinaceous (ei) food ॲtau *m* mildew ॲwurm *m* meal worm (ə:)

mehr|atomig poly-atomic (ɔ) ॲausscheidung *f* increased (i:) excretion (i:) *od* secretion (i:) ~basig *chem* polybasic (ei) ॲbelastung *f* additional (i) stress ~dimensional multidimensional ~dosig multiple (ʌ)-dose ~drüsig multiglandular, polyglandular ॲdurchblutung *f* increased blood supply ॲehe *f* (Vielehe) polygamy (i) ॲendbinde *f* many (e)-tailed bandage ॲfachbrüche *m* *pl* multiple fractures ~fachbrünstig poly-[o]estrous (,poli'i:strəs) ॲfachechofolge *f* multiple echo ('ekou) series ('siəri:z) ॲfachentnahmeflasche *f* multiple-dose vial (ai) ~fächerig multilocular (ɔ) ॲfachresistenz *f* multiple drug resistance ॲfachsehen *n* polyopia, polyopsia ॲfachsubstitution *f* *chem* polysubstitution ॲfachtumor *m* multiple tumo[u]r ~farbig polychromic (ou), polychromatic (æ) / (mehrfach gefärbt) pleochroic (ou), pleochromatic ॲgebärende *f* pluripara (pluə'ripərə), multipara (i) ~geißelig polymastigate, multiflagellate (æ) ~genig (durch mehrere Gene bestimmt) polygenic (e) ॲgewicht *n* overweight ~gipfelig (Puls) polycrotic (ɔ) ~herdig (Fokus) multifocal (ou) ~höckerig *dent* multicuspid (ʌ), multicuspidate ॲinfektion *f* mixed infection ~kammerig *anat* multilocular (ɔ) ~ker-

nig (Zelle) polynuclear, multinuclear, multinucleate (ju:), multinucleated (ju:) ॲkernigkeit *f* (Polynukleose) (Zelle) polynucleosis, multinucleosis ~knotig multinodular (ɔ) ~lappig *anat* multilobar (ou), multilobular (ɔ), multilobate (ou) ॲlingsgeburt *f* multiple (ʌ) birth ॲlingsschwangerschaft *f* multiple (ʌ) pregnancy (e) ॲlinsenmikroskop *n* compound microscope (ai) ~phasig multi-stage / polyphase ॲproduktion *f* hyperproduction (ʌ) ~schichtig multilayered (εə), stratified (æ) ॲschichttablette *f* multilayer (εə) tablet ~seitig multilateral (æ) ॲsekretion *f* oversecretion ~sporig heterosporous (ɔ) ॲstärkengläser *n* *pl* *opt* multifocal (ou) glasses (a:) ~wertig *chem* polyvalent (ei), multivalent ॲwertigkeit *f* *chem* polyvalence (ei), polyvalency (ei) ~winklig (polygonal) polygonal (i) ~wirtig (Parasit) heteroxenous (ɔ) [nota: einwirtig = monoxenous (ɔ)], heter[o]ecious (i:) ~wurzelig (Zahn) having several roots, multirooted ॲzeller *m* metazoon ('zouɔn), *pl* metazoa ('zouə) ~zellig polycellular, multicellular / (Zyste) multilocular (ɔ) / *zool* metazoan ('zouɔn), metazoal ('zouəl) ॲzelligkeit *f* multicellularity (æ), polycellularity / (Zyste) multilocularity ~zentrisch polycentric ~zipfelig (Binde) split ॲzweckreihenuntersuchung *f* multiple (ʌ) screening ~zystisch polycystic (i), multilocular

Meibom ('maibo:m)|-**Drüsen** *f* *pl* (Glandulae tarsales (*PNA*)) Meibomian (mai'boumiən) *od* tarsal glands, ॲ-**Gerstenkorn** *n* Meibomian stye ॲ-**Zyste** *f* Meibomian cyst

Meige ('mε:ʒ)-**Krankheit** *f* *od* -**Hautschwellung** *f* Nonne ('nɔnə)-Milroy-Meige syndrome, Meige's disease (i:), Milroy's ('milrɔiz) disease

Meigs ('megz)-**Syndrom** *n* Meigs' syndrome

Meinicke ('mainikə) ॲ-**Trübungsreaktion** ॲ-**Flockungsreaktion** *f* Meinicke's flocculation test ॲ-**Klärungsreaktion** *f* Meinicke's clearing (i) reaction ॲ-**Probe** *f* Meinicke's test ॲ-**Syphilisprobe** *f* Meinicke's reaction ॲ-**Trübungsreaktion** *f* Meinicke turbidity reaction (MTR)

Meiose *f* (Reifeteilung) meiosis, *US* miosis, m[e]iotic division

Meiozyt *m* *genet* auxocyte ('ɔ:ksosait)

Meißel *chir* chisel ('tʃizəl), gouge (gaudʒ) ~förmig chisel-shaped ~n *chir* to chisel ('tʃizəl), to gouge (gaudʒ)

Meissner ('maisnər)|-**Ganglion** *n* Meissner's ganglion ॲ-**Plexus** *m* (Plexus submucosus (*PNA*)) Meissner's *od* submucous plexus ॲ[Tast]körperchen *n* *pl* Meissner's corpuscles

Meisterwurz *f* (Imperatoria) masterwort (a:)

MEK = maximale Emissionskonzentration *f* maximum emission concentration

Mekkabalsam *m* *pharm* Mecca balsam (ɔ:), balm (ba:m) of Giliad ('giliæd)

Mekon|at *n* *chem* meconate (e) ॲinsäure *f* *chem* meconinic (i) acid ॲismus ⁻ *m* (Opiumvergiftung) meconism (e) ॲium *n* (Kindspech) meconium (ou) ॲiumabgang *m* excretion (i:) *od* meconium ॲiumpropfsyndrom *n* meconium plug

syndrome ~sauer *chem* meconic (ɔ) ॲsäure *f* (Acidum meconicum) *chem* meconic acid, oxypyronedicarboxylic acid

Mel *n* (Honig) honey (ʌ) / ॲ boraxatum honey of borax (ɔ:) / ॲ depuratum mel depuratum (*BPC*), clarified (εə) honey / ॲ rosatum rose honey

Meläna *f* (Blutstuhl) mel[a]ena (mə'li:nə) / ॲ der Neugeborenen m. neonatorum (ɔ:) / ॲ spuria m. spuria (ju:) / ॲ vera true m. ॲ- mel[a]enic (i:)

Melancholia *f* melancholia (ou) / *agitans* agitated depression ॲ *attonica* stuporous (ju:) m. ॲ *hypochondrica* extreme hypochondriasis ॲ *paranoides* paranoid (æ) m. *passive* ॲ passive m. ॲ *religiosa* religious m. ॲ *simplex* simple depression

Melancholie *f* melancholia (ou), melancholy (e) *agitierte* ॲ agitated depression *od* melancholia *einfache* ॲ simple depression *od* melancholia *klimakterische* ॲ climacteric (æ) melancholia *panphobische* ॲ panphobic melancholia *paretische* ॲ paretic melancholia *schubweise auftretende* ॲ recurrent melancholia *stupuröse* ॲ stuporous (ju:) melancholia

Melanchol|iker *m* *ps* melancholiac (ou) ~isch (schwermütig, depressiv) *ps* melancholic (ɔ)

Melaniaschnecke *f* *zool* (Paragonimuswirt) *zool* Melania (ei)

Melanidrosis *f* melanhidrosis

Melanikterus *m* melanicterus

Melanin *n* melanin (ɔ) ॲantigenflokkungsreaktion *f* melanoflocculation ~erzeugend melanogenic (e) ॲflokkungsprobe *f* melanoprecipitation ~haltig melaniferous (i) ॲproduktion *f* melanogenesis

Melanismus *m* (Melanosis) melanism (e), melanosis

Melano|- (*Vors*) (schwarz) melano- (e) (*Vors*), dark, black ॲblast *m* melanoblast ॲblastom *n* melanoblastoma ॲblastose *f* melanoblastosis ॲderm *n* (Dunkelhäutigkeit) melanoderma, melasma (æ) ॲdermie *f* melanoderma ॲflokkulation *f* melanoflocculation ॲgen *n* melanogen (æ) ॲglossie *f* (Glossophytie, Haarzunge) melanoglossia, black tongue ~id melanoid (ɔ) ॲkarzinom *n* melanocarcinoma, melanotic carcinoma ॲm *n* melanoma ॲmbildung *f* (multiple) melanomatosis ॲmzelle *f* melanoma cell ॲnychie *f* (Schwarzwerden der Nägel) melanonychia (i) ॲphorenhormon *n* melanophoric (ɔ) hormone, intermedin (i:) ॲplakie *f* melanoplakia (ei) ॲsarkom *n* melanosarcoma, melanotic (ɔ) sarcoma ॲsarkomatose *f* melanosarcomatosis ॲse *f* (Schwarzsucht) melanosis, melanism (e) ॲsis *f* melanosis / ॲ lenticularis progressiva xeroderma pigmentosum (ou) / ॲ Riehl Riehl's (ri:lz) melanosis / ॲ sclerae m. of the sclera (iə) ~tisch melanotic (ɔ) ॲtrichia linguae *f* black tongue ~trop melanotropic (ɔ) ॲtropin *n* melanophoric hormone (MH), melanophore expanding hormone, melanocyte stimulating hormone ॲzyt *m* melanocyte

Melanurie *f* (Ausscheiden dunklen Urins) melanuria (juə)

melanurisch melanuric (juə)

Melarsoprol *n* (*WHO*) melarsoprol (*BP*)

Melasma *n* melasma (æ) / ✏ gravidarum m. gravidarum (eə), discoloration of the skin in pregnant women / ✏ suprarenale m. suprarenale (ei), Addison's ('ædisənz) disease
Melasse *f* molasses (mə'læsiz), treacle (i:)
Melatonin *n* melatonin
meldepflichtig notifiable (ou)
Meliatin *n pharm* meliatin (e)
Melibiase *f* melibiase (ai)
Melibiose *f chem* melibiose (ai)
Melilotsäure *f* melilotic acid
Melilotus *m* Melilotus (ou)
Melioidose *f vet* melioidosis (,mi:-liɔi'dousis)
Melisse *f bot, pharm* melissa, lemon (e) balm (ba:m)
Melissen|blätter[tee] *n pl* [m] balm leaves ✏geist *m pharm* spirit (i) of Carmelite ('ka:məlait) ✏öl *n pharm* melissa oil, balm oil ✏säure *f chem* melissic acid
Melissinsäure *f chem s* Melissensäure
Melissyl|- *chem* melissyl ✏alkohol *m* melissyl alcohol (æ)
Melithämie *f* melit[a]emia (i:)
Melitose *f chem* melitose (e)
Melker|knoten *m* milkers' nodule (ɔ) ✏krampf *m* milkers' spasm ✏lähmung *f* milkers' spasm
Mellitsäure *f chem* mellitic (i) acid, benzenehexacarboxylic acid
Melo|- (*Vors*) (Wange *betr*) melo- (e) (*Vors*) ✏melus *m* melomelus (ɔ) ✏plastik *f* meloplasty (e) ✏rheostose *f* melorheostosis, flowing hyperostosis ✏schisis *f* (Wangenspalte) meloschisis (me'lɔskisis), cleft cheek ✏tie *f* (Wangenohr) melotia (me'louʃiə)
Melphalan *n* (*WHO*) melphalan ('melfələn) (*BP*)
Meltzer ('meltsər)-**Reaktion** *f* Meltzer's method
Membran *f anat* membrane **diphtherische** ✏ diphtheritic (i) *od* diphtheria m. **echte** ✏ diphtheria (iə) *od* diphtheritic m. **elastische** ✏ elastic m. **halbdurchlässige** ✏ semi-permeable m. **hyaline** ✏ hyaline m. **kruppöse** ✏ croupous ('kru:pəs) m. **mehrschichtige** ✏ compound m. **ondulierende** ✏ undulating (ʌ) m. **permeable** ✏ permeable m. **retrolentale** ✏ *ophth* retrolental m. **semipermeable** ✏ semi-permeable m.
Membrana *f* membrane, membrana (ei) ✏ **adamantina** membrana adamantina (ai), Nasmyth's ('næsmiθs) membrane ✏ **atlantooccipitalis anterior** (*PNA*) anterior atlanto-occipital membrane; ✏ ~ **posterior** (*PNA*) posterior atlanto-occipital membrane ✏ **basalis** basal (ei) membrane; ✏ ~ **ductus semicircularis** (*PNA*) basal membrane of the semicircular duct ✏ **decidua** (*PNA*) decidua ✏ **eboris** membrana eboris (e) ✏ **elastica** elastic membrane ✏ **fibroelastica laryngis** (*PNA*) elastic membrane of the larynx ✏ **flaccida** Shrapnell's ('ʃræpnelz) membrane ✏ **granulosa** membrana granulosa ✏ **hyaloidea** hyaloid (ai) membrane ✏ **intercostalis externa, interna** (*PNA*) anterior, posterior intercostal membrane ✏ **interossea** interosseous membrane; ✏ ~ **antebrachii** (*PNA*) interosseous membrane of the forearm; ✏ ~ **cruris** (*PNA*) interosseous membrane of the leg ✏ **mucosa** mucous (ju:)

membrane; ✏ ~ **nasi** ((*PNA*) Nasenschleimhaut, Schneider-Membran) mucous membrane of the nose ✏ **obturans** *od* **obturatoria** (*PNA*) obturator membrane ✏ **pharyngica** pharyngeal membrane ✏ **praeformativa** membrana praeformativa (ai) ✏ **propria** membrana propria (ɔ), basement (ei) membrane; ✏ ~ **ductus semicircularis** (*PNA*) proper membrane of the semicircular duct ✏ **pupillaris** ((*PNA*) Pupillarmembran, Wachendorf-Membran) pupillary membrane ✏ **reticularis** (*PNA*) reticular (i) membrane ✏ **spiralis** (*PNA*) basilar membrane ✏ **stapedis** (*PNA*) obturator membrane of the stapes ✏ **statoconiorum** (*PNA*) membrane of otoliths, statoconial membrane ✏ **sterni** (*PNA*) sternal membrane ✏ **suprapleuralis** (*PNA*) suprapleural membrane ✏ **synovialis** ((*PNA*) Synovialhaut) synovial membrane ✏ **tectoria** (*PNA*) membrana tectoria [of the atlanto-occipital joint]; ✏ ~ **ductus cochlearis** (*PNA*) membrana tectoria of the duct of the cochlea ✏ **thyreohyoidea** (*PNA*) thyrohyoid membrane ✏ **tympani** (*PNA*) tympanic (æ) membrane; ✏ ~ **secundaria** (*PNA*) secondary tympanic membrane ✏ **vestibularis** vestibular (i) membrane ✏ **vitellina** vitelline membrane ✏ **vitrea** (*PNA*) hyaline membrane
Membranabhebung *f* membrane separation
membranaceus membranaceous (ei)
membranartig membranaceous, pellicular, pelliculate / (schleierartig, hüllenförmig, velamentös) velamentous
Membran|filter *m* membrane filter ✏filterverfahren *n* membrane filter process ~ös membranaceous, membranous, pellicular, pelliculate ✏pessar *n* diaphragm ('daiəfræm) pessary ✏potential *n* membrane potential ~stabilisierend membrane-stabilising ~ständig membrane-based ✏stethoskop *n* binaural (bai'nɔ:rəl) stethoscope ✏symptom *n* der Früh- *u* Neugeborenen hyaline (ai) membrane disease ✏syndrom *n* idiopathic respiratory distress syndrome
Membrum virile *n* penis (i:)
Menadiol *n* (Vitamin K₄) *pharm* menadiol (menə'daiol) / ✏ soluble menadiol sodium diphosphate (*NF*) ✏diazetat *n* acetomenaphthone (me'næfθoun) (*BP*)
Menadion[um (*EP*)] *n* (*DAB, EP, WHO*) (Methylnaphthochinon[um] (*DAB*), Vitamin K₃) menadione (menə'daioun) (*EP, NF*), menaphthone (me'næfθoun) (*BP*) ✏-**Natriumbisulfit** *n* (*WHO*) menaphthone sodium bisulphite (*BP*), menadione sodium bisulfite (*NF*)
Menagoga remedia *n pl* emmenagogues (e'menəgɔgz)
Menakme *f* menacme (me'nækmi)
Menarche *f* (erste Menstruation) menarche (me'na:ki)
Mendel ('mendəl)|-**Bechterew** ('bjextirif)-**Reflex** *m* Mendel's dorsal reflex of the foot, Bechterew-Mendel reflex ✏-**Dominante** *f* Mendelian dominant (ɔ) ✏-**Gesetze** *n pl* Mendel's laws, mendelism ✏-**Mantoux** (mã'tu)-**Probe** *f* Mantoux reaction (æ) *od* test
Mendelevium *n* mendelevium (Mv)
mendelisch mendelian (i:)
Mendelismus *m* mendelism

Mendelson ('mendəlsən)-**Syndrom** *n* Mendelson's syndrome, acid pulmonary aspiration syndrome
mengbar *pharm* miscible (i)
Menge *f* quantity (ɔ); amount / (gezählte) count / verbrauchte ✏ consumption / zur Zellabtötung notwendige ✏ eines Wirkstoffs cytocidal unit
Menge ('menə)-**Keulenpessar** *n* Menge's pessary
Mengen|bestimmung *f* quantitative (ɔ) determination *od* analysis (æ) ~mäßig quantitative ✏verhältnis *n* ratio ('reiʃiou)
Mengspatel *m pharm* mixing spatula (æ)
Men[h]idrosis *f* menidrosis
Menière (mən'jɛ:r)-**Krankheit** *f* Menière's disease *od* syndrome, auditory vertigo
meningeal (Hirnhaut *betr*) meningeal (mi'nindʒiəl) ✏apoplexie *f* meningeal apoplexy ✏blutung *f* meningorrhagia ('reidʒiə), meningeal h[a]emorrhage ('heməridʒ) ✏tumor *m* meningioma (dʒi'oumə) ✏typhus *m* meningotyphoid (ai)
Meningen *f pl* (Hirnhäute *pl*) meninges (mi'nindʒi:z) ✏- meningeal ✏reizung *f* meningeal irritation
Meningeom *n* durosarcoma
Meningiom *n* meningioma, meningeal tumo[u]r
Meningismus *m* meningism, meningismus, pseudomeningitis
Meningitis *f* (Hirnhautentzündung) meningitis, (menin'dʒaitis), *pl* meningitides ('dʒitidi:z), inflammation of the meninges **akute** ✏ acute m. **aseptische** ✏ aseptic m. ✏ **cerebralis** cerebral (e) m. ✏ **cerebrospinalis** cerebrospinal (ai) m. ✏ **cerebrospinalis epidemica** epidemic (e) cerebrospinal m., meningococcus m. **chronische** ✏ chronic (ɔ) m. ✏ **epidemica** epidemic (e) *od* meningococcic ('kɔksik) m. **eitrige** ✏ purulent (juə) *od* pyogenic (e) m. **idiopathische abakterielle** ✏ aseptic (e) m. ✏ **luica** syphilitic (i) m. **otogene** ✏ otitic (i) m. **postparotitische** ✏ mumps m. ✏ **purulenta** purulent *od* pyogenic m. ✏ **des Rückenmarks** perimyelitis ✏ **serosa** serous (iə) m. ✏ **spinalis** spinal (ai) m. ✏ **sympathica** m. sympathica (æ) ✏ **syphilitica, syphilitische** ✏ gummatous (ʌ) *od* syphilitic m. **traumatische** ✏ traumatic (æ) m. ✏ **tuberculosa** tuberculous (ə:) m. **tuberkulöse** ✏ tuberculous m. **typhöse** ✏ meningotyphoid (ai) **virusbedingte** ✏ virus (aiə) m.
meningitisch meningitic (dʒi)
Meningitisphänomen *n* Kernig's ('kerniçz) sign (ai)
Meningo|- (*Vors*) (Hirnhaut-) meningo-(mi'niŋgo) (*Vors*), meningeal (mi'nindʒiəl) ✏coccus *m* meningococcus ✏enzephalitis *f* meningo-encephalitis / (eitrige) purulent (juə) m. ✏enzephalozele *f* (Hirnbruch) meningo-encephalocele (en'sefəlosi:l) ✏kokken- meningococcic ('kɔksik), meningococcus, meningococcal ('kɔkl) ✏kokkeninfektion *f* (allgemeine) meningococc[a]emia (kɔk-'si:miə), meningococcus (kɔ'kousis) ✏kokkenkonjunktivitis *f* meningococcus conjunctivitis (ai) ✏kokkenmeningitis *f* meningococcal meningitis ✏kokkensepsis *f* meningococcic (ɔ) tox[a]emia (i:) / perakute ✏ Waterhouse-Friderichsen ('wɔ:təhaus-'fri:-

dəriçzən) syndrome ⸭kokkenserum *n* antimeningococcus serum (iə) ~kokkentötend meningococcidal (kɔk'saidl) ⸭kokkenvakzine *f* meningococcus vaccine ('væksi:n) ⸭kokkus *m* (*pl* Meningokokken) meningococcus, *pl* meningococci ('kɔksai) ~kortikal meningocortical ⸭m *n* meningoma ⸭malazie *f* (Hirnhauterweichung) meningomalacia (mə'leiʃiə) ⸭myelitis *f* meningomyelitis ⸭myelozele *f* meningomyelocele ('maiəlosi:l) ⸭pathie *f* meningopathy (ɔ) ⸭pneumonitis *f vet* meningopneumonitis ⸭typhus *m* meningotyphoid (ai) ~vaskulär meningovascular ⸭zele *f* meningocele / (bei Spina bifida) rachicele (ei)

Meninx *f* (*pl* Meningen) (Hirnhaut) meninx (i:), *pl* meninges (mi'nindʒi:z)

meniskenförmig meniscoid

Meniskotom *n* (Meniskusmesser) meniscotomy knife

Meniskozyt *m* (Sichelzelle) meniscocyte, sickle cell ⸭anämie *f* meniscocytosis

Meniskus *m* (auch *Lab*) meniscus, *pl* menisci (mi'nisai) ⸭affektion *f* meniscitis ⸭dislokation *f* dislocation of the meniscus ⸭exstirpation *f* meniscectomy ⸭messer *n chir* meniscotomy knife ⸭operation *f* removal (u:) of a meniscus

Menkin ('menkin)-**Faktor** *m* Menkin's factor

Mennell (me'nel)-**Zeichen** *f* Mennell's sign

Mennige *f chem* minium ('miniəm), red lead

Meno|- (*Vors*) (Periode *betr*) meno- (e), menstrual ⸭pause *f* (Wechseljahre) menopause ('menopɔːz), change of life, climacteric period / chirurgische ⸭ artificial menopause ⸭pause- menopausal, climacteric (e) ⸭pausengonadotropin *n* (HMG) human menopausal gonadotrophin ⸭rrhagie *f* menorrhagia, bradymenorrh[o]ea (menə'riə), hypermenorrh[o]ea (i), excessive menstruation ⸭rrhoe *f* menorrh[o]ea (i) ⸭stase *f* menischesis (i:), menoschesis, menostasia (ei), menostasis (ɔ) ⸭toxin *n* menotoxin

Mensch *m* (als Einzelwesen) human ('hjuːmən) being, individual / (als Gattung) man, *pl* men / (als umfassender Allgemeinbegriff) people [stets ohne Artikel] [*nota*: in der medizinischen Terminologie 'man' ohne Artikel, *z B* beim Menschen = in man; 'the human' ist *US*]

Menschen|- human ('hjuːmən) ⸭affen *m ol* (Primaten) Primates (prai'meiti:z), primates ('praimeits) ⸭feind *m ps* misanthrope (i) ⸭feindlichkeit *f* (Misanthropie) *ps* misanthropy (æ) ⸭floh *m* human flea ⸭freundlichkeit *f ps* philanthropy ⸭haß *m ps* misanthropy, apanthropy (æ), apanthropia ⸭scheu *f ps* anthropophobia, unsociability (ʌn,souʃiə'biliti) ~scheu *ps* shy, unsocial, anthropophobic (ou) ⸭serum *n* human serum (iə) ⸭-Zeichentest *m ps* draw-a-man test

enschlich human ('hjuːmən)

Iensch-Tier-Mensch-Weg *m* cycle (ai) of infection man-animal-man

Ienses *f pl s* Menstruation ⸭- menstrual ~fördernd *pharm* h[a]emagogue 'hemᵊgɔg)

enstrual (Menstruation *betr*) menstrual ⸭kolik *f* menstrual colic ⸭sekret

---

n menstrual secretion (iː) ⸭störung *f* menstrual disorder, emmeniopathy (ɔ)

Menstruation *f* (Periode, Regel) menstruation, menses ('mensiːz) / (Arzt--Patient) period (iə) / (Monatsfluß) menstrual flux (ʌ) / zu häufiges Auftreten der ⸭ polymenia (iː), polymenorrh[o]ea (i) / spätes Auftreten der ersten ⸭ delayed menarche *ausgebliebene* ⸭ missed period *geringe* ⸭ hypomenorrh[o]ea (i) *zu geringe* ⸭ oligomenorrh[o]ea (i) *heftige od langdauernde* ⸭ hypermenorrh[o]ea *letzte* ⸭ last menstrual period (iə) (LMP) *normale* ⸭ eumenorrh[o]ea (,juː-menə'riə) *rückläufige* ⸭ regurgitant m. *schmerzhafte* ⸭ painful (ei) m., dysmenorrh[o]ea *schwierige od schmerzhafte* ⸭ difficult (i) m., dysmenorrh[o]ea *übelriechende* ⸭ bromomenorrh[o]ea *übermäßig starke od profuse* ⸭ profuse (juːs) m. *unblutige* ⸭ white m. *unzureichende* ⸭ scanty m. *verzögerte* ⸭ delayed m. *vikariierende* ⸭ vicarious (ɛə) m.

Menstruations|- menstrual, menstruation ⸭anomalie *f* emmeniopathy (ɔ) ⸭beschwerden *f pl* dysmenorrh[o]ea (i) / painful menstruation, menorrhalgia (menə'rældʒiə) ⸭binde *f* sanitary (æ) towel *od* pad ⸭blut *n* menstrual blood ⸭blutung *f* menstrual h[a]emorrhage (e) *od* bleeding / verlängerte ⸭ menometrorrhagia ⸭blutungszeit *f* period (iə) ⸭daten *n pl* (Angaben über Regelverlauf) menstrual data (ei) ⸭epilepsie *f* menstrual epilepsy (e) ⸭erscheinungen *f pl* menstrual phenomena (ɔ) ~fördernd emmenagogic (ɔ) ⸭intervall *n* intermenstruum, interval between two menstrual periods (iə) ⸭kopfschmerz *m* cyclic (i) headache ⸭mittel *n pharm* emmenagogue (e'menəgɔg) ⸭periode *f* [menstrual *od* monthly] period ⸭psychose *f ps* menstrual psychosis ⸭schmerz *m* menstrual pain, menorrhalgia (æ) ⸭stockung *f* (durch Stenose bedingt) cryptomenorrh[o]ea (i) ⸭verhaltung *f* menoschesis (,menɔs'kiːsis), menostasia (ei), menostasis (ɔ) ⸭vorgeschichte *f* menstrual history (MH) ⸭zyklus *m* menstrual cycle (ai)

menstruell menstrual

menstruieren to menstruate

Menstruum *n* menstruum, solvent (ɔ)

mensuell menstrual

Mensur *f Lab* graduated measure, measuring (e) glass

Mensuration *f* (Abmessen) *Lab* mensuration

Mentagra *f* (Sykosis) mentagra (æ), sycosis

mental (Kinn *betr*) mental / (geistig) mental ⸭breite *f* mental foramina (æ) distance ⸭hygiene *f ps* mental hygiene ('haidʒiːn) ⸭ia *ps* psychalia ⸭ität *f ps* mentality (æ) ⸭punkt *m* mental point, pogonion (ou) ⸭suggestion *f ps* mental suggestion

Mentha *f* (Minze) *pharm* mentha, mint / ⸭ piperita peppermint / ⸭ pulegium true pennyroyal (ɔi) ⸭kampfer *m pharm* menthol ('menθɔl)

Menthae piperitae| aetheroleum (*EP*) peppermint oil (*EP, BP*) / ⸭ **folium** (*EP*) peppermint leaf (*EP*)

Menthol *n* (*EP, DAB*) (D-p-Menthan-3--ol) menthol ('menθɔl) (*BP, EP, USP*)

⸭kampfer *m pharm* mentholated camphor ⸭stift *m pharm* menthol pencil

Menthylacetat *n* (*EP*) menthyl acetate (*EP*)

Mentismus *m ps* mentism, mental derangement

Mentizid *m ps* (Indoktrination) menticide

mentookzipital mento-occipital (i)

mentoposterior (Fetus) mentoposterior (iə) (MP)

Mentum *n* chin

Menyanthes trifoliata *f pharm* buckbean (ʌ), Menyanthes (meni'ænθiːz) trifoliata

Menzer ('mentsər)-**Serum** *n* Menzer's serum (iə)

Mepacrin *n* (*WHO*) (Mepacrini hydrochloridum (*EP*)) mepacrine hydrochloride ('mepəkriːn) (*EP, BP*), quinacrine ('kwinəkriːn) hydrochloride (*USP*) ⸭methansulfat *n* (Mepacrini methanosulfas (*P Int*)) methanesulphonate (*BP*)

Mepazin *n* (Pecazin (*WHO*)) mepazine (*USP*)

Mepenzolat-bromid *n* (*WHO*) *pharm* mepenzolate bromide (me'penzoleit 'broumaid)

Meperidin *n* (Pethedin (*WHO*)) meperidine [hydrochloride (*BP*)], pethidine [hydrochloride (*BP*)]

Mephebarbital *n pharm* mephebarbital (mefi'baːbitəl)

Mephenesin *n* (*WHO*) mephenesin (me'fenizin) (*BPC*)

Mephentermin-sulfat *n* (WHO) mephentermine sulphate (me'fentə:miːn 'sʌlfeit) (*BP*)

Mephenytoin *n* (*WHO*) methoin ('meθoin) (*BP*), mephenytoin (mefe'nitoin) (*BPC*)

mephitisch mephitic (i)

Mepivacain-Hydrochlorid *n* (*WHO*) mepivacain hydrochloride (me'pivəkein haidro'klɔːraid) (*NF*)

MEPO-Schema *n* (Behandlungsschema für akute Leukämien mit Methotrexat (methotrexate), Endoxan(R) (cyclophosphamide), Purinethol(R) (mercaptopurine) *u* Oncovin(R)[um (*EP*)] (vincristine)

Meprobamat[um (*EP*)] *n* (*WHO*) meprobamate (mepro'bæmeit) (*BP, EP, USP*)

Mepyramin [maleat] *n* (*WHO*) (Pyrilamin) mepyramine (me'pirəmi:n) [maleate (*BP*)], pyrilamine (pai'riləmi:n) ⸭-**Maleat-Sirup** *m* mepyramine elixir (i) (*BPC*)

Meralgia paraesthetica *f* meralgia (æ) paraesthetica (e), Bernhardt-Roth ('bərnhart-'roːt) syndrome, Roth-Bernhardt disease

Merallurid *n* (*WHO*) meralluride (məˈræljuəraid) (*BPCA*)

Meranerkur *f* grape cure

Merbromin *n* (*WHO*) *pharm* merbromin (məːˈbroumin)

Mercaptamin *n* (*WHO*) mercapto-ethylamine (məˈkæpto-eθiˈlæmiːn) (MEA) ⸭tan *n chem* mercaptan (æ) ⸭tomerin--Natrium *n* (*WHO*) mercaptomerin sodium (məːˌkæptoˈmerin 'soudjəm) (*BPCA, USP*) ⸭topurin *n* (*WHO*) mercaptopurine (*BP, USP*) ⸭tursäure *f chem* mercapturic (juə) acid

Mercedesstern-Zeichen *n* Mercedes--Benz sign

Mercuhydrin n mercuhydrin (ai)
Mercurophyllin [-Natrium] n (WHO) mercurophylline sodium ('mə:kjuəro-'fili:n 'soudjəm) (BPCA)
Meridian m (bei Akupunktur) meridian (i)
Meridrosis f meridrosis, local perspiration
Meristem n bot meristem (e)
Meristom n meristoma
Merkaptan n chem mercaptan (æ)
Merkel ('mɛrkəl)|-**Sporn** m Bigelow's ('bigəlouz) septum 2-**Tastscheiben** f pl Merkel's touch cells od corpuscles (ɔ:)
Merk|fähigkeit f ps memory (e) 2-**mal** n symptom, sign / (variabel) parameter / hervorstechendes 2 presenting manifestation 2**punkt** m anat landmark, point of reference (e)
Merkur n chem mercury
merkurial chem mercurial (juə) 2**ismus** m hydrargyrism (hai'dra:dʒirizm) 2**zittern** n mercurial tremor (e)
Merkurichlorid n chem mercuric chloride (ɔ:)
merkurier|en chem to mercurialise (juə) 2**ung** f chem mercurialisation
Merkuri|jodid n chem mercuric iodide ('aiədaid) 2**nitrat** n chem mercuric nitrate (ai) 2**oxyd** n chem red precipitate (i), mercuric oxide 2**sulfat** n chem mercuric sulphate (ʌ) [US sulfate] 2**sulfid** n mercuric sulphide (ʌ) [US sulfide] 2**zyanid** n chem mercuric cyanide ('saiənaid)
Merkuro|- chem mercurous 2**azetat** n chem mercurous acetate (æ) 2**jodid** n chem mercurous iodide ('aiədaid) 2-**oxyd** n chem mercurous oxide
Mero|- (Vors) mero- (e) (Vors) ~**blastisch** meroblastic 2**gamie** f merogamy (ɔ) 2**gonie** f merogony (ɔ) ~**krin** merocrine (e) 2**rachischisis** f merorachischisis (,meroræ'kiskisis) 2**smie** f (Anosmia preferentialis, elektive Anosmie) merosmia (me'rɔzmiə) preferential anosmia 2**zele** f (Schenkelbruch) merocele ('merosi:l), femoral (e) hernia 2**zoit** m merozoite ('zouait) / grösser 2 megamerozoite, macromerozoite
Merrill-Terman ('meril-'tə:mən)-**Test** m Terman-Merrill test
Mersalyl n (WHO) mersalyl ('mə:sælil) (BP) 2-**Theophyllin** n (WHO) mersalyl and theophylline [injection (BP)]
Merseburger Trias f Basedow's (æ) triad (ai) od syndrome (i), Merseburg triad
Merulius lacrimans m (Hausschwamm) Merulius (u:) lacrimans
Méry (me'ri)-**Drüse** f (Glandula bulbourethralis (PNA)) bulbo-urethral gland, Méry's gland
Merycismus m merycism (e), rumination
Merzbacher ('mertsbaxər)-**Krankheit** f Merzbacher-Pelizaeus (peli'tse:us) disease
Mesangialzelle f mesangial cell
Mesangium n mesangium
Mesaortitis f mesaortitis (,meseɔ:'taitis)
Mesarteriitis f mesarteritis (,mesa:tə-'raitis)
Mescalin n mescaline
Mesenchym n mesenchyma (me'seŋkimə), mesenchyme ('mesenkaim) 2-mesenchymal ~**al** mesenchymal 2-**genese** f mesenchyma genesis 2**gewebe** n mesenchymal tissue 2**stoffwechsel** m mesenchymal metabolism 2**zelle** f mesenchymal cell

mesenterial mesenteric (e) 2**ansatz** m mesenteric attachment 2**arterie** f mesenteric artery 2**bruch** m mesenteric hernia 2**drüse** f mesenteric gland 2**drüsentuberkulose** f tabes ('teibi:z) mesenterica (e) 2**falte** f mesenteric fold 2**gefäß** n mesenteric vessel 2**gefäßembolie** f embolism of a mesenteric vessel 2**gefäßthrombose** f mesenteric thrombosis 2**lymphknotentuberkulose** f tabes (ei) mesenterica (e) 2**naht** f chir mesenteriorrhaphy (ɔ), mesentorrhaphy (ɔ) 2**raffung** f mesopexy, mesenteriopexy (iə) 2**thrombose** f mesenteric thrombosis 2**tuberkulose** f tabes ('teibi:z) mesenterica, tabes meseraica (ei) 2**vene** f mesenteric vein 2**verkürzung** f chir mesopexy (e)
Mesentericographie f mesenteric angiography
Mesenter|iitis f mesenteritis 2**iolum** n (Wurmfortsatzgekröse) mesenteriolum (ai) 2**iopexie** f mesenteriopexy (iə) ~**isch** mesenteric (e) 2**itis** f (Entzündung des Mesenteriums od Gekröses) mesenteritis
Mesenterium n (Gekröse) mesentery (e) 2- mesenteric (e) 2**naht** f mesenteriorrhaphy (ɔ), suture (ju:) of the mesentery
mesenzephal (zum Mittelhirn gehörig) mesencephalic (æ) 2**on** n (Mittelhirn) mesencephalon (e)
mesial dent mesial (i:) 2**ansicht** f mesial view 2**biß** m dent mesio-occlusion (u:) ~**okklusal-distal** dent mesio-occluso-distal 2**seite** f dent mesial surface
Mesio|- (Vors) (zur Mittellinie gelegen od zeigend) mesio- ('mi:zio-) (Vors) ~**bukkal** dent mesiobuccal (ʌ) ~**distal** dent mesiodistal ~**inzisiv** dent mesio-incisal (ai) ~**labial** dent mesiolabial (ai) ~**lingual** dent mesiolingual ~**pulpal** dent mesiopulpal (ʌ) (MP)
Mesitonsäure f mesitonic acid, dimethyl-laevulinic acid
Mesitylensäure f mesitylenic (e) acid, dimethylbenzoic acid
Meskal n (Saft der Agave americana) tox. mescal (æ)
Meskalin n mescaline 2**sucht** f mescalism
mesmer|isch mesmeric (e) ~**isieren** v mesmerise 2**ismus** m (Heilmagnetismus, animalischer Magnetismus) mesmerism, animal magnetism
Meso|- (Vors) (Mittel-) meso- ('meso-) (Vors) 2**bilirubin** n mesobilirubin (u:) 2**bilirubinogen** n (Urobilinogen) mesobilirubinogen (i) 2**blast** m embr mesoblast, mesoderm ~**blastisch** mesoblastic, mesodermal (ə:) 2**caecum** n mesoc[a]ecum (i:) 2**cardium** n (Herzgekröse) embr mesocardium 2**colon** n mesocolon (ou) 2**derm** n mesoderm, mesoblast ~**dermal** mesodermal, mesodermic 2**dermanhäufung** f mesoderm mass 2**dermhöhle** f embr (Kölom) c[o]elom ('si:lɔm) 2**dermhöhle-** c[o]elomic (si:'lɔmik) 2**dermstreifen** m mesoderm band ~**gastrisch** mesogastric 2**gastrium** n embr mesogastrium / 2 dorsale dorsal m. / 2 ventrale ventral m. 2**kardie** f mesocardia 2**kardium** n (Herzgekröse) mesocardium ~**kephal** mesocephalic (æ) ~**kolisch** mesocolic (ɔ)
Mesokolon n. mesocolon (ou) / 2 ascendens ascending m. / 2 descendens

descending m. / 2 sigmoideum sigmoid m. / 2 transversum transverse m. 2**raffung** f mesocolopexy (ɔ), mesocoloplication
meso|lezithal mesolecithal (e), medialecithal (,mi:diə'lesiθəl) 2**logie** f (Umweltlehre) mesology ~**mel** mesomelic (e) ~**mer** mesomeric 2**metrium** n mesometrium (i:) ~**morph** mesomorphic 2**nephros** n (Urniere) embr embryonic (ɔ) kidney, middle kidney, mesonephros (e) 2**nephros-** mesonephric (e) 2**pharynx** f oropharynx (æ) ~**phil** mesophilic (i) 2**phlebitis** f (Entzündung der Media der Venen) mesophlebitis
Mesorchium n embr mesorchium
Meso|rektum n mesorectum 2**salpinx** f (Eileitergekröse) mesosalpinx 2**stenium** n mesostenium (i:) 2**tenon** n (Mesotenonium) mesotenon (e) 2**thel** n mesothelium (i:) 2**theliom** n mesothelioma 2**thelzelle** f mesothelial (i:) cell 2**thorium** n chem mesothorium ('θo:riəm) 2**tympanum** n tympanic (æ) cavity (æ) 2**varium** n (Eierstockgekröse) mesovarium (εə) 2**weinsäure** f (Acidum mesotartaricum) chem mesotartaric (æ) acid
mesoxal|sauer chem mesoxalic (æ) 2**säure** f chem mesoxalic acid, dihydroxymalonic acid 2**säurechlorid** n mesoxalyl chloride
Mesoxalylharnstoff m (Alloxan) alloxan (æ'lɔksən)
Meß|behälter m, graduierter measuring jug 2**bürette** f Lab graduated (æ) buret[te] (bjuə'ret) 2**elektrode** f measuring electrode
messen to measure (e) / (aufzeichnen) to record / (Temperatur) to take the temperature
Messer n chir scalpel (æ) / elektrochir electric knife, acusector (æ), electrotome 2**stich** m (Wunde) stab
Meß|fehler m error of measurement 2**flasche** f Lab volumetric (e) flask (a: 2**gefäß** n Lab measuring (e) vessel od flask 2**genauigkeit** f accuracy (æ 2**gerät** n Lab measuring instrument meter / 2 für Röntgen- u Radiumstrahlen (Ionometer) röntg ionometer (ɔ) 2**glass** n Lab measuring (e) glass 2**grösse** f parameter 2**heber** m Lab pipet[te]
Messing n brass (bra:s) ~**farben** brass-colo[u]red (ʌ) 2**fieber** n brass-founders' (au) fever
Meß|instrument n Lab measuring (e instrument 2**kammer** f ionisation chamber (ei) 2**kolben** m volumetric flask (a:) 2**kreis** n röntg measuring circle 2**liniensystem** n (für Brillenan passung) datum line system 2**löffel** n measuring spoon 2**mikroskop** n measuring microscope 2**okular** n microme ter eyepiece 2**ort** m Lab measuring sit 2**pipette** f Lab graduated (æ) pipet[te (e), scalepipet[te] 2**punkt** m measurin point
mess-RNS = messenger-RNS mRNA
Meß|rohr n graduated tube 2**sonde** probe 2**stab** m Lab measuring ro 2**trichter** m Lab measuring funnel (ʌ 2**wert** m measured ('meʒəd) valu 2**zylinder** m Lab measuring cylinder (i graduated cylinder
Mestanolon n (WHO) mestanolon (me'stænoloun) (BPCA)

Mesterolon n pharm mesterolone (me-'sterəloun)
Mestranol n (WHO) mestranol ('mestrənɔl) (BP)
Mesulphen n (WHO) mesulphen (mi'sʌlfen) (BPCA)
Mesuximid n (WHO) methsuximide (meθ'sʌksimaid) (BPCA, NF)
Mesylat n (Methylsulfonat) pharm mesylate ('mesileit)
Met = Methionin n methionine, MET, Met
Meta = Metaldehyd m metaldehyde
Meta|- (Vors) meta- (e) (Vors) **~arsensäure** f meta-arsenic acid **~biose** f metabiosis **~bol** metabolic (ɔ) **~bolisch** (Stoffwechsel-) metabolic **~bolisierungsprodukte** n pl metabolites (æ) **~bolismus** m (Stoffwechsel) metabolism (æ) **~bolit** m (Stoffwechselprodukt) metabolite (æ) **~carp...** s Metakarp... **~cholin** n methacholine (meθə'kouli:n) [chloride] (BPC) **~chromasie** f metachromasia (ei), metachromia (ou) **~chromatisch** metachromic (ou), metachromatic (æ) **~cyclin [hydrochlorid]** n (WHO) methacyclin (meθə'saiklin) (BP) [hydrochloride (NF)] **~genese** f metagenesis, alternation of generations **~gonimus** m Metagonimus (ɔ) **~gonimusbefall** m heterophyiasis (fai'aiəsis), metagonimiasis **~gonimusegel** m Heterophyes (,hetə'rɔfii:z) **~hexamid** n (WHO) metahexamide ('heksəmaid) (BPCA) **~karpal** metacarpal **~karpophalangeal** metacarpophalangeal (fə'lændʒiəl) **~karpophalangealgelenke** n pl (Articulationes metacarpophalangeae (PNA)) metacarpophalangeal joints **~karpus** m (Mittelhand) metacarpus **~kinese** f, **~kinesis** f metacinesis (sai'ni:sis), metakinesis
Metalbumin n metalbumin (ju:)
Metaldehyd m metaldehyde (æ)
Metall n metal (e) **~ähnlich** metalloid (e) **~angst** f (Angst, Metall zu berühren) ps metallophobia **~artig** metallic (æ) **~dampffieber** n (Gießerfieber) metal-fume fever **~geschmack** m metallic taste **~isation** f metallisation **~isch** metallic, **~klang** m noise of brass (a:), coin od bell sound **~oid** n metalloid (e) **~ophobie** f (Angst, Metall zu berühren) ps metallophobia **~osteosynthese** f metal osteosynthesis (i) **~rasseln** n metallic rale (a:) **~salz** n chem metallic salt **~splitter** m metal fragment od splinter **~staub** m metal dust **~staublunge** f siderosis **~suchgerät** n metal detector **~therapie** f metallotherapy **~vergiftung** f metal poisoning
Meta|lues f metasyphilis (i), parasyphilis **~luetisch** metaluetic (e), metasyphilitic (i) **~mer** metameric (e) **~mer** n anat metamere ('metəmiə), body segment, primitive segment **~merie** f metamerism (æ) **~merisch** metameric (e) **~merismus** m metamerism (æ) **~morph** metamorphic **~morphismus** m metamorphism **~morphopsie** f metamorphopsia (mɔ:'fɔsis), transformation **~morphosieren** to metamorphose **~myelozyt** m metamyelocyte ('maiəlosait) **~nephros** m (Nachniere) metanephros (e) / embr hind-kidney (i) **~nilgelb** n (EP, DAB) metanil yellow (EP) **~phase** f metaphase **~phasechromosom** n metaphase chromosome **~phaseplatte** f genet meta-

phase plate **~phosphorsäure** f (Acidum phosphoricum glaciale) chem metaphosphoric (ɔ) (EP) od glacial phosphoric acid (æ) **~physär** (Metaphyse betr) metaphysial (i) **~physe** f metaphysis (æ) **~physe-** metaphysial **~plasie** f metaplasia **~plasma** n metaplasm, deutoplasm (ju:) **~plastisch** metaplastic **~plexus** m (Plexus chorioideus ventriculi quarti (PNA)) choroid (ɔ:) plexus of the fourth ventricle **~pneumonisch** metapneumonic (ɔ) **~proterenol** n (Resorzinäthanolamin) orciprenaline (ɔ:si'prenəli:n) (BPCA) [sulphate (BP)] **~psychologie** f metapsychology **~raminol** n (WHO) metaraminol (metə'ræminɔl) [tartrate (BP)] **~Säure** f meta acid **~somatisch** metasomatic (æ) **~stabil** metastable (ei) **~ständig** chem in metaposition (i)
Metastase f (Tochtergeschwulst) metastasis (æ) / gegen Blut- od Lymphstrom entstandene **~** paradoxical (ɔ) od retrograde (e) m.
Metastasen|- metastatic (æ) **~bildung** f formation of metastases (me'tæstəsi:z) **~knoten** m metastatic nodule (ɔ)
meta|stasieren to metastasise (me-'tæstəsaiz) **~stasierung** f formation of metastases, metastatic spread (e) **~statisch** metastatic **~stellung** f chem metaposition **~strongylus** m Metastrongylus ('strɔndʒiləs) **~syphilis** f parasyphilis (i), metasyphilis **~syphilitisch** metasyphilitic (i), metaluetic (e) **~tarsal** metatarsal **~tarsale** n anat metatarsal bone **~tarsalgie** f (Mittelfußschmerz) metatarsalgia (ta:'sældʒiə); Morton's ('mɔ:tənz) neuralgia od syndrome **~tarsalknochen** m metatarsal bone **~tarsophalangeal** metatarsophalangeal (fə'lændʒiəl) **~tarsophalangealgelenke** n pl (Articulationes metatarsophalangeae (PNA)) metatarsophalangeal joints **~tarsophalangealplastik** f bunionectomy **~tarsus** m (Mittelfuß) metatarsus **~thalamus** m metathalamus (æ) **~thesis** f metathesis, pl metatheses (me'tæθisi:z) **~thrombin** n metathrombin **~thrombinogen** n metathrombinogen (i) **~traumatisch** metatraumatic (æ), posttraumatic **~tropisch** metatropic **~vanadiumsäure** f metavanadic acid **~zentrisch** genet metacentric **~zinnsäure** f metastannic acid **~zoisch** metazoal ('zouəl), metazoan ('zouən) **~zoon** n (pl Metazoen) metazoon, pl metazoa **~zuckersäure** f metasaccharic acid
metempirisch metempiric (i)
Metempsychose f ps metempsychosis (sai'kousis)
Metenolon n (WHO) (Methenolon) methenolone (me'θenoloun) (BPCA) **~azetat** n methenolone acetate **~önanthat** n methenolone [o]enanthate
Metenzephalon n (Nachhirn) metencephalon (e)
Meteor|ismus m meteorism ('mi:tjərizm), tympanites **~opath** m patient afflicted with meteoropathy (ɔ) **~otrop** meteorotropic (ɔ)
Metformin n (Dimethylbiguanid) metformin (met'fɔ:min) (BPCA)
Methacholinium n (WHO) methacholine (meθə'kouli:n) [chloride] (BPC)
Methadon [Hydrochlorid] n (WHO) methadone [hydrochloride] ('meθədoun) (BP, EP, USP)

Methämalbumin n meth[a]emalbumin ('met,hi:mæl'bju:min)
Methamindiazepoxid n (Chlordiazepoxid (WHO)) chlordiazepoxide ('klɔ:dai,æzi'pɔksaid)
Methämoglobin n meth[a]emoglobin ('met,hi:mo'gloubin) **~ämie** f meth-h[a]emoglobin[a]emia (i:) / alimentäre **~** Comly's ('kʌmliz) syndrome, well--water m. **~urie** f meth[a]emoglobinuria (juə) **~vergiftung** f meth[a]emoglobin poisoning
Methamphetamin n methamphetamine (meθæm'fetəmi:n) **~-hydrochlorid** n (DAB, WHO) (Methamphetamini hydrochloridum (P Int), Phenyl-methyl-amino-propan[um]-hydrochlorid [hydrochloricum] (DAB)) methylamphetamine hydrochloride (æm'fetəmi:n haidro'klɔ:raid) (BP), desoxyephedrine hydrochloride
Methan n chem methane ('meθein)
Methandienon n (WHO) methandienone (meθæn'daiinoun) (BP), methandrostenolone (me'θændro'stenoloun) (BPC, NF)
Methandriol n (WHO) methandriol (me'θændriol)
Methanol n (DAB) methanol ('meθənɔl) (BP, EP, USP), methyl alcohol (æ) (BP, USP)
Methansäure f (Acidum formicicum (DAB)) chem methanoic acid, formic acid
Methantelin n (WHO), **Methantelinbromid** n pharm methantheline (me-'θænθili:n) bromide, methanthelinium bromide (BPCA)
Methaphenilen n (WHO) methaphenilene (meθə'fenili:n) (BPCA)
Methapyrilen[hydrochlorid] n pharm methapyrilene (meθə'pirili:n) [hydrochloride]
Methaqualon n (WHO) methaqualone ('kweiloun) (BP)
Methazolamid n (WHO) methazolamide ('zɔləmaid) (USP)
MetHb = Methämoglobin n met-·h[a]emoglobin
Methdilazin n (WHO) methdilazine (meθ'diləzi:n) (BPCA)
Methenamin n (DAB, EP, WHO) (Hexamethylentetraminum (DAB), Hexamethylentetramin (DAB), Hexamin hexamine (EP, BP), methenamine (me'θenəmi:n) (NF), hexamethylenetetramine **~-anhydromethylencitrat** n (Hexacitramin) methenamine anhydromethylenecitrate **~hippurat** n methenamine hippurate, hexamine hippurate (BPCA) **~mandelat** n hexamine mandelate, methenamine mandelate (USP) **~-tetrajodid** n (WHO) hexamethylenetetramine tetra-iodide (ai)
Methenolon n s Metenolon
Methenyl n (Methin) methenyl ('meθənil), formyl
Methestrol n (WHO) meth[o]estrol (me'θi:strol)
Methimazol n (Thiamazol (WHO)) methimazole (me'θiməzoul) (BP, USP)
Methiodal-Natrium n (WHO) radiol methiodal sodium (me'θaiədəl 'soudjəm) (BPCA)
Methionin[um] n (DAB, WHO) methionine (me'θaiəni:n) (BP, NF)
Methionsäure f chem methionic (ɔ) acid, methane disulphonic acid

Methixen n (Metixen (*WHO*)) methixene (me'θiksi:n) (*BPCA*)
Methocarbamol n (*WHO*) (Glycerylguajacolcarbamat) methocarbamol (meθo-'ka:bəmɔl) (*BPCA*, *NF*)
Methode f method ('meθəd) / indische ≈ Indian method, Carpue's ('ka:pju:z) operation / ≈ der kleinsten Quadrate *stat* least squares method
Methodik f method of treatment *od* of procedure (i:)
Metho|hexital n (*WHO*) methohexitone (meθo'heksitoun) (*BP*) ≈**manie** f (Säuferwahnsinn) methomania (ei), methylepsia, methylmania ≈**piparon** n metyrapone (me'taiərəpoun) (*BPCA*, *USP*) ≈**promazin** n (*WHO*) (Methoxypromazin) methoxypromazine (me-'θɔksi'prouməzi:n) ≈**serpidin** n (*WHO*) methoserpidine ('sə:pidi:n) (*BP*) ≈**trexat[um** (*EP*)] n (*WHO*) methotrexate ('trekseit) (MTX) (*BP*, *EP*, *USP*) ≈**trimeprazin** n (Levomepromazin (*WHO*)) methotrimeprazine (trai'meprəzi:n) (*BPCA*, *NF*)
Methoxamin [**-hydrochlorid**] n (*WHO*) (Methoxamini hydrochloridum (*P Int*)) methoxamine hydrochloride (me'θɔksəmi:n haidro'klɔ:raid) (*BPC*, *USP*)
Methoxy|azobenzol n methoxyazobenzene ≈**chlor** n chem dimethoxydiphenyl (e) trichloroethane (e) (DMDT) ≈**fluran** n (*WHO*) methoxyflurane (me'θɔksi'fluərein) (*BP*, *NF*) ≈**phenamin** n (*WHO*) methoxyphenamine ('fenəmi:n) (*BPC*) ≈**promazin** n methoxypromazine (me'θɔksi'prouməzi:n)
Methscopolaminbromid n (Scopolaminmethylbromid, Hyoscinmethobromid) hyoscine methobromide (*BPCA*), methscopolamine (meθsko'pɔləmi:n) bromide
Methyl n chem methyl ('meθil) ≈**alkohol** m chem methanol, methyl *od* wood alcohol (æ); surgical spirit (*BPC*) ≈**alkoholvergiftung** f methyl *od* wood alcohol poisoning ≈**amin** n chem methylamine (æ) ≈**aminoessigsäure** f (Methylglycin, Sarkosin) methylamino-acetic (i:) acid, methylglycine, sarcosine ≈**aminophenol-Natriumsulfit- -Lösung** f methylaminophenol with sulphite solution ≈**aminophenolsulfat** n methylaminophenol sulphate ≈**amylketon** n methyl-amyl-ketone (i:) ≈**androsteron** n pharm methylandrosterone (iə) ≈**arsensäure** f methane-arsenic acid ≈**arsinsäure** f chem methylarsinic (i) acid ≈**arsonsäure** f methylarsonic acid ≈**at** n chem methylate (e) ≈**äther** m chem dimethyl ether (i:) ≈**äthylessigsäure** f methylethylacetic acid ≈**äthylketon** n methylethylketone ≈**atropiniumbromid** (*EP*) n (≈atropini bromidum (*EP*)) methylatropine bromide ≈**atropiniumnitrat** n (*EP*) (Methylatropini nitras (*EP*)) methylatropine nitrate (*EP*) ≈**benzethonium-chlorid** n (*WHO*) methylbenzethonium chloride (benze'θouniəm 'klɔ:raid) (*NF*) ≈**benzol** n chem toluene (ɔ) (*BP*) ≈**bernsteinsäure** f (Pyroweinsäure) methylsuccinic (sak-'sinik) *od* pyrotartaric acid ≈**blau** n methyl blue ≈**butadien** n isoprene (ai) ≈**chlorid** n chem methyl chloride (ɔ:) ≈**cholanthren** n chem methylcholanthrene ≈**chromon** n (*WHO*) methylchromone ('kroumoun) (*BPCA*) ≈**clothia-**

zid n (*WHO*) methylclothiazide (klo-'θaiəzaid) (*BPCA*, *NF*) ≈**cyclohexenyl- -methyl-barbitursäure** f (*DAB*) hexobarbital (*US Disp*), 5-(1-cyclohexen-1-yl)- -1,5-dimethylbarbituric acid ≈**dopum** n (*WHO*) methyldopa ('doupə) (*BP*) ≈**en** n chem methylene ('meθili:n)
Methylenblau n (*EP*, *DAB*) (Methylenum caeruleum (*DAB*)) methylene blue (*BP*, *EP*, *USP*) / mit ≈ färbbar methylenophil (e), methylenophilous (ɔ) / polychromes ≈ polychrome methylene blue (PMB) / reduziertes ≈ methylene blue reduced (MBH₂) / Unnas polychromes ≈ Unna's ('unəz) polychrome methylene blue ≈**färbung** f staining with methylene blue ≈**probe** f methylene-blue test
Methylen|chlorid n (*DAB*) (Dichlormethan (*DAB*)) methylene chloride (*BPC*, *EP*, *USP*), dichloromethane (*BPC*, *USP*) ≈**citrylsalizylsäure** f methylene-citrylsalicylic acid ≈**dioxyphenyl- -pentadienosäure** f (Piperinsäure) methylenedioxyphenylpentadienoic acid, piperic acid ≈**färbung** f methylene-blue staining [method] ≈**hippursäure** f methylenehippuric acid ≈**ierung** f methylenation (,meθili:'neiʃn) ~**ophil** methylenophil (e) ≈**um caeruleum** n s Methylenblau ≈**violett** n methylene violet (ai)
Methyl|ergometrin n (*WHO*) (Methylergonovin) methylergometrine (ə:go'metri:n), methylergonovine (ə:go'nouvi:n) (*USP*) / ≈-maleinat n (*WHO*) methylergometrine maleate (*BP*) / ≈-tartrat n (*WHO*) methylergonovine tartrate ≈**ergonovin** n s Methylergometrin ≈**fluorprednisolon** n betamethasone (*BPC*, *NF*) ≈**glucamin** n (Meglumin) meglumine (e) (*BP*) ≈**glycin** n methylamino- -acetic acid ≈**glykokoll** n (Sarkosin) methylglycocoll (ai), sarcosine ≈**grün** n methyl green ≈**gruppe** f chem methyl group ≈**guanidin** n methylguanidine ('gwænidi:n) ≈**guanidinoessigsäure** f chem methylguanidine-acetic (i:) acid ≈**hydantoinsäure** f methylhydantoic acid ≈**hyoscini nitras** n (*EP*) hyoscine ('haiəsi:n) methonitrate ~**ieren** chem to methylate (e) ≈**ierung** f methylation ≈**indol** n (Skatol) methylindol, skatole (ei) ≈**is parahydroxybenzoas** (*EP*) (p-Hydroxybenzoesäuremethylester (*EP*)) methyl parahydroxybenzoate (*EP*, *BP*) ≈**is salicylas** (*EP*) methyl salicylate (*EP*, *BP*) ~**isieren** chem to methylate (e) ≈**isierung** f methylation ≈**isobutylketon** n chem methylisobutyl ketone
Methylium n chloratum methyl chloride (ɔ:) / ≈ para-oxybenzoicum (*DAB*) (p-Hydroxybenzoesäuremethylester) methyl hydroxybenzoate (*BP*), methylparaben / ≈ salicylicum methyl salicylate (i)
Methyl|jodid n chem methyl iodide ('aiədaid) (*BP*) ≈**krotonsäure** f (Tiglinsäure) meythlcrotonic *od* tiglic acid ≈**laurat** n methyl laurate (ɔ:) ≈**malonsäure** f methylmalonic acid ≈**merkaptan** n chem methyl mercaptan ≈**morphin** n pharm methyl morphine ≈**myristat** n methyl myristate (i) ≈**naphthochinon[um** n (*EP*, *DAB*) (Menadion (*DAB*, *WHO*)) menaphthone (me'næfθoun) (*BP*), menadione (menə'daioun) (*EP*, *NF*) ≈**oleat** n methyl oleate (ou) ≈**orange** n (*EP*,

DAB*) methyl orange (ɔ) (*BP*, *EP*, *USP*) ≈orangelösung** f (*DAB*) methyl orange solution (*BP*) ≈**orange-Mischindikator-Lösung** f methyl orange mixed indicator ≈**palmitat** n methyl palmitate (æ) ≈**paraben** n (Methylium paraoxybenzoicum (*DAB*)) methylhydroxybenzoate (hai'drɔksi'benzoeit) (*BP*), methylparaben (*BP*, *USP*) ≈**pentose** f methylpentose ≈**pentynol** n (*WHO*) methylpentynol ('pentinɔl) (*BPCA*) ≈**phenidat-Hydrochlorid** n (*WHO*) methylphenidate hydrochloride ('fenideit haidro'klɔ:raid) (*USP*) ≈**phenobarbital[um** (*EP*)] n (*DAB*, *WHO*) methylphenobarbitone (fi:no'ba:bitoun) (*BP*, *EP*), mephobarbital (*USP*) ≈**-phenyl- -äthyl-barbitursäure** f (*DAB*) s phenobarbital ≈**phenylbarbitursäure** f (Acidum methyl-phenyl-barbituricum) phenylmethylbarbituric acid ≈**-phenyl- -piperidino-carbonoyl-aethanol[um]** n (*DAB*) pethidine [hydrochloride (*EP*)] ≈**prednisolon** n (*WHO*) methylprednisolone (pred'nisoloun) (*BP*, *NF*) ≈**prednisolon- -acetat** n (*WHO*) methylprednisolone acetate (*NF*) ≈**pyrrolidinkarbonsäure** f (Hygrinsäure) hygric *od* hygrinic acid ≈**rosanilinchlorid** n (Gentianaviolett) chem methyl rosaniline (æ) chloride (ɔ:), gentian ('dʒenʃən) violet (ai) ≈**rot** n (*EP*, *DAB*) methyl red (*BP*, *EP*, *USP*) ≈**rotlösung I** f (*EP*, *DAB*) methyl red solution (*BP*) ≈**rot-Mischindikator- -Lösung** f (*DAB*) methyl red – methyl blue test solution (*USP*) [*nota*: das Verhältnis differiert; die methyl red – methyl blue solution der *BP* ist nicht vergleichbar] ≈**salicylat** n (Wintergrünöl, Methylium salicylicum) methyl salicylate (*BP*), oil of wintergreen ≈**salizylat** n methyl salicylate (i) (*BP*) ≈**salizylatsalbe** f unguentum methylis salicylatis ≈**scopolaminiumnitrat** n (*EP*) hyoscine ('haiəsi:n) nitrate (*EP*) ≈**stearat** n methyl stearate (i) ≈**sulfat** n methylsulphate ≈**testosteron** n (*DAB*, *WHO*) (Methyltestosteronum (*EP*, *DAB*)) methyltestosterone (testo'stiəroun) (*BP*, *EP*, *NF*) ≈**theobromin** n chem methyltheobromine (ou), caffeine ('kæfi:in) ≈**thioniumchlorid** n (*WHO*) (Methylenblau (*DAB*)) methylthionine chloride ('θaiəni:n 'klɔ:raid), methylene blue (*BP*, *USP*) ≈**thiouracil** n (*DAB*) methylthiouracil (juə) (*BP*) ≈**thymolblau** n methylthymol blue ≈**urazil** n methyluracil (*BP*) ≈**vestradiol** n methylvestradiol (ei) ≈**vestrenolon** n methylvestrenolon (e) ≈**violett** n chem methyl violet (ai) ≈**violettfärbung** f methyl violet stain ≈**wasserstoff** m chem methyl hydride (ai), methane (e) ≈**xanthin** n methylxanthine ('zænθin) ≈**zellulose** f methyl (e) cellulose
Methyprylon n (*WHO*) methyprylone (meθi'prailoun) (*BP*)
Methysergid[maleat] n (*WHO*) methysergide (meθi'sə:dʒaid) [maleate (*NF*)]
Meticillin-Natrium n (*WHO*) (Dimethoxypenicillin) meticillin sodium (meθi-'silin 'soudjəm) (*BP*)
Metixen n (*WHO*) (Methixen) methixene (me'θiksi:n) (*BPCA*)
Metochinon n chem metoquinone (,meto'kwinoun)
Metopagus m metopagus (ɔ)
Metopion n metopion (ɔ)

metopisch metopic (ɔ)
Metopismus *m* metopism (e)
Met|orchisegel *m* Metorchis **≈östrus** *m* met[o]estrus
Metr|algie *f* (Gebärmutterschmerz) metralgia (mi'træld3iə), uterine (ju:) pain, metrodynia (i) **≈atonie** *f* metratonia (ou) **≈atresie** *f* metratresia (i:) **≈ektomie** *f* metrectomy, hysterectomy **≈eurynter** *m* metreurynter (ˌmiːtruəˈrintə), hystereurynyer **≈euryse** *f* metreurysis (mi'truərisis) **≈itis** *f* (Gebärmutterentzündung) metritis (i:) **≈** dissecans m. dissecans, dissecting m. / **≈** puerperale puerperal m.
Metrizamid *n* *röntg* (Amipaque) metrizamide
Metrizoat *n* *pharm* metrizoate **≈-Natrium** *n pharm* metrizoate sodium
Metro|- (*Vors*) (Uterus *betr*) metro- ('mi:tro-) (*Vors*) **≈cele** *f* metrocele **≈colpocele** *f* metrocolpocele **≈dynie** *f* metralgia (æ) **≈endometritis** *f* metro-endometritis **~gen** (gebärmutterbedingt) metrogenous (ɔ) **≈lymphangitis** *f* metrolymphangitis (d3ai) **≈malazie** *f* (Gebärmuttererweichung) metromalacia (məˈleiʃiə) **≈manie** *f* metromania (ei) **≈menorrhagie** *f* metromenorrhagia, menorrhagia **≈pathie** *f* (Gebärmutterleiden) metropathy (ɔ), metropathia (æ) **≈peritonitis** *f* metroperitonitis **≈pexie** *f* metropexia, metropexy (i:) **≈phlebitis** *f* metrophlebitis **≈ptose** *f* (Gebärmuttersenkung) metroptosis ('tousis), prolapse of the uterus (ju:) **≈rrhagie** *f* (Gebärmutterblutung) metrorrhagia (miːtroˈreid3iə), bleeding from the uterus (ju:) **≈rrhexis** *f* (Gebärmutterriß) metrorrhexis, rupture (ʌ) of the uterus (ju:) **≈salpingitis** *f* metrosalpingitis (d3ai) **≈salpingographie** *f* (Hysterosalpingographie) metrosalpingography (ɔ), hysterosalpingography (ɔ) **≈skopie** *f* metroscopy (ɔ) **≈tom** *n* (Hysterotom) metrotome (i:), hysterotome (i) **≈tomie** *f* (Uterotomie, Gebärmutterschnitt) metrotomy, hysterotomy **≈tubographie** *f* hysterosalpingography **≈zele** *f* (Gebärmutterbruch) hysterocele, metrocele, hernia of the uterus (ju:)
Mett (met)-**Methode** *f* Mett's method
Metylperon *n pharm* metylperone **≈hydrochlorid** *n pharm* metylperone hydrochloride
Metyrapon *n* (*WHO*) (Methopiparon) metyrapone (meˈtaiərəpoun) (*BP*, *USP*)
Metzgerladengeruch *m* (Gelbfieber) butcher (u) shop odo[u]r (ou)
Meulengracht 'moiləngraxt)-**Ulcusdiät** *f* Meulengracht's diet (ai)
Mexikotyphus *m s* Tabardillo
Meyer ('maiər)|-**Linie** *f* Meyer's line **≈-Organ** *n* Meyer's glands **≈-Schleife** *f* Meyer's loop
Meynert ('mainərt)|-**Bündel** *n* Meynert's fascicle od bundle (ʌ) **≈-Kommissur** *f* Meynert's commissure **≈-Kreuzung** *f* Meynert's commissure **≈-Strang** *m* (Fasciculus retroflexus (*PNA*)) fasciculus retroflexus
Mezereum *n pharm* mezereum (iə)
MFG = modifizierte flüssige Gelatine *f* modified heat-degraded gelatin
MG = Molekulargewicht *n* molecular weight, MW
Mg = Magnesium *n* magnesium, Mg

mg = Milligramm *n* milligramme, mg
mg% = Milligrammprozent *n* milligramme per cent, mg%, mg / 100 ml
mgh = Milligrammstunde *f* milligramme / hour, mgh
MHK = minimale Hemmkonzentration *f* minimum inhibiting concentration, MIC
MHN = Morbus haemolyticus neonatorum h[a]emolytic an[a]emia *od* disease of the newborn
MHz = Megahertz megahertz, MHz, mcps
Mianwanze *f* Argas persicus
MIAS = maximale inspiratorische Atemstärke *f* maximum inspiratory flow rate
Miasma *n* miasma (maiˈæzmə) **~miasmatic** (æ), miasmal (æ) **~tisch** miasmatic (æ), miasmal
Mibelli (miˈbeli)-**Krankheit** *f* Mibelli's disease
Micelle *f* micelle (ai)
Michaelis (miçaˈeːlis)|-**Konstante** *f* Michaelis constant (km) **≈-Raute** *f* Michaelis rhomboid
Michel (miˈʃel)-**Klammer** *f chir* Michel's clamp *od* suture (ju:) clip
Micro ... *s a* Mikro ...
Microbrachius *m* microbrachius (ei)
Micrococcus *m* micrococcus, *pl* micrococci ('kɔksai) **≈** *aerogenes* M. aerogenes (εəˈrɔd3iniːz) **≈** *aureus* M. aureus ('ɔːriəs) **≈** *buccalis* M. buccalis (ei) **≈** *catarrhalis* M. catarrhalis (ei) **≈** *gonorrhoeae* Neisseria (naiˈsiəriə) gonorrh[o]eae (gɔnəˈriːiː) **≈** *intracellularis meningitidis* Neisseria (iə) meningitidis (ai) **≈** *melitensis* Brucella melitensis **≈** *pneumoniae* Diplococcus pneumoniae (ou) **≈** *pyogenes* Staphylococcus pyogenes (ou) var. albus **≈** *tetragenus* Gaffkya ('gæfkiə) tetragena (æ) **≈** *ureae* m. ureae (i:)
Micro|colon *n* microcolon (ou) **≈cornea** *f* (abnorm kleine Hornhaut) microcornea **≈melus** *m* micromelus (ɔ) **≈nucleus** *m* (Geschlechtskern) micronucleus **≈pus** *m* (Person mit abnorm kleinen Füßen) micropus (ai) **≈spira** *f* Microspira (ai) **≈sporidia** *n pl* Microsporidia (i) **≈sporon** *minutissimum* *n* Nocardia (nouˈkaːdiə) minutissima
Midas-Syndrom *n ps* Midas syndrome
Middlebrook-Dubos ('midlbruk-dy'bo)-**Hämagglutinationsreaktion** *f* Middlebrook-Dubos reaction
Mi-Effekt *m* (Bildung nur mikroskopisch sichtbarer blauer Körnchen bei der Gewebs-Nadi-Reaktion) microscopic effect of Nadi reaction
Miescher ('miːʃər)-**Schläuche** *m pl* Miescher's tubes
MIF *s* Migrationsinhibitionsfaktor
MIFR = maximale inspiratorische Atemstromstärke *f* (MIAS) maximal inspiratory flow rate
Migräne *f* (Halbseitenkopfschmerz, Hemialgie) migraine ('miːgrein, 'maigrein), migrainous (ai) headache / augenbedingte **≈** ophthalmic (æ) m. / blitzartig auftretende **≈** fulgurating (ʌ) m. / zervikale **≈** Barré-Liéou (baˈreː-lie'u) syndrome, cervical migraine **≈anfall** *m* migraine attack **~artig** migrainous (ai) **≈mittel** *n* migraine analgesic (i:), anti-migraine preparation
Migration *f* (Wanderung) migration

≈shemmung *f imm* migration inhibition **≈sinhibitionsfaktor** *m imm* (MIF) migration inhibition factor, MIF **≈stheorie** *f* migration theory (i)
migratorisch migratory (ai)
MIK = maximale Immissionskonzentration *f* maximum immission concentration
Mikania guaco *pharm* guaco (a:)
Mikrenzephalie *f* (Kleinhirnigkeit) micrencephaly (e), micrencephalia (ei)
Mikro ... *s a* Micro ...
Mikro|- (*Vors*) micro- ('maikro) (*Vors*) **≈abszess** *m* micro-abscess (æ) **≈adenom** *n* micro-adenoma **≈analyse** *f* micro-analysis (æ) **≈analysenwaage** *f* micro-analysis balance **≈angiopathie** *f* micro-angiopathy (ænd3i'ɔpəθi) **≈bakterium** *n* Microbacterium (iə) **~bazillär** microbacillary (æ)
Mikrobe *f* microbe ('maikroub)
Mikroben|angst *f ps* microphobia, microbiophobia **≈forschung** *f* microbiology **≈furcht** *f* microphobia, microbiophobia **≈invasion** *f* microbic (ou) invasion **≈protein** *n* microbial protein **~tötend** microbicidal (ai), germicidal (ai), bactericidal (ai)
Mikro|bestimmung *f* microdetermination, micro-analysis **≈bid** *n* microbid **≈bild** *n* microphotograph (ou) **≈biologe** *m* microbiologist (ɔ) **≈biologie** *f* microbiology **~biologisch** microbiologic[al] (ɔ) **~bisch** microbial (ou) / (durch Mikroben verursacht) microbic (ou) **≈bismus** *m* microbism (ai) / endogener *od* latenter **≈** latent (ei) m. **~bizid** microbicidal (ai) **≈blast** *m* microblast (ai) **≈blepharie** *f* microblepharon (e), microblephary **≈brenner** *m* microbrenner (brenə), microburner **≈bürette** *f Lab* microburet[te] (bjuəˈrct) **≈cephalie** *f* microcephalia (ei) **≈cheilie** *f* microcheilia (ai) **≈chemie** *f* microchemistry **~chemisch** microchemical **≈chirie** *f* (Kleinhändigkeit) microch[e]iria ('kaiəriə) **≈chirurgie** *f* microsurgery **~chirurgisch** microsurgical **≈cholestase** *f* microcholestasis **≈coccus** *m* micrococcus **≈cythämie** *f* microcyth[a]emia (i:) **≈cytose** *f* microcytosis **≈daktylie** *f* (Kleinfingerigkeit) microdactylia (i), microdactyly **≈densitometer** *n* microdensitometer (ɔ) **~dont** *dent* microdont, microdontic **≈dontie** *f dent* microdontia ('dɔnʃiə), microdontism **≈drepanozytose** *f* microdrepanocytosis **≈einheit** *f* micro-unit **≈elektrode** *f* micro-electrode **≈element** *n* micro-element **≈elementaranalyse** *f* elemental micro-analysis (æ) **~enzephal** micro-encephalic (æ) **≈filaria** *f* (*pl* Mikrofilarien) microfilaria (ai) **≈filariae** (fiˈlεəriiː) (Mf.) / **≈** bancrofti m. bancrofti (ɔ) / **≈** diurna m. diurna (ə:) **≈film** *m* microfilm **≈filmaufnahme** *f* microphotograph (ou) **≈fotogramm** *n* photomicrograph **≈gamet** *m* microgamete (æ) **≈gametozyt** *m* microgametocyte (gæˈmiːtosait) **≈gastrie** *f* microgastria **≈gefässchirurgie** *f* microvascular surgery **≈genie** *f* microgenia ('d3iːniə) **≈genitalismus** *m* microgenitalism (e) **≈glia** *f neur* microglia (mai'krɔgliə) **≈gliomatose** *f* microgliomatosis **≈glossie** *f* microglossia **≈gnathie** *f* micrognathia ('næθiə) / kongenitale **≈** mit Glossoptose (Robin-Syndrom) Pierre Robin (pi'εr rɔ'bε̃) syndrome,

327

micrognathia-glossoptosis syndrome **↯gramm** *n* (µg) [früher γ = Gamma] (ein tausendstel Milligramm) microgramme (ai) **↯graphie** *f* micrography (ɔ) **↯gyrie** *f* microgyria ('dȝiəriə, 'dȝaiəriə) **↯halluzination** *f ps* lilliputian *od* microptic hallucination **↯hämaturie** *f* microscopic (ɔ) h[a]ematuria (ju:) **↯incineration** *f* micro-incineration **↯kalzifikation** *f* microcalcification **↯kardie** *f* microcardia **↯kephalie** *f s* **↯zephalie ↯kern** *m* micronucleus **↯kernhaltig** micronucleated **↯kerntest** *m* micronucleus test **↯kinematographie** *f* microcinematography (ɔ) **↯kinetisch** microkinetic (kai'netik) **↯klimatologie** *f* microclimatology **↯kokkus** *m* (*pl* Mikrokokken) micrococcus, *pl* micrococci ('kɔksai) **↯kolonie** *f* microcolony (ɔ) **↯korie** *f* (Pupillenverengerung) microcoria (ɔ) **↯kornea** *f* microcornea **↯kristall** *m* microcrystal (i) **~kristallin** micro-crystalline **↯kristallsuspension** *f pharm* microcrystalline suspension **↯manie** *f* (Verkleinerungswahn) micromania (ei) **↯manipulator** *m* (feines Instrument zur Zellsektionen *usw*) micromanipulator (i) **↯mastie** *f* (Kleinbrüstigkeit) micromastia, micromazia ('meiziə) **↯melie** *f* (Zwergwuchs einzelner Glieder) micromelia (i:), nanomelia (i:) **↯melus** *m* micromelus (ɔ) **↯methode** *f* micro method, microdetermination, micro-estimation **↯meter** *n* micrometer (ɔ) **↯metrie** *f* micrometry (ɔ) **↯mikron** *n* micromicron (,maikro-'maikrɔn) (µµ) **↯mol** *n* micromole, µM **↯myelie** *f* micromyelia (mai'i:liə) **↯myeloblast** *m* micromyeloblast (ai)

Mikron *n* (ein tausendstel Millimeter) (µ) micron (ai)

Mikronen *n pl* microns (ai)

Mikro|nukleus *m* gonad ('gɔnəd) *od* reproductive (ʌ) nucleus, micronucleus, karyogonad (ɔ) **↯nychie** *f* micronychia (i) **~organisch** micro-organic **↯organismen** betr. micro-organic, micro--organismal (i) **↯organismus** *m* micro--organism **↯otie** *f* microtia (mai-'krouʃiə) **↯parasit** *m* microparasite (æ) **~pathologisch** micropathologic[al] (ɔ) **↯phage** *m* microphage **↯phakie** *f* microphakia (ei) **↯phon** *n* microphone **↯photogramm** *n* photomicrograph **↯photographie** *f* (Bild) photomicrograph / (Verfahren) photomicrography (ɔ) **↯photographiemikroskop** *n* photomicroscope (ai) **↯phthalmie** *f* microphthalmia (æ) **↯physik** *f* microphysics (i) **↯phyt** *m* microphyte ('maikrəfait) **↯pipette** *f Lab* micropipet[te] (æ) **↯podie** *f* (Kleinheit der Füsse) micropodia (ou), micropody (ɔ) **↯-Präparierschere** *f* micro-dissecting scissors *pl* **↯probe** *f* microtest **↯projektion** *f* microprojection **↯psie** *f* (Kleinsehen) micropsia (mai'krɔpsiə), micropia (ou) **↯psychose** *f ps* micropsychosis **↯pyle** *f* micropyle ('maikropail) **↯radiographie** *f röntg* microradiography

Mikrorchidie *f* (Mikrorchie) micro--orchidia (i)

Mikrorchie *f* micro-orchidia

Mikro|reaktion *f* microreaction **↯röntgen** *n* microroentgen (ʌ) (µr) **↯sekunde** *f* microsecond (e) (µsec)

Mikroskop *n* microscope (ai) / binokulares ↯ binocular (ɔ) m. / ↯ zur Fleischbeschau (Trichinoskop) trichi-

noscope (ai) / mehrlinsiges ↯ compound m. / ↯ zur Untersuchung lebenden Materials biomicroscope

Mikro|skopie *f* microscopy (ɔ) / ↯ zum Zweck der Diagnosestellung clinical (i) microscopy (ɔ) **~skopieren** to examine (æ) under the microscope, to microscope **↯skopierpinzette** *f* microscopic[al] (ɔ) forceps *pl* **↯skopierschere** *f* microscopic[al] scissors ('sizəz) *pl* **↯skopiertechnik** *f* micromanipulative (i) technique (i:) **~skopisch** microscopic[al] (ɔ) **↯skoptisch** *m* microstat (ai) **↯som** *n* plasmosome, microsome (ai) **↯somatie** *f s* **↯somie ↯somatognosie** *f* microsomatognosia **↯somie** *f* (Zwergwuchs) microsomia (ou) **↯spektroskop** *n* microspectroscope **↯sphäre** *f* (Szintigraphie) microsphere **↯sphärozytose** *f* microspherocytosis **↯spher** *n s* ↯sphäre **↯sphygmie** *f* (kleiner Puls) microsphygmia (i), microsphygmy (ɔ) **↯sphyxie** *f* (kleiner Puls) microsphyxia (i) **↯spirometer** *n* microrespirometer **↯spore** *f* microspore [*s* Mikrosporon] **↯sporenkrankheit** *f* microsporosis **↯sporidie** *f* Microsporidium (i) **↯sporie** *f* microsporia (ɔ:), microsporosis

Mikrosporon *n* Microsporum (ɔ:) ↯ **audouini** M. audouini (ɔ:du'ainai) ↯ **furfur** M. furfur ('fə:fə), Malassezia (i:) furfur ↯ **lanosum** M. lanosum (ou) ↯ **mentagrophytes** M. mentagrophytes ↯ **minutissimum** M. minutissimum (i), Nocardia minutissima

Mikro|stoffwechsel *m* micrometabolism (æ) **↯stomie** *f* microstomia (ou) **↯strahlbestrahlung** *f* microbeam irradiation **↯thelie** *f* microthelia (i:) **↯thrombose** *f* microthrombosis **↯tie** *f* (Kleinheit des Ohres) microtia (ou)

Mikrotom *n* microtome (ai), histotome / ↯ für Schnittserien rotary (ou) microtome for series ('siəri:z) of sections **↯ieverfahren** *n* (Schnittverfahren, Herstellen feiner Gewebsschnitte) section cutting, histotomy, microtomy **↯schnitt** *m* microtome section **↯schnittherstellung** *f* microtomy

Mikro|trombidium *n* Microtrombidium (i) **↯tropfen-Methode** *f* microdroplet method **↯vaskulopathie** *f* microvascular injury **↯veraschung** *f* micro-incineration **↯verfahren** *n* micro diagnostic test method **↯verkalkung** *f* microcalcification **~volumetrisch** microvolumetric (e) **↯waage** *f* microbalance **↯welle** *f* microwave **↯wellentherapiegerät** *n* microwave therapy unit **↯zähler** *m röntg* micro-counter **↯zentrum** *n* centrosome **~zephal** (kleinköpfig) microcephalous (e), microcephalic (æ) **↯zephalie** *f* (Kleinköpfigkeit) microcephalia (ei), microcephaly (æ) **↯zoon** *n* (Kleinlebewesen) microzoon ('zouən), *pl* microzoa ('zouə), microscopic[al] (ɔ) animal **↯zyt** *m* (Blut) microcyte ('maikrosait), micro-erythrocyte (i) **↯zytenanämie** *f* microcytic (i) an[a]emia (i:) **↯zythämie** *f* microcyth[a]emia (sai'θi:miə), microcytosis **↯zytose** *f s* ↯zythämie

Mikrurgie *f* micrurgy (ə:)

Miktion *f* (Wasserlassen, Harnlassen) miction, micturition (miktjuə'riʃən), passing urine (juə) *od* water / ↯ haben to urinate (juə), to micturate

Miktions|aufnahme *f röntg* micturating study **↯beschwerden** *f pl* micturition

difficulties, dysuria (juə), difficulties in passing urine (juə) **↯frequenz** *f* frequency (i:) of micturition, urinary (juə) frequency **↯schmerz** *m* pain on micturition **↯störungen** *f pl* micturition difficulties

Mikulicz ('mikulitʃ)**|-Drain** *m* Mikulicz's drain **↯-Klemme** *f chir* Mikulicz's clamp, enterotome *od* enterotribe **↯--Krankheit** *f* Mikulicz's disease *od* syndrome **↯-Operation** *f* Mikulicz's operation **↯-Tamponade** *f* Mikulicz's drain **↯-Zellen** *f pl* Mikulicz's cells

Milbe *f* mite, acarus (æ), acarid / (Hühner *u* sonstige Vögel) bird *od* chicken *od* poultry (ou) mite, Dermanyssus (i) gallinae (gə'laini:)

Milben|befall *m* acarinosis, acariasis **↯bekämpfungsmittel** *n pharm* acaricide (æ) **↯besatz** *m* mite invasion **↯dermatitis** *f* (milbenbedingte Hautentzündung) acarodermatitis **↯dermatose** *f* mite dermatosis **↯gang** *m* (Haut) cuniculus (i), burrow (ʌ) **↯infektion** *f* mite infection **~tötend** miticidal (ai) **~vernichtend** miticidal (ai) **~verseucht** mite--infested

Milch *f* milk / (Fisch) soft roe (rou) / (Pflanzen) juice (dȝu:s) *abgepumpte* ↯ pumped milk *abgerahmte* ↯ skimmed m. *abgezapfte* ↯ pumped m. *angereicherte* ↯ enriched *od* fortified m. *angesäuerte* ↯ acidophilous *od* vinegar (i) m. *dicke* ↯ curdled m. *eingedickte* ↯ evaporated m. *evaporierte* ↯ evaporated m. *frische* ↯ fresh m. ↯ *geben* to produce m. *gekochte* ↯ boiled *od* scalded (ɔ:) m. *kondensierte* ↯ condensed m. *kontrollierte* ↯ certified m. *pasteurisierte* ↯ pasteurised m. *peptonisierte* ↯ peptonised m. *pflanzliche* ↯ vegetable (e) m. *rohe* ↯ raw m. *sterilisierte* ↯ sterilised (e) m. *strahlensterilisierte* ↯ uviol (ju:) m. *ungekochte* ↯ raw m. *vitaminangereicherte* ↯ vitamin (ai) m. *zuckerarme* ↯ diabetic (e) *od* dialysed (ai) m. ↯- lacteal, lactic (æ), lacto- (*Vors*), galacto- (*Vors*)

milch|absondernd milk-secreting **~absondernd** milk-secreting (i:) **↯absonderung** *f* lactorrh[o]ea (i), milk secretion (i:), galactorrh[o]ea / verminderte ↯ gligolactia (,ɔligo'lækʃiə), oligogalactia **↯agar** *m* lactose agar ('eigə:) **↯aerometer** *n* lactodensimeter (i) **~ähnlich** milky, lacteal **↯albumin** *n* (Laktalbumin) lactalbumin (ju:) **↯alkalibehandlung** *f* milk-antacid (æ) therapy **↯--Alkali-Syndrom** *n* (Burnett-Syndrom, diätetische Hyperkalzämie) milk-alkali syndrome, Burnett's ('bə:nits) syndrome, pathological calcification syndrome **↯analyse** *f* milk analysis (æ) **↯armut** *f* lack of milk, absence of milk secretion (i:), agalactia (eigə'lækʃiə), agalactosis **~artig** milky **↯ausführungsgang** *m* milk duct (ʌ) **~ausscheidend** milk-secreting (i:) **↯ausscheidung** *f* milk secretion (i:) **↯ausstrich** *m* milk smear (iə) **↯backenzahn** *m* dent milk *od* deciduous (i) molar (ou) **↯behandlung** *f* (auch mit Injektionen) lactotherapy **↯bein** *n* (Phlegmasia alba dolens) milk leg, white leg **↯bereitung** *f* milk formation **~bildend** lactiferous (i) **↯bildung** *f* lactation **~bildungshemmend** antigalactic **↯borke** *f* milk crust, crusta (ʌ) lactea **↯bruch** *m* galactocele **↯brustgang** *m* (Ductus thoracicus) thoracic (æ) duct (ʌ), alimentary duct ~diät f milk diet (ai) ~drüse f (Glandula mammaria (PNA)) lactiferous (i) od mammary gland ~drüsenatrophie f hypomastia, hypomazia ('meiziə), mammary atrophy ~drüsenentzündung f mastitis ~drüsengang m milk od mammary duct ~drüsenverkümmerung f hypomastia, hypomazia ~eiweiß n lactalbumin (ju:) ~enthaltend lactiferous (i) ~ernährung f galactotrophy (ɔ), feeding with milk ~erzeugend lactogenic (e), milk-producing ~erzeugung f formation of milk ~fehler m (Störung der Milchzusammensetzung) galactocrasia ~ferment n milk ferment ~fett n milk fat ~fettbestimmer m lactoscope ~fettgehalt m fat content of the milk ~fettkügelchen n fat globule (ɔ) of the milk ~fettmesser m (Laktokrit) lactocrit ~fieber n galactopyra ('paiərə), milk fever ~fieber- galactopyretic (e) ~fistel f lacteal od mammary fistula ~fluß m (normal) milk flow / (Galaktorrhoe) incontinence of milk, galactorrh[o]ea (i), excessive flow of milk ~flußstauung f (Agalaxie) disturbed milk secretion, agalactia (eigə'lækʃiə) ~fördernd galactagogue (gə'læktəgɔg) ~formel f [milk] formula ~frei (Säuglingsnahrung) milk-free ~friesel m miliary (i) fever ~führend lactiferous (i), galactophorous (ɔ) ~gang m milk duct (ʌ), galactophore, lactiferous duct ~gängchenverstopfung f milk thrombus ~gangentzündung f galactophoritis ~gangkrebs m duct cancer ~gangstein m mammary calculus, lacteal calculus ~gangsystem n milk duct system ~gangzyste f galactocele ~gärung f lactic fermentation ~gärungsstoff m (Kefir, Kumys usw) galactenzyme ('enzaim) ~gebend lactiferous (i) ~gebiß n dent milk od deciduous (i) teeth (pl), first teeth, first set ~gefäß n anat lacteal vessel ~gemüsediät f lacto-vegetarian (ve-dʒi'teəriən) diet (ai) „~glastrübung" f des Zungenbildes (Milchglasschädel bei Fibroosteoklasie) ground-glass appearance ~grind m s ~borke ~haltig lactiferous ~harnen n chyluria (kai-'ljuəriə), chylous (ai) urine (juə) ~hemmend antigalactic

milchig milky, lacteal ~weiss cloudy white

Milch|infektion f milk-borne infection ~kanal m lactiferous (i) duct (ʌ), milk duct ~kanälchen n galactophorous (ɔ) canal (æ) ~knoten m milk tumo[u]r, galactocele ~kontrolle f milk hygiene ('haidʒi:n) ~kost f milk diet (ai) ~kot m (Säugling) f[a]eces (i:) of milkfed infants ~krankheit f milk sickness ~kruste f milk crust (ʌ) ~kügelchen n milk corpuscle, milk globule (ɔ) ~kur f milk cure, galactotherapy ~lab n rennet ~leiste f anat mammary line, milk line, milk ridge ~leitend galactophorous (ɔ) ~linie f anat s ~leiste ~mangel m (Oligogalaktie) agalactia (eigə'lækʃiə), galactostasis (ei), oligolactia ~messer m (Laktometer) lactometer (ɔ) ~nährboden m milk nutrient (ju:) medium (i:) ~nahrung f milk diet (ai) ~produkt n milk od dairy (εə) product (ɔ) / diätetische ~e dietetic (e) milk products ~produktion f galactopoiesis (i:), milk secretion (i:), lactation / Aufhören der ~ delactation / stockende ~

galactoschesis (ˌgælæk'tɔskisis) / übermäßige ~ superlactation, lactorrh[o]ea (i), hyperlactation ~produktion- galactopoietic ~produktionsanregend lactogenic (e) ~protein n (Laktoprotein) lactoprotein (ou), milk protein ~pumpe f milk pump, breast pump ~rest m (im Mund der Säuglinge) milk curds ~retention f (Milchverhaltung) suppression of the milk-flow, galactoschesis (ˌgælæk'tɔskisis) ~röhrchen n anat s ~gefäß ~säckchen n pl (Sinus lactiferi (PNA)) lactiferous sinuses ~saft m (Chylus) chyle (ai), chylus (ai) / (Pflanzen) milky e_xudate ~sauer chem lactic

Milchsäure f (Acidum lacticum (DAB), α-Oxypropionsäure) lactic acid (BP), α-hydroxypropionic acid, oxypropionic acid / d-~ (Fleischmilchsäure, Acidum sarkolacticum) dextrolactic acid ~amid n chem lactamide (æ) ~anhydrid n lactolactic od dilactic acid ~äthylester m chem ethyl lactate ~auftreten n (im Blut) lactacid[a]emia (i:) ~bazillus m bakt lactobacillus, pl lactobacilli ~dehydrogenase f lactic acid dehydrogenase (LAD) ~gärung f chem caseous (ei) od lactic fermentation ~salz n chem lactate ~stäbchen n lactic acid bacillus ~vorkommen n (im Urin) lactaciduria (juə)

Milch|schneidezahn m dent deciduous (i) incisor (ʌ) ~schorf m (Gneis) milk crust od scall (ɔ:), crusta (ʌ) lactea, cradle (ei) cap ~schwitzen n galactidrosis (gə,lækthi'drousis) ~sekretion f lactation, secretion (i:) of milk ~serum n milk serum (iə) ~star m milky cataract (æ), fluid (u) cataract ~stauung f galactostasis (ɔ) ~stein m concretion (i:) in a milk duct (ʌ) ~stockung f galactostasis ~tag m milk day ~therapie f galactotherapy ~treibend galactagogue (æ), lactagogue (æ) ~trinkersyndrom n (Burnett-Syndrom) milk-drinkers' syndrome ~verhaltung f stagnation od stasis (ei) of milk od lactation, galactoschesis ~vermehrend galactagogue, lactagogue ~verzehrend (von Milch lebend) lactivorous (læk-'tivərəs) ~waage f galactometer (ɔ), lactometer, lactodensimeter (i) ~warze f nipple ~zahn m dent milk tooth, pl milk teeth ~zähne m pl (Dentes decidui (PNA)) deciduous teeth ~zahngebiss n primary od deciduous dentition

Milchzucker m (DAB) (Laktose) lactose (BP, USP), milk sugar (u) (BP), lactobiose ('baious) / mit ~ versetzt pharm lactinated ~ausscheidung f (im Urin) lactosuria (juə) ~versetzt pharm lactinated

Milch|zusammensetzung f (Säugling) [milk] formula ~zyste f lactocele ('læktosi:l), galactocele, milk od lacteal cyst

mild mild (ai) / pharm (mildwirkend) mild, bland; (weniger stark) mitis (ai) mildern (Wirkung) to mitigate (i) / (Schmerz) to alleviate (i:) ~d pharm lenitive (e)

Milderung f mitigation, alleviation ~smittel n pharm lenitive (e), demulcent (ʌ)

Miles (mailz)-ABC-Test m Miles area brightness comparison test

miliar (hirsekornähnlich) miliary ('miliəri) ~aneurysma n miliary aneurysm

('ænjuərizm) ~fieber n miliary fever Miliaria f (Schweissfriesel) miliaria (εə), prickly heat, heat rash, sudamina (sju:'dæminə) ~ crystallina miliaria crystallina (ai), sudamina ~ papulosa miliaria papulosa (ou), lichen ('laikən) tropicus (ɔ) ~ rubra miliaria rubra (u:) ~ähnlich (frieselähnlich) miliary (i)

Miliar|karzinose f miliary carcinosis ~lupoid n miliary lupoid (u:) / benignes ~ sarcoidosis .. ~tuberkel m miliary tubercle ~tuberkulose f miliary tuberculosis / akute ~ acute disseminated (e) od generalised miliary tuberculosis

Milien|messer n chir milium knife ~nadel f chir milium needle

Milieu n (Umwelt) environment (aiə), milieu ('miljə:) / saures ~ acid environment ~- environmental ~bedingt (umweltbedingt) peristatic (æ), determined by environment, environmental ~einfluß m environmental influence ~faktor m environmental factor ~gebundenheit f attachment to environment ~gestaltung f milieu therapy ~kontrolle f control of [the] environment ~lehre f ecology ~psychose f ps reactive psychosis (sai'kousis) ~sanierung f environmental control

Militärmedizin f mil military medicine

Milium n, pl Milien od Milia (Hautgrieß, Hirsekorn) milium (i), grutum ('gru:-təm), acne albida

Milkman ('milkmən)-Syndrom n Milkman's disease od syndrome

Millard-Gubler (mi'jar-'gu:blər)-Lähmung f Millard-Gubler paralysis (æ)

Millefolium n millefolium (ou)

Miller-Abbott ('milə-'æbət)-Schlauch m od -Sonde f Miller-Abbott tube

Milli|- milli (Vors) ~ampere n milli-ampere (ma) ~amperemeter n milli-amperemeter (æ) ~bar n millibar (~curie n (ein tausendstel Curie) millicurie (juə) / ~ détruit millicurie destroyed (McD) ~gramm n milligram [s Umrechnungstabellen!] ~gramm-Äquivalent n milligram equivalent (mEq) ~gramm-Element-Stunden f pl (= mgeh) milligram hour ~grammprozent n milligram per cent, mg% ~grammstunde f röntg milligram-hour (mgh) ~liter m millilitre (ml) ~meter n millimeter ~ (s Umrechnungstabellen!] ~mikron n (= tausendster Teil eines Mikrons = millionster Teil eines Millimeters = mμ = mmm; heute Nanometer (nm)) millimicron (ai), micromillimeter (mμ)

Millin ('milin)-Operation f Millin's operation

Milli|röntgen n milliroentgen (mr) ~-Rutherford n millirutherford (mrd) ~volt n millivolt (mv)

Millon (mi'jɔ)-Reagenz n (DAB) Millon's reagent (ei) (BPC), mercury nitrate solution (BP), mercuric nitrate solution (EP) ~-Reaktion f Millon's reaction od test

Milz f spleen, lien ('laiən) / hinter der ~ gelegen retrosplenic ~- splenic (e), lienal (ai), lieno- ('laiəno) (Vors), spleno- (i:) (Vors) ~ u. Bauchspeicheldrüse betr. lienopancreatic ~ u. Dickdarm betr. splenocolic (ɔ) ~ u. Knochenmark betr. splenomedullary (ʌ) ~ u. Kolon betr. splenocolic ~ u. Lymphgefäß betr. splenolymphatic (æ) ~ u. Nieren betr. splenorenal (i:), lienorenal, splenonephric (e) ᴢ u. Pankreas betr. lienopancreatic ᴢ u. Zwerchfell betr. splenophrenic (e) ᴢabszeß m purulent (juə) splenitis ᴢaffektion f splenic (e) affection ~ähnlich splenoid (i:) ᴢanheftung f splenopexy (i:) ᴢanschoppung f congestion of the spleen, splenemphraxis ᴢanschwellung f s ᴢschwellung ᴢantikörper m antibody produced in the spleen ᴢarterie f (Arteria lienalis (PNA)) splenic artery ᴢarteriographie f radiol splenic arteriography ~artig splenoid (i:) ᴢatrophie f splenic atrophy, splenatrophy (æ), splenatrophia (ou) ᴢaufnahme f röntg (Bild) splenogram (i:), lienogram (ai) / (Verfahren) splenography (ɔ), lienography (ɔ) ᴢbälkchen n pl (Trabeculae lienis (PNA)) trabeculae (e) of the spleen ᴢband n splenic ligament (i) ~bedingt lienogenous (ɔ), splenic (i) ᴢbefestigung f chir splenopexy (i:) ᴢbeschwerden f pl splenic complaint od disorder ᴢbestrahlung f splenic irradiation ᴢblutung f splenorrhagia

Milzbrand m anthrax, ragsorters' od woolsorters' (u) od tanners' disease, milzbrand / (Anthrax, Rauschbrand der Rinder) vet rauschbrand (au) / südamerikanischer ᴢ vet garotilha ('tiljə) ᴢ- anthracic (æ) ~ähnlich anthracoid ᴢbazillus m Bacillus anthracis ᴢkarbunkel m anthrax carbuncle, malignant (i) pustule (ʌ) ~krank suffering from anthrax, infected with anthrax ᴢödem n malignant [o]edema (i:) ᴢpneumonie f anthrax pneumonia (ou) ᴢpustel f malignant (i) pustule (ʌ) ᴢschutzimpfung f prophylactic inoculation against anthrax ᴢserum n anti-anthrax serum (iə) ᴢ-Vakzine f anthrax vaccine

Milz|bruch m lienocele (lai'i:nosi:l), splenocele (i:), hernia of the spleen ᴢdämpfung f splenic (e) dullness (ʌ) ᴢentartung f degeneration of the spleen / sagoartige ᴢ sago (ei) spleen / wächserne ᴢ waxy spleen ᴢentfernung f splenectomy ᴢentzündung f splenitis, lienitis, inflammation of the spleen ᴢerkrankung f (Splenopathie) splenopathy (ɔ), lienopathy (ɔ), affection of the spleen ᴢerweichung f splenomalacia (mə'leifiə), lienomalacia ᴢexstirpation f splenectomy, lienectomy / die ᴢ vornehmen to splenectomise ᴢfarn m (Asplenium) Asplenium (i:) ᴢfollikel m splenic (e) corpuscle, malpighian corpuscles [of the spleen] ᴢgewebe n lienal (ai) od splenic tissue ᴢgewebetherapie f splenotherapy ᴢhilus m splenic hilum (ai), US hilus ᴢinfarkt m splenic infarction ᴢkapselentzündung f episplenitis ᴢknötchen n pl (Folliculi lymphatici lienales (PNA)) lymphatic nodules of the spleen ᴢkörperchen n splenic corpuscle ~krank splenetic (e) ᴢkrankheit f splenopathy (ɔ), lienopathy (ɔ), disease of the spleen ᴢkunde f splenology (ɔ) ᴢleberschwellung f hepatosplenomegaly ᴢleiden n splenopathy (ɔ), lienopathy ~los asplenic (e) / (splenektomiert) chir splenectomised (e) ᴢmagenband n gastrosplenic (e) od gastrolienal (ai) ligament (i) ᴢmangel m (Alienie) absence of the spleen ᴢmark n red pulp of the spleen ᴢnaht f chir splenorrhaphy (ɔ) ᴢpforte f (Hilus lienis (PNA)) hilum (ai) [US hilus] of

the spleen ᴢpulpa f (Pulpa lienis (PNA)) splenic pulp ᴢpunktion f splenic puncture ᴢrand m edge of the spleen ᴢruptur f splenic rupture ('rʌptʃə) ᴢschall m splenic dullness (ʌ) ᴢschmerz m (Splenalgie) splenodynia (i), splenalgia (æ) ᴢschnitt m splenotomy ᴢ schwellung f splenic enlargement, splenomegaly (e) / splenic tumo[u]r ᴢschwund m splenatrophy (æ), splenatrophia (ou) ᴢsenkung f (Splenoptose) splenoptosis ('tousis) ᴢsinus m splenic sinus, sinusoid ᴢstechen n stitches in the spleen ᴢstiel m splenic pedicle ᴢsucht f ps hypochondria, hypochondriasis ᴢtiefstand m splenoptosis ᴢtumor m splenic tumo[u]r [nota: im Sinne von Vergrößerung od Schwellung nur enlargement] ᴢvene f (Vena lienalis (PNA)) splenic vein ᴢvenenthrombose f thrombophlebitic (i) splenomegaly (e) ᴢvergrößerung f enlargement of the spleen, splenectasis (e) ᴢverhärtung f splenokeratosis ᴢverlagerung f splenectopy (e) ᴢzelle f splenocyte (i:) ᴢzerreißung f s ᴢruptur ᴢzersetzung f splenolysis (ɔ)

Mimicry f mimicry (i)

Mimik f facial (ei) expression ᴢarmut f Parkinson's ('pa:kinsənz) mask (a:)

Mimikri[bildung] f mimicry, mimesis (mi'mi:sis)

Mimikverlust m ps amimia (i)

mimisch mimic (i), mimetic (e)

Min = Minute f minute, min

min = Minimum n minimum, min / = Minute f minute, min

minderbegabt educationally subnormal

minderdurchblut|et undersupplied, circulation-deficient ᴢung f restricted (i) circulation / insufficient (i) blood supply (ai)

Mindererusgeist m pharm Mindererus (mində'riərəs) spirit (i)

Minder|jährige[r] f [m] minor ('mainə) / jur infant ~wertig inferior (iə) / chem of lower valency (ei) ᴢwertigkeit f inferiority (in,fiəri'ɔriti) ᴢwertigkeitsgefühl n ps feeling od sense of inferiority ᴢwertigkeitskomplex m ps inferiority complex

Mindest|druck m minimum pressure ᴢgehalt m minimum content ᴢwert m lowest od minimum value (æ)

Minen|gas n chem coaldamp ᴢgasvergiftung f coaldamp poisoning ᴢkrankheit f ankylostomiasis

Mineral n chem mineral (i) ᴢ- mineral ᴢanalyse f chem mineral analysis (æ) ᴢbad n mineral bath / (Ort) spa ᴢbestandteil m mineral constituent (i) ᴢfarbstoff m mineral dye (ai) ᴢgehalt m mineral content ᴢhaushalt m mineral balance ᴢisation f mineralisation ᴢisationsstörung f disturbance in mineralisation ~isch mineral (i) ᴢmangel m mineral deficiency ᴢokortikoid n mineralocorticoid ᴢquelle f mineral spring ᴢsalz n chem mineral salt ᴢsäure f chem mineral acid ᴢseife f pharm mineral soap ᴢ[stoff]mangel m mineral deficiency ᴢstoffwechsel m mineral metabolism (æ) ᴢsubstanz f mineral substance (ʌ) od matter ᴢwasser n mineral water

Mineuranämie f miners' (ai) an[a]emia (i:)

Minikolloid n minicolloid

Minim n pharm minim (i)

minimal minimum (i), minimal (i) / (unwichtig) insignificant (i), unimportant ᴢdosis f pharm minimum dose (dous) ᴢgehalt m minimum content ᴢluft f minimal air ᴢtemperatur f minimum temperature ('tempritʃə) ᴢthermometer n minimum thermometer (ɔ) ᴢwert m minimum value (æ)

Minimum n minimum (i) / unter dem ᴢ gelegen subminimal

Minin ('minin)-**Lampe** f Minin light

Minipille f (nur gestagenhaltiges Kontrazeptivum) minipill

Minium n (Mennige) chem red lead, minium (i)

Minkowski (min'kofski)-**Chauffard** (ʃo'far)-**Krankheit** f Minkowski-Chauffard syndrome, acholuric [familial] jaundice ᴢ-Zahl f Minkowski's figure ('figə)

Minorkontur f (Magen) lesser curvature

Minor ('mi:nɔr)|-**Krankheit** f Minor's disease ᴢ-Zeichen n od -Symptom n Minor's sign

Minus|dekompensation f Eppinger's ('epiŋərz) decompensation ᴢglas n concave lens

Minuten|pulszahl f pulse-rate per minute ('minit) ᴢthermometer n minute thermometer (ɔ)

Minutenvolumen n (Herz) minute ('minit) volume (ɔ), cardiac output, circulation rate / geringes, herabgesetztes od verkleinertes ᴢ hypokin[a]emia (i:)

Minutes f pl genet minutes

Miose f miosis

Miosis f miosis / ᴢ paralytica paralytic (i) m. / ᴢ spastica spastic m.

Miotica remedia n pl pharm miotics (ɔ)

Miotikum n (pupillenverengerndes Mittel) pharm miotic (ɔ)

miotisch miotic, myotic (ɔ)

Miracidium n miracidium (i)

Mirbanöl n pharm oil of mirbane ('mɔ:bein), nitrobenzene (BP), nitrobenzol

Mirobalane f myrobalan (maiə'rɔbələn)

Misandrie f (Männerhaß) ps misandry, misandria

Misch- mixed ~bar miscible ('misibl) / nicht ~ immiscible ᴢbarkeit f miscibility ᴢbild n mixed clinical picture ᴢbildung f hybridity (i) ᴢdiät f mixed diet (ai) ᴢehe f mixed marriage ᴢeinspritzung f mixed injection ~en to mix, to blend ~erbig heterozygous (ɔ), hybrid ('haibrid) ᴢfarbe f mixed colo[u]r (ɔ) ᴢfärbung f mixed staining (ei) ᴢflora f mixed flora (ɔ:) ᴢform f mixed form ᴢformel f mixing formula ᴢgeschwulst f mixed tumo[u]r ᴢinfektion f poly-infection, mixed infection, multi-infection ᴢinjektion f mixed injection ᴢkomponente f mixture ('mikstʃə) component (ou) ᴢkost f mixed diet (ai) ᴢkultur f Lab mixed culture ('kʌltʃə); mixed cultivation ᴢleukämie f mixed leuk[a]emia (i:) ᴢling m half-breed, half-cast / bot, zool hybrid ('haibrid) ᴢnarkose f mixed an[a]esthesia (i:) ᴢpipette f Lab mixing pipet[te] ᴢpolymerisat n copolymer (ɔ) ᴢpsychose f compound insanity (æ) ᴢschanker m mixed chancre ᴢserum n pooled serum ᴢspritze f (als Mittel) pharm mixed injection ᴢstaubsilikose f mixed dust silicosis ᴢtumor m mixed tumo[u]r ᴢtypus m mixed type

Mischung f mixture, blend, composition (i)

mischungs|fähig miscible (i) **~formel** *f s* Mischformel **~verhältnis** *n* mixing ratio ('reiʃiou)
Misch|vakzine *f* mixed vaccine ('væksi:n) **~versuch** *m* mixture test **~zelle** *f* mixed cell **~zellensarkom** *n* mixed cell *od* polymorphous sarcoma
Miserere *n s* Kotbrechen
Miso|- (*Vors*) (Abneigung betr.) miso- ('miso-) (*Vors*) **~gam** *ps* (ehegegnerisch) misogamous (ɔ) **~gamie** *f* (Ehegegnerschaft) *ps* misogamy (ɔ) **~gamist** *m ps* misogamist (ɔ) **~gynie** *f* (Weiberhaß) *ps* misogyny (mi'sɔdʒini) **~neismus** *m ps* neophobia **~pädie** *f* (Kinderhaß) *ps* misop[a]edia (i:), hatred of children
Mispel *f bot, pharm* medlar (e) **~extrakt** *m pharm* medlar extract
miß|arten to degenerate (e) **~artung** *f* degeneration **~bildung** *f* deformity, deformation / (Fehlbildung) malformation / (Fet) monstrosity (ɔ), monster / angeborene *~* hereditary (e) *od* congenital (e) deformity, congenital (e) malformation / *~* mit Verlagerung ectopic (ɔ) teratism (ɔ) **~bildungsinduzierend** *od* **~erzeugend** (Mißgeburten verursachend, teratogen) teratogenic (e) **~empfinden** *n* malaise (ei) **~färbung** *f* discoloration / false staining (ei) **~form** *f* malformation **~förmig** deformed / (verkrüppelt) crippled **~geartet** degenerate (e) **~gebären** (abortieren) to miscarry **~gebildet** deformed, malformed, misshapen (ei) / (krüppelig) crippled **~geburt** *f* monster, monstrosity (ɔ), freak *F* **~geburt betr.** terato- (e) (*Vors*) **~geburtenbeseitigung** *f* monstricide **~geburtsähnlich** teratoid **~geburtsentstehung** *f* teratogenesis **~geburtserzeugend** teratogenic (e), teratogenous (ɔ) **~geburtskunde** *f* teratology **~gestalt** *f* (Deformität) deformity **~gestaltet** deformed **~gestaltung** *f* deformity **~okklusion** *f dent* malocclusion **~staltend** (Gutachtersprache) deforming **~tönend** (Stimme) cacophonic (ɔ) **~verhältnis** *n* disproportion
Mistel *f bot* mistletoe ('misltou) **~extrakt** *m pharm* mistletoe extract
Mit|agglutination *f* coagglutination **~arbeiter** *m* co-worker, associate (ə'souʃiit) **~bestimmung** codeterminative (ə:) **~beteiligung** *f* participation / involvement **~bewegung** *f* associated (ou) movement, synkinesis (i:)
Mitchell ('mitʃəl)**-Krankheit** *f* Mitchell's disease
Mitella *f* (Armschlinge) mitella, arm sling
Mit|empfinden *n* (Schmerz) syn[a]esthesialgia ('sines,θi:zi'ældʒiə) **~empfindung** *f* syn[a]esthesia (i:) **~erkrankung** *f* sympathetic (e) affection **~esser** *m* (Komedo) comedo ('kɔmidou), *pl* comedones (kɔmi'douni:z), blackhead **~esserlöffel** *m* comedo extractor
Mithridat|ikum *n* mithridate (i) **~ismus** *m* (Gewöhnung an Gifte) mithridatism (i)
mitigier|t mitigated (i) **~ung** *f* (Milderung) mitigation
Mitinfektion *f* concomitant (ɔ) infection
mitis mild (ai), mitis (ai)
Mit|klingen *n* consonation **~klingend** consonant **~leidenschaft** *f*, in *~* gezogen involved **~machen** *n*, inneres *ps* empathy

Mito|- (*Vors*) (Faden *betr*) mito- (ai) (*Vors*) **~chondrium** *n*, *pl* **~chondrien** mitochondrion, *pl* mitochondria / fadenförmiges *~* chondriomite **~genetisch** mitogenetic (e) **~klasie** *f* mitoclasia (ei) **~klastisch** mitoclastic **~m** *n* mitome (ai) **~mycin** *n* mitomycin ('maisin)
Mitose *f* mitosis, mitotic (ɔ) division, karyomitosis, karyokinesis (,kæriɔki-'ni:sis) / abortive *~* abortive mitosis **~mitotic** (ɔ) **~figur** *f* mitotic figure ('figə) **~gift** *n* mitotic poison **~hemmend** antimitotic **~hemmer** *m* mitotic inhibitor **~hemmung** *f* mitotic inhibition **~index** *m* mitotic (ɔ) index **~zyklus** *m genet* mitotic cycle
mitotisch mitotic
Mit|patient[in] *m* [*f*] (Klinik) roommate, ward-mate (ɔ:)
Mitra Hippokratis *f* (Verband) capeline (æ), roller bandage (æ)
mitral mitral (ai) **~fehler** *m* (Herz) mitral valvular (æ) defect **~geräusch** *n* mitral murmur (ə:) **~gesicht** *n* mitral facies ('feiʃii:z) **~insuffizienz** *f* mitral insufficiency (i) *od* incompetence **~klappe** *f* mitral *od* bicuspid (ʌ) valve (æ) **~klappen-** mitral (ai) **~klappenaffektion** *f* mitral disease **~klappenfehler** *m* defect of the mitral valve **~klappenkollaps** *m* mitral valve collapse **~klappenprolaps** *m* mitral valve prolapse **~klappenspaltung** *f chir* cardiovalvulotomy **~konfiguration** *f* mitral configuration **~konfiguriert** röntg with a mitral configuration **~öffnungston** *m* mitral first sound (M₁) **~ostium** *n* mitral orifice (ɔ) **~puls** *m* mitralised pulse (ʌ) **~segelplastik** *f chir* repair of the mitral valve **~stenose** *f* mitral stenosis **~stenosenoperation** *f* cardiovalvulotomy **~vitium** *n* mitral valve defect **~zellen** *f pl* mitral cells
Mitschwingen *n* resonance (e)
Mittel *n pharm* remedy (e), agent (ei), drug (ʌ), preparation **adstringierendes** *~* adstringent **alkalisierendes** *~* alkaliser **anregendes** *~* analeptic **antihämolytisches** *~* antih[a]emolytic **antikonzeptionelles** *~* contraceptive **appetitanregendes** *~* appetiser ('æpitaizə) **aufsaugendes** *~* absorbent **äußerlich anzuwendendes** *~* remedy for external application **bakterizides** *~* antibacterial agent **bazillentötendes** *~* bacillicide, germicide **beruhigendes** *~* calming (a:) remedy, sedative **blasentreibendes** *od* **blasenziehendes** *~* vesicant *od*, blistering agent **blutdruckerhöhendes** *~* pressor **blutdrucksenkendes** *~* hypotensor, vasodepressor **blutstillendes** *~* styptic (i), h[a]emostatic, antih[a]emorrhagic **blutungsförderndes** *~* (Hämagogum) h[a]emagogue (i:) **desodorierendes** *~* deodorant (ou) **egeltötendes** *~* hirudicide (haiə'ru:disaid) **einhüllendes** *~* sequestering agent **eitererregendes** *od* **-förderndes** *~* suppurant ('sʌpjuərənt), maturant **eiterhemmendes** *~* (Pyostatikum) pyostatic (æ) **empfängnisverhütendes** *~* contraceptive **erweichendes** *~* emollient (ɔ) **euphorieerzeugendes** *~* euphoretic ganelenisches *~* galenical (e) [gallen]steinabtreibendes *~* lithagogue (i) **galletreibendes** *~* choleretic (e), cholagogue ('kɔləgɔg) **gefäßerweiterndes** *~* vasodilator **gefäßverengendes** *~* vasocon-

strictor **geschütztes** *~* patent (ei) remedy **gonokokkentötendes** *~* gonococcide (gɔnɔ'kɔksaid) **gonokokkenvernichtendes** *~* gonocide (ɔ), gonococcide (ɔ) **granulationsförderndes** *~* incarnant, incarnative **halluzinoseauslösendes** *~* hallucinogen **harngansäuerndes** *~* urinary acidifier **harntreibendes** *~* diuretic (daijuə'retik) **hauterweichendes** *~* skin softener (ɔ) **herzbeschleunigendes** *~* tachycardiac **herzschlagbeschleunigendes** *~* cardio-accelerator **herzstärkendes** *~* cardiotonic, cardiac tonic **hormonbildungsanregendes** *~* hormonagogue (hɔ:'mounəgɔg) **hungererregendes** *~* appetiser **hustenzentrumdämpfendes** *~* cough sedative **hypnotisches** *~* hypnotic **keimtötendes** *~* germicide **krampfauslösendes** *~* spasmogen (æ) **larventötendes** *~* larvicide ('la:visaid) **magenstärkendes** *~* gastric stimulant (i) **mensesförderndes** *~* h[a]emagogue' (e), emmenagogue **mikrobentötendes** *~* microbicide, germicide **milbentötendes** *~* miticide (ai) **milchhemmendes** *~* ischogalactic (,iskogæ'læktik), lactifuge ('læktifju:dʒ) **milchtreibendes** *~* galactagogue (gæ-'læktəgɔg) **mildestes wirksames** *~* mildest effective agent **nematodenvernichtendes** *~* nematocide **nervenstärkendes** *~* nerve tonic (ɔ) örtlich **wirkendes** *~* topicum (ɔ), *pl* topica **parasitentötendes** *~* parasiticide **pilztötendes** *~* fungicide **pilzwachstumhinderndes** *~* mycostat (ai) **plasmodientötendes** *~* plasmodicide **pneumokokkentötendes** *~* pneumococcide, antipneumococcic **pupillenerweiterndes** *~* mydriatic (æ) **samentötendes** *~* spermatocide (ɔ), spermicide **säuredämpfendes** *~* antacid (æ) **schleimtreibendes** *~* mucigogue ('mju:sigɔg) **schmarotzertötendes** *~* parasiticide **schmerzlinderndes** *~* analgesic, anodyne; **~** *zum Einreiben* pain-expeller **schweißhemmendes** *~* perspiration inhibiting agent **schweißtreibendes** *~* diaphoretic (,daiə-fo'retik) **speicheltreibendes** *~* salivant (æ) **spermatozide** *~* spermatocide **spermatozoentötendes** *~ s* samentötendes *~* **spezifisches** *~* specific (i) [agent (ei)] **spirillentötendes** *~* spirillicide **spirochätentötendes** *~* spiroch[a]eticide (i:) **sporentötendes** *~* sporicide **staphylokokkentötendes** *~* staphylocide (æ) **stärkendes** *~* tonic (ɔ) **steinbildungsverhinderndes** *~* antilithic (i) **steintreibendes** *~* lithagogue **sympathikotropes** *~* sympathicotrope (æ) **tränenerzeugendes** *~* lachrymator (æ) **umstimmendes** *~* alterant (ɔ) **urintreibendes** *~* diuretic (e) **uteruserschlaffendes** *~* uterine relaxant **uteruskontrahierendes** *~* uterine stimulant **verdauungsanregendes** *~* digestant (e), digestive (e) *~ der Wahl* remedy of choice (ɔi) **wasseraustreibendes** *~* hydragogue ('haidrəgɔg), diuretic (daijuə'retik) *~ zur Darmsterilisierung* gastro-intestinal antiseptic *~ zum Einreiben* inunction (ʌ) *~ zur Gefäßverödung* vascular sclerosing agent *~ zur Erhöhung des Hämoglobingehalts im Blut* h[a]ematinic *~ zur Harnalkalisierung* urinary alkaliser *~ gegen Krätze* antipsoric *~ gegen Magensäure* antacid *~ gegen Morbus Parkinson* antiparkinson[ism] *od* antiparkinsonian agent *~ gegen Nausea* antinauseant

('nɔ:siənt) ☐ **gegen Nematoden-** od **Fadenwurmbefall** nematocide (e) ☐ **gegen Ödeme** anti-[o]edemic (i'di:mik) ☐ **gegen Rauschgifte** antinarcotic (ɔ) ☐ **gegen Schwindel** dinic[al] (i) ☐ **gegen Tabes** antitabetic ☐ **zur Behandlung der Tetanie** antitetany agent ☐ **gegen Tetanus** antitetanic **die Vasomotorik beeinflussendes** ☐ vasomotor (ou)
Mittel|- middle, mid- (*Vors*), meta- (e) (*Vors*), meso- (e) (*Vors*); mean, median (i:), medium- **☐ansicht** f mesial (i:) view **☐armnerv** m (Nervus medianus (*PNA*)) median nerve ~**bar** indirect **☐bauch** m mesogastrium **☐bauchgegend** f mesogastric region **☐brücken-** mediopontine (,mi:dio'pɔntain) **☐brustlinie** f midsternal line **☐darm** m embr midgut, mid-intestine **☐druck** m mean pressure **☐ebene** f median (i:) plane **☐feld** n (Lunge) röntg midzone ('midzoun) **☐fell** n (Mediastinum) mediastinum (ai) / (Pleura mediastinalis) mediastinal (ai) pleura (uə) **☐fell-** mediastinal (ai) **☐felleiterung** f mediastinal abscess **☐fellentzündung** f mediastinitis **☐felleröffnung** f mediastinotomy **☐fellgeschwulst** f mediastinal tumo[u]r **☐fellraum** m mediastinal space, mediastinum **☐fellverdrängung** f mediastinal shift od displacement **☐finger** m (Digitus medius (*PNA*)) middle finger ~**fleckig** röntg covered (ʌ) with median spots **☐fleisch** n (Damm, Perineum) perineum (i:) **☐fleischbruch** m (Perinealbruch, Dammbruch) perineal (i:) od ischiorectal hernia **☐fleischgrube** f (Fossa ischiorectalis (*PNA*)) ischiorectal fossa **☐form** f biol intermediate (i:) form
Mittelfuß m metatarsus **☐-** metatarsal **☐band** n metatarsal ligament (i) **☐gelenk** n metatarsal joint **☐knochen** m pl (Ossa metatarsalia I–V (*PNA*)) metatarsal bones 1st–5th **☐knochenverkürzung** f brachymetapody (æ) **☐köpfchen** n (Caput ossis metatarsalis (*PNA*)) head of the metatarsal bone **☐schmerz** m (Metatarsalgie) metatarsalgia (æ), Morton's ('mɔ:tənz) disease **☐venen** f pl, plantare (Venae metatarseae plantares (*PNA*)) plantar metatarsal veins **☐-Zwischengelenke** n pl (Articulationes intermetatarseae (*PNA*)) intermetatarsal joints
Mittel|gehirn n midbrain **☐gesicht** n middle part of the face **☐glied** n (Finger, Zeh) middle phalanx (æ) ~**gradig** moderate ~**groß** medium-sized **☐größe** f medium size
Mittelhand f (Metakarpus) metacarpus **☐-** metacarpal **☐arterien** f pl, obere (Arteriae metacarpeae dorsales (*PNA*)) dorsal metacarpal arteries **☐band** n metacarpal ligament (i) **☐fraktur** f metacarpal fracture **☐gegend** f metacarpal region, metacarpus **☐gelenk** n metacarpal joint **☐knochen** m pl (Ossa metacarpalia I–V (*PNA*)) metacarpal bones 1st–5th **☐köpfchen** n (Caput ossis metacarpalis (*PNA*)) head of the metacarpal bone **☐venen** f pl, palmare (Venae metacarpeae palmares (*PNA*)) palmar metacarpal veins **☐-Zwischengelenke** n pl (Articulationes intermetacarpeae (*PNA*)) intermetacarpal joints
Mittel|haut f middle layer ('lɛə) od tunic (ju:) **☐hirn** n midbrain, mesencephalon

(e), mesocephalon **☐hirn-** mesencephalic (æ), midbrain **☐hirnbeuge** f mesencephalic flexure **☐hirnsyndrom** n tegmental syndrome, syndrome of Benedikt ('be:nedikt) **☐kiefer** m intermaxillary bone **☐lage** f middle position (i) **☐lappen** m anat middle lobe **☐lappensyndrom** n middle lobe syndrome, Brock's syndrome **☐linie** f median line, middle line, midline / über der ☐ gelegen supermedial (i:) / linke ☐ left midline (LML)
Mittelmeer|anämie f thalass[a]emia, Cooley's ('ku:liz) an[a]emia (i:), Mediterranean (ei) an[a]emia **☐fieber** n s Maltafieber **☐-Kala-azar** f Mediterranean kala-azar ('ka:la:-a:'za:), ponos ('pounɔs, 'pɔnɔs) **☐lymphom** n Mediterranean lymphoma
mitteln stat to mean
Mittelohr n (Auris media (*PNA*)) middle ear, tympanum (i) ☐ **u. Ohrtrompete betr.** tympano-eustachian (ei) ~**bedingt** tympanogenous (ɔ) **☐blutung** f h[a]emotympanum **☐eiterung** f otitis media (i:) purulenta, suppurative (ʌ) [middle ear] otitis **☐entzündung** f inflammation of the middle ear, otitis media / eitrige ☐ purulent (juə) otitis / ☐ mit Labyrinthbeteiligung labyrinthitis, otitis labyrinthica / ☐ mit Beteiligung des Warzenfortsatzes otomastoiditis (,outomæstɔi'daitis) **☐erguß** m hydrotympanum (i), hydromyrinx (aiə) **☐karzinom** n middle-ear carcinoma **☐katarrh** m middle-ear catarrh (a:) **☐schwerhörigkeit** f middle-ear deafness, conduction (ʌ) deafness
Mittel|phalanx f s **☐glied** **☐platte** f embr middle phalanx ~**porig** medium-porosity **☐rippe** f midrib **☐scheitel** m (Haar) middle parting **☐schicht** f intermediate od medial layer ('lɛə) / (Gefäße) media (i:) **☐schmerz** m (Menses) intermenstrual pain, midpain, ovulation pain **☐schnitt** m (Medianschnitt) hemisection ~**schwer** moderately severe (iə), fairly serious (iə) **☐spalt** m longitudinal (ju:) fissure ('fiʃə) ~**ständig** central in position (i) / (Zentromer) median **☐stellung** f mid-position, intermediate position **☐strahlurin** m mid-stream urine (juə) **☐strahlurinprobe** f (MSU) mid-stream urine (juə) specimen **☐strecke** f (EKG) S-T segment (e) **☐stück** n middle od central piece / (Röhrenknochen) midshaft (i), diaphysis (æ) **☐stufe** f intermediate stage **☐typ** m (EKG) medium type **☐unterlappen** m mid-lower lobe **☐wert** m mean od average (æ) value (æ) **☐zahn** m dent incisor (ai) **☐zehe** f middle toe
Mittlersubstanz f (synaptischer Mittler) neur transmitter [substance] / neurohumorale ☐ neurohumoral transmitter
Mit|ursache f concomitant (ɔ) cause **☐welt** f environment (aiə) ~**wirkend** physiol synergistic (i), synkinetic (ki'netik) / (Krankheitsursache) concomitant / ps co-operative
Mixo|ploidie f cyt mixoploidy **☐skopie** f sex mixoscopia
Mixt. = Mixtura f mixture, mixt., mistura
Mixtur f pharm mixture ('mikstʃə), elixir
Mixtura f pharm mixture, mistura / ☐ agitanda (Schüttelmixtur) shaking (ei) mixture / ☐ oleosa balsamica oleobal-

samic m. / ☐ solvens expectorant m.
Mizelle f micelle (ai)
MJFC-Verfahren n (Anreicherungsverfahren für Wurmeier u Protozoen im Stuhl) merthiolate-iodine-formaldehyde technique, MIF technique, merthiolate-iodine-formaldehyde concentration method
MK = Myokinase f myokinase
M-Kolonie f bakt mucoid od mucous colony
M-Komponente f (Makroglobulin Waldenström) M-macroglobulin
MKR = Meinicke-Klärungsreaktion f Meinicke's ('mainikəz) reaction, clearing reaction, od clearing test
MKS = Maul- und Klauenseuche f foot and mouth disease, FMD
ml = Milliliter m millilitre, ml
MLD = minimale letale Dosis f minimum lethal dose
MLE = mittlere Lebenserwartung f mean life expectancy
Mm. = Musculi m pl Musculi, Mm
mMol = Millimol n millimol, mM
mm-Partialdruck m millimetre partial pressure (mmpp)
MMPI = Minnesota muliphasic (ei) personality (æ) inventory (MMPI)
MMR = monosynaptischer Massenreflex m monosynaptic mass reflex
MM-Virus n (Enzephalomyokarditis-Virus) MM virus
MM Winkel m (Maxilla-Mandibula-Winkel) maxilla-mandible angle
MN s MNSs-System
Mn = Mangan n manganese, Mn
M-Nadioxydase-Reaktion s Nadi-Reaktion
Mnem|asthenie f (Gedächtnisschwäche) ps mnemasthenia (,ni:mæs'θ'i:niə), weakness of memory (e) **☐e** f ps memory **☐ismus** m mnemism ('ni:-), mnemic ('ni:-) theory (i)
Mnemo|technik f ps mnemonics (ni'mɔniks) ~**technisch** ps mnemonic (ni'mɔnik)
mnestisch ps mnesic ('ni:sik)
MNH = Morbus neonatorum haemolyticus h[a]emolytic an[a]emia od disease of the newborn
MNP = Meningopneumonitis f meningopneumonitis
MNSs-System n MNSs blood group system
MNV = Myzeliumnassvolumen mycelium wet volume
Mo = Molybdän n molybdenum, Mo
Mobil|isation f (operative Beweglichmachung) mobilisation ~**isieren** to mobilise ('moubilaiz) **☐isierung** f mobilisation **☐ität** f (Beweglichkeit) mobility, motility
MOD = mesial-okklusal-distal mesio-occluso-distal
Modekrankheit f fashionable (æ) ailment od disease
Modell n (Abguß) cast / anat anatomical model, phantom / schichtentheoretisches ☐ stratification theory
modellier|en to mo[u]ld (ou) **☐en** n mo[u]lding (ou) **☐masse** f plasticine, modelling (ɔ) wax **☐ungsdefekt** m (Knochen) abnormality of modelling
Modell|psychose f ps model od experimental psychosis **☐sockelformer** m dent model base mo[u]ld
Moderator m phys moderator (ɔ)
Moder|geruch m (Pilzbefall) fustiness (ʌ)

~ig (muffig) fusty (ʌ) ₂pilz m s Schimmelpilz

Modifikation f modification / allotropische ₂en allotropic forms, allotropes **modifizier|bar** modifiable (ɔ) ~en to modify (ɔ) ₂ung f modification

Modiolus m modiolus (moˈdaiɔlɔs)

Modulation f (Stimmlage) inflection, modulation ₂skapazität f ps modulation capacity ₂übertragungsfunktion f radiol modulation transfer function

Modus m mode, method

„**Moebius**" (ˈmøːbius) m Moebius' sign ₂-**Syndrom** n (infantiler Kernschwund) Moebius' syndrome ₂-**Zeichen** n Moebius' sign

Mogi|arthrie f (Sprachstörung) mogiarthria (ˌmɔdʒiˈaːθriə) ₂**graphie** f (Schreibkrampf) mogigraphia (æ), writers' cramp ₂**lalie** f (Sprechhemmung) mogilalia (ei), stammering, stuttering (ʌ) ₂**phonie** f mogiphonia (ou)

Mohn m bot, pharm poppy, papaver (ei) ₂- papaveraceous (ei) ₂**kapsel** f bot poppy head, poppy capsule ₂**kapselaufguß** m pharm poppy-head decoction ₂**öl** n pharm poppyseed oil, poppy oil ₂**saft** m poppy juice (dʒuːs) ₂**samen** m bot, pharm poppyseed ₂**säure** f (Acidum meconicum) chem meconic (iː) acid ₂**sirup** m pharm syrup (i) of poppy

Mohrenheim (ˈmoːrənhaim)-**Grube** f Mohrenheim's space od fossa

Mohrrübenfarbstoff m (Karotin) carotene (æ)

MOK = maximale Organkonzentration f maximum organ concentration

Mol n (Molekulargewicht in Gramm) mole, mol (ɔ)

Mola f mole / ₂ carnosa carneous mole, fleshy mole / ₂ hydatidosa hydatid mole, hydatidiform mole

Molar m (Backenzahn) dent molar (ou) [tooth] / ~ (Lösung) molar

Molaren|bildung f, [hereditär-]syphilitische dome-shaped molar (ou) ~**förmig** dent molariform (æ) ₂**füllung** f dent molar filling ₂**zange** f dent molar forceps pl

Molarität f molarity

Mole f mole [s Mola] / echte ₂ true m. / falsche ₂ false m. / verkalkte ₂ stone m.

Molekül n molecule (ˈmɔlikjuːl)

molekular molecular (e) ₂**anordnung** f molecular arrangement ₂**anziehung** f molecular attraction ₂**destillation** f molecular distillation ₂**drehung** f molecular rotation ₂**druck** m molecular pressure ₂**energie** f molecular energy (e) ₂**formel** f molecular formula ₂**gewicht** n chem molecular weight (mol. wt.) ₂**rotation** f molecular rotation ₂**schicht** f molecular layer (ˈlɛə) ₂**sieb** n molecular sieve (i) ₂**wärme** f molecular heat

Molen|bildung f mole formation ₂**schwangerschaft** f molar (ou) od hydatid pregnancy

Mol.Gew. = Molekulargewicht n molecular weight, mol. wt.

Molimina n pl molimina (i)

Molisch (ˈmoːliʃ)-**Zuckerprobe** f Molisch's test

Molke f (Milch) whey (wei)

Molken|eiweiß n whey protein (ˈproutiːn) ₂**flavin** n s Laktoflavin ₂**käse** m whey cheese

---

Moll (mɔl)-**Drüsen** f pl (Glandulae ciliares (PNA)) Moll's glands, ciliary (i) glands

Möller (ˈmølər)|-**Barlow** (ˈbaːlou)- **Krankheit** f Cheadle (ˈtʃiːdl)-Moeller- -Barlow syndrome, subperiosteal h[a]ematoma, Moeller-Barlow disease, infantile scurvy (əː) ₂-**Glossitis** f Moeller's glossitis ₂-**Hunter** (ˈhʌntə)- -**Syndrom** n od -**Glossitis** f (Hunter- -Glossitis) Hunterian (iə) glossitis syndrome, Moeller's glossitis, glossy tongue (ʌ) ₂-**Reaktion** f Moeller's reaction

Mollities f (Weichheit) mollities (mɔ-ˈliʃiːz), softness / ₂ ossium osteomalacia (məˈleiʃiə)

Molluscum n molluscum (ʌ) ₂ contagiosum (Dellwarze) m. contagiosum (kɔnˌteidʒiˈousəm) ₂ fibrosum m. fibrosum ₂ pendulum m. pendulum ₂ pseudocarcinomatosum kerato-acanthoma ₂ simplex m. fibrosum ₂ varioliformis m. contagiosum ₂**körperchen** n molluscum body, molluscous (ʌ) corpuscle

Molluske f (Weichtier) zool mollusc (ˈmɔləsk)

mollusken|artig molluscous (ʌ) ~**haft** molluscous

Moloney-Underwood-Test m imm Moloney test

Molton n (Verbandstoff) molleton (ɔ)

Molvolumen n molar od gram-molecular volume

Molybdän n chem molybdenum (iː) ~**sauer** chem (6-wertig) molybdic (i) / (3-wertig) molybdous (i) ₂**säure** f chem molybdic acid ₂**schwefelsäure** f (EP) sulpho-molybdic reagent (EP)

Molybdat n chem molybdate (i) ₂**ophosphorsäure** f (EP) phosphomolybdic acid ₂-**Vanadat-Reagenz** n (EP) molybdovanadic reagent (EP)

Momburg (ˈmɔmburk)-**Blutleere** f Momburg's belt

Monakow (moˈnakɔf)-**Bündel** n (Tractus rubrospinalis (PNA)) Monakow's bundle (ʌ), fasciculus od tract, rubrospinal tract

Monaldi (moˈnaldi)-**Saugdrainage** f Monaldi's drainage (ei)

Mon|amid n chem monamide (æ) ₂**amin** n chem monamine (æ) ~**arthrisch** (eingelenkig) monarthric ₂**arthritis** f monarthritis, monarticular arthritis ~**artikulär** monarticular (i), monarthric

Monaster m (Zelle) monaster

Monats|binde f sanitary (æ) towel od napkin ₂**blutung** f period (iə), menstruation, cyclic (i) h[a]emorrhage (e) ₂**fluß** m s ₂blutung ₂**regel** f s ₂blutung ₂**spritze** f monthly od once-a-month injectable contraceptive

monaural monaural (ɔː), uni-aural

Mond m moon / (Nagel) moon ₂- lunar (u:) ₂**bein** n (Os lunatum (PNA)) lunate (ˈluːnit) bone ₂**beinmalazie** f Kienbock's (ˈkiːnbœks) atrophy (æ) ₂**blindheit** f moon blindness

Möndchen n lunula (uː), halfmoon

mond|förmig moon-shaped, lunate ₂**gesicht** n pudding (u) face ~**sichelförmig** crescent (ˈkresənt) ₂**sucht** f (Mondsüchtigkeit) ps lunatism (uː), somnambulism, moon-walking, sleep-walking ~**süchtig** (nachtwandlerisch) moonstruck, sleep-walking ₂**süchtiger** m (Nachtwandler) somnambulist, sleep- -walker

---

Monge (ˈmɔŋgeː)-**Krankheit** f Monge's disease, high altitude erythr[a]emia

Mongolen|falte f epicanthus, semilunar fold ₂**fleck** m mongolian (ou) od sacral (ei) spot ₂**schädel** m Mongolian skull (ʌ)

Mongolismus m ps mongolism (ˈmɔŋgəlizm), Down's (daunz) syndrome, trisomy 21 [od 22 od G$_1$] syndrome

mongoloid mongoloid (ˈmɔŋgolɔid) ₂- e[r] f [m] mongoloid

Monideïsmus m ps mono-ideism

moniliformis (perlschnurartig) moniliform (i)

Monilethrix f (Spindelhaar) monilethrix (i)

Monilia f (Pilz) Candida, (früher) Monilia (i)

Moniliase f, **Moniliasis** f moniliasis (ai), perlèche (pəːˈlæʃ)

Monitor m (Überwachungsgerät) monitor

Mono|- (Vors) mono- (ɔ) (Vors) ₂- **aethanolamin-oleat** n (WHO) pharm ethanolamine oleate (eθəˈnɔləmiːn ˈoulieit) ₂**amin[o]oxydase** f (MAO) chem mono-amino oxidase ₂**amin[o]oxydasehemmer** m mono-amino oxidase inhibitor ₂**aminosäure** f mono- -amino acid ~**artikulär** mono-articular (i), monarthric ₂**äthanolamin** n mono- -ethanolamine (ˈnɔləmiːn) ~**azid** (nur eine ersetzbare OH-Gruppe besitzend) chem mono-acid (æ), mono-acidic (i) ~**basisch** chem monobasic (ei) ~**bazillär** monobacillary (æ), monobacterial (iə) ₂**benzon** n (WHO) monobenzone (ˈbenzoun) (NF) ₂**blast** m (junger Monozyt) monoblast ₂**blockbehandlung** f dent correction of incisor relationships with an acrylic plate ₂**brachie** f (angeborene Einarmigkeit) monobrachia (ei) ₂**bromessigsäure** f chem bromo-acetic (iː) acid ₂**bromnaphthalin** n (EP) monobromonaphthalene (EP) ₂**cephalus** m monocephalus (e) ₂**chloräthan** n (DAB) (Äthylchlorid (DAB)) chem monochlorethane (ˈeθein), ethyl (e) chloride (ɔː) (BP, USP) ₂**chloressigsäure** f (Acidum monochloraceticum) chem monochloroacetic (iː) acid ₂**chlormethan** n chem monochlormethane (e), methyl (e) chloride ₂**choriate** m monochorionic (ɔ) twin ~**chorionisch** monochorionic ₂**chromasie** f (Einfarbensehen) monochromasia (ei), monochromasy (ou) ₂**chromat** m (völlig Farbenblinder) monochromat (ou), monochromatic (æ) ~**chromatisch** (einfarbig) monochromatic (æ), monochroic (ou), monochromic (ou) ₂**chromatismus** m s ₂chromasie ~**chromatophil** (nur mit einem Farbstoff färbbar) monochromatophil (krouˈmætəfil), monochromophilic (i) ₂**chromotopsie** f monochromasy (ou)

monocul|ar monocular (ɔ) ₂**us** m (Bindenverband für ein Auge) monoculus (ɔ)

Mono|cyt m s ₂zyt ₂**daktylie** f (Einfingerigkeit) monodactylism, monodactyly, monodactylia (i) ~**gam** monogamous (ɔ) ₂**gamie** f (Einehe) monogamy (ɔ) ₂**genese** f (ungeschlechtliche Fortpflanzung) monogenesis, parthenogenesis (ˌpaːθinoˈdʒenisis) ~**genetisch** monogenous (ɔ) ₂**genie** f s ₂genese ₂**gonie** f s ₂genese ~**hybrid**

monohybrid (ai) ℒideismus *m ps* mono-
-ideism (ai'di:izm) ℒinfektion *f* mono-
-infection ℒjodsalizylsäure *f* (Acidum
monojodsalicylicum) mono-iodosalicylic acid ℒketon *n chem* monoketone (i:)
~klonal monoclonal ~krot monocrotic
(ɔ) ℒkrotismus *m* monocrotism (ɔ)
~kular monocular (ɔ) ℒkulus *m* (Bin-
denverband für ein Auge) monoculus
(ɔ) ~lokulär (einfächerig) monolocular
(ɔ) ℒlymphozytose *f* („Studentenkrank-
heit") infectious mononucleosis ℒma-
krophage *m* endotheliocyte (i:) ℒma-
krophagenwucherung *f* endotheliocyto-
sis ℒmane[r] *f* [*m*] *ps* monomaniac (ei)
ℒmanie *f ps* monomania (ei) / affektive
ℒ affective m. / instinktive ℒ instinctive m. / intellektuelle ℒ intellectual m. ~melisch monomelic (i:)
~mer monomeric (e) ~morph mono-
morphic ℒmorphismus *m* monomor-
phism ℒmphalus *m* monomphalus
ℒmyositis *f* monomyositis ~nephrisch
mononephrous (e) ~neural mononeural (juə), mononeuric (juə) ℒneuritis *f*
mononeuritis ~nodal *neur* mononodal
('noudl) ~nukleär mononuclear,
mononucleate ℒnukleose *f* mononucleosis / infektiöse ℒ infectious m.,
glandular fever, Pfeiffer's ('pfaifəz)
disease ℒnukleotid *n* mononucleotide
(ju:) ~okular monocular ℒoxybenzol *n*
chem ℒ Karbolsäure ℒparese *f* mono-
paresis (i:) ℒpenie *f* monocytopenia
ℒphasie *f* monophasia (ei) ~phasisch
monophasic (ei) ℒphobie *f* (Angst vor
dem Alleinsein) *ps* monophobia, morbid fear of solitude (ɔ) ℒphosphat *n*
chem monophosphate ℒphthalmie *f*
monophthalmia (mɔnɔf'θælmiə) ~
phthalmisch monocular (ɔ) ~phyletisch
monophyletic (e) ~phyodont monophyodont (ai) ℒplegie *f* monoplegia (i:)
~plegisch monoplegic (i:) ~ploid *cyt*
monoploid, haploid ~polar (einpolig)
unipolar (ou) ℒpsie *f* monopsia ℒpsychose *f ps* monomania (ei), monopsy-
chosis ℒpus *m* monopus (ɔ)
monorchid monorchidic (i) ℒer *m*
monorchid ℒie *f* (Monorchismus) *s*
Monorchidismus ℒismus *m* monorchi-
dism, monorchism
Monorch|ie *f s* Monorchidismus ℒismus
m s Monorchidismus
Mono|saccharid *n chem* monosaccharide
('sækəraid), monose (ɔ) ℒse *f chem*
monose, monosaccharide (æ) ~sexual
sex monosexual ('seksjuəl) ~som *cyt*
monosomic ℒsomie *f cyt* monosomy
ℒspasmus *m* monospasm ℒspermie *f*
monospermy (ɔ) ℒstomum *m* Monos-
toma (ɔ) ℒstomumbefall *m* mongs-
tomidosis ℒsubstanz *f* single-entity
drug ~symptomatisch monosympto-
matic ~synaptisch *neur* monosynaptic
ℒtherapie *f* single drug therapy, mono-
therapy ~tisch monaural (ɔ:), monotic
(ou) ~ton monotonous (ɔ) ℒtonie *f*
monotony (ɔ) ~trich monotrichous (ɔ)
~trop monotropic (ɔ) ℒtyrosin *n*
monotyrosine ('taiərosi:n) ~valent
chem monovalent (ei)
Monoxyd *n chem* monoxide
mono|zellulär (einzellig) monocellular,
unicellular ~zentrisch *cyt* monocen-
tric
monözisch mon[o]ecious (mɔ'ni:ʃəs)
Mono|zygot *m* monozygote ('zaigout)
~zygot monozygotic (ɔ) ~zyklisch

monocyclic (ai) ~zystisch monocystic
(i) ℒzyt *m* hyaline (ai) leucocyte [*US*
leuko-] (ju:), monocyte ('mɔnəsait) /
großer ℒ macromonocyte / junger ℒ
promonocyte ~zytär monocytic (i)
Monozyten|angina *f* infectious mono-
nucleosis, glandular fever ℒanstieg *m*
monocytosis ℒentstehung *f* monocytopoiesis ~haltig monocytic (i)
ℒleukämie *f* monocytic leuk[a]emia (i:)
ℒ-Lymphozytenverhältnis *n* monocyte-
-lymphocyte rate ℒmangel *m* monocytopenia ℒproduktion *f* monocytopoiesis
mono|zytisch monocytic ℒzytopenie *f*
monocytopenia ℒzytose *f* monocytosis
Monro (mɔn'rou)|**-Drüse** *f* Monro's
gland ℒ-**Furche** *f* Monro's sulcus (ʌ) ℒ-
Loch *n* Monro's foramen (ei) ℒ-**Richter**
('riçtər)-**Linie** *f* Monro-Richter line
Mons *m* (Vorbuchtung, Hügel) *anat*
mons ℒ **pubis** *m* (Schamberg) mons
pubis (ju:) ℒ **veneris** *m* (Venusberg)
mons veneris (e), mons pubis
monstr|ös monstrous ℒositas *f* (Mon-
strum) monster, monstrosity (ɔ) ℒosi-
tät *f* monster, monstrosity ℒum *n*
monster, monstrosity
Montgomery (mɔnt'gʌməri)-**Drüsen** *f pl*
areolar (i) glands, Montgomery's
glands
Monticulus *m* monticulus (i)
Moorbad *n* mud bath, peat bath
Moore ('muə)|**-Blitze** *m pl* Moore's
lightning streaks ℒ-**Syndrom** *m* (Ab-
dominalepilepsie) Moore's syndrome,
abdominal epilepsy
Moor|kur *f* (Schlammkur) mud treat-
ment ℒpackung *f* mud pack
Moos *n* moss / irländisches ℒ Irish (aiə)
m., Chondrus ('kɔndrəs) / isländisches
ℒ Iceland (ai) m. ℒfaser *f* moss fibre
(ai) [*US* fiber]
D-Moramid *n* (Dextromoramid (*WHO*))
dextromoramide (æ) [tartrate (*BP*)]
Morax-Axenfeld (mo'raks-'aksənfelt)-
-**Bazillus** *m* Morax-Axenfeld diplococcus, Moraxella lacunata (ei)
Moraxella *f* (Diplobakterium) Moraxella
morbid morbid ℒität *f* morbidity (i) /
morbidity rate, case rate
Morbiditäts|errechnung *f* nosometry (ɔ)
ℒzahl *f* morbidity rate
Morbilität *f* (Krankheitsziffer) *s* Morbidität
Morbilli *m pl* measles ('mi:zlz) ~form
morbilliform (i)
morbo|gen (krankmachend, krankheits-
erregend) morbific (i) ~statisch mor-
bidostatic
Morbus *m* (Krankheit) morbus, *pl* morbi
('mɔ:bai), disease ℒ **Addison** Addison's
('ædisənz) disease ℒ **arbortus Bang**
Bang's (baŋz) disease ℒ **Americanus**
syphilis (i) ℒ **Anglicus** rickets ℒ **asthenicus** asthenia (i:) universalis (ei) ℒ
Banti Banti's ('banti:z) disease ℒ **Base-
dowii** hyperthyroidism (ai), exophthalmic (æ) goitre [*US* goiter] (ɔi), Graves'
(greivz) disease ℒ **Biermer** Biermer's
('bi:rmərz) disease, pernicious (i)
an[a]emia (i:) ℒ **Boeck** Boeck's (bøks)
disease ℒ **Bright** Bright's (braits)
disease, nephritis (ai) ℒ **Buerger**
Buerger's ('bə:gəz) disease ℒ **caducus**
epilepsy (e) ℒ **caeruleus** morbus caeruleus, blue disease, blue baby ℒ
comitialis (Epilepsie) morbus comitialis, epilepsy ℒ **Crohn** Crohn's (krounz)

disease *od* syndrome ℒ **cucullaris**
morbus cucullaris (εə), whooping-cough ('hu:piŋkɔf) ℒ **Cushing**
Cushing's ('kuʃiŋz) syndrome ℒ **divinus** morbus divinus (ai), epilepsy ℒ
dormitivus morbus dormitivus (ai),
sleeping sickness ℒ **Hodgkin**
Hodgkin's ('hɔdʒkinz) disease, infectious granuloma ℒ **nauticus** seasickness
ℒ **Parkinson** Parkinson's ('pa:kinsənz)
disease ℒ **Pelizaeus-Merzbacher** metachromatic leucodystrophy ℒ **regius**
jaundice (ɔ:) ℒ **sacer** epilepsy ℒ
saltatorius chorea (kɔ:'riə) ℒ **vesicularis**
pemphigus ℒ **virgineus** chlorosis ℒ
vulpis alopecia (i:) ℒ **Whipple**
Whipple's ('wiplz) disease, intestinal
lipodystrophy
Morcellement *n* (Zerstückelung) mor-
cellation
Morchel *f bot* morel (e)
Mordant noir 11 *n* (*EP*) mordant black
11
Mordsucht *f ps* phonomania (ei), homi-
cidomania (ei)
Morel (mɔ'rel)|**-Ohr** *n* Morel ear ℒ-
-**Syndrom** *n* Morel syndrome
Morgagni (mɔr'gani)|**-Adams-Stokes**
('ædəmz-'stouks)-**Syndrom** *n* (vollständiger atrioventrikulärer Herzblock)
Morgagni-Adams-Stokes disease *od*
syndrome, complete heart block,
Spens' ('spenziz) syndrome, Stokes-
-Adams syndrome ℒ-**Drüsen** *f pl*
(Glandulae laryngeae (*PNA*)) laryngeal
glands ℒ-**Hydatide** *f* hydatid (æ) of
Morgagni ℒ-**Knorpel** *m* (Cartilago
cuneiformis (*PNA*)) cuneiform cartilage ℒ-**Krankheit** *f* Morgagni's disease
ℒ-**Krypten** *f pl* (Sinus anales (*PNA*))
anal sinuses ℒ-**Syndrom** *n* (Hyperostosis frontalis interna) Morgagni-
-Stewart-Morel ('stju:əd-mo'rel) syndrome, internal frontal hyperostosis,
Morel's syndrome, Morgagni's syndrome ℒ-**Ventrikel** *m* (Ventriculus
laryngis) Morgagni's ventricle
morgendlich matutinal (ai)
Morgen|gymnastik *f* morning exer-
cises ℒharn *m* morning urine (juə)
ℒlähmung *f* morning paralysis (æ)
ℒsternform *f* (Zelle) crenation ℒtem-
peratur *f* morning temperature ('tempritʃə)
Moria *f* (Witzelsucht) moria (ɔ:)
moribund moribund (ɔ), dying, in extremis (i:)
Moritz ('mo:rits)-**Probe** *f* (Rivalta-
-Probe) Rivalta's (ri'valtaz) reaction
Moro ('mo:ro)|**-Impfung** *f* Moro's test
ℒ-**Probe** *f* Moro's reaction ℒ-**Reaktion**
f Moro's reaction, cutituberculin reaction (æ) ℒ-**Karottensuppe** *f* Moro's
treatment ℒ-**Reflex** *m* Moro's reflex,
embrace (ei) reflex
-**morph** (*Nachs*) (Form *betr*, -förmig)
-morph (mɔ:f) (*Nachs*)
Morphaea *f* morph[o]ea (i), circumscribed scleroderma
Morphe *f* morph
Morphin *n pharm* morphine ('mɔ:fi:n)
ℒabus *m s* Morphinismus ~artig
morphine-like ℒhydrochlorid *n* (*DAB*)
(Morphinum hydrochloricum (*DAB*),
Morphinii chloridum (*EP*)) m. hydrochloride (*EP*, *BP*) ℒismus *m* morphinism, morphinomania (ei) ℒist[in] *m*
[*f*] morphine addict ℒomanie *f s*
Morphiumsucht ℒsulfat *n* (Morphi-

num sulfuricum) m. sulphate (*BP*) [sulfate (*USP*)] ᴢtartrat *n* m. tartrate

Morphinum *n pharm* morphine ('mɔ:fi:n) / ᴢ aceticum m. acetate (æ) / ᴢ hydrochloricum (*DAB*) m. hydrochloride (ɔ:) (*BP*) / ᴢ sulfuricum m. sulphate (ʌ) (*BP*) [sulfate (*USP*)] / ᴢ tartaricum m. tartrate (a:) ᴢ- morphinic (i)

Morphium *n pharm* morphine (*s* Morphinum) ᴢabus *m* morphinism, morphine habit (æ) ᴢdämmerschlaf *m* morphine twilight (ai) sleep ᴢeinspritzung *f* morphine injection ᴢentziehungskur *f* demorphinisation ᴢentzug *m* demorphinisation, withdrawal (ɔ:) of morphine ᴢentzugserscheinung *f* amorphinism ᴢgewöhnung *f* morphinisation ᴢsucht *f* morphinomania (ei), morphiomania, morphine addiction ∼süchtig addicted to morphine ᴢsüchtiger *m* morphine addict, morphinist

morpho|- (*Vors*) (Gestalt *betr*, Formung *betr*) morpho- (*Vors*) ᴢgenese *f* morphogenesis, morphogeny ∼genetisch morphogenetic (e) ᴢlin *n* morpholine (*BP*) ᴢlogie *f* morphology ∼logisch morphologic[al] (ɔ) ᴢmetrie *f* morphometry ∼metrisch morphometric ᴢse *f* morphosis ∼tisch morphotic (ɔ)

Morpio *f s* Filzlaus

Morquio ('mɔrkio)-**Syndrom** *n* (Morquio-Brailsford-Krankheit, Dysostosis enchondralis metaepiphysaria Typ Morquio) Morquio's syndrome *od* disease, hereditary osteochondrodystrophy

Morris ('mɔris)-**Punkt** *m* Morris point

Mors *f* (Tod) death (e) / ᴢ subitanea (plötzlicher Tod) sudden death, mors subita (a:) thymica (Thymustod) mors thymica (ai)

Mörser *m Lab* mortar

Morsus *m* (Biß) bite

mortal fatal (ei) ᴢität *f* mortality (æ), death rate / kindliche ᴢ infant mortality rate / perinatale ᴢ natimortality (æ), stillbirth rate

Mortalitäts|tabelle *f* mortality table ᴢverhältnis *n* mortality ratio ('reiʃiou) ᴢziffer *f* death rate / ᴢ auf 100 Fälle einer bestimmten Krankheit fatality (æ) *od* lethality rate

Mortifikation *f* mortification

Morton ('mɔ:tən)-**Krankheit** *f*, -**Neuralgie** *f od* -**Syndrom** *n* (Metatarsalgia anterior) Morton's disease *od* foot *od* neuralgia *od* syndrome

Morula *f embr* morula ('mɔrulə), *pl* morulas *od* morulae, mulberry (ʌ) mass ᴢbildung *f embr* morulation ᴢstadium *n embr* Morula

Morvan (mɔr'vã)|-**Syndrom** *n* (**I**) *od* -**Chorea** *f* Morvan's chorea ᴢ-**Syndrom** *n*(II) (Syringomyelie) Morvan's disease *od* syndrome

Mosaik *n* mosaic (mou'zeiik) ᴢ-**Mongolismus** *m* mongol mosaicism (mo-'zeiisizm) ᴢmusterhaut *f* (Pflastersteinhaut) crazy pavement dermatitis ᴢspiel *n* **von Kohs** Kohs' ('kɔ:ziz) blocks ᴢ--**Test** *m ps* mosaic test

Moschcowitz ('mɔskovits)-**Zeichen** *n* Moschcowitz test *od* sign

Moschus *m pharm* musk (ʌ) ∼artig musky (ʌ) ᴢgeruch *m* musky smell ᴢtinktur *f pharm* Tinctura Moschi, tincture ('tiŋktʃə) of musk

Moskito *m* (Stechmücke) mosquito (məs'ki:tou), *pl* mosquitoes

Moskito *m* (Halsted-Klemme) mosquito forceps *pl* ᴢklemme *f* [Halsted's ('hælstedz)] mosquito forceps *pl*

Mosso ('mɔso)-**Ergograph** *m* Mosso's ergograph

MÖT = Mitralöffnungston *m* mitral first sound, M₁

Motilität *f* motility, range of movement (ROM)

motilitäts|hemmend inhibiting (i) motility ᴢneurose *f* kinesioneurosis / ᴢ des Magens (Rumination) rumination ᴢpsychose *f*, akinetische akinetic motor psychosis / hyperkinetische ᴢ hyperkinetic motor psychosis ᴢstörung *f* motility disturbance

Motivation *f ps* motivation ᴢsbedürfnisse *n pl* motivation requirements

Motoneuron *n* motoneuron[e] (juə), motor neuron[e]

Motorcortex *m* (motorischer Cortex, motorisches Rindenzentrum) *neur* motor cortex

Motorik *f* motoricity (i), motor response, motor system

motorisch motor (ou) / (Muskel) myokinetic (e), voluntary (ɔ), skeletal (e) ∼ **u. sensibel** (Nerv) sensomotor, sensorimotor

Mouches volantes *f pl* muscae volitantes ('mʌski: vɔli'tæntiz)

Moulage *f* moulage (mu'la:ʒ)

Moxe *f* moxa

Moxensetzen *n s* Moxibustion

Moxibustion *f* moxibustion (ʌ)

Moynihan ('mɔinjən)-**Darmquetsche** *f* Moynihan's clamp

Mozambiquegeschwür *n* tropical (ɔ) ulcer

MP = Multipara *f* multipara, MP

MPI = Maudley Personality Inventory

MPS = Mukopolysaccharid *n* mucopolysaccharide

MQW = Maisquellwasser *n* cornsteep liquor

M.R. = Methylrot-Reaktion *f* methyl red reaction

mr = Milliröntgen milliroentgen (ʌ), mr

m-RNS = messenger-RNS *f* messenger ribonucleic acid, m-RNA

M.S. = multiple Sklerose *f* multiple (ʌ) sclerosis, MS

MSE = Meerschweinchen-Einheit *f* guinea ('gini)-pig unit, GP unit

MsE = Mäuse-Einheiten *f pl* mouse units

MSH = melanozytenstimulierendes Hormon *n* melanocyte-stimulating hormone, MSH

M-Streifen *m* M line, M band

MT = Mosaik-Test *m* mosaic test

MTA = medizinisch-technische Assistentin *f* medical laborary technician *od* assistant

MTB *s* MTR

MTD = Maximaltagesdosis *f* maximum daily dose

MTk = kritische Mischungstemperatur *f* critical mixing temperature

MTR = Meinicke-Trübungsreaktion *f* Meinicke's ('mainikəz) turbidity (i) reaction, MTR

MTU = Methylthiourazil *n* methylthiouracil, MTU

Muc. = Mucilago *f* mucilage, muc

Much (mux)|-**Granula** *n pl* Much's

granules (æ) ᴢ-**Holzmann** ('hɔltsman)--**Reaktion** *f* Much-Holzmann reaction

Mucilago *f pharm* mucilage ('mju:silidʒ) ᴢ **Gummi arabici** acacia m.

Mucin *n* mucin (ju:) ᴢase *f* mucinase (ju:) ᴢurie *f* (Vorkommen von Mucinen im Urin) mucinuria (juə)

Mücke *f* gnat (næt), mosquito (məs'ki:tou)

Mücken|bekämpfung *f* (bei Malaria, Gelbfieber *usw*) mosquito control (ou) ᴢbrutstelle *f* mosquito breeding spot *od* area ('ɛəriə) ᴢmittel *n* (zur Vernichtung) culicide (ju:) / (zur Abwehr) culicifuge (i), mosquito repellent ᴢschutzsalbe *f pharm* mosquito-repellent cream ᴢsehen *n* muscae volitantes ('mʌski: vɔli'tæntiz), myiodeopsia (,maijode'sɔpsiə) ∼sicher mosquito-proof ᴢstich *m* mosquito bite ∼tötend culicidal (ai) ∼vertreibend mosquito--repellent

Muco- (*Vors*) *s* Muco-

Mucoitinschwefelsäure *f* mucoitinsulphuric acid [*US* -sulf-]

Muconsäure *f* muconic *od* butadiene carboxylic (i) acid

Mucor *m* mucor (ju:)

Müdigkeit *f* (Ermüdung) tiredness, weariness / (nach Anstrengung) fatigue (i:), exhaustion (ɔ:) / (Erschlafftsein) lassitude

MÜF = Modulationsübertragungsfunktion *f radiol* modulation transfer function

Muffplastik *f* (Brückenplastik) tunnel (ʌ) graft, rope graft

Mühlradgeräusch *n* water-wheel sound, bruit (bryi) de moulin (mu'lɛ̃)

Muira-puama muira puama

Muko|- (*Vors*) (Schleim *betr*, Schleim-) muco- ('mju:ko-) (*Vors*) ᴢenteritis *f* muco-enteritis ᴢide *n pl* mucoids (ju:) ᴢidzyste *f* mucous cyst

Mukoitinschwefelsäure *f chem* mucoitinsulphuric (juə) [*US* -sulf-] acid (æ)

Muko|klase *f* mucoclasis (ɔ) ᴢlipidose *f* mucolipidosis ᴢlyse *f* (Schleimlösung) mucolysis (ɔ), liquefaction of mucus (ju:) ∼lytisch mucolytic (i) ∼membranös mucomembranous

Muko|peptidglukohydrolase *f* (Lysozym) muramidase (mjuə'ræmideis), mucopeptide glucohydrolase ᴢpolysaccharid *n* mucopolysaccharide ᴢpolysaccharidose *f* mucopolysaccharidosis ᴢpolysaccharidose-Syndrom I *n* Hurler's ('hurlərz) syndrome ᴢpolysaccharidose-Syndrom II *n* Hunter's ('hʌntəz) syndrome, gargoylismus ᴢprotein *n* mucoprotein (ou) ∼purulent (schleimigeitrig) mucopurulent (juə)

Mukormykose *f* mucormycosis

mukös (schleimig) mucous (ju:)

Mukosa *f* (Schleimhaut) mucous (ju:) membrane, mucosa (ou) ᴢprolaps *m* mucosal prolapse ᴢüberpflanzung *f* mucosal graft ᴢüberzug *m* mucous layer ('lɛə)

muko|serös (serösschleimig) muco-albuminous (ju:), mucoserous (ɔ) ᴢsitis *f* mucositis ᴢstase *f* mucostasis ᴢviszidose *f* mucoviscidosis, cystic fibrosis ᴢzele *f* mucocele ('mju:kosi:l)

Mukus *m* (Schleim) mucus (ju:)

Mulde *f anat* pit, hollow, depression ᴢnform *f* (EKG) sagging depression

Mules (mju:lz)-**Operation** *f ophth* Mules's operation

Mull *m* (Gaze) gauze (gɔːz), mull (ʌ) **~bausch** *m* gauze pad **~binde** *f* gauze bandage
Müllerasthma *n* millers *od* flour asthma ('æsmə)
Müller ('mylər)|-**Atemversuch** *m* (Müller-Versuch) Müller's* experiment (e) **~-Ballungsreaktion** *f* Müller's conglobation reaction **~-Fasern** *f pl ophthal* Müller's* fibres (ai) [*US* fibers] **~-Gang** *m* (Ductus paramesonephricus (*PNA*)) Müller's* duct (ʌ) *od* canal (æ), paramesonephric duct, müllerian duct **~-Ganglion** *n* (Ganglion superius nervi glossopharyngei (*PNA*)) superior ganglion [of the glossopharyngeal nerve] **~-Gesetz** *n* Müller's* law **~-Handgriff** *m gyn* Müller's* manoeuvre (mə'nuːvə) [*US* maneuver] **~-Jochmann** ('jɔxman)-**Probe** *f* Müller-Jochmann test, antitrypsin test **~-Kapsel** *f* Müller's* capsule (æ) **~-Muskel** *m* (Müller-Ringmuskel) Müller's* muscle **~-Ringmuskel** *m* (Fibrae circulares (*PNA*)) circular fibres of the ciliary muscle **~-Symptom** (*od* -**Zeichen**) *n* (Kapillarpuls) Müller's* sign **~-Versuch** *m* Müller's* experiment (e) * in der engl. Literatur meist Mueller
Mull|kissen *n* cage gauze **~tupfer** *m* gauze (gɔːz) pad
Multangulum *n anat* multangular bone, multangulum / **~** majus m. majus, trapezium (iː) / **~** minus trapezoid (æ) bone
multi|artikulär multi-articular (i) **~cellulär** multicellular **~ceps multiceps** m Multiceps (ʌ) multiceps **~fidusdreieck--Syndrom** *n* multifidus triangle syndrome **~fokal** (mehrherdig) multifocal (ou) **~form** multiform (ʌ), polymorphous **~gravida** *f* multigravida (æ) **~kapsulär** multicapsular **~lateral** multilateral (æ) **~lobulär** (aus vielen Läppchen bestehend) multilobular (ɔ) **~lokulär** multilocular (ɔ), plurilocular **~nukleär** (vielkernig) multinuclear, multinucleate (juː), multinucleated (juː), polynuclear **~par** multiparous (e) **~para** *f* (Mehrgebärende) multipara (i), *pl* multiparae **~pel** multiple (ʌ) **~plett** *n* multiplet **~plikator** *m röntg* multiplier (ʌ) **~polar** multipolar (ou) **~punktur--Impftechnik** *f* multiple pressure technique **~rotation** *f* multirotation, mutarotation **~valent** *n genet* multivalent **~valent** multivalent (ei) **~vitamin** *n* multivitamin (i) **~zellulär** (vielzellig) multicellular **~zentrisch** multicentric
Mumie *f* mummy (ʌ)
Mumienbildung *f* mummification
Mumifikation *f* mummification
mumifizier|en to mummify (ʌ) / (einbalsamieren) to embalm (aː) **~ung** *f* mummification / (Totenkult) embalment (im'baːmmənt)
Mumps *m* (Ziegenpeter) mumps (ʌ), epidemic (e) parotitis **~meningitis** *f* mumps meningitis
Münchhausen ('mynçhauzn)-**Syndrom** *n od* -**Neurose** *f* Munchausen's (mʌn-'tʃɔːznz) syndrome
Mund *m* (Os (*PNA*)) mouth / (Mündung) orifice (ɔ), opening / *anat* stoma (ou), *pl* stomata / (Magen) cardia / durch den **~** eingeben to administer orally (ɔː) *od* by mouth **~-** mouth, oral (ɔː), buccal (ʌ), stomatic (æ), stomato- (ou) (*Vors*) **~** u. Magen betr. stomato-

gastric **~ablesen** *n* lip-reading **~atmen** *n* mouth-breathing (iː) **~atmung** *f oral od* mouth respiration, mouth-breathing **~aufnahme** *f röntg* intra-buccal (ʌ) exposure **~ausspülen** *n* rinsing out the mouth **~blutung** *f* stomatorrhagia (ei), stomenorrhagia (ei) **~boden** *m* floor of the mouth **~bodenphlegmone** *f* phlegmon (e) of the floor of the mouth, chronic (ɔ) cellulitis of the floor of the mouth **~brand** *m* noma (ou), gangrenous stomatitis **~chirurgie** *f* oral surgery **~drüse** *f* buccal (ʌ) gland **~eckenentzündung** *f* angular stomatitis **~eckenpapel** *f* split papule (æ) **~eckenschrunden** *f pl* cheilosis (kai'lousis) **~einstülpung** *f embr* oral invagination
münden *anat* to open (*in into*) / (fließen) to flow (*in into*)
Mund|entzündung *f* stomatitis **~erkrankung** *f* stomatopathy (ɔ) **~fäule** *f* stomatocace ('tokəsi), ulcerative stomatitis **~fern** *anat* aborad (æb'ɔːræd), aboral **~flora** *f* mouth bacteria (iə), oral flora (ɔ) **~gegend** *f* oral region
Mundgeruch *m dent* bad breath (e), halitosis, offensive breath *aromatischer* **~** aromatic breath *mäuseartiger* **~** mousy breath *moderiger* **~** musty (ʌ) breath *stinkender* **~** foul *od* f[o]etid (iː) breath *süßlicher* **~** sweetish breath *übler* **~** bad breath, halitosis, ozostomia (ou), ozostomy (ɔ) *urämischer* **~** ur[a]emic (iː) breath *urinöser* **~** uriniferous (i) breath *ziegenartiger* **~** goaty (ou) breath
Mund|geschwür *n* ulcer in the mouth **~grube** *f embr* oral (ɔː) diverticulum (i) **~höhle** *f* cavity (æ) of the mouth, oral *od* buccal (ʌ) cavity **~höhlen-** stomato- (ou) (*Vors*) **~höhlenboden** *m s* **~boden** **~höhlenentzündung** *f s* **~entzündung** **~höhlengeräusch** *n* oral whiff (wif) **~höhlenkarzinom** *n* carcinoma of the oral cavity **~hygiene** *f* oral hygiene ('haidʒiːn) **~keil** *m s* **~sperrer** **~klemme** *f* lockjaw **~knebel** *m* g!g **~krebs** *m* canker, cancer of the mouth **~los** astomatous (ou) **~losigkeit** *f* astomia (ou) **~messung** *f* oral temperature [measurement] ('meʒmənt)] **~nasen-** oronasal (ei) **~nasen-Leishmaniose** *f* uta (uː) **~nasenmaske** *f* oronasal mask **~öffner** *m* (Mundsperrer) gag **~öffnung** *f* mouth *od* oral aperture ('æpətjuə) / *zool* stoma (ou), *pl* stomata (ou) **~pflege** *f* oral hygiene ('haidʒiːn) **~pharynx** *m* (Mundteil des Pharynx) oropharynx (æ) **~plastik** *f* (Stomatoplastik) stomatoplasty (ou) **~plastik-stomatoplastic** **~prophylaxe** *f* stomatophylaxis, oral prophylaxis **~rachenhöhle** *f* oropharynx (æ) **~rand** *m* edge of the mouth **~region** *f* oral region **~scheibe** *f embr* oral disk **~schleimhaut** *f* mucous (juː) membrane of the mouth, oral mucosa (ou), buccal (ʌ) mucous membrane **~schleimhautentzündung** *f* stomatitis **~schließmuskel** *m* orbicularis (εə) oris (ɔː) muscle **~schlund-** oropharyngeal (ˌɔːrofæ'rindʒiəl) **~schwämmchen** *n f* (Soor) thrush (ʌ), soor (sɔː) **~segment** *n* oral segment **~spalte** *f* (Rima oris (*PNA*)) oral fissure / *path* stomoschisis (sto'mɔskisis) **~spatel** *m* mouth spatula (æ), tongue depressor **~speichel** *m* saliva (ai) **~speicheldrüse** *f* salivary (æ) gland **~sperre** *f* (Maulsperre) lockjaw, trismus **~sperrer** *m*

[mouth] gag / keilförmiger **~** mouth wedge **~spiegel** *m* (Stomatoskop) *dent* stomatoscope (æ), mouth mirror (i) **~spritze** *f dent* dental syringe (i) **~spülbecken** *n* dental mouth-rinsing basin (ei) **~spülung** *f* mouth rinse **~stück** *n* mouthpiece; oral adapter **~temperatur** *f* oral temperature **~trokkenheit** *f* dryness of the mouth **~tuch** *n* (des Chirurgen) mask
Mündung *f anat* orifice (ɔ), mouth, opening (ou), stoma, *pl* stomata
Mund|verdauung *f* chewing ('tʃuːiŋ) and salivation, oral digestion **~wärts** orad (ɔː), toward[s] the mouth **~wasser** *n pharm* mouth wash, gargle, collutorium (ɔː), collutory **~winkel** *m* (Angulus oris (*PNA*)) angle of the mouth, labial (ei) commissure ('kɔmisjuə) **~winkelentzündung** *f* commissural (i) cheilitis (kai'laitis), angular stomatitis **~winkelhalter** *m* cheek retractor **~zu-Mund--Beatmung** *f* mouth-to-mouth breathing *od* method **~zu-Mund-Wiederbelebung** *f* mouth-to-mouth resuscitation, "kiss to life" **~zu-Nase-Wiederbelebung** *f* mouth-to-nose resuscitation
Munk (muŋk)-**Krankheit** *f* Munk's disease
Münzen|fänger *m chir* coin catcher **~förmig** (*z B* Sputum) nummiform (ʌ), coin-shaped, nummular (ʌ) **~geräusch** *n* metallic tinkle **~klingen** *n* coin sound **~klirren** *n* cracked pot sound, coin sound, bell sound **~[perkussions] test** *m* coin test **~zählen** *n* coin counting
mural mural (juə)
Muramidase *f* muramidase, lysozyme
Muraminsäure *f* muramic acid
mürbe (Knochen) brittle / (weich) soft, mellow / (zart) tender
Murexid *n* (*EP*) murexide (*EP*) **~probe** *f* murexide test
muriatisch muriatic (æ), hydrochloric (ɔː)
murin (Ratten und Mäuse *betr*) murine ('mjuərain)
Murmelgeräusch *n* susurration, susurrus (sjuː'sʌrəs)
Murphy ('məːfi)-**Knopf** *m* Murphy button (ʌ)
Murray-Valley-Enzephalitis *f* Australian X encephalitis *od* disease, Murray-Valley encephalitis (MVE)
Musca *f* (Fliege) musca (ʌ), fly / **~** domestica common housefly
Muscarin *n* muscarine (ʌ)
Muschel *f zool* mussel (ʌ) / (Schale) shell / (Nase) turbinal, turbinate bone, [nasal (ei)] concha ('kɔŋkə) / (Ohr) auricle (ɔː) **~affektion** *f* (Nase) conchitis (kɔŋ-'kaitis) **~artig** shell-like **~entzündung** *f* (Nase) conchitis **~förmig** conchoidal (kɔŋ'kɔidəl), turbinate[d] **~gift** *n* mytilotoxin (ˌmitilo'tɔksin) **~resektion** *f chir* turbinectomy, turbinotomy, conchotomy (ɔ) **~resektor** *m chir* nasal (ei) saw **~schale** *f* shell **~schleimhaut** *f* (Nase) epiturbinate **~vergiftung** *f* mussel (ʌ) poisoning, mytilotoxism
Muscularis mucosae *f* muscularis (εə) mucosae (ou)
Musculocutaneus[muskel] *m* musculocutaneous (ei)
Musculus *m* (*PNA*) musculus (ʌ), muscle (ʌ) **~ abductor digiti minimi [manus]** (*PNA*) (Kleinfingerabzieher) abductor digiti minimi m. [of the hand]; **~ ~ pollicis longus** (*PNA*) (langer Daumenab-

zieher) abductor pollicis longus m. ↙
adductor brevis (*PNA*) (kurzer Anziehermuskel) adductor brevis m.; ↙ ~ **hallucis** (*PNA*) (Anzieher der Grosszehe) adductor hallucis m.; ↙ ~ **longus** (*PNA*) (langer Anziehermuskel) adductor longus m.; ↙ ~ **magnus** (*PNA*) (grosser Anziehermuskel) adductor magnus m.; ↙ ~ **pollicis** (*PNA*) (Daumenanzieher) adductor pollicis m. ↙ **anconeus** (*PNA*) (Rudermuskel, Knorrenmuskel) anconeus m. ↙ **antitragicus** (*PNA*) (kleiner Gegeneckenmuskel) antitragicus m. **Musculus arrectores pilorum** (*PNA*) (Haarbalgmuskeln) arrectores pilorum muscles ↙ **articularis** (*PNA*) (Gelenkmuskel) articular m.; ↙ ~ **cubiti** (*PNA*) articularis cubiti m.; ↙ ~ **genu** (*PNA*) articularis genu m. ↙ **aryepiglotticus** (*PNA*) (Stellknorpelmuskel; Kehldeckelmuskel) aryepiglottic m. ↙ **arytaenoideus obliquus** (*PNA*) oblique arytenoid m.; ↙ ~ **transversus** (*PNA*) transverse arytenoid m. ↙ **auricularis anterior** (*PNA*) (vorderer Ohrmuskel) auricularis anterior m.; ↙ ~ **posterior** (*PNA*) (hinterer Ohrmuskel) auricularis posterior m.; ↙ ~ **superior** (*PNA*) (oberer Ohrmuskel) auricularis superior m.

↙ **biceps brachii** (*PNA*) (zweiköpfiger Oberarmmuskel) biceps brachii m.; ↙ ~ **femoris** (*PNA*) (zweiköpfiger Schenkelmuskel) biceps femoris m. ↙ **bipennatus** (*PNA*) bipennate m. ↙ **brachialis** (*PNA*) (Armmuskel) brachialis m. ↙ **brachioradialis** (*PNA*) (Oberarmspeichenmuskel) brachioradialis m. ↙ **broncho-oesophageus** (*PNA*) broncho--oesophageal m. ↙ **buccinator** (*PNA*) (Backenmuskel) buccinator m. ↙ **bulbocavernosus** (*PNA*) *od* **bulbospongiosus** bulbospongiosus m.

↙ **ceratocricoideus** (*PNA*) ceratocricoid m. ↙ **chondroglossus** (*PNA*) (Knorpel--Zungenmuskel) chondroglossus m. ↙ **ciliaris** (*PNA*) (Bowman-Muskel; Ziliarmuskel) ciliary m. ↙ **coccygeus** (*PNA*) (Steissbeinmuskel) coccygeus m. ↙ **compressor naris** (*PNA*) compressor naris m. ↙ **constrictor pharyngis inferior** (*PNA*) (unterer Schlundschnürer) inferior constrictor m. of the pharynx; ↙ ~ ~ **medius** (*PNA*) (mittlerer Schlundschnürer) middle constrictor m. of the pharynx; ↙ ~ **superior** (*PNA*) (oberer Schlundschnürer) superior constrictor m. of the pharynx ↙ **coracobrachialis** (*PNA*) (Hakenarmmuskel) coracobrachialis m. ↙ **corrugator supercilii** (*PNA*) corrugator m. of the eyebrow, Koyter's ('koitəz) m. ↙ **cremaster** (*PNA*) (Hodenheber) cremaster m. ↙ **crico-arytenoideus lateralis** (*PNA*) (seitlicher Stellknorpelmuskel) lateral cricoarytenoid m.; ↙ ~ **posterior** (*PNA*) (hinterer Stellknorpelmuskel) posterior cricoarytenoid m. ↙ **cricothyreoideus** (*PNA*) (Stimmbandspanner) cricothyroid m. ↙ **cutaneus** (*PNA*) (Hautmuskel) cutaneous m. ↙ **deltoideus** (*PNA*) (Deltamuskel) deltoid m. ↙ **depressor anguli oris** (*PNA*) depressor anguli oris m.; ↙ ~ **labii inferioris** (*PNA*) depressor labii inferioris m.; ↙ ~ **septi** (*PNA*) depressor septi m.; ↙ ~ **supercilii** (*PNA*)

depressor supercilii m. ↙ **digastricus** (*PNA*) (zweibäuchiger Unterkiefermuskel) digastric m. ↙ **dilatator naris** (*PNA*) dilator naris m.; ↙ ~ **pupillae** (*PNA*) dilator of the pupil ↙ **epicranius** (*PNA*) (Schädelhaubenmuskel) epicranius m. ↙ **erector spinae** (*PNA*) (Rückenstrecker) sacrospinalis m. ↙ **extensor carpi radialis brevis** (*PNA*) (kurzer radialer Handstrecker) extensor carpi radialis brevis m.; ↙ ~ **carpi radialis longus** (*PNA*) (langer radialer Handstrecker) extensor carpi radialis longus m.; ↙ ~ **carpi ulnaris** (*PNA*) (ulnarer Handstrecker) extensor carpi ulnaris m.; ↙ ~ **digiti minimi** (*PNA*) (Kleinfingerstrecker) extensor digiti minimi m.; ↙ ~ **digitorum** (*PNA*) extensor digitorum m.; ↙ ~ ~ **brevis** (*PNA*) (kurzer Zehenstrecker) extensor digitorum brevis m.; ↙ ~ ~ **longus** (*PNA*) (langer Zehenstrecker) extensor digitorum longus m.; ↙ ~ **hallucis brevis** (*PNA*) (kurzer Grosszehenstrecker) extensor hallucis brevis m.; ↙ ~ **hallucis longus** (*PNA*) (langer Grosszehenstrecker) extensor hallucis longus m.; ↙ ~ **indicis** (*PNA*) (Zeigefingerstrecker) extensor indicis m.; ↙ ~ **pollicis brevis** (*PNA*) (kurzer Daumenstrecker) extensor pollicis brevis m.; ↙ ~ ~ **longus** (*PNA*) (langer Daumenstrecker) extensor pollicis longus m. ↙ **flexor carpi radialis** (*PNA*) (radialer Handbeuger) flexor carpi radialis m.; ↙ ~ **ulnaris** (*PNA*) (ulnarer Handbeuger) flexor carpi ulnaris m.; ↙ **digiti minimi brevis [manus]** (*PNA*) (kurzer Kleinfingerbeuger) flexor digiti minimi brevis m. [of the hand]; ↙ **digiti minimi brevis [pedis]** (*PNA*) (kurzer Kleinzehenbeuger) flexor digiti minimi brevis m. [of the foot]; ↙ ~ **digitorum brevis** (*PNA*) (kurzer Zehenbeuger) flexor digitorum brevis m.; ↙ ~ ~ **longus** (*PNA*) (langer Zehenbeuger) flexor digitorum longus m.; ↙ ~ **profundus** (*PNA*) (tiefer Fingerbeuger) flexor digitorum profundus m.; ↙ ~ ~ **superficialis** (*PNA*) (oberflächlicher Fingerbeuger) flexor digitorum sublimis m.; ↙ ~ **hallucis brevis** (*PNA*) (kurzer Grosszehenbeuger) flexor hallucis brevis m.; ↙ ~ **hallucis longus** (*PNA*) (langer Grosszehenbeuger) flexor hallucis longus m.; ↙ ~ **pollicis brevis** (*PNA*) (kurzer Daumenbeuger) flexor pollicis brevis m.; ↙ ~ **pollicis longus** (*PNA*) (langer Daumenbeuger) flexor pollicis longus m. ↙ **fusiformis** (*PNA*) fusiform m.
↙ **gastrocnemius** (*PNA*) (Zwillingswadenmuskel) gastrocnemius m. ↙ **gemellus inferior** (*PNA*) (unterer Zwillingsmuskel) gemellus inferior m.; ↙ ~ **superior** (*PNA*) (oberer Zwillingsmuskel) gemellus superior m. ↙ **genioglossus** (*PNA*) (Kinnmuskel) genioglossus m. ↙ **geniohyoideus** (*PNA*) (Kinnzungenbeinmuskel) geniohyoid (ai) m. ↙ **gluteus maximus** (*PNA*) (grosser Gesässmuskel) gluteus maximus m., gluteus; ↙ ~ **medius** (*PNA*) (mittlerer Gesässmuskel) gluteus medius m.; ↙ ~ **minimus** (*PNA*) (kleiner Gesässmuskel) gluteus minimus m. ↙ **gracilis** (*PNA*) (schlanker Muskel) gracilis m.

↙ **helicis major** (*PNA*) (grösserer

Ohrleistenmuskel) helicis major m.; ↙ ~ **minor** (*PNA*) (kleinerer Ohrleistenmuskel) helicis minor m. ↙ **hyoglossus** (*PNA*) (Zungenbeinzungenmuskel) hyoglossus m. ↙ **iliacus** (*PNA*) (Darmbeinmuskel) iliacus m. ↙ **iliococcygeus** (*PNA*) (Darmbeinsteissbeinmuskel) iliococcygeus m. ↙ **iliocostalis** (*PNA*) (Darmbein-Rippenmuskel) iliocostocervicalis m.; ↙ ~ **cervicis** (*PNA*) costocervicalis m.; ↙ ~ **lumborum** (*PNA*) iliocostalis m.; ↙ ~ **thoracis** (*PNA*) costalis m. ↙ **iliopsoas** (*PNA*) (Hyrtl-Muskel, Hüft--Lendenmuskel) iliopsoas m. ↙ **incisurae helicis** (*PNA*) (Jung-Muskel) musculus incisurae helicis **Musculi infrahyoidei** (*PNA*) infrahyoid (ai) muscles ↙ **infraspinatus** (*PNA*) (unterer Grätenmuskel, Untergrätenmuskel) infraspinatus m. **Musculi intercostales externi** (*PNA*) (äussere Zwischenrippenmuskeln) external intercostal muscles; **Musculi intercostales interni** (*PNA*) (innere Zwischenrippenmuskeln) internal intercostal muscles; **Musculi intercostales intimi** (*PNA*) (innerste Zwischenrippenmuskeln) intercostales intimi muscles **Musculi interossei dorsales [manus]** (*PNA*) (Zwischenknochenmuskeln) dorsal interossei muscles [of the hand]; **Musculi interossei dorsales [pedis]** (*PNA*) (Zwischenknochenmuskeln) dorsal interossei muscles [of the foot]; **Musculi interossei palmares** (*PNA*) palmar interossei muscles; **Musculi interossei plantares** (*PNA*) plantar interossei muscles **Musculi interspinales** (*PNA*) (Zwischendornmuskeln) interspinales muscles; **Musculi interspinales cervicis** (*PNA*) cervical interspinales muscles; **Musculi interspinales lumborum** (*PNA*) lumbar interspinales muscles; **Musculi interspinales thoracis** (*PNA*) thoracic interspinales muscles **Musculi intertransversarii** (*PNA*) (Zwischenquerfortsatzmuskeln) intertransverse muscles; **Musculi intertransversarii anteriores cervicis** (*PNA*) anterior intertransverse muscles; **Musculi intertransversarii laterales lumborum** (*PNA*) lateral intertransverse muscles; **Musculi intertransversarii mediales lumborum** (*PNA*) medial intertransverse muscles; **Musculi intertransversarii posteriores cervicis** (*PNA*) posterior intertransverse muscles; **Musculi intertransversarii thoracis** (*PNA*) thoracic intertransverse muscles ↙ **ischiocavernosus** (*PNA*) ischiocavernosus muscle
↙ **latissimus dorsi** (*PNA*) (breiter Rückenmuskel) latissimus dorsi m. ↙ **levator anguli oris** (*PNA*) levator anguli oris m.; ↙ ~ **ani** (*PNA*) (Afterheber) levator ani m.; **Musculi levatores costarum** (*PNA*) (Rippenheber) levatores costarum muscles; **Musculi levatores costarum breves** (*PNA*) levatores costarum breves muscles; **Musculi levatores costarum longi** (*PNA*) levatores costarum longi muscles ↙ **levator glandulae thyreoideae** (*PNA*) (Schilddrüsenheber) levator glandulae thyreoideae m.; ↙ ~ **labii superioris** (*PNA*) (Oberlippenheber) levator labii superioris m.; ↙ ~ **labii superioris alaeque nasi** (*PNA*) (Oberlipper- und Nasenflügelheber) levator labii superioris alaeque nasi m.;

ↄ ~ *palpebrae superioris* (*PNA*) (Oberlidheber) levator palpebrae superioris m.; ↄ ~ *prostatae* (*PNA*) (Prostataheber) levator prostatae m.; ↄ ~ *scapulae* (*PNA*) (Schulterblattheber) levator scapulae m.; ↄ ~ *veli palatini* (*PNA*) (Gaumenheber) levator palati muscle *Musculi linguae* (*PNA*) (Zungenmuskeln) muscles of the tongue ↄ *longissimus* (*PNA*) (langer Rückenstrecker) longissimus m.; ↄ ~ *capitis* (*PNA*) longissimus capitis m.; ↄ ~ *cervicis* (*PNA*) longissimus cervicis m.; ↄ ~ *thoracis* (*PNA*) longissimus thoracis m. ↄ *longitudinalis inferior* (*PNA*) inferior longitudinal m. of the tongue; ↄ ~ *superior* (*PNA*) superior longitudinal m. of the tongue ↄ *longus capitis* (*PNA*) (langer Kopfmuskel) longus capitis m.; ↄ ~ *colli* (*PNA*) (langer Halsmuskel) longus cervicis m. *Musculi lumbricales* [*manus*] (*PNA*) (Spulwurm- *od* Regenwurmmuskeln [der Hand]) lumbrical muscles [of the hand]; *Musculi lumbricales* [*pedis*] (*PNA*) (Spulwurm- *od* Regenwurmmuskeln [des Fusses]) lumbrical muscles [of the foot] ↄ *masseter* (*PNA*) (Kaumuskel) masseter (i:) m. ↄ *mentalis* (*PNA*) (Kinnmuskel) mentalis m. ↄ *multifidus* (*PNA*) (vielgespaltener Muskel) multifidus m. ↄ *mylohyoideus* (*PNA*) (Kiefer--Zungenbeinmuskel) mylohyoid (ai) m. ↄ *obliquus auriculae* (*PNA*) (schräger Ohrmuschelmuskel) oblique m. of the auricle; ↄ ~ *capitis inferior* (*PNA*) (unterer schräger Kopfmuskel) obliquus capitis inferior m.; ↄ ~ *capitis superior* (*PNA*) (oberer schräger Kopfmuskel) obliquus capitis superior m.; ↄ ~ *externus abdominis* (*PNA*) (äusserer schräger Bauchmuskel) external oblique m.; ↄ ~ *inferior* (*PNA*) (unterer schräger Augenmuskel) inferior oblique m. [of the orbit]; ↄ ~ *internus abdominis* (*PNA*) (innerer schräger Bauchmuskel) internal oblique m.; ↄ ~ *superior* (*PNA*) (oberer schräger Augenmuskel) superior oblique m. [of the orbit] ↄ *obturatorius externus* (*PNA*) (äusserer Hüftlochmuskel) obturator externus m.; ↄ ~ *internus* (*PNA*) (innerer Hüftlochmuskel) obturator internus m. ↄ *occipitofrontalis* (*PNA*) (Stirn-Hinterhauptmuskel) occipitofrontalis m. ↄ *omohyoideus* (*PNA*) (Schulter-Zungenbeinmuskel) omohyoid (ai) m. ↄ *opponens digiti minimi* (*PNA*) (Kleinfingergegensteller) opponens digiti minimi m.; ↄ *pollicis* (*PNA*) (Daumengegensteller) opponens pollicis m. ↄ *orbicularis* (*PNA*) (Ringmuskel) orbicular m.; ↄ ~ *oculi* (*PNA*) (Augenringmuskel) orbicularis oculi m.; ↄ ~ *oris* (*PNA*) orbicularis oris m. ↄ *orbitalis* (*PNA*) (Augenhöhlenmuskel) orbitalis m. ↄ *palatoglossus* (*PNA*) (Gaumen-Zungenmuskel) palatoglossus m. ↄ *palatopharyngeus* (*PNA*) (Gaumen--Schlundmuskel) palatopharyngeus m. ↄ *palmaris brevis* (*PNA*) (kurzer Hohlhandmuskel) palmaris brevis m.; ↄ ~ *longus* (*PNA*) (langer Hohlhandmuskel) palmaris longus m. *Musculi papillares* (*PNA*) (Papillarmuskeln; Warzenmuskeln) papillary muscles; *papillaris anterior* [*ventriculi dextri*]

(*PNA*) anterior papillary m. [of the right ventricle]; ↄ ~ *anterior* [*ventriculi sinistri*] (*PNA*) superior papillary m. [of the left ventricle]; ↄ ~ *posterior* [*ventriculi dextri*] inferior papillary m. [of the right ventricle]; ↄ ~ *posterior* [*ventriculi sinistri*] (*PNA*) inferior papillary m. [of the left ventricle]; *Musculi papillares septales* (*PNA*) septal papillary muscles *Musculi pectinati* (*PNA*) musculi pectinati ↄ *pectineus* (*PNA*) (Kammuskel) pectineus m. ↄ *pectoralis major* (*PNA*) (grosser Brustmuskel) pectoralis major m.; ↄ ~ *minor* (*PNA*) (kleiner Brustmuskel) pectoralis minor m. ↄ *peroneus brevis* (*PNA*) (kurzer Wadenbeinmuskel) peroneus brevis m.; ↄ ~ *longus* (*PNA*) (langer Wadenbeinmuskel) peroneus longus m.; ↄ ~ *tertius* (*PNA*) peroneus tertius m. ↄ *piriformis* (*PNA*) (birnenförmiger Muskel) piriformis m. ↄ *plantaris* (*PNA*) (Sohlenmuskel) plantaris m. ↄ *pleuro--oesophageus* (*PNA*) pleuro-oesophageal m. ↄ *popliteus* (*PNA*) (Kniekehlenmuskel) popliteus m. ↄ *procerus* (*PNA*) procerus m. ↄ *pronator quadratus* (*PNA*) (viereckiger Einwärtsdreher) pronator quadratus m.; ↄ *pronator teres* (*PNA*) (runder Einwärtsdreher) pronator teres m. ↄ *psoas major* (*PNA*) (grosser Lendenmuskel) psoas major m.; ↄ ~ *minor* (*PNA*) (kleiner Lendenmuskel) psoas minor m. ↄ *pterygoideus lateralis* (*PNA*) (äusserer Flügelmuskel) lateral pterygoid m.; ↄ ~ *medialis* (*PNA*) (innerer Flügelmuskel) medial pterygoid m. ↄ *pubococcygeus* (*PNA*) pubococcygeus m. ↄ *puboprostaticus* (*PNA*) puboprostatic m. ↄ *puborectalis* (*PNA*) puborectalis m. ↄ *pubovesicalis* (*PNA*) pubovesical m. ↄ *pyramidalis* (*PNA*) (Pyramidenmuskel) pyramidalis m.; ↄ ~ *auriculae* (*PNA*) pyramidalis m. of the auricle ↄ *quadratus femoris* (*PNA*) (viereckiger Schenkelmuskel) quadratus femoris m.; ↄ ~ *lumborum* (*PNA*) (viereckiger Lendenmuskel) quadratus lumborum m.; ↄ ~ *plantae* (*PNA*) (viereckiger Fußsohlenmuskel) flexor digitorum accessorius m. ↄ *quadriceps femoris* (*PNA*) (vierköpfiger Oberschenkelmuskel) quadriceps femoris m. ↄ *rectococcygeus* (*PNA*) rectococcygeal m. ↄ *recto-urethralis* (*PNA*) recto--urethral m. ↄ *recto-uterinus* (*PNA*) recto-uterine m. ↄ *rectovesicalis* (*PNA*) rectovesical m. ↄ *rectus abdominis* (*PNA*) (gerader Bauchmuskel) rectus abdominis m.; ↄ ~ *capitis anterior* (*PNA*) (vorderer gerader Kopfmuskel) rectus capitis anterior m.; ↄ ~ *capitis lateralis* (*PNA*) (seitlicher gerader Kopfmuskel) rectus capitis lateralis m.; ↄ ~ *capitis posterior major* (*PNA*) (grosser, hinterer, gerader Kopfmuskel) rectus capitis posterior major m.; ↄ ~ *capitis posterior minor* (*PNA*) (kleiner, hinterer, gerader Kopfmuskel) rectus capitis posterior minor m.; ↄ ~ *femoris* (*PNA*) (gerader Oberschenkelmuskel) rectus femoris m.; ↄ ~ *inferior* (*PNA*) (unterer gerader Augenmuskel) inferior rectus m. [of the orbit]; ↄ ~ *lateralis* (*PNA*) (temporaler, gerader Augenmuskel) lateral rectus m. [of the orbit]; ↄ ~ *medialis* (*PNA*) (innerer gerader Au-

genmuskel) medial rectus m. [of the orbit]; ↄ ~ *superior* (*PNA*) (oberer gerader Augenmuskel) superior rectus m. [of the orbit] ↄ *rhomboideus major* (*PNA*) (grosser Rautenmuskel) rhomboid major m.; ↄ ~ *minor* (*PNA*) (kleiner Rautenmuskel) rhomboid minor m. ↄ *risorius* (*PNA*) (Lachmuskel) risorius m. *Musculi rotatores* (*PNA*) (Drehmuskeln) rotatores muscles; *Musculi rotatores cervicis* (*PNA*) cervical rotatores muscles; *Musculi rotatores lumborum* (*PNA*) lumbar rotatores muscles; *Musculi rotatores thoracis* (*PNA*) thoracic rotatores muscles ↄ *salpingopharyngeus* (*PNA*) (Ohrtrompeten-Schlundmuskel) salpingopharyngeus m. ↄ *sartorius* (*PNA*) (Schneidermuskel) sartorius m. ↄ *scalenus anterior* (*PNA*) scalenus anterior m.; ↄ ~ *medius* (*PNA*) scalenus medius m.; ↄ ~ *minimus* (*PNA*) scalenus minimus m.; ↄ ~ *posterior* (*PNA*) scalenus posterior m. ↄ *semimembranosus* (*PNA*) (halbhäutiger Muskel, Plattensehnenmuskel) semimembranosus m. ↄ *semispinalis* (*PNA*) (Halbdornmuskel) semispinalis m.; ↄ ~ *capitis* (*PNA*) semispinalis capitis m.; ↄ ~ *cervicis* (*PNA*) semispinalis cervicis m.; ↄ ~ *thoracis* (*PNA*) semispinalis thoracis m. ↄ *semitendinosus* (*PNA*) (Halbsehnenmuskel) semitendinosus m. ↄ *serratus anterior* (*PNA*) (vorderer Sägemuskel) serratus anterior m.; ↄ ~ *posterior inferior* (*PNA*) (hinterer unterer Sägemuskel) serratus posterior inferior m.; ↄ ~ *posterior superior* (*PNA*) (hinterer oberer Sägemuskel) serratus posterior superior m. *Musculi skeleti* (*PNA*) (Skelettmuskeln) skeletal muscles ↄ *soleus* (*PNA*) (Schollenmuskel) soleus m. ↄ *sphincter* (*PNA*) (Schliessmuskel) sphincter m.; ↄ ~ *ani externus* (*PNA*) (äusserer Afterschliessmuskel) sphincter ani externus m.; ↄ ~ *ani internus* (*PNA*) (innerer Afterschliessmuskel) sphincter ani internus m.; ↄ ~ *pupillae* (*PNA*) sphincter of the pupil; ↄ ~ *pylori* (*PNA*) (Pylorus-Schliessmuskel) pyloric sphincter; ↄ ~ *urethrae* (*PNA*) (Harnröhrenschliessmuskel) sphincter urethrae m.; ↄ ~ *vesicae* (*PNA*) (Blasenschliessmuskel) sphincter of the bladder ↄ *spinalis* (*PNA*) (Dornmuskel) spinalis m.; ↄ ~ *capitis* (*PNA*) spinalis capitis m.; ↄ ~ *cervicis* (*PNA*) spinalis cervicis m.; ↄ ~ *thoracis* (*PNA*) spinalis thoracis m. ↄ *splenius capitis* (*PNA*) (Riemenmuskel des Kopfes) splenius capitis m.; ↄ ~ *cervicis* (*PNA*) (Riemenmuskel der Halswirbelsäule) splenius cervicis m. ↄ *stapedius* (*PNA*) (Steigbügelmuskel) stapedius m. ↄ *sternalis* (*PNA*) (Brustbeinmuskel) sternalis m. ↄ *sternocleidomastoideus* (*PNA*) (Brustbein--Schlüsselbeinmuskel) sternocleidomastoid m. ↄ *sternohyoideus* (*PNA*) (Brustbein-Zungenbeinmuskel) sternohyoid (ai) m. ↄ *sternothyreoideus* (*PNA*) (Zungenbein-Schildmuskel) sternothyroid m. ↄ *styloglossus* (*PNA*) (Griffel-Zungenmuskel) styloglossus m. ↄ *stylohyoideus* (*PNA*) (Griffel-Zungenbeinmuskel) stylohyoid (ai) m. ↄ *stylopharyngeus* (*PNA*) (Griffel--Schlundmuskel) stylopharyngeus m.

ℓ *subclavius* (*PNA*) (Unterschlüsselbeinmuskel) subclavian m. *Musculi subcostales* (*PNA*) (Unterrippenmuskeln) subcostal muscles ℓ *subscapularis* (*PNA*) (Unterschulterblattmuskel) subscapularis m. ℓ *supinator* (*PNA*) (Auswärtsdreher) supinator m. *Musculi suprahyoidei* (*PNA*) suprahyoid (ai) muscles ℓ *supraspinatus* (*PNA*) (Obergrätenmuskel) supraspinatus m. ℓ *suspensorius duodeni* (*PNA*) (Treitz--Muskel) suspensory m. of the duodenum, Treitz's ('traitsiz) m.

ℓ *tarsalis inferior* (*PNA*) (unterer Augenlidmuskel) inferior tarsal m.; ℓ ~ *superior* (*PNA*) (oberer Augenlidmuskel) superior tarsal m. ℓ *temporalis* (*PNA*) (Schläfenmuskel) temporal m. ℓ *temporoparietalis* (*PNA*) (Schläfenscheitelmuskel) temporoparietal (ai) m. ℓ *tensor fasciae latae* (*PNA*) (Schenkelbindenspanner) tensor fasciae latae m.; ℓ ~ *tympani* (*PNA*) (Trommelfellspanner) tensor tympani m.; ℓ ~ *veli palatini* (*PNA*) (Gaumensegelspanner) tensor palati m. ℓ *teres major* (*PNA*) (grosser Rundmuskel) teres major m.; ℓ ~ *minor* (*PNA*) (kleiner Rundmuskel) teres minor m. ℓ *thyreo--arytenoideus* (*PNA*) (Schildstellknorpelmuskel) thyro-arytenoid m. ℓ *thyreo-epiglotticus* (*PNA*) (Schildknorpel-kehldeckelmuskel) thyro-epiglottic m. ℓ *thyreohyoideus* (*PNA*) (Schildknorpel-Zungenbeinmuskel) thyrohyoid (ai) m. ℓ *tibialis anterior* (*PNA*) (vorderer Schienbeinmuskel) tibialis anterior m.; ℓ ~ *posterior* (*PNA*) (hinterer Schienbeinmuskel) tibialis posterior m. ℓ *trachealis* (*PNA*) (Luftröhrenmuskel) trachealis m. ℓ *tragicus* (*PNA*) (Tragusmuskel) tragicus m. ℓ *transversospinalis* (*PNA*) transversospinalis m. ℓ *transversus abdominis* (*PNA*) (querer Bauchmuskel) transversus abdominis m.; ℓ ~ *auriculae* (*PNA*) (querer Ohrmuskel) transverse m. of the auricle; ℓ ~ *linguae* (*PNA*) (querer Zungenmuskel) transverse m. of the tongue; ℓ ~ *menti* (*PNA*) transversus menti m.; ℓ ~ *nuchae* (*PNA*) (querer Nackenmuskel) transversus nuchae m.; ℓ ~ *perinei profundus* (*PNA*) (tiefer querer Dammmuskel) deep transversus perinei m.; ℓ ~ *perinei superficialis* (*PNA*) (oberflächerlicher querer Dammmuskel) superficial transversus perinei m.; ℓ ~ *thoracis* (*PNA*) (querer Brustmuskel) transversus thoracis m. ℓ *trapezius* (*PNA*) (Trapezmuskel; Kapuzenmuskel) trapezius m. ℓ *triceps brachii* (*PNA*) (dreiköpfiger Armmuskel) triceps brachii m.; ℓ ~ *surae* (*PNA*) (dreiköpfiger Wadenmuskel) triceps surae m. ℓ *unipennatus* (*PNA*) (einfach gefiederter Muskel) unipennate m. ℓ *uvulae* (*PNA*) (Zäpfchenmuskel) musculus uvulae ℓ *vastus intermedius* (*PNA*) vastus intermedius m.; ℓ ~ *lateralis* (*PNA*) vastus lateralis m.; ℓ ~ *medialis* (*PNA*) vastus medialis m. ℓ *verticalis linguae* (*PNA*) (senkrechter Zungenmuskel) vertical m. of the tongue ℓ *vocalis* (*PNA*) (Stimmuskel) vocalis m. ℓ *zygomaticus major* (*PNA*) (grosser Jochbeinmuskel) zygomaticus major m.; ℓ ~ *minor* (*PNA*) (kleiner

Jochbeinmuskel) zygomaticus minor m.
Musikantenknochen *m* (Maus) funny (ʌ)-bone
Musik|blindheit *f ps* musical (ju:) alexia ℓ**epilepsie** *f ps* musicogenic epilepsy ℓ**narkose** *f* an[a]esthesia (i:) accompanied by music ℓ**taubheit** *f* music deafness ℓ**therapie** *f* musicotherapy
Muskar|in *m* muscarine (ʌ) ℓ**ismus** *m* (Pilzvergiftung) muscarinism (ʌ)
Muskat *n* nutmeg (ʌ) (*BPC*) ℓ**balsam** *m pharm* oil of nutmeg ℓ**blüte** *f* mace ℓ**leber** *f* nutmeg liver ℓ**nuß** *f bot* nutmeg (*BPC*), myristica (i) (*BPC*) ℓ**nußleber** *f* nutmeg liver ℓ**nußöl** *n pharm* nutmeg oil (*BP*), mace oil
Muskel *m* (Musculus (*PNA*)) muscle ('mʌsl) *birnenförmiger* ℓ (Musculus piriformis (*PNA*)) piriformis m. *doppelköpfiger* ℓ bicipital (i) m. *dreiköpfiger* ℓ tricipital (i) m., triceps (ai) *einfachgefiederter* ℓ (Musculus unipennatus (*PNA*)) unipennate m. *gestreifter* ℓ striped *od* striated m. *glatter* ℓ unstriped (ai) *od* smooth *od* unstriated (ei) m. *halbhäutiger* ℓ (Musculus semimembranosus (*PNA*)) semimembranosus m. *mehrköpfiger* ℓ multicipital (i) m. *mimischer* ℓ mimetic (e) m. *motorischer* ℓ voluntary (ɔ) m. *quergestreifter* ℓ striped *od* striated (ei) *od* voluntary m. *schlanker* ℓ (Musculus gracilis (*PNA*)) gracilis m. *spastischer* ℓ spastic m. *überzähliger* ℓ supernumerary (ju:) m. *unwillkürlicher* ℓ involuntary (ɔ) m. *vielgespaltener* ℓ (Musculus multifidus (*PNA*)) multifidus m. *willkürlicher* ℓ voluntary m. *zweibäuchiger* ℓ digastric *od* double--bellied m. ℓ- muscle, muscular (ʌ), myo ('maio) (*Vors*), my- (ai) (*Vors*), musculo- (ʌ) (*Vors*) ℓ **u. Epithel** betr. myo-epithelial (i:) ℓ **u. Haut** betr. musculocutaneous (ei) ℓ **u. Sehne** betr. musculotendinous ℓ**abwehr** *f* muscular defence [*US* defense] ℓ**adenylsäure** *f* muscle adenylic (i) acid ~**ähnlich** myoid (ʌ) ℓ**aktion** *f* muscle *od* muscular action *od* activity ℓ**aktionspotential** *n* [muscular] action potential ℓ**anomalie** *f* muscular abnormality ℓ**ansatz** *m* muscular insertion *od* attachment ℓ**anspannung** *f* muscular tension ℓ**anstrengung** *f* muscular exertion (ig'zə:ʃən) ℓ**arbeit** *f* muscular action, myokinesis (i:) / (übermäßige) hyperdynamia (dai'neimiə) ~**artig** myoid ('maiid), muscular ℓ**ast** *m* (Ramus muscularis nervorum (*PNA*)) muscular branch of a nerve ℓ**atonie** *f* myatonia (ou), myatony (æ) ℓ**atrophie** *f* muscular atrophy (æ), myatrophy (æ), myodystrophy (i), myodegeneration / (nervlich bedingte) muscular trophoneurosis / spinale Form der progressiven ℓ (Duchenne-Aran-Syndrom) amyotrophic lateral sclerosis, spinal form, Aran-Duchenne (a'rã-dy'ʃen) atrophy *od* disease *od* syndrome / spinale progressive ℓ chronic spinal muscular atrophy, Aran-Duchenne (a'rã-dy'ʃen) atrophy *od* disease; infantile hereditäre Form der spinalen progressiven ℓ familiär progressive spinal muscular atrophy of infancy, Werdnig-Hoffmann ('vɛrdnig-'hofman) atrophy, disease, paralysis (æ), syndrome, type ℓ**ausfall** *m* muscle breakdown ℓ**auto-**

matismus *m* autistic gesture ℓ**balance** *f* muscular balance ℓ**bau** *m* muscular structure (ʌ) ℓ**bauch** *m* belly *od* venter of a muscle ℓ**beschreibung** *f* myography (ɔ) ℓ**bewegung** *f* muscular movement ℓ**binde** *f* aponeurosis ℓ**biopsie** *f* muscle biopsy ℓ**bruch** *m* myocele (ai) ℓ**bündel** *n* muscle bundle (ʌ), muscular fascicle (æ) ℓ**decke** *f* muscular coat ℓ**degeneration** *f* muscle *od* muscular degeneration / wachsartige ℓ myocerosis ℓ**durchschneidung** *f* myotomy ℓ**durchtrennung** *f* myotomy ℓ**dystrophie** *f* muscular dystrophy (i) / progressive ℓ Erb's (ɛrps) dystrophy ℓ**eiweiß** *n* myosin (ai), myo-albumin (ju:) ℓ**elastizität** *f* muscular contractility ℓ**empfindung** *f s* ℓ**sinn** ℓ**endplatte** *f* motor (ou) end-plate ℓ**energie** *f* muscular energy (e) ℓ**entartung** *f s* ℓ**degeneration** ℓ**entspannung** *f* muscular relaxation ℓ**entzündung** *f* myositis, myitis (mai'aitis) ℓ**entzündungs-** myositic (i) ℓ**epithel** *n* myo-epithelium (i:) ℓ**erkrankung** *f* myopathy (ɔ), muscle disorder, myopathia (æ) ℓ**erkrankungs-** myopathic (æ) ℓ**erregbarkeit** *f* muscular irritability ℓ**erweichung** *f* myomalacia (mə'leiʃiə) ℓ**exzision** *f* myectomy ℓ**farbstoff** *m* myoh[a]ematin (e) ℓ**faser** *f* muscle fibre (ai) [*US* fiber] / intrafusale ℓ intrafusal fibre ℓ**faserhülle** *f* sarcolemma ℓ**fasermutterzelle** *f* myoblast (ai) ℓ**faserrückbildung** *f* sarcolysis (ɔ) ~**faserzerstörend** sarcolytic (i) ℓ**faserzucken** *n*, krampfartiges vellication ℓ**faszie** *f* fascia ('fæʃiə) ℓ**fibrille** *f* muscle fibril (ai), myofibril ℓ**fibrillentremor** *m* fibrillary tremor ℓ**fixations-test** *m* fixed muscle test ℓ**fleisch** *n* muscular substance ℓ**flimmern** *n* fibrillary (ai) tremor (e) ℓ**funktion** *f* (Muskelarbeit) muscular action *od* activity / (übermäßige) hyperdynamia (dai'neimiə) ℓ**funktionsprüfung** *f* muscle function test ℓ**gefühl** *n* muscular sense, muscle sense ℓ**gegenwirkung** *f* muscular antagonism (æ) ℓ**geräusch** *n* muscular murmur (ə:), muscle sound ℓ**geschwulst** *f* (Myom) myoma, muscular tumo[u]r ℓ**gewebe** *n* muscular tissue ~**gewebebildend** sarcopoietic, sarcoplastic ℓ**gift** *n* muscle poison ℓ**gleichgewicht** *n* muscular balance ℓ**gruppe** *f* group *od* set of muscles ℓ**haken** *m chir* hook retractor / (scharfer) sharp retractor / (stumpfer) blunt (ʌ) retractor ℓ**hämoglobin** *n* myoh[a]emoglobin ℓ**haushalt** *m* muscle metabolism ℓ**haut** *f* (Tunica muscularis (*PNA*)) (Muskelschicht eines Hohlorgans) muscular coat, tunica (ju:) muscularis (ɛə) ℓ**hernie** *f* (Muskelbruch) myocele ('maiosi:l) ℓ**hülldefekt** *m* damaged (æ) sheath of a muscle ℓ**hülle** *f* (Sarkolemma) sarcolemma ℓ**hüpfen** *n* muscular twitching ℓ**hypotonie** *f* muscular hypotonia ℓ**interstitium** *n* muscle interstice ℓ**ischämie** *f* muscle isch[a]emia (is'ki:miə), myo--isch[a]emia ℓ**kater** *m F* pain after muscular exertion (ig'zə:ʃən), muscular soreness ℓ**klemme** *f chir* muscle clamp forceps *pl* ℓ**knoten** *m pl* gelosis (dʒe'lousis) ℓ**kontraktilität** *f* muscular contractility ℓ**kontraktion** *f*, tetanische tetanic muscular contraction ℓ**kontraktur** *f* muscular contraction ℓ**kopf** *m* (Caput musculi (*PNA*)) head of a muscle ℓ**kraft** *f* muscular power *od*

force, muscle strength (MS) ⸆kraft-
messer m myodynamometer (ɔ)
⸆krampf m myospasm (ai), muscle
spasm od cramp, myoclonus (ou)
⸆krankheit f s ⸆leiden ⸆kurve f
myogram (ai) ⸆kurvendarstellung f
myography (ɔ) ⸆lähmung f myoparesis
(i:), myoparalysis (æ), muscular paralysis ⸆lehre f myology, sarcology ⸆leiden
n myopathy (ɔ), myopathia (æ) ⸆leiden
betr. myopathic (æ) ~los muscleless
⸆massage f foulage (fu:'la:ʒ) ⸆messer n
chir myotome (ai) ⸆milchsäure f chem
sarcolactic acid ⸆milchsäuresalz n
chem sarcolactate ⸆minderung f muscular atrophy (æ) ⸆naht f myorrhaphy
(mai'ɔrəfi), myosuture ('maio,sju:tʃə)
⸆narbe f muscle scar ⸆nekrose f
myonecrosis ⸆nomenklatur f myonymy
(ɔ), muscle nomenclature (ou) ⸆ödem n
myo-[o]edema (i'di:mə), muscular
[o]edema ⸆physiologie f myodynamics
(æ) ⸆pinzette f chir muscle forceps pl
⸆plastik f myoplasty (ai) ⸆platte f
muscle plate, myotome (ai) ⸆quet-
schung f bruising (u:) of a muscle
Muskel|reaktion f muscular reaction /
verzögerte ⸆ auf elektrische Reizung
myobradia (,maio'breidiə) ⸆reiz m
muscle stimulus (i) ⸆relaxans n pharm
muscle relaxant ⸆rheuma n s ⸆rheu-
matismus ~rheumatisch myalgic (æ)
⸆rheumatismus m muscular rheumatism (u:), rheumatoid (u:) myositis,
myalgia (æ) ⸆rigidität f muscle rigidity
(i) ⸆riß m myorrhexis, laceration of
muscle ⸆rolle f (Trochlea muscularis
(PNA)) muscular pulley (u) ⸆ruptur f s
⸆riß ⸆sarkom n sarcocarcinoma, carcinosarcoma ⸆schelde f sarcolemma
⸆scheiden- sarcolemmic, sarcolem-
mous ⸆schere f muscle scissors (pl)
⸆schicht f histol tunica (a): muscularis
(ɛə), muscular coat od layer ⸆schmerz
m (Myalgie) myalgia (mai'ældʒiə),
myodynia (i), muscular pain, pain in a
muscle ⸆schmerz- myalgic (æ) ⸆schnitt
m chir (in Richtung der Muskelfasern)
muscle splitting incision ⸆schrumpfung
f muscular atrophy (æ) ~schwach
myasthenic (e) ⸆schwäche f muscular
asthenia (i:), myasthenia, myo-asthenia
(i:), muscular weakness ⸆schwiele f
induration in a muscle ⸆schwund m s
⸆atrophie ⸆segment n embr muscle
segment, myotome (ai), myomere
(ai) ⸆sehnenentzündung f myotenosi-
tis ⸆sensibilität f my[a]esthesia (i:),
muscle sensibility (i) ⸆sinn m (Be-
wegungsgefühl) kin[a]esthesia (i:),
muscle sense, my[a]esthesia (i:) ⸆sinn-
messer m kin[a]esthesiometer (ɔ) ⸆sinn-
verlust m allin[a]esthesia ⸆spaltung f
chir myotomy ⸆spannung f muscular
tone od tension / (Anspannung) contraction ⸆spindeln f pl muscle spindles
⸆stärke f muscularity (æ) ⸆starre f
muscular rigidity (i) od stiffness /
(Leiche) rigor (ai) mortis ⸆stoffwechsel
m muscle metabolism (æ) ⸆strom m
elektr current produced in a muscle
⸆struktur f muscular structure (ʌ)
⸆struktur- myo-architectonic (ɔ) ⸆-
stumpf m muscle stump (ʌ) ⸆substanz f
muscular substance ⸆tamponade f (bei
Pneumolyse) myotamponade ⸆tätig-
keit f muscular od muscle activity,
muscle action, myokinesis (i:) ⸆test m
muscle test ⸆tod m myonecrosis ⸆ton

m muscle sound od murmur (ə:)
⸆tonaufnahme f phonomyogram (ai)
⸆tonus m muscle tone, muscular tone
od tonus (ou) / schlechter ⸆ myatonia
(ou), myatony (æ) ⸆tonusstörung f
paramyotonia (ou), myodystonia ⸆tre-
mor m muscle od muscular tremor (e)
⸆trichine f muscle trichina (ai) ⸆trichi-
nose f trichinous (i) myositis ⸆überan-
strengung f muscular strain ⸆urseg-
ment n embr myotome (ai) ⸆ursprung
m origin (ɔ) of a muscle ⸆verhärtung f
myogelosis (dʒi'lousis) ⸆verknöcherung
f myositis ossificans (i) ⸆verkürzung f
muscle shortening; muscular contraction ⸆verpflanzung f muscle grafting
(a:) od transplantation ~wachstuman-
regend sarcotic (ɔ) ⸆wand f muscle wall
/ (Herz) myocardium ⸆wogen n quivering (i) of a muscle, muscular twitching, myokymia (i) ⸆wucherung f sarco-
sis ⸆zellbänder n pl strips of myocytes
⸆zelle f muscle cell, myocyte (ai) ⸆-
zerfallssyndrom n (Crush-Syndrom)
isch[a]emic muscular necrosis syndrome, crush syndrome ⸆zerreißung f s
⸆riß ⸆zerrung f strain, overstretching
⸆ziehen n F rheumatism (u:) ⸆zittern n
muscle od muscular tremor (e) ⸆zucken
n muscular twitching, vellication
/ (leichtes) crispation / (fibrilläre
Zuckung) muscle jerk ⸆zucker m
inositol (ɔ), muscle sugar (u) ⸆zuckung
f muscle twitching, muscular twitching
⸆zug m (Verlauf) muscular tract /
(Ziehen) muscular traction ⸆zusam-
menspiel n muscular co-ordination
⸆zusammenziehung f contraction of a
muscle
muskulär muscular
muskular|isieren v refl to muscularise (ʌ)
⸆ität f muscularity (æ)
Muskulatur f musculature ('mʌskju-
,leitʃə), muscular apparatus (ei) od
system, muscles / glatte ⸆ unstriated
(ei) muscles / quergestreifte od willkür-
liche ⸆ striated od voluntary (ɔ)
muscles ⸆ u. Haut betr. musculocutaneous (ei)
muskulo|kutan musculocutaneous ~-
membranös musculomembranous
muskulös muscular (ʌ)
muskulo|skeletal musculoskeletal (e)
~trop musculotropic (ɔ)
Musophobie f ps (Angst vor Mäusen)
musophobia
Musselin m muslin ('mʌzlin)
Musset (my'sɛ)-Zeichen n Musset's sign
Mussitation f mussitation
Muster n (bildlich) pattern / (Probe)
sample (a:), specimen (e) ⸆rest n
(Hautleisten) vestige
mutagen (Mutationen erzeugend) mutagenic (e) ⸆ n mutagen / schwaches ⸆
weak m. / starkes ⸆ potent m. ⸆ität f
(Mutationsneigung) mutagenicity (i)
⸆itätsprüfung f mutagenicity test ⸆wir-
kung f mutagenic effect
Mutante f mutant (ju:)
Mutarotation f mutarotation
Mutasen f pl mutases (ju:)
Mutation f mutation / ⸆ nach Bestrahlung radiomutation / künstlich
erzeugte ⸆ [artificially (i)] induced (ju:)
m. / somatische ⸆ somatic m. /
sprunghafte ⸆ saltatory m. ~erzeugend
mutagenic (e)
Mutations|- mutational (ei) ⸆art f kind
of mutation ⸆auslösung f induction of

mutation ⸆erzeuger m mutagen
('mju:tədʒən) ⸆häufigkeit f mutation
frequency (i:) ⸆komponente f muta-
tional component (ou) ⸆lehre f theory (i) of mutation ⸆neigung f mutagenicity (i) ⸆rate f mutation rate,
mutation quotient (ou) ⸆zahl f mutation rate
Mutatorgen n mutator (ju:) gene (dʒi:n)
mutieren (Stimme) to break ⸆ n
(Stimme) breaking ~d mutative (ju:)
Mutilatio f s Verstümmelung
Mutismus m mutism (ju:) / akinetischer
⸆ akinetic m. / hysterischer od
neurotischer od psychogener ⸆ hysterical m.
Mutitas f mutitas (ju:)
Muton n (kleinste Einheit der Mutation)
muton ('mju:tɔn)
Mutter f mother (ʌ) / werdende ⸆
expectant m. ⸆- maternal, mother
Mutterband n ligament (i) of the uterus
(ju:) / breites ⸆ (Ligamentum latum
uteri (PNA)) broad ligament of the
uterus / rundes ⸆ (Ligamentum teres
uteri (PNA)) round ligament of the
uterus ⸆kürzung f ligamentopexy,
shortening of the round ligament
⸆raffung f chir ligamentopexy, desmo-
pexia
Mutter|beratungsstelle f child-welfare
centre ⸆beschwerden f pl s Gebärmutterschmerz ⸆blutbehandlung f
maternoh[a]emotherapy (mə'tɔ:no,hi:-
mo'θerəpi) ⸆boden m matrix (ei), pl
matrices / (Gewebe) parent (ɛə) tissue
⸆boden- matrical (æ), matricial (i)
⸆fürsorge f maternal care, maternity
welfare, welfare of mothers (ʌ) ⸆gefühl
n ps mother instinct ⸆geschwulst f
primary (ai) tumo[u]r ⸆gewebe n
mother tissue ⸆harz n pharm galbanum
(æ) ⸆instinkt m ps maternal instinct,
mother instinct ⸆kern m maternal
nucleus ⸆kindbeziehung f mother-child
relationship ⸆komplex m ps mother
fixation ⸆korn n (Secale cornutum)
pharm ergot ('ə:gət), spurred rye ⸆-
kornalkaloide n pl ergot alkaloids (æ)
⸆kornbrand m gangrene caused by
ergotism ⸆kornextrakt m pharm ergot
extract ⸆kornpilz m bot Claviceps (æ)
purpurea (juə) ⸆kornpräparat n ergot
preparation, secale (ei) preparation
⸆kornvergiftung f (Ergotismus) ergotism, ergot poisoning ⸆krebs m (Pri-
märkrebs) primary (ai) cancer ⸆kuchen
m (Plazenta) placenta ⸆kuchen-
placental ⸆kuchenabgang m s
Plazentaausstoßung ⸆kuchenentzün-
dung f placentitis ⸆kuchengeräusch n
placental murmur (ə:) ⸆lauge f chem
mother liquor ('likwɔ:), mother lye (lai)
⸆leib m womb (wu:m) ⸆mal n mole,
birthmark, n[a]evus (i:), pl n[a]evi
('ni:vai) / ⸆ mit Haaren hairy mole /
pigmentiertes ⸆ pigmented birthmark
⸆malkrebs m (Nävuskarzinom)
n[a]evus carcinoma ⸆milch f mother's
milk, breast milk / mit ⸆ genährt
breast-fed / ~frei free from mother's
milk
Muttermund m cervical os, mouth of the
womb (wu:m), os uteri ('ju:tərai) /
äußerer ⸆ external os uteri / innerer ⸆
internal os uteri / ⸆ vollständig os uteri
completely dilated ⸆dehnung f dilatation of the os uteri ⸆erweiterung f s
⸆dehnung ⸆faßzange f volsella, vulsel-

la **ᵎlippe** *f* labium (ei) of the os uteri / hintere ᵎ (Labium posterius portionis vaginalis uteri (*PNA*)) posterior lip of the os uteri / vordere ᵎ (Labium anterius portionis vaginalis uteri (*PNA*)) anterior lip of the os uteri **ᵎplastik** *f* stomatoplasty (ou) **ᵎspaltung** *f chir* stomatomy (æ) **ᵎweite** *f* patulousness of the os uteri

Mutter|pass *m* pregnancy record **ᵎring** *m* (Pessar) [ring] pessary **ᵎrohr** *n* uterine (ju:) tube; a tube to which an applicator can be screwed **ᵎschaft** *f* maternity, motherhood **ᵎschaftstetanie** *f* lactation tetany (e) **ᵎschmerz** *m s* Gebärmutterschmerz **ᵎschoß** *m* womb (wu:m) **ᵎsenkung** *f* dropped uterus (ju:), prolapse of the uterus **ᵎsonde** *f* uterine (ju:) sound **ᵎspiegel** *m* vaginal (ai) speculum (e) **ᵎspritze** *f F* uterine (ju:) syringe (i)

Müttersterblichkeit *f* maternal mortality **Mutter|stern** *m histol* mother star, monaster **ᵎsubstanz** *f* parent (ɛə) substance **ᵎtier** *n* dam, doe **ᵎtrieb** *m ps* mother instinct **ᵎtrompete** *f* (Eileiter) oviduct (ou), fallopian (ou) tube **ᵎzäpfchen** *n pharm* uterine (ju:) suppository (ɔ) **ᵎzelle** *f* (Stammzelle) parent cell, mother cell **ᵎzyste** *f* mother cyst

Mutualismus *m s* Symbiose

mutuell (wechselseitig) mutual (ju:)

mützen|förmig cap-shaped, mitral (ai) **ᵎverband** *m* capitium (kə'piʃiəm)

Muzifizierung *f* mucification

muzilaginös (schleimig) mucilaginous (æ), slimy (ai)

Muzin *n* mucin (ju:) **~ähnlich** mucinoid (ju:) **~artig** mucinous (ju:) **ᵎausscheidung** *f* mucinuria (juə) **~haltig** mucinous **~ig** mucinous (ju:) **ᵎogen** *n* mucinogen (ju:) **~ös** mucinous (ju:)

mval = Millival *n* millival

MVE = Murray-Valley-Enzephalitis *f* Murray-Valley encephalitis, MVE

MWG = Massenwirkungsgesetz *n* law of mass action

my- (*Vors*) (Muskel-) my- (mai-) (*Vors*)

Myalglie *f* (Muskelschmerz) myalgia (mai'ældʒiə), muscular pain **ᵎ-** myalgic (æ) **~isch** myalgic (mai'ældʒik)

Myasis *f* (Dasselfliegenkrankheit) myiasis (mai'aiəsis), invasion by fly larvae ('la:vi:)

Myasthen|ia *f s* Myasthenie / ᵎ gravis myasthenia gravis, Erb-Goldflam syndrome **ᵎie** *f* (Muskelschwäche) myasthenia (,maiæs'θi:niə), amyosthenia (i:) **ᵎiker** *m* myasthenic patient **~isch** myasthenic (e)

Myatonia| congenita *f* myatonia (ou) congenita (e), congenital (e) myatonia *od* myatony (æ) / ᵎ **pedis** (Madurafuss) madura (juə) foot, maduromycosis

Myatonie *f* (Fehlen des Muskeltonus) myatonia (ou), myatony (æ), amyotonia (ou)

Myc... *s* Myz...

myco|- (*Vors*) (Pilz-) myco- (ai) (*Vors*) **ᵎbacterium** *n* Mycobacterium (iə) / ᵎ leprae M. leprae (e) / ᵎ tuberculosis M. tuberculosis / ᵎ smegmatis (Smegmabakterium) M. smegmatis (æ) **ᵎcidin** *n* mycocidin (ai) **ᵎderma** *f* mycoderma

Mycoplasma| pneumoniae *n* Mycoplasma pneumoniae, Eaton agent **ᵎ-Pneumonie** *f* mycoplasma pneumonia

Mycosis *f* mycosis / ᵎ fungoides mycosis fungoides (fʌŋ'gɔidi:z), granu-

loma fungoides *od* sarcomatodes (ou), Alibert-Bazin (ali'bɛr-ba'zɛ̃) syndrome, Auspitz's ('auspitsiz) dermatosis / ᵎ intestinalis m. intestinalis (ei), anthrax

Mydriasis *f* (Pupillenerweiterung) mydriasis (ai), platycoria (ɔ:) / paralytische ᵎ paralytic (i) m. / spastische ᵎ spastic *od* spasmodic (ɔ) m. / springende ᵎ bounding *od* leaping m. / wechselnde ᵎ alternating m. / zentral bedingte ᵎ spinal (ai) m.

Mydriatikum *n* (pupillenerweiterndes Mittel) *pharm* mydriatic (æ)

mydriatisch (pupillenerweiternd) mydriatic (æ)

Myektomie *f* (Muskelexstirpation) myectomy

Myelämie *f* myeloid (ai) leuk[a]emia (i:)

Myelencephalon *n* (*PNA*) (Myelenzephalon; Nachhirnzäpfchen) myelencephalon

Myelenzephalitis *f* (Gehirn- *u* Rückenmarksentzündung) myelencephalitis, myelo-encephalitis (ai)

Myelin *n* myelin (ai) **ᵎ-** myelinic (ai) **ᵎbildung** *f* myelination, myelinisation **~frei** amyelinic (i) **ᵎfiguren** *f pl* myelin forms *od* figures **~haltig** myelinated (ai) **~isiert** *neur* myelinated **ᵎkorn** *n* myelin globule **ᵎolyse** *f* myelinolysis (ɔ) **ᵎosis** *f* myelinosis **ᵎscheide** *f* myelin sheath (ʃi:θ) **ᵎspaltung** *f* myelolysis (ɔ) **ᵎzerfall** *m* myelolysis

Myelitis *f* (Rückenmarksentzündung) myelitis (maiə'laitis) ᵎ **apoplectiformis** apoplectiform m. ᵎ **ascendens** ascending m. ᵎ **disseminata** diffuse (di'fju:s) *od* disseminated m. **fortgeleitete** ᵎ diffuse m. ᵎ **transversa** transverse m.

myelitisch myelitic (i)

Myelo|- (*Vors*) myelo- ('maiəlo) (*Vors*) **ᵎarchitectonik** *f* myelo-architecture ('a:kitektʃə) **ᵎblast** *m* (ungranulierte Vorstufe von Granulozyten) myeloblast / großer ᵎ macromyeloblast / kleiner ᵎ micromyeloblast

Myeloblasten|- myeloblastic **ᵎauftreten** *n* (im Blut) myeloblast[a]emia (i:) **ᵎleukämie** *f* myeloblastosis, myelomatosis **ᵎmutterzelle** *f* myelogone ('maiəlogoun) **ᵎschub** *m* sudden increase in the number of myeloblasts **ᵎtumor** *m* myeloblastoma

myelo|blastisch myeloblastic **ᵎblastom** *n* myeloblastoma **ᵎblastose** *f* myeloblastosis **~bulbär** spinobulbar (,spaino-'bʌlbə) **ᵎcyste** *f* myelocyst (ai) **ᵎdysplasie** *f* myelodysplasia (ei) **~enzephal** myelo-encephalic (æ), medullo(ʌ)-encephalic **ᵎenzephalitis** *f* myelo-encephalitis **ᵎfibrose** *f* (fibröse Degeneration des Knochenmarks) myelofibrosis **~gen** myelogenic (e), myelogenous (ɔ) **ᵎgramm** *n röntg* myelogram (ai) **ᵎgraphie** *f röntg* myelography (ɔ) / epidurale ᵎ epidurography (ɔ) / ᵎ nach Lufteinblasung air myelography (ɔ) / peridurale ᵎ peridurography (ɔ) / zervikale ᵎ cervical myelography

myeloid myeloid (ai) **ᵎgeschwulst** *f* myeloid tumo[u]r *od* **ᵎsarkom** *n* myeloid sarcoma

myeloisch myeloid (ai)

Myelom *n* myeloma (maiə'loumə) / endotheliales ᵎ endothelial (i:) myeloma / multiples ᵎ multiple (ʌ) myeloma [syndrome], Kahler-Bozzolo ('ka:lər-'bɔtsolo) syndrome **ᵎbildung** *f* myelomatosis

Myelo|malazie *f* myelomalacia (mə'leiʃiə) **ᵎmatosis** *f* myelomatosis, myelogenous (ɔ) pseudoleuk[a]emia (i:) **ᵎmeningitis** *f* myelomeningitis (menin'dʒaitis) **ᵎmeningozele** *f* myelomeningocele **ᵎpathie** *f* myelopathy (ɔ) **~pathisch** (Rückenmarkserkrankung betr) myelopathic (æ) **~plastisch** myeloplastic **ᵎplax** *n* myeloplax **ᵎpoese** *f* myelopoiesis **~poetisch** myelopoietic **~proliferativ** myeloproliferative (i) **ᵎrrhaphie** *f* myelorrhaphy (ɔ) **ᵎsarkom** *n* myelosarcoma **ᵎsarkomatose** *f* myelosarcomatosis **ᵎse** *f* myelosis / funikuläre ᵎ funicular m., combined (ai) systems (i) disease, [Putnam-]Dana ('pʌtnəm-'deinə) syndrome ᵎ **sklerose** *f* myelosclerosis **~sklerotisch** myelosclerotic (ɔ) **ᵎtomie** *f* myelotomy **~toxisch** myelotoxic **ᵎzele** *f* myelocele (ai), spina (ai) bifida (i), myelocystocele (i) **ᵎzyste** *f* (Rückenmarkszyste) myelocyst (ai) **ᵎzystomeningozele** *f* myelocystomeningocele **ᵎzystozele** *f* hydromyelocele (ai) **ᵎzyt** *m* myelocyte (ai) / (junger) promyelocyte **~zytenähnlich** myeloid (ai) **ᵎzytenleukämie** *f* myelocytic (ai) leuk[a]emia (i:) **ᵎzythämie** *f* myelocyth[a]emia (sai'θi:miə), myelocytosis **~zytisch** myelocytic (i) **ᵎzytom** *n* myelocytoma **ᵎzytose** *f* (Auftreten von Myelozyten im Blut) myelocytosis, myelocyth[a]emia (i:)

Myiasis *f* (durch Fliegen oder deren Larven bedingte Krankheit) myiasis (mai'aiəsis)

Myiodesopsie *f* myiodesopsia (,maijode'sopsiə)

Myiosis *f s* Myiasis

Myko|- (*Vors*) myco- ('maiko-) (*Vors*) **ᵎbakterium** *n* Mycobacterium (iə) **ᵎhämie** *f* mycoh[a]emia (i:) **ᵎlogie** *f* (Pilzkunde, Myzetologie) mycology, mycetology **~logisch** mycologic[al] (ɔ) **ᵎplasma** *n* mycoplasma **ᵎrrhiza** *f* mycorrhiza ('raizə) **ᵎse** *f* **ᵎsis** *f* mycosis **ᵎse-** mycotic (ɔ) **~tisch** mycotic (ɔ)

mylo(o)hyoid mylohyoid (ai) **ᵎhyoideus** *m* mylohyoid (ai) muscle

Myo|- (Muskel-) myo- (ai) (*Vors*) **ᵎalbumin** *n* myo-albumin (ju:) **ᵎblast** *m* myoblast **ᵎblasten-** myoblastic **ᵎblastenmyom** *n* myoblastic myoma **~blastisch** myoblastic **ᵎblastom** *n* myoblastoma **ᵎcard ...** *s* Myokard ... **ᵎcardium** *n* (*PNA*) (Myokard, Herzmuskel) myocardium **ᵎchorditis** *f* (Entzündung der Stimmbandmuskeln) myochorditis **ᵎchrom** *n* myochrome **ᵎclonia** *f* (Myoklonie) myoclonia (ou) **ᵎdegeneratio** *f* (Muskelentartung) myodegeneration **ᵎdegeneration** *f* (Herzmuskelentartung) myodystrophy **ᵎdesopsie** *f* (falsch für Myiodesopsie) **~dynamisch** myodynamic (æ) **ᵎdynia hysterica** *f* hysterical myodynia **ᵎdynie** *f* (Muskelschmerz) myodynia (i), myalgia (æ) **ᵎdysplasie** *f* arthromyodysplasia **~epithelial** (Muskeln *u* Epithel *betr*) myo-epithelial (i:) **ᵎepithelium** *n* myo-epithelium (i:) / Epithel *f* myofibril (ai), muscle fibril **ᵎfibrom** *n* myofibroma **ᵎfibrosis** *f* myofibrosis / ᵎ cordis m. cordis, m. of the heart **ᵎgelose** *f* myogelosis **ᵎgen** *n* myogen (ai) **~gen** myogenic (e), myogenous (ɔ), myogenetic (e) **ᵎglobin** *n* (roter Farbstoff der Muskeln) myoglobin (ou) **ᵎglobinurie** *f*

myoglobinuria (juə) **≈gramm** *n* (Muskelkurve) myogram **≈graph** *m* myograph **≈graphie** *f* myography (ɔ) ~**graphisch** myographic (æ) **≈hämatin** *n* myoh[a]ematin (i:) ~**id** myoid ('maiɔid)
Myokard *n* (Myocardium (*PNA*), Herzmuskel) myocardium, heart muscle **≈-** myocardial, myocardiac **≈brücke** *f* myocardial bridge **≈degeneration** *f* degeneration of the myocardium **≈erkrankung** *f* myocardial disease, myocardiopathy ~**ial** myocardial **≈ie** *f* (Herzmuskelaffektion nichtentzündlicher Art) myocardia **≈ie-** myocardiac **≈infarkt** *m* myocardial infarction **≈insuffizienz** *f* myocardia, myocardial insufficiency (i) *od* failure **≈iopathie** *f* myocardial disease, myocardiopathy (ɔ) **≈ischämie** *f* myocardial isch[a]emia **≈itis** *f* (Herzmuskelentzündung) myocarditis / interstitielle **≈** interstitial m. / parenchymatöse **≈** parenchymatous (i) m. / toxische **≈** toxic m. **≈itis u.**
Perikarditis *f* myopericarditis
myokard|itisch myocarditic (i) **≈nekrose** *f* myocardial necrosis **≈ose** *f* myocardosis **≈schaden** *m* myocardial lesion **≈schädigung** *f* myocardial damage (æ) **≈schwäche** *f* myocardial insufficiency, myocardism **≈stoffwechsel** *m* myocardial metabolism (æ) **≈stoffwechselstörung** *f* disordered metabolism of the heart muscle **≈verschwielung** *f* formation of scars in the heart muscle
Myo|kinase *f* myokinase, adenylate (e) kinase **≈klonie** *f* (Auftreten von Muskelkrämpfen) myoclonus (,maiɔ'klounəs), myoclonia (ou) ~**klonisch** myoclonic (ɔ) **≈klonus** *m* myoclonus **≈klonusepilepsie** *f* myoclonic (ɔ) epilepsy, Unverricht's ('unfəriçts) disease *od* myoclonus **≈kymie** *f* myokymia (ai) **≈lemm** *n* (Sarkolemm) muscular sheath, sarcolemma, myolemma **≈logie** *f* (Muskellehre) myology, sarcology **≈lyse** *f* myolysis
Myom *n* (Muskelgeschwulst) myoma *f* bindegewebereiches **≈** fibromyoma / blockierendes **≈** m. pr[a]evium (i:) / rundes **≈** ball m. / sarkomatös entartetes **≈** m. sarcomatodes (ou) / **≈a** teleangiectodes m. telangiectodes (ou)
Myo|malazie *f* (Muskelerweichung) myomalacia (mə'leiʃiə) ~**matös** myomatous (ou) **≈matose** *f* myomatosis
Myom|ektomie *f* myomectomy **≈entfernung** *f* myomectomy
Myo|mer *m* (Muskelsegment) myomere ('maiomiə), myotome (ai), muscle (ʌ) segment **≈metritis** *f* myometritis **≈metrium** *n* myometrium (i:)
Myom|exstirpation *f* removal (u:) of a myoma, myomectomy **≈herz** *n* myoma heart **≈messer** *n chir* myoma knife **≈operation** *f* myomectomy **≈otomie** *f* myomotomy
myo|motorisch myokinetic (e), motor **≈nem** *n* myoneme (ai) ~**neural** myoneural (juə) **≈pathie** *f* (Muskellei-

den) myopathy (ɔ) ~**pathisch** myopathic (æ)
myop (kurzsichtig) myopic (mai'ɔpik), short-sighted **≈er** *m* (Kurzsichtiger) myope ('maioup)
Myophagie *f* myophagism
Myop|ie *f* (Kurzsichtigkeit) myopia (mai'oupiə), dysphotia, short-sightedness, near-sightedness (My), hypometropia (ou) (Hy) / fortschreitende **≈** malignant (i) *od* pernicious ('niʃəs) *od* progressive m. / geringgradige **≈** low m. / hochgradige ~ high m. ~**isch** myopic (ɔ)
Myo|plasma *n* (Sarcoplasma) sarcoplasm **≈plastik** *f* myoplasty (ai) ~**plastisch** myoplastic **≈plegie** *f s* Muskellähmung **≈psychose** *f* myopsychosis **≈rrhaphie** *f* myorrhaphy (ɔ) **≈rrhexis** *f* myorrhexis **≈salvarsan** *n pharm* myosalvarsan (æ) **≈sarkom** *n* myosarcoma, sarcocarcinoma, carcinosarcoma **≈se** *f* miosis (mai'ousis) **≈sin** (Muskeleiweiß) myosin (ai), muscle (ʌ) protein (ou) **≈sis** *f* (Pupillenverengerung) miosis (mai'ousis) **≈sitis** *f* myositis / **≈-** myositic (i) **≈sklerose** *f* myosclerosis **≈spasia impulsiva** *f* habit (æ) *od* mimic (i) spasm **≈spasmus** *m* (Muskelkrampf) myospasm (ai), muscular cramp, cramp in a muscle ~**statisch** myostatic ~**thermisch** myothermic **≈tikum** *n pharm* myotic (ɔ), miotic (ɔ) ~**tisch** myotic, miotic **≈tom** *n* myotome ('maiətoum) **≈tomie** *f* (Muskeldurchtrennung) myotomy **≈tonia congenita** *f* congenital (e) myotonia **≈tonie** *f* myotonia ~**tonisch** myotonic (ɔ) **≈tonometer** *n* myotonometer (ɔ) ~**trop** myotropic (ɔ)
MyR = myotonische Reaktion *f* 1) Erb's (ɛrps) myotonic reaction 2) myotonic pupillary reaction
Myrazidium *n* miracidium (,maiərə'sidjəm)
Myriapoden *mpl* (Tausendfüssler; [*nota*: umfassen die (geringfüssigen) centipedes *u* die (vielfüssigen) millepedes]) Myriapoda (æ)
Myricin *n* myricin (aiə)
Myring|ektomie *f* myringectomy (dʒe) **≈itis** *f* myringitis (dʒai)
Myringo|- (*Vors*) (Trommelfell *betr*) myringo- (mi'riŋo-) (*Vors*) **≈dermatitis** *f* myringodermatitis **≈mykose** *f* (Pilzbefall des Trommelfells) myringomycosis **≈plastik** *f* myringoplasty (mi'riŋoplæsti) **≈tom** *n* (Parazentesenadel) *chir* myringotome **≈tomie** *f* myringotomy (ɔ)
Myrinx *f s* Trommelfell
Myristinsäure *f* myristic acid, tetradecanoic acid
Myrobalane *f pharm* myrobalan (maiə'rɔbələn)
Myron|at *n chem* myronate ('maiərəneit) ~**sauer** *chem* myronic (ɔ) **≈säure** *f chem* myronic acid
Myrosin *n* myrosin (aiə)
Myrrha *f* (*DAB*) myrrha (i) (*BPC*)

Myrrhe *f* (*DAB*) myrrh (mə:), myrrha (i) (*BPC*)
Myrrhentinktur *f* (*DAB*) (Tinctura Myrrhae (*DAB*)) myrrh tincture (*BPC*)
Myrte *f bot* myrtle ('mə:tl)
myrten|blattförmig myrtiform (ɔ:) **≈blattsonde** *f* myrtiform *od* myrtle-leaf probe *od* sound **≈öl** *n* myrtle oil
Myrtillin *n* myrtillin
Mysophobie *f ps* mysophobia (,miso-'foubiə)
Mytazismus *m* mytacism (ai)
Mytho|manie *f* (Lügensucht) *ps* mythomania (,miθo'meiniə), pseudologia (ou) fantastica (æ) **≈phobie** *f ps* mythophobia
Mytilo|toxin *n* mytilotoxin **≈toxismus** *m* mytilotoxism
Myx|adenitis *f* myxadenitis **≈adenom** *n* myxadenoma, myxo-adenoma **≈asthenie** *f* myxasthenia (i:) **≈idiotie** *f ps* myxidiocy (i)
Myxo|blastom *n* myxoblastoma **≈chondrofibrosarkom** *n* myxochondrofibrosarcoma **≈chondrom** *n* myxochondroma, chondromyxoma **≈chondrosarkom** *n* myxochondrosarcoma
Myxödem *n* myx[o]edema (i:), solid (ɔ) [o]edema (i:) / **≈** bei Hypophysenvorderlappeninsuffizienz pituitary (ju:) myx[o]edema / inneres **≈** (Escamilla--Lisser-Syndrom) internal myx[o]edema, Escamilla-Lisser (eskə'milə-'lisə) syndrome / kindliches **≈** infantile *od* childhood myx[o]edema ~**ähnlich** myx[o]edematoid (i:) ~**atös** myx[o]edematous (i:) **≈kachexie** *f* pachydermic cachexia
Myxo|fibrom *n* myxofibroma ~**id** myxoid (i) **≈lipom** *n* myxolipoma, myxoma
Myxom *n* myxoma, colloid tumo[u]r, myxoblastoma / gestieltes **≈** gelatinous (æ) polyp *od* polypus (ɔ) ~**atös** myxomatous (ou) **≈atose** *f* myxomatosis
Myxo|myzeten *m pl* myxomycetes (,miksomai'si:ti:z ~**ploid** *cyt* myxoploid **≈rrhoe** *f* (Schleimfluß) myxorrh[o]ea (i) **≈sarkom** *n* myxosarcoma, sarcomatous (ou) myxoma ~**sarkomatös** myxosarcomatous (ou) **≈sporidienbefall** *m* psorospermiasis (,sɔ:rospə'maiəsis) **≈sporidium** *n* psorosperm ('sɔ:-rospə:m), Myxosporidium (i) **≈virus** *n* myxovirus (aiə)
Myzel *n* mycelium (i:), *pl* mycelia (i:) **≈faden** *m* hypha ('haifə), *pl* hyphae ('haifi:), mycelial (i:) thread (e)
Myzet|en *m pl* (Pilze) mycetes (ai) **≈ismus** *m* mycetism (ai) **≈ologie** *f s* mycology (ɔ)
Myzetom *n* (Madurafuß) Madura (mə'du:rə) foot, mycetoma, maduromycosis **≈erreger** *m* foot fungus (ʌ)
Myzorrhynchusanopheles *f* Myzorrhynchus (,maizo'riŋkəs)
MZ = Massenzahl *f* mass number
MZK = maximal zulässige Konzentration *f* maximum permissible concentration

N

N = Avogadro-Zahl *f* Avogadro number, N_A / = Neutron *n* neutron / = Newton newton, N / = Normallösung *f* normal solution, N /= Stickstoff *m* nitrogen, N

N. *anat* Nervus *m* nerve, N

n = Brechungsindex *m* index of refraction, n /= genet normaler haploider *bzw* diploider Chromosomenbestand *m* haploid chromosome number, n, N

n. *chem* normal normal

Na = Natrium *n* sodium, Na

NAA = Neutronenaktivierungsanalyse *f* neutron activation analysis, NAA

Nabel *m* navel (ei), umbilicus (i), *pl* umbilici, omphalus ('ɔmfələs), belly button (ʌ) F / eitriger *od* vereiterter ~ pyo-umbilicus / um den ~ herum *od* in ~höhe gelegen para-omphalic (æ) / ~ **und Gekröse betr.** (omphalomesenterisch) omphalomeseraic (ei), omphalomesenteric (e) / unterhalb des ~s gelegen infra-umbilical ~ omphalo- ('ɔmfalo-) (*Vors*), umbilical (i), navel (ei) ~**arterie** *f* (Arteria umbilicalis (*PNA*)) umbilical artery ~**artig** (gedellt) umbilicate, umbilicated ~**ausschneidung** *f* (Omphalektomie) omphalectomy, umbilectomy ~**bildung** *f* umbilication ~**binde** *f* umbilical bandage *od* binder (ai) ~**bläschen** *n* embr yolk (jouk) sac, umbilical vesicle (e) ~**blutung** *f* (Omphalorrhagie) omphalorrhagia, bleeding from the umbilicus (i) ~**bruch** *m* omphalocele ('ɔmfəlosi:l), umbilical hernia / ~ mit Netzinhalt epiplomphalocele ~**eiterung** *f* pyo-umbilicus (i) ~**entzündung** *f* omphalitis, inflammation of the umbilicus *od* navel ~**erysipel** *n* erysipelas (i) of the navel ~**exzision** *f* omphalectomy, umbilectomy ~**fistel** *f* umbilical fistula ~**förmig** navel-shaped, umbilicate ~**gangrän** *n* umbilical gangrene ~**gegend** *f* navel (ei) *od* umbilical region ~**geschwulst** *f* omphaloma ~**geschwür** *n* umbilical ulcer ~**granulom** *n* umbilical fungus (ʌ) *od* granuloma, sarcomphalocele (æ) ~**grube** *f* umbilical fossa ~**heilung** *f* healing of the navel ~**hernie** *f* *s* ~bruch ~**infektion** *f* umbilical infection ~**kompresse** *f* navel compress ~**kreislauf** *m* umbilical circulation ~**loch** *n* *s* ~öffnung ~**nässen** *n* omphalorrh[o]ea (i) ~**öffnung** *f* umbilical orifice (ɔ) ~**reposition** *f* omphalotaxis ~**ring** *m* (Anulus umbilicalis (*PNA*)) navel ring, umbilical ring ~**riß** *m* omphalorrhexis ~**ruptur** *f* omphalorrhexis

Nabelschnur *f* (Funiculus umbilicalis (*PNA*)) umbilical cord, funis (ju:) ~**funic** (ju:), funicular (i) ~**angiom** *n* angioma of the cord ~**arterie** *f* umbilical artery ~**bändchen** *n* umbilical ligature ~**bläschen** *n* umbilical vesicle (e) ~**blut** *n* cord blood ~**bruch** *m* funicular (i) hernia (ə:), exomphalos (ɔ) ~**diphtherie** *f* umbilical diphtheria (iə) ~**durchtrennung** *f* omphalotripsy (i), omphalotomy, cutting the cord F ~**gallerte** *f* Wharton's ('wɔ:tənz) jelly *od* gelatin ~**gefäß** *n* umbilical vessel ~**geräusch** *n* funic *od* umbilical souffle (u:) ~**klemme** *f* chir umbilical cord clamp ~**knoten** *m* knot in the umbilical cord ~**kompression** *f* compression of

the cord ~**pulsation** *f* funic (ju:) pulse (ʌ) ~**rest** *m* stump (ʌ) of the cord ~**schere** *f* umbilical-cord scissors *pl* ('sizəz), omphalotribe ('ɔmfəlotraib) ~**schlinge** *f* loop of the cord ~**stumpf** *m* umbilical stump, stump of the cord ~**umschlingung** *f* twisted cord ~**teil der Plazenta** f[o]etal (i:) placenta ~**versorgung** *f* cord dressing ~**verwicklung** *f* twisted cord ~**vorfall** *m* prolapse of the cord, omphaloproptosis ~**zyste** *f* umbilical cyst

Nabel|schwamm *m* umbilical fungus (ʌ) ~**strang** *m* umbilical cord ~**strangbruch** *m* funicular hernia ~**stranggeräusch** *n* umbilical souffle (u:) ~**vene** *f* (Vena umbilicalis (*PNA*)) umbilical vein ~**venenentzündung** *f* omphalophlebitis (ˌɔmfəlofli'baitis) ~**verband** *m* cord dressing ~**vorstülpung** *f* exomphalos (ɔ) ~**wunde** *f* umbilical wound (u:)

Naboth ('na:bɔt)- **Eier** *n* *pl* Naboth's follicles *od* cysts *od* ovules (ɔ)

nach|ahmen to imitate (i); to mimic (i) ~**ahmend** imitative (i) ~**ahmung** *f* imitation ~**ahmungstrieb** *m* *ps* imitative instinct *od* impulse / (krankhafter) echopathy (ɔ) ~**amputation** *f* (Reamputation) reamputation ~**aussenkehren** *n* eversion

Nachbar|gewebe *n* neighbo[u]ring *od* adjacent (ei) tissue ~**organ** *n* neighbo[u]ring organ

Nach|behandlung *f* chir post-operative treatment / after-treatment, after-care, follow-up treatment ~**belastung** *f* after-load ~**beobachtungszeit** *f* follow-up period (iə) ~**bestrahlung** *f* post-operative irradiation / röntg post-irradiation ~**betreuung** *f* after-treatment ~**bild** *n* accidental image, after-image / negatives ~ negative (e) after-image / positives ~ positive (ɔ) after-image ~**blutung** *f* after-bleeding, secondary (e) h[a]emorrhage ('hemaridʒ) / post-operative bleeding ~**diastolisch** post-diastolic (ɔ) ~**diurese** *f* secondary diuresis (i:) ~**empfängnis** *f* superf[o]etation, superfecundation, superimpregnation

nachenförmig (kahnförmig) navicular (i), boat-shaped

Nach|extraktionsblutung *f* dent post-extraction h[a]emorrhage (e) ~**färbemittel** *n* counterstain, after-stain ~**färben** to stain again ~**febril** (postfebril) metapyretic (paiə'retik) ~**fixierung** *f* counter fixation ~**folgekrankheit** *f* *s* Nachkrankheit ~**folgend** subsequent ~**fühlen** *n* (eines amputierten Gliedes) stump hallucination ~**gebend** elastic ~**geboren** (posthum) posthumous ('pɔstjuməs) ~**geburt** *f* after-birth, placenta, secundines ('sekəndi:nz) ~**geburtlich** postpartum, postnatal (ei)

Nachgeburts|- postpartum, postnatal (ei) ~**ausstoßung** *f* expulsion of the placenta *od* after-birth ~**blutung** *f* postpartum h[a]emorrhage (e) ~**entwicklung** *f* postnatal development ~**kreislauf** *m* postnatal circulatory system ~**periode** *f* third stage [of labo[u]r (ei)], placental stage, postpartum period (iə) ~**verhaltung** *f* incarcerated placenta ~**wehen** *f* *pl* after-pains

Nach|geschmack *m* aftertaste ~**hallphänomen** *n* revibrating phenomenon (ɔ) ~**haltig** effective, lasting, enduring (juə)

~**hintenkippen** *n* reclination ~**hirn** *n* myelencephalon (e), marrowbrain (æ) ~**hirn-** myelencephalic (æ), myelencephalous (e) ~**impf-** postvaccinal ('væksinəl) ~**impfen** to re-inoculate (ɔ), to revaccinate ~**impfung** *f* re-inoculation, revaccination ~**kommenschaft** *f* issue ('isju:), progeny (ɔ), descendants (*pl*) ~**kontrolle** *f* (Patient) follow-up [visit] ~**krankheit** *f* secondary (e) disease, sequela (se'kwi:lə) ~**kur** *f* after-treatment ~**ladetechnik** *f* (bei Radium-isotopen-Therapie) afterloading technique ~**laß** *m* (Abfall) decrease

nachlassen to decrease, to subside (ai) / (Schmerz) to abate (ei), to subside / (Kraft) to fail / (Fieber) to go down / (Naht) to give way / (Gedächtnis) to weaken / (Kreislauf) to weaken, to become weak / (Puls, Interesse) to flag ~ *n* decrease, failure (ei), weakening, remission [s nachlassen] ~**d** regressive / (Fieber) remittent / (Puls) flagging

nach|legen (Naht) chir to renew (ju:) ~**leuchten** *n* phosphorescence, afterglow ~**leuchtfrei** röntg no afterglow ~**naht** *f* chir resuture ('ri:'sju:tʃə) ~**niere** *f* embr hind kidney, metanephros (e) ~**obenstreben** *n* der Augenachsen anaphoria (ɔ:), anatropia ~**operation** *f* re-operation ~**operativ** post-operative (ɔ) ~**operieren** to re-operate ~**potential** *n* neur after-potential ~**prüfung** *f* control (ou) ~**pubertätsalter** *n* late puberty (ju:) ~**schall** *m* after-sound ~**schlaginstrument** *n* chir nail impactor ~**schleifen** (gelähmtes Bein) to drag ~**schmerz** *m* after-pains ~**schub** *m* recrudescence ~**schwankung** *f* (EKG) final (ai) ventricular (i) deflection; rebound effect ~**sorge** *f* postoperative care; aftercare ~**spiel** *n* sex afterplay ~**spülen** (Mund) to rinse ~**star** *m* secondary (e) cataract (æ), after-cataract ~**starschere** *f* chir secondary cataract scissors *pl* ~**syphilitisch** postsyphilitic (i)

Nacht|- nocturnal, nycto- ('nikto-) (*Vors*), night ~**affe** *m* (Eulenaffe) nocturnal monkey (ʌ), douroucouli *od* duruculi (du:ru:'ku:li) ~**amblyopie** *f* *s* ~**blindheit** ~**angst** *f* (Pavor nocturnus) *ps* night terrors (*pl*) / (Angst vor der Nacht) noctiphobia ~**besuch** *m* call out of hours ~**blinde[r]** *f* [m] nyctalope (i) ~**blindheit** *f* (Nyktalopie) night-blindness, nyctalopia, nocturnal amblyopia / japanische ~ Oguchi's (o'gu:kiz) disease ~**dienst** *m* night-duty ~**epilepsie** *f* nocturnal epilepsy ~**essersyndrom** *n* night-eating syndrome, nocturnal hyperphagia ~**hämoglobinurie** *f* nocturnal h[a]emoglobinuria (juə) ~**klinik** *f* *ps* night hospital ~**larvenfilarien** *f* *pl* Filaria (εə) bancrofti

nächtlich nocturnal

Nachtpersonal *n* (Klinik) night staff

Nachtripper *m* gleet

Nacht|ruhe *f* night rest ~**schatten** *m* bot nightshade, Solanum (ei) ~**schattengewächse** *n* *pl* Solanaceae (soulə'neisii:) ~**schattengift** *n* solanine (ou) ~**schmerz** *m* (Nyktalgie) night pain, nyctalgia (nikt'ældʒiə) ~**schreck** *m* *ps* night terrors (*pl*) ~**schweiß** *m* sudor ('sju:də) nocturnus, night sweat (e) ~**schwester** *f* night nurse ~**sehen** *n* night vision ~**sichtig** nyctalope ('niktəloup) ~**sichtiger** *m* nyctalope ('niktəlòÙp) ~**sichtigkeit** *f* day-blindness, nyctalopia, hemeralopia (ou) ⸗**stuhl** m commode ⸗**wache** f night watch ~**wandeln** to walk in one's sleep, to somnambulate (æ) ⸗**wandeln** n (Somnambulismus) somnambulism, sleep-walking ⸗**wandler** m sleep-walker, somnambulist

Nach|typhus- posttyphoid ('poust'taifɔid) ~**untersuchen** to follow up ⸗**untersuchung** f control (ou) od follow-up examination, follow-up [check] ⸗**vornebeugung** f ventriflexion ~**wachsen** to grow again ⸗**wachsen** n (von Nervenfasern zu deren Endorganen) neurotropism (ɔ), neurotropy (ɔ) ⸗**wehen** f pl after-pains ⸗**wehenschmerz** m post--partum pains

Nachweis m (Sichtbarmachen) demonstration, detection (auch chrom); chrom location; röntg radiologic[al] recognition / identification / (Beweis) proof / positiver ⸗ positive proof / einen [positiven] ⸗ liefern to be positive evidence (für/of) / ⸗ der Identität pharm identification od identity test ~**bar** detectable, demonstrable (e), identifiable / makroskopisch ~ macroscopically evident ~**en** to detect; to identify; chrom to locate ⸗**grenze** f detection limit ⸗**methode** f location method, method of detection ⸗**mittel** n Lab indicator ⸗**reagenz** n detection reagent ⸗**verfahren**, serologisches ⸗ serologic[al] identification

nach|wirken to have an after-effect ⸗**wirkung** f after-effect ⸗**wuchs** m (Tumor) aftergrowth / (Nachkommen) progeny (ɔ) ~**ziehen** (Bein) to drag / (Bindentour) to tighten

Nacken m (Nucha (PNA)) nape, back of the neck, nucha ('nju:kə) / steifer ⸗ stiff neck ⸗- nuchal (ju:), cervical ⸗ **u. Brustkorb betr.** cervicothoracic (æ) ⸗ **u. Hinterhalsseite betr.** retrocollic ⸗**band** n (Ligamentum nuchae (PNA)) ligamentum nuchae, nuchal ligament (i) ⸗**beuge** f neck bend ⸗**beugung** f (nach hinten durch Krampf) retrocollis ⸗**drüse** f cervical gland ⸗**falte** f neck crease ⸗**furche** f neck furrow (ʌ) ⸗**gegend** f cervical od nuchal region ⸗**haar** n back-hair ⸗**haargrenze** f hairline on the back of the neck ⸗**höcker** m nape prominence (ɔ) ⸗**krümmung** f curvature of the neck ⸗**linie** f nuchal line ⸗**muskel** m splenius ('spli:niəs) / querer ⸗ (Musculus transversus nuchae (PNA)) transversus nuchae muscle ⸗**muskelkrampf** m (z B Epilepsie) trachelism (ei), trachelismus ⸗**muskulatur** f cervical muscles ⸗**schlag** m Lab rabbit punch ⸗**schlagader**, tiefe f (Arteria cervicalis profunda (PNA)) deep cervical artery ⸗**schmerz** m pain in the neck, trachelodynia (‚treikilo-'diniə) ⸗**starre** f (Halsstarre) s ⸗**steifigkeit** ⸗**steifigkeit** f stiff neck; rigidity (i) of the neck muscles, nuchal rigidity / (Tetanus) emprosthotonos (ɔ) ⸗**steißlänge** f nape-breech length ⸗**stich** m cistern od cisternal od suboccipital (i) puncture ⸗**vene** f, tiefe (Vena cervicalis profunda (PNA)) deep cervical vein ⸗**wirbel** m pl (Vertebrae cervicales (PNA)) cervical vertebrae ⸗**wulst** m neck swelling ⸗**zeichen** n Brudzinski's (bru:d'zinzkiz) sign ⸗**zone** f region of the neck

-nackig -necked

nackt naked ('neikid), nude, undressed /

(Körperteil) bare / (Auge) naked ⸗**gewicht** n stripped weight (ei)

NAD = Nikotinsäureamid-adenin--dinukleotid n nicotinamide-adenine dinucleotide, NAD

Nadel f needle / (zum Nähen) surgical n. / (Stecknadel) pin eine ⸗ legen chir to put in a stitch eine ⸗ liegenlassen to leave a needle in place atraumatische ⸗ atraumatic (æ) n. gebogene ⸗ curved n. gekrümmte ⸗ boomerang (u:) n. gerade ⸗ straight n. runde ⸗ round n. scharfe ⸗ cutting n. scharfkantige ⸗ cutting n. ⸗ zur Gaumennaht cleft palate n. ~**ähnlich** needle-like ⸗**ansatzstück** n hub of the needle ⸗**aspirationsbiopsie** f needle aspiration biopsy ⸗**ausschlag** m (Apparat) deflection of the needle ⸗**behälter** m chir needle box ⸗**biopsie** f needle biopsy ('baiəpsi), aspiration biopsy ⸗**dose** f needle case ⸗**drain** n needle wire ⸗**etui** n chir needle case ~**förmig** needle-shaped ⸗**gefühl** n acanth[a]esthesia (i:) ⸗**gestell** n needle rack ⸗**halter** m needle holder, needle carrier, acutenaculum (æ) ⸗**kauter** m microbrenner (ai), microburner (ai) ~**kopfgroß** of a pin's head size ⸗**messer** n (Star) discission (i) needle, cataract (æ) needle ⸗**öhr** n eye of a needle ~**öhrförmig** (Abschuppung bei Scharlach) pin-hole [peeling] ⸗**prickeln** n acanth[a]esthesia (i:) ⸗**schwester** f suture-nurse ('sju:tʃə) ⸗**sonde** f exploring needle ⸗**spitze** f point of a needle ⸗**stechen** n ps acanth[a]esthesia (i:) ⸗**sterilisierkasten** m needle sterilising case ⸗**stich** m needle prick ⸗**zange** f needle forceps pl

NADH = Nikotinsäureamid-adenin--dinukleotid, reduziert nicotinamide--adenine dinucleotide, reduced form / = NAD, reduzierte Form NAD, reduced form, NADH

Nadireaktion f (α-Naphthol und Dimethyl-p-phenylendiamin) nadi reaction (α-naphthol and dimethylparaphenylenediamine)

NADP = Nikotinsäureamid-adenin--dinukleotid-phosphat n nicotinamide--adenine dinucleotide phosphate

NADPH₂ = Nikotinsäureamid-adenin--dinukleotid-phosphat, reduziert nicotinamide-adenine dinucleotide phosphate, reduced form

Naegele ('nɛ:gələ)|-**Becken** n Naegele's pelvis, oblique (i:) pelvis, contracted pelvis ⸗-**Obliquität** f Naegele's obliquity (i)

Naegeli ('nɛ:gəli)-**Handgriff** m Naegeli's manoeuvre (u:), [US maneuver]

Naevus m (pl Naevi) [s Nävus] n[a]evus ('ni:vəs), pl n[a]evi ('ni:vai), birthmark ⸗ albus amelanotic (ɔ) n. ⸗ anaemicus n. an[a]emicus (i:) ⸗ arachnoides n. arachnoides, spider (ai) n., stellate n., spider angioma ⸗ araneus od araneosus s ⸗ arachnoides ⸗ caeruleus blue n. ⸗ cavernosus cavernous (æ) angioma (ændʒi'oumə) ⸗ depigmentosus n. an[a]emicus (i:), amelanotic (ɔ) n. ⸗ flammeus n. flammeus, port-wine stain od mark ⸗ linearis linear (i) n. ⸗ maternus congenital (e) angioma / morus strawberry (ɔ:) n. ⸗ multiplex sebaceous (ei) n. ⸗ osteohypertrophicus s ⸗ flammeus ⸗ papillomatosus n. papillomatosus (ou) ⸗ pigmentosus pigmented n. ⸗ pilosus n. pilosus,

pilose (ai) n. ⸗ sebaceus sebaceous (ei) n. ⸗ spilus n. spilus (ai) ⸗ systematicus systematised n. ⸗ vascularis n. vascularis (æ) ⸗ verrucosus n. verrucosus (ou), verrucoid (e) n.

Nafcillin-Natrium n (WHO) nafcillin (næf'silin) sodium

Naffziger ('næfzigə)-**Syndrom** n (Halsrippensyndrom) Naffziger's syndrome, cervical rib syndrome

Naftalan n naphthalan (æ)

Nagana|[krankheit] f vet nagana (a:) ⸗**seuchenerreger** m bakt Trypanosoma (ou) brucei ('bru:siai)

N-Agar = Nähragar m nutrient agar

Nagel m chir nail; pin / (großer) spike / (Fingernagel) nail, unguis (ʌŋgwis) / (Nagelplatte, eigentlicher Nagel) nail plate / (aus Holz) peg, plug brüchiger ⸗ brittle n. deformierter u. hypertropher ⸗ turtle-back n. eingewachsener ⸗ ingrowing n., acronyx (æ) gefurchter ⸗ furrowed (ʌ) n. [längs-]gefurchter ⸗ reedy nail keulenförmiger ⸗ clubbed (ʌ) n. konischer ⸗ (Oberschenkelnagel) chir conical (ɔ) femoral (ɔ) nail längsgefurchter ⸗ reedy n. löffelförmiger ⸗ spoon-nail weicher, nach oben gekrümmter ⸗ egg-shell n. ⸗- ungual ('ʌŋgwəl), onycho-, nail ~**artig** onychoid ('ɔnikɔid) ⸗**atrophie** f atrophy (æ) of a nail, onychatrophy (æ) ⸗**aufspaltung** f schizonychia (‚skitso-'nikiə) ⸗**aufsplitterung** f (in Schichten) onychoschizia (‚ɔniko'skitsiə) ⸗**ausschneidung** f onychectomy (e) ⸗**bändchen** n nail mantle ~**beißen** n nail biting, onychophagia (ei) ⸗**bett** n nail bed, matrix (ei) ⸗**betteiterung** f paronychia (i) ⸗**bettentzündung** f onychitis (ɔni'kaitis) ⸗**bettleisten** f pl (Cristae matricis unguis (PNA)) ridges of the nail bed ⸗**bettvereiterung** f suppurative (ʌ) inflammation of the nail bed ⸗**bildung** f nail growth / ⸗ an falscher Stelle paronychosis ⸗**brüchigkeit** f onychorrhexis (‚ɔniko'reksis), nail brittleness ⸗**dystrophie** f dystrophia [of the nails], dystrophia unguium (ʌ) ⸗**entfernung** f (Onychektomie) onychectomy, nail excision (ek'siʒən) ⸗**entzündung** f s ⸗bettentzündung ⸗**erkrankung** f onychopathy (ɔ) ⸗**erweichung** f onychomalacia (mə'leiʃiə), softening of the nails ⸗**extension** f chir nail extension ⸗**extraktion** f removal (u:) of a nail ⸗**exzision** f s ⸗entfernung ⸗**falz** -m (Sulcus matricis unguis (PNA)) groove of the nail bed ⸗**falzentzündung** f perionyxis (i) ⸗**falzpanaritium** n paronychia (pæro'nikiə) ⸗**falzpanaritium betr.** paronychial ⸗**feile** f nail file ⸗**fixation** f chir nailing ⸗**fläche** f nail plate ⸗**fleck** m (weißer) leuconychia [US leuko-] (‚lju:ko'nikiə), onychopacity (æ) ~**förmig** nail-shaped, unguiform ('ʌŋgwi-) ⸗**geschwür** n paronychia (i). panaritium (i) ⸗**glied** n ungual ('ʌŋgwəl) phalanx (æ) ~**groß** of the size of a finger-nail ⸗**häutchen** n eponychium (i) ⸗**hautzange** f cuticle nippers pl ⸗**hypertrophie** f nail hypertrophy (ɔ:), hyperonychia (i)

Nägel|kauen n (Onychophagie) onychophagia, nail biting ⸗**kauer** m onychophagist (ɔ), nail biter

Nagel|körper m (Corpus unguis) body of a nail ⸗**krankheit** f onychopathy (ɔ) ⸗**krankheits-** onychopathic (æ) ⸗**ma-**

trix f matrix (ei) ~möndchen n lunula
(u:), moon ~mykose f mycosis of a nail
~n chir to nail ~-Patella-Syndrom n
nail-patella syndrome ~pflücken n
onychotillomania (ei) ~phalanx f terminal od ungual ('ʌŋgwəl) phalanx (æ)
~platte f (Corpus unguis) body of a
nail ~puls m nail pulse (ʌ) ~pulskurve f
onychogram ~pulsschreiber m onycho-
graph ~randentzündung f perionyxis (i)
~schmerz m (Onychalgie) onychalgia
(ɔni'kældʒiə) ~schwund m s ~atrophie
~spaltschere f nail-splitting scissors
pl ~spaltung f onychotomy ~span
m (zur Untersuchung) particle of a nail
~störung f disturbed growth of the
nails ~ung f chir nailing ~verdickung f
pachyonychia (,pækio'nikiə) ~ver-
krümmung f onychodystrophy (i), gryposis ~verlust m (durch Abfallen)
onychomadesis (i:), onychoptosis
('tousis) ~wall m nail wall ~wallent-
zündung f paronychia (,pæro'nikiə)
~wallpilzbefall m paronychomycosis
(pæ'rɔnikomai'kousis) ~wucherung f
onychophyma ('faimə) ~wulst m nail
wall ~wurzel f (Radix unguis (PNA))
root of a nail / (Niednagel) hangnail
~zieher m chir nail extractor ~zug m
chir skeletal (e) traction

nagen to gnaw (nɔ:) ~d (Schmerz)
gnawing
Nageotte (na'ʒɔt)-Syndrom n Babinsky-
-Nageotte syndrome, medullary tegmental paralysis
Nager m zool rodent (ou) ~pest f (bes
Kalifornien) sylvatic (æ) plague (pleig)
~vernichtung f rodent eradication
~vernichtungsmittel n rodenticide
Nagetier n zool rodent ~krankheit f
rodent disease ~pest f rodent plague
(pleig)
Nah|aufnahme f röntg contact radio-
graph (ei) ~bestrahlung f röntg contact
therapy, short-distance irradiation
~bestrahlungstherapie f contact X-ray
therapy ~brille f pulpit (u) spectacles
(pl)
naheliegend (Organ) adjacent (ei),
neighbo[u]ring (ei)
nähen to sew (sou), to stitch / (chir auch)
to suture ('sju:tʃə) / noch einmal ~ chir
to resuture (ju:) / primär ~ to apply a
primary (ai) suture ('sju:tʃə) ~ in Etagen od
Schichten terracing, suturing in layers
('lɛəz)
Näherungsverfahren n approximation
method
Näh|krampf m sewing (ou) spasm
~material n chir suture material ~nadel
f chir surgical (ə:) needle
Näh|potential n (EKG) intrinsic deflec-
tion ~punkt m near point, punctum
proximum / ~ der Konvergenz near
point of convergence (NPC)
Nähr- (Vors) nutrient (ju:), alimentary,
nutritive (ju:), nutritional (i) ~agar m
nutrient agar
Nährboden m culture (ʌ) medium, media / fester ~ solid (ɔ) culture /
flüssiger ~ liquid culture ~flasche f
culture flask (a:) ~mittel n bakt
nutrient (ju:)
Nähr|bouillon f, ~brühe f [nutrient]
broth ~eigenschaft f nutritional quality
(ɔ) ~einlauf m nutrient enema (e) ~en
to nourish (ʌ) / (Kind) to feed / sich ~
to live (von on), to feed (von on) ~end

nutritive (ju:), nutritious (i) / (Mutter)
nursing ~fehler m s ~schaden ~flüssig-
keit f nutritive (ju:) od nutrient (ju:)
fluid (u) ~gehalt m nutritive value (æ)
~gelatine f nutrient gelatin ('dʒelətin)
~geschäft n (Säugling) feeding
nahrhaft nourishing (ʌ), nutritious (i)
Nähr|hefe f nutritive (ju:) yeast (ji:st)
~klistier n nutrient od nutritive enema
(e) ~klysma n s ~klistier ~kräftig
nourishing (ʌ) ~lösung f bakt nutrient
solution, culture (ʌ) fluid (u), liquid
nutrient medium ~medium n Lab
culture medium od broth, nutrient
medium ~mittel n foodstuff / (für
Säuglinge) baby (ei) food / (Teigwaren)
alimentary pastes ~plasma n embr
trophoplasm (ou) ~präparat n pharm
alimentary od nutrient preparation,
patent (ei) food, nutrient ~salz n
nutritive (ju:) salt, mineral nutrient
~schaden m dietary (ai) deficiency (i) /
disease due to faulty nutrition (i)
~schema n feeding schedule ('ʃedju:l)
~stoff m nutritive substance, nutrient
~stoffe nutrient media (i:) ~substanz f s
~stoff ~substrat n nutrient medium
Nahrung f food; diet (ai) [nicht nur =
Diät!]
Nahrungs|albuminurie f digestive albu-
minuria (juə) ~allergen n nutritive (ju:)
allergen ('ælədʒən) ~allergie f food od
nutritional allergy ~aufnahme f (Essen)
eating / physiol assimilation, resorption
/ ingestion, food intake / selbstgewählte
~ eines Säuglings self-demand feeding
~ausnutzung f food utilisation ~aus-
tausch m nutrient exchange ~bedarf m
nutrition requirements ~beschränkung
f dietetic (e) restriction ~dotter m embr
nutritive yolk (jouk), deutoplasm
('dju:toplæzm) ~eigen (z B Kalk,
Strontium) contained in the food
~entzug m denutrition (i) ~ergänzung f
supplementary food ~gemisch n mixed
food ~glykosurie f alimentary od
digestive glycosuria (juə) ~hygiene f
food hygiene ('haidʒi:n) ~karenz f
reduced food intake, alimentary abstinence, fasting (a:) ~kunde f nutriology
~mangel m lack of food, alimentary
deficiency (i)
Nahrungsmittel n pl foodstuff, food
~allergie f food od nutritional allergy
~bedingt (z B Typhus) food-borne
~chemie f food chemistry ~fachmann
m cibologist (ɔ) ~fälschung f adulteration of food ~gift n food poison
~hygiene f food hygiene ('haidʒi:n)
~infektion f food infection ~kontrolle f
food inspection, food control (ou)
~kunde f science of nutrition ~lehre f
dietetics (e), sitology (sai'tɔlədʒi) ~prü-
fer m food inspector ~tabelle f food
table ~überwachung f food control od
inspection ~verfälschung f s ~fäl-
schung ~vergiftung f sitotoxism / (aus
Bakterien) food poisoning / (aus
zersetzten Eiweißstoffen) ptomaine
('toumein) poisoning / (durch Kon-
serven) botulism (ɔ) / (endogen) alimentary toxicosis ~zusatz m food
additive (æ)
Nahrungs|protein n food protein (ou)
~rest food particle ~rückstand m food
particle ~stauung f stagnation of food
~umstellung f change of diet (ai)
~verweigernd (Patient) refusing food
~verweigerung f ps sitophobia (,saito-

'foubiə) / (Streik) hunger strike ~ver-
wertung f utilisation of food ~zufuhr f
food intake ~zusatzmittel n (chemischer Art) food additive
Nähr|wert m nutritive (ju:) od caloric (ɔ)
value (æ); fuel (fjuəl) value ~wertfrei
non-nutritive ~zucker m nutritive sugar ('ʃugə)
Nähseide f chir surgical silk
Nahstrahlkammer f röntg contact-thera-
py chamber (ei)
Naht f seam / anat sutura (juə), pl
suturae, suture ('sju:tʃə), fissure, commissure (ɔ) / chir suture / (Einzelnaht)
stitch aufgeschobene ~ delayed suture
blutige ~ needle suture fortlaufende ~
continuous od uninterrupted suture
nicht resorbierbare ~ non-absorbable
suture resorbierbare ~ absorbable
suture sehr späte ~ long delayed wound
(u:) closure ('klouʒə) umschlungene ~
pin suture, twisted od figure ('figə)-of-
-eight suture unblutige ~ dry suture
verlorene ~ buried (e) od sunk suture
versenkte ~ s verlorene ~ verzögerte ~
delayed suture ~ mit zwei Nadeln
cobblers' suture eine ~ entfernen od
ziehen to remove od to withdraw a
suture eine ~ legen to apply a suture
eine ~ liegenlassen to leave a suture in
~- anat sutural ('sju:tʃərəl) ~abszeß m
stitch abscess ~dehiszenz f dehiscence
of a suture ~instrument n chir suture
instrument ~klammer f suture clip
~klammerzange f suture clip applying
(ai) and removing (u:) forceps ~kno-
chen m pl (Ossa suturarum (PNA))
sutural bones ~lagerung f chir placement of a suture ~legen n chir
suturation ~linie f raphe ('reifi), suture
(ju:) line ~los seamless ~material n
suture material (iə) ~pinzette f chir
suture forceps pl
Nahtransplantation f contact graft
Naht|reihe f row of sutures ~spatel m
suturing spatula ~star m sutural
cataract (æ) ~stärke f strength of a
suture ~vereinigung f union at the
suture line
Naja f (Kobra) naja ('na:dʒa:)
Nalidixinsäure f nalidixic acid (NF)
Nalorphin n (WHO) nalorphine
('nælɔ:fi:n) hydrochloride (USP), nalorphine hydrobromide (BP)
Namenszwang m (Onomatomanie) ono-
matomania (ei)
NANA = N-Azetylneuraminsäure f N-
-acetyl neuraminic acid, NANA
Nandrolon n (WHO) (Nortestosteron)
nandrolone ('nændroloun) (BPCA)
~decanoat n nandrolone decanoate
(BP, NF) ~phenylpropionat n pharm
nandrolone phenylpropionate
Nanismus m (Nanosomie, Zwergwuchs)
nanism (ei), dwarfism (ɔ:)
Nano|melie f (Mikromelie) nanomelia
(i:) ~somie f s Nanismus ~somus m
(Zwerg) nanosomus (ou) ~zephalie f
nanocephalia (ei)
Nanukayamikrankheit f seven-day fever,
nanukayami (,na:nu:ka:'ja:mi)
nanus (zwerghaft) nanus (ei)
NAPA[P] = N-Azetyl-p-Amino-phenol
N-acetyl-p-aminophenol, NAPA
Na-PAS = p-Aminosalizylsäure, Natriumsalz p-aminosalicylic acid, sodium salt, sodium aminosalicylate
napf|förmig cup-shaped, cotyloid (ɔ)
~gelenk n (Articulatio cotylica (PNA))

ball-and-socket joint ⊱kuchen**i**ris f (Iris bombata) umbr**e**lla **i**ris ('aiəris), **i**ris bomb**é**
Naphazolin n (WHO) naph**a**zoline (næ'fæzoli:n) [nitrate (BP)] [hydrochl**o**ride (BP, NF)]
Naphtha f chem naphtha ('næfθə)
Naphthale**n|karb**o**nsäure** f (Naphthoesäure) naphthalene ('næfθəli:n) carboxylic (i) acid, naphth**o**ic acid ⊱**dikarb**o**nsäure** f (Naphthalsäure) naphthalene dicarboxylic acid, naphthalic acid
Naphthalin n chem naphthalene (æ) ⊱**sulfonsäure** f (Acidum naphthalinsulfonicum) naphtholsulphonic acid
Naphthalsäure f naphthalic acid, naphthalene dicarboxylic acid
Naphtharson n naphtharson
Naphthio**nsäure** f (Naphthylaminsulfonsäure) chem naphthionic (ɔ) acid, naphthylamine monosulphonic acid, naphthylaminosulphonic acid
Naphthochinon-natriumsulfonat n (EP, DAB) naphthoquinone-sodium sulfonate (USP)
Naphthoe**säure** f naphthoic acid, naphthalene carboxylic acid
1-Naphthol (DAB), α-**Naphthol** (DAB) 1-naphthol ('næfθɔl) (EP, BP, USP), alphanaphthol (USP), α-naphthol (EP, BP) **2-**⊱ (DAB), β-Naphthol (DAB) 2- -naphthol (BP, EP, USP). β-naphthol (EP, BP), betanaphthol (USP) **1- -**⊱**benze**i**n** n (EP, DAB) 1-naphthol-benzein (EP, BP) ⊱**disulfonsäure** f naphtholdisulphonic acid
1-Naphthyl|**amin** n (DAB) 1-naphthylamine [hydrochloride (USP)] ⊱**aminsulfonsäure** f naphthionic acid, naphthylaminosulphonic acid od naphthylamine monosulphonic acid ⊱**äthyl**e**ndiamindihydrochlor**i**d** n naphthylethylenediamine dihydrochloride α-⊱**thioharnstoff** m alpha-naphthylthiourea (,θaiojuə'riə)
Narath ('na:rat)|-**H**e**rnie** f Narath's hernia ⊱-**Operation** f Narath's operation
Narbe f scar, cicatrix (i), pl cicatrices (sikə'traisi:z) / (Pocken) pit, pockmark / geschmeidige ⊱ pliable (ai) scar / eine ⊱ bilden od liefern to form a scar, to cicatrise (i), to scar
Narben|- cicatricial (sikə'trifəl), scar, ulo- (ju:) (Vors), ulotic ⊱**artig** scarlike, cicatricial ⊱**ausschneidung** f cicatricotomy (,sikətri'kɔtəmi) ⊱**bedeckt** scarred (ska:d) ⊱**bildung** f cicatrisation, scar formation, formation of scar tissue ⊱**bildungsfördernd** consolidant (ɔ), epulotic (ɔ) / (Mittel) cicatrisant (i) ⊱**bruch** m incisional od postoperative (ɔ) hernia ⊱**durchschneidung** f cicatricotomy, ulotomy ⊱**durchtrennung** f s ⊱durchschneidung ⊱**entfernung** f cicatricectomy ⊱**entstellung** f deformity due to scars ⊱**fördernd** cicatrisant (i) ⊱**gebiet** m scar area; site of previous injury ⊱**geschädigt** scar-damaged (æ) ⊱**geschw**u**lst** f (Narbenkeloid) cicatricial keloid (i:) ⊱**gewebe** n cicatricial tissue, scar tissue ⊱**herd** m (Herz) mycoardial scar ⊱**h**e**rnie** f s ⊱bruch ⊱**hypertrophie** f cicatricial hypertrophy ⊱**infarkt** m cicatrised od healed infarct ⊱**karzin**o**m** n carcinoma in scar tissue ⊱**keloid** n s ⊱geschwulst ⊱**kontraktur** f cicatricial contraction, scar tissue contraction ⊱**krebs** m (meist Lunge) cancer developing in a scar, scar carcin**o**ma ⊱**leber** f scarred (ska:d)

liver ~**los** unscarred, without scars ⊱**plastik** f (Keloplastik) keloplasty (i:) ⊱**pterygium** n cicatricial pterygium (te'ridʒiəm) ⊱**ringdurchtrennung** f (bei Hernien) kel**o**tomy ⊱**rückstand** m scarred residue (e) ⊱**schmerzen** m pl scar pain ⊱**spaltung** f ulet**o**my (ju:'letəmi) ⊱**staphylom** n cicatricial staphyloma ⊱**stase** f stasis (ei) by scarring (a:) ⊱**stenose** f cicatricial stenosis / ⊱ der Gallenwege cholestasis (ei) due to scarring ⊱**striktur** f cicatricial stricture ⊱**trachom** n cicatricial trachoma ⊱**zug** m cicatricial contraction, scar contraction ⊱**zugskoliose** f cicatricial scoliosis
narbig scarred (ska:d); cicatrised / (Pocken) marked (ma:kt), pitted
Narcei**n** n narceine ('na:sii:n)
Narde f bot spike lavender (æ)
Nardenöl n pharm spike lavender oil
Nares f pl ((PNA) Nasenlöcher) nostrils
Naris f (Nasenloch) naris (εə), pl nares ('nεəri:z), nostril
Narko|**analyse** f narco-analysis (æ) ⊱**hypnose** f narcosuggestion ⊱**katharsis** f narcocatharsis ⊱**lepsie** f narcolepsy, paroxysmal (i) sleep, sleep epilepsy (e) / genuine ⊱ narcoleptic syndrome, Gelineau's (ʒeli'no:z) syndrome ~**leptisch** narcoleptic ⊱**lyse** f ps narco-analysis ⊱**manie** f narcomania (ei) ~**matös** narcomatous (ou)
Narkose f an[a]esthesia (æni:s'θi:ziə) / (selten) narcosis, pl narcoses / in ⊱ under an[a]esthesia / in tiefer ⊱ under general an[a]esthesia / intratracheale ⊱ endotracheal (ei) an[a]esthesia / intravenöse ⊱ intravenous (i:) an[a]esthesia / ⊱ durch Trachealrohr od Intubator endotracheal an[a]esthesia ⊱**apparat** m an[a]esthesia apparatus (ei) ⊱**arzt** m an[a]esthetist ⊱ f pharm an[a]esthetic (e) ether ('i:θə) (BP) ~**bedingt** induced by an[a]esthesia ⊱**facharzt** m an[a]esthetist ⊱**gerät** n an[a]esthesia apparatus (ei) ⊱**kater** m postan[a]esthetic nausea (ɔ:) ⊱**kunde** f an[a]esthesiology ⊱**lähmung** f narcosis paralysis (æ) ⊱**maske** f an[a]esthetic mask (a:) ⊱**mittel** n an[a]esthetic (e) ⊱**pneumonie** f ether (i:) pneumonia (ou) ⊱**raum** m an[a]esthetising (i:) room ⊱**schock** m an[a]esthesia shock ⊱**sucht** f narcosomania (ei) ⊱**system** n, kontinuierliches n continuous flow system / lungenautomatisches ⊱ intermittent flow system ⊱**technik** f an[a]esthetising (i:) technique ⊱**tischchen** n an[a]esthetic table ⊱**tod** m death caused by an[a]esthesia ⊱**tropfflasche** f chloroform (ɔ:) dropper ⊱**tubus** m airway
Narko|**suggestion** f narcosuggestion ⊱**synthese** f narcosynthesis ⊱**therapie** f narcotherapy
Narkot|**ikum** n pharm an[a]esthetic (æni:s'θetik); narcotic (ɔ) / in ⊱ narcotine ('na:kətin) (BP) ⊱**insäure** f chem opianic (æ) acid ~**isch** narcotic (ɔ), an[a]esthetic (e) ⊱**iseur** m an[a]esthetist (i:) ~**isieren** Lab to narcotise / (Patienten) to an[a]esthetise (i:) / (mit Äther) to etherise (i:) ⊱**ismus** m narcotism
Narzei**n** n chem narceine ('na:sii:n)
Narziß|**mus** m sex narcissism, narcism ~**tisch** sex narcissistic
nasal nasal (ei), rhinal (ai) ⊱**klang** m (Stimme) rhinophonia (ou), nasal (ei) twang (æ) ⊱**krise** f nasal crisis (ai)

⊱**punkt** m nasal point ⊱**sprache** f nasal twang
NAS-Benzidinmethode f nickel-ammonium sulphate benzidine method
Nase f nose **äußere** ⊱ (Nasus externus (PNA)) external nose **laufende** ⊱ running (ʌ) n. **schiefe** ⊱ squint n. ver-**stopfte** ⊱ stuffy n. / er blutet aus der ⊱, er hat Nasenbluten his nose is bleeding / durch die ⊱ sprechen to speak through one's n. / sich die ⊱ zuhalten to hold one's n. ⊱ **betr.** nasal (ei), rhinal (ai), rhino- (ai) (Vors), naso- (ei) (Vors) ⊱ **u.** Schlund betr. rhinopharyngeal (i), nasopharyngeal
näseln to speak through one's nose ⊱ n (Sprache) rhinism (ai), rhinismus (i), rhinolalia (ei)
Nasen|- nasal (ei), rhinal (ai), rhino- (ai) (Vors), naso- ('neiso) (Vors) ⊱**absonderung** f discharge from the nose ⊱**abstrich** m nose od nasal swab (ɔ) ⊱**abstrichkultur** f nasal culture (ʌ) ⊱**atmung** f nasal breathing (i:), nasal respiration, respiration through the nose ⊱**ausfluß** m (Rhinorrhoe) nasal discharge; rhinorrh[o]ea (i) ⊱**bein** n (Os nasale (PNA)) nasal bone ⊱**beinfraktur** f fracture of the bridge of the nose ⊱**blennorrhoe** f (schleimig-eitriger Nasenkatarrh) rhinoblennorrh[o]ea (i) ⊱**bluten** n nosebleeding, epistaxis, nasal h[a]emorrhage / starkes ⊱ (Rhinorrhagie) rhinorrhagia (ei) / (als vikariierende Menstruation) cephalomenia (i:) ⊱**dilatator** m nasal dilator (ei) ⊱**diphtherie** f nasal diphtheria (iə) ⊱**drüsen** f pl (Glandulae nasales (PNA)) nasal glands (a:) ⊱**dusche** f nasal douche (du:ʃ) ⊱**eingang** m nasal vestibule ⊱**facharzt** m rhinologist (ɔ) ⊱**flügel** m (Ala nasi (PNA)) wing od side of the nose, ala ('eilə) of the nose ⊱**flügelknorpel** m (Cartilago alaris major (PNA)) lower nasal cartilage ⊱**gang** m, mittlerer (Meatus nasi medius (PNA)) middle meatus of the nose / oberer ⊱ (Meatus nasi superior (PNA)) superior meatus of the nose / unterer ⊱ (Meatus nasi inferior (PNA)) inferior meatus of the nose ⊱**gangverengerung** f rhinostenosis ⊱- -**Gaumen-Nerv** m (Nervus nasopalatinus (PNA)) long sphenopalatine nerve ⊱**haar** n vibrissa (vi'brisə), pl vibrissae ⊱**heilkunde** f (Rhinologie) rhinology ⊱**heilkunde** betr. rhinologic[al] (ɔ) ⊱**höhle** f nasal cavity (æ) od fossa, cavity of the nose ⊱**höhlenkatarrh** m rhinitis (rai'naitis) ⊱**inhalator** m nasal inhaler ⊱**irrigator** m nasal irrigator ⊱**kanüle** f nasal cannula ⊱**katarrh** m (Schnupfen) cold in the head, rhinitis (rai'naitis), snuffles ('snʌfəlz) (pl) F, running of the nose F / schleimig- -eitriger ⊱ (Nasenblennorrhoe) rhinoblennorrh[o]ea (i) ⊱**katheter** m [intra]nasal catheter (æ) ⊱**kehlkopfkunde** f rhinolaryngology ⊱**klemme** f nasal clip, nasal plastic brace ⊱**knochennekrose** f rhinonecrosis ⊱**knorpel** m pl (Cartilagines nasi (PNA)) cartilages of the nose ⊱**korrektur** f nosoplastic (ou) surgery, rhinoplasty (ai) ⊱**krise** f nasal crisis (ai) ⊱**kuppe** f tip of the nose ⊱**laufen** n F s ⊱katarrh ⊱**leiden** n nasal disease, rhinopathy (ɔ) ⊱**lidfalte** f (Plica palpebronasalis (PNA)) palpebronasal fold ⊱**lippenfalte** f nasolabial (ei) fold ⊱**lippenplastik** f rhinoch[e]iloplasty

('raino'kailoplæsti) **≥loch** *n* (Naris (*PNA*)) nostril, naris (εə), orifice (ɔ) of the nose / *pl* nares ('nεəri:z), nostrils **≥maske** *f* nasal mask **≥muschel** *f* (Concha) turbinate [bone], concha ('kɔŋkə), *pl* conchae / mittlere **≥** middle nasal concha / obere **≥** superior (iə) nasal concha / untere **≥** inferior (iə) nasal concha **≥muschelresektion** *f* (Nase) turbinectomy, conchotomy **≥nebenhöhle** *f* paranasal (ei) sinus (ai) **≥ödem** *n* rhin[o]edema (i:) **≥öffnung** *f*, vordere anterior (iə) naris (εə), *pl* nares **≥olive** *f* nasal tip **≥operation** *f* chir rhinotomy **≥passage** *f* nasal passage **≥pinzette** *f* nose forceps *pl* **≥plastik** *f* rhinoplasty (ai) / (mit Stirnlappenbildung) Indian operation / (mit Lappenbildung aus dem Arm) Italian *od* tagliacotion (,tæljə'kouʃn) operation **≥plastikmesser** *n chir* rhinoplastic knife **~plastisch** rhinoplastic **≥polyp** *m* nasal (ei) polypus (ɔ), rhinopolypus **≥polypen** *m pl* adenoids ('ædinɔidz) **≥polypenhaken** *m chir* nasal polypus (ɔ) hook **≥polypenschnürer** *m* nasal *od* nose snare **≥rachendusche** *f* nose-throat douche (du:ʃ) **≥rachenentzündung** *f* nasopharyngitis (dʒai) **≥rachenkatarrh** *m* rhinopharyngitis **≥rachenpolyp** *m* nasopharyngeal (i) polypus (ɔ) **≥rachenraum** *m* nasopharynx (æ), nasopharyngeal space **≥rachenzange**, scharfe *f chir* adenoid cutting forceps *pl* **≥raspel** *f chir* nasal rasp (a:) **≥raum** *m* nasal cavity **≥rücken** *m* (Dorsum nasi (*PNA*)) bridge *od* dorsum of the nose **≥rückenarterie** *f* (Arteria dorsalis nasi (*PNA*)) dorsalis nasi artery **≥rückensenkung** *f* depression of the bridge of the nose **≥salbe** *f pharm* nose ointment *od* jelly **≥scheidewand** *f* (Septum nasi (*PNA*)) nasal septum, nose septum **≥scheidewand betr.** septal, nasoseptal **≥scheidewanddefekt** *m* septal defect **≥scheidewandverbiegung** *f* deviation of the nasal septum **≥schere** *f chir* nasal scissors (i) **≥schlauch** *m* nasal tube **≥schlauchernährung** *f* nasal feeding **≥schleim** *m* nasal *od* nose secretion *od* discharge **≥schleimhaut** *f* (Membrana mucosa nasi (*PNA*)) nasal mucous (ju:) membrane, nasal mucosa (ou), olfactory mucous membrane **≥schleuder** *f chir* sling-shaped nasal dressing **≥schmerz** *m* (Rhinodynie) rhinalgia (æ), rhinodynia (i) **≥schnitt** *m chir* rhinotomy **≥schwelle** *f* (Limen nasi (*PNA*)) limen nasi **≥sekret** *n* nasal discharge *od* secretion (i:) **≥septum** *n* nasal septum **≥septum-** septonasal **≥sonde** *f* nasogastric (æ) sound, nasal tube **≥spekulum** *n* nasal *od* nose speculum (e), conchoscope, rhinoscope (ai) **≥spezialist** *m* (Rhinologe) rhinologist (ɔ) **≥spiegel** *m* **≥** spekulum **≥spiegeln** *n* rhinoscopy (ɔ) **≥spiegeluntersuchung** *f* rhinoscopy **≥spitze** *f* (Apex nasi (*PNA*)) apex of the nose, tip of the nose **≥sprache** *f* rhinolalia (ei), rhinophonia **≥spray** *m* nasal *od* nose spray **≥spritze** *f* nasal syringe (i) **≥spülung** *f* nasal irrigation **≥stanzinstrument** *n* antrum punch **≥steg** *m* nasal columella (ə) **≥stein** *m* nasal calculus, rhinolith (ai), nasal concretion (i:) **≥steinleiden** *n* rhinolithiasis **≥stopfer** *m* nasal dressing forceps *pl* **≥tampon** *m* nasal plug, rhinobyon (ou) **≥tampona-**

---

de *f* nasal packing *od* plugging *od* tamponade (ei) **≥trepan** *m* nasal trephine (i:) **≥tropfen** *m pl pharm* nose drops **≥tubenkatarrh** *m* rhinosalpingitis (,sælpin'dʒaitis) **≥venen**, äußere *f pl* (Venae nasales externae (*PNA*)) external nasal veins **≥verstopfung** *f* rhinocleisis ('klaisis), obstruction of the nasal passages, nasal stuffiness **≥wege** *m pl* nasal passages **≥wurzel** *f* (Radix nasi (*PNA*)) root of the nose **≥zange** *f* nose cutting forceps *pl*
-nasig -nosed (ou)
Nasion *n* nasion (ei), root of the nose **≥- -Basion-Linie** *f* basinasal line
naso|frontal nasofrontal (ʌ) **~gen** (von der Nase herrührend) rhinogenous (ɔ) **~labial** nasolabial (ei) **≥labialfalte** *f* (Sulcus nasolabialis (*PNA*)) nasolabial groove **~lakrimal** nasolacrimal **~oral** naso-oral (ɔ:) **~palatinal** nasopalatine (æ) **~pharyngeal** nasopharyngeal (i) **≥pharyngealraum** *m* nasopharyngeal space, nasopharynx (æ) **≥pharyngitis** *f* postnasal (ei) catarrh (a:), nasopharyngitis (dʒai), rhinopharyngitis (i) **≥pharyngoskop** *n* nasopharyngoscope (i) **≥pharynx** *m* rhinopharynx (æ), nasopharynx **~tracheal** nasotracheal **~turbinal** nasoturbinal **~ziliar** nasociliary (i)
nässen (Bett) to wet / (Wunde) to discharge / (Ekzem) to weep **~d** (Ekzem) oozing (u:), weeping, madidans (æ)
Naß|erfrierung *f* (Füße) immersion foot **~geschwitzt** bathed (ei) in perspiration **~kalt** wet *od* damp and cold
Nasus *m* ((*PNA*) Nase) nose, nasus (ei) / **≥** externus ((*PNA*) äußere Nase) external nose
naszierend nascent ('næsənt)
Natalität *f* (Geburtenzahl auf 1000 Einwohner) natality
Nates *f pl* ((*PNA*) Hinterbacken, Gesäßbacken) buttocks (ʌ), nates ('neiti:z) **≥ betr.** natal (ei)
nativ original, unmodified; native (ei) **≥röntgenbild** *n* plain film
Natrii| acetas (*EP*) sodium acetate (*BP, EP*) **≥ aminosalicylas** (*EP*) (p-aminosalicylsaures Natrium, Natrium para--aminosalicylicum) sodium aminosalicylate (*EP, BP*) **≥ bromidum** (*EP*) sodium bromide (*EP, BP*) **≥ carbonas decahydricus** (*EP*) (Natriumcarbonat, Natriumcarbonat-Dekahydrat, Natrium carbonicum) sodium carbonate decahydrate (*EP*) **≥ carbonas monohydricus** (*EP*) (Natriumcarbonat--Monohydrat, Natrium carbonicum siccatum) sodium carbonate monohydrate (*EP*) **≥ chloridum** (*EP*) (Natriumchlorid, Natrium chloratum) sodium chloride (*EP, BP*) **≥ chromatis** [51Cr] *solutio sterilisata* (*EP*) sodium chromate [51Cr] sterile solution (*EP*) **≥ citras** (*EP*) sodium citrate (*EP, BP*) **≥ hydrogenocarbonas** (*EP*) (Natriumhydrogencarbonat, Natrium bicarbonicum) sodium bicarbonate (*EP, BP*) **≥ iodidi** [125I] [131I] *solutio* (*EP*) sodium iodide [125I] [131I] solution (*EP, BP*) **≥ iodidum** (*EP*) (Natriumjodid, Natrium jodatum) sodium iodide (*EP, BP*) **≥ iodohippurati** [131I] *solutio iniectabilis* (*EP*) sodium iodohippurate [131I] injection (*EP, BP*) **≥ pertechnetatis** [99mTc] *sine fissione formati solutio*

---

iniectabilis (*EP*) sodium pertechnetate [99mTc] injection (non-fission) (*EP, BP*) **≥ phosphas** (*EP*) (Natriummonohydrogenphosphat, Natrium phosphoricum) sodium phosphate (*EP, BP*) **≥ phosphatis** [32P] *solutio iniectabilis* (*EP*) sodium phosphate [32P] injection (*EP, BP*) **≥ sulfas anhydricus** (*EP*) (entwässertes Natriumsulfat, Natrium sulfuricum siccatum) anhydrous sodium sulphate (*EP*) **≥ sulfas decahydricus** (*EP*) (Natriumsulfat, Natrium sulfuricum) sodium sulphate (*EP, BP*) **≥ thiosulfas** (*EP*) sodium thiosulphate (*EP, BP*)
Natrium *n chem* sodium ('soudiəm) **≥ aceticum** sodium acetate (æ) (*BP, USP*) **≥-ÄDTA** (*DAB*) (Äthylendiamintetraessigsäure, Dinatrium-Salz) ethylenediaminetetraacetic acid, disodium salt **≥alginat** *n* s. alginate **≥alizarinsulfonat** *n* s. edetate, s. alizarin sulphonate **ameisensaures ≥** (Natrium formicicum) formic s. **≥amid** *n* s. amide (æ), sodamide (sou'dæmaid) **≥amidotrizoat** *n röntg* s. diatrizoate (*BP*) **≥-p--aminosalicylat** *n* (Natrium paraaminosalicylicum (*DAB*), p-aminosalicylsaures Natrium (*DAB*)) s. aminosalicylate (*BP, USP*) **p-aminosalicylsaures ≥** (*DAB*) s. aminosalicylate (*BP, USP*) **antimon-bis-brenzkatechindisulfonsaures ≥** stibophen (*BP, USP*) **~arm** *od* poor in s.; (Diät) s.-restricted **≥arsenat** *n* s. arsenate (*EP*) **≥ascorbat** *n* s. ascorbate **≥azetat** *n* (*DAB*) s. acetate (æ) (*BP, USP*); wasserfreies **≥azetat** (*DAB*) anhydrous s. acetate (*BP, USP*) **≥-azetrizoat** *n* (Acetrizoat) *röntg* s. acetrizoate (,æsitrai'zoueit) (*BPCA*) **≥benzoat** *n* (*DAB*) s. benzoate **≥ benzoicum** (*DAB*) (Natriumbenzoat (*DAB*)) s. benzoate **≥ bicarbonat** (*DAB*) (Natriumhydrogencarbonat (*DAB*), doppeltkohlensaures Natrium, Natron) s. bicarbonate (*BP*), s. hydrogen carbonate, bicarb ('bai'ka:b) *F* **≥bikarbonat** *n* s. bicarbonate **≥ biphosphoricum** s. biphosphate (*EP*) **≥bisulfit** *n* s. bisulphite* (bai-'sʌlfait) **≥borat** *n* s. tetraborate **≥ bromatum** (*DAB*) s. bromide (ou) **≥bromid** *n* (*DAB*) s. bromide (ou) **≥-Calcium-Edetat** *n* (Natrii Calcii edetas (*WHO*)) s. calcium edetate (*BP*), calcium disodium edetate (*USP*) **≥carbonat** *n* s. carbonate / **≥-Dekahydrat** *n* s. carbonate decahydrate / **≥--Monohydrat** *n* s. carbonate monohydrate / wasserfreies **≥** anhydrous s. carbonate **≥ carbonicum** (*DAB*) s. carbonate (*EP*) **≥chlorat** *n* s. chlorate (ɔ:) **≥ chloratum** (*DAB*) (Natriumchlorid (*DAB*), Kochsalz) s. chloride (ɔ:) (*BP*), common (ɔ) salt **≥ chloricum** (Natriumchlorat) s. chlorate (ɔ:) **≥chlorid** *n* s. chloride (ɔ:) (*BP*), common (ɔ) salt **≥chromat** *n* s. chromate **≥ chromoglycicum** s. chromoglycate (*BP*) **≥colistinmethansulfonsaures ≥** colistin sulphomethate (e) s. (*BP*) **≥ cyanatum** (Natriumzyanid, Zyannatrium) s. cyanide (ai) **≥dehydrocholat** *n* (Acidum dehydrocholicum (*WHO*)) s. dehydrocholate (*NF*) **≥diäthylbarbiturat** *n* diethylbarbiturate (i) **≥ diaethylbarbituricum** (*DAB*) s diäthylbarbitursaures **≥ diäthylbarbitursaures ≥** ((*DAB*) Barbital-Natrium (*DAB*)) barbitone s.

(*BP*), barbital s. (*BP*) **≈diäthyldithio-carbamat** n s. diethyldithiocarbamate **≈diatrizoat** n s. diatrizoate **≈dihydro-genphosphat** n (*DAB*) s. acid phosphate (*BP*) (Sod. Acid Phos.), s. dihydrogen phosphate (*EP*, *BP*), monobasic s. phosphate (*USP*) **≈dimethylarsinat** n s. dimethylarsinate, s. cacodylate (ou) ≈--dioctyl-sulfosuccinat n s. dioctyl sul-phosuccinate* (*BPC*, *USP*) **≈dioxyd** n s. dioxide **≈disulfit** n (*DAB*) s. bisulfite* ≈ **dodecylsulfat** n s. dodecyl sulphate* **doppeltkohlensaures** ≈ s. bicarbonate (*BP*), s. hydrogen carbonate (*BP*) **≈feredetat** n s. ironedetate (*BPCA*) ≈ **fluoratum** (Natriumfluorid) s. fluoride (*BP*, *USP*) **≈fluorid** n s. fluoride (*BP*, *EP*, *USP*) **≈formiat** n (Natrium formi-cicum) s. formate ≈ **formicicum** (amei-sensaures Natrium) formic (ɔ:) s., s. formate **≈gehalt** m s. content; (im Blut) natr[a]emia (i:) **≈glutamat** n mono-sodium glutamate ≈ **glycerinophos-phoricum** (Natriumglycerophosphat) s. glycerophosphate **≈glycerophosphat** n (Natrium glycerophosphoricum) s. glycerophosphate **~haltig** sodic (ou) **≈haushalt** m sodium balance **≈hexa-metaphosphat** n s. hexametaphosphate **≈hexanitrocobaltat** n (*DAB*) s. cobalt-initrite (*EP*, *USP*) **≈hydrogencarbonat** n ((*DAB*), Natrium bicarbonicum (*DAB*)) s. bicarbonate (*BP*), s. hydro-gen carbonate **≈hydroxyd** n (*DAB*) s. hydroxide (*BP*), caustic (ɔ:) soda (*BP*) ≈ **hydroxydatum** (Natriumhydroxyd (*DAB*), Ätznatron) s. hydroxide (ɔ) (*BP*), caustic soda (*BP*) **≈hypobromit** n s. hypobromite **≈hypochlorid** n s. hypochlorite (ɔ:) ≈ **hypochlorosum** n (Natriumhypochlorit) s. hypochlorite (ɔ:) **≈hypophosphit** n s. hypo-phosphite **≈iodohippurat** [131I]-Injek-tionslösung f s. iodohippurate [131I] injection **≈jodat** n s. iodate (ʾaiədeit) ≈ **jodatum** (*DAB*) (Natriumjodid, Jodna-trium) s. iodide (ai) (*BP*) **≈jodid** n (*DAB*) (Natrium jodatum, Jodna-trium) s. iodide (ai) (*BP*) **≈joglycamat** n s. ioglycamate **≈jopodat** n s. iopodate **≈kakodylat** n s ≈ kakodylicum ≈ **kakodylicum** (Natriumkakodylat) s. ca-codylate (ou) **≈kaliumtartrat** n potas-sium s. tartrate **≈karbonat** n (*DAB*) s. carbonate (*BP*) s **≈carbonat** kohlen-saures ≈ s. carbonate (*BP*) ≈ **lacticum** (Natriumlaktat, milchsaures Natrium) s. lactate (æ) **≈laktat** n s. lactate (æ) **≈laurylsulfat** n s. lauryl (ɔ:) sulphate (*EP*, *BP*) ≈-**Mangel-Syndrom** n hyponatr[a]emia syndrome, low s. syn-drome, s. loss syndrome **≈mandelat** n (Natrium phenylglycolicum) s. mande-late **≈metabisulfit** n s. metabisulphite (*BP*) **≈metaperjodat** n (*DAB*) s. [meta]-periodate (ai) (*BP*) **≈metaphosphat** n, **polymeres** s. polymetaphosphate (*BPC*) **≈methylat** n s. methylate **≈molybdat** n s. molybdate (i) **≈monohydrogenphos-phat** n (*DAB*) (Natrium phosphoricum (*DAB*)) s. phosphate (*BP*, *USP*), diso-dium hydrogen phosphate (*BP*, *USP*) **≈nitrat** n (*DAB*) s. nitrate (ai), saltpetre (ɔ:) ≈ **nitricum** s. nitrate (ai) **≈nitrit** n (*DAB*) s. nitrite (ʾnaitrait) (*BP*, *USP*) ≈ **nitroprussicum** (Natriumpentazya-nonitrosylferrat (*DAB*)) s. nitroprusside (ʌ) (*BP*, *USP*) ≈ **nitrosum** (*DAB*) (Natriumnitrit) s. nitrite (*BP*, *USP*) ≈

paraaminosalicylicum (*DAB*) s. amino-salicylate (*BP*) **≈pentazyanonitrosyl-ferrat** n (*DAB*) s. nitroferricyanide (*USP*), s. nitroprusside (ʌ) (*BP*, *EP*, *USP*) **≈perborat** n s. perborate (pə:ʾbɔ:reit) (*BPC*) **≈perboratsalbe** f unguen-tum sodii perboratis ≈ **perboricum** (Natriumperborat) s. perborate (*BPC*) **≈perjodat** n s. periodate (ai) **≈peroxyd** n s. peroxide (pəʾrɔksaid) ≈ **peroxyda-tum** (Natriumperoxyd) s. peroxide **≈pertechnetat** [99mTc]-Injektionslösung (nicht aus Kernspaltprodukten) f (*EP*) s. pertechnetate [99mTc] injection (non-fission) (*EP*) **phenyläthylbarbitur-saures** ≈ ((*DAB*), Natrium phenyl-aethylbarbituricum (*DAB*), Phenobar-bital-Natrium (*DAB*)) phenobarbital s. (*BP*), phenobarbitone s. (*BP*), s. phenobarbital (*USP*) ≈ **phenylglycoli-cum** s. mandelate **≈phosphat** n s. phos-phate (*BP*, *USP*) **≈phosphat** [32P]--Injektionslösung f (*EP*) s. phosphate [32P] injection (*EP*) ≈ **phosphoricum** (*DAB*) (Natriummonohydrogenphos-phat (*DAB*)) s. phosphate (*BP*, *USP*), disodium hydrogen phosphate (*BP*, *USP*) **≈pikrat** n s. picrate (i) **≈poly-styrolsulfonat** n s. polystyrene sul-phonate* **≈pumpe** f physiol s. pump [mechanism] **≈rhodanid** n s. ethiocya-nate ≈ **salicylicum** (*DAB*) s. salicylate (i) (*BP*, *USP*) **≈salizylat** n (*DAB*) (Natrium salicylicum (*DAB*)) s. sali-cylate (*BP*, *USP*) **≈salz der Fusidin-säure** s. fusidate (*BP*) **≈schwefligsaures** ≈ s. sulphite* (ʾsʌlfait) **≈seife** f pharm soda soap ≈-**Stibium-bis-brenzka-techindisulfonicum** (*DAB*) (Stibophen (*DAB*)) stibophen (*BP*, *USP*) **≈suc-cinat** n pharm s. succinate (ʌ) ≈--**Sulfadiazin** n s. sulphadiazine* **≈sulfat** n (*DAB*) (Glaubersalz) s. sulphate* (ʌ) (*BP*, *USP*), Glauber's *l* (ʾglɔ:bəz) salt (*BP*, *USP*) **≈sulfazetamid** n s. sulph-acetamide* **≈sulfhydrat** n s. hydrosul-phide* **≈sulfid** n (*DAB*) s. sulphide* **≈sulfit** n (*DAB*) s. sulphite* (*BP*, *USP*) ≈ **sulfuratum** (Natriumsulfid) s. sul-phide* (ʌ) ≈ **sulfuricum** (*DAB*) (Na-triumsulfat) s. sulphate* (*BP*, *USP*), Glauber's (ʾglɔ:bəz) salt (*BP*, *USP*) ≈ **sulfurosum** (Natriumsulfit) s. sulphite* (*BP*, *USP*) **≈superoxyd** n s. peroxide (pəʾrɔksaid) s. tartaricum (Natriumtar-trat) s. tartrate **≈tartrat** n s. tartrate **≈tetraborat** n (*DAB*) (Borax (*DAB*)) s. tetraborate (*BP*, *USP*) **≈thioglykolat** n (*DAB*) s. thioglycolate (*EP*, *USP*) ≈--**thiosulfat** n (*DAB*) s. thiosulphate* (ʌ) (*BP*, *USP*) ≈ **thiosulfuricum** (*DAB*) (Natriumthiosulfat, unterschwefligsau-res Natrium) s. thiosulphate* (*BP*, *USP*) **unterschwefligsaures** ≈ s. thiosul-phate* (*BP*, *USP*) **≈verbindung** f s. compound **≈wismutat** n s. bismuthate **≈wismutjodid** n (*EP*) s. iodobismuthate (*EP*) **≈wolframat** n s. tungstate ≈--**xanthogenat** n s. xanthate (ʾzænθeit) **≈zitrat** n s. citrate (i) (*BP*) **≈zyanid** n s. cyanide (ai)

Natriurese f sodium diuresis (i:), natri-uresis; saluresis (sæljuəʾri:sis)

Natron n chem sodium (ou) hydrogen carbonate / doppelkohlensaures ≈ sodium bicarbonate **≈alaun** m chem aluminium sodium sulphate* (ʌ) **≈lauge** f chem sodium hydroxide [solu-tion], caustic (ɔ:) soda [solution] **≈lau-**

genvergiftung f caustic-soda poisoning **≈salpeter** m chem sodium nitrate (ai) **≈seife** f pharm soda soap **≈wasser-glas** n chem sodium silicate (i), water glass

Natternǀkopf m bot pharm blue-weed, [viper's] bugloss (ʾbju:glɔs) **≈wurz** f bot pharm adder's wort, bistort

Natur f nature (ʾneitʃə) / (Konstitution) constitution (ju:) / ps frame of mind, temperament / menschliche ≈ human (hju:) nature **≈anlage** f natural (æ) disposition **≈arzt** m nature doctor od physician od practitioner, nature-cure doctor **≈beschreibung** f physiography (ɔ) **≈ell** n ps disposition, temperament **≈erscheinung** f natural (æ) phenome-non (ɔ) **~gemäß** natural **≈gesetz** n law of nature **~getreu** (Bild) true to nature **≈heilabteilung** f (einer Klinik) depart-ment for nature cures **≈heilbehandlung** f nature cure **≈heilkunde** f treatment by natural remedies (e), naturopathy (ɔ) **≈heilkundiger** m nature doctor, nature-healer, nature-cure practitioner, naturopath (ʾnætʃərəpæθ) **~heilkund-lich** naturopathic (æ) **≈heilmittel** n pharm natural remedy (e) **≈heilschlaf** m healing sleep **≈heilung** f natural cure /~(Spontanheilung) spontaneous (ei) healing **≈heilverfahren** n naturopathy (ɔ) **≈kraft** f natural force **≈trieb** n natural (æ) instinct **~widrig** contrary to nature, unnatural (ʾnætʃərəl) **≈wissen-schaftler** m scientist **~wissenschaftlich** scientific **≈zucker** m brown sugar (ʾʃugə) **≈zustand** m natural state

Nausea f nausea (ʾnɔ:siə) / ≈ gravida-rum n. gravidarum (εə) / ≈ marina n. marina (ai), n. navalis (ei)

nävibedeckt n[a]evose (ʾni:vous)

Naviculare n s Kahnbein

Navicularis m (Fossa) navicula (i), fossa navicularis (εə)

nävoid (nävusähnlich) n[a]evoid (i:)

Nävus m (Muttermal) n[a]evus (i:), pl n[a]evi, telangiectoma, birthmark [s Naevus] / blauer ≈ blue n. **~ähnlich** n[a]evoid (ʾni:vɔid) **≈epitheliom** n s **≈karzinom ≈karzinom** n n[a]evocar-cinoma **≈krebs** m s **≈karzinom**

Nb = Niobium n niobium, Nb

NBL = Nasion-Basion-Linie f basi-nasal line

Nd = Neodym n neodymium, Nd

NDV = Newcastle-Disease-Virus n Newcastle disease virus, NDV

Ne = Neon n neon, Ne

Nealbarbital n (*WHO*) nealbarbitone (ˌni:ælʾba:bitoun) (*BPCA*)

Neanderthalmensch m Neanderthal (niʾændəta:l) man

Nearthrose f (falsches Gelenk) nearthro-sis, false joint

Nebel m (Auge, Astronomie) nebula (e), pl nebulae **≈fleck** m astronom nebula / (Hornhaut) spot, nebula, corneal opac-ity (æ) **≈kammer** f aerosol (εə) chamber (ei), cloud chamber **≈sehen** n nephelopia, nephelopsia / ≈ (od Rot-sehen) der Flieger red-out **≈vergiftung** f (bei Luftverseuchung) smog poison-ing

Nebenǀ- accessory (ækʾsesəri), secondary (e), collateral (æ), epi- (*Vors*) **≈alkaloid** n secondary alkaloid (æ) **~amtlich** part--time **≈arterie** f collateral artery **≈ast** m

* *Br* sulph..., *US* sulf...

side branch (a:) ⋮bauchspeicheldrüse f (Pancreas accessorium (PNA)) accessory pancreas ⋮befund m secondary findings ⋮bestandteil m pharm secondary ingredient (i:) ⋮drüse f accessory gland ⋮eierstock m parovarium (ɛɔ), epoophoron (ɔ), Rosenmüller's ('roːzənmylərz) organ ⋮eierstockentfernung f chir epoophorectomy ⋮einanderstellung f juxtaposition ⋮empfindung f concomitant (ɔ) sensation, secondary (e) sensation ⋮erscheinung f (Nebenwirkung) side effect / (Folgeerscheinung) subsequent (ʌ) od secondary effect / secondary sign ⋮fleck m chrom secondary od subsidiary spot ⋮geräusch n accessory od secondary od adventitious (i) murmur (ɔ:)

Nebenhoden m (Epididymis) epididymis (i), parorchis (pæ'rɔ:kis) ⋮- epididymal (i) ⋮anhängsel n appendix epididymidis, appendix of the epididymis ⋮entfernung f epididymectomy / (mit Samensträngen) epididymodeferentectomy ⋮entzündung f (Epididymitis) epididymitis ⋮gang m (Ductus epididymidis (PNA)) canal of the epididymis ⋮körper m (Corpus epididymidis (PNA)) body of the epididymis ⋮schnitt m epididymotomy ⋮schweif m (Cauda epididymidis (PNA)) tail of the epididymis ⋮zyste f cyst of the epididymis

Nebenhöhle f (Nase) paranasal (ei) od nasal accessory sinus (ai) / (Oberkiefer) antrum / (Stirn) frontal (ʌ) sinus

Nebenhöhlen|eiterung f suppuration of a sinus (ai) ⋮empyem n sinus empyema (empai'i:mə) ⋮entzündung f sinusitis ⋮erkrankung f sinus disease ⋮katarrh m sinusitis ⋮röntgen n röntg sinography (ɔ) ⋮spülung f flushing (ʌ) of a sinus ⋮trokar m antrum trocar (ou)

Neben|kern m (Nucleus accessorius autonomicus (PNA)) accessory nucleus, paranucleus, pl paranuclei ('njuːkliai), parasoma (ou), nebenkern ⋮kern- paranuclear ⋮komponente f minor component ⋮kropf m aberrant (e) goitre [US goiter] (ɔi) ⋮magen m (Pawlowscher kleiner Magen) Pavlov's ('paːvlɔvz) stomach (ʌ) ⋮metabolit m secondary metabolite (æ) ⋮milz f (Lien accessorius) accessory spleen, lien (ai) accessorius (ɔ:) ⋮mutterkuchen m accessory placenta ⋮nasen- paranasal (ei) ⋮niere f (Glandula suprarenalis (PNA)) suprarenal (i:) body od gland, adrenal (i:) [gland] / akzessorische ⋮ adrenal od suprarenal rest

Nebennieren|- suprarenal (i:), adrenal (i:) ⋮adenom n adrenal [gland] adenoma ⋮apoplexie f apoplexy ⋮arnold-Friederichsen ('wɔ:təhaus-'friːdəriçzən) syndrome, Arnaud's (ar'noz) syndrome ⋮arterie f (Arteria suprarenalis) suprarenal artery ⋮arteriographie f röntg suprarenal angiography (ɔ) ⋮bedingt suprarenogenic (e), adrenogenous (ɔ) ⋮dysfunktion f adrenal insufficiency (i), hypo-adrenalism (i:), hypo-adrenia (i:) ⋮entfernung f chir epinephrectomy, suprarenalectomy, adrenalectomy ⋮entzündung f hypernephritis ⋮exstirpation f s ⋮entfernung od ⋮extrakt m adrenal cortical extract ⋮gift n adrenotoxin ⋮hyperplasie f adrenal hyperplasia (ei), Wilkins' ('wilkinziz) syndrome ⋮insuffizienz f adrenal insufficiency (i),

hypo-adrenalism (i:), hypadrenia (i:) / akute ⋮ acute adrenal insufficiency, addisonian crisis ⋮kapsel f suprarenal od adrenal capsule, adrenal gland ⋮leiden n (Suprarenopathie) adrenopathy (ɔ), adrenalopathy (ɔ), adrenalism (i:), suprarenopathy, suprarenalopathy ~los chir adrenalectomised ⋮mark n (Medulla glandulae suprarenalis (PNA)) medulla of the suprarenal gland, adrenal od suprarenal medulla (ʌ) ⋮mark- medullo (ʌ)-adrenal ~marklos adrenodemedullated ⋮rinde f cortex of the suprarenal gland, adrenal od suprarenal cortex ⋮rinden- cortico- -adrenal ⋮rindenatrophie f, primäre adrenocortical contraction ⋮rindenextrakt m adrenocortical extract (ACE), adrenal cortex extract ⋮rindenhormon n adrenocortical hormone ⋮rindenhypoplasie f hypoplasia (ei) of the adrenocortical organ ⋮rindeninsuffizienz f adrenal cortical insufficiency, insufficiency (i) of the adrenocortical system ⋮rindenschicht f, äußere f glomerular (e) zone ⋮rindensteroid n adrenal cortical steroid ⋮rindensuppression f adrenal suppression ⋮rindentumor m corticosuprarenoma ⋮rindenüberfunktion f hyperadrenocorticism, adrenocortical hyperplasia, hypercorticalism ⋮rindenunterfunktion f hypo-adrenocorticism, hypocorticalism, Addison's disease ⋮schwäche f hyposuprarenalism (i:) ⋮störung f suprarenalism (i:), adrenalism, adren[al]opathy (ɔ), supraren[al]opathy ⋮tätigkeit f adrenal activity / übermäßige ⋮ hyperadrenalism (i:) / zu geringe ⋮ hypo-adrenalism, hyposuprarenalism ⋮tumor m (Hypernephrom, Grawitz-Tumor) suprarenoma, adrenal tumo[u]r ⋮unterfunktion f hypo-adrenia (i:), hypo-adrenalism (i:), hyposuprarenalism (i:) ⋮vene f, linke, rechte (Vena suprarenalis sinistra, dextra (PNA)) left, right suprarenal vein ⋮versagen n total anadrenia (i:) ⋮wuchsfaktor m adrenal weight factor

Neben|organ n accessory organ ⋮pankreas m accessory pancreas ⋮plazenta f (Placenta succenturiata) accessory placenta ⋮produkt n by-product (ɔ) ⋮reaktion f side reaction ⋮schilddrüse f (Glandula parathyreoidea (PNA)) parathyroid (aiə) [gland], epithelial body / die ⋮ n entfernen to parathyroidectomise (ˌpærəˌθaiərɔi'dektəmaiz) Nebenschilddrüsen|entfernung f parathyroidectomy ⋮erkrankung f parathyropathy (ɔ) ⋮extrakt m parathyroid extract ⋮extraktinjektion f parathyroid injection ⋮geschwulst f parastruma (u:) ⋮hormon n (Parathormon) parathormone, parathyroid hormone (PTH) ⋮insuffizienz f parathyroid insufficiency (i), hypothyroidism ~los parathyroprival (ai) ⋮störung f dysparathyroidism (ai) ⋮tumor m parathyroid (aiə) neoplasm ⋮überfunktion f parathyrotoxicosis ⋮unterfunktion f hypofunction (ʌ) of the parathyroid (aiə) [glands]

Neben|schluß m (Kreislauf) shunt ⋮symptom n secondary (e) od collateral (æ) symptom od sign ⋮ursache f secondary cause ⋮wirkung f side effect, side reaction; secondary effect / gewebetoxische ⋮ toxic side effects on the

tissue ⋮zweig m (auch anat) side branch, lateral (æ) branch

Necator americanus m Necator (ei) americanus (ei), American hookworm

Negationsdelirium n ps delusion (di'luːʒn) of negation

negativ negative (e) ⋮ierung f (EKG) negativity ⋮ismus m ps negativism (e) ⋮schaukasten m röntg film illuminator

Negerin f negro female (i:)

Negri ('negri)-Körperchen n pl Negri bodies, neurorrhyctes (ˌnjuəro'rikti:z) hydrophobiae (ˌhaidro'foubii:)

negroid negroid ('ni:grɔid)

Nehb (ne:p)-Ableitungen f pl Nehb's leads (i:)

Neidnagel m (Niednagel) agnail (æ), hangnail

Neigung f tendency / anat inclination f (Uterus) version / ⋮ zur Bildung von Steinen tendency to formation of calculi

Neigungs|messer m inclinometer (ɔ) ⋮winkel m angle of inclination

Neisseria f Neisseria (iə) ⋮ gonorrhoeae Micrococcus (ɔ) gonorrh[o]eae (-'riːiː) ⋮ meningitidis meningococcus (ɔ), pl meningococci ('kɔksai), Micrococcus (ɔ) intracellularis (ɛə), Micrococcus (ɔ) meningitidis (i), Weichselbaum's ('vaiksəlbaumz) diplococcus (ɔ)

Neisser ('naisər)-Spritze f Neisser's syringe ('sirindʒ)

Nekatorbefall m necatoriasis

Nekro|- necro- (e), dead (e) ⋮biose f necrobiosis ~biotisch necrobiotic (ɔ) ~gen causing necrosis / (von totem Gewebe ausgehend) necrogenic (e), necrogenous (ɔ) ⋮hormon n necrohormone ⋮lyse f necrolysis / toxische epidermale ⋮ toxic epidermal necrolysis, Lyell's ('laiəlz) syndrome ⋮manie f ps necromania (ei), necrophilia (i), necrophilism (ɔ) ⋮mantie f necromancy ~phil necrophilous (ɔ) ⋮philie f necrophilism (ɔ), necrophily (ɔ), necrophilia (i) ⋮phobie f ps necrophobia, dread (e) of dead bodies ⋮psie f necropsy (e), autopsy (ɔ:), postmortem examination

Nekrose f necrosis / emboliebedingte ⋮ embolic (ɔ) n. / herdförmige ⋮ focal n. / käsige ⋮ caseous (ei) od cheesy n. / kreislaufbedingte ⋮ isch[a]emic (i:) n. / mittelständige ⋮ central n. / trockene ⋮ mummification / zentrale ⋮ central n. ~auslösend causing necrosis, necrogenic (e) ⋮naussschneidung f chir necrectomy od ⋮nentfernung f chir necrectomy, necronectomy

Nekrospermie f necrospermia, necrozoospermia (ˌzouo'spə:miə)

nekrot|isch necrotic (ɔ), dead (e), sphacelous ('sfæsiləs) / ~ werden to undergo necrosis ~isieren to necrose (ɔ), to necrotise (e), to undergo necrosis ~isierend necrotising (e) ⋮manie f removal (u:) of necrotic (ɔ) tissue, necrotomy, sequestrectomy, sequestrotomy

Nélaton (nela'tɔ̃)-Katheter m Nélaton's catheter (æ), soft catheter ⋮-Sonde f Nélaton's probe

Nelken|öl n (DAB) (Oleum Caryophylli (DAB)) clove (ou) oil (BP, USP) ⋮pfeffer m pimento, allspice (ɔ:) ⋮pfefferöl n oil of pimento·

Nelson ('nelsən)-Syndrom n (Krankheitsbild nach Adrenalektomie) Nelson's syndrome

Nemathelminth m (Rundwurm) nemat-

helminth, (,nemæt'helminθ), roundworm
Nematode m nematode (e) / ℒn entfernen od abtöten to denematise (e)
Nematoden|- nematoid (e) ℒ**befall** m
nematode infestation, nemathelminthiasis, nematosis ℒ**krankheit** f s
ℒbefall ~**vernichtend** nematocide (e)
Nematologie f nematology
Neo|- (Vors) neo- ('ni:o) (Vors) ℒ**ars-
phenamin** n (WHO) neo-arsphenamine
('ni:oa:s'fenəmi:n) (BPC) ℒ**arthrose** f
(falsches Gelenk) neo-arthrosis (ou),
false joint ~**blastisch** neoblastic ℒ**cinchophen** n (WHO) neocinchophen
('sinkofen) (BPCA) ℒ**cortex** m neur
neocortex ℒ**dym** n neodymium (Nd)
ℒ**glossie** f ps neolalia ℒ**hippokratismus**
m neo-hippocratism (ɔ) ℒ**mycin** n
neomycin (ai), framycetin (ai) [sulphate
(BP)] / ℒ-Sulfat n (WHO) neomycin
sulphate [US sulf-] (BP, EP, USP) / ℒ-
sulfat-Mixtur f neomycin (ai) elixir (i)
(BPC) ℒ**mycini sulfas** (EP) s ℒmycin-
-Sulfat ℒn n neon (Ne) ~**natal** neonatal
ℒ**natologe** m neonatologist ℒ**natus**
m neonatus ℒ**pallium** n neopallium
('pæliəm) ℒ**phasie** f ps neophasia
ℒ**phobie** f ps neophobia ℒ**plasie** f
neoplasia, formation of neoplasms
ℒ**plasma** n (Neubildung, Tumor) neoplasm, new growth, tumo[u]r / gutartiges ℒ (gutartige Geschwulst) benign
(bi'nain) neoplasm ~**plastisch** neoplastic ℒ**salvarsan** n pharm neo-arsphenamine ('ni:oa:s'fenəmi:n) ℒ**stig-
min** n (WHO) neostigmine ('stigmi:n)
ℒ**stigminbromid** n (Neostigmini bromidum (EP)) neostigmine bromide
(BP, EP, USP) ℒ**stigminmethylsulfat** n
neostigmine methylsulphate [US sulf-]
(BP, USP) ℒ**stomie** f neostomy ℒ**tetrazolium** n neotetrazolium (NT)
Nephelo|meter n nephelometer ℒ**metrie** f
nephelometry (ɔ) ~**metrisch** nephelo-
metric
Nephr|algie f (Nierenschmerz) nephral-
gia (ne'frældʒiə), pain in a kidney
~**algisch** nephralgic (æ) ℒ**ektomie** f
(Nierenentfernung) nephrectomy ~**ek-
tomieren** to nephrectomise
Nephritis f (Nierenentzündung) nephritis, inflammation of a kidney **akute** ℒ
acute n. **angeborene** ℒ congenital (e)
n. **blutige** ℒ h[a]emorrhagic (æ) n.
chronisch-parenchymatöse ℒ chronic
(ɔ) parenchymatous (i) n. ℒ **mit
bes. Beteiligung der Bowmann-Kapsel**
capsular n. ℒ **mit Blut im Urin**
h[a]emorrhagic (æ) n. **eitrige** ℒ suppurative (ʌ) n. **idiopathische** ℒ idiopathic
n. **infektiöse** ℒ bacterial (iə) n. **interstitielle** ℒ fibrous (ai) interstitial (e) n. /
(nichteitrige) **interstitielle** ℒ exudative
(ju:) interstitial n. **parenchymatöse** ℒ
parenchymatous (i) n. ℒ **mit Ödemen**
dropsical n. ℒ **mit verstärkter Ka-
liumausscheidung im Urin** (Conn-
-Syndrom) potassium-losing n., Conn's
syndrome
nephritisch nephritic (i)
Nephro|- (Vors) (Nieren-) nephro- ('ne-
fro-) (Vors) ℒ**angiosklerose** f nephro-
-angiosclerosis (,ændʒioskliə'rousis) ℒ-
blastom n (Wilms-Tumor) nephroblastoma, mesoblastic nephroma, Wilms'
('vilmziz) tumo[u]r ℒ**cele** f nephrocele
ℒ**cirrhosis** f nephrocirrhosis ~**gen** (von
der Niere herrührend) nephrogenic (e),

nephrogenous (ɔ), of renal (i:) origin (ɔ)
ℒ**gramm** n röntg nephrogram (e)
ℒ**graphie** (Röntgendarstellung der Niere) nephrography (ɔ), renography (ɔ)
ℒ**hydrose** f nephrohydrosis ℒ**kalzinose** f
nephrocalcinosis ℒ**kapsulektomie** f
nephrocapsulectomy ℒ**lithiasis** f (Nie-
rensteinleiden) nephrolithiasis ℒ**litho-
tomie** f (Steinentfernung) nephrolitho-
tomy, lithonephrotomy ℒ**logie** f neph-
rology ℒ**lysis** f nephrolysis (ɔ)
Nephrom n nephroma
Nephron n (eigentlicher drüsiger Nie-
renapparat) nephron (e)
Nephro|pathie f nephropathy (ne'fro-
pəθi) ℒ**pathie-Taubheits-Syndrom**, hereditäres n hereditary h[a]ematuria-
-nephropathy-deafness syndrome,
Alport's ('ælpɔ:ts) syndrome ℒ**pexie** f
(Nierenanheftung) nephropexy ℒ**ptose**
f (Nierensenkung) nephroptosis
('tousis) ℒ**pyelitis** f nephropyelitis
(,paii'laitis) ℒ**pyosis** f nephropyosis
ℒ**rrhagie** f (Nierenblutung) nephrorrhagia, bleeding from a kidney ℒ**rrhaphie** f nephrorrhaphy (ɔ)
Nephrose f nephrosis, degenerative
nephritis / ℒ des unteren Nephrons
(Chromoproteinniere) lower nephron
nephrosis ℒ**syndrom** n nephrotic (ɔ)
syndrome, Epstein's ('epstainz) syndrome
Nephro|sklerose f nephrosclerosis ~**
sklerotisch** nephrosclerotic (ɔ) ℒ**stomie**
f nephrostomy ~**tisch** nephrotic (ɔ)
ℒ**tomie** f (Nierenspaltung) nephrotomy, incision into the kidney ℒ**tomo-
gramm** n nephrotomogram ℒ**tomographie** f röntg nephrotomography (ɔ),
renotomography ~**toxisch** nephrotoxic
ℒ**ureterektomie** f nephro-ureterectomy
ℒ**zirrhose** f nephrocirrhosis, chronic (ɔ)
interstitial nephritis
Neptunium n neptunium (Np)
Neri ('neri)-**Zeichen** n Neri's sign
Neroliöl n pharm neroli (ɔ) oil
Nerv m nerve (nɔ:v) **afferenter** ℒ afferent
od centripetal (i) od esodic (ɔ) n.
autonomer ℒ autonomic (ɔ) n. **blut-
druckregelnder** ℒ buffer (ʌ) n. **choliner-
gischer** ℒ cholinergic nerve **depressori-
scher** ℒ depressor nerve **efferenter** ℒ
efferent od centrifugal od exodic (ɔ) n.
gefäßverengender ℒ vasoconstrictor n.
gemischter ℒ mixed n. **markhaltiger** ℒ
medullary od medullated (e) n. **marklo-
ser** ℒ non-medullated n. **motorischer** ℒ
motor n. **peripherer** ℒ peripheral nerve
peripherer sensibler ℒ peripheral sensory nerve **rezeptorischer** ℒ afferent
nerve **schweißregulierender** ℒ sudomotor n. **sekretorischer** ℒ secretory (i:) n.
sensibler ℒ sensory nerve **sensorischer**
ℒ sensory nerve **sympathischer** ℒ
sympathetic (e) od gang ated n. **tem-
peraturerhöhender** ℒ calorific (i) od
thermic od thermogenic (e) n. **tempera-
turherabsetzender** ℒ frigorific (i) n.
trophischer ℒ trophic (ɔ) n. **vasomotorischer** ℒ vasomotor n. **zentripetalleiten-
der** ℒ afferent n. **vom** ℒ**en ausgehend**
neurogenetic (e), neurogenic (e), neurogenous (ɔ) ℒ**abtötung** f devitalisation
(di:,vaitəlai'zeiʃn) ~**ähnlich** neuroid
('njuərɔid) ~**al** nervous ℒ**anlage** f, erste
embr neurula (juə) ℒ**auslösung** f (aus
Kallus) chir neurolysis (ɔ) ℒ**durchschneidung** f s ℒ**durchtrennung**
ℒ**durchtrennung** f neurotomy, cutting

od severing (e) of a nerve ℒ**eintritt** m
nerve entry
Nerven|- nerve, nervous, neuro-(juə),
neural (juə) ℒ u. **Sehnen betr.** neu-
rotendinous ~**ähnlich** neuroid ('njuərɔid) ℒ**aktionspotential** n nerve action
potential (NAP) ℒ**anfall** m nervous
attack od fit, fit of nerves ~**angreifend**
bakt neurovirulent (i), neurotoxic
ℒ**arzt** m neurologist (ɔ), nerve specialist
(e); psychiatrist ℒ**ast** m anat ramus (ei)
od branch [of a nerve] ℒ**atrophie** f
atrophy (æ) of a nerve, neural (juə)
atrophy ~**atrophisch** neuratrophic (ɔ)
ℒ**aufspaltung** f chir arborisation, ramification ℒ**aufsplitterung** f endoneuroly-
sis (ɔ), hersage ('hɔ:sidʒ) ℒ**ausrottung** f
neurectomy ℒ**austritt** m anat ental od
deep origin (ɔ) of a nerve / (aus Gehirn)
apparent (æ) od ectal origin ℒ**bahn** f
nerve path, nerve tract ℒ**bahnanasto-
mose** f neuro-anastomosis ℒ**belastung** f
nervous strain ℒ**beruhigungsmittel** n
pharm nervous depressant, sedative (e)
ℒ**beschwerden** f pl (nervöse Beschwerden) nervous complaint ℒ**blockade** f
nerve block / interkostale ℒ intercostal
block ℒ**bündel** n anat nerve bundle (ʌ),
nerve fascicle ('fæsikl) / (Patient)
bundle of nerves ℒ**chirurg** m neurosur-
geon ('njuərɔ'sɔ:dʒən) ℒ**chirurgie** f
neurosurgery ℒ**dehnung** f nerve stretching, neurotension, neurectasis (e) ℒ**
druckpunkt** m tender od painful point;
(Valleix-Punkte) Valleix's (va'lez)
points ℒ**durchtrennung** f neurotomy
ℒ**einheit** f nerve unit ℒ**einpflanzung** f
chir re-innervation ℒ**eintritt** m nerve
entry
Nervenend|apparat m (sensorisch) periph-
eroceptor / (motorisch) peripheromit-
tor ℒ**aufteilung** f anat end-brush (ʌ)
ℒ**bäumchen** n telodendron ℒ**büschel** n
anat end-brush (ʌ) ℒ**faser** f nerve ending,
nerve termination ℒ**igung** f nerve
ending / freie ℒ free nerve ending
ℒ**knopf** m end-foot, synaptic ending
ℒ**knospe** f end bulb od bud ℒ**kölbchen**
n anat end bulb ℒ**kolben** m end bulb
ℒ**körperchen** n terminal corpus [of a
nerve] ℒ**neuritis** f peripheral (i) neuritis
ℒ**organ** n end organ / effector /
wärmeempfindendes ℒ thermoreceptor
ℒ**papille** f nervous papilla ℒ**platte** f
end-flake, end-plate, terminal plate
Nerven|entfernung f chir denervation /
neurexeresis (njuəreks'erisis) ℒ**entzündung** f (Neuritis) neuritis / ℒ von
Ganglien, Wurzeln u. Nervenbahnen
polyneuroradiculitis ('poli'njuərɔrə-
,dikju'laitis) ℒ**erkrankung** f (peripher) f
peripheral nerve disease ℒ**ernährung** f
neurotrophy (ɔ) ℒ**ernährung betr.** neurotrophic (ɔ) ℒ**erweichung** f neuroma-
lacia (mə'leiʃiə) ℒ**exstirpation** f s ℒexzi-
sion ℒ**extraktion** f dent withdrawal od
removal (u:) of a nerve / nerve avulsion
(ʌ) ℒ**exzision** f neurectomy, excision
(ek'siʒən) of a nerve ℒ**facharzt** m
neurologist (ɔ), nerve specialist (e)
ℒ**faser** f nerve fibre (ai), nerve filament
(i) / dicke ℒ nerve cord / marklose ℒ
Remak's ('re:maks) fibre (ai) [US fiber]
ℒ**fibrille** f neurofibril (ai), nerve fibril
ℒ**fieber** n (veraltet) s Typhus ℒ**filz** f
anat neuropil[e] ('njuəropil, -ail) ℒ**fortsatz** m neuraxon, nerve process (ou),
axis cylinder (i) ℒ**funktion** f nerve
function (ʌ) ~**funktionsbedingt** neu-

rergic (ə:) **⸫geflecht** *n* (Plexus) nerve plexus, neuroplexus **⸫geschwulst** *f* neuroma **⸫gewebe** *n* nerve tissue **⸫gift** *n* (Neurotoxin) neurotoxin **⸫häutchen** *n s* Neurilemm[a] **⸫heilanstalt** *f* mental hospital **⸫heilkunde** *f* neurology; psychiatry **⸫hülle** *f* (Epineurium) nerve sheath (ʃi:θ) **⸫implantation** *f* re--innervation **⸫impuls** *m* nerve impulse, nervous *od* neural impulse **⸫kanal** *m* neural canal (æ), nerve canal **⸫kern** *m* nerve centre [*US* center] **⸫kitt** *m s* Neuroglia **⸫klaps** *m F* nervous breakdown **⸫klemme** *f* nerve forceps *pl* **⸫klinik** *f* mental hospital **⸫knoten** *m* (Ganglion) ganglion, *pl* ganglia **⸫kompression** *f* pressure on a nerve **⸫kraft** *f* nervous energy *od* ~**krank** neuropathic (æ) / *ps* neurotic (ɔ) **⸫kranke[r]** *f* [*m*] *ps* neurotic (ɔ) **⸫krankheit** *f* neuropathy (ɔ), nervous disorder, disease of the nervous system / *ps* neurosis **⸫kreuzung** *f* crossway **⸫kunde** *f* neurology **⸫lähmung** *f* neuroparalysis (æ) **⸫läsion** *f* nerve injury *od* lesion ('li:ʒn) **⸫lehre** *f* neurology

Nervenleiden *n* neuropathy (ɔ), nervous disorder *od* disease / **⸫** mehrerer verschiedener Nerven polyneuropathy ~**d** neuropathic (æ) / *ps* neurotic (ɔ) **⸫de[r]** *f* [*m*] neuropath (juə) / *ps* neurotic (ɔ)

Nerven|leitgeschwindigkeit *f* velocity of nerve conduction **⸫leitung** *f* nerve conduction (ʌ) **⸫lepra** *f* an[a]esthetic (e) *od* neural *od* trophoneurotic (ɔ) leprosy (e) ~**los** nerveless **⸫luxation** *f* neurectopia (ou), neurectopy (e), nerve dislocation **⸫massage** *f* nerve massage (mə'sa:ʒ) **⸫messer** *n chir* neurotome (juə) **⸫mittel** *n pharm* nerve tonic (ɔ), stimulant (i) / (beruhigendes) sedative (e) **⸫naht** *f* neurorrhaphy (ɔ), nerve suture (ju:), neurosuture **⸫netz** *n* neural net, network of nerves **⸫pfropfung** *f* nerve graft **⸫plastik** *f* nerve graft, neuroplasty (juə) **⸫plexus** *m* nerve plexus **⸫punkt** *m* tender *od* painful point **⸫punktion** *f* neuronyxis (i) **⸫punktmassage** *f* massage (mə'sa:ʒ) *of* tender points **⸫quetschung** *f* crushing of a nerve, neurotripsis (i) ~**reich** rich in nerves **⸫reiz** *m* (störend) nervous irritation / (anregend) impulse, nerve stimulus (i) **⸫reizmittel** *n pharm* nervous stimulant (i) **⸫reizung** *f* (störend) nerve irritation / (anregend) nerve stimulation **⸫resektion** *f* denervation **⸫schädigung** *f* nervous lesion ('li:ʒn) **⸫scheide** *f* perineurium (juə), epineurium, neurilemma, nerve sheath **⸫schlag** *m* (veraltet) apoplexy **⸫schmerz** *m* neuralgic (æ) pain, neuralgia (njuə'rældʒiə), nerve pain / psychisch bedingter **⸫** (Psychalgie) *ps* psychalgia (æ) **⸫schmerz betr.** neuralgic **⸫schock** *m* nerve *od* neurogenic shock ~**schwach** nervous, neurasthenic (e) **⸫schwäche** *f* (Neurasthenie) neurasthenia (i:), nervous debility / allgemeine **⸫** neuratrophy (njuə'rætrəfi) **⸫schwäche-** neurasthenic (e) **⸫segment** *n* neuromere ('njuəromiə) **⸫--Separator** *m chir* nerve separator spatula **⸫sklerose** *f* neurosclerosis **⸫spezialist** *m* neurologist (ɔ) **⸫stamm** *m* nerve trunk **⸫stammanästhesie** *f* nerve--blocking ~**stärkend** nerve-strengthening **⸫status** *m* (in der Krankenge-

schichte) neurostatus (ei) **⸫störung** *f* nervous disturbance **⸫strangdurchtrennung** *f chir* tractotomy (ɔ) **⸫symptom** *n* nervous symptom, neurologic[al] (ɔ) symptom **⸫syphilis** *f ps* neurosyphilis (i), neurolues (u:)

Nervensystem *n* nervous system **adrenergisches ⸫** adrenergic (ə:) nervous system **animales ⸫** somatic n. s. **autonomes ⸫** (Systema nervosum autonomicum (*PNA*)) autonomic (ɔ) n. s. **diffuses ⸫** nerve *od* neural net **ergotrophes ⸫** sympathetic (e) n. s. **parasympathisches ⸫** parasympathetic (e) n. s. **peripheres ⸫** (Systema nervosum periphericum (*PNA*)) peripheral (i) n. s. **sympathisches ⸫** sympathetic n. s. **trophotropes ⸫** parasympathetic n. s. **vegetatives ⸫** autonomic (ɔ) n. s. **zentrales ⸫** central n. s. (CNS)

Nerven|tätigkeit *f* nerve *od* nervous function (ʌ) **⸫transplantation** *f* nerve transplantation, nerve graft **⸫tumor** *m* neuroma **⸫überanstrengung** *f* nerve strain **⸫überspannung** *f* nerve strain **⸫verästelung** *f* nervous ramification **⸫verlauf** *m* course of a nerve **⸫verletzung** *f* neurotrauma (ɔ:), nerve injury *od* lesion ('li:ʒn) **⸫verpflanzung** *f chir* nerve transplantation **⸫versorgung** *f* innervation, nerve supply **⸫wurzel** *f* nerve root **⸫wurzeldurchschneidung** *f* rhizotomy, radicotomy **⸫wurzeldurchtrennung** *f s* **⸫wurzeldurchschneidung ⸫wurzelentzündung** *f* radiculitis, ramitis **⸫wurzelerkrankung** *f* radiculopathy (ɔ) **⸫wurzelkompression** *f* compression of a nerve root **⸫wurzelresektion** *f* radiculectomy **⸫zelle** *f* nerve cell, neuron[e] (juə), neurocyte (juə) / lichtempfindliche **⸫** photoreceptor / bipolare **⸫** bipolar neuron[e] **⸫zellenschicht** *f* nerve cell layer (εə) **⸫zentrum** *n* nerve centre [*US* center] **⸫zerrüttung** *f* nervous breakdown **⸫zucken** *n* nerve twitching **⸫zusammenbruch** *m ps* nervous breakdown

Nervhäkchen *n chir* nerve hook

Nervinum *n* (Nervenmittel) *pharm* remedy (e) for nervous diseases

Nerv|kanalbohrer *m* nerve-canal drill **⸫-Muskel-** nervimuscular, nervomuscular **⸫onsäure** *f* selacholeic ('si:ləko-'li:ik) *od* nervonic acid ~**ös** nervous, excitable (ai) **⸫osität** *f* nervousness / (Nervenschwäche) neurasthenia (i:)

Nervus *m* ((*PNA*), Nerv) nerve **⸫ abducens** ((*PNA*), VI. Hirnnerv) abducent nerve **⸫ accessorius** ((*PNA*) XI. Hirnnerv) accessory n. **⸫ acusticus** (Hörnerv) acoustic (u:) n. **⸫ alveolaris inferior** (*PNA*) inferior dental n. *Nervi* **alveolares superiores** (*PNA*) superior dental nerves **⸫ ampullaris anterior** (*PNA*) anterior ampullary n.; **⸫** ~ **lateralis** (*PNA*) lateral ampullary n.; **⸫** ~ **posterior** (*PNA*) posterior ampullary n. *Nervi* **anococcygei** ((*PNA*), After-Steißbeinnerven) anococcygeal nerves **⸫ articularis** ((*PNA*), Gelenknerv) articular n. *Nervi* **auriculares anteriores** (*PNA*) auricular branches [of the auriculo-temporal n.] **⸫ auricularis magnus** (*PNA*) great auricular n. **⸫ auricularis posterior** (*PNA*) posterior auricular n. **⸫ auriculotemporalis** ((*PNA*), Ohr-Schläfen-Nerv) auriculotemporal n. **⸫ axillaris** (*PNA*), Achselnerv) circumflex n.

⸫ buccalis ((*PNA*), Backennerv) buccal (ʌ) n.

⸫ canalis pterygoidei (*PNA*) n. of the pterygoid canal **⸫ cardiacus cervicalis inferior** (*PNA*) cardiac branch [of the inferior cervical ganglion]; **⸫** ~ **cervicalis medius** (*PNA*) cardiac branch [of the middle cervical ganglion]; **⸫** ~ **cervicalis superior** (*PNA*) cardiac branch [of the superior cervical ganglion] *Nervi* **cardiaci thoracici** (*PNA*) cardiac branches [of the thoracic ganglia] *Nervi* **carotici externi** (*PNA*) external carotid nerves *Nervi* **caroticotympanici** (*PNA*) caroticotympanic nerves **⸫ caroticus internus** (*PNA*) internal carotid n. *Nervi* **cavernosi clitoridis** (*PNA*) cavernous nerves of the clitoris *Nervi* **cavernosi penis** (*PNA*) cavernous nerves of the penis *Nervi* **cervicales** ((*PNA*), Halsnerven) cervical nerves **⸫ ciliaris** (Ziliarnerv) ciliary (i) n. *Nervi* **ciliares breves** (*PNA*) short ciliary nerves *Nervi* **ciliares longi** ((*PNA*), lange Ziliarnerven) long ciliary nerves *Nervi* **clunium inferiores** (*PNA*) gluteal branches [of the posterior cutaneous n. of the thigh]; *Nervi* ~ **medii** (*PNA*) gluteal branches [of the posterior primary rami of the sacral nerves]; *Nervi* ~ **superiores nervorum lumbalium** (*PNA*) gluteal branches [of the posterior primary rami of the lumbar nerves] **⸫ coccygeus** ((*PNA*), Steißbeinnerv) coccygeal n. *Nervi* **craniales** ((*PNA*), Hirnnerven) cranial nerves **⸫ cutaneus** ((*PNA*), Hautnerv) cutaneous n.; **⸫** ~ **antebrachii lateralis** (*PNA*) lateral cutaneous n. of the forearm; **⸫** ~ **antebrachii medialis** (*PNA*) medial cutaneous n. of the forearm; **⸫** ~ **antebrachii posterior** (*PNA*) posterior cutaneous n. of the forearm; **⸫** ~ **brachii lateralis** (*PNA*) upper lateral cutaneous n. of the arm; **⸫** ~ **brachii medialis** (*PNA*) medial cutaneous n. of the arm; **⸫** ~ **brachii posterior** (*PNA*) posterior cutaneous n. of the arm; **⸫** ~ **dorsalis intermedius** (*PNA*) lateral branch [of the musculocutaneous n. of the lower limb]; **⸫** ~ **dorsalis lateralis** (*PNA*) dorsal lateral cutaneous n. of the foot; **⸫** ~ **dorsalis medialis** (*PNA*) medial branch [of the musculocutaneous n. of the lower limb]; **⸫** ~ **femoris lateralis** (*PNA*) lateral cutaneous n. of the thigh; **⸫** ~ **femoris posterior** (*PNA*) posterior cutaneous n. of the thigh; **⸫** ~ **surae lateralis** (*PNA*) lateral cutaneous n. of the calf of the leg *Nervi* **digitales dorsales** [*nervi radialis*] (*PNA*) dorsal digital nerves [of the radial n.]; *Nervi* ~ **dorsales** [*nervi ulnaris*] (*PNA*) dorsal digital nerves [of the ulnar n.]; *Nervi* ~ **dorsales, hallucis lateralis et digiti secundi medialis** (*PNA*) digital branch [of the anterior tibial n.]; *Nervi* ~ **dorsales pedis** (*PNA*) dorsal digital nerves of the foot; *Nervi* ~ **palmares communes** [*nervi mediani*] (*PNA*) common palmar digital nerves [of the median n.]; *Nervi* ~ **palmares communes** [*nervi ulnaris*] (*PNA*) common palmar digital nerves [of the ulnar n.]; *Nervi* ~ **palmares proprii** (*PNA*) proper palmar digital nerves; *Nervi* ~ **plantares communes** [*nervi plantaris lateralis*] (*PNA*) common plantar digi-

tal nerves [of the lateral plantar n.];
Nervi ~ plantares communes [*nervi
plantaris medialis*] (*PNA*) common
plantar digital nerves [of the medial
plantar n.]; *Nervi ~ plantares proprii*
[*nervi plantaris lateralis*] (*PNA*) proper
plantar digital nerves [of the lateral
plantar n.]; *Nervi ~ plantares proprii*
[*nervi plantaris medialis*] (*PNA*) proper
plantar digital nerves [of the medial
plantar n.] ⚖ *dorsalis clitoridis* (*PNA*)
dorsal n. of the clitoris; ⚖ ~ *penis*
(*PNA*) dorsal n. of the penis; ⚖ ~
scapulae (*PNA*) n. to the rhomboids
⚖ *ethmoidalis anterior* (*PNA*) anterior
ethmoidal n.; ⚖ ~ *posterior* (*PNA*)
posterior ethmoidal n.
⚖ *facialis* ((*PNA*), Gesichtsnerv, VII.
Hirnnerv) facial (ei) n. ⚖ *femoralis*
((*PNA*), Schenkelnerv) femoral n. ⚖
frontalis ((*PNA*), Stirnnerv) frontal n.
⚖ *genitofemoralis* ((*PNA*), Scham-
-Schenkel-Nerv) genitofemoral n. ⚖
glossopharyngeus ((*PNA*), IX. Hirnnerv) glossopharyngeal (i) n. ⚖ *gluteus
inferior* ((*PNA*), unterer Gesäßnerv)
inferior gluteal n.; ⚖ ~ *superior*
((*PNA*) oberer Gesäßnerv) superior
gluteal n.
⚖ *hypogastricus* [*dexter et sinister*]
(*PNA*) hypogastric n. [right and left] ⚖
hypoglossus ((*PNA*), XII. Hirnnerv)
hypoglossal n.
⚖ *iliohypogastricus* ((*PNA*) Hüft-
-Becken-Nerv) iliohypogastric n. ⚖
ilio-inguinalis ((*PNA*) Hüft-Leisten-
-Nerv) ilio-inguinal n. ⚖ *infra-orbitalis*
(*PNA*) infra-orbital n. ⚖ *infratrochlearis* (*PNA*) infratrochlear n. *Nervi
intercostales* (*PNA*) intercostal nerves
⚖ *intercostobrachialis* ((*PNA*), Zwi-
schenrippen-Oberarm-Nerv) intercos-
tobrachial n. ⚖ *intermedius* ((*PNA*),
sensory root [of the facial n.] ⚖
interosseus antebrachii anterior (*PNA*)
anterior interosseous n.; ⚖ ~ *antebrachii posterior* (*PNA*) posterior interosseous n.; ⚖ ~ *cruris* (*PNA*)
interosseous branch [of the medial
popliteal n.] ⚖ *ischiadicus* ((*PNA*),
Ischiasnerv, Hüftnerv) sciatic (sai'ætik)
n.
⚖ *jugularis* ((*PNA*), Jochbeinnerv)
jugular ('dʒʌgjulə) n.
Nervi labiales anteriores ((*PNA*), vordere Schamlippennerven) labial
branches [of the ilio-inguinal n.]; *Nervi
~ posteriores* ((*PNA*), hintere Schamlippennerven) labial branches [of the
perineal n.] ⚖ *lacrimalis* ((*PNA*),
Tränennerv) lacrimal n. ⚖ *laryngeus
inferior* ((*PNA*), unterer Kehlkopfnerv)
laryngeal branches [of the vagus n.]; ⚖
~ *recurrens* (*PNA*) recurrent laryngeal
n.; ⚖ ~ *superior* ((*PNA*), oberer
Kehlkopfnerv) superior laryngeal n. ⚖
lingualis ((*PNA*), Zungennerv) lingual
n. *Nervi lumbales* (*PNA*) lumbar nerves
⚖ *mandibularis* ((*PNA*), Unterkiefer-
nerv) mandibular n. ⚖ *massetericus*
((*PNA*), Kaumuskelnerv) n. to the
masseter ⚖ *maxillaris* ((*PNA*), Ober-
kiefernerv) maxillary n. ⚖ *meatus
acustici externi* ((*PNA*), äußerer Ge-
hörgangsnerv) n. to the external
auditory meatus ⚖ *medianus* ((*PNA*),
Mittelarmnerv) median n. ⚖ *mentalis*
((*PNA*), Kinnnerv) mental n. ⚖ *musculocutaneus* (*PNA*) musculocutaneous

(ei) n. [of the upper limb] ⚖ *mylohyoideus* ((*PNA*), Zungenbein-Kiefer-Nerv)
mylohyoid n.
⚖ *nasociliaris* (*PNA*) nasociliary ('nei-
zo'siliəri) n. ⚖ *nasopalatinus* ((*PNA*),
Nasen-Gaumen-Nerv) long sphenopalatine n.
⚖ *obturatorius* ((*PNA*), Hüftlochnerv)
obturator n. ⚖ *occipitalis major*
((*PNA*), großer Hinterhauptsnerv)
greater occipital n.; ⚖ ~ *minor*
((*PNA*), kleiner Hinterhauptsnerv) lesser occipital n.; ⚖ ~ *tertius* ((*PNA*),
dritter Hinterhauptsnerv) third occipital n. ⚖ *oculomotorius* ((*PNA*), III.
Hirnnerv) oculomotor n. *Nervi olfacto-
rii* ((*PNA*), Riechnerven) olfactory
nerves ⚖ *ophthalmicus* ((*PNA*), Augen-
nerv) ophthalmic n. ⚖ *opticus* ((*PNA*),
Sehnerv, II. Hirnnerv) optic n.
⚖ *palatinus* (Gaumennerv) palatine (æ)
n.; ⚖ ~ *anterior* ((*PNA*), vorderer
Gaumennerv) greater palatine n.; ⚖ ~
medius ((*PNA*), mittlerer Gaumennerv)
lesser palatine n. [middle]; ⚖ ~
posterior ((*PNA*), hinterer Gaumennerv) lesser palatine n. [posterior] ⚖
perinei (*PNA*), Dammnerv) perineal n.
⚖ *peroneus* [*fibularis*] *communis*
((*PNA*), gemeinsamer Wadenbeinnerv)
lateral popliteal n.; ⚖ ~ [*fibularis*]
profundus ((*PNA*), tiefer Wadenbeinnerv) anterior tibial n.; ⚖ ~ *fibularis
superficialis* ((*PNA*), oberflächlicher
Wadenbeinnerv) musculocutaneous n.
[of the lower limb] ⚖ *petrosus* petrosal
(ou) n.; ⚖ ~ *major* ((*PNA*), großer
Felsenbeinnerv) greater superficial petrosal n.; ⚖ ~ *minor* ((*PNA*), kleiner
Felsenbeinnerv) lesser superficial petrosal n; ⚖ ~ *profundus* ((*PNA*), tiefer
Felsenbeinnerv) deep petrosal n. ⚖
pharyngeus ((*PNA*), Schlundkopfnerv)
pharyngeal n. ⚖ *phrenicus* ((*PNA*),
Zwerchfellnerv) phrenic (e) n. *Nervi
phrenici accessorii* (*PNA*) accessory
phrenic nerves ⚖ *plantaris lateralis*
((*PNA*), äußerer Fußsohlennerv) lateral
plantar n. ⚖ *plantaris medialis* ((*PNA*),
innerer Fußsohlennerv) medial plantar
n. ⚖ *pterygoideus lateralis* (*PNA*) n. to
the lateral pterygoid muscle ⚖ *pterygoideus medialis* (*PNA*) n. to the medial
pterygoid muscle *Nervi pterygopalatini*
(*PNA*) ganglionic branches [of the
maxillary n.] ⚖ *pudendus* ((*PNA*),
Schamnerv) pudendal n.
⚖ *radialis* ((*PNA*), Speichennerv) radial n. *Nervi rectales inferiores* ((*PNA*),
untere Mastdarmnerven) inferior haemorrhoidal nerves ⚖ *recurrens* recurrent (ʌ) od laryngeal (i) n.
⚖ *saccularis* ((*PNA*), Säckchennerv)
saccular n. *Nervi sacrales* sacral nerves
⚖ *saphenus* ((*PNA*), grosser Rosen-
nerv) saphenous (i:) n. *Nervi scrotales
anteriores* (*PNA*) scrotal branches [of
the ilio-inguinal n.] *Nervi scrotales
posteriores* (*PNA*) scrotal branches [of
the perineal n.] *Nervi spinales* spinal
Rückenmarksnerven) spinal nerves ⚖
splanchnicus imus (*PNA*), unterster
Eingeweidenerv) lowest splanchnic n.
Nervi splanchnici lumbales (*PNA*) lumbar splanchnic nerves ⚖ *splanchnicus
major* ((*PNA*), großer Eingeweidenerv)
greater splanchnic n. ⚖ *splanchnicus
minor* ((*PNA*), kleiner Eingeweidenerv)
lesser splanchnic n. *Nervi splanchnici*

pelvini [*nervi erigentes*] pelvic splanchnic nerves *Nervi splanchnici sacrales*
sacral splanchnic nerves ⚖ *stapedius*
((*PNA*), Steigbügelnerv) n. to the
stapedius muscle ⚖ *stato-acusticus*
[*nervus octavus*] ((*PNA*), VIII. Hirnnerv) auditory n. ⚖ *subclavius* (*PNA*)
n. to the subclavius muscle ⚖ *sublingualis* ((*PNA*), Unterzungennerv) sublingual n. ⚖ *suboccipitalis* (*PNA*) first
cervical (suboccipital) n. *Nervi subscapulares* (*PNA*) subscapular nerves
Nervi supraclaviculares (*PNA*) supraclavicular nerves; *Nervi ~ anteriores*
(*PNA*) medial supraclavicular nerves;
Nervi ~ medii (*PNA*) intermediate
supraclavicular nerves; *Nervi ~ posteriores* (*PNA*) lateral supraclavicular
nerves ⚖ *supra-orbitalis* (*PNA*) supra-
-orbital n. ⚖ *suprascapularis* (*PNA*)
suprascapular n. ⚖ *supratrochlearis*
(*PNA*) supratrochlear n. ⚖ *suralis*
((*PNA*), Wadennerv) sural n. ⚖ *sympathicus* sympathetic (e) n.
Nervi temporales profundi (*PNA*) tiefe
Schläfennerven) deep temporal nerves
⚖ *tensoris tympani* (*PNA*) n. to the
tensor tympani muscle ⚖ *tensoris veli
palatini* (*PNA*) n. to the tensor palati
muscle *Nervi terminales* (*PNA*) nervi
terminales *Nervi thoracici* (*PNA*)
thoracic nerves ⚖ *thoracicus longus*
((*PNA*), langer Brustkorbnerv) n. to
the serratus anterior muscle ⚖ *thoracodorsalis* (*PNA*) n. to the latissimus
dorsi muscle ⚖ *tibialis* ((*PNA*), Schienbeinnerv) tibial (i) od medial popliteal
n. ⚖ *transversus colli* (*PNA*) anterior
cutaneous n. of the neck ⚖ *trigeminus*
((*PNA*), V. Hirnnerv) trigeminal (trai-
'dʒeminəl) n. ⚖ *trochlearis* ((*PNA*), IV.
Hirnnerv) trochlear (ɔ) n. ⚖ *tympanicus* ((*PNA*), Paukenhöhlennerv) tympanic n.
⚖ *ulnaris* ((*PNA*), Ellennerv) ulnar n.
⚖ *utriculo-ampullaris* (*PNA*) utriculo-
-ampullar n.
Nervi vaginales ((*PNA*), Scheidenner-
ven) vaginal nerves ⚖ *vagus* (*PNA*)
vagus (ei) n. ⚖ *vascularis* (*PNA*)
vascular branch [of the n.] ⚖ *vertebralis* (*PNA*) vertebral branch of the
inferior cervical ganglion ⚖ *vidianus*
vidian (i) n.
⚖ *zygomaticus* ((*PNA*), Jochbeinnerv)
zygomatic (zaigo'mætik) n.
Nessel *f bot* nettle / (Tuch) unbleached
cotton ⚖**ausschlag** *m* nettle
rash, urticaria (əːti'kɛəriə), urticarial
(ɛə) rash, hives ⚖**fieber** *n* (Urticaria) ⚖
⚖ausschlag ⚖**sucht** *f s* ⚖ausschlag
Nessler ('nɛslər)-**Reagenz** *n* (*DAB, EP*)
Nessler's reagent (ei) (*BP*), alkaline
mercuric potassium iodide solution ⚖-
-**Zylinder** *m Lab* Nessler cylinder
Nest *n* nest, nidus (ai) ⚖**artig** (herd-
förmig) nidal (ai), focal (ou) ⚖**förmig**
nidal
NET = Norephedrin-Theophyllin-Ge-
misch *n* mixture of norephedrin and
theophylline
Nettleship-Syndrom *n* (Urticaria pigmentosa) Nettleship's syndrome, urticaria pigmentosa
Netz *n* net / (Nerven) plexus / (Gewebe)
network / (Omentum) omentum /
großes ⚖ (Omentum majus (*PNA*))
greater omentum, gastrocolic omentum / kleines ⚖ (Omentum minus

(*PNA*)) lesser omentum, gastrohepatic (æ) omentum / subpapilläres ⨀ subpapilläry network ⨀- omental ⨀**abtragung** *f* omentectomy, omentumectomy ⨀**anheftung** *f* (Omentopexie, Omentofixation) attachment of the omentum, omentopexy, epiplopexy, omentofixation ~**artig** *anat* retial (i:), reticulate (i), reticulated (i), reticular (i) ⨀**bandage** *f* net bandage ⨀**befestigung** *f chir* omentofixation, omentopexy ⨀**beutel** *m anat* omental bursa (ə:) ⨀**bildung** *f* reticulation ⨀**bruch** *m* (Omentozele) omentocele (o'mentosi:l), epiplocele (i), omental hernia ⨀**einklemmung** *f* omental incarceration ⨀**entzündung** *f* epiploitis, omentitis ⨀**form** *f histol* reticulation ~**förmig** reticulated (i), reticular (i), retial (i:), retiform (i:)

Netzhaut *f* (Retina) retina (e), *pl* retinae ⨀- retinal ('retinəl) ⨀**abhebung** *f* s ⨀ablösung ⨀**ablösung** *f* retina detachment (æ), retinal detachment, ablatio (ei) retinae ('retini:) ~**ähnlich** retinoid (e) ⨀**anheftung** *f* reattachment of the retina ⨀**arterie** *f* central artery of the retina ⨀**betrachtung** *f* retinoscopy (ɔ) ⨀**bezirk** *m* retinal area ('ɛəriə) ⨀**bild** *n* retinal image ('imidʒ) ⨀**blastom** *n* retinoblastoma ⨀**blindheit** *f* anopia ⨀**blutung** *f* retinal h[a]emorrhage (e), bleeding in the retina ⨀**darstellung** *f* retinography (ɔ) ⨀**degeneration** *f* retinosis, degeneration of the retina ⨀**entzündung** *f* retinis / hämorrhagisch-exsudative ⨀ Coat's disease *od* retinopathy *od* syndrome ⨀**erkrankung** *f* retinopathy (ɔ) ⨀**erweichung** *f* retinomalacia (mə'leiʃiə) ⨀**gliom** *n* retinoblastoma, retinal glioma ⨀**ischämie** *f* retinal isch[a]emia (is'ki:miə) ⨀**korrespondenz** *f* retinal correspondence ⨀**lappen** *m* retinal flap ⨀**leiden** *n* retinopathy (ɔ) ⨀**meridian** *m* retinal meridian ⨀**ödem** *n* [o]edema of the retina, albedo (i:) retinae ('retini:) ⨀**photographie** *f* retinography (ɔ) ⨀**plastik** *f* omental graft ⨀**punkt** *m* retinal point / korrespondierende ⨀ normal retinal correspondence (NRC) ⨀**schock** *m* commotio (ou) retinae (e) ⨀**streifen** *m* angioid streak ⨀**tuberkulose** *f* tuberculosis of the retina ⨀**übereinstimmung** *f* retinal correspondence / abnormale ⨀ anomalous retinal correspondence (ARC) ⨀**vene**, zentrale *f* (Vena centralis retinae (*PNA*)) central vein of the retina ⨀**veränderung** *f* retinal change ⨀**verbrennung** *f* retinal burn ⨀**zäpfchen** *n* retinal cone ⨀**zapfen** *m* retinal cone ⨀**zelle** *f* retinal cell ⨀**zentralarterie** *f* central artery of the retina

Netz|hernie *f s* Netzbruch ~**ig** *s* netzartig ⨀**knorpel** *m* fibro-elastic cartilage ⨀**mittel** *n pharm* wetting agent (ei) ⨀**naht** *f chir* omentorrhaphy (ɔ), epiplorrhaphy (ɔ) ⨀**plastik** *f chir* omental graft, epiploplasty (i), omentoplasty ⨀**resektion** *f chir* resection of the omentum, omentectomy, omentumectomy, epiplo-ectomy ⨀**spaltung** *f* omentotomy ⨀**struktur** *f* reticulum (i), *pl* reticula ⨀**torsion** *f* torsion of the omentum ⨀**vermögen** *n* wetting power ⨀**volvulus** *m* omentovolvulus ⨀**werk** *n* network, reticulum (i), reticulation / neurales ⨀ neuronal network ⨀**werkhypothese** *f imm* lattice hypothesis

Neu|anschoppung *f* (Eiter *usw*) re-accumulation ~ **anstecken** to reinfect ⨀**ansteckung** *f* reinfection

Neubauer-Arterie *f* (Arteria thyreoidea ima (*PNA*)) thyreoidea ima artery

neu|bilden *v refl* to regenerate (e) / to reform / [sich] ~ (Gewebe) to reorganise ⨀**bildung** *f chem physiol* neogenesis, regeneration / (Geschwulst) neoplasm (i:), new growth, tumo[u]r, neoformation / ⨀ von Nervengewebe neuranagenesis (e)

Neufeld ('nɔifelt)-**Methode** *f bakt* Neufeld's reaction

neugeboren new-born

Neugeborenen|- neonatal (ei) ⨀**enzephalitis** *f* encephalitis neonatorum ⨀**phase** *f* period following birth ⨀**sterblichkeit** *f* neonatal mortality ⨀**struma** *f* goitre (ɔi) [*US* goiter] of the new-born

Neugeborene[r] *f* [*m*] new-born child, neonate; *pl* new-born; neonatus (ei)

Neuherdbildung *f* formation of new foci ('fousai)

Neuigkeitssucht *f* (Neophilismus) *ps* philoneism (i:), neophilism (ɔ)

Neuinfektion *f* reinfection

neural neural (juə) ⨀**anlage** *f embr* neural fold ~**bedingt** neurogenous (ɔ), neurogenic (e) ⨀**diagnostik** *f* neurodiagnosis ⨀**epithel** *n* (Neuro-epithelium (*PNA*)) neuro-epithelium

Neuralgie *f* (Nervenschmerz) neuralgia (njuə'rældʒiə), neurodynia (i) / ⨀ des Ganglion geniculi Hunt's (ʌ) syndrome (2), geniculate ganglion syndrome ~**ähnlich** neuralgiform (æ)

neural|giform neuralgiform ~**gisch** neuralgic (njuə'rældʒik) ~**gismus** *m ps* psychalgia (sai'kældʒiə) ⨀**kanal** *m embr* neural (juə) canal (æ) ⨀**leiste** *f embr* neural crest ⨀**platte** *f* medullary (ʌ) plate ⨀**rinne** *f* neural groove ⨀**rohr** *n* neural tube *od* canal, neurocanal, medullary (ʌ) tube ⨀**therapeutika** *m pl* depressants and stimulants ~**therapeutisch** neurotherapeutic[al] (ju:) ⨀**therapie** *f* (Huneke) neural therapy [by injections of impletol *od* novocaine ('nouvokein)]

Neuramin|idase *f* neuraminidase ⨀**säure** *f* neuraminic (i) acid

Neurasthen|ie *f* (Nervenschwäche) neurasthenia (i:), nervous debility, nervosism ('nɔ:vəsizm) / ⨀ *der Jugendlichen* neurasthenia praecox (i:) ⨀ *mit hysterischen Zügen* hysteroneurasthenia ⨀ *nebennierenbedingte* ⨀ adrenal (i:) neurasthenia *postgrippöse* ⨀ grippal neurasthenia *postinfektiöse* ⨀ post-infectious neurasthenia *posttraumatische* ⨀ traumatic (æ) neurasthenia ⨀-neurasthenic (e) ~**iker** *m ps* patient suffering from neurasthenia (i:), neurasthenic (e) ~**isch** *ps* neurasthenic (e)

Neur|axon *m* (Achsenzylinder, Axon) neuraxon (æ) ⨀**ektomie** *f* (Nervausschneidung) neurectomy ~**enterisch** neurenteric (e) ⨀**exairese** *f* (Neurexerese) neurexeresis (,njuəreks'erisis), nerve avulsion (ʌ)

Neuri|lemm[a] *n* (Nervenscheide) Schwann's (ʃvanz) sheath, neurilemma, nerve sheath ⨀**lemmom** *n* neurilemmoma, schwannoma, neurinoma ⨀**n** *n* neurine ('njuərin) ⨀**nom** *n* s Neurilemmom

Neurit *m* neurite ('njuərait), axon, neuraxon, axis cylinder

Neuritis *f* (Nervenentzündung) neuritis *absteigende* ⨀ descending n. *aszendierende* ⨀ ascending n. *aufsteigende* ⨀ ascending n. *degenerative* ⨀ degenerative (e) n. *deszendierende* ⨀ descending n. *entartende* ⨀ degenerative n. *ernährungsbedingte* ⨀ (*z B* bei Beriberi) dietetic (e) n. *experimentelle allergische* ⨀ (EAN) experimental allergic n., EAN *fettig-degenerative* ⨀ lipomatous (ou) n. *ganglionäre* ⨀ central n. *hypertrophische* ⨀ Déjerine-Sottas (de:ʒə'ri:n-sɔ'ta) syndrome ⨀ *nach Infektionskrankheit* postfebrile (i:) n. *latente* ⨀ latent (ei) n. ⨀ *des breiten Mutterbandes* broad ligament neuritis ⨀ *eines einzigen Nerven[stammes]* mononeuritis ⨀ *nervi optici* (Sehnerventzündung) optic (ɔ) neuritis ⨀ *optica* optic (ɔ) n., neuropapillitis ⨀ *parenchymatosa* disseminated (e) n. *postdiphtherische* ⨀ diphtheritic (i) n. *postinfektiöse* ⨀ postfebrile (i:) n. *posttraumatische* ⨀ traumatic (æ) n. *sympathische* ⨀ sympathetic (e) n. *tabische* ⨀ tabetic (e) n.

neuritisch neuritic (i)

neuro|allergisch neuro-allergic ⨀**arthropathie** *f* (neuropathisches Gelenkleiden) neurogenic arthropathy ⨀**biologie** *f* neurobiology ⨀**blast** *m* neuroblast (njuə'roubiən) ⨀**blast** *m* neuroblast (juə) ⨀**blastom** *n* neuroblastoma ⨀**chemie** *f* neurochemistry ⨀**chemismus** *m* neurochemism (e) ⨀**chirurg** *m* neurosurgeon ⨀**chirurgie** *f* neurosurgery ~**chirurgisch** neurosurgical ⨀**derm** *n* neuroderm (juə) ⨀**dermatitis** *f* neurodermatitis ⨀**dermatose** *f* neurodermatosis ⨀**dermitis** *f* neurodermatitis (i) ⨀ circumscripta lichen (ai) simplex chronicus ~**dynamisch** neurodynamic (æ) ~**dysleptisch** neurodysleptic ⨀**elektrotherapie** *f* neuro-electro-therapeutics (ju:) ~**endokrin** neuro-endocrine ~**epidermal** neuro-epidermal ⨀**epithel[ium]** *n* ((*PNA*), Neuroepithel, Neuralepithel, Medullarepithel) neuro-epithelium (i:) ~**epithelial** neuro-epithelial (juə) ⨀**epitheliom** *n* neuro-epithelioma ~**fibrillär** neurofibrillar (ai) ⨀**fibrille** *f anat* nerve fibril (ai), neurofibril (ai) ⨀**fibrillengitter** *n* neurofibril lattice ⨀**fibrom** *n* neurofibroma, fibroneuroma / infiltrierend wachsendes ⨀ infiltrating neurofibroma ⨀**fibromatose** *f* neurofibromatosis / ⨀ generalisata Recklinghausen's (rekliŋ'hauzənz) disease (i), multiple (ʌ) neurofibromatosis ⨀**fibrosarkom** *n* neurofibrosarcoma ⨀**fixation** *f* neurofixation ~**gen** neurogenic (e), neurogenous (ɔ), neurogenetic (e) ⨀**genese** *f embr* neurogenesis, neurogeny (ɔ) ~**genisch** *s* ~gen

Neuroglia *f* (Nervenkitt) neuroglia (njuə'rɔgliə), glia ('glaiə) ⨀- neuroglial (ɔ), neurogliar (ɔ) ⨀**entartung** *f* gliosis ⨀**mutterzelle** *f* spongioblast ('spondʒioblæst)

neuro|gliär neurogliar (njuə'rɔgliə), neuroglial ⨀**gliazelle** *f* neurogliacyte (njuə'rɔgliəsait), spongiocyte (ɔ) ⨀**gliom** *n* neuroglioma ⨀**gliomatose** *f* neurogliosis (,njuərɔglai'ousis) ⨀**histologie** *f* neurohistology ⨀**hormon** *n* neurohormone ~**humoral** neurohumoral ⨀**hypnotismus** *m* neurohypnosis ~**hypophysär** neurohypophyseal (,njuərɔ,haipo'fiziəl) ⨀**kardial** neurocardial ⨀**kranium** *n*

353

neurocranium (ei) ~kutan (Hautinnervation betr) neurocutaneous (ei) ᴢkym n (nervöse Vorgänge) neurokym ᴢlepsie f, komplementäre complementary neurolepsy ᴢleptikum n pharm neuroleptic [drug], psychoplegic (i:) ~leptisch ps neuroleptic ᴢlipomatose f neurolipomatosis dolorosa (ou) ᴢloge m (Nervenarzt) neurologist (ɔ), neuropathist (ɔ), nerve specialist (e) ᴢlogie f (Nervenlehre) neurology ~logisch neurologic[al] (ɔ) ᴢlues f neurosyphilis (i), neurolues (u:) ᴢlyse f neurolysis (ɔ) ᴢlytisch neurolytic (i) ᴢm n neuroma / plantares ᴢ plantar neuroma ~matös neuromatous (ou) ᴢmatose f neuromatosis ᴢmechanismus m neuromechanism (e) ᴢmer n neural (juə) segment, neuromere ('njuəromiə) ᴢmimesis f neuromimesis (,njuəromai'mi:sis) ~mimetisch neuromimetic ~muskulär neuromyuscular, myoneural (juə), neuromyic ('maiik) ᴢmyelitis optica f neuroptic myelitis ᴢmyositis f neuromyositis

Neuron n (Nervenzelle mit allen Neuriten und Dendriten) neuron[e] ('njuərɔn, -roun), neurocyte (juə) ableitendes ᴢ efferent neuron[e] afferentes od zuleitendes ᴢ afferent (æ) neuron[e] efferentes od ableitendes ᴢ efferent (e) neuron[e] motorisches ᴢ motoneuron[e], motor (ou) neuron[e] peripheres ᴢ peripheral neuron[e] sekundäres ᴢ intercalary (æ) neuron[e] sensorisches ᴢ sensory neuron[e] zentrales ᴢ central neuron[e] zuleitendes ᴢ afferent neuron[e] ᴢ- neuronal (juə), neuronic (ɔ) ~al neuronal

Neuronen|lehre f (Waldeyer) neuron[e] theory (i) ᴢtheorie f neuron[e] theory ᴢverbindung f neuron[e] junction (ʌ)

Neuro|nophagie f neuronophagy (ɔ) ᴢotologe m neurotologist (ɔ) ᴢotologie f neurotology ᴢparalyse f neuroparalysis (æ) ~paralytisch neuroparalytic (i) ᴢpath m (Nervenleidender) neuropath (juə) ᴢpathie f neuropathy (ɔ), nerve disorder / subakute myelo-optische ᴢ (Smon) subacute myelo-optic neuropathy, smon ~pathisch neuropathic (æ) ᴢpathogenese f neuropathogenesis ᴢpathologie f neuropathology ~phil neurophilic (i) ᴢphonie f ps neurophonia ᴢphysiologe m neurophysiologist (ɔ) ᴢphysiologie f neurophysiology ~physiologisch neurophysiologic[al] (ɔ) ᴢpilem n neuropile ('njuəropail), neuropilem (ai) ᴢplasma n neuroplasm (juə) ᴢplastik f neuroplasty ('njuəroplæsti) ᴢplegikum n pharm neuroplegic (i:) od neuroleptic drug ~plegisch neuroplegic (i:) ᴢporus m neuropore (juə) ᴢpsychiater m neuropsychiatrist (sai'kaiətrist) ᴢpsychiatrie f neuropsychiatry (sai'kaiətri) ~psychiatrisch ps neuropsychiatric (saiki'ætrik) ᴢpsychologie f neuropsychology (sai-'kɔlədʒi) ᴢpsychopathie f neuropsychopathy ᴢpsychose f ps neuropsychosis (sai'kousis) ᴢradiologie f neuroradiology ᴢretikulum n neuro-reticulum (i) ᴢretinitis f neuroretinitis ᴢrezidiv n (Syphilis) neurorecurrence (ʌ), neurorelapse ᴢrhaphie f neurorrhaphy (njuə'rɔrəfi) ᴢsarkom n neurosarcoma ᴢsarkomatose f neurosarcomatosis

Neurose f ps neurosis, pl neuroses angstbedingte ᴢ anxiety (æŋ'zaiəti) n. berufsbedingte ᴢ craft (a:) od occupa-

tional (ei) od professional n. echte ᴢ physioneurosis ('fizio-) existentielle ᴢ existential n. experimentelle ᴢ experimental n. funktionelle ᴢ psychoneurosis ('saikonjuə'rousis) iatrogene ᴢ iatrogenic n. idiopathische ᴢ idioneurosis infantile ᴢ infantile n. kriegsbedingte ᴢ war n. lagerbedingte ᴢ camp n. rentenbedingte ᴢ insurance (uə) od pension n. schreckbedingte ᴢ fright n. soziale ᴢ social n. traumatische ᴢ (Schützengrabenschock, Bombenschock) traumatic (æ) n., shell shock unfallbedingte ᴢ traumatic od accident (æ) n. vasomotorische ᴢ vasomotor n. vegetative ᴢ vegetative (e) n. ~bereit (neurosotrop) ps neurosotropic (ɔ) ᴢbereitschaft f ps latent (ei) liability to neuroses ~krank ps neurotic (ɔ), neuropathic (æ) ᴢkranke[r] f [m] ps neurotic (ɔ)

Neuro|sekrete n pl releasing factors ᴢsekretion f neurosecretion ~sensorisch neurosensory

Neurosen|therapie f ps treatment of neuroses ᴢwahl f choice of neurosis

Neuro|som n neurosome (juə) ~sotrop (neurosebereit) neurosotropic (ɔ) ᴢspasmus m ps neurospasm (juə) ~spinal spinoneural ᴢsyphilis f (Neurolues) neurosyphilis (i) ᴢtabes f ps neurotabes (ei), pseudotabes (sju:do-'teibi:z) ᴢtherapie f neurotherapy ᴢtiker[in] m [f] ps neurotic (ɔ) ~tisch ps neurotic ᴢtizismus m neuroticism ~toid resembling neurosis ᴢtom n neurotome (juə) ᴢtomie f (Nervdurchtrennung) neurotomy ᴢtoxin n (Nervengift) neurotoxin ~toxisch neurotoxic ᴢtoxizität f neurotoxicity (i) ᴢtripsie f neurotripsy (juə) ~trop (Affinität zum Nervensystem habend) neurotropic (ɔ), neurophilic (i) ~troph neurotrophic (ɔ) ~tropisch s ~trop ᴢtropismus m neurotropism, neurotropy (ɔ) ᴢvakzine f neurovaccine ('væksi:n) ~vaskulär neurovascular ~vegetativ neurovegetative (e) ~viral relating to a neurovirus (aiə) ᴢvirus n neurovirus (aiə) ~zirkulatorisch neurocirculatory

Neusucht f ps neophilism (ɔ)

neutral neutral (ju:) ~färbbar orthochromophil, ametaneutrophil (ju:) ᴢfarbstoff m histol neutral stain ᴢfett n neutral fat

Neutralisation f neutralisation ᴢtest m neutralisation test

neutralisier|en to neutralise (ju:) ᴢung f chem neutralisation ᴢungsmittel n chem neutraliser (ju:)

Neutralität f chem neutrality

Neutral|körper m neutral (ju:) substance ᴢpuder n inert powder ᴢreaktion f neutral reaction ᴢrot n neutral red ᴢsalz n chem neutral salt

Neutron n neutron (ju:)

Neutronen|aktivierungsanalyse f (NAA) neutron activation analysis (NAA) ᴢbestrahlung f neutron irradiation

Neutro|penie f neutropenia, neutrocytopenia / splenomegale ᴢ splenic neutropenia syndrome, Wiseman-Doan ('waizmən-'doun) syndrome ~phil neutrophil (ju:)

Neutrophilen|mangel m neutropenia, neutrophilopenia ᴢsturz m neutrocytopenia, neutropenia, neutrophilopenia ᴢverschiebung f anisoleucocytosis [US -leuko-] (ə'naiso,lju:kosai'tousis)

Neutrophiler m (Leukozyt) neutrocyte, neutrophil / stabkerniger ᴢ juvenile neutrophil / segmentkerniger ᴢ polymorphonuclear neutrophil

Neutrophilie f neutrocytophilia (i), neutrophilia

Neu|tuberkulin n new tuberculin ᴢwuchs m regrowth ᴢzugang m (Patient) new admission

Newcastle|-Disease-Virus n (NDV) Newcastle disease virus (NDV) ᴢ-Krankheit-Lebendimpfstoff m (EP) Newcastle disease live vaccine

Nexus m nexus

NFS = nicht veresterte Fettsäuren f pl non-esterified fatty acids, NEFA

NHMJ = nikotinhydroxansaures Methyljodid nicotinehydroxanic acid methyl iodide

N-Hormon n (androgenes Hormon der Nebennierenrinde) N hormone

Ni = Nickel n nickel, Ni

Nia = Nikotinsäureamid n nicotinamide, nicotinic acid amide

Niacin n (Acidum nicotinicum (WHO, DAB), Nikotinsäure (DAB)) niacin ('naiəsin), nicotinic acid ᴢamid n s Nikotinamid

Nialamid n (WHO) nialamide (nai-'æləmaid) (BP, NF)

Niazin n s Niacin

Nicethamid n (WHO) (Diäthylnikotinamid) nikethamide (ni'keθəmaid) (EP, BP)

nicht|absorbierend non-absorbent ~ansteckend non-infectious ~ärztlich non--medical ~ätzend non-caustic (ɔ:) ᴢausgetragensein n (Fet) prematurity (juə) ᴢausscheider m imm non-secretor ~avid non-avid ~befallen unaffected ᴢbehinderte pl able-bodied [persons] ~brechend (Strahlen) non-refractive ᴢ-Carbonat-Härte f noncarbonate hardness ~chirurgisch non-surgical ᴢdarstellung f radiol non-visualisation ᴢeintreten n (Kopf des Fets) non--engagement ~eiternd non-suppurative (ʌ) ᴢelektrolyt m non-electrolyte (i'lektrolait) ~entzündlich non-inflammatory ~epithelial non-epithelial (i:) ~filtrierbar (z B Virus) filter-passing (a:) ~flüchtig non-volatile (ɔ) ~geimpft unvaccinated, non-vaccinated ~gelähmt unparalysed ~gestreift (Muskel) non-striated (ei) ~gravid non--pregnant ~herpetisch non-herpetic ᴢ-Hodgkin-Lymphom m non-Hodgkin's lymphoma ~invasiv radiol non-invasive ~organspezifisch non-organ specific ~porös non-porous ~schwanger non--pregnant ~schwesterchromatid am gelet non-sister chromatid ᴢsekretor m imm non-secretor ᴢsprechen (krankhaftes) ps mutis (ju:) ᴢteilung f (ᴢtrennen) (Chromosom) non-disjunction (ʌ) ~toxisch non-toxic ᴢtoxizität f non-toxicity (i) ~traumatisch non-traumatic ᴢtrennen n od non--disjunction ~ulzerativ non-ulcerative ᴢvorhandensein n (Reflex) absence ~wässrig non-aqueous

Nickbewegung f nutation

Nickel n nickel (Ni) ᴢdrahtnetz n nickel gauze (ɔ:) ᴢspatel m nickel spatula (æ) ᴢtiegel m Lab nickel crucible (u:)

Nick|haut f nictitating membrane ᴢkrampf m (Salaamkrampf) salaam (sə'la:m) od nodding spasm, head nod

⸞muskel *m s* Kopfnicker **⸞tremor** *m*
nodding tremor (e)
Niclosamid *n* niclosamide (nai'klousə-
maid) (*BP*)
Nicolas-Favre (niko'la-'favrə) **Krankheit**
f (Lymphogranuloma inguinale) lymphopathia (æ) venereum (iə), venereal
(iə) lymphogranuloma, climatic (æ) *od*
tropical (ɔ) bubo (ju:)
Nicotinamid[um (*EP*)] ((*WHO*), Nikotinamid, Nicotinoylamidum (*DAB*),
Niacinamid, Nikotinsäureamid (*DAB*))
nicotinamide (*BP, EP, USP*), niacinamide (*BP, USP*)
Nicotinismus *m s* Nikotinismus
Nicotinoyl|amidum *n* (*DAB*) (Nikotin-
säureamid (*DAB*)) niacinamide (i) (*BP,
USP*), nicotinamide (i) (*BP, USP*)
⸞diaethylamidum (*DAB*) (Niketamid
(*DAB*)) nikethamide (e) (*BP*)
Nicotinylalkohol *m* (Pyridylcarbinol)
nicotinyl (i) alcohol
Nidation *f* (Ei) nidation, implantation
Nieder|dosiszählrohr *n radial* low-dose
counter tube **⸞druck** *m* low pressure,
hypotension **~drücken** to depress
~drückend *ps* depressing **⸞druckwir-
kung** *f* (Blutdruck) depressor effect
⸞frequenz *f* low frequency (i:) **~ge-
drückt** *ps* depressed **~geschlagen** *ps*
depressed, dejected **⸞geschlagenheit** *f*
(Trübsinn) dejection, depression, hypo-
thymia ('θaimiə) **~kommen** to be delivered (i) **⸞kommen** *n s* ⸞kunft **⸞kunft**
f (Entbindung) confinement (ai), delivery (i) / childbirth / errechneter Tag
der ⸞ calculated date of confinement
⸞kunftstermin *m* day of term, "due
date" *F* **~lassen** *v reflr* to establish a
practice (æ) **~molekular** low-molec-
ular-weight **⸞schlag** *m* (nach Atom-
explosionen) radioactive dust (ʌ), fall-
-out / *chem* precipitate (i) / (Sediment)
sediment (e) / (Bodensatz) dregs /
(Ablagerung) deposit (ɔ) **⸞spannungs-
elektrophorese** *f* low-tension electrophoresis (i:)
⸞nagel *m* agnail (æ), hangnail
Niemann-Pick ('ni:man-'pik)**-Krankheit**
f Niemann-Pick disease, lip[o]id histiocytosis
Niere *f* kidney (i) / *embr* nephros (e)
arteriosklerotisch degenerierte ⸞ sclerotic (sklia'rɔtik) k. *einseitig vorhandene*
⸞ solitary (ɔ) k. *fettig degenerierte* ⸞
fatty k. *große rote* ⸞ large red k. *große
weiße* ⸞ large white k. *hufförmige* ⸞
horse-shoe k. *kleine rote* ⸞ small red k.
künstliche ⸞ artificial (i) k. ⸞ *mit
oberflächlichen Blutungen* flea-bitten k.
nur einseitig vorhandene ⸞ solitary k.
stumme ⸞ inactive k. *vereiterte* ⸞
suppurating (ʌ) *od* surgical k. *zucker-
durchlässige* ⸞ leaky k. ⸞ *mit kleinen
oberflächlichen Hämorrhagien* flea-bitten k.
Nieren|- renal (i:), nephric (e), nephro-
(e) (*Vors*) ⸞ *und Eingeweide betr.* reno-
-intestinal ⸞- *und Kreislauferkrankung*
f cardiovascular renal disease **⸞abszeß**
m renal abscess **⸞adenom** *n* nephrade-
noma **~ähnlich** nephroid **⸞angiogra-
phie** *f* nephro-angiography **⸞anheftung**
f nephropexy **⸞arterie** *f* (Arteria renalis
(*PNA*)) renal artery **⸞arteriographie** *f*
röntg renal arteriography (ɔ) **⸞arte-
riosklerose** *f* nephrosclerosis **⸞ausfall** *m*
nephroparalysis **⸞ausgußstein** *m*

staghorn calculus in the renal pelvis
⸞auslösung *f* (aus Narben *usw*) nephrolysis (ɔ) **⸞balottement** *n* renal ballottement **⸞bauchhöhlen-** nephro-abdomi-
nal (ɔ)
Nierenbecken *n* renal pelvis, pelvis of the
ureter (i:) / doppeltes ⸞ renal reduplication ⸞- pyelo- ('paiəlo-) **⸞aufnahme** *f*
röntg pyelogram ('paiəlogræm) / ⸞
nach Einbringen des Kontrastmittels
durch den Ureter retrograde (e) p. / ⸞
nach intravenöser Zufuhr des Kontrastmittels intravenous (i:) p. **⸞aus-
gußstein** *m* staghorn calculus **⸞darstel-
lung** *f röntg* pyelography (ɔ) **⸞endosko-
pie** *f* pelvoscopy (ɔ) **⸞entzündung** *f*
(Pyelitis) pyelitis, pyelonephritis **⸞er-
krankung** *f* pyelopathy (ɔ) **⸞eröffnung** *f*
pyelotomy, pelviotomy (ɔ) **⸞erweite-
rung** *f* pyelectasia (ei), pyelectasis
⸞harnleiteraufnahme *f röntg* pelvi-
-ureteroradiography (,pelvijuə'ri:tərɔ-
,reidi'ɔgrəfi) **⸞kelch** *m* renal calyx (ei)
⸞kelcherweiterung *f* pyelocaliectasis
⸞kelchsystem *n* pelvi-calyceal system
⸞plastik *f* pyeloplasty, nephropyelo-
plasty **⸞pyramide** *f* renal pyramid (i)
⸞schnitt *n chir* pyelotomy **⸞spaltung** *f*
pyelotomy **⸞steinentfernung** *f* pyelo-
lithotomy
nieren|bedingt renal (i:) **⸞beschwerden** *f
pl* kidney complaint, nephralgia
(ne'frældʒiə) **⸞beteiligung** *f* renal involvement **⸞bett** *n* perinephrium (e)
⸞betteiterung *f* paranephric *od* perinephritic abscess **⸞bild** *n röntg* neno-
gram (i:) **~bildend** *embr* nephropoietic
⸞biopsie *f* kidney biopsy ('baiɔpsi)
⸞blasenaufnahme *f röntg* (Bild) uro-
gram (juə) / (Verfahren) urography (ɔ)
⸞blasenentzündung *f* cystopyelonephritis **⸞blockade** *f* renal block **⸞bluten** *n*
renal h[a]emorrhage (e), nephrorrhagia
⸞blutung *f s* ⸞bluten **⸞chirurgie** *f* renal
surgery **⸞clearance** *f* renal clearance
⸞darstellung *f röntg* renography (ɔ)
⸞dekapsulation *f* nephrocaps[ul]ectomy
⸞diabetes *m* renal diabetes (,daiə-
'bi:ti:z) **⸞dickdarm-** nephrocolic (ɔ)
⸞durchblutung *f* renal circulation *od*
blood flow **⸞dysfunktion** *f* renal insufficiency (i) **⸞eiterung** *f* nephropyosis
⸞embolie *f* renal embolism **⸞entfer-
nung** *f* nephrectomy **⸞entzündung** *f*
(Nephritis) nephritis / (chronische)
Bright's (ai) disease, brightism **⸞epi-
thelium** *n* renal epithelial (i:) cells
⸞erkrankung *f* nephropathy (ɔ) ⸞- *und
Kreislauferkrankung* *f* cardiovascular
renal disease **⸞erweichung** *f* nephro-
malacia (mə'leiʃiə) **⸞erweiterung** *f*
nephrectasia, nephrectasis **⸞exstirpa-
tion** *f* removal of a kidney, nephrectomy
⸞facharzt *m* nephrologist (ɔ) **⸞fall** *m*
kidney case **⸞faßzange** *f chir* kidney
holding-forceps *pl* **⸞fett** *n* (Talg) suet
('sjuit), adeps renis **⸞fistel** *f pathol* renal
renal fistula **⸞fistelanlegung** *f chir*
nephrostomy **⸞fixation** *f chir* nephropexy **~förmig** kidney-shaped, reniform
(e) **⸞funktion** *f* renal function (ʌ)
⸞funktionsprüfung *f* renal function test
⸞funktionsschädigung *f* renal impairment **⸞funktionsschwäche** *f* renal functional impairment **⸞funktionsstörung** *f*
renal insufficiency (i) **⸞gegend** *f* renal
region **~gesund** with sound kidneys
⸞gift *n* nephrotoxin **⸞grieß** *m* renal
sand *od* gravel (æ) **⸞hilus** *m* (Hilus

renalis (*PNA*)) hilum [*US* hilus] of the
kidney **⸞hypertrophie** *f* hypertrophy
(ɔ:) of a kidney **⸞infarkt** *m* renal
infarction **⸞insuffizienz** *f* renal
insufficiency (i) *od* failure **⸞ischämie** *f*
renal isch[a]emia (is'ki:miə) **⸞kanälchen**
n renal tubule (ju:) **⸞kanälchenverstop-
fung** *f* tubular (ju:) obstruction **⸞kapsel**
f perinephrium (e), renal capsule
⸞kapselentzündung *f* perinephritis
⸞kapselspaltung *f* nephrocapsulotomy
⸞karzinom *n* renal *od* kidney carcinoma **⸞kassette** *f* kidney cassette **⸞kelch**
m renal calix (ei), *pl* calices ('keilisi:z)
⸞kelchausschneidung *f* calicectomy ⸞-
kelcherweiterung *f* caliectasis **⸞kolik** *f*
renal colic (ɔ) **⸞körperchen** *n pl* (Corpuscula renis (*PNA*)) renal corpuscles
⸞kranke[r] *f[m]* patient suffering from a
kidney disease **⸞krankheit** *f* disease of
the kidneys, renal affection *od* disorder,
nephropathy (ne'frɔpəθi) **⸞krise** *f* renal
crisis (ai) **⸞kultur** *f bakt* monkey
kidney culture (ʌ) **⸞lager** *n* renal bed
⸞läppchen *n* reniculus (i), *pl* reniculi
⸞leiden *n* nephropathy (ɔ), renal
disease **~los** anephric **⸞mark** *n*
(Medulla renis (*PNA*)) medulla of the
kidney, renal medulla (ʌ) **⸞naht** *f chir*
nephrorrhaphy (ɔ) **⸞ödem** *n* renal
[o]edema (i:) **⸞papillen** *f pl* (Papillae
renales (*PNA*)) renal papillae **⸞paren-
chym** *n* renal parenchyma **⸞pathologie**
f renal pathology (ɔ) **⸞pforte** *f* (Hilus
renalis (*PNA*)) hilum [*US* hilus] of the
kidney **⸞plasmadurchfluß** *m od* -strom
m renal plasma flow (RPF) **⸞punktion** *f*
renipuncture ('reni,pʌŋkt[ʃə) **⸞pyrami-
den** *f pl* (Pyramides renales (*PNA*))
renal pyramids **⸞reizung** *f* slight nephritis, kidney irritation / ⸞ nach
Bluttransfusion transfusion nephritis
⸞rinde *f* cortex of the kidney, renal
cortex **⸞röntgen** *n röntg* nephrography
(ɔ) **⸞sand** *m* (Harngrieß) gravel (æ)
⸞säulen *f pl* (Columnae renales (*PNA*))
renal columns **⸞schaden** *m* kidney
damage (æ) *od* injury **⸞schädigung** *f* ⸞
schaden **⸞schale** *f Lab* kidney bowl
⸞schatten *m* renal shadow (æ) ⸞-
schmerz *m* renal nephralgia (ne'frældʒiə)
⸞schnitt *m* nephrotomy (ɔ) **⸞schrump-
fung** *f* nephrocirrhosis **⸞schützer** *m*
kidney pad **⸞schwäche** *f* nephrasthenia
(i:), kidney insufficiency (i) **⸞schwelle** *f*
renal threshold (e) **⸞schwund** *m* renal
atrophy (æ) **⸞segment** *n* renal segment
⸞senkung *f* nephroptosis ('tousis),
ptosis of the kidney **⸞sklerose** *f*
nephrosclerosis **⸞spaltung** *f chir* nephrotomy **⸞stein** *m* renal calculus, neph-
rolith **⸞steinabgang** *m* passage of renal
calculi **⸞steinentfernung** *f* nephrolitho-
tomy **⸞steinkolik** *f* renal colic (ɔ)
⸞steinleiden *n* nephrolithiasis **⸞stein-
operation** *f* lithonephrotomy, neph-
rolithotomy **⸞steinzange** *f chir* kidney
stone forceps *pl* **⸞stiel** *m* (Hilus
renalis (*PNA*)) hilum [*US* hilus] of
the kidney **⸞störung** *f* renal disorder
⸞substanz *f* kidney substance **⸞szinti-
graphie** *f* renal scanning **⸞tätigkeit** *f*
renal function (ʌ) **⸞tee** *m pharm*
diuretic (e) tea **⸞trauma** *n* kidney
trauma (ɔ:) **⸞tuberkulose** *f* renal tuberculosis, nephrophthisis (ne'frɔθisis),
nephrotuberculosis **⸞tubulus** *n* renal
tubule (ju:) **⸞tumor** *m* kidney tumo[u]r,
renal neoplasm, renal tumo[u]r / hyper-

nephroider ≈ hypernephroma, Grawitz ('gra:vits) tumo[u]r ≈übersichts-
aufnahme f plain radiograph of the
renal tract ≈ureterblasenbezirk m röntg
kidney-ureter-bladder area ('əəriə)
(KUB) ≈venen f pl (Venae renales
(PNA)) renal veins ≈venenthrombose f
renal vein thrombosis ≈vereiterung f
pyonephritis ≈vergrößerung f nephro-
megaly (e) ≈verkalkung f nephrosclerosis ≈verletzung f renal trauma ≈ver-
pflanzung f chir kidney transplantation
≈versagen n renal failure od insufficiency (i) ≈wasser n F renal dropsy
≈wassersucht f renal dropsy ≈zelle f
renal cell ≈zell[en]karzinom n renal cell
carcinoma ≈zellenkultur f kidney cell
culture (ʌ) ≈zylinder n renal cast /
granulierter ≈ granular (æ) cast /
hyaliner ≈ hyaline ('haiəlin) cast
≈zyste f renal cyst ≈zystenbildung f
nephrocystosis
Nies|holz n bot sneezewood ≈krampf m
ptarmus ('ta:məs), spasmodic sneezing
≈mittel n pharm sternutatory (ju:),
ptarmic ('ta:mik) ≈reflex m nasal (ei)
reflex
Nieswurz f bot pharm veratrum (ei),
hellebore ('helibɔ:) / grüne ≈ green
hellebore / · schwarze ≈ veratrum
nigrum (ai), black hellebore / weiße ≈
veratrum album ≈tinktur f pharm green
hellebore tincture ('tiŋktʃə), tinctura
veratri
Nieszentrum n sneezing centre [US
center]
Nietnagel m s Niednagel
Niketamid n ((EP, DAB), Nikotin-
säurediäthylamid (DAB)) nikethamide
(EP, BP)
Nikolski (ni'kɔlski)-Zeichen n Nikolski's
sign
Nikotin n pharm tox nicotine ('nikəti:n)
/ ≈ entziehen to denicotinise (i)
≈amid n nicotinamide (BP, USP),
niacinamide (,naiə'sinəmaid) (BP,
USP) ≈amid-Adenin-Dinukleotid n
(NAD) nicotinamide-adenine-dinu-
cleotide (NAD) ≈ amid - Adenin - Dinu-
kleotidphosphat n (NADP) nicotinamide-adenine dinucleotide phosphate
(NADP) ≈amidmononukleotid n
(NMN) nicotinamide mononucleotide
(NMN) ~arm denicotinised / ~
machen to denicotinise ~empfindlich
sensitive to nicotine ≈empfindlichkeit
f sensitivity to nicotine ~frei free
from nicotine ≈gehalt m nicotine content ≈herz n smokers' od tobacco
heart ≈ismus m (Nikotinvergiftung)
nicotinism (i) ≈säure f (DAB) (Acidum nicotinicum (WHO, DAB), Niacin) nicotinic (i) acid (BP), niacin
(ai) (NF) ≈säureamid n chem s Nikotinamid ≈säurebenzylester m benzyl
nicotinate, nicotinic acid benzyl ester
≈säurediäthylamid n (DAB) nikethamide (BP) ≈säuremangel m aniacino-
sis (æ,naiəsi'nousis) ≈säuremangel-
-Enzephalopathie f (Joliffe-Syndrom)
nicotinic acid deficiency syndrome,
Joliffe's ('dʒɔlifs) syndrome ≈schädi-
gung f s ≈vergiftung ≈schwindel m
smokers' vertigo ≈sucht f abuse of
tobacco ≈ursäure f chem nicotinuric
(juə) acid ≈vergiftung f nicotinism
(i), tabacosis, tobacco od nicotine
intoxication ~zerstörend nicotinolytic
(i)

Niktation f (Nictitatio, Lidkrampf) nic-
titation
Nilbeule f s Orientbeule
Nilblau n nile (ai) blue
Ninhydrin n ninhydrin (ai) (EP, BP),
triketohydrindene hydrate
Niob[ium] n (Nb) niobium (Nb)
Niphablepsie f snow blindness
Nirwanaprinzip n ps nirvana principle
Nische f (Magen) röntg niche (nitʃ)
anat recess
Nischen|fleck m (zentraler) central cra-
ter (ei) ≈symptom n Haudek's ('haudeks) niche (nitʃ) od sign od syndrome
≈zellen f pl alveolar (i) od niche cells
Nisse f (Läuseei) nit
Nissen ('nisən)-Fundoplikation f Nissen
fundoplication
Nissenkamm m fine-tooth comb
nissig full of nits
Nissl ('nisəl)|-Färbung f Nissl's method
(e) ≈-Körperchen n pl od ≈-Schollen f
pl Nissl's bodies od granules (æ)
od spindles ≈-Substanz f Nissl substance
Nisszelle f nest cell
Nitranilin n nitro-aniline ≈säure f
nitranilic acid
Nitrat n chem nitrate (ai) ≈bakterien n
pl Nitrobacter (æ) ≈papier n pharm
charta potassii nitratis ≈reaktion f
nitrate reaction
Nitrazepam[um (EP)] nitrazepam (æ)
(EP, BP)
Nitrid n chem nitride ('naitraid)
nitrier|bar chem nitrifiable (ai) ~en chem
to nitrify (ai) ≈mittel n chem nitrifier
(ai) ≈ung f nitration, nitrification
Nitril n chem nitrile (ai)
Nitrit n chem nitrite (ai) ≈bildner m allg
nitrite-forming agent; Nitrosomonas
(ou) ~ometrisch by nitrite titration
Nitro|- (Vors) nitro- (ai) (Vors) 5-≈-
-2-amino-thiazol n pharm 2-amino-
-5-nitro-thiazole ('naitro'θaiəzoul)
(ANT) ≈bacter Nitrobacter (ai) ≈bak-
terien n pl Nitrobacteria (iə) ≈benz-
aldehyd m (DAB) nitrobenzaldehyde
(BP) ≈benzol n nitrobenzene (BP,
USP) ≈benzolvergiftung f nitro-
benzolism ≈benzoylchlorid n nitro-
benzoyl chloride ≈benzylchlorid n
nitrobenzyl chloride ≈fural n (WHO)
(Nitrofurazon) nitrofurazone ('fjuərəzoun) (BPCA, NF) ≈furan n nitrofuran
(juə) ≈furantoin n (WHO) nitrofuran-
toin (fjuərən'touin) (BP, USP) ≈fura-
zon n (Nitrofural (WHO)) nitrofurazone ('fjuərəzoun) (BPCA, NF) ≈geni-
sierung f chem nitrogenisation ≈gly-
zerin n nitroglycerin (naitro'glisərin)
(BP, USP), glyceryl (i) trinitrate (BP)
≈glyzerin solutum n solution of nitroglycerin ≈gruppe f chem nitro-group
≈imidazol n chem nitro-imidazole (ʌ)
körper m chem nitro substance (ʌ)
≈körperausscheidung f (im Urin) azoturia (æzo'tjuəriə) / verminderte ≈
hypo-azoturia ≈mersol n nitromersol
('mɔ:sɔl) ≈methan n nitromethane
≈naphthalin n chem nitronaphthalene
(æ) ≈phenol m chem nitrophenol (i:) p-
-≈phenol n para-nitrophenol (P-NP)
≈prussid n nitroferricyanide (feri'saiənaid), nitroprusside (ʌ) ≈prussidna-
trium n sodium nitroprusside (EP) 3-
-≈salizylsäure f nitrospiroylic (,naitro-
spaiəro'ilik) acid, mononitrosalicylic
acid ≈säure f nitro-acid

Nitrosebakterium n nitrifying (i) od
nitrosifying (ou) organism
nitrosieren to nitrosate, to nitrosify
Nitroso|bakterium n nitrosobacterium
(iə) ≈dimethylanilin n (DAB) nitrosodi-
methylaniline (EP) ≈-R-Salz n (DAB)
nitroso R salt (USP) ≈verbindungen f
pl nitroso (ou) compounds
Nitro|tabletten f pl nitroglycerin (i)
tablets ≈verbindung f chem nitro-
-compound
Nitroxylgruppe f chem nitroxyl group
Nitro|zellulose f chem pyroxylin (ɔ) (BP,
USP), nitrocellulose ≈zimtsäure f chem
nitrocinnamic acid
Niveau n level (e) / energetisches ≈ level
of intensity / ≈ des Alpha-Rhythmus
level of alpha rhythm ≈diagnose f
(Segmentdiagnose) niveau (ou) diagnosis ~gleich at the same level ≈ver-
schiebung f (in der Verlaufsdynamik)
shift of the level (on which the dynamic
course takes place) ≈wechsel m fluctuation
NK = neue Kerze new candle, candela,
cd
NK-Leukämie = Nemeth-Kellner leuk-
[a]emia
NLG = Nervenleit[ungs]geschwindig-
keit f nerve conduction velocity
N-Lost n (Chlormethin (WHO)) mustine
(ʌ) hydrochloride (BP), mechloreth-
amine hydrochloride (BP, USP), nitrogen mustard (BP) (NM)
nm = Nanometer m nanometer, nm
NMN = Nikotinamid-mononukleotid
nicotinamide mononucleotide, NMN
NMS = Nervosität-Müdigkeit-Schlaf-
losigkeit nervousness-fatigue-sleep-
lessness
NN = Nebenniere f adrenal gland / = s
NN-Medium
Nn. = anat Nerven, Nervi m pl nerves,
nervi, Nn
NND-Penizillin = Benzathin-Penizillin
G n benzathine penicillin G
NNH = Nasennebenhöhlen f pl parana-
sal sinuses
NNM = Nebennierenmark n (Medulla
glandulae suprarenalis (PNA)) medulla
of the suprarenal gland, adrenal (i:)
medulla (ʌ)
NN-Medium = Novy-McNeal-Nähr-
boden m Novy-McNeal agar
NNN-Agar m od -Medium n = Novy-
-Nicolle-McNeal-Agar m Novy-Ni-
colle-McNeal [agar] (NNN)
NNR = Nebennierenrinde f adrenal (i:)
cortex, AC
No = Nobelium n nobelium, No
Nobelium n (No) nobelium (No)
Nocardia f bakt Nocardia ≈- nocardial /
≈ asteroides Nocardia asteroides
Nocardiose f nocardiosis, actinomycosis
Nocht ('nɔxt)-Färbung f Nocht's stain od
method
Noctambulismus m s Noktambulismus
nocturnus nocturnal
nodös (knotig) nodose (ou), nodular (ɔ)
Nodosität f nodosity (ɔ)
Nodulus n ((PNA), Knötchen) nodule
('nodju:l), nodulus (ɔ), od noduli Noduli
Arantii nodules of Arantius (æ) Noduli
cutanei noduli cutanei (ei) Noduli
lymphatici lymphatic (æ) nodules Noduli thymici accessorii (PNA) accessory
thymic (ai) nodules Noduli valvularum
aortae (PNA) nodules of the aortic
valve Noduli valvularum semilunarum

(*PNA*) nodules of the pulmonary valve **Noduli vocales** singers' nodes **Nodus** *m* ((*PNA*), Knoten) node ≿ **arthriticus** (Gichtknoten) gouty (au) node ≿ **atrioventricularis** ((*PNA*), Atrioventrikularknoten) atrioventricular n. ≿ **lymphaticus** ((*PNA*), Lymphknoten) lymph n. *od* gland **Nodi lymphatici apicales** (*PNA*) apical lymph glands; **Nodi ~ axillares** (*PNA*) axillary lymph glands; **Nodi ~ bronchopulmonales** (*PNA*) bronchopulmonary lymph glands; **Nodi ~ buccales** (*PNA*) buccal (ʌ) lymph glands; **Nodi ~ centrales** (*PNA*) central lymph glands; **Nodi ~ cervicales profundi** (*PNA*) deep cervical lymph glands; **Nodi ~ cervicales superficiales** (*PNA*) superficial cervical lymph glands; **Nodi ~ coeliaci** (*PNA*) c[o]eliac lymph glands; **Nodi ~ colici dextri** (*PNA*) right colic lymph glands; **Nodi ~ colici medii** (*PNA*) middle colic lymph glands; **Nodi ~ colici sinistri** (*PNA*) left colic lymph glands; **Nodi ~ cubitales** (*PNA*) supratrochlear lymph glands; **Nodi ~ epigastrici** (*PNA*) epigastric lymph glands; **Nodi ~ gastrici dextri** (*PNA*) right gastro-epiploic lymph glands; **Nodi ~ gastrici sinistri** (*PNA*) left gastric lymph glands; **Nodi ~ hepatici** (*PNA*) hepatic lymph glands; **Nodi ~ ileocolici** (*PNA*) ileocolic lymph glands; **Nodi ~ iliaci** (*PNA*) iliac lymph glands; **Nodi ~ iliaci interni** (*PNA*) internal iliac lymph glands; **Nodi ~ inguinales profundi** (*PNA*) deep inguinal lymph glands; **Nodi ~ inguinales superficiales** ((*PNA*), Rosenmüller-Drüsen) superficial inguinal lymph glands; ≿ **lymphaticus jugulodigastricus** (*PNA*) jugulodigastric lymph gland; ≿ **~ juguloomohyoideus** (*PNA*) jugulo-omohyoid lymph gland; **Nodi lymphatici laterales** (*PNA*) lateral lymph glands; **Nodi ~ linguales** (*PNA*) lingual lymph glands; **Nodi ~ lumbales** (*PNA*) aortic lymph glands; **Nodi ~ mandibulares** (*PNA*) mandibular lymph glands; **Nodi ~ mediastinales anteriores** (*PNA*) innominate lymph glands; **Nodi ~ mediastinales posteriores** (*PNA*) posterior mediastinal lymph glands; **Nodi ~ mesenterici** (*PNA*) lymph glands of the mesentery; **Nodi ~ mesenterici inferiores** (*PNA*) inferior mesenteric lymph glands; **Nodi ~ occipitales** (*PNA*) occipital lymph glands; **Nodi ~ pancreaticolienales** (*PNA*) pancreaticosplenic lymph glands; **Nodi ~ parotidei, superficiales et profundi** (*PNA*) parotid lymph glands; **Nodi ~ pectorales** (*PNA*) pectoral lymph glands; **Nodi ~ phrenici** (*PNA*) diaphragmatic lymph glands; **Nodi ~ poplitei** (*PNA*) popliteal lymph glands; **Nodi ~ pulmonales** (*PNA*) pulmonary lymph glands; **Nodi ~ pylorici** (*PNA*) pyloric lymph glands; **Nodi ~ retro-auriculares** (*PNA*) mastoid lymph glands; **Nodi ~ retropharyngei** (*PNA*) retropharyngeal lymph glands; **Nodi ~ sacrales** (*PNA*) sacral lymph glands; **Nodi ~ sternales** (*PNA*) internal mammary lymph glands; **Nodi ~ submandibulares** (*PNA*) submandibular lymph glands; **Nodi ~ submentales** (*PNA*) submental lymph glands; **Nodi ~ subscapulares** (*PNA*) subscapular lymph glands; ≿ **lymphaticus**

tibialis anterior (*PNA*) anterior tibial lymph gland; **Nodi lymphatici tracheales** (*PNA*) tracheobronchial lymph glands; **Nodi ~ tracheobronchiales inferiores** (*PNA*) inferior tracheobronchial lymph glands; **Nodi ~ tracheobronchiales superiores** (*PNA*) superior tracheobronchial lymph glands ≿ **rheumaticus** (rheumatischer Knoten) Aschoff's ('aʃɔfs) node *od* nodule (ɔ) ≿ **sinu-atrialis** ((*PNA*), Sinusknoten) sinu-atrial (ei) n.
noetisch noetic
Nokardiainfektion *f* nocardiosis
Noktambulismns *m* (Schlafwandeln) noctambulism, sleep-walking
Noma *n* noma (ou), stomatonoma (ou), gangrenous stomatitis / ≿ **pudendi** n. pudendi / ≿ **vulvae** n. vulvae (ʌ)
Nomogramm *n* nomogram (ou)
nomotop nomotopic (ɔ)
Nona *f* nona (ou)
Nonanoat *n chem* nonanoate
Nonanosäure *f* (Pelargonsäure) nonanoic *od* pelargonic acid
Non-Disjunktion *f* (Chromosomen) non-disjunction ('dʒʌŋkʃən)
Nonne|-Apelt ('nɔnə-'ːaːpelt)-**Probe** *f* Nonne-Apelt's test ≿-**Apelt-Reaktion** *f* Nonne-Apelt reaction, globulin (ɔ) reaction ≿-**Kleinhirnsyndrom** *n* Nonne's cerebellar syndrome ≿-**Liquorprobe** *f* Nonne-Apelt reaction ≿-**Milroy--Meige** ('milrɔi-'meːʒ)-**Syndrom** *n* (chronisches hereditäres Trophödem) Nonne-Milroy-Meige syndrome, chronic hereditary troph[o]edema
Nonnensausen *n* (Nonnengeräusch) venous (iː) hum (ʌ), humming-top murmur
Nonose *f chem* nonose (ou)
Noon (nuːn)-**Einheiten** *f pl* (Allergie) Noon units
Noonan ('nuːnən)-**Syndrom** *n* Noonan's syndrome
Noopsyche *f* noopsyche (ˌnouo'saiki)
Noorden ('nɔrdən)-**Haferkur** *f* von Noorden's treatment
Noradrenalin *n* (Arterenol) noradrenaline (e) **hydrochlorid** (*DAB*) noradrenaline hydrochloride ≿-**hydrogentartrat** *n* (*DAB, EP*) noradrenaline acid tartrate (*BP*), levarterenol bitartrate (*BP, USP*) ≿i tartras (*EP*) *s* hydrogentartrat ≿-**um bitartaricum** *n* (*DAB*) *s* hydrogentartrat
Norephidrin *n* (Phenylpropanolamin) phenylpropanolamine ('fiːnilproupə-'nɔləmiːn) [hydrochloride (*BP*)]
L-Norepinephrin *n* noradrenaline (e) [acid] tartrate (*BP*)
Norethandrolon *n* (*WHO*) (Äthylnortestosteron) norethandrolone (nɔːreˈθændroloun) (*BPCA, NF*)
Norethisteron *n* (*WHO*) (Äthinylnortestosteron) norethindrone (nɔːreˈθindroun) (*BPC, USP*) ≿-**acetat** *n* (*WHO*) norethisterone (i) acetate (*BP*) ≿--**önanthat** *n* norethisterone [o]enanthate
Norethynodrel *n* norethynodrel (nɔː-'reθinodrel) (*BP, USP*)
Norleucin *n* (α-Aminokapronsäure) norleucin (uː)
Norm *f* (festgesetzte) standard, norm / rule / zur ≿ abfallen (Fieberkurve) to go back to normal ≿**abweichung** *f* departure from the usual pattern, abnormality

normähnlich, ~es Verhalten an attitude which closely resembles the norm
normal standard, normal, regular (e), normo- (*Vors*); *chem pharm* normal: at ordinary temperatures and pressures / ~ reagieren normergic (əː) ≿**agglutinin** *n* iso-('aiso)-agglutinin (uː) ≿**atmen** *n* normal respiration ≿**aufnahmetubus** *m* röntg standard radiographic (æ) cone ≿**befund** *m* normal findings ≿**behandlung** *f* routine ('ruːtiːn) treatment, conventional therapy ≿**belastung** *f* (*z B* Herz) normal load *od* stress ≿**bereich** *m*, im ≿ within the limits of normal (WLN) ≿**biß** *m* dent normal *od* anatomic[al] (ɔ) occlusion ≿**einbettung** *f histol* standard embedding ≿**elektrode** *f* (Kalomelelektrode) standard *od* calomel (æ) electrode ≿**farbensichtige[r]** *f* [*m*] trichromat (ai) ~**farbig** normochromic (ou) ≿**form** *f* standard form ≿**geburt** *f* eutocia (juːˈtoufiə), natural (æ) *od* normal parturition (i) / (zeitlich) full--term delivery (i) / (ohne Komplikationen) uncomplicated delivery (i) ~**gehaltig** *pharm* standard / nicht ~ substandard ≿**harn** *m* normal urine (juə) ~**groß** normal-size[d] ≿**gewicht** *n* standard weight
normalisier|en *v refl* to return to normal ≿**ung** *f* (Rückkehr zur Norm) return to normal / standardisation ≿**ungstendenz** *f* tendency to normalisation
Normal|ität *f* normality ≿**kammer** *f* röntg normal chamber (ei) ≿**kost** *f* ordinary *od* every-day *od* normal diet (ai) ≿**lage** *f* normal position (i) / (Fet) normal presentation, normotopia / (Eingeweide) eusplanchnia ≿**lösung** *f* *chem* normal *od* standardised solution / 1/10 ≿ decinormal solution, N/10 ≿**lymphozytentransfer** *m imm* normal lymphocyte transfer, NLT ≿**menschenserum** *n* normal human ('hjuː-mən) serum (iə) ≿**mikroskop** *n* ordinary microscope (ai) ≿**milch** *f* standard milk ≿**pferdeserum** *n* normal horse serum ≿**schliff** *m* Lab ground-glass joint ≿**schwangerschaft** *f* uterogestation ≿**serum** *n* normal serum ~**sichtig** emmetropic (ɔ) ≿**sichtigkeit** *f* emmetropia ≿**sinus[rhythmus]** *m* normal sinus [rhythm] ≿**stärke** *f* pharm standard strength ≿**stellung** *f* standard position ≿**temperatur** *f* normal temperature ≿**temperatur** und ≿**druck** normal temperature and pressure (NTP) ≿**tropfenzähler** *m* standard dropper ≿**umsatz** *m* normal metabolic (ɔ) rate ~**veranlagt** sex normosexual ≿**verbraucher** *m* eupeptic subject ≿**verfahren** *n* routine ('ruːtiːn) technique (iː) ≿**verteilung,** logarithmische *f* log normal distribution ≿**volum** *n* (Blut) normovol[a]emia (iː) ≿**wert** *m* normal value (æ) ≿**zuckergehalt** *m* (Blut) normoglyc[a]emia (iː) ≿**zustand** *m* normal condition
Normergie *f* normergy (əː)
Normetanephrin *n* normetanephrine (NMN)
Nor-methadon *n* (*WHO*) normethadone (nɔːˈmeθədoun) (*BPCA*)
normgerecht within the limits (i) of normal, WLN
normier|en *pharm* to standardise ≿**ung** *f* pharm standardisation
Normo|blast *m* normoblast / großer ≿

macronormoblast / junger ♂ pronormoblast ~blastisch normoblastic
♂blastose f normoblastosis ~chrom
normochromic (ou) ~frequent (Puls) of
normal frequency (i:) ♂gnathie f nor-
mognathia ('neiθiə) ♂melie f normo-
melia (i:) ~proteinämisch normopro-
teinſaļemic ♂spermie f normospermia
♂thermie f normothermia ~ton nor-
motonic (ɔ), of normal tonus (ou) /
(Blutdruck) normotensive ♂toniker m
normotensive, person with a normal
blood pressure ~zellulär normocellular
♂zyt m normocyte / (Erythrozyt)
normo-erythrocyte (i)
Normwert m normal value (æ)
Norpinsäure f (Dimethylzyklobutandi-
karbonsäure) norpinic acid, dimethylcyclobutane dicarboxylic acid
Norsteroid n nor-steroid (iə)
Nortestosteron n nandrolone (BPCA)
♂-phenyl-propionat n (WHO) nandrolone phenpropionate (BPC, NF), nandrolone phenylpropionate (BP)
Nortriptylinhydrochlorid n nortriptyline
hydrochloride (nɔː'triptaili:n haidro-
'klɔːraid) (BP, NF)
Noscapin[um (EP)] n (WHO) noscapine
('nɔskəpi:n) (BP, NF) ♂i **hydrochlori-**
dum (EP) noscapine hydrochloride
(EP)
Noso|- (Krankheit betr, krank) noso- (ɔ)
(Vors) ~**genetisch** nosogenetic ('nɔsə-
dʒi'netik), nosogenic (e) ♂**genie** f
nosogeny (ɔ), pathogenesis ~**geogra-**
phisch nosogeographic (æ) ♂**graphie** f
nosography (ɔ) ♂**logie** f nosology
~**logisch** nosologic[al] (ɔ) ♂**manie** f ps
nosomania (ei) ♂**philie** f ps nosophilia
(i) ♂**phobie** f ps nosophobia ~**phobisch**
nosophobic (ou) ~**trop** nosotropic (ɔ)
Nostomanie f ps nostomania
Notabsetzung f s Notamputation
Notalgie f notalgia (no'tældʒiə)
Not|amputation f emergency amputation
♂**arzt** m emergency physician ♂**aufnah-**
me f (Klinik) emergency admission
♂**aufnahmeraum** m emergency room
♂**behandlung** f emergency treatment
♂**chirurgie** f emergency surgery ♂**ein-**
griff m chir emergency operation
Notenblindheit f musical aphasia (ei),
note blindness
Notfall|funktion f emergency function
♂**medikament** n pharm emergency remedy ♂**reaktion** f (Cannon) emergency
response ♂**situation** f emergency situation
Not|hilfe f first aid ♂**homosexualität** f
homosexuality from necessity ♂**maß-**
nahme f emergency measure ('meʒə)
♂**operation** f emergency operation
♂**operationsraum** m emergency room,
(ER) ♂**schiene** f emergency od temporary splint ♂**situation** f chir emergency situation / fetale ♂ fſoļetal
distress ♂**tamponade** f emergency tamponade ♂**verband** m emergency od
provisional (i) dressing ♂**zucht** f (Vergewaltigung) rape ~**züchtigen** (verge-
waltigen) to rape
Novobiocin n (WHO) novobiocin [cal-
cium (BP, USP), sodium (BP, USP)]
Novokain n pharm novocaine ('nou-
vokein), procaine (ou) hydrochloride
(ɔ:)
Noxe f nɔxa (ɔ), pl noxae
Nozi[re]zeptor m (Schmerzempfindung

vermittelndes Nervenendorgan) noci-
ceptor
Np = Neptunium n neptunium, Np
NPH = neutrales Protamin Hagedorn
isophane od NPH insulin, neutral
protamine Hagedorn, NPH
N-Reagens = Nessler-Reagens n Nessler's reagent
NS = neutraler Stimulus m neutral
stimulus
ns = Nanosekunde f nanosecond, ns
Nt = Niton n (Radon) niton, Nt
Nubecula f (feine Hornhauttrübung;
Urin) nubecula (e)
Nucha f ((PNA), Nacken) nucha (ju:),
nape of the neck
nüchtern (nicht unter Alkoholeinfluß)
sober (ou) / (gemäßigt) moderate (ɔ),
temperate / (fastend) fasting (a:) /
(Magen) empty / ~ geben (einnehmen)
to give (take) on an empty stomach (ʌ)
/ ~ sein (morgens) to be without any
breakfast ♂**blut** n fasting blood ♂**blut-**
zucker m fasting blood sugar (u)
♂**blutzuckerwert** m fasting blood-sugar
value ♂**brechen** n vomiting (ɔ) from an
empty stomach ♂**gefühl** n (Magen)
sensation of emptiness ♂**heit** f
(Mäßigkeit) sobriety (ai) / (Magen)
emptiness / (Enthaltsamkeit) abstemiousness (i:), temperance ♂**magenin-**
halt m fasting stomach contents ♂-
magensaftkultur f fasting gastric mucosa (ou) culture (ʌ) ♂**schmerz** m
hunger pain, gastralgokenosis (ou)
♂**sekret** n fasting stomach contents,
fasting specimen ♂**serum** n fasting
serum
Nuck ('nuk)-**Kanal** m Nuck's canal od
diverticulum (i)
Nucleinsäure f s Nukleinsäure
Nucleolus m (Kernkörperchen) nucleolus (i) ♂- nucleolar (i)
Nucleus m ((PNA), Zellkern, Nerven-
kern) nucleus (ju:), pl nuclei ('nju:kliai)
♂- nuclear, nucleo- (Vors) ♂ **accesso-**
rius [autonomicus] ((PNA), Neben-
kern) accessory n. ♂ **ambiguus** (PNA)
n. ambiguus (i), large-cell n. ♂ **amygda-**
lae n. amygdalae ♂ **anterior corporis**
trapezoidei (PNA) ventral n. of the
corpus trapezoideum ♂ **anterior thala-**
mi (PNA) anterior n. of the thalamus
Nuclei arcuati (PNA) arcuate nuclei
♂ **caudatus** ((PNA), Schwanzkern,
Schweifkern) caudate ('kɔ:deit) n.,
caudatum (ei) ♂ **centralis thalami**
(PNA) central n. of the thalamus **Nuclei**
cochleares, ventralis et dorsalis (PNA)
ventral and dorsal cochlear nuclei ♂
colliculi inferioris (PNA) n. of the
inferior quadrigeminal body ♂ **corporis**
geniculati lateralis (PNA) n. of the
lateral geniculate body ♂ **corporis**
geniculati medialis (PNA) n. of the
medial geniculate body **Nuclei corporis**
mamillaris (PNA) nuclei of the mamillary body ♂ **cuneatus** ((PNA), Burdach-
-Kern) cuneate n. ♂ **cuneatus accesso-**
rius (PNA) accessory cuneate n. ♂
dentatus (PNA) dentate n. ♂ **dorsalis**
(PNA) thoracic n. ♂ **dorsalis nervi vagi**
(PNA) dorsal n. of the vagus nerve ♂
dorsolateralis (PNA) dorsolateral n. ♂
dorsomedialis (PNA) dorsomedial n. ♂
emboliformis ((PNA), Pfropfkern) n.
emboliformis ♂ **fastigii** ((PNA), Dach-
kern) n. fastigii ♂ **globosus** ((PNA),
Kugelkern) n. globosus ♂ **gracilis**

(PNA) gracile n. ♂ **habenulae** (PNA)
habenular n. ♂ **intercalatus** (PNA) n,
intercalatus ♂ **intermediolateralis**
(PNA) intermediolateral n. ♂ **inter-**
peduncularis (PNA) interpeduncular n.
♂ **interstitialis** (PNA) interstitial n.
Nuclei intralaminares thalami (PNA)
intralaminar nuclei of the thalamus ♂
lateralis (PNA) lateral n. ♂ **lateralis**
thalami (PNA) lateral n. of the thalamus ♂ **lemnisci lateralis** (PNA) n. of
the lateral lemniscus ♂ **lentiformis**
((PNA), Linsenkern) lenticular (i) od
lentiform n. ♂ **lentis** ((PNA), Augen-
linsenkern) n. of the lens ♂ **medialis**
thalami (PNA) medial n. of the
thalamus ♂ **motorius nervi trigemini**
(PNA) motor n. of the trigeminal nerve ♂ **nervi abducentis**
(PNA) n. of the abducent nerve; ♂ ~
accessorii (PNA) n. of the accessory
nerve; ♂ ~ **facialis** (PNA) n. of the
facial nerve; ♂ ~ **glossopharyngei**
(PNA) n. of the glossopharyngeal
nerve; ♂ ~ **hypoglossi** (PNA) n. of the
hypoglossal nerve; ♂ ~ **oculomotorii**
(PNA) n. of the oculomotor nerve;
Nuclei ~ stato-acustici (PNA) nuclei of
the auditory nerve; ♂ ~ **trochlearis**
(PNA) n. of the trochlear nerve; **Nuclei**
~ **vagi** (PNA) nuclei of the vagus nerve
Nuclei nervorum cranialium (PNA)
nuclei of the cranial nerves ♂ **olivaris**
((PNA), Olivenkern) olivary n. ♂
olivaris accessorius dorsalis (PNA) dorsal accessory olivary n. ♂ **olivaris**
accessorius medialis (PNA) medial
accessory olivary n. **Nuclei originis**
(PNA) nuclei of origin ♂ **paraventricu-**
laris (PNA) paraventricular n. **Nuclei**
pontis ((PNA), Brückenkerne) nuclei
pontis ♂ **posterior** (PNA) posterior n.
♂ **posterior corporis trapezoidei** (PNA)
dorsal n. of the corpus trapezoideum ♂
pretectalis (PNA) pretectal n. ♂ **pulpo-**
sus ((PNA), Gallertkern) n. pulposus ♂
ruber (PNA) red n. ♂ **salivatorius**
superior ((PNA), Speichelkern) superior
salivary n. ♂ **sensorius superior nervi**
trigemini (PNA) superior sensory n. of
the trigeminal nerve ♂ **sentiformis**
sentiform n. ♂ **spinalis nervi accessorii**
(PNA) spinal n. of the accessory nerve
♂ **subthalamicus** (PNA) subthalamic n.
♂ **supra-opticus** (PNA) supra-optic n.
Nuclei tegmenti (PNA) tegmental nuclei **Nuclei terminationis** (PNA) nuclei
of termination ♂ **tractus mesencephali-**
ci nervi trigemini (PNA) mesencephalic
n. of the trigeminal nerve ♂ **tractus**
solitarii (PNA) n. of the tractus
solitarius ♂ **tractus spinalis nervi**
trigemini (PNA) n. of the spinal tract of
the trigeminal nerve **Nuclei tuberales**
(PNA) tuberal nuclei ♂ **ventralis**
thalami (PNA) ventral n. of the
thalamus; ♂ ~ **thalami anterior** (PNA)
anterior ventral n. of the thalamus; ♂
~ **thalami intermedius** (PNA) intermediate ventral n. of the thalamus; ♂
~ **thalami posterior** (PNA) posterior
ventral n. of the thalamus ♂ **ventrome-**
dialis (PNA) ventromedial n. ♂ **vestibu-**
laris inferior (PNA) inferior vestibular
n.; ♂ ~ **lateralis** (PNA) lateral
vestibular n.; ♂ ~ **medialis** (PNA)
medial vestibular n.; ♂ ~ **superior**
(PNA) superior vestibular n.
Nudo|manie f (Sucht, nackt zu gehen

nudomania (ei) **~philie** f (Freude am nackten Körper) **nudophilia** (i) **~phobie** f (Angst vor dem nackten Körper) ps **nudophobia**

Nuel (ny'el)**-Raum** m Nuel's space

Nuhn ('nu:n)**-Band** n (Retinaculum patellae mediale (*PNA*)) medial retinaculum of the patella

Nuhn-Blandin (nu:n-blã'dε̃)**-Drüsen** f pl [Blandin and] Nuhn glands

nuklear nuclear (ju:) **~medizin** f nuclear medicine

Nuklease f chem nuclease (ju:)

Nuklein n chem nuclein ('nju:kli:in) **~behandlung** f nucleotherapy **~körpertherapie** f nuclein therapy **~säure** f chem nucleic (i:) acid (æ) **~stoffwechsel** m nuclein metabolism (æ)

Nukleo|albumin n chem nucleo-albumin (ju:) **~albumose** f chem nucleo-albumose (æ) **~histon** n nucleo-histone **~id** n nucleoide (ju:) **~lär** nucleolar (i) **~lareinschnürung** f genet nucleolar constriction **~larsubstanz** f nucleolar substance **~le** f nucleole (ju:) **~lus** m (Kernkörperchen) nucleolus (i), plasmosome (æ) **~lusartig** nucleoliform **~lusorganisator** m (Chromosom) nucleolus od nucleolar organiser **~philität** f nuclear affinity (i) **~plasma** n nucleoplasm **~proteid** n chem nucleoproteid ('prouti:id) **~protein** n chem nucleoprotein ('prouti:n) **~satellit** m genet nucleolar satellite

Nukleose f chem nucleose

Nukleosid n chem nucleoside ('nju:kliosaid) **~ase** f nucleosidase (ou) **~monophosphat** n nucleoside monophosphate (NMP) **~triphosphat** n nucleoside triphosphate (NTP)

Nukleotid n chem nucleotide **~ase** f nucleotidase (ou)

Nukleotidyltransferase f nucleotidyl (,nju:klio'taidil) transferase

Nukleotoxin n (Kerngift) nucleotoxin

Nukleus m (Zellkern) s Nucleus

Null f zero ('ziərou) / (Statistik) nil **~diät** f total fast[ing], [total] starvation **~einstellung** f zero position **~hypothese** f stat null hypothesis (ɔ)

Nullinie f base-line / zero ('ziərou) line, neutral (ju:) line

nullipar nulliparous (nʌ'lipərəs)

Nullipara f nullipara (i)

nullisom cyt nullisomic

Nullpunkt m (Thermometer) zero (iə) [point] / (Diagramm) initial od starting point **~einstellung** f zero adjustment (ʌ)

Null|stellung f zero position **~strich** m (Thermometer) zero mark **~wertig** non-valent (ei) **~zelle** f null (ʌ) cell

numerisch numerical (e)

Nußgelenk n (Articulatio cotylica (*PNA*)) ball-and-socket joint

Nüstern f pl (Tiere) nostrils

Nutz|inhalt m useful capacity **~leistung** f (Muskel) useful (ju:) output **~stoff** m (Hormon, Vitamin usw) hormone, vitamin (ai), coenzyme

Nux vomica f (Brechnuß) pharm nux (nʌks) vomica (ɔ) (*BP*) **~-Vergiftung** f (Brechnußvergiftung) nux vomica poisoning

NW = Nebenwirkung f side effect

Nyacin n pharm nyacin (ai)

Nyktalgie f (Nachtschmerz) nyctalgia (æ), night pain, hypnalgia (æ)

Nyktalopie f day-blindness, nyctalopia

Nykto|meter n nyctometer (ɔ) **~philie** f

ps nyctophilia (i) **~phobie** f nyctophobia **~phonie** f (Nachtsprache) nyctophonia

Nykturie f nycturia (juə)

Nylander ('ny:landər)**|-Probe** f Nylander's test **~-Reagens** n Nylander's reagent (ei)

Nylonnaht f nylon suture (ju:)

Nympha f anat nympha, pl nymphae ('nimfi:)

Nymphe f (Larve) nymph, chrysalis (i), pl chrysalides (kri'sælidi:z)

Nymphen- nymphal (i)

nympho|man nymphomaniac (ei) **~manie** f sex nymphomania (ei), clitoromania (ei) **~manin** f (mannstolles Weib) nymphomaniac (ei)

nystagmisch nystagmic

Nystagmographie f nystagmography (ɔ)

Nystagmus m (Augenzittern) nystagmus, nystaxis angeborener **~** congenital (e) n. **augenbedingter ~** ocular (ɔ) n. **blickparetischer ~** n. on attempted deviation **~ beim Fahren** optokinetic (e) n. **horizontaler ~** horizontal od lateral (æ) n. **kalorischer ~** caloric n. **labyrinthbedingter ~** labyrinthine od vestibular (i) n. **ohrbedingter ~** aural (ɔ:) n. **optokinetischer ~** optokinetic (e) n. **postkalorischer ~** postcaloric (ɔ) n. **statischer ~** positional (i) n. **~nystagmic** (æ) **~ähnlich** nystagmoid (æ), resembling nystagmus **~artig** nystagmiform **~myoklonie** f myoclonus (ou) with nystagmus **~probe** f Bárany's ('ba:ra:niz) caloric (ɔ) test

Nystatin n (*WHO*) nystatin ('nistætin) (*BPCA*, *USP*)

Nysten (nys'ten)**-Regel** f (Totenstarre) Nysten's rule

O

O = Oberfläche *f* surface / = Oculus oculus, eye, O / = Sauerstoff *m* oxygen, O

o- = ortho- ortho-, o-
OA = Oberarzt *m* senior physician
OAE = Ohr-Augen-Ebene ear-eye plane, Francfort plane
O|-Agglugen = *bakt* O-Antigen *n* O antigen **≈-Agglutination** *f* O-agglutination **≈-Agglutinin** *n* O-agglutinin
OAL = oberflächenaktives Lipoprotein *n* surface-active lipoprotein
O|-Antigen *n* O antigen **≈-Antikörper** *m* O antibody
OAS = oberflächenaktive Substanzen *f pl* surface-active substances, surfactants
o.B. (= ohne Befund) NAD (= no appreciable disease, nothing abnormal discovered *od* detected) / normal, negative (e)
Obduktion *f* (Leichenöffnung, Autopsie) autopsy (ɔ:), post (ou)-mortem examination
Obduktions|befund *m* post-mortem findings, autopsy result **≈besteck** *n* post-mortem instruments, autopsy case **≈diagnose** *f* post-mortem diagnosis **≈gut** *n* autopsy material
Obduration *f* (Verhärtung) obduration
obduzieren to perform an autopsy (ɔ:), to do the post-mortem examination
O-Bein *n* bowleg (ou), genu ('dʒenju:) varum (ɛə)
o-beinig bow-legged, bandy-legged
obenauf|liegend *anat* superincumbent (ʌ), superjacent (ei) **~schwimmend** supernatant (ei)
obengelegen *anat* superior (iə), superincumbent (ʌ), superjacent (ei)
Ober|- upper, superior (iə)
Oberarm *m* upper arm **≈bein** *n* humerus (ju:) **≈bruch** *m* fractured upper arm **≈--Ellengelenk** *n* (Articulatio humero-ulnaris) humero-ulnar joint **≈faszie** *f* (Fascia brachii (*PNA*)) brachial fascia **≈- und Unterarmindex** *m* brachial index **≈knochen** *m* humerus (ju:) **≈knorren** *m* condyle of the humerus **≈kopf** *m* head of the humerus **≈kranzarterie**, hintere *f* (Arteria circumflexa humeri posterior (*PNA*)) posterior circumflex humeral artery / vordere **≈** (Arteria circumflexa humeri anterior (*PNA*)) anterior circumflex humeral artery **≈luxation** *f* dislocation of the shoulder **≈muskel** *m* humeral muscle / zweiköpfiger **≈** (Musculus biceps brachii (*PNA*)) biceps brachii muscle **≈rücken** *m* extensor surface of the upper arm **≈schaft** *m* (Corpus humeri (*PNA*)) shaft of the humerus **≈-Speichengelenk** *n* (Articulatio humeroradialis (*PNA*)) humeroradial joint **≈speichenmuskel** *m* (Musculus brachioradialis (*PNA*)) brachioradialis muscle
Oberarzt *m* senior physician, assistant (i) medical (e) director
Oberaugenhöhlenvene *f* (Vena supraorbitalis (*PNA*)) supra-orbital vein
Oberbauch *m* epigastrium, epigastric region **≈-** epigastric **≈beschwerden** *f pl* upper abdominal (ɔ) complaint, epigastric discomfort *od* distress **≈erkrankung** *f* epigastric disease **≈gegend** *f*

epigastric region ('ri:dʒən), epigastrium **≈schmerz** *m* epigastric pain
Oberfeld *n* (Lunge) *röntg* apex (ei) area ('eəriə) **≈tuberkulose** *f* tuberculosis in the apex area
Oberfläche *f* surface, superficies ('fiʃiiːz), surface area (SA) / spezifische **≈** specific surface area
Oberflächen|- superficial ('fiʃəl), surface **~aktiv** surface-active **≈aktivität** *f* surface activity **≈anästhesie** *f* surface *od* topical (ɔ) an[a]esthesia (iː) **≈anästhetikum** *n* surface an[a]esthetic **≈behandlung** *f* surface treatment **≈belag** *m* (auf Flüssigkeiten) epistasis (i), pellicle / (Schaum) scum **≈bestrahlung** *f röntg* superficial (i) *od* surface [X-ray] therapy **≈deckung** *f chir* sheet-graft cover **≈dosis** *f röntg* surface dose (dous) **≈druck** *m* surface pressure **≈endnerv** *m* exteroceptor **≈entzündung** *f* superficial inflammation **≈epithel** *n* superficial *od* surface epithelium **≈faszie** *f* superficial fascia ('fæʃiə) **≈gastritis** *f* superficial gastritis **≈gebiet** *n* (*zB* des Gehirns, der Leber *usw*) superficial zone (zoun) **≈gewebe** *n* superficial *od* surface tissue **≈häutchen** *n* cuticle **≈impuls** *m* exteroceptive impulse **≈krepitation** *f* pleural (uə) crackles **≈reflex** *m* superficial reflex, surface (ə:) reflex **≈region** *f s* **≈gebiet ≈reizung** *f* superficial irritation **≈relief** *n* relief (iː) of the surface, superficial (i) relief **≈schicht** *f* surface *od* top layer ('leə) **~schmarotzend** epizoic (ou) **≈sensibilität** *f* superficial sensibility **≈spannung** *f* surface tension **≈therapie** *f röntg* superficial (i) [X-ray] therapy **≈ulzeration** *f* anabrosis **≈vergrößerung** *f* increase of the surface **≈verteilung** *f* superficial distribution **~wirksam** surface-active **≈wirkung** *f* surface action **≈zelle** *f* (Epithel) epithelial (iː) cell
oberflächlich superficial (i), surface / (Atmung) shallow / (Geschwür) shallow
Obergräten|grube *f* (Fossa supraspinata (*PNA*)) supraspinous (ai) fossa **≈muskel** *m* (Musculus supraspinatus (*PNA*)) supraspinatus muscle
Oberhaut *f* (Epidermis) epidermis, cuticle (ju:), top layer **≈-** epidermal, cuticular (i) **≈affektion** *f* epidermosis
Oberhäutchen *n* cuticle (ju:) / (Flüssigkeit) film
Oberhaut|gewebe *n* epidermic tissue **≈zelle** *f* epithelial (iː) cell **≈zellgewebe** *n* epidermal tissue
Oberin *f* supervisor (ju:)
Oberkiefer *m* upper jaw, [superior (iə)] maxilla, supramaxilla **≈-** supramaxillary, maxillary (i) **≈ u. Gaumen betr.** maxillopalatine (æ) **≈ u. Jochbein betr.** maxillojugal ('dʒu:gəl) **≈ u. Lippe betr.** maxillolabial (ei) **≈arterie** *f* (Arteria maxillaris (*PNA*)) maxillary artery / vordere **≈** (Arteria alveolaris superior anterior) anterior superior dental artery **≈ast** *m* maxillary branch **≈bruch** *m* fracture of the maxilla *od* upper jaw **≈fortsatz** *m* maxillary process (ou) **≈höcker** *m* (Tuber maxillae (*PNA*)) maxillary tuberosity **≈höhle** *f* (Sinus maxillaris (*PNA*)) maxillary sinus (ai), antrum [of Highmore ('haimɔ:)] **≈höhlenentzündung** *f* highmoritis, antritis **≈höhlenexsudat** *n* antrocele (æ) **≈höhlenkatarrh** *m* maxillary sinusitis **≈kno-**

chen *m* [superior (iə)] maxilla, *pl* maxillae, upper jawbone (ɔ:) **≈körper** *m* (Corpus maxillae (*PNA*)) body of the maxilla **≈nerv** *m* (Nervus maxillaris (*PNA*)) maxillary nerve **≈tumor** *m* maxillary neoplasm **≈venen** *f pl* (Venae maxillares (*PNA*)) maxillary veins **≈zahn** *m dent* maxillary *od* superior (iə) tooth
Ober|körper *m* upper part of the body / (Brust) chest **≈lappen** *m* (Lunge) upper *od* superior lobe **≈lappenkollaps** *m* (Lunge) upper lobe collapse **≈leib** *m* upper part of the abdomen (ou) **≈lid** *n* (Auge) (Palpebra superior (*PNA*)) upper eyelid *od* palpebra (æ), *pl* palpebrae ('pælpəbri:) **≈lidheber** *m* (Musculus levator palpebrae superioris (*PNA*)) levator palpebrae superioris muscle **≈lidlähmung** *f* ptosis ('tousis) **≈lippe** *f* (Labium superius oris (*PNA*)) upper lip / (Insekten) labrum (ei), *pl* labra ('leibrə)
Oberlippen|arterie *f* (Arteria labialis superior (*PNA*)) superior labial artery **≈bändchen** *n* frenulum (e) of the upper lip **≈heber** *m* (Musculus levator labii superioris (*PNA*)) levator labii superioris muscle **≈- und Nasenflügelheber** *m* (Musculus levator labii superioris alaeque nasi (*PNA*)) levator labii superioris alaeque nasi muscle **≈spalte** *f* cheiloschisis (kai'lɔskisis), cleft lip, hare-lip **≈vene** *f* (Vena labialis superior (*PNA*)) superior labial vein
Obermayer ('o:bərmaiər)**-Reagens** *n* Obermayer's reagent (ei)
Obermeier ('o:bərmaiər)**-Spirochäte** *f* (Rekurrensspirille) Borrelia (i:) recurrentis (rekjuə'rentis), Obermeier's spirillum *od* spirochaeta (i:)
Oberschenkel *m* thigh (θai) / (Knochen) femur (i:), *pl* femora (e), thigh-bone **≈-** femoral (e), femoro- (e) (*Vors*) **≈ u. Darmbein betr.** femoro-iliac (i) **≈ u. Unterschenkel betr.** femorotibial (i) **≈amputation** *f* amputation through the thigh, above-knee amputation **≈arterie** *f* (Arteria femoralis (*PNA*)) femoral artery **≈bruch** *m* fracture of the femur **≈gefäß** *n* femoral vessel **≈hals** *m* neck of the femur, femoral neck **≈halsbruch** *m* femoral neck fracture, fracture of the neck of the femur **≈kanal** *m* femoral canal **≈knochen** (Femur (*PNA*)) *m* thigh-bone, femur **≈knorren** *m* condyle ('kɔndail) of the femur **≈kopf** *m* head of the femur **≈kopfepiphyse** *f* epiphysis (i) of the head of the femur **≈kranzarterie** *f* circumflex artery / innere **≈** (Arteria circumflexa femoris medialis (*PNA*)) medial circumflex artery / seitliche **≈** (Arteria circumflexa femoris lateralis (*PNA*)) lateral circumflex artery **≈muskel, gerader** (Musculus rectus femoris (*PNA*)) rectus femoris muscle / vierköpfiger **≈** (Musculus quadriceps femoris (*PNA*)) quadriceps femoris muscle **≈muskulatur** *f* femoral musculature **≈nagel** *m chir* femoral nail **≈nerv** *m* femoral nerve **≈prothese** *f* above-knee prosthesis, AK-prosthesis **≈schaft** *m* (Corpus femoris (*PNA*)) shaft of the femur **≈schlagader** *f* femoral artery **≈vene** *f* (Vena femoralis (*PNA*)) femoral vein / tiefe **≈** (Vena profunda femoris (*PNA*)) profunda femoris vein
Ober|schicht *f histol* upper *od* top layer ('leə) **≈schlüsselbeingrube** *f anat* supra-

clavicular (i) fossa ~schulterblatt betr.
supraclavicular ~schwester f sister,
Staff Nurse (SN) ~stück n (Zahnersatz)
upper plate ~ton m (Stimme) overtone
~wurm m superior (iə) vermiform
process (ou) ~zähne m pl superior od
upper teeth
Obesität f obesity (i:)
Obex m ((*PNA*), Riegel) obex (ou)
Objekt|beziehung f ps objectal relation-
ship ~findung f ps exteriorisation ~iv n
(Mikroskop) lens ~ivität f objectivity
(i), objectiveness ~ivitätsdrang m ps
craze for objectivity ~ivlinse f mikrosk
lens ~kontrast m subject contrast
~libido f object libido (ai) ~-Objektiv-
-Abstand m mikrosk working distance
~stärke f röntg object thickness
~tisch m mikrosk microscope stage
~träger m [glass od microscopic (ɔ)]
slide (ai) ~gekühlter ~ frosted slide /
unterteilter ~ divided glass slide ~trä-
ger-Agglutination f slide agglutination
~trägerkultur f slide culture (ʌ) ~trä-
gertestserum n slide testing serum
~wahl f ps object choice
Oblate f pharm wafer (ei)
Oblatenkapsel f pharm cachet ('kæʃei)
Oblativität f ps oblativity
Obliquität f obliquity (i)
Obliter|ation f obliteration ~ativ oblite-
rative (i) ~ieren to obliterate ~ n
obliteration ~ierend obliterative
Oblongata f (Medulla oblongata) oblongata, medulla (ʌ) oblongata ~-Syn-
drom n, dorsolaterales (Babinsky-Na-
geotte-Syndrom) Babinsky-Nageotte
(ba'binski-na'ʒɔt) syndrome, dorsolateral oblongata syndrome / laterales ~
Cestan-Chenais (se'stã-ʃə'nɛ) paralysis
od syndrome
obskur obscure (juə)
obst|artig (*auch* Geruch) fruity (u:) ~diät
f fruit diet (ai) ~- und Gemüsediät f
fructovegetative (e) diet (ai) ~essend
(von Obst lebend) frugivorous (fru:-
'dʒivərəs) ~geruch m (Atem) fruity
odo[u]r on breath / (Urin) fruity smell
od odo[u]r
Obstipation f (Stuhlverstopfung od
-verhaltung) constipation, obstipation,
retention (e) of f[a]eces (i:)
Obst|kost f fruit diet (ai) ~köstler m
fruitarian (ɛə) ~kur f fruit cure
obstruieren to obstruct (ʌ)
Obstruktion f obstruction
Obstruktions|atelektase f obstructive (ʌ)
atelectasis ~ikterus m (Verschlußik-
terus) obstructive jaundice (ɔ:) od icterus ~ileus m (Verschlußileus) occlusive
od mechanical ileus (i)
Obturation f (Verschluß) obturation,
blockage (ɔ), blocking up, closing
~sileus m occlusive (u:) od mechanical
(æ) ileus (i)
Obturator m obturator / artificial (i)
palate ('pælit) ~bruch m obturator (ɔ)
subpubic (ju:) hernia
Obturatoren|kanal m obturator canal
(æ) ~linie f obturator line ~loch n
(Foramen obturatum) obturator foramen (ei) ~membran f obturator membrane ~tasche f obturator pouch (au)
Obturatoriushernie f obturator (ɔ) hernia, subpubic (ju:) hernia
obturierend obstructive (ʌ), occlusive
(u:)
occ. = occipitalis occipital
Occipital- s Okzipital-

Occiput ((*PNA*), Hinterhaupt, Hinterkopf) occiput
Ochronose f (Dunkelwerden des Knor-
pels) ochronosis (,oukro'nousis) / endogene ~ Garrod's ('gærədz) syndrome
Ochropyra f yellow fever
Ochsen|auge n megalophthalmus
('θælməs) ~galle f oxgall, ox bile
extract ~gesicht n bovine (ou) face
~herz n bovine heart, cor bovinum (ai)
OCT = Ornithin-karbamoyl-transfe-
rase f ornithine carbamoyltransferase,
ornithine transcarbamoylase
α-Octadecensäure f (Acidum oleinicum,
Ölsäure) oleinic (i) od oleic (i:) acid
Octamethyl-pyrophosphoramid n pharm
octamethyl-pyrophosphoramide (ɔktə-
'meθil pairofɔs'fɔrəmaid) (OMPA)
Oculus m ((*PNA*), Auge) eye
OD = Oberflächendosis f surface dose (ou)
= Oculus dexter oculus dexter, right
eye, OD
Od n (Reichenbach-Lehre) od (ɔd)
Ödem n [o]edema (i:), pl [o]edemas
angioneurotisches ~ Quincke's
('kvinkəz) [o]edema, angioneurotic (ɔ)
[o]edema, giant (ai) swelling od urticaria *entzündliches* ~ inflammatory
[o]edema *ernährungsbedingtes* ~ alimentary od nutritional [o]edema *herz-
bedingtes* ~ cardiac [o]edema *hysterisches* ~ hysterical od blue [o]edema
induratives ~ indurated [o]edema *kardiales* ~ cardiac [o]edema *kollaterales*
~ collateral (æ) [o]edema *kreislauf-
bedingtes* ~ cardiac [o]edema *leber-
bedingtes* ~ hepatic [o]edema *malignes*
~ malignant (i) [o]edema ~ *der Nase*
rhin[o]edema *neurotisches* ~ angioneurotic [o]edema *nichtentzündliches* ~
non-inflammatory [o]edema *nierenbe-
dingtes* ~ nephrotic [o]edema *pulmonales* ~ wet lung, pulmonary (ʌ) [o]edema
schweres traumatisches ~ Secrétan-
-Krankheit) Secrétan's (sekre'tãz) disease *toxisches* ~ toxic [o]edema *trophisches* ~ troph[o]edema
Ödem|atisierung f [o]edematisation ~a-
tös [o]edematous (i:) ~ausschwemmung
f mobilisation of [o]edema fluid, flooding (ʌ)-out of [o]edema ~bekämpfend
anti-[o]edemic (i:), anti-[o]edematous
(i:) ~bildung f formation of [o]edemas
~delle f pit / ~n gebend pitting / keine
~n gebend non-pitting ~erzeugend
[o]edematigenous (i,di:mə'tidʒinəs) /~
flüssigkeit f [o]edema fluid (u) ~hem-
mung f prevention of the formation of
[o]edemas ~knistern n anasarcous
sound ~kranker m person suffering
from [o]edemas ~verhindernd anti-
-[o]edemic (i:), anti-[o]edematous (i:)
Ödipismus m ps oedipism
Ödipuskomplex m ps Oedipus (i:) complex
Odont|agra f odontagra (ei) ~algie f
odontalgia (æ), toothache ~iatrie f s
Zahnheilkunde
Odonto|- (*Vors*) (Zahn-) odonto- (*Vors*),
dental, odontic ~blast m odontoblast,
dentin[e] cell, dentinoblast ~blasten-
odontoblastic ~blastenkörperchen n
cement corpuscle ~blastenschicht f
odontoblastic layer (lɛə) ~blastom n
odontoblastoma ~dynie f odontalgia
(æ), toothache ~gen (von Zähnen
herrührend) odontogenous (ɔ) ~genese
f (Zahnbildung) odontogenesis, odon-

togeny (ɔ) ~id odontoid ~klast m
odontoclast ~logie f (Zahnheilkunde)
odontology, dentistry ~logisch odonto-
logic[al] (ɔ) ~m n dentoma, odontoma
~pathie f s Zahnkrankheit ~plastik f
odontoplasty
Odorimetrie f (Olfaktometrie) odorime-
try (i), olfactometry (ɔ)
Odyno- (*Vors*) (Schmerz betr) odyno- (ɔ)
(*Vors*)
OE = Oxford-Einheit f Oxford unit
Oe = Oersted oersted
O-Ebene = obere Schossfugenrand-
ebene f plane of inlet
Oedema n [o]edema (i:), pl [o]edemata /
~ glottidis glottideal (i) [o]edema / ~
malignum malignant (i) [o]edema
OEMG = Okuloelektromyogramm n
electro-oculomyogram
OER = radiol Sauerstoffverstärkungs-
faktor m oxygen enhancement ratio,
OER
Oertel ('œrtəl)**-Kur** f (Terrainkur)
Oertel's method
Oesophagus m ((*PNA*), Speiseröhre)
oesophagus
Oestradioli benzoas (*EP*) (Östradiolben-
zoat) oestradiol benzoate (*EP*, *BP*)
Oestronum (*EP*) oestrone (*EP*)
OFD-Syndrom = oral-fazial-digitales
Syndrom n orofacial digital syndrome
Off-Element n neur off element
offen open / (Gang) anat patent (ei) /
(Darm) open / (Tbc) open / (Wunde)
open, undressed / (Muttermund) patulous (æ) / ~ bleiben anat to remain
patent ~bleiben n anat patency (ei) /
~ halten (Atemwege) maintenance of
a clear airway ~sein n anat patency
~stehend (z B Muttermund) patulous
(æ), patent ~-Tür-System n ps open-
-door system
Offizin f (Labor) laboratory (ɔ:) /
(Apotheke) chemist's shop, pharmacy
~ell medicinal, officinal / nicht ~ (nicht
in der Pharmakopoe stehend) unoffici-
nal (i)
öffnen to open / (Abszeß) to lance (a:) /
(Blase) to cut / (Darm) to relax /
(Leiche) to autopsy (ɔ:) / anat to dissect
/ (Faust) to open, to unclench / sich ~
od ergießen to open (*in into*) ~ u.
Schließen n (der Hand) clenching and
relaxing ~d med aperient (iə)
Öffnung f opening / anat orifice (ɔ),
aperture ('æpətjuə), foramen (ei),
mouth / (Eingang) entry, aditus (æ),
introitus (ou) / (Katheter) eye /
(Stuhlgang) motion
Öffnungs|mittel n (veraltet) pharm s
Abführmittel ~tetanus m opening teta-
nus (e) ~winkel m angular aperture (æ)
~zuckung f opening contraction
Ogilvie ('ouglvi)**-Syndrom** n false colonic obstruction, Ogilvie's syndrome
O-Grosszehe f (Hallux varus) hallux
varus
Ogston ('ɔgstən)**-Operation** f Ogston's
operation
Oguchi (o'gu:ki)**-Krankheit** f od -Syn-
drom n (japanische Nachtblindheit)
Oguchi's disease
OHF = Omsker hämorrhagisches Fie-
ber n Osmk h[a]emorrhagic fever
Ohnhänder m person without hands
Ohnmacht f faint, fainting / (schwere)
syncope ('sinkəpi) / von einer ~
befallen werden to be seized (si:zd) with

361

a fainting fit / kurze ~ blackout / orthostatische ~ orthostatic fainting **ohnmächtig** unconscious (ɔ), faint / ~ werden to faint, to have a fainting fit **Ohnmachts|anfall** m faint, fainting fit, syncopal attack, syncope ('sinkəpi) ~-**Syndrom** n vasovagal syndrome **Ohr** n (Auris (*PNA*)) ear / (Gehör) hearing / abstehende ~en lop ears, prominent ears / äußeres ~ (Auris externa (*PNA*)) external ear / inneres ~ inner *od* internal ear / laufendes ~ otorrh[o]ea (i), discharge from an ear, running ear *F* / taubes ~ deaf (e) ear ~ - aural (ɔ:), otic (ou), ear / (Gehör) auditory (ɔ:) ~**anlage** f *embr* rudiment of the ear ~**ansatz** m (an Spritzen) ear nozzle ~**arterie** f, tiefe (Arteria auricularis profunda (*PNA*)) deep auricular artery ~-**Augen-Ebene** f ear-eye plane, Francfort plane ~**ballon** m (zum „Pollitzern") insufflator ~**binde** f ear bandage ~**blutung** f otorrhagia (ei), bleeding from an ear ~**blutgeschwulst** f oth[a]ematoma (ˌouthiːˈməˈtoumə) **Ohren|arzt** m ear specialist, otologist ~**ärztlich** otologic[al] (ɔ) ~**ausfluß** m discharge from an ear, otorrh[o]ea (i), running ear *F* ~**ausspülung** f syringing (i) of an ear ~**bluten** n (Otorrhagie) otorrhagia ~**brausen** n singing in one's ears ~**chirurgie** f aural (ɔ:) surgery ~**eiterung** f otopyorrh[o]ea (i), purulent (juə) discharge from an ear ~**entzündung** f otitis, inflammation of an ear ~**erkrankung** f otopathy (ɔ), ear disease ~**fluß** m discharge from an ear, running from an ear / (eitrig) otorrh[o]ea (i) / (blutig) otorrhagia ~**halter** m (Korrektur) ear cap ~**heilkunde** f (Otologie) otology, otiatrics (æ), otiatry (ai) ~**heilkundlich** otologic[al] (ɔ) ~**instrument** n ear instrument ~**klappe** f s Ohrenschützer ~**klingen** n tinnitus, sonitus (ɔ) ~**krankheit** f ear disease, otopathy (ɔ) ~**laufen** n otorrh[o]ea (i), discharge from an ear ~**leiden** n ear complaint *od* disease, otopathy (ɔ) ~**losigkeit** f (angeborene) anotia (æn'ouʃiə) ~**operation** f aural (ɔ:) operation, operation on an ear ~**pinzette** f aural forceps *pl* ~**reißen** n *südd* s ~schmerz ~**sausen** n tinnitus, susurrus (ʌ) ~**aurium** (ɔ:), ringing in the ears ~**schmalz** n (Cerumen) ear wax, cerumen (siə'ruːmən) / ~ ausspülen to flush out the wax ~- ceruminal (u:), ceruminous ~**schmalzdrüsen** f pl (Glandulae ceruminosae (*PNA*)) ceruminous glands ~**schmalzpfropf** m impacted cerumen ~**schmerz** m earache (ˈiəreik), otalgia (æ), otodynia (i) ~**schmerz betr.** otalgic (æ) ~**schnecke** f auricle (ɔ:) ~**schutz** m (Ohrenklappe) ear protector ~**schützer** n ear muffs, ear flaps *pl* ~**spezialist** m ear specialist (e) ~**spiegel** m otoscope (ou), ear speculum (e), auriscope (ɔ:) ~**spritze** f ear syringe (i) ~**tropfen** m *pl pharm* ear drops ~**weh** n s ~schmerz ~**zange** f (zum Fassen von Fremdkörpern) aural forceps *pl* ~**zwang** m (veraltet) s ~schmerz **Ohr|eröffnung** f ototomy ~**fistel** f ear pit ~**förmig** ear-shaped, auriform (ɔ:) ~**gang** m s Gehörgang ~**geräusch** n noise in one's ear ~**geschwulst** f (Othämatom) oth[a]ematoma ~~**ig** -eared (iəd) ~**kanal** m auricular (i)

canal (æ), auditory (ɔ) canal ~**katheter** m Eustachian (juːˈsteikiən) catheter (æ) ~**katheterismus** m catheterisation (ˌkæθitəraiˈzeiʃn) of the Eustachian tube ~**knöchelchen** n auditory (ɔ:) ossicle ~**knorpel** m (Cartilago auriculae (*PNA*)) cartilage of the auricle, auricular (i) cartilage ~**kürette** f *chir* ear curet[te] ~**läppchen** n (Lobulus auriculae (*PNA*)) lobe of the ear, lobule (ɔ) of the auricle (ɔ:) **Öhrlein** n *F* mumps (ʌ) **Ohr|leiste** f (Helix) helix, *pl* helices (ˈhelisiːz) / innere ~ antihelix ~**leistenmuskel** m, größerer (Musculus helicis major (*PNA*)) helicis major muscle / kleinerer ~ (Musculus helicis minor (*PNA*)) helicis minor muscle ~**lidschlagreflex** m auropalpebral (æ) reflex ~**loch** n auditory (ɔ:) meatus (ei) ~**löffel** m cerumen (u:) *od* ear scoop ~**los** anotous ~**losigkeit** f (angeborene) anotia (ou) ~**lupe** f magnifying (æ) otoscope (ou) **Ohrmuschel** f auricle (ɔ:), external ear, pinna ~- auricular (i), pinnal ~**knorpel** m (Cartilago auriculae (*PNA*)) cartilage of the auricle, auricular *od* conchal cartilage ~**muskel** m, schräger (Musculus obliquus auriculae (*PNA*)) oblique muscle of the auricle ~**plastik** f otoplasty (ou) ~**schwäche** f otomyasthenia (ˈoutoˌmaiæsˈθiːniə) ~**verdikkung** f pachyotia (ˌpækiˈouʃiə) **Ohrmuskel** m, hinterer (Musculus auricularis posterior (*PNA*)) auricularis posterior muscle / oberer ~ (Musculus auricularis superior (*PNA*)) auricularis superior muscle / querer ~ (Musculus transversus auriculae (*PNA*)) transverse muscle of the auricle / vorderer ~ (Musculus auricularis anterior (*PNA*)) auricularis anterior muscle **Ohr|neuralgie** f otoneuralgia (æ) ~**olive** f ear tip ~**operation** f (Eröffnung des Ohres) *chir* ototomy ~**pfropf** m plug of cerumen, ceruminal impaction ~**pinzette** f aural (ɔ:) *od* ear forceps *pl* ~**plastik** f otoplasty (ou) ~**polyp** m ear polypus (ɔ), otopolypus ~**polypenschnürer** m ear snare ~**polypenzange** f ear polypus forceps *pl* ~**randvene** f marginal vein of the ear, helix vein, lateral ear vein ~-**Schläfen-Nerv** m (Nervus auriculo-temporalis (*PNA*)) auriculotemporal nerve ~**schnecke** f cochlea (ɔ) ~**schwindel** m auditory (ɔ:) *od* aural vertigo, oticodinia (ai) ~**sonde** f ear probe **Ohrsonde** f eyed probe (ou) **Ohr|speculum** n ear speculum (e) ~**qpeicheldrüse** f (Glandula parotis (*PNA*)) (Parotis) parotid (ɔ) [gland] **Ohrspeicheldrüsen|ausführungsgang** m parotid (ɔ) *od* Stensen's duct ~**entzündung** f parotitis ~**tumor** m parotid tumo[u]r ~**venen** f pl (Venae parotideae (*PNA*)) parotid veins **Ohr|spiegel** m otoscope (ou), ear speculum ~**spiegeln** n otoscopy (ɔ) ~**spritze** f ear syringe (i) ~**spülung** f irrigation of the ear canal ~**stopfen** m (gegen Lärm) ear plug ~**tampon** m ear plug ~**teil** m (des Schädels mit Felsenbein) otocranium (ei) ~**trichter** m s Ohrspiegel ~**trompete** f (Tuba Eustachii) Eustachian (juːˈsteikiən) tube, otosalpinx ~**trompete betr.** tubal (juː) ~**trompete u. Gaumen betr.** salpingopalatine (æ)

~**trompete u. Rachen betr.** salpingopharyngeal (i) . **Ohrtrompeten|katarrh** m syringitis (dʒai), eustachitis ~**katheter** m Eustachian (juːˈsteikiən) catheter (æ) ~-**Schlundmuskel** m (Musculus salpingopharyngeus (*PNA*)) salpingopharyngeus muscle **Ohr|tropfen** m *pl pharm* ear drops ~**tubenkatarrh** m Eustachian salpingitis (dʒai) ~**vene** f ear vein ~**verstopfung** f (Gehörgangverschluß) otocleisis (ai) ~**wurm** m earwig ~**zecke** f s Otobiuszecke **O-Hüfte** = Coxa vara f coxa vara **Oidiomykose** f oidiomycosis (oˈidiomaiˈkousis) **Oidium albicans** n thrush fungus (ʌ) **Oikophobie** f (Furcht vor der Häuslichkeit) *ps* oikophobia (ˌoikoˈfoubiə) **OK** = Oberkiefer m maxilla **Okkasionskrampf** m occasional (ei) spasm *od* convulsion (ʌ) **Okklusion** f (Verschluß) *dent* occlusion (ɔˈkluːʒən) / fehlerhafte ~ abnormal ~, malocclusion / ~ in Ruhe restbite **Okklusions|ebene** f *dent* occlusion plane ~**ikterus** m (Verschlußikterus) obstructive (ʌ) jaundice (ɔ:) ~**ileus** m (Darmverschluß) occlusive (u:) *od* mechanical ileus (ˈiliəs), intestinal occlusion ~**schlüssel** m *dent* occlusal overlay ~**stellung** f (Zähne) *dent* occlusion of the teeth ~**störung** f *dent* malocclusion ~**verband** m occlusive dressing **okklusiv** occlusive (u:) ~**folie** f occlusive plastic film ~**pessar** n diaphragm (ai) pessary, check *od* occlusive pessary ~**verband** m occlusive dressing **okkult** occult (ʌ), obscure (juə), undetected / (Blutung) concealed **Ökologie** f (Umweltlehre) ecology (ɔ) ~**isch** ecologic[al] **Okta|dekanosäure** f (Acidum stearicum, Stearinsäure) octadecanoic *od* stearic acid **6-~dezenosäure** f (Petroselinsäure) petroselinic acid, octadecenic (e) acid **9-~dezynosäure** f (Stearolsäure) octadecynoic *od* stearolic (ɔ) acid **Oktandiosäure** f (Acidum subericum, Korksäure) octanedioic (ˈɔkteindaiˈouik) *od* suberic acid **Oktavalent** m *genet* octavalent **Oktavus** m (Gehörnerv, Nervus acusticus) acoustic (u:) nerve **Oktylalkohol** m octyl alcohol **Okular** n eyepiece **okular** ocular (ɔ) ~**abstand** m eyepiece distance ~**glas** n *mikrosk* microscopic (ɔ) eyepiece ~**mikrometer** n eyepiece micrometer (ɔ) **Okulist** m *opt* ophthalmologist (ɔ) **Okulo|-** (*Vors*) (Auge *betr*) oculo- (ɔ) (*Vors*), ocular ~**kardial** oculocardial ~**motorisch** oculomotor ~**motorius** m third cranial (ei) nerve, oculomotor (ou) nerve ~**motoriuslähmung** f oculomotor paralysis (æ) *od* palsy (ɔ:) ~**motoriusnerv** m oculomotor nerve ~**motoriuszentrum** n oculomotor centre [*US* center] ~**nasal** (Auge u Nase *betr*) oculonasal (ei) ~**pupillär** oculopupillary **okzipital** (Hinterhaupt *betr*) occipital (ɔkˈsipitəl) ~**gegend** f (Hinterhaupt) occipital region, occiput (ˈɔksipʌt) ~**lappen** m occipital lobe ~**lappen u. Thalamus betr.** occipitothalamic (æ) ~**neuralgie** f occipital neuralgia (æ)

ɀpunkt *m* occipital point **ɀpunktion** *f* (Zisternen- *od* Subokzipitalpunktion) cisternal puncture **ɀstich** *m s* **ɀpunktion ɀzisterne** *f* cerebellomedullary (ʌ) cisterna (ə:)

Okzipito|- (Hinterhaupt *betr*) occipito- (i) (*Vors*), occipital (ɔk'sipitəl) **~basilar** occipitobasilar (æ) **~fazial** occipitofacial (ei) **~frontal** occipitofrontal (ʌ) **~mastoidal** occipitomastoid **~mental** occipitomental **~parietal** occipitoparietal (ai), parieto-occipital **~temporal** occipitotemporal **~zervikal** occipitocervical

Okziput *n* (Hinterhaupt, Hinterkopf) occiput ('ɔksipʌt) **ɀ**- occipital (ɔk'sipitəl)

O.L. = oculus laevus *m* (linkes Auge) oculus laevus, left eye, OL

Ol = Oleum *n* oleum, Ol

Öl *n* oil **ɀ** ätherisches **ɀ** essential *od* volatile (ɔ) oil / fettes **ɀ** fixed oil / pflanzliches **ɀ** vegetable (e) oil / phenoliertes **ɀ** phenolated (i:) oil / tierisches **ɀ** animal oil **ɀarbeiterkonjunktivitis** *f* gas eye **ɀaufschwemmung** *f* oleo-infusion **ɀbad** *n* Lab oil bath **ɀbeule** *f* (künstliche nach Injektion) el[a]eoma **ɀbrust** *f* el[a]eothorax (ɔ:)

Oleandomycin[-Monophosphat] *n* (*WHO*) oleandomycin (*BPCA*) [phosphate (*NF*)]

Olecranon *n* ((*PNA*), Ellbogenhöcker, Ellbogen) olecranon

Olefin *n* olefine (ou) **ɀsäure** *f* olefine ('oulifi:n) acid

Olein *n chem* olein (ou) **ɀsäure** *f* (Ölsäure, Acidum oleinicum) oleic (o'li:ik) *od* oleinic acid

Öleinlauf *m* oil enema (e)

Olekranarthrokaze *f* olecranarthrocace (a:'θrɔkəsi)

Olekranon *n* olecranon (e) **ɀ**- olecranal (e)

Oleo|- (*Vors*) (Öl *betr*) oleo- (ou) (*Vors*) **ɀperitoneographie** *f röntg* oleoperitoneography (ɔ) **ɀresin** *n chem* oleoresin (e) **ɀsaccharum** *n* (Ölzucker) *pharm* el[a]eosaccharum **ɀthorax** *m* el[a]eothorax (ɔ:)

Oleum *n* (*pl* Olea) oil, oleum (ou) **ɀ** *Allii sativi* (Knoblauchöl) garlic oil **ɀ** *Amygdalae amarae* (Bittermandelöl) bitter-almond (a:) oil **ɀ** *Amygdalarum* (Mandelöl) almond (a:) oil (*BP*) **ɀ** *Anethi* (Dillöl) dill oil (*BPC*) **ɀ** *Anisi* (*DAB*) (Anisöl) oleum anisi, oil of anise (æ), anise *od* aniseed oil (*BP*) **ɀ** *Anisi stellati* (Sternanisöl) star anise oil **ɀ** *Arachidis* (*DAB*) (Erdnußöl, Arachisöl) arachis oil (*BP, USP*), peanut oil (*BP*), oleum arachidis **ɀ** *Aurantii amari* (bitteres Orangenöl) bitter-orange (ɔ) oil **ɀ** *Aurantii Floris* (Orangenblütenöl, Neroliöl) neroli (e) oil, orange-flower oil **ɀ** *Bergamottae* (Bergamottöl) bergamot oil **ɀ** *Betulae* (Birkenöl) oleum betulae, birch-tar oil **ɀ** *Cacao* (*DAB*) (Kakaobutter (*DAB*)) cocoa butter (*BP*), theobroma oil (*BP, USP*) **ɀ** *Cadinum* (Cadeöl) oleum cadinum, cade oil (*BP*), juniper (u:) tar oil **ɀ** *Cajeputi* (Kajeputöl) oil of cajuput ('kædʒupʌt), cajuput oil (*BPC*) **ɀ** *camphoratum* (Kampferöl) camphor oil **ɀ** *camphoratum forte* (*DAB*) camphorated oil (*BP*) **ɀ** *Cantharidis* (Kantharidenöl) cantharidin (æ) oil **ɀ** *Carvi* (*DAB*) (Kümmelöl (*DAB*))

oleum carvi, caraway (æ) oil (*BPC*) **ɀ** *Caryophylli* (*DAB*) (Nelkenöl (*DAB*)) oleum caryophylli, clove oil (*BP, USP*) **ɀ** *Cassiae* (Kassiaöl) oleum cassiae, cassia oil **ɀ** *Chamomillae* (Kamillenöl) oil of chamomile ('kæməmail) **ɀ** *Chaulmoograe* (Chaulmugraöl) chaulmoogra (tʃɔ:l'mu:grə) oil, hydnocarpus oil **ɀ** *Chenopodii anthelmintici* (Wurmsamenöl) chenopodium oil, wormseed (ə:) oil **ɀ** *Chloroformii* (Chloroformöl) chloroform (ɔ:) oil **ɀ** *Cinnamomi* (*DAB*) (Zimtöl) cinnamon oil (*BP*) **ɀ** *Citri* (*DAB*) (Zitronenöl (*DAB*)) lemon (e) oil (*BPC, USP*) **ɀ** *Citronellae* (Zitronellöl) citronella oil (*BPC*) **ɀ** *Cocos* (Kokosnußöl) coconut (ou) oil **ɀ** *Coriandri* (Korianderöl) coriander oil (*BP*), oleum coriandri **ɀ** *Crotonis* (Krotonöl) croton (ou) oil **ɀ** *Cubebae* (Kubebenöl) cubeb (ju:) oil **ɀ** *Cupressi* (Zypressenöl) cypress oil **ɀ** *Eucalypti* (*DAB*) (Eukalyptusöl (*DAB*)) oleum eucalypti, eucalyptus (ju:kə'liptəs) oil (*BP*) **ɀ** *Foeniculi* (*DAB*) (Fenchelöl) fennel oil **ɀ** *Gaultheriae* (Gaultheriaöl, Wintergrünöl) teaberry (i:) oil, wintergreen oil **ɀ** *Gossypii* (Baumwollsamenöl) oleum gossypii seminis, cottonseed oil **ɀ** *Hyoscyami* hyoscyamus (haiɔ'saiəməs) oil **ɀ** *iodatum* (Jodöl) *röntg* iodised oil (*BP*) **ɀ** *Jasmini* (Jasminöl) jasmin oil **ɀ** *Jecoris* (*DAB*) (Lebertran) codliver oil (*BP*) **ɀ** *Jecoris Hippoglossi* (*DAB*) (Heilbuttleberöl (*DAB*)) halibut liver oil (*BP*) **ɀ** *Juniperi* (*DAB*) (Wacholderöl) juniper (u:) oil, oleum juniperi **ɀ** *Lauri* (Lorbeeröl) laurel (ɔ) oil **ɀ** *Lavandulae* (*DAB*) (Lavendelöl) oleum lavandulae, lavender (æ) oil **ɀ** *Levistici* (Liebstocköl) lovage (ɔ) oil **ɀ** *Ligni Cedri* (Zedernholzöl) cedar wood oil **ɀ** *Lini* (*DAB*) (Leinöl) oleum lini, linseed oil **ɀ** *Menthae crispae* (Krausenminzöl) spearmint (i) oil (*BPC*) **ɀ** *Menthae piperitae* (*DAB*) (Pfefferminzöl) oleum menthae piperitae, peppermint oil (*BP*) **ɀ** *Myristicae* myristica oil (*BPC*) **ɀ** *Nucistae* (Muskatnußöl) mace oil, nutmeg oil (*BP*) **ɀ** *Olivarum* (*DAB*) (Olivenöl (*DAB*)) olive (ɔ) oil (*BP, USP*) **ɀ** *Origani* origanum (i) oil **ɀ** *Palmae* (Palmöl) palm oil **ɀ** *Palmarosae* (Palmarosaöl) palmarosa (ou) oil **ɀ** *Papaveris* (Mohnsamenöl, Mohnöl) poppy-seed oil, poppy oil **ɀ** *Patchouli* (Patchouliöl) patchouli (u:) oil **ɀ** *Persicarum* (Pfirsichkernöl) peach kernel (ə:) oil, persic (ə:) oil **ɀ** *Petroselini* (Petersilienöl) parsley oil **ɀ** *phenolatum* phenolated (i:) oil **ɀ** *Pimentae* (Nelkenpfefferöl) pimento oil **ɀ** *Pini Pumilionis* (Latschenöl) pumilio pine oil **ɀ** *Rapae* (Rüböl, Rapsöl) oleum rapae, rape [-seed] oil **ɀ** *Ricini* (*DAB*) (Rizinusöl (*DAB*)) oleum ricini, castor (a:) oil (*BP, USP*) **ɀ** *Rosae* (Rosenöl) rose oil **ɀ** *Rosmarini* (Rosmarinöl) rosemary (ou) oil (*BPC*) **ɀ** *Rusci* birch tar oil **ɀ** *Rutae* (Rautenöl) rue oil **ɀ** *Sabinae* (Juniperusöl, Sabinaöl) savin oil **ɀ** *Salviae* (Salbeiöl) sage oil **ɀ** *Santali* (Sandelöl) oleum santali, sandal [-wood] oil **ɀ** *Sassafrasöl* sassafras oil **ɀ** *Sesami* (Sesamöl) oleum sesami, sesame ('sesəmi) oil, teel oil **ɀ** *Sinapis* (Senföl) oil of mustard (ʌ) **ɀ** *Therebinthinae rectificatum* (*DAB*) (gereinigtes Terpentinöl)

turpentine (ə:) oil (*BP*) **ɀ** *Thymi* (*DAB*) (Thymianöl) thyme (taim) oil **ɀ** *Valerianae* (Baldrianöl) valerian oil **ɀ** *Ylang-Ylang* (Ylang-Ylang-Öl) ylang--ylang (i:) oil

Olfakto|meter *n* olfactometer (ɔ) **ɀmetrie** *f* olfactometry (ɔ) **~risch** olfactory **ɀrius** *m* (Geruchsnerv, Riechnerv) olfactory (æ) nerve

öl|frei oil-free, free from oil **ɀgehalt** *m* oil content **~haltig** oily

Olibanum *n* olibanum (i)

ölig oily / (fettig) fatty, greasy (i:)

Oligakisurie *f* (Harnlassen in großen Pausen) oligakisuria (juə)

Oligämie *f* (mengenmäßiger Blutmangel) olig[a]emia (i:), oligoh[a]emia (i:)

Oligergasie *f ps* oligergasia

Öligkeit *f* oiliness, greasiness (i:)

Oligo|- (*Vors*) (wenig, herabgesetzt, vermindert) oligo- (ɔ) (*Vors*) **ɀasthenospermie** *f* decreased sperm count and activity **ɀcholie** *f* (Gallenmangel) oligocholia (ou) **ɀchromämie** *f* (Hämoglobinmangel) oligochrom[a]emia (krou-'mi:miə), chlorosis, oligochromasia (ei) **ɀdaktylie** *f* (Fehlen von Fingern) oligodactylia (i) **ɀdendroglia** *f neur* oligodendroglia (den'drɔgliə) **ɀdipsie** *f* (Durstmangel) oligodipsia (i) **~dynamisch** oligodynamic (æ) **ɀgalaktie** *f* (Hypogalaktie, Milchmangel) hypogalactia (ˌhaipogæ'lækʃiə), oligogalactia, deficient milk secretion (i:) **ɀglobulie** *f* oligoglobulia (ju:), oligocyth[a]emia (i:) **ɀhämie** *f* oligoh[a]emia (i:), olig[a]emia **ɀhydramnie** *f* (Fruchtwassermangel) oligohydramnios **ɀkardie** *f s* Bradykardie **~lezithal** *embr* oligolecithal ('lesiθəl) **ɀmenorrhoe** *f* oligomenorrh[o]ea, spanomenorrh[o]ea, scanty menstruation **~phren** oligophrenic **ɀphrenie** *f* **phenylpyruvica** phenylpyruvic oligophrenia **ɀphrenie** *f* (*bes* Kinder) *ps* oligophrenia (i:), mental deficiency **ɀpnoe** *f* (herabgesetzte Atemfrequenz) oligopn[o]ea, restricted breathing (i:) **ɀsialie** *f* (verminderte Speichelabsonderung) oligosialia (sai'eiliə), oligoptyalism ('taiəlizm) **ɀsiderämie** *f* (Eisenmangel im Blut) oligosider[a]emia (i:) **ɀspermie** *f* oligospermia, oligospermatism **ɀsteatose** *f* oligosteatosis **~symptomatisch** oligosymptomatic **ɀtrichie** *f* (Haarmangel) oligotrichosis **ɀzoospermie** *f* oligozoospermia (ˌzouo'spə:miə) **ɀzythämie** *f* (Blutkörperchenmangel) oligocyth[a]emia (i:), hypoglobulia (ju:), oligocytosis **~zythämisch** oligocyth[a]emic (i:)

Oligur|ie *f* (Harnmangel) oliguria (juə) **~isch** oliguric

Öl|immersion *f mikrosk* oil immersion **ɀimmersionslinse** *f* oil-immersion lens **ɀimmersionsobjektiv** *n* oil-immersion objective **ɀ-in-Wasser-Emulsion** *f* oil--in-water *od* OW emulsion **ɀisolierung** *f phys* oil insulation

Oliva *f* (*PNA*) *s* Olive

Olive *f* (Oliva (*PNA*)) olive (ɔ) / (Gehirn) olivary (ɔ) body, olive, oliva (ai) / (Sonde) olive **ɀ**, **Brücke u. Kleinhirn** *betr.* olivopontocerebellar

Oliven|ansatz *m* olive tip **~farbig** olive--colo[u]red (ʌ), olivaceous (ei) **~förmig** olivary, olive-shaped **ɀkatheter** *m* olivary catheter (æ) **ɀkern** *m* (Nucleus olivaris (*PNA*)) olivary nucleus **ɀkörper** *m anat* olivary body **ɀöl** *n* olive oil

(*BP, USP*) ⌐rückenmarksbahn *f anat* olivospinal (ai) tract ⌐strang *m anat* olivary fascicle

Öl|klistier *n* oil enema (e) ⌐kur *f* oil cure

Ollier (ɔ'lje:)-Syndrom *n od* -Wachstumsstörung *f* Ollier's disease *od* syndrome, dyschondroplasia

öl|löslich oil-soluble ⌐präparat *n pharm* oil preparation ~sauer *chem* oleic (ou'li:ik) ⌐säure *f* (Acidum oleinicum (*DAB*), Oleinsäure, α-Octadecensäure) oleinic (i) *od* oleic (i:) acid ⌐stuhl *m* fatty stools *od* f[a]eces ('fi:si:z) ⌐tuch *n* (Betteinlage) oilcloth ⌐verband *m* oil dressing

Olympierstirn *f* olympian (i) forehead ('fɔrid)

Öl|zucker *m* el[a]eosaccharum (e-æ) ⌐zyste *f* oil cyst

Om|agra *f* (Schultergicht) gout (au) in a shoulder, omagra (ei) ⌐algie *f* (Schulterschmerz) (meist Rheuma) omalgia (æ), omarthralgia (,ouma:'θrældʒia) ⌐arthritis *f* (Schultergelenkentzündung) omarthritis, inflammation of the shoulder joint ⌐arthrokaze *f s* Schultergelenktuberkulose ⌐arthrose *f* osteoarthritis of the shoulder

Omega melancholicum *n* Omega melancholicum, Schüle's ('ʃy:lɔz) sign

omental (Netz *betr*) omental

Omentitis *f* (Netzentzündung) omentitis

Omento|fixation *f chir s* ⌐pexie ⌐pexie *f* (Netzanheftung) *chir* omentopexy, omentofixation, attachment of the omentum, epiplopexy (i) ⌐plastik *f chir* (Übernähen mit Netz) epiploplasty (i) ⌐zele *f* epiplocele (e'piplosi:l), omental (e) hernia (ɔ:)

Omentum *n* (Netz) *anat* omentum / ⌐ majus ((*PNA*) großes Netz, Darmnetz) greater o. / ⌐ minus ((*PNA*) kleines Netz) lesser o. ⌐fixation *f* (Annähen des Netzes) *chir* omentofixation, omentopexy ⌐resektion *f* (Netzabtragung) omentectomy

Omnadin *n pharm* omnadin

omnivor (allesfressend) omnivorous (i) ⌐en *m pl* (Allesfresser) omnivora (i)

Omo|- (*Vors*) (Schulter-) omo- (ou) (*Vors*), shoulder ⌐dynie *f* (Schulterneuralgie) omodynia (i), pain in a shoulder ~phag (rohe Kost essend) omophagous (ɔ) ⌐phagie *f* (Rohkostessen) omophagia (ei)

OMP = Orotidinmonophosphat *n* orotidine monophosphate, OMP

OMPA = Oktamethylpyrophosphorsäuretetramid *n* octamethyl pyrophosphoramide, OMPA

Omphal|ektomie *f* (Nabelausschneidung) omphalectomy ~isch omphalic (æ), umbilical ⌐itis *f* (Nabelentzündung) omphalitis (ai), inflammation of the umbilicus (i)

Omphalo|- (*Vors*) (Nabel-) omphalo- (ɔ) (*Vors*), omphalic (æ) ~mesenterisch omphalomesenteric (e), omphalomeseraic (ei) ⌐pagus *m* omphalopagus (ɔ) ⌐phlebitis *f* (Nabelvenenentzündung) omphalophlebitis ⌐proptosis *f* (Nabelschnurvorfall) omphaloproptosis (pro-'tousis) ⌐rrhagie *f* (Nabelblutung) omphalorrhagia ⌐rrhexis *f* (Nabelruptur) omphalorrhexis ⌐rrhoe *f* (Nabelnässen) omphalorrh[o]ea (i)

Omphalos *m* (Nabel) navel (ei), umbilicus, omphalos

Omphalo|taxis *f* (Zurückbringen des prolabierten Nabels) omphalotaxis (æ) ⌐tomie *f* (Abnabelung) omphalotomy ⌐zele *f* (Nabelbruch) omphalocele (ɔ), umbilical hernia

Omphalus *m s* Omphalos

Onan|ie *f* (Masturbation) masturbation, onanism (ou) ~ieren to masturbate ⌐ist *m* onanist (ou)

Önanthat *n chem* [o]enanthate, heptanoate (hep'tænoeit)

Önanthsäure *f* (Heptansäure) *chem* [o]enanthic *od* heptanoic acid

Onchocerca volvulus *f* Onchocerca (ɔ:) volvulus

Onchozerka|befall *m* onchocerciasis (sɔ:'saiɔsis), onchocercosis ⌐filarie *f* Onchocerca

Onchozerkiasis *f* onchocerciasis (sɔ:-'saiɔsis), onchocercosis

Onchozerkose *f s* Onchozerkabefall

Onchozerkuskrankheit *f s* Onchozerkabefall

Oneirismus *m ps* oneirism

Oneiro|dynia *f* (nächtliche Unruhe) oneirodynia (o,naiɔro'dinia) ⌐logie *f* (,,Traumlehre") oneirology ⌐phrenie *f* oneirophrenia

On-Element *n neur* on element

Oniomanie *f ps* oniomania (ei)

Onko|graph *m* oncograph ⌐loge *m* oncologist ⌐logie *f* (Geschwulstlehre) oncology ~logisch oncologic[al] ⌐lyse *f* oncolysis (ɔ) ⌐lytikum *n pharm* oncolytic agent *od* drug ~lytisch oncolytic (i) ⌐se *f* (Tumorbildung) oncosis (ou) ⌐sphäre *f* oncosphere ~tisch (Schwellung *betr*) oncotic (ɔ) ⌐tomie *f* (Eröffnung eines Tumors *od* Abszesses) oncotomy ⌐zyten *m pl* oncocytes ('ɔŋkosaits)

On-Off]-Element *n neur* on-off element ⌐-System *n neur* on-off system

Önomanie *f* (Säuferwahnsinn) [o]enomania (i:no'meiniə)

Onomato|logie *f* onomatology ⌐manie *f* (Wortzwang) onomatomania (ei)

Onto|- (*Vors*) (Wesen *betr*) onto- (ɔ) (*Vors*) ⌐genese *f* ontogeny (ɔ), ontogenesis ~genetisch ontogenetic (e), ontogenic (e) ⌐genie *s* ⌐genese

Onyalai *f* onyalai (ɔni'eilai:)

Onych|algie *f* (Nagelschmerz) onychalgia (ɔni'kældʒia) ⌐atrophie *f* (Nagelatrophie) onychatrophy (æ), onychatrophia ⌐auxis *f* (Nagelhypertrophie) onychauxis (,ɔni'kɔ:ksis) ⌐ektomie *f* (Nagelentfernung) onychectomy ⌐ia *f s* Onychie ⌐ie *f* (Nagelbettentzündung) onychia (i), onychitis, inflammation of the matrix (ei) of the nail ⌐itis *f* onychitis

Onycho|- (*Vors*) (Nagel *betr*) onycho- (ɔ) (*Vors*), nail ⌐atrophie *f s* Onychatrophie ⌐dynie *f s* Onychalgie ⌐gramm *n* onychogram ⌐graph *m* onychograph ⌐grypose *f* (Krallennagel) onychgryposis (gri'pousis) ⌐lyse *f* (Nagelablösung) onycholysis (ɔ) ⌐malazie *f* (Nagelerweichung) onychomalacia (mɔ'leiʃiə), softening of the nails ⌐mykose *f* (Pilzbefall der Nägel) onychomycosis ⌐pathie *f* (Nagelerkrankung) onychopathy (ɔ), onychosis ⌐phagie *f* (Nagelbeißen *od* -kauen) onychophagy (ɔ), nail-biting ⌐phagist *m s* Nägelkauer ⌐phym[a] *n* (Nagelgeschwulst) onychophyma (ai) ⌐rrhexis *f* (Brüchigwerden der Nägel) onychorrhexis

---

⌐schisis *f* (Nagelaufsplitterung) schizonychia (,skitso'nikiə) ⌐se *f* (Nagelerkrankung, Erkrankung der Finger- *od* Zehennägel) onychosis (ou), onychopathy (ɔ) ⌐tillomanie *f* onychotillomania ⌐tomie *f* (Nagelspaltung) onychotomy

Oo|- (*Vors*) (Ei *betr*) oo- ('ouo) (*Vors*) ⌐blast *m* (Eimutterzelle) ooblast, oogonium (ou'gouniəm) ~gam (Zweigeschlechtlich) oogamous (ou'ogəməs) ⌐gamie *f* (Zweigeschlechtlichkeit) oogamy (ɔ) ⌐genese *f* (Eientwicklung) oogenesis (ouo'dʒenɔsis), ovogenesis, ovigenesis ~genetisch oogenetic (e) ⌐gonium *n* oogonium (ou) ⌐kinese *f* (Eientwicklung) ookinesis (i:) ⌐kinet *m* (Malaria) ookinete (i) ⌐kineten betr. ookinetic (e) ⌐lemma *n* (Eihaut, Eihülle) oolemma ⌐phoralgie *f* oophoralgia (æ) ⌐phorektomie *f* (Eierstockentfernung) oophorectomy, removal (u:) of an ovary (ou) ⌐phoritis *f* (Eierstockentzündung) oophoritis, ovaritis (ai)

Oophoro|- (Eierstock-, Ovarium-) oophoro- (ɔ) (*Vors*), oophor- (ou) (*Vors*) ~gen (vom Eierstock ausgehend) oophorogenous (ɔ) ⌐hysterektomie *f* (Entfernung von Uterus u. Ovar) oophorohysterectomy ⌐m *n* oophoroma ⌐n *n s* Eierstock ⌐pathie *f s* Eierstockleiden ⌐pexie *f s* Eierstockfixation ⌐salpingektomie *f* (Entfernung von Eileiter u Eierstock) oophorosalpingectomy (ou'ɔfəro,sælpin'dʒektɔmi), removal (u:) of an ovary and the uterine tube, ovariosalpingectomy ⌐salpingitis *f* (Entzündung von Eierstock u. Tube) oophorosalpingitis (dʒai), tubo-ovaritis ('tju:bo,ouvə-'raitis), salpingo-oophoritis ⌐stomie *f* (Ovarialzystendrainage) *chir* oophorostomy, ovariostomy (εɔ-ɔ), oophorocystostomy (ɔ)

Oophorrhagie *f* (Eierstockblutung) oophorrhagia

Oo|plasma *n* (Eiplasma) ooplasm ('ouoplæzm) ⌐sperm *n s* Spermovium ⌐sphäre *f* oosphere ('ouosfiə) ⌐spore *f* oospore ⌐zephalie *f* oocephaly (e) ⌐zyst *m* (Malaria) oocyst ⌐zyt *m* (unreifes Ei) oocyte ('ouosait), ovocyte (ou)

OP = Operationssaal *m* operation *od* operating theatre [*US* theater] / = Originalpackung *f* original pack

Op = Operation *f* operation, op

opak (undurchsichtig) opaque (ei)

opal|eszent opalescent ⌐eszenz *f* opalescence ~eszieren to opalesce, to show opalescence ⌐glanz *m* opaline (ou) luster (ʌ) ~isieren to opalesce ~isierend opalescent ⌐papel *f* opaline plaque *od* patch

Opazität *f* opacity (æ)

operabel (operierbar) operable (ɔ)

Operateur *m.* operating (ɔ) surgeon, operator

Operation *f* (Eingriff) operation (eines Patienten *od* bei einen Patienten on a patient; *wegen for*) / (als Methode) surgery *dringliche* ⌐ emergency o. *eingreifende* ⌐ extensive o. *große* ⌐ major (ei) o. ⌐ *im Intervall* interval o. *kosmetische* ⌐ cosmetic o. *lebensgefährliche, schwere* ⌐ capital o. *plastische* ⌐ plastic o. *schwere* ⌐ major (ei) o. *subkutane* ⌐ subcutaneous (ei) o. *unbedeutende* ⌐ minor o. *vor der* ⌐ pre-operatively (ɔ) ⌐ *der Wahl* o. of

choice *zweizeitige* ⁊ two-stage o. / eine
⁊ ausführen *od* vornehmen to carry
out *od* to perform an o.
Operations|- operating (ɔ), surgical (ɔ:)
⁊**abschluß** *m* completion of an operation ⁊**art** *f* surgical method ⁊**assistent**
m operating room assistant ; assisting
surgeon; dresser ⁊**aussicht** *f* surgical
prognosis ⁊**bahre** *f* wheeled stretcher
⁊**befund** *m* operation report ⁊**besteck** *n*
surgical case ⁊**erfolg** *m* result of an
operation ⁊**feld** *n* region *od* area ('ɛəriə)
od site of an operation, operating area
⁊**fingerlinge** *m pl* surgeon's finger-stalls
(stɔ:lz) ⁊**gehilfe** *m* ("O.P.-Sani") *mil*
operating room attendant (ORA)
⁊**gruppe** *f* operating team ⁊**handschuhe**
m pl surgical gloves ⁊**haube** *f* operating
cap ⁊**ileus** *m* postoperative ileus (i)
⁊**instrument** *n* surgical instrument,
theatre (i) [*US* theater] instrument
⁊**kappe** *f* cap ⁊**kittel** *m* overall ⁊**lehre** *f*
operative surgery ⁊**leuchte** *f* lighting
fixture for the operating room ~**los**
(Behandlung) conservative ⁊**mantel** *m*
surgeon's coat, sterile (e) gown, operation overall ⁊**maske** *f* mask (a:) / mit ⁊
versehen masked ⁊**messer** *n* (Skalpell)
scalpel (æ), operating knife / (zum
Amputieren) amputating knife ⁊**mi-**
kroskop *n* operating microscope (ai)
⁊**möglichkeit** *f* (Operabilität) operabili-
ty (i) ⁊**nadel** *f* surgical needle ⁊**narbe** *f*
postoperative scar, operation scar
⁊**präparat** *n* surgical specimen (e)
⁊**raum** *m* operating room (OR) ⁊**resul-**
tat *n* outcome *od* result of an operation
⁊**risiko** *n* operative risk ⁊**saal** *m*
operating theatre (i) [*US* theater],
operating room (OR) ⁊**saaleinrichtun-**
gen *f pl* operating-theatre equipment
⁊**schaden** *m* operative injury ⁊**schere** *f*
surgical scissors ('sizəz) *pl* ⁊**schock** *m*
surgical shock, operative shock °⁊-
schuhe *m pl* surgeon's shoes ⁊**schürze**
f surgeon's apron (ei) ⁊**schwester** *f*
surgical nurse, scrub-nurse, instrument
sister, [operating] theatre (i) nurse
⁊**situs** *m* site of the operation ⁊-
skalpell *n* operating knife ⁊**stuhl** *m*
dent dental operating chair ⁊**sucht** *f ps*
traumatophilia (i) ⁊**technik** *f* surgical
od operative technique (i:) ⁊**tisch** *m*
operating table ⁊**trauma** *n* operative
trauma (ɔ:) ⁊**tuch** *n* towel, *US* drape
⁊**verfahren** *n* method of operation
⁊**weg** *m* route (u:), approach ⁊**wunde** *f*
operation *od* surgical wound (u:)
operativ operative (ɔ), surgical (ɔ:)
Operatör *m s* Operateur
Operculum *n* (*pl* Opercula) *anat* operculum, *pl* opercula / ⁊ **frontale**
(*PNA*) frontal operculum / ⁊ **fronto-**
parietale (*PNA*) frontoparietal operculum / ⁊ **temporale** (*PNA*) temporal
operculum
operierbar operable (ɔ)
operieren to operate (ɔ) (*jem on a*
person) / operiert werden to be ope-
rated on, to have *od* undergo an
operation / sich ~ lassen to undergo an
operation / schmerzlos ~ to operate
painlessly
OPG = Oxypolygelatine *f* oxypolygelatin, OPG
Ophiasis *f* (Alopecia areata) ophiasis
(ai)
Ophidismus *m* snake venom (e) poisoning, ophidism (ou)

Ophio|**phobie** *f* ophidiophobia ⁊**toxämie**
f ophiotox[a]emia (i:)
Ophryon *n* ophryon (ɔ)
Ophthalm|**agra** *f* (plötzlicher Augen-
schmerz) ophthalmagra (æ) ⁊**algie** *f*
(neuralgischer Augenschmerz) ophthalmalgia (ˌɔfˈæl'mældʒiə) ⁊**atrophie**
f (Augapfelatrophie) ophthalmatrophy
(æ) ⁊**ektomie** *f* (Augapfelentfernung)
ophthalmectomy ⁊**enzephalon** *n* oph-
thalmencephalon (e), eye brain ⁊**iater**
m (veraltet) *s* Augenarzt ⁊**iatrie** *f*
(veraltet) *s* Augenheilkunde ⁊**ie** *f*
(Augenentzündung) ophthalmia, ophthalmitis / sympathische ⁊ sympathetic (e) o. ⁊**ie-** ophthalmitic (i) ~**isch**
ophthalmic
Ophthalmo|- (Auge *betr*) ophthalmo-
(ɔf'θælmo-) (*Vors*) ⁊**blennorrhoe** *f*
ophthalmoblennorrh[o]ea (i), gonorrh[o]eal (i) ophthalmia ⁊**diagnose** *f*
(nach Ophthalmoreaktion) ophthalmo-
diagnosis ⁊**diagnostik** *f* (Anwendung
der Ophthalmoreaktion) ophthalmo-
diagnostics ⁊**dynamometer** *n* ophthal-
modynamometer (ɔ) ⁊**dynie** *f* (Augap-
felschmerz) ophthalmodynia (i) ⁊**loge**
m (Augenarzt) ophthalmologist (ɔ),
oculist ⁊**logie** *f* (Augenheilkunde) ophthalmology ⁊**logika** *n pl* ophthalmologic[al] preparations ~**logisch** (Augenheilkunde *betr*) ophthalmologic[al] (ɔ)
⁊**malazie** *f* ophthalmomalacia (mə-
'leiʃiə), ocular phthisis ('θaisis) ⁊-
meter *n* ophthalmometer (ɔ) ⁊**metrie**
f ophthalmometry (ɔ) ⁊**myositis** *f*
ophthalmomyositis ⁊**neuromyelitis** *f*
neuro-optic myelitis ⁊**pathie** *f* ophthal-
mopathy (ɔ), eye disease ⁊**phakometer**
n ophthalmophacometer (fæ'kɔmitə)
⁊**phthisis** *f* ophthalmophthisis ('θaisis)
⁊**plastik** *f* (Augenplastik) ophthalmoplasty ⁊**plegie** *f* (Augenmuskelläh-
mung) ophthalmoplegia ('pli:dʒiə)
⁊**plegie-** ophthalmoplegic (i:) ⁊**plegie-**
-Ataxie-Areflexie-Syndrom *n* (Fisher-
-Syndrom) ophthalmoplegia-ataxia-
-areflexia syndrome, Fisher's ('fiʃəz)
syndrome ⁊**pleuroplegie** *f* ophthalmo-
pleuroplegia (ˌpluərɔ'pli:dʒiə) ⁊**reak-**
tion *f* oculoreaction, ophthalmoreac-
tion ⁊**rrhagie** *f* (Augapfelblutung)
ophthalmorrhagia (æ) ⁊**rrhexis** *f* (Augap-
felruptur) ophthalmorrhexis ⁊**rrhoe** *f*
ophthalmorrh[o]ea (i) ⁊**skop** *n* (Au-
genspiegel) ophthalmoscope (ɔf'θælmə-
skoup), ophthalmofundoscope (ʌ)
⁊**skopie** *f* (Augenspiegeln) ophthalmoscopy (ɔ) ~**skopisch** ophthalmoscopic
(ɔ) ⁊**stat** *m* ophthalmostat ⁊**statome-**
trie *f* ophthalmostatometry (ɔ) ⁊**thera-**
pie *f* ophthalmotherapy ⁊**tomie** *f*
(Augapfeleröffnung) ophthalmotomy
⁊**tonometer** *n* (Augendruckmesser)
ophthalmotonometer (ɔ) ⁊**tonometrie** *f*
(Augendruckmessung) ophthalmotonometry (ɔ) ~**trop** ophthalmotrope
Opiat *n* opiate (ou)
Opio|**manie** *f* (Opiumsucht) opiomania
⁊**phage** *m* opium eater ⁊**phagie** *f s*
Opiumessen
Opistho|- (*Vors*) (Rücken *betr*) opistho-
(o'pisθo) ⁊**genie** *f* (Kleinwuchs des
Unterkiefers) opisthogenia ('dʒi:niə)
⁊**gnathie** *f* (Zurückstehen des Unterkiefers) opisthognathism (ˌoupis-
'θounəθizm)
Opisthorchis|**befall** *m* opisthorchiasis,
opisthorchosis ⁊**egel** *m* Opisthorchis

Opisthotonus *m* opisthotonos (ɔ), head
retraction *F* ~**artig** opisthotonoid (ɔ)
⁊**haltung** *f* opisthotonos position
Opium *n* (*DAB*) opium ('oupiəm) (*BP*,
USP) ⁊- thebaic (θi'beiik), opium / ⁊
concentratum papaveretum (i:) (*BPC*) /
eingestelltes ⁊ ((*DAB*)) Opium titra-
tum) powdered opium / ⁊ pulveratum
powdered opium ⁊**abkömmling** *m chem*
opium derivative (i) ⁊**alkaloid** *n chem*
opium alkaloid ('ælkəlɔid) ⁊**ausschuß**
m (bei der Weltgesundheitsorganisation) Permanent Central Opium Board
(PCOB) ⁊**essen** *n* opiophagy (ɔ),
opiophagism (oupi'ɔfədʒizm), opium
eating ⁊**esser** *m* opium eater ⁊**extrakt**
m pharm opium extract ⁊**handel** *m*
opium traffic ⁊**höhle** *f* opium den
⁊**mißbrauch** *m s* ⁊**sucht** ⁊**raucher** *m*
opium smoker ⁊**saft** *m* poppy juice
(dʒu:s) ~**sauer** *chem* meconic (ɔ) ⁊**säu-**
re *f chem* meconic acid ⁊**sucht** *f*
addiction to opium, opiumism, opio-
mania (ei), opium habit, meconism (e) /
therapiebedingte ⁊ (Paregorismus)
paregorism (æ) ~**süchtig** addicted to
opium ⁊**süchtiger** *m* opium addict,
opiomaniac (ei) ⁊**tinktur** *f* opium
tincture (*BP*), laudanum ('lɔdnəm)
⁊**vergiftung** *f* laudanum poisoning,
opium poisoning, meconism (e)
Opodeldok *n pharm* solid (ɔ) opodeldoc,
camphorated soap liniment (i)
Opotherapie *f* (Organtherapie) organotherapy, opotherapy
Oppenheim ('ɔpənhaim)|-**Krankheit** *f*
Oppenheim's disease, amyotonia congenita, congenital myotonia ⁊-**Reflex**
m (Beinphänomen) Oppenheim's reflex
⁊-**Zeichen** *n* Oppenheim's sign
opponens (entgegenstehend, gegenüber-
stehend) opponens (ou)
opponierbar (Daumen) opposable (ou)
Opposition *f* opposition
Oppression *f* (Bedrückung) oppression
⁊**sgefühl** *n* oppressive feeling
Opsomenorrhoe *f* (verzögerte Menstruation) opsomenorrh[o]ea (i)
Opsonierung *f* opsonisation, opsonifica-
tion
Opsonin *n* opsonin (ɔ) ⁊- opsonic (ɔ)
~**haltig** opsoniferous (i) ⁊**therapie** *f*
opsonotherapy
Opsonisation *f s* Opsonierung
opsonisch (Index) opsonic (ɔ)
opsonophil opsonophilic (i)
Optik *f* optics / (Mikroskop) optic[al]
equipment / physiologische ⁊
physiologic[al] optics
Optiker *m* optician (i) / (⁊, der
Sehschärfe prüft u. Brillen herstellt)
ophthalmic (æ) o. / (⁊, der nur Brillen
nach Vorschrift anfertigt) dispensing o.
optiko|**chiasmatisch** opticochiasmatic
('ɔptiko,kaiæz'mætik) ~**pupillar** opti-
copupillary ~**ziliar** opticociliary (i)
Optikus *m* (Sehnerv) *anat* optic nerve,
second [cranial] nerve ⁊- optic, optical
⁊**affektion** *f* optic nerve disturbance
⁊**atrophie** *f* optic atrophy (æ) /
komplizierte heredo-familiäre ⁊ Behr's
(be:rz) syndrome, optic atrophy-ataxia
syndrome ⁊**neuritis** *f* retrobulbar (ʌ)
neuritis ⁊**neuropathie** *f* opticoneuropa-
thy (ɔ)
optimal optimum, optimal, best, maximum degree *od* ⁊**dosis** *f* optimum dose
(dous) ⁊**kost** *f* optimal diet (ai)
⁊**temperatur** *f* optimum temperature

Optimum n optimum
optisch optic[al] (ɔ) ~-räumlich visuo--spatial ('speiʃl)
Opto|- (Vors) (Sehen betr, optisch) opto- (ɔ) (Vors) ℒchin n pharm optochin ℒdynamometer n optodyna-mometer (ɔ) ℒmeter n (Refraktions-messer) optometer (ɔ) ℒmetrie f (Seh-weitebestimmung) optometry (ɔ) ℒty-pen f pl optotypes ('ɔptotaips)
oral (mündlich, per os) oral (ɔ:), peroral (ɔ:), per os / (Mund-) oral (ɔ:) / orally given, by mouth ℒimpfung f oral inoculation, inoculation by mouth ℒinfektion f oral infection ℒität f orality (æ) ℒmessung f oral measure-ment ('meʒəmənt) ℒsepsis f infection coming from an oral focus ~wärts orad (ɔ:), toward[s] the mouth
Orange G-Färbung f Orange G stain (OG stain)
Orangen|blüte f pharm orange blossom ℒblütenöl n pharm neroli (e) oil, orange-flower oil ℒöl n pharm orange oil ℒschale pharm orange peel ℒscha-lenöl n orange oil (BP)
Ora serrata (PNA) ora serrata
Orbiculus ciliaris m ((PNA) Strahlen-band) ciliary ring
orbikulär orbicular
Orbikularis m (Muskel) orbicularis (ɛə), orbicular muscle ℒphänomen n paradoxical pupillary phenomenon (ɔ)
Orbita f ((PNA) Augenöffnung, Augen-höhle) orbit, orbita, eye socket
orbital (Augenhöhlen-) orbital ℒboden m floor of the orbit ℒdach n roof of the orbit ℒfett n (Corpus adiposum orbi-tae) fatty body of the orbit ℒisphlebo-graphie f orbital venography ℒkno-chenhautentzündung f periorbitis ℒpe-riost n periorbit, periorbita ℒplatte f anat orbital plate ℒrand m orbital margin ℒwand f (Augenhöhlenwand) wall of the orbit, orbital wall ℒwulst m optic swelling
Orbitaspitzensyndrom n orbital apex syndrome
orbito|nasal orbitonasal (ei) ~temporal orbitotemporal ℒtomie f chir orbito-tomy
Orcheo|- (Vors) (Hoden betr) orchi-('ɔ:ki), (selten) orcheo ('ɔ:kio) ℒtomie f orchidotomy
Orchi|- (Vors) orchi- ('ɔ:ki) ℒalgie f (Hodenneuralgie) orchialgia (æ) ℒcho-rie f (Hodentanzen) orchichorea (i)
Orchidektomie f (Hodenexstirpation) orchidectomy, orchiectomy
Orchido|pathie f (Hodenleiden) orchio-pathy (ɔ), orchidopathy (ɔ) ℒpexie f (Hodenfixation) orchiopexy ℒtherapie f (Behandlung mit Hodenpräparaten) orchidotherapy (e) ℒtomie f (Hoden-schnitt) orchidotomy
Orchi|ektomie f (Hodenentfernung) or-chiectomy ℒepididymitis f (Hoden- u. Nebenhodenentzündung) orchiepididy-mitis ('ɔ:ki,epididi'maitis)
Orchio|- (Vors) (Hoden-) orchio- (Vors) ℒdynie f (Hodenneuralgie) orchialgia (æ), orchiodynia (i)
Orchioncus m orchioncus
Orchiocele f orchiocele, scrotal hernia
Orchipexie f (Hodenanheftung) s Orchi-dopexie
Orchis m (Testikel, Hoden) orchis, testicle ℒknolle f bot pharm salep (ei)

Orchitis f (Hodenentzündung) orchitis, didymitis (ai)
Orchotomie f (Hodenschnitt) orchido-tomy
Orciprenalin n (WHO) (Metaprotere-nol) orciprenaline (e) [sulphate (BP)] ℒsulfat-Sirup m orciprenaline (e) elixir (BPC)
ORD = optische Rotationsdispersion f optical rotary dispersion, ORD
Ordination f (Sprechstunde) österr con-sulting hours / (Ort) österr consulting room ℒszeit f österr consulting hours
ordinier|en (verschreiben) österr to prescribe / (Sprechstunde halten) to have consulting hours ℒung f österr prescription
Orexie f (Eßlust) orexia, appetite
Oreximanie f ps oreximania
Orf vet contagious pustular dermatitis
Organ n organ / (Stimme) voice analoge ℒe analogues blutbildende ℒe h[a]emopoietic od h[a]ematopoietic (e) system von einem ℒ herrührend organo-genic (e) homologes od homomorphes ℒ homoplast (ou) künstliches ℒ artificial organ lebenswichtige ℒe vital organs mechanisches ℒ mechanical organ statisches ℒ organ of equilibrium verkümmertes ℒ vestigial (i) o. vikariie-rendes ℒ vicarious (ɛə) o. ℒ- organ, organ ~ähnlich organoid ℒabschnitt m part of an organ ℒanalyse f organic analysis (æ) ℒanamnese f systemic (e) history ℒanheftung f organopexy ℒan-lage f organ rudiment od anlage ('Anlə:gə) ℒbank f organ bank ℒbefall m organic involvement od affection ℒbefund m organic condition / (Dia-gnose) physical findings ℒbehandlung f organotherapy ℒbeschreibung f anat organography (ɔ) ℒbildung f organo-genesis ℒblutung f parenchymatous (i) bleeding ℒdarstellung f röntg viscero-graphy (ɔ) ℒdurchblutung f blood--supply of an organ
Organe u. Bauchfell betr. viscero-perito-neal (i) ℒ u. Bauchwand betr. viscero-parietal (ai) ℒ u. Knochen betr. visceroskeletal (e) ℒ u. Rippenfell betr. visceropleural (uə) ℒ u. ,Wand betr. parietovisceral ('visərəl)
Organ|eiweiß n tissue protein (ou) ℒ-empfindung betr. viscerosensory ℒelle f (Zellorgan) organelle ℒentzündung f parenchymatous (i) inflammation ℒer-krankung f organic disease, organopa-thy (ɔ) ℒfiktion f ps projection of neurotic symptoms into an organ ℒfunktionslehre f physiology ℒgebiet n organic region ~gebunden enorganic ℒgefühl n organ od organic sensation ℒgeschehen n physiology of an organ ℒgewebe n parenchymatous (i) od parenchymal tissue ℒgrenze f border of an organ ℒhomogenat n organic homo-genate (ɔ) ℒhypertrophie f organ hypertrophy ℒinfarkt m infarction in an organ ~isch organic ℒismus m organism / filtrierbarer ℒ filterable agent / Gärung verursachender ℒ bakt zymocyte (ai) / pathogener ℒ patho-genic organism / thiophiler ℒ bakt thiophil (ai) ℒkrankheit f organic disease ℒlage f (im Körper) anat holotopy (ɔ) ℒlagerung f (im Organ) storage (ɔ:) in an organ / (des Organs) position of an organ ℒlähmung f organic paralysis (æ) ℒlehre f anat

organology ℒleiden n organopathy (ɔ), organic disease ℒmaterial n organic material ℒminderwertigkeit f debility od underdevelopment of an organ ℒneurose f (z B Magenneurose) organ neurosis
Organo|- (Vors) (Organ betr) organo-(Vors), organic ℒgel n organogel (dʒel) ~gen (aus einem Organ herrührend) organogenic (e) ℒgenese f (Organbil-dung) organogenesis, organ formation ~genetisch organogenetic (e) ~id (or-ganähnlich) organoid ℒlogie f (Organ-lehre) organology
Organon n organon
Organo|pathie f s Organleiden ℒtherapie f organotherapy ~trop organotropic (ɔ) ~troph organotrophic (ɔ) ℒtropie f organotropism, organotropy
Organ|pathologie f special (e) pathology ℒpräparat n organ preparation ℒpsy-chose f ps organic psychosis ℒpulver n powdered organic material ℒreserve f organic reserve ℒröntgen n röntg splanchnoscopy (ɔ) ℒschaden m organ-ic lesion ('li:ʒən) ℒschädigung f organic lesion ℒschonung f protection of an organ ℒschwäche f weakness od dystro-phia of an organ ~spezifisch organ--specific ℒsprache f ps neuropsychic (,njuəro'saikik) relations between differ-ent organs of the body, organ speech ℒstörung f organic disorder ℒsystem n organ system ~tätigkeitshemmend vis-cero-inhibitory (i) ℒteil m part of an organ ~therapeutisch organotherapeu-tic[al] (ju:) ℒtherapie f organic ther-apy, organotherapy ℒtoleranzdosis f organ tolerance (ɔ) dose (dous) (OTD) ℒtransplantation f organ transplant-[ation]
Organum n ((PNA) Organ, Körperor-gan) organ Organa genitalia ((PNA) Geschlechtsorgane) genital organs Or-gana genitalia feminina ((PNA) weibli-che Geschlechtsorgane) female genital organs Organa genitalia masculina ((PNA) männliche Geschlechtsorgane) male genital organs ℒ gustus ((PNA) Geschmacksorgan) organ of taste ℒ olfactus ((PNA) Riechorgan, Geruchs-organ) organ of smell ℒ spirale ((PNA) Corti-Organ) spiral organ ℒ stato--acusticum ((PNA) organ of hearing Organa uropoetica ((PNA) Harnor-gane) urinary organs ℒ visus ((PNA) Sehorgan) organ of sight ℒ vomerona-sale ((PNA) Jacobson-Organ) vomero-nasal organ
Organ|veränderung f change in an organ / (krankhaft) lesion ('li:ʒən) of an organ ℒverlagerung f heterotaxy (e) ℒversa-gen n failure ('feiljə) of an organ ℒ-vorgang m organic process (ou) ℒzelle f organelle
Orgasmolepsie f orgasmolepsy
Orgasmus m sex orgasm / (vaginaler) vaginal (ai) o. / Fehlen des ℒ anorgasmy
orgastisch orgastic
Orient|beule f (Aleppobeule, Hautleish-maniose) oriental boil od sore od button, cutaneous (ei) leishmaniasis (,li:[mə'naiəsis), Kandahar sore, Alep-po boil, Biskra boil, Delhi ('deli) boil, Jeddah ('dʒedə) ulcer ℒbeulenerreger m Leishmania (ei) tropica (ɔ) ℒgeschwür n s ℒbeule
orientierend orientational, preliminary

Orientiertsein *n ps* orientation / ⊾ bezüglich der Umgebung personal o. / zeitliches ⊾ temporal o.
Orientierung *f* orientation / autopsychische ⊾ autopsychic o. / doppelte ⊾ double o. / gestörte ⊾ impaired o. / räumliche ⊾ o. in space / zeitliche ⊾ o. in time ⊾sstörung *f ps* disturbance of o. ⊾sverlust *m ps* loss of orientation
Orificium *n anat* orifice (ɔ) ⊾- orificial (i)
Origanum *n bot pharm* origanum (i), wild marjoram (a:) ⊾öl *n* origanum oil
Originalpackung *f pharm* original pack
originär idiopathic
Orizabawurzel *f pharm* ipom[o]ea (ipo-'miə), orizaba-jalap (ɔri'zeibə'dʒæləp) root
Orn = Ornithin *n* ornithine, Orn
Ornithin *n chem* diaminovaleric (iə) acid, ornithine ⊾carbamoyltransferase *f* ornithine carbamoyl transferase (OCT) ⊾-transcarbamoylase *f* ornithine transcarbamylase (OTC)
Ornithodoruszecke *f* Ornithodorus (ɔ:)
Ornithose *f* ornithosis, psittacosis (sitə-'kousis) ⊾-Virus *n* ornithosis virus
Ornithursäure *f chem* ornithuric (juə) acid
oronasal oronasal (ei)
Orotsäure *f* (Acidum oroticum) orotic acid, iso-uracylcarboxylic acid
Oroyafieber *n* (Carrion-Krankheit, Verruca Peruviana) Oroya (ou) fever (i:), Carrion's (kari'ɔnz) disease
Orphenadrin *n* orphenadrine (ɔ:'fenədri:n) (*BPCA*) ⊾-Citrat *n* (*WHO*) orphenadrine citrate (i) (*BP, NF*) ⊾-Hydrochlorid *n* (*WHO*) orphenadrine hydrochloride (*BP*)
Orsellinsäure *f* orsellic *od* orsellinic acid, dihydroxymethylbenzoic acid
Orthese *f* orthotic (ɔ) device
Ortho|- (*Vors*) (richtig, gerade) ortho- (ɔ:θo) (*Vors*) ⊾aminosalicylsäure *f* ortho-aminosalicylic (i) acid ⊾arsensäure *f* ortho-arsenic acid ⊾chromatisch (normal gefärbt) orthochromatic (æ) ⊾diagramm *n* röntg orthodiagram (ai) ⊾diagraph *m* röntg orthodiagraph (ai) ⊾diagraphie *f* röntg orthodiagraphy (æ), orthoskiagraphy ⊾diaskop *n* röntg orthodiascope (ai) ⊾diaskopie *f* röntg orthodiascopy (æ) ⊾dont *m* dent orthodontist, periodontist ⊾dontie *f* dent orthodontics ~dontisch *dent* orthodontic ⊾dontist *m dent* orthodontist ~drom (Impuls) *neur* orthodromic (ɔ) ⊾form *f pharm* orthoform ⊾genese *f* orthogenesis ~gnath (in normaler Kieferstellung befindlich) orthognathic ('næθik), orthognathous (ɔ:'θɔgnəθəs) ⊾gnathie *f* (Bißregulierungskunde) orthognathia (ei) ~grad orthograde ⊾kresol *n* orthocresol (i:) ⊾pädagogik *f* therapeutic *od* remedial (i:) education ⊾päde *m* orthop[a]edic (i:) surgeon ⊾pädie *f* orthop[a]edics (i:) ⊾pädie-Schwester *f* orthop[a]edic (i:) nurse ~pädisch orthop[a]edic (i:) ⊾pantomographie *f radiol* orthopantomography ⊾perkussion *f* (Schwellenwertperkussion) orthopercussion (ʌ) ⊾phorie *f* (Ruhelage der Augen) orthophoria (ɔ) ⊾phosphorsäure *f* (Acidum phosphoricum concentratum (*DAB*)) [ortho]phosphoric (ɔ) acid ~ploid *genet* euploid ⊾pnoe *f* (hochgradige Dyspnoe) orthopn[o]ea (i) ⊾psychiatrie *f* orthopsychiatry

orthoptisch (den normalen Sehvorgang betr) orthoptic
Ortho|röntgenographie *f röntg* orthodiagraphy (æ), orthoroentgenography (ɔ) ⊾säure *f chem* ortho-acid ⊾skop *n* orthoscope ⊾skopie *f* orthoscopy (ɔ) ⊾stase *f* orthostasis ~statisch orthostatic, orthotic (ɔ) ⊾stellung *f chem* orthoposition ⊾thymika *n pl pharm* antidepressants, thymoleptics ~tisch *s* ~statisch ⊾tonus *m* orthotonus (ou) ~trop orthotropic ⊾verbindung *f chem* orthocompound ~zentrisch (gut zentriert) orthocentric
örtlich topical (ɔ), local (ou), regional / (fokal) focal / ~ begrenzen to localise
Orts|angst *f ps* topophobia ⊾blindheit *f ps* visual-spatial agnosia ~gebunden (*z B* Typhus) localised ⊾gesundheitsbehörde *f* local public health authority ⊾wechsel *m* heterotopia (ou), heterotopy (ɔ)
Orzin *n chem* orcin, orcinol
O.S. = Oculus sinister left eye, OS
Os *n* ((*PNA*) Mund, *pl* Ora) os (ɔs), *pl* ora (ɔ:), mouth / *anat* orifice (ɔ), meatus (ei), opening
Os *n* ((*PNA*) Knochen, *pl* Ossa) bone ⊾ *breve* (*PNA*) short bone ⊾ *capitatum* ((*PNA*) Kopfbein) capitate bone *Ossa carpi* (*PNA*) Handwurzelknochen) carpal bones ⊾ *centrale* (*PNA*) os centrale ⊾ *coccygis* ((*PNA*) Steißbein) coccyx ('koksiks) ⊾ *costale* (*PNA*) bony part of the rib ⊾ *coxae* ((*PNA*) Hüftbein) hip bone *Ossa cranii* ((*PNA*) Schädelknochen) bones of the skull ⊾ *cuboideum* ((*PNA*) Würfelbein) cuboid bone ⊾ *cuneiforme intermedium* ((*PNA*) mittleres Keilbein) intermediate cuneiform bone ⊾ *cuneiforme laterale* ((*PNA*) äußeres Keilbein) lateral cuneiform bone ⊾ *cuneiforme mediale* ((*PNA*) inneres Keilbein) medial cuneiform bone *Ossa digitorum manus* (*PNA*) Fingerknochen) phalanges of the digits of the hand *Ossa digitorum pedis* ((*PNA*) Zehenknochen) phalanges of the digits of the foot ⊾ *epactale* epactal ⊾ *ethmoidale* ((*PNA*) Siebbein) ethmoid bone *Ossa faciei* ((*PNA*) Gesichtsknochen) facial bones ⊾ *frontale* ((*PNA*) Stirnbein) frontal bone ⊾ *hamatum* ((*PNA*) Hakenbein) hamate bone ⊾ *hyoideum* ((*PNA*) Zungenbein) hyoid bone ⊾ *ilium* (*PNA*) Darmbein) ilium ⊾ *incae* incarial bone ⊾ *incisivum* ((*PNA*) Goethe-Knochen) incisive bone ⊾ *interparietale* (*PNA*) interparietal bone ⊾ *ischii* ((*PNA*) Sitzbein) ischium ⊾ *lacrimale* ((*PNA*) Tränenbein) lacrimal bone ⊾ *longum* (*PNA*) long bone ⊾ *lunatum* ((*PNA*) Mondbein) lunate bone *Ossa metacarpalia I–V* ((*PNA*) Mittelhandknochen) metacarpal bones 1st–5th *Ossa metatarsalia I–V* ((*PNA*) Mittelfußknochen) metatarsal bones 1st–5th ⊾ *nasale* ((*PNA*) Nasenbein) nasal bone ⊾ *naviculare* ((*PNA*) Kahnbein) navicular bone ⊾ *occipitale* ((*PNA*) Hinterhauptsbein) occipital bone ⊾ *palatinum* ((*PNA*) Gaumenbein) palatine bone ⊾ *parietale* ((*PNA*) Scheitelbein) parietal bone ⊾ *pisiforme* ((*PNA*) Erbsenbein) pisiform bone ⊾ *planum* (*PNA*) platter Knochen, breiter Knochen) flat bone ⊾ *pneumaticum* (*PNA*) pneumatic bone ⊾ *pubis*

((*PNA*) Schambein) pubis ⊾ *sacrum* ((*PNA*) Kreuzbein) sacrum ⊾ *scaphoideum* ((*PNA*) Kahnbein) scaphoid bone *Ossa sesamoidea* [*manus*] ((*PNA*) Sesambeine) sesamoid bones [of the hand] *Ossa sesamoidea* [*pedis*] ((*PNA*) Sesambeine) sesamoid bones [of the foot] ⊾ *sphenoidale* ((*PNA*) Keilbein, Flügelbein, Wespenbein) sphenoid bone *Ossa suprasternalia* ((*PNA*) Brecht-Knorpel) suprasternal bones *Ossa suturarum* ((*PNA*) Nahtknochen) sutural bones *Ossa tarsi* ((*PNA*) Fußwurzelknochen) tarsal bones ⊾ *temporale* ((*PNA*) Schläfenbein) temporal bone ⊾ *trapezium* ((*PNA*) großes Vieleckbein) trapezium ⊾ *trapezoideum* ((*PNA*) kleines Vieleckbein) trapezoid bone ⊾ *trigonum* (*PNA*) os trigonum ⊾ *triquetrum* ((*PNA*) Dreiecksbein) triquetral bone ⊾ *zygomaticum* ((*PNA*) Jochbein) zygomatic bone, zygoma
Oscheo|- (Hoden *betr*) oscheo- ('ɔskio) (*Vors*) ⊾zele *f* (Skrotalhernie, Hodenbruch) oscheocele ('ɔskiosi:l), scrotal hernia
Öse *f* (Platin) loop / (Nadel) eye
Ösenvoll *n bakt* loopful
Osgood-Schlatter ('ɔzgud-'ʃlatər)-**Syndrom** *n* (Apophysitis tibialis adolescentium) Osgood-Schlatter syndrome
Osler ('ɔslə)|-**Krankheit** *f* Rendu (rã'dy)-Osler's disease ⊾-**Syndrom (I)** *n* (Angioma haemorrhagicum hereditarium) hereditary h[a]emorrhagic angioma, Rendu (rã'dy)-Osler-Weber ('ve:bər) syndrome, Osler's syndrome (2) ⊾-**Vaquez** (va'kez)-**Syndrom** *n* Vaquez-Osler syndrome, polycyth[a]emia vera
osm = Osmol osmol, OSM
Osmidrosis *f* (Bromidrose, stinkender Schweiß) osmidrosis, bromidrosis
osmiophil osmiophilic (i)
Osmium *n* (Os) osmium (Os) ⊾salz *n chem* osmate ~sauer *chem* osmic ⊾säure *f* (Acidum osmicum) *chem* osmic acid ⊾tetroxid *n* (*EP*) osmium tetroxide
Osmol *n* osmol (OSM)
Osmo|lalität *f* osmolality (ɔzmo'læliti) ⊾larität *f* osmolarity (æ) ⊾logie *f* osmology ⊾meter *n* osmometer, olfactometer ⊾metrie *f* osphresiometry (ɔsfri:zi'ɔmitri) ~phil osmophilic (i) ⊾phobie *f* (Angst vor bestimmten Gerüchen) *ps* osmophobia, osphresiophobia ⊾regulation *f* osmotic regulation ⊾rezeptor *m neur* osmo[re]ceptor
Osmose *f* osmosis (ɔs'mousis) ⊾forschung *f* osmology
osmosieren to osmose ('ɔsmous)
Osmoso|logie *f* osmosology ⊾therapie *f* osmosotherapy
Osmo|taxis *f* osmotaxis ⊾therapie *f* osmotherapy ~tisch osmotic
ösophag|eal [o]esophageal (i:,ɔsɔfə'dʒiəl) ⊾ektomie *f* (Speiseröhrenresektion) [o]esophagectomy (dʒe) ⊾ismus *m* (Speiseröhrenkrampf) [o]esophagospasm (dʒe) ⊾itis *f* (Speiseröhrenentzündung) [o]esophagitis (dʒai)
Ösophago|- (*Vors*) (Ösophagus *od* Speiseröhre *betr*) [o]esophago- (ɔ) (*Vors*), [o]esophageal (i:,sɔfə'dʒiəl) ⊾duodenostomie *f* (Speiseröhrenzwölffingerdarmanastomose) [o]esophagoduodenostomy (i:'sɔfəgo,dju:odi:'nɔstəmi) ⊾dynie *f* (Speiseröhrenschmerz) [o]esoph-

367

agodynia (i) ꜫgastrostomie f [o]esoph-
agogastrostomy, gastro-[o]esophagos-
tomy ꜫgraphie f radiol oesophagog-
raphy ꜫjejunostomie f [o]esophago-
jejunostomy (dʒi:dʒu:'nostəmi) ꜫma-
lazie f (Speiseröhrenerweichung) [o]e-
sophagomalacia (mə'leiʃiə) ꜫpathie f
(Speiseröhrenleiden) [o]esophagopathy
(ɔ) ꜫplastik f (Speiseröhrenplastik)
[o]esophagoplasty (ɔ) ꜫskop n [o]esoph-
agoscope (ɔ) ꜫskopie f [o]esophago-
scopy (ɔ) ~skopieren to [o]esophago-
scope (ɔ) ꜫspasmus m (Speiseröhren-
krampf) [o]esophagospasm ꜫstomie
f [o]esophagostomy ꜫtomie f (Spei-
seröhrenschnitt) [o]esophagotomy
Ösophagus m (Speiseröhre) [o]esophagus
(i:'sofəgəs), pl [o]esophagi (i:'sofədʒai),
gullet (ʌ) ꜫ- [o]esophageal (i:,sofə'dʒiəl)
ꜫatresie f atresia (i:) of the
[o]esophagus ꜫblutung f (Speiseröhren-
blutung) [o]esophageal h[a]emorrhage
(e) ꜫdilatation f mega-[o]esophagus,
megal[o]esophagus ꜫdivertikel n
[o]esophagus od [o]esophageal diverticulum (i) ꜫdrüse f [o]esophageal gland
ꜫduplikatur f ꜛreduplication of the
[o]esophagus ꜫektasie f (Speiseröhren-
erweiterung) [o]esophagectasia ꜫerwei-
terung f [o]esophagectasis ꜫgeschwulst
f [o]esophageal tumo[u]r ꜫkarzinom n
(Speiseröhrenkrebs) [o]esophageal cancer od carcinoma ꜫkrampf m (Spasmo-
gismus) [o]esophagospasm ꜫmund m
(Ostium cardiacum [ventriculi] (PNA))
cardiac orifice [in the stomach] ꜫopera-
tion f (Speiseröhrenoperation) operation on the [o]esophagus ꜫplastik
f [o]esophagoplasty ꜫresektion f
(Ösophagektomie) [o]esophagectomy
(i:,sofə'dʒektəmi) ꜫruptur f [o]esoph-
ageal rupture ꜫsonde f [o]esophageal
probe ꜫstenose f (Speiseröhrenverengerung) [o]esophageal stenosis ꜫstriktur
f (Speiseröhrenverengerung) [o]esoph-
ageal stricture ꜫtumor m [o]esophageal
tumo[u]r ꜫvarizen f pl [o]esophageal
piles od varices
Osostomie f (übler Mundgeruch) oso-
stomia (ouzɔ'stoumiə), halitosis
Osphresio|- (Vors) (Gerüche betr) os-
phresio- (ɔs'fri:zio) (Vors) ꜫlogie f
(Lehre vom Geruchssinn) osphresio-
logy ꜫmeter n (Geruchssinnprüfer)
osphresiometer (ɔ) ꜫmetrie f olfactometry, osphresiometry
ossal (knöchern, knochenhaft) osseous,
bony
Ossein n (organische Substanzen des
Knochens) ossein[e] (ɔsi:in), ostein[e]
(ɔsti:in)
Ossiculum n (pl Ossicula) (Knöchelchen) ossicle, ossiculum (i), pl ossicula /
Ossicula auditus ((PNA) Gehörknö-
chelchen) auditory ossicles
Ossifikation f (Verknöcherung) ossification
Ossifikations|kern m ossification centre
[US center] ꜫzentrum n s ꜫkern ꜫzone
f area ('ɛəriə) of ossification
ossifizieren (verknöchern) to ossify ~d
ossific (i), ossifying
Ossikulektomie f ossiculectomy
osteal (Knochen betr) osteal, osseous,
bony
Ostealgie f ostealgia (æ), osteodynia (i)
Ostein n s Ossein
Osteitis f osteitis / ꜫ fibrosa cystica
osteitis fibrosa (ou) cystica

Ostektomie f s Knochenresektion
Ost-Enzephalitis f (Encephalomyelitis
equina) eastern equine encephalomyelitis
Osteo|- (Vors) (Knochen betr) osteo-
(Vors), bone, bony, osseous, osteal
ꜫakusis f (Schalleitung des Knochens)
bone conduction (ʌ), osteo-acousis (u:)
ꜫalgie f ostealgia ('ældʒiə), osteodynia
(i) ꜫarthritis f osteo-arthritis ꜫarthro-
kaze f tuberculous osteitis, osteo-
-arthrocace (,ɔstioa:'θrɔkəsi) ꜫarthro-
pathia hypertrophica f Marie's (ma'ri:z)
disease ꜫarthropathie f osteo-arthropathy (a:'θrɔpəθi) / pulmonale ꜫ pulmonary osteo-arthropathy ꜫarthrose f
osteo-arthrosis ꜫarthrosis interspinalis
f missing spine syndrome ꜫarthrotomie
f (Teilgelenkresektion) osteo-arthrotomy ꜫblast m osteoblast ꜫblastensar-
kom n osteoblastic od osteogenic (e)
sarcoma ꜫblastentätigkeit f osteoblastic activity ~blastisch osteoblastic
ꜫblastom n osteoblastoma ~chondral
osteochondral ꜫchondritis f osteochondritis / ꜫ vertebralis infantilis osteochondrosis of the vertebral body,
Calvé's (kal've:z) syndrome ꜫchondro-
lipom n osteolipochondroma ꜫchon-
drolyse f (Gelenkmausbildung) osteo-
chondrolysis (ɔ) ꜫchondrom n osteo-
chondroma ꜫchondromatose f osteo-
chondromatosis ꜫchondropathia deformans juvenilis f (Perthes-Krankheit)
Perthes' ('pertesiz) disease, Calvé-Legg-
-Perthes syndrome ꜫchondroplasie f
osteochondroplasia ~chondrös osteo-
chondrous ꜫchondrosarkom n osteochondrosarcoma ꜫchondrose f osteochondrosis ꜫchondrosis dissecans f
osteochondritis dissecans ꜫdentin n
dent osteodentine ꜫdynie f (Knochenschmerz) osteodynia (i), ostealgia (æ)
ꜫdysplastie f osteodysplastia ꜫdystro-
phia deformans f Paget's ('pædʒits)
disease, osteitis deformans ꜫdystro-
phie f osteodystrophia, osteodystrophy ꜫfibrochondrosarkom n osteo-
fibrochondrosarcoma ꜫfibrom n fibro-
-osteoma ꜫfibromatose f osteofibroma-
tosis ꜫfibrose f osteofibrosis ꜫgangrän
f osteonecrosis ~gen osteogenous (ɔ),
osteogenic ꜫgenese f (Knochenbildung) osteogenesis, osteogeny (ɔ) ꜫge-
nesis imperfecta tarda f Lobstein's
('lo:pstainz) syndrome ~genetisch
(Knochenbildung betr) osteogenetic (e)
ꜫgraphie f (Knochenbeschreibung)
anat osteography (ɔ), osteology ꜫhalis-
terese f (Knochenabbau) osteohaliste-
resis (i:) ~id (knochenähnlich) osteoid
ꜫid-Osteom n osteoid osteoma ꜫkarzinom n osteocarcinoma ꜫklasie f
osteoclasia (ei), osteoclasis (ɔ) ꜫklast m
chir, histol osteoclast ~klastisch osteoclastic ~kopisch (Schmerz) osteocopic
ꜫlipom n osteolipoma ꜫlogie f osteology, skeletology ꜫlyse f (Knochen-
auflösung) osteolysis (ɔ) ~lytisch
(knochenauflösend) osteolytic (o)
Osteom n (Knochentumor) osteoma,
bone tumo[u]r / ꜫ im Knocheninneren
endosteoma, endostoma
Osteo|malazie f (Knochenerweichung)
osteomalacia (mə'leiʃiə) ~malazisch
osteomalacial ('leiʃl), osteomalacic (æ)
ꜫmatose f osteomatosis ꜫmer n
(Knochenabschnitt, Knochensegment)
osteomere ꜫmetrie f osteometry (ɔ)

~metrisch osteometric (e) ꜫmyelitis f
(Knochenmarksentzündung) osteomyelitis, medullitis ~myelitisch osteo-
myelitic (i) ꜫmyelosklerose f bony
myelosclerosis ('maiəloskliə'rousis)
Osteon n osteon
Osteo|nose f (Knochenleiden) osteono-
sus (ou), bone disease ꜫpädion n
osteo[a]edion (i:) ꜫpathie f (Knochen-
leiden) osteopathy (ɔ), osteonosus (ou),
bone disease ~pathisch osteopathic (æ)
~periosteal f (Knochen u. Knochenhaut
betr) osteoperiosteal ꜫperiostitis f
(Knochen- u. Knochenhautentzün-
dung) osteoperiostitis ꜫpetrose f Albers-Schönberg ('albərs-'ʃøːnberk) disease od syndrome, osteopetrosis ꜫphag
m osteoclast ꜫphlebitis f osteophlebitis
(fli'baitis) ꜫphonie f osteophony (ɔ)
ꜫphyt m osteophyte ('ɔstiofait) / flacher
ꜫ osteoplaque (plæk) ꜫphytenbildung f
osteophytosis ꜫplast m osteoblast
ꜫplastik f osteoplasty ~plastisch osteoplastic ꜫpoikilie f osteopoikilosis
ꜫporose f osteoporosis, bone rarefac-
tion / ꜫ der gelenknahen Knochenab-
schnitte juxta-articular osteoporosis ~-
porotisch osteoporotic (ɔ) ꜫpsathyrose
f (Knochenbrüchigkeit) osteopsathy-
rosis ('ɔstio,psæθi'rousis), brittleness of
the bones, Lobstein's ('lo:pstainz) disease ꜫradionekrose f (Röntgenknochen-
schädigung) osteoradionecrosis ꜫrrha-
phie f (Knochennaht) osteorrhaphy (ɔ),
osteosuture (ju:) ꜫsarkom n (Knochen-
sarkom) osteosarcoma, sarcomatous
(ou) osteitis ~sarkomatös osteosarco-
matous (ou) ꜫsklerose f (Eburnifikation) osteosclerosis (skliə'rousis), ebur-
nation ~sklerotisch osteosclerotic (ɔ)
ꜫsteatom n osteosteatoma ꜫsynthese f
(Knochenvereinigung) osteosynthesis
('sinθisis) ꜫtabes f (Knochenschwund,
bes bei Kindern) osteotabes (ei) ꜫtom
n (Osteotomie-Instrument) osteotome
ꜫtomie f (Knochendurchtrennung) osteotomy / extraartikuläre ꜫ condylotomy / subtrochantere ꜫ subtrochan-
teric osteotomy ꜫzyt m (Knochenzelle)
osteocyte ('ɔstiosait), bone cell
Osterluzei f bot pharm birthwort, Aristolochia (ou)
ostial (Ostium betr) ostial, ostiary
Ostitis f (Knochenentzündung) osteitis,
ostitis / ꜫ deformans (Paget-Krank-
heit) Paget's ('pædʒits) disease, osteitis
deformans / ꜫ fibrosa osteitis fibrosa
[cystica]
ostitisch osteitic (ɔsti'itik)
Ostium n (pl Ostia) ((PNA) Mündung,
Eingang, Öffnung) anat ostium, pl
ostia, orifice, mouth, opening, meatus
(ei) ꜫ abdominale tubae uterinae (PNA)
pelvic opening of the uterine tube ꜫ
aortae (PNA) aortic orifice ꜫ appendicis vermiformis (PNA) opening of the
vermiform appendix ꜫ arteriosum
pulmonary (i:) orifice ꜫ atrioventriculare dextrum (PNA) right atrioventricular [tricuspid] orifice ꜫ atrioventriculare sinistrum (PNA) left atrioventricular
[mitral] orifice ꜫ cardiacum ventriculi
((PNA) Ösophagusmund) cardiac orifice [in the stomach] ꜫ ileocaecale
(PNA) ileocolic orifice ꜫ pharyngeum
tubae (PNA) pharyngeal opening of the
tube ꜫ pharyngeum tubae auditivae
(PNA) pharyngeal opening of the
pharyngotympanic tube ꜫ pyloricum

(*PNA*) pyloric orifice ≈ *trunci pulmonalis* (*PNA*) pulmonary orifice ≈ *tympanicum tubae auditivae* (*PNA*) tympanic opening of the pharyngotympanic tube ≈ *ureteris* (*PNA*) orifice of the ureter ≈ *urethrae externum* [*urethrae femininae*] ((*PNA*) äußere Harnröhrenmündung) external orifice [of the female urethra] ≈ *urethrae externum* [*urethrae masculinae*] ((*PNA*) äußere Harnröhrenmündung) external orifice [of the male urethra] ≈ *urethrae internum* ((*PNA*) innere Harnröhrenmündung) internal urethral orifice ≈ *uteri* ((*PNA*) Muttermund) external os uteri ≈ *uterinum tubae* (*PNA*) uterine opening [of the uterine tube] ≈ *vaginae* ((*PNA*) Scheideneingang) orifice of the vagina

Ostose *f* ostosis

Östradiol *n* (*DAB*) (Oestradiolum (*DAB*)) (Follikelhormon) [o]estradiol (i:strə'daiɔl) (*EP*), follicular hormone ≈-**benzoat** *n* (*DAB*, *WHO*) (Oestradiolum benzoicum (*DAB*)) [o]estradiol [mono]benzoate (*BP*, *EP*, *NF*) ≈-**cypionat** *n* [o]estradiol cyclopentylpropionate, [o]estradiol cypionate (*NF*) ≈**dipropionat** *n* estradiol dipropionate (*NF*) ≈**undecylat** *n* [o]estradiol undecylate (e) ≈**valerianat** *n* estradiol valerate (*USP*)

Ostreismus *m* (Austernvergiftung) ostreotoxism

Östrin *n* [o]estrin (ı:)

Östriol *n* (Follikelhormon) [o]estriol (i:)ʃ

östrisch [o]estrual (i:), [o]estrous (i:)

Östrogen *n* [o]estrogen (i:) ≈-**Kreatinin-Quotient** *m* [o]estrogen creatinine (æ) ratio (ei) ≈**kur** *f* course of [o]estrogens (i:) ≈**präparate** *n pl* (aus dem Harn trächtiger Stuten, insbesondere Na-Östronsulfat) conjugated [o]estrogenic substances ≈**rezeptor** *m* [o]estrogen receptor

Östromanie *f sex* nymphomania

Östron *n* (*DAB*) (Oestron (*WHO*), Oestronum (*DAB*, *EP*)) (Follikelhormon) [o]estrone (i:) (*EP*, *NF*)

Östrozyklus *m* [o]estrous cycle (ai)

Östrus *m* (Brunst) [o]estrus (i:) ≈**erzeugend** [o]estrogenic (i:stro'dʒenik), [o]estrogenous (ɔ) ≈**hormon** *n* [o]estrogen (i:) ≈**larvenbefall** *m* [o]estriasis (ai) ≈**schmeißfliege** *f* [O]estrus (i:)

Oszillation *f* oscillation ≈**swelle** *f* oscillation wave ≈**szillieren** to oscillate ('ɔsileit) ≈**szillo|gramm** *n* oscillogram ≈**graph** *m* oscillograph ≈**graphie** *f* oscillography (ɔ) ≈**graphisch** oscillographic (æ) ≈**meter** *n* oscillometer (ɔ) ≈**metrie** *f* oscillometry (ɔ) ≈**metrisch** oscillometric (e) ≈**skop** *n* oscilloscope ≈**t|agra** *n* otalgia (o'tældʒiə) ≈**algie** *f* otalgia

OTD = *radiol* Organtoleranzdosis *f* organ tolerance dose, OTD

Othämatom *n* (Ohrblutgeschwulst) oth[a]ematoma ('outhi:mə'toumə)

Othello-Syndrom *n ps* Othello (ou'θelou) syndrome

Otikodinie *f* (Ohrschwindel) oticodinia (ai)

Otitis *f* (*pl* Otitiden) (Ohrentzündung) otitis, inflammation of the ear / ≈ diphtherische ≈ o. crouposa (ou) / ≈ media o. media (i:), inflammation of

the middle ear, otitis interna, tympanitis / ≈ purulenta (Mittelohreiterung) otitis media purulenta / tropische ≈ hot weather ear, tropical (ɔ) ear

otitisch otitic (i)

Otobiose *f* otobiosis ('outobai'ousis)

Otobius|zecke *f* (Ohrzecke) Otobius (ou) ≈**zeckenbefall** *m* otobiosis

Oto|blennorrhoe *f* otoblennorrh[o]ea (i) ≈**dynie** *f* otodynia (i), earache ('iəreik) ≈**gen** (vom Ohr herrührend) otogenic (e), otogenous (ɔ) ≈**konium** *n* otoconia (*sing*), otolith (ou), ear dust ≈**laryngologe** *m* otolaryngologist ('outo,læriŋ-'gɔlədʒist) ≈**laryngologie** *f* otolaryngology ≈**lith** *m* (Hörstein) statolith (æ), otolith (ou) ≈**lithiasis** *f* (Konkrementbildung jeder Art im äußeren od inneren Ohr) otolithiasis (li'θaiasis) ≈**loge** *m* otologist ≈**logie** *f* otology ≈**logika** *n pl pharm* otologic[al] preparations ≈**logisch** (ohrenheilkundlich) otologic[al] (ɔ) ≈**myiasis** *f* (Madenbefall des Ohres) otomyiasis ('outomai'aiosis) ≈**mykose** *f* (Pilzbefall des Ohres) otomycosis ≈**neurologie** *f* otoneurology (njuə'rɔlədʒi) ≈**pharyngeal** otopharyngeal (fæ'rindʒiəl) ≈**phon** *n* (Lautverstärker für Schwerhörige) otophone (ou) ≈**plastik** *f* (Ohrplastik) otoplasty (ɔ) ≈**pyorrhoe** *f* (Ohrenfluß) otopyorrh[o]ea (i) ≈**rhinolaryngologe** *m* otorhinolaryngologist ≈**rhinolaryngologie** *f* otorhinolaryngology ('outo-'raino,læriŋ'gɔlədʒi) ≈**rhinologe** *m* otorhinologist (ɔ) ≈**rhagie** *f* (Ohrblutung) otorrhagia ≈**rrhoe** *f* (Ohrenfluß) otorrh[o]ea (i) ≈**sklerose** *f* otosclerosis, otitis (ai) sclerotica (ɔ) ≈**sklerotisch** otosclerotic (ɔ) ≈**skop** *n* (Ohrspiegel) otoscope (ou), auriscope (ɔ:) ≈**skopie** *f* (Ohrspiegeln) otoscopy (ɔ) ≈**skopisch** otoscopic (ɔ) ≈**toxizität** *f* ototoxicity

Ottawakrankheit *f* endemic (e) syphilis (i)

O.U. = Oculus uterque both eyes, OU

Ouabain *n* (*WHO*) (Strophantin (*DAB*, *WHO*), Strophantinum (*DAB*)) ouabain ('wa:bəin) (*BP*, *USP*)

Ouchterlony [-Gel]-Technik *f imm* Ouchterlony procedure

Oudin (u'dɛ̃)-**Technik** *f od* -**Methode** *f* Oudin procedure *od* technique

Ovalärschnitt *m* oval incision

Ovalbumin *n* (Eieralbumin) ovalbumin (ju:)

Ovalfokus *m opt* oval focus

Ovalo|zyt *m* (Elliptozyt) ovalocyte (ou), elliptocyte ≈**zytenanämie** *f* elliptocytotic (ɔ) an[a]emia (i:) ≈**zytose** *f* ovalocytosis

Ovar *n* (Ovarium) ovary (ou), ovarium (ɛə) ≈**atrophie** *f* ovarian atrophy ≈**gewebe** *n* ovarian (ɛə) tissue ≈**gewicht** *n* ovarian (ɛə) weight ≈**hemmung** *f* ovarian *od* ovulatory suppression

ovarial (Eierstock betr.) ovarian (ɛə), ovario- (*Vors*) ≈**agenesie** *f* (ovarieller Zwergwuchs) ovarian agenesis ≈**aplasie** *f* ovarian agenesis ≈**bedingt** oophorogenous (ou,ɔfə'rɔdʒinəs) ≈**blutung** *f* ovarian apoplexy ≈**bruch** *m* (Eierstockhernie) ovariocele (ɛə) ≈**druckschmerz** *m* ovarian tenderness ≈**dystrophie** *f* hypo-ovarianism (ɛə) ≈**entzündung** *f* ovaritis ≈**epithel** *n* ovarian epithelium (i:) ≈**exstirpation** *f* ovariectomy, oophorectomy ('ouoafə'rektəmi), excision of an ovary ≈**follikel** *m* ovarian

follicle ≈**funktion** *f* ovarian function (ʌ) ≈**geschwulst** *f* ovarian tumo[u]r

Ovarialgie *f* ovarialgia ('ældʒiə)

Ovarial|gravidität *f* ovarian pregnancy ≈**hernie** *f* ovariocele (ɛə), ovarian (ɛə) hernia ≈**hormon** *n* ovarian hormone ≈**insuffizienz** *f* ovarian insufficiency ≈**karzinom** *n* cancer of the ovary, ovarial cancer ≈**kystom** *n* ovarian cystoma ≈**leiden** *n* (Eierstockerkrankung) oophoropathy (,ouofə'rɔpəθi), ovariopathy (ɔ) ≈**myom** *n* ovarian myoma, gyroma ≈**neuralgie** *f s* Eierstockschmerz ≈**plastik** *f* (Eierstockplastik) *chir* oophoroplasty (ou'ɔfərɔplæsti) ≈**punktion** *f chir* ovariocentesis (i:) ≈**ruptur** *f* ovariorrhexis ≈**schwangerschaft** *f* (Eierstockschwangerschaft) ovarian pregnancy, ovariocyesis (sai'i:sis) ≈**störung** *f* dysovarism (ou) ≈**tumor** *m* (Eierstockgeschwulst) ovarian tumo[u]r, gyroma (dʒaiə'roumə) ≈**unterfunktion** *f* ovarian deficiency (i), hypofunction (ʌ) of the ovaries ≈**zyste** *f* ovarian cyst, hydrovarium (ɛə) ≈**zystenbildung** *f* oophorocystosis ≈**zystendrainage** *f chir* oophorocystostomy, oophorostomy ≈**zystenentfernung** *f* oophorocystectomy (ou'ɔfərosis'tektəmi) ≈**zystenpunktion** *f* puncture of an ovarian cyst

Ovariektomie *f* (Eierstockentfernung) removal (u:) of an ovary, ovariectomy, oophorectomy ('ouofə'rektəmi) ≈**ren** to ovariectomise

ovariell ovarian (ɛə)

ovarien|los with absent ovaries ≈**zange** *f chir* ovarian forceps (o)

Ovariitis *f* (Eierstockentzündung) ovaritis, inflammation of an ovary

ovario|gen (vom Eierstock ausgehend) ovariogenic (dʒe) ≈**hysterektomie** *f* (Totaloperation F) ovariohysterectomy ≈**manie** *f* nymphomania (ei) ≈**pexie** *f* (Eierstockanheftung) oophoropexie (ou'ɔfəropeksi), attachment of an ovary ≈**salpingektomie** *f* ovariosalpingectomy (dʒe) ≈**tomie** *f* (Eierstockschnitt) ovariotomy ≈**zele** *f* ovariocele (o'veəriosi:l) ≈**zentese** *f* (Ovarialzystenpunktion) ovariocentesis (i:)

Ovarium *n* ((*PNA*) Eierstock) ovary (ou) ≈- ovarian (ɛə) / polyzystisches ≈ Stein-Leventhal (stain 'levənθæl) syndrome

Ovar|tasche *f* (Eierstocktasche) ovarian bursa (ɔ:) ≈**tumor** *m* ovarian tumo[u]r

Ovi|- (*Vors*) ovi- (ou) (*Vors*) ≈**dukt** *m* oviduct (ou) ≈**dukt-** tubal (ju:) ≈**dukt** *u* **Uterus** *betr* (Eileiter *u* Gebärmutter *betr*) tubo-uterine (ju:) ≈**par** (eierlegend) oviparous (i)

Ovo|- (*Vors*) ovo- (ou) (*Vors*) ≈**flavin** *n* ovoflavin (ei) ≈**genese** *f* (Eibildung) oogenesis (ou,oud'ʒenəsis), ovogenesis ≈**gonium** *n* oogonium (ou) ≈**id** (eiförmig) egg-shaped, ovoid (ou) ≈**plasma** *n s* Eiplasma ≈**testis** *m* ovotestis ≈**zentrum** *n* ovocentre [*US*-center] (ou) ≈**zyt** *m* oocyte (ou)

ovulär ovular ('ouvjulə)

Ovulation *f* (Eiausstoßung) ovulation / ≈ in der Mitte des Zyklus midmonth o. / übermäßig schnelle ≈ superovulation

Ovulations|- ovulatory (ou) ≈**auslösung** *f* ovulation induction ≈**blutung** *f* midcyclical (i) bleeding ≈**hemmer** *m* ovulation inhibitor (i), anovulatory (ou)

agent, anti-ovulant (ou) ≈hemmung *f* inhibition of ovulation ∼los anovular (ou), anovulatory (ou) ≈schmerz *m* middle pain ≈veränderung *f* ovulational (ei) metamorphosis

Ovulum *n* (Eichen) ovulum (ou)

Ovum *n*, *pl* Ova ((*PNA*) Ei, Eizelle) ovum (ou), *pl* ova (ou)

o.W. = ohne Wirkung no action

Ö/W = Öl-in-Wasser [Emulsion] *f* oil--in-water [emulsion], o/w

Owren (o'vre:n)-**Syndrom** *n* (Parahämophilie A) Owren's syndrome (2)

Oxacillin-Natrium *n* (*WHO*) oxacillin sodium (*USP*)

Oxal|ämie *f* oxal[a]emia (i:) ∼**arm** (Kost) low-oxalate ≈**at** *n chem* oxalate ≈**atplasma** *n* oxalated plasma ≈**atstein** *m* oxalate calculus ≈**bernsteinsäure** *f* oxalosuccinic (sʌk'sinik) acid ≈**essigsäure** *f* (Acidum oxaloaceticum) oxalo-acetic (i:) acid (OAA) ≈**essigsäuretransaminase** *f* oxalo-acetic transaminase (æ) ≈**insäure** *f pharm* oxalinic acid ≈**salz** *n chem* oxalate ∼**sauer** *chem* oxalic

Oxalsäure *f* (Acidum oxalicum) (*DAB*) oxalic acid (*BP*, *USP*) ∼**behandelt** (Blut) oxalated ≈**diathese** *f* oxalic [acid] diathesis (æ) ≈**diäthylester** *m* diethyl oxalate ≈**-Schwefelsäure-Lösung** *f* oxalic acid and sulphuric acid solution ≈**vergiftung** *f* oxalic acid poisoning, oxalism

Oxal|stein *m* oxalate calculus ≈**urie** *f* oxaluria (juə) ≈**ursäure** *f chem* oxaluric (juə) acid ≈**yl** *n chem* oxalyl ≈**ylharnstoff** *m* (Parabansäure, Acidum parabanicum) parabanic acid

Oxaminsäure *f chem* oxamic (æ) acid

Oxazepam *n* (*WHO*) oxazepam (ɔk'sæzipæm) (*NF*)

Oxedrin *n pharm* synephrine ≈**i** tartras (*EP*) oxedrine tartrate (*EP*, *BP*)

Oxethazain *n pharm* oxethazaine (ɔk-'seθəzein)

Oxford-Einheit *f* Florey ('flɔri) unit

Oxim *n chem* oxime ('ɔksaim)

Oxin *n chem* oxine, 8-hydroxyquinoline, oxyquinoline

Oxo|malonsäure *f* (Acidum mesoxalicum, Ketomalonsäure) mesoxalic acid **4-≈-Pentanosäure** *f* beta-acetylpropionic acid ≈**phenarsin** *n pharm* oxophenarsine (ɔkso'fena:si:n) ≈**phenarsin-Hydrochlorid** *n* (Oxophenarsini hy-

drochloridum (*P Int*)) oxophenarsine hydrochloride (*BP*, *USP*)

Oxy|- (*Vors*) oxy- (ɔ) (*Vors*) ≈**ästhesie** *f* hyper[a]esthesia ('haipərəs'θi:ziə) ≈**benzoesäure** *f chem* oxybenzoic (ou) acid ∼**biotisch** oxybiontic, aerobic (ou) ≈**buprocain-hydrochlorid** *n* (*WHO*) benoxinate hydrochloride (be'nɔksineit) (*USP*) ∼**buttersauer** *chem* oxybutyric (i) ≈**buttersäure** *f chem* oxybutyric acid ≈**cephalus** *m* oxycephaly ≈**chinolin** *n* hydroxyquinoline ('kwinoli:n), oxyquinoline ≈**chlorid** *n chem* oxychloride (ɔ:) ≈**chromatin** *n* oxychromatin (ou) ≈**codon** *n* (*WHO*) dihydrohydroxycodeinone (hai'drɔksi-'koudiinoun) / ≈hydrochlorid *n* ((*DAB*), Dihydro-hydroxycodeinon-hydrochlorid (*DAB*)) dihydrohydroxycodeinone hydrochloride

Oxyd *n chem* oxide ('ɔksaid) ≈**ase** *f chem* oxidase ≈**ation** *f chem* oxidation ≈**ation-Reduktion** *f* oxidation-reduction (O-R)

oxydations|fähig *chem* oxidisable ∼**fördernd** *chem* promoting oxidation ≈**förderung** *f* activation of oxidation, increased (i:) oxidation ∼**hemmend** *chem* arresting oxidation ≈**mittel** *n chem* oxidant, oxidising agent (ei) ≈**prozeß** *m* s ≈vorgang ≈**quotient** *m* oxidation quotient (ou) ≈**störung** *f* (Blut) hypox[a]emia (i:) ≈**therapie** *f* (hämatogene) (HOT) h[a]ematogenic (e) oxidation therapy ∼**verhindernd** *chem* preventing oxidation, anti-oxidant ≈**vorgang** *m* oxidation process (ou), oxidisation

oxydier|bar *chem* oxidisable / schwer ∼ dysoxidisable (ɔ) ∼**en** to oxidise ≈**ung** *f chem* oxidation ≈**ungsmittel** *n chem* oxidant, oxidising agent (ei)

oxydisch oxidic

Oxydo|reduktase *f* oxidoreductase ('ɔksidori'dʌkteis) ≈**reduktion** *f* oxidation-reduction (redox)

Oxy|genase *f chem* oxygenase ≈**genium** *n* (*EP*) oxygen (*EP*, *BP*) ≈**hämatin** *n* oxyh[a]ematin (i:) ≈**hämatoporphyrin** *n chem* oxyh[a]ematoporphyrin ('hemato'pɔ:firin) ≈**hämoglobin** *n* oxyh[a]emoglobin (,hi:mo'gloubin) ≈**mel** *n* (Sauerhonig) *pharm* oxymel ≈**mesteron** *n* (*WHO*) oxymesterone ('mestəroun) (*BPCA*) ≈**metazolin** *n* oxymetazoline (me'tæzoli:n) hydrochloride (*NF*)

≈**metholon** *n* (*WHO*) oxymetholone ('meθoloun) (*BPCA*) ≈**metrie** *f* oximetry (i) ≈**morphon** *n* (*WHO*) oxymorphone ('mɔ:foun) (*BPCA*, *NF*) α--≈**naphthoesäure** *f* α-oxynaphthoic acid ≈**nervonsäure** *f chem* oxynervonic (ɔ) acid ≈**opie** *f* (übernormale Sehschärfe) oxyopia ≈**phenbutazon** *n* (*WHO*) oxyphenbutazone ('ɔksifen'bju:təzoun) (*BPCA*, *NF*) ≈**phencyclimin** [Hydrochlorid] *n* (*WHO*) oxyphencyclimine ('saiklimi:n) (*BPCA*) [hydrochloride (*BP*, *NF*)] ≈**phenisatin** *n* (*WHO*) oxyphenisatin (ɔksife'nisətin) (*BPCA*) ≈**phenonium-bromid** *n* (*WHO*) oxyphenonium bromide (,ɔksife'nouniəm 'broumaid) (*BPCA*) ≈**phenyläthylamin** *n chem* tyramine (ai) ≈**phenyl-methylamino-aethanolum tartaricum** *n* (*DAB*) hydroxyphenyl methylamino ethanol tartrate ∼**phil** oxyphil[e], oxyphilic (i), oxophilous (ɔ) ≈**phonie** *f* (schrille Stimme) oxyphonia (ou) ≈**polygelatine** (OPG) oxypolygelatin (OPG) ≈**prolin** *n* hydroxyproline (ou) ≈**propionsäure** *f chem* lactic acid, oxypropionic (ɔ) acid / α-≈ *f* (Milchsäure) alpha-hydroxypropionic acid ≈**salz** *n chem* oxysalt ≈**säure** *f chem* oxacid (ɔks'æsid), oxy acid ≈[**säure**]**salz** *n chem* oxysalt ≈**tracyclin-Dihydrat** *n* (*EP*) oxytetracycline dihydrate (*EP*, *BP*) ≈**tetracyclin--Hydrochlorid** *n* (*EP*) oxytetracycline hydrochloride (*BP*, *NF*, *EP*) ≈**tetracylini** *s* ≈tetracyclin ≈**tocicum** *n* oxytocic (ou) ≈**tocin** *n* (*WHO*) oxytocin (ou) (*BP*, *USP*) ≈**tocini solutio iniectabilis** (*EP*) oxytocin injection (*EP*, *BP*) ∼**tocisch** oxytocic (ou) ∼**ure** *n s* ≈uris ≈**urenbefall** *m s* Oxyuriasis ≈**uriasis** *f* oxyuriasis (,ɔksijuə'raiəsis) ≈**uris** *m* (Madenwurm, Enterobius) Oxyuris (juə), threadworm (e), seatworm, Enterobius (ou) ∼**zephal** (turmschädelig) oxycephalous ≈**zephalus** *m* (Turmschädel) oxycephaly (e), oxycephalus ≈**zyanid** *n* oxycyanide (ai)

OZ = Oktanzahl *f* octane number

Ozäna *f* (Stinknase) oz[a]ena (ou'zi:nə)

O-Zehe = Hallux varus *m* hallux varus

Ozon *n chem* ozone ('ouzoun) ≈**id** *n chem* ozonide (ou) ≈**isator** *m* ozoniser (ou) ∼**isieren** *chem* to ozonise (ou)

Ozostomie *f* (übler Mundgeruch) ozostomia (,ouzo'stoumiə), halitosis

P

P = Druck *m* pressure, P / = *genet* Parentalgeneration *f* parental generation, P / = *stat* Perzentile percentile, P / = Phosphor *n* phosphorus, P / = *physik* Poise poise, P / = Punctum proximum near point, punctum proximum, P / = *serol* P-System P blood group system / = P-Zacke P wave, P₁, P₂ = erster, zweiter Pulmonalton first, second pulmonary sound, P₁, P₂
p = *physik* Piko- pico, p
p- = *chem* para- para-, p-
PA = Peptonagar *m* peptone agar / = Primäraffekt *m* primary syphilitic lesion
Pa = Protactinium *n* protactinium, Pa
p.-a. = posterior-anterior (von hinten nach vorne) *röntg* postero-anterior (iǝ)
Paar *n* pair (pr) ~en *v refl* to mate ~ig (doppelt) geminate ('dʒe) / (gepaart) paired / *embr* ~ angelegt paired ₂ling *m* twin [of a pair]; *genet* allele ₂reaktion *f* coupled (ʌ) reaction ₂ung *f* matching, pairing (ɛǝ) / *sex* copulation, mating / geplante ₂ timed mating
paarungsungünstig *zool* an[o]estrous (i:) ₂verband *m cyt* pairing configuration ₂vergleich *m stat* pairwise comparison ₂zeit *f* mating season
paarweise (angeordnet) (arranged) in pairs
PAB = p-Aminobenzoesäure *f* para--aminobenzoic acid, PAB
PABS = Paraaminobenzolsulfonamid *n* sulphanilamide
Pacchioni (paki'oni)|-Granulationen *f pl* (Granulationes arachnoidales [Pacchionii] (*PNA*)) arachnoid granulations ₂Grübchen *n pl* pacchionian (pæki-'ounıǝn) depressions ₂-Körperchen *n pl* pacchionian granulations *od* bodies *od* glands, meningeal granules (æ)
ᵖachy|- (*Vors*) (dick) pachy- (₂akrie *f* (Akromegalie) pachyacria ('pæki'eikrıǝ) ₂ämie *f* pachyh[a]emia (i:) ₂blepharon *n* pachyblepharon (e) ₂daktylie *f* pachydactyly (æ) ~derm (dickhäutig) pachydermic, pachydermatous, thick-skinned ₂dermie *f* pachydermia, thickening of the skin, pachyderma / (chronisch) pachydermatosis ~dermisch *s* ~derm ₂meningitis *f* pachymeningitis (dʒai), perimeningitis ~meningitisch pachymeningitic (i) ₂meninx *f* (Dura mater, harte Hirnhaut) pachymeninx (i:), dura (juǝ) mater (ei) ₂onychie *f s* Nagelverdickung ₂salpingitis *f* mural (juǝ) *od* parenchymatous (ı) salpingitis (dʒai) ₂somie *f* pachysomia (ou) ₂tän *n genet* pachytene ('pækiti:n) ₂vaginitis *f* pachyvaginitis ~zephal (dickschädelig) *anat* pachycephalic (æ) ₂zephalie *f* (Dickheit der Schädelknochen) pachycephaly (e) ₂zephalus *m* (Dickkopf) pachycephaly (e)
ᵖacini (pa'tʃi:ni)-Körperchen *n pl* Pacini's *od* pacinian (pæ'sinıǝn) corpuscles
ᵖack *m* pack, tampon (æ)
ᵖacken to pack / (Säule) *chrom* to pack (column)
ᵖacker *m* (Stopfer) packer
ᵖackung *f* (Handelsform) pack / (therapeutisch) pack ₂ *von den Achseln bis zu den Knien* half pack *feuchte* ₂ wet pack, wet-sheet pack *feuchtwarme* ₂ hot wet pack *ganze* ₂ full pack, sheet pack *heiße* ₂ hot pack *heiße feuchte* ₂ hot wet pack, fomentation *heiße trokkene* ₂ hot dry pack *kalte* ₂ cold pack ₂ *in Laken* one-sheet pack *nasse* ₂ water *od* wet dressing ₂ *mit Salzwasser* (Sole) salt pack *warme* ₂ hot pack *eine* ₂ *machen* to apply a pack *in eine* ₂ *gelegt werden* to get a pack ₂sdichte *f* packing density ₂sprospekt *m* package circular

Pädatrophie *f* p[a]edatrophy (æ), p[a]edatrophia (ou)
Päderast *m sex* p[a]ederast (i:) ₂ie *f* (Knabenliebe) *sex* p[a]ederasty (i:)
Päderosis *f sex* p[a]ederosis
Pädiat|er *m* (Kinderarzt) p[a]ediatrician (i), p[a]ediatrist (æ), specialist in children's diseases, children's specialist ₂rie *f* (Kinderheilkunde) p[a]ediatry (i:), p[a]ediatrics (æ), p[a]edonosology (ɔ) ₂rik *f s* Pädiatrie ~risch (Kinderheilkunde betr.) p[a]ediatric (i) ₂risch *m* p[a]ediatric (æ)
Pädo|- (*Vors*) p[a]edo- (i:) (*Vors*) ₂genese *f* p[a]edogenesis ₂logie *f* (Lehre vom Kind; Babysprache) p[a]edology ₂philer *m* p[a]edophiliac ₂philie *f sex* p[a]edophilia (i)
PAe = Petroläther *m* petroleum ether
P.ae. = Partes aequales in equal parts, p.ae.
Paget ('pædʒit)|-Karzinom *n* (Krebssekzem der Brustwarze) Paget's disease of the nipple ₂-Syndrom *n* Paget's disease, osteitis deformans ₂-v. Schroetter (fɔn 'frœtǝr)-Syndrom *n* (akute Achselvenensperre) Paget-Schroetter syndrome, intermittent venous claudication
PAH = p-Aminohippursäure *f* para-aminohippuric (juǝ) acid (PAH) ₂-Belastung *f* PAH tolerance (ɔ) test
Paig ('peig)-Lösung *f pharm* Paig's solution
PAL = Pyridoxalphosphat *n* pyridoxal phosphate
Palade (pa'lad)-Granula *n pl* Palade's granules (æ)
Paläopathologie *f* pal[a]eopathology
palatal palatal (æ)
Palato|- (*Vors*) (Gaumen *betr*) palato- (æ) (*Vors*) ~dental (Gaumen u. Zähne betr.) palatodental ₂dynie *f* (Gaumenschmerz) palatodynia (i) ~lingual (Gaumen u. Zunge betr.) palatoglossal, palatolingual ~maxillar (Gaumen u. Oberkiefer betr.) palatomaxillary ~nasal (Gaumen u. Nase betr.) palatonasal (ei) ~pharyngeal (Gaumen und Schlund betr.) palatopharyngeal (i) ₂plastik *f* (Gaumenplastik) *chir* palatoplasty ₂plegie *f* (Gaumensegellähmung) palatoplegia (i:), uranoplegia (,juǝrǝno'pli:dʒıǝ) ~pterygoid (Gaumen u. Keilbein betr.) palatopterygoid ('terigɔid), pterygopalatine ('terigo'pælǝtain) ₂rrhaphie *f* (Gaumennaht) palatorrhaphy (ɔ) ₂schisis *f* palatoschisis ('tɔskisis), cleft palate
Palatum *n* ((*PNA*) Gaumen) palate (æ), palatum (ei) ₂ *durum* ((*PNA*) harter Gaumen) hard palate ₂ *fissum* cleft palate ₂ *mobile* soft palate ₂ *molle* ((*PNA*) weicher Gaumen) soft palate ₂ *osseum* ((*PNA*) knöcherner Gaumen) bony palate
Pali|- (*Vors*) (wiederkehrend) pali- (æ) (*Vors*), palin- (æ) ₂graphie *f* paligraphia ₂kinese *f* (Wiederholen von Bewegungen) *ps* palikinesis (,pælikai-

'ni:sis), palikinesia (i:) ₂lalie *f* (Verbigeration) *ps* palilalia (ei), verbigeration, paliphrasia (ei) ₂lexie *f* palilexia
Palin|genese *f embr* palingenesis ₂mnese *f ps* palinmnesis ₂opsie *f ps* palinopsia
Palisadenwurm *m* (Strongylus equinus) Strongylus ('strɔndʒilǝs) equinus (ai), palisade (æ) worm
Palladium *n chem* palladium (ei)
Pallästhesie *f* (Vibrationsgefühl) pall-[a]esthesia (,pæles'θi:zıǝ)
palliativ palliative (æ) ₂behandlung *f* palliative treatment ₂maßnahme *f* palliative measure ('meʒǝ) ₂mittel *n* (Linderungsmittel) *pharm* palliative ₂operation *f* palliative operation ₂resektion *f* palliative resection
Pallidum-Syndrom *n* Parkinson's ('pa:kinsǝnz) syndrome
Pallium *n* ((*PNA*) Gehirnmantel, Hirnmantel, Mantelhirn) brain, pallium (æ) ₂- pallial (æ)
Palma manus *f* ((*PNA*) Hohlhand, Handteller) palm of the hand
palmar palmar ('pælmǝ) ₂aponeurose *f* (Aponeurosis palmaris (*PNA*)) palmar fascia ('fæʃıǝ), palmar aponeurosis ₂bogen *m* (Arcus palmaris) palmar arch ₂fläche *f* (Handfläche) palmar surface ₂kontraktur *f* Dupuytren's (dypyi'trɛz) contracture ₂reflex *m* palmar reflex
Palmarosaöl *n* palmarosa (ou) oil
Palmarseite *f* (der Hand) palma ('pælmǝ), palm (pa:m)
Palmfett *n* palm oil
Palmitin *n chem* palmitin (æ), palmin (æ) ~sauer *chem* palmitic (i) ₂säure *f* (Acidum palmiticinum, Hexadecansäure) palmitic (i) acid, hexadecanoic acid ₂säuresalz *n chem* palmitate (æ)
Palmitol|einsäure *f* palmitoleic (i:) acid ₂säure *f* (Hexadezynosäure) hexadecynoic acid
Palm|nußöl *n* coconut (ou) oil ₂öl *n* palm oil
Palmo|mentalreflex *m* palmomental reflex, palm-chin reflex ~plantar palmoplantar (æ)
palpabel palpable (æ)
Palpation *f* palpation / bimanuelle ₂ bimanual p.
Palpe *f* (Taster, Fühler, bei Insekten) palp, palpus, *pl* palpi ('pælpai)
Palpebra *f* ((*PNA*) Augenlid) palpebra (æ), *pl* palpebrae, eyelid / ₂ *inferior* ((*PNA*) Unterlid) lower eyelid / ₂ *superior* ((*PNA*) Oberlid) upper eyelid ~l palpebral (æ)
palpier|bar (fühlbar, tastbar) palpable (æ) / nicht ~ impalpable ~en (tasten) to feel, to palpate (æ), to touch ₂ *n* touch, palpation
Palpitation *f* (Herzklopfen) palpitation
Paltauf ('paltauf)|-Infantilismus *m* Paltauf's dwarfism (ə) ₂-Sternberg ('stɛrnbɛrk)-Krankheit *f* Paltauf-Sternberg disease
Paludismus *m s* Malaria
Paludrin *n pharm* paludrine (æ)
PAM = Pralidoximi iodidum pralidoxime iodide, PAM / = Procainpenicillin G-Aluminiummonostearat *n* procaine penicillin G aluminium monostearate
Pamaquin *m* (*WHO*) pamaquine ('pæmǝkwi:n) (*BP*)
PAMBA = p-Aminomethyl-benzoesäure *f* para-aminomethyl benzoic acid, PAMBA

371

Pamoat *n* pamoate ('pæmoeit)
pampiniform pampiniform (i)
PAN = Polyarteriitis nodosa *f* polyarteritis nodosa
Pan|- (*Vors*) (ganz, total) pan- (pæn) (*Vors*) **≈agglutination** *f* panagglutination **≈agglutinin** *n* panagglutinin (u:)
Panama|malaria *f* Chagres ('tʃagres) fever **≈rinde** *f* (Quillajarinde) *pharm* soap bark
Panaritium *n* (Umlauf) felon ('felən), whitlow (i), panaritium (pænə'riʃiəm) / subperiostales **≈** bone felon
Pan|arteriitis *f* panarteritis / **≈** nodosa polyarteritis (ai) nodosa (ou) **≈arthritis** *f* panarthritis **≈azee** *f pharm* panacea (pænə'siə), cure-all **~azinär** (Emphysem) paracinar **≈carditis** *f* pancarditis **~chromatisch** panchromatic (æ)
Pancoast ('pænkoust)|-**Syndrom** *n* (apikales Thorax-Syndrom) Pancoast's syndrome **≈-Tumor** *m* Pancoast's tumo[u]r
Pancreas *n* ((*PNA*) Bauchspeicheldrüse) pancreas / **≈** accessorium ((*PNA*) Nebenbauchspeicheldrüse) accessory pancreas *s* Pankreas
Pan|cytopenie *f* pancytopenia **≈demie** *f* (Seuche) pandemic (e) [disease], pandemia (i:) **~demisch** pandemic (e)
Pandy ('pændi)|-**Probe** *f* Pandy's test **≈-Reagenz** *n* Pandy's reagent (ei) **≈-Test** *m* Pandy's test
Panencephalitis *f*, subakute sklerosierende **≈** subacute sclerosing panencephalitis (SSPE)
Paneth ('panet)-**Zelle** *f* Paneth's cell
Pangamsäure *f* (Acidum pangamicum) pangamic acid, vitamin B_{15}
Panimmunität *f* panimmunity
Pankarditis *f* pancarditis
Pankreas *n* (Bauchspeicheldrüse) pancreas (æ) **≈-** pancreatic (æ), pancreatico- (*Vors*) **≈ u. Duodenum betr.** pancreaticoduodenal (i:) **≈ u. Milz betr.** pancreaticosplenic (e) **≈abszess** *m* pancreatic abscess **≈affektion** *f* pancreopathia (æ), pancreopathy (ɔ) **≈amylase** *f* amylopsin (ɔ), pancreatic amylase (æ) **≈anfall** *m* pancreatic attack **≈apoplexie** *f* acute h[a]emorrhagic (æ) pancreatitis **~bedingt** (durch Unterfunktion) apancreatic **≈diabetes** *m* pancreatic diabetes (,daiə'bi:ti:z) **≈diastase** *f* pancreatic diastase (ai) **≈dornase** *f* pancreatic dornase ('dɔ:neis) **≈duodenumanastomose** *f* pancreaticoduodenostomy (,pæŋkri'ætiko,dju:-odi:'nɔstəmi), pancreatoduodenostomy **≈echographie** *f radiol* pancreatic echography **≈entfernung** *f* pancreatectomy **≈enzym** *n* pancreatic enzyme ('enzaim) **≈erkrankung** *f* pancreatic disease **~erweichend** pancreolytic (i) **≈erweichung** *f* pancrelysis (ɔ), pancreatolysis (ɔ) **≈erweichung betr.** pancreatolytic (i) **≈exstirpation** *f* pancreatectomy **~exstirpiert** pancreatectomised ('tektomaizd) **≈ferment** *n* pancreatic enzyme ('enzaim) **≈fibrose** *f* pancreatic fibrosis / zystische **≈** pancreatic cystic fibrosis, Andersen's ('ændəsənz) syndrome **≈fluß** *m* pancreatic succorrh[o]ea (i:) **≈funktion** *f* pancreatic function (ʌ) / (normale) eupancreatism (ju:'pæŋkriətizm) **≈gang** *m* (Ductus pancreaticus) pancreatic duct (ʌ) **≈gangdarstellung** *f* visualisation of the pancreatic duct **≈geschwulst** *f* pancreatic tumo[u]r **≈ge-**

webe *n* pancreatic tissue **≈insel** *f* (Langerhans-Insel) islet ('ailit) of the pancreas, islet of Langerhans ('laŋərhans) **≈insuffizienz** *f* pancreatic insufficiency **≈jejunostomie** *f* pancreaticojejunostomy (,pæŋkri'ætiko,dʒedʒu:-'nɔstəmi), pancreatico-enterostomy **≈kolik** *f* pancreatic colic (ɔ) **≈kopf** *m* head of the pancreas **≈körper** *m* (Corpus pancreatis (*PNA*)) body of the pancreas **≈leiden** *n* pancreopathy (ɔ), pancreatopathy (ɔ) **≈lipase** *f* pancreatolipase ('lipeis), pancreatic lipase, steapsin (æ) **≈magenanastomose** *f* pancreaticogastrostomy **≈nekrose** *f* acute h[a]emorrhagic (æ) pancreatitis / akute **≈** (Fitz-Syndrom) acute necrosis of pancreas syndrome, Fitz's ('fitsiz) syndrome **≈operation** *f* pancreatotomy (ɔ) **≈protease** *f* pancreatic protease **≈resektion** *f* pancreatectomy **≈saft** *m* (Bauchspeichel) pancreatic juice (dʒu:s) **~schädigend** pancreolytic (i) **≈schmerz** *m* pancrealgia (æ), pancreatalgia (æ) **≈schwäche** *f* pancreatic insufficiency (i) **≈schwanz** *m* (Cauda pancreatis (*PNA*)) tail of the pancreas **≈stein** *m* pancreatic stone *od* calculus, pancreatolith (,pæŋkri'ætoliθ) **≈steinentfernung** *f* pancreatolithectomy **≈stimulierung** *f* pancreas stimulation **≈tätigkeit** *f* pancreatism **≈tumor** *m* pancreatic tumo[u]r **≈unterfunktion** *f* hypopancreatism **≈verdauung** *f* pancreatic digestion **≈zyste** *f* pancreatic cyst
Pankreatektomie *f* pancreatectomy / subtotale **≈** subtotal pancreatectomy
pankreatiko|- (*Vors*) pancreatico- (æ) (*Vors*), pancreo- (*Vors*) **~duodenal** pancreaticoduodenal (,dju:o'di:nəl) **~lienal** splenicopancreatic
Pankrea|tin *n* (*DAB*) pancreatin (*BP*) **~tisch** pancreatic (æ), pancreatico- (æ) (*Vors*), pancreato- (*Vors*) **≈titis** *f* (Bauchspeicheldrüsenentzündung) pancreatitis / akute h[a]emorrhagische **≈** (Fitz-Syndrom) acute [h[a]emorrhagic] pancreatitis syndrome, acute necrosis of pancreas syndrome, Fitz's ('fitsiz) syndrome **~titisch** pancreatitic (i) **≈tocholangiographie** *f radiol* cholangiopancreatography **~togen** pancreatogenous (ɔ), pancreatogenic (e) **~totropisch** pancreatotropic (ɔ)
pankreo|priv pancreoprivic (i) **~trop** pancreotropic (ɔ), pancreatotropic **≈zymin** *n* pancreozymin ('zaimin)
pan|lobulär (Emphysem) panlobular (ɔ) **≈mixie** *f sex* random mating **≈myelopathie** *f* (allgemeiner Knochenmarkschwund) panmyelopathy (ɔ), panmyelophthisis (ai) **≈myelophthise** *f* aleukia (ju:) h[a]emorrhagica (æ), myelophthisis (,maiəlo'θaisis) **≈myelose** *f* panmyelosis **≈neurose** *f* pan-neurosis
Panniculus *m* panniculus (i) / **≈** adiposus ((*PNA*) Unterhautfettgewebe) panniculus adiposus (ou), subcutaneous fatty tissue
Pannikulitis *f* (Entzündung des Unterhautfettgewebes) panniculitis (pæ,nikju'laitis)
Pannus *m* trachomatous (ou) keratitis, vasculonebulous (e) keratitis, pannus (æ) **≈operation** *f* peritectomy, peritomy (i)
Pan|ophthalmie *f* panophthalmitis (ai), panophthalmia (æ) **≈ophthalmitis** *f s* **≈ophthalmie **~optisch** panoptic (ɔ) **≈oramaaufnahme** *f dent* [ortho]panto-

mogram **≈ostitis** *f* panosteitis (,pænɔsti'aitis) **≈otitis** *f* panotitis (ai) **≈phlebitis** *f* generalised phlebitis (fli'baitis) **≈phobie** *f* pantophobia, panphobia, panophobia **≈plegie** *f* panplegia (pæn-'pli:dʒə)
Pansch (panʃ)-**Fissur** *f* (Sulcus intraparietalis (*PNA*)) intraparietal (ai) sulcus (ʌ)
Pansen *m anat* rumen (u:), paunch (pɔ:ntʃ)
Pansexualismus *m* pansexualism
Pansinusitis *f* (Entzündung aller Nebenhöhlen) pansinusitis
Panstrongylus|raubwanze *f* Panstrongylus **≈triatomide** *f* Panstrongylus (ɔ), Conorrhinus (ai)
Pantethein *n* pantetheine, Lactobacillus bulgaricus factor (LBF)
Panto- (*Vors*) (ganz, allgemein) panto- (æ)
pantoffel|förmig *bakt* slipper-shaped **≈tierchen** *n* slipper animalcule, param[o]ecium (i:)
Pantograph *m* pantograph
Pantokain *n pharm* pantocain ('pæntokein)
Pantomo|gramm *n radiol* pantomogram **≈graphie** *f* panoramic radiology
Pantophthalmie *f s* Panophthalmie
Pantopon *n pharm* pantopon **~süchtig** addicted to pantopon **≈süchtigkeit** *f* pantoponism
pantoptisch panoptic
panto|skopisch pantoscopic (ɔ) **≈stat** *m* pantostat
Pantothen|at-Calcium (*WHO*) (Calcium pantothenicum (*DAB*), Calcium-D-Pantothenat) calcium pantothenate (ou) (*USP*) **~sauer** *chem* pantothenic (e) **≈säure** *f* (Acidum pantothenicum) *chem* pantothenic acid **≈ylalkohol** *m* pantothenyl (e) alcohol
pantotrop (polytrop) pantotropic (ɔ)
pantropisch pantropic (ɔ)
Panzer|herz *n* armo[u]r heart **≈krebs** *m* cancer en cuirasse (kjuə'ræs), jacket cancer
Panzytopenie *f* (Verminderung der Zellelemente im Blut) pancytopenia, aplastic an[a]emia (i:), h[a]ematocytopenia (i:)
PAP = Papanicolaou-Färbung *f* Papanicolaou's stain / = primär atypische Pneumonie *f* primary atypical pneumonia, PAP
Papageien|krankheit *f* (Psittakose) psittacosis ('sitə-), parrot (æ) disease **≈krankheitserreger** *m* Microbacterium (iə) multiforme (ɔ:) psittacosis **≈schnabelnase** *f* beak-shaped nose **≈zunge** *f* parrot tongue
Papain *n* papain ('pæpein) **≈spaltung** *f* p cleavage
Papanicolaou (pæpənikə'la:u)|-**Abstrich** *m* Papanicolaou's smear **≈-Färbung** *f* Papanicolaou's stain. **≈-Karzinomdiagnostik** *f* Papanicolaou's diagnosis
Papaver *m* (Mohn) papaver (ei), poppy **≈** somniferum (Schlafmohn) *pharm* papaver somniferum (ɔ:)
Papaverin *n pharm* papaverine (ei) **≈[hydrochlorid]** *n* (*WHO*, *DAB*) (Papaverinum hydrochloricum (*DAB*), Papaverini chloridum (*EP*)) papaverine (pə'peivəri:n) hydrochloride (*EP*, *BP*) **≈sulphat** *n* papaverine sulphate (ɔ) (*BP*)
Papayafrucht *f* papaya (pə'peijə) [fruit]

Papel f papule ('pæpju:l), papula (æ) *flache* ⌀ flat papule, flattened (æ) papule *fleckige* ⌀ maculopapule *die Hautoberfläche überragende* ⌀ flattened (æ) papule *juckende* ⌀ itching papule *nässende* ⌀ moist *od* mucous (ju:) papule, syphilitic (i) condyloma *pustulös gewordene* ⌀ papulopustule ('pæpjulo'pʌstju:l) *syphilitische* ⌀ syphilitic *od* moist *od* mucous papule *trockene* ⌀ dry papule ~*ähnlich* papuloid ~*artig* condylomatous (ou) ⌀*bildung* f formation of papules, papulation

papeln|bedeckt papuliferous (i) ~**tragend** s ~bedeckt

papier|ähnlich papyraceous (ei), paper-like ⌀**chromatogramm** n paper *od* strip chromatogram (æ) ⌀**chromatographie** f paper chromatography (ɔ) / absteigende ⌀ descending p. ch. / radiale ⌀ radial *od* circular p. ch. ⌀**elektrophorese** f paper electrophoresis ⌀**fet** m s Pergamentfet ⌀**filter** m *Lab* paper filter ⌀**vorschub** m *Lab* chart speed

Papilla f ((*PNA*) Papille) papilla, *pl* papillae (pə'pili:) ⌀ *basilaris* organ of Corti, basilar (æ) p. ⌀ *circumvallata* vallate p. ⌀ *conicae* (*PNA*) conical papillae ⌀e [*corii*] (*PNA*) papillae [of the corium] ⌀ *cutis* dermal p. ⌀ *dentis* ((*PNA*) Zahnpapille) dental p. ⌀ *duodeni major* (*PNA*) greater duodenal p. ⌀ *duodeni minor* (*PNA*) smaller duodenal p. ⌀ *filiformes* ((*PNA*) Fadenpapillen) filiform papillae ⌀e *foliatae* ((*PNA*) Blattpapillen) folia linguae ⌀e *fungiformes* ((*PNA*) Pilzpapillen) fungiform papillae ⌀ *gustatoria* gustatory (ʌ) p. ⌀ *incisiva* (*PNA*) incisive p. ⌀ *lacrimalis* ((*PNA*) Tränenpapille) lacrimal p. ⌀e *linguales* ((*PNA*) Zungenpapillen) lingual papillae ⌀ *mammae* ((*PNA*) Brustwarze) nipple, mammary p. ⌀ *nervi optici* ((*PNA*) Sehnervenpapille) optic disk ⌀ *optica* optic disk ⌀ *parotidea* (*PNA*) parotid p. ⌀ *pili* ((*PNA*) Haarpapille) hair p. ⌀e *renales* ((*PNA*) Nierenpapillen) renal papillae ⌀ *tactilis* tactile p. ⌀e *vallatae* ((*PNA*) Wallpapillen) vallate papillae ⌀ *vascularis* vascular p. ⌀ *Vateri* (Duodenalpapille) bile p., duodenal (i:) p.

papillär papillary (æ)

Papillar|drüse f papillary gland ⌀**körper** m papillary body ⌀**leisten** f *pl od* -**linien** f *pl* dermal ridges ⌀**linie** f mamillary line, nipple line ⌀**membran** f (Membrana papillaris (*PNA*)) papillary membrane ⌀**muskeln** m *pl* (Musculi papillares (*PNA*)) papillary muscles ⌀**muster** n dermal ridge pattern ⌀**schleife** f papillary loop ⌀**zeichnung** f (Hand) papillary system

Papille f papilla, *pl* papillae (pə'pili:) / (Auge) optic disk, Mariotte's (mar'jɔts) [blind] spot / (Brust) nipple / (Haut) tactile papilla / linsenförmige ⌀ lenticular (i) p. / pilzförmige ⌀ (Zunge) fungiform (ʌ) p.

Papillen|abblassung f pallor of the disk ~**artig** papillary (æ), papillate (æ) ⌀**durchmesser** m papilla diameter ⌀**eindellung** f (Auge) excavation of the papilla of the optic nerve / physiologische ⌀ physiologic[al] (ɔ) cup ⌀**entzündung** f papillitis ⌀**exkavation** f s

⌀**eindellung** ⌀**exzision** f papillectomy ~**förmig** papilliform (i), papillary ⌀**furchung** f papillary segmentation ⌀**ödem** n (Auge) [o]edema (i:) of the optic disk, papill[o]edema (i:), choked disk ⌀**schwellung** f (Auge) papill[o]edema, papillary stasis (ei), engorged papilla ⌀**stenose** f papillary stenosis ~**tragend** papilliferous (i)

Papillitis f (Auge) papillitis

Papillom n papilloma / karzinöses ⌀ papillocarcinoma

papillo|makulär papillomacular (æ) ~**matös** papillomatous (ou) ⌀**matose** f (Polypenbildung) papillomatosis, polyposis / konfluierende *od* netzförmige ⌀ confluent and reticulate papillomatosis

Papillon-Léage-Psaume (papi'jɔ̃-le:'a:ʒ-'so:m)-**Syndrom** n (oral-fascial-digitales Syndrom) oral-facial-digital syndrome, Papillon-Léage and Psaume syndrome, OFD syndrome

Papilloretinitis f (Neuroretinitis) papilloretinitis

papillös papilliferous (i)

Papin (pa'pɛ̃)-**Topf** m Papin's digester

PAPP = p-Aminopropiophenon n para-aminopropiophenone, PAPP

Pappataci|[fieber] n (Dreitagefieber) three-day fever, sand-fly fever, pappataci (pæpə'tætʃi) fever, phlebotomus (fli'bɔtəməs) fever ⌀**fieber-Virus** n pappataci fever virus (aiə) ⌀**mücke** f sand-fly

Pappschiene f cardboard splint

Paprika f ((*DAB*) Fructus Capsici (*DAB*)) paprika (æ), Capsicum annuum, green pepper

PAPS = 3'-Phospho-adenosin-5'-phospho-sulfat n adenosine-3'-phosphate-5'-sulphato-phosphate, PAPS

Papula f (*pl* Papulae) s Papel

papulo|erythematös papulo-erythematous ('pæpjulo,eri'θemətəs) ~**pustulär** papulopustular (ʌ)

papulös papular (æ)

Papulosis atrophicans maligna f malignant atrophic papulosis, Degos-Delort-Tricot syndrome

papulo|squamös papulosquamous ('skweiməs) ~**vesikulär** papulovesicular (i)

papyraceus (papierähnlich, pergamentähnlich) papyraceous (ei), paperlike

Paquelin (pakə'lɛ̃) m Paquelin's cautery (ɔ:), thermocautery

Para- (neben, bei, gegen) para- (æ) (*Vors*)

Para-Amino|benzoesäure f (PAB) para-aminobenzoic (ou) acid (æ) ⌀**hippursäure** f (PAH) para-aminohippuric (juə) acid (PAH) ~**salizylsauer** *chem* para-aminosalicylic (i) ⌀**salizylsäure** f (PAS) (Acidum para-aminosalicylicum (*DAB*)) *chem* para-aminosalicylic (i) acid (PAS)

Para|anästhesie f para-an[a]esthesia (i:) ⌀**bansäure** f (Acidum parabanicum, Oxalylharnstoff) parabanic acid ⌀**biont** m (eines zweier in Symbiose lebender Wesen) parabiont (ai) ⌀**biose** f *neur* parabiosis ⌀**bioseversuch** m parabiotic test ~**biotisch** parabiotic (ɔ) ⌀**bulie** f *ps* parabulia (ju:) ⌀**casein** n s ⌀kasein ⌀**centese** f s ⌀zentese ⌀**cetamol[um** (*EP*)] n (WHO) (p-Acetamidophenol) p-acetamidophenol, paracetamol (*BP*, *EP*), acetaminophen (*NF*) ⌀**chlorphe-**

nol n *chem* parachlorophenol ('klɔ:ro-'fi:nɔl) ⌀**cholie** f paracholia (ou) ⌀**chromatin** n parachromatin (ou) ⌀**chromatismus** m (gestörtes Farbempfinden, aber nicht Farbenblindheit, Parachromatopsie) parachromatism (ou), parachromatoblepsia, parachromatopsia ⌀**chromatoblepsie** f s ⌀chromatismus ⌀**chromatopsie** f s ⌀chromatismus ⌀**colpium** n paracolpium ⌀**cystitis** f s ⌀zystitis ⌀**denitis** f (Entzündung der Drüsenumgebung) paradenitis ~**dental** *dent* paradental, paradontal ⌀**dentitis** f *dent* paradentitis, paradontitis ⌀**dentium** n paradentium ('denʃium), periodontium ⌀**dentose** f *dent* paradontal disease, periodontosis, dento-alveolitis (æl,viə'laitis), cementoperiostitis / (eitrige) Riggs' ('rigiz) disease, pyorrh[o]ea (i) alveolaris (ɛə) ⌀**didymis** f ((*PNA*) Beihoden) paradidymis (i) ~**diphtherisch** paradiphtheritic (i), paradiphtherial (iə) ⌀**dontium** n *dent* paradontium ('dɔnʃium) ⌀**dontiumerkrankung** f *dent* periodontopathy (ɔ) ⌀**dontopathie** f periodontopathy (ɔ), parodontopathy (ɔ) ~**dox** paradoxical ⌀**doxia sexualis** f *sex* paradoxia sexualis (ei) ⌀**doxon** n paradox (æ) ~**duodenal** (um das Duodenum herum liegend) paraduodenal (i:) ⌀**dysenterie** f paradysentery ('disəntri) ⌀**erythroblast** m para-erythroblast (i) ⌀**esthesie** f par[a]esthesia (,pæres'θi:ziə)

Paraffin n *chem* paraffin (æ) / in der Chirurgie gebrauchtes ⌀ surgical p. [*s* Paraffinum] / flüssiges ⌀ liquid paraffin ⌀**akne** f paraffin acne ⌀**bad** n paraffin bath ⌀**behandlung** f keritherapy ⌀**einbettung** f embedding in paraffin ⌀**einspritzung** f (Plastik) paraffin injection ⌀**füllung** f plombage (plɔm'ba:ʒ) ⌀**gaze** f (paraffingetränkte Gaze) paraffin mesh *od* gauze (gɔ:z) ~**ieren** to coat with paraffin ⌀**krätze** f dermatitis due to paraffin ⌀**krebs** m paraffin cancer, paraffinoma ⌀**öl** n *pharm* liquid paraffin ⌀**packung** f paraffin fomentation ⌀**phantom** n paraffin phantom ⌀**plombage** f paraffin plombage (a:) ⌀**plombe** f paraffin plombage (plɔm'ba:ʒ) ⌀**salbe** f *pharm* vaseline (æ), petrolatum (ei), paraffin ointment, unguentum paraffini ~**sauer** *chem* paraffinic (i) ⌀**säure** f *chem* paraffinic acid ⌀**schnitt** m *mikrosk* paraffin section

Paraffinum n *chem* paraffin, paraffinum (ai) / ⌀ **durum** od (*DAB*), Hartparaffin (*DAB*)) hard p. (*BP*) / ⌀ liquidum liquid p. / ⌀ molle solt p.

Paraffinwachs n *chem* paraffin wax

Para|form n f *s* formaldehyd ⌀**formaldehyd** m (Trioxymethylen) paraformaldehyde ('ældihaid) (*BPC*), trioxymethylene (e) ⌀**funktion** f parafunction (ʌ) ⌀**gammazismus** m (Unfähigkeit, g und k richtig auszusprechen) paragammacism ⌀**ganglion** n *anat* paraganglion, *pl* paraganglia ⌀**geusie** f (Geschmacksstörung) parageusia (,pærə'gju:siə), dysgeusia ⌀**geusie** betr. parageusic ('gju:sik)

Paragglutination f paragglutination ('pærə,glu:ti'neiʃn)

Para|globulin n paraglobulin (ɔ), fibrinoplastin ⌀**gomphosis** f (Einkeilung des kindlichen Kopfes) paragomphosis ⌀**gonimiasis** f (Paragonimusbefall)

paragonimiasis ('pærə,gɔni'maiəsis), lung-fluke disease
Paragonimus *m* Paragonimus (ɔ), Mesogonimus (ɔ), lung fluke / ⌐ westermani Distoma (ou) pulmonale (ei) ⌐**befall** *m* paragonimiasis ('pærə,gɔni'maiəsis), lung-fluke disease
Para|grammatismus *m ps* paragrammatism ⌐**graphie** *f* (Schreibstörung) paragraphia (æ)
Paraguaytee *m* maté ('mætei) tea
Para|hämophilie *f* parah[a]emophilia (,hi:mo'filiə) / ⌐ A Owren's (o'vre:nz) disease / ⌐ B (Hypoprokonvertinämie) factor VII deficiency syndrome *od* proconvertin deficiency syndrome ⌐**hämozytoblast** *m* parah[a]emocytoblast (ai) ⌐**hepatisch** ⌐**hepatitis** *f* parahepatitis ⌐**hidrosis** *f* para[h]idrosis ⌐**hydroxybenzoesäure** *f* parahydroxybenzoic acid ⌐**hydroxyphenylpropionsäure** *f* parahydroxyphenylpropionic acid ⌐**infektion** *f* (infektionsartige Krankheit) para-infection ⌐**influenza** *f* para-influenza ⌐**influenza--Virus** *n* para-influenza virus ⌐**kardial** paracardiac ⌐**kasein** *n* paracasein ('keisi:in) ⌐**kavernös** paracavernous (æ) ⌐**keratose** *f* parakeratosis ⌐**kinese** *f* (Koordinationsstörung) parakinesis (i:) ⌐**kinetisch** parakinetic (e) ⌐**kolitis** *f* paracolitis (ko'laitis) ⌐**kolpitis** *f* (Perivaginitis) paracolpitis ⌐**kolpium** *n* (perivaginales Bindegewebe) paracolpium ⌐**kondylär** (in der Kondylengegend gelegen) paracondylar ⌐**kresotinsäure** *f* (Acidum para-cresotinicum) paracreosotic *od* paracresotic acid ⌐**kusis** *f* (Parakusie, Hörstörung) paracusis (u:), paracousia (u:) ⌐**lalie** *f* (Lautverwechselung) paralalia (ei) ⌐**lambdazismus** (Unfähigkeit, das 1 zu sprechen) *m* paralambdacism
Par|albumin *n chem* paralbumin (ju:) ⌐**aldehyd[um** (*EP*)] *m* (*DAB*) paraldehyde ('ældihaid) (*BP, EP, USP*) ⌐**alexie** *f* (Lesestörung) paralexia ⌐**algesie** *f* (Empfindungsstörung) paralgesia (pæræl'dʒi:siə) ⌐**algetisch** paralgesic ('dʒi:sik) ⌐**algie** *f s* Paralgesie
Paralipophobie *f* paralipophobia
parallaktisch parallactic
Parallaxe *f* parallax (æ)
parallel parallel (æ) (*zu to, with*) ⌐**e** *f* parallel (æ) ⌐**erscheinung** *f* parallel phenomenon (ɔ) ⌐**ismus** *m* parallelism ⌐**versuch** *m* comparative (æ) test, parallel experiment (e)
Parallerg|ie *f* parallergy (pæ'rælədʒi) ⌐**isch** parallergic (pærə'lə:dʒik)
Para|logie *f* (Vorbereiden) *ps* paralogia (ou) ⌐**lues** *f* paralues ('lu:i:z) ⌐**luetisch** (paraluisch, parasyphilitisch) paraluetic (e), parasyphilitic (i) ⌐**luisch** *s* ⌐**luetisch** ⌐**lymphoblast** *m* paralymphoblast (i) ⌐**lysator** *m* anticatalyst (æ)
Paralyse *f* (Lähmung) paralysis (æ), *pl* paralyses (pə'rælisi:z), palsy (ɔ:) *amyotrophische* ⌐ amyotrophic (ɔ) paralysis *atypische* ⌐ Lissauer's paralysis *galoppierende* ⌐ galloping paralysis *gekreuzte* ⌐ Foville's (fo'vilz) [peduncular] syndrome *jugendliche* ⌐ juvenile paresis *juvenile* ⌐ juvenile ('dʒu:vinail) paralysis *progressive* ⌐ general paralysis of the insane (ei) (GPI), paralytic (i) dementia (di'menʃiə)
paralysieren (lähmen) to paralyse ('pærəlaiz)

Paralysis *f* paralysis (æ), palsy (ɔ:) ⌐ *agitans* (Schüttellähmung, Parkinson-Krankheit) parkinsonism, paralysis agitans (æ), shaking (ei) palsy (ɔ:) ⌐ *agitans juvenilis* Hunt's (ʌ) [striatal] syndrome, syndrome of globus pallidus ⌐ *infantum* (Kinderlähmung) poliomyelitis ('poulio,maiə'laitis), infantile paralysis, polio (ou) ⌐ *intermittens* (Claudicatio intermittens) intermittent claudication ⌐ *posthemiplegica* post-hemiplegic (i:) paralysis ⌐ *spinalis ascendens acuta s* Landry-Paralyse
Paralytiker *m* paralytic (i) [patient]
paralytisch paralytic, paralysed (æ)
Para|maecium *n* Param[o]ecium (-'mi:siəm) ⌐**mastitis** *f* paramastitis ⌐**mastoid** paramastoid ⌐**mastoiditis** *f* paramastoiditis ⌐**median** paramedian (i:), paramesial (i:) ⌐**medianschnitt** *m* paramedian incision (i) ⌐**mediastinal** paramediastinal (,mi:diə'stainəl) ⌐**meter** *m* parameter ⌐**meterfrei** non-parametric ⌐**metrisch** parametric (e) ⌐**metritis** *f* parametritis, pelvic cellulitis ⌐**metritis und Salpingitis** perimetrosalpingitis ⌐**metritisch** parametritic (i) ⌐**metrium** *n* (*PNA*) parametrium (i:) ⌐**metriumaffektion** *f* parametropathy (ɔ) ⌐**metropathia spastica** *f* pelvic congestion ⌐**milchsäure** *f chem* paralactic acid ⌐**mimie** *f* (falsche Mimik) paramimia (i)
Paramnesie *f ps* paramnesia (i:), retrospective falsification
Para|morphin *n* (Thebain) *pharm* thebaine (ei) ⌐**myeloblast** *m* paramyeloblast (ai) ⌐**nasal** paranasal (ei)
Paranästhesie *f* paran[a]esthesia (i:)
Para|nephrin *n* adrenalin (e) ⌐**nephritis** *f* paranephritis ⌐**nephritisch** paranephric, perinephric ⌐**neural** (nervennah) paraneural (juə), perineural
Parangi *f* (Frambösie auf Ceylon) parangi (pæ'rændʒi), yaws (jɔ:z)
Para|noia *f ps* paranoia, paranoi[a]c psychosis (ou) / ⌐ hallucinatoria acuta acute hallucinatory paranoia / ⌐ litiginosa litigious paranoia / ⌐ querulans querulous paranoia / ⌐ religiosa paranoia religiosa ⌐**noid** *ps* paranoid ('pærənɔid), paranoiac (ɔ) ⌐**noiker** *m ps* paranoic (ou) [patient] ⌐**noisch** *ps* paranoic (ou), paranoiac (ɔ) ⌐**nomie** *f ps* paranomia ⌐**nuklear** paranuclear ⌐**oesophageal** para[o]esophageal (i) ⌐**pankreatisch** parapancreatic ⌐**parese** *f* (geringgradige Parese) paraparesis (i:), partial paralysis (æ) ⌐**paretisch** paraparetic (e) ⌐**pathie** *f* parapathy ⌐**pedese** *f* (Übertritt von Galle ins Blut) parapedesis (i:) ⌐**peritoneal** (in Bauchfellnähe gelegen) paraperitoneal (i) ⌐**phasie** *f ps* paraphasia (i), partial aphasia ⌐**phasisch** paraphasic (ei) ⌐**phemie** *f s* ⌐**phasie** ⌐**philie** *f ps* paraphilia ⌐**phimose** *f* (spanischer Kragen) paraphimosis (fi'mousis) ⌐**phonie** *f* paraphonia ⌐**phrasie** *f ps* paraphrasia (ei) ⌐**phrenia** *f ps* paraphrenia ⌐**phrenie** *f ps* paraphrenia (i:) ⌐**phrenisch** paraphrenic (e) ⌐**phrenitis** *f* paraphrenitis ⌐**physe** *f* (Processus transversus vertebrae (*PNA*)) transverse process ⌐**plasma** *n* paraplasm (æ) ⌐**plastisch** paraplastic ⌐**plegie** *f* (Querlähmung) paraplegia ('pli:dʒiə) / schlaffe ⌐ flaccid ('flæksid) p. / spastische ⌐ spastic p. ⌐**plegieartig** paraplegiform (i:) ⌐**plegi-**

ker *m* patient with paraplegia (i:) ⌐**plegisch** *ps* paraplegic (i:), paraplectic ⌐**pleuritis** *f* parapleuritis ⌐**plexus** *m* (Plexus chorioideus ventriculi lateralis (*PNA*)) choroid (ɔ:) plexus of the lateral ventricle ⌐**pneumonie** *f* parapneumonia (ou) ⌐**pneumonisch** parapneumonic (nju:'mɔnik) ⌐**praxie** *f* parapraxia ⌐**proktitis** *f* paraproctitis ⌐**proktium** *n* paraproctium ('prokʃiəm) ⌐**prostatitis** *f* (Periprostatitis) paraprostatitis, periprostatitis ⌐**protein** *n* paraprotein (ou) ⌐**psis** *f* (Tastsinnstörung) paraphia (ei) ⌐**psoriasis** *f* (Pityriasis lichenoides) parapsoriasis, pityriasis lichenoides (likə'nɔidi:z) ⌐**psychologie** *f ps* parapsychology, metapsychics (ai), metapsychology (ɔ) ⌐**pylorisch** parapyloric (ɔ) ⌐**pyramidal** (in Pyramidennähe liegend) parapyramidal (pi'ræmidl) ⌐**rauschbrandbazillus** *m* Clostridium septicum ⌐**rektal** pararectal ⌐**rektalschnitt** *m* pararectal incision (i) ⌐**renal** pararenal (i:) ⌐**rhotacismus** *m* pararhotacism (ou) ⌐**rosolsäure** *f* pararosolic acid, trihydroxyphenylmethane ⌐**sagittal** parasagittal ('sædʒitl) ⌐**sagittalebene** *f* parasagittal plane ⌐**sagittalschnitt** *m chir* parasagittal section ⌐**sakral** (neben dem Kreuzbein gelegen) parasacral ⌐**sakralanästhesie** *f* parasacral an[a]esthesia (i:) ⌐**salpingeal** (in Tubennähe gelegen) parasalpingeal ⌐**salpingitis** *f* (Perisalpingitis) parasalpingitis, perisalpingitis (dʒai) ⌐**sellär** (in der Nähe des Türkensattels gelegen) parasellar ⌐**sexualität** *f* parasexuality ⌐**sigmatismus** *m'ps* parasigmatism ⌐**sinual** (neben einem Sinus gelegen) parasinoidal (sai'nɔidl)
Parasit *m* parasite ('pærəsait) *echter* ⌐ true p. *fakultativer* ⌐ facultative (æ) *od* occasional p. *in Kommensalismus lebender* ⌐ commensal p. *im Inneren des Wirtes lebender* ⌐ endoparasite, entozoon (ou), *pl* entozoa ⌐, *der in Körperhöhlen lebt* c[o]elozoic (ou) p. *pflanzlicher* ⌐, *der im Körperinneren lebt* endophyte *malariaerregender* ⌐ malaria (ɛə) p., plasmodium (ou) *obligater* ⌐ obligatory p. *⌐ eines* ⌐en superparasite, hyperparasite *pathogener* ⌐ pathogenic (e) p. *periodischer* ⌐ periodic (ɔ) p. *an spezifischen Wirt gebundener* ⌐ specific p. *tierischer* ⌐ animal p. *vorübergehender* ⌐ intermittent p. *zeitlich gebundener* ⌐ temporary p. ⌐ *mit zwei Zwischenwirten* diheteroxenic (dai'hetərɔ'ksenik) p. *in Zellen lebender* ⌐ cytozoic (ou) p. *zufälliger* ⌐ occasional p.
Parasit|ämie *f* (Vorhandensein von Parasiten im Blut) parasit[a]emia (i:) ⌐**är** parasitic, parasitogenic
parasiten|ähnlich parasitoid (æ) ⌐**angst** *f ps* parasitophobia ⌐**artig** parasitic (i) ⌐**befall** *m* parasitic disease, parasitisation ⌐**befallen** parasitised ('pærəsitaizd) ⌐**embolie** *f* infective embolism ⌐**erzeugt** parasitogenic ('pærəsaito'dʒenik) ⌐**krankheit** *f* parasitic disease ⌐**kunde** *f* parasitology ⌐**mittel** *n pharm* antiparasitic (i), parasiticide (i) ⌐**otitis** *f* parasitic (i) otitis ⌐**schmarotzer** *m* superparasite ⌐**tötend** antiparasitic (i), parasiticidal (ai) ⌐**vernichtend** *s* ⌐**tötend** ⌐**wirt** *m* parasitifer (i), host (ou)
parasit|isch (schmarotzend) parasitic (i),

paratrophic (ɔ) ~**ieren** to parasitise ('pærəsitaiz)
Parasitismus *m* parasitism ('pærəsitizm) / **ᴢ** durch Blutsaugen (Hämophagie) h[a]ematophagia (ei), h[a]ematophagy (ɔ) ~**fördernd** parasitogenic (ai-e)
parasitizid parasiticidal (ai)
Parasito|loge *m* parasitologist (ɔ) **ᴢlogie** *f* parasitology **ᴢphobie** *f* parasitophobia **ᴢse** *f* parasitosis ~**trop** parasitotropic ('pærəsaito'trɔpik) **ᴢtropismus** *m* parasitotrophy (ɔ), parasitotropism
Para|spadie *f* (seitlicher Harnröhrenspalt) paraspadia[s] (ei) ~**splenisch** (neben der Milz gelegen) parasplenic (e) ~**ständig** *chem* in paraposition **ᴢstellung** *f chem* paraposition ~**sternal** parasternal **ᴢsternalgegend** *f* parasternal region **ᴢsternallinie** *f* parasternal line **ᴢsternalraum** *m* parasternal region
Par|asthenie *f* parasthenia (i:) **ᴢästhesie** *f* par[a]esthesia (i:) / örtliche **ᴢ** topopar[a]esthesia / schmerzhafte **ᴢ** paralgesia (i:), paralgia (æ) ~**ästhetisch** par[a]esthetic (e)
Para|struma *f* parastruma (u:) **ᴢsulfocarbolsäure** *f* sulphophenic acid, sulphophenolic acid, paraphenolsulphonic acid [*US* -sulf-] ~**sympathetisch** parasympathetic (e)
Parasympathiko|lytikum *n pharm* parasympatholytic (i) ~**lytisch** parasympatholytic **ᴢmimeticum** *n* parasympathomimetic (e) ~**mimetisch** parasympathomimetic **ᴢtonie** *f* parasympathicotonia **ᴢtonus** *m* parasympathetic preponderance ~**trop** parasympathicotropic
Parasympathikus *m* (parasympathisches System) parasympathetic (e) nervous (ɔ:) system ~**erregend** parasympathomimetic ~**lähmend** parasympatholytic ~**reizend** *s* ~**erregend ᴢreizung** *f* parasympathetic impulse
para|sympathimimetisch parasympathomimetic (e) ~**sympathisch** parasympathetic **ᴢsympatholytikum** *n* parasympatholytic ('litik) **ᴢsyndese** *f* parasynapsis, parasyndesis (i:) **ᴢsynovitis** *f* parasynovitis **ᴢsyphilis** *f* (Metasyphilis) parasyphilis (i), paralues (u:) ~**syphilitisch** (metasyphilitisch) parasyphilitic (i) **ᴢsystolie** *f* parasystoles, parasystolic rhythm **ᴢthion** *n chem* parathion (ai), diethylnitrophenyl thiophosphate (ɔ)
Parathormon *n* (Nebenschilddrüsenhormon) parathormone, parathyroid hormone (PTH)
Para|thymie *f* parathymia (ai) ~**thyreogen** parathyrogenous (θai'rɔdʒənə) ~**thyreoid** (Nebenschilddrüse *betr*) parathyroidal (ɔi) **ᴢthyreoidea** *f* (Nebenschilddrüse) parathyroid (ai) [gland] **ᴢthyreoidektomie** *f* removal (i:) of a parathyroid (ai) gland, parathyroidectomy **ᴢthyreoidose** *f* parathyropathy (ɔ) ~**thyreopriv** parathyroprival (ai-ai), parathyroprivic (ai-i) **ᴢthyreoprivie** *f* parathyroprivia (i) ~**thyreotrop** parathyrotropic (ai-ɔ) ~**thyroisch** parathyroid (ai) **ᴢtonie** *f* paratonia (ou), paratony (æ) ~**tonsillär** paratonsillar **ᴢtrachealstreifen** *m* paratracheal stripe **ᴢtrichosis** *f* paratrichosis **ᴢtrophie** *f* dystrophia ~**tuberkulös** paratuberculous **ᴢtuberkulose** *f* paratuberculosis **ᴢtyphlitis** *f* paratyphlitis (tif'laitis) ~**typhoid** paratyphoid (ai) ~**typhös** paratyphoid, para-enteric (e)

Paratyphus *m* paratyphoid (ai) [fever] **ᴢbazillus** *m* Salmonella paratyphi ('pærə'taifai) A, B and C **ᴢgruppe** *f* Salmonella group **ᴢvakzine** *f* paratyphoid vaccine ('væksi:n)
para|typisch paratypical (i) ~**umbilikal** (um den Nabel herum gelegen) para-umbilical (i), para-omphalic, parumbilical ~**urethral** (neben der Harnröhre gelegen) para-urethral (i:) **ᴢurethritis** *f* (Entzündung des paraurethralen Gewebes) para-urethritis (ˌjuəri:'θraitis) ~**uterin** (neben dem Uterus gelegen) para-uterine (ju:) ~**vaginal** paravaginal (ai) **ᴢvaginitis** *f* paravaginitis (ˌvædʒi-'naitis) **ᴢvakzine** *f* paravaccinia (i) ~**vasal** *s* ~**vaskular** ~**vaskulär** (perivaskulär) perivascular ~**venös** paravenous (i:) ~**vertebral** (perivertebral, neben der Wirbelsäule gelegen) paravertebral, perispondylic (i) **ᴢvertebrallinie** *f* paravertebral line ~**vesikal** (perivesikal, neben der Blase gelegen) paravesical (e), perivesical **ᴢweinsäure** *f chem* paratartaric (æ) acid
paraxial (neben der Achse gelegen) paraxial
para|zelsisch paracelsian **ᴢzentese** *f chir* paracentesis (i:), myringotomy (ɔ) **ᴢzentese betr.** paracentetic (e) **ᴢzentesenadel** *f chir* myringotome (i), paracentesis needle ~**zentesieren** to perform a paracentesis ~**zentral** paracentral
Parazetaldehyd *m chem* paraldehyde (pæ'rældihaid)
para|zystisch (um eine Zyste *od* Blase herum gelegen) paracystic (i) **ᴢzystitis** *f* (Entzündung der Blasenumgebung) paracystitis
Paregorismus *m* (therapiebedingte Opiumsucht) paregorism (æ)
Parenchym *n* parenchyma (ɔ) **ᴢ-** *s* parenchymatös / interstitielles **ᴢ** interstitial parenchyma
Parenchyma *n* (*PNA*) parenchyma / **ᴢ testis** ((*PNA*) Hodengewebe) parenchyma testis
parenchymatös parenchymatous (i), parenchymal
Parenchym|blutung *f* parenchymatous (i) h[a]emorrhage (e) **ᴢentzündung** *f* parenchymatitis **ᴢgewebe** *n* parenchymal tissue **ᴢikterus** *m* parenchymatous jaundice ('dʒɔ:ndis) **ᴢknorpel** *m* parenchymatous cartilage **ᴢschaden** *m* injury to the parenchyma, damaged (æ) parenchyma **ᴢscheide** *f* parenchymatous sheath (i:) **ᴢstreifen** *m pl* parenchymal striations **ᴢzelle** *f* (Organzelle) parenchyma cell
Parentalgeneration *f* parental generation
Parentalismus *m ps* parentalism
parenteral parenteral **ᴢernährung** *f* parenteral feeding ~**ia** (*EP*) preparations for parenteral use
parepigastrisch parepigastric
Parergasie *f* parergasia (ei)
Parerosie *f* (perverser Geschlechtstrieb) sexual perversion
Parese *f* paresis (i:), *pl* pareses (pæ'ri:si:z), partial paralysis (æ) / bleibende **ᴢ** stationary (ei) *od* permanent p. / **ᴢ** mit Gefühlsstörung pareso-analgesia ('pæriso-ˌænæl'dʒi:ziə) **ᴢ-** paretic (e)
paretisch paretic (e)
Parfüm *n* (Duftstoff) perfume, scent (sent) ~**ieren** to perfume, to scent
Par|hedonie *f s* Parerosie **ᴢ[h]idrosis** *f* paridrosis

Paries *m* ((*PNA*) Wand) paries ('pɛərii:z), *pl* parietes (pə'raiəti:z), wall **ᴢ anterior** [*vaginae*] (*PNA*) anterior wall [of the vagina] **ᴢ anterior** [*ventriculi*] (*PNA*) anterior wall [of the stomach] **ᴢ caroticus** [*cavi tympani*] (*PNA*) anterior wall [of the tympanic cavity] **ᴢ externus ductus cochlearis** (*PNA*) lateral wall of the duct of the cochlea **ᴢ inferior** [*orbitae*] (*PNA*) floor [of the orbit] **ᴢ jugularis** [*cavi tympani*] (*PNA*) floor [of the tympanic cavity] **ᴢ labyrinthicus** (*PNA*) medial wall [of the tympanic cavity] **ᴢ lateralis** [*orbitae*] (*PNA*) lateral wall [of the orbit] **ᴢ mastoideus** [*cavi tympani*] (*PNA*) posterior wall [of the tympanic cavity] **ᴢ medialis** [*orbitae*] (*PNA*) medial wall [of the orbit] **ᴢ membranaceus** [*cavi tympani*] (*PNA*) lateral wall [of the tympanic cavity] **ᴢ membranaceus** [*tracheae*] (*PNA*) membranous wall [of the trachea] **ᴢ posterior** [*vaginae*] (*PNA*) posterior wall [of the vagina] **ᴢ posterior** [*ventriculi*] (*PNA*) posterior wall [of the stomach] **ᴢ superior** [*orbitae*] (*PNA*) roof [of the orbit] **ᴢ tegmentalis** [*cavi tympani*] (*PNA*) roof [of the tympanic cavity] **ᴢ vestibularis ductus cochlearis** (*PNA*) vestibular membrane
parietal (wandständig) parietal (ai), mural (juə) **ᴢhöcker** *m* parietal eminence (e) **ᴢhöhle** *f* parietal cavity (æ) **ᴢlappen** *m* parietal lobe **ᴢperitoneum** *n* parietal peritoneum (i)' **ᴢpleura** *f* (parietales Pleurablatt) parietal pleura (uə) **ᴢthrombus** *m* parietal thrombus ('θrɔmbəs) **ᴢzelle** *f* (Wandzelle) (Magen) parietal (ai) cell
Parieto- (*Vors*) (Scheitelbein *betr*) parieto- (pə'raiəto) (*Vors*) **ᴢgraphie** *f röntg* parietography
Parinaud (pari'no)|-**Syndrom (I)** *n od* -**Konjunktivitis** *f* Parinaud's conjunctivitis *od* oculoglandular syndrome **ᴢ-Syndrom (II)** (konjugierte Blicklähmung) Parinaud's ophthalmoplegia *od* syndrome, paralysis of the conjugate
Parität *f* (Anzahl der Geburten) parity
Parkinson ('pa:kinsən)|[-**Krankheit** *f*, -**Syndrom** *n* (Schüttellähmung, Paralysis agitans) shaking (ei) palsy (ɔ:), Parkinson's syndrome *od* disease (i:) **ᴢ-** parkinsonian (ou) **ᴢ-Ausdruck** *m* Parkinson's mask **ᴢismus** *m s* Parkinson **ᴢmittel** *n* anti-parkinson agent
Parlodion *n mikrosk* parlodion (ou)
paro|dontal periodontal **ᴢdontitis** *f* periodontitis **ᴢdontium** *n* periodontium ('dɔnʃiəm) **ᴢdontose** *f* periodontosis **ᴢmomycin** [Sulfat] *n* (*WHO*) paromomycin (ˌpærəmo'maisin) (*BPCA*) [sulfate (*USP*)] **ᴢnychie** *f* (Nagelentzündung) paronychia (i) / (pilzbedingte) mycotic (ɔ) paronychia, paronychomycosis **ᴢnychie-** paronychial (i) **ᴢnychosis** *f* (Nagelbildung an falscher Stelle) paronychosis **ᴢophoron** *n* (Wolff-Körper) paro-ophoron (i)
Par|ophthalmie *f* (Entzündung das das Auge umgebenden Bindegewebes) parophthalmia **ᴢorchidie** *f* (falsche Lage des Hodens) parorchidium (ˌpærə:-'kidiəm) **ᴢorexie** *f* (Verlangen nach ungewöhnlichen Speisen) parorexia, pica (ai), paroxia **ᴢosmie** *f* (Geruchstäuschung) parosmia, parosphresia (i:) **ᴢosphresie** *f* (Geruchsstörung)

parosphresia (i:) ~osteal (periostnah, um die Knochenhaut herum liegend) parosteal (ɔ) ⦁ostose f (Knochenbildung im Bindegewebe) parosteosis
Parotidektomie f excision (i) od removal (u:) of the parotid (ɔ) gland, parotidectomy
Parotis f (Glandula parotis (PNA), Ohrspeicheldrüse) parotid (ɔ) [gland] ⦁- parotid, parotidean (i), parotic (ɔ) ⦁aussenlappen m superficial lobe of the parotid gland
parotisch parotic (ɔ), parotidean (i)
Parotis|entfernung f parotidectomy ⦁exstirpation f s Parotidektomie ⦁gegend f parotid region ⦁innenlappen m deep lobe of the parotid gland ⦁lymphknoten m lymph node near od in the parotid region ⦁mischtumor m mixed neoplasm od tumo[u]r of the parotid ⦁speichel m parotid saliva (ai) ⦁tumor m tumo[u]r within the parotid
Parotit|is f (Ohrspeicheldrüsentzündung) parotitis, parotiditis / ⦁ epidemica (Mumps) mumps (ʌ), epidemic (e) parotitis ~isch parotitic (i) ⦁ismeningitis f mumps (ʌ) meningitis (dʒai)
parovarial parovarian (ɛə) ⦁zyste f parovarian (ɛə) cyst
Parovarium n (Nebeneierstock) parovarium (ɛə), epo-ophoron (ɔ), ovarian appendage
Parox|ie f (anormale Eßlust) paroxia, parorexia, pica (ai) ~ysmal (krampfartig) paroxysmal (i) ⦁ysmus m paroxysm (æ), convulsion (ʌ)
Parrot (pa'ro)-Krankheit f od -Lähmung f Parrot's disease (1) od pseudoparalysis (æ), osteochondritis syphilitica (i)
Pars f ((PNA) Teil), pl Partes part ⦁ abdominalis [musculi pectoralis majoris] (PNA) abdominal part [of the pectoralis major muscle]; ⦁ ~ [oesophagi] (PNA) abdominal part [of the o]esophagus]; ⦁ ~ systematis autonomici (PNA) lumbar part of the sympathetic system; ⦁ ~ [ureteris] (PNA) abdominal part [of the ureter] ⦁ alveolaris [corporis mandibulae] (PNA) alveolar part [of the body of the mandible] ⦁ anterior [commissurae anterioris] (PNA) olfactory part [of the anterior commissure]; ⦁ ~ [hepatis] (PNA) anterior surface [of the liver] ⦁ anularis vaginae fibrosae [manus] (PNA) annular part of the fibrous flexor sheath [of the fingers]; ⦁ ~ vaginae fibrosae [pedis] (PNA) annular part of the fibrous flexor sheath [of the toes] ⦁ ascendens [duodeni] (PNA) fourth part [of the duodenum] ⦁ basalis [arteriae pulmonalis dextrae] (PNA) basal part of the right pulmonary artery; ⦁ ~ [arteriae pulmonalis sinistrae] (PNA) basal part of the left pulmonary artery ⦁ basilaris [ossis occipitalis] (PNA) basilar part [of the occipital bone]; ⦁ ~ pontis (PNA) basilar part of the pons ⦁ buccopharyngea [musculi constrictoris pharyngis superioris] (PNA) buccopharyngeal part [of the superior constrictor muscle of the pharynx] ⦁ cardiaca [ventriculi] (PNA) cardiac portion [of the stomach] ⦁ cartilaginea [septi nasi] (PNA) cartilaginous part [of the septum of the nose]; ⦁ ~ tubae auditivae (PNA) cartilaginous part of the pharyngotympanic tube ⦁ centralis

[ventriculi lateralis] (PNA) central part [of the lateral ventricle] ⦁ cephalica et cervicalis systematis autonomici (PNA) cephalic and cervical parts of the sympathetic system ⦁ ceratopharyngea [musculi constrictoris pharyngis medii] (PNA) ceratopharyngeal part [of the middle constrictor muscle of the pharynx] ⦁ cervicalis [medullae spinalis] (PNA) cervical part [of the spinal cord]; ⦁ ~ [oesophagi] (PNA) cervical part [of the o]esophagus] ⦁ chondropharyngea [musculi constrictoris pharyngis medii] (PNA) chondropharyngeal part [of the middle constrictor muscle of the pharynx] ⦁ ciliaris retinae (PNA) ciliary part of the retina ⦁ clavicularis [musculi pectoralis majoris] (PNA) clavicular part [of the pectoralis major muscle] ⦁ cochlearis [nervi octavi] (PNA) cochlear nerve ⦁ convoluta [corticis renis] (PNA) convoluted part [of the cortex of the kidney] ⦁ costalis [diaphragmatis] (PNA) costal part [of the diaphragm] ⦁ cricopharyngea [musculi constrictoris pharyngis inferioris] (PNA) cricopharyngeal (,kraikofə'rindʒiəl) part [of the inferior constrictor muscle of the pharynx] ⦁ cruciformis vaginae fibrosae [manus] (PNA) cruciate part of the fibrous flexor sheath [of the hand]; ⦁ ~ vaginae fibrosae [pedis] (PNA) cruciate part of the fibrous flexor sheath [of the toes] ⦁ cupularis [parietis tegmentalis] (PNA) cupolar part [of the roof of the tympanic cavity] ⦁ descendens [duodeni] (PNA) second part [of the duodenum] ⦁ dextra [hepatis] (PNA) right surface [of the liver] ⦁ dorsalis pontis (PNA) dorsal part of the pons ⦁ flaccida [membranae tympani] (PNA) flaccid part [of the tympanic membrane] ⦁ foetalis [placentae] (PNA) f[o]etal part [of the placenta] ⦁ glossopharyngea [musculi constrictoris pharyngis superioris] (PNA) glossopharyngeal part [of the superior constrictor muscle of the pharynx] ⦁ horizontalis [duodeni] (PNA) third part [of the duodenum] ⦁ inferior [partis vestibularis nervi octavi] (PNA) inferior branch [of the vestibular nerve] ⦁ infraclavicularis [plexus brachialis] (PNA) infraclavicular part [of the brachial plexus] ⦁ intercartilaginea [rimae glottidis] (PNA) intercartilaginous part [of the rima glottidis] ⦁ intermedia [hypophyseos] ((PNA) Hypophysenmittellappen) middle part [of the hypophysis cerebri] ⦁ intermembranacea [rimae glottidis] (PNA) intermembranous part [of the rima glottidis] ⦁ iridica retinae ((PNA) Arnold-Membran) iridial part of the retina ⦁ labialis [musculi orbicularis oris] (PNA) labial part [of the orbicularis oris muscle] ⦁ lacrimalis [musculi orbicularis oculi] (PNA) lacrimal part [of the orbicularis oculi muscle] ⦁ laryngea [pharyngis] (PNA) laryngeal part [of the pharynx] ⦁ lateralis [musculi intertransversarii posterioris cervicis] (PNA) lateral slip [of the posterior intertransverse muscle]; ⦁ ~ [ossis occipitalis] (PNA) condylar part [of the occipital bone]; ⦁ ~ [ossis sacri]

(PNA) lateral mass [of the sacrum] ⦁ lumbalis [diaphragmatis] (PNA) vertebral part [of the diaphragm]; ⦁ ~ [medullae spinalis] (PNA) lumbar part [of the spinal cord] ⦁ marginalis [musculi orbicularis oris] (PNA) marginal part [of the orbicularis oris muscle] ⦁ medialis [musculi intertransversarii posterioris cervicis] (PNA) medial slip [of the posterior intertransverse muscle] ⦁ mediastinalis [faciei medialis pulmonis] (PNA) mediastinal part [of the medial surface of the lung] ⦁ membranacea [septi interventricularis] (PNA) membranous part [of the ventricular septum]; ⦁ ~ [septi nasi] (PNA) membranous part [of the septum of the nose]; ⦁ ~ [urethrae masculinae] (PNA) membranous part [of the male urethra] ⦁ mobilis septi nasi (PNA) movable part of the septum of the nose ⦁ muscularis [septi interventricularis] (PNA) muscular part [of the ventricular septum] ⦁ mylopharyngea [musculi constrictoris pharyngis superioris] (PNA) mylopharyngeal part [of the superior constrictor muscle of the pharynx] ⦁ nasalis [ossis frontalis] (PNA) nasal part [of the frontal bone]; ⦁ ~ [pharyngis] (PNA) nasal part [of the pharynx] ⦁ obliqua [musculi cricothyreoidei] (PNA) oblique part [of the cricothyroid muscle] ⦁ opercularis [gyri frontalis inferioris] (PNA) posterior part [of the inferior frontal gyrus] ⦁ optica retinae (PNA) optic part of the retina ⦁ oralis [pharyngis] (PNA) oral part [of the pharynx] ⦁ orbitalis [glandulae lacrimalis] (PNA) orbital part [of the lacrimal gland]; ⦁ ~ [gyri frontalis inferioris] (PNA) orbital part [of the inferior frontal gyrus]; ⦁ ~ [musculi orbicularis oculi] (PNA) orbital part [of the orbicularis oculi muscle]; ⦁ ~ [ossis frontalis] (PNA) orbital plate [of the frontal bone] ⦁ ossea [septi nasi] (PNA) bony part [of the septum of the nose]; ⦁ ~ tubae auditivae (PNA) bony part of the pharyngotympanic tube ⦁ palpebralis [glandulae lacrimalis] (PNA) palpebral process [of the lacrimal gland]; ⦁ ~ [musculi orbicularis oculi] (PNA) palpebral part [of the orbicularis oculi muscle] ⦁ parasympathica [systematis nervosi autonomici] (PNA) parasympathetic nervous system ⦁ pelvina [ureteris] (PNA) pelvic part [of the ureter]; ⦁ ~ systematis autonomici (PNA) pelvic part of the sympathetic system ⦁ petrosa [ossis temporalis] ((PNA) Felsenbeinpyramide) petrous (e) part [of the temporal bone] ⦁ posterior [commissurae anterioris] (PNA) posterior part [of the anterior commissure]; ⦁ ~ [hepatis] (PNA) posterior surface [of the liver] ⦁ profunda [glandulae parotidis] (PNA) deep part [of the parotid gland]; ⦁ ~ [musculi masseteris] (PNA) deep part [of the masseter muscle]; ⦁ ~ [musculi sphincteris ani externi] (PNA) deep part of the sphincter ani externus muscle] ⦁ prostatica [urethrae masculinae] (PNA) prostatic part [of the male urethra] ⦁ pterygopharyngea [musculi constrictoris pharyngis superioris] (PNA) pterygo-

pharyngeal part [of the superior constrictor muscle of the pharynx] ⮑ *pylorica* [*ventriculi*] (*PNA*) pyloric portion [of the stomach]
⮑ *radiata* [*corticis renis*] (*PNA*) radiate part [of the cortex of the kidney] ⮑ *recta* [*musculi cricothyreoidei*] (*PNA*) straight part [of the cricothyroid muscle] ⮑ *retrolentiformis capsulae internae* (*PNA*) retrolentiform part of the internal capsule
⮑ *spongiosa* [*urethrae masculinae*] (*PNA*) spongy (ʌ) part [of the male urethra] ⮑ *squamosa* [*ossis temporalis*] (*PNA*) squamous (ei) part [of the temporal bone]
Partheno|genese *f* parthenogenesis, apogamia (e), apomixia **~genetisch** parthenogenetic (e), agamic (ei'gæmik), agamous (æ), asexual
partial (teil-) partial ⮑**antigen** *n* partial antigen ('æntidʒən), hapten ⮑**druck** *m* partial pressure ⮑**teilung** *f embr* meroblastic *od* partial cleavage (i:) ⮑**triebe** *m pl* part instinct
partiell (teil-) partial ('pa:ʃəl)
Partikel *n* (Teilchen) particle
Parturitio *f* (Geburtsvorgang) parturition (i)
Partus *m* (Geburt) parturition, delivery (i), partus ⮑ *caesareus* (Kaiserschnitt) Caesarian (ɛə) section ⮑ *immaturus* abortion ⮑ *praecipitatus* precipitate (i) labo[u]r (ei), oxytocia (ou) ⮑ *praematurus* premature (juə) birth ⮑ *serotinus* delayed labo[u]r (ei) ⮑ *siccus* dry labo[u]r
Parulis *f* (Zahngeschwür) parulis (u:), gum boil
parvizellulär (kleinzellig) parvicellular, small-celled
PAS| = Paraaminosalizylsäure *f* para-aminosalicylic (æ-i) acid (PAS) / = Perjodsäure-Schiff periodic acid Schiff ⮑**-Calcium** = Calcium para-aminosalicylicum, Calcium-p-aminosalicylat calcium aminosalicylate (*BPC*) ⮑**-Färbung** *f s* PAS-Reaktion ⮑**-Methode** *f s* PAS-Reaktion ⮑**-Natrium** = Natrium para-aminosalicylicum, Natrium-p-aminosalicylat sodium aminosalicylate (*BP*) ⮑**-Reaktion** = Perjodsäure-leukofuchsin-Reaktion *f* periodic acid Schiff reaction, PAS reaction
Paschachurda *f s* Orientbeule
Paschen ('paʃən)**-Körperchen** *n pl* Paschen bodies *od* granules
Pasini-Pierini (pa'si:ni-pjε'ri:ni)**-Syndrom** *n* idiopathic atrophoderma, Pasini-Pierini syndrome
Passage *f* (Durchlaß, Lumen) passage (æ)
Passagen|impfung *f* passage vaccination ⮑**verengerung** *f* narrowing of the passage ⮑**weiterimpfung** *f* culture (ʌ) transfer
passager transitory (æ); *adv* for a short time
passagieren to subject to passages
passierbar (*zB* Gallengang) open, passable (a:)
passiv passive ⮑**homosexueller** *m sex* passivist ⮑**ismus** *m* passivism ⮑**ität** *f* passivity ⮑**rauchen** *n* inhalation of the smoke of other people's cigaret[te]s
Pasta *f* (Paste) *pharm* paste (peist), pasta (æ), *pl* pastae ('pæsti:) / ⮑ Zinci (*DAB*) (Zinkpaste (*DAB*)) zinc paste (*BPC*) compound zinc paste (*BP*) / ⮑ Zinci

salicylata Lassar (Lassar-Paste) Lassar's paste (*BP*), zinc and salicylic acid paste (*BP*)
Paste *f pharm* paste (peist) / empfängnisverhütende ⮑ contraceptive jelly ('dʒeli) / serumhaltige ⮑ serum (iə) paste
pastenförmig pasty (ei)
Pasteur (pas'tœ:r)**-Präventivimpfung** *f* (mit Rückenmarksubstanz bei Tollwutverdacht) medullotherapy (e)
Pasteurella *f* Pasteurella (pæstə'relə) / ⮑ pestis (Pesterreger) Pasteurella pestis / ⮑ tularensis (Tularämieerreger) Pasteurella tularensis
Pasteurellose *f* pasteurellosis (,pæstəre-'lousis)
Pasteurisier|apparat *m* pasteuriser ('pæstəraizə) **~en** to pasteurise ('pæstəraiz) ⮑**en** *n* pasteurisation ⮑**ung** *f* pasteurisation
Pastille *f pharm* lozenge ('lɔzindʒ), pastille (i), pastil (æ), troche ('trouki)
Pastoraltherapie *f* hierotherapy (ai)
pastös puffy (ʌ) / pasty (ei)
Patau ('pætou)**-Syndrom** *n* (13-15--Trisomie-Syndrom, D₁-Trisomie--Syndrom) Patau's syndrome, trisomy 13-15 *od* D₁, trisomy syndrome
Patch-Test *m imm* patch test
Patella *f* (Kniescheibe) patella, *pl* patellae (pə'teli:), knee-cap / leicht luxierende ⮑ slipping p. / tanzende ⮑ floating p. ⮑**entfernung** *f chir* patellectomy ⮑**fraktur** *f* fracture of the patella
patellar (Kniescheiben-) patellar ⮑**fixation** *f* patellapexy ⮑**klonus** *m* patellar clonus (ou), trepidation sign ⮑**phänomen** *n* patellar reflex, knee jerk ⮑**reflex** *m* knee jerk (kj), patellar reflex ⮑**sehne** *f* patellar tendon ⮑**sehnenabriß** *m* detachment of the patellar tendon ⮑**sehnenreflex** *m* (PSR) *s* ⮑reflex
Patellektomie *f* (Kniescheibenresektion) *chir* patellectomy
Paternität *f* (Vaterschaft) paternity
Paterson ('pætəsn)**-Körperchen** *n* Paterson corpuscule
Patho|- (*Vors*) (Krankheit *betr*) patho- ('pæθo) (*Vors*) ⮑**gen** *n* pathogen, pathogenic agent **~gen** pathogenic ('dʒenik), pathogenetic (e) / nicht ~ non-pathogenic ⮑**genese** *f* pathogenesis, [a]etiopathology **~genetisch** pathogenetic (e), pathogenous (ɔ) ⮑**genie** *f* pathogeny (ɔ) ⮑**genität** *f* pathogenicity (i)
Pathogenitäts|abschwächung *f* decrease in pathogenicity (i) **~geschwächt** *bakt* of weak pathogenicity
Patho|gnomie *f* pathognomy (ɔ) ⮑**gnomik** *f s* Pathognomie **~gnomonisch** pathognomonic (ɔ), pathognostic **~gnostisch** *s* ~gnomonisch ⮑**graphie** *f* pathography (ɔ) ⮑**klise** *f* pathoclisis (i) ⮑**loge** *m* pathologist (ɔ)
Pathologie *f* pathology *allgemeine* ⮑ general p. *embryonale* ⮑ embryopathology *experimentelle* ⮑ experimental p. *physiologische* ⮑ physiologic[al] (ɔ) p. *spezielle* ⮑ special (e) p. *vergleichende* ⮑ comparative (æ) p.
pathologisch pathologic[al] (ɔ); abnormal **~physiologisch** physiopathologic[al] (ɔ)
Patho|mechanismus *m* pathogenetic mechanism ⮑**metabolismus** *m* pathometabolism (æ) ⮑**mimie** *f* (Larvierung einer Krankheit durch für eine andere

sprechende Symptome) pathomimia (i), pathomimicry (i), pathomimesis (i:) ⮑**morphose** *f* pathomorphism, pathomorphology ⮑**neurose** *f* pathoneurosis **~phil** pathophilic ⮑**phobie** *f* (Krankheitsfurcht) pathophobia, dread (e) of disease ⮑**physiologie** *f* pathophysiology, pathologic[al] physiology **~physiologisch** pathophysiologic[al] (ɔ) **~plastisch** pathoplastic ⮑**psychologie** *f* pathopsychology (,pæθosai'kɔlədʒi)
Patient[in] *m* [*f*] patient ('peiʃənt); case: subject / ambulanter ⮑ out-patient / bettlägeriger ⮑ bed-case / im Gips liegender ⮑ immobilised-fracture (æ) patient (ei) / klinischer ⮑ in-patient / poliklinischer ⮑ out-patient / stationärer ⮑ in-patient
Patienten|buch *n* (des Arztes) case book ⮑**gut** *n od* **-material** *n* case material (iə), patient population ⮑**serum** *n* patient's serum
patroklin patroclinous (ai)
Patrone *f pharm* cartridge
patropositiv patropositive (ɔ)
Patschuli *n* patchouli (pæ'tʃu:li) ⮑**öl** *n pharm* patchouli oil
Patulin *n* patulin ('pætjulin)
Pauke *f s* Paukenhöhle
Pauken|- tympanic ⮑**bein** *n* tympanic bone ⮑**boden** *m* floor of the tympanum ⮑**dach** *n* roof of the tympanum, tegmen tympani ⮑**fell** *n* tympanic membrane ⮑**fenster** *n* fenestra cochleae ('kɔklii:) ⮑**gang** *m* tympanic canal (æ) ⮑**höhle** *f* (Mittelohr) tympanic cavity (æ), drum cavity / innerhalb der ⮑ befindlich intratympanic
Paukenhöhlen|- tympanic (æ) ⮑**arterie** *f* (Arteria tympanica (*PNA*)) tympanic artery ⮑**blutung** *f* h[a]ematotympanum, h[a]emorrhage (e) into the tympanic cavity ⮑**boden** *m* solum (ou) tympani ⮑**dach** *n* (Tegmen tympani (*PNA*)) tegmen tympani, roof of the tympanum ⮑**decke** *f* tegmen tympani ⮑**enge** *f* isthmus ('isməs) of the tympanum ⮑**erguß** *m* hydromyrinx ('maiəriŋks) ⮑**eröffnung** *f chir* attico-antrotomy ⮑**kanälchen** *n* (Canaliculus tympanicus (*PNA*)) canaliculus for the tympanic nerve ⮑**nerv** *m* (Nervus tympanicus (*PNA*)) tympanic nerve ⮑**probe** *f* auricular (i) docimasia (ei) ⮑**rinne** *f* tympanic groove ⮑**röhrchen** *n* tympanic cavity wash tube ⮑**schleimhaut** *f* mucous (ju:) lining (ai) of the tympanum
Pauken|saite *f* (Chorda tympani) chorda tympani ⮑**tasche** *f* recess *od* pouch of the tympanic membrane ⮑**treppe** *f* (Ohr) scala (ei) tympani
Paul-Bunnell ('pɔ:l-'bʌnəl)**-Reaktion** *f* Paul-Bunnel reaction
Pause *f* pause (pɔ:z) / diastolische ⮑ diastolic (ɔ) p. / kompensatorische ⮑ compensatory p. / refraktäre ⮑ refractory period (iə)
Pavillon *m* pavilion (i)
Pavor *m* (Angst) pavor (ei) ⮑ *nocturnus* *m* pavor (ei) nocturnus (ə:), nightmare, night terrors (*pl*)
Payr ('paiər)**-Klemme** *f* Payr's clamp ⮑**-Syndrom** *n* (Doppelflinten-Syndrom) splenic flexure syndrome, Payr's syndrome
PB = Prämolarenbreite *f* premolar width
Pb = Blei *n* lead, Pb

PBF = Plasmabindungsfaktor *m* plasmatic binding factor (PBF)
PBG = Porphobilinogen *n* porphobilinogen, PBG
Pb-GW = *radiol* Bleigleichwert *m* lead equivalent
PBJ = proteingebundenes Jod *n* protein-bound iodine (PBI)
P-Blutfaktorensystem *n* P blood group system
PBR = Paul-Bunnell-Reaktion *f* Paul--Bunnell reaction
PBZ = primär-biliäre Zirrhose *f* primary biliary cirrhosis
PC = Papierchromatographie *f* paper chromatography, PC
PCB = polychlorierte Biphenyle *n pl* polychlorobiphenyls, PCB
PCB-Nährboden *m* = (Nährboden aus Kartoffeln, Karotten, Rindergalle *u* Agar) PCB agar
PCF = Konversionsfaktor des Prothrombins prothrombin conversion factor, PCF
PCG = Phonokardiogramm *n* phonocardiogram, PCG
P-Congenitale P congenitale
PCP = primär-chronische Polyarthritis *f* primary chronic polyarthritis
PCS = Perchlorsäure *f* perchloric acid, PCA
PCT = Plasmakrit-Test plasmacrit test, PCT / = Porphyria cutanea tarda
Pd = Palladium *n* palladium, Pd
pDAB = p-Dimethylaminobenzaldehyd *m* dimethylaminobenzaldehyde
pdpt = Prismendioptrie *f* prism diopter, pdpt
PE = Papierelektrophorese *f* paper electrophoresis / = Probeexzision *f* exploratory excision / = Phosphoryl-ethanolamin *n* phosphoryl ethanolamine
p.E. = parenterale Ernährung *f* parenteral feeding
Peak *m chrom* peak **2-Breite** *f chrom* peak width **2-Fläche** *f chrom* peak area
Péan (pe'ã) *m* (Péan-Klemme) *chir* Péan's forceps *pl*
Pearson ('piəsən)**-Bett** *n* Pearson's bed
Pecazin *n* (WHO) (Mepazin) mepazine ('mepəzi:n) (USP)
Pech *n* pitch, bitumen (ju:) **~artig** piceous ('paisjəs) **2blende** *f chem* pitchblende (i) **~farbig** pitch-colo[u]red (ʌ) **2haut** *f* acne picealis (ei) **2pflaster** *n pharm* plaster (a:) of pitch **~schwarz** pitch-black **2stuhl** *m* piceous (ai) stools
pectanginös anginal
Pecten *n* (Kamm, Grat) *anat* pecten (e)
pectoral *s* pektoral **2is** *m* (Muskel) pectoralis (ei) muscle
Pectus *n* (Brustkorb) pectus, thorax (ɔ:), chest / **2** carinatum (Hühnerbrust) pigeon ('pidʒən) od chicken breast / **2** excavatum (Trichterbrust) pectus excavatum (ei), funnel (ʌ) breast
pedal (zum Fuß gehörig) pedal (e)
Pediculosis *f* (Verlausung, Läusebefall) pediculosis, infestation with lice
Pediculus *m* (Laus) pediculus, *pl* pediculi (pi'dikjulai), louse, *pl* lice **2** *capitis* (Kopflaus) p. capitis (æ), head louse **2** *corporis* (Kleiderlaus) p. corporis, body louse **2** *pubis* (Filzlaus) p. pubis, crab louse **2** *vestimenti* (Kleiderlaus) body louse
Pedikulose *f s* Pediculosis

Pedunculus *m* (Stiel) peduncle (ʌ), pedicle (e)
PEG = *röntg* Pneumoenzephalographie *f* pneumo-encephalography, PEG / = *chem* Polyaethylenglykol *n* polyethyleneglycol, PEG
Pegel *m* level (e)
peitschen (geißeln) to flagellate ('flædʒəleit), to flog **2** *n* (Geißelung) flogging, flagellation **~förmig** flagelliform (flæ'dʒelifɔ:m) **2hieb-Syndrom** *n* (Median-Syndrom, Peitschenschlagtrauma) whiplash syndrome **2schlageffekt** *m* whiplash effect **2schlagtrauma** *n* whiplash syndrome **2schlagverletzung** *f* whiplash injury **2wurm** *m* whipworm, Trichuris (juə) trichiura (ju:) **2wurmbefall** *m od* **-Krankheit** *f* trichuriasis, trichuris (juə) infection, trichocephaliasis (ai)
pejorativ (schlechter werdend) pejorative (i:)
pektanginös anginose ('ændʒinous), anginal (ai)
Pektin *n* pectin
Pektisation *f* pectisation
pektoral (Brust *betr*) pectoral, thoracic (æ) **2fremitus** *m* pectoral fremitus (e)
Pektoriloquie *f* pectoriloquy (,pekto'rilokwi)
Pelargonsäure *f chem* pelargonic (ɔ) acid, nonanoic acid
Pelger-Huet ('pelgər-hy:'ɛt)**-Kernanomalie** *f* Pelger-Huet anomaly, Pelger's nuclear anomaly
Pelidisizahl *f* (Pirquet-Gewichtsformel) pelidisi (peli'di:si)
Peliosis *f* peliosis, purpura (ə:)
Pelizaeus-Merzbacher (peli'tsɛ:us-'mertsbaxər)**-Syndrom** *n* (Aplasia axialis extracorticalis congenita) Pelizaeus--Merzbacher syndrome, Merzbacher--Pelizaeus disease, familial centrolobar sclerosis
Pellagra *n* (Maisesserkrankheit) Italian leprosy (e), Lombardy leprosy, pellagra (æ), maidism (ei) / **2** der Haut pellagrosis **2-** pellagral (æ), pellagrose (æ), pellagrous (æ) **2abwehrfaktor** *m* pellagra preventing factor **~erzeugend** pellagragenic ('dʒenik) **~krank** pellagrous (æ), pellagrose (æ), suffering from pellagra **2kranker** *m* pellagrin (æ) **2schutzstoff** *m* antipellagra factor, PP factor, pellagra-preventive factor (PPF)
pellagrös *s* Pellagra-
Pellet *n pharm* pellet
Pellicula *f* (Häutchen) pellicle (e) **2-** pellicular (i), pelliculous
Pelluzität *f s* Transparenz
Pelotte *f* (für Bruchband) truss pad
Pelveoperitonitis *f s* Pelviperitonitis
Pelvi|graphie *f röntg* X-ray pelvimetry (i) **2meter** *n* (Beckenmesser) pelvimeter (i) / (schreibendes) pelvigraph **2metrie** *f* (Beckenmessung) pelvimetry (i)
pelvin pelvic
Pelvio|plastik *f chir* (Beckenplastik) pelvioplasty **~rektal** pelvirectal **2stomie** *f* pelviostomy **2tomie** *f* pelviotomy
Pelviperitonitis *f* (Beckenbauchfellentzündung) pelvic peritonitis
Pelvis *f* (Becken) pelvis, *pl* pelves ('pelvi:z) *od* pelvises
pelvi|sakral (Becken *u* Kreuzbein *betr*) pelvisacral (ei) **~trochanterisch** pelvitrochanterian (,troukæn'tiəriən) **2zel-**

lulitis *f* pelvicellulitis **2zephalographie** *f röntg* pelvicephalography (ɔ) **2zephalometrie** *f röntg* pelvicephalometry (ɔ)
Pelyko|- (*Vors*) (Becken *betr*) pelyco- (e) (*Vors*), pelvi- (*Vors*) **2tomie** *f* pelviotomy
Pelz *m* fur **2angst** *f* (Angst vor Tierhäuten u. Pelzen) *ps* doraphobia **~artig** (Belag) furry (ə:) **~ig** (wie Pelz, mit Pelz belegt) furred, furry / (Glieder, Zähne) numb (nʌm) / (Zunge) furred / (Gefühl) furry
Pemolin *n* (PIO) pemoline
pemphigoid pemphigoid
Pemphigus *m* (Blasenausschlag) pemphigus / akuter **2** blister fever, pemphigus acutus / **2** neonatorum pemphigus neonatorum **~artig** pemphigoid
Penatin *n* penatin (e)
Pendel *n* pendulum, *pl* pendula **2achstiefe** *f röntg* depth of pendulum axis **~artig** pendular **2bestrahlung** *f röntg* pendulum therapy *od* irradiation **2bewegung** *f* pendular movement **~förmig** pendulous **2gang** *m* paralytic (i) gait (ei) **2herz** *n* (Tropfenherz) drop heart, pendulous heart **~nd** (sich pendelartig bewegend) pendular, pendulous **2nystagmus** *m* oscillating *od* undulatory (ʌ) *od* vibratory (ai) nystagmus **2rhythmus** *m* floetal (i:) rhythm, tic-tac rhythm **2winkel** *m röntg* pendulum angle
Pendschabeule *f s* Orientbeule
Penetrabilität *f* penetrability
penetrieren to penetrate (e) **2** *n* penetration **~d** (durchdringend) penetrating, piercing (iə)
Penicill|amin *n* (WHO) penicillamine (peni'silami:n) (BP, USP) **2ansäure** *f* penicillanic (æ) acid **2ensäure** *f* penicillenic acid
Penicillin *n pharm* penicillin (*s a* Penizillin) **2** *I* **2** F **2** *II* **2** G **2** *III* **2** X **2** *IV* **2** K **2** V phenoxymethyl penicillin, penicillin V (BP) **2** *V-Calcium* phenoxymethylpenicillin calcium (BP) **2** *V-Kalium* potassium phenoxymethylpenicillin (USP), phenoxymethylpenicillin potassium (BP) **2** *AT* **2** *O* **2** *B* phenethicillin (BPCA) **2** *E* 2-pentenylpenicillin **2** *G* (Benzylpenicillin (WHO)) benzylpenicillin (BP), penicillin G (BP) **2** *G-Kalium* ((DAB) Benzylpenicillin-Kalium) benzylpenicillin potassium (BPC, EP, USP), potassium penicillin G (USP) **2** *G-Natrium* (DAB) (Benzylpenicillin-Natrium (DAB)) benzylpenicillin sodium (EP), penicillin G sodium **2** *K* methylpenicillinic acid **2** *MPI* (Oxacillin) oxacillin **2** *MV* phenethicillin (BPCA) **2** *N* penicillin N, cephalosporin N **2** *O* penicillin O, allylmercapto-methylpenicillin **2** *P12* oxacillin **2** *X* penicillin III *od* X, p-hydroxybenzylpenicillin **2-Benethamin** *n* (WHO) benethamine penicillin (BPC)
Penicill|ium *n* (Schimmelpilz) Penicillium **2iumbefall** *m* penicilliosis **2oat** *n* penicilloate **2o[in]säure** penicilloic acid **2oyl** *n* penicilloyl **2oyl-Polylysin** *n* penicilloyl polylysin (PPL)
Penis *m* (männliches Glied) penis (i:), *pl* penes ('pi:ni:z), male organ, mentula **abgebogener 2** clubbed p. **abnorm großer 2** megalopenis **abnorm kleiner 2** microphallus, micropenis **2** *captivus* (durch Vaginismus festgehaltener Pe-

nis) p̲e̲nis (i:) captivus (ai) **Doppelanlage des** ⅃ diph̲a̲llia (dai'fæliə) ⅃ **erectus** er̲e̲ct p. **flacher** ⅃ p. palm̲a̲tus (ei) **vom Hodensack eingeschlossener** ⅃ webbed p. **sehr grosser** od **langer** ⅃ macroph̲a̲llus **in der Vagina festgehaltener** ⅃ p. captivus (ai) ⅃- p̲e̲nial (i:), p̲e̲nile (i:) ⅃ **u. Skrotum** betr. p̲e̲noscr̲o̲tal (ou) ⅃**absetzung** f s ⅃**amputation** ⅃**amputation** f p̲e̲otomy, phall̲e̲ctomy ⅃**bruch** m rupture (ʌ) of the er̲e̲ct p̲e̲nis ⅃**einführung** f sex intromi̲ssion ⅃**entzündung** f pen̲i̲tis, phall̲i̲tis ⅃**geschwür** n ̲u̲lcer on the p̲e̲nis, p̲e̲nile ̲u̲lcer ⅃**hypoplasie** f microp̲e̲nis, microph̲a̲llus ⅃**induration** f p̲e̲nis pl̲a̲sticus, Peyron̲i̲e's (pərɔ'ni:z) dis̲e̲ase ⅃**karzinom** n cancer of the p̲e̲nis ⅃**klemme** f p̲e̲nile clamp ⅃**körper** m ⅃**schaft** ⅃**lähmung** f caulopl̲e̲gia (i:) ⅃**neid** m ps p̲e̲nis ̲e̲nvy ⅃**neuralgie** f phall̲a̲lgia (fæ'læld3iə), phallod̲y̲nia (i) ⅃**operation** f phall̲o̲tomy ⅃**plastik** f chir phalloplasty ⅃**schaft** m (Corpus penis (PNA)) body of the p̲e̲nis ⅃**schmerz** m phall̲a̲lgia (æ), phallod̲y̲nia (i) ⅃**ulzeration** f ulcer̲a̲tion on the p̲e̲nis ⅃**wurzel** f (Radix penis (PNA)) root of the p̲e̲nis ⅃**zupfen** n pseudomasturb̲a̲tion ('sju:do-), peotillom̲a̲nia (ei)
Pen̲i̲tis f pen̲i̲tis
Penizillam̲i̲n n pharm penicill̲a̲mine (æ)
Penizill̲i̲n n pharm penicillin s Penicillin ⅃- penicillin ⅃**abus** n indiscr̲i̲minate (i) use of penicillin ⅃**ase** f penicillinase (i) ⅃**asefest** res̲i̲stant to penicillinase ⅃**behandlung** f penicillin therapy od treatment ~**empfindlich** penicillin-s̲e̲nsitive, s̲e̲nsitive to penicillin ⅃**puder** m pharm penicillin powder ~**resistent** penicillin-res̲i̲stant, res̲i̲stant to penicillin, penicillin-fast ⅃**spiegel** m penicillin l̲e̲vel (e) ⅃**stoß** m high initial (i) dose of penicillin ~**unempfindlich** penicillin-insensitive ⅃**zerstäuber** m penicillin spray ~**zerstörend** penicillin-destroying
Peno-dodecinium-bromid n (WHO) dom̲i̲phen br̲o̲mide ('dɔmifen 'broumaid) (BPCA)
Penta|- (Vors) (fünf) p̲e̲nta-, pent- (Vors) ~**daktyl** five-toed ⅃**erythrit-tetranitrat** n (WHO) pentatetran̲i̲trate (ai) [(NF), d̲i̲luted (BPC)] ⅃**gastrin** n (WHO) pentagastrin (æ) (BP) ⅃**kosanosäure** f (Tetrakosankarbonsäure) pentacosanic acid ⅃**methonium** n (WHO) pentameth̲o̲nium (ou) ⅃**methylentetrazol** n (DAB) (Pentetrazol) leptazol ('leptazol) (BP), pentamethylenetetrazole ⅃**midin** n pharm pentam̲i̲dine (æ)
Pent̲a̲n n (EP, DAB) p̲e̲ntane (EP, USP)
Penta|**stomida** n pl pentast̲o̲mida (ou) ⅃**stomum** n Pentastoma ⅃**trichomonas** f Pentatrichomonas (triko'mounæs) ⅃**vakzine** f (Typhus, Paratyphus A u. B, Cholera, Maltafieber) pentavaccine ('væksi:n) ⅃**valent** n genet pentav̲a̲lent
Pentd̲y̲opent n pentd̲y̲opent (ai)
Pent̲e̲nsäure f pent̲e̲nic (e) acid
Pentetrazol n (DAB, EP, WHO) (Pentamethylentetrazol (DAB)) leptazol ('leptazol) (BP), pentetrazol (EP)
Pento|**barbitalnatrium** n (EP) pentobarbitone s̲o̲dium (EP, BP), pentobarbital s̲o̲dium (BP, USP) ⅃**barbital**|**um** n (EP)] pentobarbitone (EP) ⅃**barbitalum natricum** n (EP) pentobarbitone s̲o̲dium (EP, BP) ⅃**liniumtartrat** n (Pentoloniumtartrat (WHO)) pentolin-

ium t̲a̲rtrate (BP) ⅃**loniumtartrat** n (WHO) pentol̲i̲nium t̲a̲rtrate (BP)
Pent̲o̲se f chem pentose ('pentous)
Pentosur̲i̲e f pentos̲u̲ria (juə)
Pent̲o̲xyd n chem pent̲o̲xide
Pentoxyver̲i̲n-citr̲a̲t n (WHO) carbetap̲e̲ntane citrate ('ka:betə'pentein 'sitreit) (NF)
Pentyl̲e̲n n chem amylene
P-Enzym = α-Glukan-phosphoryl̲a̲se f P ̲e̲nzyme, glyc̲o̲gen phosph̲o̲rylase
Peotilloman̲i̲e f (Pseudomasturbation) (bes bei Kindern) peotillom̲a̲nia ('pi:o,tilo'meiniə)
Peotom̲i̲e f pe̲o̲tomy
PEP = Phosphoen̲o̲lpyruvat n phospho-̲e̲nol-pyruvate, PEP
Peps̲i̲n n (DAB) pepsin ⅃- peptic, pepsic ⅃**drüse** f (Fundusdrüse) p̲e̲ptic gland ~**erzeugend** pepsin̲o̲genous (ɔ), peptog̲e̲nic (e), peptog̲e̲nous (ɔ) ~**haltig** containing p̲e̲psin, pepsin̲i̲ferous (i) ~**isieren** to p̲e̲psinate ⅃**mangel** m hypopeps̲i̲nia (i) / (völliger) anapepsia ⅃**nachweis** m p̲e̲psin test ⅃**ogen** n chem peps̲i̲nogen (i), propepsin ⅃**präparat** n pharm preparation containing p̲e̲psin ~**produzierend** pepsin̲o̲genous (ɔ) ⅃**überproduktion** f hyperpeps̲i̲nia (i) ⅃**urie** f pepsin̲u̲ria (juə) ⅃**wein** m pharm p̲e̲psin wine, vinum pepsini
Pept̲a̲se f pept̲a̲se ('pepteis)
Pept̲i̲d n chem peptide ('peptaid) ⅃**ase** f chem p̲e̲ptidase ('peptideis) ⅃**hydrolase** f p̲e̲ptide hydrolase ~**spaltend** peptid̲o̲lytic (i)
Pept|**isation** f peptis̲a̲tion ⅃**isator** m p̲e̲ptising agent (ei), peptiser ~**isch** p̲e̲ptic, p̲e̲psic ~**isieren** to p̲e̲ptise ⅃**isierung** f peptis̲a̲tion
pepto|**gen** peptog̲e̲nic (e), peptog̲e̲nous (ɔ) ⅃**lyse** f peptol̲y̲sis (ɔ) ~**lytisch** peptol̲y̲tic (i)
Pept̲o̲n n chem p̲e̲ptone / ⅃ aus Cas̲e̲in pancre̲a̲tic di̲ge̲st of cas̲e̲in / ⅃ aus Sojamehl pap̲a̲ic di̲ge̲st of soya bean ⅃- peptonic (ɔ) ~**ähnlich** peptonoid ⅃**ämie** f pepton[a]̲e̲mia (i:) ~**erzeugend** peptog̲e̲nic (e) ~**haltig** peptonic (ɔ) ~**isieren** to p̲e̲ptonise ⅃**isierung** f peptonis̲a̲tion ⅃**lösung** f p̲e̲ptone sol̲u̲tion / in ⅃ züchtbar peptoph̲i̲lic (i) ⅃**spaltung** f peptonol̲y̲sis (ɔ) ⅃**urie** f peptonu̲ria (juə) **enterogene** ⅃ enterog̲e̲nous (ɔ) p. **hepatogene** ⅃ hepatog̲e̲nous (ɔ) p. **nephrogene** ⅃ nephrog̲e̲nic (e) p. **puerperale** ⅃ puerp̲e̲ral p. **pyogene** ⅃ pyog̲e̲nic (e) p. ⅃**wasser** n peptone
Per|**acephalus** m perac̲e̲phalus ~**akut** perac̲u̲te, hyperac̲u̲te ~ **anum** (rektal) rectally, per ̲a̲num ('einəm) ⅃**azidität** f hyperac̲i̲dity (i) ⅃**borat** n chem perbor̲a̲te (ɔ:) ⅃**borsäure** f chem perb̲o̲ric (ɔ:) acid ⅃**cain** n pharm perc̲a̲in (pə'kein) ⅃**carbamid** n percarb̲a̲mide ⅃**chlorat** n chem perchl̲o̲rate (ɔ:) ⅃**chloräthylen** n tetrachloro̲e̲thylene ⅃**chlorsäure** f ((DAB) Acidum perchloricum, Überchlorsäure) chem perchl̲o̲ric (ɔ:) acid (EP) ~**cutan** percut̲a̲neous (ei) ⅃**essigsäure** f perac̲e̲tic (i:) acid ⅃**flation** f (Durchblasung der Tuben) perfl̲a̲tion of the tubes ~**forans** (perforierend) perforating, p̲e̲rforans (ɔ:) ⅃**foration** f (Durchbruch) perfor̲a̲tion
Perforations|**geräusch** n perfor̲a̲tion sounds ⅃**instrument** n (Schädel des Fet) transfor̲a̲tor, p̲e̲rforator ⅃**peritonitis** f

p̲e̲rforative periton̲i̲tis ⅃**stelle** f place of perfor̲a̲tion ⅃**ulkus** n p̲e̲rforating ̲u̲lcer ⅃**verschluß** m clos̲u̲re ('klou3ə) of a perfor̲a̲tion ⅃**wunde** f p̲e̲rforating wound (u:)
Perfor|**ator** m p̲e̲rforator ⅃**atorium** n (Perforationsinstrument) chir p̲e̲rforator ~**ieren** to p̲e̲rforate ~**ierend** p̲e̲rforating, p̲e̲netrating (e) / by perfor̲a̲tion ~**iert** p̲e̲rforated
perfund̲i̲eren to perf̲u̲se
Perfus̲i̲on f perf̲u̲sion ⅃**sszintigramm** n radiol perf̲u̲sion scan ⅃**sszintigraphie** f perf̲u̲sion scanning od imaging
Pergam̲e̲nt n p̲a̲rchment ~**artig** (z B Haut) p̲a̲rchment, papyr̲a̲ceous ('reifəs) ⅃**fet** m (Papierfet) papyr̲a̲ceous f[o]̲e̲tus (i:), f[o]̲e̲tus compr̲e̲ssus ⅃**haut** f paper od p̲a̲rchment skin ⅃**kind** n papyr̲a̲ceous f[o]̲e̲tus ⅃**knistern** n s ⅃**knittern** ⅃**knittern** n (Eierschalenknittern) p̲a̲rchment cr̲a̲ckling ⅃**schanker** m p̲a̲rchment ch̲a̲ncre ('fæŋkə)
Perhydr̲o̲l n h̲y̲drogen (ai) per̲o̲xide, p̲e̲rhydrol (ai)
Peri- (Vors) (um, herum) p̲e̲ri- (e) (Vors) ⅃**adenitis** f periaden̲i̲tis ~**adventitial** (außerhalb der Adventitia gelegen) periadvent̲i̲tial (i) ⅃**alienitis** f (Entzündung um einen Fremdkörper) perialien̲i̲tis ('peri,eiljə'naitis), perixen̲i̲tis (ze'naitis) ~**anal** peri̲a̲nal (ei) ⅃**angiitis** f periangi̲i̲tis (ændʒi'aitis) ⅃**angiocholitis** f periangiochol̲i̲tis ('peri,ændʒioko'laitis) ~**antral** periantral ('æntrəl) ⅃**aortitis** f peri-aort̲i̲tis (,eiɔ:'taitis) ~**apikal** dent peri̲a̲pical (æ) ⅃**apikalabszess** m dent peri̲a̲pical abscess ~**appendikulär** (um den Wurmfortsatz herum gelegen) periappend̲i̲cular (i) ⅃**appendizitis** f periappend̲i̲citis ~**arteriell** periart̲e̲rial (iə) ⅃**arteritis** f periart̲e̲ritis / ⅃ nodosa polyart̲e̲ritis nod̲o̲sa, Kussmaul-Meyer ('kusmaul-'maiər) syndrome ⅃**arthritis** f periarthr̲i̲tis / ⅃ humeroscapularis (Duplay-Syndrom) periart̲i̲cular fibros̲i̲tis, frozen shoulder, Dupl̲a̲y's (dy'plez) syndrome od burs̲i̲tis ~**arthritisch** periarthr̲i̲tic (i) ~**artikulär** periart̲i̲cular ~**atrial** periatrial (ei) ~**aurikulär** periaur̲i̲cular (i), peri̲o̲tic (ou) ~**axial** peri̲a̲xial ~**axillär** peri̲a̲xillary ~**azinös** peri̲a̲cinal (æ), peri̲a̲cinous ⅃**blepsis** f ps peribl̲e̲psis ~**bronchial** peribr̲o̲nchial ~**bronchiolär** peribr̲o̲nchiolar (ou) ⅃**bronchiolitis** f peribronchiol̲i̲tis ⅃**bronchitis** f peribronch̲i̲tis ~**bulbär** perib̲u̲lbar (ʌ) ~**bursal** (um einen Schleimbeutel herum gelegen) perib̲u̲rsal ⅃**card** n s ⅃**kard** ~**cardial** s ~**kardial**
peri|**carditis** f s ~karditisch ⅃**cardium** n s Perikard ⅃**carpium Aurantii** n ((DAB) Pomeranzenschale (DAB)) dried bitter-orange peel (BP) ⅃**centese** f s ⅃**zentese** ⅃**cholangitis** f pericholang̲i̲tis (,kɔlæn'dʒaitis) ~**cholezystisch** (um die

Gallenblase herum liegend) pericholecystic (,kɔli'sistik) ‹cholezystitis f pericholecystitis (,kɔlisis'taitis) ~chondral perichondral ‹chondritis f perichondritis ~chondritisch perichondritic (i) ‹chondrium n (Knorpelhaut) perichondrium ~choroidal perichoroidal ‹colitis f pericolitis ‹colpitis f pericolpitis ~conchal (um eine Muschel herum gelegen) periconchal ~corneal pericorneal ‹cranitis f pericranitis ‹cranium n pericranium (ei), cranial (ei) periosteum ‹cystitis f pericystitis ‹cyt m pericyte (e) ‹deferentitis f perideferentitis ‹dektomie f peridectomy ~dendritisch peridentritic (i) ~dental dent peridental ‹dentitis f dent peridentitis ‹derm n embr epitrichium (i) ‹diastole f prediastole (pri:dai'æstoli) ~diastolisch prediastolic (ɔ) ‹didymitis f peridydymitis ‹dontiumerkrankung f dent parodontopathy (ɔ) ~duktal (um einen Gang gelegen) periductal (ʌ), periductile ('dʌktail) ‹duodenitis f periduodenitis (,dju:odi'naitis) ~dural peridural (juə) ‹duralanästhesie f peridural ('djuərəl) an[a]esthesia (i:) ‹durographie f röntg peridurography (ɔ) ‹encephalitis f periencephalitis ‹endotheliom n periendothelioma (θi:li'oumə) ‹enteritis f perienteritis ‹enzephalographie f röntg periencephalography (ɔ) ~fistulär perifistular ~fokal perifocal ‹folliculitis f (Entzündung um einen Haarbalg herum) perifolliculitis ~follikulär perifollicular (i) ~ganglär periganglionic ‹ganglitis f perigangliitis ~ganglionär periganglionic ~gastrisch perigastric ‹gastritis f (Entzündung des Bauchfellüberzugs des Magens) perigastritis ~glandulär periglandular ~hepatisch perihepatic ‹hepatitis f (Entzündung des Bauchfellüberzugs der Leber) perihepatitis, parahepatitis ~hernitär perihernial, periherniary ~insulär peri-insular ‹jejunitis f perijejunitis (,dʒedʒu:'naitis) ~kapillär pericapillary (æ) ~kapsulär pericapsular Perikard n (Herzbeutel) pericardium ‹ u. Pleura betr. pericardiopleural (uə) ‹ u. Zwerchfell betr. pericardiophrenic (e) ‹affektion f pericardosis ‹ektomie f pericardiectomy ‹entfernung f pericardiectomy ‹erguss m fluid from the pericardial space ‹eröffnung f pericardiotomy ‹flüssigkeit f pericardial fluid perikardial pericardial, pericardiac ‹blutung f h[a]ematopericardium ('hemǝto-), h[a]emopericardium ('hi:mo-) ‹erguß m pericardial effusion ‹fett n pericardial fat ‹fistelanlegung f chir pericardiostomy ‹flüssigkeit f pericardial fluid (u) ‹geräusch n pericardial murmur (ə:) / systolisches u. diastolisches ‹ to-and-fro murmur ‹höhle f pericardial cavity (æ) ‹naht f chir pericardiorrhaphy (,ka:di'ɔrəfi) ‹punktion f s Perikardpunktion ‹reiben n frolement (froul'mʌn), dry pericarditis ‹sack m pericardium, heart sac ‹wasser n pericardial fluid (u) Perikard|iektomie f pericardiectomy ‹iolyse f chir pericardiolysis (ɔ) ‹iotomie f (Herzbeuteleröffnung) chir pericardiotomy Perikarditis f (Herzbeutelentzündung) pericarditis adhäsive ‹ adhesive (i:) p. akute septische ‹ acute (ju:) septic p. bakteriell bedingte ‹ bacterial (iə) p.

einengende ‹ constrictive p. eitrige ‹ purulent (juə) p., pyopericarditis ‹ mit Eiter u. Luft od Gas pneumopyopericardium ('nju:mo'paioperi'ka:diəm) exsudative ‹ p. with effusion fibröse ‹ fibropericarditis ‹ fibrinosa fibrinous (ai) p. fleckige ‹ („weiße Flecke") milkspots ‹ mit Gasbildung pneumopericarditis ('nju:mo-) hämorrhagische ‹ h[a]emorrhagic (æ) p. herdförmige ‹ localised p. luetische ‹ syphilitic (i) p. ‹ mit Beteiligung des Mittelfelles mediastinal (ai) p. nasse ‹ p. with effusion, moist p., hydropericardium obliterierende ‹ obliterating (i) p. rheumatische ‹ rheumatic (æ) p. schwielenbildende ‹ p. callosa (ou) serofibrinöse ‹ serofibrinous (iə-ai) p. trockene ‹ dry p. umschriebene ‹ localised p. ‹ u. Myokarditis u. Endokarditis f perimyoendocarditis ('peri'maio,endoka:'daitis) perikard|itisch pericarditic (i) ‹otomie f pericardiotomy ‹punktion f (Herzbeutelpunktion) pericardiocentesis (i:), puncture of the pericardium ‹tumor m pericardial tumo[u]r ‹verdickung f (entzündliche) pachypericarditis ('pæki) ‹verklebung f pericardial adhesion, adhesive (i:) pericarditis ‹verwachsung f s ‹verklebung peri|kolisch pericolic (ɔ) ‹kolitis f pericolitis, pericolonitis ‹kolpitis f (Paravaginitis, Perivaginitis, Entzündung des perivaginalen Gewebes) pericolpitis ~korneal pericorneal ‹kornealring m (Limbus corneae (PNA)) corneal limbus ~kranial pericranial (ei) ‹kranium n pericranium (ei) ~laryngeal perilaryngeal (læ'rindʒiəl) ~laryngitis f perilaryngitis (dʒai) ~lentikulär perilenticular (i) ~lienal (perisplenisch) perisplenic (e) ~ligamentär periligamentous ~ligamentös s ~ligamentär ~lingual periglottic ~lobär perilobar (ou) ‹lymphadenitis f perilymphadenitis ‹lymphangitis f perilymphangitis (,limfæn'dʒaitis) ~lymphatisch perilymphatic ‹lymphe f (Labyrinthwasser) perilymph ‹mastitis f perimastitis ~medullär perimedullary (ʌ) ‹meningitis f perimeningitis (,menin'dʒaitis) ‹meter n (Gesichtsfeldmesser) perimeter (i) ‹metrie f (Gesichtsfeldmessung) perimetry (i) ~metrieren to measure (e) the visual field ~metrisch perimetric (e) ‹metritis f perimetritis ~metritisch perimetritic (i) ‹metrium n perimetrium (i:) ‹mysium n (Muskelscheide) perimysium (i), sheath of a muscle / ‹ externum epimysium (i) ‹mysiumperimysial (i) ~natal (siebenter Monat der Schwangerschaft bis zur ersten Lebenswoche einschließlich) perinatal (ei) ‹natalmortalität f perinatal mortality (æ) ‹nataltod m perinatal death ‹natologie f perinatal medicine, perinatology perineal (Damm-) perineal (i) ‹abszeß m perineal od ischiorectal abscess ‹bruch m ischiorectal ('iskio-) od perineal hernia ‹gegend f perineal region, perineum (i:) ‹gewebe n perineal tissue / im ‹ gelegen intraperineal ‹hernie f (Dammbruch) perineocele (peri'ni:osi:l) Perineauxesis f perineauxesis ('perinio:k'si:sis) Perineo|- (Vors) perineo- (i) (Vors),

perineal (i) ‹kolporrhaphie f perineocolporrhaphy (peri'ni:okɔl'pɔrəfi) ‹plastik f perineoplasty (i:) ‹rrhaphie f (Dammnaht) perineorrhaphy (,perini'ɔrəfi), perineosynthesis ('sinθisis) ~skrotal perineoscrotal (ou) ‹tomie f (Dammschnitt) perineotomy ~vaginal perineovaginal (və'dʒainəl) ‹zele f (Dammbruch) perineal hernia Peri|nephritis f (Nierenkapselentzündung) perinephritis ‹nephrium n (Nierenkapsel) perinephrium ‹neum n (Perinäum, Damm) perineum (i:) ‹neum- perineal (i) ~neural perineural (juə) perineuritis f ‹neuritis ~neuritisch perineuritic (i) ‹neurium n anat perineurium (juə) ‹neurium- perineurial (juə) ~nuklear perinuclear Periode f period (iə) / (Regel) period, menses ('mensi:z), menstruation / ausgefallene od weggebliebene ‹ missed p. / kritische ‹ climacteric (e) p. / letzte ‹ vor der Empfängnis last menstrual od monthly p. Perioden|ausfall m menischesis (menis-'ki:sis), menoschesis (i:), amenorrh[o]ea (i) ‹beginn m onset of the menses ‹binde f sanitary (æ) towel od napkin ‹blutung f (Regelblutung) menstrual bleeding, menstruation, menses / erste ‹ menarche (me'na:ki) / verzögerte erste ‹ delayed menarche ‹eintritt m s ‹beginn ‹schmerz m menorrhalgia (æ) ‹stockung f suppressed menstruation, amenorrh[o]ea (i) ‹störung f menischesis, menoschesis (i:), menostasia (ei), menostasis (ɔ) periodisch periodic (ɔ) Periodizität f periodicity (i) periodont|al dent periodontal, periodontic ‹itis f (Wurzelentzündung) dent periodontitis, periodontal disease / chronisch-apikale ‹ chronic (ɔ) apical (æ) p. ‹ium n dent periodontium (,perio-'dɔn[ʃ]əm), periodontal membrane ‹ium- periodontal, periodontic ‹iumdegeneration f periodontoclasia (ei) ‹ose f (Wurzelhautaffektion) dent periodontosis Peri|onychie f (Nagelrandentzündung) perionyxis (,perio'niksis) ‹onyx m (PNA) (Nagelhaut am hinteren Nagelwall) perionyx (ou) ‹oophoritis f perioophoritis ('peri-o,ɔfə'raitis), periovaritis ('peri,ouvə'raitis) ‹ophthalmie f periophthalmitis, periophthalmia (æ), capsulitis ~oral perioral (ɔ:), round the mouth ‹orbita f periorbita, periorbit ~orbital periorbital ‹orbititis f periorbititis ‹orchitis f (Vaginalitis) periorchitis ('peri:'kaitis) ‹orchium n periorchium ~ösophageal peri[o]esophageal ('peri-i,sofə'dʒiəl) ‹ösophagitis f peri[o]esophagitis (i,sofə'dʒaitis) Periost n (Knochenhaut, Beinhaut) periosteum ‹- periosteal ‹abszeß m periosteal abscess ~al periosteal, periosteous ‹auswuchs m periosteophyte ('peri'ɔstiofait) ‹elevatorium n chir periosteal od periosteum elevator (e) ‹eom n (Knochenhauttumor) periosteoma ‹eum n (Knochenhaut) periosteum / ‹ cranii pericranium (ei) ‹heber m periosteotome, periosteum elevator (e) ‹itis f (Knochenhautentzündung) periostitis / frühsyphilitische ‹ precocious (ou) p. / ‹ ossificans ossifying p. / ‹ u Ostitis f periostosteitis ('peri'ɔstɔsti'aitis) ~itisch periostitic (i)

ꜩmesser *n* periosteotome, periosteal (ɔ) knife **ꜩnaht** *f* periosteorrhaphy (ɔ) **ꜩose** *f* periostosis **ꜩreflex** *m* periosteal reflex **ꜩsarkom** *n* periosteal sarcoma **ꜩschlauch** *m* cover of the periosteum **ꜩspaltung** *f chir* periosteotomy **ꜩverdickung** *f* periosteal thickening
peri|ovar periovarian (ɛə) **ꜩovariitis** *f* peri-oophoritis (ou,ɔfə'raitis), periovaritis **ꜩovariosalpingitis** *f* peri-oophorosalpingitis ('periou'ɔfəro,sælpin'dʒaitis) **~ovulär** periovular (ou), surrounding the ovum (ou) **ꜩpachymeningitis** *f* peripachymeningitis ('pæki,menin-'dʒaitis) **~pankreatisch** peripancreatic **ꜩpankreatitis** *f* peripancreatitis **~papillär** peripapillary (æ) **ꜩpapillärskotom** *n* peripapillary scotoma **ꜩphakitis** *f* periphacitis, periphakitis **~pharyngeal** peripharyngeal
peripher peripheral (e) / ~ wirkend peripheral **~gelegen** (nur Dotter) ectolecithal (e) **ꜩie** *f* periphery (i); peripheral tissues / (Kreis) circumference (ʌ) **~neural** peripheroneural (juə) **~vaskulär** periphero-vascular **ꜩ-Vaskularklemme** *f* peripheral vascular clamp **~wärts** peripheral (i)
Peri|phlebitis *f* periphlebitis / **ꜩ** retinae retinal (e) p. **~phlebitisch** periphlebitic (i) **~phrastisch** periphrastic **ꜩphrenitis** *f* periphrenitis **~pleural** peripleural (uə) **ꜩpleuritis** *f* peripleuritis **ꜩpneumonie** *f* peripneumonia (ou) **~portal** periportal, peripylic (ai) **~proktal** periproctic, perianal (ei) **ꜩproktitis** *f* (Paraproktitis) periproctitis, perirectitis **~proktitisch** periproctitic (i) **~prostatisch** periprostatic **ꜩprostatitis** *f* periprostatitis **~pylephlebitis** *f* peripylephlebitis (,pailifli-'baitis) **~pylorisch** peripyloric (ɔ:) **~radikulär** periradicular (i) **~rektal** perirectal, periproctic **~renal** perirenal (i:) **~rhinal** (um die Nase herum gelegen) perirhinal (ai) **ꜩsalpingitis** *f* perisalpingitis (dʒai) **ꜩsalpinx** *f* (Bauchfellüberzug der Tube) perisalpinx **ꜩsigmoiditis** *f* (Entzündung der Umgebung der Flexura sigmoidea) perisigmoiditis **~sinös** perisinuous (i) **ꜩsinusitis** *f* perisinusitis (,sainə'saitis) **~skopisch** periscopic (ɔ) / **~konkav** periscopic concave (PCc) / **~konvex** periscopic convex (PCx) **ꜩspermatitis** *f* (Entzündung der Samenstranghüllen) perispermatitis **~splenisch** (perilienal) perisplenic (e) **ꜩsplenitis** *f* perisplenitis **~spondylisch** perispondylic (i) **ꜩspondylitis** *f* perispondylitis
Peristaltik *f* (Darmbewegung) peristalsis (æ) / (Magen) peristole (pe'ristəli) **erhöhte ꜩ** hyperperistalsis **gehemmte ꜩ** hypoperistalsis **gestörte ꜩ** peristaltic (æ) unrest **inverse ꜩ** antiperistalsis (æ) **normale ꜩ** diastalsis **normalgerichtete ꜩ** catastalsis **rückläufige ꜩ** reversed p., antiperistalsis (æ) **übermäßige ꜩ** hyperperistalsis **umgekehrte ꜩ** reversed p. **ꜩ**peristaltic, enterocinetic (sai'netik) **ꜩschwäche** *f* hypoperistalsis **ꜩstörung** *f* dysperistalsis **ꜩverlangsamung** *f* bradydiastalsis
peri|staltisch peristaltic **ꜩstase** *f*, **ꜩstasis** *f* (Umwelteinflüsse) *f* peristasis (i), environment ('aiən) **~statisch** environmental, peristatic (æ) **ꜩstole** *f* peristole (pe'ristəli) **~stolisch** peristolic (ɔ) **ꜩstom** *n* peristoma, peristome (e) **ꜩstrumitis** *f* peristrumitis **~synovial** perisynovial

(ou) **ꜩsystole** *f* perisystole ('sistəli) **~systolisch** perisystolic (ɔ) **ꜩtendineum** *n anat* (Sehnenscheidenbindegewebe) epitendineum, peritendineum (i) **ꜩtendinitis** *f* peritendinitis, peritenonitis (ai), tendovaginitis **ꜩtenonium** *n* peritenoneum (i:) **ꜩthel** *n* perithelium (i:) **~thelial** perithelial (i:) **ꜩtheliom** *n* (Perithelsarkom) perithelioma **ꜩthelium** *n* perithelium (i:) **ꜩthelsarkom** *n s* Peritheliom **ꜩthelzelle** *f s* Perizyt **~thorakal** perithoracic (æ) **ꜩtonäal** peritoneal (i) **~tonäal** peritoneal (i) **ꜩtonäum** *n* peritoneum (i)
peritonëal (Bauchfell *betr*) peritoneal (i) **ꜩabszeß** *m* encysted (i) peritonitis **ꜩaffektion** *f* peritoneopathy (ɔ) **ꜩdialyse** *f* transperitoneal (i) dialysis (æ) **ꜩerguss** *m* (peritonealer Erguss) peritoneal fluid, fluid from the peritoneal space **ꜩerkrankung** *f* peritoneopathy **ꜩfalte** *f* peritoneal fold **ꜩhöhle** *f* (Bauchfellhöhle) peritoneal cavity (æ) **~isieren** (mit Peritoneum bedecken) to cover with peritoneum (i), to peritonise (e) **ꜩnaht** *f* suture (ju:) of the peritoneum **ꜩplastik** *f chir* peritoneoplasty (i:) **ꜩraum** *m* peritoneal cavity (æ) **ꜩreizung** *f* peritonism (e) **ꜩsack** *m* peritoneal sac **ꜩtransfusion** *f* (Infusion in den Bauchraum) peritoneal transfusion (ju:) **ꜩüberzug** *m* peritoneal lining (ai) **ꜩvorstülpung** *f* protrusion of the peritoneum
Peritoneo|graphie *f radiol* peritoneography **ꜩskop** *n* peritoneoscope (i:) **ꜩskopie** *f* peritoneoscopy (ɔ) **~skopisch** peritoneoscopic (ɔ) **ꜩtomie** *f* (Bauchfellschnitt) peritoneotomy
Peritonëum *n* (Bauchfell) peritoneum (i) / **ꜩ** parietale parietal (ai) p. **ꜩdurchtrennung** *f* (Bauchfellschnitt) peritoneotomy **ꜩklemme** *f chir* peritoneal clamp forceps *pl*
peritonisier|en to peritonise (e), to peritonealise (i), to cover with peritoneum **ꜩung** *f* peritonealisation, peritoneoplasty (i:), peritonisation
Peritonismus *m* (Pseudoperitonitis) peritonism (e), pseudoperitonitis
Peritonitis *f* (Bauchfellentzündung) peritonitis **ꜩ** acuta acute p. **ꜩ** adhaesiva adhesive (i:) p. **ꜩ** allgemeine **ꜩ** s **ꜩ** diffusa **ꜩ** aseptica aseptic p. **chemisch-toxische ꜩ** chemical p. **ꜩ** chronica chronic (ɔ) p. **ꜩ** diaphragmatica diaphragmatic p. **ꜩ** diffusa diffuse *od* general p. **eitrige ꜩ** purulent (juə) p. **exsudative ꜩ** serous (iə) p. **gallige ꜩ** biliary (i) p. **ꜩ** mit Gasbildung pneumoperitonitis **käsige ꜩ** fibrocaseous (ei) p. **ꜩ** localisata localised *od* circumscribed p. **örtliche** *od* zirkumskripte **ꜩ** circumscribed p. **pelvis** pelvic (e) p. **primäre ꜩ** primary (ai) p. **puerperale ꜩ** puerperal p. **purulenta** purulent (juə) p. **schleichende ꜩ** silent p. **sekundäre ꜩ** secondary (e) p. **septische ꜩ** septic p. **symptomlose ꜩ** silent p. **tuberkulöse ꜩ** tuberculous p. **trichrous ~tubar** peritubal **~typhlisch** perityphlic (i), peric[a]ecal (i:) p. **typhli-** silent p.

tis *f* perityphlitis **~typhlitisch** perityphlitic (i) **~umbilikal** periumbilical (i), periomphalic **~ungual** (um den Nagel herum gelegen) periungual ('ʌŋgwəl) **~ureterisch** periureteric (juəri'terik), periureteral (i:) **ꜩureteritis** *f* periureteritis **~urethral** periurethral (juə'ri:θrəl) **ꜩurethralabszeß** *m* periurethral abscess **ꜩurethritis** *f* periurethritis **~uterin** periuterine (ju:) **~uvulär** periuvular (ju:) **ꜩuvulitis** *f* peristaphylitis **~vaginal** perivaginal (ai) **ꜩvaginitis** *f* pericolpitis **~vaskulär** perivascular **ꜩvaskulärraum** *m* perivascular space **ꜩvaskulitis** *f* perivasculitis **~venös** (paravenös) perivenous (i:), paravenous **~vertebral** (paravertebral) perivertebral, paravertebral, perispondylic (i) **~vesikal** (paravesikal) perivesical (e) **~viszeral** peri-intestinal, peri-enteric (e), perisplanchnic **~visceritis** *f* perivisceritis **~vitellin** perivitelline (e) **ꜩxenitis** *f* perixenitis (ze'naitis) **~zäkal** peric[a]ecal (i:), perityphlic (i) **~zellulär** pericellular, pericytial ('sifəl) **~zemental** (um die Zementschicht herum) *dent* pericemental **ꜩzentese** *f* purse-string ligature **~zentral** pericentral **~zephal** (um den Kopf [des Kindes] herum liegend) pericephalic (æ) **~zerebral** (in Gehirnnähe liegend) pericerebral (e) **~zystisch** pericystic (i) **ꜩzystitis** *f* pericystitis **ꜩzyt** *m* pericyte (e), Rouget's (ru'ʒe:z) cell
Per|jodat *n chem* periodate (pə'aiədeit) **ꜩjodsäure** *f chem* periodic (pə:rai'ɔdik) acid **ꜩjod-Leukofuchsin-Reaktion** *f* periodic (pə:rai'ɔdik) acid Schiff reaction **ꜩkain** *n pharm* percain (pə:'kein) **ꜩkolat** *n* (filtrierter Stoff) percolate **ꜩkolation** *f Lab* percolation **ꜩkolator** *m Lab* percolator **~kolieren** *Lab* to percolate
Perkussion *f* percussion (ʌ) **auskultatorische ꜩ** auscultatory (ʌ) p. **direkte ꜩ** direct *od* immediate *od* palpatory (æ) p. **ꜩ** mit gewinkeltem Finger strong p. **ꜩ** mit Hammer u. Plessimeter instrumental p. **indirekte ꜩ** indirect *od* mediate (i:) p. **leichte ꜩ** mit gestrecktem Finger weak p. **palpatorische ꜩ** palpatory (æ) p. **ꜩ** von oben nach unten (zur Feststellung der Lungengrenzen) strip p.
Perkussions|befund *m* percussion findings *pl* **~empfindlich** sensitive to percussion **ꜩempfindlichkeit** *f* sensitivity to percussion **ꜩhammer** *m* plexor, percussor (ʌ), percussion hammer **ꜩplättchen** *n* pleximeter (i) **ꜩschall** *m* percussion note *od* sound / voller u. langer **ꜩ** full percussion note **ꜩschlag** *m* percussion stroke **ꜩton** *m* percussion sound *od* note
perkussorisch *adj* percussion (ʌ), percussory (ʌ) / *adv* by percussion
perkut|an percutaneous (ei), transcutaneous **ꜩanprobe** *f* percutaneous reaction **~ieren** to tap, to percuss **~orisch** *s* perkussorisch
perlartig pearly, beadlike (i:)
Perle *f* pearl, bead (i:) / (in Flüssigkeit) bubble (ʌ) / (Schweiß) bead / *pharm* (auch) perle (ə:)
Perlèche *f* perlèche (pə:'læʃ)
perlen|artig beadlike, beady **ꜩprobe** *f* Einhorn's ('ainhɔrnz) bead test
Perl|geschwulst *f* pearl tumo[u]r, cholesteatoma **ꜩglanz** *m* pearly lustre (ʌ)

perlingual perlingual
Perl|kapsel f *pharm* perle (pə:l) **⸮krankheit** f (d. Schweine) pearl disease **⸮moss** n s Carragheen ~**mutterartig** nacreous (ei) ~**mutterfarbig** mother-of-pearl colo[u]red (ʌ) **⸮naht** f bead (i:) suture, shot od shotted (ɔ) suture ~**schnurartig** beaded ~**schnurförmig** moniliform (i) **⸮sucht** f *vet* grapes, chicken od fowl tuberculosis, bovine (ou) tuberculosis, pearl disease, perlsucht ('pə:lsukt) ~**süchtig** (Tiere) infected with bovine tuberculosis *etc* [s ⸮sucht]
Permangan|at n *chem* permanganate **⸮säure** f permanganic acid
permeabel (durchlässig) permeable
Permeabilität f (Durchlässigkeit) permeability / schlechte od gestörte ⸮ hypopermeability **⸮sstörung** f hypopermeability, disturbance in permeability **⸮svitamin** n vitamin P
Permeationsgeschwindigkeit f speed of permeation
Permutation f permutation
Pernakrankheit f chlorine (ɔ:) acne
pernasal pernasal (ei), through the nose
Pernio m (Frostbeule) pernio (ə:), *pl* perniones (pə:ni'ouni:z), chilblain
Perniose f (entzündete Frostbeulen *pl*) perniosis
perniziös pernicious (i)
Perniziosa f s Anämie, perniziöse **⸮erreger** m (Malaria) Plasmodium (ou) falciparum (i) **⸮fleckung** f (Malaria) Maurer's ('maurərz) clefts, clots, od stippling
Pero|- (*Vors*) (mißgestaltet) pero- (iə) (*Vors*) **⸮brachius** m perobrachius (ei) **⸮chirus** m perochirus (aiə) **⸮dactylus** m perodactylus (æ) **⸮daktylie** f (angeborener Fingerdefekt, Fingerverkümmerung) perodactylia (i) **⸮melie** f peromelia (i:) **⸮melus** m peromelus (ɔ) ~**näal** (peroneal) peroneal (i), peroneo- (i:) (*Vors*)
Peronäus m (Muskel) peroneal muscle / (Nerv) peroneal nerve **⸮lähmung** f paralysis (æ) od paresis (i:) of the peroneal nerve, peroneal paralysis, dangle foot **⸮nerv** m peroneal nerve **⸮phänomen** n peroneal [nerve] phenomenon (ɔ) **⸮zeichen** n peroneal [nerve] phenomenon
peroneal peroneal (i)
Peropus m peropus (ou)
peroral oral (ɔ:), peroral (ɔ:) / nicht ~ non per os (NPO)
per os (durch den Mund) orally (ɔ:), per os
Perosis f *vet* perosis
Peroxidzahl f peroxide value
Peroxyd n (Hyperoxyd, Superoxyd) *chem* peroxide
Peroxydase f *chem* peroxidase **⸮färbung** f p. stain
Peroxydasenreaktion f benzidine and nitroprusside (ʌ) peroxidase test
Peroxydzahl f (*DAB*) peroxide value (*BP*)
Perozephalus m perocephalus
per primam [intentionem] by first intention, per primam (ai)
per rectum per rectum, by the anus (ei), by way of the rectum
Persalz n *chem* persalt (ə:)
Perschwefelsäure f *chem* persulphuric (juə) [*US* -sulf-] acid
per secundam [intentionem] (mit Eiter-

bildung heilend) by second intention, per secundam (ʌ)
Persekution f *ps* persecution **⸮sdelirium** n (Verfolgungswahn) persecution mania (ei), delusion of persecution
Perseveration f (Reiteration, Wiederholungszwang) perseveration
persist|ent (bestehenbleibend, lange dauernd) persistent **⸮enz** f (Bestehenbleiben, Fortdauer) persistence ~**ieren** (bestehen bleiben) to persist, to last, to be permanent
Personal n (Klinik) staff (a:) / pflegerisches ⸮ nursing staff
Personenverkennung f *ps* misidentification
Persönlichkeit f *ps* personality **abnorme** ⸮ psychopathic p. **alternierende** ⸮ alternating p. **emotionelle** ⸮ emotional (ou) p. **gefühlsbetonte** ⸮ emotional od feeling-type p. **gespaltene** ⸮ split od dissociated (ou) od alternating p. **habituelle** ⸮ habitual personality **multiple** ⸮ multiple p. **psychopathische** ⸮ psychopathic (æ) p. **schizoide** ⸮ schizoid ('skitzɔid) p. **wechselnde** ⸮ alternating od dual (ju:) p.
Persönlichkeits|abbau m impaired cerebral function **⸮defekt** m *ps* disordered personality, personality disorder **⸮dynamik** f personality dynamics **⸮entfaltung** f individuation / *ps* personality development **⸮faktorentest** m *ps* personality inventory **⸮gefüge** n *ps* structure (ʌ) of personality **⸮konstellation** f *ps* personality constellation **⸮reaktion** f personality reaction **⸮spaltung** f *ps* dual personality, schizophrenia (‚skitzou'fri:niə), split personality **⸮störung** f disturbed personality, personality disorder **⸮struktur** f personality structure **⸮veränderung** f *ps* personality change **⸮verdoppelung** f *ps* duplicated (ju:) ego ('egou), duplication of personality **⸮verlust** m *ps* dispersonalisation **⸮wechsel** m *ps* change in personality **⸮zug** m *ps* personality trait
Perspirat|io f perspiration / ⸮ insensibilis insensible p. / ⸮ sensibilis sensible p. **⸮ion** f perspiration ~**orisch** perspiratory (aiə)
Persuasion f *ps* persuasion (pə:'sweiʒən) **⸮stherapie** f persuasion method
Persulf|at n *chem* persulphate (ʌ) [*US* -sulf-] **⸮id** n *chem* persulphide (ʌ) [*US* -sulf-]
Pertechnetat n pertechnetate / ^{99m}Tc-⸮ ^{99m}Tc radiopertechnetate
Perthes ('pertɛs)-**Krankheit** f Perthes' disease, coxa plana, osteochondritis of the upper femoral (e) epiphysis (i) ⸮-**Versuch** m Perthes' test
Pertubation f (Tubendurchblasung) pertubation
Pertussis f (Keuchhusten) pertussis (ʌ), whooping ('hu:piŋ)-cough (kɔf) ~**ähnlich** pertussoid (ʌ) **⸮-Immunglobulin** n pertussis immune globulin **⸮-Impfstoff** m pertussis vaccine (æ) (*BP*) (Per/Vac), whooping-cough vaccine (*BP*)
Peru|balsam m (*DAB*) Peru (u:) balsam (ɔ:), Peruvian (u:) balsam (*BPC*) **⸮rinde** f *pharm* Peruvian bark, cinchona (sin'kounə) **⸮warze** f s Oroyafieber
per vaginam vaginally (ai)
pervers *sex* perverted, abnormal / (nur Appetit der Schwangeren) erratic / polymorph ~ polymorphous perverse **⸮er** m pervert, homosexual, erotopath

(ɔ) **⸮ion** f *sex* perversion, erotopathy (ɔ) **⸮ität** f *sex* sexual perversion, parasexuality
Pervigilium n pervigilium ('dʒiliəm), insomnia
Pervitin n *pharm* pervitin
Perzentil n *stat* (Hundertstelwert) percentile
Perzeption f *ps* perception **⸮snormalität** f *ps* eugnosia (ju:'nousiə) **⸮sphantasmen** n *pl* perception hallucinations
perzeptiv *ps* perceptive **⸮ität** f (Auffassungsvermögen) *ps* perceptivity
Pes m (*pl* Pedes) (Fuß) pes (pi:z), *pl* pedes ('pedi:z), foot, *pl* feet ⸮ **abductus** pes abductus ⸮ **adductus** pes adductus pigeon (i) toe ⸮ **anserinus** pes anserinus ⸮ **arcuatus** (Hohlfuß) pes cavus (ei), hollow foot ⸮ **calcaneus** pes calcaneus (ei), talipes calcaneus ⸮ **cavus** pes cavus, hollow foot ⸮ **equinus** (Spitzfuß) pes equinus (ai), talipes equinus ⸮ **febricitans** pes febricitans (i), elephantiasis ⸮ **gigas** pes gigas ⸮ **hippocampi** pes hippocampi ⸮ **malleus valgus** pes malleus valgus, hammer toe ⸮ **olfactorius** pes olfactorius (ɔ:) ⸮ **planovalgus** pes valgoplanus ⸮ **planus** (Plattfuß) pes planus (ei), talipes (æ) planus, flat foot ⸮ **pronatus** pes pronatus (ei), talipes valgus ⸮ **transversoplanus** (Spreizfuß) splay od spread (e) foot ⸮ **valgus** (Knickfuss) pes valgus, talipes valgus ⸮ , **varus** (Klumpfuß) inward clubfoot, pes varus (eə)
Pessar n (Mutterring) pessary / ⸮ gegen Retroversio retroversion pessary **⸮zange** f pessary forceps *pl*
Pest f plague (pleig) / (Seuche) epidemic (e) / hämorrhagische ⸮ h[a]emorrhagic (æ) plague / indische ⸮ mahamari (‚ma:ha:'ma:ri:) ~**artig** pestiferous (i), pestilential **⸮bakterium** n Pasteurella pestis **⸮bazillus** m Kitasato's od Yersin's (jɛr'sɛz) bacillus (i), Pasteurella pestis od plague bacillus, bacillus pestis ~**befallen** plague-infected **⸮bekämpfung** f plague control (ou) **⸮beule** f malignant (i) od plague bubo (ju:), plague spot ~**bringend** pestiferous (i) **⸮bubo** m s **⸮beule ⸮erreger** m s **⸮bazillus ⸮fleck** m plague spot **⸮floh** m Xenopsylla (‚zeno'silə) cheopis (ou), plague-flea, rat-flea **⸮ikämie** f pestic[a]emia (i:) **⸮is** f (Pest) plague (pleig) **⸮karbunkel** m plague carbuncle ~**krank** plague-infected, suffering from the plague, plague-stricken **⸮luft** f (Stickluft) mephitis **⸮mal** n plague mark **⸮mittel** n *pharm* antibubonic (ɔ) **⸮pneumonie** f plague pneumonia (ou) **⸮septikämie** f septic[a]emic plague **⸮serum** n plague serum (iə), antiplague serum **⸮vakzine** f plague vaccine ('væksi:n) (*BP*) ~**verbreitend** plague-carrying
PET = Plasma-Eisen-Turnover m plasma iron turnover, PIT
petechial petechial (pi'tekiəl) **⸮blutung** f petechial h[a]emorrhage (e) **⸮typhus** m (Fleckfieber) petechial typhus (ai)
Petechie f petechia (pi'tekiə), *pl* petechiae (pi'tekii:)
petechienartig petechial
Petersilien|kampfer m *pharm* parsley camphor, apiole **⸮öl** n oil of parsley
Pethidin n (*WHO*) (Meperidin) pethidine ('peθidi:n), meperidine (me'peridi:n) **⸮-Hydrochlorid** n (*DAB, WHO*)

pethidine hydrochloride (*EP*, *BP*), meperidine (e) hydrochloride (*BP*, *USP*)

Petiolus *m* petiole (e)

Petit (pə'ti:)|-**Dreieck** *n* Petit's *od* lumbar (ʌ) triangle (ai) ~-**Kanal** *m* (Spatia zonularia (*PNA*)) zonular spaces, Petit's canal ~-**Ligament** *n* (Plica recto-uterina [Douglasi] (*PNA*)) recto-uterine fold

Petit mal *n* petit (pə'ti:) mal (æ) [epilepsy]

PETN = Pentaerythrit-tetranitrat *n* pentaerythritol tetranitrate, PETN

Petrifikation *f* (Versteinerung) petrification

Petrischale *f Lab* Petri dish

Petrissage *f* pétrissage (peitri'sa:ʒ), kneading ('ni:diŋ) massage

Petro|- (*Vors*) (Stein *betr*) petro- ('petro) (*Vors*) ~**galar** *m pharm* petrogalar (ei) ~**lat** *n pharm* petrolatum (ei), light liquid paraffin (æ) (*BP*), soft paraffin (æ), petroleum jelly / entfärbtes ~ white petrolatum (ei) / flüssiges ~ liquid petrolatum (ei)

Petroläther *m* (*EP*) petroleum ether (i:) (*EP*)

Petroleum *n* mineral oil, petroleum ~**äther** *m chem* petroleum ether ('i:θə)

Petrolisieren *n* (Bestäuben mit Petroleum zur Mückenlarvenvernichtung) petrolisation

petro|okzipital (Felsen- *u* Hinterhauptbein *betr*) petro-occipital (i) ~**mastoid** (Felsenbein *u* Mastoid *betr*) petromastoid

Petroselinsäure *f* (6-Oktadezenosäure) petroselinic acid, octadecenic acid

Petrositis *f* petrositis

petroso|mastoid (Felsenbein *u* Mastoid *betr*) petrosomastoid ~**sphenoidal** *s* petrosphenoidal

petrosphenoidal (Felsen- *u* Keilbein *betr*) petrosphenoid (i:)

Petrosum *n* (Os petrosum, Felsenbein) petrous (e) part of the temporal bone ~- petrosal (ou) ~-**Syndrom** *n* Gradenigo's (gradə'ni:goz) syndrome

Peutz-Jeghers (pø:ts-'je:xərs)-**Syndrom** *n* Peutz-Jeghers syndrome

Pexie *f* (Anheftung) attachment, fixation, pexis

-pexie (*Nachs*) (Anheftung, Fixation) -pexy (-peksi, ohne Akzent!) (*Nachs*)

Pexis *f s* Pexie

Peyer ('peiər)-**Drüsen** *f pl od* -**Haufen** *m pl od* -**Plaques** *f pl* (Folliculi lymphatici aggregati intestini tenuis (*PNA*)) Peyer's patches *od* plaques (a:), aggregated lymphatic nodules (ɔ) of the small intestine

Peyote *f* (Kaktusgift) peyote (pei'oute)

PFA = Phosphofruktaldolase *f* phosphofructaldolase

PFA 3 = *histol* Fixierungsgemisch aus gesättigter Pikrinsäure, Formol, Eisessig *u* Harnstoff fixing mixture of saturated picrinic acid, formol, acetic acid and urea

Pfählung *f* impalement (ei) ~**sverletzung** *f* impalement injury

Pfanne *f* pan / (Gelenk) socket / (Hüftgelenk) acetabulum (æ), cotyloid (ɔ) cavity (æ) / (Schulter) glenoid (ɔ) cavity

pfannen|artig acetabular (æ) ~**bruch** *m* (Oberschenkel) fracture of the acetabulum ~**dach** *n* roof of the acetabulum ~**erker** *m* acetabulum convexity ~**förmig** (Gelenk) acetabular (æ) ~**gelenk** *n* enarthrosis, ball-and-socket joint ~**knorpel** *m* acetabular cartilage ~**rand** *m* (Gelenk) acetabular margin

Pfannenstiel ('pfanənsti:l)|-**Schnitt** *m chir* Pfannenstiel's incision (in'siʒən) ~-**Syndrom** *n* (Icterus gravis neonatorum) h[a]emolytic an[a]emia of the newborn, Pfannenstiel's syndrome

Pfannkuchenpessar *n* doughnut ('dounʌt) pessary

v. **Pfaundler-Hurler** (fɔn 'pfaundlər--'hə:lə)-**Syndrom** *n* (Mukopolysaccharidose-Syndrom I) Hurler's syndrome

Pfeffer *m* pepper, piper (ai) / spanischer ~ *pharm* capsicum, Cayenne *od* red pepper ~**kraut** *n pharm* summer savory (ei)

Pfefferminz|blätter *n pl* (*EP*) peppermint leaf (*EP*) ~**blättertee** *m pharm* peppermint tea ~**geist** *m pharm* spirit (i) of peppermint ~**öl** *n* (*EP*, *DAB*) peppermint oil (*EP*, *BP*), spearmint oil (*NF*) ~**plätzchen** *n* peppermint drop, peppermint lozenge ~**spiritus** *m pharm* peppermint spirit (*BPC*) ~**tee** *m pharm* peppermint tea ~**wasser** *n* peppermint water (*BP*)

pfeifen to whistle ~ *n* (Lunge) sibilant (i) rhonchi ('rɔŋkai) ~**d** (Atmen) wheezing / whistling, sibilant (i) / leicht ~ (Rhonchi) subsibilant (i) ~**läsion** *f* (der Lippe) smokers' burn ~**raucherkrebs** *m* claypipe cancer

Pfeiffer ('pfaifər)|-**Bazillus** *m* Haemophilus (ɔ) influenzae, Pfeiffer's bacillus ~-**Drüsenfieber** *n* (Mononukleose) ~-**Weber**-**Christian** ('wi:bə-'kristjən)-**Syndrom** *n* nodular [*od* relapsing febrile] non--suppurative panniculitis, Weber-Christian syndrome

Pfeif|geräusch *n* whistling murmur (ə:) / (bei offenem Pneumothorax) sucking (ʌ) noise / (Lunge) sibilant (i) rale (a:) *od* rhonchus ('rɔŋkəs) ~**ton** *m* (Atmen) wheezing sound

Pfeil *m* arrow ~**artig** sagittal ('sædʒitl), arrowlike

Pfeiler *m* · pillar, column (ɔ) / *dent* anchorage tooth, abutment (ʌ) ~**förmig** *anat* pillar-shaped, columnar (ʌ) ~**naht** *f* Czerny's ('tʃərniz) suture (ju:) ~**zelle** *f* pillar cell

pfeil|förmig *anat* arrow-shaped ~**gift** *n* (Kurare) *tox* arrow poison, curare (kju'ra:ri) / (von Strophantus Kombé) kombé (ei) ~**naht** *f* (Sutura sagittalis (*PNA*)) *anat* sagittal suture ~**wurz** *f pharm*, *bot* Maranta (æ) (*BPC*), arrowroot

Pferde|- (bei Pferden vorkommend) equine ('i:kwain) ~**bremse** *f* horse fly, cleg, Tabanus (ei) ~**egel** *m* horse leech ~**fuß** *m* (Pes equinus) talipes (æ) equinus (ai) ~**haar** *n* horsehair ~**kur** *f F* violent (ai) cure ~**pest** *f* (afrikanische) African horse sickness *od* horse plague (pleig) ~**schweif** *m* (Cauda equina) cauda (ɔ:) equina (i:'kwainə) ~**serum** *n* horse serum (iə)

Pfirsichkernöl *n pharm* peach kernel oil, persic oil

PFK = Phosphofruktokinase *f* phosphofructokinase, PFK

Pflanzen|- plant, vegetable ('vedʒitəbl), phyto- ('faito-) (*Vors*) ~**absud** *m* vegetable extract ~**ähnlich** plant-like, phy-

toid (ai) ~**alkali** *n chem* vegetable akali (æ) ~**alkaloid** *n* vegetable alkaloid ('ælkəlɔid) ~**artig** plant-like ~**arzneilich** physiomedical ~**aufguß** *m* plant infusion ~**beschreibung** *f* phytography (ɔ), descriptive botany (ɔ) ~**bestandteil** *m* plant constituent (i) ~**chemie** *f* phytochemistry ~**dekokt** *n pharm* plant decoction ~**dermatitis** *f* dermatosis caused by plant contact ~**droge** *f pharm* vegetable drug ~**eiweiß** *n* vegetable albumin, phytalbumin (ju:), phytoalbumin ~**esser** *m* vegetarian (ɛə) ~**extrakt** *m* plant extract ~**faser** *f* vegetable fibre [*US* fiber] (ai) ~**fasergeschwulst** *f* (im Magen *od* Darm) phytobezoar ('bi:zouə) ~**fett** *n* vegetable fat ~**fressend** herbivorous (i), phytophagous (ɔ) ~**fresser** *m* herbivore ~**gift** *n* vegetable poison, phytotoxin ~**globulin** *f* phytoglobulin (ɔ) ~**grün** *n* (Chlorophyll) chlorophyll (ɔ:) ~**heilkunde** *f* phytotherapy ~**heilverfahren** *n* phytotherapy ~**hormon** *n* phytohormone, plant hormone ~**kohle** *f* vegetable charcoal ~**kost** *f* vegetarian diet (ai) ~**kur** *f* herbal cure ~**mark** *n* pith *od* ~**oil** *n* vegetable oil ~**parasit** *m* phytoparasite (æ) ~**parasitose** *f* phytosis ~**pathologie** *f* phytopathology ~**physiologie** *f* plant physiology ~**reich** *n bot* flora (ɔ:), vegetable kingdom ~**saft** *m* sap ~**säure** *f* vegetable acid ~**schleim** *m* (Mucilago) mucilage ('mju:silidʒ) ~**staublunge** *f* phytopneumoconiosis ('faito'nju:-mɔnɔ,kouni'ousis) ~**stoff** *m* vegetable matter ~**therapie** *f* physiomedicalism ~**wachs** *n* vegetable wax ~**welt** *f* vegetable kingdom, flora (ɔ:) ~**zelle** *f* plant cell ~**zellstoff** *m* (Zellulose) cellulose ('seljulous)

pflanzlich vegetable ('vedʒitəbl), plant

Pflaster *n pharm* plaster (a:), emplastrum *blasenziehendes* ~ blistering plaster *Englisches* ~ court plaster *gefenstertes* ~ fenestrated plaster *graues* ~ emplastrum hydrargyri *medizinisches* ~ medicinal (i) plaster *Spanisches* ~ blistering plaster *ein* ~ *auflegen* to apply a plaster ~**abnahme** *f* removal (u:) of a plaster ~**ähnlich** (Epithel) pavement (ei)-like ~**epithel** *n* pavement *od* squamous (ei) epithelium (i:) ~**spatel** *m* plaster spatula (æ) ~**steinhaut** *f* crazy pavement dermatitis ~**test** *m* patch test ~**verband** *m* adhesive strapping, plaster bandage / ~ zur Fixierung des Arms an den Brustkorb thoraco-brachial plaster ~**zelle** *f* pavement (ei) cell ~**zug** *m chir* skin traction

pflaumen|farbig (Sputum) plum (ʌ)--colo[u]red (ʌ) ~**wassersputum** *n* prune--juice sputum (ju:)

Pflege *f* care, nursing / ~ am Krankenbett bedside care / postoperative ~ after-care ~**anstalt** *f* home ~**bedürftig** in need of care ~**dienst** *m* hospital *od* nursing service (ə:) ~**einheit** *f*, völlig sterile live (ai) island (ai) ~**heim** *n* nursing home ~**n** to nurse, to look after ~**personal** *n* nursing staff (a:)

Pflugbein *n* (Vomer) vomer ('voumə) ~**flügel** *m* wing of the vomer ~**rinne** *f* sulcus (ʌ) of the vomer

Pflüger ('pfly:gər)-**Grundgesetz** *n* (Zuckungsgesetz) Pflüger's law

Pflugscharbein *n* (Vomer) vomer ('voumə) ~- vomerine (ou) ~ u. **Nase** *betr.* vomeronasal (ei) ~**flügel** *m* (Ala vomeris (*PNA*)) ala *od* wing of the vomer

Pfortader *f* (Vena portae (*PNA*)) portal vein, vena (i:) portae ᴢ- portal, pyle-('paili-) (*Vors*) ᴢ**ast** *m* branch of the portal vein ᴢ**blockierung** *f* blockage of the portal circulation ᴢ**blut** *n* portal blood ᴢ**entzündung** *f* pylephlebitis ('pailifli'baitis) ᴢ**hauptstamm** *m* main trunk of the portal vein ᴢ**hochdruck** *m* portal hypertension ᴢ**kreislauf** *m* portal circulation ᴢ**sondierung** *f* catheterisation of the portal vein ᴢ**system** *n* portal system ᴢ**thrombose** *f* pylethrombosis ('pailiθrɔm'bousis), portal vein thrombosis ᴢ**verschluß** *m* occlusion of the portal vein ᴢ**verstopfung** *f* pylemphraxis ᴢ**zirrhose** *f* portal cirrhosis ᴢ**zweig** *m* branch of the portal vein

Pforte *f* (Bakterien, Insekten) gateway / *anat* orifice (ɔ), entrance / (Öffnung) opening / (Gefäß) hilus (ai) / (Infektion) entrance

Pförtner *m* (Magen) pylorus (pai'lɔ:rəs) ᴢ- pyloro- (pai'lɔ:ro-) (*Vors*), pyloric (ɔ) ᴢ**entzündung** *f* pyloritis ᴢ**kanal** *m* (Canalis pyloricus (*PNA*)) pyloric canal ᴢ**klappe** *f* pyloric valve ᴢ**krampf** *m* pylorospasm (ɔ:) ᴢ**schmerz** *m* pyloralgia ('ældʒiə) ᴢ**schwäche** *f* pyloric insufficiency (i)

Pfötchen|hand *f* obstetrician's hand ᴢ**stellung** *f* (Tetanie) Trousseau's (tru'so:z) phenomenon (ɔ)

Pfriem *m chir* awl (ɔ:l)

pfriemen|förmig awl-shaped ᴢ**schwanz-[wurm]** *m* Enterobius (ou) vermicularis (ɛə), threadworm (e)

Pfropf *m* (im Furunkel) core / (Gefäß) plug, embolus / (Thrombus) thrombus, *pl* thrombuses / (Watte, Gaze) plug, tampon / (Ohrenschmalz) plug ᴢ**bildung** *f* plug formation, thrombosis ᴢ**en** *m s* Pfropf ᴢ**en** to graft ᴢ**hebephrenie** *f* pfropfhebephrenia (i:) ᴢ**kern** *m* (Nucleus emboliformis (*PNA*)) nucleus emboliformis ᴢ**schizophrenie** *f* pfropfschizophrenia (skitzo'fri:niə) ᴢ**ung** *f* grafting (a:), transplantation, implantation

PF-Test = Persönlichkeitsfaktorentest *m* personality inventory

Pfuhl (pfu:l)-**Phänomen** *n od* -**Zeichen** *n* Pfuhl's sign

Pfund *n* [s. Umrechnungstabelle] ᴢ**nase** *f* (Rhinophym) rhinophyma (,raino'faimə), potatoe (ei) nose

PG = 6-Phosphoglukonsäure *f* phosphogluconic acid, 6-PG / = Phosphoglyzerat *n* phosphoglycerate, PG / = 3-Phosphoglyzerat *n* 3-phosphoglycerate, PG / = Prostaglandin *n* prostaglandin, PG

PGA = Pteroyl-glutaminsäure *f* pteroylglutamic acid, PGA

PGADH = Phosphoglyzerinaldehyddehydrogenase *f* phosphoglyceraldehyde dehydrogenase

PGDH = (6-)Phosphoglukonsäuredehydrogenase *f* 6-phosphogluconic dehydrogenase, 6-PGD

PGE = Prostaglandin E *n* prostaglandin E, PGE

P-Generation = *genet* Parentalgeneration *f* parental generation

PGI = Phosphoglukose-isomerase *f* glucose phosphate isomerase

PGK = Phosphoglyzerat-Kinase *f* phosphoglycerate kinase, PGK

PGLUM = Phosphogluko-mutase *f* phosphoglucomutase, PGM

PGM = Phosphoglyzerat-Mutase *f* phosphoglyceromutase

PH = Prolaktinhormon *n* prolactin, P

Ph = Phenyl *n* phenyl, Ph

Ph$_1$ = Philadelphia-Chromosom *n* Ph^1 chromosome, Philadelphia chromosome

pH = Wasserstoffionenkonzentration *f* hydrogen (ai) ion ('aiən) concentration, pH ('pi:'eitʃ) ᴢ-**Konzentration** *f* pH level (e) ᴢ-**Verschiebung** *f* pH shift ᴢ--**Wert** *m chem* pH value (æ), pH

ph = *opt* Phot *n* phot

PHA = Phytohämagglutinin *n* phytoh[a]emagglutinin, PHA

-**phag** (*Nachs*) -phage (-feidʒ) (*Nachs*)

Phage *f* (Bakteriophage) phage (feidʒ) ᴢ vegetative ᴢ vegetative bacteriophage

Phagedän|a *f* phaged[a]ena (fædʒi'di:nə) ᴢ**isch** (weiterfressend) (Geschwür) phaged[a]enic (fædʒi'denik)

Phagen|behandlung *f* bacteriophage (iə) treatment ᴢ**kunde** *f* phagology (fæ-'gɔlədʒi) ᴢ**kunde betr** phagologic[al] (ɔ) ᴢ**therapie** *f* bacteriophage (iə) treatment ᴢ**typ** *m* phage type ᴢ**typisierung** *f* phage-typing

Phago|- (*Vors*) (fressend) phago- ('fægo) (*Vors*) ᴢ**lyse** *f* phagocytolysis (ɔ) ᴢ**lysosom** *n* phagolysosome ᴢ**phobie** *f* (Eßangst, Schluckangst) *ps* phagophobia ᴢ**som** *n* phagosome ᴢ**zyt** *m* (Fresszelle) macrophage (æ), phagocyte (ɔ) / erythrozytenzerstörender ᴢ h[a]emophagocyte ('hi:mo'fægosait) / kleiner ᴢ microphage (ai), microphagocyte (æ) / nervenzellenzerstörender ᴢ neuronophage (ɔ) ᴢ**zytär** phagocytic (i), cytophagous (ɔ)

Phagozyten|- phagocytic (i) ᴢ**anämie** *f* phagocytic an[a]emia (i:) ᴢ**bildner** *m* phagocytoblast (ai) ᴢ**hemmend** antiphagocytic (i) ᴢ**zerfall** *m* phagocytolysis (ɔ) ᴢ**zerstörend** phagocytolytic (i), phagolytic (i)

phago|zytieren to phagocytise ('fægositaiz), to phagocytose (ai) ᴢ**zytisch** phagocytic (i) ᴢ**zytolyse** *f* phagocytolysis (ɔ) ᴢ**zytolytisch** phagocytolytic (i) ᴢ**zytose** *f* phagocytosis / blutzellenvernichtende ᴢ h[a]emophagocytosis ('hi:mo,fægosai'tousis)

Phakitis *f* phacitis

Phako|- (*Vors*) (Linsen-) phaco- ('fæko-) (*Vors*), lenticular (i) ᴢ**lyse** *f* (Linsenerweichung) phacolysis (ɔ) ᴢ**lytisch** phacolytic (i) ᴢ**malazie** *f* (Linsenerweichung) phacomalacia (mə'leiʃiə) ᴢ**meter** *n* phacometer (ɔ) ᴢ**sklerose** *f* hard cataract (æ), phacosclerosis ᴢ**skop** *n* phacoscope (æ) ᴢ**skopie** *f* phacoscopy (ɔ) ᴢ**zele** (Linsenvorfall) phacocele ('fækosi:l)

Phalang|e *f* (Fingerglied) phalanx (æ), *pl* phalanges (fə'lændʒi:z) ᴢ**al** phalangeal (fə'lændʒiəl) ᴢ**enzange** *f chir* phalangeal forceps *pl* ᴢ**itis** *f* phalangitis (dʒai)

Phalanx *f s* Phalange ᴢ**resektion** *f* phalangectomy (dʒek)

Phall|ektomie *f* phallectomy ᴢ**isch** phallic ᴢ**itis** *f* phallitis

Phallo|- (*Vors*) (Penis) (Penis *betr*) phallo- (*Vors*), phallic ᴢ**plastik** *f* (Penisplastik) *chir* phalloplasty

Phallus *m* (Penis) phallus, *pl* phalli ('fælai), penis (i:) ᴢ**achse** *f* phallic axis

ᴢ**förmig** phalliform ᴢ**kult** *m* phallicism, phallic worship

phanero|gam[isch] phanerogamic (æ) ᴢ**game** *f bot* phanerogam (æ) ᴢ**sis** *f* phanerosis ᴢ**skopie** *f* (Haut) phaneroscopy (ɔ)

Phänologie *f* phenology

Phänomen *n* phenomenon (ɔ), *pl* phenomena ᴢ**al** phenomenal (ɔ) ᴢ**ologie** *f* symptomatology, phenomenology ᴢ**ologisch** phenomenologic[al] (ɔ)

phänotyp|isch phenotypic[al] ᴢ**[us]** *m* (Erscheinungsbild) phenotype (e)

Phantasie *f* (Einbildungskraft) *ps* imagination / (Vorstellungen) phantasy (æ) / (Vision) vision (viʒən) ᴢ- imaginative (æ), imaginary (æ) ᴢ**bild** *n ps* imaginary picture ᴢ**los** (ideenlos) *ps* unimaginative (æ) ᴢ**reichtum** *m ps* imaginativeness (æ) ᴢ**ren** (Fieber) to be delirious (i) / (träumen) to have phantasies / (im Fieber reden) to rave ᴢ**tätigkeit** *f* imaginative (æ) activity ᴢ**voll** *ps* imaginative ᴢ**vorstellung** *f ps* imaginary idea (ai'diə)

Phantas|ma *n* (*pl* Phantasmata) (Trugbild) *ps* phantasm, phantom ᴢ**mie** *f* pseudohallucination ᴢ**tika** *n pl pharm* phantastics, psychomimetics ᴢ**tisch** *ps* fanciful, imaginary (æ)

Phantom *n ps* phantom / (Modell) phantom, manikin (æ), anatomic[al] model (ɔ) ᴢ**aneurysma** *n* phantom aneurysm ᴢ**gefühl** *n* autosomatognosis ᴢ**geschwulst** *f* (Scheingeschwulst) phantom tumo[u]r ᴢ**glied** *n* phantom limb (lim) ᴢ**kurs** *m* obstetric[al] (e) exercise on models (ɔ) ᴢ**schmerz** *m* phantom-limb pain, pseud[a]esthesia (,sju:dis'θi:ziə) ᴢ**test** *m radiol* test with phantoms ᴢ**zelle** *f* (Blut) ghost cell

Phäochromo|blastom *f* ph[a]eochromoblastoma ᴢ**zytom** *n* ph[a]eochromocytoma ('fi:o'kroumosai'toumə) ᴢ**zytomtest** *m* ph[a]eochromocytoma test

Pharmako|- (*Vors*) pharmaco- (*Vors*), pharmacal ᴢ**chemie** *f pharm* pharmaceutic[al] (ju:) chemistry, pharmacochemistry, chemical pharmacy ᴢ**diagnose** *f* (Diagnose ex juvantibus) pharmacodiagnosis ᴢ**dynamik** *f* pharmacodynamics ᴢ**dynamisch** pharmacodynamic ᴢ**gen** (vom Mittel herrührend) *pharm* pharmacogenic ('dʒenik) ᴢ**genetik** *f* pharmacogenetics ᴢ**gnosie** *f* (Drogenkunde) *pharm* pharmacognosy ('kɔgnəsi) ᴢ**gnost** *m* pharmacognosist (ɔ) ᴢ**kinetik** *f* pharmacokinetics ᴢ**kinetisch** pharmacokinetic (e) ᴢ**loge** *m pharm* pharmacologist (ɔ) ᴢ**logie** *f pharm* pharmacology ᴢ**logisch** pharmacologic[al] (ɔ) ᴢ**manie** *f* (Arzneimitteltelsucht) pharmacomania (ei), pharmacophilia (i)

Pharmakon *n* (Arzneimittel) *pharm* drug, medicine (e), remedy (e)

Pharmako|philie *f ps* pharmacophilia (i) ᴢ**poe** *f pharm* pharmacop[o]eia ('piə) ᴢ**poe betr.** pharmacop[o]eial (ɔ) ᴢ**psychiatrisch** pharmacopsychiatric ᴢ**psychose** *f* pharmacopsychosis ᴢ**radiographie** *f* pharmacoradiography (ɔ) ᴢ**therapeutisch** *pharm* pharmacotherapeutic (ju:) ᴢ**therapie** *f* pharmacotherapy / (Arzneimittelbehandlung) pharmaceutical (ju:) therapy (e)

Pharma|forschung *f* drug *od* pharmaceutic[al] research ᴢ**zeut** *m pharm* pharmacist, pharmaceutist (ju:), phar-

maceutical chemist ≵zeutik f pharmaceutics; pharmacology ~zeutisch
pharm pharmaceutic[al] (ju:) ≵zie f
pharm pharmacy; pharmacognosy (ɔ)
Pharyng|algie f pharyngalgia (‚fæ-
rin'gældʒiə) ~eal pharyngeal (fə'rindʒiəl), pharyngo- (i) (*Vors*) ≵ektomie
f (Schlundexstirpation) pharyngectomy
(færin'dʒektəmi) ≵ismus m (Schlundkrampf) pharyngism ('færindʒizm),
pharyngospasm
Pharyngitis f (Rachenentzündung) pharyngitis (ai) *atrophierende* ≵ atrophic
(ɔ) ph. ≵ *chronica* (chronischer Rachenkatarrh) chronic (ɔ) ph. *eitrige* ≵
suppurative (ʌ) *od* purulent (juə) ph.
geschwürige ≵ (Pharyngitis ulcerosa)
ulcerative ph. ≵ *nach Mandelexstirpa-
tion* tonsilloprival (ai) ph. *membranen-
bildende* ≵ croupous (u:) *od* membranous ph. ≵ *mit Schleimhauthypertro-
phie* hypertrophic (ɔ) ph. ≵ *ulcerosa*
ulcerative (ʌ) ph.

pharyngitisch pharyngitic (dʒi)
Pharyngo|- (*Vors*) (Pharynx *od* Schlund
betr) pharyngo- (fə'ringo) (*Vors*), pharyngeal (fə'rindʒiəl) ≵dynie f pharyngodynia (i) ~epiglottisch pharyngo-epiglottic, pharyngo-epiglottidean (i) ≵ke-
ratosis f pharyngokeratosis ≵konjunk-
tival**fieber** n pharyngoconjunctival
fever (PCF) ~laryngeal pharyngolaryn-
geal ≵logie f pharyngology ~maxillar
pharyngomaxillary ≵mykose f pharyn-
gomycosis ~nasal pharyngonasal (ei)
~oral pharyngo-oral (ɔ:) ~ösophageal
pharyngo-[o]esophageal (i) ~palatin
pharyngopalatine (æ) ≵paralyse f pharyngoparalysis (æ) ≵plastik f (Pharynx-
plastik) pharyngoplasty ≵plegie f
(Schlundlähmung) pharyngoplegia (i:),
pharyngoparalysis (æ) ≵rhinoskopie f
pharyngorhinoscopy (ɔ) ≵skop n pharyngoscope ≵skopie f pharyngoscopy
(ɔ) / tiefe ≵ hypopharyngoscopy (ɔ)
≵spasmus m (Schlundkrampf) pharyngospasm, pharyngismus (dʒi) ≵tom n
pharyngotome ≵tomie f (Eröffnung des
Schlundes, Rachenschnitt) *chir* pharyngotomy ≵tonsillitis f pharyngotonsillitis ≵xerosis f pharyngoxerosis (ziə'rousis) ≵zele f (Pharynxhernie) pharyngo-
cele (fæ'ringosi:l)
Pharynx m (Schlund) pharynx ('færinks)
/ (Mundteil) oropharynx (æ) ≵- pharyngeal (fə'rindʒiəl), pharyngo- (i)
(*Vors*) ≵ *u. Zunge betr.* pharyngoglos-
sal (ɔ) ≵affektion f pharyngopathy (ɔ)
≵entfernung f pharyngectomy (dʒe)
≵erkrankung f pharyngopathy ≵exstir-
pation f pharyngectomy (dʒe) ≵krise
f pharyngeal crisis (ai) ≵lähmung
f (Schlucklähmung) pharyngoplegia
('pli:dʒiə), pharyngoparalysis (æ) ≵-
phlegmone f phlegmonous (e) pharyngitis (dʒai) ≵plastik f pharyngoplasty
(i) ≵schmerz m pharyngalgia ('gældʒiə),
pharyngodynia (i) ≵spaltung f pharyngotomy (ɔ) ≵spasmus m pharyngospasm (i) ≵stenose f pharyngostenosis
(ou) ≵striktur f narrowing (æ) of the
pharynx, pharyngostenosis (ou) ≵-
striktur betr. pharyngostenous (i:) ≵-
tonsillotom n *chir* adenotome (æ) ≵-
wand f pharyngeal wall / rückwärtige ≵
posterior pharyngeal surface ≵xerose f
pharyngoxerosis (ziə'rousis)
Phase f phase (feiz), stage, period (iə)
anale ≵ *ps* anal phase *äussere* ≵

dispersion medium, external *od* continuous phase *bewegliche od bewegte* ≵
mobile phase *depressive* ≵ *ps* depressive phase *disperse* ≵ dispersed *od*
internal *od* discontinuous phase
durchfliessende ≵ moving phase *geschlossene* ≵ *s* äussere ≵ *induktive* ≵
imm inductive phase, induction period
innere ≵ *s* disperse ≵ *kritische* ≵
critical stage *mobile* (*od* bewegliche *od*
bewegte) ≵ mobile phase, solvent front
offene ≵ *s* disperse ≵ *orale* ≵ oral
incorporative phase ≵ *der Reduktionsteilung* miotic (mai'ɔtik) phase *sensible*
≵ sensitive period *stationäre* (*od*
unbewegliche) ≵ immobile *od* stationary phase *zusammenhängende* (*od* äussere) ≵ external *od* continuous phase,
dispersion medium
Phasen|änderung f phase change ≵anzei-
ger m phase indicator ≵grenze f
interfacial boundary ≵grenzfläche f
interface ≵indikator m phase indicator
≵kontrastmikroskop n phase-contrast
microscope (ai) ≵kontrastmikroskopie
f phase-contrast microscopy (ɔ) ≵kon-
trastverfahren n phase-contrast method
≵lehre f phase theory (i) ~optisch
phase-optical ≵unterschied m phase difference ≵verhältnis n phase ratio ≵ver-
schiebung f phase displacement *od* shift
Phasophrenie f *ps* phasophrenia
PHB = p-Hydroxybenzoesäure f para-
-hydroxybenzoic acid
PHC-Syndrom n = Böök (bø:k)-
-Syndrom n Böök's syndrome, PHC
syndrome (premolar hypodontia, hy-
perhidrosis, premature calvities)
Phe = Phenylalanin n phenylalanine,
Phe
Phelp (felp)-**Operation** f (Klumpfuß-
operation) Phelp's operation
Phen- (*Vors*) (Benzin *od* Benzol *betr*)
chem phen- (*Vors*)
Phenacain n (*WHO*) *pharm* phenacaine
(e) [hydrochloride]
Phenacetin n (*DAB*) phenacetin (æ)
(*BP*) ≵um n (*DAB, EP*) (Phenacetin
(*DAB*)) phenacetin (æ) (*BP, EP*)
Phenacetursäure f phenylaceturic *od*
phenaceturic acid
Phenaglycodol n (*WHO*) phenaglycodol
(fenə'glaikodɔl) (*BPCA*)
Phenanthren n phenanthrene
Phenanthrolin n phenanthroline (æ)
(*BP, USP*) ≵hydrochlorid n (*DAB*)
phenanthroline hydrochloride
Phenazetin n *pharm* phenacetin (æ) (*BP*)
≵abusus m phenacetin abuse
Phenazocin n (*WHO*) phenazocine
[hydrobromide (*BP*)]
Phenazon[[um (*EP*)] n (*DAB, WHO*)
(Phenyldimethylpyrazolon (*DAB*))
phenazone (e) (*EP, BP*), antipyrin[e]
(*BPC, NF*) ≵salicylat n phenazone
salicylate (i)
Phenazopyridin[-Hydrochlorid] n
(*WHO*) phenazopyridine (fe,næzo-
'paiəridi:n) hydrochloride
Phenelzin n (*WHO*) phenelzine [sulphate
(*BP*)], phenethylhydrazine (ai)
Phenethicillin n (*WHO*) phenethicillin
(*BPCA*) ≵-**Kalium** n (*WHO*) phenethi-
cillin potassium (*BP, NF*) ≵-**Kalium-
-Sirup** m phenethicillin elixir (i) (*BPC*)
Phenetidin n *chem* phenetidin (e) ≵aus-
scheidung f phenetidinuria (juə)
Phenformin n (*WHO*) phenformin (fen-
'fɔ:min) (*USP*) [hydrochloride (*BP*)]

Phenindamin n (*WHO*) phenindamine
[tartrate (*BP, USP*)]
Phenindion n phenindione (fenin-
'daioun)
Phenmetrazin-hydrochlorid n (*WHO*)
phenmetrazine hydrochloride (*BP*)
Phenobarbital[um (*EP*)] n (*DAB, WHO*)
(Phenyläthylbarbitursäure (*DAB*), Aci-
dum phenylaethylbarbituricum (*DAB*))
phenobarbitone (‚fi:no'ba:bitoun) (*EP,
BP*), phenobarbital (‚fi:no'ba:bitəl)
(*USP*), phenylethylbarbituric acid ≵-
-**Mixtur** f phenobarbitone elixir (i)
(*BPC*) ≵-**Natrium** n (*DAB*) phenobarbitone sodium (*BP*), soluble phenobarbitone (*BP*)
Phenol n (*DAB*) (Phenolum (*DAB*),
Acidum carbolicum) phenol (i:) (*BP,
USP*), carbolic acid / verflüssigtes ≵
(*DAB*) (Phenolum liquefactum (*DAB*))
liquefied phenol (*BP, USP*) ≵- phenol-
ic (ɔ) ≵at n *chem* phenolate (i:) ≵aus-
scheidung f (im Urin) phenoluria (juə)
≵disulfonsäure f phenoldisulphonic*
acid ≵isation f (Phenolisieren) phenolisation ~isieren (karbolisieren)
chem to phenolate (i:), to carbolise
≵kalium n *chem* potassium phenolate
(i:) ~löslich *chem* phenol-soluble (ɔ)
≵lösung f (*DAB*) (Phenolum liquefactum (*DAB*)) liquefied (i) phenol (*BP,
USP*) ≵natrium n *chem* sodium phenolate (i:) ≵phthalein n (*DAB*) phenolphthalein (‚fi:nol'θæli:in) (*BP, NF*)
≵phthaleinlösung f, alkoholische phenolphthalein alcoholic (ɔ) solution
≵phthaleinprobe f phenolphthalein test
≵rot n (*DAB*) phenolsulfonphthalein
(*DAB*)) phenolsulphonphthalein* ('fi:-
nɔl'sʌlfɔn'θæli:in) (*BP, USP*), phenol red (*BP, USP*) ≵rotindikator m
phenol red indicator ≵rotprobe f
phenolsulphonphthalein* test ≵schwe-
felsäure f *chem* phenolsulphuric* (juə)
acid ≵sulfazol n phenolsulphazole* (ʌ)
≵sulfonphthalein n s ≵rot ≵sulfonsäure
f (Acidum phenolsulfonicum, Acidum
sozolicum, Sozolsäure) phenolsulphonic acid, sozolic acid ≵-2-**Sulfonsäure** f,
o-≵sulfonsäure f (Sozolsäure) orthophenolsulphonic* *od* sozolic acid ≵-4-
-**Sulfonsäure** f (Parasulfocarbolsäure,
p-Phenolsulfonsäure) paraphenolsul-
phonic* *od* sulphocarbolic* acid ≵tri-
chloressigsäure f phenoltrichloracetic
(i:) acid ≵um n (*DAB*) s Phenol
≵vergiftung f (Karbolsäurevergiftung)
phenol poisoning, carbolism ≵wasser n
chem aqua phenolata (ei)
Phenothiazin n (*EP*) phenothiazine
(‚fi:no'θaiəzi:n), thiodiphenylamine
('θaiodaifeni'læmi:n) (*BPC*)
Phenotyp m phenotype ('fi:notaip)
Phenoxetol n phenoxyethanol (e) (*BPC*)
Phenoxyäthanol n phenoxyethanol (e)
(*EP, BPC*)
Phenoxybenzamin n (*WHO*) phenoxy-
benzamine [hydrochloride (*BP, EP,
USP*)]
Phenoxymethylpenicillin[um (*EP*)] n
(Penicillin V) phenoxymethylpenicillin
(*BP, EP, USP*), penicillin V (*BP*) ≵-
-**Kalium** n (*WHO*) potassium phenoxy-
methylpenicillin (*USP*), phenoxymeth-
ylpenicillin potassium (*BP*)
Phenoxypenicillin-Calcium n phenoxy-
methylpenicillin calcium (*BP*)
Phensuximid n (*WHO*) phensuximide
(ʌ) (*BPC, NF*)

Phentolamin n (WHO) phentolamine [mesylate (BP, USP)] / phentolamine methane-sulphonate (BP)
Phenyl n chem phenyl ('fi:nil, 'fenil) 6- -(2'-ε-acetamido)-penicillansäure, Natrium-Salz s Penicillin-G-Natrium; ε, Kalium-Salz s Penicillin-G-Kalium α- -εacrylsäure / (Atropasäure) α-phenylacrylic acid, atropic acid β-εacrylsäure / (Zimtsäure, Acidum cinnamylicum) β-phenylacrylic (i) acid, cinnamic acid εalanin n chem phenylalanine (æ), phenylaminopropionic acid εalaninhydroxylase / phenylalanine hydroxylase εamin n chem phenylamine ('æmi:n), aniline (æ) N-εanthranilsäure / (Anilino-Benzenkarbonsäure) phenyl-·anthranilic (i) od phenylaminobenzoic acid εäthylamin n chem phenylethylamine ('eθil'æmi:n) εäthylbarbitursäure / (DAB) s Phenobarbital εäthylmalonylharnstoff m chem phenylethylmalonylurea (juə'riə), phenobarbitone εazetamid n chem phenylacetamide ('æsit'æmaid), acetanilide (æ) εazetylsalizylat n chem phenylacetylsalicylate ('æsitilsæ'lisilit) εborsäure / phenylboric acid εbrenztraubensäure / chem phenylpyruvic (pai'ru:vik) acid εbrenztraubensäureschwachsinn m phenylpyruvic oligophrenia (i:) εbutazon[um (EP)] n (WHO) phenylbutazone ('bju:təzoun) (BP, EP, NF) εchinolinkarbonsäure / (Acidum phenylchinolin-carbonicum, Cinchophen) phenylcincholincarbonic od phenylcinchoninic acid, cinchophen ('sinkofen) εdimethylpyrazolon n (DAB) (Phenazon (DAB)) phenazone (BPC), antipyrin (BPC), phenyldimethylpyrazolon
Phenylendiamin n phenylenediamine ('fi:nili:n'daiəmi:n)
Phenylephrin n (WHO) phenylephrine (feni'lefri:n) [hydrochloride (BP, USP)]
Phenyl|essigsäure / chem phenylacetic (i:) acid, alphatoluic acid εglukuronsäure / phenylglucuronic acid DL- -εglykolsäure / (Acidum amygdalicum (DAB)) phenylglycollic acid εhydrargyrum aceticum n (Phenylquecksilberazetat, Phenyl-mercuri-acetat) phenylmercuric acetate (BPC) εhydrargyrum nitricum n (Phenylquecksilbernitrat, Phenyl-mercuri-nitrat) phenylmercuric nitrate (BP, NF) εhydrat n chem phenylhydrate (ei) εhydrazin n [-Hydrochlorid (DAB)] phenylhydrazine ('haidrəzi:n) (BP) [hydrochloride (BP)] εhydrazinprobe / Fischer's ('fiʃərz) test εhydroxypropionsäure / (Tropasäure) phenylhydroxypropionic acid, tropic acid ε-imino-oxo-oxazolidin n (PIO) pemoline εindandion n phenindione (ai) (BP) εketonurie / phenylketonuria, Fölling's ('fœliŋz) syndrome ~ketonurisch phenylketonuric ε-mercuri-acetat n phenylmercuric acetate (BPC) ε- -mercuri-nitrat n phenylmercuric nitrate (BP, NF) εmerkaptansäure / phenylmercapturic acid, phenylacetylcysteine εmethylamino-propan-hydrochlorid n (DAB) methylamphetamine hydrochloride (BP) εmethylketon n pharm acetophenone (ou) εmilchsäure / chem phenyl-lactic acid εpropanol n chem phenylpropanol εpropanolamin n phenylpropanolamine [hydrochloride (BP)] εpropionsäure / (Hydrozimtsäure) phenylpropionic od hydrocinnamic

acid εquecksilber n s εhydrargyrum...
εsalizylat n phenyl salicylate (i), salol ('seilol) εsalizylsäure / phenylsalicylic (i) acid εsäure / chem phenylic (i) od carbolic (ɔ) acid εschwefelsäure / chem paraphenylsulphuric* (juə) od sulpho-carbolic* (ɔ) acid
Phenytoin|[-Natrium] n (DAB, WHO) (Diphenylhydantoin (DAB)) diphenylhydantoin (dai'fenilhai'dæntoin) [sodium], phenytoin [sodium (EP, BP)] εum natricum (EP) s ε
PHI = Phosphohexose-isomerase / phosphohexose isomerase, PHI
-philie (Nachs) (Neigung, Hang) -philia (i) (Nachs)
Philoneismus m (Neuigkeitssucht) philoneism ('filo'ni:izm)
Philtrum n anat philtrum
Phimose / phimosis (fai'mousis), capistration ε- phimotic (ɔ)
Phimosen|operation / phimosiectomy (fai,mousi'ektəmi) εschnitt m phimosiotomy
phimotisch phimotic (ɔ)
Phiole / phial (ai), vial (ai) / vollkommen dichte, verschraubbare ε leakproof screw-top vial
Phleb|algie / (Venenschmerz) phlebalgia ('ældʒiə) εarteriektasie / phlebarteriectasia ('fleba:'tiəriek'teiziə) εektasie / (Venenerweiterung, Varixknoten) venectasia, phlebectasia, varicosis, varicose ('værikous) vein εektomie / (Venenentfernung, Krampfaderexzision) phlebectomy εektopie / (Venenverlagerung) phlebectopy εitis / (Venenentzündung) phlebitis (fli'baitis) ~itisch phlebitic (i)
phlebo|gen phlebogenous (ɔ) εgramm n phlebogram (e) εgraph m phlebograph (e) εgraphie / (Venendarstellung) phlebography (ɔ) ~graphisch phlebographic (æ) ~id (venenähnlich) phleboid ('fleboid) εlith m (Venenstein) phlebolith ('fleboliθ), h[a]ematolith (i:) εlogie / (Venenkunde) phlebology εmetritis / phlebometritis (mi'traitis) εnarkose / phlebonarcosis εrrhagie / (Venenblutung) phleborrhagia (ei) εrrhaphie / (Venennaht) phleborrhaphy (ɔ) εrrhexis / rupture (ʌ) of a vein, phleborrhexis εsklerose / (Venenwandverdickung) phlebosclerosis εtom m (Aderlaßnadel) phlebotome (e) εtomie / (Aderlaß) phlebotomy, venotomy, venesection, bleeding ~tomieren (zur Ader lassen) to phlebotomise, to bleed εtomist m (Aderlasser) histor phlebotomist (ɔ) εtomusfieber n s Pappatacifieber εtomusmücke / (Sandfliege) Phlebotomus (ɔ), sand fly
Phlegm|a n (Schleim) phlegm (flem) / ps phlegm, sluggishness εasia alba dolens / phlegmasia (ei) alba dolens, white od milk leg εasie / phlegmasia (ei) εatiker m ps phlegmatic person ~atisch ps phlegmatic (æ) εone / phlegmon ('flegmon) ~onös phlegmonous (e)
phlogistisch (entzündlich) inflammatory, phlogistic (dʒi)
phlogogen (entzündungserregend) causing inflammation, phlogogenic (e)
Phlogose /, **Phlogosis** / (Entzündung) inflammation, phlogosis
Phloretinsäure / phloretic (e) acid
Phlori[d]zin n pharm phloridzin (i), phlor[h]izin (flo'raizin) εprobe / phloridzin test

Phlorogluzin n (DAB) phloroglucin (floro'glu:sin), phloroglucinol (EP, BP) εprobe / phloroglucin test
Phloxin n phloxine
Phlyktäne / phlyctena (flik'ti:nə), phlyctenule ('fliktənju:l)
phlyktänen|artig phlyctenoid (i) εbildung / phlyctenulosis εkeratitis / phlyctenular (e) od scrofull[o]us (ɔ) keratitis εkonjunktivitis / phlyctenular conjunctivitis (kən,dʒʌŋkti'vaitis)
phlykt|änös phlyctenular (e) ~änulär phlyctenular ~änulös phlyctenular
-phob (Nachs) (fürchtend) -phobic (ou) (Nachs)
-phobie (Nachs) (Furcht) -phobia (ou) (Nachs), morbid fear
Phobie / (Zwangsbefürchtung) phobia, morbid dread (e) od fear
phobisch ps phobic (ou)
Phobophobie / ps phobophobia
Phokomelie / phocomely (ɔ), phocomelia (i:)
Pholcodin[um (EP)] n (WHO) pholcodine (ɔ) (EP, BP)
Phon|asthenie / phonasthenia (i:) εation / (Stimmbildung, Lautbildung) phonation ε- phonatory (ou) εem n (Gehörhalluzination) phoneme εendoskop n (Membranstethoskop) phonendoscope (foun'endəskop) εiatrie / (Stimmheilkunde) phoniatrics (,founi-'ætriks), laliatry (ai), study and treatment of speech disorders ~ieren to phonate (ou) ~isch phonic (ou) εismus m (Mitempfindung) phonism (ou)
Phono|- (Vors) (Laut betr) phono- (ou) (Vors), phonic (ou) εgramm n (Lautaufzeichnung) phonogram εgraph m phonograph εkardiogramm n (Herz) phonocardiogram εkardiograph m phonocardiograph εkardiographie / phonocardiography (ɔ) ~kardiographisch phonocardiographic (æ) εlogie / (Lautlehre) phonology εmanie / (Mordsucht) phonomania (ei) εmeter n phonometer (ɔ) εmetrie / (Resonanzprüfung) phonometry (ɔ) εphobie / (Sprechfurcht) ps phonophobia / (Stottern) stuttering, stammering εpsie / (Farbensehen bei Toneindrücken) phonopsia εskop n (Mikrophonstethoskop) phonoscope
-phor (Nachs) (Träger) -phore (fɔ:) (Nachs)
Phorese / phoresis (ɔ)
-phorie (Nachs) ophth (Abweichen der Sehachse) -phoria (ɔ:) (Nachs)
Phosgen n chem phosgene ('fozdʒi:n), carbonyl chloride (ɔ:)
Phosphat n chem phosphate ('fosfeit) εämie / phosphat[a]emia (i:) εarmut / (des Blutes) hypophosphat[a]emia εase / chem phosphatase / alkalische ε alkaline phosphatase (AP) / saure ε acid phosphatase εasemangelrachitis / hypophosphatasia ε-Augenlotion / pharm phosphate eyewash εbestimmer m chem phosphatometer (ɔ) ε-Dextrose / phosphate dextrose (PD) εgehalt m, verminderter ε des Blutserums hypophosphat[a]emia (i:) εid n chem phosphatide εniederschlag m (Urin) phosphatoptosis ('tousis) εpuffer m chem phosphate buffer (ʌ) εpufferlösung / (DAB) phosphate buffer solution (BPC, USP) εsediment n chem phos-

*US -sulf-

phatic sediment (e) *od* deposit ₂stein *m* (Urin) phosphate *od* phosphatic calculus ₂urie *f* phosphaturia (juə) ₂zement *m dent* phosphate cement
Phosphen *n* phosphene ('fɔsfi:n)
Phosphenylsäure *f* phosphenylic (i) acid
Phosphid *n chem* phosphide ('fɔsfaid)
Phosphinigsäure *f* (Acidum phosphinicum) phosphinous acid
Phosphinsäure *f* phosphinic (i) acid
Phosphit *n chem* phosphite ('fɔsfait)
Phospho|adenylphosphosulfat *n* (PAPS) adenosine-3'-phosphate-5'-sulphatophosphate (PAPS) ₂äthanolamin *n* phospho-ethanolamine (eθə'nɔləmi:n) ₂fruktaldolase *f* (PFA) phosphofructaldolase ₂fruktokinase *f* (PFK) phosphofructokinase (PFK) ₂glukomutase *f* (PGLUM) phosphoglucomutase (PGM) 6-₂glukonat *n* 6-phosphogluconate (6-PG) ₂glukonsäure *f* (PG) phosphogluconic acid ₂glukose-isomerase *f* (PGI) glucosephosphate isomerase 3-₂glycerat *n* 3-phosphoglycerate (PG) ₂glyzeratkinase *f* (PGK) phosphoglycerate kinase (PGK) ₂glyzerat-Mutase *f* (PGM) phosphoglyceromutase *f* ₂glyzerinsäure *f* phosphoglyceric *od* glycerophosphoric acid ₂hexoseisomerase *f* (PHI) phosphohexose isomerase ₂lipase *f* phospholipase ('lipeis) ₂lipid *n chem* phospholipide (i)
Phosphor *m chem* phosphorus (ɔ) / amorpher ₂ amorphous ph. / gewöhnlicher ₂ ordinary ph. / markierter ₂ label[l]ed (ei) ph. / roter ₂ red ph. ₂armut *f* (Blut) hypophosphat[a]emia (i:) ₂bazillus *m* (Leuchtbazillus) phosphobacterium (iə) ₂brandwunde *f* phosphorus burn ₂eszenz *f* phosphorescence / (Röntgenschirm) afterglow ~eszieren to phosphoresce ~eszierend phosphorescent ₂[h]idrosis *f* (phosphoreszierender Schweiß) phosphor[h]idrosis
Phosphoribosylaminoimidazol-karboxylase *f* amino-imidazolecarboxamide ribonucleotide (imi'dæzoulka:bɔk-'sæmaid raibo'nju:kliotaid)
phosphor|iert phosphorated, phosphorretted ₂ilierung *f chem* phosphorylation ₂kreislauf *m* phosphorus cycle ₂leber *f* fatty degeneration of the liver in phosphorus poisoning ₂lebertran *m pharm* codliver oil enriched with phosphorus, phosphorated codliver oil ₂mangel *m* phosphorus deficiency (i), phosphopenia ₂mangelscheinung *f* aphosphorosis ₂molybdänsäure *f* (Acidum phosphomolybdaenicum) phosphomolybdic (i) acid ₂nekrose *f* (des Kiefers) phossy jaw, phosphorus necrosis, phosphonecrosis ₂nuklease *f* phosphonuclease (ju:) ₂öl *n pharm* phosphorated oil ₂ (V)-oxyd *n* (EP, DAB) phosphorus pentoxide (EP, BP) ₂pentachlorid *n chem* phosphorus pentachloride (ɔ:) ₂protein *n chem* phosphoprotein (ou) ₂pyridin *n chem* phosphopyridine ('pairidi:n) ~sauer *chem* phosphoric (ɔ) ₂säure *f chem* phosphoric (ɔ) acid ₂säureester *m chem* phosphate ester ₂säure-tris-aethylen-amid *n* (TEPA) triethylene phosphoramide (TEPA) ₂stoffwechsel *m* phosphorus metabolism (æ) ₂trichlorid *n chem* phosphorus trichloride (ɔ:) ₂vergiftung *f* phosphorus poison-

ing, phosphorism ₂wasserstoff *m chem* phosphine, hydrogen (ai) phosphide ₂wolframsäure *f* (Acidum phosphowolframicum; PWS) *chem* phosphotungstic (ʌ) acid ₂ylase *f* phosphorylase (ɔ) ₂ylierung *f* phosphorylation
Phospho|transazetylase *f* phosphotransacetylase ₂transferase *f* phosphotransferase
Photalgie *f* photalgia (fo'tældʒiə)
photisch photic (ou)
Photismus *m* (Farbensehen bei Tönen *usw*) photism (ou)
Photo..., photo...*s a* Foto..., foto...
Photo|- (*Vors*) (Licht *betr*) photo- (ou) (*Vors*) ~aktinisch (Licht- *u* Ultraviolettstrahlen aussendend) photo-actinic (i) ₂allergie *f* photo-allergy ₂bakterium *n* (Leuchtbakterium) photobacterium (iə) ₂biologie *f* photobiology ~biotisch photobiotic (ɔ) ₂chemie *f chem* photochemistry ~chemisch *chem* photochemical ~chromatisch photochromatic ₂dermatitis *f* photosensitisation dermatitis ₂dermatose *f* photodermatosis ₂dynamik *f* photodynamics (dai'næmiks) ~dynamisch photodynamic ~elektrisch *elektr* photo-electric ₂elektron *n* photo-electron ₂epilepsie *f ps* photic *od* photogenic epilepsy ~gen (lichterzeugend) photogenous (ɔ) ₂gramm *n* photogram ₂graphie *f* (Bild) photograph / (Verfahren) photography (ɔ) ~graphieren to photograph ~graphisch photographic (æ) ₂kauterisation *f* photocauterisation (,kɔ:tərai'zeiʃn) ~kinetisch photokinetic (e) ₂kopie *f* photostat ₂lumineszenz *f* photoluminescence ₂lyse *f* photolysis (ɔ) ~lytisch photolytic (i)
Photom *n* photoma
Photo|meter *n* (Lichtmesser) photometer (ɔ) ₂metrie *f* (Lichtmessung) photometry (ɔ) ~metrisch photometric (e) ₂mikroskop *n* (Mikroskop zur Mikrophotographie) photomicroscope (ai) ~motorisch photomotor (ou) ₂multiplikator *m röntg* photomultiplier (ʌ) ₂peak *m* photo-electric peak ₂periodismus *m* photoperiodism ('piəriədizm) ~phil (lichtliebend) photophilic (i), seeking *od* loving light ~phob (lichtscheu, lichtmeidend) photophobic (ou) ₂phobie *f* (Lichtscheu) photophobia ₂phthalmie *f* (Schädigung des Auges durch Licht) photo-ophthalmia (æ) ₂psie *f* (Funkensehen) photopsia, photopsy ~ptisch photoptic (ɔ) ₂reptor *m* (lichtempfindliche Nervenzelle) photoceptor, photoreceptor ₂sensibilisierung *f* photosensitisation ~sensitiv (lichtempfindlich) photosensitive ₂sensitivität *f* (Lichtempfindlichkeit) photosensitivity ₂skopie *f* photoscopy (ɔ) ₂stimulation *f* photostimulation ₂synthese *f chem* photosynthesis ('sinθisis) ~synthetisch photosynthetic (e) ₂szintigramm *n radiol* photoscan ₂szintigraphie *f radiol* photoscanning ₂taxis *f* phototaxis ₂therapie *f* (Lichtbehandlung) heliotherapy, phototherapy ₂timer *m* (Belichtungsautomat) *röntg* phototimer (ai) ₂tropie *f* phototropism (ɔ) ~tropisch *opt* (Gläser) phototropic (ɔ) ₂tropismus *m s* ₂tropie ₂tropismus *m betr.* phototropic (ɔ) ₂umkehrung *f radiol* photo reversal ₂zelle *f* photo--electric cell

Phren|- (*Vors*) (Zwerchfell *betr*) phren[o]- (e) (*Vors*), phrenico- (e) (*Vors*), phrenic (e) / (Intellekt *betr*) phren[o]- (*Vors*), phrenic (e) ₂algie *f* (Zwerchfellschmerz) phrenalgia ('ældʒiə) ₂asthenie *f* (Zerebralneurasthenie) phrenasthenia (i:) ₂ektomie *f* phrenicectomy ₂emphraxis *f* (Phrenikusquetschung) phrenemphraxis, crushing of the phrenic nerve, phrenicotripsy (i) ₂esie *f* (Wahnsinn) phrenesis (i:), insanity (æ) ~etisch phrenetic (e)
Phrenicus *m s* Phrenikus
Phreniko|dynie *f* diaphragmalgia (daiəfræg'mældʒiə), diaphragmodynia ~gastrisch phrenicogastric ~hepatisch phrenohepatic ~kostal phrenocostal ~lineal phrenicosplenic (e) ₂tomie *f* (Phrenikusdurchtrennung) phrenicotomy
Phrenikus *m* (Nerv) phrenic (e) nerve ₂phrenico- (e) (*Vors*) ₂durchtrennung *f* phrenicotomy ₂entfernung *f chir* phrenectomy ₂exairese *f* phrenico-exeresis (ek'serisis), avulsion (ʌ) of the phrenic nerve, phrenic avulsion ₂quetschung *f* crushing of the phrenic nerve, phrenemphraxis, phrenicotripsy (i) ₂resektion *f* phrenicectomy, phreniconeurectomy
phrenisch phrenic (e), diaphragmatic (,daiəfræg'mætik)
Phrenitis *f* (Zwerchfellentzündung) phrenitis, inflammation affecting the diaphragm ('daiəfræm) [phrenitis *auch* = encephalitis]
Phreno|- (*Vors*) *s* Phren- (*Vors*) ₂cardie *f s* ₂kardie ₂dynie *f* phrenodynia (i) ~gastrisch phrenogastric, phrenicogastric ₂glottismus *m* (Zwerchfell-Glottiskrampf) phrenoglottismus ~hepatisch phrenohepatic ₂kardie *f* phrenocardia ~kolisch phrenocolic (ɔ) ₂lepsie *f* (Zwangsvorstellung) *ps* phrenolepsia, imperative (e) idea (ai'diə) ~lineal (Zwerchfell *u* Milz *betr*) phrenosplenic (e) ₂loge *m* phrenologist (ɔ) ₂logie *f* (Gall-Schädellehre) Gall's (galz) craniology, phrenology ~logisch phrenologic[al] (ɔ) ₂pathie *f ps* phrenopathy (ɔ) ₂plegie *f* (Zwerchfellähmung) diaphragmatic paralysis (æ) ₂ptose *f* (Zwerchfelltiefstand) phrenoptosis ('tousis) ₂sinsäure *f* phrenosinic (fre-no'sinik) acid, neurostearic acid ~spasmus *m* phrenospasm (e)
Phryno|derma *n* (der Maisesser) phrynoderma, sharkskin, toadskin ₂lysin *n* phrynolysin (ɔ)
Phthal|aminsäure *f* phthalamic (θə-'læmik) acid ₂at *n chem* phthalate ('θəleit) ₂azin *n* phthalazine ('θəlɔzi:n) ₂ein *n chem* phthalein ('θəli:in) ~sauer *chem* phthalic ('θəlik) ₂säure *f* (Acidum phthalicum) phthalic acid, benzenedicarboxylic acid ₂säureanhydrid *n chem* phthalic anhydride ₂säure-Dimethylester *m* (Dimethylphthalat) *chem* dimethylphthalate ('θəleit)
Phthalyl|-sulfacetamid *n* phthalylsulfacetamide ('θəlilsʌlfə'setəmaid) (NF) ₂-sulfathiazol *n* (WHO) phthalylsulphathiazole ('θəlilsʌlfə'θaiəzoul) [US -sulf] (BP, USP)
Phthiriasis *f* (Verlausung) phthiriasis (θai'raiəsis), infestation with lice
Phthirus| inguinalis pubis *s* ₂ pubis ₂ pubis *m* (Filzlaus) crab louse. *pl* crab lice, Phthrus ('θirəs) pubis (ju:)

Phthise f (Schwindsucht, Tuberkulose) phthisis ('θaisis), consumption (ʌ), pulmonary tuberculosis / (Auge) shrinking of the eyeball **bazilläre** ⚗ bacillary ph. **fibröse** ⚗ fibroid (ai) ph. **floride** ⚗ florid (ɔ) ph. **schwarze** ⚗ black ph., anthracosis **schwerste** ⚗ ph. desperata (ei)

Phthisiker m (Tuberkulöser) phthisic* ('θaizik) patient (ei), person suffering from phthisis ('θaisis) **⚗iologie** f phthisiology* (θaizi'ɔlədʒi) **⚗is** f s Phthise / ⚗ florida (floride od fortschreitende Tuberkulose) florid (ɔ) phthisis (ai) **~isch** (schwindsüchtig, tuberkulös) phthisic[al]*, tuberculous, consumptive (ʌ) *('θaizik, US 'tizik)

pH-Verschiebung f pH-shift
pH-Wert m pH (pi:eitʃ) value (æ)
Phykomykose f phycomycosis
phyletisch s phylogenetisch
Phyllochinon n phylloquinone, vitamin K₁

Phylo|- (Vors) (Stamm betr) phylo- (ai) (Vors) **⚗genese** f (Stammesgeschichte, Entwicklungsgeschichte) phylogenesis, phylogeny (ɔ) **~genetisch** (stammesgeschichtlich) phylogenetic **⚗genie** f (Phylogenese) phylogeny (ɔ), phylogenesis

Phyma n (knolliger Auswuchs) phyma ('faimə)
Physetölsäure f physetoleic ('faiseto-'li:ik) acid
Physiatrik f physiatrics / physiotherapy
Physik f physics ('fiziks) (sing) [cave: physic (i) = Arznei]
physikalisch physical (i) **~-chemisch** physicochemical, chemical and physical
Physiker m physicist (i)
Physiko|**chemie** f physical chemistry **~chemisch** physicochemical, chemical and physical **⚗therapeut** m physiotherapist (e) **⚗therapie** f physiotherapy
Physikum n (ärztliches Vorexamen) first od preliminary (i) medical examination
Physio|**genie** f physiogenesis ('fizio-'dʒenəsis) **⚗gnomie** f physiognomy (,fizi'ɔnəmi) **⚗loge** m physiologist
Physiologie f physiology aeronautische ⚗ aviation ph. **allgemeine** ⚗ general ph. **angewandte** ⚗ applied (ai) ph. **embryonale** ⚗ antenatal (ei) ph. **experimentelle** ⚗ experimental ph. **menschliche** ⚗ human ('hju:) ph. **pathologische** ⚗ pathologic[al] (ɔ) od morbid ph., pathophysiology, physiopathology **spezielle** ⚗ special (e) ph. **tierische** ⚗ animal ph. **vergleichende** ⚗ comparative (æ) ph.
physiologisch physiologic[al] (ɔ) **~-anatomisch** physiologico-anatomic[al] (ɔ)
Physio|**pathologie** f (physiologische Pathologie) physiopathology, pathologic[al] (ɔ) physiology (ɔ) **~pathologisch** physiopathologic[al] (ɔ) **⚗sklerose** f physiosclerosis, physiologic[al] sclerosis **~therapeutisch** physiotherapeutic[al] (ju:) **⚗therapie** f physiotherapy, physiotherapeutics (ju:)
physisch physical (i) / ~ bedingt physicogenic (e)
Physometra f (Tympania uteri) physometra (faiso'mi:trə)
Physostigmin n physostigmine (faiso'stigmi:n) (BPC), eserine ('esəri:n) **⚗salicylat** n (DAB) (Physostigminum salicylicum (DAB), Physostigminii sali-

cylas (EP)) physostigmine salicylate (BP, EP, USP) **⚗sulfat** n physostigmine sulphate (BPC) **⚗vergiftung** f (Eserismus) physostigmine poisoning
Physozele f physocele ('faisosi:l)
Phytansäure f phytanic acid
Phytin n pharm phytin ('faitin) **⚗säure** f chem phytic (i) acid, inositol phosphoric acid
Phyto|- (Vors) (Pflanzen betr, pflanzlich) phyto- ('faito-) (Vors) **⚗agglutinin** n phytagglutinin (u:) **⚗bezoar** m (Pflanzenfasergeschwulst im Magen od Darm) phytobezoar ('bi:zouə) **⚗chemie** f (Pflanzenchemie) phytochemistry **~gen** (von Pflanzen stammend) phytogenic (e), phytogenous (ɔ) **⚗hämagglutinin** n phyto[h]aemagglutinin (u:) (PHA) **⚗hormon** n phytohormone **⚗menadion** n s **⚗nadion** n **⚗nadion** n (WHO) (Phytomenadion, Vitamin K₁) phytomenadione (,faitomenə'daioun) (BP), phytonadione (,faitonə'daioun) (BP, USP) phytonadione f (durch Pflanzen bedingte Krankheit) phytonosis **⚗parasit** m (Pflanzenparasit) phytoparasite (æ) **~phag** (pflanzenfressend) phytophagous (ɔ), herbivorous (i) **⚗plasma** n phytoplasm (ai) **⚗se** f (pflanzenbedingte Hautkrankheit) phytosis (fai-'tousis) **⚗sterin** n phytosterol (,faito-'stiərɔl) **⚗therapie** f (Pflanzenheilverfahren) phytotherapy **⚗toxin** n (Pflanzengift) phytotoxin
P.I. = Pharmacopoea Internationalis
Pi = anorganisches Phosphat n inorganic phosphate, Pi
p. i. = post injectionem after injection
Pia mater f (weiche Hirnhaut) pia (paiə) mater (ei) ⚗ betr. pial ('paiəl)
Pia u. Arachnoidea betr. piarachnoid (,paiə'ræknoid)
Pian f (Frambösie) pian (pi:'an), yaws (jɔ:z)
Piascheide f pial ('paiəl) sheath
Pica f (der Schwangeren) pica (ai), craving to eat strange things, cissa
Pick (pik)|-**Syndrom** (I) n od -**Atrophie** f Pick's dementia (di'menʃiə) od disease **⚗-Syndrom** (II) n od -**Visionen** f pl Pick's vision **⚗-Syndrom** (III) n (perikarditische Pseudoleberzirrhose) Pick's disease od cirrhosis
Pickel m (Haut) pimple, pustule (ʌ) **~ig** (Haut) pimpled, pimply, pustular (ʌ)
Pickwick-Syndrom n (Pickwickier-Syndrom) Pickwickian syndrome
Picolin n picoline (i), methylpyridine ('pairidi:n) **⚗säure** f picolinic acid
Piedra f (Haarknötchenkrankheit) piedra (pai'eidrə), Beigel's ('baigəlz) disease (i:), trichomycosis nodosa **⚗erreger** m Piedraia (paii'draiə)
Piepston n (Auskultation) squeak
[Pierre] Marie s Marie
Pierre-Robin (pjɛr-ro'bɛ̃)-**Syndrom** n Pierre Robin syndrome
PIE-Syndrom n PIE syndrome (pulmonary infiltrate and eosinophilia)
Pigment n pigment (i) / von außen stammendes ⚗ exogenous (ɔ) p. / hämatogenes ⚗ h[a]ematogenous (ɔ) p., blood p. / körpereigenes ⚗ endogenous (ɔ) p. / körperfremdes ⚗ extraneous (ei) p. **⚗ablagerung** f pigmentation, deposition of pigment / chromatosis / pigmentary infiltration **~absondernd** chromagogue (ou), eliminating pigment **⚗anomalie** f pigment anomaly (ɔ)

⚗ansammlung f (in Hirngefäßen) pigmentary thrombus **~arm** (Zellen) hypochromic (ou) / (Haut) depigmented **⚗armut** f (Zellen) hypochromatism / (Haut, meist) depigmentation **~ation** f pigmentation **⚗atrophie** f brown atrophy (æ) **~beladen** (Zelle) overpigmented, hyperpigmented **~bereitend** chromogenic ('dʒenik) **⚗bildung** f pigment formation, chromogenesis **~bindend** chromopexic, fixing pigment **⚗dermatose** f pigmentary dermatosis **⚗einlagerung** f pigmentary infiltration **⚗einschluß** m pigment inclusion (in'klu:ʒən) **⚗entartung** f pigmental degeneration / ⚗ der Netzhaut retinitis pigmentosa **⚗entstehung** f pigmentogenesis **⚗epithel** n pigmented od pigmentary epithelium (i:) **⚗fleck** m pigmental mole, soft n[a]evus (i:) **~frei** free from pigment, unpigmented, amelanotic (ɔ) **⚗gallenstein** m pure pigment gallstone (ɔ:) **⚗geschwulst** f pigmented tumo[u]r, melanoma, chromatophoroma **~haltig** pigmented, containing pigment **~ieren** to pigment, to colo[u]r (ʌ) / sich ~ to become pigmented **~iert** pigmented / (Geschwulst) melanotic (ɔ) **⚗ierung** f pigmentation / durch den Blutfarbstoff bedingte ⚗ h[a]ematogenous pigmentation / übermäßige ⚗ superpigmentation; (bes Zellkern) hyperchromasia **⚗körnchen** n pigment granule (æ) **⚗körperchen** n chromogenic (e) od pigment body **⚗krankheit** f chromatopathy (ɔ), chromatopathia (æ) **⚗krebs** m melanocarcinoma **⚗leber** f pigmented liver **~los** non-pigmented, achromatous (ou) **⚗mal** n (Nävus) soft n[a]evus (i:), mole, pigmented (i) n[a]evus (i:) **⚗mangel** m hypochromia (ou) **⚗messer** m colorimeter (i) **⚗mole** f pigmented mole **~nävus** m pigmented n[a]evus (i:)
Pigmento|**dermie** f hyperchromatosis **⚗phage** m pigmentophage (pig'mentofeidʒ), chromophage ('kroumofeidʒ)
Pigment|**ring** m pigment ring **⚗sarkom** n melanotic (ɔ) sarcoma **⚗schicht** f pigment layer ('lɛə) **⚗schwund** m depigmentation **⚗star** m pigmented cataract (æ) **⚗störung** f dyschromia (ou), leucopathy (ɔ) [US leuko-] **⚗streifenerkrankung** f angioid ('ændʒi-ɔid) streaks **~transportierend** pigment **⚗verlust** m (Depigmentierung) depigmentation, loss of pigment **⚗verteilung** f distribution of pigment **⚗zelle** f chromatophore (ou), pigmented od pigment cell / sehr dunkle ⚗ melanocyte ('melənosait) **⚗zellennävus** m pigmented n[a]evus (i:) **⚗zerfall** f pigmentolysis (ɔ) **⚗zirrhose** f pigmentary cirrhosis
Pik m chrom s Peak
Pika f s Pica **⚗zismus** m s Pica
Piko (10⁻¹²) pico (p)
Pikraminsäure f (Acidum picramicum) picramic (æ) acid
Pikransäure f picranic acid
Pikrat n (Salz der Pikrinsäure) chem picrate (i) **⚗-Reagenz** n, alkalisches (EP) picro-alkaline reagent (EP)
pikrinsauer chem picric (i)
Pikrinsäure f (DAB) (Acidum picrinicum, Acidum picronitricum, Trinitrophenol (DAB) picric acid (BP, USP), trinitrophenol (BP) **⚗dermatitis** f picric itch **⚗salz** n chem picrate (i) **⚗vergif-

tung f trinitrophenol (i:) od picric acid poisoning
Pikrogeusie f picrogeusia ('gju:siə)
Pikrolonsäure f (Acidum picrolonicum) picrolonic acid (EP)
Pikrotoxin n picrotoxin (pikro'tɔksin) (BP)
pilar (Haar betr) pilar (ai), pilary (i), pilous (ai), pilose (ai)
Piles f pl (Hämorrhoiden) piles, h[a]emorrhoids (e)
piliform (haarförmig) piliform (ai)
Pilimictio f pilimiction (i), urinary (juə) trichiasis
Pillchen n pharm pellet, small pill, pilule ('pilju:l)
Pille f pharm pill, pilula (i), pl pilulae / die ℒ (Ovulationshemmer) the pill / darmlösliche ℒ enteric [-coated] pill / ℒn, die beim Essen zu nehmen sind dinner pills / nicht magenlösliche ℒn enteric [-coated] pills / ℒ am Morgen danach F morning-after od post-coital pill / ℒn drehen to make pills / ℒn schlucken to take pills / ℒn überzuckern to sugar ('ʃugə) od to coat pills
Pillen|- pilular (i) ℒdose f pharm pill-box „ℒdrehen" n (Schwerkranker) pill-rolling movement „ℒdrehenzittern" n od -tremor m (bei Paralysis agitans) pill-rolling tremor (e) ℒdreherhand f writing (ai) hand ~förmig pilular (i), pill-shaped ℒgrundlage f s ℒmasse ℒimpfung f pill vaccination ℒmasse f (Pillensubstanz) pharm pill mass, pilular mass ℒschachtel f pharm pill-box ℒsubstanz f pilular mass
pilo- (Vors) (Haar-, haarig) pilo- (ai) (Vors)
Pilocarpin n (WHO) pilocarpine (BPC) ℒhydrochlorid n (DAB) pilocarpine hydrochloride (BPC) ℒnitrat n (Pilocarpinii nitras (EP)) pilocarpine nitrate (EP, BP)
Pilo|erektion f (Haar) pilo (ai)-erection ℒkarpin n s ℒcarpin ℒkarpus m pharm Pilocarpus ~motorisch pilomotor (ou)
pilös (haarig, behaart, daunig) pilous (ai), hairy (εə), pilose (ai)
Pilosis f (übermäßiger Haarwuchs) pilosis
Pilotenkrankheit f aero (εə)-otitis media (i:), aviation otitis
Pilula f (pl Pilulae) (Pille) pharm pilula, pl pilulae ('pilju:li:) / ℒe aloeticae ferratae (etwa) pills of aloes (æ) and iron / ℒe Ferri carbonici iron ('aiən) pills, pills of iron carbonate, Blaud's (blo:z) pills / ℒe Jalapae Jalap ('dʒæləp) pills
Pilz m fungus ('fʌŋgəs), pl fungi ('fʌndʒai) / eßbarer ℒ mushroom (ʌ) / giftiger ℒ toadstool (ou) / krankheitserregender ℒ disease fungus / pathogener ℒ disease fungus / durch ℒe hervorgerufen od bedingt mycetogenic (e), mycetogenous (ɔ) ℒ- fungal (ʌ), myco- (ai) (Vors) ~ähnlich fungoid (ʌ), fungiform ('fʌndʒifɔ:m), mycetoid (ai) ℒangina f mycotic (ɔ) tonsillitis, tonsillomycosis ~artig fungous (ʌ), fungal (ʌ), fungoid ('fʌngɔid) / ~ wachsen to fungate (ʌ) ℒartigkeit f (auch pilzartiger Auswuchs) fungosity (ɔ) ~bedingt mycetogenetic (e), mycetogenous (maisi'tɔdʒinəs) ℒbefall m fungus (ʌ) infection, phytosis (fai'tousis), mycosis (ai) / ℒ der Bronchien bronchomycosis / ℒ der Mundschleimhaut stomatomycosis

~**befallen** infested by fungi ('fʌndʒai) ℒenzym n fungus enzyme ('enzaim), fungal enzyme ℒerkrankung f (Haut) mycosis, dermatomycosis, fungus disease ℒfaden m hypha ('haifə) ℒferment n fungal (ʌ) ferment / stärkespaltendes ℒ diastatic (æ) fungal ferment ~förmig fungiform ('fʌndʒi-) ℒgeflecht n bot mycelium (i:) ℒgift n mycotoxin ℒinfektion f mycosis, mycotic infection, fungus od fungal infection / ℒ mit Candida albicans bronchomoniliasis (ai) ℒkenner m mycologist (ɔ) ℒkrankheit f mycosis, fungus infection od disease, dermatomycosis ℒkultur f culture (ʌ) of fungi od mo[u]lds ℒkulturextrakt m fungi culture extract ℒkunde f mycology ℒkundiger m mycologist ℒmittel n (gegen Mykosen) fungicide (ʌ) ℒnatur f fungosity (ɔ) ℒpapillen f pl (Papillae fungiformes (PNA)) fungiform papillae ℒsachverständiger m mycologist (ɔ) ℒspore f fungus (ʌ) spore (spɔ:) ℒsporenaffektion f sporomycosis ℒstamm n bakt fungus strain ~tötend fungicidal (fʌndʒi'saidl) ℒvergiftung f mycetism (ai), mushroom poisoning ~vernichtend antimycotic (ɔ) ~wachstumhemmend fungistatic ℒzerstörer m (z B Virus) mycophage ('maikofeidʒ)
pimar|sauer chem pimaric (æ) ℒsäure f chem pimaric acid, pentanedicarboxylic acid
pimelin|sauer chem pimelic (e) ℒsäure f chem pimelic acid
Piment m allspice (ɔ:), pimento, pimenta
Pi-Meson n radiol pi meson (e), π meson
Piminodin n (WHO) piminodine esylate (pai'minodi:n 'esileit) (NF)
P-Impfstoff = Pertussis-Impfstoff m pertussis vaccine
Pinacyanol n pinacyanol (,pinəsai'ænoul)
Pindolol n pharm pindolol
pineal (fichtenzapfenähnlich) pineal (i), piniform (i) ℒdrüse f pineal body ℒom n pinealoma
pinienzapfenähnlich piniform (i)
Pinozytose f histol pinocytosis (,pinosai'tousis), cell drinking, hydrophagocytosis
pinseln to brush (ʌ) / (Hals) to paint
Pinselzelle f bristle cell
Pinta[krankheit] f (Carate, Mal de Pinto) pinta ('pintə), carate ('kærətə), spotted sickness
Pinte f pharm pint (paint): $Br = \frac{1}{8}$ Gallone = 20 fluid ounces = 0,5682 l; $US = \frac{1}{8}$ Gallone = 16 fluid ounces = 0,4732 l
Pinzette f forceps pl / eine ℒ a pair of f. **anatomische** ℒ dissecting f. without teeth **chirurgische** ℒ dissecting f. with teeth, toothed f., surgical od dressing f., mouse-tooth f. **kniegebogene** ℒ angular f. **neurochirurgische** ℒ neurosurgical f.
Pinzettenzange f suture ('sju:tʃə) forceps pl
PIO = Phenyl-imino-oxo-oxazolidin n pemoline
Pion n phys pion (ai) ℒenstrahl m pion beam
Piotrowski (pio'trɔfski)-**Reflex** m (antagonistischer Antikusreflex, paradoxer Antagonistenreflex) Piotrowski's sign, anticus sign od reflex

Pipamazin n (WHO) pipamazine (pi-'pæməzi:n) (BPCA)
Pipamperon n pipamperone
Pipazethat n (WHO) pipazethate (pi-'pæzəθeit) (BPCA)
Piperamin n (Bamipin) bamipine (BPCA)
Piperazin n pharm piperazine (pai-'perəzi:n) ℒ-**Adipat** n piperazine adipate (EP, BP) ~**frei**[es Präparat n] non-piperazine ℒ-**hexahydrat** n piperazine hydrate (EP, BP) ℒ-**Phosphat** n piperazine phosphate (BP) ℒ-**Tartrat** n piperazine tartrate ℒ-**Zitrat** n piperazine citrate (i) (EP, BP, USP)
Piperazini| adipas (EP) s Piperazin-Adipat ℒ **citras** (EP) s Piperazin-Zitrat ℒ **hydras** (EP) s Piperazin-Hexahydrat
Piperidin n (DAB) piperidine (pai-'peridi:n) (EP)
Piperidolat n (WHO) piperidolate (paipə'ridoleit)
Piperin n chem piperine ('paipərin) ℒsäure f chem piperic (e) acid, methylenedioxyphenylpentadienoic acid
Piperismus m piperism (i)
Piperocain [**Hydrochlorid**] n (WHO) piperocaine (pai'perokein) [hydrochloride] (BP, USP)
Pipette f Lab pipet[te] (pi'pet), dropper
Pipetten|gestell n Lab pipet[te] stand ℒspitze f Lab pipet[te] filler od teat ℒspüler m pipet[te] washer ℒspülgerät n pipet[te] rinser
pipettieren Lab to pipet[te]
Pipitzahoinsäure f pipitzahoic (pi'pitsə-'houik) od pipitzahoinic acid
Pipradol [-**hydrochlorid**] n (WHO) pipradol ('piprədɔl) (BPCA) [hydrochloride (NF)]
Piqûre f (Zuckerstich nach Claude Bernard) piqûre (pi'kjuə)
piriform (birnenförmig) piriform (i), pyriform (i), pear (εə)-shaped
Pirogoff (piro'gɔf)-**Amputation** f chir Pirogoff's amputation
Piro|plasma n bakt Babesia (i:), Piroplasma ℒplasmose f vet piroplasmosis, babesiasis ~plasmotisch piroplasmotic (ɔ)
Pirquet (pir'kε) m [-**Reaktion** f] Pirquet's reaction od test, dermotuberculin (ə:) reaction
pisiform (erbsenförmig) pea-shaped, pisiform (ai)
Pistazie f bot pistachio (pis'ta:ʃiou)
Pistill n (Stößel) pestle ('pesəl)
Piszine f piscina (i:)
Pithekanthropus m (Javamensch) pithecanthropus (,piθikæn'θroupəs)
pithekoid (affenähnlich) pithecoid ('piθikɔid)
Pithiatismus m pithiatism (ai)
Pitressin n biol pitressin (e)
pitui|tär (hypophysär) pituitary (ju), hypophyseal (i) ℒtarismus m (Hypophysenstörung) pituitarism (ju), pituitrism ~tös pituitous (ju:) ℒzyt m (Hypophysenhinterlappenzelle) pituicyte (ju)
Pityriasis f pityriasis (ai) ℒ **rosea** p. rosea ('rousiə) ℒ **rubra** p. rubra (u:) ℒ **simplex** p. simplex, dermatitis seborrhoica (ou) ℒ **versicolor** (Kleienflechte) p. od tinea ('tiniə) versicolor (i), chromophytosis
pityriasisch pityriasic (æ)
Pityrosporon n Pityrosporum (ɔ), bottle bacillus

Pivalinsäure f pivalic acid **≈anhydrid** n chem pivalic anhydride

Pix f (Teer) tar, pitch ≈ **Betulina** (Birkenteer) pix betula, birch tar ≈ **Fagi** (Buchenteer) beech tar ≈ **Juniperi** (Wacholderteer) juniper tar (USP) ≈ **liquida** (Holzteer) pix liquida (BP), tar (BP) ≈ **Lithanthracis** (Steinkohlenteer) pix Lithanthracis (æ), coal tar (BPC)

PJS-Reaktion = Perjodsäure-Schiff--Reaktion f periodic acid Schiff (ʃif) reaction, PAS reaction

PK = Pyruvat-kinase f pyruvate kinase, PK

PKG = Phonokardiogramm n phonocardiogram, PCG

Pk-Insertion = Pocken-Insertion f variolation

PKR = Prausnitz-Küstner-Reaktion f PK reaction

P-K-Test m Prausnitz-Küstner test, P-K test

PKU = Phenylketonurie f phenylketonuria, PKU

Placebo n pharm placebo (i:)

Placenta f (Nachgeburt, Mutterkuchen) placenta ≈ **accreta** pl. accreta (i:) ≈ **bilobata** bilobed (ou) pl. ≈ **circumvallata** circumvallate (æ) pl. ≈ **epitheliochorialis** epitheliochorial (epi'θi:lio-'kɔːriəl) pl. ≈ **incarcerata** incarcerated pl. ≈ **increta** pl. increta (i:) ≈ **marginalis** marginal pl. ≈ **maternalis** maternal pl. ≈ **membranacea** pl. membranacea (ei), abnormally thin pl. ≈ **multilobata** multilobed pl. ≈ **praevia** placenta praevia (i:); ≈ ~ **centralis** central placenta praevia; ≈ ~ **lateralis** lateral placenta praevia; ≈ ~ **marginalis** marginal pl. praevia; ≈ ~ **totalis** complete pl. praevia ≈ **succenturiata** (akzessorische Plazenta, Nebenmutterkuchen) accessory (e) pl. ≈ **velamentosa** velamentous pl. [s a Plazenta]

placentar placental

Placido ('plasidu)-**Scheibe** f (Keratoskop) Placido's disk

plagio|zephal (schiefköpfig) plagiocephalic (æ) **≈zephalie** f (Schiefköpfigkeit, Schiefkopf) plagiocephaly (e) **≈zephalus** m (Schiefkopf) plagiocephaly ('pleidʒio'sefəli)

Plakode f embr placode (æ)

plan (flach) plane, plano- (ei) (Vors), plani- (æ) (Vors)

Planck (plaŋk)|-**Konstante** f Planck's constant ≈-**Lehre** f Planck's theory (i)

Plani|graphie f röntg tomography (ɔ) **≈meter** n planimeter (i)

plankonkav opt plano-concave **≈linse** f plano-concave lens

plankonvex opt plano-convex **≈linse** f plano-convex lens

Plankton n plankton

Planorbisschnecke f Planorbis

Plano|zyt m (Wanderzelle) planocyte (ei), wandering od migratory (ai) cell **≈zytose** f planocytosis

Planspiegel m plane mirror (i)

Planta f (Pflanze) plant / (Sohle) sole of the foot, planta / ≈ .pedis sole of the foot, planta

plantar (zur Fußsohle gehörig) plantar (æ) **≈aponeurose** f (Fußsohlenband) plantar aponeurosis (ˌæponjuə'rousis) **≈bogen** m plantar arch **≈faszie** f plantar fascia ('fæʃiə) od aponeurosis **~flektiert** plantar-flexed **≈flexion** f plantar flexion ≈**[gefäß]bogen** m plan-

tar arch **≈reflex** m plantar reflex od response

Planum n (Ebene, Fläche) plane, planum (ei) ≈ **frontale** (Frontalebene) frontal (ʌ) plane ≈ **horizontale** (Horizontalebene) horizontal plane ≈ **inclinatum** (schiefe Ebene) inclined (ai) plane ≈ **infracostale** infracostal od subcostal plane ≈ **mediale** (Medianebene) median plane ≈ **occipitale** occipital (i) plane ≈ **orbitale** orbital plane ≈ **pelvicum** (Beckenebene) pelvic plane ≈ **popliteum** popliteal (i) plane ≈ **sagittale** (Sagittalebene) sagittal ('sædʒitl) plane ≈ **sternale** sternal plane ≈ **temporale** temporal plane ≈ **transversale** transverse (æ) plane

planzellig (flachzellig) planocellular

Plaque f (Papel) plaque (plæk), patch / (Gehirnrinde) plaque / atheromatöse ≈ atheromatous (ou) plaque / ≈ muqueuse (my'kø:z) mucous (ju:) plaque od patch / ≈ opaline (Opalpapel) opaline (ou) plaque od patch

Plasma n plasma (æ), plasm / gefriergetrocknetes menschliches ≈ lyophilised human plasma / ≈ humanum cryodesiccatum (EP) dried human plasma (EP, BP) / inneres ≈ endoplasm ≈- plasmatic, cytoplasmic, plasma **≈aldosteronkonzentration** f plasma aldosterone concentration **≈ausschwitzung** f plasmexhidrosis **≈bezirk** m cytoplasmic region od area ('ɛəriə) **≈bindungsfaktor** m (PBF) plasmatic binding factor (PBF) **≈brücke** f plasmodesma, plasmodesmus **≈cortisol** n plasma cortisol **≈druck** m, osmotischer plasma osmotic pressure (POP) **≈einschmelzung** f endolysis (ɔ), plasmolysis (ɔ) **≈eisen** n plasma iron **≈eiweiss** n plasma protein (ou) **≈ersatzmittel** n, plasma substitute (ʌ), plasma expander **≈färbemittel** n plasmatic od plasmic stain **≈gen** n plasmagene ('plæzmədʒi:n) **≈gerinnungszeit** f plasma clotting time **≈grenzfläche** f interface **≈haut** f plasma membrane **≈infusion** f plasma infusion **≈konserve** f (in Pulverform) dried human ('hju:) plasma **≈körnchen** n cytomicrosome (ai) **≈lemma** f plasmalemma **≈mangel** m oligoplasma **≈membran** f plasma membrane **≈pherese** f plasmaph[a]eresis **≈protein** n plasma protein (ou) **≈renin--Aktivität** f plasma renin activity (PRA) **≈schicht** f plasma layer ('lɛə) / äußere ≈ exoplasm / innere ≈ entoplasm, endoplasm **≈spiegel** m plasma level (e) **≈therapie** f plasmatherapy **~tisch** plasmic, plasmatic, plasmo- (Vors), plasma **≈verbindung** f plasmodesma, plasmodesmus **≈vereinigung** f plastogamy (ɔ) **≈verflüssigung** f plasmatosis **≈verlust** m loss of plasma **≈verschmelzung** f plastogamy (ɔ) **≈volumen** n plasma volume **≈volumenexpander** m plasma volume expander **≈zelle** f plasma cell, plasmacyte / geflammte ≈ flame plasmacyte (æ) **≈zellen-** plasmacytic (i) **≈zellenleukämie** f plasmacytosis, plasma-cell leuk[a]emia (i:) **≈zellentumor** m plasmacytoma, plasmoma, plasma-cell tumo[u]r ~**zellulär** plasmacytic **≈zerfall** m endolysis (ɔ), plasmolysis (ɔ) **≈zytolyse** f plasmarrhexis

Plasmin n plasmin, fibrinolysin (ɔ)

Plasminogen n plasminogen (i)

Plasmoblast m plasmablast

Plasmodesmus m (Plasmaverbindung, Plasmabrücke) plasmodesma, plasmodesmus

Plasmodien|- plasmodial (ou) ~**tötend** plasmodicidal (ai), antiplasmodial (ou), antimalarial (ɛə)

Plasmodium n Plasmodium (ou), pl Plasmodia ≈ **falciparum** (Tertiana--maligna-Erreger) Pl. falciparum (i), [ˌalestivo-autumnal (i:'staivouɔ:'tʌmnəl) parasite (æ) ≈ **immaculatum** ≈ ≈ falciparum ≈ **malariae** (Quartana--Erreger) Pl. malariae (ɛə) ≈ **ovale** (Tertianaerreger) Pl. ovale (ei) ≈ **vivax** (Tertiana-benigna-Erreger) Pl. vivax (ai)

Plasmo|gamie f plasmogamy (ɔ) **≈gonie** f s Generatio equivoca **≈lyse** f plasmolysis (ɔ) ~**lytisch** plasmolytic (i) **≈m** n (Plasmazellentumor) plasmoma **≈ptyse** f plasmoptysis (plæz'mɔptisis) **≈rrhexis** f plasmorrhexis **≈som** n plasmosome **≈zyt** m plasmacyte ('plæzməsait) ≈-**zyten-** plasmacytic (i) **≈zytenangina** f plasmacytic (i) angina (ai) **≈zytenleukämie** f plasma cell leuk[a]emia (i:) **≈zytenretikulosarkom** n plasmacytic (i) reticulosarcoma ~**zytoid** plasmacytoid **≈zytom** n plasmacytoma (sai'toumə), plasma-cell tumo[u]r **≈zytose** f plasmacytosis

Plastik f chir plastic (æ) operation / (bes Haut) grafting (a:), graft / ≈ des harten u weichen Gaumens chir uranostaphylorrhaphy (ɔ) / stufenweise ≈ delayed graft -~ -plasty (plæsti) (ohne Akzent) **≈er** m (Arzt) plastic surgeon **≈lappen** m plastic flap **≈lehre** f plastics **≈netz** n chir plastic mesh

Plast|ilin n plasticine ~**isch** plastic ~**izierend** plasticising **≈izin** n (Plastilin) plasticine **≈izität** f plasticity (i)

Plastosom n plastosome, chondriosome

Plateaubildung f plateauing ('plætoiŋ)

Plathelminthen f pl (Plattwürmer) flatworms, platyhelminthes (ˌplætihel-'minθi:z)

Platin n chem platinum (æ) **≈chlorid** n chem platinic (i) od platinum chloride (ɔ:) **≈draht** m Lab platinum wire **≈nadel** f Lab platinum needle **≈o-** (Vors) chem platinous (æ), platino- (Vors) **≈öse** f Lab platinum loop **≈schälchen** n Lab platinum dish **≈schlinge** f platinum loop **≈schwamm** m chem platinum sponge (ʌ) **≈stift** m Lab platinum pin **≈tiegel** m Lab platinum crucible (u:)

Plätschergeräusch n splashing sound / (Flüssigkeit in Körperhöhlen) clapotage ('ta:ʒ), plashing (æ) sound / (Hydropneumothorax) succussion (ʌ) sound, hippocratic sound, shaking (ei) sound / (Trachea) gurgling rales (a:)

plätschern to splash, to plash ≈**n** n splashing, splash [s Plätschergeräusch]

platt flat / (abgeplattet) flattened / (plan) plane **≈auge** n platymorphia ~**äugig** platymorphic

Plättchen n anat lamina (æ), pl laminae (æ) / (Knochen) scale / (Blut) platelet (æ) / (Plaque) plaque (plæk) / (Lamelle) lamella, pl lamellae (lə'meli:) **≈adhäsivität** f platelet adhesiveness **≈aggregation** f platelet aggregation **≈antigen** n platelet antigen ~**arm** platelet-poor ~**bedingt** (Blutkrankheit) due to throm-

bocytes ↯cofaktor m platelet cofactor
↯resistenztest m platelet resistance test
↯test m platelet test
Platte f plate / (Lamina (PNA)) lamina /
anat (Schild) scute, scutum ('skju:təm) /
(Scheibe) disk / röntg plate / (Gewebe)
sheet, lamina / (Blech) sheet / (Knochen) lamina, scale / bakt plate / Lab
(Schale) dish / (Glatze) bald head / dent
dental plate / behustete (Agar)↯
cough-plate ('kɔf)
Plattenepithel n pavement od squamous
(ei) epithelium (i:) ↯krebs m od -kar-
zinom n epithelioma, squamous cell
carcinoma ↯metaplasie f squamous
metaplasia ↯zellen f pl squamous
epithelia (i:)
Platten|kassette f fotogr plate-holder
↯kultur f bakt plate culture (ʌ), Petri-
-dish culture, platiculture (æ) ↯sehnen-
muskel m (Musculus semimembranosus (PNA)) semimembranous muscle
↯versuch m Lab plate assay ↯zellen-
krebs m squamous (ei) cell carcinoma
Platterbsenvergiftung f (Kichererbsenvergiftung) lathyrism syndrome
Plattfuß m flatfoot, pes (pi:z) planus (ei),
talipes planus ↯band n (Ligamentum
calcaneonaviculare plantare (PNA))
plantar calcaneonavicular ligament,
'spring' ligament ↯einlage f (Senk-
fußeinlage) instep-raiser, arch-support
↯gang m flat-foot gait
plattfüßig flatfooted ('flæt'futid) ↯keit f
platypodia (ou)
Platt|fußschmerz m tarsalgia ('ældʒiə)
~gedrückt flattened ↯hand f flat hand
~ieren Lab to plate out ↯knochen
m flat bone ↯kopf m platycephalus
~köpfig platycephalic (æ), platycepha-
lous ↯köpfigkeit f platycephaly, platy-
cephalia (ei) ↯nase f broad nose ~nasig
broad-nosed ↯rücken m flat back ↯sein
n flatness ↯wirbel m vertebra plana,
Calvé's (kal've:z) syndrome ↯wirbelbil-
dung f platyspondylia ↯wurm m (Plat-
helminth) fluke-worm ('flu:kwɔːm),
flatworm, platyhelminth, pl platyhelminthes (‚plætihel'minθi:z)
platy|- (Vors) (flach, platt, breit) platy-
(æ) (Vors) ↯cephalus m platycephalus
↯knemie f platycnemia (plæti'ni:miə)
↯morphie f (Plattauge) platymorphia
~pelloid platypelloid ↯podie f (Plattfuß) platypodia (ou)
Platysma n platysma (i) ↯- platysmal
(i)
Platyspondylie f (Plattwirbelbildung)
platyspondylia
Platz|angst f ps‘ dread of open places,
agoraphobia ↯bauch m burst abdomen
Plätzchen n pharm pastille (i), lozenge
('lɔzindʒ), troche ('trouki)
platzen to burst / (Abszeß) to burst /
(Gefäß) to rupture ('rʌptʃə) ↯ n
bursting, rupture / (Wunde) dehiscence
(i) / neur burst / ↯ eines Eierstocks
ovariorrhexis
Plaut-Vincent (plaut-'vinsent)|-Angina
f (Fusospirillose) Vincent's angina
(æn'dʒainə), fusospirillosis, ulceromembranous angina, fusospiroch[a]etal
angina, mil trench mouth ↯-Spirille f
Borrelia (i:) vincenti, Spirochaeta (i:)
vincenti ↯-Stomatitis f ulceromembranous stomatitis, Vincent's infection
Playfair ('pleifɛə)-Sonde f Playfair's
probe od uterine (ju:) sound
Plazebo n placebo (i:), dummy (ʌ)

[tablet] ↯umkehr f placebo reversal
↯versuch m placebo test
Plazenta f (Mutterkuchen, Nachgeburt)
placenta, after-birth [s a Placenta]
akzessorische ↯ accessory pl. an-
gewachsene ↯ adherent (iə) pl. an-
haftende ↯ adherent (iə) pl. festsitzende
↯ adherent pl. fundusständige ↯ fundal
(ʌ) pl. geteilte ↯ bilobed (bai'loubd) od
bipartite pl., pl. duplex hufeisenförmige
↯ horseshoe pl. ↯ mit Kalkeinlagerung
stone pl. mehrlappige ↯ multilobed (ʌ)
pl. nierenförmige ↯ kidney-shaped od
reniform (i:) pl. retinierte ↯ retained
pl. ringförmige ↯ annular od zonular
(ou) pl. scheibenförmige ↯ discoid pl.,
discoplacenta variköse ↯ cirsoid pl.
violinförmige ↯ panduriform (juə) pl.
zentrale ↯ central pl. zweigeteilte ↯
bilobed od bipartite pl. ↯- s a
Plazentar- ↯ablösung f abruptio
(əb'rʌpʃiou) placentae / vorzeitige ↯
ablatio (ei) placentae ~ähnlich (plazen-
toid) placentoid ↯ansatz m placentation ↯ausstoßung f expulsion (ʌ) od
delivery (i) of the placenta ↯bildung f
placentation ↯darstellung f röntg pla-
centography (ɔ) ↯entzündung f placentitis ↯erkrankung f mazopathy
(mei'zɔpəθi), placental disease, placen-
topathy (ɔ) ↯expression f expression of
the placenta ↯haftstelle f insertion of
the placenta, pl. placental implantation
↯insuffizienz f placental insufficiency
↯lappen m cotyledon (i:), pl cotyledones (ou) ~los (aplazentar) aplacental, without a placenta, having no
placenta ↯lösung f (mit Hand) manual
removal (u:) of the placenta
plazentar (Plazenta betr.) placental,
mazic ('meizik) ↯- s a Plazentar-
↯ansatz m placentation ↯atmung f
placental respiration ↯blutung f post-
-partum h[a]emorrhage ('hemərɪdʒ),
placental apoplexy
Plazenta|reste m pl retained (ei) prod-
ucts (ɔ) ↯retention f (Nachgeburtsver-
haltung) placental retention, retention
of placenta, retained od incarcerated
placenta
Plazentar|gebiet n placental zone ↯ge-
räusch n placental murmur (ə:) ↯ge-
webe n placental tissue ↯hormon n
placental hormone ↯infarkt m placental infarction ↯infektion f placental
infection ↯kreislauf m placental circulation ↯membran f placental membrane od barrier (æ) ↯polyp m placental od blood polypus (ɔ) ↯region f
placental site ↯retention f retained od
incarcerated placenta ↯schranke f placental barrier (æ) ↯thrombose f placental thrombosis ↯übertragung f placental transmission ↯verhaltung f ↯
↯retention ↯zange f chir placenta
forceps pl ↯zotten f pl chorionic (ɔ) villi
('vilai)
Plazenta|therapie f placentotherapy
↯tion f (Plazentabildung) placentation
↯trockenzellen f pl dried placental cells
↯tuberkulose f placental tuberculosis
Plazent|itis f (Plazentaentzündung) pla-
centitis ↯ographie f röntg placento-
graphy (ɔ) ~oid (plazentaähnlich)
placentoid ↯om n placentoma
Plazierung f placement (ei)
PL-D = Phospholipase D f phospholipase D
plejo|- (Vors) (mehr) pleio- ('plaio-)

(Vors) ↯chromie f pleiochromia (ou)
↯mastie f s Polymastie ↯tropie f genet
pleiotropia (‚plaio'troupiə) ~trop[isch]
genet pleiotropic (ɔ)
pleo|morph (vielgestaltig) pleomorphic
↯morphismus m (Vielgestaltigkeit)
pleomorphism ↯zytose f (Zellvermehrung) pleocytosis
Plesch (pleʃ)-Fingerhaltung f Plesch's
percussion (ʌ)
Plesiopie f plesiopia (pli:zi'oupiə)
Plessimeter n (Perkussionsplättchen)
pleximeter (i), plessimeter ↯perkussion
f pleximeter od pleximetric (e) percussion (ʌ)
Plessimetr|ie f pleximetry (i) ~isch
pleximetric (e)
Plethor|a f (Vollblütigkeit, Poly[h]ämie)
plethora ('pleθərə), poly[a]emia (i:) ↯-
plethoric (ɔ) ~isch plethoric
Plethysmo|gramm n plethysmogram (i)
↯graph m plethysmograph (i) ↯graphie
f plethysmography (ɔ) ~graphisch ple-
thysmographic (æ)
Pleura f (Rippenfell) pleura (uə) ↯
costalis costal pl. ↯ diaphragmatica
diaphragmatic pl. ↯ mediastinalis mediastinal (ai) pl. ↯ parietalis parietal
(ai) pl. ↯ pericardialis pericardial pl. ↯
pulmonalis pulmonary (ʌ) od visceral
pl. ↯ visceralis visceral pl. ↯- (pleural)
pleural (uə), pleuro- (Vors) ↯adhäsion f
pleural adhesion (i:) ↯aufnahme f röntg
pleurography (ɔ) ↯beschwerden f pl
pleuralgic ('ældʒik) pain ↯blatt n
pleural layer ('lɛə) od membrane ↯blu-
tung f pleural h[a]emorrhage (e), od
bleeding / (in den Pleuralraum) h[a]e-
mopleura (hi:mo'pluərə) ↯drainage f
pleural drainage ↯empyem thoracic
(æ) empyema (i:), pyothorax (ɔ:)
↯erguß m (Rippenfellerguß) pleural
effusion; pleural fluid, pleurorrh[o]ea (i)
↯eröffnung f chir pleurotomy, pleura-
cotomy ↯exsudat n pleural effusion od
exudate / exudative pleurisy (uə) ↯-
fibrose f pleural fibrosis ↯fistel f
pleurocutaneous (ei) fistula ↯fixation
f pleuroparietopexy ('pluərəpə'raiito-
peksi) ↯flüssigkeit f pleural fluid (u)
↯höhle f pleural cavity (æ) ↯inzision
f (Pleuraschnitt) chir pleurotomy
↯knarren m pleural crackle ↯konkre-
ment n pleurolith ('pluəroliθ) ↯kuppel f
(Cupula pleurae (PNA)) cervical pleura
pleural pleural (uə)
Pleural|blatt n pleural (uə) membrane
↯drainage f pleural (uə) drainage ↯gie f
(Rippenfellschmerz) pleuralgia (pluə-
'rældʒiə) ↯hernie f pleurocele
('pluərosi:l) ↯höhle f pleural od thoracic (æ) cavity (æ) ↯sack m pleural sac
Pleura|metastase f pleural metastasis
↯punktion f puncture of the pleural
cavity, pleurocentesis ('pluərosen-
'ti:sis), thoracocentesis ↯raum m
pleural cavity od space ↯reiben n
pleural friction sound, Bright's (braits)
murmur (ə:) ↯reizung f slight pleurisy
(uə) ↯resektion f pleurectomy ↯rönt-
gen n pleurography (ɔ) ↯schmerz m
pleuralgia (ældʒiə), pleurodynia (i)
↯schmerz betr. pleuralgic (pluə'ræl-
dʒik) ↯schwarte f pleural callosity (ɔ),
thickened pleura, pleural thickening
↯schwiele f s ↯schwarte ↯spalte f
(Cavum pleurae) cavity of the pleura
↯spülung f pleuroclysis (ɔ) ↯überzug m
dês Herzbeutels pericardial (a:) pleura

(uə) 2verklebung f pleural adhesion (æd'hi:ʒən), adhesive pleurisy (uə) 2verwachsung f pleural adhesion 2zotte f pleural villus
Pleurektomie f pleurectomy
Pleuritis f (Rippenfellentzündung) pleurisy ('pluərisi) 2 + **Cholezystitis** f pleurocholecystitis *abgekapselte* 2 encapsulated od encysted od sacculated pl. 2 *adhaesiva* adhesive (i:) pl. *akute fieberhafte* 2 acute pl. *basale* 2 basal (ei) pl. 2 *des parietalen Blattes* costal pl. 2 *des viszeralen Blattes* visceral od pulmonary (ʌ) pl. 2 *diaphragmatica* diaphragmatic pl., basal (ei) pl. *diffuse* 2 diffuse (ju:) pl. *doppelseitige* 2 double pl. *einseitige* 2 single pl. *eitrige* 2 (Pyothorax) purulent (juə) pl., pyothorax (ɔ:) 2 *exsudativa, exsudative* 2 exudative od wet pl. *feuchte* 2 wet od humid ('hju:) pl. 2 *fibrinosa* fibrinous (ai) pl. *fibröse* 2 dry pl., fibrinous (ai) pl. *hämorrhagische* 2 h[a]emorrhagic (æ) pl. *interlobäre* 2 interlobar (ou) od interlobular (ɔ) pl. *mediastinale* 2 mediastinal (ai) pl. *metapneumonische* 2 metapneumonic (nju:'mɔnik) pl. *nasse* 2 exudative od humid ('hju:) od wet pl. 2 *purulenta* purulent (juə) pl., empyema (i:) *schwartenbildende* 2 indurative (e) pl. 2 *serofibrinosa* serofibrinous (ai) pl. 2 *serosa* serous (iə) pl. 2 *sicca* (trockene od fibröse 2) dry pl., fibrinous (ai) pl. 2 *suppurativa* suppurative (ʌ) pl. *trockene* 2 dry pl., fibrinous (ai) pl. *viszerale* 2 visceral pl.
pleuritisch pleuritic (i)
pleuritiserzeugend pleuritogenous (ɔ)
Pleuro|- (Vors) pleuro- (uə) (Vors) 2dynie f (Rippenfellschmerz) pleurodynia (i), pleuralgia ('ældʒiə) / (Infektionskrankheit) epidemic pleurodynia, Bornholm (ɔ:) disease ~gen pleurogenic (e), pleurogenous (ɔ) ~hepatisch pleurohepatic 2lyse f (Strangdurchtrennung) pleurolysis (ɔ), pneumolysis (ɔ) ~perikardial pleuropericardial 2-perikardialreiben n pleuropericardial rub 2perikarditis f pleuropericarditis ~peritoneal pleuroperitoneal (i) 2-peritonealhöhle f embr pleuroperitoneal cavity (æ) 2peritoneum n pleuroperitoneum (i:) 2pneumolyse f thoracoplasty (ɔ:) 2pneumonie f pleuropneumonia, acute lobar (ou) pneumonia (ou) 2pneumonie-Erreger m pl pleuropneumonia organisms (PPO) ~pulmonal pleuropulmonary (ʌ) ~pulmonär pleuropulmonary 2skopie f (Thorakoskopie) pleuroscopy (ɔ), thoracoscopy (ɔ) 2tomie f chir (Pleuraeröffnung) pleurotomy ~viszeral pleurovisceral
plexiform (geflechtartig) plexiform
Plexus m (Nervengeflecht) plexus, pl plexuses 2 *aorticus* aortic pl.; 2 ~ *abdominalis* (PNA) abdominal aortic pl.; 2 ~ *thoracicus* (PNA) thoracic aortic pl. 2 *autonomici* pl (PNA) sympathetic plexuses 2 *axillaris* axillary pl. 2 *basilaris* (PNA) network of basilar (æ) sinuses (ai) 2 *brachialis* (PNA) brachial ('breikiəl) pl. 2 *cardiacus* (PNA) cardiac pl. 2 *caroticus* carotid (ɔ) pl.; 2 ~ *communis* (PNA) common carotid (ɔ) pl.; 2 ~ *externus* (PNA) external carotid pl.; 2 *internus* (PNA) internal carotid pl. 2 *cavernosus* cavernous (æ) pl.; 2 ~

concharum (PNA) cavernous pl. of the conchae 2 *cervicalis* (PNA) cervical pl. 2 *chorioideus* choroid (ɔ:) pl. 2 *chorioideus ventriculi lateralis* (PNA) (Paraplexus) choroid (ɔ:) pl. of the lateral ventricle; 2 ~ *ventriculi quarti* (PNA) (Metaplexus) choroid (ɔ:) pl. of the fourth ventricle; 2 ~ *ventriculi tertii* (PNA) choroid (ɔ:) pl. of the third ventricle 2 *coccygeus* (PNA) coccygeal pl. 2 *coeliacus* (PNA) (Sonnengeflecht) c[o]eliac pl. 2 *coronarius* coronary (ɔ) pl. 2 *deferentialis* (PNA) pl. of the vas deferens 2 *dentalis inferior* (PNA) inferior dental pl.; 2 ~ *superior* (PNA) superior dental pl. 2 *entericus* (PNA) (Eingeweidegeflecht) enteric pl. 2 *facialis* facial ('feiʃl) pl. 2 *femoralis* (PNA) femoral (e) pl. 2 *gastricus* (PNA) left gastric pl. 2 *hepaticus* (PNA) hepatic pl. 2 *hypogastricus inferior [plexus pelvinus]* (PNA) pelvic pl.; 2 ~ *superior [nervus presacralis]* (PNA) hypogastric pl. 2 *iliacus* (PNA) iliac (i) pl. 2 *intermesentericus* (PNA) intermesenteric pl. 2 *lienalis* (PNA) splenic pl. 2 *lumbalis* (PNA) lumbar (ʌ) pl. 2 *lumbosacralis* (PNA) lumbosacral (ei) pl. 2 *lymphaticus* (PNA) (Lymphgefässgeflecht) lymphatic pl. 2 *maxillaris* maxillary (æ) pl. 2 *mesentericus* mesenteric (e) pl.; 2 ~ *inferior* (PNA) inferior mesenteric pl.; 2 ~ *superior* (PNA) superior mesenteric pl. 2 *myentericus* (PNA) myenteric pl. 2 *nervorum spinalium* (PNA) spinal nerve pl. 2 *oesophageus* (PNA) [o]esophageal pl. 2 *ovaricus* (PNA) ovarian (ɛə) pl. 2 *pampiniformis* (PNA) pampiniform (i) pl. 2 *pancreaticoduodenalis* pancreaticoduodenal pl. 2 *pancreaticus* (PNA) pancreatic pl. 2 *parotideus* (PNA) parotid (ɔ) pl. 2 *pelvicus* pelvic pl. 2 *periarterialis* (PNA) periarterial pl. 2 *pharyngeus* (PNA) (Rachengeflecht) pharyngeal (i) pl. 2 *praevertebralis* prevertebral (ɔ:) pl. 2 *prostaticus* (PNA) (Plexus Santorini) prostatic (æ) pl. 2 *pterygoideus* (PNA) pterygoid ('terigoid) pl. 2 *pulmonalis* (PNA) pulmonary pl.; 2 ~ *[nervi vagi]* (PNA) pulmonary pl. [of vagus nerve] 2 *rectalis medius* (PNA) middle rectal pl.; 2 ~ *superior* (PNA) superior rectal pl. 2 ~ *renalis* (PNA) renal (i:) pl. 2 *sacralis* (PNA) (Hüftgeflecht) sacral (ei) pl. 2 *Santorini* (Plexus prostaticus (PNA)) prostatic (æ) pl. 2 *solaris* (Sonnengeflecht) solar (ou) pl. 2 *spermaticus* spermatic pl. 2 *subclavius* (PNA) subclavian pl. 2 *submucosus* (PNA) (Meissner-Plexus (PNA)) submucous (ju:) pl. 2 *subserosus* (PNA) subserous pl. 2 *suprarenalis* (PNA) suprarenal pl. 2 *sympathicus* (PNA) sympathetic (e) pl. 2 *testicularis* (PNA) testicular (i) pl. 2 *thyreoideus impar* (PNA) thyroid pl. 2 *tympanicus* (PNA) tympanic (æ) pl. 2 *uretericus* (PNA) ureteric pl. 2 *uterinus* uterine (ju:) pl. 2 *uterovaginalis* (PNA) (Frankenhäuser-Plexus) uterovaginal pl. 2 *vaginalis* vaginal (ai) pl. 2 *vasculosus* (PNA) vascular (æ) pl. 2 *venosus* (PNA) (Venengeflecht) venous pl.; 2 ~ *areolaris* (PNA) (Haller-Plexus) areolar venous pl.; 2 ~ *canalis hypoglossi* (PNA) anterior condylar emissary vein; 2 ~ *caroticus internus* (PNA) emissary veins of the carotid canal; 2 ~

foraminis ovalis (PNA) emissary veins of the foramen ovale; 2 ~ *prostaticus* (PNA) prostatic venous pl.; 2 ~ *rectalis* (PNA) rectal venous pl.; 2 ~ *sacralis* (PNA) anterior sacral [venous] pl.; 2 ~ *suboccipitalis* (PNA) suboccipital pl.; 2 ~ *uterinus* (PNA) uterine venous pl.; 2 ~ *vaginalis* (PNA) vaginal venous pl.; 2 ~ *vertebralis externus [anterior et posterior]* (PNA) external vertebral pl. [anterior and posterior]; 2 ~ *vertebralis internus [anterior et posterior]* (PNA) internal vertebral pl. [anterior and posterior]; 2 ~ *vesicalis* (PNA) vesical venous pl. 2 *vertebralis* (PNA) vertebral pl. [of the inferior cervical ganglion] 2 *vesicalis* vesical (e) pl. 2- plexal, plexus 2anästhesie f plexus an[a]esthesia (i:) ~artig (geflechtartig) plexiform 2entzündung f plexitis 2lähmung f plexus paralysis (æ) / obere 2 brachial (e) [birth] palsy (ɔ:) 2neuralgie f plexal neuralgia (æ) 2schädigung f damage (æ) to a nerve plexus 2schmerz m plexalgia ('ældʒiə), plexal neuralgia 2zelle f plexus cell 2zug m plexus tract
Plica f (Falte) fold (ou), plica (ai), pl plicae ('plaisi:) 2e *alares* (PNA) [articulationis genus] alar folds [of the knee joint] 2 *aryepiglottica* (PNA) aryepiglottic fold 2 *axillaris anterior* (PNA) (vordere Achselfalte) anterior axillary fold; 2 ~ *posterior* (PNA) (hintere Achselfalte) posterior axillary fold 2 *caecalis* c[a]ecal (i:) od fold; 2e *caecales* (PNA) c[a]ecal folds; 2 *caecalis vascularis* (PNA) vascular fold of the c[a]ecum 2 *chordae tympani* (PNA) fold of the chorda tympani 2e *ciliares* (PNA) ciliary folds 2e *circulares [intestini tenuis]* (PNA) (Kerckring-Falten) circular folds [of the small intestine] 2 *duodenalis inferior* (PNA) inferior duodenal fold; 2 ~ *superior* (PNA) superior duodenal fold 2 *duodenojejunalis* duodenojejunal fold 2 *duodenomesocolica* (PNA) duodenomesocolic fold 2 *fimbriata* (PNA) fimbriated fold 2e *gastricae* (PNA) gastric folds 2e *gastropancreaticae* (PNA) gastropancreatic folds 2 *genitalis* genital (e) pl. od fold 2 *glosso-epiglottica lateralis* (PNA) pharyngo-epiglottic fold 2 *glosso-epiglottica mediana* (PNA) glosso-epiglottic fold 2 *ileocaecalis* (PNA) ileoc[a]ecal fold 2 *incudis* (PNA) fold of the incus 2 *interureterica* (PNA) ureteric fold 2e *iridis* (PNA) folds of the iris 2 *lacrimalis* (PNA) lacrimal fold 2 *longitudinalis duodeni* (PNA) longitudinal fold of the duodenum 2 *mallearis anterior* (PNA) (vordere Hammerfalte) anterior malleolar fold; 2 ~ *posterior* (PNA) (hintere Hammerfalte) posterior malleolar fold 2 *malleolaris* (PNA) malleolar (i) pl. 2 *nervi laryngei* (PNA) fold of the laryngeal nerve 2 *neuropathica* pl. neuropathica (æ) 2e *palatinae transversae* (PNA) transverse palatine folds 2e *palmatae* (PNA) arbor vitae 2 *palpebronasalis* (PNA) (Nasen-Lidfalte) palpebronasal fold 2 *paraduodenalis* (PNA) paraduodenal fold 2 *polonica* (Weichselzopf) pl. polonica (ou), trichoma (ou) 2 *rectouterina* (PNA) [Douglasi] (Douglas-Falte, Petit-Ligament) Douglas (ʌ)

fold, recto-uterine (ju:) fold ⅃ *sal-pingopalatina* (*PNA*) salpingopalatine fold ⅃ *salpingopharyngea* (*PNA*) salpingopharyngeal fold ⅃ *semilunaris coli* (*PNA*) semilunar fold of the colon; ⅃ ~ *conjunctivae* (*PNA*) plica semilunaris conjunctivae ⅃ *spiralis* (*PNA*) spiral (aiə) valve ⅃ *stapedis* (*PNA*) fold of the stapes ⅃ *sublingualis* (*PNA*) sublingual fold ⅃ *synovialis* (*PNA*) (Synovialzotte) synovial (ou) fold; ⅃ ~ *infrapatellaris* infrapatellar synovial fold ⅃*e transversales recti* (*PNA*) horizontal folds of the rectum ⅃ *triangularis* (*PNA*) triangular fold ⅃*e tubariae* (*PNA*) plicae tubariae ⅃*e tunicae mucosae vesicae felleae* (*PNA*) folds of the gallbladder ⅃ *umbilicalis lateralis* (*PNA*) lateral umbilical fold; ⅃ ~ *medialis* (*PNA*) medial umbilical fold; ⅃ ~ *mediana* (*PNA*) median umbilical fold ⅃ *ureterica* interureteric (e) fold ⅃ *urorectalis* urorectal pl. ⅃ *venae cavae sinistrae* (*PNA*) (Marshall-Falte) ligament of the left vena cava ⅃ *ventricularis* (*PNA*) vestibular fold ⅃ *vesicalis transversa* (*PNA*) transverse vesical fold ⅃*e villosae* (*PNA*) (Zottenfalten) villous folds ⅃ *vocalis* (*PNA*) (Stimmlippe) vocal fold
Plicotomie *f* (Ohr) plicotomy
Plimmer ('plimə)-**Körperchen** *n pl* Plimmer's bodies, Behla's ('be:laz) bodies
Ploidiegrad *m cyt* degree of ploidy
Plombe *f dent* filling
plombieren *dent* to fill, to stop / to plug (ʌ)
Plombier|gold *n dent* gold for fillings ⅃**spatel** *m dent* plugger ⅃**ung** *f chir* filling, plombage (plɔm'ba:ʒ) / *dent* filling, stopping (ɔ)
PL-Reaktion = Perjodsäure-Leukofuchsin-Reaktion *f* periodic acid Schiff (ʃif) reaction
PLT-Gruppe = Psittakose-Lymphogranuloma-Trachoma-Gruppe *f* psittacosis-lymphogranuloma-trachoma group, PLT group
Plumbum *n* (Blei) *chem* lead (e) ⅃ *aceticum* (Bleizucker, Bleiazetat) *pharm* lead acetate (æ) (*BP*), plumbi acetas, lead sugar ⅃ *chloratum* lead chloride (ɔ:) ⅃ *jodatum* *pharm* lead iodide ('aiədaid) ⅃ *nitricum* lead nitrate (*BP*) ⅃ *oxydatum rubrum* (Minium) *chem* minium (i) ⅃ *sulfuratum* lead sulphide (ʌ) [*US* sulfide] ⅃ *sulfuricum* (Bleisulfat, Bleivitriol) lead sulphate (ʌ) [*US* sulfate]
Plummer ('plʌmə)-**Syndrom** *n* (toxischer Knotenkropf) Plummer's disease ⅃-**Vinson** ('vinsən)-**Syndrom** *n* (sideropenische Dysphagie) Plummer-Vinson syndrome, sideropenic (i:) dysphagia *od* syndrome
Pluri|- (*Vors*) pluri- ('pluəri) (*Vors*) ~**fokal** plurifocal ~**glandulär** (polyglandulär) pluriglandular, polyglandular, multiglandular ⅃**gravida** *f* (mehrfach Schwangere) plurigravida (æ), multigravida ~**nukleär** (vielkernig) plurinuclear, multinuclear ⅃**para** *f* (Mehrgebärende) pluripara (i), multipara (i) ~**polar** (vielpolig) pluripolar (ou) ⅃**sensibilität** *f* plurisensitivity
Plusglas *n* plus (ʌ) lens, converging lens
Plutomanie *f* (Art Größenwahn) *ps* plutomania (ei)

Plutonium *n chem* plutonium (ou)
Plv. = *pharm* Pulvis *m* powder
PM = *kard* Punctum maximum *n* point of maximum impulse (PMI)
Pm = *physiol* arterieller Mitteldruck *m* mean arterial pressure / = Promethium *n* promethium, Pm
p. m. = post mortem post-mortem (poust'mɔ:təm), PM, after death / = Punctum maximum *n* punctum maximum
PMA-Index = (Pupilla, marginale und alveoläre Gingiva) PMA index
PMI-Syndrom = Postmyokardinfarkt-Syndrom *n* postmyocardial infarction syndrome
P-mitrale *n* P mitrale
PMR = Palmomentalreflex *m* palmomental *od* palm-chin reflex
PN = *bakt* Peptonnährlösung *f* peptone nutrient solution
PNA = Pariser Nomina Anatomica Paris Nomina Anatomica, PNA
PN-db = (perceived noise decibels) Summenlautstärke
Pneometer *n* pneometer (ni:'ɔmitə), pneumatometer (ɔ)
Pneum- (Luft-, Atem-, Lunge-) pneum-(nju:m)
Pneuma *n histor* pneuma ('nju:mə) ⅃-pneumal ('nju:məl), pneuma- (*Vors*), pneumato- (*Vors*) ⅃**lehre** *f histor* pneumatism
Pneumarthrose *f* pneumarthrosis
Pneumathämie *f* (Aerämie) compressed air sickness, caisson ('keisən) disease / (Luftblasen im Blut) pneumath[a]emia (i:)
Pneumat|iker *m* pneumatist ⅃**isation** *f* pneumatisation ~**isch** pneumatic ~**isieren** to pneumatise
Pneumato|- (*Vors*) pneumato- ('nju:mətə) (*Vors*) ⅃**gramm** *n* (Atmungskurve) pneumogram, pneumatogram ⅃**graph** *m* pneumograph, pneumatograph ⅃**graphie** *f* (Atemkurvenaufzeichnung) pneumography (ɔ), pneumatography (ɔ) ⅃**logie** *f* (Atemlehre) pneumatology ⅃**meter** *n* (Atmungsdruckmesser) pneumatometer (ɔ) ⅃**metrie** *f* pneumatometry (ɔ) ⅃**se** *f* pneumatosis ⅃**skop** *n* pneumatoscope (æ) ⅃**therapie** *f* pneumatotherapy ⅃**zele** *f* (Lungenhernie) pneumatocele (nju:) ⅃**zephalus** *m* (Eindringen von Luft in die Hirnventrikel) pneumatocephalus (e)
Pneumaturie *f* (Gasbläschen im Urin) pneumaturia (juə)
Pneum|ektomie *f* (Lungenresektion) pneumonectomy, pneumectomy ⅃**enzephalogramm** *n* (Ventrikelaufnahme nach Luftfüllung) *röntg* pneumo-encephalogram (e), air encephalogram (AEG) ⅃**enzephalographie** *f* (PEG) *röntg* pneumo-encephalography (PEG), air encephalography
Pneumo|- (Luft-, Atem-, Lunge-) pneumo- ('nju:mo-) ⅃**arthrographie** *f röntg* pneumo-arthrography ⅃**bakterium** *n bakt* Friedländer's ('fri:dlændərz) bacillus (i) ⅃**bazillenpneumonie** *f* Friedländer's pneumonia (ou) ⅃**bazillus** *m* Friedländer's bacillus ⅃**bronchotomie** *f* pneumobronchotomy ⅃**derma** *n* (Hautemphysem) pneumoderma ⅃**enzephalogramm** *n* pneumo-encephalogram (e) ⅃**enzephalographie** *f* (PEG) pneumo-encephalography ('nju:moen-

---

,sefə'lɔgrəfi) (PEG) ~**gastrisch** pneumogastric ⅃**gramm** *n* (*auch röntg*) pneumogram ⅃**graph** *m* pneumograph, pneoscope ('ni:əskoup) ⅃**graphie** *f* pneumography (ɔ) ~**graphisch** pneumographic (æ) ⅃**hämatothorax** *m* pneumoh[a]emothorax ('nju:mo,hi:mo-'θɔ:ræks) ⅃**hämie** *f* pneumoh[a]emia (i:) ⅃**hämoperikard** *n* pneumoh[a]emopericardium ⅃**hydrometra** *f* pneumohydrometra (,haidro'mi:trə) ⅃**hydroperikard** *n* pneumohydropericardium ⅃**hydrothorax** *m* pneumohydrothorax (,haidro'θɔ:ræks) ~**kardial** pneumocardial, cardiopulmonary (ʌ) ⅃**kokkämie** *f* pneumococc[a]emia ('nju:mokɔk'si:miə)
Pneumokokken|- pneumococcic ('kɔksik), pneumococcal (ɔ) ⅃**ausscheidung** *f* (im Urin) pneumococcosuria (juə) ⅃**empyem** *n* pneumococcal empyema (i:) ⅃**geschwür** *n* hypopyon (hai-'poupiən) ulcer, Saemisch's ('zɛ:miʃiz) ulcer ⅃**infektion** *f* pneumococcosis ⅃**konjunktivitis** *f* pneumococcic conjunctivitis ⅃**nephritis** *f* pneumococcic nephritis ⅃**pneumonie** *f* pneumococcal pneumonia (ou) ⅃**peritonitis** *f* pneumococcal peritonitis ⅃**serum** *n* antipneumococcus serum (iə) ~**tötend** pneumococcidal (ai), antipneumococcic ⅃**vakzine** *f* pneumococcus (ɔ) vaccine ('væksi:n) ⅃**zerfall** *m* pneumococcolysis (ɔ)
Pneumo|kokkus *m* Streptococcus pneumoniae ('mounii:) [*US* Diplococcus pneumoniae], pneumococcus ('kɔkəs), *pl* pneumococci ('kɔksai) ⅃**koniose** *f* (Staublunge) pneumoconiosis ⅃**lith** *m* (Lungenstein) pneumolith ('nju:moliθ), pulmonary (ʌ) concretion (i:) ⅃**logie** *f* (Lehre von den Lungenkrankheiten) pneumology / (Atmungslehre) pneumatology, pneumology ⅃**lyse** *f* pneumolysis (ɔ); Jacobaeus' (jako'be:usiz) operation ⅃**lysen-Sperrer** *m chir* pneumolysis spreader ⅃**malazie** *f* (Lungenerweichung) pneumomalacia (mə'leiʃiə) ⅃**massage** *f* pneumomassage (mæ-'sa:ʒ) ⅃**mediastinum** *n* pneumomediastinum (,mi:diə'stainəm) ⅃**meter** *n* pneumatometer (ɔ), spirometer (spaiə'rɔmitə) ⅃**meterwert** *m* maximal expiratory flow rate (MEFR) ⅃**metrie** *f* pneumatometry (ɔ) ⅃**mykose** *f* pneumomycosis ⅃**nektasie** *f* (Lungenemphysem) pneumonectasia (si), pulmonary (ʌ) emphesema (i:) ⅃**nektomie** *f* (Lungenresektion) pneumonectomy
Pneumonia| alba *f* (der Neugeborenen bei Syphilis) white pneumonia (ou) / ⅃ **migrans** (Wanderpneumonie) migratory (ai) pneumonia
Pneumonie *f* (Lungenentzündung) pneumonia (ou) ⅃ *abortive* ⅃ abortive pn. *abszedierende* ⅃ suppurative pn. *akute* ⅃ acute pn. *atypische* ⅃ primary (ai) atypical (i) pn. *beidseitige* ⅃ double pn. *biliöse* ⅃, ⅃ *mit Ikterus* bilious (i) pn. *chronisch-interstitielle* ⅃ chronic non-specific suppurative pneumonitis *croupöse* ⅃ croupous (u:) pn., acute lobar (ou) pn. *desquamative* ⅃ parenchymatous (i) *od* desquamative (æ) pn. *doppelseitige* ⅃ double pn. *eitrig-schleimige* ⅃ purulent (juə) pn. *emboliebedingte* ⅃ embolic (ɔ) pn. *epidemische* ⅃ epidemic pn. / (in Alpengebieten) alpenstich ('ælpənstik) *fibröse* ⅃

fibrous (ai) pn. *herdförmige* ⁊ broncho-pneumonie, lobular (ɔ) pn. *hypostatische* ⁊ hypostatic pn ⁊ *mit Ikterus* bilious pn. *interkurrente* ⁊ intercurrent (ʌ) pn. *interstitielle* ⁊ interstitial (i) pn. / (syphilitische Lungenaffektion der Neugeborenen, Pneumonia alba) white pn. *karnifizierende* ⁊ organising pn. *käsige* ⁊ cheesy *od* caseous (ei) pn. *kruppöse* ⁊ croupous (u:) *od* fibrinous (ai) *od* lobar (ou) pn. *lobäre* ⁊ lobar pn. *lobuläre* ⁊ lobular (ɔ) pn. *malariabedingte* ⁊ pneumopaludism ('pæludizm) *massige* ⁊ massive pn. *metastatische* ⁊ metastatic pn. *pleurogene* ⁊ pleurogenic (e) pn. *nicht durch Pneumokokken bedingte* ⁊ parapneumonia *primär--atypische* ⁊ primary atypical pn. *septisch bedingte* ⁊ septic pn. ⁊ *mit Splenisation* splenopneumonia *terminale* ⁊ terminal pn. *tularämische* ⁊ tular[a]emic (tju:lə'ri:mik) pn. *unfallbedingte* ⁊ traumatic pn. *ungelöste* ⁊ unresolved *od* chronic (ɔ) pn. *virusbedingte* ⁊ virus (aiə) pn. *zentrale beginnende* ⁊ central pn., core (kɔ:) pn.
Pneumoniebazillus *m* Friedländer's ('fri:dlændərz) bacillus
pneumonisch pneumonic (ɔ) / (Sputum) rust-colo[u]red, blood-tinged
pneumono|gastrisch pneumogastric ⁊-**koniose** *f s* Pneumokoniose ⁊**malazie** *f s* Pneumomalazie
Pneumo|ösophagogramm *n radiol* air [o]esophagogram ⁊**pathie** *f* (Lungenleiden) pneumopathy (ɔ), pneumonopathy (ɔ) ⁊**perikard** *n* pneumopericardium ~**peritoneal** pneumoperitoneal ⁊**peritoneum** *n* pneumoperitoneum (i), oxyperitoneum ⁊**peritoneum-** *röntg* pneumoperitoneal (i) ⁊**pexie** *f* pneumopexy ('nju:mopeksi) ⁊**pyelogramm** *n röntg* pneumopyelogram ('paiəlogræm) ⁊**pyelographie** *f* pneumopyelography (ɔ) ⁊**pyothorax** *m* pyopneumothorax ('paio,nju:mo'θɔ:ræks) ⁊**radiographie** *f röntg* pneumoradiography (ɔ) ⁊**röntgenographie** *f röntg* pneumoradiography, pneumoroentgenography (ɔ) ⁊**rrhagie** *f* pneumorrhagia (ei)
Pneumothorax *m* pneumothorax (nju:mo'θɔ:ræks) ⁊ *druckbedingter* ⁊ tension pn. ⁊ *mit serösem Erguss* seropneumothorax *extrapleuraler* ⁊ extrapleural (uə) pn. *künstlicher* ⁊ artificial *od* induced *od* therapeutic (ju:) pn. ⁊ *dessen Luftgehalt stets resorbiert wird* insatiable (ei) pn. *offener* ⁊ open pn. ⁊ *simplex* pn. simplex *spontaner* ⁊ spontaneous (ei) pn. / einen ⁊ anlegen to perform an artificial pn. / einen ⁊ verschließen to seal an open pn. ⁊**apparat** *m* pneumothorax apparatus (ei) ⁊**therapie** *f* piezotherapy (pai'i:zo) ⁊**verschluß** *m chir* sealing of a pneumothorax
Pneumo|tomie *f* (Lungenschnitt) *chir* pneumotomy, pneumonotomy (ɔ) ~**trop** (die Lunge bevorzugend) pneumotropic (ɔ) ⁊**tympanum** *n* pneumotympanum (i) ⁊**typhus** *m* (Typhus + Pneumonie) pneumotyphoid (ai) ⁊**ventrikulographie** *f röntg* pneumoventriculography (ɔ) ⁊**zele** *f* (Lungenhernie) lung hernia, pneumatocele ⁊**zentese** *f* pneumocentesis (i:) ⁊**zystographie** *f* (Röntgen der Blase nach Lufteinblasung) pneumocystography (ɔ) ⁊**zyt** *m* pneumocyte ('nju:mosait)

PNH = paroxysmale nächtliche Hämoglobinurie *f* paroxysmal nocturnal h[a]emoglobinuria, PNH
PNS = Pentoseribonukleinsäure *f* pentose nucleic acid / = peripheres Nervensystem *n* peripheral nervous system, PNS
Po = Polonium *n* polonium, Po
pochen (Puls) to throb (ɔ), to pulsate / (Herz) to palpitate ⁊ *n* (Klopfen) throb, throbbing pulsation, palpitation
Pocke *f* (Haut) pock / (Blase) blister, pustule (ʌ) / (Pockennarbe) pockmark
Pocken *f pl* (Blattern) smallpox, variola (ai) / mit geringem Exanthem discrete (i:) smallpox / hämorrhagische ⁊ h[a]emorrhagic (æ) smallpox, malignant (i) smallpox ⁊- variolar (ai), variolous (ai) ~**ähnlich** varioliform (ou) ~**artig** varioloid (ɛə) ⁊**ausschlag** *m* smallpox rash ⁊**blase** *f* smallpox vesicle (e) ⁊**effloreszenz** *f s* ⁊ausschlag ⁊**erreger** *m* smallpox virus (aiə) ⁊**gift** *n* smallpox poison *od* virus ~**impfen** to variolate (ɛə) ⁊**impfstoff** *m* variolovaccine (ai-æ) / ⁊ (gefriergetrocknet, Dermolymphe) (*EP*) smallpox vaccine (dermal), freeze-dried (*EP*) / ⁊ (flüssig, Dermolymphe) (*EP*) smallpox vaccine (dermal), liquid (*EP*) ⁊**impfung** *f* variolisation, variolation (Kuhlymphe) vaccination ⁊**initialerythem** *n* variolous (ai) erythema (i:) ⁊**inokulation** *f* smallpox inoculation ⁊**-KBR** = Pocken-Komplementbindungsreaktion *f* smallpox complement fixation reaction ~**krank** suffering from smallpox ⁊**lymphe** *f* smallpox vaccine (æ) (*BP*), variolo-vaccine, calf lymph ⁊**narbe** *f* pockmark, pit ~**narbig** pockmarked ⁊**pustel** *f* smallpox pustule (ʌ) ⁊**virus** *n* smallpox virus (aiə), poxvirus
Pock|finne *f* acne ('ækni) varioloformis ⁊**holz** *n pharm s* Guajakholz ~**ig** pitted, pockmarked
Podagra *n* (Fußgicht) podagra (æ), gout (au) ⁊- podagral (æ), gouty (au) ⁊**anfall** *m* attack of gout
podagrisch (gichtig) podagral (æ), podagric (æ), podagrous, gouty (au)
Podalgie *f* (Fußschmerz) podalgia ('æld3iə), pain in a foot
Podarthrokaze *f* (tuberkulöse Entzündung eines Fußgelenks) podarthrocace ('θrɔkəsi)
Podophyllin *n pharm* podophyllin (i) (*BP*) ⁊**säure** *f* podophyllic (i) acid
Podophyllum *n* podophyllum (i) (*BPC*), American (e) mandrake (æ) (*BPC*) / ⁊ emodi Indian podophyllum (i) (*BPC*)
-poese (*Nachs*) (-production, -bildung) -poiesis (i:) (*Nachs*)
-poetisch (*Nachs*) (bildend, hervorbringend, produzierend) -poietic (e) (*Nachs*)
Pogonion *n* (Kinnspitze) pogonion (ou)
poikilo|- (*Vors*) (bunt, verschieden) poikilo- (ɔi) (*Vors*) ⁊**blast** *m* poikiloblast (ɔi) ⁊**dermie** *f* poikiloderma / kongenitale ⁊ Thomson ('tɔmsən) Rothmund-Thomson syndrome ⁊**pikrie** *f* poikilopicria (i) ~**therm** (wechselwarm) poikilothermic, poikilothermal ⁊**thermie** *f* poikilothermia ⁊**thymie** *f ps* poikilothymia ⁊**zyt** *m* poikilocyte (ɔi) ⁊**zythämie** *f*, ⁊**zytose** *f* poikilocyth[a]emia (i:), poikilocytosis
Pol *m* (Polus (*PNA*)) pole / vegetativer

⁊ (Dotterpol) nutritive (ju:) pole, vegetal *od* vegetative (e) pole
polar polar (ou) (auch *chem*, *chrom*)
Polari|meter *n* polarimeter (i), polariscope (æ) / (für Diabetiker) diabetometer (ɔ) ⁊**metrie** *f* polarimetry (i), polariscopy (i) ~**metrisch** polariscopic (ɔ) ⁊**sation** *f* polarisation
Polarisations|apparat *m* polariscope (æ) ⁊**ebene** *f* plane of polarisation ⁊**erscheinung** *f* polarisation phenomenon (ɔ) ⁊**mikroskop** *n* polarising microscope (ai) ⁊**prisma** *n* polarising prism ⁊**winkel** *m* polarising angle
Polari|sator *m* polariser (ou) ~**sieren** to polarise (ou) ⁊**sierung** *f* polarisation ⁊**skop** *n Lab* polariscope (æ) / ⁊ zum Gebrauch mit einem Mikroskop microscope (ai) ⁊**tät** *f* polarity (æ)
Polaro|graphie *f* polarography ~**graphisch** polarographic
Poldin-methylsulfat *n* (*WHO*) poldine methylsulphate (ʌ) (*BP*)
Pol|färbung *f histol* polar (ou) stain *od* staining (ei) ⁊**gebiet** *n* polar zone
Polienzephalitis *f* poliencephalitis
polier|en to polish (ɔ) ⁊ *n* (*z B* Reis) polishing ⁊**gerät** *n dent* burnisher ⁊**scheibe** *f dent* polishing disk
Poliklinik *f* out-patient department (OPD) *od* clinic (OPC), *US* ambulant clinic [*nota*: weder policlinic noch polyclinic entsprechen dem deutschen Stichwort]
Polio *f* polio[myelitis] ('poulio) ⁊**antikörper** *m* polio antibody ⁊**-D.P.T.** = Poliomyelitis-Diphtherie-Pertussis--Tetanus-Kombinationsimpfstoff *m* diphtheria, tetanus, pertussis, and poliomyelitis vaccine ⁊**enzephalitis** *f* polio-encephalitis ⁊**enzephalomyelitis** *f* polio-encephalomyelitis ⁊**impfstoff** *m* poliomyelitis vaccine ⁊**impfung** *f* polio inoculation ⁊**myelitis** *f* (Kinderlähmung) poliomyelitis ('pouliomaiə'laitis), polio ~**myelitisch** poliomyelitic (i) ⁊**myelitis-Impfstoff** *m* (inaktiviert) (*EP*) poliomyelitis vaccine (inactivated) (*EP*) / ⁊ (lebend, oral), (*EP*) poliomyelitis vaccine (oral) (*EP*) ⁊**myelitisimpfung** *f* poliomyelitis inoculation ⁊**myelitis-Lebendvakzine** *f* live poliovirus vaccine ⁊**myelitisvakzine** *f* poliomyelitis vaccine ('væksi:n) (*BP*) ⁊**myelitisvirus** *n* poliomyelitis virus (aiə) ⁊**-Schluckimpfstoff** *m* polio vaccine (oral) (Pol / Vac (oral)) ⁊**serum** *n* polio serum (iə), polio vaccine (inactivated (Pol / Vac (inact)) ⁊**vakzine** *f* polio vaccine ('væksi:n), poliomyelitis (ai) vaccine (æ) (*BP*)
Poliose *f* (Canities) poliosis, canities (kei'niʃii:z)
Politzer ('politsər)|**-Apparat** *m* Politzer's bag ⁊**-Ballon** *m* Politzer's bag ~**n** to politzerise ('politsəraiz) ⁊**n** *n* (Politzerverfahren) politzerisation / ⁊ von aussen phonomassage, phonopneumomassage (a:) ⁊**-Verfahren** *n* („Politzern" *F*, Luftdusche) Politzer's method (e), politzerisation
Pol|kern *m* pole nucleus ⁊**körnchen** *n* polar (ou) *od* metachromatic (æ) granule (æ), Babes-Ernst ('ba:bəs--'ernst) granule *od* body ⁊**körnchenfärbung** *f* Neisser's ('naisərz) method ⁊**körperchen** *n* (Richtungskörperchen) polar body *od* cell, polocyte ('poulosait)

Pollakisurie f (vermehrtes Wasserlassen) pollaki[s]uria (,pɔlɔki[s]'juɔriɔ), increased frequency (i:) of urination
Pollantin n pollantin
Pollen m (Blütenstaub) pollen ('pɔlin) ~**bedingt** pollenogenic (e) ≥**einheiten** f pl pollen (ɔ) units, Noon (nu:n) units ≥**extrakt** m pollen extract ≥**gehalt** m (der Luft) pollen count ≥**konjunktivitis** f spring ophthalmia (æ) ≥**korn** n pollen grain ≥**krankheit** f s Heufieber ≥**menge** f pollen count ≥**zeit** f pollen season
Pollinose f pollinosis, hay fever
pollos apolar (ou)
Pollution f nocturnal pollution, wet dream F
polnah peripolar (ou)
Polonium n chem polonium (ou)
Pol|plasma n pole plasm ≥**star** m polar cataract (æ) / hinterer ≥ posterior polar cataract / vorderer ≥ anterior polar cataract
Polster n pad, padding / (Bett) bolster (ou) ~**artig** like a pad, pulvinate (ʌ) ≥**kammer** f padded cell ≥**material** n (Schiene) padding ~**n** to pad ≥**schiene** f padded splint ≥**ung** f (z B Prothesen) padding ≥**verband** m pad dressing ≥**watte** f cotton waste, padding
Polstrahl m polar ray
Poltern n ps battarism
Polus m (PNA) (Pol) pole ≥ **anterior** [bulbi oculi] (PNA) anterior pole [of the eyeball]; ≥ ~ **lentis** (PNA) anterior pole of the lens ≥ **frontalis** (PNA) frontal pole ≥ **occipitalis** (PNA) occipital pole ≥ **posterior** [bulbi oculi] (PNA) posterior pole [of the eyeball]; ≥ ~ **lentis** (PNA) posterior pole of the lens ≥ **temporalis** (PNA) temporal pole
Poly|- (Vors) poly- ('pɔli) (Vors) ≥**adenie** f (Lymphadenom) polyadenia (i:) ≥-**adenitis** f polyadenitis ≥**adenomatose** f polyadenomatosis ≥**agglutination** f polyagglutination ≥**algesie** f polyalgesia ('dʒi:siɔ) ≥**amid-6-Faden** m polyamide-6 suture ≥**ämie** f (Plethora) plethora (e), poly[a]emia (i:) ≥**aminharz** n polyamine resin (e) ~**ämisch** plethoric (ɔ) ≥**andrie** f (Vielmännerei) polyandry ~**andrisch** polyandrian, polyandrous ≥**arteriitis nodosa** f polyarteritis nodosa, Kussmaul-Meier syndrome, Kussmaul's ('kusmaulz) disease ~**arthrisch** polyarthric ≥**arthritis** f (Entzündung mehrerer Gelenke) polyarthritis, rheumatoid arthritis / chronische ≥ chronic infectious od infective arthritis, atrophic arthritis / juvenile ≥ juvenile rheumatoid (u:) arthritis / primär--chronische ≥ (PCP) primary (ai) chronic (ɔ) polyarthritis (ai), chronic rheumatoid arthritis ≥**arthrose** f multiple degenerative joint disease ~**artikulär** polyarticular ≥**ästhesie** f poly[a]esthesia ≥**äthylenglykol** n (DAB) polyethylene glycol (BP, EP, USP), macrogol (BP) ≥**äthylenglykolsalbe** f (DAB) polyethylene glycol ointment (USP), unguentum glycolis polyethyleni ≥**äthylenglykol-adipat** n (EP) polyethyleneglycol adipate (EP) ≥**äthylenglykol-Sorbitanoleat** n (EP) polysorbate 80 (EP) ≥**äthylenglykol-Succinat** n (EP) polyethyleneglycol succinate (EP) ~**basisch** polybasic (ei) ≥**blast** m polyblast ≥**chemotherapie** f polychemotherapy ≥**cholie** f polycholia (ou), hypercholia ~**chrom** polychro-

matic ≥**chromämie** f polychrom[a]emia (i:) ≥**chromasie** f polychromatophilia (i), polychromasia (ei) ~**chromatisch** polychromatic ~**chromatophil** polychromatophil (ou), polychromatophilic (i) ≥**chromatophilie** f polychromatophilia (i), polychromasia ≥**chromatopsie** f (normales Farbensehen) normal colo[u]r (ʌ) vision ('viʒən) ~**cyklisch** polycyclic ~**cystisch** polycystic (i) ≥**cythaemia vera (rubra)** f (echte Plethora) polycyth[a]emia (i:) vera (iə), erythrocyth[a]emia (i:), panhyper[a]emia (i:) ≥**daktylie** f polydactylism, polydactyly (i), polydactyly ≥**dimethylsiloxan** n (EP) polydimethylsiloxane (EP) ≥**dipsie** f excessive thirst, polydipsia ≥**dontie** f dent polydontia ~**edrisch** polyhedral (i:) ≥**en** n polyene ≥**esterfaden** m (EP) polyester suture (EP) ≥**galaktie** f (übermäßige Milchproduktion) polygalactia ~**gen** genet polygenic ≥**genese** f polygenesis ~**genetisch** polygenetic (e), polygenic (e), polygenous (i) ~**glandulär** polyglandular, multiglandular, pluriglandular ('pluəri-) ≥**globulie** f polyglobulism (ɔ), polycyth[a]emia (i:) ≥**glucin** n polyglucin (u:) ~**gnathus** m polygnathus ('næθəs) ~**gon** (polygonal, mehrwinklig) polygonal (i) ≥**gonum** n bot Polygonum (i) ≥**graph** m (Lügendetektor) polygraph ~**hämie** f poly[a]emia (i:) ~**hybrid** polyhybrid (ai) ≥**hydramnie** f polyhydramnion (hai'dræmniɔn) ≥**karenz-Syndrom** n (malignes Unterernährungssyndrom) kwashiorkor syndrome ≥**karyozyt** m polykaryocyte (ɛə) ≥**klonie** f polyclonia (ou) ≥**koprie** f (vermehrte Kotbildung) polycopria (ɔ) ≥**korie** f (Vorhandensein mehrerer Pupillen) polycoria (ɔ:) ~**krot** (Puls) polycrotic (ɔ) ≥**lysin** n polylysine (ai) ≥**mastie** f polymastia, hypermastia, polymazia (ei) ≥**mastie** f ≥**melie** f (Vorhandensein überzähliger Gliedmaßen) polymelia (i:) ≥**menorrhoe** f polymenorrh[o]ea (i) ~**mer** polymeric (e) ≥**mer** n polymer (ɔ) ≥**merie** f polymerism (i) ≥**merisation** f polymerisation ~**merisieren** to polymerise (ɔ) ≥**merisierung** f polymerisation ~**morph** polymorphous, polymorphic ≥**morphie** f polymorphism ≥**morphismus** m polymorphism ~**morphkernig** polymorphonuclear ≥**morphkernige** m pl polymorphonuclears, polymorphonuclear cells, polymorphs ~**morphzellig** polymorphocellular ≥**myositis** f polymyositis, dermatomyositis ≥**myxin** n polymyxin (i) (BPCA) ≥**myxin B** n (WHO) (Polymyxin-B-Sulfat; Polymyxin B sulfas (EP)) polymyxin B sulphate (BP, EP, USP) [US sulfate] ≥**myxin E** n colistin sulfate (NF) ~**neural** polyneural (juə) ≥**neuritis** f polyneuritis, multiple (ʌ) neuritis (i:) / akute infektiöse ≥ acute febrile polyneuritis ≥**neuropathie** f, symmetrische polyneuropathy f, symmetrische symmetrical polyneuropathy ~**nukleär** (mehrkernig) polynuclear, plurinuclear, polynucleate ≥**nukleose** f polynucleosis ≥**nukleotid** n polynucleotide ≥**onychie** f polyonychia (i), polyunguia ('ʌŋgwiə) ≥**opie** f (Mehrfachsehen) polyopia, polyopsia ≥**opsie** f s ≥opie ≥**orchidie** f polyorchidism, polyorchism ≥**ose** f chem polysaccharide ~**ostotisch** (mehrere Knochen befal-

lend) polyostotic (ɔ) ≥**otie** f polyotia (ou) ≥**oxyl-40-stearat** n polyoxyl 40 stearate (USP)
Polyp m polyp (ɔ), polypus (ɔ), pl polypi ('polipai)
Poly|papillom n polypapilloma ≥**papilloma tropicum** n yaws (jɔ:z) ≥**parasitismus** m polyparasitism (æ)
Polypen m pl (Nasenraum) adenoids (æ) ≥- polypous (ɔ) / (Nase) adenoid (æ) ~**ähnlich** polypoid ≥**bildung** f polyposis, formation of polyps ~**förmig** polypiform (i) ≥**resektion** f (Nase) removal of adenoids, adenoidectomy ≥**schere** f polyp[us] scissors pl, polypotome ≥**schlinge** f ecraseur (ɔ:), polyp[us] snare, ear polyp[us] snare, nasal polyp[us] snare ≥**schnürer** m s ≥schlinge ≥**zange** f polyp[us] forceps pl, polypotome, ear polyp[us] forceps, nasal polyp[us] forceps pl
Poly|peptid n chem polypeptide / adrenokortikotropes ≥ adrenocorticotrophic polypeptide (ACTP) ≥**peptidase** f polypeptidase ≥**phagie** f (Gefräßigkeit) polyphagia ≥**phalangie** f polyphalangism ~**phän** genet pleiotropic (ɔ) ≥**phänie** f polyphenia ('plaio'troupiə) ~**phasisch** polyphasic ≥**phenoloxidase** f polyphenol oxidase ~**phon** (vieltonig) polyphonic (ɔ) ≥**phrasie** f (Vielreden) logorrh[o]ea (i), polyphrasia (ei) ~**phyletisch** polyphyletic (e) ~**ploid** cyt polyploid ≥**ploidie** f polyploidy (ɔi) ≥**pnoe** f (Atembeschleunigung) polypn[o]ea (i), tachypn[o]ea (,tæki'pniə) ≥**podie** f polypodia ≥**podiumfarn** m bot Polypodium ~**poid** polypoid ~**pös** polypous ≥**pose** f, ≥**posis** f (Polypenbildung) polyposis ≥**potom** n polypotome (i) ≥**pragmasie** f (Vielgeschäftigkeit) polypragmasy / (arzneilich) polypharmacy ≥**radikulitis** f (Guillain-Barré-Syndrom) polyradiculitis, Barré-Guillain (ba're:-gi'lɛ̃) syndrome, acute febrile polyneuritis ≥**saccharid** n (Polyose) chem polysaccharide ≥**sarcie** f polysarcia, obesity (i:) ≥**serositis** f polyserositis ≥**sialie** f polysialia (sai'eiliə) ≥**sinusitis** f polysinusitis ≥**sklerose** f multiple (ʌ) sclerosis ≥**som** n polysome ('pɔlisoum) ≥**somie** f polysomy ≥**sorbat[um]** 20 (60, 80) polysorbate 20 (60, 80) (EP, BP) ≥**spermie** f polyspermia, polyspermism ≥**stichiasis** f (Wimpernverdoppelung) polystichia (i) ~**symptomatisch** with many symptoms od signs ~**synaptisch** polysynaptic ≥**synovitis** f polysynovitis ≥**thelie** f (Vorhandensein überzähliger Brustwarzen) polythelia (i:), polythelism ≥**thiazid** n polythiazide ('θaiəzaid) (NF) ~**transfundiert** polytransfused ≥**trichie** f (Hypertrichose, abnormer Haarwuchs) hypertrichosis, polytrichia (i), polytrichosis ~**trop** bakt polytropic (ɔ) ≥**urie** f (Harnmengenvermehrung) polyuria (juə), hyperuresis (i:) / (bei spezifisch leichtem Urin) hydrodiuresis ('haidrodaijuə'ri:sis) ≥**vakzine** f polyvaccine ('væksi:n) ~**valent** polyvalent (ei) [auch: po'livalənt], multivalent ≥**vinylalkohol** m polyvinyl (ai) alcohol (æ) ≥**vinylpyrrolidon** n polyvinylpyrrolidone ('vainilpi'rɔlidoun) (BPC), povidone ('vaidoun), povidon (ou) (NF) ~**zyklisch** polycyclic (i) ~**zystisch** polycystic (i) ≥**zythämie** f polycyth[a]emia ('pɔlisai'θi:miə), polyglobulia ≥**zythä-**

miker *m* patient suffering from polycyth[a]emia
Pol|zelle *f* polocyte (ou) **~zone** *f* polar (ou) zone
Pomade *f pharm* pomatum (ei)
Pomeranzen|aroma *n* bitter-orange aroma **~blüte** *f pharm* orange blossom *od* flower **~blütenöl** *n pharm* oil of orange flowers, oil of neroli **~blütenwasser** *n pharm* orange flower water, aqua (ei) Aurantii (ɔːˈræntiai) flores (ɔː) **~elixier** *n pharm* aromatic elixir (iˈliksə) **~schale** *f (DAB)* (Pericarpium Aurantii (DAB)) dried bitter-orange (ɔ) peel **~sirup** *m* (Sirupus Aurantii) *pharm* syrup (i) of orange, orange syrup **~tinktur** *f (DAB)* (Tinctura Aurantii (DAB)) *pharm* orange tincture (ˈtiŋktʃə) (BPC)
Pomum Adami *n* (Adamsapfel) Adam's (æ) apple, pomum (ou) Adami (ei)
Ponndorf (ˈpɒndɔrf)-Impfung *f* Ponndorf's vaccination
Pons *m* (Brücke) pons (pɒnz) **~- pontile** (ɔ), pontine (ɔ) / **~** Varolii bridge of Varolius
pontin (zur Brücke gehörig) pontine
pontozerebellar pontocerebellar
Pool *m*, metabolischer (Gesamtheit der resorbierten Substanzen im Körper) metabolic pool **~ung** *f* pooling
popliteal popliteal (i) **~band** *n* popliteal ligament (i) **~gegend** *f* popliteal region *od* space **~linie** *f* popliteal line
Population *f bakt* population
Pore *f* [skin] pore (pɔː)
Porengrösse *f* pore size
Porenzephalie *f* porencephalia (ei), porencephaly
porig porous (ɔː) **~werden** *n* porosis
Poriomanie *f* (Wandertrieb) poriomania (ei) / (Automatismus ambulatorius) ambulatory automatism
Pornographomanie *f ps* pornographomania (ei)
Porokeratose *f* porokeratosis
porös porous (ɔː), permeable
Porose *f* porosis
Porosität *f* porosity (ɔ), porousness (ɔː)
Porphobilinogen *n* porphobilinogen (biˈlinodʒən), PBG
Porphyrie *f* porphyria (aiə), h[a]ematoporphyria / akute **~** photosensitive hepatic porphyria / kongenitale **~** congenital erythropoietic porphyria **~-Syndrom** *n*, kongenitales **~** Günther's (ˈgyntərz) disease *od* syndrome, congenital erythropoietic porphyria syndrome
Porphyrin *n chem* porphyrin (ɔː) **~porphyrinic** **~stoffwechsel** *m* porphyrin metabolism (æ) **~urie** *f* (Auftreten von Porphyrin im Harn) porphyrinuria (juə)
Porphyrmilz *f* porphyry spleen
Porphyropsin *n* porphyropsin (pɔːfiˈrɔpsin)
Porro (ˈpɔro)-Operation *f* Porro's hysterectomy
Porropsie *f ps* porropsia
Porta *f anat* porta **~ hepatis** *f anat* porta hepatis (e)
portal portal **~kreislauf** *m* portal circulation
Portio- *f* (Uterus) cervical portio (ˈpɔːʃiou), portio vaginalis (ai) *od* cervicis, vaginal (ai) part of the uterus (ju:), neck of the uterus / **~** major [nervi trigemini] (PNA) sensory part of the trigeminal nerve / **~** minor [nervi

---

trigemini] (PNA) motor part of the trigeminal nerve / **~** supravaginalis cervicis (PNA) supravaginal part of the uterus / **~** vaginalis cervicis (PNA) vaginal part of the uterus **~- cervical ~erosion** *f* cervical erosion **~fasszange** *f* vulsellum forceps *pl* **~karzinom** *n* carcinoma of the cervix
Portion *f* portion (ˈpɔːʃən) **~sweise** *adv* in portions
Portographie *f* (Leberaufnahme) röntg hepatography (ɔ)
Portwein *m pharm* port wine, port **~fleck** *m s* **~nävus** **~mal** *n s* **~nävus** **~nävus** *m* port-wine mark *od* n[a]evus (i:), n[a]evus flammeus
Porus *m* pore / *anat* orifice (ˈ ɔ), foramen (ei), porus (ɔː), *pl* pori (ˈpɔːrai) **~ acusticus externus** (PNA) porus acusticus externus, external auditory (ɔ:) foramen; **~ ~ internus** (PNA) porus acusticus internus **~ gustatorius** (PNA) taste pore **~ sudoriferus** (PNA) (Hautpore) sweat pore
Porzellan *n* porcelain (ˈpɔːslin) **~ähnlich** porcellaneous (ei) **~erde** *f* (Kaolin) kaolin (ei) **~füllung** *f dent* porcelain filling **~krone** *f dent* Logan (ˈlougən) crown **~reibeschale** *f Lab* porcelain mortar **~schale** *f Lab* porcelain dish **~spatel** *m* porcelain spatula (æ) **~staublunge** *f* kaolinosis **~tiegel** *m Lab* porcelain crucible **~zahn** *m* porcelain tooth
Positio *f* (Lage, Stellung) position
Position *f* position (pəˈziʃən) / depressive **~** *ps* depressive p. / paranoid-schizoide **~** paranoid-schizoid p. **~stherapie** *f ps* position therapy
positiv positive (ɔ) / schwach **~** weakly reactive
Positron *n* positron (ɔ), positive electron
Posologie *f* posology
post- (*Vors*) post- (ou) (*Vors*) **~abortiv** postabortal **~antibiotisch** after treatment with antibiotics **~apoplektisch** postapoplectic **~aurikulär** (hinter dem Ohr gelegen) postauricular (i) **~axial** postaxial **~bulbär** postbulbar (ʌ) **~cholezystektomiesyndrom** *n* syndrome following cholecystectomy **~cholezystektomismus** *m* condition (i) after cholecystectomy **~diastolisch** postdiastolic (ɔ) **~dikrot** postdicrotic (ɔ) **~diphtherisch** postdiphtheric (i), postdiphtheric (e) **~embryonal** postembryonic (ɔ) **~enzephalitis** *f* postencephalitis **~enzephalitisch** postencephalitic (i) **~epileptisch** postepileptic **~erior** (hinter) posterior (iə) **~eruptiv** posteruptive (ʌ) **~febril** (nachfebril) postfebrile (i:) **~ganglionär** postganglionic (ɔ) **~gastrektomie-Syndrom** *n* (Dumping-Syndrom) dumping (ʌ) syndrome **~glenoidal** postglenoid (i:) **~grippös** postgrippal, postinfluenzal **~hämorrhagisch** posth[a]emorrhagic (æ) **~hemiplegisch** posthemiplegic (i:) **~hepatisch** posthepatic
Posthioplastik *f* (Vorhautplastik) plastic repair of the prepuce (ˈpriˑpjuːs), posthioplasty (ˈpɒsθio)
Posthitis *f* (Vorhautentzündung) inflammation of the prepuce, posthitis (pɒsˈθaitis)
Postholith *m* (Vorhautstein, Präputialstein) postholith (ˈpɒsθoliθ)
post|hum posthumous (ˈpɒstjuməs) **~hypnotisch** posthypnotic **~ikterisch** posticteral

---

Postikuslähmung *f* paralysis (æ) of abduction (ʌ) of the vocal cords [*nota*: posticus paralysis nicht empfohlen]
post|infektiös meta-infective **~** injectionem after injection **~kardiotomie-Syndrom** *n* postcommissurotomy syndrome **~klimakterisch** postclimacteric (e) **~kommissurotomie-Syndrom** *n* postcommissurotomy syndrome **~kommotionell** posttraumatic **~kubital** postcubital **~luetisch** postsyphilitic **~median** (hinter der Mittellinie gelegen) postmedian (i:) **~menstruum** *n* postmenstrual period (iə), postmenstrua **~morbillös** after the measles (i:) **~mortal** post mortem, after death **~myokardinfarkt** *m* postmyocardial infarction **~myokardinfarkt-Syndrom** *n* Dressler's (ˈdreslərz) syndrome, postmyocardial infarction syndrome **~narkotisch** postan[a]esthetic (e) **~nasal** postnasal (ei) **~natal** after birth, postnatal (ei) **~nekrotisch** postnecrotic (ɔ) **~neuritisch** postneuritic (i) **~operativ** postoperative **~paralytisch** postparalytic (i) **~partal** post partum **~ partum** post partum, after birth **~-Partum-Neurose** *f* puerpural psychosis
post|pneumonisch postpneumonic (ɔ) **~pontin** (hinter dem Pons gelegen) postpontile **~prandial** postprandial **~perfusionssyndrom** *n* post-perfusion syndrome **~rachitisch** postrachitic (i) **~ radiationem** (durch Überbestrahlung *od* als Bestrahlungsfolge auftretend) postradiation **~rhinoskopie** *f* postrhinoscopy (ɔ) **~skarlatinös** postscarlatinal (ai) **~spasmisch** postaccessual, postconvulsive (ʌ) **~synaptisch** (nach einer Synapse gelegen) *neur* postsynaptic **~syphilitisch** postsyphilitic **~thrombotisch** after a thrombosis **~transfusionshepatitis** *f* post-transfusion hepatitis **~traumatisch** posttraumatic **~vakzinal** after vaccination, postvaccinal **~vital** postvital (ai) **~vitalfärbung** *f* postvital staining **~zentral** *anat* postcentral
Potamonkrabbe *f* potamon (ei)
Potator *m* (Trinker) drinker, potator (ei) / **~** strenuus heavy drinker **~ium** *n* (Trunksucht) dipsomania (ei)
potent potent (ou)
Potentia *f* capacity, capability, potency (ou), potentia / **~** coeundi =, capacity to have sexual intercourse / **~** concipiendi =, capacity to conceive / **~** generandi =, power to beget children
Potential *n* potential / biotisches **~** biotic potential (BP) **~differenzaufzeichnung** *f* (Herzschlag) vectorcardiogram, VCG
potentiell potential
Potentilla *f pharm* potentilla
Potentiometer *n* potentiometer (ɔ)
Potenz *f* power, potency (ou) / *homöop* dilution / *sex* sexual (ˈseksjuəl) potency / antigene **~** (Antigenität) antigenicity (i) / **~en** herstellen *pharm* to potentiate **~ieren** *homöop* to potentise (ou), to intensify / *pharm* to potentiate **~ierer** (von Drogen) *pharm* potentialisation **~ierung** *f homöop* potentising (ðu) / *pharm* potentiation **~schwäche** *f* impaired potency **~störung** *f* disturbance of potency
Potomanie *f* (Trunksucht) potomania (ei), dipsomania
Pott (pɒt)-Bruch *m* Pott's fracture (æ

&-**Buckel** *m* Pott's curvature ('kɔ:-vətʃə) &-**Fraktur** *f* Pott's fracture &-**Klemme** *f* Pott's clamp &-**Krankheit** *f* Pott's disease
Pottasche *f chem* potash (ɔ), potassium carbonate
Poupart (pu'par)-**Band** *n* (Ligamentum inguinale (*PNA*), Leistenband) inguinal *od* Poupart's ligament (i)
PP = Pluripara *f* pluripara / = Primipara *f* primipara / = Progressive Paralyse *f* progressive paralysis / = Punctum proximum *m* punctum proximum, pp / = Pyrophosphat *n* pyrophosphate, PP
p. p. = per primam by first intention, per primam / = post partum after birth, post partum (a:)
PPD = p-Phenylendiaminoxydase *f* p-phenylenediamine oxidase
PP-Faktor *m* pellagra (ei) preventive factor (æ)
PPH = Pseudopseudohypoparathyreoidismus *m* pseudopseudohypoparathyroidism
PPi = anorganisches Pyrophosphat *n* inorganic pyrophosphate, PPi
PPL = Plasmaproteinlösung *f* plasma protein solution
PPL-Test = Penizilloyl-Polylysin-Test *m* penicilloyl polylysine test
ppm = parts per million, ppm
PPO = Polyphenoloxidase *f* polyphenol oxidase
PPP = Paroxypropionum *n* paroxypropione, POP
PPS = phosphatgepufferte NaCl-Lösung *f* phosphate buffered NaCl solution
P/p-System *n s* P-System
PPT = Prednison-Provokations-Test *m* prednisone provocation test
ppt. = praecipitatus precipitated, ppt
P-pulmonale *n* (EKG) P-pulmonale
PQ|-Dauer *f,* **-Intervall** *m,* **-Zeit** *f* PQ interval, PR interval &-**Strecke** *f* P-Q segment (e) &-**Verlängerung** *f* extension of the PQ interval
Pr = Praseodym *n* praseodymium, Pr / = Presbyopie *f* presbyopia, PR / = Punctum remotum *m* punctum remotum, Pr
p.r. = per rectum per rectum, pr / = post radiationem postradiation / = Punctum remotum *m* punctum remotum, pr
Prä|agglutination *f* pre-agglutination ~**agonal** pre-agonal (pri:'ægənəl) &-**albumin** *n* pre-albumin / thyroxinbindendes & thyroxine-binding pre-albumin (TBPA) ~**anal** pre-anal (ei) ~**aortisch** pre-aortic ~**aseptisch** pre-aseptic ~**aurikulär** pre-auricular (i) ~**axial** pre-axial
Practolol *n pharm* practolol (*BP*)
Prä|diastole *f* prediastole (,pri:dai'æstəli) ~**diastolisch** prediastolic (ɔ) &**dilektion** *f* predilection &**dilektionsstelle** *f* site of predilection, most common site, preferred area ('ɛəriə) ~**disponieren** (anfällig machen) to predispose (*für to*) ~**disponierend** predisposing (*für to*) &**disposition** *f* predisposition (*für to*) ~**dominant** (vorherrschend) predominant &**dominanz** *f* (Vorherrschaft) predominance ~**dominieren** to predominate
praecox praecox ('pri:kɔks)
Praecuneus (*PNA*) (Vorkeil) precuneus

Prä|eklampsie *f* pre-eclampsia ~**epileptisch** pre-epileptic
Praeputium *n* (*PNA*) (Vorhaut) preputium / & clitoridis (*PNA*) prepuce of the clitoris
prä|eruptiv pre-eruptive (ʌ) ~**existent** (früher bestehend) pre-existing, pre-existent &**exzitationszustand** *m* pre-excitation &**formation** *f* preformation &**formationslehre** *f* preformation theory (i) ~**formativ** preformative ~**formieren** to pre-form ~**frontal** *anat* prefrontal (ʌ) ~**ganglionär** preganglionic ~**genital** pregenital (e) ~**gravid** pregravidic (i) ~**hemiplegisch** prehemiplegic (i:) &**hypophyse** *f s* Hypophysenvorderlappen ~**kankrös** *s* ~kanzerös ~**kanzerös** precancerous, precarcinomatous (ou), premalignant (i), preneoplastic (æ) &**kanzerose** *f* precancerous stage ~**kardial** precardiac &**kardialgegend** *f* precordial area, precordium &**kardialschmerz** *m* precordialgia ('ældʒiə) ~**karzinomatös** *s* ~kanzerös ~**klavikulär** preclavicular (i) &**koma** *n* precoma ~**komatös** precomatose (ou) ~**kordial** precordial, precardiac &**kordialangst** *f* precordial anxiety (æŋ'zaiəti) *od* discomfort, stenocardia, angina (ai) pectoris / (nervöse) pseudoangina ('sju:doæn'dʒainə) &**kordialgegend** *f* precordium, precordial area &**kordialschmerz** *m* precordialgia ('ældʒiə), precordial pain &**kordialschnurren** *n* purring (ɔ:) thrill *od* tremor (e) ~**kostal** precostal ~**kranial** precranial (ei)
Praktik *f* practice / logotherapeutische &**en** logotherapeutic methods &**ant[in]** *m [f]* probationer (ei), assistant &**er** *m* practitioner (præk'tiʃənə) / (Arzt *meist*) general practitioner (GP)
praktizieren to practise
prä|kurativ precurative (juə) &**kurativmedizin** *f* precurative medicine ~**laryngeal** prelaryngeal (i)
Pralidoximchlorid *n* pralidoxime (præli'dɔksi:m) chloride ('klɔ:raid) (*USP*)
prä|liminar preliminary &**liminarerregung** *f* preliminary excitement
prall full / (enganliegend) tight / (Gefäß) engorged &**füllung** *f* (Darm) extreme filling
prä|matur (frühreif) premature (premə'tjuə) &**maturen-Retinopathie** *f* (Terry-Syndrom) retinopathy of prematurity, Terry's syndrome (2) ~**maxillar** premaxillary &**medikation** *f* premedication &**menopausensyndrom** *n* premenopausal syndrome ~**menstruell** (vor den Menses liegend) premenstrual, preceding menstruation &**menstruum** *n* premenstruum, premenstrual period (iə) *od* stage
Pramocain-Hydrochlorid *n* (*WHO*) (Dentes praemolares (*PNA*)) premolar teeth, bicuspids ~**mo-nitorisch** premonitory (ɔ), warning, initial (i), prodromal (ou) ~**morbid** premorbid &**morbidität** *f* premorbidity &**morbiditätsphase** *f* premorbid phase *od* stage ~**mortal** (ante exitum) premortal, before death &**munität** *f* (Infektionsimmunität) premunition (i) ~**natal** prenatal (ei), antenatal ~**neoplastisch** preneoplastic ~**neurotisch** preneurotic (ɔ) ~**operativ** pre-operative,

pre-an[a]esthetic (e) ~**ovulatorisch** pre-ovulatory ~**papillär** prepapillary (æ) ~**paralytisch** preparalytic (i)
Präparat *n pharm* preparation / (auf Objektträger) slide preparation / (mit Deckglas) cover-glass preparation / *anat* specimen (e) / *Lab* test material / gelöstes & drug solution / & mit grosser Streuwirkung shot-gun preparation ~**bedingt** drug-related &**ion** *f* preparation &**ionsmittel** *n* preparation material (iə) ~**iv** preparative &**or** *m* anat dissector ~**orisch** preparatory (æ)
Präparier|besteck *n* dissecting instruments *od* set ~**en** to prepare (æə) / *anat* to dissect / *chir* to dissect &**messer** *n* dissecting knife &**mikroskop** *n* dissecting microscope &**nadel** *f* dissecting needle &**saal** *m anat* dissecting room *od* theatre [*US* theater] &**schere** *f* dissecting scissors *pl* &**tisch** *m* dissecting table
prä|patellar prepatellar ~**peritoneal** preperitoneal, properitoneal ~**plazentär** preplacental &**psychopathie** *f ps* prepsychopathic (æ) stage *od* status (ei) ~**psychopathisch** prepsychopathic (æ) ~**psychotisch** prepsychotic (sai'kɔtik) ~**puberal** prepuberal &**pubertät** *f* prepuberty &**pubertäts-** (vor der Pubertät liegend) prepuberal (ju:), prepubescent ~**putial** (Vorhaut *betr*) prepuce ('pri:pju:s), preputial (pri:'pju:ʃəl) &**putialdrüse** *f* preputial gland &**putialraum** *m* preputial space &**putialsmegma** *n* smegma (e) [praeputii (pri:'pju:ʃiai)] &**putialstein** *m* postholith ('pɔstəoliθ), foreskin calculus, preputial concretion (i:) &**putium** *n* (Vorhaut) prepuce ('pri:pju:s), foreskin ~**pylorisch** prepyloric (ɔ) ~**rektal** prerectal ~**renal** prerenal (i) ~**retinal** preretinal (e) ~**rheumatoid** prerheumatoid (u:) ~**sakral** presacral (ei) ~**senil** presenile ('si:nail) &**senilität** *f* presenility (i), presenium (i:) &**senium** *n* presenium (i:) &**sentation** *f* presentation
Praseodym *n* (Pr) praseodymium (Pr)
prä|servativ preservative &**servativ[mittel]** *n pharm* preservative / (Verhütungsmittel) condom, sheath (ʃi:θ), French letter F, (mit Reservoir) teat-end sheath ~**servieren** to preserve &**servierung** *f* preservation ~**skapular** prescapular &**sklerose** *f* presclerosis ~**sklerotisch** presclerotic (ɔ) ~**sumptiv** presumptive (ʌ) ~**synaptisch** (vor einer Synapse gelegen) *neur* presynaptic &**systole** *f* presystole (pri:'sistəli) ~**systolisch** presystolic (ɔ) ~**tarsal** pretarsal ~**terminal** (EKG) preterminal ~**thyreoidal** prethyroideal (ɔi) ~**tibial** pretibial (i) ~**tracheal** pretracheal (ei) ~**tumorös** preneoplastic ~**urämisch** pre-ur[a]emic (i:) ~**valent** prevalent (e) ~**varikös** prevaricose (æ)
Prausnitz-Küstner ('prausnits-'kystnər)-**Reaktion** *f* (PKR) Prausnitz-Küstner reaction (PK reaction)
Pravaz (pra'vaz)-**Spritze** *f* Pravaz's *od* hypodermic syringe
Präventionsmaßnahme *f* preventive measure (e)
präventiv preventive, prophylactic / *sex* contraceptive &**behandlung** *f* prophylactic *od* preventive treatment ~**imp-fung** *f* (Schutzimpfung, prophylaktische Impfung) preventive inoculation &**kur** *f* preventive treatment &**medizin** *f* preventive *od* prophylactic medicine

⚄mittel *n* (vorbeugendes *od* prophylaktisches Mittel) *pharm* prophylactic / *sex* contraceptive **⚄operation** *f* preventive operation **⚄verkehr** *m* sex intercourse with contraceptives

prävertebral prevertebral **⚄raum** *m* prevertebral *od* retropharyngeal (fə'rin-dʒiəl) space

prävesikal prevesical (e) **⚄raum** *m* prevesical space

Praxis *f* (*pl* Praxen) practice / in praxi in practice / in der ⚄ in general practice; in clinical *od* hospital practice / ausgedehnte ⚄ extensive pr. / ärztliche ⚄ medical pr. / geburtshilfliche ⚄ obstetrical pr. / ⚄ als praktischer Arzt family practice / zahnärztliche ⚄ dental pr. **~reif** ready to be used in general practice

prä|zentral precentral **⚄zipitat** *n chem, imm* precipitate

Präzipitation *f imm* precipitation **⚄sbande** *f* band of p. **⚄sbogen** *m* arc of p. **⚄slinie** *f* line of p. **⚄sreaktion** *f* p. reaction

Präzipitatsalbe *f pharm* precipitate ointment (ɔi) **gelbe ⚄** moist yellow mercuric (uə) oxide ointment **rote ⚄** red mercuric oxide ointment, red precipitate ointment, unguentum hydrargyri oxidi rubri **weiße ⚄** ammoniated mercury ointment, white precipitate ointment, unguentum hydrargyri ammoniati

prä|zipitieren *chem* to precipitate (i) **⚄zipitin** *n* precipitin (i) **⚄zipitinreaktion** *f imm* precipitin reaction **⚄zipitinogen** *n* precipitinogen (pri,sipi'tinədʒən) **⚄zipitinprobe** *f* precipitin reaction **⚄zirrhose** *f* precirrhosis

Präzisions|instrument *n* precision instrument **⚄waage** *f Lab* precision balance

PR-Dauer *f* (EKG) P-R interval

prdptr. = Prismendioptrie *f* prism dioptre [*US* -er], pdpt

Prediger|hals *m* follicular (i) pharyngitis **⚄hand** *f* benediction *od* preachers' hand

Prednisolon[um] *n* (*WHO*) (Deltahydrocortison) prednisolone (pred'nisoloun) (*BP, EP, USP*) **⚄azetat** *n* prednisolone acetate (*BP, EP, USP*) **⚄diäthylaminoazetat** *n* prednisolamate (predni'sələmeit) (*BPCA*) [hydrochloride (*BPC*)] **⚄dinatriumphosphat** *n* prednisolone sodium phosphate (*USP, BP*) **⚄kapronat** *n* prednisolone caproate **⚄-21-Phosphat** *n* prednisolone-21-phosphate **⚄pivalat** *n* prednisolone trimethylacetate (*BP*), prednisolone pivalate (*BP*)

Prednison[um *n* (*EP*)] *n* (*EP*) prednisone ('prednisoun) (*BP, EP, USP*) **⚄azetat** *n* prednisone acetate (*BP*)

Pregnandiol *n* pregnanediol (,pregnein-'daiɔl) **⚄glukuronid** *n* pregnanediol glucuronide (ɔ) (PG)

4-Pregnen-3,20-dion *n* (*DAB*) (Progesteron (*DAB*)) progesterone (*BPC*) pregn-4-ene-3,20-dione

Pregnenolon *n* (*WHO*) pregnenolone (preg'nenoloun) (*BPCA*)

prell|en to bruise (bru:z), to contuse (kən'tju:z) **⚄ung** *f* contusion (kən-'tju:ʒn), bruise (bru:z) **⚄wunde** *f* contused wound

Prenylamin *n* (*WHO*) prenylamine (pre'niləmi:n) (*BPC*)

PR-Enzym = Phosphorylase-phosphatase *f* prosthetic group removing enzyme, PR enzyme

---

Presby|- (*Vors*) (Greisen-) presby-('prezbi-, 'presbi-) (*Vors*) **⚄akusis** *f* (Altersschwerhörigkeit) presbycousis, deafness in old age **⚄ophrenie** *f* (senile Demenz) presbyophrenia (i:), Wernicke's ('vernikəz) syndrome *od* dementia **⚄opie** *f* (Altersssichtigkeit) presbyopia, old-sightedness

Presse *f dent* (für Küvetten) compressor **pressen** to press / (zusammen~) to compress / (durch Sieb *od* Tuch) to strain / (quetschen) to squeeze / (Stuhlgang) to strain / (Geburt) to bear (bɛə) down

Preß|hefe *f* compressed yeast (ji:st) **⚄luft** *f* compressed air **⚄luftatmer** *m* compressed-air respirator **⚄luftkrankheit** *f* (Caissonkrankheit) caisson ('keisən) disease, compressed-air disease, bends **⚄luft[werkzeug]schaden** *m* pneumatic tool injury **⚄muskel** *m* compressor

Pressorezeptor *m* baroreceptor, pressoreceptor **~isch** pressoreceptive

pressorisch pressor

pressosensitiv pressosensitive

Preßwehen *f pl* bearing (ɛə)-down *od* expulsive (ʌ) pains

Preußisch-Blau *n* Prussian (ʌ) blue

Prevel (prə'vɛl)**-Zeichen** *n* Prevel's sign

Prevost (prə'vo:)**-Regel** *f* Prevost's law *or* sign

Preyer ('praiər)**-Reflex** *m* Preyer's reflex

Priapismus *m* priapism (ai)

Pribram ('pri:bram)**-Operation** *f* Pribram's operation

Price-Jones ('prais-'dʒounz)**-Kurve** *f* Price-Jones curve

Prickeln *n* (bei eingeschlafenen Gliedern) tingling sensation, pins and needles **~d** prickling, tingling

Prick-Test *m* scratch test, prick test

Prießnitz *m* ('pri:snits) Priessnitz *od* cold wet compress **⚄-Behandlung** *f* Priessnitz's treatment **⚄-Umschlag** *m s* Prießnitz

Priestley ('pri:stli)**-Masse** *f* Priestley's mass

Prilocain-hydrochlorid *n* prilocaine ('prilokein) hydrochloride (ɔ:) (*BP*)

prim. = primär primary

prima intentio *f* (eiterlose Wundheilung) first intention

Primaquin *n* (*WHO*) (Primaquini diphosphas (*P Int*)) primaquine ('priməkwi:n) [phosphate (*BP, USP*)]

primär primary (ai), initial (i'niʃəl) / *embr* primitive (i) **⚄affekt** *m* primary syphilitic sore *od* lesion ('li:ʒn), hard *od* hunterian (iə) chancre / (Initialtuberkulose, frische Tuberkulose) primary tuberculosis **⚄antwort** *f imm* primary immune response **⚄blutung** *f* primary h[a]emorrhage (e) **~chronisch** primary chronic (ɔ) **⚄effekt** *m* primary effect **⚄effloreszenz** *f* primary efflorescence **⚄erscheinung** *f* early symptom *od* sign **⚄follikel** *m pl* (Folliculi ovarici primarii (*PNA*)) primary ovarian follicles **⚄furche** *f embr* primitive sulcus (ʌ) **⚄geschehen** *n* primary action **⚄geschwulst** *f* primary tumo[u]r (ju:) **⚄harn** *m* primary urine **⚄heilung** *f* healing by first intention, primary healing **⚄herd** *m* primary focus **⚄infektion** *f* primary infection

Primarius *m* (Chefarzt, leitender Arzt) *österr* chief physician (i), superintendent

Primär|kaverne *f* primary cavity **⚄knöt-**

---

chen *n* primary lymphatic follicle, primary lymph node **⚄komplex** *m* initial *od* primary complex **⚄krebs** *m* primary cancer **⚄läsion** *f* primary lesion ('li:ʒən) **⚄lupus** *m* lupoma **⚄mark** *n* primary marrow **⚄naht** *f* primary suture ('sju:tʃə) / späte ⚄ delayed primary suture **⚄operation** *f* first operation **⚄phänomen** *n imm* first set rejection *od* reaction **⚄reaktion** *f imm* primary immune response **⚄stadium** *n* primary *od* initial stage **⚄strahl** *n* primary ray **⚄strahlenbündel** *n röntg* primary beam of rays **⚄strahlenfeldrand** *m* primary beam edge **⚄strahlung** *f* primary radiation **⚄symptom** *n* primary sign **⚄szene** *f ps* primal scene **⚄therapeutikum** *n* primary therapeutic agent **⚄trisomie** *f cyt* primary trisomy **⚄tuberkulose** *f* primary tuberculosis **⚄tumor** *m* primary cancer *od* tumo[u]r **⚄urin** *n* primary urine (juə) **⚄verschluß** *m chir* primary occlusion **⚄vorgänge** *m pl* primary processes **⚄wahn** *m* primordial delusion **⚄zotten** *f pl* primary villi

Primaten *m pl* (Menschenaffen) primates ('praimeits), Primates (prai'meiti:z)

Primel *f bot* primrose, primula (i) / (Primula veris) cowslip (au) **⚄dermatitis** *f* primrose *od* primula dermatitis **⚄krankheit** *f* primrose *od* primula dermatitis **⚄nesselsucht** *f s* **⚄krankheit ⚄urtikaria** *f s* **⚄krankheit ⚄wurzel** *f* (*DAB*) (Radix Primulae (*DAB*)) primula (i) root

Primidon *n* (*WHO*) (Desoxyphenobarbiton) primidone ('primidoun) (*BP, USP*)

Primi|gravida *f* (Erstschwangere) primigravida (æ), *pl* primigravidae **~par** (erstgebärend) primiparous (prai-'mipərəs) **⚄para** *f* (Erstgebärende) primipara, *pl* primiparae (prai'mipəri:)

primitiv primitive (i) / *embr* primary (ai), rudimentary, inchoate (i:) / unentwickelt (uit) **⚄bewusstsein** *n* primitive conscience **⚄enpsychologie** *f* psychology of the primitives **⚄entwicklung** *f* primitive development **⚄faser** *f* primitive fibril (ai) **⚄furche** *f embr* primitive furrow (ʌ) *od* groove **⚄ität** *f* primitivity, primitiveness **⚄lebensform** *f* primitive form of life **⚄rasse** *f* primitive race **⚄rinne** *f embr* primitive groove *od* furrow (ʌ) **⚄segment** *n embr* metamere ('metəmiə) **⚄streifen** *m* primitive streak

primordial primordial (ɔ:); rudimentary **⚄delir** *n ps* primordial delusion **⚄ei** *n* (Ovogonium) ovogonium (ou), oogonium (,ouo'gouniəm) **⚄follikel** *m pl* (Folliculi ovarici primarii (*PNA*)) primary ovarian follicles **⚄schlauch** *m* primordial utricle (ju:) **⚄symptom** *n* primordial sign

Primulin *n* (Primulingelb) primuline

Pringle-Bourneville ('pringl-burn'vil)**-Syndrom** *n* [Pringle-]Bourneville syndrome

Prinzip *n pharm* principle / transformierendes ⚄ transforming principle

Prionurskorpion *m* Prionurus (,praiə-'njuərəs)

Prisma *n opt* prism (prizm) **~ähnlich** prismoid **⚄ta adamantina** *n pl* (*PNA*) enamel prisms **~tisch** prismatic

Prismen|- prismatic **⚄brille** *f* prismatic spectacles *pl* **⚄dioptrie** *f* prism dioptre [*US* diopter] (pd) **~förmig** prismatic **⚄gläser** *n pl* prismatic glasses (a:)

ᒒoptometer *n* prismoptometer ᒒspektrum *n* prismatic spectrum

Pritchard ('pritʃaːd)|-Chromsäurealkohol *m* Pritchard's fixing fluid ᒒ-Membran *f* Pritchard's reticulated membrane

Privat|arzt *m* doctor in private practice (æ) ᒒbehandlung *f* private treatment ᒒklinik *f* private clinic, private nursing home *od* sanatorium (ɔː) ᒒpatient *m* private patient ᒒpflege *f* private nursing ᒒpflegerin *f* private nurse ᒒpraxis *f* private practice ᒒschwester *f* visiting (i) nurse ᒒstation *f* private ward (ɔː) ᒒzimmer *n* (Klinik) private room

Pro = Prolin *n* proline, Pro

Pro|actinium *n* proactinium (Pa) ᒒactinomyces *m* Proactinomyces ᒒakzelerin *n* pro-accelerin (e), labile (ei) factor, plasma prothrombin conversion factor ᒒamnion *n* pro-amnion

Proband *m* test person, test subject (ʌ), subject (ʌ); proband ᒒenmethode *f* proband method

probatorisch probative, probatory

Probe *f* test / (Experiment) experiment / (Urin *usw*) specimen (e), sample (aː) / (Versuch) trial (ai), test / ᒒ aus der Tiefe der Lunge deep-cough specimen / ᒒ aus dem Zervixbereich cervical specimen ᒒabrasio *f* biopsy (ai) of the lining of the uterus ᒒanwendung *f* trial (ai) ᒒaspiration *f* aspiration biopsy (ai) ᒒbiß *m dent* check bite ᒒdiät *f* test diet (ai); test meal ᒒentnahme *f* biopsy (ai) ᒒexzision *f* biopsy, exploratory (ɔː) excision (ek'siʒən), sample excision / offene ᒒ incisional biopsy ᒒexzisionsmaterial *n* biopsy (ai) specimen (e) ᒒfläschchen *n* sample bottle ᒒfrühstück *n* [fasting] test meal, test breakfast ᒒgeburt *f* trial labo[u]r ᒒgefäß *n* (Gewebestücke) specimen (e) pan ᒒinfektion *f* test infection ᒒinzision *f* test *od* exploratory incision (i) ᒒkost *f* test diet (ai) ᒒlaparotomie *f* exploratory laparotomy ᒒlösung *f* test solution ᒒmahlzeit *f* test meal ᒒmenge *f (z B* Urin) sample, specimen (e) ᒒpunktion *f* exploratory puncture ᒒpunktionsnadel *f* exploring needle ᒒröhrchen *n* test tube ᒒschnitt *m chir* exploratory *od* confirmatory incision ᒒspülung *f* exploratory lavage (ləˈvaːʒ) ᒒsynovialektomie *f* synovial puncture ᒒthorakotomie *f* exploratory thoracotomy ᒒtrokar *m* exploring trocar ᒒtrunk *m* test beverage (e) ᒒzeit *f* probation

Probier|brille *f* trial frame ~en to test / to try out ᒒglas *n Lab* test tube / *ophth* trial lens ᒒröhre *f Lab* test tube ᒒwaage *f Lab* assay balance

Probitanalyse *f stat* probit analysis

Problem|bakterien *n pl* problem bacteria ᒒfälle *m pl* problem cases ᒒkeime *m pl* problem bacteria ᒒkind *n* problem child ᒒpatient *m* problem patient

Proc. = Processus *m* process, proc

Procain|[-Hydrochlorid] *n* (*DAB, WHO*) (*s* Prokain) procaine ('proukein) hy-

drochloride (*BP, EP, USP*) ᒒamid-[hydrochlorid] *n* (*WHO*) (Prokainamid) procainamide (pro'keinəmaid) hydrochloride (*BP, USP*) ᒒ-Benzylpenicillin *n* (*DAB, WHO*) procaine penicillin G (*BP, USP*), procaine benzylpenicillin (*BP*) ᒒhydrochlorid *n* (*DAB*) procaine hydrochloride (*BP, EP, USP*) ᒒ-Penicillin G *n* (Procain--Benzylpenicillin (*DAB, WHO*)) procaine penicillin G (*BP, USP*) ᒒ-Phenylacetylpenin *n* procaine penicillin G (*BP, USP*)

Processus *m* processus, *pl* processus, process (ou) ᒒ *accessorius* (*PNA*) accessory process ᒒ *alveolaris maxillae* (*PNA*) (Alveolarfortsatz des Oberkiefers) alveolar process of the maxilla ᒒ *anterior mallei* (*PNA*) anterior process of the malleus ᒒ *articularis* (*PNA*) (Gelenkfortsatz) articular process; ᒒ ~ *inferior vertebrae* (*PNA*) inferior articular process of a vertebra: ᒒ ~ *superior ossis sacri* (*PNA*) superior articular process of the sacrum; ᒒ ~ *superior vertebrae* (*PNA*) superior articular process of a vertebra ᒒ *ciliares pl* (*PNA*) ciliary processes ᒒ *clinoideus* (*PNA*) clinoid (ai) process; ᒒ ~ *posterior* (*PNA*) posterior clinoid process ᒒ *cochleariformis* (*PNA*) processus cochleariformis ᒒ *condylaris mandibulae* (*PNA*) condyloid process of the mandible ᒒ *coracoide[u]s* (*PNA*) (Rabenschnabelfortsatz) coracoid process ᒒ *coronoideus mandibulae* (*PNA*) coronoid process [of the mandible]; ᒒ ~ *ulnae* (*PNA*) coronoid process [of the ulna] ᒒ *costarius* costal process ᒒ *ethmoidalis conchae inferioris* (*PNA*) ethmoidal process of the inferior nasal concha ᒒ *falciformis* (*PNA*) falciform process ᒒ *frontalis maxillae* (*PNA*) (Stirnfortsatz des Oberkiefers) frontal process of the maxilla; ᒒ ~ *ossis zygomatici* (*PNA*) (Stirnfortsatz des Jochbeins) frontal process of the zygomatic bone ᒒ *intrajugularis ossis occipitalis* (*PNA*) intrajugular (ʌ) process of the occipital bone; ᒒ ~ *ossis temporalis* (*PNA*) intrajugular process of the temporal bone ᒒ *jugularis ossis occipitalis* (*PNA*) jugular (ʌ) process of the occipital bone ᒒ *lacrimalis conchae nasalis inferioris* (*PNA*) lacrimal process of the inferior nasal concha ᒒ *lateralis mallei* (*PNA*) lateral process of the malleus; ᒒ ~ *tali* (*PNA*) lateral tubercle of the talus; ᒒ ~ *tuberis calcanei* (*PNA*) lateral tubercle of the calcaneum ᒒ *lenticularis* (*PNA*) (Linsenbein, Linsenknöchelchen) lentiform nodule ᒒ *mamillaris vertebrarum lumbalium* (*PNA*) mamillary process [of lumbar vertebrae] ᒒ *mastoideus* (*PNA*) (Warzenfortsatz des Schläfenbeins) mastoid (æ) process ᒒ *maxillaris* (*PNA*) maxillary process ᒒ *medialis tuberis calcanei* medial tubercle of the calcaneum ᒒ *muscularis cartilaginis arytaenoideae* (*PNA*) muscular process of the arytenoid cartilage ᒒ *orbitalis ossis palatini* (*PNA*) orbital process [of the palatine bone] ᒒ *palatinus maxillae* (*PNA*) (Gaumenfortsatz des Oberkiefers) palatine process of the maxilla ᒒ *papillaris hepatis* (*PNA*) papillary process ᒒ *paramastoideus* (*PNA*) paramastoid process [of the occipital bone]

ᒒ *posterior sphenoidalis cartilaginis septi nasi* (*PNA*) sphenoidal process of the nasal septum; ᒒ ~ *tali* (*PNA*) posterior tubercle of the talus ᒒ *pterygoideus* (*PNA*) (Gaumenflügelfortsatz des Keilbeins) pterygoid process of the sphenoid bone ᒒ *pterygospinosus* (*PNA*) pterygospinous process ᒒ *pyramidalis ossis palatini* (*PNA*) tubercle of the palatine bone ᒒ *sphenoidalis ossis palatini* (*PNA*) sphenoidal process of the palatine bone ᒒ *spinosus vertebrae* (*PNA*) (Dornfortsatz) spine of a vertebra ᒒ *styloideus* (*PNA*) (Griffelfortsatz) styloid process; ᒒ ~ *u* ᒒ *mastoideus betr* stylomastoid (æ); ᒒ ~ *ossis metacarpalis tertii* (*PNA*) styloid process ofthe third metacarpal bone; ᒒ ~ *ossis temporalis* (*PNA*) (Galen-Griffelfortsatz) styloid process of the temporal bone; ᒒ ~ *radii* (*PNA*) styloid process of the radius; ᒒ ~ *ulnae* (*PNA*) styloid process of the ulna (ʌ) ᒒ *supracondylaris humeri* (*PNA*) supracondylar process ᒒ *temporalis ossis zygomatici* (*PNA*) (Schläfenbeinfortsatz des Jochbeins) temporal process of the zygomatic bone ᒒ *transversus vertebrae* (*PNA*) (Paraphyse) transverse process ᒒ *uncinatus ossis ethmoidalis* (*PNA*) uncinate process of the ethmoid bone; ᒒ ~ *pancreatis* (*PNA*) uncinate process of the pancreas ᒒ *vaginalis ossis sphenoidalis* (*PNA*) vaginal process of the sphenoid bone; ᒒ ~ *peritonei masculinus* (*PNA*) vaginal process of the male peritoneum ᒒ *vermiformis* (Wurmfortsatz) vermiform process ᒒ *vocalis cartilaginis arytaenoideae* (*PNA*) vocal process of the arytenoid cartilage ᒒ *xiphoideus* (*PNA*) (Schwertfortsatz des Brustbeins) xiphoid ('zifɔid) process ᒒ *zygomaticus* zygomatic (zaigo'mætik) process; ᒒ ~ *maxillae* (*PNA*) zygomatic process of the maxilla; ᒒ ~ *ossis temporalis* (*PNA*) zygomatic process of the temporal bone

Prochlorperazin *n* (*WHO*) prochlorperazine (prouklɔː'perəziːn) (*BPCA*) ᒒmaleat *n* prochlorperazine maleate (*BP*) ᒒmesylat *n* prochlorperazine mesylate (*BP*) *od* methanesulphonate (*BP*)

prochondral prochondral

Prochorese *f* prochoresis

Prochorion *n* prochorion

Prochownik (pro'xɔvnik)|-Diät *f* Prochownik's diet ᒒ-Verfahren *n* Prochownik's method

Prochromosom *n* prochromosome

Prochymosin *n* prochymosin (ai)

Procidentia *f* prolapse

Proconvertin *n* proconvertin

procursivus procursive

Procyclidin[-Hydrochlorid] *n* (*WHO*) procyclidine (prou'saiklidiːn) [hydrochloride] (*BP*)

Prodentie *f* protruding teeth

pro die (täglich, je Tag) daily (ei)

Prodigiosus[bazillus] *m* Bacillus prodigiosus (pro,didʒi'ousəs)

Prodontie *f* protruding teeth

Prodrom *n* prodrome (ou), premonitory (ɔ) symptom

prodromal prodromal (ou), prodromic (ɔ), premonitory (ɔ) ᒒerscheinung *f* prodromal sign ᒒphase *f* prodromal phase ᒒschmerz *m* prodromal pain ᒒstadium *n* prodromal stage *od* period

(iə) / (Infektion) incubation stage ⿰symptom *n* premonitory *od* prodromal symptom *od* sign, prodrome (ou) ⿰zeichen *n* premonitory symptom
produktiv (Entzündung, Husten) productive
produzieren (hervorbringen, erzeugen) to produce / (Drüse) to secrete (i:)
Proencephalus *m* pro-encephalus
Proenzym *n* (Vorenzym) pro-enzyme, proferment
Proerythroblast *m* pro-erythroblast (i)
Proetz ('prets)|-**Geruchsprüfung** *f* Proetz's olfactory test ⿰-**Lage** *f* Proetz's position ⿰-**Verfahren** *n* Proetz's displacement principle
Profenamin [-Hydrochlorid] *n* (*WHO*) (Profenamini hydrochloridum (*P Int*)) ethopropazine ('proupəzi:n) [hydrochloride] (*BP*), profenamine hydrochloride (*BP*)
Profibrinolysin *n* profibrinolysin (ɔ)
Profichet (prɔfi'ʃe:)-**Syndrom** *n* (Calcinosis circumscripta) Profichet's syndrome, calcinosis circumscripta
Profil *n* (Seitenansicht des Gesichts) profile (ou) ⿰**methode** *f* profile chart ⿰**nische** *f* (Haudek-Nische) profile niche (nitʃ) ¹²⁵I-⿰**scanner** *m radiol* ¹²⁵I profile scanner ⿰**schiene** *f* profile splint ⿰**screening** *n* intensified screening
Proflavin *n* *pharm* proflavine (pro-'fleivi:n) ⿰**sulfat** *n* proflavine hemisulphate (*BPC*)
Profluvium *n* profluvium
profus profuse (ju:)
Progenie *f dent* prognathism ('prɔgnəθizm), progenia ('dʒi:niə) ⿰**draht** (Eschler) *m* progenia wire after Eschler ('eʃlər)
progenital[is] progenital
Progeria *f s* Progerie / ⿰ infantilis Hutchinson-Gilford ('hʌtʃinsən-'gilfəd) disease *od* syndrome / ⿰ adultorum Werner's ('vɛrnərz) syndrome
Progerie *f* progeria ('dʒiə), premature (juə) senility
Progestagen *n* progestagen
progestational progestational
Progesteron[um] *n* (*DAB*, *EP*) (Progesteron, Gelbkörperhormon, Luteohormon) progesterone (pro'dʒestəroun) (*BP*), corpus luteum hormone
Progestogen *n* progestogen
Proglottis *f* (Bandwurmglied) proglottis, *pl* proglottides, segment, proglottid
pro|gnath prognathic (æ), prognathous (ɔ) ⿰**gnathie** *f dent* prognathism (ɔ) ~**gnathisch** *s* prognath ⿰**gnathismus** *m dent* progenia (i:)
Prognose *f* prognosis, *pl* prognoses (prɔg'nousi:z), prediction / düstere ⿰ gloomy (u:) pr. / gute ⿰ good *od* favo[u]rable pr. / schlechte *od* ungünstige ⿰ bad *od* unfavo[u]rable pr. ⿰-prognostic (ɔ) ⿰**stellen** *n* prognostication, making *od* establishing a prognosis
Prognost|ik *f* prognosis ⿰**iker** *m* prognostician (i) ~**isch** prognostic ~**izieren** to prognosticate, to make a prognosis
programmieren to program[me] (ou)
Progranulozyt *m* progranulocyte
progred|ient progressive, advancing ⿰**ienz** *f* (Verschlimmerung) progression, progress (ou), progressive character
progressiv progressive ⿰**bewegungen** *f pl* progressive movements ⿰**färbung** *f* progressive staining

Proguanil *n* (*WHO*) (Proguanili hydrochloridum (*P Int*)) proguanil hydrochloride (pro'gwænil) (*BP*), chloroguanide hydrochloride
pro injectione *pharm* sterile ('sterail)
Projektion *f* projection / ⿰ mikroskopischer Bilder micro-projection / schräge ⿰ *radiol* oblique p.
Projektions|apparat *m* projector ⿰**bahn** *f* (Gehirn) projection tract ⿰**gerät** *n* projector ⿰**lampe** *f* projector lamp ⿰**linse** *f opt* projector lens ⿰**neuron** *n* projection neuron[e] ⿰**schirm** *m* projection screen ⿰**system** *n*, thalamoreticuläres arousal (au) system
projektiv *ps* projective
projizier|en to project ⿰**ung** *f* projection
Prokain *n s* Procain ⿰**anästhesie** *f* procaine an[a]esthesia ⿰**schock** *m* procaine shock ~**überempfindlich** procaine-sensitive ⿰**vergiftung** *f* procaine poisoning
Pro|kallus *m* (Vorkallus) procallus ⿰**katarxis** *f* (Prädisposition) *biol* procatarxis ⿰**kinase** *f* prokinase (pro-'kaineis) ⿰**koagulationsfaktoren** *m pl* coagulation factors ⿰**konvertin** *n* (Faktor VII der Blutgerinnung) proconvertin, factor VII, prothrombin conversion factor (PCF), serum prothrombin conversion accelerator (SPCA) ~**kreativ** procreative
Prokt|algie *f* (Afterschmerz) proctalgia ('ældʒiə), proctodynia (i) ⿰**atresie** *f* proctatresia (i:) ⿰**ektasie** *f* proctectasia ⿰**ektomie** *f* (Rektumexzision) proctectomy ~**enkleisis** *f* proctostenosis ⿰**eurynter** *m* (Analdilatator) procteurynter ⿰**itis** *f* (Enddarmkatarrh) proctitis
prokto|- (*Vors*) (Mastdarm-, rekto-) procto- (*Vors*) ⿰**dynie** *f s* Proktalgie ~**gen** (rektogen) proctogenic (dʒe) ⿰**klyse** *f* proctoclysis ⿰**kokzygopexie** *f* *chir* proctocpccypexy ⿰**kolektomie** *f* (Koloproktektomie) *chir* proctocolectomy, coloproctectomy ⿰**kolitis** *f* proctocolitis ⿰**kolpoplastik** *f* proctocolpoplasty ⿰**loge** *m* proctologist (ɔ) ⿰**logie** *f* (Lehre von den Krankheiten des Mastdarms) proctology ~**logisch** proctologic[al] ⿰**paralyse** *f* proctoparalysis ⿰**perineoplastik** *f* proctoperineoplasty (i:) ⿰**perineorrhaphie** *f* *chir* proctoperineorrhaphy ⿰**pexie** *f* *chir* proctopexy ⿰**phobie** *f* *ps* proctophobia ⿰**plastik** *f* (Rektumplastik, Enddarmplastik) proctoplasty ⿰**rrhagie** *f* (Analblutung, Mastdarmblutung) proctorrhagia ('reidʒiə) ⿰**rrhoe** *f* (Afterausfluß, Analausfluß) proctorrh[o]ea (i) ⿰**sigmoidektomie** *f* (Entfernung des Sigmas u Rektums mit Anlegen eines Anus praeter) *chir* proctosigmoidectomy ⿰**sigmoid[e]oskopie** *f* proctosigmoidoscopy (ɔ) ⿰**sigmoiditis** *f* proctosigmoiditis ⿰**skop** *n* (Rektoskop) proctoscope, rectoscope ⿰**skopie** *f* proctoscopy ~**skopisch** proctoscopic ⿰**spasmus** *m* (Aftermuskelkrampf) proctospasm ⿰**stase** *f* proctostasis (ɔ) ⿰**stenose** *f* (Rektumstenose, Enddarmstriktur) proctostenosis ⿰**tomie** *f* (Mastdarmeröffnung) proctotomy, rectotomy ⿰**valvotomie** *f* *chir* proctovalvotomy ⿰**zele** *f* (Mastdarmbruch) proctocele, rectocele, rectal hernia ⿰**zystektomie** *f* *chir* proctocystectomy ⿰**zystoplastik** *f* *chir* proctocystoplasty

Prokursivanfall *m* procursive epileptic seizure ('si:ʒə)
pro|labieren (vorfallen) to prolapse / (Bandscheibe) to slip ~**labiert** prolapsed ⿰**laktin** *n* prolactin (pro'læktin), galactin, lactogenic (e) hormone (ɔ:) ⿰**laktinhemmfaktor** *m* prolactin inhibiting factor (PIF) ⿰**laktinom** *n* prolactinoma ⿰**lamin** *n* prolamin (æ) ⿰**lan** *n* pituitary (ju) gonadotrophic hormone, prolan (ou) / ⿰ A (Follikelreizstoff) follicle (ɔ)-stimulating principle
Prolaps *m* (Vorfall) prolapse, prolapsus, procidentia / totaler ⿰ complete prolapse ⿰**operation** *f* Fothergill's ('fɔðəgilz) operation ⿰**pessar** *n* prolapse pessary
Prolapsus *m* (Vorfall) prolapse, prolapse ⿰ **ani** (Analprolaps) prolapsus ani (ei), anal (ei) prolapse ⿰ **recti** (Mastdarmvorfall) prolapsus recti ⿰ **uteri** (Uterusprolaps) prolapsus uteri (ju:), prolapse of the uterus (ju:) ⿰ **vaginae** (Vaginalprolaps, Scheidenvorfall) prolapsus vaginae (ai)
Proliferation *f* (Wucherung) proliferation
Proliferations|- proliferous (i) ~**hemmend** antiproliferative (i) ⿰**hemmung** *f* inhibited (i) proliferation ⿰**intensität** *f* intensity of proliferation ⿰**phase** *f* proliferative phase ⿰**stadium** *n* proliferative stage
prolifer|ativ proliferative (i), proliferous ~**ieren** to proliferate
Prolin *n chem* proline (ou), pyrrolidine carboxylic acid
Prolymphozyt *m* prolymphocyte ~**är** prolymphocytic
Promazin[hydrochlorid] *n* (*WHO*) promazine (ou) [hydrochloride (*BP*)]
Promegakaryozyt *m* promegacaryocyte
Promegaloblast *m* promegaloblast (e)
Promethazin [-Hydrochlorid] *n* (*WHO*) promethazine (pro'meθəzi:n) [hydrochloride (*BP*, *EP*, *USP*)] ⿰-**theoclat** *n* (*WHO*) promethazine theoclate (*BPCA*)
Promethium *n* promethium (Pm)
Promille *n* (Blutalkoholgehalt) mg. of ethanol/100 ml of blood
prominens (hervorragend, hervorstehend) *anat* prominent (ɔ)
Prominentia *f* (Knochenvorsprung) *anat* prominence (ɔ), eminence (e), protuberance ⿰ **canalis facialis** (*PNA*) prominence of the facial nerve canal; ⿰ ~ **semicircularis lateralis** (*PNA*) prominence of the lateral semicircular canal ⿰ **laryngea** (*PNA*) laryngeal prominence ⿰ **mallearis** prominence of the malleus ⿰ **spiralis** (*PNA*) spiral prominence ⿰ **styloidea** (*PNA*) styloid prominence
Promonozyt *m* promonocyte (ɔ)
Promontoriofixur *f chir* fixation to the promontory of the sacrum
Promontorium *n* (Vorgebirge) *anat* promontory ('prɔməntri) / ⿰ cavi tympani (*PNA*) promontory of the tympanic cavity / ⿰ ossis sacri (*PNA*) promontory of the sacrum ⿰**hochstand** *m* elevated level of the promontory
Promoxolan *n* (*WHO*) promoxolane (pro'mɔksolein)
Promyelozyt *m* promyelocyte (pro'maiəlosait) ⿰**enleukämie** *f* promyelocytic leuk[a]emia

Pronation f (Einwärtsdrehung) pronation

Pronations|messer m pronometer (pro-'nɔmitə) **~phänomen** n pronation sign **~stellung** f prone position

Pronator m anat pronator (ei) **~reflex** m pronator reflex

Pronephros m (Vorniere) embr pronephros, primordial kidney, head kidney

pronieren to pronate (ou)

Pronormoblast m pronormoblast

Prontosil n pharm prontosil **~belastung** f prontosil test **~entfärbung** f prontosil decoloration **~ikterus** m prontosil icterus **~probe** f prontosil test

Pronukleus m zytol pronucleus, germinal nucleus

Proöstrus m (Voröstrus, Vorbrunst) proöstrus (i:)

Propamidin n (WHO) propamidine (pro'pæmidi:n) (BPCA)

Propan n chem propane (ou)

Propanidid n (WHO) propanidid (æ) (BP)

Propanol n (Propylalkohol) propanol ('proupənɔl), propyl alcohol

Propanon n dimethylketone (i:)

Propanthelinbromid n (WHO) propantheline bromide (pro'pænθili:n 'brou-maid) (BP, USP)

Propargylsäure f (Propiolsäure) propargylic (dʒi) od propiolic acid

Propatylnitrat n propatyl nitrate ('proupətil'naitrit) (BPCA)

Pro|pepsin n chem propepsin **~pepton** n propeptone, hemialbumose (ju:) **~perdin** n properdin

Prophase f (Mitose, Meiose) prophase (ou), first stage in mitosis **~gift** n poison of the prophase

Prophyl|aktikum n pharm prophylactic, preventive **~aktisch** (vorbeugend) prophylactic, preventive **~axe** f (Vorbeugung) prophylaxis, prevention

Propicillin n (WHO) propicillin (proupi'silin) (BPCA) **~** [-Kalium] n (WHO) propicillin [potassium (BP)]

β-**Propiolacton** n (WHO) β-propiolactone ('bi:tə,proupio'læktoun) (BPL)

propiol|sauer chem propiolic (proupi-'ɔlik) **~säure** f (Propargylsäure) chem propargylic od propiolic od acetylenecarboxylic (i) acid

Propiomazin n (WHO) propiomazine ('proupio'meizi:n)

Propionat n chem propionate (ou)

Propionibacterium n Propionibacterium

propion|sauer chem propionic (ɔ) **~säure** f (Acidum propionicum) chem propionic acid, propanoic acid **~ylsalizylsäure** f propionylsalicylic (i) acid

Proplasmozyt m proplasmacyte

Proportional|verstärker m röntg proportional amplifier **~zähler** m röntg proportional counter

Propoxycain n (WHO) propoxycaine (pro'pɔksikein)

Propoxyphen n propoxyphene

Propranolol n pharm propranolol

Propriorezept|ion f proprioception **~iv** proprioceptive **~or** m proprioceptor

Propriozept|ion f (Muskelsinn) proprioception, muscle sense **~iv** proprioceptive

Proptosis f proptosis

Propuls|ion f propulsion (ʌ) / (unwillkürliches Nachvornlaufen bei Parkinsonismus) propulsive (ʌ) motion

(ou) in parkinsonism **~iv** propulsive (ʌ)

Propyl|alkohol m chem propyl (ou) alcohol (æ) (BP), propanol, dimethylcarbinol (DMC) **~-Docetriozat** n (WHO) propyl docetriozate (douse-'traiozeit) **~en** n chem propylene (ou) **~englykol[um** (EP)] n propylene (ou) glycol (ai) (EP, BP) **~essigsäure** f (Valeriansäure) propylacetic (i:) od normal valeric acid **~gallat** n (Gallussäurepropylester) propyl gallate (BP) **~gruppe** f chem propyl (ou) **~hexadrin** n (WHO) propylhexadrine ('heksədri:n) (BPC, NF) **~iodon** n (WHO) propyliodone (ai) (BP, USP) **~is** parahydroxybenzoas (EP) (p-Hydroxybenzoesäurepropylester) propyl parahydroxybenzoate (EP) **~ium para--oxybenzoicum** n (DAB) (p-Hydroxybenzoesäureester (DAB)) propyl hydroxybenzoate (BP), propylparaben (BP, USP) **~paraben** n (Propylium para-oxybenzoicum (DAB)) propyl hydroxybenzoate (BP), propylparaben (BP, USP) **~thiouracil** n (DAB, WHO) propylthiouracil ('proupilθaiə'juərəsil) (BP, USP)

Proscillaridin n pharm proscillaridin

Pro|sekretin n chem prosecretin (,prousi'kri:tin) **~sektor** m dissector, demonstrator (e), prosector

Prosenzephalon n (Vorderhirn) embr prosencephalon, forebrain

Proserozym n prothrombin

Prosopalgie f (Gesichtsschmerz) prosopalgia (prəso'pældʒiə)

Prosoplegie f (Fazialislähmung, Gesichtslähmung) prosopoplegia ('pli:dʒiə), facial (ei) paralysis (æ)

Prosopo|diplegie f (beidseitige Fazialislähmung, totale Gesichtslähmung) prosopodiplegia (i:) **~dysmorphie** f (einseitige Gesichtsatrophie) prosopodysmorphia **~plegie** f s Prosoplegie **~skopie** f prosoposcopy **~spasmus** m (Gesichtskrampf) prosopospasm (ɔ), facial (ei) spasm

prospektiv prospective

Prospermie f (Ejaculatio praecox) prospermia, premature (juə) ejaculation, prospermia, ejaculatio (i,dʒækju'leiʃiou) pr[a]ecox ('pri:kɔks)

Prostacyclin n prostacyclin (ai)

Prostadiensäure f prostadienoic acid

Prostaglandin n pharm prostaglandin (prostə'glændin) (PG) / **~** E prostaglandin E (PGE) / **~** F prostaglandin F (PGF)

Prostata f (Vorsteherdrüse) prostate (ɔ) [gland] / außerhalb der **~** gelegen extraprostatic (æ) / innerhalb der **~** gelegen intraprostatic **~**- prostatic (æ), prostato- (ɔ) (Vors) **~** u. Blase betr. prostatovesical (e) **~abszeß** m prostatic abscess **~aufnahme** f röntg prostatogram (æ) **~darstellung** f röntg prostatography (ɔ) **~entfernung** f prostatectomy / transurethrale **~** chir resectoscopy (ɔ) **~exstirpation** f prostatectomy **~fasszange** f chir prostatic lobe holding forceps pl **~haken** m chir prostatic retractor **~heber** m (Musculus levator prostatae (PNA)) levator prostatae muscle **~hyperplasie** f prostatic hyperplasia **~hypertrophie** f enlargement od hypertrophy of the prostate, prostatic hypertrophy, prostatauxe

(,prɔstæ'tɔ:ksi), prostatomegaly (e) **~kapsel** f anat capsule of the prostate **~karzinom** n carcinoma of the prostate **~katheter** m prostatic catheter (æ) **~körperchen** n amyloid (æ) body **~leiden** n prostatism **~leiste** f prostatic ledge

Prostatalgie f (Prostataschmerz) prostatalgia ('ældʒiə)

Prostata|massage f prostatic massage (mə'sa:ʒ) **~mittellappen** m median lobe of the prostate **~operation** f operation on the prostate **~perle** f prostatic bead (i:) **~pol** m prostate pole **~resektion** f chir resection of the prostate / transurethrale **~** transurethral resection of the prostate **~saft** m prostatic secretion **~schmerz** m prostatalgia, prostatodynia (i) **~schnitt** m prostatotomy **~sekret** n prostatic secretion **~spaltung** f chir prostatotomy (ɔ) **~spitze** f tip of the prostate **~stein** m prostatic calculus, prostatolith (æ) **~steinentfernung** f prostatolithotomy ('prɔstatoli'θɔtəmi) **~tomie** f (Prostataschnitt od -spaltung) chir prostatotomy (ɔ) **~tröpfchen** n prostatic bead **~vergrößerung** f s **~**hypertrophie

Prostat|ektomie f (Prostataentfernung) prostatectomy / **~** mit Samenblasenentfernung prostatovesiculectomy **~iker** m patient suffering from a prostatic disease **~ikovesikal** prostaticovesical (e) **~isch** prostatic **~ismus** m prostatism **~itis** f (Vorsteherdrüsenentzündung) prostatitis (i) / **~** mit Samenblasenentzündung prostatovesiculitis / **~**-prostatitic (i)

Prostato|dynie f prostatodynia (i) **~graphie** f röntg prostatography (ɔ) **~lith** m prostatolith (æ) **~megalie** f prostatomegaly **~meter** n prostatometer **~mie** f (Prostataschnitt) prostatotomy **~rrhoe** f prostatorrh[o]ea (i) **~tomie** f prostatotomy **~vesikal** vesicoprostatic **~vesikulitis** f prostatovesiculitis

Prosthion n (oberer Alveolarpunkt) prosthion

Prostigmin n pharm prostigmin (i)

Prostration f (äußerste Erschöpfung) prostration, extreme exhaustion (ig'zɔ:stʃən)

Protagonist m protagonist (æ)

Protaktinium n chem protactinium (i)

Protamin n chem protamine (ou) **~sulfat** n protamine (ou) sulphate (ʌ) (BP) **~-Zink-Insulin** n (PZI) pharm protamine zinc insulin (PZI) (BP) [suspension (USP)]

Protandrie f bot, zool protandry

protanop (rotblind) protanopic (ɔ), red-blind **~ie** f (Rotblindheit) protanopia, red-blindness

Protease f protease ('proutieis) **~nhemmer** m protease inhibitor

Proteid n chem proteid (ou)

Protein n chem protein ('prouti:n) / artfremdes od heterogenes **~** foreign protein / C-reaktives **~** C-reactive protein / eisenbindendes **~** iron-binding protein (IBP) / thyroxinbindendes **~** thyroxine-binding protein (TBP) **~-** proteic (pro'ti:ik), proteinic (i) **~abfall** m (im Serum) hypoprotein[a]emia (i) **~ase** f proteinase ('prouti:ineis) **~bindung** f protein bond **~entziehung** f deproteinisation **~erneuerung** f protein replacement **~gebunden** protein-bound **~gehalt** m

401

(Blut) protein[a]emia (i:) / (erhöhter) hyperprotein[a]emia ~haltig containing protein ℓhülle f protein coat of viruses ℓhydrolysat n protein hydrolysate (ɔ) ℓkörperbehandlung f proteinotherapy, protein therapy ~lösend (eiweißlösend) proteolytic (i) ℓmangelsituation f protein deficiency condition ℓmilch f protein milk ℓogen n proteinogen (i) ~ogen proteinogenous ℓoid n proteinoid ℓose f proteinosis ℓpräparat n, konzentriertes high-protein preparation ~reich protein-rich ℓspiegel m protein level (e) / (niedriger) hypoprotein[a]emia (i:) ℓstruktur f protein structure (ʌ) ℓsynthese f chem protein synthesis ℓtherapie f proteinotherapy ℓurie f proteinuria (juə) / falsche ℓ (Pseudoproteinurie) pseudalbuminuria (juə), pseudo-albuminuria ~verdauend proteolytic (i)
Protektin n protectin
Proteo|hormon n proteohormone ℓlipid n proteolipid (i) ℓlyse f (Eiweißabbau) proteolysis (ɔ) ~lytisch proteolytic (i) ~phil proteophilic (i) ℓse f chem proteose (ˈproutious) ℓtoxikose f proteotoxicosis ℓtoxin n proteotoxin
Proteus m Proteus (ˈproutiəs)
Prothese f artificial limb (lim), prosthesis (ˈprɔsθisis), prosthetic device / dent denture (ˈdentʃə), [dental] plate / eine ℓ anmessen to measure (e) s. o. for a prosthesis ℓfuß m prosthetic foot
Prothesen- prosthetic (e) ℓbauer m limb fitter, prosthetist ℓfuß m prosthetic foot ℓklammer f dent denture bracket ℓmacher m s ℓbauer ℓversorgung f limb fitting
Prothet|ik f prosthetics (e), prosthetic surgery / dent dental prosthetics, prosthetic dentistry ℓiker m prosthetist (ɔ) ~isch prosthetic (e)
Prothrombase f prothrombase
Prothrombin n thrombinogen (i), prothrombin ℓämie f prothrombin[a]emia (i:) ℓase f prothrombinase ℓbestimmung f prothrombin test, Quick's test ℓbildung f prothrombinopoiesis ℓgehalt m prothrombin content od level (e) ℓgerinnungszeit f prothrombin clotting time ℓkonsumption f prothrombin consumption ℓmangel m hypoprothrombin[a]emia, prothrombinopenia ℓopenie f s Prothrombinmangel ℓspiegel m prothrombin level (e) / erniedrigter ℓ im Blut hypoprothrombin[a]emia (i:) ℓverbrauchstest m prothrombin consumption test ℓzeit f prothrombin time
Prothrombo|kinase f prothrombokinase (ai) ℓplastin n prothromboplastin
Protist m (Einzeller) Protista
proto|- (Vors) (zuerst, einfachst) proto- (ou) (Vors) ℓbiologie f protobiology (ɔ) ℓblast m protoblast ~blastisch protoblastic ℓdiastole f protodiastolic (ɔ) phase, protodiastole (daiˈæstəli) ~diastolisch protodiastolic ℓkatechusäure f protocatechuic (ˈproutokætiˈtʃuːik) acid
Proton n elektr proton (ou) ℓ- protonic (proˈtɔnik)
proto|pathisch protopathic (æ) ℓpepsie f protopepsia (æ) ℓpin n (Fumarin) protopine
Protoplasma n protoplasm (ou), cytoplasm / basisch färbbares ℓ basoplasm (ei) ℓ- protoplasmic, protoplasmatic,

cytoplasmic ℓaktivierung f protoplasmatic activation ℓbewegung f protoplasmic motion ℓbrücke f cytoplasmic bridge ℓfaden m protoplasmatic filament (i) ℓfärbemittel n od -farbstoff m histol protoplasmic stain ℓfortsatz m protoplasmic process (ou) ~frei aplasmic ℓkörnchen n microsome (ai), cytoplasmic granule (æ) ℓmasse f protoplasmic mass (æ) ℓriß m plasmoschisis (plæzˈmɔskisis) ℓströmung f protoplasmic flow
proto|plasmatisch protoplasmic, protoplasmatic, cytoplasmic ℓplast m (Zellkörper) protoplast (ou), cell body ℓporphyrin n protoporphyrin ℓtoxin n prototoxin, tritotoxin ~troph prototrophic (ɔ) ℓtrophie f prototrophy ℓtyp m (Urbild) prototype (ou) ℓveratrin n protoveratrine (æ)
Protoxyd n chem protoxide
Protozoen n pl (Urtierchen) protozoa (proutoˈzouə) ℓ- protozoal (ˈzouəl), protozoan ℓbefall m protozoiasis (zouˈaiəsis) ℓfärbung f protozoal stain ~feindlich antiprotozoal, antiprotozoan ℓinfektion f protozoal infection ℓkrankheit f protozoosis ℓkunde f protozoology ℓkundiger m protozoologist (ɔ) ~vernichtend protozoacide (ˈzouəsaid)
proto|zoisch protozoal (ou), protozoan (ou) ℓzoologie f protozoology (ɔ) ℓzoon n (Urtierchen) protozoon (ˈzouon), pl protozoa
pro|trahierend protracting ~trahiert (verlängert) protracted, prolonged ℓtrahierung f protraction ℓtriptylin-hydrochlorid n (WHO) protriptyline hydrochloride (ɔ:) (BP) ℓtrusiometer n protometer (ɔ) ℓtrusion f (Hervortreten) protrusion (proˈtruːʒən) ~trusiv (hervorstehend, hervortretend) protrusive ℓtuberantia f (Knochenvorsprung) prominence (ɔ), protuberance / ℓ mentalis (PNA) mental protuberance / ℓ occipitalis externa (PNA) (äusserer Hinterhaupthöcker) external occipital protuberance; ℓ ~ interna (PNA) (innerer Hinterhaupthöcker) internal occipital protuberance ℓtuberanz f anat protuberance ℓvirus n provirus ~visorisch provisional / (z B Verband) temporary ℓvisorium n temporary measure (e) ℓvitamin n provitamin (ai) ℓvokation f (Reizung) provocation
Provokations|methode f method (e) of provocation ℓmittel n pharm provocative (ɔ) agent (ei) ℓprobe f provocative test
provokativ provocative (ɔ)
provozieren to provoke (ou) ~d provocative (ɔ)
Prower (ˈprauə)-**Faktor** m Prower's factor
proximal (rumpfnah, körpernah) [Gegensatz: distal] proximal
Proxy|metacain n (WHO) proparacaine (proˈpærəkein) [hydrochloride (BPC)] ℓphyllin[um] n (EP) proxphylline (EP)
Prozent| (G/G) = Prozentgehalt Gewicht in Gewicht per cent w/w (percentage weight in weight) / ℓ (G/V) = Prozentgehalt Gewicht in Volumen per cent w/v (percentage weight in volume / ℓ (V/V) Prozentgehalt Volumen in Volumen per cent v/v (percentage volume in volume) / ℓ (V/G) =

Prozentgehalt Volumen in Gewicht per cent v/w (percentage volume in weight)
prozentig, zehnprozentige Lösung 10 p. c. solution
prozephal procephalic
Prozeß m process (ou); lesion (i:) / raumfordernder od raumbeengender ℓ expanding od compressive lesion ℓpsychose f litigious od process psychosis ℓsucht f ps litigious (i) paranoia (ɔi)
Prozonenphänomen n prozone (ou) phenomenon (ɔ)
PRPP = Phosphoribosyl-pyrophosphat n phosphoribosyl pyrophosphate, PRPP
Prüf|apparat m Lab tester ℓarzt m investigating od testing physician ℓbezeichnung f Lab code designation ℓbogen m test report ~en (untersuchen) to examine (æ) / (erproben) to test / (überprüfen) to check / (Speisen) to taste / pharm to assay ℓer m testing od investigating physician ℓglas n (Linse) test lens ℓkollektiv n study population ℓkörper m test specimen ℓmaterial n clinical material ℓmethode f testing method ℓnummer f test number ℓplan m test plan / pharm plan of study / Lab assay design ℓpräparat n pharm test od trial drug ℓreiz m test stimulus ℓung f examination, test, check; docimasia / chem analysis (æ) / (Serum usw) assay (ei) / (der Blutgruppen von Spender u. Empfänger) matching / biologische ℓ bio-assay (ei), biological assay / kalorische ℓ otol [Bárány's (ˈbaːraːniz)] caloric (ɔ) test / klinische ℓ pharm clinical trial od investigation / tierexperimentelle ℓ animal testing
Prüfungs|angst f examination anxiety ℓlabor n test laboratory ℓwert m test value (æ)
Prüf|verfahren n testing method, test procedure ℓvorschrift f pharm test[ing] specification od standard
Prunase f prunase
Prunasin n prunasin
prurigen prurigenic
pruriginös pruriginous (pruəˈridʒinəs)
Prurigo f prurigo (ai) / ℓ aestivalis pr. aestivalis (ei), recurrent (ʌ) summer eruption, summer itch / ℓ chronica Hebra Hebra's (ˈhebraz) syndrome / ℓ nodularis pr. nodularis ℓ-**Asthma-Syndrom** n Besnier's (bezniˈeːz) prurigo [syndrome], prurigo-asthma syndrome
Pruritus m (Jucken) pruritus (ai), itching ℓ bei Ankylostomiasis swamp (ɔ) itch, ground itch ℓ bei Caissonkrankheit sandhog's itch ℓ bei Filariasis filarial (ɛə) itch ℓ bei Necatorinfektion u Ankylostomiasis dew itch, foot itch, ground itch ℓ bei Schistosomiasis sedge-pool itch ℓ ani (Afterjucken) pr. ani (ei), anal (ei) pr. ℓ hiemalis (Frostjucken, Kälteekzem) pr. hiemalis (haiəˈmeilis), frost itch ℓ senilis pr. senilis (siˈnailis) ℓ vulvae (Scheidenjucken) pr. vulvae (ʌ) ℓ- pruritic (i)
Prussak (ˈprusak)-**Fasern** f pl Prussak's fibres [US fibers] od striae ℓ-**Raum** m (Recessus membranae tympani superior (PNA)) Prussak's space, superior recess of the tympanic membrane
p.s. = per secundam [intentionem] per secundam, by second intention
Psalterium n psalterium (sælˈtiəriəm)

Psammokarzinom *n* psammocarcinoma ('sæmo)
Psammom *n* psammoma (sæ'moumə), angiolithic (i) sarcoma ⵁ**körper** *m* psammoma body
psammös psammous ('sæməs)
Psammotherapie *f* (Sandbadbehandlung) psammotherapy
Psellismus *m* psellism ('selizm), stammering, stuttering
Pseud|akusis *f* pseudacousis ('sju:də-'ku:sis), pseudo-acousis ⵁ**arthrose** *f* (falsches Gelenk) pseudarthrosis, false joint, pseudo-arthrosis ⵁ**arthrosenbildung** *f* non-union (ju:) of bone fragments, formation of a pseudarthrosis ⵁ**ästhesie** *f* pseud[a]esthesia ('sju:des-'θi:ziə) ⵁ**enzephalus** *m* pseudo-encephalus
Pseudo|- (*Vors*) pseudo- ('sju:do) (*Vors*), spurious (juə), false (ɔ:) ⵁ**absenz** *f* pseudo-absentia / temporale ⵁ temporal pseudo-absentia ⵁ**acholie** *f* pseudo-acholia (ou) ⵁ**achondroplasie** *f* pseudo-achondroplastic dysplasia ⵁ**adnexitis spastica** *f* spastic pseudo-adnexitis ⵁ**agglutination** *f* pseudo-agglutination ⵁ**aktinomykose** *f* pseudo-actinomycosis ⵁ**albuminurie** *f* pseudo-albuminuria (æl,bju:min'juəriə), adventitious ('tiʃəs) albuminuria ⵁ**allel** *n* pseudo-allele ⵁ**alopezie** *f* pseudo-alopecia (i:) ⵁ**amaurose** *f*, psychogene hysterical blindness ⵁ**amenorrhoe** *f* pseudo-amenorrh[o]ea (i) ⵁ**anämie** *f* pseudo-an[a]emia ⵁ**anaphylaktisch** pseudo-anaphylactic (,ænəfi'læktik) ⵁ**angina pectoris** *f* mock od spurious (juə) angina (æn'dʒainə), vasomotor (ou) angina, pseudo-angina ⵁ**angiom** *n* pseudo-angioma ⵁ**ankylose** *f* pseudo-ankylosis ⵁ**aorteninsuffizienz** *f* pseudo-aortic insufficiency, false insufficiency (i) of the aortic valves ⵁ**apoplexie** *f* (falsche od unechte Apoplexie, apoplektischer Zustand ohne Gehirnblutung) pseudo-apoplexy ⵁ**appendizitis** *f* pseudo-appendicitis ⵁ**aszites** *m* pseudo-ascites (æ'saiti:z) ⵁ**ataxie** *f* pseudo-ataxia ⵁ**athetose** *f* pseudo-athetosis ⵁ**atrophodermie** *f* des Halses pseudo-atrophoderma colli ⵁ**azephalus** *m* pseudo-acephalus ⵁ**bacillus** *m* pseudobacillus ⵁ**bacterium** *n* pseudobacterium ⵁ**basedow** *m* pseudobasedow (bæsidou) ⵁ**blepsie** *f* false vision ('viʒən), pseudoblepsia (e) ~**bulbär** pseudobulbar (ʌ) ⵁ**bulbärlähmung** *f* pseudobulbar paralysis (æ) ⵁ**bulbärparalyse** *f* pseudobulbar paralysis *od* palsy (ɔ:) ⵁ**cholesteatom** *n* pseudocholesteatoma ⵁ**cholinesterase** *f* pseudocholinesterase (koli-'nestəreis) ⵁ**chorea** *f* pseudochorea (kɔ:'riə) ⵁ**cirrhosis hepatis** *f* pseudocirrhosis ⵁ**croup** *m* pseudocroup (u:); (a) laryngismus stridulus (ai), (b) thymic ('θaimik) asthma ('æsmə) ⵁ**debilität** *f ps* pseudo-imbecility ⵁ**demenz** *f ps* hysterical pseudodementia ('menʃiə) [syndrome], balderdash (ɔ:) syndrome, nonsense (ɔ) syndrome ⵁ**diabetes** *m* pseudodiabetes (daiə'bi:ti:z) ⵁ**diphtherie** *f* pseudodiphtheria (dif'θiəriə) ⵁ**diphtheriebakterium** *n* Corynebacterium (kɔ'raini-) hofmannii ~**diphtherisch** pseudodiphtheritic (i) ⵁ**divertikulose** *f* pseudodiverticulosis ⵁ**dysenterie** *f* (falsche Ruhr) pseudodysentery ('disəntri) ⵁ**dyspepsie** *f* pseudodyspepsia ⵁ**en-**

cephalitis haemorrhagica superior *f* (Wernicke-Syndrom (II)) Wernicke's ('vɛrnikɔz) disease, encephalopathy (ɔ) *od* syndrome ⵁ**ephedrin[hydrochlorid]** *n* (*WHO*) pseudo-ephedrine hydrochloride (*BP*) ⵁ**epiphyse** *f* pseudo-epiphysis ⵁ**erysipel** *n* pseudo-erysipelas (eri-'sipələs), erysipeloid (i) ⵁ**fibromatose** *f* pseudofibromatosis ⵁ**fluktuation** *f* pseudofluctuation ⵁ**fraktur** *f* pseudofracture ⵁ**frigidität** *f sex* pseudofrigidity (i) ⵁ**fußclonus** *m* pseudoclonus (ou) ⵁ**gallenblase** *f* pseudo-gallbladder ⵁ**gallensteinkolik** *f* pseudo-gallstone colic ⵁ**geflügelpest** *f* Newcastle disease ~**gestativ** pseudogestational ⵁ**geusästhesie** *f* pseudogeus[a]esthesia (gju:ses'θi:ziə) ⵁ**geusie** *f* (Geruchsillusion) pseudogeusia ('gju:siə) ⵁ**gicht** *f* pseudogout (au) ⵁ**gliom** *n* pseudoglioma (glai'oumə) ⵁ**globulin** *n* pseudoglobulin (ɔ) ⵁ**glottis** *f* pseudoglottis ⵁ**gonorrhoe** *f* pseudogonorrh[o]ea (i) ⵁ**gravidität** *f* phantom pregnancy, pseudopregnancy ⵁ**graviditätskur** *f* pseudopregnancy treatment ⵁ**gynäkomastie** *f* pseudogyn[a]ecomastia ⵁ**halluzination** *f* pseudohallucination ⵁ**hämoglobin** *n* verdoglobin (ou) ⵁ**hämophilie** *f* pseudoh[a]emophilia (hi:mo'filiə) ⵁ**hermaphrodit** *m sex* (männlicher) pseudohermaphrodite (hɔ:m'æfrodait), androgyne ('ændrodʒain) / (weiblicher) gynander (gai'nændə) ⵁ**hermaphroditismus** *m* (weiblicher) gynandrism (gai'nændrizm), female pseudohermaphroditism (æ) / (männlicher) male pseudohermaphroditism / (beide) false *od* spurious hermaphroditism ⵁ**hernie** *f* (Scheinbruch) pseudohernia ⵁ**hydronephrose** *f* pseudohydronephrosis ⵁ**hyperparathyreodismus** *m* pseudohyperparathyroidism ⵁ**hypertrophie** *f* pseudohypertrophy ~**hypertrophisch** pseudohypertrophic (ɔ) ⵁ**hyponatr[i]ämie** *f* pseudohyponatr[a]emia ⵁ**ikterus** *m* pseudojaundice ('dʒɔ:ndis) ⵁ**ileus** *m* pseudo-ileus ('iliəs) ⵁ**imbezilität** *f* pseudo-imbecility ⵁ**impotenz** *f sex* pseudo-impotence ~**isochromatisch** pseudo-isochromatic ~**kartilaginös** pseudocartilaginous ⵁ**kolobom** *n* (fleckförmiges) macular pseudocoloboma ⵁ**krise** *f* pseudocrisis (ai) ⵁ**krupp** *m* s ⵁcroup ⵁ**küstenfieber** *n* pseudo coast fever ⵁ**leberzirrhose** *f* pseudocirrhosis / perikarditische ⵁ Pick's (piks) disease *od* syndrome ⵁ**lepra** *f* pseudoleprosy (e) ⵁ**leukämie** *f* pseudoleuk[a]emia (lju:-'ki:miə) ⵁ**lipom** *n* pseudolipoma ⵁ**logia phantastica** *f* (Lügensucht) pseudologia ('loudʒiə) fantastica ⵁ**logie** *f* pseudology ⵁ**luxation** *f* pseudoluxation ⵁ**manie** *f* ps pseudomania (ei) ⵁ**masturbation** *f* (,,Spielen am Penis", *bes* Kinder) peotillomania (ei) ⵁ**melancholie** *f* pseudomelancholia ⵁ**melanose** *f* pseudomelanosis ⵁ**membran** *f* pseudomembrane, false membrane ~**membranös** pseudomembranous ⵁ**meningitis** *f* pseudomeningitis, meningism (e), Dupré's (dy'pre:z) syndrome ⵁ**menorrhoe** *f* silent (ai) menstruation ⵁ**menstruation** *f* pseudomenstruation ⵁ**metaplasie** *f* pseudometaplasia ⵁ**mnesie** *f* pseudomnesia ('ni:ziə)
Pseudomonas|[bakterium *n*] *f* Pseudomonas (ou) / ⵁ aeruginosa Pseudomonas aeruginosa, blue pus organ-

ism / ⵁ pyocyanea Pseudomonas pyocyanea
Pseudo|monilia *f* Pseudomonilia ⵁ**muzin** *n* pseudomucin (ju:), metalbumin (ju:) ~**muzinös** pseudomucinous (ju:) ⵁ**myiasis** *f* pseudomyiasis (mai'aiəsis) ⵁ**myopie** *f* (Kurzsichtigkeit durch Akkommodationsüberanstrengung) pseudomyopia (mai'oupiə), plesiopia (pli:-zi'oupiə) ⵁ**myxödem** *n* pseudomyx[o]edema (miksi'di:mə), false myx[o]edema ⵁ**myxom** *n* pseudomyxoma ⵁ**myzel** *n* pseudomycelium ⵁ**neuralgie** *f* pseudoneuralgia (njuə'rældʒiə), pseudalgia ⵁ**neuritis** [optica] *f* pseudoneuritis ⵁ**neurose** *f* ps pseudoneurosis / somatogene ⵁ somatogenic pseudoneurosis ⵁ**nüchternschmerz** *m* pseudo-hungerpain (ʌ) ⵁ**nucleolus** *m* pseudonucleolus ⵁ**nystagmus** *m* nystagmoid jerk (dʒə:k), pseudonystagmus ⵁ**ödem** *n* pseudo-[o]edema (i) ⵁ**ophthalmoplegia** *f* pseudo-ophthalmoplegia ⵁ**paralyse** *f* pseudoparalysis (æ) / alkoholische ⵁ alcoholic pseudoparesis (,sju:dopə-'ri:sis) ⵁ**paraplegie** *f* hysterical (e) paraplegia (pærə'pli:dʒiə) ⵁ**parasit** *m* pseudoparasite ⵁ**parasitismus** *m* pseudoparasitism (æ) ⵁ**parese** *f* pseudoparesis (i:) ~**pektanginös** pseudo-anginose ⵁ**pellagra** *n* pseudopellagra (æ) ~**perikardial** (Geräusch) pseudopericardial ⵁ**peritonitis** *f* (Peritonismus) peritonism (e), pseudoperitonitis ⵁ**plasma** *n* pseudoplasm ⵁ**plegie** *f* pseudoplegia ('pli:dʒiə) ⵁ**podium** *n* (*pl* Pseudopodien) (Scheinfüßchen) pseudopodium (ou), pseudopod, lobopodium ⵁ**polyposis** *f* pseudopolyposis ⵁ**proteinurie** *f* pseudalbuminuria (juə), pseudo-albuminuria ⵁ**-Pseudohypoparathyreodismus** *m* pseudo-pseudohypoparathyroidism ⵁ**pterygium** *n* pseudopterygium (te'ridʒiəm) ⵁ**ptose** *f* (Lidhauterschlaffung, die Ptose vortäuscht) pseudoptosis ('tousis) ⵁ**querulant** *m* pseudo-querulant ⵁ**rabies** *f* pseudorabies ('reibii:z) ⵁ**reaktion** *f* pseudoreaction ⵁ**reminiszenz** *f* (Erinnerungstäuschung) *ps* pseudoreminiscence (i), confabulation ⵁ**rheumatismus** *m* pseudorheumatism (u:) ⵁ**ruhr** *f* pseudodysentery (i:) ⵁ**-Schick-Reaktion** *f* pseudo-positive Schick reaction ⵁ**schizophrenie** *f* pseudoschizophrenia (skitso'fri:niə) ⵁ**schwangerschaft** *f* pseudopregnancy, pseudocyesis (sai-'i:sis), false pregnancy ⵁ**schwindel** *m* psychogenic (e) dizziness (i), false dizziness ⵁ**sklerose** *f* pseudosclerosis (skliə'rousis), Westphal's ('vestfa.lz) neurosis *od* pseudosclerosis / spastische ⵁ (Jakob-Creutzfeldt-Syndrom) Jakob-Creutzfeldt syndrome, spastic pseudosclerosis ⵁ**smie** *f* pseudosmia ~**spastisch** pseudospastic ⵁ**stupor** *m* pseudostupor (ju:) ⵁ**syphilis** *f* pseudosyphilis ⵁ**tabes** *f* pseudotabes ('teibi:z), pseudo-ataxia / pupillotonische ⵁ pseudotabetic pupillotonia, [Holmes ('houmz)-] Adie ('eidi) syndrome ⵁ**tachykardie** *f* pseudotachycardia ⵁ**tuberkulose** *f* pseudotuberculosis ⵁ**tumor** *m* pseudotumo[u]r, phantom tumo[u]r, pseudoneoplasm (i:) ⵁ**tympanie** *f*, hysterische hysterical pseudotympany ⵁ**typhus** *m* pseudotyphoid (ai) ⵁ**urämie** *f* pseudo-ur[a]emia (i:) ⵁ**vakuole** *f* pseudovacuole (æ) ⵁ**xanthom[a]**

n pseudoxanthoma [elasticum] **2zirrhose** *f* pseudocirrhosis **2zyanocobalamin** *n* pseudocyanocobalamin **2zyanose** *f* pseudocyanosis **2zylinder** *m* false cast, pseudocast, pseudocylindroid **2zyste** *f* pseudocyst, false cyst
Psilocybin *n* psilocybin (,sailo'saibin)
Psilocyn *n* psilocyn ('sailosin)
Psilose *f* psilosis (sai'lousis) / sprue
psitta|kös psittacine ('sitəsi:n) **2kose** *f* (Papageienkrankheit) psittacosis, parrot disease *od* fever **2kose-** psittacine **2kose-Komplementbindungsreaktion** *f* psittacosis complement fixation reaction
Psoas *m* (Muskel) psoas ('souæs) **2abszeß** *m* psoas abscess **2arkade** *f* (Arcus lumbocostalis medialis (*PNA*)) medial arcuate ligament of the diaphragm **2muskel** *m* (Psoas, Lendenmuskel) psoas **2stellung** *f* psoas position
Psodymus *m* psodymus ('sɔdiməs)
Psoitis *f* psoitis (sou'aitis)
psoriasiform (psoriasisähnlich) psoriasiform (so'raiəsifɔ:m)
Psoriasis *f* (Schuppenflechte) psoriasis (ai) / **2** arthropathica psoriatic arthritis / generalisierte **2** generalised ps. / **2** oralis *od* oris ps. buccalis / **2** pustulosa pustular ps. **2-** psoriatic (sɔri'ætik)
psoriatisch psoriatic (sɔri'ætik)
psorisch psoric (ɔ:)
Psorophora Psorophora (ɔ)
Psoro|spermien- psorospermial **2spermium** *n bakt* psorosperm ('sɔrospə:m) **2spermose** *f* psorospermosis, Darier-[-White] (dari'e:-'wait) syndrome
PSP = Phenolsulfonphthalein *n* phenolsulphonphthalein, PSP
PSR = Patellarsehnenreflex *m* patellar reflex, knee jerk (dʒə:k), Kj
PST = Bild-Geschichten-Test *m* picture-story test
Psychagog|ik *f* psychagogia (saikə'goudʒiə) **2isch** psychagogic[al] (ɔ)
Psych|algie *f ps* psychalgia (sai'kældʒiə), mind *od* soul pain **2asthenie** *f ps* psychasthenia (,saikæs'θi:niə) **2asthenisch** *ps* psychasthenic (,saikæs'θenik) **2ataxie** *f* psychataxia
Psyche *f* (Seele) *ps* psyche ('saiki), soul, mind / psychologic[al] state of the patient
Psychedel|ika *n pl* psychedelics **2isch** psychedelic (,saiki'delik)
Psychiat|er *m* psychiatrist (sai'kaiətrist), alienist (ei) / neuropsychiatrist ('njuərо) **2rie** *f* (Lehre von den Seelenstörungen und Geisteskrankheiten), psychiatry (sai'kaiətri) / (Lehrfach) psychiatrics (saiki'ætriks) / anthropologische **2** essential p. / dynamische **2** dynamic psychiatry / experimentelle **2** experimental psychiatry / gemeindenahe **2** community p. **2rie-Neurologie** *f* psychiatry-neurology (PN) **2risch** psychiatric (saiki'ætrik)
psychisch (seelisch) *ps* psychic ('saikik), psychical, emotional, psychologic[al], mental, psycho- ('saiko) (*Vors*)
Psychismus *m* psychism ('saikizm)
Psycho|allergie *f* psycho-allergy **2analeptika** *n pl* psycholeptics, psychoanaleptic drugs, antidepressants **2analyse** *f ps* psycho-analysis (,saikoə'nælisis) / **2** unter Narkose *ps* hypnonarco-analysis (æ) / aktive **2** active analysis / gezielte **2** focussed *od* directed p. / passive **2** passive analysis / wilde **2** wild p.

2analyse betr. *ps* psycho-analytic[al] (i) **~analysieren** to psycho-analyse **2analytiker** *m* psychoanalyst (æ), analyst **~analytisch** *ps* psycho-analytic[al] (i) **2biogramm** *n* psychobiogram **2biologe** *m* psychobiologist (ɔ) **2biologie** *f* psychobiology **~biologisch** psychobiologic[al] (ɔ) **2chemie** *f ps* psychochemistry **~chemisch** *ps* psychochemical **2chirurgie** *f* psychosurgery (ə:) **2chromästhesie** *f* (Farbenhören) psychochrom[a]esthesia (i:) **~delisch** psychodelic **2diagnose** *f ps* psychodiagnosis **2diagnostik** *f ps* psychodiagnostics (*sing*) **2diden** *f pl* Psychodidae (sai'kodidi:) **2dometer** *n* psychodometer (ɔ) **2drama** *n ps* psychodrama (a:) **~dynamisch** psychodynamic (æ) **2dynamik** *f* psychodynamics (æ) **2dysleptika** *n pl* psychodysleptics, hallucinogens, psychedelics, psychotomimetics **~dysleptisch** psychodysleptic **2energiser** *m pl* (Antidepressiva, Psychotonika) ˙psychic energisers **2galvanometer** *n* psychogalvanometer **~gen** (seelisch bedingt) psychogenic (e), psychogenetic (e), psychogenous (ɔ) **2genese** *f ps* psychogenesis **~genetisch** *s* **~gen 2genie** *f ps* psychogenesis **2geriatrie** *f* psychogeriatrics (dʒeri'ætriks) **~geusisch** psychogeusic (ju:) **2gnosis** *f* psychognosis **2gramm** *n* psychogram **2graphie** *f* psychography **2hygiene** *f* mental hygiene ('haidʒi:n) **2kinese** *f* psychokinesis, psychokinesia **~kortikal** psychocortical **2kym** *n* psychokym[e] **2lagnie** *f* (von der Psyche her bedingte erotische Reize) *sex* psycholagny (æ) **2lepsie** *f* psycholepsy **2leptika** *n pl pharm* psycholeptics **2loge** *m* psychologist (sai'kɔlədʒist)
Psychologie *f* (Seelenkunde) *ps* psychology (sai'kɔlədʒi) **2analytische** *f* analytic[al] (i) ps. **2angewandte** *f* applied (ai) ps. **2differentielle** *f* differential ps. **2komplexe** *f* analytical ps. **2medizinische** *f* medicopsychology **2objektive** *f* objective ps. **2pathologische** *f* pathologic[al] (ɔ) ps. **2physiologische** *f* physiologic[al] (ɔ) ps. **2vergleichende** *f* comparative (æ) ps.
psycho|logisch psychologic[al] (ɔ) **2metrie** *f* psychometry (ɔ), psychometrics (e) **~metrisch** psychometric **2motilität** *f* psychomotility (i) **2motorepilepsie** *f* psychomotor *od* temporal-lobe epilepsy **2motorik** *f* psychomotility **~motorisch** *ps* psychomotor (ou) **~neurologisch** psychoneurologic[al] (ɔ) **2neurose** *f* psychoneurosis **2neurotiker** *m* psychoneurotic (ɔ) [individual (PN)] **~neurotisch** psychoneurotic **2path** *m* psychopath ('saikopæθ) *anankastischer* **2** anancastic personality *epileptoider* **2** epileptoid psychopath *explosibler* **2** explosive personality *haltloser* **2** inadequate personality *hyperthymer* **2** hyperthymic personality *hypothymer* **2** hypothymic personality *paranoider* **2** paranoid personality *poikilothymer* **2** poikilothymic personality *querulatorischer* **2** querulent personality *schizoider* **2** schizoid (skizɔid) personality *zyklothymer od zykloider* **2** cyclothymic personality **2pathie** *f* (Seelenleiden) psychopathy (ɔ) **~pathisch** psychopathic (æ) **2pathologie** *f* psychopathology, mental pathology **~pathologisch** psychopathologic[al] (ɔ) **2phar-**

makologie *f* psychopharmacology **~pharmakologisch** *pharm* psychopharmacologic[al] (ɔ) **2pharmakon** *n* (*pl* 2pharmaka) psychopharmacologic[al] agent (ei), psychotropic (ɔ) [drug], psycho-active drug, psychopharmaceutical **2phylaxe** *f* psychophylaxis, mental hygiene ('haidʒi:n) **2physik** *f* psychophysics (i) **2physiologie** *f ps* psychophysiology ('saikofizi'ɔlədʒi) **~physisch** psychophysical (i), psychosomatic **2plegikum** *n* (Neuroleptikum) *pharm* psychoplegic (i:) **2prophylaxe** *f* mental hygiene ('haidʒi:n) **2reaktion** *f* Much's ('muxs) *od* Much-Holzmann ('hɔltsman) reaction, psychoreaction **2reflex** *m* psychic ('saikik) reflex **2[r]rhythmie** *f* psychorrhythmia
Psychose *f ps* psychosis (sai'kousis), *pl* psychoses (sai'kousi:z) **2** *im Anschluß an eine Infektionskrankheit* postinfectious ps. **2** *mit lichten Momenten* recurrent (ʌ) insanity (æ) *affektive* **2** affective ps. *alkoholische* **2** alcoholic ps. *alternierende* **2** alternating *od* circular ps. *arteriosklerotische* **2** arteriosclerotic ps. *endogene* **2** endogenous ps. *epileptische* **2** epileptic ps. *erbliche* **2** hereditary (e) insanity *experimentelle* **2** experimental ps. *funktionelle* **2** functional (ʌ) ps. *halluzinatorische* **2** perceptional insanity *induzierte* **2** induced insanity *infektiöse* **2** infectious ps. *juvenile* **2** juvenile ps. *klimakterische* **2** climacteric ps. *künstliche* **2** model ps. *manisch-depressive* **2** manic (ei)-depressive ps. *organisch bedingte* **2** idiophrenic (e) *od* organic ps. *ovarialbedingte* **2** oophoromania (ou'ɔfəro'meiniə) *paranoide* **2** paranoid ps. *polyneuritische* **2** polyneuritic ps. *postinfektiöse* **2** post-infectious ps. *postoperative* **2** postoperative (ɔ) ps. *präsenile* **2** presenile (i:) ps. *reaktive* **2** reactive ps. *schilddrüsenbedingte* **2** thyroidomania (ai-ei) *schizoaffektive* **2** schizoaffective ps. *schizophreniforme* **2** schizophreniform ps. *senile* **2** senile ps. *somatisch bedingte* **2** cerebropsychosis *symbiotische [kindliche]* **2** symbiotic infantile ps. *symptomatische* **2** symptomatic ps. *syphilitisch bedingte* **2** syphilopsychosis *toxische* **2** toxic ps. *traumatische* **2** traumatic ps. *zirkuläre* **2** circular *od* alternating ps. *zirkulatorische* **2** circulatory ps. *zykloide* **2** cycloid ('saikloid) ps.
Psycho|sedativum *n pharm* tranquil[l]iser **~sensorisch** psychosensory, psychosensorial (ɔ:) **2sexualität** *f* psychosexuality **~sexuell** *sex* psychosexual **2somatik** *f* psychosomatic medicine **~somatisch** psychosomatic **2stimulantien** *n pl pharm* psycho-energisers ('enədʒaizəz), psychostimulants **2syndrom** *n* psychosyndrome, organic syndrome *akutes hirnorganisches* **2** acute brain syndrome *anamnestisches* **2** anamnestic *od* Korsakoff's syndrome *frühkindliches exogenes* **2** minimal brain dysfunction syndrome *hirnorganisches* **2** organic syndrome *infantiles od juveniles* **2** infantile brain-damage syndrome *organisches* **2** organic syndrome **2synthese** *f* psychosynthesis **2technik** *f ps* psychotechnics **~therapeutisch** psychotherapeutic[al] (ju:) **2therapeut** *m ps* psychotherapist (e) **2therapeutik** *f* psychotherapeutics **2therapeutikum** *n s* phar-

makon ⭨therapie f psychotherapy, mental therapy; neurotherapeutics (ju:), neurotherapy (e) / ambulante ⭨ ambulatory p. / analytische ⭨ analytic[al] p. / direkte ⭨ direct analytic[al] therapy ⭨tiker m psychotic ~tisch ps psychotic (sai'kɔtik) ⭨tomimetika n pl pharm psychotomimetics, hallucinogens ⭨tonika n pl pharm psychostimulants, psycho-analeptics, psycho-energisers ~trop (die Psyche beeinflussend) pharm psychotropic (ɔ) ⭨tropie f pharm psychotropy (ɔ) ~vegetativ psychovegetative ('vedʒitətiv)

psychro|- psychro- ('saikro-) ⭨algie f (Kälteschmerz) psychro-algia ('ældʒiə) ⭨ästhesie f (Kälteempfindung) psychro-[a]esthesia ('saikro-es'θi:ziə) ⭨meter n (Art Hygrometer) psychrometer (ɔ) ⭨metrie f psychrometry ~phil (Bakterien: bei niederen Wärmegraden lebend (15–20°C)) psychrophilic (i) ⭨phobie f ps psychrophobia ⭨therapie f (Frigotherapie, Kältebehandlung) psychrotherapy, frigotherapy

Psylliumsamen m psyllium ('siljəm) (BPC)

Psylosis f (Psilose) psilosis (sai'lousis) / sprue

P-System n P blood group system

PT = path Primärtumor m primary tumo[u]r / = Pulmonalton m pulmonary sound

Pt = Platin n platinum, Pt

PTA = Phospho-transazetylase f phosphotransacetylase

PTA|-Faktor m plasma thromboplastin antecedent (i:) factor

PTA [-Mangel]-Syndrom n factor XI deficiency syndrome

Ptarm|ica n pl (Sternutatoria, Niesmittel) ptarmics ('ta:miks), sternutators ~isch ptarmic ('ta:mik), sternutatory ⭨us m (Nieskrampf) ptarmus ('ta:məs), sneezing fit, spasmodic (ɔ) sneezing

PTB-Prothese f patellar-tendon-bearing prosthesis ('prɔsθisis)

PTC = perkutane transhepatische Cholangiographie f percutaneous transhepatic cholangiography, PTC / = chem Phenylthiocarbamid n phenylthiocarbamide, PTC

PTC-Faktor m plasma thromboplastin component (ou) factor

PTD = prozentuale Tiefendosis f percentage depth dose

Pteridin n pteridine ('teridi:n)

Pterion n (Gegend der hinteren oberen Keilbeinflügelspitzen) pterion ('tiəriən) ·

Pteroylglutaminsäure f pteroylglutamic (æ) acid (PGA)

Pterygium n (Flügelfell) pterygium (tə-'ridʒiəm) / ⭨ colli webbed neck ⭨messer n chir pterygium knife ⭨schere f chir pterygium scissors pl

pterygoid pterygoid ('terigɔid)

PTH = Parathyreoidea / parathyroid [gland] / = parathyreotropes Hormon n parathormone, parathyroid hormone

PTH-Gruppe f s PLT-Gruppe

Ptilosis f (Ptilose, Wimpernmangel) ptilosis (ou)

Ptisane f histor ptisan ('tisæn), tisane (ei)

Ptomain n tox ptomaine ('toumein) ⭨vergiftung f tox ptomainotoxism ('toumeino'tɔksizm)

Ptomatropinismus m ptomatropinism

Ptose f, Ptosis f (Oberlidlähmung)

ptosis ('tousis), blepharoptosis, proptosis, drooping of an eyelid / (innere Organe) ptosis, dropping, prolapse

Ptosis f s Ptose ⭨messer n chir blepharoptosis knife ⭨zange f chir blepharoptosis forceps pl

ptotisch dropped, ptotic ('toutik), ptosed (touzd)

Ptyalagoga n pl (speicheltreibende Mittel) pharm ptyalagogues ('taiələgɔgz), sialagogues (sai'ælogɔgz)

Ptyalin n ptyalin ('taiəlin), salivin (æ)

Ptyalismus m (Speichelfluß) ptyalism ('taiəlizm), salivation

Ptyalo|lith m (Speichelstein) ptyalolith ('taiəloliθ), sialolith (æ), salivary (æ) calculus ⭨zele f (Speichelzyste) ptyalocele ('taiəlosi:l)

PTZ = partielle Thromboplastinzeit f partial thromboplastin time / = Prothrombinzeit f prothrombin time

Pu = Plutonium n plutonium, Pu

Pubarche f pubarche

Pubeotomie f pubiotomy

puberal puberal, pubertal

pubertär puberal, pubertal

Pubertät f sex puberty / frühzeitige ⭨ precocious (ou) puberty / beim Einsetzen der ⭨ at the onset of puberty / in die ⭨ kommen to reach puberty

Pubertäts|- (Vors) puberty (ju:), puberal, pubertal ⭨alter n age of puberty ⭨beginn m start of puberty ⭨eintritt m onset of puberty ⭨entwicklung f pubertal development ⭨irresein n dementia praecox ('pri:kɔks) ⭨jahre n pl period (iə) od age of puberty ⭨krise f adolescent crisis ⭨zeit f s ⭨jahre

pubertierend pubescent

Puberulonsäure f puberulonic acid

Pubes f (PNA) (Schamhaare, Schamgegend) pubes ('pju:bi:z) ~zent (in der Pubertät befindlich, geschlechtsreif werdend) pubescent ⭨zenz f pubescence (pju:'besəns)

Pub[i]otomie f (Schambeinspaltung) pubiotomy

pubisch pubic (ju:)

pubo- (Vors) (Schambein-) pubo- (ju:) (Vors)

Pudenda n pl (Schamteile) pudenda (pju:'dendə) pl

Pudendum femininum n (PNA) (Vulva) pudendum muliebre

Pudendus|anästhesie f chir pudendal block ⭨block m chir pudendal block

Puder m pharm powder ⭨grundlage f pharm powder base ~n to powder, to dust ⭨zucker m pharm powdered sucrase (ju:)

pueril (kindlich) puerile ('pjuərail), childish (ai) ⭨ismus m ps puerilism (juə)

Puerpera f (Wöchnerin) puerpera (pju'ə:pərə)

puerperal (Kindbett betr) puerperal (ɔ:) ⭨fieber n lechopyra (leko'paiərə), puerperal fever ⭨mastitis f puerperal mastitis ⭨psychose f ps puerperal psychosis ⭨sepsis f puerperal sepsis ⭨thrombose f puerperal thrombosis

Puerperium n (Wochenbett) puerperium (iə)

Puffer m chem buffer (ʌ) ⭨lösung f chem buffer [solution] ~n chem to buffer (ʌ) ⭨raum m buffer space ⭨salz n chem buffer salt ⭨substanz f chem buffer [substance] ⭨ung f chem buffer action, buffering ⭨wirkung f chem buffer action

Pugh (pju:)-Extension f Pugh's traction

Pulex f (Floh) pulex ('pju:leks), pl pulices ('pju:lisi:z), flea

Pulfrich ('pulfriç)|-Photometer n Pulfrich photometer ⭨-Refraktometer n Pulfrich refractometer

Puliziden f pl zool Pulicidae (pju:'lisidi:)

pulmo|- (Vors) (Lungen-) pulmo- (ʌ) (Vors) ⭨ f (PNA) (Lunge) pulmo (ʌ), lung (ʌ) ⭨lith m pulmolith, lung stone

pulmonal pulmonary (ʌ), pulmonic (ɔ) ⭨arterie f pulmonary artery ⭨atresie f pulmonary atresia (i:) ⭨bogen m pulmonary arch ⭨embolie f pulmonary embolism ⭨gefäß n pulmonary vessel ⭨geräusch n pulmonary murmur (ə:) ⭨insuffizienz f pulmonary od pulmonary insufficiency (i) od incompetence ⭨is f (Arterie) pulmonary artery ⭨klappe f pulmonary valve ⭨[klappen]insuffizienz f pulmonary valvular (æ) insufficiency (insʌ'fiʃənsi) ⭨klappenstenose f s ⭨stenose ⭨kreislauf m pulmonary (ʌ) circulation ⭨stamm m pulmonary trunk ⭨stenose f pulmonary stenosis / infundibuläre ⭨ infundibular stenosis / valvuläre ⭨ valvular pulmonary stenosis / (PNA) (Lunge) pulmary sound / 1. ⭨ first pulmonary (ʌ) sound (P₁) ⭨vene f pulmonary vein

Pulmonaria f (Lungenkraut) pharm pulmonaria (εə)

pulmonaris pulmonary

Pulmonitis f pulmonitis

Pulmotor m (künstliche Lunge) pulmotor (ʌ)

Pulpa f pulp (ʌ), pulpa (ʌ), pl pulpae ('pʌlpi:) / (Zahnnerv, Zahnmark), dental pulp, tooth pulp ⭨ coronalis coronal pulp, ⭨ dentis (PNA) (Zahnpulpa, Zahnmark) pulp of the tooth ⭨ lignis (PNA) (Milzpulpa) splenic pulp ⭨ radicularis radicular pulp rote ⭨ red pulp weiße ⭨ white pulp ⭨abszess m pulp abscess ⭨amputation f dent [partial] pulpectomy, pulpotomy (ɔ) ⭨anästhesie f pulp an[a]esthesia ⭨arterien f pl arteries of the pulp ~artig pulpiform ⭨atrophie f degeneration of the dental pulp ⭨behandlung f treatment of the dental pulp ⭨degeneration f degeneration of the dental pulp ⭨entfernung f dent pulpectomy, extirpation of the pulp ⭨höhle f dent s Pulpenhöhle ⭨metaplasie f metaplasia of the pulp ⭨nekrose f dead ⭨polyp m dent pulp polyp (ɔ) ⭨schädigung f pulp lesion (i:) ⭨schmerz m dent pulp pain ⭨schutz m pulp protection ⭨überkappung f capping ⭨venen f pl veins of the pulp ⭨zellen f pl pulpar cells

Pulpektomie f chir pulpectomy

Pulpen|- pulpal (ʌ), pulpar ⭨entfernung f dent pulpectomy ⭨eröffnung f dent pulpotomy ⭨höhle f (des Zahnes) cavity of a tooth ⭨kanal m dent pulp canal (æ) ⭨polyp m dent pulp polyp (ɔ), tooth polyp ⭨überkappung f pulp capping

Pulpitis f (Zahnmarkentzündung) dent pulpitis

pulpös pulpy (ʌ)

Puls m pulse (pʌls) atembeeinflußter ⭨ respiratory (aiə) p. aussetzender ⭨ intermittent od interrupted (ʌ) od deficient (i) p. ⭨ bei starkem Flüssigkeitsverlust body water deficit p. beschleunigter ⭨ frequent (i:) p. (100–115) dikroter ⭨ dicrotic (ɔ) p.

doppelschlägiger ℒ dicrotic *od* bigeminal (bai'dʒeminəl) p. **drahtartiger** ℒ wiry (aiə) p. **dreischlägiger** ℒ trigeminal (trai'dʒeminəl) p. **durchschnittlicher** ℒ (an Zahl) average (æ) p. **elastischer** ℒ elastic p. **fadenförmiger** ℒ thread-like *od* thready (e) *od* filiform (i) p. **fast unfühlbarer** ℒ formicant p. **frequenter** ℒ frequent (i:) p. (100–115) **gespannter** ℒ tense p. **gleichmäßiger** ℒ regular (e) *od* even *od* equal p. **gut gefüllter** ℒ full p. **harter od gespannter** ℒ hard *od* cordy p. **hüpfender** ℒ jerky *od* jerking p. **intermittierender** ℒ intermittent p. **irregulärer** ℒ irregular (e) p. **jagender** ℒ running p. **kleiner** ℒ small p. **kräftiger** ℒ strong p. **labiler** ℒ labile ('leibail) p. **langsamer** ℒ slow p. **langwelliger** ℒ long p. **oberflächlicher** ℒ shallow (æ) p. **regulärer** ℒ regular (e) p. **rhythmischer** *od* **regelmässiger** ℒ regular p. **schnellender** ℒ abrupt *od* jerking *od* sharp p.; stark ∼ ℒ pistol--shot p. **schneller** *od* **beschleunigter** ℒ quick *od* rapid (æ) p. (115–140), running p. (140 und mehr), water hammer p., Corrigan's (ɔ) p. **schwacher** ℒ low *od* feeble p. **schwankender** ℒ intercurrent (ʌ) *od* undulating (ʌ) p. **schwirrender** ℒ vibrating p. **träger** ℒ slow p. **überdikroter** ℒ hyperdicrotic p. **undulierender** ℒ undulating (ʌ) p. **unfühlbarer** ℒ imperceptible p. **ungleicher** ℒ unequal p. **unregelmäßiger** ℒ irregular (e) p. **voller u. kräftiger** ℒ large, full p. **weicher** ℒ soft p. **wenig gespannter** ℒ low-tension p. **zweischlägiger** ℒ dicrotic (ɔ) *od* bigeminal ('dʒeminəl) p. ℒ **mit zwischengeschalteter Extrasystole** (Pulsus intercurrens) intercurrent (ʌ) p. **jdm. den** ℒ **fühlen** to feel *od* to take a p.'s pulse ℒ- sphygmous (i), sphygmo- (*Vors*) ℒ**abnehmer** *m* pulse recorder ℒ**ader** *f* (Schlagader, Arteria (*PNA*), Arterie) artery ℒ**ader-** arterial (iə) ℒ**aderblut** *n* (arterielles Blut) arterial blood ℒ**adergeschwulst** *f* aneurysm, aneurism ('ænjuərizm) ℒ**amplitude** *f* pulse pressure ℒ**anstieg** *m* rise in the pulse rate ∼**artig** sphygmoid ('sfigmɔid) **Pulsarrhythmie** *f* cardiac arrhythmia (i), irregularity (æ) of the pulse / ständige ℒ perpetual a., continuous a., chaotic (ɔ) heart / inotrope ℒ inotropic (ɔ) a. / nodale ℒ nodal (ou) a. / respiratorische ℒ respiratory (aiə) a. / sinusbedingte ℒ sinus (ai) a. / vagusbedingte ℒ vagal (ei) a.
Pulsatilla *f pharm* pulsatilla (pʌlsə'tilə)
Pulsation *f* pulsation, beat / epigastrische ℒ epigastric pulse ℒ**svakuole** *f* contractile vacuole
pulsatorisch pulsatile ('pʌlsətail), pulsating
Puls|aufzeichnung *f* sphygmography (ɔ) ℒ**beschaffenheit** *f* condition of the pulse ℒ**beschleuniger** *m* (Sympathicus) cardio-accelerator ℒ**beschleunigung** *f* quickened *od* accelerated pulse, tachycardia ℒ**beschleunigungsmittel** *n pharm* cardio-accelerator ℒ**dauer** *f* duration of pulse beat ℒ**defizit** *n* pulse deficit (e) ℒ**druck** *m* pulse pressure ℒ**erhöhung** *f* raised pulse rate ℒ**folge** *f* (Schlagfolge) pulse rate ℒ**form** *f* pulse curve ℒ**frequenz** *f* pulse rate ℒ**fühlen** *n* sphygmopalpation ℒ**generator** *m* impulse generator ℒ**hochfrequenz** *f* (paroxys-

male) paroxysmal (i) tachycardia ℒ**hören** *n* (der Neurastheniker) angiopathic (ˌændʒio'pæθik) *od* pulsating neurasthenia (ˌnjuəræs'θi:niə)
pulsieren to pulsate, to throb, to beat ℒ *n* throbbing, pulsation, beating ∼**d** pulsatile (ʌ), pulsating, throbbing (ɔ) / (Schmerzen) throbbing
Pulsion *f* pulsion ('pʌlʃən)
Pulsionsdivertikel *n* pulsion diverticulum (i)
Puls|irregularität *f* irregularity of the pulse, irregularity of the heart beats, allorhythmia (i), allodromy (ɔ) ℒ**kontrolle** *f* examination of the pulse, sphygmoscopy (ɔ), sphygmopalpation ℒ**kontrolltechnik** *f* sphygmotechny (i) ℒ**kraftmesser** *m* pulsimeter (i), sphygmodynamometer (ɔ) ℒ**kurve** *f* sphygmogram (i), pulse curve / systolischer Teil der ℒ sphygmosystole (i) / ℒ-sphygmographic (æ) ℒ**kurvenaufzeichnung** *f* pulse tracing, sphygmography (ɔ) ℒ**kurvenschreiber** *m* sphygmograph (i) / ℒ mit Pulsvolumregistrierung sphygmoplethysmograph (i) ℒ**lehre** *f* (Sphygmologie) sphygmology (ɔ) ∼**los** pulseless ℒ**losigkeit** *f* absence of pulsation, acrotism (æ), asphygmia (i), pulselessness ℒ**loskrankheit** *f* pulseless disease, Takayasu's (ta:ka:'ja:su:z) disease ℒ**messer** *m* pulsimeter (i), pulsometer (ɔ), sphygmometer, sphygmograph (i) ℒ**qualität** *f* state of the pulse, quality of the pulse ℒ**schlag** *m* pulsation, beat ℒ**schlag-** sphygmic (i), sphygmo- (*Vors*) ∼**schlagartig** sphygmic ℒ**schreiber** *m* sphygmograph (i) ℒ**schreibung** *f* (Pulskurvenaufzeichnung) sphygmography (ɔ) ℒ**schwäche** *f* weakness of the pulse ℒ**spannung** *f* tension of the pulse, arterial (iə) tension ℒ**spannungsabfall** *m* fall in arterial tension ℒ**stillstand** *m* stoppage *od* cessation of the pulse ℒ**unregelmäßigkeit** *f* irregularity of the pulse
Pulsus *m* pulsus ('pʌlsəs), pulse (ʌ) ℒ **aequalis** (gleichmässiger Puls) equal (i:) pulse ℒ **alternans** pulsus alternans, alternating (ɔ:) pulse ℒ **altus** pulsus fortis ℒ **arrhythmicus** irregular (e) pulse ℒ **bigeminus** pulsus bigeminus ('dʒe), bigeminal (bai'dʒeminəl) pulse ℒ **bisphaeriens** bisferiens pulse ℒ **celer** quick pulse, pulsus celer; ℒ ∼ **et altus** water-hammer pulse, Corrigan's ('kɔrigənz) pulse ℒ **contractus** pulse oppressus ℒ **debilis** pulsus debilis (e), weak pulse ℒ **differens** pulsus differens ℒ **durus** pulsus durus (juə), hard pulse ℒ **filiformis** (fadenförmiger Puls) pulsus filiformis, thread-like *od* thready (e) *od* filiform (i) pulse ℒ **frequens** pulsus frequens (i:), tachycardia ℒ **inaequalis** unequal pulse ℒ **intercidens** pulsus intercurrens ℒ **intercurrens** (Puls mit zwischengeschalteter Extrasystole) intercurrent (ʌ) pulse ℒ **intermittens** pulsus intermittens, intermittent pulse, dropped-beat pulse ℒ **irregularis** irregular (e) pulse ℒ **magnus** (voller Puls, gut gefüllter Puls) full pulse ℒ **mollis** pulsus mollis, soft pulse ℒ **paradoxus** pulsus paradoxus, paradoxical pulse ℒ **parvus** (kleiner Puls, Puls mit kleiner Pulswelle) small pulse, pulsus parvus ℒ **plenus** pulsus plenus ℒ **rarus** pulsus rarus (eə), slow pulse ℒ **regularis** regular (e) pulse ℒ **tardus** pulsus tardus

ℒ **undulosus** undulating (ʌ) pulse ℒ **vibrans** vibrating pulse
Puls|veränderung *f* change of the pulse ℒ**verhalten** *n* condition of the pulse, nature (ei) of the pulse ℒ**verlangsamung** *f* slowing of the pulse rate, bradysphygmia (i) ℒ**welle** *f* pulse wave ℒ**wellengeschwindigkeit** *f* pulse rate ℒ**wellenlaufzeit** *f* pulse wave passage time ℒ**zahl** *f* pulse rate ℒ**zähler** *m* pulsimeter ℒ**zahlmesser** *m* pulsimeter (i) ℒ**zahlsteigerung** *f* increase in the pulse rate ℒ**zeitschreiber** *m* sphygmograph (i)
Pulv. = Pulvis *n* powder, pulvis, Pulv
Pulver *n* powder, pulvis (Pulv) / ℒ für Injektionszwecke (*EP*) powders for injections ∼**artig** powdery, pulverulent (e) ℒ**briefchen** *n pharm* chartula ℒ**es parenterales** *pl* powders for injections (*EP*) ℒ**form** *f*, in ℒ powdered, pulverised (ʌ) ℒ**isation** *f* pulverisation ∼**isatus** pulverised ∼**isieren** to pulverise (ʌ), to reduce to powder / *pharm* to levigate (e), to triturate (i) ℒ**isierung** *f* (Pulverisieren) pulverisation / *pharm* levigation, trituration ℒ**star** *m*, zentraler (Cataracta centralis pulverulenta) embryonal nuclear cataract ℒ**stößel** *m pharm* pestle ('pesl) ℒ**verstäuber** *m* insufflator, duster
Pulvinar *m* (*PNA*) pulvinar (ai)
Pulvis *m* powder ℒ **aerophorus** effervescent p.; ℒ ∼ **laxans** (Seidlitzpulver) Seidlitz ('sedlits) powder (*BPC*), compound effervescent powder ℒ **Doveri** *pharm* Dover's ('douvəz) p. (*BPC*), compound ipecacuanha powder ℒ **Ipecacuanhae opiatus** *s* ℒ Doveri ℒ **Liquiritiae compositus** (Brustpulver) compound liquorice (i) powder (*BPC*) ℒ **Rhei compositus** compound rhubarb powder (*BPC*), Gregory's ('gregəriz) powder (*BPC*)
Pumex *n* (Bimsstein) pumice ('pʌmis)
Pumparbeit *f* (Herz) pumping action
Pumpfrequenz *f* pumping rate
Pumphrey-Bart ('pʌmfri-'ba:t)-**Syndrom** *n* Bart-Pumphrey syndrome
Pumpvorgang *m* (Herz) pumping action
punctatus punctate[d]
Punctio *f* puncture
Punctum *n* punctum (ʌ), point / ℒ **lacrimale** (*PNA*) punctum lacrimale / ℒ **maximum** point of maximum impulse / ℒ **proximum** (Nahpunkt) punctum proximum, near point / ℒ **remotum** (Fernpunkt) punctum remotum, far point
Punkt *m* anat, phys, physiol point, punctum (ʌ), pl puncta (ʌ) / (Fleck) spot, macula (æ) / (Ableitung, EKG) lead / hysterogener ℒ hysterogenic spot / isoelektrischer ℒ (IEP) isoelectric point / kritischer ℒ critical point / spasmogener ℒ hysterogenic spot
Punktalglas *n opt* punktal (ʌ) lens
Punktat *n* punctate (ʌ), puncture fluid (u); biopsy specimen
Punkt|auflösungsvermögen *n* point resolution power ℒ**auge** *n* (niederes Tier) ocellus, pl ocelli (o'selai) ℒ**fokus** *m* point focus ∼**förmig** punctiform (ʌ) / (punktiert) punctate (ʌ)
punktier|bar (Vene) accessible (æk'sesəbl) / nicht ∼ inaccessible ∼**en** (mit Punkten versehen) to dot / (einstechen) to puncture; to aspirate ℒ**en** *n s* Punktion ℒ**nadel** *f* puncture needle ∼**t** (= B Linie) dotted, punctate / (Vene)

punctured / (Bauch) tapped ⳿ung f (mit Punkten) dotting / (Punktion) puncture | bakt stippling / basophile ⳿ basophilic stippling, punctate basophilia

Punktion f puncture; tapping; biopsy (ai); centesis (i:) / (Hernie) chir herniopuncture (ʌ) / (Katarakt) puncture, needling / ⳿ mit elektrischer Nadel faradipuncture (ʌ) / tiefe ⳿ bathycentesis (ˌbæθisen'ti:sis)

Punktions|besteck n aspirating set ⳿biopsie f puncture od aspiration biopsy ⳿flüssigkeit f puncture fluid (u) ⳿galle f puncture bile ⳿kanal m puncture track ⳿kanüle f chir puncture needle ⳿linie f dotted line ⳿loch n puncture hole ⳿meningitis f lumbar puncture meningitis ⳿nadel f puncture needle / aspirating od exploring needle ⳿roller m massage (mə'sɑːʒ) roller (ou) ⳿spritze f syringe ⳿star m punctate od punctiform cataract (æ) ⳿stelle f site of the puncture, needle insertion site ⳿stich m puncture

Punkt|mutation f point mutation ⳿schweissen n spot welding
punktuell point-focal
Punktur f puncture
Pupa f pupa
Pupilla f (PNA) (Pupille) pupil
pupillar pupillary (ju:), pupillo- ⳿abstand m interpupillary distance ⳿distanz f interpupillary distance ⳿gebiet n pupillary zone (zoun) ⳿membran f persistent pupillary membrane ⳿rand m pupillary margin ⳿reflex m pupillary reflex ⳿schatten m retinoscopy shadow

Pupille f (Pupilla (PNA)) pupil (ju:) chirurgische ⳿ artificial p. doppelte ⳿ double p. enge ⳿ contracted od narrow p. ganz enge ⳿ pinhole p. künstliche ⳿ artificial p. punktförmige ⳿ pinhole p. starre ⳿ fixed p. ungleiche ⳿n unequal pupils weite ⳿ dilated p.

Pupillen|- pupillary (ju:), pupillo- (ju:) (Vors) ⳿abstand m interpupillary distance ⳿abstandmesser m pupillostatometer (ɔ) ⳿anlage f (künstlich) iridencleisis (ai-ai), corenclisis (kɔren'klaisis) ⳿athetose f hippus ⳿atonie f pupillatonia (ou) ⳿bewegung f pupillary reaction / myotonische ⳿ myotonic (ɔ) pupillary reaction / träge ⳿ sluggish pupillary reaction ⳿bildung f (durch Operation) iridotomy ⳿deformation f deformity of the pupil, discoria (ɔ:) ⳿differenz f (Anisokorie) inequality (ɔ) of the pupils, anisocoria (æ,naiso'kɔ:riə) ⳿distanz f interpupillary distance ⳿durchmesser m disk diameter (æ) ⳿ektopie f corectopia (kɔrek'toupiə) ⳿enge f miosis, narrow od contracted pupils / (extreme) extreme pinhole pupils ⳿entzündung f deformation of a pupil ~erweiternd mydriatic (maidri'ætik) ⳿erweiterung f enlargement od dil[at]ation of the pupils, mydriasis (ai) / (krankhafte) corectasis, morbid dilatation of the pupils / ⳿ bei heftigem Schmerz pain reaction / ⳿- mydriatic (æ) ⳿gleichheit f isocoria (aiso'kɔ:riə) ⳿kontraktion f s ⳿enge ⳿lösung f chir synechiotomy ⳿mangel m acorea (ɔ:) ⳿membran f pupillary membrane / persistierende ⳿ persistent pupillary membrane ⳿messer m pupillometer (ɔ), coreometer ⳿mitte f centre of the pupil, pupillary centre [US center] ⳿phänomen n (paradoxes) Westphal's

('vestfɑːlz) pupillary reflex ⳿plastik f coreoplasty (ɔ:), coretomedialysis (æ) ⳿probe f (bei Schmerz) pain reaction ⳿rand m pupillary margin ⳿reaktion f pupillary reflex / ⳿ bei Akkommodation pupillary response to accommodation / hemianopische ⳿ Wernicke's ('vɛrnikiz) hemianopic (ɔ) pupil reaction, reflex od sign / ⳿ auf Lichteinfall pupillary response to light ⳿reaktionsstörung f dyscoria (ɔ:) ⳿reflex m (Akkommodation) accommodation reflex / (auf Licht) light reflex, pupillary reflex / (verzögerter, auf Lichteinfall) asthenocoria (ɔ:) ⳿schwäche f pupillotonia (ou) ⳿sphinkter m sphincter of the pupil ⳿springen n pupillary athetosis ⳿starre f (totale) corectopia iridoplegia ('airidoˈpliːdʒiə) / (auf Lichteinfall, reflekorische) reflex iridoplegia, pupilloplegia, Argyll (aːˈgail) Robertson ('rɔbətsən) pupil, Robertson's syndrome ⳿symptom n pupil symptom ⳿unruhe f (Hippus) restlessness of the pupil, hippus, pupillary athetosis ~verengernd miotic (mai'ɔtik) ⳿verengerung f contraction of the pupil, miosis (mai'ousis), stenocoriasis (ai) / (bei Lichteinfall) miosis on exposure (ou) to light ⳿verlagerung f displacement of the pupils, corectopia ⳿verschluß m coreclisis (ai), occlusion of the pupil ⳿weite f diameter (æ) of the pupil ⳿zentrum n pupillary centre [US center]

Pupillo|meter n (Pupillenmesser) pupillometer (ɔ) ⳿skopie f pupilloscopy ⳿statometer n pupillostatometer (ɔ) ⳿tonie f pupillotonia, pupillotonic pseudotabes ('sjuːdo'teibiːz)

Puppe f pupa, pl pupae ('pjuːpiː), chrysalis ('krisəlis), pl chrysalides (kri'sælidiːz) od chrysales ('krisəliːz) ⳿pupal (ju:)

Puppen|bildung f pupation ⳿gesicht n (Gesicht ohne Mimik) doll-like face ⳿stadium n chrysalis od pupal stage
pur (rein, unverfälscht) pure (pjuə), unadulterated (ʌ)
Purgantia n pl pharm s Abführmittel
purgativ (abführend) purgative, aperient (iə), laxative, cathartic
purgier|en s abführen ⳿mittel n pharm s Abführmittel ⳿schwamm m purging od larch agaric
puriform puriform (juə)
Purin n chem purine (juə) ⳿- puric (juə) ⳿ämie f purin[a]emia ~arm (Diät) low-purine ⳿base f chem purine base (beis) ⳿diurese f purine diuresis ~frei (Diät) purine-free ⳿körper m chem purine body ⳿stoffwechsel m purine metabolism (æ)

Purkinje ('purkinjə)|-Axone n pl Purkinje's axons ⳿-Bläschen n germinal vesicle, Purkinje's vesicle ⳿-Faden m od -Faser f Purkinje's fibre [US fiber] ⳿-Phänomen n Purkinje's phenomenon (fi'nɔminən) ⳿-Schicht f Purkinje layer ⳿-System n Purkinje system ⳿-Zellen f pl Purkinje cells

Purpura f purpura ('pəːpjuərə) ⳿ abdominalis p. abdominalis ⳿ anaphylactica anaphylactoid p. ⳿ cerebri brain p. ⳿ fulminans p. fulminans ⳿ haemorrhagica h[a]emorrhagic (æ) p., thrombopenic (i:) p. idiopathische thrombozytopenische ⳿ (ITP) idiopathic thrombocytopenic purpura, ITP ⳿

necrotica[ns] [Sheldon-] De Gimard's (də ʒi'marz) syndrome ⳿ rheumatica rheumatic p., p. rheumatica (æ) ⳿ thrombopenica thrombopenic (i:) p., idiopathic thrombopenic p., Werlhof's ('vɛrlhofs) disease, h[a]emogenic syndrome thrombotische thrombopenische ⳿ thrombotic thrombopenic p. (TTP) ⳿ urticans h[a]emorrhagic (æ) urticaria (ɛə) ⳿ variolosa p. variolosa ~ähnlich purpuric (juə) ⳿fleck m purpuric patch
Purpureaglykosid n purpureaglycoside (pə:'pjuəriə'glaikəsaid) (EP)
purpur|farben purple (ə:) ~icus purpuric ⳿in n purpurin ('pə:pjuərin), rosacic (æ) acid ~sauer chem purpuric (juə) ⳿säure f chem purpuric acid
purul|ent (eitrig) purulent (juə), suppurative (ʌ), festering ⳿enz f purulence (juə), suppuration
Pustel f (Haut) pustule (ʌ), pimple / (Bläschen) vesicle (e) / borkenbedeckte ⳿ rupia, pl rupiae ('ruːpiː) / ⳿n bilden to form pustules ⳿- pustular (ʌ) ~artig (pustelig) pustular ⳿ausschlag m papulopustular od pustular eruption ~bedeckt pustular ~bildend pustulant ⳿bildung f pustulation, empyesis (empai'iːsis) ⳿flechte f s Favus ~ig pustular
Pustula f (pl Pustulae) pustule (ʌ) / ⳿ maligna (Anthraxpustel) anthrax ('ænθræks) of the skin
pustulös pustular (ʌ) ~-krustig pustulocrustaceous ('pʌstjulokrʌs'teiʃəs)
Putamen n (PNA) putamen (ei)
Putreszlenz f (Fäulnis) putrescence, putrefaction ~ieren to putrefy (ju:) ⳿in n (Leichengift) putrescine
putrid putrid (ju:)
putrifizierend putrefactive
p.v. = post vaccinationem postvaccinal
PVA = Polyvinylalkohol m polyvinyl alcohol, PVA
PVC = Polyvinylchlorid n polyvinylchloride, PVC
PVP = Polyvinylpyrrolidon n polyvinylpyrrolidone, PVP
P-Welle f P wave
PWG = Pulswellengeschwindigkeit f pulse rate
PWS = Phosphorwolframsäure f phosphotungstic acid
Pyämie f (Erscheinen von Eiter im Blut) py[a]emia (i:), pyosapr[a]emia, pyosepth[a]emia (i:)
pyämisch py[a]emic (i:)
Pyarthros m s Pyarthrose
Pyarthrose f (eitrige Gelenkentzündung) pyarthrosis (aːθ'rousis)
Pyelektasie f pyelectasia (ei)
Pyelitis f (Nierenbeckenentzündung) pyelitis, inflammation of the pelvis of the kidney / ⳿ während der Flitterwochen honeymoon (ʌ) pyelitis ⳿- pyelitic (paiə'litik)
pyelitisch pyelitic
Pyelo|- (Vors) (Nierenbecken-) pyelo- ('paiəlo-) (Vors) ⳿gramm n röntg pyelogram / intravenöses ⳿ intravenous (i:) p. / retrogrades ⳿ retrograde p. / Sekretions~ secretory (æ) p. ⳿graphie f (Nierenbeckendarstellung) röntg pyelography (ɔ) / intravenöse ⳿ intravenous (i:) p. / retrograde ⳿ retrograde od ascending p. ⳿lithotomie f chir pyelolithotomy (ɔ) ⳿nephritis f pyelonephritis (ai) ⳿ gravidarum pyelonephritis of pregnancy ~nephritisch

pyelonephritic (i) **⁓nephrose** f pyelonephrosis **⁓plastik** f chir pyeloplasty (ai) **⁓plikation** f chir pyeloplication **⁓skopie** f pyeloscopy (ɔ) **⁓stomie** f (Anlegen einer Nierenbeckenfistel) chir pyelostomy (ɔ) [nota: fälschlich für pyelotomy gebraucht] **⁓tomie** f (Nierenbeckeneröffnung) pyelotomy **⁓ureterographie** f pyeloureterography, ureteropyelography **⁓zystitis** f (Pyelitis und Zystitis) pyelocystitis, cystopyelitis ('sistopaiə'laitis)

Pygmalionismus m ps pygmalionism (ei)

Pykn|iker m pyknic (i), person of a pyknic habitus (æ) **⁓isch** pyknic (i), pykno- (Vors)

Pykno|kardie f (Tachykardie) pyknocardia **⁓lepsie** f pykno-epilepsy (e), pyknolepsy (i) **⁓meter** n pyknometer (ɔ)

Pyknose f pyknosis **⁓index** m pyknotic index

pyknotisch pyknotic (ɔ)

Pyle|phlebitis f (Pfortaderentzündung) pylephlebitis (,pailifli'baitis) **⁓thrombose** f (Pfortaderthrombose) pylethrombosis

Pylor|algie f (Pylorusschmerz) pyloralgia ('ældʒiə) **⁓ektomie** f (Pylorusresektion) pylorectomy **⁓isch** pyloric (pai'lɔ:rik)

Pyloro|myotomie f pyloromyotomy (pai,lɔ:romai'ɔtəmi) **⁓plastik** f chir pyloroplasty (ɔ:), Finney's ('finiz) operation **⁓ptose** f (Pylorussenkung) pyloroptosis (pai'lɔ:rop'tousis) **⁓skopie** f pyloroscopy (ɔ) **⁓spasmus** m (Pförtnerkrampf) pylorospasm (ɔ:) **⁓stenose** f pyloric stricture ('striktʃə) **⁓tomie** f pylorotomy

Pylorus m (PNA) (Pförtner, Magenausgang) pylorus (pai'lɔ:rəs) **⁓-** pyloric (pai'lɔrik), pyloro- (ɔ:) (Vors) **⁓ u. Kolon betr.** pylorocolic **⁓abschnitt** m (Pylorusteil) pyloric portion **⁓dilatator** m pylorodilator (ei) **⁓drüsen** f pl (Glandulae pyloricae (PNA)) pyloric glands **⁓durchtrennung** f (Pylorotomie) pylorotomy, gastromyotomy **⁓entzündung** f pyloritis, inflammation of the pylorus **⁓exstirpation** f excision of the pylorus, pylorectomy **⁓exzision** f gastropylorectomy **⁓hypotonie** f (Pylorusschwäche) pyloric insufficiency (i) **⁓krampf** m spasmodic (ɔ) contraction of the pylorus, pylorospasm (ɔ:) **⁓nah** (in Pylorusnähe gelegen) juxtapyloric (ʌ-ɔ:) **⁓peristaltik** f pyloric peristalsis (æ) **⁓plastik** f pyloroplasty (ɔ:) **⁓reflex** m pylorus reflex **⁓resektion** f (partielle, distale Magenresektion) pylorectomy, gastropylorectomy **⁓ring** m pyloric sphincter **⁓ringdurchtrennung** f pyloromyotomy (pai,lɔ:romai'ɔtəmi) **⁓schließmuskel** m (Musculus sphincter pylori (PNA)) pyloric sphincter **⁓schmerz** m pyloralgia (pailo'rældʒiə) **⁓spasmus** m pylorospasm (ɔ:) / **⁓** der Säuglinge congenital (e) p. / reflektorischer **⁓** reflex p. **⁓stenose** f pyloric (ɔ:) stenosis od stricture ('striktʃə), pylorostenosis **⁓striktur** f pylorostenosis, pyloric stricture **⁓teil** m (Magen) pyloric [part of the] stomach (ʌ) **⁓tiefstand** m pyloroptosis (pai'lɔ:rop'tousis) **⁓vene** f pyloric vein **⁓verengerung** f pyloric stricture **⁓verschluß** m pyloric obstruction od block

Pyo|- (Vors) (Eiter-, eitrig) pyo- ('paio-)

(Vors), purulent (juə) **⁓blennorrhoe** f (eitrige Bindehautentzündung) pyoblennorrh[oe]a (i) **⁓cele** f pyocele ('paiosi:l) **⁓cyaneus** m Pseudomonas aeruginosa **⁓dermie** f pyoderma, pyodermia **⁓gen** (eitererzeugend) pyogenic (paio'dʒenik), pyogenous (ɔ), pyogenetic (e) **⁓genie** f (Eiterbildung) pyogenesis **⁓hämie** f s Pyämie **⁓hämothorax** m pyoh[ä]emothorax ('paio,hi:mo'θɔ:ræks) **⁓kolpos** m pyocolpos **⁓kolpozele** f (Vorwölbung der Vaginalwand bei [hinterem] Douglasabszess) pyocolpocele **⁓metra** f pyometra (i:) **⁓nephritis** f pyonephritis **⁓nephrose** f pyonephrosis **⁓nephrotisch** pyonephrotic (ɔ) **⁓oophoritis** f pyo-ovarium ('paio-ou'vɛəriəm) **⁓pericardium** m pyopericardium **⁓perikarditis** f (eitrige Herzbeutelentzündung od Perikarditis) pyopericarditis **⁓peritoneum** n (Eiteransammlung im Bauchraum) pyoperitoneum (i:) **⁓peritonitis** f (eitrige Bauchfellentzündung, Bauchfelleiterung) pyoperitonitis **⁓phthalmie** f (Eiterung im Auge) pyophthalmia (,paiof'θælmiə) **⁓phthalmus** m (Augenhalvereiterung) pyophthalmus (,paiof'θælməs), pyophthalmitis **⁓physometra** f pyophysometra (,paiofaiso'mi:trə) **⁓pneumoperikard** n (Ansammlung von Eiter u Luft im Herzbeutel) pyopneumopericardium ('paio'nju:moperi'ka:diəm) **⁓pneumoperikarditis** f pyopneumopericarditis **⁓pneumoperitonitis** f pyopneumoperitonitis **⁓pneumothorax** m pyopneumothorax ('paio,nju:mo'θɔ:ræks), pneumopyothorax **⁓rrhoe** f (Eiterfluß) pyorrh[oe]a (i) **⁓rrhoisch** pyorrh[oe]al **⁓salpingitis** f pyosalpingitis ('paio-,sælpin'dʒaitis) **⁓salpinx** f pyosalpinx, pus tube **⁓septikämie** f pyoseptic[a]emia (i:) **⁓spermie** f pyospermia **⁓statikum** n (eiterhemmendes Mittel) pharm pyostatic (æ) **⁓thorax** m (eitrige Pleuritis) pyothorax (ɔ:) **⁓zele** f (Eiteransammlung in Hohlraum) pyocele ('paiosi:l) **⁓zephalus** m pyocephalus ('paiosi:l) **⁓zyanase** f pyocyanase ('paio'saiəneis) **⁓zyaneus** m bakt Pseudomonas (ou), bacillus of blue pus **⁓zyaneuserkrankung** f pyocyanosis **⁓zyanin** n chem pyocyanin ('paio'saiənin) **⁓zyanisch** pyocyanic ('paiosai'ænik) **⁓zystitis** f (eitriger Blasenkatarrh) pyocystitis ('paiosis'taitis)

Pyr = Pyruvat m pyruvate, Pyr

pyramidal pyramidal (pi'ræmidl) **⁓star** m pyramidal cataract

Pyramide f (auch anat) pyramid (i)

Pyramiden- pyramidal (æ)

Pyramidenbahn f pyramidal od corticospinal (ai) tract / gekreuzte **⁓** crossed pyramidal tract / nicht gekreuzte **⁓** direct pyramidal tract **⁓kreuzung** f (Decussatio pyramidum (PNA)) pyramidal decussation, decussation of the pyramids **⁓läsion** f pyramidal tract lesion ('li:ʒn) **⁓system** n pyramidal system

Pyramiden|eiterung f (Felsenbein) petrositis **⁓förmig** pyramid-shaped, pyramidal (æ) **⁓kreuzung** f (Decussatio pyramidum (PNA)) pyramidal decussation, decussation of the pyramids **⁓lappen** m pyramidal lobe **⁓muskel** m (Musculus pyramidalis (PNA)) pyramidalis muscle **⁓reflex** m pyramidal system reflex **⁓seitenstrangbahn** f lateral (æ) pyrami-

dal tract **⁓spitze** f apex (ei) of the pyramid **⁓strang** m pyramidal tract **⁓vorderstrangbahn** f anterior (iə) cerebrospinal (ai) tract, direct pyramidal tract **⁓zeichen** n pyramidal sign **⁓zelle** f pyramidal cell

Pyramidon n pharm pyramidon (æ), amidopyrine (æ,mi:do'paiəri:n)

Pyramis f medullae oblongatae (PNA) pyramid of the medulla oblongata / Pyramides renales (PNA) (Nierenpyramiden) renal pyramids / **⁓** vermis (PNA) (Wurm-, Malacarne-Pyramide) pyramid of the vermis / **⁓** vestibuli (PNA) pyramid of the vestibule

Pyra|n n chem pyran ('paiəræn) **⁓noid** pyranoid (aiə) **⁓zinamid** n (PZA) (WHO) pyrazinoic (paiərəzi'nouik) acid amide, pyrazinamide (paiərə'zinəmaid) (BP) **⁓zolon** n pharm pyrazolone (pai'ræzəloun)

Pyre|thrum n (Bertramwurz, Fieberkraut, Mutterkraut) pyrethrum (pai'ri:θrəm), pellitory **⁓tikum** n (fiebermachendes od fiebererzeugendes Mittel) pharm pyretogen (e) **⁓tisch** (fieberhaft) pyretic (e) **⁓togen** (fiebererzeugend) pyretogenic ('pairəto'dʒenik), pyretogenetic (e) **⁓xie** f (Fieber) pyrexia, fever

Pyrgocephalie f s Turmschädel

Pyridin n (EP, DAB) pyridine ('piridi:n) (BP, EP, USP) **⁓-3-carbonsäure** f (DAB) s **⁓**-β-Karbonsäure 3,4-**⁓dikarbonsäure** f (Cinchomeronsäure) pyridinedicarboxylic od cinchomeronic acid **⁓-α-Karbonsäure** f (Isonikotinsäure) pyridine-α-carboxylic ('piridi:nka:bɔk'silik) od nicotinic acid **⁓-β-Karbonsäure** f (Nikotinsäure) (DAB) pyridine-β-carboxylic od nicotinic acid **⁓-3-sulfonsäure** f pyridine-3-sulphonic acid **⁓trikarbonsäure** f pyridinetricarboxylic acid

Pyri|dostygmin n (WHO) pyridostigmine ('pirido'stigmi:n) [bromide (BP, USP)] **⁓doxalphosphat** n pyridoxal phosphate **⁓doxin** [hydrochlorid] n (DAB, WHO) (Pyridoxinum hydrochloricum (DAB), Vitamin B₆) pyridoxine (piri'dɔksi:n) hydrochloride (BP, EP, USP), vitamin B₆, adermin **⁓doxinii chloridum** (EP) s **⁓**doxin **⁓dylazonaphthol** n pyridylazonaphthol **⁓dylcarbinol** n nicotinyl (i) alcohol **⁓form** (birnenförmig) pyriform (i), pear-shaped **⁓lamin** n pyrilamine, mepyramine (me'pirəmi:n) [maleate (BP)] **⁓methamin** n (WHO) pyrimethamine (paiəri'meθəmi:n) (BP, USP) **⁓midin** n pyrimidine (i)

pyro|- (Vors) (Hitze betr, heiss, warm) pyro- (aiə) (Vors) **⁓arsensäure** f pyro-arsenic ('paiəro-a:'senik) acid **⁓borsäure** f (Tetraborsäure) pyroboric (ɔ:) acid **⁓chemisch** chem pyrochemical **⁓cinchonsäure** f (Dimethylmaleinsäure, Dimethylbutendiosäure) pyrocinchonic od' dimethylmaleic acid **⁓din** n pyrodine (ai) **⁓gallol** n (Pyrogallolum, Acidum pyrogallicum) pyrogallol (paiəro'gælɔl) (BP), pyrogallic acid **⁓gallussäure** f chem pyrogallic acid **⁓gen** n pyrogen ('paiərodʒin) / endogenes **⁓** endogenous (ɔ) pyrogen (EP) / **⁓** pyrogenic (e) / frei pyrogen-free / **⁓haltig** pyrogenic **⁓lagnie** f sex pyrolagnia **⁓mane** m pyromaniac **⁓manie** f. (Brandstiftungstrieb) ps incendiarism,

pyromania (ei) ⮯meter n pyrometer
(ɔ)
1,4-Pyron-|2,5-dikarbonsäure f (Chelidonsäure) pyronedicarboxylic od chelidonic acid ⮯2-karbonsäure f (Komansäure) pyronecarboxylic od comanic acid
Pyro|nin n pyronin ~**ninophil** pyroninophilic ⮯**phobie** f (Angst vor Feuer) pyrophobia ⮯**phosphat** n pyrophosphate ⮯**phosphatase** f chem pyrophosphatase ('paiɔro'fɔsfɔteis) ⮯**phosphorsäure** f (Acidum pyrophosphoricum) pyrophosphoric (ɔ) acid ⮯**schleimsäure**

f pyromucic acid ⮯**schwefelsäure** f pyrosulphuric [US -sulf-] acid ⮯**sis** f (Sodbrennen) pyrosis (paiə'rousis), heartburn (a:) ⮯**thermie** f electropyrexia ~**tisch** pyrotic (paiə'rotik) ⮯**weinsäure** f pyrotartaric acid ⮯**xilin** n pyroxylin (ɔ) (BP)
Pyrrobutamin[phosphat] n pyrrobutamine (piro'bju:təmi:n) (BPCA) [phosphate (NF)]
Pyrrol n pyrrole (i) ⮯**ase** f pyrrolase ('piroleis) ⮯**idinkarbonsäure** f (Prolin) pyrrolidine (pi'rɔlidi:n) carboxylic acid, proline

Pyruvat n pyruvate (u:)
Pyrvinium-pamoat n (WHO) viprymium (vai'primiəm) embonate (BP) od pamoate, pyrvinium pamoate (pir'viniəm 'pæmoeit) (USP)
Pyurie f (Eiterharnen) pyuria (pai'juəriə)
PZ = Polenske-Zahl f Polenske number
PZA = Pyrazinamid n pyrazinamide, PZA
P-Zacke f (EKG) P wave, auricular complex
PZC = Perphenazin n perphenazine
PZ-I[nsulin] = Protamin-Zink-Insulin n protamine zinc insulin, PZI

Q

Q = Quantität *f* quantity, Q
Q-Enzym = α-Glukan-verzweigende Glykosyltransferase *f* Q enzyme, α--glucan-branching glycosyltransferase
QF = Querfinger[breit]
Q-Fieber *n* (australisches Fieber) Q (kju:)-fever, Australian Q fever **≈erreger** *m* Coxiella burnetii (e) **≈rickettsie** *f* rickettsia burnetii **≈serum** *n* anti-Q--fever serum (iə)
QHA = *radiol* Quelle-Haut-Abstand *m* source-skin distance, SSD
QRS|-Gruppe *f od* -Komplex *m* (EKG) QRS complex **≈-Dauer** *f* QRS time
QRZ = Quaddel-Resorptionszeit *f* weal reaction time
Q-Streifen = A-Streifen *m* A band
Q-T-Intervall *n* Q-T interval
QT-Verkürzung *f* curtailed (ei) Q-T interval
Quacksalber *m* (Kurpfuscher) quack, charlatan ('ʃa:lətən) **≈ei** *f* (Kurpfuscherei) quackery, charlatanism **≈medizin** *f* quack medicine **≈mittel** *n* quack medicine, nostrum
Quaddel *f* (*bes* Urtikaria) weal [*US* wheal], urtica (ə:), *pl* urticae, pomphus (ɔ) / **≈** mit erythematösem Hof weal and flare **≈bildung** *f* urtication, wealing [*US* whealing] **≈[-Erythem]-Reaktion** *f imm* weal and flare reaction *od* response **≈reaktionszeit** *f* weal reaction time **≈therapie** *f* weal [*US* wheal] therapy
Quadrant *m anat* quadrant (ɔ) / oberer **≈** upper qu. (UQ); ~ lateraler **≈** upper lateral qu. / rechter oberer **≈** right upper qu. (RUQ); ~ unterer **≈** right lower qu. (RLQ)
Quadranten|ausfall *m* (Sehfeld) quadrantanopia ('kwɔdræntə'noupiə), quadrantic hemianopia **≈hemiopie** *f s* **≈ausfall ≈skotom** *n* quadrantic scotoma
Quadrat *n*, lateinisches *stat* Latin square **quadratisch** square / *anat* quadrate (ɔ), quadratus (ei)
Quadratusarkade *f* (Arcus lumbocostalis lateralis (*PNA*)) lateral arcuate ligament of the diaphragm
Quadri|ceps *m* quadriceps (ɔ) **≈geminus** *m* quadrigeminus ('dʒem) ~kuspidal quadricuspid (ʌ) ~locularis quadrilocular (ɔ) **≈plegie** *f* quadriplegia ('pli:dʒiə), tetraplegia **≈valent** *n genet* quadrivalent
Quadrizeps|[muskel] *m* quadriceps ('kwɔdriseps) muscle, four-headed muscle **≈plastik** *f* quadricepsplasty
Quadruplochromosom *n* quadruplochromosome
quadrupulär (vierfach) quadruple (ɔ)
Quain (kwein)|-Degeneration *f* Quain's degeneration **≈-[Fett-]Herz** *n* Quain's fatty heart
Quak|reflex *m s* Quarrversuch **≈versuch** *m s* Quarrversuch
quälen to torment ~d (reizend) irritating / (Schmerz) excruciating (iks'kru:ʃieitiŋ), agonising (æ) / (Husten) racking
Quali|meter *n* qualimeter (i) **≈metrie** *f röntg* qualimetry
qualitativ qualitative (ɔ) **≈analyse** *f* qualitative analysis (ɔ)
Qualitätskontrolle *f pharm* quality control
Quallen|biß *m* urticaria (ɛə) caused by

the sting of jellyfish **≈gift** *n* jellyfish poison
qualvoll excruciating (iks'kru:ʃieitiŋ), agonising (æ)
Quanten|energie *f* quantum (ɔ) energy (e) **≈lehre** *f* quantum theory (i) **≈mechanik** *f* quantum mechanics **≈theorie** *f* quantum theory **≈zahl** *f* quantum number
Quanti|meter *n* dosimeter (i) **≈metrie** *f* dosimetry (i)
Quanti-Pirquet ('kwanti-pir'kɛ)-Reaktion *f* Quanti-Pirquet [reaction] (QP)
Quantitation *f* quantitation
quantitativ quantitative (ɔ)
Quantitätsanalyse *f* quantitative analysis (æ)
quantitieren to quantitate
Quantum *n* quantity (ɔ), amount (au) / ~ libet (auf Rezepten) (q. l.) quantum libet, as much as is desired (ai)
Quarantäne *f* quarantine ('kwɔrənti:n) / in **≈** legen to place in quarantine, to quarantine / in **≈** liegen to be in *od* under quarantine ~pflichtig quarantinable **≈station** *f* quarantine ward **≈zeit** *f* quarantine period (iə) **≈zeugnis** *n* quarantine certificate (i)
quarantänisieren to quarantine
Quark *m* (Käse) curd, cottage cheese **≈diät** *f* cottage-cheese diet ~ig (Stuhl) curdy (ə:)
Quarrversuch *m* Goltz' ('gɔltsiz) experiment (e)
Quartana *f s* Quartanfieber **≈erreger** *m* Plasmodium (ou) malariae (ɛə), quartan (ɔ:) parasite (æ) / (segmentierter) daisy **≈parasit** *m s* **≈erreger ≈plasmodium** *n s* **≈erreger**
Quartanfieber *n* quartan (ɔ:) fever, quartan malaria (ɛə)
Quartil *n stat* quartile (ɔ:) **≈sbreite** *f* quartile range
Quarz *m min* quartz (kwɔ:ts) **≈küvette** *f Lab* quartz cell **≈lampe** *f* quartz lamp, quartz light **≈lampenlicht** *n* quartz light **≈lunge** *f s* **≈staublunge ≈staub** *m* quartz dust **≈staublunge** *f* quartz-dust silicosis **≈staubsilikose** *f* quartz-dust silicosis
Quassia *f* (Quassiaholz) quassia ('kwɔʃiə) (*BPC*) [wood] / **≈** amara quassia amara, Surinam quassia **≈[baum]** *f* [*m*] *bot* quassia, bitterwood tree **≈holz** *n* (Quassia) quassia (*BPC*) [wood] **≈rinde** *f pharm* quassia bark
Quassienextrakt *m pharm* extract of quassia ('kwɔʃiə)
Quastengeflecht *n anat* pampiniform (i) plexus
quaternär quaternary (ɔ:)
Quebrach|in *n pharm* quebrachine (kə'bra:ki:n), yohimbine **≈it** *n pharm* quebrachite (kə'bra:kait) **≈odermatose** *f* quebracho dermatosis **≈o[rinde]** *m* [*f*] *pharm* quebracho (kə'bra:ko), aspidosperma
Quecke *f pharm* (als Diuretikum) couchgrass (au), dog-grass
Queckenstedt ('kvekənste:t)-Phänomen *n od* -Zeichen *n* Queckenstedt's phenomenon (ɔ) *od* sign
Quecksilber *n* (Hydrargyrum) *chem* mercury, hydrargyrum (hai'dra:dʒirəm) **≈-** mercurial (juə), mercuric, mercurous **≈ (II)-acetat** *n* (*EP, DAB*) mercuric acetate (*BP, EP, USP*) **≈ausschlag** *m* mercury rash *od* dermatitis **≈behandlung** *f* mercurialisation (mə:-

,kjuəriəlai'zeiʃn) / eine **≈** durchführen to mercurialise (juə) **≈bichlorid** *n chem* mercuric chloride (ɔ:) **≈bogenlampe** *f* mercury-arc lamp **≈bromidpapier** *n* mercuric bromide [test] paper **≈ (I)--chlorid** *n* (*DAB*) (Kalomel, Hydrargyrum chloratum (*DAB*)) mild mercury chloride, mercurous chloride (ɔ:), calomel (æ) **≈ (II)-chlorid** *n* (*DAB*) (Sublimat, Hydrargyrum bichloratum (*DAB*)) mercuric chloride (*BPC*), corrosive (ou) sublimate (ʌ) (*BPC*) **≈cyanid** *n chem s* **≈zyanid ≈dampf** *m chem* mercury vapo[u]r (ei) **≈dampflampe** *f* mercury vapo[u]r lamp **≈diuretika** *n pl* mercurial diuretics (e) **≈erythem** *n* erythema (i:) due to a mercurial preparation ~frei non-mercurial **≈gehalt** *m* mercury content ~haltig containing mercury, mercurial **≈(I)--jodid** *n chem* mercurous iodide ('aiədaid) **≈(II)-jodid** *n* mercuric iodide (*EP*), red mercury iodide **≈kapsel** *f* (am Thermometer) bulb **≈krankheit** *f* hydrargyrism, mercurialism **≈kur** *n* (Schmierkur) mercurial treatment *od* inunction (ʌ) **≈mittel** *n* mercurial preparation **≈nekrose** *f* mercurial necrosis **≈nitrat** *n chem* mercuric nitrate (ai) **≈nitratsalbe** *f* mercuric nitrate ointment **≈(II)-oxyd** *n* (*DAB*) (gelbes) yellow mercuric oxide (*BP, USP*), yellow precipitate / (rotes) red mercuric oxide, red precipitate, hydrargyri oxidum rubrum **≈oxydsalbe** *f*, gelbe (*DAB*) (Unguentum Hydrargyri flavum) mercuric oxide ointment **≈oxyzyanid** *n chem* mercuric oxycyanide (ai) **≈pflaster** *n pharm* mercurial plaster (a:), emplastrum hydrargyri **≈präparat** *n pharm* mercurial preparation **≈präzipitat** *n chem* (weißes) white precipitate (*BP*) / (gelbes) yellow pr. / (rotes) red pr. **≈präzipitatsalbe** *f* (*DAB*) (Unguentum Hydrargyri album (*DAB*)) ammoniated mercury ointment (*BP, USP*), white precipitate ointment **≈salbe** *f pharm* mercurial ointment / (graue) gray ointment **≈salizylat** *n* (Hydrargyrum salicylicum) hydrargyri salicylas (*BPC*) **≈säule** *f* (Thermometer) mercury column (ɔ) **≈saum** *m* mercurial line **≈schmierkur** *f s* **≈kur ≈stomatitis** *f* mercurial stomatitis **≈ (II)-sulfat--Lösung** *f* mercuric sulphate solution (*EP, BPC*) **≈sulfid** *n* (rotes) red mercuric sulphide (ʌ) [*US* sulf-], vermilion (i) / (schwarzes) black mercuric sulphide [*US* sulf-] **≈thermometer** *n* mercurial thermometer (ɔ) **≈tremor** *n* mercurial tremor **≈vergiftung** *f* mercurial poisoning, mercurialism (juə), hydrargyrism (hai'dra:dʒirizm), hydrargyrosis (hai'dra:dʒi'rousis) **≈ (II)--zyanid** *n chem* mercuric cyanide ('saiənaid), hydrargyri cyanidum (*BPC*)
Queenslandfieber *n s* Q-Fieber
quell|bar capable of swelling **≈bougie** *f s* Laminariastift ~en (schwellen) to swell / (hervorquellen) to gush, to flow / (Augen) to bulge / ~ [lassen] to soak
Quellen|behandung *f* (in Badeorten) crenotherapy **≈material** *n* source material (iə) **≈suche** *f* (bei Seuche) tracing of sources
quell|fähig capable (ei) of swelling **≈fähigkeit** *f* swelling properties (ɔ) **≈mehl** *n* pregelatinised flour **≈salz** *n* salt from a mineral (i) spring **≈stift** *m*

tent, laminaria (ɛə) **⸿substanz** f swelling substance (ʌ) **⸿ung** f swelling
Quellungs|reaktion f *bakt* quellung *od* Neufeld's ('noifelts) reaction (æ) **⸿star** m intumescent cataract (æ) **⸿vorgang** m swelling process (ou) **⸿zustand** m tumefaction, puffiness (ʌ), [o]edema (i:)
Quellwasser n spring water
Quendel m (wilder Thymian) *pharm bot* wild thyme (taim), sweet thyme
Quénu[-Muret] (ke'ny-my'rɛ)-**Zeichen** n Quénu-Muret sign
quer transverse; oblique (i:) **⸿band** n transverse ligament (i) **⸿barriere** f (Prostata) prostatic bar **⸿bett** n (Steinschnittlage) lithotomy position **⸿binde** f transverse bandage **⸿bruch** m *chir* transverse fracture **⸿darm** m (Colon transversum (*PNA*)) transverse colon (ou) **⸿durchmesser** m transverse diameter (æ) **⸿falte** f transverse fold **⸿faser** f transverse fibre [*US* fiber] (ai) **~fingerbreit** two fingerbreadths **⸿fortsatz** m *anat* transverse process (ou) **⸿fortsatzresektion** f *chir* transversectomy **⸿fraktur** f transverse fracture **⸿furche** f transverse furrow (ʌ) *od* sulcus (ʌ) / distale **⸿** (Dreifingerfurche) distal transverse crease / proximale **⸿** (Fünffingerfurche) proximal transverse crease **~gestreift** (Muskel) striped (ai), striated (ai) **⸿[grimm]darm** m (Colon transversum (*PNA*)) transverse colon **⸿hiebbohrer** m cross-cut burr (ɔ:) **⸿kolon** n transverse colon (ou) **⸿lage** f (Fet) transverse *od* torso presentation / hintere **⸿** dorso-transverse presentation / vordere **⸿** fronto-(ʌ)-transverse pr. **⸿lähmung** f paraplegia ('pli:dʒiə) **⸿leiste** f transverse ridge **⸿naht** f transverse suture ('sju:tʃə) **⸿richtung** f transverse direction **⸿rille** f (der Zählkammer) guard **⸿riß** m (Knochen) transverse tear (tɛə) **⸿scheibe** f transverse *od* A disk **⸿schiene** f transverse splint **⸿schnitt** m cross section / *chir* transverse incision **⸿schnittbefund** m *ps* short-term findings **⸿schnitteinheit** f *ps* short-term feature **⸿schnittsdiagnostik**

f *ps* cross-sectional diagnosis / *neur* niveau diagnosis **~schnittsgelähmt** paralysed (æ) by a transverse lesion ('li:ʒən) of the cord **⸿schnittslähmung** f transverse lesion of the cord with paraplegia (i:) **⸿schnittsläsion** f (Rükkenmark) transverse lesion ('li:ʒən) **⸿schnittsmyelitis** f transverse myelitis (maiə'laitis) **⸿schnittsschädigung** f transverse lesion **⸿schnittwirkungsprofil** n short-term action pattern (æ) **⸿schnürung** f transverse constriction (i) **⸿stand** m (Kindskopf) head in transverse position (i), transverse presentation **⸿streifung** f *histol* transverse striation **⸿teilung** f transverse division (i)
Querulant m *ps* litigious *od* querulous (e) person
Querulantenwahn m *ps* querulous *od* litigious paranoia (ɔi), paranoia qerulans
querulatorisch *ps* querulous (e)
querulieren *ps* to be querulous (e) **~d** querulous, querulent (e)
Quervain (kɛr've)-**Krankheit** f Quervain's disease, tenosynovitis of the extensor and abductor (ɔ) of the thumb
Quer|verbindung f cross connection / subkortale astlose **⸿en** *pl* "thoroughfare" (ʌ) channels **~verengt** (Becken) transversely contracted (æ) **~verlaufend** *histol* transverse **⸿windung** f *anat* transverse gyrus
Querzetin n *chem* quercetin ('kwɔ:sitin)
Querzitrin n *chem* quercitrin ('kwɔ:sitrin)
Quest (kwest)-**Zahl** f Quest's rule
Quetelet (ketə'lɛ)-**Regel** f Quetelet's rule
quetsch|en to squeeze / (Haut *usw*) to bruise (u:) / (kneifen) to pinch / (zerquetschen) to crush (ʌ) **⸿er** m *chir* crushing (ʌ) forceps *pl* / squeezer **⸿fraktur** f contusion fracture **⸿hahn** m *Lab* [squeezing (i:)] clamp **⸿klemme** f angiotribe ('ændʒiotraib), crushing forceps *pl od* clamp **⸿präparat** n *mikrosk* crush preparation **⸿stelle** f bruised area

('ɛəriə), bruise (u:) **⸿syndrom** n crush syndrome (i) **⸿ung** f bruising (u:), bruise, contusion (ju:), crush injury ('indʒəri)
Quetsch|wunde f contused (ju:) wound (u:) **⸿- u. Rißwunde** f contused-lacerated (æ) wound **⸿zange** f crushing forceps *pl*
Quick (kwik)|-**Faktor** m labile factor, factor V **⸿-Hippursäuretest** m Quick's hippuric acid synthesis test **⸿-Methode** f Quick's test **⸿-Test** m (Prothrombinbestimmung) Quick's test **⸿-Zeit** f Quick's time
Quillaja f (Seifenbaum) *pharm* quillaja (ei) **⸿rinde** f *pharm* soap bark, quillaia (kwi'leiə) bark **⸿säure** f quillaic (kwi'leiik) acid
Quincke ('kviŋkə)|-**Aorteninsuffizienzzeichen** n Quincke's sign **⸿-Ödem** n (angioneurotisches Ödem, Riesenurtikaria) angioneurotic [o]edema, angio-[o]edema, giant swelling *od* urticaria, Quincke's [o]edema (i:) *od* disease (i:) **⸿-[Lumbal-]Punktion** f Quincke's puncture **⸿-Syndrom** n *s* **⸿-**Ödem
Quinethazon n (*WHO*) quinethazone (kwi'neθəzoun) (*BPCA, USP*)
Quininum aethylcarbonicum n (Chininkohlensäureäthylester) quinine ethyl carbonate
Quinisocain [-Hydrochlorid] n dimethisoquin (daime'θaisokwin) (*BPCA*) [hydrochloride (*NF*)]
Quinquaud (kɛ̃'ko)|-**Krankheit** f folliculitis decalvans (æ), Quinquaud's disease **⸿-Zeichen** n Quinquaud's sign
Quintanfieber n quintan (i) fever (i:), trench fever
Quintusneuralgie f neuralgia (njuə'rældʒiə) of the fifth cerebral (e) nerve
Quotidianfieber n quotidian (i) fever
Quotient m quotient ('kwouʃənt) / oszillometrischer **⸿** oscillometric index / oxidativer **⸿** respiratory (aiə) quotient / respiratorischer **⸿** (RQ) respiratory quotient (RQ)
Qu-Streifen m A band
Q-Zacke f Q wave

R

R = *chem* Radikal *n* radical, R / = *pharm* Radix *f* (Wurzel) root / = *anat* Ramus *m* ramus / = Gaskonstante *f* gas constant, R / = *pharm* recipe! nimm! take / = Réaumur Réaumur, R / = Reynolds-Zahl *f* Reynolds number / = Ribose *f* ribose / = Internat. Röntgeneinheit *f* roentgen, R / = Behnken-Einheit (1.06 Röntgeneinheit) Behnken's unit / = Rückkreuzungsgeneration *f* backcross generation / = Rydberg-Konstante *f* Rydberg constant, R / · = *chem* Substituent *m* remainder, R

R$_F$ = *chrom* Retentionsfaktor *m* rate of flow, R$_F$

r = Röntgeneinheit *f* roentgen / = *chem* razemisch racemic, r

Ra = *chem* Radium *n* radium, Ra

RAA = Renin-Angiotensin-Aldosteron renin, angiotensin, aldosterone, RAA

Raabe ('ra:bə)-**Reaktion** *f* Raabe's test

rabenschnabel|ähnlich coracoid (ɔ) ~**förmig** (korakoid) coracoid 2.**fortsatz** *m* (Processus coracoide[u]s (*PNA*)) coracoid process (ou) 2.**fortsatz-** coraco- (ɔ) (*Vors*)

Rabies *f* (Tollwut) rabies ('reibiı:z), hydrophobia 2.**mittel** *n pharm* antirabic agent

rac. = racemisch racemic, r *od* rac.

Racemethorphan *n pharm* racemethorphan ('ræsime'θɔ:fən)

racemisch (optisch inaktiv) *chem* racemic (i:)

Rachen *m* pharynx ('færiŋks), *pl* pharynges (fə'rindʒi:z), throat 2.- pharyngeal (fə'rindʒiəl), pharyngo- (*Vors*) 2.**abstrich** *m* (Halsabstrich) throat swab (ɔ) / einen 2. machen to take a throat swab (von *od* bei from) 2.**beschwerden** *f pl* sore throat 2.**bräune** *f* quinsy ('kwinzi) / (Diphtherie) diphtheria (iə) 2.**dachhypophyse** *f* pharyngeal hypophysis 2.**dachpolyp** *m* polypus of the pharyngeal fornix 2.**drüse** *f* pharyngeal gland 2.**enge** *f* (Isthmus faucium) (*PNA*) isthmus ('isməs) of fauces ('fɔ:si:z), oropharyngeal isthmus 2.**entzündung** *f* s 2.**katarrh** 2.**geflecht** *n* (Plexus pharyngeus (*PNA*)) pharyngeal plexus 2.**höhle** *f* cavity (æ) of the pharynx

Rachenkatarrh *m* pharyngitis (færin'dʒaitis), pharyngeal catarrh (kə'ta:) / chronischer 2. chronic *od* granular pharyngitis / trockener 2. (Pharyngitis sicca) pharyngitis sicca, dry pharyngitis 2. u. Kehlkopfkatarrh *m* pharyngolaryngitis (dʒai) 2. u. Ohrtubenkatarrh *m* pharyngosalpingitis (dʒai)

Rachen|krankheiten *f pl* disorders of the throat 2.**krise** *f* pharyngeal crisis (ai) 2.**lähmung** *f* pharyngoplegia ('pli:dʒiə) 2.**leiden** *n* pharyngopathy (ɔ) 2.**mandel** *f* pharyngeal *od* third tonsil 2.**mandelentzündung** *f* adenoiditis 2.**mandelvergrößerung** *f* enlargement of the pharyngeal tonsil 2.**muskelkrampf** *m* pharyngospasm 2.**muskellähmung** *f* pharyngoplegia ('pli:dʒiə), pharyngoparalysis (æ) 2.**phlegmone** *f* phlegmonous (e) pharyngitis (dʒai) 2.**pinsel** *m* throat brush 2.**raum** *m* pharynx, pharyngeal cavity (æ) *od* space 2.**reflex** *m* pharyngeal reflex, faucial (ɔ:) reflex 2.**ring** *m* Waldeyer's ('valdaiərz) tonsillar ring, lymphatic ring 2.**schleimhaut** *f* pharyn-

geal mucosa (ou) 2.**schnitt** *m* pharyngotomy 2.**spiegel** *m* pharyngoscope 2.**spray** *n* throat spray 2.**spülung** *f* pharyngeal douche (du:ʃ) 2.**spülwasser** *n* pharyngeal wash 2.**tonsille** *f s* 2.**mandel** 2.**wand** *f* pharyngeal wall

rachi- (Wirbelsäulen-) rachi- ('reiki-) (*Vors*)

Rachischisis *f* (Spina bifida) spina (ai) bifida (i), rachischisis (rə'kiskisis)

Rachitis *f* (Englische Krankheit) rickets, rachitis (ræ'kaitis) / familiäre hypophosphatämische 2. hypophosphat[a]emic familial rickets / fetale 2. f[oe]tal rickets *od* rachitis / renale 2. renal rickets ~**erzeugend** rachitogenic (ræ'kito'dʒenik)

rachitisch rachitic (ræ'kitik), rickety ('rikəti)

rachitisverhindernd antirachitic (i)

Racket *n* (Kernanhangsgebilde) tennis racket

Rad. = Radix *f* radix, rad

rad *röntg* rad, radiation absorbed dose

Räderbahre *f* wheel stretcher

Radgelenk *n* (Articulatio trochoidea (*PNA*)) pivot (i) joint

radial (strahlenförmig) radial (ei), radiate 2.**abweichung** *f* radial deviation 2.**arterie** *f* radial artery

Radiale *f* radiale

Radialis *m* (Nervus radialis) radial (ei) nerve / (Arterie) radial artery 2.**radial** **lähmung** *f* paralysis (æ) of the radial nerve, wrist drop, carpoptosis (ka:po'tousis) 2.**phänomen** *n* radial phenomenon (ɔ) / radialis (ei) sign 2.**pulskurve** *f* brachiogram (ei) 2.**reflex** *m* radial reflex

Radial|puls *m* radial pulse 2.**seite** *f* (Arm) thumb side ~**wärts** radiad (ei)

radiär radial (ei), radiate

Radiatio *f* (Strahlung) radiation / 2. acustica (*PNA*) (Hörstrahlung) auditory (ɔ:) r. / 2. corporis callosi (Balkenstrahlung (*PNA*)) r. of the corpus callosum / 2. mitogen[et]ica mitogen[et]ic r. / 2. optica (*PNA*) (Gratiolet-Sehstrahlung) optic r. / 2. thalamica thalamic (æ) r.

Radiator *m* (Strahler) radiator (ei)

Radices *f pl* / craniales nervi accessorii (*PNA*) cranial roots [of the accessory nerve] / 2. spinales nervi accessorii (*PNA*) spinal roots of the accessory nerve

radikal radical (æ) 2. *n chem* radical, group 2.- radical, total 2.**ausräumung** *f chir* extirpation 2.**eingriff** *m chir* radical operation 2.**entfernung** *f chir* extirpation 2.**exstirpation** *f chir* extirpation 2.**ität** *f chir* radical surgery 2.**kur** *f* radical cure 2.**mittel** *n pharm* holagogue ('hɔlagɔg) 2.**operation** *f chir* (Mittelohr) radical operation, radical mastoidectomy

Radikotomie *f* (Rückenmarkwurzeldurchschneidung) *chir* radicotomy, rhizotomy (rai'zɔtəmi)

radikul|är radicular (i) 2.**itis** *f* radiculitis (ræ,dikju'laitis) 2.**otomie** *f s* Radikotomie

radio|- (*Vors*) radio- (ei) (*Vors*)~**aktiv** radioactive 2.**aktivität** *f* radioactivity (i) / (sekundäre) photechy ('foutəki) 2.**aktivitätseinheit** *f* curie ('kjuəri) 2.**biochemica** *n pl* radiobiochemicals 2.**biologie** *f* radiobiology ~**biologisch** radiobiologic[al] (ɔ) 2.**chemie** *f chem* radiochemistry 2.**cyanocobalamin** *n* (⁵⁷Co)

(*WHO*) cyanocobalamin (æ) (⁵⁷Co) (*BP*) 2.**dermatitis** *f* radiodermatitis, X-ray ('eks-rei) dermatitis 2.**diagnostik** *f* radiodiagnosis 2.**element** *n* radio--element ~**gen** *radiol* radiogenic (dʒe) 2.**gold** *n* radiogold (ou) 2.**graphie** *f* radiography (ɔ), roentgenography (rʌntjə'nɔgrəfi) ~**humeral** radiohumeral (ju:) 2.**immunanalyse** *f* (RIA) radio--immuno-assay (RIA) 2.**immunelektrophorese** *f* radio-immunoelectrophoresis 2.-**Immun-Sorbens-Test** *m* (RIST) radio-immuno-sorbent assay 2.**isotop** *n* radio-isotope ('aisotoup) 2.**isotopenangiographie** *f* radio-isotope angiography 2.**jod** *n* radio-iodine ('aiədi:n) 2.**jod--Serumalbumin** *n* (RISA) radio-iodinated human serum albumin (RIHSA) 2.**jodtest** *m* radio-iodine test 2.**jodtherapie** *f* radio-iodine therapy 2.**kardiogramm** *n* radiocardiogram 2.**kardiographie** *f* radiocardiography (ɔ) ~**karpal** radiocarpal 2.**karpalgelenk** *n* (Articulatio radiocarpea (*PNA*)) radiocarpal joint 2.**kolloid** *n* radiocolloid 2.**läsion** *f* radiation lesion 2.**loge** *m* (Strahlenfachmann) radiologist (ɔ), roentgenologist (ɔ) 2.**logie** *f* (Strahlenkunde) radiology, roentgenology 2.**lyse** *f radiol* radiolysis 2.**manometrie** *f* radiomanometry 2.**markierung** *f* radio-active tagging 2.**meter** *n* radiometer (ɔ)

Radion *n* radion (ɔ)

Radio|nekrose *f* radionecrosis 2.**nuklid** *n* *röntg* radionuclide ('nju:klaid) 2.**pharmakon** *n* radiopharmaceutical 2.**phosphor** *m* radioactive phosphorus 2.**photolumineszenzdosimeter** *n* radiophotoluminescent dosimeter 2.**physik** *f* radiophysics 2.**sensibilisator** *m* *radiol* radiosensitiser 2.**sensibilität** *f* radiosensibility 2.**skop** *n* radioscope (ei) 2.**skopie** *f* radioscopy (ɔ) 2.**therapie** *f* radiotherapy 2.**thermolumineszenz** *f* radio-thermoluminescence 2.**tomie** *f* tomography ~**tropisch** radiotropic (ɔ) ~**ulnar** radio--ulnar (ʌ) 2.**ulnargelenk** *n*, distales (Articulatio radio-ulnaris distalis (*PNA*)) inferior radio-ulnar joint 2.**zirkulogramm** *n* radiocirculogram

Radium *n chem* radium (ei) 2.**behandlung** *f* radium therapy (e) 2.**bestrahlung** *f* radium treatment, irradiation with radium 2.**bombe** *f* (Radiumkanone) teleradium (,teli'reidiəm) unit (ju:), radium beam unit, radium bomb (bɔm) [*nota*: British Standard 2597 empfiehlt teleradium unit] 2.**einheit** *f* (Curie) curie ('kjuəri) 2.**einlage** *f* radium implant 2.**emanation** *f chem* radium emanation, radon (ei) 2.**fachmann** *m* radiumologist (ɔ) 2.**ferntherapie** *f* teleradiumtherapy ~**haltig** containing radium, radiferous (i) 2.**heilverfahren** *n* radium therapy 2.**isotop** *n* radio-isotope ('aisotoup) 2.**kanone** *f* radium bomb (bɔm) 2.**kapsel** *f* radium container / (zur rektalen Anwendung) proctostat (ɔ) 2.**kunde** *f* radiumology (ɔ) 2.**maßeinheit** *f* (Curie) curie ('kjuəri) 2.**nadel** *f* radium needle 2.**nekrose** *f* radium necrosis 2.**punktur** *f* interstitial ('stiʃəl) [radium] irradiation ~**resistent** radium-resistant 2.**resistenz** *f* radium-resistance 2.**röhrchen** *n* radium tube 2.**schaden** *m* radium burn 2.**schwiele** *f* radium callosity (ɔ) 2.**sonde** *f* radium sound 2.**spickung** *f* interstitial ('stiʃəl) [radium] irradiation 2.**strahlen** *m pl* radium rays 2.**therapeut** *m* radium

therapist (e) ℒtherapie f radium therapy, curietherapy ('kjuəri) ℒträger m
radium container ~vergiftet contaminated with radium ℒvergiftung f radium disease ℒzelle f radium tube
Radius m anat radius, spoke bone ℒ-
radial (ei) ℒ u. Bizeps betr. radio-
bicipital ℒ u. Finger betr. radiodigital
('didʒitl) ℒ u. Handfläche betr. radio-
palmar (æ) ℒ u. Humerus betr. radiohumeral (ju:) ℒ u. Ulna betr. radio-
-ulnar (ʌ) ℒfraktur f fracture of the
radius (ei), chauffeurs' fracture /
(distale) Colles' ('kɔlisiz) fracture ℒ-
kopf m (Caput radii (PNA)) head of the
radius ℒköpfchen n s ℒkopf ℒperiost-
reflex m radial reflex ℒreflex m s
Radialisreflex ℒschaft m (Corpus radii
(PNA)) shaft of the radius
Radix f (pl Radices) (Wurzel) anat, bot
radix (ei), pl radices ('reidisi:z), root ℒ
Althaeae (DAB) marsh-mallow root,
althaea (æl'θi:ə) ℒ **Angelicae** (Ange-
likawurzel) angelica (e) root ℒ **Belladonnae** belladonna root, belladonnae
radix (ei) ℒ **dentis** (PNA) root of a
tooth ℒ **dorsalis** [nervorum spinalium]
((PNA) hintere Rückenmarks- od Spinalwurzel) posterior root [of the spinal
nerves] ℒ **Gentianae** (DAB) (Enzianwurzel) Gentian ('dʒenʃən) [root] ℒ
inferior ansae cervicalis (PNA) inferior
branch of the ansa hypoglossi ℒ
Ipecacuanhae (DAB) (Brechwurz) Ipecacuanha (ˌipikækju'ænə) (BP) [root]
ℒ **lateralis nervi mediani** ((PNA)
laterale Medianuszinke) lateral root [of
the median nerve] ℒ **Levistici** ((DAB)
Liebstöckelwurzel) lovage (ʌ) root ℒ
linguae ((PNA) Zungenwurzel) root of
the tongue ℒ **Liquiritiae** (DAB)
(Süßholzwurzel) liquorice ('likəris) root
ℒ **medialis nervi mediani** ((PNA)
mediale Medianuszinke) medial root
[of the median nerve] ℒ **mesenterii**
((PNA) Gekrösewurzel) root of the
mesentery ℒ **nasi** ((PNA) Nasenwur-
zel) root of the nose ℒ **oculomotoria**
(PNA) motor root of the ciliary
ganglion ℒ **penis** ((PNA) Peniswurzel)
root of the penis ℒ **pili** ((PNA)
Haarwurzel) root of a hair ℒ **Primulae**
((DAB) Primelwurzel) primula (i) root
ℒ **pulmonis** ((PNA) Lungenwurzel)
root of the lung ℒ **Ratanhiae** ((DAB)
Ratanhiawurzel) rhatany (æ) root (EP)
ℒ **Rhei** (Rhabarberwurzel) rhubarb (u:)
ℒ **Sarsaparillae** sarsaparilla (ˌsa:səpə-
'rilə), Sarsae radix ℒ **Senegae** Senega
(e) [root] (BPC) ℒ **superior ansae
cervicalis** (PNA) descending branch of
the ansa hypoglossi ℒ **unguis** ((PNA)
Nagelwurzel) root of a nail ℒ **Valerianae** ((DAB) Baldrianwurzel) valerian
(iə) root ℒ **ventralis** [nervorum spina-
lium] ((PNA) vordere Rückenmarks-
od Spinalwurzel) anterior root [of the
spinal nerves]
Radon n radon (ei), radium (ei) emanation
Rad|scharniergelenk n anat trochogin-
glymus (ˌtrɔko'dʒinglimǝs) ℒspeichen-
hand f trident hand ℒspeichenkern m
wheel-spoke nucleus
Raeder ('rɛ:dǝr)**-Syndrom** n (paratrigeminales Syndrom) Raeder's od paratrigeminal syndrome
RA-Faktor m (Rheumafaktor) rheumatoid factor, RF, RA factor

raff|en (Naht) to draw tight ℒnaht f
chir purse-string suture (ju:)
Rahm m cream ~artig creamy, cream-
-like
Raimist ('raimist)**-Zeichen** n Raimist's
sign
Rainey ('reini)**-Körperchen** n pl Rainey's
corpuscles
Rainfarn m pharm bot tansy
Ramifi|kation f ramification ~zieren to
ramify (æ) ℒzierung f ramification
ramiform ramiform
Ramikotomie f ramisection
Ramon (ra'mɔ̃)**-Flockungsprobe** f Ramon's flocculation test
Ramond (ra'mɔ̃)**-Zeichen** n Ramond's
sign
Ramsbotham ('ræmzbɔtǝm)**-Haken** m
Ramsbotham's hook
Ramsden ('ræmzdǝn)**|-Okular** n Rams-
den's ocular ℒ**-Operation** f Ramsden's
operation
Ramstedt ('ramʃtɛt)**-[Weber-]Operation
bei Pylorusspasmus** (Durchtrennung
des Pylorusringes, Pyloromyotomie)
Ramstedt's operation, pyloromyotomy
(ɔ)
Ramus m (pl Rami) (Ast, Zweig) branch
(a:), (bes Gefäß u Nerv) ramus (ei), pl
rami ('reimai) ℒ **acetabularis arteriae
circumflexae femoris medialis** (PNA)
acetabular b. of the medial circumflex
artery; ℒ ~ **arteriae obturatoriae**
(PNA) acetabular b. of the obturator
artery ℒ **acromialis arteriae suprascapularis** (PNA) acromial b. of the
suprascapular (æ) artery; ℒ ~ **arteriae
thoracoacromialis** (PNA) acromial b. of
the acromiothoracic artery **Rami ad
pontem arteriae basilaris** (PNA) pontine branches of the basilar artery **Rami
alveolares superiores anteriores** (PNA)
anterior superior dental nerves **Rami
alveolares superiores posteriores** (PNA)
posterior superior dental nerves ℒ
alveolaris superior medius (PNA) middle superior dental nerve ℒ **anastomoti-
cus cum arteria lacrimali** (PNA) orbital
b. of the middle meningeal artery ℒ
anterior arteriae obturatoriae (PNA)
anterior b. of the obturator artery; ℒ
~ **arteriae pulmonalis dextrae** (PNA)
anterior b. of the right pulmonary
artery; ℒ ~ **arteriae recurrentis ulnaris**
(PNA) anterior b. of the ulnar recurrent artery; ℒ ~ **arteriae thyreoideae
superioris** (PNA) anterior b. of the
superior thyroid artery; ℒ ~ **descendens arteriae pulmonalis sinistrae**
(PNA) anterior descending b. of the left
pulmonary artery; ℒ ~ **lateralis arteriae pulmonalis sinistrae** (PNA) anterior
lateral b. of the left pulmonary artery;
ℒ ~ **nervi auricularis magni** (PNA)
anterior b. of the great auricular nerve;
ℒ ~ **nervi cutanei antebrachii medialis**
(PNA) anterior b. of the medial
cutaneous nerve of the forearm; ℒ ~
nervi obturatorii (PNA) anterior b. of
the obturator nerve; ℒ ~ **sulci lateralis**
(PNA) horizontal anterior ramus ℒ
apicalis arteriae pulmonalis dextrae
(PNA) apical b. of the right pulmonary
artery; ℒ ~ **arteriae pulmonalis sinistrae** (PNA) apical b. of the left
pulmonary artery; ℒ ~ **[superior] lobi
inferioris arteriae pulmonalis dextrae**
(PNA) apical b. to the inferior lobe of
the right pulmonary artery; ℒ ~

**[superior] lobi inferioris arteriae pul-
monalis sinistrae** (PNA) apical b. to the
inferior lobe of the left pulmonary
artery **Rami articulares arteriae genus
descendentis** (PNA) articular branches
of the descending genicular artery ℒ
**ascendens arteriae circumflexae femoris
lateralis** (PNA) ascending b. of the
lateral circumflex artery; ℒ ~ **arteriae
circumflexae femoris medialis** (PNA)
ascending b. of the medial circumflex
artery; ℒ ~ **arteriae circumflexae ilii
profundae** (PNA) ascending b. of the
deep circumflex iliac artery; ℒ ~ **sulci
lateralis** (PNA) horizontal ascending
ramus **Rami auriculares anteriores arteriae temporalis superficialis** (PNA)
auricular branches of the superficial
temporal artery ℒ **auricularis arteriae
auricularis posterioris** (PNA) auricular
b. of the posterior auricular artery; ℒ
~ **arteriae occipitalis** (PNA) auricular
b. of the occipital artery; ℒ ~ **nervi
vagi** (PNA) auricular b. of the vagus
nerve
ℒ **basalis anterior arteriae pulmonalis
dextrae** (PNA) anterior basal b. of the
right pulmonary artery; ℒ ~ **anterior
arteriae pulmonalis sinistrae** (PNA)
anterior basal b. of the left pulmonary
artery; ℒ ~ **lateralis arteriae pulmonalis dextrae** (PNA) lateral basal b. of the
right pulmonary artery; ℒ ~ **lateralis
arteriae pulmonalis sinistrae** (PNA)
lateral basal b. of the left pulmonary
artery; ℒ ~ **medialis [cardiacus] arteriae
pulmonalis dextrae** (PNA) medial basal
b. of the right pulmonary artery; ℒ ~
medialis arteriae pulmonalis sinistrae
(PNA) medial basal b. of the left
pulmonary artery; ℒ ~ **posterior arte-
riue pulmonalis dextrae** (PNA) posterior basal b. of the right pulmonary
artery; ℒ ~ **posterior arteriae pulmonalis sinistra** (PNA) posterior basal b. of
the left pulmonary artery **Rami bronchiales aortae thoracicae** (PNA) bronchial arteries; **Rami ~ arteriae thoracicae internae** (PNA) bronchial branches
of the internal mammary artery; **Rami
~ nervi vagi** (PNA) pulmonary
branches of the vagus nerve; **Rami ~
segmentorum** (PNA) intrasegmental
branches of the bronchus **Rami buccales nervi facialis** (PNA) buccal (ʌ)
branches of the facial nerve
Rami calcanei arteriae peroneae (PNA)
calcanean branches of the peroneal
artery; **Rami ~ arteriae tibialis posterioris** (PNA) calcanean branches of
the posterior tibial (i) artery; **Rami ~
laterales nervi suralis** (PNA) lateral
calcanean branches of the sural nerve;
Rami ~ mediales nervi suralis (PNA)
medial calcanean branches of the sural
nerve **Rami capsulares arteriae renalis**
(PNA) capsular branches of the renal
artery **Rami cardiaci inferiores nervi
vagi** (PNA) lower cardiac branches of
the vagus nerve; **Rami ~ superiores
nervi vagi** (PNA) upper cardiac
branches of the vagus nerve ℒ **carotico-
tympanicus arteriae carotidis internae**
(PNA) caroticotympanic b. of the
internal carotid artery ℒ **carpeus
dorsalis arteriae radialis** (PNA) posterior carpal b. of the radial artery; ℒ
~ **dorsalis arteriae ulnaris** (PNA)
posterior carpal b. of the ulnar artery;

ᴤ ~ *palmaris arteriae radialis* (*PNA*) anterior carpal b. of the radial artery; ᴤ ~ *palmaris arteriae ulnaris* (*PNA*) anterior carpal b. of the ulnar artery **Rami centrales arteriae cerebri anterioris** (*PNA*) central branches of the anterior cerebral artery; **Rami ~ arteriae cerebri mediae** (*PNA*) central branches of the middle cerebral artery; **Rami ~ arteriae cerebri posterioris** (*PNA*) central branches of the posterior cerebral artery ᴤ *chorioideus arteriae cerebri posterioris* (*PNA*) choroid b. of the posterior cerebral artery ᴤ *circumflexus arteriae coronariae sinistrae* (*PNA*) circumflex b. of the left coronary artery; ᴤ ~ *fibulae arteriae tibialis posterioris* (*PNA*) circumflex fibular b. of the posterior tibial artery ᴤ *clavicularis arteriae thoracoacromialis* (*PNA*) clavicular b. of the acromiothoracic artery ᴤ *cochleae arteriae labyrinthi* (*PNA*) cochlear b. of the internal auditory artery **Rami coeliaci nervi vagi** (*PNA*) c[o]eliac branches of the vagus nerve ᴤ *collateralis arteriae intercostalis posterioris* (*PNA*) collateral b. of the posterior intercostal artery ᴤ *colli nervi facialis* (*PNA*) cervical b. of the facial nerve ᴤ *communicans arteriae peroneae* (*PNA*) communicating b. of the peroneal artery; ᴤ ~ *cum chorda tympani* (*PNA*) communicating b. with the chorda tympani of the otic (ou) ganglion; ᴤ ~ *cum ganglione ciliare nervi nasociliari* (*PNA*) communicating b. with the ciliary ganglion of the nasociliary nerve; ᴤ ~ *cum nervo auriculotemporali* (*PNA*) communicating b. with the auriculotemporal nerve of the otic ganglion; ᴤ ~ *cum nervo glossopharyngeo* (*PNA*) communicating b. with the glossopharyngeal nerve; ᴤ ~ *nervi* (*PNA*) communicating b. of the nerve; **Rami communicantes cum nervo faciali** (*PNA*) communicating branches with the facial nerve of the auriculotemporal nerve; **Rami ~ albi nervi spinalis** (*PNA*) white communicating branches of the spinal nerve; **Rami ~ cum nervo hypoglosso** (*PNA*) communicating branches with the hypoglossal nerve; ᴤ *communicans cum nervo laryngeo inferiore* (*PNA*) (Galen--Anastomose) communicating b. with the recurrent laryngeal nerve [of the internal laryngeal nerve]; ᴤ ~ *cum nervo laryngeo interno* (*PNA*) communicating b. of the internal laryngeal nerve; **Rami communicantes cum nervo linguali** (*PNA*) communicating branches with the lingual nerve of the submandibular ganglion; ᴤ *communicans cum nervo nasociliari* (*PNA*) sensory root of the ciliary ganglion; ᴤ ~ *cum nervo ulnari* (*PNA*) communicating b. with the ulnar nerve of the median nerve; ᴤ ~ *cum nervo zygomatico* (*PNA*) communicating b. with the zygomatic nerve of the lacrimal nerve; ᴤ ~ *cum plexu tympanico* (*PNA*) communicating b. with the tympanic plexus of the facial nerve; ᴤ ~ *cum ramo auriculari nervi vagi* (*PNA*) communicating b. with the auricular b. of the vagus nerve of the glossopharyngeal nerve; ᴤ ~ *peroneus [fibularis]* (*PNA*) sural communicating b. of the lateral popliteal nerve; ᴤ ~ *ulnaris*

(*PNA*) communicating b. with the ulnar nerve of the radial nerve; **Rami communicantes ganglionum trunci sympathici** (*PNA*) communicating branches of the ganglia of the sympathetic trunk; **Rami ~ grisei nervi spinalis** (*PNA*) grey communicating branches of the spinal nerve **Rami corticales arteriae cerebri anterioris** (*PNA*) cortical branches of the anterior cerebral artery; **Rami ~ arteriae cerebri mediae** (*PNA*) cortical branches of the middle cerebral artery; **Rami ~ arteriae cerebri posterioris** (*PNA*) cortical branches of the posterior cerebral artery ᴤ *costalis lateralis arteriae thoracicae internae* (*PNA*) lateral costal b. of the internal mammary artery ᴤ *cricothyreoideus arteriae thyreoideae superioris* (*PNA*) cricothyroid (ai) b. of the superior thyroid artery **Rami cutanei anteriores nervi femoralis** (*PNA*) intermediate cutaneous nerves of the thigh; **Rami ~ cruris medialis** (*PNA*) medial cutaneous nerve of the thigh ᴤ *cutaneus anterior nervi iliohypogastrici* (*PNA*) anterior cutaneous b. of the iliohypogastric nerve; ᴤ ~ *anterior [pectoralis et abdominalis] nervi thoracici* (*PNA*) anterior cutaneous b. of the thoracic nerve; ᴤ ~ *lateralis arteriae intercostalis posterioris* (*PNA*) lateral cutaneous b. of the posterior b. of the posterior intercostal artery; ᴤ ~ *lateralis nervi iliohypogastrici* (*PNA*) lateral cutaneous b. of the iliohypogastric nerve; ᴤ ~ *lateralis [pectoralis et abdominalis] nervi thoracici* (*PNA*) lateral cutaneous b. of the thoracic nerve; ᴤ ~ *lateralis rami dorsalis* (*PNA*) lateral b. of the posterior primary ramus of the thoracic nerve; ᴤ ~ *medialis arteriae intercostalis posterioris* (*PNA*) medial cutaneous b. of the posterior b. of the posterior intercostal artery; ᴤ ~ *medialis rami dorsalis* (*PNA*) medial b. of the posterior primary ramus of the thoracic nerve; ᴤ ~ *nervi obturatorii* (*PNA*) cutaneous b. of the obturator nerve; ᴤ ~ *palmaris nervi ulnaris* (*PNA*) palmar cutaneus b. of the ulnar nerve ᴤ *deltoideus arteriae profundae brachii* (*PNA*) ascending b. of the profunda brachii artery; ᴤ ~ *arteriae thoracoacromialis* (*PNA*) deltoid b. of the acromiothoracic artery **Rami dentales arteriae alveolaris inferioris** (*PNA*) dental branches of the inferior dental artery; **Rami ~ arteriae alveolaris superioris anterioris** (*PNA*) dental branches of the anterior superior dental artery; **Rami ~ arteriae alveolaris superioris posterioris** (*PNA*) dental branches of the posterior superior dental artery; **Rami ~ inferiores nervi alveolaris inferioris** (*PNA*) inferior dental branches of the inferior dental nerve; **Rami ~ superiores plexus dentalis superioris** (*PNA*) superior dental b. of the superior dental plexus ᴤ **descendens arteriae circumflexae femoris lateralis** (*PNA*) descending b. of the lateral circumflex artery ᴤ *dexter arteriae hepaticae communis* (*PNA*) right b. of the hepatic artery ᴤ *digastricus nervi facialis* (*PNA*) digastric b. of the facial nerve ᴤ *dorsalis arteriae intercostalis posterioris* (*PNA*)

posterior b. of the posterior intercostal artery; ᴤ ~ *arteriae lumbalis* (*PNA*) posterior b. of the lumbar artery; ᴤ ~ *arteriae subcostalis* (*PNA*) posterior b. of the subcostal artery; **Rami dorsales nervorum cervicalium** (*PNA*) posterior primary rami of the cervical nerves; ᴤ *dorsalis nervi coccygei* (*PNA*) posterior primary ramus of the coccygeal nerve; **Rami dorsales nervorum lumbalium** (*PNA*) posterior primary rami of the lumbar nerves; **Rami ~ nervorum sacralium** (*PNA*) posterior primary rami of the sacral nerves; ᴤ *dorsalis nervi spinalis* (*PNA*) posterior primary ramus of the spinal nerve; ᴤ ~ *venae intercostalis posterioris* (*PNA*) posterior tributory (i) of the posterior intercostal vein; **Rami dorsales nervorum thoracicorum** (*PNA*) posterior primary rami of the thoracic nerves; **Rami ~ linguae arteriae lingualis** (*PNA*) dorsales linguae branches of the lingual artery; ᴤ *dorsalis manus nervi ulnaris* (*PNA*) dorsal b. of the ulnar nerve **Rami duodenales arteriae pancreaticoduodenalis superioris** (*PNA*) duodenal branches of the superior pancreaticoduodenal artery **Rami epiploici arteriae gastro-epiploicae dextrae** (*PNA*) omental branches of the right gastro-epiploic artery; **Rami ~ arteriae gastro-epiploicae sinistrae** (*PNA*) omental branches of the left gastro-epiploic artery ᴤ *externus nervi accessorii* (*PNA*) b. to the sternomastoid muscle; ᴤ ~ *nervi laryngei superioris* (*PNA*) external laryngeal nerve ᴤ *femoralis nervi genitofemoralis* (*PNA*) femoral b. of the genitofemoral nerve **Rami frontales arteriae cerebri anterioris** (*PNA*) frontal branches of the anterior cerebral artery; **Rami ~ arteriae cerebri mediae** (*PNA*) frontal branches of the middle cerebral artery; ᴤ *frontalis arteriae meningeae mediae* (*PNA*) frontal b. of the middle meningeal artery; ᴤ ~ *arteriae temporalis superficialis* (*PNA*) anterior b. of the superficial temporal artery **Rami gastrici anteriores nervi vagi** (*PNA*) anterior gastric branches of the vagus nerve; **Rami ~ posteriores nervi vagi** (*PNA*) posterior gastric branches of the vagus nerve ᴤ *genitalis nervi genitofemoralis* (*PNA*) genital b. of the genitofemoral nerve **Rami gingivales inferiores nervi alveolaris inferioris** (*PNA*) inferior gingival branches of the inferior dental nerve; **Rami ~ superiores plexus dentalis superioris** (*PNA*) superior gingival branches of the superior dental plexus **Rami glandulares arteriae facialis** (*PNA*) glandular branches of the facial artery; **Rami ~ ganglionis submandibularis** (*PNA*) glandular branches of the submandibular ganglion **Rami hepatici nervi vagi** (*PNA*) hepatic branches of the vagus nerve ᴤ *iliacus arteriae iliolumbalis* (*PNA*) iliac b. of the iliolumbar artery ᴤ *inferior ansae cervicalis* (*PNA*) inferior b. of the ansa hypoglossi; ᴤ ~ *arteriae gluteae superioris* (*PNA*) lower b. of the superior gluteal artery; ᴤ ~ *nervi oculomotorii* (*PNA*) inferior b. of the oculomotor nerve; **Rami inferiores** *nervi transversi colli* (*PNA*) inferior branches of the anterior cutaneous nerve of the neck; **≳ *inferior ossis pubis*** (*PNA*) (unterer Schambeinast) inferior pubic ramus **≳ *infrahyoideus arteriae thyreoideae superioris*** (*PNA*) infrahyoid (ai) artery **≳ *infrapatellaris nervi sapheni*** (*PNA*) infrapatellar b. of the saphenous nerve **Rami *inguinales arteriae pudendae externae*** (*PNA*) inguinal branches of the external pudendal artery **Rami *intercostales anteriores arteriae thoracicae internae*** (*PNA*) anterior intercostal arteries **≳ *internus nervi accessorii*** (*PNA*) accessory b. to the vagus nerve; **≳ ~ *nervi laryngei superioris*** (*PNA*) internal laryngeal nerve **≳ *interventricularis anterior arteriae coronariae sinistrae*** (*PNA*) interventricular b. of the left coronary artery; **≳ ~ *posterior arteriae coronariae dextrae*** (*PNA*) interventricular b. of the right coronary artery **Rami *isthmi faucium nervi lingualis*** (*PNA*) b. of the lingual nerve to the oropharyngeal isthmus

Rami *labiales anteriores arteriae pudendae externae* (*PNA*) labial branches of the external pudendal artery **≳ *lateralis nervi supraorbitalis*** (*PNA*) lateral b. of the supra-orbital nerve; **≳ ~ *rami dorsalis nervorum cervicalium*** (*PNA*) lateral b. of the posterior primary ramus of the cervical nerve; **≳ ~ *rami dorsalis nervi lumbalis*** (*PNA*) lateral b. of the posterior primary ramus of the lumbar nerve; **≳ ~ *rami dorsalis nervi sacralis*** (*PNA*) lateral b. of the posterior primary ramus of the sacral nerve; **≳ ~ *ductus hepatici sinistri*** (*PNA*) lateral b. of the left hepatic duct; **≳ ~ *rami lobi medii arteriae pulmonalis dextrae*** (*PNA*) lateral b. of the b. to the middle lobe of the right pulmonary artery; **≳ ~ *cutaneus arteriae intercostalis posterioris*** (*PNA*) lateral cutaneous b. of the posterior intercostal artery **Rami *lienales arteriae lienalis*** (*PNA*) splenic branches of the splenic artery **Rami *linguales nervi glossopharyngei*** (*PNA*) lingual branches of the glossopharyngeal nerve; **≳ *lingualis nervi facialis*** (*PNA*) lingual b. of the facial nerve; **Rami *linguales nervi hypoglossi*** (*PNA*) terminal branches of the hypoglossal nerve; **Rami ~ *nervi lingualis*** (*PNA*) lingual branches of the lingual nerve **≳ *lingularis arteriae pulmonalis sinistrae*** (*PNA*) lingular b. of the left pulmonary artery; **≳ ~ *inferior arteriae pulmonalis sinistrae*** (*PNA*) inferior lingular b. of the left pulmonary artery; **≳ ~ *superior arteriae pulmonalis sinistrae*** (*PNA*) superior lingular b. of the left pulmonary artery **≳ *lobi medii arteriae pulmonalis dextrae*** (*PNA*) b. to the middle lobe of the right pulmonary artery; **≳ ~ *medii venae pulmonalis dextrae*** (*PNA*) b. of the middle lobe of the right pulmonary veins **≳ *lumbalis arteriae iliolumbalis*** (*PNA*) lumbar (ʌ) b. of the iliolumbar artery

Rami *malleolares laterales arteriae peroneae* (*PNA*) malleolar branches of the peroneal artery; **≳ ~ *mediales arteriae tibialis posterioris*** (*PNA*) malleolar branches of the posterior tibial (i) artery **Rami *mammarii laterales***

arteriae thoracicae lateralis (*PNA*) external mammary branches of the lateral thoracic artery **≳ *mandibulae*** (*PNA*) (Unterkieferast) ramus of the mandible **≳ *marginalis mandibulae nervi facialis*** (*PNA*) mandibular b. of the facial nerve **≳ *mastoideus arteriae occipitalis*** (*PNA*) mastoid b. of the occipital artery **≳ *medialis nervi supraorbitalis*** (*PNA*) medial b. of the supra-orbital nerve; **≳ ~ *rami dorsalis nervi cervicalis*** (*PNA*) medial b. of the posterior primary ramus of the cervical nerve; **≳ ~ *rami dorsalis nervi lumbalis*** (*PNA*) medial b. of the posterior primary ramus of the lumbar (ʌ) nerve; **≳ ~ *rami dorsalis nervi sacralis*** (*PNA*) medial b. of the posterior primary ramus of the sacral nerve **Rami *mediastinales aortae thoracicae*** (*PNA*) mediastinal (ai) branches of the descending thoracic aorta; **Rami ~ *arteriae thoracicae internae*** (*PNA*) mediastinal branches of the internal mammary artery **≳ *membranae tympani nervi auriculotemporalis*** (*PNA*) b. to the tympanic membrane of the auriculotemporal nerve; **≳ *meningeus arteriae occipitalis*** (*PNA*) meningeal b. of the occipital artery; **≳ ~ *accessorius arteriae meningeae mediae*** (*PNA*) accessory meningeal b. of the middle meningeal artery; **≳ ~ *arteriae vertebralis*** (*PNA*) meningeal b. of the vertebral artery; **≳ ~ *nervi mandibularis*** (*PNA*) nervus spinosus; **≳ ~ *nervi spinalis*** (*PNA*) meningeal b. of the spinal nerve; **≳ ~ *nervi vagi*** (*PNA*) meningeal b. of the vagus nerve; **≳ ~ *medius nervi maxillaris*** (*PNA*) meningeal b. of the maxillary nerve **Rami *mentales nervi mentalis*** (*PNA*) mental branches of the mental nerve **≳ *muscularis nervorum*** (*PNA*) (Muskelast) muscular b. of a nerve; **Rami *musculares arteriae radialis*** (*PNA*) muscular branches of the radial artery; **Rami ~ *nervi axillaris*** (*PNA*) muscular branches of the circumflex nerve; **Rami ~ *nervi femoralis*** (*PNA*) muscular branches of the femoral nerve; **Rami ~ *nervi mediani*** (*PNA*) muscular branches of the median nerve; **Rami ~ *nervi musculo-cutanei*** (*PNA*) muscular branches of the musculo-cutaneous nerve; **Rami ~ *nervi obturatorii*** (*PNA*) muscular branches of the obturator nerve; **Rami ~ *nervi peronei profundi*** (*PNA*) muscular branches of the anterior tibial nerve; **Rami ~ *nervi peronei superficialis*** (*PNA*) muscular branches of the superficial peroneal nerve; **Rami ~ *nervi radialis*** (*PNA*) muscular branches of the radial nerve; **Rami ~ *nervi tibialis*** (*PNA*) muscular branches of the medial popliteal nerve; **Rami ~ *nervi ulnaris*** (*PNA*) muscular branches of the ulnar nerve **≳ *musculi stylopharyngei nervi glossopharyngei*** (*PNA*) b. to the stylopharyngeus of the glossopharyngeal nerve **≳ *mylohyoideus arteriae maxillaris*** (*PNA*) b. to the mylohyoid muscle of the maxillary artery

Rami *nasales nervi ethmoidalis anterioris* (*PNA*) nasal branches of the anterior ethmoidal nerve; **≳ *nasalis externus nervi ethmoidalis anterioris*** (*PNA*) external nasal b. of the anterior

ethmoidal nerve; **Rami *nasales externi nervi infraorbitalis*** (*PNA*) external nasal branches of the infra-orbital nerve; **Rami ~ *interni nervi ethmoidalis anterioris*** (*PNA*) internal nasal branches of the anterior ethmoidal nerve; **Rami ~ *interni nervi infraorbitalis*** (*PNA*) internal nasal branches of the infra-orbital nerve; **Rami ~ *laterales nervi ethmoidalis anterioris*** (*PNA*) lateral nasal branches of the anterior ethmoidal nerve; **Rami ~ *mediales nervi ethmoidalis anterioris*** (*PNA*) medial nasal branches of the anterior ethmoidal nerve; **≳ *nasalis nervi infraorbitalis*** (*PNA*) nasal b. of the infra-orbital nerve; **Rami *nasales posteriores inferiores*** (*PNA*) nasal branches of the greater palatine nerve; **Rami ~ *posteriores [superiores] laterales*** (*PNA*) short sphenopalatine nerves (lateral); **Rami ~ *posteriores superiores mediales*** (*PNA*) short sphenopalatine nerves (medial) **≳ *obturatorius rami pubici arteriae epigastricae inferioris*** (*PNA*) obturator b. of the inferior epigastric artery **≳ *occipitalis arteriae auricularis posterioris*** (*PNA*) occipital b. of the posterior auricular artery; **Rami *occipitales arteriae cerebri posterioris*** (*PNA*) occipital branches of the posterior cerebral artery; **Rami ~ *arteriae occipitalis*** (*PNA*) occipital branches of the occipital artery; **≳ *occipitalis nervi auricularis posterioris*** (*PNA*) occipital b. of the posterior auricular nerve **Rami *oesophagei*** (*PNA*) [o]esophageal branches; **Rami ~ *aortae thoracicae*** (*PNA*) [o]esophageal branches of the descending thoracic aorta; **Rami ~ *arteriae gastricae sinistrae*** (*PNA*) [o]esophageal branches of the left gastric artery; **Rami ~ *arteriae thyreoideae inferioris*** (*PNA*) [o]esophageal branches of the inferior thyroid artery **Rami *orbitales arteriae cerebri anterioris*** (*PNA*) orbital branches of the anterior cerebral artery; **Rami ~ *arteriae cerebri mediae*** (*PNA*) orbital branches of the middle cerebral artery; **Rami ~ *ganglii pterygopalatini*** (*PNA*) orbital branches of the sphenopalatine ganglion **≳ *ossis ischii*** (*PNA*) ramus of the ischium **≳ *ovaricus arteriae uterinae*** (*PNA*) ovarian b. of the uterine artery **≳ *palmaris manus* [*nervi ulnaris*]** (*PNA*) palmar b. of the palmar nerve; **≳ ~ *nervi mediani*** (*PNA*) palmar cutaneous b. of the median nerve; **≳ ~ *profundus arteriae ulnaris*** (*PNA*) deep b. of the ulnar artery; **≳ ~ *superficialis arteriae radialis*** (*PNA*) superficial palmar b. of the radial artery **Rami *palpebrales nervi infratrochlearis*** (*PNA*) palpebral branches of the infratrochlear nerve **Rami *pancreatici arteriae lienalis*** (*PNA*) pancreatic branches of the splenic artery; **Rami ~ *arteriae pancreaticoduodenalis superioris*** (*PNA*) pancreatic branches of the superior pancreaticoduodenal artery **Rami *parietales arteriae cerebri anterioris*** (*PNA*) parietal branches of the anterior cerebral artery; **Rami ~ *arteriae cerebri mediae*** (*PNA*) parietal branches of the middle cerebral artery; **≳ *parietalis arteriae meningeae mediae*** (*PNA*) parietal b. of the middle meningeal artery; **≳ ~**

arteriae temporalis superficialis (*PNA*) posterior b. of the superficial temporal artery *&* *parietooccipitalis arteriae cerebri posterioris* (*PNA*) parieto-occipital b. of the posterior cerebral artery *Rami parotidei arteriae temporalis superficialis* (*PNA*) parotid branches of the superficial temporal artery; *Rami ~ nervi auriculotemporalis* (*PNA*) parotid branches of the auriculotemporal nerve; *Rami ~ venae facialis* (*PNA*) masseteric and parotid veins *Rami pectorales arteriae thoracoacromialis* (*PNA*) pectoral branches of the acromiothoracic artery *Rami perforantes arteriarum metacarpearum palmarium* (*PNA*) perforating branches of the palmar metacarpal arteries; *Rami ~ arteriarum metatarsearum plantarium* (*PNA*) perforating branches of the plantar metatarsal artery; *&* *perforans arteriae peroneae* (*PNA*) perforating b. of the peroneal artery; *Rami perforantes arteriae thoracicae internae* (*PNA*) perforating branches of the internal mammary artery *Rami pericardiaci aortae thoracicae* (*PNA*) pericardial branches of the descending thoracic aorta *&* *pericardiacus nervi phrenici* (*PNA*) pericardial b. of the phrenic nerve *Rami perineales nervi cutanei femoris posterioris* (*PNA*) perineal branches of the posterior cutaneous nerve of the thigh *&* *petrosus* [*superficialis*] *arteriae meningeae mediae* (*PNA*) superficial petrosal b. of the middle meningeal artery *Rami pharyngei arteriae pharyngeae ascendentis* (*PNA*) pharyngeal branches of the ascending pharyngeal artery; *Rami ~ arteriae thyreoideae inferioris* (*PNA*) pharyngeal branches of the inferior thyroid artery; *&* *pharyngeus ganglii pterygopalatini* (*PNA*) pharyngeal b. of the pterygopalatine ganglion; *Rami pharyngei nervi glossopharyngei* (*PNA*) pharyngeal branches of the glossopharyngeal nerve; *Rami ~ nervi vagi* (*PNA*) pharyngeal branches of the vagus nerve *Rami phrenicoabdominales nervi phrenici* (*PNA*) diaphragmatic branches of the phrenic nerves *&* *plantaris profundus arteriae dorsalis pedis* (*PNA*) deep plantar b. of the dorsalis pedis artery *Rami ad pontem arteriae basilaris* (*PNA*) pontine branches of the basilar artery *&* *posterior arteriae obturatoriae* (*PNA*) posterior b. of the obturator artery; *&* *~ arteriae recurrentis ulnaris* (*PNA*) posterior b. of the ulnar recurrent artery; *&* *~ arteriae thyreoideae superioris* (*PNA*) posterior b. of the superior thyroid artery; *&* *~ nervi auricularis magni* (*PNA*) posterior b. of the great auricular nerve; *&* *~ nervi obturatorii* (*PNA*) posterior b. of the obturator nerve; *&* *~ sulci lateralis* (*PNA*) posterior ramus of the lateral sulcus *&* *profundus arteriae circumflexae femoris medialis* (*PNA*) deep b. of the medial circumflex artery; *&* *~ arteriae gluteae superioris* (*PNA*) deep b. of the superior gluteal artery; *&* *~ arteriae plantaris medialis* (*PNA*) deep b. of the medial plantar artery; *&* *~ arteriae transversae colli* (*PNA*) deep b. of the transverse cervical artery; *&* *~ nervi plantaris lateralis* (*PNA*) deep b. of the

lateral plantar nerve *Rami pterygoidei arteriae maxillaris* [*internae*] (*PNA*) pterygoid branches of the maxillary artery *&* *pubicus arteriae epigastricae inferioris* (*PNA*) pubic b. of the inferior epigastric artery; *&* *~ arteriae obturatoriae* (*PNA*) pubic b. of the obturator artery *Rami pulmonales systematis autonomici* (*PNA*) pulmonary branches of the thoracic portion of the autonomic system *Rami renales nervi vagi* (*PNA*) renal branches of the vagus nerve *Ramus saphenus arteriae genu descendentis* (*PNA*) saphenous b. of the descending genicular artery *Rami scrotales anteriores arteriae pudendae externae* (*PNA*) scrotal branches of the external pudendal artery *&* *sinister arteriae hepaticae propriae* (*PNA*) left b. of the hepatic artery; *&* *~ venae portae* (*PNA*) left b. of the portal vein *&* *sinus carotici nervi glossopharyngei* (*PNA*) b. to the carotid sinus of the glossopharyngeal nerve *&* *spinalis arteriae iliolumbalis* (*PNA*) spinal b. of the iliolumbar artery; *&* *~ arteriae intercostalis posterioris* (*PNA*) spinal b. of the posterior intercostal artery; *&* *~ arteriarum lumbalium* (*PNA*) spinal b. of the lumbar artery; *Rami spinales arteriae sacralis lateralis* (*PNA*) spinal branches of the lateral sacral artery; *&* *spinalis arteriae subcostalis* (*PNA*) spinal b. of the subcostal artery; *Rami spinales arteriae vertebralis* (*PNA*) spinal branches of the vertebral artery; *&* *spinalis venarum intercostalium posteriorum* (*PNA*) spinal tributary (i) of the posterior intercostal vein *Rami sternales arteriae thoracicae internae* (*PNA*) sternal branches of the internal mammary artery *Rami sternocleidomastoidei arteriae occipitalis* (*PNA*) sternomastoid branches of the occipital artery *&* *sternocleidomastoideus arteriae thyreoideae superioris* (*PNA*) sternomastoid b. of the superior thyroid artery *Rami striati arteriae cerebri mediae* (*PNA*) striate branches of the middle cerebral artery *&* *stylohyoideus nervi facialis* (*PNA*) stylohyoid b. of the facial nerve *&* *subapicalis arteriae pulmonalis dextrae et sinistrae* (*PNA*) subapical b. of the right and left pulmonary artery *Rami subscapulares arteriae axillaris* (*PNA*) subscapular branches of the axillary artery *&* *superficialis arteriae gluteae superioris* (*PNA*) superficial b. of the superior gluteal artery; *&* *~ arteriae plantaris medialis* (*PNA*) superficial b. of the medial plantar artery; *&* *~ arteriae transversae colli* (*PNA*) superficial b. of the transverse cervical artery; *&* *~ nervi radialis* (*PNA*) superficial b. of the radial nerve *&* *superior nervi oculomotorii* (*PNA*) superior b. of the oculomotor nerve; *Rami superiores nervi transversi colli* (*PNA*) superior b. of the anterior cutaneous nerve of the neck; *&* *superior ossis pubis* (*PNA*) superior pubic ramus *&* *suprahyoideus arteriae lingualis* (*PNA*) suprahyoid artery *&* *sympathicus ad ganglion ciliare* (*PNA*) sympathetic root of the ciliary ganglion; *&* *~ ad ganglion submandibulare* (*PNA*) sympathetic root of the submandibular ganglion

Rami temporales arteriae cerebri mediae (*PNA*) temporal branches of the middle cerebral artery; *Rami ~ arteriae cerebri posterioris* (*PNA*) temporal branches of the posterior cerebral artery; *Rami ~ nervi facialis* (*PNA*) temporal branches of the facial nerve; *&* *temporalis superficialis nervi auriculotemporalis* (*PNA*) temporal b. of the auriculotemporal nerve *&* *tentorii nervi ophthalmici* (*PNA*) nerve to the tentorium *Rami thymici arteriae thoracicae internae* (*PNA*) thymic branches of the internal mammary artery *&* *thyrohyoideus ansae cervicalis* (*PNA*) thyrohyoid b. of the ansa hypoglossi *&* *tonsillaris arteriae facialis* (*PNA*) tonsillar artery; *Rami tonsillares nervi glossopharyngei* (*PNA*) tonsillar branches of the glossopharyngeal nerve *Rami tracheales arteriae thyreoideae inferioris* (*PNA*) tracheal branches of the inferior thyroid artery *&* *transversus arteriae circumflexae femoris lateralis* (*PNA*) transverse b. of the lateral circumflex artery; *&* *~ arteriae circumflexae femoris medialis* (*PNA*) transverse b. of the medial circumflex artery *&* *tubarius arteriae uterinae* (*PNA*) tubal b. of the uterine artery *&* *ulnaris nervi cutanei antebrachii medialis* (*PNA*) ulnar b. of the medial cutaneous nerve of the forearm *Rami ureterici arteriae ovaricae* (*PNA*) ureteric branches of the ovarian artery; *Rami ~ arteriae renalis* (*PNA*) ureteric branches of the renal artery; *Rami ~ arteriae testicularis* (*PNA*) ureteric branches of the testicular artery *Rami ventrales nervorum spinalium* (*PNA*) anterior primary rami of the spinal nerves *Rami vestibulares arteriae labyrinthi* (*PNA*) vestibular branches of the internal auditory artery *Rami zygomatici nervi facialis* (*PNA*) zygomatic branches of the facial nerve *&* *zygomaticofacialis* (*PNA*) zygomaticofacial b. of the zygomatic nerve; *&* *zygomaticotemporalis* (*PNA*) zygomaticotemporal b. of the zygomatic nerve

Rand *m* edge / *anat* margo, *pl* margines / (Saum) margin / (Hohlraum) brim / (kreisförmig) rim / (Grenze) border / (Kultur) contour / (Wunde) lip / (Bett) edge / (Zelle) border, margin / (Becken) brim / (Leber) edge / (Knochenkante) crest, ridge, crista, edge / (Augen) circles, rings / (Hornhaut) limbus / (Lid) margin / (Pupillen) margin / (Zahnfleisch) margin *&-* marginal *&* eines fortschreitenden Ulkus spreading edge of an ulcer *&* *atelektase f* (Lunge) marginal atelectasis *&* **bewußtsein** *n ps* fringe of consciousness *&* **bezirk** *m* marginal area (Zelle); limbus *&* **bildung** *f* (Kultur) contour *&* **geschwür** *n* marginal ulcer (∧) *&* **gliose** *f* marginal gliosis (glai'ousis) *&* **infarkt** *m* marginal infarction *&* **keratitis** *f* marginal keratitis ∼**los** (Brille) rimless *&* **neurose** *f · ps* marginal neurosis

Randolph ('rændolf)-**Lösung** *f* Randolph's diluting fluid

randomisier|t *stat* randomised *&* **ung** *f stat* randomisation

Rand|partie *f* marginal region *&* **position** *f ps* fringe position *&* **psychose** *f ps* marginal psychosis (sai'kousis) *&* **saum**

416

m (Haut) halo (ei) ⇆schärfe *f* marginal definition ⇆schicht *f* borderline *od* peripheral (i) layer ('lɛə) ⇆schleier *m* röntg marginal fog ⇆sehen *n* indirect *od* peripheral vision ('viʒn) ⇆sinus *m* placental sinus (ai) ⇆skotom *n* peripheral scotoma ~ständig marginal / (wandständig) parietal (pə'raiətl) / (peripheriеständig) peripheral (i) ⇆-ständigkeit *f* marginality ⇆stellung *f* der Leukozyten margination ⇆strahl *m* marginal ray ⇆ulkus *n* marginal ulcer ⇆verstärkung *f* (Schiene) side bar ⇆verstärkungseffekt *m* radiol edge effect ⇆wachstum *n* marginal growth ⇆zelle *f* border cell, marginal cell ⇆zone *f* marginal zone *od* area ('ɛəriə)

Raney-Nickel *n* (*DAB*) Raney nickel, nickel-aluminium alloy (*EP*)

Rang|summentest *m* stat rank sum test ⇆varianzanalyse *f* stat analysis of variance of ranked data

Ranke ('raŋkə)**-Dreistadienlehre** *f* Ranke's stages [for tuberculosis]

Ranken|aneurysma *n* cirsoid ('sə:soid) *od* racemose (æ) aneurysm ('ænjuərizm) ⇆angiom *n* s ⇆aneurysma ⇆arterien *f pl* (Arteriae helicinae (*PNA*)) helicine arteries ~artig cirsoid, pampiniform (i) ⇆faser *f* tendril ~förmig pampiniform ⇆geflecht *n* pampiniform plexus ⇆neurom *n* plexiform neuroma

Ransohoff ('rænsəhof)**-Operation** *f* Ransohoff's operation

Ranula *f* (Froschgeschwulst, „Frosch") ranula (æ), frog tongue, ranine (ei) tumo[u]r ⇆- ranine ('reinain), ranular (æ)

Ranunkel *f bot* ranunculus (ʌ)

Ranvier (rã'vie:)|**-Diskus** *m od* **-Scheibe** *f* Ranvier's disk ⇆**-Einschnürung** *f od* **-Ring** *m* (Schnürring) Ranvier's node *od* constriction ⇆**-Kreuz** *n* Ranvier's cross ⇆**-Membran** *f* Renaut's (rə'noz) layer ⇆**-Segment** *n od* **-Knoten** *m* Ranvier's segment

ranzig (Fett) rancid (æ) / ~ machen to rancidify (i) / ~ werden to turn rancid ⇆keit *f* rancidity

Raphe *f* (Nahtstelle) anat raphe ('reifi), suture (ju:), seam ⇆ *medullae oblongatae* (*PNA*) median r. of the medulla oblongata ⇆ *palati* (*PNA*) palatine r. ⇆ *penis* (*PNA*) r. of the penis ⇆ *perinei* (*PNA*) r. of the perineum ⇆ *pontis* (*PNA*) median r. of the pons ⇆ *pterygomandibularis* pterygomandibular ligament ⇆ *scroti* (*PNA*) raphe of the scrotum ⇆fistel *f* fistula of a r.

Rapport *m ps* rapport

Raps *m bot* rape ⇆öl *n pharm* rapeseed oil

Raptus *m ps* raptus (æ)

Raref|aktion *f*, ⇆izierung *f* rarefaction

rasant (Krankheit) rapid (æ)

Rascet[t]a *f anat* rasceta

Rasen *m bakt* lawn

rasen (toben) *ps* to rage, to rave, to be raving (deliriieren) to be delirious (i) ⇆ *n ps* raving, raving madness, rage ~d *ps* raving, mad / (Hunger) ravenous (æ) / (Kopfschmerz) splitting / (Schmerzen) agonising (æ)

Raserei *f ps* rage, frenzy ('frenzi), raving madness

Rasier|flechte *f* barbers' itch, sycosis barbae, tinea (i) barbae ⇆krampf *m*

(Keirospasmus) shaving cramp, xyrospasm ('zaiərospæzm)

Rasorismus *m* doctrine of Rasori (ra-'sori)

Raspatorium *n chir* raspatory (a:), bone rasp, xyster ('zistə), rugine (ru:'ʒi:n)

Raspel *f chir* rasp (a:) / ~n *chir* to rasp ⇆geräusch *n* rasping sound

Rasse *f* race / (Tier) breed / *bakt* strain ⇆- racial (ei)

Rassel|- rhonchal ('roŋkəl) ⇆fremitus *m* rhonchal fremitus (e)

Rasselgeräusch *n* rhonchus, *pl* rhonchi ('roŋkai), rattling, râle *od* rale (ra:l) [*oft pl* râles] (Pleuritis) crackles **brummendes** ⇆ sonorous (ɔ:) râle **feinblasiges** ⇆ fine râle, fine bubbling râle **feinblasiges feuchtes** ⇆ subcrepitant (e) râle **feuchtes** ⇆ moist râle **giemendes** ⇆ sibilant (i) râle **großblasiges** ⇆ coarse *od* coarse bubbling râle ⇆ **nach Hustenstoß** post-tussive (ʌ) râle **kleinblasiges** ⇆ fine bubbling râle **klingendes** ⇆ consonating crepitation *od* râle, consonation **klirrendes** ⇆ tinkling râle **knarrendes** ⇆ crackling râle **knisterndes** ⇆ crepitant râle **konsonierendes** ⇆ consonating râle **krepitierendes** ⇆ crepitant râle **metallisches** ⇆ metallic râle **mittelblasiges** ⇆ medium (i:) râle **pfeifendes** ⇆ sibilant (i) *od* whistling râle **schleimiges** ⇆ mucous (ju:) râle **schnurrendes** ⇆ purring (ju:) râle **schwirrendes** ⇆ whirring (ə:) râle **trockenes** ⇆ dry râle, rhonchus ('roŋkəs)

Rasseln *n*, amphorisches amphoric (ɔ) râle *od* rale / feinblasiges ⇆ fine râles

rasseln to rattle / (Asthma) to wheeze / (trocken) to crackle ⇆ *n* rattling / (Lunge) râle (ra:l), rale (häufig *pl* râles) / (Asthma) wheezing, rhonchus ('roŋkəs) / (Krepitation) crepitation, crepitus (e) [*s a* Rasselgeräusch] ~d rattling, wheezing, crepitant (e), crackling

rassen|bedingt racial (ei) ⇆disposition *f* racial disposition ⇆hygiene *f* eugenics (ju:'dʒeniks) ⇆hygieniker *m* eugenist ('ju:dʒənist) ~hygienisch eugenic (e) ⇆kreuzung *f* crossbreeding ⇆kunde *f* ethnology ⇆lehre *f* eugenics ⇆merkmal *n* racial characteristic

Raster *m* (Gitter) röntg grid ⇆bestrahlung *f* grid irradiation ⇆blende *f* röntg Potter-Bucky ('bʌki) diaphragm ('daiəfræm), anti-scatter grid ⇆elektronenmikroskop *n* scanning electron microscope ⇆mammographie *f* grid mammography

Ratanhia|tinktur *f* ((*DAB*) Tinctura Ratanhiae (*DAB*)) tincture of ratanhia ⇆wurzel *f od* (*DAB*) Radix Ratanhiae (*DAB*), Ratanhiae radix (*EP*)) ratanhia (æ) root, rhatany (æ) root (*EP*)

Rate *f* rate

Rathke ('ra:tkə)|**-Ductus** *m od* **-Gang** *m* Rathke's duct ⇆**-Schädelbalken** *m* Rathke's trabecula (e) ⇆**-Tasche** *f* Rathke's pouch, fold *od* pocket ⇆-**-Zyste** *f* Rathke's cyst

Ratinbazillus *m* ratin (æ)

rational *ps* rational (æ) ⇆isierung *f ps* rationalisation

Ratlosigkeit *f ps* (*bes* bei Geisteskranken) abulia (ju:), mental confusion

Ratten|bandwurm *m* rat tapeworm ⇆bekämpfung *f* rat control (ou) ⇆biß *m* rat-bite ⇆bißfieber *n* morbus morsus muris (uə), rat-bite fever, sodoku (ou) ⇆ein-

heit *f* (RE) rat unit (RU) ⇆fleckfieber *n* murine (juə) *od* rat typhus ('taifəs) ⇆floh *m* rat flea, Xenopsylla (i) cheopis (ou) ⇆gift *n* rat poison, raticide ⇆lepra *f* rat leprosy (e) ⇆pest *f* rat plague (pleig) ⇆vergiftung *f* (Entrattung) extermination of rats ⇆schwanzfeile *f* dent rat-tail file ⇆schwanzkatheter *m* rat-tail catheter (æ) ⇆tumoren *m pl* rat tumo[u]rs ⇆vernichtung *f* extermination of rats ⇆vertilgungsmittel *n* raticide (æ)

Rau (rau)**-Apophyse** *f* Rau's apophysis

Rau|basin *n pharm* raubasine (ɔ:) ⇆basinin *n pharm* raubasinine (i)

Raubbau *m* (an Gesundheit) undermining (ai) *od* ruining ('ru:inin)

Rauber ('raubər)**-[Deck-]Schicht** *f* Rauber's layer

Raubwanze *f* (Chagaskrankheit) cone-nosed bug; Triatoma, Reduviidae (redju'vaiidi:)

rauchen (Säure) to fume

Räucherapparat *m* fumigator (ju:)

Raucher|bein *n* smokers' leg ⇆bronchitis *f s* ⇆husten ⇆herz *n* (Nikotinherz) tobacco heart, smokers' heart ⇆husten *m* smokers' cough (kof) ⇆katarrh *m* smokers' catarrh (a:) ⇆krebs *m* clay-pipe cancer, smokers' cancer ⇆-Respirationssyndrom *n* smokers' respiratory syndrome

Räucher|mittel *n pharm* fumigant (ju:) ~n to fumigate (ju:) ⇆papier *n* fumigating (ju:) paper ⇆pulver *n pharm* fumigating powder ⇆ung *f* (Desinfektion) suffumigation (,sʌfju:mi'geiʃn), fumigation

Raucherzunge *f* smokers' tongue, leukoplakia (ei)

Rauch|schädigung *f* smoke damage (æ) ⇆schwamm *m bot s* Bovist ⇆vergiftung *f* poisoning by smoke inhalation, smoke poisoning ~verseucht (Luft) smoke-polluted (u:)

Räude *f vet* mange (meindʒ), scabies ('skeibii:z) ⇆milbe *f* mange mite

räudig mangy ('meindʒi), scabious (ei)

rauh (Haut, Knochen) rough (rʌf) / (Klima) harsh, inclement (e) / (Stimme) hoarse, raucous (ɔ:) / (Herzgeräusch) harsh / *bakt* rough ⇆form *f bakt* R *od* rough colony

Rauheit *f* [*s* rauh] roughness (ʌ), rawness, inclemency (e), hoarseness, raucousness (ɔ:), harshness

Rauhigkeit *f s* Rauheit

Raum *m* room / (anat meist) space / (Hohlraum) cavity / (Bezirk) area ('ɛəriə) **geschlossener** ⇆ anat enclosed (ou) space **intervillöser** ⇆ intervillous space **luftleerer** ⇆ vacuum (æ) **perilymphatischer** ⇆ perilymphatic space **retrobulbärer** ⇆ retrobulbar (ʌ) space **subphrenischer** ⇆ hypophrenium ('haipo'fri:niəm), hypophrenic (e) *od* subphrenic *od* subdiaphragmatic (ai--æ) space **toter** ⇆ dead space ⇆- spatial (ei) ⇆angst *f ps* (Platzangst) cenophobia, agoraphobia ('ægərə) ⇆auffassung *f ps* space perception ~beengend (Tumor) compressive; expanding; space-occupying, expansile ⇆begriff *m ps* appreciation (ə,pri:si'eiʃən) of space ⇆bild *n* stereoscopic (ɔ) image ⇆blindheit *f* space blindness ⇆dichte *f* volume density ⇆empfinden *n* space feeling ⇆erleben *n* space perception ⇆fahrtbiophysik *f* bio-engineering ⇆fahrtmedizin *f* aerospace medicine ~fordernd *s*

417

~beengend ⸘forderungen f pl masses
~füllend (Nahrung) bulky (ʌ) ⸘gefühl n
ps space feeling ⸘gehalt m (Raum-
inhalt) volume, capacity ⸘gewicht n
specific weight ⸘inhalt m capacity, volume ⸘isomerie f stereo-isomerism
('stiərio-ai'sɔmərizm)
räumlich (Sehen, Sehakt) spatial
('speiʃəl), stereoscopic (ɔ) / (dreidimen-
sional) three-dimensional
Raum|luftdesinfektion f disinfection of
the air in the sickroom ⸘maß n cubic
measure (e) ⸘medizin f space medicine
⸘orientierung f spatial orientation;
taxis ⸘schwelle f double point threshold (e) ⸘sehen n stereoscopic (ɔ) vision
('viʒən) ⸘sinn m space sense ⸘strah-
lung f (kosmische Strahlung) cosmic
radiation ⸘temperatur f room temperature ⸘-Zeit-Gefühl n ps space-time
sense
Raupe f caterpillar (æ)
Raupen|dermatitis f caterpillar (æ) der-
matitis ⸘haarbindehautentzündung f
caterpillar conjunctivitis ⸘haardermati-
tis f caterpillar dermatitis ⸘urtikaria f
caterpillar rash
Rausch m tox intoxication, inebriation /
(kurze Narkose) light ether ('i:θə)
an[a]esthesia (i:), rausch (rauʃ) ⸘brand
m vet symptomatic anthrax ('ænθræks),
rauschbrand ⸘brandbazillus m bakt
Clostridium (i) chauvoei (ʃo'voui) ⸘en
n radiol noise ~erzeugend (berau-
schend) intoxicant
Rauschgift n tox narcotic (ɔ), drug, dope
(ou) F ~betäubt drugged, dopy (ou),
doped ⸘handel m drug traffic ⸘neurose
f ps (Opium) meconeuropathy ⸘psy-
chose f ps drug psychosis (sai'kousis)
⸘sucht f drug addiction, drug habit,
narcomania (ei) ~süchtig drug-ad-
dicted ⸘süchtiger m drug addict
Rausch|narkose f slight od short ether
('i:θə) an[a]esthesia (i:), [ether] rausch
⸘zustand m inebriation, intoxication,
drunkenness
Räusperhusten m hawking (ɔ:) cough
(kɔf)
Raute f bot rue (ru:) / (Rhombus) rhomb
(rɔm)
rauten|förmig rhomboid ⸘grube f (Fossa
rhomboidea (PNA)) floor of the fourth
ventricle / rhomboid fossa ⸘hirn n anat
rhombencephalon (,rɔmben'sefələn),
hindbrain (ar) ⸘muskel m, großer,
kleiner (Musculus rhomboideus major,
minor (PNA)) rhomboid major, minor,
muscle ⸘öl n rue oil
Rauwolfia f pharm Rauwolfia (rɔ:'wɔlfiə)
/ ⸘ canescens R. canescens / ⸘ serpentina R. serpentina (ai) (BPC) / ⸘ vomitoria R. vomitoria (ɔ:) (BPC) ⸘alkaloi-
de n pl R. alkaloids (æ)
RAV = Rous-assoziiertes Virus n Rous-
-associated virus, RAV
Rayer (rɛ'je:)-Krankheit f Rayer's disease, Addison-Gull disease
Raymond]-Cestan (rɛ'mɔ̃-sɛs'tã)-Syn-
drom n (orales Brückenhauben-Syn-
drom) Raymond-Cestan syndrome,
pontine syndrome ⸘-Syndrom n Ray-
mond's syndrome
Raynaud (rɛ'no)-Krankheit f od
-Syndrom n Raynaud's disease od gangrene
Razem|at n racemic mixture ~isch race-
mic (i:) ⸘körper m racemic compound
~ös racemose ('ræsimous)

Rb = Rubidium n rubidium, Rb
RBP = Retinol-bindendes Protein n
retinol-binding protein, RBP
RBW = relative biologische Wirksam-
keit f relative biologic[al] effectiveness,
RBE ⸘-dosis f RBE dose ⸘-dosislei-
stung f RBE dose rate ⸘-faktor m RBE
factor
RCR = Retrocardialraum m retrocar-
diac space
RCT = Race-Coombs-Test m Coombs'
test
Rd = physik Rutherford rutherford, rd
rd = Rad rad, rd
RDE = Neuraminidase f receptor des-
troying enzyme, RDE
RDH = Ribitol-dehydrogenase f ribitol
dehydrogenase
RE = Ratteneinheit f rat unit (RU) /
= Rentenempfänger old age pensioner,
OAP
Re = Rhenium rhenium, Re
reabsorbieren to reabsorb
Reabsorption f reabsorption
Read (ri:d)|-Formel f Read's formula
⸘-Verfahren n (Geburtsleitung) Read's
method
Reagens n (pl Reagenzien) Lab reagent
(ei) / analytisches ⸘ analytical r., AR
Reagenz n (pl Reagenzien) reagent ⸘glas
n test tube ⸘glasgestell n Lab test-tube
rack od stand ⸘glaskultur f tube culture
('kʌltʃə) ⸘glasständer m Lab s ⸘glasge-
stell ⸘glasversuch m test tube test
⸘glaszange f test tube forceps pl ⸘-
lösung f reagent solution ⸘papier n Lab
test paper, litmus (i) paper ⸘röhrchen n
Lab s ⸘glas ⸘satz m pharm reagent kit
reagieren to react, to respond, to be
responsive (auf to) / chem to react /
nicht ~ to remain inert / positiv ~ to
give a positive reaction / langsam ~
(Reflex) to be sluggish (ʌ) ⸘ n reaction
/ (z B auf Impfung) response (auf to)
Reagin n reagin ('ri:ədʒin), reaginic
antibody
Reaktion f reaction (auf to) / (Reflex)
response, reflex / (auf Behandlung)
response (auf to) / (auf einen Reiz)
response (ɔ) / imm response allergische
⸘ allergic reaction anamnestische
⸘ anamnestic reaction od response
anaphylaktische ⸘ anaphylactic-type
hypersensitivity anaphylaktoide ⸘
pseudo-anaphylaxis, anaphylactoid reaction basische ⸘ alkaline (æ) reaction
bedingte ⸘ conditioned reflex biologisch falsch positive ⸘ (BFPR) biologically false positive reaction chemische
⸘ chemical reaction depressive ⸘ reactive depression eindeutige ⸘ satisfactory response exaltative ⸘ reactive
mania falsch-negative ⸘ false negative
reaction falsch-positive ⸘ false positive
reaction falsche Schick-positive ⸘ pseu-
dopositive Schick reaction gekreuzte ⸘
cross-reaction konsensuelle ⸘ consensual reaction normale ⸘ natural response paradoxe ⸘ paradoxical reaction
psychogalvanische ⸘ galvanic skin response saure ⸘ acid reaction seelische
⸘ psychical reaction septische ⸘ sepsis
complication spirillotoxische ⸘ Jarisch-
-Herxheimer ('ja:riʃ-'hɛrkshaimər) reaction unbedingte ⸘ unconditioned (i)
response (UR) unter Lichteinwirkung
stattfindende chemische ⸘ photoreac-
tion
Reaktions|ablauf m course of reaction

⸘anomalie f anomalous (ɔ) reaction
~arm showing (ou) poor reaction,
indolent / path latent (ei) ⸘ausfall m
absence of reaction od response ⸘bahn
f path of reaction ~bereit ready to
react, reactive ⸘bereitschaft f reactivity
⸘bildung f reaction formation ⸘blu-
tung f reactionary h[a]emorrhage (e)
⸘depression f ps reactive depression
⸘ergebnis n result of reaction ~fähig
physiol responsive (auf to), reactive,
capable of reaction ⸘fähigkeit f responsiveness, reactivity ⸘folge f chem
reaction sequence ⸘form f reaction
pattern / normale ⸘ normergy (ɔ:)
⸘gemisch n reaction mixture ⸘ge-
schwindigkeit f reaction speed ⸘kette f
series ('siəri:z) of reactions ⸘kurve f
reaction curve ~los without reaction od
response ⸘losigkeit f absence of reaction od response, missing response od
reaction ⸘ödem n reactionary [o]edema
(i:) ⸘potential n evoked potential ⸘-
produkt n reaction product ⸘psychose
f reactive psychosis ⸘schema n chem
reaction formula ⸘schwelle f reaction
threshold ('θreʃould) ~träge slow to
react, of slow reaction ⸘trägheit f slowness of reaction ⸘typ m ps reaction
type ⸘unfähigkeit f immunological unresponsiveness ⸘verlauf m course of
reaction ⸘vermögen n reactivity (i)
⸘verzögerung f delayed reaction ⸘vor-
gang m reaction process (ou) ⸘wärme f
heat of reaction ⸘weise f type of
reaction; (bes ps) mode of reaction
⸘zeit f reaction time od period (iə) ⸘-
zentrum n germinal centre [US center]
reaktiv reactive ⸘ation f reactivation
~ieren to reactivate ⸘ierung f reactivation ⸘ität f reactivity
Realangst f real anxiety
Realgar m chem realgar (ri'ælga:), arsenic ('a:snik) disulphide (ʌ) [US
-sulf-]
Realitäts|leugnung f ps scotomisation
⸘prinzip n ps reality principle, principle
of reality ⸘prüfung f ps reality testing
⸘therapie f reality therapy
Reamputation f reamputation
Reanimation f (Wiederbelebung) resuscitation / kardiopulmonale ⸘ cardiopulmonary resuscitation
Rebound m (verstärkte Aktivität nach
Innervationspause) rebound ⸘-Effekt
m rebound effect ⸘phänomen n rebound phenomenon (ɔ)
Receptaculum n anat receptacle
Recessus m anat recess ⸘ · cochlearis
(PNA) cochlear r. ⸘ costodiaphragma-
ticus (PNA) costodiaphragmatic r. ⸘
costomediastinalis (PNA) costomedias-
tinal (ai) r. ⸘ duodenalis (PNA)
(Jonnesco (-Grube)) duodenal r. ⸘
ellipticus (PNA) elliptical r. ⸘ epi-
tympanicus (PNA) epitympanic r., attic
⸘ hepatorenalis (PNA) hepatorenal r.
⸘ ileocaecalis (PNA) ileoc[a]ecal r. ⸘
inferior omentalis (PNA) lower r. of the
lesser sac ⸘ infundibuli (PNA) infundibular r., cyathus ('saiæθəs) ⸘
intersigmoideus (PNA) r. of the pelvic
mesocolon ⸘ lateralis ventriculi quarti
(PNA) lateral r. of the fourth ventricle
⸘ lienalis (PNA) lienal (ai) r. ⸘
membranae tympani anterior (PNA)
(Trommelfelltasche, vordere) anterior
r. of the tympanic membrane ⸘
membranae tympani posterior (PNA)

(Trommelfelltasche, hintere) posterior r. of the tympanic membrane **⟨** *membranae tympani superior* (*PNA*) (Prussak-Raum) superior r. of the tympanic membrane **⟨** *opticus* (*PNA*) optic r. **⟨** *paraduodenalis* (*PNA*) paraduodenal r. **⟨** *pharyngeus* [Rosenmülleri] (*PNA*) r. of the pharynx **⟨** *pinealis* (*PNA*) pineal r. **⟨** *piriformis* (*PNA*) piriform fossa **⟨** *pleuralis* (*PNA*) r. of the pleura **⟨** *retrocaecalis* (*PNA*) (Treitz-Grube) retroc[a]ecal r. **⟨** *retroduodenalis* (*PNA*) retroduodenal r. **⟨** *sphaericus* (*PNA*) spherical r. **⟨** *sphenoethmoidalis* (*PNA*) sphenoethmoidal r. **⟨** *subhepaticus* (*PNA*) subhepatic r. **⟨** *subphrenicus* (*PNA*) subphrenic r. **⟨** *subpopliteus* (*PNA*) bursa of the popliteus tendon **⟨** *superior omentalis* (*PNA*) upper r. of the lesser sac **⟨** *suprapinealis* (*PNA*) suprapineal r.

Rechen|schwäche *f od* -störung *f* dyscalculia **⟨unvermögen** *n ps* acalculia (u:)
rechts *adj* right, dexter, right-hand, dextro- / *adv* to the right (*von of*), on the right [-hand] side / nach ~ hin, gegen ~ dextrad ('dɛkstrad) **⟨abweichung** *f* (Herz) right axis deviation **~äugig** (rechts besser sehend) dextrocular (ɔ) **⟨belastung** *f* (Herz) right ventricular (i) strain **⟨blick** *m* right lateral gaze (geiz) **⟨dekompensation** *f* right heart failure ('feiljə) **~drehend** dextrogyrate ('dʒaiəreit), dextrorotatory ('routətəri) / (Uhrzeiger) clockwise **⟨drehung** *f* dextrogyration (dʒaiə'reiʃn), dextrorotation, rotation to the right **~gedreht** dextroverted **⟨füßler** *m* dextropedal (i:) person **~gerichtet** dextrad **⟨händer** *m* right-handed person, dextral **~händig** right-handed, dextral, dextromanual (æ) **⟨händigkeit** *f* right-handedness, dextrality (æ) **~hemisphärisch** dextrocerebral (e) **⟨herz** *n* (rechts liegendes Herz) *anat* dextrocardia **⟨herzbelastung** *f* right ventricular strain **~hirnig** (die rechte Hirnhälfte betr.) dextrocerebral **~hörend** (rechts besser als links) dextraural (ɔ:) **⟨hypertrophie** *f* (Herz) right ventricular (i) hypertrophy **⟨insuffizienz** *f* right heart failure, right ventricular [heart] failure ('feiljə) **~konvexskoliotisch** scoliotic (ɔ) with the convexity to the right **⟨lage** *f* (Organ) dextroposition / (Herz) dextrocardia **~liegend** (dextral) (Herz) dextrocardial / das Herz liegt bei ihm rechts he is dextrocardial **~links-dextrosinistral** (i) **⟨-Links-Bewegung** *f* (Auge) right-to-left movement **⟨-Links-Orientierungsstörungen** *f pl* right-left disorientation **⟨schenkelblock** *m* right bundle-branch block **~seitig** *adj* right / *adv* on the right [-hand] side **⟨shunt** *m* shunt to the right, right-to-left shunt **⟨typ** *m* (EKG) right dominance **⟨überwiegen** *n* (Reflex) right-preponderance **~ventrikulär** relating to the right ventricle **⟨verbreiterung** *f* (Herz) aristocardia **~verlagert** (nach rechts gekehrt) dextroverted **⟨verlagerung** *f* dextroversion / (Herz) dextrocardia / (Magen) dextrogastria **~versagen** *n* (Herz) right ventricular (i) failure (ei) **⟨verschiebung** *f* (Blutbild) deviation *od* shift to the right **⟨verspätung** *f* incomplete right bundle-branch [heart] block **~wendend** *s* **~drehend ⟨wendung**

f (Auge) dextroduction (ʌ) **⟨windung** *f* dextrotorsion
Recklinghausen (rekliŋ'hauzən)**-Krankheit** *f* Recklinghausen's disease; (1) multiple (ʌ) neurofibromatosis ('njuəro'faibromə'tousis), (2) osteitis (ai) fibrosa cystica (i)
Reclinatio *f* reclination
Reclus (rə'kly)**-Krankheit** *f od* **Syndrom** *n* (Zystenmamma) Reclus' disease
Recruitment *n* (Rekrutierung) *neur* recruitment (u:)
rectal *s* rektal
rectificatus rectified
Rectum *n s* Rektum
Rectusschnitt *m chir* rectus incision (i)
recurrens recurrent (ʌ)
Rede|drang *m s* **⟨sucht ⟨fluß** *m* (Logorrhoe) *ps* logorrh[o]ea (i), verbomania (ei)
Redeker ('re:dəkər)**-Frühinfiltrat** *n od* **-Herd** *m* Assmann's focus
redestillieren *pharm* to redistil ('ri:di'stil)
Rede|sucht *f* (Rededrang) logomania (ɔ-ei), overtalkativeness, leresis (liə'ri:sis) **~süchtig** *ps* overtalkative
Redien *n pl zool* rediae ('ri:dii:)
Redlich[-Obersteiner] ('re:dliç-'o:bərstainər)**-Zone** *f* Obersteiner-Redlich area
Redout *n* (Bewußtseinsstörung) redout
Redox = Reduktion/Oxydation oxidation-reduction (O-R), redox **⟨indikator** *m* redox (i:) indicator **⟨katalysator** *m* redox catalyst **⟨potential** *n* redox potential **⟨system** *n* redox system **⟨titration** *f* redox titration
Redressement *n chir* correction, redressement (rədres'mã) **⟨** forcé redressement forcé
redressieren *chir* to correct, to replace, to set, to redress
Redressions|tisch *m* redressement table **⟨übung** *f* redressing exercise
Redseligkeit *f ps* loquacity (æ), talkativeness, garrulity (u:)
Reduktase *f* reductase (ʌ)
Reduktion *f chem* reduction (ʌ)
Reduktions|mittel *n chem* reducer (ju:), reducing (ju:) agent (ei), reductant (ʌ) **⟨probe** *f* reduction test **⟨teilung** *f* reduction (ʌ) division, meiosis [*US* miosis] **⟨vorgang** *m* reduction process (ou)
Reduplikation *f genet* replication
reduzier|bar reducible (ju:) **~en** (Sauerstoff entziehen *od* Wasserstoff zufügen) *chem* to reduce (ju:) **⟨stück** *n dent* adapter **⟨ung** *f* reduction (ʌ)
Reed ('ri:d)**-Zelle** Dorothy Reed cell
Re|edukation *f* re-education **⟨evolution** *f* re-evolution
Reffknoten *m* (Doppelknoten) reef knot (nɔt)
Reflektor *m* reflector **~isch** reflex **⟨spiegel** *m* (Beleuchtungsspiegel) reflector (e)
Reflex *m* reflex (i:); response (ɔ) **auropalpebraler ⟨** cochleo-orbicular *od* cochleo-palpebral reflex **bedingter ⟨** conditioned (kən'diʃənd) reflex *od* response / **' erhöhter** *od* **gesteigerter ⟨** exaggerated (æ) reflex **exteroceptiver ⟨** exteroceptive reflex **fehlender ⟨** absent reflex **gekreuzter ⟨** crossed reflex **gesteigerter ⟨** hyperactive reflex **herabgesetzter ⟨** feeble reflex **interozeptiver ⟨** interoceptive reflex **kardiorespiratorischer ⟨**

cardiorespiratory reflex **kardiovaskulärer ⟨** cardiovascular reflex **koordinierter ⟨** co-ordinated reflex **myenterischer ⟨** myenteric reflex **okulokardialer ⟨** oculocardiac reflex **okulopharyngealer ⟨** oculopharyngeal reflex **palmomentaler ⟨** palmomental *od* palm-chin reflex **paradoxer ⟨** paradoxical reflex **pathologischer ⟨** pathologic[al] reflex **phasischer ⟨** phasic reflex **pilomotorischer ⟨** trichography (ɔ), · pilomotor (ou) reflex **psychogalvanischer ⟨** psychogalvanic reflex, galvanic skin response **psychokardialer ⟨** psychocardiac reflex **renorenaler ⟨** renorenal reflex **segmentaler ⟨** segmental reflex **spinaler ⟨** spinal (ai) reflex **tonischer ⟨** tonic (ɔ) reflex **träger ⟨** sluggish (ʌ) reflex **übermäßig starker ⟨** over-response reflex **unbedingter ⟨** unconditioned (UCR) *od* unconditional reflex **ungleicher ⟨** unequal reflex **vasomotorischer ⟨** vasomotor reflex **verstärkter ⟨** increased reflex **verzögerter ⟨** delayed reflex **vesico-ureteraler ⟨** vesico-ureteral regurgitation **vestibulärer ⟨** vestibular reflex **viszeraler ⟨** visceral reflex **ein ⟨ ist ausgefallen** a reflex is depressed **einen ⟨ auslösen** to elicit (i) a reflex **ein ⟨ ist nicht auslösbar** a reflex is absent **⟨-reflex ⟨abschwächung** *f* hyporeflexia **⟨akkommodation** *f* reflex accommodation **⟨anomalie** *f* abnormal reflexes **⟨aphasie** *f* aphthongia (æf'θɔndʒiə) **~artig** reflex-like **~auslösend** reflexogenic (e) **⟨automatie** *f* spinale spinal reflex automatism (ɔ) **⟨automatik** *f* reflex automatism (ɔ) **⟨bahn** *f* reflex path *od* tract *od* pathway **⟨beantwortung** *f* response **⟨bewegung** *f* reflex movement *od* action **⟨bilder** *n pl* Purkinje-Sanson ('purkinjə-'sænsən) images ('imidʒiz) **⟨blendung** *f* reflex glare **⟨bogen** *m* reflex arc *od* path **⟨differenz** *f* difference between the reflexes of the two sides of the body **⟨dystrophie** *f* reflex dystrophy **⟨epilepsie** *f* reflex epilepsy (e) **⟨erregbarkeit** *f* reflex excitability **⟨gefühl** *n* reflex sensation **⟨halluzination** *f* reflex hallucination **⟨hammer** *m* plessor, plexor, percussion hammer **⟨hemmung** *f* reflex inhibition **⟨herabsetzung** *f* hyporeflexia **⟨husten** *m* reflex cough (kɔf) / (vom Ohr) ear cough
Reflexion *f ps* reflection
Reflexions|vermögen *n phys* reflecting power **⟨winkel** *m* (Strahlen) angle of reflection
reflexiv reflexive
Reflex|kette *f* reflex chain **⟨kopfschmerzen** *m pl* reflex headache ('hedeik), symptomatic headache **⟨krampf** *m* reflex spasm **⟨lähmung** *f* reflex paralysis (æ) **⟨leitung** *f* reflex conduction **~los** without reflexes **⟨losigkeit** *f* areflexia, absence of reflexes **⟨muster** *n* reflex pattern **⟨neurose** *f ps* reflex neurosis **~ogen** reflexogenic (e) **⟨ograph** *m* (Reflexschreiber) reflexograph **⟨ometer** *n* reflexometer (ɔ) **⟨reiz** *m* reflex irritation **⟨rötung** *f* reflex erythema (i:) **⟨schmerz** *m* reflex *od* referred (ə:) pain **⟨schreiber** *m* reflexograph **⟨schwäche** *f* (Hyporeflexie) hyporeflexia **⟨steigerung** *f* hyperreflexia **⟨störung** *f* reflex disturbance, pararreflexia, abnormal reflex **⟨strahl** *m* reflected ray **⟨symptom** *n* reflex symptom **⟨therapie** *f* reflexo-

therapy ⟨tonus m reflex tonus (ou) ⟨verhalten n condition of reflexes, reaction of a reflex to a stimulus (i) ⟨verlust m ps extinction od loss of a reflex ⟨verminderung f hyporeflexia ⟨verstärkung f intensification of a reflex od response ⟨verzögerung f lag ⟨vorgang m reflex action od process (ou) ⟨wirkung f reflex action ⟨zeit f reaction time ⟨zentrum n reflex centre [US center]

Reflux m (Rückfluß) reflux (i:) / hepatojugulärer ⟨ hepatojugular (ʌ) reflux / vesikoureteraler ⟨ vesico-ureteral reflux ⟨ösophagitis f reflux [o]esophagitis

refraktär refractory / ~ bleiben not to respond (gegen to) ⟨periode f (refraktäre Pause) refractory period (iə) ⟨phase f (Herz) refractory period (iə) ⟨stadium n (Herz) refractory state ⟨zeit f inertia (ə:) time, refractory period ⟨zustand m refractory condition od stage

Refraktion f opt refraction

Refraktions|- opt refractive, dioptric ⟨anomalie f refractive ametropia, error of refraction ⟨augenspiegel m refraction ophthalmoscope (æ) ⟨bestimmung f opt dioptoscopy (daiɔpˈtɔskəpi) ⟨fehler m error of refraction ⟨fläche f refractory surface (ə:) ⟨hypermetropie f index hypermetropia ⟨index m refractive index ⟨kraft f (Brechungskraft, Brechungsvermögen) refractivity (i) ⟨lehre f dioptrics (ɔ) ⟨messer m opt dioptometer (ɔ), optometer ⟨myopie f index od indicial (i) myopia ⟨ophthalmoskop n refraction ophthalmoscope (ɔfˈθælməskoup) ⟨prüfer m dioptometer (ɔ), optometer ⟨stärke f refractivity ⟨winkel m angle of refraction ⟨zeit f (Herz) refractive phase, time of refraction, refractory period ⟨zustand m static refraction

refraktiv opt refractive (æ)

Refrakto|meter n refractometer (ɔ) ⟨meterwert m refractometer reading ⟨metrie f refractometry (ɔ) ~risch refractory ⟨skop n refractoscope

refrakturier|en chir to refracture, to rebreak ⟨ung f chir refracture (æ), refracturing, rebreaking

Refrigerantien n pl pharm refrigerants (i)

Refrigeratio[n] f refrigeration

refrigerieren to freeze, to refrigerate (i)

Refsum ('refsum)-Syndrom n od -Ataxie f Refsum's disease od syndrome

refundier|en to reinfuse ('ri:inˈfju:z) ⟨ung f (Blut) reinfusion

REG = Rheoenzephalogramm n rheo-encephalogram

Regel f rule / (Menstruation) menstruation, menses ('mensi:z) ⟨ (Menstruation betr) menstrual / letzte ⟨ vor der Empfängnis last menstrual od monthly period (iə) / schmerzhafte od schwierige ⟨ dysmenorrh[o]ea (i)

Regel|anamnese f menstruation history ⟨blutung f menses ('mensi:z), period (iə), menstruation angreifende ⟨ debilitating (i) menstruation unregelmäßige ⟨ irregular (e) menstruation verhaltene ⟨ menoschesis (miˈnɔskisis), menostasia (ei) verzögerte ⟨ delayed menstruation

Regele ('re:gələ)-Handgriff m Regele's manoeuvre (u:), US maneuver

Regel|größe f controlled variable ⟨hy-

giene f hygienic (i:) measures (e) during menstruation ⟨kreis m feedback mechanism (e) od control system ⟨kreislehre f (Selbach) ps feedback mechanism theory (i) ~n (regulieren, steuern) to regulate (e), to control ⟨störung f menstrual disorder od irregularity (æ) / (Ausbleiben der Regel) ischiomenia (ˌiskioˈmi:niə), menoschesis (miˈnɔskisis), suppression of the menses ('mensi:z) / (zu starke od zu lange Blutung) hypermenorrh[o]ea (i) / (zu schwache Blutung) hypomenorrh[o]ea (i) / (schmerzhafte Blutung) dysmenorrh[o]ea / (zu häufige Regel) polymenorrh[o]ea / (zu seltene Regel) oligomenorrh[o]ea ⟨tempoanomalie f menstrual abnormality ⟨zentrale (Selbach) ps control centre [US center]

Regenbogen|farben f pl prismatic od spectral colo[u]rs ⟨haut f (Iris) (PNA) iris ('aiəris) ⟨haut- iridial (i), iridian (i), irido- (ai, i) (Vors) ⟨hautentzündung f iritis (aiə'raitis), inflammation of the iris ⟨haut- und Ziliarkörperentzündung f iridocyclitis ⟨hautresektion f iridectomy

Regenerat n regeneration product (ɔ)

Regeneration f regeneration / Glied~ bei niederen Tieren holomorphosis ('hɔlo-) / ⟨ des Organismus regenerative processes in the body

regenerations|fähig regenerative (e) ⟨fähigkeit f regenerative power ⟨funktion f regenerative function (ʌ) ⟨kraft f regenerative power ⟨produkt n product (ɔ) of regeneration ⟨prozeß m process (ou) of regeneration ⟨stoffwechsel m regenerative metabolism (æ) ⟨vorgang m regenerative process (ou)

Regener|ator m regenerator (e) ~ieren vt u v refl to regenerate (e) ⟨ierung f (Erneuerung) regeneration, renewal (ri'nju:əl)

Regen|wasser n aqua pluvialis ⟨wurmmuskeln m pl (Fuß: Musculi lumbricales pedis (PNA)) lumbrical muscles of the foot (Hand: Musculi lumbricales manus (PNA)) lumbrical muscles of the hand

Regime n regimen ('redʒimən)

Regio f (Gegend, Region) region, area ('ɛəriə) ⟨nes abdominis ((PNA) Bauchregionen) abdominal regions ⟨ analis (PNA) anal r. ⟨ antebrachii anterior (PNA) anterior antebrachial r.; ⟨ ~ posterior (PNA) posterior antebrachial r.. ⟨ axillaris (PNA) axillary r. ⟨ brachii anterior (PNA) anterior brachial r.; ⟨ ~ posterior (PNA) posterior brachial r. ⟨ buccalis ((PNA) Wangengegend) buccal (ʌ) r. ⟨ calcanea ((PNA) Fersengegend) calcanean r. ⟨nes colli (PNA) cervical regions; ⟨ ~ anterior (PNA) anterior cervical r.; ⟨ ~ lateralis (PNA) lateral cervical r.; ⟨ ~ posterior (PNA) nuchal r. ⟨ cruris anterior (PNA) anterior crural r.; ⟨ ~ posterior (PNA) posterior crural region ⟨ cubiti anterior (PNA) anterior cubital r.; ⟨ ~ posterior (PNA) posterior cubital r. ⟨ deltoidea (PNA) deltoid r. ⟨ epigastrica (PNA) epigastric (æ) r. ⟨ femoris anterior (PNA) anterior femoral r.; ⟨ ~ posterior (PNA) posterior femoral r. ⟨ frontalis ((PNA) Stirngegend) frontal (ʌ) r. ⟨ genus anterior (PNA) anterior r. of the knee;

⟨ ~ posterior (PNA) posterior r. of the knee ⟨ glutea ((PNA) Gesäßgegend) gluteal r. ⟨ hypochondriaca dextra et sinistra (PNA) hypochondriac regions, left and right ⟨ iliaca iliac (i) r. ⟨ infraclavicularis (PNA) infraclavicular r. ⟨ infraorbitalis (PNA) infra-orbital r. ⟨ infrascapularis (PNA) infrascapular r. ⟨ inguinalis (dextra et sinistra) inguinal r., left and right ⟨ lateralis (dextra et sinistra) (PNA) lateral abdominal r., right and left ⟨ lumbalis ((PNA) Lendengegend) lumbar r. ⟨ mammaria (PNA) mammary r. ⟨ mentalis ((PNA) Kinngegend) mental r. ⟨ nasalis (PNA) nasal r. ⟨ occipitalis (PNA) occipital r. ⟨ olfactoria (PNA) olfactory r. ⟨ oralis (PNA) oral r. ⟨ orbitalis (PNA) orbital r. ⟨ parietalis (PNA) parietal r. ⟨ parotideomasseterica (PNA) parotideomasseteric r. ⟨ pubica ((PNA) Schamgegend) pubic r. ⟨ respiratoria (PNA) respiratory r. ⟨ sacralis ((PNA) Kreuzbeingegend) sacral r. ⟨ scapularis (PNA) scapular r. ⟨ sternocleidomastoidea (PNA) sternocleidomastoid r. ⟨ temporalis (PNA) temporal r. ⟨ umbilicalis (PNA) umbilical r. ⟨ vertebralis (PNA) vertebral r. ⟨ zygomatica ((PNA) Jochbeingegend) zygomatic r.

Region f anat region ('ri:dʒən), area ('ɛəriə)

Registrier|apparat m recording instrument ⟨bereich m (NMR) sweep width ~en (aufzeichnen) to record ⟨thermometer n self-registering (e) thermometer (ɔ), thermograph

Regler|kreis m (auch physiol) control circuit ('sə:kit) ⟨system n control system

regredient regressive

Regress|ion f regression ~iv regressive

Regulation f regulation, regulatory process (ou)

Regulations|faktor m regulatory (e) factor ⟨schwäche f weak od insufficient (i) regulation ⟨störung f disturbance in regulation, regulatory disorder / hypodynamische ⟨ hypodynamic regulatory disorder / hypotone ⟨ hypotensive regulatory disorder ⟨vorgang m regulatory process ⟨zentrale f control centre

regulat|iv regulative (e) ⟨or m physiol regulatory substance ⟨or-Gen n regulator gene (dʒi:n) ~orisch regulatory (e)

regulier|bar regulable (e), adjustable (willkürlich regulierbar) volitional (i) ~en to regulate (e), to adjust ⟨ung f regulation, adjustment

Regung f, zwanghafte ps obsessional impulse

Regurgitation f regurgitation (ri,gə:dʒi'teiʃn) ⟨geräusch n regurgitant murmur (ə:)

regurgitieren to regurgitate (ə:) ~d regurgitant, regurgitating ⟨ n regurgitation

Reh ('re:)-Kutireaktion f Reh's test

Rehabilit|ant m patient undergoing rehabilitation ⟨ation f (Wiederherstellung des Kranken selbst und seiner Beziehungen zur Umwelt) rehabilitation; reablement (ei)

Rehabilitations|klinik f rehabilitation centre [US center] ⟨maßnahme f rehabilitation measure (e) ⟨phase f period (iə) of recuperation ⟨werkstatt f

rehabilitation workshop ⋩zentrum n rehabilitation centre [US center] **rehabilitieren** vt to rehabilitate
Rehfuß ('reifəs)|-**Magenfunktionsprobe** f Rehfuss' method ⋩-[**Magen-**]**Sonde** f Rehfuss' tube
Rehn ('re:n)[-**Delorme**] (de'lɔrm)-**Operation** f Rehn's operation
Rehydra[ta]tion f rehydration
Reibe|geräusch n attrition (ə'triʃən) od friction murmur (ə:); friction rub / (Pleura) pleural (uə) friction rub od fremitus (e) / perikardiales ⋩ pericardial friction sound ⋩massage f frottage (frɔ'ta:ʒ)
reib|en to rub / pharm to pulverise (ʌ), to triturate ('tritjuəreit) / (im Mörser) to pound / (aufreiben, wundreiben) to chafe (ei) ⋩ n rubbing, rub / (Reibung) friction ('frikʃən) [s a reiben und Reibegeräusch] ~**end** rubbing / (knirschend) grating ⋩schale f Lab (Mörser) mortar / (kleine Schale) grinding (ai) bowl ⋩ung f friction (i), rubbing (ʌ), grating
Reibungs|- frictional (i), friction ⋩elektrizität f frictional electricity (i) ⋩fläche f friction surface ⋩gelenk n friction joint ⋩koeffizient m coefficient of friction ⋩wärme f frictional heat ⋩widerstand m frictional resistance
Reich n bot zool kingdom
-**reich** rich in (z B chromatinreich rich in chromatin); high- (z B salzreich high--salt)
Reichert ('raiçert)|-**Knorpel** m Reichert's cartilage ⋩-**Membran** f Reichert's membrane ⋩-**Substanz** f Reichert's substance
reichlich abundant (ʌ) / (Blutung, Schleim) profuse (prə'fju:s) / (Schwitzen) free, profuse
Reichmann ('raiçman)-**Syndrom** n (Magensaftfluß) Reichmann's syndrome, Reichmann's disease, gastrosuccorrh[ɔ]ea (i)
Reichstein ('raiçstain)-**Substanzen** f pl Reichstein's substances
Reichtum m, eingebildeter ps cresomania (,kri:so'meiniə)
Reid ('ri:d)-**Grundlinie** f Reid's base line
reif mature (juə), matured, ripe, developed / ~ werden (Abszeß) to mature, to come to a head
Reife f maturity (juə)
Reifen n s Reifung ~ to ripen (ai) (zu into), to mature (juə) / (Abszeß) to gather, to come to a head
reifenartig (Angina pectoris) hooplike
Reife|teilung f (Geschlechtszellen) reduction (ʌ) division, meiosis (mai-'ousis) / (Ei) segmentation ⋩vorgang m maturing (juə) process, maturation ⋩zeichen n pl signs of maturity ⋩zeit f (Pubertät) puberty (ju:), age of maturity (juə) ⋩zustand m state od stage of maturity od ripeness
Reifung f (Reifen) maturation, ripening, maturing (juə) / zur ⋩ bringen to mature
Reifungs|defizit n ps defective od retarded maturation ⋩dissoziation f maturation dissociation ⋩hemmung f maturation arrest ⋩krise f sex puberal od adolescent crisis (ai) ⋩kurve f maturation curve ⋩periode f period (iə) of maturation ⋩problem n maturation problem ⋩störung f disturbed maturation ⋩teilung f maturation division

Reifwerden n (Abszeß) gathering, pointing
Reihe f (Serie) series ('siəri:z) / (Folge) succession
Reihen|- serial (iə) ⋩aufnahmegerät n röntg serialograph (æ) ⋩aufnahmen f pl röntg serial radiographs ⋩folgeeffekt m sequential effect ⋩schnitte m pl mikrosk serial sections ⋩untersuchung f mass examination, screening od survey, serial examination / röntg mass radiology od roentgenography (ɔ) ⋩verdünnungstest m serial [tube] dilution test ⋩versuch m serial test
reimmunisieren to re-immunise
Reimmunisierung f re-immunisation ⋩-**dosis** f (Serum) re-immunising dose (dous)
Reimplant|ation f re-implantation ~-**ieren** to re-implant (a:)
Reimsucht f ps metromania (ei)
rein (sauber) clean / (klar) clear / (Metall usw) pure / (Haut, Stimme) clear / (Wasser) pure / (Zunge, Wunde) clean / (unverdünnt) neat / (unverfälscht) unadulterated (ʌ) / (nicht verunreinigt) uncontaminated / chemisch ~ chemically pure
Rein (rain) **respiratorischer-Momentanquotient** m Rein's respiratory quotient
rein|anlagig homozygote (,houmo'zaigout), homozygous ⋩dichte f absolute density
Reinecke ('rainəkə)-**Salz** n Reinecke's salt
Reinfarkt m recurrent infarction
Reinf|ektion f re-infection, superinfection ~-**izieren** to re-infect
reinfundieren (Blut) to re-infuse ⋩ n re--infusion ('ri:-in'fju:ʒn)
Reinfusion f re-infusion / (eigenen Blutes) auto-reinfusion, auto-transfusion
Reinglykosid n pure glycoside
Reinhard ('rainhart)-**Mammaplastik** f Reinhard's mastoplasty
Reinheit f [s rein] clarity (æ), purity (juə), cleanliness (e), neatness / von großer ⋩ highly purified ⋩sanforderungen f pl purity standards for food ⋩sgrad m chem degree of purity ⋩sprüfung f purity assay od test
reinigen to clean / (Mund) to rinse / chem to purify (juə), to refine (ai), to rectify (e) / (klären) to clarify (æ) / (schrubben) chir to scrub (ʌ) / (Wunde) to cleanse (e) / (von Parasiten) to disparasite (æ), to free from parasites, to disinfect ~**d** (Darm) purging (ə:), purgative, cathartic / (sonst) detergent, depurative (juə)
Reinigung f chem rectification, purification, refining (ai) / (Darm) purgation, cleansing (e) / (Säubern) cleaning (i:) / (Blut) purification / (Lunge von Staub) elimination
Reinigungs|bad n cleansing (e) bath ⋩benzin n cleaning benzine ⋩einlauf m cleansing enema ('enimə) ⋩mittel n cleansing (e) agent; detergent (ə:) / (Abführmittel) purgative / chem purifier (juə)
Reinjektion f refusion, re-injection
Rein|kultur f pure culture ('kʌltʃə) ⋩lichkeit f cleanliness (e)
Reinokul|ation f re-inoculation, revaccination ~-**ieren** to re-inoculate (ɔ)
Reinsch ('rainʃ)-**Reaktion** f Reinsch's test

Reinsubstanz f pure od reference substance
Reintegration f ps re-integration
Reinton|audiogramm n pure tone audiogram ⋩audiometrie f pure tone audiometry
Reintubation f re-intubation
Reinvasionsdyspepsie f re-invasion dyspepsia
Reinversion f (Uterus) re-inversion
Reise|diarrhoe f travel[l]ers' diarrh[o]ea ⋩krankheit f motion sickness, cinesia (si'ni:ziə) ⋩psychose f travel[l]ers' psychosis
Reis|esserkrankheit f beriberi ('beri'beri), rice [-eaters'] disease ⋩felderleptospirose f infection with Leptospira (aiə) batavia (bə'teivii:) ⋩kleie f rice bran, rice polishings pl ⋩körperchen n (Corpus oryzoideum) melon-seed body, rice body, oryzoid (o'raizɔid) body ⋩puder m pharm rice powder ⋩schälerdermatitis f rice polishers' dermatitis ⋩schleim m rice gruel
reißen to pull / (Faden) to break, to snap / (zerreißen) to tear (ɛə) ⋩ n F (Rheuma) rheumatism (u:), rheumatalgia (æ) ~**d** (Schmerz) racking / (ziehend) tearing (ɛə)
Reis|stärke f ((DAB) Amylum Oryzae (DAB)) rice starch (EP) ⋩wasser n rice water ⋩wasserstuhl m rice-water stool
Reiten (von Knochenenden) chir parallagma (æ) ~ (übereinanderliegen) to ride (auf over) (z B Knochenenden) ~**d** (Aorta) overriding
Reiter ('raitər)-**Syndrom** n (artikulo--urethro-okuläres Syndrom) Reiter syndrome
Reiter|chen n ophth riding opacity ⋩schwiele f riders' callosity
Reithosen|anästhesie f saddle-block an[a]esthesia (i:) ⋩fettsucht f adiposity of the hips and thighs (θaiz)
Reitknochen m riders' od cavalry (æ) bone
Reiz m stimulus, pl stimuli ('stimjulai) / (Anstoß, Anreiz) impulse ('stördend) irritation / (erregend) excitation **adäquater** ⋩ adequate ('ædikwit) od homologous (ɔ) stimulus **afferenter** ⋩ sensory stimulus **bedingter** ⋩ (konditionaler Stimulus) conditioned stimulus **chemischer** ⋩ chemical stimulus **einschleichender** ⋩ creeping stimulus **elektrischer** ⋩ electric stimulus od excitation **endogener** ⋩ endogenous stimulus **exogener** ⋩ exogenous stimulus **inadäquater** ⋩ inadequate stimulus **konditionierter** ⋩ conditioned stimulus **thermischer** ⋩ thermal stimulus **überschwelliger** ⋩ supraliminal (i) stimulus **unbedingter** ⋩ unconditioned stimulus **unterschwelliger** ⋩ subliminal (i) stimulus **zentrifugaler** ⋩ efferent impulse **zentripetaler** ⋩ afferent impulse ~**änderung** (Herz) bathmotropic (ɔ) ⋩änderung f (Herz) bathmotropism (ɔ) ⋩antwort f response ⋩artefakt n neur stimulus artefact ~**bar** ps irritable, excitable (ai) / (jähzornig) irascible (æ) / (Haut) oversensitive / (nervös) nervous ⋩barkeit f irritability, excitability, oversensitiveness ⋩beantwortung f response (to) ~**beseitigend** contrastimulant (i) ⋩bildung f impulse formation ⋩bildungsstörung f (Herz) pace-setting disturbance; disturbed nervous impulses of the heart ⋩bildungszentrum n (Herz) rhythmic (i)

centre [*US* center] of the heart &blase *f*
nervous *od* irritable bladder &darm *m*
irritable colon &dauer *f* duration of
stimulation &diät *f* provocative (ɔ) diet
&dosis *f* röntg stimulation dose &ein-
bruch *m* (Reizartefakt) *neur* stimulus
artefact &einfluß *m* stimulating influence &elektrode *f* elektr active *od*
exciting (ai) *od* localising electrode
~empfindlich susceptible to stimuli
&empfindlichkeit *f* susceptibility to
stimuli

reizen (erregen) to excite (ai) / (irritieren)
to irritate (i) / (anregen) to stimulate /
(Appetit) to whet (wet), to sharpen ~d
physiol (Reizung verursachend) irritant
(i) / (anregend) stimulating
Reiz|entzündung *f* reactive inflammation
&erfolg *m* result of stimulation ~erre-
gend irritative (i) &faktor *m* irritative
factor &formen *f pl* (im Blutbild)
Türk's (tyrks) irritation cells &fort-
pflanzung *f* stimulus conduction (ʌ)
&frequenz *f* frequency (i:) of stimulation &gas *n* irritant gas &gift *n pharm*
irritant poison &glukosurie *f* provoked
glycosuria &hemmung *f* retardation of
stimulation &hoden *m* (Hodenneural-
gie) orchidalgia (æ) &husten *m* (ohne
Auswurf) dry cough (kɔf), hacking
cough &intensität *f* intensity of a
stimulus &kerze *f* irritant candle
&klistier *n* stimulating enema ('enimə)
&kolon *n* [spastic] irritable colon
&körpertherapie *f* irritation therapy,
stimulation therapy, protein ('prouti:n)
[shock] therapy &leitung *f* (Leiten)
conduction (ʌ) / (Leitung) path *od*
pathway / (Herz) conduction system
Reizleitungs|bündel *n* conduction (ʌ)
bundle (ʌ) &geschwindigkeit *f* conduction velocity &störung *f* conduction
defect; conductivity disorder &system *n*
conduction system / (Herz) cardionec-
tor

reiz|los non-irritating, irritation-free,
bland (æ); (Haut) showing no signs of
irritation &mahlzeit *f* gastric stimulant
&mengengesetz *n* reciprocity law
~mindernd (hemmend) contrastimulant (i), counteracting stimulation ~-
mildernd soothing, lessening irritation
&mittel *n* (Erregung) excitant / (Anregung) stimulant / (Reizung) irritant /
äußeres & external stimulus &niesen
n (auf Licht) photoptarmosis ('fou-
tota:'mousis) &potential *n* evoked
potential &punkt *m* (des Muskels)
motor (ou) point &quelle *f* source of
stimulation *od* irritation &-Reaktion *f*
stimulus-response (SR) &-Reflex-Zeit *f*
physiol lag &schwelle *f* stimulus threshold ('θreʃould) / unterste & absolute
threshold &schwellenbestimmung *f* determination of the absolute threshold
&stoff *m* irritating *od* stimulating
substance &strahlung *f* röntg irritative
radiation &symptom *n* irritative symptom *od* sign &therapie *f* irritation *od*
stimulation therapy &überempfindlich-
keit *f* supersensitivity to stimuli &über-
flutung *f* overstimulation; excessive
stimulation; flooding implosion; sub-
jection to external stimuli &übertra-
gung *f* transmission of stimuli *od*
impulses &ung *f* [*s* Reiz] irritation,
excitation, stimulation, provocation /
(Hautentzündung) exacerbation / bin-
aurale *od* diotische & diotic (ou)

stimulation / elektrische & *neur* electrical stimulation / selektive & selective
stimulation / tetanische & *neur* tetanic
stimulation &ungsherd *m* irritable
focus &verzug *m* stimulus delay &welle
f excitation wave, stimulus wave &wir-
kung *f* irritant *od* stimulating effect,
effect of irritation *od* stimulation &wort
n stimulus word &zelle *f* Türk's (tyrks)
irritation cell &zustand *m* irritation
Rejektion *f* rejection
Rekalzifizierung *f* recalcification
Rekanalisation *f*, Rekanalisierung *f*
recanalisation
Reklimatisation *f* reacclimatisation
Reklination *f* (Rückwärtsbiegen) reclination; (Starstechen) reclination
Reklinations|behandlung *f* reclination
therapy &bett *n* Lorenz' ('lo:rentsiz)
reclining (ai) bed &gipsbett *n* plaster
(a:) bed
reklinieren to recline (ai)
Rekombinanten *m pl* genet recombinants
Rekombination *f* genet recombination,
rearrangement &analyse *f* recombination analysis
Rekompensation *f* (Herz) recompensa-
tion
Rekompression *f* recompression
Rekonstituierungsflüssigkeit *f* reconsti-
tuting fluid
Rekonvaleszent *m* convalescent [patient]
Rekonvaleszenten|keimträger *m* conva-
lescent carrier &kost *od* -diät *f* convalescent diet (ai) &serum *n* convalescent
od convalescent's serum (iə)
Rekonvaleszenz *f* convalescence, recuperation, recovery (ʌ) / convalescent
period (iə) &phase *f* convalescent phase
&stadium *n* convalescent stage &zeit *f*
convalescent period (iə)
Rekordspritze *f* record syringe (i)
Rekoss ('re:kɔs)-Scheibe Rekoss' disk
Rekrement *n* recrement (e)
Rekristallisation *f* recrystal[l]isation
Rekrudesz|enz *f* (Wiederaufflackern)
recrudescence (,ri:kru:'desəns) ~ieren
to recrudesce
Rekrutierung *f* neur (Recruitment) recruitment (u:)
rektal rectal, per rectum &ampulle *f*
ampulla (ʌ) recti &ausfluß *m*
archorrh[o]ea (i) &blutung *f* archorrhagia (ei) &ernährung *f* rectal alimentation &fistel *f* rectal *od* anal (ei) fistula
Rektalgie *f* rectalgia (rek'tældʒiə)
Rektal|gonorrhoe *f* rectal gonorrh[o]ea
&hernie *f* archocele ('a:kosi:l) &in-
fusion *f* rectal infusion (in'fju:ʒən),
infusion into the rectum &installation *f*
rectal instillation &krise *f* rectal crisis
(ai) &messung *f* rectal measurement (e)
of temperature &narkose *f* rectal
an[a]esthesia (i:) &reflex *n* anal reflex
&spekulum *n* proctoscope (ɔ) &striktur
f stenosis of the rectum, archostenosis,
rectostenosis &temperatur *f* rectal temperature &untersuchung *f* rectal examination
Rektifi|kation *f* chem rectification ~-
zieren chem to rectify (e) &zierung *f*
rectification
Rekto|- (Vors) (Rektum-) recto- (e)
(Vors), procto- (ɔ) (Vors), rectal, anal
(ei) &kokzygopexie *f* proctococcygo-
pexy ('prɔkto'kɔksigopeksi) &perineor-
rhaphie *f* (Proktoperineorrhaphie) rec-
toperineorrhaphy ('rektoperini'ɔrəfi),
proctoperineorrhapy &pexie *f* recto-

pexy, proctopexy &plastik *chir f* proctoplasty, rectoplasty &rektostomie *f* chir
rectorectostomy &romanoskopie *f* rec-
toromanoscopy (ɔ), proctosigmoidoscopy &sigmoid *n* rectosigmoid &sig-
moidektomie *f* chir rectosigmoidectomy
&sigmoiditis *f* proctosigmoiditis &sig-
moidoskop *n* rectosigmoidoscope &sig-
moidoskopie *f* rectosigmoidoscopy &-
skop *n* rectoscope, sigmoidoscope (ɔi),
proctoscope &skopie *f* rectoscopy (ɔ),
proctoscopy, (hohe) proctocolono-
scopy, proctosigmoidoscopy &stenosis
f rectostenosis, proctostenosis &tomie *f*
(Proktotomie) rectotomy, proctotomy
~uterin (Mastdarm *u* Uterus betr)
recto-uterine (ju:) ~vaginal rectovaginal (və'dʒainəl) &vaginalfistel *f* rectovaginal fistula &vaginalfisteloperation
f proctocolpoplasty &vaginalunter-
suchung *f* rectovaginal examination
~vesikal rectovesical (e) &vulvarfistel
f pathol rectovulvar (ʌ) fistula &zele *f*
rectocele ('rektosi:l); rectal hernia
Rektum *n* (Enddarm) rectum (e) / im
Inneren des &s gelegen intrarectal &-
rectal &amputation *f* proctectomy
&biopsie *f* rectal biopsy &dilatation *f*
megarectum &fistel *f* pathol rectal
fistula &fixation *f* rectopexy, proctopexy &karzinom *n* (Enddarmkrebs,
Mastdarmkrebs) carcinoma *od* cancer
of the rectum &plastik *f* (Proktopla-
stik) proctoplasty, rectoplasty &polyp
m rectal polypus &prolaps *m* archo-
ptosis ('tousis), prolapse of the rectum
&resektion *f* proctectomy &scheiden-
fistel *f* rectovaginal (ai) fistula &schis-
tosomiasis *f* rectal schistosomiasis (ai)
&schmerz *m* rectalgia (æ) &spasmen *m*
pl rectal spasms &spritze *f* rectal
syringe (i) &stenose *f* rectostenosis,
proctostenosis &striktur *f* rectal stricture
Rektus|diastase *f* diastasis (æ) recti
abdominis (ɔ) &scheidenhämatom *n*
h[a]ematoma of the rectus sheath
&schnitt *m* rectus incision
Rekurarisierung *f* recurarisation
Rekurrens|fieber *n* relapsing *od* recur-
rent (ʌ) fever &kranker *m* relapsing-
-fever patient &lähmung *f* paralysis (æ)
of the recurrent (ʌ) laryngeal nerve
&spirille *f* Obermeier's spirillum *od*
spirochaeta (i:), Borrelia obermeieri
&therapie *f* recurrence therapy
rekurr|ent recurrent (ʌ) ~ierend recur-
rent (ʌ)
rekursiv retrocursive
Rekurvation *f* recurvation
Relaparotom|ie *f* relaparotomy ~ieren
to relaparotomise, to perform a new
laparotomy
Relaps *m* relapse
Relax|ans *n* (*z* B Kurare) pharm re-
laxant &atio *f* (Erschlaffung) relaxation ~ieren to relax ~ierend relaxing
&in *n* relaxin
Releasing factor *m* releasing factor (RF)
Relief *n* relief (ri'li:f); pattern &filter *m*
röntg relief contrast filter &folie *f* röntg
relief screen &technik *f* relief technique
(i:)
Relikt *n* anat vestige ('vestidʒ), vestigium (i), *pl* vestigia (ves'tidʒiə)
Reluxation *f* chir reluxation
REM = rapid eye movement, REM &-
-Phase *f* REM phase &-Schlaf *m* rapid
eye movement sleep, REM sleep

Rem = (Einheit der Äquivalentdosis) *röntg* rem

rem. = Remedium *n* remedy (e)

Remak ('re:mak)|-**Femoralreflex** *m* Remak's reflex **ℒ-Plexus** *m* Meissner's plexus **ℒ-Zeichen** *n* Remak's sign

remanent residual (ri'zidjuəl)

Remedium *n* (*pl* Remedia) (Mittel) *pharm* remedy (e)

Remineralisation *f* remineralisation

Remission *f* remittence, remission / *opt* reflexion

Remissions|dauer *f* duration of remission **ℒstadium** *n* remission

Remittenz *f* remittence (i)

remittieren to remit (i), to become remittent **~d** remittent; subcontinuous (i)

Remlinger ('remliŋər)-**Zungenzeichen** *n* Remlinger's sign

Remotio *f* (Entfernung) removal (u:) / (Netzhaut) detachment

Ren *m* ren, kidney

renal renal (i:) **ℒkrise** *f* nephralgic (æ) crisis (ai)

Renaut (rə'no)|-**Körperchen** *n pl* Renaut's bodies **ℒ-Lage** *f* Renaut's layer

Renghas-Vergiftung *f* renghas poisoning

Renifleur *m ps* renifleur, osphresiolagniac

Renin *n chem* renin (e)

Renipunktur *f* renipuncture (ʌ)

renitent *ps* refractory, obstinate

Rennin *n* chymosin, rennin, chymase (ai)

reno|- (*Vors*) (Nieren-) reno- (i:) (*Vors*) **ℒgraphie** *f röntg* renography (ɔ), radiography of the kidneys

Renon-Delille (rə'nɔ̃ də'lil)-**Syndrom** *n* Renon-Delille syndrome

reno|trop renotropic **ℒvasogramm** *n* renal arteriogram *od* angiogram **ℒvasographie** *f röntg* reno-angiography (ændʒi'ɔgrəfi)

Renshaw ('renʃɔ:)-**Zellen** *f pl neur* Renshaw cells

Renten|empfänger *m* [old-age] pensioner **ℒneurose** *f ps* compensation *od* pension neurosis (njuə'rousis)

Reorientierung *f ps* reorientation

REO-Viren *n pl* reoviruses, respiratory enteric orphan viruses

Rep. = repetatur rep. (let it be repeated)

Repar|ation *path* repair **ℒationsphase** *f* phase of repair **~ativ** repair **ℒaturhyperplasie** *f* regenerative hyperplasia **ℒaturreplikation** *genet* cut and patch repair **~ierbar** remediable (i:) **~ieren** to mend, to repair

Repellent *n pharm* repellent

Repet|ierspritze *f* repeating syringe **ℒitionszwang** *m* repetition compulsion **~itiv** (DNS) repetitious (DNA)

Repigmentierung *f* repigmentation

Replant|ation *f* (Wiedereinpflanzung) re-implantation **~ieren** to re-implant (a:)

Replica-Plating-Technik *f bakt* replica plating technique

Replik|ase *f* replicase **ℒation** *f genet* replication, duplication **ℒationsform** *f genet* replicative form **~ativ** *genet* replicative **ℒon** *n genet* replicon

Repolarisation *f* repolarisation

reponibel *chir* reducible (ju:)

reponier|bar reducible **~en** *chir* (Hernie) to reduce (ju:) / (Bruch) to set, to reset, to reduce

Reposition *f chir* (Uterus) reposition /

(Verrenkung) taxis, reduction (ʌ), diaplasis / (Hernie) reduction / (Knochen) setting, resetting, reduction / blutige **ℒ** open reduction / blutige **ℒ** mit innerer Fixation open reduction with internal fixation / schlechte *od* fehlerhafte **ℒ** malreduction / unblutige **ℒ** (unblutiges Einrichten) *chir* closed reduction

Repositions|instrument *n* repositor **ℒzange** *f chir* reduction forceps *pl*

Repressor *m* repressor **ℒentblockung** *f* repressor unblocking

Reprise *f* (Keuchhusten) whoop (hu:p)

Reproduktion *f* reproduction

Reproduktions|fähigkeit *f* reproductiveness, reproductivity **ℒindex** *m* reproduction index **ℒperiode** *f* period (iə) of reproduction **ℒstörung** *f* disturbance of reproduction

reproduktiv reproductive

reproduzier|bar reproducible (ju:) **~en** to reproduce

Repulsion *f* repulsion (ʌ) **ℒsphase** *f genet* repulsion configuration

RES = reticuloendotheliales System *n* reticulo (i)-endothelial system (RES)

Rescinnamin *n* (*WHO*) (Reserpinin) rescinnamine (ri'sinəmi:n), reserpinine

Resektat *n* operative specimen

Resektion *f chir* resection, excision, removal (u:) / (mit „elektrischem Messer") electroresection / (einer Nervenwurzel, *bes* einer Spinalnervenwurzel) *chir* radiculectomy / des Mesenteriums *od* Gekröses *chir* mesenterectomy

Resektions|arthrodese *f* resection arthrodesis **ℒinstrument** *n chir* exsector / (zur Resektion des Nasenseptums) *chir* septotome **ℒmesser** *n* resection knife **ℒsäge** *f* resection saw **ℒstumpf** *m* resection stump (ʌ) **ℒtherapie** *f* resectional therapy **ℒzange** *f* resection forceps *pl* / *dent* alveolar (i) forceps *pl*

Resektoskop *n* resectoscope (e)

Reserpin|[um] (*EP*) (*DAB*) *n* reserpine ('resəpi:n) (*BP, EP, USP*)

Reserve *f* reserve **ℒblut** *n* reserve blood **ℒenergie** *f* reserve of energy ('enədʒi) **ℒkraft** *f physiol* reserve force, latent (ei) energy / (Herz) cardiac reserve **ℒluft** *f* expiratory reserve volume (ERV) **ℒvolumen** *n* reserve volume / exspiratorisches **ℒ** (ERV) (Reserveluft) expiratory reserve volume (ERV) / funktionelles **ℒ** functional reserve volume / inspiratorisches **ℒ** (IRV) inspiratory reserve volume (IRV)

Reservoir *n* reservoir ('rezəwa:)

resezier|bar *chir* resectable **~en** *chir* to resect, to remove / (kappen) to trim

residual residual (ri'zidjuəl), remaining **ℒ-** residual **ℒabszess** *m* residual abscess **ℒblut** *n* residual blood / **ℒdosis** *f*, äquivalente equivalent residual dose **ℒepilepsie** *f* residual epilepsy (e) **ℒharn** *m* residual urine **ℒkapazität** *f* residual capacity / funktionelle **ℒ** (FRK) functional residual capacity (FRC) **ℒlähmung** *f* residual hemiplegia (i:) **ℒluft** *f* (Lunge) residual volume (RV) **ℒstickstoff** *m* (Rest-N) rest nitrogen (ai) **ℒsyndrom** *n*, paranoides residual delusion **ℒurin** *m* residual urine (juə) **ℒvolumen** *n* (Lunge) (RV) (Residualluft) residual volume (RV) / funktionelles **ℒ** functional residual volume **ℒwahn** *m ps* residual delusion **ℒzustand** *m ps* residual condition

Residuum *n* residue ('rezidju:), residuum (ri'zidjuəm)

Resina *f* (Harz) *pharm* resin (e) / **ℒ** Dammar (Dammarharz) dammar / **ℒ** Jalapae jalap ('dʒæləp) resin / **ℒ** Pini (Fichtenharz) galipot (æ)

Resinat *n chem* resinate (e)

resistent resistant (*gegen to*) / **~** gegen hohe Temperaturen thermoduric (juə) / **~** werden to become resistant, to acquire (ə'kwaiə) resistance

Resistenz *f* resistance (*gegen to*) / fortschreitende **ℒ** progressive resistance (PR) / verminderte **ℒ** lowered *od* lessened r. **ℒagar** *m* agar for resistance tests **ℒbestimmung** *f* determination [of the degree] of resistance, resistance determination **ℒbild** *n* resistance pattern **ℒfaktor** *m* resistance factor **~fördernd** promoting resistance **ℒherabminderung** *f* diminished resistance **ℒprüfung** *f* sensitivity test **ℒquote** *f* resistance quota (ou) **ℒschwäche** *f* weak resistance **ℒsteigerung** *f* increased resistance **ℒtransferfaktor** *m* resistance--transfer factor **ℒtypen** *m pl* resistance types **ℒwert** *m* resistance value

Resolution *f* (Lösung) (*z B* Pneumonie) resolution (rezə'lu:ʃn) **ℒsvorgang** *m* resolution

Resolvens *n pharm* resolvent

Resonanz *f* resonance ('reznəns) / verminderte **ℒ** diminished r.

Resonator *m* (Lautverstärker) resonator (e)

Resorbens *n pharm* absorbent (ɔ:), resorbent

resorbier|bar (auch Nahtmaterial) absorbable / nicht **~** non-absorbable **~en** (aufsaugen) to absorb (ɔ:) [to resorb (ɔ:)] [nota: to resorb ist sehr selten]

Resorcin[um] *n* (1,3-Dihydroxybenzol) resorcinol (*BP, EP, USP*) (m-dihydroxybenzene)

Resorption *f* (Aufsaugung) absorption (ɔ:), resorption [nota: resorption ist selten, dem deutschen Resorption entspricht absorption] / **ℒ** des Eies absorption of the ovum (ou) / parenterale **ℒ** parenteral digestion (dai'dʒestʃən)

Resorptions|atelektase *f* absorption atelectasis **~fähig** capable of absorption **ℒfähigkeit** *f* absorptive capacity **ℒfieber** *n* traumatic fever / (nach Entbindung) absorption fever **ℒgeschwindigkeit** *f* absorption rate **ℒhalbwertzeit** *f* absorption half-life **ℒikterus** *m* obstructive jaundice ('dʒɔ:ndis) **ℒmittel** *n* absorbent / *pharm* resorbent **ℒstörung** *f* disturbed (ɔ:) absorption **ℒvakuole** *f* [re-]absorption vacuole (æ), resorption vacuole **ℒvermögen** *n* absorbability (i)

resorptiv absorbent (ɔ:)

Resorzin *n s* Resorcin **ℒäthanolamin** *n* orciprenaline (ɔ:si'prenəli:n) [sulphate (*BP*)] **ℒblau** *n* lacmoid (æ) **ℒmonoazetat** *n* mono-acetate resorcinol (*NF*) **ℒphthalein** *n* (Fluoreszein, Fluorescin[um]) phthalein resorcinol, fluorescein **ℒprobe** *f* Selivanoff's (seli'va:nɔfs) reaction (æ) *od* test, resorcinol-hydrochloric (ɔ:)-acid test **ℒsalbe** *f pharm* unguentum resorcinolis, resorcinol paste (ei)

respirabel (Luft: atembar, zum Atmen geeignet) respirable ('respərəbl)

Respiration *f* breathing (i:), respiration

Respirations|- respiratory (aiə) **appa-rat** m anat respiratory system / physiol respirator **geräusch** n respiratory murmur (ə:) **kalorimeter** n respiration calorimeter, Benedict's apparatus **koeffizient** m respiratory coefficient (,koui'fiʃənt) od quotient ('kwouʃənt) **krampf** m respiratory spasm **luft** f (Atemluft) tidal (ai) air od volume **maske** f (an Apparaten) respirator **neurose** f respiratory neurosis **stellung** f respiratory position **störung** f respiratory disturbance **trakt** m respiratory system od tract **weg** m respiratory tract

Respirator m respirator/ **zur** inter-mittierenden Überdruckbeatmung in-termittent positive pressure breathing apparatus ~**isch** respiratory (aiə)

Respiratory-Distress-Syndrom n **der Neugeborenen** respiratory distress syn-drome of the newborn

respirieren to breathe (bri:ð), to respire (aiə)

Rest m rest, remaining part, remainder / chem residue ('rezidju:) **akkommoda-tion** f residual accommodation **blut** n residual (i) blood **devitalisierung** f final devitalisation **erscheinung** f residual phenomenon (ɔ) **fädchen** n residual thread **genotyp** m back-ground genotype **harn** m residual urine **harnbildung** f formation of residual urine in the bladder ~**harnfrei** without residual urine **höhle** f (Em-pyem) residual cavity (æ)

Restitutio ad integrum f full recovery (ʌ), complete restoration of health

Restitution f (auch cyt) restitution (ju:) / recovery (ʌ), rehabilitation

Restitutions|**kern** m genet restitution nucleus **kraft** f regenerating (e) capacity **therapie** f rehabilitation therapy

Rest|**kaverne** f residual (i) cavity (æ) **kohlenstoff** m carbon rest **kreislauf** m residual circulation **lähmung** f residual paraplegia (i:) ~**lich** residual, remaining **luft** f residual air **milch** f after-milk **-N** (Reststickstoff) m non--protein nitrogen (NPN) **niere** f residual kidney **proteinurie** f residual proteinuria (juə) **schaden** m residual damage **stickstoff** s Rest-N **wahn** m ps residual delusion

Resultat n, falsch-negatives false nega-tive result / falsch-positives **false positive result**

Resupination f resupination

resuspendieren to resuspend

RES-Viren n pl reoviruses, respiratory enteric orphan viruses

Resynthese f resynthesis

Retan ('ri:tən)-**Behandlung** f Retan's treatment

Retard|- sustained action **ation** f (Verzögerung) retardation **form** f pharm depot form ~**ieren** to retard ~**iert** retarded, badly developed **ie-rung** f retardation / (geistiges Zurück-bleiben, geistige Minderentwicklung) ps mental retardation **in** n (Hem-mungskörper) retardin **kapsel** f pharm timed disintegration capsule **präparat** n pharm controlled-release preparation, prolonged-action drug, repeat-action drug, sustained-release drug **tablette** f delayed-action tablet

Rete n (pl Retia) (Netz, Netzwerk) anat

rete ('ri:ti), pl retia ('ri:ʃiə), network, net **acromiale** (PNA) acromial network **arteriosum** (PNA) arterial network **articulare cubiti** (PNA) network of the elbow joint **articulare genu** (PNA) network of the knee **calca-neum** (PNA) calcanean network **carpi dorsalis** (PNA) posterior carpal arch **epidermale** (Malpighi) (PNA) epidermal rete **malleolare laterale** (PNA) lateral malleolar network **malleolare mediale** (PNA) medial mal-leolar network **Malpighi** s **mucosum** **mirabile** (PNA) rete mirabile **mucosum** rete mucosum (ou), mucous (ju:) layer ('lɛə) **patellae** (PNA) patellar network **testis** (PNA) Hodennetz) rete testis **venosum dorsale manus** (PNA) dorsal venous network of the hand **venosum dorsale pedis** (PNA) dorsal venous network of the foot **venosum plantare** (PNA) venous plantar net-work

Retentio f retention / **testis** cryptor-chism (kript'ɔ:kizm), undescended testicle

Retention f (Hemmung, z B Sekretion) retention, ischesis (is'ki:sis), holding back / (Placenta) retention of the placenta, placental retention / relative **chrom** relative retention

Retentions|- retention **fähigkeit** f re-tention **hyperlipämie** f retention hyperlipaemia **hysterie** f retention hysteria **ikterus** m retention ob-structive jaundice ('dʒɔ:ndis) **klistier** n retention enema (e) **phase** f reten-tion phase **pyelitis** f urogenic pyelitis **toxikose** f retention toxicosis / (bei chronischer Verstopfung) auto-intoxi-cation **volumen** n retention volume **zeit** f retention time **zyste** f retention cyst / (Scheide) hydrocolpos / (Mam-ma) butter cyst

Rethothel n s Retikuloendothel

retikulär (netzartig, netzförmig) histol reticular (i), reticulate, reticulated

Retikular|**gebiet** n reticular zone (zoun) **gewebe** n reticular od retiform (i:) tissue

Retikulin n reticulin (i)

Retikulo|**blastom** n reticuloblastoma **endothel** n reticulo-endothelium (i:), retothelium

retikuloendothelial reticulo-endothelial (i:), retothelial (,ri:to'θi:liəl) **ge-schwulst** f (Retikuloendotheliom, Reti-kulom) reticulo-endothelioma (ou) **zelle** f reticulo-endothelial cell

Retikulo|**endotheliom** n reticulo-endo-thelioma (,endoθi:li'oumə), retothelio-ma ('ri:to-) **endotheliose** f reticulo--endotheliosis, h[a]emohistioblastic syn-drome ~**histiozytär** reticulohistiocytary (ai) ~**kortikal** reticulo-cortical **m** n reticuloma **penie** f reticulocytopenia (,saito'pi:niə) **sarkom** n reticulosarco-ma **se** f reticulosis (ri,tikju'lousis) **zyt** m reticulocyte (i), granulo-filocyte ('grænjulo'filosait) **zytenanstieg** m increase in the number of reticulocytes ~**zytenbildend** reticulocytogenic (e) **zytenkrise** f reticulocytic (i) crisis (ai) **zytenmangel** m reticulocytopenia, reti-culopenia **zytenmenge** f (übernor-male) reticulocytosis **zytenzählung** f reticulocyte count **zytopenie** f (Ab-nahme der Retikulozytenzahl) reticu-

lopenia, reticulocytopenia **zytose** f reticulocytosis

Retikulum n (Netzwerk) histol reticulum (i), pl reticula, network / endoplasmati-sches **endoplasmic reticulum (ER)** **zelle** f reticular cell **zellensarkom** n reticulosarcoma, reticulum cell sarco-ma

Retina f (Netzhaut) retina (e) / geflecte **tigroid** (ai) r. **- retinal** (e) **ablösung** f (Netzhautablösung) de-tachment of the retina

Retinaculum n anat retinaculum (æ) **caudale cutis** (PNA) caudal r. **Retina-cula cutis** (PNA) retinacula cutis **extensorum** (PNA) extensor r. **flexorum** (PNA) flexor r. **musculorum extensorum inferius** (PNA) inferior extensor r. of the ankle; **~ extensorum superius** (PNA) superior extensor r. of the ankle; **~ flexorum** (PNA) flexor r. of the ankle; **~ peroneorum inferius** (PNA) inferior peroneal r. of the ankle; **~ peroneorum superius** (PNA) superior peroneal r. of the ankle **patellae laterale** (PNA) lateral r. of the patella; **~ mediale** (PNA) medial r. of the patella **Retinacula unguis** (PNA) ungual retinacula

Retina|**embolie** f retinal embolism **in-nenblatt** n entoretina (e) ~**l** (Netzhaut betr) retinal (e) **ödem** n [o]edema (i:) **pigment** n retinal pigment **riß** m retinal rupture ('rʌptʃə) **zelle** f retinal cell / (Stäbchen) rod cell, retinal rod

retiniert dent impacted

Retinitis f (Netzhautentzündung) retini-tis **beim Hypertoniker** hypertensive r. **albuminurica** renal (i:) retinopathy (ɔ), albuminuric r. **diabetica** diabetic (e) r. **eitrige** purulent (juə) r. **exsudativa** exudative (ju:) r. **exsuda-tiva externa** Coat's disease od syn-drome od retinopathy **haemorrhagica** h[a]emorrhagic (æ) r. **leukämische** leuk[a]emic (i:) r. **luetische** luetic (e) r. **nephritica** (Retinitis bei Nephritis) nephritic (i) r., renal r. **nephrogene** renal r. **mit Beteiligung der Papille** retinopapillitis **pigmentosa** r. pig-mentosa **proliferans** proliferating r. **septische** septic r. **solaris** solar (ou) r. **syphilitica** syphilitic (i) od luetic r.

Retino|**blastom** n retinoblastoma **cho-rioiditis** f retinochoroiditis (,kɔ:rɔi-'daitis) **dialysis** f retinodialysis **gra-phie** f (Netzhautdarstellung) retinogra-phy (ɔ)

Retinol n (Axerophthol, Vitamin A) vitamin A

Retino|**malazie** f retinomalacia (mə'lei-ʃiə) **papillitis** f retinopapillitis **pathia** f retinopathy **albuminurica** renal r. **centralis serosa** central serous r. **circinata serosa** r. **diabetica** dia-betic r. **eclamptica s. gravidarum** gravidic r. **hypertonica** hypertensive r. **leucaemica** leuk[a]emic r. **pigmentosa** pigmented r. **punctata albescens** punctate r. **renalis** renal r. **stellata** stellate r. **pathie** f retinopa-thy (ɔ) **aktinische** actinic r. **angioid-streifige** striate (ai) r. **arteriosklero-tische** arteriosclerotic r. **diabetische** diabetic r. **schisis** f retinoschisis **se** f retinosis **skiaskopie** f skiame-try (æ) **skopie** f (Augenspiegeln) retinoscopy (ɔ), skiametry

Retortamonas *bakt* Embadomonas
Retortenbaby *n* test-tube baby
Retothel *n s* Retikuloendothel **⋩-** retothelial (i:) **⋩iom** *n* retothelioma **⋩sarkom** *n* (Retikulumzellensarkom) retothelial (i:) sarcoma, reticulum cell sarcoma, reticulosarcoma
retractus retracted
retrahieren to retract
retraktil retractile
Retraktion *f* retraction / **⋩** des Blutgerinnsels clot retraction / okulare **⋩** [ocular] retraction syndrome, Stilling [-Türk-Duane] syndrome, Duane's (du'einz) syndrome
retraktions|fähig retractile **⋩fähigkeit** *f* retractility **⋩furche** *f gyn* Bandl's ring, retraction ring **⋩muskel** *m* retractor **⋩ring** *m* (Uterus) retraction ring **⋩zeit** *f* (Koagulumretraktionszeit) clot retraction time
Retraktor *m chir* retractor
Retransfusion *f* autotransfusion ('ɔːtoʊtrænsˈfjuːʒən)
retro|- (*Vors*) retro- (e) (*Vors*) **∼aktiv** retroactive **∼anal** postanal (ei) **∼aurikulär** (hinter der Ohrmuschel gelegen) postauricular (i), retro-auricular (i) **∼bulbär** (hinter dem Augapfel gelegen) postbulbar (ʌ), retrobulbar (ʌ) **⋩bulbärneuritis** *f* retrobulbar neuritis **⋩bulbärraum** *m* retrobulbar space **⋩bulbärschmerz** *m* pain behind the eyeball, retrobulbar pain **⋩calcaneobursitis** *f* retrocalcaneobursitis **∼cervicalis** retrocervical **∼coecal** *s* zäkal **⋩collis** *m path* retrocollis **⋩deviation** *f* retrodeviation, backward displacement **∼dural** retrodural **∼flektiert** retroflexed (e) **⋩flexion** *f* (Uterus) retroflexion / inkarzerierte **⋩** incarcerated r. **⋩flexiopessar** *n* (Uteruspessar gegen Retroflexio) Smith [-Hodge] pessary **∼ganglionär** postganglionic **∼gastrisch** retrogastric **⋩gnathie** *f* retrognathia (retro'næθiə), recession of the jaw **∼grad** retrograde **⋩gression** *f* retrogression **∼gressiv** retrogressive **∼hepatisch** posthepatic **⋩infektion** *f* retro-infection **∼kardial** retrocardiac **⋩kardialraum** *m* röntg retrocardiac space, Holzknecht's ('hɔltsknɛçts) space, H space **⋩katheterismus** *m* retrocatheterism (æ) **∼klavikular** retroclavicular (i) **∼kolisch** (hinter dem Kolon liegend) retrocolic (ɔ) **∼kondylär** postcondylar **∼kristallin** retrolental **∼labyrinthär** *s* ∼labyrinthisch **∼labyrinthisch** (hinter dem Labyrinth liegend) retrolabyrinthine (ˌlæbiˈrɪnθaɪn) **∼lental** (hinter der Linse liegend) retrolental **∼lienal** (hinter der Milz gelegen) postsplenic (e), retrosplenic (hinter der Zunge liegend) retrolingual **∼malleolar** retromalleolar (mæˈliələ) **∼mammär** retromammary **∼mandibulär** retromandibular **∼mastoidal** (hinter dem Warzenfortsatz gelegen) retromastoid **∼maxillar** retromaxillary **⋩maxillarraum** *m* retromaxillary space **∼mediastinal** postmediastinal (ai) **∼molar** *dent* retromolar (ou) **⋩molargegend** *f* retromolar area; posterior part of the floor of the mouth **∼nasal** retronasal (ei), postnasal **⋩nasalraum** *m* postnasal space **∼okular** retro-ocular (ɔ) **∼ophthalmisch** retrobulbar (ʌ) **∼oral** postoral (ɔː) **∼orbital** postorbital **∼ösophageal** retro-[o]esophageal (i), post-[o]esophageal **∼patel-**

lar (hinter der Kniescheibe liegend) retropatellar **⋩peristaltik** *f* retrostalsis **∼peritoneal** retroperitoneal **⋩peritonealbruch** *m od* **∼hernie** *f* retroperitoneal hernia, Treitz's ('traitsɪz) hernia **⋩peritonealraum** *m* (Spatium retroperitoneale (*PNA*)) retroperitoneal space, retroperitoneum (i) / Entzündung im **⋩** retroperitonitis **∼pharyngeal** retropharyngeal (i), postpharyngeal **⋩pharyngealabszeß** *m* retropharyngeal abscess **⋩pharyngealraum** *m* (Spatium retropharyngeale (*PNA*)) retropharyngeal space, retropharynx (æ) **⋩pharyngitis** *f* retropharyngitis (dʒai) **⋩pharynx** *m s* **⋩pharyngealraum** **∼plazentar** retroplacental **⋩plazentarblut** *n* retroplacental blood **∼poniert** (rückverlagert) retroposed (e) **⋩position** *f* (Rückwärtsverlagerung) retrodisplacement, retroposition **⋩propulsion** *f* retropulsion (ʌ) **∼pubisch** retropubic (juː) **⋩pulsion** *f* retropulsion (ʌ), backward displacement od progression **∼pyramidal** postpyramidal (æ) **∼rektal** (hinter dem Mastdarm liegend) retrorectal
Retrorsin *n chem* retrorsine
retro|skapulär postscapular **∼spektiv** retrospective **⋩spondylolisthesis** *f* retrospondylolisthesis **∼sternal** retrosternal **⋩sternalraum** *m* retrosternal space **⋩sternalschmerz** *m* retrosternal pain **⋩sternalstruma** *f* substernal goitre (ɔi) [*US* goiter] **∼tarsal** (hinter dem Tarsus liegend) retrotarsal **⋩tonsillarabszeß** *m* peritonsillar abscess **∼tracheal** (hinter der Luftröhre liegend) retrotracheal (ei) **⋩trachealraum** *m* retrotracheal space **∼uterin** retro-uterine ('juːtərain) **⋩vakzination** *f* (Rückimpfung, Impfung mit Lymphe eines mit menschlichen Pokken vakzinierten Rindes) retrovaccination **⋩vakzine** *f* retrovaccine ('væksiːn) **⋩versioflexio** *f* (Uterus) retroversioflexion **⋩version** *f* retroversion **∼vertiert** (Uterus) retroverted (e) **∼vesikal** retrovesical ('vesikl) **∼zedent** (i:) **⋩zedieren** *n* retrocedent (i:) **∼zentral** postcentral **∼zerebral** postcerebral (e) **∼zervikal** (hinter der Zervix liegend) retrocervical **∼zäkal** retrocecal ('siːk], postc[a]ecal
retrudiert retruded
Retrusion *f* (Rückverlagerung) *dent* retrusion (uː), retroposition
Rettungs|station *f* ambulance station (ei), first-aid post **⋩wagen** *m* ambulance car
Retzius ('rɛtsius)**|-Band** *n* Retzius' ligament **⋩-Raum** *m* (Spatium retropubicum (*PNA*)) retropubic space **⋩-Venen** *f pl* Retzius' veins
Reubold ('rɔibɔlt)**-Flecken** *m pl* Koplik's (ɔ) spots
Reunion *f* (Chromosom) reunion
Reuss ('rɔis)**-Farbtafeln** *f pl* Reuss' colo[u]r charts
Revakzin|ation *f* (Wiederimpfung) revaccination **∼ieren** to revaccinate
Revaskularisation *f* revascularisation
reverberieren to reverberate
Reverdin (rəverˈdɛ̃)**|-Epidermisläppchen** *n pl* Reverdin's grafts, pinch grafts, island grafts **⋩-Nadel** *f* Reverdin's needle **⋩-Transplantat** *n od* **-Läppchen** *n* Reverdin's graft (aː) **⋩-Transplantation** *f* Reverdin's method (e) *od* operation
Reverschluss *m* reocclusion

revers|ibel reversible **⋩ibilität** *f* reversibility **∼ieren** (Binde) to reverse **⋩ion** *f* reversion / (Binde) reversing **⋩ionsanalyse** *f Lab* reversing analysis (æ)
Revertanten *m pl genet* revertants
revertieren to revert
revitalisier|en to revitalise (ai) **⋩ung** *f* revitalisation
Revivikation *f* revivication
Revolver *m mikrosk* revolving nosepiece **⋩objektivwechsler** *m mikrosk* revolving nosepiece
Revuls|io *f* revulsion (ʌ) **∼iv** revulsive (ʌ) **⋩ivum** *n* (ableitendes Mittel, Gegenmittel) *pharm* revulsant (ʌ), revulsive (ʌ)
Reynolds ('rɛnəldz)**-Zahl** *f* Reynold's number
REZ = Rheoenzephalogramm *n* rheo-encephalogram
rezent recent (iː)
Rezept *n* (Verordnung) prescription (i) / (Formular) prescription blank; (Brit. Gesundheitsdienst) E.C. 10 / Abgabe eines Präparates auf **⋩** supply of a preparation on prescription / ein **⋩** anfertigen to make up a prescription / sich ein **⋩** anfertigen lassen to get a prescription made up / ein **⋩** ausstellen to write [out] a prescription / ein **⋩** erneuern to renew (juː) a prescription
Rezeptakulum *n* receptaculum (æ), receptacle **⋩-** receptacular (æ)
Rezept|block *m* prescription pad **⋩buch** *n* (Rezeptsammlung) formulary **⋩formel** *f* prescription formula, *pl* formulae **∼frei** over the counter (OTC) **⋩gebühr** *f* prescription charge **∼ieren** to prescribe **⋩ionszentrum** *n ps* receptive centre [*US* center] **∼iv** receptive **⋩ivität** *f* receptivity (i) **⋩or** *m* (Seitenkette; Reizempfänger) receptor; **⋩orenseitenkette** *f* receptor side-chain **∼pflichtig** (Medikamente) ethical **⋩ur** *f* prescription
rezessiv recessive
Rezessus *m* recess, recessus
Rezidiv *n* relapse, recurrence (ʌ), recidivation / ohne **⋩** bleiben not to suffer a relapse **∼frei** without relapse, recurrence-free **⋩freiheit** *f* absence of recidivity (i) **⋩freudigkeit** *f* high relapse tendency **⋩gefahr** *f* danger (ei) of recidivation
rezidivieren to relapse, to recur **⋩** *n* recidivation **∼d** recurrent (ʌ), relapsing
Rezidiv|neigung *f* recidivity (i) **⋩zeichen** *n* sign of relapse *od* recidivation
Rezipient *m Lab* receiver / (Bluttransfusion) recipient (i)
reziprok (wechselseitig) reciprocal (i)
Rezzonico (ret'sɔniko)**-Trichter[spirale** *f*] *m* Rezzonico-Golgi spiral (aiə)
RF = Rheumafaktor *m* rheumatoid factor, RF, RA factor
Rf = Rutherfordium rutherfordium, Rf / = *chrom* Retentionsfaktor *m* rate of flow, RF
rF = relative Feuchte *f* relative humidity, RH
R-Form = *bakt* Rauhform *f* rough colony
RG = Rasselgeräusch[e] rhonchi, rh
RGT-Regel = Reaktionsgeschwindigkeit-Temperatur-Regel *f* van't Hoff's rule
Rh = Rhesus rhesus, Rh / = Rhodium *n* rhodium, Rh
Rhabarber *m* ((*DAB*), Rhizoma Rhei

(*DAB*)) rhubarb (u:), rheum ('ri:əm) (*BP*) ≈extrakt *m* (*DAB*) extract of rhubarb ≈tinktur *f pharm* rhubarb tincture ('tinktʃə)
rhabditiform (Larve) rhabditiform
Rhabditis *f* rhabditis
rhabdo|- (*Vors*) (stabförmig) rhabdo- (æ) (*Vors*) ≈myolyse *f* rhabdomyolysis ≈myom *n* rhabdomyoma ≈myosarkom *n* rhabdomyosarcoma ≈phobie *f* rhabdophobia ≈zyt *m* rhabdocyte
Rhachi|- (*Vors*) rachi- ('ræki) (*Vors*) [*nota:* die Form rhachi- ist ungebräuchlich] ≈algie *f* (Rückenschmerz) rachialgia ('ældʒiə), pain in the back, dorsalgia, rachiodynia (i) ≈anästhesie *f* spinal an[a]esthesia, rachian[a]esthesia
Rhachio|- (*Vors*) (Rücken *od* Rückgrat betr.) spinal (ai), rachio- ('ræki̇o) (*Vors*) [*nota:* die Form rhachio- ist ungebräuchlich] ≈dynie *f s* Rhachialgie ≈pagus *m* rachipagus (i) ≈plegie *f* spinal (ai) paralysis (æ), rachioplegia ('pli:dʒiə) ≈tom *n* (Wirbelbogensäge) rachiotome (æ) ≈tomie *f* (Rhachitomie) rachiotomy
rhachi|peritoneal (Dränage) rachiperitoneal ≈sagra *f* rachisagra (æ) ≈schisis *f* (Wirbelspalt, Spina bifida) *s* Rachischisis ≈zele *f* rachicele
Rhagad|en *f pl* (Schrunden) rhagades ('rægədi:z), cracks, fissures ('fiʃəz) ~iform rhagadiform, fissured ('fiʃəd)
-rhagie (-blutung) (*Nachs*) -rhagia (*Nachs*)
rhagiokrin (Zellen) rhagiocrine
Rhamnetin *n* rhamnetin
Rhamni purshianae cortex (*EP*) (Cascararinde) cascara (*EP*, *BP*)
Rhamninose *f* rhamninose
Rhamnose *f* rhamnose (*EP*), isodulcite (,aiso'dʌlsəit)
Rhamnus| catharticus *m* (Kreuzdorn) Rhamnus (æ) cathartica, buckthorn / ≈ frangula (Faulbaum) Rhamnus frangula, alder buckthorn / ≈ purshianus Rhamnus purshiana, cascara sagrada
Rh-Antiserum *n* Rh antiserum (iə)
Rhaphe *f anat* raphe ('reifi), suture (ju:)
Rhein *n* rheinic (ri:'inik) acid, dihydroxyanthraquinone-carboxylic acid
Rhenium *n* rhenium (Re)
Rheo|base *f elektr* rheobase ('ri:obeis) ≈chord *n elektr* rheostat (i:) ≈encephalogramm *n* (REZ) rheo-encephalogram ≈kardiographie *f* rheocardiography ≈logie *f* rheology ≈meter *n* rheometer ≈skop *n* rheoscope ≈stat *m elektr* rheostat ≈taxis *f* rheotaxis ≈tom *n* rheotome ≈tropismus *m* rheotropism (ɔ)
Rhesus|affe *m* rhesus ('ri:səs) [monkey (ʌ)] ≈-Agglutinin *n* anti-Rh agglutinin ≈-Antikörper *m* Rh[esus] antibody ≈bluttypen *m pl* Rh blood types ≈faktor *n* Rh[esus] factor, Rh (a:r-eitʃ) factor ≈faktorbestimmung *f* Rh testing *od* typing ≈faktorensensibilisierung Rh sensitisation ≈faktorensensitivierung *f* Rh sensitisation ~[faktor]negativ Rh--negative ~[faktor]positiv Rh-positive ≈-Inkompatibilität *f* Rh[esus] incompatability ≈-Konglutinationsreaktion *f* Rh[esus] conglutination reaction ≈--Sensibilisierung *f* Rh[esus] sensitisation ≈system *n* Rh[esus] system (i) ≈test *m* Rh test ≈-Untergruppen *f pl* Rh[esus] subgroups
Rheuma *n* rheumatism (u:), rheumatics

(æ) *F* / (Schmerz) rheumatalgia (æ) ≈-rheumatic (ru:'mætik) ≈[-Agglutinations]faktor *m* rheumatoid factor ≈-antigen *n* rheumatoid antigen ~artig rheumatoid (u:) ≈facharzt *m* rheumatologist (ɔ) ≈faktor *m* rheumatoid factor (RF) ≈knötchen *n* rheumatic nodule (ɔ) ≈kunde *f* (Rheumatologie) rheumatology ≈pflaster *n* antirheumatic plaster (a:)
Rheumarthritis *f* rheumarthritis (,ru:ma:'θraitis)
Rheuma|schmerz *m* [chronic] rheumatic pain, rheumatalgia (æ) ≈schwiele *f* fibrositic (i) nodule (ɔ)
Rheumatalgie *f* rheumatalgia (æ)
Rheumatiker *m* rheumatic, person suffering from rheumatism (u:) ≈perikarditis *f* rheumatic pericarditis ≈seren *n pl* rheumatoid agglutinating sera
rheumatisch rheumatic
Rheumatismus *m* rheumatism (u:): *akuter* ≈ (Polyarthritis acuta) acute articular rh. ≈ *cerebralis* cerebral rh. *chronischer* ≈ rheumatoid (u:) arthritis *destruierender* ≈ Umber's ('ʌmbəz) destructive (ʌ) periarthritis (,peria:'θraitis) *entzündlicher* ≈ inflammatory rh. *intermittierender* ≈ *s* palindromischer *palindromischer* ≈ (Hench-Rosenberg-Syndrom) palindromic rh., Hench-Rosenberg (hentʃ'rouzənbə:g) syndrome *tabischer* ≈ tabetic (e) rh. *viszeraler* ≈ visceral rh. ≈ *ohne Gelenkbeteiligung* non--articular rh.
rheumat|oid rheumatoid ('ru:mətoid) ≈ologie *f* (Rheumakunde) rheumatology ≈ose *f* rheumatosis
Rhexis *f* rhexis, rupture ('rʌptʃə), tear (tɛə) ≈blutung *f* h[a]emorrhage per rhexin
Rh-Faktor = Rhesusfaktor *m* Rh factor, rhesus ('ri:səs) factor
Rh-Fieber *n* Rhodesian fever
Rhin|algie *f* (Nasenschmerz) rhinalgia (rai'nældʒiə), rhinodynia (i) ≈allergose *f* (Heufieber) hay fever, rhinallergosis ≈enchysis *f* rhinenchysis ≈enzephalon *n* (Riechhirn) rhinencephalon (,rainen-'sefəlon), smell brain ≈eurynter *m* rhineurynter (,rainjuə'rintə) ≈iater *m* (Nasenarzt) rhinologist (ɔ) ≈iatrie *f* (Nasenheilkunde) rhiniatry (ai) ≈ion *n* rhinion (ai)
Rhinitis *f* (akute ≈, Schnupfen) rhinitis (rai'naitis), cold in the head, coryza (kɔ'raizə) *allergische* ≈ allergic rhinitis ≈ *anaphylactica* (Heuschnupfen) allergic rhinitis, hay fever ≈ *atrophicans* atrophic (ɔ) rhinitis, rhinitis with atrophy (æ) of the mucous (ju:) membrane ≈ *hyperplastica* rhinitis with hyperplasia (ei) ≈ *hypertrophica* hypertrophic (ɔ) rhinitis ≈ *membranosa* membranous rhinitis ≈ *nervosa* (nervöser Schnupfen) nervous rhinitis ≈ *vasomotorica* vasomotor (ou) rhinitis, allergic perennial rhinitis
Rhino|- (Nase-) (*Vors*) rhino- ('raino-) (*Vors*) ≈anemometer *m* rhino-anemometer ≈anthritis *f* rhino-anthritis ≈blenorrhoe *f* (eitrig-schleimiger Nasenausfluß) rhinoblennorrh[o]ea (i), rhinorrh[o]ea ≈cephalus *m* rhinocephalus ≈chirurgie *f* nasal (ei) surgery ≈dakryolith *m* rhinodacryolith ≈dynie *f* (Rhinalgie, Nasenschmerz) rhinalgia (æ), rhinodynia (i), pain in the nose ≈estrus *m* Rhinoestrus (i:) ~gen (von

der Nase herrührend) rhinogenous (ɔ) ≈kleisis *f* (Verlegung der Nasenwege) rhinocleisis (ai), nasal obstruction ≈lalia *f aperta* rhinolalia aperta / ≈ clausa rh. clausa ≈lalie *f* (näselnde Sprache) rhinolalia (ei), rhinism (ai) ≈laryngitis *f* rhinolaryngitis (lærin'dʒaitis) ≈laryngologie *f* rhinolaryngology, laryngorhinology ≈lith *m* (Nasenstein) rhinolith ('rainoliθ) ≈loge *m* (Nasenspezialist) rhinologist (ɔ) ≈logie *f* rhinology ~logisch rhinologic[al] (ɔ) ≈manometrie *f* rhinomanometry ≈meter *n* rhinometer (ɔ) ≈metrie *f* rhinometry ≈myiasis *f* rhinomyiasis ('rainomai'aiəsis), blowfly (ou) rhinitis (ai) ≈mykose *f* rhinomycosis ≈nekrose *f* rhinonecrosis ≈pathie *f* rhinopathy (ɔ) ~pharyngeal rhinopharyngeal (i) ≈pharyngitis *f* rhinopharyngitis (dʒai), nasopharyngitis ≈pharyngoskopie *f* nasopharyngoscopy (ɔ) ≈pharyngozele *f* rhinopharyngocele ≈pharynx *m* rhinopharynx (,raino'færiŋks) ≈phonie *f* rhinophonia (ou) ≈phym *n* (Knollennase, Pfundnase) rhinophyma (,raino'faimə), hammer nose, brandy nose ≈plastik *f* (Nasenplastik) rhinoplasty (ai); (bei Sattelnase) Carter's operation ~plastisch rhinoplastic ≈reaktion *f* rhinoreaction, Moeller's ('mœlərz) reaction ≈rrhagie *f* (Nasenbluten) rhinorrhagia (,raino'reidʒiə), h[a]emorrhage (e) from the nose, nosebleeding, epistaxis ≈rrhaphie *f* rhinorrhaphy ≈rrhoe *f* (Nasenausfluß) rhinorrh[o]ea (i), discharge from the nose ≈salpingitis *f* rhinosalpingitis (dʒai) ≈sinusitis *f* rhinosinusitis ≈sklerom *n* rhinoscleroma (skliə'roumə) ≈skleromerreger *m* Klebsiella rhinoscleromatis (ei), Frisch's ('frisʃ) bacillus ≈skop *n* rhinoscope (ai), nasal (ei) speculum (e) ≈skopie *f* (Nasenspiegeln) rhinoscopy (ɔ), (hintere) pharyngorhinoscopy ≈skopie- rhinoscopic (ɔ) ~skopisch rhinoscopic (ɔ) ≈sporidienbefall *m*, ≈sporidiose *f* rhinosporidiosis ('rainospɔridi'ousis) ≈sporidium *n* Rhinosporidium (i) ≈tomie *f chir* rhinotomy ≈vakzine *f* rhinovaccine ≈virus *n* rhinovirus (aiə) ≈zephalie *f* rhinocephaly
Rhipizephaluszecke *f* Rhipicephalus (,raipi'sefələs)
rhizo|- (*Vors*) (Wurzel-) rhizo- (ai) (*Vors*) ≈glyphus (Milben-Gattung) Rhizoglyphus (ai) ~id (wurzelähnlich) rhizoid ('raizoid), rootlike ≈m *n bot* rhizome ('raizoum), root stock
Rhizoma *n bot* rhizome ('raizoum), rhizoma, root stock ≈ *Calami* calamus (æ) [rhizome], sweet flag root ≈ *Diascorae villosae* China (ai)-root ≈ *Filicis* (Farnkrautwurzel) male fern, aspidium (i), Filix Mas (*BP*) ≈ *Galangae* Galanga, Galangal (gə'læŋgəl), East Indian root ≈ *Gelsemii* gelsemium (i:) (*BP*) ≈ *Hydrastis* (Gelbwurzel) China (ai)-root ≈ *Iridis* (Veilchenwurz) orris [root] ≈ *Veratri* (Nieswurz) white hellebore ('helibo:) rhizome, hellebore ≈ *Zingiberis* (Ingwerwurzel) ginger ('dʒindʒə) [root], zingiber ('zindʒibə)
rhizo|melisch rhizomelic (e) ≈neuron *n neur* rhizoneuron[e] ≈poden *m pl* (Wurzelfüßler) rhizopods ('raizopods), Rhizopoda (ɔ) ≈tom *n chir* rhizotome

(ai) ⟨tomie f chir rhizotomy, radicotomy

Rh-negativ Rhesus negative (Rh-)

Rhodamin n chem rhodamine ⟨-**Farbstoffe** m pl rhodamine dyes

Rhodanid n chem thiocyanate (‚θaio-'saiəneit), rhodanate (ou) ⟨kalium n chem potassium thiocyanate ⟨zahl f thiocyanogen number

Rhodesiafieber n African coast fever, Rhodesian (i:) fever

Rhodium n chem rhodium (ou)

Rhodomicrobium n bakt Rhodomicrobium

Rhodopsin n (Sehpurpur) rhodopsin, visual ('vizjuəl) purple (ə:), erythropsin (ɔ)

-**rhoe** (Nachs) (Ausfluß, Fluß) -rh[o]ea ('riə) (Nachs)

rhomb|enförmig rhomb (rɔm)-shaped ⟨enzephalitis f rhombencephalitis ⟨enzephalon n (Rautenhirn) anat hindbrain (ai), rhombencephalon ~oid rhomboid ⟨us m rhomb (rɔm), rhombus, pl rhombuses od rhombi ('rɔmbai)

Rhonchus m (Rasselgeräusch über der Lunge, Rasseln, Knisterrasseln) rhonchus, pl rhonchi ('rɔŋkai), râle, rale (ra:l) [häufig pl râles] / Rhonchi sonores et sibilantes sonorous and sibilant râles ⟨- rhonchal, rhonchial

Rhotazismus m rhotacism (ou)

Rh-positiv Rhesus positive (Rh+)

Rhus venenata (Giftsumach) poison (ɔi) sumac od sumach

rH-Wert m rH value

Rhypophobie f rhypophobia (raipo), rupophobia, morbid dread (e) of filth

Rhythm|ik f (Puls) rhythmicity, rhythm (riðəm) ~isch (Puls) rhythmic[al] (i), regular (e) ⟨us m rhythm (riðəm) / ektopischer ⟨ ectopic (ɔ) rh. / sinusförmiger ⟨ sinus (ai) rh. ⟨usstörung f dysrhythmia (i), disturbance of rhythm / (schwere) arrhythmia

Rhytid|ektomie f chir rhytidectomy ('riti), excision of wrinkles, face lifting ⟨ose f (Runzelung) rhytidosis

Rhz = Rhodanzahl f thiocyanogen number

RIA = Radioimmunanalyse f radio-immunoassay, RIA

Rib = Ribose f ribose

Ribbert ('ribert)|-**Färbmethode** f Ribbert's method ⟨-**Tumortheorie** f Ribbert's theory

Riboflavin n ((WHO), Riboflavin[um] (EP, DAB), Lactoflavin (DAB), Vitamin B₂ (DAB)) riboflavine (raibo-'fleivi:n) (EP, BP), riboflavin (USP), vitamin B₂ (BP, USP) ⟨mangel[syndrom n] m riboflavin[e] deficiency (i)

Ribonsäure f ribonic acid

Ribo|nuclease f ribonuclease (ju:) ⟨nukleinsäure f chem (RNS) ribonucleinic ('raibo,jnu:kli:'inik) acid (RNA) ⟨nukleoprotein n ribonucleoprotein ⟨nukleotid n ribonucleotide

Ribose f chem ribose ('raibous) ⟨-**5-** -**phosphat** n ribose-5-phosphate (R-5-P) ⟨-**5-phosphat-1-pyrophosphat** n pyrophosphate ('paiəro'fɔsfeit) phosphoribosyl

Ribosom n zytol ribosome ('raibosoum)

Ribosylamin-5'-phosphat n 5-phosphoribosylamine (‚fɔsfo,raibo'siləmi:n)

Ribulose-5-Phosphat n ribulose-5--phosphate (Ru-5-P)

Richardson ('ritʃədsən)-**Zeichen** n Richardson's method od sign

Richet (ri'[ɛ)]-**Kanal** m Richet's canal ⟨--Operation f Richet's operation

Richmondkrone f dent collar crown, Richmond ('ritʃmənd) crown

Richter ('riçtər)-**Hernie** f (Darmwandbruch) Richter's hernia, partial enterocele

Richtigstellung f (Knochen) chir reposition

Richtung f direction / (Neigung) tendency, trend / (Verlauf) course ⟨skörperchen n (Polkörperchen) polar (ou) body od cell ⟨sprognose f direction prognosis

Ricini oleum (EP) castor oil (EP, BP)

Ricinus m s Rizinus

Rickettsia f rickettsia ⟨ mooseri (Erreger des endemischen Fleckfiebers) Rickettsia (e) mooseri (u:) ⟨ nipponica (Erreger des Tsutsugamushifiebers) R. nipponica (ɔ) ⟨ prowazeki (Erreger des klassischen Fleckfiebers) R. prowazeki (i:) ⟨ quintana (Erreger des Wolhynischen od Schützengrabenfiebers od Fünftagefiebers) R. quintana (a:) ⟨ rickettsii (Erreger des Rocky-Mountain-Fiebers) R. rickettsii (-siai) ⟨ tsutsugamushi (Erreger des Tsutsugamushifiebers) R. abamushi (u)

Rickettsie f rickettsia, pl rickettsiae

Rickettsien|- rickettsial ~**bedingt** rickettsial ⟨**krankheit** f rickettsiosis, rickettsial disease ⟨**meningitis** f rickettsial meningitis (dʒai) ⟨**pocken** f pl richettsial pox

Rickettsiose f rickettsiosis, rickettsial disease

Ricord (ri'kɔr)|-**Lösung** f Ricord's solution ⟨-**Instrumente** n pl Ricord's instruments

Riddoch ('ridək)|-**Reflex** m Riddoch's reflex ⟨-**Syndrom** m Riddoch's syndrome, visual disorientation syndrome

Rideal-Walker (ri'di:l-'wɔ:kə)-**Test** m Rideal-Walker method

Riech|- olfactory ⟨**bahn** f (Tractus olfactorius (PNA)) olfactory tract ⟨**bein** n s Siebbein ⟨**bezirk** m olfactory region od area ('ɛəriə) ⟨**bündel** n (Hirn) olfactory bundle (ʌ) ~**en** to smell (an at, nach f) / gut [schlecht] ~ to have a pleasant (e) [unpleasant] smell / aus dem Munde ~ to have bad od offensive breath ~**end** (z B Schweiß, Atem) malodorous (ou) ⟨**essig** m aromatic vinegar ('vinigə) ⟨**feld** n nasal (ei) od olfactory field ⟨**fläche** f (Nase) olfactory surface od area ('ɛəriə) ⟨**fläschchen** n smelling bottle ⟨**gegend** f s ⟨bezirk ⟨**haar** n olfactory cilium ('siliəm) ⟨**hirn** n rhinencephalon (‚rainen'sefələn), smell brain ⟨**hirn** betr. rhinencephalic (‚rainense'fælik) ⟨**kissen** n sachet ('sæʃei) ⟨**knäuel** n olfactory glomerulus ⟨**kolben** m (Bulbus olfactorius (PNA)) olfactory bulb ⟨**lappen** m (Hirn) olfactory lobe ⟨**nerven** m pl (Nervi olfactorii (PNA)) olfactory nerves ⟨**organ** n (Organum olfactus (PNA)) olfactory organ, organ of smell ⟨**plakode** f olfactory placode ⟨**salz** n smelling salt, sal volatile (vɔ'lætili), volatile (ɔ) salt ⟨**spalte** f olfactory fissure ⟨**sphäre** f (Hirn) olfactory od smell centre [US center] ⟨**stoff** m perfume / flüchtiger ⟨ volatile perfume ⟨**trakt** m anat olfactory tract

---

⟨**vermögen** n olfactory sense ⟨**werkzeuge** n pl olfactory organs ⟨**wulst** m olfactory tubercle (ju:) ⟨**zelle** f olfactory cell ⟨**zentrum** n (Hirn) olfactory centre [US center] / smell centre

Rieckenberg ('ri:kənberk)-**Reaktion** f Rieckenberg's reaction

Riedel ('ri:dəl)|-**Leberlappen** m Riedel's lobe od process ⟨-**Operation** f radical frontal sinus operation ⟨**Struma** f Riedel's struma (u:) od thyroiditis od disease

Rieder ('ri:dər)-**Lymphozyt** m od -**Zelle** f Rieder's cell

Riegel ('ri:gəl)|[-**Leube** ('lɔibə)]-**Mahlzeit** f Leube-Riegel test dinner ⟨-**Puls** m Riegel's pulse (ʌ) ⟨-**Symptom** n Riegel's symptom

Rieger ('ri:gər)-**Syndrom** n Rieger's syndrome, posterior marginal dysplasia

Riehl (ri:l)-**Syndrom** n (Melanosis Riehl) Riehl's melanosis

Riemenmuskel m der Halswirbelsäule (Musculus splenius cervicis (PNA)) splenius cervicis muscle / ⟨ des Kopfes (Musculus splenius capitis (PNA)) splenius capitis muscle

rieselfähig Lab free-flowing

Riesen|- (Vors) giganto- (æ) (Vors), giant (ai) ⟨**axon** n giant axon ⟨**bildung** f giant ('dʒaiənt) growth, gigantism (dʒai'gæntizm) ⟨**blutkörperchen** n megalocyte (e) ⟨**chromosom** n giant chromosome (ou) ⟨**erythrozyt** m giant erythrocyte (i) ⟨**form** f (Zelle) giant cell ⟨**granulation** f der Leukozyten, erblich-konstitutionelle Chediak[-Steinbrinck]-Higashi ('tʃediak 'stainbriŋk hi'gaʃi) syndrome od anomaly ⟨**magnet** m giant magnet ⟨**molekül** n chem giant molecule (o:) ⟨**plättchen** n giant platelet (æ) ⟨**thrombozyt** m giant platelet (e) ⟨**urticaria** f giant urticaria (ɛə) ⟨**wuchs** m gigantism (dʒai'gæntizm), macrosomia, somatomegaly (e) ⟨**zelle** f giant cell / (große) megakaryoblast (ɛə) / (Knochenmarksriesenzelle) megakaryocyte ('kɛəriosait) ⟨**zellengeschwulst** f giant-cell tumo[u]r ⟨**zellenknochentumor** m osteoclastoma ⟨**zellenkrebs** m giant-cell carcinoma ⟨**zellenreaktion** f giant-cell reaction ⟨**zellensarkom** n giant-cell sarcoma ⟨**zellen-Thyreoiditis** f giant-cell thyroiditis ⟨**zellentumor** m giant-cell tumo[u]r; (Knochen) osteoclastoma

Rifampicin n pharm rifampicin

Rifamycin n (EP) rifamycin (raifə-'maisin) (BPCA) ⟨**um natricum** (EP) rifamycin sodium

Riffzellen f pl prickle cells

Rifttalfieber n Rift-Valley fever, enzootic (ɔ) hepatitis ⟨-**Virus** n Rift-Valley fever virus

Rigaud (ri'go)-**Operation** f Rigaud's operation

Right-ovarian-vein-Syndrom n ovarian vein syndrome

rig|ide rigid ('ridʒid) ⟨**idität** f rigidity (ri'dʒiditi) / psychische ⟨ affective r. ⟨**or** m rigidity (i), rigor ('raigə) / ⟨ mortis rigor mortis

Riley|-Day ('raili 'dei)-**Syndrom** n (familiäre Dysautonomie) Riley-Day syndrome ⟨-**Shwachman** ('ʃwækmən)-**Syndrom** n Riley-Shwachman syndrome

Rille f anat groove (u:), furrow (ʌ)

Rima f (Spalte, Ritze) anat rima ('raimə), pl rimae ('raimi:), fissure

427

('fiʃə), cleft ⟨ *glottidis* ((*PNA*) Stimm-ritze) rima (ai) glottidis ⟨ *oris* (*PNA*) oral fissure ⟨ *pudendi* ((*PNA*) Scham-spalte) pudendal cleft ⟨ *vestibuli* (*PNA*) rima vestibuli

Rinde f *anat* cortex, *pl* cortices ('kɔ:tisi:z) / *pharm* bark / (Käse) rind (ai) / (Kruste) crust / (Frucht) peel / zur ⟨ hinführend corticipetal (i) / von der ⟨ wegführend corticifugal (i)

Rinden|- cortical, cortico- (*Vors*) ⟨akti-vierung f (Nebenniere) activating the function (ʌ) of the suprarenal (i:) cortex ⟨**anfall** m *ps* Jacksonian fit ⟨**architek-tonik** f *zytol* cortical architecture ⟨**ataxie** f cortical ataxia ⟨**autonom** cortico-autonomic ∼**bedeckt** corticate ⟨**bezirk** m (Hirn) cortical field ⟨**blind-heit** f cortical blindness / psychische ⟨ visual agnosia ⟨**brückenkleinhirnbahn** f corticopontocerebellar pathway (a:) ⟨**differenzierung** f cortical differentia-tion ⟨**entfernung** f decortication ⟨**epi-lepsie** f cortical od focal od jacksonian epilepsy (e) ⟨**feld** n (Hirn) cortical field *od* area ('ɛəriə) ⟨**fixationsnystagmus** m cortical fixation nystagmus ⟨**follikel** m lymphatic follicle ⟨**furche** f *anat* cere-bral sulcus (ʌ) ⟨**grau** n (Hirn) grey matter ⟨**hormon** n [adrenal (i:)] cortical hormone ⟨**lähmung** f cortical paralysis (æ) ⟨**läsion** f cortical lesion ('li:ʒən) ⟨**schicht** f (Substantia corticalis (*PNA*)) cortical substance *od* layer ('leə) ⟨**schwerhörigkeit** f cortical deaf-ness ⟨**sphäre** f cortical area ('ɛəriə) ⟨**star** m cortical cataract (æ) ⟨**substanz** f cortical substance *od* matter ⟨**taub-heit** f cortical deafness ⟨**teil** m (Organ) cortical part ⟨**versagen** n (Nebenniere) hypo-adrenocorticism, hypocortica-lism ⟨**zentrum** n cortical centre [*US* center] / motorisches ⟨ *neur* motor cortex / sensibles ⟨ *neur* sensory cortex ⟨**zyste** f cortical cyst

Rinder|- bovine (ou) ⟨albumin n bovine albumin ⟨**antiserum** n bovine anti-serum ⟨**bandwurm** m beef tapeworm, Taenia (i:) saginata (ei) ⟨**bremse** f gadfly ⟨**bruzella** f Brucella abortus ⟨**dasselfliege** f ox-bot, ox-warble (ɔ:), ox-gadfly (æ) ⟨**galle** f oxgall ('ɔksgɔ:l), cattle bile ⟨**-Gammaglobulin** n bovine gamma globulin ⟨**katarrh** m, **maligner** malignant catarrhal fever of cattle ⟨**leptospirosis** f leptospirosis of cattle ⟨**malaria** f bovine malaria, Texas fever ⟨**mastitis** f, infektiöse mastitis in the cow ⟨**pest** f cattle plague (pleig), rinderpest (i) ⟨**plasma** n bovine plasma ⟨**ruhr** f *vet* scours ('skauəz) ⟨**serum** n bovine serum ⟨**serumalbumin** n bovine serum albumin (ju:) (BSA) ⟨**talg** m *pharm* tallow (æ) ⟨**tuberkelbazillus** m bovine ('bouvain) tubercle (ju:) bacil-lus; Mycobacterium (iə) tuberculosis bovis (ou) ⟨**tuberkulose** f bovine tuberculosis, perlsucht ('pə:lsukt), pearl disease

Rindfleisch ('rintflaiʃ)-**Falte** f Rind-fleisch's fold

Rindstalg m (roh) suet (ju:); (aus-gelassen) tallow (æ)

Ring m ring / *anat* annulus (æ), ring, circle / *chem* ring / *dent* ring, collar ⟨-ring, cyclic (i), annular ∼**artig** annular, cricoid (ai), circular, cyclic (i) ⟨**band** n (Ligamentum anulare radii (*PNA*)) annular ligament of the radius ⟨**band-**

schiene f *dent* anchor splint ⟨**becken** n *anat* round pelvis ⟨**bildung** f ring formation ⟨**biopsie** f (Konusbiopsie) *gyn* cone biopsy ⟨**chromosom** n ring chromosome

Ringel|blume f *pharm* calendula ⟨**flechte** f granuloma annulare (ɛə) ⟨**haar** n ringed hair ⟨**röteln** f *pl* infectious erythema (i:) ⟨**wurm** m Annelid, *pl* Annelida (ə'nelidə)

Ringer ('riŋər)-**Lösung** f *chem* Ringer's solution / gepufferte ⟨ buffered Ringer's solution (BFR sol)

Ring|finger m (Digitus anularis (*PNA*)) ring finger, fourth finger ⟨**form** f (*z B* Plasmodien) ring form ∼**förmig** circu-lar, ringlike, annular, ring-shaped, cricoid ('kraikɔd), cyclic (i) ⟨**hülsen-krone** f *dent* shell crown ⟨**kissen** n air ring

Ringknorpel m (Cartilago cricoidea (*PNA*)) cricoid ('kraikɔid) *od* ringlike *od* annular cartilage ⟨- cricoid, crico-('kraiko) (*Vors*) ⟨ u. **Pharynx betr.** cricopharyngeal (i) ⟨**durchschneidung** f cricotracheotomy ⟨**entfernung** f s ⟨**exstirpation** ⟨**exstirpation** f cricoid-ectomy (,kraikɔi'dektəmi) ⟨**exzision** f *chir* cricoidectomy ⟨**schmerz** m cricoi-dynia (i) ⟨**schnitt** m cricotomy ⟨**spal-tung** f cricotomy

Ring|körper m *pl* Cabot's ('kæbɔts) ring bodies ⟨**krone** f *dent* collar (ɔ) crown ⟨**maß** n *dent* dentimeter ⟨**messer** n adenotome ('ædinotoum), adenoid (æ) curet[te], ring knife ⟨**muskel** m (Muscu-lus orbicularis (*PNA*)) orbicular muscle / (Schließmuskel) sphincter ('sfiŋktə) ⟨**paraffin** n *chem* cyclic paraffin ⟨**pes-sar** n ring pessary ⟨**plazenta** f (Gürtel-plazenta) annular placenta ⟨**präzipita-tion** f imm ring test ⟨**probe** f ring test ⟨**schließmuskel** m sphincter ⟨**skotom** n annular *od* ring scotoma ⟨**staphylom** n annular staphyloma ⟨**striktur** f annu-lar stricture ⟨**thrombus** m annular thrombus ⟨**ulkus** n ring ulcer ⟨**verbin-dung** f *chem* closed-chain *od* cyclic (i) *od* ring compound ⟨**waage** f *Lab* ring balance ⟨**wurm** m ringworm

Rinne f (Furche) *anat* groove (u:), furrow (ʌ) / (Kanal) channel (æ), canal (æ)

Rinne ('rinə)|- **Schalleitungsprobe** f Rinne's test ⟨-**Versuch** m Rinne's test

Rinnen|bohrer m grooving burr (ə:) ⟨**schiene** f grooved splint ⟨**schuß** m gutter wound (u:)

Rinn[en]sonde f s Hohlsonde

Riolan (rio'lã)|-**Knochen** m *pl* Riolan's bones *od* ossicles ⟨-**Kollateralen** f *pl* Riolan's arcades ⟨-**Strauß** m Riolan's bouquet ('bukei)

Rippe f rib, costa, *pl* costae ('kɔsti:) *echte* ⟨ (Costa vera (*PNA*)) true r. *falsche* ⟨ (Costa spuria (*PNA*)) false r. *fliegende* ⟨ floating r. *fluktuierende* ⟨ floating r. *wahre* ⟨ (Costa vera (*PNA*)) true r. **unter den ⟨n liegend** subcostal **zwischen den ⟨n liegend** intercostal ⟨ **u. Brustbein betr.** costosternal ⟨ **u. Rabenschnabelbein betr.** costocoracoid (ɔ) ⟨ **u. Rippenknorpel betr.** costo-chondral ⟨ **u. Schlüsselbein betr.** costoclavicular (i) ⟨ **u. Wirbel betr.** costovertebral ⟨ **u. Wirbelquerfortsatz betr.** costotransverse

Rippen|- costal (ɔ) ⟨anomalien f *pl* anomalies of the ribs ⟨**approximator** m

chir rib approximator ⟨**arrosion** f costal arrosion (ə'rouʒən) ⟨**atmung** f thoracic (æ) breathing ⟨**band** n costal ligament (i) ⟨**bogen** m costal arch ⟨**bogengegend** f hypochondrium, hy-pochondriac region ⟨**bogenrand** m costal margin ⟨**bogenrandschnitt** m *chir* incision parallel to the costal margin ⟨**bogenreflex** m costo-abdomi-nal (ɔ) reflex ⟨**bogenretraktor** m *chir* costal arch retractor ⟨**bruch** m rib frac-ture / (komplizierter *od* durchgespiel-ter) compound rib fracture ⟨**brust-beinansatz** m chondrosternal junction (ʌ) ⟨**durchtrennung** f costotomy

Rippenfell n *anat* [costal] pleura (uə) ⟨-pleural (uə), pleuro- (uə) (*Vors*) ⟨**be-schwerden** f *pl* pleuralgic (æ) pain ⟨**entzündung** f pleurisy (uə) / (nasse) pl. with effusion (i'fju:ʒən), wet pl. / (trockene) dry pl. ⟨**entzündung**- pleurit-ic (i) ⟨**erguß** m pleural (uə) effusion (i'fju:ʒən) ⟨**eröffnung** f pleurotomy ⟨**gegend** f pleural region ⟨**schmerz** m pleuralgia (æ) ⟨**schnitt** m (Rippenfell-eröffnung) pleurotomy ⟨**tuberkulose** f pleurotuberculosis ⟨**verdickung** f (entzündliche) pachypleuritis ('pækipluə-'raitis) ⟨**verklebung** f adhesive (i:) pleurisy, pleural adhesion (æd'hi:ʒən) ⟨**verwachsung** f s ⟨**verklebung**

rippen|förmig costiform (ɔ) ⟨**fraktur** f rib fracture ⟨**furche** f costal groove ⟨**gegend** f costal region ⟨**hals** m (Collum costae (*PNA*)) neck of a rib ⟨**heber** m *pl* (Musculi levatores costa-rum (*PNA*)) levatores costarum mus-cles ⟨**knochen** n osseous part of a rib ⟨**knorpel** m (Cartilago costalis (*PNA*)) costal cartilage, costicartilage ⟨**knorpel betr.** costochondral ⟨**knorpelgelenke** n *pl* (Articulationes interchondrales (*PNA*)) interchondral joints ⟨**knorpel-verbindung** f costochondral junction (ʌ) ⟨**knorpelwinkel** m angle of costal cartilage ⟨**kontraktor** m *chir* rib con-tractor ⟨**kopf** m *od* ⟨**köpfchen** n (Caput costae (*PNA*)) head of a rib ⟨**kopf-gelenk** n (Articulatio capitis costae (*PNA*)) joint of the head of a rib ⟨-**körper** m (Corpus costae (*PNA*)) shaft of a rib ⟨**lochzange** f *chir* rib punch ⟨**luxation** f costovertebral dislocation ⟨**nahtzange** f *chir* rib punch ⟨**osteo-myelitis** f osteomyelitis of a rib ⟨**pleura** f costal pleura (uə) ⟨**rand** m costal margin / rechter ⟨ right costal margin (RCM) ⟨**raspatorium** n *chir* rib raspatory ⟨**resektion** f rib resection, costectomy, thoracostomy ⟨**schere** f *chir* rib shears (iə) *pl od* cutters *pl* ⟨**schmerz** m pleurodynia (i), costalgia (æ) ⟨**span** m rib chip ⟨**spreizer** m *chir* rib spreader (e) ⟨**störschatten** m *röntg* interference (iə) by rib shadow (æ) ⟨**synostose** f rib fusion ⟨**trichter** m *Lab* ribbed funnel (ʌ) ⟨**tuberkulose** f costal tuberculosis ⟨**verfahren** n (bei künst-licher Atmung) supine (sju:'pain) pres-sure ⟨**verletzung** f costal injury ⟨**win-kel** m (Angulus costae (*PNA*)) pos-terior angle of a rib ⟨-**Wirbelgelenke** n *pl* (Articulationes costovertebrales (*PNA*)) costovertebral joints ⟨**wir-belwinkel** m costovertebral angle ⟨-**Zwerchfellwinkel** m costo-phrenic (e) sinus (ai) ⟨**zwischenraum** m (Inter-kostalraum) intercostal space ⟨**zwi-schenraum betr.** intercostal

RISA = Radiojod-Serumalbumin *n* radio-iodinated human serum albumin, RIHSA [*s a* RIST]

Risiko|geburt *f* high-risk delivery **kind** *n* high-risk child **narkose** *f* high-risk an[a]esthesia **patient** *m* high-risk patient

Riß *m* tear (tɛə), rupture (ʌ), rhexis; (Knochen) crack **bruch** *m* avulsion (ʌ) fracture, sprain fracture ~ig cracked, chapped, fissured ('fiʃəd); (furchig) rimose, rimous (ai) / ~ werden (Haut) to chap **wunde** *f* lacerated (æ) wound (u:), laceration

RIST = Radio-Immun-Sorbens-Test *m* radio-immuno-sorbent assay, RISA

Rist *m* (Fuß) *anat* instep

Ristocetin *n* (*WHO*) ristocetin (i:) (*BPCA*)

Risus *m* (Lachen) risus (ai), laughter / **~** sardonicus *m* r. sardonicus (ou) *od* caninus (ai), canine (ei) *od* sardonic (ɔ) laugh

Ritgen ('ritgən)-**Handgriff** *m* (Hinterdammgriff) Ritgen manoeuvre [*US* maneuver] (u:) *od* method

Ritter ('ritər)-**Fasern** *f pl od* -**Fibrillen** *f pl* Ritter's fibres [*US* fibers] **-[Öffnungs] Tetanus** *m* Ritter's tetanus **-Rollet-Phänomen** *n* Ritter-Rollet phenomenon **-Syndrom** *n* (Dermatitis exfoliativa neonatorum) Ritter's disease (1), dermatitis exfoliativa (ai) neonatorum (ɔ:) **-Valli** ('vali)-**Gesetz** *n* Ritter-Valli law

Ritualeingriff *m* ritual operation

Ritz|e *f* rima (ai), fissure ('fiʃə), crack / (Spalt) cleft, crevice ('krevis) ~**en** to scratch **wunde** *f* scratch wound

Rivalta (ri'valta)-**Probe** *f* Rivalta's reaction

Rivanol *n pharm* rivanol (i)

Riva-Rocci ('ri:va-'rɔtʃi) [**-Apparat**] *m* Riva-Rocci [sphygmomanometer (ɔ)] **-Blutdruckmessung** *f* Riva-Rocci's method

Rivinus (ri'vi:nus)-**Drüse** *f* Rivinus's gland **-Kanal** *m* (Ductus sublinguales minores (*PNA*)) smaller sublingual ducts

Rivus lacrimalis ((*PNA*) Tränenkanal) rivus lacrimalis

Rizinolsäure *f* (Acidum ricinolicum) ricinoleic ('risino'li:ik) *od* ricinolic *od* hydroxyoleic acid

Rizinus|öl *n pharm* castor (a:) oil (*BP*) **pflanze** *f bot* ricinus ('risinəs)

Rk = Reaktion *f* reaction

R-Kolonie *f bakt* R colony

R-L-Shunt = Rechts-links-Shunt *m* right-to-left shunt

RM = Rückenmark *n* spinal cord

RMZ = Reichert-Meissl-Zahl Reichert--Meissl number

RN = Rest-N, Reststickstoff *m* rest nitrogen

Rn = Radon *n* radon, Rn

RNP = Ribonukleoproteid *n* ribonucleoprotein

RNS = Ribonukleinsäure ribonucleinic acid (RNA) **-abhängige DNS-Polymerase** *f* reverse transcriptase, RNA--directed DNA polymerase **-Viren** *n pl* RNA viruses

RNU = Ruhenüchternumsatz *m* basal metabolism, BM

Roaf ('rouf)-**Theorie** *f* Roaf's theory

Robert ('ro:bert)-**Becken** *n anat* Robert's pelvis

Roberts ('rɔbəts)-**Eiweissprobe** *f* Roberts' test

Robertson ('rɔbətsn)|-**Syndrom** *n* (Pupillenstarre auf Lichteinfall, reflektorische Pupillenstarre) reflex iridoplegia (i:), Robertson's syndrome **-Translokation** *f* Robertsonian translocation

Robin *n tox* robin (ɔ)

Robin (rɔ'bɛ̃)-**Syndrom** *n* (kongenitale Mikrognathie mit Glossoptose) Pierre Robin syndrome, micrognathia-glossoptosis syndrome

Robinia pseudacacia *f pharm* Robinia pseudacacia

Robor|ans *n* (*pl* Roborantien) *pharm* tonic (ɔ) ~**ieren** to strengthen ~**ierend** roborant (ou), strengthening

Rochellesalz *n* (Seignettesalz) Rochelle salt (*BPC*), sodium (ou) potassium (æ) tartrate (*BPC*)

Röcheln *n* wheezing, / stertorous breathing / (Tod) death rattle

Rocky-Mountain-Fieber *n* Rocky--Mountain spotted fever **-Erreger** *m* Rickettsia rickettsii (ri'ketsiai)

Rodentizid *n* rodenticide

Roemheld ('rø:mhelt)-**Symptomenkomplex** *m* Roemheld's [gastrocardiac] syndrome (i)

Roffo ('rɔfo)-**Test** *m* Roffo's test

Roger ('rɔdʒə)-**Geräusch** *n* Roger's murmur

Roger (rɔ'ʒei)-**Syndrom** *n* (Ventrikelseptumdefekt) Roger's disease

rogern *f ps* to apply client-centred therapy

Rogers ('rɔdʒəz)-**Behandlung** *f* Rogers' treatment

Roh|drogen *f pl* crude drugs **kost** *f* raw diet (ai), uncooked food, raw *od* green vegetables / to **kostessen** *n* eating of raw food, omophagia (ei) **kosternährung** *f*, **kostkur** *f* vegetarian (ɛə) *od* [raw] vegetable cure **köstler** *m* vegetarian (ɛə) **milch** *f* unboiled milk **protein** *n* crude protein

Rohr ('ro:r)-**Fibrin[oid]** *n* Rohr's layer *od* stria (ai)

Röhrchen *n anat* tubulus (ju:), *pl* tubuli / (Abstrichröhrchen) sterile (e) tube, tubule (ju:)

Röhre *f anat* duct, canal (æ) / *röntg* tube / (Kanüle) cannula / Eustachische **** Eustachian (ju:'steikiən) tube, otosalpinx / Fallopische **** Fallopian tube, uterine tube

röhren|artig tubular (ju:) **atmen** *n* tubular breathing, bronchial respiration „**blick"** *m* (Bewußtseinstrübung infolge Einwirkung von G-Kräften) grayout **-Docht-Drain** *m chir* tube--and-wick drain **form** *f* tubular form ~**förmig** (tubulär) cylindrical, tubular **glasflasche** *f pharm* tubular [glass] vial **knochen** *m* long bone, tubular bone **knochenresektion** *f chir* diaphysectomy **pilz** *m bot* boletus (i:) **schwamm** *m bot* boletus (i:) **sehen** *n* tubular vision ('viʒən) **spekulum** *f* Fergusson's ('fə:gəsənz) speculum (e), tubular speculum **stativ** *n röntg* tube stand **strom** *m röntg* tube current **überbelastungsschutz** *m röntg* tube overload protector

rohrförmig tubular (ju:)

Rohrzucker *m* sucrose (u:) (*BP*), saccharose (æ), saccharum, cane sugar ('ʃugə) **ausscheidung** *f* (im Urin) sucrosuria (juə), saccharosuria

Rokitansky (roki'tanski)|-**Divertikel** *n* Rokitansky's diverticulum **-Leberatrophie** *f* Rokitansky's disease, acute yellow atrophy (æ)

Rolando (ro'lando)|-**Furche** *f anat* Rolando's sulcus (ʌ), fissure ('fiʃə) of Rolando **-Punkte** *m pl* Rolando's points

Roli-tetracyclin *n* (*WHO*) rolitetracycline ('rouliterə'saikli:n) (*NF*)

Roll|bahre *f* wheeled stretcher **bett** *n* wheeled bed, trundle (ʌ) bed / (zum Unterschieben) truckle (ʌ) [bed] **bewegung** *f* rolling (ou) movement **binde** *f* roller (ou) bandage **blende** *f röntg* Potter-Bucky diaphragm

Rolle *f* roll (ou), roller (ou) / (Flaschenzug) pulley ('puli) / *anat* trochlea (ɔ), *pl* trochleae ('trɔklii:)

rollen to roll / (um etwas) to revolve (ɔ) / (Rollbett) to wheel ~**ähnlich** (Gelenk) trochoid ('troukɔid), pivot (i)-like, resembling a pivot *od* a pulley ('puli) ~**artig** cylindrical / *anat* trochlear ('trɔkliə) **befestiger** *m* (am Extensionsapparat) pulley clamp **bildung** *f* (Blut) impilation, rouleaux (ou) formation ~**förmig** roll-shaped, trochlear, cylindrical **rinne** *f* (Extensionsapparat) groove of the pulley **watte** *f* cotton wool in rolls **zugapparat** *m* traction apparatus (ei)

Roller ('rɔlər)-**Kern** *m* Roller's nucleus

Rolleston ('roulstən)-**Regel** *f* Rolleston's rule

Rollet (rɔ'lɛ)-**Operation** *f* Rollet's operation

Roll|film *m röntg* roll film **gelenk** *n anat* rotary (ou) *od* pivot (i) joint **gestell** *n* (zum Fahren von Betten) truckle (ʌ) **hügel** *m anat* (Trochanter) trochanter / größer **** (Trochanter major (*PNA*)) greater trochanter / kleiner **** (Trochanter minor (*PNA*)) lesser trochanter

Rollier (rɔ'lje)-**Behandlung** *f* Rollier's treatment

Roll|pinzette *f* (Trachom) roller forceps *pl* **quetscher** *m* (Trachom) roller (ou) **stuhl** *m* (Krankenfahrstuhl) invalid chair, wheel chair **trage** *f* wheeled stretcher **verband** *m* roller bandage **wagen** *m* (Instrumente, Wäsche, Essen) trolley (ɔ)

Romano|skop *n* romanoscope (æ), rectoscope **skopie** *f* (Rektoskopie) rectoscopy (ɔ)

Romanowsky (roumə'nɔvski)-**Färbung** *f* Romanowsky's stain

Romberg ('rɔmbɛrk) *m* (Versuch) Romberg's test *od* sign / (als Zustand) rombergism (ɔ) **-Krankheit** *f* (Halbseitengesichtsatrophie) Romberg's disease **-Stehversuch** *m* Romberg's steadiness test **-Stellung** *f* Romberg station (ei) **-Syndrom** *m* (hemilinguale Atrophie) hemilingual atrophy **-Versuch** *m* station (ei) test **-Zeichen** *m* („Romberg") Romberg's sign *od* test

Römer ('rø:mər)|-**Serum** *n* Römer's serum **-Theorie** *f* Römer's theory

röntgen to X-ray ('eks-'rei), to radiograph (ei), to take an X-ray / (durchleuchten) to screen / jdn. ~ lassen to have a person X-rayed **** *n* radiography (ɔ), X-ray examination / (Durchleuchtung) fluoroscopy (ɔ), screening / **** nach Lufteinblasung pneumography (ɔ), pneumonography (ɔ) / ⌀ von Hirn und Rückenmark nach Lufteinblasung pneumo-encephalomyelography (ɔ) / ⌀ nach Luftfüllung pneumoradiography / stereoskopisches ⌀ stereoradiography, stereography, stereoroentgenography, stereoskiagraphy ⌀- radiologic[al] (ɔ), X-ray ⌀**abteilung** f X-ray od radiologic[al] department ⌀**analyse** f X-ray analysis (æ) ⌀**anatomie** f X-ray anatomy, radiological anatomy ⌀**anlagen** f pl X-ray equipment ⌀**apparat** m X-ray unit od apparatus (ei) ⌀**assistent[in]** m [f] X-ray medical technician (tekˈniʃən) ⌀**aufnahme** f (Röntgenbild) X-ray, X--ray picture od film od photograph (ou), radiograph (ei) [nota: radiogram sollte wegen seiner Doppelbedeutung (Musiktruhe) nicht verwendet werden.] / (bei Aortographie) aortogram / (in Seitenlage) lateral projection / (nach Luftfüllung) pneumoradiograph / (von Nierenbecken und Harnleiter) pelvi-ureteroradiography / eine ⌀aufnahme machen to take an X-ray ⌀**befund** m roentgenographic findings, radiologic[al] results od findings od evidence (e), X-ray findings ⌀**befundbericht** m radiologic[al] report ⌀**befundung** f radiodiagnosis (daiəg'nousis) ⌀**behandlung** f X-ray treatment, radiotherapy, roentgenotherapy / ⌀ bei weitem Röhrenabstand teleradiotherapy ('teli,reidio'θerəpi) ⌀**bericht** m radiologic[al] report ⌀**bestrahlung** f irradiation, X--irradiation, X-ray treatment od therapy ⌀**beugungsdiagramm** n X-ray diffraction diagram (ai) ⌀**bewegungsaufnahmen** f pl X-ray exposures of moving subjects ⌀**bild** n s ⌀aufnahme ⌀**bildarchiv** n radiographic archives ('a:kaivz) ⌀**bildverstärker** m X-ray image intensifier ⌀**blitzkinematographie** f X-ray flash kinematography, cineradiography ⌀**brei** m s ⌀kontrastbrei ⌀**brille** f X-ray od fluoroscopic (ɔ) goggles ⌀**chromometer** m (Härtegradmesser) radiochromometer (ɔ) ⌀**darstellung** f roentgen visualisation, imaging ⌀**densitometrie** f X-ray od roentgen densitometry ⌀**dermatitis** f radiodermatitis, X-ray dermatitis ⌀**diagnose** f X-ray diagnosis, radiodiagnosis ⌀**diagnostik** f radiodiagnostics; diagnostic radiology od roentgenology ⌀**diagnostor** m reading equipment for X-ray films ⌀**diaskop** n X-ray diascope (ei) ⌀**diffraktometer** n X-ray diffractometer ⌀**dosis** f radiation dose ⌀**dosismesser** m dosemeter ('dous,mi:tə), dosimeter (i) ⌀**durchlässig** radiolucent, radioparent ⌀**durchlässigkeit** f radiolucency, radioparency (εə) ⌀**durchleuchtung** f fluoroscopy (ɔ), radioscopy ⌀**durchleuchtungsgerät** n fluoroscope (u) ⌀**durchleuchtungsschirm** m X-ray screen ⌀**einheit** f (R) roentgen (ˈrʌntjən) [unit] (r) ⌀**einrichtung** f X-ray installation, X-ray equipment ⌀**entwickler** m X-ray developer (e) ⌀**erythem** n X-ray dermatitis ⌀-**erythemdosis** f skin erythema (i:) dose ⌀**fachmann** m radiologist (ɔ) ⌀**fernsehen** n X-ray television ⌀**fest** impenetrable to X-rays ⌀**film** m (Material) X-ray film / (Aufnahme) s ⌀aufnahme ⌀**filmlesen** n röntg reading od interpretation of X-ray films ⌀**filmschaukasten** m negatoscope (e), illuminator ⌀**filter** m X-ray filter ⌀-**Flächen-**

kymographie f X-ray surface kymography (ɔ) ⌀**folie** f X-ray film ⌀**fotografie** f radiography (ɔ) ⌀**frühreaktion** f early radiation erythema ⌀**ganzaufnahme** f (z B der Wirbelsäule) full-length radiography ⌀**generator** m X-ray generator (e) ⌀**gerät** n X-ray unit od apparatus (ei) / fahrbares ⌀ mobile ('moubail) X--ray set ⌀**gleichrichter** m X-ray rectifier ⌀**hand** f X-ray hand, radiation-injured hand ⌀**institut** n radiology (ɔ) institute ⌀**interferenzlinien** f pl X-ray interference (iə) lines ⌀**karzinom** n X-ray cancer ⌀**kastration** f (absichtlich) sterilisation od castration by means of X--rays / (nicht beabsichtigt) loss of reproductive (ʌ) power due to X-ray exposure (ou) ⌀**kater** m radiation od X--ray sickness, roentgenkater, roentgen intoxication ⌀**kaustik** f X-ray cautery (ɔ:) ⌀**kinematographie** f cineradiography ('sini), X-ray cinematography ⌀**kontrastbrei** m contrast meal, barium (εə) meal, opaque (ei) meal ⌀**kontrastmittel** n radiographic od X-ray contrast medium, radiopaque (ei) medium (i:), radiocontrast agent ⌀**kontrastverfahren** n endoradiography (ɔ) ⌀**kontrolle** f radiologic[al] check ⌀**krebs** m X-ray cancer ⌀**kunde** f radiology ⌀**kymographie** f radiokymography (kai'mɔgrəfi) ⌀-**Kymo-Kassette** f X-ray kymo (ai)-cassette ⌀**lehre** f radiology ⌀**mahlzeit** f opaque (ei) meal ⌀**mäßig** adv radiographically (æ) ⌀**nachbestrahlung** f postoperative (ɔ) X-ray irradiation ⌀**negativ** (z B Stein) radioparent, translucent, X-ray negative (e) ⌀**nekrose** f radionecrosis, post-irradiation necrosis ⌀**neuritis** f radioneuritis ⌀**normaldosis** f normal X-ray dose
Röntgeno|gramm n X-ray ('eksrei) [picture] ⌀**graphie** f radiography (ɔ) ⌀**graphisch** radiographic[al] (æ) ⌀**loge** m radiologist (ɔ) / (zahnärztlicher) radiodontist ⌀**logie** f [X-ray] radiology ⌀**logisch** radiologic[al] (ɔ) ⌀**metrie** f ionometry (ɔ), roentgenometry (ɔ)
Röntgenoperationstisch m X-ray operating table
Röntgeno|phobie f ps roentgenophobia (ɔ) ⌀**skop** n fluoroscope (u) ⌀**skopie** f (Durchleuchtung) fluoroscopy (ɔ)
Röntgen|papier n X-ray paper ⌀**passage** f (Darm) radiologic[al] (ɔ) examination of the intestines ⌀**pelvimetrie** f radiopelvimetry ⌀**photographie** f radiography (ɔ) ⌀**positiv** radio-opaque; X-ray positive (ɔ) ⌀**raum** m X-ray room ⌀**reihenbilder** n pl serial (iə) radiographs ⌀**reihenuntersuchung** f mass miniature ('minitʃə) radiography ⌀**röhre** f X-ray tube / in den Körper einführbare ⌀ endodiascope (ai) ⌀**röhrenplättchen** n (in der Röhre) target ⌀**schaden** m radiation injury, roentgenism (ˈrʌntjənizm) ⌀**schädenkunde** f radiopathology (ɔ) ⌀**schädigung** f X--ray od irradiation injury, radiolesion ('li:ʒən) ⌀**schatten** m X-ray shadow (æ) ⌀**schattengebend** producing an opaque (ei) shadow (æ) ⌀**schaukasten** m view-ing (ju:) case, film illuminator, negatoscope (e) ⌀**schichtaufnahme** f tomogram (ou) ⌀**schichtaufnahmeverfahren** n (Stratigraphie, Tomographie) body--section radiography (ɔ), tomography ⌀**schichtgerät** n tomograph (ou) ⌀**schirm** m [fluorescent] screen od X-

-ray screen / durch den ⌀ betrachten to screen ⌀**schirmbildverfahren** n photofluorography ⌀**schirmgerät** n fluoroscope (u) ⌀**schock** m radiation od roentgen shock ⌀**schutzbrille** f protective goggles pl ⌀**schutzhandschuhe** f pl protective gloves (ʌ) ⌀**schwester** f radiographer ⌀**sensibel** radiosensitive ⌀**sensibilität** f radiosensibility ⌀**serienaufnahmen des G-I-Trakts** GI series ⌀**spektrum** n X-ray spectrum ⌀**star** m irradiation cataract (æ) ⌀**status** m dent full mouth radiograph (FMX) ⌀**stereoaufnahme** f stereogram (iə), stereograph (iə) ⌀**stereometrie** f radiographic (æ) stereometry (ɔ) ⌀**stereoskopie** f radiostereoscopy (ɔ) ⌀**sterilisation** f s ⌀kastration
Röntgenstrahlen m pl X-rays ('eks-reiz), roentgen rays / harte ⌀ hard X-rays / weiche ⌀ soft X-rays ⌀**absorption** f X--ray absorption ⌀**anwendung** f (in der Zahnheilkunde) radiodontics ⌀**behandlung** f X-ray therapy, roentgenotherapy (e) ⌀**dosenbestimmer** m dosemeter ('dous,mi:tə) ⌀**durchlässig** radio[trans]-lucent (u:), radio[trans]parent (εə), roentgenolucent ⌀**durchlässigkeit** f radiolucency (u:), radioparency (εə) ⌀**durchleuchtung** f (Durchleuchtung) fluoroscopy (ɔ) ⌀**empfindlichkeit** f radiosensibility ⌀**kastration** f sterilisation by means of X-rays ⌀**kater** m s Röntgenkater ⌀**schaden** m s Röntgenschaden ⌀**undurchlässig** radio-opaque (ei)
Röntgen|strahlung f X-ray radiation ⌀**symptom** n radiologic[al] (ɔ) sign ⌀**technik** f X-ray technology ⌀**techniker** m radiographer (ɔ) ⌀**therapeut** m radiotherapist (e) ⌀**therapie** f X-ray treatment, radiotherapy, X-ray therapy ⌀**therapieröhre** f therapy tube ⌀**thoraxbild** n chest radiograph ⌀**tiefenbestrahlung** f deep X-ray therapy ⌀**tiefenlot** n X-ray depth ga[u]ge (geidʒ) ⌀**tiefentherapie** f deep X-ray therapy ⌀**tisch** m X--ray table ⌀**topogramm** n X-ray topogram (ou) ⌀**topographie** f X-ray topography ⌀**übersichtsbild** n plain radiograph ⌀**überwachung** f X-ray survey ⌀**ulkus** n irradiation od roentgen ulcer (ʌ) ⌀**untersuchung** f X-ray [examination], radiography (ɔ), radiologic[al] (ɔ) examination / (einer Körperhöhle) endodiascopy (æ) ⌀**veränderung** f radiologic[al] (ɔ) change ⌀**verbrennung** f X--ray od radiation burn ⌀**verfahren** n radiography (ɔ), roentgenography (ɔ) ⌀**verstärkerfolie** f [X-ray] intensifying screen ⌀**wagen** m mobile (ou) X-ray unit ⌀**wesen** n radiography (ɔ) ⌀**zubehör** n X-ray accessories ⌀**zystitis** f radiocystitis
Rorschach ('rorʃax)]-**Tafel** f Rorschach test card ⌀-**Test** m ps Rorschach test, ink-blot test
Rosacea f s Rosazea ⌀ **hypertrophicans** (chronische Verhärtung der Haut) rosacea hypertrophica (ɔ)
Rosakrankheit f (Feer-Syndrom) pink syndrome, Feer's disease
Rosanilin n chem rosaniline (æ) ⌀**hydrochlorid** n (DAB) magenta (BPC), rosaniline hydrochloride (BPC)
Rosazea f rosacea (ro'zeisiə), acne erythematosa ⌀**artig** rosaceiform (ro-'zeisiifɔ:m) ⌀**keratitis** f rosacea keratitis

Rose f *bot* rose / *pathol* erysipelas (eri'sipələs) / (Bengalrosa, Rose bengale) *chem* rose bengal ('bengɔ:l) ℒ **bengale-Probe** f rose bengal test
Rose|-Bradford ('ro:zə-'brædfəd)**-Niere** f Rose-Bradford kidney ℒ**-Syndrom** n *od* **-Tetanus** m Rose's tetanus
Rose (rouz)**-Lagerung** f Rose's position
Rosenbach ('ro:zənbax)**|-Gallenfarbstoffprobe** f Rosenbach-Gmelin (gme:-'li:n) test [for bile pigment] ℒ**-Gesetz** n Rosenbach's law ℒ**-Semon** ('si:mən)**-Gesetz** Rosenbach-Semon law ℒ**-Syndrom** n (Vagusneurose) Rosenbach's syndrome ℒ**-Zeichen** n Rosenbach's sign
Rosenbohrer m *dent* rose-head burr
Rosenheim-Drummond ('ro:zənhaim 'drʌmənd)**-Probe** f Rosenheim-Drummond test
Rosenkranz m rosary (ou) / (rachitischer) rickety (i) *od* rachitic (i) rosary ~**artig** rosary-like ℒ**bildung** f (Rachitis) beading (i) of the ribs
Rosenmüller ('ro:znmylər)**-Drüse** f (Glandula lacrimalis inferior) Rosenmüller's gland / (Nodi lymphatici inguinales superficiales) Cloquet nodes, superficial inguinal lymph glands ℒ**-Organ** n (Epoophoron, Nebeneierstock, Parovarium) epoophoron (ɔ)
Rosen|nerv m, großer (Nervus saphenus (PNA)) saphenous nerve ℒ**öl** n *pharm* oil of rose, attar of rose
Rosenthal ('ro:znta:l)**|-Ader** f Rosenthal's vein ℒ**-Ferré** (fe're:)**-Ganglion** n (Ganglion vestibulare (PNA)) vestibular ganglion
Rosenthal ('rouzənθɔ:l)**|-Faktor** m coagulation factor XI, plasma thromboplastin antecedent (PTA), h[a]emophilic factor C ℒ**-Kanal** m Rosenthal's canal ℒ**-Syndrom I** n factor XI deficiency syndrome, Rosenthal's factor deficiency syndrome, Rosenthal's disease
Rosen|vene f (Unterschenkelvene) saphenous (i:) vein / große, kleine ℒ (Vena saphena magna, parva (PNA)) long, short saphenous vein ℒ**wasser** n *pharm* rose water
Roseola f roseola, *pl* roseolae (ro'ziəli:) / ℒ syphilitica (Fleckensyphilid) syphilitic (i) roseola / ℒ typhosa rose spots, typhoid (ai) spots ~**artig** roseolous (i)
Roseole f s Roseola
Roser-Nélaton ('ro:zər ne:la'tɔ̃)**-Linie** f Nélaton's line
Rosette f rosette (rou'zet)
Rosetten-Test m *imm* rosette test
Roske-Caffey-de-Toni-Syndrom n ('rɔskə 'kæfi de 'to:ni) Caffey's syndrome, Caffey-Silverman syndrome
Rosmarin m *bot* rosemary ('rouzməri) ℒ**blätter** n *pl pharm* s Folia Rosmarini ℒ**öl** n *pharm* rosemary oil (BPC)
Rosolsäure f (Acidum rosolicum) rosolic acid
Ross| [**-Jones**] (rɔs-dʒounz)**-Globulintest** m Ross-Jones test ℒ**-Körper** m black spore of Ross ℒ**-Syndrom** n Ross's syndrome
Roß|kastanie f *bot* horse chestnut ℒ**kur** f F drastic treatment *od* cure
Rossolimo (rɔsɔ'limɔ)**-Reflex** m Rossolimo's reflex
Rostan (rɔs'tã)**-Asthma** n Rostan's asthma
rostbraun (Exanthem) rubiginous (i)

Rostellum n (Bandwurm) rostellum
Rost|farbe f rust colo[u]r (ʌ) ~**farbig** (rostfarben) rust-colo[u]red, rubiginous (idʒ) ~**fleckig** rust-stained
rostral rostral (ɔ)
Rostrum| corporis callosi (PNA) (Balkenschnabel) rostrum of the corpus callosum ℒ **sphenoidale** (PNA) rostrum of the sphenoid
rot red / (Gesichtsfarbe) florid (ɔ) / (erhitzt) flushed (ʌ) ℒ**angst** f (Angst vor roter Farbe, Erythrophobie) erythrophobia (e'riθro'foubiə)
Rotameter n *Lab* rotameter
Rotanda-Spritze f three-way syringe
Rotation f rotation
Rotations|- rotatory (ou), rotary ℒ**achse** f axis of rotation ℒ**bestrahlung** f *röntg* rotational therapy ℒ**bewegung** f rotatory motion (ou), rotation ℒ**bruch** m torsion fracture ℒ**gelenk** n rotary *od* pivot (i) joint ℒ**krampf** m rotary spasm ℒ**lappen** m *chir* swinging flap ℒ**messer** m torsiometer (ɔ) ℒ**mikrotom** n rotary microtome ℒ**nystagmus** m rotatory nystagmus (æ) ℒ**verdampfer** m *Lab* rotary evaporator
Rotator m (Drehmuskel) rotator (ei) muscle
rot|blind protanopic (ɔ), red-blind ℒ**blindheit** f red-blindness, protanopia ℒ**blütigkeit** f (Polyzythämie) polycyth[a]emia ('pɔlisai'θi:miə)
Rotch ('rɔtʃ)**-Zeichen** n Rotch's sign
Röte f (*bes* Haut) redness / (Scham) blush / hektische ℒ hectic flush
Röteln (Rubeola) *pl* German measles ('mi:zəlz), rubella ℒ**-Impfstoff** m (abgeschwächte Erreger) rubella vaccine [live attenuated] (Rub/vac (live)) ℒ**vakzine** f rubella vaccine (BP) (RV) ℒ**virus** n rubella virus
rot|empfindlich red-sensitive; photerythrous (i) ~**färbend, sich** (Zelle) erythrophil (i), erythrophilous (ɔ) ℒ**grünblindheit** f red-green blindness, xanthocyanopia ('zænθo,saio'noupiə) ~**haarig** red-haired ℒ**haarigkeit** f (Erythrismus) erythrism (e), redness of the hair
Roth|-Bernhardt (ro:t 'bɛrnhart)**-Syndrom** n (Meralgia paraesthetica) Bernhardt-Roth syndrome, Roth-Bernhardt disease ℒ**-Bielschowsky** (bil'ʃɔfski)**-Syndrom** n Roth-Bielschowsky syndrome
Rothera ('rɔðərə)**-Probe** f Rothera's test
Rothman-Makai ('ro:tman 'makai)**-Syndrom** n Rothman-Makai syndrome
Rothmund ('ro:tmunt)**-Syndrom** n (kongenitale Hautdystrophie) Rothmund's syndrome, congenital cutaneous dystrophy
Rotholz n (Kokastrauch) *bot* Erythroxylon (ɔ) coca (ou)
rotieren to rotate (ei) / einwärts ~ to rotate inwards / auswärts ~ to rotate outwards ~**d** rotary (ou), rotatory, rotating
Rotlauf m erysipeloid (i), fish-handlers' disease / (Schweine) swine erysipelas ℒ**nesselfieber** n *vet* brickpox
rötlich reddish, erythroid (e)
rotlichtempfindlich photerythrous (foute'riθrəs)
Rotor (ro'tɔr)**-Syndrom** n Rotor's syndrome
rot|schwach protanopic (,proutə'nɔpik) ℒ**schwäche** f *ophth* protanomalo-

pia ℒ**sehen** n erythropsia, erythropia; (Nebelsehen der Flieger) red-out ℒ**sichtigkeit** f (Erythropsie) s ℒ**sehen**
Rotter ('rɔtər)**-Reaktion** f Rotter's test
Rotula f rotula (ɔ) / (Kniescheibe) patella, kneecap / *pharm* lozenge ('lɔzindʒ)
Rötung f redness, reddening / (Entzündung) rubor (u:) / ℒ u Schwellung (Quaddelreaktion) weal and flare reaction *od* response
Rot|verschiebung f (Spektrum) red shift ℒ**weinnase** f bottle nose, brandy nose ℒ**weißgrenze** f (Lippe) vermilion (i) border ~**werden** to redden / (erröten) to blush (ʌ) ℒ**werden** n (Haut) rubescence, reddening ~**werdend** rubescent
Rotz m *vet* glanders (*pl*), equinia (i), farcy / (menschlicher Nasenschleim) mucous (ju:) discharge, snot *sl* ℒ**bakterium** n s ℒ**bazillus** ℒ**bazillus** m Pfeifferella mallei ('mæliai), Malleomyces (ai) mallei ℒ**erreger** m s ℒ**bazillus** ℒ**geschwür** n farcy bud, farcy button ~**geschwürig** *vet* glanderous ~**krank** (rotzig) glanderous, infected with glanders ℒ**krankheit** s Rotz ℒ**pustel** f farcy bud
Rouget (ru'ʒe:)**-Zelle** f Rouget's cell
Rous (ru:s)**-Sarkom** n Rous' sarcoma
Rousseau (ru'so)**-Knöchelchen** n Rousseau's bone
Roussy-Cornil (ru'si kɔr'nil)**-Syndrom** n Roussy-Cornil syndrome, progressive hypertrophic neuritis
Routine f routine (i:) ℒ**maßnahmen** f *pl*, postoperative postoperative routine ~**mäßig** routinely ℒ**untersuchung** f *med* routine examination / *Lab* routine test / qualitative ℒ *Lab* qualitative routine test
Roux (ru)**-Anastomose** f Roux' operation ℒ**-Färbung** f Roux' stain ℒ**-Operation** f Roux' operation ℒ**-Serum** n Roux' serum ℒ**-Spatel** m Roux' spatula
Rovsing-Operation f Rovsing s operation
Royle ('rɔil)**-Operation** f Royle's operation
RP = Reiter-Protein Reiter protein / = Ribosephosphat n ribose phosphate
RPCF = Reiter-Komplementbindungsreaktion f Reiter protein complement fixation
RPF = renaler Plasmadurchfluß m renal plasma flow
RPR = Radiusperiostreflex m radial (ei) reflex, brachioradial reflex
RPRC-Test = Plasma-Reagin-Kartentest m rapid plasma reagin card test, RPRC test
RQ = respiratorischer Quotient m respiratory (aiə) quotient ('kwouʃənt) (RQ)
RR = Riva-Rocci (Blutdruck bei Quecksilberdruckmessung) blood pressure according to Riva-Rocci, RR; (auf Formularen) BP = blood pressure)
Rr = Rami rami, Rr
-rrhagie (*Nachs*) (Fluß, Blutung) -rrhage (*Nachs*)
-rrhaphie (*Nachs*) (Naht-) -rrhaphy (*Nachs*)
-rrhexie (*Nachs*) (Riß, Platzen, Bruch) -rrhexis (*Nachs*)
-rrhoe (*Nachs*) (Fluß, Ausfluß, Fließen) -rrh[o]ea (-riə) (*Nachs*)

rRNS = ribosomale Ribonukleinsäure *f* ribosomal ribonucleic acid, rRNA

RRU = Röntgenreihenuntersuchung *f* mass miniature radiography

RS = Reststickstoff *m* rest nitrogen (ai)

Rs = Trennungsauflösung *f* separation resolution

R-S-Dissoziation *f* = Rauh-Glatt-Dissoziation *f* rough-smooth dissociation

RS-Syndrom *n* = respiratory distress syndrome

R-Stift *m* (Prothetik) R-pin

RSV = Rous-Sarkoma-Virus *n* Rous sarcoma virus, RSV

RS-Virus *n* respiratory syncytial virus, RS virus

RT = Reduktionsteilung *f* reduction division

RTF = *genet* Resistenz-Transfer-Faktor *m* resistance transfer factor, RTF

rtgl. = röntgenologisch radiologic[al], radiologically

RTL = Radiothermolumineszenz *f* radiothermoluminescence

Ru = Ruthenium *n* ruthenium, Ru

Rubella *s* Röteln

rüben|förmig turnip-shaped, napiform (ei) ⸚zucker *m* beet-sugar ('ʃugə)

Rubeola *f s* Röteln [*nota:* im Englischen ist rubeola auch = Masern!]

Rubeose *f* (Hautrötung) rubeosis

Ruberythrinsäure *f* ruberythric (ru:be-'riθrik) *od* rubicemic acid

Rubidium *n chem* rubidium (i)

rubiginös (rostfarben) rubiginous (i), rust-colo[u]red

Rubin ('ru:bin)**-Methode** *f* Rubin's test

Rubinikterus *m* Brugsch's ('brugʃiz) gall-pigment jaundice (ɔ:)

Rubinstein-Tabyi ('ru:binstain 'teibi)-**Syndrom** *n* Rubinstein-Tabyi syndrome

Rubner ('ru:bnər)**-Kohlenmonoxydreaktion** *f* Rubner's test

Rüböl *n* rape-seed oil, rape oil

Rubor *m* (Rötung bei Entzündung) redness, rubor (u:)

Rubrospinalbahn *f anat* rubrospinal (ai) tract

Rubrum Congoensis *n* (Kongorot) Congo red (*BPC*)

Rübsamen *m bot* rape seed

Ruck *m* jolt, jerk / (in Arterie *usw*) tug

Rück|- (*Vors*) retro- ('retro) (*Vors*), re-(*Vors*), back ⸚absorption *f* reabsorption ⸚ansicht *f* posterior (iə) view (vju:) ⸚atmung *f* (Co₂) rebreathing ~bilden, sich to degenerate (e) / to undergo involution ~bildend involutional ⸚bildung *f* retrogression, retromorphosis, involution, devolution / (Degeneration) degeneration / (Krankheit) regression / *chem* reconstitution / *biol* catagenesis (dʒe) / (Gewebeatrophie) cataplasia (ei) / (Tumor, Abszeß) apocatastasis / (*bes* Gewebe) retroplasia (ei) **in** ⸚ **begriffen** retrogressive, regressing **mangelhafte** ⸚ (*bes* Uterus) subinvolution (u:) **spontane** ⸚ spontaneous (ei) regression **übermäßige** ⸚ **des Uterus nach erfolgter Geburt** involution of the uterus (ju:)

Rückbildungs|alter *n* involutional *od* involution period (iə) ⸚depression *f* involutional depression ~fähig reversible ⸚fähigkeit *f* reversibility ⸚melancholie *f* involutional melancholia ⸚-

phase *f* phase of involution ⸚prozeß *m* involutional process (ou) ⸚psychose *f* involutional psychosis

Rück|biß *m dent* posterocclusion, disto--occlusion, posterior (iə) occlusion ⸚datierung, psychotische *f* psychotic backdating ⸚druck *m* back-pressure

Rücken *m* (Dorsum (*PNA*)) back, dorsum / (Nase) bridge / (Rand) ridge / (Fuß) dorsum of the foot / hohler ⸚ hollow back / sich auf den ⸚ legen to turn on one's back / auf dem ⸚ liegend supine (ai), lying on the back ⸚ **u. Hinterhaupt betr.** dorso-occipital (i) ⸚ **u. Nacken betr.** dorsonuchal ('dɔ:so-'nju:kəl) ⸚ **u. Seite betr.** dorso-lateral (æ) ⸚ **u. Wirbelsäule betr.** dorsispinal (ai) ⸚- dorsal, back ⸚-**Brustaufnahme** *f röntg* postero-anterior (iə) view (vju:) ⸚**furche** *f* (Neuralrinne) *anat* medullary (ʌ) groove ⸚**gegend** *f* dorsal region ⸚**haut** *f* dorsal skin

Rückenlage *f* dorsal *od* supine (ai) position, lying on the back ⸚ **mit gespreizten, aber angezogenen Beinen** dorsal recumbent (ʌ) position ⸚ **mit hochgelegtem Kopf u. hochgelegten Schultern** dorsal elevated (e) position / (Fet) dorsal presentation **linke hintere** ⸚ left dorso-posterior (iə) presentation (LDP) **rechte hintere** ⸚ right dorso--posterior presentation (RDP) **linke vordere** ⸚ left dorso-anterior (iə) presentation (LDA) **rechte vordere** ⸚ right dorso-anterior presentation (RDA)

Rücken|lenden- lumbodorsal ⸚**linie**, mediane *f* (Linea mediana posterior (*PNA*)) posterior median line

Rückenmark *n* (Medulla spinalis (*PNA*)) spinal (ai) marrow (æ) *od* cord / verlängertes ⸚ medulla (ʌ) oblongata (ei) ⸚ **u. Gehirn betr.** medullo (ʌ)--encephalic (æ) ⸚ **u. Hirnrinde betr.** spinocortical (ʌ) ⸚ **u. Kleinhirn betr.** spinocerebellar (ʌ) ⸚ **u. Medulla betr.** spinobulbar (ʌ) ⸚ **u. Nerven betr.** spinoneural (juə) ⸚ **u. Nervenwurzeln betr.** radiculomedullary (ʌ) ⸚- **u. Nervenwurzelaffektion** *f* radiculomyelopathy (maiə'lɔpəθi)

Rückenmark[s]|- spinal (ai), medullary (ʌ), myelo- (ai) (*Vors*) ⸚**aktivität** *f* spinal activity ⸚**anästhesie** *f* (Rhachianästhesie) spinal an[a]esthesia (i:), rachian[a]esthesia (i:) ⸚**atrophie** *f* myelatrophy (æ), spinal atrophy ⸚**aufnahme** *f röntg* (Film) myelogram (ai) / (Verfahren) myelography (ɔ) ⸚**blase** *f* cord bladder, string bladder ⸚**blockade** *f* spinal an[a]esthesia ⸚**blutung** *f* (Blutung in das Rückenmark) h[a]ematomyelia (e-i:) / (Blutung an dem Rückenmark) myelapoplexy (maiə-'læpəpleksi) / (neutral) myelorrhagia ('reidʒiə) ⸚**degeneration** *f* spinal degeneration ⸚**entzündung** *f* spinitis, myelitis ⸚**erkrankung** *f* myelopathy (ɔ) ⸚**erschütterung** *f* commotio spinalis ⸚**erweichung** *f* myelomalacia (mɔ'leiʃiə) ~**fliehend** spinifugal (i) ⸚**flüssigkeit** *f* spinal fluid (u) ⸚**galvanisation** *f* spinogalvanisation ⸚**grau** central grey matter of the spinal cord ⸚**haut** *f* spinal meninx (i:), *pl* meninges (mi'nindʒi:z) ⸚**hautdarstellung** *f röntg* perimyelography (ɔ) ⸚**hautentzündung** *f* perimyelitis ⸚**kanal** *m* (Canalis vertebralis (*PNA*)) vertebral *od* spinal canal (æ) ⸚**klein-**

hirnbahn *f anat* spino (ai)-cerebellar tract ⸚**kontusion** *f* contusion (kən-'tju:ʒn) of the spinal cord ~**krank** myelopathic (æ) ⸚**krebs** *m* carcinoma of the spine ⸚**läsion** *f* spinal cord lesion ('li:ʒn) ⸚**leiden** *n* myelopathy (ɔ) ⸚**leidender** *m* patient suffering from a spinal disease ~**los** (ohne Rückenmark) amyelic (eimai'elik), without spinal cord ~**nah** myelopetal (ɔ), near the medulla (ʌ) *od* the spinal marrow ⸚**nekrose,** anämische *f* an[a]emic (i:) spinal necrosis ⸚**nerven** *m pl* (Nervi spinales (*PNA*)) spinal nerves ⸚**operation** *f* myelotomy ⸚**probe** *f* spinal test ⸚**prolaps** *m* myeloschisis (maiə'lɔskisis) ⸚**reflex** *m* spinal reflex ⸚**röntgen** *n röntg* pneumomyelography (ɔ) ⸚**schmerz** *m* myelalgia (‚maiə'lældʒiə) ⸚**schwindsucht** *f* (Tabes) *s* Tabes ⸚**schwund** *m* spinal atrophy (æ), myelatrophy ⸚**segment** *n* spinal segment / *embr* neuromere (juə) ⸚**sklerose** *f* myelosclerosis ⸚**spalt** *m* diastematomyelia (daiæs‚ti:-mətomai'i:liə), spina (ai) bifida ('bifidə) ⸚**spalte** *f* (Fissura mediana anterior medullae spinalis (*PNA*)) anterior median fissure of the spinal cord ⸚**syphilis** *f* myelosyphilis ⸚**thalamusbahn** *f* spino (ai)-thalamic (æ) tract ⸚**tier** *n* decerebrated test animal ⸚**tumor** *m* spinal [cord] tumo[u]r ⸚**verletzter** *m* patient suffering from a spinal cord injury [*nota:* Rückenmärkler ist Slang für Tabiker = tabetic (e) person] ⸚**verletzung** *f* spinal cord injury, injury to the spinal marrow ⸚**versteifung** *f chir* spondylosyndesis ~**wärts** myelopetal (ɔ) ⸚**wurzel** *f* spinal root / dorsale ⸚ dorsal root / hintere ⸚ (Radix dorsalis nervorum spinalium (*PNA*)) posterior root [of the spinal nerves] / vordere ⸚ (Radix ventralis nervorum spinalium (*PNA*)) anterior root [of the spinal nerves] ⸚**wurzeldurchschneidung** *f* (Radikotomie, Rhizotomie) *chir* radicotomy (ɔ), cutting of the spinal root ⸚**zelle** *f* spinal cell ⸚**zentrum** *n* spinal centre [*US* center] ~**zugewandt** spinipetal (i) ⸚**zyste** *f* myelocyst (ai)

Rücken|massage *f* massage (mɔ'sa:ʒ) of the back ⸚**muskel** *m* back muscle / breiter ⸚ (Musculus latissimus dorsi (*PNA*)) latissimus dorsi ('dɔ:sai) muscle / langer ⸚ musculus longissimus dorsi ⸚**muskellähmung** *f* rachioparalysis (æ) ~**nah** subdorsal ⸚**nerv** *m* dorsal nerve ⸚**phänomen** *n* dorsal phenomenon (ɔ) ⸚**platte** *f dent* backing ⸚**reflex** *m* dorsal reflex ⸚**schild** *m* (Insekten) scutellum, *pl* scutella ⸚**schmerz** *m* backache, pain in the back, notalgia (æ), rachialgia (æ), dorsodynia ('dɔ:so'diniə), dorsalgia (æ) ⸚**spalte** *f* spina (ai) bifida (i), rachischisis (ræ'kiskisis) ⸚**strecker** *m* (Musculus erector spinae (*PNA*)) sacrospinalis muscle; extensor of the back / langer ⸚ (Musculus longissimus (*PNA*)) longissimus muscle ⸚**stütze** *f* support [for the back]

Rückentwicklung *f* retrogression

rücken|wärts (nach hinten zu) dorsad ('dɔ:sæd) ⸚**weh** *n s* ⸚schmerz ⸚**wirbel** *m pl* (Vertebrae thoracicae (*PNA*)) thoracic vertebrae ⸚**wirbelsäule** *f* spinal (ai) *od* vertebral column (ɔ) ⸚**wölbung** *f* dorsal curvature ('kə:vətʃə) ⸚**wulst** *m embr* medullary (ʌ) *od* neural (juə) fold (ou)

Rücker ('rykər)-**Verband** *m* Rücker's strapping

Rückfall *m* relapse, recurrence (ʌ), recidivation, palindromia (ou) / (Rückbildung) regression / einen ~ bekommen to relapse / tödlicher ~ fatal (ei) relapse / einen ~ vehindern to prevent a recurrence (ʌ) ~- palindromic (ou), recurrent (ʌ), relapsing ~**fieber** *n* (Rekurrensfieber) relapsing (æ) *od* recurrent (ʌ) fever ~**fieberborrelien** *f pl* Borrelia recurrentis ~**fieberspirille** *f* Borrelia (i:) recurrentis ~**fieberspirochäte** *f* Borrelia recurrentis ~**fieberzecke** *f* Ornithodorus (ˌɔ:niθo-'dɔ:rəs)

rückfällig relapsing, recurrent (ʌ), palindromic (ou) / ~ werden to get a relapse, to relapse ~**er** *m for* recidivist (i) ~**werden** *n for* recidivism (i)

Rückfall|neigung *f* tendency to recur (ə:) *od* to relapse, recidivity (i) ~**reaktion** *f* recurrent reaction ~**reich** (zu Rückfällen neigend) polyleptic ~**tuberkulose** *f* reinfection tuberculosis

·**rück|fließen** to flow backward[s], to regurgitate (ə:) ~**fluß** *m* reflux ('ri:-flʌks), regurgitation, backward flow, backflow / venöser ~ venous (i:) *od* reflex return ~**flußstauung** *f* disturbed reflux ~**fuß** *m* calcaneal (ei) part of the foot ~**gang** *m* decrease, recession, regression / (Geschwulst) resolution (u:) / (Schwellung) subsidence (ai) ~**gebeugt** retroflexed (e) ~**geleitet** (Nervenimpuls) reflected

Rückgrat *n* vertebral *od* spinal column (ɔ), spine, backbone, rachis (ei) ~- spinal (ai) ~**kanal** *m* vertebral canal (æ) ~**krümmung** *f* spinal curvature ~**los** *zool* spineless ~**nah** juxtaspinal ~**operation** *f* operation on the spine ~**punktion** *f s* Lumbalpunktion ~**reflex** *m* spinal reflex ~**schmerz** *m* spondylalgia (spondil'ældʒiə) ~**spalte** *f s* Spina bifida ~**verkrümmung** *f* spinal curvature / *pathol* deformity of the spine (ai) *dorsoanteriore* ~ kyphosis *habituelle* ~ habit (æ) scoliosis *koxitisbedingte* ~ coxitic (i) scoliosis *seitliche* ~ scoliosis ~**verletzung** *f* spinal injury ~**versteifung** *f* pokerspine

rück|impfen to retrovaccinate ~**impfung** *f* retrovaccination ~**infektion** *f* re--infection ~**kopplung** *f* feedback / negative ~ negative feedback ~**kopplungshemmung** *f* feedback inhibition ~**kopplungsmechanismus** *m* feedback mechanism ~**kopplungsprinzip** *n* feedback principle ~**kreuzen** to cross back ~**kreuzung** *f genet* back cross[ing] ~**kreuzungsgeneration** *f* back-cross generation ~**kreuzungshybride** *f* back--cross hybrid (ai) ~**läufig** retrograde (e), regressive / (Arterie) recurrent ~**läufigkeit** *f* regression ~**laufkatheter** *m* two-way catheter (æ) ~**laufzystographie** *f* retrograde cystography ~**meldung** *f,* biologische biofeedback ~**mutation** *f* back mutation, reversion

Rucknystagmus *m* rhythmical *od* jerking nystagmus (æ)

rück|pflanzen (Gewebe) to re-implant (a:) ~**pflanzung** *f* re-implantation ~**prall** *m* rebound (au) ~**prallen** to rebound ~**resorbieren** to reabsorb ~**resorption** *f* re-absorption ~**schlag** *m* (Atavismus) atavism (æ) / (Krise) set--back, reversion / (Herz) back stroke

~**schreitend** (weichend) retrocursive, retrogressive ~**schritt** *m* retrogression / set-back ~**seite** *f* rear / (*z B* des Armes) dorsal aspect ~**spülileitis** *f* backwash ileitis ~**stand** *m* residue ('rezidju:), residuum (i) ~**ständig** backward ~**ständigkeit** *f* backwardness ~**standsarm** (Diät) low-residue ('rezidju:) ~**stauung** *f* (Reflux) reflux ('ri:flʌks) (*in into*), regurgitation ~**stauungsdruck** *m* back--pressure ~**stauungskongestion** *f* passive congestion „~**stauungstheorie**" *f* backward-failure (ei) theory (i) ~**stichnaht** *f* vertical mattress suture

Rückstoß *m* rebound (au) / (Herz) back stroke / (Verletzung) contrecoup ~**blutung** *f* contrecoup (u:) h[a]emorrhage (e) ~**phänomen** *n* rebound phenomenon (ɔ) ~**verletzung** *f* contrecoup injury

Rück|strahlung *f* reflection / *röntg* back scatter [radiation] ~**streustrahlung** *f röntg* back scatter [radiation] ~**streuung** *f röntg* back scatter ~**strom** *m* regurgitation / venöser ~ venous (i:) return ~**stromaortographie** *f röntg* reverse-current aortography (ɔ) ~**titration** *s* ~titrierung ~**titrieren** to titrate (ai) back ~**titrierung** *f* back-titration, residual t. ~**verlagert** (Organ) retroposed (e), displaced backward[s] ~**verlagerung** *f* retroposition (i) / *chir* reposition (i) / *dent* retrusion (u:) ~**verwandlung** *f* reconversion ~**wand** *f* back wall

Rückwärts|beuger *m* supinator (ju:) ~**beugung** *f* retroflexion, retroversion / (Kopf) head-retraction ~**biegen** to bend backward[s], to retrovert ~**biegung** *f s* ~beugung ~**gebeugt** (*bes* Uterus) retroverted (e), retroflexed (ai) ~**gehen** *n* walking backward[s] / (un--willkürliches) *ps* opisthoporeia (ɔ,pis-θopo'raiə) ~**knickung** *f* (Uterus) retroflexion *od* venöser (e) ~**sprechen** *n ps* mirror (i) speech ~**verlagert** displaced backward[s], retroposed (e) ~**verlagerung** *f* retrodeviation, retrodisplacement, retroposition ~**versagen** *n* backward failure

ruckweise by jerks (dʒə:ks)

rück|wirken to react ~**wirkend** reacting, reactive ~**wirkung** *f* reaction, retro--action, repercussion (ʌ)

Ructatio *f* ructus (ʌ), eructation

Ruder|füßler *m,* Ruderfußkrebs *m zool* copepod ('koupipɔd) ~**muskel** *m* (Musculus anconeus (*PNA*)) anconeus muscle

Rudiment *n* rudiment, vestige ('vestidʒ) **rudimentär** *embr* rudimentary, vestigial (ves'tidʒiəl) ~**gefüge** *n* vestigial structure ('strʌktʃə) ~**organ** *n* rudimentary *od* vestigial organ ~**stadium** *n* vestigial state *od* stage ~**struktur** *f* vestigial structure \

Rudimentum *n* rudimentum

Ru-1,5-DP = Ribulose-1,5-diphosphat *n* ribulose-1,5-diphosphate

Ruffini (ru'fi:ni)-**Körperchen** *n pl* Ruffini's bodies, corpuscles ('kɔ:pʌslz) *od* organs

Rufiansäure *f* quinizarinsulphonic (kwi-'nizərinsʌl'fonik) *od* rufinic acid

Rufigallensäure *f* rufigallic *od* hexahydroxyanthraquinone acid

Ruga *f* (Falte, Runzel) *anat* ruga ('ru:gə), *pl* rugae ('ru:dʒi:), ridge, fold (ou) / ~**e** vaginales (*PNA*) vaginal rugae

Ruge ('ru:gə)-**Lösung** *f* Ruge's solution

Ruggeri (ru'dʒɛ:ri)-**Reflex** *m* Ruggeri's reflex

Ruhe *f* rest / (Gelassenheit) tranquil[l]ity (i) / (Ruhezustand) dormancy / (Erholung) recreation / in ~ at rest / völlige ~ complete rest ~- resting ~**aktivität** *f neur* resting activity ~**angina** *f* angina at rest ~**atemnot** *f* (Herz) dyspn[o]ea (i) at rest ~**atmung** *f* minute respiration at rest ~**bedingung** *f physiol* condition of rest ~**bedürfnis** *n* need of rest ~**biß** *m* restbite ~**blutdruck** *m* resting blood pressure ~**durchblutung** *f* blood circulation at rest ~**durchströmung** *f* blood circulation at rest ~**dyspnoe** *f* dyspn[o]ea (i) at rest ~**elektrokardiogramm** *n* resting electrocardiogram ~**energie** *f* rest force ~**haltung** *f* position of rest ~**kern** *m* resting nucleus ~**kerngifte** *n pl* resting nucleus toxins ~**kraft** *f* (des Herzens) rest force ~**kur** *f* (Liegekur) rest cure, rest treatment ~**lage** *f* reclining (ai) position, position of rest ~**los** restless, dysphoric (ɔ) ~**losigkeit** *f* restlessness, dysphoria (ɔ:)

ruhen to rest ~**d** resting / (schlafend) sleeping / *bakt* dormant / (Infektion) latent (ei)

Ruhe|masse *f* rest mass ~**pause** *f* rest period (iə) ~**phase** *f* (Mitose) resting stage; stationary phase / postmitotische ~ G_1 period *od* phase / prämitotische ~ G_2 period *od* phase ~**potential** *n neur* resting potential ~**puls** *m* resting pulse rate ~**schmerzen** *m pl* rest pain ~**schwebe[lage]** *f dent* free-way space ~**speichel** *m* resting saliva (ai) ~**stadium** *n* quiescent (kwai'esənt) *od* dormant period (iə), resting period / (Parasiten) encystment ~**stellung** *f* rest position / relaxed position ~**stoffwechsel** *m* basal (ei) metabolism (æ) ~**tremor** *m* passive tremor (e) ~**umsatz** *m* basal metabolic (ɔ) rate / (Gehirn) basal requirement (aiə) ~**wert** *m* resting value (æ) ~**zittern** *n s* ~tremor ~**zustand** *m physiol* state of rest / (Infektion) latent (ei) stage, latency, dormancy / (Zellen, Sporen) dormancy / (Parasiten) encystment

ruhig quiet, calm, tranquil, still / (bewegungslos) motionless (ou) / (Atem) regular (e) / (gefaßt) composed ~**stellen** *chir* (Glied) to fix, to immobilise (ou), to fasten [on a splint] / *ps* to tranquil[l]ise ~**stellung** *f* relaxation / (mechanisch, *z B* Gipsverband) immobilisation, fixation / ~ des schmerzenden Körperteils rest of the painful part / motorische ~ lessening of motor (ou) activity

Ruhr *f* (Dysenterie) dysentery ('disntri) ~**ähnlich** dysenteriform (e) ~**amöbe** *f* Entamoeba (i:) histolytica (i) ~**anfall** *m* attack of dysentery ~**artig** dysenteriform (e) ~**bazillus** *m* dysentery bacillus, Shigella

Rührer *m Lab* agitator

Ruhr|hepatitis *f* am[o]ebic (i:) hepatitis ~**krank** suffering from dysentery ~**rheumatismus** *m* dysenteric arthritis ~**serum** *n* antidysenteric (e) serum (iə)

rülpsen (aufstoßen) to belch, to eructate (ʌ) / (Säugling) to burp ~ *n* (Aufstoßen) [e]ructation, belching, ructus (ʌ)

Rumex *bot* rumex

Rumination f (Motilitätsneurose des Magens) rumination
Rumor m (Geräusch) noise, murmur (ə:)
Rumpel-Leede ('rumpəl-'li:d)|**-Stauungsversuch** m tourniquet ('tuənikei) test, Rumpel-Leede sign ⌀**-Test** m Rumpel-Leede test ⌀**-Zeichen** n Rumpel-Leede sign
Rumpf m trunk ⌀**arbeit** f trunk exercise ⌀**beatmung** f artificial thoracic respiration ⌀**beuge** f bending forward of the body ⌀**gipsverband** m trunk plaster cast od jacket ⌀**lappen** m chir trunk flap ~**nah** (körpernah, proximal) [Gegensatz: distal] proximal ⌀**wärts** proximad
Runde f (Arzt vom Dienst) round
Rund|**faser** f circular fibre [US fiber] (ai) ⌀**filter** n plain filter ⌀**filterpapierchromatographie** f circular filter paper chromatography (ɔ) ⌀**fokus** m opt circular focus ⌀**gang** m (Klinik) round circular focus, pl foci ('fousai) ⌀**kolben** m Lab round-bottom flask ⌀**kopf** m trochocephalus, roundhead ~**köpfig** round-headed ⌀**köpfigkeit** f trochocephalia ('trɔkosi'feiliə), trochocephaly ⌀**lappen** m chir circular flap ⌀**muskel** m, großer (Musculus teres major (PNA)) teres major muscle / kleiner ⌀ (Musculus teres minor (PNA)) teres minor muscle ⌀**nagel** m chir cylindrical nail ⌀**rücken** m hump-back (ʌ), hunch (ʌ)-back / kyphosis (kai'fousis) /

juveniler ⌀ (Scheuermann-Syndrom, Adoleszentenkyphose) Scheuermann's ('ʃɔiərmanz) disease, juvenile kyphosis ⌀**rückenausbildung** f development (e) of kyphosis ~**rückig** hump-backed ⌀**schädel** m round skull ⌀**schatten** m röntg round shadow (æ) ⌀**stiellappen** m tubed flap ⌀**tour** f (Binde) circular turn ⌀**tourenverband** m spiral (aiə) bandage ⌀**verband** m spiral bandage ⌀**wurm** m roundworm, nematode (e), nemathelminth (,nemə'θelminθ), Ascaris ⌀**zelle** f round cell ⌀**zellensarkom** n round-cell od encephaloid (e) sarcoma, globucellular sarcoma ~**zellig** round-celled
Runeberg ('ɪy:nəbærg)**-Typ** m Runeberg's disease
Runzel f wrinkle, ruga (u:), fold (ou) / ⌀n um die Augen (Krähenfüßchen) crow's (krouz) feet / mit ⌀n bedeckt rugose, rugous (u:) ⌀**entfernung** f chir rhytidectomy (riti-) ~**ig** wrinkled, rugose ('ru:gous) ⌀**igkeit** f rugosity (ɔ) ~**n** to wrinkle / v refl (Haut) to pucker (ʌ) ⌀**zunge** f wrinkled tongue
rupfen (Haare) to pluck
Rupia f rupia
Ruptur f rupture ('rʌptʃə)
Ruß m soot / chem lampblack ~**artig** fuliginous (fju:'lidʒinəs), sooty (u)
Rüssel m snout (au), trunk / (Insekten) proboscis (prə'bɔsis) ⌀**lippe** f macrocheilia (ai)
Russell ('rʌsəl)|**-Agar** m Russell's double-

-sugar ⌀**-Extension** f Russell's traction ⌀**-Körperchen** n pl Russell's bodies ⌀**-Syndrom** n Russell's syndrome
Russenkrankheit f trench fever
ruß|**geschwärzt** fuliginous (fju:'lidʒinəs) ~**ig** (rußhaltig) sooty (u) / (geschwärzt) fuliginous ⌀**krebs** m chimneysweeps' cancer ⌀**lunge** f soot (u) lung ⌀**kymograph** m carbon kymograph ⌀**warze** f soot wart (ɔ:)
Rust (rust)**-Krankheit** f Rust's syndrome od disease, suboccipital vertebral disease
Ruta bot ruta, rue
Ruthenium n chem ruthenium (ru:-'θi:niəm) ⌀**rot** n ruthenium red
Rutherford-Einheit f rutherford (rd)
Rutilismus m rutilism (u:)
Rutin n (DAB) (Rutinum DAB, Rutosid WHO) rutin ('ru:tin) (EP)
Rutinose f rutinose (u:)
Rutosid n s Rutin
Ruttan[-Hardisty] ('rʌtən 'ha:disti)**-Test** m Ruttan and Hardisty test
Ruttin ('ruti:n)**-Phänomen** n Ruttin's reaction
RV = Residualvolumen n residual volume, RV
RVF = Rift-Valley-Fieber n Rift Valley fever
R-W-TEST = Rideal-Walker-Test m Rideal-Walker test, R-W
Ryle (rail)**-Sonde** f Ryle's tube
RZ = Rekalzifizierungszeit f recalcification time
R-Zacke f (EKG) R wave

S

S = Entropie f entropy, S / = Sehschärfe f visual acuity, VA / = Sulfur, Schwefel sulphur [US sulfur], S / = stat Summe f sum / = Sutura f (Naht) sutura, suture, S / = Svedberg-Einheit f Svedberg unit, S / = S-Zacke f S wave / = bakt glatt smooth, S
S₁₋₅ *od* **S₁₋ᵥ** = Sakralwirbel m pl 1-5 sacral nerves 1-5, S1-5
s = Halbwertschichtdicke f half-value thickness / = Sekunde f second, s / = sinister sinister, s / =sphärisch spherical, s / = Stammlinie f genet stem line, s / = Sutura f sutura, suture, S / = symmetrisch symmetric
Sa = Samarium n samarium, Sa / = Sarkom n sarcoma
sa = sinuaurikulär sinu-auricular, S-A
Sabadilla f bot pharm sabadilla
Sabadill|essig m pharm acetum (i:) cevadillae ⟨kappe f head bandage (æ) with acetum cevadillae ⟨tinktur f pharm sabadilla tincture ('tɪŋktʃə)
Sabattier (saba'tje:)-**Effekt** m Sabattier effect
Säbel|bein n sabre [US saber] (ei) tibia (i) od shin, bow (ou) od bandy leg ~**beinig** sabre-legged [US saber-legged], bandy-legged, bow-legged ~**förmig** sabre-shaped [US saber-shaped], ensiform ⟨**klingenbeine** n pl sabre shins ⟨**scheidentibia** f platycnemia ('ni:miə) ⟨**scheidentrachea** f flattened od compressed od scabbard trachea f
Sabin|-Feldman ('seibin-'feldmən)-**Test** m Sabin-Feldman test ⟨[-**Koprowski** (ko'profski)]-**Poliomyelitis[-Lebend]-Impfstoff** m Sabin's vaccine
Sabina|kraut n pharm savin (æ) ⟨öl n savin oil
Sabine f (Sabinenbaum) bot, pharm savin
Sabinen|ölvergiftung f savin poisoning ⟨säure f sabinenic (e) od sabinic od hydroxydodecanoic acid
Sabinismus m (Sabinenölvergiftung) sabinism (æ), savin poisoning
Sabouraud (sabu'ro)-**Nährboden** m Sabouraud's culture medium
Saburr|a f saburra (ʌ) ~**ös** (fuliginös) saburral (ʌ)
saccadiert interrupted, jerking
Sacchar|ase f (Invertase) saccharase ('sækəreis), invertase ⟨**at** n (Zuckersäuresalz) chem saccharate (æ) ⟨**id** n chem saccharide (æ) ⟨**ifikation** f saccharification ⟨**imeter** n saccharimeter (i) ⟨**imetrie** f saccharimetry (i) ⟨**in** n saccharin (æ) (BP, USP) / ⟨**-Natrium** n (DAB) saccharin sodium (ou), soluble (ɔ) saccharin (BP) / ⟨ solubile n (DAB) s ⟨**-Natrium** ~**oid** saccharoid (æ)
Saccharo|meter n saccharometer (ɔ), saccharimeter (i) ⟨**metrie** f saccharimetry ⟨**mykose** f saccharomycosis ⟨**myzes** m Saccharomyces ('maisi:z) ⟨**myzet** m saccharomycete ('maisi:t)
Saccharosämie f (Rohrzucker im Blut) sucrosⱥemia (i:)
Saccharose f ((DAB), Saccharum, Zucker) sucrose (ju:) (BP, EP), saccharose / Ausscheiden von ⟨ im Urin saccharosuria (juə), sucrosuria ⟨**-Belastung** f sucrose tolerance test ⟨**-Intoleranz** f [-**Syndrom** n] sucrose intolerance
Saccharosurie f (Ausscheiden von Sac-

charose im Urin) saccharosuria, sucrosuria
Saccharum n (EP) s Saccharose / ⟨ amylaceum (DAB) (Glukose-Monohydrat (DAB), Traubenzucker (DAB)) dextrose [monohydrate] (BP), glucose / ⟨ Lactis (DAB) (Milchzucker) lactose (BP, USP), milk sugar ('ʃugə) (BP) / ⟨ uvarum (Traubenzucker, Glykose) grape sugar, dextrose, glucose (u:)
Sacculus m (Säckchen) anat sacculus (æ), pl sacculi ('sækjulai) / Sacculi alveolares (PNA) (Lungenbläschen) air saccules / ⟨ laryngis (PNA) (Kehlkopftasche) sacculus of the larynx
Saccus m (Sack, Beutel, Tasche, Ausstülpung) saccus (æ), pl sacci ('sæksai), sac, bag, pouch (au) / ⟨ conjunctivae (PNA) (Augenbindehautsack) conjunctival (ai) sac / ⟨ endolymphaticus (PNA) endolymphatic sac / ⟨ lacrimalis (PNA) (Tränensack) lacrimal sac
Sacha … s Saccha …
Sach|erinnerungsbild n ps memory (e) image ('imidʒ) ⟨**kundiger** m expert ~**lich** realistic, objective, real
Sachs|-Georgi (zaks-ge'ɔrgi)-**Reaktion** f Sachs-Georgi test od reaction (SG) ⟨**-Krankheit** f Tay-Sachs disease, amaurotic (ɔ) family idiocy (i)
sachverständig expert, competent
Sachverständigen|ausschuß m (WHO) expert committee ⟨**gutachten** n for expert evidence (e), expert opinion
Sachverständiger m for expert
Sachvorstellung f ps object image
Sack m bag, sac, pouch (au), bursa (ə:) / (Hernie) sac ⟨**aneurysma** n sacculated od saccular aneurysm ('ænjuərizm) ~**artig** saccular, pouchlike (au) / (zystisch) cystic (i), cystlike ⟨**bildung** f sacculation ⟨**blase** f sacculated bladder
Säckchen n anat saccule ('sækju:l), sacculus, pl sacculi / (Bläschen) vesicle (e), vesicula (i) / (Zahn) alveolus (i) / (langgestrecktes) utricle (ju:) ⟨**nerv** m (Nervus saccularis (PNA)) saccular nerve
sack|en (absacken) to sink, to drop, to sag ~**förmig** sac-like, bag-shaped, saccular, sacciform ('sæksifɔ:m) / bot ⟨**saccate** ⟨**lunge** f sacculated lung ⟨**niere** f sacciform ('sæksifɔ:m) kidney, hydronephrosis, cystonephrosis, cystic (i) kidney / eitrige ⟨ pyonephrosis ⟨**niere**-hydronephrotic (ɔ)
Sacks-Libman ('sæks-'libmən)-**Syndrom** n Libman-Sacks endocarditis od syndrome
Sacral- (Sakral-) (Vors) sacral (ei) ~**is** sacral
Sacro- (Vors) sacral (ei), sacro- (ei) (Vors) s sakro-
Sacrum n (Sakrum, Kreuzbein) sacrum (ei)
Sadebaum m bot, pharm Juniperus (i) ⟨**spitzen** f pl pharm savin (æ) tops
Sadis|mus m sex, ps sadism (ei) / primärer ⟨ primal s. ⟨**t** m ps sadist (ei) ~**tisch** ps, sex sadistic ~**tisch-masochistisch** sex sadistic ~**tisch-masochistisch** sex sadomasochistic ('sædo-,mæso'kistik)
Sadomasochismus m sex sadomasochism
Saegesser ('ze:gesər)-**Methode** f Saegesser's method
Saemisch ('ze:miʃ)]-**Operation** f Sae-

misch's operation ⟨**-Ulkus** n Saemisch's ulcer, hypopyon ulcer
Saenger ('zæŋər)-**Fleck** m Saenger's macula
Saffloweröl n safflower oil
Safran m pharm saffron (EP) / bot crocus (ou) ~**farbig** (safrangelb) saffron[-colo[u]red] ~**haltig** pharm crocated (ou) ⟨**in** n safranine (æ) (BP) ⟨**leber** f saffron-colo[u]red liver ⟨**pflaster** n pharm saffron plaster (a:) ⟨**tinktur** f pharm tincture ('tɪŋktʃə) of saffron
Safrol n safrol[e]
Saft m (Pflanze) sap, juice / (Frucht, Fleisch) juice (dʒu:s) / (Drüse) succus (ʌ) / (Humoralpathologie) humo[u]r (ju:) / (Sirup) syrup (i) / (Flüssigkeit) fluid (u), liquor ('likə)
säfte|führend succiferous (sʌk'sifərəs) ⟨**lehre** f histor humo[u]ral (ju:) doctrine ⟨**strom** m (Wunde) fluid (u) exudation / (Lymphe) lymph stream
Saftstrom m (im Körper) lymph stream
S-Agar m culture medium of peptone, glucose, maltose, agar, and tap water
Säge f chir saw, amputation saw / oszillierende ⟨ oscillating s. ~**artig** serrated (ei), serrate ~**förmig** (gesägt, zackig) serrated, serrate ⟨**geräusch** n bruit de scie ⟨**muskel** m serratus (ei) / vorderer ⟨ (Musculus serratus anterior (PNA)) serratus anterior muscle / hinterer unterer ⟨ (Musculus serratus posterior inferior) serratus posterior inferior muscle / hinterer oberer ⟨ (Musculus serratus posterior superior) serratus posterior superior muscle
Sägerkrampf m sawyers' spasm
sagittal sagittal ('sædʒitl) ⟨**ebene** f sagittal plane ⟨**naht** f anat sagittal suture (ju:) ⟨**schnitt** m sagittal section
Sago m sago (ei), tapioca (ou) ⟨**milz** f sago spleen
Sagradarinde f pharm cascara sagrada (ei)
Sahara|beule f s Orientbeule ⟨**übel** n cutaneous (ei) leishmaniasis (,li:ʃmə-'naiəsis)
Sahli ('sa:li)]-**Desmoidprobe** f Sahli's desmoid reaction ⟨**-Glutoidprobe** f Sahli's glutoid (u:) test ⟨**-Hämoglobinmessung** f (Hämoglobinbestimmung nach Sahli, „Sahli" F) Sahli's method (e) ⟨**-Hämoglobinometer** n Sahli-Hellige ('heligə) h[a]emoglobinometer (,hi:mo'gloubin'ɔmitə)
Saint (seint)-**Trias** f Saint's triad
Saisonkrankheit f seasonal illness
Saite f chord, cord / anat chorda, pl chordae ('kɔ:di:)
saiten|artig anat restiform ⟨**elektrode** f string electrode ⟨**galvanometer** n string galvanometer (ɔ)
sakkadier|en to interrupt (ʌ) ~**t** (Atmen) interrupted od cogwheel breathing (i:)
sakral (Kreuzbein betr) sacral (ei) ⟨**-sacral**, sacro- (ei) (Vors) ⟨**after** m chir sacral anus (ei) ⟨**anästhesie** f sacral an[a]esthesia (i:), caudal (ɔ:) analgesia (i:) ⟨**dermoid** n sacral dermoid ⟨**fistel** f sacral fistula ⟨**gegend** f sacral region ⟨**gie** f sacralgia ⟨**isation** f (Kreuzbein-Lumbalwirbel-Verwachsung od -Synostose) sacralisation ⟨**kanal** m (Canalis sacralis (PNA)) sacral canal ⟨**mark** n sacral region of the spinal (ai) cord ⟨**nerv** m sacral nerve ⟨**plexus** m sacral plexus, sacriplex (ei) ⟨**teil** m sacral part

ₗtumor *m* (Teratom) teratoma, sacral tumo[u]r **ₗwirbel** *m* sacral vertebra **ₗwirbelsäule** *f* sacral part of the spine
Sakrektomie *f chir* sacrectomy
sakro|- (*Vors*) (Kreuzbein-, sakral) sacro- (ei)(*Vors*) **ₗdynie** *f*(Kreuzschmerz) sacral pain, sacrodynia (i) **~iliakal** sacro-iliac (i) **ₗiliakalband** *n* sacro-iliac ligament (i) **ₗiliakalgelenk** *n* (Articulatio sacro-iliaca (*PNA*)) sacro-iliac joint **~kokzygeal** sacrococcygeal (kɔk'si-dʒiəl) **ₗkokzygealresektion** *f* Kraske's ('kraskəz) operation **ₗkoxalgie** *f* sacrocoxalgia (kɔks'ældʒiə) **ₗlisthesis** *f* (Ventralverschiebung des Kreuzbeins) sacrolisthesis (lis'θi:sis) **~lumbal** sacrolumbar (ʌ), lumbosacral (ei) **~spinal** sacrospinal (ai) **~uterin** sacro-uterine (ju:) **ₗuterinligament** *n* uterosacral ligament
Saktosalpinx *f* sactosalpinx, hydrosalpinx, pyosalpinx (,paio)
Sal *n* salt / ₗ Carolinum factitium artificial Carlsbad salt / ₗ Prunellae (Kalium nitricum fusum) sal prunella
Sala ('sala)**-Zellen** *f pl* Sala's cells
Salaamkrampf *m* (Nickkrampf, Grußtick) salaam (a:) *od* nodding spasm
Salacetamid *n* (*WHO*) acetylsalicylamide (sæ'lisil'æmaid)
Salamandergift *n* salamanderin
Salazo-sulfadimidin *n* salazosulphadimidine [*US* -sulf-] (sə'læzo,sʌlfə'dimidi:n)(*BPCA*)
Salbe *f pharm* ointment; unguent ('ʌŋgwənt), unguentum, *pl* unguenta; salve (sa:v) [nota: bis 1953 wurden in der British Pharmacopoeia alle Salben als unguentum geführt; salve nur in Zusammensetzungen, *z B* lip-salve] *emulgierende* ₗ unguentum emulsificans, emulsifying oi. *gelbe* ₗ yellow oi. *graue* ₗ oi. of mercury, gray oi. *hydrophile* ₗ (*DAB*) (Unguentum emulsificans (*DAB*)) emulsifying oi. *schwarze* ₗ unguentum argenti nitratis compositum *wasserhaltige hydrophile* ₗ aqueous cream
Salbei *m bot, pharm* sage (seidʒ), salvia (æ) **ₗblätter** *n pl* (*DAB*) salvia *od* sage leaves **ₗöl** *n* sage oil
salben|artig ointment-like, of unguent (ʌ) consistency **ₗbasis** *f* (Salbengrundlage) *pharm* ointment base, vehicle (i:) **ₗdose** *f pharm* jar **ₗform** *f pharm* ointment form **ₗgesicht** *n* post-encephalitic (i) seborrh[o]ea (i) **ₗgrundlage** *f pharm* ointment base, vehicle / wasseraufnehmende, emulgierende ₗ absorption base **ₗkruke** *f* gallipot **ₗspatel** *m pharm* applicator, spatula (æ), salve spatula (æ), palette knife **ₗstrang** *m* ribbon of ointment **ₗtopf** *m pharm* gallipot (æ), ointment jar **ₗverband** *m* ointment dressing
salbig (salbenartig, ölig, fettig) unctuous ('ʌŋktjuəs), greasy, oily
Salbutamol *n pharm* salbutamol (*BP*) **ₗsulfat** *n pharm* salbutamol sulphate (*BP*)
Salep[mehl] *n pharm* salep (ei)
Salicin[um] *n* salicin (æ)
Salicyl... *s* Salizyl...
Salidiuretikum *n* salidiuretic (e)
Salimeter *n* salimeter
Salinazid *n* salinazid (sæ'linəzid) (*BPCA*)
Salineninhalierterrasse *f* open-air inhalatorium (ɔ:)

salinisch salty (ɔ:), saline (ei)
Salinometer *n* salinometer (ɔ)
Salipyrin *n pharm* salipyrin (,sæli-'paiərin)
Salisbury ('sɔ:lzbri)**-Virus** *n* Salisbury virus
Saliv|a *f* (Speichel) saliva (sə'laivə) **ₗantia** *n pl* (speichelanregende Mittel) *pharm* sialagogues (sai'æləgɔgz) **~ar** (zum Speichelsystem gehörig) salivary (æ) **ₗation** *f* (Speichelfluß) salivation **~ieren** to salivate (æ) **ₗomanie** *f* (,,Spucksucht'') salivomania (ei)
Salix *f* (Weide) *bot* salix (ei), willow
Salizin *n pharm* salicin (æ)
Salizyl *n pharm* salicyl (æ) **ₗaldehyd** *m* (*DAB*) (Acidum salicylosum) salicylic (i) aldehyde (æ), salicylous (i) acid **ₗalkohol** *m* saligenin **ₗamid** *n* (*WHO*) salicylamide (*BPCA*, *NF*) **ₗanilid** *n* salicylanilide ('ænilaid) (*NF*) **ₗat** *n chem* salicylate (i) **ₗat-Phenacetin-Kombination** *f* salicylate combined with phenacetin **ₗbehandlung** *f* salicyl therapy **ₗessigsäure** *f* salicylacetic (i:) acid **~ieren** *chem* to salicylise **ₗismus** *m* (Salizylvergiftung) salicylism (æ) **ₗpräparat** *n pharm* salicylate preparation **ₗpuder** *m pharm* salicylated *od* salicylic (i) acid dusting powder **ₗsalbe** *f pharm* salicylic acid ointment, unguentum acidi salicyli **ₗsalz** *n pharm* salicylate **~sauer** *chem* salicylic **ₗsäure** *f* (Acidum salicylicum (*DAB*), ₗ-Hydroxybenzoesäure, Salizylsäure) salicylic acid (*BP*, *USP*) **ₗstreupuder** *m pharm* salicylic acid dusting powder **ₗursäure** *f chem* salicyluric (juə) acid **ₗvergiftung** *f* salicylism (æ) **ₗwatte** *f pharm* salicylated cotton wool
Salk (sælk)**|-Impfstoff** *m* Salk vaccine ('væksi:n) **ₗ-Impfung** *f* Salk inoculation **ₗ-Vakzine** *f* Salk vaccine
Salkowski (zal'kɔfski)**-Reaktion** *f* Salkowski's test
Salmiak *m chem* household ammonia (ou),~ammonium (ou) chloride (ɔ:) **ₗgeist** *m chem* dilute solution of ammonia **ₗpastillen** *f pl pharm* compound ammonium chloride (ɔ:) lozenges ('lozindʒiz)
Salmonella *f bakt* Salmonella, *pl* Salmonellae / ₗ enteritidis (Gärtnerbakterium) Salmonella enteritidis (i) / ₗ typhi (Typhusbakterium) Salmonella typhi (ai) **ₗbefall** *m* salmonellosis
Salmonellen|- salmonellal **ₗerkrankung** *f* salmonellosis
Salmonellose *f* salmonellosis
Salol *n pharm* salol (ei), phenyl (i:) salicylate (i) **ₗ-Mentholsalbe** *f* unguentum salol cum menthol
Salpeter *m chem* saltpeter (ɔ:), nitre [*US* niter] (ai), potassium nitrate (ai) **ₗpapier** *n* (Charta nitrata) nitre [*US* niter] paper **ₗsalzsäure** *f chem* nitrohydrochloric (ɔ:) acid
Salpetersäure *f chem* nitric (ai) acid / konzentrierte ₗ (*DAB*) nitric acid (*BP*, *USP*) / rauchende ₗ (Acidum nitricum fumans) fuming (ju:) nitric acid (*BP*, *USP*), nitrosonitric acid **ₗvergiftung** *f* nitric acid poisoning
salpetrig *chem* nitrous (ai)
Salping|ektomie *f* (Eileiterentfernung, Tubenentfernung) *chir* salpingectomy ('dʒek), tubectomy **ₗitis** *f* (Tubenentzündung, Eileiterentzündung) salpingitis (,sælpin'dʒaitis)

Salpingo|graphie *f röntg* salpingography (ɔ) **ₗ-oophorektomie** *f* (Entfernung eines Eierstocks *u* des Eileiters) salpingo-oophorectomy (sæl'pingo'ouofə'rektəmi), removal (u:) of a tube and an ovary (ou) **ₗ-oophoritis** *f* (Tubeneierstockentzündung) salpingo-oophoritis, inflammation of a tube and an ovary (ou) **ₗ-ovariektomie** *f* (Entfernung von Tube *u* Eierstock) salpingo-ovariectomy, removal (u:) of a tube and an ovary **ₗpexie** *f* salpingopexy **ₗplastik** *f* (Eileiterplastik, Tubenplastik) salpingoplasty **ₗrrhaphie** *f* (Tubennaht) salpingorrhaphy (ɔ), suturing (ju:) of a tube **ₗstomatoplastik** *f* (Tubenplastik, Eileiterplastik) *chir* salpingostomatoplasty (ou) **ₗstomie** *f* salpingostomy **ₗtomie** *f* (Tuberneröffnung) salpingotomy **ₗzele** *f* salpingocele
Salpinx *f* (Tube, Eileiter) tube, salpinx (æ), *pl* salpinges (sæl'pindʒi:z) **ₗ-salpingo-** (*Vors*), tubal (ju:) **ₗgonorrhoe** *f* (Tubengonorrhoe) gonorrh[o]eal (i:) salpingitis (sælpin'dʒaitis)
Saltat|ion *f* (saltatorische Leitung) *neur* saltatory conduction **~orisch** (tanzend, springend) saltatorial (ɔ:), saltatoric (ɔ), saltatory (æ)
Salubrität *f* salubrity (u:)
Salur|ese *f* saluresis **ₗetikum** *n* saliduretic ('sælidaijuə'retik), saluretic
Salvarsan *n pharm* salvarsan (æ), arsphenamine (a:s'fenəmi:n) **ₗdermatitis** *f* arsphenamine dermatitis **ₗerythem** *n* ninth-day erythema (i:) **ₗvergiftung** *f* arsphenamine poisoning
Salve *f* (Nervenimpulse) *neur* volley **~nartig** in salvos
Salz *n chem* salt, sal / ₗ bilden *chem* to salify (æ) / ohne ₗ no added salt (NAS) *blausaures* ₗ (Zyanid) prussiate ('prʌ-ʃieit), cyanide (ai) *chinasaures* ₗ quinate *doppelkohlensaures* ₗ bicarbonate *harnsaures* ₗ urate (juə) *margarinsaures* ₗ margarate ('ma:gəreit) *salzsaures* ₗ hydrochloride *saures* ₗ acid salt ₗ-halo- (æ) (*Vors*), saline (ei), salt
salz|arm low-salt; poor in salt / ~ ernähren to restrict the salt in the diet (ai) **ₗaufnahme** *f physiol* salt intake **ₗbad** *n* sea[-water] bath, brine (ai) bath **ₗbedarf** *m* salt requirement (ai) **ₗbeschränkung** *f* restriction of salt intake **~bilden** (zu Salz umbilden) *chem* to salify (æ) **ₗbildner** *m chem* halogen ('hælɔdʒən) **~bildungsfähig** *chem* salifiable (æ) **~empfindlich** *bakt* salt-sensitive **ₗentzug** *m* desalination **ₗfäßchen** *n F* clavicular (i) fossa **ₗfieber** *n* salt fever **~frei** (Kost) salt-free **ₗgehalt** *m* (Blut) sal[a]emia (i:) / übermäßiger ₗ hypersal[a]emia / übermäßiger ₗ (Urin) hyperchloruria (klɔ:'juəriə) **ₗgehaltmesser** *m* salimeter (i) **ₗgeschmack** *m* saltiness (ɔ:), salty taste **~haltig** saline (ei), saliferous (i) **ₗhemd** *n* (Kneipp) (im Salzwasser getauchtes Hemd, das dem Patienten übergezogen wird) "brine shirt" **ₗhunger** *m* salt hunger **~ig** salty (ɔ:), salt, saline (ei) **ₗigkeit** *f* saltiness, salinity **~los** saltless (ɔ:) **ₗlösung** *f chem* salt solution, saline (ei) solution
Salzmangel *m* lack of salt; deficiency in salt / (im Blut) hypo-alon[a]emia (i:) / **ₗ-Azotämie** *f* (Blum (blu:m)-Syndrom) chloropenic *od* hypochlor[a]emic

azot[a]emia, Blum's syndrome ⦜exsikkose f exsiccosis due to salt insufficiency ⦜syndrom n salt deficiency syndrome
Salz|niederschlag m chem saline (ei) deposit (ɔ) ⦜ödem n salt [o]edema (i:) of infants ⦜pufferlösung f chem salt buffer (ʌ) solution ⦜quelle f saline (ei) od salt spring ⦜retention f salt retention ~sauer chem hydrochloric (ɔ:), muriatic (æ)
Salzsäure f chem hydrochloric od muriatic acid / bromhaltige ⦜ brominated hydrochloric acid ⦜mangel m (Magensaft) achlorhydria (ai) ⦜mangel betr. achlorhydric (ai) ~pepsinhaltig containing hydrochloric acid and pepsin ⦜überschuß m over-acidity ⦜vergiftung f muriatic acid poisoning
Salz|sole f brine (ai) ⦜stauungs-Syndrom n hyperosmolarity syndrome ⦜verlustnephritis f salt-losing nephritis, renal tubular salt-wasting syndrome / ⦜ mit Addisonismus Thorn's (θɔːnz) syndrome ⦜wasser n salt-water, brine ⦜wasserbad n brine bath ⦜wasserotitis f beach otitis, beach ear ⦜wasserumschlag m saline (ei) compress
Samarium n chem samarium (ɛə)
Samen m anat sperm, sperma, semen (i:) / bot, pharm semen, seed / bluthaltiger ⦜ h[a]emospermia ⦜- spermatic (æ), seminal (e), spermato- (Vors), spermo- (Vors) ⦜abgabe f ejaculation ⦜abgang m discharge of semen / (Samenfluß) spermatorrh[o]ea (i) / (im Harn) seminuria (juə) ~abtötend spermicidal (ai) ⦜ampulle f ampulla (ʌ) of the seminiferous (i) tubules (ju:) ⦜ansammlung f (in der Vagina) semen pool ⦜ausführungsgang m (Ductus ejaculatorius) ejaculatory (æ) duct ⦜bank f sperm [storage] bank ⦜behälter m seminal vesicle ~bildend gonopoietic (ˌgɔnipɔi-'etik), spermatogenic (ˈdʒenik), sperm-forming ⦜bildung f (Spermatogenese) gonepoiesis (ˌgɔnipɔi'i:sis), spermatogenesis / gestörte ⦜ dysspermia ⦜bildungszelle f spermatogenic (e) cell ⦜bläschen n (Vesicula seminalis (PNA)) seminal vesicle ⦜blase f seminal (e) vesicle (e), gonecyst (ˈgɔnisist), spermatocyst / um die ⦜n herum gelegen perivesicular (i)
Samenblasen|- spermatocystic (i) ⦜- u.
Samengentfernung f chir vasovesiculectomy ⦜- u. Samenleiterentfernung f chir vasovesiculectomy ⦜eiterung f pyovesiculosis (ou) ⦜entfernung f chir vesiculectomy, spermatocystectomy ⦜entzündung f cystospermitis, spermatocystitis, gonecystitis, [seminal (e)] vesiculitis ⦜eröffnung f spermatocystotomy ⦜gang m anat ejaculatory duct ⦜kontrastaufnahme f vesiculogram (i) ⦜stein m spermolith, gonecystolith (i), spermatic (æ) calculus ⦜[ver]eiterung f pyovesiculosis (ou)
Samen|bruch m (Spermatozele) gonocele (ˈgɔnosi:l), spermatocele ⦜drüse f (Hoden) testis, pl testes (ˈtesti:z), testicle ⦜einbringung f semination ⦜entleerung f emission of semen (i:) ⦜entwicklung f spermatogenesis ⦜erguß m ejaculation, seminal (e) discharge od emission / (in die Scheide) insemination / nächtlicher ⦜ nocturnal emission ~erzeugend spermatogenic (e) ⦜erzeugung f spermatogenesis (e), gonepoiesis ⦜faden m

spermatozoon (ˈzouɔn), pl spermatozoa (ˈzouə) ~fadenähnlich spermatoid ~fädenerzeugend spermatogenic, spermatogenous (ɔ) ⦜fadenkopf m sperm head ⦜fadenmißbildung f teratospermia ⦜fadenschwanz m tail of a spermatozoon ~fädentötend spermatocidal (ai) ⦜fistelanlage f vasostomy ⦜fluß m spermatorrh[o]ea (i), polyspermia, polyspermism, polyspermy ⦜flüssigkeit f seminal fluid (u) ~führend seminiferous (i)
Samengang m (Ductus deferens (PNA)) vas (væs) deferens (e), spermatic (æ) od seminal (e) duct ⦜ u. Blase betr. deferentio-vesical (defə'renfio'vesikəl) ⦜entfernung f chir vasectomy, deferentectomy, vasoresection ⦜entzündung f deferentitis ⦜eröffnung f chir vasotomy ⦜fistel f spermatic (æ) fistula ⦜resektion f spermectomy ⦜unterbindung f Steinach's (ˈstainaxs) operation
Samen|gefäß n seminal (e) vessel ⦜hügel m seminal hillock od colliculus, verumontanum (ˈviərumɔn'teinəm) ⦜hügelentfernung f chir colliculectomy, excision of the verumontanum ⦜hügelentzündung f verumontanitis, colliculitis ⦜kanal m spermatic canal (æ) ⦜kanälchen n convoluted seminiferous tubule (ju:) ⦜kopf m (Samenfadenkopf) head of the spermatozoon ⦜körnchen n seminal granule (æ) ⦜kristalle m pl spermin od sperm crystals (i)
Samenleiter m (Ductus deferens (PNA)) vas (væs) deferens, spermatic (æ) od seminal (e) duct ⦜durchtrennung f vasosection ⦜eröffnung f chir vasotomy (ɔ) ⦜exstirpation f chir vasectomy ⦜naht f vasorrhaphy (ɔ) ⦜plastik f s ⦜naht ⦜punktion f vasopuncture (ei) ⦜resektion f chir vasoresection ⦜schnitt m chir vasotomy (ɔ) ⦜unterbindung f vasoligature (i)
Samen|mutterzelle f primary (ai) spermatocyte, spermiocyte ~produzierend anat seminiferous (i)
Samenstrang m (Funiculus spermaticus (PNA)) spermatic cord, funiculus (i) ⦜spermatic ⦜arterie f (Arteria cremasterica (PNA)) artery to the cremaster ⦜bruch m funicular hernia ⦜entfernung f vasectomy ⦜entzündung f corditis, inflammation of the spermatic cord, funiculitis ⦜gefäß n vessel of the spermatic cord ⦜naht f vasorrhaphy (ɔ) ⦜punktion f vasopuncture (ei) ⦜resektion f chir spermectomy ⦜unterbindung f vasoligature (ˈligətjuə) ⦜varizen f pl spermophlebectasia (ei)
Samen|tierchen n s Spermatozoon ~tötend spermatocidal (ai) ⦜tötungsmittel n pharm spermatocide, spermicide ~tragend bot seminiferous (i) ⦜übertragung f insemination ⦜veränderung f (krankhafte) spermatopathy (ɔ) ⦜verhaltung f spermatoschesis (ɔ), spermatemphraxis ⦜zelle f spermatozoon (ˈzouɔn), pl spermatozoa (ˈzouə), spermatosome, sperm cell, spermatospore, spermatic cell / ⦜- spermatozoal (ou) ~zellenvernichtend spermatolytic (i), spermolytic, spermicidal (ai)
Sammel|becken n physiol reservoir (ˈrezəwa:) ⦜faktor m collective factor ⦜flasche f collecting bottle ⦜gefäß n collector ⦜harn m 24-hour urine ⦜impfung f mass inoculation ⦜kanälchen n anat collecting tubule (ju:

⦜linse f condensing od convex lens ~n vt/vrefl to collect / (anhäufen) to accumulate (ju:) ⦜röhrchen n collecting tubule (ju:) ⦜urin m 24-hour urine ⦜wut f ps collecting mania
sanabel (heilbar) curable (juə)
Sanarelli-Shwartzman (sana'reli-'fwɔːtsmən)-Phänomen n od -Reaktion f Shwartzman reaction, Shwartzman-Sanarelli phenomenon
Sanatio f (Heilung) healing, cure
Sanatorium n sanatorium (sænə'tɔːriəm), pl sanatoria
de Sanctis-Cacchione (de 'saŋktis-kaki'o:nə)-Syndrom n (xerodermische Idiotie) · de Sanctis-Cacchione syndrome, xerodermic idiocy syndrome
Sand m sand / (grober) gravel (æ) ⦜anwendung f arenation, ammotherapy
Sandarakharz n pharm sandarac
sand|artig sandy, psammous (ˈsæməs), arenaceous (æri'neifəs) ⦜bad n sand bath ⦜badbehandlung f psammotherapy (ˌsæmo'θerəpi), ammotherapy
Sandel|holz n pharm sandal wood, santal ⦜öl n pharm sandal-wood oil
sand|farben sand-colo[u]red, sandy ⦜fliege f sand-fly, Phlebotomus (ɔ), Simulium (ju:) ⦜fliegenfieber n sand-fly fever, three-day fever, phlebotomus fever ⦜floh m Dermatophilus (ɔ), sand-flea, jigger (ˈdʒigə), chigoe (ˈtfigou) sl, Tunga (ʌ) penetrans ⦜flohbefall m dermatophiliasis, invasion by Dermatophilus, tungiasis (tʌn'gaiəsis) ⦜geschwulst f (Psammom) psammoma (sæ'moumə) ~ig (wie Sand) psammous (ˈsæməs), sabulous (æ), sandy, gritty ⦜igsein n (bes bei Kalkinkrustation) grittiness ⦜korn n sand grain ⦜mücke f Phlebotomus (ɔ) ⦜sackatmung f breathing (i:) exercises with a sandbag lying on the abdomen (ou) ⦜steinsilikose f stone-masons' disease
Sandström ('sandstrɔːm)-Körperchen n pl (Epithelkörperchen) Sandström's bodies od glands
Sandtherapie f s Sandbadbehandlung
Sanduhr|einschnürung f (Magen) hour-glass constriction ⦜einziehung f hour-glass constriction ⦜kontraktion f hour-glass contraction ⦜magen m bilocular (ɔ) stomach (ʌ), hour-glass stomach
Sandwich|kammer f chrom sandwich chamber (ei) ⦜technik f imm sandwich technique
Sängerknötchen n singers' od teachers' node od nodule, laryngitis (dʒai) nodosa
Sanguin|iker m ps person of sanguine (ˈsæŋgwin) temper od temperament, sanguine person ~isch ps sanguine (ˈsæŋgwin) ~olent (blutig) sanguinolent (i), tinged with blood
Sanguis humanis (EP) human blood (EP, BP)
sanier|en hyg to apply sanitary od hygienic (i:) measures (e) / (Herd) to clean up ⦜ung f hyg sanitation, hygienisation (ˌhaidʒi:nai'zeifn)
sanierungs|bedürftig in need of sanitation ⦜maßnahmen f pl hyg hygienic (i:) od sanitary (æ) measures ('meʒəz) ⦜mittel n prophylactic (æ) ⦜röhrchen n mil (mit Protargolinhalt) sanitube (æ)
Sanies (dünner Eiter) sanies (ˈseinii:z)
sanitär sanitary (æ), hygienic (i:)
Sanitäts|beamter m sanitary (æ) officer

(ɔ), health officer ℓbehörde f (Gesundheitsbehörde) sanitary board od authority (ɔ) ℓkasten m first-aid kit ℓwagen m ambulance car ~widrig insanitary (æ) ℓzelt n hospital tent
Santalol n santalol
Santalsäure f santalenic (e) od santalic acid
S-Antigen n S od soluble antigen
Santonin n pharm santonin (BP) ℓsäure f (Acidum santoninicum) santonic od santoninic acid ℓvergiftung f santonism
Santorini (santo'ri:ni)|-Gang m (Ductus pancreaticus accessorius (PNA)) accessory pancreatic duct ℓ-Knorpel m (Cartilago corniculata (PNA)) Santorini's od corniculate cartilage
Santyl n pharm santyl
São-Paulo-Fleckfieber n São-Paulo fever od typhus (ai), Rocky Mountain fever
Saphena f (Vene) saphenous (i:) vein, saphena (i:) ℓ- saphenous (i:) ℓausschneidung f chir saphenectomy
Sapo m (Seife) pharm sapo (ei), pl sapones (sei'pouni:z), soap / ℓ kalinus potash (ɔ) soap, linseed oil soap / ℓ medicatus medicated od medicinal (i) soap ℓnaria f (Seifenkraut) bot pharm Saponaria (ɛɔ) ℓnifikation f chem saponification ~nifizieren chem to saponify (ɔ) ℓnin n chem saponin (æ) ~ninhaltig saponaceous ℓninvergiftung f tox saponism (æ), saponin poisoning ℓtoxin n sapotoxin
Sappey (sa'pei)-Venen f pl Sappey's veins
Sapphismus m (lesbische Liebe) sex sapphism (æ), lesbianism, female homosexuality
Saprämie f (Blutvergiftung, Sepsis (durch Fäulnisbakterien)) sapr[a]emia (i:), tox[a]emia (i:), ℓ- sapr[a]emic (i:)
saprogen saprogenic ('dʒenik), saprogenous (ɔ) ~phag saprophagous (ɔ), saprophilous (ɔ) ℓphyt m saprophyte (æ) ℓphyten- saprophytic (i) ℓphytennatur f saprophytism (æ) ℓphytie f saprophytism ~phytisch saprophytic (i)
Saralasin n saralasine
Sarcina n pl (Kokkengattung) Sarcina
Sarcinurie f sarcinuria (juə)
Sarcolemma n s Sarkolemm
Sarcophaga f (Schmeissfliege) Sarcophaga (ɔ)
Sarcoptes f Sarcoptes (sa:'kɔpti:z) / ℓ scabiei (Krätzemilbe) itch mite
sardonisch (Lachen) sardonic (ɔ)
Sargdeckelkristall n coffin-lid crystal (i), knife-rest crystal
Sargentella f bakt Sargentella ℓbefall m sargentelliasis
Sarggeburt f post-mortem birth
sarko|- (Vors) (Fleisch-, fleischig) sarco- (Vors) ℓblast m sarcoblast, myoblast (ai) ℓglia f sarcoglia (sa:'kɔgliə)
Sarkoid n sarcoid ℓ- sarcoid ℓleiden n sarcoidosis ℓose f sarcoidosis, Besnier-Boeck-Schaumann (bezni'e:-'bøk-'ʃauman) disease od syndrome
Sarko|lemm n anat sarcolemma, myolemma ℓlemm- sarcolemmic ℓlyse f (Muskelfaserauflösung) sarcolysis (ɔ)
Sarkom n sarcoma, pl sarcomata (ou) u sarcomas / angioblastisches ℓ angioplastic sarcoma / chondroblastisches ℓ chondrosarcoma / gestieltes ℓ malignant (i) polyp (ɔ) od polypus / osteogenes ℓ osteogenic sarcoma

~ähnlich sarcomatoid (ou), resembling sarcoma ~atös sarcomatous (ou) ℓatose f sarcomatosis
Sarkomelanin n sarcomelanin (e)
Sarkom|entstehung f sarcomagenesis ~erzeugend sarcomagenic (dʒe)
Sarkomphalos m (Nabeladenom) sarcomphalos
Sarkophaga f (Insekt) Sarcophaga, flesh fly
Sarko|plasma n sarcoplasm ℓplasma betr. sarcoplasmic ℓplast m sarcoplast ℓsin n (Methylglykokoll) sarcosine, methylamino-acetic acid ℓsporidienbefall m sarcosporidiasis (ai), sarcosporidiosis ℓsporidium n Sarcosporidium (i), pl Sarcosporidia ℓzele f sarcocele ℓzele und Hydrozele f sarcohydrocele (ai)
Sarsaparilla f bot, pharm sarsaparilla, sarsa
Sartenkrankheit f oriental boil, Tashkent (æ) ulcer, paschachurda (paska'kuədə)
Sartorius m (Muskel) sartorius (ɔ:)
Sarzine f bakt Sarcina
Sassafras f bot, pharm sassafras ℓöl n sassafras oil
SAT-Chromosom n (sine acido thymonucleinico) SAT chromosome
Satellit m (Chromosom) satellite (æ) ~enähnlich satellite-like ℓose f satellitosis ℓvene f vena (i:) comitans (ou)
Sato ('sa:to)-Färbung f Sato and Sekiya (se'ki:jə) stain
satt satiated (ei) / chem saturated (æ) / (Farbe) deep
Sattel m anat sella, pl sellae (-i:), saddle ℓanästhesie f saddle-block an[a]esthesia (i:) ℓbein n sella turcica ℓembolus m riding od saddle od straddling embolus ℓförmig sellar, saddle-shaped ℓgelenk n (Articulatio sellaris (PNA)) saddle joint ℓknopf m anat tuberculum sellae ℓkopf m clinocephalism (e), clinocephaly ~köpfig clinocephalic (æ), clinocephalous ℓlehne f dorsum sellae ℓnase f saddle nose, saddle-back nose, Zanfal's ('tsanfa:lz) sign
Sattheit f satiety (sə'taiəti), repletion (i:), satiation (,seiʃi'eiʃən) ℓsgefühl n sensation od feeling of satiety od satiation
sättig|en to satiate ('seiʃieit) / chem to saturate (æ) ~end satisfying (æ) ℓung f satiation / chem saturation
Sättigungs|gefühl n s Sattheitsgefühl ℓgrad m chem degree of saturation ℓindex m saturation index ℓpunkt m saturation point
Satur|ation f saturation ~ieren to saturate (æ)
Saturnismus m (Bleivergiftung) saturnism, saturnine poisoning, plumbism (ʌ)
Satyr|iasis f sex satyriasis (ai), satyromania (ei), excessive sexual ('seksjuəl) impulse ℓohr n faun ear ℓomanie f s Satyriasis
Satz m (Niederschlag) deposit (ɔ), sediment (e) / (Instrumente) set ℓergänzungstest m ps sentence completion test ℓtaubheit f aphrasia (ei)
säuber|n to clean; to cleanse (e) ℓung f cleaning (i:); cleansing (e)
Sauberwerden n bowel control in children
Sauer ('zauər)-Schienenverband m Sauer's mandibular wire splint ℓ--Vakzine f Sauer's vaccine

sauer sour (au) / chem acid / (Milch) sour / schwach ~ faintly acid ℓampfer m bot sorrel (ɔ)
Sauerbruch ('zauərbrux)|-Armprothese f Sauerbruch's prosthesis ℓ-Druckdifferenzverfahren n Sauerbruch's pressure-control method ℓ-Hand f Sauerbruch's prosthesis (ɔ) ℓ-Kammer f chir Sauerbruch's cabinet (ɔ) ℓ-Plastik f (Kineplastik zur Anbringung beweglicher Prothesen) Sauerbruch's method (e), kineplasty (i) ℓ-Unterdruckkammer f (zur Lungenchirurgie) Sauerbruch's cabinet (ɔ)
Sauer|dorn m bot s Berberitze ℓhonig m pharm oxymel ('ɔksimel) ℓklee m bot sorrel (ɔ)
säuerlich acidulous (i), subacid
sauer|machend (säuernd) acidifying (i) ℓmilch f curdled milk, sour milk
säuern chem to acidify (i) / (Teig) to leaven (e)
Sauerstoff m chem oxygen ('ɔksidʒən) ℓ aufnehmen od binden to take up o. / ℓ im Blut circulating (ə:) o. / reiner ℓ pure o. / mit ℓ verbinden to oxygenate (ɔ), (Blut) to oxygenate ℓabgabe f chem deoxygenation, deoxidation ℓabschluß m absence of oxygen ℓangebot n oxygen supply ~angereichert (z B Blut) oxygenated ℓanreicherung f enrichment with oxygen, oxygen enrichment ℓapparat m (künstliche Atmung) pneumo-oxygenator, oxygen respirator (e) / (erste Hilfe) resuscitator (ri-'sʌsiteitə) ~arm (Organe) oxygen-starved / (Luft) rarified (ɛə) / (Blut) anox[a]emic (i:) ℓarmut f lack of oxygen / (Blut) anox[a]emia (i:) ℓatmung f oxygen respiration; aerobic (ɔ) respiration ℓaufnahme f physiol oxygenation, oxygen absorption ℓbad n oxygen bath ℓbeatmung f unter Überdruck hyperbaric O_2 administration ℓbeatmungssystem n, lungenautomatisches demand-type oxygen system ℓbedarf m oxygen demand od requirement (aiə) / biochemischer ℓ biologic[al] od biochemical oxygen demand (BOD) ℓbedürfnis n oxygen need ℓbehandlung f oxygen therapy od treatment ℓbehandlungsgerät n oxygen breathing apparatus ~benötigend (aerob) aerobic (ɔ) ℓbombe f oxygen cylinder ℓbrille f (am Sauerstoffgerät) oxygen nasal (ei) cannula, pseudo ('sju:dou)-glasses ℓdefizit n oxygen desaturation; oxygen deficit (e) ℓdifferenz f, arteriovenöse arteriovenous oxygen difference ℓdissoziationskurve f oxygen dissociation curve ℓdruck m oxygen pressure (PO_2) / hoher ℓ high oxygen pressure (HOP) ℓdusche f oxygen douche ℓeffekt m oxygen effect ℓentzug m chem deoxidation, reduction od removal (u:) of oxygen ℓflasche f oxygen cylinder ~frei free from oxygen ℓgabe f vor dem Aufstieg (Taucher) preoxygenation ℓgehalt m chem oxygen content / (hoher) (Körper) hyperoxia od ℓgerät n oxygen [breathing (i:)] apparatus (ei), respirator ~gesättigt chem oxygenated ℓhunger m oxygen starvation ℓinhalator m s ℓapparat ℓkammer f oxygen tent od chamber (ei) ℓKohlensäure--Austausch m h[a]emorespiratory (aiə) exchange ℓkonzentration f oxygen concentration ℓmangel m (Blut) anoxia,

anox[a]emia (i:), oxygen deficiency, deficient blood oxygenation ᴢmangel--Embryopathie f anoxia embryopathy ᴢmangelkrankheit f anoxic anoxia ᴢmangeltod m asphyxiation ᴢmaske f oxygen mask (a:) ᴢmehrverbrauch m (bei Arbeit) increase in oxygen consumption (ʌ) ᴢmessgerät n oximeter ᴢpuls m (Quotient aus Sauerstoffverbrauch u. Pulsfrequenz) oxygen pulse ᴢreserve f oxygen reserve ᴢresorption f oxygen uptake ᴢrettungsapparat m oxygen rescue apparatus (ei) ᴢsättigung f chem oxygen saturation ᴢsäure f chem oxygen acid ᴢspannung f oxygen tension ᴢstrom m oxygen flow ᴢtherapie f oxygen therapy ~tragend oxygen--carrying ᴢträger m chem oxygen carrier ᴢtransport m oxygen transport ~transportierend s ~tragend ᴢtransportmechanismus m oxygen transport mechanism ᴢüberdruckkasten m hyperbaric oxygen cabinet ᴢübersättigung f chem superoxygenation ᴢüberschuß m excess (e) of oxygen ᴢüberträger m oxygen carrier ~unabhängig (anaerob) anaerobic (ɔ) ᴢutilisation f utilisation of oxygen ᴢverabreichung f giving of oxygen ᴢverbrauch m oxygen consumption (ʌ), oxygen consumed (OC) ᴢvergiftung f oxygen intoxication ~vermittelnd s ~tragend ᴢversorgung f oxygen supply ᴢverstärkungsfaktor m oxygen enhancement ratio (OER) ᴢwärmewert m calorific value of oxygen ᴢzelt n oxygen tent ᴢzentrale f central oxygen supply system ᴢzufuhr f oxygen supply, oxygenation / (unter Überdruck) hyperbaric oxygenation ᴢzuführung f oxygen administration

Säuerung f chem acidulation, acidification / (Teig, Brot) leavening (e) ~fähig acidifiable (i) ᴢsgrad m degree of acidity

Säufer m drunkard (ʌ), dipsomaniac (ei) ᴢdelirium n delirium tremens ᴢleber f gin-drinkers' liver, hobnail liver ᴢnase f brandy od whisky od bottle nose ᴢneuritis f alcoholic (ɔ) neuritis ᴢpneumonie f alcoholic pneumonia ᴢwahn m ps tromomania (ei) ᴢwahnsinn m ps delirium tremens (i:) od alcoholicum (ou), "the horrors" F

Saug|- (Vors) suction (ˈsʌkʃən), sucking (ʌ) / zool suctorial (ɔ:) ᴢakt m sucking action, suction ᴢapparat m suction apparatus (ei), aspirator ᴢbehandlung f [Bier's (bi:rz)] suction od sucking treatment ᴢbewegung f sucking movement ᴢbiopsie f aspiration biopsy (ai) ᴢdränage f suction drainage (ei) od siphonage (ai) ᴢdruck m sucking od suction pressure ᴢelektrode f suction electrode ~en to suck / (aufsaugen) to absorb / (absaugen) to syphon (ˈsaifən)

Säugen n breast-feeding ~ to nurse (nə:s), to breast-feed

saugend sucking (ʌ), suctorial (ɔ:)

Sauger m cup / (Babyflasche) teat / (zur Beruhigung) dummy (ʌ) teat

Säugezeit f lactation period (iə)

Saug|fähigkeit f absorptive capacity ᴢfilter m Lab suction (ʌ) filter ᴢfläschchen n feeding bottle ᴢflasche f Lab suction flask ᴢfuß m zool sucker [-foot], podium (ou), pl podia (ou) ᴢgefäß n (Milchpumpe) breast (e) pump ᴢgerät n suction equipment ᴢgeräusch n suction od sucking sound ᴢgeschäft n lactation ᴢglocke f [Bier's (bi:rz)] suction cup ᴢglockenverfahren n Bier's (bi:rz) treatment ᴢgrube f (Bandwurm) bothridium (i), bothrium (ɔ) ᴢgummi m teat, nipple ᴢheber m siphon / Lab pipet[te] (piˈpet) ᴢhütchen n dummy (ʌ) teat ᴢkammer f dent suction plate, vacuum (æ) chamber (ei) ᴢkanüle f suction tube ᴢkraft f absorbent power / (Kind) sucking power / phys suction power ᴢkürettage f suction curettage (kjuəˈretidʒ) ᴢkürette f suction curet[te]

Säugling m infant, baby; (pl) newborn (ju:)

Säuglings|alter n [early] infancy ᴢanämie f an[a]emia in infancy ᴢatrophie f p[a]edatrophy / layette (lei'et) ᴢberatungsstelle f Infant Welfare Clinic (i) ᴢbronchitis f infantile bronchitis ᴢcholera f cholera (ɔ) infantum ᴢdepression f ps anaclytic depression ᴢdermatose f dermatosis of early age ᴢdystrophie f athrepsia ᴢekzem n infantile eczema (e) ᴢernährung f infant feeding od nutrition ᴢfürsorge f infant welfare ᴢgymnastik f infant gymnastics ᴢheilkunde f neonatal p[a]ediatrics ᴢheim n nursery ᴢhygiene f baby hygiene (ˈhaidʒi:n) ᴢintoxikation f (Cholera infantum) cholera (ɔ) infantum (æ) ᴢklinik f baby hospital (ɔ) ᴢkörbchen n bassinet (æ) ᴢkrankheit f neonatal (ei) disease, disease of the newborn ᴢmarasmus m marasmus, infantile atrophy (æ), p[a]edatrophy (piˈdætrəfi) ᴢmord m for infanticide ᴢmyxödem n infantile od childhood (a) myx[o]edema (i:) ᴢnahrung f baby food ᴢonanie f ps primary onanism ᴢpuls m baby pulse ᴢschwester f children's nurse ᴢskorbut m Barlow's (ˈba:louz) disease, Cheadle--Möller-Barlow (ˈtʃi:dl-ˈmələr-ˈba:lou) syndrome, Möller-Barlow disease, infantile scurvy (ə:) ᴢsterblichkeit f infantile mortality, infant mortality rate, neonatal (ei) mortality ᴢwaage f baby scales (pl)

Saugmann (ˈzaugman)-Kanüle f od -Nadel f Saugmann's cannula

Saug|massage f suction massage (mæˈsa:ʒ) ᴢnapf m zool suctorial (ɔ:) disk, sucker ᴢorgan n suctorial organ ᴢpipette f Lab suction pipet[te] ᴢplatte f zool sucking od suction (ʌ) plate ᴢpolster n (Corpus adiposum buccae (PNA)) buccal (ʌ) pad of fat ᴢpumpe f (Magen) suction pump / (Brust) suction cup; breast (e) pump ᴢreflex m sucking reflex ᴢreiz m suckling stimulus ᴢrohr n suction tube ᴢröhre f (der Insekten) feeding tube ᴢrüssel m (Insekt) proboscis (prəˈbɔsis), pl probosces (prəˈbɔsi:z) ᴢschaft m (Prothese) suction socket ᴢschwäche f deficient suction ᴢspülung f rinsing by suction ᴢtätigkeit f suction action ᴢventil n suction valve ᴢwarze f nipple ᴢwerkzeug n zool suctorial (ɔ:) organ ᴢwirkung f (auch physiol) sucking od suction effect od action ᴢwurm m trematode (ˈtremə-) ᴢwürmer m pl Trematoda (ou) pl

Säule f column (ɔ), pillar / chrom column

Säulen|- columnar (ʌ) ᴢadsorptionschromatographie f column adsorption chromatography ᴢchromatographie f column chromatography ᴢdiagramm n histogram ᴢelektrophorese f column electrophoresis (i:) ᴢepithel n columnar (ʌ) epithelium (i:) ᴢepitheliom n s ᴢzellenepithelioma ᴢepithelzelle f columnar epithelial cell ~förmig columnar (ʌ), pillar-shaped ᴢfüllung f chrom column bed ᴢknorpel m hyaline (ai) cartilage ᴢstativ n röntg pillar stand ᴢzelle f histol columnar cell ᴢzellenepithel n columnar epithelium (i:) ᴢzellenepitheliom n columnar od cylindrical epithelioma

Saum m (Limbus (PNA)) border, limbus, pl limbi / (Rand) edge / (Naht) seam

Saunders (ˈsɔ:ndəz)|-Krankheit f Saunders' disease ᴢ-Nadel f Saunders' needle

Säure f chem acid (æ) / physiol acidity (i) *aliphatische* ᴢ aliphatic acid *alizyklische* ᴢ alicyclic (i) a. *anorganische* ᴢ inorganic a. *antimonige* ᴢ antimonious od antimonous a. *aromatische* ᴢ aromatic a. *arsenige* ᴢ (Acidum arsenicosum (DAB)) arsenous a. *binäre* ᴢ binary (ai) a. *chlorige* ᴢ chlorous a. *chromige* ᴢ chromous a. *hypophosphorige* ᴢ (Acidum hypophosphorosum) hypophosphorous a. *monobasische* ᴢ monatomic od monobasic a. *organische* ᴢ organic a. *phosphinige* ᴢ (Acidum phosphinicum) phosphinic a. *phosphorige* ᴢ (Acidum phosphorosum) phosphorous a. *polybasische* ᴢ polyatomic od polybasic a. *salizylige* ᴢ (Acidum salicylosum) salicylous (i) a. *salpetrige* ᴢ (Acidum nitrosum) nitrous (ai) a. *schweflige* ᴢ (Acidum sulfurosum) sulphurous [US sulf-] a. *selenige* ᴢ (Acidum selenosum) selenious (i:) a. *tellurige* ᴢ tellurious od tellurous a. *unterbromige* ᴢ hypobromous (ou) a. *unterchlorige* ᴢ hypochlorous (ɔ:) a. *unterphosphorige* ᴢ (Acidum hypophosphorosum) hypophosphorous a. *untersalpetrige* ᴢ hyponitrous (ai) a. *unterschweflige* ᴢ dithionous (ai) od hyposulphurous [US -sulf-] a. *vierbasige* ᴢ tetratomic od tetrabasic a. *zweibasische* ᴢ diatomic od dibasic a. ᴢagglutination f acid agglutination ᴢamid n chem amide (ˈæmaid) ᴢanhydrid n chem acid anhydride (ai) ~ausscheidend oxyntic (i) ᴢausschüttung f acid output n ᴢ-Basen-Gleichwicht n acid-base od acid-alkali balance od equilibrium (i) ᴢ-Basen-Haushalt m s ᴢ-Basen-Gleichwicht ᴢ-Basen--Regulation f acid-base regulation ᴢ--Basen-Stoffwechsel m acid-base metabolism (æ) ᴢ-Basen-Titration f acid--base titration ~bedingt pathol acidogenic (e) ~beständig chem acid-proof, acid-resisting ᴢbestimmer m chem acidimeter (i) ᴢbestimmung f chem acidimetry (i) ~bildend acidifying (i), acid-forming ᴢbildung f chem acid formation ~bindend antacid ~empfindlich susceptible to acid ᴢfarbstoffe m pl acid dyes ~fest acid-proof ~frei chem free from acid ᴢgehalt m chem acid content, acidity / (Blut) ox[a]emia (i:) / (erhöhter) hyperox[a]emia (i:) / mangelnder ᴢ (Magensaft) subacidity (i) ~--gewaschen acid-washed ᴢgrad m chem degree of acidity ~hydrolisiert acid--hydrolised ᴢindex m acid index ~löslich acid-soluble (ɔ) ᴢmangel m (Hypazidität) subacidity, hypo-acidity

/ (völliger) anacidity, achlorhydria (ai)
/ (Magen) hypochlorhydria (klɔ:'haidriə), under-acidity, acid deficiency
ᴕmesser *m chem* acidimeter (i) **ᴕmessung** *f* acidimetry (i) **ᴕresistenz** *f chem* acid resistance **ᴕrest** *m* acid residue ('rezidju:) **ᴕ-Schiff-Färbung** *f* acid Schiff stain **ᴕsekretion** *f* acid secretion (i:) **ᴕspiegel** *m* acid level (e) / hoher ᴕ (des Blutes) hyperox[a]emia (ˌhaipərɔk-'si:miə) ∼**stabil** acid-proof **ᴕtheorie** *f* (z B Karies) acidogenic (e) theory (i) **ᴕtiter** *m chem* acid titre [*US* titer] (ai) **ᴕüberschuß** *m* hyperacidity, over-acidity ∼**überschüssig** hyperacid ∼**unlöslich** acid-insoluble, insoluble (ɔ) in acids **ᴕvergiftung** *f* acid intoxication *od* poisoning / (Gicht) oxypathy (i) **ᴕvollmilch** *f* acidified (i) milk ∼**widrig** antacid **ᴕzahl** *f* acid value (æ) (*BP, USP*)
Sauriasis *f* (Ichthyosis, Fischhaut) sauriasis (sɔ:'raiəsis), ichthyosis (ikθi'ousis)
Sausarismus *m* sausarism (ɔ:), paralysed *od* dry tongue
säuselnd (Herzgeräusch) breezy
Sausen *n* (Ohr) tinnitus
Sauvineau (sovi'no)**-Lähmung** *f* Sauvineau's syndrome
Savill ('sævil)**-Krankheit** *f* Savill's disease, dermatitis exfoliativa (ai) epidemica (e)
Saxifraga *f bot* saxifrage ('sæksifridʒ)
Sayre ('seiə)**-Aufhängung** *f chir* Sayre's apparatus (ai) **ᴕ-Gipskorsett** *n* Sayre's jacket **ᴕ-Schiene** *f* Sayre's splint **ᴕ-Suspensionsapparat** *m* Sayre's apparatus
Sb = Antimon *n* antimony, Sb
SBR = Schaf-Blutkörperchenagglutinations-Reaktion *f* sheep red-cell agglutination test, sheep erythrocyte agglutination [test], SEA
Sc = Scandium *n* scandium, Sc
sc. = subkutan subcutaneous, sc
Scabies *f* (Krätze) scabies ('skeibii:z) **ᴕmilbe** *f* Sarcoptes scabiei (skeibi'i:ai)
Scalenus *m* (Muskel) scalenus (skə'li:nəs)
Scammonin *n pharm* scammonin
Scammonium *n bot, pharm* scammony
Scan *m* (Szintigramm) scan
Scandium *n* scandium (Sc)
Scanner *m* (Szintigraphiegerät) scanner
Scaphocephalus *m* (Kahnschädel) scaphocephalus (skæfo)
scaphoid (kahnförmig) scaphoid (æ)
Scapula alata *f* winged scapula
Scapularium *n* scapulary
Scapus *m anat* scapus (ei), shaft / ᴕ pili (Haarschaft) scapus pili (ai)
Scarlatina *f s* Scharlach
Scat. = Scatula *f* scatula, box, scat
Scatchard ('skætʃəd)**-Formel** *f* Scatchard's formula
Sceno-Test *m ps* Staabs' test
Schabe *f* (Insekt) (Küchenschabe) cockroach
Schabegeräusch *n* rasping (a:) *od* scraping sound
Schabeisen *n chir* raspatory (a:)
Schabe|material *n mikrosk* scrapings (*pl*) **ᴕmesser** *n chir* raspatory (a:), xyster ('zistə), scraper
schaben to scrape / (raspeln) to rasp ∼**d** (Geräusch) scraping, grating
Schaber *m* (Raspatorium) *chir* scraper, rasp (a:), raspatory (a:)

Schablone *f* pattern
Schabsel *n pl* scrapings
schach|brettartig *histol* tessellated **ᴕepilepsie** *f* chess-players' epilepsy
Schacher ('ʃaxər)**-Ganglion** *n* (Ganglion ciliare (*PNA*)) ciliary ganglion, Schacher's ganglion
Schachtel *f* box **ᴕpulver** *n pharm* powder to be made up in boxes **ᴕton** *m* bandbox sound *od* resonance (e), box note
Schachtverhältnis *n röntg* grid ratio ('reiʃiou), spaceline ratio
Schädel *m* skull, cranium (ei) **ᴕ-** cranial (ei), cranio- (*Vors*) **ᴕ u. Gehirn betr.** craniocerebral (e) **ᴕ u. Gesicht betr.** craniofacial (ei) **ᴕ u. Nacken betr.** craniocervical **ᴕ u. Paukenhöhle betr.** craniotympanic **ᴕ u. Pharynx betr.** craniopharyngeal (i) **ᴕ u. Rückgrat betr.** craniospinal (ai) **ᴕ u. Tympanum betr.** craniotympanic **ᴕasymmetrie** *f* asymmetry of the skull **ᴕaufnahme** *f röntg* skull radiograph **ᴕbalken** *m* trabecula (e) cranii ('kreiniai) / Rathke's ('ra:tkəz) trabecula **ᴕbasis** *f* (Basis cranii (*PNA*)) base of the skull **ᴕbasisachse** *f* basicranial axis **ᴕbasisbruch** *m* fracture of the base of the skull, fractured bone [of the skull] **ᴕbasisfraktur** *f s* basisbruch **ᴕbasislänge** *f* basinasal length **ᴕbasiswinkel** *m* angle of the base of the skull **ᴕbein** *n* cranial bone **ᴕbein u. Nase betr.** basirrhinal (ai) **ᴕboden** *m* floor of the skull **ᴕbohren** *n* trephining (ai), trephination **ᴕbohrer** *m* (Trepan) *chir* trephine (tri'fi:n), trepan **ᴕbreite** *f*, parietale ᴕ biparietal (ai) diameter (æ) **ᴕbruch** *m* fractured skull, fracture of the skull
Schädeldach *n* skull cap, roof of the skull, cranium (ei), calvarium (εə), dome of the cranium **ᴕ-** cranial (ei), calvarial (εə) **ᴕbruch** *m* fracture of the vault (ɔ:) of the cranium **ᴕerweichung** *f* craniomalacia (mə'leiʃiə), craniotabes ('teibi:z) **ᴕfraktur** *f s* ᴕbruch **ᴕimpressionsfraktur** *f* depressed fracture [of the skull] **ᴕosteomyelitis** *f* osteomyelitis of the skull cap **ᴕvene** *f* emissary vein
Schädel|decke *f* vault (ɔ:), cranium (ei), skullpan (ʌ), skull cap **ᴕ-** calvarial (εə), cranial (ei) **ᴕdeckenbruch** *m* fracture of the vault (ɔ:) [of the skull] **ᴕdeformation** *f* (Fet) distortion *od* deformation of the skull **ᴕdruck** *m* intracranial pressure **ᴕeinstellung** *f* (Geburt) cranial *od* vertex presentation **ᴕeröffnung** *f* (Trepanation, Kraniotomie) trephination, craniotomy **ᴕerweichung** *f* craniomalacia (mə'leiʃiə), craniotabes ('teibi:z) **ᴕform** *f* shape of the skull **ᴕfraktur** *f s* ᴕbruch **ᴕgesichtsindex** *m* craniofacial (ei) index **ᴕgewölbe** *n* vault (ɔ:) of the skull **ᴕgröße** *f* skull size **ᴕgrube** *f* cranial fossa / hintere ᴕ (Fossa cranii posterior (*PNA*)) posterior cranial fossa / mittlere ᴕ (Fossa cranii media (*PNA*)) middle cranial fossa / vordere ᴕ (Fossa cranii anterior (*PNA*)) anterior cranial fossa **ᴕhalter** *m* head clamp / *chir* traction tongs *pl* **ᴕhaubenmuskel** *m* (Musculus epicranius (*PNA*)) epicranius muscle **ᴕhaut** *f* pericranium **ᴕhirntrauma** *n* cranio-cerebral trauma **ᴕhöcker** *m* bump **ᴕhöhle** *f* brain cavity (æ), cranial cavity ∼**ig** -skulled (ʌ) (*Nachs*) **ᴕindex** *m*

length-breadth (e) index **ᴕinnendruck** *m* intracranial pressure **ᴕinneres** *n* (Schädelinnenraum) *s* ᴕhöhle **ᴕkalotte** *f* skull cap, vault (ɔ:) of the cranium (ei) **ᴕkapazität** *f* intracranial capacity **ᴕkapsel** *f s* ᴕkalotte **ᴕknochen** *m* cranial bone, skull bone; *pl* (Ossa cranii (*PNA*)) bones of the skull **ᴕknochenerweichung** *f* craniomalacia (mə'leiʃiə) **ᴕknochenhaut** *f* pericranium **ᴕknochenhautentzündung** *f* pericranitis **ᴕknochennaht** *f* cranial suture (ju:) / (Kranznaht) coronal (ɔ) suture **ᴕknochenverdickung** *f* craniosclerosis **ᴕkontur** *f* outline of the skull **ᴕlage** *f* (Fet) vertex presentation **ᴕlänge** *f* cranial length **ᴕlehre** *f anat* craniology / *ps* phrenology (fri'nɔladʒi) **ᴕleiden** *n* craniopathy (ɔ) **ᴕleitung** *f* cranial conduction (ʌ) **ᴕlinien** *f pl* cranial lines **ᴕloch** *n* cranial foramen (ei) **ᴕmesser** *m* craniometer (ɔ), cephalometer / (Zeichengerät) craniograph (ei) **ᴕmeßinstrument** *n s* ᴕmesser **ᴕmessung** *f* craniometry (ɔ), cephalometry **ᴕmessungs-** craniometric (e), cephalometric **ᴕmißbildung** *f* cranial deformation **ᴕnaht** *f* cranial suture (ju:) **ᴕoberfläche** *f* skull surface **ᴕöffner** *m s* ᴕbohrer **ᴕöffnung** *f* cranial foramen (ei) **ᴕoperation** *f* cranial operation **ᴕperforation** *f* (Fet) transforation, piercing of the f[o]etal (i:) skull **ᴕperiost** *n* pericranium **ᴕperkussion** *f* percussion (ʌ) of the skull, cranial percussion **ᴕplastik** *f* cranioplasty **ᴕpunktion** *f* cranial puncture **ᴕquetscher** *m* cranioclast **ᴕrheographie** *f* rheo-encephalography **ᴕsäge** *f chir* cranial saw **ᴕsegment** *n* cranial segment **ᴕspalte** *f* cranioschisis (ɔ) **ᴕtopographie** *f* craniotopography (ɔ) **ᴕtrauma** *n* cranial trauma **ᴕtrepanation** *f* trepanation of the skull **ᴕumfang** *m* circumference (ʌ) of the skull **ᴕunterkieferverband** *m* Barton's ('ba:tənz) bandage, capistrum, chin bandage **ᴕveränderung** *f* change in the skull **ᴕverletzung** *f* skull *od* cranial injury **ᴕvolumen** *n* cranial capacity **ᴕwunde** *f s* ᴕverletzung **ᴕzange** *f* cranial rongeur forceps *pl* **ᴕzermalmung** *f* (Fet) crushing of the skull **ᴕzertrümmerung** *f* (Fet) cranioclasis (ɔ), crushing of the skull
schaden to harm, to damage (æ), to injure ('indʒə), to be injurious (in-'dʒuəriəs) to ᴕ *m* damage (æ) [nota: damage wird nie im Plural verwandt, da damages = Schadenersatz] / injury (*an to*) / (Funktionsbeeinträchtigung) impairment / (Nachteil) detriment (e), disadvantage (a:) / (Verletzung) lesion ('li:ʒən), injury, wound (u:) / biologischer ᴕ biologic[al] injury; akuter ∼ ᴕ acute biologic[al] injury / lokaler ᴕ local lesion / potentiell letaler ᴕ potentially lethal damage (PLD)
Schadensgrad *m* degree of disablement
schadhaft *anat* (Funktion) defective / (Funktion, mechanisch) faulty (ɔ:) / (geschädigt) damaged (æ), injured / (Zahn) decayed, carious (εə)
schädigen to harm / (beschädigen, verletzen) to damage (æ), to injure ('indʒə) / (in der Funktion beeinträchtigen) to impair / (in Mitleidenschaft ziehen) to affect ∼**d** adverse, harmful (a:), injurious (in'dʒuəriəs (*für to*) / (stark schädigend) noxious ('nɔkʃəs)
Schädigung *f s* Schaden / allgemeine ᴕ

systemic (e) lesion ('li:ʒən) / irreversible ⁊ irreversible damage / traumatische ⁊ traumatic injury / ⁊ durch Vitaminüberdosierung hypervitaminosis
Schädigungs|folge f condition due to injury ⁊**stelle** f (bei Unfall) traumatised (ɔ:) area ('ɛəriə)
schädlich (von leicht bis schwer:) harmful, detrimental, injurious (in'dʒuəriəs), noxious ('nɔkʃəs), pernicious (pə:'niʃəs) / (beeinträchtigend) prejudicial (i) / (ungesund) unwholesome (ou) (für to) / (gefährlich) dangerous (ei) ⁊**keit** f harmfulness, noxiousness, detrimental od noxious od pernicious character [s schädlich] / noxious properties (ɔ)
Schädling m parasite (æ); pest
Schädlings|bekämpfung f pest control (ou) ⁊**bekämpfungsmittel** n insecticide, pesticide
Schadstoffe m pl (chemisch) contaminants / (Luft, Wasser) pollutants
Schaf|blattern f pl südd s Windpocken ⁊**blutkörperchen-Agglutinationsreaktion** f (SBR) sheep red-cell agglutination test
Schäfer ('ʃeːfər)-**Syndrom** m Schäfer's syndrome, hereditary ectodermal polydysplasia
Schäferkrankheit f brucellosis
Schaferythrozyten-Agglutinationstest m sheep erythrocyte agglutination [test] (SEA)
Schaffens|drang m ps creative impulse od urge (ə:dʒ) ⁊**kraft** f ps creative power
Schäffer ('ʃefər)-**Probe** f Schäffer's test
Schaf|garbe f (Achillea) pharm, bot yarrow, milfoil ⁊**haut** f amnion, caul (ɔ:) ~**kotähnlich** (Stuhl) sheep-dung [stool]
Schafpocken f pl sheep pox, ovinia (i) ⁊[**virus**]**impfung** f ovination
Schaft m shaft (a:), stem / (Knochen) diaphysis (dai'æfisis), shaft
Schaftalg m pharm mutton suet ('sjuit)
schaft|förmig shaft-like ⁊**platte** f anat intertrochanteric (e) bone plate ⁊**verbiegung** f bowing of long bones
Schaf|wolle f sheep's wool ⁊**wollfett** n pharm wool fat, lanoline (æ)
Schälblasen f pl s Pemphigus
Schälchen n Lab small dish
Schale f (Ei, Nuß, Muschel) shell / (Frucht) skin / (Haut) skin / (Samen) husk / (Schote) pod / (Rinde) bark / (Schildkröte) carapace (æ) / (Kapsel) capsule / (Gefäß) bowl (ou, dish / (Waage) scale / Lab dish / (Platte) plate
schälen vt to peel / v refl (Haut) to peel, to exfoliate (ou), to scale
schalen|artig (bes anat) shell-like, testaceous ('teiʃəs) ~**förmig** cotyloid (ɔ), scyphoid ('saifoid), cup-shaped ⁊**keramik** f dent shell ceramics ⁊**pessar** n Hodge's ('hɔdʒiz) pessary, cup pessary ⁊**span** m chir cortical chip ⁊**verband** m shell dressing
Schäl|knötchen n pl (der Kinder) tooth rash ⁊**kur** f (Haut) desquamation treatment
Schall m sound / (Perkussion) note / (Widerhall) resonance (e) / dumpfer ⁊ dull s. / heller ⁊ clear s. / tympanitischer ⁊ tympanic (æ) resonance, tympanitic percussion (ʌ) note / voller ⁊ full s. ⁊**brechung** f refraction of sound ⁊**dämpfung** f dullness on percussion (ʌ), hyporesonance ('rezənəns) ~**dicht** sound-proof ⁊**empfindungsapparat** m

sound-perceiving apparatus ⁊**frequenz** f acoustic (u:) frequency (i:) ⁊**fülle** f sonority (ɔ) ⁊**geschwindigkeit** f velocity of sound ⁊**intensität** f sound intensity ⁊**lehre** f acoustics (u:) ⁊**kopf** m radiol transducer (træns'djuːsə) ~**leitend** sound-conducting ⁊**leitung** f sound conduction / (der Knochen) bone conduction ⁊**leitungsapparat** m sound conducting apparatus ⁊**leitungsschwerhörigkeit** f conductive deafness ⁊**leitungsstörung** f disturbance of sound conduction ⁊**leitungstaubheit** f mechanical deafness (e) ⁊**messer** m phonometer (ɔ) ⁊**quelle** f sound source ⁊**reiz** m (Ohr) sound stimulus ⁊**richtung** f direction of sound ⁊**schwingung** f sound oscillation od vibration ~**sicher** sound-proof ⁊**sonde** f sound probe ⁊**stärke** f sound intensity ⁊**verkürzung** f (Lunge) dullness ⁊**wahrnehmung** f auditory perception ⁊**wechsel** m change on percussion (ʌ) od of sound od note ⁊**welle** f sound wave ~**wellendurchlässig** transaudient (ɔ:) ~**wellenleitend** transaudient (ɔ:)
Schälpaste f pharm desquamative (æ) paste
Schaltiervergiftung f shellfish poisoning
Schalt|knochen m epactal (æ) bone, wormian (ɔ:) bone ⁊**lamelle** f intermediate (i:) lamella ⁊**neuron** n neur interneuron[e] ⁊**platz** m röntg technique (i:) selector ⁊**tisch** m röntg control (ou) desk
Schälung f (Haut) peeling, desquamation, exfoliation / (Rinde) decortication
Scham f pudendum, vulva (ʌ), pl vulvae, cunnus (ʌ) ⁊- (Vors) pubic (ju:), pudendal, vulvo- (ʌ) (Vors) ⁊**bändchen** n (Frenulum labiorum pudendi (PNA)) frenulum (e) labiorum
Schambein n (Os pubis (PNA)) pubis, pubic bone, os pubis ⁊- pubo- (ju:) (Vors) ⁊ u. Blase betr. pubovesical ('pju:bo'vesikl) ⁊ u. Oberschenkelknochen betr. pubofemoral (e) ⁊ u. Prostata betr. puboprostatic ⁊**ast** m pubic ramus (ei) / unterer ⁊ (Ramus inferior ossis pubis (PNA)) inferior pubic ramus ⁊ u. Sitzbeinast m ischiopubic ('iskio'pju:bik) ramus ⁊**bogen** m pubic arch ⁊**fuge** f pubic symphysis ('simfisis) ⁊**höcker** m (Tuberculum pubicum (PNA)) pubic tubercle ⁊**kamm** m pubic crest ⁊**knorpel** m interpubic cartilage ⁊**körper** m (Corpus ossis pubis (PNA)) body of the pubis ⁊**rand** m margin of the os pubis ⁊**schnitt** m (Pubeotomie) pubiotomy, hebotomy, hebosteotomy ⁊**spaltung** f s ⁊**schnitt** ⁊**stachel** m spine of the os pubis, pubic spine ⁊**winkel** m subpubic angle
Schamberg m (Mons pubis) mons pubis (ju:) od veneris (e)
Schamberg ('ʃæmbəːg)-**Dermatose** f Schamberg's dermatosis od disease
Scham|bogen m pubic arch ⁊**fuge** f symphysis ('simfisis) [pubis] ⁊**fugensymphysial** (i) ⁊**fugenschnitt** m symphysiotomy, synchondrotomy ⁊**fugenspaltung** f s ⁊**fugenschnitt** ⁊**fugenwiedervereinigung** f symphysiorrhaphy (ɔ), suture (ju:) of the divided symphysis ('simfisis) ⁊**gegend** f (Regio pubica (PNA)) pubic region, pudendal region, pubes ('pju:bi:z) ⁊**gegend betr.** pubic, pudendal ⁊**haaranordnung** f es-

cutcheon (es'kʌtʃən) ⁊**haare** n pl pubic hairs ~**haarlos** (ohne Schamhaare) impuberal (ju:), impubic, without pubic hairs ⁊**hügel** m s ⁊**berg** ⁊**leiste** f groin
Schamlippe f labium (ei), pl labia / große ⁊ (Labium majus pudendi (PNA)) labium majus (ei), pl labia majora (ɔ:) / kleine ⁊ (Labium minus pudendi (PNA)) nympha (i), pl nymphae, labium minus (ai), pl labia minora (ɔ:) ⁊- labial (ei), pudendal
Schamlippen| u. Hymen betr. nymphohymeneal (i) ⁊**bändchen** n labial ligament (i) ⁊**bruch** m labial hernia ⁊**entfernung** f (kleine Schamlippen) nymphectomy ⁊**entzündung** f (kleine Schamlippen) nymphitis ⁊**exzision** f (kleine Schamlippen) nymphectomy ⁊**furche** f nympholabial (ei) furrow (ʌ) ⁊**kommissur** f frenulum (e) pudendi, fourchette (fuə'ʃet) ⁊**nerven** m pl, vordere (Nervi labiales anteriores (PNA)) labial branches [of the ilio--inguinal nerve] / hintere ⁊ (Nervi labiales posteriores (PNA)) labial branches [of the perineal nerve] ⁊**schwellung** f (kleine Schamlippen) nymphoncus ⁊**spaltung** f chir episiotomy / (kleine Schamlippen) nymphotomy
Scham|nerv m (Nervus pudendus (PNA)) pudendal nerve ⁊**ritze** f pudendal cleft, rima (ai) pudendi ⁊**röte** f suffusion (ju:) ⁊-**Schenkel-Nerv** m (Nervus genitofemoralis (PNA)) genitofemoral nerve ⁊**spalte** f (Rima pudendi (PNA)) pudendal cleft, rima pudendi ⁊**spaltenverengerung** f chir episiorrhaphy (ɔ) ⁊**teile** m pl pudenda (e) pl ⁊**teilschmerz** m pudendagra (,pju:den'dægrə) ⁊**winkel** m subpubic angle
Schanker m vener chancre ('ʃænkə) / falscher ⁊ (Schanker vortäuschende Induration od Verhärtung) pseudochancre (æ) / harter ⁊ hard ch., ulcus (ʌ) induratum (ei), primary (ai) syphilitic (i) lesion / weicher ⁊ soft ch., ulcus molle ('mɔli), chancroid / ~**artig** chancriform ('ʃænkrifɔ:m), chancrous
Schankerpapel f (Syphilis), trockene ⁊ dry papule (æ) / nasse ⁊ wet od moist od mucous (ju:) papule
schankrös chancrous
Schanz (ʃants)-**Krankheit** f Scheuermann's ('ʃɔiərmanz) kyphosis ⁊-**Schraube** f chir Schanz screw
Scharbock m s Skorbut
scharf sharp / (Geruch) acrid (æ), pungent ('pʌndʒənt) / (Gehör) acute, keen / (Gedächtnis) retentive
Schärfe f sharpness / (Geruch) pungency (ʌ) / (Gehör) acuteness, keenness / röntg (Bild) sharpness, definition (i); (Einstellung) sharp focus
Scharf|einstellung f mikrosk, fotogr focus[s]ing ~**kantig** sharp-edged ~**randig** (Geschwür) with sharp margins / (Wunde) with clean edges ~**riechend** acrid (æ), pungent (ʌ) ~**sichtig** sharp--sighted, keen-sighted ⁊**sichtigkeit** f keenness of vision ('viʒən), sharp--sightedness ~**umrissen** sharply outlined ⁊**zeichnung** f röntg high definition
Scharlach m (Scharlachfieber) scarlatina (i:), scarlet fever ⁊- scarlatinal (æ) ~**ähnlich** scarlatinoid (æ) ⁊**angina** f

angina scarlatinosa **&antitoxin** n scarlet-
-fever antitoxin ~**artig** scarlatiniform
(i), scarlatinoid (æ) **&ausschlag** m
scarlet-fever rash ~**bekämpfend** anti-
scarlatinal (æ) **&diphtherie** f scarlatinal
diphtheria (dif'θiəriə) **&diphtheroid** n
scarlatinal diphtheroid ('difθərɔid) **&-**
exanthem n scarlet-fever od scarlatinal
exanthema (i:) od rash **&farbe** f scarlet
~**farbig** scarlet **&fieber** n s Scharlach
&gift n scarlatinal toxin **&[heil]serum** n
s **&**antitoxin **&kranker** m scarlet-fever
patient **&nephritis** f scarlatinal nephritis **&rekonvaleszentenserum** n scarlet-
-fever convalescent serum (iə) ~**rot**
scarlet **&rot** n scarlet red **&rotsalbe** f
(Aminoazotoluol-β-azo-Naphthol) unguentum rubri scarlatini, unguentum
rubrum **&serum** n human (ju:) scarlet-
-fever immune serum (iə)
Scharlatan m (Kurpfuscher) charlatan
('ʃɑːlətən), quack
Scharnier n hinge (hindʒ); (Immunoglobulin) hinge area od region ~**artig**
hinge-like **&gelenk** n (Ginglymus
(PNA)) hinge od hinged joint, ginglymus ('dʒiŋgliməs)
Scharpie f lint
Schart|e f anat notch, fissure ('fiʃə) ~**ig**
notched (nɔtʃt), dented, crenate (i:)
Schatten m röntg shadow (æ), shadowed
area ('ɛəriə), silhouette (silu'et) / ps
shadow / dichter **&** dense sh. /
überlagernder od überdeckender **&**
overlying sh. / weicher **&** faint od soft
sh. / **&** geben röntg to cast a shadow **&-**
shadow, skia- (ai) (Vors) **&bereich** m
röntg shadow area **&bild** n shadow-
gram (æ) / mikrosk shadow image
('imidʒ) od picture **&dichte** f röntg
shadow density **&figuren** f pl röntg
shadow configurations **&geben** n röntg
radio-opacity (æ), radiopacity (æ) ~**ge-**
bend röntg radio-opaque (ou'peik),
radiopaque (ei) ~**haft** shadowy ~**los**
shadowless **&probe** f skiascopy (æ),
shadow test, retinoscopy (ɔ) **&zelle** f
(Blut) ghost cell
schattier|en to shade **&ungstafel** f dent
colo[u]r blending chart
schattig röntg shadowy (æ)
Schatz (ʃats)**-Handgriff** m Schatz manoeuvre [US maneuver] (mə'nu:və)
Schätzung f (bei Körperschäden) medical assessment
Schau|alter n age of recognition **&anfall**
m oculogyric spasm **&bild** n diagram
(ai)
Schaudinn ('ʃaudin)**|-Lösung** f Schau-
dinn's fixative **&-Spirochäte** f Schaudinn's bacillus, Treponema pallidum
&-Syphilisspirochäte f (Treponema
pallidum) Spirochaeta pallida (æ)
Schauer m shiver (i), shivering / (Kälte)
chill **&bad** n shower bath ~**n** to shiver
(i)
Schaufel f shovel (ʌ) / anat plate, tabula
(æ), blade **&nagel** m spoon nail
Schau|haus n (Leichenhaus) mortuary
('mɔːtjuəri) **&kasten** m röntg film
viewer ('vju:ə)
Schaukel|bett n rocking bed **&bewegung**
f see-saw (si:-sɔ:) movement, swinging
&brett n rocking board **&diät** f
changing od alternating (ɔ:) diet (ai),
diet with alternating acid and alkaline
foods **&medikation** f alternating medication **&nystagmus** m see-saw nystagmus **&stellung** f der Scapula rocking

position of the scapula **&therapie** f see-
-saw therapy
Schaukrampf m (Schauanfall) oculogyric ('dʒirik) crisis (ai) od spasm
Schaum m foam / (Verunreinigung)
scum / (Blasen) froth / (Seife) lather
('lɑːðə) **&abschöpfen** n (Flüssigkeit)
despumation (di:spju:'meiʃn)
Schaumann ('ʃauman)**-Körper[chen]** m
[n] pl Schaumann's bodies
schaum|artig foamy **&bad** n foam bath
~**bildend** (z B Urin) frothing (ɔ)
&bildner m chem foaming agent / foam
builder **&bildung** f formation of foam
od froth **&gaze** f (blutstillende) gel
foam **&gummi** n foam rubber **&gum-**
mipelotte f sponge-rubber bar **&histio-**
zyt m foam cell ~**ig** foamy, frothy (ɔ) /
(Stuhl) spluttery (ʌ) ~**los** foamless
&organe n pl foamy organs **&probe** f
foam test **&stuhl** m spluttery (ʌ) stool
&verhütungsmittel n antifoam agent
&zelle f foam od xanthoma cell
Schauta ('ʃauta)**|-Amreich** ('amraiç)**-**
-Operation f Schauta's operation, hysterectomy **&-Wertheim** ('ve:rthaim)**-**
-Operation f Wertheim-Schauta operation
SChE = Serum-cholinesterase f serum
cholinesterase
Scheck|haut f (Vitiligo) vitiligo (ai)
~**ig** (Haut) vitiliginous (i), piebald
('paibɔ:ld)
Schede ('ʃe:də)**-Operation** f Schede's
operation od resection
Scheibe ('ʃaibə)**-Symptom** n Scheibe's
symptom
Scheibe f anat disk / (Brot usw) slice /
(Glasscheibe) pane / (Zifferblatt) dial
(ai)
scheiben|artig discoid ('diskɔid), disk-
-like, disk-shaped / (rund) round,
orbicular (i) ~**förmig** histol disciform
('disifɔːm) **&miniskus** m discoid meniscus **&oxygenator** m disk oxygenator
&pilze m pl Discomyces ('maisi:z),
Actinomyces **&rose** f erythema (i:)
exudativum (ai)
Scheibler ('ʃaiblər)**-Reagens** n Scheibler's reagent
Scheide f sheath (ʃi:θ) / (Vagina) vagina
(dʒai) / (Sehne) theca ('θi:kə), pl thecae
('θi:si:) / (Hülle) vagina (ai), pl vaginae,
sheath / (Leitscheide) gliding (ai)
sheath, scabbard / (Grenze) border / in
einer **&** liegend, von einer **&** umgeben
insheathed (in'ʃi:ðd) / mit einer **&**
versehen anat vaginiferous (i) **&**
betr. vaginal (və'dʒainəl), vagino-
('vædʒino), colpo- (ɔ) (Vors) / (Sehne)
thecal (ɔ) **&** u. Bauchfell betr. vagino-
peritoneal (i) **&** u. Bauchraum betr.
vagino-abdominal (ɔ) **&** u. Blase betr.
vaginovesical (e) **&** u. Damm betr.
vaginoperineal (i) **&** u. Darm betr.
enterovaginal (ai) **&** u. Gebärmutter
betr. vagino-uterine (ju:) **&** u. Mastdarm betr. rectovaginal **&** u. Schamlippen betr. vaginolabial **&** u. Vulva betr.
vaginovulvar (ʌ), vulvovaginal
Scheiden|- vaginal (və'dʒainəl), colpo-
(ɔ) (Vors), vagino- ('vædʒino) (Vors) /
(Sehne) thecal ('θi:kəl) **&abschnitt** m
vaginal part **&absonderung** f vaginal
secretion (i:) **&abstrich** m vaginal smear
(iə) **&abszeß** m vaginal abscess ~**ähn-**
lich sheath-like, vaginal **&anheftung** f
chir vaginopexy **&arterie** f (Arteria
vaginalis (PNA)) vaginal branch of the

uterine artery ~**artig** sheath-like, vaginal **&atresie** f colpatresia (i:), vaginal
atresia **&atrophie** f senile (i:) vaginitis
&aufnahme f röntg vaginography (ɔ) /
(Bild) vaginogram (ai) **&ausfluß** m
vaginal discharge **&ausgang** m orifice
(ɔ) of the vagina (ai) **&ausrottung** f chir
colpectomy, vaginectomy, resection of
the vagina, colpocleisis (ai) **&ausspü-**
lung f vaginal wash, vaginal douching
('du:ʃiŋ) od douche (du:ʃ) **&beschwer-**
den f pl vaginal complaints **&bild** n
röntg vaginogram (ai) **&bildung** f chir
colpopoiesis (i:) **&blasenbruch** m vesicovaginal hernia **&blasenfistel** f vesicovaginal fistula **&blasenschnitt** m colpo-
cystotomy **&blutung** f colporrhagia (ei),
h[a]emorrhage (e) from the vagina,
vaginal bleeding **&boden** m floor of the
vagina **&bruch** m (Kolpozele) colpo-
cele, vaginal hernia, vaginocele ('væ-
dʒinosi:l)
Scheidendamm|fistel f perineovaginal fis-
tula **&naht** f chir colpoperineorrhaphy
(ɔ), vaginoperineorrhaphy **&plastik** f
chir episioperineoplasty (i:), colpoperineoplasty (i:), episioplasty (i) **&riß**
m vaginoperineal (i) laceration, laceration of vagina and perineum (i:)
Scheiden|darmplastik f procto-elytro-
plasty (e) (Kolpo- m (Kolpeurynter)
colpeurynter (kolpjuə'rintə) **&diphthe-**
rie f vaginal diphtheria **&drüse** f vaginal
gland **&eingang** m (Ostium vaginae
(PNA)) orifice of the vagina, vaginal
entrance, introitus (ou) vaginae (və-
'dʒaini:), vagina (ʌ) **&enge** f narrowness
of the vagina **&entzündung** f vaginitis,
colpitis / atrophische **&** atrophic (ɔ)
vaginitis **&epithel** n vaginal epithelium
(i:) **&erkrankung** f (Vaginopathie, Kol-
popathie) colpopathy (ɔ), vaginopathy
(ɔ), vaginal disease / (durch Pilze
bedingt) vaginomycosis **&erweiterung** f
colpectasia, colpectasis, vaginal dilatation, colpeurysis (kɔl'pjuərisis) **&exstir-**
pation f chir vaginectomy **&falte** f
vaginal fold (ou) **&fissur** f congenital
vaginal fissure **&fistel** f vaginal fistula
&fixation f chir colpopexy, vaginopexy
&flora f vaginal flora **&fluß** m F vaginal
discharge, the whites F **&fortsatz** m
vaginal process (ou) **&fremdkörper** m
foreign body in the vagina **&-Gebärmut-**
terentfernung f chir colpohysterectomy
&-Gebärmuttervorfall m vagino-uterine
(ju:) prolapse **&gebiet** n vaginal region
(i:) **&geschwür** n vaginal ulcer **&gewölbe** n
vault (ɔ:) of the vagina (ai), vaginal (ai)
vault od fornix / hinteres **&** posterior
(iə) fornix / vorderes **&** anterior (iə)
fornix **&gonorrhoe** f vaginal gonorrh[o]ea (i) **&grund** m floor of the vagina
&halter m vaginal retractor **&haut** f
(Tunica vaginalis) mucous (ju:) membrane of the vagina, tunica (ju:)
vaginalis (ei) / **&** des Hodens (Tunica
vaginalis testis) tunica (ju:) vaginalis
(ei) testis **&inversion** f inversion of the
vagina **&jucken** n pruritus (ai) vaginae
(ʌ) **&kaiserschnitt** m s Kaiserschnitt
&kanal m vaginal canal (æ) **&karunkeln**
f pl carunculae myrtiformes **&katarrh**
m (Kolpitis, Vaginitis) colpitis, vaginitis **&krampf** m colpospasm, vaginal
spasm, vaginismus **&kugel** f pharm
globulus (ɔ) **&leiden** n colpopathy
(ɔ), vaginopathy ~**los** (ohne Scheide)
sheathless (i:) **&mastdarm-** rectovaginal

(ai) ~mastdarmfistel f rectovaginal fistula ~milieu n local (ou) physiologic[al] (ɔ) condition of the vagina ~mißbildung f malformation of the vagina ~mündung f s ~eingang ~mykose f vaginomycosis ~naht f chir colporrhaphy (ɔ), suture (ju:) of the vagina ~nerven m pl (Nervi vaginales) vaginal nerves ~neuralgie f colpalgia (æ), vaginodynia (i), colpodynia (i), ~ödem n colp[o]edema (i:) ~öffnung f s ~eingang ~operation f colpotomy, coleotomy ~orgasmus m sex vaginal orgasm ~packung f vaginal packing ~plastik f chir colpoplasty, vaginoplasty, elytroplasty (e) ~polyp m vaginal polypus (ɔ) ~prolaps m vaginal prolapse ~-Pulverbläser m vaginal insufflator ~retraktor m vaginal retractor ~ring m ring pessary ~riß m colporrhexis, laceration of the vagina ~rißreparatur f chir episiorrhaphy (ɔ) ~rohr n vaginal canal (æ) od tube ~schlauch m vaginal tract ~schleim vaginal mucus

Scheidenschleimhaut f vaginal mucosa ~entzündung f vaginitis, colpitis, elytritis ~hyperplasie f colphyperplasia (ei)

Scheiden|schließmuskel m (Sphincter vaginae) vaginal (a) sphincter ~schmerz m colpalgia ('æld3iə), colpodynia (i), vaginodynia, pain in the vagina ~schnitt m (Vaginotomie, Kolpotomie) colpotomy, vaginotomy, elytrotomy ~schwellgewebe n vaginal erectile tissue ~sekret n vaginal secretion (i:) ~senkung f (Scheidenvorfall) vaginal prolapse, colpoptosis ('tousis) ~spekulum n vaginal speculum, colposcope ~sperrer m vaginal retractor ~spiegel m (Kolposkop) colposcope, vaginoscope (æ), vaginal speculum od mirror ~spiegelung f (Kolposkopie, Vaginoskopie) vaginoscopy (ɔ), colposcopy ~spiegelung- colposcopic (ɔ) ~spülung f vaginal douche (du:ʃ) od douching ('du:ʃiŋ), vaginal irrigation ~striktur f colpostenosis, vaginal narrowing od stricture ('striktʃə) ~strikturoperation f colpostenotomy ~stumpfrezidiv n relapse tumo[u]r of the vaginal stump ~tampon m vaginal tampon ~tamponade f (zur Uterusstützung) columning (ɔ) ~tripper m vaginal gonorrh[o]ea (i) ~tumor m vaginal tumo[u]r ~ulkus n vaginal ulcer ~umstülpung f inversion of the vagina ~untersuchung f (mit Spekulum) colposcopy (ɔ) ~verengerung f colpostenosis, narrowing of the vagina ~verlagerung f vaginal displacement ~verschluß m chir colpo-episiorrhaphy (ɔ), colpocleisis (ai) ~verwachsung f vaginal adhesion (i:) ~vorfall m coleoptosis ('tousis), colpoptosis, prolapse of the vagina ~vorhof m (Vestibulum vaginae (PNA)) vestibular of the vagina ~vorhofdrüse f vestibular (i) gland ~wand f vaginal wall ~wanddecke f lining of the vaginal wall ~wandnaht f chir colporrhaphy (ɔ) ~[wand]schnitt m (Vaginotomie, Kolpotomie) colpotomy, vaginotomy, elytrotomy ~wandverdickung f pachyvaginitis ~xerose f colpoxerosis (ziə'rousis) ~zäpfchen n vaginal suppository ~zervixfistel f vesicocervical fistula

Scheidetrichter m Lab separating funnel, separator

Scheidewand f partition [wall] / anat septum, pl septa / (Membran) membrane, diaphragm ('daiəfræm) ~- septal ~katheter m double lumen catheter ~knorpel m septal cartilage

Scheidewasser n chem aqua ('eikwə) fortis

Schein|- (Vors) pseudo- ('sju:dou) (Vors), false ~amenorrhoe f pseudo-amenorrh[o]ea (i) ~anämie f pseudo-an[a]emia (i:) ~appendizitis f pseudo-appendicitis ~bar apparent (æ) / (Bild) virtual ~behandlung f placebo treatment ~bekanntschaft f ps déjà-vu phenomenon ~bild n illusion, phantom / (virtuelles Bild) virtual image ('imid3) ~blödsinn m (Pseudodemenz) pseudodementia (di'menʃiə) ~bruch m pseudohernia ~droge f placebo (i:) ~füßchen n lobopodium (ou), pseudopodium

Scheiner ('ʃainər)-Vepsuch m Scheiner's experiment

Schein|gelenk n (Pseudarthrose) pseudo-arthrosis ~geschwulst f phantom tumo[u]r ~glied n ps phantom limb (lim) ~hypertrophie f pseudohypertrophy ~katarakt f pseudocataract (æ) ~krank (simulierend) malingering (mə'liŋəriŋ) ~krankheit f malingering, feigned (feind) illness ~lähmung f pseudoparalysis (æ) ~medikament n s ~mittel ~medizin f (Placebo) placebo (i:) ~menstruation f pseudomenstruation ~mittel n (Placebo) placebo ~myopie f (Pseudomyopie) pseudomyopia, false myopia ~neoplastisch pseudoneoplastic ~operation f sham operation ~operiert sham-operated ~parasit m pseudoparasite (æ) ~pille f pharm placebo (i:) ~präparat n pharm placebo ~reposition f pseudoreposition ~schanker m (falscher Schanker) pseudochancre ('ʃæŋkə) ~schmarotzer m pseudoparasite (æ) ~schwangerschaft f false od spurious (juə) pregnancy, pseudopregnancy, phantom pregnancy, af[o]etal (i:) pregnancy, hysteric[al] pregnancy ~star m pseudocataract (æ) ~tod m apparent death, suspended animation, asphyxia (æs'fiksiə) / (der Neugeborenen) f[o]etal (i:) asphyxia ~tumor m pseudotumo[u]r, phantom tumo[u]r ~zwitter m sex pseudohermaphrodite (hə:'mæfrodait) ~zwittertum n pseudohermaphroditism (ɔ) ~zylinder m pseudocast ('sju:doka:st), false cast

Scheitel m top od crown of the head, summit (ʌ), vertex, pl vertices ('və:tisi:z) / (Haar) parting ~ u. Kinn betr. verticomental ~abstand m vertex distance

Scheitelbein n (Os parietale (PNA)) anat parietal (ai) bone / ~bruch m fracture (ai) (Vors) ~ u. Hinterhauptbein betr. occipitoparietal (ɔk'sipitopə'raiətəl) ~ u. Keilbein betr. sphenoparietal ('sfi:no) ~ u. Mastoid betr. parietomastoid (pə,raiəto'mæstoid) ~ u. Schläfenbein betr. temporoparietal ~ u. Schläfenbeinschuppe betr. parietosquamosal (ou) ~durchmesser m biparietal diameter (æ) ~einstellung f gyn parietal presentation ~höcker m (Tuber parietale (PNA)) parietal eminence ~lage f, rechte hintere occipito-dextra posterior position (ODP)

Scheitel|brechwert m vertex power ~breite f parietal (ai) diameter (æ) ~ebene f coronal (ɔ) plane ~einstellung f (Fet) parietal od vertex presentation ~fläche f vertical plane ~furche f parietal sulcus (ʌ) ~gegend f parietal region ~grube f parietal fossa ~höcker m parietal eminence (e) od tuber (ju:) ~höhe f bregma (e) ~lage f (Fet) vertex presentation / linke vordere ~ scapulo-laeva anterior position (ScLA) ~lappen m (Hirn) parietal lobe (ou) ~lappenwindung f convolution of the parietal lobe ~linie f verticomental line ~naht f (Sutura sagittalis (PNA)) anat sagittal suture (ju:) ~punkt m vertex, pl vertices ('və:tisi:z) ~steißlänge f vertex-breech length, crown-to-rump length ~windung f parietal convolution

Schellkraut n (Schöllkraut) pharm celandine ('seləndain), chelidonium (ou)

Schellong ('ʃeloŋ)-Probe f od -Test m Schellong's test

Schema n (pl Schemata) pattern, model (ɔ) / scheme (ski:m), schema ('ski:mə), pl schemata (i:) ~tisch schematic

Schemen m phantom

Schenkel m (meist = Oberschenkel) thigh (θai), femur (i:), pl femora (e) / (Unterschenkel) leg; crus (kru:s), pl crura ('kruərə) / (einer Schleife) limb (lim) / (Zange) shank / (Hirn) crus [of the cerebrum] / (Amboß) limb (lim) ~- (Oberschenkel) femoral (e) / (Unterschenkel) crural (uə) ~ader f (Oberschenkel) femoral artery / (Unterschenkel) crural artery ~band n crural ligament (i)

Schenkelbein n (Schenkelknochen) femur (i:) ~- femoral (e) ~hals m neck of the femur ~knorren m femoral condyle ('kɔndail) ~kopf m head of the femur

Schenkel|beuge f groin ~bindenspanner m (Musculus tensor fasciae latae (PNA)) tensor fasciae latae muscle ~block m (EKG) bundle-branch block (BBB) ~blockbild n (EKG) pattern of bundle-branch block ~bruch m femoral (e) od crural (uə) hernia / (Knochen) fracture of the femur (i:) od thigh (θai) ~dreieck n Scarpa's ('skarpaz) od femoral od crural triangle ('traiæŋgl) ~drüsen f pl (Leistendrüsen) inguinal (ingwinəl) glands, lymph glands of the groin ~falte f femoral fold (ou) ~gefäß n femoral blood vessel ~gegend f femoral region ~gelenk n hip joint ~haken m (Geburtshilfe) blunt hook

Schenkelhals m (Collum femorale (PNA)) neck of the femur (i:), collum femoris (e) ~bruch m fracture of the neck of the femur, collum femoris fracture ~fraktur f s ~bruch ~nagel m Smith-Petersen (smiθ'pi:təsən) nail od pin, femoral neck nail ~pseudarthrose f pseudo-arthrosis of the neck of the femur ~schraube f femoral neck screw

Schenkel|hernie f femorocele (e), femoral (e) od crural (uə) hernia ~hülse f (Prothese) thigh corset ~innenseite f inner surface of the thigh ~kanal m (Canalis femoralis (PNA)) femoral canal (æ) ~knochen m (Oberschenkel) thigh-bone, femur (i:), pl femora (e) / (Unterschenkel) tibia (i), pl tibiae ('tibii:); fibula (i), pl fibulae

Schenkelkopf m (Caput femoris (PNA)) head of the femur (i:) ~ausrenkung f dislocation of the hip ~resektion f resection of the head of the femur

Schenkel|muskel m crural (uə) muscle / (Oberschenkel) quadriceps (ɔ), muscle

of the thigh / viereckiger ⋌ (Musculus quadratus femoris (*PNA*)) quadratus femoris muscle / zweiköpfiger ⋌ (Musculus biceps femoris (*PNA*)) biceps femoris muscle ⋌**nerv** *m* (Nervus femoralis (*PNA*)) femoral nerve ⋌**reflex** *m* Remak's ('re:maks) reflex ⋌**riemen** *m* (Prothese) thigh strap ⋌**ring** *m* crural *od* femoral ring / innerer ⋌ (Anulus femoralis (*PNA*)) femoral ring ⋌**-Rumpfbeugungsphänomen** *n* (Babinski) Babinski's (ba'binskiz) combined flexion phenomenon ⋌**schall** *m* dull percussion (ʌ) sound ⋌**scheide** *f* crural sheath, femoral sheath ⋌**schmerz** *m* meralgia (æ), pain in the thigh ⋌**schlagader** *f s* ⋌ader ⋌**sporn** *m* calcar femorale (ei) ⋌**vene** *f* femoral vein ⋌**[venen]thrombose** *f* thrombosis of the femoral vein, femoral thrombosis
Schenksucht *f* (Doromanie) *ps* doromania (ei)
Schepper|geräusch *n* (Lunge) cracked-pot sound ⋌**ton** *m s* ⋌geräusch
Schere *f* scissors ('sizəz) *pl* / eine ⋌ a pair of scissors **abgebogene** ⋌ angular *od* bent sc. **anatomische** ⋌ post-mortem sc. **aufgebogene** ⋌ curved sc. **chirurgische** ⋌ surgical *od* operating sc. **gebogene** ⋌ curved sc. ⋌ **für Gehirnchirurgie** brain sc. **gerade** ⋌ straight sc. **krumme** ⋌ bent *od* curved sc. **mikroskopische** ⋌ microscopic (ɔ) sc. ⋌ **für Neurochirurgie** neurosurgical sc. ⋌ **für plastische Operationen** plastic surgery sc. **stumpfe** ⋌ blunt (ʌ) sc. **übersetzte** ⋌ double-action sc.
Scheren|bewegung *f* scissor ('sizə) movement ⋌**biß** *m dent* normal bite *od* occlusion (ɔ'klu:ʒən) ⋌**blatt** *n* blade ~**förmig** scissor-shaped ⋌**gang** *m* scissor gait ⋌**griff** *m* (Instrument) scissor handle
Scherer ('ʃe:rər)**-Inositprobe** *f* Scherer's test
Scher|flechte *f s* Trichophytie ⋌**pilz** *m* trichophytosis
Scheu *f ps* timidity, shyness / *ps* phobia ('foubiə) / (Furcht) fear, [morbid] dread (e)
Scheuermann ('ʃɔiərman)**-Syndrom** *n* juvenile ('dʒu:vinail) kyphosis, Scheuermann's disease (i:)
Scheuerwunde *f* chafe
Scheuklappenhemianopsie *f* bitemporal hemianopia
Schicht *f* layer ('lɛə), stratum (ei), *pl* strata (ei), lamina, *pl* laminae ('læmini:) / (Überzug) coating / (Auskleidung) lining / (dünne Schicht) film / (Panniculus) panniculus / jodabsorbierende ⋌ iodine absorber bed / knorpelbildende ⋌ chondrogenic ('dʒenik) zone / oberste ⋌ top layer ⋌**abstand** *m röntg* height of cut ⋌**anatomie** *f* homalography (ɔ) ⋌**anordnung** *f anat* lamination
Schichtaufnahme *f röntg* tomography (ɔ) / (Bild) tomogram (ou) ⋌**befund** *m röntg* tomographic (æ) findings ⋌**gerät** *n röntg* tomograph (ou), stratigraph (æ) ⋌**untersuchung** *f röntg* tomography ⋌**[verfahren]** *n* (Tomographie) *röntg* tomography (ɔ), layer ('lɛə) radiography, body-section radiography, planigraphy (i)
Schicht|bild *n röntg* tomogram (ou) ⋌**bildung** *f* lamination ⋌**dialysator** *m* layer-type dialyser (ai) ⋌**dicke** *f spektr*

cell length, cell path ⋌**durchleuchtung** *f radiol* fluoroscopic tomography
schichten *vt* to layer ('lɛə) ⋌**bildung** *f* stratification, formation of layers ('lɛəz) / (Sputum) layering ('lɛəriŋ) ⋌**darstellung** *f röntg* tomography (ɔ)
Schicht|epithel *n* stratified (æ) *od* laminated (æ) epithelium (i:) ~**förmig** stratiform (æ) ⋌**gerät** *n* tomograph ~**ig** stratiform, layered (ɛə), laminated (æ), laminar[y] (æ) ⋌**naht** *f chir* imbrication, layered (ɛə) suture (ju:) ⋌**neurose** *f ps* stratifunctional endopsychic neurosis ⋌**röntgen** *n* tomography (ɔ) ⋌**star** *m* zonular (ou) *od* lamellar cataract (æ) ⋌**tamponade** *f* tamponade (ei) in layers ⋌**thrombus** *m* stratified (æ) thrombus ⋌**ung** *f histol* stratification, lamination / (Aufhäufung) piling (ai) ~**weise** layer ('lɛə) by layer, in layers, stratified (æ)
Schick (ʃik)**-Probe** *f od* **-Test** *m od* **-Reaktion** *f* Schick's test
Schicksals|analyse *f* Schicksal analysis ⋌**neurose** *f* fate neurosis
Schiebelappen *m* sliding flap
Schieber *m chir* clamp forceps *pl* / (Steckbecken) bed-pan ⋌**pinzette** *f* clamp forceps *pl*
schief oblique (ə'bli:k) / (abfallend) sloping, inclined / (Kopf, Hals) wry (rai) / (Nase) squint ⋌**bruch** *m chir* oblique fracture ⋌**e** *f stat* asymmetric frequency distribution ⋌**einstellung** *f* (Fet) oblique presentation ⋌**hals** *m* torticollis, wryneck ('rainek) / kongenitaler ⋌ congenital (e) torticollis ~**halsig** wry (rai)-necked, torticollar (ɔ) ⋌**kopf** *m* plagiocephaly (æ) ⋌**köpfig** plagiocephalic (æ) ⋌**köpfigkeit** *f* plagiocephaly ⋌**lage** *f* (Fet) oblique (ə'bli:k) presentation ~**liegend** transverse, oblique ~**mündig** wry (rai)-mouthed ⋌**nase** *f* crooked (krukt) nose ⋌**sehen** *n* strabismus ⋌**wuchs** *m* scoliosis
Schiel|- (*Vors*) strabismal, squint ⋌**abweichung** *f* deviation of the eyes ⋌**auge** *n* squinting eye, cross-eye, cast (a:) in the eye *F* ~**äugig** squint-eyed, squinting ⋌**brille** *f* strabismus spectacles *pl*
schielen to squint / auf einem Auge ~ to have a cast in one eye ⋌ *n* strabismus, squint, cast (a:) / *F* **alternierendes** ⋌ alternating (ɔ:) *od* bilateral (æ) *od* binocular (ɔ) strabismus **einseitiges** ⋌ monocular (ɔ) *od* monolateral (æ) *od* unilateral strabismus **divergierendes** ⋌ divergent *od* external squint, exotropia (ou) **dynamisches** ⋌ dynamic (æ) squint, heterophoria (ɔ:) **latentes** ⋌ latent (ei) *od* dynamic strabismus, heterophoria (ɔ:) **rotierendes** ⋌ cyclophoria **typisches** ⋌ (Strabismus concomitans) concomitant (ɔ) strabismus **wahrnehmbares** ⋌ manifest strabismus ~**d** strabismal, squinting
Schiel|haken *m* squint *od* strabismus hook ⋌**korrektur** *f* orthopia (ou) ⋌**messer** *m* (zum Messen der Schielablenkung) deviometer (ɔ) ⋌**messer** *n chir* strabismus knife, strabotome (æ) ⋌**operation** *f* squint operation, tenomyotomy, strabotomy / (mit Tenotomie) equilibrating (i) operation ⋌**stellung** *f* squint position ⋌**winkel** *m* squint angle, squint deviation ⋌**winkelmeßapparat** *m* heteroscope (e) ⋌**winkelmesser** *m* strabismometer (ɔ), strabometer

⋌**winkelmessung** *f* strabometry (ɔ), heteroscopy
Schienbein *n* shin[-bone], tibia, *pl* tibiae ('tibii:) ⋌**-** tibial (i), tibio- (i) (*Vors*) ⋌ **u. Oberschenkel** betr. tibiofemoral (e) ⋌ **u. Sprungbein** betr. tibiotarsal ⋌ **u. Wadenbein** betr. tibiofibular (i), tibioperoneal (i) ⋌**arterie** *f* (Arteria tibialis (*PNA*)) tibial artery ⋌**bruch** *m* fracture of the tibia / (oberer) bumper (ʌ) fracture ⋌**höcker** *m* tuberosity (ɔ) of the tibia ⋌**kante** *f* ridge of the tibia ⋌**knorren** *m* condyle *od* tuberosity of the tibia ⋌**kopf** *m* head of the tibia ⋌**leiste** *f* ridge *od* crest of the tibia ⋌**muskel** *m* tibial muscle / hinterer ⋌ (Musculus tibialis posterior (*PNA*)) tibialis posterior muscle / vorderer ⋌ (Musculus tibialis anterior (*PNA*)) tibialis anterior muscle ⋌**nerv** *m* (Nervus tibialis (*PNA*)) medial popliteal nerve ⋌**schaft** *m* (Corpus tibiae (*PNA*)) shaft of the tibia ⋌**schmerz** *m* tibialgia (,tibi'ældʒiə), shin-bone pain ⋌**stachel** *m* tubercle of the tibia ⋌**-Syndrom** *n*, vorderes ⋌ anterior tibial syndrome ⋌**venen** *f pl*, hintere (Venae tibiales posteriores (*PNA*)) posterior tibial veins / vordere ⋌ (Venae tibiales anteriores (*PNA*)) anterior tibial veins ⋌**-Wadenbeingelenk** *n* (Articulatio tibiofibularis (*PNA*)) superior tibiofibular joint
Schiene *f chir* splint / caliper / in ⋌n legen to fix in splints, to put on a splint / orthopädische ⋌ orthop[a]edic splint
schienen to splint, to fix in splints, to put on a splint, to apply a splint ⋌ *n* splinting, splintage ('splintidʒ) ⋌**hülsenapparat** *m* splint apparatus (ei)
Schienung *f* splinting, splintage, fixation on a splint, splint-fixation
Schierling *m tox, bot* conium (ou), hemlock ⋌**sgift** *n tox* coniine ('kouniin) ⋌**svergiftung** *f tox* coniism ('kouniizm), cicutism ('sikjutizm)
Schiff (ʃif)**-Reagens** *n* (*DAB*) Schiff's reagent, decolourised fuchsin solution (*EP*)
Schiffahrtmedizin *f* naval medicine
Schiff|bein *n* scaphoid (æ) bone ⋌**chen** *n Lab* boat
Schifferknoten *m chir* reef knot (ɔt), sailors' (ei) knot, square knot
schifförmig scaphoid (æ), navicular (i)
Schiffs|apotheke *f* ship's dispensary ⋌**arzt** *m* ship's doctor
Schiffskorbut *m* sea scurvy (ə:)
Schiffs|krankenraum *m* sick bay (ei) ⋌**lazarett** *n* ship's hospital
Schild *n* (Etikett) label (ei) ⋌ *m* shield / *radiol* radiation shield / *zool* scutum (ju:) / (Schildkröte) carapace (æ) ~**artig** scutate (ju:)
Schildchen *n anat* scutellum / (Favus) scutulum (ju:), *pl* scutula ~**förmig** (Schuppen) scutular (ju:)
Schilddrüse *f* (Glandula thyreoidea (*PNA*)) thyroid ('θaiərɔid) [gland] (æ) ⋌ anregend thyro-active (æ) / die ⋌ entfernen to thyroidectomise / ohne ⋌ thyroprival (ai), thyroprivic (i), thyroprivous / getrocknete ⋌n (Glandulae thyreoideae siccatae) thyroid extract (*BP*) / Tier mit exstirpierter ⋌ thyroidectomised animal ⋌ betr. thyreo- (aiə) (*Vors*), thyro- (aiə) (*Vors*), thyroid ('θaiərɔid) ⋌ **u. Gießbeckenknorpel** betr. thyro-arytenoid (i:) ⋌ **u. Zunge**

betr. thyroglossal ∿ **u. Zungenbein betr.** thyrohyoid ('haiɔid)
Schilddrüsen|- thyreo- (aiə) (*Vors*), thyro- (aiə) (*Vors*), thyroid ('θaiərɔid) ∿**affinität** *f* thyrotropism (ɔ) ∿**anheftung** *f chir* thyropexy (aiə) ∿**anregend** thyrotrophic ∿**anschwellung** *f* swelling of the thyroid ∿**arterie** *f* (Arteria thyreoidea) thyroid artery ∿**ausfall** *m* athyroidism (ai) ∿**ausfallserscheinung** *f* dethyroidism ∿**bedingt** (Störung *usw*) thyroigenous (θai'rɔidʒinəs) ∿**behandlung** *f* (Behandlung mit Schilddrüsenpräparaten) thyroidisation, thyroidotherapy, thyrotherapy ∿**brücke** *f* isthmus ('isməs) of the thyroid [gland] ∿**entfernung** *f* thyroidectomy, removal (u:) of the thyroid [gland] ∿**entzündung** *f* thyroiditis, thyro-adenitis ∿**erkrankung** *f* thyropathy (ɔ), disease of the thyroid, thyrosis ∿**exstirpation** *f* (Schilddrüsenentfernung, Schilddrüsen- *od* Kropfoperation, Thyreoidektomie) *chir* thyroidectomy ∿**follikel** *m pl* (Folliculi glandulae thyreoideae (*PNA*)) thyroid follicles ∿**funktion** *f* thyroid function (ʌ) *od* activity / normale ∿ euthyroidism (ju:'θairɔidizm) / mit normaler ∿ euthyroid ∿**funktionsprüfung** *f* thyroid function test ∿**funktionssteigerung** *f* hyperthyreosis ∿**gleichgewicht** *n* thyroid balance ∿**haken** *m* thyroid gland retractor ∿**heber** *m* (Musculus levator glandulae thyreoideae (*PNA*)) levator glandulae thyreoideae muscle ∿**hormon** *n* thyroid hormone, thyroxine (ɔ) ∿**hypertrophie** *f* hypertrophy of the thyroid [gland], thyroidism ∿**insuffizienz** *f* thyroid insufficiency, hypothyroidism ∿**isthmus** *m* isthmus ('isməs) of the thyroid ∿**kachexie** *f* thyreopriva (ai) *od* strumipriva cachexia ∿**kapsel** *f* capsule of the thyroid gland ∿**kapselentzündung** *f* perithyroiditis ∿**karzinom** *n* thyroid carcinoma ∿**knorpel** *m* thyroid cartilage ∿**knorpelspaltung** *f* thyrotomy ∿**knoten** *m* thyroid nodule (ɔ) ∿**kolloid** *n* thyroid colloid ∿**körper** *m* thyroid body ∿**krebs** *m* thyroid cancer, cancer of the thyroid ∿**krise** *f* thyroid crisis ∿**lappen** *m* lobe of the thyroid [gland] ∿**leiden** *n* thyropathy (ɔ) ∿**los** thyroprival (ai) / *chir* thyroidectomised ∿**mittelstück** *n* isthmus ('isməs) of the thyroid ∿**operation** *f* operation on the thyroid / (Kropfoperation) *chir* thyroidectomy ∿**präparat** *n pharm* thyroid preparation ∿**schädigend** thyrotoxic ∿**schnitt** *m* thyroidotomy ∿**schwäche** *f* thyroid deficiency, hypothyroidism ∿**schwellung** *f* swelling of the thyroid, struma (u:), goitre [*US* goiter] (ɔi) ∿**senkung** *f* thyroptosis ('tousis) ∿**spaltung** *f* thyroidotomy ∿**status** *m* thyroid status ∿**störung** *f* dysthyroidism, thyroid dysfunction (ʌ) ∿**tätigkeit** *f* thyroid activity ∿**therapie** *f* thyroid therapy, thyrotherapy, thyroid treatment, thyroidisation ∿**tumor** *m* tumo[u]r of the thyroid, thyrophyma ('faimə), thyroid neoplasm ∿**überfunktion** *f* hyperthyroidism ('haipə'θairɔidizm), thyroid overactivity / monosymptomatische Form der ∿ apathetic hyperthyroidism ∿**unterentwicklung** *f* (Thyreoaplasie) defective development of the thyroid ∿**unterfunktion** *f* hypothyrosis, thyropenia (i:) / (bei Unterentwicklung) thyro-

-aplasia (ei) [*nicht* = Thyreoaplasie] ∿**vergrößerung** *f* enlargement of the thyroid, goitre [*US* goiter] (ɔi)
schild|**förmig** *anat* scutiform (ju:), peltate ∿**knorpel** *m* (Cartilago thyreoidea (*PNA*)) thyroid cartilage ∿**knorpel u. Epiglottis betr.** thyro-epiglottic ∿**knorpel u. Gießkannenknorpel betr.** thyro--arytenoid (i:) ∿**knorpel u. Kehldeckel betr.** thyro-epiglottic ∿**knorpeldurchtrennung** *f chir* thyrotomy (ɔ) ∿**knorpel-Kehldeckelmuskel** *m* (Musculus thyreo-epiglotticus (*PNA*)) thyro-epiglottic muscle ∿**knorpelspaltung** *f* (mediane Laryngotomie) thyrochondrotomy, median (i:) laryngotomy ∿**knorpel-Zungenbeinmuskel** *m* (Musculus thyreohyoideus (*PNA*)) thyrohyoid muscle ∿**kröte** *f* (Land) tortoise ('tɔ:təs) / (Wasser) turtle
Schildkröten|**ei-Tumor** *m* turtle-egg tumo[u]r ∿**nagel** *m* turtle-back nail ∿**verband** *m* figure-of-eight bandage
Schild-Stellknorpelmuskel *m* (Musculus thyreo-arytenoideus (*PNA*)) thyro-arytenoid muscle
schilfer|**ig** (Haut) scaling, exfoliative (ou) ∿**n** to peel off, to exfoliate (ou) ∿**ung** *f* scaling, exfoliation, desquamation, peeling off
Schilfrohr-Krankheit *f* cane cutters' disease
Schiller ('ʃilər)-**Jodprobe** *f* Schiller's iodine (ai) test
Schilling ('ʃiliŋ)-**Index** *m* Schilling's classification
Schimmel *m* mo[u]ld, mildew ('mildju:) ∿**bedeckt** mucoriferous (i) ∿**bildung** *f* mo[u]ld formation, mo[u]lding
Schimmelbusch ('ʃiməlbuʃ)|-**Krankheit** *f* Schimmelbusch's disease (i:) ∿**-Narkosemaske** *f* Schimmelbusch's mask (a:)
schimmel|**ig** mo[u]ldy (ou) ∿**n** to grow mo[u]ldy, to mo[u]ld ∿**pilze** *m pl* mo[u]lds, Hyphomycetes (,haifoimai-'si:ti:z) ∿**pilzkrankheit** *f* hyphomycosis / (durch Aspergillus) aspergillosis
Schinkenmilz *f* (Speckmilz) lardaceous (la:'deiʃəs) *od* waxy spleen
Schiötz (ʃi'øts)-**Tonometer** *n* Schiötz tonometer (ɔ)
Schipperkrankheit *f od* -**fraktur** *f od* -**syndrom** *n* clay-shovellers' (ʌ) fracture
Schirm *m röntg* screen
Schirmbild|**aufnahme** *f röntg* (Verfahren) fluorography (ɔ), photofluorography (ɔ) / (Bild) photofluorogram (u) ∿**gerät** *n* photofluoroscope (u) ∿**kamera** *f* fluorographic (æ) camera ∿**photographie** *f* fluorography (ɔ) ∿**röntgenographie** *f* photofluorography (ɔ), photoroentgenography (ɔ) ∿**verstärker** *m* fluoroscopic (ɔ) image ('imidʒ) amplifier
Schirmer ('ʃirmər)|-**Syndrom** *n* Schirmer's syndrome, Sturge-Weber syndrome ∿**-Test** *m* Schirmer's test
Schirm|**gitter** *n röntg* screened grid ∿**halter** *m röntg* screen holder ∿**helligkeit** *f röntg* screen light
Schisto|- (*Vors*) schisto- ('skisto-) (*Vors*) ∿**glossie** *f* cleft tongue (tʌŋ), schistoglossia ∿**prosopie** *f* (Gesichtsspalte) schistoprosopia (ou), cleft face
Schistosoma *n* (Egel) Schistosoma, schistosome (i), blood fluke / ∿ haematobium Sch. haematobium (ou) / ∿ mansoni Sch. mansoni (ou) ∿**tidae** Schistosomatidae

Schistosomen|**dermatitis** *f* schistosome ('skistosoum) dermatitis, swimmers' itch ∿**milz** *f* Egyptian (i'dʒipʃən) splenomegaly (e) ∿**mittel** *n pharm* schistosomacide ('skisto'soumasaid)
Schistosomiasis *f* schistosomiasis (ai), bilharziasis (,bilha:'zaiəsis) ∿- bilharzic (bil'ha:zik)
Schistozyt *m* schistocyte ('skistosait)
Schizo|- (*Vors*) schizo- (*Vors*) [*nota*: die Aussprache ist nicht einheitlich; *US* einheitlich ('skizo-); *Br* meist ('skaizo-); aber bei schizophrenia hat sich ('skitso-) durchgesetzt und wird andere Zusammensetzungen beeinflussen] ∿**gonie** *f* (Vermehrung durch Spaltung) schizogony (ɔ) ∿**gyrie** *f* schizogyria (dʒai)
schizoid schizoid ('skizɔid)* ∿**er** *m* schizoid (i)* ∿**ie** *f ps* schizoidism* ∿**ismus** *m ps* schizoidism*
Schizo|**manie** *f ps* schizomania* ∿**mimetika** *n pl pharm* psychotomimetics ∿**myzeten** *m pl* (Spaltpilze) Schizomycetes (,skizomai'si:ti:z)*
Schizont *m* (Malaria) schizont ('skizɔnt)* ∿**ozid** *n* schizontocide*
Schizo|**nychie** *f* schizonychia (i)* ∿**phasie** *f* (Sprachverwirrung) schizophasia (ei)* ∿**phren** *ps* schizophrenic*, schizothymic ('θaimik) / ∿ veranlagt (schizothym) *ps* schizothymic (ai)* ∿**phrener** *m ps* schizophreniac (,skitso'fri:niæk)*, schizophrenic (e)*, schizo *F* ∿**phrenie** *f ps* schizophrenia (,skitso'fri:niə)* / (Kräpelin) dementia (di'menʃiə) praecox (i:) *ambulatorische* ∿ ambulatory sch. *einfache* ∿ simple sch. *katatone* ∿ catatonic sch. *latente* ∿ latent sch. *leibhypochondrische* ∿ c[o]en[a]esthetic sch. *paranoide* ∿ paranoid sch. *phantastische* ∿ paraphrenia phantastica *pseudoneurotische* ∿ pseudoneurotic sch. ∿ *simplex* simple sch. ∿**phrenie-** *ps* schizophrenic (e) ∿**phreniform** schizophreniform ('frenifɔ:m) ∿**phrenoid** schizoid ('skizɔid)* ∿**se** *f* pseudoneurotic schizophrenia* ∿**thym** (schizophren veranlagt) *ps* schizothymic (ai)* ∿**thymie** *f ps* ∿ Schizophrenie ∿**trichie** *f* schizotrichia ('trikiə)* ∿**zyt** *m* schizocyte*, schistocyte
Schlachtfeldneurose *f ps* combat (ɔ) neurosis
Schlacken *f pl* waste products *od* materials / (Diät) roughage ('rʌfidʒ), bulkage ('bʌlkidʒ) ∿**bedingt** *physiol* spodogenous (ɔ) ∿**beseitigend** *physiol* spodophagous (ɔ) ∿**diät** *f* diet (ai) with a large amount of bulk foods ∿**entfernung** *f* removal (u:) of wastes ∿**kost** *f s* ∿diät ∿**reich** rich in roughage
Schlaf *m* sleep / (Schlummer) slumber (ʌ) / (Ruhe) rest / (kurzer) nap / desynchronisierter ∿ REM sleep / fester ∿ sound sleep / leichter ∿ light sleep / hypnotischer ∿ hypnotic sleep / suggestiver ∿ hypnotic sleep / tiefer ∿ deep *od* heavy sleep ∿**ähnlich** hypnoid, sleeplike ∿**anfall** *m* narcoleptic attack ∿**arznei** *f pharm* soporific (soupə'rifik) ∿**bedarf** *m* sleep requirement ∿**bereitschaft** *f* tendency to fall asleep ∿**bringend** soporific, hypnotic (ɔ) ∿**dauer** *f* duration of sleep, sleeping period (iə) ∿**[druck]lähmung** *f* sleep paralysis

*Siehe Anmerkung zu Schizo-

445

Schläfe f temple ⩕ **betr.** temporal, temporo- (*Vors*) ⩕ **u. Gesicht betr.** temporofacial (ei) ⩕ **u. Stirn betr.** temporofrontal (ʌ)
Schlafeintritt m onset of sleep
Schläfen|ader f (Temporalis) temporal artery, temporalis (ei) ⩕anfall m ps temporal lobe seizure ('si:ʒə)
Schläfenbein n (Os temporale (*PNA*)) anat temporal bone ⩕ **u. Hinterhauptbein betr.** temporo-occipital (i) ⩕ **u. Jochbein betr.** temporozygomatic (æ) ⩕ **u. Keilbein betr.** temporosphenoid (i:) ⩕ **u. Oberkiefer betr.** temporomaxillary ⩕ **u. Ohr betr.** temporo--auricular (i) ⩕ **u. Scheitelbein betr.** temporoparietal (ai) ⩕ **u. Unterkieferast betr.** temporomandibular (i) ⩕bruch m fracture of the temporal bone ⩕naht f anat squamous (ei) suture (ju:) ⩕pyramide f petrous (e) part of the temporal bone ⩕schuppe f anat squamous (ei) part of the temporal bone ⩕schuppen- squamotemporal
Schläfenbrücken|gegend f temporopontine ('pɔntain) region ⩕gegend- temporopontine ⩕trakt m temporopontine tract
Schläfengegend f temporal region ⩕temporal
Schlafengehen n retiring (aiə), going to bed (*beim on*)
Schläfen|grube f temporal fossa ⩕hirn n temporal lobes ⩕hirnwindung f, untere (Gyrus temporalis inferior (*PNA*)) inferior temporal gyrus ⩕hirnwindungen f pl, quere (Gyri temporales transversi (*PNA*)) transverse temporal gyri ⩕knochen m temporal bone ⩕lappen m (Hirn) temporal lobe ⩕lappentemporo- (e) (*Vors*) ⩕lappenanfall m ps temporal lobe seizure ('si:ʒə) ⩕lappenepilepsie f ps temporal lobe epilepsy ⩕lappen u. Pons betr. temporopontile ('pɔntail) ⩕linie f temporal line ⩕muskel m (Musculus temporalis (*PNA*)) temporal muscle ⩕nerven m pl, tiefe (Nervi temporales profundi (*PNA*)) deep temporal nerves ⩕scheitelmuskel m (Musculus temporoparietalis (*PNA*)) temporoparietal (ai) muscle ⩕schlagader f temporal artery ⩕schuppe f s ⩕beinschuppe
Schlafenszeit f bed-time (*zur at*)
Schlafentzug m enforced lack of sleep
Schläfen|vene f anat temporal vein / mittlere ⩕ (Vena temporalis media (*PNA*)) middle temporal vein / oberflächliche ⩕n (Venae temporales superficiales (*PNA*)) superficial temporal veins / tiefe ⩕n (Venae temporales profundae (*PNA*)) deep temporal veins ⩕windung f s ⩕hirnwindung
Schlaf|enzephalogramm n sleep od sleeping electro-encephalogram ⩕epilepsie f nocturnal epilepsy (e) ~erregend s ~erzeugend ~erzeugend inducing (ju:) od promoting od causing sleep, soporific (soupə'rifik), hypnotic (ɔ) ⩕erzeugung f hypnogenesis, induction (ʌ) of sleep
schlaff loose (lu:s), soft, flaccid / (Gewebe) flabby / (Haut) flaccid, loose / (Muskel) lax / (entspannt) relaxed / (Tonus) atonic (ɔ) / (apathisch) languid ('læŋgwid)
schlaffördernd s schlaferzeugend
Schlaf|haut f dermatolysis, loose skin ⩕heit f [s a schlaff] looseness, softness,

flaccidity, flabbiness, relaxation, atony (æ), languor ('læŋgə)
schlaf|gestört suffering from insomnia ⩕gestörte[r] f [m] insomniac ⩕gewohnheiten f pl sleeping habits ⩕haltung f sleeping position ~hindernd antilethargic ⩕hütte f (für Tbc-Kranke) outdoor sleeping shelter ⩕hypochondrie f hypochondriac insomnia / (echte) genuine ('dʒenjuin) sleep hypochondria
Schlafkrankheit f sleeping sickness, trypanosomiasis (ai), African lethargy (e) od meningitis *mittelafrikanische* ⩕ Gambian tr. *ostafrikanische* ⩕ Rhodesian (i:) tr. *südamerikanische* ⩕ Chagas ('tʃægæs) od Cruz's ('kru:ziz) disease, American od Brazilian (i) tr., barbiero (e) / vet nagana (a:) [cave: sleeping disease = Narkolepsie] ⩕erreger m bakt Trypanosoma
Schlaf|kultur f, Erreichung einer ⩕ cultivation of a sleep pattern ⩕kur f sleeping cure, hypnotherapy, continuous sleep therapy ⩕kurve f sleep curve ⩕lähmung f (Schlafdrucklähmung) sleep paralysis ~los sleepless, unable to sleep, restless, wakeful ⩕loser m (an Schlaflosigkeit Leidender) insomniac, patient suffering from insomnia ⩕losigkeit f insomnia, agrypnia (i), inability to sleep / (krankhafte) ahypnia (i), ahypnosis ⩕lust f drowsiness, sleepiness ~machend causing od inducing sleep, hypnotic (ɔ), somnifacient (ei) hypnagogic (ɔ), soporific (soupə'rifik) ⩕mangel m lack of sleep ⩕menge f (Tiefe u. Dauer) depth and time of sleep ⩕mittel n pharm soporific, narcotic (ɔ), hypnotic, sleeping draught (dra:ft) ⩕puls m sleeping pulse-rate ⩕pulver n pharm sleeping powder ⩕reden n somniloquence (sɔm'ni-lokwəns), somniloquism, somniloquy ⩕redender m somniloquist ⩕redner m somniloquist (i)
schläfrig drowsy, sleepy, somnolent ⩕keit f drowsiness, somnolence, sleepiness / (Stupor) stupor (ju:) / (Lethargie) lethargy (e) / (Koma) coma / anomale ⩕ somnolence (ɔ), somnolency (ɔ)
Schlaf|saal m dormitory ⩕schmerz m (Nachtschmerz) hypnalgia ('næld̹ʒiə), nyctalgia ⩕schwierigkeit f sleeping trouble ⩕sprechen n somniloquence (i) ⩕störung f sleep disturbance, somnipathy (i), troubled od disturbed sleep ⩕sucht f hypersomnia, somnolence / (Koma) coma / (Stupor) stupor (ju:) / (Lethargie) lethargy ('leθədʒi) / periodische ⩕ (Kleine-Levin-Syndrom) periodic somnolence ~süchtig somnolent (komatös) comatose (ou) / (stupurös) stuporous (ju:) / (schäfrig) drowsy, sleepy / (lethargisch) lethargic ⩕tablette f pharm sleeping tablet ⩕therapie f hypnotherapy, therapeutical (ju:) sleep ⩕tiefe f depth of sleep ⩕tiefenmessung f measurement (e) of the depth of sleep ⩕trunk m sleeping cup, sleeping draught (dra:ft), potion (ou) F ~trunken somnolent, drowsy ⩕trunkenheit f drowsiness, somnolence, sleep drunkenness ⩕typus m sleep pattern ⩕umkehr f reversed sleep time ⩕unterbrechung f broken sleep ~vertreibend somnifugous (i) ⩕-Wach-Rhythmus m sleeping-waking rhythm, circadian rhythm ⩕-Wach-Störung f disturbance of the

sleeping-waking rhythm ~wandeln to walk in one's sleep, to somnambulate ⩕wandeln n (Nachtwandeln, Somnambulismus) somnambulism (sɔm'næmbjulizm), sleep-walking, noctambulism, noctambulation ~wandelnd (nachtwandelnd) somnambulant ⩕wandler m sleep-walker, somnambulist ~wandlerisch somnambulistic ⩕zeit f sleeping period (iə) ⩕zelle f s Schlummerzelle ⩕zustand m somnolism (Ruhezustand) dormancy / imperativer, anfallsartig auftretender ⩕ uncontrollable (ou) paroxysmal (i) sleep condition
Schlag m blow / (mit flacher Hand) slap / (leichter) pat / elektr shock / (Herz) beat / (Puls) beat, pulsation / (Schlaganfall) apoplexy, stroke
Schlagader f (Pulsader) artery / große Körper~ ⩕ aorta ⩕ arterial (iə) ⩕-abbinder m artery bandage ⩕ast m arterial branch ⩕blut n arterial blood ⩕blutung f arterial bleeding od h[a]emorrhage (e) ⩕entzündung f arteritis ⩕eröffnung f arteriotomy ⩕erweiterung f aneurysm ('ænjuərizm) ⩕geschwulst f aneurysm ⩕nekrose f arterionecrosis ⩕ruptur f arteriorrhexis ⩕striktur f arteriostenosis ⩕tonus m arteriotony (ɔ) ⩕verkalkung f (Arteriosklerose) arteriosclerosis
Schlag|anfall m apoplexy, stroke, seizure ('si:ʒə), cerebral vascular accident (CVA) / einen ⩕ bekommen to have a stroke ⩕- apoplectic ⩕arbeit f (Herz) stroke work ~artig (schnell, plötzlich) fulminating (ʌ); dramatic / (schlaganfallsartig) apoplectiform, apoplectic
Schlägelchen n F (leichter Schlaganfall) parapoplexy (æ)
Schlägel|finger m pl mallet fingers, clubbed fingers ⩕hand f spade hand
schlagen to strike, to beat, to hit / (mit flacher Hand) to slap / (leise) to pat / (Herz) to beat / (vernehmbar) to palpitate (æ) / (in Tücher usw) to wrap / (auf etwas) to affect ⩕ n (Herz) beating, pulsation, action; palpitation
Schlag|fluß m s Schlaganfall ⩕folge f pulse (ʌ) rate / (normale) eurhythmia (juə'riθmiə) ~folgerichtig (Puls) eusystolic (ɔ) ⩕frequenz f pulse rate; contraction rate ⩕volumen n cardiac output, systolic (ɔ) discharge od volume, stroke volume ⩕volumenhochdruck m stroke-volume hypertension ⩕volumkurve f ballistocardiogram ⩕volummesser m (Herz) ballistocardiograph ⩕volummessung f ballistocardiography (ɔ) ⩕volummessung betr. ballistocardiographic (æ) ⩕wunde f wound (u:) caused by a blow, contused wound, contusion
Schlamm m mud / (Heilschlamm) fango ⩕bad n mud bath, bog bath ⩕behandlung f fango therapy ⩕fieber n (Erntefieber, Feldfieber) swamp od mud od water fever ⩕gas n s Kanalgas
Schlämmkreide f whiting (ai), French chalk (tʃɔ:k), creta (i:) [praeparata] (*BP*)
Schlamm|kur f (Moorkur) pelotherapy ⩕packung f mud pack
Schlange ('ʃlaŋə)-**Zeichen** n Schlange's sign
Schlängelung f (Gefäß) tortuosity, meandering; sinuosity
Schlangenbiß m snake bite ~heilend

antivenomous (e) **~vergiftung** f envenomisation, snake-bite poisoning

schlangen|förmig (Ausschlag) serpentiform / (kriechend) serpiginous (i) / (gewunden) serpentine **~furcht** f ps ophidiophobia

Schlangengift n snake venom (e) od poison / pharm (gemischtes) venene ('veni:n), venin / **~mittel** n pharm antivenene ('veni:n), antivenin, antivenom (e) [serum (iə)] **~vergiftung** f ophidism (ou), ophidiasis (ai), snake--venom (e) poisoning, ophiotox[a]emia (i:)

Schlangen|kraut n bot snakeweed **~serum** n anti-snakebite serum (BPC), antivenom serum (iə) (BP), antivenene ('veni:n) **~wurzel** f bot bistort, snakeroot, adder's wort

schlankwüchsig leptosomatic

schlapp weary (iə) [s schlaff] **~heit** f weariness [s Schlaffheit] **~heitsgefühl** n feeling of weariness od lassitude

Schlatter ('ʃlatər)-**Krankheit** f Schlatter's disease **~-Operation** f Schlatter's operation

Schlauch m Lab, chir tube; (Material) [rubber (ʌ)] tubing / (Sack) sack, bag / anat utricle (ju:) **~-** tubular (ju:) **~artig** saccid ('sæksid), saccular, tubular / (einseitig geschlossen) utricular (i) **~binde** f Esmarch ('esmarς) bandage **~drän** n rubber-tube drain / (mit Einlage) rubber-tube drain with gauze (gɔ:z) wicks **~gaze** f tubular (ju:) gland **~förmig** tubular **~gaze** f tubular gauze (gɔ:z) **~geschwulst** f (Zylindrom) cylindroma, turban (ɔ:) tumo[u]r **~hör- rohr** n binaural (ɔ:) stethoscope / **~klemme** f tube clamp **~lähmung** f isch[a]emic (i:) paralysis (æ), tourniquet ('tuənikei) paralysis **~maske** f hose mask **~mull** m tubular mull **~pilze** m pl Ascomycetes (mai'si:ti:z) **~stethoskop** n binaural (ɔ:) stethoscope (e), micro- phonoscope (ou) **~stiel** m (Plastik) tube pedicle (e)

Schlaufe f dent loop

schlecht|heilend slow-healing **~riechend** (übelriechend) malodorous (ou) **~schmeckend** unpalatable (æ), bad--tasting **~sitzend** (Gebiß, Verband, Schiene) ill-fitting, badly fitting **~- stehend** dent malposed (ou)

schlegelförmig (Finger) clubbed (klʌbd), drumstick-like

Schleich (ʃlaiς)-**Anästhesie** f Schleich's an[a]esthesia (i:)

schleichen to creep **~d** creeping / (Gift) slow / (Fieber) lingering ('liŋgəriŋ) / (Krankheit) insidious (i) / (Beginn) slow / (Prozeß) slowly progressing

Schleier m veil / (vor den Augen) haze, blurr / fotogr röntg fog / **~sehen** n blurring (ə:) of vision ('viʒən)

Schleife f (z B Darm) loop / anat ansa, lemniscus (i), pl lemnisci (Hautleiste) loop / (Schlinge) snare / (Schnur, Faden) bow (ou) / (Verhütungsmittel) loop / histol fillet (i), lemnicus / laterale **~** (Lemniscus lateralis (PNA)) lateral lemniscus / mediale **~** (Lemniscus medialis (PNA)) medial lemniscus

schleifen (Sprache) to slur / (Instrument) to grind, to sharpen **~d** (Sprache) slurring (ə:) / (Gang) shuffling **~förmig** ansiform, loop-shaped, ansate **~kreu- zung** f (Decussatio lemniscorum (PNA)) sensory decussation **~pessar** n

intra-uterine loop **~zeichen** n loop sign

Schleifer|lunge f grinders' (ai) asthma **~tuberkulose** f grinders' phthisis (ai)

Schleif|körper m pl dent grinding tools **~mittel** n abrasive **~spitzen** f pl dent, montierte **~** mounted points and disks

Schleim m phlegm (flem), mucus (ju:) / (Pflanze) mucilage ('mju:silidʒ) / (Ger- stenschleim) gruel (gruəl) / zäher, glasiger **~** viscid ('visid) glassy (a:) mucus **~-** mucο- (ju:) (Vors), myxo- ('mikso) (Vors), mucous (ju:) **~ u. Bindegewebe betr.** mucofibrous (ai) **~abführend** removing (u:) mucus **~ab- gang** m mucous discharge, discharge of mucus (i), mucigenous (mju:- 'sidʒinəs), secreting phlegm od mucus **~absonderung** f secretion (i:) of mucus od phlegm **~ähnlich** mucoid (ju:), myxoid (i) **~armut** f amyxia (i), amyxorrh[o]ea (i) **~artig** mucous, mucoid, muciform, pituitous (ju), myx- oid **~aspiration** f aspiration of mucus **~auflösend** mucolytic (i) **~ausfluss** m aus dem Darm proctorrh[o]ea (i) **~auswurf** m expectoration of mucus od phlegm, mucous expectoration **~be- cher** m (Zelle) goblet (ɔ) cell **~bedeckt** (bes Stuhl) covered with mucus **~belag** m mucous coating

Schleimbeutel m synovial (ou) od mu- cous (ju:) bursa, pl bursae **~-** bursal **~entfernung** f bursectomy **~entzün- dung** f bursitis **~eröffnung** f bursotomy **~exzision** f chir bursectomy **~stein** m bursolith ('bə:soliθ)

schleim|bildend muciferous (i), mucige- nous (mju:'sidʒinəs), muciparous (i) **~bildung** f formation of mucus, myxo- poiesis (,mikopoi'i:sis) **~blase** f bubble of mucus **~brechen** n vomiting (ɔ) of mucus **~decke** f mucous layer ('lɛə) **~drüse** f muciparous od mucous gland **~drüsenentzündung** f myxadenitis **~en- teritis** f muco-enteritis **~erzeugend** muciparous (i) **~faden** m mucus thread (e) / (Urin) shred / Schleimfäden bildend mucoflocculent (ɔ) **~fluß** m myxorrh[o]ea (i), polyblennia, blen- norrh[o]ea (i) **~gebend** mucilaginous (æ) **~gehalt** m mucus content **~ge- schwulst** f myxoma, mucous tumo[u]r **~gewebe** n mucous tissue **~granulom** n (Schleimspeichelgranulom) mucosal- ivary granuloma **~harnen** n blennuria (juə)

Schleimhaut f mucous (ju:) membrane, mucosa (ou), pl mucosae, mucous lining **~-** mucosal (ou) **~ u. Haut betr.** mucocutaneous (ei), mucodermal **~auf- lockerung** f softening of the mucous membrane **~auskleidung** f mucosal lining **~ausstülpung** f mucosal her- niation **~bekleidung** f mucosal lining **~beruhigend** mucosedative (e) **~bild** n röntg mucosal relief (i:) radiograph (ei) **~bruch** m mucosal hernia **~efflores- zenz** f enanthema (i:), pl enanthemata (i:) **~entzündung** f inflammation of the mucosa, catarrh (a:) **~erosion** f erosion of the mucosa **~falte** f mucosal fold (ou) **~häkchen** n mucosa retractor **~hyperplasie** f mucosal hyperplasia **~krebs** m mucosal od superficial carcinoma **~ödem** n mucosal [o]edema **~papel** f mucous patch od plaque (ei) **~pemphigoid** n (benignes) benign mu- cosal pemphigoid, Lortat-Jacob-Degos

(lɔr'ta-ʒa'kɔb-də'go) syndrome **~polyp** m mucous od gelatinous (æ) polypus (ɔ), pl polypi ('polipai) **~probe** f mucosa test **~rand** m (Naht) edge of the mucosa **~reizung** f irritation of the mucous membrane **~relief** n röntg mucosal relief (i:) **~schranke** f mucosal **~tasche** f mucosal pocket **~technik** f röntg mucosal method **~transplantation** f mucosa[l] graft (a:) **~überzug** m tunica (ju:) mucosa (ou), mucous lining **~veränderung** f mucosal change **~verletzung** f mucous mem- brane injury **~vorfall** m mucosal pro- lapse **~wucherung** f hypertrophy of the mucous membrane **~wulst** m elevation of the mucous membrane **~zeichnung** f röntg demonstration of the mucosa

schleim|hemmend mucostatic **~husten** m cough (kɔf) with expectoration, pro- ductive cough

schleimig mucous (ju:), mucid (ju:); phlegmatic (æ) / (Pflanze) mucilaginous (mju:si'lædʒinəs) **~-blutig** mucoh[a]em- orrhagic (æ), mucosanguineous (i) **~- eitrig** mucopurulent (juə) **~keit** f mucosity (ɔ) / sliminess (ai)

Schleim|kapsel f bakt bacterial capsule **~kolik** f mucous colic (ɔ) **~kolitis** f (Colitis mucosa) mucocolitis, mucous colitis **~körperchen** n mucous corpus- cle **~krebs** m mucous carcinoma **~lö- send** mucolytic (i) / (Bronchitis) expec- torant **~mittel** n expectorant **~pfropf** m cervical od mucous plug **~pilze** m pl myxomycetes (,miksomai'si:ti:z) **~po- lyp** m mucous od spongy (ʌ) polypus (ɔ), mucocele (ju:) **~rasseln** n mucous râle (a:) **~retentionszyste** f mucocele (ju:) **~sarkom** m myxosarcoma **~säure** f chem mucic (ju:) acid **~schicht** f mucous layer ('lɛə) **~sekretion** f mu- cous secretion (i:) **~[speichel]granulom** n mucosalivary granuloma **~sputum** n mucous sputum, **~stoff** m (Muzin) mucin (ju:) **~stuhl** m mucous stool **~suppe** f [thick] gruel (gruəl) **~tumor** m mucous tumo[u]r **~zelle** f myxocyte (i); mucous cell / unreife **~** mucinoblast (i) **~zellenfibrom** n myxofibroma **~zylin- der** m (Urin) mucous cast (a:) **~zyste** f mucous cyst

Schlemm (ʃlem)-**Kanal** m Schlemm's canal (æ), venous (i:) sinus (ai) of the sclera (iə)

schleppend (Sprache) halting (ɔ:)

Schlepper[substanz f] m carrier [sub- stance], vehicle, schlepper

Schlesinger ('ʃle:ziŋər)|-**Probe** f Schlesinger's test **~-Phänomen** n od -Zeichen n leg phenomenon (ɔ), Schlesinger's sign

Schleuder f (Binde) funda (ʌ), sling / (Zentrifuge) centrifuge ('sentrifju:dʒ) **~bewegungen** f pl, einseitige **~** hemi- ballism **~binde** f four-tailed bandage **~maschine** f (Zentrifuge) centrifuge **~n** (Zentrifuge) to centrifuge ('sentrifju:dʒ) **~trauma** n whiplash injury **~verband** m four-tailed bandage

Schleuse f bakt bacterial (iə) sluice (u:) gate / (Venen) venous (i:) lock

Schleusenkammer f röntg sluice room

Schlickbad n mud bath

Schlieren f pl streaks, striations **~photo- graphie** f schlieren (iə) photography (ɔ)

schließen vt (Wunde) to suture (ju:), to sew (sou), to stitch / vi (Schließmuskel) to contract / v refl (Wunde) to close, to knit ‹ n chir closure ('klouʒə) / (Naht) suture (ju:) / (Verheilung) healing up

Schließer m s Schließmuskel

schließfähig (Herzklappen) competent

Schließmuskel m (Musculus sphincter (PNA)) sphincter ('sfiŋktə) muscle, constrictor / (Beine) adductor (ʌ) / zum ‹ gehörig sphincteral (i), sphincterial (iə) ‹- sphincteric (e) ‹ausschneidung f sphincterectomy ‹durchtrennung f sphincterotomy ‹entzündung f sphincteritis ‹krampf m spasm of the sphincter, sphincterismus ‹lähmung f paralysis (æ) of the sphincter ‹plastik f chir sphincteroplasty ‹schluß m sphincteric constriction od contraction ‹schmerz m sphincteralgia (æ) ‹tonus m sphincteric (e) tonus (ou)

Schliff m (Kanüle) bevel (e) ‹kolben m Lab ground-glass stopper

Schling|akt m act of swallowing, deglutition (di:glu'tiʃn) ‹beschwerden f pl difficult swallowing, difficulty in swallowing, dysphagia (ei)

Schlinge f loop, snare / anat ansa, pl ansae ('ænsi:), lemniscus (i), pl lemnisci / (Darm) loop, coil / (Tragschlinge) sling / (Binde) turn

Schlingen n (Schlucken) swallowing, deglutition (di:glu'tiʃn) / (Essen) tachyphagia (ei)

schlingen|artig loop-shaped, fundiform (ʌ) ‹bildung f (Gefässe) looping / (Darm) kinking ‹dreher m chir wire twister; knot tier ('taiə) ‹extraktion f chir loop extraction ‹führer m chir loop carrier ‹galvanokauter m hot snare ‹kolostomie f loop colostomy ‹naht f chir loop suture (ju:) ‹schnürer m chir loop tightener, serrenoeud (sɛ:r'nɔ:d) ‹träger m chir loop carrier

Schling|lähmung f (Schluckslähmung) paralysis (æ) of deglutition (di:glu'tiʃn) ‹zentrum n (Schluckzentrum) deglutition centre [US center]

Schlittenmikrotom n sliding microtome (ai)

Schlitz m cleft, fissure ('fiʃə), rima (ai) ‹blende f röntg slit diaphragm (ai) ~en to slit / chir to lance (a:), to cut open ~förmig slit-like ‹lampe f slit lamp ‹pupille f cat's-eye pupil ‹sonde f eyed probe ‹ung f slitting, dehiscence (di'hisəns) ‹verschluß m fotogr focal-plane shutter

Schlösser ('ʃløsər)-**Injektion** f (Alkoholinjektion bei Trigeminusneuralgie) Schloesser's injection od method of treatment

Schlotter|gang m (Wackelgang) staggering od waddling (ɔ) gait ‹gelenk n flail joint ~ig (Gelenk) shaky, loose ~n to tremble / (Knie) to shake ‹n n (Iris) tremulousness, iridodonesis (i:)

Schluck|akt m act of swallowing, deglutition (di:glu'tiʃn) ‹angst f ps phagophobia ‹auf m (Singultus) hiccup (i), hiccough ('hikəp), singultus (ʌ) ‹behinderung f dysphagia (ei) ‹beschwerden f pl difficulty in swallowing, dysphagia ~en to swallow / Luft ~ to gulp down air / unzerkaut ~ to swallow whole ‹ n swallowing, deglutition (di:glu'tiʃn) m (Schluckauf) hiccup (i), hiccough ('hikəp) ‹hemmung f (Dysphagie) dysphagia (ei) ‹impfstoff m oral vaccine ‹impfung f oral vaccination ‹kapsel f swallowable capsule ‹krampf m deglutition (di:glu'tiʃn) spasm ‹lähmung f

paralysis (æ) of deglutition ‹pneumonie f aspiration od deglutition pneumonia ‹reflex m swallowing od deglutition reflex ‹schmerz m odynophagia (ɔ- -ei), [o]esophagalgia (i,sɔfə'gældʒi) ‹störung f dysphagia (ei), dysphagy ('disfədʒi) ‹unfähigkeit f aphagia (ei) ‹unvermögen n aphagia ‹vermögen n power of swallowing ‹versuch m attempt to swallow ‹zentrum n swallowing od deglutition (di:glu'tiʃn) centre [US center]

Schlummer|bilder n pl hypnagogic imagery ~nd (Infektion) dormant ‹sucht f ps narcolepsy ‹zelle f (Grawitz-Zelle) Grawitz's ('gra:vitsiz) cell, sleeping cell, slumber (ʌ) cell ‹zustand m (Zellen, Sporen) dormancy

Schlund m (Kehle) pharynx (æ), gullet (ʌ), [back of the] throat, fauces ('fɔ:si:z) / (Speiseröhre) [o]esophagus (i'sɔfəgəs), pl [o]esophaguses ‹- faucial (ɔ:), pharyngeal (fə'rindʒiəl), pharyngo- (i) (Vors) ‹arterie f pharyngeal artery ‹blutung f pharyngorrhagia (ei) ‹bogen m pharyngeal arch ‹dach n (Fornix pharyngis (PNA)) pharyngeal fornix, roof of the pharynx ‹enge f (Isthmus faucium (PNA)) oropharyngeal isthmus, isthmus ('isməs) of the fauces ‹entzündung f (Pharyngitis) pharyngitis ‹entzündung mit Angina f pharyngotonsillitis ‹erkrankung f pharyngopathy (ɔ) ‹eröffnung f pharyngotomy ‹exstirpation f chir pharyngectomy ‹gegend f pharyngeal region ‹gewölbe n pharyngeal fornix ‹höhle f (Cavum pharyngis (PNA)) cavity of the pharynx ‹kopf m back of the throat, laryngopharynx, upper pharynx ‹kopfnerv m (Nervus pharyngeus (PNA)) pharyngeal nerve ‹kopfvenen f pl (Venae pharyngeae (PNA)) pharyngeal veins ‹krampf m pharyngospasm, pharyngism, pharyngismus ‹lähmung f pharyngoplegia (i:), pharyngoparalysis (æ) ‹rachenenge f fauces ('fɔ:si:z) ‹rohr n [o]esophageal (i) tube, probang ('proubæŋ) ‹schlauch m [o]esophageal (i) tube ‹schmerz m pharyngalgia (æ), pharyngodynia (i) ‹schnitt m pharyngotomy ‹schnürer m, mittlerer (Musculus constrictor pharyngis medius (PNA)) middle constrictor muscle of the pharynx / oberer ‹ (Musculus constrictor pharyngis superior (PNA)) superior constrictor muscle of the pharynx / unterer ‹ (Musculus constrictor pharyngis inferior (PNA)) inferior constrictor muscle of the pharynx ‹sonde f probang ('proubæŋ), [o]esophageal (i) sound / stomach (ʌ) tube / ‹ mit endständiger, olivenförmiger Verdickung zur Ösophagusdilatation ball probang (ou) ‹spalte f branchial cleft od fissure ('fiʃə) ‹spiegel m pharyngoscope (i) ‹spiegeln n pharyngoscopy (ɔ) ‹tasche f (Bursa pharyngea (PNA)) pharyngeal bursa od pouch (au) ‹trokkenheit f pharyngoxerosis (ziə'rousis) ‹verengerung f pharyngostenosis

schlurf|en (Gang) to shuffle (ʌ) ‹gang m (seitlicher) helicopod (e) gait, helicopodia (ou)

Schluß m closure ('klouʒə) / (Herzklappe) closure ‹analyse f final analysis (æ) ‹berechnung f (bei Reihenversuchen) final analysis ‹bild n (Krankheit) final picture ‹bißstellung f dent

occlusion ‹desinfektion f terminal disinfection

Schlüssel m dent tooth key

Schlüsselbein n (Clavicula (PNA)) clavicula (i), pl claviculae, collar-bone, clavicle (æ) / unter dem ‹ gelegen subclavian (ei) ‹ betr. clavicular (i) ‹ u. Brust betr. clavipectoral (ɔ) ‹ u. Hals betr. clavicervical ‹ u. Oberarm betr. clavihumeral (ju:) ‹ u. Rippe betr. clavicostal ‹arterie f subclavian artery ‹bruch m collar-bone fracture, fracture of the clavicle ‹durchtrennung f (Fet) cleidotomy (klai'dɔtəmi), clavicotomy ‹gegend f clavicular region ‹grube f (obere) supraclavicular region / (untere) infraclavicular region ~habend zool claviculate (i) ‹resektion f claviculectomy ‹schlagader f subclavian (ei) artery ‹vene f (Vena subclavia (PNA)) subclavian vein ‹verband m Desault's (de'so:z) bandage

Schlüssel|haken m Braun's (braunz) hook ‹wert m pharm homöop keynote (i:) ‹zahl f key number

schluß|fähig (Herzklappen) competent ‹fähigkeit f (Herzklappen) competence ‹leiste f histol terminal bar ‹redressement n chir terminal redressement ~unfähig (Herzklappen, Sphinkter) incompetent, insufficient (i), incapable of closing ‹unfähigkeit f (Insuffizienz, Herzklappen) insufficiency, incompetence / (der Lider) blepharodiastasis (æ) ‹untersuchung f final check-up

schmal (eng) narrow / (schlank) slender, slim / (mager) thin ‹bandantibiotika n pl narrow-spectrum antibiotics ~bäuchig (gegenüber dem Thorax) microsplanchnic, microsplanchnous (æ) ‹becken n narrow pelvis ~beckig leptopellic, with a narrow pelvis / (mit langem u. schmalem Becken) dolichopelvic, dolichopellic ~brüstig narrow-chested ‹brüstigkeit f narrowness of the chest

Schmalfilm m röntg substandard film, narrow-ga[u]ge (geidʒ) film, 8 od 16 mm film ‹röntgen n miniature (i) roentgenography (ɔ) ‹röntgenverfahren n röntg miniature ('minitʃə) roentgenography (rʌntjə'nɔgrəfi)

schmal|gesichtig narrow-faced, leptoprosopic (ou) ‹gesicht n leptoprosopia (ou), narrow face ~hüftig narrow-hipped ‹kopf m leptocephalus, stenocephalus, narrow head ~köpfig leptocephalous, stenocephalous, narrow-headed ‹köpfiger m leptocephalus ‹köpfigkeit f leptocephalia (ei), stenocephaly ~nasig leptorrhine ~schult[e]rig narrow-shouldered ‹spektrum-Antibiotikum n narrow-spectrum antibiotic ~zähnig dent stenodont (e)

schmalzig lardaceous (la:'deiʃəs)

schmarotzen (parasitieren) to live as a parasite (æ) ~d parasitic (i) / auf faulenden Stoffen ~ saprozoic (ou)

Schmarotzer m parasite (æ) ‹- parasitic (i) ~haft parasitic ~tötend parasiticidal (ai) ‹tum n parasitism (æ) / ‹ auf Parasiten superparasitism ‹wirt m s Parasitenwirt

Schmarre f (Abschürfung) excoriation, abrasion (ei)

Schmeck|becher m (Caliculus gustatorius (PNA)) taste bud, gustatory (ʌ) bud ‹sphäre f gustatory (ʌ) od taste centre [US center] ‹vorgang m degusta-

tion ⸋warze f lingual papilla ⸋zelle f s ⸋becher ⸋zentrum n s ⸋sphäre

Schmeißfliege f blow (ou) fly, blue-bottle (u:), Sarcophaga (ɔ) / afrikanische ⸋ Cordylobia (ou) antropophaga (ɔ)

Schmelz m (Zahn) enamel (æ) / künstlicher ⸋ dent glaze ⸋- enamel ⸋aplasie f amelogenesis imperfecta ⸋beil n dent enamel hatchet ⸋bildner m dent ameloblast (e), adamantoblast, ganoblast (æ) ⸋bildung f dent amelogenesis, formation of enamel ⸋bohrer m dent enamel drill ⸋bougie f medicated bougie ('buːʒiː) ⸋büschel n dent enamel tuft ⸋defekt m dent enamel defect ⸋- -Dentin-Grenze f dentine-enamel junction ⸋epithel n (Zahn) enamel membrane / äusseres ⸋ outer enamel epithelium (iː) ⸋faser f enamel fibre [US fiber] f (ai) ⸋haut f dent dental od enamel cuticle (juː) ⸋häutchen n dent s ⸋haut ⸋hypoplasie f enamel hypoplasia ⸋keim m embr tooth bud ⸋knospe f enamel bud ⸋kolben m enamel bud ⸋lamelle f dent enamel lamella ⸋meissel m dent enamel hatchet ⸋messer n dent enamel hatchet ⸋oberhäutchen n (Cuticula dentis (PNA)) dent cuticle of a tooth ⸋organ n dent enamel organ ⸋prisma n dent enamel prism od column (ɔ) ⸋pulpa f embr enamel pulp ⸋punkt m melting point ⸋punktröhrchen n Lab capillary melting-point tube ⸋tiegel m Lab crucible (uː) ⸋vorgang m fusion (juː) ⸋zelle f (Adamantoblast) adamantoblast, ameloblast (æ), enamel cell

Schmerfluß m seborrh[oe]a (i)

Schmerz m pain [kein Plural; pains = Wehen], ache (eik) [nur in Zusammensetzungen wie headache, toothache usw] / (als Nachs.) -algia ('æ̈ldʒiə) od -dynia (i) ~en im amputierten Glied phantom-limb (lim) p. anfallsweise sich steigernder ⸋ paroxysm (æ) of p. anhaltender ⸋ continuous p. aussetzender ⸋ intermittent p. ausstrahlender ⸋ radiating p. (nach to) blitzartiger ⸋ fuleurant ('fʌlgjuərənt) od lightning od shooting p. bohrender ⸋ boring (ɔː) od terebrant (e) p. brennender ⸋ burning p.; (Neuralgie) thermalgia (æ), causalgia (kɔːˈzældʒiə) drängender ⸋ pressing p. dumpfer ⸋ dull p. einleitender ⸋ initial (i) p. eng begrenzter ⸋ spot p. epigastrischer ⸋ epigastralgia (æ), p. in the epigastric region od epigastrium nach dem Essen auftretender ⸋ postprandial p. fortgeleiteter ⸋ heterotopic od referred (ɔː) p., telalgia (æ) geringer ⸋ mild p. heftiger ⸋ sharp od violent (ai) p. hysterischer ⸋ psychogenic (e) od hysteric (e) p. intermittierender ⸋ intermittent p. kitzelnder ⸋ tingling p. klopfender ⸋ throbbing p. kneifender ⸋ griping (ai) p. kolikartiger ⸋ colicky (ɔ) p. ~en am ganzen Körper pantalgia (æ) körperlicher ⸋ somatalgia (æ) krampfartiger ⸋ spasmodic p. kurzer, stechender ⸋ twinge (twindʒ) langanhaltender ⸋ constant od persisting p. lanzinierender ⸋ lancinating p. lokalisierter ⸋ localised p. nagender ⸋ gnawing ('nɔːiŋ) p. oberflächlicher ⸋ superficial (i) p. örtlich beschränkter od begrenzter ⸋ localised p. osteokopischer ⸋ osteocopic (ɔ) p. peripher verlagerter ⸋ excentric p. pulsierender ⸋ throbbing

(ɔ) p. qualvoller ⸋ excruciating (eksˈkruːʃieitiŋ) p., agonising (æ) p. ⸋en beim Schlucken p. on deglutition (diːgluːtiʃn) schneidender ⸋ cutting p. starker ⸋ intense od acute p. stechender ⸋ stabbing p. syphilitischer ⸋ (Knochen) osteocopic (ɔ) p. tiefsitzender ⸋ deep-seated p. umschriebener ⸋ topalgia (æ) unbedeutender ⸋ trifling (ai) p. unerträglicher ⸋ extreme p. unstillbarer ⸋ intractable p. viszeraler ⸋ visceral p. ⸋ beim Wasserlassen p. on urination od in passing urine (juə) wechselnder ⸋ intermittent p. ziehender ⸋ dragging p. ⸋en haben p. to be in p. ⸋en lindern to mitigate od alleviate (iː) p. ⸋en verursachen to cause od to produce p. -schmerz (Nachs.) -algia ('æ̈ldʒiə), -dynia (i)

Schmerz|anfall m attack of pain / (starker) paroxysm (æ) of pain ⸋angst f ps ponophobia ⸋asymbolie f pain asymbolia ~auslösend dolorogenic (dʒe), algogenic, algesogenic ⸋auslösung f algogenesia . (iː), algogenesis f (bes Geburt) elimination of pain ⸋ausstrahlung f radiation of pain ⸋befreiung f relief (iː) from pain ⸋bekämpfung f alleviation of pain ~bereitend dolorific (i), dolorogenic (e), causing od producing pain ~beseitigend removing (u:) pain ⸋bestrahlung f palliative irradiation ~betäubend pain-killing, narcotic (ɔ), pain-deadening (e) ⸋betäubung f analgesia (æ) ⸋betäubungsmittel n pharm analgesic, anodyne ('ænədain); pain-killer ~empfindlich sensitive to pain, tender, pain-sensitive ⸋empfindlichkeit f sensitivity to pain, pain sensitivity / anomale ⸋ dys[a]esthesia (i:) ⸋empfindlichkeitsherabsetzung f diminution of pain sensitivity ⸋empfindlichkeitskurve f pain sensitivity curve ⸋empfindung f pain sensation / ⸋ auf der betroffenen Seite, aber nicht auf der gesunden syn[a]esthesialgia ('sines,θiːziˈæ̈ldʒiə) ~en to hurt; to produce od give od cause pain ~end painful, sore ⸋entwicklung f development of pain ⸋erleben n experience of pain ⸋erlebnis n pain sensation ⸋erleichterung f alleviation of pain ~ergend producing od causing pain ~frei free from pain, without pain ⸋freiheit f freedom from pain ⸋furcht f ps algophobia (æ) ⸋gefühl n feeling od sensation of pain ⸋genese f (Herz) genesis of cardialgia (æ) ⸋genese f threshold (e) of pain ~haft painful / (empfindlich) sensitive, sore, painful ⸋herabsetzung f pain reduction (ʌ) ⸋hinken n pain-induced limp ~lindernd alleviating (iː) od relieving (iː) pain, analgesic ('dʒiːsik), analgetic (e) ⸋linderung f relief (iː) od alleviation of pain ⸋linderungsmittel n pharm analgesic ('dʒiːsik), anodyne ('ænədain) ~los painless (iː) ~ machen to make painless, to analgecise (æn'æ̈ldʒisaiz) ⸋losigkeit f painlessness, analgesia (ænæl'dʒiːsiə), anodynia (i) ⸋mittel n pharm analgesic ('dʒiːsik), pain-killer ⸋prüfer m algesimeter (,æ̈ldʒi'simitə) ⸋punkt m pain spot / trigger point; pl Valleix's (va'leiz) points ⸋reaktion f (Pupille) pain reaction ⸋reiz m pain stimulus, painful stimulation ⸋schwelle f pain threshold ⸋sinn m ps alg[a]esthesia (,æ̈ldʒesˈθiːziə), pain sense, sense

of pain ⸋steigerung f hyper[a]esthesia (iː) ~stillend analgesic ('dʒiːsik), analgetic (e), anodyne ('ænədain), pain--relieving (iː) ⸋stoff m pain-provoking substance ⸋tic m tic douloureux (dulu'rə:) ~überempfindlich hyperalgesic (iː), hyperalgetic (e) ⸋unempfindlichkeit f insensitivity to pain ~verhinderung f prevention of pain ~vermittelnd (Nerv) pain-receptive, nociceptive (,nousi'septiv) ~verursachend dolorific (i), dolorogenic (e) ⸋wollust f sex algolagnia (æ) / aktive ⸋ sadism (ei) / passive ⸋ masochism (æ) ⸋zustand m [condition of] pain, attack of pain

Schmetterling m butterfly (ʌ) / (pl) Lepidoptera (ɔ)

Schmetterlings|bruch m butterfly fracture ⸋figur f (Lupus) butterfly patch ⸋flechte f lupus (uː) erythematodes (ou) ~förmig butterfly-shaped ⸋glio[blasto]m n butterfly glioblastoma ⸋rötung f butterfly erythema (iː) ⸋tiere n pl (Lepidopteren, Schmetterlinge) Lepidoptera (ɔ)

Schmidt (ʃmit)|-Kernprobe f nucleus od nuclear (juː) test ⸋-Lantermann ('lantərman)-Einkerbungen f pl od od -Spalten f pl Schmidt-Lantermann incisures (in'saiʒəz) od clefts ⸋[-Strasburger ('straːsburgə:) od clefts ⸋[-Strasburger ('straːsburgə:)-Probekost f Schmidt's test ⸋-Syndrom n Schmidt's syndrome, vago-accessory syndrome

Schmiedel ('ʃmiːdəl)-Anastomose f Schmiedel's anastomosis

schmiegsam pliant (ai), flexible ⸋keit f flexibility

Schmier|blutung f spotting ⸋- u. Durchbruchblutung f breakthrough spotting ⸋e f grease / (Gelenk) synovia (ou) ~en to smear (iə) / (ölen, einfetten) to oil, to grease, to lubricate (uː) ~ig (fettig) greasy (iː) / (ölig) oily (ɔi) / (klebrig) sticky ⸋infektion f smear infection ⸋krankheit f filth disease ⸋kultur f smear culture ('kʌltʃə) ⸋kur f inunction (ʌ) treatment, treatment with ointment ⸋mittel n pharm liniment (i), ointment ⸋seife f green soap, soft soap (BP) ⸋seifenbehandlung f treatment with soft soap, soap cure

Schmirgel m emery (e) ⸋silikose f od ⸋staublunge f emery silicosis

Schmorl ('ʃmɔrl)-[Knorpel-]Knötchen n Schmorl's node, herniation of the nucleus pulposus

Schmp. = Schmelzpunkt m melting point, mp

Schmuck|arm m cosmetic arm ⸋prothese f cosmetic prosthesis

Schmutz|angst f ps rhypophobia, mysophobia ⸋gingivitis f marginal gingivitis ⸋infektion f infection by dirt ⸋krankheit f filth disease ⸋pyorrhoe f s ⸋gingivitis ⸋stoff m contaminant (æ); pollutant ⸋tatauierung f od ⸋tätowierung f accidental tatooing

Schnabel m beak, bill / (Tasse, Kanne) spout / anat rostrum ~artig beaklike, rostrate ⸋becken n beaked pelvis ~förmig beaked, beak-shaped, rostrate, rostriform / coracoid (ɔ) ⸋nagel m parrot-beak nail ⸋nase n beaked nose ⸋tasse f feeding cup [with spout]

Schnake f (Stechmücke) gnat (næt), mosquito (iː)

Schnapp|atmung f gasping breathing ~en (Hüfte, Finger) to snap / nach Luft

~ to gasp (a:) for breath (e) ~**end** (Hüfte) snapping

Schnäpper *m chir* (für Blutentnahme) blood lancet (a:), spring lancet

Schnapp|finger *m* snapping *od* trigger finger ⱬ**messer** *n* clasp knife / *chir* bistoury ('bisturi)

Schnapsnase *f* (Rotweinnase) bottle nose, whisky nose, gin nose

schnarch|en to snore ⱬ**en** *n* stertor, snoring (ɔ:) ~**end** snoring / (Atem) stertorous ⱬ**er[in]** *m* [ʃ] snorer (ɔ:) ⱬ**krampf** *m* rhonchospasm

schnauben *s* schnaufen

schnaufen (keuchen, schnauben) to breathe (bri:ð) heavily, to wheeze / (nach Luft) to gasp (a:) [for breath (e)] ⱬ *n* (Keuchen) wheeze, gasping (a:), gasp ~**d** (keuchend) wheezy, gasping

Schnecke *f anat* cochlea / (Ohrmuschel) helix ('hi:liks), *pl* helices ('helisi:z) *s betr. anat* cochlear ('kɔkliə) ⱬ **u. Vestibulum betr.** cochleovestibular (i)

Schnecken|achse *f* (Ohr) modiolus (ai) ⱬ**basis** *f* (Basis cochleae (*PNA*)) base of the cochlea ⱬ**fenster** *n* (Fenestra cochleae) (Ohr) fenestra cochleae, round window ~**förmig** cochleariform (æ), turbinate (ə:), spiral (aiə), helical (e) ⱬ**gang** *m anat* cochlear duct ⱬ**gehäuse** *n* (Ohr) bony cochlea ~**hausförmig** ~förmig ⱬ**kanal** *m anat* duct (ʌ) of the cochlea, ductus cochlearis (ɜ:) ⱬ**kanälchen** *n* (Canaliculus cochleae (*PNA*)) cochlear canaliculus ⱬ**kuppel** *f* (Cupula cochleae (*PNA*)) cupula cochleae ⱬ**loch** *n anat* helicotrema (i:) ⱬ**nerv** *m* (Ohr) cochlear nerve ⱬ**rohr** *n* (Canalis spiralis cochleae (*PNA*)) spiral canal of the cochlea ⱬ**verband** *m* spiral (aiə) bandage ⱬ**windung** *f*, knöcherne (Canalis spiralis cochleae (*PNA*)) spiral canal of the cochlea

Schnee|angst *f ps* chionophobia ('kaiəno) ⱬ**abreibung** *f s* Abreibung

Schneeberger Lungenkrankheit *f od* **Krebs** *m* Schneeberg tumo[u]r

schnee|blind snow-blind ⱬ**blindheit** *f* (Niphablepsie) snow-blindness, niphablepsia (‚nifæ'blepsiə), chionablepsia ⱬ**brille** *f* snow glasses (*pl*) ⱬ**brille „⎓sturmbild"** *n* (Lungenkrebs) "snowstorm" appearance

Schneide *f* (Messer) edge ⱬ**apparat** *m mikrosk* microtome (ai), section cutter ⱬ**fläche** *f* (Zahn) cutting edge

schneiden to cut, to snore / (ritzen, *z B* Haut) to nick / (Abszeß) to lance (a:) / den Stein ~ *histor* to cut the stone / *v refl* (Linien, Kurven) to intersect, to cross / (*z B* in den Finger) to cut [one's finger] ⱬ *n* (im Leib) gripes (ai) *F* ~**d** (Kante) incisal (ai), cutting / (Schmerz) stabbing

Schneider ('ʃnaidər)**|-Kernfärbung** *f* Schneider's carmine ⱬ**-Membran** *f* (Membrana mucosa nasi) mucous membrane of the nose

Schneider|beine *n pl* bow (ou)-legs ⱬ**finger** *m* tailors' finger ⱬ**krampf** *m* tailors' spasm, sewing (ou) cramp *od* spasm ⱬ**muskel** *m* (Musculus sartorius (*PNA*)) *anat* sartorius (ɔ:) [muscle] ⱬ**naht** *f chir* glovers' (ʌ) suture (ju:)

Schneidezahn *m* dent incisor (ai) [tooth] *bleibender* ⱬ permanent incisor *Milch-* ~ deciduous (di'sidjuəs) *od* milk incisor *mittlerer* ⱬ central *od* first incisor *mittlerer oberer* ⱬ upper central incisor

mittlerer unterer ⱬ lower central incisor *seitlicher* ⱬ lateral *od* second (e) incisor *seitlicher oberer* ⱬ upper lateral incisor *seitlicher unterer* ⱬ lower lateral incisor

Schneidgerät *n dent* carver

schnell (Blutstrom) rapid / (Bewegung) quick / (Puls) quick, rapid, accelerated ⱬ- tacho- (æ) (*Vors*), tachy- (æ) (*Vors*) ⱬ**analyse** *f chem* rapid analysis (æ) ⱬ**denken** *n ps* tachyphrenia (i:) ⱬ**desensibilisierung** *f* rapid desensitisation ⱬ**digitalisierung** *f* rapid digitalisation

schnellen (Sehne) to jerk / (Hüfte, Finger) to snap ~**d** jerking, jerky / (Hüfte, Finger) snapping

Schnell|entbindung *f* accouchement (ə'ku:ʃmã:) force, forced delivery (i) ⱬ**entwickler** *m fotogr* high-speed developer ⱬ**färbung** *f* quick staining ⱬ**finger** *m* snapping *od* trigger finger ⱬ**geburt** *f* precipitate (i) labo[u]r (ei), oxytocia ('touʃiə), rapid childbirth ⱬ**gipsbinde** *f* quick-setting plaster bandage ⱬ**igkeitsmesser** *m* tachometer (ɔ), tachymeter (i) ⱬ**kraft** *f* elasticity ⱬ**reaktion** *f* accelerated reaction ⱬ**schnitt** *m mikrosk* immediate section for microscopic (ɔ) examination under surgery ⱬ**serienkassette** *f* rapid series cassette ⱬ**sprechen** *n ps* rapid speech, agitophasia ('ædʒito-'feiziə), agitolalia (ei) ⱬ**testverfahren** *n* dip-and-react test ⱬ**transfusion** *f* rapid transfusion ⱬ**verband** *m* first-aid bandage ~**wirkend** quick-acting

Schnepper *m* (zur Blutentnahme) blood *od* spring lancet (a:)

schniefen (der syphil. Säuglinge) to snuffle (ʌ) ⱬ *n* syphilitic (i) rhinitis (rai'naitis)

Schnitt *m* incision (in'siʒən), cut / (zweier Linien) intersection / *histol* section / ⱬ mit dem „elektrischen Messer" electroscission ('siʒən) / histologischer ⱬ histologic[al] section ⱬ**ebene** *f* plane of section ⱬ**entbindung** *f* c[a]esarean (ɛə) section / abdominale intraperitoneale ⱬ low cervical c[a]esarean section (LCCS) ⱬ**fänger** *m* section lifter ⱬ**färbung** *f* section staining ⱬ**film** *m* röntg cut film ⱬ**fläche** *f* cut surface ⱬ**führung** *f* type of incision ⱬ**lauch** *m bot* chives (tʃaivz) ⱬ**linie** *f* intersecting line, line of intersection ⱬ**narbe** *f* incision scar ⱬ**präparat** *n mikrosk* section preparation ⱬ**punkt** *m* (Kurven *usw*) [point of] intersection ⱬ**serie** *f mikrosk* series ('siəri:z) of sections, serial sections ⱬ**verfahren** *n mikrosk* section-cutting, microtomy (ɔ), histotomy (ɔ) ⱬ**verletzung** *f s* ⱬwunde ⱬ**weite** *f opt* back focus ⱬ**wunde** *f* cut, incised (ai) wound / slash

schnufen to sniff, to snuffle (ʌ)

schnüffeln to sniff ⱬ *n* sniffing (*z B* glue sniffing)

Schnupfen *m* cold [in the head (e)], coryza (kə'raizə), running nose, nasal (ei) catarrh (kə'ta:) *chronischer* ⱬ chronic cold *leichter* ⱬ minor (ai) cold ⱬ *mit Beteiligung der Nebenhöhlen* rhino-antritis *nervöser* ⱬ (vasomotorische Rhinitis) vasomotor (ou) rhinitis (ai) *starker* ⱬ *mit heftiger Sekretion* rhinorrh[o]ea (iə) *den* ⱬ *haben* to have a cold [in the head] *sich einen* ⱬ *holen* to catch cold *zu* ⱬ *neigen* to be liable (ai) to colds ⱬ**mittel** *n pharm* remedy (e) for a cold ⱬ**salbe** *f pharm* nasal jelly ⱬ**virus**

n common cold virus, coryza (ai) virus

Schnupf|mittel *n pharm* sternutatory (ju:), ptarmic ('ta:mik), snuff ⱬ**puder** *m od* ⱬ**pulver** *n* snuffing powder ⱬ**tabak** *m* snuff ⱬ**tabakgrube** *f* (Tabatière, Fossula radialis) *anat* anatomic[al] snuffbox (ʌ) ⱬ**tabaksbeutelprostata** *f* snuff pouch prostata

Schnur *f anat* funis (ju:), funicle (ju:) ~**artig** *anat* restiform, threadlike (e), funiform (ju:)

Schnür|band *n* (Prothesen) lacing (ei) ⱬ**binde** *f* [Esmarch's ('esmarçs)] rubber bandage ~**en** to lace, to tie, to strap, to fasten (a:) ⱬ**en** *n* (Einschnüren) lacing (ei) ⱬ**furche** *f* (Leber) Liebermeister's ('li:bərmaistər) furrow (ʌ) ⱬ**leber** *f* corset liver, tight-lace liver ⱬ**naht** *f* purse-string suture (ju:)

schnurr|en to purr ⱬ *n* purring (ə:) [sound] / *physiol* thrill / Pfeifen u. ⱬ sibilant (i) rhonchus ⱬ**geräusch** *n* purring (ə:) [murmur (ə:) *od* sound (au)]

Schnür|ring *m* constriction ring ⱬ**verband** *m* laced dressing

Schock *m* shock *anaphylaktischer* ⱬ allergic *od* anaphylactic sh. *apoplektischer* ⱬ apoplectic sh. *elektrischer* ⱬ electric sh. *endokriner* ⱬ endocrine sh. *experimenteller* ⱬ experimental sh. *hämorrhagischer* ⱬ h[a]emorrhagic sh. *hypoglykämischer* ⱬ hypoglyc[a]emic (i:) *od* insulin sh. *hypothermischer* ⱬ hypothermal sh. *hypovolämischer* ⱬ hypovol[a]emic sh. *kardialer* ⱬ cardiogenic sh. *kardiogener* ⱬ cardiogenic sh. *kardiovaskulärer* ⱬ cardiogenic sh. *neurogener* ⱬ neurogenic sh. *posthämorrhagischer* ⱬ *des Neugeborenen* post-h[a]emorrhagic sh. of the newborn *protrahierter* ⱬ delayed *od* deferred sh. *psychischer* ⱬ psychic ('saikik) *od* mental sh. *refraktärer* ⱬ irreversible sh. *seelischer* ⱬ psychic *od* mental sh. *spinalbedingter* ⱬ spinal (ai) sh. *traumatischer* ⱬ traumatic sh. *vasogener* ⱬ vasogenic sh. ⱬ**behandlung** *f* electro-shock therapy (EST), electric convulsion therapy, convulsive shock therapy (CST) ⱬ**bekämpfung** *f* shock treatment ~**en** (durchfluten) to shock, to treat with electric shocks ⱬ**en** *n* shock therapy ⱬ**[erfolgs]gewebe** *n* shock tissue ⱬ**erregung** *f* shock excitation ~**erzeugend** shock-producing ⱬ**fall** *m* case of shock ⱬ**fieber** *n* symptomatic *od* traumatic fever ⱬ**gewebe** *n* shock tissue ⱬ**lunge** *f* shock lung ⱬ**niere** *f* shock kidney ⱬ**patient** *m* (Patient im Schock) patient in shock ⱬ**psychose** *f* shock psychosis ⱬ**symptom** *n* shock symptom ⱬ**therapie** *f s* ⱬbehandlung ⱬ**wirkung** *f* shock *od* traumatic effect ⱬ**zustand** *m* state of shock / bei ⱬzuständen in shock

Schoemaker ('sxu:ma:kər)**|-Linie** *f* Schoemaker's line ⱬ**-Operation** *f* Schoemaker's operation

Schokoladen|agar *m* chocolate agar ~**farben** chocolate-colo[u]red ⱬ**zyste** *f* chocolate cyst

Scholle *f* (in Zellen) plaque (a:)

Schollenmuskel *m* (Musculus soleus (*PNA*)) soleus muscle

schollig plaque-shaped

Schöllkraut *n pharm* celandine ('seləndain), chelidonium (ou) ⱬ**vergiftung** *f tox* chelidonism (e)

Scholz (ʃɔlts)**-Syndrom** *n* Scholz's syndrome, metachromatic leucodystrophy [US leuko-] syndrome, Greenfield's disease

Schomberg ('ʃɔmbɛrk)-Krankheit f (progressive Pigmentdermatose) progressive pigmentary dermatosis

schonen (Gesundheit) to take care of / v refl to take care of o.s., to take it easy ~d adv without putting too much strain on the patient

Schonhaltung f relieving posture (ɔ)

Schönheits|chirurgie f cosmetic surgery ♁operation f cosmetic operation

Schöniger ('ʃøːnigər)-Methode f oxygen combustion method

Schonkost f mild od bland diet (ai)

Schönlein ('ʃøːnlain)-Krankheit f (Purpura rheumatica) purpura (ɔː) rheumatica (æ), Schönlein-Henoch purpura

Schontherapie f protective od sparing (ɛə) therapy

Schonung f convalescent treatment ♁satrophie f inactivity atrophy (æ)

Schorf m scab, crust, slough (slʌf) / (Brandwunde) eschar ('eska:) / einen ~ bilden to scab, to form a crust od scab ~artig scabby, crusty (ʌ) ~bedeckt scabby ~bildend forming a scab od crust, escharotic (eska:'rɔtik) ♁bildung f scabbing, formation of eschar ('eska:) ~ig scabby, sloughy ('slʌfi)

Schornsteinfeger|krebs m chimneysweeps' cancer, soot cancer ♁warze f soot (u) wart

Schoß m lap / (Mutterleib) womb (wu:m) ♁bein n pubis ♁fuge f (Schamfuge) pubic symphysis ♁fugenrand m upper edge of the pubic symphysis

Schott (ʃɔt)-Behandlung f Schott's treatment

schraffier|en to hatch, to shade / quer schraffiert cross-hatched ♁ung f hatching

schräg (zweidimensional) oblique (ə'bliːk), slanting (aː) / (eindimensional) diagonal (æ) ♁agarkultur f slant agar culture (ʌ) ♁agarröhrchen n slant agar tube ~angelegt (Kultur im Reagenzglas) slant ♁anode f röntg oblique anode ♁beleuchtung f oblique illumination ♁bruch m chir oblique fracture ♁e f slope, bevel (e), slant ♁fraktur f oblique fracture ♁heit f obliquity (i) ♁kante f bevel (e) ♁kultur f bakt slant culture (ʌ) ♁lage f (Fet) oblique presentation ♁neigung f des Kopfes head tilting ♁schnitt m (Gewebe) oblique section ♁stellung f oblique position, obliquity (i) / antimongoloide ♁ antimongoloid obliquity ~verengt (Becken) obliquely contracted

Schramme f (Haut) abrasion, graze / (Narbe) scar ~n (Haut) to graze, to abrade

Schranke f barrier (æ), bar

Schränkeisen n dent plate bender

schrauben|artig helical (e), screw-like ♁bakterium n Spirillum, pl Spirilla ♁bruch m torsion fracture ~förmig (z B Spirillen) spiral (aiə), helical (e), spiro- (aiʃ) (Vors) ♁gelenk n spiral od cochlear joint od articulation ♁mikrometer n micrometer (ɔ) screw ♁pinzette f screw forceps pl ♁zugextension f chir Spanish windlass ♁zylinder m (Urin) spiral (aiə) cast

Schreck m s Schrecken ♁amenorrhoe f emotional amenorrh[o]ea (i) ♁aphasie f ps emotional (ou) aphasia (ei) ♁en m

fright, horror, terror ~haft timid (i), easily frightened (ai) ♁lähmung f ps paralysis (æ) from fright ♁neurose f ps fright neurosis ♁reaktion f startle reflex ♁sekunde f ps reaction time ♁wirkung f effect of fright

Schreger ('ʃreːgər) [-Hunter ('hʌntə)]-Streifen m pl Schreger's lines

Schrei m cry / (laut) yell / (Aufschrei) scream

Schreib|angst f ps graphophobia ♁en n, automatisches automatic writing

Schreiber ('ʃraibər)-Handgriff m Schreiber's manoeuvre [US maneuver] (mə'nuːvə)

Schreiberhand f (Tetanie) writing hand

Schreib|krampf m writers' paralysis (æ), spasm od cramp, graphospasm (æ), scriveners' (i) palsy (ɔː) ♁-Leseschwäche f impaired writing and reading ability ♁maschinenkrampf m dactylographers' (ɔ) cramp, typists' cramp ♁störung f dysgraphia (æ) ♁sucht f ps scribomania (ei), graphorrh[o]ea (i) ♁unfähigkeit f ps agraphia (æ), logagraphia (æ) / akustische ♁ acoustic (u:) a. / motorische ♁ motor (ou) a. / musikalische ♁ musical a. / völlige ♁ absolute a. / zerebrale ♁ mental od cerebral (e) a. ♁wut f graphomania ♁zentrum n writing centre [US center], cheirokin[a]esthetic ('kairokines'θetik) centre

schreil|en to cry; (Wut, Schmerz) to scream / (laut rufen) to shout (au), to yell ♁krampf n crying fit, screaming fit

Schridde ('ʃridə)|-Granula n pl Schridde's granules (æ) ♁-[Krebs-]Haare n pl Schridde's cancer hair

Schrift f writing / (Handschrift) hand, handwriting ♁beurteilung f grapho-analysis (æ) ♁blindheit f word blindness / isolierte ♁ isolated word blindness ♁deutung f grapho-analysis (æ) ♁probe f handwriting specimen (e) ♁verlust m ps graphomotor (ou) aphasia (ei)

schrill (Stimme) strident (ai), high-pitched

Schritt m step, pace (peis) ♁macher m (auch physiol) pace-maker (ei) / äusserer ♁ external p. / wandernder ♁ wandering p. ♁macherenzym n pace-maker enzyme ~weise by steps, step by step ♁zähler m pedometer (ɔ)

Schröder ('ʃrøːdər)|-Krankheit f gyn Schröder's disease ♁-Reaktion f Schröder's test

Schroeder ('ʃrøːdər)|-Fasern f pl Schroeder's fibres [US fibers] ♁ ('ʃroʊdə)-Syndrom n Schroeder's syndrome

schröpf|en to bleed, to cup / (skarifizieren) to scarify (ɛə) ♁ n (Aderlaß) cupping, bleeding, venesection / (Skarifizieren) scarification ♁er m cupper, cupping instrument ♁glas n cupping glass ♁kopf m cupping glass, mechanical leech, terabdella ♁schnäpper m cupping instrument / (zum Skarifizieren) scarifier (ɛə), scarificator ♁ung f cupping, bleeding / (Skarifizierung) scarification

Schrotbrot n whole-meal bread

Schroth (ʃroːt)-Kur f Schroth's treatment, dry diet (ai)

schrubben to scour (au) / (Hände) to scrub

schrumpelig (Haut) wrinkled ('riŋkəld), shrivel[l]ed (i)

Schrumpf|blase f contracted bladder ~en to shrink / (Gewebe) to shrivel (i) / (sich zusammenziehen) to contract ♁gallenblase f sclero-atrophic cholecystitis ♁leber f cirrhosis of the liver ♁magen m cirrhotic (ɔ) gastritis, shrunken (ʌ) stomach (ʌ) ♁niere f cirrhosis of the kidney, arteriosclerotic (a:'tiəriosklia'rɔtik) od atrophic (ɔ) kidney / primäre ♁ primary (ai) od genuine ('dʒenjuin) renal (i:) shrinkage / sekundäre ♁ secondary (e) renal shrinkage od atrophy (æ) ♁ung f shrinking, shrinkage, shrivelling (i) / biol involution / (Atrophie) atrophy (æ) / (Kontraktion) contraction

Schrumpfungs|prozeß m s ♁vorgang ♁vorgang m histol shrinkage, shrinking process (ou)

Schrund|e f (Haut) crack, fissure ('fiʃə), chap, rhagades ('rægədi:z) (pl) ~ig chapped, cracked, fissured ('fiʃəd)

Schub m attack; episode (e) / in Schüben verlaufend intermittent

Schubert ('ʃuːbərt)-Operation f formation of an artificial vagina (ai)

Schuchardt ('ʃuːxart)-Schnitt m lateral (æ) episiotomy (ɔ), Schuchardt's operation

Schüffner ('ʃyfnər)-Tüpfelung f Schüffner's dots, granules (æ), punctation od stippling

Schuh m shoe; (Stiefel) boot / orthopädischer ♁ orthop[a]edic (iː) od corrective shoe / ♁ mit Stützeinlage shoe with inner support ♁einlage f arch support ♁fetischist m shoe fetishist od fetish ♁form f des Herzens sabot (æ) heart ~nagelförmig hobnail-shaped

Schul|angst f ps school phobia ♁arzt m school doctor, school medical officer (SMO) ♁arztuntersuchung f medical examination at school ♁beispiel n test case, typical (i) example, case in point

Schuld|gefühl n ps feeling of guilt (gilt) ~haft ps culpable (ʌ)

Schuldienst m, ärztlicher school medical service

Schüle ('ʃyːlə)-Melancholiezeichen n Schüle's sign, omega melancholicum

Schüller ('ʃylər)|-Christian ('kristjən)-Hand (hænd)-Krankheit f Schüller [-Christian] disease, Hand-Schüller-Christian syndrome ♁-Methode f Schüller's method ♁-Zeichen n Schüller's phenomenon

Schulmedizin f traditional (i) medicine

Schulter f shoulder (ou) / hängende ♁ drooping sh. / herabhängende ♁ drooping sh. / schnappende ♁ noisy sh. ♁-Arm-Syndrom n shoulder-hand syndrome ♁-Arm-Verletzung f shoulder-arm injury ♁atmung f breathing (i:) by raising the shoulders ♁band n anat humeral (ju:) ligament (i) / (Prothese) shoulder strap ♁bein n anat s ♁blatt

Schulterblatt n anat shoulder-blade, scapula (æ), pl scapulae ♁- scapular (æ), scapulo- (æ) (Vors) ♁ u. Brustkorb betr. scapulothoracic (æ) ♁ u. Oberarmknochen betr. scapulohumeral (ju:) ♁ u. Schlüsselbein betr. scapuloclavicular (i) ♁anheftung f chir scapulopexy ♁fixation f chir scapulopexy (æ) ♁gegend f anat scapular region (i:) ♁gräte f (Spina scapulae (PNA)) anat spine of the scapula (æ) ♁grube f anat glenoid (i:) cavity (æ) ~hals *m anat* neck of the scapula ~heber *m* (Musculus levator scapulae (*PNA*)) levator scapulae muscle ~hochstand *m* upward displacement of the scapula ~kranzarterie *f* (Arteria circumflexa scapulae (*PNA*)) circumflex scapular artery ~pfanne *f anat* glenoid (i:) cavity (æ) ~rand *m anat* scapular border ~schmerz *m* scapulalgia ('ældʒiǝ), scapulodynia (i) ~spitze *f* (Angulus inferior scapulae (*PNA*)) inferior angle of the scapula ~winkel *m* angle of the scapula

Schulter|breite *f* breadth of the shoulders ~dysplasie *f* congenital dysplasia of the shoulder ~eckgelenk *n* (Articulatio acromioclavicularis (*PNA*)) acromioclavicular joint ~einstellung *f* (Fet) *s* ~lage ~fesselung *f* (bei Geisteskranken) shoulder restraint ~gegend *f* scapular area ('ɛǝriǝ) *od* region

Schultergelenk *n* (Articulatio humeri (*PNA*)) shoulder joint / teilweise versteiftes ~ frozen shoulder ~- glenoid (i:) *~* **u. Oberarm betr.** glenohumeral (ju:) ~arthrodese *f* arthrodesis (i:) of the shoulder joint ~arthrose *f* arthrosis of the shoulder joint ~einrenkung *f* reduction of the shoulder joint ~entzündung *f* (Omarthritis) inflammation of the shoulder, omarthritis, omitis ~luxation *f* dislocated shoulder joint ~pfanne *f anat* glenoid (i:) cavity (æ) *od* fossa ~punktion *f* puncture of the shoulder joint ~tuberkulose *f* tuberculosis of the shoulder joint

Schulter|gicht *f* (Omagra) gout in a shoulder, omagra (ei) ~gräte *f anat* spine of the scapula *od* shoulder-blade ~gürtel *m* (Cingulum membri superioris (*PNA*)) shoulder *od* thoracic (æ) girdle ~Hand-Syndrom *n* shoulder--hand syndrome ~höhe *f anat* shoulder level (e) ~~ig (*Nachs*) -shouldered ~knochen *m* scapula (æ) ~krone *f dent* shoulder crown ~lage *f* (Fet) shoulder presentation / linke vordere *~* left scapulo-anterior position (LScA); *~* hintere *~* left scapulo-posterior position (LScP) / rechte vordere *~* scapulo--dextra anterior position (ScDA); *~* hintere *~* scapulo-dextra posterior position (ScDP) ~luxation *f* luxation of the shoulder ~muskel *m* humeral muscle ~neuralgie *f* omodynia (i), omalgia (æ) ~pfanne *f* glenoid (i:) cavity (æ) *od* the scapula ~rand *m anat* shoulder margin ~schlüsselbein **bein.** omoclavicular (i), scapuloclavicular ~schmerz *m* scapulodynia (i), omodynia (i) ~verband *m* shoulder spica (ai) ~verrenkung *f* dislocated shoulder, shoulder dislocation, shoulder slip ~winkel *m* scapular angle ~zungenbein betr. omohyoid (,oumo'haiɔid) ~zungenbeinmuskel *m* (Musculus omohyoideus (*PNA*)) omohyoid muscle

Schultz (ʃults)-**Angina** *f* (Schultz-Syndrom, Agranulozytose) Schultz angina, disease *od* syndrome ~-**Charlton** ('tʃa:ltǝn)-**Zeichen** *n* (Auslöschphänomen) Schultz-Charlton phenomenon (ɔ), reaction (æ), test ~-**Dale** (deil)--**Versuch** *m* Schultz-Dale reaction ~--**Grundgesetz** *n* Arndt (arnt)-Schulz law ~-**Syndrom** *s* ~-Angina

Schultze ('ʃultsǝ)-**Eiweissprobe** *f* Schultze's test ~-**Falte** *f* Schultze's fold ~-**Komma** *n* (Fasciculus semilunaris

---

(*PNA*)) fasciculus interfascicularis, comma of Schultze ~-**Schwingungen** *f pl* Schultze's method (e) ~-**Zellen** *f pl* Schultze's cells

Schul|zahnarzt *m dent* school dentist / school dental hygienist ('haidʒinist) / *am* pediadontist, pedodontist ~zahndienst *m* dental school service ~zahnpflege *f* dental school health service

Schumm (ʃum)-**Probe** *f od* -**Reaktion** *f* Schumm's test

Schuppe *f* (Haut) scale / (Knochen) squama (ei), *pl* squamae, squamous (ei) bone / (Kopf) dandruff ('dændrǝf) / *~* des Schläfenbeins *u* Scheitelbein *betr* squamoparietal (ai)

schuppen to scale / *v refl* to scale off, to desquamate (e), to peel off *~* squamo- (ei) (*Vors*) ~artig scaly (ei), squamous (ei) / (Dermatitis) scaly [type of dermatitis] ~belag *m* superficial scaling ~bildung *f* scale formation ~d (abschuppend, schuppig) desquamative (æ), scaling ~epithel *n* squamous (ei) epithelium (i:) ~flechte *f* psoriasis (so'raiǝsis) ~flechtenartig psoriasiform (æ) ~förmig scaly (ei), squamous (ei), scale-like ~grind *m* (der Kleinkinder) crusta (ʌ) lactea (æ), seborrh[o]ea (i) of infants ~krankheit *f* (Pityriasis) [nota: nicht Schuppenflechte!] pityriasis (ai) / (Ichthyosis) ichthyosis (ikθi'ousis) ~los scaleless ~naht *f* (Sutura squamosa (*PNA*)) *anat* squamous (ei) suture (ju:) ~zelle *f* squamous cell

schuppig (schuppenbedeckt) furfuraceous (ei) / (Haut) squamous ~-kleiig furfuraceous ~-krustös scaly and crusted ~sein *n* (Haut) scaliness, furfur (ǝ:)

Schuppung *f* (Haut) peeling, scaling, desquamation / kleieförmige *~* (Pityriasis) pityriasis (ai) ~serythem *n* erythema scarlatiniforme

Schürf|ung *f* (Haut) abrasion (ei) ~wunde *f* excoriation, abrasion, skin wound

schürzen|artig (*z B* Bauchdecken) apron--like ~bauch *m* pendulous abdomen (ou) ~tamponade *f* Mikulicz's ('mikulitʃiz) drain

Schuß *m* (Wunde) shot wound (u:), gunshot wound ~bruch *m* missile *od* gunshot fracture

Schüssel *f Lab* dish ~förmig patelliform

Schuß|fraktur *f s* ~bruch ~kanal *m mil* path of a bullet (u), track of a bullet ~loch *n mil* bullet hole ~verletzung *f* gunshot wound *od* injury / bullet (u) *od* missile (i) wound ~wunde *f s* ~verletzung

Schuster|brust *f* (Trichterbrust) funnel (ʌ) breast *od* chest, shoemakers' *od* cobblers' chest ~daumenkrebs *m* cobblers' thumb carcinoma ~krampf *m* shoemakers' spasm

Schüttel|bewegung *f* shaking movement ~frost *m* [shaking] chills, rigor (ai), shivering (i), shivering attack *od* fit, shivers (i) / (bei Malaria meist) ague ('eigju:) ~froststadium *n* cold *od* shivering stage ~geräusch *n* (Thorax) hippocratic *od* shaking sounds, hippocratic succussion (ʌ) ~krampf *m* (bei elektr. Reizung) palmospasm (æ), palmus (æ) ~kultur *f* shake culture (ʌ) ~lähmung *f* (Parkinson-Krankheit) shaking palsy (ɔ:), Parkinson's ('pa:kinsǝn) syndrome ~maschine *f Lab* vibrator (ei) ~mixtur *f* shaking mixture ~n to shake

---

/ vor Gebrauch *~* shake before use, to be shaken before use ~schwindel *m* mechanical vertigo ~zittern *n* (Neurose) *ps* tremor (e) / traumatic neurosis

Schüttgewicht *n Lab* bulk density

Schutz *m* defence [*US* defense], protection / safeguard, preservation ~protective ~brille *f* [safety] goggles *pl* ~creme *f* (gegen Wundliegen) barrier cream ~diät *f* protective diet ~dosis *f* prophylactic dose (dous) ~effekt *m* (Abschirmung) shielding effectiveness

Schützengraben|angina *f* trench throat, Vincent's ('vinsents) angina (æn-'dʒainǝ) ~bein *n* trench shin ~fieber *n* Volhynia (i) fever, trench fever, His' ('hisiz) disease (i:) ~fieberrickettsie *f* Rickettsia (e) quintana (ei) ~fuß *m mil* trench foot, immersion foot, water bite *F* ~hand *f* trench hand ~herz *n* military heart ~lunge *f* trench lung ~nephritis *f* trench *od* war nephritis ~neurose *f ps* blast (a:) *od* combat neurosis, sinistrosis (ou) [*nota*: nicht Sinistrose, Rentenneurose] ~rheuma *n* trench rheumatism (u:) ~schock *m mil* shell shock

Schutz|faktor *m radiol* (Abschirmung) shielding factor ~farbe *f* protective colo[u]r ~färbung *f* protective colo[u]ring *od* colo[u]r ~ferment *n* defensive *od* protective ferment ~funktion *f* protective function (ʌ) *od* effect ~geimpft toxoid ('tɔksɔid)-protected, vaccinated ~gewebe *n* protective tissue ~glasverband *m* Buller's ('bulǝz) bandage *od* shield ~globuline *n pl* antiseptic paint ~gürtel *m* safety belt ~handschuh *m* protective glove (ʌ), gauntlet (ɔ:) ~hülle *f* protective cover / (Fingerling) finger stall (ɔ:) ~impfen to inoculate (ɔ), to vaccinate ~impfstoff *m* vaccine ('væksi:n) ~impfung *f* protective *od* prophylactic inoculation (*gegen against*), prophylactic immunisation / (Pocken) vaccination (*gegen against*) ~instinkt *m* protective instinct ~kleidung *f* protective clothing ~koeffizient *m* coefficient of protection ~kolloid *n* protective colloid ~körper *m* antibody ~maske *f* protective mask (a:), face mask / (Gas) gas mask ~mechanismus *m* protective mechanism ~mittel *n pharm* prophylactic, preventive, preservative (*gegen against*) / (Empfängnis) contraceptive ~platte *f* screen ~pockenimpfung *f* vaccination ~polster *n* protective pad ~reaktion *f* defence [*US* defense] reaction ~reflex *m* protective reflex (i:) *od* defence [*US* defense] ~salbe *f pharm* protective ointment ~scheibe *f* screen ~schicht *f* protective layer ('leǝ) *od* coat ~schirm *m* shield / (für Augen) eye-shade ~schürze *f röntg* protective apron (ei), lead (e) rubber apron ~stoff *m* immunising substance / antibody / protective ~verband *m* protective bandage *od* dressing ~vorrichtung *f* safety device (ai) ~wall *m* (Granulationen) rampart ~wand *f röntg* protective screen ~wert *m* (Serum) protective value (æ) ~widerstand *m* protective resistance ~wirkung *f bakt* protective action *od* effect, peltation; blanket effect

schwach *adj* weak / (kraftlos) weak, feeble; (schwächlich) hypsothenic (,haipos'θenik), asthenic (e); (zart) delicate (e); (gebrechlich) infirm; (hinfällig) decrepit (e); (matt) languid ('læŋgwid);

(ohnmächtig) faint / (Gedächtnis) weak, irretentive / (Gehör) bad / (Gesundheit) weak, poor, delicate (e) / (Herzton) weak, dull, obscure (juə) / (Licht) dim, faint / (Linse) low-power / (Lösung) weak, dilute (u:) / (Magen) weak, poor / (Medikament) low--potency / (Puls) feeble, weak / (Reflex) weak / (Reiz) slight / (Stimme) faint, small / (Ton) dim, dull / (Verstand) feeble / adv (sauer, alkalisch) weakly, slightly / (Vors) ambly- ('æmbli-) **Schwäche** f weakness [nota: in Zusammensetzungen "lack of", z B Konzentrationsschwäche lack of concentration, od "hypo-", z B Körperschwäche hyposthenia od hypodynamia] / (Kraftlosigkeit) weakness, feebleness; (Körperschwäche) hyposthenia (,haipɔs'θi:niə), asthenia (i:); (Gebrechlichkeit) infirmity; (Hinfälligkeit) decrepitness (e); (Ernährung) fatigue (fə'ti:g); (Erschöpfung) exhaustion (ig'zɔ:stʃən); (Mattheit) languor ('læŋgə), enervation / (Atonie) atony (æ) / (Bänder) instability (i) / (Herzton) weakness, dullness (ʌ) / (nach Krankheit) prostration / (Organfunktion) insufficiency (i) / reizbare **ε** irritable asthenia **εgefühl** n feeling of weakness / allgemeines **ε** lassitude ~n to weaken, to debilitate (i), to enervate (e) / (untergraben) to undermine (ai), to impair **εzustand** m debility (i), asthenia (i:), hyposthenia (,haipɔs'θi:niə) / (Marasmus) marasmus (æ) / allgemeiner **ε** general debility / hyperästhetisch-emotionaler **ε** postinfectious neurasthenia / **ε-** (Marasmus betr) marasmic **Schwachheit** f weakness, debility (i) [s Schwäche] **schwächlich** feeble, weak / hyposthenic (e), hypostheniant (i:) / (kränklich) valetudinarian (εə) / (zart) delicate (e) **εkeit** f s Schwäche **Schwach|linse** f low-power lens ~nervig (nervös) nervous, neurasthenic (,njuəræs'θenik) ~sichtig amblyopic (ɔ), asthenopic (ɔ), weak-sighted ('saitid) **εsichtigkeit** f amblyopia, weak--sightedness, asthenopia, weakness of sight / halbseitige **ε** (Hemiamblyopie) hemiamblyopia **εsinn** m ps feeble--mindedness, mental deficiency (i), hypophrenia (i:), moronism (ɔ:) / (mittleren Grades) imbecility / (hochgradiger) idiocy (i) / moralischer **ε** moral (ɔ) insanity (æ) / trisomaler dysmorpher **ε** mongolism ~sinnig ps imbecile ('imbisail), feeble-minded, mentally defective (MD), hypophrenic (e) **εsinniger** m ps mental defective (MD), feeble-minded person, hypophrenic (e) **Schwächung** f weakening / enervation / (Funktion) impairment / physik attenuation **εskoeffizient** m physik attenuation factor / radiol attenuation coefficient **Schwalbe** ('ʃvalbə)-**Grenzlinie** f Schwalbe's line **Schwalbennest** n swallow's nest **Schwamm** m sponge (ʌ) / (Pilz) fungus (ʌ), pl fungi ('fʌndʒai) / (Giftpilz) toadstool / (Eßpilz) mushroom (ʌ) / (Blutschwamm) angioma / (Haus) dry--rot ~ähnlich spongioid (ɔ) ~artig spongy (ʌ), fungous (ʌ), spongiform (ʌ), spongelike (ʌ), spongioid (ɔ)

εbildung f spongy od fungoid growth **Schwämmchen** n (Säuglinge) thrush (ʌ)ɟ parasitic (i) stomatitis **schwamm|förmig** spongiform (ʌ), spongy **εgeschwulst** f fungoid (ʌ) tumo[u]r **εgewebe** n (Knochen) cancellous bone **εhalter** m chir sponge forceps pl, sponge holder ~ig porous (ɔ:) / spongy (ʌ), spongioid (ɔ), fungous (ʌ) / (Knochen) cancellous **εigkeit** f sponginess, fungosity (ɔ) **εigsein** n sponginess **εknochen** m cancellous bone **εkörperhöhlen** f pl (Cavernae corporis spongiosi (PNA)) venous spaces of the corpus spongiosum **εniere** f sponge (ʌ) kidney **εtiere** n pl (Schwämme) Porifera (i) **εvergiftung** f toadstool poisoning **εzange** f sponge-holding forceps pl **ε-u** Tupferzange f dressing and sponge forceps pl **schwanger** pregnant (e), gravid (æ), with child F, in the family (æ) way F / hoch~ far advanced in pregnancy, very near to confinement (ai) **Schwangere** f (Gravida) gravida (æ), pl gravidae (æ), pregnant woman, expectant mother / zum ersten Mal **ε** primigravida (æ) / mehrmals **ε** multigravida **Schwangeren|beratung** f antenatal care **εberatungsstelle** f Maternity Centre, [US Center], antenatal (ei) clinic (i) **εflecke** m pl chloasma (æ) gravidarum (εə) **εfürsorge** f prenatal (ei) care / maternity care **εkost** f pregnancy diet **εpflege** f antenatal care, prenatal care **εurin** m pregnancy urine (juə) (PU) **εzulage** f (Geld) maternity allowance **schwängern** to impregnate, to make pregnant **Schwangerschaft** f pregnancy, gravidity, gestation cervikale **ε** cervical pr. eingebildete **ε** pseudocyesis ('sju:dosai'i:sis), phantom pregnancy, pseudopregnancy, hysteric[al] (e) od nervous pr. ektopische **ε** ectopic (ɔ) od extra--uterine (ju:) pr. extrachorionale **ε** extrachorionic pr. fortgeschrittene **ε** advanced pr. frühere **εn** previous (i:) pregnancies hysterische **ε** s eingebildete **ε** intramurale **ε** intramural (juə) od interstitial (i) pr. **ε** mit mehreren Feten plural (uə) pr. mehrfache **ε** multiple (ʌ) pr., polycyesis (sai'i:sis) mehrkeimige **ε** multiple pr. normale **ε** eucyesis (ju:sai'i:sis) normale **ε** (im Gegensatz zur extrauterinen) uterogestation ('ju:tərodʒes'teiʃn) normal gelagerte **ε** entopic (ɔ) pr. übertragene **ε** prolonged pr. unterbrochene **ε** incomplete pr. vorhergegangene **εn** previous (i.) pregnancies wandständige **ε** parietal (ai) pr. vor der **ε** gelegen pregestational (ei) pr. vorzeitige Beendigung der **ε** premature (juə) termination of pr. die **ε** unterbrechen to terminate od to interrupt (ʌ) pr. ~erzeugend cyogenic (e) **Schwangerschafts|-** gestational (ei), pregnancy **εabbruch** m abortion, termination of pregnancy **εablauf** m course of pregnancy **εalter** n gestational age **εamenorrhoe** f amenorrh[o]ea of pregnancy **εanämie** f an[a]emia (i:) of pregnancy **εbeschwerden** f pl pregnancy complaints **εblutung** f pregnancy h[a]emorrhage (e) **εdauer** f duration of pregnancy, period (iə) of gestation **εdepression** f ps melancholy (e) of pregnancy **εdiabetes** m diabetes

(daiə'bi:ti:z) of pregnancy, gestational diabetes **εdiagnose** f diagnosis of pregnancy, cyesiognosis (sai'i:siog-'nousis) **εdiagnostikum** n diagnostic aid for the determination of pregnancy **εdiät** f pregnancy diet (ai) **εeklampsie** f eclampsia of pregnancy **εerbrechen** n hyperemesis (haipər'emisis) gravidarum (εə), vomiting (ɔ) of pregnancy **εerhaltung** f pregnancy maintenance **εerscheinungen** f pl (in Summa) gravidism (æ) ~erzeugend cyogenic (saio-'dʒenik) **εflecke** m pl mask (a:) of pregnancy, uterine (ju:) mask; chloasma gravidarum (εə) **εfrühtest** m early pregnancy test **εgelbkörper** m corpus luteum of pregnancy **εglykosurie** f glykosuria (juə) of pregnancy **εgürtel** m maternity girdle **εhepatopathie** f hepatopathy (ɔ) of pregnancy **εherz** n (Schwangerschaftsmyokardiopathie) gestational myocardiopathy **εhygiene** f f[o]eticulture ('fi:tikʌltʃə) **εhypertonie** f hypertension associated with tox[a]emia (i:) of pregnancy, [transient] pregnancy--related hypertension **εikterus** m icterus of pregnancy **εileus** m ileus subparta **εintoxikation** f tox[a]emia of pregnancy **εkalender** m periodoscope (ɔ) **εkontrolle** f (im Sinne der Verhütung) birth control (ou) **εkorsett** n maternity girdle **εkropf** m goitre [US goiter] of pregnancy **ε** cyesiology (sai,i:si'ɔlədʒi) **εleibbinde** f abdominal (ɔ) support **εlisteriose** f listeriosis of pregnancy **εmitte** f mid--point of pregnancy **εmonat** m month of pregnancy **εmyokardiopathie** f 1) Schwangerschaftsherz n gestational myocardiopathy 2) Meadow ('medou)-Syndrom n Meadow's syndrome **εnachweis** m (im Tierversuch) pregnancy test **εnarbe** f stria ('straiə), pl striae ('straii:) **εniere** f nephritis gravidarum (εə) od of pregnancy, pregnancy kidney **εödem** n [o]edema (i:) of pregnancy **εperiode** f gestational period (iə) **εphase** f phase of pregnancy, stage of pregnancy **εpigmentation** f pigmentation of the skin of pregnant women, cyasma (sai'æzmə) **εprobe** f pregnancy test, Aschheim-Zondek ('aʃhaim-'tsɔndek) test **εprotein₃** n (S.P.₃) pregnancy-associated α-2 glycoprotein **εpruritus** m pruritus of pregnancy **εpsychose** f ps gestational psychosis (sai'kousis) **εpyelitis** f encyopyelitis **εrate** f pregnancy rate **εreaktion** f Abderhalden's ('aptərhaldən) reaction, Aschheim-Zondek ('aʃhaim-'tsɔndek) test, pregnancy test **εretinitis** f gravidic (i) retinitis **εschutzhormon** n corpus luteum of pregnancy **εsideropenie** f sideropenia (i:) in pregnancy **εstreifen** m stria ('straiə), pl striae ('straii:) **εtest** m pregnancy test **εtoxikose** f tox[a]emia (i:) of pregnancy, gestational toxicosis, gestosis **εüberwachung** f prenatal (ei) supervision ('viʒən) **εunterbrechung** f (natürliche u künstliche) termination od interruption (ʌ) of pregnancy / induced abortion **εverfärbung** f cyasma (sai'æzmə) **εvergiftung** f tox[a]emia (i:) of pregnancy **εverhältniszahl** f pregnancy rate ~verhindernd contraceptive ~verhütend contraceptive **εverhütung** f contraception, birth control (ou), prevention of pregnancy **εverhütungsmittel** n pharm contraceptive **~verlauf** *m* course of pregnancy **~vermeidend** non-conducive (ju:) to conception **~vorgang** *m* physiology of pregnancy **~vorsorge** *f* prenatal (ei) care **~zahl** *f* (im Verhältnis zur Zahl der reifen Eier) pregnancy rate **~zeichen** *n* sign of pregnancy / (sicheres) positive (ɔ) sign of pregnancy **~zeit** *f* period of gestation, gestational period (iə) **~zelle** *f* pregnancy cell

Schwängerung *f* fecundation, impregnation / (Empfängnis) conception / **~** einer bereits schwangeren Frau (Überfruchtung, Superfetation) superf[o]etation

Schwangerwerden *n* (Empfängnis) conception

schwanken (taumeln) to stagger / (Fieber) to fluctuate (ʌ) / (Ergebnisse) to vary (ɛə) **~d** (Puls) intermittent

Schwankschwindel *m* vestibular vertigo

Schwankung *f* variation / **~en** des arteriellen Druckes variations in arterial (iə) pressure / tägliche **~** der Stimmungslage daily mood swings **~sbreite** *f* variation

Schwann (ʃvan)**|-Scheide** *f* (Neurilemm) neurilemma, Schwann's sheath **~-Tumor** *m* schwannoma, neurilemmoma **~-Zelle** *f* Schwann's cell

Schwannom *n* schwannoma, schwannoglioma (ˌʃwænoglai'oumə)

Schwanz *m* tail / (Anhang) appendage / (Chefvisite) queue (swi:t) / (*sl* für Penis) penis (i:) **~-** caudal (ɔ:) **~bein** *n* (Coccyx) coccyx ('kɔksiks) **~bildung** *f* caudation / *chrom* tailing **~ende** *n* tail, cauda (ɔ:) **~faden** *m* (Spermatozoon) terminal filament (i) **~förmig** tail-shaped, caudal **~kern** *m* (Nucleus caudatus (*PNA*)) caudate nucleus **~los** *anat* ecaudate (i'kɔ:deit), tailless, acaudal **~teil** *m* caudal part **~vene** *f* caudal vein **~wärts** caudal **~wirbel** *m* coccygeal (kɔk'sidʒiəl) vertebra / (letzter) zygostyle ('zaigostail)

Schwäre *f* (Eiterung, Abszeß) abscess, boil / (Geschwür) ulcer **~n** (eitern) to fester, to suppurate (ʌ) / to ulcerate

Schwarm|spore *f* zoospore ('zouospɔ:) **~zelle** *f* zoospore, swarm cell

Schwarte *f* thick skin / (Pleura) scar, callosity (ɔ), induration / (Kopf) scalp / (Kruste) crust / (Bindegewebe) thickening

Schwarten|bildung *f* formation of callosities (ɔ), thickening, scarring (a:) **~strang** *m* adhesion (æd'hi:ʒən)

schwartig callous, thickened

Schwartz (ʃwɔ:ts)**|-Bartter** ('ba:tə)**-Syndrom** *n* Schwartz-Bartter syndrome, inappropriate anti-diuretic hormone syndrome **~-Jampel** (dʒæmpəl)**-Syndrom** *n* Schwartz-Jampel syndrome

Schwartze ('ʃvartsə)**-Operation** *f* Schwartze's operation

schwarz black / (dunkel) dark / (Pocken) h[a]emorrhagic (æ) **~braun** (Haar, Urin) blackish-brown **~brot** *n* brown bread, rye bread **~dorn** *m* *bot* blackthorn

Schwärze *f* blackness / (Haut) melanosis **~n** to black, to blacken

Schwarz|färbung *f* (Stuhl) black coloration **~gallig** *histor* atrabiliary (i) **~haarig** black-haired **~kopfkrankheit** *f* *vet* blackhead of turkeys **~sucht** *f* melanodermatitis, melanism (e) **~süchtig** melanotic (ɔ)

Schwärzung *f* *röntg* blackening, density **~smessung** *f* *röntg* densitometry

Schwarz|wasserfieber *n* black-water fever, h[a]emolytic (i) malaria (ɛə), malarial (ɛə) h[a]emoglobinuria ('hi:mo,gloubin'juəriə) **~werden** *n* blackening, denigration, turning black / (vor den Augen) scotodinia (i)

Schwatz|epilepsie *f* epilepsie (i:) marmottante (ma:mɔ'tʌnt), garrulous (æ) epilepsy (e) **~haft** garrulous **~haftigkeit** *f* garrulousness, garrulity (u:) / (senile) senile (i:) loquacity (æ), leresis (i:) **~sucht** *f* (Geschwätzigkeit) lalorrh[o]ea (i), loquacity (æ), panglossia

Schwebe *f* *orthop* suspension apparatus (ei) **~gefühl** *n* sensation of floating **~laryngoskopie** *f* suspension laryngoscopy (ɔ)

schweben to float; to be suspended / zwischen Leben u. Tod **~** to hover (ɔ) between life and death

Schwebstoffe *m pl* suspended matter

Schwefel *m chem* sulphur* (ʌ) / kolloidaler **~** colloidal s. **~ammonium** *n chem* ammonium (ou) sulphide* (ʌ) **~anhydrid** *n* sulphur* trioxide (ɔ) **~arsen** *n chem* (As₂S₂) arsenic ('a:snik) disulphide*, red arsenic [sulphide*] / (As₂S₃) arsenic trisulphide*, yellow arsenic sulphide* **~äther** *m chem* ether ('i:θə), sulphuric* (juə) ether, ethyl (e) ether **~bad** *n* sulphurated* bath **~benötigend** (Organ) thiophil ('θaiəfil), thiophilic (i) **~bindend** *chem* thiopectic (θaio'pektik), fixing sulphur* **~bindung** *f chem* thiopexy (ai), fixation of sulphur* **~blumen** *f pl chem* flowers (au) of sulphur* (*BPC*) **~blüte** *f chem* flowers of sulphur* (*BPC*) **~chlorür** *n chem* sulphur* monochloride (ɔ:) **~dioxyd** *n chem* sulphur* dioxide **~eisen** *n chem* iron ('aiən) sulphide* (ʌ), ferrous sulphide* **~farbig** sulphur-colo[u]red* **~frei** free from sulphur* **~harnstoff** *m* thiourea (ˌθaiojuə'riə) (*BP*) **~ig** *chem* sulphurous* (ʌ) **~jodbehandlung** *f* thiodotherapy **~jodtherapie** *f s* ~jodbehandlung **~kalklösung** *f* (Liquor Calcii sulfurati) sulfurated lime solution (*NF*) **~kalzium** *n chem* calcium sulphide* (ʌ) **~karbolsäure** *f chem* sulphocarbolic* (ɔ) acid **~kerzchen** *n* (gegen Insekten) sulphur* fumigating (ju:) candle **~kohlenstoff** *m chem* carbon disulphide* **~kohlenstoffvergiftung** *f* carbon disulphide* poisoning **~leber** *f* liver of sulphur* (*BPC*), hepar (i:) sulphuris (ʌ) **~liebend** thiophil ('θaiəfil), thiophilic (i) **~mehl** *n* sublimed (ai) sulphur* **~milch** *f chem* lac sulphuris (ʌ), milk of sulphur*, precipitated (i) sulphur* (*BP*, *USP*) **~moor** *n* sulphurated* (ʌ) mud **~moorbad** *n* mud-bath containing sulphur*

schwefeln (ausschwefeln) to sulphurate* (ʌ), to treat with sulphur* / (mit Schwefel verbinden) to sulphurise* (ʌ) / (ausräuchern) to fumigate (ju:) with sulphur*

Schwefel|natrium *n chem* sodium (ou) sulphide* (ʌ) **~quelle** *f* sulphur* (ʌ) spring **~salbe** *f pharm* sulphur* ointment, unguentum sulphuris **~salz** *n chem* sulphate* (ʌ)

Schwefelsäure *f* (Acidum sulfuricum) sulphuric* (juə) acid, oil of vitriol (i) / konzentrierte **~** concentrated oil of vitriol / rauchende **~** (Acidum sulfuri-

cum fumans) fuming sulphuric* acid **~anhydrid** *n chem* sulphuric* anhydride (ai), sulphur* trioxide (ɔ) **~esterhydrolase** *f* sulphatase* ('sʌlfəteis) **~monophenylester** *m* sulphuric* acid monophenyl (i:) ester **~vergiftung** *f* sulphuric* acid poisoning

Schwefel|teerseife *f pharm* sulphuric* (juə) tar soap **~trioxyd** *n chem* sulphur* (ʌ) trioxide

Schwefelwasserstoff *m chem* sulphuretted* (ʌ) hydrogen (ai), hydrogen sulphide* (ʌ) **~rest** *m chem* hydrogen sulphide* residue (e) **~säure** *f* hydrosulphuric* acid **~vergiftung** *f* hydrothion[a]emia (i:)

Schwefel|zyanammonium *n chem* ammonium (ou) thiocyanate (ai) **~zyanat** *n chem* thiocyanate **~zyankalium** *n chem* potassium thiocyanate (*BPC*) **~zyansäure** *f chem* thiocyanic (æ) acid **~zyanwasserstoffsäure** *f chem* sulphocyanic* acid

schweflig *chem* sulphurous* (ʌ)

Schweifkern *m* (Nucleus caudatus (*PNA*)) caudate nucleus

Schweigepflicht *f* professional secrecy (i:)

Schweine|bandwurm *m* Taenia (i:) solium (ou), pork tapeworm **~bruzella** *f* Brucella suis (u:) **~cholera** *f* swine fever, hog plague *od* cholera (ɔ) **~fleisch** *n* pork **~galle** *f* porcine bile **~grippe** *f s* ~influenza **~hüterkrankheit** *f* swineherds' disease, Bouchet's (bu:'ʃe:z) disease **~influenza** *f vet* porcine *od* swine influenza **~lähmung** *f*, ansteckende **~** Teschen ('teʃən) disease **~pest** *f s* ~cholera **~rotlauf** *m vet* swine erysipelas (i), red fever of swine, rotlauf (ou) **~rotlaufbakterium** *n* Erysipelothrix (i) rhusiopathiae ('ru:sio'pæθii:) **~rotlauferreger** *m s* ~rotlaufbakterium **~schmalz** *n* (*DAB*) adeps (æ) suillus (i), lard

Schweininger ('ʃvaininər)**-Kur** *f* Schweininger's method

Schweiß *m* sweat (e), perspiration *blauer* **~** cyanephidrosis, cyanhidrosis, blue sweat *englischer* **~** miliary (i) fever, sweating sickness *grüner* **~** chlorephidrosis *kalter* **~** cold sweat; **~** *u klebriger* **~** clammy sweat, colliquative (i) sweat *kristallhaltiger* **~** crystallur-[h]idrosis *profuser kalter* **~** colliquative sweat *stinkender* **~** fetid (i:) p. *in* **~** *gebadet* perspiring (aiə) profusely **~** *treiben* to induce perspiration **~** sudoral (ju:) **~absondernd** sudoriparous (i)

Schweiß|absonderung *f* sudation, sweating (e), perspiration, hidrosis, secretion (i:) of sweat *dunkle od dunkelgefärbte* **~** melan[h]idrosis *stinkende* **~** brom[h]idrosis, fetid (i:) perspiration *übermäßige* **~** hyper[h]idrosis *verminderte* **~** hypo[h]idrosis

Schweiß|ausbruch *m* (bei Krise) outbreak of sweat / sweating stage / starker **~** profuse sweating **~bedeckt** covered in sweat **~bildung** *f* hidropoiesis / sudation, sweating / (übermäßige, örtliche) excessive local sweating, tophyperidrosis **~bläschen** *n pl* miliaria (ɛə) **~drüse** *f* sweat gland, perspiratory (aiə) *od* sudoriferous (i) gland

* *US* -sulf-

454

Schweißdrüsen|abszeß *m* sudoriparous abscess **~adenom** *n* hidradenoma, spiradenoma, spiroma **~ausführungsgang** *m* excretory (i:) duct of a sweat gland **~entzündung** *f* hidradenitis (,haidrædi'naitis), inflammation of a sweat gland **~tumor** *m* syringoma / (zystischer) syringocystoma / (Adenom) syringocystadenoma **~verstopfung** *f* blockage *od* obstruction of the duct of a sweat gland **~zyste** *f* cyst of a sweat gland, hidrocystoma

Schweißer|lunge *f* arc-welders' lung **~polyglobulie** *f* arc-welders' polyglobulism

schweiß|erregend diaphoretic (e), sudorific (i) **~fieber** *n* miliary (i) fever, sweating (e) sickness **~fördernd** sudorific (i), diaphoretic (e) **~friesel** *m* (Sudamen) sudamen (sju:'deimən), *pl* sudamina (æ), miliaria (ɛə), heat rash, miliary (i) fever, sweating sickness **~frieselartig** sudaminal (æ) **~fuß** *m* sweat[ing] foot, acrohyper[h]idrosis / (stinkender) podobrom[h]idrosis ('podo,brɔm[h]i'drousis) **~gebadet** bathed in perspiration, perspiring **~geruch** *m* smell of perspiration, perspiration odo[u]r / (*bes* Achselschweiß) hircismus **~hemmend** emphractic **~herabsetzend** emphractic (æ) **~hindernd** anhidrotic (ɔ) **~ig** sweaty (e), covered with perspiration / (*bes* Haut) clammy, wet **~mäßig** hypo[h]idrosis, ischidrosis (iski'drousis), deficiency of sweat, oligohidria (ai) **~mittel** *n* *pharm* (Schweißtreibend) sudorific (i), diaphoretic (e) (schweißverhindernd) anhidrotic (ɔ), antihidrotic (ɔ), emphractic **~neigung** *f* tendency to sweat **~pore** *f* sweat pore **~produktion** *f* sweat secretion (i:), hidropoiesis / zu geringe **~** hypo[h]idrosis **~produktion betr.** hidropoietic **~produktionsstörung** *f* (Parhidrose) parhidrosis, dyshidrosis **~produzierend** sudorific (i), sudoriferous **~retention** *f* retention of sweat **~stadium** *n* sweating stage **~sucht** *f* (übermäßiges Schwitzen) dermatorrh[o]ea (i) **~treibend** sudorific (i), diaphoretic (e), producing perspiration, sweat-producing **~triefend** dripping with perspiration, perspiring (aiə) profusely **~tropfen** *m* bead (i:) *od* drop of perspiration *od* sweat **~verdunstung** *f* sweat evaporation **~verhaltung** *f* retention of sweat **~vermindernd** antihidrotic (ɔ), anhidrotic (ɔ) **~zentrum** *n* sudorific (i) *od* sweat centre [*US* center] **~zyste** *f* sweat cyst

Schweizer ('ʃvaitsər)-**Reagens** *n* (*DAB*) Schweizer's reagent

Schwelle *f* *physiol* threshold ('θreʃould) / *anat* limen (ai), *pl* limina (i) **~** *betr.* threshold, liminal (i)

schwellen to swell [up], to tumefy (ju:), to intumesce (intju:'mes) / to engorge **~** *n* swelling, tumefaction, turgescence (tə:'dʒesns) **~d** swelling, turgescent, tumescent (e)

Schwellen|dosis *f* threshold (e) dose (dous) **~empfindung** *f* threshold sensation **~grenzwert** *m* threshold limit value (TLV) **~körper** *m* threshold body **~perkussion** *f* threshold percussion (ʌ) **~potential** *n* threshold potential **~reiz** *m* threshold stimulus **~reiztherapie** *f* colloid therapy **~stoff** *m* threshold substance **~wert** *m* threshold value (æ),

liminal (i) value / (der Konzentration im Blut) threshold blood level **~wertdosis** *f* threshold dose **~wertperkussion** *f* orthopercussion (ʌ), threshold percussion **~wertplessimeter** *n* orthoplessimeter (i)

Schwell|fuß *m* pod[o]edema (i:) **~gewebe** *n* erectile *od* cavernous (æ) tissue **~ig** threshold (e), liminal **~körper** *m* corpus cavernosum, cavernous (æ) body **~körperschwiele** *f* penile (i:) induration **~sonde** *f* dilatable bougie ('bu:ʒi:)

Schwellung *f* swelling, tumefaction, intumescence (intju:'mesəns), tumidity (i) / (Auftreibung) inflation, puffiness (ʌ) / *anat* tuber ('tju:bə), *pl* tubera (Milz, Leber) enlargement, engorgement / (Ausdehnung) dilation **abnorme ~** spargosis **~ bei Gelenktuberkulose** white swelling **trübe ~** cloudy *od* albuminous (ju:) swelling, albuminous *od* albuminoid degeneration / *bakt* granular degeneration **umschriebene ~** (Quaddel) weal [*US* wheal] **die ~ läßt nach** *od* **nimmt ab** the swelling goes down **~bildend** oncotic (oŋ'kɔtik) **~erzeugend** tumefacient (ei)

Schwellungs|druck *m* (im Gewebe) oncotic pressure **~katarrh** *m* epidemic conjunctivitis **~rückgang** *m* detumescence (di:tju:'mesəns), subsidence (ʌ) of a swelling

Schwenklappen *m* *chir* rotation flap

schwer *adj* (Gewicht) heavy / (schwierig) difficult / (bedrückend) oppressive / (schlimm) serious (iə), dangerous (ei) / (Arbeit) hard / (Krankheit, Verletzung) severe (iə) / (Speise) heavy, rich / (Zunge) slow **~arbeit** *f* heavy work **~arbeiter** *m* heavy worker **~atmend** breathing (i:) heavily / (asthmatisch) asthmatic / (kurzatmig) dyspn[o]eic (dis'pni:ik) **~beschädigt** *mil* severely (iə) disabled **~beschädigter** *m* *mil* severely disabled ex-service man *od* pensioner **~blütig** *ps* melancholic (ɔ) **~dystrophiker** *m* person suffering from severe dystrophy

Schwere *f* (Gewicht) weight (ei) / *phys* gravity (æ) / (Krankheit) severity (e) **~gefühl** *n* feeling of heaviness **~grad** *m* (Krankheit) degree of severity

schwer|erziehbar (Kind) educationally (ei) subnormal **~geburt** *f* dystocia (ou), difficult birth *od* labo[u]r **~hörig** hard of hearing / (taub) deaf (e) **~hörigkeit** *f* impaired hearing, difficulty *od* impairment of hearing, dysacousia (disæ'ku:ziə) / (leichte) hypacusis (haipæ'ku:sis), dysacusis (i) / (schwere) bradyac[o]usia ('brædiæ'ku:ziə) / (Taubheit) deafness (e) / nervöse **~** nervous deafness **~kette** *f* *chem* heavy chain, H chain **~kettenkrankheit** *f* heavy-chain *od* Franklin's disease **~kraft** *f* *physik* gravity (æ) **~krank** seriously ill **~löslich** sparingly soluble **~manisch** *ps* hypermanic (æ) **~metall** *n* *chem* heavy metal **~metallausscheidung** *f* heavy-metal excretion **~metallsaum** *m* heavy-metal line **~mut** *f* *ps* melancholia **~mütig** *ps* depressed, melancholic (ɔ) **~mütiger** *m* *ps* melancholiac (ou), person afflicted with melancholia **~punkt** *m* *phys* centre [*US* center] of gravity (æ) **~spat** *m* *chem* barium (ɛə) sulphate (ʌ) [*US* sulfate] **schwert|förmig** sword-shaped, ensiform, xiphoid ('zifɔid) **~fortsatz** *m* (Brust-

bein) (Processus xiphoideus (*PNA*)) ensiform *od* xiphoid process (ou) **~fortsatzknorpel** *m* *anat* xiphoid *od* ensiform cartilage

Schwer|unfallverletzter *m* seriously injured accident case **~verdaulich** indigestible, difficult *od* hard to digest, heavy **~verdaulichkeit** *f* indigestibility **~verletzt** seriously *od* severely injured *od* wounded (u:) **~verletzte[r]** *f* [*m*] seriously injured patient **~verwundet** *mil* badly *od* seriously wounded

Schwester *f* sister / (Krankenschwester) nurse / (Nonne) nun (nʌn) **barmherzige ~** sister of mercy **diplomierte ~** graduate *od* registered nurse **examinierte ~** *österr* registered (e) nurse **geprüfte ~** graduate (æ) nurse **leitende ~** matron (ei) **staatlich geprüfte ~** registered nurse

Schwesterchromatiden *n* *pl* sister chromatids

Schwestern|anwärterin *f* probationer (ei) [nurse] **~ausbildung** *f* training of nurses, nurse training **~beruf** *m* nursing profession **~heim** *n* nurses' home / hostel for nurses **~helferin** *f* assistant nurse **~schülerin** *f* student nurse

Schwiele *f* callus, callosity (ɔ), horny skin

schwielen|artig callous **~bildung** *f* tylosis (tai'lousis), callosity, hyperkeratosis **~bildung betr.** tylotic (ɔ) **~kopfschmerz** *m* indurative *od* nodular (ɔ) headache **~körper** *m* (Corpus callosum (*PNA*)) corpus callosum

schwielig callous, tylotic (ɔ), thickened

Schwimmbad|granulom *n* swimming-pool granuloma **~konjunktivitis** *f* swimming-pool conjunctivitis, acute contagious conjunctivitis, inclusion blennorrh[o]ea **~meningoenzephalitis** *f* swimming-pool meningo-encephalitis

Schwimmerkrätze *f* swimmers' itch

Schwimmhaut *f* *anat* web **~bildung** *f* *embr* webbing / *pathol* syndactylism **~penis** *m* webbed penis

Schwimm|probe *f* for hydrostatic *od* floating test **~seife** *f* floating soap **~star** *m* floating cataract (æ)

Schwindbeule *f* lupus pernio

Schwindel *m* giddiness ('gidinis), dizziness, vertigo / augenbedingter **~** ocular (ɔ) vertigo / **~** beim Blick nach oben vertical vertigo / magenbedingter **~** stomachal (ʌ) vertigo / **~** beim Aufsitzen giddiness on sitting up **~vertiginous** (i) **~anfall** *m* giddy *od* vertiginous attack, attack of vertigo, spell of dizziness **~arznei** *f* (Kurpfuschermittel) quack remedy (e) **~erregend** conducive (ju:) to dizziness, vertiginous **~erscheinungen** *f* *pl* vertigo **~gefühl** *n* sensation of dizziness *od* giddiness, giddy sensation **~hafer** *m* *bot* s Lolch **~ig** dizzy, giddy ('gidi), vertiginous (i) (von, vor with) / **~** sein *od* sich **~** fühlen to feel dizzy *od* giddy **~lähmung** *f*, endemische (Gerlier-Syndrom) paralytic *od* vertigo, Gerlier's (ʒer'lje:z) disease *od* syndrome **~medizin** *f* quack medicine (e) **~mittel** *n* *pharm* quack remedy (e)

schwind|en to fade [away] / (schrumpfen) to shrink / (Geschwulst) to go down, to shrink / (Immunität) to wear off **~flechte** *f* lichen ('laikən) **~lig** *s* schwindelig **~sucht** *f* tuberculosis, consumption (ʌ), phthisis ('θaisis) /

galoppierende ⋊ galloping consumption ⋊**suchtangst** *f ps* phthisiophobia
~**süchtig** phthisic[al] ('θaizikl, *US* 'tizikl), tuberculous, consumptive (ʌ)
⋊**süchtiger** *m* (Phthisiker) consumptive
⋊**suchtskachexie** *f* tuberculous cachexia
Schwingmesser *n chir* swivel (i) knife
Schwingung *f* oscillation / vibration /
⋊en pro Minute cycles per minute (cpm) / ⋊en je Sekunde (Hz) cycles per second (cps, c/s)
Schwingungs|breite *f* (Ausschlag) amplitude ⋊**dauer** *f* oscillation *od* vibration period (iə) ⋊**kurve** *f* oscillogram ⋊**messer** *m* oscillometer (ɔ) ⋊**messung** *f* oscillography (ɔ) ⋊**weite** *f* amplitude
schwirren (Herztöne, Ohr *usw*) to thrill ⋊ *n* thrill, fremitus (ʌ) / (Ohr) buzzing (ʌ), singing / präsystolisches ⋊ presystolic (ɔ) thrill ~**d** (*nur* Puls) vibratory (ai)
Schwirrgeräusch *n* thrill / diastolisches ⋊ diastolic (ɔ) thrill / systolisches ⋊ systolic thrill
Schwitz|bad *n* steam bath, sweat (e) bath ⋊**bläschen** *n* hidroa (hid'rouə), sudamen (ei), *pl* sudamina (æ)
schwitzen to sweat (e), to perspire (aiə) /
~ lassen to make sweat / tüchtig ~ to sweat freely ⋊ *n* sweating, perspiration / dauerndes ⋊ am ganzen Körper panhidrosis / übermäßiges ⋊ sudoresis (i:), sudorrh[o]ea (i) ⋊- sudoral (ju:) ~**verhindernd** antisudorific (i), antisudoral (ju:)
Schwitz|kasten *n* hot-air apparatus (ei), sweating box ⋊**kur** *f* sweat[ing] cure, hydrosudotherapy ⋊**mittel** *n pharm* sudorific (i), diaphoretic (e) ⋊**packung** *f* hot pack ⋊**raum** *m* sweating room
Schwund *m* wasting (ei) / (Muskel *usw*) atrophy (æ) / *physiol* depletion (i:) / (Dünnerwerden) thinning / (Hinschwinden) wasting / ⋊ des Alveolarknochens alveolysis / ⋊ des Fettgewebes adipose atrophy ⋊**krankheit** *f imm* runt disease ⋊**niere** *f* renal (i:) atrophy ⋊**riß** *m dent* fissure ('fiʃə) due to shrinkage ⋊**syndrom** *n* runting syndrome
Sc ... s a Sk ...
Scill|a maritima *f* (Meerzwiebel) scilla (*BPC*), squill, sea onion ('ʌnjən) ⋊**aren** *n pharm* scillarin ('si) ⋊**ismus** *m* scillism ('silizm) ⋊**itin** *n pharm* scillitin
Scimitar-Syndrom *n* scimitar syndrome
Sclerema adultorum *n* Buschke's ('buʃkəz) syndrome *od* scler[o]edema (skliəri'di:mə)
Scolopendra (giftige Tausendfüsslerart) Scolopendra
Scopolamin *n* (*WHO*) (L-Hyoscin (*WHO*), Scopolaminhydrobromid (*DAB*), Scopolamini hydrobromidum (*EP*), Scopolaminum hydrobromicum (*DAB*)) hyoscine ('haiəsi:n) hydrobromide (*EP, BP*), scopolamine hydrobromide (*BP, EP, USP*) ⋊**butylbromid** *n pharm* hyoscine N-butylbromide ⋊**methylbromid** *n* hyoscine methobromide (*BPCA*)
Scopulariopsidose *f* scopulariopsosis
Scrapie *f vet* scrapie (æ)
Scratch-Test *m* scratch test
Screening-Test *m* screening test
Scybalum *n* (*pl* Scybala) scybalum ('sibələm), *pl* scybala
SD = Standarddeviation *f* standard deviation, SD

sd. = siedend boiling
SDH = Schilddrüsenhormon *n* thyroid hormone / = Sorbitdehydrogenase *f* sorbitol dehydrogenase, SDH / = Sukzinatdehydrogenase *f* succinic dehydrogenase, SDH
SDP = Sedoheptulose-diphosphat *n* sedoheptulose diphosphate
Sdp. = Siedepunkt *m* boiling point, bp
Se =**-Selen** *n* selenium, Se
Sea-gull-Geräusch *n* (Herz) sea-gull murmur
SEA-Test = Schaferythrozyten-Agglutinationstest *m* sheep red-cell agglutination test
sebaceus (Talg-) sebaceous
Sebazinsäure *f* (Acidum sebacinicum) sebacic acid ⋊**diäthylester** *m pharm* [di]ethyl sebacate (ei)
Sébileau (se:bi'lo)-**Höhle** *f* Sébileau's hollow
Sebolith *m* sebolite (e), sebolith
Seborrh|oe *f* seborrh[o]ea (i) ⋊**oea** oleosa *f* (Salbengesicht) seborrh[o]ea (i) oleosa (ou) ⋊**oid** *n* seborrhoid ~**oisch** seborrh[o]eal (i), seborrh[o]eic (i:), seborrhoic (ou)
Sebum *n* (Talg) sebum (i:), *pl* seba
Secessio epiphysium *f* (Epiphysenlösung) loosening of the epiphysis (i)
Sechs|fingerigkeit *f* hexadactylism ⋊**füssler** *m pl zool* hexapoda (æ) ⋊**jahresmolar** *m dent* sixth-year molar (ou) ~**tägig** (alle sechs Tage auftretend) sextan
Sechstgebärende *f* sextigravida (æ), sextipara (i)
sechswertig *chem* hexavalent (ei)
Seclusio pupillae *f* seclusion of the pupil (ju:)
Secobarbital [Natrium] *n* (*WHO*) (Secobarbitalum natricum (*EP*)) quinalbarbitone (kwinæl'ba:bitoun) [sodium (*BP*)], secobarbital (si:ko'ba:bitəl) [sodium (*BP, USP*)], secobarbitone sodium (*EP*)
Second-Look-Verfahren *n chir* second--look operation
Secrétan (səkre:'tã)-**Krankheit** *f* Secrétan's disease
Sectio *f* (Schnitt, Schnittführung) section ('sekʃou), section, cutting, cut ⋊ **abdominalis** (Bauchschnitt) abdominal (ɔ) s. ⋊ **alta** suprapubic (ju:) cystotomy ⋊ **Caesarea** (Kaiserschnitt) C[a]esarean (ɛə) s. ⋊ **lateralis** lateral lithotomy ⋊ **mediana** perineal lithotomy ⋊ **sagittalis** sagittal section
secunda intentio *f* second intention
Secundipara *f* (Zweitgebärende) secundipara (i)
Sedat|ion *f* sedation ~**iv** (beruhigend) sedative (e), soothing ⋊**ivum** *n* (Beruhigungsmittel) *pharm* sedative (e), tranquil[l]iser
Sedes *f pl s* Stuhl
sedier|en (beruhigen) to calm (a:), to tranquil[l]ise (æ), to give sedatives, to sedate (ei) ~**end** sedative, tranquil[l]ising ⋊**ung** *f* sedation, tranquil[l]isation
Sediment *n* (Niederschlag, Satz) sediment (e), deposit (ɔ) ⋊- sedimentary ~**är** sedimentary ⋊**ationsgeschwindigkeit** *f* sedimentation rate ⋊**ationskonstante** *f* sedimentation constant ⋊**ator** *m* sedimentator ⋊**befund** *m* (Urin) microscopic findings in centrifuged urine ⋊**bildung** *f* sedimentation
sedimentier|en (sich niederschlagen) *Lab*

to deposit (ɔ), to settle ⋊**glas** *n* sediment tube ⋊**kelch** *m* sediment tube ⋊**ung** *f Lab* sedimentation ⋊**ungsgeschwindigkeit** *f* sedimentation rate ⋊**ungsreaktion** *f* sedimentation test ⋊**verfahren** *n* sedimentation technique (i:)
Sedimentin *n* sedimentin
Sedimentröhrchen *n Lab* sediment tube
Sedimentum laterjtium *n* (Ziegelmehlsediment) latericeous (læti'riʃəs) sediment (e)
Sedimentvolumen *n* packed cell volume
Sedm. = Sediment *n* sediment (e)
See|bad *n* seaside resort ⋊**badekur** *f* marinotherapy ⋊**bäderbehandlung** *f* marinotherapy ⋊**hundflosse** *f* seal-fin deformity ⋊**igel** *m* sea urchin ('ə:tʃin), Echinus (ə'kainəs) ⋊**klima** *n* sea-coast *od* maritime (æ) climate (ai) ~**krank** seasick ⋊**krankheit** *f* seasickness / an der ⋊ leiden to be seasick; to be subject (ʌ) to seasickness ⋊**kur** *f* (Kur an der See) marinotherapy
Seelen|anästhesie *f* mental an[a]esthesia (i:) ⋊**arzt** *m* psychiatrist (sai'kaiətrist) / mental health specialist (e) ⋊**behandlung** *f* mind cure ⋊**blindheit** *f ps* psychic ('saikik) *od* soul blindness / psychanopsia (ɔ) ⋊**heilkunde** *f ps* psychotherapy ('saiko'θerəpi) ⋊**hygiene** *f* mental hygiene ('haidʒi:n) ⋊**konflikt** *m ps* mental conflict ~**krank** mentally ill ⋊**kranker** *m ps* mental patient ⋊**krankheit** *f ps* mental disease, psychopathy (ɔ) ⋊**krise** *f ps* mental breakdown ⋊**kunde** *f* psychology (sai'kɔlədʒi) ⋊**lage** *f ps* mental health situation *od* condition (i), emotional (ou) status (ei) ⋊**lähmung** *f* des Schauens Balint's ('ba:lints) syndrome, psychic paralysis of visual fixation ⋊**leben** *n ps* psychic[al] ('saikik[əl]) *od* mental life ⋊**lehre** *f ps* psychology ⋊**leiden** *n ps* mental *od* psychic disorder ⋊**qual** *f ps* mental agony (æ) ⋊**ruhe** *f ps* peace of mind ⋊**taubheit** *f ps* mind *od* psychic ('saikik) deafness (e) ⋊**wanderung** *f ps* metempsychosis ('metəmsai'kousis), transmigration of souls ⋊**zustand** *m ps* mental *od* psychic ('saikik) condition *od* state
Seeligmüller ('ze:ligmylər)**-Neuralgie** *f* Seeligmüller's neuralgia (njuə'rældʒiə) ⋊**-Zeichen** *n* Seeligmüller's sign
seelisch *ps* psychic ('saikik), mental, emotional (ou) / ~ bedingt (psychogen) psychogenetic (e), psychogenic (e), psychogenous (ɔ)
See|luft *f* sea air ⋊**mannshaut** *f* sailors' (ei) skin ⋊**mannsknoten** *m chir* reef knot (nɔt), sailors' knot ⋊**salz** *n* sea salt
Seessel ('ze:səl)**-Tasche** *f* Seessel's pocket
See|stern *m zool* starfish ⋊**tang** *m* seaweed ⋊**wasser** *n* sea water, aqua marina ⋊**wasserbad** *n* sea-water bath
SEG = Sonoenzephalographie *f* echo--encephalography
Segel *n* velum (i:), *pl* vela / (Herzklappen) cusp (ʌ) ⋊**klappe** *f* atrioventricular valve
Séglas (se:'gla)**-Typ** *m* Séglas' type
Segm. = segmentkernige Leukozyten *m pl* segmented neutrophils, segs
Segment *n* (Abschnitt) segment / internodales ⋊ *neur* internode / medulläres ⋊ medullary (ʌ) *od* Schmidt-Lantermann segment / terminales ⋊ terminal

segment ~- segmental ~al segmental ~är segmental ~atelektase f segment atelectasis ~ation f segmentation ~austausch m cyt exchange of segments ~bereich m segmental area ('εəriə) ~bronchus m (Bronchus segmentalis) segmental bronchus ~diagnose f niveau (ni'vou) diagnosis, CNS diagnosis ~förmig segmental ~ieren to segment ~iert segmented (e) (segm) ~ierung f segmentation ~ierungsstörung f, vertebrale vertebral segmentation defect ~kernig (polymorphkernig) polymorphonuclear (ju:) ~kernige f pl polymorphs ~neuralgie f segmental neuralgia (njuə'rældʒiə)
Segmentum n anat segment ~ **anterius hepatis** (PNA) anterior s. of the right liver lobe; ~ ~ **pulmonis** (PNA) anterior s. of the superior lobe of the right [left] lung ~ **apicale pulmonis** (PNA) apical s. of the superior lobe of the right lung; ~ ~ [**superius**] **pulmonis** (PNA) apical s. of the inferior lobe of the right [left] lung ~ **apicoposterius pulmonis sinistri** (PNA) apicoposterior s. ~ **basale anterius pulmonis** (PNA) anterior basal s. of the inferior lobe of the right [left] lung; ~ ~ **laterale pulmonis** (PNA) lateral basal s. of the inferior lobe of the right [left] lung; ~ ~ **mediale pulmonis** (PNA) medial basal s. of the inferior lobe of the right [left] lung; ~ ~ **posterius pulmonis** (PNA) posterior basal s. of the inferior lobe of the right [left] lung **Segmenta bronchopulmonalia** (PNA) bronchopulmonary segments ~ **laterale pulmonis dextri** (PNA) lateral s. of the middle lobe of the right lung ~ **lingulare inferius pulmonis sinistri** (PNA) inferior lingular s.; ~ ~ **superius pulmonis sinistri** (PNA) superior lingular s. ~ **mediale pulmonis dextri** (PNA) medial s. of the middle lobe of the right lung ~ **posterius pulmonis** (PNA) posterior s. of the superior lobe of the right lung **Segmenta renalia** (PNA) renal segments ~ **subapicale** subapical s.
Segregation f segregation ~sbelastung f genet segregational load
Segregator m chir segregator (e)
Séguin (se:'gɛ)-**Symptom** n Séguin sign od signal symptom
Seh|- (Vors) visual ('vizjuəl), optic[al] (ɔ) ~achse f (Axis opticus (PNA)) visual od optic axis, line of vision ('viʒən) ~akt m visualisation ~apparat m visual apparatus (ei) ~bahn f (Tractus opticus (PNA)) optic tract, visual pathway ~bar (sichtbar) visible (i) ~behinderung f impairment of vision ~ebene f visual plane
sehen (wahrnehmen) to see / (aktiv) to look ~ n (Sehenkönnen) vision ('viʒən), sight (sait) ~ **mit einem Auge** monocular (ɔ) vision **binokulares** od **beidäugiges** ~ binocular (ɔ) vision **exzentrisches** ~ eccentric fixation **indirektes** ~ peripheral (i) vision **plastisches** ~ perception of three-dimensional space **stereoskopisches** ~ stereopsis (ɔ), solid od stereoscopic (ɔ) vision **zentrales** ~ central vision ~**d** seeing, sighted (ai), able to see / ~ **machen** to restore sight
Sehfehler m defective vision ('viʒən)
Sehfeld n field of vision ('viʒən), visual ('vizjuəl) field / (Mikroskop) field of

view (vju:) / äußeres ~ temporal field of vision / inneres ~ central field of vision / zentrales ~ field of fixation ~aufzeichnung f cyclogram (ai) ~ausfall m visual field defect ~kurve f graph of the visual field, cyclogram (ai) ~messer m cycloscope (ai), perimeter (i)
Seh|fleck m s Papille ~gelb n visual yellow, xanthopsin (zæn'θɔpsin) ~gleichgewicht n balance of the eyes ~grenze f horopter (hɔ'rɔptə) ~grube f (Fovea centralis (PNA)) fovea centralis ~hirn n (Ophthalmenzephalon) ophthalmencephalon (e) ~hügel m (Thalamus) thalamus ('θæləməs) ~hügelthalamic (æ) ~hügelhirn n (Thalamencephalon (PNA)) thalamic brain, interbrain ~kraft f [faculty (æ) of] vision, visual power ~kraft- visual ~leistung f visual power ~linie f (Sehachse) visual line ~loch n pupil (ju:) ~lochabstand m [inter]pupillary (ju:) distance ~lochmitte f (Pupillenmitte) ophthalmic (æ) centre [US center], centre of the pupil (ju:) ~lochplastik f coredialysis ('kɔridai'ælisis), coremorphosis (ɔ:), coreoplasty (ɔ)
Sehne f tendo, pl tendines ('tendini:z), tendon, sinew ('sinju:) ~ **betr.** tendo- (Vors), teno- (e) (Vors), tenonto- (Vors)
Sehnen|abriß m chir disinsertion ~abstreifer m tendon stripper ~artig tendinous, ligamentous ~auswuchs m tendophyte (e) ~band n tendinous ligament (i) od band ~befestigung f chir tenodesis (ɔ) ~bein n (Sesambein) sesamoid (e) bone ~bogen m tendinous arch ~dehnung f chir desmectasis, desmectasia (ei), ligament (i) stretching ~durchschneidung f (Tenotomie) chir tenotomy ~durchtrennung f (Tenotomie) chir tenotomy, tendotomy ~- u **Muskeldurchtrennung** f chir tenontomyotomy (ɔ) ~entzündung f tendinitis, tenositis, inflammation of a tendon ~faser f tendinous fibre [US fiber] (ai) ~faßzange f chir tendon seizing (i) forceps pl ~fesselung f (Tenodese) tenodesis (ɔ) ~flecken m pl (Epikard) callous patches on the epicardium ~gewebe n tendinous tissue ~hüpfen n twitching of a tendon, subsultus (ʌ) tendinum ~knirschen n tendophony (ɔ), tenophony ~knochen m tenostosis ~lehre f tenontology ~lösung f chir tendolysis (ɔ) ~muskelplastik f chir tenomyoplasty (ai), tenontomyoplasty ~muskelresektion f tenontomyotomy (ɔ) ~naht f chir tenosuture (ju:), tenorrhaphy (ɔ) ~pfeifen n tenophony (ɔ), pericardial murmur ~phänomen n tendon reflex, tendon reaction ~plastik f chir tendoplasty, tenoplasty, tenontoplasty, plastic surgery of tendons, tendon graft (a:) ~plastik betr. tenoplastic ~platte f aponeurosis ~reflex m tendon jerk, tendon reflex, tendon reaction / gesteigerte ~ tendon hyperreflexia ~resektion f chir tenonectomy, tenectomy ~riß m rupture of a tendon ~ruptur f rupture of a tendon ~scheide f tendon od synovial (ou) sheath, theca (i:), of thecae ('θi:si:) ~scheide u Bindegewebe peritenon (e)
Sehnenscheiden|- tendovaginal (ai) ~abszeß m thecal (i:) abscess, suppuration in a tendon sheath ~band n

(Ligamentum vaginale (PNA)) sheath (ʃi:θ) ligament ~eiterung f purulent (juə) od phlegmonous (e) tendovaginitis, thecal felon (e) ~entfernung f chir tenectomy (e) ~entzündung f tendovaginitis, tenosynovitis, tenonthecitis / eitrige ~ phlegmonous od purulent tendovaginitis ~exzision f tenosynovectomy ~phlegmone f phlegmonous (e) od purulent tendovaginitis od tenosynovitis ~tuberkulose f tuberculous tenosynovitis ~verwachsung f adhesive (i:) tenosynovitis ~zyste f thecal (i:) cyst, ganglion (æ)
Sehnen|schere f chir tenotomy scissors pl ~schmerz m tenodynia (i), tenalgia (te'nældʒiə) ~schnitt m chir tenotomy ~schwirren n crepitation of the tendons of the fingers ~spindel f tendon spindle ~stripper m chir tendon stripper ~teil m (des Muskels) tail of the muscle ~transplantation f tendon grafting (a:) ~tumor m tenontophyma (ai), tumo[u]r in a tendon ~überpflanzung f tendon grafting (a:) ~verknöcherung f tenostosis, osteodesmosis ~verkürzung f shortening of a tendon ~verlängerung f chir lengthening of a tendon ~verletzung f tendon injury ~verpflanzung f tendon transplantation ~zerreißung f rupture (ʌ) of a tendon ~zerrung f strained tendon, desmectasia (ei)
Seh|nerv m (Nervus opticus (PNA)) optic nerve, second [cranial] nerve ~nerv[en]atrophie f optic [nerve] atrophy (æ) / primäre ~ primary optic atrophy (POA) ~nerv[en]eintritt m optic disk, optic papilla, entrance of the optic nerve, Mariotte's (mari'ɔts) [blind] spot
Sehnerven|entzündung f ophthalmoneuritis (njuə'raitis) ~kopf m optic disk ~kreuzung f (Chiasma opticum) optic chiasma (kai'æzmə), optic decussation, chiasma opticum ~kreuzungs-Syndrom n chiasma od chiasmal od chiasmatic syndrome ~papille f (Papilla nervi optici (PNA)) optic papilla, optic disk, blind spot
sehnig tendinous, teno- (e) (Vors)
Seh|organ n (Organum visus (PNA)) organ of sight od vision ('viʒən), eye ~probe f testing of vision, vision test / test type, optotype ~probentafeln f pl Snellen's ('snelənz) test types od charts, eye charts ~prüfung f testing of vision, vision test ~purpur m visual purple, rhodopsin ~purpurregeneration f rhodogenesis (roudo'dʒenisis), rhodophylaxis ~raum m visual space ~richtung f (Blickrichtung) direction of vision ~rinde f visual cortex, calcarine cortex ~rot n visual red, porphyropsin ~schädigung f impairment of sight od vision ~schärfe f visual acuity (ju), acuity of vision / ~ beim Blick in die Ferne visual acuity for distance / ~ beim Blick in die Nähe visual acuity for near vision / übernormale ~ hyperacuity / auf ~ einstellen to focus ~schärfeprüfung f vision test ~schärfenverschiedenheit f (beim gleichen Menschen) heteropsia ~scheibe f optic disk ~schwäche f weakness of vision, amblyopia, diminished visual acuity (ju) ~schwindel m vertigo caused by double vision ~sphäre f (Sehzentrum) (Hirn) visual centre [US center] ~stoff m visual substance ~störung f dysopia

457

(dis'oupiə), impaired *od* defective vision, paropsis, visual disturbance *od* defect / ↋ der Flieger mit kurzen Bewußtseinsausfällen blackout / hysterische ↋ hysteropia ↋**strahlung** *f* optic radiation, Gratiolet's (gratio'le:z) radiation ↋**strang** *m* anat ophthalmic *od* optic tract ↋**tafeln** *f pl* (Snellen) Snellen's ('snelənz) charts *od* test types, eye charts ~**tüchtig** having good sight ↋**tüchtigkeit** *f* visual efficiency ~**untüchtig** not capable of seeing normally ↋**untüchtigkeit** *f* impaired visual efficiency ↋**vermögen** *n* sight, vision / (Sehschärfe) visual acuity / besseres ↋ links sinistro-ocularity (æ) / besseres ↋ rechts dextro-ocularity / ↋ mit blossem Auge naked vision / mangelhaftes ↋ defective sight *od* vision / ↋ mit Brille vision with glasses / das ↋ verlieren to lose one's eye-sight ↋**verschlechterung** *f* deterioration in visual acuity (ju) / ↋ rechts deteriorated vision of the right eye ↋**vorgang** *m* visualisation (,vizjuə-lai'zeiʃən) ↋**weite** *f* distant vision, visual range ↋**weitebestimmer** *m* optometer (ɔ) ↋**weitebestimmung** *f* optometry (ɔ) ↋**weitemesser** *m* optometer ↋**werkzeug** *n* organ of sight *od* vision ↋**winkel** *m* optic *od* visual angle ↋**zeichen** *n pl* optotypes ↋**zelle** *f* visual cell ↋**zentrum** *n* visual centre [*US* center]

Seide *f* silk / *chir* surgical silk / unzerstörbare *od* gewebsresistente ↋ serum-proof silk

Seiden|faden *m* silk thread (e) / steriler geflochtener ↋ (*EP*) sterile braided silk suture (*EP*) ↋**fädenplastik** *f chir* silk-thread tenoplasty ↋**leim** *m* sericin (e), silk glue ↋**naht** *f chir* silk suture (ju:) ↋**raupe** *f* silkworm ↋**raupenkrankheit** *f* silk-winders' (ai) dermatitis

Seidlitzpulver *n* (Pulvis aerophorus laxans) Seidlitz ('sedlits) powder (*BPC*), compound effervescent powder

Seife *f* soap *bakteriostatische* ↋ bacteriostatic s. *flüssige* ↋ liquid (i) s. *grüne* ↋ green s. *medizinische* ↋ medicated s. *parfümierte* ↋ scented s. *sodahaltige* ↋ hard s. *überfettete* ↋ superfatted s. *zu* ↋ *machen, verseifen* to saponify (ɔ)

seifen (abseifen) to soap, to lather (æ) ~**artig** soapy, saponaceous (ei) ↋**bad** *n* soap bath ↋**baum** *m bot* quillaja (kwi'leijə) [tree], soapbark (ou) tree ↋**baumrinde** *f pharm* soap bark (*BP*), quillaia (*BP*), quillaja ↋**bildung** *f* saponification ↋**flocken** *f pl* soap flakes ~**haltig** soapy, saponaceous (ei) ↋**klistier** *n* soapsuds enema (e) ↋**kraut** *n bot, pharm* saponaria (eə), soapwort ↋**lauge** *f* [soap]suds ↋**liniment** *n pharm* [liquid (i)] opodeldoc, soap liniment (i) ~**los** *pharm* soapless ↋**pflaster** *n pharm* soap plaster (a:), emplastrum saponis ↋**pulver** *n* soap powder ↋**spiritus** *m pharm* spiritus of soap ↋**stein** *m* soapstone ↋**stuhl** *m* soapy stool ↋**wasser** *n* soapy water ↋**wassereinlauf** *m* soapsuds enema (SSE) ↋**wurz** *f bot* saponaria (eə), soapwort ↋**zäpfchen** *n pharm* soap suppository (ɔ)

seifig soapy, saponaceous (ei)

Seignette (sæn'jet)-**Salz** *n* (Rochellesalz) *pharm, chem* sodium (ou) *od* potassium tartrate (*BPC*), Rochelle (rɔ'ʃel) *od* Seignette's salt

Seiltänzergang *m* walking by putting one foot before the other

Seim *m* mucilage (ju:) / (Saft) juice (dʒu:s) ~**ig** mucilaginous ('lædʒinəs), glutinous (u:)

Seip-Lawrence (saip-'lɔrəns)-**Syndrom** *n* Lawrence-Seip syndrome

Seitbiss *m* 1) (seitenverschiedene Okklusion) eccentric occlusion 2) (Seitbissbewegung) lateral excursion

Seitelberger ('zaitəlbergər)-**Syndrom** *n* Seitelberger's syndrome

Seiten|- lateral (æ), latero- (æ) (*Vors*) ↋**ablenkung** *f* laterodeviation, lateroversion / (Auge) lateroduction (ʌ) ↋**ansicht** *f* side view (vju:) ↋**arterie** *f* branch artery ↋**aufnahme** *f röntg* side view, lateral view ↋**bahn** *f anat* lateral tract ↋**band** *n* collateral ligament (i) ↋**bandschaden** *m* collateral ligament lesion ↋**bauchlage** *f* lateral abdominal (ɔ) position ↋**beugung** *f* (Wirbelsäule) lateral curvature ↋**bewegung** *f* (seitliche Bewegung) side-to-side movement ↋**dammschnitt** *m chir* lateral perineotomy ↋**drehung** *f* (Augachse) laterotorsion ↋**furche** *f* (Sylvius) *anat* lateral sulcus (ʌ), Sylvius' ('silviəsiz) fissure ('fiʃə) *od* sulcus ~**gleich** (*bes* Reflexe) of the same quality (ɔ) on both sides ↋**horn** *n* (Cornu laterale substantiae griseae (*PNA*)) *anat* lateral horn of the spinal cord ↋**kette** *f chem* side-chain, lateral chain ↋**kettentheorie** *f chem* side-chain theory (i), lateral-chain theory, Ehrlich's ('e:rliçs) side-chain theory ↋**lage** *f* lateral position / (Fet) lateral presentation / linke ↋ mit stark angezogenem rechten Bein English position, obstetrical (e) position; linke vordere ↋ left frontolateral (æ) position (LFL) ↋**lagerung** *f* lateral position ↋**lähmung** *f* hemiplegia (i:) ↋**lappen** *m* (Hirn) parietal (ai) lobe ↋**neigung** *f* (Gang) list (*nach* to) ↋**nystagmus** *m* lateral nystagmus (æ) ↋**propulsion** *f* lateropulsion (ʌ) ↋**rand** *m* lateral margin ↋**säule** *f* (Columna lateralis medullae spinalis (*PNA*)) lateral grey column ↋**schmerz** *m* pain in the side, pleurodynia (i) ↋**stechen** *n* stitch in the side / (bei Pleuritis) pleuralgia (æ), pleurodynia (i) ↋**steinschnitt** *m* lateral lithotomy ↋**stich** *m s* ↋**stechen** ↋**strang** *m* (Funiculus lateralis medullae spinalis (*PNA*)) lateral white column *od* the spinal cord ↋**stranggrundbündel** *n* lateral basis bundle (ʌ), lateral ground bundle ↋**strangkleinhirnbahn** *f* dorsal spinocerebellar tract ↋**strangrest** *m* lateral intersegmental tract ↋**strangsklerose** *f* lateral sclerosis ↋**symptom** *n* lateralising sign ↋**teil** *m* lateral part *od* portion / (der Schiene) side-bar ~**ungleich** different on the two sides ↋**ventrikel** *m* lateral ventricle ↋**verbiegung** *f* (Skoliose) scoliosis ↋**verbindung** *f* (Gefäße, Herzkammern) shunt ↋**verdrehung** *f* (der Wirbelsäule) torsion to a side, lateral torsion ↋**verlagerung** *f* (*bes* Uterus) lateroflexion, lateroposition, lateroversion ↋**wand** *f* side wall ↋**weg** *m* (*bes* Blutstrom) shunt ↋**zug** *m chir* lateral traction

-seitig (*Nachs*) -sided (ai) (*Nachs*)

Seitigkeit *f* right / left preference

seitlich lateral (æ), latero- (æ) (*Vors*)

Seitz (zaits)-**Filter** *m* Seitz' filter

Seit-zu-Seit side to side ↋-**Anastomose** *f* side-to-side anastomosis

sek. = sekundär secondary, sec

Sekale *n pharm* ergot ('ɔ:gət), secale (ei) cornutum ~**vergiftet** ergotised ↋**vergiftung** *f tox* ergotism, ergot poisoning

Sekret *n* secretory product, secretion (i:) / ↋ der Meibom-Drüsen sebum (i:) of the meibomian glands / schleimig-eitriges ↋ mucopus (i) ↋- secretory (i:) ~**anregend** *od* ~**fördernd** secretagogue (i:) ↋**granula** *n pl* secretory granules ↋**in** *n* secretin (i:)

Sekretion *f* secretion (i:) / innere ↋ incretion, internal secretion / gestörte innere ↋ disturbed endocrine activity *od* secretion, incretopathy (ɔ) / Lehre von der inneren ↋ endocrinology / nasopharyngeale ↋ postnasal discharge / übermäßige ↋ hypersecretion ~**anregend** secretagogue (i:), crinogenic (e), stimulating secretion

Sekretions|- secretory (i:), secretion (i:) ↋**abnahme** *f* decrease in secretion ~**auslösend** (Nerv) secretomotor (ou), secretomotory (ou) ↋**fluß** *m* (Verdauung) succorrho[o]ea (i) ~**fördernd** secretagogue (i:) / (Nerv) secretomotor ~**hemmend** secreto-inhibitory (i), restricting secretion, frenosecretory (i:) ↋**hemmung** *f* ischesis (is'ki:sis) ↋**mechanismus** *m* secretion *od* secreting mechanism ↋**nachlaß** *m* decrease in secretion ↋**phase** *f* secretory phase ↋**produkte** *n pl* secreta ~**reizend** secretomotor[y] (ou) ↋**schwäche** *f* weak *od* deficient secretion, hyposecretion ↋**störung** *f* disturbed secretion ↋**überschuß** *m* excess of secretion ↋**veränderung** *f*, krankhafte diacrisis (æ) ↋**weg** *m* secretory duct (ʌ)

Sekret|kapillaren *f pl* secretory capillaries (i) ↋**löffel** *m* secretion scoop

Sekreto|dermatose *f* secretodermatosis ↋**lytikum** *n* (Schleimlösemittel) *pharm* expectorant (e), secretolytic drug ~**lytisch** secretolytic

Sekretor *m imm* secretor ~**isch** secretory (i:)

Sekret|spatel *m* secretion spatula ↋**stauung** *f* congestion of secretions ↋**stoff** *m* secreted substance ↋**verhaltung** *f* retention of secretion, ischesis (is'ki:sis)

Sektio *f* (Schnitt) sectio ('sekʃiou), section

Sektion *f* (Obduktion) autopsy (ɔ:), post-mortem [examination]

Sektions|befund *m* autopsy *od* post-mortem findings, post-mortem result ↋**bericht** *m* autopsy *od* post-mortem report ↋**besteck** *n* post-mortem case *od* instruments ↋**furunkel** *n* physician's furuncle (juə) ↋**gehilfe** *m* assistant in a pathologic[al] (ɔ) institute ↋**handschuhe** *m pl* autopsy gloves ↋**material** *n* dissection material (iə) ↋**protokoll** *n* post-mortem record (e), pathologic[al] (ɔ) report ↋**raum** *m* (Pathologie) autopsy room, post-mortem room / (Anatomie) dissecting *od* dissection room ↋**saal** *m s* ↋**raum** ↋**schere** *f* post-mortem scissors ('sizəz) *pl* ↋**tisch** *m* *pathol* autopsy table / *anat* dissection table

sekundär secondary (e) ↋**abszeß** *m* secondary abscess ↋**antwort** *f* secondary immune response ↋**blutung** *f* secondary h[a]emorrhage (e) ↋**demenz** *f ps* secondary dementia ∠dentin *n* secondary dentin[e] ∠effloreszenz *f* secondary efflorescence ∠elektronenvervielfacher *m* secondary electron multiplier ∠empfindung *f* concomitant (ɔ) *od* secondary sensation / syn[a]esthesia (i:) ∠erscheinung *f* secondary manifestation ∠flora *f* secondary flora (ɔ:) ∠follikel *m* secondary follicle ∠geschwulst *f* secondary growth, metastasis (æ) ∠glaukom *n* secondary glaucoma (ou) ∠infektion *f* consecutive (e) *od* secondary infection ∠karies *f* secondary caries (ɛə) ∠keratitis *f* secondary keratitis ∠knoten *m* metastasis (æ) ∠krankheit *f* secondary disease, sequela (si'kwi:lə), *pl* sequelae, deuteropathy (ɔ) ∠kultur *f* *bakt* subculture ('kalt∫ə), secondary culture ∠leiden *n* (Begleitleiden) deuteropathy (ɔ), concomitant (ɔ) disease ∠lysosom *n* secondary lysosome ∠meningitis *f* metastatic meningitis ∠naht *f* *chir* secondary suture (ju:), delayed suture ∠neuron *n* intercalary (æ) neuron[e] (juə) ∠parasit *m* (Parasit eines Parasiten) hyperparasite (æ) ∠phänomen *n* *imm* secondary set reaction *od* reaction *od* phenomenon ∠pneumonie *f* secondary pneumonia ∠reaktion *f* *imm* secondary immune response ∠schock *m* oligš[a]emic (i:) *od* secondary shock ∠stadium *n* secondary stage / (Syphilis) secondary syphilis ∠star *m* secondary cataract (æ) ∠strahl *m* *röntg* secondary ray ∠strahlung *f* *röntg* secondary radiation ∠strom *m* induction (Λ) current (Λ) ∠trisomie *f* *cyt* secondary trisomy ∠tumor *m* metastasis (æ), daughter growth ∠wahn *m* secondary delusion ∠zyste *f* (des Echinokokkus) secondary hydatid (ai)

Sekunden|anstrengung *f* (Herz) overstress of short duration ∠dosis *f* *röntg* dose (dous) rate, radiation intensity ∠herztod *m* sudden death ∠kapazität *f* forced vital (ai) capacity (FVC) / absolute ∠ forced expiratory volume (FEV₁) ∠phänomen *n* (Neuraltherapie) elimination of pain within seconds by means of injections of impletol ∠tod *m* sudden death

Sekundipara *f* (Zweitgebärende) bipara (i), secundipara

Selbst *n ps* self / aktuelles ∠ actual self / idealisiertes ∠ idealised self / reales ∠ real self ∠- auto- (ɔ) (*Vors*), self-, spontaneous (ei) ∠absorption *f* self-absorption ∠achtung *f ps* self-respect ∠allergisierung *f* autosensitisation ∠analyse *f ps* auto-analysis

selbständig independent / (getrennt) separate (e) / (spontan) spontaneous (ei) ∠keit *f* independence

selbst|ansteckend auto-infectious ∠ansteckung *f* auto-infection, self-infection ∠applikation *f* self-administration ∠auflösung *f* *pathol* autolysis (ɔ), self-decomposition, self-destruction (Λ) ∠auflösung betr. autolytic (i) ∠ausgleich *m* *biol* self-correction ∠ausschaltung *f* der Niere autonephrectomy ∠beeinflussung *f ps* autosuggestion ∠befangenheit *f ps* self-confinement ∠befriedigung *f* (Onanie) *sex* onanism (ou), masturbation ∠befruchtung *f* self-fertilisation ∠behandlung *f* self-treatment, autotherapy ∠beherrschung *f ps* self-control (ou), self-restraint ∠beobachtend introspective ∠beobachtung *f ps* intro-

spection, self-observation ∠beschädigung *f* self-mutilation, autolesion ∠bespiegelung *f* self-reflection ∼bestehend *biol* self-existent ∠bestimmungsskala *f* für Depressionen *ps* Self-Rating Depression Scale, SDS ∠bestrafung *f* self-punishment ∠bildung *f* autoplasty ∠distanzierung *f* *ps* self-detachment ∠dynamik *f* self-dynamism ∠entwicklung *f* bei Querlage conduplicatio (ei) corpore (ɔ:) ∠entzündung *f* spontaneous combustion (Λ) ∠erhaltung *f* *biol* self-preservation ∠erhaltungstrieb *m ps* instinct of self-preservation ∠erkenntnis *f* (Autognosis) *ps* autognosis (ɔ:tɔg-'nousis) ∠erniedrigung *f* *sex* self-abasement (ei) ∠erregung *f* self-excitation, autostimulation ∠[er]zeugung *f* autogenesis, self-generation ∼gesteuert autonomic (ɔ) ∠gift *n* autotoxin ∼heilend self-healing ∠heilung *f* spontaneous healing ∠hemmung *f* *neur* autogenous inhibition ∼hörbar (vom Patienten, *z B* Herztöne) auto-audible (ɔ:) ∠hypnose *f ps* autohypnosis, autohypnotism (i), self-induced hypnotism ∼hypnotisch autohypnotic (ɔ) ∠induktion *f* self-induction ∠infektion *f* auto-intoxication, self-infection, auto-infection ∠infizierung *f* self-infection ∠ironisierung *f* *ps* self-irony (aiə) ∠katheterismus *m od* -katheterung *f* autocatheterism ∠kontrolle *f ps* self-control (ou) ∠korrektur *f* *biol* self-correction ∠kritik *f* self-criticism ∠liebe *f ps* autophilia (i) ∠meldung *f* self-demand

Selbstmord *m* suicide ('sjuisaid) / ∠ begehen to commit s. ∠- suicidal (ai) ∠absicht *f ps* suicidal (ai) intent ∠drang *m ps* thanatomania (ei), suicidal mania / (durch Ertrinken) *ps* hydromania

selbst|mörderisch suicidal (ai) ∠mörder[in] *m* [*f*] suicide ('sjuisaid)

Selbstmord|neigung *f ps* suicidal (ai) tendency ∠sucht *f ps* autophonomania (ei), suicidal (ai) mania ∠versuch *m* attempted suicide

Selbst|reflektion *f ps* self-reflection ∠regelung *f* *physiol* automatic regulation, self-regulation, autoregulation ∼regulierend (*auch physiol*) self-regulating (e) ∠regulierung *f* (*bes* Herz) self-regulation, autoregulation ∠reinigung *f* self-purification ∠rettungszeit *f* time of useful consciousness (TUC) *ps* ∠ruhigstellung *f ps* self-tranquil[l]isation ∼steuernd (*auch physiol*) self-regulating (e) ∠steuerung *f* self-regulation, autoregulation ∠sucht *f* selfishness, egotism (e), egoism (e) ∠suggestion *f ps* autosuggestion (sə'dʒest∫n), self-suggestion ∠system *n* self-system ∼tätig (automatisch) automatic, self-acting, spontaneous ∠verabreichung *f* self-administration ∠verdauung *f* autodigestion, self-digestion, autopepsia, autolysis (ɔ) ∠vergiftung *f* auto-intoxication, self-poisoning, endogenic (e) toxicosis ∠vernichtung *f* autodestruction (Λ), self-destruction ∠verstümmelung *f* for self-inflicted injury *od* wound (SIW), self-mutilation ∠versuch *m* self-experiment ∠vertrauen *n ps* self-confidence, self-reliance (ai) ∠verzehrung *f* autophagy (ɔ), autophagia (ei) ∠wendung *f* (Fet) spontaneous turning *od* version ∠wertgefühl *n ps* self-esteem, self-respect ∠zersetzung *f* spontaneous

decomposition (i), autolysis (ɔ) ∠zerstörung *f* autodestruction ∠zeugung *f* spontaneous (ei) generation, abiogenesis (ˌeibaiɔ'dʒenisis) ∠zucht *f ps* self-discipline, self-restraint ∼zufrieden *ps* self-satisfied (æ), complacent (ei) ∠zufriedenheit *f ps* complacency (ei) ∼zugefügt (*z B* Wunde) self-inflicted

Selektion *f* (Auswahl) selection / disruptive ∠ disruptive selection / gerichtete ∠ directional selection / stabilisierende ∠ normalising *od* stabilising selection

Selektions|druck *m* selection pressure ∠index *m* selection coefficient ∠koeffizient *m* selection coefficient ∠theorie *f* theory (i) of natural selection / klonale ∠ clonal selection theory / subzellulare ∠ subcellular selection theory ∠vorgang *m* selective process (ou)

selektiv selective ∠ität *f* selectivity

Selen *n chem* selenium (i:) ∼haltig *chem* seleniferous (i) ∼ig *chem* selenious (i:) ∠it *n chem* selenite (e) ∼odont *dent* selenodont ∼sauer *chem* selenic (e) ∠säure *f* (Acidum selenicum) selenic acid ∠vergiftung *f* selenium poisoning, selenosis ∠wasserstoff *m chem* hydrogen (ai) selenide (e)

Seliwanow (seli'vanɔf)**-Probe** *f* Seliwanoff's test

Sella *f* (Sattel) *anat* sella, *pl* sellae (i:) ∠atrophie *f* sellar atrophy ∠ turcica *f* (Türkensattel) *anat* sella turcica (ɔ:) ∠veränderung *f* disturbance in the sella area (ˈɛəriə) ∠zyste *f* sellar cyst

Sellards (ˈselədz)**-Probe** *f* Sellards's test

sellar[is] sellar

Selye (ˈzeljə)**-Alarmreaktion** *f* Selye's alarm reaction

Semb (semb)**-Operation** *f* Semb's operation

Semen *m* (Samen) *bot* seed / *biol* semen (i:) ∠ *Arecae* (Arekanussamen) areca (əˈriːkə) ∠ *Colchici* Colchicum (ˈkɔlt∫ikəm) seed ∠ *Cucurbitae* (Kürbissamen) cucurbita (ɔ:), melon (e) pumpkin seed ∠ *Foenugraeci* (Bockshornsamen) fenugreek seed, F[o]enugreek (ˈfiːnuːgriːk) ∠ *Lini* (*DAB*) (Leinsamen) linseed ∠ *Myristicae* (Muskatnußsamen) nutmeg, myristica (i) ∠ *Papaveris* (Mohnsamen) poppy seed ∠ *Psyllii* (Psylliumsamen) psyllium (i) seed ∠ *Sabadillae* (Läusesamen) sabadilla ∠ *Sinapis* (Senfsamen) black mustard (Λ) ∠ *Strychni* (Brechnußsamen) nut seed, nux (Λ) vomica (ɔ)

Semi|- (*Vors*) semi- (e) (*Vors*) ∠canalis *m* semicanalis, semicanal ∠decussatio *f* *neur* semidecussation ∼dominant semidominant ∠flexion *f* semiflexion ∠koma *n* semicoma ∼komatös semicomatose (ou) ∠komatose *f* semicoma ∠kretinismus *m* semicretinism ∠letalfaktoren *m pl* semilethal factors ∼lunar (halbmondförmig) semilunar (u:) ∠lunarklappe *f* semilunar valve / ∠ der Vena cava caval (ei) valve ∠lunarknorpel *m* falciform (æ) *od* semilunar cartilage ∠luxation *f* semiluxation, subluxation ∼membranös semimembranous ∠mikroradiographie *f* *röntg* semimicroradiography (ɔ)

Semin|ation *f* (Besamung) [in]semination ∠ologie *f* spermatology ∠om *n* seminoma

Semi|ologie *f* sem[e]iology ∠otik *f* semeiotics (si:mai'ɔtiks), sem[e]iology, sem[e]iography (ɔ), symptomatology ~otisch sem[e]iotic (ɔ) ~permeabel semipermeable ⁓placenta f semiplacenta ~quantitativ semiquantitative ⁓sterilität f semisterility ~tendinös semitendinous ⁓tendinosus-Semimembranosus-Reflex m semimembranosus and semitendinosus reflex ~zirkulär (halbkreisförmig) semicircular ~zyklisch semicyclic

Semliki-Wald-Virus n Semliki forest virus

Semon-Rosenbach ('si:mən-'ro:zənbax)--**Gesetz** n Semon[-Rosenbach] law

Sendroy ('sendrɔi)-**Chloridprobe** f Sendroy's method

Senega f pharm senega (e) ⁓extrakt m extract of senega ⁓fluidextrakt m senega liquid extract (BPC) ⁓sirup m pharm senega syrup (i) ⁓wurzel f pharm senega (BPC)

Senekjie (se'nekje)-**Medium** n Senekjie's culture (ʌ)

Seneszenz f (Altwerden) senescence, growing old

Senezismus m tox seneciosis

Senf m bot, pharm sinapis (ei), mustard (ʌ) ⁓bad n mustard bath

Senfgas n (Lost, Yperit) mil mustard gas, dichlorodiethyl sulphide (ʌ) [US sulfide], yperite ('aipərait) ⁓blase f (Haut) mil mustard-gas blister ⁓verätzung f mil mustard-gas burn ⁓vergiftung f mil mustard-gas poisoning

Senf|korn n grain of mustard, mustard seed ⁓mehl n pharm mustard flour ⁓öl n pharm oil of mustard ⁓packung f mustard fomentation ⁓papier n pharm mustard paper, charta ('ka:tə) sinapis (ei) ⁓pflaster n pharm mustard plaster (a:) ⁓pflasterbehandlung f sinapisation ⁓samen m bot mustard seed ⁓spiritus m pharm spirit of mustard ⁓umschlag m s ⁓packung ~versetzt pharm sinapised (i) ⁓wickel m mustard fomentation

seng|en to singe (sindʒ) ⁓stelle f singe

senil (greisenhaft) senile ('si:nail) ⁓ismus m senilism (i:) ⁓ität f (Greisenhaftigkeit) senility (i), senium (i:), dotage ('doutidʒ)

Senium n (Greisenalter) senium (i:) / ⁓ praecox (vorzeitiges Altern) senium pr[a]ecox (i:)

senken vt to lower, to decrease / v refl (Organ) to drop, to sag / (Temperatur) to fall / (Sediment) to settle

Senkfuß m talipes (æ) planus (ei), flatfoot ⁓ u. Spreizfuß splayfoot ⁓einlage f arch support, instep raiser

Senk|magen m dropped stomach (ʌ) ⁓niere f nephroptosis, floating kidney ⁓schwimmwaage f hydrometer (ɔ)

Senkung f (von Organen) descent (di-'sent), dropping, ptosis ('tousis) / (Blutkörperchen) sedimentation; Lab F erythrocyte (i) sedimentation rate (ESR) / (Eingeweide) enteroptosis ('tousis), visceroptosis / (Bewegung nach unten) infraduction (ʌ), lowering / (Fieber usw) reduction / (Blutdruck) lowering, reduction / ⁓ der S-T--Strecke (EKG) depression of the ST segment

Senkungs|abszeß m gravitation od hypostatic abscess ⁓beschleunigung f rapid blood sedimentation ⁓gefühl n (der Schwangeren gegen Ende der Schwangerschaft) lightening ⁓geschwindigkeit f [blood] sedimentation rate (BSR), erythrocyte (i) sedimentation rate (ESR) ⁓hyperämie f (Hypostase) hypostasis (ɔ), hypostatic hyper[a]emia (i:) ⁓probe f sedimentation test ⁓reaktion f sedimentation reaction ⁓zeit f sedimentation rate

Senkwaage f densimeter (i), areometer (ɔ), hydrometer (ɔ)

Senna f pharm senna ⁓blättertee m pharm senna infusion (ju:) ⁓fluidextrakt m senna liquid extract (BPC) ⁓latwerge f pharm electuary of senna ⁓schalen f pl pharm senna pods ⁓schoten f pl pharm senna pods ⁓sirup m pharm syrup (i) of senna

Sennae| folium (EP) (Sennesblätter, Folia Sennae) senna leaf (EP, BPC) / ⁓ **fructus acutifoliae** (EP) (Alexandriner--Sennesfrüchte) Alexandrian senna pods (EP) / ⁓ **fructus angustifoliae** (EP) (Tinnevelly-Sennesfrüchte) Tinnevelly senna pods (EP), senna fruit (EP, BP)

Sennes ... s Senna ...

Sennesblätter n pl (DAB) senna (e) leaf (BP)

Senn (sen)-**Operation** f Kader ('ka:dər)--Senn operation

Sennosid n (EP) sennoside (EP)

Senorans-Apparat m Senorans' gastric aspirator

Sensation f (Empfindung) sensation

sensibel sensitive / (Nerv) sensory

Sensibilisator m sensitiser, amboceptor ⁓-Effekt m amboceptor effect

sensibilisier|en to sensitise (gegen to) / gegen Licht ~ to photosensitise (e) ⁓ung f sensitisation, allergisation / überstarke ⁓ supersensitation, supersensitisation, hypersensitisation / ⁓ der Gefäße vascular sensitisation

Sensibilisierungs|dosis f sensitising dose ⁓effekt m sensitisation effect ⁓grad m degree of sensitisation ⁓mittel n s Sensibilisator ⁓reaktion f sensitisation response (SR)

Sensibilität f sensitivity, sensitiveness / herabgesetzte ⁓ hyposensitivity, hyposensitiveness

Sensibilitäts|erscheinung f sign of sensitisation ⁓herabsetzung f diminished sensibility ⁓prüfung f sensibility test ⁓störung f perception disorder

sensibilisieren to sensitise

sensitiv sensitive ~ieren to sensitise ⁓ierung f sensitisation ⁓ität f sensibility, sensitiveness ⁓paranoiker m sensitive paranoiac (pærə'nɔiæk)

Senso|hypochonder m sensohypochondriac ~mobil sensomobile (ou) ⁓mobilität f sensomobility ~motorisch sensorimotor (ou), sensomotor

sensor|iell sensorial (ɔ:), sensory ⁓imetabolismus m sensorimetabolism ~isch (Sinne betr) sensorial (ɔ:), sensory ⁓ium n sensorium (ɔ:) ⁓ium- sensorial (ɔ:)

SEP = saure Erythrozyten-Phosphatase f acid erythrocyte phosphatase

Separ|anda n pl pharm poisons ⁓ator m separator (e) ⁓ieren n dent separating ~ieren (absondern) to separate (e) ⁓ierscheibe f dent cutting disk

Sepia f sepia (i:)

SE-Polyoma-Virus = Stewart-Eddy--Polyoma-Virus n Stewart-Eddy polyoma virus

Sepsis f sepsis, septic[a]emia (i:), sept[a]emia (i:) / (durch Fäulnisbakterien) sapr[a]emia (i:) / allgemeine ⁓ generalised sepsis / ⁓ bei Pyämie septicopy[a]emia (i:) / im Körper entstandene ⁓ endosepsis ~verbreitend septiferous (i)

Sepsometer n sepsometer

Septal- septal ⁓zelle f septal cell

septiert (durch eine Scheidewand getrennt) anat septate (e)

Septigravida f septigravida

Septikämie f septic[a]emia (i:), sept[a]emia (i:) ⁓- septic[a]emic (i:)

Septikopyämie f septicopy[a]emia (i:), septic py[a]emia

septisch septic, septic[a]emic (i:)

Septometer n septometer

Septotom n septotome ⁓ie f chir septotomy

Septula f septula

Septum n (pl Septa od Septen) septum, pl septa (e) knöcherner Teil des ⁓s osteoseptum ⁓ *aorticopulmonale* aortopulmonary s. ⁓ *atrioventriculare* (PNA) atrioventricular s. ⁓ *canalis musculotubarii* (PNA) s. of the musculotubal canal ⁓ *cervicale intermedium* (PNA) posterior median cervical s. ⁓ *corporum cavernosorum clitoridis* (PNA) s. of the corpora cavernosa of the clitoris ⁓ *femorale* (PNA) femoral s. ⁓ *gingivale* gum s. ⁓ *glandis* (PNA) s. of the glans *Septa interalveolaria mandibulae et maxillae* (PNA) interalveolar septa ⁓ *interatriale* (PNA) atrial s. ⁓ *intermedium cordis* (PNA) s. intermedium of His ⁓ *intermusculare anterius cruris* (PNA) anterior intermuscular s. of the leg; ⁓ ~ *brachii laterale* lateral intermuscular s. of the upper arm; ⁓ ~ *brachii mediale* medial intermuscular s. of the upper arm; ⁓ ~ *femoris laterale* (PNA) lateral intermuscular s. of the thigh; ⁓ ~ *femoris mediale* (PNA) medial intermuscular s. of the thigh; ⁓ ~ *posterius cruris* (PNA) posterior intermuscular s. of the leg *Septa interradicularia* (PNA) (Alveolarrippen) inter-radicular septa ⁓ *intraventriculare* (PNA) (Ventrikelseptum) ventricular s. ⁓ *linguae* (PNA) s. of the tongue ⁓ *nasi* (PNA) (Nasenscheidewand) nasal s.; ⁓ ~ *osseus* (PNA) osseous nasal s. ⁓ *orbitale* (PNA) orbital s. ⁓ *pectiniforme* pectiniform s. ⁓ *pellucidum* (PNA) s. lucidum ⁓ *penis* (PNA) s. of the penis ⁓ *rectovaginale* (PNA) rectovaginal s. ⁓ *rectovesicale* (PNA) rectovesical s. ⁓ *scroti* (PNA) s. of the scrotum ⁓ *sinuum frontalium* (PNA) s. of the frontal sinuses (ai); ⁓ ~ *sphenoidalium* (PNA) s. of the sphenoidal sinuses (ai) ⁓- septal, septile ⁓defekt m septal od septum defect ⁓deviation f deviation of the septum ~durchdringend transseptal ⁓elevatorium n chir septum elevator ⁓hämatom n h[a]ematoma of the septum ⁓knorpel m (Cartilago septum nasi (PNA)) septal cartilage ⁓linien f pl, kostodiaphragmale costophrenic septal lines ~los non-septate ⁓messer n chir septal swivel knife ⁓perforation f perforation of the septum, septal perforation ⁓resektion f chir septectomy, resection of the nasal (ei) septum ⁓resektor m chir septotome ⁓schaden m (Herz) septal defect ⁓schwingmesser n chir septum swivel knife **⇄spritze** f septum syringe (i) **⇄wall** m septal wall **⇄zange** f [nasal] septum forceps pl

Sequential|analyse f sequential analysis **⇄präparat** n pharm sequential drug od preparation

Sequenzszintigraphie f radiol sequential od serial szintigraphy, serial imaging

Sequester m (Knochen) sequestrum, pl sequestra, dead bone, sequester **⇄**-sequestral **⇄bildung** f sequestration **⇄entfernung** f sequestrectomy, sequestrotomy, removal (u:) of sequestra (pl) **⇄lade** f involucrum (u:) **⇄otomie** f chir sequestrotomy **⇄zange** f sequestrum forceps pl

Sequestr|ation f sequestration **⇄ektomie** f sequestrectomy **⇄omie** f chir sequestrotomy **⇄otomie** f chir sequestrotomy

Ser- = Serin n serine, Ser

Sergent (ser'ӡ̃ã)-**Zeichen** n Sergent's line

Sericin n (Seidenleim) sericin

Serie f (Reihe) series ('siəri:z), pl series

Serien|- serial (iə) **⇄angiokardiogramm** n röntg serial angiocardiogram **⇄aufnahmegerät** n seriograph (iə) **⇄aufnahme[verfahren]** f [n] röntg serial radiography (ɔ), serialography (ɔ) **⇄bilder** n pl röntg serial films **⇄messung** f serial determination od measurement **⇄schnitt** m serial section **⇄schnittverfahren** n mikrosk lamination **⇄szintigraphie** f serial szintigraphy **⇄untersuchung** f serial tests (pl) **⇄versuch** m serial experiment (e) od test

Serin n serine (e) (EP), alpha-aminobetahydroxypropionic acid, hydroxyaminopropionic acid

Serioskopie f serioscopy (ɔ)

Serizit n sericite (e)

Sero|- (Vors) sero- ('siəro-) (Vors) **⇄albuminum humanum iodinatum** n iodinated human serum albumin **⇄dermatitis** f serodermatitis (ai) **⇄dermatose** f serodermatosis **⇄diagnose** f serodiagnosis / immunodiagnosis, serum (iə) diagnosis **⇄faktoren** m pl serologic[al] factors **⇄fibrinös** serofibrinous (ai), fibroserous (iə) **⇄genese** f serogenesis **⇄globulin** n seroglobulin (ɔ) **⇄glykoid** n seroglycoid (ai) **⇄gruppe** f serologic[al] group **⇄loge** m serologist (ɔ) **⇄logie** f serology **⇄logie-** serologic[al] (ɔ), immunologic[al] **⇄logisch** serologic[al] (ɔ), sero- (iə) (Vors), immunologic[al] **⇄m** n seroma **⇄membranös** seromembranous **⇄mukoid** n seromucoid **⇄muzin** n seromucin ('mju:sin) **⇄negativ** seronegative (e) **⇄peritoneum** n seroperitoneum (i) **⇄phyt** m serophyte **⇄pneumoperikard** n hydropneumopericardium **⇄pneumothorax** m seropneumothorax ('θɔ:ræks), hydropneumothorax **⇄positiv** seropositive (ɔ) **⇄purulent** seropurulent (juə) **⇄reaktion** f seroreaction

serös serous (iə), sero- (iə) (Vors)

Serosa f anat serous (iə) membrane, serosa **⇄muzin** n serosamucin **⇄prophyt** m serosaprophyte **⇄überzug** m serous coat, serosa

serös|-blutig serosanguineous (i) **⇄-eitrig** seropurulent (juə)

Serositis f serositis

serös-schleimig seromucous (ju:), muco-albuminous (ju:), mucoserous (iə)

Sero|taxis f serotaxis **⇄test** n serum (iə) test **⇄therapie** f serotherapy **⇄thorax** m hydrothorax ('θɔ:ræks), serothorax

⇄tonin n pharm 5'-hydroxytryptamine, serotonine, enteramine **⇄toninerg** serotoninergic **⇄typ** m serotype **⇄vakzination** f serovaccination **⇄zym** n (Prothrombin) prothrombin, serozyme ('siərozaim)

Serpentaria f bot snakeroot **⇄wurzel** f pharm serpentaria (ɛə) rhizome ('raizoum)

serpiginös serpiginous (i), creeping

Serratuslähmung f paralysis (æ) of the musculus (ʌ) serratus (ei)

Serres (sɛr)|-**Drüsen** f pl, -**Körperchen** n pl od -**Perlen** f pl Serres' glands **⇄**-**Winkel** m Serres' angle

Sertoli (sɛr'toli)|-**Zelle** f Sertoli cell **⇄zellentumor** m Sertoli cell tumo[u]r

Serum n serum (iə), pl sera (iə) **anallergisches ⇄** anallergic s. *antiretikuloendotheliales* **⇄** Bogomolets' (bɔgo'mɔletsiz) s. *antitoxisches* **⇄** (Heilserum) antitoxic (ɔ) s. *artfremdes* **⇄** heterologous s. **⇄** *mit Isoantikörpern* (Isoserum) isoserum **⇄** *prophylacticum* prophylactic s. **⇄** *einer Schwangeren* s. from a pregnant woman *zytotoxisches* **⇄** cytotoxic s. **⇄**-serous (iə), serum (iə), sero- (iə) (Vors), serumal (u:) **⇄**-**Ac**-**Globulin** n (Faktor VI [der Blutgerinnung] serum accelerator globulin **⇄**-**agar** m bakt serum agar ('eiga:) **⇄albumin** n serum albumin (ju:), seralbumin **⇄albuminurie** f sero-albuminuria (juə) **⇄allergie** f serum intoxication, serum sickness **⇄amylase** f amylase (e) in the blood serum **⇄anaphylaxie** f sero-anaphylaxis **⇄antikörper** m antibody **⇄artig** serous (iə) **⇄ausflockung** f seroflocculation **⇄ausschlag** m serum rash, antitoxin rash **⇄behandlung** f treatment with sera, serotherapy / (mit artfremdem Serum) heteroserotherapy **⇄behandlung betr.** serotherapeutic[al] (ju:) **⇄bilirubin** n serum bilirubin (u:), h[a]emobilirubin **⇄dermatitis** f serum rash **⇄diagnose** f serodiagnosis, orrhodiagnosis / (durch Tierversuch) isodiagnosis ('aiso) **⇄diastase** f diastase (ai) in the blood serum **⇄einheit** f antitoxic serum unit (AU) **⇄eisen** n serum iron ('aiən) **⇄eisenstoffwechsel** m plasma iron turnover rate (PITR) **⇄eiweiß** n serum albumin (ju:) od protein ('prouti:n) **⇄eiweißelektrophorese** f serum protein electrophoresis **⇄eiweißquotient** m protein quotient (ou) **⇄elektrolyt** m serum electrolyte **⇄entstehung** f serogenesis **⇄enzym** n sero-enzyme **⇄-Enzymspiegel** m (Infarkt) serum-enzyme level (e) **⇄erkrankung** f serum sickness **⇄exanthem** n serum rash, serum exanthema (i:) **⇄farbstoff** m serochrome ('siərokroum) **⇄ferment** n serum enzyme **⇄ferritin** n serum ferritin **⇄fest** serum-fast (a:), serum-resistant **⇄festigkeit** f seroresistance **⇄filtrat** n serum filtrate **⇄genese** f serogenesis **⇄globulin** n chem serum globulin (ɔ) **⇄-Glutamat-Oxalazetat-Transaminase** f (SGOT) serum (iə) glutamate oxalo-acetate transaminase (æ) (SGOT) **⇄-Glutamat-Pyruvat-Transaminase** f (SGPT) serum (iə) glutamate pyruvate transaminase (SGPT) **⇄gonadotropin** n serum gonadotrophin (ɔ) **⇄harnstoff** m serum urea **⇄hepatitis** f [homologous (ɔ)] serum (iə) hepatitis od jaundice (ɔ:) **⇄-α-Hydroxybutyratdehydrogenase** f serum-α-hydroxybutyr-

ate dehydrogenase (SHBD) **⇄ikterus** m s **⇄hepatitis ⇄immunität** f (passive Immunität) orrho-immunity (ju:), passive immunity **⇄**-**Kalium** n serum potassium **⇄komplement** n serum complement **⇄konserve** f dried human (ju:) serum **⇄konzentration** f serum concentration **⇄krankheit** f serum sickness od disease **⇄kreatinin** n serum creatinine **⇄kreatinwert** m value (æ) of creatine (i:) in the serum **⇄kultur** f seroculture **⇄kunde** f serology **⇄labilitätstest** m serum tolerance test **⇄meningitis** f sterile (e) meningitis (dӡai) **⇄-Milchsäure-Dehydrogenase** f serum lactic dehydrogenase **⇄-Milchsäure-Hydrogenase** f serum lactic hydrogenase (ɔ) **⇄nährboden** m serum culture medium **⇄-Natrium** n serum sodium **⇄negativ** seronegative (e) **⇄nesselfieber** n serum rash, serum urticaria **⇄neutralisierung** f serum neutralization (SN) **⇄phosphatase** f serum phosphatase **⇄positiv** seropositive (ɔ) **⇄probe** f serologic[al] (ɔ) test / serum sample **⇄prognose** f seroprognosis **⇄prophylaxe** f seroprophylaxis **⇄protein** n serum protein / thyroxinbindendes **⇄** thyroxine-binding protein (TBP) **⇄reaktion** f serum reaction, serologic[al] (ɔ) reaction, seroreaction **⇄resistent** serum-fast (a:), serum-resistant **⇄säule** f serum column (ɔ) **⇄schock** m serum intoxication od shock **⇄schutzimpfung** f seroprevention, seroprophylaxis **⇄spiegel** m serum level (e) **⇄spitzenwert** m peak serum level **⇄therapeut** m serotherapist (e) **⇄therapeutisch** serotherapeutic[al] (ju:), orrhotherapeutic[al] **⇄therapie** f serum therapy, serotherapy, orrhotherapy **⇄transfusion** f serum transfusion **⇄trypsinhemmer** m serum-trypsin inhibitor (STI) **⇄untersuchung** f seroscopy (ɔ), blood serology **⇄urtikaria** f serum rash, serum urticaria (ɛə) **⇄wundsalbe** f pharm serum paste

Sesam m pharm sesame ('sesəmi) **⇄beine** n pl (Ossa sesamoidea [manus] (PNA)) sesamoid bones [of the hand]; (Ossa sesamoidea [pedis] (PNA)) sesamoid bones [of the foot] **⇄i oleum** (EP) sesame oil (EP, BP) **⇄knöchelchen** n sesamoid bone **⇄knochen** m sesamoid bone **⇄knorpel** m anat sesamoid cartilage **⇄öl** n sesame oil (EP), teel oil **⇄samen** m sesame seed

Sesarmakrabbe f (Paragonimuswirt) sesarma (si'sa:mə)

Sesqui|chlorid n chem sesquichloride (ɔ:) **⇄oxyd** n chem sesqui-oxide **⇄terpen** n sesquiterpene

Sesselform f chem chair form

seßhaft sedentary (e); sessile

sessil sessile ('sesail)

Setaceum n (Haarseil) histor seton (i:)

Setariase f setariasis

SETD = Sulfaethidol n sulpha-ethidole

Setschenow ('sjetʃinɔf)-**Zentren** n pl Setchenov's centres [US centers]

setzen, Quaddeln **~** to raise weals [US wheals]

Seuche f epidemic (e)

Seuchen|- epidemic (e) **~artig** epidenic / (ansteckend) contagious (ei), infectious **⇄ausrottung** f eradication of epidemics **⇄bekämpfung** f control (ou) of epidemics **~frei** free from infection (ffi), free from epidemics **~haft** epidemic

ℒherd m centre [US center] of an epidemic ℒkrankenhaus n isolation hospital, epidemic (e) disease hospital ℒschutz m protection against epidemics ℒverbreitung f spreading (e) of an epidemic ℒverlauf m course of an epidemic ℒvorsorge f protection against epidemics

Sevenbaum m bot savin (æ)

Sexchromatin n sex chromatin (ou)

Sexduktion f sexduction (ʌ)

sexologisch sex sexologic[al] (ɔ)

Sexpili m pl bakt F-pili

Sexti|gravida f sextigravida ℒpara f sextipara

sexual sex sexual ('seksjuəl) ℒdelikt n sex offence [US offense] ℒdelinquent m sex offender ℒdeviation f sexual deviation ℒdifferenzierung f sex differentiation ℒempfindung f sexual sensation ℒerregung f sexual excitation ℒfaktor m fertility factor ℒhormon n sex hormone ℒhygiene f sex hygiene ('haidʒi:n) ℒinstinkt m sex[ual] instinct ℒität f sexuality (æ) / infantile ℒ pregenital sexuality ~isieren to sexualise ('seksjuəlaiz) ℒisierung f sexualisation ℒleben n sex life ℒmerkmal n sexual characteristic ℒneurasthenie f sexual neurasthenia (,njuərəs'θi:niə) ℒneurose f ps sexual neurosis ℒorgan n sexual organ ℒpathologie f sexual pathology ℒpsychologie f psychology of sexual behaviou[u]r ℒpsychopathologie f sexual psychopathology ℒreflexe m pl sexual reflexes ℒtrieb m (Geschlechtstrieb) sexual instinct ℒverhalten n sexual behaviou[u]r ℒwissenschaft f sexology ℒwissenschaftler m sexologist (ɔ)

sexuell sexual ('seksjuəl)

Sézary (seza'ri)-Syndrom n (Retikulose) Sézary's syndrome

sezernieren to secrete (i:), to excrete (i:), to discharge / (Ekzem) to weep ℒ n excretion (i:), secretion (i:) / (Ekzem) weeping ~d secerning, secretory (i:), excretory (i:) / (Ekzem) weeping / (Hautkrankheit) exudative (ju:)

Sezier|besteck n dissecting instruments od case ~en pathol to perform an autopsy (ɔ:) od post-mortem examination / anat to dissect ℒhandschuhe m pl dissecting gloves (ʌ) ℒmesser n dissecting od autopsy knife ℒmikroskop n dissecting microscope (ai) ℒpinzette f dissecting forceps pl ℒsaal m (Sektionsraum, Präpariersaal) dissecting room ℒtisch m dissecting table

Sf = Svedberg-Flotationseinheit f Svedberg flotation constant, Sf

SF-Lösung = Sendroy-Lösung f Sendroy's solution

S-förmig sigmoid, sigmoidal (ɔi), sigma-shaped, S-shaped

SF-Stamm m Eaton virus

SF-Test = Sabin-Feldman-Test m Sabin-Feldman dye test

SF 4-Virus = Shipping-fever-Virus n SF-4

SG = Sulfaguanidin n sulphaguanidine [US sulf-]

Sg = Sphygmogramm n sphygmogram

s.G. = spezifisches Gewicht n specific gravity (æ)

Sgambati (zgam'ba:ti)-Reaktion f Sgambati's test

S-α₂-Globulin n slow α_2 globulin

SGOT = Serum-Glutamat-Oxalazetat--Transaminase f serum (iə) glutamate oxalo-acetate transaminase (SGOT)

SGPT = Serum-Glutamat-Pyruvat--Transaminase f serum (iə) glutamate pyruvate transaminase (SGPT)

SGR = Sachs-Georgi-Reaktion f Sachs--Georgi test (SG)

SH = Serumhepatitis f serum hepatitis, SH / = Sulfhydryl n sulph-hydryl, SH

Shaffer-Marriott ('ʃæfə-'mæriət)-Methode f Shaffer and Marriott method

Shambaugh ('ʃæmbɔ:)-Operation f otol Shambaugh's operation

SH-Antigen = Serumhepatitis-Antigen n serum hepatitis antigen, SH antigen

Sharman ('ʃa:mən)-Kurette f Sharman's curet[te]

Sharpey ('ʃa:pi)-Fasern f pl Sharpey's fibres [US fibers]

Sheehan ('ʃi:hən)-Syndrom n Sheehan's syndrome, Simmonds' syndrome, hyperpituitarism syndrome

Shepherd ('ʃepəd)-Cloquet (klo'kei)--Fraktur f Shepherd's fracture

Sherman ('ʃə:mən)-Einheiten f pl Sherman units ℒ-Platte f Sherman's plate ℒ-Schraube f chir Sherman screw

Sherren ('ʃerən)-Dreieck n Sherren's triangle

Sherrington ('ʃeriŋtən)-Gesetz n Sherrington's law

S.H.G.-Diät = Sauerbruch-Hermanns-dorfer-Gerson-Diät f SHG diet

Shiga-Kruse ('ʃi:gə-'kru:zə)-Bazillus m Shiga [-Kruse] bacillus (i), Shigella dysenteriae (disen'tiərii:)

Shigell|a f Shigella ℒose f shigellosis

Shipley ('ʃipli)-Test m ps Shipley--Hartford ('ha:tfəd) test

Shipway ('ʃipwei)-Apparat m Shipway's apparatus

Shirodkar-Operation f Shirodkar's operation

Shohl (ʃoul)-Lösung f Shohl's solution

Shunt m (Nebenschluss) shunt (ʌ) / portokavaler ℒ portocaval shunt / splenorenaler ℒ renal-splenic venous shunt ℒoperation f short-circuiting operation ℒvolumen f shunt volume

Shwartzman-Sanarelli-Phänomen n od -Syndrom n Shwartzman's reaction, Shwartzman-Sanarelli phenomenon

Shy-Drager (ʃai-'dreigə)-Syndrom n Shy-Drager syndrome, orthostatic hypotensive-dysautonomic dyskinetic syndrome

Si = Silizium n silicon, Si

Sia ('si:a)-[Euglobulin-]Reaktion f Sia's test

Sial|adenitis f (Speicheldrüsenentzündung) sialadenitis, sialo-adenitis ℒagogum n pharm sialogogue (æ) ℒinsäure f sialic od sialine (ai) acid

Sialo|- (Vors) (Speichel-) sialo- (ai) (Vors) ℒadenitis f sial[o]-adenitis ℒangiektasie f sialo-angiectasis ℒangitis f sialo-angitis ℒdochitis f sialo-angitis ℒdochoplastik f sialodochoplasty (ou) ℒductitis f sialo-angitis ~gen sialogenous (ɔ) ℒgie f (Wissenschaft von der Chemie u der Bedeutung des Speichels) sialology ℒgramm n röntg sialogram (æ) ℒgraphie f röntg sialography (ɔ), radiography (ɔ) of salivary (æ) glands and ducts ~graphisch röntg sialographic (æ) ℒlith n (Speichelstein) sialolith (æ) ℒlithiasis f (Speichelsteinleiden) sialolithiasis (ai) ℒlithotomie f chir sialolithotomy ℒmukoprotein n sialo-

mucoprotein ℒphagie f (Speichelschlukken) sialophagia (ei) ℒrrhoe f (Speichelfluß) path sialorrh[o]ea (i) ℒsemiologie f sialosemeiology ℒstenose f sialostenosis ℒzele f sialocele ('saiəlosi:l)

sibilans sibilant (i)

Sibson ('sibsən)-Furche f Sibson's furrow ℒ-Grube f Sibson's groove ℒ--Vorhof m Sibson's vestibule

Sicard (si'kar)-Syndrom n (Glossopharyngealneuralgie) Collet (kɔ'le)-Sicard syndrome, pharyngo-laryngeal paralysis syndrome

Sicca-Syndrom n Sjögren's ('ʃø:gre:nz) disease od syndrome, sicca syndrome

Sichaufhellen n (Protoplasma) lucidification

Sichel f anat falx (fælks), pl falces ('fælsi:z) / (Großhirn) falx cerebri (e) / (Kleinhirn) falcula (æ), falx cerebelli (e) sickle ~artig sickle-shaped ℒband n (Ligamentum falciforme hepatis (PNA)) falciform ligament of the liver ℒform f (Plasmodien) sickle form ~förmig falcate (e), falciform, sickle-shaped / (Plasmodien) sickle-form ℒfortsatz m falciform process (ou) ℒkeim n falciform body, sporozoite ('zouait) ℒzeichen n (Nierenrinde) crescent sign ℒzelle f sickle cell, drepanocyte (e) ℒzellenanämie f sickle-cell an[a]emia (i:), meniscocytosis, drepanocytosis, Dresbach's ('dresbaxs) an[a]emia, Herrick's ('heriks) syndrome ℒzellenauftreten n sickling ℒzellenbildung f (Auftreten von Sichelzellen im Blut) sickling (i) ℒzellen-Gen n sickle-cell gene (dʒi:n) ℒzellen-Thalassämie f sickle-cell thalass[a]emia

Sicherheits|faktor m safety factor ℒgurtsyndrom n seat-belt syndrome ℒkoeffizient m safety factor ℒmaßnahme f precautionary (ɔ:) od safety measure (e), safeguard ℒnadel f safety pin ℒnadelextraktor m safety-pin extractor ℒnaht f temporary suture (ju:) ℒpessar n check pessary ℒverwahrung f for preventive detention ℒvorrichtung f safety device (ai)

Sicht f aspect, view (vju:) / auf lange ℒ long-term, long-range

sichtbar visible (i) / ~ machen to show, to demonstrate (e), to visualise (i) ℒmachen n visualisation ℒmachung f visualisation ℒwerden n (Symptom) appearance

Sichter m separator

-sichtig (Nachs) -sighted (ai) (Nachs)

Sichübergeben n vomiting (ɔ), vomitus (ɔ)

Sicker|blut n oozing ('u:ziŋ) blood ℒblutung f seeping od oozing h[a]emorrhage (e) ℒkissen n pharm drainage system ~n (Blut, Liquor) to seep, to ooze ℒung f seepage ('si:pidʒ), oozing ('u:ziŋ)

Sidero|blast m sideroblast ℒcyt m siderocyte (i) ℒdermie f (Bronzefärbung der Haut bei gestörtem Eisenabbau) sideroderma ℒdromophobie f siderodromophobia ℒfibrose f siderofibrosis ℒpenie f sideropenia (i:) ~phil (Zellen) siderophilous (ɔ), siderophil[e] (i) ℒphon n siderophone ℒse f siderosis ℒsilikose f siderosilicosis ℒsis f siderosis / ℒ bulbi siderosis bulbi ℒskop n sideroscope (i) ℒstat m (Auge) electro--magnet ℒzyt m siderocyte (i)

Sieb n Lab sieve (siv), strainer, screen

≈analyse f sieve analysis, screen analysis ~**artig** sievelike, cribral (i), cribriform (i)

Siebbein n (Os ethmoidale (*PNA*)) *anat* ethmoid ('eθmɔid) *od* cribriform (i) bone ≈- ethmoidal (ɔi) ≈ **u. Gaumen** betr. ethmopalatal (æ) ≈ **u. Keilbein** betr. ethmosphenoid (i:) ≈ **u. Nasenknochen** betr. ethmonasal (ei) ≈ **u. Oberkiefer** betr. ethmomaxillary (i) ≈ **u. Pflugscharbein** betr. ethmovomerine ('voumərin) ≈ **u. Tränenbein** betr. ethmolacrimal (æ) **≈arterie** f ethmoidal artery **≈entfernung** f ethmoidectomy **≈entzündung** f ethmoiditis **≈höhle** f ethmoidal sinus (ai) **≈labyrinth** n ethmoidal labyrinth (æ) **≈platte** f cribriform plate **≈resektion** f chir ethmoidectomy **≈venen** f pl (Venae ethmoidales (*PNA*)) ethmoidal veins **≈zange** f chir ethmoid forceps pl **≈zellen** f pl (Cellulae ethmoidales (*PNA*)) ethmoidal [*US* ethmoid] cells ≈[zellen]entzündung f ethmoiditis

Siebbestrahlung f röntg grid-irradiation, X-ray screen therapy

sieben *Lab* to sift

Sieben|monatskind n baby born before term **≈tagefieber** n seven-day fever, dengue ('deŋɡə), break-bone fever / japanisches ≈ nanukayami ('na:nu:ka:'ja:mi:) ~**tägig** (Fieber) septan

Siebentgebärende f septigravida (æ), septipara (i)

siebenwertig chem septivalent (i)

Sieb|form f cribration ~**förmig** sieve--shaped, cribriform (i), cribrose (i), cribrate (i) **≈hymen** n cribriform od fenestrated hymen (ai) **≈obturator** m sieve obturator **≈platte** f (Lamina cribrosa) cribriform plate, cribrum (i) **≈schale** f perforated tray

Siechtum n invalidism

Siede|analyse f analysis (æ) by fractional distillation **≈bereich** m boiling range **≈n** n boiling (ɔi), ebullition (i) / zum ≈ bringen to bring to the boil, to heat to boiling ~**nd** boiling **≈punkt** m boiling point / boils at

Siegal-Cattan-Mamon (si'gal-ka'tā-ma-'mō)-**Syndrom** n familial mediterranean fever syndrome, Reimann's periodic disease

Siegelerde f terra sigillata (ei)

Siegelpackung f pharm strip pack od dispenser

Siegelring|form f (Plasmodien) signet--ring shape **≈zelle** f signet-ring cell

Siegert ('zi:gert)-**Zeichen** n (bei Mongolismus) Siegert's sign

Siegle ('zi:glə)-**[Ohr]Trichter** m Siegle's otoscope

Siegrist ('zi:grist)|-**Flecke** m pl Siegrist's spots ≈-**Hutchinson** ('hʌtʃinsən)-**Syndrom** n Siegrist's syndrome, Siegrist--Hutchinson syndrome

Siemerling ('zi:mərliŋ)-**Kern** m Siemerling's nucleus

Sigault (si'go)-**Operation** f Sigault's operation

Sigma n sigma ('sigmə) / (Colon sigmoideum (*PNA*)) pelvic colon ≈- sigmoid, sigmoido- (ɔi) (*Vors*) **≈affektion** f sigmoiditis **≈anheftung** f chir sigmoidopexy **≈eröffnung** f chir sigmoidotomy, sigmoidostomy **≈fixation** f chir sigmoidopexy, romanopexy (æ) ~**förmig** sigmoid **≈gekröse** n mesosigmoid

≈karzinom n cancer of the sigmoid **≈rektumanastomosenanlegung** f chir sigmoidoproctostomy, sigmoidorectostomy **≈rektumentzündung** f proctosigmoiditis **≈rektumexstirpation** f chir proctosigmoidectomy **≈resektion** f chir sigmoidectomy **≈rhythmus** m sigma rhythm (riðm) **≈tismus** m sigmatism **≈volvulus** m sigmoid volvulus

Sigmoid n (Colon sigmoideum (*PNA*)) anat pelvic colon **≈anheftung** f (Sigmoidopexie) chir sigmoidopexy (ɔi) **≈ektomie** f chir sigmoidectomy **≈itis** f sigmoiditis

Sigmoido|pexie f chir sigmoidopexy **≈rektostomie** f sigmoidorectostomy **≈sigmoidostomie** f chir sigmoidosigmoidostomy **≈skop** n sigmoidoscope, rectoscope **≈skopie** f sigmoidoscopy (ɔ), sigmoscopy (ɔ) **≈tomie** f sigmoidotomy

Sigmo|skop n rectoscope, sigmoidoscope (ɔi) **≈skopie** f sigmoidoscopy (ɔ), sigmoscopy, rectoscopy

Sigmund ('zi:kmunt)-**Drüse** f Sigmund's gland

Signa mortis n pl (Todeszeichen) signs of death (e)

Signal n (auch physiol) signal (i) **≈symptom** n signal symptom ≈**uhr** f [interval] timer (ai)

Signatur f signature ('signətʃə) / pharm label (ei)

Signaturenlehre f doctrine (ɔ) of signatures

signifik|ant significant (i) **≈anz** f stat significance (i) **≈anzniveau** n stat significance level

Signorelli (siɲoˈreli)-**Zeichen** n Signorelli's sign

Signum n (pl Signen) signum (i), pl signa, sign (ai), symptom (i) / ≈ mali ominis unfavo[u]rable (ei) symptom od sign

Silan n silane (i) ~**isieren** to silanise **≈isierung** f silanisation

Silben|schleifen n (der Paralytiker) slurring (əː) **≈stolpern** n syllable stumbling (ʌ), stuttering (ʌ) **≈verschlucken** n clipped speech

Silber n chem silver ~**artig** silvery, argentine (a:) ~**bedingt** argyric (a:'dʒirik) **≈bild** n silver image **≈bromid** n chem (Bromsilber) silver bromide (ou) **≈chlorid** n chem silver chloride (ɔ:) **≈diaminnitrat-Lösung** f (*DAB*) ammoniacal solution of silver nitrate **≈diäthyldithiocarbamat** n (*EP, DAB*) silver diethyldithiocarbamate (*EP, USP*) **≈draht** m chir silver [suture (ju:)] wire **≈drahtarterien** f pl silver wire arteries **≈färbung** f mikrosk argentation, silver staining **≈folie** f silver foil ~**haltig** chem argentic, argentous, containing (ei) silver **≈imprägnierung** f silver staining method (e) **≈jodid** n chem silver iodide ('aiədaid) **≈keime** m pl silver nuclei **≈korn** n silver grain **≈methode** f (nach Gros-Schultze) method of silver staining **≈niederschlag** m silver precipitate (i) **≈nitrat** n chem silver nitrate (ai), (Höllenstein) lunar (u:) caustic (ɔ:) **≈nitratlösung** f (*EP, DAB*) pharm silver nitrate solution (*BPC, EP, USP*) **≈nitrat-Pyridin** n (*EP*) silver nitrate in pyridine solution **≈oxyd** n chem silver oxide (ɔ) **≈salvarsan** n pharm silver arsphenamine (e), silver salvarsan (a) **≈salzvergiftung** f argyria (a:'dʒiəriə) **≈zellen** f pl argentaffin[e] cells

Silfverskiöld-Syndrom n Silfverskiöld's syndrome, extremity osteochondrodystrophy syndrome

Silhouette f (Herz) silhouette (silu'et) **≈zeichen** n radiol silhouette sign

Silicium n chem s Sillizium

Siliconöl n silicone (i) oil

Silikagel n silica gel (dʒel)

Silikat n chem silicate (i) **≈zement** m dent silicate cement

Siliko- (*Vors*) chem silico- (i) (*Vors*) ≈-**Arthritis** f Caplan's ('kæplənz) syndrome, silico-arthritis

Silikon n silicone **≈embolie** f silicone embolism **≈salbe** f silicone ointment **≈spray** m silicone spray

Silikose f silicosis (ou), pneumosilicosis (ou) / stone-masons' (ei) disease, grinders' (ai) disease / ≈ mit Eisenstaubbeimengung silicosiderosis (ou) ~**befallen** silicotic (ɔ)

Siliko|sidero[anthrako]se f silicosiderosis **≈tiker** m person (əː) suffering from silicosis ~**tisch** silicotic (ɔ) ~**tuberkulös** (an Silikose mit aufgepfropfter Tuberkulose leidend) silicotuberculous (əː) **≈tuberkulose** f silicotuberculosis

Silizium n chem silicon (i) ≈- siliceous (i), silico- (i) (*Vors*) **≈chlorid** n chem silicon tetrachloride (ɔ:) **≈djoxyd** n chem silica (i) **≈fluorid** n chem silicofluoride (u)

Silk|gut n chir silkworm gut **≈worm** n chir silkworm

Silo|-Füller-Syndrom n (Silogasvergiftung) silo-fillers' disease **≈gasvergiftung** f silo-fillers' disease **≈tod** m silo--workers' asphyxia (i)

Silver-Russell ('silvə-'rʌsəl)-**Syndrom** n Silver-Russell syndrome

Silverman ('silvəmən)-**Nadel** f Silverman's needle

Silvestrini-Corda (silves'trini-'kɔrdə)-**Syndrom** n Silvestrini-Corda syndrome

Silylierung f chem silylation

Simmonds ('simənz)|-**Kachexie** f s ≈-Sheehan-Syndrom ≈**Sheehan** ('ʃi:ən)-**Syndrom** n (Simmonds-Kachexie, HVL-Insuffizienz) Sheehan's disease od syndrome, Simmonds' syndrome

Simmons ('simənz)-**Agar** m Simmons's citrate (i)

Simon ('saimən)-**Herde** m pl Simon's foci

Simon ('zi:mən)-**Lage** f Simon position

Simons ('zi:mɔns)-**Syndrom** n (Barraquer-Simons-Krankheit, Lipodystrophia progressiva) Barraquer's (bara-'kɛrz) disease od syndrome, Simons' syndrome

Simpson ('simpsən)|-**Lampe** f Simpson's light ≈-**Operation** f Simpson's operation ≈-**Schiene** f Simpson's splint ≈--**Tampon** m Simpson's plug ≈-**Zange** f Simpson's forceps pl

Sims (simz)|-**Lage** f Sims' position ≈-**Spekulum** n od -**Vaginalspiegel** m (Entenschnabelspekulum) Sims' speculum (e)

Simul|ant m malingerer (mə'liŋɡərə) **≈ation** f malingering (mə'liŋɡəriŋ), simulation **≈ator** m simulator

Simulie f, **Simulium** n Simulium (ju:), pl Simulia (ju:), buffalo (ʌ) gnat (næt), sandfly (æ), black fly

simulieren to malinger (mə'liŋɡə)

simultan simultaneous (ei) **≈schichtaufnahmen** f pl röntg multi-layer (ɛə) tomography (ɔ) **ɹsehen** n binocular vision **ɹteilung** f genet simultaneous division

Sinapin n sinapine ('sinəpi:n) **ɹsäure** f sinapic od sinapinic acid

Sinapis f (Senf) pharm sinapis (i), mustard (ʌ) **ɹkopie** f sinapiscopy

Sinciput n sinciput ('sinsipʌt)

Sinclair ('siŋkleə)**-Kleber** m Sinclair's glue

Sindbeule f (Sindpustel) s Orientbeule

Singulett n singlet

Singultus m (Schluckauf) hiccough ('hikəp), singultus (ʌ) **ɹ-** singultous (ʌ)

Sinistrose f accident neurosis

sinken (Fieber) to go down, to fall, to drop / (Organ) to drop / (Blutdruck) to go down, to fall, to decrease / (Thermometer) to go down **ɹ** n sinking / (Absinken) decrease / (Verminderung) diminution / (Organ) dropping, ptosis / (Fieber) remission, fall / (Fet) descent / (Blutdruck) decrease, fall

Sinn m sense / musikalischer **ɹ** tone sense / im **ɹe** von as defined by / von **ɹen** sein to be out of one's senses od mind / die fünf **ɹe** the five senses **ɹ**sensorial (ɔ:), sensory [cave: sensual = sinnlich]

Sinnes|- sensory, sense, sensitive **ɹapparat** m sensorium (ɔ:), sensory nerve apparatus (ei) **ɹbläschen** n embr sense vesicle (e) **ɹeindruck** m sensory impression, sensation **ɹempfindung** f ps sensory perception, sensation **ɹenergien** f pl, sensory **ɹ** specific sensory energies **ɹepithel** n neuro-epithelium (i:), sensory epithelium (i:) **ɹhaar** n sensory hair **ɹimpuls** m sensory impulse **ɹnerv** m sensory nerve **ɹnervensystem** n sensory system **ɹorgan** n sense organ **ɹorgananlage** f embr placode (æ) **ɹphysiologie** f [a]esthesiophysiology **ɹreiz** m stimulus **ɹschärfe** f acuteness of the senses **ɹtäuschung** f ps (Illusion) illusion / (Halluzination) hallucination **ɹtrügerisch** ps hallucinative, hallucinatory (u:) **ɹwahrnehmung** f sensory perception / apperception **ɹwerkzeug** n ps s **ɹorgan ɹzelle** f sensory cell **ɹzentrum** n (Gehirn) sensory centre [US center]

Sinnkontinuität f ps sensible continuity

sinnlich sex sensual **ɹkeit** f ps sex sensuality (æ) / (anlagebedingte) sensualism

sino|aurikulär sino (ai)-atrial (ei), sino--auricular (i) **ɹaurikularknoten** m sino--atrial od sino-auricular node **ɹgraphie** f röntg sinography (ɔ)

Sinterglas-Filter m Lab sintered glass filter

Sinubronchitis f sinobronchitis

sinuös (buchtig) sinuous (i)

Sinus m sinus (ai), pl sinuses (ai) **ɹ** angles pl (PNA) (Analkrypten, Morgagni-Krypten) anal sinuses **ɹ** aortae pl (PNA) sinuses of the aorta **ɹ** caroticus (PNA) carotid (ɔ) s. **ɹ** cavernosus (PNA) cavernous s. **ɹ** cervicalis (Rabe) precervical s. **ɹ** coronarius (PNA) coronary s. **ɹ** durae matris pl (PNA) (Hirnsinus) sinuses of the dura mater **ɹ** epididymidis s. of the epididymis **ɹ** ethmoidalis ethmoidal s. **ɹ** frontalis (PNA) (Stirnhöhle) frontal (ʌ) s. **ɹ** intercavernosus anterior et posterior (PNA) intercavernous sinuses **ɹ** lactiferi pl (PNA) (Milchsäckchen)

lactiferous sinuses **ɹ** lateralis cerebri lateral (æ) s. **ɹ** longitudinalis longitudinal (ju:) od sagittal (æ) s. **ɹ** marginalis marginal s. **ɹ** maxillaris (PNA) (Oberkieferhöhle) maxillary s., Highmore's ('haimɔ:z) antrum (æ) **ɹ** medullaris medullary (ʌ) s. **ɹ** Morgagnii rectal s. **ɹ** obliquus pericardii (PNA) oblique s. of the pericardium **ɹ** occipitalis (PNA) occipital (i) s. **ɹ** oralis oral s. **ɹ** paranasales pl (PNA) paranasal sinuses **ɹ** petrosus petrosal s.; **ɹ** ~ inferior (PNA) inferior petrosal sinus; **ɹ** ~ superior (PNA) superior petrosal s. **ɹ** piriformis piriform (i) s. **ɹ** posterior cavi tympani (PNA) posterior s. of the tympanic cavity **ɹ** rectus tentorial (ɔ:) s. **ɹ** renalis (PNA) s. of the kidney s. **ɹ** sagittalis sagittal (æ) s.; **ɹ** sagittales pl (PNA) inferior and superior sagittal sinuses **ɹ** sigmoideus (PNA) sigmoid s. **ɹ** sphenoidalis sphenoidal s. **ɹ** sphenoparietalis (PNA) sphenoparietal s. **ɹ** tarsi tarsal s. **ɹ** terminalis terminal s. **ɹ** transversus (PNA) transverse s. [of the dura mater]; **ɹ** ~ pericardii (PNA) transverse s. [of the pericardium] **ɹ** trunci pulmonalis (PNA) s. of the pulmonary trunk **ɹ** tympani (PNA) s. tympani (i) **ɹ** urogenitalis (PNA) urogenital (e) s. **ɹ** uterinus uterine ('ju:tərain) s. **ɹ** uteroplacentalis uteroplacental s. **ɹ** venarum cavarum (PNA) s. of the venae cavae **ɹ** venosus venous (i:) s.; **ɹ** ~ sclerae (PNA) s. venosus sclerae, Schlemm's (ʃlem) canal **ɹ** sinusal (ai), sinal (ai), sino- (ai) (Vors), sinu- ('sainju:-) (Vors) **ɹähnlich** sinusoidal **ɹal** sinusal **ɹarrest** m sinus arrest **ɹarrhythmie** f sinus arrhythmia (i) **ɹblutung** f sinus h[a]emorrhage **ɹbradykardie** f sinus bradycardia **ɹ-cavernosus-Fistel** f fistula of the cavernous sinus **ɹ-cavernosus-Syndrom** n cavernous sinus syndrome **ɹ-cavernosus--Thrombose** f cavernous sinus thrombosis **ɹdrainage** f sinus drainage **ɹeröffnung** f chir sinusotomy, sinusotomy **ɹfeld** n röntg sinusoidal (ɔi) field **ɹfrequenz** f sinus rate **ɹgebiet** n (Herz) region of the cardiac sinus **ɹimpuls** m sinoauricular (i) impulse **ɹitis** f sinusitis / antritis / **ɹ** frontalis frontal s. / **ɹ** maxillaris (Kieferhöhlenentzündung) highmoritis (ai), maxillary s. / **ɹ** sphenoidalis sphenoid s. **ɹkatheter** m coronary sinus catheter (æ) **ɹklappe** f sinus valve

Sinusknoten m (Nodus sinu-atrialis (PNA)) (Herz) sino-atrial (ei) od sino--auricular node, pacemaker **ɹaustrittsblock** m sino-atrial exit block **ɹdepression** f sino-atrial depression **ɹerholungszeit** f sinus node recovery time **ɹfunktion** f sino-atrial node function **ɹstillstand** m sinus arrest **ɹsyndrom** n sick sinus [node] syndrome **ɹzelle** f cell of the sino-atrial node

Sinus|konfluenz f confluence of the sinuses **ɹkontraktion** f sinus contraction **ɹographie** f sinography **ɹoidal** sinusoidal (ɔi) sinoid (ɔi) pl sinusoids **ɹoskop** n antroscope **ɹotomie** f chir sinusotomy **ɹphlebitis** f sinus phlebitis **ɹpleuritis** f pleurisy in the region of the pleural (uə) sinuses **ɹpunktion** f (Hirn) puncture of the sagittal (æ) sinus **ɹraspel** f frontal sinus rasp **ɹrhythmus** m sinus rhythm / normaler **ɹ** regular

sinus rhythm (RSR) **ɹschlag** m sinus beat **ɹspülung** f flushing of a sinus **ɹstrom** m sinusoidal current **ɹtachykardie** f sinus tachycardia **ɹthrombose** f thrombosis of a sinus / (mit Entzündung) thrombosinusitis **ɹzyklus** m sinus cycle

sinzipital sincipital

Siphon m (Saugheber) Lab siphon ('saifən) **ɹaptera** n pl (Flöhe) Siphonaptera (æ), fleas **ɹom** n siphonoma **ɹ--Technik** f siphonage technique

Sippy ('sipi)**-Diät** f Sippy's diet (ai) **ɹ--Kost** f Sippy's diet **ɹ-Kur** f Sippy's treatment

Sir. = Sirupus m syrup, syr.

Sirene[nbildung f] f sirenomelus

Siriasis f siriasis (si'raiəsis), heat stroke

Sirup syrup ('sirəp) / pharm syrupus ('sirəpəs), elixir (i) / **ɹ** von schwarzen Johannisbeeren black current syrup (BPC) **~artig** syrupy **~ös** syrupy (i) **ɹpräparate** n pl pharm syrup compounds **ɹus** m pharm s Sirup **ɹ** Aurantii orange syrup (BPC) **ɹ** Cerasi wild cherry syrup (USP) **ɹ** Corticis Aurantii citric acid syrup (USP) **ɹ** Ipecacuanhae (Brechwurzelsirup) ipecac ('ipəkæk) syrup (USP) **ɹ** Liquiritiae glycyrrhiza (ai) syrup (USP), liquorice syrup **ɹ** Mannae (Mannasirup) syrup of manna **ɹ** Ribis Nigri black current syrup (BPC) **ɹ** Rubi Idaei (Himbeersirup) raspberry syrup (BPC) **ɹ** Senegae (Senegasirup) senega (e) syrup **ɹ** Sennae (Sennasirup) syrup of senna **ɹ** simplex (DAB) [simple] syrup (USP)

Sismotherapie f (Seismotherapie, Vibrationsbehandlung) seismotherapy

sistier|en to stop, to interrupt (ʌ) **ɹung** f interruption

Sistrunk ('sistrʌŋk)**-Operation** f Sistrunk's operation

SIT = Stanford-Intelligenz-Test m Stanford-Binet ('stænfəd bi'ne:) test

Sitieirgie f (Nahrungsverweigerung) sitieirgia (,saiti'aiodʒiə)

Sito|logie f dietetics (e) **ɹmanie** f (Freßsucht) ps sitomania (saito), excessive hunger, craving for food, bulimia (bju:'limiə) **ɹphobie** f (Angst vor Essen) sitophobia, dread (e) of eating **ɹsterin** n sitosterol (ɔ) **ɹtaxis** f sitotropism (ɔ) **ɹtherapie** f sitotherapy **ɹtoxin** n sitotoxin **ɹtoxismus** m food poisoning **ɹtropismus** m sitotropism (ɔ)

Situations|amenorrhoe f emotional amenorrh[o]ea **ɹangst** f ps situation anxiety (æŋ'zaiəti) **ɹfaktor** m situational (ei) factor **ɹhyperthyreose** f situational hyperthyroidosis **ɹnaht** f temporary od tension suture (ju:), approximation (ei) suture **ɹpsychose** f ps situational psychosis (sai'kousis) **ɹtherapie** f situational therapy

situativ situational

Situs m (Lage, Lagerung) anat situs (ai), position, site (sait) **ɹ** inversus m (Heterotaxie) heterotaxia, heterotaxy (e); visceral (i) inversion **ɹpräparieren** n anat splanchnotomy

Sitz m (Ort) seat / (Prothese) fit / (Wunde) location / (Erreger) habitation / (Infektion) site of infection / (Placenta) insertion / pathol site, seat, locus **ɹarbeit** f sedentary (e) work **ɹbad** n hip bath, sitz bath

Sitzbein n (Os ischii (PNA)) ischium

('iskiəm), pl ischia ('iskiə) ≁- ischial ('iskiəl), ischiatic, ischio- (i) (Vors) ≁ u.
Damm betr. ischioperineal (i) ≁ u.
Kreuzbein betr. ischiosacral (ei) ≁ u.
Schambein betr. ischiopubic (ju:) ≁ u.
Wirbelsäule betr. ischiovertebral ≁ast m ramus (ei) of the ischium ≁fraktur f fracture of the ischium ≁höcker m (Tuber ischiadicum (PNA)) tuberosity (ɔ) of the ischium, ischial tuberosity ≁knorren m s ≁höcker ≁körper m (Corpus ossis ischii (PNA)) body of the ischium ≁loch n (Foramen ischiadicum) sciatic foramen ≁stachel m (Spina ischiadica (PNA)) sciatic (sai'ætik) od ischial spine, spine of the ischium
Sitzbuckel m humpback (ʌ) caused by early sitting up of the child
sitzen (Krankheit) to be situated, to be located / (Prothese, Verband) to fit ∼d (Haltung) sitting [up] / (Lebensweise) sedentary (e)
sitz|fähig (Patient) able to sit up ≁fall m (Patient, der sitzend transportiert wird) sitting case ≁haltung f sitting posture ('postʃə) ≁höcker m s Sitzbein ≁höhe f sitting height ≁knorren m s Sitzbeinhöcker ≁kyphose f kyphosis caused by false sitting ≁riese m hypomorph ≁stachel m s Sitzbeinstachel ≁stellung f (sitzende Stellung) sitting posture ('postʃə) od position ≁zwerg m hypermorph
Sjögren ('ʃøːgreːn)-**Syndrom** n (Sicca-Syndrom, Keratoconjunctivitis sicca) Sjögren's disease od syndrome
Sjöqvist ('ʃøːkvist)-**Operation** f Sjöqvist's tractotomy
SK = Streptokinase f streptokinase, SK
sk. = opt Skot skot
Skabies f (Krätze) scabies ('skeibiiːz) ≁-scabious (ei) ≁ekzem n psorelcosis (sɔːrel'kousis)
skabilös (krätzig) scabious (ei) ≁ose f bot Scabiosa ≁zid n pharm scabicide (ei)
Skala f scale, graduation
Skalen|ablesung f scale reading ≁einteilung f scale graduation
Skalenektomie f chir scalenectomy
Skalenus|[muskel] m anat scalenus (iː) [muscle] ≁- anat scalene ('skeiliːn) ≁-Syndrom n (Kostoklavikular-Syndrom, Falconer-Weddell-Syndrom) Falconer-Weddell ('fɔːknə-'wedəl) syndrome, cervical rib syndrome, costoclavicular (i) od scalenus od thoracic (æ) outlet syndrome
Skalp m (Kopfhaut mit Haaren) scalp (æ)
Skalpell n (Operationsmesser) scalpel (æ), surgical knife ≁-Klinge f scalpel blade
skalpieren to scalp ≁ n scalping
skandieren to scan ≁ n scanning ∼d scanning, syllabic (æ) / ∼ sprechen to syllabise
Skandium n chem scandium
Skanographie f scanography
skaphoid (kahnförmig) scaphoid (æ), boat-shaped ≁itis f scaphoiditis
Skapho|kephalie f (Kielkopf) scaphocephaly ≁zephalus m (Kahnschädel) scaphocephalus (e)
Skapula f (Schulterblatt) scapula (æ), pl scapulae
Skapulalgie f (Schulterschmerz) scapulalgia ('ældʒiə), scapulodynia (i)

skapular scapular (æ), scapulary, scapulo- (Vors) ≁gegend f scapular region ≁linie f scapular line ≁reflex m scapulohumeral reflex
Skapulo|dynie f (Schulterschmerz) scapulodynia (i), scapulalgia (æ) ∼humeral (Schulterblatt u. Oberarmknochen betr) scapulohumeral (juː) ∼klavikular (Schulterschlüsselbein betr) scapuloclavicular (i) ∼thorakal scapulothoracic (æ) ∼thorazisch scapulothoracic
Skarabiasis f scarabiasis (ai)
Skarifi|kateur m s Skarifikationsmesser ≁kation f (Skarifizieren) chir scarification ≁kationsmesser n chir scarificator (εə), scarifying knife ≁kationsprobe f scarification od scratch test ∼zieren chir to scarify (εə) ≁zieren n (Skarifizierung) scarification ≁ziermesser n (Stichelmesser, Stichel) scarificator (εə), scarifier (εə)
skarlatin|iform scarlatiniform (i) ∼oid scarlatinoid (æ) ∼ös scarlatinal (æ), scarlatinous
Skatol n chem skatole ('skeitoul) ≁ogie f scatology
Skatom n scatoma
Skato|phagie f (Kotessen) scatophagy (ɔ), coprophagy ≁philie f scatophilia (i) ≁skopie f scatoscopy
Skatoxyl n chem skatoxyl
Skeer ('skiə)-**Zeichen** n Skeer's sign
Skel|asthenie f skelasthenia (iː) ≁atonie f skelatony
Skeletogenie f skeletogeny
Skeleton n skeleton ('skelitn) / ≁ membri inferioris liberi (PNA) skeleton of the free lower limb; ≁ ∼ superioris liberi (PNA) skeleton of the free upper limb
Skeletotopie f skeletopia, skeletopy (e)
Skelett n skeleton ('skelitn) / zum ≁ abgemagert reduced to a sk. ≁- skeletal (e), skeleto- (e) (Vors) ≁alter n skeletal age ≁atrophie f bone atrophy (æ) ≁beschreibung f skeletography (ɔ) ∼bildend skeletogenous (ɔ) ≁bildung f skeletogeny (ɔ) ≁deformität f deformity of the skeletal system ≁hand f skeleton hand ≁hyperostose f, diffuse idiopathische (DISH) diffuse idiopathic skeletal hyperostosis, DISH ∼ieren to skeletonise ≁ierung f skeletisation ≁-[muskel]insuffizienz f (anlagebedingte) constitutional bone deficiency disease ≁muskeln m pl (Musculi skeleti (PNA)) skeletal muscles ≁muskulatur f skeletal muscles ≁muskulatur betr. musculoskeletal ≁röntgenbild n skeletal radiograph ≁system n skeletal system, skeletal structure (ʌ) ≁umbau m (funktionell) bone adjustment ≁zyste f bone cyst
Skene (skiːn)|-**Gänge** m pl (Ductus para-urethrales (PNA)) para-urethral ducts, Skene's ducts, glands od tubules ≁-Katheter m Skene's catheter
Sken[e]itis f skeneitis
Skeneoskop n skeneoscope (iː)
Skenoskopie f skenoscopy
Skeptophylaxie f skeptophylaxis
Skia|graphie f röntg skiagraphy (æ), radiography ≁meter m röntg sctinometer (ɔ) ≁metrie f ophthal skiametry (æ), retinoscopy (ɔ) ≁skop m skiascope (ai), retinoscope (i) ≁skopie f (Schattenprobe) retinoscopy (ɔ) / röntg fluoroscopy ∼skopieren röntg s durchleuchten

Skillern ('skilə:n)-**Fraktur** f Skillern's fracture
Skirrophthalmie f scirrophthalmia
skirrhös scirrhous ('sirəs), scirrhoid (i)
Skirrhus m (Szirrhus) scirrhus ('sirəs) ∼ähnlich scirrhoid ∼artig scirrhoid
Sklera f (Auge) sclera ('skliərə), pl sclerae, sclerotic (ɔ) coat, sclerotica (ɔ) ≁- scleral (iə), sclerotic ≁ u. Konjunktiva betr. scleroconjunctival (ai) ≁ u. Kornea betr. sclerocorneal ≁abszess m abscess of the sclera
Skleradenitis f scleradenitis
Sklera|erweichung f scleromalacia ('skliəromə'leiʃiə) ≁fensteranlegen n scleroticectomy ≁fleck m aglia ('ægliə) ≁häkchen n chir sclera hook
skleral scleral ('skliərəl), sclerotic (ɔ) ≁nekrose f scleral necrosis ≁perforation f scleral perforation ≁ring m vascular circle of the optic nerve ≁wulst m scleral eminence (e)
Sklera|messer n sclerotome (iə) ≁nekrose f scleral necrosis ≁perforation f scleral perforation ≁plastik f scleroplasty ≁punktion f scleronyxis (i), scleroticopuncture ≁ring m s Skleralring ≁schnitt m sclerotomy ≁spaltung f chir scleroticotomy, sclerotomy ≁staphylom n scleral staphyloma ≁trepanation f (bei Glaukom) sclerostomy ≁überzug m sclerotic (ɔ) coat
Sklerekt|asie f sclerectasia (ei), sclerectasis, bulging (ʌ) of the sclera ≁oiridektomie f sclerecto-iridectomy (skliə'rektɔ,aiɔri'dektəmi) ≁omie f sclerectomy, excision of the sclera
Sklerem n sclerema (iː), sclerosis of the skin
Sklerema n s Sklerema / ≁ adiposum [neonatorum] sclerema neonatorum / ≁ oedematosum [neonatorum] [o]edema neonatorum
Skleren f pl sclerae ('skliəri:)
Sklerenchym n sclerenchyma
Skleritis f (Skleraentzündung) scleritis ≁ u. Iritis f sclero-iritis ≁ u. Keratitis f sclerokeratitis ≁ u. Keratitis u. Iritis f sclerokerato-iritis ≁ u. Konjunktivitis f scleroconjunctivitis
sklero|- (Vors) (derb, hart, verhärtet) sclero- (iə) (Vors) ≁blastem n scleroblastema ≁chorioiditis f sclerochoroiditis (,kɔːrɔi'daitis) ≁daktylie f sclerodactylia (i), scleroderma of fingers or toes
Sklerödem n scler[o]edema (iː)
Sklero|derma n s ≁dermie ≁dermatitis f sclerodermatitis, sclerodermitis ≁dermie f scleroderm[i]a, sclerodermatitis, sclerodermitis ≁desmie f sclerodesmia ∼gen sclerogenous, sclerogenic ∼id scleroid ('skliərɔid) ≁iritis f sclero-iritis ≁keratitis f sclerokeratitis, keratoscleritis ≁m n scleroma, scleriasis (ai) ≁malazie f (Skleraerweichung) scleromalacia (ei) ≁nychie f scleronychia (i) ≁nychie-Syndrom n yellow-nail syndrome ≁phthalmie f sclerophthalmia (æ) ≁plastik f scleroplasty (iə) ≁protein n scleroprotein
sklerös (verhärtet) sclerosed, sclerous (iə), sclero- (iə) (Vors), indurated, sclerotic / ∼ u. gummös sclerogummatous (ʌ)
Sklero|sarkom n sclerosarcoma ≁se f (Verhärtung) sclerosis, pl scleroses (skliə'rousiːz) / ≁ erzeugend (verhärtend, Verhärtung erzeugend) sclero-

genic (e), sclerogenous (ɔ) / multiple ⱬ multiple (ʌ) *od* disseminated (e) scl. / tuberöse ⱬ (Bourneville-Syndrom) tuberous scl. ~sieren to sclerose, to harden, to indurate ~sierend sclerosing, hardening, indurating ⱬsis *f* sclerosis ⱬstenose *f* sclerostenosis ⱬstomie *f* sclerostomy ⱬtenonitis *f* sclerotenonitis ⱬtherapie *f* sclerotherapy ~tisch sclerosal, sclerous (iə), sclerotic / ~ u. atrophisch sclero--atrophic (ɔ) ⱬtom *n chir* sclerotome (iə) ⱬtomie *f chir* sclerotomy, scleroticotomy ⱬtrichie *f* sclerothrix ⱬzyklotomie *f* sclerocyclotomy

Skoda ('skoudə)|-**Schall** *m* skodaic (ei) resonance (e) *od* note ⱬ-**Tympanie** *f* Skoda's tympany (i)

skolekoid scoleciform (e)

Skolex *m* (*pl* Skolizes) (Bandwurmkopf) scolex (ou), *pl* scolices (ou), head of a tapeworm ~ähnlich scolecoid (ou) ~artig scoleciform (e) ⱬknötchen *n* (Echinokokkus) brood capsule

Skoliose *f* scoliosis, lateral (æ) curvature of the spine *entzündungsbedingte* ⱬ inflammatory (æ) sc. ⱬ *bei Ischias* sciatic (æ) sc. ⱬ *nach Lähmung* paralytic (i) sc. *muskulär bedingte* ⱬ myopathic (æ) sc. *rachitisch bedingte* ⱬ rachitic (i) sc. ⱬ *auf Grund von Wirbelveränderungen* osteopathic (æ) sc. ⱬbecken *n* scoliotic pelvis

Skoliosimetrie *f* scoliosometry

skoliotisch scoliotic (ɔ) / ~ u. rachitisch scoliorachitic (i)

Skolopender *m zool* Scolopendra, centiped, *pl* centipedes (i)

-skop (*Nachs*) (-spiegel) -scope (-skoup) (*Nachs*)

-skopie (*Nachs*) (Besichtigung) -scopy (-skəpi) (*Nachs*)

Skopolamin *n* (Hyoszin) *pharm* scopolamine (ɔ), hyoscine ('haiəsi:n)

Skorbut *m* scurvy (ə:) / echter ⱬ (Schiffsskorbut) sea scurvy (ə:) ⱬ-scorbutic (ju:) ~ähnlich scurvy-like ~isch scorbutic ⱬmittel *n pharm* antiscorbutic ⱬstomatitis *f* scorbutic stomatitis ~verhindernd antiscorbutic

Skorpion *m zool* scorpion ⱬserum *n* antiscorpion serum (*BPC*) ⱬstachel *m* telson

Skotodinie *f* scotodinia (i)

Skotom *n* scotoma / bemerktes ⱬ positive (ɔ) sc. / nicht bemerktes ⱬ negative (e) sc. ⱬ- scotomatous (ou)

Skoto|magraph *m ophth* scotomagraph (ou) ⱬmeter *n* scotometer (ɔ), scotomograph ⱬmetrie *f* scotometry ⱬmessung *f* (Gesichtsfeldausfallmessung) scotometry (ɔ) ⱬphilie *f* (Drang nach Dunkelheit) *ps* scotophilia (i) ⱬphobie *f* (Dunkelangst) *ps* scotophobia ~pisch scotopic (ɔ) ⱬpsie *f s* Mückensehen

skrofel|artig scrofulous (ɔ) ⱬkranker *m* scrofulous patient

Skrofeln *f pl* scrofula (ɔ) (*sing*)

Skroful|aria *f bot, pharm* Scrofularia (ɛə) ⱬid *n* scrofulid (ɔ) ⱬoderm[a] *n* (Skrofulid) scrofuloderm[ə]a, scrofulid (ɔ) ⱬophym *n* scrofulophyma (ai) ~ös scrofulous (ɔ) ⱬose *f* (lymphatische Diathese) scrofulosis, scrofula (ɔ), King's evil

Skroph|eln *f pl s* Skrofulose ⱬulose *f s* Skrofulose

skrotal scrotal (ou) ⱬfach *n* scrotal space ⱬfistel *f* scrotal fistula ⱬhaut *f*

scrotal skin, skin of the scrotum ⱬhernie *f* scrotal hernia, scrotocele ⱬkrebs *m* soot (u) cancer, pitch--workers' *od* chimney-sweeps' cancer ⱬplastik *f chir* scrotoplasty (ou) ⱬreflex *m* scrotal reflex ⱬsack *m* (Hodensack) scrotum ⱬzunge *f* scrotal *od* crocodile (ɔ) *od* furrowed (ʌ) *od* grooved tongue

Skrot|ektomie *f chir* scrotectomy ⱬitis *f* scrotitis ~operineal perineoscrotal

Skrotum *n* (Hodensack) scrotum (ou) ⱬ-scrotal, oscheo- ('ɔskio) (*Vors*) ⱬelephantiasis *f* elephantiasis (ai) of the scrotum, oscheo-elephantiasis ⱬentzündung *f* scrotitis ⱬplastik *f chir* scrotoplasty (ou) ⱬresektion *f* scrotectomy

Skrupel *n* (Apothekergewicht) scruple (u:) [= 1.296 g]

Skutellum *n* (Insekten) scutellum, *pl* scutella

Skybalum *n* (Kotballen) scybalum ('sibələm), *pl* scybala ~artig scybalous ('sibələs)

SL = Sympathikolytikum *n* sympathicolytic

Slater ('sleitə)-**Faktor** *m* Slater's factor

SLD = Serum-Laktatdehydrogenase *f* serum lactate dehydrogenase, SLD[H]

SLE = Lupus erythematodes visceralis systemic lupus erythematosus, SLE / = Saint-Louis-Enzephalitis *f* Saint-Louis encephalitis, SLE*

S-Linie = Steiner-Linie *f dent* Steiner's line

S-Lost = Dichlordiäthylsulfid *n tox* mustard gas

slow fibre („langsame Faser") slow fibre [*US* fiber]

SLP = Serumlabilitätsprobe *f* serum tolerance test

SLR = Serumlabilitätsreaktion *f* serum tolerance test

Sluder ('slu:də)|-**Neuralgie** *f* Sluder's syndrome *od* neuralgia ⱬ-**Operation** *f* Sluder's operation ⱬ-**Syndrom** *n* (Ganglion sphenopalatinum-Syndrom) Sluder's syndrome *od* neuralgia

Sludge-Phänomen *n* sludge phenomenon

SM = Streptomyzin *n* streptomycin, SM / = Sympathikomimetikum *n* sympathomimetic

Sm = Samarium *n* samarium, Sm

smaragdgrün emerald green

SMDH = Serum-Milchsäure-dehydrogenase *f* serum lactate dehydrogenase, SLD

Smegma *n* sebum (i:) praeputiale (,pri:pju:ʃi'eili), smegma (e) ⱬ- smegmatic (æ) ⱬbildung *f* smegma formation

Smegmolith *m* (Präputialstein) smegmolith (e)

Smith (smiθ)|-**Amputation** *f* Smith's amputation ⱬ-**Behelfsklemme** *f* Smith's clamp ⱬ-**Fraktur** *f* Smith's fracture ⱬ-[**-Hodge** (hɔdʒ)-**Pessar** *n* Smith [-Hodge] pessary ⱬ-**Krankheit** *f* Smith's disease

Smithwick ('smiθwik)-**Operation** *f* Smithwick's operation

Smon = subakute myelo-optische Neuropathie *f* subacute myelo-optic neuropathy, Smon

SMP = saure Mucopolysaccharide *n pl* acid mucopolysaccharides

SMV = Selbstmordversuch *m* attempted suicide

Snellen ('snelən)-**Operation** *f* Snellen's operation ⱬ-**Reflex** *m* Snellen's reflex

ⱬ-**Sehproben** *f pl od* -**Tafeln** *f pl* (Optotypen) optotypes (ɔ), Snellen's test types ⱬ-**Sehprobenversuch** *m* Snellen's test

S-Niere = einseitige S-förmige Fusionsniere *f* sigmoid kidney

s.o. = subokzipital suboccipital

Sockenanästhesie *f* stocking an[a]esthesia (i:)

Soda *f chem* sodium (ou) carbonate (*BP*), soda / kaustische ⱬ caustic (ɔ:) soda

Sodbrennen *n* heartburn, pyrosis

SODH = Sorbitdehydrogenase *f* sorbitol dehydrogenase, SDH

Sodoku *n* (Rattenbißkrankheit, Rattenbißfieber) sodoku (ou), rat-bite fever, sodosha (ou), sokosho (ou)

Sodom|ie *f sex* sodomy (æ), bestiality (æ) ⱬit *m sex* sodomite (ɔ), sodomist ~itisch *sex* sodomitic (i)

Sofort|behandlung *f* immediate treatment ⱬlähmung *f* immediate paralysis (æ) ⱬmaßnahme *f* immediate *od* emergency measure ⱬreaktion *f* immediate reaction ⱬschmelzpunktmethode *f* instantaneous melting point method ⱬtyp *m* early reaction type ⱬwert *m* initial value ⱬwirkung *f pharm* immediate effect

Sog *m* suction (ʌ)

SOH = Schmelzoberhäutchen *n* cuticle of a tooth

Sohle *f* sole (soul), planta, *pl* plantae ('plænti:); plantar surface

Sohlen|- plantar ⱬfläche *f* plantar surface ⱬgänger *m* plantigrade ⱬmuskel *m* (Musculus plantaris (*PNA*)) plantaris muscle ⱬplatte *f* sole plate ⱬreflex *m* (Fußsohlenreflex) plantar reflex, Babinski's (ba'binskiz) response ⱬwarze *f* plantar wart

Sojalezithin *n* soybean lecithin

Sol. = Solutio *f* solution, sol.

Sol *n* sol

Solan|in *n tox* solanine ('souləni:n) ⱬinvergiftung *f* solanism (ou) ⱬismus *m* solanism (ou) ⱬoma *n* solanoma ⱬum *n* (Nachtschatten) solanum (ei), nightshade

solar solar (ou) ⱬ- (*Vors*) solar ⱬasphyxie *f* sunstroke, solar asphyxia (i) ⱬisation *f* solarisation ⱬis-Reflex *m* c[o]eliac-plexus reflex ⱬium *n* solarium (ɛə) ⱬplexus *m* solar *od* c[o]eliac (i:) plexus

Sole *f* brine (ai)

Solenoid *n* solenoid (ou)

Soleus|muskel *m* soleus (ou) [muscle]

Solidar|pathologie *f* solidistic pathology ~pathologisch solidistic

solitär solitary (ɔ) ⱬfollikel *m* solitary follicle ⱬknoten *m* (Hämorrhoiden) sentinel pile ⱬniere *f* solitary kidney ⱬplasmozytom *n* solitary plasmocytoma ⱬstein *m* solitary stone ⱬtuberkel *m* solitary *od* conglomerate (ɔ) tubercle ⱬtumor *m* solitary tumo[u]r ⱬzyste *f* solitary cyst

Soll|gewicht *n* normal *od* ideal (i:) weight ⱬlänge *f* normal length

Solowjew-Gefässnaht *f* Solovieff's vascular suture

Soll|quelle *f* salt spring ⱬsalz *n* brine salt

Solubilität *f* (Löslichkeit) solubility ⱬtest *m* solubility test for pneumococci

Solutio *f* (Lösung) solution / ⱬ acidi tannici tannic acid glycerite ('glisərait)

solvatisiert solvated

Solvens n pharm (Hustenmittel) expectorant / chem solvent
Solvolyse f solvolysis (sɔl'vɔlisis)
Soma n (Körper) soma (ou), pl somata (ou), body ~l somal (ou) **⟋tiker** m somatist ~tisch somal (ou), somatic **⟋tisierung** f somatisation
Somato|agnosie f ps (Verlust des Körpergefühls bei Rauschgiften z B LSD) somatoagnosia (ou), body image (i) agnosia, autotopagnosia ~gen somatogenic (e) **⟋genese** f somatogenesis **⟋gramm** n somatogram **⟋logie** f somatology ~logisch somatologic[al] (ɔ) **⟋mammotrop[h]in** n human chorionic somatomammotrophine **⟋medin** n somatomedin ~medizinisch somatomedical (e) **⟋metrie** f somatometry (ɔ) ~metrisch somatometric (e) **⟋pagus** m somatopagus (ɔ) **⟋phrenie** f somatophrenia (i:) **⟋plasma** n somatoplasm **⟋pleura** f somatopleure ('soumətopluə) ~psychisch psychosomatic (saiko-) **⟋psychose** f somatopsychosis **⟋skopie** f somatoscopy **⟋therapie** f somatotherapy ~trop somatotropic (ɔ) **⟋tropin** n somatotropin (ou) **⟋tropinzelle** f somatotroph ~tropisch somatotropic **⟋tropismus** m somatotropism (ɔ)
Somiten m pl embr somites ('soumaits)
Sommer|- (zur Sommerzeit auftretend) [a]estival (ai) **⟋cholera** f summer cholera (ɔ) **⟋dermatitis** f hot-weather dermatitis **⟋diarrhoe** f summer diarrh[o]ea (i), cholera nostras **⟋durchfall** m s **⟋diarrhoe ⟋ekzem** n eczema solare **⟋enzephalitis** f Japanese encephalitis **⟋gipfel** m [a]estival peak incidence [of diseases]
Sömmering ('zœmərɪŋ)-**Grube** f (Fovea centralis) fovea centralis
Sommer|katarrh m vernal conjunctivitis od catarrh (a:) **⟋konjunktivitis** f summer conjunctivitis **⟋prurigo** f (Prurigo aestivalis) summer itch **⟋schlaf** m [a]estivation **⟋sprosse** f freckle, lentigo (ai), ephelis (e'fi:lis), pl ephelides (e'felidi:z) ~sprossig freckled
somnambul somnambulistic **⟋er** m somnambulist, sleep-walker **⟋ismus** m (Schlafwandeln) somnambulism, sleep-walking
Somnazetin n pharm somnacetin (æ)
Somni|fera [remedia] n pl pharm soporifics (i), narcotics **⟋loquie** f (Schlafreden) somniloquy (sɔm'niləkwi), somniloquism **⟋pathie** f somnipathy, sleep disorder
somno|lent somnolent, sleepy **⟋lenz** f (Schläfrigkeit) somnolence, sleepiness, (Bewusstseinsstörung) obnubilation
Somogyi ('ʃomodji)-**Einheit** f (Amylase) Somogyi unit
SON = Snijders-Oomen nichtverbaler Intelligenztest m Snijders-Oomen non-verbal intelligence test
Sonde f sound, probe; tube / biegsame **⟋** flexible probe / einläufige **⟋** single-lumen tube / feine **⟋** style, stylet (ai) / spitze **⟋** sharp probe / weiche **⟋** flexible probe
Sonden|behandlung f treatment by sounds **⟋diagnostik** f endoscopy (ɔ) **⟋ernährung** f tube feeding, gavage (gæ'va:ʒ) **⟋schaft** m probe stem **⟋untersuchung** f sounding, probing
sondieren to sound, to probe **⟋** (Sondierung) sounding, probing
Sondierungs|einrichtung f röntg scanning device (ai) **⟋strahl** m röntg

scanning spot **⟋versuch** m exploratory test
Sone f sone
Sonitus aurium m (Ohrenklingen) sonitus (ɔ)
Sonne f ('sɔnə) [-Kruse ('kru:sə)]--Dysenterie f Sonne[-Kruse] dysentery
Sonnen|- solar (ou), helio- (i:) (Vors) **⟋badbehandlung** f heliotherapy, sunlight treatment **⟋baden** n sun-bathing **⟋bestrahlung** f exposure (ou) to sunlight / (therapeutisch) insolation, heliation **⟋blume** f bot sunflower **⟋blumenöl** n sunflower oil **⟋blumensamen** m sunflower seed **⟋blumenstar** m sunflower cataract **⟋brand** m (Haut) sunburn, dermatitis actinica (i), solar dermatitis / (Sonnenhitze) sunheat, sunburning (ʌ) **⟋geflecht** n anat solar (ou) od c[o]eliac (i:) plexus **⟋lichtbehandlung** f heliotherapy, sun treatment, therapeutic (ju:) insolation **⟋lichtbestrahlung** f solarisation, sun treatment **⟋plexuslähmung** f paralysis (æ) of the solar plexus, abepithymia (,æbipi'θaimiə)
Sonnenschein ('zɔnənʃain)-**Reagens** n Sonnenschein's reagent
Sonnen|schutzschild n eye shield **⟋spektrum** n solar spectrum **⟋stich** m heliosis, sunstroke, heat apoplexy od stroke **⟋strahlenbehandlung** f heliotherapy, solar therapy **⟋strahlenekzem** n eczema (e) solare (so'lɛəri) **⟋strahlung** f solar radiation **⟋system** n solar system **⟋tau** n bot sundew, drosera (ɔ)
Sono|graphie f sonography ~graphisch sonographic
sonor (Klang) sonorous (ɔ:)
Soor m aphthous (æ) od parasitic (i) stomatitis, thrush (ʌ) **⟋befall** m moniliasis (ai), candidid, moniliid (i), levurid[e] (e) **⟋kolpitis** f candidial od monilial vaginitis **⟋mykose** f levurid[e] ('levjurid, -raid) **⟋pilz** m thrush fungus (ʌ), Candida albicans **⟋pilzinfektion** f moniliasis (ai) **⟋plaques** f pl thrush patches (æ)
Sophomanie f sophomania
Sopor m sopor (ou) / oberflächlicher **⟋** semisopor ~ös soporose (ou), soporous
Sorbens n s Sorptionsmittel
Sorbinsäure f (Acidum sorbinicum) chem sorbic acid, hexadienic acid
Sorbit n (DAB) (Sorbitum (DAB)) sorbitol (BP), sorbite **⟋dehydrogenase** f (SDH) sorbitol dehydrogenase (SDH)
Sorbose f chem sorbose [nota: nicht gleich Sorbit!]
Sordes f pl sordes ('sɔ:di:z)
Soret (so'rɛ)-**Effekt** m Soret effect
Sorption f adsorption, sorption **⟋smittel** n adsorbent, sorptive medium, pl media, sorbent, coating substance
Sotos ('soutos)-**Syndrom** m Sotos's syndrome, cerebral gigantism
Sottas-Déjerine (sɔ'ta-de:ʒə'ri:n)-**Syndrom** n Sottas-Déjerine syndrome, Déjerine-Sottas syndrome
Souques-Zeichen n Souques' sign
Southey ('sʌθi)-**Kanüle** f Southey's capillary drainage cannula
Souttar ('su:tə)-**Kauter** m Souttar's cautery
Soxhlet ('zɔkslet)-**Apparat** m Soxhlet apparatus (ei)
Sozial|anthropologie f social anthropology **⟋arbeit** f social work **⟋arbeiter** m social worker (ə:) **⟋fürsorge** f social

welfare **⟋fürsorger[in]** m [f] social worker **⟋hilfe** f supplementary benefit **⟋hygiene** f social hygiene ('haidʒi:n) **⟋kunde** f sociology **⟋medizin** f social medicine **⟋psychiatrie** f social psychiatry, sociopsychiatrics ('sousiosaiki-'ætriks) **⟋psychologie** f social psychology **⟋therapie** f social therapy
Sozio|drama n sociodrama **⟋genese** f sociogenesis **⟋gramm** n s sociogram **⟋metrie** f sociometry **⟋pathie** f sociopathy, sociopathic personality disturbance **⟋pathologie** f sociopathology **⟋phobie** f sociophobia (ou) **⟋psychogramm** n sociogram
Sozojodolsäure f (Acidum sozojodolicum) chem sozo-iodolic ('souzo,aiɔ-'dɔlik) acid, di-iodophenolsulphonic acid [US -sulf-]
Sozolsäure f (Acidum sozolicum, Phenol-2-sulfonsäure, o-Phenolsulfonsäure) sozolic (so'zɔlik) od orthophenolsulphonic acid [US -sulf-]
SP = saure Phosphatase f acid phosphatase, AP
Sp. = Spezies f species
Spachtel m spatula (æ)
Spagir|iker m histor spagyrist (æ) ~isch histor spagyric (spæ'dʒirik) **⟋ik** f spagyrism
Spahlinger ('spa:liŋə)-**Behandlung** f Spahlinger treatment
Spalding ('spɔ:ldiŋ)-**Zeichen** n Spalding's sign
Spallanzani (spalan'tsa:ni)-**Gesetz** n Spallanzani's law
Spalt m cleft, crack, fissure ('fiʃə), crevice (e), scissura (sis'juərə), pl scissurae (sis'juəri:), scissure ('siʒə) / heller **⟋** (Wirbel) lucid cleft **⟋-** anat fissural ('fiʃərəl) / schizo- ('skitso-) (Vors) **⟋becken** n split pelvis **⟋bildung** f schistasis ('skistəsis), fissuration / (Haar) trichoptilosis (,trikotai'lousis), trichorrhexis, trichoschisis (tri'kɔskisis) / (Auge) coloboma **⟋blase** f exstrophy od extroversion of the bladder **⟋bruch** m fissure ('fiʃə) fracture **⟋brust** f schistothorax (ɔ:)
Spalte f anat cleft, fissure ('fiʃə), gap, chink / (Ritze) rima (ai), pl rimae
Spaltholz ('spaltəholts)-**Furche** f (Sulcus tympanicus (PNA)) tympanic groove
spalt|en to split / chir to lance (a:), to incise (ai), to cut open / (Stoffwechsel) to split, to decompose **⟋** n (Abszeß) chir lancing (a:), incision **⟋er** m chem splitter **⟋fuß** m cleft foot **⟋hand** f cleft hand, lobster-claw hand **⟋lampe** f Lab slit lamp **⟋lampenmikroskop** n slit-lamp microscope (ai) **⟋lippe** f harelip, cheiloschisis (kai'lɔskisis) **⟋nase** f cleft nose **⟋öffnungen** f pl bot stomata **⟋öffnungsindex** m stomatal index **⟋pilz** m schizomycete (,skaizo'maisi:t), fission ('fiʃən) fungus (ʌ) **⟋pilzbefall** m schizomycosis **⟋produkt** n fission ('fiʃən) product (ɔ) **⟋schädel** m open-rooted skull **⟋ung** f splitting, cleavage (i:), fission / chem decomposition, splitting / chir lancing (a:), opening, incision / (der Persönlichkeit) splitting / (Herztöne) splitting / (Haut) crack, chap / enzymatische **⟋** enzyme od enzymatic cleavage / **⟋** des Bewusstseins splitting of consciousness / sich durch **⟋** vermehrend schizogenous (skai'zɔdʒinəs)
Spaltungs|irresein n (Schizophrenie) schizophrenia (,skitsou'fri:niə), demen-

tia (di'men∫iə) praecox (i:) **ᴢstoffwechsel** m metabolism (æ) by splitting
Spalt|wirbel m spina (ai) bifida ('bifidə), cleft spine **ᴢzäpfchen** n staphyloschisis (,stæfi'lɔskisis) **ᴢzunge** f schistoglossia, cleft od slit od bifid (i) tongue
Span m (auch Knochen) chip / (Splitter) splinter **ᴢbläser** m dent chip syringe (i) od blower (ou) **ᴢeinpflanzung** f (Knochen) chip grafting, bone chip implantation
Spanischfliegen|pflaster n pharm cantharides plaster (a:), blistering plaster **ᴢsalbe** f pharm cantharides ointment **ᴢtinktur** f pharm cantharides tincture **ᴢvergiftung** f s Kantharidinvergiftung
Spanlang-Tappeiner ('spa:nlaŋk-ta'painər)-**Syndrom** n Spanlang-Tappeiner syndrome
Spann m instep
Spanner m (Muskel) tensor [muscle]
Spannkraft f resilience (i), elasticity / (Tonus) tone, tonus (i), tonicity (i) **~erhöhend** tonic (ɔ)
Spannmuskel m (Spanner) tensor [muscle]
Spannung f physiol tension / ps stress, strain / (Muskel) contraction / (Tonus) tone, tonus (ou) **affektive ᴢ** affective tension **emotionale ᴢ** ps emotional (ou) tension **von normaler ᴢ** normotensive **seelische ᴢ** ps emotional (ou) tension
Spannungs|balance f ps balance of tension, eutony (ju:) **ᴢblase** f (Emphysem) tension bulla (ʌ) **ᴢgefühl** n ps sensation od feeling of tension od tenseness **ᴢirresein** n (Katatonie) ps catatonia (ou) **ᴢkollaps** m nervous shock **ᴢkopfschmerz** m tension headache / psychisch bedingter psychogenic headache **~los** (Wunde) without tension **~lösend** antispasmodic, depressing the tension **ᴢperitoneum** n abdominal (ɔ) tension **ᴢpneumothorax** m valvular pneumothorax (ɔ:) **ᴢzustand** m tonicity (i) / (Gewebe) turgor (ə:)
Spanopnoe f spanopn[o]ea (i)
Spanltransplantat n bone graft, chip graft **ᴢversteifung** f chir stiffening of the spine by means of bone grafting (a:), Albee's ('ɔ:lbi:z) operation
Sparganose f (Infektion mit Bandwurmlarven (Sparganum)) sparganosis
Sparganum n Sparganum **ᴢinfektion** f sparganosis
Spartein n sparteine ('spa:tii:n)
Spartismus m spartism
spasmen|erzeugend spasmogenic (e) **~lösend** spasmolytic (i)
spasmisch spastic
Spasmo|analgetikum n spasmo-analgesic (i:) **~disch** convulsive (ʌ), spastic, spasmodic **ᴢdismus** m spasmodism **ᴢdyspnoe** f spasmodyspn[o]ea (i) **ᴢgen** n spasmogen **~gen** convulsant (ʌ), caused by spasms, spasmogenic (e) **ᴢlogie** f spasmology **ᴢlygmus** m spasmolygmus, spasmodic hiccup **ᴢlyse** f spasmolysis (ɔ) **ᴢlytikum** n pharm spasmolytic (i), antispasmodic (ɔ), spasmolysant (ɔ) **~lytisch** (krampflösend) spasmolytic (i), antispasmodic (ɔ) **~phil** spasmophilic (i) **ᴢphilie** f spasmophilia (i), spasmophilic (i) diathesis (dai'æθisis), tendency to convulsions (ʌ)
Spasmus m (Krampf) spasm, spasmus, convulsion (ʌ), cramp **ᴢ facialis** facial spasm, habit spasm **ᴢ glottidis** (Stimm-

ritzenkrampf) glottic spasm, laryngeal (i) spasm **ᴢ hephaesticus** hephestic spasm **ᴢ inspiratorius** inspiratory (aiə) spasm **ᴢ linguae** (Zungenkrampf) lingual spasm, aphthargia (æf'θa:dʒiə) **ᴢ lumborum** (Hexenschuß, Lumbago) lumbago (ei) **ᴢ masticatorius** (Trismus) trismus, masticatory spasm **ᴢ mobilis** (Gowers-Syndrom (II)) movement od mobile (ou) spasm, Gowers' ('gauəziz) disease **ᴢ nictitans** (klonischer Lidkrampf, Blinzelkrampf) winking spasm, nictitating spasm **ᴢ nutans** (Nickkrampf, Salaamkrampf) spasmus nutans, nodding spasm, salaam (sɔ'la:m) spasm **ᴢ palatinus** (Gaumensegelkrampf) spasm of the soft palate (æ) **ᴢ rotatorius** (Drehkrampf) rotatory spasm **ᴢ saltatorius** (Bamberger--Krankheit) saltatory (æ) spasm **ᴢ sartorius** (Schneiderkrampf) tailors' cramp, sewing (ou) cramp
Spast|ik f spasticity **ᴢiker** m spastic **~isch** spastic, spasmodic, convulsive (ʌ) **ᴢizität** f spasticity
Spät|- delayed / (Blutung) secondary (e) / (zeitlich) late / (verzögert) retarded **ᴢabnabelung** f late severance (e) of the cord **ᴢabort** m late abortion **ᴢamputation** f secondary amputation **ᴢapoplexie** f delayed apoplexy **ᴢaufnahme** f röntg delayed film **ᴢblutung** f delayed od consecutive (e) h[a]emorrhage (e) / secondary h[a]emorrhage **ᴢdepression** f involutional melancholia **ᴢdesensibilisierung** f coseasonal method of desensitisation **ᴢdiagnose** f late diagnosis **ᴢeinfluß** m late influence
Spatel m (Spatula) spatula (æ), pl spatulas / (löffelförmig) spoon **~spatular** (æ) **~förmig** spatulate, spatulated, spatula-shaped, spatular (æ)
Spätembolektomie f delayed embolectomy
spaten|förmig anat spade-shaped **ᴢhand** f battledore hand
Spät|entwicklung f late development **ᴢepilepsie** f delayed od tardy epilepsy (e) **ᴢerfolg** m (Behandlung) late result **ᴢeunuchoidismus** m regressive od late infantilism **ᴢfolge[n]** f [pl] late sequela[e] (i:) [pl] / vaskuläre ᴢ n vascular late symptoms **ᴢgeburt** f retarded birth, post-term birth **ᴢgestose** f pre--eclamptic tox[a]emia **ᴢhämolyse** f late h[a]emolysis (ɔ) **ᴢinfarkt** m late infarction **ᴢinfiltrat** n late infiltrate
Spatium n (pl Spatia) (Zwischenraum) anat space, spatium ('speiʃiəm), pl spatia **Spatia anguli iridocornealis** (PNA) spaces of the iridocorneal angle **ᴢ intercostale** (PNA) (Interkostal- od Zwischenrippenraum) intercostal space **Spatia interglobularia** (PNA) interglobular spaces **Spatia interossea metacarpi** ((PNA) Intermetakarpalräume) interosseous spaces of the metacarpus; **ᴢ ~ metatarsi** ((PNA) Intermetatarsalraume) interosseous spaces of the metatarsus **ᴢ intervaginale [oculi]** (PNA) (Tenon-Raum) intervaginal space of the eyeball **Spatia intervaginalia nervi optici** (PNA) intervaginal spaces of the optic nerve **ᴢ perichorioidale** (PNA) perichoroidal space **ᴢ perilymphaticum** (PNA) perilymphatic space **ᴢ perinei profundum** (PNA) deep perineal space; **ᴢ ~ superficiale** (PNA) superficial perineal space **ᴢ pterygomandibulare**

(PNA) pterygomandibular space **ᴢ retroperitoneale** (PNA) (Retroperitonealraum) retroperitoneal space **ᴢ retropharyngeale** (PNA) (Retropharynx, Retropharyngealraum) retropharyngeal space **ᴢ retropubicum** (PNA) (Retzius-Raum) retropubic space **ᴢ subcapsularis** (Tenon-Raum) Tenon's (tə'nɔz) space **ᴢ suprasternale** suprasternal space **Spatia zonularia** (PNA) (Petit-Kanal) zonular spaces, Petit's (pə'ti:z) canal
Spät|katatonie f late catatonia **ᴢlähmung** f late paralysis (æ) od palsy (ɔ:) **ᴢläsion** f late lesion ('li:ʒən) **ᴢlues** f latent (ei) syphilis (i) **ᴢmahlzeit** f bedtime meal **~manifest** with delayed manifestations **ᴢmanifestation** f late manifestation **ᴢnaht** f chir delayed suture (ju:) **ᴢopazität** f röntg delayed opacity **ᴢovulation** f late ovulation **ᴢparkinsonismus** m delayed parkinsonism **ᴢrachitis** f late rickets **ᴢreaktionsform** f delayed reaction type **ᴢreflex** m delayed reflex **ᴢrezidiv** n late relapse **ᴢrheumatismus** m late rheumatoid (u:) arthritis **ᴢschäden** m pl late effects; delayed damage **ᴢschizophrenie** f ps schizophrenia (,skitsou'fri:niə) of old people **ᴢschmerz** m delayed od retarded pain / stomach (ʌ) pain appearing some hours after eating **ᴢschock** m delayed shock **ᴢsymptom** n delayed od late symptom **ᴢsyndrom** n (diabetisches) late diabetic (e) syndrome **ᴢsyphilis** f retarded syphilis (i) **~systolisch** late systolic **ᴢtoxikose** f late toxicosis **ᴢtyp** m delayed reaction type **ᴢtyp-Reaktion** f imm delayed-type hypersensitivity **ᴢversager** m late failure ('feiljə) **ᴢwirkung** f delayed effect **ᴢzeichen** n late sign od symptom
Species f species ('spi:ʃi:z) / (Tee) pharm tea
Speck|- lardaceous (ei), amyloid ('æmilɔid) **~artig** lardaceous **ᴢgeschwulst** f (Fettgeschwulst) steatoma, fatty tumo[u]r, lipoma **ᴢhals** m (Fetthals) lipoma anulare colli, Madelung's ('ma:dəluŋks) neck **ᴢhaut** f (des Blutes) buffy (ʌ) coat **~ig** lardaceous, lardy / (amyloid) amyloid (æ) / (fettig) greasy, oily **ᴢleber** f amyloid od lardaceous od albuminoid od waxy liver **ᴢmilz** f (Schinkenmilz) bacon (ei) spleen, amyloidosis of the spleen, amyloid spleen **ᴢniere** f amyloid kidney, lardaceous od waxy kidney **ᴢstein** m chem soapstone (ou) **ᴢstoff** m s Amyloid
Spectinomycin n (WHO) spectinomycin (,spektino'maisin) (BPCA)
Spee (spe:)-**Kurve** f Spee's curve
speerförmig anat spear (iə)-shaped
Speiche f (Rad) spoke / (Radius) radius (ei), spoke bone **ᴢ-** radial
Speichel m saliva (ai), spittle / (Geifer) slaver (ei), drivel (i) **ᴢ-** sialic (sai'ælik), sialine ('saiəlain), salivary (æ), sialo- (ai) (Vors), ptyalo- ('taialo) (Vors) **ᴢabsauger** m dent dental pump **~absondernd** secreting (i:) saliva **ᴢabsonderung** f salivary secretion (i:), salivation **~ähnlich** sialoid ('saiəlɔid) **ᴢamylase** f salivary amylase (æ), ptyalin (ai) **~artig** sialic, sialine, sialoid **~bedingt** (Infektion) ptyalogenic ('taialo'dʒenik) **~befördernd** sialogogue (sai'æləgɔg) **ᴢbildung** f salivation / starke ᴢ profuse s. **ᴢbrechen** n (Hysterie) sialemesis

(‚saiə'lemisis) zdiagnose f (Diagnose aus Speichel u. Rachenschleim) sialosemeiology (mai'ɔlədʒi), salivary diagnosis zdiastase f (Ptyalin) chem ptyalin (ai) zdrüse f salivary gland zdrüsenausführungsgang m salivary duct zdrüsenentfernung f sialo-adenectomy, removal of a salivary gland zdrüsenentzündung f sialitis, sialo-adenitis zdrüsenexstirpation f chir sialo-adenectomy zdrüsengeschwulst f sialoma zdrüsenspaltung f sialo-adenotomy zdrüsentumor m sialoma zdrüsenversagen n sialoschesis (saiə'lɔskisis) ~erzeugend sialogogue (sai'æləgɔg) zfistel f path salivary fistula, sialosyrinx ('saiələ'sirinks) zfluß m physiol salivation / (übermäßiger) hypersalivation, hypersialosis, hypersecretion of the salivary glands, sialosis, increased flow of saliva zflüssigkeit f saliva ~fördernd promoting the flow of saliva, sialogogue (sai'æləgɔg), salivant (æ) zgang m salivary duct zgangentzündung f sialo-angitis (æn'dʒaitis), sialodochitis, sialoductitis zgangerweiterung f sialo-angiectasis (ˌændʒi'ektəsis), ptyalectasis (ˌtaiə'lektəsis) zgangfistel f pathol salivary fistula zgangmündung f orifice (ɔ) of a salivary duct zgangplastik f sialodochoplasty (ɔ) zgangverlegung f sialostenosis zgangverstopfung f sialostenosis (ou) zgangzyste f salivary cyst, ranula ('rænjulə) ~hemmend antisialic (sai'ælik), antisialogogue (sai'æləgɔg) zkern m (Nucleus salivatorius superior (PNA)) superior salivary nucleus zkolik f salivary colic zkörperchen m salivary corpuscle zkunde f sialology ~liefernd (speichelbereitend) sialogenous (ɔ) zmangel m (Hypoptyalismus) hypoptyalism ('taiəlizm), hyposalivation zmittel n pharm sialogogue (sai'æləgɔg), ptyalogogue ('taiələgɔg) ~n to salivate (æ), to produce saliva (ai) zprobe f saliva sample zproduktion f salivation ~produzierend sialogenous (ɔ), sialogic (ɔ), sialogogue (sai'æləgɔg) zreaktion f ptyaloreaction zsauger m dent saliva ejector, dental pump zschlucken n sialophagia (ei) z- u. Luftschlucken n sialo-aerophagy (eə'rɔfədʒi) zsekretion f salivary secretion (i:), salivation zsekretion betr. ptyalo- ('taiəlo) (Vors) zstein m (Ptyalolith) ptyalolith ('taiəliθ), sialolith ('saiəloliθ), salivary calculus zsteinbildung f salivolithiasis (sæ'laivoli'θaiəsis) zsteinentfernung f chir sialolithotomy zsteinleiden n ptyalolithiasis, sialolithiasis zstrom m flow of saliva ztampon m saliva tampon ~treibend salivant (æ), sialogogue (sai'æləgɔg), ptyalogogue ('taiələgɔg), producing saliva zverdauung f salivary digestion zverhaltung f retention of saliva zverminderung f sialoschesis (saiə'lɔskisis) zzentrum n salivary od salivation centre [US center] zzyste f ptyalocele ('taiəlosi:l), sialocele ('saiəlosi:l)

Speichen|arterie f (Arteria radialis (PNA)) radial artery / rückläufige z (Arteria recurrens radialis) radial recurrent artery zbein n s Speiche zbruch m (Radiusfraktur) fracture of the radius (ei), Colles' ('kɔlisiz) fracture / (unterer) silver-fork fracture zfraktur f s zbruch zkopf m (Caput radii (PNA)) od zköpfchen n head of the

radius zkörper m (Corpus radii (PNA)) shaft of the radius znerv m (Nervus radialis (PNA), Radialis) radial nerve
Speicher|eisen n depot iron, storage iron, iron stores zelektrokardiogramm n tape-recorded od tape-stored ECG zgewebe n storage (ɔ:) tissue zkörperchen n pl storage (ɔ:) corpuscles zkrankheit f s Speicherungskrankheit ~n (z B in Leber) to store, to accumulate zorgan n storage organ zung f (z B Leber) storage, accumulation
Speicher|ungs||krankheit f thesaurismosis (θi‚sɔ:riz'mousis), thesaurosis zmechanismus m storage (ɔ:) mechanism
Speicher|vakuolen f pl storage vacuoles (æ) zzelle f thesaurocyte (ɔ:)
speien (Speichel) to spit / (erbrechen) to vomit (ɔ), to throw up
Speise|brei m (Magen) chyme (kaim) zbreientstehung f chymification (‚kaimifi'keiʃn) zfett n edible (e) fat zöl n edible oil zrest m (im Zahn) food particle zröhre f [o]esophagus (i:'sɔfəgəs), gullet (ʌ)
Speiseröhren|- [o]esophageal (i) zblutung f [o]esophageal h[a]emorrhage (e) zbruch m (Ösophagozele) [o]esophagocele (i:'sɔfəgosi:l) zdivertikel n [o]esophageal diverticulum zektasie f s zerweiterung zentzündung f [o]esophagitis (i:‚sɔfə'dʒaitis) zerweichung f [o]esophagomalacia (mə'leiʃiə) zerweiterung f dilatation of the [o]esophagus, mega[lo]-esophagus, [o]esophagectasis (i:‚sɔfə'dʒektəsis) zgeschwulst f tumo[u]r of the [o]esophagus zkrampf m [o]esophagospasm zkrebs m [o]esophageal carcinoma zoperation f operation on the [o]esophagus zplastik f (Ösophagoplastik) [o]esophagoplasty zresektion f [o]esophagectomy (i:‚sɔfə'dʒektəmi) zschmerz m [o]esophagodynia (i), [o]esophagalgia (æ) zschnitt n [o]esophagotomy zspiegel m [o]esophagoscope (ɔ) zvenen f pl (Venae oesophageae) [o]esophageal veins zverengerung f (Ösophagusstenose) [o]esophagostenosis zverschluß m [o]esophageal occlusion zzwölffingerdarmanastomose f chir [o]esophagoduodenostomy
Speise|saft m (Chylus) chyle (kail) zsalz n chem common od kitchen salt, sodium (ou) chloride (ɔ:)
spektral spectral, spectro-‚ (Vors) zanalyse f spectroscopic od spectrum analysis (æ) ~analytisch spectroscopic (ɔ) zapparat m spectroscope zbereich m spectral range zfarben f pl spectral colo[u]rs zfilter m spectrum filter zfluorometer n spectrofluor[i]meter (i) zlinie f spectrum od spectral line zphotometer n spectrophotometer ~photometrisch spectrophotometric zpolarimeter n spectropolarimeter, optical rotation dispersion polarimeter (i)
Spektro|graph m spectrograph zkolorimeter n spectrocolorimeter zmeter n spectrometer (ɔ) / röntg X-ray spectrometer zmetrie f spectrometry (ɔ) zmikroskop n spectromicroscope zphobie f spectrophobia zphon n spectrophone zphotometer n spectrophotometer (ɔ) zpolarimeter n spectropolarimeter zskop n spectroscope (ɔ) zskopie f spectroscopy (ɔ) ~skopisch spectroscopic (ɔ)

Spektrum n spectrum, pl spectra / fortlaufendes od lückenloses z continuous (i) sp. z- spectral, spectro- (Vors)
Spekulum n (Spiegel) speculum (e), pl specula / zweiflügeliges z bivalve (ai) sp.
Speleoskopie f speleoscopy, cavernoscopy
Spence (spens)-Strang m anat Spence's auxiliary tail
Spencer ('spensə)-Area f od -Zentrum n Spencer's area
spenden (Blut) to donate
Spender m (Blut) donor (ou) zblut n donor blood z-gegen-Empfänger--Reaktion f graft-versus-host reaction, butt reaction zmaus f (Tierversuch) donor mouse zplasma n donor's plasma zsamen m (künstliche Befruchtung) donor semen (i:) zserum n donor's serum zzelle f donor's cell (DC)
Spengler ('spenglər)|-Methode f Spengler's method z-Splitter m pl Spengler's fragments
Sperino (spe'ri:no)-Operation f Sperino's operation
S-Periode f (DNS-Synthesezeit) genet S period
Sperma n semen (i:), sperm z- spermatic zflüssigkeit f spermatic fluid (u) zkanal m spermatic od seminal (e) duct zkern m sperm nucleus zkrasie f spermatocrasia (ei) zkristalle m pl sperm crystals (i) zplasma n sperm plasma
Spermase f spermase
Spermaster m embr spermaster
Sperma|tide f spermatid ~tisch spermatic ztitis f spermatitis
Spermato|blast m spermatid ~gen spermatogenic zgenese f spermatogenesis, spermatogeny (ɔ) / (gestörte) dyszoospermia zgonie f spermatogonium (ou), spermatospore (ɔ), spermospore zgonium n s zgonie zgramm n spermiogram ~id spermatoid zlyse f spermatolysis (ɔ) ~lytisch spermatolytic (i), spermolytic (i) zpathie f spermatopathy (ɔ) zphor n zool spermatophore zrrhoe f (Samenfluß) spermatorrh[o]ea (i), spermorrh[o]ea spermatötend spermatocidal (ai)
Spermato|zele f spermatocele, gonocele ('gonosi:l) zelektomie f spermatocelectomy ~zid spermatocidal (ai)
Spermatozoen- spermatozoal (ou), spermatozoan (ou) ~ähnlich spermatoid (ɔ:) zklumpung f spermagglutination zkopf m (Samenfadenkopf) karyomere ('kæriomiə) zreifung f spermatogenesis / unvollständige z aspermatogenesis ~tötend spermatocidal (ai) zuntergang m spermatolysis (ɔ), spermolysis zzerfall m spermatolysis, spermolysis zzerfall betr. spermatolytic (ɔ)
spermato|zoid spermatozoid (ɔ:) zzoon n (Samenfaden, männliche Geschlechtszelle) spermatozoon ('zouən), pl spermatozoa (ˈzouə) zzystektomie f (Samenblasenentfernung) spermatocystectomy zzystitis f (Samenblasenentzündung) spermatocystitis / cystospermitis zzystographie f röntg vesiculography zzystotomie f chir spermatocystotomy zzyt n spermatocyte zzyten- spermatocytal (ai) zzytogenese f spermatocytogenesis
Spermaturie f seminuria (juə), spermaturia (juə)

Sperma|untersuchungskammer f sperm investigation chamber (ei) **2zelle** f sperm cell, spermatozoon (ou) **~zid** (samentötend) spermatocidal (ai)
Spermektomie f (Samenstrangresektion) chir spermectomy
Spermid m (Spermatoblast) spermatid, spermid
Spermie f s Spermatozoon
Spermien|faden m spermatic (æ) filament (i) **2kopf** m head of the spermatozoon (ou) **~tötend** spermatocidal (ai) **2zählung** f sperm count
Spermin n spermine **2kristall** m sperm od spermine crystal (i)
Spermio|genese f (Samenbildung) spermiogenesis, spermatogenesis **2gramm** n spermiogram **2zyt** m spermiocyte
Sperm|ium n spermatozoon **2izid** n spermatocide **~izid** spermatocidal (ai) **2ovialkern** m maritonucleus **2ovium** n spermatovum (ou), fertilised ovum (ou) **2oviumkern** m (Kern des Spermoviums) maritonucleus **2ozentrum** n centrosome
Sperr|dosis f acceptable daily intake (ADI) **2e** f (Verlegung) obstruction (ʌ), blockade (ei) / (Quarantäne) quarantine ('kwɔrənti:n) **~en** to block, to obstruct **2er** m (Sperrhaken) chir retractor, divulsor (dai'vʌlsə) **2filter** m barrier filter **2haken** m chir s Sperrer **2körper** m pharm vasoconstrictor **2lidhalter** m eyelid elevator **2schichtgleichrichter** m röntg selenium (i:) H.T. rectifier **2substanz** f imm barrier substance **2ung** f blocking, blockage ('blɔkidʒ) / ps blocking attitude, barrage ('bæra:ʒ) **2zone** f (Seuche) prohibited area ('ɛəriə)
spezial special (e) **2abteilung** f (Klinik) special ward **2arzt** m (veraltet) s Facharzt **2ausbildung** f (Fachausbildung) specialised training **2behandlung** f specific therapy od treatment **2carpule** f special-purpose cartridge ampoule **2diät** f special diet (ai) **2fall** m special case **2isierung** f specialisation **2ist** m (auch Facharzt) specialist (e) **2ität** f specialty ('speʃəlti) **2nährboden** m special culture medium **2personal** n specially trained personnel (ʌ) **2präparat** n pharm pharmaceutical (ju:) speciality (æ) od preparation, specific (i)
Speziation f genet speciation
Spezies f (Art) species ('spi:ʃi:z) / pharm herb, tea **2resistenz** f species resistance **2spezifität** f species specificity
Spezifikum n pharm specific (i) **~isch** specific (i) / intrinsic (-~ (Nachs) -specific (≃ B rötelnspezifisch rubella- -specific) **2ität** f specificity (i) **~izieren** to particularise (i), to itemize (ou) **2izität** f specificity
Spezimen n s Probe
Sphaeraesthesia f spher[a]esthesia (ˌsfiərəs'θi:ziə)
Sphagiasmus m sphagiasmus **2itis** f sphagitis
Sphagnum n (Sumpfmoos) peat moss, sphagnum
Sphakel[ism]us m sphacelism
Sphär|e f sphere (iə), area ('ɛəriə), range, domain (ei) **~isch** spherical (e) **~oid** spheroidal (ɔi), spheroid (iə)
Sphäro|meter n spherometer (ɔ) **2phakie** f ophth spherophakia **2plast** m spheroplast **2protein** n corpuscular protein

2spermium n spherospermium **2zylinder** m opt spherocylinder **2zyt** m spherocyte (iə), round cell **2zytose** f spherocytosis
S-Phase f (DNS-Synthesezeit) S period
sphazelisch (feuchtrandig) sphacelate (æ), sphacelous (æ)
Sphazeloderma f sphaceloderma
Sphenion n pterion
spheno|ethmoidal spheno-ethmoid ('eθmɔid) **~id** sphenoid (i:), wedge- -shaped **2id** n (Sphenoidale) anat sphenoid ('sfi:nɔid) [bone] **2idflügel** m wing of the sphenoid **2iditis** f sphenoiditis **2idostomie** f (Dränage der Keilbeinhöle) sphenoidostomy **2idotomie** f chir sphenoidotomy **~mandibular** sphenomandibular **~maxillar** sphenomaxillary **2meter** n sphenometer **~okzipital** spheno-occipital (i) **~palatinal** sphenopalatine ('pælətain) **2palatinum** n (Ganglion sphenopalatinum) sphenopalatine ganglion **~parietal** parietosphenoid, sphenoparietal (ai) **2sis** f gyn sphenosis **2zephalie** f (Keilschädeligkeit) sphenocephaly (e)
Spherometer n spherometer (ɔ)
Sphingo|lip[o]ide n pl sphingolipids **2lip[o]idose** f sphingolipidosis **2myelin** n sphingomyelin (ai) **2phospholipid** n sphingomyelin **2sin** n sphingosine **2xin** n sphingoxine
Sphinkter m (Schließmuskel) sphincter ('sfiŋktə) / **2** Oddi sphincter of Oddi ('ɔdi) **2~** sphincteral, sphincteric (e) **2algie** f s **2schmerz 2dehner** m (Instrument) anal od rectal dilator **2dilatator** m s **2dehner 2durchtrennung** f chir sphincterotomy **2ektomie** f chir sphincterectomy **2exstirpation** f chir sphincterectomy **2exzidierung** f chir sphincterectomy **2krampf** m sphincterismus **2lähmung** f sphincter paralysis (æ) **2olyse** f sphincterolysis **2oskop** n sphincteroscope **2otomie** f chir sphincterotomy **2plastik** f sphincteroplasty **2resektion** f chir sphincterectomy **2schmerz** m sphincteralgia (æ), pain around the anal sphincter **2spaltung** f chir sphincterotomy / (am Pylorus) chir pylorotomy (ɔ) **2spasmus** m sphincterismus **2starre** f sphincter rigidity (i) **2tenesmus** m sphincterismus
Sphinxgesicht n mask-like face
sphygmisch sphygmic ('sfigmik)
Sphygmo|bolometer n sphygmobolometer (ɔ) **2bolometrie** f sphygmobolometry (ɔ) **2dynamometer** n sphygmodynamometer (ɔ) **2energometrie** f sphygmobolometry **2gramm** n (Pulskurve) sphygmogram **2graph** m (Pulskurvenmesser) sphygmograph, sphygmometer (ɔ) **2graphie** f (Pulskurvenaufzeichnung) sphygmography (ɔ), pulse (ʌ)-tracing **~graphisch** sphygmographic (æ) **2kardiogramm** n sphygmocardiogram **2kardiographie** f sphygmocardiography (ɔ) **2logie** f sphygmology (ɔ) **2manometer** n (Blutdruckmeßapparat) sphygmomanometer (ɔ) **2manometrie** f sphygmomanometry **2meter** n (Pulsmesser) sphygmometer (ɔ) **2skop** n sphygmoscope **2skopie** f sphygmoscopy (ɔ) **2tonogramm** n sphygmotonogram (ou) **2tonograph** m sphygmotonograph (ou) **2tonometer** n sphygmotonometer (ɔ)
Spica f (Kornährenverband) spica (ai) / **2** humeri (Schulterverband) spica of

the shoulder (ou) / **2** perinei (Dammkreuzbinde) spica perinei (peri'ni:ai) **-spiegel** (Nachs)-scope (-skoup) (Nachs)
Spiegel m mirror (i) / med speculum (e), pl specula / (Flüssigkeit) level (e) / (Reflektor) reflector **2angst** f spectrophobia **2befund** m speculum findings **2bild** n opt reflected image ('imidʒ) **2furcht** f ps spectrophobia **2galvanometer** n mirror galvanometer **2mikroskop** n reflecting microscope (ai) **~n** to reflect / (mit Spekulum untersuchen) to examine with a speculum **2schrift** f ps retrography (ɔ), mirror writing **2sprache** f mirror speech **2ung** f reflection / (Spiegeluntersuchung) mirror od speculum examination **2ungswinkel** m angle of reflection **2untersuchung** f (Auge) ophthalmoscopy (ɔ) **2zeichen** n ps mirror sign
Spiegler ('spi:glər)**-Tumor** m Spiegler's tumo[u]r
Spiel|art f (Abart) variety (ai) / mutation **2form** f biol variation
Spielmeyer-Vogt ('spi:lmaiər-fo:kt)**-Krankheit** f Vogt-Spielmeyer syndrome, juvenile amaurotic family idiocy
Spiel|therapie f play therapy **2trieb** m (Kind) play instinct / ps gambling addiction **2uhrsymptom** n ps gramophone symptom
spießen (Knochen) to impale / (durchspießen) to pierce, to perforate
Spießglanz m chem antimony **2blumen** f pl chem flowers of antimony **2butter** f (Antimonbutter) chem butter of antimony, antimony butter
Spießkatarakt f (Cataracta aculeiformis) spear-shaped cataract
Spigeliawurzel f pharm pinkroot
Spike m (EEG) spike / somadendritischer **2** neur soma-dendritic spike (SD spike)
Spiköl n spike oil
Spilom[a] n (Pigmentgeschwulst) spiloma
Spiloplaxia f spiloplaxia
Spin m (Eigendrehimpuls) spin
Spina f anat spine (ai), spina, pl spinae ('spaini:) **2** bifida spina bifida (i), bifid (i) od cleft spine, rachischisis (ræ'kiskisis); **2** ~ occulta cryptomerorachischisis (i); **2** ~ bei flüssigkeitsenthaltendem Bruchsack hydromyelocele, hydromyelomeningocele; **2** ~ partialis myelocele (ai); partielle **2** ~ merorachischisis; totale **2** ~ holorachischisis; **2** helicis (PNA) spine of the helix **2** iliaca iliac (i) spine **2** ischiadica (PNA) (Sitzbeinstachel) ischial spine **2** mentalis (PNA) genial tubercle **2** ossis sphenoidalis (PNA) spine of the sphenoid bone **2** palatina (PNA) palatine spine **2** scapulae (PNA) (Schulterblattgräte) spine of the scapula **2** supra meatum suprameatal spine **2** trochlearis (PNA) trochlear spine **2** tympanica tympanic spine **2** ventosa spina ventosa
spinal spinal (ai) / (Wirbelsäulen-) rachial (ei) **2anästhesie** f (Lumbalanästhesie) spinal an[a]esthesia (i:) **2apoplexie** f spinal apoplexy **2arterie** f spinal artery **2arterien-Syndrom** n, vorderes anterior spinal artery occlusion syndrome **2atrophie** f myelatrophy (æ) **2bahnen** f pl tracts in the spinal cord **2breite** f anat distance between iliac spines **2erkrankung** f, funikuläre funicular

myelitis, combined systems disease **‰flüssigkeit** f (Liquor) cerebrospinal fluid (u) **‰fortsatz** m spinous (ai) process (ou) **‰ganglion** n (Ganglion spinale (*PNA*)) spinal ganglion

Spinalgie f spinalgia (spai'nældʒiə)

Spinal|haken m chir spinal retractor ~[is] spinal (ai) **‰kanal** m (Canalis vertebralis (*PNA*)) vertebral canal **‰-lähmung** f spinal paralysis (æ) **‰mark** n spinal marrow **‰nerv** m spinal nerve **‰neuralgie** f spinal neuralgia (æ) **‰neurasthenie** f spinal neurasthenia (i:) **‰paralyse** f spinal paralysis (æ) / (Rhachioplegie) rachioplegia (i:) / essentielle spastische **‰** Strümpell's ('strympelz) disease / spastische **‰** spastic spinal paralysis, Erb-Charcot (erp-ʃar'ko) disease od syndrome **‰parasympathikus** m spinal parasympathetic **‰punktion** f (Lumbalpunktion) spinal od lumbar (ʌ) puncture **‰segment** n spinal segment **‰wurzel** f spinal root, root of a spinal nerve / hintere **‰** (Radix dorsalis nervorum spinalium (*PNA*)) posterior root [of the spinal nerves] / vordere **‰** (Radix ventralis nervorum spinalium (*PNA*)) anterior root [of the spinal nerves] **‰zentrum** n spinal centre [*US* center]

spinatartig (Stuhl) spinach ('spinidʒ)

Spindel f spindle **‰-** spindle, fusiform (ju:) **‰basis** f (Basis modioli (*PNA*)) base of the modiolus (i:) **‰faser** f spindle fibre [*US* fiber] (ai) **‰faseransatzstelle** f genet site of the spindle fibre attachment ~förmig spindle-shaped, fusiform (ju:) **‰gift** n spindle poison, poison of mitotic (ɔ) spindle formation **‰haar** n monilethrix (i) **‰inaktivierung** f genet spindle inactivation **‰mechanismus** m genet spindle mechanism **‰myotonie** f stiff man syndrome **‰platte** f (Lamina modioli (*PNA*)) lamina of the modiolus (i:) **‰stadium** n (des Kerns) nuclear spindle **‰star** m fusiform (ju:) cataract (æ), spindle cataract **‰zelle** f spindle cell, fusiform (ju:) cell / **‰n** enthaltend fusocellular **‰zellenmuskel** m fusiform (ju:) muscle **‰zellensarkom** n fusocellular od spindle-cell sarcoma ~zellig fusicellular, fusocellular

Spinenabstand m (Spinae iliacae) interspinous (ai) distance

Spinnbarkeit f (Zervikalschleim) spinnbarkeit, threadability **‰test** m gyn threadability test

spinnen|artig arachnoid (ə'ræknɔid) **‰finger[igkeit]** m pl [ʃ] arachnodactyly, arachnodactylia (i), spider fingers **‰furcht** f ps arachnephobia (ou) **‰gewebe** n spider web **‰gift** n spider venom (e) **‰giftvergiftung** f arachnidism (æ), arachnoidism **‰mal** n spider mole od n[a]evus (i:), vascular spider, telangiectasia (ei) **‰muttermal** n spider telangiectasis **‰tier** n zool arachnid (æ), pl arachnida **‰zelle** f spider cell, astrocyte

Spinnerkrebs m mule-spinners' cancer

Spinnfadentest m gyn threadability test

spinnweb|artig araneous (ei) **‰haut** f (Hirn) arachnoid (æ) [membrane] **‰mal** n spider od stellar n[a]evus (i:)

Spino|galvanisation f spinogalvanisation **‰glenoidal-Winkel** m spinoglenoid angle

spinös (dornig) spinose (ai), spinous (ai)

Spinthariskop n spinthariscope

Spinther|ismus m spintherism, scintillating scotoma, photopsia **‰opie** f (Funkensehen) spintheropia

Spir. = Spiritus m spiritus, spir.

Spiraculum n zool spiracle

Spir|adenitis f hidradenitis suppurativa **‰adenom** n, ekkrines eccrine od excretory spiradenoma

spiral spiral (aiə) ~ähnlich spiroid (aiə) **‰arterien** f pl spiral arterioles **‰bohrer** m twist drill **‰bruch** m spiral od torsion fracture **‰drehung** f spiral torsion od twisting

Spirale f spiral (aiə) / (Pessar) spiral (aiə), coil / (Chromosom) coil / **‰n** im Sputum Curschmann's ('kurʃmanz) spirals

spiral|förmig spiral (aiə); involute **‰fraktur** f spiral fracture **‰gang** m spiral turn **‰gelenk** n cochlear joint ~ig spiral, spiro- (aiə) (*Vors*) / turbinal **‰isation** f (Chromosom) coiling **‰isationszyklus** m coiling cycle ~isieren to coil ~isiert coiled, spiralised / nicht ~ unspiralised **‰isierung** f (Chromosom) coiling **‰körper** m spiral corpuscle **‰linie** f (Bruch) spiral line **‰nervenfaser** f neur Beale's (bi:lz) fibre [*US* fiber] (ai) **‰struktur** f genet coil structure **‰verband** m spiral bandage **‰windung** f coil **‰zylinder** m (Urin) spiral cast

Spiramycin n spiramycin (ai)

Spirem m (Mitose: Knäuelbildung) biol spireme ('spaiəri:m), skein

Spirillämie f spirill[a]emia

Spirille f Spirillum, pl Spirilla

Spirillen|angina f s Plaut-Vincent-Angina ~förmig spirilliform **‰krankheit** f spirillosis **‰ruhr** f spirillar dysentery (i) ~tötend spirillicidal (ai) **‰zerfall** m spirillolysis (ɔ)

spirill|izid spirillicidal (ai) **‰ose** f spirillosis ~otrop spirillotropic (ɔ) ~ozid spirillocidal (ai) **‰um** n Spirillum

Spiritus m pharm spirit, alcohol (æ), spiritus (i), ethanol (e) **‰** absolutus absolute a. **‰** aethereus (Hoffmannstropfen) ether spirit (*BPC*) **‰** camphoratus (*DAB*) (Kampferspiritus) camphor spirit **‰** denaturatus (vergällter od denaturierter Alkohol) methylated (e) spirit, denatured (ei) a. **‰** dilutus (verdünnter Weingeist) diluted a. **‰** Formicarum (Ameisenspiritus od -geist) spirit of ants (æ), spirit of formic acid (æ) **‰** Juniperi spirit of juniper ('dʒu:nipə) **‰** Lavandulae (Lavendelspiritus) lavender spirit **‰** Melissae compositus (Melissengeist) spirit of melissa od carmelite **‰** Menthae Piperitae peppermint spirit (*BPC*) **‰** nitrico-aethereus nitrous ether spirit **‰** rectificatissimus absolutely pure a. **‰** saponato-camphoratus liquid (i) opodeldoc **‰** saponatus (Seifenspiritus) spirit of soap **‰** Saponis kalini (Kaliseifenspiritus) green soap tincture **‰** Sinapis (Senfspiritus) spirit of mustard (ʌ) **‰** Vini Gallici (Franzbranntwein) spiritus vini gallici, spirit of wine **‰lampe** f Lab spirit lamp ~löslich soluble in alcohol (æ)

spiro|- (*Vors*) (spiralig, schraubenförmig) spiro- (aiə) (*Vors*) **‰bakterium** n spirobacterium (iə) **‰chaeta pallida** f Spirochaeta (,spaiəro'ki:tə) pallida, Treponema (i:) pallidum **‰chaetaceae** f Spirochaetaceae **‰chaetales** Spirochaetales **‰chaetose** f spiroch[a]etosis **‰chätämie** f spiroch[a]et[a]emia (,spaiə-roki:'ti:miə) **‰chäte** f spiroch[a]ete, ('spaiəroki:t), Spirochaeta (spaiəro-'ki:tə)

Spirochäten|- spiroch[a]etal (i:), treponemal (i:) ~auflösend spiroch[a]etolytic (i) **‰befall** m (des Blutes) spiroch[a]et[a]emia (i:) **‰bronchitis** f spiroch[a]etal (i:) bronchitis **‰gelbsucht** f spiroch[a]etal jaundice (ɔ:) **‰infektion** f treponematosis, treponemiasis (ai), treponemosis ~tötend treponemicidal (ai), spiroch[a]eticidal (ai) **‰zerfall** m spiroch[a]etolysis (ɔ)

spirochät|izid s spirochätentötend ~ogen spiroch[a]etogenous (,spaiəroki-'tɔdʒinəs) **‰olysin** n bakt spiroch[a]etolysin **‰ose** f spiroch[a]etosis (ou), treponematosis **‰urie** f spiroch[a]eturia

Spiro|gramm n spirogram (aiə) **‰graph** m spirograph (aiə) **‰graphie** f spirography (ɔ) **‰-Index** m (Lorentz) spiro-index **‰lakton** n spirolactone **‰meter** n spirometer (ɔ), pneumatometer **‰metrie** f (Lungenvolummessung, Messung der Lungenkapazität) spirometry (ɔ), pulmometry (ɔ) ~metrisch spirometric (e) **‰nema** n bakt Borrelia (i:), Treponema (i:) **‰nolacton** n (*WHO*) spironolactone ('spaiərəno'læktoun) (*BPCA*, *USP*) **‰phore** f spirophore **‰skop** n spiroscope

Spital n (pl Spitäler) österr (Krankenhaus) hospital, clinic **‰fieber** n hospital fever **‰schiff** n österr hospital ship **‰zug** m österr (Lazarettzug) hospital train

spitz pointed, acuminate (ju:) (Nase) pointed / (Winkel) acute / (lanzettförmig) lanceolate (æ), lanciform (æ) / (kränklich) peaked **‰anode** f röntg pointed anode ~auslaufend tapering **‰blattern** f pl chicken-pox **‰bogengaumen** m high-arched palate (æ) **‰buckel** m gibbosity (ɔ), gibbus (i)

Spitze f tip, point / (Lunge) apex (ei), pl apices ('eipisi:z) / (Zahn) cusp / (Finger) tip / (Nase) tip / (Zunge) tip, end / (Kurve) spike / **‰** (Herz) angehoben elevated apex **‰-** apical (æ)

Spitzen|- apico- ('æpiko-) **‰affektion** f apical affection **‰belastung** f peak stress **‰dämpfung** f (Lunge) apex dullness (ʌ) **‰dosis** f radiol peak dose **‰elektrode** f elektr point electrode (e) **‰erkrankung** f apical affection **‰feld** n röntg apical (æ) field od area ('ɛəriə) **‰gegend** f (Lunge, Herz) apex area **‰geräusch** n apex murmur (ə:) **‰herd** m (Lunge) apical lesion ('li:ʒən) od focus **‰katarrh** m [pulmonary (ʌ)] apicitis **‰infiltration** f apical infiltration **‰lappen** m (Lunge) apical lobe **‰oberfeldbereich** m röntg area ('ɛəriə) od area **‰pleuritis** f apex pleurisy (uə) **‰pneumonie** f apex od apical pneumonia **‰potential** n (Spike) spike potential **‰schwiele** f (Lunge) scar formation in an apex **‰segment** n (Lunge) apical segment **‰stoß** m (Herz) apex beat / (hebender) heaving apex beat **‰tuberkulose** f apical tuberculosis **‰wachstum** n apical growth **‰wert** m peak value (æ)

Spitze/Welle|-Komplex m spike and wave complex **‰-Muster** n spike-wave pattern

Spitzfuß m talipes (æ) equinus (ai) **‰gang** m equine (i:) gait

spitz- u. klumpfüßig equinovarus (i'kwaino'vɛərəs)

Spitz|fußstellung f footdrop, equinus position ~gesicht n s Choleragesicht
Spitzka ('spitskə)-**Bündel** n Spitzka's bundle, Spitzka-Lissauer ('lisauər) column ~-**Nucleus** m Spitzka's nucleus
Spitz|knotenflechte f (Lichen acuminatus) lichen ('laikən) spinulosus (ou) ~kopf m oxycephaly, acrocephaly ~köpfig acrocephalous, acrocephalic (æ), oxycephalic ~köpfigkeit f oxycephaly, acrocephaly ~nase f pointed nose ~nasig oxyrhine ('ɔksirain) ~pokken f pl F (Windpocken, Varizellen, Spitzblattern) chicken-pox, varicella ~schädel m s Turmschädel ~wegerich m bot ribwort, plantain ~winkelig acute-angled (æ) ~zahn m (Eckzahn) canine (ei) [tooth] ~zulaufend tapering
Spivack ('spivæk)|-**Operation** f Spivack's operation ~-**Regel** f Spivack's rule
Spix (spiks)-**Dorn** m od -**Spina** f Spix' ossicle
Splanchnik|ektomie f chir splanchnicectomy ~otomie f (Splanchnikusdurchtrennung) chir splanchnicotomy (ɔ)
Splanchnikus m (Nerv) anat splanchnic nerve ~- splanchnic, splanchno- (æ) (Vors) ~anästhesie f splanchnic an[a]esthesia (i:) ~blockade f splanchnic nerve block ~durchtrennung f chir splanchnicotomy ~gebiet n visceral (i) nervous system ~klemme f chir splanchnectomy forceps pl ~resektion f chir splanchnicectomy ~steuerung f splanchnic mechanism
splanchnisch visceral (i), splanchnic
Splanchno|blast m embr splanchnoblast ~dynie f splanchnodynia (i) ~graphie f splanchnography (ɔ) ~logie f (Eingeweidelehre) splanchnology ~megalie f splanchnomegaly (e) ~mikrie f splanchnomicria (i) ~pleura f embr splanchnopleure ('splæŋknopluə) ~ptose f (Eingeweidesenkung) splanchnoptosis ('tousis), visceroptosis, Glénard's (gle:'narz) syndrome ~sklerose f splanchnosclerosis ~tomie f splanchnotomy ~zele f (Baucheingeweidebruch) splanchnocele ~zöl n embr splanchnoc[o]ele
Splen m (Milz) spleen ~adenoma n splenadenoma ~algie f (Milzschmerz) splenalgia (spli'nældʒiə) ~algisch (Milzschmerz betr.) splenalgic (æ) ~ämie f splen[a]emia (i:) ~auxe f (Milzvergrösserung) splenauxe (spli-nɔ:ksi) ~ektasie f splenectasia, splenectasis ~ektomie f (Milzentfernung) splenectomy ~ektomieren to splenectomise ~ektomiert (ohne Milz, milzlos) chir splenectomised (e) ~ektopie f (Lageveränderung der Milz) splenectopy ~isation f (der Lunge) splenisation, splenification ~itis f(Milzentzündung) splenitis ~ium n splenium (i:)
Splenius m (Muskel) splenius (i:) [muscle] ~- splenial (i:) ~muskel m anat splenius [muscle]
spleno|gen splenogenous (ɔ), splenogenic (e) ~gramm n röntg splenogram (i:) ~graphie f (Milzdarstellung) röntg splenography (ɔ) ~hepatomegalie f (Milzleberschwellung) splenohepatomegaly ('megəli) ~kleisis f chir splenocleisis (ai) ~m n splenoma ~malazie f(Milzerweichung) splenomalacia (mə-'leiʃiə), lienomalacia (ˌlaiino) ~megalie

f (Milzvergrößerung) splenomegaly (e), hypersplenotrophy (ɔ), Gaucher's (go'ʃe:z) disease / ~ bei Infektionskrankheiten infectious (e) splenomegaly (e) ~pathie f (Milzerkrankung) splenopathy (ɔ) ~pexie f (Milzanheftung) splenopexy (i:) ~portogramm n splenoportogram ~portographie f röntg splenoportal venography, splenoportography (ɔ) ~ptose f (Milzsenkung) dropped spleen, splenoptosis ('tousis) ~rrhagie f (Milzblutung) splenorrhagy (ɔ) ~rrhaphie f (Naht der Milzkapsel) chir splenorrhaphy ~siderose f siderotic splenomegaly (e) ~tomie f (Milzschnitt) splenotomy ~zyt m splenocyte (i:)
Splitdosis f split dose
Splitter m splinter / (Transplantation) chip / eingewachsener ~ buried (e) splinter ~bruch m splintered od comminuted fracture, chip fracture / geschlossener ~ simple comminuted fracture / offener od komplizierter ~ compound comminuted fracture ~entfernung f removal (u:) of splinters / (Knochensplitter) esquillectomy ~fraktur f s ~bruch ~n to splinter ~ n (Splitterung) splintering ~pinzette f splinter forceps pl ~schatten m röntg shadow (æ) due to a splinter ~ung f splintering, spallation (spɔ:'leiʃən) ~verletzung f mil shell wound ~zange f chir splinter forceps pl
Spodiomyelitis f spodiomyelitis (maiə'laitis)
spodo|gen (durch Schlacken bedingt od entstanden) spodogenous ~phag spodophagous
spondyl|- (Wirbel-) (Vors) spondyl-('spondil-) (Vors) ~algie f spondylalgia (æ) ~arthritis f spondylarthritis, spondylosis, spondylarthrosis ~arthrokaze f (Knochenfraß der Wirbelsäule) spondylarthrocace (a:'θrɔkəsi), caries (εə) of a vertebra ~itis f spondylitis / ankylopoetica Marie-Strümpell (ma'ri-'strympel) arthritis, disease od spondylitis, ankylosing spondylitis / deformierende ~ deforming sp. / ~ tuberculosa (Wirbel-Tbk) spondylitis tuberculosa, Pott's disease ~- spondylitic (i) ~itisch spondylitic (i)
Spondylo|dese f spondylodesis (i:) ~dynie f (Wirbelsäulenschmerz) spondylodynia (i), spondylalgia (æ) ~listhesis f spondylolisthesis (lis'θi:sis) ~lyse f, ~lysis f (Wirbellösung u -lockerung) spondylolysis (ɔ) ~malazie f (Wirbelerweichung) spondylomalacia (mə'leiʃiə) ~myelitis f spondylomyelitis (maiə'laitis) ~pathie f (Wirbelerkrankung) spondylopathy (ɔ) ~ptosis f spondyloptosis ('tousis) ~schisis f (Spaltbildung) spondyloschisis ('lɔskisis) ~se f, ~sis f spondylosis / ~ cervicalis cervical spondylosis / ~ hyperostotica (Ott) hyperostotic spondylosis ~syndese f spondylosyndesis (i), spinal fusion ~therapie f spondylotherapy ~tisch spondylitic (i) ~tomie f (Fet) spondylotomy, rachitomy (i), rachiotomy
Spondylus m spondylus
Spongia f Spongia (ʌ), sponge (ʌ)
Spongin n spongin (ʌ)
Spongio|blast m embr spongioblast (ʌ) ~blastom n spongioblastoma ~plasma n spongioplasm (ʌ), cytospongium (ʌ), lymphoplasm (i)

spongi|ös (schwammig) spongy (ʌ) ~osa f histol spongiosa (ou), spongy (ʌ) substance ~osa-**Schraube** f cancellous bone screw ~ose, ~osis f spongiosis
spontan spontaneous ~abgang m (Stein) natural (æ) passage of a calculus ~ablauf m spontaneous development ~abort m spontaneous abortion ~agglutination f spontaneous agglutination ~amputation f spontaneous amputation ~ausbruch m (bes Krankheit) idiogenesis ~bewegung f spontaneous movement ~blutung f spontaneous h[a]emorrhage (e) ~bruch m spontaneous fracture ~durchbruch m (Empyem) empyema (i:) of necessity ~eität f spontaneity (i:) ~erregung f neur spontaneous activity ~fraktur f spontaneous od pathologic[al] (ɔ) fracture ~geburt f spontaneous labo[u]r ~heilung f spontaneous healing od recovery (ʌ), autotherapy ~hypoglykämie f spontaneous hypoglyc[a]emia ~keloid n spontaneous keloid (i:) ~luxation f spontaneous od pathologic[al] luxation od dislocation ~mutante f spontaneous revertant ~mutation f spontaneous mutation ~pneumothorax m spontaneous pneumothorax ('nju:mo'θɔ:ræks) ~rate f genet spontaneous mutation rate ~remission f spontaneous remission ~ruptur f spontaneous rupture ~tumor m spontaneous tumo[u]r ~verschluß m spontaneous closure (ou) ~wendung f gyn spontaneous version ~zeugung f (Generatio spontanea) spontaneous generation
sporadisch sporadic (æ)
Sporangium n sporangium, spore case
Spore f spore (spɔ:) / große ~ macrospore (æ) / kleine ~ sporule (ɔ)
Sporen|- sporular (ɔ), sporo- (ɔ) (Vors) ~ausbildung f formation of spores, sporulation ~ausstreuung f spore dispersal ~behälter m sporocyst ~bildend sporiferous (i), sporiparous (i) ~bildner m spore-forming organism ~bildung f spore formation, sporogenesis, sporulation ~erzeugend sporogenic (e), sporogenous (ɔ) ~erzeugung f sporogenesis ~färbung f spore staining ~kapsel f spore capsule ~los asporous (ɔ:), asporulate (ɔ) ~rest m bakt sporal residuum (i) ~suspension · f spore suspension ~tierchen n sporozoon (ou), pl sporozoa ~tötend sporicidal (ai) ~tragend sporiferous (i) ~träger m sporangium, spore case, sporophore (ɔ)
Sporidieninfektion f sporidiosis
Sporidium n sporidium (i), pl sporidia
Sporn m spur, calcar (æ) ~bildung f (Knochen) osteophytosis ~förmig spur-like, calcarine ~quetsche f chir colostomy spur crusher
Sporo|agglutination f sporo-agglutination ~blast m sporoblast (ɔ) ~gen (Sporen bildend) sporogenous / (aus Sporen entstanden) sporogenic ~genese f sporogenesis, sporogeny (ɔ) ~gonie f sporogony (ɔ) ~mykose f sporomycosis
Sporont m sporont (ɔ) ~ozid n pharm sporonticide
Sporo|phyt m sporophyte (ɔ) ~trichin n sporotrichin (ɔ) ~trichon n Sporotrichum (ɔ) ~trichose f sporotrichosis ~zid sporicidal (ai) ~zoid m (Malaria) sporozoite (ou) ~zoisch sporozoan (ou) ~zoit m sporozoite (ou) ~zoon n

sporoz**oo**n ('zouɔn), *pl* sporoz**o**a ('zouə) ⟨z**oo**se *f* sporoz**oo**sis (zou-'ousis) ⟨z**y**ste *f* sporocyst
Sport|albuminurie *f* athl**e**tic albuminuria ~**geschädigtes Herz** *n* athl**e**tic (e) heart ⟨**hämoglobinurie** *f* march h[a]emoglobinuria (juə) ⟨**herz** *n* athl**e**tic heart ⟨**medizin** *f* sports m**e**dicine ⟨**verletzung** *f* sports **i**njury
Sporulation *f* (Sporenbildung) sporulation
Sprach|anomalie *f* def**e**ctive speech ⟨**defekt** *m* speech dis**o**rder
Sprache *f* (Sprechweise) speech *abgehackte* ⟨ stacc**a**to (a:) speech / (durch geistige Störung) *gehemmte* ⟨ bradyl**o**gia (ou) *langsame od zögernde* ⟨ bradyl**a**lia (ei), bradyl**o**gia (ou), bradyph**a**sia (ei) *näselnde* ⟨ rh**i**nism (ai), rh**i**nismus (i) *schwer verständliche* ⟨ *ps* barbaral**a**lia skand**ie**rende ⟨ scanning speech *übermässig schnelle* ⟨ *ps* tachyl**o**gia (ou) *verwaschene* ⟨ slurred speech *verwirrte* ⟨ *der Geisteskranken* incoherent (iə) speech
Sprach|entwicklungsstörung *f* disturbed development of speech ⟨**fähigkeit** *f* faculty of speech ⟨**fehler** *m* speech def**e**ct, impairment *od* imp**e**diment (e) of speech ⟨**feld** *n anat* speech centres [*US* centers] ~**gestört** dys**a**rthric ⟨**heilbehandlung** *f* speech th**e**rapy ⟨**heilkunde** *f* logop[a]edia (i:), logop[a]edics (i:) ⟨**hemmung** *f* epil**e**ptic speech arr**e**st ⟨**lähmung** *f* lal**o**plegia (æ-i:), paralysis (æ) of [the **o**rgans of] speech ~**los** (stumm) mute ⟨**neurose** *f* l**o**goneurosis ⟨**organ** *n* **o**rgan of speech ⟨**phänomene** *n pl* speech phen**o**mena ⟨**scheu** *f ps* lalophobia ⟨**stereotypie** *f ps* verbiger**a**tion ⟨**störung** *f* (Sprachdefekt) speech dis**o**rder, lal**o**pathy (ɔ) / (ZNS) logop**a**thy (ɔ), dys**a**rthria / (anatomisch bedingt) dysl**a**lia (ei) / artikulat**o**rische ⟨ dis**o**rder of articul**a**tion / psych**o**gene ⟨ psych**o**genic speech dis**o**rder / (zentral bedingt) dysph**a**sia (ei), (Oberbegriff) dysphr**a**sia (ei) / mit grammatischen Fehlbildungen par**a**grammatism / zentrale ⟨ al**o**gia (ei-'loudʒiə) ⟨**taubheit** *f ps* speech deafness (e), s**e**nsory aph**a**sia (ei) ⟨**therapeut** *m* speech th**e**rapist (e) ⟨**übungsbehandlung** *f* treatment of speech def**e**cts ⟨**unterricht** *m* (für Sprachgestörte) logop[a]edia (i:), logop[a]edics (i:), treatment of speech def**e**cts ⟨**verlust** *m* aph**a**sia (ei), loss of speech ⟨**vermögen** *n* faculty of speech ⟨**verwirrtheit** *f* schizoph**a**sia (,skaizou'feiziə) ⟨**werkzeug** *n* **o**rgan of speech ⟨**windung** *f* (Gehirn) Br**o**ca's ('broukɔ) convolution ⟨**zentrum** *n* speech *od* language centre [*US* center] / motorisches ⟨ m**o**tor (ou) speech centre / sensorisches ⟨ s**e**nsory centre *od* zone *od* field ⟨**zerfall** *m ps* scattered speech
Sprague-Dawley (spreig-'dɔ:li)-**Ratten** *f pl* Sprague-Dawley rats
Spray *m* (Zerstäubungsmittel) spray
Sprechen *n* (Sprache) *physiol* speech / krankhaft schnelles ⟨ tachyl**a**lia (ei), tachyl**o**gia (ou), tachyphr**a**sia (ei) / ⟨ im Schlaf somnil**o**quence(i)
Sprech|fehler *m s* Sprachfehler ⟨**funktion** *f* speech function ⟨**furcht** *f ps* phonoph**o**bia ⟨**hilfe** *f* speaking aid

⟨**kanüle** *f* artif**i**cial l**a**rynx (æ) ⟨**scheu** *f ps* laloph**o**bia ⟨**schwierigkeit** *f* speech difficulty ⟨**stärkemesser** *m* phon**o**meter (ɔ) ⟨**stimme** *f* speaking voice ⟨**stunde** *f* cons**u**lting hours / in der ⟨ in the doctor's cons**u**lting room ⟨**stundenhilfe** *f* [doctor's] ass**i**stant, receptionist ⟨**therapie** *f* speech th**e**rapy ⟨**unterricht** *m* (für Sprachgestörte) s Sprachunterricht ⟨**verlangsamung** *f* brady**a**rthria, bradyl**a**lia (ei) ⟨**weise** *f*, skand**ie**rende ⟨ scanning speech ⟨**werkzeuge** *n pl* **o**rgans of speech ⟨**zimmer** *n* cons**u**lting (ʌ) room / surgery, *US* **o**ffice
spreiz|en *vt* to spread (e) / (Klemme) to **o**pen / (Labia majora) to s**e**parate (e) / *v refl* (Fuß) to splay ⟨**er** *m chir* spreader (e); retr**a**ctor, s**e**parator (e); dil**a**tor ⟨**fuß** *m* broad foot, splay foot, spread foot ~**fußbehaftet** splay-footed ~**füßig** splay-footed ⟨**gips** *m* exp**a**nding cast ⟨**nagel** *m chir* nail with spreading action
Spreng (sprenk)-**A**bdruck *m dent* Spreng's impr**e**ssion
Sprengel ('sprenəl)-**Deformität** *f* Sprengel's def**o**rmity
spreng|en (Gefäß) to r**u**pture ('rʌptʃə), to burst ⟨**mittel** *n pharm* disintegrant
Sprenkelung *f* (Haut) m**o**ttling
sprießen to spr**o**ut (au) / (keimen) to g**e**rminate
spring|en (Haut) to chap / (Follikel) to burst ~**end** (tanzend) saltat**o**rial (ɔ:), salt**a**tory / [*od* Dreh]**krankheit** *f* der Schafe *vet* l**ou**ping (u:) ill ⟨**wurm** *m* (Madenwurm, Oxyuris) thread (e)-worm, Oxy**u**ris (ɔksi'juəris), Ent**e**robius (ou) vermicul**a**ris (εə), p**i**nworm
Sprinterfraktur *f* sprinters' fr**a**cture
Sprit *m* (Spiritus) *chem* spirit, **a**lcohol (æ), sp**i**ritus ~**löslich** (in Alkohol löslich) s**o**luble in **a**lcohol
Spritz|ampulle *f* cartridge-needle unit, pre-filled disp**o**sable syringe, single-dose disp**o**sable syringe, unit-dose [prefilled] syringe ⟨**ansatz** *m* (Spray) nozzle
Spritze *f* syringe ('sirindʒ) / hypod**e**rmic needle, hypo (ai) *F* / (Klistier) **e**nema (e) / (Einspritzung) inj**e**ction / ⟨ mit feinster Graduierung microsyringe / jdm. eine ⟨ geben to give s. o. an inj**e**ction
spritzen *vt* (mit Spritze) to inj**e**ct / (verspritzen) to spray / *vi* (Blut) to spurt
Spritzen|abszess *m* syringe **a**bscess ⟨**ansatz** *m* nozzle / spitzer ⟨ pointed n. / stumpfer ⟨ blunt n. ⟨**behandlung** *f* hypod**e**rmic medic**a**tion *od* treatment ⟨**hepatitis** *f* hom**o**logous s**e**rum hepat**i**tis ⟨**sterilisation** *f* syringe steriliz**a**tion ⟨**zylinder** *m* barrel
spritz|fertig *pharm* ready for inj**e**ction ⟨**flasche** *f Lab* wash b**o**ttle ⟨**kur** *f* hypod**e**rmic medic**a**tion ⟨**pistolenverletzung** *f* spray-gun **i**njury
spröd|e (Knochen) fr**a**gile ('frædʒail), br**i**ttle / (Haut) rough (rʌf), chapped / (ausgetrocknet) parched, cracked ⟨**igkeit** *f* (Knochen) br**i**ttleness
Sproß *m bot* spr**o**ut / *biol* germ (dʒə:m) ~**en** to g**e**rminate ⟨**enbildung** *f* germin**a**tion, prolifer**a**tion, spr**o**uting, budding ~**end** spr**o**uting, prolif**e**rous (i), germin**a**ting ⟨**hefen** *f pl* Blastomy-

ces ('maisi:z) ⟨**pilz** *m* Blastomyces ⟨**ung** *f* budding, spr**o**uting, germin**a**tion; prolifer**a**tion, pullul**a**tion ⟨**ungsvorgang** *m* budding, spr**o**uting *od* germinative pr**o**cess (ou)
Sprudel|bad *n* efferv**e**scent bath ~**n** to efferv**e**sce / to spurt ⟨**wasser** *n* m**i**neral water
Sprue *f* (Tropenkrankheit) sprue, psil**o**sis (sai'lousis), tr**o**pical stomat**i**tis / unechte *od* leichte ⟨ par**a**sprue / aphthous ('æfθəs) cach**e**xia ⟨**stomatitis** *f* tr**o**pical (ɔ) stomat**i**tis ⟨-**Syndrom** *n* (idiopathische Steatorrhoe) malabs**o**rption syndrome
Sprüh|desinfizierung *f* spraying with disinfectant ~**en** (Flüssigkeit) to spray ⟨**injektion** *f* hypospray, jet inj**e**ction ⟨**reagenz** *n* spray r**e**agent ⟨**trocknung** *f* spray drying ⟨**verfahren** *n* spraying
Sprung *m* (im Knochen) crack, f**i**ssure ('fiʃə)
Sprungbein *n* t**a**lus (ei), **a**nkle bone, astr**a**galus (æ) ⟨- t**a**lar (ei), astr**a**galar (æ) ⟨ **u. Tibia betr.** talot**i**bial (i) ⟨**exzision** *f* tal**e**ctomy, astragal**e**ctomy ⟨**fortsatz** *m* ap**o**physis (ɔ) of the **a**nkle bone *od* of the t**a**lus ⟨**gelenk** *n s* Sprunggelenk ⟨**hals** *m* (Collum tali (*PNA*)) neck of the t**a**lus ⟨**kopf** *m* (Caput tali (*PNA*)) head of the t**a**lus ⟨**körper** *m* (Corpus tali (*PNA*)) body of the t**a**lus
sprung|bereit (Follikel) ready to burst ⟨**bildung** *f* (Rißbildung) (Knochen) f**i**ssure ('fiʃə) form**a**tion ⟨**gelenk** *n*, oberes (Articulatio talocruralis (*PNA*)) **a**nkle joint / unteres *od* vorderes ⟨ (Articulatio talocalcaneonavicularis (*PNA*)) t**a**lo -calcaneonav**i**cular (i) joint / hinteres ⟨ (Articulatio subtalaris (*PNA*)) talocalc**a**nean joint ⟨**gelenkarthrodese** *f* foot arthr**o**desis (ɔ) ⟨**haftigkeit** *f ps* err**a**tic behavio[u]r p**a**tterns ~**reif** (Follikel) ready to burst
Spuck|e *f* (Speichel) sal**i**va (ai) ~**en** to spit / (aushusten) to expectorate / (erbrechen) to v**o**mit (ɔ) ⟨**en** *n* sp**i**tting, expector**a**tion, v**o**miting (ɔ) ⟨**flasche** *f* sp**u**tum (ju:) b**o**ttle ⟨**gefäß** *n* sp**u**tum cup ⟨**glas** *n* sp**u**tum b**o**ttle ⟨**napf** *m* spitt**oo**n (u:)
Spül|apparat *m* **i**rrigator / *Lab* washer ⟨**becken** *n* (Vaginalspülung) douchepan ⟨**dehnung** *f* hydrost**a**tic dilat**a**tion ⟨**drainage** *f* through-dr**a**inage ('dreinidʒ) ⟨**drüsen** *f pl* g**u**statory (ʌ) glands ~**en** to wash, to clean / (Mund) to rinse / (Ohr) to syringe (i) / (ausspülen) to **i**rrigate / (durchspülen, *z B* Harnwege) to flush *od* wash [out] ⟨**flüssigkeit** *f* wash / (Mund, Hals) mouth wash, rinsing l**i**quid (i) / (zum Desinfizieren) disinfectant / (Auge) coll**y**rium (i) ⟨**kanüle** *f* wash c**a**nnula ⟨**mittel** *n s* ⟨flüssigkeit ⟨**schüssel** *f* r**i**nsing b**a**sin (ei) ⟨**spritze** *f* (Scheidenspülen) douche (du:ʃ) bag ⟨**ung** *f* (vaginale) douche (du:ʃ), douching (Nase, Ohr *usw*) irrigation / (Blase) wash / (Mund) rinsing / (Magen) wash, lav**a**ge (lə'va:ʒ) / (Bauchraum) periton**e**oclysis (ai) / (Wunde) irrig**a**tion / (Besprengung) spray, spraying ⟨**wasser** *n* (Irrigator) irrig**a**tion water, wash
Spulwurm *m* **A**scaris ('æskəris), *pl* **A**scarides, eel-worm, maw (ɔ:)-worm

⟨befall m ascarjasis (ai), maw-worm disease ⟨mittel n pharm ascaricide (æ) ⟨muskeln m pl [der Hand] (Musculi lumbricales [manus] (PNA)) lumbrical muscles [of the hand] / [des Fusses] (Musculi lumbricales [pedis] (PNA)) lumbrical muscles [of the foot]

Spülzystoskop n irrigating cystoscope (i)

spumosus (schaumig) frothy (ɔ)

Spur f (Zucker, Eiweiß im Urin) trace / (Überbleibsel) vestige (e) / (Bahn) track

Spuren|analyse f trace analysis ⟨diagnostik f forensic diagnosis ⟨element n trace element ⟨material n tracer (ei), tracer element ⟨metall n trace metal ⟨minerale n pl trace minerals ⟨nährstoff m trace nutrient (ju:), micronutrient ⟨reflex m trace-conditioned reflex ⟨substanz f trace substance, micronutrient (ju:) ⟨sucher m röntg tracer ⟨suchverfahren n tracer method ⟨technik f tracer technique (i:) ⟨weiser m (für radioaktive Stoffe im Körper) tracer ⟨zusatz m trace additive

Spürgerät n detector

spuriös (falsch) spurious (juə)

spurius (falsch) spurious

Spür|papier n detector paper ⟨stoff m (radioaktiver) tracer

Sputum n (Auswurf) sputum (ju:), pl sputa, expectoration / (Schleim) phlegm (flem) blutiggefärbtes ⟨ blood--stained sp. ⟨ aus den tieferen Abschnitten des Bronchialsystems deep--cough specimen eitriges ⟨ purulent (juə) sp. gefärbtes ⟨ stained sp. ikterisches ⟨ icteric (e) sp., egg yolk (jouk) sp. körniges ⟨ hailstone sp. massenhaftes ⟨ abundant (ʌ) sp. münzenförmiges ⟨ nummular (ʌ) sp. rostfarbenes ⟨ rusty (ʌ) sp. schleimig--eitriges ⟨ mucopurulent (juə) sp. schleimiges ⟨ mucous (ju:) sp. semmelbraunes ⟨ brown sp. stinkendes ⟨ malodorous (ou) sp. ungefärbtes ⟨ unstained sp. ⟨abstrich m sputum smear (iə) ⟨ballen m sputum plug ⟨becher m sputum cup ⟨desinfektionsapparat m sputum disinfector ⟨flasche f sputum bottle ~fördernd promoting expectoration ⟨konzentration f sputum concentration ⟨kultur f sputum culture (ʌ) ⟨septikämie f sputum septicaemia (i:)

SPV = Schweinepest-Virus n hog cholera virus

Squalen n squalene

Squama f (Schuppe) anat squama, pl squamae ('skweimi:) / ⟨ frontalis (Stirnbeinschuppe) frontal (ʌ) squama / ⟨ occipitalis (PNA) (Hinterhauptschuppe) squamous part of the occipital bone

squamös (schuppig) squamous (ei), scaly (ei)

Squire ('skwaiə)-Phänomen n Squire's sign

SR = Senkungsreaktion f sedimentation reaction

Sr = Strontium n strontium, Sr

SRF = Salmonellose-Resistenzfaktor m salmonellosis resistance factor

S-R-Formenwechsel m bakt smooth-to--rough change

sRNS f sRNA

S-Romanum = anat Colon sigmoideum n pelvic colon

S-R-Psychologie f stimulus response psychology

SRS = slow-reacting substance

SRS-A = slow-reacting substance in anaphylaxis, SRS-A

SR-Zähne m pl solvent-resistant teeth

SS-Agar = Salmonella-Shigella-Agar m shigella and salmonella agar, SS agar

SSC-Test m (sensitised sheep cell test) passiver Hämagglutinationstest mit sensibilisierten Schaferythrozyten

SSL = geburtsh Scheitel-Steiss-Länge f vertex-breech length

SSLE = subakute sklerosierende Leukoenzephalitis f subacute malignant encephalitis

SSP = Shwartzman-Sanarelli-Phänomen n generalised Shwartzman ('ʃvartsman) phenomenon

SSp = Subspezies f subspecies

SSPE = subakute sklerosierende Panenzephalitis f subacute sclerosing panencephalitis, SSPE

SS-Syndrom = salivosuduripares Syndrom n auriculotemporal syndrome

S-Strahlen = Sekundärstrahlen m pl secondary (e) rays

Staats|examen n med state medical examination ⟨gesundheitsdienst m National Health Service (NHS) ⟨medizin f state medicine ⟨zuschuß m government grant

Stab m rod, bar / (Personal) staff (a:) / = Stabkernige f pl stab cells, stabs

Stäbchen n [small] rod / (Netzhaut) rod / bakt [rod-shaped] bacillus, pl bacilli / (aus Gold-198 zur interstitiellen Bestrahlung von Tumoren) röntg gold seed / (von Radionukliden für Implantationen) radiol seed / ⟨ u. Zapfen (Netzhaut) rods and cones ⟨bakterium n rod-shaped bacillus ⟨bazillen m pl (mit Sporenbildung) bacillaceae (ei) / (ohne Sporenbildung) bacteriaceae (ei) ⟨form f bakt rod form ~förmig rod--shaped ⟨[-Plessimeter]perkussion f pleximetric (e) od plessimetric percussion (ʌ) ⟨schicht f (Auge) layer ('leə) of rods ⟨zapfenschicht f layer of rods and cones ⟨zelle f histol staff (a:) od rod cell

stabförmig rod-shaped, rhabdoid (æ), rhabdo- (æ) (Vors) / bakt baculiform (ju:)

stabil stable (ei) ⟨isator m (Emulsion) stabilising agent; stabiliser (ei) ~isieren to stabilise (ei) ⟨isierung f stabilisation ⟨isierungsphase f stabilising phase (feiz) ⟨ität f stability ⟨itätsdaten n pl Lab stability data ⟨itätsprüfung f stability study od test

Stab|kernige f pl (Zellen) stab cells, stabs ⟨kranz m (Capsula interna) internal capsule, corona (ou) radiata (ei) / (Thalamus) (Fasciculi thalamocorticales (PNA)) thalamocortical fasciculi ⟨kraut n (Artemisia) bot artemisia (i) ~sichtig astigmatic ⟨sichtigkeit f (Astigmatismus) astigmatism (i) ⟨tablette f capsule-shaped tablet ⟨zelle f stab cell, stab rod cell, staff cell / (Retina) retinal (e) rod

Stachel m spine / (Dorn) thorn / (Instrument) prong / (Insekt) sting / anat spine, spike / (kleiner) spinule (ai) ⟨becken n (Kilianbecken) acanthopelvis, Kilian's ('ki:lia:nz) pelvis, pelvis

---

spinosa ⟨drahtkrankheit f (Lagerkoller) barbed wire disease, war neurosis, prison (i) psychosis (sai'kousis) ⟨flechte f pityriasis rubra pilaris ⟨form f (der Erythrozyten) echinosis ~förmig spicular (i), spiniform (ai) ⟨fortsatz m spinous (ai) process (ou) ⟨haut f s Fischschuppenkrankheit ⟨häuter m biol echinoderm (ai) ~ig spinose (ai), spinous (ai), spiny (ai), spiky (ai), acanthaceous (ei), echino- (e) (Vors) ⟨kranz m zool circle of spines ⟨loch n foramen (ei) spinosum ⟨schicht f (Haut) spinous (ai) layer ('leə), prickle--cell layer ⟨zelle f prickle-cell, acanthocyte / parakeratotische ⟨n derm grains ⟨zellengeschwulst f acanthoma ⟨zellenschicht f (Stratum spinosum epidermidis (PNA)) prickle-cell layer of the epidermis ⟨zellenwucherung f acanthosis, hyperacanthosis ~zellig spinocellular

Stachydrin n stachydrine ('stækidri:n)

Stacke ('stakə)-Operation f (Radikaloperation des Mittelohrs) Stacke's operation

Stadieneinteilung f staging

Stadium n stage (steidʒ), phase (feiz) akutes ⟨ acute stage ⟨ augmenti stadium (ei) augmenti, period (iə) of increasing symptoms ⟨ caloris febrile (i:) od hot stage chronisches ⟨ chronic (ɔ) stage ⟨ contagii contagious (ei) stage ⟨ convalescentiae period (iə) of recovery (ʌ) ⟨ convulsionis convulsion (ʌ) stage ⟨ desquamationis period (iə) of desquamation ⟨ eruptionis eruptive (ʌ) stage ⟨ frigoris shivering (i) stage ⟨ der Heilung healing stage ⟨ incrementi stage of increasing symptoms ⟨ incubationis stage of latency (ei) phallisches ⟨ ps phallic stage ⟨ refraktäres ⟨ refractory stage ⟨ des Schweißausbruches sweating stage stabiles ⟨ genet stable stage voreklamptisches ⟨ pre-eclampsia (æ) vorgeschrittenes ⟨ advanced stage

Stadt|krankenhaus n (städtisches Krankenhaus) municipal (i) hospital ⟨schularzt m Medical Officer of Schools (SMO)

Staehelin ('stɛ:əli:n)-Test m Staehelin's test

Staffelung f graduation

Stagnation f stagnation, stasis, pl stases ('steisiz) ⟨shypoxie f stagnant hypoxia ⟨thrombose f thrombostasis (ei)

stagnieren (auch physiol) to stagnate (æ) ~d stagnant (æ)

Stahl (sta:l)-Ohr n Stahl's ear

Stahl|bad n chalybeate (kə'libiit) bath / (Ort) chalybeate spa ~haltig (Quelle) chalybeate

Stähli ('stɛ:li)-[Pigment-]Linie f Stähli's line

Stahl|quelle f chalybeate spring ⟨schiene f steel splint ⟨wasser n (Quelle) chalybeate water

Stahr (sta:r)-Lymphdrüse f Stahr's gland

Staitinodermie f staitinodermia ('staitino)

Stakkatosprache f staccato (a:) speech

Stalagmometer n (Tropfenzähler) stalagmometer

Stalaktitenkultur f bakt stalactite culture

Stallard ('stæləd)-Operation f Stallard's operation

Stallfliege f Stomoxys (ɔ)

Stamen n bot stamen (ei)

Stamm m (Gefäß, Nerv) trunk / bakt strain / (Hirn) stalk, stem / anat truncus (ʌ), pl trunci ('trʌnsai, 'trʌŋkai), trunk / (Geschlecht) lineage ('liniidʒ) **~anästhesie** f block od nerve-blocking an[a]esthesia (i:) **~baum** m vet pedigree (e) **~behaarung** f hair of the trunk **~bronchus** m stem bronchus

stammeln to stammer **~** n (Stottern) stammering, balbuties (bæl'bju:ʃii:z), lingual titubation, paralalia literalis / funktionelles **~** ps dyslalia (ei)

Stammes|geschichte f phylogenesis (,failo'dʒenisis), phylogeny (ɔ) **~geschichtlich** phylogenetic (e), phylogenic (e) **~kundlich** genealogic[al] (ɔ)

-stämmig (Nachs) -derived (z B thymusstämmig thymus-derived)

Stamm|kultur f Lab type culture **~lappen** m central lobe, insula **~linie** f genet stem line **~lösung** f pharm primary solution (EP); stock solution / homöop mother tincture **~lymphe** f glycerinate (i) lymph **~retikuloendothelialzelle** f [blutzellenbildende] h[a]emohistioblast **~schicht** f matrix (ei), pl matrices **~substanz** f mother substance **~tinktur** f pharm mother tincture **~zelle** f (Mutterzelle) parent (εə) cell od mother cell, stem cell / (Urzelle) primordial od elementary cell / embryonal od embryonic cell **~zellenleukämie** f stem-cell leuk[a]emia (i:)

stampf|en (zu Pulver) to pulverise (ʌ), to crush, to pound **~er** m (Stößel) pestle ('pesl) **~gang** m (tabischer Gang) stamping gait / (Fersengang) heel walk **~maschine** f pharm crusher

Stand m (Zustand) stage, condition (i) / (Organ) position (i) / (Flüssigkeit) level (e)

Standard m standard **~** standard **~abweichung** f standard deviation (SD) / **~** des Mittelwertes stat standard deviation of the mean **~antitoxin** n (Testantitoxin) standard serum (iə) **~-Diphtherietoxin** n normal diphtheria (dif'θiəriə) toxin (DTN) **~--Enzephalographie** f scalp electro-encephalography **~impfstoff** m standardised vaccine ('væksi:n) **~irrtum** m standard error **~isieren** to standardise (æ) **~isierung** f standardisation **~lösung** f pharm standard od volumetric solution **~methode** f routine (ru:'ti:n) od standard method **~milchmischung** f (Säuglinge) standard formula **~testdosis** f standard test dose **~typ** m genet standard type **~wert** m standard

Standesmoral f (ärztliche) medical ethics (e)

Stand|gefäß n Lab storage (ɔ:) vessel **~glas[gefäß]** n glass jar **~probe** f standing test

Stanford ('stænfəd)-**Revision** f ps Stanford-Binet (bi'ne:) test (SB)

Stangenzirkel m beam compasses (pl)

Stangerbäder n pl hydro-electric baths

Stannat n stannate

Stannichlorid n chem stannic chloride (ɔ:)

Stanniol n (Silberpapier) tinfoil

Stannius ('stanius)- **Versuch** m Stannius' experiment (e)

Stanniverbindung f chem stannic compound

Stanno|chlorid n chem stannous chloride (ɔ:) **~jodid** n chem stannous iodide ('aiədaid) **~verbindung** f chem stannous compound

Stanozolol n stanozolol (stæ'nouzolɔl) (BPCA, NF)

St. Antoniusfeuer n (Rose) St. Anthony's (æ) fire, erysipelas (i)

Stanz|e f dent punch **~en** dent to punch **~nadel** f chir punch needle

Stapedektomie f stapedectomy

Stapediotenotomie f chir stapediotenotomy

Stapes m (Ohr) stapes ('steipi:z) **~ankylose** f ankylosis of the stapes

Staphyle f (Zäpfchen, Uvula) uvula ('ju:vjulə)

Staphyl|ektomie f staphylectomy **~hämatom** n (Zäpfchenhämatom) staphyloh[a]ematoma **~ion** n staphylion (i) **~itis** f staphylitis

Staphylo|coccus m Staphylococcus ('kɔkəs) / **~** aureus St. aureus (ɔ:) / **~** pyogenes St. pyogenes (pai'ɔdʒini:z) **~dermia** f staphyloderma / **~** superficialis follicularis Bockhart superficial pustular folliculitis; **~ ~** bullosa manuum bullous staphyloderma; **~ ~** circinata impetigo (ai) circinata **~dermie** f staphyloderma **~gen** caused by staphylococci ('kɔksai), staphylococcal **~hämie** f staphyloh[a]emia **~hämolysin** n staphyloh[a]emolysin **~kinase** f staphylolysin (ai) **~koagulase** f staphylocoagulase (æ)

Staphylokokken|- staphylococcic ('kɔksik), staphylococcal, staphylo- (æ) (Vors) **~angina** f staphylo-angina (dʒai) **~antitoxin** n staphylococcus antitoxin **~blutvergiftung** f staphylococcal septic[a]emia (i:), staphyloh[a]emia (i:) **~dermatitis** f staphyloderma **~eiterung** f (bes Haut) staphylococcia **~endokarditis** f staphylococcus endocarditis **~enteritis** f staphylococcal enteritis **~erkrankung** f staphylococcal disease **~infektion** f staphylococcal infection **~invasion** f (im Blut) staphylococc[a]emia (i:) **~meningitis** f staphylococcus meningitis **~mittel** n pharm staphylococcicide ('kɔksisaid), staphylocide (æ) **~pneumonie** f staphylococcal pneumonia **~sepsis** f staphylococc[a]emia **~septikämie** f staphylococcal septic[a]emia (i:) **~serum** n staphylococcus antitoxin **~stamm** m staphylococcal strain **~toxin** n staphylotoxin **~toxoid** n staphylococcus toxoid **~vakzine** f staphylococcus vaccine ('væksi:n)

Staphylo|kokkus m staphylococcus, pl staphylococci ('kɔksai) **~lysin** n (von Staphylokokken stammendes Hämolysin) staphylolysin (ɔ)

Staphylom n staphyloma **~a posticum** n staphyloma posticum **~atös** staphylomatous (ou) **~exzision** f chir staphylotomy (ɔ)

Staphylomykose f staphylomycosis

Staphylonkus m (Uvulageschwulst) staphyloncus

Staphylo|plastik f staphyloplasty (æ) **~ptosis** f staphyloptosis ('tousis) **~rrhaphie** f (Gaumennaht) staphylorrhaphy (ɔ) **~schisis** f staphyloschisis ('ɔskisis), bifid (ai) uvula ('ju:vjulə) **~streptokokkeninfektion** f staphylo-streptococcia (ɔ) **~tom** n chir staphylotome **~tomie** f (Zäpfchenschnitt) staphylotomy **~toxin** n staphylotoxin

Star m (Auge) cataract (æ) *angeborener* **~** congenital (e) c. *baumförmiger* **~** arborescent c. *beginnender* **~** incipient (i) c. *brauner* **~** black c. *gefensterter* **~** fenestrated c. *gefleckter* **~** spotted c. *grauer* **~** grey c. *grüner* **~** glaucoma *harter* **~** sclerocataracta (æ) *reifer* **~** mature (mə'tjuə) od ripe c. *schwarzer* **~** amaurosis (ou) *traumatischer* **~** concussion (ʌ) c. *überreifer* **~** overripe c. *unreifer* **~** unripe c. **~artig** cataractous **~auge** n cataractous eye **~bildung** f formation of a cataract **~blind** blind from cataract **~brille** f cataract lenses **~haken** m cataract hook

stark (physisch) strong / (Appetit) hearty / (Fieber) high / (Frost) hard / (Erkältung) heavy / (dick, fett) stout, corpulent / (Brille, Linse) powerful, strong / (Getränk) strong, high-potency / (Raucher) heavy / (Mittel) potent, powerful, strong / (Blutung) profuse / (Esser) large / (Schmerz) intense / **~** behaart (am Körper) hirsute ('hə:sju:t) / **~** blutend bleeding profusely / **~** gefärbt (Harn) highly colo[u]red / **~** wirkend (Mittel) powerful, very potent

Stärke f strength / (Dicke) thickness / (Körperfülle) stoutness, corpulence / (Lösung) strength / (Schmerz) intensity

Stärke f chem starch (sta:tʃ), amylum ('æmiləm) / lösliche **~** (EP, DAB) soluble starch (EP) / tierische **~** glycogen (ai), animal starch, zoo-amylon ('zouo-'æmilon) / **~-** amyloid ('æmiloid), starchy **~abbau** m decomposition of starch **~artig** starchy, amylaceous (ei), amyloid **~bildung** f amylogenesis **~binde** f starch bandage **~block-Elektrophorese** f starch-block electrophoresis (i:) **~erzeugnis** n starch product **~führend** amylaceous (ei) **~gazebinde** f starched gauze (gɔ:z) bandage **~gel-Elektrophorese** f starch-gel (dʒel) electrophoresis (i:) **~granulose** f granulose (æ) **~haltig** chem starchy, containing starch, amylaceous (ei) **~kapsel** f pharm starch capsule **~kleister** m starch mucilage ('mju:silidʒ) (BP) **~körnchen** n starch granule (æ) **~lösend** amylolytic (i) **~lösung** f (DAB) starch mucilage (BPC), starch solution (EP) **~mehl** n starch flour, amylum (æ) **~nährboden** m starch culture medium **~puder** m pharm starch powder **~reaktion** f starch test **~sirup** m starch syrup (i), liquid glucose **~spaltung** f chem amylolysis (ɔ) **~verband** m starch bandage **~verdauend** amylolytic (i), digesting starch **~zucker** m chem starch sugar ('ʃugə), dextrin

Stärkezuwachs m (Durchmesser) diameter (æ) increment

stark|faserig strong-fibred (ai) [US fibered] **~gliederig** strong-limbed **~knochig** big-boned **~leibig** stout, corpulent **~linse** f high-power lens

Stärkung f strengthening, reinforcement **~smittel** n pharm tonic, restorative (ɔ:)

starkwandig thick-walled

Star|linse f cataract (æ) lens **~löffel** m cataract spoon **~messer** n cataract knife **~nadel** f cataract needle, couching (au) needle **~operation** f cataract operation, couching (au) / (nach Graefe) Graefe's ('gre:fəz) operation

starr stiff, rigid ('ridʒid) / (Blick) fixed / (Pupille) inactive / (vor Kälte) numb (nʌm) / (unbiegsam) rigid / (vor

Schreck) paralysed (æ) / (unelastisch) inelastic / (hartnäckig) ps obstinate (ɔ), stubborn ('stʌbən) / ~ werden (Muskel) to stiffen

Starre f rigidity (i), stiffness / (vor Kälte) numbness ('nʌmnəs) / ps obstinacy / kataleptische ⦠ rigid catalepsy / kataleptiforme ⦠ cataleptiform rigidity

Starr-Edwards ('sta:-'edwədz)**-Prothese** f Starr-Edwards prosthesis

Starrheit f rigidity (ri'dʒiditi), stiffness / ps obstinacy (ɔ), stubbornness / (vor Kälte) numbness ('nʌmnəs) / (Gelenk) stiffness / (mangelnde Elastizität) inelasticity

Starrkrampf m (Tetanus) tetanus (e) / (der Kaumuskulatur) lockjaw ~**ähnlich** tetanoid (e) ⦠**angst** f tetanophobia ⦠**bazillus** m s Tetanusbazillus ~**geneigt** tetanophil (e), tetanophilic (i) ⦠**gift** n tetanus toxin ⦠**schutzimpfung** f tetanus inoculation ⦠**serum** n antitetanus od antitetanic (æ) serum (iə), tetanus antitoxin

Starr|sein n (Katalepsie) catalepsy (æ), anochlesia (i:) ⦠**sinn** m ps obstinacy (ɔ) ⦠**sucht** f (Katalepsie) catalepsy (æ) ~**süchtig** cataleptic

Star|stechen n cataract (æ) depression, couching (au) ⦠**stich** m s ⦠stechen

Starter m bakt starter ⦠**-Faktoren** m pl initiation factors ⦠**-Kodon** m (Initiator- -Kodon) start codon

Start|linie f chrom starting line, line of application ⦠**punkt** m chrom point of origin, starting point

Stase f (Stockung, Anschoppung) stasis (ei), pl stases / chronische ⦠ chronic passive congestion / venöse ⦠ venous (i:) stasis

Stasimorphie f stasimorphia

Staso|basophobie f stasibasiphobia ⦠**phobie** f stasiphobia

Stas-Otto ('stas-'ɔto)**-Verfahren** n Stas- -Otto method

Station f (Krankenhaus) ward (ɔ:) / ambulante ⦠ (Ambulanz) outpatients' department (OPD) / geburtshilfliche ⦠ maternity ward ~**är** (Prozeß) stationary (ei) / (gleichbleibend) constant, steady

Stations|arzt m ward physician (i) ⦠**inventar** n (ärztliches) ward equipment ⦠**schwester** f ward sister

statisch static (æ)

Statistik f statistics (i) (sing) / medizinische ⦠ medicostatistics

Stativ n (Ständer, Gestell) stand, holder / (Dreifuß) tripod (ai)

Stato|conia f statoconia (ou) ⦠**lith** m (Gleichgewichtssteinchen) otolith ('outoliθ), statolith (æ) ⦠**lithenmembran** f membrane of otolith ⦠**meter** n statometer (ɔ)

Statur f stature ('stætʃə)

Status m state, status (ei), condition (i) ⦠ **anginosus** status anginosus (ɔι) ⦠ **arthriticus** status arthriticus (i) ⦠ **asthmaticus** status asthmaticus (æ), asthmatic crisis (ai) / ⦠ **catalepticus** cataleptic condition ⦠ **dysmyelinisatus** status dysmyelinisatus ⦠ **dysrhaphicus** (Dysrhaphie) status dysrhaphicus (æ) ⦠ **epilepticus** status epilepticus, epileptic attacks in rapid succession, epileptic state ⦠ **gastricus** status gastricus (æ), gastric indigestion ⦠ **lymphaticus** status lymphaticus (æ), lymphatism (i), lymphoidotox[a]emia ⦠ **marmoratus**

status marmoratus ⦠ **nascendi** nascent (æ) state ⦠ **paralyticus** paralytic (i) condition ⦠ **praesens** status praesens, present stage od condition ⦠ **seborrhoicus** seborrh[o]eic state ⦠ **spongiosus** s ⦠ typhosus ⦠ **thymicolymphaticus** status thymicolymphaticus ⦠ **typhosus** typhoid (ai) state

Staub (staup)**-Effekt** m Staub-Traugott ('traugɔt) effect

Staub m dust / powder ⦠- conio- (ou) (Vors) ⦠**allergie** f dust allergy ⦠**angst** f ps dread of dust, amathophobia ~**artig** dustlike / powdery ⦠**bronchitis** f mechanic[al] bronchitis

Stäubchen n dust particle

Staub|dermatose f dermatoconiosis ~**dicht** dustproof ⦠**einatmung** f dust inhalation ⦠**einwirkung** f exposure (ou) to dust

stäuben (verstäuben) to spray / (bestäuben) to dust

Staub|exposition f (z B Asbest) exposure (iks'pouʒə) to dust ⦠**filter** m dust filter ~**förmig** powdery ~**frei** free from dust, dustfree ~**haltig** containing dust, dusty ~**ig** dusty

Staubinde f tourniquet ('tuənikei), compression bandage / venostat (i:) / eine ⦠ anlegen to apply a t. / die ⦠ lösen to release the t.

Staub|infektion f dust infection ⦠**inhalation** f inhalation of dust ⦠**kamm** m fine- -tooth od small-tooth comb ⦠**korn** n dust grain od particle ⦠**lunge** f (Koniose, Silikose) pneumo[no]coniosis, lithosis, dust disease, coniosis, silicosis ⦠**lungentuberkulose** f tuberculosilicosis ⦠**messer** m coniometer (ɔ) ⦠**messung** f coniometry ⦠**puder** m dusting powder

Staub|schwamm m pharm bovista ~**sicher** dustproof ⦠**teilchen** n dust particle ⦠**teilchenzähler** m impinger (im- 'pindʒə), coniometer (ɔ) ⦠**übertragung** f transmission by dust ⦠**verseuchung** f dust contamination ⦠**wolke** f dust cloud

stauch|en (bes Wirbelsäule) to compress ⦠**ung** f compression ⦠**ungsbruch** m compression fracture

Stau|druck m (im venösen System) back- -pressure ~**en** to dam, to stop / (abbinden) to tie / (Vene) to compress / (Gewebe) to congest / (Gallengang usw) to obstruct (ʌ) / (stagnieren) to stagnate (æ) ⦠**manschette** f (am Blutdruckapparat) inflatable cuff, pneumatic tourniquet ('tuənikei)

Staupe f (der Hunde) distemper ⦠- **-Lebendimpfstoff,** m (gefriergetrocknet) für Hunde [Frettchen und Nerze] (EP) freeze-dried canine [ferret and mink] distemper live vaccine (EP) ⦠**virus** n distemper virus (aiə)

Stauschlauch m tourniquet ('tuənikei)

Stauung f stoppage, blocking, stasis (ei) / congestion, obstruction / stagnation, engorgement / ⦠ der Brust mammary engorgement / ⦠ im Duodenum duodenal stasis / venöse ⦠ venous (i:) stasis od congestion, chronic passive congestion

Stauungs|- congestive ⦠**aszites** f mechanical ascites (æ'saiti:z) ⦠**atrophie** f compression atrophy (æ) ⦠**behandlung** f (nach Bier) Bier's (bi:rz) passive hyper[a]emia (i:) ⦠**blase** f stasis gall (ɔ:) bladder ⦠**blutung** f h[a]emorrhage (e) od bleeding due to passive hyper[a]emia

⦠**bronchitis** f congestive bronchitis ⦠**druck** m back-pressure, congestion pressure ⦠**ekzem** n stasis eczema ⦠**erscheinung** f congestive symptom, stasis phenomenon (ɔ) ⦠**gallenblase** f stasis gall (ɔ:) bladder ⦠**gastritis** f congestive gastritis ⦠**gelbsucht** f s ⦠ikterus ⦠**herz** n congestive heart failure ('feiljə) ⦠**herzinsuffizienz** f congestive cardiac od heart failure (ei) (CCF) ⦠**hochdruck** m (Lunge) hypertension with congestion ⦠**hydrops** m obstruction (ʌ) dropsy ⦠**hyperämie** f congestive od passive hyper[a]emia (i:) ⦠**ikterus** m mechanical od obstructive (ʌ) jaundice ('dʒɔ:ndis) od icterus, regurgitation jaundice ⦠**leber** f cardiac liver, stasis liver, congestion in the liver ⦠**lunge** f congested od engorged lung, pulmonary (ʌ) congestion, cardiac lung ⦠**mastitis** f stagnation mastitis ⦠**milz** f congestion spleen ⦠**niere** f engorged kidney ⦠**ödem** n cardiac [o]edema (i:) / (lymphbedingt) obstructive (ʌ) [o]edema ⦠**papille** f (Auge) choked (tʃoukt) disk od papilla, engorged papilla / (Papillenödem) papill[o]edema (i:) ⦠**probe** f stasis test ⦠**prozeß** m congestive process (ou) ⦠**schmerzen** m pl im Prämenstruum ovarian (εə) dysmenorrh[o]ea (i) ⦠**tracheobronchitis** f congestive tracheobronchitis ⦠**transsudat** n transudation caused by passive congestion ⦠**ursache** f cause of obstruction (ʌ) od congestion ⦠**vorgang** m congestive process (ou) ⦠**zirrhose** f (Leber) cardiac liver, stasis cirrhosis ⦠**zustand** m congestion

Stauverband m compression bandage

Staxis f (Tröpfeln) staxis

Steal-Syndrom n steal syndrome

Steapsin n chem steapsin (æ) ⦠**ogen** n chem steapsinogen (,sti:əp'sinədʒin)

Stearat n (Salz der Stearinsäure) chem stearate (i)

Stearin n chem stearin (i) ~**artig** steariform (æ) ⦠**säure** f (Acidum stearicum) stearic (æ) acid, octodecylic acid ⦠**säuresalz** n stearate (i)

Stearolsäure f (9-Oktadezynosäure) stearolic od octadecynoic acid

Stearopten n stearoptene (ɔ)

Stea|rrhoe f steatorrh[o]ea (i) ⦠**titis** f steatitis

Steato|cryptosis f steatocryptosis ⦠**lyse** f steatolysis (ɔ) ⦠**m** n steatoma / (Lipom) lipoma ⦠**matose** f steatomatosis / multiple (ʌ) sebaceous (æ) od cysts ⦠**pygie** f (Fettsteiß) steatopygia ('pidʒiə) ⦠**rrhoe** f (Fettstuhl) steatorrh[o]ea (i), stearrh[o]ea, fatty (æ) stools / idiopathische ⦠ idiopathic (æ) steatorrh[o]ea, malabsorption syndrome ⦠**se** f (Verfettung, fettige Degeneration) steatosis ⦠**zele** f (Fettbruch) steatocele ('stiətosi:l)

Stechapfel m (Datura) bot pharm stramonium, stramony (æ), Datura (juə) ⦠**blättertee** m pharm stramonium leaves ⦠**form** f (Erythrozyten) thorn- -apple form, crenated [erythrocytes] ⦠**gift** n daturine (juə) ⦠**samentinktur** f stramonium tincture (BP) ⦠**vergiftung** f daturism (juə)

Stechbecken n (Bettpfanne) bedpan / das ⦠ unterschieben to insert the b.

stechen (einstechen) to prick / (durchstechen) to pierce (iə) / (Insekt) to sting, to bite / (Star) to couch (au) / chir to puncture (ʌ), to lance (a:), to open / (Schmerzen) to shoot, to stab ↯ n (stechender Schmerz) lancinating (a:) od shooting od stabbing pain ~d (Schmerz) stabbing, lancinating (a:), shooting / (Geruch) pungent (ʌ)

Stech|fliege f stable fly, Stomoxys / (Bremse) gadfly [nicht zu verwechseln mit Stechmücke] ↯**fliegen[beulen]krankheit** f myiosis (ou) ↯**heber** m Lab siphon (ai) / (Pipette) pipet[te] (e) ↯**mücke** f (Moskito, Schnake) gnat (næt), mosquito (i:) / (Malaria) anopheles (ɔ)

Steckbecken n s Stechbecken

stecken vt (Instrument) to insert (in in) / vi to be embedded, to be lodged (in in)

Steckenbleiben n (z B Gallenstein) impaction / (Embolus) lodgement, lodging / (Knochen im Schlund) sticking

Steckkapsel f pharm hard [gelatine] capsule, hard shell od two-piece capsule

Stecknadel f pin ~**kopfgroß** of pinhead size ↯**kopfgröße** f pinhead size

[Graham] Steell (sti:l)-**Geräusch** n Steell's murmur

Steenbock ('sti:nbɔk)-**Einheit** f Steenbock unit (ju:)

Steg m dent bar

Steh|blende f röntg vertical grid ↯-**EKG** n orthostatic electrocardiogram

stehen to stand, to be upright (ʌ) ↯ n standing / im ↯ in the standing od upright position, [while] standing / bei längerem ↯ on standing / zum ↯ bringen (Blutung) to stay od stop od to staunch (a:) a bleeding ~d standing / (aufrecht) upright / (Wasser) stagnant (æ) ~ lassen Lab to allow to stand

Stehkolben m flat-bottom flask (a:)

Stehl|sucht f ps kleptomania (ei) ↯**trieb** m s ↯sucht

stehunsicher dys[s]tatic ↯**heit** f dys[s]tasia (ei)

Steidele ('staidələ)-**Syndrom** n Steidele's complex

steif stiff, rigid (i) / (vor Kälte) numb (nʌm)

Steife f s Steifheit

Steifer-Mann-Syndrom n stiff-man syndrome

Steif|gazebinde f stiffened-gauze (gɔ:z) bandage ↯**hals** m stiff neck ↯**heit** f stiffness, rigidity (dʒi) ↯**igkeit** f stiffness, rigidity ~**nackig** stiff-necked ↯**ung** f (Muskel) stiffening ↯**werden** n (Penis) erection / (Leiche) rigor (ai) mortis / (Gelenk) stiffening, ankylosis

Steigbügel m (Ohr) stirrup (i) bone, stapes ('steipi:z) ↯- (Ohr) stapedial (i:) ↯**band** n, hinteres (Ligamentum incudis posterior (PNA)) posterior ligament of the incus / vorderes ↯ (Ligamentum incudis superius (PNA)) superior ligament of the incus ↯**entfernung** f (Ohr) stapedectomy ↯**förmig** stapedial (i:), stirrup-shaped ↯**köpfchen** n caput stapedis, head of the stapes ↯**muskel** m (Musculus stapedius (PNA)) stapedius (i:) [muscle] ↯**nerv** m (Nervus stapedius (PNA)) nerve to the stapedius muscle ↯**platte** f base of the stapes ↯**spanner** m anat stapedius

steig|en (Fieber, Blutdruck) to rise, to increase ↯ n (Fieber, Blutdruck) rise ~**end** (Fieber, Blutdruck) rising / (Alter) increasing (i:), advancing ~**ern** to increase / (intensivieren) to intensify

↯**erung** f increase, rise / (Verstärkung) intensification / (anfallsartige, z B Schmerzen) paroxysm (æ) ↯**flüssigkeit** f ascending liquid (i) ↯**höhe** f chrom length of run, travel[l]ed distance

Steil|gaumen m gothic (ɔ) od high--arched palate (æ), hypsistaphylia (i) / mit ↯ behaftet hypsistaphylic (i), hypsistaphyline (æ) ~**gaumig** hypsistaphylic (i), hypsistaphyline (æ) ↯**hüfte** f (Coxa valga) coxa valga (æ) ↯**kurvenstadium** n step-ladder stage ↯**stellung** f (Herz) upright position ↯**typ** m (EKG) vertical type

Stein (stain)|-**Antigen** n Stein's antigen ↯-**Leventhal** ('levənθæl)-**Syndrom** n (polyzystisches Ovarium) Stein-Leventhal syndrome ↯-**Test** m Stein's test

Stein m stone / (Galle, Niere) stone, calculus, pl calculi (æ), concretion (i:) / einen ↯ auflösen to dissolve (di'zɔlv) a stone / den ↯ zertrümmern to crush the stone ↯- calculous, litho- ('liθo) (Vors) ~**abführend** s ~abtreibend ↯**abgang** m discharge of calculi od stones ↯**absaugegerät** n calculus evacuator ~**abtreibend** lithagogue (i)

Steinach (stainax)-**Methode** f (Verjüngung) Steinach's method

Stein|anurie f (kalkulöse Anurie) calculous anuria ~**artig** calculous, lithoid (i), lithoidal (ɔi) ~**auflösend** litholytic (i) ↯**auflösung** f (Litholyse) litholysis (ɔ), dissolving (di'zɔlviŋ) of calculi ~**austreibend** lithagogue ('liθəgɔg) ~**bildend** lithogenetic (e), lithogenous (ɔ) ↯**bildung** f formation of calculi od stones, lithogenesis, stone formation, lithiasis (ai) / (in den Gallengängen) hepatolithiasis ~**bildungsverhindernd** anticalculous, antilithic (i) ↯**brech** m bot, pharm saxifrage (æ) ↯**einklemmung** f impaction ↯**entfernung** f extraction of a calculus, stone removal (u:) / (Blase, mit Zange) lithectasy / (aus dem Nierenbecken) chir pyelolithotomy (ɔ), pyelolithotomy (ɔ) / (operativ) lithotomy ↯**entfernung** f lithiasis (li'θaiəsis)

Steinert ('stainərt)-**Krankheit** f atrophic (ɔ) myotonia, dystrophia myotonica

Stein|faser m s Steinfaßzange ↯[**faß**]**zange** f lithotomy forceps pl ↯**gallenblase** f gall (ɔ:) bladder containing stones ↯**harnen** n lithuresis (i) ~**hart** petrous (e), hard, stony ↯**hauerlunge** f silicosis, calcicosis, masons' (ei) lung, marble-cutters' phthisis ('θaisis), stone-cutters' lung ~**ig** calculous, stony ↯**kind** n (Lithopädion) lithop[a]edion (i:), calcified fœtus ↯**klee** m bot melilot (e) ↯**kohlenteer** m chem coal tar (BPC) ↯**kohlenteerlösung** f (Liquor Carbonis detergens) coal tar solution (BPC) ↯**kohlenteersalbe** f unguentum picis carbonis ↯**kolik** f colic (ɔ) due to calculi / (Galle) biliary (i) colic (ɔ) / (Niere) renal (i:) colic ↯**krankheit** f lithiasis (ai) ↯**leiden** n calculosis, lithiasis / (Blase) urolithiasis ↯**löffel** m chir lithotomy scoop ~**lösend** litholytic (i) ↯**lunge** f s ↯hauerlunge

Steinmann ('stainman)|-**Extensionsnagel** m Steinmann's nail od pin ↯-**Nagelextension** f Steinmann's extension

Stein|messer n chir lithotome ↯**metzkrankheit** f stone-masons' (ei) disease ↯**mittel** n pharm lithagogue ('liθəgɔg), saxifragant (i) ↯**mole** f calcified mole ↯**nachweis** m (z B Galle) demonstra-

tion of calculi ↯**niere** f (Lithonephrose) lithonephritis ↯**operation** f lithotomy, cutting the stone, lithectomy / (Blase) chir lithotomy, cystolithectomy / (Gallenblase) cholelithotomy ↯**pocken** f pl milkers' nodules ↯**pyonephrose** f pyonephrolithiasis (ai) ↯**salz** n chem rock salt ↯**säure** f chem lithic (i) acid ↯**schlägerlunge** f stone-cutters' lung ↯**schlägertbc.** f stone-cutters' phthisis (ai) ↯**schlingenextraktion** f loop extraction ↯**schneider** m lithotomist (ɔ) ↯**schneiderkunst** f lithotomy ↯**schneidermesser** n lithotome

Steinschnitt m lithotomy / (Harnblase) chir cystolithotomy **hoher** ↯ high l., suprapubic (ju:) l. **medianer** ↯ medial (i:) l. **perinealer** ↯ perineal (i) l. **seitlicher** ↯ lateral (æ) l. **vaginaler** ↯ vaginal (ai) l. ↯**lage** f dorsosacral (ei) od lithotomy position ↯**messer** n lithotome (i)

Stein|sonde f lithoscope (i); stone searcher ↯**staublunge** f s Silikose ↯**topf** m pharm jar ~**treibend** lithagogue ('liθəgɔg) ↯**verschluss** m stone occlusion ↯**zange** f lithotomy forceps, stone grasping forceps pl ↯**zement** m dent stone cement ↯**zertrümmerer** m (Lithotripter, Lithoklast) lithotrite ('liθotrait), lithoclast, lithotripter ↯**zertrümmerung** f lithotripsy, crushing of a calculus in the bladder / (mit Zystoskop) lithotriptoscopy (ɔ) ↯**zertrümmerung betr.** lithotriptic

Steiß m breech, buttocks (ʌ), rump (ʌ), nates ('neiti:z)

Steißbein n (Os coccygis (PNA)) coccyx ('kɔksiks), pl coccyges ('kɔksidʒi:z) ↯-coccygeal (kɔk'sidʒiəl) ↯**ankylose** f ankylosis of the coccyx ↯**ausrottung** f s ↯resektion ↯**fistel** f sacrococcygeal fistula ↯**fraktur** f fracture of the coccyx ↯**grübchen** n (Foveola coccygea (PNA)) coccygeal foveola ↯**horn** n (Cornu coccygeum (PNA)) coccygeal cornu ↯**muskel** m (Musculus coccygeus (PNA)) coccygeus muscle ↯**nerv** m (Nervus coccygeus (PNA)) coccygeal nerve ↯**resektion** f coccygectomy (dʒek), excision of the coccyx ↯**schmerz** m coccygodynia (i), coccyalgia (æ), pain in the coccyx ↯**spitze** f tip of the coccyx

Steiß|drüse f (Glomus coccygeum (PNA)) glomus coccygeum ↯**einstellung** f breech presentation ↯**extraktion** f breech extraction ↯**fistel** f coccygeal fistula ↯**fusslage** f gyn footling presentation ↯**geburt** f breech delivery (i) ↯**gegend** f coccygeal region ↯**grübchen** n post-natal (ei) dimple ↯**haken** m blunt hook ↯**knäuel** n (Glomus coccygeum (PNA)) glomus coccygeum ↯**knötchen** n coccygeal body

Steißlage f breech od pelvic presentation / linke vordere ↯ left sacro-anterior position (LSA); ~ hintere ↯ left sacro--posterior position (LSP) / rechte vordere ↯ sacro-dextra anterior position (SDA), right sacro-anterior position (RSA); ~ hintere ↯ sacro-dextra posterior position (SDP), right sacro--posterior position (RSP) / in ↯ liegen to present as a breech / in ↯ verbleiben to persist as a breech

Steiß|nerv m coccygeal nerve ↯**schmerz** m coccygodynia (i), coccyalgia (æ) ↯**teratom** n coccygeal teratoma ~**wärts**

caudal (ɔ:) **≈wirbel** m pl (Vertebrae coccygeae (*PNA*)) coccygeal vertebrae
Stellatum n (Ganglion stellatum) stellate ganglion **≈blockade** f stellate block
Stelle f place, spot, point, site, seat / (Gegend) region / (Fraktur, Infektion) site / (Injektion) site / (Schmerz) seat / (Lokalisation) location / ≈ des Abszessdurchbruchs point of an abscess / (æ) / blutende ≈ bleeding site, local bleeding point / schmerzende ≈ sore spot
Stellektomie f excision of the stellate ganglion, stellectomy
Stell|glied n final control element **≈knorpel** m (Cartilago arytaenoidea (*PNA*)) arytenoid (i:) cartilage **≈knorpelmuskel** m (Musculus aryepiglotticus (*PNA*)) aryepiglottic muscle / hinterer ≈ (Musculus cricoarytenoideus posterior (*PNA*)) posterior crico-arytenoid muscle / seitlicher ≈ (Musculus crico-arytenoideus lateralis (*PNA*)) lateral crico-arytenoid muscle **≈reaktionen** f pl postural reflexes **≈reflex** m postural (ɔ) od righting reflex / (Labyrinthreflex) labyrinthine reflex
Stellung f attitude, position / (Geburt) presentation *aufrechte* ≈ upright od standing od vertical position *falsche* ≈ (unphysiologische Stellung) faulty (ɔ:) position *halbsitzende* ≈ half-sitting position *schlechte* ≈ von Frakturenden malunion (ju:) ≈ betr. positional (i)
Stellungs|anomalie f anomalous (ɔ) od abnormal position, malposition **≈isomerie** f position isomerism (ɔ) **≈korrektur** f correction of posture ('pɔstʃə) od position / *chir* reduction (ʌ) / blutige ≈ *chir* open surgical reduction **≈osteotomie** f positional osteotomy (ɔ) **≈reflex** m attitudinal (ju:) reflex (i:)
Stellvertret|er m (z B Arzt) locum (ou) tenens ('ti:nenz) **≈ung** f locum tenency (i:)
Stellwag ('stelva:g)**|-Operation** f Stellwag's operation **≈-Zeichen** n Stellwag's sign
Stellwehen f pl rotation stage of labo[u]r (ei)
Stelz|bein n (Stelzfuß) wooden leg **≈e** f (Stelzbein, Stelzfuß) wooden leg **~en** (steif gehen) to stalk (ɔ:) **≈fuß** m wooden leg **≈sprache** f ps affected od stilted speech
Stempel m stamp / (Spritze) plunger (ʌ) / bot pistil
Stender ('stendər)**-Schale** f Stender's dish
Stengel m bot stem, stalk
Stenion n stenion
steno|- (*Vors*) (eng, schmal, Enge betr) steno- (e) (*Vors*) **≈choria** f stenochoria (ɔ:) **~kard** anginal ('dʒai) **≈kardie** f (Angina pectoris) angina (dʒai) pectoris, stenocardia, Heberden's ('hebədənz) syndrome od asthma / spastische ≈ pseudoangina / ≈- anginal **≈kardieanfall** m (stenokardischer Anfall) anginal fit od attack **~kardisch** anginal ('dʒai) **≈kephalie** f s Schmalköpfigkeit **≈kompressor** m chir stenocompressor **≈korie** f miosis (mai'ousis) **≈krotaphie** f stenocrotaphia (æ), stenocrotaphy (ɔ) **≈mycteria** f stenomycteria
Stenon|-Band n (Ligamentum pectinatum anguli iridocornealis (*PNA*)) pectinate ligament of the iris **≈-Gang** m

---

(Ductus parotideus (*PNA*)) parotid duct, duct of Steno ('sti:nou)
stenopäisch (Brille) stenop[a]epic (i:)
Stenose f stenosis, pl stenoses, narrowing, stricture ('striktʃə) / inkomplette ≈ partial stenosis / tubuläre ≈ (Knochen) tubular stenosis ≈ betr. stenosal (ou), stenotic (ɔ) **≈atmung** f stenotic respiration **≈erscheinung** f sign od symptom of a stenosis
Stenosen|geräusch n stenosal (ou) od stenotic (ɔ) murmur (ə:) **≈operation** f (Herz) valvulotomy
stenosieren vi to constrict, to narrow, to stenose **~d** stenosing
Steno|stegnosis f (Stenostenosis) stenostenosis **≈stenosis** f otol stenostenosis **≈stomie** f stenostomia (ou), microstomia (ou) **~therm** biol stenothermal, stenothermic **≈thorax** m stenothorax (ɔ:) **~tisch** stenotic (ɔ) **≈typistenkrampf** m dactylographers' (ɔ) od typists' cramp
Stensen ('stensən)**|-Kanäle** m pl (Canales incisivi (*PNA*)) incisive (ai) canals **≈-Versuch** m Stensen's experiment (e)
Stents m dent Stent's (stents) mass od composition **≈abdruck** m dent stent
Stephanion n (Linea temporalis) stephanion (æ)
steppen to quilt
Steppergang m steppage [gait]
Steradiant m (Raumwinkeleinheit) steradian
Sterbe|bett n deathbed **≈fall** m death, exitus **≈geld** n death benefit **≈hilfe** f euthanasia (ju:θə'neiziə) **≈index** m vital (ai) index, birth-death ratio (ei) **≈kasse** f burial (e) fund **≈klinik** f terminal home **≈lager** n deathbed
sterben to die (an of) / im Kindbett od bei der Geburt ~ to die in childbed / eines natürlichen Todes ~ to die a natural (æ) death / am Schlag ~ to die from apoplexy ≈ n dying, death / im ≈ liegen to be dying, to be moribund (ɔ) **~d** dying, moribund
Sterbe|tafel f mortality table **≈urkunde** f certificate of death **≈ziffer** f mortality rate, death rate / (allgemeine Sterbeziffer) crude death rate / (einzelner Gruppen) specific (i) death rate / (bei bestimmten Krankheiten) fatality rate / (für Wöchnerinnen) maternal death rate
Sterblichkeit f mortality, death rate **≈sliste** f mortality table **≈sziffer** f s Sterbeziffer
Stereo|- (*Vors*) stereo- (iə) (*Vors*) **≈agnosie** f stereo-agnosis **≈anästhesie** f stereo-an[a]esthesia (i:) **≈arthrolyse** f stereo-arthrolysis (ɔ) **≈blastula** f stereoblastula **≈chemie** f chem stereochemistry **~chemisch** chem stereochemical **≈cilien** n pl stereocilia (i) **≈durchleuchtung** f röntg stereofluoroscopy (ɔ), stereoradioscopy (ɔ) **≈enzephalotomie** f stereo-encephalotomy **≈gnosie** f stereocognosy (ɔ), stereognosis (ɔ) **~gnostisch** stereognostic (ɔ) **≈gramm** n stereogram (iə) / röntg X-ray stereogram **≈graphie** f stereography (ɔ) **≈isomer** n stereo-isomer (ai) **~isomer** stereo-isomeric (e) **≈isomerie** f stereo-isomerism (ɔ) **≈kampimeter** n ophth stereocampimeter **≈komparator** m stereo plotter **≈meter** n stereometer (ɔ) **~metrisch** stereometric (e) **≈mikroskop** n binocular od stereoscopic microscope **≈oph-**

---

thalmoskop n stereo-ophthalmoscope (æ) **≈radioskopie** f stereoradioscopy (ɔ) **≈röntgenographie** f (stereoskopisches Röntgen) röntg stereography (ɔ), stereoradiography (ɔ), stereoroentgenography (ɔ), stereoscopy (ɔ), stereoskiagraphy (æ) **~sensorisch** s **~gnostisch ≈skop** n stereoscope (iə) **≈skopie** f stereoscopy (ɔ) **~skopisch** stereoscopic (ɔ) **≈spezifität** f (Stereoselektivität) chem stereospecificity **≈stroboskop** n stereostroboscope **~taktisch** stereotaxic, stereotactic **≈taxie** f stereotaxy **≈taxis** f stereotaxis **≈tropie** f stereotropism **≈tropismus** m stereotropism **~typ** stereotyped (iə) **≈typie** f (zwangsmässiges Handeln od Sprechen, Reiteration) ps stereotypy **≈typträume** m pl stereotyped dreams **≈vektorkardiographie** f spatial (ei) vectorcardiography (ɔ) **≈zilien** f pl (Steifwimpern) histol stereocilia
Sterges-Karditis f Sterges' carditis
steril sterile ('sterail) / (aseptisch) aseptic, sterilised (e) / (kinderlos) barren (æ), unproductive (ʌ) / ~ machen to sterilise (e), to render sterile / ~ arbeiten to proceed under sterile conditions **≈antien** n pl sterilising agents **≈filtration** f sterilisation by filtration **~filtriert** sterilised (e) by filtration
Sterilisation f (Unfruchtbarmachen) sterilisation / (Kastration) castration / (Keimfreimachen) sterilisation **≈sapparat** m steriliser **≈sgut** n material to be sterilised **≈smethode** f method of sterilisation
Sterilisator m steriliser (e)
Sterilisier|apparat m steriliser (e) / ≈ für Verbandstoffe dressing steriliser **~bar** (Instrument) sterilisable **≈behälter** m sterilising case **≈büchse** f sterilising box **~en** to sterilise, to render sterile ('sterail) od aseptic, to autoclave (ʌ) (unfruchtbar machen) to sterilise **≈kasten** m steriliser drum **≈lösung** f germicide **≈raum** m sterilising room **≈trommel** f drum steriliser **≈ung** f sterilisation / (Kastration) castration, sterilisation **≈zange** f sterilising forceps pl
Sterilität f (Unfruchtbarkeit) sterility, infertility, barrenness / freiwillige ≈ facultative (æ) sterility (i) / ≈ beim Mann male infertility **≈sprobe** f sterility test
Sterin n sterol (iə) **≈stoffwechsel** m sterol metabolism (æ)
sterisch steric (iə)
Sterko|bilin n chem stercobilin (i) **≈bilinogen** n stercobilinogen (i) **≈bilinurie** f stercobilinuria (juə) **≈lith** m stercolith **≈porphyrin** n chem stercoporphyrin, coproporphyrin
sterkoral (kothaltig) stercoral, stercoraceous (ei) **≈abszeß** m stercoraceous abscess **≈diarrhoe** f stercoral diarrh[o]ea (daiə'riə) **≈geschwür** n stercoraceous (ei) od stercorous (ɔ) ulcer **≈tumor** m stercoral tumo[u]r, stercoroma
Sterkorämie f stercor[a]emia (i:)
sterkorös stercoraceous (ei), f[a]ecal (i:), stercorous
Stern n star ≈- stellate, stellar, star-shaped
Stern (stə:n)**-Lage** f Stern's position
sternal sternal **≈biopsie** f sternal biopsy (ai) **≈gegend** f sternal region

Sternalgie f (Brustbeinschmerz) sternalgia (stɔ:'næld3iə), sternodynia (i)
Sternal|knorpel m ensiform od xiphoid ('zifɔid) cartilage od process (ou) ℒleiste f sternal plate ℒlinie f sternal line ℒmark n sternal marrow ℒmittellinie f midsternal line (MSL) ℒnadel f sternal needle ℒpunktat n material (iə) taken by sternal puncture ℒpunktion f sternal puncture ℒrand m sternal border ℒreflex m sternal reflex ℒtransfusion f sternal transfusion ℒwinkel m anat sternal angle
Sternanis m star anise (æ) ℒöl n star anise oil
Sternberg ('sternberk)|-**Krankheit** f lymphogranulomatosis ℒ [-**Reed** (ri:d)]-**Zelle** f Dorothy Reed cell ℒ-**Riesenzellen** f pl Sternberg's [giant (ai)] cells, Sternberg-Reed (ri:d) cells ℒ-**Zeichen** n Sternberg's sign
Sternebra f anat sternebra
stern|förmig stellar, star-shaped, stellate, asteroid ℒfraktur f stellate fracture ℒnävus m (Spinnenmal, Teleangiektasie) vascular (æ) spider (ai)
sterno|- (Vors) (Brust-, Brustbein-) sterno- (ɔ:) (Vors) ~**cleidomastoideus** sternocleido-mastoid ℒdymus m (Sternopagus) sternodynia (ɔ) ℒdynie f s Sternalgie ℒgoniometer (ɔ) sternogoniometer (ɔ) ~**hyoid** sternohyoid (ai) ℒhyoideus m sternohyoid (ai) muscle ~**klavikular** sternoclavicular (i), sternocleidal (ai) ℒklavikulargelenk n (Articulatio sternoclavicularis (PNA)) sternoclavicular joint ℒkleidohämatom n trachelh[a]ematoma, h[a]ematoma of the sternomastoid muscle ℒkleidomastoideus m sternocleido-mastoid muscle ~**kostal** sternocostal ℒkostalgelenke n pl (Articulationes sternocostales (PNA)) sternocostal joints ~**mastoid** sternomastoid ℒomphalodymus m sterno-omphalodymia ~**perikardial** sternopericardial ℒschisis f sternoschisis (stə'nɔskisis) ~**thyreoid** sternothyroid ('θairɔid) ℒtomie f (Brustbeindurchtrennung) sternotomy ~**tracheal** sternotracheal (ei) ℒtrypesis f sternotrypesis (i:) ~**vertebral** sternovertebral ℒvertebraldurchmesser m sternovertebral diameter (æ)
Sternstar m stellate cataract (æ)
Sternum n (Brustbein) sternum, breastbone ℒ u. **Mastoid betr.** sternomastoid ℒmeissel m chir sternum chisel ℒschere f chir sternum shears (iə) pl ℒspalte f (Brustbeinspalte) sternoschisis (ɔ)
Sternutat|io f sneezing, sternutation ℒorium n (pl Sternutatoria) (Niesmittel) pharm sternutator, sneezing agent (ei) ~**orisch** sternutatory
Sternzelle f histol astrocyte, spider (ai) cell ~ (Leber) stellate cell, Kupffer's ('kupfərz) cell
Steroid n steroid (iə) ℒdiabetes m steroid diabetes ℒfieber n steroid fever ~**frei** non-steroid ℒhormone n pl steroid hormones ℒproduktion f steroidogenesis ℒulkus n steroid ulcer
Stertor m (Röcheln) stertor ~**ös** (röchelnd) stertorous
Sterz m F tail, rump
Stetho|goniometer n s Stethometer ℒgraph m (Pneumatograph) stethograph (e) ℒgraphie f stethography (ɔ) ℒkyrtograph m stethocyrtograph ℒmeter n (Brustumfangmesser) stethometer (ɔ)

Stethoskop n (Hörrohr) stethoscope ('steθəskoup) / tonverstärkendes ℒ microstethophone (e), microstethoscope / ℒ, das die Auskultationstöne mehrerer Personen hörbar macht stethophone (e), stethopolyscope ℒie f stethoscopy ~**isch** stethoscopic (ɔ)
steuer|n physiol to regulate (e), to control (ou) ℒung f regulation, control (ou) / hormonale ℒ hormonal control ℒungsmechanismus m control mechanism
Stevens ('sti:vənz)|-**Johnson** ('d3ɔnsən)-**Syndrom** n (Erythema exsudativum majus) Stevens-Johnson syndrome ℒ-**Operation** f ophth Stevens' operation
Stewart ('stju:ət)|-**Holmes** (houmz)-**Zeichen** n Stewart-Holmes sign ℒ-**Test** m Stewart's test ℒ-**Treves** (tri:vz)-**Syndrom** n Stewart-Treves syndrome
STH = somatotropes Hormon n growth hormone, somatotropic hormone, STH
ST-Hebung f (EKG) ST elevation
Sthenie f (Brownianismus) sthenia ('sθi:niə)
sthenisch sthenic (e)
Stibismus m (Stibialismus) stibialism
Stibium n antimony
Stibophen [-**Natriumsalz**] n (DAB, WHO) (Natrium-Stibium-bisbrenzkatechin-disulfonicum (DAB), antimon-bisbrenzkatechindisulfonsaures Natrium (DAB)) stibophen (stibofen) (BP, USP)
Stich m puncture / (Parazentese) paracentesis (i:) / chir stitch / (Verwundung) stab [wound (u:)] / (Insekt) bite, sting / (Schmerz) lancinating (æ:) pain
Stichel m chir s Stichelmesser ℒmesser n chir scarificator (εə), scarifier (εə) ~**n** to scarify (εə), to puncture ℒung f scarification, puncturing (ʌ)
Stich|impfung f (Kultur) stab inoculation ℒinzision f chir stab incision ℒkanal m puncture channel ℒkanaleiterung f suppuration from a puncture channel ℒkultur f stab culture / ℒ, thrust culture ℒmalaria f sting od bite malaria ℒöffnung f (Abszeß) stab incision ℒprobe f stat random sample ℒreaktion f (Mantoux-Probe, Mendel-Versuch) Mantoux' (mã'tu:z) reaction od test, Mendel's ('mendəlz) test / (Tuberkulin) puncture (ʌ) reaction ℒstelle f site of puncture od injection / (Wunde) stab [wound (u:)] ℒtest m imm prick test ℒverletzung f stab [wound] ℒversuch m spot check; Lab pilot study ℒwunde f stab, stab wound, puncture wound
Sticker ('stikər)-**Krankheit** f od -**Syndrom** n (Erythema infectiosum acutum) Sticker's disease
Stickhusten m whooping-cough ('hu:piŋkɔf)
Stickler ('stiklə)-**Syndrom** n arthro-ophthalmopathy syndrome
Stick|oxyd n chem nitric (ai) oxide ℒoxydul n (Lachgas) chem nitrous (ai) oxide (BP), laughing-gas
Stickstoff m chem nitrogen ('naitrid3in) ℒaufnahme f absorption of nitrogen ℒausscheidung f nitrogen elimination od excretion ℒbakterien n pl nitrobacteria (iə) ℒbalance f nitrogen balance ℒblase f N₂ bubble ℒdioxyd n chem nitrogen dioxide ℒembolie f nitrogen embolism ℒentzug m chem denitro-

genation, denitrification ~**frei** anitrogenous (ɔ), non-nitrogenous ℒgehalt m (des Blutes, ohne Eiweisskörper) non-protein nitrogen (NPN) / (übermäßiger, des Blutes) hyperazot[a]emia ('haipə,ræzou'ti:miə), hypernitr[a]emia ℒgleichgewicht n physiol nitrogen equilibrium (i) od balance ~**haltig** nitrogenous (ɔ) ℒkreislauf m nitrogen cycle ℒlost m nitrogen mustard ℒmesser m azotometer (ɔ) ℒmonoxyd n chem nitric (ai) oxide ℒnatrium n chem sodium (ou) nitrite (ai) ℒoxyd n chem nitric (ai) oxide ℒoxydul n (Lachgas) chem nitrous (ai) oxide, laughing-gas ℒretention f nitrogen retention ℒspiegel m nitrogen level (e) / erhöhter ℒ im Blut hypernitr[a]emia (i:) ℒstoffwechsel m nitrogen metabolism (æ) ℒtrichlorid n nitrogen trichloride ℒüberreicherung f (Blut) hyperazot[a]emia ('haipə,ræzou-'ti:miə) / (Urin) hyperazoturia (juə) ℒumsatz m nitrogen metabolism ℒverbindung f chem nitrogen compound
Stieda ('sti:də)|-**Fortsatz** m (Talus) Stieda's process (ou) ℒ-**Fraktur** f Stieda's fracture ℒ-**Pellegrini** (pele-'gri:ni)-**Köhler** ('kø:lər)-**Syndrom** n Pellegrini-Stieda syndrome, Stieda-Pellegrini syndrome
Stiegenangst f ps s Treppenangst
Stieglitz ('sti:glits)-**Test** m Stieglitz's test
Stiel m handle / anat stalk / (Tumor) peduncle (ʌ), pedicle (e) / (Hirn) peduncle / mit ℒ versehen stalked, pedunculated (ʌ), pediculate (i) ℒauge n stalked eye ℒbildung f pediculation ℒdrehung f (Stieltorsion) twisting od torsion of a pedicle ℒdurchtrennung f chir severing (e) od cutting of a pedicle ~**förmig** pedunculate (ʌ), pediculate (i) ℒgeschwulst f peduncular tumo[u]r ℒklemme f pedicle clamp ℒknollen m (Tumor) granuloma teleangiectaticum (æ) ℒlappen m pedicle[d] flap, tubed flap / gedrehter ℒ rotation flap ℒlos (Tumor) sessile ('sesail), stalkless (ɔ:) ℒpessar n stem pessary ℒplastik f pedicle graft (a:) ℒstrahlung f röntg extrafocal radiation ℒtorsion f torsion of a pedicle ℒtupfer m cotton applicator ℒversorgung f chir care of the pedicle ℒwarze f (Akrochordon) skin tag ℒzyste f pedunculated (ʌ) cyst
Stierhornmagen m steerhorn stomach (ʌ)
Stierlin (stiə'li:n)-**Symptom** n Stierlin's sign od image ('imid3)
Stier|nacken m bull (u)-neck ~**nackig** bull-necked ℒnystagmus m fixation nystagmus
Stifel ('sti:fəl)-**Figur** f ophth Stifel's figure ('figə)
Stiff-man-Syndrom n (Steifer-Mann-Syndrom) stiff-man syndrome, Moersch-Woltmann syndrome
Stift m pin / anat stylus (ai) / chir pin / dent pivot (i) / pharm stick / (Laminaria) tent / (Stiftzahn) dowel (au) ℒelement n dent pin element ℒimplantation f dent post [pin] implantation ℒkronenentferner m dent post crown extractor ℒverankerung f dent post od pin anchorage ℒzahn m dent post crown, crown tooth ℒzahneinsetzen n dent pivoting (i) ℒzahnpfeiler m (Stift am Stiftzahn) dent dowel (au), peg
Stigma n stigma (i) / ℒ hereditatis (Entartungszeichen) hereditary (e) st.

ᒪsterin *n* stigmasterol ᒪtisation *f* stigmatisation ~tisch stigmatic ~tisieren to stigmatise (i) ᒪtisierung *f ps* stigmatisation ᒪtometer *n ophth* stigmatometer

Stilbamidin *n* stilbamidine (æ) (*BPCA*)
Stilben *n chem,̣ pharm* stilbene ('stilbi:n)
Stiles-Crawford (stailz-'krɔ:fəd)-Effekt *m* Stiles-Crawford effect
Stilett *n* stiletto / (Drain) stylet (ai)
Still (stil)|-[Chauffard (ʃo'fa:r)-]Syndrom *n* [Chauffard-] Still syndrome ᒪ-Geräusch *n* Still's murmur ᒪ-Krankheit *f* Still's disease
Still|abneigung *f* (Mutter) absent desire to nurse a baby ~bar (Blutung) sta[u]nchable (a:)
stillegen (unbeweglich machen) to immobilise / (Lunge) to collapse / (Organ) to put out of action
stillen (Blutung) to stop, to arrest, to sta[u]nch (a:), to control (ou) / (Durst) to quench / (Hunger) to appease, to assuage (ə'sweidʒ) / (Säugling) to nurse, to feed, to suckle / (Schmerz) to soothe (su:ð), to alleviate (i:), to kill ᒪ *n* (Blut) sta[u]nching (a:), control (ou) / (Durst) quenching / (Kind) nursing, [breast] feeding, suckling / (Schmerz) alleviation, killing ~d (Mutter) nursing, breast-feeding / (Schmerz) sedative (e), alleviating (i:), soothing
Stiller ('stilər)|-Syndrom *n* Stiller's disease *od* asthenia ᒪ-Zeichen *n* Stiller's sign
Still|fähigkeit *f,* mangelnde ᒪ insufficient breast milk ᒪgeschäft *n* (Säugling) nursing, feeding
Stilling ('stiliŋ)|-Kanal *m* (Canalis hyaloideus (*PNA*)) hyaloid canal ᒪ-Kern *m* Stilling's nucleus ᒪ-Raphe *f* Stilling's raphe ('reifi) ᒪ-Tafeln *f pl* Stilling's colo[u]r tables ᒪ-Türk-Duane (tyrk-du'ein)-Syndrom *n* (okulare Retraktion) Stilling-Türk-Duane syndrome, retraction syndrome, Duane's syndrome
Still|periode *f* lactation period (iə) ᒪraum *m* nursing room
Still|stand *m* standstill, stoppage, cessation, arrest / zum ᒪ bringen (Prozeß, Seuche) to control (ou), to stop, to arrest, to check ᒪstand[s]thrombus *m* h[a]emostatic thrombus ~stellen (fixieren, schienen, ruhigstellen) to immobilise (ou) / (Lunge) to collapse / ᒪ *n* (im Gipsverband) plaster (a:) fixation ᒪstellung *f* (Frakturen) immobilisation / (Anhalten) stopping, arresting / (Lunge) collapsing ᒪtechnik *f* feeding technique (i:), nursing technique ᒪung *f* (Blut) sta[u]nching (a:) / (Durst) quenching / (Kind) nursing, feeding, lactation / (Schmerz) soothing / (Hunger) appeasing ᒪwehen *f pl* nursing *od* lactation pains ᒪzeit *f* (Stillperiode) nursing *od* lactation period (iə)
Stilus *m* stilus (ai), stylus (ai)
Stimmapparat *m* vocal (ou) apparatus (ei)
Stimmband *n* vocal (ou) cord *falsches* ᒪ false vocal cord *oberes* ᒪ superior (iə) *od* false vocal cord *unteres* ᒪ inferior (iə) vocal cord *wahres* ᒪ true vocal cord ᒪanheftung *f chir* cordopexy ᒪentzündung *f* chordïtis ᒪfixierung *f* cordopexy ᒪknötchen *n* singers' *od* teachers' nodule ('nɔdju:l) *od* node

ᒪlähmung *f* phonetic (e) paralysis (æ), paralysis of the vocal cords ᒪnystagmus *m* nystagmus (æ) of the vocal cords ᒪödem *n* [o]edema (i:) of a vocal cord ᒪparese *f* vocal-cord paresis (i:) ᒪresektion *f chir* cordectomy, cordotomy ᒪspanner *m* (Musculus cricothyreoideus (*PNA*)) cricothyroid muscle ᒪüberanstrengung *f* phonasthenia (founæs'θi:niə)
Stimm|bildung *f* phonation, voice production ᒪbruch *m* (Stimmwechsel) breaking of the voice, change of voice
Stimme *f* voice *belegte* ᒪ thick voice *erstickte* ᒪ strangled voice *heisere* ᒪ husky (ʌ) *od* hoarse voice *helle* ᒪ clear voice *hohe* ᒪ high voice, high-pitched voice *innere* ᒪ *ps* inner voice, audible thought, endophasia *klanglose, tonlose* ᒪ dead voice *klare* ᒪ clear voice *laute* ᒪ loud voice *leise* ᒪ low voice *rauhe* ᒪ hoarse *od* raucous (ɔ:) voice *schrille* ᒪ shrill voice *schwache* ᒪ microphonia (ou), microphony (ɔ) *tiefe* ᒪ deep voice *tonlose* ᒪ dead voice *die* ᒪ *bilden* to produce the voice
Stimmenhören *n ps* phoneme ('founi:m), hearing of voices
Stimm|falte *f* true vocal cord ᒪfremitus *m* pectoral *od* vocal *od* tactile fremitus (e) / abgeschwächter ᒪ decreased f. / gesteigerter ᒪ increased f. ᒪgabel *f* tuning fork ~haft voiced ᒪheilkunde *f* phoniatrics (æ), speech therapy „~ig" mood-orientated (ɔ:) ᒪleitung *f* voice conduction (ʌ) ᒪlippe *f* (Plica vocalis (*PNA*)) vocal fold ᒪlippenpolyp *m* polypus (ɔ) on a vocal cord ~los voiceless, aphonic (ɔ) ᒪlosigkeit *f* voicelessness, loss of voice, aphonia (ou) ᒪmuskel *m* (Musculus vocalis (*PNA*)) vocalis muscle ᒪorgan *n* vocal organ ᒪqualität *f* quality of the voice ᒪritze *f* (Glottisspalte) glottis, rima (ai) glottidis / ᒪ *betr* glottal, glottic, glottidean (i)
Stimmritzen|deckel *m* (Epiglottis) epiglottis ᒪkrampf *m* laryngismus (dʒi), laryngospasm (i), spasm of the glottis / respiratorischer ᒪ respiratory (aiə) laryngospasm
Stimm|schall *m* vocal resonance (e) ᒪschwäche *f* weakness *od* feebleness of the voice, phonasthenia (i:), leptophonia (ou) ᒪstörung *f* paraphonia (ou), impaired voice ᒪumfang *m* range of voice
Stimmung *f ps* mood, state *od* frame of mind, disposition (i)
Stimmungs|labilität *f ps* mood lability, mood swings ᒪlage *f ps* emotional (ou) state *od* condition ᒪpsychopath *m* thymopathic personality ᒪschwankung *f od* ᒪverschiebung *f* mood swing ᒪwechsel *m* change of mood, mood swing
Stimm|verlust *m* loss of voice / (nur am Tage) nyctophonia (ou) ᒪvertiefung *f* deepening of voice ᒪwechsel *m* change of voice ᒪwerkzeug *n* vocal organ
Stimul|ans *n* (*pl* Stimulantien) *pharm* stimulant ᒪation *f* (Reiz) stimulation ᒪationstest *m* stimulation test ~ieren (reizen, anreizen) to stimulate / *imm* (*z B* Zellen) to sensitise; to prime ᒪierung *f* stimulation ᒪus *m* (Reiz) *physiol* stimulus, *pl* stimuli ('stimjulai) konditionaler ᒪ conditioned st. / neutraler ᒪ neutral st. / schädlicher ᒪ

noxious ('nɔkʃəs) st. / unkonditionierter ᒪ unconditioned st.
Stink|asant *m pharm* asaf[o]etida (i:) ᒪatem *m* bromopn[o]ea ~en to stink, to smell badly (*nach of*) ~end malodorous (ou), offensive, fetid (i:) / (ranzig) rancid / (Atem) foul ᒪnase *f* (Ozäna) atrophic (ɔ) rhinitis, oz[a]ena (ou'zi:nə) ᒪschweiß *m* bromidrosis, kakidrosis ᒪwurz *f* (Asa foetida) *pharm* asaf[o]etida (i:)
Stintzing ('stintsiŋ)-Tabellen *f pl* Stintzing's tables
Stippchen *n* (Haut) stipple, mark, dot ᒪgallenblase *f* sandpaper gallbladder, strawberry gallbladder, cholesteatosis
Stirling ('stə:liŋ)-Reagens *n* Stirling's stain
Stirn *f* (Frons (*PNA*)) forehead ('fɔrid) / fliehende ᒪ sloping f. / hohe ᒪ high f. / niedrige ᒪ low f. ᒪ- frontal (ʌ), metopic (ɔ), fronto- (ʌ) (*Vors*), metopo- (e) (*Vors*) ᒪ u. Backenknochen betr. frontomalar (ei) ᒪ u. Hinterhaupt betr. fronto-occipital (i) ᒪarterie *f* (Arteria supertrochlearis (*PNA*)) supratrochlear artery ᒪauge *n* epiphysial (i) *od* pineal (i) eye ᒪband *n* (am Stirnspiegel) headband / ᒪ der Venus venereal (iə) collar
Stirnbein *n* (Os frontale (*PNA*)) frontal (ʌ) bone ᒪ- fronto- (ʌ) (*Vors*) ᒪ u. Nase betr. frontonasal (ei) ᒪ u. Oberkiefer betr. frontomaxillary (i) ᒪ u. Scheitelbein betr. frontoparietal (ai) ᒪ u. Schläfenbein betr. frontotemporal ᒪhöcker *m* frontal eminence (e) ᒪhöhle *f* frontal sinus (ai) ᒪnaht *f anat* frontal suture (ju:) ᒪschuppe *f* (Squama frontalis (*PNA*)) frontal (ʌ) squama
Stirn|breite *f* frontal (ʌ) breadth ᒪbreiten-Index *m* frontal index ᒪfontanelle *f* (Fonticulus anterior (*PNA*)) anterior fontanel[le], frontal fontanel[le] ᒪfortsatz *m* (Jochbein) (Processus frontalis ossis zygomatici (*PNA*)) frontal process of the zygomatic bone / (Oberkiefer) (Processus frontalis maxillae) frontal (ʌ) process of the maxilla ᒪfurche *f* frontal sulcus (ʌ) ᒪgegend *f* (Regio frontalis (*PNA*)) frontal (ʌ) region ᒪglatze *f* glabella, frontal alopecia ᒪhaken *m* (Bandwurm) rostellum ᒪ-Hinterhauptmuskel *m* (Musculus occipitofrontalis (*PNA*)) occipitofrontalis muscle ᒪhirn *n* frontal lobe of the brain ᒪhirnabszess *m* frontal lobe abscess ᒪhirnataxie *f* frontal ataxia ᒪhirn-Pick *m* Pick's disease with frontal lobe involvement ᒪhirnwindung *f,* mittlere (Gyrus frontalis medius (*PNA*)) middle frontal gyrus / obere ᒪ (Gyrus frontalis superior (*PNA*)) superior frontal gyrus / untere ᒪ (Gyrus frontalis inferior (*PNA*)) inferior frontal gyrus ᒪhöcker *m* (Tuber frontale (*PNA*)) frontal eminence ᒪhöhle *f* (Sinus frontalis (*PNA*)) frontal sinus (ai)
Stirnhöhlen|entzündung *f* frontal (ʌ) sinusitis ᒪkatarrh *m* frontal sinusitis ᒪ-Radikaloperation *f chir* frontal sinus obliteration ᒪ-Spülkanüle *f* frontal sinus wash cannula ᒪvereiterung *f* chronic (ɔ) suppurative (ʌ) catarrh of the frontal sinus (ai)
Stirn|kopfschmerz *m* metopodynia (i) ᒪlage *f* (Fet) brow (au) presentation / rechte vordere ᒪ fronto-dextro an-

terior (iə) presentation (FDA); ~ hintere ⨼ fronto-dextro posterior (iə) presentation (FDP) ⨼lampe f [electric] head light od lamp, forehead ('forid) lamp ⨼lappen m anat frontal lobe ⨼naht f chir frontal suture (ju:) ⨼-Nasenelektrode f frontonasal electrode ⨼-Nasenfortsatz m frontonasal (ei) process (ou) ⨼nerv m (Nervus frontalis (PNA)) frontal nerve ⨼plastik f chir metoploplasty (ɔ) ⨼reflektor m head mirror ⨼reifen m head band ⨼runzeln n frown, frowning ⨼spiegel m frontal od head mirror ⨼syphylid n corona (ou) veneris (e) ⨼vene f frontal vein ⨼vorwölbung f (wie bei Rachitis) protrusion (u:) of the forehead ~wärts frontad (ʌ) · ⨼windung f (Hirn) s ⨼hirnwindung ⨼wunde f wound (u:) on the forehead

Stirps genet stirps
STNR = symmetr.-tonischer Nackenreflex m symmetric tonic neck reflex
Stöchiometr|ie f chem stoichiometry ~isch stoichiometric
stocken (Kreislauf) to stagnate (æ) / (gerinnen) to coagulate (æ), to clot / (Herz) to cease (si:s) to beat ⨼ n cessation, stagnation / (Blut usw) coagulation, clotting / (Blockierung) blocking
Stockholmverfahren n Stockholm technique (i:)
Stockschnupfen m chronic (ɔ) coryza (kə'raizə) od rhinitis (ai)
Stock-Spielmeyer-Vogt (stɔk-'spi:l-maiər-fo:kt)-**Syndrom** n Stock-Spielmeyer-Vogt syndrome, Vogt-Spielmeyer syndrome, juvenile amaurotic family idiocy
stocktaub stone-deaf
Stockung f cessation, stagnation, congestion, stoppage / (Stase) stasis (ei), pl stases
Stockzahn m s Backenzahn
Stoff m matter, substance **anaphylaktischer** ⨼ anaphylactogen ⨼ chem solute (ɔ) **giftproduzierender** ⨼ toxogen (ɔ) **grenzflächenaktiver** ⨼ surface-active agent, surfactant **wachstumshemmender** ⨼ anti-growth substance (ʌ) ~lich material (iə)
Stoffel ('stɔfəl)-**Operation** f chir Stoffel's operation
Stoffwechsel m metabolism (æ), metabolic (ɔ) process (ou) **abbauender** ⨼ catabolism **aerober** ⨼ aerobic m. **anaerober** ⨼ anaerobic m. **aufbauender** ⨼ anabolism **erhöhter** ⨼ hypermetabolism **gestörter** ⨼ disordered m. **herabgesetzter** ⨼ depressed m. **normaler** ⨼ normal m., eubolism ('ju:bɔlizm), homergy ('hɔmədʒi) **pflanzlicher** ⨼ plant m. **verlangsamter** ⨼ bradytrophia (ou) **verminderter** ⨼ lowered m. ⨼- metabolic (ɔ) ⨼ablauf m metabolic process ⨼abnahme f retarded metabolic processes (ou) ~aktiv metabolically active ⨼änderung f metabolic change ⨼anomalie f metabolic abnormality ~anregend excitometabolic (ek'saito) ⨼apparat m metabolimeter ⨼belastung f metabolic stress ⨼energie f metabolic energy ⨼entgleisung f metabolic derangement / ⨼entgleisungen f pl metabolic imbalance ⨼erkrankung f metabolic disease ⨼faktor m metabolic factor ⨼fehler m, angeborener inborn error of metabolism ⨼fehlleistung f metabolic

error ⨼ferment n metabolic ferment ~gesund metabolically normal, with a healthy metabolism ⨼gesunde m pl people with a healthy metabolism ⨼gift n metabolic toxin ⨼gleichgewicht n metabolic (ɔ) balance od equilibrium (i) ⨼grundumsatz m basal (ei) metabolic rate ~inaktiv metabolically inactive ⨼insuffizienz f hypometabolism ⨼krankheit f metabolic disease ⨼krise f metabolic crisis (ai) ⨼lage f metabolic (ɔ) condition / instabile ⨼ unstable metabolism ⨼lehre f metabology ⨼leistungsfähigkeit f metabolic efficiency ⨼messung f measurement (e) of the metabolism ⨼metabolit m metabolite ⨼pigment n metabolic pigment ⨼produkt n (Abbau) catabolite (æ), product (ɔ) of metabolism / (Aufbau) metabolite (æ) ⨼prozeß m metabolic process (ou) ⨼regulierung f regulation of the metabolic processes (ou) ⨼schlacken f pl metabolic waste products ⨼schwäche f hypometabolism ⨼spezialist m specialist (e) for metabolic disturbances ⨼steigerung f increase in the metabolic rate / tachytrophism (ou) ⨼störung f metabolic disturbance, disordered (ɔ:) od disturbed metabolism, dysbolism (i), pathobolism (ɔ) ⨼typen m pl metabolic (ɔ) patterns ⨼untersuchung f metabolic investigation ⨼versuch m metabolism test ⨼vorgang m metabolic process (ou) ⨼weg m metabolic pathway ⨼wirkung f effect on the metabolism ⨼zusammenbruch m metabolic break-down od failure ('feiljə) ⨼zwischenprodukt n intermediary (i:) metabolic substance
Stöhr (stø:r)-**Zellen** f pl Stöhr's cellules
Stoke (St) stoke
Stokes (stouks)-|-**Adams** ('ædəmz)--**Symptomenkomplex** m Stokes-Adams syndrome, Morgagni-Adams-Stokes syndrome ⨼-**Kragen** m path collar of Stokes ⨼-**Operation** f (Exartikulation im Hüftgelenk) Stokes' operation; (Gritti-Operation) Gritti ('griti)-Stokes amputation ⨼-**Reagens** n Stokes' reagent ⨼-**Regel** f Stokes' law
Stokvis-Talma-Syndrom n Stokvis--Talma syndrome, autotoxic cyanosis
Stoll (stɔl)-**Methode** f (Hakenwurmeier) Stoll's count
Stoltz (stɔlts)-**Operation** f gyn Stoltz's operation
Stoma n (Öffnung, Mund) stoma (ou), pl stomata (ou), opening, orifice . (ɔ), mouth ⨼- stomal (ou)
stomach|al stomachal ('stʌmək) ⨼ale n pharm s Stomachikum ⨼ikum n (Magenmittel) pharm stomachic (sto-'mækik)
Stomakaze f (Mundfäule) stomatocace (stoumə'tɔkəsi)
Stomalgie f stomalgia (æ)
Stomatitis f (Mundschleimhautentzündung) stomatitis (stoumə'taitis), sore mouth ⨼ **aphthosa** aphthous ('æfθəs) od herpetic (e) st. ⨼ **diabetica** diabetic st. ⨼ **gangraenosa** (Wangenbrand, Noma) gangrenous st. ⨼ **mercurialis** mercurial st. ⨼ **scorbutica** (Skorbutstomatitis) scorbutic (ju:) st. ⨼ **ulcero[membrano]sa** (Mundfäule) ulceromembranous st., stomatocace (ɔ) ⨼ **vesicularis** vesicular st. ⨼**virus** n, vesikuläres vesicular stomatitis virus
Stomato- (Mund-) (Vors) stomato- (ou) (Vors) ⨼**kaze** f s Stomakaze ⨼**lalie** f

stomatolalia ⨼**loge** m stomatologist ⨼**logie** f stomatology (ɔ) ~**logisch** stomatologic[al] (ɔ) ⨼**menorrhagie** f gyn stomamenorrhagia ⨼**mykose** f stomatomycosis ⨼**pathie** f stomatopathy ⨼**plastik** f stomatoplasty ⨼**rrhagie** f stomatorrhagia ⨼**schisis** f (Hasenscharte) stomatoschisis (ɔ) ⨼**skop** n (Mundspiegel) stomatoscope (æ) ⨼**skopie** f stomatoscopy ⨼**zephalus** m stomocephalus
Stomoxys f stable fly, Stomoxys
Stomozephalus m (Stomatozephalus) stomocephalus
Stone-Modell n dent (Hartgipsmodell) stone model
Stookey ('stuki)-**Reflex** m Stookey's reflex
Stopes (stoups)-**Pessar** n gyn Stopes' cap
stopf|en (Durchfall) to constipate / (verstopfen) to obstruct (ʌ) / (vollstopfen) to stuff / (ausstopfen, tamponieren) to plug (ʌ), to tampon / dent to condense / den Durchfall ~ to render the bowels (au) sluggish (ʌ) od costive (ɔ) ~**end** (Darm) constipating ⨼**er** m (Stopfinstrument) plugger / dent condenser ⨼**mittel** n pharm emplastic ⨼**rohr** n tampon tube
Storax m pharm styrax ('stiræks), storax ('stɔ:ræks)
Störbarkeit f ps affective susceptibility
Storch[en]schnabel m chir cranes-bill / bot, pharm dove's (ʌ)-foot, stork's-bill
stören to disturb, to affect adversely / (beeinträchtigen) to impair, to interfere (iə) with ~**d** disturbing
Storm (stɔ:m)-**Allergiekammer** f Storm van Leeuwen (væn 'le:vən) chamber (ei)
Störpotential n potentially disturbing factor
Störung f disturbance, disorder / (Beeinträchtigung) impairment / (Unterbrechung) interruption (ʌ) / / (Gesundheit) disturbance, complaint, disorder / (Geist) disturbance, aberration, derangement / (Funktion) impairment / (Magen, Darm) indigestion (indi-'dʒestʃən) / (Sehen) defect, impairment / (von außen) interference (iə) **anfallsartig auftretende** ⨼ paroxysmal disorder ⨼ **des Blutzuckergehalts** pathoglyc[a]emia (i:) ⨼ **im Blutzuckerstoffwechsel** dysglyc[a]emia (i:) **endokrine** ⨼ dysendocriniasis (ai), dysendocrinia (i) **endokrinologische** ⨼ endocrinopathy ⨼ **der Fettverdauung** fat indigestion ⨼ **in der Gallenzusammensetzung** (Galle) dyscholia (ou) ⨼ **der Gefühlslokalisation** ps dyschiasis (ai), dyschiasia (ei) ⨼ **der Gehörempfindlichkeit** dysacousia (u:), dysacousma (u:) **geistige** ⨼ mental disorder ⨼ **der Herztätigkeit** disordered action of the heart **hirnorganische** ⨼**en** lesion ('li:ʒən) of the cerebral cortex ⨼ **des Hormonhaushalts** dyshormonism **klimakterische** ⨼**en** menopause (e) symptoms **krampfartige** ⨼**en** (zerebrales Anfallsleiden) convulsive disorder ⨼ **des Lipoidstoffwechsels** lipoidosis **nervöse** ⨼ nervous disorder od disturbance **organische** ⨼ organic disturbance **psychische** ⨼ mental disturbance od impairment, psychologic[al] disturbance ⨼ **der Schweißproduktion** par[h]idrosis (ou) ⨼ **der Schweißsekretion** dyshidrosis **sensorische** ⨼ sensory disturbance ⨼**en der Sinnessphären**

481

disturbances of the sensorium (ɔ:) ⚹ *in der Spermatogenese* dyszoospermia *traumatische* ⚹ traumatic disorder *trophische* ⚹ trophic (ɔ) disturbance *vasomotorische* ⚹ vasomotor disturbance *vegetative* ⚹ disturbance of the autonomic nervous system *zentrale* ⚹ central disorder *zerebellare* ⚹ cerebellar dysfunction *zerebrale* ⚹ cerebral disorder ⚹ *der Zuckerverdauung* sugar ('ʃugə) indigestion

Störungs|bereitschaft *f* propensity to disturbances ⚹**faktor** *m* disturbing factor ⚹**feld** *n* field of disturbance ⚹**herd** *m* focus

Stoß *m* (Erschütterung) shock / (Anstoß) impulse / (Aerosoldose) puff [discharge] / *pharm* massive dose (dous), stoss (ou) / (Herz) apex beat ⚹**behandlung** *f* massive-dose treatment, loading-dose treatment

Stößel *m Lab* pestle ('pesl)

stoßen (im Mörser) *pharm* to pound

Stößer *m pharm* pestle ('pesl)

Stoß|erregung *f* shock excitation ⚹**kraft** *f* (Energie) drive, impetus ~**markiert** *radiol* pulse-labelled (ei) ⚹**therapie** *f* massive-dose (dous) therapy, stosstherapy ⚹**zahn** *m* tusk

Stotter|er *m* stutterer, stammerer ~**n** to stutter, to stammer ⚹**n** *n* stuttering, stammering, psellism ('selizm), balbuties (bæl'bju:ʃii:z) / hysterisches ⚹ hysterical stuttering

STP = spezifisches Tränenprotein *n* specific tear protein / = 2,5-Dimethoxy-4-methylamphetamin *n* 2,5-dimethoxy-4-methylamphetamin, STP

St. Paulofieber *n* Sao Paulo fever *od* typhus (ai)

Strabismus *m* (Schielen) squint, strabismus / (Höhenschielen) sursumvergent ('sə:səm'və:dʒənt) strabismus ⚹ *accommodativus* accommodative squint ⚹ *alternans* alternating (ɔ:) *od* binocular (ɔ) *od* bilateral (æ) strabismus ⚹ *concomitans* concomitant (ɔ) strabismus, heterotropia ⚹ *convergens* convergent strabismus, esotropia (i:so-'troupiə), cross-eye ⚹ *divergens* divergent *od* external strabismus, exotropia (ekso'troupiə) ⚹ *intermittens* intermittent strabismus *kinetischer* ⚹ kinetic squint *latenter* ⚹ latent (ei) strabismus ⚹ *mechanicus* mechanical squint *nichtparalytischer* ⚹ nonparalytic strabismus ⚹ *nonconcomitans* non-concomitant squint ⚹ *paralyticus* (Lähmungsschielen) paralytic (i) strabismus ⚹ *unilateralis* unilateral (æ) *od* unilocular (ɔ) strabismus ⚹ *verticalis* vertical squint; ⚹ *verticalis concomitans* hypertropia ⚹**pinzette** *f* strabismus forceps *pl* ⚹**schere** *f* strabismus scissors ('sizəz) *pl*

Strabo|meter *n* (Schielwinkelmesser) strabometer (ɔ), strabismometer (ɔ) ⚹**metrie** *f* (Schielwinkelmessung) strabometry (ɔ) ~**skopisch** straboscopic (ɔ) ⚹**tom** *n ophth* strabotome ⚹**tomie** *f* (Schieloperation) strabotomy (ɔ), squint operation ⚹**tomiemesser** *n* strabotome (æ), strabismus knife

straff tight / (gespannt) tense ~**en** *vt* to tighten; (Büste) to strengthen / *v refl* to tighten / (Muskel) to contract ~**haarig** with bristly hair ⚹**heit** *f* (Muskeln, Haut) tightness, tautness (ɔ:), tenseness ⚹**ung** *f chir* tightening ~**ziehen** (Nähte *usw*) to tighten

Strahl *m* (Flüssigkeit) jet / (Urin) stream / (Licht *usw*) ray / (Bündel) beam / (Blitz) flash / *röntg* ray *aktinische* ⚹ actinic (i) *od* chemical rays *ausserordentlicher* ⚹ extraordinary ray *austretender* ⚹ emergent ray *bakterientötende* ⚹**en** bactericidal (ai) rays *chemisch wirksame* ⚹**en** actinic *od* chemical rays *erythemerzeugender* ⚹ erythema-producing ray *extraordinärer* ⚹ extraordinary ray *gerader* ⚹ direct ray *harter* ⚹ hard ray *indirekter* ⚹ indirect ray *infraroter* ⚹ infrared ray *ionisierende* ⚹**en** ionising (ai) radiation *kosmische* ⚹**en** cosmic rays *kurzwelliger* ⚹ short-wave ray *lebenvernichtende* ⚹**en** necrobiotic (ɔ) rays *schräger* ⚹ oblique (i:) ray, skew (skju:) ray *therapeutisch wirksame* ⚹**en** therapeutic[al] (ju:) *od* dynamic (æ) rays *ultraviolette* ⚹**en** ultraviolet (ai) rays *weicher* ⚹ soft ray *zellentötender* ⚹ necrobiotic (ɔ) ray *zurückgeworfener* ⚹ reflected ray

strahlen to radiate (ei) / (Strahlen aussenden) to emit rays / (Radium) to emanate (e) / (Wärme) to radiate

Strahlen|abort *m* radiation-induced abortion ⚹**abschirmung** *f röntg s* ⚹**schutz** ⚹**absorbierend** radiation-absorbing ⚹**abteilung** *f* radiologic[al] (ɔ) department ⚹**anaphylaxie** *f* radio-anaphylaxis ⚹**anwendung** *f* irradiation ⚹**aufzeichnung** *f* actinogram (i) ~**aussendend** radiant ('reidiənt) ⚹**band** *n* (Orbiculus ciliaris (*PNA*)) ciliary ring ~**bedingt** (durch Strahlen hervorgerufen) radiation-induced ~**beeinflußt** radiation-induced ⚹**behandlung** *f* (Bestrahlung) radiotherapy, ray treatment / (Licht) actinotherapy / (Radium) [radium (ei)] beam therapy ~**belastet** exposed (ou) to rays ⚹**belastung** *f* radiation exposure (iks'pouʒə) / (Ergebnis) radiation stress / (Höhe) level of exposure; radiation dose ~**beständig** stable to irradiation ⚹**beugung** *f* diffraction ⚹**biologie** *f* radiobiology ~**biologisch** radiobiologic[al] (ɔ) ~**brechend** *opt* refractive, refracting ⚹**brechung** *f opt* refraction ⚹**brille** *f* fluoroscopic (ɔ) goggles *pl* ⚹**bündel** *n opt* pencil *od* bundle (ʌ) of rays, beam ⚹**chemie** *f* (Radiochemie) radiochemistry (e) ⚹**chimäre** *f* irradiation chimera ⚹**dermatitis** *f* (jeder Art) actinic (i) dermatitis / (Röntgenstrahlen) X-ray ('eks'rei) *od* roentgen ('rʌntjən)-ray dermatitis / (Bestrahlung) radiothermitis *od* radiation detector ⚹**diagnostik** *f* diagnostic radiology ⚹**dosenmeßgerät** *n* radiation dosimeter (i), dosemeter ⚹**dosierung** *f* radiation dosage ('dousidʒ) ⚹**dosis** *f* radiation dose (dous) / absorbierte ⚹ absorbed radiation dose / auf Lebenszeit lifetime dose ⚹**dosisleistung** *f* radiation dose rate ~**durchlässig** radiable (ei) / (ohne Filterung) radioparent (εə) / (mit geringer Filterung) radiolucent (u:) ⚹**durchlässigkeit** *f* radiability; (völlige) radioparency (εə) / (variable) radiolucency (u:) ⚹**dusche** *f* jet douche (du:ʃ) ⚹**einwirkung** *f* radiation exposure / akute äussere ⚹ acute external radiation exposure ~**empfindlich** radiosensitive ⚹**empfindlichkeit** *f* radiosensitivity (i), radiation sensitivity, radiation vulnerability ⚹**energie** *f* radiation

energy (e) ⚹**erythem** *n röntg* radiation erythema ⚹**erzeugung** *f* radiogenesis, actinogenesis ⚹**exposition** *f* radiation exposure ⚹**fachmann** *m med* radiologist ⚹**fibrose** *f* radiation fibrosis ⚹**filter** *m* ray filter ~**förmig** radial (ei), radiate ⚹**forschung** *f* radiology ⚹**gang** *m* ray path (a:), path of rays / mit schrägem ⚹ taken obliquely (i:) / mit seitlichem ⚹ taken laterally ~**gefährdet** exposed (ou) to radiation hazards ('hæzədz) ⚹**gefährdung** *f* radiation hazard / (durch direkten Hautkontakt) contact hazard / (durch Einatmung) inhalation hazard / (durch Inkorporation) internal hazard ⚹**genetik** *f* radiation genetics ~**geschädigt** damaged by radiation ⚹**geschädigter** *m* person suffering (ʌ) from radiation damage ('dæmidʒ) ~**geschützt** radiation-protected ⚹**hämatologie** *f* radiohematology ⚹**heilkunde** *f* radiotherapeutics (ju:) ⚹**heilverfahren** *n* radiotherapy ⚹**immunität** *f* radio-immunity ~**induziert** induced by rays, induced by radiation ⚹**insult** *m* attack caused by radiation ⚹**katarakt** *f* radiation cataract (æ) ⚹**kater** *m* radiation sickness ⚹**kaustik** *f* radiation cautery ⚹**kegel** *m* cone of rays ⚹**keratitis** *f* actinic (i) keratitis ⚹**klinik** *f* radiotherapy centre [*US* center] ⚹**körper** *m* (Corpus ciliare (*PNA*)) ciliary ('siliəri) body ⚹**krankheit** *f* radiation sickness; radiation syndrome (i) ⚹**kranz** *m* (Corona ciliaris (*PNA*)) ciliary crown ⚹**krebs** *m* (Röntgenkrebs) X-ray cancer ⚹**krebsentstehung** *f* radiocarcinogenesis ⚹**kunde** *f* radiology ⚹**lehre** *f* radiology, actinology ⚹**leukämie** *f* radiation leuk[a]emia (i:) ⚹**menge** *f* quantity (ɔ) of radiation, radiation dose (dous) ⚹**mengenaufzeichnung** *f* record (e) of exposure (ou) ⚹**messer** *m* actinometer / radiometer ⚹**messung** *f* radiation measurement (e) ⚹**myelopathie** *f* radiation myelopathy ⚹**nekrose** *f* radionecrosis ⚹**pilz** *m* (Actinomyces) ray fungus (ʌ), Actinomyces ('maisi:z) ⚹**pilzerkrankung** *f* (Aktinomykose) actinomycosis ⚹**pneumonie** *f* radiogenic pneumonia ⚹**protektor** *m* radiation protector ⚹**psychose** *f ps* radiation psychosis (sai'kousis) ⚹**qualität** *f* radiation quality ⚹**quantum** *n s* ⚹**menge** ⚹**quelle** *f* source of radiation, radiation source / bewegte ⚹ moving r. s. / offene ⚹ non-sealed r. s. / umschlossene ⚹ sealed r. s. stehende ⚹ stationary (ei) r. s. ⚹**reaktion** *f* radiation reaction ⚹**reizdermatitis** *f* radiothermitis (ai) ⚹**relief** *n* radiation pattern ~**resistent** radioresistant, radio-opaque (ei), radiopaque ⚹**resistenz** *f* radioresistance ⚹**risiko** *n* radiation hazard ⚹**schaden** *m* radiolesion ('li:ʒən), radiation injury / langfristiger ⚹ long-term radiation injury ⚹**schädigung** *f* radiation lesion / (Haut) irradiation burn ⚹**schutz** *m* X-ray protection, radiation *od* radiologic[al] protection ⚹**schutzdosimeter** *n* radiation protection dosimeter ⚹**schutzfenster** *n* shielding window ⚹**schutzmassnahmen** *f pl* radiologic[al] safety precautions ⚹**schutzmittel** *n* radioprotective agent, antiradiation agent ⚹**schutzpille** *f* radiation pill ⚹**schutzröhre** *f* self-protected tube ⚹**schutzsensibilisator** *m* radio-sensitising drug ⚹**schutzstoff** *m* radioprotective agent *od* drug ⦵schutzüberwachung *f* radiation monitoring ⦵schutzüberwachungsgerät *n* radiation monitor ~sensibel radiosensitive ⦵sensibilität *f* radiosensitivity ~sicher radiation-proof ⦵spätschäden *m pl* postradiation effects ⦵spätwirkung *f* late radiation effects ⦵standardwert *m* radiation standard ⦵star *m* radiation *od* radiational (ei) cataract (æ) β-⦵star *m* β-radiation cataract ⦵sterilisation *f* radiosterilisation ~sterilisiert sterilised by radiation ⦵streuung *f* scatter[ing] (æ) ⦵syndrom *n* radiation syndrome ⦵therapeut *m* radiotherapist ~therapeutisch radiotherapeutic[al] ⦵therapie *f* radiotherapy, X-ray therapy, radiation therapy; (Licht) actinotherapy / perkutane ⦵ external beam radiotherapy ⦵tod *m* death caused by radiation ⦵toleranz *f* röntg radiotolerance ⦵überdosis *f* radiation overexposure ⦵ulkus *n* radiation ulcer ~undurchlässig radio-opaque (ei), radiopaque, non-radiable ⦵undurchlässigkeit *f* (Schattengeben im Röntgenbild) radio-opacity (æ), radiopacity (æ) ~unempfindlich insensitive to radiation ⦵unempfindlichkeit *f* radio--immunity ⦵verbrennung *f* radiation burn ⦵verseuchung *f* radio-active contamination *od* pollution ⦵warngerät *n* radiation monitor (ɔ) ⦵wirkung *f* radiation effect *od* action

Strahler[kopf] *m* röntg treatment head strahlig radial (ei), radiate

Strahlung *f* radiation, emission (i'miʃən) of rays / von aussen einwirkende ⦵ external radiation / elektromagnetische ⦵ electromagnetic radiation / inkorporierte ⦵ internal radiation / kosmische ⦵ cosmic radiation

Strahlungs|abschirmung *f* radiation shielding ~aktiv radio-active ⦵ausbeute *f* radiation yield ~bedingt radiation--induced, caused by radiation ~bedroht exposed to radiation ⦵bereich *m* range of radiation ⦵chemie *f* radiochemistry ⦵dosis *f* radiation dose (dous) ⦵druck *m* radiation pressure ⦵einheit *f* Roentgen ('rʌntʃən) [unit] ⦵einwirkung *f* radiation exposure ⦵element *n* radiation element ⦵energie *f* radiation energy (e) ⦵feld *n* radiation field ⦵gefahr *f* radiation hazard ('hæzəd) ⦵intensität *f* intensity *od* level of radiation, radiation intensity *od* level ⦵kegel *m* radiation cone ⦵kontrast *m* radiation contrast ⦵messer *m* radiometer ⦵monitor *m* radiation monitor ⦵pegel *m* level (e) of radio-activity ⦵periode *f* period (iə) of radiation ⦵quelle *f* radiation source, radiant (ei) / radioaktive ⦵ radioactive source ⦵schaden *m* radiation damage ('dæmidʒ) *od* injury ⦵spiegel *m* radiation background ⦵toleranzdosis *f* personal radiation limit ⦵überwachungsstation *f* radiologic[al] monitoring station ~undurchlässig radio-opaque (ei) ⦵vermögen *n* emissivity ⦵wärme *f* radiant *od* radiation heat ⦵wirkung *f* radiation effect

Stramonii| folium (*EP*) (Stramoniumblätter) stramonium (*BP*) [leaf (*EP*)] ⦵ pulvis normatus (*EP*) (eingestelltes Stramoniumpulver) prepared stramonium (*EP*)

Stramonium *n* (Stechapfel) *bot*, *pharm* stramonium (ou), datura (dæ'tjuərə)

⦵blätter *n pl* (*EP*) stramonium (*BP*) [leaf (*EP*)] ⦵pulver *n*, eingestelltes (*EP*) prepared stramonium (*EP*) ⦵vergiftung *f* daturism

Strang *m* (Zelle) filament (i) / *anat* funicle (ju:), funis (ju:), cord, funiculus (i) / (Rückenmark) cord / *chem* strand / amniotischer ⦵ amniotic thread (e) ~artig cordlike, funiform (ju:), funicular (i) ⦵bildung *f* cord formation ⦵durchtrennung *f* (im Brustkorb, Pneumolyse, Pleurolyse) thoracocautery (ɔ:), pneumonolysis (ˌnjuːmoˈnolisis), thoracolysis / (Rückenmark) cordotomy

Strangulation *f* (Abschnürung) strangulation

Strangulations|furche *f* furrow (ʌ) after strangulation ⦵ileus *m* strangulation ileus ('iliəs) ⦵marke *f s* ⦵furche strangulieren to strangle / (Hernie) to strangulate

Strangurie *f* (Blasentenesmus, Harnzwang) strangury ('stræŋgjuəri), painful urination, stranguria (juə)

Strassen[wut]virus *n* street virus

Strati|fikation *f* stratification ~fizieren to stratify (æ) ⦵graphie *f* röntg *s* Tomographie

Stratum *n* (Schicht) layer ('leə), stratum (ei), *pl* strata ⦵ bacillatum stratum bacillare retinae ⦵ basale (*PNA*) basal--cell l. of the epidermis ⦵ cerebrale [*retinae*] (*PNA*) cerebral l. of the retina ⦵ circulare (*PNA*) circular l. ⦵ corneum epidermidis (*PNA*) (Hornschicht) horny l. of the epidermis; ⦵ unguis (*PNA*) horny zone of the nail ⦵ cutaneum [*membranae tympani*] (*PNA*) cuticular l. of the tympanic membrane ⦵ disjunctum stratum disjunctum ⦵ ganglionare nervi optici (*PNA*) ganglionic l. of the optic nerve; ⦵ ~ retinae (*PNA*) inner nuclear l. of the retina ⦵ germinativum germinative l.; ⦵ ~ unguis (*PNA*) germinative zone of the nail ⦵ granulosum granular (æ) l.; ⦵ ~ cerebelli (*PNA*) (innere Körnerschicht) granular l. of the cerebellum; ⦵ ~ epidermidis (*PNA*) granular l. of the epidermis ⦵ griseum colliculi superioris (*PNA*) nucleus of the superior quadrigeminal body ⦵ internum inner l. ⦵ longitudinale (*PNA*) longitudinal l. ⦵ lucidum clear l. ⦵ moleculare cerebelli (*PNA*) molecular l. of the cerebellum ⦵ mucosum [*membranae tympani*] (*PNA*) mucous l. of the tympanic membrane ⦵ neuro-epitheliale neuro-epithelial l. of the retina ⦵ papillare papillary l. ⦵ pigmenti corporis ciliaris (*PNA*) pigmented l. of the ciliary body; ⦵ ~ iridis (*PNA*) pigmented l. of the iris; ⦵ ~ retinae (*PNA*) pigmented l. of the retina ⦵ proprium tunica (ju:) propria (ou) ⦵ radiatum membranae tympani (*PNA*) radial fibres of the fibrous l. of the tympanic membrane ⦵ reticulare reticular (i) l. ⦵ spinosum epidermidis (*PNA*) (Stachelzellenschicht) prickle--cell l. of the epidermis ⦵ spongiosum spongy (ʌ) l. ⦵ zonale (*PNA*) stratum zonale, zonular ('zounjulə) l.

Straub (straup)-Phänomen *n* Straub reaction

Straus (straus)|-Reaktion *f* Straus' test ⦵-Zeichen *n* Straus' sign

Strauss (straus)-Milchsäurereaktion *f* Strauss' test

Streatfield ('stretfi:ld)-Operation *f* ophth Streatfield's operation

Strebungsrelief *n ps* set of standards to be attained

Streck|apparat *m* traction *od* extension apparatus (ei), tractor ~bar extensible ⦵barkeit *f* extensibility ⦵bett *n chir* orthop[a]edic (i:) bed, extension bed ⦵bewegung *f* extension movement ⦵e *f s* ⦵apparat ~en to extend, to stretch, to elongate (i:) / *chir* to extend / (Hand) to stretch, to dorsiflex / (Glieder) to stretch / (geraderichten) to straighten / (Beine) to stretch ⦵enprognose *f ps* extent prognosis ⦵er *m* (Streckmuskel) extensor / (Anspanner) tensor ⦵ersehne *f* extensor tendon ⦵hemmung *f* reduced extension ⦵kontraktur *f* contracture of extension muscles ⦵krampf *m* extension spasm ⦵lähmung *f* (Hand) wrist drop ⦵muskel *m* extensor [muscle] ⦵muskellähmung *f* paralysis of the extensors ⦵reflex *m* stretch reflex ⦵sehne *f* extensor tendon ⦵sehnennaht *f* extensor tendon suture ⦵seite *f* (Arm, Bein) extensor surface *od* side ⦵stellung *f* extended position ⦵therapie *f* (Glissonschlinge) self-suspension ⦵ung *f* extension, stretching / (Geraderichten) straightening / (Verrenkung) redressement ⦵verband *m* traction *od* extension bandage, Thomas' ('tɔməsiz) splint / im ⦵ chir on traction ⦵vorrichtung *f chir* extension *od* pulley (u) apparatus (ei)

Streichholz|arm *m* bird arm ⦵bein *n* bird leg ~kopfgroß of the size of a match head ⦵schachtel-Dermatitis *f* match--box dermatitis ⦵vergiftung *f* phosphorus match poisoning

Streich|massage *f* effleurage (efluə'ra:ʒ), stroking [massage] ⦵test *m* smear (iə)

Streifen *m* (Form) stripe / (Material) strip / (Schicht) layer ('leə) / (Band) band, ribbon / (Linie) line / (Haut) stria (ai), *pl* striae ⦵ (Sputum) streak / (Heftpflaster) strip / (Gaze) strip / (der Schwangeren) stria (ai) gravidarum (ɛə) / mit blutigen ⦵ (Sputum) blood--streaked / gefässähnlichen ⦵ angioid streak ⦵atelektase *f* atelectatic streaks ⦵bildung *f* röntg striation / *chrom* tailing ~förmig striate (ai); streaky ⦵hügel *m* (Gehirn) corpus striatum (ei), striate (ai) body ⦵keratitis *f* striate (ai) keratitis ⦵körper *m s* ⦵hügel ⦵krankheit *f* streak disease ⦵legen *n* (Heftpflasterverband) strapping ⦵mal *n* linear (i) na[ə]vus (i:) ⦵packung *f* (Siegelpackung) *pharm* strip dispenser *od* pack ⦵trübung *f* (Hornhaut) stripe-like opacity ⦵verband *m* [adhesive] strapping / einen ⦵ anlegen to strap ⦵zeichnung *f* (Lunge) röntg striation ⦵zug *m* (mit Heftpflaster) *chir* skin traction

streif|ig (*auch* Gewebe) streaky, striated (ai) ⦵schuß *m* tangential *od* grazing wound / (Rinnenschuss) gutter (ʌ) wound ⦵ung *f histol* striation, striping (ai)

Streitsucht *f* (Streitsüchtigkeit) *ps* contentiousness (kən'tenʃəsnis) litigiousness (li'tidʒəsnis)

Strephosymbolie *f* strephosymbolia

Strepitus *m* (knarrendes Geräusch) strepitus (e)

Strepsitän *n zytol* strepsitene

Streptikämie *f* strepticocc[a]emia
strepto|- (gewunden, gedreht) strepto-
(*Vors*) **⌐bakterium** *n* streptobacterium
(iə), *pl* streptobacteria **⌐bazillus** *m*
streptobacillus, *pl* streptobacilli (bə'silai) **⌐coccus** *m* Streptococcus, *pl* streptococci ('kɔksai) / **⌐** haemolyticus
h[a]emolytic (i) st. / **⌐coccus** Haemolyti-
cus-Pneumonie *f* h[a]emolytic streptococcal pneumonia / **⌐** pyogenes St.
pyogenes (pai'ɔdʒini:z) **⌐dermie** *f* streptococcic ('kɔksik) dermatitis, streptodermatitis **⌐dornase** *f* streptodornase
(SD) **~gen** caused *od* produced by
streptococci, streptococcal **⌐kinase** *f*
streptokinase (ai) **⌐kokkämie** *f* streptococc[a]emia (kɔk'si:miə)
Streptokokken *m pl* streptococci ('kɔksai) / **⌐** der Gruppe A group A
streptococci **⌐-** streptococcic, streptococcal **⌐angina** *f* streptococcus tonsillitis, streptococcus angina (dʒai),
streptococcus sore throat, septic sore
throat **⌐blutvergiftung** *f* streptic[a]emia
(i:), streptococc[a]emia **⌐dermatitis** *f*
streptodermatitis, streptococcic ('kɔksik) dermatitis **⌐endokarditis** *f* subacute (ju:) bacterial (iə) endocarditis
~feindlich antistreptococcic **⌐infektion**
f streptococcal infection, streptococci-
cosis **⌐klassifizierung** *f* serologic[al]
classification of streptococci **⌐meningi-
tis** *f* streptococcus meningitis **⌐nephri-
tis** *f* streptococcal nephritis / postinfektiöse ⌐ poststreptococcal n. **⌐-
pneumonie** *f* streptococcus pneumonia
(ou) **⌐septikämie** *f* streptoseptic[a]emia
(i:)
Strepto|kokkus *m* (*pl* Streptokokken)
streptococcus, *pl* streptococci ('kɔksai)
/ hämolytischer **⌐** h[a]emolytic (i) st.
⌐lysin *n* streptolysin (ɔ), streptococ-
colysin (ɔ) **⌐mikrodaktylie** *f* streptomi-
crodactylia **⌐myces** Streptomyces (ai)
⌐mycin *n* streptomycin (ai) **⌐mycin-
-Sulfat** *n* (*DAB, WHO*) (Streptomyci-
num sulfuricum (*DAB*), Streptomycini
sulfas (*EP*)) streptomycin sulphate [*US*
sulf-] (ʌ) (*BP, EP, USP*) **⌐mykose** *f*
streptomycosis **⌐myzet** *m* Streptomyces ('maisi:z) **⌐myzin** *n s* **⌐mycin
⌐niazid** *n* (*WHO*) streptoniozid ('ni-
kozid) (*BPCA*) **⌐septikämie** *f* (Strepto-
kokkenblutvergiftung) streptosep-
tic[a]emia (i:) **⌐thrix** *bakt* Streptothrix
(e) **⌐trichose** *f* streptotrichosis (tri'kousis)
Streß *m* (Belastung) (Organ) stress;
(Belastung, Druck) *ps* stress **⌐inkonti-
nenz** *f* urinary stress incontinence
⌐situation *f* stress situation **⌐syndrom**
n general adaptation syndrome (i)
⌐ulkus *n* stress ulcer
Streu|bereich *m stat* range of scatter
⌐diagramm *f stat* scatter diagram (ai),
scattergram ('skætəgræm), scatterplot
⌐dose *f pharm* sprinkler-top container
~en *vt* to sprinkle, to powder, to dust /
vi (Bakterien) to disseminate (e), to
scatter / (Strahlen) to scatter **⌐en** *n
bakt* spreading (e), scattering, dissemination **⌐herd** *m* focus of infection
⌐koeffizient *m* coefficient (i) of diffusion **⌐krebs** *m* disseminated cancer *od*
carcinoma **⌐kügelchen** *n homöop* pellet
⌐lichtmessung *f* nephelometry **⌐pulver**
n dusting powder, epipastic (æ) **⌐sol** *n*
dusting sol **⌐strahlen** *m pl* scattered
rays **⌐strahlenblende** *f röntg* Potter-

-Bucky ('pɔtə-'bʌki) diaphragm ('daiəfræm) **⌐strahlenraster** *m röntg* scattered
radiation grid **⌐strahlenschutz** *m röntg*
protection against scattered radiation
⌐strahlung *f röntg* scattered radiation,
scatter
Streuung *f* dispersion / (Strahlen) diffusion; scattering / (Infektion) dissemination, scattering / *stat* scatter, dispersion
/ **⌐** über die ganze Lunge dissemination throughout both lungs / optische
⌐ optical scatter effect
Streuungs|bereich *m stat* range of scatter
⌐index *m* coefficient (i) of diffusion
⌐kegel *m* dispersing cone **⌐koeffizient**
m scatter coefficient (i) **⌐körper** *m röntg*
scatterer **⌐myopie** *f* myopia due to the
abnormal refractivity (i) of the media
(i:) of the eye **⌐tuberkulose** *f* disseminated tuberculosis
Streu|untergrund *m röntg* background
radiation **⌐vermögen** *n* scattering
power **⌐winkel** *m* scattering angle
Stria *f* (*pl* Striae) (Schwangerschafts-
narbe) stria, *pl* striae ('straii:), striation
/ **⌐e** distensae striae atrophicae / **⌐e**
gravidarum striae gravidarum
striär striatal (strai'eitl) / (Hirn) extrapyramidal (æ)
Striatum *n* corpus striatum **⌐-** striatal
(ei) **⌐-Syndrom** *n* Hunt's (hʌnts)
striatal syndrome
Striatusaffektion *f* striatal affection
Strich *m* (mit der Hand) stroke /
(Kultur) streak / (Magnetiseur) pass
~eln (Kultur) to streak **⌐fokus** *m röntg*
line focus **⌐gang** *m* straight-line walking test **⌐kultur** *f* stroke *od* streak
culture (ʌ) **⌐mikrometer** *n* scale micrometer
Strick|form *f* rope-shape **~förmig** rope-
-shaped, restiform
Stridor *m* stridor (ai) **⌐** *congenitus*
congenital stridor **⌐** *dentium* grinding
of the teeth *inspiratorischer* **⌐** inspiratory (aiə) stridor **⌐** *serraticus*
stridor serraticus
stridulös stridulous (i)
Strieme *f* (Haut) wale, weal [*US* wheal]
Striemenbildung *f* wealing [*US* whealing]
Strienbildung *f* (Schwangere) striation
Striktur *f* (Verengerung) stricture
('striktʃə), narrowing
Strikturen|durchtrennung *f chir* stric-
turotomy, cutting of a stricture /
(Harnröhre) urethrotomy **⌐messer** *n*
stricturotome ('striktjuərətoum), (Mea-
totom) meatotome (æ) / (Harnröhre)
urethrotome (juə'ri:θrətoum) **⌐opera-
tion** *f* urethrotomy **⌐spaltung** *f* stric-
turotomy, coarctotomy, cutting of a
stricture / (Harnröhre) meatotomy
strikturiert (verengt) strictured
('striktʃəd)
String-sign *n* (Crane-Band, Bandzei-
chen) *röntg* string sign, Kantor's
('kæntəz) sign
strio|muskulär striomuscular (ʌ) **~palli-
där** extrapyramidal (æ) **~zellulär** strio-
cellular **~zerebellar** striocerebellar
Strobo|skop *n* stroboscope (ou) **⌐skopie**
f stroboscopy **~skopisch** stroboscopic
Stroganow ('strɔganɔf)-**Schema** *n*
Stroganov's treatment
stroh|farben (Urin) straw-colo[u]red
⌐krätze *f* straw itch **⌐matten-Dermati-
tis** *f* straw-mattress disease
Strom *m* stream / *elektr* current /
(Fließen) flow / (Blut) stream, circula-

tion / (Tränen) flood / (Urin) stream /
tetanisierender **⌐** tetanising current
Stroma *n* (Grundsubstanz) stroma (ou),
pl stromata (ou), ground substance **⌐**
stromal (ou) **⌐dorn** *m* stromal spindle
⌐endometriose *f* endometrial stromal
sarcoma
Stromangst *f ps* electrophobia
Stroma|ödem *n* stromal [o]edema **⌐tin** *n*
stromatin (ou) **⌐tolyse** *f* stromatolysis
⌐zelle *f* stromal cell
Strombahn *f* (Blut) vascular system /
elektr circuit ('sə:kit)
strömen to flow, to run
Stromeyer ('stro:maiər)|-**Kephalohäma-
tozele** *f* Stromeyer's cephalh[a]ema-
tocele **⌐-Little** ('litl)-**Inzision** *f chir*
Stromeyer-Little operation
Strom|kreis *m elektr* circuit ('sə:kit)
⌐leiter *m* conductor (ʌ) **⌐messer** *m
elektr* ammeter **⌐reiz** *m physiol* electric stimulus **⌐reizreflex** *m* (Muskel)
electrocontractility **⌐stärke** *f* blood
flow rate **⌐uhr** *f* (Herz) stromuhr,
flowmeter
Strömung *f* flow / körnelige **⌐** blood
sludge
Strömungs|doppelbrechung *f opt* stream
birefringence **⌐dynamik** *f* circulatory
dynamics (æ) **⌐geschwindigkeit** *f* (Blut)
flow velocity **⌐lehre** *f* fluid dynamics
⌐verlangsamung *f* (Kreislauf) slowing
of the circulation **⌐widerstand** *m* flow
od circulatory resistance / (Gefäss) flow
resistance / (Bronchialwiderstand) airway resistance
Strom|volum *n* flow volume **⌐widerstand**
m resistance to the blood stream **⌐-
-Zeitvolumen** *n* circulatory rate
Strongyloides *m* Strongyloides (strɔndʒi-
'lɔidi:z) / **⌐** stercoralis Strongyloides
stercoralis, Anguillula intestinalis *od*
stercoralis **⌐befall** *m* strongyloidiasis
(ai) **⌐infektion** *f* strongyloidiasis (ai),
strongyloidosis
Strongyl|oidose *f* strongyloidosis, stron-
gyloidiasis (ai) **⌐ose** *f* strongylosis **⌐us**
m (Wurm) Strongylus ('strɔndʒiləs)
Strontianit *n* strontianite ('strɔnʃianait)
Strontium *n chem* strontium ('strɔnʃiəm)
/ radioaktives **⌐** radiostrontium **⌐-
-Einheit** *f* strontium unit (SU)
Strophanthin *n pharm* strophanthin
(stro'fænθin) **g-⌐** *n* (*DAB*) (Strophanthin G (*WHO*), Ouabain (*DAB,
WHO*)) ouabain (u'a:bəin) (*BP, USP*)
⌐ K strophanthin-K **⌐ismus** *m s*
Strophanthinvergiftung **⌐vergiftung** *f*
strophanthinism
Strophanthus *m bot, pharm* strophan-
thus / **⌐** kombé strophanthus kombé
⌐tinktur *f pharm* strophanthus tincture
('tiŋktʃə)
Strophozephalus *m* strophocephalus
Strophulus *m* [infantum] strophulus
('strɔfjuləs), lichen urticatus
Strudelvenen *f pl* (Venae vorticosae
(*PNA*)) venae vorticosae
Struktur *f* (Gefüge, Bau) structure (ʌ) /
seelische **⌐** mental structure **⌐analyse** *f*
structural (ʌ) analysis (æ) **⌐änderung** *f*
structural change **~ell** structural (ʌ)
⌐formel *f* graphic (æ) *od* structural
formula (ɔ:) **⌐heterozygotie** *f genet*
structural heterozygosity **⌐homozygo-
tie** *f genet* structural homozygosity
~iert structured, built (bilt), construc-
ted (ʌ) **~los** amorphous **⌐psychologie** *f
ps* structural psychology **⌐typ** *m* struc-

tural type **&veränderung** f structural change
Struma f (Kropf) goitre (ɔi) [US goiter], struma (u:), pl strumata **&-** strumous (u:), goitrous **&** *aberranta* aberrant struma **&** *adolescentium* (jugendlicher Kropf) adolscent goitre **&** *amyloidea* amyloid struma **&** *baseos linguae* struma baseos linguae **&** *colloides* (Gallertkropf) colloid goitre **&** *connata* congenital goitre **&** *diffusa* diffuse goitre *endemische* **&** endmic struma **&** *endothoracica* substernal goitre *endotracheale* **&** endotracheal goitre *euthyreote* **&** non-toxic goitre **&** *exophthalmica* exophthalmic goitre *hypothyreote* **&** hypothyroid goitre *iatrogene* **&** iatrogenic goitre *intratracheale* **&** endotracheal goitre **&** *juvenilis* (jugendlicher Kropf) juvenile (u:) goitre *knotige* **&** nodular (ɔ) goitre **&** *lymphomatosa* lymphadenoid goitre **&** *mediastinalis* mediastinal goitre *mehrknotige* **&** multinodular (ɔ) goitre **&** *microfollicularis* microfollicular goitre **&** *nodosa* nodular goitre **&** *parenchymatosa* parenchymatous goitre *sporadische* **&** sporadic goitre *substernale* **&** retrosternal goitre **&** *vasculosa* vascular goitre **~förmig** strumiform (u:) **&operation** f operation on a goitre, strumectomy **&-Patient** m goitrous patient **&-resektion** f (Kropfentfernung) strumectomy **&zyste** f thyroid goitre
Strumektomie f strumectomy
strumi|gen goitrogenic, goitrogenous (ɔ) **&gen** n goitrogen **~priv** strumiprivous ('praivəs), strumiprivic (i) **&tis** f strumitis
strumös strumose (u:)
v. Strümpell m ('strympel) Strümpell's sign **&-Krankheit** f Strümpell's disease, hereditary (c) spastic spinal (ai) paralysis, Erb-Charcot syndrome **&-Leichtenstern** ('laiçtənstern)-**Enzephalitis** f Strümpell-Leichtenstern disease od encephalitis **&-Zeichen** n Strümpell's sign
Strumpfsymptom n stocking phenomenon (ɔ)
Struthers ('strʌθəz)-**Ligament** n Struthers' ligament
Strychnin n strychnine ('striknin) / mit **&** behandeln to strychnise **&glyzerophosphat** n pharm strychnine glycerophosphate **&hydrochlorid** n strychnine hydrochloride (BPC) **&nitrat** n (DAB) strychnine nitrate (ai) **&psychose** f ps strychninomania (ei) **&vergiftung** f tox strychninism ('strikninizm), strychnism, strychnine poisoning, nux (ʌ)-vomica (ɔ) poisoning
Strychnismus m s Strychninvergiftung
Strychnos f (Brechnuß) pharm Strychnos, nux vomica (ɔ) **&samentinktur** f pharm tincture ('tiŋktʃə) of nux vomica
Stryker ('straikə)-**Halbeisen-Syndrom** n Stryker-Halbeisen syndrome, deficiency dermatosis **&-Rahmen** m chir Stryker's frame **&-Säge** f Stryker's saw
ST-Senkung f (EKG) ST depression
S-T-Strecke f (S-T-Segment) ST segment
Stuart ('stju:ət)-**Bras** (bræs)-**Syndrom** n Stuart-Bras disease od syndrome **&-[Prower** ('prauə)-**]Faktor** m Stuart factor, factor X **&-Prower-Krankheit** f od **-Defekt** n factor X deficiency syndrome

Stubbies f pl (Kurzprothesen) stubbies (ʌ)
Stubenfliege f common house fly
Stückaustausch m genet crossing-over
Student-Test m stat t test
Studiengruppe f study (ʌ) group, team
Studiokonjunktivitis f Klieg (kli:g) eyes
Stufen|krone f dent shoulder crown **&plastik** f delayed graft (a:) **&präparation** f dent shoulder preparation **&reaktion** f successive reaction **&schnitt** m serial section **~weise** by stages / (allmählich) gradual (æ)
Stuhl m (Exkremente) stools (pl), f[a]eces ('fi:si:z) / (Stuhlgang) motion[s] (ou) [nota: spezifisch (Form, Farbe etc) stool] *blasiger* **&** spluttery (ʌ) stool *blutiger* **&** h[a]emorrhagic (æ) stool *breiiger* **&** pasty od pultaceous (ei) stool, doughy ('doui) od pasty (ei) stool *dunkler* **&** dark stool *dünner* **&** loose od thin stool *eitriger* **&** pyochezia (i:), pyof[a]ecia (i:) *fester* **&** hard stool *flüssiger* **&** liquid (i) stool *gelblicher* **&** yellowish stool *grauer* **&** gray stool *grüner* **&** bilious (i) stool; (spinatartiger Stuhl) spinach-type stool *harter* **&** hard stool *häufiger* **&** frequent (i:) stool *heller* **&** pale stool *hellgelber* **&** light-yellow stool *lehmfarbiger* **&** clay-colo[u]red (ʌ) stool *schafkotähnlicher* **&** sheep-dung stool *schaumiger* **&** spluttery (ʌ) stool *spinatartiger* (od grüner) **&** spinach-type stool *teerfarbener* **&** tarry stool *träger* **&** constipation *wässeriger* **&** watery stool *weicher* **&** loose stool *weisslicher* **&** grayish (ei) stool, pale stool **&** haben to have a motion / den **&** nicht halten können to be incontinent **&abgang** m def[a]ecation, evacuation od passing of f[a]eces, motion **&anomalie** f anomalous (ɔ) stools **&beschaffenheit** f character of the stools **&beschwerden** f pl painful od difficult def[a]ecation, pain in passing the motion **&bildung** f (vermehrte) polycopria (ɔ) **&drang** m [normal] impulse to def[a]ecate **&entleerung** f def[a]ecation, evacuation, motion, discharge of the bowels (au) / (unwillkürliche) incontinence, involuntary def[a]ecation **&farbe** f colo[u]r (ʌ) of the stools **&flora** f f[a]ecal (i:) flora (ɔ:) **~fördernd** laxative, aperient (iə), purgative, cathartic
Stuhlgang m motion, def[a]ecation, evacuation, action of the bowels (au), bowel movement / (Kot) stool[s], f[a]eces ('fi:si:z), excrements *eitriger* **&** pyochezia (i:) *häufiger* **&** frequent (i:) stools *regelmäßiger* **&** regular (e) motion; (Anamnese) bowels open *der* **&** *ist in Ordnung* the bowels are regular *auf den* **&** *achten* to keep one's bowels (au) regular *keinen* **&** *haben* to have no motions *regelmäßigen* **&** *haben* to have open bowels, to have free motion *für* **&** *sorgen* to keep the bowels loose, to open the bowels *für normalen* **&** *sorgen* to induce regular (e) action of the bowels **~fördernd** laxative, aperient (iə), purgative
Stuhl|inkontinenz f rectal od f[a]ecal (i:) incontinence **&konsistenz** f consistency of stools **&kontrolle** f mikrosk scatoscopy **&kultur** f bakt stool culture **&machen** n def[a]ecation **&menge** f amount of stools **&probe** f stool specimen (e) **&probenröhrchen** n specimen (e) bottle **&regelung** f regulation of the bowels

(au) **&trägheit** f constipation **&untersuchung** f examination of the f[a]eces ('fi:si:z), tamisage ('tæmisidʒ) **&urobilinogen** n f[a]ecal urobilinogen **&verhaltung** f obstipation, suppressed evacuation, retention of f[a]eces **&- und Windverhaltung** f retention of f[a]eces and flatus **&verhärtung** f (mit Stase) f[a]ecal (i:) impaction **&verstopfung** f (Verstopfung) constipation; retention of f[a]eces (i:) **&wagen** m wheel chair **&zäpfchen** n rectal suppository (ɔ) **&zwang** m straining, tenesmus (ti-'nezməs)
stumm mute, dumb (dʌm) / **~** bleiben (z B Tumor) to remain quiescent (kwai-'esnt)
Stummel m chir, dent stump (ʌ)
Stummheit f muteness, dumbness ('dʌmnis), mutism / hysterische **&** hysterical mutism
Stumpf m chir stump / (Schilddrüse) remnant
stumpf blunt / (Gefühl) dull, insensible / (Gemüt) apathetic (e) / (lethargisch) ps lethargic / (Winkel) obtuse / (ausdruckslos) glassy (a:) / (Verletzung) contused / (ohne Spitze) pointless / **~** ausschälen chir (bes Tumor) to enucleate (ju:) without cutting od by blunt dissection / **~** machen (abstumpfen) to blunt / **~** präparieren anat chir to expose (ou) without cutting **&bett** n (Prothese) socket **&einbettung** f stump embedding **~endig** blunt-pointed **&gestaltung** f chir reshaping of the stump **&heit** f ps dullness, apathy (æ), mental torpor / (Schneide) bluntness / (Lethargie) lethargy (e) **~kantig** blunt-edged **&lappen** m chir amputation flap **&nase** f pug nose **&neuralgie** f stump neuralgia **&neurom** n amputation od stump neuroma (njuə'roumə) **&schmerz** m stump pain **&sinn** m ps hebetude (e), dullness of mind, stupidity (i) **~sinnig** ps hebetudinous, dull, stupid **&sinnigkeit** f ps **&** sinn **&strumpf** m stump sock **&täuschung** f stump hallucination **&ulkus** n stump ulcer **&versorgung** f chir stump toilet (ɔi)
24-Stunden-Harn m 24-hour urine
stündlich hourly / zwei**~** every two hours
Stupor m (Benommensein) stupor (ju:) *affektiver* **&** emotional st. *akinetischer* **&** akinetic od Cairn's st. *anergischer* **&** anergic st. *benigner* **&** benign st. *depressiver* **&** depressive od melancholic st. *emotionaler* **&** emotional st. *gespannter* **&** catatonia *hirnbedingter* **&** encephalonarcosis *katatoner* **&** catatonic (ɔ) st. *manischer* **&** manic st., stupemania *melancholischer* **&** depressive st. *psychogener* **&** emotional st. *schizophrenischer* **&** catatonia *schlaffer* **&** anergia **~ös** stuporous (ju:)
Stuprum n (Vergewaltigung) for rape
Stupsnase f snub nose, turned-up nose
stupurös stuporous
Sturge-Weber (stə:dʒ-'ve:bər)-**Syndrom** n Sturge-Weber syndrome, Sturge-Kalischer ('ka:liʃər) disease od syndrome
Sturmhut m (Eisenhut, Akonit) bot pharm aconite ('ækənait)
Sturm (sturm)-**Konoid** n opt Sturm's conoid
Sturz m (Fall) fall / (Fieber) drop, fall **&entleerung** f dumping (ʌ) **&geburt** f

precipitate (i) labo[u]r od delivery (i), oxytocia ('touʃiə) ⟨verletzung f injury by a fall
Stuten|serum n pregnant mare's serum ⟨serumgonadotropin n pregnant mare's serum gonadotrophin (PMSG) ⟨seuche f vet pregnant mares' plague (pleig)
Stütz|apparat m support, supporting apparatus (ei), brace / (Wirbelsäule) Taylor's ('teiləz) splint ⟨balken m trabecula (e), pl trabeculae ⟨band n brace ⟨brett n (Stütze) backrest ⟨brücke f dent retainer ⟨e f support, prop / anat sustentaculum (æ) ⟨element n histol support element
stutzen to trim, to cut
stützen to support / (im Bett) to prop up / orthop to support / (Herz) to strengthen, to tone up ⟨d supporting / anat, histol sustentacular
Stütz|faser f histol sustentacular fibre (ai) [US fiber], supporting fibre ⟨gerüst n anat sustentaculum (æ), supporting structure (ʌ), retinaculum (æ) / histol framework, lattice work; supporting tissue ⟨gewebe n histol sustentacular od supporting tissue, stroma (ou), pl stromata, pseudocartilage ⟨hülse f protective sleeve / korsett n orthop brace ⟨membran f supporting membrane ⟨mittel n supporting medium (i:) ⟨stock m cane ⟨strumpf m support stocking ⟨substanz f histol supporting substance ⟨system n anat skeleton ('skelitən) ⟨ung f support ⟨verband m fixed dressing / (Skrotum) suspensory bandage ⟨vorrichtung f support ⟨werk n framework (ei) ⟨zahn m (einer Brücke) dent anchorage (æ) tooth, abutment (ʌ) ⟨zelle f sustentacular (æ) od supporting (ɔ:) cell
S.T.-Veränderung f (EKG) ST change
stylohyoid anat stylohyoid ('stailo'haiɔid)
styloid styloid (ai) ⟨ektomie f chir styloidectomy, ⟨fortsatz m anat styloid process ⟨fortsatz betr. styloid ⟨itis f styloiditis
stylomastoid stylomastoid
Stylus m (pl Styli) (Stift) stylus (ai), pl styli ('stailai)
Styptikum n (pl Styptika) pharm styptic (i), h[a]emostatic, h[a]emostyptic (i), astringent
styptisch (blutstillend) styptic, h[a]emostatic, h[a]emostyptic (i)
Styramat n (WHO) styramate ('staiərə-meit) (BPCA)
Styrax m pharm storax (ɔ:)
Styrol n styrene (ai)
sub|- (Vors) (unter[halb]) sub- (ʌ) (Vors), infra- (Vors) ⟨akromial subacromial (ou) ⟨akut subacute ⟨ampullär (unter der Tube gelegen) infratubal ⟨apikal dent subapical (æ) ⟨aqual (Darmbad) under water
subarachnoidal subarachnoidal ⟨blutung f subarachnoid h[a]emorrhage (e), bleeding into the subarachnoid space ⟨flüssigkeit f subarachnoid fluid (u) ⟨höhle f subarachnoid space ⟨raum m subarachnoid od arachnoid space, subdural space
Sub|arachnoiditis f subarachnoiditis (ə,ræknɔi'daitis) ⟨areolär (unter dem Warzenhof gelegen) subareolar (i) ⟨aural subaural (ɔ:) ⟨axial subaxial ⟨axillar subaxillary ⟨azetabulär subacetab-

ular (æ) ⟨azetat n chem subacetate (sʌb'æsitit) ⟨azid subacid ⟨azidität f subacidity, hypacidity, hypo-acidity ⟨basal subbasal ⟨brachial subbrachial ⟨callosus subcallosal ⟨capsularis subcapsular ⟨chondral subchondral, beneath a cartilage ⟨chordal subchordal, below the vocal cords ⟨chorial[is] subchorionic ⟨choroidal subchoroidal (ɔi) ⟨chronisch subchronic (ɔ) ⟨clavia f (Unterschlüsselbeinarterie) subclavian (ei) artery ⟨coracoideus subcoracoid ⟨cortex m subcortex ⟨cuneus Wagner m (Gyrus occipitotemporalis lateralis (PNA)) lateral occipito-temporal gyrus (aiə) ⟨cutan subcutaneous (ei) ⟨cuticularis subepidermal ⟨cutis f (Unterhaut) subcutis, subcutaneous tissue ⟨delir[ium] n subdelirium ⟨deltoid subdeltoid ⟨dental subdental ⟨depressiv ps subdepressive ⟨dermal subdermal (ɔ:), subcutaneous (ei), hypodermic ⟨diaphragmatisch subdiaphragmatic, subphrenic (e) ⟨dolichokephal subdolichocephalic ⟨dorsal subdorsal
subdural subdural ⟨blutung f subdural bleeding ⟨einblasung f cranial (ei) insufflation ⟨flüssigkeit f cerebrospinal (ai) fluid (u) ⟨hämatom n subdural h[a]ematoma ⟨raum m subdural cavity (æ) od space
sub|ektodermal subectodermal ⟨endokardial subendocardial ⟨endothelial subendothelial (i:) ⟨endothelium n subendothelium (i:) ⟨epidermal subepidermal, subepidermic ⟨epiglottisch subepiglottic ⟨epikardial subepicardial ⟨epithelial subepithelial (i:) ⟨erythemdosis f suberythema dose ⟨febril subfebrile (i:) ⟨fertilität f subfertility ⟨fissur f subfissure ⟨frontal (unter einem Stirnlappen liegend) subfrontal (ʌ) ⟨gallat n chem subgallate (æ) ⟨gingival subgingival ⟨glenoidal (unter der Gelenkpfanne liegend) subglenoid (i:), infraglenoid ⟨glenoidalluxation f subglenoid dislocation ⟨glottisch subglottic, infraglottic ⟨hepatisch subhepatic ⟨hyaloid subhyaloid (ai) ⟨hyoid (unter dem Zungenbein gelegen) subhyoid ('haioid), infrahyoid ⟨iculum n subjiculum ⟨ikterisch subicteric (e) ⟨ikterus m subicteric ⟨ilisch subiliac (i) ⟨ilium n subilium ⟨infektion f subinfection ⟨inguinal[is] infra-inguinal ⟨intimal subintimal ⟨involution f subinvolution ⟨jekthomoerotik f subject homoeroticism (ɔ) ⟨jektiv subjective ⟨kapsulär subcapsular ⟨kartilaginär subcartilaginous (æ)
Subklavia|-Aneurysma n subclavian aneurysm ⟨-Arteriitis f inflammation of the subclavian artery ⟨-Entzugssyndrom n subclavian steal syndrome
subklavikular subclavicular (i), subclavian (ei) ⟨gegend f subclavicular region ⟨geräusch n subclavicular murmur (ɔ:)
sub|klinisch subclinical, preclinical ⟨konjunktival subconjunctival (ai) ⟨korakoid subcoracoid (ɔ) ⟨korakoidluxation f subcoracoid dislocation [⟨korakoid-]Pektoralis-minor-Syndrom n hyperabduction syndrome ⟨kortikal subcortical, infracortical ⟨kostal subcostal, infracostal ⟨kostalgie f subcostalgia ⟨kostalschnitt m subcostal incision ⟨kranial subcranial (ei) ⟨kultur f (Sekundärkultur, Zweitkultur, Tochterkultur) bakt subculture (ʌ)

subkutan subcutaneous (ei), hypodermic, subdermal ⟨depot n subcutaneous depot ('depou) ⟨drainage f hypodermic tubing ⟨injektion f subcutaneous injection ⟨naht f subcuticular (i) suture
Sub|kutis f (Unterhaut) subcutis ⟨labial sublabial ⟨letal (beinahe tödlich) sublethal ('li:θəl) ⟨leukämie f subleukämia ⟨leukämisch subleuk[a]emic (i:)
Sublimat n (DAB) (Quecksilber (II)-chlorid (DAB), Hydrargyrum bichloratum (DAB)) corrosive sublimate ('sʌblimit) (BPC), mercuric chloride (ɔ:) (BPC) ⟨fixierung f mercuric chloride fixation ⟨ion f chem sublimation ⟨lösung f chem sublimate ('sʌblimit) solution ⟨reaktion f Weichbrodt's ('vaiçbro:ts) sublimate reaction (æ) ⟨vergiftung f sublimate od mercuric chloride poisoning
sublimier|en chem to sublime (ai) ⟨en n chem, ps sublimation ⟨ung f ps sublimation
sub|liminal subliminal (i) ⟨lingual sublingual, hypoglossal ⟨lingualschleimhaut f sublingual mucosa ⟨lingualtablette f sublingual tablet ⟨lobar sublobar (ou) ⟨lobular[is] sublobular (ɔ) ⟨lumbal sublumbar (ʌ) ⟨luxation f subluxation, incomplete od partial dislocation / ⟨ des Radiusköpfchens pulled elbow, radial head subluxation ⟨malleolar submalleolar (i:) ⟨mammär (unter der Brustdrüse gelegen) submammary, inframammary ⟨mandibular submandibular ⟨manie f hypomania ⟨marginal (unter einer Grenze gelegen) submarginal, inframarginal
submaxillar submaxillary, inframaxillary ⟨drüse f submaxillary od mandibular gland ⟨gegend f submaxillary region ⟨raum m anat submaxillary space od triangle (æ), submandibular triangle ⟨speichel m ganglionic (ɔ) saliva (ai)
sub|median submedian (i:), submedial (i:) ⟨meningeal submeningeal ⟨mental submental ⟨metazentrisch genet submetacentric ⟨mikronen n pl submicrons (ai) ⟨mikroskopisch (mit normalem Mikroskop nicht sichtbar) submicroscopic (ɔ) ⟨miliar submiliary (i) ⟨minimal subminimal (i) ⟨morph submorphous ⟨mukös submucosal, submucous ⟨mukosa f mucosa ⟨narkotisch subnarcotic ⟨nasal subnasal (ei) ⟨nasale n subnasale (jua) ⟨normal subnormal, below normal ⟨nucleus m subnucleus
subokzipital suboccipital (i) ⟨dreieck n suboccipital triangle (ai) ⟨punktion f (Zisternenpunktion) suboccipital od cisternal puncture ⟨stich m s ⟨punktion
sub|okzipitobregmatisch suboccipitobregmatic ⟨operculum n suboperculum ⟨orbital suborbital, infra-orbital ⟨ordinationschronaxie f subordination chronaxia ⟨papillär subpapillary ⟨paralytisch subparalytic (i) ⟨parietal subparietal (ai) ⟨patellar (unter der Kniescheibe od Patella gelegen) subpatellar, infrapatellar ⟨pektoral subpectoral ⟨pelviperitoneal subpelviperitoneal (i) ⟨perikardial subpericardial ⟨periostal subperiosteal ⟨peritoneal

subperitoneal (i) ~petrosal subpetrosal ~pharyngeal subpharyngeal (i) ~phrenisch subphrenic (e), subdiaphragmatic ~plazentar subplacental ~pleural subpleural (uə) ~präputial subpreputial (pri:'pju:ʃl) ᴢprimaten m pl subprimates (ai), subhuman primates ~prostatisch subprostatic ~pubisch subpubic ~pulmonar subpulmonary (ʌ) ~pyramidal subpyramidal ~retinal subretinal (e) ~sakral subsacral (ei) ᴢscriptio f (Teil des Rezeptes, der die Anweisung des Arztes an den Apotheker umfasst) subscription (i) ~serös subserous (iə) subskapular subscapular, infrascapular ᴢraum m subscapular space

sub|skleral (unter der Sklera od Lederhaut gelegen) subscleral (iə), hyposcleral ~sklerös subsclerotic (ɔ) ~sklerotisch subsclerotic ~spinal subspinous (ai) ᴢspinale n subspinale

Substantia f substantia (æ), pl substantiae (ʃii:), substance ᴢ compacta (PNA) compact substance ᴢ corticalis (Rindenschicht) cortical substance ᴢ gelatinosa (PNA) gelatinous matter ᴢ glandularis prostatae (PNA) glandular substance of the prostate ᴢ grisea (PNA) (graue Substanz) central grey matter ᴢ innominata Reil (Ansa peduncularis) Reil's (railz) ansa, peduncular loop ᴢ intermedia [grisea] (PNA) substantia intermedia ᴢ lentis (PNA) substantia lentis ᴢ muscularis prostatae (PNA) muscular tissue of the prostate ᴢ nigra (PNA) substantia nigra ᴢ perforata perforated substance ᴢ propria substantia propria ᴢ spongiosa spongy (ʌ) substance

substantiell substantial (æ)

Substanz f substance (ʌ), substantia (æ), material (iə) antithrombozytäre ᴢ antiplatelet (æ) substance autopharmakologische ᴢ autacoid blutbildende ᴢ h[a]ematinogen (i) bronchuserweiternde ᴢ bronchodilator inhalant chromatophile ᴢ chromatophil (ou) exophthalmusproduzierende ᴢ exophthalmus-producing substance gefäßerengende ᴢ vasoconstrictor [substance] gewebeäquivalente ᴢ tissue-equivalent substance globulizide ᴢ globulicide (ɔ) gonadotrope ᴢ pharm gonadotrope (ɔ) graue ᴢ (Substantia grisea (PNA)) central grey matter hydrophile ᴢ hydrophil, hydrophilic (ai) lebende ᴢ living (i) matter leber|zellen|schädigende ᴢ hepatotoxin oberflächenaktive ᴢ surface-active substance, surfactant vasodilatatorische ᴢ vasodilator substance (VDS) vasomotorenhemmende ᴢ pharm vaso-inhibitor (i) weiße ᴢ white matter zytostatische ᴢ cytostatic agent (ei) ᴢaufnahme f substance intake ᴢmangel m lack of substance / chir (z B Unterhautfett) lack of bulk ᴢverlust m loss of substance / histol loss of tissue, tissue wasting

substernal (unter dem Brustbein liegend) infrasternal, substernal

substituier|bar replaceable ~en to replace ~t substituted (z B piperazine--substituted)

Substitution f substitution, replacement Substitutions|dosis f replacement dose ᴢentziehung f withdrawal by substitution ᴢprodukt n substitution product (ɔ) od derivative (i) ᴢtherapie f substitution od replacement therapy

Substrat n substrate (ʌ); culture (ʌ) medium

Subsultus tendinum m (Sehnenhüpfen) [involuntary] twitching of muscles and tendons, subsultus (ʌ) tendinum

sub|talar[is] subtalar (ei) ᴢtalargelenk n (Articulatio subtalaris (PNA)) talocalcanean joint ~tarsal (unter dem Tarsus liegend) subtarsal ~temporal (unter der Schläfe liegend) subtemporal ~terminal subterminal ᴢtertiana f subtertian malaria ~thalamisch subthalamic (æ) ᴢthalamus m (unterer Teil des Thalamus) subthalamus (æ) ~thorakal (unterhalb des Brustkorbs gelegen) subthoracic (æ) ~tonsillar (unter der Mandel gelegen) infratonsillar ~total subtotal ~tracheal (unter der Trachea gelegen) infratracheal (ei) ~trochanter[isch] subtrochanteric (e) ᴢtropenklima n subtropical climate (ai) ~tropisch subtropical ~tympanisch subtympanic ~umbilikal (unter dem Nabel liegend) subumbilical (i) ~ungual (unter dem Nagel liegend) subungual (sʌb'ʌŋgwəl) ~urethral (unter der Harnröhre liegend) suburethral (i:) ~vaginal subvaginal (ai) ~vertebral (unter einem Wirbel liegend) subvertebral ᴢvitalfaktoren m pl subvital (ai) factors ~zerebellar subcerebellar ~zerebral subcerebral (e)

Succin|atdehydrogenaseaktivität f succinic dehydrogenase activity (SDA) ᴢodehydrase f (SUDH) succinic acid dehydrogenase ᴢodinitril n pharm succinonitrile ('sʌksino'naitrail) ᴢum n amber

Succinyl|cholinii chloridum n (P Int) suxamethonium chloride (BP) ᴢsalizylsäure f succinylsalicylic (i) acid ᴢ--sulfathiazol[um] n (EP) succinylsulphathiazole [US -sulf-] ('sʌksinil,sʌlfə-'θaiəzoul) (BP, EP, USP)

Succus m (Saft) succus ('sʌkəs), juice (dʒu:s) / ᴢ Liquiritiae (Süssholzsaft) succus (ʌ) liquiritiae ('riʃii:)

Successio Hippocratis f hippocratic sound od succussion

Suchdiät f diagnostic diet (ai)

Sucht f ps mania (ei) / (Rauschgift) addiction / fallende ᴢ falling sickness, epilepsy (e) / keine ᴢ erzeugend non--habit-forming ᴢentstehung f habit formation ~erzeugend (süchtig machend) habit-forming

Suchtest m diagnostic test

Sucht|gefahr f danger of habit formation ᴢgift n addictive drug

süchtig addicted / ~ machend habit--forming, addiction-producing / ~ sein to suffer from [some form of] addiction ᴢer m addict ᴢkeit f addiction

Sucht|kranker m addict ~machend habit-forming ᴢpsychose f ps drug psychosis (sai'kousis)

Sucissa pratensis f pharm scabiosa (ou)

Sucquet-Hoyer (sy'kɛ-'hɔiər)-Anastomosen f pl od -Kanäle m pl Sucquet-Hoyer anastomoses

Sucus m s Succus

Sud m (Absud) pharm decoction, decoctum

Sudabad n s Darmbad

Sudamina n pl s Miliaria

Sudan| III n (EP, DAB) Sudan red G (EP) ~färbbar sudanophil (æ), sudanophilous (ɔ) ᴢfarbstoff m histol Sudan dye ᴢgelb n (EP) Sudan yellow

(EP) ᴢrot n (EP) Sudan red G (EP) ᴢophilie f sudanophilia ᴢprobe f Sudan test

Sudarium n (Schwitzbad) sudarium (ɛə), vapo[u]r (ei) bath, sweat (e) bath

Sudation f (Schwitzen) sudation, sweating (e)

Sudeck ('zu:dek)|-Punkt m Sudeck's critical point ᴢ-Syndrom n od -Atrophie f Sudeck's atrophy od disease

SUDH = Succinodehydrase f succinic acid dehydrogenase

Sudokeratosis f sudorikeratosis

sudomotorisch sudomotor

Sudor m (Schweiß) sudor (ju:), sweat (e) / ᴢ anglicus sudor anglicus, English sweating fever ~al (Schweiß betr) sudoral ᴢiferum n (Schwitzmittel) pharm sudorific (i), diaphoretic (e)

sufficiens quantitas sufficient quantity

Suffokation f (Erstickung) suffocation, asphyxia (æs'fiksiə)

Suffusion f (Hämatom) suffusion, h[a]ematoma, extravasation

Suggestions|behandlung f suggestion therapy, pithiatism (pi'θaiətizm) / (Fernbehandlung) teleotherapeutics (ju:) ᴢkraft f ps power of suggestion ᴢtherapie f suggestion therapy

suggestiv suggestive, pithiatric (æ) ᴢbehandlung f suggestive treatment, suggestion therapy ᴢfrage f ps leading question ᴢmittel n placebo (i:)

Sug[g]illation f (Blutunterlaufung, Ekchymose) ecchymosis (,eki'mousis), suggillation (sʌdʒi'leiʃən), suffusion, bruise (bru:z), extravasation

Sühneidee f (Versündigungswahn) ps expiatory ideas

Suizid n (Selbstmord) suicide (ju) ᴢologie f suicidology

Suker-Zeichen n Suker's sign

Sukkorrhoe f succorrh[o]ea

sukkulent (saftig) succulent (ʌ), juicy (dʒu:si)

Sukkusion f succussion (ʌ)

Sukkusionsgeräusch n (Succussio Hippocratis) succussion (ʌ) sound, splashing sound, Hippocratic succussion

Sukrose f (Rohrzucker) chem sucrose (ju:), cane sugar ('ʃugə)

Suktion f (Saugen) suction (ʌ)

sukzessiv successive / (Kombinationstherapie) stage-by-stage [combination therapy]

Sukzinat n chem succinate (ʌ)

Sukzinodehydrogenase f succinodehydrogenase

sulcatus sulcate (ʌ)

sulciformis sulciform (ʌ)

Sulculus m sulculus (ʌ)

Sulcus m anat sulcus (ʌ), pl sulci ('sʌlsai), furrow (ʌ), fissure ('fiʃə), groove ᴢ ampullaris (PNA) ampullary s. ᴢ anthelicis transversus (PNA) transverse s. of the antihelix ᴢ arteriae occipitalis (PNA) occipital groove; ᴢ ~ subclaviae (PNA) groove for the subclavian artery; ᴢ ~ temporalis mediae (PNA) groove for the middle temporal artery; ᴢ ~ vertebralis [atlantis] (PNA) groove for the vertebral artery Sulci arteriosi [ossium cranii] (PNA) arterial sulci ᴢ auriculae posterior (PNA) posterior s. of the auricle ᴢ bicipitalis lateralis (PNA) (seitliche Bizepsrinne) lateral bicipital groove; ᴢ ~ medialis (PNA) (innere Bizepsrinne) medial bicipital groove ᴢ calcanei (PNA) groove of the calcaneus & *calcarinus* (*PNA*) (Hyrtl-Spalte) calcarine (æ) s. & *caroticus* (*PNA*) carotid (ɔ) groove & *carpi* (*PNA*) (Hohlhandrinne) carpal s. & *centralis* central s. of the cerebrum (e) *Sulci cerebri* (*PNA*) (Hirnfurchen) cerebral sulci & *chiasmatis* (*PNA*) optic groove & *cinguli* (*PNA*) (Gürtelfurche) s. cinguli & *circularis insulae* [*Reili*] (*PNA*) circular s. of the insula & *collateralis* [*cerebri*] (*PNA*) collateral (æ) s., tentorial (ɔ:) fissure & *coronarius* [*cordi*] (*PNA*) (Kranzfurche) atrioventricular groove, auriculoventricular groove & *corporis callosi* (*PNA*) callosal (ou) s. & *cruris helicis* (*PNA*) s. of the crus of the helix *Sulci cutis* (*PNA*) grooves of the skin & *ethmoidalis* [*ossis nasalis*] (*PNA*) ethmoidal groove & *frontalis inferior* (*PNA*) (Broca-Fissur od -Graben) inferior frontal s.; & ~ *superior* (*PNA*) superior frontal s. & *glutaeus* (*PNA*) (Gesässfurche od -falte) fold of the buttock & *hamuli pterygoidei* (*PNA*) fold of the pterygoid hamulus & *hippocampi* (*PNA*) hippocampal s. & *horizontalis cerebri* great horizontal fissure & *hypothalamicus* [*Monroi*] (*PNA*) hypothalamic s. of the third ventricle, fissure of Monro (mɔn-'rou) & *infraorbitalis* (*PNA*) infraorbital groove & *infrapalpebralis* (*PNA*) infrapalpebral s. & *intermedius posterior* [*medullae spinalis*] (*PNA*) posterior intermediate s. of the spinal cord & *intertubercularis* (*PNA*) bicipital groove & *interventricularis* (*PNA*) interventricular groove; & ~ [*cordis*] (*PNA*) interventricular groove & *intraparietalis* (*PNA*) intraparietal s. & *lacrimalis cerebri* (*PNA*) (Sylvius-Furche) lateral s. of the cerebrum, Sylvian s. (ˈsilviəsiz) fissure od s.; & ~ *posterior medullae oblongatae* (*PNA*) posterolateral s.; & ~ *posterior medullae spinalis* (*PNA*) posterior lateral s. of the spinal cord & *lunatus* (*PNA*) lunate s. & *malleolaris* (*PNA*) groove for the tibialis posterior muscle & *matricis unguis* (*PNA*) (Nagelfalz) groove of the nail bed & *medialis cruris cerebri* (*PNA*) medial s. of the cerebral peduncle & *medianus linguae* (*PNA*) median s. of the tongue; & ~ *posterior medullae oblongatae* (*PNA*) posterior median fissure of the medulla oblongata; & ~ *posterior medullae spinalis* (*PNA*) posterior median s. of the spinal cord & *mentolabialis* (*PNA*) (Kinn-Lippenfurche) mentolabial groove & *mylohyoideus* (*PNA*) mylohyoid groove & *nasolabialis* (*PNA*) (Nasolabialfalte) nasolabial groove & *nervi petrosi* [*superficialis*] *majoris* (*PNA*) groove for the greater superficial petrosal nerve; & ~ *petrosi* [*superficialis*] *minoris* (*PNA*) groove for the lesser superficial petrosal nerve; & ~ *radialis* (*PNA*) spiral (aiə) groove; & ~ *spinalis* [*vertebrae*] groove for a spinal nerve; & ~ *ulnaris* (*PNA*) groove for the ulnar nerve & *obturatorius ossis pubis* (*PNA*) obturator groove & *occipitalis* occipital (i) fissure & *occipitotemporalis* (*PNA*) occipitotemporal s. & *olfactorius lobi frontalis* (*PNA*) olfactory s. *Sulci orbitales lobi frontalis* (*PNA*) orbital sulci *Sulci palatini* (*PNA*) palatine grooves &

palatinovaginalis (*PNA*) palatovaginal s. *Sulci paracolici* (*PNA*)) paracolic (ɔ) grooves & *parieto-occipitalis* (*PNA*) parieto-occipital groove & *postcentralis* (*PNA*) postcentral s. & *promontorii* (*PNA*) (Jacobson-Furche) groove of the promontory & *pterygopalatinus ossis palatini* (*PNA*) greater palatine groove; & ~ *ossis sphenoidalis* (*PNA*) pterygopalatine s. & *pulmonalis* [*thoracis*] (*PNA*) pulmonary (ʌ) s. & *sclerae* scleral (iə) furrow, scleral s. & *sinus petrosi inferioris* (*PNA*) groove for the inferior petrosal sinus; & ~ *petrosi superioris* (*PNA*) groove for the superior petrosal sinus; & ~ *sagittalis superioris* (*PNA*) sagittal groove; & ~ *sigmoidei* (*PNA*) sigmoid groove; & ~ *transversi* [*ossis occipitalis*] (*PNA*) (Ecker-Sulkus) groove for the transverse sinus & *spiralis* [*externus*] (*PNA*) external spiral s.; & ~ *internus* (*PNA*) internal spiral s. & *subparietalis* (*PNA*) suprasplenial s. & *tali* (*PNA*) groove of the talus & *temporalis inferior* (*PNA*) (Clevenger-Fissur) inferior temporal s.; & ~ *superior* (*PNA*) superior temporal s. *Sulci temporales transversi* (*PNA*) transverse temporal sulci & *tendinis musculi flexoris hallucis longi* [*tali*] (*PNA*) groove for the flexor hallucis longus tendon; & ~ *musculi peronaei longi* [*calcanei*] (*PNA*) groove for the tendons of the peroneus muscles; & ~ *musculi peronaei* [*ossis cuboidei*] (*PNA*) groove for the peroneus longus tendon & *terminalis cordis* (*PNA*) s. terminalis of the right atrium; & ~ *linguae* (*PNA*) s. terminalis of the tongue & *tubae auditivae* (*PNA*) groove for the pharyngotympanic tube & *tympanicus* (*PNA*) (Spalteholz-Furche) tympanic groove & *venae cavae* (*PNA*) groove for the vena cava; & ~ *umbilicalis* (*PNA*) groove for the umbilical vein *Sulci venosi* [*ossium cranii*] (*PNA*) venous (i:) sulci & *vomerovaginalis* (*PNA*) vomerovaginal s. &-(Furchen-, gefurcht) *anat* sulcal (ʌ)

Sulfa|carbamid *n* sulphaurea (juəˈriə) (*BPCA*) &**cetamid** *n* (*WHO*) sulphacetamide* (sʌlfəˈsetəmaid) (*BPC, NF*) / &-Natrium *n* soluble sulphacetamide* sodium (*BP, USP*) &**chlorpyridazin** *n* (*WHO*) *pharm* sulphachlorpyridazine* (klɔːpaiˈridəziːn) &**diasulfon** *n* (*WHO*) *pharm* acetosulphone* (ˈsʌlfoun) &**diazin[um** (*EP*)] *n* (*WHO*) sulphadiazine* (ˈdaiəziːn) (*BP, EP, USP*) / &-Natrium *n* soluble sulphadiazine* sodium (*BP, USP*) &**dimethoxin** *n* (*WHO*) sulphadimethoxine* (daimeˈθɔksiːn) (*BP, NF*) &**dimidin[um** (*EP*)] *n* (*WHO*) sulphadimidine (ˈdimidiːn) (*EP, BP*), sulfamethazine (ˈmeθəziːn) (*USP*) / &-Natrium *n* soluble sulphadimidine sodium (*BP*) &**drogen** *f pl* sulpha* (ʌ) drugs &**ethidol** *n* (*WHO*) sulphaethidole* (ˈeθidoul) (*BPCA, NF*) &**furazol** *n* (*WHO*) *pharm* sulphafurazole (ˈfjuərəzoul) (*BP*), sulfisoxazole* (sʌlfaiˈsɔksəzoul) (*BP, USP*) &**guanidin** *n* (*DAB, WHO*) (Sulfanilguanidin[um] (*DAB*)) sulphaguanidine* (ˈgwænidiːn) (*BPC, NF*) &**merazin** *n* (*WHO*) sulphamerazine* (ˈmerəziːn) (*BP, NF*) / &-Natrium *n* (*WHO*) sulphamerazine* sodium (*BPC*) &**methazin** *n pharm* sulphamethazine* &**methizol** *n* (*WHO*)

sulphamethizole* (ˈmeθizoul) (*BP, NF*) &**methoxazol** *n* sulphamethoxazole* (meˈθɔksəzoul) (*BP, NF*) &**methoxydiazin** *n* sulphamethoxydiazine (meˈθɔksiˈdaiəziːn) (*BP*) &**methoxypyridazin** *n* (*WHO*) sulphamethoxypyridazine* (meˈθɔksipaiəˈridəziːn) (*BP, USP*) &**methylthiazol** *n pharm* sulphamethylthiazol* (meθilˈθaiəzoul) &**mid** *n* sulphonamide* (sʌlˈfɒnəmaid) &**minsäure** *f* (Acidum sulfaminicum) sulphaminic* (i) *od* aminosulphonic* (ɔ) acid

Sulfan Blue sulphan (ʌ) blue (*BPCA*)
Sulfanil|amid *n* (*DAB*) sulphanilamide* (sʌlfəˈniləmaid) (*BPC, USP*) 6-&**amido-2-4-dimethylpyrimidin** *n* (*DAB*) (Sulfisomidin (*DAB, WHO*)) sulphasomidine* (sʌlfəˈsɔmidiːn) &**amidothiazol** *n* (*DAB*) (Sulfathiazol (*DAB*)) s Sulfathiazol &**guanidin[um**] *n* s Sulfaguanidin ~**sauer** *chem* sulphanilyl* (i) &**säure** *f* (*DAB*) (p-Aminobenzolsulfonsäure (*DAB*)) *chem* sulphanilic* (*BP, USP*) *od* p-aminobenzenesulphonic* acid &**säuresalz** *n chem* sulphanilate* (æ) &**thiocarbamid** *n* (*DAB, WHO*) (Sulfathiourea (*DAB*)) sulphathiourea (θaiojuəˈriə) (*BPCA*) &**ylamin** *n* (*DAB*) s Sulfanilamid &**yl-guanidin** *n* (*DAB*) s Sulfaguanidin &**ylthioharnstoff** *m* (*DAB*) s Sulfanilthiocarbamid
Sulfa|phenazol *n* (*WHO*) sulphaphenazole (sʌlfəˈfenəzoul) (*BPCA*) &**proxylin** *n pharm* sulphaproxyline* &**pyridin** *n* (*WHO*) sulphapyridine* (ˈpairidiːn) (*BP, USP*) &**pyrimidin** *n* sulphadiazine* (*BP, USP*)
Sulfarsphenamin *n* (*WHO*) sulpharsphenamine* (ˌsʌlfaːsˈfenəmiːn)
Sulfasomizol *n* (*WHO*) sulphasomizole* (ˈsoumizoul) (*BPCA*)
Sulfat *n chem* sulphate* (ʌ) / (Glaubersalz) sodium (ou) sulphate*, Glauber's (ˈglɔːbəz) salt &**asche** *f* sulphated* (ʌ) ash (*EP*) &**ase** *f* (Schwefelsäureesterhydrolase) sulphatase* (ˈsʌlfəteis)
Sulfa|thiazol *n* (*DAB, WHO*) sulphathiazole* (ˈθaiəzoul) (*BPC*) / &-Natrium *n* soluble sulphathiazole sodium (*BP*) &**thiourea** *f* (*DAB, WHO*) (Sulfanilthiocarbamid) sulphathiourea (θaiojuəˈriə) (*BPCA*) &**tidose** *f* sulphatidosis* (ˌsʌlfətiˈdousis)
Sulfhämoglobin *n* sulphh[a]emoglobin* (ˌsʌlfhiːmoˈgloubin) &**ämie** *f* sulphh[a]emoglobin[a]emia* (ˈsʌlfhiːmoˈgloubiˈniːmiə)
Sulf|hydryl *n chem* sulph-hydryl* (ai) &**id** *n chem* sulphide* (ʌ)
Sulfin|pyrazon *n* (*WHO*) sulphinpyrazone* (ˌsʌlfinˈpaiərəzoun) (*BP, USP*) &**säure** *f* sulphinic* (i) acid
Sulf|isomidin *n* (*DAB, WHO*) sulphasomidine (sʌlfəˈsoumidiːn) (*BPCA*), sulphisomidine (sʌlfaiˈsoumidiːn) &**isoxazol** *n pharm* sulphisoxazole* (sʌlfaiˈsɔksəzoul) &**it** *n chem* sulphite* (ʌ)
Sulfo|guaiacol *n* (*WHO*) *pharm* sulphoguaiacol* (ˈgwaiəkɔl) &**myxin-Natrium** *n* sulphomyxin (sʌlfoˈmiksin) sodium (*BP*) &**nal** *n pharm* sulphonal (ʌ)
Sulfonamid *n pharm* sulphonamide* (ɔ), sulpha* (ʌ) drug &**anämie** *f* sulphan[a]emia* (i:) &**behandlung** *f* sulphonamide* therapy, sulphonamidotherapy* &**ödem** *n* sulphonamide*

*Br -sulph-, US -sulf-

dr̲o̲psy ≳ präpar̲a̲te n pl sulph̲o̲namide* preparati̲o̲ns ~resi̲stent sulphonamide*-resi̲stant ≳resi̲stenz f sulphonamide* resi̲stance ≳therapi̲e̲ f s ≳behandlung ≳verband m sulph̲o̲namide* dr̲e̲ssing

Sulf̲o̲n|at n chem s̲u̲lphonate* ≳säure f chem sulph̲o̲nic* (ɔ) a̲cid ≳säuream̲i̲d n sulph̲o̲namide* ≳ylh̲a̲rnstoff m sulphonyl* (ʌ) ur̲e̲a (iə) ≳ylsemikarbaz̲i̲d n chem sulphonyls̲e̲micarbazide*

Sulfo|rizin̲o̲lsäure f sulphoric̲i̲nic* (ri'sinik) od sulphoricinol̲e̲ic* a̲cid ≳salizyl̲säure f (Acidum sulfosalicylicum) sa̲licylsulph̲o̲nic* od sulphosalicylic* (i) a̲cid ≳zyan̲a̲t n chem sulphocy̲a̲nate* (ai) ≳zyan̲säure f chem sulphocy̲a̲nic* (æ) od thi̲o̲cyanic acid

S̲u̲lfur m (Schwefel) chem s̲u̲lphur* ('sʌlfə) / ≳ depur̲a̲tum (DAB) s̲u̲lphur* lotum, washed s̲u̲lphur* / ≳ praecipitatum (DAB) (Schwefelmilch) precipitated s̲u̲lphur* (BP, USP), milk of s̲u̲lphur* / ≳ sublimatum (Schwefelblüte) flowers of s̲u̲lphur (BPC), subl̲i̲med (ai) s̲u̲lphur (BPC) ~ieren chem to s̲u̲lphurise* ('sʌlfəraiz) ~isch sulph̲u̲ric* (juə:) ≳ylchlor̲i̲d n chem s̲u̲lphuryl* (ʌ) chl̲o̲ride (ɔ:)

S̲u̲lkowitsch ('salkowitʃ)|-Pr̲o̲be f Sulkowitch's test ≳-R̲e̲agens n S̲u̲lkowitch re̲a̲gent

Sulph... s Sulf...

Sulp̲i̲rid n pharm sulp̲i̲ride (BPCA)

Sulpro̲ston n pharm sulpr̲o̲stone

Sulth̲i̲amin n sulthi̲a̲me (sʌl'θaieim) (BP)

Sulze f (Wharton-Sulze, Nabelschnurgallerte) Wh̲a̲rton's ('wɔːtənz) j̲e̲lly ('dʒeli)

s̲u̲lzig gel̲a̲tinous (æ)

S̲u̲mach m bot, pharm s̲u̲mac[h] (u:)

Summati̲o̲n f (Summierung) summ̲a̲tion, cumul̲a̲tion / neur summ̲a̲tion

Summations|pr̲o̲fil n ps summ̲a̲tion action pattern ≳trauma n summ̲a̲tion trauma (ɔ:) ≳wirkung f additive od cumulative (ju:) effect

s̲u̲mmen (Auskultation) to hum ≳ n hum

S̲u̲mmen n (Muskelton) bourdonnem̲e̲nt (ã)

S̲u̲mmen|formel f chem mol̲e̲cular formula ≳proz̲e̲ntkurve f stat cumulative perc̲e̲ntage curve

Summerson-Barker ('sʌməsən-'baːkə)-Meth̲o̲de f Summerson-B̲a̲rker method

s̲u̲mmier|en v refl to add up ~end cumulative (ju:) ≳ung f (z B Reize) summ̲a̲tion, cumulation

Summit̲a̲tes sabinae (Sadebaumspitzen) s̲a̲vin (æ) tops

S̲u̲mmton m hum; bourdonnem̲e̲nt (ã)

S̲u̲mpf|fieber n s Malaria ≳gas n chem marsh gas, m̲e̲thane ('meθein) ≳moos n bot peat moss ≳wasser n bog water

super|- (Vors) (über-, hyper-) super(,sju:pə[r]-) (Vors) ≳antigen n super̲a̲ntigen ~az̲i̲d (hyperazid, übersäuert) super̲a̲cid (æ) ≳azidität f (Hyperazidität) hyper̲a̲cidity, super̲a̲cidity / (Magensaft) hyperchlorhy̲dria ('haipəklɔ:'haidria) ≳ego n ps super̲e̲go ≳fekundati̲o̲n f (Überschwängerung) superfecund̲a̲tion ≳fetati̲o̲n f superf[o̲]et̲a̲tion (i:) ~fiz̲i̲al (oberflächlich) superf̲i̲cial (i) ≳infekti̲o̲n f superinf̲e̲ction ~infiz̲i̲eren to reinf̲e̲ct ≳involuti̲o̲n f (übermäßige

* Br -sulph-, US -sulf-

Rückbildung) hyperinvoluti̲o̲n, superinvoluti̲o̲n

Superiorit̲ä̲tskomplex m ps superi̲o̲rity (ɔ) c̲o̲mplex

Super̲o̲xyd n chem per̲o̲xide ≳hydr̲a̲t n chem hy̲drated per̲o̲xide

Super|phosph̲a̲t n chem superph̲o̲sphate ~pon̲i̲eren to superimp̲o̲se (ou), to superp̲o̲se ~satur̲i̲eren to supers̲a̲turate (æ) ≳sekreti̲o̲n f (Hypersekretion) hypersecr̲e̲tion (i:) ≳voltbestr̲a̲hlung f supervoltage irradi̲a̲tion ~zil̲i̲är superciliary (i)

Supinat|ion f supin̲a̲tion ≳or m (Muskel) supinator (ju:) ~orisch supinatory ≳orreflex m supinator reflex

supin̲i̲er|en to s̲u̲pinate ~t s̲u̲pinated, supine (ai) / extrem ~ fully s̲u̲pinated

Suppos̲i̲torium n (pl Suppositorien) (Zäpfchen) pharm supp̲o̲sitory (ɔ)

Suppos̲i̲torienmasse f base for suppositories

supprem̲i̲erbar suppr̲e̲ssible

Suppressi̲o̲n f suppr̲e̲ssion ≳stest m suppr̲e̲ssion test

suppress̲i̲v suppr̲e̲ssive

supprim̲i̲er|bar suppr̲e̲ssible ~en to suppr̲e̲ss

Suppurati̲o̲n f (Eiterung) suppur̲a̲tion, festering ≳sst̲a̲dium n (Pocken) p̲u̲stular (ʌ) stage

suppurat̲i̲v festering, s̲u̲ppurative (ʌ), p̲u̲rulent (juə), s̲u̲ppurating (ʌ)

supra|- (Vors) (über, oberhalb) s̲u̲pra(ju:) (Vors) ~akromi̲a̲l supra-acr̲o̲mial (ou) ~an̲a̲l supra-anal (ei) ~artikul̲ä̲r supra-articular ~aurikul̲ä̲r supra-auricular, epi̲o̲tic (ɔ) ~axill̲ä̲r supra-ax̲i̲llary ~diaphragm̲a̲tisch (über dem Zwerchfell liegend) supradiaphragm̲a̲tic ~du̲ra̲l (über der Dura liegend) supradural (juə) ~epikondyl̲ä̲r supra-epicondylar ~glenoid̲a̲l (oberhalb der Gelenkfläche liegend) supragl̲e̲noid (i:) ~gl̲o̲ttisch (über dem Kehldeckel liegend) supragl̲o̲ttic ~hepat̲i̲sch (über der Leber liegend) suprahep̲a̲tic ~hyoid̲a̲l (über dem Zungenbein liegend) suprah̲y̲oid ('haiɔid) ~ingu̲i̲nal (oberhalb der Leistenbeuge liegend) supra-i̲n̲guinal ~klavikul̲ä̲r (oberhalb der Schlüsselbein liegend) supraclav̲i̲cular (i) ≳klavikular̲gegend f supraclav̲i̲cular region ≳klavikulargrube f supraclav̲i̲cular f̲o̲ssa ≳klavikularpunkt m Erb's (ɛrps) point ~kondyl̲ä̲r (über dem Kondylus gelegen) suprac̲o̲ndylar ≳kondylenfraktur f chir supracondylar fr̲a̲cture ~kost̲a̲l (über der Rippe liegend) suprac̲o̲stal ~kran̲i̲al (auf dem Schädeldach liegend) supracr̲a̲nial (ei) ~lumb̲a̲l (oberhalb der Lumbalgegend liegend) supral̲u̲mbar (ʌ) ~malleol̲a̲r (oberhalb des Knöchels liegend) supramalle̲o̲lar (i) ~mamm̲ä̲r (oberhalb od über der Brustdrüse liegend) supram̲a̲mmary ~margin̲a̲l supram̲a̲rginal ≳maxill̲a̲r supramax̲i̲llary ~ment̲a̲l (über dem Kinn liegend) supram̲e̲ntal ~nas̲a̲l (über der Nase liegend) supran̲a̲sal (ei) ~nukle̲ä̲r supran̲u̲clear ~okzipit̲a̲l (oberhalb des Hinterhauptbeins gelegen) supra-occ̲i̲pital (i)

supraorbit̲a̲l supra-̲o̲rbital ~neuralgi̲e̲ f supra-̲o̲rbital neuralgia (njuə'rældʒiə)

supra|patell̲a̲r (über der Kniescheibe liegend) suprapat̲e̲llar ~p̲e̲lvisch (über dem Becken gelegen) suprap̲e̲lvic ~p̲o̲ntisch (über dem Pons gelegen)

suprap̲o̲ntine ~p̲u̲bisch (über dem Schambein gelegen) suprap̲u̲bic ~ren̲a̲l (über der Niere liegend) suprar̲e̲nal (i:) ≳renalektomi̲e̲ f (Nebennierenentfernung) suprarenal̲e̲ctomy ≳ren̲a̲lismus m s Nebennierenüberfunktion ≳ren̲i̲n n suprar̲e̲nin (e), epin̲e̲phrine (e), adr̲e̲nalin (e) ≳renop̲a̲thie f (Nebennierenerkrankung) suprarenal̲o̲pathy (ɔ), suprarenop̲a̲thy (ɔ) ~sell̲a̲r (über der Sella liegend) supras̲e̲llar ~skapul̲a̲r (über dem Schulterblatt liegend) suprascapular ~skler̲a̲l (über der Sklera liegend) suprascl̲e̲ral (iə) ~sphenoid̲a̲l supersphenoid ~sp̲i̲nal supraspinal (ai), suprasp̲i̲nous ≳spin̲a̲tus-Syndr̲o̲m n (Bosworth-Syndrom) calc̲a̲reous tendon̲i̲tis syndrome ~st̲e̲rnal (über dem Brustbein liegend) suprast̲e̲rnal ~symphys̲ä̲r suprasymphysary ~tempor̲a̲l (über dem Schläfenbein liegend) suprat̲e̲mporal ~ton̲a̲l supras̲o̲nic (ɔ), supers̲o̲nic (ɔ) ~tonsill̲ä̲r suprat̲o̲nsillar ~trochle̲a̲r supratr̲o̲chlear (ɔ) ~umbilik̲a̲l (oberhalb des Nabels liegend) supra-umb̲i̲lical ~vagin̲a̲l supravag̲i̲nal (dʒai) ~ventrikul̲ä̲r supraventr̲i̲cular ~vesik̲a̲l suprav̲e̲sical ~vit̲a̲l supravital (ai) ≳vitalfär̲bung f supravital staining ~zili̲a̲r (über der Braue liegend) supracil̲i̲ary (i)

SUR = serologische Univers̲a̲lreaktion f serol̲o̲gical univ̲e̲rsal reaction

Sura f (Wade) calf [of the leg] ~l (Wade betr) s̲u̲ral (juə)

Suram̲i̲n n (WHO) s̲u̲ramin ('sjuərəmin) [s̲o̲dium] (BPC)

Surd̲i̲tas f (Taubheit) s̲u̲rdity (ɔ:), deafness (e)

Surdom̲u̲titas f (Taubstummheit) deafm̲u̲tism (def'mju:tizm), surdim̲u̲tism

Surinamr̲i̲nde f pharm Surinam (juə) bark

S̲u̲rra [-Krankheit] f s̲u̲rra (uə), d̲e̲hab ('di:hæb), trypanosom̲i̲asis (ai) ≳erre̲ger m bakt Tryp̲a̲nosoma ev̲a̲nsi (i'vænsai)

Surrog̲a̲t n (Ersatzsubstanz) s̲u̲bstitute (ʌ), s̲u̲rrogate (ʌ)

Susp̲e̲nded heart-Syndr̲o̲m n susp̲e̲nded heart syndrome, E̲vans and Lloyd-Thomas syndrome

suspend̲i̲eren to susp̲e̲nd

Suspensi̲o̲n f chem, chir susp̲e̲nsion / homog̲e̲ne ≳ smooth susp̲e̲nsion / ölige ≳ oily base

Suspensions|fl̲ü̲ssigkeit f susp̲e̲nsion [liquid] ≳verband m susp̲e̲nsory bandage

Suspens̲o̲rium n susp̲e̲nsory, support

s̲ü̲ßen (zuckern) to sugar ('ʃugə), to sw̲e̲eten / pharm to ed̲u̲lcorate (ʌ)

Süß|holz n (Lakritze) pharm glycyrrh̲i̲za (glisi'raizə), l̲i̲quorice ('likəris) (BP) ≳holzauszug m l̲i̲quorice (i) [liquid (BP)] extract ≳holzsaft m (Succus Liquiritiae) s̲u̲ccus (ʌ) liquir̲i̲tiae (rifi:) ≳holzwurzel f (DAB) (Radix Liquiritiae) l̲i̲quorice root (EP) ≳klee-Kr̲a̲nkheit f sweet cl̲o̲ver (ou) disease ≳kr̲a̲ft f sw̲e̲etening power ~lich sw̲e̲etish ≳mandelöl n pharm oil of sweet ̲a̲lmonds ('a:məndz) ~sauer s̲o̲ur-sweet ≳stoff m s̲a̲ccharin[e] (BP) / (künstlicher) synthetic (e) sw̲e̲etening agent (ei), artificial sw̲e̲etener ≳ungsmittel n pharm sw̲e̲etening agent, ed̲u̲lcorant (ʌ)

S̲ü̲ßwasser n fr̲e̲shwater ≳polyp m s Hydra ≳schnecke f (Bilharziosewirt) fr̲e̲shwater snail

Sustentaculum *n* (*PNA*) (Stütze, Stützgerüst) *anat* sustentaculum (æ)
Susurrus *m* (Gemurmel, Murmelgeräusch) susurrus (ʌ), susurration, murmur (ə:)
Sutur *f* (Naht) *s* Sutura
Sutura *f* (*pl* Suturae) (Naht) *anat* suture ('sju:tʃə), sutura (juə), *pl* suturae ᴈ *coronalis* (*PNA*) (Kronennaht, Kranznaht) coronal ɔu) suture ᴈ*e cranii* (Schädelnähte) ranial (ei) sutures ᴈ *ethmoideomaxil uris* (*PNA*) ethmoidomaxillary sutur< ᴈ *frontalis* (Stirnnaht) frontal (ʌ) ᴈutu e ᴈ *frontoethmoidalis* (*PNA*) fror o-ethmoid suture ᴈ *frontolacrimalis* *PNA*) fronto-lacrimal suture ᴈ *fror maxillaris* (*PNA*) frontomaxillary ture ᴈ *frontonasalis* (*PNA*) fron. nasal suture ᴈ *frontozygomatica* (*PNA*) frontozygomatic suture ᴈ *infraorbitalis* (*PNA*) infra-orbital suture ᴈ *intermaxillaris* (*PNA*) intermaxillary suture ᴈ *internasalis* (*PNA*) internasal suture ᴈ *lacrimoconchalis* (*PNA*) lacrimoconchal suture ᴈ *lacrimomaxillaris* (*PNA*) lacrimomaxillary suture ᴈ *lambdoidea* (*PNA*) (Dreiecksnaht, Lambdanaht) lambdoid suture ᴈ *nasomaxillaris* (*PNA*) nasomaxillary suture ᴈ *occipitomastoidea* (*PNA*) occipitomastoid suture ᴈ *palatina mediana* (*PNA*) median palatine suture; ᴈ ~ *transversa* (*PNA*) transverse palatine suture ᴈ *palatoethmoidalis* (*PNA*) palato-ethmoidal suture ᴈ *palatomaxillaris* (*PNA*) palato-maxillary suture ᴈ *parietomastoidea* (*PNA*) parietomastoid suture ᴈ *sagittalis* (*PNA*) (Pfeil- *od* Scheitelnaht) sagittal (æ) suture ᴈ *sphenoethmoidalis* (*PNA*) spheno-ethmoidal suture ᴈ *sphenofrontalis* (*PNA*) sphenofrontal (ʌ) suture ᴈ *sphenomaxillaris* (*PNA*) sphenomaxillary suture ᴈ *sphenoparietalis* (*PNA*) sphenoparietal (ai) suture ᴈ *sphenosquamosa* (*PNA*) sphenosquamous suture ᴈ *sphenozygomatica* (*PNA*) sphenozygomatic suture ᴈ *squamosa* (*PNA*) (Schuppennaht) squamous (ei) suture ᴈ *temporozygomatica* (*PNA*) temporozygomatic suture ᴈ *zygomaticomaxillaris* (*PNA*) zygomaticomaxillary suture
Suxamethonium *n* (*WHO*) (Cholinsuccinat, Suxamethonii chloridum (*EP*)) suxamethonium (ˌsʌksəmeˈθouniəm) chloride (*EP*, *BP*), succinylcholine ('sʌksinil'kouli:n) [chloride] (*USP*) ᴈ**bromid** *n* suxamethonium bromide (*BP*)
Suzanne (sy'zan)-**Drüse** *f* Suzanne's gland
SV = Schlagvolumen *n* stroke volume / = Simian-Virus *n* simian virus
Svedberg ('sve:dbærj)-[**Flotations]Einheit** *f* Svedberg flotation unit (SF)
SVI = Schlagvolumenindex *m* cardiac index
SV-Virus = Simian-Virus *n* simian virus
SVW-Virus = Enzephalomyokarditis-Virus *n* encephalomyocarditis virus, EM
Swan (swɔn)-**Syndrom** *n* (Syndrom des blinden Flecks) blind-spot syndrome, Swan's syndrome
Sweet (swi:t)-**Syndrom** *n* (akute febrile neutrophile Dermatose) acute febrile neutrophile dermatosis, Sweet's syndrome

Swenson ('swensən)-**Operation** *f* Swenson's operation
S/W-Komplex = Spitze / Welle-Komplex *m* spike-and-wave complex
Swyer-James ('swaiə-dʒeimz)-**Syndrom** *n* Swyer-James syndrome, unilateral hyperlucent lung
Sycosis barbae *f* (Akne mentagra) coccogenic sycosis, acne mentagra
Sydenham ('sidnəm)-**Chorea** *f* Sydenham's chorea (i), chorea minor (ai)
Sykose *f* sycosis
Sylvius ('silviəs)|-**Furche** *f* (Sulcus lateralis cerebri (*PNA*)) lateral sulcus of the cerebrum, Sylvius' fissure ('fiʃə) *od* sulcus (ʌ) ᴈ-**Grube** *f* (Fossa lateralis cerebri (*PNA*)) *anat* lateral cerebral fossa, sylvian fossa ᴈ-[**Wasser-]Leitung** *f* (Aquaeductus Sylvii) sylvian *od* Sylvius aqueduct (æ)
Symbio|nt *m* symbion, symbiont, symbiote, mutualist (ju:) ᴈ*se* *f* symbiosis, mutualism (ju:), commensalism / ᴈsymbiotic (ɔ) ~**tisch** symbiotic, commensal
Sym|blepharon *n* symblepharon (e) ᴈ**bolik** *f* symbolism ᴈ**bolisation** *f* ps symbolisation ᴈ**bolophobie** *f* symbolophobia ᴈ**brachydaktylie** *f* symbrachydactylia
Syme (saim)-**Amputation** *f* Syme's amputation
symm. = symmetrisch symmetrical, sym
Sym|[m]elie *f* symmelia (i:), fusion (ju:) of feet and legs ᴈ**metromanie** *f* symmetromania
Sympathektomie *f chir* sympathectomy / periarterielle ᴈ Leriche's (ləˈriːʃəz) operation ~**ren** *chir* to sympathectomise
Sympathico... *s* Sympathiko...
Sympathiko|lytikum *n pharm* sympathicolytic (i) [agent (ei)] ~**lytisch** sympathicolytic ᴈ**mimetikum** *n pharm* sympatheticomimetic, sympathomimetic (mi'metik), adrenergic drug ~**mimetisch** sympatheticomimetic, sympathomimetic ~**paralytisch** sympatheticoparalytic (i) ᴈ**pathie** *f* affection of the sympathetic nervous system, sympathicopathy (ɔ) ᴈ**tomie** *f* (Kux-Operation) sympathectomy ~**ton** sympathicotonic (ɔ), tone sympathetic ᴈ**tonie** *f* sympathicotonia (ou) ~**tonisch** sympathicotonic ᴈ**tonus** *m* sympathetic (e) tone ᴈ**tripsie** *f chir* sympathicotripsy ~**trop** sympathicotropic (ɔ)
Sympathikus *m* (Truncus sympathicus) sympathetic (e) trunk / sympathetic nervous system / (Nerv) sympathetic nerve ᴈ- sympathetic ᴈ**aktivierung** *f* activation of sympathetic influence ᴈ**blockade** *f* sympathetic blocking ᴈ**dominanz** *f* dominance of the sympathetic nervous system ᴈ**durchtrennung** *f chir* sympathectomy ᴈ**erkrankung** *f* sympathicopathy (ɔ) ~**erregend** stimulating the sympathetic nervous system ᴈ**faser** *f* sympathetic fibre [*US* fiber] ᴈ**ganglieninfiltration** *f* injection of novocain (ou) into the sympathetic ganglia ᴈ**hemmer** *m* sympathetic inhibitor ᴈ**lähmung** *f* sympathicoparalysis ᴈ**reiz** *m* sympathetic impulse ᴈ**schmerz** *m* sympathicalgia ᴈ**speichel** *m* sympathetic saliva (ai) ᴈ-**Syndrom** *n*, hinteres posterior cervical sympathetic

syndrome, Barré-Liéou (ba're:-lie'u:) syndrome ᴈ**tonus** *m* tonus (ou) of the sympathetic nervous system, sympathicotonia ᴈ**überwiegen** *n* preponderance of the sympathetic nervous system ᴈ**wurzeldurchtrennung** *f* ramisection, sympathectomy
sympath|isch *ps*, *anat* sympathetic (e) / ~ erkrankt (Auge) sympathetically afflicted ~**isieren** *ps* to sympathise
Sympatho|blasten *m pl* sympathoblasts ᴈ**blastom** *n* sympathoblastoma ᴈ**lytikum** *n* sympatholytic drug ~**mimetisch** sympathomimetic
Sym|patol *n pharm* sympatol (i) ~**patrisch** *genet* sympatric ~**peritoneal[is]** symperitoneal ᴈ**phalangismus** *m* symphalangism (sim'fælæŋgizm) ~**phogenetisch** symphogenetic ᴈ**physe** *f anat* symphysis (i), *pl* symphyses / ᴈsymphysial (i) ᴈ**physektomie** *f chir* (Schamfugenschnitt) symphysiectomy, pubiotomy, hebotomy
Symphys|en- symphysis (i), symphyseal ᴈ**dehiszenz** *f* symphyseal dehiscence ᴈ**dehnung** *f* symphysiolysis ᴈ**schaden** *m* symphyseal injury ᴈ**schnitt** *m* suprapubic incision (in'siʒən) ᴈ**winkel** *m* subpubic angle
Symphyseo|lyse *f* symphysiolysis ᴈ**tomie** *f s* Symphysektomie
Sym|physion *n* symphysion ᴈ**physis** *f s* Symphyse / ᴈ pubica (*PNA*) (Schambeinfuge) pubic symphysis ᴈ**physiotom** *n* symphysiotome (i) ᴈ**plasma** *n* symplasm, symplast ᴈ**podie** *f* (Sirenenbildung) sympodia (ou)
Symptom *n* (Krankheitszeichen) (objektiv) sign / (subjektiv) symptom ᴈ**e** *n pl* symptoms or signs (Sx) *allgemeines* ᴈ general symptom *auffallendes* ᴈ outstanding sign *ausgeprägtes* ᴈ well-developed sign *beweisendes* ᴈ conclusive sign *charakteristisches* ᴈ characteristic symptom ᴈ *bei Einlieferung* entering complaint (EC) *enterales* ᴈ gastro-intestinal sign *entscheidendes* ᴈ cardinal sign ᴈ *des blinden Flecks* (Swan-Syndrom) blind spot syndrome *gastrointestinales* ᴈ gastro-intestinal symptom *klinisches* ᴈ sign, objective symptom *künstlich erzeugtes* ᴈ induced symptom *neurologisches* ᴈ neurologic[al] manifestation *objektives* ᴈ objective *od* physical (i) sign *örtliches* ᴈ local symptom *pathologisches* ᴈ pathologic[al] sign *therapiebedingtes* ᴈ drug symptom *ungünstiges* ᴈ unfavo[u]rable (ei) symptom *warnendes* ᴈ premonitory (ɔ) symptom, precursory symptom
Sympto|matik *f* symptoms and signs / (Symptomatologie) symptomatology, semeiology (ˌsemai'ɔlədʒi) / angstbesetzte ᴈ *ps* anxiety-cathected symptoms ~**matisch** symptomatic / ~ behandeln to treat symptomatically ᴈ**matologie** *f* (Semiotik) symptomatology, semeiology ~**matolytisch** symptomatolytic (i)
Symptom|auflösung *f* elimination of symptoms ᴈ**beschreibung** *f* semeiography (ɔ) ᴈ**bildung** *f* development of symptoms
Symptomenkomplex *m* symptom complex, syndrome ('sindrəmi) / klimakterischer ᴈ menopausal (ɔ:) syndrome / stenocardischer ᴈ anginal (dʒai) syndrome / ᴈ der Wechseljahre meno-

pausal syndrome ≈- syndromic (ɔ)
symptom|frei symptom-free ≈**koppelung**
f combination of two or more symptoms or signs ≈**lehre** f semeiology
(ˌsemaiˈɔlədʒi), symptomatology ~**los**
asymptomatic, featureless; symptom-
-free ≈**losigkeit** f lack of symptoms od
signs ≈**raffung** f ps speed-up action
symptoms ~**verschiebung** f ps shift of
symptoms ~**verwischend** symptomato-
lytic (i) ≈**verwischung** f masking (aː) of
symptoms ≈**wechsel** m change of
symptoms od signs
Sympus m sympus
Syms (simz)-**Traktor** m Syms' tractor
syn|-(*Vors*) (mit, zusammen) syn-(*Vors*)
≈**actosis** f synactosis ≈**albumin-Insulin-**
-Antagonist m synalbumin-insulin antagonist ≈**algie** f synalgia / ≈- synalgic
(æ) ≈**anastomose** f synanastomosis
≈**apse** f neur synapse ('sinæps), synapsis / nach einer ≈ gelegen postsynaptic
/ vor einer ≈ gelegen presynaptic /
neuromuskuläre ≈ neuromuscular
junction ≈**apsenvesikel** n synaptic vesicle ≈**apsenwiderstand** m synaptic
resistance ≈**apsis** f neur synapse
('sinæps), synapsis ≈**aptase** f (Emulsin)
emulsin (ʌ), synaptase (æ) ~**aptisch**
synaptic ≈**arthrose** f synarthrosis, coar-
ticulation ≈**ästhesie** f syn[a]esthesia (iː)
/ optische od visuelle ≈ (Farbensehen
bei Wahrnehmung bestimmter Töne)
phonopsia (ɔ), phonopsy (ou) ≈**ch[e]irie**
f syncheiria (aiə) ≈**chilie** f (Lippenver-
wachsung) synch[e]ilia ('kailiə) ≈**chon-**
drose f synchondrosis ≈**chondrosis** f
(*PNA*) (Knorpelhaft, Knorpelfuge) primary cartilaginous joint **Synchondroses**
cranii (*PNA*) cartilaginous joints of the
skull ≈ **intraoccipitalis anterior** (*PNA*)
anterior intra-occipital synchondrosis;
≈ ~ **posterior** (*PNA*) posterior intra-
-occipital synchondrosis ≈ **petro-occi-**
pitalis (*PNA*) petro-occipital joint
≈ **spheno-occipitalis** (*PNA*) spheno-
-occipital joint ≈ **sphenopetrosa** (*PNA*)
sphenopetrous (e) joint ≈ **sternalis**
(*PNA*) manubriosternal joint ~**chron**
synchronous ≈**chronisieren** to synchro-
nise ≈**chronismus** m synchronism,
synchrony ≈**chysis** f ophth synchysis
('sinkisis) / ≈ scintillans s. scintillans
≈**cretio** f (Zusammenwachsen) growing
together, syncretion (iː), adhesion (iː)
≈**daktylie** f syndactylia (i), syndactylism, syndactyly ≈**dese** f syndesis
≈**desmitis** f syndesmitis ≈**desmologia**
f (*PNA*) (Bänderlehre) syndesmology
≈**desmologie** f anat syndesmology
≈**desmopexie** f syndesmopexy ≈**desmo-**
plastik f syndesmoplasty ≈**desmorrha-**
phie f chir syndesmorrhaphy ≈**desmose**
f syndesmosis ≈**desmosis** f (*PNA*)
(Bandhaft) syndesmosis / ≈ articulatio
tibiofibularis (*PNA*) inferior tibiofibular joint / ≈ tympanostapedia (*PNA*)
tympanostapedial syndesmosis ~**des-**
motisch syndesmotic (ɔ)
Syndrom n syndrome ('sindrəmi), symptom complex **abulisch-akinetisches** ≈
akinetic (eiki'netik) abulic (ə'bjuːlik)
syndrome **adrenogenitales** ≈ (adrenaler
Virilismus) adrenal virilism (i) **akzes-**
sorisches ≈ accessory syndrome **amen-**
tielles ≈ amentia **amnestisches** ≈
amnesic (iː) od amnestic (e) syndrome
amyostatisches ≈ amyostatic syndrome
anorektales ≈ anorectal syndrome

apallisches ≈ apallic syndrome **artiku-**
lo-urethro-okuläres ≈ Reiter ('raitə)
syndrome **aurikulotemporales** ≈
auriculotemporal syndrome, Frey's
(frez) syndrome **ballismisches** ≈ ballism
('bælizm) **choreatisches** ≈ chorea syndrome, Hunt's (hʌnts) striatal syndrome **delirantes** ≈ (Delirium) acute
brain syndrome **dyskinetisch-hyperto-**
nisches ≈ neck-face syndrome **dysmne-**
stisches ≈ dysmnesic syndrome **genito-**
suprarenales ≈ adrenogenital syndrome **hämolytisch-urämisches** ≈ h[a]emo-
lytic ur[a]emic (iː) syndrome (HUS)
hämorrhagisches pulmo-renales ≈ lung
and nephritis purpura, Goodpasture's
(gud'pæstʃəz) syndrome **hepatorenales**
≈ hepatorenal syndrome, liver-kidney
syndrome, liver-death syndrome, bile
nephrosis syndrome **hepato-zerebrales**
≈ hepatocerebral syndrome **kardio-**
kutanes ≈ (Leopard-Syndrom) cardio-
cutaneous syndrome **kardiomeles** ≈
cardiomelic syndrome **kataton-schizo-**
phrenisches ≈ catatonic schizophrenia
≈ **der leeren Sella** empty sella syndrome **nephrotisches** ≈ nephrotic syndrome **neurokutanes** ≈ neurocutaneous
syndrome, encephalotrigeminal vascular syndrome, Sturge [-Weber] (stɑːdʒ-
-'veːbər) syndrome **oberes** ≈ **der Hirn-**
schenkelhaube superior cerebellar peduncle syndrome **okulo-cerebro-renales**
≈ oculocerebrorenal syndrome,
Lowe's (louz) syndrome **okulopupilläres**
≈ Horner[-Bernard] ('hɔːnəbər'nar)
syndrome, Bernard-Horner syndrome
okulovertebrales ≈ oculovertebral syndrome **oral-fazial-digitales** ≈ (Papillon-
-Léage-Psaume-Syndrom) orofacial digital syndrome **pankreatiko-hepatisches**
≈ (Edelmann-Syndrom (II)) pancreati-
cohepatic syndrome, Edelmann syndrome (2) **paratrigeminales** ≈ (Raeder-
-Syndrom) paratrigeminal syndrome
postkommotionelles ≈ postconcussion
od posttraumatic syndrome **postmari-**
tales ≈ honeymoon syndrome **prä-**
menstruelles ≈ premenstrual syndrome
presbyophrenes ≈ Kahlbaum-Wernicke
syndrome **psychoorganisches** ≈ acute
brain syndrome **salivo-sudoripares** ≈
salivo (ai)-sudoriparous (i) syndrome
unteres ≈ **des roten Kerns** (Claude-
-Syndrom) inferior syndrome of the red
nucleus, Claude's (klɔːdz) syndrome
zerviko-linguo-mastikatorisches ≈
neck-face syndrome **zönästhetisches** ≈
c[o]en[a]esthetic schizophrenia ≈ **des**
blinden Flecks blind-spot syndrome ≈
der gelben Fingernägel yellow nail
syndrome ≈ **des Frontallappens** frontal
lobe tumo[u]r syndrome ≈ **der ein-**
gedickten Galle (Gallenpfropfsyndrom)
inspissated bile syndrome ≈ **der ver-**
brühten Haut scalded (ɔː) skin syndrome ≈ **der Knuckle-Pads** knuckle
pads, deafness, leuconychia syndrome
≈ **der hyalinen Membranen** hyaline
membrane syndrome, respiratory (aiə)
distress syndrome ≈ **des Minimalhirn-**
schadens minimum brain dysfunction
syndrome ≈ **des Nucleus hypothalami-**
cus Corpus Luysii ('kɔːpəs luˈiːsiai)
syndrome, subthalamic nucleus syndrome ≈ **der hinteren Pharynxlage**
Villaret's (vila'rez) syndrome ≈ **des**
geraden Rückens straight back syndrome ≈ **der abführenden Schlinge**

efferent-loop syndrome ≈ **der blinden**
Schlinge blind loop syndrome ≈ **der**
zuführenden Schlinge afferent-loop syndrome ≈ **der erhöhten Serumviskosität**
hyperviscosity syndrome ≈ **der blauen**
Skleren blue sclera syndrome ≈ **der**
lateralen Wand des Sinus cavernosus
(Foix-Syndrom) lateral wall of the
cavernous sinus syndrome, Foix'
(fwaz) syndrome ≈ **der blauen Windeln**
blue diaper (ai) syndrome ~**genetisch**
ps syndromogenetic
Synechie f (Verklebung, Verwachsung)
synechia (sin'ekiə), adhesion (æd'hiː-
ʒən) ≈**lösung** f chir synechotomy
Syn|echiotom n chir synechia knife,
synechotome (si'nekətoum) ~**ergetisch**
synergetic (dʒe), synergic (əː) ≈**ergie** f
(Zusammenwirken) synergy ≈**ergismus**
m synergism, synergy ≈**ergist** m anat,
pharm synergist ~**ergistisch** synergistic,
synergic ~**gam** syngamous ≈**genese** f
syngenesis ≈**genesioplastik** f syngene-
sioplasty ~**gen[etisch]** genet syngeneic
≈**izese** f synizesis ≈**karyon** n synkaryon
≈**kinese** f (Mitbewegung) synkinesis
(i:), synkinesia (i:) ≈**kinese**- synkinetic
(e) ~**klitisch** synclitic (i) ≈**klitismus** m
synclitism ~**kopal** syncopal, syncopic
(ɔ) ≈**kope** f (Ohnmacht) syncope
('sinkəpi) / vagovasale ≈ vasovagal
syncope ≈**kope betr.** syncopic, syncopal ~**kopieren** (ohnmächtig werden) to
faint, to lose consciousness ≈**ophthal-**
mie f synophthalmia ≈**orchidie** f synor-
chidism, synorchism ≈**osteotomie** f
synosteotomy ≈**ostose** f anat synostosis, synosteosis ≈**ostose betr.** synostotic
(ɔ), ankylotic ~**ostosiert** synostosed,
ankylosed ≈**ostosis** f (*PNA*) (Knochenhaft) synostosis ~**ostotisch** synostotic
Synovektomie f synovectomy
Synovia f (Gelenkschmiere) synovia
(ou), synovial fluid (u) ≈**entfernung** f
synovectomy
synovial synovial (ou) ≈**drüse** f synovial
od Haversian gland ≈**falte** f synovial
fold (ou) ≈**flüssigkeit** f synovial fluid
(u) ≈**gelenk** n synovial joint ≈**haut** f
(Membrana synovialis (*PNA*)) synovial
membrane od coat ≈**hautentzündung** f
synovitis ≈**itis** f (Synovitis) synovitis ≈
dendritica dendritic s. ≈ **fibrinosa**
fibrinous s. ≈ **pigmentosa villosonodu-**
laris pigmented villonodular s. ≈
purulenta suppurative arthritis ≈
serosa serous (iə) s. ≈ **tuberculosa**
tuberculous s. ≈**kapsel** f synovial
capsule, joint capsule ≈**membran** f
synovial membrane ≈**om** n (Synoviom)
synovioma ≈**scheide** f synovial sheath
≈**tasche** f synovial bursa (əː) ≈**überzug**
m synovial membrane ≈**zotte** f (Plica
synovialis (*PNA*)) synovial fold, synovial villus ≈**zyste** f synovial cyst
Syn|ovioblast m synovioblast ≈**oviom** n s
Synovialom ≈**ovitis** f (Gelenkhautent-
zündung) s Synovialitis ≈**these** f synthesis ('sinθisis), pl syntheses ~**thetisch**
synthetic (e) ~**thetisieren** to synthesise
('sinθisaiz) / ~d synthesising (i) ~**ton**
ps syntonic (ɔ) ≈**tonie** f ps syntonic
state od condition ≈**topie** f syntopy
≈**trophie** f syntrophism ≈**tropie** f
syntropy ≈**tropismus** m syntropy ≈-
zephalus m syncephalus ~**zytial** syncytial ≈**zytium** n syncytium ≈**zytio-**
trophoblast m syncytiotrophoblast (ɔ)
≈**zytium** n syncytium (i) ≈**zytium**

betr. syncytial ('sitiǝl) **ᴌzytiumzelle** f syncytial cell

Syphil|ämie f syphil[a]emia **ᴌelcosis** f syphilitic ulceration **ᴌelcus** n syphilitic ulceration **ᴌid** n syphilid[e] (i), syphiloderm (i), syphiloderma / **ᴌ-** syphilodermatous

Syphilido|loge m syphilidologist, syphilologist **ᴌlogie** f syphilology, syphilology **ᴌmanie** f ps syphilomania **ᴌphobie** f (Angst vor Syphilis) syphilophobia

Syphili|logie f syphilology **ᴌmetrie** f syphilimetry

Syphilis f (Lues) syphilis (i), lues ('luːiːz), syph sl **allgemeine ᴌ** constitutional s. **angeborene ᴌ** congenital (e) s. **ᴌ dritten Grades** tertiary (ǝː) s., tertiarism **ererbte ᴌ** hereditary (e) s. **ᴌ** acquired (aiǝ) s. **in der Ehe erworbene ᴌ** marital s. **extragenitale ᴌ** extragenital (e) od non-venereal (iǝ) s. **fetale ᴌ** prenatal (ei) s. **hereditäre ᴌ** hereditary (e) s. **ᴌ maritalis** marital s. **metaluetische ᴌ** quaternary s. **nicht venerische ᴌ** non-venereal s. **ᴌ im Sekundärstadium** secondary s. **ᴌ im Tertiärstadium** tertiary (ǝː) s. **ᴌ des Zentralnervensystems** cerebrospinal (ai) s. **~ähnlich** syphiloid (i) **ᴌangst** f ps syphilomania, syphilophobia **ᴌation** f syphilisation **ᴌentstehung** f syphilogenesis **~erzeugend** syphilogenous (ɔ) **ᴌleiden** n syphilopathy (ɔ), syphilosis **ᴌspirochäte** f Treponema (iː) pallidum **ᴌtherapie** f syphilotherapy

Syphilit|iker[in] m [f] syphilitic (i) od luetic (e) patient **~isch** syphilitic (i), luetic (e)

Syphilo|derm[a] n syphiloderm, syphiloderma **~gen** syphilogenous (ɔ) **ᴌid** n syphiloid (i) **ᴌloge** m syphilologist **ᴌm[a]** n (Gumma) syphiloma, gumma (ʌ), pl gummata, syphilophyma (ai) **ᴌmanie** f ps syphilomania **ᴌnychia** syphilonychia **ᴌnychie** f syphilonychia

ᴌphobie f ps syphilophobia **ᴌpsychose** f syphilopsychosis **ᴌse** f syphilosis

Syphon m siphon (ai)

Syrigmus m tinnitus aurium

Syring|adenom[a] n syringadenoma **ᴌektomie** f syringectomy (ˌsirin'dʒektǝmi) **ᴌitis** f (Tubenkatarrh) (Ohr) syringitis (sirin'dʒaitis)

Syringo|bulbie f syringobulbia (ʌ) **ᴌenzephalie** f syringo-encephalia **ᴌm[a]** n syringoma **ᴌmeningozele** f syringomeningocele **ᴌmyelie** f syringomyelia (iː), spinal (ai) gliosis **ᴌmyelitis** f syringomyelitis **ᴌmyelozele** f syringomyelocele (ai) **ᴌtom** n syringotome **ᴌtomie** f (Fistelspaltung) syringotomy **ᴌzele** f syringocele **ᴌzystadenom** n syringocystadenoma **ᴌzystom** n syringocystoma

Syrinx f (Fistel) syrinx ('siriŋks)

Syrosingopin n (WHO) syrosingopine ('saiǝro'siŋgopiːn)

Sysom n syssomus (ou)

Syspasie f syspasia

Syssarkosis f syssarcosis

systaltisch systaltic

System n system **auditives ᴌ** auditory apparatus **endokrines ᴌ** endocrine od incretory (iː) organs **genetisches ᴌ** genetic s. **limbisches ᴌ** limbic s. **lymphatisches ᴌ** (Systema lymphaticum (PNA)) lymphatic s. **lyophiles ᴌ** lyophilic s. **pallidales ᴌ** pallidal s. **parasympathisches ᴌ** parasympathetic nervous s. **periodisches ᴌ** periodic (ɔ) s. **retikuloendotheliales ᴌ** (RES) reticulo-endothelial s. (RES) **rubrospinales ᴌ** rubrospinal s. **ᴌ-** systematic (æ)

Systema| lymphaticum (PNA) (lymphatisches System) lymphatic system **ᴌ nervosum** (PNA) (Nervensystem) nervous system; **ᴌ ~ autonomicum** (PNA) (autonomes Nervensystem) autonomic nervous system; **ᴌ ~ centrale** (PNA) (Zentralnervensystem) central nervous

system; **ᴌ ~ periphericum** (PNA) peripheral nervous system

system|atisch systematic **~atisieren** to systematise **ᴌatisierung** f systematisation **ᴌblutdruck** m systemic blood pressure **ᴌerkrankung** f (eines physiologischen Systems) system disease / (des ganzen Körpers) systemic (e) disease **ᴌinsektizid** n systemic insecticide **~isch** systemic

Systole f systole ('sistǝli) / ausgefallene od fehlende **ᴌ** dropped heart-beat / nicht wahrnehmbare **ᴌ** aborted s. / unvollständige **ᴌ** imperfect s. **~** systolic (ɔ)

Systolenfolge f (normale) eusystole (juːˈsistǝli)

Systolikum n systolic (ɔ) murmur (ǝː)

systolisch systolic (ɔ)

Syzyglie f syzygy ('sizidʒi) **ᴌiologie** f syzygiology **ᴌium** n syzygium (siˈzidʒiǝm)

SZ = Säurezahl f acid number

Szabo ('saːbo)**-Reaktion** f Szabo's test

S-Zacke f (EKG) S wave

S-Zahl = Svedberg-Einheit f Svedberg ('sveːdbærj) unit

Szinti|gramm n radiol scintigram, scan, scintiscan **ᴌgraphie** f radiol scanning, scintiscanning, scintigraphic od radionuclide imaging **ᴌgraphiegerät** n [scintigraphic] scanner **~graphisch** scintigraphic

Szintillations|kamera f scintillation camera **ᴌlösung** f liquid scintillator, scintillator od scintillation fluid **ᴌspektrometer** n scintillation spectrometer **ᴌzähler** m scintillation counter **ᴌzählung** f scintillation counting

Szintillometer n röntg scintillometer

szirrhös scirrhous ('sirǝs), scirrhoid

Szirrhus m scirrhus ('sirǝs), indurated carcinoma **~ähnlich** scirrhoid (i)

Szondi ('sondi)**-[Trieb-] Test** m Szondi's test

T

T = *ophth* Augendruck *m* intra-ocular pressure / = Taenia *f* Taenia, T. / = Testosteron *n* testosterone / = Tetrazyclin *n* tetracycline / = Thymin *n* thymine, T / = Torr torr / = *genet* Translokation *f* translocation / = Transplantation *f* transplantation / = Tritium *n* tritium, T / = *biol* Tropin *n* tropine / = *anat* Tuberculum *n* tuberculum, T / = *kard* T-Zacke *f* T wave

t = *anat* temporal temporal, t / = tertiär tertiary, t / = transfer (*z B* t--RNS) transfer, t / = Triplett *n* triplet / = Zeit *f* time, t

T 1/2 = Halbwertszeit *f* half-life

T₃ = Trijodthyronin *n* tri-iodothyronine, T₃

T₄ = Tetrajodthyronin *n* tetra-iodothyronine, thyroxine, T₄

TA = Transaldolase *f* transaldolase, TA / = Trikuspidalarea *f* tricuspid area

T₃A = Trijodthyroninessigsäure *f* tri--iodothyro-acetic acid, TRIAC

Ta = Tantal *n* tantalum, Ta

TAA = Thioazetamid *n* thioacetamide

TAB (Typhus-Paratyphus (A + B)-Impfstoff) TAB (= typhoid (ai), paratyphoid A, paratyphoid B) vaccine (*BP*), triple vaccine

Tab. = Tabelle *f* table

Tabak|abus *m* (übermäßiges Rauchen, Nikotinsucht) overindulgence (ʌ) in tobacco, abuse (ju:) of tobacco **≈beutelnaht** *f* (Schnürnaht) *chir* purse-string suture **≈blätter** *n pl* tobacco leaves **≈genuß** *m* smoking **≈lunge** *f* tabacosis, tobacco lung **≈mosaikvirus** *n* tobacco mosaic virus (TMV) **≈ose** *f* (Tabakstaublunge) tabacosis **≈sbeutelnaht** *f chir* purse-string suture **≈staublunge** *f s* Tabaklunge **≈vergiftung** *f* nicotine (i) poisoning

Tabanide *f* tabanid (æ) [fly]

Tabanus *m* (Pferdebremse) Tabanus (ei), horse fly **≈fliege** *f* (Dasselfliege) bot fly

Tabardillo *m* Mexican (e) typhus (ai), tabardillo (tæba:'diljou)

Tabatière *f* (Fossula radialis) *anat* anatomical (ʌ) snuffbox (ʌ)

T.A.B.C. Kombination von T.A.B.- *u* Paratyphus-C-Impfstoff TABC

T.A.B. -Cholera-Impfstoff *m* TABChol / Vac

T.A.B.D.T. [-Impfstoff] TABDT

tabellarisch tabular (æ), tabulated (æ); in tabular form

Tabelle *f* table, schedule ('ʃedju:l, *US* 'skedju:l)

Tabes (Rückenmarkschwindsucht) tabes ('teibi:z) [dorsalis (ei)], locomotor (ou) ataxia / posterior (iə) [spinal (ai)] sclerosis **~ähnlich** tabetiform (e) **≈arthropathie** *f* tabetic (e) osteoarthropathy (ɔ) **~krank** tabic (æ), tabid (æ) **≈krise** *f* tabetic (e) crisis (ai) **≈paralyse** *f* taboparesis **≈zenz** *f* (Auszehrung, Kachexie) tabescence

tabetisch *s* tabisch

Tabiker|[in] *m* [*f*] tabetic (e) **≈fuß** *m* tabetic foot

tabisch tabic (æ), tabid (æ)

Tablette *f pharm* tablet (æ), tabella, *pl* tabellae, troche ('trouki) / (Komprette) lozenge ('lɔzindʒ) **≈** *mit Bruchrille* scored tablet *[dünn]darmlösliche* **≈** enteric-coated tablet *kleine* **≈** parvule

(a:) **≈** *mit Schokoladenüberzug* chocolate-coated tablet (CCT) **≈** *mit verzögerter Wirkung* delayed-action tablet **Tabletten|einnahme** *f* taking of tablets **≈fluoridierung** *f dent* fluoridation by tablets **≈form** *f pharm* tablet form **≈röhrchen** *n* tablet tube **≈sucht** *f* pharmacophilia (i) / (krankhaft) pharmacomania **≈therapie** *f* tablet therapy **Tablettieren** *n pharm* tableting / (Sucht) pharmacophilia (i)

Tabo|paralyse *f* taboparalysis, taboparesis (i:) **≈parese** *f s* **≈paralyse ≈phobie** *f* (Angst vor Tabes) *ps* tabophobia

T.A.B.T.[-Impfstoff] TABT

Tabulae *f pl s* Pastillen

Taches *f pl* (Flecken) taches

Tachistoskop *n* tachistoscope (i)

Tacho|- (*Vors*) tacho- ('tæko (*Vors*) **≈gramm** *n* (Geschwindigkeitskurve) tachogram ('tækogræm) **≈graph** *m* tachygraph, tach[e]ometer (ɔ)

Tachy|- (*Vors*) tachy- ('tæki) (*Vors*) **≈arrhythmie** *f* tachyarrhythmia **≈graph** *m* tachygraph, tach[e]ometer (ɔ) tachycardiac **≈kardie** *f* tachycardia, tachyrhythmia ('riðmiə) / aurikuläre **≈** atrial tachycardia / paroxysmale **≈** auricular paroxysmal tachycardia, Bouveret's (buvə'rɛz) syndrome **≈kardie** betr. tachycardiac **≈kardiesystole** *f* tachysystole ('sistəli) **~kardisch** tachycardiac **≈lalie** *f* tachylogia **≈logie** *f* tachylogia **≈phagie** *f* (schnelles Essen, Schlingen) tachyphagia (ei) **≈phemie** *f* tachyphrasia, battarism **≈phrasie** *f* tachyphrasia (ei) **≈phylaxie** *f* tachyphylaxis **≈pnoe** *f* (schnelles Atmen) tachypn[o]ea **≈psychie** *f* tachypsychia (ai) **≈urie** *f* (schnelles Ausscheiden des Urins) tachyuria (juə)

Taenia *f* (Bandwurm) *anat* (bandartige Formation) t[a]enia / (Bandwurm) Taenia (i:), *pl* Taeniae (i:) **≈ chorioidea** (*PNA*) t[a]enia chorioidea **≈ coli** (*PNA*) t[a]enia coli **≈ diminuta** Hymenolepis (ɔ), dwarf (ɔ:) tapeworm **≈ fornicis** (*PNA*) t[a]enia of the fornix **≈ nana** Hymenolepis (ɔ) nana (ei) **≈ saginata** T. saginata (ei), measly (i:) tapeworm, beef tapeworm **≈ solium** (Schweinebandwurm, Kettenbandwurm) T. solium (ou), pork tapeworm **≈ telae** (*PNA*) t[a]enia telae, band of the tela **≈ thalami** (*PNA*) t[a]enia of the thalamus **≈ ventriculi quarti** t[a]enia of the fourth ventricle

Taenia|asis *f* (Bandwurmkrankheit) t[a]eniasis (ai), infestation by tapeworms **≈cidum** *n* (*pl* Taenicida) (Bandwurmmittel) *pharm* t[a]enicide (i:), t[a]eniacide **≈fugum** *n* t[a]eniafuge ('ti:niəfju:dʒ) **≈ola** *f anat* t[a]eniola (ai) **≈ophobie** *f* t[a]eniophobia

Taenzer-Unna ('tæntsər-'unə)-Orcein--Methode *f* Unna [-Taenzer] stain

T.A.F. = Toxin-Antitoxin-Flocken *f pl* [Impfstoff gegen Diphtherie] toxoid--antitoxin floccules, TAF / = Tuberkulin *n*, albumose-frei albumose-free

tafelförmig tabular (æ), lamellar, lamelliform

Tag *m* day / *n* nach der Operation post--operative (ɔ) day / empfängnisfreie **≈e** safe period / pro **≈** daily / zu **≈e** treten (Symptom) to become manifest, to appear **≈ u. Nacht** betr. nyctohemeral (e) **≈angst** *ps* pavor diurnus, daytime

terror **≈blinder** *m* hemeralope (e) **≈blindheit** *f* day-blindness, hemeralopia **Tag** *m genet* (Kernanhangsgebilde) tag **Tages|atemvolum** *n* respiratory (aiə) volume (ɔ) during 24 hours **≈ausscheidung** *f* daily excretion (i:) **≈bedarf** *m* (*z B* Fett) daily requirement (aiə) **≈bericht** *m* daily report, bulletin (u) **≈dienst** *m* day duty **≈dosis** *f pharm* daily dose (dous) / einmalige **≈** once-a--day dose **≈dragee** *n* coated tablet for day-time use **≈durchschnitt** *m* average (æ) daily rate, daily average **≈epilepsie** *f* diurnal (ɔ:) epilepsy (e) **≈heim** *n* (für Kinder) day-nursery **≈höchstdosis** *f pharm* (THD) maximum daily dose (dous) **≈klinik** *f ps* day hospital **≈länge** *f* day length **≈leistung** *f physiol* daily output **≈licht** *n* daylight **≈lichtlampe** *f* sunlight (ʌ) lamp **≈menge** *f* daily dose (dous) / (Urin) daily output **≈modifikation** *f pharm* day-type preparation **≈- u. Nachtmodifikation** *f* day and night type preparation **≈personal** *n* (Klinik) day staff **≈rhythmus** *m* daily *od* circadian rhythm ('riðəm) **≈schwankung** *f* daily variation *od* fluctuation **≈schwester** *f* day nurse **≈sehen** *n* photopic vision **≈temperatur** *f* diurnal (ɔ:) temperature **≈verbrauch** *m* (Luft, Wasser *usw*) daily consumption (ʌ)

T-Agglutinin = Thomsen-Agglutinin *n* Thomsen's ('tɔmzənz) agglutinin, T agglutinin

täglich daily / (täglich wiederkehrend) quotidian (i)

Tagtraum *m* (Wachtraum) day dream, walking dream, hallucination

Tahyna-Virus *n* Tahyna virus

Taiga-[Zecken-] Meningoenzephalitis *f* tick-borne encephalitis

tailing *n* (Schwanzbildung, Streifenbildung) *chrom* tailing

Taille *f* (*auch* Herz) waist

Taillefer (taj'fer)**-Falte** *f* Taillefer's valve

Taillen|band *n orthop* waistband **≈druck** *m* constriction of the waist **≈umfang** *m* waist-line **≈weite** *f* waist-line

Tait (tait)**-Operation** *f* Tait's operation

Takahara (taka'hara)**-Syndrom** *n od* -Krankheit *f* Takahara's syndrome, acatalasia syndrome

Takamahakharz *n pharm* tacamahac (æ)

Takata|-Ara (ta'kata-'ara)**-Reaktion** *f* Takata-Ara reaction **≈-Serumreaktion** *f* Takata reaction

Takayasu (ta:ka'ja:su)**-Syndrom** *n* (Aortenbogensyndrom, pulslose Krankheit) Takayasu's syndrome, thoracicocervical occlusive (u:) disease, aortic arch syndrome

taktil tactile ('tæktail)

Talalgie *f* (Fersenschmerz) talalgia (tæl'ældʒiə)

Talantropia *f* (Nystagmus) talantropia, nystagmus

Talbot ('tɔ:lbɔt)|-[Plateau (pla'to)-] Gesetz *n* Talbot-Plateau law **≈-Scheibe** *f* Talbot's disk

Talcum *n* (*DAB, EP*) talc (*EP, BP*) / talcum (æ), talc (æ), French chalk (tʃɔ:k)

Talfieber *n s* Wüstenfieber

Talg *m* (Rinder- *od* Schafstalg) suet ('sjuit), tallow *f* (der Talgdrüsen) sebaceous (ei) matter, sebum *f* (Haut) sebaceous (si'beiʃəs) **~absondernd** sebaceous, sebiparous (i) **≈ab-**

sonderungen f pl sebum deposits ૨-**armut** f asteatosis ~**artig** (Haut) sebaceous (ei)
Talgdrüsen f pl (Glandulae sebaceae (PNA)) sebaceous od sebiferous od oil glands ૨**adenom** n sebaceous adenoma ૨**ausführungsgänge** m pl ducts of sebaceous glands ૨**horn** n sebaceous horn ૨**konkrement** n sebolith, sebolite (e) ૨**leiden** n steatopathy (ɔ) ૨**mündung** f orifice (ɔ) of a sebaceous gland ૨**sekretion** f, **übermässige** seborrhagia, seborrh[o]ea (i) ૨**verstopfung** f obstruction (ʌ) of a sebaceous gland ૨**zyste** f sebaceous cyst
Talg|erzeugungsstörung f steatopathy (ɔ) ૨**follikel** m sebaceous follicle ~**ig** (Haut) sebaceous (ei) / (seborrhoisch) seborrhoic (ou) ૨**mangel** m (Oligosteatose) oligosteatosis, lack of sebum (i:) ૨**nase** f nasal (ei) seborrh[o]ea (i) ૨**produktion** f sebaceous secretion (i:) / (ungewöhnliche) parasteatosis ~**produzierend** sebiferous (i), sebiparous (i) ૨**säure** f (Acidum stearicum) stearic (æ) acid ૨**zyste** f sebaceous (ei) cyst
Talipes m (Klumpfuß) talipes (æ)
Talipomanus f (Luxatio manus congenita) talipomanus (ɔ), club-hand (ʌ)
Talk m s Talkum ૨**granulom** n (Talkumgranulom) talc granuloma
Talkose f talcosis
Talkum n (EP, DAB) talc (æ) (EP, BP) talcum (æ), French chalk (tʃɔːk) ૨**granulom** n (Talkgranulom) talc granuloma ૨**puder** m pharm talcum powder
Tallquist ('talkvist)-**[Hämoglobin-]Skala** f Tallquist's h[a]emoglobin scale
Talma ('talma)|**[-Drummond-Morison--Chiazzi** ('drʌmənd-'mɔrisən-ki'atsi)]-**-Operation** f Talma[-Morison] operation ૨-**Syndrom** n Talma's disease, myotonia acquisita
Talo|kruralgelenk n (Articulatio talocruralis (PNA)) ankle joint ~**navikular** talonavicular (i) ~**skaphoid** taloscaphoid (æ)
Talus m (Sprungbein) talus (ei), ankle--bone, astragalus (æ) ૨- talo- (ei) (Vors), astragalo- (æ) (Vors) ૨ **u.** **Kalkaneus betr.** talocalcanean (ei), astragalocalcanean ૨ **u.** **Schienbein betr.** talotibial (i), astragalotibial ૨ **u.** **Unterschenkelknochen betr.** talocrural (uə), astragalocrural ૨ **u.** **Wadenbein betr.** talofibular (i), astragalofibular ૨**exstirpation** f astragalectomy, removal (uː) of the talus (ei) ૨**kuppel** f talar dome ૨**rolle** f (Trochlea tali (PNA)) trochlea of the talus
Tama|rinde f tamarind (æ) ૨**rindenmark** n pharm tamarind pulp ૨**rindenmus** n pharm tamarind pulp ૨**rindensirup** m pharm tamarind syrup (i) ૨**rindenwein** m pharm tamarind wine ૨**riske** f bot tamarisk (æ)
Tamburin n (Probiertrommel) test drum
Tampon m tampon (æ), plug / aufsaugender ૨ absorbent t. / medikamentöser ૨ medicated (e) t. ૨**ade** f chir tamponade, tamponage (æ), tamponing, tamponment ૨**adenmaterial** n packing od plugging material (iə) ૨**halter** m porte-mèche ૨**ieren** n tamponade (æ), tamponing (æ) ~**ieren** (ausstopfen) to plug, to tampon, to pack ૨**kanüle** f Trendelenburg's cannula ૨**pinzette** f dressing forceps (ɔ:) pl

---

૨**röhre** f tampon cannula ૨**träger** m porte-mèche ૨**zange** f dressing forceps pl
Tandem-Duplikation f tandem duplication / inverse ૨ reverse t. d.
Tang m bot seaweed, fucus (juː)
tangential tangential (tæn'dʒenʃəl) ૨**kraft** f tangential force ૨**schnitt** m tangential section ૨**schuß** m mil seton (i:) wound (uː), tangential wound
Tangier-Krankheit f Tangier disease
Täni.... s Taeni....
Täniase f (Bandwurmbefall) t[a]eniasis (ai)
Täniose f t[a]eniasis
Tankrespirator m tank-type respirator
Tannase f tannase
Tannat n chem tannate
Tannen|bogen m genet tented arch ~**zapfenförmig** pinecone (ai)-shaped, piniform (i)
Tannigen n pharm tannigen, acetannin, acetyltannic acid
Tannin n (Acidum tannicum (DAB), Gerbsäure) tannin (BP), tannic acid (EP, BP) ૨- tannic ~**behandelt** tannic--acid treated ૨**behandlung** f treatment with tannic acid ૨**glyzerin** n tannic acid glycerin (i) ૨**lösung** f tannin solution ૨**methode** f tannin treatment ૨**präparat** n tannin preparation ૨**säure** f chem tannic acid, digallic acid
tannisiert tanned
Tanret (tã'rɛ)-**Reagens** n Tanret's reagent
Tansini (tan'sini)-**Operation** f Tansini's operation
Tantal n chem tantalum ૨**lampe** f tantalum lamp ૨**verbindung** f tantalum compound
T-Antigen n T antigen, transplantation a.
Tanzen n dancing (a:) / (Kniescheibe) floating [of the knee-cap od patella] ~**d** saltatory (æ), saltatorial (ɔ:)
Tanz|krampf m rhythmic (i) od saltatory (æ) chorea (i) ૨**sucht** f (Choreomanie) ps choreomania, dinomania ૨**wut** f ps tarantism (æ), dancing (a:) mania
TAO = Triazetyl-oleandomyzin n triacetyloleandomycin, TAO
tapeinokephal tapeinocephalic
Tapetum n anat tapetum (i:), pl tapeta (i:) ૨ betr. tapetal (i:)
Taphephobie f s Taphophobie
Taphophobie f (Angst, lebendig begraben zu werden) ps taphophobia
Tapia ('ta:pia)-**Syndrom** n Tapia's syndrome, vagohypoglossal syndrome
Tapir|lippe f pseudohypertrophy of the lips, tapir (ei) mouth ~**oid** tapiroid (ei) ૨**schnauze** f s ૨**lippe** ~**schnauzenähnlich** tapiroid (ei)
Tapotement n tapotement (tapout'mã)
Tarantel f tarantula
Taraxein n taraxein
tardiv tardive, retarded
T-Areal n (thymusabhängiges Areal) immun thymus-dependent area
Tarentismus m ps tarantism
Targetzelle f target cell
Tarier|schälchen n Lab taring (ɛə) basin (ei) ૨**waage** f tare balance
Tarirsäure f tariric (i) acid
tarnen to mask, to disguise (ai), to camouflage ('kæmufla:ʒ)
Tarnier (tar'nje:)-**Zange** f Tarnier's forceps pl
Tarnow ('tarno:)-**Syndrom** n neck-face

---

syndrome, Kulenkampff-Tarnow syndrome
Tarsadenitis f tarsadenitis, inflammation of the Meibomian glands
tarsal (Fusswurzel-; Lidknorpel-) tarsal, tarso- (Vors) ૨**drüse** f tarsal gland, Meibomian gland ૨**gie** f tarsalgia (taːˈsældʒiə) ૨**knochen** m tarsal bone; ૨ pl tarsalia (ei) ૨**knorpel** m anat s Lidknorpel ૨**muskel** m tarsal muscle ૨**tunnel** m (Canalis tarsi) tarsal tunnel ૨**tunnel-Syndrom** n tarsal tunnel syndrome
Tars|ektomie f (Fußwurzelknochenresektion) tarsectomy ૨**itis** f (Tarsusentzündung, Lidknorpelentzündung) tarsitis, blepharitis
Tarso|cheiloplastik f chir tarsocheiloplasty (ai) ૨**klasie** f tarsoclasis (ei) ૨**malazie** f (Lidknorpelerweichung) tarsomalacia (məˈleiʃiə) ૨**megalie** f tarsomegaly ~**metatarsal** tarsometatarsal ~**orbital** tarso-orbital ~**phalangeal** tarsophalangeal ૨**plastik** f (Lidknorpelplastik) tarsoplasty, blepharoplasty (e) ૨**ptose** f tarsoptosis ('tousis) ૨-**rrhaphie** f (Blepharorrhaphie (Lid) blepharorrhaphy (ɔ), tarsorrhaphy ~**tibial** tarsotibial (i) ૨**tomie** f (Auge) blepharotomy, tarsotomy
Tarsus m anat (Fußwurzel) tarsus / (Lidknorpel) tarsus / ૨ inferior (PNA) tarsus of the lower eyelid / ૨ palpebrae tarsal cartilage / ૨ superior (PNA) tarsus of the upper eyelid ૨- (Fusswurzel-, tarsal, Lidknorpel-) tarso- (Vors) ૨ **u. Tibia betr.** tibiotarsal ૨**dislokation** f tarsectopia ૨**entzündung** f tarsitis
tartarisieren to tartarise
Tartarus m (Weinstein) chem pharm tartar ૨ **boraxatus** (Boraxweinstein) soluble (ɔ) cream of t. ૨ **depuratus** (gereinigter Weinstein) cream of t. ૨ **natronatus** (Kalium-Natrium tartaricum, Seignettesalz, Rochellesalz) potassium sodium tartrate (BP), Rochelle (rɔˈʃel) salt, Seignette's (sænˈjets) salt ૨ **stibiatus** (Brechweinstein) t. emetic (e)
Tartrat n (Salz der Weinsteinsäure) chem tartrate
Tartrazin n tartrazine
Tartronsäure f (Hydroxymalonsäure) chem tartronic (ɔ) od hydroxymalonic (ɔ) acid
Tartzelle f tart cell
Tar (tar)-**Zeichen** n Tar's sign
Tasche f pocket, purse, pouch (au), bag / sac / (Höhle) cavity (æ), space
Taschen|apotheke f pocket first-aid kit ૨**band** n (Ligamentum ventriculare (PNA)) vestibular ligament ૨**besteck** n chir pocket instrument case ૨**bildung** f chir sinus (ai) formation, pocketing ૨**dosimeter** n radiol pocket ionisation chamber ~**förmig** saccular (æ), sacciform, saccate, pouch-shaped ૨**inhalator** m pocket inhaler (ei) ૨**klappe** f (Herz) semilunar valve ૨**kürettage** f subgingival curettage ૨**lappen** m pocket flap ૨**messerlage** f jack-knife position ૨**messerphänomen** n clasp--knife phenomenon (ɔ) ૨**skalpell** n pocket scalpel
Taschkent|-Beule f od ૨-**Geschwür** n Tashkend ulcer
Tasikinesie f (motorische Unruhe) ps tasikinesia (i:)

tassen|förmig cotyloid (ɔ), cup-shaped ⚭**pessar** n cup pessary

Tast|anästhesie f tactile an[a]esthesia ⚭**ballen** m tactile elevation ∼**bar** tactile, tactual; palpable (æ) ⚭**barkeit** f palpability ⚭**blindheit** f tactile agnosia (ou), stereo-agnosis, stereo-an[a]esthesia ('stiəriɔ-,ænis'θi:ziə) ⚭**empfindung** f thigm[a]esthesia (,θigmis'θi:ziə), sense of touch ⚭**empfindungsmesser** m tactometer ∼**en** to palpate (æ), to touch / (tappen) to grope ⚭**en** n touch, palpation ⚭**er** m (Insekt) s Palpe ⚭**erkennen** n (Erkennen von Gegenständen durch Betasten) stereognosis, stereognostic (ɔ) perception

Tasterzirkel m [a]esthesiometer

Tast|fähigkeit f tactility ⚭**funktion** f tactile function (ʌ) ⚭**gefühl** n sense of touch / vermindertes ⚭ hypo-[a]esthesia (i:) ⚭**gefühl betr.** tactile ⚭**haare** n pl tactile hairs ⚭**halluzination** f haptic od tactile hallucination ⚭**körperchen** n pl (Corpuscula tactus (PNA)) oval corpuscles ⚭**lähmung** f (zentrale) stereo-agnosis; (periphere) stereo-an[a]esthesia (i:), astereognosis, apselaphesia (i:) ⚭**organ** n organ of touch ⚭**perkussion** f palpatory (æ) percussion (ʌ), pless[a]esthesia (æ) ⚭**reiz** m contact stimulus ⚭**scheibe** f tactile disk

Tastsinn m tactile sense, sense of touch, pselaphesia (i:), thigm[a]esthesia (i:) ⚭ tactile / (Haut) dermotactile ⚭**störung** f paraphia (ei) ⚭**verlust** m loss of the sense of touch, anaphia (æ'neifiə)

Tast|sonde f exploring (ɔ:) od exploratory probe ⚭**strahl** m röntg scanning beam ⚭**vermögen** n tactile sense ⚭**versuch** m (Vorversuch) preliminary (i) experiment (e) ⚭**warze** f tactile papilla ⚭**werkzeug** n organ of touch ⚭**zelle** f tactile cell ⚭**zentrum** n tactile centre [US center]

TAT (thematischer Apperzeptionstest) Murray ('mʌri)[-Harvard ('ha:vəd] test, thematic apperception test, TAT / = Tetanusantitoxin n tetanus antitoxin, TAT

Tatauierung f tattooing (u:)

TÄTD = Tetraäthyl-thiuramdisulfid n tetraethylthiuramdisulphide, TETD

Tatendrang m, krankhafter ps hyperbulia ('bju:liə), hyperenergy, hyperenergia

Tätigkeit f activity / (Wirksamkeit) efficacy / (Apparat) action / (Herz) action / (Beschäftigung) occupation / (Leistung) performance / herabgesetzte ⚭ hypo-activity (i)

Tätigkeits|empfindung f ps sensation of action ⚭**neurose** f ponopathy ⚭**sucht** f activity mania ⚭**umsatz** m normal metabolic (ɔ) rate / (Bedarf) activity requirement (aiə)

tätowier|en to tattoo (u:) ⚭**ung** f tattooing / (als Bild) tattoo mark

tatzen|förmig paw-shaped ⚭**hand** f cheiromegaly (,kaiəro'megəli)

taub (Ohr) deaf (e) / (Gefühl) numb (nʌm) / (Glied) dead, numb / auf einem Ohr ∼ sein to be deaf in one ear / ein Tauber a deaf person / die Tauben the deaf, deaf people

Tauben|einheit f pigeon unit, beri (e)--beri unit of vitamin (ai) B ⚭**gang** m pigeon-toe ⚭**gurren** n (Lunge) sonorous (ɔ:) rales (a:) ⚭**krätze** f pigeon itch ⚭**züchterkrankheit** f pulmonary (ʌ) aspergillosis, pigeon fanciers' lung

Taubheit f (Ohr) deafness (e) / (Gefühl) numbness ('nʌmnis) / völlige ⚭ anacousia (u:), anacusis (u:) ⚭**sgefühl** n [sensation of] numbness (ʌ)

taubstumm surdomute, deaf and dumb (dʌm), deaf-mute ('mju:t) / die Taubstummen the deaf and dumb

Taubstummen|alphabet n deaf-and-dumb od finger alphabet (æ) ⚭**anstalt** f institute od clinic for the deaf and dumb ⚭**sprache** f deaf-and-dumb od finger language, cheirology (kaiə'rɔlə-dʒi), dactylology

Taub|stummer m deaf-mute ('mju:t), surdomute ⚭**stummheit** f deafmutism

Tauchbad n plunge (plʌndʒ) bath; immersion bath

Tauchen n (Eintauchen) immersion ∼ (eintauchen) to immerse

Taucher|krankheit f (Kaissonkrankheit) divers' paralysis, caisson ('keisn) disease, compressed-air illness, decompression sickness, aer[a]emia (eiə'ri:miə) ⚭**lähmung** f s ⚭**krankheit** ⚭**ohr** n divers' ear ⚭**schwindel** m s ⚭**krankheit** ⚭**unfälle** m pl diving accidents

Tauch|kropf m diving od plunging (ʌ) goitre (ɔi) [US goiter] ⚭**linse** f immersion lens ⚭**mikrotom** n immersion microtome (ai) ⚭**verletzung** f diving injury

Taufliege f Drosophila (ɔ)

Tauglichkeit f fitness / gesundheitliche ⚭ medical fitness

Taugrenze f (Taupunkt) dew point

Taumel m (Gang) staggering, reeling / (Schwindel) giddiness ('gidinis), dizziness ⚭**gang** m titubation, staggering gait, stumbling gait ∼**ig** (Gang) staggering / (schwindelig) giddy ('gidi), dizzy ⚭**igkeit** f s Taumel ⚭**lolch** m (Lolium) bot Lolium temulentum, darnel ∼**n** to stagger, to reel, to lurch (lə:tʃ) / ⚭ n reeling, staggering, titubation

Taupunkt m dew (dju:) point

Taurin n physiol taurine (ɔ:), amino--ethylsulphonic [US -sulf-] acid

Taurochol|ämie f taurochol[a]emia ∼**sauer** chem taurocholic (ɔ)

Taurocholsäure f (Acidum taurocholicum) chem taurocholic acid ⚭**bildung** f (Leber) taurocholanopoiesis ('tɔ:roko-,lænopoi'i:sis) ⚭**salz** n chem taurocholate (ou)

Taurophobie f ps taurophobia

Täuschung f illusion (i'lu:ʒn) / aristotelische ⚭ Aristotle's anomaly / optische ⚭ optical illusion

Tausend|fuß m zool millepede ('milipi:d), myriapod ('miriəpɔd) ⚭**güldenkraut** n (DAB) (Herba Centaurii (DAB)) Erythraea centaurea (ɔ:), centaury, centaurium (ɔ:)

Taussig ('tɔ:sig) [-Bing ('biŋ)]-**Syndrom** n Taussig-Bing syndrome, complex od heart

Tauto|logie f tautology ∼**mer** tautomeric (e) ⚭**merie** f tautomerism (ɔ)

Tautreten n (Kneippkur) dew cure, walking barefoot in the early morning dew (dju:)

Tawara|-Aschoff (ta'va:ra-'aʃɔf)-**Knoten** m s Tawara-Knoten ⚭-**Knoten** m atrioventricular (e) node, Tawara's node, His (his)-Tawara node

Taxis f tropism (ou), taxis / chir reduction od reducing od setting of a fracture ⚭**versuch** m attempted reposition (i)

Taxon n (pl Taxa) taxon ⚭**omie** f taxonomy

Tay (tai)|-**Fleck** m Tay's cherry-red spot ⚭-**Sachs** (tai-sæks)-**Syndrom** n od -**Idiotie** f Tay-Sachs syndrome, cerebromacular degeneration, amaurotic (ɔ) familial idiocy, amaurotic (ɔ) od family (æ) idiocy (i), ganglioside lipoidosis

Taylor ('teilə)|-**Gastroskop** n Hermon Taylor gastroscope ⚭-**Messer** n Bell Taylor's knife ⚭-**Syndrom** n Taylor's syndrome, pelvic congestion syndrome

TB = Tuberkel-Bazillus m Mycobacterium tuberculosis

Tb = Terbium n terbium, Tb / = Tuberkulose f tuberculosis

TBA = Thyroxin-bindendes Albumin n thyroxine-binding protein, TBP

TbB = Tuberkel-Bazillus m Mycobacterium tuberculosis

Tbc = Tuberkulose f tuberculosis

TBG = Thyroxin-bindendes Globulin n thyroxine-binding globulin, TBG

T-Binde f chir T-bandage

TBK = Thyroxin-Bindungskapazität f thyroxine binding capacity

Tbk = Tuberkulose f tuberculosis

Tbl. = Tablette f tablet

TBP = Thyroxin-bindendes Plasmaprotein n thyroxine-binding plasmaprotein

TBPA = Thyroxin-bindendes Präalbumin n thyroxine-binding pre-albumin, TBPA

TBR = Trockenblutreaktion f Chediak's reaction od test

T-Bruch m chir T-fracture

TBT = Tolbutamid n tolbutamide

TC = Tetracyclinum n tetracycline / = Thiocarbanilidum n thiocarbanilide

Tc = Technetium n technetium, Tc

TCA = Trichloressigsäure f trichloroacetic acid, TCA

T-CAT = Transmissions-Computertomographie f transmission computed axial tomography, T-CAT

TCCA-Virus = transitional cell cancer--associated virus

TCE = Trichloressigsäure f tetrachloroacetic acid, TCA

TCP = Trikresylphosphat n tricresyl phosphate, TCP

Tct. = Tinctura f tincture ('tiŋktʃə)

TD = Tagesdosis f daily dose / = radiol Tiefendosis f depth dose

TDI = Toluoldiisozyanat n toluene diisocyanate, TDI

T-Drain m chir T-tube [drain], T drain

TDS = Thiamindisulfid n thiamine disulphide

TE = Tauben-Einheit f pigeon unit / = Tuberkulin-Einheit f tuberculin unit, TU

T.E. = Tonsillektomie f tonsillectomy / = Trübungseinheiten f pl (Zinksulfattest) turbidity test units

Te = Tellur n tellurium, Te

TEA = Tetraäthylammonium n tetraethylammonium (ou)

Teale (ti:l)-**Operation** f Teale's amputation / (Symblepharon) Teale's operation

Technetium n (Tc) technetium (tek'ni:ʃiəm) **99mⲻ-Pertechnetat** n 99m technetium pertechnetate ⚭-**99m--Pyridoxylidenglutamat** n technetium--99m-pyridoxylidene glutamate

Technik f technology, engineering (iə) / (Methode) technique (i:) / ⚭ der Wahl technique of choice ≈er m Lab technician (i), technologist ≈handstücke n pl dent hand pieces for laboratory (ɔ) work

Tectum n mesencephali (PNA) tectum of the mid-brain

Tee m tea / pharm infusion / medizinischer ≈ medicinal (i) tea ≈ismus m theaism ('θi:eiizm) ≈löffelvoll m teaspoonful / ein gehäufter ≈ a heaped ≈. / ein gestrichener ≈ a level (e) t. ~löffelweise **nehmen** to take by the teaspoon

Teer m chem tar, Pix liquida (BP) ≈akne f (Akne picea od picealis) tar acne ('ækni), acne picealis ≈arbeiterkrebs m s Skrotalkrebs ~artig tarry (a:) ≈ausschlag m tar rash ≈bad m tar bath ≈ekzem n tar itch ~en to tar ≈farbe f coal-tar od aniline (æ) dye ~farbig (z B Stuhl) tar-colo[u]red, like tar ≈farbstoff m s ≈farbe ~ig (teerhaltig) tarry (a:) / (geteert) tarred ≈krebs m pitch-workers' cancer, tar cancer ≈öl n tar oil ≈pflaster n pharm plaster (a:) of pitch ≈präparate n pl tar preparations ≈produkt n chem coal-tar derivative (i) ≈seife f pharm tar soap ≈stuhl m tarry (a:) stool ≈warze f pitch wart ≈zyste f chocolate ('tʃɔklit) cyst

Tee|sucht f addiction to tea, theaism ('θi:izm) ≈süchtiger m theic ('θi:ik) ≈tassevoll f teacupful ≈vergiftung f theism ('θi:izm), theinism ('θi:inizm)

TEG = Thrombelastogramm n thrombelastogram / = Thrombelastographie f thrombelastography

Tegmen n anat tegmen (e), covering, tegumen (e) / ≈ tympani (PNA) (Paukenhöhlendach) tegmen tympani / ≈ ventriculi quarti (PNA) roof of the fourth ventricle

tegment|al tegmental ≈um n (PNA) (Decke, Dach) tegmentum / ≈ rhombencephali (PNA) tegmentum of the hind-brain

Tegument n tegument (e), covering

Teichmann ('taiçman)**|-Kristalle** m pl Teichmann's networks ≈-**Test** m Atkinson ('ætkinsən) and Kendall's ('kendəlz) test

Teichonsäure f teichoic acid

Teich|opsie f (Zackenskotom) teichopsia (tai'kɔpsiə) ≈oskopie f teichopsia

teig|artig pasty (ei) ~ig (Konsistenz) doughy ('doui), pasty (ei)

Teil m (Pars (PNA)) part / gleiche ≈e Lab equal volumes / vorgefallener [Kinds-]≈ prolapsed (æ) part / vorliegender ≈ presenting part ≈- part, partial ≈agglutinin n para-agglutinin (u:) ≈amputation f (Amputatio partialis) partial amputation ≈antigen n hapten ≈aufnahme f röntg partial radiograph ≈bad n partial bath ≈behandlung f partial treatment ≈bestrahlung f partial exposure ~bewußt ps semiconscious ≈blindheit f meropia ≈chen n particle ≈chengrösse f particle size ≈chorea f monochorea (i) ≈dosis f divided dose (dous) ≈entwicklung f (Ei) merogony (ɔ) ≈funktion f partial function (ʌ) ≈gelenkresektion f (einschliesslich knöcherner Anteile) chir ostearthrotomy (ɔ), osteo-arthrotomy (ɔ) ≈heilung f incomplete restoration od rehabilitation ≈hibernation f partial hibernation ≈immunität f partial immunity ≈kollektiv n subgroup; sub-

population, subset ≈körperbestrahlung f body-section irradiation, partial body irradiation ≈körperdosis f partial body radiation dose ≈kretinismus m semicretinism (e) ≈krone f dent partial crown ~löslich partly soluble

teilnahmslos (apathisch) listless, indifferent / ps passive (æ), apathetic (e) ≈igkeit f (Apathie) listlessness, apathy (æ), indifference

Teil|packung f partial pack ≈pneumothorax m partial pneumothorax (ɔ:) ≈prolaps m incomplete prolapse ≈pronation f semipronation ≈ptose f semiptosis ('tousis), partial ptosis ≈reaktion f partial reaction ≈remission f partial remission ~resektion f partial resection ~resezieren to resect partially ≈sektion f partial autopsy (ɔ:) ≈sopor m semisopor (ou), semicoma (ou) ≈strich m Lab graduation line, mark ~systolisch merosystolic (ɔ)

Teilung f division (i) / (Spaltung) fission ('fiʃən) / (Graduierung) graduation / (Furchung) segmentation / (Zellen) division / embr cleavage (i:)

Teilungs|ebene f plane of division / (bes Mitose) cleavage (i:) plane ≈figur f (Malaria) segmenting body / (Zelle) dividing formation ≈gewebe n (Meristem) bot meristem ≈gift m mitotic poison ≈rille f (Tablette) score ≈spindel f histol cleavage (i:) od achromatic spindle ≈stelle f (Adern) bifurcation ≈stoffwechsel m cell division metabolism ≈vorgang m process of division od splitting / (Segmentierung) segmentation

Teil|ursache f partial cause ≈verknöcherung f partial ossification ≈verschluß m (z B Gallengang) partial obstruction (ʌ) od occlusion ≈widerstand m, peripherer peripheral partial resistance

tektonisch tectonic (ɔ)

Tela f (pl Telae) (Gewebe) tela (i:), pl telae, weblike membrane ≈ *adiposa* (Fettgewebe) fatty od adipose (æ) tissue ≈ *chorioidea* (Adergewebe) t. chorioidea (kɔ:ri'ɔidiə); ≈ ~ *ventriculi quarti* (PNA) t. chorioidea of the fourth ventricle; ≈ ~ *ventriculi tertii* (PNA) t. chorioidea of the third ventricle ≈ *conjunctiva* (PNA) (Bindegewebe) connective tissue ≈ *elastica* (PNA) elastic tissue ≈ *gossypii absorbens* [*aseptica*] (EP) ([steriler] Verbandmull aus Baumwolle) [sterile] absorbent cotton gauze (EP) ≈ *subcutanea* subcutaneous tissue, hypoderm ≈ *submucosa* (PNA) (Submukosa, Unterschleimhautgewebe) submucous (ju:) coat, submucosa ≈ *subserosa* subserous coat

Tele- (Vors) tele- ('teli) (Vors)

Teleangi|ektasia hereditaria haemorrhagica f (Angioma haemorrhagicum hereditarium, Osler-Syndrom I) Rendu-Osler-Weber (rä'dy-'ɔslə-'ve:bə) syndrome, Osler's syndrome (2) ≈ektasie f (Gefäßerweiterung) telangiectasis, telangiectasia (ei) ~ektatisch telangiectatic ~ektodes (mit Gefäßerweiterungen verbunden) telangiectodes ('toudi:z) ≈[i]tis f telangiitis ≈om n telangiectoma, telangioma

Tele|aufnahme f röntg teleradiography (ɔ) ≈curietherapie f telecurie therapy ≈fonangst f ps telephonophobia ≈fontheorie f des Hörens telephone theory of hearing ≈gammatherapie f tele-

gammatherapy ≈gonie f telegony (e) ≈grammstil m ps agrammaphasia ≈hämostase f teleh[a]emostasis ≈kinese f okk telekinesis (i:), telecinesis, telecinesia (i:) ~kinetisch telekinetic (e) ≈kobalttherapie f radiol telecobalt therapy

Telemann ('te:ləman)**-Verfahren** n Telemann's method

Tele|meter n telemeter (e) ≈neurit m (Endaufzweigung) teleneurite ≈neuron n teleneuron[e] (,teli'njuərɔun)

tel|enzephal telencephalic ≈enzephalisation f telencephalisation ≈enzephalon n (Endhirn) telencephalon, endbrain

Teleo|logie f teleology ~logisch teleological (ɔ) ≈psie f teleopsia ≈röntgenographie f röntg teleradiography, teleroentgenography (,rʌntjən'ɔgrəfi)

Tele|path m ps telepathist (e) ≈pathie f (Gedankenübertragung) ps telepathy (e), thought transference / ps extrasensory perception (ESP) ~pathisch telepathic (æ) / ~ beeinflussen to telepathise (e) ≈radiographie f (Teleröntgenographie, Fernröntgen) röntg teleradiography, teleroentgenography (ɔ) ≈röntgenogramm n (Röntgenfernaufnahme) teleradiograph, teleroentgenogram (ʌ) ≈röntgenographie f (Teleradiographie, Fernröntgen) röntg teleradiography, teleroentgenography (ɔ) ≈röntgentherapie f teleradiotherapy (e), teleroentgenotherapy ≈skop n telescope (e) ~skopartig (ausziehbar) telescopic ≈skopgipsverband m telescopic plaster cast ≈skopkrone f dent telescope crown ≈stethoskop n telestethoscope (e) ≈therapiegerät n radiol teletherapy unit ≈zeptoren m pl telereceptors

Teller m plate / (Handteller) palm (pa:m) ~förmig plate-like, plate-shaped ≈gesicht n dish face

Tellur n chem tellurium (juə) ≈itblutplatte f chocolate tellurite plate ≈nährboden m tellurite culture (ʌ) medium (i:) ≈salz n chem tellurate ~sauer telluric (juə) ≈säure f (Acidum telluricum) telluric (juə) acid

Tellyesniczky (teljes'nitʃki)**-Gemisch** n Tellyesniczky's mixture

telo|- (Vors) telo- (Ende od Ferne betr) telo- (e) (Vors) ≈dendron n (Endbäumchen) telodendron ≈gen n telogen ≈glia f teloglia ≈lemma n telolemma ~lezithal embr telolecithal ('lesiθəl) ≈mer n telomere ≈merisation f telomerisation ≈phase f (Mitose) telophase (e) ≈sporidia n pl Telosporidia (i) ~zentrisch telocentric

TEM = Triäthylenmelamin n triethylenemelamine, TEM

Tempelschlaf m histor temple sleep, incubation

Temperament n ps temperament; temper; disposition

Temperantia n pl (Beruhigungsmittel) pharm sedatives (e)

Temperatur f temperature ('tempritʃə) *abendliche* ≈ evening t. *effektive* ≈ effective t. *erhöhte* ≈ t. above normal *hohe* ≈ high t. *kritische* ≈ critical t. *mittlere* ≈ mean t. *morgendliche* ≈ morning t. *niedrige* ≈ low t. *subfebrile* ≈ low-grade pyrexia *wechselnde* ≈ alternating (ɔ:) t. *die* ≈ *fällt zur Norm ab* t. returns to normal ≈ od Fieber **haben** to have od run a temperature *die*

ℒ *messen* to take a person's t. ℒ**abfall** *m* fall *od* drop in temperature ℒ**änderung** *f* change in temperature ℒ**anstieg** *m* rise in temperature ℒ**beobachtung** *f* temperature observation ℒ**bereich** *m* temperature range ~**empfindlich** sensitive to temperature ℒ**empfindung** *f* temperature perception ~**erhöhend** thermo-excitory (ai) ℒ**erhöhung** *f* elevation *od* rise of temperature ℒ**fühler** *m* temperature sensor ℒ**koeffizient** *m* temperature coefficient (i) ℒ**kurve** *f* temperature curve ~**labil** thermolabile, temperature-sensitive ℒ**labilität** *f* thermolability ℒ**messer** *m* thermometer ℒ**messung** *f* taking *od* measuring (e) of temperature ℒ**punkt** *m* (Haut) *s* Wärmepunkt ℒ**regelung** *f* temperature regulation ℒ**regler** *m* thermoregulator, thermostat ℒ**schwankung** *f* fluctuating (ʌ) temperature ℒ**schwelle** *f* temperature threshold ℒ**sinn** *m* temperature sense ℒ**steigerung** *f* rise in temperature ℒ**sturz** *m* sudden fall of temperature ℒ**wechsel** *m* change in temperature ℒ**zunahme** *f* increase in temperature

Tempora *n pl* (*PNA*) temples
temporal temporal ℒ**arteriitis** *f* (Arteriitis temporalis) temporal arteritis, cranial arteritis, Horton's ('hɔːtən) syndrome *od* disease (i:) ℒ**is** *f anat* arteria (iə) temporalis (ei) ℒ**lappen** *m* temporal lobe ℒ**lappenabsenz** *f ps* temporal lobe seizure ('siːʒə) ℒ**lappenepilepsie** *f* temporal lobe epilepsy ℒ**lappensyndrom** *n* Klüver-Bucy syndrome, temporal lobectomy behavio[u]r syndrome ℒ**linie** *f* temporal line
temporär (zeitlich, vorübergehend) temporary
temporoparietal parietotemporal
Temulenz *f* temulence (e)
Tenalgie *f* (Sehnenschmerz) tenalgia (te'nældʒiə), tenodynia
Tenazität *f* tenacity (æ)
Tendin|itis *f* (Sehnenentzündung) tendinitis ~**ös** tendinous ℒ**oplastik** *f* (Sehnenplastik) tendinoplasty
Tendo *m* (*pl* Tendines) (Sehne) tendo, *pl* tendines ('tendini:z), sinew ('sinju:), tendon / ℒ calcaneus [Achillis] (*PNA*) (Achillessehne) tendo calcaneus, Achilles (ə'kiliːz) tendon / ℒ crico-oesophageus (*PNA*) crico-[o]esophageal tendon ℒ**dynie** (Sehnenschmerz) tenodynia, tenalgia, pain in a tendon ℒ**lysis** *f* tendolysis ℒ**synovitis** *f* (Sehnenscheidenentzündung) tenosynovitis, tendosynovitis ℒ**vaginitis** *f* (Sehnenscheidenentzündung) tendovaginitis; Quervain's (ker'vɛz) disease
tenesmenartig tenesmic
Tenesmus *m* (Darmzwang) tenesmus (e), straining ℒ- tenesmic
Tennis|arm *m* tennis arm, tennis elbow ℒ**bein** *n* rupture (ʌ) of the musculus (ʌ) triceps (ai) surae ('suəri:) ℒ**ellenbogen** *m* tennis elbow, radiohumeral bursitis ℒ**schlägerdaumen** *m* tennis thumb ℒ**schmerz** *m s* ℒellenbogen
Teno|- (*Vors*) teno- ('teno) (*Vors*) ℒ**dese** *f* (Sehnenbefestigung am Knochen) *chir* tenodesis (ɔ), fixation of a tendon ℒ**ektomie** *f chir* tenoectomy ℒ**meter** *n* tenonometer ℒ**myotomie** *f chir* myotenotomy ℒ**nitis** *f* (Sehnenentzündung) Entzündung der Tenon-Kapsel) tenonitis, tenontitis

Tenon (tə'nɔ̃)|-**Kapsel** *f* Tenon's capsule, fascia (æ) of the bulb of the eye ℒ- -**Kapsel-Entzündung** *f* tenonitis (ai) ℒ- -**Raum** *m* (Spatium intervaginale (*PNA*)) intervaginal space of the eyeball
Tenontagra *f* tenontagra
Teno|phyt *m* tenophyte ℒ**plastik** *f* (Sehnenplastik) *chir* tenoplasty (e) ℒ**rezeptoren** *m pl* tenoreceptors ℒ**rrhaphie** *f* (Sehnennaht) *chir* tenorrhaphy (ɔ) ℒ**stosie** *f* tenostosis ℒ**synovektomie** *f chir* tenosynovectomy ℒ**synovitis** *f* tenosynovitis ℒ**tom** *n* tenotome (e), tenotomy knife ℒ**tomie** *f* (Sehnendurchtrennung) *chir* tenotomy, tendotomy ℒ**tomiehaken** *m chir* tenotomy hook ℒ**tomiemesser** *n* tenotome (e), tenotomy knife ~**tomieren** to tenotomise (ɔ), to perform tenotomy
tensio|aktiv tensio-active ℒ**meter** *n* tensiometer
Tension *f* (Spannung) tension ('tenʃən) ℒ**skopfschmerz** *m* tension headache
Tensor *m* (Spannmuskel, Spanner) tensor
Tentakel *m* tentacle ℒ**kranz** *m* circle of tentacles
Tentorium *n* (Zelt) *anat* tentorium (ɔ:) / unter dem ℒ gelegen infratentorial (ɔ:) / ℒ cerebelli (*PNA*) (Kleinhirnzelt) tentorium cerebelli ℒ**blutung** *f* tentorial h[a]emorrhage ℒ**riss** *m* tentorial rupture ℒ**schlitz** *m* tentorial notch
T-Enzym *n* (Oligoglukan-verzweigende Glykosyltransferase) T enzyme
TEP = Totalendoprothese *f* total prosthetic replacement
TEPA (Phosphorsäure-tris-aethylen--amid) triethylene phosphoramide (TEPA)
Tephromalazie *f* tephromalacia
Tepidität *f* tepidity
Terato|blastom *n* teratoblastoma ~**gen** teratogenic (e) ℒ**genese** *f* (Entstehung von Mißgeburten) teratogenesis (e), teratogeny (ɔ) ~**id** teratoid (e) ℒ**id[geschwulst]** *n* [*f*] teratoma ℒ**karzinom** *n* teratocarcinoma ℒ**loge** *m* teratologist (ɔ) ℒ**logie** *f* (Lehre von den Mißbildungen) teratology *m n* teratoma, teratoid (e) tumo[u]r / dreikeimblätteriges ℒ tridermoma / ℒ- teratomatous (ou) ~**matös** teratomatous ℒ**phobie** *f ps* teratophobia ℒ**spermie** *f* (Auftreten pathologischer Spermienformen) teratospermia
Terminationes nervorum liberae *f pl* (*PNA*) (freie Nervenendigungen) free nerve-endings
Terminatorkodon *n* stop codon
termin|gerecht (Geburt) (delivery) at

term ℒ**plan** *m* time schedule ℒ**vereinbarung** *f* appointment
Termitin *n* termitin, vitamin (ai) T
Termon *n* termone
ternär *chem* ternary
Terpen *n chem* terpene ('tə:piːn) ℒ**ismus** *m* terpenism
Terpentin *n chem* turpentine ('təːpəntain) / *sl pharm* turps ℒ**baum** *m bot* terebinth ℒ**liniment** *n pharm* turpentine liniment (i) (*BP*) ℒ**öl** *n chem* turpentine oil (*BP*), terebinth oil ℒ**präparat** *n pharm* terebinthinate ℒ**salbe** *f pharm* turpentine ointment ℒ**vergiftung** *f* terebinthinism, turpentine poisoning, terpenism
Terpenylsäure *f* terpenylic (i) acid
Terpineol *n* terpineol (tə:'piniɔl) (*BPC*)
Terpinhydrat *n* (Terpinum hydratum) terpin hydrate (*NF*) ℒ-**Elixier** *n* terpin hydrate elixir
Terra *f chem, pharm* terra, *pl* terrae ('teri:) / ℒ alba (Porzellanerde, Kaolin) terra alba (æ), kaolin (ei), white clay / ℒ sigillata (Siegelerde) terra sigillata (ei) / ℒ silicea purificata *pharm* diatomite (æ)
Terrain *n* terrain ℒ**kur** *f* terrain treatment, terrain cure
Terry ('teri)-**Syndrom** *n* (retrolentale Fibroplasie) Terry's syndrome (2), retrolental fibroplasia, retinopathy of prematurity
Terson (tɛr'sɔ̃)|-**Operation** *f* Terson's operation ℒ-**Syndrom** *n* Terson's syndrome
tert. = tertiär tertiary, tert
Tertiana *f* tertian ('tə:ʃən) malaria (ɛə) ℒ**erreger** *m* Plasmodium ovale (ei), Plasmodium vivax (ai) ℒ**fieber** *n* tertian fever *od* malaria ℒ-**maligna-Erreger** *m* Plasmodium falciparum (fæl'sipərəm) ℒ**parasit** *m* Plasmodium vivax (ai) ℒ**plasmodium** *n s* ℒparasit
Tertianfieber *n* tertian ('tə:ʃən) fever *od* malaria (ɛə)
tertiär tertiary (ə:) ℒ**lues** *f* tertiary syphilis (i) ℒ**stadium** *n* tertiary *od* third stage ℒ**trisomie** *f* tertiary trisomy
Tertipara *f* (Drittgebärende) tripara (i), tertipara (i)
Teslastrom *m elektr* Tesla current (ʌ)
Test *m* test; experiment (e); trial (ai) *biologischer* ℒ bioassay *einseitiger* ℒ *stat* one-sided *od* one-tailed test *objektiver* ℒ objective test (OT) *serologischer* ℒ serologic[al] test *zweiseitiger* ℒ *stat* two-sided *od* two-tailed test
Testa *f* (Schale) testa, shell
Test|-Antigene *n pl* test antigens ℒ**bakterium** *n* test bacterium (iə) ℒ**blättchen** *n* disk ℒ**dosis** *f*, festgelegte (*bes* Scharlachtoxin) skin test dose (dous) (STD) ~**en** to test (*auf for*) ℒ**erythem** *n* erythema (i:) provoked by tests
Testeskapsel *f röntg* scrotal shield
Test|fleck *m* test spot ℒ**flüssigkeit** *f* test fluid (u) ℒ**gift** *n* test toxin
Testikel *m* (Hoden) testicle, testis, *pl* testes ('testi:z) ~**artig** (hodenartig) testicular (i) ~**förmig** testicular ℒ**hormon** *n* testis hormone
testikulär testicular (i)
Testis *m* (Hoden) testicle, testis, *pl* testes ('testi:z)
Test|lösung *f chem* test solution (TS) ℒ**methode** *f* test[ing] method ℒ**objekt** *n*

test object ⟋organismus *m* test *od* assay organism

Testosteron *n* (*DAB, WHO*) (Testosteronum (*DAB*)) testosterone (tes'tɔstiəroun) (*BP*) ⟋azetat *n* testosterone acetate ⟋cyclopentylpropionat *n* testosterone cypionate (*USP*) ⟋cypionat *n s* ⟋-Cyclopentylpropionat ⟋önanthat *n* testosterone oenanthate (i:'nænθeit), testosterone enanthate (*USP*) ⟋phenylpropionat *n* testosterone phenylpropionate (*BP*) ⟋propionat *n* (*DAB, WHO*) (Testosteronum propionicum (*DAB*)), Testosteroni propionas (*EP*)) *chem* testosterone propionate (ou) (*BP, EP, USP*)

Test|ovar *n* ovotestis ⟋packung *f* test kit ⟋papier *n Lab* test paper ⟋person *f* subject (ʌ) ⟋serum *n* test serum (iə) ⟋stamm *m bakt* test strain ⟋streifen *m* test strip

Testudo *f* (Schildkrötenverband) figure-of-eight bandage (æ) [for knee or elbow]

Test|verfahren *n* test[ing] procedure (i:) ⟋vorrichtung *f* tester

Tetanie *f* (Zustand neuromuskulärer Übererregbarkeit) tetany (e) / berufsbedingte ⟋ workmen's tetany / hypoparathyreoide ⟋ hypoparathyroid tetany / psychogene ⟋ pseudotetany / durch Sekretionsmangel der Epithelkörperchen parathyroid tetany ⟋bereitschaft *f* latent (ei) tetany ⟋star *m* tetany cataract ⟋stellung *f* (Pfötchenstellung, Geburtshelferstellung) obstetricians' hand

tetan|iform tetaniform (æ) ⟋ika *n pl pharm* tetanics ⟋isch tetanic (æ) ⟋isieren to tetanise (e) / ⟋ n tetanisation ⟋ismus *m* natal tetany ⟋oid tetanoid (e)

Tetano|lysin *n* tetanolysin (ɔ) ⟋phil tetanophil (e), tetanophilic (i) ⟋phobie *f* tetanophobia ⟋spasmin *n* tetanospasmin (æ) ⟋toxin *n* tetanotoxin

Tetanus *m* (Starrkrampf) tetanus (e), lockjaw (ɔ) / (Uterus) uterine (ju:) trismus ⟋- tetano- (e) (*Vors*) ⟋-Adsorbat-Impfstoff *m* (*EP*) tetanus vaccine (adsorbed) (*EP*) ⟋ähnlich tetanoid (e), tetaniform (æ) ⟋antitoxin *n* tetanus antitoxin (*EP*), antitetanic (æ) serum (iə) ⟋artig tetaniform, tetanoid ⟋bazillus *m* Clostridium (i) tetani (e), Bacillus tetani ⟋bedingt tetanal (e) ⟋erreger *m s* bazillus ⟋erzeugend tetanigenous (i), causing tetanus ⟋gesicht *n* tetanic facies ('feiʃii:z) *od* face ⟋gift *n* tetanus toxin ⟋heilserum *n* antitetanic serum (iə), tetanus antitoxin ⟋-Immunoglobulin *n* vom Menschen human tetanus immunoglobulin ⟋-Impfstoff *m* (Formoltoxoid) tetanus vaccine [formol toxoid] (Tet/Vac/FT) ⟋prophylaxe *f* tetanus prophylaxis ⟋schutzimpfung *f* tetanus inoculation ⟋serum *n* tetanus antitoxin, antitetanic serum ⟋spritze *f* antitetanic *od* antitetanus injection ⟋toxin *n* tetanus toxin ⟋-Toxoid *n* tetanus toxoid ⟋vakzine *f* tetanus vaccine (*BP*)

Tetartanopsie *f* tetartanopsia

Tetra|äthylammonium *n* (TEA) tetraethylammonium (TEA) ⟋äthyldiphosphat *n* (TEPP) tetraethylpyrophosphate ('eθil,paiəro'fɔsfeit) (TEPP) ⟋äthylenglykol *n* tetraethylene glycol (ai) (TEG) ⟋äthylthiuramdisulfid *n*

(TETD) disulfiram (*BPCA*), tetraethylthiuramdisulphide [*US* -sulf-] ⟋benazin *n* (*WHO*) tetrabenazine ('benəzi:n) (*BPCA*) ⟋borsauer *chem* tetraboric (ɔ:) ⟋borsäure *f chem* tetraboric (ɔ:) *od* pyroboric (ɔ:) acid ⟋bromäthan *n* tetrabromethane (TBE) ⟋brom-m-kresol-sulfonphthalein *n* (*DAB*) (Bromkresolgrün (*DAB*)) bromocresol green (*BP, USP*), tetrabromo-m-cresolsulfonphthalein (æ) (*USP*) ⟋brom-phenolsulfonphthalein *n* (*DAB*) (Brompnolblau (*DAB*)) tetrabromophenolsulfonphthalein (æ) (*USP*), bromophenol blue (*USP*) ⟋cain *n* (Amethocain) *pharm* tetracaine ('tetrəkein) ⟋cainhydrochlorid *n* (*DAB, WHO*) (Tetracainii chloridum (*EP*), Amethocain, Butylaminobenzoyl-dimethylamino-aethanolum hydrochloricum (*DAB*)) amethocaine ('æmiθokein) hydrochloride (*BP*), tetracaine hydrochloride (*BP, EP, USP*) ⟋chloräthan *n* tetrachloroethane ⟋chloräthylen *n* tetrachloro-ethylene (*BP, EP, USP*) ⟋chlorid *n* tetrachloride (ɔ:) ⟋chlorkohlenstoff *m* (*DAB*) *chem* carbon tetrachloride (ɔ:) (*BP, USP*) ⟋chromfärbung *f* tetrachrome stain ⟋cosactrin *n* tetracosactrin ⟋cosansäure *f* tetracosanic acid ⟋cyclin *n* tetracycline ('saikli:n) (*BPC*) ⟋cyclin P tetracycline phosphate complex (*NF*) ⟋cyclinhydrochlorid *n* (*DAB*) tetracycline hydrochloride (*BP, EP, USP*) ⟋cyclin-L-methylenlysin *n* (Lymecyclin (*WHO*)) lymecycline (ai) (*BP*) ⟋cyclin-Phosphat-Komplex *m* (Tetracyclin P) tetracycline phosphate complex (*NF*) ⟋de *f* tetrad ⟋decansäure *f* (Myristinsäure) tetradecanoic *od* myristic acid ⟋fluoräthylen *n* tetrafluoroethylene (TFE) ⟋hydrocannabinol *n* (THC) tetrahydrocannabinol ⟋hydrocortisol *n* tetrahydrocortisol (TH) ⟋hydrocortison *n* tetrahydrocortisone (THC) ⟋hydrofolsäure *f* tetrahydrofolic acid (THFA) ⟋isopropylpyrophosphat *n* tetraisopropyl pyrophosphate (TIPP) ⟋jodäthylen *n* di-iodoform (ou) ⟋jodkohlenstoff *m chem* carbon tetraiodide ('aiədaid) ⟋jodphenolphthalein *n chem* iodophthalein ('aiədo'θælii:n) ⟋jodphenolphthalein-Natrium *n* iodophthalein (æ), tetra-iodophthalein sodium ⟋jodthyroessigsäure *f* tetraiodothyroacetic acid (tetrac) ⟋jodthyronin *n* tetra-iodothyronine (thyroxine, T_4) ⟋kosankarbonsäure *f* pentacosanic acid ⟋logie *f* tetralogy (æ) ⟋mastie *f* tetramastia, tetramazia (ei) ⟋mer tetrameric (e), tetramerous (æ) ⟋merie *f* tetramerism (æ) ⟋methylalloxantin *n* (Amalinsäure) amalic *od* amalinic acid ⟋methylthiuramdisulfid *n* (TMTD) *pharm* tetramethylthiuramdisulphide [*US* -sulf-] (tetra'meθilθai'juərəmdai-'sʌlfaid) (TMTD) ⟋paralyse *f* (Lähmung aller vier Extremitäten, Tetraplegie) tetraplegia (i:) ⟋peptid *n* tetrapeptide ⟋phenyltetrazol *n* tetraphenyl tetrazolium (TPT) ⟋plegie *f* tetraplegia (i:), quadriplegia ⟋ploid tetraploid ⟋som *cyt* tetrasomic ⟋somie *f cyt* tetrasomy ⟋stichiasis *f* tetrastichiasis ⟋thionsäure *f* tetrathionic acid ⟋vakzine *f* (Vakzine mit vier Komponenten: Typhus, Paratyphus A u B, Cholera) tetravaccine (æ) ⟋zol *n* (Tetrazolium)

chem tetrazolium ⟋zolblau *n chem* blue tetrazolium (*BP*) ⟋zolin *n* (*WHO*) tetrahydrozoline (hai'drɔzoli:n) (*BPC*) [hydrochloride (*NF*)] ⟋zol[ium] *n chem* tetrazolium ⟋zolpurpur *m* violet tetrazolium (VT) ⟋zolreagens *n* tetrazolium reagent ⟋zyklin *n s* Tetracyclin

Tetrolsäure *f* tetrolic acid
Tetrose *f chem* tetrose (e)
Tetrylammonium *n* (*WHO*) (Tetraäthylammonium (TEA)) tetraethylammonium (oa)
Teufels|dreck *m* (Asa foetida) *pharm* asaf[o]etida (i:) ⟋kreis *m* circulus (ə:) vitiosus ⟋pilz *m bot* satanic (æ) bolete (i:) ⟋wurz *f bot, tox* aconite (æ)
Teutleben ('tɔitle:bən)-**Ligamente** *n pl* Teutleben's ligaments
Teutschländer ('tɔitʃlɛndər)-**Syndrom** *n* Teutschländer's syndrome, calcinosis interstitialis universalis
Texasfieber *n* Texas *od* red-water fever
Textilekzem *n* textile workers' eczema
Textur *f* texture ('tekstʃə); tissue; structure ('strʌktʃə)
T-Faktor *m* vitamin K / = *genet, immun* Transfer-Faktor *m* transfer factor
T-förmig T-shaped
TG = Thyreoglobulin *n* thyroglobulin
6-TG = 6-Thioguanin *n* thioguanine, 6-TG
TGA = *kard* Transposition der grossen Arterien transposition of the large vessels / 1-⟋ = *kard* die Linksform, *d h* die korrigierte Form der Transposition der grossen Arterien left transposition of the large vessels
T-Globulin *n serol* T globulin
Th = Therapie *f* therapy / = Thorium *n* thorium, Th
Th. = thorakal thoracal (ɔ:)
Thalam|encephalon *n* (*PNA*) (Thalamushirn, Sehhügelhirn) thalamencephalon, thalamic brain, interbrain ⟋isch (zum Sehhügel gehörig) thalamic (θæ'læmik) ⟋otomie *f* thalamotomy
Thalamus *m* (Sehhügel) *anat* thalamus (æ) ⟋ thalamic ⟋ **u. Hirnrinde betr.** thalamocortical ⟋hirn *n* (Thalamencephalon (*PNA*), Sehhügelhirn) thalamencephalon, thalamic brain, interbrain, hindbrain (ai) ⟋kern *m* thalamic nucleus ⟋ [opticus]-Syndrom *n* (Déjerine-Roussy-Syndrom) thalamic syndrome, Déjerine-Roussy (de:ʒə'ri:n-ru'si) syndrome ⟋stiel *m* thalamic radiation ⟋stiele *m pl* (Fasciculi thalamocorticales (*PNA*)) thalamocortical fasciculi ⟋strahlung *f anat* thalamic radiation ⟋strahlungen *f pl* (Fasciculi thalamocorticales (*PNA*)) thalamocortical fasciculi ⟋symptom *n* thalamic sign ⟋syndrom *n* thalamic syndrome
Thalassaemia *f* thalass[a]emia / ⟋ major thalass[a]emia major, Cooley's ('ku:liz) an[a]emia / ⟋ minima microcyth[a]emia, thalass[a]emia minima / ⟋ minor microcytic (i) an[a]emia, thalass[a]emia minor (ai)
Thalassämie *f* thalass[a]emia, erythroblastic an[a]emia, Mediterranean an[a]emia
Thalasso|phobie *f* thalassophobia ⟋therapie *f* (Meerwasserbehandlung) thalassotherapy
Thalidomid *n* (*WHO*) thalidomide (θæ-'lidəmaid) ⟋-Syndrom *n* thalidomide embryopathy syndrome
Thallium *n chem* thallium ⟋- thallic

⌐oxyd n chem thallium trioxide **⌐oxydul** n chem thallium monoxide **⌐vergiftung** f thallium poisoning, thallotoxicosis

Thallus m thallus

THAM = Trihydroxymethylaminomethan n, Trometamol n THAM, tromethamine (NF)

Thanato|- (Vors) thanato-´ ('θænəto) (Vors) **~gnomisch** thanatognomic **⌐logie** f thanatology **⌐manie** f ps thanatomania **⌐meter** n thanatometer **⌐phobie** f (Angst vor dem Tode) ps thanatophobia, dread of death **~phor** (z B Zwergwuchs) thanatophoric (ɔ)

Thane (θein)-**Methode** f Thane's method

Thapsiasäure f thapsic acid

Thaumatropie f thaumatrophy

Thayer-Doisy ('θɛə-'dɔizi)-**Einheit** f (Mauseinheit) Thayer-Doisy unit

Thaysen ('taisən)-**Krankheit** f Thaysen's disease od syndrome, proctalgia fugax

THC = Tetrahydrocannabinol n tetrahydrocannabinol

THD = pharm Tageshöchstdosis f maximum daily dose

Thebain n chem, pharm thebaine (θi-'beiin), dimethylmorphine ('mɔ:fi:n)

Thebaismus m thebaism (ei), opiumism (ou)

Theca f (Scheide) anat theca (i:), pl thecae ('θi:si:), sheath, envelope / **⌐** folliculi theca folliculi

Theden ('te:dən)|-**Verband** m Theden's method **⌐-Wundwasser** n Theden's vulnerary (ʌ)

Theile ('tailə)|-**Drüsen** f pl Theile's glands **⌐-Kanal** m Theile's canal

Theileria f Theileria (θai'liəriə) **⌐zeckenfieber** n theileriasis (ai), Rhodesian (i:) fever

Theileriose f theileriasis

Theimich ('taimiç)-**Zeichen** n Theimich's lip sign

Thein n (Tein) theine ('θi:i:n) **⌐vergiftung** f theism ('θi:izm), theinism (i:)

Theka f s Theca **⌐-** thecal (i:) **⌐-Luteinzellen** f pl theca lutein cells **⌐zelle** f theca (i:) cell **⌐zellentumor** m thecoma, theca cell tumo[u]r

Thekom n (Thekazellentumor) thecoma (ou)

Thelalgie f (Brustwarzenschmerz) thelalgia (θi'læld3iə), pain in the nipples

Thelaplastik f theleplasty

T[h]elarche f thelarche

Thelerethismus m thelerethism (e)

Thelitis f (Brustwarzenentzündung) inflammation of a nipple, thelitis

Thelorrhagie f (Brustwarzenblutung) thelorrhagia (ei)

Thely|blast n thelyblast (e) **⌐gonie** f thelygonia **⌐karyon** n thelyblast **~karyotisch** parthenogenetic **⌐tokie** f (Zeugung nur weiblicher Nachkommen) thelytocia (ou), thelygonia (ou) **~tokisch** thelygenic (e), thelytocous

Th Em = Thoriumemanation f thorium emanation

Thenar m (PNA) (Daumenballen) thenar (i:), ball of the thumb **⌐raum** m thenar space

Thenyldiaminhydrochlorid n thenyldiamine (,θenil'daiəmi:n) hydrochloride (NF)

Theo|baldia f Theobaldia (ɔ:) **⌐bromin-[um** (EP)] n pharm theobromine (ou) (EP, BPC), dimethylxanthine

('zænθi:n) **⌐bromin-Kalziumsalizylat** n pharm theobromine calcium salicylate **⌐bromin-Natriumazetat** n theobromine and sodium acetate **⌐bromin-Natriumsalicylat** n (DAB) (Theobromino-natrium salicylicum (DAB)) theobromine and sodium salicylate **⌐brominsäure** f chem theobromic (ou) acid **⌐cin** n theocin (i:) **⌐manie** f (religiöser Wahnsinn) ps religious (i) insanity (æ), theomania **⌐phobie** f theophobia **⌐phyllin[um** (EP)] n (DAB) (1, 3--Dimethyl-xanthin (DAB)) theophylline (θio'filin) (BP, EP, USP), 1, 3--dimethylxanthine **⌐phyllin-Äthylendiamin** n (DAB) aminophylline (BP, USP), theophylline and ethylenediamine (EP) **⌐phyllinhydrat** n theophylline hydrate (BP) **⌐phyllin-Natriumazetat** n theophylline sodium acetate (NF) **⌐phyllin-Natriumglycinat** n theophylline sodium glycinate (NF) **⌐phyllinum** n (DAB) s **⌐phyllin / ⌐** monohydricum (EP) theophylline hydrate (BP), theophylline monohydrate (EP) / **⌐** et Ethylenediaminum (EP) s **⌐phyllin--Äthylendiamin ⌐rie** f theory ('θiəri) / **⌐** der kreisenden Erregung (Vorhofflattern u Flimmern) circus movement theory **⌐zin** n pharm theocin (i:)

Ther. = Therapie f therapy, ther

Therapeut m therapeutist (ju:), therapist / treating physician / physikalischer **⌐** physiotherapist **⌐ik** f therapeutics (ju:) (sing) **⌐ikum** n therapeutic (ju:) agent (ei) **~isch** therapeutic[al] (ju:)

Therapia magna sterilisans f therapia magna sterilisans, massive sterilising (e) therapeutics (ju:)

Therapie f therapy (e), treatment **chirurgische ⌐** surgical intervention **medikamentöse ⌐** drug therapy **physikalische ⌐** physiotherapy, physical (i) th. **spezifische ⌐** specific (i) th. **symptomatische ⌐** symptomatic th. **unspezifische ⌐** non-specific (i) th. **unterstützende ⌐** supporting od supportive treatment **⌐ der Wahl** treatment of choice **⌐breite** f therapeutic[al] (ju:) range **⌐erfolg** m therapeutic[al] result **⌐fehler** m false therapy **⌐gerät** n therapy unit **⌐-Ideal** n ideal form of therapy **⌐plan** m therapeutic[al] (ju:) plan, plan of treatment **~ren** to treat **~resistent** resistant to treatment od therapy, therapy--resistant **⌐resistenz** f resistance (i) to therapy **⌐schaden** m injury caused by false therapy **⌐versager** m therapeutic od treatment failure, drug failure **⌐wirkung** f therapeutic[al] (ju:) effect

Therebinthe f bot terebinth (e)

Theriak m histol theriaca (ai)

Thermaerotherapie f thermaerotherapy **thermal** thermal

Therm|algie f thermalgia **⌐algesie** f thermalgesia (i:) **⌐alquelle** f thermal spring **⌐anästhesie** f (Verlust des Wärmesinnes) therman[a]esthesia (i:), thermo-an[a]esthesia (i:), thermohypo--[a]esthesia (i:) **⌐ästhesie** f (Überempfindlichkeit gegen Wärme) thermalgesia (i:), therm[a]esthesia (i:) **⌐ästhesiometer** n therm[a]esthesiometer ('θə:mis,θi:zi'ɔmitə)

Thermen f pl (warme Quellen) thermae ('θə:mi:), hot springs

Thermhypästhesie f (Unterempfindlichkeit gegen Wärme) thermhyp[a]esthesia (i:)

thermisch thermal, thermic, caloric (ɔ)

Thermo|biosis f thermobiosis **⌐chemie** f thermochemistry **~chemisch** thermochemical **⌐chrose** f thermochroism (ou) **⌐diffusion** f thermodiffusion **⌐dilution** f thermodilution **⌐dynamik** f thermodynamics (æ) **~dynamisch** thermodynamic (æ) **~elektrisch** elektr thermo-electric **⌐elektrizität** f elektr thermo-electricity **⌐element** n elektr thermo-element **~gen** thermogenic **⌐genese** f (Wärmeerzeugung im Körper) thermogenesis, production of heat **~genetisch** thermogenetic, thermogenic **⌐gramm** n thermogram **⌐graph** m thermograph (ɔ:) **⌐graphie** f thermography **⌐hypästhesie** f thermohyp[a]esthesia (i:) **⌐hyperalgesie** f thermohyperalgesia (i:) **⌐hyperästhesie** f thermohyper[a]esthesia (i:) **⌐kaustik** f thermocautery (ɔ) **⌐kauter** m thermocautery **⌐koagulation** f thermocoagulation **~labil** thermolabile (ei) **⌐labilität** f thermolability **⌐logie** f (Wärmelehre) thermology **⌐lumineszenz** f thermoluminescence **⌐lumineszenzdosimeter** n radiol thermoluminescent dosimeter **⌐lyse** f thermolysis **~lytisch** thermolytic (i)

Thermometer n thermometer (ɔ) / **⌐** mit Kurvenschreibung self-registering th. **⌐breite** f thermometric (e) range **⌐kugel** f bulb **⌐skala** f thermometer scale **⌐stand** m thermometer reading

Thermo|metrie f thermometry **~metrisch** thermometric **~nuklear** thermonuclear **⌐palpation** f thermopalpation **⌐penetration** f thermopenetration, diathermy (æ) **⌐phagie** f thermophagy **~phil** bakt thermophil, thermophilic (i) **⌐phobie** f (Abneigung gegen Hitze) ps thermophobia **⌐phor** m (Wärmekissen) thermophore **⌐plegie** f (Hitzschlag) thermoplegia (i:), heat stroke **⌐präzipitation** f thermoprecipitation **⌐radiotherapie** f thermoradiotherapy **⌐regulation** f (Wärmeregelung) thermoregulation, heat regulation **⌐regulator** m (Wärmeregler) thermoregulator (e), thermostat **~resistent** (wärmebeständig) thermostable (ei), heat-resistant **⌐rezeptor** m thermoreceptor **⌐säule** f thermopile **⌐skop** n thermoscope **~stabil** thermoresistant, thermostabile (ei), thermostable (ei) **⌐stat** m thermoregulator, thermostat **⌐stromuhr** f thermostromuhr (ou) **~taktisch** (thermotrop) thermotactic, thermotropic (ɔ), thermotaxic **⌐taxis** f (Thermotropismus) thermotropism (ɔ), thermotaxis **⌐taxistherapie** f (Wärmebehandlung) thermotherapy **~tolerant** thermotolerant **~trop** (thermotaktisch) caloritropic (ɔ), thermotropic (ɔ), thermotactic **⌐tropismus** m (Thermotaxis) thermotropism (ɔ), thermotaxis

Theromorphie f theromorphia (ɔ:)

thesaur|ieren (speichern) physiol to store, to accumulate **⌐ierung** f storage (ɔ:), accumulation **⌐ismose** f thesaurismosis (θi,sɔ:ris'mousis) **⌐opathie** f (Speicherkrankheit) (z B Fett, Wasser, Eiweiss) thesaurismosis **⌐ozyt** m thesaurocyte

Theta|-Rhythmus m theta (i:) rhythm **⌐--Welle** f theta wave

Theurgie f theurgy ('θi:ə:d3i)

Thévenard (te:və'nar)-**Syndrom** n Nélaton's (ne:la'tõz) syndrome

THF = Tetrahydrofolsäure f tetrahydrofolic acid, THFA

Thiabendazol n thiabendazole ('θaiə-'bendəzoul) (*BPC, USP*)

Thiamazol n (*WHO*) (Methimazol) methimazole (me'θiməzoul) (*BP, USP*)

Thiambutosin n (*WHO*) thiambutosine (θaiæm'bju:tosi:n) (*BP*)

Thiämie f (Schwefel im Blut) thi[a]emia

Thiamin n chem thiamine (ai), aneurine ('ænjuərin) **≈disulfid** n (TDS) thiamine disulphide [*US* -sulf-] **≈hydrochlorid** n (Thiaminii chloridum) (*EP*), Aneurinum hydrochloricum (*DAB*), Vitamin B₁, Aneurinchloridhydrochlorid (*DAB*)) thiamine hydrochloride (*BP, EP, USP*), vitamin B₁, aneurine hydrochloride (*BP*)

Thiamylal-Natrium n thiamylal (θai-'æmilæl) sodium (*USP*)

Thiäthylperazin[maleat] n (*WHO*) thiethylperazine (θai'eθil'perəzi:n) (*BPCA*) [maleate (*NF*)]

Thiazid n thiazide

Thiazolgelb n (*EP*) thiazol yellow (*EP*)

Thiazolidin n thiazolidine (θaiə'zɔlidi:n)

Thiazosulfon n (*WHO*) pharm thiazolsulphone (θai'æzɔl'sʌlfoun)

Thibierge-Weissenbach (tibi'ɛrʒ-'vaisən-bax)-**Syndrom** n Thibierge-Weissenbach syndrome

Thiersch (ti:rʃ)|-**Hautübertragung** f Thiersch's operation **≈-Lappen** m Thiersch's graft (a:) **≈-Operation** f Thiersch's operation **≈-Plastik** f Thiersch's method **≈-Transplantationsmesser** n Thiersch's knife

Thigmo|taxis f thigmotaxis, thigmotropism (ɔ) ~**trop** thigmotropic (ɔ) **≈tropismus** m thigmotropism

Thio|- (*Vors*) (Schwefel-) chem thio- ('θaio-) (*Vors*) **≈alkohol** m thio-alcohol (æ) **≈äther** m thio-ether (i:) **≈azetamid** n (*DAB*) thioacetamide (æ'setəmaid) (*EP, BP*) **≈azetamid-Reagenz** n (*DAB*) thioacetamide reagent (*BPC*) **≈bakterien** n pl thiobacteria (iə) **≈barbitursäure** f thiobarbituric acid (TBA) **≈chrom** n thiochrome **≈essigsäure** f (Acidum thioaceticum) thioacetic (i:) acid, ethanethiolic acid **≈flavin** n thioflavine (ˌθaio'fleivi:n) **≈glykolatbouillon** f (*DAB*) thioglycollate (ai) broth **≈glykolsäure** f (*DAB*) (Acidum thioglykolicum) thioglycollic (ɔ) acid **≈guanin** n (6-TG) thioguanine (*NF*) (6-TG) **≈harnstoff** m (*DAB*) thiocarbamide, thio-urea (ˌθaiojuə'riə) (*EP, BP*) **≈karbanilid** n thiocarbanilide (æ) **≈kinase** f (TK) thiokinase **≈mersal** n (*WHO*) thiomersal (θai'mɜ:sæl) (*BP*), thimerosal (θai'merosæl) (*BP, NF*) **≈milchsäure** f thiolactic acid **≈nin** n thionin[e] ('θaionin) **≈nylchlorid** n thionyl (ai) chloride (ɔ:) **≈pental** [Natrium] n (*WHO*) thiopentone sodium ('pentoun 'soudjəm) (*EP, BP*), thiopental sodium (*USP*) **≈phen** n thiophene ('θaiofi:n) ~**phil** (schwefelliebend, bei Schwefelanwesenheit gut wachsend) bakt thiophil (ai), thiophilic (i) **≈plast** m thioplast **≈propazat[-dihydrochlorid]** n thiopropazate (ˌθaio'proupəzeit) [hydrochloride (ɔ:) (*BPC*)] **≈properazin** n (*WHO*) thioproperazine (pro'perəzi:n) (*BPCA*) **≈purin** n (ˌθaio'pjuərin) **≈ridazin** n (*WHO*) thioridazine (θaio'ridəzi:n) [hydrochloride (*BPC*)] **≈salicylsäure** f thiosalicylic (i) acid

≈säure f thio-acid **≈schwefelsäure** f (Acidum thiosulfuricum) thiosulphuric (juə) [*US* -sulf-] acid **≈semicarbazid** n thiosemicarbazide (TSC) **≈semicarbazon** n (THK) pharm thiosemicarbazone (semi'ka:bəzoun) **≈sinamin** n (Allylthioharnstoff) pharm thiosinamine (θaio'sinəmi:n), allylthiourea ('θaiojuə-'riə) **≈sulfat** n thiosulphate (ʌ) [*US* -sulf-] **≈sulfursäure** f thiosulphuric (juə) [*US* -sulf-] acid **≈thepa** n thiotepa (θaio'ti:pə) (*BP*) **≈urazil** m thio-uracil (æ) **≈zyanat** n thiocyanate (ai) **≈zyanid** n thiocyanide (ai) **≈zyansäure** f thiocyanic (æ) acid

Thiry ('ti:ri)[-**Vella** ('vela)]-**Fistel** f od -**Schlinge** f Thiry-Vella fistula

Thixotropie f thixotropy (ɔ)

THK = Thiosemicarbazon n thiosemicarbazone

Thoma ('to:ma)|-**Ampulle** f anat Thoma's ampulla (ʌ) **≈-Flüssigkeit** f Thoma's fluid **≈-Gesetze** n pl Thoma's laws **≈-Zeiss** ('to:ma-'tsais)-**Zählkammer** f Thoma-Zeiss counting cell od chamber (ei)

Thomas ('tɔməs)|-**Pessar** n Thomas' pessary (e) **≈-Schiene** f chir Thomas' splint

Thomas (to'ma)-**Zeichen** n André Thomas sign

Thomayer ('to:maiər)-**Zeichen** n Thomayer's sign

Thompson ('tɔmsən)|-**Linie** f Thompson's line **≈-Probe** f (Urethritin) Thompson's test, two-glass test

Thomsen ('tɔmzən)-**Syndrom** n Thomsen's disease, hereditary (e) od congenital (e) myotonia

Thomsen ('to:mzən) [-**Westphal** ('vestfa:l)]-**Syndrom** n Thomsen's disease

Thomson ('tɔmsən)|-**Syndrom** n (kongenitale Poikilodermie Thomson) Thomson's syndrome, heredofamilial atrophic dermatosis **≈-Walker** ('wɔ:kə)-**Operation** f Thomson-Walker operation

Thonzylamin n (*WHO*) thonzylamine (θɔn'ziləmi:n) (*BPCA*)

Thoradelphus m (Thorakodelphus) thora[co]delphus

thorakal (Brustkorb-, Brust-) thoracal (ɔ:), thoracic (æ), thoraco- (ɔ:) (*Vors*), thorax (ɔ:) **≈ganglien** n pl (Ganglia thoracica (*PNA*)) thoracic ganglia **≈gie** f (Brustwandschmerz) thoracalgia, thoracodynia, pain in the chest **≈mark** n thoracic region of the spinal (ai) cord **≈nerv** m thoracic nerve **≈raum** m (Brustraum) thoracic cavity (æ)

Thorakektomie f thoracectomy

thorako|abdominal thoracico-abdominal (ɔ) ~**akromial** thoracico-acromial (ou) **≈bronchotomie** f (Eröffnung eines Bronchus nach Brustkorberöffnung) chir thoracobronchotomy **≈delphus** m (Thoradelphus) thora[co]delphus ~**dorsal** thoracodorsal **≈dynie** f (Brustwandschmerz) thoracodynia **≈gastroschisis** f thoracogastroschisis ('ɔskisis) **≈graph** m thoracograph, pneumograph (ju:) **≈graphie** f (Pneumographie) thoracography, pneumography **~graphisch** thoracographic (æ) ~**humeral** thoracicohumeral ('hju:mərəl) **≈kaustik** f (Pleurolyse) thoracocautery (ɔ:), Jacobaeus' (jakɔ'be:usiz) operation, pleurolysis, pneumonolysis **≈laparotomie** f thoracolaparotomy ~**lumbal** thoraco-

lumbar (ʌ) **≈lyse** f thoracolysis **≈melus** m thoracomelus (ɔ) **≈meter** n thoracometer, stethometer **≈metrie** f thoracometry **≈myodynie** f (Brustmuskelschmerz) thoracomyodynia (maio'diniə) **≈pagus** m thoracopagus **≈plastik** f chir thoracoplasty (ɔ:), plastic surgery of the chest **≈schisis** f (Brustkorbspalt) thoracoschisis ('ɔskisis) **≈skop** n (Brustraumendoskop) thoracoscope **≈skopie** f thoracoscopy, pleural (uə) endoscopy, pleuroscopy ~**spinal** thoracispinal (ai) **≈stomie** f chir thoracostomy **≈tomie** f (Brustschnitt) thoracotomy **≈zentese** f (Pleurapunktion) chir thoracocentesis (i:), pleuracentesis (i:), puncture of the thorax (ɔ:) od of the pleura (uə) **≈zöloschisis** f thoracoc[o]eloschisis (si'lɔskisis)

Thorax m (Brustkorb) thorax (ɔ:), pl thoraces ('θɔ:rəsi:z), chest / flacher od abgeflachter **≈** flat chest / knöcherner **≈** bony th. / paralytischer **≈** th. asthenicus (e) **≈-** thoracic (æ), thoraco- (ɔ:) (*Vors*) **≈apertur** f (obere) inlet of the thorax / (untere) outlet of the thorax **≈asymmetrie** f asymmetry of the thorax **≈bild** n chest X-ray film **≈chirurgie** f thoracic surgery **≈deformität** f (Brustkorbdeformität) thoracic deformity **≈dysplasie** f thoracic dysplasia **≈empyem** n thoracic empyema, empyema of the chest **≈eröffnung** f thoracotomy **≈gefäß** n thoracic vessel **≈hälfte** f hemithorax **≈kontusion** f contusion of the thorax **≈-Lungen--Plastik** f chir thoracopneumoplasty ('nju:moplæsti) **≈magen** m upside-down stomach (ʌ) **≈plastik** f thoracoplasty **≈punktion** f thoracocentesis (i:), thoracentesis **≈raum** m (Brustraum) cavity (æ) of the thorax, thoracic cavity **≈schmerz** m pain in the chest, thoracodynia **≈starre** f immobility of the thorax od chest **≈-Syndrom** n, apikales Pancoast's (pænkousts) syndrome **≈-übersichtsaufnahme** f plain radiograph of the chest **≈wand** f (Brustwand) chest wall, thoracic wall **≈wunde** f, offene sucking wound

thorazisch (Brustkorb betr) thoracic (æ)

Thorel ('tɔ:rel)-**Bündel** n Thorel's bundle

Thorium n chem thorium (ɔ:) / radioaktives **≈** radiothorium **≈emanation** f thorium emanation, radon-220 **≈nitrat** n thorium nitrate (ai) **≈oxyd** n thorium oxide

Thormälen (tɔr'mɛ:lən)-**Probe** f Thormälen's test

Thorn (tɔrn)-**Handgriff** m Thorn's manoeuvre [*US* maneuver]

Thorn (θɔ:n)|-**Probe** f Thorn's test **≈-Syndrom** n Thorn's syndrome, pseudo--Addison (ædisən), renal tubular salt-wasting syndrome

Thoron n thoron (ɔ:), thorium (ɔ:) emanation

Thr = Threonin n threonine, Thr

Threonin n threonine ('θri:oni:n) (*EP*)

Threonsäure f chem threonic acid

Throckmorton ('θrɔkmɔ:tən)-**Reflex** m Throckmorton's reflex

Thromb|angiitis f (Thrombose mit Gefäßentzündung) thrombo-angiitis (ændʒi'aitis) **≈** obliterans thrombo-angiitis obliterans (ɔ), Buerger's ('bɜ:gəz) disease **≈arteriitis** f thrombo-arteritis **≈ase** f (Thrombin) thrombin **≈asthenie** f (Thrombozytenschwäche)

thrombasthenie (i:) / hereditäre ~
(Glanzmann-Syndrom) thrombo-asthenia syndrome, Glanzmann's
('glantsmanz) syndrome ~ektomie f
(Thrombusexzision) chir thrombectomy ~elastogramm n thrombelastogram
~elastographie f thrombelastography
~embolie f thrombo-embolism
thromben|bildend thrombogenic (dʒe)
~bildung f clot formation, thrombogenesis, thrombokinesis (i:) ~bildung
betr. thrombogenic (e)
Thromb|endarteriektomie f disobliterative endarteriectomy, thrombo-endarteriectomy ~endokarditis f thrombo-
-endocarditis
Thrombenmole f s Blutmole
Thrombin n (Thrombase) thrombin,
thrombosin (ou), thrombase ('θrɔmbeis) ~ämie f hyperthrombin[a]emia
~mangel m (im Blut) hypothrombin[a]emia
thrombo|- (Thrombus-, Thrombosierung betr) thrombo- (ɔ) (Vors) ~angiitis f thrombo-angiitis ~arteriitis f
thrombo-arteritis ~blast m thromboblast, mother-cell of a blood platelet
(æ) ~embolie f thrombo-embolism
~embolisch thrombo-embolic (ɔ) ~gen
n thrombogen (ɔ), factor V ~gen
thrombogenic ~kinase f thrombocinase ('saineis), thromboplastin ~kinasemangel m thromboplastinopenia
~kinese f thrombokinesis (i:) ~kinetisch thrombokinetic (e) ~lymphangitis
f thrombolymphangitis ~lyse f thrombolysis ~lytikum n pharm thrombolytic
agent ~lytisch thrombolytic (i) ~pathie
f thrombopathy (ɔ) ~pathisch thrombopathy
/ konstitutionelle ~ von Willebrand's
(fɔn 'viləbrants) disease od constitutional (ju:) thrombopathy (ɔ), Willebrand-Jürgens syndrome ~penie f
(Thrombozytenmangel, Thrombozytopenie) thrombopenia, thrombocytopenia, lack of thrombocytes ~penie- thrombocytopenic (i:) ~philie f
thrombophilia ~phlebitis f thrombophlebitis (fle'baitis), phlebothrombosis,
venous (i:) thrombosis / (des Beines)
white leg F, milk leg F / karzinogenetische ~ carcinogenic thrombophlebitis
syndrome, Trousseau's (tru'so:z) syndrome ~plastin n thromboplastin,
coagulin, thrombokinase (ai) ~plastinogen n thromboplastinogen (i) ~plastinogenase f thromboplastinogenase ('nɔdʒineis) ~plastinzeit f prothrombin time / partielle ~ (PTZ)
partial thromboplastin time (PTT)
~po[i]ese f (Blutplättchenbildung)
thrombocytopoiesis, thrombopoiesis
~po[i]ese betr. thrombo[cyto]poietic (e)
Thrombose f (Thrombosie, Thrombosenbildung) thrombosis ~ nach Embolie
embolic (ɔ) th. fortschreitende ~
creeping th. ~ mit Gefässentzündung
(Thrombangiitis) thrombo-angiitis,
thrombo-arteritis ~ mit Lymphangitis
thrombo-lymphangitis ~ nach Unfall
traumatic (æ) th. ~ tiefer Venen deep
vein th. ~bereitschaft f thrombophilia
(i)
Thrombosenbildung f thrombosis
Thrombose|neigung f thrombophilia (i)
~erzeugend thrombogenic
thrombosier|en to thrombose, to form
clots od thrombuses ~t thrombosed,
clotted ~ung f thrombosis, clot forma-

tion ~ungsneigung f (Neigung zur
Thrombenbildung) thrombophilia (i)
Thrombo|sin n thrombosin (ou), thrombin ~tisch thrombotic (ɔ) ~zym n
prothrombin ~zyt m (Blutplättchen)
thrombocyte ('θrɔmbosait), platelet
(æ), blood platelet
Thrombozyten|-Aggregation f platelet
(æ) aggregation ~anstieg m thrombocyth[a]emia, thrombocytosis ~arm
platelet-poor ~beschleuniger m platelet
accelerator ~entstehung f thrombo-
[cyto]poiesis (-pɔi'i:sis) ~entstehung
betr. thrombo[cyto]poietic (e) ~faktor
m clottable od clotting factor, platelet
factor ~krise f thrombocytic crisis
~mangel m im Plasma platelet-poor
plasma (PPP) ~rückgang m thrombo[cyto]penia (i:) ~schwäche f (Thrombasthenie) thrombo-asthenia (i:) ~vermehrung f (übermäßige) thrombocyth[a]emia, thrombocytosis ~verminderung f thrombo[cyto]penia ~wert m
thrombocyte value (æ) ~zahl f thrombo-
(æ) count ~zähler m (Blutplättchenzähler) thrombocytocrit ('saitokrit) ~zerfall m thrombocytolysis
Thrombo|zythämie f thrombocyth[a]emia ~zytolyse f thrombocytolysis ~[zyto]pathie f thrombocytopathy, thrombopathy (ɔ) ~zytopen n thrombocytopen (ai) ~zytopenie f (Blutplättchenmangel) thrombo[cyto]penia /
idiopathische od essentielle ~ essential thrombocytopenia ~zytopenisch
thrombocytopenic (i:) ~zytopoese f
(Blutplättchenbildung) thrombocytopoiesis ~zytose f thrombocytosis ~zytosin n thrombocytosin
Thrombus m thrombus (ɔ); clot autochthoner ~ autochthonous (ɔ:-
'tɔkθənəs) th., blood-plate th. eitriger
~ suppurative (ʌ) th. ~ der am Ort
seiner Entstehung verbleibt primary (ai)
th. gemischter ~ laminated (æ) th.,
mixed th. geschichteter ~ stratified (æ)
th. hämostatischer ~ h[a]emostatic (æ)
th. klappenständiger ~ valvular (æ) th.
obturierender ~ obstructing od obstructive thrombus postmortal entstandener ~ post-mortem th. roter ~
red th. verschleppter ~ propagated (ɔ)
th. wandständiger ~ lateral (æ) od
parietal (ai) th. weißer ~ white th. ~
thrombo- (ɔ) (Vors), thrombotic (ɔ)
~bildung f thrombus formation, thrombosis ~bildungszeit f clot-formation
time ~elastizität f clot elasticity ~embolie f thrombo-embolism ~exzision
f thrombectomy ~hülle f thrombocyst
~lymphangitis f thrombolymphangitis
~neigung f thrombophilia (i) ~sack m
thrombocyst ~zerfall m thrombolysis,
thromboclasis (ɔ), breaking-up od dissolution of a thrombus ~zerfall betr.
thromboclastic, thrombolytic (i)
ThTH = thyreotropes Hormon n
thyrotrophic hormone
Thujabaum n bot thuja ('θu:dʒa:)
Thumberg ('tumberk)-Barospirator m
Thumberg's respirator
Thx = Thyroxin n thyroxine, tetraiodothyronine (aiə)
Thy = Thymin n thymine
Thym|ektomie f thymectomy (θai-
'mektəmi) ~ektomieren chir to thymectomise ~erethikum n thym merethical drug ~ergasie f thymergasia
Thymian m (Herba Thymi (DAB))

thyme (taim) / wilder ~ serpyllum (i)
~fluidextrakt m (DAB) (Extractum
Thymi fluidum) thyme fluid extract ~öl
n pharm thyme oil
Thymidin n thymidine ('θaimidi:n) ~einbau m thymidine incorporation ~phosphat n thymidinediphosphate (TDP)
thymikolymphatisch thymicolymphatic
Thymin n thymine (ai)
thymipriv thymoprivic (i), thymoprivous
(θai'mɔprivəs)
thymisch thymic (ai)
Thymitis f (Thymusentzündung) thymitis (θai'maitis)
thymo|- (Thymusdrüse betr) thymo- (ai)
(Vors) ~analeptika n pl pharm antidepressants ~gen (von der Thymusdrüse ausgehend) thymogenic ('θaimo-
'dʒenik)
Thymol n (DAB) (Thymolum (DAB))
thymol ('θaimol) (BP) ~blau n (EP)
thymol blue (EP) ~phthalein n (EP,
DAB) thymolphthalein ('θaimol'θæliin)
(EP) ~sulfonphthalein n (EP) thymol
blue (EP) ~trübungstest m thymol
turbidity test
Thymo|leptika n pl pharm thymoleptics
~lymphatisch thymicolymphatic ~lyse
f thymolysis ~lysetest m thymolytic
assay ~lysieren to thymolyse (ai)
~lysin n thymolysin, thymotoxin ~lytikum n pharm thymolytic (i) drug
~lytisch thymolytic (i) thymomalytic
(θai'moumə) / lymphoretikuläres ~
lymphoreticular thymoma ~nukleinsäure f (Acidum thymonucleinicum)
chem thymonucleic ('θaimonju:'kli:ik)
acid, thymus nucleic acid ~path m ps
thymopathic personality ~pathie f
(Thymuserkrankung; Gemütsleiden)
thymopathy (ɔ) ~pexie f (Festnähen
der Thymusdrüse) thymopexy ('θaimopeksi) ~priv (thymuslos) thymoprivic
(i), thymoprivous (ɔ) ~psyche f (Gemütsleben) ps thymopsyche ('saiki)
~toxisch thymotoxic ~trop thymotropic (ɔ) ~zyt m thymocyte (ai)
Thymus m thymus ('θaiməs), thymus
gland / s Thymian ~ thymic
('θaimik), thymo- (Vors) ~ u Lymphknoten betr thymicolymphatic (æ) ~
agenesie f thymic agenesis ~anheftung
f thymopexy ('θaimopeksi) ~aplasie f
thymic aplasia ~abhängig thymus dependent (TD) ~-Blut-Schranke f blood-
-thymus barrier ~drüse f thymus
('θaiməs) [gland] / die ~ exstirpieren od
entfernen to thymectomise / ~- thymic
('θaimik), thymo- (Vors) ~entfernung f
thymectomy ~entzündung f thymitis
~erkrankung f thymopathy (ɔ), thymic
disease ~exstirpation f thymectomy
~funktion f, übermässige hyperthymism (ai), hyperthymisation ~funktionsstörungen f pl (und deren Folgen)
dysthymia (ai) ~geschwulst f thymoma
~gewebe n thymus tissue ~-Haken m
chir thymus retractor ~hormon n
thymin ('θaimin), thymic hormone
~hyperplasie f hyperplasia (ei) of the
thymus, thymic hyperplasia ~lipom n
thymic lipoma ~mark n thymic medulla (ʌ) ~öl n thyme (taim) oil ~persistenz f (Bestehenbleiben der Thymusdrüse) thymokesis ('θaimo'ki:sis) ~rinde f thymic cortex ~rückbildung f
involution of the thymus ~störung f
dysthymia (ai) ~tod m thymic death,
death in status lymphaticus (æ), mors

thymica (ai) ⮢**tumor** m thymoma ⮢**venen** f pl (Venae thymicae (*PNA*)) thymic (ai) veins ⮢**zelle** f thymocyte (ai), thymic *od* thymus cell
Thyreo|- (*Vors*) thyro- ('θaiərο-) (*Vors*) **~aktiv** thyro-active ⮢**antitoxin** n thyro--antitoxin ⮢**aplasie** congenital absence of the thyroid **~arytänoid** (Schilddrüse u. Aryknorpel betr.) thyro-arytenoid (æri'ti:nɔid) ⮢**calcitonin** n thyrocalcitonin ⮢**chondrotomie** f thyrochondrotomy **~epiglottisch** thyro-epiglottic **~gen** (von der Schilddrüse herrührend) thyrogenous (θaiə'rɔdʒinəs), thyrogenic (e) ⮢**globulin** n thyroglobulin (ɔ) **~hyoid** thyrohyoid (ai)
thyreoid|[al] thyroid ('θaiərɔid), thyroidal ⮢**ea** f (Schilddrüse) thyroid gland *od* body, thyroid / ⮢ siccata desiccated thyroid ⮢**ektomie** f (Schilddrüsenexstirpation) thyroidectomy ⮢**in** n thyroiodine (,θaiərο'aiədi:n), iodothyrin ⮢**ismus** m (Thyreotoxikose) thyroidism (ai) ⮢**itis** f (Schilddrüsenentzündung) thyroiditis ⮢**knorpel** m thyroid cartilage ⮢**ose** f s Thyreotoxikose
Thyreo|karditis f (schilddrüsenbedingtes Herzleiden) thyrocarditis ⮢**krikotomie** f thyrocricotomy ⮢**pathie** f (Schilddrüsenerkrankung) thyropathy (ɔ) **~pathisch** (thyreotoxisch) thyrotoxic, thyropathic (æ) ⮢**penie** f hypothyroidism ('θaiərɔidizm) ⮢**pexie** f (Schilddrüsenanheftung) thyropexy **~priv** thyroprival (ai), thyroprivic (i), thyroprivous (ɔ) ⮢**ptose** f thyroptosis ⮢**se** f thyrosis ⮢**statika** n pl pharm thyroid depressants ⮢**tomie** f (Schildknorpelspaltung) median (i:) laryngotomy, thyrotomy ⮢**toxämie** f thyrotox[a]emia ⮢**toxikose** f thyrotoxicosis, thyro-intoxication / thyrotox[a]emia **~toxisch** thyrotoxic **~trop** thyrotropic (ɔ) ⮢**trophin** n thyrotrophin (ɔ) ⮢**tropin** n thyrotrop[h]in (ɔ), thyroid-stimulating hormone ⮢**tropinzelle** f thyrotropic cell ⮢**tropismus** m thyrotropism ('trou-pizm)
Thyro|calcitonin n thyrocalcitonin ⮢**jodin** n chem thyro-iodine (θaiərο-'aiədi:n) ⮢**lysin** n thyrolysin ⮢**tomie** f (Thyreotomie) thyrotomy ⮢**xin** n (T₄) thyroxine, tetraiodothyronine (aiə) **L-⮢xin** n (L-T₄) L-thyroxine ⮢**xinämie** f (Auftreten von Thyroxin im Blut) thyroxin[a]emia ⮢**xinum natricum** (*EP*) thyroxine sodium (*EP*, *BP*)
Ti = Titan n titanium, Ti / = Trypsin-Inhibitor m trypsin inhibitor
Tibia f tibia (i), *pl* tibiae, shin-bone / ⮢ recurvata sabre (ei) tibia / ⮢ vara Blount-Barber ('blaunt-'ba:bə) syndrome, Erlacher-Blount ('ɛrlaxər-'blaunt) syndrome, non-rachitic bowlegs (ou) ⮢ u. Tarsus betr. tibiotarsal
tibial (Schienbein *betr*) tibial (i)
Tibialis m (Schienbeinnerv) tibial nerve ⮢**-Anterior-Syndrom** n (vorderes Schienbein-Syndrom) anterior tibial syndrome ⮢**phänomen** n tibial phenomenon (ɔ), Strümpell's ('strympelz) phenomenon *od* sign
Tibia|punktion f tibial puncture ⮢**schaft** m (Corpus tibiae (*PNA*)) shaft of the tibia
tibio|femoral tibiofemoral (e) **~fibular** tibiofibular (i) ⮢**fibulargelenk** n (Articulatio tibiofibularis (*PNA*)) superior tibiofibular joint **~tarsal** tibiotarsal

---

Tic m tic, twitching / ⮢ convulsif facial (ei) tic, mimic (i) tic, convulsive (ʌ) tic / ⮢ douloureux trigeminal (e) paroxysmal (i) neuralgia (njuə'rældʒiə), tic douloureux (du:lu:'rə:) / ⮢ nerveux [nervous] tic
Tick m s Tic ⮢**er** m (an einem Tic Leidender) tiqueur (ti'kø:)
Tickfieber n (Zeckenfieber) tick fever
Tidaldrainage f (Überlaufdrainage der Harnblase) tidal drainage
Tiedemann ('ti:dəman)|-**Drüse** f (Glandula vestibularis major (*PNA*)) greater vestibular gland ⮢**-Nerv** m Tiedemann's nerve
tief (tiefdringend) deep / (tiefliegend) low / (Schlaf) sound / (Farbe) dark, intense / (Kenntnis) profound / (Leid) extreme / (Stimme) low-pitched / ~ atmen to breathe (i:) deeply, to take a deep breath (e) ⮢**atmen** n deep breathing (i:) ⮢**atmung** f deep breathing ⮢**biss** m dent deep overbite ⮢**druck** m low pressure **~eingreifend** penetrating (e)
Tiefen|- (*Vors*) bathy- ('bæθi) (*Vors*) ⮢**anästhesie** f bathy-an[a]esthesia (i:) ⮢**angst** f ps bathmophobia ⮢**antiseptik** f deep antisepsis **~auflösungsvermögen** n röntg depth resolution ⮢**bereich** m röntg depth of field ⮢**bestrahlung** f röntg deep X-ray treatment ⮢**blende** f röntg multileaf diaphragm (ai) ⮢**dosis** f röntg depth dose (dous) ⮢**dosisverlauf** m depth dose curves ⮢**empfindung** f perception of depth ⮢**filter** n Lab depth-type filter ⮢**gefühl** n bathy[a]esthesia ('bæθi-is'θi:ziə) / (gesteigertes) bathyhyper[a]esthesia (i:) ⮢**hyperalgesie** f bathyhyperalgesia ⮢**lotung** f röntg depth ga[u]ging (ei) ⮢**psychologie** f ps depth psychology ⮢**rausch** m compressed-air intoxication, rapture of the depth ⮢**reflex** m deep reflex / gesteigerter ⮢ exaggerated deep reflex ⮢**schärfe** f röntg depth of field, depth of focus ⮢**schicht** f ps deep sphere (iə) ⮢**sensibilität** f deep sensibility, bathy[a]esthesia (i:), proprioceptive sensation ⮢**sensibilitätsverlust** m bathyan[a]esthesia (i:) ⮢**sinn** m depth perception ⮢**therapie** f röntg deep X-ray therapy ⮢**wahrnehmung** f depth perception ⮢**wirkung** f röntg depth effect, intensity
tiefer|liegend anat subjacent (ei), deeper-seated ⮢**treten** n (des Kindskopfes) progression of the head
tief|gefroren deep-frozen **~gehend** (Wirkung) deep, penetrating (e) **~gekühlt** frozen **~greifend** (Geschwür) deep-seated / nicht ~ superficial, shallow ⮢**hypnose** f ps hypnotic (ɔ) od induced trance (a:) ⮢**kühlapparat** m deep-freezer, deep-freeze unit ⮢**kühlen** n deep-freezing ⮢**kühler** m deep-freezer ⮢**kühlung** f deep-freezing ⮢**kühlverfahren** n deep-freezing method ⮢**kulturverfahren** n deep culture technique **~liegend** (Gefäss) deep-seated ⮢**punkt** m minimum (i) od lowest point **~rot** deep red ⮢**schlaf** m (bes hypnotischer) trance (a:) **~schlafend** sound asleep ⮢**sinn** m ps s Melancholie **~sinnig** ps s melancholisch ⮢**sinnigkeit** f ps s Melancholie **~sitzend** (Tumor) deep-seated ⮢**stand** m low level (e) / (Zwerchfell) inspiratory (aiə) descent **~wurzelnd** (Leiden) deep-rooted

---

Tiegel m Lab crucible (u:) ⮢**zange** f Lab crucible tongs (ɔ) pl
Tier n animal / vierfüßiges ⮢ quadruped (ɔ) / zweibeiniges ⮢ biped ('baiped) ⮢**zoo-** ('zouo-) (*Vors*) ⮢**art** f species ('spi∫i:z) ⮢**arzneikunde** f veterinary (e) pharmacology ⮢**arzneimittel** n veterinary medicine, veterinary preparation ⮢**arzt** m veterinary surgeon, veterinarian (εə), vet F **~ärztlich** veterinarian (εə), veterinary (e) **~bedingt** (Infektion) zoogenous (ɔ) / animal-borne **~bevorzugend** (bei Parasiten) zoophilous (ɔ), zoophilic (i) ⮢**biologie** f zoobiology **~biologisch** zoobiologic[al] ⮢**chirurgie** f veterinary m surgery ⮢**experiment** n animal experiment (e) ⮢**fellnävus** m n[a]evus (i:) pilosus (ou), pilous (ai) od hairy n[a]evus ⮢**fett** n animal fat ⮢**gewebsüberpflanzung** f zooplastic graft (a:), animal graft ⮢**gift** n (tierisches Gift) animal poison, venom (e) ⮢**gift betr.** venomous (e) ⮢**halluzination** f ps°zooscopy (zou'ɔskəpi), zoopsia (ɔ) ⮢**heilkunde** f veterinary medicine **~hygieniker** m public health veterinarian (εə) ⮢**impfung** f animal inoculation **~isch** animal / (von Menschen) bestial (e), brutal (u:) / **~e** Öle und Fette animal oils and fats ⮢**klinik** f veterinary (e) hospital ⮢**kohle** f animal charcoal ⮢**kunde** f (Zoologie) zoology ⮢**liebe** f zoophilism (ɔ) / (krankhafte) ps zoomania **~liebend** zoophilic (,zouo-'filik) ⮢**lymphe** f animal lymph ⮢**medizin** f veterinary (e) medicine ⮢**natur** f animality ⮢**parasit** m zooparasite (æ) **~parasitisch** zooparasitic (i) ⮢**passage** f series ('siəri:z) of inoculations from animal to animal ⮢**pathologie** f zoonosology, zoopathology, veterinary pathology (ɔ) ⮢**pharmakologie** f zoopharmacology, veterinary pharmacology ⮢**pharmazie** f zoopharmacy, veterinary pharmacy ⮢**physiologie** f zoophysiology, animal physiology **~physiologisch** zoophysiologic[al] ⮢**psychologie** f animal psychology (ɔ), zoopsychology ('zouosai'kɔlədʒi) **~psychologisch** zoopsychologic[al] (ɔ) ⮢**quälerei** f (als Freude am Quälen) ps zoosadism (,zouo'seidizm) ⮢**räude** f vet mange (meindʒ) ⮢**reich** n zool animal kingdom, fauna (ɔ:) ⮢**semiotik** f zoosemiotics ⮢**serum** n animal serum (ɔ) ⮢**seuchen** f pl infectious diseases of animals ⮢**transplantat** n (Affen) zoograft ('zouogra:ft), zooplastic graft **~übertragen** (Infektion) animal-borne ⮢**versuch** m animal experiment (e) od study / (Drogenerprobung) bio-assay ⮢**versuchstamm** m strain used for animal experiments ⮢**welt** f s Tierreich
Tietze ('ti:tsə)-**Syndrom** n (Dystrophie der Rippenknorpel) Tietze's syndrome (i)
Tiffeneau (tifə'no:)-**Test** m Tiffeneau test, 1-second forced expiratory volume
Tiger m s Tigermücke ⮢**herz** n tiger [lilly] heart, tabby cat h., thrush breast h. ⮢**mücke** f (Aedesmücke) yellow-fever mosquito (i:'di:zo)
Tiglinsäure f (Methylkrotonsäure) tiglic (i) od methylcrotonic acid
Tigloidin n tigloidine (ti'glouidi:n) (*BPCA*)
Tigroid|schollen f pl Nissl's ('nisəlz) bodies, granules od spindles ⮢**substanz** f s ⮢schollen

Tigrolyse *f* (Auflösung der Nissl-Körperchen) tigrolysis (tai'grɔlisis)

Tiltometer *n* tiltometer

TIM = Triosephosphat-isomerase *f* phosphotriose isomerase

Tinct. = Tinctura

Tinctura *f* (Tinct.) (Tinktur, alkoholischer Auszug, Drogenauszug) *pharm* tincture ≈ *Absinthii* (Absinthtinktur) worm-wood (ɔ:) tincture, absinthium tincture ≈ *aconiti* (Eisenhuttinktur) aconite tincture ≈ *aetherea* ethereal tincture ≈ *Aloes* (Aloetinktur) aloe (æ) tincture ≈ *amara* (Bittertropfen) bitter tincture, compound tincture ('dʒenʃən) tincture (*BP*) ≈ *Arnicae* (*DAB*) (Arnikatinktur) arnica tincture ≈ *aromatica* aromatic cardamom tincture (*BPC*) ≈ *Asae foetidae* asaf[o]etida (i:) tincture ≈ *Aurantii* (*DAB*) (Pomeranzentinktur) orange tincture (*BPC, USP*) ≈ *Belladonnae* (Belladonnatinktur) belladonna tincture (*USP*) ≈ *Benzoes* (Benzoetinktur) benzoin ('benzouin) tincture (*BPC*); ≈ *composita* compound benzoin tincture (*BPC, USP*) ≈ *benzoica* s ≈ Benzoes ≈ *Calami* (Kalmustinktur) acorus (æ) tincture ≈ *Cannabis* (Hanftinktur) cannabis tincture; ≈ ≈ *indicae* (Indischhanftinktur) cannabis tincture, Indian hemp tincture ≈ *Cantharidum* (Spanischfliegentinktur) cantharides (kæn'θæridi:z) tincture ≈ *Capsicum* (Kapsikumtinktur) capsicum tincture (*BPC*) ≈ *Castorei* castoreum tincture ≈ *Catechu* (Katechutinktur) catechu ('kætitʃu:) tincture (*BPC*) ≈ *Chinae* (Chinatinktur) cinchona (siŋ'kounə) tincture, [Peruvian] bark tincture; ≈ *composita* compound cinchona tincture ≈ *Cinnamomi* (Zimttinktur) cinnamon tincture ≈ *Colchici* (Herbstzeitlosentinktur) colchicum ('kɔltʃikəm) tincture (*BP*) ≈ *Colocynthidis* (Koloquinthentinktur) colocynth ('kɔlosinθ) tincture ≈ *Croci* (Krokustinktur, Saffrantinktur) saffron tincture ≈ *Digitalis* (*DAB*) (Fingerhuttinktur) digitalis tincture ≈ *Ferri chlorati aetherea* tinctura ferri chloridi (ɔ:) aetherea (iə) ≈ *Gallarum* (Galläpfeltinktur) gall (ɔ:) tincture ≈ *Gelsemii* (Gelsemiumtinktur) gelsemium (i:) tincture (*BPC*) ≈ *Gentianae* (Gentianatinktur) gentian ('dʒenʃən) tincture; ≈ ≈ *composita* (Tinct. amara) compound gentian ('dʒenʃən) tincture (*BPC*) ≈ *Hyoscyami* (Bilsenkrauttinktur) hyoscyamus (ai) tincture (*BP*) ≈ *Ipecacuanhae* (*DAB*) (Brechwurzeltinktur) ipecacuanha (,ipikækju'ænə) tincture (*BP*) ≈ *Jodi* (*DAB*) (alkoholische Jodlösung) iodine tincture [*s* Anmerkung zu Jodlösung II] ≈ *Lobeliae aetherea* ethereal lobelia tincture (*BPC*) ≈ *Moschi* (Moschustinktur) musk (ʌ) tincture ≈ *Myrrhae* (*DAB*) (Myrrhentinktur) myrrh (mə:) tincture (*BPC*) ≈ *Opii* (*DAB*) opium tincture; ≈ ≈ *benzoica* camphorated opium (ou) tincture; ≈ ≈ *camphorata* pharm paregoric (ɔ); ≈ ≈ *crocata* crocated opium tincture; ≈ ≈ *simplex* opium tincture, laudanum ('lɔ:dnəm) ≈ *Pimpinellae* (Pimpinellentinktur) pimpernel ≈ *Ratanhiae* (*DAB*) (Ratanhiatinktur (*DAB*)) ratanhia tincture ≈ *Rhei* (Rhabarbertinktur) rhubarb ('ru:-ba:b) tincture ≈ *Scillae* (Meerzwiebeltinktur) squill tincture (*BPC*) ≈ *Stramonii Seminis* (Stechapfelsamentinktur) stramonium tincture (*BP*) ≈ *Strophanthi* (Strophanthustinktur) strophanthus tincture ≈ *Strychnii* (Brechnußtinktur) nux vomica tincture (*BP*) ≈ *Valerianae* (Valerianatinktur, Baldriantinktur) valerian (iə) tincture ≈ *Veratri* (Helleborustinktur, Nieswurztinktur) green hellebore (e) tincture ≈ *Zingiberis* (Ingwertinktur) ginger ('dʒindʒə) tincture

Tinea *f* (Fadenpilzerkrankung) tinea (i), ringworm (i) ≈ *amiantacea* (Asbestgrind) tinea amiantacea ≈ *capitis* tinea capitis ≈ *corporis* tinea corporis ≈ *cruris* crotch itch, dhobie (ou) itch, jock itch ≈ *imbricata* (Tinea circinata tropica) tinea imbricata (ei), Tokelau (touki'lau) *od* Burmese (i:) ringworm ≈ *nigra* tinea nigra ≈ *pedis* athletes' foot

ting|ibel (färbbar) stainable, tingible ('tindʒəbl) ~**ieren** to dye, to stain

Tinktion *f* (Färbung) staining, tinction

Tinktur *f pharm* tincture ('tiŋktʃə) ≈**bereitung** *f pharm* tincturation

Tinnevelly-Sennesfrüchte *f pl* (*EP*) Tinnevelly senna pods

Tinnitus *m* (Ohrenklingen) tinnitus, ringing in the ears

Tipulide *f* crane fly

Tisane *f* (Heiltrank) *histor* tisane (ti'zein), ptisan ('tizæn)

Tisch|höhe *f röntg* table level (e) ≈**mikroskop** *n* bench microscope (ai) ≈**rücken** *n okk* table-turning

Tiselius (ti'se:lius)-**Apparatur** *f* Tiselius' apparatus

Tissulartherapie *f* (Filatow) tissue therapy (e)

TIT = Treponema-pallidum-Immobilisierungstest *m* (= Nelson-Test) treponemal immobilisation test, TIT / = Trijodthyronin *n* tri-iodothyronine, TITH

Titan *n* (Titanium) *chem* titanium (ei) ≈**titanic** ≈**gelb** *n* (*DAB*) titan yellow (*BPC, USP*) ≈**gelblösung** *f* (*DAB*) titan yellow solution (*BPC*) ≈**sulfatlösung** *f* titanium dioxide – sulfuric acid solution

Titer *m* titre [*US* titer] (ai) / agglutinatorischer ≈ agglutination t. ≈**flüssigkeit** *f Lab* standard solution ≈**höhe** *f* level (e) of the titre

Titillatio *f* (Kitzel) titillation

Titillomanie *f* (Kratzsucht) *ps* titillomania

Titrans *n Lab* titrant (ai)

Titration *f* titration, volumetric (e) analysis (æ) / ≈ amperometrische ≈ amperometric titration / komplexometrische ≈ complexometric titration ≈**sazidität** *f* titrable (ai) acidity

Titrier|analyse *f Lab* titration, volumetric analysis, titrimetry (i) ~**bar** titrable (ai) ≈**en** *n* titration ~**en** (Massanalyse vornehmen) *Lab* to titrate (ai) ≈**gefäss** *n* titration vessel ≈**lösung** *f* titrant (ai) ≈**methode** *f* titration method (e) ≈**verfahren** *n chem* titrimetry (i)

titrimetrisch titrimetric (e)

TK = Thiokinase *f* thiokinase / = Totalkapazität *f* total capacity / = Transketolase *f* transketolase, TK

Tk = kritische Temperatur *f* critical temperature

T-Kanüle *f* T-shaped tracheal cannula

TKP = Trikresylphosphat *n* tricresyl phosphate, TCP

Tl = Thallium *n* thallium, Tl

TLD = Thermolumineszenzdosimeter *n* thermoluminescence dosimeter, TLD

TLR = tonische Labyrinthreflexe *m pl* tonic labyrinthine reflexes

T-Lymphozyten *m pl* T lymphocytes *od* cells

TM = transzendentale Meditation *f* transcendental meditation

Tm = *chem* Thulium *n* thulium, Tm / = Transportmaximum *n* transport maximum, Tm / = Tumor *m* tumo[u]r

T.M.D. = *pharm* Tagesmaximaldosis *f* maximum daily dose

TMP = Thymidinmonophosphat *n* thymidine monophosphate, TMP

TMS = Tetramethylsilan *n* tetramethylsilane, TMS

TMTD = Tetramethylthiuram-disulfid *n* tetramethylthiuram disulphide

TMV = Tabakmosaikvirus *n* tobacco mosaic virus

Tn = Thoron *n* thoron, radon 220, Tn

TNM-System *n* (Tumor, Knoten, Metastasen) TNM system

toben *ps* to rage, to rave ≈ *n ps* raving madness

Tobey-Ayer ('toubi-'ɛə)-**Test** *m* Tobey-Ayer test

Tobramycin *n pharm* tobramycin (ai)

Tobruk|gips *m chir* Tobruk (ou) plaster (a:) ≈**schiene** *f* Tobruk splint

Tob|sucht *f* maniacal (ai) fury (juə), raving madness, frenzy ~**süchtig** maniacal (ai), raving mad, frantic ≈**suchtsanfall** *m ps* attack of acute mania, raving fit

Tochter|blase *f* (Sekundärzyste des Echinokokkus) secondary (e) hydatid (ai) / daughter (ɔ:) *od* secondary (e) cyst ≈**generation** *f* filial generation / (erste, F_1) first filial generation, F_1 / (zweite, F_2) second filial generation, F_2 ≈**geschwulst** *f* (Metastase) metastasis (æ), *pl* metastases ≈**kern** *m cyt* daughter nucleus ≈**kolonie** *f bakt* daughter colony (ɔ) ≈**kultur** *f bakt* subculture (ʌ) ≈**sporozyste** *f* secondary sporocyst ≈**stern** *m histol* amphiaster, diaster (dai'æstə), daughter star ≈**zelle** *f* daughter cell ≈**zyste** *f* daughter *od* satellite (æ) *od* secondary (e) cyst

Tocopherol *n* tocopherol (to'kɔfərɔl) **dl-**≈-**α-**≈ *n* (Vitamin E) *pharm* dl-α-tocopherol α-≈**acetat** *n* (*DAB*) ≈-Tocopherolum aceticum (*DAB*), Vitamin-E-acetat (*DAB*)) d-alpha-tocopheryl ≈fəril) acetate (*BP*), α-tocopherol acetate (*BP, EP*)

Tocopheryl *n s* Tocopherol

Tod *m* death (deθ); exitus **drohender** *od* **bevorstehender** ≈ impending d. **der** ≈ **trat ein** d. occurred **der** ≈ **trat auf der Stelle ein** d. was instantaneous (ei) **mit dem** ≈**e enden** to end in d. ≈ **durch Ersticken** d. by asphyxia (i) **den** ≈ **feststellen** to pronounce life to be extinct; to certify death **zum** ≈**e führen** to lead to d. **genetischer** ≈ genetic death **gewaltsamer** ≈ violent (ai) d. **klinischer** ≈ clinical d. **auf den** ≈ **krank** dangerously (ei) ill **ein Fall auf Leben und** ≈ a case of life and d. **leichter** ≈ easy d. **eines natürlichen** ≈**es sterben** to die a natural d. **plötzlicher** ≈ sudden death, mors subita; ~ ≈ **von Säuglingen** cot death **schwarzer** ≈ (Pest)

plague (pleig), black d. *sofortiger* ⟨
immediate (i:) d. ⟨- thanato- (æ) (*Vors*)
~ähnlich thanatoid (æ), resembling
death ~anzeigend (Symptom) thanato-
gnomonic (‚θænətono'mɔnik)
Todaro (to'daro)-**Sehne** f Todaro's tendon
tod|blaß (totenblaß) deathly *od* deadly
(e) pale ~bringend (tödlich) fatal (ei),
lethal (i:)
Todd (tɔd)|-**Operation** f Todd's opera-
tion ⟨-**Paralyse** f Todd's paralysis,
postepileptic paralysis
Todes|ahnung f presentiment of death
⟨angst f *ps* fear of death ⟨art f manner
of death ⟨blässe f (Totenblässe) deadly
pallor (æ) ⟨dosis f lethal (i:) dose
(dous) ⟨erwartungssyndrom n expectation to die syndrome, Todeserwartung
syndrome ⟨fall m [case of] death / *mil*
casualty ('kæʒuəlti) / (bei Operation)
fatality (æ) / ⟨ im ersten Lebensmonat
neo-natal (ei) d. ⟨fallstatistik f mortality statistics ⟨furcht f *ps* thanatopho-
bia, morbid fear of death ⟨gefahr f
danger of death ⟨gewissheit f certainty
of death ⟨kälte f algor ('ælgɔ:) mortis
⟨kampf m agony (æ), death struggle,
death throes ⟨kandidat m death-
-marked patient ⟨meldung f (beim
Standesamt) notification of death ⟨-
rate f *Lab* death *od* mortality rate
⟨röcheln n death rattle ⟨schweiß m
cold sweat of death ⟨strafe f capital
punishment, death penalty (e) ⟨-
strahlen m *pl* necrobiotic (ɔ) rays
⟨stunde f hour of death, last hour
⟨trieb m death instinct ⟨ursache f
cause of death / (Haupttodesursache)
main cause of death ~ursächlich
causing death *od* exitus ⟨zeichen n *pl*
post-mortem phenomena (ɔ), signs of
death ⟨zeitbestimmung f determination of the time of death ⟨ziffer f death
rate
tödlich fatal (ei), deadly (e) / (letal) lethal
('li:θəl) / ~ verlaufen to prove fatal, to
have a fatal outcome / nicht ~ non-
-fatal / (die tödliche Dosis nicht
erreichend) *pharm* hypolethal ('haipo-
'li:θəl) / ~ verunglückt died in an
accident
Toilette f *chir* toilet
Toko|dynamometer n (Wehenkraftmes-
ser, Wehenmessinstrument) tocodynamometer (ɔ) ⟨ergometrie f toco-
-ergometry ⟨graph m (Wehenschrei-
ber) tocograph (ou) ⟨graphie f tocography (ɔ) ⟨logie f (Entbindungskunst)
tocology, obstetrics (e) ⟨manie f
tocomania, puerpural mania ⟨metrie f
tocometry ⟨phobie f (Geburtsangst)
tocophobia
Tolazamid n (*WHO*) tolazamide (tɔ-
'læzəmaid) (*USP*)
Tolazolin n (*WHO*) tolazoline [hydro-
chloride (*BP, USP*)]
Tolbutamid[um (*EP*)] n (*WHO*) tolbutamide (tɔl'bju:təmaid) (*BP, EP, USP*)
Toleranz f tolerance (ɔ), toleration /
gekreuzte ⟨ cross tolerance / gespaltene ⟨ split tolerance / partielle ⟨
partial tolerance ⟨dosis f tolerance
dose (dous) ~erzeugend tolerific (i)
⟨grenze f limit (i) of tolerance,
threshold ('θrefould)' of tolerance
⟨kurve f tolerance curve ⟨probe f
tolerance test ⟨schwelle f threshold of
tolerance ⟨versuch m tolerance test

tolerieren to tolerate (ɔ)
toll *ps* mad, lunatic (u:) / (rasend)
raving, frantic / (Hund) mad, rabid (æ),
hydrophobic (ou)
Tollens ('tɔlens)-**Reaktion** f Tollens'
reaction
Toll|heit f *ps* madness / (Wut) fury (juə),
frenzy ⟨kirsche f (Tollkraut) *bot, tox*
belladonna, deadly (e) nightshade
Tollkirschen|blätter n *pl pharm* bella-
donna leaves ⟨extrakt m (Extractum
Belladonnae) *pharm* extract of belladonna ⟨vergiftung f atropinism (ɔ)
Tollkorn n (Lolch) *tox* darnel / (Stechapfel) thornapple
Tollwut f (Lyssa) lyssa, rabies ('reibii:z),
hydrophobia ~ähnlich lyssoid ⟨-**Antiserum** n antirabies ('reibii:z) serum
~artig rabiform (ei) ~befallen hydrophobic (ou) ~erzeugend rabific (i),
rabigenic (e) ⟨gift n rabies virus
('vaiərəs)
tollwütig rabid (æ), infected with rabies
('reibii:z), hydrophobic (ou)
Tollwut|-Immunserum n rabies immune
serum, antirabies serum (*EP*) ⟨impf-
stoff m rabies (ei) vaccine (æ) (Rab /
Vac) (*BP*) ⟨impfung f antirabic (ei)
vaccination ⟨mittel n *pharm* antirabic,
antilyssic [agent (ei)] ⟨schutzimpfung f
antirabic vaccination ⟨serum n rabies
('reibii:z) antiserum (Rab / Vac) ⟨über-
wachung f rabies control (ou) ⟨vakzine
f rabies vaccine (æ) ⟨-**Virus** n rabies virus,
fixed virus
Tolnaftat n tolnaftate (tɔl'næfteit) (*BP*)
Toloniumchlorid n (*WHO*) tolonium
(tɔ'louniəm) chloride
Tölpelkrankheit f parotitis epidemica (e)
Tolpropamin n (*WHO*) tolpropamine
(tɔl'proupəmi:n) (*BPCA*)
Tolubalsam m *pharm* balsam ('bɔ:lsəm)
of tolu ('toulu:), tolu balsam ⟨sirup m
(Tolusirup) tolu [balsam (*NF*)] syrup
(*BPC*)
α-**Toluensäure** f alphatoluic acid
Toluidin n toluidine (tɔ'lju:idi:n)
Toluol n toluene ('tɔljui:n) (*BPC*) ⟨dii-
sozyanat n (TDI) toluene diisocyanate
(TDI) ⟨sulfamid n toluene sulphon-
amide (ɔ) [*US* -sulf-] **p-**⟨**sulfonsäure** f
(Acidum p-toluolsulfonicum) p-toluene-
sulphonic *od* cresolsulphuric [*US*
-sulf-] acid
Tolusirup m Tolu [balsam (*NF*)] syrup
(*BPC*)
Toluyl n *chem* toluyl ('tɔljuil) ⟨säure f
chem toluic (tɔl'ju:ik) acid
Tomes (toumz)-**Fasern** f *pl od* -**Fortsätze**
m *pl* Tomes' fibres [*US* fibers] ⟨-
-**Körnerschicht** f Tomes' granular layer
⟨-**Processus** m Tomes' processus
Tommaselli (tɔma'seli)-**Syndrom** n
Tommaselli's disease
Tommasi (tɔ'mazi)-**Zeichen** n Tommasi's sign
Tomo|gramm n (Schichtaufnahme)
röntg tomogram (ou) ⟨graph m
(Schichtaufnahmegerät) *röntg* tomograph (ou) ⟨graphie f (Schichtröntgen)
tomography (ɔ), layer (ɛə) radiography,
body-section radiography (ɔ) / kom-
putierte transaxiale ⟨ computerised
transverse axial tomography / mehr-
dimensionale ⟨ pluridirectional tomography ~graphisch *röntg* tomographic
⟨manie f (Operationssucht) tomo-
mania
Ton m (Laut) sound / (Geräusch) bruit

(bryi), murmur (ə:) / (Rasselgeräusch)
râle (a:) / (Musik) note / (Farbe) tint,
tinge (tindʒ) / (Lehm) clay; (weißer
Ton) bolus (ou) alba, heavy kaolin
(*EP*) / glucksender *od* gurgelnder ⟨
gurgle (ə:) ~al tonal (ou) ⟨alität f
tonality ⟨aphasie f tonaphasia ~artig
argillaceous (a:dʒi'leiʃəs) ⟨audiometrie
f pure tone audiometry ⟨bad n *fotogr*
toning bath ⟨bandaufnahme f (Herz)
tape recording ~bedingt audiogenic
('dʒenik) ⟨blindheit f note blindness
⟨breite f (der für das Ohr wahr-
nehmbaren Töne) audiofrequency (i:)
tönen (klingen) to ring, to sound /
(Farbe) to tint ~d sonorous (ɔ:),
resonant (e)
Tonephin n (Vasopressin) vasopressin
Tonerde f *chem* alumina (u:), aluminium*
(i) oxide / essigsaure ⟨ *pharm* aluminium* acetate (æ) solution (*BPC*) [*nota*:
enthält Weinsäure; nach *DAB* 7 wird
statt essigsaurer Tonerde Aluminium-
acetattartrat-Lösung abgegeben] /
essigweinsaure ⟨ aluminium* acetotartrate, aluminium* acetate solution
⟨gel n gelatinous (æ) aluminium*
hydroxide (ɔ), alumina (u:) gel (dʒel)
⟨hydrat n *chem* aluminium* hydroxide
Ton|farbe f (Stimme) timbre ('timbə)
~farbig (Stuhl) clay-colo[u]red ⟨fre-
quenz f audio-frequency (i:)
Tonga f (Frambösie) yaws (jɔ:z),
framb[o]esia (i:)
Ton|gabel f tuning fork ⟨grenze f pitch
od tone limit ~haltig argillaceous
(a:dʒi'leiʃəs), argilliferous (i) ⟨höhe f
pitch ⟨höhenunterscheidung f pitch
discrimination
de Toni-Debré-Fanconi (de 'toni-də'bre:-
-fan'koni)-**Syndrom** n Fanconi's syndrome, Abderhalden-Fanconi syndrome
Tonikum n *pharm* tonic (ɔ)
Toninsel f s Hörinsel
tonisch (Krampf) tonic (ɔ) / *pharm* tonic
~ u. klonisch tonoclonic (ɔ), tonic and
clonic
tonisieren to tonicise (ɔ)
Tonitrophobie f (Gewitterangst) tonitrophobia
Tonizität f (Spannungszustand) tonicity,
tonus (ou)
Tonka|bohne f Tonka bean ⟨kampfer f
pharm c[o]umarin (u:)
Ton|lage f (Stimme) pitch ⟨leiter f scale
~los (Stimme) hoarse / (klanglos)
toneless ⟨losigkeit f aphonia (ei'fou-
niə), loss of voice
tonnenförmig (Brustkorb) barrel-shaped
Tono|fibrille f (Fibrille in den Inter-
zellularbrücken) *histol* tonofibril (ai)
⟨filamente n *pl* tonofilaments (i)
⟨gramm n (tonographische Aufnahme,
Blutdruckkurve) tonogram (ou) ⟨-
graph m tonograph (ou) ⟨graphie f
tonography ⟨meter n tonometer ⟨me-
trie f tonometry ⟨plast m tonoplast
(ou)
Ton|oszillograph m tonoscillograph (ɔ)
⟨schwelle f (Ohr) sound threshold
('θrefould)
Tonsilla f s Tonsille ⟨ *cerebelli* (*PNA*)
(Kleinhirnmandel) cerebellar tonsil ⟨
lingualis (*PNA*) (Zungentonsille) lingual tonsil ⟨ *palatina* (*PNA*) (Gau-
menmandel) palatine (æ) tonsil ⟨

* *US* aluminum

pharyngea (*PNA*) (Rachenmandel) nasopharyngeal (i) tonsil ⸪ *tubaria* (*PNA*) (Tubenmandel) tube tonsil
tonsillar tonsillar ⸪**abszeß** *m* (Mandelabszeß) peritonsillar abscess, quinsy ('kwinzi) ⸪**stein** *m* (Mandelstein) tonsillolith
Tonsille *f* (Mandel) tonsil / intramurale ⸪ buried (e) *od* submerged t.
Tonsillekto|mie *f* (Mandelentfernung) tonsillectomy ~**miert** (ohne Mandeln) tonsilloprive (praiv)
Tonsillen|- tonsillar, tonsillo- (*Vors*) ⸪**abszess** *m* tonsillar abscess ⸪-**Abszesszange** *f chir* peritonsillar abscess forceps *pl* ⸪**ausräumung** *f* (Tonsillektomie) tonsillectomy ⸪**ausschälung** *f* tonsillectomy ⸪**elevatorium** *n chir* tonsil elevator ⸪**entfernung** *f* tonsillectomy ⸪**follikel** *m* tonsillar follicle ⸪**hypertrophie** *f* (Mandelvergrößerung) tonsillar hypertrophy ⸪**kappung** *f chir* incomplete *od* partial tonsillectomy, tonsillotomy ⸪-**Klemmzange** *f chir* tonsil h[a]emostatic forceps *pl* ⸪**kompressor** *m chir* tonsil h[a]emostat ⸪**krypten** *f pl* (Cryptae tonsillares (*PNA*)) crypts of the tonsils ⸪**messer** *n* tonsillotome, [tonsil] guillotine ('giləti:n), tonsil knife ⸪**nische** *f* tonsillar sinus (ai) ⸪**pinzette** *f chir* tonsil forceps *pl* ⸪**presser** *m* tonsillar compressor ⸪**punktion** *f* tonsil puncture ⸪**quetscher** *m chir* tonsil crusher *od* compressor ⸪**schere** *f* tonsilsector, tonsillotome, tonsil scissors *pl* ⸪**schlinge** *f* tonsil snare (ɛə) ⸪**schnürer** *m chir* tonsil snare ⸪**schraube** *f* tonsil screw ⸪**schwellung** *f* swollen (ou) tonsils ⸪-**Tamponstopfer** *m* tonsil gauze packer ⸪**tasche** *f* tonsillar pocket ⸪**taster** *m* tonsil probe hook
Tonsillit|is *f* (Halsentzündung, Mandelentzündung) tonsillitis, angina (æn-'dʒainə) / (eitrige) quinsy ('kwinzi) ~**isch** tonsillitic (i), anginal (dʒai)
Tonsillo|lith *m* (Mandelstein) tonsillolith, amygdalolith (i), tonsillar calculus ⸪**mykose** *f* tonsillomycosis, mycotic (ɔ) tonsillitis ⸪**tom** *n chir* tonsillotome, tonsillectome, guillotine *f* ⸪**tomie** *f* (Mandelspaltung) tonsillotomy (ɔ), amygdalotomy (ɔ), partial (a:) *od* incomplete (i:) tonsillectomy
Ton|sinn *m ps* tone sense ⸪**stärke** *f* intensity of sound ⸪**taubheit** *f* asonia (ou), tone deafness (e), auditory (ɔ:) amnesia (i:) ⸪**unempfindlichkeit** *f* asonia (ou)
Tönung *f* (Farbnuance) shade
Tonus *m* (Spannung) tonus (ou), tonicity *f* (Spannungszustand) tension / (in normalem Funktionszustand) tone *im* ⸪ **erhöht** hypertonic (haipə'tɔnik) *im* ⸪ **herabgesetzt** hypotonic **neurovegetativer** ⸪ neuro (juə)-circulatory tonus *parasympathischer* ⸪ parasympathetic (e) tone *verminderter* ⸪ hypotonia (ou), hypotony (ɔ) ⸪- tonic (ɔ), tono- (ou, ɔ) (*Vors*) ~**erhöhend** angiotonic (ɔ) ~**gleich** (gleichen Tonus *od* gleiche Spannung habend) homotonic (‚houmo'tɔnik) ⸪**herabsetzung** *f* hypotonia (ou) ~**herabsetzend** antitonic (ɔ) ⸪**hochstand** *m* hypertonicity, hypertonus, hypertonia (ou) ⸪**mangel** *m* lack of tone, hypotonia (ou), atonicity ⸪**steigerung** *f* increase in tonus *od* tone *od* tonicity ⸪**steuerung** *f* regulation of the

tonus ⸪**störung** *f* dystonia (ou) / (Muskel) dysmyotonia ⸪**verlust** *m* loss of tonicity / ⸪ des Zwerchfells phrenasthenia (i:) ~**vermindernd** antitonic (ɔ) ⸪**wechsel** *m* heterotonia
Ton|verlust *m* loss of tone, atony ('ætəni) / affektiver ⸪ cataplexia ⸪**verschärfung** *f* hyperresonance (e) ⸪**verstärker** *m* (Auskultation) amplifier / (Herztöne) resonator (e) ⸪**wiedergabe** *f* reproduction of sounds
Tooth (tu:θ)-**Typus** *m* (Muskelatrophie) Tooth's type
Top|algie *f* (bei Neurasthenie) topoalgia ⸪**ektomie** *f* topectomy
Topf *m* pot / (Apotheke) gallipot (æ) / (Salbentöpfchen) jar
Töpfer ('tœpfər)|-**Methode** *f* Töpfer's method ⸪-**Reagens** *n* (Dimethylaminoazobenzol) Töpfer's reagent (ei)
Tophus *m* tophus, *pl* tophi ('toufai) / ⸪ syphiliticus tophus syphiliticus (i) ⸪- (Gichtknoten-) tophaceous (ei) ⸪**geschwür** *n* gouty (au) ulcer
Topik *f* regional (i:) *od* topographic[al] (æ) anatomy (æ) / psychische ⸪ mental topography
Topinard (topi'na:r)-**Linie** *f* Topinard's line
topisch (lokal, örtlich) topical (ɔ), local
Topo|algie *f* (Topalgie, umschriebener Schmerz bei Neurasthenie) topoalgia ⸪**gnosie** *f* topognosis (ou), topognosy ⸪**graphie** *f* topography (ɔ) ~**graphisch** topographic[al] (æ) ⸪**neurose** *f* toponeurosis ⸪**phobie** *f ps* topophobia, dread (e) of certain places
Torcular Herophili *n* torcular Herophili (he'rɔfilai), confluence of the sinuses (ai)
torfartig peaty (i:)
Torfwasser|erbrochenes *n* peat-water vomit (ɔ) ⸪**inhalt** *m* (des Magens) peat water
torisch (Glasschliff, Brille) toric (ɔ)
Tormentillwurzel *f pharm* tormentil (e)
Tormina *n pl* intestinal pain
Tornwaldt ('tɔrnvalt)-**Krankheit** *f* Tornwaldt's disease
Toronto-Einheit *f* Toronto unit
torpid (schwach, träge) torpid
Torpor *m* (Reaktionslosigkeit) torpor ('tɔ:pə), torpidity
torquiert (verdreht) contorted
Torsion *f* (Drehung) torsion, twisting
Torsions|- torsional ⸪**dystonie** *f* (Ziehen-Oppenheim-Syndrom) dystonic lenticularis syndrome, torsion spasm, torsion dystonia (ou), dystonia musculorum (ɔ:) deformans ⸪**festigkeit** *f* (Knochen) torsional strength ⸪**klemme** *f chir* torsion forceps *pl* ⸪**krampf** *m* torsion spasm ⸪**neurose** *f* Ziehen-Oppenheim ('tsi:hən-'ɔpənhaim) syndrome ⸪**spasmus** *m* torsion spasm ⸪**waage** *f Lab* torsion balance
Torso *m* (Rumpf) torso ('tɔ:sou), trunk
Torticollis *m* (Schiefhals) wry-neck ('rainek), torticollis (ɔ) ⸪ spasticus spasmodic (ɔ) t.
Torulahefe *f* Torula yeast (i:)
Torulin *n* (Vitamin B₁) torulin (ɔ:), thiamine ('θaiəmi:n)
Torulopsis *f* Torulopsis
Torulose *f* torulosis, cryptococcosis
Torulus *m anat* torulus (ɔ:), *pl* toruli, small swelling
Torus *m* (Wulst, Ballen, Knoten) *anat* torus ('tɔ:rəs), *pl* toruses ('tɔ:rəsiz) *od*

tori ('tɔ:rai) / ⸪ levatorius (*PNA*) torus levatorius / ⸪ palatinus (*PNA*) palatine torus / ⸪ tubarius (*PNA*) tubal elevation
Tosyl|argininmethylesterhydrochlorid *n* (*EP*) tosylarginine methyl ester hydrochloride (*EP*) ⸪**chloramid-Natrium** *n* (*EP*) chloramine (*EP*) ⸪**phenylalanylchlormethan** *n* (*EP*) tosylphenyl-alanylchloromethane (*EP*)
tot dead (e) / (Gewebe) dead, necrotic (ɔ), devitalised (ai)
total total, entire, complete ⸪**alkaloide** *n pl* total alkaloids (æ) ⸪**aphasie** *f* complete aphasia (ei) ⸪**atelektase** *f* total collapse ⸪**atrophie** *f* panatrophy (æ), general atrophy ⸪**aufmeißelung** *f* total removal (u:) of the middle ear ⸪**ausräumung** *f* total removal of a tumo[u]r / (Genitalorgane) bilateral (æ) salpingo-oophorectomy (sæl'piŋgo-,ouofə'rektəmi) and hysterectomy ⸪**elektase** *f* total collapse ⸪**endoprothese** *f* total prosthetic replacement ⸪**entfernung** *f* total removal (u:) ⸪**exstirpation** *f* (Entfernung von Eierstöcken, Eiletern *u* der gesamten Gebärmutter) *chir* Wertheim's ('ve:rthaimz) operation, radical (æ) hysterectomy, panhysterosalpingo-oophorectomy (pæn'histərosæl'piŋgo-,ouofə'rektəmi) ⸪**kapazität** *f* (Lunge) (TK) total lung capacity (TLC) ⸪**operation** *f F s* ⸪exstirpation ⸪**prolaps** *m* complete prolapse ⸪**prothese** *f dent* full dentures ⸪**star** *m* total cataract ⸪**teilung** *f embr* holoblastic cleavage (i:)
Totaquin *n* totaquine ('toutəkwi:n)
töten to kill / (Ungeziefer) to destroy / (mit Gift) to poison / (Nerv) to deaden (e), to kill / (Versuchstier) to sacrifice
Toten|beschauer *m* (Arzt) medical (e) examiner (ig'zæminə) / (Nichtarzt) coroner (ɔ) ⸪**bett** *n* death bed ~**blaß** deathly pale ⸪**blässe** *f* deadly pallor ('pælə) ~**bleich** livid (i) ⸪**blümchen** *n pl* (weiße Nagelflecke) onychopachy (,ɔniko'pæsiti), leuconychia [*US* leuko-] (i) ⸪**finger** *m pl* acro-asphyxia (i), dead *od* livid (i) fingers, Reynaud's (rɛ'noz) sign *od* phenomenon (ɔ) ⸪**flecken** *m pl* cadaveric (æ) *od* post-mortem lividity, livor (ai) mortis, cadaveric (æ) ecchymosis ⸪**gerippe** *n* skeleton (e) ⸪**kälte** *f* chill of death ⸪**kopf** *m* death's-head / ⸪ *u* gekreuzte Knochen (als Zeichen von Giften *od* bestehender Lebensgefahr) skull and cross-bones ⸪**kranzarterie** *f* pubic branch (a:) of the inferior epigastric artery ⸪**kreuz** *n F s* ⸪kurve ⸪**kurve** *f* crossing of the rising pulse-curve and dropping curve of temperature ⸪**lade** *f* (Sequesterhöhle) cavity (æ) of a sequestrum ⸪**maske** *f* death mask ⸪**schau** *f* post-mortem examination, necropsy (e) ⸪**schein** *m* certificate of death ⸪**starre** *f* rigor (ai) mortis, cadaveric (æ) rigidity
Tote[r] *f* [*m*] dead body, corpse (kɔ:ps) / die Toten the dead
tot|faul (Embryo) dead and decomposed (ou) ~**geboren** stillborn ⸪**geburt** *f* stillbirth / (Tod) stillborn child, dead birth ⸪**geburtenzahl** *f* (auf 100) stillbirth rate, natimortality (æ) ⸪**impfstoff** *m* inactivated vaccine
Toti ('touti)-**Operation** *f* Mosher ('mɔʃə)-Toti operation

Totokain *n pharm* totocaine ('tou-tokein), tutocain ('tju:tokein)

Tot|raum *m* (der Atemwege) dead space **⸿virenvakzine** *f* killed *od* inactivated virus (aiə) vaccine ('væksi:n) **⸿zeit** *f chrom* holdup time

touchieren to examine (ig'zæmin) digitally ('didʒitəli), to palpate (æ) / to cauterise (ɔ:) **⸿** *n* (Digitaluntersuchung) digital (i) examination, palpation / (Ätzen) cauterisation

Tour *f* (Binde) turn

Tourette (tu'rɛt)**-Syndrom** *n* Tourette's syndrome

Tournay (tur'nɛ)**-Zeichen** *n ophth* Tournay's reaction

Tourniquet *n* (Staubinde) tourniquet ('tuənikei) **⸿probe** *f* tourniquet test

Touroff ('tuərɔf)**-Operation** *f* Touroff's operation

Touton (tu'tɔ̃)**|[-Pospelow** (pas'pjɛlɔf)]**-Zelle** *f od* **-Riesenzelle** *f* Touton's giant ('dʒaiənt) cell

Towey ('taui)**-Krankheit** *f* maple bark disease

Tox|albumin *n* toxoprotein (ou), toxalbumin (ju:) **⸿ämie** *f* tox[a]emia, toxic[a]emia, septic[a]emia / (Graviditätstoxämie) tox[a]emia of pregnancy / präeklamptische **⸿** pre-eclamptic tox-[a]emia (PET) **⸿ämie betr.** tox[a]emic (i:) **~ämisch** tox[a]emic (i:), sapr[a]emic, septic **⸿anämie** *f* toxic an[a]emia

Toxi|dermie *f* toxicodermia, toxicodermatosis, urticaria (ɛə) due to drugs **~gen** toxigenic ('dʒenik)

Toxiko|dendron *n bot* toxicodendron **⸿dermie** *f* toxicodermia, toxicodermatosis, toxicodermitis **⸿loge** *m* toxicologist **⸿logie** *f* (Giftlehre) toxicology **~logisch** toxicologic[al] (ɔ) **⸿manie** *f* toxicomania **⸿nose** *f* toxicosis **⸿phobie** *f* toxicophobia

Toxikose *f* (Vergiftung) toxicosis **⸿gift** *n* poison that produces a toxicosis

Toxin *n* toxin / endogenes **⸿** endogenous toxin / exogenes **⸿** exogenous toxin / im Serum enthaltenes **⸿** serotoxin **~affin** toxiphoric (ɔ) **⸿ämie** *f* tox[a]lemia **⸿-Antitoxin** *n* toxin-antitoxin (TAT) **⸿-Antitoxin-Flocken** *f pl* (TAF) toxoid-antitoxin floccules ('flɔkju:lz) (TAF) **⸿-Antitoxin-Reaktion** *f* toxin-antitoxin reaction **~bedingt** toxinic (i), toxinfectious **~bildend** toxigenic (e) **~bindend** toxopexic **⸿einheit** *f* toxic *od* toxin unit (TU) **~neutralisierend** toxopexic **⸿ose** *f* toxicosis **⸿produktion** *f bakt* toxigenicity **~produzierend** toxigenic ('dʒenik) **⸿schädigung** *f* toxi-infection, toxicosis, toxipathy (i), toxinfection **⸿therapie** *f* toxinotherapy, toxitherapy **⸿num diphthericum diagnosticum** (EP) Schick test toxin (EP, BP) **⸿vergiftung** *f* toxicosis **~vernichtend** toxinicidal (ai) **⸿vernichtungsmittel** *n* toxinicide (i) **~verursacht** toxinfectious

toxisch toxic (ɔ), toxico (ɔ)- (Vors), poisonous

Toxisterin *n* toxisterol (iə)

Toxizität *f* (Giftigkeit) toxicity O₂-**⸿** *f* O₂ toxicity

Toxizitäts|prüfung *f* toxicity study **⸿steigerung** *f* increase in toxicity **⸿testung** *f* toxicity test

Toxocara canis *f* (Hundespulwurm) Toxocara (ɛə) canis

toxo|gen (giftbedingt) toxicogenic ('dʒe-nik) **⸿genese** *f* toxogenesis **⸿genin** *n* toxogenin (tɔk'sɔdʒinin) **⸿id** *n* (Immunstoff mit erhaltener haptophorer, aber zerstörter toxophorer Gruppe) toxoid (ɔ) **⸿id-Antitoxin-Mischung** *f* toxoid-antitoxin mixture (TAM) **⸿kariasis** *f* toxocariasis (ai) **⸿n** *n* (Ehrlich) toxon **⸿nose** *f s* Toxikose **⸿pepton** *n* toxicopeptone, toxopeptone **⸿phobie** *f* (Angst vor Giften *od* Vergiftung) *ps* toxicophobia **~phor** toxophore **⸿plasma** *n* toxoplasma **⸿plasma-** toxoplasmatic **⸿protein** *n* toxoprotein ('prouti:n)

Toynbee ('tɔinbi:)**|[-Gesetz** *n* Toynbee's law **⸿-Körperchen** *n pl* Toynbee's corpuscles **⸿-Versuch** *m* Toynbee's experiment (e)

TPA-Test = Treponema-pallidum--Agglutinationstest *m* treponemal agglutination test

TPE = Typhus-Paratyphus-Enteritis *f* typhoid-paratyphoid-enteritis

TPI-Test = Treponema-pallidum-Immobilisationstest *m* treponemal immobilisation test, TPI test

TPN = Triphosphopyridinnukleotid *n* triphosphopyridine nucleotide

TPP = Thiaminpyrophosphat *n* thiamine pyrophosphate, TPP

TR = tubuläre Rückresorption *f* tubular re-absorption

Tr. = Tinctura *f* tincture / = Trituration *f* trituration

Trabant *m genet* satellite, trabant

Trabantentuberkel *m* satellite tubercle

Trabecula *f* (*pl* Trabeculae) *anat* trabecula, *pl* trabeculae (trə'bekjuli:) **⸿e carneae** (PNA) trabeculae carneae **⸿e corporis spongiosi** (PNA) trabeculae of the corpus spongiosum **⸿e corporum cavernosorum** (PNA) trabeculae of the corpora cavernosa **⸿e lienis** (PNA) (Milzbälkchen) trabeculae of the spleen **⸿ septomarginalis** (PNA) moderator band

Trabekel *f* (Balken) *anat s* Trabecula **⸿blase** *f* (Balkenblase) trabeculated (e) bladder

trabekulär trabecular (e)

Tracer *m* (radioaktiver Markierungsstoff) *radiol* tracer (ei) **⸿dosis** *f radiol* tracer dose

Trachea *f* (Luftröhre) windpipe, trachea (ei), *pl* tracheae ('treikii:) **⸿-** tracheal (ei) **⸿ u. Bronchien betr.** tracheobronchial ('treikio) **⸿ u. Ösophagus betr.** tracheo-[o]esophageal (i) **⸿ u. Pharynx betr.** tracheopharyngeal (i)

tracheal tracheal (ei), tracheo- (ei) (Vors) **⸿atmen** *n* tracheal respiration **⸿blutung** *f* tracheorrhagia (ei) **⸿dilatator** *m* tracheal dilator **⸿drüsen** *f pl* tracheal glands **⸿ektasie** *f* (Luftröhrenerweiterung) trachea-ectasy **⸿fistel** *f* tracheal fistula **⸿gie** *f* trachealgia (,treiki'ældʒiə) **⸿häkchen** *n* tracheotomy hook *od* retractor **⸿kanüle** *f* tracheotomy tube *od* cannula / **⸿** mit aufblasbarer Manschette cuff cannula **⸿katarrh** *m s* Luftröhrenkatarrh **⸿katheter** *m* endotracheal catheter (æ), rubber whistle-tip catheter **⸿knorpel** *m pl* (Cartilagines tracheales (PNA)) tracheal cartilages **⸿kompression** *f* tracheal compression **⸿naht** *f chir* tracheorrhaphy (ɔ) **⸿perforation** *f* tracheal perforation **⸿rasseln** *n* tracheal râle (a:) **⸿riss** *m*, **⸿ruptur** *f* tracheal rupture (ʌ) **⸿schmerz** *m*

trachealgia ⸿schnitt *m* tracheotomy **⸿sekret** *n* tracheal secretion **⸿stenose** *f* (Luftröhrenverengerung) tracheostenosis, tracheal stenosis **⸿ton** *m* tracheal sound **⸿-Trokar** *m* tracheal trocar **⸿tubus** *m* endotracheal (ei) tube

Trachee *f zool* spiracle (i)

Tracheenöffnung *f* (Insekt) stigma (i), *pl* stigmata, spiracle (i)

Tracheitis *f* tracheitis, inflammation *od* catarrh of the trachea / eitrige **⸿** tracheopyosis **⸿ u. Bronchitis** *f* tracheobronchitis

Trachel|hämatom *n* trachelh[a]ematoma ('træːkəl,hi:mə'toumə) **⸿ismus** *m* trachelism (æ), trachelismus

Trachelo|pexie *f* trachelopexy (æ) **⸿plastik** *f* tracheloplasty (æ) **⸿rrhaphie** *f* (Zervixnaht) *chir* hysterotrachelorrhaphy (ɔ) **⸿rrhekter** *m* trachelorrhectes (,træːkilo'rekti:z) **⸿schisis** *f* tracheloschisis (træki'lɔskisis) **⸿tomie** *f* trachelotomy

Tracheo|- (Vors) tracheo- ('treikio) (Vors) **~bronchial** tracheobronchial **⸿bronchialbaum** *m* tracheobronchial tree **⸿bronchien** *f pl* tracheobronchial tree **⸿bronchitis** *f* tracheobronchitis **⸿bronchomegalie** *f* tracheobronchomegaly, Mounier-Kuhn (mu'nje:-ku:n) syndrome **⸿bronchoskopie** *f* tracheobronchoscopy **⸿cele** *f* tracheocele ('treikiosi:l) **⸿fistulisation** *f* tracheofistulisation **⸿laryngotomie** *f* (Eröffnung von Kehlkopf *u* Luftröhre) *chir* tracheolaryngotomy **⸿malazie** *f* tracheomalacia (mə'leiʃiə) **⸿phonie** *f* tracheophony (ɔ) **⸿plastik** *f* (Luftröhrenplastik) tracheoplasty (ei) **⸿pyosis** *f* tracheopyosis **⸿rrhagie** *f* tracheorrhagia ('reidʒiə) **⸿rrhaphie** *f* (Luftröhrennaht) tracheorrhaphy (ɔ) **⸿schisis** *f* tracheoschisis (,treiki'ɔskisis) **⸿skopie** *f* (Luftröhrenspiegeln) tracheoscopy, laryngotracheoscopy **~skopisch** tracheoscopic (ɔ) **⸿stenose** *f* tracheostenosis **⸿stoma** *n* (Luftröhrenfistel) tracheostoma (ɔ) **⸿stomie** *f* tracheostomy **⸿tom** *n* tracheotome (ei), tracheotomy knife

Tracheotomie *f chir* tracheotomy / die **⸿** ausführen *chir* to tracheotomise (ɔ) / blitzartige **⸿** fire-drill tr. / obere **⸿** superior (iə) *od* high tr. / untere **⸿** inferior (iə) *od* low tr. **⸿besteck** *n chir* tracheotomy set **⸿-Dreieck** *n* tracheotomic triangle **⸿haken** *m* tracheotomy hook **⸿kanüle** *f* tracheotomy cannula *od* tube / Entfernen *od* Herausnehmen der **⸿** detubation **⸿messer** *n* laryngotome (i), tracheotome (ei), tracheotomy knife

tracheo|tomieren to tracheotomise (ɔ) **⸿zele** *f* tracheocele ('treikiosi:l)

Trachom *n* (Körnerkrankheit) trachoma, granular lids *od* conjunctivitis **⸿-** trachomatous (ou) **~atös** trachomatous (ou) **~frei** free from trachoma **⸿-Inclusions-Conjunctivitis** *f* trachoma inclusion conjunctivitis (TRIC) **⸿körner** *n pl* trachoma follicles **⸿körperchen** *n pl* Prowazek's ('prɔvazeks) *od* trachoma bodies **⸿pinzette** *f* trachoma forceps *pl* **⸿vakzine** *f* trachoma vaccine

trächtig pregnant, gravid (æ) **⸿keit** *f* (Trächtigsein) pregnancy, gestation, gravidity (i) **⸿keitszeit** *f* (Tiere) *s* Tragzeit

Trachyphonie *f* trachyphonia

Tractus m anat tract, tractus (æ), pl tractus ≈ cerebellorubralis (PNA) cerebellorubral tract ≈ cerebellothalamicus (PNA) cerebellothalamic tract ≈ corticohypothalamici pl (PNA) corticohypothalamic tracts ≈ corticonuclearis (PNA) corticonuclear tract ≈ corticopontini pl (PNA) corticopontine tracts ≈ corticospinalis (PNA) cerebrospinal (ai) tract; ≈ ~ anterior (Pyramidenvorderstrangbahn) anterior cerebrospinal tract; ≈ ~ lateralis (Pyramidenseitenstrangbahn) lateral cerebrospinal tract ≈ dorsolateralis (PNA) dorsolateral tract ≈ frontopontinus (PNA) (Arnold--Bündel) frontopontine tract ≈ iliotibialis [Maissiati] (PNA) iliotibial tract ≈ mamillothalamicus (PNA) mamillothalamic tract ≈ mesencephalicus nervi trigemini (PNA) mesencephalic tract of the trigeminal nerve ≈ nervosus associationis (Assoziationsbahn) association tract; ≈ nervosi commissurales pl (PNA) commissural tracts; ≈ ~ projectionis pl (PNA) projection tracts ≈ occipitopontinus (PNA) occipitopontine tract ≈ olfactorius (PNA) („Riechbahn") olfactory (æ) tract ≈ olivocerebellares pl (PNA) olivocerebellar tracts ≈ opticus (PNA) (Sehbahn) optic tract ≈ parietopontinus (PNA) parietopontine tract ≈ respiratorius apparatus respiratorius ≈ reticulospinalis (PNA) reticulospinal tract ≈ rubrospinalis (PNA) (Monakow-Bündel) rubrospinal tract ≈ solitarius (PNA) tractus solitarius ≈ spinalis nervi trigemini (PNA) spinal tract of the trigeminal nerve ≈ spinocerebellaris anterior (PNA) (vordere Kleinhirnseitenstrang- od Gowers--Bahn) anterior spinocerebellar tract, Gowers' ('gauəziz) tract; ≈ ~ posterior (PNA) (hintere Kleinhirnseitenstrang- od Flechsig-Bahn) posterior spinocerebellar tract ≈ spinotectalis (PNA) spinotectal tract ≈ spinothalamicus (Rückenmarkthalamusbahn) spinothalamic (æ) tract; ≈ ~ anterior (PNA) anterior spinothalamic tract; ≈ ~ lateralis (PNA) lateral spinothalamic tract ≈ spiralis foraminosus (PNA) tractus spiralis foraminosus ≈ supraopticohypophysialis (PNA) supra-optico--hypophyseal tract ≈ tectospinalis (PNA) tectospinal tract ≈ tegmentalis centralis [Bechterew] (PNA) (zentrale Haubenbahn) central tegmental fasciculus ≈ temporopontinus (PNA) (Türck--Bündel) temporopontine tract ≈ vestibulospinalis (PNA) (Labyrinthrückenmarksbahn) vestibulo-spinal (ai) tract
Tragacantha f (EP, DAB) tragacanth ('trægəkænθ) (BP)
Tragant m (EP, DAB) (Tragacantha (EP, DAB)) tragacanth (æ) (BP) **≈gummi** n s ≈harz ≈harz n (Tragakantharz) pharm gum (ʌ) tragacanth
Trag|bahre f stretcher, litter ≈band n (an Prothesen) strap, brace / (Suspensorium) suspensory
Trage f stretcher, litter
träge ps idle (ai) / lazy (ei) / phys inert / (Darm) inactive, sluggish / (langsam) slow / (Reflex) sluggish
Tragebinde f sling
Träger m bakt carrier / chrom support / imm carrier, schlepper / (Medikament) vehicle ('vi:ikl) / (Bazillen) carrier, vector / (Grundsubstanz) excipient **≈anti-**

≈biotikum n carrier antibiotic **≈flüssigkeit** f suspending agent **~frei** (Isotopen) carrier-free **≈-Gas[strom]** n [m] chrom carrier gas **≈masse** f pharm vehicle ('vi:ikl), excipient (i) **≈material** n chrom support material **≈molekül** n carrier **≈protein** n bearer protein ('prouti:n) **≈stoff** m carrier **≈substanz** f pharm vehicle (i:) **≈tum** n bakt carrier state, carriage **≈wirbel** m s Atlas
Trage|sitz m (für Verwundete) firemen's lift, lady-chair **≈tuchverband** m arm--sling bandage **≈zeit** f gestation period
Tragfähigkeit f (Knochen) carrying od load-bearing capacity
Trägheit f (auch physiol) inactivity, inertia, torpidity, sluggishness, slowness **≈smoment** n moment of inertia
Tragi pili m pl (PNA) tragi ('treidʒai), hairs of the ear
Trago|maschalia f tragomaschalia (æ) **≈phonie** f (Agophonie) tragophonia (ou), tragophony (ɔ)
Tragriemen m (Prothese) strap
Tragus m tragus (ei), pl tragi ('treidʒai) **≈-** tragal (ei) **≈muskel** m (Musculus tragicus (PNA)) tragicus muscle
Tragzeit f (der Tiere) gestation[al] period (iə)
Trainingsbradycardie f physiologic[al] bradycardia
Trainor ('trainə)-**Operation** f Trainor's operation
Traktion f (Zug, Ziehen) chir traction **≈sdivertikel** n traction diverticulum (i) **≈semphysem** n traction emphysema
Traktotomie f (Durchtrennung eines Nervenstrangs) chir tractotomy (ɔ)
Traktushemianopsie f homonymous (ɔ) hemianopia
Trambusti (tram'busti)-**Tuberkulosetest** m Trambusti's reaction
Tran m s Lebertran
Trance f ps trance (a:) / in ≈ versetzen to put into a tr. **≈zustand** m trance
tränen to produce tears / (Augen) to water ≈- lacrimal (æ), lacrimatory (æ), dacryo- (æ) (Vors) **≈apparat** m lacrimal apparatus (ei), lacrimal organs (pl) **≈auge** n dacryops **≈bein** n (Os lacrimale (PNA)) lacrimal bone **≈beinpunkt** m lacrimal point **≈bildung** f lacrimation **~d** watering **≈drüse** f (Glandula lacrimalis (PNA)) lacrimal gland **≈drüsenarterie** f (Arteria lacrimalis (PNA)) lacrimal artery **≈drüsenentfernung** f dacryo-adenectomy **≈drüsenentzündung** f dacryo-adenitis **~erzeugend** dacryogenic (e), lacrimatory (æ) **≈fistel** f dacryosyrinx (i), lacrimal fistula **≈fistelmesser** n canaliculus (i) knife **≈fluß** m flow of tears, epiphora (i), lacrimation, dacryorrh[o]ea (i) **~flußanregend** dacryogenic (e) **≈flüssigkeit** f lacrimal od tear fluid (u) **≈furche** f lacrimal groove
Tränengang m lacrimal od tear od nasolacrimal duct, lacrimal canal (æ) **≈eiterung** f dacryopyosis **≈entzündung** f inflammation of the lacrimal canal **≈fistel** f lacrimal fistula **≈schwellung** f dacryops **≈sonde** f lacrimal sound od probe **≈sondierung** f (durch Tränensack u Tränengang zur Nase) dacryninocystotomy (ɔ) **≈spaltung** f dacryocystotomy, incision of the lacrimal duct **≈stein** m rhinodacryolith **≈stenose** f dacryostenosis **≈verengerung** f dacryo-

stenosis, narrowing of a lacrimal duct **≈zyste** f dacryops, lacrimal cyst
Tränen|geschwür n lacrimal ulcer **≈kanal** m (Rivus lacrimalis (PNA)) rivus lacrimalis, tear duct od canal (æ) **≈kanälchen** n (Canaliculus lacrimalis (PNA)) lacrimal canaliculus (i) **≈kanal--Dilatator** m lacrimal dilator **≈kanal--Löffel** m lacrimal sac curet[te] **≈kanalsonde** f lacrimal needle, probe od sound **≈kanalspritze** f lacrimal syringe (i) **≈kanalstenose** f dacryostenosis **≈kanalverengerung** f s ≈kanalstenose **≈nasengang** m (Ductus nasolacrimalis (PNA)) nasolacrimal duct od canal (æ) **≈nasenkanal** m (Canalis nasolacrimalis (PNA)) nasolacrimal canal **≈nerv** m (Nervus lacrimalis (PNA)) lacrimal nerve **≈papille** f (Papilla lacrimalis (PNA)) lacrimal papilla **≈punkt** m lacrimal point **≈rinne** f lacrimal groove **≈röhrchen** n (Canaliculus lacrimalis (PNA)) lacrimal canaliculus
Tränensack m (Saccus lacrimalis (PNA)) dacryocyst (æ), lacrimal sac, tear sac **≈bruch** m dacryocele, dacryocystocele **≈-Dissektor** m lacrimal sac dissector **≈eiterung** f dacryocystoblennorrh[o]ea (i) **≈entfernung** f dacryocystectomy **≈entzündung** f dacryocystitis **≈erweiterung** f dacryocystectasia (ei) **≈fistelanlegung** f dacryocystostomy **≈grube** f (Fossa sacci lacrimalis (PNA)) fossa of the lacrimal sac **≈inzision** f dacryocystotomy **≈schrumpfung** f dacryocystostenosis **≈sonde** f lacrimal sac probe **≈spaltung** f dacryocystotomy **≈verengerung** f dacryocystostenosis
Tränen|see m (Lacus lacrimalis (PNA)) lacrimal (æ) lake, lacus lacrimalis (ei) **≈stein** m dacryolith, lacrimal calculus, tear stone **≈steinbildung** f dacryolithiasis (ai) **≈steinleiden** n dacryolithiasis (ai) **≈träufeln** n dacryorrh[o]ea (i), epiphora (i) **~treibend** dacryogenic (dʒe), dacryagogue ('dækriəgɔg) **≈wärzchen** n (Caruncula lacrimalis (PNA)) lacrimal caruncle **≈weg** m nasolacrimal duct
Trank m potion (ou), draught (dra:ft) / (Aufguß) infusion / (Abkochung) decoction / schwarzer ≈ black draught
tränken (Tuch, Mull) to soak (mit in) / (imprägnieren) to impregnate / (sättigen) to saturate (æ)
Tranquil[l]izer m pharm tranquil[l]iser, sedative (e)
tranquil[l]isieren pharm to calm (ka:m) down, to tranquil[l]ise
trans|abdominal transabdominal (ɔ) **≈aldolase** f transaldolase (træns'ældoleis) (TA) **≈aminase** f transaminase (æ) **≈aminierung** f transamination **≈azetylierung** f transacetylation **~bronchial** by way of the bronchial tree **~cortical** transcortical **≈duktion** f genet transduction **≈duodenalspülung** f transduodenal (i:) lavage (lə'va:ʒ)
Transfer m (Übertragung, Verlagerung) transfer **≈ase** f transferase **≈-Faktoren** m pl genet, immun transfer factors **≈rin** n transferrine (e) **≈rinmangel** m (Blut) atransferrin[a]emia
Trans|fixation f (Durchstechung) transfixion **≈fixion** f transfixion **≈foration** f transforation, perforation **≈formation** f (Umwandlung) transformation **~fundieren** to transfuse
Transfusion f transfusion langsame od

protrahierte ⩟ drip tr. *nicht verträgliche* ⩟ (wegen falscher Blutgruppen) mismatched tr. ⩟ *in eine Arterie* arterial (iə) tr. ⩟ *in eine Vene* venous (i:) tr. *indirekte* ⩟ indirect tr. *intravenöse* ⩟ intravenous tr. *direkte* ⩟ direct tr. ⩟ *bei der der größte Teil des Blutes ersetzt wird* exsanguination tr.

Transfusions|apparat *m* transfusion apparatus (ei) ⩟**hepatitis** *f* transfusion hepatitis ⩟**ikterus** *m* transfusion icterus *od* jaundice ('dʒɔːndis) ⩟**reaktion** *f* transfusion reaction ⩟**schaden** *m* transfusion damage (æ) ⩟**schock** *m* transfusion shock ⩟**technik** *f* transfusion technique (i:) ⩟**zwischenfall** *m* transfusion accident

Trans|gression *f* transgression ~**hepatal** through the liver ⩟**illumination** *f* (Durchleuchtung) transillumination ⩟**ition** *f genet* transition ⩟**itivismus** *m ps* transitivism (æ) ~**itorisch** (vorübergehend) transitory (æ), transitional (i) ⩟**itzeit** *f radiol* transit time ⩟**katheter-Elektrothrombolisierung** *f* transcatheter electrocoagulation ⩟**katheterembolisation** *f* transcatheter embolisation ⩟**ketolase** *f* (TK) transketolase (træns'ki:toleis) (TK) ~**kondylär** transcondylar, transcondyloid ~-**Konfiguration** *f genet* trans configuration ~**kortikal** transcortical ⩟**kortin** *n* (kortikosteroidbindendes Globulin) transcortin, corticosteroid-binding globulin (ɔ) ⩟**kription** *f genet* transcription ~**kutan** (perkutan) transcutaneous (ei) ⩟**latieren** *genet* to translate ⩟**lation** *f genet* translation ~**lokalisiert** translocated ⩟**lokation** *f* (*bes* Gene) translocation, displacement / einfache ⩟ non-reciprocal t. / reziproke ⩟ reciprocal t. ⩟**lokationsmongolismus** *m* translocation mongolism ⩟**lokationstrisomie** *f* translocation trisomy ~**loziert** translocated ⩟**methylase** *f* transmethylase (e) ⩟**methylierung** *f* transmethylation ⩟**mineralisation** *f* transmineralisation ⩟**mission** *f* (Übertragung) transmission ⩟**mutation** *f* transmutation ⩟**mutationslehre** *f s* Deszendenztheorie ~**ovariell** (Infektion) through the ovary (ou) ⩟**parenz** *f* transparency (εə) ⩟**parenzmesser** *m* diaphanometer ⩟**parenzmessung** *f* (Flüssigkeit) diaphanometry ~**peritoneal** transperitoneal (i) ⩟**piration** *f* (Schwitzen) perspiration ⩟**pirationsstadium** *n* sweating (e) stage ~**pirieren** to perspire (aiə) / stark ~ to perspire freely ~**plantabel** (verpflanzbar) transplantable (a:)

Transplantat *n* graft (a:), transplant (æ) *allogenes* ⩟ allograft *autogenes od autologes* ⩟ autograft *homologes* ⩟ homograft *homostatisches* ⩟ homostatic graft *homovitales* ⩟ homovital graft ⩟ *innerhalb der gleichen Art* homograft (ou), isograft (ai) ⩟ *von Mensch zu Mensch od von Tier zu Tier* isograft, isotransplant (æ) ⩟ *vom Tier* zooplastic graft ⩟ *von gleichen Individuen* homotransplant, homograft (ou) ⩟ *gleicher Gewebsart* isograft (ai) *gestieltes* ⩟ pedicle flap ⩟ *von der gleichen Person* autograft (ɔ:), autoplastic (æ) graft *isogenes od isologes* ⩟ isograft, syngeneic graft *orthotopes* ⩟ orthotopic graft *syngenetisches* ⩟ syngeneic graft, isograft *xenogenes* ⩟ xenograft ⩟-**Ab-**

stossung *f* graft rejection ⩟**bett** *n* graft bed

Transplantation *f chir* transplantation, grafting (a:); transplant ('trænspla:nt) ⩟ *von einem Individuum auf ein artverschiedenes* heteroplastic transplantation ⩟ *von einem anderen, genotypisch gleichen Individuum* homoeoplastic *od* homoplastic transplantation ⩟ *von einem anderen Körper* heterografting (a:) ⩟ *am gleichen Körper* autoplastic transplantation, autografting ('ɔ:to'gra:ftin) *artgleiche* ⩟ homografting (a:), homotransplantation *homoplastische* ⩟ (Verpflanzung von gleichem Gewebe) homoplasty (ou), homografting (a:), homotransplantation

Transplantations|antigen *n* (T-Antigen) transplantation antigen, T antigen / tumorspezifisches ⩟ (TSTA) tumo[u]r-specific transplantation antigen ⩟**immunität** *f* transplantation immunity ⩟**immunologie** *f* graft immunology ⩟**krankheit** *f* transplantation disease ⩟**messer** *n* transplantation knife; dermatome ⩟**metastase** *f* transplantation metastasis (æ) ⩟**pinzette** *f* transplant forceps *pl* ⩟**schere** *f* transplant scissors ('sizəz) *pl* ⩟**tumor** *m* transplantation tumo[u]r

Transplantat|krise *f* transplant crisis ⩟**rejektion** *f* graft rejection ⩟**verwerfung** *f* graft rejection ⩟-**Wirt-Reaktion** *f* graft-host reaction, butt reaction

Transplantierbarkeit *f* transplantability **transplantieren** to transplant (a:), to graft (a:) ⩟ *n* grafting, transplantation **trans|plazentar** transplacental, through the placenta ~**pleural** transpleural (uə) **Transport** *m* transport, transfer; moving ~**fähig** (Patient) transportable ⩟**form** *f genet* transport form ⩟**gipsverband** *m* transportation plaster (a:) cast ~**ieren** to transport; to move ⩟**maximum** *n* (Tm) transport maximum (Tm) ⩟**mechanismus** *m* transport mechanism (e) (TM)

Trans|position *f* transposition ⩟**sexualismus** *m* transsexualism ('seksjuəlizm) ~**sphenoidal** transsphenoidal ⩟**sudat** *n* transudate ⩟**sudation** *f* transudation ~**sudieren** to transude (ju:) ~**thalamisch** transthalamic ~**thorakal** transthoracic (æ) ~**thorazisch** transthoracic ~**urethral** transurethral (i:) **trans|versal** transverse ⩟**bruch** *m* transverse fracture ⩟**durchmesser** *m* transverse diameter (æ) ⩟**ebene** *f* transverse *od* cross-sectional plane ⩟**planigraphie** *f* transverse planigraphy (i) ⩟**schnitt** *m* transverse incision (in'siʒən) **Transvers|ion** *f genet* transversion ⩟**ostomie** *f chir* transversostomy ⩟**otomie** *f chir* transversotomy ⩟**um** *n* (Colon transversum (*PNA*)) transverse colon ⩟**uslähmung** *f* paralysis of the interarytenoid (i:) muscles **trans|vesikal** transvesical (e) ⩟**vestit** *m sex* transvestite ⩟**vesti[ti]smus** *m sex* transvesti[ti]sm, sexo-[a]esthetic (e) inversion ~**zendental** transcendental

Tranylcypromin [Sulfat] *n* (*WHO*) tranylcypromine (ˌtrænilsai'proumi:n) [sulphate (*BP, NF*)] **trapez|förmig** trapeziform (i:), trapezoid (æ) ⩟**ium** *n* (vielwinkliger großer und kleiner Handwurzelknochen) trape-

zium (trə'pi:ziəm) ⩟**ius** *m* (Kapuzenmuskel) *anat* trapezius (i:) ⩟**körper** *m* (Corpus trapezoideum (*PNA*)) corpus trapezoideum ⩟**muskel** *m* (Musculus trapezius (*PNA*)) trapezius muscle ~**oid** trapezoid (æ) „**Trapped-gas"-Syndrom** *n* trapped-gas syndrome **Trapping-Defekt** *m* trapping defect **Traube** *f* cluster (ʌ) **Traube** ('traubə)**|-Doppelton** *m* (Aorteninsuffizienz) Traube's sign ⩟[-**Ferrozyankupfer]-Zelle** *f* Traube's membrane ⩟-**Hering** ('he:riŋ)**-Wellen** *f pl* Traube-Hering curve *od* waves ⩟-**Körperchen** *n pl* Traube's corpuscles (ɔ:) *od* phantom (æ) corpuscles ⩟-**Raum** *m* Traube's semilunar (u:) space **trauben|ähnlich** racemose (æ), botryoid ('bɔtrioid) ~**förmig** acinose (æ), staphyline ('stæfilain), aciniform (i), racemose ⩟**hämangiom** *n* (Plazenta) racemose h[a]emangioma ⩟**haut** *f* (Auge) uvea ('ju:viə), uveous ('ju:viəs) coat, tunica (ju:) uvea ⩟**kokken** *f pl s* Staphylokokken ⩟**kur** *f* botryotherapy, grape cure, ampelotherapy ⩟**mole** *f* (Blasenmole) hydatid (ai) *od* hydatidiform (i) mole (ou), cystic (i) *od* vesicular (i) mole ⩟**pilzkrankheit** *f* botryomycosis ⩟**säure** *f* (Acidum racemicum) racemic (i:) acid **Traubenzucker** *m* (*DAB*) (Glukosemonohydrat (*DAB*)) grape sugar ('ʃugə), glucose (u:), dextrose [monohydrate] (*BP*), dextroglucose ⩟**agar** *m* glucose agar ('eigə:) ⩟**gelatine** *f* glucose gelatin ('dʒel) ⩟**infusion** *f* infusion of glucose ⩟**lösung** *f* dextrose solution ⩟**nährbouillon** *f* nutrient (ju:) glucose broth **traubig** *s* traubenförmig **träufeln** to drip, to instil[l] ⩟ *n* dripping / (Ekzem) weeping **Traulismus** *m* (Stammeln) traulism ('trɔ:lizm) **Traum** *m* dream ⩟- dream, oneiro- (o'naiəro) (*Vors*) **Trauma** *n* (*pl* Traumata) trauma (ɔ:), *pl* traumas *od* traumata, injury *leichtes* ⩟ minor (ai) tr. *Moment des* ⩟*s* moment (ou) *of* tr. *operatives* ⩟ surgical (ə:) tr. *perforierendes* ⩟ perforating tr. *psychologisches* ⩟ psychologic[al] (ɔ) tr. *schweres* ⩟ severe (iə) tr. *stumpfes* ⩟ blunt tr. ⩟**folgezeit** *f* posttraumatic period ⩟**tiker[in]** *m* [*f*] person suffering from a traumatic neurosis (njuə'rousis) ⩟**tinsäure** *f* (Dodezendiosäure) traumatic acid ~**tisch** traumatic ~**tisieren** to traumatise (ɔ:) **Traumato|loge** *m* (Unfallchirurg) traumatologist (ɔ) ⩟**logie** *f* (Lehre von den Wunden *u* ihrer Behandlung) traumatology ⩟**pathie** *f* traumatosis ⩟**philie** *f ps* traumatophilia ⩟**phobie** *f ps* traumatophobia ⩟**pnoe** *f* sucking *od* blowing wound (u:), traumatopn[o]ea (i), traumatopn[o]eic (i:) wound **Traum|bild** *n* vision (i), illusion, dream creation ⩟**delirium** *n* oneirism (ai) ⩟**deutung** *f* oneiroscopy / dream interpretation ⩟**empfinden** *n ps* dream sensation ⩟**gedanken** *m pl*, latente latent dream thoughts ⩟**interpretation** *f* dream interpretation ⩟**leben** *n ps* dream-life ⩟**zensor** *m ps* dream censor ⩟**zustand** *m ps* dreamy *od* dream-like state, oneirism (ai) **Traurigkeit** *f ps*, seelische psychical sadness / vitale ⩟ vital sadness

Trautmann ('trautman)-**Dreieck** *n* Trautmann's triangle
Travers ('trævəz)-**Operation** *f* Travers' operation
Treffer *m* röntg hit ⟨theorie *f* hit *od* target theory ⟨wirkung *f* effect of an impact
Treffsicherheit *f* accuracy
T-Reflex *m* tendon reflex
Trehalose *f* trehalose (ei)
treiben to drive / (stoßen) to push / (bewegen) to move, to force / (Schweiß) to produce / (Urin) to promote, to produce ∼d driving (ai) / (Kraft) motive / (harntreibend) diuretic (e) / (schweißtreibend) sudorific (i)
Treib|gas *n pharm* propellant ⟨haustemperatur *f* hothouse temperature ⟨kraft *f* motive power ⟨mittel *n pharm* propellant ⟨wehen *f pl* (Preßwehen, Austreibungswehen) second-stage labo[u]r, bearing-down *od* expulsive (ʌ) pains
Treitz (traits)|-**Band** *n* Treitz' ligament ⟨-**Bogen** *m* Treitz' arch ⟨-**Faszie** *f* Treitz' fascia ⟨-**Grube** *f* (Recessus retrocaecalis (*PNA*)) retro[ca]ecal recess, Treitz' fossa ⟨-**Hernie** *f* Treitz' hernia ⟨-**Ligament** *n s* ⟨-**Band** ⟨-**Muskel** *m* (Musculus suspensorius duodeni) Treitz' muscle (ʌ)
Trélat (tre:'la)-**Spekulum** *n* Trélat's speculum (e)
Trema *n* (Virchow) trema (i:)
Trematode *f* (Saugwurm) trematode (e), fluke (u:)
trematoden|ähnlich trematoid (e) ⟨befall *m* trematodiasis (ai), distomiasis (ai) ⟨krankheit *f* trematodiasis (ai) ⟨larve *f* (Zerkarie) cercaria (εə), *pl* cercariae
Trematod|es *f pl* (Saugwürmer) Trematoda (ou) *pl* ⟨iasis *f* trematodiasis (ai)
Tremo|graph *m* tremograph (e) ∼labil tremolabile
Tremor *m* tremor (e), trembling ⟨ *capitis* (Kopftremor) tremor capitis (æ), tremor of the muscles of the neck and the head ⟨ *cordis* (Herzflattern) tremor cordis, cardiac palpitation ⟨ *linguae* tremor linguae (ε) ⟨ *mercurialis* mercurial tremor ⟨ *potatorum* tremor potatorum (ɔ:), delirium tremens (i:) ⟨ *saturninus* tremor saturninus (ai), tremor of lead (e)-poisoning ⟨ *tendinum* (Sehnenhüpfen) tremor tendinum, subsultus (sʌb'sʌltəs) tendinum *akuter zerebraler* ⟨ (Zappert-Syndrom) acute cerebellar ataxia of childhood syndrome, infantile cerebral ataxia syndrome, Zappert's ('tsapərts) syndrome *angeborener familiärer essentieller* ⟨ familial hereditary tremor *essentieller* ⟨ essential tremor *feinschlägiger* ⟨ fine tremor *fibrillärer* ⟨ fibrillary (ai) tremor *grobschlägiger* ⟨ coarse tremor, flapping tremor ⟨ *der Hände im prähepatischen Koma* liver flap *hysterischer* ⟨ hysterical (e) tremor *intermittierender* ⟨ intermittent tremor *kinetischer* ⟨ kinetic tremor *seniler* ⟨ senile tremor *toxischer* ⟨ toxic tremor
Tremulation *f* tremulation
Trendelenburg ('trendələnburk)|-**Hängelage** *f* Trendelenburg's position ⟨-**Kanüle** *f* (Tamponkanüle) Trendelenburg's cannula (æ) ⟨-**Lage** *f* high pelvic position ⟨-**Lagerung** *f* Trendelenburg's position ⟨-**Operation** *f* Trendelenburg's operation ⟨-**Symptom** *n*

Trendelenburg's symptom ⟨-**Versuch** *m* Trendelenburg's test ⟨-**Zeichen** *n* Trendelenburg's sign
trennen *chir* to separate (e), to resect, to sever (e) / (loslösen) to detach / (Naht) to undo / (isolieren) to isolate (ai)
Trenn|fläche *f* separating (e) surface ⟨leistung *f chrom* efficiency of separation ⟨schicht *f* separating layer ('lεə)
Trennung *f* separation / *chrom* separation / *chem* isolation / *chir* severing (e), severance (e), resection / (Absonderung) segregation, isolation
Trennungs|angst *f ps* separation anxiety ⟨linie *f* dividing (ai) line, line of demarcation ⟨wand *f* partition
Trenn|vermögen *n* separating (e) power ⟨vorrichtung *f* separator (e) ⟨wand *f anat s* Septum
Trepan *m chir* trephine (i:), trepan (æ) ⟨ation *f chir* trepanation, trephination, trepanning ⟨bohrer *m* trephine (i:) ∼ieren to trepan (æ), to trephine (i:) / ⟨ *n s* Trepanation ⟨krone *f* trephine (i:) crown
Treph|ination *f s* Trepanation ⟨ine *f* ⟨on *n chem* trephone (e) ⟨ozyt *m* trephocyte (e)
trepid|ant (zitternd) trembling ⟨atio *f* trepidation / ⟨ cordis palpitation ⟨ation *f* (Zittern) trembling, trepidation
Treponema *n* (Spirochäte) *bakt* Treponema (i:) / ⟨ *pallidum* Treponema pallidum, Spirochaeta (i:) pallida, Schaudinn's ('ʃaudinz) bacillus / ⟨ *pertenue* Treponema pertenue (pə:'tenjui) ⟨-**pallidum-Immobilisationstest** *m* (TIT) Treponema (i:) pallidum immobilisation test (TPI test) ⟨-**pallidum-Komplementbindungsreaktion** *f* Treponema pallidum complement fixation test (TPCT)
Treponem|atose *f* treponematosis, spiroch[a]etosis ⟨enerkrankung *f* treponematosis ∼entötend treponemacidal, antitreponemal (i:) ∼ozid treponemacidal
Trepopnoe *f* trepopn[o]ea
Treppen|angst *f ps* climacophobia, morbid fear of stairs ∼förmig scalariform (skæ'lærifɔ:m) ⟨phänomen *n* staircase phenomenon (ɔ)
Tretamin *n* (WHO) tretamine ('tretəmi:n) (*BPCA*), triethylenemelanine (trai'eθili:n'meləni:n), TEM (*NF*)
Tret|apparat *m orthop* treadle (e) ⟨mühle *f Lab* treadmill (e)
Treves (tri:vz)|-**Falte** *f* Treves' fold ⟨-**Operation** *f* Treves' operation
Tri = Trichloräthylen *n* trichloroethylene
Triacetin *n* (*EP*) triacetin (æ) (*BP, NF*)
Triacetyl-oleandomycin *n* (WHO) triacetyloleandomycin (trai'æsitioli,ændo'maisin) (TAO) (*BPC*)
Triacidlösung *f* triacid solution
Trialismus *m* trialism (ai)
Triamcinolon *n* (Fluoxyprednisolon) triamcinolone (traiæm'sinoluon) (*BPCA*) ⟨acetonid *n* (WHO) triamcinolone acetonide (*BP, USP*) ⟨diazetat *n* triamcinolone diacetate (*NF*)
Triamteren *n* triamterene (trai'æmtəri:n) (*BP, USP*)
triangulär (dreieckig) triangular
Trias *f* (Symptomengruppe) triad (ai)
Triäthanolamin *n* triethanolamine (æ) (*EP, BPC*)

Triäthylamin *n* triethylamine
Triäthylen|melamin *n* (TEM) triethylenemelamine (TEM) (*NF*) ⟨tetramid *n* triethylene (e) tetramine (TETA)
Triatoma *f* (Raubwanze) Triatoma (æ), cone-nosed bug
Tribad|e *f sex* tribade ('tribeid), Lesbian / (aktive) fututrix (fju'tju:triks) ⟨ie *f* tribadism ('tribədizm), sapphism ('sæfizm), female homosexuality, lesbian love, lesbianism ∼isch lesbian ⟨ismus *m s* Tribadie
Tribasilarsynostose *f* tribasilar (æ) synostosis
Triboulet (tribu'lε)-**Reaktion** *f* Triboulet's test
Tribrachius *m* tribrachius (ei)
Tribrom|aethanol *n* (WHO) tribrom[o]ethanol (broum[o]'eθənɔl) (*BP, USP*) ⟨methan *n* (Bromoform) tribromomethane (trai,broumo'meθein), bromoform (ou) ⟨phenol *n* tribromphenol (i:) ⟨phenolwismut *n* (Bismutum tribromphenilicum) bismuth tribromphenate (*BPC*)
Tributylphosphat *n* tributyl phosphate (TBP)
Tricephalus *m* tricephalus
Triceps *m anat* triceps ('traiseps) ⟨reflex *m* triceps reflex
Trich|algie *f* trichalgia ⟨anästhesie *f* tricho-an[a]esthesia ⟨angiectasis *f* trichangiectasis (e) ⟨ästhesie *f* tricho-[a]esthesia ⟨ästhesiometer *n* tricho-[a]esthesiometer ⟨auxis *f* (Hypertrichose) hypertrichosis, trichauxe (tri'kɔ:ksi) ⟨iasis *f* (der Wimpern) trichiasis (ai), ingrowing eyelashes
Trichine *f zool* Trichinella, *pl* Trichinellae, Trichina (ai), *pl* Trichinae (tri'kai-ni:) ⟨ella *f* Trichinella (triki'nelə) / ⟨ spiralis Trichinella (e) spiralis (spaiə-'reilis), pork worm ⟨ellosis *f* trichiniasis (ai)
Trichinen|angst *f ps* trichinophobia ⟨befall *m* trichinisation, infestation with trichinellae ∼haltig trichiniferous (i) ⟨krankheit *f s* Trichinose ⟨mikroskop *n* trichina (ai) microscope (ai)
Trichin|ophobie *f ps* trichinophobia ∼ös trichinous (i), trichiniferous ⟨ose *f* trichiniasis (ai), trichinelliasis (ai), trichinellosis, trichinosis ⟨oskop *n* trichinoscope (ai)
Trichion *n* trichion
Trichitis *f* trichitis
Trichlor|aldehyd *m chem* trichloroacetic (æ'si:tik) aldehyde (æ) ⟨äthylen *n* (WHO) trichloroethylene (trai'klɔ:ro'eθili:n) (*BP, EP, USP*) ⟨essigsäure *f* (*DAB*) (Acidum trichloraceticum (*DAB*), TCE) trichlor[o]acetic acid (*BP, USP*), TCA ⟨äthylen *n* (*EP*) trichloroethylene (*BP, EP, USP*) ⟨fluoräthan *n* (*EP*) trichlorotrifluoroethane (*EP*) ⟨id *n chem* trichloride (ɔ:) ⟨methan *n* (Chloroform) *chem* trichloromethane ('meθein), chloroform (ɔ:) ⟨methiazid *n* (WHO) trichlormethiazide (me'θaiəzaid) (*NF*) ⟨phenol *n chem* trichlorophenol (i:)
Tricho|adenom *n* trichoma ⟨anästhesie *f* tricho-an[a]esthesia (i:) ⟨bakterium *n bakt* trichobacterium (i:) ⟨bezoar *m* trichobezoar (,triko'bi:zouə), hair ball ⟨clasis *f* trichoclasis (ɔ), trichoclasia (ei) / brittle hair ⟨cephalus *m* (Trichuris, Peitschenwurm) Trichuris (tri'kjuəris), Trichocephalus ⟨cephalus dispar

m Trichuris trichiura (juə), whipworm ≳**cephalusbefall** *m* trichuriasis (trikjuə-'raiəsis) ≳**dophlebitis** *f* trichodophlebitis ≳**dynie** *f* trichodynia ~**gen** (haarwuchsfördernd) trichogenous ≳**glossie** *f* (Haarzunge) trichoglossia, hairy tongue ≳**gramm** *n* trichogram ~**id** (haarähnlich) trichoid ('trikɔid) ≳ **klasie** *f* (Brüchigwerden der Haare) trichoclasia (ei) ≳**labium** *n chir* tricholabion ≳**lith** *m* tricholith ≳**logie** *f* trichology ≳**m** *n* trichoma ≳**madesis** *f* trichorrh[o]ea ≳**manie** *f* trichotillomania

Trichomonaden *f pl* trichomonads ≳trichomonal (ou) ≳**befall** *m* trichomoniasis (ai) ≳**kolpitis** *f* trichomonas vaginitis ≳**vulvitis** *f* trichomonas infection of the vulva (ʌ)

Trichomonas *f bakt* trichomonad, Trichomonas / ≳ vaginalis Trichomonas vaginalis (ei) ≳**mittel** *n pharm* trichomonacide (ou), antitrichomonal agent ~**vernichtend** trichomonacidal (ai) **trichomon|azid** trichomonacidal ≳**iasis** *f* trichomoniasis (ai)

Trichomycin *n pharm* trichomycin (ai) **Trichomycosis** *f* trichomycosis ≳ **barbae** sycosis (sai'kousis) ≳ **capitis** (Herpes tonsurans) trichomycosis circinata (ei), ringworm ≳ **favosa** favus (ei) ≳ **nodosa** (Trichosporie, Beigel-Krankheit, Tinea nodosa, Piedra) piedra (pai'eidrə), trichomycosis nodosa

Tricho|mykose *f* trichomycosis ≳**myzeten** *m pl* Trichomycetes ('si:ti:z) ≳**nodose** *f* trichonodosis, trichorrhexis nodosa, knotting hair ≳**nokardiose** *f* trichonocardiasis ≳**nosis** *f* (Haarkrankheit) trichonosis ≳**phagie** *f* (Haarkauen) trichophagy (ɔ), trichophagia (ei) ≳**phobie** *f* (Angst vor Haaren) *ps* trichophobia ~**phytär** trichophytic (i) ≳**phytid** *n* trichophytid (ai) ≳**phytie** *f* trichophyton, tinea / ≳- trichophytic (i) ≳**phytin** *n* trichophytin (ai) ≳**phyton** *n* Trichophyton (ɔ) / ≳ schönleini (Erreger des Favus) Achorion (ɔ:) schoenleini (ai) ≳**phytonreizausschlag** *m* tinea cruris (uə), jock itch / *trop* dhobie (ou) itch ≳**phytose** *f s* Trichophytie ≳**poliosis** *f* (Ergrauen der Haare) trichopoliosis, canities (kei-'niʃii:z) ≳**ptilose** *f* trichoptilosis (ti-'lousis) ≳**rhinophalangealsyndrom** *n* trichorhinophalangeal syndrome ≳**r-rhexis** *f* (Haarbrüchigkeit) trichorrhexis, brittleness of the hair ≳ nodosa tr. nodosa; trichoptilosis ≳**rrhexomanie** *f* („Haarabknipsen") trichorrhexomania ≳**rrhoe** *f* (schneller Haarausfall) trichorrh[o]ea (i) ≳**schisis** *f* trichoschisis (tri'kɔskisis) ≳**se** *f* trichosis ≳**sporie** *f* trichomycosis (ou), piedra (pai'eidrə), trichosporosis tropica (ɔ) ≳**sporose** *f* trichosporosis ≳**sporon** *n* Trichosporum (ɔ:) ≳**sporonbefall** *m* trichosporosis ≳**sporonpilz** *m* Trichosporum ≳**sporum** *n* Trichosporum, Trichosporon (ɔ:) ≳**stasis** *f* trichostasis ≳**strongylus** *m* Trichostrongylus ('strɔndʒiləs) ≳**strongylusbefall** *m* trichostrongylosis ≳**tillomanie** *f* („Haarrupfen") *ps* trichotillomania, trichomania ≳**trophie** *f* trichotrophy (ɔ) ≳**zephalus** *m* Trichuris (tri'kjuəris)

Trichrom|asie *f s* Trichromatopsie ~**at** trichromatic ≳**at** *m* (Normalfarbensichtiger) trichromat ('traikromæt)

≳**atopsie** *f* (normale Farbsichtigkeit) trichromatopsia, normal colo[u]r vision ('viʒən)

Trichter *m Lab* funnel (ʌ), filler / (Infundibulum (*PNA*)) infundibulum (i) ≳**ampulle** *f* open-funnel ampoule ≳**becken** *n* funnel pelvis ≳**brust** *f* funnel chest, cobblers' chest, shoemakers' chest ≳**dränage** *f* funnel drainage ('dreinidʒ) ~**förmig** funnel-shaped, infundibular (i), infundibuliform (i) ≳**halter** *m Lab* funnel holder, funnel stand ~**n** to pour through a funnel ≳**stativ** *n Lab* funnel stand

Trichuriasis *f* (Peitschenwurmbefall) trichuriasis (ai)

Trichuris *f* (Peitschenwurm) Trichocephalus (e) ≳**befall** *m* trichuriasis (ai) ≳ **trichiura** *f* (Trichocephalus dispar) Trichuris trichiura (juə), whip-worm

Triclofos-Natrium *n* triclofos (trai-'kloufɔs) sodium (*BP*)

Tricresylphosphat *n pharm* tricresyl phosphate

tricuspidal *s* trikuspidal

Tricyclamol *n* (*WHO*) tricyclamol (trai-'saikləmɔl)

Tridermom *n* (Mischgeschwulst) tridermoma

Tridihexethyl *n* (*WHO*) tridihexethyl ('traidaiheks'eθil)

Trieb *m ps* instinct / (Antrieb) drive / (Wunsch) desire / (starker Wunsch) urge (ə:dʒ) / (Reiz) impulse / (Neigung) inclination, propensity, tendency / krankhafter ≳ morbid impulse ~**artig** instinctual (in'stiŋktjuəl), instinctive, impulsive (ʌ) ~**determiniert** *ps* drive--determined ≳**diagnostik** *f*, experimentelle Szondi ('sɔndi) test ≳**entartung** *f* sexual depravity ≳**entmischung** *f ps* defusion (ju:) ≳**feder** *f ps* driving force ~**haft** instinctual, instinctive, impulsive ≳**handlung** *f ps* impulsive act ≳**kraft** *f* driving force, instinctual force, motive ≳**leben** *n ps* instinctual life ~**mäßig** *ps* instinctive ≳**minderung** *f* drive reduction ≳**sphäre** *f ps* instinctual sphere (iə)

Trief|auge *n* blear (iə) eye, lippitude, marginal blepharitis ~**äugig** blear-eyed ≳**äugigkeit** *f* lippitude, blear eye ~**end** (Auge, Nase) running ≳**nase** *f* running nose

5-Trifluormethyl-2'-desoxyuridin *n* (F_3 TDR) 5-trifluoromethyldeoxyuridine

Tri|fluperazin *n* (*WHO*) trifluoperazine (trai,flu:o'perəzi:n) [hydrochloride (*BP*)] ≳**flupromazin** *n* (*WHO*) (Fluopromazin) fluopromazine (flu:o'proumɔzi:n) (*BPCA*), triflupromazine (*WHO*) ≳**fokalgläser** *n pl* trifocal lenses *od* glasses (a:) ≳**folium** *n bot* trifolium ≳**furkation** *f* trifurcation

Trigemin|i *m pl* (Drillinge) triplets (i) ≳**ie** *f* trigeminy

Trigeminus *m* (Nerv) trigeminus (trai-'dʒem-), trigeminal nerve, fifth [cranial (ei)] nerve ≳- trigeminal, trifacial (ei) ≳**lähmung** *f* trigeminal paralysis ≳**messer** *n chir* trigeminal knife ≳**nerv** *m anat* trigeminus, trigeminal nerve, fifth [cranial] nerve ≳**neuralgie** *f* trigeminal *od* trifacial (ei) neuralgia, trifacial neuralgic syndrome, Fothergill's ('fɔθəgilz) syndrome ≳**schere** *f chir* trigeminal scissors *pl*

Trigger *m* (Auslöser) trigger ~**n** (auslösen) to trigger [off] ≳**zone** *f* (schmerzauslösendes Gebiet) trigger zone

Tri|glykol *n* tri-ethylene (e) glycol (ai) ≳**glyzerid** *n* triglyceride (trai'glisəraid) (TG) ≳**gonellin** *n* trigonelline ≳**gonitis** *f* trigonitis ≳**gonocephalie** *f* trigonocephaly

Trigonum *n* (Dreieck) *anat* trigonum (ou), trigone ('traigoun), triangle (ai) ≳ **caroticum** (*PNA*) carotid triangle ≳ **collaterale** (*PNA*) collateral trigone ≳ **femorale** (*PNA*) femoral triangle **Trigona fibrosa** (*PNA*) trigona fibrosa ≳ **habenulae** (*PNA*) trigonum habenulae ≳ **lumbale** (*PNA*) (Lendendreieck) lumbar triangle, Petit's (pə'ti:z) triangle ≳ **nervi hypoglossi** (*PNA*) hypoglossal triangle; ≳ **vagi** (*PNA*) vagal (ei) triangle ≳ **olfactorium** (*PNA*) olfactory pyramid (i) ≳ **omoclaviculare** (*PNA*) omoclavicular triangle ≳ **sternocostale** Larrey's ('læriz) cleft ≳ **submandibulare** (*PNA*) submaxillary triangle ≳ **vesicae** (*PNA*) trigone of the bladder, Lieutaud's (ljø'toz) triangle *od* trigone (ai) ≳- trigonal (ou)

Tri|hexyphenidyl *n* (*WHO*) (Benzhexol) trihexyphenidyl (trai'heksi'fenidil) [hydrochloride (*BP*, *USP*)], benzhexol hydrochloride ≳**hydroxybenzoesäure** *f* (Gallussäure) trihydroxybenzoic *od* gallic acid ≳**hydroxymethylaminomethan** *n* (THAM) trihydroxymethylaminomethane (THAM) ~**jodiert** tri-iodinated ≳**jodmethan** *n* (Jodoform) *chem* tri-iodomethane (traiai'oudo'meθein), iodoform (ai'oudofɔ:m) (*BP*, *USP*) ≳**jodthyroessigsäure** *f* tri-iodothyro--acetic acid (TRIAC) ≳**jodthyronin** *n* triiodothyronine (traiai'oudo'θaiərəni:n) (TITH) ≳**kaliumphosphat** *n chem* tribasic (ei) potassium phosphate

Trikot|binde *f* tricot ('trikou) bandage ≳**schlauch** *m* stockinet sleeve ≳**schlauchsocke** *f* tricot-hose

Trikresol *n chem* tricresol (i:) ≳**phosphat** *n chem* tricresyl (i:) phosphate

trikrot (Puls) tricrotic (ɔ) ≳**ismus** *n* (Puls) tricrotism (ai)

trikuspidal tricuspid (trai'kʌspid) ≳**area** *f* tricuspid area ≳**atresie** *f* tricuspid [valve] atresia (i:) ≳**geräusch** *n* tricuspid murmur (ə:) ≳**insuffizienz** *f* tricuspid insufficiency ≳**klappe** *f* (Herz) tricuspid valve ≳**[klappen]atresie** *f* tricuspid [valve] atresia ≳**stenose** *f* tricuspid stenosis

tri|lateral trilateral ~**manuell** *gyn* trimanual ≳**menon** *n* trimester, three-month period ≳**methadion** *n* (*WHO*) troxidone (*BP*), trimethadione (,traimeθə'daioun) (*BPC*, *USP*) ≳**methaphan-Camphersulfonat** *n* trimetaphan camphorsulfonate (tri'metafæn kæmfə'sʌlfoneit) (*BPCA*), trimetaphan camsylate (*USP*) ≳**methidiniummethosulfat** *n* (*WHO*) trimethidinium methosulfate (meθi'diniəm meθo'sʌlfeit) (*NF*) ≳**methobenzamid** *n* (*WHO*) trimethobenzamide (,traimeθo'benzəmaid) (*NF*) ≳**methoprim** *n* (*WHO*) trimethoprim ('meθoprim) (*BP*)

Trimethyl|amin *n chem* trimethylamine (trai'meθil'æmi:n) ≳**-Benzenkarbonsäure** *f* (Durylsäure) trimethylbenzoic *od* durylic acid ≳**endiamin** *n* trimethylenediamine (dai'æmi:n) ≳**essigsäure** *f* trimethylacetic (i:) acid ≳**essigsäureanhydrid** *n* pivalic *od* trimethylacetic anhydride ≳**glykokoll** *n chem* trimethyl glycocoll (i), betaine ('bi:teii:n) **2,2,4-**

-**⸗pentan** n (DAB) (Isooctan (DAB)) 2,2,4-trimethylpentane (BP, USP), iso-octane (BP, USP) **⸗silan** n trimethylsilane (i) **⸗sulfoxoniumjodid** n chem trimethylsulphoxonium iodide ('aiədaid) **⸗xanthin** n (Coffein) chem trimethylxanthine, caffeine ('kæfii:n)
Trimipraminhydrogenmaleat n (EP), **Trimipramini maleas** (EP) trimipramine maleate (EP, BP)
trimorph chem trimorphic **⸗ismus** m chem trimorphism
Trinatriumphosphat n tribasic (ei) sodium (ou) phosphate
Trinidadkrankheit f Trinidad disease, paralyssa
Trinitrat n chem trinitrate (trai'naitreit)
Trinitro|benzol n trinitrobenzene ('benzi:n) **⸗phenol** n (DAB) (Acidum picrinicum, Pikrinsäure (DAB)) trinitrophenol (i:) (BPC), picric acid (BP), carbazotic (ɔ) acid **⸗phenolvergiftung** f poisoning with picric acid **⸗toluol** n chem trinitrotoluene ('tɔljui:n) (TNT) **⸗zellulose** f (Schießbaumwolle) trinitrocellulose
Trinker m heavy drinker, alcoholic (ɔ) / (Säufer) dipsomaniac (ei) **⸗delirium** n (Delirium tremens) ps delirium (i) tremens ('tri:menz) **⸗demenz** f ps alcoholic dementia (di'menʃiə) **⸗gastritis** f alcoholic (ɔ) gastritis **⸗halluzinose** f ps alcohol hallucinosis **⸗heilanstalt** f institution for the cure of alcoholics **⸗leber** f gin-drinkers' liver, hobnail liver **⸗psychose** f ps alcoholic psychosis (sai'kousis)
trink|faul (Säugling) lazy feeder **⸗flüssigkeit** f drinking fluid **⸗halle** f (in Bädern) pump-room **⸗kur** f mineral water cure
Trinkwasser n drinking water **⸗chlorierung** f chlorination of drinking water **⸗desinfektion** f drinking-water sterilisation **⸗fluoridierung** f fluoridation of drinking water **⸗infektion** f water-borne infection **⸗reinigung** f purification of water supplies **⸗untersuchung** f analysis of water supplies **⸗verseuchung** f contamination of drinking water **⸗verunreinigung** f contamination of drinking water
Tri|olein n triolein (trai'ouliin) **⸗ophthalmus** m triophthalmos
Triose f (Zucker) chem triose (ai) **⸗phosphat** n triosephosphoric acid, triose (ai) phosphate **⸗phosphat-isomerase** f (TIM) phosphotriose isomerase
Triotus m triotus
Trioxy|- (Vors) chem trioxy- **⸗methylen** n trioxymethylene, paraformaldehyde (BPC) **⸗d** n chem trioxide (trai'ɔksaid) **⸗purin** n (Harnsäure) chem trioxypurine ('pjuəri:n), uric acid **⸗urin** n s Trioxypurin
Tri|palmitin n tripalmitin (æ) **⸗para** f (Drittgebärende) tripara (i) **⸗paranol** n (WHO) triparanol (trai'pærənɔl) (BPCA) **⸗pelennamin** n (WHO) tripelennamine (traipe'lenəmi:n) (BPCA)
Tripelphosphat n chem ammoniomagnesium (i:) od triple phosphate **⸗kristall** m triple phosphate crystal (i)
Tri|peptid n chem tripeptide (e) **⸗phalangie** f triphalangia (æ)
Triphenyl|methan n chem triphenylmethane ('fi:nil'meθein), rosaniline (æ) **⸗phosphat** n triphenylphosphate **⸗tetrazoliumchlorid** n (DAB) triphenyltet-

razolium chloride (BPC, EP, USP)
Triphosphat n triphosphate
Triphosphopyridinnucleotid n (TPN) triphosphopyridine (aiə) nucleotide (ju:)
Tripier (tri'pje:)-**Operation** f (Fusswurzel) Tripier's amputation; (Unterlidplastik) Tripier's operation
Tri|plegie f triplegia (trai'pli:dʒiə) **⸗plett** n triplet **~ploid** cyt triploid **⸗ploidie** f triploidy (ɔi)
Triplo|korie f triplocoria (ɔ:) **⸗pie** f triplopia (ou) **⸗X-Syndrom** n (XXX--Syndrom) superfemale syndrome, triple X syndrome
Trippelgang m brachybasia (ei), festinating gait
Tripper m (Gonorrhoe) gonorrh[o]ea (i), clap sl **⸗-** gonorrh[o]eal **⸗erreger** m (Gonokokkus) gonococcus, pl gonococci ('kɔksai) **⸗faden** m gonorrh[o]eal thread, clap thread F **⸗gicht** f gonococcal arthritis **⸗gift** n gonotoxin, gonococcus toxin **⸗kokken** f pl (Gonokokken) gonococci **⸗rheumatismus** m gonorrh[o]eal rheumatism (u:) **⸗spritze** f gonnorrh[o]eal od Neisser's ('naisərz) syringe ('sirindʒ)
Tri|prolidin [hydrochlorid] n (WHO) triprolidine (trai'prɔlidi:n) [hydrochloride] (BP) **⸗pus** m anat tripod / path tripus (ai) **⸗quetrum** n anat triquetrum (e), triquetral bone **⸗radius** m triradius **⸗saccharid** n chem trisaccharide
Trishydroxymethylaminomethan n (EP) tris[hydroxymethyl]aminomethane (EP)
Trismus m (Kiefersperre) lockjaw ('lɔkdʒɔ:), trismus / **⸗ neonatorum** trismus neonatorum (ɔ:), nine-day fit / **⸗ uteri** trismus uteri (ju:) **~artig** trismic, trismoid
trisom genet trisomic / doppelt **~** double trisomic
Trisomie f genet trisomy ('traisəmi) **D--⸗-Syndrom** n D₁ trisomy (ai) syndrome **13-15-⸗-Syndrom** n trisomy 13-15 syndrome **⸗ 14-Syndrom** n trisomy 14 syndrome **17-18-⸗-Syndrom** n trisomy 17-18 (od E, od 18) syndrome
Tris [-Puffer] m (THAM) tromethamine (NF), THAM
Tri|stearin n tristearin (i) **⸗stichiasis** f tristichia (i), tristichiasis (ai), three rows of eyelashes **⸗symptomenkomplex** m triple symptom complex, Behcet's ('be:sets) disease od syndrome
Trit|anomalie f ophth tritanomaly (ɔ) **⸗anopie** f (Blaublindheit, Violettblindheit) tritanopia, tritanopsia (ɔ)
Trithiokohlensäure f sulphocarbonic od thiocarbonic acid
Tritium n chem tritium ('tritiəm)
Tritopin n pharm tritopine (trai'toupin), laudanidine (æ)
Tritur|ation f (Verreibung) pharm trituration (ei) **~ieren** pharm to triturate (i)
trivalent trivalent (ai) **⸗ n** trivalent
Trizeps m anat triceps (ai) [muscle] **⸗reflex** m triceps reflex od jerk
Trizyansäure f chem tricyanic (sai'ænik) acid
tRNS = Transfer-Ribonukleinsäure f transfer ribonucleic acid, tRNA
Troch. = Trochiscus m pharm troche ('trouki), lozenge ('lɔzindʒ)
Trochanter m anat trochanter / **⸗ major** (PNA) (grosser Rollhügel) greater tr. / **⸗ minor** (PNA) (kleiner Rollhügel) lesser tr. / **⸗ tertius** (PNA) third tr. **⸗-**

trochanterian (iə), trochanteric (e) **⸗breite** f bitrochanteric diameter **~isch** trochanterian (iə), trochanteric (e) / (kleinen Trochanter betr) trochantinian (i) **⸗massiv** n ridge of the trochanter **⸗plastik** f chir trochanterplasty **⸗reflex** m trochanter reflex
Trochiscus m pharm troche ('trouki), lozenge ('lɔzindʒ), trochiscus, pl trochisci ('kiskai)
Trochlea f (Rolle) anat trochlea, pl trochleae ('trɔklii:) / **⸗** [musculi obliqui superioris] (PNA) trochlea [of the superior oblique muscle of the orbit] / **⸗ humeri** (PNA) trochlea of the humerus / **⸗ muscularis** (PNA) (Muskelrolle) muscular (ʌ) pulley (u) / **⸗ peronealis** (PNA) peroneal tubercle / **⸗ tali** (PNA) (Talusrolle) trochlea of the talus
trochlear trochlear (ɔ), pulley (u)-shaped **⸗is** m (Trochlearnerv, Nervus trochlearis) trochlear (ɔ) nerve **⸗islähmung** f trochlear paralysis **⸗isparese** f s **⸗islähmung ⸗nerv** m anat trochlear nerve
Trocho|cephalie f (Rundköpfigkeit) trochocephaly (trocho'sefəli) **⸗cephalus** m trochocephalus **⸗ginglymus** m (Radscharniergelenk) trochoginglymus ('dʒingliməs)
trochoid trochoid (ou)
trocken (Husten) unproductive (ʌ) / (Arzneiform) solid / **~** aufbewahren keep dry od in a dry place **⸗abort** m chemical toilet **⸗apparat** m Lab drier **⸗behandlung** f treatment with powders **⸗blut** n dried human (ju:) plasma **⸗blutreaktion** f (Ch.T.R.) Chediak's ('tʃediaks) reaction od test **⸗bürsten** n s Trockenbürstenmassage **⸗bürstenmassage** f dry-brush massage (mæ'sa:ʒ) **⸗destillation** f Lab dry distillation **⸗diät** f Schroth's ('frɔ:ts) treatment **⸗-Eintauchbett** n dry immersion bed **⸗eis** n dry ice **⸗extrakt** m (DAB) (Extractum siccum (DAB)) pharm dry extract (BP), powdered extract (USP) / **⸗** aus Cascara sagrada cascara dry extract (BP) **⸗flechte** f (Haut) dry scab **~gefroren** (Virusproben) freeze-dried **⸗gestell** n Lab drying-rack **⸗gewicht** n dry weight **⸗hefe** f dried yeast (ji:st) (BPC) **⸗heit** f dryness / (Haar) xerasia (ei) [nota: nicht Xerasie = trockene Rhinitis] / (Haut) xerosis (zi'rousis) **⸗inhalation** f dry inhalation **⸗inhalator** m dry inhaler **⸗kost** f s **⸗diät ⸗legung** f draining, drainage ('dreinidʒ) **⸗masse** f dry substance od matter **⸗milch** f (Milchpulver) milk powder **⸗mittel** n pharm desiccant (e), siccative (i) **⸗nährboden** m desiccated (e) medium (i:) **⸗packung** f dry hot pack **⸗pektin** n dried pectin **⸗pinselung** f application of a liquid that dries rapidly **⸗plasma** n dried human (ju:) plasma (EP) **⸗präparat** n dry preparation **⸗prozeß** m desiccation **⸗puder** m dry powder **⸗pulver** n drying powder **⸗raum** m desiccator (e), drying chamber (ei) **~reiben** to rub dry **⸗rückstand** m Lab dry residue (e) **⸗saft** m pharm inspissated juice (dʒu:s), dry suspension **⸗schale** f Lab drying dish **⸗schrank** m Lab drying cabinet **⸗substanz** f dry substance **⸗substanzgehalt** m dry substance ratio **~tupfen** chir to swab od sponge dry **⸗vakzine** f dried vaccine (æ) **⸗verband** m dry dressing **⸗zellen-**

therapie f treatment with dried cells
trocknen vt to dry / vi (trocken werden) to dry, to become dry / chem to dehydrate, to desiccate / an der Luft ~ to air-dry
Trocknung f drying / chem dehydration, desiccation **~sverlust** m loss on drying
Troell ('tro:el)-**Junet** (ʒy'nɛ)-**Syndrom** n· Troell-Junet syndrome
Troeltsch (trœltʃ)|-**Ohrtrichter** m Troeltsch's ear speculum **~-Taschen** f pl Troeltsch's pockets od recesses
T-Rohr n T-tube
Troikar m s Trokar
Troilismus m sex troilism
Troisier (trwazi'e:)|-**Ganglion** n Troisier's ganglion **~-Hanot-Chauffard** (a'no-ʃo'far)-**Syndrom** n (Bronzediabetes, Hämochromatose) Hanot-Chauffard syndrome
Trokar m chir trocar (ou) / **~** zum Blasenstich bladder trocar / gebogener **~** curved trocar **~biopsie** f punch biopsy **~kanüle** f trocar cannula
Trolard (tro'la:r)|-**System** n Trolard's net od plexus **~-Vene** f Trolard's vein
Trolnitratphosphat n pharm trolnitrate (trɔl'naitrit) phosphate
Trombicula f Trombicula (i) / **~** akamushi Trombicula akamushi, Kedani mite (ai) / **~** autumnalis Trombicula autumnalis, harvest mite od bug / **~** irritans Trombicula irritans **~befall** m trombiculiasis (ai), trombiculosis (ou), trombidiasis (ai), trombidiosis (ou) / **~milbe** f Trombicula
Trombidii|e f (Laufmilbe) [jetzt: Trombicula] Trombidium (i) **~ose** f trombidiosis **~um** n Trombidium (i)
Trombikulose f (Trombicula- od Laufmilbenbefall, Erntekrätze) trombiculiasis, trombiculosis, trombidiasis, trombidiosis
Trometamol n tromethamine (tro'meθəmi:n), THAM (NF)
Trommel f drum / (Ohr) tympanum, eardrum / (Apparat) revolving drum / Lab drum **~bauch** m abdominal distension, pot-belly F **~bäuchig** pot-bellied
Trommelfell n ear-drum, tympanic (æ) membrane, membrana tympani, myringa (i) **~-** tympanal (i), myringo- (Vors), tympanic **~ausrottung** f tympanectomy **~durchstechung** f tympanotomy, paracentesis (i:) of the tympanic membrane **~einziehung** f tympanic membrane retraction **~entfernung** f myringectomy (dʒe), tympanectomy **~entzündung** f tympanitis, myringitis (,mirin'dʒaitis) **~exzision** f myringectomy **~massage** f otomassage ('outoma-'sa:ʒ); („Politzern" von aussen) phonomassage (a:), phonopneumomassage (a:) **~messer** n chir tympanum knife **~parazentese** f tympanotomy **~perforation** f chir perforation of the eardrum, myringotomy, tympanotomy **~plastik** f myringoplasty **~punktion** f puncture of the tympanic membrane **~rand** tympanic border **~reflex** m Politzer's ('politsərz) cone (ou) **~riß** m rupture of the tympanic membrane **~schnitt** m myringotomy, tympanotomy **~sklerose** f tympanosclerosis **~spanner** m (Musculus tensor tympani (PNA)) tensor tympani muscle **~tasche** f (Ohr) Troeltsch's ('trœltʃiz) pocket od recess / hintere **~** (Recessus membranae tympani posterior (PNA)) pos-

terior recess of the tympanic membrane / vordere **~** (Recessus membranae tympani anterior (PNA)) anterior recess of the tympanic membrane **~trepan** m tympanic trephine (i:)
Trommel|geräusch n (Ohr) drumming noise **~höhle** f (Paukenhöhle) tympanic cavity, tympanum, middle ear **~schlegel[anhänger]** m zytol drumstick **~schlegelfinger** m clubbed finger, drumstick finger, hippocratic finger **~sucht** f meteorism ('mi:tjərizm), tympanitis
Trommer ('trɔmər)-**[Zucker-]Probe** f Trommer's test
Trommler|lähmung f paralysis of the extensor and flexor pollicis longus **~sehne** f s Trommlerlähmung
Trömner ('trœmnər)-**Reflex** m Trömner's sign
Tromomanie f (Delirium alcoholicum) tromomania
Tromophonie f tromophonia
Trompete f trumpet / (Ohr) Eustachian (ju:s'teikiən) tube / (Eileiter) oviduct (ou)
Trompetermuskel m buccinator (ʌ)
Tropakokain n (Tropacocainum hydrochloricum) pharm tropacocaine ('troupəko'kein) [hydrochloride]
Tropäolin n trop[a]eolin (i:)
Tropasäure f chem tropic (ou) acid, phenylhydroxypropionic acid
Tropein n chem tropeine ('troupii:n) **~ismus** m tropeinism (trou'pi:inizm)
Tropen f pl tropics **~-** tropical **~amnesie** f coast memory **~anämie** f tropical an[a]emia / makrozytäre **~** tropical macrocytic an[a]emia **~diarrhoe** f tropical diarrh[o]ea (i), sprue (u:) **~dysenterie** f am[o]ebic (i:) dysentery (i) **~eigen** (nur in den Tropen vorkommend) tropicopolitan (ɔ) **~fest** tropicalised (ɔ) **~fieber** n tropical fever, malignant tertian ('tə:ʃən) malaria (ɛə) **~flechte** f Tokelau ringworm **~geschwür** n Bagdad boil od sore **~hygiene** f tropical hygiene (ai) **~klima** n tropical climate **~koller** m ps tropical frenzy **~krankenhaus** n hospital for tropical diseases **~krankheit** f tropical disease **~malaria** f malignant tertian malaria (ɛə), tropical malaria **~medizin** f tropical medicine **~mediziner** m specialist in tropical diseases **~medizinisch** in the field of tropical medicine **~ring** m malarial (ɛə) ring **~ruhr** f am[o]ebic (i:) dysentery ('disntri)
Tropfapparat m instillator, constant-drip apparatus (ei)
Tröpfchen n droplet, small drop **~infektion** f droplet infection, air-borne infection **~infektionskrankheit** f droplet infection disease **~infusion** f drip phleboclysis (ɔ) **~kultur** f hanging-drop culture ('kaltʃə)
Tropfeinlauf m (Tropfklistier) Murphy ('mə:fi) drip, continuous rectal drip, drop-enema (e), enteroclysis, proctoclysis (ɔ)
tröpfeln vi to drip, to trickle / (Ekzem) to weep / vt to drip, to drop **~** n trickling, dripping / (Ekzem) weeping
Tropfen m drop, gutta (ʌ), pl guttae (gt) / (Schweiß) bead / dicker **~** thick drop / hängender **~** hanging drop / (bei Infusionen) ein **~** je Sekunde at the rate of one drop per second / **~** vi to drip, to trickle / vt to drip **~ähnlich**

guttate (ʌ), droplike **~fallen** n (Geräusch des fallenden Tropfens) falling drop sound **~fallmethode** f falling drop method **~flasche** f pharm dropper [bottle] **~förmig** drop-shaped, guttiform (ʌ), guttate (ʌ) **~glas** n dropper [bottle] **~herz** n drop heart, hanging od pendulous heart **~kultur** hanging-drop culture (ʌ) **~messer** m stalagmometer **~weise** drop by drop **~zähler** m pharm dropping-tube, dropper, stactometer
Tropf|er m glass dropper **~flasche** f dropper [bottle] **~glas** n dropping-tube, pipet[te] **~infusion** f (in Vene) intravenous (i:) drip / (subkutan) hypodermoclysis (ɔ), hypodermatoclysis **~infusionsernährung** f drip feeding **~instillator** m instillator **~kammer** f (Infusionsgerät) drip chamber **~kanüle** f drop cannula **~klistier** n s Tropfeinlauf **~methode** f drip method **~nährklistier** n drip-feed od drop enema (e) **~narkose** f inhalation an[a]esthesia (i:), open an[a]esthesia **~pipette** f dropper pipet[te], medicine dropper **~schale** f drip tray **~transfusion** f drip transfusion **~trichter** m Lab dropping funnel (ʌ)
Troph|allergie f food allergy **~ik** f trophism (ɔ) **~isch** trophic (ɔ) **~ismus** m trophism (ɔ), trophicity **~izität** f trophism (ɔ), trophicity
tropho|- (Ernährungs-) tropho- (ɔ) (Vors) **~blast** m (äussere Zellschicht der Blastozyste) embr trophoblast (ɔ), trophoderm **~blastisch** trophoblastic, trophodermal **~blastom** n trophoblastoma, chorio-epithelioma
Trophödem n troph[o]edema (i:) / chronisches **~** Milroy's ('milrɔiz) disease od [o]edema; chronisches hereditäres **~** Nonne-Milroy-Meige ('nɔnə-'milrɔi-'meiʒ) syndrome
Tropho|derm n embr trophoderm (ɔ) **~dermal** embr trophodermal **~dermatoneurose** f trophodermatoneurosis **~dermatose** f dermatoneurosis **~dynamik** f trophodynamics **~neurose** f trophoneurosis **~neurotisch** trophoneurotic (ɔ) **~nukleus** m nutrition nucleus, somatic od trophic (ɔ) nucleus **~pathie** f trophopathy (ɔ), trophonosis **~plast** m trophoplast, plastid **~spongium** n trophospongium ('spʌndʒiəm), pl trophospongia **~taxis** f trophotaxis **~trop** trophotropic **~tropie** f trophotropism (ɔ) **~tropismus** m trophotropism **~tropismus-** trophotropic (ɔ) **~zoit** m trophozoite **~zyt** m trophocyte
Tropica f s Malaria tropica
Tropicamid n (WHO) tropicamide (troupi'kæmaid) (BP)
-tropie (Sehachsenabweichung) -tropia (ou) (Nachs)
Tropiglin n (WHO) (Tigloidin) tigloidine (ti'glouidi:n) (BPCA)
Tropin n tropine (ou) **~karbonsäure** f (Ekgonin) tropinecarboxylic (i) acid
tropisch tropical
Tropismus m (Taxis) tropism (ou), taxis / negativer **~** negative (e) phototropism / positiver **~** positive (ɔ) phototropism
Tropo|kollagen n tropocollagen **~meter** n tropometer **~taxis** f neur tropotaxis
Trotter ('trɔtə)-**Syndrom** n od **-Trias** f Trotter syndrome
Trousseau (tru'so)|-**Flecken** m pl

Trousseau's spots ⱬ-**Indikation** f
Trousseau's sign ⱬ-**Lallemand** (lalə-
'mã)-**Körperchen** n pl Lallemand-
-Trousseau bodies ⱬ-**Phänomen** n
Trousseau's phenomenon (ɔ) ⱬ-**Probe** f
Trousseau's test ⱬ-**Punkt** m Trousseau's point ⱬ-**Syndrom** n carcinogenic thrombophlebitis, Trousseau's syndrome ⱬ-**Zeichen** n Trousseau's sign
(ai)
TRP = tubuläre Rückresorption f des
Phosphats tubular re-absorption of
phosphate
trüb|e (Flüssigkeit) turbid, opaque (ei),
clouded, muddy / (Auge) dim /
(glanzlos) dull / (Urin) cloudy ⱬ**heit** f
(Flüssigkeit) turbitity ⱬ**sinn** m ps
melancholy (e), dejection ~**sinnig** ps
low-spirited, dejected, melancholic (ɔ)
ⱬ**ung** f (Vorgang) clouding / (Zustand)
cloudiness, turbidity, opaqueness /
röntg cloudiness, shadow / (Linse)
dullness / wolkige ⱬ histol albuminoid
(æl'bju:minɔid) od parenchymatous (i)
degeneration, cloudy swelling degeneration
Trübungs|**einheit** f turbidity unit (TU)
ⱬ**erscheinung** f turbidity phenomenon
(ɔ) ⱬ**messer** m nephelometer ⱬ**messung**
f nephelometry, turbidimetry ⱬ**probe** f
turbidity test ⱬ**reaktion** f flocculation
reaction ⱬ**standard** m standard of
turbidity ⱬ**test** m turbidity test ⱬ**zu-**
stand m ps obnubilation
Trueta (tru'ɛta)-**Methode** f Trueta's
method
Trug m ps delusion ⱬ- delusional ⱬ**bild** n
ps phantom, illusion, phantasm, hallucination (hə,lu:si'neiʃən) ⱬ**wahrneh-**
mung f s Sinnestäuschung
Trümmer m pl debris ('debri:) ⱬ**bruch** m
comminuted fracture ⱬ**feldzone** f radiol
truemmerfeld zone
Truncus m anat (Stamm) truncus (ʌ), pl
trunci ('trʌŋkai), trunk (ʌ) ⱬ [*fasciculi*
atrioventricularis] (*PNA*) trunk [of the
atrioventricular bundle] ⱬ *arteriosus*
truncus arteriosus (a:,tieri'ousəs) ⱬ
brachiocephalicus (*PNA*) innominate
artery ⱬ *bronchomediastinalis* (*PNA*)
mediastinal (ai) trunk ⱬ *coeliacus*
(*PNA*) c[o]eliac artery ⱬ *corporis callosi*
(*PNA*) trunk of the corpus callosum ⱬ
costocervicalis (*PNA*) costocervical
trunk ⱬ *inferior* [*plexus brachialis*]
(*PNA*) lower trunk [of the brachial
plexus] ⱬ *intestinalis* (*PNA*) intestinal
trunk ⱬ *jugularis* (*PNA*) jugular (ʌ)
trunk ⱬ *linguofacialis* (*PNA*) linguofa-
cial trunk *Trunci lumbales* [*dexter et*
sinister] (*PNA*) lumbar trunks [right
and left] ⱬ *lumbosacralis* (*PNA*) lumbosacral trunk ⱬ *medius* [*plexus bra-*
chialis] (*PNA*) middle trunk [of the
brachial plexus] *Trunci plexus brachia-*
lis (*PNA*) trunks of the brachial plexus
ⱬ *pulmonalis* (*PNA*) truncus pulmonalis (ei), pulmonary (ʌ) trunk ⱬ
subclavius (*PNA*) subclavian trunk ⱬ
superior [*plexus brachialis*] (*PNA*) upper trunk [of the brachial plexus] ⱬ
sympathicus (*PNA*) truncus sympathicus, sympathetic (e) trunk ⱬ *thyreocer-*
vicalis (*PNA*) thyrocervical trunk ⱬ
vagalis anterior (*PNA*) anterior vagal
trunk; ⱬ ~ *posterior* (*PNA*) posterior
vagal trunk
Trunecek ('tru:nətʃek)-**Symptom** n
Trunecek's symptom

Trunk m drink / *pharm* draught (dra:ft),
potion (ou) ⱬ**sucht** f dipsomania,
drunkenness / chronische ⱬ inebriety
(ai) / krankhafte ⱬ [o]enomania ~**süch-**
tig of a dipsomaniac (ei) disposition,
addicted to alcohol
Try = Tryptophan n tryptophan, Trp
Trypanblau n trypan (ai) blue
Trypanid n path trypanosomid
Trypanoplasma n trypanoplasma
(,traipəno'plæzmə)
Trypanose f trypanosomiasis ('traipənosou'maiəsis)
Trypanosoma n Trypanosoma (ai-ou),
trypanosome (æ) / ⱬ brucei (Naga-
naerreger) T. brucei ('bru:siai) / ⱬ cruzi
(Chagaskrankheiterreger) T. cruzi
('kru:zai) / ⱬ evansi (Erreger der Surra
der Pferde u Rinder) T. evansi (æ) / ⱬ
gambiense (Erreger der menschlichen
Schlafkrankheit) T. gambiense ('ensi) /
ⱬ rhodesiense (Erreger der ostafrikani-
schen Schlafkrankheit) T. rhodesiense
Trypanosomen|- trypanosomal, trypa-
nosomatic ⱬ**erkrankung** f trypanosomiasis (ai) ~**erzeugt** trypanosomatic
ⱬ**fieber** n first stage of trypanosomiasis
(ai) ⱬ**krankheit** f (jeder Art) trypanosomiasis (ai), trypanosomatosis ⱬ**mittel** n
trypanocide (ai) ~**tötend** trypanocidal
(,traipəno'saidəl) / ~**tötendes Mittel** n
trypanocide ⱬ**vernichtung** f trypanoly-
sis
Trypanosomiasis f trypanosomiasis
('traipənosou'maiəsis); *vet* surra (uə, ʌ)
/ *vet* amerikanische ⱬ mal (ou) de
caderas (e), Chagas' ('ʃagasiz) disease
trypanozid trypanocidal (ai)
Trypanrot n trypan (ai) red
Tryparsamid n (*WHO*) tryparsamide
(trai'pa:səmaid) (*BP*)
Trypsin n (Bauchspeicheldrüsenenzym)
trypsin (i) ⱬ- tryptic (i) ⱬ**ierung** f
trypsinisation ⱬ**inhibitor** m (TI) trypsin inhibitor ⱬ**inhibitorkapazität** f trypsin inhibitory capacity (TIC) ⱬ**ogen** n
chem trypsinogen (i)
Tryptase f tryptase ('tripteis)
Trypto|**lyse** f tryptolysis ~**lytisch** trypto-
lytic (i)
Trypton n chem tryptone (i)
Tryptophan n chem tryptophan[e] (i)
ⱬ**ase** f tryptophanase (æ) ⱬ**peroxydase**
f tryptophan[e] peroxidase (ɔ) (TPO)
ⱬ**reaktion** f tryptophan[e] reaction
TSA = thymus-spezifisches Antigen n
thymus-specific antigen
TSC = Thiosemicarbazid n thiosemicarbazide, TSC
T-Schiene f T-splint
Tsetse|**fliege** f tsetse ('tsetsi) fly, Glossina
(ai) ⱬ**krankheit** f s Schlafkrankheit
~**verseucht** tsetse-infested
TSG = Thrombozytensenkungsge-
schwindigkeit f thrombocyte sedimentation rate
TSR = Trizepssehnenreflex m triceps
reflex
TSTA = tumorspezifisches Transplan-
tationsantigen n tumo[u]r-specific
transplantation antigen, TSTA
Tsutsugamushi|**fieber** n (japanisches
Flußfieber) scrub typhus (ai), tsutsugamushi ('tsu:tsugə'mu:ʃi) fever, Japanese fever, kedani (e) disease, flood
fever, akamushi (u:) disease ⱬ**krankheit**
f s ⱬ**fieber** ⱬ**rickettsie** f Rickettsia (i)
tsutsugamushi ⱬ**überträger** m Trombicula akamushi (u:)

TTC = Triphenyltetrazoliumchlorid n
triphenyltetrazolium chloride, TTC
t-Test (Student-Test) m stat t test /
verbundener ⱬ paired t test
TTH = thyreotropes Hormon n thyreo-
tropic hormone, TTH
TTP = Thymidintriphosphat n thymidine triphosphate
TTR = Thymoltrübungsreaktion f
thymol turbidity test
T-Typ = tetanoider Typ m T od tetany
type
Tuaminoheptansulfat n tuaminoheptane
sulfate (tju'æmino'heptein 'sʌlfeit)
(*NF*)
Tuba f anat tuba, pl tubae ('tju:bi:), tube /
ⱬ a
tachia..
(Eileiter) uterine (ju:) od Fallopian (ou)
tube
Tubage f (Intubation) intubation
tubar tubal ⱬ**abort** m tubal abortion
ⱬ**gravidität** f ampullar (ʌ) od Fallopian
od tubal od oviduct (ou) pregnancy
Tube f anat tube, tuba, pl tubae ('tju:bi:)
/ (Eileiter) Fallopian (ou) t., salpinx, pl
salpinges ('pindʒi:z) ⱬ- salpingian (i),
salpingo- (*Vors*), tubal, tubo- (*Vors*) ⱬ
und Mittelohr betr. tubotympanal
Tubektomie f (Eileiterresektion) tubectomy, salpingectomy (dʒe)
Tuben|**abort** m tubal abortion ⱬ**anhef-**
tung f chir (Salpingopexie) salpingopexy
('ingo) ⱬ**ausfluß** m (Ohr) tuborrh[o]ea
(i) ⱬ**blutung** f tubal h[a]emorrhage (e)
ⱬ**darstellung** f röntg salpingography
ⱬ**durchblasung** f tubal insufflation
ⱬ**durchgängigkeit** f tubal patency (ei)
ⱬ**eierstockentfernung** f chir tubo-ova-
riotomy ('tju:bo-ou,veəri'ɔtəmi), removal of the ovary (ou) and the tubes
ⱬ**eierstockverdickung** f (entzündliche)
pachysalpingo-ovaritis ('pækisæl,pin-
go-ouvə'raitis) ⱬ**einblasung** f tubal insufflation ⱬ**einpflanzung** f (in Uterus)
hysterosalpingostomy ⱬ**eiterung** f purulent (juə) salpingitis (dʒai) ⱬ**entfer-**
nung f chir salpingectomy (dʒe) ⱬ**ent-**
zündung f salpingitis (dʒai) / (Ohr)
inflammation of the Eustachian (ju:s-
'teikiən) tube ⱬ**exstirpation** f salpingectomy (dʒe) ⱬ**gonorrhoe** f gonorrh[o]eal salpingitis (dʒai) ⱬ**katarrh** m
(Ohr) syringitis (dʒ) / (Eileiter)
salpingitis (dʒai) ⱬ**katheter** m Fallopian tube catheter / (Ohr) Eustachian (ju:s'teikiən) catheter (æ) ⱬ**ka-**
theterisierung f tubal (ju:) catheterisation ⱬ**katheterismus** m salpingocathe-
terism (æ) ⱬ**knorpel** m (Cartilago tubae
auditivae (*PNA*) cartilage of the
pharyngotympanic tube ⱬ**ligatur** f
tubal ligation (TL) ⱬ**lumen** n tubal
lumen (u:) ⱬ**mandel** f Eustachian
(ju:s'teikiən) od tubal tonsil ⱬ**mole** f
tubal mole ⱬ**naht** f chir salpingorrhaphy (ɔ) ⱬ**plastik** f chir salpingoplasty,
tuboplasty ⱬ**resektion** f salpingectomy
(dʒe); removal of a tube ⱬ**riß** m tubal
rupture ⱬ**ruptur** f s ⱬ**riß** ⱬ**sack** m tubal
distension ⱬ**schwangerschaft** f tubal
pregnancy ⱬ**sondierung** f (Ohr) Eustachian (ju:s'teikiən) catheterisation /
(sonst) tubal (u:) ⱬ**stenose** f (Eileiterver-
engung) tubal stenosis ⱬ**sterilisierung** f
sterilisation by partial resection of the
oviducts (ou) ⱬ**tonsille** f tubal tonsil
ⱬ**unterbindung** f tubal sterilisation
ⱬ**verdickung** f (entzündliche) pachysal-

pingitis (dʒai) ℒverengung f narrowing of a tube ℒverklebung f tubal adhesion (i:) ℒverschluß m tubal obstruction od occlusion ℒverstopfung f (Ohr) Eustachian (ei) obstruction (ʌ) / (Ovar) obstruction of the oviduct (ou), tubal obstruction, salpingemphraxis ℒwand f tubal wall ℒwulst m (Ohr) tubal elevation ℒzerreißung f (Eileiterriß) rupture of a tube

Tuber n (Höcker, Vorsprung) anat tuber, pl tubera, tuberosity (ɔ) ℒ calcanei (PNA) posterior surface of the calcaneum ℒ cinereum (PNA) (grauer Höcker) tuber cinereum (iə) ℒ frontale (PNA) (Stirnhöcker) frontal (ʌ) eminence ℒ ischiadicum (PNA) (Sitzbeinhöcker) ischial ('iskiəl) tuberosity ℒ maxillae (PNA) (Oberkieferhöcker) maxillary tuberosity ℒ omentale [hepatis] (PNA) tuber omentale [of the liver]; ℒ ~ [pancreatis] (PNA) tuber omentale [of the pancreas] ℒ parietale (PNA) (Scheitelbeinhöcker) parietal eminence ℒ vermis (PNA) lobulus tuberis

Tuberculoderm[i]a f tuberculoderma

Tuberculosis f s Tuberkulose / ℒ cutanea cutaneous tuberculosis / ℒ miliaris miliary tuberculosis

Tuberculum n anat tubercle, tuberculum, pl tubercula ℒ adductorium (PNA) adductor tubercle ℒ anterius [atlantis] (PNA) anterior tubercle [of the atlas]; ℒ ~ [vertebrarum cervicalium] (PNA) anterior tubercle [of the cervical vertebrae]; ℒ ~ thalami (PNA) anterior tubercle of the thalamus ℒ articulare (PNA) eminentia articularis ℒ auriculae (PNA) tubercle of the auricle ℒ caroticum (PNA) carotid tubercle [of the sixth cervical vertebra] ℒ conoideum (PNA) conoid (ou) tubercle ℒ corniculatum (PNA) corniculate tubercle ℒ costae (PNA) tubercle of a rib ℒ cuneiforme (PNA) cuneiform tubercle Tubercula [coronae] dentis (PNA) tubercles of the tooth ℒ epiglotticum (PNA) epiglottic tubercle ℒ genitale (Geschlechtshöcker) genital tubercle ℒ infraglenoidale (PNA) infraglenoid (i:) tubercle ℒ intercondylare laterale (PNA) lateral intercondylar tubercle; ℒ ~ mediale (PNA) medial intercondylar tubercle ℒ intervenosum (PNA) intervenous tubercle ℒ jugulare (PNA) jugular (ʌ) tubercle ℒ laterale [processus posterioris tali] (PNA) lateral tubercle [of the posterior tubercle of the talus] ℒ majus [humeri] (PNA) greater tuberosity [of the humerus] ℒ marginale (PNA) marginal tubercle ℒ mediale [tali] (PNA) medial tubercle [of the talus] ℒ mentale (PNA) mental tubercle ℒ minus [humeri] (PNA) lesser tuberosity [of the humerus] ℒ musculi scaleni anterioris (PNA) scalene tubercle ℒ nuclei cuneati (PNA) cuneate tubercle; ℒ ~ gracilis (PNA) gracile tubercle ℒ obturatorium anterius (PNA) anterior obturator tubercle; ℒ ~ posterius (PNA) posterior obturator tubercle ℒ ossis scaphoidei (PNA) tubercle of the scaphoid; ℒ ~ trapezii (PNA) crest of the trapezium ℒ pharyngeum (PNA) posterior pharyngeal tubercle ℒ posterius [atlantis] (PNA) posterior tubercle of the atlas; ℒ ~ [vertebrarum cervicalium] (PNA) posterior tubercle [of the cervical

vertebrae] ℒ pubicum (PNA) (Schambeinhöcker) pubic tubercle ℒ sellae (PNA) tuberculum sellae ℒ supraglenoidale (PNA) supraglenoid (i:) tubercle ℒ supratragicum (PNA) supratragal tubercle ℒ thyreoideum inferius (PNA) inferior thyroid tubercle; ℒ ~ superius (PNA) superior thyroid tubercle

Tuberkel m tubercle ℒ- tubercular ~ähnlich tuberculoid ~artig tubercular ℒbakterium n s Tuberkelbazillus ~bazillenschädigend tuberculocidal (ai) ℒbazillus m Koch's (kɔxs) bacillus, tubercle bacillus, Mycobacterium (iə) tuberculosis ℒbildung f tuberculisation ℒknötchen n [miliary (i)] tubercle ~krank tuberculous, consumptive

tuberkular anat tubercular

Tuberkulid n (Haut) tuberculid / rosazeaähnliches ℒ rosaceous tuberculid

Tuberkulin n tuberculin ℒ GT tuberculin PPT = purified protein derivative (BP) ℒi derivatum proteinosum purificatum (EP) tuberculin PPT (EP, BP) ℒallergie f tuberculin allergy ℒdiagnostik f tuberculin tests ℒeinheit f (TE) tuberculin unit (TU) ℒkur f tuberculination, tuberculin cure ℒ-Pflasterprobe f tuberculin patch test ℒprobe f tuberculin test ℒprüfung f, intrakutane (Mantouxreaktion) Mantoux (mã'tu:) test ℒ-Reaktion f tuberculin reaction ℒtestung f tuberculination ℒtherapie f tuberculination, tuberculinotherapy ℒüberempfindlichkeit f tuberculin sensitivity ℒum crudum (EP) old tuberculin (EP, BP)

Tuber|kulom n tuberculoma ℒkulomanie f ps tuberculomania ℒkuloprotein n tuberculoprotein ~kulös tuberculous, tuberculotic (ɔ), consumptive (ʌ) ℒkulosaccharid n pl tuberculosaccharides

Tuberkulose f tuberculosis (tju,bə:kju'lousis) / (Lunge) pulmonary (ʌ) t.; phthisis ('θaisis), consumption aktive ℒ active t. akute ℒ active t. bronchogene ℒ bronchogenic (dʒe) t. chirurgische ℒ surgical t. chronisch-fibromatöse ℒ chronic fibroid (ai) t. chronisch-ulzerative ℒ chronic ulcerative (ʌ) t. durch Einatmung der Bazillen verursachte ℒ inhalation t. eingebildete ℒ tuberculomania endogene ℒ endogenous (ɔ) t. exogene ℒ exogenous (ɔ) t. familiäre ℒ (aus Erbanlage) heredotuberculosis ('herido) fibröse ℒ fibroid (ai) t., tuberculofibrosis fibrosierende ℒ fibrosing t. floride ℒ florid (ɔ) phthisis fortgeschrittene ℒ far advanced t. frische ℒ primary (ai) t. generalisierte ℒ disseminated t. geschlossene ℒ closed t. hämatogene ℒ h[a]ematogenous (ɔ) t. ℒ der Harnwege urinary (juə) tract t. inaktive ℒ inactive od latent (ei) t. käsige ℒ caseous ('keisiəs) t. kavernöse ℒ cavernous t. lymphogene ℒ lymphogenic (,limfo'dʒenik) t. lymphohämatogene ℒ lymphoh[a]ematogenous t. offene ℒ open t. operativ angehbare ℒ surgical (ə:) t. primäre ℒ primary (ai) t. ℒ bei Silikose silico- t.

Tuberkulose|-ABR f tuberculosis CFT ℒabwehr f anti-tuberculosis service ~ähnlich tuberculoid ℒangst f ps tuberculophobia ~bekämpfend anti-tuberculous ℒbekämpfung f tuberculosis control (ou) ℒentstehung f phthisiogenesis ('θaizio'dʒenisis) / ℒ- betr. phthisiogenetic (e), phthisiogenic (e)

~erzeugend tuberculiginous (i) ℒfacharzt m s Lungenfacharzt ~feindlich anti-tubercular ℒforschung f phthisiology, tuberculosis research (ri'sə:tʃ) ℒforschungsabteilung f (WHO) Tuberculosis Research (ə:) Office (TRO) ~frei free from tuberculosis, tubercle-free ℒfürsorgearzt m tuberculosis medical officer ℒgesellschaft f Tuberculosis Society ~hemmend tuberculostatic, anti-tuberculotic (ɔ) ℒimpfung f (vorbeugende) BCG vaccination (Bacillus--Calmette-Guérin vaccination) ~krankenhaus n tuberculosis hospital ℒmittel n pharm antitubercular agent, antituberculotic, anti-tuberculosis drug ℒschutzimpfung f prophylactic inoculation against tuberculosis ℒtherapie f phthisiotherapy ('θaizio), phthisiotherapeutics (ju:) ℒveranlagung f tuberculous diathesis (dai'æθisis) ~verdächtig suspected of tuberculosis ℒwesen n tuberculosis services

Tuberkulo|silikose f tuberculosilicosis ℒstatikum n pharm tuberculostatic [agent (ei)] ~statisch tuberculostatic

Tuberkulöswerden n tuberculation

tuberös tuberous ('tju:bərəs), tuberose

Tuberositas f (pl Tuberositates) anat tuberosity (ɔ), protuberance (ju:) ℒ calcanei t. of the calcaneum (ei) ℒ coracoidea coracoid (ɔ:) t. ℒ costalis costal (ɔ) t. ℒ deltoidea deltoid t. ℒ glutaea gluteal (i:) t. ℒ humeri t. of the humerus (hju:) ℒ iliaca iliac ('iliæk) t. ℒ masseterica (PNA) masseteric (mæsi'terik) tuberosity ℒ musculi serrati anterioris (PNA) tubercle for the serratus anterior ℒ ossis cuboidei (PNA) tuberosity of the cuboid; ℒ ~ metatarsalis I (PNA) tubercle of the first metatarsal bone; ℒ ~ metatarsalis V (PNA) tubercle of the 5th metatarsal bone; ℒ ~ navicularis (PNA) tuberosity of the navicular bone ℒ phalangis distalis [manus] (PNA) tuberosity of the distal phalanx [of the finger]; ℒ ~ distalis [pedis] (PNA) tuberosity of the distal phalanx [of the toe] ℒ pterygoidea (PNA) pterygoid ('terigɔid) tuberosity ℒ radii (PNA) t. of the radius (ei) ℒ sacralis (PNA) sacral tuberosity ℒ tibiae (PNA) tubercle of the tibia ℒ ulnae (PNA) t. of the ulna (ʌ)

Tubieren n (Tubage) tubage ('tju:bidʒ), intubation

tubo|- (Tuben-, Eileiter-) anat tubo- (ju:) (Vors) ~abdominal tubo-abdominal (ɔ) **D-Tubocurarin** n (WHO) tubocurarine ('tju:bokjuə'rɛəri:n) [chloride (BP, USP)] ℒii chloridum (EP) tubocurarine chloride (EP, BP, USP)

tubo|ovarial tubo-ovarian (ɔ) ℒovarialabszeß m tubo-ovarian abscess ℒovarialzyste f tubo-ovarian cyst ℒovariektomie f tubo-ovariotomy (ou,vɛəri'ɔtəmi) ℒovariitis f salpingo-oophoritis, tubo-ovaritis ℒovariotomie f tubo--ovariotomy ~peritoneal tuboperitoneal (i) ~uterin tubo-uterine (ju:) ~vaginal tubovaginal (ai)

tubular tubular (ju:) ℒdrüsen f pl tubular glands

Tubuli m pl (sing Tubulus) tubuli ('tju:bjulai), tubules ('tju:bju:lz) ℒ renales (Nierenkanälchen) renal (i:) tubules; ℒ ~ contorti convolute renal (i:) tubules; ℒ ~ recti straight renal (i:) tubules ℒ seminiferi (Samenkanälchen)

seminiferous (i) tubules; ~ ~ contorti
(PNA) convoluted seminiferous tubules; ~ ~ recti (PNA) straight seminiferous tubules ~ uriniferi (Harnkanälchen) uriniferous (i) tubules
Tubulisation f tubulisation
Tubuliverlegung f s Nierenkanälchenver-
stopfung
tubulo|alveolär histol tubulo-alveolar (i)
~azinös histol tubulo-alveolar ~raze-
mös (Drüse) tubuloracemose (æ) ~se-
kretorisch tubulosecretory (i:)
Tubulus m anat tubulus (ju:), pl tubuli
('tju:bjulai), tubule ('tju:bju:l) [s Tubuli]
~abschnitt m (Niere) tubular part
~apparat m tubular part of the kidney,
tubular system ~schädigung f tubular
damage (æ) ~system m tubular system
Tubus m (pl Tubi) tubus (ju:), pl tubi
('tju:bai), tube / (Mikroskop) body tube
/ röntg cone / ~ digestorius digestive
tube ~träger m (Mikroskop) tube
support
Tuch n cloth (ɔ) / keimfreies ~ sterile
('sterail) cloth / wasserdichtes ~ water-
proof sheet od cloth ~klammerpinzette
f towel forceps pl ~klemme f towel
clamp od clip, towel forceps pl ~ver-
band m (Arm) chir forearm sling
Tuffier (ty'fje:)|-Operation f Tuffier's
operation ~-Test m Tuffier's test
Tularämie f tular[a]emia, rabbit-fever,
deer-fly fever ~erreger m Brucella
tularensis
Tüll m, gefetteter tulle gras
Tullio ('tulio)-Reaktion f Tullio phenomenon (ɔ)
Tulpius ('tulpiəs)-Klappe f Tulpius' valve
Tumbufliege f Cordylobia (ou)
anthropophaga (ɔ), tumbu (ʌ) fly
Tumefactio f (Anschwellung) tumefaction
Tumenol n pharm tumenol (ju:)
Tumesz|enz f (Schwellung) tumescence,
swelling ~ieren to tumefy (ju:), to swell
Tumor m (pl Tumoren) (Gewächs,
Geschwulst) tumo[u]r ('tju:mə), growth
~ albus white swelling aufsitzender ~
riding t. benigner ~ benign (bi'nain) t.
bösartiger ~ malignant t. od neoplasm
(i:) chromaffiner ~ chromaffin t. experimenteller ~ experimental t. fakultativ
maligner ~ potentially malignant t.
gashaltiger ~ physocele (ai) gestielter
~ peduncular (ʌ) od pedunculated (ʌ)
t. intrakranieller ~ intracranial t.
lufthaltiger ~ physocele (ai) maligner
od bösartiger ~ malignant t. od growth
metastatischer ~ metastatic t. pendeln-
der ~ pendulous neoplasm (i:) periam-
pullärer ~ periampullary t. polypöser
~ polypoid (ɔ) t. villöser ~ villous (i) t.
zystisch degenerierter ~ cystic (i) t. ~
tumorous (ju:) ~abstossung f tumo[u]r
rejection ~affin tumoraffin (tju:mə-
'ræfin) ~ähnlich tumo[u]r-like ~aktivi-
tät f tumo[u]r activity ~al tumoral
~anämie f an[a]emia caused by a
tumo[u]r ~anfärbung f tumo[u]r blush
od stain ~antigene n pl tumo[u]r [-spe-
cific od -associated] antigens ~areal
n tumo[u]r area ~ausbeute f tumo[u]r
yield (ji:ld) ~ausbreitung f tumo[u]r
dissemination od spread (spred) ~aus-
dehnung f tumo[u]r extension ~befall
m tumo[u]r invasion ~behandlung f
oncotherapy, treatment of tumo[u]rs
~bereich m tumo[u]r region ~bezirk m
tumo[u]r area ~bildend oncogenous (ɔ)

~bildung f tumorigenesis (e), oncogenesis, tumo[u]r formation ~biologie f
tumo[u]r biology ~blutung f bleeding
from a tumo[u]r ~dignität f tumo[u]r
status ~dosis f röntg tumo[u]r dose
(dous) ~durchblutung f tumo[u]r blood
flow ~einbruch m tumo[u]r invasion
~entfernung f tumorectomy, removal
of a tumo[u]r ~entstehung f tumo[u]r
formation, oncogenesis ~epilepsie f
epilepsy (e) due to a tumo[u]r ~eröff-
nung f oncotomy ~erzeugend tumorigenic (e) ~ettengeschwulst f pituicyto-
ma ~exstirpation f removal (u:) of a
tumo[u]r ~extrakt m tumo[u]r extract
~fördernd tumo[u]r-promoting ~frei
tumo[u]r-free ~früherkennung f early
detection of tumo[u]rs ~genese f tumorigenesis ~gewebe n tumo[u]r tissue
~herd m focus of a tumo[u]r ~ig
tumorous ~igen tumorigenic ~induk-
tion f tumo[u]r induction ~intoxikation
f intoxication caused by a tumo[u]r
~kachexie f cachexia of malignancy
~knoten m tumo[u]r nodule ~lehre f
oncology ~linie f tumo[u]r line ~lokali-
sation f localisation of tumo[u]rs od
neoplasms (i:) ~masse f tumo[u]r mass
~ös tumorous ~patient m person
suffering from a tumo[u]r, patient with
malignant disease ~peripherie f margin
of the cancerous area (ɛə) ~präparat n
tumo[u]r sample od specimen ~rezidiv n
recurrence (ʌ) of a tumo[u]r ~sitz m
tumo[u]r site ~spezifisch tumo[u]r-
-specific ~stiel m peduncle (ʌ) ~-Syn-
drom n des Corpus callosum Bristowe's
('bristouz) syndrome ~szintigraphie f
tumo[u]r scanning ~tragend tumo[u]r-
-bearing ~träger m tumo[u]r host (ou)
~verschlossen (z B Bronchien) obstructed (ʌ) by a tumo[u]r ~viren n pl
tumo[u]r viruses ~volumen n tumo[u]r
size od volume ~wachstum n growth of
the tumo[u]r ~zange f tumo[u]r forceps
pl ~zelle f tumo[u]r cell ~zellenver-
schleppung f dislocation of tumo[u]r
cells ~zellenzerstörend oncolytic (i) ~-
zerfall m oncolysis ~zerstörend oncolytic (i)
Tumultus sermonis m tumultus (ʌ)
sermonis
Tunga|floh m tunga (ʌ) flea / ~
penetrans (Sandfloh) Tunga (ʌ) penetrans, jigger ('dʒigə) flea, sand flea
Tungiasis f tungiasis (tʌn'gaiəsis)
Tunica f (pl Tunicae) anat tunica (ju:),
pl tunicae, tunic, coat, membrane ~
adventitia t. adventitia ('tiʃiə), outer
coat of a vessel; ~ ~ [ductus deferentis]
(PNA) adventitious coat of the vas
deferens]; ~ ~ [oesophagi] (PNA)
adventitious coat [of the oesophagus];
~ ~ [ureteris] (PNA) adventitious coat
[of the ureter]; ~ ~ [vesiculae seminalis]
(PNA) adventitious coat [of the seminal vesicle] ~ albuginea (weisse faserige
Organhülle) tunica albuginea (i); ~ ~
[testis] (PNA) tunica albuginea [of the
testis]; ~ ~ corporis spongiosi (PNA)
tunica albuginea of the corpus spongiosum; ~ ~ corporum cavernosorum
(PNA) tunica albuginea of the corpora
cavernosa ~ conjunctiva (PNA) (Bindehaut) conjunctiva (ai); ~ ~ bulbi
(PNA) ocular part of the conjunctiva;
~ ~ palpebrarum (PNA) palpebral
part of the conjunctiva ~ dartos t.
dartos ~ externa (PNA) tunica adven-

titia; ~ ~ [thecae folliculi] (PNA) outer
coat [of the theca folliculi] ~ fibrosa
(PNA) (Faserhaut) fibrous (ai) coat; ~
~ [hepatis] (PNA) fibrous coat [of the
liver]; ~ ~ [lienis] (PNA) tunica
albuginea [of the spleen]; ~ ~ bulbi
(PNA) fibrous coat of the eye ~
interna [thecae folliculi] (PNA) inner
coat [of the theca folliculi]; ~ ~ bulbi
(PNA) nervous coat of the eye ~ intima
(PNA) (Gefässinnenhaut) [t.] intima (i),
inner coat of a vessel ~ media t. media,
middle coat of a vessel ~ mucosa
(PNA) (Schleimhaut, Schleimhaut-
überzug) mucous coat od membrane; ~
~ cavi tympani (PNA) mucous membrane of the tympanic cavity; ~ ~
[coli] mucous coat [of the colon]; ~ ~
ductus deferentis (PNA) mucous coat of
the vas deferens; ~ ~ [endometrium]
(PNA) mucous coat of the uterus; ~ ~
intestini tenuis (PNA) mucous coat of
the small intestine; ~ ~ laryngis (PNA)
mucous membrane of the larynx; ~ ~
linguae (PNA) mucous membrane of
the tongue; ~ ~ oesophagi (PNA)
mucous coat of the [o]esophagus; ~ ~
oris (PNA) mucous membrane of the
mouth; ~ ~ pharyngis (PNA) mucous
coat od membrane of the pharynx; ~
~ recti (PNA) mucous coat of the
rectum; ~ ~ tracheae et bronchorum
(PNA) mucous coat of the trachea and
bronchi; ~ ~ tubae auditivae (PNA)
mucous coat of the pharyngotympanic
tube; ~ ~ tubae uterinae (PNA)
mucous coat of the uterine tube; ~ ~
ureteris (PNA) mucous coat of the
ureter; ~ ~ urethrae (PNA) mucous
coat of the urethra; ~ ~ vaginae
(PNA) mucous coat of the vagina; ~ ~
ventriculi (PNA) (Magenschleimhaut)
mucous coat of the stomach; ~ ~
vesicae felleae (PNA) mucous coat of
the gall bladder; ~ ~ vesicae urinariae
(PNA) mucous coat of the urinary bladder; ~ ~ vesiculae seminalis (PNA)
mucous coat of the seminal vesicle ~
muscularis (PNA) (Muskelschicht,
Muskelhaut) muscular (ʌ) coat; ~ ~
bronchi (PNA) muscular coat of the
bronchi; ~ ~ coli (PNA) muscular
coat of the colon; ~ ~ ductus deferentis (PNA) muscular coat of the vas
deferens; ~ ~ intestini tenuis (PNA)
muscular coat of the small intestine; ~
~ myometrium (PNA) muscular coat of
the uterus; ~ ~ oesophagi (PNA)
muscular coat of the [o]esophagus; ~
~ pharyngis (PNA) muscular coat of
the pharynx; ~ ~ recti (PNA) muscular coat of the rectum; ~ ~ tubae
uterinae (PNA) muscular coat of the
uterine tube; ~ ~ ureteris (PNA) muscular coat of the ureter; ~ ~ urethrae
(PNA) muscular coat of the urethra; ~
~ vaginae (PNA) muscular coat of the
vagina; ~ ~ ventriculi (PNA) muscular
coat of the stomach; ~ ~ vesicae
felleae (PNA) muscular coat of the gall
bladder; ~ ~ vesicae urinariae (PNA)
muscular coat of the urinary bladder;
~ ~ vesiculae seminalis (PNA) muscular coat of the seminal vesicle ~ propria
(PNA) tunica propria; ~ ~ corii
(PNA) tunica propria of the corium ~
serosa (PNA) (seröse Haut) t. serosa,
serous (iə) coat; ~ ~ coli (PNA) serous
coat of the colon; ~ ~ hepatis (PNA)

serous coat of the liver; ⊾ ~ *intestini tenuis* (*PNA*) serous coat of the small intestine; ⊾ ~ *lienis* (*PNA*) serous coat of the spleen; ⊾ ~ *perimetrium* (*PNA*) serous coat of the uterus; ⊾ ~ *peritonei visceralis* (*PNA*) serous coat of the visceral peritoneum; ⊾ ~ *tubae uterinae* (*PNA*) serous coat of the uterine tube; ⊾ ~ *ventriculi* (*PNA*) serous coat of the stomach; ⊾ ~ *vesicae felleae* (*PNA*) serous coat of the gall bladder; ⊾ ~ *vesicae urinariae* (*PNA*) serous coat of the urinary bladder ⊾ *subserosa tubae uterinae* (*PNA*) subserous coat of the uterine tube ⊾ *uvea* uveal (ju:) coat [of the eye] ⊾ *vaginalis* t. vaginalis, spermatic fascia ('fæʃiə); ⊾ ~ *testis* (*PNA*) (Scheidenhaut des Hodens) tunica vaginalis testis ⊾ *vasculosa bulbi* (*PNA*) vascular coat of the eye ⊾-**vaginalis-Verdickung** f (entzündliche) pachyvaginalitis

Tunnel m tunnel (ʌ) ⊾**anämie** f (Hakenwurmkrankheit, Ankylostomiasis) ankylostomiasis ('æŋki,lɔsto'maiəsis) ⊾**krankheit** f s ⊾anämie ⊾**lierung** f canalisation, drainage (ei)

Tüpfel m spot, dot ⊾**platte** f *Lab* tile ⊾**schatten** m (Lunge) *röntg* spotlike od miliary (i) shadow ⊾**ung** f stippling / basophile ⊾ basophilic stippling; ~ ⊾ [od Punktierung] punctate (ʌ) basophilia; ~ ⊾ der Erythrozyten baso-erythrocytosis / blaue ⊾ ungefärbter Erythrozyten basophilia ⊾**zelle** f stippled cell

tupfen *chir* to dab, to sponge (ʌ), to swab (ɔ)

Tupfer m *chir* swab (ɔ), sponge (ʌ), pledget (c) ⊾**halter** m *chir* sponge holder ⊾**klemme** f sponge-holding forceps pl ⊾**träger** m *chir* applicator ⊾**zählen** n *chir* checking of the sponge-count

Turban-Tumoren m pl turban tumo[u]rs
Turbatrix aceti (Essigälchen) Anguillula aceti
Turbidi|meter n turbidimeter (i) ⊾**metrie** f (Trübungsmessung) turbidimetry (i) ~**metrisch** turbidimetric
turbinal turbinal
Turbinenhandstück n *dent* turbine handpiece
Türck (tyrk)**-Bündel** n (Tractus temporopontinus (*PNA*)) Türck's bundle, temporopontine tract
Turcot (tyr'ko:)**-Syndrom** n Turcot's syndrome
Türflügellappen m *chir* wide flap
turgeszlent turgescent (tə:'dʒesənt) ⊾**enz** f turgescence
Turgor m turgor ('tə:gə) ⊾**spannung** f turgor tension
Türk (tyrk) **-Zelle** f Türk's irritation cell
Türken|säbelsyndrom n scimitar syndrome ⊾**sattel** m *anat* sella turcica (ə:), pituitary (pi'tjuitəri) fossa / ⊾**-** sellar
Turmschädel m (Spitzköpfigkeit) oxycephaly, turricephaly (,tʌri'sefəli), tower od steeple head ~**ig** oxycephalic (æ), oxycephalous (e) ⊾**igkeit** f turricephaly (,tʌri'sefəli)
Turnbull ('tə:nbəl)**-Blau** n (Ferrum cyanatum) Turnbull's blue
Turnen n gymnastics (dʒim'næstiks) / orthopädisches ⊾ medical gymnastics
Turnerknochen m myositis ossificans (i) in the biceps (ai)
Turner ('tə:nə)**-Syndrom** n 1) nail-

-patella syndrome 2) (Ullrich-Turner--Syndrom) gonadal dysgenesis syndrome ⊾**-Zähne** m pl Turner teeth
Turn|gerät n gymnastic (æ) apparatus (ei) / orthopädisches ⊾ medical gymnastic apparatus ⊾**halle** f gymnasium (ei) ⊾**übungen** f pl gymnastics
Turricephalie f turricephaly
Tusch|färbung f *histol* Indian ink method ~**ieren** s touchieren ⊾**verfahren** n s ⊾färbung
Tussiculatio f (Hüsteln) tussiculation
Tussilago farfara (Huflattich) *pharm* tussilago (ei) farfara (a:), coltsfoot (ou)
Tussis f (Husten) cough (kɔf) / ⊾ convulsiva (Keuchhusten) pertussis (ʌ), whooping-cough ('hu:piŋ-kɔf)
tütenförmig cone-shaped
T-Verband m T bandage
T-Welle f (EKG) T wave
Twining ('twainiŋ)**-Apparat** m Twining's apparatus
Twort-D'Herelle ('twɔ:t-də'rel)**-Phänomen** n Twort-d'Herelle phenomenon (ɔ)
Tybamat n tybamate (tai'bæmeit) (*NF*)
Tylion n tylion (ai)
Tylom[a] n (Schwiele) callus, tyloma
Tylosis f (Schwielenbildung) tylosis (ti'lousis, tai-), hyperkeratosis / ⊾ ciliaris t. ciliaris / ⊾ linguae t. linguae ('liŋgwi:)
tympan|al tympanic , tympanal ⊾**ektomie** f (Trommelfellausräumung) tympanectomy ⊾**ia uteri** f uterine (ju:) tympanites ('naiti:z) ⊾**ie** f tympanites ('naiti:z), tympanism; tympanitic (i) resonance (e) / ⊾- tympanitic (i), tympanous (i) ⊾**ismus** m s Tympanie ⊾**itis** f (Paukenhöhlenentzündung) tympanitis ~**itisch** tympanitic (i)
tympano|gen tympanogenous (ɔ) ⊾**mastoiditis** f tympanomastoiditis (mæstɔi'daitis) ⊾**phonie** f tympanophony (ɔ), autophony ⊾**plastik** f tympanoplasty ⊾**sklerose** f tympanosclerosis ⊾**sympathektomie** f *chir* tympanosympathectomy ⊾**tomie** f tympanotomy
Tympanum n (Mittelohr und Paukenhöhle) tympanum (i), tympanic cavity and middle ear ⊾- tympanic
Tyndall ('tindəl)**-Effekt** m (Tyndallphänomen) Tyndall phenomenon od effect ⊾**isieren** n tyndallisation ⊾**-Kegel** m Tyndall light
Typ m type / dysthymischer ⊾ dysthymiac / enechetischer ⊾ epileptic type / leptosomer ⊾ asthenic type
Typen|differenzierung f typing (ai) ~**fremd** (Blut) incompatible ~**gleich** (vom gleichen Typus) isotypical (aiso-'tipikəl) ⊾**lehre** f typology ~**spezifisch** type-specific ⊾**spezifität** f type specificity ⊾**wechsel** m change of type
Typhl|atonie f typhlatony (æ), typhlatonia (ou) ⊾**ektasie** f (Blinddarmerweiterung) typhlectasis, dilatation of the c[a]ecum (i:) ⊾**itis** f typhlitis
Typhlo|cellulitis f paratyphlitis ⊾**cholitis** f typhlocolitis ⊾**diclidis** f typhlodicliditis ⊾**megalie** f typhlomegaly (e) ⊾**n** n (Blinddarm) typhlon (i), c[a]ecum (i:) ⊾**pexie** f (Zäkumanheftung) typhlopexy (i) ⊾**ptosis** f typhloptosis ⊾**se** f (Blindheit) typhlosis, blindness ⊾**stenose** f typhlostenosis ⊾**stomie** f typhlostomy, c[a]ecostomy ⊾**tomie** f (Enterotomia coecalis) typhlotomy ⊾**urete-**

rostomie f typhlo-ureterostomy (juə,ri:tə'rɔstəmi)
Typho|bazillosis f typhobacillosis ⊾**hämie** f typhoh[a]emia (i:) ⊾**id** n typhoid (ai) ~**id** (typhusähnlich) typhoidal (tai'fɔidəl) ⊾**m** n typhoid nodules ⊾**manie** f typhomania ⊾**pneumonie** f typhopneumonia ⊾**toxin** n typhotoxin
typhös typhic (ai), typhous (ai)
Typhus m typhoid (ai) fever, typhoid [*nota:* typhus = Fleckfieber] / ⊾ abdominalis typhoid fever, abdominal (ɔ) typhus, typhus abdominalis / abortiver ⊾ abortive typhoid fever / afebriler ⊾ afebrile (ei'fi:brail) typhoid fever / ⊾ amarillo (Gelbfieber) yellow fever / ⊾ ambulatorius ambulatory od walking typhoid fever / ⊾ biliosus bilious (i) typhoid / ⊾ exanthematicus exanthematic od epidemic (e) typhus, burning fever / ⊾ hepaticus Weil's (vailz) disease / ⊾ icteroides typhus icteroides (ɔi), yellow fever / leichter ⊾ s ⊾ ambulatorius / ⊾ manchuriens Manchurian typhus od fever / mexikanischer ⊾ matlazahuatl (,mætla:zəhu-'a:tl), tarbadillo, Mexican typhus / petechialis petechial (e) typhus, epidemic (e) typhus / ⊾ recurrens typhus recurrens (ʌ), relapsing fever / São--Paulo-⊾ São-Paulo typhus, Rocky Mountain spotted fever ⊾- typhoid (ai), typho- (ai) (*Vors*), typhoidal (ɔi), typhous (ai) ⊾**agglutinationstiter** m typhoid agglutination titre (ai) [*US* titer] ~**ähnlich** resembling typhoid fever, typhoidal ~**artig** typhoidal, typhose (ai) ⊾**bakterien** n pl typhoid bacilli (ha'silai), Salmonella typhi ('taifai) ⊾**bazilleninfektion** f typhobacillosis ⊾**bazillenträger** m typhoid carrier, typhophor ('taifofɔ:) ⊾**bazillus** m typhoid bacillus, Salmonella typhi ('taifai) ⊾**delirium** n typhomania ⊾**epidemie** f typhoid epidemic (e) ~**erregend** typhogenic (dʒe) ⊾**erreger** m typhoid bacillus, Salmonella typhi ('taifai) ⊾**impfstoff** m antityphoid vaccine, typhoid vaccine (*EP*) ⊾**infektion** f infection with typhoid fever ⊾**knoten** m (im Darm) typhoid nodule ('nɔdju:l) ⊾**kranker** m patient suffering from typhoid fever, typhoid patient ⊾**nährboden** m typhoid culture (ʌ) ⊾**-Paratyphus** (A u B)**-Impfstoff** m typhoid-paratyphoid vaccine (*BP*), TAB vaccine (*BP*), triple vaccine ⊾**--Paratyphusschutzimpfung** f inoculation against typhoid and paratyphoid fever ⊾**pneumonie** f typhoid pneumonia, typhopneumonia ⊾**reaktion** f Widal's (vi'dalz) reaction od test ⊾**schorf** m (Darm) typhoid slough (slʌf) ⊾**schutzimpfung** f antityphoid vaccination ⊾**sepsis** f typhosepsis ⊾**serum** n typhoid antiserum (iə) ⊾**sopor** m typhoid state ⊾**-Tetanus-Vakzine** f typhoid and tetanus vaccine (*BP*) ⊾**toxin** n typhoid toxin ⊾**vakzine** f typhoid vaccine ~**verbreitend** transmitting typhoid ⊾**verbreitung** f spreading od propagation od dissemination of typhoid fever ~**verdächtig** suspected of typhoid fever ⊾**zunge** f baked tongue ⊾**zustand** m (bei Kranken) typhosis
typ|isch typical (*für of*) ~**isieren** *bakt* to type ⊾**isierung** f *bakt* typing / serologische ⊾ serotyping ⊾**ologie** f (Typenlehre) typology (ɔ) ⊾**us** m type / ⊾

inversus (bei Fieber) typus (ai) inversus

Tyr = Tyrosin *n* tyrosine, Tyr

Tyramin *n chem* (Tyrosamin) tyramine (aiə), tyrosamine (taiə'rousəmi:n)

Tyrocidin *n chem* tyrocidine (ai)

Tyrode ('tairoud)-**Lösung** *f* Tyrode's solution

Tyro|glyphus *m* Tyroglyphus (taiə'rɔglifəs) / **ᴤ** farinae (Mehlmilbe) meal mite **ᴤsamin** *n chem* tyramine (aiə), tyrosamine **ᴤsin** *n* tyrosine ('taiərosi:n)

(*BP*), amido-oxyphenylpropionic acid **ᴤsinase** *f* tyrosinase (taiə'rousineis) **ᴤsinose** *f* tyrosinosis **ᴤsinurie** *f* tyrosinuria (juə) **ᴤsyl** *n* tyrosyl (aiə) **ᴤthricin** *n* (*WHO*) tyrothricin (taiəro'θraisin) (*BPCA, NF*) **ᴤtoxin** *n* (Käsegift) tyrotoxin (,taiəro'tɔksin) **ᴤtoxismus** *m* tyrotoxism

Tyrrel ('tirel)-**Fascie** *f* Tyrrel's fascia ('fæʃiə)

Tyson ('taisən)-**Drüsen** *f pl* (Glandulae preputiales (*PNA*)) preputial glands, Tyson's glands

Tysonitis *f* tysonitis (taisə'naitis)

T-Zacke *f* (EKG) T wave / hohe, spitze **ᴤ** mit schmaler Basis tall tent-shaped T wave

T-Zackenabflachung *f* (EKG) flattening of the T wave

Tzanck (tsaŋk)|-**Test** *m* Tzanck test **ᴤ--Zellen** *f pl* Tzanck's cells

T-Zelle = T-Lymphozyt *m* T cell

U

U = Uracil *n* uracil, U / = Uran *n* uranium, Ü / = Urea *f* urea / = Uridin *n* uridine, U

Ü = Harnstoff *m* urea

Ü = Harnsäure *f* uric acid

übel unwell / (zum Brechen geneigt) nauseous ('nɔːsjəs) / (Laune) bad / (Aussehen) sickly ~**fühlen** *v refl* to feel sick ⮜**keit** *f* sickness, nausea ('nɔːsjə) ~**riechend** foul-smelling / (*z B* Lochien, Stuhl) fetid (iː), foul-smelling / malodorous (mæ'loudərəs) / (Atem) foul, offensive ⮜**sein** *n* sickness, nausea ('nɔːsjə) / (leichtes) indisposition (i) / morgendliches ⮜ der Schwangeren morning sickness

über|additiv superadditive ~**aktiv** overactive ⮜**aktivität** *f* hyperactivity, overactivity ~**anstrengen** *vt* to strain [*s* Überanstrengung]

Überanstrengung *f* (Überbeanspruchung) overexertion (ig'zɔːʃən) / (bis zur Übermüdung) defatigation (di,fæti'geiʃən), overfatigue (fə'tiːg) / (Überbelastung) strain, overstrain / (Folge der Überbelastung) overstress / (Augen) eyestrain; (Folge der ⮜) blepsopathy (ɔ)

Überanstrengungs|hypoglykämie *f* athletes' sickness ⮜**krampf** *m* occupation *od* fatigue (fə'tiːg) *od* functional (ʌ) spasm ⮜**neuritis** *f* stress neuritis

Überarbeitung *f s* Überanstrengung

überbeanspruch|en (Organ) to strain ⮜**ung** *f s* Überanstrengung ⮜**ungsschaden** *m* injury due to overexertion

Überbefruchtung *f* superf[o]etation ('sjuːpəfiː'teiʃən)

Überbein *n* (Ganglion) ganglion (gænglion), *pl* ganglia, synovial (ou) cyst / (Knochenvorsprung) exostosis / (Knoten) node ⮜**ausschälung** *f* (Ganglionektomie) *chir* gangliectomy, ganglionectomy ⮜**spaltung** *f chir* ganglion-ostomy (,gænglion'ɔstəmi)

Überbelastung *f* (*bes* Herz) overloading, strain, overstrain

über|belichten *fotogr, röntg* to over-expose (ou) ⮜**belichtung** *f* over-exposure (iks'pouʒə)

Überbeugung *f* (Gelenk) superflexion, hyperflexion

Überbeweglichkeit *f* hypermotility

Überbiß *m dent* overbite, supraclusion (uː), supra-occlusion / sperrender ⮜ jamming overbite / ⮜ des Unterkiefers mesio (iː)-occlusion, anterocclusion

überbläh|t (Lunge) hyperdistended ⮜**ung** *f* (Lunge) emphysematous (iː) expansion

Überbrückung *f* bridging-over ⮜**sverhalten** *n* mediating (iː) behavio[u]r (ei)

über|bürden to overload, to overburden ⮜**bürdung** *f* (*auch physiol*) overburdening, overstrain, overloading

Überchlorsäure *f chem* perchloric (pɔː'klɔːrik) acid

überdachen (übernähen) *chir* to cover, to roof [over]

Überdauerungseffekt *m* outlasting effect

über|decken (Bindentour) to overlap ~**deckt** (Vererbung) recessive / (Symptom) masked, disguised (ai) ⮜**deckung** *f genet* epistasis (i)

überdehn|en (Sehne) to overstretch ⮜**ung**

f (Gelenk) hyperextension (,haipəriks-'tenʃn) / (Muskel, Sehne) strain / (Überspannung) overdistension, over-traction ⮜**ungsschmerz** *m* pain due to overstretching

Überdeterminierung *f ps* overdetermination, multidetermination

überdikrot hyperdicrotic (,haipədai'krɔtik)

Überdominanz *f genet* overdominance

überdos|ieren to overdose ('dous), to exceed the proper dose ⮜**ierung** *f* overdosage ('dousidʒ) ⮜**is** *f* overdose

Überdruck *m* positive pressure / above atmospheric (e) pressure / (Blutdruck) hypertension ⮜**beatmung** *f* positive pressure breathing *od* respiration / intermittierende ⮜ intermittent positive pressure breathing (IPPB) *od* respiration ⮜**kammer** *f* hyperbaric chamber, high-pressure chamber (ei) ⮜**medizin** *f* hyperbaric medicine ⮜**therapie** *f* hyperbaric oxygen therapy

überdural superdural (djuə)

überdynamisch hyperdynamic, hyperactive

übereinander|gelagert *anat* superimposed ~**gelegt** (Beine) crossed ⮜**liegen** *n anat* superposition (pə'ziʃən) ~**schieben** (Knochenenden) to override ~**schlagen** (Beine) to cross / (Arme) to fold

Übereinschliessung *f* overinclusiveness

überempfindlich hypersensitive, abnormally sensitive / (Haut) hyper[a]esthetic (iːs'θetik) / (Allergie) supersensitive, hypersensitive (gegen to) / (Schmerz) hyperalgesic (æl'dʒiːsik), hyperalgetic (æl'dʒetik) ⮜**keit** *f* hypersensitivity, excessive sensitiveness (gegen to) / (gegen leichte Reize) hyperaffectivity / (Allergie) hypergy (ɔː), atopy (æ), hypergia (hai'pɔːdʒiə) / (gegen Berührung) hyper[a]esthesia (is'θiːziə), hyperalgia / (Idiosynkrasie) idiosyncrasy (,idiə'siŋkrəsi) (gegen to) / (gegen Schmerz) hyperalgesia (æl'dʒiːziə) / ⮜ der Zähne *dent* odontohyper[a]esthesia (iː) / ⮜ gegen Wärme *od* Hitze thermohyper[a]esthesia (iː) / krankhafte ⮜ hyperthymia (ai) / verzögerte ⮜ (Tuberkulin) delayed hypersensitivity ⮜**keitskrankheit** *f* allergy ⮜**keitsreaktion** *f* hypersensitivity reaction ⮜**machen** *n* hypersensitisation

übereng (Becken) justominor (,dʒʌsto-'mainə)

überentwick|elt (übermäßig entwickelt) overdeveloped (*auch fotogr*) / (hypertroph) hypertrophic (ɔ) / (überreif) hypermature (juə) / (hypergenetisch) hypergenetic ⮜**lung** *f* overdevelopment, hypergenesis, overmaturity (juə) / (*fotogr*) overdevelopment / (Hypertrophie) hypertrophy

überernähr|en to overfeed ⮜**ung** *f* hyperalimentation, overfeeding, overnutrition (i) ᵣ(Krankheitsbild) hyperalimentosis

übererreg|bar hyperexcitable (ai), overexcitable ⮜**barkeit** *f* hyperexcitability, overexcitability / ⮜ des parasympathischen Nervensystems (Vagotonie) vagotonia (ou), vagotony (ɔ) ~**en** to over-excite ⮜**ung** *f* superexcitation

überessen *v refl* to over-eat, to eat too much, to overload one's stomach (ʌ) ⮜ *n* over-eating

Überfahren *n* (Herz) overdrive pacing

Überfallinfektion *f* invasive infection

Überfärb|barkeit *f* (Zellen, Gewebe) histol hyperchromatosis, increased staining capacity ~**en** *histol* to overstain ⮜**ung** *f histol* overstaining

überfettet *pharm* superfatted

Überfluß *m* (*auch physiol*) abundance (ʌ)

überflut|en (*auch physiol*) to inundate ('inʌndeit) / (Bakterien) to invade ⮜**ung** *f ps* inundation

Überforderungssyndrom *n* overwork syndrome

Überfruchtung *f* (Superfecundatio) superfecundation (,fiːkən'deiʃən), superf[o]etation

überführ|bar (Patient) transportable ~**en** to transport, to move / to transform (von in from into) / to metabolise (in to) ⮜**ung** *f* transport; admission (nach to)

Überfülle *f* repletion (ri'pliːʃən) (an of)

überfüll|en to overfill / (Magen) to overload ⮜**ung** *f* (mit Menschen, Parasiten) overcrowding / (Magen) overloading

Überfunktion *f* (Hyperfunktion) hyperactivity, over-activity, hyperfunction (ʌ), hyperfunctioning ⮜ *der Brustdrüsen* hyperlactation ⮜ *des Darmes* hyperperistalsis ⮜ *der endokrinen Drüsen* hyperendocrinism, hyperhormonism ⮜ *der Geschlechtsdrüsen* hypergonadism (ɔ) ⮜ *der Hypophyse* hyperhypophysism (hai'pɔfisizm), hyperpituitarism (ju) ⮜ *des Hypophysenhinterlappens* hyperpostpituitarism (,poustpi'tjuitərizm) ⮜ *der Leber* hyperhepatia (hi'pætiə) ⮜ *der Muskulatur* hypermotility ⮜ *der Nebennieren* hypersuprarenalism, hyperadrenalism (æ) ⮜ *der Nebenschilddrüsen od der Epithelkörperchen* hyperparathyroidism (,pærə-'θairɔidizm) ⮜ *der Schilddrüse* hyperthyroidism ('haipə'θairɔidizm) ⮜ *der Schweißdrüsen* hyper[h]idrosis ([h]i-'drousis) ⮜ *der Speicheldrüsen* (Speichelfluß) hypersalivation ⮜ *der Zirbeldrüse od Epiphyse* hyperpinealism ('piniəlizm)

überfütter|n to overfeed ⮜**ung** *f* hyperalimentation, overfeeding, superalimentation, supernutrition ('sjuː'pənju'triʃən), hypernutrition ⮜**ungsdyspepsie** *f* dyspepsia due to overeating ⮜**ungskrankheit** *f* hyperalimentosis

Übergang *m histol* change-over, transition / (Kreuzung) crossing / *physiol* conversion, turning (*in into*) / (Nerven) crossway / gastroösophagealer ⮜ [o]esophagogastric junction

Übergangs|- transitional (træn'siʒənl) ⮜**epithel** *n* transitional epithelium (iː) ⮜**falte** *f* (Bindehaut) conjunctival (ai) fornix ⮜**form** *f biol* transition *od* transitional form ⮜**füllung** *f dent* temporary filling ⮜**gebiet** *n* transition[al] zone (zoun) ⮜**periode** *f* transitional period (iə) ⮜**stadium** *n* transition stage, transitional stage ⮜**zeit** *f* transitional period (iə) ⮜**zelle** *f* transitional cell ⮜**zell-Karzinom** *n* transitional cell carcinoma ⮜**zustand** *m histol embr* transitional state, state of transition

übergeben *v refl* to vomit (ɔ) ⮜ *n* vomiting, vomition (i)

übergehen (sich verändern) to change (*in into*) / (faulen) to rot, to decay (ei), to decompose (‚di:kəm'pouz) / (sich verlagern, z B Schmerzen) to shift (nach to) / (ineinander ~, z B Gefäße) to join, to unite ⇄ n change (in into), transition (i) / mutation

übergelagert (darübergelagert) anat superimposed

Übergewicht n overweight / physiol preponderance (ɔ) / ein ⇄ von 10 Prozent haben to be 10 per cent overweight **~ig** overweight **⇄igkeit** f overweight

übergreifen (Tumorgewebe) to pass (von from, auf to), to encroach (auf on) / (übereinandergreifen) to overlap (Infektion) to spread (auf to) ⇄ n encroachment, overlapping / transgression, progression, spread, spreading / ⇄ einer Infektion vom Fet auf die Mutter retro-infection

übergroß (Becken) justomajor ('dʒʌsto-'meidʒə) / (Tablette usw) bulky (ʌ)

überhängend (Geschwürrand) overhanging / (vorstehend) projecting

Überhäutung f (Wunde) cuticularisation, epidermisation

Überhitzungsfieber n overheating fever

überhormonal hyperhormonal

Über-Ich n super ego (e)

Überimmunisieren n hyperimmunisation / (Zustand) hyperimmunity

überimpf|bar inoculable (ɔ) / (auf ein anderes Individuum) hetero-inoculable **⇄barkeit** f inoculability **~en** to inoculate (ɔ) (von from, auf to), to transfer **⇄ung** f inoculation / (auf ein anderes Individuum) hetero-inoculation (von from, auf to) / ⇄ von Pocken von Mensch zu Mensch variolation

Überjodsäure f chem periodic (pə:rai'ɔdik) acid

Überkappung f dent cap

überklein (Becken) justominor ('dʒʌsto-'mainə)

Überkompensation f overcompensation

überkompensieren to overcompensate ⇄ n overcompensation

Überkorrektur f overcompensation, overcorrection

überkreuz cross-wise **~en** to cross **⇄ung** f anat chiasma (ai) / genet crossing-over **⇄[ungs]empfindlichkeit** f cross sensitivity **⇄ungsfigur** f genet chiasma (æ) **⇄[ungs]reaktion** f cross-reaction **⇄-[ungs]versuch** m cross-over test **⇄vererbung** f criss-cross inheritance **⇄züchtung** f genet criss-crossing

überkronen dent to crown ⇄ n dent crowning

überkrusten to crust over, to form crusts / to become incrusted

überladen to overburden, to strain ⇄ n (z B Magen) overloading; straining

Überladungssyndrom n overloading syndrome

überlager|n to be superimposed / (Symptom) to disguise (ai) / röntg to overshadow (æ), to mask, to disguise (ai), to conceal / v refl chir to overlap / (Knochenenden) to override / (Bindentour) to overlap **⇄ung** f röntg overshadowing / (Symptom) masking (a:), disguise (ai) / chir overlapping / path superinfection / (Knochenenden) / ps psychic ('saikik) overtone; superimposed psychic cause

Überlänge f excessive length / ⇄ der Phalangen hyperphalangia (fə'lændʒiə)

überlappen chir to overlap

überlast|en to overload, to [over]strain **⇄ung** f overloading, overstrain, excessive strain **⇄ungsschaden** m overstrain injury

Überlaufinkontinenz f (Ischuria paradoxa) overflow incontinence

Überleben n survival ~ to survive

Überlebens|aussicht f chance of survival **⇄dauer** f, maximale (Spermien) maximum survival **⇄fähigkeit** f survivability (sə‚vaivə'biliti) **⇄kurve** f radiol survival curve **⇄rate** f survival rate **⇄wahrscheinlichkeit** f radiol escape od survival probability **⇄zeit** f survival time

Überleitung f (Transfusion) transfusion / (Nerv) transmission, conduction (ʌ) / (Umleitung) bypass (ai), cross-linking

Überleitungs|pumpe f (Herz) bypass (ai) pump **⇄störung** f (Herz) asequence (ei'si:kwəns); disturbed conduction (ʌ) **⇄verzögerung** f delayed conduction **⇄zeit** f (EKG) ventricular activation time

übermangansauer chem permanganic

Übermangansäure f permanganic acid

Übermästung f overfeeding

übermaximal supermaximal

Übermikroskop n supermicroscope (ai), electron microscope

übermitteln (Reiz) to transmit, to conduct

Übermüdung f [over]fatigue (fə'ti:g), extreme fatigue

übernacht- overnight

übernähen chir to oversew ('sou) / (überdachen) chir to roof [over]

übernarb|en to form scars **⇄ung** f formation of scars

übernormal hypernormal, supernormal

Überosmiumsäure f perosmic acid

Überoxydation f chem u physiol hyperoxidation / (bei Hyperventilation) hyperoxygenation, hyperventilation

überpflanz|en chir to transplant (a:), to graft (a:) (auf to, on; von from) **⇄ung** f grafting (a:), transplantation (auf on, to; von from)

Überpigmentierung f hyperpigmentation, hyperchromatism (ou), hyperchromatosis

Überproduktion f overproduction / (Drüse) oversecretion (i:)

überproduzieren to overproduce

Überprotektion f overprotection

überprüf|en to check **⇄ung** f check, checking, examination / review (ri'vju:) / (Mittel, Medikament) test

Überreaktion f physiol, ps hyperintensive reaction

überreif overripe, hypermature (juə) **⇄e** f overripeness, overmaturity (juə) **⇄ung** f (Fet) post-maturity

überreiz|en to overexcite / to overstimulate **⇄theit** f ps overexcitedness (ai) / excessive irritation **⇄ung** f over-excitation, superexcitation / overstimulation / (Zustand) s Überreiztheit / nervöse ⇄ nerve strain

Überrest m rest, remainder, residue ('rezidju:) / embr rudiment / (Rückstand) waste / (Bodensatz) sediment (e) / sterbliche ⇄e mortal remains

überrieseln ⇄e to irrigate

übersät dotted

übersättig|en chem to supersaturate (æ)

~t sated (ei) / mit Wasser ~ water-logged **⇄tsein** n repletion (i:) (mit with) **⇄ung** f supersaturation ('sju:pəsætjuə-'reiʃən), oversaturation / (satt sein) satiety (sə'taiəti)

übersäuer|n chem to overacidify (i) / (Magen) to produce acidity **~t** over-acid, overacidified (i) **⇄ung** f hyperacidity, superacidity / (Blut) acid[a]emia / (Magen) hyperpepsia

Überschall- supersonic; ultrasonic **⇄geschwindigkeit** f supersonic speed **⇄strahlen** m pl supersonic (ɔ) rays

überschatten to overshadow (æ)

überschichten bakt to layer (ɛə) [on top] / chem to overlay

Überschlagfalte f (Bindehaut) palpebral (æ) fold

Überschnappen n (Stimme) paraphonia (ou)

Überschuss m Lab excess

überschwänger|n to superfecundate ('fi:kəndeit), to superimpregnate **⇄ung** f superimpregnation, superfecundation, superf[o]etation, hypercyesis (sai-'i:sis)

überschwellig (Reiz) supraliminal (i)

überschwemm|en to inundate ('inʌndeit), to flood (ʌ) / (bakt, Parasiten) to invade **⇄ung** f inundation / (bakt, Parasiten) invasion (ei) **⇄ungsfieber** n (Kedani-Krankheit) kedani (a:) disease, tsutsugamushi (u:) disease

Übersegmentierung f hypersegmentation

übersichtig hyperopic (ɔ), hypermetropic (ɔ), far-sighted **⇄er** m hypermetrope (e) **⇄keit** f hypermetropia, hyperopia, long-sightedness, far-sightedness

Übersichts|aufnahme f röntg plain od survey radiograph (ei) **⇄film** m plain film

übersonor (Klopfschall) hyperresonant (e)

überspann|en (Sehne, Haut) to superextend, to overstretch **⇄ung** f (z B Sehne) supertension, overstretching, superdistension, superextension

überspringen (Vererbung) to skip

Übersprungverhalten n ps skipping behavio[u]r (ei)

überspülen (Wunde) to irrigate, to douche (du:ʃ)

Überstand m Lab supernatant (ei) [fluid]

überstark excessive

überstechen chir to oversew ('sou)

überstehen anat to project **⇄d** Lab supernatant

überstehen (Krankheit) to get over, to overcome

Übersteuerungseffekt m röntg saturation effect

Überstreck|barkeit f [der Gelenke] hypermobility [of joints] **~en** to overstretch, to superextend **⇄ung** f (bes Gelenk) hyperdistension / (Sehne, Muskel) overextension, hyperextension, parectasis **⇄ungsverletzung** f injury caused by overstretching od overextension

überstreichen to coat / (mit Jodtinktur) to paint / (Salbe) to smear (smiə)

überstreuen to dust

übertonisch hypersthenic ('sθenik), hypertonic

übertragbar path communicable, infectious, contagious (ei), transmissible / bakt transferable / nicht ~ path intransmissible (i) **⇄keit** f infectiousness, contagiousness, transmissibility

519

übertragen vt to communicate, to transfer, to transmit; to confer / *chir* to graft (a:), to transplant (a:) (*auf to*)

übertragen *adj* durch die Hand ~ hand-borne / durch Insekten ~ insect-borne / durch Mücken *od* Mosquitos ~ mosquito (i:)-transmitted / durch Tiere ~ animal-borne *&* *n* (des Kindes) retarded *od* post (ou)-term birth

Überträger *m* vector, carrier / transfer (*z B* tRNA) *&-* vectorial (ɔ:), carrier *&* **bekämpfung** *f* control of disease carriers *&* **fliege** *f* carrier fly *&* **stoff** *m od* *&* **substanz** *f* transmitting substance, carrier substance

Übertragung *f* (Infektion) transmission, communication, transfer, spreading (e) (*von from, auf to* , *durch by, through, by means of*) / *chir* grafting (a:), transplantation (*auf to*) / (Herztöne) transmission / *&* durch Mücken *od* Mosquitos mosquito (i:) transmission / neuromuskuläre *&* neuromuscular transmission / passive *&* passive transfer

Übertragungs|art *f* mode (ou) of transmission *&* **leukämie** *f* transmission leuk[a]emia (lju:'ki:miə) *&* **neurose** *f* transference neurosis *&* **psychose** *f* transference psychosis *&* **verhütung** *f* prevention of transmission *&* **versuch** *m* transmission test / trial to prolong pregnancy *&* **vorgang** *m* mechanism of transmission *&* **weise** *f* mode (ou) *od* way of transmission

übertreten (Diät) to break the rules of a diet (/ Fuß) to sprain

übertreten to pass (*in into*)

Übertritt *m* passage, penetration

übervaskularisiert hypervascular (,haipǝ'væskjulǝ)

Überventilation *f* hyperventilation *&* **stetanie** hyperventilation tetany ('tetəni)

überwach|en to control / (*z B* Intensivstation) to monitor (ɔ) *&* **ung** *f* supervision, control (ou) / (nach Behandlung) follow-up [check] / (Patient) observation, supervision / immunologische *&* immunological surveillance / *&* von Kontaktpersonen control of contacts / *&* in der Rekonvaleszenz after-care / *&* der Schwangerschaft prenatal supervision *&* **ungsgeräte** *n pl* (*z B* EKG) monitoring equipment *&* **ungsuntersuchung** *f* check-up

überwander|n (Erreger) to transmigrate (ai) *&* **n** *n* transmigration ~**nd** (*z B* Erysipel) transmigratory (ai) *&* **ung** *f* (Ei) wandering (ɔ) *&* **ungselektrophorese** *f* electro-immunodiffusion

Überwärmung *f* hyperthermia *&* **sbad** *n* therapeutic (ju:) hot bath that increases the temperature of the body

Überwässerung *f* hyperhydration

überweis|en (Patient) to refer (*zu, nach to*) *&* **ung** *f* (Patient) referral

Überwiegen *n* (Ventrikel) preponderance, dominance ~**d** (Symptom) dominating (ɔ)

überwölbt *anat* vaulted ('vɔ:ltid)

überwucher|n to overgrow *&* **ung** *f* overgrowth, proliferation

überzählig (Finger, Brustwarzen) supernumerary (ju:), epactal *&* **keit** *f* pleonasm ('pli[:]ǝnæzm)

Überziehärmel *m* Lab, chir oversleeve

überziehen (*z B* Pillen) to sugar ('ʃugǝ), to coat / (Bett) to put clean linen [on a bed] / *v refl* (mit Häutchen) to film over

überzogen (Pillen *usw*) *pharm* coated,

---

sugared ('ʃugǝd) / (Schleimhaut) covered

überzucker|n (Pillen, Dragees) to sugar ('ʃugǝ), to coat with sugar ~**t** sugar-coated

Überzug *m* (Dragee) coating / (Zunge) fur, coat / (Auskleidung) lining (ai) / (Hülle) investment / *anat* (Oberschicht) top layer (εǝ) / magensaftresistenter *&* *pharm* enteric (e) coating *&* **stablette** *f* film-coated tablet

Ubg = Urobilinogen *n* urobilinogen (,juǝrobi'linodʒin)

Ubichinon *n* ubiquinone (ju:bi'kwinoun)

ubiquit|är (überall vorkommend) ubiquitous (ju'bikwitǝs) *&* **ät** *f* ubiquity (ju'bikwiti)

Ubn = Urobilin *n* urobilin

Übungs|behandlung *f ps* exercise therapy *&* **phantom** *n* (Unterricht) phantom *&* **therapie** *f* therapeutic (ju:) exercises *pl*

UCG = Urin-Choriongonadotropin *n* urine chorionic gonadotrophin

UDP = Uridindiphosphat *n* uridine diphosphate, UDP

UDPG = Uridindiphosphat-Glucose *f* uridine diphosphate glucose, UDPG

Udránszky-Reaktion *f* Udránszky's test

UEG = Ultraschall-Enzephalographie *f* echo encephalography

Uferschnecke *f s* Wasserschnecke

Uffelmann ('ufǝlman)**|-Reagens** *n* Uffelmann's reagent (ri'eidʒǝnt) *&* **-Reaktion** *f* Uffelmann's reaction

UFS = unveresterte Fettsäuren *f pl* unesterified fatty acids, UFA

U'gen = Urobilinogen *n* urobilinogen (,juǝrobi'linodʒin)

UGT = Urogenitaltuberkulose *f* tuberculosis of the urogenital system

UHF = Ultrahochfrequenz *f* ultra-high frequency

Uhlenhuth ('u:lǝnhu:t)**|-Blutdifferenzierungsprobe** *f od* **-Präzipitation** *f* Uhlenhuth's [precipitin] test *&* **-Verfahren** *n* Uhlenhuth's method

Uhr *f*, biologische *od* physiologische biological clock *&* **federpessar** *n* watch-spring pessary *&* **glasnagel** *m* watch-glass nail *&* **glasverband** *m* protection of an eye by means of a watch-glass *&* **macherkrampf** *m* watchmakers' cramp

Uhthoff ('u:thɔf)**-Zeichen** *n* Uhthoff's sign

UK = Unterkiefer *m* mandible / = Ureterkatheter *m* ureteric catheter

UKG = Ultraschallkardiogramm *n* ultrasound cardiogram

Ulcera *n pl s* Ulcus

ulcerös *s* ulzerös

Ulcus *n* (*pl* Ulcera) ulcus ('ʌlkǝs), *pl* ulcera ('ʌlsǝrǝ), ulcer (ʌ) [*s a* Ulkus] *&* **ambustiforme** ulcus (ʌ) ambustiforme *&* **atheromatosum** atheromatous (ou) ulcer *&* **cancerosum** ulcus cancerosum, ulcerating cancer *&* **catarrhale** catarrhal ulcer *&* **corneae** ulcer of the cornea, corneal ulcer; *&* ~ **serpens** hypopyon (ou) ulcer, pneumococcus (ɔ) *od* pneumococcal ulcer, Saemisch' ('ze:miʃiç) ulcer, serpiginous (i) keratitis (ai) *&* **cruris** ulcus cruris, ulcer of the leg *&* **diphthericum** diphtheritic (i) ulcer *&* **duodeni** duodenal (i:) ulcer *&* **durum** ulcus durum, hard ulcer, hard chancre ('ʃæŋkǝ) *&* **elevatum** fungous ('fʌŋgǝs) ulcer *&* **induratum** *s &* durum

---

& **jejuni** jejunal (dʒi'dʒu:nǝl) ulcer *&* **mixtum** mixed chancre ('ʃæŋkǝ) *&* **molle** ulcus molle ('mɔli:) [cutis ('kju:tis)], soft chancre ('ʃæŋkǝ), chancroid ulcer *&* **oesophagi** oesophageal (i) ulcer *&* **penetrans** ulcus penetrans, perforating ulcer *&* **pepticum** peptic ulcer *&* **perforans** mal perforant (pɔ:fɔ'rɑ̃), perforating ulcer *&* **phagedaenicum** phagedenic (fædʒi'di:nik) ulcer, sloughing ('slʌfiŋ) ulcer, ulcus tropicum *&* **phlegmonosum** phlegmonous (e) ulcer (ʌ) *&* **rodens** ulcus rodens, rodent ulcer *&* **rotundum** round ulcer *&* **serpens** ulcus serpens, serpiginous (sǝ:'pidʒinǝs) ulcer *&* **serpens corneae** serpiginous keratitis *&* **serpiginosum** *s &* serpens *&* **simplex** ulcus simplex, simple ulcer; *&* ~ **vesicae** Hunner's ('hʌnǝz) ulcer, elusive ulcer *&* **trophicum** trophic (ɔ) ulcer *&* **tropicum** ulcus tropicum, tropical (ɔ) *od* Annam *od* Gaboon (gǝ'bu:n) *od* Mozambique (mouzǝm'bi:k) *od* Naga ('na:gǝ) *od* Yemen ('jemǝn) sore; Aden ('eidn) *od* Malabar (mælǝ'ba:) ulcer, Bagdad boil *od* sore *&* **tuberculosum** ulcus tuberculosum, tuberculous ulcer *&* **varicosum** varicose ulcer *&* **venereum** venereal (iǝ) *od* syphilitic (i) *od* luetic (e) ulcer, chancre ('ʃæŋkǝ) *&* **ventriculi** ulcus ventriculi, gastric (æ) ulcer (ʌ) *&* **vulvae acutum** ulcus vulvae (ʌ) acutum

Ule *f s* Narbe

Ulegyrie *f* ulegyria (ju:li'dʒaiǝriǝ)

Ulektomie *f* (Zahnfleischresektion) ulectomy, gingivectomy (dʒindʒi'vektǝmi)

Ulerythema *f* (erythematöse Hautkrankheit) ulerythema · (ju:leri'θi:mǝ) / *&* centrifugum ulerythema centrifugum, lupus erythematosus (ou) / *&* ophryogenes ulerythema ophryogenes ('oudʒini:z) / *&* sycosiforme ulerythema sycosiforme

Uletomie *f* (Narbenspaltung) incision of a scar, uletomy (ju:'letǝmi)

Ulitis *f* (Zahnfleischentzündung) gingivitis (dʒindʒi'vaitis) / *&* aphthosa aphthous ('æfθǝs) ulitis

Ulkus *n* (Geschwür) ulcer (ʌ), ulcus (ʌ), *pl* ulcera (ʌ) diphtherisches *&* diphtheritic (i) ulcer (ʌ) entzündetes *&* inflamed ulcer fungöses *&* fungous ('fʌŋgǝs) ulcer, weak ulcer gastro-duodenales *&* peptic ulcer kraterförmiges *&* crateriform (ei) ulcer kriechendes *&* creeping ulcer lepröses *&* leprous (e) ulcer nichtheilendes *&* indolent ulcer (ʌ) ohne Heiltendenz weak ulcer unkompliziertes *&* uncomplicated ulcer venerisches *&* venereal (iǝ) ulcer *&* **behandlung** *f* ulcer treatment *&* **beschwerden** *f pl* ulcer pain *&* **bildung** *f* ulceration *&* **diagnostik** *f* diagnosis of ulcers *&* **diät** *f* diet (ai) for patients suffering from peptic ulcers; Sippy's ('sipiz) diet *&* **exzision** *f* excision of an ulcer *&* **karzinom** *n* (Magen) ulcerocancer *&* **krankheit** *f* (Ulcus pepticum) peptic ulcer *&* **nische** *f röntg* niche (nitʃ), Haudeks' ('haudeks) niche *od* sign *&* **salbe** *f* ulcus ointment *&* **schub** *m* ulceration *&* **symptom** *n* sign indicative (i) of gastric ulcers *&* **therapie** *f* gastric ulcer therapy *&* **wall** *m* ulcer wall

Ullmann ('ulman)**-Linie** *f* Ullmann's line

Ullrich-Turner ('ulriç-'tǝ:nǝ)**-Syndrom** *n* (pterygonuchaler Infantilismus) Turner's syndrome, gonadal dysgenesis syndrome

Ulna f (Elle) *anat* ulna, *pl* ulnae ('ʌlni:) ʒ̷ u. **Radius** betr. cubitoradial (ei) ʒ̷**köpfchen** n head of the ulna
ulnar ulnar (ʌ) ʒ̷**abweichung** f ulnar deviation ʒ̷**arterie** f ulnar artery ʒ̷**hand** f clawhand (ɔ:)
Ulnaris m (Ellennerv, Ellenbogennerv) ulnar (ʌ) nerve ʒ̷**lähmung** f paralysis *od* paresis (i:) of the ulnar nerve ʒ̷**parese** f s ʒ̷lähmung ʒ̷**phänomen** n Biernacki's (biə'natskiz) sign
Ulnar|kante f s ʒ̷**rand** ʒ̷**nerv** m ulnar (ʌ) nerve ʒ̷**rand** m cubital (ju:) *od* ulnar border *od* edge ʒ̷**reflex** m ulnar reflex
Ulnaschaft m (Corpus ulnae (*PNA*)) shaft of the ulna
ulno|karpal ulnocarpal ~**radial** ulnoradial
Ulo|cace f (Geschwürbildung am Zahnfleisch) ulocace (ju:'lɔkəsi) ʒ̷**glossitis** f uloglossitis ʒ̷**graphie** f ulographism (ɔ), ulography ʒ̷**karzinom** n ulocarcinoma ʒ̷**rrhagie** f s Zahnfleischblutung ʒ̷**sis** f (Narbenbildung) ulosis ʒ̷**tomie** f (wollhaarige Menschen) ulotriches (ju:'lɔtriki:z)
Uletomie ʒ̷**triche** m pl (wollhaarige Menschen) ulotriches (ju:'lɔtriki:z)
Ultimobranchialkörper m ultimobranchial body
Ultimum moriens n ultimum (ʌ) moriens (ɔ:)
ultra- (*Vors*) ultra- ('ʌltrə-) (*Vors*) ʒ̷**brachyzephalie** f ultrabrachycephaly ʒ̷**dolichozephalie** f ultradolichocephaly ~**fein** *pharm* ultrafine ʒ̷**filter** n ultrafilter ʒ̷**filtrat** n ultrafiltrate ʒ̷**filtration** f Lab ultrafiltration ʒ̷**kurzwelle** f ultra--short wave ʒ̷**mikroelektrode** f ultra--microelectrode ʒ̷**mikroskop** n ultramicroscope (ai) ʒ̷**mikroskopie** f ultramicroscopy ~**mikroskopisch** ultramicroscopic (ɔ), ultravisible (i) ʒ̷**mikrotom** n ultramicrotome ~**rot** infrared, ultrared ʒ̷**rotstar** m (Glasbläserstar) glass-blowers' cataract (æ)
Ultraschall m ultrasound (ʌ), ultrasonics (ɔ) ʒ̷- ultrasonic (ɔ) ʒ̷**apparat** m ultrasonic apparatus (ei) ʒ̷**bild** n ultrasonic image ʒ̷**-Bildverfahren** n ultrasonic scanning ʒ̷ [**A-** *od*] **B-Bildverfahren** n [A *od*] B scan ultrasound [technique] ʒ̷**biometrie** f ultrasonic biometry ʒ̷**diagnostik** f ultrasonic diagnosis ʒ̷**diagnostikgerät** m ultrasonic diagnostic instrument ʒ̷**-Dopplertechnik** f ultrasound Doppler technique ʒ̷**echographie** f ultrasound encephalography, ultrasound encephalography sonography ʒ̷**echolaminographie** f B--mode *od* B-scan ultrasound ʒ̷**enzephalographie** f echo-encephalography ʒ̷**erzeuger** m ultrasound generator ʒ̷**gerät** n ultrasound unit (ju:) ʒ̷**impulsgerät** n ultrasonic pulse (ʌ) instrument ʒ̷**kardiogramm** n ultrasound cardiogram (UCG) ʒ̷**kardiographie** f ultrasound cardiography ʒ̷**methode** f *ophth* ultrasonography ʒ̷**tomographie** f ultrasonic tomography *od* scanning ʒ̷**untersuchung** f ultrasonic examination ʒ̷**verfahren** n ultrasonography ʒ̷**verletzung** f ultrasonic injury ʒ̷**vernebelung** f atomisation by ultrasound ʒ̷**vernebler** m ultrasound atomiser ʒ̷**welle** f ultrasonic *od* supersonic wave
ultra|sonal supersonic (ɔ) ʒ̷**sonographie** f ultrasonography ʒ̷**struktur** f (nur noch mit dem Ultramikroskop wahrnehmbarer Gewebsbau) ultrastructure ('ʌltrəˌstrʌktʃə)
ultraviolett ultraviolet (ai), actinic (i) /

mit ~**en Strahlen behandeln** to uviolise ('ju:viəlaiz) ~**empfindlich** (Strahlen) uviosensitive ('ju:vio) ʒ̷**lampe** f (Ultraviolettstrahler) ultraviolet lamp
Ultra|virus n ultravirus ('ʌltrə'vaiərəs) ~**visibel** ultravisible (i); ultramicroscopic ~**zentrifugal** ultracentrifugal ('ʌltrəsen'trifjugəl) ʒ̷**zentrifuge** f Lab ultracentrifuge ('sentrifju:dʒ) ʒ̷**zentrifugierung** f Lab ultracentrifugation, high--speed centrifugation
Ululation f *ps* ululation
Ulzer|ation f ulceration ~**ativ** ulcerative (ʌ) ~**ieren** to ulcerate (ʌ) ~**omembranös** ulceromembranous (ʌ) ~**ös** (geschwürig) ulcerous (ʌ), ulcerative (ʌ)
Umaminierung f transamination
Umänderung f *biol* metamorphosis
Umbau m transformation / (Gewebe) metaplasia ʒ̷**gastritis** f intestinal metaplasia (ei) ʒ̷**vorgang** m metaplastic process ʒ̷**zone** f Looser's ('lo:zərz) transformation zone (zoun)
Umbelliferon n umbelliferon (i)
Umbellsäure f (Dihydroxyphenyl-Propenosäure) umbellic acid
Umber n *chem* umber (ʌ)
Umbiegung f *anat* replication
umbild|en to transform (*von-in from--into*) ʒ̷**ung** f *histol* transformation / (Metamorphose) metamorphosis / (Gewebe) metaplasia (ei) / (Modifikation) modification / (Wechsel) change
Umbil|ektomie f (Nabelexzision) umbilectomy, excision of the umbilicus ʒ̷**icatio** f umbilication ʒ̷**icus** m (Nabel) navel ('neivəl), umbilicus ~**ikal** umbilical ʒ̷**ikalvene** f umbilical vein
Umbo m (Knopf, Buckel, Vorwölbung) *anat* umbo (ʌ), *pl* umbos *u* umbones (ʌm'bouni:z) / ʒ̷ membranae tympani (*PNA*) umbo of the tympanic membrane
Umbra f *chem* umber ('ʌmbə)
Umdämmerung f *ps* twilight state
Umerziehung f *ps* re-education
umfällen *chem* to reprecipitate (i)
Umfang m circumference / (Stimme) range, volume / (Volumen) volume / (Kreis) periphery (i) / (Leib, Stumpf) girth
Umfangs|differenz f (Arm, Bein) difference in circumference ʒ̷**verminderung** f diminished circumference
umfärben *mikrosk* to redye ('ri:'dai)
Umfeldblendung f (indirekte Blendung) indirect glare
umform|en to transform (*von-in from--into*) ʒ̷**ung** f transformation
umfüllen Lab, *pharm* to decant / (auf Flaschen) to bottle
Umgebung f environment (aiə)
Umgebungs|einfluß m environmental influence ʒ̷**faktoren** m pl environmental factors ʒ̷**kontrolle** f environmental control ʒ̷**medizin** f environmental medicine ʒ̷**prophylaxe** f environmental prophylaxis ʒ̷**untersuchung** f examination of the family and other contacts
Umgehungs|anastomose f bypass anastomosis ʒ̷**kreislauf** m (Kollateralkreislauf) collateral circulation ʒ̷**weg** m (Kreislauf, Herz) bypass (ai)
Umgekehrtsehen n parablepsia
umgestalt|en to transform (*von-in from--into*) ʒ̷**ung** f transformation, change (*in to, into*) / (Metamorphose) metamorphosis / (Stoffwechsel) assimilation

umgestülpt (Hohlorgan) everted
umhüll|en (*bes anat*) to encase, to enclose, to cover (ʌ), to envelop / (Verband) to dress, to bandage ~**t** (mit einer Scheide versehen) sheathed ʒ̷**ung** f coat, tunica (ju:) / (Sack) sac / (Einhüllung, z B mit Fett) embedding / (Hülle) envelope ('enviloup), covering ('kʌvəriŋ) ʒ̷**ungsmembran** f investing membrane
umkapseln to encapsulate, to encyst (en'sist)
Umkehr f (Inversion) inversion / *sex* perversion / ʒ̷ der Fieberkurve (höhere Morgentemperatur) thermic inversion ~**bar** (z B Reiz) reversible / nicht ~ irreversible ʒ̷**barkeit** f (Umsteuerbarkeit) reversibility ʒ̷**phasen-Chromatographie** f reverse phase chromatography ʒ̷**ung** f inversion, reversal / *sex* perversion / ʒ̷ der Fieberkurve (höhere Morgentemperatur) thermic inversion / ʒ̷ der T-Zacke (EKG) T inversion ʒ̷**wirkung** f retro-action ('retro'ækʃən)
Umklammerungsreflex m (bei Säuglingen) [Moro] embrace reflex
umklappen (Oberlid) to evert, to extropionise (eks'troupiənaiz)
umkleid|en (Organ) to cover, to coat ʒ̷**ung** f (Hülle) *anat* investment, coat, covering / (Auskleidung) lining (ai)
umknick|en (Fuß) to sprain, to twist [one's ankle] ʒ̷**ung** f (Darm) kinking / (Fuß) twisting, sprain
Umkombination f *genet* recombination
Umkristallis|ation f recrystallisation ~**ieren** to recrystallise
Umlagerung f (Organ) inversion / (Patient) change of position / *chem* rearrangement ʒ̷**en** f pl (von Stücken innerhalb eines Chromosoms oder Chromatids) gene intrachanges
Umlauf m (Kreislauf) circulation / (Finger) whitlow ('witlou), felon ('felən), panaritium (pænə'riʃiəm) / (Rotation) rotation, revolution / (Zyklus) cycle ('saikl) / (am Fingernagel) run-around ʒ̷**blende** f *röntg* rotating shutter ~**en** (Blut) to circulate / (Rotation) to rotate ʒ̷**zeit** f *physiol* circulation time / (Blut) circuit ('sə:kit) time
umleit|en (Blut) to shunt ʒ̷**ung** f bypass
umliegend *anat* circumjacent (ˌsə:kəm-'dʒeisənt)
Umluft f circulating air
ummauert surrounded
Ummethylierung f transmethylation
umnacht|et *ps* mentally deranged, mad ʒ̷**ung** f *ps* mental derangement, obnubilation (ɔb,nju:bi'leiʃən)
UMP = Uridinmonophosphat n uridine monophosphate, UMP
Umphosphorylierung f transphosphorylation
umrandet *anat* bordered, surrounded
Umriß m *röntg* silhouette (silu'et), outline ʒ̷**betrachtung** f (Organ) ectoscopy (ɔ)
Umsatz m (z B Energie) transformation / (Verbrauch) consumption (ʌ) / (Stoffwechsel) metabolism (me'tæbəlizəm) / *physiol* turnover; turnover rate ʒ̷**kurve** f (Aktivitätskurve) radiological and biological decay curve ʒ̷**rate** f turnover rate
Umschaltstelle f (Nervenübergangsstelle, Synapse) synapse (i)
Umscheidung f sheathing ('ʃi:ðiŋ)
Umschichtung f *röntg* layering

521

Umschlag *m* (Kompresse) compress / (Breiumschlag) cataplasm, poultice ('poultis) / (warm und feucht) fomentation, stupe (stju:p) / feuchter, nasser *od* hydropathischer ~ water-dressing, wet dressing / heißer ~ hot fomentation, stupe (stju:p) / Priessnitz-~ Priessnitz ('pri:snits) compress / einen ~ machen to put on *od* to apply a compress *etc* ~en (Farbe) to change ~kurve *f* turnover curve ~sfalte *f anat* duplication, duplicature / (Auge) conjunctival (ai) *od* palpebral fold ~sintervall *n* transition interval ~spunkt *m* neutral (ju:) point; end point, equivalence point ~srate *f* turnover rate ~stelle *f* (Tuch, Binde) tuck (ʌ) / *anat* replication fold ~stour *f chir* reversed spiral (aiə), reverse

umschlingen to tie off

umschneiden to peritomise ('peritəmaiz)

umschrieben (lokalisiert) circumscribed, limited, localised

umschwenken *Lab* to swirl

Umschwung *m* sudden change / (Krankheit) crisis ('kraisis), *pl* crises ('kraisi:z), turn

umsetz|bar (Stoffwechsel) metabolisable (æ) ~en (Energie) to transform (*in into*) / (Stoffwechsel) to metabolise (æ) / (durch Enzyme) to convert

Umsichgreifen *n* spreading

Umspritzungsanästhesie *f* field block

umspülen to rinse

umstech|en *chir* to suture (ju:) *od* secure with a purse-string ligature ('ligətʃə), to underrun / (unterstechen) to undersew (ou) ~ung *f chir* purse-string ligature ('ligətʃə) ~ungsnaht *f* purse-string suture

Umsteckskalpell *n* reversible scalpel ('skælpəl)

umstell|en (Patienten in Diät) to change a patient (ei) (*auf to*) ~fähigkeit *f ps* mental flexibility ~ung *f* (*z B* Medikamente) change-over (*from X to Y*) ~ungsschwierigkeit *f* difficulty during the change of life

umsteuerbar *physiol* reversible ~keit *f physiol* reversibility

umstimmen *physiol* to change ~d (Mittel) *pharm* alterative (ɔ:)

Umstimmung *f ps* change of mind / *physiol* change, alteration; stimulation ~smittel *n pharm* alterant (ɔ:) ~stherapie *f* stimulation *od* irritation therapy / (Eiweisskörpertherapie, Proteinkörpertherapie) proteinotherapy

umstülp|en to invert / (nach außen) to evert / (Lid) to ectropionise (ou), to evert ~ung *f* (Organ) inversion / (nach außen) eversion / (angeborene) extroversion / (Lid) ectropion (ou)

umwallt *anat* vallate ('vælit)

umwandeln to transform, to change / *physiol* to assimilate (i) / *chem* to convert, to transform

Umwandlung *f* transformation / *chem* conversion / *biol* metamorphosis, transmutation / *physiol* assimilation / ~ von Gewebe in Fett pimelosis ~soperation *f* remedial operation ~sprozeß *m* process of change *od* transformation, metamorphosis

Umwegswirkung *f* indirect *od* round-about effect

Umwelt *f* environment (aiə) / peristasis (pe'ristəsis) / (Milieu, Umgebung) milieu ('miljə:, mil'jə:) ~- environmen-

tal ~bedingt environmental, due to environmental factors, determined by environment ~bedingungen *f pl* environmental conditions ~bezogen environment-related ~einfluß *m* environmental influence *od* factor ~faktor *m ps* environmental factor ~forscher *m* environmentalist ~forschung *f* study of environmental relations; ecology (ɔ) ~konstellation *f* environmental constellation *od* conditions (*pl*) ~lehre *f* ecology, mesology ~medizin *f* environmental medicine; geomedicine (,dʒi:o-'medsin) ~physiologie *f* environmental physiology ~problem *n* environmental problem ~sanierung *f* environmental sanitation ~schaden *m* impairment caused by environmental influences ~schutz *m* environment protection, protection of the environment ~stabil resistant to environmental influences ~veränderung *f* environmental change ~verschmutzung *f* environmental pollution ~verseuchung *f s* ~verschmutzung

umwenden (Patienten) to turn over

umwickeln *chir* to wrap, to bandage / (Schiene) to pad / (einpacken) to pack

unabsorbierbar unabsorbable

unadaptiert unadapted

U-Naht *f* retention suture

un|altersgemäß not corresponding to age ~angehbarkeit *f chir* inaccessibility ~angreifbar *chir* inaccessible ~artikuliert inarticulate ~assimilierbar non-assimilable (i) ~atembar (Gas) irrespirable (iris'paiərəbl)

unauf|fällig (Verlauf) uneventful, unsurprising / (Anamnese) not contributory / (Befund) without pathological findings ~geschlossen non-digested ~löslich insoluble (ɔ) ~saugbar unabsorbable

unaus|gebildet *biol* rudimentary ~geglichen (Stoffwechsel) unbalanced ~rottbar ineradicable (æ)

un|bedeckt *anat* uncovered / (nackt) naked ('neikid) / (Körperteil) exposed ~bedenklichkeit *f* harmlessness; safety / physiologische ~ biocompatibility ~bedingt (Reflex) unconditioned (i) (uncond) ~beeinflußbar *ps* intractable / (Leiden) incurable (juə) / (durch Therapie) refractory [to therapy] ~beeinträchtigt *biol, physiol* unimpaired (ɛə) ~befestigt unattached (æ) ~befruchtet unfertilised ~behaart hairless / (Kopf) bald (ɔ:) / (Stelle) bare, glabrous (ei) ~behagen *n* discomfort (ʌ) / allgemeines ~ diffuse discomfort ~behaglichkeitsgefühl *n* [feeling of] discomfort (ʌ) ~behandelbar immedicable (e) / *chir* inoperable (ɔ) ~behandelt untreated, unattended ~beherrschtheit *f ps* lack of self-control (ou), acrasia (ei) ~belegt (Zunge) clean ~beständig *chem* unstable / (Wetter) changeable / *ps* (labil) labile ('leibail), undecided (ai) ~beständigkeit *f ps* inconstancy / (Labilität) lability, unstableness ~bewachsen *Lab* clear ~beweglich immobile (i'moubail), immovable (u:) / *ps* apathetic (e) / (Bruch) irreducible (dju:), fixed / (Gelenk) immovable (u:) ~beweglichkeit *f* immobility ~bewußt *ps* (bewußtlos) unconscious (ɔ) / (ohne Willen) involuntary / (unterbewußt) subconscious / (instinktiv) instinctive / das ~e the unconscious [mind] / abso-

lutes ~es absolute unconscious / kollektives ~es collective unconscious

Un|biegsamkeit *f* (Gelenk) stiffness, immobility, ankylosis (æŋki'lousis) ~biologisch abiologic[al] (ɔ) ~blutig (Therapie) non-operative (ɔ), indirect, non-invasive

Uncina|ria *n pl* (Hakenwürmer) hookworms / ~ americana Necator americanus, American hookworm / ~ duodenalis Ancylostoma duodenale (ei) ~riasis *f* (Hakenwurmbefall) ancylostomiasis ('ænsilosto'maiəsis), hookworm disease, uncinariasis ('ʌnsinə'raiəsis) ~riosis *f s* ~riasis ~tusanfall *n* uncinate (ʌ) fit

Unction *f s* Einreibung

Uncus *m* (Haken) *anat* hook, uncus ('ʌŋkəs), *pl* unci

Undecyl|alkohol *m* undecyl (e) alcohol (æ) ~at *n chem* undecylate (ʌn'desileit) ~enat *n chem* undecenoate (ʌndi-'senoeit), undecylenate (ʌnde'silineit) ~ensäure *f* (Acidum undecylenicum) undecenoic (ʌndesi'nouik) acid, undecylenic acid (*EP*)

un|dehnbar (Gewebe, Sehne *usw*) inextensible ~deutlich (Exanthem) indistinct / (Sprache) inarticulate, blurred (ə:) / (Schrift) difficult to read, illegible (e) / *röntg* indistinct ~dicht leaky / (porös) pervious, porous (ɔ:) ~differenziert (Zellen) undifferentiated ('renʃiei-tid)

Undine *f* (Augenspülgläschen) undine ('ʌndin)

Undinismus *m sex* undinismus

Undulation *f* undulation

Unduldsamkeit *f ps* intolerance (ɔ)

undulierend undulating, undulant (ʌ), undulatory (ʌ)

undurch|dringlich (*z B* Membran) impenetrable (e), impermeable ~dringlichkeit *f* impenetrability, impermeability ~gängig (*z B* Eileiter) closed, obstructed (ʌ) / unvollständig ~ partially closed ~lässig (*z B* Membran) impermeable ~lässigkeit *f* impermeability ~sichtig opaque (ou'peik), adiaphanous (,eidai'æfənəs) ~sichtigkeit *f* opacity

unecht (*z B* Aneurysma) spurious (juə) ~heit *f* (*z B* Aneurysma) spuriousness (juə)

unelast|isch inelastic / (Binde) non-elastic ~izität *f* inelasticity

unempfänglich (Reize) unreceptive (e), indifferent (*für to*) / (gefühllos) insensitive, insensible (*gegen to*) / (immun) immune (*gegen to*) / (unanfällig) insusceptible (,insə'septəbl) (*für to*) / (nicht beeindruckbar) unimpressionable ~keit *f* indifference, insensitiveness, immunity, insusceptibility (*für to*) (*s adj*)

unempfindlich insensitive (*für, gegen to*) / (abgehärtet) inured (juə) (*gegen to*) / (taub, gefühllos) numb (ʌm) / (anästhesiert) an[a]esthetised (æ'ni:sθi-taizd) / ~ machen to an[a]esthetise (æ'ni:sθitaiz), to render insensitive / ~ werden to become insensitive, to become resistant ~keit *f* (Gefühllosigkeit) insensitiveness, insensibility (*gegen to*) / (Anästhesie) an[a]esthesia (,ænis'θi:ziə) / (Taubheit) numbness ('nʌmnis) / ~ gegen Wärme thermanalgesia (i:)

un|entwickelt *embr* undeveloped, un-

formed / (jugendlich) juvenescent / (unreif) unripe ~erkannt (Diagnose) undiagnosed, unrecognised (e) ~eröffnet (Muttermund) unopened ~erotisch ps non-erotic; frigid ('fridʒid) ~erreichbar (nicht angehbar) (bes chir) inaccessible, inapproachable (ou) ~ersättlichkeit f morbid appetite ('æpitait) od hunger, acoria (ei'kɔ:riə), insatiability (in,seiʃiə'biliti) ~erwünscht (Nebenwirkungen) undesirable, unwanted
Unfähigkeit f physiol incompetence, inability (i), incapacity / ps disability / (zum zweckmässigen Handeln) ps apraxia
Unfall m accident / häuslicher ~ domestic a. / ~ mit Todesfolge fatal (ei) a. / ~ mit Verstümmelung disabling a. ~- traumatic, traumato- (ɔ:) (Vors) ~abteilung f accident od emergency ward (ɔ:) ~arzt m specialist for accident injuries ~aufnahmeraum m (in Klinik) casualty ('kæʒuəlti) receiving room ~bedingt traumatogenic (e), post-traumatic, caused by an accident ~behandlung f traumatotherapy ~beschädigt injured in [od as a result of] an accident ~beschädigter m casualty ('kæʒuəlti) ~bild n accident picture ~chirurg m traumatologist ~chirurgie f accident surgery; traumatherapy (e) ~dienst m Emergency Medical Service (EMS) ~epilepsie f traumatic epilepsy (e) ~er m F accident-prone person ~fieber n traumatopyra (aiə), traumatic fever ~folgen f pl sequelae (si'kwi:li:) of an accident, traumatic lesions ('li:ʒənz) ~folgenbehandlung f traumatotherapy ~geneigt accident-prone ~geschädigt injured in [od as a result of] an accident ~geschädigte[r] f [m] victim of an accident ~heilkunde f traumatology ~klinik f hospital for accident cases ~kunde f traumatology ~leiden n traumatopathy (ɔ), traumatosis ~meldung f accident report ~neurose f ps accident od traumatic neurosis, camptocormia ~opfer n victim of an accident, casualty ('kæʒuəlti) ~ort m place of accident ~pneumonie f traumatic pneumonia ~psychose f traumatic psychosis ~reaktion f traumatic reaction ~schock m wound shock ~station f accident od casualty ward (ɔ:) ~statistik f accident statistics pl ~sucht f ps traumatophilia, traumatomania ~thrombose f traumatic thrombosis ~tod m accidental death, death by misadventure ~verhütung f prevention of accidents ~verletzung f accidental injury ~wunde f s ~verletzung ~zusammenhang m relation between a trauma (ɔ:) and its cause
un|fermentiert unfermented ~filtrierbar (Virus) non-filterable ~fixiert (Gewebe) non-fixed ~förmig (z B Kopf) misshapen (mis'ʃeipən), monstrous, deformed ~freiwillig (unwillkürlich) ps u physiol involuntary (ɔ)
unfruchtbar (steril) infertile, barren (æ), sterile ('sterail) / ~ machen to sterilise ('sterilaiz) ~keit f (Sterilität) infertility, infecundity (ʌ), sterility, barrenness ~machung f (Sterilisierung) sterilisation, castration
unfühlbar (Puls) imperceptible, impalpable
Ung. = Unguentum n (Salbe) pharm ointment

un|geädert unveined, without vessels ~gebessert unimproved ~geboren unborn ~gefärbt mikrosk unstained, undyed (ai) ~gefiltert unfiltered ~geformt (bes Stuhl) unformed ~geheilt uncured (ʌn'kjuəd) ~geimpft uninoculated, unvaccinated ~gelöst chem undissolved / (Pneumonie) unresolved / (Frage, Problem) unsolved ~gemildert unmitigated (i) ~geordnet disordered, irregular (e) / (Rede, Sprache) incoherent (iə) / (Bewegung) ataxic, incoordinate / ps confused, erratic ~gepaart unmated / anat unpaired, azygous ('æzigəs)
ungerinnbar incoagulable, not clotting / ~ machen (durch Hirudin) to hirudinise (u:) ~keit f incoagulability ~machen n (durch Hirudin) hirudinisation
un|gesättigt chem unsaturated (æ) ~gesäuert (Milch) non-acidified (i) / (Brot) unleavened (e) ~geschlechtlich asexual (æ'seksjuəl), parthenogenetic / biol agamic (ə'gæmik) / zool, biol agamous (æ) / (neutral) neutral (ju:) ~geschwänzt (schwanzlos) acaudal (ɔ:), acaudate (ɔ:), tailless (ei) ~gestielt (Tumor) sessile ('sesail), without pedicle (e) od peduncle (ʌ) ~gestreift (Muskulatur) unstriated (ʌnstrai'eitid), unstriped (ai) ~gestüm (Krankheitsverlauf) fulminant (ʌ) ~gesund unhealthy / (schädlich) injurious (dʒuə), unwholesome / (Umgebung) insanitary, insalubrious
Ungeziefer n vermin ~- verminous, verminal ~angst f ps acarophobia ~befall m verminosis ~bekämpfung f vermin control (ou), disinfestation ~vernichtungsmittel n insecticide (e) ~verseucht verminous, infested with vermin ~verseuchung f vermination, infestation by vermin ~wahn m ps acarophobia
ungezielt non-specific
ungiftig non-toxic, non-poisonous / (unschädlich) innocuous (in'ɔkjuəs)
ungleich|gross (Pupillen) unequal ~artig heterogenetic, heterogenous (ɔ) ~gewicht n imbalance ~mässig (Puls) irregular (e) ~mässigkeit f (Puls) irregularity
Ungt. s Unguentum
Unguentum n (Salbe) pharm ointment, unguentum (ʌŋ'gwentəm), pl unguenta, unguent ('ʌŋgwənt) ~ Acidi borici (DAB) (Borsalbe) unguentum acidi borici, boric (ɔ:) acid ophthalmic ointment, boracic acid ointment ~ Alcoholum Lanae (DAB) (Wollwachsalkoholsalbe (DAB)) wool alcohol ointment (BP) ~ ~ Lanae aquosum (DAB) (wasserhaltige Wollwachsalkoholsalbe (DAB)) oily cream (BP) ~ Argenti colloidalis (Kolloidsilbersalbe, Credé-Salbe) colloid silver ointment; ~ nitrici compositum (Schwarze Salbe) unguentum argenti nitratis compositum ~ basilicum (Basilikumsalbe, Königssalbe) unguentum colophonii (ou), basilicon ointment, colophony (ɔ) ointment ~ Belladonnae unguentum belladonnae ~ camphoratum (Kampfersalbe) camphor ointment ~ Cantharidis (Spanischfliegensalbe) cantharides (æ) ointment ~ Cantharidum cantharidin (æ) ointment ~ Credé s ~ Argenti colloidalis ~ diachylon diachylon (dai'ækilən) ointment ~ emulsificans (DAB) (emulgierende Salbe) emulsifying ointment (BP); ~ ~ aquosum (DAB)

hydrous emulsifying ointment (BP), aqueous cream (BP) ~ Glycerini glycerin (i) ointment ~ Hydrargyri mercurial (mə:'kjuəriəl) ointment; ~ ~ album (DAB) (weisse Präzipitatsalbe) ammoniated (ou) mercury ointment, white precipitate (i) ointment, unguentum hydrargyri ammoniati; ~ ~ cinereum (Präzipitatsalbe, Quecksilbersalbe, Unguentum mercuriale) mercurial (juə) ointment; ~ ~ flavum (DAB) (gelbe Quecksilberoxydsalbe) moist yellow mercuric (juə) oxide ointment, unguentum hydrargyri oxidi flavi; ~ ~ rubrum (rote Präzipitatsalbe) red mercuric (juə) oxide ointment, red precipitate (i) ointment, unguentum hydrargyri oxidi rubri ~ Jodi (Jodsalbe) iodine ('aiədi:n) ointment , unguentum iodi (æ) ~ Kalii jodati (Kaliumjodidsalbe) potassium iodide ('aiədaid) ointment ~ leniens (Kühlsalbe) cold cream ~ mercuriale (~ Hydrargyri cinereum) mercurial (juə) ointment ~ molle unguentum molle ('moli), lanolin and vaseline mixed ~ ophthalmicum s ~ Hydrargyri flavum ~ Paraffini paraffin (æ) ointment ~ Picis Carbonis (Steinkohlenteersalbe) coal tar ointment (USP), unguentum picis carbonis ~ Plumbi (Bleisalbe) lead (e) acetate ointment; ~ ~ jodati lead (e) iodide ('aiədaid) ointment; ~ ~ oxydati diachylon (æ) ointment; ~ ~ subacetici lead (e) subacetate ointment ~ Polyaethylenglycoli (DAB) (Polyäthylenglykolsalbe (DAB)) unguentum glycoli polyethyleni, polyethylene glycol ointment (USP) ~ Zinci (DAB) (Zinksalbe) zinc (zink) ointment (BP, USP), unguentum zinci
Unguis m (Nagel) anat unguis ('ʌŋgwis), fingernail, toenail / ~ hippocraticus hippocratic nail / ~ incarnatus (eingewachsener Nagel) unguis incarnatus, ingrowing nail
unheilbar incurable (juə) / (Schaden) irreparable (e) / (chronisch) chronic (ɔ) / als ~ entlassen werden to be discharged as incurable (juə) ~er m (unheilbar Kranker) incurable
unhygienisch insanitary (æ), unhygienic ('ʌnhai'dʒi:nik)
uni|- (ein-, einzig, einmalig) uni- (ju:) (Vors) ~ceptor m uniceptor ~cuspidatus m (Zahn mit einem Höcker) unicuspid (ʌ) ~glandulär (nur eine Drüse betreffend) uniglandular ~lateral (einseitig) unilateral (æ) ~lokular monolocular (ɔ), unilocular ~par uniparous (ju'nipərəs) ~para f (Erstgebärende) unipara, pl uniparae (ju'nipəri:) ~pennatus (einfach gefiedert) unipennate ~polar unipolar (ou) ~tätslehre f unitary (ju:) theory ~valent univalent (ei) ~valente n pl cytol univalents
universal universal ~binde f universal bandage ~blutspender m universal donor (ou) ~empfänger m universal recipient (i) ~mittel n pharm universal remedy (e) od medicine, panacea (pænə'siə), catholicon (ɔ) ~spender m universal donor (ou)
Uni|versitätsklinik f university hospital ~zellulär (einzellig) unicellular ~zeptor m uniceptor
un|kan (Fieber) of unknown origin ~kompensiert uncompensated ~kompliziert uncomplicated, simple ~kon-

trollierbar uncontrollable (ou) ~**koordiniert** uncoordinated / (Bewegung) ataxic / (Nervensystem) asynergic (,eisi-'nɔ:dʒik)

Unktion f unction ('ʌŋkʃən)

un|lokalisierbar not localisable (ou) ~**löslich** chem insoluble (ɔ) / praktisch ~ practically insoluble **≈löslichkeit** f chem insolubility (i)

Unlust f ps ego pain, unpleasure (ʌn-'pleʒə) **≈erlebnis** n experience of unpleasure

unmännlich effeminate (e) **≈keit** f andria (æ), effeminacy (e), invirility (i)

unmäßig excessive / sex incontinent **≈keit** f sex incontinence / (Essen, Trinken) intemperance, excessive indulgence (ʌ) / ps acrasia (ei) / (Exzeß) excess

unmerklich (z B Puls) imperceptible

unmischbar immiscible (i'misəbl) **≈keit** f (z B Wasser u Öl) immiscibility

unmittelbar (z B Reiz) immediate, direct, primary **≈keit** f immediateness (i:), directness

Unmutsanfall m ps flash of sullenness (ʌ)

Unna ('nisə)|**-blaues-Polychrom** n Unna's polychrome methylene blue **≈-Farblösung** f od **-Färbung** f Unna's stain **≈-Krankheit** f (seborrhoisches Ekzematid) Unna's disease, seborrh[o]eic (i:) eczema ('eksimə) **≈-Mastzellenfärbung** f Unna's differential stain **≈-Pappenheim** ('papənhaim)**-Färbung** f Unna-Pappenheim stain **≈-Paste** f pharm s **≈-Salbe ≈-polychromes- -Methylenblau** n Unna's polychrome methylene blue **≈-Salbe** f Unna's paste (peist) **≈-Schicht** f Unna's layer **≈- -Stiefel** m (Amerikanismus für Zinkleimverband) Unna's [paste] boot **≈- -weiche-Zinkpaste** f [soft] zinc-oxide (ɔ) paste

unnatürlich unnatural (ʌn'nætʃrəl)

un|organisch inorganic ~**organisiert** unorganised

unpaar[ig] unpaired (ɛə), impar ('impa:) / (Zahlen) odd / anat azygous ('æzigəs)

unpassierbar (z B Salbengang) obstructed (ʌ), blocked

unpäßlich indisposed (ou), unwell **≈keit** f indisposition, malaise (mæ'leiz)

unperforiert imperforate

unperiod|isch aperiodic ('eipiəri'ɔdik) **≈izität** f aperiodicity (i)

unphysiologisch unphysiologic[al] (,ʌnfiziə'lɔdʒikəl)

unpigmentiert unpigmented (i), pigmentless (i)

unpolar non-polar

unpolarisier|bar unpolarisable (ou) ~**t** non-polarised (ou), unpolarised

unproportioniert badly proportioned

Unrast f ps restlessness

unreduzierbar irreducible (ju:)

unregelmäßig (Puls, Atmung) irregular (e) **≈keit** f irregularity (æ)

unreif immature (juə) / (roh) crude / (unentwickelt) undeveloped / (fehlerhaft) defective **≈e** f immaturity (juə) / (Rohheit) crudity / (Fet) underdévelopment, prematurity (,premə'tjuəriti)

unrein chem impure (juə) / (schmutzig) dirty / (Haut) impure (juə) **≈heit** f impurity (juə) / (Schmutz) dirt / (Haut) impurity

unreizbar physiol non-irritable (i), unexcitable (ai)

unrhythmisch arrhythmic (ə'riθmik)

Unruhe f unrest, restlessness, agitation / (Angst) anxiety (æŋ'zaiəti) / innere **≈** subjective feeling of unrest / motorische **≈** superactivity / nervöse **≈** dysphoria (ɔ:) / peristaltische **≈** peristaltic (æ) irritation **≈zustand** m ps excitation

unruhig restless / (erregt) excited (ai) / (Schlaf) uneasy / (nervös) nervous, agitated, fidgety ('fidʒiti)

unschädlich innocuous (i'nɔkjuəs), harmless / (Tumor) innocent / ~ machen to render innocuous / (ausschalten) to eliminate / (Gift) to neutralise (ju:) / (Ungeziefer) to destroy / ~ sein to do no harm od damage (æ), to be harmless (für to) **≈keit** f harmlessness, innocuousness (ɔ) **≈machung** f rendering innocuous (ɔ) od harmless / (Gift) neutralisation / (Ungeziefer) destruction (ʌ)

unscharf (Randzone) indistinct / (Skalpell) blunt (ʌ) / (Bild) blurred (ə:) / mikrosk out of focus / (verschattet, röntg) cloudy (au), unsharp

Unschärfe f (Röntgenbild) blur (ə:), unsharpness, poor definition (defi-'niʃən)

unsicher ps insecure (juə) / (Diagnose) uncertain, doubtful / (Gang) unsteady (e) / (ataktisch) ataxic / (Hand) shaky, unsteady (e) **≈heit** f (Stehen u Gehen) unsteadiness (e) **≈heitsgefühl** n feeling of insecurity; unsteadiness

Unsinn-Mutation f genet nonsense mutation

unspezifisch non-specific

unstet restless / (Blick) furtive

unstillbar (Blutung) uncontrollable (ou) / (Hunger) unappeasable / (Durst) unquenchable / (Schmerz) intractable

unsubstituiert unsubstituted (ʌ)

unsymmetrisch asymmetric[al]

untätig inactive, passive, inert / (unproduktiv) unproductive (ʌ) / (faul) idle

unteilbar (nicht zerlegbar) indivisible (i)

Unteraktivität f hypo-activity

Unterarm m forearm, lower arm **≈faszie** f (Fascia antebrachii (PNA)) antebrachial fascia **≈prothese** f below- -elbow prosthesis (ɔ)

Unterbauch m (Hypogastrium) hypogastrium, lower abdominal (ɔ) od hypogastric region **≈-** (hypogastrisch) hypogastric **≈gegend** f hypogastric region, hypogastrium **≈gegend-** hypogastric, subabdominal (ɔ) **≈schmerz** m pain in the lower abdomen (ou)

unterbelichten fotogr, röntg to underexpose

Unterberger ('untərbɛrgər)**-Tretversuch** m Unterberger's test

unterbewußt ps subconscious; infrapsychic ('infrə'saikik) **≈sein** n ps subconsciousness, subconscious (ɔ) mind / (Gedächtnis) cryptomnesia ('ni:siə) **≈seinssphäre** f ps subconscious mind

unterbind|en (Gefäß) to tie up, to ligate ('laigeit), to ligature ('ligətʃə) / (Nabelschnur) to tie / (Abus) to stop / (Zufuhr) to cut off / (hemmen, hindern) to inhibit (i) **≈ung** f (Ligatur) ligature ('ligətʃə), ligation, tying-up / the Blutzufuhr einschränkende **≈** starvation ligature / **≈** der Nabelschnur ligature of the umbilical (i) cord

Unterbindungs|instrument n ligature instrument **≈klemme** f artery forceps pl, h[a]emostatic clamp **≈nadel** f ligature needle **≈pinzette** f artery clamp

Unterbiß m underbite

unterbrech|en to discontinue / (Blutzufuhr) to cut off **≈erbad** n stop bath

Unterbringung f ps institutionalisation

Unterbrust|- inframammary **≈gegend** f inframammary region

unterchlorig chem hypochlorous (ɔ:)

unterdosier|en to underdose ('dous), to go below the recommended dose (dous) **≈ung** f underdosage ('dousidʒ)

Unterdruck m (Blutdruck) hypotension, low blood pressure / (Luft) subatmospheric (e) od negative pressure / physik partial vacuum (æ) **≈-** (Blutdruck) hypotensive **≈akapnie** f hypocapnia

unterdrückbar (z B Reiz) suppressible

Unterdruck|dränage f negative pressure drainage ('dreinidʒ) **≈kammer** f hypobaric chamber, decompression chamber (ei) / Sauerbruch's ('zauərbruks) cabinet (æ) / (für Höhensimulation) altitude (æ) chamber **≈krankheit** f decompression illness **≈schädigung** f decompression injury

unterdrück|en (Reaktion, Husten) to suppress **≈ung** f suppression / ps repression **≈ungsdosis** f suppressive dose

untere[r] adj anat inferior, lower

Untereinteilung f zool, bot subdivision

unterempfindlich hyposensitive **≈keit** f hyposensitiveness, hyposensitivity

unterentwick|elt underdeveloped, hypotrophic (ɔ), retarded, badly developed / (im Wachstum zurückgeblieben) undersized **≈lung** f (Hypotrophie) hypotrophy (hai'pɔtrəfi), bad od disturbed development, underdevelopment / **≈** der Geschlechtsmerkmale hypogenitalism (e) / **≈** der Schilddrüse aplasia of the thyroid gland

unterernähr|en to underfeed, to undernourish (ʌ) ~**t** underfed (e), undernourished (ʌ), badly nourished, malnourished **≈ter** m malnourished individual **≈ung** f hypo-alimentation, malnutrition, underfeeding, undernutrition, undernourishment (ʌ), subalimentation / fortgeschrittene **≈** advanced malnutrition / sehr schwere **≈** inanition (,inə'niʃən) / überstarke **≈** semistarvation **≈ungssyndrom** n, malignes kwashiorkor syndrome

Unterfamilie f zool, bot subfamily

Unterfeld n (Lunge) röntg lower area (ɛə) **≈tuberkulose** f röntg tuberculosis in the lower area

Unterfläche f anat lower surface / (Basis) basis ('beisis), pl bases ('beisi:z), underside, undersurface

Unterfunktion f weak od insufficient function (ʌ), hypo-activity, impaired function, hypofunction **≈** der Eierstöcke hypovaria (,haipo'vɛəriə), hypovarianism **≈** der endokrinen Drüsen hypocrinia (i), hypocrinism (ɔ), hypo- -endocrinia, hypo-endocrinism (ɔ), hypo-hormonism **≈** der Geschlechtsdrüsen hypogonadism (ɔ) / des Hodens hypo-orchidia (ɔ:'kidiə), defective activity of the testes ('testi:z), testicular dysfunction (ʌ) **≈** der Hypophyse hypopituitarism (pi'tjuitərizm), hypohypophysism (hai'pɔfisizm) **≈** der Nebenschilddrüsen od Epithelkörperchen hypoparathyroidism ('θaiərɔidizm), hypoparathyr[e]osis **≈** des Pankreas od der Bauchspeicheldrüse hypo-insulinism **≈** der Schilddrüse

hypothyroidism ('θaiərɔidizm), hypothyr[e]osis ◱ *der Schweißdrüsen* hypo[h]idrosis, impaired function of the
sweat (e) glands ◱ *der Zirbeldrüse*
hypopinealism ('piniəlizm)
Unterfütterung *f dent* rebasing
Untergang *m* (*z B* Zellen) destruction (ʌ)
Untergattung *f zool*, *bot* subspecies
('sʌb,spi:ʃi:z)
untergeordnet subordinate / (Symptom)
secondary (e), minor ('mainə)
Untergeschoß *n röntg* (*bes* Lunge) lower
part
Untergewicht *n* underweight ~ig underweight
Untergräten|- *anat* infraspinous (ai)
◱**grube** *f* (Fossa infraspinata (*PNA*))
anat infraspinous fossa ◱**muskel** *m*
(Musculus infraspinatus (*PNA*)) infraspinatus muscle ◱**reflex** *m* infraspinatus (ei) reflex
Untergrund *m histol* lower stratum (ei)
od lining ◱**oszillation** *f ps* "underground" oscillation ◱**verstimmung** *f ps*
"underground" mood swings
Untergruppe *f* (Blut) sub-group / *zool*,
bot subspecies ('sʌb,spi:ʃi:z), subgroup
unterhalt|en (Leben, Funktion) to sus-
tain (səs'tein), to maintain ◱**ungsthera-
pie** *f ps* recreational therapy
Unterhaut *f* hypodermis, subcutis (ju:),
subcutaneous (ei) connective tissue ◱-
(*Vors*) subcutaneous (ei), subdermic,
subdermal ◱**bindegewebe** *n* subcutaneous connective tissue ◱**blutung** *f*
subcutaneous bleeding *od* h[a]emor-
rhage ('heməridʒ) ◱**eiterung** *f* (Finger)
subcutaneous felon (e) ◱**emphysem** *n*
subcutaneous emphysema (i:) ◱**fettgewebe** *n* (Panniculus adiposus (*PNA*))
subcutaneous fatty tissue, panniculus
adiposus ◱**gewebe** *n* hypodermis, subcutaneous tissue ◱**nekrose** *f* subcutaneous fat necrosis ◱**operation** *f* subcutaneous operation ◱**veränderungen** *f pl*
subcutaneous changes ◱**zellgewebe** *n*
subcutaneous cell tissue, hypoderm
(ai), hypodermis / ◱- subcuticular (i),
subdermic, subdermal ◱**zellgewebsentzündung** *f* dermatocellulitis
Unterhorn *n anat* (Cornu inferius ventriculi lateralis) inferior horn of the lateral
ventricle
Unterjochbein- subjugal (u:)
Unterkiefer *m* lower jaw, mandible ◱-
submaxillary, mandible, mandibular
(i) ◱**aktinomykose** *f* (*bes* bei Tieren)
lumpy (ʌ) jaw ◱**arterie** *f* (Arteria
alveolaris inferior (*PNA*)) inferior dental artery ◱**ast** *m* (Ramus mandibulae
(*PNA*)) ramus (ei) of the lower jaw *od*
of the mandible ◱**basis** *f* (Basis
mandibulae (*PNA*)) base of the mandible ◱**bogen** *m* arch of the lower jaw
◱**drüse** *f* (Glandula submandibularis)
(*PNA*) mandibular gland ◱**fortsatz** *m*
anat mandibular process ◱**gegend** *f*
anat submaxillary region ◱**gelenk** *n*
anat mandibular joint ◱**gelenkköpf-
chen** *n anat* head of the mandible
◱**grundebene** *f* mandibular plane ◱**hals**
m (Collum mandibulae (*PNA*)) neck of
the mandible ◱**kanal** *m* (Canalis mandibulae (*PNA*)) mandibular canal
(kə'næl) ◱**knochen** *m* mandible ('mæn-
dibl), mandibula (i) ◱**köpfchen** *n*
(Caput mandibulae (*PNA*)) head of the
mandible ◱**körper** *m* (Corpus mandibulae (*PNA*)) body of the mandible

◱**länge** *f* length of the mandible ◱-
-Lateralverlagerung *f* lateral deplace-
ment of the mandible ◱**muskel** *m*,
zweibäuchiger (Musculus digastricus
(*PNA*)) digastric muscle ◱**nekrose** *f*
necrosis of the lower jaw ◱**nerv** *m*
(Nervus mandibularis (*PNA*)) mandibular nerve ◱**rand** *m* border of the
mandible ◱**reflex** *m* mandibular *od*
chin reflex, jaw jerk ◱**resektion** *f chir*
mandibulectomy / totale ◱ hemiman-
dibulectomy ◱**rücklage** *f* (Unterkiefer-
distallage) mandibular retroposition
◱**speicheldrüse** *f anat* submandibular
gland ◱**winkel** *m anat* mandibular
angle ◱**zahn** *m dent* mandibular tooth
Unterkinn- submental ◱**gegend** *f anat*
submental region ◱**vene** *f* (Vena submentalis (*PNA*)) submental vein
Unterkollektiv *n* subgroup
Unterkopfschwarten- subgaleal (ei)
Unterkörper *m* lower part *od* half of the
body / (Bauch) abdomen (ou)
Unterkorrektur *f* undercorrection
unterkühl|en to refrigerate (i), to pro-
duce hypothermia / *chem* to supercool
◱**ung** *f* (Temperaturherabsetzung) refrigeration / *chir* hypothermia / *chem*
supercooling ◱- hypothermal ◱**ungs-
narkose** *f* refrigerating an[a]esthesia
(i:)
Unterlage *f histol* substratum (ei) /
(Stütze) support / (Zahnfüllung) under-
lay ◱**n** *f pl* data (ei) *pl* [*US auch sing*]
Unterlappen *m anat* inferior (iə) *od* lower
lobe / (Lunge) linker ◱ left lower lobe
(LLL) / rechter ◱ right lower lobe
(RLL) ◱**tuberkulose** *f* basal (ei) tuberculosis
unterlaufen (mit Blut) bloodshot
Unterleber- subhepatic
unterlegen (Zahnfüllung) *dent* to under-
lay / *chir* (*z B* mit Fett) to support
Unterleib *m* lower [part of the] abdomen
(ou), hypogastrium
Unterleibs- abdominal (ɔ), hypogastric
/ *gyn* uterus ('ju:tərəs), uterine
('ju:tərain) ◱**beschwerden** *f pl* abdominal trouble ◱**cingeweide** *n pl*
abdominal viscera ('visərə) ◱**entzündung** *f* (veraltet) peritonitis ◱**gegend** *f*
hypogastric region, hypogastrium
◱**krebs** *m* cancer of the uterus (ju:)
◱**senkung** *f s* Gebärmuttersenkung
◱**typhus** *m* typhus abdominalis
Unterlid *n* (Palpebra inferior (*PNA*))
lower eyelid
Unterlippe *f* (Labium inferius (*PNA*))
lower lip
Unterlippen|arterie *f* (Arteria labialis
inferior (*PNA*)) inferior labial artery
◱**bändchen** *n anat* frenulum ('frenju-
ləm) of the lower lip ◱**venen** *f pl* (Venae
labiales inferiores (*PNA*)) inferior labial veins
unterminieren *pathol* to undermine (ai)
Unternehmungslust *f*, mangelnde ◱ *ps*
hypopraxia
Unternetzhaut- subretinal (e)
unternormal below normal, subnormal
Unterphosphorsäure *f* hypophosphoric
acid
Unterproduktion *f* underproductivity
Unterrippe *f anat* false (ɔ:) rib
Unterrippen- subcostal, hypochondriac
◱**gegend** *f* hypochondriac region, hypochondrium, subcostal zone (zoun)
◱**muskeln** *m pl* (Musculi subcostales
(*PNA*)) subcostal muscles

Unterscheidung *f* (Symptome, Erkrankungen) differentiation
Unterschenkel *m anat* lower leg, crus, *pl*
crura ◱**amputation** *f* lower leg amputation ◱**bad** *n* calf bath ◱**-Einzelnagel** *m*
stable single nail for tibia (i) and fibula
(i) ◱**gehgips** *m* below-knee walking
plaster (BKWP) ◱**geschwür** *n* varicose
(æ) ulcer; leg ulcer ◱**knochen** *m* tibia
('tibiə) ◱**phänomen** *n* tibial (i) phenomenon (ɔ), Strümpell's ('strympelz)
sign *od* phenomenon (ɔ) ◱**prothese** *f*
below-knee (BK) prosthesis (ɔ) ◱**pseud-
arthrose** *f* pseudarthrosis of the lower
leg ◱**reflex** *m* front (ʌ) tap ◱**schlagader**
f anat tibial (i) artery ◱**thrombose** *f* calf
vein thrombosis ◱**varizen** *f pl* varices
('værisi:z) of the leg, spider (ai)-burst
◱**vene** *f anat* tibial vein ◱**verbiegung** *f*
kyphosis of the tibia
Unterschicht *f histol* lower stratum (ei)
od layer ('leə), susbstratum
Unterschieds|empfindlichkeit *f* contrast
sensitivity ◱**schwelle** *f* (zweier Reize)
physiol differential threshold (e)
Unterschläfen- zygomatic (zaigo'mætik),
infratemporal ◱**gegend** *f* infratemporal
region ◱**grube** *f* (Fossa infratemporalis
(*PNA*)) *anat* infratemporal fossa
Unterschleimhautgewebe *n* (Tela submucosa (*PNA*)) submucous coat
Unterschlundgegend *f anat* hypopharynx
(,haipo'færiŋks)
Unterschlüsselbein- *anat* subclavian
(sʌb'kleiviən), infraclavicular (i) ◱**arterie** *f* (Arteria subclavia (*PNA*)) subclavian artery ◱**gegend** *f* infraclavicular
region ◱**grube** *f anat* infraclavicular
fossa ◱**muskel** *m* (Musculus subclavius
(*PNA*)) subclavius muscle
Unterschulterblatt- *anat* subscapular
(sʌb'skæpjulə) ◱**gegend** *f* infrascapular
region ◱**muskel** *m* (Musculus subscapularis (*PNA*)) subscapularis muscle
unterschwellig (Reiz) subliminal (i),
beneath a physiologic[al] threshold
Unterseite *f* (Organ) lower side *od* surface, underside
untersetzt stocky, pyknic (i)
untersteppen *chir* to imbricate
Unterstirnlappen- subfrontal (ʌ)
Unterstück *n* (Zahnersatz) lower plate
Unterstützungs|- supportive, supporting
◱**maßnahme** *f* (Behandlung) supporting treatment
untersuchen (Arzt) to examine (ig-
'zæmin) (*auf for*) / *chem* to analyse
('ænəlaiz) / (prüfen) to test / (über-
prüfen) to check / (besichtigen) to
inspect / (erforschen) to explore /
(systematisch ~) to investigate / (Wunde) to inspect / (mit Sonde) to probe
(ou), to sound (au) / (mit Röntgenstrahlen) to X-ray / psychoanalytisch
~ (psychoanalysieren) *ps* to psycho-
-analyse / systematisch ~ to investigate
Untersucher *m* examiner (ig'zæminə) /
(Forscher) investigator, research worker
Untersuchter *m* person examined
Untersuchung *f* study (ʌ) / (Arzt)
examination, medical check-up /
(Überprüfung) check / (Prüfung, Funktionsprüfung) test / (planmäßige) investigation, research / (Ausforschung)
inquiry (in'kwaiəri) / (Wunde) probing,
sounding / *for* inquest ('inkwest) / *chem*
analysis (ə'næləsis) / *pharm* study /
(Inspektion) inspection / (innere Or-

gane) exploration / (Infektionsquelle) investigation *abdominale* ~ abdominal (ɔ) exploration *allgemeine körperliche* ~ physical (i) examination *anthropometrische* ~ anthropometric (e) examination *ärztliche* ~ medical examination *bimanuelle* ~ (Vagina *u* Rektum) double touch *bimanuelle vaginale* ~ bimanual vaginal (dʒai) examination *bioptische* ~ biopsy ('baiəpsi) *computertomographische* ~ CT scan *direkte* ~ direct examination *eingehende* ~ detailed (i:) *od* thorough (ʌ) examination *experimentelle* ~ experimental investigation *fluoreszenzserologische* ~ fluorescent antibody tagging test ~ *des Geisteszustandes* psychologic[al] study *genaue* ~ (*bes* durch Palpation) indagation *gesetzliche* ~ (durch Arzt) medical inspection; (durch Zahnarzt) dental inspection *gezielte* ~ controlled investigation / *pharm* controlled study *od* test *klinische* ~ clinical (i) study (ʌ) *kombinierte* ~ bimanual examination *körperliche* ~ physical (i) examination *am lebenden Gewebe* biopsy ('baiəpsi) *makroskopische* ~ macroscopic (ɔ) examination *mikroskopische* ~ microscopic examination *unter Narkose* examination under an[a]esthetic (EUA) *neurologische* ~ neurologic[al] examination *psychotechnische* ~ aptitude test *rektale* ~ rectal palpation *röntgenkinematographische* ~ X-ray cinematographic (æ) examination *sequenzszintigraphische* ~ sequential scintigraphy *serologische* ~ blood test; serologic[al] testing *statistische* ~ survey (ə:) *tierexperimentelle* ~ experiment (e) on animals *vaginale* ~ vaginal (dʒai) examination

Untersuchungs|ausrüstung *f* diagnostic equipment ~**befund** *m* examination findings / (schriftlicher) examination report ~**bett** *n* couch ~**blatt** *n s* Befundblatt ~**einheit** *f* (Ophthalmologie) refracting unit ~**ergebnis** *n* findings, test result ~**feld** *n* area (eə) of examination, area examined ~**geräte** *n pl* medical diagnostic instruments and appliances (ai) ~**gut** *n* number of cases *od* patients examined ~**kabine** *f* cubicle (ju:) ~**material** *n* material to be tested, investigational material / specimen ~**methode** *f* method of examination ~**reihe** *f* series ('siəri:z) of tests ~**sonde** *f* exploring probe ~**stuhl** *m* examination chair / *gyn* gyn[a]ecologic[al] (ɔ) chair ~**technik** *f* examination technique (i:) ~**tisch** *m* examination table ~**zeitraum** *m* study period ~**zimmer** *n* examination room

Untertauchen *n* submersion
Untertemperatur *f* temperature below normal, subnormal temperature / (außergewöhnliche) hypothermia
Unterwasser|behandlung *f* underwater treatment ~**gymnastik** *f* underwater exercises ~**massage** *f* underwater massage (mə'sa:ʒ) ~**medizin** *f* submarine medicine ~**übungen** *f pl s* ~gymnastik
Unterwurm *m* inferior (iə) vermis
Unterzellgewebe *n* subcutaneous (ei) cell tissue
Unterziehtuch *n* (im Bett) draw-sheet
Unterzungen|- sublingual (sʌb'liŋgwəl), hypoglossal ~**arterie** *f* (Arteria sublingualis (*PNA*)) sublingual branch of the

lingual artery ~**bein-** subhyoid (ai) ~**drüse** *f* (Glandula sublingualis (*PNA*)) sublingual gland ~**drüsenspeichel** *m* sublingual saliva (ai) ~**gegend** *f anat* hypoglossal *od* sublingual region, hypoglottis ~**nerv** *m* (Nervus sublingualis (*PNA*)) *anat* sublingual nerve, hypoglossal nerve, hypoglossus ~**temperatur** *f* oral temperature ~**vene** *f* (Vena sublingualis (*PNA*)) sublingual vein

untoxisch non-toxic
untüchtig incapable, inadequate (in-'ædikwit)
untypisch atypical (ei'tipikəl)
ununterbrochen (Reiz, Schmerz) uninterrupted, continuous / (Schmerz) unrelieved (i:)
unverändert (Zustand) without change, unchanged / (Organ) unaffected (e) / *chem* non-modified (ɔ)
unverarbeitet (Verdauung) undigested
unverdaulich indigestible ~**es** *n* (in der Nahrung) roughage ('rʌfidʒ) ~**keit** *f* indigestibility
unverdaut (Speise) undigested
unverdünnt undiluted, (ʌndai'lu:tid)
unverfälscht (*z B* Droge) unadulterated (ʌ) / (echt) true, genuine ('dʒenjuin)
unvergärbar unfermentable
unverletzt intact / (Unfall) unhurt, uninjured ('indʒəd) / (unbeeinträchtigt) unimpaired
unvermindert (Reiz) undiminished, continuous / (Schmerz) unmitigated (i), unrelieved (i:) / (Leistungsfähigkeit) unimpaired
unvermischbar *chem, pharm* immiscible
Unvermögen *n* inability; failure / ~, Silben zu bilden *ps* asyllabia
unvernehmbar (Ton) inaudible (ɔ:)
Unverricht ('unvəriçt)-**Syndrom** *n* (erbl. Myoklonie) Unverricht's disease *od* myoclonus (ou)
unverschieblich (Tumor) immovable (u:)
unversehrt *s* unverletzt
unverseifbar *chem* unsaponifiable (ʌnsæ'pɔni,faiəbl)
unversorgt (Wunde) undressed, unattended
unversperrt (*z B* Gallengang) unobstructed (ʌ)
unverträglich incompatible (æ) ~**keit** *f* incompatibility / (Arznei) intolerance (ɔ) ~**keitserscheinungen** *f pl* incompatibility reactions / intolerance phenomena (ɔ)
unverweslich imputrescible (,impju-'tresəbl), not decaying
unverzweigt branchless (a:)
unvollkommen imperfect / (fehlerhaft) defective
unvollständig incomplete
unwillkürlich (unfreiwillig) *physiol* involuntary (ɔ) / *ps* unintentional, unconscious
unwirklich unreal
unwirksam (*z B* Mittel) inefficacious (,inefi'keiʃəs), ineffective ~**keit** *f* (Mittel) inefficacy (in'efikəsi), ineffectiveness; inefficiency (i)
unwohl (unpäßlich) indisposed, unwell (*nur pred*), poorly (*nur pred*) / (Magen) queasy (i:) ~**sein** *n* indisposition / (Magen) queasiness (i:) / (allg.) malaise (mæ'leiz)
Unze *f* (Apothekergewicht) ounce (auns) [*s* Gewichtstabelle]
unzerbrechlich unbreakable (ei)

unzerkaut schlucken! to be swallowed (ɔ) whole
unzersetzt undecomposed ('ʌndi:kəm-'pouzd)
unzerstörbar indestructable (ʌ)
unziform (hakenförmig) unciform ('ʌnsifɔ:m), hook (u)-shaped
Unzinatus|-Anfall *m* uncinate (ʌ) seizure ('si:ʒə) *od* fit ~**-Epilepsie** *f* uncinate epilepsy
unzugänglich *chir* inaccessible, unapproachable (ou) ~**keit** *f chir* inaccessibility
Unzulänglichkeitsgefühl *n ps* feeling of inadequacy (in'ædikwəsi)
unzurechnungsfähig *for* irresponsible, of unsound mind, non compos mentis / für ~ erklärt werden to be certified ~**keit** *f for* [criminal (i)] irresponsibility
unzusammenhängend (*bes* Gedankenablauf) inconsequential / (Rede, Sprache) incoherent (iə) / (Verbindung) disconnected
üppig (Wuchs) luxuriant (lʌg'zjuəriənt), exuberant (ig'zju:bərənt) / (proliferierend) proliferating (i) / (Figur) full ~**keit** *f* (Wuchs) luxuriant *od* exuberant growth / (Zellwucherung) proliferation
Ur- (*Vors*) primitive (i), original, primordial (ɔ:), proto- ('prouto-) (*Vors*), primary ('praiməri)
Urachus *m embr* urachus ('juərəkəs) ~urachal ('juərəkl) ~**divertikel** *n* vesical (e) diverticulum ~**fistel** *f* urachal fistula
Uracil *n* uracil ('juərəsil) ~**-Lost** *n pharm* uracil mustard (ʌ)
Uragoga *n pl* uragogues ('juərəgɔgz)
Urämie *f* ur[a]emia (i:) / akute ~ ur[a]emic state / chronische ~ chronic (ɔ) u. / hypochlorämische ~ extrarenal (i:) u. ~**amblyopie** *f* ur[a]emic (i:) amblyopia ~**bedingt** ur[a]emigenic (juə'ri:mi'dʒenik)
Uramin *n* uramine ('juərəmi:n), guanidine (æ)
Uramino|benzoesäure *f* uraminobenzoic (ou) acid ~**säure** *f* uramino acid
urämisch ur[a]emic (juə'ri:mik)
Uran *n* uranium (ei)
Urangst *f* primitive fear / (Horney) basic anxiety (ai)
Uranisco|chasma *f* uraniscochasma, cleft palate (æ) ~**lalie** *f* uraniscolalia ~**rrhaphie** *f chir* uraniscorrhaphy ('kɔrəfi)
Uranis|mus *m sex* homosexuality, uranism ('juərənizm) ~**t** *m sex* uranist (juə)
Uranlage *f embr* primordium (prai-'mɔ:diəm), anlage
Urano|kolobom *n* (Gaumenspalte) uranoschisis (juərə'nɔskisis), uranoschism (æ), uranocoloboma ~**plastik** *f* (Gaumenspaltnaht) uranoplasty (juə), cleft palate (æ) suture, uranorrhaphy (juərə'nɔrəfi) ~**plegie** *f* uranoplegia ('pli:dʒə) ~**rrhaphie** *f* Gaumenspaltnaht) uranorrhaphy (juərə'nɔrəfi) ~**schisis** *f s* ~kolobom ~**staphyloplastik** *f* (Gaumen-Zäpfchenplastik) uranostaphyloplasty ('juərəno'stæfiloplæsti)
Uranylazetat *n* uranyl acetate (*EP*)
Uraroma *f* uraroma (ou)
Urarthritis *f* urarthritis, gouty (au) arthritis
Urat *n chem* urate ('juəreit) ~**gehalt** *m*, übermässiger ~ des Urins lithuria (juə) ~**ohistechie** *f* uratohistechia (his'ti:kiə)

⌁sediment n urate sediment (e) **⌁spaltung** f uratolysis ('juərə'tɔlisis) **⌁stein** m urate od uric (juə) acid calculus **⌁überschuß** m (Harn) lithuria (juə) **⌁urie** f uraturia (,juərə'tjuəriə) **⌁zerfall** m uricolysis **⌁zylinder** m urate cast (a:)
Ur|bauchhöhle f embr primitive od primary (ai) intestinal cavity (æ) **⌁bild** n prototype / (Imago) ps imago (ei), pl imagines (æ)
Urd = Uridin n uridine, U
Urdarm m (Urdarmhöhle) embr c[o]elenteron (si:'lentərən), archenteron (a:k) **⌁dach** n roof of the archenteron
Urea f (Harnstoff) chem urea (juə'riə) (BP), carbamide (ka:'bæmaid) **⌁poese** f ureapoiesis
Urease f chem urease ('juərieis) **⌁-Test** m urease test
Urecchysis f urecchysis (juə'rekisis)
Ureide n pl ureides ('jueriaidz)
Ureido|äthanosäure f (Hydantoinsäure) hydantoic acid **⌁penicillin** n ureidopenicillin **p-⌁phenylarsonsäure** f (Carbarson (WHO)) carbaminophenylarsonie acid, carbarsone (BP, USP) **⌁säure** f urgido (ju'rido) acid
Ur|eier n pl oogonia (ouo'gouniə) **⌁elkosis** f urelcosis **⌁eltern** m pl ancestors
Ureo|graphie f (Harnmengenaufzeichnung) ureography (juəri'ɔgrəfi) **⌁hydrolase** f ureohydrolase (ai) **⌁meter** m ureometer **⌁stibamin** n urea stibamine (i) **~telisch** ureotelic (e)
Urese f, **Uresis** f (Harnlassen) uresis (i:), urination, micturition (i)
Ureter m (Harnleiter) ureter (juə'ri:tə) / im Inneren des ⌁s befindlich intra--ureteral (i:) ⌁- (Harnleiter-) ureteral (juə'ri:tərəl), uretal (juə'ri:təl), ureteric (juəri'terik), uretero- (juə'ri:tərə-) (Vors) **⌁algie** f ureteralgia **⌁aufnahme** f röntg (Bild) ureterogram (i:) / (Verfahren) ureterography **⌁ausschneidung** f ureterectomy **⌁blockade** f ureteral (i:) obstruction (ʌ) **⌁blutung** f (Harnleiterblutung) ureterorrhagia (juə'ri:tərɔ-'reidʒə) **⌁darstellung** f röntg s **⌁aufnahme ⌁dilatation** f path ureterectasia / chir ureteral dilatation **⌁dyskinesie** f ureteral dyskinesia **⌁eiterung** f ureteropyelosis (juə'ri:teropaiə'lousis) ⌁-**ektomie** f (Ureterenausschneidung) ureterectomy **⌁entzündung** f ureteritis **⌁erkrankung** f (Harnleiterleiden) ureteropathy (juə,ri:tə'rɔpəθi) **⌁eröffnung** f chir ureterotomy **⌁fistel** f ureteral fistula **⌁fistelanlegung** f chir ureterostomy **⌁hydronephrose** f ureterohydronephrosis **⌁hydrose** f (aufgetriebener Harnleiter) hydro-ureter (i:) **⌁itis** f (Ureterenkatarrh) ureteritis (juə,ri:tə-'raitis) **⌁katarrh** m s **⌁itis ⌁katheter** m ureteric (e) catheter ('kæθitə) **⌁katheterismus** m ureteral catheterisation **⌁knickung** f kinking of a ureter **⌁kolik** f ureteral colic (ɔ) **⌁missbildung** f ureteral malformation **⌁mündung** f orifice of the ureter **⌁naht** f chir ureterorrhaphy ⌁-**Nierenbeckenplastik** f chir ureteropyeloplasty ('paiələplæsti), pyelo-ureteroplasty ('paiəlojuə-'ri:təroplæsti)
Ureteroenterostomie f (Harnleitereinpflanzung in den Darm) chir ureteroenterostomy ('rostəmi)
Ureteröffnung f ureteric opening od ostium

Uretero|gramm n röntg ureterogram **⌁graphie** f röntg ureterography **⌁hydronephrose** f ureterohydronephrosis **⌁ileostomie** f uretero-ileostomy **⌁kolostomie** f chir ureterocolostomy **⌁lithiasis** f (Harnleitersteinleiden) ureterolithiasis (ai) **⌁lithotomie** f (Harnleitersteinentfernung) chir ureterolithotomy **⌁lyse** f ureterolysis (juə,ri:tə'rɔlisis) **⌁meatotomie** f incision of the ureteral orifice **⌁neopyelostomie** f ureteroneopyelostomy **⌁nephropathie** f ureteropyelonephritis **⌁plastik** f chir ureteroplasty **⌁pyelitis** f ureteropyelitis **⌁pyelographie** f röntg ureteropyelography (paiə'lɔgrəfi) **⌁pyeloneostomie** f chir (Einpflanzen des Ureters an anderer Stelle des Nierenbeckens) ureteropyeloneostomy (,paiəloni:'ɔstəmi) **⌁pyelonephritis** f (Entzündung von Harnleiter, Nierenbecken und Niere) ureteropyelonephritis **⌁pyelonephrostomie** f chir ureteropyelonephrostomy **⌁pyelostomie** f chir ureteropyelostomy **⌁rekto[neo]stomie** f ureterorectoneostomy, **⌁rektostomie** f chir ureterorectostomy **⌁sigmoidostomie** f chir ureterosigmoidostomy **⌁stomie** f (Anlegen einer Ureterfistel) chir ureterostomy (ɔ) **⌁tomie** f chir (Harnleitereröffnung) ureterotomy **⌁trigonosigmoidostomie** f chir ureterotrigonosigmoidostomy ⌁--**ureterostomie** f chir uretero-ureterostomy **~vaginal** ureterovaginal (dʒai) **~vesikal** ureterovesical **⌁zele** f ureterocele (juə'ri:tərosi:l) **~zervikal** ureterocervical **⌁zystoneostomie** f (Uretereinpflanzung an anderer Stelle der Blase) chir ureterocystoneostomy (,sistoni:'ɔstəmi), ureteroneocystostomy **⌁zystostomie** f ureterocystostomy (ɔ) **⌁zystoskopie** f ureterocystoscopy
Ureter|peristaltik f ureteric (e) peristalsis **⌁plastik** f chir ureteroplasty (i:) **⌁prolaps** m prolapse of the ureter **⌁riss** m ureterodialysis (dai'ælisis) **⌁scheidenfistel** f path uretero (i:)-vaginal (dʒai) fistula **⌁schnitt** m (Harnleitereröffnung, Ureterotomie) chir ureterotomy (ɔ) **⌁sondierung** f ureteral catheterisation **⌁spasmus** m ureteral spasm **⌁stein** m calculus in the ureter (i:), ureterolith (juə'ri:təroliθ) **⌁tuberkulose** f ureteral tuberculosis (ʌ) **⌁verengerung** f ureteral (i:) obstruction (ʌ), ureterostenosis (ɔ) **⌁verletzung** f ureter injury **⌁verschluss** m ureteral obstruction **⌁zyste** f ureterocele **⌁zystoskop** n ureterocystoscope **⌁zystoskopie** f ureterocystoscopy
Urethan n (WHO) urethane ('juəriθein) (EP, BP), urethan (NF)
Urethra f (Harnröhre) urethra (juə-'ri:θrə) ⌁- urethral (i:) / ⌁ im Penisbereich penile (i:) urethra **⌁atresie** f urethratresia (ə'tri:ziə) **⌁drüse** f urethral gland
Urethral|- urethral (i:) **⌁abstrich** m urethral smear **⌁dilatation** f urethral dilatation **⌁erotik** f urethral erotism **⌁fieber** n urethral fever, urinary (juə) fever **⌁gie** f (Harnröhrenschmerz) urethralgia (juəri'θrældʒiə), urethrodynia **⌁krise** f (Tabes) urethral crisis (ai) **⌁meßsonde** f (zum Messen des Harnröhrendurchmessers) calibrator (æ) **⌁polyp** m urethral polyp (ɔ)
Urethra|naht f chir urethrorrhaphy (juə-ri'θrɔrəfi) **⌁plastik** f chir (Harnröhrenplastik) urethroplasty (i:) **~prostatisch** urethroprostatic
Urethr|ektomie f (Harnröhrenresektion)

urethrectomy (juəri'θrektəmi) **⌁embphraxis** f (Harnröhrenobstruktion) urethremphraxis **⌁eurynter** m (Harnröhrendehnsonde) urethreurynter (juə-'ri:θruə'rintə) **⌁ismus** m (Harnröhrenkrampf) urethral spasm, urethrism (juə'ri:θrizm)
Urethritis f (Harnröhrenentzündung od -katarrh) urethritis / spezifische ⌁ (Gonorrhoe) specific od gonorrh[o]eal (gɔnə'riəl) u. / nichtspezifische ⌁ non-specific od simple u. ⌁ **u. Zystitis** f urethrocystitis (juə'ri:θrosis'taitis)
Urethro|- (Vors) urethro- (i:) (Vors) **~bulbär** urethrobulbar ('balbə) **⌁dynie** f (Harnröhrenschmerz) urethrodynia, urethralgia ('θrældʒiə) **⌁gramm** n röntg urethrogram (i:) **⌁graphie** f (Harnröhrendarstellung) röntg urethrography **⌁meter** n urethrometer **~perineal** urethroperineal (peri'niəl) **⌁plastik** f chir (Harnröhrenplastik) urethroplasty (i:) **~prostatisch** (Urethra u Prostata betr) urethroprostatic (æ) **⌁rrhagie** f (Harnröhrenblutung) urethrorrhagia ('reidʒə) **⌁rrhaphie** f chir (Harnröhrennaht) urethrorrhaphy ('θrɔrəfi) **⌁rrhoe** f (Harnröhrenausfluß) urethrorrh[o]ea (juə,ri:θro'riə) **⌁skop** n (Harnröhrenspiegel) urethroscope (juə'ri:θrəskoup) **⌁skopie** f (Harnröhrenspiegelung) urethroscopy ('θrɔskəpi) **~skopisch** urethroscopic **⌁spasmus** m (Harnröhrenkrampf) urethrospasm, urethrism (juə'ri:θrizm) **⌁staxis** f urethrostaxis **⌁stenose** f (Harnröhrenverengerung) urethrostenosis, urethral stricture ('striktʃə) **⌁stomie** f chir (Anlegen einer Harnröhrenfistel) urethrostomy **⌁tom** n urethrotome (juə'ri:θrotoum) **⌁tomie** f chir (Harnröhrenschnitt) urethrotomy **~vaginal** (Harnröhre u. Scheide betr) urethrovaginal (dʒai) **~vesikal** urethrovesical (e) **⌁zele** f (Harnröhrenbruch) urethrocele (juə'ri:θrosi:l) **⌁zystitis** f (Harnröhren-Blasenentzündung) urethrocystitis (sis'taitis) **⌁zystographie** f urethrocystography **⌁zystoskop** n urethrocystoscope
Ur|form f primitive type od form, prototype **~geschichtlich** (prähistorisch) prehistoric **⌁geschlechtszelle** f embr primitive spermatoblast **⌁hidrose** f (Harnstoffabgabe durch den Schweiß) urhidrosis ('juəhi'drousis), sudor (ju:) urinosus (juəri'nousəs) **⌁hirn** n archencephalon (a:ken'sefələn)
Uridin n chem uridine ('juəridi:n) **⌁diphosphat** n uridine diphosphate (ɔ) (UD) **⌁diphosphatglukose** f uridine diphosphate glucose (UDPG) **⌁diphosphatglucuronsäure** f uridine diphosphate glucuronic acid (UDPGA) **⌁diribosephosphat** n uridine diribose phosphate (UDRP) **⌁monophosphat** n uridine monophosphate (UMP) **⌁triphosphat** n uridine triphosphate (UTP)
Uri|drose f urhidrosis (juəhi'drousis) **⌁dylsäure** f uridylic (i) acid **⌁kämie** f lith[a]emia (li'θi:miə), uric[a]emia (juəri'si:miə), uricacid[a]emia **⌁kase** f chem uricase (juərikeis) **⌁kazidurie** f uricaciduria ('juərikæsi'djuəriə)
Uriko|lyse f uricolysis ('kɔlisis) **⌁meter** n uricometer **⌁surie** f uricosuria **⌁surika** n pl pharm uricosuric agents
Urin m (Harn) urine ('juərin), water F, piss sl **abgehender ⌁** the urine passed (a:) **den ⌁ anhalten** to hold one's water

527

Abgabe hochkonzentrierten ⌐s ọligohy-drụria ('ɔligohai'druəriə) *blauer* ⌐ urocyạnosis ('juərosaiə'nousis) *dunkler* ⌐ dạrk-colọ[u]red u., high-colọ[u]red u. (ʌ) u. *durchsichtiger* ⌐ clear *od* lịmpid u. *fetthaltiger* ⌐ chỵlous ('kailəs) u. *flọckiger* ⌐ clọudy u. *heller* ⌐ clear u. *hochgestellter* ⌐ fẹbrile (i:) u. *klạrer* ⌐ clear *od* lịmpid u. *milchiger* ⌐ mịlky u. *sedimentạrmer* ⌐ crude u. *trüber* ⌐ clọudy *od* tụrbid u. ⌐- urine ('juərin), urinary (juə), urino- ('juərino-) *(Vors)*, uro- ('juəro-) *(Vors)* ⌐abgang *m* passage *od* dischạrge of urine, voiding ⌐absatz *m* urinary sẹdiment (e) ⌐abszẹß *m* uropostẹma ('juərəpos'ti:mə)

Urịnal *n* (Harnglas) urinal ('juərinəl) ⌐becken *n* urinal basin (ei) ⌐spüler *m* urinal flusher

Urịn|analỵse *f* urinalỵsis (æ) ~ausschei-dend urinary, diurẹtic (,daijuə'retik) ⌐ausscheidung *f* micturịtion (i), pạssing *od* discharge of urine / (aus dem Körper) elịmination of urine / (Menge) urine output / (Niere) rẹnal (i:) output / gleiche ⌐ in gleichen Zeitabschnitten isụria (ais'juəriə) / ⌐ großer Menge spezifisch leichten Urins hỵdrodiurẹsis ('haidrodaijuə'ri:sis) / übermässige ⌐ (niedergestellten, spezifisch leichten Harns) polyhydrụria (uə) / verlangsam-te ⌐ brady-ụria (juə) ⌐ausstoß *m* urine output ⌐befund *m* urinalỵsis (æ), urinary findings ⌐beschwẹrden *f pl* ⌐ Harnbeschwerden ⌐diagnọstik *f* urine diagnọsis *pl pathol*, chir urinary fịstula ⌐flasche *f* urine bottle / (Bett-flasche) urinal (juə) ⌐fluß *m* urine flow / (Inkontinenz) urine incontinence ~führend urinịferous (i) ⌐glas *n* urine glass

urinịeren to urinate ('juərineit), to pass (a:) urine, to make wạter, to mịcturate ('miktjuəreit) ⌐ *n* (Harnlassen, Wasserlassen) urinạtion, micturịtion (mik-tjuə'riʃn)

Urịn|infiltratịon *f* urinous (juə) in-filtratịon, extravasation of urine / (Ergebnis) ur[o]edẹma (juəri'di:mə) ⌐inkontinẹnz *f* urinary incọntinence ⌐kontrọlle *f* urine test, examinạtion of the urine ⌐kultur *f* urine cụlture ('kʌltʃə) ⌐lassen *n* (Harnlassen) pạss-ing urine *od* water, micturịtion (mikt-juə'riʃn), urinạtion / häufiges ⌐ frẹ-quent urinạtion ⌐menge *f* urine volume *od* output ⌐niederschlag *m* (Harnsedi-ment) urine sẹdiment (e)

urịno|genịtal urinogẹnital ('juərino'dʒe-nitl) ⌐m *n* (Harnzyste) urinọma ⌐me-ter *n* urinọmeter ~phịl (Bakterien) urọnophile (ɔ)

urinọs (harnartig) urinous (juə), urinose (juə)

Urịn|probe *f* (Menge) urine spẹcimen (e) / (Untersuchung) urine test ⌐produk-tịon *f* urine (juə) output ⌐sẹdiment *n* urinary sẹdiment (e) ⌐stạtus *m* uri-nalỵsis (æ) ⌐stein *m* (Harnstein) urolith ('juəroliθ), urinary cạlculus ⌐strahl *m* urinary stream ⌐therapịe *f* urotherapy ⌐toxizität *f* urotọxia, uro-toxịcity (i), urotoxy (juə) ~treibend diurẹtic (,daijuə'retik) ⌐untersuchung *f* urinalỵsis (æ), urine test *od* analỵsis ⌐vergiftung *f* urosẹpsis (,juəro'sepsis) ⌐verhaltung *f* retention of urine ⌐zylịn-der *m* urinary cast (a:)

Urịtis *f* (Dermatitis calorica) urịtis

Urkeimzellen *f pl* spẹrmatogonia (ou) and oogonia (,ouo'gouniə)

Urlaubsvertrẹter *m* lọcum tẹnens

Ur|leibeshöhle *f embr* primọrdium, prị-mary (ai) intẹstinal cạvity (æ) ⌐lịnde *f* tribade ('traibeid) ⌐mensch *m* primitive man ⌐mund *m embr* protostọma (prouto'stoumə), blạstopore ('blæsto-pɔ:) ⌐mundlippe *f embr* blạstopore lip ⌐niere *f embr* mẹsonephros (,meso-'nefrəs), primọrdial kịdney, embryọnic (ɔ) kịdney ⌐nieren- *embr* mẹsonephric (,meso'nefrik) ⌐nierengang *m* mẹso-nẹphric duct (ʌ), Wọlffian (ɔ) duct

Urobilịn *n chem* urobịlin (,juəro'bailin) ⌐ämie *f* urobilin[a]emia ('juəro,baili-'ni:miə) ⌐ịkterus *m* urobilinịcterus ('juəro,baili'niktərəs)

Urobilịnogen *n* urobilịnogen ('juərobai-'linodʒən) / ⌐ im Urin urine (juə) urobilịnogen[a]emia ⌐probe *f* Ehrlich's ('e:rliçs) test ⌐urie *f* urobilinogenụria ('juəro-bai,linodʒən'juəriə)

Uro|bilịn-Quotient *m* urobịlin quọtient ('kwouʃiənt) ⌐bilinụrie *f* urobilinụria ('juəro,bailin'juəriə) ⌐caninsäure *f* (Aci-dum urocanicicum) iminạzoleacrylic (imi'næzoulə'krilik) *od* urocạnic ạcid ⌐chesie *f* urochẹsia ('ki:ziə) ⌐chlọral-säure *f* trichlorẹthylglucurọnic *od* urochlọralic ạcid ⌐chrọm *n* (Harn-farbstoff) chem urochrome ('juəro-kroum) ⌐chromogen *n chem* urochrọ-mogen ⌐dọchium *n* urodọchium (ou), urinal (juə) ⌐dynie *f* urodỵnia ⌐erỵth-rịn *n* uro-erỵthrin (e) ⌐ferrinsäure *f* uroferric (e) ạcid ⌐flowmetrịe *f* uroflọwmetry ⌐gạstron *n* urogạstrone ~gen (von den Harnwegen ausgehend) urọgenous (juə'rɔdʒinəs)

urogenịtal urogẹnital, genito-urinary ('dʒenito'juərinəri) ⌐abszẹss *m* urogẹni-tal abscess ⌐apparạt *m* urogẹnital (e) sỵstem *od* tract, genito-urinary apparạ-tus ⌐bezịrk *m* urogẹnital (e) region ⌐falte *f* urogẹnital (e) fold ⌐fistel *f* genito-urinary (juə) fịstula, urogẹnital f. ⌐infektịon *f* urogẹnital infẹction ⌐krise *f* (der Tabiker) urocrịsis (,juəro-'kraisis) ⌐myịasis *f* urogẹnital myịasis ⌐rinne *f* urẹthral (i:) *od* urogẹnital groove (u:) ⌐schlauch *m* urogẹnital tube ⌐sỵstem *n* urogẹnital sỵstem *od* tract ⌐traktus *m* urogẹnital canạl (æ) *od* tract ⌐tuberkulọse *f* tuberculọsis of the urogẹnital sỵstem

Uro|gramm *n röntg* urogram (juə) ⌐graphie *f röntg* urography / ⌐ nach oraler Gabe des Kontrastmittels oral ('ɔ:rəl) u. / ⌐ von oben descending u. / ⌐ mit Füllung von unten ascending *od* retrograde ('retrogreid) u. / retrograde ⌐ ascending *od* cystoscọpic (ɔ) *od* retrograde u. ⌐graphika *n pl röntg* urogrạphic agents / ⌐ graphisch röntg urogrạphic (æ) ⌐hämatịn *n* uroh[a]e-matịn (i:) ⌐kanịnsäure *f* (Acidum urocanicicum) urocạnic ạcid, imin-azoleacrylic ạcid ⌐kịnase *f* urokịnase ~kinẹtisch urocinẹtic ('juərosi'netik), urokinẹtic (ki'netik) ⌐kymographie *f* urokymọgraphy ⌐lagnie *f* urolạgnia (æ) ⌐lịth *m* (Harnstein) urolith ('juəroliθ), urinary cạlculus / ⌐-urolịthic (juəro'liθik) ⌐lithịasis *f* urolithịasis (juəroli-'θaiəsis) ⌐loge *m* (Facharzt für Harnlei-den) urọlogist (juə'rɔlədʒist) ⌐logie *f*

urọlogy ~lọgisch urologic[al] (ɔ) ⌐me-lanịn *n* uromẹlanin (e) ⌐mẹter *n* (Apparat zur Bestimmung des spezifi-schen Gewichts des Harns, Harn-waage) urinọmeter, urọmeter ⌐-nephrọse *f* uronephrọsis

Urọnsäuren *f pl* urọnic (ɔ) ạcids

Uro|pathie *f* uropathy ⌐penie *f* uropẹnia (i:) ⌐phan *n* urọphan ~phan (im Urin erscheinend) urophạnic (æ) ⌐philie *f* urophịlia ⌐phobie *f* (Angst vor Harn-lassenmüssen zur unrechten Zeit) uro-phọbia ⌐phthịsis *f s* Urogenitaltuber-kulose ⌐plania *f* uroplạnia ⌐poẹse *f* (Harnproduktion) uropoiẹsis ~poẹ-tisch (harnproduzierend) uropoiẹtic, producing urine ⌐porphyrịn *n chem* uropọrphyrin ('pɔ:firin) ⌐pterịn *n* urop-terin (ɔ)

Urọrgan *n embr* prịmitive ọrgan

Uro|rhythmographie *f* urorhythmọgra-phy ⌐rosein *n chem* urorosein ('rousi:in) ⌐rrhagie *f* (Harnfluß) uror-rhạgia ('reidʒiə) ⌐rubịn *n chem* uro-rubin ('ru:bin) ⌐schesis *f* (Harnver-haltung) uroschẹsis ⌐sepsịn *n* uro-sepsin ⌐sẹpsis *f* urosẹpsis ⌐skọpie *f* (Harnuntersuchung) urọscopy, urinos-copy ~skọpisch urọscopic (ɔ) ⌐stealịth *m* urostealịth ('stiəliθ) ⌐stenọse *f* urinary tract stenọsis ⌐thel *n* epi-thẹlium of the urinary tract ~thẹlial urothẹlial (,juəro'θi:liəl) ⌐thọrax *m* urothọrax ⌐toxịn *n* urotoxin ⌐xạn-säure *f* urọxanic (juərɔk'sænik) ạcid ⌐xanthịn *n chem* urọxanthin ('zænθin) ⌐xanthịnsäure *f chem s* Homogentisin-säure ⌐zẹle *f* urocele ('juərosi:l)

Ur|phantasien *f pl* prịmal phạntasies ⌐plasma *n* archiplạsm ⌐qualitäten *f pl ps* prịmary quạlities

Ụrsache *f* cause / mechạnische ⌐ mechạnical c. / aus mehreren ⌐n stạmmend multicạusal (ɔ:) / prädispo-niẹrende ⌐ predispọsing (ou) c. / unbekạnnte ⌐ unknọwn (ou) c., zwei-felhafte ⌐ dọubtful c.

Ụrsachen|lehre *f* [a]etịology (i:ti'ɔlədʒi) ⌐problem *n* cạusal (ɔ:) prọblem (ɔ)

Ụrsache-Wịrkungs-Verhältnis *n* causạli-ty, relạtionship between cause and effect

ụrsächlich cạusal (ɔ:), cạusative; [a]etiolọgic[al] ⌐keit *f* (ursächlicher Zusammenhang) causạlity

Ụrsamenzelle *f* (Spermatogonie) spẹr-matogọnium (ou)

Ụrsegment *n embr* sọmite ('soumait), primitive segment, sọmatome (ou) ⌐-sọmitic (i) ⌐stiel *m* gononephrotome (e)

Ụrsolasthma *n* paraphẹnylenediamine ('fenili:n'daiəmi:n) ạsthma ('æsmə)

Ụrsolsäure *f* ursọlic ạcid

Ụrsprung *m* ọrigin, source / (Muskel) ọrigin

ụrsprünglich original (ə'ridʒinəl) / *embr* prịmary (ai), primọrdial, prịmitive

Ụrsprungs|anomalie *f* anọmalous ọrigin ⌐kern *m* nụcleus of ọrigin

Ụr|stoff *m* original *od* prịmary (ai) mạtter *od* substance / *chem* ẹlement ⌐substanz *f s* ⌐stoff ⌐szene *f ps* prịmal scene

Ụrteilsstörung *f ps* impaired judgement

Ụrtica *f derm, bot* ụrtica

Urticaria *f s* Urtikaria / ⌐ gigạntea (Quincke-Ödem) giạnt (ai) urticaria / ⌐ pigmentọsa (Xanthelasmọidea) ur-

ticaria pigmentosa syndrome, Nettleship's ('netlʃips) disease / ⍩ solaris urticaria solaris (εɔ)
Urtierchen n protozoon (prouto'zouɔn), pl protozoa ('zouɔ)
Urtikaria f (Nesselsucht, Nesselfieber, Nesselausschlag) urticaria (ɔ:ti'kεɔriɔ), hives (haivz) F, nettle rash / allergische ⍩ allergic u. / hämorrhagische ⍩ h[a]emorrhagic u., urticaria haemorrhagica (æ) / ⍩- urticarial (εɔ), urticarious ~artig urticarial ⍩erythem n urticarial erythema (i:) ~verursachend urticariogenic (ɔ:ti,kεɔrio'dʒenik)
urtikariell urticarial (εɔ), urticarious
Urtikation f urtication
Ur|titersubstanz f pharm certified primary standard ~tümlich prim[a]eval (i:) ⍩typ m primitive type (ai)
Uruschiol n urushiol (juɔ'ru:ʃiɔl)
Ur|wachsamkeit f primitive vigilance (i) ⍩wirbel m embr primitive vertebra, provertebra ⍩zelle f elementary od primordial cell ⍩zeugung f abiogenesis (,æbio'dʒenisis), spontaneous (ei) generation / ⍩- abiogenetic (e), abiogenous (ɔ) ⍩zustand m embr primitive state
US = Unterschenkel m lower leg
Uschinsky (u'ʃinski)**-Lösung** f Uschinsky's protein-free broth
Usher ('ʌʃɔ)**-Syndrom** n Usher's syndrome
U.S.I.-Box f (Unfall-Schock-Infarkt-Box) accident-shock-infarction box
Uskow ('uskɔf)**-Pfeiler** m pl Uskow's pillars
USP = United States Pharmacopeia
Usur f (Knochen) defect, lesion ('li:ʒn) ~iert (bes Knochen) worn-out, eroded ⍩ierungsvorgang m (Knochen) wearing (εɔ) process
Utageschwür n mucocutaneous (ei) leishmaniasis (li:ʃmɔ'naiɔsis)
Uteralgie f (Gebärmutterschmerz) uteralgia (ju:tɔ'rældʒiɔ), uterodynia, hysteralgia
uterin uterine ('ju:tɔrain), utero- ('ju:tɔro-) (Vors) ⍩drüsen f pl uterine glands ⍩gefäß n uterine [blood] vessel ⍩geräusch n placental murmur (ɔ:), uterine souffle ('su:fl) ⍩segment n uterine segment
Uteritis f uteritis
utero|- (Vors) utero- ('ju:tɔro-) (Vors), uterine ('ju:tɔrain), utero-abdominal (ɔ) ⍩dynie s Uteralgie ⍩graphie f (Uterusdarstellung) röntg uterography ~peritoneal uteroperitoneal (peritɔ'niɔl) ⍩pexie f(Gebärmutteranheftung) uteropexy (ju:) ~plazental uteroplacental ~rektal uterorectal ⍩rektalfistel f uterorectal fistula ~sakral uterosacral (ei) ⍩salpingographie f (Kontrastdarstellung von Uterus u Eileitern) röntg hysterosalpingography, uterotubography, uterosalpingography ⍩spasmus m hysterospasm ⍩styptika n pl pharm uterotonics ⍩tomie f (Hysterotomie) hysterotomy, uterotomy ⍩tonika n pl pharm uterotonics ~trop uterotrop[h]ic ~tubal uterotubal (ju:) ⍩tubographie f röntg uterotubography, uterosalpingography (ɔ) ~vaginal uterovaginal (dʒai) ~vesikal uterovesical (e), hysterocystic (i) ⍩vesikalfistel f uterovesical (e) pouch (au) ⍩zele f (Gebärmutterbruch) uterocele ('ju:tɔ-

rosi:l), hysterocele ~zervikal uterocervical
Uterus m (Gebärmutter) uterus ('ju:tɔrɔs), womb (wu:m), metra ('mi:trɔ) ⍩ acollis uterus acollis ⍩ arcuatus u. arcuatus asymmetrischer ⍩ asymmetrical u. beweglicher ⍩ mobile (ou) u. ⍩ bicornis u. bicornis ⍩ bifidus bifid (ai) u. ⍩ bipartitus bipartite u. ⍩ didelphys u. didelphys (dai'delfis), u. duplex (ju:) doppelter ⍩ dimetria (i:), double u. ⍩ duplex u. didelphys (dai'delfis), dimetria (i:) fixierter ⍩ fixed u. gebärbereiter ⍩ term u. gravider ⍩ pregnant u. hypoplastischer ⍩ hypoplasia (ei) of the u. hypotropher ⍩ hypotrophic (ɔ) u. ⍩ infantilis infantile u. narbig veränderter ⍩ scarred u. ⍩ planus fundalis uterus with flat fundus (ʌ), u. planifundalis (ei) rudimentärer ⍩ rudimentary u. ⍩ septus u. septus, septate u. ⍩ subseptus u. subseptus (e) ⍩ unicornis unicorn (ju:) u., u. unicornis wehenschwacher ⍩ lazy u. weicher ⍩ (wie bei Endometritis) boggy u. ⍩ varius ('ju:tɔrɔs), uterine (ju:) (Vors), uterine ('ju:tɔrain), hystero- (i) (Vors) ⍩ u. Abdomen betr. utero-abdominal (ɔ) ⍩ u. Bauchhöhle betr. utero-abdominal (ɔ) ⍩ u. Bauchwand betr. uteroparietal (pɔ'raiitl) ⍩ u. Becken betr. uteropelvic (e) ⍩ u. Blase betr. hysterocystic (i), uterovesical (e) ⍩ u. Darm betr. utero-intestinal ⍩ u. Eileiter betr. uterotubal (ju:) ⍩ u. Kolon betr. uterocolic (ɔ) ⍩ u. Ovar betr. utero-ovarian (ou-'vεɔriɔn) ⍩ u. Ovidukt betr. uterotubal (ju:) ⍩ u. Plazenta betr. uteroplacental ⍩ u. Rektum betr. uterorectal ⍩ u. Sakrum betr. uterosacral (ei) ⍩ u. Tube betr. uterotubal (ju:) ⍩ u. Vagina betr. uterovaginal (dʒai) ⍩ u. Zervix betr. uterocervical ⍩abstrich m uterine smear (iɔ) ⍩apoplexie f uterine apoplexy ⍩atonie f metratonia (mi:trɔ'touniɔ), atony (æ) of the uterus ⍩atresie f hysteratresia ('tri:ziɔ) ⍩atrophie f metratrophia (mi:trɔ'troufiɔ) ⍩aufnahme f röntg (Verfahren) uterography, hysterography / (mit Kontrastmittel) metrography / (Bild) hysterogram ⍩aufrichtung f chir replacement of the uterus ⍩auskleidung f lining of the uterus, uterine mucosa (mju'kousɔ) ~bedingt metrogenous (ɔ), originating in the uterus ⍩biopsie f uterine biopsy ⍩blutung f uterine h[a]emorrhage ('hemɔridʒ), metrorrhagia (mi:tro-'reidʒiɔ) ⍩bruch m (Hysterozele) hysterocele, uterocele ⍩carnum n cavity (æ) of the uterus ⍩darstellung f röntg uterography, hysterography ⍩dilatator m uterine dilator ⍩dusche f uterine douche (du:ʃ) ⍩entfernung f chir (Gebärmutterentfernung, Hysterektomie) hysterectomy, uterectomy, metrectomy (mi:'trektɔmi) / (bei Myomatose) myomohysterectomy ⍩eröffnung f chir hysterotomy, uterotomy / abdominale ⍩ hysterolaparotomy, abdominal (ɔ) hysterotomy ⍩erweichung f hysteromalacia (mɔ'leiʃiɔ) ⍩exstirpation f s ⍩-entfernung ⍩faßzange f uterotractor ('ju:tɔro'træktɔ) ⍩fixation f

f (Gebärmutteranheftung, Hysteropexie, Ventrifixation des Uterus) chir hysteropexy, uteropexy, ventrifixation / ⍩ nach Laparotomie abdominal (ɔ) hysteropexy / ⍩ von der Scheide aus vaginal (ai) hysteropexy ⍩fluor m metroleucorrh[o]ea [US -leuko-] ('mi:tro,lju:kɔ'riɔ) ⍩fremdkörper m uterine foreign body ⍩gewächs n uterine tumo[u]r ⍩gonorrhoe f metrogonorrh[o]ea (i) ⍩hinterwand f posterior (ɔ) wall of the uterus ⍩höhe f (der Schwangeren) height of uterus ⍩höhle f uterine cavity (æ) / gas- u bluthaltige ⍩ physoh[a]ematometra (i:) ⍩horn n uterine cornu ('kɔ:nju) od horn ⍩hypertrophie f metrauxe (mi'trɔ:ksi) ⍩hypoplasie f hypoplasia (ei) of the uterus ⍩infarkt m uterine infarction ⍩inversion f inversion of the uterus ⍩irrigator m metrocyst (i:) ⍩karzinom n (Gebärmutterkrebs) hysterocarcinoma, carcinoma of the uterus ⍩kavum n uterine cavity ⍩-Klemmzange f (zur Blutstillung) uterine h[a]emostasis forceps pl ⍩konglutination f uterine adhesion ⍩körper m body of the uterus ⍩krampf m uterine spasm, uterismus ⍩krebs m s ⍩karzinom ⍩kürette f uterine (ju:) curet[te] ⍩löffel m uterine scoop ⍩meßsonde f hysterometer, uterometer ⍩messung f hysterometry, uterometry ⍩mißbildung f deformity of the uterus ⍩motilität f uterine motility ⍩mukosa f uterine mucosa ⍩muskel m uterine muscle, myometrium (maio-'mi:triɔm) ⍩muskulatur f uterine muscles pl, myometrium (,maio'mi:triɔm) ⍩myom n (Gebärmuttermyom) hysteromyoma ⍩myomexstirpation f chir hysteromyomectomy ⍩naht f (Hysterorrhaphie) chir hysterorrhaphy (histɔ-'rɔrɔfi) ⍩narbe f uterine scar ⍩perforation f perforation of the uterus ⍩pessar n pessary for supporting the uterus, hysterophore (fɔ:) ⍩plastik f chir uteroplasty, hysteroplasty, metroplasty ⍩polyp m uterine polypus (ɔ) ⍩-Polypenzange f chir uterine polypus forceps pl ⍩präparat n uterine specimen (e) ⍩prolaps m prolapse of the uterus, dropped uterus, hysteroptosis ('histɔro'tousis) / (hochgradiger) procidentia (prousi'denʃiɔ) ⍩redressement n basculation ⍩reposition f chir reposition of the uterus ⍩resektion f chir resection of the uterus, hysterectomy / ⍩ „von oben" gastrohysterectomy ⍩röntgen n F röntg (meist mit Kontrastfüllung) hysterography ⍩ruptur f (Gebärmutterriß) rupture of the uterus, hysterorrhexis, metrorrhexis ⍩sarkom n uterine sarcoma ⍩schichten f pl layers (εɔ) of the uterus ⍩schleimhaut f mucous (ju:) coat of the uterus / Entfernung der ⍩ endometrectomy ⍩schleimhautabstoßung f deciduation ⍩schmerz m (Hysteralgie) hysteralgia (histɔ'rældʒiɔ), hysterodynia, uteralgia, metralgia, uterodynia ⍩schnitt m chir metrotomy (æ) ⍩segment n uterine segment ⍩senkung f s ⍩prolaps ⍩sklerose f uterosclerosis ⍩sonde f uterine sound od probe ⍩spasmus m uterine spasticity ⍩spekulum n s ⍩spiegel ⍩spiegel m hysteroscope, metroscope (i:), uteroscope ⍩spiegeln i hysteroscopy, uteroscopy ⍩spritze f uterine syringe ('sirindʒ) ⍩-Spülka-

theter *m* u̲terine douche (u:) ⸰**stein** *m* (Gebärmutterstein) hy̲sterolith, u̲terine ca̲lculus, u̲terolith ⸰**thermographie** *f* u̲terothermo̲graphy ⸰**tonus** *m* u̲terine tone ⸰**trägheit** *f* (Wehenschwäche) u̲terine ine̲rtia (i'nə:ʃjə) ⸰**venenentzün-dung** *f* phle̲bometri̲tis (ˌflebomi'traitis) ⸰**verlagerung** *f* displa̲cement of the u̲terus ⸰**verschluß** *m* *chir* su̲rgical clo̲sure ('klouʒə) of the os (ɔ) u̲teri ('ju:tərai), hy̲sterocle̲isis (ˌhistəro'klai-sis) ⸰**verwa̲chsungen** *f pl* adhe̲sions (i:) of the u̲terus / Lösen von ⸰ hysteroly-sis ⸰**vorderwand** *f* ante̲rior (iə) su̲rface of the u̲terus ⸰**vorfall** *m* *s* ⸰prolaps ⸰**wand** *f* u̲terine wall ⸰**wandblutung** *f* u̲terine a̲poplexy ⸰**zange** *f* u̲terotra̲ctor

U-Test *m* Mann-Whi̲tney U test

Utilisation *f* u̲tilisa̲tion

UTP = Uri̲di̲ntriphospha̲t *n* u̲ridine tripho̲sphate, UTP

Utri̲culus *m* *anat* u̲tricle (ju:) / ⸰ prosta̲ticus (*PNA*) prosta̲tic u̲tricle

utrikulär (sackartig) utri̲cular (ju'tri-kjulə)

UV = ultraviole̲tt u̲ltraviolet ⸰**-Ana-lysenlampe** *f* *Lab* ultraviolet ray lamp for analy̲tical purposes

Uvea *f* (Auge) u̲vea ('ju:viə)

uve̲al u̲veal ('ju:viəl) ⸰**plastik** *f* u̲veoplas-ty ('ju:vioplæsti) ⸰**trakt** *m* (Auge) u̲veal tract

Uveapigment *n* u̲veal pi̲gment

Uve̲itis *f* i̲ridocyclocho̲roidi̲tis ('airido-'saikloˌkɔ:rɔi'daitis), uve̲itis (ju:vi'aitis) ⸰**katara̲kt** *f* (Cataracta chorioidealis) cho̲roi̲dal ca̲taract

Uveo-Paroti̲tis *f* u̲veoparoti̲tis ⸰**-Syn-drom** *n* neuro-u̲veoparo̲tid sy̲ndrome, He̲erfordt's sy̲ndrome

Uvi̲olmilch *f* u̲viol (ju:) milk

Uvi̲tinsäure *f* (5-Methyl-1,3-Benzendi-karbonsäure) u̲vi̲tic (ju'vitik) a̲cid

UV-Stra̲hlen *m pl* u̲ltraviolet (ai) rays

U̲vula *f* (Zäpfchen) u̲vula ('ju:vjulə) / gespaltene ⸰ staphylo̲schisis (stæfi-

'lɔskisis), cleft u̲vula / ⸰ vermis (*PNA*) u̲vula of the ve̲rmis ⸰**entzündung** *f* uvuli̲tis (ju:vju'laitis) ⸰**messer** *n chir* u̲vulotome

uvulär (Zäpfchen *betr*) u̲vular ('ju:vjulə)

Uvula|resektion *f* *chir* (Zäpfchenentfer-nung) u̲vule̲ctomy ('ju:vju'lektəmi), staphyle̲ctomy ⸰**schwellung** *f* (Zäpf-chenödem) sta̲phylo-[o]ede̲ma (i:), sta̲phy-l[o]ede̲ma (i:) ⸰**spalte** *f* bi̲fid u̲vula

Uvul|ektomie *f* *chir* u̲vule̲ctomy (ˌju:-vju'lektəmi) ⸰**itis** *f* (Zäpfchenentzün-dung) uvuli̲tis (ju:vju'laitis) ⸰**optose** *f* (Zäpfchensenkung) u̲vulopto̲sis (ˌju:-vjulo'tousis), sta̲phylopto̲sis

Uvulo|tom *n* u̲vulotome ('ju:vjulətoum) ⸰**tomie** *f chir* (Abtragung des Zäpf-chens) u̲vulo̲tomy (ju:vju'lɔtəmi)

U-Welle *f* (EKG) U wave

UW-Massage *f* u̲nderwa̲ter ma̲ssage

U-Zacke *f* U wave

Uzara *f* (Uzara- *od* Somphocarpuswur-zel) *pharm* uza̲ra (ju:'zɛərə)

V

V = Atemvolumen *n* tidal volume / = unipolare Brustwandableitung *f* unipolar chest lead, V / = Totraum *m* dead space / = Vanadium *n* vanadium, V / = *anat* Vena *f* vena, vein, V / = Vibrio *m* Vibrio, V / = Visus *m* visual acuity, V / = Volt *n* volt, v

v = ventral ventral / = *chem* vizinal vicinal

VA = Varianzanalyse *f* analysis of variance

Vaccina *f* (Kuhpocken) vaccina (væk-'sainə), vaccinia (i) ⟂- ᵛvaccinial (i), vaccinal

Vaccinella *f* (abortive Kuhpocken) vaccinella (væksi'nelə)

Vaccinum *n* [*pl* Vaccina (*EP*)] vaccine ⟂ *cholerae* (*EP*) (Choleraimpfstoff) cholerae vaccine (*EP, BP*) ⟂ *cholerae cryodesiccatum* (*EP*) (Cholera-Impfstoff [gefriergetrocknet]) freeze-dried cholera vaccine (*EP*) ⟂ *diphthericum adsorbatum* (*EP*) diphtheria vaccine (adsorbed) (*EP, BP*) ⟂ *diphthericum et tetanicum adsorbatum* (*EP*) diphtheria and tetanus vaccine (adsorbed) (*EP, BP*) ⟂ *diphthericum, tetanicum et pertussis adsorbatum* (*EP*) diphtheria, tetanus and pertussis vaccine (adsorbed) (*EP, BP*) ⟂ *influenzae inactivatum* (*EP*) (Grippe--Impfstoff [inaktiviert]) influenza vaccine (inactivated) (*EP, BP*) *Vaccina leptospirae interrogantis ad usum veterinarium* (*EP*) leptospira vaccines for veterinary use (*EP*) ⟂ *morbillorum* (*EP*) (Masern-Impfstoff [lebend, attenuiert]) measles vaccine (live, attenuated) (*EP, BP*) ⟂ *pertussis* (*EP*) (Keuchhusten-Impfstoff) pertussis vaccine (*EP, BP*) ⟂ *pertussis adsorbatum* (*EP*) (Keuchhusten-Adsorbat-Impfstoff) pertussis vaccine (adsorbed) (*EP, BP*) ⟂ *poliomyelitidis inactivatum* (*EP*) (Poliomyelitis-Impfstoff [inaktiviert]) poliomyelitis vaccine (inactivated) (*EP, BP*) ⟂ *poliomyelitidis perorale* (*EP*) (Poliomyelitis-Impfstoff (lebend, oral) poliomyelitis vaccine (oral) (*EP, BP*) ⟂ *tetanicum adsorbatum* (*EP*) tetanus vaccine (adsorbed) (*EP, BP*) ⟂ *tuberculosis* [*BCG*] *cryodesiccatum* (*EP*) (BCG-Impfstoff [gefriergetrocknet]) freeze-dried BCG vaccine (*EP, BP*) ⟂ *typhoidi* (*EP*) (Typhus-Impfstoff) typhoid vaccine (*EP, BP*) ⟂ *typhoidi cryodesiccatum* (*EP*) (Typhus-Impfstoff [gefriergetrocknet]) freeze-dried typhoid vaccine (*EP, BP*) ⟂ *variolae cryodesiccatum dermicum* (*EP*) (Pockenimpfstoff [gefriergetrocknet], Dermolymphe) freeze-dried smallpox vaccine (dermal) (*EP*), smallpox vaccine (dried) (*BP*) *Vaccina viva anthracis sporula ad usum veterinarium* (*EP*) anthrax spore live vaccines for veterinary use (*EP*) ⟂ *vivum bronchiticum infectivum aviarum cryodesiccatum* (*EP*) freeze-dried avian infectious bronchitis live vaccine (*EP*) ⟂ *vivum hepatitidis canis contagiosae cryodesiccatum* (*EP*) freeze-dried canine contagious hepatitis live vaccine (*EP*) ⟂ *vivum morbi „Carrei' cryodesiccatum pro cane* (*EP*) freeze-dried canine

distemper live vaccine (*EP*) ⟂ *vivum morbi „Carrei' cryodesiccatum pro mustelidis* (*EP*) freeze-dried ferret and mink distemper live vaccine (*EP*) ⟂ *vivum pseudopestis aviariae cryodesiccatum [stirpe lentogenica]* (*EP*) freeze--dried Newcastle disease live vaccine (lentogenic strain) (*EP*)

Vagabunden|ekzem *n* vagabonds' (æ) disease, vagrants' (ei) disease ⟂haut *f s* ⟂ekzem

vagal (Vagus *betr*) vagal (ei)

Vagantendiabetes *m* vagrants' (ei) diabetes (daiə'bi:ti:z)

Vagina *f* (Scheide) vagina (və'dʒainə), front passage (æ) / (Hülle, Sehnenscheide) sheath (ʃi:θ) / per ~m vaginally (və'dʒainəli), per vaginam (və'dʒainəm) ⟂*e bulbi* (*PNA*) fascial sheaths of the eyeball ⟂ *carotica* (*PNA*) carotid sheath ⟂ *externa nervi optici* (*PNA*) external sheath of the optic nerve ⟂*e fibrosae digitorum manus* (*PNA*) fibrous flexor sheaths of the tendons of the fingers; ⟂*e fibrosae digitorum pedis* (*PNA*) fibrous flexor sheaths of the tendons of the toes; ⟂ *fibrosa tendinis* (*PNA*) fibrous sheath of the tendon ⟂ *interna nervi optici* (*PNA*) internal sheath of the optic nerve ⟂ *musculi recti abdominis* (*PNA*) sheath of the rectus abdominis muscle ⟂ *processus styloidei* (*PNA*) sheath of the styloid (ai) process ⟂ *septa* septate v. ⟂ *synovialis communis musculorum flexorum* (*PNA*) common synovial sheath of the flexor tendons; ⟂*e synoviales digitales manus* (*PNA*) synovial sheaths of the flexor tendons of the fingers; ⟂*e synoviales digitales pedis* (*PNA*) synovial sheaths of the flexor tendons of the toes; ⟂ *synovialis intertubercularis* (*PNA*) intertubercular synovial sheath [of the long head of the biceps brachii muscle]; ⟂ ~ *musculi obliqui superioris* (*PNA*) bursa of the superior oblique muscle of the orbit; ⟂ ~ *musculorum peroneorum communis* (*PNA*) common synovial sheath of the peroneal tendons; ⟂ ~ *tendinis* (*PNA*) synovial sheath of a tendon; ⟂*e synoviales tendinum digitorum* (*PNA*) digital synovial sheaths of the tendons of the hand; ⟂ *synovialis tendinis musculi flexoris carpi radialis* (*PNA*) synovial sheath of the flexor carpi radialis tendon; ⟂ *tendinis musculi flexoris hallucis longi* (*PNA*) synovial sheath of the flexor hallucis longus tendon; ⟂ ~ *tendinis musculi tibialis posterioris* (*PNA*) synovial sheath of the tibialis posterior tendon ⟂*e tendinum digitales pedis* (*PNA*) digital synovial sheaths of the tendons of the foot; ⟂ *tendinum musculorum abductoris longi et extensoris brevis pollicis* (*PNA*) synovial sheath of the tendons of the abductor pollicis longus and extensor pollicis brevis muscles; ⟂ *tendinum musculorum extensorum carpi radialium* (*PNA*) synovial sheath of the tendons of the radial extensors of the wrist; ⟂ *tendinis musculi extensoris carpi ulnaris* (*PNA*) synovial sheath of the extensor carpi ulnaris tendon; ⟂ *tendinum musculorum extensorum digitorum et extensoris indicis* (*PNA*) synovial sheath of the extensor digitorum and extensor indicis tendons; ⟂ *tendinis musculi extensoris*

digiti minimi (*PNA*) synovial sheath of the extensor digiti minimi tendon; ⟂ *tendinum musculi extensoris digitorum pedis longi* (*PNA*) synovial sheath of the extensor digitorum longus tendons; ⟂ *tendinis musculi extensoris hallucis longi* (*PNA*) synovial sheath of the extensor hallucis longus tendon; ⟂ *tendinis musculi extensoris pollicis longi* (*PNA*) synovial sheath of the extensor pollicis longus tendon; ⟂ *tendinum musculi flexoris digitorum pedis longi* (*PNA*) synovial sheath of the flexor digitorum longus tendons; ⟂ *tendinis musculi flexoris pollicis longi* (*PNA*) synovial sheath of the flexor pollicis longus tendon; ⟂ *tendinis musculi peronei [fibularis] longi plantaris* (*PNA*) plantar synovial sheath of the peroneus longus tendon; ⟂ *tendinis musculi tibialis anterioris* (*PNA*) synovial sheath of the tibialis anterior tendon ⟂- (Scheiden-) colpo- (*Vors*), colp- (*Vors*), vaginal (ai), vagino- (æ) (*Vors*) ⟂ u. Perineum betr. vaginoperineal ('vædʒino,peri'niəl) ⟂ u. Rektum betr. vaginorectal

vaginal vaginal (və'dʒainəl), vagino-('vædʒino), colpo- ⟂abstrich *m* vaginal smear (iə) ⟂abstrichkultur *f* vaginal smear (iə) culture ('kʌltʃə) ⟂atresie *f* colpatresia (i:) ⟂bild *n* vaginal smear picture ⟂blutung *f* bleeding from the vagina, vaginal h[a]emorrhage ('heməridʒ), colporrhagia (kɔlpo'reidʒiə) ⟂bruch *m s* Scheidenbruch ⟂creme *f* vaginal cream ⟂dilatator *m* vaginal dilator ⟂drüse *f* vaginal gland ⟂epithel *n* vaginal epithelium (i:) ⟂erweiterung *f* vaginal dilatation ⟂exzision *f* *chir s* Scheidenausrottung ⟂gelee *n* vaginal jelly ⟂hernia *f* vaginal hernia ⟂itis *f* vaginalitis ⟂kapsel *f* vaginal capsule ⟂karzinom *n* vaginal carcinoma ⟂krampf *m* vaginismus ⟂kugel *f* vaginal suppository (ɔ) ⟂leiden *n* vaginopathy (ɔ) ⟂naht *f s* Scheidennaht ⟂neuralgie *f* colpalgia ⟂öffnung *f* (Introitus vaginae) introitus (ou) vaginae (və-'dʒaini:), vulva (ʌ) ⟂paste *f pharm* vaginal jelly ('dʒeli) ⟂pfropf *m* vaginal plug ⟂plastik *f chir* vaginoplasty, colpoplasty, elytroplasty (e) ⟂polyp *m s* Scheidenpolyp ⟂prolaps *m* colpoptosis (,kɔlpo'tousis) ⟂ring *m* vaginal ring, pessary ⟂schlauch *m* vaginal canal (æ) ⟂schleim *m* vaginal pool mucus ⟂schleimhaut *f* vaginal mucosa ⟂schmerz *m s* Vaginodynie ⟂schnitt *m* colpotomy ⟂sekret *n* vaginal secretion (i:) ⟂smear *m* vaginal smear (iə) ⟂spiegel *m* (Scheidenspiegel) vaginal speculum ('spekjuləm), vaginoscope (æ) ⟂spülung *f* vaginal douching (u:) ⟂suppositorium *n pharm* vaginal suppository (ɔ), vaginal insert ⟂tampon *m* vaginal plug (ʌ) ⟂tamponade *f s* Scheidentamponade ⟂wand *f* vaginal wall ⟂zäpfchen *n* vaginal suppository (ɔ) ⟂zyklus *m* vaginal cycle (ai) ⟂zyste *f* vaginal cyst

Vaginifixation *f s* Vaginofixation

Vaginismus *m* vaginism ('vædʒinizm), vaginismus, vulvismus

Vaginitis *f* (Scheidenentzündung, Scheidenkatarrh) vaginitis (vædʒi'naitis), colpitis, vaginal catarrh (kə'ta:) ⟂akute ⟂ acute v. *chronische* ⟂ chronic (ɔ) v. ⟂ *durch Candida albicans* candida

albicans v. ᴂ *durch Saprophyten* v. due to saprophytes ᴂ *durch Trichomonaden* trichomonas (ou) v. *emphysematöse* ᴂ emphysematous (i:) v. ᴂ *granulosa* granular (æ) v. *hormonale* ᴂ hormonal v. ᴂ *im Klimakterium* postmenopausal (ɔ:) v. *parasitäre* ᴂ parasitic (i) v. *senile* ᴂ senile ('si:nail) v.
Vagino|dynie f colpalgia (æ), colpodynia, vaginodynia ᴂ**fixation** f (Scheidenfixation) *chir* vaginofixation, colphysteropexy ᴂ**gramm** n röntg vaginogram (æ) ᴂ**graphie** f röntg vaginography (vædʒi'nɔgrəfi) ᴂ**meter** n vaginometer ᴂ**mykose** f vaginomycosis ᴂ**pathie** f vaginopathy (ɔ) ~**perineal** perineovaginal (,peri'ni:ovə'dʒainəl) ᴂ**perineorrhaphie** f vaginoperineorrhaphy ('vædʒi-noperini'ɔrəfi) ᴂ**pexie** f colpopexy, vaginopexy ᴂ**plastik** f vaginoplasty, colpoplasty ~**rektal** vaginorectal ᴂ**rektalfistel** f rectovaginal (ai) fistula ᴂ**skopie** f vaginoscopy ᴂ**tomie** f vaginotomy ~**vesikal** (Scheide u Blase *betr*) vaginovesical ᴂ**vesikalfistel** f vesicovaginal fistula ~**vulvär** (Scheide u Vulva *betr*) vaginovulvar (vædʒino-'vʌlvə)
vago|- (Vagus-) vago- (ei) (*Vors*) ᴂ**gramm** n vagogram (ei) ᴂ**lyse** f vagolysis ~**lytisch** vagolytic (i) ᴂ**mimetikum** n vagomimetic (e) agent (ei) ᴂ**tomie** f *chir* vagotomy ~**tomisieren** to vagotomise ~**ton** vagotonic (ɔ) ᴂ**tonie** f vagotonia (ou) ᴂ**toniker** m vagotonic (ɔ) patient ᴂ**tonin** n vagotonin (ɔ) ~**tonisch** vagotonic ~**trop** vagotropic (ɔ)
Vagus m vagus (ei) nerve, tenth [cranial] nerve, vagus (ei), *pl* vagi ('veidʒai) ᴂ**vagal** (ei), vago- (ei) (*Vors*) ᴂ u. **Sympathikus** *betr*. vagosympathetic ᴂ**bahnen** f *pl* vagal pathways (a:) ~**bedingt** (Ohnmacht) vasovagal (ei) ~**betont** with preponderant action of the vagus nerve ᴂ**bradykardie** f vagal bradycardia ~**dämpfendes Mittel** n parasympathetic blocking agent (ei) ᴂ**durchtrennung** f *chir* vagotomy ᴂ**entzug** m vagus blockage ᴂ**hemmung** f inhibition (i) of the vagal impulse ᴂ**hormon** n vagus hormone ᴂ**husten** m cough (kɔf) caused by vagus irritation ᴂ**kern** m vagal nucleus ᴂ**krise** f vagal crisis (ai) ᴂ**nerv** m s Vagus ᴂ**neurose** f vagus neurosis (njuə'rousis) ᴂ**ohnmacht** f vasovagal (ei) syncope ('sinkəpi) ᴂ**pneumonie** f vagus pneumonia ᴂ**puls** m vagus pulse (ʌ) ᴂ**reflex** m vagus reflex ᴂ**reiz** m vagal (ei) impulse ᴂ**reizung** f vagal stimulation ᴂ**schwäche** f vagal deficiency ᴂ**stamm** m vagus trunk (ʌ) ᴂ**stoff** m vagus hormone, vagusstoff, acetylcholine ('æsitil'kouli:n) ᴂ**stumpf** m vagal stump (ʌ) ᴂ**system** n vagal autonomic (ɔ) system ᴂ**tonus** m vagal tone ᴂ**wirkung** f (Droge) vagotropism (ɔ) ᴂ**zeichen** n carotid (ɔ) sinus (ai) reflex ᴂ**zentrum** n vagus centre [*US* center]
Vahlquist-Gasser[-Urtilek] ('va:lkvist-'gasər-'urtilek)-**Syndrom** n benign granulocytopenia in childhood syndrome
Vak. = Vakuum n vacuum, vac
vakuolär vacuolar (æ), vacuolate (æ)
Vakuole f *histol* vacuole ('vækjuoul) / pulsierende ᴂ contractile v. / zusammengesetzte ᴂ compound v.

Vakuolen|- vacuolar (æ), vacuolate ('vækjuəlit) ᴂ**abschnitt** m (Amöbe) vacuolar space ᴂ**bildung** f vacuolation, vacuolisation ᴂ**degeneration** f vacuolar degeneration ~**enthaltend** vacuolate[d] (æ) ᴂ**raum** m (Zelle) vacuolar space
vakuolig containing vacuoles (æ)
vakuolisiert vacuolated (æ)
Vakuolisierung f vacuolation, vacuolisation ᴂ**sagens** n vacuolating (æ) agent (ei)
Vakuom n vacuome ('vækjuoum)
Vakuum n vacuum (æ), *pl* vacua / im ᴂ in vacuo (æ) ᴂ- vacuum (æ) ᴂ**destillation** f vacuum distillation ᴂ**extraktor** m vacuum od suction ('sʌkʃən) extractor ᴂ**phänomen** n vacuum phenomenon (ɔ) ᴂ**pumpe** f *Lab* vacuum pump ᴂ**röhre** f *Lab* vacuum tube ᴂ**trocknung** f vacuum drying ᴂ**verdampfung** f vacuum evaporation
Vakzin n (Kuhpockenlymphe) vaccine ('væksi:n)
Vakzination f vaccination ᴂ- vaccinal (æ), vaccinial (i)
Vakzinations|enzephalomyelitis f smallpox encephalomyelitis ᴂ**myelitis** f postvaccinal myelitis ᴂ**therapie** f vaccine ('væksi:n) therapy, vaccinotherapy
Vakzine f · vaccine ('væksi:n) *abgeschwächte* ᴂ attenuated (e) v. ᴂ *aus abgetöteten Viren* killed-virus (aiə) v. *autogene* ᴂ autogenous (ɔ) v. *fertige polyvalente* ᴂ stock catarrhal v. *gegen Kinderlähmung* poliomyelitis ('poulio,maiə'laitis) v. ᴂ *gegen zwei Infektionen* dual ('dju:əl)-purpose v. ᴂ *aus inaktivierten Masernviren* inactivated measles virus v. *unverdünnte* ᴂ full-strength v. ᴂ- vaccinal ᴂ**behandlung** f vaccine therapy ᴂ**nadel** f (Impfnadel) vaccinostyle (væk'sinostail)
Vakzinella f vaccinella (væksi'nelə), mild vaccinia (væk'siniə)
Vakzine|-Stamm m vaccine strain ᴂ**standardisierung** f standardisation of vaccines ᴂ**therapie** f vaccinotherapy ᴂ-**Virus** n vaccine virus
vakzinier|en to vaccinate ('væksineit) ᴂ**ung** f vaccination
Val = Valin n valine, Val
Val (Grammäquivalent) gram-equivalent, gEq
Valentin ('va:lenti:n)|**-Ganglion** n Valentin's ganglion ᴂ**-Körperchen** n *pl* Valentin's corpuscles ᴂ**-Nerven** m *pl* Valentin's nerves
Valenz f valency ('veilənsi), valence
Valerian|a f *bot*, *pharm* valerian (iə) ᴂ**ae radix** (*EP*) valerian root (*EP*) ᴂ**at** n *chem* valerianate (iə) ᴂ**atinktur** f *pharm* simple tincture ('tiŋktʃə) of valerian (iə) ᴂ**säure** f (Acidum valerianicum, Baldriansäure) *chem* valerianic od valeric (iə) acid
Valethamat n *pharm* valethamate (væ-'leθəmeit)
valgus (nach außen gedreht) valgus ᴂ**deformität** f valgus deformity ᴂ**stellung** f valgus position
Validität f validity
Valin n valine ('væli:n)
Vallecula f vallecula (e) / ᴂ cerebelli v. cerebelli, v. of the cerebellum / ᴂ epiglottica v. epiglottica
Valleix (va'lei)-**Punkte** m *pl* Valleix's points
Valli ('vali)-**Gesetz** n Valli-Ritter law

Vallum unguis n (*PNA*) nail wall
Valsalva (val'salva)|**-Sinus** m Valsalva's sinus (ai) ᴂ**-Versuch** m Valsalva's experiment *od* manoeuvre [*US* maneuver] (u:)
Valsuani (valsu'ani)-**Krankheit** f Valsuani's disease
Valva f (*PNA*) (Klappe) valve ᴂ *aortae* (*PNA*) (Aortenklappe) aortic valve ᴂ *atrioventricularis dextra* [valva tricuspidalis] (*PNA*) right atrioventricular [tricuspid] valve; ᴂ ~ *sinistra* [valva mitralis] (*PNA*) left atrioventricular [mitral] valve ᴂ *ileocaecalis* (*PNA*) (Blinddarmklappe) ileocolic valve ᴂ *trunci pulmonalis* (*PNA*) pulmonary valve
valvär valvular (æ)
Valvula f (Klappe) *anat* valve (æ), valvula, *pl* valvulae ('vælvjuli:) ᴂ*e anales* (*PNA*) anal valves ᴂ *Bauhini* Bauhin's (bo'ɛz) valve ᴂ *foraminis ovalis* (*PNA*) valve of the foramen ovale ᴂ *fossae navicularis* (*PNA*) valvula fossae navicularis ᴂ *lymphatica* (*PNA*) lymphatic valve ᴂ *semilunaris anterior* (*PNA*) right cusp of the pulmonary valve; ᴂ ~ *dextra* [*valvae aortae*] (*PNA*) right cusp of the aortic valve; ᴂ ~ *dextra* [*valvae trunci pulmonalis*] (*PNA*) posterior cusp of the pulmonary valve; ᴂ ~ *posterior* [*valvae aortae*] left cusp of the aortic valve; ᴂ ~ *sinistra* [*valvae aortae*] (*PNA*) anterior cusp of the aortic valve; ᴂ ~ *sinistra* [*valvae trunci pulmonalis*] (*PNA*) left cusp of the pulmonary valve ᴂ *sinus coronarii* (*PNA*) valve of the coronary sinus ᴂ *venae cavae inferioris* (*PNA*) valve of the inferior vena cava ᴂ *venosa* (*PNA*) (Venenklappe) venous (i:) valve
valvulär (klappenartig, Klappen-) valvular (æ)
Valvulitis f valvulitis
Valvulo|plastik f (Klappenplastik) *chir* valvuloplasty (æ) ᴂ**tom** n *chir* valvulotome ᴂ**tomie** f (Klappenspaltung, Klappenschlitzung) *chir* valvulotomy
VAMP = Vincristin+Amethopterin +6-Merkaptopurin+Prednison vincristine+amethopterin+6-mercaptopurine+prednisone
Vampirismus m vampirism
Vanadin n *chem* vanadium (ei) ᴂ **(V)-oxid** n (*DAB*) vanadium pentoxide ᴂ**säure** f *chem* vanadic (æ) acid ᴂ**-Schwefelsäure** f (*DAB*) vanadium pentoxide solution in sulphuric acid (*EP*)
Vanadium n *chem* vanadium (ei) ᴂ**säure** f vanadic (æ) acid ᴂ**säuresalz** n *chem* vanadate (æ) ᴂ**vergiftung** f vanadiumism (ei)
Vancomycin n (*WHO*) vancomycin (ai) [hydrochloride (*BP*, *USP*)]
Vanille f *bot pharm* vanilla [pod] ᴂ**händlerkrätze** f vanillism ᴂ**krankheit** f vanillism ᴂ**vergiftung** f s ᴂ**krankheit**
Vanillin n (*DAB*) vanillin (*EP*, *BPC*) ᴂ**krätze** f (Dermatitis) vanillism ᴂ**säure** f *chem* vanillic acid, hydroxymethoxybenzoic acid, methylprotocatechuric ('meθil'proukæti'tʃuərik) acid ᴂ**säurediäthylamid** n ethamivan ('eθæmivæn) (*BPCA*) ᴂ**um** n (*DAB*) vanillin (*BPC*) ᴂ**vergiftung** f vanillism
Vanillismus m vanillism
Vankomyzin n s Vancomycin

Vanzetti (van'tseti)**-Zeichen** n Vanzetti's sign
Vaporarium n vaporarium (εə)
Vaporisation f (Dampfätzung) vaporisation (‚veipərai'zeiʃən)
Vaquez (va'kez)**-Krankheit** f Vaquez' disease, polycyth[a]emia ('pɔlisai'θi:-miə) vera (iə)
var = Varietas f variety, var.
varia|bel variable (εə) ⪰**bilität** f variability (i) ⪰**nte** f bakt variant (εə) ⪰**nz** f variance (εə) ⪰**nzanalyse** f stat analysis of variance (εə) ⪰**tion** f biol variation (‚vεəri'eiʃən) / korrelierte ⪰ phänotypischer Merkmale correlated phenotype variation
variations|fähig variable (εə) ⪰**fähigkeit** f variability ⪰**koeffizient** m stat coefficient of variation
Varicella f (Windpocken) varicella, chicken-pox ⪰**-Zoster-Virus** n varicella--zoster virus
Varicellen f pl s Varizellen
Varico|blepharon n varicoblepharon (e) ⪰**cele** f varicocele ⪰**graphie** f varicography ⪰**sis** f varicosis
Vari|etät f variety (ai) ~**ieren** to show variations, to vary (εə)
Variko|graphie f varicography ⪰**phlebitis** f varicophlebitis
varikös varicose (əu)
Varikose f (Venenerweiterung, Krampfaderbildung) varicosis
Varikosenbinde f chir elastic bandage
Varikosität f varicosity, varicosis
Variko|tomie f varicotomy ⪰**zele** f varicocele ('værikosi:l) ⪰**zelenoperation** f varicocelectomy
Variola f variola (ai), smallpox / ⪰ equina (Akne contagiosa) vet Canadian horsepox, contagious acne ⪰- variolar (ai) ~**ähnlich** varioliform (ou), varioloid (εə) ⪰**tion** f variolation (‚vεəriə-'leiʃən) ⪰**-Virus** n smallpox virus, variola virus
variol|ieren to variolate (εə) ~**iform** varioliform (ou) ⪰**oid** n varioloid (εə), modified (ɔ) smallpox ⪰**ois** n varioloid (εə)
Variometer n variometer
Varix f varix ('vεəriks), pl varices ('vεərisi:z), varicose vein [s a Varizen-] ⪰- varico- (æ) (Vors) ~**ähnlich** varicoid (εə), variciform (i) ⪰**bildung** f varication, varicosis, phlebectasia (ei), phlebectasis ⪰**entfernung** f varicectomy, varicotomy ⪰**entzündung** f varicophlebitis ⪰**exstirpation** f varicotomy, varicectomy ⪰**exzision** f (Varixentfernung, Krampfaderausschneidung) chir varicectomy (e)
Varixknoten m varix (εə), pl varices ('vεərisi:z) / ⪰ im Ösophagus [o]esophageal (i) pile ⪰**ausschneidung** f ⪰**entfernung** f od ⪰**exstirpation** f chir varicotomy, varicectomy
Varix|operation f chir phlebectomy ⪰**verödung** f phlebosclerosation ('flebo-‚skliəro'zeiʃən), varicosclerosation
Varizellen f pl chicken-pox, varicella ~**artig** varicelliform, varicelloid ⪰**-Enzephalomyelitis** f vaccinial encephalomyelitis ⪰**schutzimpfung** f varicellation, varicellisation
Varizen f pl varices ('vεərisi:z), pl von varix / (kleine) ⪰ der Unterschenkel spider burst ⪰**exstirpation** f Trendelenburg's ('trendelənburks) operation ⪰**geschwür** n varicose (εə) ulcer ⪰**opera-**

tion f chir varicotomy ⪰**umstechung** f ligature ('ligətʃə) of a varicose vein ⪰**verödung** f s Varixverödung
Varolsbrücke f bridge of Varolius, pons varolii
Varus|deformität f varus (εə) deformity ⪰**stellung** f varus deformity
Vas n (pl Vasa) (Gefäß) anat vas (væs), pl vasa ('veisə), vessel ⪰ **aberrans** vas aberrans ⪰ **afferens** vas afferens, afferent vessel; ⪰ ~ [arteriae interlobularis] (PNA) vas afferens of the interlobular artery ⪰ **anastomoticum** (PNA) anastomotic vessel ⪰ **capillare** (PNA) capillary vessel ⪰ **collaterale** (PNA) (Seitengefäss) collateral vessel ⪰ **deferens** (Samengang, Samenleiter) vas deferens (e), spermatic duct ⪰a **efferentia** (PNA) efferent vessels; ⪰ **efferens arteriae interlobularis** (PNA) vas efferens of the interlobular artery ⪰a **lymphatica** (PNA) (Lymphgefässe) lymph vessels; ⪰a ~ **profunda** (PNA) deep lymph vessels; ⪰a ~ **superficialia** (PNA) superficial lymph vessels ⪰ **prominens** (PNA) vas prominens ⪰ **spirale** (PNA) vas spirale ⪰a **vasorum** n pl (PNA) vasa (ei) vasorum (ɔ:)
vasal vasal (ei) ⪰**gie** f (Gefäßschmerz) vasalgia (væ'sældʒiə), pain in a vessel ⪰**lumen** n vascular lumen (u:)
Vasculitis nodularis [profunda] f nodular (ɔ) vasculitis
Vasektomie f (Vas deferens) vasectomy
Vaselin n pharm petrolatum (ei), vaseline ('væsilin), petroleum (ou) od paraffin (æ) jelly ('dʒeli) / weisses ⪰ (DAB) (Vaselinum album (DAB)) soft white paraffin (BP), paraffinum molle album (BP), white petroleum jelly (BP), white petrolatum (USP) / gelbes ⪰ (DAB) (Vaselinum flavum (DAB)) yellow soft paraffin (BP), paraffinum molle flavum (BP), yellow petroleum jelly (BP)
Vaseline f s Vaselin
Vaselinoderma f vaselinoderma
Vaselinöl n liquid petrolatum (ei)
vaskulär vascular
Vaskular|isation f vascularisation ~**isieren** to vascularise, to supply with vessels ~**isiert** vascular / stark ~ hypervascular ⪰**isierung** f vascularisation ⪰**ität** f (gefässartige Anordnung) vascularity
Vaskul|itis f vasculitis ⪰**ogenese** f vasculogenesis ~**ös** vascular
Vaso|- (ɔ) (Gefäss[e] betr, Gefäss-) vaso- (Br 'veiso- od 'veizo-, US 'væso-) (Vors) ~**aktiv** vaso-active ⪰**dentin** n vasodentin ~**depressorisch** vasodepressor ⪰**dilatantien** n pl pharm vasodilators ⪰**dilatation** f (Gefässerweiterung) vasodilation, vasodilatation ⪰**dilatin** n vasodilatin (ei) ⪰**dilatator** m (Nerv) vasodilator (ei) / (gefässerweiterndes Mittel) pharm vasodilator, vascular dilator / peripher wirkender ⪰ peripheral vascular dilator ⪰**dilatorenfaser** f vasodilator fibre [US fiber] (ai) ⪰**dilatorenzentrum** n vasodilator centre [US center] ~**dilatatorisch** vasodilator (ei) ⪰**epididymostomie** f vaso-epididymostomy ⪰**graphie** f röntg angiography, vasography ⪰**konstriktion** f (Gefäßkrampf) vasoconstriction ⪰**konstriktor** m (Nerv) vasoconstrictor (i) ⪰**konstriktorenfaser** f vasoconstrictor fibre [US fiber] (ai)

⪰**konstriktorenzentrum** n vasoconstrictor centre [US center] ~**konstriktorisch** (gefäßverengend) vasoconstrictive, vasoconstrictor ⪰**konstringentien** n pl pharm vasoconstrictors ⪰**labiler** m person with a labile vasomotor system ⪰**labilität** f lack of vasostability ⪰**ligatur** f (Unterbindung des Vas deferens) vasoligature ('veiso'ligətʃə) ⪰**limentum** n vasoliment (ɔ) ⪰**matität** f vasomotion ('veiso'mouʃən) ⪰**motion** f vasomotion
Vasomotoren m pl vasomotor ('veiso-'moutə) nerves ⪰**funktion** f vasomotricity ~**hemmend** vaso-inhibitory ⪰**hemmzentrum** n (Vasomotoreninhibitorenzentrum) vaso-inhibitory centre [US center] ⪰**inhibitorenzentrum** n vaso-inhibitory centre [US center] ⪰**kollaps** m vasomotor collapse ⪰**lähmung** f vasomotor (ou) paralysis ⪰**zentrum** n anat vasomotor centre [US center]
Vaso|motorik f (vasomotorische Kraft od Funktion) vasomotricity (i) ~**motorisch** (auf die Gefässwände wirkend) vasomotor (ou), vasculomotor, vasomotorial (ɔ:), vasomotory (ou) ~**neurose** f (Gefäßneurose) angioneurosis ('ændʒionjuə'rousis), vasoneurosis ~**neurotisch** angioneurotic ('ændʒionjuə-'rotik) ⪰**plegie** f (Gefäßlähmung) vasoplegia (‚veiso'pli:dʒiə) ⪰**pressin** n (antidiuretisches Hormon) vasopressin [injection (BP)] ~**pressorisch** vasopressor ⪰**punktur** f vasopuncture ⪰**regulation** f vasoregulation ⪰**resektion** f (Deferentektomie) chir vasectomy / (Gefässresektion) chir vascular resection ⪰**rrhaphie** f (Gefässnaht) vasorrhaphy (vei'sɔrəfi) ~**sensorisch** vasosensory ⪰**spasmus** m (Gefäßkrampf) vasospasm ⪰**tomie** f (Durchtrennung des Samenleiters) vasotomy ~**tonisch** vasotonic ~**trop** vasotropic (ɔ) ⪰**trophie** f vasotrophy (ɔ) ~**vagal** vasovagal (ei) ⪰**vagal--Syndrom** n (Ohnmachts-Syndrom) vasovagal syndrome
Vater ('fa:tər)**-Ampulle** f Vater's ampulla (ʌ) ⪰**-Körperchen** n pl Vater's corpuscles ⪰**-Papille** f papilla duodeni (djuo'di:nai)
Vaterschafts|nachweis m proof of paternity ⪰**probe** f paternity test
V.D.R.L.-Test m VDRL (Venereal Disease Research Laboratory) test
V.E. = Voegtlin-Einheit f Voegtlin unit
Veau (vo:)**-Operation** f Veau's operation
Vedder ('vedə)**-Zeichen** n Vedder's sign
Veganismus m veganism
veget|abil vegetable ('vedʒitəbl), plant ⪰**abilien** n pl vegetables ('vedʒitəblz) and herbs ⪰**arianismus** m vegetarianism (vedʒi'tεəriənizm) ⪰**arier[in]** m [f] vegetarian (εə) ~**arisch** vegetarian (εə) ⪰**ation** f bot, pathol vegetation / adenoide ⪰**en** (adenoide Wucherungen, Nasenpolypen) adenoid vegetations, adenoids ~**ativ** vegetative ('vedʒitətiv) ⪰**ativum** n autonomic (ɔ) nervous system ~**ieren** to vegetate ('vedʒiteit)
Vehikel n pharm u physiol vehicle ('vi:ikl)
Veilchen n bot, pharm violet (vaiəlit) ~**farben** violaceous (ei) ⪰**wurz** f bot Orris [root], Iridis ('iridis) rhizoma (rai'zoumə)
Veillon (vε'jõ)**-Röhrchen** n Veillon's tube
Veit-Smellie ('vait-'smeli)**-Handgriff** m Mauriceau (mɔri'so)-Smellie-Veit ma-

noeuvre [*US* maneuver] (u:) *od* method
Veitstanz *m* St. Vitus's ('vaitəsiz) dance,
morbus saltatorius (ɔ:), chorea (kɔ:'riə)
/ erblicher ~ Huntington's ('hʌntintənz) chorea ~- choreal (i), choreic (i:),
choreatic (æ) ~**artig** choreiform (i:),
choreoid (ɔ:)
Vektor *m* vector ~[en]**psychologie** *f*
vector psychology ~**kardiogramm** *n*
(VKG) vector cardiogram (VCG)
Velamen *n anat* velamen (ei), *pl* velamina
(æ), velamentum ~**tös** velamentous,
veliform (i:) ~**tum** *n s* Velamen
velar velar (i:)
Vella ('velə)-**Fistel** *f* Vella's fistula
Velleität *f* velleity (i:)
Velpeau (vel'po)]-**Deformation** *f* Velpeau's deformity ~-**Hernie** *f* Velpeau's
hernia ~-**Schlüsselbeinverband** *m* Velpeau's bandage
Velum *n anat* (Segel) velum (i:), *pl* vela /
~ medullare anterius (*PNA*) superior
medullary velum; ~ ~ posterius
(*PNA*) inferior medullary velum [right
and left] / ~ palatinum (*PNA*)
(Gaumensegel) velum palatinum (ai),
soft palate ('pælit)
Vena *f* (*pl* Venae) (Vene) *anat* vena (i:),
pl venae ('vi:ni:), vein (vein) ~ *an-
astomotica inferior* (*PNA*) inferior anastomotic vein; ~ ~ *superior* (*PNA*)
superior anastomotic vein ~ *angularis*
(*PNA*) angular vein ~ *appendicis
vermiformis* (*PNA*) appendicular vein
~ *aqueductus vestibuli* (*PNA*) vein of
the aqueduct of the vestibule ~e
arcuatae (*PNA*) (Arkadenvenen) arciform veins ~e *articulares mandibulae*
(*PNA*) articular veins of the mandible
~ *auricularis posterior* (*PNA*) posterior
auricular vein ~ *axillaris* (*PNA*)
(Achselvene) axillary vein ~ *azygos*
(*PNA*) vena azygos
~ *basalis* (*PNA*) basal vein ~ *basilica*
(*PNA*) basilic vein ~ *basivertebralis*
(*PNA*) (Wirbelkörpervene) basivertebral vein ~e *brachiocephalicae* [*dextra
et sinistra*] (*PNA*) innominate veins
[right and left] ~e *bronchiales* (*PNA*)
bronchial veins ~ *bulbi penis* (*PNA*)
vein of the bulb of the penis; ~ ~
vestibuli (*PNA*) vein of the vestibule
~ *canaliculi cochleae* (*PNA*) vein of the
cochlear canaliculus ~e *canalis pterygoidei* (*PNA*) veins of the pterygoid
('terigoid) canal ~ *cava* vena cava ~ ~
u Vorhof betr veno-auricular (i) ~ *cava
inferior* (*PNA*) inferior (iə) vena cava
(ei), postcava ~ *cava superior* (*PNA*)
superior (iə) vena cava, precava; ~-~
~-*Syndrom* *n* superior vena cava syndrome ~-*cava-Klemme* *f* vena cava
clamp ~e *cavernosae* (*PNA*) cavernous
veins ~ *centralis* [*glandulae suprarenalis*]
(*PNA*) central vein of the suprarenal
gland; ~e *centrales* [*hepatis*] (*PNA*)
central veins of the liver; ~ *centralis
retinae* (*PNA*) (zentrale Netzhautvene)
central vein of the retina ~ *cephalica*
(*PNA*) cephalic vein; ~ ~ *accessoria*
(*PNA*) accessory cephalic vein ~e
cerebelli inferiores (*PNA*) (untere
Kleinhirnvenen) inferior cerebellar
veins; ~e ~ *superiores* (*PNA*) (obere
Kleinhirnvenen) superior cerebellar
veins ~ *cerebri anterior* (*PNA*) (vordere Hirnvene) anterior cerebral vein
~e ~ *inferiores* (*PNA*) (untere Hirnvenen) inferior cerebral veins; ~e ~

internae (*PNA*) (innere Hirnvenen)
internal cerebral veins; ~ ~ *magna*
(*PNA*) (grosse Hirnvene) great cerebral
vein; ~ ~ *media profunda* (*PNA*) deep
middle cerebral vein; ~ ~ *media
superficialis* (*PNA*) superficial middle
cerebral vein; ~e ~ *superiores* (*PNA*)
(obere Hirnvenen) superior cerebral
veins ~ *cervicalis profunda* (*PNA*) (tiefe
Nackenvene) deep cervical vein ~
chorioidea (*PNA*) choroid vein ~e
ciliares (*PNA*) ciliary veins ~e *circumflexae femoris laterales* (*PNA*) lateral
circumflex veins; ~e ~ *femoris mediales*
(*PNA*) medial circumflex veins; ~
circumflexa ilium profunda (*PNA*) deep
circumflex iliac vein; ~ ~ *ilium
superficialis* (*PNA*) superficial circumflex iliac vein ~ *colica dextra* (*PNA*)
right colic vein; ~ ~ *media* (*PNA*)
middle colic vein; ~ ~ *sinistra* (*PNA*)
superior left colic vein ~ *comitans*
(*PNA*) (Begleitvene) vena comitans; ~e
comitantes arteriae brachialis (*PNA*)
brachial veins; ~e ~ *arteriae radialis*
(*PNA*) radial veins; ~e ~ *arteriae
ulnaris* (*PNA*) ulnar veins; ~ *comitans
nervi hypoglossi* (*PNA*) vena comitans
of the hypoglossal nerve ~e *conjunctivales* (*PNA*) conjunctival veins ~e
cordis anteriores (*PNA*) anterior cardiac veins; ~ ~ *magna* (*PNA*) (grosse
Herzvene) great cardiac vein; ~ ~
media (*PNA*) middle cardiac vein; ~ ~
~ *minimae* (*PNA*) venae cordis minimae; ~ ~ *parva* (*PNA*) small cardiac
vein ~ *cutanea* (*PNA*) (Hautvene)
cutaneous vein ~ *cystica* (*PNA*) cystic
vein
~e *digitales dorsales pedis* (*PNA*) dorsal
digital veins of the foot; ~e ~ *palmares*
(*PNA*) palmar digital veins; ~e ~
plantares (*PNA*) plantar digital veins
~e *diploicae* (*PNA*) diploic veins; ~
diploica frontalis (*PNA*) frontal diploic
vein; ~ ~ *occipitalis* (*PNA*) occipital
diploic vein; ~ ~ *temporalis anterior*
(*PNA*) anterior parietal diploic vein; ~
~ *temporalis posterior* (*PNA*) posterior
parietal diploic vein ~ *dorsalis clitoridis* (*PNA*) dorsal vein of the clitoris; ~e
dorsales clitoridis superficiales (*PNA*)
superficial dorsal veins of the clitoris;
~e ~ *linguae* (*PNA*) dorsales linguae
veins; ~ *dorsalis penis* (*PNA*) deep
dorsal vein of the penis; ~e *dorsales
penis superficiales* (*PNA*) superficial
dorsal veins of the penis
~e *emissariae* (*PNA*) emissary veins; ~
emissaria condyloidea (*PNA*) posterior
condylar emissary vein; ~ ~ *mastoidea*
(*PNA*) mastoid emissary vein; ~ ~
occipitalis (*PNA*) occipital emissary
vein; ~ ~ *parietalis* (*PNA*) parietal
emissary vein ~ *epigastrica inferior*
(*PNA*) inferior epigastric vein; ~ ~
superficialis (*PNA*) (oberflächliche
Bauchdeckenvene) superficial epigastric vein; ~ ~ *superiores* (*PNA*)
superior epigastric veins ~e *episclerales*
(*PNA*) episcleral veins ~e *ethmoidales*
(*PNA*) (Siebbeinvenen) ethmoidal veins
~ *facialis* (*PNA*) (Gesichtsvene) common facial vein; ~ ~ *anterior* (*PNA*)
anterior facial vein ~ *faciei profunda*
(*PNA*) (tiefe Gesichtsvene) deep facial
vein ~ *femoralis* (*PNA*) (Oberschenkelvene) femoral vein
~e *gastricae breves* (*PNA*) (kurze

Magenvenen) short gastric veins; ~
gastrica dextra (*PNA*) right gastric
vein; ~ ~ *sinistra* (*PNA*) left gastric
vein ~ *gastro-epiploica dextra* (*PNA*)
(rechte Magennetzvene) right gastro-
-epiploic vein; ~ ~ *sinistra* (*PNA*) left
gastro-epiploic vein ~e *genu* (*PNA*)
genicular veins ~e *gluteae inferiores*
(*PNA*) inferior gluteal veins; ~e ~
superiores (*PNA*) superior gluteal veins
~ *hemiazygos* (*PNA*) inferior vena
hemiazygos; ~ ~ *accessoria* (*PNA*)
superior vena hemiazygos ~e *hepaticae*
(*PNA*) (Lebervenen) hepatic veins
[right and left]
~ *ileocolica* (*PNA*) ileocolic vein ~
iliaca communis (*PNA*) (gemeinsame
Hüftvene) common iliac vein; ~ ~
externa (*PNA*) (äussere Hüftvene) external iliac vein; ~ ~ *interna* (*PNA*)
(innere Hüftvene) internal iliac vein ~
iliolumbalis (*PNA*) iliolumbar vein ~e
intercapitales (*PNA*) intercapitular
veins ~e *intercostales anteriores* (*PNA*)
anterior intercostal veins; ~ ~ *posteriores* (*PNA*) posterior intercostal
veins; ~ *intercostalis superior dextra*
(*PNA*) right superior intercostal vein;
~ ~ *superior sinistra* (*PNA*) left
superior intercostal vein; ~ ~ *suprema*
(*PNA*) first [posterior] intercostal vein
~e *interlobulares hepatis* (*PNA*) interlobular veins of the liver; ~e ~ *renis*
(*PNA*) interlobular veins of the kidney
~e *intersegmentales inferiores lobi dextri* (*PNA*) inferior intersegmental veins
of the right lobe; ~e ~ *inferiores lobi
sinistri* (*PNA*) inferior intersegmental
veins of the left lobe; ~e ~ *laterales*
(*PNA*) lateral intersegmental veins; ~e
~ *lingulares* (*PNA*) lingular intersegmental veins; ~e ~ *mediales* (*PNA*)
middle intersegmental veins; ~e ~
superiores lobi dextri (*PNA*) superior
intersegmental veins of the right lobe;
~e ~ *superiores lobi sinistri* (*PNA*)
superior intersegmental veins of the left
lobe ~ *intervertebralis* (*PNA*) intervertebral vein ~e *jejunales et ilei* (*PNA*)
jejunal and ileal veins
~ *jugularis* (*PNA*) vena jugularis,
jugular ('dʒʌgjulə) vein; ~ ~ *anterior*
(*PNA*) (vordere Halsvene) anterior
jugular vein; ~ ~ *externa* (*PNA*)
(äussere Halsvene, äussere Drosselvene) external jugular vein; ~ ~
interna (*PNA*) (innere Halsvene, innere
Drosselvene) internal jugular vein
~e *labiales anteriores* [*venae pudendae
externae*] (*PNA*) labial tributaries [of
the external pudendal vein]; ~e ~
inferiores (*PNA*) (Unterlippenvenen)
inferior labial veins; ~e ~ *posteriores*
(*PNA*) labial tributaries of the internal
iliac vein; ~ *labialis superior* (*PNA*)
(Oberlippenvene) superior labial vein
~e *labyrinthi* (*PNA*) (Gehörgangvenen)
internal auditory veins ~ *lacrimalis*
(*PNA*) lacrimal vein ~ *laryngea inferior* (*PNA*) inferior laryngeal vein; ~
~ *superior* (*PNA*) superior laryngeal
vein ~ *lienalis* (*PNA*) (Milzvene)
splenic vein ~ *lingualis* (*PNA*) (Zungenvene) lingual vein ~ *lobi medii*
(*PNA*) vein of the middle lobe [of the
right lung] ~e *lumbales* (*PNA*) (Len-
denvenen) lumbar veins; ~ *lumbalis
ascendens* (*PNA*) (aufsteigende Len-
denvene) ascending lumbar vein

≳e maxillares (*PNA*) (Oberkiefervenen) maxillary veins *≳ mediana antebrachii* (*PNA*) median vein of the forearm; *≳ ~ basilica* (*PNA*) median basilic vein; *≳ ~ cephalica* (*PNA*) median cephalic vein; *≳ ~ cubiti* (*PNA*) median cubital vein *≳e mediastinales* (*PNA*) mediastinal (ai) veins *≳e meningeae* (*PNA*) meningeal veins; *≳e ~ mediae* (*PNA*) middle meningeal veins *≳ mesenterica inferior* (*PNA*) (untere Eingeweidevene) inferior mesenteric vein; *≳ ~ superior* (*PNA*) (obere Eingeweidevene) superior mesenteric vein *≳e metacarpeae dorsales* (*PNA*) dorsal metacarpal veins; *≳e ~ palmares* (*PNA*) (palmare Mittelhandvenen) palmar metacarpal veins *≳e metatarseae dorsales pedis* (*PNA*) dorsal metatarsal veins; *≳e ~ plantares* (*PNA*) (plantare Mittelfussvenen) plantar metatarsal veins *≳e musculophrenicae* (*PNA*) musculophrenic veins *≳e nasales externae* (*PNA*) (äussere Nasenvenen) external nasal veins *≳ nasofrontalis* (*PNA*) nasofrontal (ʌ) vein *≳ obliqua atrii sinistri* (*PNA*) oblique vein of the left atrium *≳ obturatoria* (*PNA*) (Hüftbeinlochvene) obturator vein *≳ occipitalis* (*PNA*) (Hinterhauptvene) occipital vein *≳e oesophageae* (*PNA*) (Speiseröhrenvenen) [oesophageal veins *≳ ophthalmica inferior* (*PNA*) (untere Augenvene) inferior ophthalmic vein; *≳ ~ superior* (*PNA*) (obere Augenvene) superior ophthalmic vein *≳ ovarica dextra* (*PNA*) (rechte Eierstocksvene) right ovarian vein; *≳ ~ sinistra* (*PNA*) (linke Eierstocksvene) left ovarian vein *≳ palatina externa* (*PNA*) (Gaumenvene) external palatine vein *≳e palpebrales inferiores* (*PNA*) lower palpebral veins; *≳e ~ superiores* (*PNA*) upper palpebral veins *≳e pancreaticae* (*PNA*) (Bauchspeicheldrüsenvenen) pancreatic veins *≳e pancreaticoduodenales* (*PNA*) pancreaticoduodenal veins *≳e para-umbilicales* (*PNA*) para-umbilical veins *≳e parotideae* (*PNA*) (Ohrspeicheldrüsenvenen) parotid veins *≳e perforantes* (*PNA*) perforating veins *≳e pericardiacae* (*PNA*) (Herzbeutelvenen) pericardial veins *≳e pericardiacophrenicae* (*PNA*) (obere Zwerchfellvenen) pericardiophrenic veins *≳e peroneae* [*fibulares*] (*PNA*) (Wadenvenen) peroneal veins *≳e pharyngeae* (*PNA*) (Schlundkopfvenen) pharyngeal veins *≳e phrenicae* (*PNA*) phrenic veins; *≳ phrenica* [*venae azygos*] (*PNA*) phrenic branches [of the vena azygos] *≳ poplitea* (*PNA*) (Knievene) popliteal vein *≳ portae* (*PNA*) (Pfortader) vena (i:) portae, portal vein *≳ posterior ventriculi sinistri* (*PNA*) posterior vein of the left ventricle *≳e pre-auriculares* (*PNA*) anterior auricular veins *≳ prepylorica* (*PNA*) prepyloric vein *≳e profundae clitoridis* (*PNA*) deep veins of the clitoris; *≳ profunda femoris* (*PNA*) (tiefe Oberschenkelvene) profunda femoris vein; *≳ ~ linguae* (*PNA*) (tiefe Zungenvene) profunda vein of the tongue; *≳e profundae penis* (*PNA*) deep veins of the penis *≳e pudendae externae* (*PNA*) external pudendal veins; *≳e ~ internae* (*PNA*) internal pudendal veins

≳e pulmonales (*PNA*) (Lungenvenen) pulmonary veins; *≳e ~ dextrae* (*PNA*) right pulmonary veins; *≳ pulmonalis inferior dextra* (*PNA*) inferior right pulmonary vein; *≳ ~ inferior sinistra* (*PNA*) inferior left pulmonary vein; *≳e pulmonales sinistrae* (*PNA*) left pulmonary veins; *≳ pulmonalis superior dextra* (*PNA*) superior right pulmonary vein; *≳ ~ superior sinistra* (*PNA*) superior left pulmonary vein *≳e rectales inferiores* (*PNA*) inferior rectal veins; *≳ rectalis media* (*PNA*) middle rectal vein; *≳ ~ superior* (*PNA*) superior rectal vein *≳e renales* (*PNA*) (Nierenvenen) renal veins *≳e renis* (*PNA*) veins of the kidney *≳ retromandibularis* (*PNA*) posterior facial vein *≳e sacrales laterales* (*PNA*) (seitliche Kreuzbeinvenen) lateral sacral veins; *≳ sacralis mediana* (*PNA*) (mittlere Kreuzbeinvene) median sacral vein *≳ saphena accessoria* (*PNA*) accessory saphenous vein; *≳ ~ magna* (*PNA*) (grosse Rosenvene) long saphenous vein; *≳ ~ parva* (*PNA*) (kleine Rosenvene) short saphenous vein *≳e scrotales anteriores* (*PNA*) scrotal tributaries [of the external pudendal vein]; *≳e ~ posteriores* (*PNA*) scrotal tributaries of the internal iliac vein *≳ septi pellucidi* (*PNA*) vein of the septum lucidum *≳e sigmoideae* (*PNA*) inferior left colic veins *≳e spinales* (*PNA*) spinal veins *≳ spiralis modioli* (*PNA*) spiral vein of the modiolus *≳ sternocleidomastoidea* (*PNA*) sternocleidomastoid vein *≳ striata* (*PNA*) striate (ai) vein *≳ stylomastoidea* (*PNA*) stylomastoid vein *≳ subclavia* (*PNA*) (Schlüsselbeinvene) subclavian vein *≳ subcostalis* (*PNA*) subcostal vein *≳e subcutaneae abdominis* (*PNA*) (Bauchdeckenvenen) subcutaneous veins of the abdomen *≳ sublingualis* (*PNA*) (Unterzungenvene) sublingual vein *≳ submentalis* (*PNA*) (Unterkinnvene) submental vein *≳ supra-orbitalis* (*PNA*) (Oberaugenhöhlenvene) supra-orbital vein *≳ suprarenalis dextra* (*PNA*) (rechte Nebennierenvene) right suprarenal vein; *≳ ~ sinistra* (*PNA*) (linke Nebennierenvene) left suprarenal vein *≳ suprascapularis* (*PNA*) suprascapular (æ) vein *≳e supratrochleares* (*PNA*) supratrochlear veins *≳ temporalis media* (*PNA*) (mittlere Schläfenvene) middle temporal vein; *≳e temporales profundae* (*PNA*) (tiefe Schläfenvenen) deep temporal veins; *≳e ~ superficiales* (*PNA*) (oberflächliche Schläfenvenen) superficial temporal veins *≳e testiculares* (*PNA*) (Hodenvenen) testicular veins; *≳ ~ dextra* (*PNA*) right testicular vein; *≳ ~ sinistra* (*PNA*) left testicular vein *≳ thalamostriata* (*PNA*) thalamostriate (ai) vein *≳ thoracalis lateralis* (*PNA*) lateral thoracic vein *≳e thoracicae internae* (*PNA*) internal mammary veins *≳ thoraco-acromialis* (*PNA*) (Brust-Schulter-Vene) acromiothoracic vein *≳ thoraco-epigastricae* (*PNA*) thoraco-epigastric veins *≳e thymicae* (*PNA*) (Thymusvenen) thymic (ai) veins *≳ thyreoidea inferior* (*PNA*) inferior thyroid vein; *≳e thyreoideae mediae* (*PNA*) middle thyroid veins; *≳ thyreoidea superior* (*PNA*) superior

thyroid vein *≳e tibiales anteriores* (*PNA*) (vordere Schienbeinvenen) anterior tibial veins; *≳e ~ posteriores* (*PNA*) (hintere Schienbeinvenen) posterior tibial veins *≳e tracheales* (*PNA*) (Luftröhrenvenen) tracheal veins *≳e transversae colli* (*PNA*) (quere Halsvenen) transverse cervical veins; *≳ transversa faciei* (*PNA*) (quere Gesichtsvene) transverse facial vein *≳e tympanicae* (*PNA*) tympanic veins *≳ umbilicalis* (*PNA*) (Nabelvene) umbilical vein *≳e uterinae* (*PNA*) (Gebärmuttervenen) uterine veins *≳ vertebralis* (*PNA*) vertebral vein; *≳ ~ accessoria* (*PNA*) accessory vertebral vein; *≳ ~ anterior* (*PNA*) anterior vertebral vein *≳e vesicales* (*PNA*) inferior vesical veins *≳e vestibulares* (*PNA*) vestibular veins *≳e vorticosae* (*PNA*) (Wirbelvenen) venae vorticosae **Venae sectio** *f* venesection (vi:ni'sekʃən), phlebotomy (fli'botəmi), venotomy **Venchen** *n* venula (ei), *pl* venulae, venule (e), small vein *≳-* venular (e) **Vene** *f* vein (ei) / kleine *≳* small vein, venule ('venju:l) *≳*[n]- venous (i:), phlebo-('flebo-) (*Vors*) **Venek|tasie** *f* phlebectasia (ei), venectasia *≳tomie* *f* (Venenexzision) venectomy, phlebectomy **Venen**|- venous (i:), phlebo- ('flebo-) (*Vors*) *≳anästhesie* *f* vein an[a]esthesia (i:) *≳anastomose* *f chir* venovenostomy *≳ausschneidung* *f chir* phlebectomy (e) *≳austritt* *m anat* emissarium (eə), emissary (e) *≳bahn* *f* venous path (a:) *≳blut* *n* venous blood *≳blutung* *f* venous h[a]emorrhage ('hemərɪdʒ) *≳darstellung* *f röntg* (Bild) venography (i:) / (Verfahren) venography *≳druck* *m* venous pressure, intravenous tension *~druckändernd* venomotor (vi:no'moutə) *~durchsetzt* venose (i:) *≳-entzündung* *f* (Phlebitis) phlebitis / (mit Thrombose *od* Thrombusbildung) thrombophlebitis *≳eröffnung* *f chir* venotomy, phlebotomy *≳erweiterung* *f* phlebectasia (ei), phlebectasis, varicosity, varicosis, dilation of a vein / diffuse *≳* venectasia *≳exairese* *f* phlebexairesis ('flebeksai'ri:sis) *≳exstirpation* *f s* *≳*exzision *≳exzision* *f chir* (Venektomie) venectomy, phlebectomy *≳funktion* *f* function (ʌ) of the venous system *≳geflecht* *n* (Plexus venosus (*PNA*)) venous plexus *≳geräusch* *n* humming (ʌ)-top *od* venous murmur (ə:) *≳infusion* *f* venoclysis (vi'nɔklisis) *≳innenhautentzündung* *f* endophlebitis *≳innenwand* *f* inner wall of a vein *≳intima* *f* intima of a vein *≳katheter* *m* vein catheter ('kæθitə); cardiac catheter *≳klappe* *f* (Valvula venosa (*PNA*)) venous valve *≳kollaps* *m* venous collapse (æ) *≳krampf* *m* venospasm (i:) *≳kreislauf* *m* venous circulation *≳lehre* *f* phlebology *≳mittel* *n* preparation for varicose veins *≳naht* *f chir* venesuture (ju:), phleborrhaphy (ɔ), venisuture (ju:), phleborrhaphy (ɔ), venisuture *≳narkose* *f* vein an[a]esthesia (i:) *≳plastik* *f* phleboplasty (e) *≳plexus* *m* venous plexus **Venenpuls** *m* venous pulse (ʌ) / normaler (*od* negativer) *≳* negative (e) venous pulse / pathologischer (*od* positiver) *≳* pathologic[al] *od* positive (ɔ) venous pulse *≳kurve* *f* phlebogram (e) *≳schreibung* *f* phlebography

Venen|punktion f (Aderlaß) venipuncture ('venipʌŋktʃə) **ɀresektion** f chir phlebectomy **ɀriß** m phleborrhexis **ɀschleuse** f venous sluice (slu:s) **ɀschmerz** m phlebalgia (fli'bældʒiə) **ɀsinus** m venous sinus (ai), sinus (ai) venosus (ou) **ɀsklerose** f venous sclerosis, phlebosclerosis **ɀspasmus** m venous spasm **ɀsperre** f venous obstruction **ɀstamm** m trunk (ʌ) of a vein, venous trunk **ɀstauung** f venous stasis (ei) **ɀstein** m phlebolith ('fleboliθ), vein stone **ɀsteinbildung** f phlebolithiasis (ai) **ɀstripping** n vein stripping **ɀsystem** n venous system **ɀthrombose** f phlebothrombosis, venous thrombosis **~tonisierend** pharm increasing the venous tonus (ou) od the tonus of the venous system **ɀtonus** m venous tone **ɀtransplantation** f vascular graft **ɀundulation** f jugular ('dʒʌgjulə) undulation **ɀunterbindung** f ligature ('ligətʃə) of a vein **ɀvenenanastomose** f phlebo-phlebostomy ('flebofli'bɔstəmi) **ɀverästelung** f ramification od branching (a:) of veins **~verengend** venoconstrictive **ɀverengerung** f phlebostenosis **ɀverkalkung** f venosclerosis, phlebosclerosis **ɀverlagerung** f phlebectopia (ou) **ɀverödung** f phlebosclerosation ('flebo,skliəro'seiʃn) / ɀ durch Ligatur cirsodesis (i:) **ɀverschluß** m phlebemphraxis ('flebem'fræksis) **ɀverschluß-plethysmographie** f venous-occlusion plethysmography **ɀwand** f wall of a vein **ɀwandsklerose** f phlebosclerosis

Venerie f (Geschlechtskrankheit) venereal (iə) disease

venerisch venereal (iə), genito-infectious / nicht ~ non-venereal

Venero|loge m venereologist, specialist (e) for venereal diseases **ɀlogie** f venereology **~logisch** venereologic[al] (ɔ) **ɀphobie** f venereophobia

Venesectio f chir venesection

Veno|gramm n röntg venogram (i:) **ɀgraphie** f (Venendarstellung) röntg venography, phlebography (ɔ)

Venole f venule (e), small vein

venös venous (i:)

Venosität f venosity (ɔ)

Venosklerose f venosclerosis ('vi:-nos, kliə'rousis), phlebosclerosis

Venössein n (Blut) venosity

Venostase f (venöse Stauung) venous stasis (ei), venostasis (ei)

Venöswerden n (Blut) dearterialisation

Veno|tomie f venotomy **ɀvenostomie** f (künstliche Venenanastomose) chir venovenostomy

Venter m (Bauch) venter, belly ɀ **anterior musculi digastrici** (PNA) anterior belly of the digastric muscle ɀ **frontalis musculi occipitofrontalis** (PNA) frontal (ʌ) belly of the occipitofrontalis muscle ɀ **inferior musculi omohyoidei** (PNA) inferior belly of the omohyoid muscle ɀ **occipitalis musculi occipitofrontalis** (PNA) occipital belly of the occipitofrontalis muscle ɀ **posterior musculi digastrici** (PNA) posterior belly of the digastric muscle ɀ **propendens** (Hängebauch) pendulous abdomen (ou) ɀ **superior musculi omohyoidei** (PNA) superior belly of the omohyoid muscle

Ventil n valve (æ)

Ventilation f ventilation / künstliche ɀ artificial ventilation **ɀs-Perfusions-** -**Quotient** m ventilation / perfusion rate **ɀsstörung** f impaired ventilation, ventilation disorder

Ventil|bildung f valve formation **ɀebene** f (Herz) valve plane **ɀpneumothorax** m valvular pneumothorax (ɔ:) **ɀstenose** f valvular stenosis **ɀwirkung** f valve action

ventral ventral, abdominal (ɔ)

Ventriculus m (Ventrikel) anat ventricle, ventriculus, pl ventriculi (-lai) ɀ **cordis** (PNA) (Herzkammer) ventricle of the heart ɀ **dexter** (PNA) (rechte Herzkammer) right ventricle ɀ **laryngis** (PNA) (Kehlkopftasche) sinus of the larynx, Morgagni's (mɔr'ganiz) ventricle ɀ **lateralis** (PNA) lateral ventricle ɀ **quartus** (PNA) fourth ventricle ɀ **sinister** (PNA) (linke Herzkammer) left ventricle ɀ **terminalis** (PNA) terminal ventricle ɀ **tertius** (PNA) third ventricle

Ventrifixation f chir ventrofixation, hysteropexy (i)

Ventrikel m (Herz, Gehirn) ventricle, ventriculus (i), pl ventriculi (i) ɀ- ventricular (i) **ɀaufnahme** f röntg ventriculogram / (nach Luftfüllung) pneumo--encephalogram (,nju:moen'sefalogræm) **ɀblock** m ventricular block **ɀblockade** f ventricular block **ɀbreite** f ventricular width **ɀdilatation** f overdistension of a ventricle **ɀdruck** m ventricular pressure / enddiastolischer ɀ ventricular end-diastolic pressure **ɀdruckmessung** f ventriculometry **ɀerweiterung** f ventricular enlargement **ɀgalopp** m ventricular gallop (VG) **ɀgradient** m ventricular gradient ɀ-**höhle** f ventricular cavity (æ) **ɀkomplex** m ventricular complex **ɀkontraktion** f ventricular contraction **ɀpunktion** f chir ventriculopuncture **ɀraum** m ventricular cavity (æ) **ɀröntgen** n ventriculography **ɀseptum** n (Septum interventriculare (PNA)) ventricular septum **ɀseptumdefekt** m atrial septum defect, interventricular septal defect (IVSD), ventricular septal defect, Roger's (rɔ'ʒe:z) disease ɀ u. Subarachnoidalraum betr. ventriculosubarachnoid (sʌbə'ræknɔid) **ɀsystole** f ventricular systole m ventricular tumour od ventricular tumo[u]r ɀ-**Ureter-Anastomose** f chir ventriculo-ureterostomy **ɀwand** f wall of a ventricle, ventricular wall **ɀwandaneurysma** n ventricular aneurysm **ɀwellen** f pl ventricular waves

ventrikulär ventricular

Ventrikularkomplex m (EKG) ventricular complex

Ventrikulo|gramm n röntg ventriculogram **ɀgraphie** f röntg ventriculography, cerebral (e) pneumography (nju:-'mɔgrəfi) **ɀskop** n ventriculoscope **ɀstomie** f ventriculostomy **ɀzisternostomie** f chir ventriculocisternostomy

ventro|dorsal ventrodorsal **ɀdorsalbeugung** f ventrodorsal flexion **ɀfixation** f (Uterus) gastrohysteropexy, ventrohysteropexy / chir ventrofixation, ventrosuspension **ɀptosis** f gastroptosis, ventroptosis, ventroptosia **ɀskopie** f ventroscopy, abdominoscopy **ɀvesicofixation** f ventrovesicofixation

Venula f (pl Venulae) (kleine Vene) anat venula (e), pl venulae, small vein, venule (e) ɀ **macularis inferior** (PNA) inferior macular branch [of the central vein of the retina]; ɀ ~ **superior** (PNA) superior macular branch [of the central vein of the retina] ɀ **medialis retinae** (PNA) medial retinal branch [of the central vein of the retina] ɀ **nasalis retinae inferior** (PNA) inferior nasal branch of the central vein of the retina ɀ**e rectae** (PNA) venulae rectae ɀ**e stellatae** (PNA) stellate veins ɀ **temporalis retinae inferior** (PNA) inferior temporal branch of the central vein of the retina; ɀ ~ **retinae superior** (PNA) superior temporal branch of the central vein of the retina

Venus|berg m (Schamberg) mons veneris (e), mount of Venus (i:) **ɀgürtel** m Venus girdle **ɀkollier** n venereal (iə) collar, collar of Venus, melanoleucoderma colli **ɀkranz** m corona veneris (e)

verabfolg|en to administer, to give **ɀung** f (Medizin) administration

verabreichen to administer, to give **Verabreichung** f administration / intramuskuläre ɀ intramuscular (ʌ) a. / intravenöse ɀ intravenous (i:) a. / ɀ per os oral (ɔ:) a. **ɀsart** f od -**weise** f mode of a.

Veraguth ('ve:ragu:t)-**Falte** f Veraguth's fold

Veränderung f change / (Mutation) mutation / ɀ des Bewusstseins alteration of consciousness / ɀ der Herztöne alteration of the heart sounds / krankhafte ɀ morbid od pathologic[al] (ɔ) change / latente genotypische ɀ cryptic genetic change / psychische ɀ ps mental change

veranker|n chir to suture ('sju:tʃə) **ɀung** f chir, dent anchorage ('æŋkəridʒ) / chir bonding to bone **ɀungsklammer** f dent crib

veranlag|t (Krankheit) predisposed (zu to) **ɀung** f disposition, constitutional tendency, predisposition / erbliche ɀ hereditary (e) predisposition / nervöse ɀ nervous disposition **veranlagungs|gemäß** constitutional **ɀtyp** m (Genotyp) genotype ('dʒenotaip)

Verarmung f depletion (i:) **ɀswahn** m ps fear of penury (e)

verasch|en Lab to incinerate **ɀung** f Lab incineration

verästel|n v refl (Gefäß, Nerv) to ramify (æ), to branch (a:), to divide (ai), to arborise **~nd** dendroid, ramifying (æ) **~t** (Gefäß, Nerv) dendriform, ramified (æ) **ɀung** f branching (a:), ramification, arborisation / (in zwei Teile) bifurcation

veräthern chem to etherify (i:'θerifai)

Veratr|albin n veratralbine **ɀidin** n veratridine (æ)

Veratrin n (Alkavervir), veratrine (æ), veratria (æ), alkavervir (ælkə'vɔ:və) / unter ɀ setzen to veratrinise (æ) **~isieren** to veratrinise (æ) **ɀsäure** f (Dimethoxybenzoesäure) veratric acid, dimethoxybenzoic acid **ɀvergiftung** f tox veratrinism (æ), veratrinism (æ) poisoning

Veratrismus m tox s Veratrinvergiftung

Veratrum| album n veratrum (ei) album, white hellebore **ɀsäure** f veratric acid

verätz|en (therapeutisch) to cauterise (ɔ:) / (Säure) to erode, to burn **ɀung** f (Säure) erosion, acid burn / (therapeutisch) cauterisation

verbacken (entzündlich) adherent (iə)

Verbalsuggestion f ps verbal suggestion (sə'dʒestʃən)
Verband m chir dressing, bandage ('bændidʒ) *antiseptischer Wund~* antiseptic dressing *fester* ⸰ fixed dressing, immovable (u:) bandage *feuchter* ⸰ wet dressing *fixierender* ⸰ fixed dressing *provisorischer* ⸰ temporary dressing *steriler* ⸰ sterilised (e) bandage ⸰ *mit Umschlagtouren* spiral (aiə) reverse bandage *zirkulärer* ⸰ circular (ə:) bandage *einen* ⸰ *anlegen* to bandage, to apply a dressing *od* bandage ⸰**abnahme** f removal (u:) of a dressing *od* bandage ⸰**anlegen** n bandaging, dressing ⸰**behandlung** f occlusive dressing
Verbändemachen n bandage practice
Verband|gips m surgical plaster / ⸰**kasten** m first-aid box ⸰**klammer** f bandage clip ⸰**material** n dressing *od* bandaging material (iə), surgical dressings ⸰**mittel** n s ⸰material ⸰**mull** m (*DAB*) absorbent gauze (gɔ:z) (*BP*, *USP*) / selbstklebender ⸰ adhesive gauze / steriler ⸰ sterile (e) gauze / ⸰ aus Baumwolle absorbent cotton gauze ⸰**pflaster** n adhesive (i:) plaster (a:) / bandage, plaster dressing ⸰**raum** m dressing-room ⸰**schere** f bandage shears (iə) pl, dressing scissors pl ('sizə) ⸰**schiene** f splint ⸰**stoffe** m pl bandaging materials (iə) ⸰**stoffsterilisator** m dressing steriliser (e) ⸰**stofftrommel** f dressing sterilising drum ⸰**wagen** m dressing trolley ⸰**watte** f (*DAB*) absorbent cotton wool (*EP*, *BP*) / ⸰ aus Zellstoff absorbent viscose wadding (*EP*) ⸰**wechsel** m change of dressing *od* bandage ⸰**zellstoff** m, hochgebleichter (*DAB*) cellulose wadding (ɔ) (*BP*) ⸰**zeug** n bandaging *od* dressing material (iə)
Verbascum n (Königskerze) *bot*, *pharm* verbascum, mullein ('mʌli:n)
Verbena f (Eisenkraut) *pharm* vervain (ə:), verbena (ə:)
Verbesserungsmittel n pharm corrective
Verbigeration f (Palilalie) ps verbigeration (ˌvə:bidʒə'reiʃn), palilalia (ˌpæli-'leiliə), paliphrasia (ei)
verbild|en (deformieren) to deform ⸰**ung** f deformity
verbinden chir to dress, to bandage / (Gefäße) to anastomose ⸰ n chir dressing, bandaging
Verbindung f anat joint, union (ju:), junction ('dʒʌŋkʃən); connecting passage (æ); commissura (juə), pl commissurae / chem compound / (Weg, Bahn) communication / (zwischen großem u kleinem Kreislauf) shunt (ʌ) / chir anastomosis / zyklische ⸰ cyclic (i) compound
Verbindungs|ast m anat communicating branch (a:) ⸰**faser** f histol connective fibre [*US* fiber] (ai) ⸰**gang** m connecting passage ⸰**gefäß** n anat intercommunicating (ju:) vessel ⸰**kanal** m connecting passage *od* canal (æ) ⸰**linie** f (Darmbeinräume) intercrested line ⸰**proteine** n pl compound proteins ⸰**stelle** f junction ('dʒʌŋkʃən) ⸰**weg** m connecting passage
verblassen (abblassen) to turn pale, to fade, to lose colo[u]r
Verblendkrone f dent veneer crown
Verblockung f chir bone-chip blocking
Verblödung f ps idiocy ('idiəsi), dementia (di'menʃiə) *epileptische* ⸰ epileptic

idiocy *läppische* ⸰ hebephrenia ⸰ *bei Paralyse* paralytic (i) idiocy *paranoide od schizophrene* ⸰ schizophrenic dementia ⸰ *nach Paraplegie* paraplegic (pærə'pli:dʒik) idiocy ⸰ *nach Schlaganfall* hemiplegic ('pli:dʒik) idiocy ⸰ *bei Wasserkopf* hydrocephalic (æ) idiocy
verblut|en v refl to bleed to death ⸰**ung** f bleeding to death, exsanguination
verbogen (gekrümmt, z B Wirbelsäule) bent, curved
verborgen concealed, cryptic, latent (ei), hidden, occult (ʌ), krypto- (*Vors*) / (Blutung) occult (ʌ)
Verbrauch m (Nahrung, Arznei) consumption (ʌ) / (Kraft, Energie) expenditure (iks'penditʃə) / (Verschwendung) waste ~**en** to consume (ju:) / (abnutzen) to wear (εə) out / (vergeuden) to waste / (erschöpfen) to exhaust ⸰**skoagulopathie** f consumption *od* consumptive coagulopathy
verbreit|en v refl (z B Metastasen) to disseminate (é) ⸰**er** m bakt vector, carrier, transmitter ⸰**erung** f [des QRS--Komplexes] broadening [of the QRS complex] ⸰**ung** f spread, spreading (e), dispersal / (Verteilung) distribution / (Ausschlag) diffusion / (Infektion) propagation / (Aussaat) dissemination, spreading / ⸰ durch Berührung contact spread / ⸰ durch die Luft aerial (εə) spread
Verbreitungs|art f (Infektion) mode of spread (e) ⸰**gebiet** n dispersion area (εə) ⸰**modus** m (Epidemie) pattern of distribution
Verbrennung f chir burn / chem combustion (ʌ); oxidation / röntg X-ray burn / (Abfall) incineration / ausgedehnte ⸰ large-area (εə) burn / ⸰ dritten Grades third-degree burn / ⸰ ersten Grades first-degree burn / kleine ⸰ small area (εə) burn / schwere ⸰ deep burn / ⸰ zweiten Grades second-degree burn
Verbrennungs|keloid n burn keloid (i:) ⸰**narbe** f scar due to burning ⸰**niere** f burn-injured kidney ⸰**schock** m burn shock ⸰**wärme** f heat of combustion (ʌ) ⸰**wert** m caloric (ɔ) value (æ)
verbrüh|en to scald (ɔ:) ⸰**ung** f scald, scalding / scald burn
Verbryche-Syndrom n Verbryche's *od* cholecysto-hepatic flexure adhesion syndrome
Verbundmembran f cytol compound membrane
verbuttern (vereitern) F to suppurate (ʌ), to fester
Verco ('və:kou)-**Zeichen** n Verco's sign
verd. = verdünnt diluted, dild
Verdacht m suspicion (auf of) / ⸰ auf Überempfindlichkeit suspected sensitivity, when sensitivity is suspected ⸰**s-diagnose** f tentative diagnosis
Verdampfung f evaporation, vaporisation / (Verflüchtigung) volatilisation
verdau|bar digestible ~**en** to digest (dai'dʒest) / (verdaut werden) to be digested, to undergo digestion ⸰**lich** digestible / leicht ~ easy to digest / schwer ⸰ indigestible, hard to digest ⸰**lichkeit** f digestibility ⸰**ung** f digestion (dai'dʒestʃən) *enzymbedingte* ⸰ zymolysis (ɔ) *mangelhafte* ⸰ hypopepsia *normale* ⸰ eupepsia (ju:'pepsiə), eupepsy *peptische* ⸰ peptic d. *schlechte* ⸰ bad d., indigestion; (Verstopfung) constipation

Verdauungs|- digestive ⸰**amylase** f vegetable (e) amylase (æ) ~**anregend** digestant, promoting digestion, peptogenic, peptogenous (ɔ) ⸰**apparat** m alimentary *od* digestive system ⸰**beschwerden** f pl indigestion ⸰**drüse** f digestive gland ⸰**enzym** n digestive enzyme ('enzaim) ~**fähig** digestible ⸰**fähigkeit** f digestibility ⸰**ferment** n digestive ferment *od* enzyme ('enzaim) ~**fördernd** s ~anregend ⸰**geschäft** n process of digestion ~**gestört** dyspeptic, suffering from indigestion ⸰**hormone** n pl digestive hormones ⸰**insuffizienz** f digestive insufficiency ⸰**kanal** m digestive *od* alimentary canal (æ), digestive tract ⸰**kraft** f digestion ⸰**krankheit** f indigestion ⸰**leukozytose** f (*VL*) digestive leucocytosis [*US* leuko-] ⸰**mittel** n pharm digestive, digestant, stomachic (æ) ⸰**organe** n pl digestive organs, intestinal tract ⸰**peptidase** f digestive peptidase ⸰**präparat** n s ⸰mittel ⸰**prozeß** m digestion, digestive process ⸰**saft** m peptic *od* gastric *od* digestive juice (dʒu:s) ~**schädlich** injurious (ju:) to digestion ⸰**schmerz** m postprandial pain ⸰**schwäche** f dyspepsia, indigestion, weak digestion *od* stomach (ʌ) F ⸰**störung** f indigestion, impaired *od* disturbed digestion, hypopepsia, dyspepsia / (plötzliche) bout (au) *od* fit of indigestion ⸰**symptom** n (Symptom von seiten des Verdauungsapparats) digestive symptom ⸰**system** n digestive system ⸰**trakt** m digestive *od* alimentary tract ⸰**verzögerung** f bradypepsia ⸰**vorgang** m digestive action *od* process ⸰**werkzeug** n digestive organ
verdecken to mask (a:)
verderblich (Lebensmittel) perishable (e)
verdicht|en v refl (Gewebe) to solidify (i) ⸰**ung** f (Kompression) compression / (Kondensation) condensation / (Festwerdenlassen) solidification / (Gewebe) compaction, consolidation / röntg densification / ps condensation
verdick|en vt to thicken / (Flüssigkeit) to inspissate / (zu Gelee) to jelly ('dʒeli) / (koagulieren) to coagulate (æ), to clot / (konzentrieren) to concentrate / (kondensieren) to condense / v refl to thicken / (gerinnen) to clot, to coagulate (æ) ~**t** (Kanüle, Röhrchen) bulbous (ʌ) / (eingedickt) thickened / (Haut) thickened, swollen (ou) / (konzentriert) concentrated, condensed ⸰**ung** f thickening / (Flüssigkeit) inspissation / (Kondensierung) condensation / (Schwellung) swelling / (Rohr) bulb (ʌ) / (Verhärtung) induration / entzündliche ⸰ von Eierstock u. Tube pachysalpingo-ovaritis ⸰**ungsmittel** n pharm thickener, thickening agent
Verdiglobin n verdoglobin (ou)
Verdinikterus m icterus viridans (i), green jaundice (ɔ:)
Verdo|globin n verdoglobin (ou) ⸰**globinämie** f verdoglobin[a]emia ⸰**hämochrom** n verdoh[a]emochrome (i:) ⸰**hämochromogen** n verdoh[a]emochromogen (ou) ⸰**hämoglobin** n verdoh[a]emoglobin (ou) ⸰**peroxydase** f verdoperoxidase
verdoppel|n to double, to reduplicate (ju:) ⸰**ung** f duplication
Verdopplungs|dosis f doubling dose ⸰**zeit** f (Tumor) doubling time
verdorben (Magen) upset

537

verdräng|en to displace / (ersetzen) to supersede / (Reflex) to suppress / (Trieb) to repress **⳽ung** f displacement, suppression, repression **⳽ungsbedürfnis** n ps need for repression **⳽ungsmöglichkeit** f ps ability to repress **⳽ungsvorgang** m ps repression process

verdreh|en (Darm) to twist, to contort / (Gelenk) to distort, to sprain / (Faden) to twist **⳽ung** f (Darm) twisting, contortion / (Gelenk) sprain, distortion

verdünn|en (Flüssigkeit) to dilute (dai'lu:t); mit Wasser auf 100 ml ~ to dilute to 100 ml with water / (Gase) to rarefy (ɛə) / (abschwächen) to attenuate (ə'tenjueit), to weaken **~end** chem diluent ('diljuənt), diluting **~t** dilute **⳽ung** f (Flüssigkeit) dilution (dai'lu:ʃn) / (Gas) rarefaction (rɛəri'fækʃn) / (Abschwächung) attenuation / Lab dilute strength [of solutions]

Verdünnungs|faktor m dilution factor **⳽flüssigkeit** f diluting (u:) fluid (u) **⳽grad** m degree of dilution **⳽lösung** f diluting solution **⳽mittel** n pharm diluent ('diljuənt), attenuant (ə'tenjuənt) **⳽probe** f dilution test **⳽reihe** f dilution series (iə), serial dilution **⳽versuch** m Volhard's ('fɔlharts) test, urine (juə) concentration test

verdunst|en to volatilise (æ), to evaporate (æ) **⳽ung** f evaporation, vaporisation / (Körper, Schweiß) transpiration / (Verflüchtigung) volatilisation **⳽ungswärme** f heat of evaporation

vereinbar compatible (æ) (mit with) **⳽keit** f compatibility

vereinheitlich|en to standardise **⳽ung** f standardisation

vereinig|en vt to unite (ju'nait), (Knochen oft:) to knit (nit) / (z B Bruchenden) to join / (Wundränder) to sew (ou) together, to suture (ju:) / (Gefässe) to inosculate (ɔ) / v refl to unite / (sich paaren) to mate; to cohabit **~t** (Knochen) well-knit (nit) **⳽ung** f union ('ju:niən) / (Gefässe) anastomosis / (Zusammenwachsen) growing together / (Knochen) knitting ('nitiŋ) / (geschlechtliche) mating; intercourse / anat junction ('dʒʌŋkʃən) / chir suture / (Heilung) healing process / (Kombination) combination

Vereinigungs|naht f chir uniting suture **⳽punkt** m point of union / (Strahlen) focus

vereinzelt single, sporadic / (allein stehend) isolated / (Flecken auf Röntgenfilmen) scattered

vereis|en chir (mit Eis) to refrigerate (i), to freeze / (mit Kohlensäureschnee) to freeze / (mit Äthylchlorid) to spray, to freeze **⳽ung** f freezing / (Anästhesie) (mit Eis) refrigeration od ice an[a]esthesia (i:) / (mit Kohlensäureschnee) freezing an[a]esthesia / (mit Äther od Chloräthyl) spraying an[a]esthesia

vereiter|n to suppurate ('sʌpjuəreit), to fester, to become suppurative (ʌ), to form od produce matter od pus (ʌ) **⳽ung** f suppuration, pyosis (pai'ousis)

vereng|en v refl (eng werden) to narrow, to become constricted / (sich zusammenziehen) to contract / vt (eng machen) to narrow **⳽erer** m anat constrictor **~ern** vt, v refl to narrow / (zusammenziehen) to contract **~ernd** constrictive **⳽erung** f narrowing / anat

isthmus ('ismɔs) / (Zusammenziehung) tightening / (Einschnürung) constriction / (Öffnung, Hohlorgan) stenosis / (Gang) stricture ('striktʃə) / (Pupille) contraction / (Aorta) coarctation / (der Luftwege) airway obstruction / krampfbedingte ⳽ spasmodic (ɔ) tightening **~t** narrowed, contracted, strictured ('striktʃəd), stenosed (ou) / (Becken) contracted / quer ~ transversely contracted / schräg ~ obliquely (i:) contracted **⳽ung** f s Verengerung **⳽ungsreaktion** f (Pupille) convergence reaction

vererb|bar (vererblich, hereditär) hereditary (e), heritable (e), transmissible **~en** vt to transmit [by heredity (e)] / v refl to be transmitted (auf to), to be hereditary (e), to run in a family F **~lich** ⳽ **~bar** **~t** inherited (e), transmitted **⳽ung** f inheritance (e), heredity (e), hereditary (e) transmission / ⳽ erworbener Eigenschaften homotropic (ɔ) inheritance / kollaterale ⳽ collateral inheritance / ⳽- hereditary

Vererbungs|biologie f genetics (e) **⳽faktoren** m pl hereditary factors **⳽gesetz** n Mendelian (i:) law, Mendel's ('mendəlz) law **⳽kraft** f prepotency (ou) **⳽lehre** f genetics (dʒi'netiks) sing, Mendelism (i:) theory (i) **⳽regel** f s **⳽gesetz** **⳽träger** m s Erbträger **⳽wissenschaft** f s **⳽lehre** **⳽wissenschaftler** m geneticist

verestern chem to esterise, to esterify ⳽ n chem esterification

Verfahren n technique (i:), method, procedure (prə'si:dʒə) / treatment / klinisches ⳽ clinical procedure / operatives ⳽ operative procedure (OP) **⳽skonstante** f procedural constant

Verfall m (Körper, Organ) marasmus, symptosis, tabification, decline (ai), decay / degeneration ⳽- marantic, marasmatic, marasmic **~en** vi to waste, to decay, to degenerate (e) **~en** adj worn (wɔ:n) / (Rauschgift) addicted (einer Sache to a th) / (abgemagert) emaciated (i'meiʃieitid) **~end** tabescent (tə'besənt), marcid **⳽sdatum** n expiry od expiration date **⳽serscheinung** f symptom (i) of decline od decay od wasting **⳽skrankheit** f wasting disease

verfälsch|en to falsify ('fɔ:lsifai) / pharm to adulterate (ʌ) **⳽ung** f falsification / pharm adulteration **⳽ungsmittel** n adulterant (ʌ)

verfärb|en v refl (Haut) to change colo[u]r / (bleich werden) to grow od turn pale / (Farbe verlieren) to discolo[u]r (ʌ) / (Exanthem) to fade **~t** discolo[u]red / blau ~ cyanotic (ɔ) **⳽ung** f (Haut) discoloration / (Exanthem) fading / (ikterische) tinge / (durch Pigmente) pigmentation / bläuliche ⳽ bluishness, lividity / ⳽ der Haut durch Läuse vagabonds' (æ) pigmentation

Verfassung f (körperliche) condition, state / ps frame of mind; mental condition / (Konstitution) constitution

verfaul|bar putrescible (pju:'tresəbl) **~en** to putrefy (ju:), to decompose (ou), to decay (ei) **~en** n putrefaction, decomposition, decay

Verfestigung f (Bruchspalt) union / (Depression od Krankheitssymptomatik) fixation

verfett|et obese (ou'bi:s) / (Herz, Leber

usw) fatty **⳽ung** f histol fatty od adipose (æ) degeneration, steatosis / (Körper) obesity (ou'bi:siti) / (fettige Infiltration) fatty infiltration [s a Fettsucht]

verfilzt (Haar) matted, trichomatose (ou), trichomatous **⳽sein** n (Haar) trichomatosis, plica (ai) polonica (ou)

verflüchtig|en chem vt to volatilise (æ) / v refl to evaporate (æ), to volatilise / (sublimieren) to sublimate (ʌ) **⳽ung** f evaporation, volatilisation / sublimation

verflüssig|en chem vt to liquefy ('likwifai) / (schmelzen) to fuse / v refl to liquefy **~end** liquefacient (likwi'feiʃənt) / sich **~end** liquescent / (Gewebe) colliquative (i) **⳽ung** f liquefaction / (Schmelzen) fusion ('fju:ʒən), melting / (Gewebe) colliquation, colliquative (i) softening / (Glaskörper) synchysis (i)

Verflüssigungs|mittel n liquefacient (likwi'feiʃənt) **⳽nekrose** f colliquative (i) od liquefaction necrosis

Verfolgungs|idee f ps delusion of persecution **⳽wahn** m ps delusion of persecution, persecution complex

verform|end deforming **~t** deformed **⳽ung** f (Kindskopf) deformation / (Deformität) deformity

verfrüht (z B Wehen) premature (,premə'tjuə)

verfügbar available **⳽keit** f, biologische bio-availability

verfüttern to feed

Verga ('vɛrga)-**Höhle** f Verga's groove

vergäll|en (denaturieren) chem to denature (ei), to methylate (e) **⳽ung** f chem denaturation, methylation

vergangenheitsgebunden (Geisteskranke) ps concerned with the past

vergär|bar fermentable **~en** to ferment **⳽ung** f chem fermentation **⳽ungs-** fermentative **~ungswidrig** antifermentative, preventing fermentation

vergas|en chem to gasify (æ) / (durch Gas desinfizieren) to disinfect by gas / mil to gas **⳽ung** f chem gasification, vaporisation / mil gassing

Vergenz f opt, ophth vergence

vergesellschaftet pathol associated (ou), in combination with

Vergewaltigungssyndrom n rape trauma syndrome

vergiften to poison / to intoxicate (ɔ) / (Gas) to gas / (Erreger) to contaminate / v refl to take poison, to poison o. s.

Vergiftung f poisoning ('pɔizniŋ), intoxication [cave: intoxication auch Trunkenheit] / (Erreger) contamination / ⳽ von außen hetero-intoxication; (z B durch Arzneimittel, Schlangenbiss usw) exogenic toxicosis / ⳽ mit Giftefeu od Giftteiche ivy (ai) poisoning / ⳽ von innen (Autointoxikation) auto-intoxication / (als Krankheit) toxicopathy (ɔ) / ⳽ durch körperfremde Stoffe hetero-intoxication [nota: Gegensatz auto-intoxication] / ⳽ durch Schilddrüsenpräparate (Thyreoidismus) thyroidism (ai)

Vergiftungs|amblyopie f toxic amblyopia **⳽delir** n toxic delirium **⳽erscheinung** f symptom od sign of poisoning **⳽gefahr** f toxic hazard **⳽psychose** f toxic psychosis **⳽star** m ophth toxic cataract **⳽tod** m death by poisoning **⳽wahn** m ps toxicomania

vergleichbar comparable / (Patientengruppe) matched

vergleichend (≈ B Anatomie) comparative (æ)

Vergleichs|gruppe f (bei Versuchen) control (ou) group **≈lösung** f reference solution **≈röhrchen** n control tube **≈substanz** f pharm reference substance **≈test** m comparison test **≈untersuchung** f comparison test

Vergoldung f Lab gold staining

vergoren fermented

vergreis|en to become senile ('si:nail) **≈ung** f senescence

vergrößer|n vt to enlarge / (vermehren) to increase / (Lupe, Mikroskop) to magnify ('mægnifai) / v refl (hypertrophieren) to become enlarged od hypertrophied (hai'pə:trəfid) / to increase ~t enlarged, increased / (Leber, Milz) enlarged, swollen (ou) / (aufgeblasen) inflated / (Pupille) dilated (dai'leitid) / (Herz) hypertrophied (hai'pə:trəfid) / opt magnified / (vermehrt) augmented **≈ung** f (Umfang) enlargement / (Erhöhung) increase / photogr enlargement / (Hypertrophie) hypertrophy / (Milz, Leber) enlargement, swelling / opt magnification / bei hundertfacher ≈ with × 100 magnification

Vergrößerungs|angiographie f magnification angiography **≈glas** n magnifying glass

Verhaken n der fetalen Pole interlocking twins

verhalten vt (unterdrücken) to suppress / (Urin) to keep back, to retain / (Atem) to hold / v refl to behave / ≈ n behavio[u]r (ei) / (Einstellung) attitude (gegen towards) / chem reaction (auf to) / (Reflex) response / (Zurückhalten, Unterdrücken) retention, suppression / (Vorgehen) procedure (prə'si:dʒə)

Verhaltens|auffälligkeit f ps abnormality in behavio[u]r (ei) **≈bereich** m field of behavio[u]r **≈forschung** f behavio[u]ral research **~gestört** ps behavio[u]rally disturbed **≈kette** f chained response **≈kunde** f behavio[u]ral science **≈lehre** f ethology **≈muster** n pattern of behavio[u]r **≈störung** f ps behavio[u]r disorder, troubled od abnormal behavio[u]r, behavio[u]ral disturbance **≈therapeut** m behavio[u]ral therapist **≈therapie** f behavio[u]ral therapy **≈weise** f behavio[u]r pattern, mode (ou) of behavio[u]r ·

Verhältnis n (Beziehung) relation / (Maß) proportion: im ≈ 1 zu 3 in a proportion of 1 to 3; rate / math ratio ('reiʃiou) / (Arzt-Patient) relationship / ≈ von Erythrozytenzahl zu Hämoglobingehalt cell-colo[u]r ratio / ≈ von Handlänge zu Handbreite hand ratio / ≈ von männlichen zu weiblichen Bewohnern eines Ortes sex rate / ≈ der Totgeburten zur Geburtsrate mortinatality (æ)

Verhaltung f s Verhalten / affektive ≈ strangulated affect

verhärt|en v refl to harden / (Gewebe, Organ) to indurate, to become indurated / (sklerosieren) to sclerose (skliə'rous), to become sclerosed **~end** indurative / sclerogenic (ˌskliərə'dʒenik), sclerogenous (ɔ), sclerosing **≈ung** f induration, hardening / sclerosis (skliə'rousis) / (Augenlid) scleriasis (ai) / entzündliche ≈ des Eierstocks sclero-oophoritis / ≈ der Muskulatur (Myosklerose) myosclerosis

Verhefung f yeasting [process]

verheil|en to heal [up] / (Wunde) to close **≈ung** f healing [process]

Verheyen (ver'haiən)**-Sterne** m pl Verheyen's stars

Verhoeff ('və:hef)**-Operation** f Verhoeff's operation

verhorn|en to become horny od cornified / (Gewebe) to keratinise ('kerətinaiz) **~t** horny, callous, cornified, keratinised ('kerətinaizd), keratose (e) **≈ung** f (Epithelzellen) hornification, cornification / (Gewebe) keratinisation / (degenerativ) keratosis

Verhornungs|anomalie f (Parakeratose) parakeratosis **≈störung** f (Haut) disturbed hornification

Verhungern n starvation, death from hunger ~ to starve [to death]

verhüt|end (vorbeugend) preventive, prophylactic **≈ung** f (Prophylaxe) prevention, prophylaxis

Verhütungs|- preventive, prophylactic **≈maßnahme** f preventive measure ('meʒə) **≈mittel** n pharm prophylactic, preventive / (Schwangerschaft) contraceptive **≈pessar** n occlusive (u:) pessary

verimpf|bar inoculable (ɔ) **~en** to transmit by inoculation **≈ung** f inoculation

Verirrung f aberrance (e), aberrancy (e)

Veritoltest m pholedrine (ɔ) test

verjauch|en (Wunde) to putrefy ('pju:trifai), to form sanies ('seinii:z) **~t** (Wunde) sanious (ei) **≈ung** f (Wunde) putrefaction, sanies ('seinii:z)

verjüng|en to rejuvenate (ri'dʒu:vineit) / (regenerieren) to regenerate (e) **≈ung** f rejuvenation / (Regeneration) regeneration

Verjüngungs|kur f rejuvenating (dʒu:) cure; gland cure **≈operation** f (Steinach) rejuvenation operation

verkalben (Rinder) to slink

verkalk|en chem to calcify ('kælsifai) / (Gefäße, Gewebe) to sclerose (skliə'rous), to calcify **≈ung** f calcification / (Adern) sclerosis (skliə'rousis), calcareous (ɛə) degeneration / (Ablagerung von Kalk im Gewebe) calcinosis / (Kalkeinlagerung) calcareous (ɛə) infiltration **≈ungszone** f calcification line

verkäs|en to caseate ('keisieit), to become caseous ('keisiəs) od cheesy **~end** (Verkäsung erzeugen) caseogenous (ɔ) **~t** caseate ('keisiit), cheesy **≈ung** f (käsige Degeneration) caseation, cheesy od caseous degeneration, tyrosis

Verkehr m sex [sexual] intercourse **~en** sex to have sexual intercourse **≈sunfall** m [road] traffic accident **≈sunfallverletzung** f traffic (æ) injury **≈ung** f ins Gegenteil ps reversal into the opposite

verkeil|en vt to fasten (a:) with a wedge / v refl (Knochen) to wedge, to become impacted / (Zwillingsköpfe) to lock, to become locked **≈ung** f (Knochen) impaction / (Zwillingsgeburt) head lock / (Fet) sphenosis

Verkeimung f microbic (ou) contamination

verkett|en v refl to form chains, to link **~et** linked **≈ung** f linkage, concatenation

verklammern chir to clamp

verkleb|en vt (Wunde) to close with plaster (a:), to seal up / vi (konglutinieren) to conglutinate (u:) / (Darm) to adhere (iə) (mit to), to form adhesions (i:) **~t** adhesive (i:), sticking together / (Eileiter) closed **≈ung** f (Konglutination) conglutination / (Darm, Pleura) adhesion (æd'hi:ʒn) / ophth synechia (si'nekiə) / entzündliche ≈ adhesive (i:) inflammation / Lösen von ≈en adhesiolysis (æd,hi:si'ɔlisis) / ≈- adhesive (i:)

verkleiner|n vt to reduce in size / v refl (sich zusammenziehen) to contract / (schrumpfen) to shrink / (Pupille) to contract / (atrophieren) to become atrophied ('ætrəfid) **≈ung** f (Schrumpfung) shrinking / (Atrophie) atrophy ('ætrəfi) / (Pupille) contraction / (durch Druck) compression

Verkleinerungswahn m (Mikromanie) ps micromania (maikro'meiniə)

verklump|en (z B Chromosomen) to become clumped **≈ung** f clumping

verknöcher|n to ossify ('ɔsifai) **≈ung** f physiol ossification, bone formation / path osteosis **≈ungszentrum** n ossification centre [US center] od point

verknorpel|n vi to become cartilaginous (ka:ti'lædʒinəs), to chondrify ('kɔndrifai) / vt to chondrify **~t** cartilaginous, chondrified **≈ung** f chondrification, cartilaginification ('ka:tilæ,dʒinifi'keiʃn) **≈ungszentrum** n chondrification centre [US center]

Verknotung f knotting

Verknüpfung f knotting, tying / (Vereinigung) union (ju:), connection / (Verkettung) linkage, concatenation **≈stest** m linkage test

verkohl|en chem to carbonise (verbrennen) to char **~t** (bes nach Verbrennung) charred (tʃa:d) **≈ung** f chem carbonisation / (durch Brand) charring (a:)

verkrampf|t cramped **≈ung** f spasmodic (ɔ) state od condition, spasm, cramp

Verkreidung f röntg calcification

Verkrümmung f (einwärts) incurvation / (auswärts) excurvation, excurvature / (bes Nägel) gryphosis / (Rückgrat) curvature ('kə:vətʃə)

verkrüppel|n to cripple, to deform / (zum Krüppel werden) to become crippled **≈ung** f deformation, crippling

verkrust|en (überkrusten, Krusten bilden) to incrust (ʌ), to form crusts, to become incrusted, to scab **≈ung** f incrustation

verkümmer|n to become atrophied ('ætrəfid) **~t** (nicht voll entwickelt) rudimentary **≈ung** f atrophy ('ætrəfi); degeneration / stunted (ʌ) od delayed growth

verkürz|t (Bein, Arm) shortened **≈ung** f shortening / (Muskel) retraction, contraction / ≈ des Mesenteriums (Gekröseraffung) chir mesenteriplication **≈ungsreaktion** f shortening reaction

verlager|n (verschieben) to shift / (Organ) to displace / (Hautlappen) to transpose / (ablenken) to shunt (ʌ) / ps to repress / chir to displace; (nach außen) to exteriorise (iks'tiəriəraiz) **~t** (Knochenenden) dislocated / (Organ) abnormally placed, displaced / (verschoben) shifted / (von Geburt) heterotaxic / rückwärts ~ displaced backward[s] **≈ung** f displacement, dystopia / (angeborene) ectopia / ps repression /

chir displacement; (Ablenkung) shunting; (nach außen) exteriorisation; (Stellung zweier Teile zueinander) transposition **arteriovenöse** ∼ arteriovenous shunt ∼ **der Eingeweide** visceral (i) inversion ∼ **nach hinten** retroposition ('retropə'zifn), backward displacement ∼ **nach der Seite** (seitliche ∼) lateral (æ) displacement; **seitliche** ∼ (des Uterus) lateroflexion ∼ **nach vorne** anteposition, forward displacement
verlänger|t elongated (i:) / (Zeit) prolonged ∼**ung** f der QT-Dauer (EKG) prolongation of the QT interval ∼**ungsosteotomie** f *chir* extension osteotomy
verlangsam|en to slow [down] ∼**er** m (Herznerv) depressor ∼**ung** f (Prozess) retardation / (Blutsrom) slowing / (Herz) slowing; bradycardia
Verlauf m *path* course, progress / (Gefäß, Nerv) course / (Reflex) path (a:) ∼ **nehmen** *path* to run a course
Verlaufs|beobachtung f observation of the course *od* development of a disease, follow-up ∼**beurteilung** f assessment of the course of a disease ∼**dynamik** f *ps* dynamic (æ) course ∼**form** f (Krankheit) form ∼**kontrolle** f follow-up ∼**kurve** f *Lab* response curve ∼**richtung** f *path* course ∼**studie** f case control study ∼**überwachung** f control (ou) of the course *od* development of a process, case control (ou)
verlaus|t lice-infested, pediculous (i) ∼**tsein** n pediculosis ∼**ung** f pediculosis, infestation with lice, lousiness
verleg|bar (Patient) transferable (ə:) ∼**en** (Weg, Gallengang *usw*) to bar, to block, to obstruct / (Patienten) to move, to transfer ∼**enheitsdiagnose** f unsupported diagnosis ∼**ung** f (Gefäß) stenosis / (Gang) blockage ('blɔkidʒ), obstruction (ʌ) / (Darm) obturation / (Patient) transfer
verletz|bar vulnerable (ʌ), sensitive, easily injured ('indʒəd) ∼**barkeit** f vulnerability (i), sensitiveness ∼**en** to injure ('indʒə) / (schädigen) to damage ('dæmidʒ) / (Trauma) to traumatise (ɔ:) / (ritzen) to scratch ∼**lich** s verletzbar ∼**lichkeit** f s Verletzbarkeit ∼**t** injured ('indʒəd) / (geschädigt) damaged ('dæmidʒd) / (verwundet) wounded ('wu:ndid) / leicht ∼ slightly injured / schwer ∼ seriously injured ∼**ter** m injured ('indʒəd) *od* wounded (u:) person, victim / die ∼**ten** the injured *od* wounded
Verletzung f lesion ('li:ʒən), injury ('indʒəri) / (Schädigung) damage ('dæmidʒ) / (Wunde) wound (wu:nd) / trauma ('trɔ:mə), *pl* traumata **äußere** ∼ external injury **begleitende** ∼ associated (ou) injury ∼ **dritten Grades** (Dammriß) third-degree laceration **frische** ∼ fresh injury **unbedeutende** ∼ minor (ai) injury **zentrale** ∼ focal lesion
verletzungs|bedingt (Gutachtersprache) caused by *od* due to an injury ∼**blutung** f bleeding after an accident ∼**mykose** f traumatic mycosis ∼**potential** n *physiol* demarcation potential ∼**schock** m post--traumatic shock ∼**strom** m demarcation current
Verlötung f *path* closure by adhesion
Verlust m des Körpergefühls somato--agnosia
vermännlich|en to masculinise ∼**t** mas-

culinised (æ), masculine ∼**ung** f masculinisation
vermehr|en v *refl* to procreate ('proukrieit), to reproduce (ju:) ∼**ung** f multiplication / (Blutvolumen) hypervol[a]emia / *sex* procreation, reproduction (ʌ) / ∼ **durch Spaltung** (Schizogonie) schizogony (ɔ) / vegetative ∼ asexual reproduction (ʌ) ∼**ungs**procreative ('proukrieitiv), reproductive (ʌ) ∼**ungsfähig** capable of reproduction ∼**ungskurve** f *bakt* growth curve ∼**ungsorgane** n *pl* organs of reproduction, reproductive organs ∼**ungsphase** f phase of growth
Vermel-Zeichen n Vermel's sign
Vermi|cida n *pl* vermicides ('və:misaidz) ∼**form** (wurmähnlich) vermiform, worm-like ('wə:mlaik) ∼**fuga** n *pl* vermifuges ('və:mifju:dʒiz) ∼**nation** f vermination ∼**nologe** m (Fachkundiger für Würmer *u* Wurmkrankheiten) verminologist ∼**nologie** f (Lehre von den Würmern) verminology ∼**nosis** f *ver*minosis ∼**phobie** f (Angst vor Würmern *u* Wurmkrankheiten) *ps* vermiphobia ('və:mi'foubiə), helminthophobia
Vermis m *anat* vermis ('və:mis) / (Wurm) worm (wə:m), helminth / ∼ **cerebelli** (*PNA*) (Kleinhirnwurm) vermis of the cerebellum
Vermischungs|gemeinschaft f *od* -**genossenschaft** f (Commiscuum) *genet* commiscuum ∼**koeffizient** m mixing coefficient
Vermittler m *physiol*, *neur* intermediary (i:) / *chem* mediator
Vermizid n (Wurmmittel, Anthelmintikum) *pharm* vermicide ∼ (wurmtötend) vermicidal (ai)
Vermutungsdiagnose f suspected *od* tentative diagnosis
Vernagelung f *vet* nail binding
vernähen (Wunde) to suture (ju:), to sew (ou), to unite (ju'nait), to close
vernarb|en (Narben bilden) to scar [over], to cicatrise ('sikətraiz), to form a scar / (überhäuten) to skin over ∼**end** (Vernarbung verursachend) ulotic (ju'lɔtik) ∼**ung** f cicatrisation (,sikətrai'zeifn), scarring (a:), formation of scars, ulosis ∼**ungsvorgang** m scarring (a:) [process]
verneb|eln to atomise (æ), to vaporise (ei), to nebulise ('nebjulaiz) ∼**elung** f (Inhalator) atomisation, nebulisation ∼**ler** m atomiser (æ), nebuliser (e)
vernehmbar (Töne) audible (ɔ:) ∼**keit** f audibility
Verneinungswahn m insanity *od* delusion (u:) of negation / (Cotard-Syndrom) Cotard's (ko'tarz) syndrome
Verner-Morrison ('və:nə-'mɔrisən)-**Syndrom** m (WDHA, WDHH-Syndrom) Verner-Morrison syndrome, W.D.H.A. syndrome
Vernes (vɛənz)-**Reaktion** f Vernes' test
Vernet (vɛr'nɛ)-**Syndrom** n Vernet's paralysis, jugular (ʌ) foramen syndrome
Vernetzung f *physiol* cross-linking, cross linkage / neuronale ∼ neuronal cross--linking
Verneuil (vɛr'nœj)|-**Drüse** f (Glandula parathyreoidea (*PNA*)) parathyroid gland ∼**-Kanäle** m *pl* Verneuil's canals ∼**-Krankheit** f Verneuil's disease ∼--**Neurom** n Verneuil's neuroma ∼--**Operation** f Verneuil's operation
vernicht|en (Ungeziefer) to destroy (ɔi),

to kill / (ausrotten) to exterminate ∼**ung** f (Ungeziefer) destruction (ʌ), extermination
Vernichtungs|gefühl n (bei Angina pectoris *u* Herzinfarkt) feeling *od* sensation of impending doom ∼**strahlung** f annihilation radiation
Vernix caseosa f (Käseschmiere, Fruchtschmiere) vernix caseosa (ou), smegma (e) embryonum (ou)
Vernünftigkeit f, resignierte *ps* attitude of resigned common sense
Verocay (vero'kai)-**Knötchen** n *pl* Verocay's bodies
veröd|en (Gefäß) to sclerose (skliə'rous), to obliterate (i) / *anat* to atrophy ('ætrəfi), to obliterate (i) ∼**ung** f (Gefäß) obliteration / (Venen mit Kauter) electrodesiccation / (Varizen) ∼ Varixverödung ∼**ungsinjektion** f sclerosing (ou) injection
Veronal n (Diäthylbarbitursäure) *pharm* veronal (e) ∼**vergiftung** f veronalism ('verənəlizm)
Veronica officinalis f *pharm* speedwell
verordn|en (Arzt) to prescribe (*jdm for a p*) ∼**ung** f (Arzt) prescription
verpest|en (*bes* Luft) to contaminate (æ) / (vergiften) to poison ∼**end** pestilential, pestiferous ∼**ung** f (Luft) contamination
verpflanz|bar transplantable (a:), fit for grafting (a:) ∼**en** *chir* to transplant (a:), to graft (a:) ∼**ung** f *chir* transplantation, transplant, grafting (a:) / ∼ **eines** (meist motorischen) Nervs in einen Muskel *chir* re-innervation ∼**ungspsychose** f maladjustment psychosis
verplump|t dilated ∼**ung** f dilation
verpupp|en v *refl* (Insekt) to change into a chrysalis ('krisəlis), to pupate ('pju:peit) ∼**ung** f (Insekt) pupation
Verquellung f swelling / (Gefäß) closure ('klouʒə) due to swelling
verquollen (Gesicht) bloated / (geschwollen) swollen / (aufgetrieben) puffed (ʌ)
verreib|en (zu Pulver) to grind, to triturate ('tritjuəreit) / (Mörser) to pound / (Salbe auf Mull) to spread (e) / (auf Haut) to rub into ∼**ung** f *pharm* (Vorgang) trituration (tritjuə'reifn); (Ergebnis) triturate, trituration
verrenk|en *chir* to dislocate, to luxate (ʌ), to disjoint / sich den Arm ∼ to dislocate one's arm ∼**t** dislocated, luxated (ʌ), out of joint / (verstaucht) sprained (ei) ∼**ung** f *chir* dislocation, luxation (lʌk'seifn) / (Verstauchung) sprain / angeborene ∼ congenital (e) dislocation / komplizierte ∼ compound dislocation / ∼ **mit Öffnung des** Gelenks compound dislocation / totale ∼ complete dislocation
verringern to reduce / (Körpergewicht) to bring down one's weight
Verruca f (*pl* Verrucae) (Warze) wart (wɔ:t), verruca (ve'ru:kə), *pl* verrucae (ve'ru:si:) / ∼ **acuminata** condyloma (ou) acuminatum (ei), verruca acuminata (ei), fig wart / ∼ **Peruviana** s Verruga Peruviana / ∼ **plantaris** plantar wart, verruca plantaris / ∼ **senilis** verruca senilis (ai)
verruciform (warzenförmig) verruciform (u:)
verrückt *ps* insane, mad ∼**er** m madman (æ), lunatic ('lu:nətik), maniac ('meiniæk) ∼**heit** f insanity, madness,

lunacy ('lu:nəsi), mental derangement
Verrückung f (z B Herz) displacement
Verrucosis f verrucosis
Verruga Peruviana f verruga (u:) peruana od peruviana (ei), Peruvian wart (ɔː), Oroya (ɔi) fever, Carrion's (kari'ɔnz) disease
verrühren Lab to stir
verruk|ös warty (ɔː), verrucous (ve'ru:-kəs), verrucose ('verukous) 〜ose f verrucosis
verrußen (z B Kurvenpapier) to soot (sut)
verrutscht displaced
versagen (Organ) to fail [in its function (ʌ)] 〜 n failure ('feiljə) / (Kreislauf) break-down / ps frustration / endokrines 〜 endocrine failure / rückwärtsgerichtetes 〜 (Herz) backward failure 〜szustände m pl failure symptoms
Versager m treatment od therapeutic failure
Versandungsvorgang m (kleinster Gefässe durch Mikroembolien) silting effect
verschatt|en röntg to cloud, to overshadow (æ) 〜et (wolkig) röntg cloudy, shadowed (æ), obscured (juə), opaque 〜etsehen n scieropia (saiə'roupiə) 〜ung f röntg shadow (æ), opacity, cloudiness; dissipation 〜ungsbezirk m area (εə) of shadow
verschiebbar (Tumor, Organ) displaceable / (gleitend) sliding / (beweglich) movable, mobile 〜keit f mobility
Verschiebe|gipsmieder n articulated plaster corset 〜lappen m chir sliding flap
verschieb|en vt (dislozieren) to dislocate, to displace / (Leukozyten) to shift / (Organ) to displace / (Phasen) to shift / v refl to shift, to be od become displaced 〜en n eines Frakturenstücks unter ein anderes subgrundation 〜eosteotomie f sliding osteotomy, displacement osteotomy 〜lich (z B Struma) mobile
Verschiebung f shift, shifting / ps displacement / (Organ) displacement / (Gelenk) dislocation / chem shift / (Leukozyten) shift, shifting / (Kniescheibe) slip, shifting / (Fluktuation) fluctuation (flʌktju'eiʃn) / (Abweichung) deviation / (Lageveränderung) displacement, dystopia / parallaktische 〜 parallax ('pærəlæks) / zeitliche 〜 heterochromia (ou) 〜skomponente f röntg displacement component 〜s-osteotomie f displacement osteotomy, sliding osteotomy
Verschieden|artigkeit f heterogeneity ('hetərodʒi'ni:iti) / (Heterologie) heterology 〜farbig of different colo[u]rs (ʌ), versicolo[u]r 〜geschlechtlich heterosexual ('seksjuəl) 〜geschlechtlichkeit f heterosexuality 〜gestaltig heteromorphous, heteromorphic 〜heit f beider Augen heterophthalmos (,hetərof'θælmɔs) 〜zellig (Gewebe) polymorphocellular
verschimmel|n to mo[u]ld (ou) 〜t mo[u]ldy
verschlechter|n vt to aggravate, to make worse / v refl to progress, to deteriorate (di'tiəriəreit), to change for the worse / (degenerieren) to degenerate (e) 〜ung f aggravation, deterioration (di'tiəriə-'reiʃn), degeneration / (Krankheit) progression / 〜 im Zustand des Patienten deterioration in the patient's condition

verschleier|n röntg to fog 〜ung f röntg fogging / ps masking
verschleim|en to become choked od obstructed (ʌ) with phlegm (flem) od mucus (ju:) 〜t (Bronchien) congested, filled od obstructed (ʌ) with phlegm (flem) / (muzilaginös) mucilaginous (mju:si'lædʒinəs) 〜ung f (Brust) congestion, obstruction / (Katarrh) mucous ('mju:kəs) catarrh / pharm mucilaginisation (mju:si,lædʒinai'zeiʃn)
Verschleiß m detrition (i), wear (εə); attrition 〜erscheinung f sign of wear 〜veränderung f (bes Gelenk) wearing of the joint cartilage
verschlepp|en (Infektion) to spread (e), to transmit / (Krankheit) to neglect 〜ung f bakt conveyance (kən'veiəns), spreading (e), propagation / (Krankheit) neglect / (Verstreuung) dispersion
verschließen (Wunde) to close, to sew (ou) [up], to suture / (Ader) to occlude (u:), to obstruct (ʌ) / einen offenen Pneumothorax 〜 to seal an open pneumothorax (ɔː)
verschlimmern|n s verschlechtern / sich 〜 to progress 〜ung f s Verschlechterung
Verschlingung f (Darm) kinking / (Ileus) ileus ('iliəs)
verschlossen (Gang) impatent / narbig 〜 occluded (u:) by scar tissue
verschluck|bar deglutible (u:) 〜en to swallow (ɔ) / (Silben) to clip 〜en n deglutition (di:glu'tiʃn), swallowing / (Silben) clipping
verschlungen (Darm) looped, twisted / (schlingenartig) tortuous / (geknickt) kinked / (Fasern) interwoven
Verschluß m (Gang, Bronchus) occlusion (ɔ'klu:ʒn), obstruction, blockage ('blɔkidʒ) / (Obliteration) obliteration / (Thrombus) thrombus; embolus / (Wunde) suturing ('sju:tʃəriŋ), closure ('klouʒə) / (Darm) ileus ('iliəs) / (zerebrales Gefäss) intracortical clot / fotogr shutter / fibröser 〜 fibrous (ai) obstruction (ʌ) 〜aspermie f occlusive aspermia 〜embolus m obturating embolus 〜ikterus m (Obstruktionsikterus) obstructive (ʌ) jaundice ('dʒɔːndis) 〜ileus m occlusive (u:) ileus (i) 〜klemme f chir occluding forceps pl 〜krankheit f occlusive vascular disease, veno-occlusive disease; occlusive disease 〜plethysmographie f occlusion plethysmography 〜syndrom n der oberen Hohlvene superior vena cava syndrome 〜thrombus m obstructive (ʌ) thrombus 〜zeit f presphygmic (i) period (iə), period of isometric contraction
verschmächtig|t (Muskel) atrophic (ɔ), atrophied (æ), degenerate (e) 〜ung f röntg thinness, thinning / (Muskel) atrophy (æ)
verschmälert reduced
verschmelz|en (Zellen, Knochen, Herde) to unite (ju'nait), to fuse (fju:z) / (Ausschlag) to merge 〜ung f anat, histol fusion ('fju:ʒən), union (ju:) 〜ungsfrequenz f physiol fusion frequency 〜ungsniere f fused kidney 〜ungsverkrüppelung f symphysic (i) teratism (e)
verschmutz|en (Wasser, Umwelt) to pollute (pə'lu:t) 〜ung f (Wunde) contamination / (Verband) soiling / (Wasser, Umwelt) pollution (u:) 〜ungsstoff m pollutant
verschneiden (kastrieren) vet to castrate, to geld (geld) 〜 n castration

Verschnittener m (Eunuch) eunuch ('ju:nək)
verschnupft sein to have a cold in one's head
Verschnürung f, intermaxilläre dent intermaxillary lacing
verschoben displaced / (Knochenenden) dislocated, atopic (ɔ)
verschorf|en (aus geronnenem Sekret) to scab, to form a scab / (aus abgestorbenem Gewebe) to slough (slʌf) 〜t covered with scab od crust od slough [s verschorfen] 〜ung f formation of scab od crust od slough [s verschorfen]
Verschorfungsmittel n pharm escharotic (eska:'rɔtik)
verschreib|en (Rezept) to prescribe 〜ung f (Rezept) prescription 〜ungspflichtig (Arznei) ethical [drug]
Verschüttungs-Syndrom n (Crush-Syndrom) release syndrome, crush syndrome
verschwär|en (geschwürig werden) to ulcerate / (eitern) to fester, to suppurate ('sʌpjuəreit), to run F 〜ung f (Geschwür) ulceration / (Eiter) suppuration, festering
Verschwellung f occlusion (ɔ'klu:ʒən) due to swelling
verschwielen (schwielig werden) to become horny od callous
verschwollen swollen
verschwommen röntg indistinct, blurred (ɔː), fogged F
verquehrt disabled / (verstümmelt) maimed
Versehrten|fachschule f special training school for the disabled 〜grad m degree of disability 〜sport m athletics for the disabled
verseif|bar chem saponifiable (sə'ponifaiəbl) 〜en chem to saponify 〜ung f chem saponification 〜ungsmittel n chem saponifier (sə'ponifaiə) 〜ungszahl f saponification value (æ)
versengen (Haar, Haut) to scorch / (ansengen) to singe (sindʒ)
versetz|en to transplant (a:) / (verdrängen) to displace / (mit etwas) to mix / (verdünnen) to dilute (dai'lu:t) / mit Jod 〜 (jodieren) to iodise (ai) 〜ung f displacement, transplantation, mixing, dilution (dai'lu:ʃn)
verseuch|en to infect, to contaminate / (Parasiten) to infest 〜ung f infection, contamination / (Parasiten) infestation
Versicherungsneurose f traumatic neurosis
versickern (Blut) to ooze (u:z) away
versiegeln to seal
versiegen to dry up
Versilberung f Lab silver staining
Versio f (Uterus) displacement / (Fet) version
versorgen (Arterie) to feed
Versorgung f (ärztliche) medical care / (Wunde) dressing, bandaging / (Wundtoilette) wound (u:) to toilet (ɔi), wound repair 〜sbezirk m (eines Gefäßes) circulation area (εə) 〜sgebiet n (Nerv) area of distribution / (Aorta) supply area 〜sgefäß n anat supply vessel
Verspätung f retardation
versperren (z B Gallengang) to obstruct (ʌ), to block
verspieß|en (Knochenstück) to impale 〜ung f (Knochenstück) impalement
Versporung f sporulation
versprühen to spray

Verständigungsunfähigkeit *f ps* asemia (i:)

verstärken to strengthen, to reinforce / (intensivieren) to intensify / (Säure) to concentrate / (Reiz) to increase / (Ton) to amplify

Verstärker *m* amplifier **≈bildschirm** *m* intensifying screen **≈folie** *f röntg* intensifying screen **≈röhre** *f* amplifier valve, thermionic valve [*US* tube]

Verstärkung *f* reinforcement / *elektr* amplification / (Strahlen, Licht) intensification / (Kräftigung) strengthening / (Säure) concentration / (Herztöne) accentuation (æk,sentju'eiʃn) / (Druck) increase

Verstärkungs|faktor *m radiol* intensifying factor **≈folie** *f radiol* intensifying screen **≈schirm** *m röntg* intensifying screen **≈verlauf** *m röntg* intensification pattern

Verstäuber *m* (für Flüssigkeit) atomiser (æ), nebuliser (e) / (für Pulver) insufflator

verstauch|en to sprain **≈ung** *f* (Distorsion) spraining, sprain, distortion

versteckt hidden, concealed, masked (ma:skt)

versteifen to stiffen / (Gelenk) to ankylose ('ænkilouz) / (hart werden) to harden

Versteifung *f* stiffening / (Gelenk) ankylosis (æŋki'lousis) / (Verhärtung) hardening / (Verstärkung) reinforcement / operative **≈** arthrodesis (a:θro'di:sis), artificial (i) ankylosis **≈shinken** *n* ankylotic limping

versteiner|n to petrify ('petrifai) / (verkalken) to calcify **≈ung** *f* petrification, calcification

Verstimm|barkeit *f ps* susceptibility to depression **~t** *ps* depressed **≈theit** *f ps* parathymic (ai) condition **≈ung** *f ps* depression, depressive psychosis (sai-'kousis) *chronisch depressive* **≈** constitutional depressive disposition *depressive* **≈** depressive mood *krankhafte* **≈** (Dysthymie) dysthymia (ai) *reaktive* **≈** reactive depression *subdepressive* **≈** subdepressive mood **≈ungszustand** *m* parathymic (ai) condition, depressive state

Verstoffwechselung *f* metabolisation

verstopf|en (zustopfen) to plug, to tampon, to stop up / (Gang) to block, to occlude (u:), to obstruct (ʌ) / (Hohlnadel, Katheter) to clog / (Darm) to constipate **~t** (Darm) constipated, costive / (Nase) stuffed up, blocked / (Drüsengang) impatent (ei) / (Hohlnadel) clogged, plugged

Verstopfung *f* (Kanal, Gefäß) obstruction (ʌ), blockage ('blɔkidʒ), blocking / (Nase) congestion / (Thrombose) thrombosis / (durch Blutgerinnsel) clottage / (Darm) constipation, costiveness / die **≈** beheben to relieve constipation / chronische **≈** intestinal stasis (ei) / **≈** von Milchkanälchen milk thrombus **≈satelektase** *f* absorption atelectasis

Verstrahlung *f radiol* radio-active contamination / innere **≈** *radiol* internal contamination **≈smessgerät** *n* contamination meter

verstreich|en (Salbe) to spread (e) / (Muttermund) to efface **≈ung** *f* (Muttermund) effacement

verstreuen to disseminate, to scatter, to

---

disperse **≈** *n* dissemination, scattering, dispersion

verstreut (*z B* Herde) disseminated / (Maculae, Roseolen) dispersed / (Strahlen) diffuse (ju:)

verstümmel|n to mutilate (ju:) **≈ung** *f* mutilation

Versuch *m* experiment (e) (*an on*); test / (Probe) trial (ai) / akuter **≈** short-term tolerability test / chronischer **≈** long--term tolerability test / **≈** am lebenden Objekt human (ju:) experiment / **≈e** machen to experiment

Versuchs|- experimental; tentative **≈anordnung** *f* experimental *od* trial design, test setup **≈anstalt** *f* experimental station (ei) *od* establishment, research (ə:) institute **≈auswertung** *f* evaluation [of tests] **≈bedingungen** *f pl* experimental conditions **≈dosis** *f* test dose **≈durchführung** *f* test procedure **≈ergebnis** *n* test result **≈fehler** *m* experimental error **≈modell** *n* experimental model **≈person** *f* subject (ʌ), test person **≈präparat** *n* test preparation **≈protokoll** *n* test record **≈reihe** *f* series ('siəri:z) of experiments *od* tests **≈stadium** *n* experimental stage **≈studie** *f* pilot (ai) study **≈tier** *n* experimental animal, laboratory (ɔ) animal

Versündigungswahn *m ps* delusion (di'lu:ʒn) of culpability

Vertebra *f* (Wirbel) *anat* vertebra, *pl* vertebrae ('vɔ:tibri:) **≈e** *cervicales* (*PNA*) (Hals- *od* Nackenwirbel) cervical vertebrae **≈e** *coccygeae* (*PNA*) (Steisswirbel) coccygeal vertebrae **≈e** *lumbales* (*PNA*) (Lendenwirbel) lumbar vertebrae **≈** *prominens* (*PNA*) vertebra prominens **≈e** *sacrales* (*PNA*) (Kreuzbeinwirbel) sacral vertebrae **≈e** *thoracicae* (*PNA*) (Brustwirbel) thoracic vertebrae

vertebral vertebral, vertebro- (*Vors*) **≈ganglien** *n pl* vertebral ganglia **≈insuffizienz** *f* vertebral insufficiency, insufficiency of the spinal (ei) column (ɔ) **≈isangiographie** *f* vertebral angiography **≈kanal** *m* (Canalis vertebralis (*PNA*)) vertebral canal, neutral (juə) canal (æ) **≈linie** *f* vertebral line

Verte|braten *m pl* (Wirbeltiere) vertebrates ('vɔ:tibrits), Vertebrata (ei) **≈brodidymus** *m* vertebrodidymia (i) **~brokostal** vertebrocostal

verteil|en *vt* to distribute; to disperse / (Geschwulst) to dissolve (di'zɔlv) / (auf Objektträger) to spread (e) / *v refl* to spread / (Geschwulst) to be dissolving, to disappear **~t**, über den Tag **~** in divided doses **≈ung** *f* distribution; dispersion / (Verschattung, Dämpfung) dissipation / (Schwellung) subsidence / in feinster **≈** highly dispersed

Verteilungs|chromatographie *f* partition chromatography **≈faktor** *m* distribution factor (DF) **≈grad** *m* dispersity **≈koeffizient** *m chem* distribution coefficient **≈leukozytose** *f* distribution leucocytosis [*US* leuko-] **≈raum** *m* distribution space **≈satz** *m* distribution coefficient, partition coefficient **≈volumen** *n physiol* volume of distribution / fiktives **≈** apparent volume of distribution

Vertex *m* (*pl* Vertices) vertex, *pl* vertices ('vɔ:tisi:z), apex ('eipeks), *pl* apices ('eipisi:z) / **≈** *corneae* (*PNA*) (Hornhautscheitel) vertex corneae

---

Vertiefung *f* deepening, impression / (Oberfläche) depression / (Höhle) cavity (æ) / (Loch) hollow / (Rezessus) recess / *röntg* niche (nitʃ) / (Einbuchtung) crypt / (Eindellung) slight depression

vertiginös vertiginous (və:'tidʒinəs), dizzy

Vertigo *f* (Schwindel) vertigo ('vɔ:tigou), dizziness, giddiness ('gidinis) / **≈** ab aure laeso Menière's (mən'jɛ:rz) syndrome / **≈** auricularis auditory *od* aural (ɔ:) vertigo / **≈** epileptica (epileptischer Schwindel) epileptic vertigo / **≈** ocularis (augenbedingter Schwindel) ocular (ɔ) vertigo

Verti|graph *m röntg* vertigraph (ə:) **≈graphie** *f röntg* vertigraphy (i)

vertikal vertical; perpendicular **≈exkursion** *f röntg* vertical travel **≈hub** *m* vertical travel **≈nystagmus** *m* vertical nystagmus (æ) **≈schnitt** *m* vertical section **≈stellung** *f* upright position

vertilg|en (Ungeziefer) to destroy (ɔi), to exterminate **≈ung** *f* (Ungeziefer) destruction, extermination

vertragen to tolerate / sich **~** mit *pharm* to be compatible (æ) with

verträglich (Arznei) well tolerated / schlecht **~** poorly tolerated / **~** mit *pharm* miscible ('misibl) with, compatible (æ) with **≈keit** *f* (Arznei) tolerance / (miteinander) compatibility / akute *u* chronische **≈** short-term and long-term tolerance / nach **≈** as tolerated (as tol)

Verträglichkeits|grenze *f od* **-limit** *n* tolerance limit **≈probe** *f* tolerance test **≈prüfung** *f* tolerance study, toxicity study **≈studie** *f* safety study

Vertrauens|bereich *m* confidence limits **≈grenze** *f stat* fiduciary limit

vertreib|en to repel (e) **≈ungsmittel** *n pharm* repellent

vertret|en (Fuß) to twist **≈er** *m* (Arzt) locum (ou) tenens ('ti:nenz), locum F **≈ung** *f* (Stellvertretung) locum-tenency (i:)

Vertriebenengastritis *f* displaced persons' disease

verunreinig|en (schmutzig machen) to dirty, to soil / (Luft, Wasser) to contaminate, to pollute (pə'lu:t) / *chem* to contaminate **≈ung** *f* soiling / (Wasser, Luft) pollution (pəlu:ʃn), contamination, vitiation (viʃi'eiʃn) **≈ungen** *f pl* impurities (juə) **≈ungsstoff** *m* contaminant (æ)

verunstalt|en to disfigure (dis'figə), to deform / (verkrüppeln) to cripple / (verstümmeln) to mutilate (ju:) **≈ung** *f* (Entstellung) disfigurement (dis'figəment) / (Missgestaltung, Missgeburt, Defekt) teratosis

verursach|end causative **≈ung** *f* causation; cause / (Ätiologie) [a]etiology (i:ti'ɔlɔdʒi)

verwachsen *vi* (zusammenwachsen) to grow together / (Wunde) to heal [up], to close / (Knochen) to unite / (doppelt angelegte Organe) to fuse (fju:z) / (verkleben) to adhere (iə) / *adj* (verkrüppelt) crippled, deformed / (buckelig) hunchbacked / (Pleurablätter) adherent (iə)

Verwachsung *f* (Verschmelzen) fusion ('fju:ʒn) / (Pleura, Darm) adhesion (æd'hi:ʒn) / (Symphyse) symphysis / (Iris) synechia / (von Beinen *u* Füssen) symmelia (i:) / amniotische **≈** amniotic

adhesion / entzündliche ↙ inflammatory adhesion (i:) / flächenhafte ↙ massive adhesion (i:) / postoperative ↙ postoperative (ɔ) adhesion ↙slinie f (Knochen) suture, sutura (juə)
verwandeln to transform (von – in from – into)
verwanz|t infested with [bed] bugs, bug-infested ↙ung f bug-infestation
verwaschen (Organgrenzen) röntg indistinct, blurred / (Sprache) slurring (ə:)
Verwechslungsfarben f pl (Farbblindheit) confusion colo[u]rs
verweiblich|t effeminate (i'feminit) ↙ung f (von Männern) sex (Vorgang) feminisation; (Zustand) feminism (e) / eonism ('i:ənizm), transvestitism
Verweil|dauer f pharm retention time ↙einlauf m drop enema (e), drip ↙kanüle f indwelling cannula ↙katheter m indwelling catheter ('kæθitə), self-retaining catheter
verwerf|en vet to slink ↙ung f (Transplantat) [graft] rejection
verwert|bar physiol utilisable (ju:) ~en to utilise (ju:)
verwes|en to rot, to decompose, to putrefy ('pju:trifai) ~end putrescent (pju:'tresənt) ~t decomposed, putrid, rotten, putrefied (ju:) ↙ung f decomposition, putrefaction (pju:tri'fækʃn), decay
Verwirrtheit f ps confusion, distraction (æ), bewilderment (i) ↙szustand m ps state of confusion, confused od confusional state
Verwirrung f ps confusion, disorientation ↙szustand m state of disorientation
verwischen (Nasolabialfalte, Interkostalraum) to efface (i'feis) / röntg to blur
verworren ps confused ↙heit f ps confusion / ↙ des Denkens disordered thoughts
verwund|bar vulnerable (ʌ) ↙barkeit f vulnerability (i) ~en to wound (u:) / ~et werden to be wounded ↙eter m mil wounded soldier, casualty ('kæƷjuəlti); pl wounded ↙ung f wound, injury
Verzeichnung f röntg distortion
verzerr|en to contort / röntg to distort ~t stat skewed (sku:d) ↙tsehen n metamorphopsia (ɔ), dysmetropsia ↙ung f contortion / röntg distortion / stat skewness / elektrotonische ↙ neur electrotonic (ɔ) distortion
verziehen vt to distort / (Sehne) to strain / v refl to become distorted / (Geschwulst) to subside (ai)
verzöger|n to delay, to retard ~t (Reflex) sluggish (ʌ); (stark ~) delayed ↙ung f physiol u chem retardation, delay / (im Ablauf) time lag; lag period / (Verlangsamung) slowing down, deceleration
Verzögerungs|insulin n insulin with delayed action, delayed insulin ↙phase f imm lag period ↙wirkung f delayed action ↙zeit f (Reflex) lag [period (iə)] / (Zeit zwischen Reiz u Reflex) physiol latent (ei) period (iə) / (Zeit zwischen der letzten Pille und Beginn der Entzugsblutung) time lag ↙zystographie f delayed cystography
verzucker|n pharm to sugar ('ʃugə), to coat with sugar / chem to saccharify (sə'kærifai) ~t pharm sugar-coated ↙ung f chem saccharification

Verzückung f ecstasy ('ekstəsi)
verzweig|en v refl anat to ramify (æ), to branch ~t anat branched (a:), ramose (ei), ramous (ei), ramified (æ) ~tkettig chem branched-chain ↙ung f anat ramification, branching (a:), arborisation / (in zwei Teile) bifurcation ↙ungsblock m arborisation block
Vesalius (ve'za:lius)|-**Band** n (Ligamentum inguinale (PNA)) inguinal ligament ↙-**Knochen** m bone of Vesalius ↙-**Öffnung** f Vesalius' foramen (ei)
Vesania f (Geisteskrankheit) vesania (ei)
Vesic|a f (pl Vesicae, Blase) vesica (ai), pl vesicae (və'saisi:), bladder / ↙ **fellea** (PNA) (Gallenblase) gall bladder / ↙ **urinaria** (PNA) (Harnblase) urinary bladder ↙**ans** n (pl Vesicantia, blasentreibendes Mittel) pharm vesicant (e), blistering agent (ei) ↙**antia** n pl s Vesicans od s Vesiko-
Vesicula f (Bläschen) anat vesicle (e) / ↙ **ophthalmica** (PNA) (Augenbläschen) optic vesicle / ↙ **seminalis** (PNA) (Samenbläschen) seminal vesicle
vesik|al (Blase betr) vesical (e) ↙**alkrise** f vesical crisis (ai) ↙**ans** n s Vesicans ↙**ation** f derm vesication
Vesiko- (Vors) vesico- (e) (Vors) ↙**clysis** f vesicoclysis (ɔ) ↙**fixation** f chir vesicofixation ~**papulös** vesiculopapular (æ) ~**prostatisch** (Blase u Vorsteherdrüse betr) vesicoprostatic ~**pustulös** vesicopustular (ʌ) ~**rektal** (Blase u Mastdarm betr) vesicorectal, rectovesical ↙**rektalfistel** f vesicorectal fistula ~**renal** vesicorenal (i:) ↙**sigmoidostomie** f chir vesicosigmoidostomy ↙**tomie** f chir cystotomy, vesicotomy ~**ureteral** (Blase u Harnleiter betr) ureterovesical (juə'ri:təro'vesikəl) ~**urethral** (Blase u Harnröhre betr) urethrovesical (juə'ri:-θro) ~**uterin** (Blase u Gebärmutter betr) uterovesical ('ju:təro), vesico-uterine ('ju:tərain) ~**vaginal** vesicovaginal (ai), vaginovesical ↙**vaginalfistel** f vesicovaginal (ai) fistula (i) ↙**zele** f vesicocele ('vesikosi:l), hernia of the bladder, vesical od cystic hernia
Vesikul|a f (Bläschen) vesicle (e), small blister od bladder, vesicula (i) ~**är** vesicular (i) ↙**aratmen** n vesicular respiration (ei) (als Befund) vesicular resonance (e) ↙**ardrüsen** f pl seminal (e) vesicles (e) ↙**ase** f vesiculase (e) ↙**itis** f vesiculitis
vesikulo|bullös vesiculobullous (ʌ) ↙**gramm** n (Kontrastaufnahme der Samenblasen) röntg vesiculogram (i) ↙**graphie** f vesiculography ~**papulös** vesiculopapular (æ) ~**pustulös** vesiculopustular (ʌ)
vesiku|lös vesicular (i) ~**lotubulär** vesiculotubular (ju:)
vestibulär vestibular (i)
Vestibular|anfall m vestibular fit ↙**apparat** m vestibular organ od apparatus (ei) / (Ohrlabyrinth) labyrinthine system
Vestibularis|funktion f vestibular function ↙**kern** m vestibular nucleus ↙**-Syndrom** m Menière's (mən'jɛ:rz) disease od syndrome
Vestibular|nystagmus m vestibular nystagmus (æ) ↙**schwindel** m inner ear dizziness ↙**system** n vestibular system ↙**venen** f pl (Venae vestibulares (PNA)) vestibular veins
Vestibulotomie f otol chir vestibulotomy
Vestibulum n (PNA) (Vorhof) anat

vestibule (e), vestibulum (i) / ↙ bursae omentalis (PNA) vestibule of the omental bursa / ↙ laryngis (PNA) vestibule of the larynx / ↙ nasi (PNA) vestibule of the nose / ↙ oris (PNA) vestibule of the mouth / ↙ vaginae (PNA) (Scheidenvorhof) vestibule of the vagina ↙- vestibular ↙**plastik** f dent vestibuloplasty
Vestigium n (PNA) vestige / ↙ processus vaginalis (PNA) vestige of the vaginal process
Vesuvin n (Farbstoff) vesuvin (ju:), Bismarck ('bisma:k) brown
Veteranenkrankheit f legionnaires' disease
Veterinär m (Tierarzt) veterinary ('vetnri) surgeon, veterinarian (ɛə), vet F ↙ veterinary ('vetnri), veterinarian (ɛə) ↙**medizin** f (Tierheilkunde) veterinary medicine ↙**therapie** f zootherapy ('zouo'θerəpi), zootherapeutics (ju:) sing
VE-Virus n VE virus, vesicular exanthema virus of swine
Vexierhalluzination f visual ('vizjuəl) hallucination
VF-Bouillon f meat-liver bouillon ('bu:jɔ̃)
VHL = Vorderhauptlage qv
Vi-Agglutination f Vi agglutination ↙-**Agglutinin** n Vi agglutinin ↙-**Antigen** n (Virulenzantigen) Vi antigen
Viices n pl (streifenförmige Blutungen) vibices (vi'baisi:z)
Vibration f (Vibrieren) vibration (vai-'breiʃn), thrill
Vibrations|- vibratory (ai), vibro- (ai) (Vors) ↙**apparat** m (bes Massage) vibrator, vibratory apparatus (ei) ↙**behandlung** f vibrotherapeutics (ju:); seismotherapy ↙**empfinden** n vibratory sensibility od perception, pall[a]esthetic (e) sensibility ↙**empfindung** f seism[a]esthesia ('saismis'θi:ziə) ↙**gefühl** n (Pallästhesie) pall[a]esthesia (pælis'θi:ziə) ↙**massage** f [electro-] vibratory massage (a:) ↙**rüttler** m Lab vibromixer
Vibrator m (Vibrationsapparat) vibrator (ei)
vibrieren to vibrate ↙ n vibration (vai'breiʃn) / physiol thrill ~**d** vibrating, vibratory (ai)
Vibrio m (pl Vibrionen) vibrio ('vibriou) / ↙ comma cholera (ɔ) vibrio
Vibrionen|abort m vet vibrionic abortion ↙**träger** m vibrio carrier
Vibriosis f vet vibrionic abortion
Vibrissae f pl (Nasenlochhaare) vibrissae (vi'brisi:) pl
Vibromassagegerät n vibromassage machine
Viburnum prunifolium n pharm black haw
Vichy|salz n, künstliches ↙ artificial Vichy salt ↙**wasser** n pharm Vichy water
Vicianose f chem vicianose ('visiənous)
Vicilin n vicilin (i)
Vicq d'Azyr (vi:k da'zyr)|-**Bündel** n Vicq d'Azyr's bundle (ʌ) ↙-**Loch** n Vicq d'Azyr's foramen (ei) ↙-**Streifen** m Vicq d'Azyr's band od stripe
Vidal (vi'dal)|-**Krankheit** f Vidal's disease, Brocq's (brɔks) disease (1) ↙-**Methode** f Vidal's treatment ↙-**Operation** f Vidal's operation ↙-**Typhusprobe** f Vidal's reaction

543

Videodensitometrie *f radiol* video-densitometry

Vidius ('vi:dius)-**Kanal** *m* Vidian (i) canal (æ)

Vieharzt *m s* Tierarzt

viel|**anlagig** *genet* polymeric (e) ~**atomig** *chem* polyatomic (ɔ) ~**drüsig** polyadenous (æ) **eckbein** *n anat* trapezium (i:) / grosses **(Os trapezium (PNA))** trapezium / kleines **(Os trapezoideum (PNA))** trapezoid bone ~**fächerig** plurilocular (ɔ), multilocular **faches** *n*, kleinstes gemeinsames lowest common multiple (LCM) **fachfärbung** *f* multiple staining ~**farbig** polychromatic **feldbestrahlung** *f röntg* multiple-field irradiation ~**fingerig** multidigitate (i) ~**förmig** multiform (ʌ), polymorphous **geschäftigkeit** *f* (krankhafte) *ps* ergasiomania (ɔ:'geisio'meiniə) ~**gestaltig** polymorphous, polymorphic, multiform **gestaltigkeit** *f biol* polymorphism ~**herdig** (Fokus) multifocal ~**hüllig** multicapsular ~**kammerig** (*z B* Zyste) multilocular (ɔ) ~**kapselig** multicapsular ~**kernig** *histol* multinuclear, polynuclear **kristall** *m* multiple crystal (i) ~**lappig** multilobular (ɔ) **linienspektrum** *n* band spectrum ~**polig** multipolar (ou) ~**porig** polyporous (pɔ'lipərəs) ~**schichtig** many-layered ('lɛəd) ~**spaltig** multifid (ʌ) ~**wertig** *chem* polyvalent (ei), multivalent ~**winklig** multangular ~**zahnig** *dent* multidentate ~**zellig** multicellular / (vielfächerig) multilocular (ɔ)

vier|**atomig** *chem* tetratomic (ɔ) ~**basig** *chem* tetrabasic (ei) ~**bestandteilig** (*z B* Lösung) quarternary **errhythmus** *m* (Herz) quadruple (ɔ) rhythm **ersyndrom** *n* tetralogy (æ) ~**fach** quadruple (ɔ), fourfold **fingerfurche** *f* four-finger line *od* crease, simian crease ~**fingerig** tetradactylous **füsser** *m* tetrapod ('tetrəpɔd), quadruped ('kwɔdruped) **fußgang** *m* (Kind) tetrapodisis (ai) ~**füßig** quadrupedal (u:), tetrapus **füßler** *m zool s* **füßer** ~**höhlig** *anat* quadrilocular ('kwɔdri'lɔkjulə)

Vierhügel *m pl* (Gehirn) quadrigeminal (kwɔdri'dʒeminəl) bodies *pl* **-** quadrigeminal (e) **gegend** *f* (Hirn) quadrigemina (e) **hirn** *n* mesencephalon (mesen'sefələn), midbrain **platte** *f* lamina (æ) quadrigemina (e) **starre** *f* decerebration rigidity **-Syndrom** *n* (Epiphysen-Syndrom) epiphyseal *od* pineal (i) syndrome

Vier|**kantnagel** *m chir* square nail ~**knotig** *anat* quadritubercular **linge** *m pl* quadruplets ('kwɔdruplits) ~**polig** quadripolar (ou) ~**seitig** quadrilateral (æ) **tagefieber** *n* quartan ('kwɔ:tən) ague ('eigju:), quartana (kwɔ:'teinə), quartan (ɔ:) malaria (ɛə) ~**tägig** quartan ~**teilen** to quadrisect (ɔ) ~**teilig** *anat* quadripartite ('kwɔdri'pa:tait) **teilung** *f* quadrisection

viert|**gebärend** quadriparous (kwɔ'dripərəs) **gebärende** *f* quadripara (kwɔ'dripərə), Para IV **impfung** *f* fourth vaccination

Vier|**undzwanzigstundenprobe** *f* 24-hour specimen (e) ~**wertig** *chem* quadrivalent (ei), tetravalent **wertigkeit** *f chem* quadrivalence (æ) ~**zackig** *anat* quadritubercular ~**zehig** tetradactylous **zellenbad** *n* four-cell bath ~**zipfelig** *anat* quadritubercular

Vieussens (viø'sɑ̃s)|-**Klappe** *f* Vieussens' valve **-Schleife** *f* Vieussens' ansa, subclavian loop

VIG = Vakzinia-Immunglobulin *n* vaccinia immunoglobulin

Vigil|**ambulismus** *m* vigilambulism **ia** *f* (Schlaflosigkeit) vigil ('vidʒil) **ität** *f ps* vigility of attention

Vignal (vi'nal)-**Zellen** *f pl* Vignal's cells

Vigouroux (vigu'ru:)-**Zeichen** *n* Vigouroux's sign

vikariieren to act vicariously (ɛə) ~**d** vicarious (ɛə)

Viktoriablau *n* Victoria blue

Villard (vi'jar)|-**Knopf** *m chir* Villard's button **-Schaltung** *f radiol* Villard's circuit ('sə:kit)

Villaret (vila'rɛ)-**Syndrom** *n* (Syndrom der hinteren Pharynxlage) Villaret's syndrome

Villikinin *n* villikinin (i)

villös villiferous (i), villiform (i), villose, villous

Villosität *f* villosity

Villus *m* (Zotte) *anat* villus, *pl* villi ('vilai) / Villi intestinales (*PNA*) (Darmzotten) intestinal villi / Villi synoviales (*PNA*) synovial villi

Vinbarbital *n* (*WHO*) vinbarbitone (vin'ba:bitoun) (*BPCA*) **-Natrium** *n* (*WHO*) vinbarbital sodium (*NF*)

Vinblastin *n* (Vincaleukoblastin) vincaleucoblastine ('vinkə,lju:ko'blæsti:n) [US -leuko-] (VLB) **sulfat** *n* vinblastine (vin'blæsti:n) sulphate [US sulf-] (*BP, USP*)

Vinca-Alkaloide *n pl* vinca alkaloids (æ)

Vincaleukoblastin *n* (Vinblastin) vincaleucoblastine [US -leuko-] (VLB), vinblastine sulphate [US sulf-] (*BP, USP*)

Vincent (vinˈsent)-**Angina** *f* Vincent's angina (ænˈdʒainə)

Vincristin-Sulfat *n* vincristine (vinˈkristi:n) sulphate (*BP*)

Vinculum *n, pl* Vincula vinculum **breve** (*PNA*) vinculum breve **longum** (*PNA*) vinculum longum **tendinum** (Sehnenfessel) vinculum tendinum; *Vincula tendinum [manus] (PNA)* vincula tendinum [of the hand]; *Vincula tendinum [pedis] (PNA)* vincula tendinum [of the foot]

Vinum *n* (Wein) *pharm* vinum (ai), wine **camphoratum** (Kampferwein) camphor wine **Chinae** (Chinawein) quinine (kwi'ni:n) wine, vinum quininae **medicatum** (Medizinalwein) medicated (e) wine **Pepsini** (Pepsinwein) pepsin wine, vinum pepsini (ai)

Vinyl|**alkohol** *m* vinyl (ai) alcohol (æ) **azetat** *n* vinyl acetate (æ) **gruppe** *f chem* vinyl

vinylog vinylogous (i)

Vioform *n pharm* vioform (ai)

Violatio *f* violation

violett violet ('vaiəlit) **blindheit** *f* anianthinopsy (æ), tritanopia (ou), tritanopsia (ɔ)

Violursäure *f* (Acidum violuricum) violuric (vaiə'ljuərik) acid, isonitrosobarbituric acid

Viomycin *n* viomycin (vaiə'maisin) (VM) **-Sulfat** *n* (*WHO*) viomycin sulphate [US sulf-] (*BP, USP*)

Viper *f* viper (ai)

Viperin *n* (Echidnin) viperine ('vaipəri:n)

Viperngift *n* viper venom (e)

VIP-Färbung *f* VIP (vaginal identification of pathogens) stain

Viraginität *f* viraginity (virə'dʒiniti)

Virämie *f* (Vorhandensein eines Virus im Blut) vir[a]emia (vaiə'ri:miə), virus[a]emia (i:)

Virchow ('virxo)|-**Axiom** *n* Virchow's law **-Drüse** *f* Virchow's gland **-Gesetz** *n s* Virchow-Axiom **-Hassall** ('hæsəl)-**Körperchen** *n pl* Hassall's corpuscles **-Knoten** *m* (linker supraklavikulärer Lymphknoten) sentinel *od* signal node **-Krankheit** *f* Virchow's disease **-Kristalle** *m pl* Virchow's crystals **-Linie** *f* Virchow's line **-Robin** (ro'bɛ̃)-**Raum** *m* Virchow-Robin space **-Winkel** *m* Virchow's angle **-Zellenlehre** *f* Virchow's theory

Viren *n pl* (sg Virus) viruses (aiə) **kultur** *f* virus (aiə) culture (ʌ)

Virginität *f* (Jungfräulichkeit) virginity (və:'dʒiniti)

Virginium *n* virginium (Vi)

Virgo *f* (Jungfrau) virgo ('və:gou), *pl* virgines ('və:dʒini:z), virgin ('və:dʒin) / **intacta** pure virgin, virgo intacta

viril virile ('virail) ~**isieren** to masculinise **isierung** *f* masculinisation, virilisation **ismus** *m* virilism (i) / adrenaler **adrenal** virilism **ität** *f* virility (i)

Viro|**loge** *m* virologist (raləˈdʒist) **logie** *f* virology ~**logisch** virologic[al] **pexis** *f* viropexis **se** *f* virus (aiə) disease **statika** *n pl pharm* virostatics ~**toxisch** virotoxic

virtuell *opt* virtual ('və:tjuəl)

virulent *bakt* virulent ('virulənt)

Virulenz *f bakt* virulence (i) **-Antigen** *n* Vi antigen **rückkehr** *f* return to virulence **test** *m* virulence test

Virus *n* (*pl* Viren) virus ('vaiərəs), *pl* viruses ('vaiərəsiz) *abgeschwächtes* attenuated (e) v. *australisches X-Disease-* Australian X-disease (*ʌ*), Murray Valley encephalitis v. *bakterienpathogenes* bacteriopathogenic v., bacteriophage (iə) *dermotropes* dermotropic v. *filtrierbares* filtrable v., inframicrobe (ai) *hämagglutinierendes* h[a]emagglutinating v. *helikales* helical v. *hepatotropes* hepatotropic v. *inaktiviertes* inactivated v. *maskiertes* masked v. *neurotropes* neurotropic v. *„orientiertes"* oriented v. *pantropes* pantropic v. **-** (*Vors*) viral ('vaiərəl), virus **ämie** *f* vir[a]emia **ätiologie** *f* virus [a]etiology **bindung** *f* viropexis **enteritis** *f* virus diarrh[o]ea **enzephalitis** *f* virus encephalitis / (japonica) Japanese encephalitis **färbung** *f* virus staining ~**feindlich** antiviral (aiə) **filtration** *f* virus filtration **flora** *f* viral flora (ɔ:) **forscher** *m* virologist **forschung** *f* virology **gehalt** *m* (im Blut) vir[a]emia **grippe** *f* virus influenza **hämagglutination** *f* virus h[a]emagglutination ~**hemmend** virucidal (vaiərə'saidl), viricidal **hepatitis** *f* virus *od* viral hepatitis, acute infective hepatitis **herpes** *m* herpes ('hə:pi:z) simplex **immunität** *f* antiviral immunity **impfstoff** *m* virus *od* viral (*EP*) vaccine / (aus lebenden Viren) live v. v. / (abgeschwächter aus lebenden Viren) attenuated (e) live v. v. **inaktivierung** *f* virus inactivation **infektion** *f* virus *od* viral infection (e) **isolierung** *f* virus isolation **keratitis** *f* epidemic (e) *od* virus keratoconjunctivitis **krankheit** *f* virus disease (i:) **kratzlymphadenitis** *f*, gutartige

(Katzenkratzsyndrom) non-bacterial regional lymphadenitis ≈kunde *f* virology (ɔ) ≈laboratorium *n* virus diagnostic laboratory ≈labyrinthitis *f* virus labyrinthitis ≈lymphadenitis *f* cat scratch disease ≈pneumonie *f* virus pneumonia (nju:'mouniə) ≈protein *n* virus protein ≈rezeptor *m* virus receptor ≈stamm *m* virus *od* viral strain ~tötend virucidal (vaiəru'saidl), virulicidal (i) ≈träger *m* virus carrier ~übertragend viruliferous (i) ≈vakzine *f s* ≈impfstoff ~wirksam effective against viruses, antiviral
Viscera *n pl* (Eingeweide) viscera ('visərə) ≈l- *s* Viszeral-
viscid (klebrig) viscid ('visid)
Visier|lappen *m* (Brückenlappen) *chir* bipedicled (e) flap ≈linie *f* sight line
Vision *f* vision ('viʒən) / *ps* hallucination
Visite *f* visit, call / (im Krankenhaus) [ward] round
viskös viscous
Visko|se *f* viscose ('viskous) ≈simeter *m* viscosimeter (i) ≈simetrie *f* viscosimetry (i) ≈sität *f* viscosity / (erhöhte) hyperviscosity
Viskositäts|messer *m* viscosimeter (i) ≈steigerung *f* hyperviscosity
visuell visual ('vizjuəl) ~ veranlagt eidetic (ai'detik)
Visus *m* (Sehen, Sehvermögen) sight ≈verlust *m* vision loss
Viszera *n pl* (Eingeweide *pl*) viscera (i) *pl*, intestine[s]
viszeral visceral ('visərəl) ≈bogen *m* visceral arch ≈krise *f* (Tabes) tabetic (e) crisis (ai) ≈skelett *n* visceral skeleton (e) ≈sphäre *f* visceral region
Viszero|ptose *f* (Eingeweidesenkung) visceroptosis (,visəro'tousis), visceral ptosis (o) ~sensorisch viscerosensory ~trop viscerotropic (ɔ) ~trophisch (durch den Darm bedingte trophische Vorgänge *betr*) viscerotrophic
vital vital (ai) ≈depression *f ps* vital depression ≈energie *f* vital force ≈farbstoff *m* vital stain *od* dye ≈färbung *f* supravital *od* [intra]vital staining ≈index *m* vital index ≈indikation *f* vital indication ~isieren to vitalise ≈ismus *m* vitalism ≈ist *m* vitalist ~istisch vitalistic ≈ität *f* vitality ≈itäts-verlust *m* (vorzeitiger) abiatrophy (æ) ≈kapazität *f* (VK) (Lunge) vital capacity (VC) ≈kraft *f* vital force
Vitallium *n chem* vitallium
Vitalpotential *n* vital potential
Vitamin *n* vitamin ('vaitəmin, 'vit-) ≈ *A* (Axerophthol) vitamin A, (selten) axerophthol (ɔ); ≈-*A*-*Lösung f*, ölige (*DAB*) synthetic vitamin A concentrate, oily form ≈-*B*-*Komplex m* v. B complex ≈ *B*₁ (Aneurin, Thiamin) v. B₁, thiamine (ai), thiamine (ai) hydrochloride (*BP*, *USP*), aneurin[e] ('ænjuərin); ≈-*B*₁-*chlorhydrochlorid n* (*DAB*) (Aneurinchlorhydrochlorid *DAB*)) thiamine hydrochloride (*BP*, *USP*), aneurine chloride (*BP*) ≈-*B*₁-*nitrat n* (*DAB*) (Aneurinnitrat (*DAB*)) thiamine [mono]nitrate (*USP*) ≈ *B*₂ (Riboflavin, deutsche Bezeichnung: Laktoflavin) v. B₂, riboflavine (ei) (*BP*), riboflavin (*USP*) ≈ *B*₆ (Pyridoxin) v. B₆, pyridoxine (piri'dɔksi:n), adermin[e]; ≈-*B*₆-*hydrochlorid n* (*DAB*) (Pyridoxinhydrochlorid (*DAB*)) pyridoxine hydrochloride (*BPC*, *USP*) ≈

*B*₁₂ (*DAB*) (Zyanokobalamin) v. B₁₂, cyanocobalamin (æ) (*BP*, *USP*), extrinsic factor, anti-pernicious an[a]emia factor; ≈ *B*₁₂ₐ v. B₁₂ₐ, hydroxocobalamin; ≈ *B*₁₂ᵦ v. B₁₂ᵦ, aquocobalamin ≈ *B*₁₅ v. B₁₅, pangamic acid ≈ *B*꜀ (Folsäure (*DAB*)) v. B꜀, folic (ou) acid (*BP*, *USP*) ≈ *C* (*DAB*) (Ascorbinsäure (*DAB*), Askorbinsäure) v. C, ascorbic acid (*BP*, *USP*), vitamin C (*BP*), cevitamic acid ≈ *D* v. D, antirachitic factor ≈ *D*₂ (*DAB*) (Calciferol) v. D₂, ergocalciferol (i) (*BP*, *USP*), calciferol (i) (*BP*) ≈ *D*₃ (Cholecalciferol) v. D₃, cholecalciferol; ≈-*D*₃-*Cholesterin n* (*DAB*) (Cholecalciferol-Cholesterin (*DAB*)) vitamin D₃ cholesterol ≈ *E* (α--Tokopherol) v. E, alpha-tocopherol (ɔ), dl-α-tocopherol (ɔ); ≈ *E*-*Acetat n* (*DAB*) (α-Tocopherolacetat (*DAB*)) d--alpha-tocopheryl acetate (*BP*) ≈ „*F*" (Gemisch essentieller Fettsäuren) v. F ≈ *G s* ≈ B₂ ≈ *H* (Biotin) v. H, biotin (ai) ≈ *K* v. K, antih[a]emorrhagic (æ) vitamin; ≈ *K*₁ v. K₁, phytomenadione (ai) (*BP*), phytnadione (ai) (*BP*, *USP*); ≈ *K*₂ v. K₂; ≈ *K*₃ v. K₃, menadione (menə'daioun) (*NF*); ≈ *K*₄ menadiol (menə'daiol) ≈ *L* (L₁, L₂) v. L ≈ *M* (Acidum folicum (*WHO*, *DAB*), Folsäure (*DAB*), Vitamin B꜀) folic (ou) acid (*BP*, *USP*) ≈ *P* v. P *antiseborrhoisches* ≈ (Vitamin H) biotin, v. H *antiskorbutisches* ≈ v. C, ascorbic acid ≈- vitamin (ai, i) ~ähnlich vitaminoid (ai) ~angereichert vitaminised (ai), enriched with vitamins ~arm poor in vitamins ≈bedarf *m* vitamin requirement (aiə) ~bedingt vitaminogenic (e) ≈einheit *f* vitamin unit ~haltig vitamin-containing ≈hefe *f* vitamin yeast (ji:st) ~ieren to vitaminise (ai), to add vitamin ≈isierung *f* vitaminisation ≈kapsel *f* multivitamin capsule ≈komplex *m* vitamin complex ≈kunde *f* vitaminology ≈lehre *f* vitaminology ~los vitamin-free ≈mangel *m* vitamin deficiency ≈mangelerscheinung *f* vitamin deficiency symptom ≈mangelkrankheit *f* avitaminosis, hypovitaminosis, vitamin deficiency disease / (infolge Fehlens mehrerer Vitamine) polyavitaminosis ≈präparat *n* vitamin preparation ~reich vitamin-rich, rich in vitamins ≈überschuß *m path* hypervitaminosis ≈verlust *m* vitamin loss ≈vorläufer *m* previtamin, provitamin
Vitazym *n* vitazyme ('vaitəzaim)
Vitellin *n* vitellin
Vitellus *m* (Dotter) vitellus, yolk (jouk) ≈- vitelline (vi'telain)
Vitia *n pl s* Vitium
Vitien *n pl s* Vitium
vitiliginös vitiliginous (viti'lidʒinəs)
Vitiligo *f* vitiligo / vitiligo (ai) ('paibɔ:ld) skin, leucodermi[a] ~ähnlich vitiligoid (i)
Vitium *n* (Fehler) vitium (vi'fiəm), *pl* vitia ('viʃiə), defect / (Herz) cardiac abnormality / ≈ cordis valvular defect
Vitreocapsulitis *f* vitreocapsulitis
Vitriol *n chem* vitriol ('vitriol) / blaues ≈ blue vitriol ~isiert *chem* vitriolated (ai) ≈ *n* (Nordhäuser Öl; Acidum sulfuricum fumans) *chem* fuming sulphuric [*US* sulf-] acid
Vitria *n* (Glas) *chem* vitrum (i), glass
Vivi|fikation *f* (Belebung) vivification ~par (lebendgebärend) viviparous (vi-

'vipərəs) ≈sektion *f* vivisection, biotomy / ≈ am nackten Tier callisection / ≈ am unbetäubten Tier sentisection ≈sektionsgegner *m* antivivisectionist ≈sektor *m* vivisectionist, vivisector ~sezieren to vivisect (i)
VK = Vitalkapazität *f* vital (ai) capacity, VC
VKG = Vektorkardiogramm *n* vector cardiogram, VCG
Vlies *n* (Nucleus dentatus) Stilling's ('stiliŋz) fleece
VM = Viomyzin *n* viomycin, VM
VNS = vegetatives Nervensystem *n* autonomic nervous system
Voegtlin ('vegtlin)-**Einheit** *f* Voegtlin unit
Vogel|- avian (ei) ≈gesicht *n* micrognathic ('næθik) face, bird face / (juvenile Polyarthritis) birdlike facies ≈kopf--*Zwergwuchs m* bird-headed dwarfism (ɔ:) ≈malaria *f* avian malaria (ɛə) ≈milbe *f* Dermanyssus [avium et gallinae], bird mite (ai) ~schnabelähnlich bill-shaped ≈sporn *m anat* calcar avis (ei) ≈züchterlunge *f* bird fanciers' lung
Voges-Proskauer ('fougəs-'prɔskauər)--**Reaktion** *f* (VPR) Voges-Proskauer reaction
Vogt-Koyanagi-Krankheit *f* Vogt-Koyanagi syndrome (i), oculocutaneous *od* uveocutaneous *od* uveomeningeal syndrome
Vogt (fo:gt)-**Krankheit** *f* Vogt's disease *od* syndrome (i)
vokal vocal (ou) ≈fremitus *m* vocal fremitus (e) ≈isation *f* vocalisation
Vola *f* vola, *pl* volae ('vouli:) / ≈ manus palm (pa:m) / ≈ pedis sole [of the foot]
volar volar (ou), palmar (æ) ≈fläche *f* volar surface, palma (æ) ('pælmə), palm (pa:m) ~flektiert (Hand) in volar flexion ≈flexion *f* volar flexion
volatil volatile ('vɔlətail)
Volhard ('fɔlhart)-**Verdünnungsversuch** *m* Volhard's test, water test
Volkmann ('fɔlkman)|-**Beckenstütze** *f* Volkmann's support ≈-**Dreieck** *n* Volkmann's triangle ('traiæŋgl) ≈-**Kanäle** *m pl* Volkmann's canals (æ) ≈--**Kontraktur** *f* Volkmann's contracture (kən'træktʃə) ≈-**Löffel** *m* Volkmann's spoon ≈-**Mißbildung** *f* Volkmann's deformity *od* disease ≈-**Schiene** *f* Volkmann's splint
Volks|krankheit *f* wide-spread disease ≈medizin *f* folk medicine
Voll|antigen *n* complete antigen, immunogen ≈bad *n* full bath ≈belastung *f* full load ≈bild *n* (Krankheit) complete picture of a disease ≈blut *n* whole blood ~blütig plethoric (ple'θɔrik) ≈blütigkeit *f* plethora ('pleθərə) ≈--blutübertragung *f* whole-blood transfusion ~diastolisch (die ganze Diastole *betr*) holodiastolic ('hɔlodaiəs'tɔlik)
Völlegefühl *n* sensation of repletion (i:) *od* fullness, bloating
voll|entwickelt fully developed / (erwachsen) adult ('ædʌlt) ≈extrakt *m* full extract ≈hautlappen *m chir* compound flap ≈hauttransplantat *n* full--thickness skin graft ≈kornbrot *n* whole-meal bread ≈kraft *f* (Mensch) prime (ai)
Vollmer ('fɔlmər)-**Pflasterprobe** *f m* Vollmer's patch test
Voll|mondgesicht *n* moon-shaped face

ɛnarkose f general an[a]esthesia (i:)
(GA) ɛpipette f Lab bulb pipet[te],
one-mark pipet[te] ɛremission f complete remission ɛsalz n iodine (ai)-
-enriched salt ɛsein n (Völle) repletion
(i:), fullness ~ständig (Muttermund)
completely dilated ~systolisch (die
ganze Systole betr) holosystolic ('hɔlo-
sis'tɔlik) ~wertig normal, standard
ɛwirkspiegel m fully effective level
voltaisch elektr voltaic (ei)
Volta|säule f elektr voltaic pile (ai) ɛ-
-Schwindel m voltaic vertigo
Voltmeter n elektr voltmeter (ou)
Voltolini (vɔlto'li:ni)|-Krankheit f
Voltolini's disease ɛ-Röhrchen n
Voltolini's tube ɛ-Zeichen n Voltolini-
-Herpng ('hɛrpŋ) sign
Volumen n (pl Volumina; Raumgehalt,
Fassungsvermögen) volume ('vɔlju:m)
ɛdehnbarkeit f (Thorax-Lungensy-
stem) compliance (ai) ɛherabsetzung f
volume reduction / (Blut) hypovol[a]emia ɛindex m volume index ɛ-
koeffizient m volume index ɛkonzen-
tration f concentrated volume ɛleiter
m neur volume conductor ɛmangel-
schock m volume deficiency shock
ɛprozent n pl (Vol. %) % by volume
Volu|meter n volumometer ɛmetrie f
volumetric analysis (æ) ~metrisch volumetric
Volumpuls|kurve f plethysmogram (i)
ɛkurvenaufzeichnung f plethysmography ɛkurvenschreiber m plethysmograph (i) ɛkurvenschreibung f plethysmography
Volumzunahme f intumescence (intju-
'mesəns), swelling / (durch Gas) inflation
Volutin n volutin (ju:)
Volvulus m (Darmverschlingung) volvulus ('vɔlvjuləs) ɛbefall m (Onchocerca)
volvulosis
Vomer m (Pflugscharbein) anat vomer
('voumə) ɛ- vomerine ('voumərain)
Vomica f (Lungenkaverne) vomica (ɔ)
vomieren to vomit (ɔ)
vomi|tiv vomitive (ɔ) ɛtivum n (Brech-
mittel) pharm emetic (i'metik) ɛtoria n
pl s Vomitivum ɛturitio f vomiturition
(i)
Vomitus m (Erbrechen) vomitus (ɔ),
vomiting ɛ biliosus (Gallenbrechen)
vomiting of bile (ai) ɛ cruentus
vomiting of blood ɛ faeculentus (Kotbrechen) f[a]ecal (i:) vomiting ɛ gravidarum vomiting of pregnancy ɛ
hystericus hysterical vomiting ɛ mari-
nus (Seekrankheit) seasickness ɛ
matutinus (morgendliches Erbrechen)
morning vomiting
Voorhees ('vuəri:z)-Ballon m Voorhees'
bag
vor|antiseptisch (Zeit) pre-antiseptic ~a-
taktisch pre-ataxic ɛaussage f (Prognose) prognosis, pl prognoses
(prɔg'nousi:z) ɛbehandlung f chir pre-
-operative (ɔ) treatment / (Narkose)
premedication / hormonale ɛ preliminary hormonotherapy
Vorbei|biss m dent anterior overbite
ɛreden n ps paralogia (ou) ɛsprechen n
ps heterolalia (ei) ɛzeigeversuch m
Bárány's ('ba:ra:niz) pointing test
Vor|belastung f Lab pre-load ɛbeleuch-
tung f röntg pre-exposure (ou) ɛbe-
reitung f (Narkose) premedication ɛ-
berg m (Promontorium) anat prom-

ontory ('prɔməntri) ɛbestimmung f
predestination
Vorbeuge|maßnahme f preventive od
prophylactic measure ('mezə) ɛmittel n
preventive, prophylactic
vorbeug|en vi to prevent; to guard
against; to take precautions / v refl
(sich nach vorne beugen) to bend
forward ɛ n prevention; prophylaxis /
(nach vorne Beugen) bending forward
/ (Stellung) procurvation ~end (prophylaktisch) preventive, prophylactic
ɛung f s Vorbeugen
Vorbeugungs|kur f protective treatment
ɛmaßnahme f s Vorbeugemaßnahme
ɛmedizin f preventive medicine ɛmittel n pharm preventive, prophylactic /
(Empfängnis) contraceptive ɛtherapie
f preventive od prophylactic od protective treatment
vorbewußt ps preconscious ɛes n the
preconscious
Vor|bildung f preformation ɛbiß m dent
protrusive (u:) occlusion (u:) ɛbohrer
m chir rough (rʌf) drill ɛbote m (einer
Krankheit) preliminary (i) od early sign
od symptom ɛbruchstruktur f cyt
prebreakage structure ɛbrückchen n
anat propons (ou) ɛbrunst f pro-
-[o]estrus (i:) ɛbuchtung f anat protuberance (ju:), protrusion (prə'tru:ʒən)
ɛdarm m embr protogaster, foregut
('fɔ:gʌt) ɛdehnung f pre-extension
Vorder|- (Vors) anterior (æn'tiəriə),
antero- (æ), front (ʌ), fore- (Vors)
ɛabschnitt m (Auge) anterior segment
ɛansicht f front (ʌ) view (vju:)
Vorderarm m forearm, antebrachium
(ci) ɛ- antebrachial (ei) ɛbeuger m
(Muskel) flexor of forearm ɛphänomen
n forearm sign ɛstrecker m anat triceps
('traiseps) ɛzeichen n Léri's (le'ri:z)
sign
Vorder|bein n zool foreleg ɛblende f
röntg collimator diaphragm ('daiəfræm) ɛdarm m embr foregut, protogaster ɛfläche f anat anterior (iə) surface ɛfuß m zool thoracic (θɔ:'ræsik)
limb (lim), forefoot / anat metatarsus
ɛhand f anat metacarpus
Vorderhaupt n anat sinciput ('sinsipʌt) /
(Stirn) forehead ('fɔrid) ɛ- sincipital
(i), frontal (ʌ) ɛbein n frontal bone
ɛlage f (Fet) (Gesichtslage) face
presentation / (Scheitellage) vertex (ə:)
presentation linke vordere ɛ left fronto-anterior (iə) presentation (LFA); ~
hintere ɛ left frontoposterior (iə) presentation (LFP) rechte vordere ɛ right
fronto-anterior presentation (RFA); ~
hintere ɛ right frontoposterior presentation (RFP); ~ seitliche ɛ right
fronto-lateral presentation (RFL)
Vorderhirn n (Prosencephalon (PNA))
embr prosencephalon (prɔsen'sefələn),
forebrain
Vorderhorn n (Cornu anterius substantiae griseae (PNA)) anterior od grey
horn of the spinal cord / (Cornu
anterius ventriculi lateralis) anterior
horn of the lateral ventricle ɛzelle f
[anterior] horn cell
Vorderkammer f (Auge) anterior chamber (ei) ɛblutung f (Auge) hyph[a]emia,
bleeding into the anterior chamber (ei)
of the eye ɛempyem n hypopyon (ou)
Vorderkopf m anat sinciput
Vorderlappen m anterior lobe (ou)
ɛhormon n (HVL-Hormon) anterior

pituitary (ju) hormone ɛkachexie f
pituitary   cachexia,   Simmonds'
('siməndz) syndrome
Vorder|partie f anterior aspect ɛsäule f
(Columna anterior (PNA)) anterior
grey column ɛschädel m sinciput
('sinsipʌt) ɛscheitelbeineinstellung f
Naegele's ('neigələz) obliquity (ɔb'lik-
witi) ɛseite f (Körper) ventral side
Vorderseitenstrang m (Tractus spinocerebellaris anterior) anat fasciculus od
column of Gowers ('gauəz), Gowers'
tract ɛbahn f anterior cerebellar tract
Vorderstrang m (Funiculus anterior
(PNA)) anat ventral funiculus (i),
anterior funiculus of the spinal (ai)
cord, anterior white column ɛgrund-
bündel m anterior basis (ei) bundle
(ʌ), anterior ground bundle ɛpyrami-
denbahn f direct pyramidal (æ) tract
Vorderwand f anterior wall, front (ʌ)
wall ɛ- anteroventral ɛinfarkt m
anterior [-wall] infarction
Vorder|wurzel f anat anterior root
ɛzahn m front tooth / (Schneidezahn)
incisor (in'saizə)
Vor|diastole f prediastole ('pri:dai'æs-
tɔli) ~diastolisch prediastolic (ɔ) ɛei-
weiß n proteinogen (prouti:'inodʒən)
~eklamptisch pre-eclampsic ɛeltern
m pl progenitors (e) ɛempfindung f
presentiment ɛenzym n pro-enzyme
(pro'enzaim), proferment ɛfall m
(Prolaps) prolapse, prolapsus, dropping / unvollständiger ɛ incomplete
prolapse / vollständiger ɛ complete
prolapse ~fallen (Organ) to prolapse, to
drop ɛfelddiagnostik f preliminary od
scant diagnosis ɛferment n s Vorenzym
ɛfuß m anat forefoot ɛgang m (Funktion) function (ʌ) / (Erscheinung)
phenomenon (ɔ) / (Symptom) symptom, sign / (Prozeß) process / chem
reaction / imm reaction ~gangliär anat
preganglionic ~gebildet (angelegt)
embr preformed ɛgebirge n (Promontorium) anat promontorium (ɔ:),
promontory ('prɔməntri) ~gebuchtet
bulging ~geburtlich prenatal (ei), antenatal, antepartum ɛgeburtsblutung f
antepartum od prenatal h[a]emorrhage
(e) ɛgehen n procedure (prə'si:dʒə),
method / chir approach ɛgerinnung f
precoagulation ~gerückt advanced
~geschädigt previously damaged (æ)
ɛgeschichte f (Patient) case history
~geschlechtlich pregenital (pri:'dʒenitl)
~geschritten (Leiden) advanced
Vor|gestalt f ps premanifestation ~ge-
stülpt protruding ~gewölbt (auch anat)
bulging, protruding ~handen (Reflex)
present / nicht ~ absent ɛhandensein n
(Verfügbarkeit) availability / (Vorliegen) evidence / (Reflex) presence (e)
Vorhaut f (Präputium) (PNA) prepuce
('pri:pju:s), foreskin ('fɔ:skin) / die ɛ
zurückziehen to draw back od to
retract the prepuce ɛ- preputial (pri-
'pju:ʃl) ɛbändchen n (Frenulum prepu-
tii (PNA)) frenulum of the prepuce
ɛbutter f (Smegma) smegma (e) ɛdrü-
sen f pl (Glandulae preputiales (PNA))
preputial glands ɛentzündung f posthitis (pos'θaitis) ɛfrenulum n s ɛbändchen ɛgeschwür n preputial ulcer ~los
apellous ɛnarbe f preputial cicatrice (i)
od scar ɛplastik f posthioplasty
('pɔsθioplæsti) ɛschmiere f smegma (e)
ɛspaltung f chir preputiotomy (ˌpri:-

pju:ʃi'ɔtəmi) ⵜstein *m* preputial calculus *od* concretion, postholith ('pɔsθoliθ) ⵜverengerung *f* phimosis (fi'mousis)
Vorhersage *f* (Prognose) prognosis, *pl* prognoses (-si:z) ~n (Prognose) to make a prognosis, to prognosticate (ɔ)
Vorhirn *n* forebrain ('fɔ:brein)
Vorhof *m* (Vestibulum (*PNA*)) vestibule ('vestibju:l), vestibulum (i), *pl* vestibula, atrium (ei), *pl* atria, auricle (ɔ:) ⵜvestibular (i), atrial (ei), auricular (ɔ:'rikjulə) ⵜ **u. Kammer betr.** atrioventricular (i) ⵜanhang *m* auricular appendage ⵜarrhythmie *f* atrial arrhythmia ⵜblindsack *m* c[a]ecum (i:) vestibulare ⵜbogenapparat *m* (Vestibularapparat) *anat* labyrinthine system ⵜdiastole *f* atrial diastole (ɔ) ⵜdilatation *f* atrial dilatation ⵜdruck *m* atrial *od* auricular pressure ⵜdrüsen *f pl* vestibular glands ⵜextrasystole *f* auricular extrasystole (i), atrial premature contraction (APC) ⵜfenster *n* (Fenestra vestibuli (*PNA*)) fenestra vestibuli, oval (ou) *od* vestibular window ⵜflattern *n* atrial *od* auricular flutter (ʌ) ⵜflimmern *n* atrial *od* auricular fibrillation ⵜkammerblock *m* auriculoventricular block ⵜkammergrenze *f* atrioventricular border ⵜkammerklappe *f* atrioventricular valve ⵜklemme *f* auricle (ɔ:) clamp ⵜknoten *m* Aschoff-Tawara ('aʃɔf-ta'va:ra) node, atrioventricular (i) node ⵜkomplex *m* auricular complex *od* contraction *f* auricular systole (i) ⵜleiste *f embr* labiolingual lamina ⵜmyxom *n* atrial myxoma ⵜnystagmus *m* vestibular nystagmus (æ) ⵜohr *n* [cardiac *od* heart] auricle (ɔ:) ⵜpfropfung *f* Wenckebach's ('veŋkəbaxs) sign ⵜpuls *m* auriculovenous pulse ⵜrezeptoren *m pl* atrial receptors ⵜsäckchen *n* sacculus vestibularis ⵜscheidewand *f* ⵜseptum ⵜscheidewanddefekt *m* interatrial septal defect (IASD) ⵜschrittmacher *m* atrial pacemaker ⵜschwellkörper *m* (Bulbus vestibulae (*PNA*)) bulb of the vestibule ⵜschwindel *m* vestibular vertigo ⵜseptum *n* atrial *od* interauricular septum ⵜseptumdefekt *m* atrial septum defect, interatrial septal defect (IASD) / patent (ei) foramen (ei) ovale (ɑ:) ⵜsinusknoten *m* (Herz) sino-atrial node ⵜstimulation *f* atrial stimulation *od* pacing ⵜstillstand *m* (Herz) auricular *od* atrial standstill ⵜtachykardie *f* atrial tachycardia ⵜton *m* atrial *od* auricular sound ⵜtreppe *f* (Ohr) scala (ei) vestibuli (ves'tibjulai) ⵜwand *f* auricular *od* atrial wall ⵜwulst *m* atrial swelling ⵜzacke *f* (EKG) P-wave, auricular complex *od* deflection ⵜzwiebel *f* bulb of the vestibule
Vor|infarkt *m* pre-infarction ⵜkallus *m* procallus ⵜkammer *f* (Herz) s Vorhof ~kanzerös precancerous ⵜkeil *m* (Praecuneus (*PNA*)) precuneus ~keimen to pregerminate ⵜkern *m histol* pronucleus (prou'nju:kliəs), germ *od* germinal nucleus / männlicher ⵜ male pronucleus / weiblicher ⵜ female pronucleus ~klinisch preclinical ⵜknorpel *m embr* precartilage ~konzeptionell pregestational ('pri:dʒes'teiʃnəl) ⵜkrankheit *f* previous disease ⵜkultur *f Lab* initial culture ⵜlage *f* (Binde) sanitary towel / *Lab* receiving vessel / pre-mixed material
Vorlagerung *f anat, dent* exteriorisation

ⵜspinzette *f* advancement forceps *pl*
Vorlauf *m chem* forerun / *Lab* first portion
Vorläuf|er *m chem* precursor ⵜerzelle *f* precursor cell ~ig preliminary (i) / (Verband) temporary / (Diagnose) tentative
Vorleben *n* antecedents (i:) *pl*
vorliegen (Organ) to be prolapsed / (Geburt) to present / (vorhanden sein) to be present; nicht ~ to be absent ⵜ *n* (Fet) presentation / (Symptom) presence (e) ~d (Geburt) presenting
Vor|lust *f sex* forepleasure ⵜmagen *m* cardiac part of the stomach, forestomach ~manisch premaniacal ('pri:mə'naiəkl) ⵜmauer *f* claustrum (ɔ:) ~merken (*z B* für Krankenhausaufnahme) to put on a waiting list ⵜmilch *f* colostrum, first milk ⵜniere *f embr* pronephros (e), primitive (i) *od* primordial kidney, head kidney
Vornieren|gang *m* mesonephric (e) duct (ʌ), Wolffian duct ⵜglomerulus *m* pronephric glomerulus (e)
Vor|operation *f* preliminary operation ~operativ pre-operative (ɔ), prior to operation
Voröstrus *m* pro-[o]estrus (i:) ⵜperiode *f* pro-[o]estrus period (iə)
Vor|postenfalte *f* sentinel pile ⵜprobe *f* preliminary (i) test ⵜpubertät *f* prepuberty (ju:) ⵜ- prepubertal ~quellen (Auge) to protrude (u:) / (hervortreten) to bulge (ʌ), to be prominent (ɔ) ⵜ *n* protrusion (u:) / (Austreten des Gehirns bei Schädelverletzung) fungus (ʌ)
Vorratsluft *f* reserve air
Vor|richtung *f* (Apparat) device (ai), appliance (ai), apparatus (ei) / (zusätzliche) attachment ⵜschädigung *f* previous damage (æ) *od* injury ⵜschlaginstrument *n chir* nail driver *od* starter ~schreiten *pathol* to advance, to progress ⵜschrift *f* (ärztliche) prescription (i); nach ärztlicher ⵜ [to be taken] as directed / (Regel) formula, *pl* formulae / *Lab* specification◦/ ⵜ des Herstellers schedule recommended by the manufacturer ~schriftsmäßig as directed, as prescribed ⵜschwangerschaftsstadium *n* pregestational stage
Vorsicht! (Aufschrift) Caution
Vorsichts|maßnahme *f* prophylactic *od* preventive *od* precautionary (ɔ:) measure ('meʒə) ⵜuntersuchung *f* medical check-up
Vorsorge|medizin *f* general preventive medicine (GPM), prophylactic *od* medicine ⵜuntersuchung *f* medical check-up, preventive medical examination, screening
Vor|spiel *n sex* foreplay (ɔ:) ~springen *anat* to protrude, to project, to jut out ⵜsprung *m* (Eminentia (*PNA*)) *anat* projection, prominence (ɔ), eminence, tuberosity, protuberance / (Auswuchs) boss ⵜstadium *n* precursor ⵜstadtneurose *f ps* suburban neurosis
vorstehen (Augen, Zähne) to protrude ⵜ *n* (Zähne) exodontia ('dɔnʃiə) / (Auge) exophthalmos ~d prominent, protruding / (Auge) exophthalmic / (Kiefer) prognathic (æ) / (Unterkiefer) underhung, underjawed
Vorsteherdrüse *f anat* prostate ('prɔsteit) [gland] ⵜ- prostatic, prostato- (ɔ) (*Vors*)

Vorsteherdrüsen|entzündung *f* (Prostatitis) prostatitis ⵜentzündung- prostatitic (i) ⵜkrebs *m* cancer of the prostate ⵜvergrößerung *f* hypertrophy *od* enlargement of the prostate, prostatomegaly (e)
Vorstufe *f* precursor ⵜnzelle *f* precursor cell
vorstülp|en to protrude ⵜung *f* protrusion
Vorsymptom *n* premonitory symptom, presymptom ~atisch presymptomatic
Vorsynthesezeit *f* (Mitose) G₁ period *od* phase
vortäusch|en to simulate (i) ⵜung *f* simulation (simju'leiʃn)
Vortest *m* (Suchtest) screening test
Vortex *m anat* vortex, *pl* vortices (-si:z), whorl (wə:l) / ⵜ cordis (*PNA*) (Herzwirbel) vortex cordis / Vortices pilorum (*PNA*) (Haarwirbel) hair whorls
Vor|therapie *f* previous treatment ~traumatisch pretraumatic ⵜtreibung *f* protrusion (u:), protuberance (ju:), projection / (Knochen) eminence (e) ~treten to protrude (u:) / ~übergehend transient (æ) ⵜuntersuchung *f* preliminary experiment (e) / (*ärztl*) preliminary examination
vorverdau|en to predigest (,pri:dai'dʒest) ⵜung *f* predigestion
Vor|verlagerung *f* (Uterus) anteposition ⵜversuch *m* preliminary experiment ~wachsen (Tumor) to protrude
Vorwärts|beugung *f* antecurvature (ɔ:) ⵜstreuung *f röntg* foreward scatter ~treiben (*z B* im Darm) to propel ⵜtreiben *n* propulsion
Vor|wasser *n* (Geburt) forewaters (ɔ:) *pl* ⵜwehen *f pl* false pains, premonitory (ɔ) pains ⵜwert *m* initial value; pretreatment value ~wölben *v refl* to bulge ⵜwölbung *f* protrusion, bulging / ⵜ der Hornhaut *ophth* kerato-ectasia (ei) / ⵜ der Sklera (Sklerektasie) sclerectasia (ei) ⵜzeichen *n* (Vorbote, Frühsymptom) premonitory *od* preliminary *od* prodromal (ou) sign, precursor (ɔ:) ~zeitig (frühreif) premature (,premə'tjuə) / (Geburt) before term ⵜzugslokalisation *f*, immunologische immunologically privileged site ⵜzwikkel *m anat* precuneus (ju:)
Vossius ('fɔsiəs)-**Ringtrübung** *f* Vossius' [lenticular] ring
V-Osteotomie *f chir* cuneiform osteotomy
Voussure *f* (Buckel) voussure ('vu:sjuə)
Voyeur *m sex* voyeur (wa'jə:)
Vp[n] = Versuchsperson *f* test person
VPK = Venenpulskurve *f* phlebogram
VPR = Voges-Proskauer Reaktion *f* Voges-Proskauer ('fougəs-'prɔskauər) reaction
Vrolik ('vrolik)-**Krankheit** *f* osteogenesis imperfecta letalis, Vrolik's syndrome
VSD = Ventrikelseptumdefekt *m* ventricular septal defect
VSV *s* VS-Virus
VS-Virus *n* vesicular stomatitis virus
vulkanisieren *dent* to vulcanise (ʌ) ⵜ *n dent* vulcanisation
Vulnerabilität *f* (Verletzbarkeit) vulnerability (i)
Vulnus *n* (Krankheit) vulnus (ʌ), wound (u:)
Vulpian (vyl'pjä)-**Atrophie** *f* Vulpian's atrophy (æ) ⵜ-**Gesetz** *n* Vulpian's law ⵜ-**Phänomen** *n* Vulpian-Heidenhain-

-Sherrington ('haidnhain 'ʃeriŋtən) phenomenon ℒ-**Reaktion** f Vulpian's test

Vulpinsäure f vulpic (ʌ) od vulpinic acid

Vulva f vulva, pl vulvae ('vʌlvi:), cunnus ('kʌnəs) ℒ- vulvar (ʌ), vulval, vulvo- (Vors) ℒ **u. Gebärmutter betr.** vulvo--uterine (ju:) ℒ **u. Schenkel betr.** vulvocrural (uə) ℒ **u. Vagina betr.**

vulvovaginal (ai) ℒ**ausschneidung** f chir vulvectomy ℒ**diphtherie** f vulval diphtheria ℒ**erkrankung** f vulvopathy (ɔ) ℒ**hämatom** n vulva h[a]ematoma ℒ**hyperplasie** f vulval hyperplasia / pseudoepitheliomatöse ℒ pseudo-epitheliomatous vulval hyperplasia ℒ**karzinom** n cancer of the vulva ℒ**missbildung** f vulva deformation ℒ**naht** f episiorrha-

phy (ɔ) ℒ**plastik** f episioplasty (i) ℒ**spreizer** m vulva retractor

Vulv|ektomie f chir vulvectomy ℒ**ismus** m (Vaginismus) vaginismus (vædʒi-'nizməs), vulvismus ℒ**itis** f vulvitis

vulvo|perineal perineovulvar (peri'ni:o-'vʌlvə) ~**vaginal** vaginovulvar, vulvovaginal (ai) ℒ**vaginitis** f vulvovaginitis

W

W = Wasser *n* water, W / = Watt *n* watt, w / = Wirbel *m* (Fingerbeere) whorl, W / = Wolfram *n* tungsten
W$_z$ = Wellenzahl *f* wave number
waagerecht horizontal, level (e)
Waaler-Rose ('va:lər-'rous)-Test *m* od -Reaktion *f* Rose-Waaler test
van der Waals (wa:ls)-Kräfte *f pl* van der Waals forces
v. Waardenburg ('va:rdənbyrx)-Syndrom *n* Waardenburg's syndrome
Wabain *n* (Ouabain) wabain ('weibəin), ouabain
Wabe *f* honeycomb ('hʌnikoum)
waben|artig honeycombed ('hʌnikoumd), alveolate (æl'viəlit), faveolate (fə'viəlit) 2bildung *f* histol reticulation / (Plazenta) cyst formation ~förmig *s* ~artig 2lunge *f* honeycomb lung 2niere *f* polycystic kidney 2theorie *f* alveolar (i) theory (i)
wabig *histol* honeycombed ('hʌnikoumd), faveolate (fə'viəlit), alveolar (i), alveolate
wach conscious 2anfälle *m pl* narcolepsy, sleep paralysis
Wachendorf ('vaxəndorf)-Membran *f* (Membrana pupillaris (PNA)) Wachendorf's membrane, pupillary membrane
wach|habend on duty (ju:) 2haltemittel *n pharm* antilethargic, agrypnode (i), agrypnotic (ɔ) ~halten to keep awake ~haltend (Mittel) agrypnotic (ɔ), somnifugous (i) 2heitsgrad *m ps* degree of awareness
Wacholder *m bot*, *pharm* juniper ('dʒu:nipə), juniperus (i) 2beeren *f pl* (DAB) *pharm* juniper berries 2beeröl *n* oil of juniper 2ölsalbe *f* unguentum olei cadini 2spiritus *m pharm* spirit of juniper 2teer *m* juniper tar (USP)
Wachreaktion *f* alerting reaction
Wachs *n* cera (iə), wax / (Ohr) cerumen (u:) / gebleichtes 2 (DAB) (Cera alba (DAB)) white beeswax (BP), cera alba (BP), white wax (USP) / gelbes 2 (DAB) (Cera flava (DAB)) yellow beeswax (BPC), cera flava (BPC) / weißes 2 white beeswax 2- pathol waxy, amyloid ('æmiloid) 2abdruck *m* wax impression ~artig ceraceous (ei), waxy, wax-like / path waxy 2biegsamkeit *f* (Flexibilitas cerea) flexibilitas cerea (iə) 2deformität *f* deformity of growth 2degeneration *f* amyloid (æ) od waxy degeneration 2entartung *f* path *s* 2degeneration
wächsern cereous (iə), cero- (iə) (Vors), waxy / path waxy (æ)
wachs|farbig waxy 2figur *f* wax model (ɔ), moulage (mu:'la:ʒ) 2häutchen *n* (Cuticula ceratosa) keratose cuticle ~ig waxy / path amyloid (æ) 2kapsel *f* (Tbc-Bazillus) waxy capsule 2krätze *f* wax workers' itch 2leber *f* (Amyloidleber) waxy od amyloid (æ) liver 2leinwand *f* oilcloth 2milz *f* amyloid (æ) od waxy spleen 2modell *n s* 2figur 2modellherstellung *n anat* ceroplasty (iə) 2niere *f* waxy od amyloid (æ) kidney 2papier *n* waxed paper 2pflaster *n pharm* cerate ('siəreit) 2salbe *f* pharm cerate ('siəreit) 2schmerzen *m pl* growing-pains 2sonde *f* bougie ('bu:ʒi:) 2tuch *n* oilcloth
Wachstum *n* growth / inkongruentes 2

allomorphosis ~anregend growth-stimulating, somatotrophic (ɔ) / histol auxetic (e)
Wachstums|abschluss *m* completion of growth 2anomalie *f* abnormality of growth 2beschleunigung *f* acceleration 2bild *n* (Mikroorganismen auf Agarplatte) auxanogram (ɔ:ks'ænogræm) 2deformität *f* growth deformity 2depression *f* growth suppression 2erscheinung *f* growth phenomenon (ɔ) 2faktor *m* growth factor ~fördernd growth-stimulating, growth-promoting / histol auxetic (e) 2förderung *f* stimulation of growth / histol auxesis (ɔ:k'si:sis) ~gehemmt impaired od stunted in growth / hypogenetic (e) 2grad *m* rate of growth ~hemmend growth-retarding, growth-inhibiting (i), growth-inhibitory ~hemmung *f* impaired od defective development of growth, hypogenesis (e), inhibition of growth 2hormon *n* [human] growth hormone (ɔ:) (HGH), somatotrophic(ɔ) hormone 2hypertrophie *f* adaptive od functional hypertrophy 2impuls *m* growth stimulus 2kurve *f* growth curve 2pause *f* arrest of growth 2periode *f* period (iə) of growth / (verzögerte) bakt lag period 2schmerz *m* growing-pains *pl* 2stillstand *m* arrest of growth 2stoff *m* vitamin (ai, i) B$_2$, riboflavin[e] (ei) 2störung *f* disturbance (ə:) of growth od development 2typ *m* type of growth 2verkümmerung *f* stuntedness ~verzögernd growth-retarding 2verzögerung *f* growth retardation 2vitamin *n s* 2stoff 2vorgang *m* process of growth
Wachs|überzug *m* wax coating 2zylinder *m* (Urin) waxy cast (a:)
Wach|traum *m ps* day dream, waking dream 2zustand *m* waking state
Wackel|bett *n* oscillating od rocking bed 2gang *m* tottering gait 2gelenk *n* loose joint, amphi-arthrosis (ou), secondary cartilaginous (æ) joint 2knie *n* loose knee joint 2star *m* tremulous (e) cataract (æ) 2tremor *m* coarse tremor (e), hysterical tremor 2zittern *n s* 2tremor
Wade *f* calf (ka:f), sura, *pl* surae ('suəri:)
Wadenarterien *f pl* (Arteriae surales (PNA)) sural arteries
Wadenbein *n* (Fibula (PNA)) fibula, *pl* fibulae ('fibjuli:), calf bone 2arterie *f* (Arteria peronea fibularis (PNA)) peroneal artery 2bruch *m* fibular fracture 2kopf *m* od 2köpfchen *n* (Caput fibulae (PNA)) head of the fibula 2muskel *m*, kurzer (Musculus peroneus brevis (PNA)) peroneus brevis muscle / langer 2 (Musculus peroneus longus (PNA)) peroneus longus muscle 2nerv *m*, gemeinsamer (Nervus peroneus fibularis communis (PNA)) lateral popliteal nerve / oberflächlicher 2 (Nervus peroneus fibularis superficialis (PNA)) musculocutaneous nerve [of the lower limb] / tiefer 2 (Nervus peroneus fibularis profundus (PNA)) anterior tibial nerve 2schaft *m* (Corpus fibulae (PNA)) shaft of the fibula
Waden|köpfchen *n* head of the fibula 2krampf *m* calf cramp, systremma, muscular (ʌ) cramp in the calf 2muskel *m anat* peroneal (i) muscle, gastrocnemius ('ni:miəs) / dreiköpfiger 2 (Musculus triceps surae (PNA)) triceps surae muscle 2muskulatur *f* muscles of

the calf 2nerv *m* (Nervus suralis (PNA)) sural ('suərəl) od peroneal (i) nerve 2schienbeingelenk *n anat* tibiofibular ('tibio'fibjulə) joint 2schmerz *m* calf pain 2venen *f pl* (Venae peroneae [fibulares] (PNA)) peroneal veins 2wikkel *m* wet compress around the lower legs
Wägeglas *n* Lab weighing bottle
Wagner ('va:gnər)|-Fleck *m* (Keimfleck) Wagner's spot 2-Jauregg ('jaurek)- -Malariatherapie *f* (bei Paralyse) malarial (ɛə) therapy, Wagner-Jauregg treatment 2-Körperchen *n pl* Wagner's od Meissner's ('maisnərz) corpuscles 2- -Operation *f* Wagner's operation 2- -Theorie *f* Wagner's theory (i) 2- -Unverricht ('unvəriçt)-Syndrom *n* (Polymyositis) dermatomyositis syndrome, Wagner-Unverricht syndrome
Wagstaffe ('wægstæf)-Fraktur *f* Wagstaffe's fracture (æ)
Wägung *f* Lab weighing
Wahl *f* choice / (Behandlung, Methode, Mittel etc) der 2 (treatment etc) of choice / nach 2 optional 2freiheit *f* freedom of choice ~los indiscriminate (i) / stat random 2reiz *m* discriminative (i) stimulus (i)
Wahl (va:l)-Zeichen *n* Wahl's sign
Wahn *m ps* delusion (di'lu:ʒn) / madness / (Halluzination) hallucination depressiver 2 depressive delusion expansiver 2 megalomania katathymer 2 catathymia (ai) konformer 2 psychosis of association nihilistischer 2 delusion of negation primärer 2 primordial delusion querulanter 2 querulous (e) paranoia (ɔi) religiöser 2 ps hieromania (ei), religious mania systematisierter 2 paranoia 2bild *n ps* delusional image ('imidʒ) ~haft *ps* delusional (di'lu:ʒnəl) ~haft-halluzinatorisch delusional-hallucinatory 2idee *f ps* delusional idea, delusion, fixed idea 2komplex *m* delusional syndrome 2kranker *m* person suffering from delusions 2sinn *m ps* lunacy (u:), insanity, madness / (Tobsucht) raving (ei) madness / (Delirium) delirium (di'liriəm) / (Raserei) frenzy / (Demenz) dementia (di'menʃiə) / religiöser 2 theomania, religious (i) mania od insanity, sebastomania ~sinnig insane, lunatic, mad 2sinniger *m* lunatic, insane person; *pl* insane 2stimmung *f* delusional (u:) mood / schizophrene 2 schizophrenic delusional mood 2system *n* systematised delusions *pl* 2vorstellung *f ps* delusional idea, delusion 2wahrnehmung *f* interpretation delusion 2welt *f ps* world of delusions (u:)
Wahrheitsserum *n* truth drug
wahrnehm|bar noticeable (ou), perceptible / (sichtbar) visible (i), phanic (æ) / (mit dem bloßen Auge) visible to the naked eye / nicht ~ (z B Puls) imperceptible; (unhörbar) inaudible (ɔ:) ~end *ps* perceptive 2ung *f ps* perception / (bewußte) apperception / (außersinnliche) extrasensory perception (ESP)
Wahrnehmungs|- perceptual 2bewußtsein *n* perceptual consciousness 2bild *n ps* perceptual image ('imidʒ) 2fähigkeit *f ps s* xvermögen 2feld *n* auditoryschic ('saikik) centre [US center] 2geschwindigkeit *f* speed of perception 2grenze *f* limit of perception 2psycho-

logie f perceptual psychology **störung** f ps perception od perceptual disorder od defect **täuschung** f perceptual illusion, perception hallucination **vermögen** n [faculty of] perception, perceptivity / normales **perceptive** normality

Wainwright ('weinrait)-**Platte** f chir Wainwright plate

Walcher ('valçər)-**Hängelage** f Walcher's position

Walden ('valdən)-**Umkehrung** f Walden's inversion

Waldenburg ('valdənburk)-**Pneumatometer** n Waldenburg's apparatus (ei)

Waldenström ('valdənstrøm)|-**Eisenmangeldysphagie** f Waldenström's sideropenic (i:) dysphagia (ei) **-Krankheit** f Waldenström's disease (i:) **-Probe** f Waldenström's test **-Zeichen** n Waldenström's sign

Waldeyer ('valdaiər)|-**Band** n (Ligamentum transversum perinei (PNA)) transverse ligament of the pelvis **-Furche** f Waldeyer's fossa **-Lösung** f Waldeyer's fluid **-Neuronenlehre** f neurone (juə) theory (i) **-Rachenring** m Waldeyer's tonsillar ring

Walfischtran m whale oil, train oil

Walkerde f fuller's (u) earth

Walker ('wɔ:kə)-**Tumor** m Walker carcinosarcoma 256, Walker rat tumo[u]r

Walkmassage f kneading ('ni:diŋ), foulage (fu'la:ʒ), pétrissage (petri'sa:ʒ)

Wall m wall (ɔ:) / (Geschwür) border

Wallenberg ('valənberk)-**Syndrom** n Wallenberg's syndrome, dorsolateral medullary syndrome

Waller ('wɔlə)|-**Degeneration** f wallerian (iə) degeneration **-Gesetz** n Waller's law, wallerian (iə) law

Wallpapillen f pl (Papillae vallatae (PNA)) vallate papillae

Wallung f (Blut) rush, congestion / (Hitze) flush / (Wechseljahre) menopausal (ɔ:) flush / (Knochen) ebullition (ebə'liʃən) / (aktive Hyperämie) active hyper[a]emia **shyperämie** f active hyper[a]emia (i:)

Walnuß f bot walnut (ɔ:) **groß** of the size of a walnut

Walrat n (DAB) (Cetaceum (DAB)) spermaceti (spə:mə'si:ti) (USP), cetaceum (si'teisiəm) **öl** n pharm spermaceti oil **salbe** f unguentum cetacei

Walsham ('wɔ:lʃəm)-**Zange** f chir Walsham's forceps of

Walthard ('valthart)-**Zellherde** m pl od -**Zellinseln** f pl Walthard's islets od inclusions

Walther ('valtər)|-**Gang** m Walther's duct (ʌ) od canal (æ) **-Ganglion** n Walther's ganglion **-Plexus** m Walther's plexus

walzenförmig cylindrical (i)

Wand f (Paries (PNA)) wall (ɔ:) / (Darm, Zyste usw) wall / (Trennungs-) partition / (Septum) septum **- parietal** (pə'raiətəl), mural ('mjuərəl) **abszess** m parietal abscess **bekleidung** f anat lining **defekt** m mural (juə) defect od injury **epithel** n lining epithelium (i:)

Wander|- anat floating (ou), wandering (ɔ), migratory (ai) **blase** f wandering gallbladder (ɔ:) **blinddarm** m c[a]ecum (i:) mobile (ou) **drang** m ps poriomania **erysipel** n wandering od migrant (ai) erysipelas (i) **herz** n mobile (ou) heart, cor mobile **kropf** m (Tauch-

---

kropf) wandering goitre (ɔi) [US goiter], diving goitre **lappen** m advancing flap, jump flap **leber** f wandering od floating liver **milz** f floating od wandering spleen **n** (Bakterien, Parasiten) to migrate (mai'greit) / chrom to move, to flow; abwärts **~** to flow down; aufwärts **~** chrom to flow up **n** n (z B einer Kugel od Nadel im Körper) migration **nd** migratory (ai) / (Geschwür) nomadic **neuritis** f migrating neuritis **niere** f mobile od wandering od floating kidney **nierenoperation** f chir nephropexy **ödem** n migratory [o]edema (i:) **pneumonie** f wandering od migratory pneumonia (nju:'mouniə) **rose** f wandering od migrant erysipelas (i) **stein** m vagrant (ei) stone **sucht** f ps (Gegensatz: Heimweh) apodemialgia ('ældʒiə) **trieb** m ps dromomania (droumo-'meiniə) / (Geisteskranke) drapetomania ('dræpito'meiniə), poriomania (,pɔ:rio) / (mit Amnesie) wandering impulsion (ʌ), hysterical fugue (fju:g)

Wanderung f migration, wandering **sgeschwindigkeit** f chrom flow rate, rate of flow (RF) **sstrecke** f chrom distance travel[l]ed

Wanderzelle f wandering od migratory cell, planocyte (ei); (Bindegewebe) histiocyte / makrophage (Polyblast) polyblast / ruhende resting wandering cell, clasmatocyte (æ)

Wand|fistel f parietal (ai) fistula **~ig** walled (ɔ:) **inzisur** f parietal (ai) incisure (in'saiʒə), incisura parietalis **ödem** n parietal [o]edema **reizung** f (Gefäß) inflammation of a vascular wall **schicht** f parietal layer (lɛə) / mittlere (bes Gefässe) media (i:) **~ständig** parietal, mural ('mjuərəl) / (randständig) marginal **starre** f (Magen) rigidity of the wall **thrombus** m parietal od mural (juə) thrombus **ung** f histol wall **verstärkung** f (Aneurysma) operative wrapping **wirkung** f wall effect **zelle** f (Magen) parietal cell

Wange f (Backe) cheek, gena, pl genae ('dʒi:ni:)

Wangen|- cheek, buccal ('bʌkl), genal ('dʒi:nl), malar (ei) **bein** n cheek-bone, zygomatic (zaigo'mætik) od malar od jugal (dʒu:gl) bone, zygoma (zai'goumə) **bein-** zygomatic **bogen** m zygomatic od malar arch **brand** m (Noma) gangrenous stomatitis, noma **defekt** m cheek defect **fettpfropf** m (Bichat-Fettpfropf) Bichat's (bi'ʃaz) fat pad od ball **fortsatz** m zygomatic od malar process **gegend** f (Regio buccalis (PNA)) region of the cheek, buccal region **grübchen** n dimple [in the cheek] **halter** m (Mundwinkelhalter) chir cheek retractor **höhle** f s Oberkieferhöhle **muskel** m anat buccinator (ʌ) **naht** f anat zygomatic suture **ohr** n melotia (me'louʃiə) **phänomen** n cheek phenomenon (ɔ) **plastik** f plastic surgery of the cheek, meloplasty (e), genyplasty ('dʒeni) **polster** n (Corpus adiposum buccae (PNA)) buccal (ʌ) pad of fat **reflex** m cheek phenomenon (ɔ) **schleimhaut** f buccal mucous (ju:) membrane **schlundfaszie** f (Fascia buccopharyngea (PNA)) buccopharyngeal fascia **spalte** f meloschisis (me'lɔskisis)

Wangensteen ('vaŋənste:n)|-**Apparat** m

Wangensteen apparatus **-Drainage** f Wangensteen's drainage

Wangen|tasche f buccal cavity **~wärts** gelegen buccal **weichteile** n pl soft parts of the cheeks **zeichen** n cheek phenomenon (ɔ)

-wangig (Nachs) -cheeked

Wannenbad n tub bath (a:)

Wanze f bedbug, bug, cimex ('saimeks), pl cimices ('saimisi:z)

Wanzen|biß m bug bite **plage** f bug infestation

WaR = Wassermann-Reaktion f Wassermann reaction, WR

Warburg ('varburk)|-**Apparat** m od -**Manometer** n Warburg's apparatus **-Atmungsferment** n Warburg's respiratory (aiə) enzyme ('enzaim) **gelbes Atmungsferment** n Warburg's yellow enzyme od ferment

Ward (wɔ:d)-**Dreieck** n Ward's triangle

Wardell-Myers ('wɔ:dəl-'maiəz)-**Cholesterinbestimmung** f Wardell and Myers method

Wardill ('wɔ:dil)-**Operation** f (Gaumenspalte) Wardill's operation

Wardrop ('wɔ:drɔp)|-**Krankheit** f (Onychia maligna) Wardrop's disease **-Operation** f Wardrop's operation

Warfarin-Natrium n warfarin ('wɔ:fərin) sodium (BP, USP)

warm (mäßig **~**) warm / (meist) hot / (Quelle) thermal **bad** n (Ort, Quelle) therma, pl thermae **badraum** m tepidarium (ɛə) **~blütig** warm-blooded, h[a]ematothermal, homothermal **blütler** m zool homothermal od warm--blooded animal

Wärme f heat / durch entstanden thermogenous (ɔ) **~** thermal, thermic, thermo- (Vors) **ableitung** f dissipation of heat **antikörper** m warm antibody **anwendung** f thermotherapy, application of heat **applikation** f s **anwendung aufnahme** f caloric (ɔ) intake **~ausstrahlend** radiating heat **ausstrahlung** f radiation of heat **-Autoantikörper** m warm auto-antibody **behandlung** f thermotherapy **~beständig** thermostabile, thermoresistant, thermostable, thermotolerant od **beständigkeit** f thermostability **-** u Röntgenbestrahlung f thermoradiotherapy **bett** n (Frühgeburt) incubator **beutel** m thermophore ('θə:məfɔ:) / chemischer chemical heating pad **bilanz** f heat balance **bildung** f (im Muskel) relaxation heat **~bildunghindernd** thermo-inhibitory (i) **bindung** f absorption of heat **chemie** f thermochemistry **durchflutung** f (Diathermie) diathermy ('daiəθə:mi), inductothermy (ʌ) **durchgangszahl** f effective conductivity index; heat transfer coefficient **~durchlassend** transcalent (ei), diathermic (,daiə'θə:mik) **dyspnoe** f thermodyspn[o]ea, rapid breathing (i:) od respiration during fever **einheit** f calorie ('kæləri), thermal unit [s Umrechnungstabellen] **~elektrisch** thermo-electric **elektrizität** f thermo-electricity **empfindlichkeit** f thermo-[a]esthesia (is'θi:ziə) / (übermäßige) thermohyper[a]esthesia (i:), thermo-algesia (i:) / (herabgesetzte) thermohypo-[a]esthesia (i:) **empfindlichkeitsmessen** m thermo-[a]esthesiometer **entstehung** f thermogenesis **entzug** m thermosteresis (i:), removal (u:) of heat **~erzeugend** thermogenic, heat-producing **⌁erzeugung** f thermogenesis, heat generation / **⌁** verhindernd thermo-inhibitory (i) **⌁-flasche** f hot-water bottle **⌁gefühl** n feeling of warmth **⌁gleichgewicht** n heat balance **⌁haushalt** m heat regulation **⌁koagulation** f thermocoagulation **⌁konvektion** f convection of heat **⌁lehre** f physik thermology / (therapeutisch) thermatology (ɔ) **~leitend** heat-conducting **⌁leitfähigkeit** f thermal conductivity **⌁leitfähigkeitsdetektor** m thermal conductivity detector, thermoconductivity detector **⌁leitung** f heat conduction **⌁menge** f quantity (ɔ:) od amount of heat **⌁messer** m calorimeter **⌁messung** f thermometry, calorimetry **⌁neigung** f thermophilia (i) **⌁polypnoe** f thermopolypn[o]ea (i) **⌁punkt** m (Haut) hot point, hot spot **⌁quelle** f source of heat **⌁regler** m thermoregulator (e), thermostat **⌁regulation** f physiol thermoregulation **⌁regulationszentrum** n calorific centre [US center] **⌁regulierung** f s **⌁regulation** **⌁reiz** m thermal stimulus **⌁rezeptor** m thermoreceptor **⌁scheu** f ps thermophobia **⌁schrank** m incubator **⌁sinn** m therm[a]esthesia (i:), temperature sense / (fehlender) thermo-an[a]esthesia (i:) / (verminderter) thermohypo-[a]esthesia (i:) **⌁sinnespunkt** m (Haut) thermoreceptor **⌁sinnverlust** m thermo-an[a]esthesia (æˈnɪsˈθiːziə) **⌁spektrum** n thermal spectrum **⌁star** m glassblowers' cataract (æ) **⌁starre** f heat rigor (ai) **⌁stauung** f hyperthermia **⌁stich** m caloripuncture, ignipuncture **⌁strahlen** pl caloric (ɔ) rays, heat rays **⌁strahlenbehandlung** f radiothermy **~strahlendurchlässig** od **-leitend** transcalent (ei) **⌁strahlentest** m radiant-heat test **⌁strahlung** f heat of thermal radiation **⌁therapie** f thermotherapy **⌁transportzahl** f effective thermal conductivity **⌁übertragung** f, kutane cutaneous heat transfer **~unbeständig** thermolabile ('leibail) **~undurchlässig** adiathermic **⌁undurchlässigkeit** f adiathermance, adiathermancy **~unterempfindlichkeit** f thermo-an[a]esthesia (i:) **⌁verlust** m loss of heat **⌁wert** m (Nahrung) calorific (i) od fuel (ju) value (æ) **⌁zentrum** n heat of caloric (ɔ) centre [US center]

Wärmflasche f hot-water bottle

Warm|luftbehandlung f thermaerotherapy ('θəːmˈeɪərəˈθerəpi) **⌁punkte** m pl (Haut) hot points

Warn|arrhythmie f warning arrhythmia **⌁blutung** f gyn accidental ante-partum h[a]emorrhage **~end** (bes Vorsymptom) premonitory (ɔ) **⌁lampe** f pilot (ai) lamp **⌁symptom** n premonitory symptom **⌁zeichen** n danger signal

Wartegg ('vartek)-**Test** m ps Wartegg's design test

Warteliste f waiting list (WL)

Wartenberg ('wɔːtənbəːg)|**-Daumenzeichen** n Wartenberg's sign **⌁-Krankheit** f Wartenberg's disease **⌁-Phänomen** n Wartenberg's phenomenon (ɔ) **⌁-Symptom** n Wartenberg's symptom **⌁-Syndrom** I n (idiopathische Akroparästhesie) Wartenberg's syndrome, nocturnal arm dys[a]esthesia **⌁-Zeichen** n Wartenberg's sign

Warte|raum m, **⌁zimmer** n waiting-room

Wärzchen n torulus (ɔ:), pl toruli

Warze f wart (wɔːt), verruca, pl verrucae (veˈruːsi) / (Brust) nipple, mamilla, pl mamillae / (Zitze) teat / eingezogene **⌁** deeply inverted nipple

warzen|ähnlich verruciform (u:), wart--like, verrucoid (u:) **~bedeckt, ~besetzt** verrucose (e), verrucous (u:) **⌁bildung** f keratiasis (kerəˈtaɪəsɪs) **⌁entzündung** f (Brust) thelitis (θiːˈlaɪtɪs), mamillitis, inflammation of a nipple **⌁fontanelle** f (Fonticulus posterolateralis (PNA)) mastoid fontanelle, posterolateral fontanelle **~förmig** wart-shaped, verrucous, verruciform (u:)

Warzenfortsatz m (Schläfenbein, Processus mastoideus (PNA)) mastoid process **⌁** u. Hinterhauptbein betr. masto-occipital (i) **⌁** u. Scheitelbein betr. mastoparietal (ai) **⌁empfindlichkeit** f (bes Druck) mastoidalgia (ˌmæstɔɪˈdældʒiə) **⌁eiterung** f mastoid abscess **⌁empyem** n mastoid empyema (i:) **⌁entzündung** f (Ohr) mastoiditis / (der inneren Zellen) endomastoiditis **⌁eröffnung** f mastoid operation, mastoidotomy **⌁resektion** f mastoidectomy **⌁zellen** f pl (Cellulae mastoideae (PNA)) mastoid air cells

Warzengeschwulst f papilloma

Warzenhof m (Areola mammae (PNA)) areola, pl areolae (əˈriəli:) [of the breast] / unter dem **⌁** gelegen subareolar (i) **⌁drüse** f Montgomery's (mɔntˈgʌməriz) gland **⌁entzündung** f areolitis

Warzen|hütchen n nipple shield, nipple cap **⌁linie** f mamillary line **⌁mal** n n[a]evus (i:) verrucosus **⌁muskeln** m pl (Musculi papillares (PNA)) papillary muscles **⌁ring** m (aus Glas) nipple shield / anat areola (i) **⌁schützer** m s **⌁hütchen** **⌁zellen** f pl mastoid cells

warzig warty (ɔ:), verrucous (u:), verrucose (e) **⌁sein** n (Haut) verrucosis

Wäscherflechte f (Indien) dhobie ('doubi) itch

Waschflasche f Lab wash bottle

Waschfrauen|ekzem n washer-women's itch **⌁hand** f washer-women's hand **⌁haut** f s **⌁ekzem**

Wasch|mittel n detergent **⌁ung** f (Spülung) lavage (ləˈvɑːʒ) / (Abwaschung) ablution **⌁zwang** m ps obsessional washing, ablutomania

Wasser n water / (Ödem) [o]edema (iˈdiːmə) **alkalisches ⌁** alkaline ('ælkəlaɪn) w. **bidestilliertes ⌁** (Aqua bidest.) double distilled w. **chemisch reines ⌁** aqua pura **chloriertes ⌁** chlorinated (ɔ:) w. **destilliertes ⌁** distilled w. (BP), purified w. (BP, USP), aqua destillata **doppelt destilliertes ⌁** double distilled w. **eisenhaltiges ⌁** chalybeate (kæ'libiit) w. **entkeimtes ⌁** sterilised (e) w. **fließendes ⌁** running w. **freies ⌁** free w. **gashaltiges ⌁** aerated ('eɪəreɪtid) w. **gebundenes ⌁** bound w. **hartes ⌁** hard w. **⌁ für Injektionszwecke** (DAB) (Aqua pro injectione (DAB)) water for injections (BP), Aqua pro injectionibus (BP), sterile water for injection (USP) **kalkarmes ⌁** soft w. **kohlensäurehaltiges ⌁** aerated (ei) w., carbonic (ɔ) w. **kohlensaures ⌁** carbonic (ɔ) w. **neutrales ⌁** neutral w. **salinisches ⌁** saline ('seɪlaɪn) w. **schweres ⌁** heavy w. **stehendes ⌁** stagnant (æ) w. **sterilisier-**

tes ⌁ aqua sterilisata **weiches ⌁** soft w. **⌁ lassen** to pass od to make w., to urinate ('juərineit) **durch ⌁ übertragen** (Krankheit) water-borne **⌁abgabe** f (Körper) output of water **⌁ableitung** f drainage ('dreinidʒ) **~abstoßend** water--repellent **⌁ansammlung** f (Ödem) [o]edema (i:) / (generalisiertes Ödem) anasarca / (Gewebe) hydrops (ai), dropsy **⌁anwendung** f hydrotherapy **~anziehend** hygroscopic (ˌhaigrəsˈkopik) **⌁aufnahme** f (Körper) water intake **⌁aufnahmevermögen** n Lab water absorption capacity **⌁ausscheidung** f excretion od elimination of water **⌁bad** n Lab water-bath **⌁badübungen** f pl kinetotherapeutic (kai'ni:tothərə'pju:tik) baths **⌁bauch** m F abdominal dropsy **~bedingt** (Infektion) water--borne **⌁behandlung** f hydrotherapy, hydrotherapeutics (ju:) **⌁bett** n hydrostatic bed, water bed **⌁bilanz** f water balance, fluid balance **⌁blase** f bubble / (Haut) blister, vesicle (e) / (Harnblase) bladder **⌁blattern** f pl F varicella, chickenpox **⌁blau** n water blue **⌁bruch** m hydrocele ('haidrosi:l) / dropsy in od of the scrotum **⌁bruchoperation** f hydrocelectomy **⌁dampfabgabe** f (Lunge) pulmonary (ʌ) transpiration **⌁dampfdestillation** f steam distillation **⌁diurese** f water diuresis **⌁-Elektrolyt--Haushalt** m balance of water and electrolytes **⌁entzug** m dehydration (ˌdihai'dreiʃn), dehydrogenation **⌁floh** m Daphnia (æ), water flea **~frei** chem anhydrous (ai) **⌁gehalt** m water content **~gehaltgleich** hydrostabile ('steibail) **~gehaltungleich** hydrolabile ('leibail) **⌁glas** n chem potassium silicate, waterglass **⌁gleichgewicht** n water od fluid balance **⌁-Gurgeltest** m water gurgle test **⌁gymnastik** f (auch Übungen im Gehbad) hydrogymnastics **⌁hammerpuls** m water-hammer pulse, Corrigan's pulse **⌁haushalt** m water balance od equilibrium (i:kwi'libriəm) **⌁haut** f amnion **⌁heilanstalt** f hydrotherapeutic (ju:) od hydropathic (æ) establishment **⌁heilkunde** f hydriatics (haidri'ætiks), hydrotherapy, hydrotherapeutics (θerə'pju:tiks), hydropathy (ɔ)

wässerig watery / (Lösung) aqueous ('eikwiəs) / (serös) serous ('siərəs)

Wasser|immersion f water immersion **⌁infektion** f water-borne infection **⌁-in-Öl-Emulsion** f water-in-oil emulsion, W/O emulsion **⌁intoxikation** f water intoxication **~klar** (Flüssigkeit) clear **⌁kolik** f morning vomiting (ɔ), vomitus matutinus **⌁kopf** m hydrocephaly, hydrocephalus, water on the brain F / Kind mit **⌁** hydrocephalic (æ) child **~kopfähnlich** hydrocephaloid **~köpfig** hydrocephalic **⌁kopfschrei** m hydrocephalic cry **⌁krätze** f (der Tropen) coolie ('ku:li) itch, water itch **⌁kraut** n, kanadisches pharm yellow root **⌁krebs** m water cancer, noma **⌁kur** f water cure, hydropathic treatment, Kneipp cure **⌁lassen** n micturition (miktjuə'riʃn), urination, voiding / (gestörtes) dysuria (juə), painful micturition / (nächtliches) nocturia (juə) / (schmerzendes) painful micturition / (unwillkürliches) urorrh[o]ea (i) **⌁leiche** f for water-logged corpse **~löslich** water-soluble ('sɔljubl) (ws), hydrosol-

uble ⟨ℓ⟩**löslichkeit** *f* aqueous solubility ⟨ℓ⟩**mangel** *m physiol* water deficiency, hydropenia (i:) / (Blut) anhydr[a]emia (i:) ⟨ℓ⟩**mangelexsikkose** *f* hypertonic dehydration
Wassermann ('vasərman)|-**Antigen** *n* Wassermann's antigen ⟨ℓ⟩-**Antikörper** *m* Wassermann's antibody ⟨ℓ⟩-**Reaktion** *f* (Wassermann) Wassermann reaction (WR) *od* test ⟨ℓ⟩-**Syphilisprobe** *f s* ⟨ℓ⟩-Reaktion
Wasser|mantel *m Lab* water jacket (æ) ⟨ℓ⟩**massage** *f* hydromassage (mæ'sa:ʒ) ⟨ℓ⟩**messer** *m* hydrometer ⟨ℓ⟩**pfeifengeräusch** *n* whistling (i) sound ⟨ℓ⟩**pocken** *f pl* varicella, chickenpox ⟨ℓ⟩~**pockenähnlich** varicelloid, varicelliform ⟨ℓ⟩**resorption** *f* water absorption ⟨ℓ⟩**retention** *f* (im Gewebe) water retention ⟨ℓ⟩**rückresorption** *f*, renale ⟨ℓ⟩ renal water re--absorption ⟨ℓ⟩**säule** *f* (WS) water column (ɔ) ~**scheu** *ps* hydrophobic (ou) ⟨ℓ⟩**scheu** *f ps* hydrophobia [*nota*: hydrophobia meist für Tollwut gebraucht] ⟨ℓ⟩**schierling** *m bot* Cicuta (si'kju:tə) virosa (vaiə'rousə), water hemlock ⟨ℓ⟩**speicherung** *f* (im Gewebe) hydropexis
Wasserstoff *m chem* hydrogen ('haidridʒən) ⟨ℓ⟩**akzeptor** *m* hydrogen acceptor ⟨ℓ⟩**ausscheidung** *f physiol* hydrogen elimination ⟨ℓ⟩**bakterien** *n pl* hydrogen bacteria ~**bindend** hydrogen-fixing ⟨ℓ⟩**bindung** *f chem* hydrogen bond ⟨ℓ⟩**donator** *m* hydrogen donator ⟨ℓ⟩**exponent** *m* hydrogen exponent ⟨ℓ⟩**ion** *n chem* hydrogen ion ('aiən) ⟨ℓ⟩**ionenkonzentration** *f* hydrogen ion (ai) concentration ⟨ℓ⟩**peroxid-Lösung** *f*, verdünnte (*DAB*) [2,8–3,2% H₂O₂] hydrogen peroxide solution (*BP*) [5–7% H₂O₂], (*USP*) [2.5–3.5% H₂O₂] / konzentrierte ⟨ℓ⟩ (*DAB*) strong hydrogen peroxide solution (*BPC*) ⟨ℓ⟩**peroxyd** *n* hydrogen peroxide ⟨ℓ⟩**säure** *f chem* hydracid (æ) ⟨ℓ⟩**superoxyd** *n chem* hyrogen peroxide
Wasserstoß *m* (nach Volhard) dilution test
Wassersucht *f* anasarca, dropsy, hydrops (ai) / Indische ⟨ℓ⟩ epidemic dropsy ~**erzeugend** hydropigenous (‚haidro-'pidʒinəs), causing dropsy ~**hemmend** antihydropic (hai'drɔpik)
wasser|süchtig dropsical, hydropic, [o]edematous (i:) ~**treibend** (Mittel) diuretic (daijuə'retik), hydragogue ('haidrəgɔg) ⟨ℓ⟩**treten** (Kneipp) *n* water treading (e) ~**übertragen** (Infektion) water-borne ~**unlöslich** water-insoluble, insoluble in water ~**veränderlich** (Stoffwechsel) hydrolabile (ei) ⟨ℓ⟩**veränderlichkeit** *f* (Stoffwechsel) hydrolability ⟨ℓ⟩**verlust** *m* (Gewebe) dehydration, loss of water *od* fluid (u) ⟨ℓ⟩**verpestung** *f* water pollution ⟨ℓ⟩**versäuchung** *f s* ⟨ℓ⟩**verpestung** ⟨ℓ⟩**versuch** *m* (Volhard) dilution test ⟨ℓ⟩**verunreinigung** *f* water pollution *od* contamination ⟨ℓ⟩**zufuhr** *f* (Stoffwechsel) water intake
Wassilieff (va'silief)-**Krankheit** *f* Wassilieff's disease, Vasiliev's *od* Veil's disease
Waterhouse|-Friderichsen ('wɔ:təhaus-'fri:dəriçzən)-**Syndrom** *n* (Nebennierenapoplexie) Waterhouse-Friderichsen syndrome *od* disease ⟨ℓ⟩-**Zeichen** *n* Waterhouse's test
Waters ('wɔ:təz)|-**Kaiserschnitt** *m* Waters' operation ⟨ℓ⟩-**Kanister** *m* Waters' apparatus

Watschel|gang *m* waddle (ɔ), waddling gait, duck gait ~**n** (Gang) to waddle
Watson-Crick ('wɔtsən-'krik)-**Modell** *n* Watson-Crick helix
Watt *n elektr* watt (ɔ)
Watte *f pharm* cotton [wool] / medizinische ⟨ℓ⟩ medicated (e) cotton [wool] ⟨ℓ⟩**bausch** *m* cotton [wool] swab (ɔ) *od* pledget ⟨ℓ⟩**kugel** *f* cotton [wool] ball ⟨ℓ⟩**pfropf** *m* cotton [wool] plug ⟨ℓ⟩**rolle** *f* cotton wool roll ⟨ℓ⟩**tampon** *m* cotton tampon ⟨ℓ⟩**träger** *m* applicator, cotton carrier (æ) ⟨ℓ⟩**tupfer** *m* cotton swab (ɔ) ⟨ℓ⟩**verband** *m* wadding ('wɔdiŋ) dressing
wattieren to line with wadding (ɔ)
W-Chromosom *n genet* W chromosome
WDB = Wechseldruckbeatmung *f* positive-negative pressure respiration, PNPR
WDHA- *od* **WDHH-Syndrom** *n* Verner--Morrison syndrome, W.D.H.A. syndrome
WE = Wärmeeinheit *f* calorie, thermal unit / = Wohlgemuth-Einheit *f* Wohlgemuth unit
Weber ('ve:bər)|-**Blutprobe** *f* Weber's test [for blood] ⟨ℓ⟩-**Christian** ('webə-'kristjən)-**Krankheit** *f* Christian-Weber syndrome, nodular (ɔ) pyrexic non--suppurative (ʌ) panniculitis ⟨ℓ⟩-**Drahtschlinge** *f* Weber's lens scoop ⟨ℓ⟩-**Drüsen** *f pl* Weber's glands ⟨ℓ⟩-**Dusche** *f* Weber's douche (du:ʃ) ⟨ℓ⟩-**Empfindungskreise** *m pl* Weber's sensory circles ⟨ℓ⟩-**Experiment** *n* Weber's experiment ⟨ℓ⟩-**Gesetz** *n* Weber's law ⟨ℓ⟩-**Organ** *n* (Utriculus prostaticus) Weber's organ *od* corpuscle ⟨ℓ⟩-**Ramstedt** ('ramstet)-**Operation** *f* (operative Lösung des Pylorospasmus der Kleinkinder, Pylorusdurchtrennung) Ramstedt's operation ⟨ℓ⟩ ('webəz)-**Syndrom** *n* (Hemiplegia alternans oculomotorica) Weber's syndrome (i) *od* paralysis (æ), cerebral peduncle syndrome, Leyden's paralysis (1) ⟨ℓ⟩-**Tränenfistelmesser** *n* Weber's canaliculus knife ⟨ℓ⟩-**Versuch** *m* Weber's hearing test
Weber|husten *m* weavers' cough (kɔf) ⟨ℓ⟩**knoten** *m* surgeons' knot (nɔt), double knot ⟨ℓ⟩**krampf** *m* twisters' cramp ⟨ℓ⟩**übel** *n* weavers' bottom, lightermen's bottom
Webster-Baldy ('webstə-'bɔ:ldi)-**Operation** *f* Webster's operation, Baldy--Webster operation
Wechsel *m* (Verband) change / österr (Menopause) change of life, menopause ('menopɔ:z) ⟨ℓ⟩**bad** *n* contrast bath ⟨ℓ⟩**druckbeatmung** *f* positive-negative pressure respiration (PNPR) ⟨ℓ⟩**dusche** *f* alternating (ɔ:) douche (u:) ⟨ℓ⟩**fieber** *n* (intermittierendes Fieber) intermittent fever (/ Malaria) malaria (æ), paludism (æ) ⟨ℓ⟩**jahrdepression** *f ps* climacteric (e) melancholy (e) ⟨ℓ⟩**jahre** *n pl* menopause ('menopɔ:z), change of life, climacteric (e) [period] ⟨ℓ⟩**jahrmelancholie** *f ps s* ⟨ℓ⟩**jahrdepression** ⟨ℓ⟩**jahrpsychose** *f ps* climacteric (e) psychosis (sai'kousis) ~**polig** *biol, chem* heteropolar (ou) ⟨ℓ⟩**reiz** *m* alternating (ɔ:) impulse *od* stimulus ⟨ℓ⟩**schnitt** *m chir* gridiron ('gridaiən) incision ⟨ℓ⟩**spiel** *n* (*auch physiol*) interplay ⟨ℓ⟩**strom** *m elektr* alternating (ɔ:) current ⟨ℓ⟩**versuchschema** *n* crossover design ~**warm** poikilothermic ('poikilo'θə:mik) ⟨ℓ⟩**warmblütler** *m* poikilotherm ⟨ℓ⟩**wirkung** *f physiol*

interaction; reciprocity (ɔ); sympathy ⟨ℓ⟩**zähne** *m pl* milk teeth, deciduous (i) teeth
Wechsler ('wekslə)-**Intelligenzskala** *f* Wechsler-Bellevue ('belvju) scale
Weck|amin *n pharm* cerebral (e) stimulant of the amine (æ) group ⟨ℓ⟩**analyse** *f ps* narco-analysis
de **Wecker** (di 'vekə)|-**Irisspatel** *m* de Wecker's iris (aiə) spatula ⟨ℓ⟩-**Nadelhalter** *m* de Wecker's needle holder ⟨ℓ⟩-**Pinzettenschere** *f* de Wecker's scissors *pl* ⟨ℓ⟩-**Sklerotom** *n* de Wecker's sclerotome
Weck|mittel *n pharm* cerebral (e) stimulant ⟨ℓ⟩**reaktion** *f* arousal reaction ⟨ℓ⟩**schwelle** *f physiol* arousal threshold
Wedelblende *f röntg* axial *od* rotating diaphragm ('daiəfræm)
Wedensky (ve'denski)-**Hemmung** *f* Wedensky inhibition (i) *od* phenomenon (ɔ)
Weeks (wi:ks)-**Bazillus** *m* Koch ('kɔx)--Weeks bacillus
Weg *m* passage ('pæsidʒ) / (Gefäß) course / *neurol* path (a:), pathway / (Applikation) route / falscher ⟨ℓ⟩ false (ɔ:) passage / auf intravenösem ⟨ℓ⟩ by the intravenous (i:) route (u:) / auf natürlichem ⟨ℓ⟩ by the natural (æ) ways, per vias (ai) naturales (ei)
wegätzen to remove by cautery, to cauterise ('kɔ:təraiz)
Wegbleiben *n* (der Kleinkinder) breath (e)-holding
wegbrennen *s* wegätzen
Wegener ('ve:gənər)-**Granulomatose** *f* Wegener's granulomatosis, rhinogenic polyarteritis
Wegerich *m pharm* plantago (plæn-'teigou), plantain ('plæntin)
wegfressen (Geschwür) to eat away, to erode ⟨ℓ⟩ *n* erosion
weg|führend *anat* efferent / vom Rückenmark ~ spinifugal (i) ~**leitend** *anat* efferent ~**nehmen** *chir* to remove, to resect, to ablate
Wegner ('ve:gnər)|-**Krankheit** *f* (Parrot--Pseudoparalyse) Wegner's disease, Parrot's disease (1) ⟨ℓ⟩-**Zeichen** *n* Wegner's sign
Wegwarte *f* (Lichorium intybus) chicory ('tʃikəri), lichorium intybus
Wegweiser *m*, radioaktiver ⟨ℓ⟩ radio--active tracer
Wegwerf- disposable (ou) ⟨ℓ⟩**thermometer** *n* disposable thermometer ⟨ℓ⟩**windel** *f* disposable diaper (ai)
Wehen *f pl* labo[u]r (ei), pains *pl*, labo[u]r pains *pl* atonische ⟨ℓ⟩ inert *od* atonic labo[u]r ⟨ℓ⟩ true labo[u]r ⟨ℓ⟩ *einer Erstgebärenden* primiparous (prai-'mipərəs) labo[u]r *falsche* ⟨ℓ⟩ false (ɔ:) labo[u]r *heftige* ⟨ℓ⟩ strong pains *künstlich erzeugte* ⟨ℓ⟩ induced labo[u]r *kurz bevorstehende* ⟨ℓ⟩ impending labo[u]r *einer Mehrgebärenden* multiple labo[u]r *oberflächliche* ⟨ℓ⟩ inert labo[u]r *schwache od ungenügende* ⟨ℓ⟩ inadequate (æ) *od* weak labo[u]r *starke* ⟨ℓ⟩ strong pains *übermässig lange* ⟨ℓ⟩ prolonged labo[u]r *unnütze* ⟨ℓ⟩ false (ɔ:) labo[u]r *vorzeitige* ⟨ℓ⟩ (16.–18. Woche) immature (juə) labo[u]r; (nach 28. Woche) premature (juə) labo[u]r ⟨ℓ⟩ *bei vorzeitigem Blasensprung* dry labo[u]r *die* ⟨ℓ⟩ *in Gang bringen od anregen* to bring on labo[u]r *die* ⟨ℓ⟩ *sind im Gange od gehen gut voran* F labo[u]r is well established *in* ⟨ℓ⟩ *liegen*

(ℓ haben, kreißen) to be in labo[u]r *die*
ℓ *nehmen zu* labo[u]r progresses ℓ-
labo[u]r, toco- ('touko-) (*Vors*) ℓ**ablauf**
m course of labo[u]r ℓ**anomalie** *f*
dystocia (ou) ~**anregend** ecbolic
(ek'bɔlik), oxytocic (ou) ℓ**anregung** *f*
induction of labo[u]r ℓ**beginn** *m* beginning *od* onset of labo[u]r ℓ**eintritt** *m*
s ℓbeginn ~**erregend** *s* ~anregend
~**fördernd** *s* ~anregend ℓ**fortgang** *m*
progress of labo[u]r ~**hemmend** inhibiting uterine contraction, suppressing uterine contractility ℓ**kraftmesser**
m tocodynamometer ('touko,dainə-
'momitə), tocometer ℓ**meßinstrument** *n*
s ℓkraftmesser ℓ**messung** *f* tocometry
ℓ**mittel** *n* *pharm* ecbolic (ek'bɔlik),
oxytocic (ou) ℓ**pausen** *f pl*, zwischen
den ℓ between uterine contractions
ℓ**registrierung** *f* tocography ℓ**schmerz**
m labo[u]r pains *pl* ℓ**schreibung** *f*
tocography ℓ**schwäche** *f* inertia
(in'ə:ʃiə) uteri ('jutərai), uterine (ju:)
inertia *od* insufficiency, poor contractions, bradytocia (ou) / hypertone ℓ
hypertonic poor contractions ℓ**tätigkeit** *f* [*s a* Wehen] labo[u]r ℓ *bei*
vorzeitigem Blasensprung dry labo[u]r
kurz bevorstehende ℓ impending
labo[u]r *natürliche* ℓ (normale ℓ)
eutocia (ju:'tousiə) *überstürzte* ℓ precipitate (i) labo[u]r *verlängerte* ℓ
prolonged *od* protracted labo[u]r *verzögerte* ℓ *s* verlängerte ℓ ~**treibend**
pharm ecbolic (ɔ), oxytocic (ou) ℓ**verlängerung** *f* (übermäßig lange Dauer
der Wehen) prolonged *od* protracted
labo[u]r
Weiberbrust *f* (bei Männern) gyn[a]ecomastia, gyn[a]ecomastism, gyn[a]ecomasty, gyn[a]ecomazia (ei) ℓ-
knoten *m* chir granny knot
weib|isch effeminate (i'feminit) ~**lich** *ps*
feminine ('feminin) / *sex* female
('fi:meil)
weich soft / (Wasser) soft / *ps* (verweichlicht) effeminate (i'feminit) /
malaco- (æ) (*Vors*) / ~ machen, ~
werden to soften ('sɔfn)
Weichardt ('vaixart)-**Antikenotoxine** *n pl*
Weichardt's antikenotoxins
Weichbrodt ('vaiçbro:t)-**Reaktion** *f*
Weichbrodt's sublimate reaction
Weiche *f* (Inguen (*PNA*)) groin, flank
Weichen|- inguinal ('ingwinəl) ℓ**band** *n*
inguinal ligament (i), Poupart's (pu-
'parz) ligament ℓ**bein** *n* (Darmbein)
anat ilium (i), os (ɔs) ilium (i) ℓ**gegend** *f*
inguinal region, groin
Weich|gummi *n* soft rubber ℓ**harze** *n pl*
balsams (ɔ:) ℓ**heit** *f* softness ℓ**kapsel** *f*
pharm soft [elastic gelatin] capsule
ℓ**paraffin** *n* soft paraffin (æ)
Weichselbaum ('vaiksəlbaum)-**Meningo-**
kokkus *m bakt* Weichselbaum's diplococcus (ɔ), Neisseria meningitidis (i)
Weichselzopf *m* plica ('plaikə) polonica
(ou), trichoma (tri'koumə)
Weichteil *n* soft part / (Mark) pulp (ʌ)
ℓ**aufnahme** *f* soft-tissue radiograph (ei)
ℓ**geschwulst** *f* soft-tissue tumo[u]r
ℓ**lappen** *m* soft-tissue flap ℓ**metastase** *f*
soft-tissue metastasis ℓ**rheumatismus**
m non-articular rheumatism syndrome; fibrositis syndrome ℓ**schwellung** *f* soft-tissue swelling ℓ**tumor** *m*
soft-tissue tumo[u]r ℓ**veränderungen** *f*
pl soft-tissue alterations ℓ**verletzung** *f*
soft-tissue injury

Weichtier *n zool* mollusc (ɔ)
Weichwerden *n* softening
Weide *f bot* salix (ei), willow
Weidel ('vaidəl)-**Reaktion** *f* Weidel's
reaction *od* test
Weigert ('vaigərt)|-**Differenzierungsflüssigkeit** *f* Weigert's differentiating fluid
ℓ-**Färbung** *f* Weigert's stain ℓ-**Fibrin-**
methode *f* Weigert's fibrin (ai) staining
method ℓ-**Gesetz** *n* Weigert's law
Weigl ('vaigl)-**Impfstoff** *m* Weigl's vaccine
Weihe ('vaiə)-**Druckpunkte** *m pl* Weihe's
pressure points
Weil ('vail)|-**Felix** ('fi:liks)-**Fleckfieber-**
probe *f* Weil-Felix test ℓ-**Felix-Reaktion** *f* Weil-Felix reaction ℓ-**Krankheit** *f*
(Icterus infectiosus) Weil's disease,
leptospirosis icteroh[a]emorrhagica (æ),
epidemic (e) catarrhal (a:) icterus (i)
ℓ-**Spirochäte** *f* (Erreger des Icterus
infectiosus) Leptospira (aiə) icterohaemorrhagiae (ei) ℓ-**Syphilistest** *m* Weil's
test
Weinberg-Ghedini ('vainbɛrk-ge'di:ni)-
-**Reaktion** *f* Ghedini-Weinberg test
Weinen *n* weeping / gustatorisches ℓ
paroxysmal lacrimation
weinerlich *ps* lachrymose (æ)
Weinessig *m* acetum (i:) vini ('vinai)
Weingarten ('vaingartən)-**Syndrom** *n*
(tropische Eosinophilie) Weingarten's
syndrome, tropical eosinophilia
Weingeist *m* (Äthanol, Äthylalkohol,
Spiritus) *pharm* [ethyl (e)] alcohol (æ),
ethanol ('eθənɔl), spirit of wine
Wein|krampf *m* paroxysm of weeping,
weeping spasm ~**sauer** *chem* tartaric
(æ) ℓ**säure** *f* (*DAB*) (Acidum tartaricum (*DAB*), Weinsteinsäure, Dihydroxybernsteinsäure) *chem* tartaric acid
(*BP*), dihydroxysuccinic acid
Weinstein *m chem* [cream of] tartar,
potassium bitartrate / mit ℓ behandelt
chem tartrated ℓ**säuresalz** *n chem*
tartrate ~**versetzt** *pharm* tartarised
Weir ('viə)-**Operation** *f* Weir's operation
Weisbach ('vaisbax)-**Winkel** *m*
Weisbach's angle
Weiselfuttersaft *m* (WFS) *pharm* royal
jelly
Weisheitszahn *m dent* wisdom tooth
Weismannismus *m* Weismannism (ai)
Weiss (vais)|-**Färbung** *f bakt* Weiss'
stain ℓ-**Methode** *f* (Urochromogen-
-Nachweis) Weiss' test ℓ-**Reaktion** *f*
Weiss' test ℓ-**Reflex** *m od* -**Zeichen** *n*
neur Weiss' sign / *ophth* Weiss' reflex
ℓ-**Symptom** *n* (Chvostek-Zeichen)
[Chvostek-] Weiss sign
weiß white / [*Br*] leuco-* ('lju:ko-)
(*Vors*) / das ℓe im Auge the white [of
the eye] ~**blütig** (leukämisch)
leuk[a]emic (lju:'ki:mik) ℓ**blütigkeit** *f*
(Leukämie) leuk[a]emia (lju:'ki:miə)
ℓ**broteinheit** *f* caloric (ɔ) value of a roll
of 20 g ℓ**dorn** *m bot, pharm* hawthorn
('hɔ:θɔ:n) ℓ**dornblüten** *f pl* (Flores
Crataegus (*DAB*)) hawthorn flowers
ℓ**fleckenkrankheit** *f* lichen ('laikən)
albus (æ), white spot disease ℓ**fluß** *m*
(Fluor albus) leucorrh[o]ea* (,lju:ko-
'riə), the whites *F* / (gelblicher Farbe)
xanthorrh[o]ea (ɔ) ℓ**fluß** betr. leucorrh[o]eal* (,lju:ko'riəl) ~**gefleckt** white-
-spotted ~**haarig** leucotrichous* (i)
ℓ**haarigkeit** *f* leucotrichia* (,lju:ko-
'trikiə) ~**lich** (*z B* Stuhlgang) whitish,

albescent ℓ**ling** *m s* Albino ℓ**phänomen**
n white graft phenomenon
Weißschwielenkrankheit *f* (Leukoplakie)
leucoplakia* (,lju:ko'pleikiə)
Weißsucht *f* albinism syndrome
weit (Pupille) dilated (ei)
Weitbrecht ('vaitbrɛçt)|-**Band** *n* Weitbrecht's ligament (i) *od* cord ℓ-**Knorpel**
m Weitbrecht's cartilage
weiten (dehnen) *vt, v refl* to widen /
(Gang, Zervix) to dilate (ei)
Weiter|behandlung *f* continued (i) *od*
continuation treatment / (Spezialbehandlung) special (e) treatment ~**fressend** (Geschwür) creeping ~**kriechend**
(Geschwür) serpiginous (sə:'pidʒinəs),
creeping ~**leiten** to transmit /
(Schmerz) to refer (ə:) ℓ**schreiten** *n*
(Krebs *usw*) progression, spreading (e)
~**wandern** (*z B* Erysipel) to migrate
Weithals|flasche *f* wide-necked bottle
~**ig** *Lab* wide-necked
weit-porig coarse-porosity
Weitschweifigkeit *f ps* rambling thought
weitsichtig long-sighted, far-sighted, hypermetropic (ou) ℓ**er** *m* hypermetrope
(e) ℓ**keit** *f* hypermetropia, hypertropia,
long-sightedness, far-sightedness
weitstellen (*nur* Gefäß) to distend
Weitwinkel|-Glaukom *n* wide-angle *od*
open-angle glaucoma ℓ**kollimator** *m*
wide-angle collimator
Weizen *m* wheat ℓ**grieß** *m* semolina (i:)
ℓ**grieß-Agar** *m bakt* semolina agar
ℓ**keimöl** *n* wheat-germ oil ℓ**kleber** *m*
gluten (u:) ℓ**kleie** *f* wheat bran
ℓ**knorpel** *m* (Cartilago triticea) triticeum (i), triticeous (i) cartilage ~**kern-**
förmig triticeous (i) ℓ**stärke** *f* wheat
starch
Welander ('ve:landə)-**Geschwür** *n* Welander's ulcer
Welch-Fraenkel ('weltʃ-'fræŋkl)-**Bazillus**
m bakt Welch's bacillus, Clostridium (i)
perfringens
Welcker ('velkər)-**Methode** *f* Welcker's
method
Welle *f* wave / *dent* shaft; biegsame ℓ
flexible shaft
Wellen|bereich *m* wave range ℓ**bewegung** *f* wave motion (ou) ℓ**fieber** *n s*
Maltafieber ℓ**länge** *f* wave-length
(WL) ℓ**lehre** *f* undulating *od* wave
theory (i) ℓ**messer** *m* wavemeter
ℓ**nystagmus** *m* undulatory nystagmus
ℓ**schnitt** *m chir* Kehr's (ke:rz) incision
ℓ**theorie** *f* wave theory (i) ℓ**zahl** *f* (W$_z$)
wave number
Wells (welz)|-**Gesicht** *n* Wells' facies
('feʃii:z) ℓ-**Irrigator** *m* Wells' tidal
irrigator and cytometer ℓ-**Operation** *f*
ovariotomy
Welsh (welʃ)-**Zellen** *f pl* Welsh's cells
Weltärztebund *m* World Medical Association
Weltgesundheitsorganisation *f* World
Health Organisation (WHO)
Weltmann ('veltman)-**Koagulationsband**
n od -**Reaktion** *f* [Weltmann] coagulation band
Weltraummedizin *f* space medicine (e)
Wenckebach ('vɛnkəbax)|-**Bündel** *n*
Wenckebach's bundle (ʌ) ℓ-**Krankheit**
f Wenckebach's disease ℓ-**Periode** *f*
Wenckebach's period (iə)
Wendebettgestell *n* nach Stryker Stryker
('straikə) frame

* *US* leuko-

wenden (Fet) to turn

Wendepunkt m (Krankheit) critical (i) stage, crisis (ai)

Wender m (Muskel) rotator

Wendung f (Geburtshilfe) version, turning / (Krisis) crisis ('kraisis), pl crises (si:z) **äußere** ~ abdominal (ɔ) od external version **bimanuelle** ~ bimanual (æ) version **innere** ~ internal version **kombinierte** ~ combined od bipolar (ou) version ~ **auf die Füße** podalic version, turning the child from a vertex to a breech presentation ~ **auf den Kopf** cephalic (æ) version ~ **der Kopf- in Steißlage** prophylactic version **spontane** ~ spontaneous version ~ **auf den Steiß** pelvic version

WEP-Färbung f (Wasserblau, Eosin, Phloxin) water blue, eosin and phloxine stain

Werdnig-Hoffmann ('vɛrdniç-'hɔfman)-**Syndrom** n od **-Muskelatrophie** f (infantile hereditäre Form der spinalen progressiven Muskelatrophie) Werdnig-Hoffmann disease od syndrome, familial progressive spinal muscular atrophy [of infancy]

Werg n oakum (ou)

Werks|apotheke f works dispensary ~arzt m Industrial Medical Officer, works' doctor F

Werlhof ('verlhof)-**Krankheit** f Werlhof's disease, idiopathic (æ) thrombo[cyto]penic (i:) purpura (ə:)

Wermut m bot, pharm wormwood (ə:), absinthium ~extrakt m pharm extract of wormwood ~kraut n (DAB) (Herba Absinthii (DAB)) wormwood ~tinktur f pharm absinthium od wormwood tincture ('tiŋktʃə)

Werner ('vɛrnər)|-**His** ('his)-**Krankheit** f His-Werner disease, trench fever ~**-Syndrom** n (Progeria adultorum) Werner's syndrome od disease

Wernicke ('vɛrnikə)|-**Aphasie** f ps Wernicke's aphasia (æ'feiziə) ~**-Encephalopathie** f Wernicke's encephalopathy (ɔ) ~**-Krankheit** f s ~-Encephalopathie ~**-Mann-Prädilektionsparese** f Wernicke-Mann type ~**-Phänomen** n Wernicke's sign od hemianopic (ou) pupil reaction ~**-Reaktion** f (hemianopische Pupillenreaktion) Wernicke's hemianopic (ou) pupil (ju:) reaction, reflex od sign ~**-Sprachzentrum** n (Wernicke-Zentrum, sensorisches Sprachzentrum) Wernicke's area (ɛə), centre [US center], field od zone ~**-Syndrom (I)** n (Presbyophrenie) Wernicke's dementia od disease ~**-Syndrom (II)** n (Pseudoencephalitis haemorrhagica superior) Wernicke's disease, encephalopathy (ɔ) od syndrome ~**-Zentrum** n s ~-Sprachzentrum

Wert m value ('vælju:) / (Gehalt) level (e) / abgelesener ~ reading / beobachteter ~ observed value / erwarteter ~ estimated value / kalorischer ~ fuel ('fjuəl) value / reziproker ~ reciprocal value ~bestimmung f, mikrobiologische microbiologic[al] assay ~haltungen f pl ps sets od standards of values

Wertheim ('ve:rthaim)-**Operation** f Wertheim's operation od hysterectomy

Wertigkeit f chem valency ('veilənsi), valence

wertpsychologisch ps value-orientated

Wespen|bein n (Os sphenoidale (PNA)) sphenoid (i:) bone ~stich m wasp sting

~taille f (bes Muskelatrophie) wasp waist

West-Dakin ('west-'deikin)-**Leberfraktion** f Dakin and West liver fraction ~**-Operation** f West's operation, dacryocystorhinostomy

Westberg ('vestbɛrk)-**Raum** m Westberg's space

Westenhöfer ('vestənhø:fər)-**Punktion** f (Subokzipitalpunktion) suboccipital (,sʌbok'sipitl) puncture

Westergren ('vestəgren)|-**Blutsenkungsmethode** f Westergren's method ~**-Röhrchen** n Westergren tube

West-Nil|-**Enzephalitis** f od **-Fieber** n West Nile encephalitis ~**-Virus** n West Nile virus

Westphal m (vɛstfa:l) Westphal's sign ~**-Edinger** ('e:diŋər)-**Kern** m Edinger-Westphal nucleus (ju:) ~**-Pilcz** (piltʃ)-**Pupillenphänomen** n Westphal-Pilcz phenomenon (ɔ), reaction od pupillary reflex ~**-Strümpell** ('strympel)-**Pseudosklerose** f Westphal-Strümpell pseudosclerosis od syndrome ~**-Symptom** n Westphal's sign ~**-von Leyden** (fɔn 'laidən)-**Syndrom** n acute ataxia, Westphal-Leyden syndrome ~**-Zeichen** n Westphal's sign od phenomenon (ɔ)

Wetter|einfluß m (auf Krankheiten) effect of weather conditions ~fühlig sensitive to atmospheric (e) conditions / (überempfindlich) meteorosensitive ('mi:tjəro) ~fühligkeit f [hyper]sensitivity to changes in the weather od in atmospheric (e) conditions, meteorosensitiveness ~lage f atmospheric conditions

Wetzel ('wetsəl)-**Graphik** f Wetzel's grid

Wetz|steinform f whetstone shape ~steinkristall m whetstone crystal, uric (juə) acid crystal ~ton m (Lunge) scraping od rasping (a:) sound

Wever-Bray ('wi:və-'brei)-**Phänomen** n Wever-Bray phenomenon (ɔ)

Weyl (vail)-**Probe** f Weyl's test

WFR = Weil-Felix-Reaktion f Weil-Felix reaction

WFS = Waterhouse-Friderichsen-Syndrom n Waterhouse-Friderichsen syndrome

Wharton ('wɔ:tən)|-**Gang** m (Ductus submandibularis (PNA)) submandibular duct (ʌ), Wharton's duct ~**-Sulze** f Wharton's jelly od gelatin (e)

Whartonitis f whartonitis

Wheatstone ('wi:tstən)|-**Brücke** f Wheatstone bridge ~**-Stereoskop** n Wheatstone's stereoscope

Wheeler ('wi:lə)|-**Johnson** ('dʒɔnsən)-**Probe** f Wheeler-Johnson test ~**-Messer** n chir Wheeler's knife ~**-Operation** f Wheeler's operation

Wheelhouse ('wi:lhaus)-**Operation** f (Harnröhrenstriktur) Wheelhouse's operation

W-Hernie f "w" hernia, double loop hernia

Whipple ('wipəl)|-**Krankheit** f Whipple's disease ~**-Operation** f Whipple's operation ~**-Syndrom** n s ~-Krankheit

White (wait)|-**Krankheit** f White's disease, keratosis follicularis (ɛə), Darier's syndrome ~**-Syndrom** n (Nasserfrierung der Füsse, Eintauchfuss) immersion foot

Whitehead ('waithed)|-**Firnis** m Whitehead's varnish ~**-Operation** f Whitehead's operation

Whitehorn ('waithɔ:n)-**Methode** f (Cl--Bestimmung) Whitehorn's method

Whitfield ('witfi:ld)-**Paste** f Whitfield's ointment

Whitman ('witmən)|-**Gips** m Whitman's plaster ~**-Operation** f Whitman's operation ~**-Rahmen** m Whitman's frame

Whitnall ('witnɔ:l)-**Höcker** m Whitnall's tubercle

Whytt (wait)|-**Krankheit** f Whytt's disease ~**-Phänomen** n Whytt's reflex

Wiart (vi'ar)-**Grube** f anat Wiart's duodenal notch

Wichmann ('viçman)-**Asthma** n Wichmann's asthma ('æsmə)

Wickel m (Packung, Umschlag) pack, wrap / (feuchter) water od wet dressing; (heißer) fomentation

Wickersheimer ('vikərshaimər)-**Lösung** f Wickersheimer's fluid

Wickham ('wikhəm)-**Streifen** m pl Wickham's striae ('straii:)

Widal (vi'dal)|-**Abrami** (abra'mi)-**Anämie** f Widal-Abrami disease ~**-Behandlung** f Widal's treatment ~**-Krise** f h[a]emoclastic crisis ~**-Reaktion** f Widal's reaction (æ) od test

Wider|hall m resonance ('reznəns) ~stand m resistance / gesamtperipherer ~ total (ou) peripheral (i) resistance (i) (TPR) / peripherer ~ peripheral resistance / zerebrovaskulärer ~ cerebrovascular resistance

Widerstands|arbeit f work against resistance ~fähig resistant (gegen to) ~fähigkeit f [power of] resistance ~kraft f [power of] resistance, stamina (æ) / (herabgesetzte) lowered resistance

Widerwille m aversion, dislike, antipathy

Widmark ('vidmark)-**Alkoholbestimmung** f Widmark's test

wieder|anheften (z B Duodenum an Magen) chir to reattach ~annähen n chir reattachment ~anstecken to re--infect ~ansteckung f re-infection ~anstieg m (Epidemie) recrudescence (,ri:kru:'desəns) ~aufbau m reconstruction (ʌ), rebuilding (i), reconstitution / regeneration ~aufflackern n recrudescence (,ri:kru:'desəns) ~auffrischungsimpfung f booster vaccination ~aufkommen n recovery (ʌ) ~aufnahme f (Klinik) readmission ~auftreten (z B Ausschlag, Symptom) to reappear, to recur ~auftreten n (Symptom) recurrence (ʌ) / reappearance ~ausbruch m (z B Ausschlag) fresh od new outbreak / recrudescence ~ausrenkung f chir reluxation ~befestigen (z B Duodenum an Magen) chir to reattach ~befestigung f chir reattachment ~beleben to resuscitate (ʌ) ~belebung f resuscitation (ri,sʌsi'teiʃn) / revival (ai) / restoration / ~ für Kreislauf u Atmung heart-lung resuscitation ~belebungsgeräte n pl life-restoring equipment, mechanical resuscitators ~belebungsmaßnahme f resuscitative measure ~brechen chir to refracture / ~ n anarrhexis, refracturing ~durchblutung f restoration of the blood flow, reperfusion ~durchgängigwerden n (Gefäß, Gang) repatency (ei) ~einatmung f rehalation, rebreathing (i:) ~einflößen to reinfuse ('ri:in'fju:z) ~einflößung f reinfusion ~einführung f (z B Katheter) re-introduction ~eingewöhnung f ps readaptation ~eingliedern

554

vt to rehabilitate (i) ⋄**eingliederung** *f* (in Beruf *usw*) rehabilitation ~**einpflanzen** to re-implant (a:) ⋄**einpflanzung** *f* re-implantation ~**einrenken** (Gelenk) to reduce ⋄**einrichtung** *f* (Gelenk) reduction (ʌ) / (Hernie) reposition (i) ⋄**einschleppung** *f* (einer Infektion) re-introduction ⋄**entfaltung** *f* (Lunge) re-expansion ~**erwecken** to resuscitate (ri'sʌsiteit), to revive (ai) ~**erworben** (Infektion) re-acquired ⋄**findung** *f* recovery (ʌ) ⋄**findungsrate** *f* recovery rate ⋄**genesung** *f* recovery (ʌ), convalescence (kɔnvə'lesəns) ⋄**gesundung** *f* convalescence ~**gewinnen** *chem* to recover (ʌ) ⋄**herstellung** *f* repair (εə) / rehabilitation / restoration / restitution (ju:) / *chir* reconstruction (ʌ) / (Wiederaufbau) regeneration / ⋄ eines Gleichgewichts correction of imbalance

Wiederherstellungs|chirurg *m* plastic surgeon ⋄**chirurgie** *f* plastic surgery / rehabilitation surgery ⋄**medizin** *f* rehabilitation medicine ⋄**operation** *f* plastic *od* reconstructive (ʌ) operation ⋄**plastik** *f chir* reconstruction (ʌ) ⋄**prozeß** *m* restorative (ɔ:) process, regeneration ⋄**vermögen** *n* recuperative (ju:) *od* restorative (ɔ:) power ⋄**zeit** *f* period (iə) of convalescence

Wiederholungs|impfung *f* repeated vaccination ⋄**naht** *f chir* resuture (,ri:'sju:tʃə) ⋄**zwang** *m ps* perseveration, repetition compulsion (ʌ) / (Sprache) paliphrasia (ei)

Wieder|impfen *n* re-inoculation ~**impfen** to re-inoculate (ɔ) ⋄**impfung** *f* re-inoculation, re-vaccination ⋄**käuen** *n* rumination ⋄**käuer** *m* ruminant (u:) ⋄**kehr** *f* (Anfall *usw*) recurrence (ʌ), relapse ~**kehrend** (Krankheit, Anfall) recurrent (ʌ) ~**nähen** *chir* to resuture ('ri:'sju:tʃə) ⋄**vereinigung** *f* reunion (ri:-'ju:njən) / ⋄ der gespaltenen Schamfuge *chir* symphysiorrhaphy (ɔ) ⋄**verkalkung** *f* (Bruch) recalcification (ʌ) ⋄**zuführung** *f* (*z B* Blut) re-infusion (ju:)

Wiege *f* (Gestell zum Abhalten des Bettzeugdruckes) cradle
Wiegenpessar *n* cradle pessary
Wiener ('vi:nər)-**Spektrum** *n radiol* Wiener spectrum
Wiener Trank *m* (Infusum Sennae compositum) black draught (dra:ft) [*US* draft], compound mixture of senna
Wiesel ('vi:zəl)-**Paraganglion** *n* Wiesel's paraganglion
Wiesen|dermatitis *f* grass dermatitis ⋄**grasdermatose** *f* grass dermatitis ⋄**krokus** *m pharm* meadow saffron ⋄**steinbrech** *m pharm* burnet saxifrage
Wieting ('vi:tiŋ)-**Operation** *f* Wieting's operation
Wigand-Martin ('vi:gant-'marti:n)-**Handgriff** *m* Wigand's manœuvre (u:) [*US* maneuver]
Wilcoxon ('wilkɔksən)-**Test** *m* Wilcoxon's rank test
Wildallel *n genet* wild L-type gene
Wildbolz ('viltbɔlts)-**Probe** *f od* -**Reaktion** *f* Wildbolz reaction
Wilde (waild)|-**Fasern** *f pl* Wilde's cords ⋄-**Operation** *f od* -**Schnitt** *m* Wilde's incision
Wilder ('waildə)|-**Ausgangswertgesetz** *n* Wilder's law [of initial (i) value] ⋄-**Test** *m* (Addison-Syndrom) Cutler ('kʌtlə), Power ('pauə) and Wilder test ⋄-**Zeichen** *n* Wilder's sign

Wildermuth ('vildərmu:t)-**Ohr** *n* Wildermuth's ear
Wild|stamm *m biol* wild strain ⋄**tollwut** *f* wildlife rabies ⋄**typ** *m genet* wild type
Wilkie ('wilki)|-**Arterie** *f* Wilkie's artery ⋄-**Operation** *f* Wilkie's manœuvre [*US* maneuver] (mə'nu:və)
Wilkins ('wilkənz)-**Syndrom** *n* Wilkins' syndrome
Wilkinson ('wilkənsən)-**Anämie** *f* Wilkinson's an[a]emia, achrestic an[a]emia
Willan ('wilən)-**Lepra** *f* Willan's lepra
Willebrand-Jürgens ('viləbrant-'jyrgəns)-**Syndrom** *n* (konstitutionelle Thrombopathie) Willebrand-Jürgens syndrome, von Willebrand's disease *od* constitutional (ju:) thrombopathy (ɔ)
willen|bedingt *physiol* voluntary (ɔ) ~**los** *ps* abulic (ei'bju:lik) ⋄**losigkeit** *f ps* abulia (ei'bju:liə)
Willens|akt *m* act of volition (i), bulesis (i:) ⋄**hemmung** *f ps* dysbulia (bju:) ⋄**kraft** *f* will-power ~**mäßig** volitional (vo'liʃnəl) ~**schwach** abulic (ju:), dysbulic ⋄**schwäche** *f* abulia (ju:), lack of will-power, dysbulia ⋄**sphäre** *f* volitional sphere (iə) ~**stark** strong-minded (ai) ⋄**stärke** *f* will-power ⋄**trieb** *m* conation ⋄**verhalten** *n* intentional behavio[u]r ⋄**verlust** *m* abulomania
Willet ('wilət)-**Zange** *f gyn* Willet's clamp *od* forceps *pl*
Williams ('wiljəmz)|-**Trachealton** *m* Williams' tracheal (ei) tone ⋄-**Zeichen** *n* (Concretio pericardii) Williams' sign
Williamson ('wiljəmsən)-**Zeichen** *n* Williamson's sign
Willis (wilis)|-**Anreicherung** *f bakt* Willis' salt flotation method ⋄-**Phänomen** *n* Willis' paracousis ⋄-**Ring** *m* Willis' circle
willkür|lich *physiol* voluntary (ɔ) ⋄**motorik** *f* voluntomotoricity
Wilms (vilmz)-**Tumor** *m* Wilms' tumo[u]r, nephroblastoma
Wilson ('wilsn)|-**Blair** (blεr)-**Agar** *m* Wilson and Blair agar ⋄-**Block** *m* Wilson's block ⋄-**Krankheit** *f od* -**Syndrom** *n* [Samuel] Wilson's disease *od* syndrome, hepatolenticular (i) degeneration / [Sir William] dermatitis exfoliativa generalisata subacuta, Wilson's disease (1) ⋄-**Mikity** ('mikiti)-**Syndrom** *n* (pulmonale Dysmaturität) Wilson-Mikity syndrome
Wimmern *n* (Kleinkind) whimper
Wimper *f* eyelash, lash / *bakt* cilium, *pl* cilia (i) ⋄-**ciliary** ('siliəri) ⋄**bewegung** *f* ciliary movement ⋄**epithel** *n histol* ciliated epithelium (i:) ⋄**haar** *n s* Wimper ~**ig** *zool* ciliated ('silieitid) ⋄**larve** *f* miracidium (i)
Wimpern|drüsen *f pl* (Glandulae ciliares (*PNA*)) ciliary glands ⋄**verdoppelung** *f* polystichia (,pɔli'stikiə) ⋄**verlust** *m* ptilosis (ti'lousis) ⋄**zwiewuchs** *m* distichiasis (disti'kaiəsis)
Wimper|schlag *m* ciliary movement ⋄**zelle** *f* ciliated cell
Winckel ('viŋkəl)-**Krankheit** *f* Winckel's disease, epidemic h[a]emoglobinuria of the newborn
Wind *m* (Blähung, Flatus) flatus (ei); flatulence ('flætjuləns) ⋄**dorn** *m* spina (ai) ventosa ⋄**ei** *n gyn* blighted ovum
Windel *f* diaper ('daiəpə), napkin, nappie *F* ⋄**ausschlag** *m s* Windelekzem ⋄**dermatitis** *f* napkin-area *od* diaper

dermatitis ⋄**ekzem** *n* napkin *od* diaper rash ⋄**erythem** *n* erythema (i:) gluteale (ei), diaper (ai) *od* gluteal *od* napkin erythema ⋄**rötung** *f* diaper erythema (i:)
Wind|kessel *m* air chamber ⋄**kesselwirkung** *f* (Aortenbogen) wind kessel ⋄**kolik** *f* flatulent (æ) *od* wind colic (ɔ) ⋄**pocken** *f pl* varicella, chicken-pox ~**pockenähnlich** varicelliform, varicelloid ~**treibend** carminative
Windung *f anat* convolution / (Gehirn) gyrus ('dʒaiərəs), *pl* gyri ('dʒaiərai), convolution / (Wirbel) whorl (ə:)
Winiwarter ('vinivartər)|-**Buerger** ('bə:gə)-**Krankheit** *f* Buerger's disease, thrombo-angiitis obliterans ⋄-**Operation** *f* Winiwarter's operation
Winkel *m* angle ('æŋgl) / (Ecke) corner *epigastrischer* ⋄ costal *od* epigastric a. *metrischer* ⋄ meter a. *rechter* ⋄ right a. *spitzer* ⋄ acute a. *stumpfer* ⋄ obtuse (ju:) a. ⋄ *Alpha* alpha a. ⋄ *Epsilon* epsilon a. ⋄ *Gamma* gamma a. ⋄ *Kappa* kappa a. ⋄- angular ('æŋgjulə) ⋄**abtastung** *f* angular scanning ⋄**auflösung** *f röntg* angular resolution ⋄**bildung** *f* angulation ⋄**blockglaukom** *n* narrow-angle glaucoma ~**förmig** angular ⋄**gelenk** *n* (Ginglymus (*PNA*)) hinge (hindʒ) joint, ginglymus ('dʒiŋgliməs) ⋄**geschwindigkeit** *f röntg* angular velocity ~**ig** angular ⋄**kanüle** *f* offset cannula
v. Winkel (fɔn 'viŋkl)-**Krankheit** *f* (epidemische Hämoglobinurie) black jaundice (ɔ:)
Winkellage *f* angular position
Winkelmann ('viŋkəlman)-**Operation** *f* Jaboulay's (ʒabu'leiz) operation
Winkel|naht *f anat* lambdoid suture ⋄**schere** *f chir* angular *od* curved scissors ('sizəz) *pl*, scissors (*pl*) with an offset joint ⋄**schiene** *f* angular splint ⋄**schnitt** *m chir* angular incision ⋄**stellung** *f* angular position ⋄**stück** *n dent* angle piece
Winkler-Schultz ('viŋklər-'ʃults)-**Reaktion** *f* oxidase (ɔ) reaction
Winsbury-White ('winzbəri-'wait)-**Drain** *m* Winsbury-White tube
Winselgeräusch *n* bruit ('bru:i) de piaulement (piol'mã)
Winslow ('winzlou)|-**Band** *n* (Ligamentum popliteum obliquum (*PNA*)) oblique posterior ligament of the knee ⋄-**Loch** *n* Winslow's foramen (ei), epiploic (ou) foramen
Winter (wintə)|-[**Abort-**]**Zange** *f* ovum forceps *pl*, Winter's forceps *pl* ⋄[-**Barry** ('bæri)]-**Hebel** *m dent* Winter's elevator
Winterbottom ('wintəbɔtəm)-**Zeichen** *n* Winterbottom's sign
Winter|brechkrankheit *f* epidemic vomiting ⋄**bronchitis** *f* winter cough (kɔf) ⋄**ekzem** *n s* Kälteekzem ⋄**grün** *n* wintergreen (*BPC*) ⋄**grünöl** *n pharm* methyl salicylate (*BP*), oil of wintergreen ⋄**katarrh** *m* winter cough (kɔf)
Winternitz ('vintərnits)|-**Katheter** *m* Winternitz's sound ⋄-**Reaktion** *f* (Pankreas) Winternitz's test
Winterschlaf *m* hibernation (haibə:-'neiʃn) / künstlicher ⋄ artificial (i) hibernation
Wintersteiner ('wintəstainə)|-**Compound** *n* Wintersteiner's compound ⋄-**Flexner** ('vintərstainər-'fleksnər)-**Rosetten** *f pl* Wintersteiner's rosettes

Wintrich ('vintriç)-**Schallwechsel** *m* Wintrich's change of note *od* sign
Wintrobe-Landsberg ('wintroub-'lændzbə:g)-**Methode** *f* Wintrobe and Landsberg method
Winzerzirrhose *f* vintners' cirrhosis
Wirbel *m* (Knochen) vertebra, *pl* vertebrae ('və:tibri:) / (Fingerbeere) whorl / (Haar) vortex, *pl* vortices ('vɔːtisi:z), whorl (ɔː) / (Scheitel) vertex, *pl* vertices ('və:tisi:z) / echter ~ true vertebra ~vertebral, spondylous, spondyl- (*Vors*), spondylo- (*Vors*) ~ *u* **Brustbein** *betr* vertebrosternal ~ *u* **Ilium** *betr* vertebro-iliac (i) ~ *u* **Kreuzbein** *betr* vertebrosacral (ei) ~ *u* **Oberschenkel** [knochen] *betr* vertebrofemoral (e) ~ *u* **Rippen** *betr* vertebrocostal (ɔ) ~**abschnitt** *m* vertebral segment ~**abszess** *m* vertebral abscess ~**anomalien** *f pl* vertebra anomalies ~**arterie** *f* (Arteria vertebralis (*PNA*)) vertebral artery ~**assimilation** *f* vertebral fusion ~**block** *m* ("zusammengebackene" Wirbel bei Tbc) vertebral block / fused vertebrae ~**bogen** *m* vertebral arch ~**bogenresektion** *f chir* laminectomy ~**bogenspalt** *m* spondyloschisis (spɔndi'lɔskisis), cleft in a vertebral arch ~**bruch** *m* fracture of a vertebra ~**dichte** *f*, relative relative vertebral density ~**dorn** *m* spinous (ai) process, spine of a vertebra ~**eiterung** *f* spondylopyosis (pai'ousis) ~**entzündung** *f* spondylitis ~**erkrankung** *f* spondylopathy (ɔ) ~**erweichung** *f* spondylomalacia (mə'leiʃiə) ~**fortsatz** *m* spinous (ai) process ~**fraktur** *f* vertebral fracture ~**gelenk** *n* vertebral joint ~**gelenkentzündung** *f* spondylarthritis ~**gleiten** *n* spondylolisthesis (lis'θi:sis) ~**ig** (Haar) vorticose ~**kanal** *m* (Canalis vertebralis (*PNA*)) vertebral canal ~**kanalexsudat** *n* rachiochysis (reiki'ɔkisis) ~**karies** *f* (Wirbelsäulentuberkulose) spondylarthrocace (a:'θrɔkəsi); Pott's (pɔts) disease, tuberculous spondylitis ~**knochen** *m* vertebra ~**körper** *m* (Corpus vertebrae (*PNA*)) body of a vertebra ~**körperaufrichtung** *f chir* vertebral redressement ~**körperspongiose** *f* vertebral osteochondrosis ~**körpertuberkulose** *f* s ~**säulentuberkulose** ~**körpervene** *f* (Vena basivertebralis (*PNA*)) basivertebral vein ~**loch** *n* (Foramen vertebrale (*PNA*)) spinal (ai) *od* vertebral foramen (ei) ~**los** invertebrate, invertebral ~**lose** *m pl* Invertebrata (ei), invertebrates ~**lösung** *f u* -**lockerung** *f* spondylolysis (ɔ) ~**luxation** *f* dislocation of a vertebra ~**messer** *n chir* rachitome (ei), rachiotome (ei) ~**nah** (in der Nähe der Wirbelsäule gelegen) juxtaspinal (,dʒʌkstə'spainəl) ~**querfortsatz** *m* transverse process [of a vertebra] ~**resektion** *f chir* vertebrectomy
Wirbelsäule *f* vertebral *od* spinal (ai) column (ɔ), spine, backbone ~- rachi- ('reiki-) (*Vors*), rachio- (ei) (*Vors*), rachial (ei), spinal (ai), rachidial (i), rachidian (i) ~ **u. Brustbein** betr. vertebrosternal ~ **u. Ilium** betr. vertebro-iliac (i) ~ **u. Kreuzbein** betr. vertebrosacral (ei) ~ **u. Oberschenkel[knochen]** betr. vertebrofemoral (e) ~ **u. Rippen** betr. vertebrocostal
Wirbelsäulen|abweichung *f* deviation of the spine *od* vertebral column (ɔ) ~**achse** *f* axis of the vertebral column

~**ankylose** *f* ankylosis of the spine ~**aufbrauchkrankheit** *f* spondylosis ~**aufnahme** *f röntg* spinogram (ai) ~**band** *n* vertebral ligament (i) ~**defekt** *m* spinal (ai) deformity ~**deformität** *f* spinal deformity ~**durchtrennung** *f* (Fetus) rachiotomy ~**eingriff** *m* rachiotomy, rachitomy (i) ~**erkrankung** *f* rachiopathy (ɔ), spondylopathy ~**eröffnung** *f* rachiotomy ~**erschütterung** *f* commotio (ou) spinalis (ei), concussion (ʌ) of the spine ~**gegend** *f* vertebral region ~**gleiten** *n* spondylolisthesis (lis'θi:sis) ~**gymnastik** *f* gymnastic spondylotherapy ~**insuffizienz** *f* weakness of the spinal column ~**kanal** *m* spinal canal (æ) ~**karies** *f* spinal caries ('kɛəriːz) ~**korrektur** *f orthop* orthop (i) ~**krümmung** *f* spinal curvature ('kəːvətʃə) ~**leiden** *n* rachiopathy (ɔ), spondylopathy (ɔ) ~**los** *zool* spineless, invertebrate ~**rheumatismus** *m*, versteifender spondylarthritis ankylopoietica (e) ~**schlagader** *f* vertebral artery ~**schmerz** *m* spinalgia (spai'nælʒiə), rachialgia, rachiodynia, pain in the vertebral column ~**schwäche** *f* weakness of the vertebral column ~**steife** *f* rheumatische s Bechterew-Krankheit ~**tuberkulose** *f* spondylarthrocace (a:'θrɔkəsi), Pott's (pɔts) disease, tuberculosis of the spine, spondylocace (ɔ) ~**verbiegung** *f* s ~**verkrümmung** ~**verkrümmung** *f* (seitliche) rachioscoliosis ('reikio,skouli'ousis), scoliosis / (nach hinten) kyphosis (kai'fousis) / (nach hinten *u* zur Seite) (Kyphoskoliose) scoliokyphosis (ou) / (nach vorne) lordosis (seitlich *u* nach vorne) kyphoscoliosis, humpback, hunchback ~**versteifung** *f* spondylitis ankylopoietica (e), ankylosing spondylitis, poker spine ~**wärts** vertebrad
Wirbel|spalt *m* cleft spine, spina (ai) bifida ('bifidə) ~**subluxation** *f* vertebral *od* spinal subluxation ~**tiere** *n pl* (Vertebraten) Vertebrata (ei), vertebrates ~**tuberkulose** *f* s Wirbelsäulentuberkulose ~**tumor** *m* vertebral tumo[u]r ~**vene** *f* (Vena vertebralis (*PNA*)) (Wirbelsäule) vena (i:) vertebralis (ei), vertebral vein / (Auge) (Vena vorticosa (*PNA*)) vena vorticosa ~**vereinigung** *f chir* spondylosyndesis ('sindisis), arthrodesis (i:) of the spine ~**verrenkung** *f* spondylarthrosis, dislocation of a vertebra ~**verschiebung** *f* spondylolisthesis (lis'θi:sis), forward displacement of a vertebra, spondyloptosis ('tousis) ~**verstauchung** *f* vertebral subluxation ~**zerrung** *f* vertebral contorsion
Wirk|anteil *m* active moiety *od* part / (Ferment) activator ~**en** to be effective / (einwirken) to act (*auf on*), to have an effect (*auf on*) / beruhigend ~ to have a quieting (ai) *od* sedative (e) effect ~**end** acting / active / effective, efficacious (ei) / (stark) (Mittel) drastic ~**faktor** *m* biocatalyser ~**gruppe** *f* coferment
Wirklichkeits|bewußtsein *n* objective consciousness ~**nah** realistic (i)
Wirk|ort *m* site of action ~**profil** *n* profile of action
wirksam effective / (Mittel) efficacious (ei), effective; (hoch ~) powerful, potent (ou), high-potency / (aktiv) active / ~ werden to take effect, to become effective ~**keit** *f* efficacy ('efikəsi), effectiveness / biologische ~ biolo-

gical availability, bio-availability (i) / relative biologische ~ (RBW) *radiol* relative biological effectiveness (RBE) ~**keitsprüfung** *f* potency test ~**keitsverlust** *m* loss in activity *od* effectiveness
Wirkstoff *m* active substance *od* ingredient, drug, active principle *od* agent *od* material / hormone / vitamin (ai) / enzyme ('enzaim), biocatalyst / (Katalysator) catalyst / antianämischer ~ anti-an[a]emic principle ~**bestimmung** *f* biological assay ~**freigabe** *f* drug release ~**komponente** *f* effective component ~**resorption** *f* drug absorption
Wirkung *f* action, effect; reaction / (Wirksamkeit) efficacy ('efikəsi) / (Einfluß) influence / (Eindruck) impression **androgene** ~ androgenic (e) action ~ **des Corpus luteum** luteinising (u:) action **gefässverengende** ~ vasoconstrictive effect **gezielte** ~ target action **hemmende** ~ inhibitory (i) effect **hormonale** ~ hormonal action **kalorische** ~ calorigenic (e) action **kumulative** ~ cumulative (ju:) action *od* effect **östrogene** ~ [o]estrogenic (e) action **ruhigstellende** ~ tranquil[l]ising effect **schädliche** ~ deleterious (deli'tiəriəs) effect **spezifische** ~ specific action **umgekehrte** ~ retro-action (*auf on*) **verzögerte** ~ delayed action
Wirkungs|abfall *m* loss of *od* decrease in efficacy, fall-off in effect ~**ablauf** *m* course of action ~**addition** *f* cumulative (ju:) effect ~**äquivalent** equipotent, equi-effective ~**äquivalenz** *f* therapeutic equivalence ~**bereich** *m* range [of action]; spectrum ~**bild** *n* action pattern ~**breite** *f* (eines Mittels) spectrum ~**dauer** *f pharm* duration of effect *od* action ~**dosis** *f pharm* effective dose (dous) (ED) ~**dynamik** *f ps* dynamic action ~**eigentümlichkeit** *f ps* peculiar action characteristics ~**einbuße** *f* (Droge) loss of efficacy ~**eintritt** *m* onset of action *od* activity ~**fähig** effective, efficacious (ei) ~**gefüge** *n* control pattern ~**grad** *m* degree of efficacy; efficiency ~**index** *m* efficacy index ~**intensität** *f ps* intensity of action ~**intensiv** highly active ~**komponente** *f* active component ~**kräftig** effective ~**kreis** *m* sphere (sfiə) *od* radius (ei) *od* range of action ~**los** (Mittel, Therapie) ineffective ~**maximum** *n* maximum effect ~**mechanismus** *m* mechanism *od* mode of action, therapeutic (ju:) mechanism ~**phase** *f ps* effective phase ~**plateau** *n* ceiling activity ~**profil** *n pharm* action pattern *od* profile ~**quotient** *m pharm* potency ratio ~**relation** *f* efficacy *od* potency ratio ~**schwelle** *f* effective threshold ('θreʃould) ~**spektrum** *n* range of action, effective *od* activity spectrum (e) / (Antibiotikum) mit breitem ~ broad-spectrum (antibiotic (ɔ)) ~**stark** *pharm* potent ~**stärke** *f* strength of action ~**stelle** *f* site of action ~**verlust** *m* loss of potency (ou), loss of efficacy ~**voll** effective, efficacious (ei) ~**weise** *f* mode *od* mechanism of action ~**zelle** *f* effector cell
Wirsung ('virzuŋ)-**Gang** *m* (Ductus pancreaticus (*PNA*)) Wirsung's canal (æ) *od* duct (ʌ), pancreatic duct
Wirt *m biol* host (ou) / als ~ dienen to

act as a h. / zufälliger *od* gelegentlicher ⟨ accidental h.

wirts|beständig (Parasit) host-limited ⟨**breite** *f* (Infektion) host range ⟨**gewebe** *n* host tissue ⟨**leib** *m* host body ⟨**organismus** *m* host organism ⟨**pflanze** *f* host plant ⟨**spezifizität** *f* host specificity ⟨**tier** *n* animal host ~**treu** (nie den Wirt wechselnd) aut[o]ecious (i:), aut[o]ecic (i:) ~**vag** host-diversified ⟨**wahlindex** *m* host preference index **Wirtswechsel** *m* change of host (ou) ~**befähigt** heter[o]ecious (i:) ~**nd** (Parasit) heter[o]ecious (i:)

Wirts|weg *m* cycle (ai) ⟨**zelle** *f* host cell ⟨**zellenreaktivierung** *f* host cell reactivation (HCR)

wisch|en *chir* to wipe, to swab (ɔ) ⟨**er** *m* swab (ɔ) ⟨**reflex** *m* wiping reflex

Wiseman-Doan ('waizmən-'doun)-**Syndrom** *n od* -**Neutropenie** *f* Wiseman--Doan's syndrome *od* splenic neutropenia (i:) syndrome

Wiskott-Aldrich [-**Huntley**] ('viskɔt- -'ɔ:ldritʃ-'hʌntli)-**Syndrom** *n* Wiskott--Aldrich syndrome, eczema-thrombocytopenia syndrome

Wismut *n chem* bismuth ('bizmɘθ) / gerbsaures ⟨ bismuth tannate ⟨**chlorid** *n*, basisches (Bismutum oxychloratum) bismuth subchloride (ɔ:) ⟨**gallat** *n*, basisches (*DAB*) (Bismutum subgallicum (*DAB*)) bismuth subgallate (*BP*) *od* oxygallate ⟨**jodid** *n*, basisches (Bismutum oxyjodatum) bismuth oxyiodide (ˌɔksi'aiədaid) ⟨**jodophthaleinat** *n pharm* bismuth tetraiodophenolphthalein (ai'oudo'fi:nɔl'θæ-li:in) ⟨**karbonat** *n*, basisches (Bismutum subcarbonicum) bismuth carbonate, b. subcarbonate (*EP*) ⟨**milch** *f* bismuth magma ⟨**nitrat** *n* bismuth nitrate (ai) / basisches ⟨ (*DAB*) (Bismutum subnitricum) bismuth subnitrate (ai) (*EP*) *od* oxynitrate (*BPC*) ⟨**präparat** *n* bismuth preparation ⟨**puder** *m* bismuth powder ⟨**pulver** *n* bismuth powder ⟨**salbe** *f* bismuth paste ⟨**salicylat** *n*, basisches ⟨ subsalicylat ⟨**salz** *n* bismuthate (i) ⟨**subgallat** *n s* ⟨ gallat, basisches ⟨**subnitrat** *n* bismuth subnitrate (ai) ⟨**subsalicylat** *n* (Bismutum salicylicum (*DAB*), basisches Wismutsalicylat (*DAB*)) bismuth salicylate (*BP*) ⟨-**Therapie** *f* bismuth therapy ⟨**vergiftung** *f* bismuthosis (bizmə'θousis)

wispern to whisper ⟨ *n* whisper, whispering

Wissler ('vislər)[-**Fanconi** (fan'ko:ni)]- -**Syndrom** *n* Wissler-Fanconi syndrome, pseudosepticalemia syndrome **Wistar-Ratten** *f pl* Wistar rats **Witt** (vit)-**Topf** *m Lab* Witt's filter apparatus

Witterungs|einfluß *m* weather influence ~**empfindlich** *s* wetterfühlig ⟨**empfindlichkeit** *f s* Wetterfühligkeit ⟨**umschlag** *m* change of weather *od* atmospheric (e) conditions ⟨**verhältnisse** *n pl* atmospheric conditions

Wittmaack-Ekbom ('vitma:k-'ekbom)- -**Syndrom** *n* (Anxietas tibiarum) [Wittmaack-] Ekbom syndrome, restless legs syndrome

Witts (wits)-**Anämie** *f od* -**Syndrom** *n* Witts' an[a]emia, Faber's an[a]emia **Witzel** ('vitsəl)-**Fistel** *f* Witzel's gastrostomy

---

Witzelsucht *f ps* moria (ɔ:), witzelsucht **WKB** = Weltmann-Koagulationsband *n* [Weltmann] coagulation band **Wladimirow-Mikulicz** (vladi'mi:rɔf- -'mikulitʃ)-**Operation** *f* Vladimiroff-Mikulicz operation **WN-Virus** = West-Nil-Virus *n* West Nile virus **W/O** = Wasser-in-Öl [Emulsion *f*] water-in-oil, W/O [emulsion] **Wochenbett** *n* puerperium (pjuə'piə-riəm), childbed, lying-in ⟨- puerperal (pju'ə:pərəl), toco- (ou) (*Vors*) ⟨**blutung** *f* puerperal bleeding ⟨**depression** *f ps* puerperal depression, puerperal melancholy (e) ⟨**endometritis** *f* puerperal endometritis ⟨**erkrankung** *f* puerperalism (ɔ:) ⟨**fieber** *n* puerperal fever ⟨**fluß** *m* lochia ('loukiə) ⟨**friesel** *m* puerperal rash ⟨**mastitis** *f* puerperal mastitis ⟨**peritonitis** *f* puerperal peritonitis ⟨**psychose** *f ps* tocomania, puerperal psychosis (sai'kousis) *od* mania ⟨**pyelitis** *f* pyelitis in puerperium (iə) ⟨**tetanie** *f* puerperal tetany (e) ⟨**zeit** *f* lying-in period (iə) ⟨**zimmer** *n* lying-in room

Wochen|binde *f* sanitary napkin ⟨**fieber** *n* puerperal fever ⟨**fluß** *m* lochia ('loukiə) / (übermäßiger) lochiorrhagia (ei), lochiorrh[o]ea (i) / (versagender) lochiostasis (ei) ⟨**fluß-** lochial (ou) ⟨**hilfe** *f* maternity (ɔ:) benefit (e) ⟨**pflegerin** *f* maternity (ɔ:) nurse ⟨**station** *f* maternity ward ⟨**zunahme** *f* (Säugling) weekly gain **Wöchnerin** *f* puerpera, *pl* puerperae (pju'ə:pəri), lying-in woman **Wöchnerinnen|abteilung** *f* maternity ward ⟨**heim** *n* maternity home ⟨**psychose** *f ps s* Wochenbettpsychose ⟨**sterblichkeit** *f* [ziffer *f*] maternal mortality rate

Wohl|befinden *n* well-being, good health ⟨**fahrt** *f* welfare **Wohlgemuth** ('vo:lgəmu:t)[-**Einheit** *f* (WE) Wohlgemuth unit ⟨-**Probe** *f* Wohlgemuth's test **wohl|genährt** well fed, well nourished (ʌ) ⟨**sein** *n* well-being, good health ~**tuend** comforting (ʌ), benificial (beni'fiʃl) **Woillez** (voa'je:)-**Krankheit** *f* Woillez' disease **wölb|en** *v refl* to arch, to vault (ɔ:) / (s. vorwölben) to bulge, to protrude ⟨**ung** *f* (*z B* Gaumen) vault (ɔ:) / (Bogen) arch / (Kurve) curvature ('kə:vətʃə) / (Konvexität) convexity **Wolf** *m* (Intertrigo) intertrigo (ˌintə'traigou), chafing (ei) **Wolf** (vɔlf)-**Test** *m* Wolf's test **Wolfe** (wulf)-**Operation** *f* Wolfe's operation ⟨-**Krause** ('krauzə)-**Lappen** *m* Wolfe-Krause graft **Wolfenden** ('wulfəndən)-**Lage** *f* Wolfenden's position **Wolff** (vɔlf)-**Gang** *m* wolffian *od* mesonephric (e) duct (ʌ) ⟨-**Gesetz** *n* Wolff's law ⟨-**Junghans** ('junkhans)-**Reaktion** *f* Wolff-Junghans test ⟨-**Körper** *m* (Paroophoron) *embr* mesonephros (e), wolffian body, paroophoron (ɔ) / ⟨ (*od* Paroophoron) *betr* paroophoric ('pær-ˌoʊə'fɔrik) ⟨-**Organ** *n s* ⟨-Körper **Wolff-Parkinson-White** ('wulf-'pa:kinsən-'wait)-**Syndrom** *n* (Antesystolie) Wolff-Parkinson-White *od* WPW syndrome, ventricular pre-excitation syndrome

---

Wölfler ('vœlflər)|-**Druse** *f* Wölfler's gland ⟨-**Operation** *f* Wölfler's operation **Wolfram** *n chem* tungsten (ʌ), wolfram (u) ⟨**atophosphorsäurelösung** *f* (*EP*) phosphotungstic acid solution (*EP*) ⟨**säure** *f* (Acidum wolframicum) tungstic (ʌ) acid **Wolfring** ('vɔlfrink)-**Drüsen** *f pl* Wolfring's glands **Wolfs|hunger** *m* (Heißhunger) bulimia (bju'limiə) ⟨**milch** *f* (Euphorbia pilulifera) *pharm* snakeweed (ei) ⟨**rachen** *m* cleft palate ('pælit), uranoschisis (juərə'nɔskisis), palatoschisis / (mit ⟨ behaftet) palatognathous (pælə'tɔgnəθəs) **Wolhynienfieberrickettsie** *f* Rickettsia quintana (ei) **Wolk|e** *f* (*auch fotogr u röntg*) cloud ~**ig** cloudy **Woll|blume** *f bot* verbascum, mullein ('mʌli:n) ⟨**fett** *n pharm* wool fat, adeps (æ) lanae ('leini:); lanolin ('lænolin) ⟨**haar** *n* lanugo (u:) ~**haarig** (weichhaarig, lanuginös) lanuginous (lə-'nu:dʒinəs) ⟨**kraut** *n* (Verbascum) *bot* verbascum, mullein ('mʌli:n) ⟨**sortiererkrankheit** *f* woolsorters' disease **Wollustkörperchen** *n pl* genital (e) corpuscles ('kɔ:pʌslz) **Wollwachs** *n* (*DAB*) (Adeps Lanae anhydricus) anhydrous lanolin / wasserhaltiges ⟨ (*DAB*) (Lanolin) lanolin (*BP*, *USP*), hydrous wool fat (*BP*, *USP*) ⟨**alkohole** *m pl* (*DAB*) (Alcoholes Lanae (*DAB*)) wool alcohols (*BP*), wool wax alcohols (*BP*) ⟨**alkoholsalbe** *f*, wasserhaltige (*DAB*) (Unguentum Alcoholum Lanae aquosum (*DAB*)) oily cream (*BP*) **Wong** (wɔŋ)-**Hb-Eisenbestimmung** *f* Wong's method **Wood** (wud)-**Chromatinfärbung** *f* Wood's modification of Giemsa's (gi-'emzəz) stain ⟨-**Licht** *n* Wood's rays ⟨- -**Metall** *n* Wood's metal ⟨-**Muskel** *m* Wood's muscle ⟨-**Operation** *f* Wood's operation ⟨-**Test** *m* Wood's effort--tolerance test **Woodbridge** ('wudbridʒ)-**Behandlung** *f* Woodbridge's treatment **Woodhall** ('wudhɔ:l)-**Operation** *f* Woodhall's method for intussusception **Worm** (vɔrm)-**Knochen** *m pl* Wormian bones ⟨-**Müller** ('mylər)-**Zuckerprobe** *f* Worm-Müller test **Wort|amnesie** *f* paraphasia verbalis ⟨**bild** *n* verbal image ('imidʒ) ⟨**bildung** *f* word formation ~**blind** *ps* word-blind ⟨**blindheit** *f ps* word blindness, alexia, logagnosia (ˌlɔgæg'nousiə), visual ('vizjuəl) aphasia (ei) / (kongenitale) congenital (e) alexia ⟨**gedächtnis** *n ps* verbal memory (e) **Worth** (wə:θ)|-**Operation** *f* Worth's operation ⟨-**Vierpunkte-Test** *m* Worth's four-dot test **Wort|klangbild** *n* auditory (ɔ:) image ⟨**neubildung** *f path* neologism (ɔ) ⟨**salat** *m* schizophasia (ˌskaizo'feiziə), word salad ⟨**stummheit** *f ps* motor (ou) aphasia (ə'feiziə) ~**taub** *ps* word-deaf ⟨**taubheit** *f ps* word deafness, auditory (ɔ:) aphasia. (ə'feiziə) ⟨**verwechslung** *f ps* paraphasia (ei) ⟨**zwang** *m ps* onomatomania (ei) **WPW-Syndrom** *n* Wolff-Parkinson--White syndrome, WPW syndrome

WR = Wassermann-Reaktion *f* Wassermann reaction, WR

Wreden ('vre:dən)**-Zeichen** *n* Wreden's sign

Wright (rait)**|-Eosin-Methylenblau** *n* Wright's stain **ᴌ-Farbstoff** *m od* **-Färbung** *f* Wright's stain **ᴌ-Kapsel** *f* Wright's capsule

Wrigley ('rigli)**-Zange** *f* Wrigley's forceps *pl*

Wrisberg ('vrisbɛrk)**|-Ganglien** *n pl* (Ganglia cardiaca [Wrisbergi] (*PNA*)) Wrisberg's ganglia, cardiac ganglia **ᴌ-Höcker** *m* Wrisberg's tubercle **ᴌ-Knorpel** *m* (Cartilago cuneiformis (*PNA*)) cuneiform *od* Wrisberg's cartilage

WS = Wassersäule *f* water column / = Wirbelsäule *f* spine (ai), spinal (ai) column (ɔ)

W-Strich *m* nach Gould Gould's W-smear

Wucherbeule *f* venereal (iə) granuloma, granuloma venereum

Wuchereria bancrofti *f* Wuchereria (wukə'riəriə) bancrofti, Filaria (ɛə) bancrofti

Wuchereriasis *f* bancroftosis

Wucher|flechte *f* mycosis *od* granuloma fungoides (fʌŋ'gɔidi:z) **~n** to grow luxuriantly (lʌg'zjuəriəntli), to proliferate (i) **~nd** proliferative, proliferous, luxuriant (lʌg'zjuəriənt) / (Kultur) eugonic (ju:'gɔnik) **ᴌschwären** *f* pyodermitis vegetans (e) **ᴌung** *f* proliferation / (Granulation) granulation, proud flesh *F* / (Tumor) tumo[u]r / (Auswuchs) excrescence / (Nase, Rachen) adenoids ('ædinɔidz), adenoid vegetation / (Zellen) proliferation / (fleischige) carnosity / adenoide **ᴌen** hypertrophy of adenoids (æ)

Wuchs *m* (Wachstum) growth / (Figur) stature ('stætʃə) / (Entwicklung) development **ᴌhemmer** *m* growth inhibitor **ᴌlenkung** *f* "growth guidance" (ai) **ᴌstoffe** *m pl* growth-promoting substances

Wühlblutung *f* false aneurysm

Wulst *m* (Eminentia (*PNA*)) eminence, torus, *pl* tori ('tɔ:rai), bulging / agger ('ædʒə), projection / (Labium (*PNA*)) labium, *pl* labia **ᴌbildung** *f* bulging **~förmig** *anat* toric (ɔ:) **ᴌstopfen** *m Lab* rimmed stopper

wund sore (sɔ:) / (Haut) chafed (ei), excoriated (ɔ:) / sich ~ laufen to get sore feet / sich ~ liegen to get bedsore[s] / ~ reiben to chafe (ei) **ᴌarzt** *m* surgeon; dresser / *histor* barber surgeon **~ärztlich** surgical **ᴌausschneidung** *f* débridement (debrid'mã), wound (u:) excision (ek'siʒən), épluchage (eplu:'ʃa:ʒ) **ᴌbalsam** *m pharm* balsam ('bɔ:lsəm), balm (ba:m) **ᴌbehandlung** *f* treatment of wounds / (offene) air-dressing / antiseptische **ᴌ** antiseptic treatment **ᴌbezirk** *m od* **ᴌbereich** wound area (ɛə) **ᴌboden** *m* bottom of a wound **ᴌbrand** *m* gangrene ('gæŋgri:n) / (Rose) erysipelas (i) **ᴌdehiszenz** *f* wound dehiscence **ᴌdesinfektionsmittel** *n pharm* wound disinfectant **ᴌdiphtherie** *f* surgical diphtheria (dif'θiəriə), wound diphtheria

Wunde *f* wound (u:) / (Verletzung) injury ('indʒəri) *aseptische* **ᴌ** aseptic (e) w. *blutige* **ᴌ** bleeding w. *eiternde* **ᴌ** suppurating (ʌ) *od* festering w. *emp-*

findliche **ᴌ** irritable w. *frische* **ᴌ** recent (i:) w. *infizierte* **ᴌ** septic *od* infected w. *klaffende* **ᴌ** gaping w., gash *leichte* **ᴌ** slight w. *od* injury *nicht infizierte geschlossene* **ᴌ** clean closed w. *oberflächliche* **ᴌ** surface w. *scharfrandige* **ᴌ** clean cut w. *schmerzende* **ᴌ** painful w. *schmutzige* **ᴌ** dirty (ə:) w. *schwere* **ᴌ** severe w. *septische* **ᴌ** septic w. *verschmutzte* **ᴌ** dirty *od* contaminated w. *zerfetzte* **ᴌ** lacerated (æ) w.

Wunder|behandlung *f* (Beten, Segnen, Handauflegen, Rosenkranz, Weihwasser) hierotherapy (‚haiəro'θerəpi) **ᴌdoktor** *m* quack **ᴌdroge** *f pharm* miracle drug **ᴌgeschwulst** *f* teratoma **ᴌheilung** *f* miracle (i) cure

Wunderlich ('vundərliç)**-Fiebertypus** *m od* **-Kurve** *f* Wunderlich's curve

Wunder|mittel *n* miracle drug / (Allheilmittel) panacea (pænə'si:ə) **ᴌnetz** *n* rete ('ri:ti) mirabile (ei)

Wund|erysipel *n s* Wundrose **ᴌexzision** *f* wound excision (ek'siʒn), débridement (debrid'mã) **ᴌfieber** *n* traumatic fever, traumatopyra (aiə), wound fever **ᴌfläche** *f* wound area (ɛə) *od* surface **~gelaufen** (Füße) footsore ('futsɔ:) **~gelegen** bedsore **ᴌhaken** *m chir* [wound] retractor, tenaculum, surgical hook / (Gehirn) brain retractor **ᴌheftnadel** *f* surgical needle **~heilend** healing wounds, vulnerary (ʌ) / (Narbenbildung fördernd) epulotic (epju:'lɔtik) **ᴌheilkraut** *n pharm* vulnerary (ʌ) herb **ᴌheilmittel** *n pharm* vulnerary, consolidant (ɔ)

Wundheilung *f* healing *od* closing of a wound, wound healing / primäre **ᴌ** (**ᴌ** per primam) primary (ai) healing, healing by first intention / sekundäre **ᴌ** (**ᴌ** per secundam) secondary healing, healing by second intention **ᴌstörung** *f* wound-healing impairment

Wund|höhle *f* wound cavity (æ) **ᴌhormon** *n* necrohormone **ᴌinfektion** *f* wound infection **ᴌkanal** *m* wound tract **ᴌklammer** *f* [wound] clamp, suture clip **ᴌklammerpinzette** *f* clip applying forceps *pl* **ᴌlappen** *m* wound flap **ᴌlaufen** *n* chafing (ei) from walking **ᴌliegen** *n* (Durchliegen) bedsore, decubitus (di'kju:bitəs) **ᴌnadel** *f chir* surgical needle **ᴌnaht** *f* [wound] suture **ᴌnahtpinzette** *f* suture forceps *pl* **ᴌnahtspanner** *m chir* wound stretcher **ᴌoberfläche** *f* surface of a wound **ᴌpuder** *m* baby dusting powder, dusting powder for babies

Wundrand *m* lip *od* edge *od* margin *od* border [of a wound] **ᴌadaption** *f* skin-edge approximation **ᴌauskrempeln** *n* eversion of the lips **ᴌhautloslösung** *f chir* undermining (ai) **ᴌpinzette** *f* approximating forceps

wund|reiben to chafe (ei) **ᴌreinigung** *f* cleansing (e) of a wound [*s* Wundausschneidung] **ᴌresorption** *f* wound absorption **ᴌrose** *f* traumatic *od* surgical erysipelas (i) **ᴌrose betr.** erysipelatous (e) **ᴌsalbe** *f* healing ointment **ᴌsäuberung** *f* wound toilet **ᴌschere** *f chir* surgical scissors ('sizəz) *pl* **ᴌschließung** *f* wound closure ('klouʒə) **ᴌschmerz** *m* traumatic pain **ᴌschnellverband** *m* adhesive dressing **ᴌschock** *m* wound *od* traumatic shock **ᴌschorf** *m* scab, crust **ᴌschreck** *m s* **ᴌschock ᴌschutzpflaster** *n*, flüssiges liquid (i) wound coating

plaster (a:) **ᴌschwamm** *m* surgeons' agaric (æ), agaricus chirurgorum **ᴌsein** *n* soreness / intertrigo (ai) / (der Säuglinge) diaper (ai) *od* napkin rash **ᴌsekret** *n* exudation of a wound, ichor ('aikə) / (serös-eitrig) sanies ('seinii:z) **ᴌsonde** *f* probe **ᴌsperrer** *m chir* retractor **ᴌspreizer** *m* [self-retaining] retractor / **ᴌ** für Kolporrhaphie colporrhaphy retractor **ᴌstar** *m* traumatic cataract (æ) **ᴌstarrkrampf** *m* tetanus (e), lockjaw ('lɔkdʒɔ:) **ᴌtamponade** *f* wound packing **ᴌtasche** *f* pocket **ᴌtiefe** *f* depth of a wound **ᴌtoilette** *f chir* surgical (ɔ:) *od* wound toilet **ᴌverschluß** *m* closure ('klouʒə) of a wound / suturing / verzögerter **ᴌ** delayed closure **ᴌversorgung** *f* [wound] toilet / (Verband) dressing **ᴌwärzchen** *n* granulation tissue **~werdend** (Brustwarze) cracking **ᴌzusammenziehung** *f* contraction of a wound **ᴌzwirn** *m* surgical thread (e)

Wunsch|erfüllung *f ps* wish fulfilment **ᴌkind** *n* wanted child **ᴌrichtung** *f ps* appetition (i) **ᴌtraum** *m ps* wish-fulfilment dream

Würfel *m* cube (kju:b) **ᴌbein** *n* (Os cuboideum (*PNA*)) cuboid (ju:) [bone], cuboides (kju:'bɔidi:z) **ᴌbein u Naviculare betr** cuboidonavicular (i) **~förmig** cubic, cube-shaped, cuboid ('kju:bɔid), cubiform (ju:)

Würg|bewegung *f* (Essen) regurgitation (ri‚gə:dʒi'teiʃn) **~en** (bei Brechreiz) to retch (i:) / (einen Menschen) to strangle **ᴌen** *n* (bei Brechreiz) retching (i:) / (eines Menschen) strangling, strangulation **ᴌreflex** *m* gag *od* vomiting (ɔ) *od* retching (i:) reflex

Wurm *m* worm (wə:m) / (Made) grub (ʌ), maggot / (Panaritium) whitlow ('witloʊ) / (Blinddarm) vermiform process [*s a* Vermis, Rotz] **ᴌ-** vermi- (ə:) (*Vors*) **ᴌabszeß** *m* worm abscess **~abtreibend** *pharm* anthelminthic (‚ænthel'minθik), vermifugal **~ähnlich** wormlike, vermiculate (və:'mikjulit), vermicular (i), vermiculose, vermiculous **ᴌangst** *f ps* vermiphobia, helminthophobia **~artig** vermetoid ('və:mitɔid), vermicular (i), vermiculose, vermiculous **ᴌarznei** *f pharm* anthelminthic, vermifuge ('və:mifju:dʒ) **ᴌbefall** *m* (Wurmkrankheit) verminosis, vermination, helminthiasis (ai), helminthic disease, infestation [with worms]

Würmchen *n* vermicule, vermiculus

Würmer- helminthic, vermi- (*Vors*)

Wurmerbrechen *n* helminthemesis (e)

würmer|vernichtend *pharm* vermicidal (ai) **~vertreibend** anthelminthic, vermifugal (i)

Wurm|farn *m bot, pharm* male fern **ᴌfieber** *n* worm fever **~förmig** vermiculous, vermiculose, vermiform

Wurmfortsatz *m* (Appendix) vermiform process *od* appendix *od* appendage **ᴌentfernung** *f* appendectomy **ᴌentzündung** *f s* Blinddarmentzündung **ᴌfistelanlegung** *f* appendicostomy **ᴌgekröse** *n* meso-appendix, mesenteriolum (ai)

Wurm|ileus *m* verminous ileus (i) **ᴌinfektion** *f* worm infection **ᴌkachexie** *f* verminous cachexia **ᴌkolik** *f* verminous *od* worm colic (ɔ) **ᴌkrankheit** *f* verminosis, vermination, helminthiasis (ai), helminthic disease, infestation [with worms] ᴧkunde f helminthology, scolecology ᴧkur f deworming (ə:) ᴧleiden n s ᴧkrankheit ᴧmittel n pharm helminthicide (hel'minθisaid), vermicide, vermifuge ᴧöl n chenopodium (ou) oil ᴧpyramide f (Pyramis vermis (PNA)) pyramid of the vermis ᴧsamen m pharm santonica (ɔ), wormseed ᴧsamenöl n pharm chenopodium (keno'poudiəm) oil ᴧtee m worm tea ~tötend vermicidal (ai) ~treibend anthelminthic, vermifugal ~verseucht worm-infested, vermiculose (i), vermiculous ᴧvertreibung f deworming (ə:)

wurst|förmig botuliform (ju:) ᴧvergiftung f allantiasis (ai), sausage (ɔ) poisoning, botulism (ɔ)

Wurzel f anat, bot radix, pl radices ('reidisi:z), root / dent root **hintere** ᴧ (Rückenmark) posterior (iə) od dorsal root **motorische** ᴧ motor (ou) root **sensible** ᴧ sensory root **ventrale** ᴧ neur ventral root **vordere** ᴧ (Rückenmark) anterior (iə) root ᴧ- root, rhizo- ('raizo-) (Vors), radicular (i), radical (æ) ᴧaffektion f (Nerv) radiculitis ~ähnlich rhizoid ('raizɔid), rhizoidal (ɔi) ᴧausziehen n dent extraction of a root ~behandelt dent root-treated ᴧbehandlung f dent root treatment, root-

-canal (æ) treatment ᴧbereich m dent apical (æ) zone (zoun) ᴧbohrer m dent reamer ᴧdekompression f root decompression ᴧdruck m root compression ᴧdurchschneidung f chir rhizotomy (rai'zɔtəmi), radicotomy ᴧentfernung f chir radiectomy, radectomy ᴧfaden m filum (ai) radiculare, rootlet ᴧfeld n radicular (i) area (εə) ᴧformer m dent root facer ~förmig bot, pharm rhizomorphoid (raizo'mɔ:fɔid) ᴧfräser m dent stump bur[r] (ə:) ᴧfüller m dent root filler ᴧfüllung f root-canal (æ) filling ᴧfüßler m zool rhizopod ('raizopɔd), pl rhizopoda (ɔ) ᴧgebiet n root zone (zoun) ᴧgranulom n dent apical (æ) od dental granuloma ᴧhaut f dent alveolar (i) od dental periosteum, periodontal membrane ᴧhautaffektion f dent periodontosis ᴧhautentzündung f periodontitis, dental periostitis ᴧheber m s ᴧheber m (Geißfuß) dent root elevator, exolever ('eksoli:və) ᴧimplantat n root implant

Wurzelkanal m (Canalis radicis dentis (PNA)) dent root canal (æ) of a tooth, pulp (ʌ) canal ᴧerweiterer m dent root-canal (æ) reamer ᴧfüllung f dent root-canal (æ) filling ᴧinstrumente n pl dent root-canal instruments ᴧmischflora f dent mixed flora (ɔ:) in the root canal

Wurzel|kompression f root compression ᴧneuralgie f radiculalgia (ræ,dikju-'læld3iə) ᴧneuritis f radiculoneuritis (njuə'raitis) ᴧrad n stump wheel ᴧresektion f dent root amputation ᴧschatten m (Lunge) röntg root shadow (æ) ᴧscheide f root sheath (ʃi:θ) ᴧschmerz m root pain ᴧspitze f dent root apex (ei)

Wurzelspitzen|granulom n apical (æ) od dental granuloma ᴧ[haut]entzündung f dent periapical (æ) periodontitis ᴧinfektion f dent apical (æ) infection ᴧresektion f dent apicectomy, radiectomy

Wurzel|stock m bot, pharm rhizome ('raizoum) ᴧstopfer m dent plugger ᴧsyndrom n radicular syndrome ᴧzange f dent dental stump (ʌ) forceps pl ᴧzement m dent root cement ᴧzyste f dent root od radicular cyst

Wüsten|beule f desert (e) od veldt sore ᴧgeschwür n s ᴧbeule

Wut f ps rage (reid3), fury ('fjuəri), frenzy / mania / (österr = Tollwut) rabies ('reibii:z), hydrophobia ᴧkrankheit f lyssa, rabies ('reibii:z)

Wyeth ('waieθ)|-**Methode** f Wyeth's method od treatment ᴧ-**Operation** f Wyeth's operation

Wynter ('wintə)-**Zeichen** n Wynter's sign

X

X = Kienböck-Einheit *f* Kienböck's unit / = Reaktanz *f* reactance, X / = Xanthosin *n* xanthosine, X
Xanthalin *n pharm* xanthaline ('zænθəli:n)
Xanthämie *f* xanth[a]emia (zæn'θi:miə)
Xanthein *n chem* xanthein ('zænθi:in)
Xanthelasma *n* xanthoma (zæn'θoumə) palpebrarum (εə), xanthelasma (zænθi'læzmə)
Xanthin *n chem* xanthine ('zænθi:n), ureous ('juəriəs) acid **⋛dehydrogenase** *f* xanthine dehydrogenase (ɔ) **⋛kristall** *m* whetstone crystal **⋛oxydase** *f* xanthine oxidase **⋛säure** *f chem* xanthic acid **⋛stein** *m* xanthine *od* xanthic calculus **⋛urie** *f* (Xanthinausscheidung) xanthinuria (,zænθin'juəriə)
Xantho|- (gelb) xantho- (æ) (*Vors*) **~chrom** (gelbgefärbt) xanthochromic (,zænθo'kroumik) **⋛chromie** *f* xanthochromia **⋛cillin** *n* xanthocillin (*BPCA*) **⋛cyanopsie** *f* (Rot-Grünblindheit) xanthocyanopsia (,zænθosaiə-'nɔpsiə) **⋛derma** *n* xanthoderma **⋛dermie** *f* (Gelbfärbung) xanthodermia, xanthochromia (ou) **⋛erythrodermia perstans** *f* xantho-erythrodermia perstans **⋛gensäure** *f chem s* Xanthinsäure **⋛granulom** *n*, juveniles juvenile xanthogranuloma
Xanthom *n* (Gelbknoten) xanthoma (zæn'θoumə)
xanthomat|ös xanthomatous (ou) **⋛ose** *f* (Xanthombildung) xanthomatosis
Xantho|phor *m* xanthophore ('zænθofɔ:) **⋛phyll** *n* (gelber Pflanzenfarbstoff) xanthophyll ('zænθofil) **⋛pie** *f* (Gelbsehen) xanthopsia (zæn'θɔpsiə) **⋛protein** *n chem* xanthoprotein (,zænθo-'prouti:n) **⋛proteinreaktion** *f* Mulder's ('mʌldəz) test **⋛proteinsäure** *f* xanthoproteic acid **⋛psie** *f s* Xanthopie **⋛pterin** *n* xanthopterin (ɔ)

Xanth|ose *f* xanthosis (zæn'θousis) **⋛osis** *s* **⋛ose**
Xanthoxylholz *n pharm* xanthoxylum (zæn'θɔksiləm), prickly ash
Xanthozyanopie *f* (Blau-Gelbsehen, Rot-Grünblindheit) xanthocyanopia (ou), xanthocyanopsia (ɔ), xanthocyanopsy (ai)
Xanthurensäure *f* xanthurenic (e) *od* dihydroxyquinolinecarboxylic acid
Xanthydrol *n* xanthydrol (zæn'θaidrɔl) (*EP*, *BP*) **⋛methode** *f* xanthydrol method
Xanthylsäure *f* xanthylic acid
Xantocillin *n* (*WHO*) (Xanthocillin) xanthocillin (*BPCA*)
Xao = Xanthosin *n* xanthosine, X
X-Arm *m* cubitus valgus
X-Bein *n* knock knee, genu ('dʒenu:) valgum
x-beinig knock-kneed **⋛keit** *f* tragopodia (ou), knock knee
X-Chromosom *n* x-chromosome (ou)
Xe = Xenon *n* xenon, Xe
xeno|- (fremd, fremdländisch) xeno-('zeno-) (*Vors*) **⋛diagnose** *f* xenodiagnosis ('zeno-) **~gen** *imm* xenogeneic **⋛n** *n* (Edelgas) *chem* xenon ('zenɔn) **⋛phobie** *f* (Angst vor Fremden) *ps* xenophobia (,zeno'foubiə)
Xenopsylla cheopis *f* (Rattenfloh, Pestfloh) Xenopsylla (i) cheopis (ou), rat flea
Xenopus-Test *m* Xenopus ('zenopəs) test
Xenotransplantat *n* xenograft
X-Enzephalitis *f*, australische (australische X-Krankheit, Murray-Valley-Enzephalitis) Australian X encephalitis, Murray-Valley encephalitis
Xerasie *f* (Haartrockenheit) xerasia (ziə'reiziə), dryness of the hair
xero|- (trocken) xero- ('ziəro-) (*Vors*) **⋛derma** *n* dermatoxerasia (ziə'reiziə), xeroderma / **⋛** pigmentosum xeroderma pigmentosum; **⋛** **~** Kaposi Kaposi's ('kaposiz) dermatosis **⋛dermie** *f* xerodermia (ziəro'də:miə), dry-

ness of the skin, xeroderma **⋛form** *n pharm* xeroform ('ziərofɔ:m) **⋛mammographie** *f* xeromammography **⋛phobie** *f ps* xerophobia **⋛phthalmie** *f* (krankhafte Trockenheit der Bindehaut) xeroma (ziə'roumə), xerophthalmia (ziərof'θælmiə) **⋛radiographie** *f* xeroradiography, xeroroentgenography **⋛se** *f* (Austrocknung) xerosis (ziə'rousis) **⋛stomie** *f* (Speichelmangel) xerostomia (ziəro'stoumiə) **~tisch** (krankhaft trocken) xerotic (ziə'rɔtik) **⋛tomographie** *f* xerotomography
X-Fuß *m* (Knickfuß) talipes (,'tælipi:z) valgus (æ)
X-Hüfte *f* (Coxa valga) coxa valga
Xiphalgie *f* (Xiphoidalgie) xiphodynia
Xiphodymus *m* xiphodymus (ɔ), xiphopagus (ɔ)
xiphoid (schwertförmig) xiphoid ('zifɔid), ensiform **⋛** *n* (Schwertfortsatz) xiphoid process **⋛algie** *f* (Xiphalgie) xiphodynia **⋛odynie** *f* xiphodynia **⋛itis** *f* xiphoiditis **⋛-Syndrom** *n* xiphoid process syndrome
Xiphopagus *m s* Xiphodymus
XR = Xeroradiographie *f* xeroradiography
X-Strahlen *m pl* (Röntgenstrahlen) X-rays ('eksreiz), Roentgen ('rʌntjən) rays
XXX-Syndrom *n* superfemale syndrome, triple X syndrome
Xylan *n* xylan ('zailən)
Xylenol *n* xylenol ('zailənɔl) **⋛orange** *n* xylenol orange (*EP*)
Xylidin *n* xylidine ('zailidi:n)
Xylol *n* (Dimethylbenzol) xylene ('zaili:n) (*BP*)
Xylose *f* (Holzzucker) *chem* xylose ('zailous) (*BP*) / wood sugar ('ʃugə)
Xylosurie *f* xylosuria (zailo'sjuəriə)
Xyrospasmus *m* xyrospasm ('zaiərospæzm)
X-Zehe *f* hallux ('hæləks) valgus
X-Zelle *f* X cell

Y

Yamagiwa (jama'giva)-**Färbung** *f* Yamagiwa's method for neuroglia

Yankauer ('jaŋkauər)-**Operation** *f* Yankauer's operation

Yaws *f s* Frambösie

Y-Band *n* iliofemoral ligament

Y-Bazillus *m* Hiss (his) and Russel ('rʌsəl) Y (wai) bacillus (i)

Y-Bündel *n s* Y-Band

Y-Chromosom *n* y (wai)-chromosome (ou)

Yellow-Nail-Syndrom *n* yellow nail syndrome

Yeo ('ji:ou)-**Behandlung** *f* Yeo's treatment

Yerba *f pharm* yerba ('jə:bə)

Yersin (jɛr'sẽ)-**Serum** *n* Yersin's serum (iə)

Yersinia *bakt* Yersinia ⟨-**Arthritis** *f* Yersinia arthritis ⟨-**Ileitis** *f* Yersinia ileitis

Yersiniose *f* yersiniosis

Y-Fuge *f* (Y-Knorpel) Y *od* hypsiloid cartilage

Y-Influenza *f* clinical influenza

Y-Knorpel *m s* Y-Fuge

Ylang-Ylang-Öl *n pharm* ylang-ylang (i:) oil

Yohimbensäure *f* yohimbic acid

Yohimbin *n pharm* yohimbine (jo-'himbi:n) ⟨hydrochlorid *n chem* yohimbine hydrochloride (ɔ:) ⟨pflanze *f bot* Yohimbé (jo'himbi:) ⟨rinde *f bot.* pharm yohimbé bark

Yoshida (joˈʃi:da)-**Sarkom** *n* Yoshida's sarcoma *od* tumo[u]r

Young (jʌŋ)|-**Helmholtz** ('helmhɔlts)-**Theorie** *f* Young-Helmholtz theory (i) ⟨-**Operation** *f* Young's operation ⟨-**Regel** *f* Young's rule

Yperit *n* (Dichlordiäthylsulfid, Senfgas) *mil* yperite ('aipərait), mustard gas

ypsilonförmig ypsiliform (ip'silifɔ:m), ypsiloid ('ipsilɔid)

Y-Quernagel *m chir* Y cross-nail

Ysop *m bot* hyssop ('hisəp)

Ytterbium *n chem* ytterbium (i'tə:biəm)

Yttrium *n chem* yttrium ('itriəm)

Yukka *f* (Mondblume, Palmlilie) *bot pharm* yucca ('jʌkə)

Yvon (i'vɔ̃)-**Reaktion** *f* Yvon's test

Y-Zelle *f immun* Y cell

Z

Z = Impedanz f impedance, Z / = Ordnungszahl f atomic number, Z / = Zylinder m cast

Zabbeule f s Orientbeule

Zacke f peak

Zacken|naht f chir dentate suture ᴢ**rand** m anat serra, pl serrae ᴢ**sehen** n s ᴢskotom ᴢ**skotom** n (Teichopsie) fortification spectrum, teichopsia (tai'kɔpsiə)

zackig (gezähnt, gekerbt) serrated, serrate, crenated, crenate (i:)

Zackung f anat serration

Zagari (tsa'gari)**-Krankheit** f (Xerostomie) Zagari's disease

Zaglas ('zæɡləs)**-Bänder** n pl Zaglas' ligaments

zäh viscous ('viskəs) ~**flüssig** viscous / (Eiter) ropy ~**haftend** (Schleim) adhesive (i:) ~**klebrig** viscid ('visid)

Zähl|apparat m counter / (Blut) s Zählkammer ᴢ**ausbeute** f counting efficiency

Zahlen|material n data (ei) pl [US auch sing] ᴢ**zwang** m ps arithmomania, morbid impulse to count

Zähler m counter ᴢ**blende** f röntg counter tube slit

Zähl|gerät n counter ᴢ**kammer** f (Blutkörperchen) h[a]emocytometer, counting chamber (ei) od cell ᴢ**pipette** f counting pipet[te] ᴢ**rohr** n counting tube ᴢ**rohrblende** f röntg counter diaphragm (ai) ᴢ**ung** f(z B Blutkörperchen) counting / (Ergebnis) count ᴢ**unvermögen** n ps anarithmia (i), inability to count ᴢ**zwang** m ps arithmomania

Zahn (tsa:n)**|-Infarkt** m Zahn's infarct, atrophic red liver infarct ᴢ**-Linien** f pl Zahn's lines

Zahn m tooth, pl teeth *außerhalb der Reihe stehender* ᴢ snaggle t. *bleibender* ᴢ permanent od second od succedaneous (ei) t. *im Durchbruch begriffener* ᴢ cutting t. *nicht durchgebrochener* ᴢ unerupted (ʌ) t. *einhöckeriger* ᴢ unicuspid[ate] (ʌ) *falsch stehender* ᴢ malposed (ou) t. *fauler* ᴢ carious (ɛə) od decayed t. *fehlender* ᴢ missing t. *gangränöser* ᴢ gangrenous t. ᴢ *mit gespreizter Wurzel* barred (a:) t. *harter* ᴢ sclerotic (skliə'rɔtik) t. *hohler* ᴢ hollow t. *intakter* ᴢ sound t. *kariöser* ᴢ s fauler ᴢ *kranker* ᴢ diseased t. *künstlicher* ᴢ artificial t. *lebender* ᴢ vital (ai) t. *loser* ᴢ loose (lu:s) t. *oberer* ᴢ upper t. *plombierter* ᴢ filled t. *retinierter* ᴢ impacted t. *schlechter* ᴢ bad od decayed t. *überzähliger* ᴢ supernumerary (ju:) od supplemental t. *ungleichmäßig stehende Zähne* unevenly spaced teeth *unterer* ᴢ lower t. *vorstehender* ᴢ buck t. *wandernder* ᴢ wandering (ɔ) t. *weicher* ᴢ malacotic (ɔ) t. *weitauseinanderstehende Zähne* rake teeth ᴢ- dental, dento-, dent-, denti-, dentia- ('denʃiə-) (Vors), odontic, odonto- (Vors) ᴢ **u. Wange betr.** dentibuccal (ʌ) ᴢ**abdruck** m impression ᴢ**abstand** m distance between the teeth ᴢ**abszeß** m dent dental od tooth od periodontal abscess ᴢ**achse** f tooth centre [US center] line ~**ähnlich** tooth-shaped ᴢ**alveole** f tooth socket ᴢ**anlage** f dental od tooth germ / falsche ᴢ dysodontiasis (ai) ᴢ**arzt** m dentist,

dental surgeon / (für Kinder) p[a]edodontist (pi:do'dɔntist) / (praktischer) dental practitioner ᴢ**ärztewesen** n dental services ᴢ**artzhelfer[in]** m [f] dental chair assistant / dental receptionist ᴢ**ärztin** f s ᴢarzt ~**ärztlich** dental ᴢ**arztstuhl** m dentist's chair ᴢ**atrophie** f dent dental atrophy (æ), odontatrophy (æ) ᴢ**aufnahme** f (Zahnfilm) röntg odontoradiograph, radiograph of a tooth ᴢ**ausfall** m dent dedentition ᴢ**ausmeißelung** f dent odontectomy ᴢ**ausschlag** m (Kleinkind) gum od tooth rash ᴢ**ausschliff** m tooth abrasion ᴢ**ausziehen** n extraction, drawing od pulling of a tooth ᴢ**befund** m dent findings ᴢ**behandlung** f dental therapy od treatment, odontotherapy

Zahnbein n (Dentin) dentin ᴢ- dentin, dentinal ᴢ**bildner** m odontoblast ᴢ**bildung** f dentinogenesis ᴢ**känälchen** n pl (Canaliculi dentales (*PNA*)) dental canaliculi (i) ᴢ**kugeln** f pl dentin globules (ɔ) ᴢ**röhrchen** n s ᴢkänälchen

Zahn|belag m bacterial (iə) od dental plaque (pla:k), materia (iə) alba, film on the teeth / (Zahnstein) tartar ~**bildend** odontogenic (e) ᴢ**bildung** f odontogeny (oudɔn'tɔdʒini), formation od growth of teeth ᴢ**bogen** m dental arch / oberer ᴢ superior dental arch / schlechtstehender ᴢ malalignment (ai) / unterer ᴢ inferior dental arch ᴢ**bohrer** m dental drill od bur[r] (ə:) ᴢ**brücke** f bridge / (ausgedehnte od mehrgliedrige) bridgework / (feste) fixed od stationary bridge / (herausnehmbare) removable (u:) bridge ᴢ**chirurgie** f dental surgery ᴢ- **u. Kieferchirurgie** f operative (ɔ) dentistry ~**chirurgisch** dentosurgical ᴢ**defekt** m dental defect ᴢ**durchbruch** m eruption, cutting

Zähne m pl (Dentes (*PNA*)) teeth [s Zahn] / ᴢ des Oberkiefers maxillary teeth / weit auseinanderstehende ᴢ rake teeth ᴢ- dental ᴢ **u. Alveolen betr.** dento-alveolar (æl'viələ) ᴢ **u. Lippen betr.** dentilabial (ei) ᴢ **u. Zunge betr.** dentilingual ᴢ**knirschen** n grinding od gnashing ('næʃiŋ) of teeth, bruxism ('bruksizm) ᴢ**kriegen** n F teething ᴢ**lung** f indentation, serration

Zahnemail n [dental] enamel (i'næml)

zahnen to teethe, to cut one's teeth ᴢ n teething, dentition / gestörtes ᴢ dysodontiasis (ai) / vorzeitiges od embryonales ᴢ dentia ('dentʃiə) pr[a]ecox (i:)

Zahn|entwicklung f odontogeny (oudɔn'tɔdʒini) ᴢ**ersatz** m denture ('dentʃə), dental prosthesis (ɔ) ᴢ**ersatzkunde** f prosthetic (e) dentistry, prosthodontia (,prɔsθo'dɔnʃiə) ᴢ**extraktion** f tooth extraction, drawing od pulling of a tooth ᴢ**extraktionsblutung** f postextraction h[a]emorrhage ('heməridʒ)

Zähneziehen n s Zahnextraktion

Zahn|fach n tooth socket, alveolus (i), pl alveoli ᴢ**fasern** f pl dentinal fibres [US fibers] ᴢ**faserscheide** f dentinal sheath (ʃi:θ) ᴢ**fäule** f [dental] caries ('kɛərii:z), tooth decay ᴢ**fäulnis** f s ᴢfäule ᴢ**fieber** n dentition fever ᴢ**film** m dental film ᴢ**fistel** f alveolar (i) od dental fistula

Zahnfleisch n gum [meist gums pl], gingiva (dʒin'dʒaivə) / atrophisches ᴢ receding (i:) gums / aufgelockertes ᴢ spongy ('spʌndʒi) gums ᴢ- gingival ('dʒindʒivəl), uletic (e), ulo- (ju:) (Vors) ᴢ **u. Lippen betr.** gingivolabial ('dʒindʒivo'leibiəl) ᴢ**abszeß** m gingival abscess ᴢ**blutung** f bleeding from the gums, ulorrh[o]ea (i) / (starke ᴢ) ulorrhagia (ei) gingivarum (ɛə) ᴢ**druckverband** m pressure filling of the gingival pockets ᴢ**durchblutung** f gingival circulation ᴢ**eiterung** f ulceration of the gums, pyorrh[o]ea (i) ᴢ**entzündung** f gingivitis (dʒindʒi'vaitis), inflammation of the gums ᴢ**fistel** f gingival fistula ᴢ**geschwulst** f swelling of the gums, gingival swelling / (Epulis) epulis (i'pju:lis), pl parulides (i'pju:lidi:z) ᴢ**geschwür** n gumboil / (Parulis) parulis (pə'ru:lis), pl parulides (pə'ru:lidi:z) ᴢ**kappe** f od ᴢ**kapuze** f tooth hood ᴢ**krebs** m carcinoma of the gums, ulocarcinoma ᴢ**maske** f artificial gum ᴢ**massage** f massage (mæ'sa:ʒ) of the gums, ulotripsis (ju:lo'tripsis) ᴢ**polyp** m gum polyp (ɔ) ᴢ**rand** m gingival margin, gum margin, gingival od gum line ᴢ**randschwellung** f festoon (u:) ᴢ**resektion** f gingivectomy (dʒindʒi'vektəmi), ulectomy (ju:'lektəmi) ᴢ**saum** m gingival margin ᴢ**schmerz** m ulalgia (ju:'læ ldʒiə) ᴢ**schwellung** f swelling of the gums, gingival swelling ᴢ**schwund** m ulatrophy (æ), shrinkage of the gums, gum recession ᴢ**spaltung** f ulotomy (ju:'lɔtəmi), incision of the gums ᴢ**tasche** f periodontal od gingival od gum pocket ᴢ**verletzung** f gingival lesion ᴢ**wucherung** f (Epulis) epulis (i'pju:lis) / (Proliferation) gum proliferation

Zahn|formel f dental formula ~**förmig** dentiform, odontoid (ou'dɔntɔid), dentoid, tooth-shaped ᴢ**fraß** m caries (ɛə) ᴢ**füllung** f filling ᴢ**füllungsmaterial** n tooth filling material (iə) ᴢ**fürsorge** f dental care ᴢ**gangrän** f dental gangrene ᴢ**geschwür** n (Parulis) gumboil, parulis (pə'ru:lis), pl parulides (pə'ru:lidi:z) ᴢ**gips** m dental plaster (a:) ᴢ**granulom** n apical (æ) od dental granuloma ᴢ**hals** m (Collum dentis (*PNA*)) neck of a tooth, dental neck, cervix dentis ᴢ**halsgegend** f cervical zone (zoun) ᴢ**halskaries** f caries (ɛə) in the neck of a tooth ᴢ**hebel** m [dental] elevator ᴢ**heilkunde** f dentistry, odontology / konservierende ᴢ conservative dentistry / operative ᴢ operative (ɔ) dentistry / vorbeugende ᴢ preventive dentistry ᴢ**höcker** m cusp, cuspis, pl cuspides ('kʌspidi:z) ᴢ**höhle** f cavity of a tooth / (Alveole) socket / (Zahndefekt) [dental] cavity (æ) / (Pulpenhöhle) pulp (ʌ) cavity (æ) ᴢ**höhlenpräparation** f cavity (æ) preparation ᴢ**hülse** f tooth shell ᴢ**hygiene** f dental hygiene ('haidʒi:n)

Zahn|infektion f dental infection ᴢ**innervation** f dental innervation ᴢ**kanal** m (Dentinkanälchen) dentinal tubule (ju:) / (Wurzelkanal) root canal (æ) ᴢ**karies** f dental caries (ɛə) ᴢ**kautschuk** m dental caoutchouc ('kautʃuk) ᴢ**klammer** f brace ᴢ**klinik** f dental clinic / (fahrbare ᴢ) mobile ('moubail) dental clinic ᴢ**körper** m body od hard substance of a tooth ᴢ**kosmetikum** n dental polish (ɔ) ᴢ**krämpfe** m pl tooth spasms ᴢ**krankheit** f odontopathy (ɔ), disease of the teeth ᴢ**krone** f (Corona dentis (*PNA*)) crown [of a tooth]

~kronenbereich *m* coronal (ɔ) zone ~leiden *n s* ~krankheit ~leiste *f embr* dental lamina (ai) ~lockerung *f* gomphiasis (ai), loosening of teeth ~los toothless, anodont (æ) ~losigkeit *f* absence of teeth, agomphiasis (ai) ~lücke *f* gap between the teeth, diastema ~mangel *m* (angeborener) anodontia ~mark *n* (Pulpa dentis (*PNA*)) pulp of the tooth, [dental] pulp (ʌ), pulpa (ʌ) ~markentzündung *f* (Pulpitis) pulpitis ~medizin *f s* Zahnheilkunde ~mißbildung *f* dental malformation / (Unregelmäßigkeit) odontoloxia, irregularity of the teeth ~mittel *n* dental preparation ~nerv *m* [dental] pulp (ʌ) *od* pulpa (ʌ), tooth pulp / (abgetöteter ~) dead (e) *od* devitalised (ai) pulp / (lebender) vital (ai) pulp ~nerv- pulpal (ʌ) ~neuralgie *f* (von Zähnen ausgehende Neuralgie) odontoneuralgia ~operation *f* dental operation ~papille *f* (Papilla dentis (*PNA*)) dental papilla ~pathologie *f* pathodontia (ˌpæθo'dɔnʃiə), dental pathology ~patient *m* dental patient ~pflege *f* oral (ɔ:) hygiene ('haidʒi:n) ~pigmentation *f* tooth pigmentation ~platte *f* dental plate ~polyp *m* tooth polyp *od* polypus *od* prothese *f* (Gebiß) dental plate, [artificial (i)] denture ('dentʃə) *od* teeth, dental prosthesis ('prosθisis) / (festsitzende) bridge, bridgework / doppelte ~ full denture ~prothetiker *m* prosthodontist ('prɔsθo'dɔntist) ~pulpa *f* (Pulpa dentis (*PNA*)) pulp of the tooth, dental pulp (ʌ) ~radphänomen *n* cogwheel phenomenon (ɔ) *od* rigidity ~radrhythmus *m* cogwheel rhythm ~radsymptom *n* cogwheel sign ~regulierapparat *m* (mit Schraubenzug) jackscrew ~regulierungsdraht *m dent* arch wire ~reihe *f* row of teeth ~röntgenfilm *m* dental X-ray film ~säckchen *n* dental follicle *od* sac, odontotheca (i:) ~schaden *m* dental defect ~schiene *f dent* anchor splint ~schleim *m* dental mucus ~schlüssel *m* tooth key ~schmelz *m* [dental *od* tooth] enamel (æ)

Zahnschmerz *m* toothache, dentalgia, odontalgia ~bekämpfend anti-odontalgic (æ) ~mittel *n pharm* anti-odontalgic (æ), toothache remedy (e)

Zahn|separator *m* wedge ~spange *f* dental brace ~spiegel *m* (Mundspiegel) dental mirror (i), odontoscope ~spritze *f* dental *od* tooth syringe ('sirindʒ) **Zahnstein** *m* tartar, odontolith / den ~ entfernen to scale ~bildung *f* odontolithiasis (ai) ~entfernung *f* scaling ~schaber *m* scaler

Zahn|stift *m* dent tooth pin ~stummel *m s* ~stumpf ~stumpf *m* [dental] stump (ʌ), stump of a tooth ~technik *f* dentistry ~techniker *m* dental mechanic *od* technician ~transplantation *f* tooth transplantation ~tubus *m röntg* dental cone ~überpflanzung *f* tooth transplantation / (von Mensch zu Mensch) allotriodontia ('dɔnʃiə) / (beim gleichen Menschen) auto-dontia ~ung *f dent* teething, dentition, cutting ~ungsanomalie *f* odontiasis (ai) ~ungszeit *f dent* dentition period (iə) ~veränderungen *f pl* tooth staining and damage ~verfall *m* tooth decay, caries ('kɛərii:z) ~verfärbung *f* staining of the tooth enamel (æ) ~verlagerung *f*

trusion (u:) ~verlust *m* (Zahnausfall) loss of teeth, dedentition ~wanderung *f* tooth migration ~waren *f pl* dental supplies ~wechsel *m* second dentition, diphyodontia ('difio'dɔnʃiə) ~wechsellos monophyodont (ai) ~weh *n s* Zahnschmerz

Zahnwurzel *f* (Radix dentis (*PNA*)) root [of a tooth] ~- radiculodental ~granulom *n* apical (æ) granuloma ~infektion *f* root infection ~kanal *m* (Canalis radicis dentis (*PNA*)) pulp (ʌ) canal (æ), root canal of a tooth ~spitze *f* root apex (ei) ~trepanation *f* rhizodontrypy (ˌraizo'dɔntripi) ~verwachsung *f* ankylodontia ('æŋkilo'dɔnʃiə), concrescence of the roots ~zyste *f* radicular (i) cyst, radiculodental cyst

Zahn|zange *f* dental forceps *pl* ~zement *m* [dental] cement ~zerfall *m* dental necrosis ~ziehen *n* extraction *od* drawing *od* pulling of teeth ~zyste *f* dental *od* alveolodental cyst / odontocele

zäkal c[a]ecal ('si:kəl), typhlo- ('tiflo-) (*Vors*) ~abszeß *m* typhlo-empyema (,empai'i:mə) ~fistel *f chir* c[a]ecostomy ~krampf *m* typhlospasm ~peristaltik *f*, mangelnde ~ typhlatonia (ou), typhlatony (æ) ~steinleiden *n* typhlolithiasis (ai) ~stenose *f* typhlostenosis

Zäko|ileostomie *f chir* c[a]eco-ileostomy (ɔ) ~megalie *f* typhlomegaly ~pexie *f chir* c[a]ecopexy (i:) ~plikation *f chir* c[a]ecoplication ~sigmoidostomie *f chir* c[a]ecosigmoidostomy ~stomie *f chir* typhlostomy, c[a]ecostomy ~tomie *f* (Blinddarmeröffnung) *chir* c[a]ecotomy, typhlotomy

Zäkum *n* (eigentlicher Blinddarm, nicht Appendix *od* Wurmfortsatz) c[a]ecum (i:) / übermäßig großes ~ megac[a]eccum (i:) ~- c[a]ecal (i:), typhlo- (i) (*Vors*), c[a]eco- (i:) (*Vors*) ~anheftung *f chir* c[a]ecopexy, c[a]ecopexy, typhlopexy ~bruch *m* c[a]ecocele ('si:kosi:l), typhlocele ~dilatation *f* typhlectasis, typhlomegaly (e) ~eröffnung *f chir* c[a]ecotomy, typhlotomy ~erweiterung *f s* ~dilatation ~fistelanlage *f chir* c[a]ecopexy ~gekröse *n* mesoc[a]ecum ~ileumfistel *f chir* c[a]eco--ileostomy ~kolonfistel *f chir* c[a]ecocolostomy ~naht *f chir* c[a]ecorrhaphy (ɔ) ~ptose *f* c[a]ecoptosis ('tousis), typhloptosis ~resektion *chir f* typhlectomy ~senkung *f s* ~ptose ~sigmafistel *f chir* c[a]ecosigmoidostomy ~tumor *m* c[a]ecal neoplasm (i) ~verengerung *f* typhlostenosis ~vergrösserung *f* typhlomegaly (e)

Zaleski (tsa'leski)-**Reaktion** *f* Zaleski's test

Zambrini (tsam'bri:ni)-**Speichelreaktion** *f* Zambrini's ptyaloreaction

Zander ('zændə)|-**Apparat** *m* Zander apparatus (ei) ~n *n* mechanogymnastics ~-Zellen *f pl* Zander's cells

Zange *f* forceps *pl* / hohe ~ *gyn* high forceps / tiefe ~ *gyn* low forceps / eine ~ anlegen to apply the forceps ~anlegen *n* application of forceps

Zangen|blatt *n* [forceps] blade ~entbindung *f* forceps delivery ~entbunden (Kind) delivered by forceps ~fenster *n* notch of forceps ~förmig forcipate ~geburt *f s* ~entbindung ~gelenk *n* joint of forceps ~kind *n F* child

delivered by forceps ~löffel *m* blade of forceps ~versuch *m* attempt at delivery by forceps ~zug *m* traction rod of forceps

Zang (tsaŋ)-**Grube** *f* (Fossa supraclavicularis minor (*PNA*)) lesser supraclavicular fossa

Zäpfchen *n* (Uvula) *anat* uvula, *pl* uvulae ('ju:vjuli:) / (Retina) cone / *pharm* suppository (ɔ) / gespaltenes ~ bifid (ai) uvula / um das ~ herum liegend peristaphyline (æ) ~- uvular (ju:), staphyline (æ), staphyl[o]- (æ) (*Vors*) ~angina *f* staphylo-angina (ai) ~behandlung *f* treatment by suppositories (ɔ) ~blutung *f* staphyloh[a]ematoma ~entfernung *f chir* staphylectomy, uvulectomy ~entzündung *f* uvulitis (ju:vju'laitis), staphylitis ~haken *m* palate ('pælit) hook ~hämatom *n* staphyloh[a]ematoma ~messer *n chir* uvulotome ~muskel *m* (Musculus uvulae (*PNA*)) musculus uvulae ~naht *f* staphylorrhaphy (ɔ) ~ödem *n* staphylo-oedema [*US* staphyledema] (i:) ~plastik *f* staphyloplasty (æ) ~resektion *f* staphylectomy, uvulectomy ~schere *f chir* staphylotome (æ) ~schnitt *m* staphylotomy ~schwellung *f* staphylo-oedema [*US* staphyledema] (i:) ~senkung *f* uvuloptosis ('ju:vjulo-'tousis), staphyloptosis ~spaltung *f chir* staphylotomy, uvulotomy

Zapfen *m* cone / (Retina) retinal (e) cone / *anat* peg ~blindheit *f* achromasia ~förmig piniform (i), cone-shaped ~naht *f chir* button (ʌ) suture ~schicht *f* (Auge) layer ('lɛə) of rods and cones ~sehen *n* cone *od* photopic vision ~zahn *m* pegtop tooth ~zellen *f pl* cone cells

Zappert ('tsapərt)-**Syndrom** *n* (akuter zerebraler Tremor) Zappert's syndrome, acute cerebellar ataxia of childhood syndrome, hypertonic-dyskinetic syndrome, infantile cerebral ataxia syndrome

zart tender, delicate ('delikit) / (Farbe) pale / (zerbrechlich) fragile ('frædʒail)

Zäsium *n chem* c[a]esium ('si:ziəm)

Zauberstrauch *m* (Hamamelis) *pharm* hamamelis (i:), witch hazel (ei)

Zaufal ('tsaufal)-**Zeichen** *n* (Sattelnase) Zaufal's sign

z.B. = zur Beobachtung for observation

Z-Chromosom *n* Z chromosome

Zebozephalie *f* (Affenkopf) cebocephalia (ei)

Zecke *f* tick / durch ~n verursacht tick--borne

zecken|bedingt ixodic (ɔ), tick-borne ~befall *m* ixodiasis (ai) ~biß *m* tick bite ~bißlähmung *f* tick paralysis ~enzephalitis *f* tick-borne encephalitis **Zeckenfieber** *n* tick fever, ixodiasis (ai) *afrikanisches ~* African tick fever, African relapsing *od* recurrent (ʌ) fever / (in der Eingeborenensprache) kimputu (u:) *brasilianisches od exanthematisches ~* São Paulo tick fever, Brazilian (i) fever, São Paulo typhus (ai) *südafrikanisches ~* South African tick fever

Zecken|fleckfieber *n* spotted disease, spotted fever of the Rocky Mountains ~lähmung *f* tick paralysis ~nymphe *f* tick larva ~rückfallfieber *n* relapsing fever ~rückfallfieberspirille *f* Borrelia (i:) duttonii (dʌ'touniai) ~tiere *n pl*

Ixodes (ik'soudi:z) ~übertragen tick-
-borne
Zedern|holzöl n pharm cedar (i:) wood
oil ~öl n pharm cedar oil
Zeh m s Zehe
Zehe f toe / Auswärtsstehen der Zehen
toeing-out / Einwärtsstehen der Zehen
toeing-in / große ~ big t., hallux (æ), pl
halluces / kleine ~ little t. / überzählige
~ accessory digit (i) / auf [den] ~n
gehen to walk on tiptoe, to tiptoe
Zehen|- u Fingerabfall m, spontaner
dactylolysis (ɔ) spontanea (ei) ~ballen
m ball of a toe ~beuger m, kurzer,
langer (Musculus flexor digitorum
brevis, longus (PNA)) flexor digitorum
brevis, longus, muscle ~-Fingergelenk-
polster-Syndrom n Bart-Pumphrey
(ba:t-'pʌmfri) syndrome ~gang m
walking on tiptoe ~gängerisch digiti-
grade ('didʒitigreid), walking on the
toes ~gelenk n interphalangeal (æ)
joint, toe joint ~glied n phalanx
('fælæŋks), pl phalanges (fə'lændʒi:z)
[of a toe], pediphalanx ~grundgelenke
n pl (Articulationes metatarsophalangeae (PNA)) metatarsophalangeal
joints ~knochen m pl (Ossa digitorum
pedis (PNA)) phalanges of the digits of
the foot ~krampf m toe clonus (ou),
dactylospasm ~nagel m toenail ~reflex
m toe reflex (i:) / Babinski's (ba'binskiz) reflex (i:) / Rossolimo's (roso-
'li:moz) reflex od sign ~spitze f tip of
the toe / auf ~n on tiptoe ~stand m
standing on the toes ~strecker m
(kurzer, langer) (Musculus extensor
digitorum brevis, longus) extensor
digitorum (brevis, longus) muscle
-zehig -toed
zehntelnormal decinormal, N/10
zehr|end (Krankheit) wasting, consump-
tive (ʌ) ~fieber n hectic fever ~finnen f
pl acne cachecticorum, lichen ('laikən)
scrofulosus (ou) ~flechte f lupus
vulgaris (ɛə) ~grind m impetigo (im-
pə'taigou) herpetiformis ~knoten m
angiolupoid ~rose f lupus (u:) erythematosus (e,rithmə'tousəs)
Zeichen n sign / phenomenon (ɔ), pl
phenomena / (Haut) mark / (Hinweis)
indication / abdominokardiales ~
abdominocardiac sign / ~ ernster
Gefahr danger (ei) signal / pathologisches ~ pathologic[al] sign / ~ des
Widderhorns ram's horn sign ~ergän-
zungstest m ps drawing completion test
~sprache f maniloquism (mæ'nilo-
kwizm), dactylophasia (ei), sign language, speech signs ~sprachealphabet n
finger alphabet
Zeichnung f histol u röntg marking,
pattern
Zeigefinger m (Index,.Digitus II (PNA))
index finger, forefinger, second finger
~arterie f, radiale (Arteria radialis
indicis (PNA)) radialis indicis artery
~daumen m chir index pollicisation
~strecker m (Musculus extensor indicis
(PNA)) extensor indicis muscle
zeigen vt (Symptom) to show, to exhibit
(ig'zibit), to display / v refl to appear
Zeigeversuch m [Bárány's] pointing test
Zein n zein ('zi:in)
Zeis (tsais)-Drüsen f pl glands of Zeis
Zeismus m (Pellagra) pellagra (æ), zeism
('zi:izm)
Zeiss (tsais)|-Schlinge[nsonde] f Zeiss'
loop catheter ~-Thoma ('to:ma)-

-Zählkammer f Thoma-Zeiss h[a]e-
mocytometer (ɔ)
Zeissl (tsaisl)-Schicht f Zeissl's layer
Zeit f time; period (iə) / „empfängnisar-
me ~" "safe period" / ~ des nutzbaren
Bewusstseins time of useful consciousness (TUC) / paarungsstille od paa-
rungsungünstige ~ an[o]estrous (i:)
period (iə) ~bewußtsein n ps consciousness od conception of time ~desorien-
tiertheit f ps chronotaraxis (æ) ~einheit
f unit of time ~empfinden n time sense;
time perception ~-Intensitätsverhältnis
n (Bestrahlung) time-intensity relation
~konstante f time constant ~lose f
(Herbstzeitlose) bot colchicum ('kɔltʃikəm) ~lupenaufnahme f fotogr slow-
-motion picture ~messer m timer (ai) /
chronometer ~messung f chronometry
~sinn m ps time sense ~verschiebung f
physiol time shifting
Zell- cyto- (ai) (Vors) ~abspaltung f,
embryonale f[o]etal (i:) displacement
~abstrich m cytosmear (ai) ~ähnlich
celliform, cell-like ~aktiv genet cyto-
-active ~aktivität f cytolergy (ə:), cell
activity ~architektonisch cyto-architec-
tonic (ɔ) ~architektur f s ~aufbau
~arm cell-poor ~armut f cell deficiency
(di'fiʃənsi) / (Blut) hypocyth[a]emia,
hypocytosis ~art f type of cell ~artig
cellular, cell-like ~atmung f (Vesikulär-
atmen) vesicular (i) breathing (i:)
~atypie f cellular od cytologic[al]
atypia ~aufbau m cyto-architecture
('a:kitektʃə) ~aufbau betr. cyto-archi-
tectural ('saito,a:ki'tektʃərəl) ~auflö-
send cytolytic (i) ~auflösung f cytolysis
(ɔ) / (Protoplasma) plasmolysis ~auflö-
sung betr. cytolytic (i) ~auflösungs-
produkt n lysate (ai) ~aufschwemmung
f cell suspension ~auskleidung f cell
lining ~ausscheidung f (Urin) cyturia
(juə) ~austausch m cellular exchange
~austritt m emigration / (Diapedese)
diapedesis (i:) ~auswanderung f s
~austritt ~balken m cell strand ~bau
m cyto-architecture, cell structure
('strʌktʃə) ~bau betr. cyto-architecton-
ic (ɔ) ~befund m cytologic[al] (ɔ)
findings / (quantitativer ~) (Lumbalpunktion) cerebrospinal (ai) fluid (u)
cell count ~befunddiagnose f cytodiagnosis ~bestandteil m cell constituent
(i) ~bild n cell picture, cytogram (ai)
~bildend cytogenic (e), cytogenous (ɔ)
~bildung f cell formation, cytogenesis,
cytopoiesis ~bildungs- cytopoietic (e)
~biologie f cell[ular] biology, cytobiolo-
gy ~brücke f cytoplasmic bridge; cell
od intercellular bridge ~chemie f
cytochemistry ~chemismus m cyto-
chemism ~chen n cellule ('selju:l), small
cell ~clon m cell clone ~diagnostik f
cytodiagnosis, cytoscopy ~dichte f cell
density
Zelle f histol, phys, Lab cell / (kleine)
cellule ('selju:l) adelomorphe ~ adelomorphous od chief cell alternde ~
senile (i:) cell amakrine ~ amacrine (æ)
cell antigenreaktive ~ antigen-reactive
cell argentaffine ~ (Silberzelle) argentaffin od silver cell azidophile ~
acidophilic (i) cell azinöse ~ acinar (æ)
cell basophile ~ basophilic (i) cell
brombeerförmige ~ morular (ɔ) cell
chromatophile ~ chromatophil (o) cell
chromophile ~ (leicht färbbare Zelle)
chromophil[e] (ou) dentinbildende ~

dentinoblast enterochromaffine ~
enterochromaffin cell eosinophile ~
eosinophil epitheliale ~ epithelial (i:)
cell leicht färbbare ~ chromophil[e] mit
Fuchsin färbbare ~ fuchsinophil (i)
flammende ~ flame cell fettentartete ~
bloated cell hyperchromatische ~ hy-
perchromatic cell immunkompetente ~
immunocompetent od immunologically competent cell karyochrome ~
karyochromic (ou) cell karypyknotische
~ cell with pycnotic (ɔ) nucleus
kernlose ~ non-nucleated (ju:) cell,
akaryocyte (ei'kæriosait) knochen-
markständige ~ bone-marrow-derived
cell melaninhaltige ~ melanoblast (e)
monochromatophile ~ monochromato-
phil (æ) mononukleäre ~ mononuclear
(ju:) myeloide ~ myeloid (ai) cell
pigmentierte ~ pigmented cell pigment-
transportierende ~ pigmentophore po-
lyedrische ~ polyhedral (i:) cell Purkin-
jesche ~ Purkinje's ('purkinjəz) cell
reife ~ mature (juə) cell segmentkernige ~ polymorph, polymorphonuclear leucocyte siderophile ~ siderophil
(i) stabkernige ~ stab cell thymusstän-
dige ~ thymus-derived cell zentroazi-
näre ~ centro-acinar (æ) cell ~einlage-
rung f s ~einschluß ~einschluß m cell
inclusion, endocyte ~eiweiß n cytoglob-
ulin (ɔ), cytoglobin (ou) ~element n cell
constituent (i) od element
zellen|artig cellular, cell-like ~atmung f
vesicular (i) breathing (i:) ~ausreifung f
cellular maturation ~bildend cell-
-forming, cytogenic (e) ~defizit n cell
deficiency (i) ~förmig cellular, cell-
-shaped / (zellig) cellular (ju:) ~hohl-
raum m (Vakuole) histol vacuole (æ)
~koller m ps prison psychosis ~lehre f
cytology ~pol m cell pole ~schwund f
cell layer (ɛə) ~schwund m cell atrophy
(æ) ~tötend cytocidal (ai), cellulicidal
Zell|entstehung f cytogenesis, cytopoie-
sis ~entwicklung f development of cells,
cytogenesis
Zeller ('tsɛlər)-Probe f Zeller's test
Zell|ersetzung f reproduction of cells /
~fädennetz n biol spireme ('spaiəri:m)
~fältelung f cell puckering (ʌ) ~farb-
stoff m cytochrome (æ), cytopigment
~faser f cell fibre (ai) [US fiber];
tonofibril ~ferment n cell ferment
~flüssigkeit f cell sap, enchylema (i:)
~flussrate f rate of cell turnover
~förmig cellular, celliform, cell-shaped
~forscher m cytologist ~forschung f
cell research, cytology ~fortsatz m cell
process ~fragment n cell fragment (æ) /
(Zellrest) cell rest ~frei cell-free, acel-
lular ~fusion f cell fusion / plasmo-
gamy (ɔ) / (Syncytium) syncytium
(sin'sitiəm) ~gebunden cell-linked ~ge-
rüst n cell framework ~gewebe n cell od
cellular tissue / parenchyma (pə'reŋ-
kimə) ~gewebsentzündung f cellulitis,
phlegmon ('flegmən) / (der Augenhöhle) orbital cellulitis ~gift n cytotoxin,
cellular poison ~globulin n cytoglobu-
lin (ɔ) ~granula n pl cell granula
~hämin n cytochrome (ai) ~haufen m
cell cluster ~häufung f cell agglutination ~haut f cell membrane ~hemmung
f cell inhibition (i) ~histologie f
cytohistology (ɔ) ~homogenat n cell
homogenate (ho'mɔdʒinit) ~hormon n
cytohormone, cell hormone ~ig cellular ~infiltration f cellular infiltration

ᴢinjektion f micro-injection ᴢkern m nucleus, pl nuclei ('nju:kliai), cytoblast, karyoplast ('kɛərio) / (Zygote) genoblast (e) ᴢkern- nuclear ᴢkernmembran f nuclear membrane ᴢkernparasit m karyozoic ('kɛərio'zouik) parasite (æ) ᴢkernteilung f mitosis ᴢkinetik f cellular kinetics ᴢklon m cell clone ᴢknorpel m parenchymatous (i) cartilage, cellular cartilage ᴢknötchen n cellular nodule ᴢkörper m (ohne Kern) cytosome (ai), cell body ᴢkultur f cell culture, biocytoculture ('baio,saito-'kʌltʃə) ᴢkunde f cytology ~kundlich cytologic[al] ᴢlehre f s ᴢkunde ᴢleib m s ᴢkörper ᴢlinie f cell line ᴢmangel m cytopenia / (im Blut) hypocyth[a]emia (,haipo sai'θi:miə), hypocytosis ᴢmarkierung f, intravitale intravital cell marking ᴢmembran f cell membrane ᴢmigration f cell migration ᴢmorphologie f cytomorphology ᴢmund m cytostome (ai), cell mouth ᴢnadel f microneedle (ai) ᴢnekrose f cytoclasis (ɔ) ~nekrotisch cytoclastic ᴢnest n cell nest ᴢnetzwerk n cytoreticulum (i), cytospongium (ʌ) ᴢoidin n celloidin ᴢorgan n (z B Vakuole) organelle ᴢorganelle f organelle ᴢparasit m cytozoon (ou), pl cytozoa, cell parasite (æ) ᴢpathologie f cellular pathology, cytopathology ᴢphysik f cytophysics (i) ᴢphysiologie f cytophysiology ~physiologisch cytophysiologic[al] (ɔ) ᴢpigment n cytopigment ᴢplasma n cytoplasm ᴢplasma- cytoplasmic ~plasmatisch cytoplasmic ᴢplasmazerfall m (Plasmazytolyse) endolysis (ɔ), plasmarrhexis ᴢpopulation f cell population ᴢproduktion f cytogenesis ᴢproliferation f proliferation of cells ᴢproteine n pl cell proteins ᴢrasen m cell sheet ~reich cell-rich ᴢreproduktionsstörung f, letale (als Folge einer Strahlenschädigung) cell reproductive death ᴢrest m cell rest ᴢretikulum n cytoreticulum (i) ᴢrezeptor m cell receptor ᴢriese m giant cell ᴢsaft m cell sap, cytochylema (i:) ~schädigend cytotoxic, cellulotoxic ᴢschädigung f cell damage (æ) od injury ᴢschrumpfung f plasmolysis (ɔ) ᴢsektion f microdissection ᴢsektionsinstrument n micromanipulator (i) ᴢskelett n cytoskeleton (e) ~ständig (in der Zelle) intracellular / (nahe der Zelle) close to a cell / (Antikörper) cell-bound, cell-fixed ᴢstoff m (Zellulose) cellulose ('seljulous) ᴢstoff[verband]watte f cellulose wadding (ɔ) ᴢstoffwechsel m cell metabolism ᴢstruktur f cell structure ('strʌktʃə), cyto-architecture ('saito'a:kitektʃə) ᴢsubstanz f cell substance ᴢsymbiose f genet cytosymbiosis ᴢtätigkeit f cell activity, cytolergy (ɔ:) ᴢteilung f cell division / direkte ᴢ direct c. d., amitosis / indirekte ᴢ indirect c. d., mitosis, karyokinesis (i,kærioki'ni:sis) / symmetrische ᴢ twinning ᴢteilungshemmung f division arrest ᴢtherapie f cellular therapy ᴢtod m cytolysis (ɔ), cell death; necrocytosis ~tötend cytocidal (ai) ~toxisch cytotoxic ᴢtrümmer s pl cell detritus (di'traitəs), cell od cellular debris ('debri:)
Zellular|pathologie f cellular pathology, Virchow's ('virxoz) law ᴢphysiologie f cytophysiology ᴢtheorie f cell theory (i)

Zellulase f cellulase
Zellulation f cellulation
zelluli|fugal cellulifugal (,selju'lifjugəl) ~petal cellulipetal (i)
Zelluloid n celluloid ('seljuloid)
Zellulose f cellulose ('seljulous) / oxydierte ᴢ pharm oxidised cellulose
Zell|umbildung f cytomorphosis ᴢumhüllung f cell coating ᴢumsatz m cell metabolism ᴢuntergang m cellular decay od destruction ᴢuntersuchung f cytoscopy ᴢveränderung f cytomorphosis ᴢverband m, mehrkerniger symplasm ᴢvereinigung f (zweier Eizellen) zygosis (zai'gousis), conjugation ᴢverfettung f fatty degeneration ᴢverlustrate f cell loss rate ᴢvermehrung f cellular proliferation / (Blut) polycytosis / (im Liquor) pleocytosis ('pli:osai-'tousis) ᴢvermehrungsrate f cell division rate ᴢverminderung f (im Blut) h[a]ematocytopenia ('hemɔto,saito'pi:niə) ~vernichtend cytocidal (ai), cytoclastic ᴢvernichtung f (durch andere Zellen) cytocannibalism ᴢverschleiß m cell deterioration ᴢverschmelzung f cell fusion ('fju:ʒən), plasmogamy (ɔ) ᴢvorgang od cytokinesis (i:) ᴢwand f cell wall
Zellweger ('tselve:gər)**-Syndrom** n (zerebrohepatorenales Syndrom) cerebrohepatorenal syndrome of Zellweger
Zell|wucherung f proliferation of cells. macroplasia (ei), macroplastia (æ) ᴢzahl f cell count ᴢzählapparat m cytometer ᴢzählung f cytometry / (Ergebnis) cell count ᴢzerfall m cytolysis (ɔ), cytoclasis (ɔ) ᴢzerfallsmassen f pl detritus (di'traitəs) sg, debris ('debri:) pl ᴢzerreißung f plasmorrhexis ᴢzyklus m cell cycle
Zelt n anat tentorium (ɔ:)
Zement m (auch Zahn) cement ᴢ u. Dentin betr. dent dentocemental, cementodentinary ᴢbildung f dent cementogenesis ᴢfibrom n dent cementifying fibroma ᴢgeschwulst f dent cementoma ᴢikel n cementicle ᴢitis f dent cementitis ᴢkrätze f cement eczema ('eksimə), bricklayers' itch
Zemento|blast m cementoblast ᴢklasie f dent cementoclasia ᴢklast m dent cementoclast ᴢm n dent cementoma
Zement|verdickung f dent cementosis ᴢzelle f dent cementoblast
Zenker ('tsenkər)**-Degeneration** f Zenker's degeneration od necrosis ᴢ-Divertikel n Zenker's diverticulum (i) ᴢ-Fixierungsflüssigkeit f Zenker's fluid ᴢ-Kristalle m pl Zenker's crystals ᴢ-Lähmung f Zenker's paralysis ᴢ-Lösung f Zenker's solution
Zenti|gramm n centigram ᴢliter m centilitre ᴢmeter m centimeter ~normal centinormal, N/100
Zentner m fifty kilograms [s Umrechnungstabellen]
zentral central / ~ angreifend (Stimulans) acting on the central nervous system ᴢarterie f der Netzhaut (Zinn-Arterie, Arteria centralis retinae (PNA)) central artery of the retina (i) ᴢarterienverschluss m central artery obstruction ᴢaufhellung f röntg central clearing (i) ~dämpfend centrally depressant ᴢfaden m histol central filament ᴢfaser f zytol continuous fibre [US fiber] ᴢfibrillenmyopathie f central core disease ᴢfurche f anat central

sulcus (ʌ) ᴢganglion n central ganglion ᴢhöhle f central cavity (æ) ᴢisation f centralisation ~isieren to centralise ᴢisierung f centralisation ᴢkanal m (Rückenmark) central canal (æ) of the myelon (ai) od the spinal (ai) cord ᴢkern m central nucleus ᴢkörperchen n centriole, central body, centrosome, attraction sphere / (doppeltes) diplosome (i) ᴢnervensystem n (ZNS) (Systema nervosum centrale) central nervous system (CNS) ᴢscheidewand f central partition ᴢsehen n central vision ('viʒən) ᴢsehne f central tendon ᴢskotom n central scotoma ᴢspindel f central spindle ᴢstar m (Cataracta centralis) central cataract (æ) ᴢstrahl m röntg central ray ᴢstrahlenlicht n axial od central light ᴢvenen f pl central veins [of the liver], venae centrales hepatis ᴢvenenthrombose f central vein thrombosis ~wärts centrad
Zentren n pl centres [US centers] [s Zentrum]
Zentrier|stab m röntg centre finder ᴢung f centring
zentrifugal centrifugal (sen'trifjugəl) ᴢkraft f centrifugal force ᴢnerven m pl centrifugal nerves, efferent nerves
Zentrifuge f Lab centrifuge ('sentri-fju:dʒ)
Zentrifugen|glas n centrifuge tube ᴢmilch f centrifugalised (i) milk
zentrifugieren to centrifuge, to centrifugalise (i) ᴢ n centrifugalisation, centrifugation, centrifuging
Zentriol n histol s Zentralkörperchen
zentripetal centripetal (i) ᴢnerven m pl centripetal (i) nerves, afferent nerves
zentrisch centric
Zentro|desmose f centrodesmose ~follikulär centrofollicular (i) ~lezithal centrolecithal (e) ~lobulär centrilobular ᴢmer n genet centromere ᴢmerindex m centromere index ᴢplasma n centrosphere ᴢsom n centrosome, attraction sphere ᴢsphäre f centrosphere, attraction sphere ᴢversion f ps centroversion / besonnene ᴢ considered c.
Zentrum n centre, US center akzessorisches ᴢ deputy (e) centre anospinales ᴢ anospinal (ai) centre automatisches ᴢ automatic centre motorisches ᴢ motor (ou) centre optisches ᴢ visual ('vizjuəl) centre psychomotorisches ᴢ psychomotor centre sympathisches ᴢ sympathetic centre trophisches ᴢ trophic (ɔ) centre vasodilatorisches ᴢ vasodilator (ei) centre vasokonstriktorisches ᴢ vasoconstrictor (i) centre vegetatives ᴢ autonomic (ɔ) centre ~nahe im Zentrumnähe gelegen) paracentral
Zephal... s Kephal..., Cephal...
Zer n chem cerium ('siəriəm)
Zerasin n cerasin[e] (iə)
zer|beißen to bite through ᴢbeißkapsel f pharm bitable od chewable capsule ~brechen (Knochen) to fracture ~brechlich (Haut) fragile ('frædʒail) / (spröde) brittle ᴢbrechlichkeit f fragility (i), brittleness ~bröckeln to crumble ᴢdehnen n (Effekte) time lag ~drücken (Ampulle) to crush
zereal cereal (iə) ᴢien f pl cereals (iə)
zerebellar (Kleinhirn betr) cerebellar
Zerebellitis f cerebellitis
zerebello|olivär cerebello-olivary (ɔ) ~spinal cerebellospinal (ai)

Zerebellum *n* (Kleinhirn) cerebellum
zerebral (Großhirn *betr*) cerebral ('seribrəl) **⁓arteriographie** *f* cerebral arteriography **⁓ganglion** *n* cerebral ganglion **⁓lähmung** *f* cerebral palsy (ɔ:) **⁓neurasthenie** *f* cerebrasthenia (ˌseribræs'θi:niə) **⁓schaden** *m* brain injury **⁓sklerose** *f* cerebral sclerosis **⁓sklerotisch** cerebrosclerotic **⁓system** *n* cerebrospinal (ai) system **⁓thrombose** *f* cerebral thrombosis
Zerebrasthenie *f s* Zerebralneurasthenie
zerebro|medullar cerebromedullary (ʌ) **⁓pathie** *f* (Gehirnleiden) cerebropathy (ɔ) **⁓pontil** cerebropontile ('pontail)
Zerebrose *f* cerebrose (e), brain sugar ('ʃugə)
Zerebrosid *n* cerebroside (e) **⁓ose** *f* cerebrosidosis **⁓speicherkrankheit** *f* Gaucher's (go'ʃe:z) disease *od* syndrome
zerebrospinal cerebrospinal (ai) **⁓druck** *m* cerebrospinal pressure **⁓flüssigkeit** *f* cerebrospinal fluid (u) (CSF) **⁓liquor** *m* *s* ⁓flüssigkeit **⁓meningitis** *f* cerebrospinal meningitis **⁓raum** *m* cerebrospinal canal (æ) **⁓system** *n* cerebrospinal system
zerebrovaskulär cerebrovascular
Zerebrum *n* cerebrum (e), brain
Zeresin *n* (Erdwachs) *chem* ceresine (iə), earth wax
Zerfall *m* decomposition, decay / (Gewebe) decomposition / (Zellen) disintegration / (Tabletten) disintegration / (Thromben) dissolution **⁓en** to decompose, to decay / (Zellen, Gewebe, Tabletten) to disintegrate
Zerfalls|dynamik *f* dynamics of decay **⁓energie** *f* energy of disintegration **⁓flüssigkeit** *f* *pharm* immersion fluid **⁓gift** *n* endotoxin **⁓kurve** *f* radiol decay curve **⁓produkt** *n* decomposition *od* disintegration product (ɔ) **⁓zeit** *f* disintegration time
Zer|fasern *n* (Nerven) hersage ('he:sidʒ) **⁓fetzt** (Wundrand) ragged ('rægid), lacerated (æ) **⁓fressen** (Geschwür) to corrode, to erode
Zergehen *n* (Tabletten) disintegration **⁓lassen** (im Munde) *pharm* to allow to dissolve in the mouth
zerglieder|n to dissect; to dismember **⁓ung** *f* dissection; dismemberment
Zerit *n* *chem* cerite ('siərait)
Zerkarie *f* (Trematodenlarve) cercaria (səː'kɛəriə)
Zerkarien|- cercarial (ɛə) **⁓stadium** *n* cercarial (ɛə) life **⁓vernichtend** cercaricidal (ai)
zer|kauen to chew **⁓** *n* chewing, mastication **⁓kleinern** *pharm* to triturate ('tritjuəreit), to pulverise (ʌ), to pound, to grind **⁓kleinerung** *f* *pharm* trituration, pulverisation **⁓klüftet** (*z B* Mandeln) fissured ('fiʃəd) **⁓krümeln** to crumble **⁓mahlen** *pharm* to grind (ai), to pulverise (ʌ), to triturate (i) **⁓malmen** (Zähne) to crush **⁓mürben** to wear (ɛə) **⁓nagen** (Geschwür) to erode, to corrode **⁓platzen** to burst **⁓quetschen** to crush **⁓reibbar** *pharm* triturable (i), friable (ai) **⁓reiben** *pharm* to grind (ai), to pulverise (ʌ), to triturate (i) / **⁓** *n* *pharm* levigation (levi'geiʃn), trituration, pulverisation
Zerreiß|blutung *f* h[a]emorrhage (e) per rhexin **⁓en** to burst, to rupture ('rʌptʃə), to tear (tɛə), to lacerate (æ)

⁓ung *f* disruption, tear (tɛə), laceration, rupture ('rʌptʃə)
zerren (Sehne) to stretch, to strain
zerrissen (Muskel, Sehne) ruptured ('rʌptʃəd)
Zerrung *f* (Muskel, Sehne) strain / (Ziehen) stretching / (Überdehnung) overstretching
zer|schmettern (Knochen) to smash, to crush **⁓schneiden** to cut / (unterbrechen) to interrupt / *anat* to dissect **⁓setzen** *v* *refl* to decompose, to disintegrate / (faulen) to putrefy ('pju:trifai) **⁓setzt** decomposed (ou), putrid ('pju:trid)
Zersetzung *f* (Zerstörung) decomposition, disintegration / (Auflösung) dissolution / (Fäulnis) putrefaction (pju:tri-'fækʃən), putrescence, decay **⁓sprodukt** *n* waste product (ɔ), product of disintegration *od* decomposition **⁓spunkt** *m* decomposition point
zerspalt|en to split, to cleave / (schlitzen) to slit **⁓ung** *f* cleavage ('kli:vidʒ), splitting / *chem* analysis (æ)
zersplitter|n (Knochen) to splinter **⁓t** (Knochen) comminuted ('kɔminju:tid), splintered **⁓ung** *f* (Knochen) fragmentation, comminution (ju:)
zer|sprengen (*z B* Eihäute) to burst, to break **⁓stampfen** (im Mörser) to pound
zerstäub|en to atomise (æ) / (verdampfen) to vaporise (ei) / (sprühen) to spray / (Pulver) to dust / (verteilen) to disperse **⁓er** *m* sprayer; atomiser (æ); nebuliser (e); vaporiser (ei) **⁓ung** *f* spraying, dusting, atomisation (ætomai'zeiʃn), vaporisation **⁓ungsapparat** *m* *s* ⁓er
zerstör|en to destroy (ɔi) / (vernichten) to annihilate (ai) / (Gesundheit) to ruin **⁓end** destructive (ʌ) / (Geschwür) erosive (ou), corrosive **⁓t** (Gesundheit) undermined (ai), broken, ruined **⁓ung** *f* destruction (ʌ) / erosion (i'rouʒən), corrosion
Zerstörungs|trieb *m* *ps* destructive (ʌ) impulse **⁓wut** *f* *ps* destructive mania, vandalism
zer|stoßen (im Mörser) *pharm* to pound / (Mischung) to triturate (i) **⁓stossung** *f* *pharm* trituration **⁓streuen** to disperse / *röntg* to scatter / *bakt* to disseminate
zerstreut dispersed, scattered / (Licht) diffuse / *röntg* scattered / *ps* distracted, absent-minded **⁓heit** *f* *ps* distraction, absent-mindedness
Zerstreuung *f* dispersion / *röntg* scatter / *bakt* dissemination / *ps* distraction
Zerstreuungs|linse *f* *opt* dispersing lens **⁓mittel** *n* dispersion medium **⁓spiegel** *m* convex mirror **⁓vermögen** *n* opt dispersive power **⁓winkel** *m* *opt* angle of dispersion
zerstückel|n *anat* to dismember, to dissect **⁓ung** *f* dismemberment, morcellation
zerteil|en (*z B* von Knoten durch Massage) to disperse / *anat* to dissect, to dismember **⁓ung** *f* fragmentation **⁓ungsmittel** *n* *pharm* resolvent
zertrümmer|n (Knochen, Stein) to crush **⁓ungsfraktur** *f* crush fracture **⁓ungssyndrom** *n* crush syndrome
Zerumen *n* (Ohrenschmalz) ear-wax, cerumen (siə'ru:mən)
zeruminal ceruminal (u:) **⁓drüsen** *f* *pl* ceruminous glands **⁓pfropf** *m* cerumi-

nal plug **⁓stein** *m* aural calculus
zervikal cervical **⁓abort** *m* cervical abortion **⁓abschnitt** *m* (Uterus) lower uterine (ju:) segment **⁓abstrich** *m* cervical scrapings **⁓erosion** *f* cervical erosion **⁓ganglion** *n* (des Uterus) cervical ganglion of the uterus (ju:) **⁓gie** *f* cervicodynia **⁓gravidität** *f* cervical pregnancy **⁓kanal** *m* (Halskanal der Gebärmutter) cervical canal (æ) **⁓katarrh** *m* cervicitis **⁓mark** *n* cervical region of the spinal (ai) cord **⁓nerv** *m* cervical nerve **⁓neuralgie** *f* cervical neuralgia **⁓schleim** *m* cervical mucus (ju:) **⁓segment** *n* cervical segment **⁓spondylose** *f* cervical spondylosis **⁓teil** *m* cervical zone (zoun)
zerviko|axial cervico-axial **⁓brachial** cervicobrachial (ei) **⁓brachial-Syndrom** *n* cervicobrachial syndrome **⁓okzipital** cervico-occipital (ɔk'sipitəl) **⁓vaginal** cervicovaginal (və'dʒainəl) **⁓vesikal** cervicovesical (e)
Zervix *f* cervix [uteri], *pl* cervices ('sɔ:visi:z), neck of the womb (wu:m), uterine (ju:) neck **⁓-** cervical, cervico- (*Vors*) **⁓** *u.* Scheide *betr*. cervicovaginal (ai) **⁓abort** *m* cervical abortion **⁓abstrich** *m* cervical smear (iə) **⁓amputation** *f* *chir* cervicectomy, trachelectomy, amputation of the neck of the uterus (ju:), Sims' ('simziz) operation **⁓dehnung** *f* dilatation of the cervix **⁓dilatation** *f* *s* ⁓dehnung **⁓dilatator** *m* hystereurynter (ˌhistərjuə'rintə) **⁓drüse** *f* cervical gland **⁓ektropion** *n* cervical ectropion **⁓epithel** *n* cervical epithelium (i:) **⁓erosion** *f* cervical erosion **⁓erweiterung** *f* *s* ⁓dehnung **⁓exstirpation** *f* trachelectomy ('treiki'lektəmi), cervicectomy **⁓fixation** *f* *chir* trachelopexy (ei), surgical fixation of the cervix **⁓gonorrhoe** *f* cervical gonorrh[o]ea **⁓kanal** *m* (Canalis cervicis uteri (*PNA*)) canal of the cervix **⁓kanalkatarrh** *m* endocervicitis **⁓kapsel** *f* (zur Empfängnisverhütung) uterine (ju:) veil **⁓katarrh** *m* cervicitis **⁓naht** *f* *chir* hysterotrachelorrhaphy (ɔ), trachelorrhaphy (treiki'lɔrəfi) **⁓ödem** *n* [o]edema (i:) of the cervix **⁓plastik** *f* *chir* surgical repair of the cervix, trachcloplasty (ei) **⁓plazenta** *f* placenta pr[a]evia (i:) **⁓polyp** *m* cervical polyp **⁓riß** *m* laceration of the cervix **⁓schleim** *m* cervical mucus **⁓schleimhaut** *f* cervical mucosa (ou) **⁓schleimpfropf** *m* cervical plug **⁓sekret** *n* cervical secretion **⁓spaltung** *f* hysterocervicotomy, trachelotomy **⁓stumpf** *m* cervix stump (ʌ) **⁓umschlingung** *f* cervical cerclage (sə:'kla:ʒ) **⁓verlängerung** *f* elongation of the cervix **⁓weitung** *f* cervical dilatation
Zervizitis *f* cervicitis
zerzupfen *histol* to tease
Zestode *m* cestode, tapeworm, cestoid
zestodenartig (Bandwurm-) cestoid
Zesto|kausis *f* zestocausis (ɔ:) **⁓kauter** *m* zestocautery (ɔ:)
Zetylalkohol *m* cetyl (i:) alcohol
Zeugnis *n*, ärztliches **⁓** medical certificate (i), doctor's line *F*
Zeugung *f* (Fortpflanzung) procreation, reproduction
Zeugungs|art *f* pattern of reproduction (ʌ) **⁓fähig** procreative ('proukrieitiv), capable of begetting, potent **⁓fähigkeit** *f* potentia generandi, procreative (ou)

capacity **⋲organe** *n pl* genital *od* reproductive (ʌ) organs **⋲schwäche** *f sex* impotence, impotentia generandi **⋲trieb** *m* procreative (ou) *od* sexual instinct **~unfähig** impotent, sterile ('sterail) **⋲unfähigkeit** *f* impotence, sterility (i), impotentia coeundi

ZHR-Syndrom *n* cerebrohepatorenal syndrome of Zellweger

Zichorie *f bot* succory (ʌ), chicory ('tʃikəri)

Zickzack|naht *f* mattress suture **⋲schnitt** *m* McBurney's (mæk'bə:niz) incision, gridiron ('gridaiən) incision **⋲skotom** *n* flittering scotoma

ziegelfarbig (Blut) brick-colo[u]red

Ziegelmehl *n* brick dust **~ähnlich** latericeous (lætə'riʃəs) **⋲sediment** *n* latericeous sediment (e), brick dust deposit (ɔ)

Ziegen|bruzella *f* Brucella melitensis **⋲milch** *f* goat's milk **⋲milchanämie** *f* goat's milk an[a]emia (i:) **⋲peter** *m F* (Mumps) mumps (ʌ), epidemic parotitis

Ziegler ('zi:glə)**-Nadel** *f* Ziegler's needle **⋲-Operation** *f ophth* Ziegler's operation

ziehen (Zahn) to draw, to extract, to pull / (Blasen) to blister, to raise / [die] Fäden ~ to remove stitches / (Nähte) to remove / (Pflanzen) to grow *m* (Zahn) extraction, drawing, pulling / (Nähte) removal (u:) / (Pflanzen) growing, cultivation / (Rheuma) rheumatic (ru:'mætik) pains / (Zug) traction / (Keuchhusten) whoop (hu:p) **~d** (Schmerz) dragging

Ziehen ('tsi:hən)**|-Oppenheim** ('ɔpənhaim)**-Krankheit** *f od* **-Syndrom** *n* Ziehen-Oppenheim syndrome, torsion spasm, dystonic lenticularis syndrome **⋲-Probe** *f* Ziehen's test

Ziehl (tsi:l)**|-Lösung** *f* Ziehl's solution **⋲-Neelsen** ('ne:lzən)**-Färbung** *f* Ziehl-Neelsen method *od* stain

Ziehpflaster *n pharm s* Zugpflaster

Ziel|aufnahme *f röntg* spot-film radiography (ɔ) **⋲betrieb** *m röntg* spot filming **⋲gerät** *n röntg* spot-film device / Aufnahmen mit dem ⋲ machen to take spot films **⋲grösse** *f* target parameter **⋲organ** *n* target organ / ⋲-Hintergrund *radiol* target to background **⋲punktbestimmung** *f röntg* target determination **⋲scheibe** *f* target **⋲symptom** *n* target symptom

Ziemann ('tsi:man)**-Tüpfelung** *f* Ziemann's stippling

Ziemssen ('tsi:msən)**|-Behandlung** *f* Ziemssen's treatment **⋲-motorische Punkte** *m pl* Ziemssen's motor points

Zieve (zi:v)**-Syndrom** *n* Zieve's syndrome

Zigarettendrän *n chir* Penrose ('penrouz) drain, cigaret[te] drain

Zika-Fieber *n* Zika fever

Ziliar|- ciliary ('siliəri) **⋲arterie** *f* ciliary artery **⋲drüse** *f* ciliary gland **⋲falte** *f* ciliary fold (ou) **⋲fortsatz** *m* ciliary process **⋲ganglion** *n* ciliary ganglion **⋲gebiet** *n* ciliary zone (zoun) **⋲gegend** *f* ciliary region

Ziliarkörper *m* ciliary (i) body **⋲ u. Sklera betr.** cilioscleral (i) **⋲lösung** *f chir* cyclodialysis ('saiklodai'ælisis) *od* **⋲ausschneidung** *f chir* cyclectomy **⋲durchtrennung** *f chir* cyclotomy **⋲entzündung** *f* inflammation of the ciliary body, cyclitis, zonulitis **⋲exzision** *f chir*

cyclectomy **⋲lähmung** *f* cycloplegia (i:) **⋲lösung** *f chir* cyclodialysis (æ)

Ziliarmuskel *m* (Musculus ciliaris (*PNA*)) ciliary muscle **⋲durchtrennung** *f chir* ciliarotomy, cyclotomy **⋲lähmung** *f* cycloplegia (i:) **⋲resektion** *f chir* cyclectomy

Ziliarnerven *m pl* (Nervi ciliares (*PNA*)) ciliary nerves **⋲durchtrennung** *f chir* ciliotomy

Ziliar|neuralgie *f* ciliary neuralgia (njuə'rældʒiə) **⋲prolaps** *m* prolapse of the ciliary body **⋲rand** *m* ciliary border *od* margin of the iris ('aiəris) **⋲reflex** *m* ciliary reflex **⋲staphylom** *n* ciliary staphyloma

Ziliaten *m pl* Ciliata (ei)

Zilie (Wimper) eyelash ('ailæʃ) / *histol* cilium (i), *pl* cilia / **⋲n** der Tube cilia of the Fallopian (ou) tube

Ziliektomie *f chir* ciliectomy

Zilien|- ciliary (i) **~bedeckt** holotrichous (hɔ'lɔtrikəs) **~besetzt** ciliated / ganz ~ holotrichous (hɔ'lɔtrikəs) **⋲pinzette** *f chir* cilia forceps *pl*

zilio|spinal ciliospinal (ai) **⋲spinalreflex** *m* ciliospinal (ai) reflex **⋲tomie** *f chir* ciliotomy

Zimmer ('tsimər)**-Armschiene** *f* Zimmer airplane splint

Zimmerlin ('tsimərli:n)**-Typus** *m* Zimmerlin's type (ai) *od* atrophy

Zimmermann ('tsimərman)**|-Ketosteroidbestimmung** *f* Zimmermann's test **⋲-Körperchen** *n pl* Zimmermann's corpuscles

Zimmertemperatur *f* room temperature ('tempritʃə)

Zimmet *m bot s* Zimt

Zimt *m* cinnamon ('sinəmən) **⋲aldehyd** *m* cinnamic (æ) aldehyde (æ) **⋲alkohol** *m* (Alcohol cinnamylicus) cinnamic *od* cinnamylic alcohol **⋲öl** *n* (*DAB*) (Oleum Cinnamomi (*DAB*)) cinnamon oil (*BP*) **⋲rinde** *f pharm* cinnamon bark **⋲säure** *f* (Acidum cinnamylicum) *chem* cinnamic (æ) *od* cinnamylic acid, β-phenylacrylic acid **⋲säuresalz** *n chem* cinnamate ('sinəmeit) **⋲tinktur** *f pharm* cinnamon tincture ('tiŋktʃə) **⋲wasser** *n pharm* cinnamon water

Zinci| chloridum (*EP*) zinc chloride (*EP, BPC*) **⋲ oxidum** (*EP*) zinc oxide (*EP, BP*) **⋲ sulfas** (*EP*) zinc sulphate (*EP, BP*) **⋲ undecylenas** (*EP*) zinc undecylenate *od* undecenoate (*EP, BP*)

Zincum| aceticum *n pharm* zinc acetate (æ), zinci acetas **⋲ chloratum** *n pharm* zinc chloride (ɔ:), zinci chloridum (*EP*) **⋲ jodatum** *n* zinc iodide **⋲ oxydatum** *n* (*DAB*) (Zinkoxid (*DAB*)) *pharm* zinc oxide (*BP*), zinci oxidum **⋲ stearinicum** *n* (Zinkstearat) zinc stearate (i) (*BPC, USP*) **⋲ sulfophenolicum** *n* (Zinkphenolsulfonat) *pharm* zinc phenolsulphonate [*US* -sulf-] (ʌ) **⋲ sulfuricum** *n* (*DAB*) (Zinksulfat) zinc sulphate (ʌ) [*US* sulfate] (*BP*), white vitriol

Zingulektomie *f chir* cingulectomy

Zink *n chem* zinc (ziŋk) **⋲arbeiterkrankheit** *f* brass-founders' ague ('eigju:) **⋲azetat** *n chem* zinc acetate (æ) **⋲bacitracin** *n* zinc bacitracin **⋲chlorid** *n* (*DAB*) (Zincum chloratum) *chem* zinc chloride (ɔ:) (*BPC, USP*) **⋲chlorid-Ameisensäure** *f* (*DAB*) zinc chloride and formic acid solution

Zinke *f* (Instrument) prong

Zink|feile *f* (*DAB*) zinc filings **⋲fieber** *n*

metal-fume fever, brass-founders' ague ('eigju:) *od* chills **⋲insulin** *n* zinc protamine (ou) insulin **⋲jodid-Stärke-Lösung** *f* (*DAB*) zinc iodide and starch solution (*EP*)

Zinkleim *m* (*DAB*) (Gelatina Zinci) *pharm* zinc gelatin (*USP*), gelatin of zinc, Unna's ('unəz) paste **⋲verband** *m chir* Unna's paste dressing / (Unterschenkel) Unna's [paste] boot **⋲verbandfixation** *f* zinc-oxide strapping fixation

Zink|oxyd *n* (*DAB*) (Zincum oxydatum (*DAB*)) *chem* zinc oxide (*BP*) **⋲oxydpflaster** *n pharm* zinc oxide plaster (a:) **⋲paste** *f* (*DAB*) (Pasta Zinci (*DAB*)) *pharm* zinc paste (*BPC*), compound zinc paste (*BPC*), zinc ointment, Unna's paste **⋲phenolsulfonat** *n* (Zincum sulfophenolicum) *pharm* zinc phenolsulphonate [*US* -sulf-] **⋲-Protamin-Insulin** *n* (ZPI) zinc protamine insulin **⋲puder** *m pharm* zinc powder **⋲salbe** *f* (*DAB*) (Unguentum Zinci (*DAB*)) *pharm* zinc ointment (*BP*), zinc-oxide ointment (*USP*) **⋲salizylsäurepaste** *f pharm* Lassar's ('lasarz) paste (*BP*), paste of zinc oxide with salicylic (i) acid **⋲staub** *m* zinc powder **⋲stearat** *n* (Zincum stearinicum) zinc stearate (*BPC, USP*) **⋲sulfat** *n chem* zinc sulphate (ʌ) [*US* sulfate] **⋲sulfat-Lösung** *f* (*DAB*) zinc sulphate solution **0,1 M-⋲sulfat-Lösung** *f* (*DAB*) zinc sulphate lotion (*BPC*) **⋲undecylenat** *n* zinc undecylenate (*BP, NF*), zinc undecenoate (*BP*) **⋲vitriol** *n chem* zinc sulphate (ʌ) [*US* sulfate], white vitriol ('vitriol) **⋲wasser** *n pharm* zinc water **⋲weiß** *n chem* zinc white

Zinn (tsin)**|-Arterie** *f* (Zentralarterie der Netzhaut, Arteria centralis retinae (*PNA*)) central artery of the retina **⋲-Band** *n* Zinn's ligament (i) **⋲-Gefässring** *m* (Zonula vasculosa fasciculi optici) Zinn's circlet (ə:) *od* corona (ou) **⋲-Kappe** *f röntg* Zinn's X-ray cap **⋲-Zone** *f* Zinn's zonule (ɔ) *od* zone, ciliary (i) zonule

Zinn *n chem* tin **⋲chlorid** *n chem* stannic chloride (ɔ:) **⋲ (II)-chlorid** *n* (*DAB*) stannous chloride (*BP, USP*) **⋲folie** *f* (Stanniol) tinfoil **⋲ober** *m chem* cinnabar ('sinəbə) **~oberrot** vermilion (və:'miljən) **⋲oktoat** *n* stannous octoate *od* **⋲oxyd** *n chem* stannic oxide **⋲säure** *f* stannic acid

Zinsser ('tsinsər) **[-Engman-Cole** ('eŋmən-'koul)**]-Syndrom** *n* dyskeratosis congenita *od* Zinsser's syndrome, Zinsser-Engman-Cole syndrome **Zinsser** ('zinsə)**|-Castañeda** (kasta'ŋeda)**-Vakzine** *f* Zinsser-Castañeda vaccine **⋲-Widerspruch** *m* Zinsser's inconsistency

Zipfel *m anat* lobe (loub) / (Herz) cusp (ʌ) / (Haut) flap / (Ohr) lobe **~ig** (kuspidal) cuspidal (ʌ), cuspidate **⋲klappen** *f pl* atrioventricular (i) valves **⋲segment** *n* (Lunge) lingual segment **⋲ung** *f* (Zwerchfell) *röntg* tenting

zirbel|artig pineal ('piniəl) **⋲drüse** *f* pineal body *od* gland, epiphysis (e'pifisis) cerebri (e) **⋲drüsen-** pineal (i)

Zirbeldrüsen|affektion *f* pinealism ('piniəlizm) **⋲entfernung** *f chir* pinealectomy **⋲erkrankung** *f* pinealopathy, epiphysiopathy **⋲geschwulst** *f* pinealoma **⋲unterfunktion** *f* hypopinealism (i)

Zirbelhöhle f pineal ventricle
zirkadian, zirkadisch (Rhythmus) circadian
Zirkadianrhythmik f circadian rhythm
Zirkel|geschehen n ps vicious circle ~schnitt m chir circular cut ~tour f (Verband) spiral (aiə) od circular turn ~tourumschlag m (Verband) spiral (aiə) reverse
Zirkon[ium] n chem zirconium (zə:-'kouniəm) (Zr) ~nitrat n (EP) zirconyl nitrate (EP)
Zirkularpolarisation f circular polarisation
Zirkulation f (Kreislauf) circulation ~ betr. circulatory ~sstörung f disturbed circulation ~szeit f, mittlere (Farbstoff) mean circulation time
zirkul|atorisch circulatory ~ieren (umlaufen) to circulate
zirkum|anal circumanal (ei) ~artikulär circumarticular (i) ~duktion f circumduction (ʌ) / ~ des Beines helicopodia (ou) ~ferenz f circumference (ʌ) ~lental circumlental ~nukleär circumnuclear ~oral circumoral (ɔ:) ~polar circumpolar (ou) ~pulpärdentin n circumpulpar dentin[e] ~renal circumrenal (i:) ~skript (umschrieben) circumscribed ~vaskulär circumvascular ~zision f (Umschneidung) circumcision (sə:kəm'siʒən)
Zirrhose f cirrhosis (si'rousis) *atrophische* ~ atrophic (ɔ) od Laennec's (lae'neks) c. *biliäre* ~ obstructive (ʌ) od biliary (i) c. *cholangitische* ~ hypertrophic (ɔ) [cholangiolitic (i)] c. *cholestatische* ~ obstructive (ʌ) od biliary (i) c. *haemochromatotische* ~ pigmentary (i) c. *hypertrophische* ~ hypertrophic (ɔ) c. *primär-biliäre* ~ (PBZ) primary biliary c.
zirrhotisch cirrhotic (si'rɔtik)
zirzinär circular, circinate ('sə:sinit)
zisch|en (Atem) to hiss ~laut m sibilant (i)
Zisterne f cisterna, pl cisternae, cistern ('sistən)
Zisternen|- cisternal ~höhle f cisternal space ~punktion f cisternal od suboccipital (i) puncture
Zisternographie f röntg cisternography
Zitraconsäure f (Acidum citraconicum) citraconic acid, methylmaleic (i:) od pyrocitric acid
Zitrat n chem citrate (i) ~blut n citrated (i) blood ~synthase f citrate-condensing enzyme ~zyklus m citric acid cycle
zitrieren chem to citrate (i)
Zitrin n citrin (i), vitamin (i) P
Zitro|myzeten m pl Citromyces (sitro'maisi:z) ~nellöl n citronella oil (BPC)
Zitronen|färbung f (Haut) lemon-yellow colo[u]r ~öl n (DAB) (Oleum Citri (DAB)) lemon oil (BPC, USP, Oleum Limonis (BPC) ~sauer citric (i) ~säure f (DAB) (Acidum citricum (DAB)) citric (i) acid (BP, USP) ~säuremilch f citric (i) acid milk ~säurezyklus m citric (i) acid cycle (ai) ~tinktur f lemon tincture ('tiŋktʃə)
Zitrovorumfaktor m citrovorum (ɔ:) factor
Zitrullin n citrulline ~urie f citrullinuria ('tiŋktʃə)
Zitter|abasie f trembling abasia (ei), abasia trepidans (e) ~bewegung f trembling, tremor (e), trepidation (e) ~e-

pidemie f epidemic (e) hysterical (e) tremor (e) of schoolboys ~ig trembling ~krampf m palmospasm (æ), palmus (æ), saltatory spasm ~krankheit f (der Gelbgießer) spelters' shakes ~lähmung f shaking palsy (ɔ:), paralysis agitans (æ)
zittern to tremble / (stark) to shake / (Kälte) to shiver (i) (vor with) / (durch Kontraktionen) to flutter (ʌ) / (vibrieren) to vibrate
Zittern n trembling, shaking / tremor (e), trepidation / flutter (ʌ) / vibration / feinschlägiges ~ fine tremor (e) / grobschlägiges ~ coarse tremor (e) / morgendliches ~ (der Trinker) morning tremor (e)
zitternd tremulous (e), trembling, trepidant (e)
Zitter|puls m tremulous (e) od trembling pulse (ʌ) ~star m (Wackelstar) tremulous (e) cataract (æ)
Zitwer m bot zedoary ('zedəæri) ~blüten f pl pharm (Flores Cinae) santonica (ɔ), wormseed (ə:) ~samen m s ~blüten
Zitze f teat, nipple
Zivilisationsschäden m pl detrimental effects of modern civilisation
Z-Membran f Z line od disk
Zn = Zink m zinc, Zn
ZNS = Zentralnervensystem n central nervous system (i), CNS
Zoanthropie f zoanthropy (zou'ænθrəpi)
Zölenteraten m pl zool Coelenterata (ei), coelenterates
Zölenteron n (Darmleibeshöhle) embr u zool c[o]elenteron (si:'lentərɔn)
Zöliakakompressionssyndrom n c[o]eliac compression syndrome
zöli|akal c[o]eliac (i:) ~akie f c[o]eliac (i:) disease, Herter's syndrome, Gee-Herter ('dʒi:-'hə:tə) disease ~algie f c[o]elialgia (si:li'ældʒiə)
Zölio|skopie f c[o]elioscopy ~tomie f chir c[o]eliotomy
Zoll m (Maß) inch [s Umrechnungstabelle]
Zollinger-Ellison ('zɔliŋə-'elisən)-**Syndrom** n Zollinger-Ellison syndrome, ulcerogenic islet cell adenoma
Zöllner ('tsœlnər)-**Figuren** f pl Zöllner's figures ('figəz) od lines
Zölom n (Leibeshöhle) c[o]elom (i:), body cavity (æ), somatic cavity ~ c[o]elomic (si:'lɔmik) ~sack m c[o]elomic pouch (au)
Zölositen m pl ectoparasites (æ)
Zona f (pl Zonae) zona ('zounə), pl zonae ('zouni:), zone (zoun) / herpes ('hə:pi:z) zoster ~ dermatica zona dermatica ~ fasciculata (Bündelschicht) zona fasciculata ~ glomerulosa (Knäuelschicht) zona glomerulosa ~ haemorrhoidalis (PNA) h[a]emorrhoidal zone ~ incerta zona incerta ~ orbicularis (PNA) zona orbicularis, orbicular zone ~ pellucida zona striata ~ reticularis zona reticularis ~ vascularis zona vasculosa, vascular zone
zonal (gürtelförmig) zonal ('zounəl), zonary (ou)
Zonästhesie f (Gürtelgefühl) girdle sensation, zon[a]esthesia (zounes'θi:ziə)
Zönästh|esie f ps c[o]en[a]esthesia (si:nes'θi:ziə) ~etisch ps c[o]en[a]esthetic ~opathie f ps c[o]en[a]esthopathy
Zondek-Aschheim ('tsɔndek-'aʃhaim)-**Probe** f Aschheim-Zondek test
Zone f zone (zoun), region, area ('ɛəriə),

zona ('zounə) *androgene* ~ androgenous zone *epileptogene* ~ epileptogenous (ɔ) zone *ero[to]gene* ~ erogenous (ɔ) od erotogenic (e) zone *gemäßigte* ~ temperate ('temprit) zone *heiße* ~ torrid zone *hyperästhetische* ~ hyper[a]esthetic (e) zone *hysterogene* ~ hysterogenic (e) od hysterogenous (ɔ) zone, Charcot (ʃar'ko) zone *isoelektrische* ~ iso-electric zone *kleine* ~ zonula (ou), zonule ('zounju:l) *polnahe* ~ peripolar zone / (Elektrode) polar (ou) zone *spasmogene* ~ hysterogenic spots *stille* ~ (Gehirn) latent (ei) zone *tote* ~ mute (ju:) od silent area (əu) ~ *des gehemmten Wachstums* zone of inhibition ~ X (Nebennierenrinde) X zone
Zonen|elektrophorese f zone electrophoresis ~förmig zonal ('zounəl), zonary (ou) ~phänomen n (Prozonenphänomen) zone phenomenon (ɔ)
Zonographie f zonography
Zonula f zonula ('zounjulə), pl zonulae, zonule ('zounju:l) / ~ ciliaris (PNA) (Zinn-Zone) ciliary zonule, zonule of Zinn (tsin), Zinn's zonule od zone / ~ vasculosa fasciculi optici (Zinn-Gefässring) Zinn's circlet (ə:) od corona (ou) / ~ Zinnii Zinn's (tsinz) zonule od zone
zonu|lär zonular ('zounjulə), zonal ('zounəl) ~litis f zonulitis ~[lo]lyse f zonulolysis
zoo- (Vors) zoo- ('zouo-) (Vors) ~anthropie f ps zoanthropy ~anthroponose f zoo-anthroponosis ~blast m (tierische Zelle) embr zooblast ('zouoblæst) ~chemie f chem zoochemistry ~chemisch zoochemical ~dynamik f zoodynamics ~dynamisch zoodynamic ~erastie f zoo-erastia ~gameten m pl zoogametes (zou'ɔgəmi:ts) ~genese f zoogeny (zou'ɔdʒəni) ~genetisch zoogenous (ɔ) ~genie f zoogeny (ɔ) ~gloea f zoogl[o]ea (i:) ~graphie f zoography (ɔ) ~id (tierähnlich) zooid ('zouɔid) ~kinase f zookinase (ai) ~loge m zoologist ~logie f zoology ~logisch zoologic[al] (ɔ) ~manie f ps zoomania ~marinsäure f zoomaric acid ~nose f zoonosis, pl zoonoses (zouo'nousi:z) ~parasit m zooparasite (æ) ~phag (tierfressend) zoophagous (zou'ɔfəgəs) ~philia erotica f sex erotic (ɔ) zoophilism (ɔ) ~philie f zoophilism ~phobie f (Angst vor Tieren) ps zoophobia (i) ~plastik f (Übertragung tierischen Gewebes auf Menschen) zooplasty ~prophylaxe f zooprophylaxis ~psie f (Tierhalluzination) zoopsia (ɔ) ~psychologie f (Tierpsychologie) zoopsychology (,zouosai'kɔlədʒi) ~spermie f zoospermia ~spermien f pl zoosperms ~spore f zoospore ~sterin n zoosterol (ɔ) ~tomie f zootomy ~toxin n (Tiergift) zootoxin ~trophotaxismus m zootrophotaxism
Zoster m (Gürtelrose) shingles ('ʃiŋlz), herpes ('hə:pi:z) zoster (ɔ) / ~ oticus [herpes] zoster auricularis ~ähnlich zosteroid (ɔ) zosteriform (ɔ)
Zotte f anat villus, pl villi ('vilai); fringe
Zotten|- villous ('viləs) ~adenom n villous adenoma ~atrophie f villous atrophy ~besetzt villous ~falten f pl (Plicae villosae (PNA)) villous folds ~fortsatz m villous process ~gelenk n

joint with proliferating (i) synovial (ou) villi ⟋geschwulst *f* villous papilloma ⟋geschwür *n* villoma ⟋haut *f* chorion ('kɔːriɔn) ⟋herz *n* villous (i) *od* hairy heart, cor hirsutum ⟋karzinom *n* villous carcinoma ⟋krebs *m* malignant (i) papilloma ⟋perikard *n* shaggy pericardium, fibrinous (ai) pericarditis, bread and butter pericarditis

zottig (Plazenta *usw*) villiferous (i), villous (i), villose (i) / (Haar) shaggy

ZPI = Zink-Protamin-Insulin *n* zinc protamine insulin

Z-Plastik *f chir* Z-plasty

Z-Streifen *m* Z-line *od* disk, Krause's ('krauzəz) membrane

zubereit|en (Medizin) to dispense ⟋ung *f* preparation, formulation / arzneibuchgerechte ⟋ pharmacop[o]eial preparation ⟋ungsform *f* formulation

Zubildung *f* proliferation

Zuchtboden *m* culture (ʌ) medium (i:)

zücht|en *zool* to breed / *bot* to grow / (Bazillen) to grow, to culture ('kʌltʃə) ⟋ung *f zool* breeding / *bot* growing / (Bazillen) growing, culture (ʌ), cultivation

Zuchtwahl *f* natural (æ) selection

zucken (Muskel) to twitch / (Reflex) to jerk (dʒəːk) / (vor Schmerzen) to wince / (krampfen) to move convulsively (ʌ) ⟋ *n* (Muskel) twitching / (Reflex) jerk / (Krampf) convulsion (ʌ) / spastisches ⟋ (Oberlid) clllosis

Zucker *m* sugar ('ʃugə), saccharide (æ) / (Zuckerkrankheit) diabetes (daiə'biːtiːz) / höhermolekularer ⟋ polysaccharide / reduzierender ⟋ reducing sugar ⟋-alkohol *m* sugar alcohol ⟋armut *f* (Blut) hypoglyc[a]emia (iː), glycopenia (iː) ⟋ausscheidung *f* glycorrh[o]ea (i) / (im Urin) glycosuria (glaiko'sjuəriə) / (übermäßige) hyperglycosuria / (im Speichel) glycoptyalism ('taiəlizm) ⟋⟋bekämpfend antidiabetic (e) ⟋belastungsversuch *m* glucose (uː) tolerance (ɔ) test ⟋bildung *f* glycogenesis (,glaiko'dʒenisis) / ⟋ aus Eiweiß *od* Fett glyconeogenesis ('glaiko,niːo-'dʒenisis) ⟋bildung- glycogenetic (,glaikodʒi'netik) ⟋bindend glycopexic ⟋diät *f* diabetic (e) diet (ai) ⟋frei free from sugar ⟋gangrän *n* diabetic (e) gangrene ⟋gärung *f chem* amylic (i) fermentation ⟋gehalt *m* sugar content / ⟋ des Liquor cerebrospinalis CSF sugar ⟋gehaltsenkend hypoglyc[a]emic (iː) ⟋gehaltsmesser *m* saccharimeter (sækə-'rimitə) ⟋gehaltsmessung *f chem* saccharimetry (i)

Zuckerguß|darm *m* iced (aist) intestine, peritonitis chronica (ɔ) fibrosa incapsulans ⟋herz *n* frosted heart ⟋leber *f* frosted *od* icing (ai) *od* sugar-icing liver ⟋milz *f* iced (aist) spleen ⟋wirbelsäule *f* ossified spine in Bechterew's ('bjextirifs) disease (i:)

Zucker|harnen *n* glycosuria (glaiko'sjuəriə) ⟋harnruhr *f* diabetes (daiə'biːtiːz) mellitus (ai) ⟋hormon *n* diabetogenic ('daiə,biːtɔ'dʒenik) hormone ⟋hortung *f* (*z B* in der Leber) storage (ɔː) of sugar, glycopexis

Zuckerkandl ('tsukərkandl)|-Drüse *f* Zuckerkandl's gland ⟋-Gyrus *m* Zuckerkandl's gyrus ('dʒaiərəs) *od* convolution, paraterminal gyrus ⟋-Nebenorgane *n pl* Zuckerkandl's bodies *od* organs ⟋-Vene *f* Zuckerkandl's vein

Zucker|kontrolle *f* (Blut, Urin) sugar (u) test ⟋krank diabetic (daiə'betik) ⟋krankendiät *f* diabetic (e) diet (ai) ⟋kranker *m* diabetic (e)

Zuckerkrankheit *f* (Diabetes) diabetes (daiə'biːtiːz) / ⟋ verursachend diabetogenic ('dʒenik) ⟋- diabetic (e), diabeto- (iː) (*Vors*) ⟋bedingt diabetogenous (daiəbiː'tɔdʒinəs) ⟋behandlung *f* diabetotherapy

Zucker|kurve *f* sugar curve ⟋los sugarless ⟋lösend *chem* saccharolytic (i) ⟋lösung *f chem* sugar solution ⟋mangel *m* (im Blut) hypoglyc[a]emia (iː), blood-sugar deficiency (i) ⟋messer *m* (für Diabetiker) diabetometer (ɔ), glycosometer / *chem* saccharimeter (i) ⟋messung *f* (Saccharometrie) saccharimetry (i) ⟋n *pharm* to coat with sugar / (süßen) to sugar (u) ⟋negativ negative (e) for sugar (u) ⟋polarimeter *n* saccharimeter (i) ⟋probe *f* sugar test, glucose ('gluːkous) test ⟋produktion *f physiol* glycogenesis (glaiko'dʒenisis) ⟋refraktometer *n* sugar refractometer (ɔ) ⟋retinitis *f* diabetic (e) retinitis ⟋rohrfieber *n* cane fever ⟋ruhr *f* diabetes mellitus (ai) ⟋sauer *chem* saccharic (sæ'kærik) ⟋säure *f chem* saccharic (i) *od* saccharin acid ⟋säuresalz *n chem* saccharate ⟋schwelle *f* sugar *od* renal (iː) threshold (e) ⟋sirup *m* (Melasse) molasses (æ), treacle (triːkl) / *pharm* (DAB) (Sirupus simplex (DAB)) [simple] syrup (i) (USP) ⟋spaltend *chem* saccharolytic (i) ⟋speicherung *f* glycopexis ⟋spiegel *m* blood-sugar level / (nach dem Essen) postprandial (æ) b. s. l. / (übermäßig) hyperglyc[a]emia ('haipəglai'siːmiə) ⟋spiegelhaltend glycostatic (glaiko'stætik), maintaining a constant *od* even blood-sugar level ⟋star *m* diabetic (e) cataract (æ) ⟋stich *m* diabetic (e) *od* sugar puncture, Bernard's (ber'naːrz) puncture

Zuckerstoffwechsel *m* glycometabolism (,glaikomə'tæbəlizm), sugar metabolism, saccharometabolism ⟋ betr. sg. cometabolic, saccharometabolic (ɔ) ⟋regelnd glycoregulatory ('glaiko'regjulətəri) ⟋störung *f* dysglyc[a]emia (iː)

Zucker|sturz *m* sudden decrease in the blood-sugar level ⟋toleranz *f* glucose (uː) *od* sugar tolerance (ɔ) ⟋toleranzprobe *f* glucose (uː) tolerance test ⟋überzug *m pharm* sugar coat ⟋verdauung *f* sugar digestion / (gestörte) sugar indigestion ⟋wasser *n* solution of sugar ⟋zentrum *n* glycogenic (e) *od* diabetic (e) centre [US center]

Zuckmücken *f pl zool* Chironomidae (kairo'nɔmidiː)

Zuckung *f* (Reflex) jerk / (Krampf) convulsion (ʌ) / (kleiner Muskeln) twitch / (Muskel) contraction / faszikuläre ⟋ fascicular twitching, fasciculation / fibrilläre ⟋ fibrillary (ai) contraction / krampfartige ⟋ convulsion (ʌ) / ⟋en bekommen to be seized (i:) with convulsions

Zuckungs|gesetz *n* Pflüger's ('pfly:gərz) law ⟋kurve *f* graphic (æ) record of contractions

Zuelzer-Kaplan ('zultsə-'kæplən)-Syndrom *n* thalass[a]emia-h[a]emoglobin C syndrome, Zuelzer-Kaplan syndrome (2)

zufällig (wahllos) *stat adj* random; *adv* at random

Zufalls|befund *m* incidental findings ⟋parasit *m* (normalerweise nicht parasitisch) accidental parasite (æ) / (bei falschem Wirt) incidental parasite ⟋wahrscheinlichkeit *f* random probability

zuflicken *chir sl* to patch up

Zufluß *m* influx, afflux ('æflʌks) / (Blut) flow / (Aufnahme) intake ⟋ affluent, afferent ⟋gefäß *n anat* tributary (i) *od* afferent vessel

Zufuhr *f* supply / (Gabe) administration / (Flüssigkeit, Nahrung) intake / (Blut) afflux, supply

zuführen to supply ⟋d afferent

Zug *m* (Ziehen) drawing, pull / (mechanisch) traction / (Spannung) tension / (Gesicht) feature ('fiːtʃə) / (Wesen) trait (trei) / (Luft) draught (draːft) [US draft]

Zugabe *f* (einer Substanz zu einer anderen) addition (i), added material

Zugang *m* access ('ækses) / *chir* access, approach / *anat* aditus ('æditəs), meatus (miːˈeitəs) / (Öffnung) orifice ('ɔrifis) / (Becken) inlet / (Eingang) entry / (Krankenhaus) admission / ⟋ finden to gain access (zu to)

zugänglich (erreichbar) *chir* accessible, approachable / einer Therapie ⟋ sein to react positively (ɔ) to treatment ⟋keit *f chir* accessibility, approachability

Zugangsquote *f* admission rate

Zug|apparat *m orthop* tractor, traction machine ⟋behandlung *f* traction therapy ⟋divertikel *n* traction diverticulum (i) ⟋draht *m* (am Extensionsapparat) extension wire

zugehörig (*z B* Syndrom) associated (ou)

zugelassen approved (uː)

zügeln (beschränken) to restrain

zugeschmolzen (Ampulle) fused, sealed

zugestopft (Höhle) plugged

Zug|fasern *f pl zytol* traction *od* spindle fibres [US fibers] ⟋frei free from draughts ⟋haken *m chir* traction hook ⟋leine *f* traction strapping ⟋luft *f* draught (draːft) [US draft] ⟋mittel *n pharm* vesicant (e), blistering agent (ei), epispastic ⟋pflaster *n pharm* blistering plaster (aː), cantharides (æ) plaster / (an Verbänden) traction strapping

zugrundeliegend (Krankheit) basic (ei), primary (ai), underlying

Zug|schraube *f* traction screw ⟋verband *m chir* traction *od* extension bandage ⟋vorrichtung *f chir* tractor ⟋wirkung *f* tension

zuheften *chir* to stitch up

zuheilen (Wunde) to heal [up], to close (klouz) / (Haut) to skin over / (vernarben) to cicatrise (sikətraiz), to form a scar ⟋ *od chir* healing, cicatrisation (sikətrai'zeiʃn), scarring (aː) / ⟋ healing process

zuleitend afferent

Zuluft *f* supply air

zunähen *chir* to sew (sou) up, to sew together, to close, to suture

Zunder *m* touchwood (ʌ), punk (ʌ), amadou ('æmədu:)

Zunge *f* tongue (tʌŋ) *belegte* ⟋ furred (ɔ:) *od* coated t. *blanke* ⟋ glazed (gleizd) *od* glassy (aː) t. *depapillierte* ⟋ bald (ɔː) *od* smooth t. *feuchte* ⟋ moist t. *gerötete* ⟋ florid (ɔ) *od* red t. *glatte* ⟋ bald (ɔː) t. *kleine* ⟋ (Lingula) lingula *pelzige* ⟋ hairy t. *reine* ⟋ clean t.

569

runzelige ∼ wrinkled ('riŋkəld) t.
schlaffe ∼ flaccid ('flæksid) t. *schwarze*
∼ black t., melanoglossia *stark belegte*
∼ encrusted (ʌ) t. *trockene* ∼ dry t.,
parched (pa:tʃt) t. *unbelegte* ∼ clean t.
wunde ∼ sore t. *sich auf die* ∼ *beißen* to
bite one's t. *die* ∼ *herausstrecken* to put
out one's t. ∼ *betr.* glossal, lingual
('liŋwəl), glosso- (*Vors*), linguo- ('liŋ-
gwo-) (*Vors*) ∼ **u. Epiglottis betr.** glos-
so- epiglottic ∼ **u. Gaumen betr.** glossopalatine ('pælətain) ∼ **u. Lippen betr.**
glossolabial (ei) ∼ **u. Pharynx betr.**
glossopharyngeal (fæ'rindʒiəl) ∼ **u.**
Zähne betr. linguodental ∼ **u. Zahn-**
fleisch betr. linguogingival (ˌliŋwo-
'dʒindʒivəl) ∼ **u. Zungenbein betr.**
glossohyal (ˌglɔso'haiəl)
Zungen|ader *f* lingual vein ∼**aktinomy-**
kose *f* actinomycosis of the tongue,
wooden tongue ∼**amputation** *f* glossectomy ∼**aponeurose** *f* aponeurosis of the
tongue ∼**arterie** *f* (Arteria lingualis
(*PNA*)) lingual artery ∼**balgdrüsen** *f pl*
(Folliculi linguales (*PNA*)) lingual
follicles ∼**bälge** *m pl* (Folliculi linguales
(*PNA*)) lingual follicles
Zungenbändchen *n* (Frenulum linguae
(*PNA*)) frenulum (e) of the tongue
∼**durchtrennung** *f chir* frenotomy ∼**ge-**
schwür *n* ulcer of the frenulum ∼**lösung**
f chir ankylotomy ∼**verkürzung** *f*
(angeborene) tongue-tie, ankyloglossia
Zungenbein *n* (Os hyoideum (*PNA*))
hyoid ('haiɔid) bone, hyoid ∼ **betr.**
hyoid (ai) ∼ **u. Epiglottis betr.** hyo-
-epiglottic, hyo-epiglottidean (i) ∼**-**
bogen *m* hyoid arch ∼**horn** *n*, grosses
(Cornu majus ossis hyoidei (*PNA*))
greater horn of the hyoid bone / kleines
∼ (Cornu minus ossis hyoidei (*PNA*))
lesser horn of the hyoid bone ∼**-Kiefer-**
-Nerv *m* (Nervus mylohyoideus (*PNA*))
mylohyoid nerve ∼**körper** *m* (Corpus
ossis hyoidei (*PNA*)) body of the hyoid
bone ∼**muskel** *m* hyoglossus [muscle]
∼**schildmuskel** *m* (Musculus sternothyreoideus (*PNA*)) sternothyroid
muscle ∼**zungenmuskel** *m* (Musculus
hyoglossus (*PNA*)) hyoglossus muscle
Zungen|belag *m* coating *od* fur *od* coat
of the tongue ∼**biss** *m* bite on the
tongue ∼**brennen** *n* burning sensation
in the tongue, glossopyrosis (paiə'rou-
sis) ∼**bügel** *m* lingual bar ∼**delirium** *n ps*
logorrh[o]ea (i) ∼**drücker** *m* tongue
depressor ∼**drüsen** *f pl* (Glandulae
linguales (*PNA*)) lingual glands ∼**ent-**
zündung *f* glossitis ∼**exstirpation** *f*
amputation of the tongue, glossectomy
∼**fasser** *m s* ∼**faßzange** *f* ∼**faßzange** *f chir*
tongue forceps *pl*, linguotrite ('liŋwo-
trait) ∼**fehler** *m s* Sprachfehler ∼**förmig**
anat tongue-shaped, linguiform ('liŋ-
gwifɔːm), lingular ('liŋjulə), lingulate
('liŋjuleit) ∼**fortsatz** *m anat* lingula
∼**gaumenbogen** *m* glossopalatine (æ)
arch ∼**gegend** *f* lingual region ∼**ge-**
schwür *n* (bei scharfem Zahn) *dent*
dental ulcer ∼**grund** *m anat* retrolingual
region, base of the tongue ∼**grundkrebs**
m cancer of the base of the tongue
∼**grundstruma** *f* struma baseos linguae
∼**halter** *m chir s* ∼**faßzange** ∼**inspek-**
tion *f* glossoscopy ∼**kanal** *m* hypoglossal canal (æ) ∼**kehldeckelfalte** *f* glosso-
-epiglottic fold ∼**körper** *m* (Corpus
linguae (*PNA*)) body of the tongue
∼**krampf** *m* glossospasm, spasm of the

tongue ∼**krebs** *m* cancer *od* carcinoma
of the tongue, tongue cancer ∼**kropf** *m*
lingual goitre (ɔi) [*US* goiter] ∼**lähmung**
f glossoplegia ('pli:dʒiə), paralysis of
the tongue / (halbseitige) hemiglosso-
plegia ∼**leiden** *n* glossopathy (ɔ),
disease of the tongue ∼**leukoplakie** *f*
leucoplakia (ˌlju:ko'pleikiə) [*US* leuko-]
of the tongue, smokers' tongue *od*
patch ∼**los** tongueless ∼**mandel** *f*
lingual tonsil ∼**muskel** *m*, querer
(Musculus transversus linguae (*PNA*))
transverse muscle of the tongue /
senkrechter ∼ (Musculus verticalis
linguae (*PNA*)) vertical muscle of the
tongue ∼**muskeln** *m pl* (Musculi linguae (*PNA*)) muscles of the tongue (ʌ)
∼**naht** *f chir* glossorrhaphy (glɔ'sɔrəfi),
suture of the tongue / *anat* raphe ('reifi)
of the tongue ∼**nerv** *m* (Nervus
lingualis (*PNA*)) lingual nerve ∼**papil-**
len *f pl* (Papillae linguales (*PNA*))
lingual papillae (pə'pili:) ∼**phänomen** *n*
tongue phenomenon (ɔ) ∼**plastik** *f chir*
glossoplasty, plastic operation on the
tongue ∼**prüfung** *f* glossoscopy ∼**reden**
n ps glossolalia (ei) ∼**reflex** *m* tongue
reflex ∼**resektion** *f chir* resection of the
tongue, glossectomy ∼**rücken** *m* (Dorsum linguae (*PNA*)) dorsum of the
tongue ∼**scheidewand** *f* lingual septum,
septum of the tongue ∼**schildmuskel** *m*
thyrohyoid ('θaiəro'haiɔid) muscle
∼**schleimhaut** *f* periglottis ∼**schlund-**
kopfnerv *m* glossopharyngeal (ˌglɔsofə-
'rindʒiəl) nerve ∼**schlundmuskel** *m*
hyopharyngeal (ˌhaiofə'rindʒiəl) muscle ∼**-Schlund-Syndrom** *n* neck-face
syndrome ∼**schmerz** *m* glossalgia
(glɔs'ældʒiə), glossodynia, pain in the
tongue ∼**schnitt** *m chir* glossotomy
∼**schwellung** *f* swelling of the tongue,
glossoncus ∼**seite** *f* (Zahn) *dent* lingual
surface ∼**septum** *n* lingual septum,
septum of the tongue ∼**spatel** *m* tongue
depressor ∼**spitze** *f* (Apex linguae
(*PNA*)) tip of the tongue, proglossis
∼**spitzendrüse** *f* anterior (iə) lingual
gland ∼**tonsille** *f* lingual tonsil ∼**-V** *n*
circumvallate line of the tongue ∼**vene** *f*
(Vena lingualis (*PNA*)) lingual vein /
tiefe ∼ (Vena profunda linguae (*PNA*))
profunda vein of the tongue ∼**verdik-**
kung *f* pachyglossia ∼**verwachsung** *f*
ankyloglossia, tongue-tie ∼**wärzchen** *n*
pl lingual papillae ∼**wurm** *m* linguatula
(æ), Pentastoma ∼**wurzel** *f* (Radix linguae (*PNA*)) root of the tongue ∼**wur-**
zelentzündung *f* preglottic *od* lingular
tonsillitis ∼**zange** *f* tongue forceps *pl*
Zupf|methode *f histol* teasing (i:) with
needles ∼**nadel** *f histol* tracer ∼**präparat**
n mikrosk teased-out preparation
∼**sucht** *f* (Haare) *ps* trichomania,
trichotillomania
zurechnungsfähig *ps* compos mentis /
nicht ∼ *ps*, for non compos mentis,
irresponsible (ɔ) ∼**keit** *f* imputability
[*nota*: Imputabilität = Unzurech-
nungsfähigkeit!)
zurechtschneiden (*z B* Hautlappen) *chir*
to fashion (æ)
zurück|biegen to bend back, to curve
back ∼**bilden** *v refl* (Symptom) to
recede / (Exanthem) to remit ∼**bleiben**
n (Kind) backwardness, slow *od* retarded development (e); mental retardation / ∼ des Oberlids bei Blicksen-
kung lid lag ∼**bringen** *n* (Hernie) taxis,

reposition / (prolabierten Uterus) re-inversion (ˌriːinˈvɔːʃən) ∼**fallen** to relapse
(æ) / (in früheren Zustand) to revert
∼**fließen** (Blut) to flow back / (regurgitieren) to regurgitate (ri'gɔːdʒiteit) ∼ *n*
reflux (i:) / regurgitation ∼**geblieben**
(unterentwickelt) underdeveloped (e) /
(Wachstum *usw*) retarded / *ps* mentally
retarded (MR) / (Kind) backward /
geistig ∼ mentally retarded (MR)
∼**gebliebensein** *n ps* mental retardation,
backwardness ∼**gebogen** *anat* retro-
flexed (e)
zurückgehen to recede / (Schmerzen) to
subside (SAB'said) / (Symptom) to
disappear, to recede (i:) / (Fieber) to
abate, to fall, to go down / (Prozeß) to
recede / (Ausschlag) to fade [away] /
(schlechter werden) to deteriorate (di-
'tiəriəreit) / (abfallen) to decline ∼ *n*
(Symptom) regression / (Ausschlag)
fading / (Fieber) abatement, remission /
(rückwärtige Verlagerung) retrocession
/ (Degeneration) retrogression
Zurückgezogenheit *f ps* withdrawal
zurückhalt|en (in Organen) to retain ∼**en**
n (in Organen) retention ∼**ung** *f* (in
Organen) retention
Zurück|lagerung *f chir* reposition ∼**lau-**
fend *anat* recurrent (ʌ) ∼**sinken** *n*
(Auge) enophthalmos ∼**strömen** to
flow back ∼ *n* reflux ('ri:flaks) ∼**titrie-**
ren to back-titrate ∼**titrierung** *f Lab*
back-titration ∼**weichen** (Haut, Zahnfleisch, Organ) to recede ∼**weichen** *n*
(*z B* Zahnfleisch) recession ∼**ziehbar**
physiol retractable, retractile ∼**ziehen**
to draw back, to withdraw, to retract
zusammen|backen to cake / (verkleben)
to adhere (əd'hiə) ∼**ballen** *v refl* to
agglomerate (ɔ), to conglomerate, to
conglobate ∼**ballung** *f* agglomeration,
conglomeration, conglobation / mikroskopische ∼ microscopic clumping
∼**beissen** *dent* to occlude ∼**brechen** to
collapse / (Kreislauf) to break down /
ps to crack up ∼**bruch** *m* breakdown
/ collapse ∼**drücken** to compress ∼
n compression / (fetaler Schädel)
mo[u]lding ∼**fallen** to collapse ∼ *n*
collapse ∼**flicken** to patch together
∼**fließen** (Flecke, Exanthem) to merge
[together], to run together ∼ *n* merging
/ confluence ∼**fliessend** confluent ∼**fluß**
m confluence / (Gefäße) union
('ju:niən) / (Verschmelzen) fusion (ju:),
coalescence ∼**fügen** (Bruchenden) to fit
together, to join, to unite / (Wundränder) to fit together; (mit Klammern) to
clamp; (nähen) to sew (sou) together;
(aneinanderlegen) to adapt ∼**geballt**
conglobate, agglomerated (ɔ) ∼**ge-**
wachsen grown together / (Finger)
webbed / (verklebt) adherent
(əd'hiərənt) / (Gelenk) ankylosed
('æŋkilouzd) ∼**hang** *m* connection /
ätiologischer ∼ causal (ɔ:) relationship
/ genetischer ∼ causal connection
∼**hangslos** (Rede, Sprache) incoherent
(iə) ∼**heften** (Wundränder) *chir* to
stitch together ∼**heilen** to heal [up], to
close / (Knochen) to consolidate (ɔ), to
knit ∼**klammern** (Wundränder) to
clamp ∼**kleben** (Zellen) to conglobate
∼**klumpen** to conglomerate (ɔ), to
agglutinate (u:) ∼**klumpung** *f* conglomeration, agglutination, conglobation
∼**krampfen** *v refl* to contract convul-

sively (ʌ) ~**nähen** (Wundränder) to sew together ~**passen** (Bruchstücke) to adapt ~**schnüren** to constrict / (durch Ligatur) to ligate ('laigeit) ⌁**schnürung** f (Verengung) constriction / (Ligatur) ligature ('ligətʃə), ligation (lai'geiʃn) ~**schrumpfen** (Leber, Narbe) to shrink / (Haut) to wrinkle ('riŋkl) ⌁**spiel** n interaction, interplay ~**wachsen** to grow together / (Knochen) to knit / (Wundränder) to heal [up], to close, to unite / (anwachsen) to adhere (əd'hiə) ⌁ n growing together / (Knochen) knitting ('nitiŋ) / (Wundränder) healing up, union ('ju:niən) / adhesion (əd'hi:ʒən) ⌁**wirken** n interaction / (Organe) synergism ('sinədʒizm), synergy ('sinədʒi) ~**wirkend** (Organe) synergetic (e), synergic / (koordiniert) myostatic (æ) ⌁**wuchs** m s Zusammenwachsen ~**ziehbar** (z B Muskel) contractible ⌁**ziehbarkeit** f contractility ~**ziehen** vt to draw together / v refl (z B Muskel) to contract ⌁ n contraction / (Pressung) coarctation ~**ziehend** pharm adstringent ⌁**ziehung** f (Muskel) contraction / (Gefäß) constriction / (Verengerung) narrowing / (Schrumpfen) shrinking, shrinkage / (Herz) systole ('sistəli) / (Krampf) convulsion (ʌ)

Zusatz m pharm admixture / bei ⌁ von on the addition of ⌁**krankheit** f complicating disease ⌁**mittel** n additive

zu|schmelzen (Ampulle) to seal, to fuse / (über der Flamme) to flame-seal ~**schwellen** to close by swelling

Zustand m state, condition bewusster ⌁ consciousness deliranter ⌁ delirious state dysphorischer ⌁ dysphoria entzündlicher ⌁ inflammatory condition gesundheitlicher ⌁ state of health hypnogoger ⌁ hypnogogic state hypnopomper ⌁ hypnopompic state körperlicher ⌁ physical condition kritischer ⌁ critical condition psychischer ⌁ mental state seelischer ⌁ -thymia ('θaimiə) (Nachs), frame of mind trockener ⌁ (Auge, Haut) xerosis ⌁ langer Erregbarkeit des ZNS central excitatory (ai) state ⌁ langer Hemmung im ZNS central inhibitory state ⌁**sbild** n state / ps clinical picture / (Symptomenkomplex) syndrome ('sindrəmi)

zustopfen to plug, to tampon, to pack **Zustrom** m afflux / (Aufnahme) intake / Lab run-in

Zuwachs m (Zunahme) increment / (Vergrösserung) growth ~**en** to grow together / (Wunde) to heal up

zuziehen (Arzt) to consult (ʌ), to call in / (Krankheit) to contract, to catch F / einen Kollegen ~ to obtain a second opinion

ZW = Zwischenwelle f neur theta wave **Zwanck** (tswaŋk)-**Pessar** n Zwanck's pessary

Zwang m ps compulsion (ʌ) / (Zwangsvorstellung) obsession / (Druck) pressure / (Stuhl) painful pressure; straining ⌁- compulsive (ʌ), obsessive, obsessional ~**haft** compulsive, obsessive

Zwangs|absonderung f compulsory (ʌ) segregation ⌁**antrieb** m impulsion (ʌ) ⌁**befürchtung** f ps phobia ⌁**beruhigung** f (z B mit Serpasil) chemical restraint ⌁**bewegung** f compulsive movement ⌁**brechen** n forcible vomiting (ɔ) ⌁**den-**

ken n ps obsessional ideas (ai'diəz) pl, compulsive thinking ⌁**depression** f anancastic depression ⌁**einweisung** f compulsory hospitalisation ⌁**erkrankung** f ps obsession, obsessive state ⌁**ernährung** f forced feeding od alimentation, force-feeding ⌁**erscheinung** f ps obsessional od compulsive phenomenon (ɔ) ⌁**essen** n (der Fettleibigen) compulsive overeating ⌁**gedanke** m compulsive od obsessive thought ⌁**geschehen** n ps compulsive happening ⌁**grübeln** n obsessive rumination ⌁**haltung** f ps forced attitude ⌁**handlung** f ps obsessional od compulsive act ⌁**idee** f compulsive od imperative (e) idea ⌁**impfung** f compulsory vaccination ⌁**intention** f ps compulsive intention ⌁**isolierung** f compulsory isolation ⌁**jacke** f strait-jacket ⌁**kranker** m ps obsessive patient ⌁**krankheit** f obsessive-compulsive neurosis ⌁**lachen** n compulsive od obsessive laughter ~**mäßig** obsessive, compulsive ⌁**maßnahmen** f pl (bei Geisteskranken) restraint ⌁**neurose** f ps obsessive-compulsive neurosis ⌁**neurotiker** m ps obsessional neurotic (ɔ) ~**neurotisch** ps obsessive-compulsive ⌁**onanie** f compulsive masturbation ⌁**parasit** m obligate od obligatory (ɔ) parasite (æ) ⌁**psychopath** m anancastic personality ⌁**psychose** f compulsive insanity (æ) ⌁**ritual** n compulsive ceremonial ⌁**syndrom** n obsessive-compulsive neurosis ⌁**tremor** m forced tremor (e) ⌁**vorstellung** f ps obsessive od compulsive idea, obsession / von einer ⌁ befallen obsessed ⌁**zeremoniell** n compulsive ceremonial

Zweck|mäßigkeitslehre f teleology (teli'ɔlədʒi) ⌁**neurose** f ps compensation neurosis ⌁**psychose** f ps purpose psychosis (sai'kousis)

zwei|achsig biaxial ~**armig** two-armed ~**ästig** bifurcate, biramous (ei) ~**atomig** diatomic (ɔ) ~**äugig** opt binocular (bai'nɔkjulə) ~**basisch** chem dibasic (ei), bibasic ~**bäuchig** (Muskel) digastric, biventer ~**beinig** two-legged ⌁**detektor-Scanner** m two-headed scanner ~**dimensional** chrom two-way ~**eiig** binovular (bi'nɔvjulə), dichorial (dai-'kɔ:rial), dizygotic (daizai'gɔtik) ~**eiigkeit** f dizygotism (dai'zaigotizm) ~**fach** (doppelt) double / (gespalten) cleft, bifid ('bifid) ~**fächerig** anat two--chambered (ei), bipartite (bai'pa:tait), bilocular (bai'lɔkjulə) ⌁**fädennaht** f chir cobblers' suture ⌁**farbenblindheit** f dichromatopsia ⌁**farbenfluoreszenztest** m two-colo[u]r fluorescence test ⌁**farben-Indikaktor** m Lab two-colo[u]r indicator ~**farbig** dichromic (ou), dichromatic ⌁**farbigkeit** f (Kristall) dichroism ('daikrouizm)

Zweifelsucht f ps doubting insanity (æ) od mania **zwei|fingerig** bidigitate (i) ⌁**fingerigkeit** f bidactyly ⌁**fingerwendung** f Braxton--Hick's ('brækstən-'hiksiz) version ⌁**flächenangiokardiographie** f röntg biplane (ai) angiocardiography ~**flügelig** (Insekten) dipterous (i) ⌁**flügler** m pl Diptera (i) ~**füßig** bipedal (ai) ⌁**füßler** m biped (ai)

Zweig m (auch anat) branch (a:), ramus (ei)

zweigeschlechtig bisexual (bai'seksjuəl) /

hermaphroditic (hə:,mæfrə'ditik) ⌁**keit** f sex bisexuality / hermaphroditism (æ)

zwei|gestaltig dimorphous ⌁**gestaltigkeit** f dimorphism ~**geteilt** bipartite (bai'pa:tait) / (Gefäße usw) bifurcate ⌁**gläserprobe** f two-glass test ~**gleisig** (Behandlungsverfahren) (course of treatment) involving two drugs ~**händig** bimanual (æ), two-handed ~**höckerig** (Zahn) bicuspidal (ʌ) ~**hornig** bicornate, bicornuate ~**kammerig** bilocular (ɔ) ⌁**kammer-Stethoskop** n twin-chamber stethoscope ~**kapselig** bicapsular ~**kernig** histol binuclear (ju:) ⌁**klappenkanüle** f chir bivalve (ai) cannula ~**klappig** bivalve (ai) ~**köpfig** bicipital (i) ⌁**kopfmuskel** m bicipital (i) muscle ~**lappig** bilobular (ɔ), bilobate (ou) ~**löcherig** biforate (ɔ:) ⌁**phasenschlaf** m two-phase sleep ⌁**phasenwirkung** f two-phase effect ~**polig** bipolar ~**schichtig** bilaminar (æ) ~**schlitzig** birimose (bai'raimous) ~**schneidig** (Messer) double-edged ⌁**seitenlähmung** f diplegia (dai'pli:dʒiə), bilateral paralysis ~**seitig** path bilateral / stat two-sided, two-tailed ~**spitzig** bicuspidal (ʌ) ~**sporig** bot u bakt disporous (ɔ:), two-spored ⌁**stärkenbrille** f bifocal (ou) glasses od spectacles ⌁**stufenpräparat** n two-stage preparation ~**stufig** two-stage ~**stündlich** two-hourly

Zweit|abstossung f imm second set rejection od reaction od phenomenon ⌁**antwort** f imm secondary immune response

zweiteil|ig (zweigeteilt) bipartite (bai'pa:tait), dimerous ('dimərəs) ⌁**ung** f bisection / dichotomy (dai'kɔtəmi), bifurcation

zweit|gebärend secundiparous (sekʌn-'dipərəs) ⌁**gebärende** f bipara ('bipərə), secundipara (sekʌn'dipərə), Para II ⌁**geburt** f distocia (ou) ⌁**impfung** f second vaccination, revaccination ⌁**kultur** f bakt subculture (ʌ) ⌁**neoplasie** f secondary neoplasm; second malignancy ⌁**reaktion** f imm secondary immune response

Zweiweg|katheter m two-way catheter (æ) ⌁**spritze** f two-way syringe ('sirindʒ)

zwei|wertig chem divalent (ei), bivalent ⌁**wertigkeit** f bivalence (ei) ~**zähnig** bidental, bidentate ~**zehig** two-toed ⌁**zellenbad** n two-cell bath ~**zellig** bilocular (ɔ) ~**zipfelig** bicuspidal (ʌ), bicuspidate / (Binde) split

Zwenger ('tsveŋər)-**Test** m Zwenger's test

Zwerchfell n diaphragm ('daiəfræm) / durch das ⌁ hindurchgehend transdiaphragmatic (æ) ⌁- diaphragmatic (æ), phrenic (e), phreno- (e) (Vors) ⌁ u. Milz betr. phrenosplenic (e) ⌁ u. Muskeln betr. musculophrenic ⌁**adhäsionen** f pl diaphragmatic adhesions (i:) ⌁**atmung** f abdominal (ɔ) breathing (i:) ⌁**ausdehnung** f excursion of the diaphragm ⌁**beweglichkeit** f mobility of the diaphragm / (schlechte) impaired mobility of the diaphragm ⌁**bewegung** f diaphragmatic movement ⌁**bruch** m diaphragmatic hernia, diaphragmatocele ('daiəfræg'mætosi:l) ⌁**entzündung** f diaphragmatitis (,daiəfrægmə'taitis) phrenitis (fre'naitis) **ᴢerschlaffung** *f* relaxation of the diaphragm **ᴢgymnastik** *f* diaphragmatic training **ᴢhernie** *f* ᴢbruch **ᴢhochstand** *m* elevation of the diaphragm **ᴢkontraktur** *f*, paradoxe (Kienböck) Kienböck's ('ki:nbœks) phenomenon (ɔ) **ᴢkrampf** *m* phrenospasm ('frenospæzm), diaphragmatic spasm **ᴢkrise** *f* diaphragmatic crisis (ai) **ᴢkuppel** *f* subphrenic (e) space **ᴢlähmung** *f* phrenoplegia ('pli:dʒiə), phrenoparalysis **ᴢ-Leberbuckel** *m* röntg diaphragmatic depression **ᴢnerv** *m* (Nervus phrenicus (PNA)) phrenic nerve **ᴢphänomen** *n* diaphragm od diaphragmatic phenomenon (ɔ) **ᴢpleura** *f* diaphragmatic pleura (uə) **ᴢreflex** *m* diaphragm reflex **ᴢruhigstellung** *f* paralysing (æ) of the diaphragm **ᴢschenkel** *m pl* crura (uə) of the diaphragm **ᴢschmerz** *m* diaphragmalgia (,daiəfræg'mældʒiə), phrenodynia **ᴢtic** *m* diaphragmatic od respiratory (aiə) tic **ᴢtiefstand** *m* phrenoptosis (,freno'tousis) **ᴢvenen** *f pl*, obere (Venae pericardiacophrenicae) pericardiophrenic veins **ᴢverwachsungen** *f pl* diaphragmatic adhesions (i:) **ᴢzeichen** *n* Litten's ('litənz) diaphragm phenomenon (ɔ)

Zwerchsack *m path* double sac

Zwerg *m* dwarf (dwɔ:f) / echter ᴢ true d. ᴢ- nano- ('neino-) (Vors) ~artig dwarfish, dwarf-like **ᴢbandwurm** *m* dwarf tapeworm, Taenia (i:) nana (ei), Hymenolepis (ɔ) nana (ei) **ᴢbecken** *n* pelvis nana (ei), dwarf pelvis **ᴢbildung** *f* nanism (ei), dwarfism ~enhaft dwarf-like, nanous (ei) **ᴢfichtennadelöl** *n pharm* dwarf-pine needle oil ~haft dwarfed, dwarfish (ɔ:) **ᴢhaftigkeit** *f* dwarfishness **ᴢköpfigkeit** *f* nanocephaly (e), nanocephalia (ei) **ᴢkrankheit** *f imm* runt disease **ᴢmauseinheit** *f* dwarf mouse unit **ᴢmensch** *m* pygmy ('pigmi) **ᴢwachstum** *n s* ᴢwuchs **ᴢwuchs** *m* nanism (ei), dwarfism / (einzelner Glieder) nanomelia (,neino'mi:liə) *diastrophischer* ᴢ diastrophic dwarfism *hypophysärer* ᴢ pituitary dwarfism *mesomeler* ᴢ mesomelic dwarfism *meratropischer* ᴢ meratropic dwarfism *ovarieller* ᴢ ovarian agenesis *thanatophorer* ᴢ thanatophoric dwarfism ~wüchsig dwarfish, stunted in growth

Zwickel *m* cuneus (ju:) **ᴢbeine** *n pl s* Schaltknochen

Zwiebel *f bot* onion ('ʌnjən) / (Form) bulb (ʌ) ~ähnlich bulbiform (ʌ), bulboid (ʌ) ~artig anat bulbous (ʌ), bulb-shaped ~förmig bulbiform (ʌ)

Zwielicht *n* twilight (ai) **ᴢmilchernährung** *f* (Säugling) mixed milk feeding **ᴢwuchs** *m* (Wimpern) distichia (dis'tikiə), distichiasis (ai)

Zwikker ('tsvikər)-**Reaktion** *f* Zwikker's test

Zwilling *m* twin / eineiige ᴢe monozygotic (zai'gɔtik) od enzygotic od identical twins / einer von eineiigen ᴢen cotwin (ou) / siamesische ᴢe conjointed twins, Siamese twins / zweieiige ᴢe dizygotic (daizai'gɔtik) od binovular (ɔ) twins / zur gebaren biparous (i)

Zwillings|forschung *f* gemellology ᴢirresein *n ps* folie à deux **ᴢmethode** *f stat* matched pairs method **ᴢmuskel** *m anat* gemellus / oberer ᴢ (Musculus gemellus superior (PNA)) gemellus superior muscle / unterer ᴢ (Musculus gemellus inferior (PNA)) gemellus inferior muscle **ᴢmutter** *f* gemellipara (dʒemə'lipərə) **ᴢschwangerschaft** *f* twin pregnancy, bigeminal (bai'dʒeminəl) pregnancy ᴢ *mit einem extrauterin liegenden Fet* heterotopic (ɔ) pregnancy *eineiige* ᴢ uni-ovular (ɔ) twin pregnancy *mehreiige* ᴢ multi-ovular (ɔ) pregnancy *monoamniotische* ᴢ mono-amniotic (ɔ) twin pregnancy *zweieiige* ᴢ binovular (ɔ) twin pregnancy **ᴢwadenmuskel** *m* (Musculus gastrocnemius (PNA)) gastrocnemius muscle

Zwinge *f* cingulum

Zwirn *m chir* twine

Zwischen|- (Vors) intermediate (i:), intermediary (i:) **ᴢblatt** *n* (Mesenchym) embr mesenchyma (me'senkimə) **ᴢblutung** *f* intracyclic (i) menstrual bleeding, metrorrhagia **ᴢdornmuskeln** *m pl* (Musculi interspinales (PNA)) interspinales muscles **ᴢfall** *m* incident **ᴢfaser**- interfibrous (ai) **ᴢferment** *n* apoferment, apo-enzyme ('enzaim) **ᴢfinger**- interdigital (i) **ᴢfingerhaut** *f* web of the fingers **ᴢfingerraum** *m* interdigital (i) space, interdigit (i) **ᴢfläche** *f* interface **ᴢflächen**- interfacial (ei) **ᴢflächenraum** *m* interfacial space **ᴢform** *f* intergrade / *sex* intersex **ᴢfusswurzelgelenke** *n pl* (Articulationes intertarseae (PNA)) intertarsal joints **ᴢgelenkscheibe** *f* (Meniskus) meniscus **ᴢgerüst** *n histol* interfilar (ai) substance **ᴢgewebe** *n* interstitial (intə'stiʃl) substance od tissue **ᴢhandwurzelgelenk** *n* (Articulatio intercarpea (PNA)) intercarpal joint ᴢ**hemisphärisch** intercerebral (e)

Zwischenhirn *n anat* diencephalon (e), thalamencephalon (e), interbrain (e) diencephalic (,daiənse'fælik) ᴢ**-Hypophysensystem** *n* diencephalo-hypophysial (i) system ᴢ**syndrom** *n* diencephalic (æ) syndrome

Zwischen|kammerfurche *f* interventricular (i) furrow (ʌ) **ᴢkiefer** *m* incisive (ai) bone, intermaxillary bone, intermaxilla **ᴢkiefergang** *m* incisive (ai) canal (æ) **ᴢknochenmuskeln** *m pl* (Musculi interossei dorsales [manus] (PNA)) dorsal interossei muscles [of the hand]; (Musculi interossei dorsales [pedis] (PNA)) dorsal interossei muscles [of the foot] **ᴢknochenraum** *m* interosseous space **Zwischenknorpel** *m* interarticular (i) cartilage ᴢ- interchondral **ᴢmesser** *n chir* epiphyseal cartilage knife **ᴢscheibe** *f* discus articularis (ɛə), articular (i) disk

Zwischen|körnerschicht *f* outer molecular (e) layer (ɛə) **ᴢkörper** *m* amboceptor **ᴢkrampfzeit** *f* (Zeit zwischen zwei Krampfanfällen) interparoxysmal (i) period (iə) **ᴢlappenarterien** *f pl* der Niere (Arteriae interlobares renis (PNA)) interlobar arteries of the kidney **ᴢlappenhormon** *n* (Hypophyse) intermedin (i:), chromatophorotropic (ɔ) hormone **ᴢlappenvene** *f* interlobar (ou) vein ~liegend anat intermediate (i:) **ᴢmahlzeit** *f* (Säugling) in-between feeding; between-meal snack ~menschlich interpersonal **ᴢneuron** *n neur* interneuron[e] **ᴢprodukt** *n pharm* intermediate (i:) **ᴢquerfortsatzmuskeln** *m pl* (Musculi intertransversarii (PNA)) intertransverse muscles **ᴢraum** *m* space; interspace, interstice (in'tə:stis) / (zeitlich) interval **ᴢreaktion** *f* intermediate (i:) reaction

Zwischenrippen|- intercostal **ᴢarterie** *f*, oberste (Arteria intercostalis suprema (PNA)) superior intercostal artery **ᴢband** *n* intercostal ligament (i) **ᴢmuskel** *m* intercostal muscle **ᴢmuskeln** *m pl*, äussere (Musculi intercostales externi (PNA)) external intercostales muscles / innere ᴢ (Musculi intercostales interni (PNA)) internal intercostal muscles / innerste ᴢ (Musculi intercostales intimi (PNA)) intercostales intimi muscles **ᴢ-Oberarm-Nerv** *m* (Nervus intercostobrachialis (PNA)) intercostobrachial nerve **ᴢraum** *m* (Spatium intercostale (PNA)) intercostal space **ᴢvenen** *f pl* (Venae intercostales) intercostal veins

Zwischen|scheibe *f* articular disk **ᴢschicht** *f* intermediate (i:) layer (ɛə) **ᴢschulterblattgegend** *f* interscapular region **ᴢsegment** *n* intersegment **ᴢspiel** *n* interplay **ᴢstadium** *n* intermediate stage **ᴢstoffwechsel** *m* intermediary metabolism (æ) ~strängig (zwischen Strängen gelegen) intercolumnar (ʌ) **ᴢstück** *n* (EKG) S-T segment **ᴢstufe** *f biol* intermediate stage / sexuelle ᴢ pseudohermaphroditism (æ) **ᴢstufendiaphragma** *n* röntg substage (ʌ) diaphragm **ᴢsubstanz** *f histol* (Zelle) intercellular substance / (Gewebe) interstitial (i) substance **ᴢträger** *m* (Parasiten) mediator (i:) **ᴢträgerdienst** *m bakt* mediation **ᴢwand** *f anat* septum, *pl* septa

Zwischenwirbel|- intervertebral **ᴢband** *n* intervertebral ligament (i) **ᴢknorpel** *m* intervertebral cartilage **ᴢloch** *n* (Foramen intervertebrale (PNA)) intervertebral foramen (ei) **ᴢraum** *m* intervertebral space **ᴢscheiben** *f pl* (Disci intervertebrales (PNA)) intervertebral disks **ᴢscheibenentzündung** *f* discitis (di'saitis)

Zwischenwirt *m* intermediate od secondary host (ou) ~wechselnd poliheteroxenous (,poli'hetə'rɔksinəs) **Zwischen|zehenmykose** *f* athlete's ('æθli:ts) foot **ᴢzehenraum** *m* interdigit (i), interdigital (i) space **ᴢzeit** *f* interval **ᴢzellen** *f pl* interstitional cells of Leydig ('laidiç) ᴢ- intercellular **ᴢzellenraum** *m* intercellular space ~zellig histol intercellular **ᴢzustand** *m* intergrade, intermediate stage od state / (zwischengeschlechtlicher Zustand) sex u embr sex-intergrade

Zwitter *m* hermaphrodite (hə:m'æfrədait) **ᴢbildung** *f* hermaphroditism ~haft hermaphroditic (i), bisexual (bai'seksjuəl), androgynous (ɔ) ~ig *s* ~haft **ᴢionen** *n pl* dipolar (ou) ions ('aiənz), zwitterions **ᴢtum** *n sex* hermaphroditism (æ), hermaphrodism (æ)

Zwölffingerdarm *m* duodenum (dju:o'di:nəm) ᴢ- duodenal (i:) **ᴢendoskopie** *f* duodenoscopy **ᴢentfernung** *f* duodenectomy **ᴢentzündung** *f* duodenitis **ᴢerweiterung** *f* megaduodenum **ᴢgekröse** *n* mesoduodenum **ᴢgeschwür** *n* duodenal ulcer **ᴢnaht** *f chir* duodenorrhaphy (ɔ) **ᴢplastik** *f chir* duodenoplasty (i:) **ᴢsondierung** *f* intubation of the duodenum

Zwölfjahresmolar *m dent* twelfth-year molar (ou)
Zyan *n chem* cyanogen (æ) **⌐amid** *n chem* cyanamide (æ) **⌐at** *n chem* cyanate (ai) **⌐äthyl** *n chem* ethyl (e) cyanide (ai), propionitrile (ai) **⌐chlorid** *n chem* cyanogen (æ) chloride (ɔ:) **⌐essigsäurehydrazid** *n* (Cyacetacidum (*WHO*)) cyanacetic acid hydrazine **~haltig** containing cyanogen **⌐hydrose** *f* (Produktion blauen Schweißes) cyanephidrosis, cyanhidrosis **⌐id** *n chem* cyanide (ai) **~isieren** to cyanise (ai) **⌐kali** *n chem* potassium cyanide (ai) (*BP*) **⌐kalium** *n chem s* **⌐kali**
Zyano|cobalamin *n* cyanocobalamin (æ) (*BP*), vitamin B₁₂ **⌐derma** *n* cyanoderma **⌐pathie** *f* (Blausucht) cyanosis, cyanopathy (ɔ) **~phil** *bakt* cyanophilous (ɔ) **⌐psie** *f* (Cyanopie, Blausehen) cyanopsia, cyanopia **⌐se** *f* (Blausucht) cyanosis, cyanopathy (ɔ) **~tisch** cyanosed (ai), cyanotic
Zyan|salz *n chem* cyanogen (æ) salt **⌐säure** *f chem* cyanic (æ) acid **⌐urie** *f* cyanuria (juə) **⌐ursäure** *f* cyanuric od pyrolithic (i) acid **⌐verbindung** *f chem* cyanogen compound **⌐vergiftung** *f* cyanogen poisoning **⌐wasserstoff** *m chem* hydrogen (ai) cyanide (ai) **⌐wasserstoffsäure** *f* (Acidum hydrocyanicum, Blausäure) hydrocyanic acid, prussic (ʌ) acid
Zycloserin *n* cycloserine (ie) (*BPCA*, *USP*)
Zygapophyse *f* zygapophysis (,zaigæ-'pɔfisis)
Zygion *n* zygion (i)
Zygo|daktylie *f* zygodactyly **⌐ma** *n* (Jochbein) zygoma (zai'goumə) **~matisch** (zum Jochbein gehörig) zygomatic (æ) **⌐maxillare** *f* (Jochbein-Oberkiefer-Punkt) zygomaxillare **⌐myzeten** *m pl* zygomycetes (,zaigoma'si:ti:z) **⌐nema** *n zytol* zygonema **⌐se** *f* (Zellkopulation) zygosis (zai'gousis) **⌐spore** *f* zygospore ('zaigospɔ:) **⌐tän** *n zytol* zygotene
Zygot|e *f* zygote ('zaigout), zygocyte ('zaigosait) **~isch** zygotic (ɔ)
Zykl|ektomie *f chir* cyclectomy **⌐enzephalie** *f* cyclencephaly **~isch** cyclic (i) **⌐isierung** *f* cyclisation
Zyklitis *f* (Ziliarkörperentzündung) cyclitis / heterochrome ⌐ (Fuchs-Syndrom (II)) heterochromic cyclitis, Fuchs' ('fuksiz) heterochromia
Zyklo|- (*Vors*) cyclo- (ai) (*Vors*) **⌐chorioiditis** *f* cyclochoroiditis **⌐dialyse** *f* cyclodialysis (æ) **⌐dialyse-Spatel** *m* cyclodialysis spatula **⌐diathermie** *f ophth* cyclodiathermy **⌐duktion** *f ophth* cycloduction **⌐gramm** *n* cyclogram **⌐id** *n* cycloid (ai) **~id** cycloid **⌐keratitis** *f* cyclokeratitis **⌐mastopathie** *f* cyclomastopathy **⌐morphose** *f genet* cyclomorphosis **⌐nose** *f* cyclonopathy (ɔ) **⌐p** *m path* cyclops **⌐path** *m* (zyklothymer Psychopath) *ps* cyclothymiac (ai) **⌐pentolat** *n* cyclopentolate [hydrochloride (*BP*)] **⌐phorie** *f* cyclophoria (ɔ:) **⌐phorometer** *n* cyclophorometer **⌐phosphamid** *n* (Cyclophosmanid (*WHO*)) cyclophosphamide (*BP*, *USP*) **~phren** cyclophrenic **⌐phrenie** *f ps* cyclophrenia (i:), manic-depressive psychosis **⌐pie** *f* cyclopia **⌐plegie** *f* (Akkommodationslähmung) cycloplegia (i:) **~plegisch** cycloplegic (e) **⌐pro-**

pan *n* cyclopropane (ou) (*BP*, *USP*), trimethylene (e) **⌐propanschock** *m* cyclopropane shock **⌐spasmus** *m* (Akkommodationskrampf) cyclospasm (ai), spasm of accommodation **~thym** *ps* cyclothymic (ai) **⌐thymer** *m ps* cyclothymiac (ai) **⌐thymie** *f ps* cyclothymia (ai), cyclophrenia (i:) **⌐tom** *n* cyclotome (ai) **⌐tomie** *f* cyclotomy **⌐tomiemesser** *n* cyclotome (ai) **⌐tron** *n* (Teilchenbeschleuniger) cyclotron (ai) **⌐tropie** *f ophth* cyclotropia **⌐zephalie** *f* cyclocephaly (e)
Zyklus *m* cycle (ai) / menstruation / anovulatorischer ⌐ anovulatory (ou) *od* nonovulational (ei) cycle *od* menstruation **~gerecht** in phase with the menses / nicht ~ out of phase with the menses **⌐mitte** *f* midcycle **⌐phase** *f* phase of the cycle **⌐verschiebung** *f* change of the cycle
Zylinder *m* (Urin) cast (a:) / (Spritze) barrel (æ) **gewundener** ⌐ spiral (ai) cast **granulierter** ⌐ granular (æ) *od* granulated (æ) cast **hyaliner** ⌐ hyaline (ai) cast **wachsartiger** ⌐ waxy cast **~ähnlich** cylindroid ('silindrɔid) **⌐ampulle** *f* barrel ampoule **⌐brille** *f* cylindrical lenses *pl* **⌐epithel** *n* cylindrical epithelium (i:), bathyprismatic (æ) epithelium **~förmig** cylindrical, cylindriform **⌐gläser** *n pl* cylindrical lenses **⌐zelle** *f* cylindrical *od* columnar (ʌ) cell
Zylinderzellen|adenom *n* cylindro-adenoma **~enthaltend** cylindrocellular **⌐epithel** *n* cylindrical epithelium (i:) **⌐epitheliom** *n* cylindrical epithelioma **⌐krebs** *m* cylindrical carcinoma **⌐sarkom** *n* cylindromatous (ou) sarcoma **⌐tumor** *m* cylindroma
zylindr|isch cylindrical **⌐oid** *m* cylindroid, spurious (juə) cast **⌐om** *n* cylindroma, siphonoma **⌐urie** *f* (Ausscheiden von Nierenzylindern) cylindruria (uə)
Zymase *f* zymase ('zaimeis)
zymisch (fermentativ) zymotic (zai'mɔtik), zymic ('zaimik)
zymo|- (*Vors*) (Enzym-, Fermentations-, Gärungs-) zymo- ('zaimo-) (*Vors*) **~gen** (enzymbildend) zymogenous (ɔ), zymogenic (e) **⌐gen** *n* zymogen ('zaimodʒin) **⌐genese** *f* zymogenesis **⌐genkörnchen** *n pl* zymogen (ai) granules (æ) **⌐gramm** *n* zymogram **⌐hexase** *f* zymohexase (e) **⌐logie** *f* (Gärungslehre *od* -kunde) zymology (zai'mɔlɔdʒi) **⌐lyse** *f* zymolysis (ɔ) **⌐lyse-** zymolytic (i) **⌐nematose** *f* zymonematosis **~phor** zymophorous (ɔ) **⌐san** *n* zymosan **⌐se** *f* (Invertin) zymose ('zaimous), invertin **~sthenisch** zymosthenic **~toxisch** zymotoxic
Zypressenöl *n* cypress (ai) oil
Zyst|adenokarzinom *n* cystadenocarcinoma **⌐adenom** *n* cystadenoma, adenocystoma **⌐algie** *f* (Blasenschmerz) cystalgia (sis'tældʒiə), cystodynia, pain in the bladder **⌐amin** *n* cystamine **⌐chen** *n* small cyst
Zyste *f* cyst **echte** ⌐ true cyst **große** ⌐ macrocyst **mehrkammerige** ⌐ compound cyst, multilocular (ɔ) cyst **multilokuläre** ⌐ multilocular (ɔ) cyst **parasitäre** ⌐ parasitic (i) cyst **radikuläre** ⌐ *dent* radicular cyst **stielgedrehte** ⌐ cyst with twisted pedicle **unilokuläre** ⌐ unilocular (ɔ) cyst **⌐-** cystic (i), cysto- (i) (*Vors*), cysti- (i) (*Vors*)

Zyst|ektasie *f* cystectasy (e), cystectasia (ei) **⌐ektomie** *f chir* cystectomy
zysten|artig cyst-like, cystoid (i), resembling a cyst **⌐bildung** *f* cyst formation, cystic degeneration, cystogenesis **⌐brust** *f* chronic cystic mastitis, Reclus' (rə'klyziz) syndrome **⌐degeneration** *f* cystic degeneration **⌐einnähung** *f chir* marsupilisation **⌐entfernung** *f chir* cystectomy **~enthaltend** cystigerous (i), cystipherous (i) **⌐entstehung** *f* cystogenesis **⌐eröffnung** *f chir* incision (in'siʒən) into a cyst, opening of a cyst; (bei Ecchinokokkuszyste) hydatidostomy (,haidəti'dɔstəmi) [*cave*: cystotomy = Harnblasenschnitt] **⌐flüssigkeit** *f* cystic fluid (u) **~förmig** cystiform, cystomorphous **⌐infarkt** *m* cystic infarct **⌐inhalt** *m* contents of a cyst **⌐innenwand** *f* endocyst **⌐innere[s]** *n* intracystic cavity (æ) **⌐karzinom** *n* cystocarcinoma **⌐krebs** *m* cystocarcinoma **⌐kropf** *m* (zystischer Kropf) cystic goitre [*US* goiter] (ɔi) **⌐leber** *f* (zystische Leber) cystic liver **⌐lunge** *f* honeycomb ('hʌnikoum) lung **⌐mamma** *f s* **⌐brust** **⌐mole** *f* cystic *od* vesicular (i) mole **⌐myom** *n* hydromyoma **⌐niere** *f* cystic kidney, cystonephrosis / (erbliche) polycystic disease of the kidneys / (hochgradige) sacculated kidney **⌐nierenleiden** *n* cystonephrosis **⌐operation** *f chir* cystectomy / (Eierstock) oophorocystectomy **⌐wand** *f* cyst wall
Zystepitheliom *n* cysto-epithelioma
Zystiko|- (*Vors*) (Ductus cysticus *betr*) cystico- ('sistiko) (*Vors*) **⌐ektomie** *f* cystico-ectomy (e) **⌐enterostomie** *f* (Einpflanzung des Ductus cysticus in den Darm) cystico-enterostomy **⌐lithektomie** *f* (Entfernung eines Steines aus dem Ductus cysticus) cystico-lithectomy **⌐rrhaphie** *f* (Zystikusnaht) cysticorrhaphy (i) **⌐tomie** *f* (Eröffnung des Ductus cysticus) cysticotomy
Zystikus *m anat* cystic duct (ʌ), duct of the gall (ɔ:) bladder **~stein** *m* calculus in the cystic duct
Zystin *n chem* cystine (i) **⌐krankheit** *f s* **⌐speicherkrankheit** **⌐kristall** *m* cystine crystal (i) **⌐ose** *f* cystinosis **⌐speicherkrankheit** *f* amino-aciduria ('æmino-,æsi'djuəriə) **⌐stein** *m* cystine stone *od* calculus **⌐urie** *f* cystinuria (juə) **⌐urie-Syndrom** *n* cystinuria syndrome
zystisch cystic (i)
Zysti|tis *f* (Blasenkatarrh) cystitis **⌐tom** *n* cystitome ('sistitoum) **⌐zerken** *m pl s* **⌐zerkus** **⌐zerkenbefall** *m* cysticercosis **⌐zerkoid** *n* cysticercoid **⌐zerkose** *f* cysticercosis **⌐zerkus** *m* (Blasenwurm) Cysticercus, bladder worm **⌐zerkusbefall** *m* cysticercosis
Zysto|dynie *f* (Blasenschmerz) cystodynia, cystalgia, pain in the bladder **⌐gramm** *n* (Blasenaufnahme) *röntg* cystogram (i) **⌐graphie** *f röntg* cystography **~graphisch** cystographic (æ) **~id** cystoid (i) **⌐karzinom** *n* cystocarcinoma
Zystolith *m* (Blasenstein) cystolith, vesical (e) calculus *od* calculus **⌐ektomie** *f* (Blasensteinoperation) cystolithectomy **⌐iasis** *f* (Blasensteinleiden) cystolithiasis (ai)
Zystom *n* cystoma, cystic tumo[u]r
Zysto|[mano]meter *n* cystometer **⌐metrie** *f* cystometrography **⌐myiasis** *f* cystomyiasis (ai) **⌐nephrose** *f* (Zystenniere) cystonephrosis **⌐pexie** *f*

573

(Blasenanheftung) cystopexy ℒplastik f (Blasenplastik) cystoplasty ℒplegie f (Blasenlähmung) paralysis of the bladder, cystoplegia (i:) ℒpyelitis f cystopyelitis, pyelocystitis ℒpyelographie f (Röntgendarstellung der Harnwege) röntg cystopyelography ℒpyelonephritis f cystopyelonephritis ℒrrhagie f (Blasenblutung) cystorrhagia (ei), h[a]emorrhage (e) from the bladder ℒsarkom n (zystisches Sarkom) cystosarcoma ℒskop n (Blasenspiegel) cystoscope (i) ℒskopie f (Blasenspiegeln) cystoscopy ℒskopiertechnik f cystoscopy technique (i:) ~skopisch cystoscopic[al] (ɔ) ℒspasmus m (Blasenkrampf) cystospasm (i), spasm of the bladder ℒstomie f (Blasenfistelanlegung) cystostomy ℒtom n cystotome ℒtomie f (Blaseneröffnung, Blasenschnitt) cystotomy ℒureteritis f cysto-ureteritis (juə,ri:tə'raitis) ℒureterogramm n (Aufnahme von Blase u Ureteren) röntg cysto-ureterogram (i:) ℒureteropyelonephritis f cysto-ureteropyelonephritis ('sistojuə'ri:tərɔpaiəlone'fraitis) ℒurethritis f (Entzündung von Blase u Harnröhre) cysto-urethritis (ai) ℒurethrographie f cysto-urethrography ℒzele f (Blasenhernie) cystocele (i)

-zyt (-zelle) (Nachs) -cyte (-sait) (Nachs)

Zytase f cytase (ai)

Zytaster m genet cytaster, attraction sphere

Zytidin n cytidine ('saitidi:n) ℒdiphosphat n (CDP) cytidine diphosphate (CDP) ℒmonophosphat n (CMP) cytidine monophosphate ℒtriphosphat n cytidine triphosphate (CTP)

Zytisin n zytisine (i)

Zytisismus m zytisism (i)

Zyto|- (Vors) (Zellen betr., zellig) cyto- (ai) (Vors) ℒarchitektonik f (Zellstruktur) cyto-architecture ℒblast m (Zellkern) cytoblast ℒblastem n cytoblastema (i:) ℒchemie f cytochemistry ~chemisch cytochemical (e) ℒchrom n cytochrome (ai) ℒchromoxydase f cytochrome oxidase ℒdiagnostik f (Diagnosenstellung aus dem Zellbefund) cytodiagnosis / (mikroskopische) cytodiagnosis, cytoscopy (ɔ) ℒflavin n cytoflavin (ei) ℒgamie f genet cytogamy ℒgen n genet cytogene ('saitodʒi:n) ~gen (zellenbildend) cytogenic (e), cytogenous (ɔ) ℒgenese f (Zellbildung) cytogenesis ℒgenetik f cytogenetics ~genetisch cytogenetic ℒgonie f cytogony ℒgramm n cytogram ℒhämometer n s Blutkörperzählapparat ℒhistologie f cytohistology ℒhormon n (Zellhormon) cytohormone ℒkinase f cytokinase (ai) ℒkinese f cytokinesis ℒklasis f (Zellzerfall, Zelltod) cytoclasis (ɔ) ~klastisch cytoclastic ℒklese f cytoclesis ℒloge m cytologist ℒlogie f (Zellenlehre) cytology / exfoliative ℒ (Abschilferungszytologie) exfoliative (ou) cytology ~logisch cytologic[al] ℒlyse f (Zellzerfall) cytolysis (ɔ) ℒlysin n cytolysin (ɔ) ~lytisch cytolytic (i) ℒm n genet cytome ('saitoum) ℒmegalie f cytomegaly ℒmegaliesyndrom n cytomegalic (æ) inclusion disease ℒmegalie-Virus n cytomegalo-virus ℒmer n genet cytomere ('saitomiə) ℒmetrie f (Zellmessung) cytometry ~metrisch cytometric (e) ℒmorphose f cytomorphosis ℒpathogenität f cytopathogenicity ℒpenie f

cytopenia (i:) ~phag (zellenfressend) cytophagous (sai'tɔfəgəs) ℒphagen m pl phagocytes ('fægosaits) ℒphagie f cytophagy (sai'tɔfədʒi) ~phil cytophilous (ɔ) ℒphilie f cytophilia (i) ℒpigment n (Zellpigment) cytopigment

Zytoplasma n (Zellplasma) cytoplasm (ai) / flammendes ℒ flaming cytoplasm ℒbrücke f cytoplasmic bridge ℒfortsatz m cytoplasmic extension ℒkörnchen n cytomicrosome (ai) ℒmutation f cytoplasmic mutation ℒrest m cytoplasmic residue ~tisch cytoplasmic ℒzerfall m endolysis (ɔ)

zyto|plasmisch cytoplasmic ℒplasmon n genet cytoplasmone ('plæzmoun) ℒpoese f cytopoiesis ~poetisch cytopoietic (e) ℒretikulum n cytomitome (ai) ℒsarkom n cytosarcoma

Zytosin n cytosine ('saitosi:n)

Zyto|skopie f cytoscopy ~skopisch cytoscopic (ɔ) ℒsol n cytosol (ai) ℒsom n cytosome (ai) ℒstase f cytostasis (ɔ) ℒstatika n pl pharm cytostatic agents od drugs ~statisch cytostatic ℒstom n (Zellmund) cytostome (ai), cell mouth ~taktisch cytotactic ℒtaxin n cytotaxin ℒtaxis f cytotaxis (ɔ) ℒtoxin n cytotoxin ~toxisch cytotoxic ~trop cytotropic (ɔ) ℒtrophoblast m cytotrophoblast (ɔ) ℒtropismus m cytotropism (ɔ) ℒtyp m genet cytotype ('saitotaip) ℒzentrum n cytocentrum, centrosome, attraction sphere (iə) ℒzym n cytozyme (ai)

Zyturie f (Zellausscheidung im Urin) cyturia (juə)

ZZ = zweieiige Zwillinge m pl dizygotic twins

Z-Zelle f Z cell

Duden:
Das Wörterbuch
medizinischer
Fachausdrücke

Rechtschreibung / Aussprache / Herkunft /
Bedeutung / Verwendungsweise

3. überarbeitete und ergänzte Auflage

Herausgegeben und bearbeitet
von der Redaktion Naturwissenschaft und
Medizin des Bibliographischen Instituts,
Mannheim

Leitung: K.-H. Ahlheim

1979. 751 Seiten, gebunden DM 36,–

Gemeinschaftsausgabe mit dem
Bibliographischen Institut, Mannheim

Wörterbuch
der Medizin
In zwei Bänden

6., unveränderte Auflage

Herausgegeben von
Herbert Schaldach, Berlin

1978. Zusammen 1624 Seiten,
⟨flexibles Taschenbuch⟩ je Band DM 14,80
Gemeinschaftsausgabe mit dem Deutschen
Taschenbuchverlag München

Band I + II in einem Band
gebunden DM 35,–

Medizinische
Terminologie

Ein programmierter Kurs zur Einführung
in die medizinische Fachsprache

Von Rüdiger Porep, Kiel
Wolf-Ingo Steudel, Frankfurt

1974. 342 Seiten, 42 Abbildungen
⟨Thieme Lernprogramm⟩ DM 29,80

Medizinstudium und
fachärztliche
Weiterbildung

Zulassung – Approbationsordnung –
Neue Übergangsbestimmungen – Tendenzen

2., überarbeitete und erweiterte Auflage

Von Wolf-Ingo Steudel, Frankfurt
1976. 231 Seiten ⟨flexibles Taschenbuch⟩
DM 14,80

 Georg Thieme Verlag Stuttgart · New York